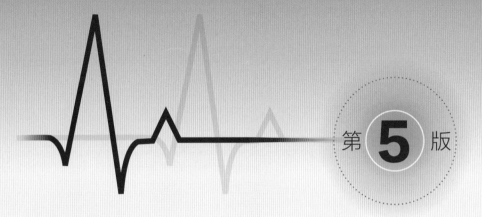

5th edition

EMERGENCY
INTERNAL MEDICINE

急诊内科学

主　编　张文武

副主编　朱华栋　王立军　蒋龙元
　　　　窦清理　陶伍元

U0245268

人民卫生出版社
·北京·

图书在版编目（CIP）数据

急诊内科学 / 张文武主编 . —5 版 . —北京：人
民卫生出版社，2023.8（2025.1重印）

ISBN 978-7-117-35195-9

Ⅰ.①急… Ⅱ.①张… Ⅲ.①内科 —急诊 Ⅳ.
①R505.97

中国国家版本馆 CIP 数据核字（2023）第 158484 号

人卫智网	www.ipmph.com	医学教育、学术、考试、健康， 购书智慧智能综合服务平台
人卫官网	www.pmph.com	人卫官方资讯发布平台

急诊内科学

Jizhen Neikexue

第 5 版

主　　编：张文武
出版发行：人民卫生出版社（中继线 010-59780011）
地　　址：北京市朝阳区潘家园南里 19 号
邮　　编：100021
E - mail：pmph @ pmph.com
购书热线：010-59787592　010-59787584　010-65264830
印　　刷：三河市宏达印刷有限公司
经　　销：新华书店
开　　本：889 × 1194　1/16　印张：79
字　　数：3160 千字
版　　次：1999 年 12 月第 1 版　2023 年 8 月第 5 版
印　　次：2025 年 1 月第 2 次印刷
标准书号：ISBN 978-7-117-35195-9
定　　价：249.00 元

打击盗版举报电话: 010-59787491　E-mail: WQ @ pmph.com
质量问题联系电话: 010-59787234　E-mail: zhiliang @ pmph.com
数字融合服务电话: 4001118166　E-mail: zengzhi @ pmph.com

编 者

丁从珠　南京大学医学院附属鼓楼医院

丁邦晗　广东省中医院

于光彩　山东大学齐鲁医院

卫　剑　深圳大学第二附属医院

马　勇　中国人民解放军总医院京南医疗区

马青变　北京大学第三医院

马炳辰　首都医科大学附属北京同仁医院

王　超　首都医科大学附属北京友谊医院

王　婷　天津医科大学总医院

王文飞　深圳大学第二附属医院

王文静　华中科技大学同济医学院附属协和医院

王立军　深圳大学第二附属医院

王立祥　中国人民解放军总医院第三医学中心

王春燕　中国人民解放军总医院第五医学中心

尤青海　安徽医科大学第一附属医院

牛振东　四川大学华西医院

毛恩强　上海交通大学医学院附属瑞金医院

方邦江　上海中医药大学附属龙华医院

邓医宇　广东省人民医院

邓柳霞　深圳大学第二附属医院

邓烈华　广东医科大学附属医院

石　现　首都医科大学附属北京朝阳医院

卢中秋　温州医科大学附属第一医院

田　方　深圳大学第二附属医院

田英平　河北医科大学第二医院

史以珏　上海交通大学医学院附属瑞金医院

付　研　首都医科大学附属北京同仁医院

付雪莹　北京大学人民医院

冯雪茹　北京大学第一医院

宁晓鹏　深圳大学第二附属医院

吕立文　广西壮族自治区人民医院

朱文炳　复旦大学附属中山医院

朱华栋　中国医学科学院北京协和医院

朱继红　北京大学人民医院

任　艳　四川大学华西医院

向　兰　深圳大学第一附属医院(深圳市第二人民医院)

刘　宇　北京中医药大学东直门医院

刘　忠　重庆医科大学附属第一医院

刘士琛　中国人民解放军陆军军医大学第二附属医院
　　　　　(新桥医院)

刘升云　郑州大学第一附属医院

刘文华　深圳大学第二附属医院

刘双林　中国人民解放军陆军军医大学第二附属医院
　　　　　(新桥医院)

刘亚华　中国人民解放军总医院第三医学中心

刘江萍　深圳大学第二附属医院

刘志伟　北京积水潭医院

刘芳艳　首都医科大学宣武医院

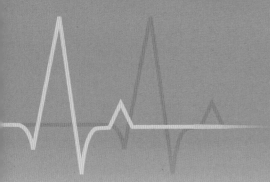

刘励军	苏州大学附属第二医院	李功辉	南方医科大学珠江医院
刘明华	中国人民解放军陆军军医大学西南医院	李成敏	重庆医科大学附属第三医院
刘树元	中国人民解放军总医院第六医学中心	李伟超	中山大学孙逸仙纪念医院
刘继海	中国医学科学院北京协和医院	李奇林	南方医科大学珠江医院
刘梅林	北京大学第一医院	李素娟	郑州大学第一附属医院
米玉红	首都医科大学附属北京安贞医院	李家增	中国医学科学院血液学研究所
江稳强	广东省人民医院	李萌芳	温州医科大学附属第一医院
江慧琳	广州医科大学附属第二医院	李彩霞	山西省人民医院
祁　璇	首都医科大学附属北京朝阳医院	李湘民	中南大学湘雅医院
许永华	上海长征医院	杨光田	华中科技大学同济医学院附属同济医院
孙　峰	南京医科大学第一附属医院	杨兴易	上海长征医院
孙同文	郑州大学第一附属医院	杨艳敏	中国医学科学院阜外医院
孙承业	中国疾病预防控制中心职业卫生与中毒控制所	连小兰	中国医学科学院北京协和医院
孙树杰	中国科学院上海临床研究中心	肖　琳	深圳大学第二附属医院
孙凌云	南京大学医学院附属鼓楼医院	肖　瑶	中国人民解放军陆军军医大学西南医院
寿松涛	天津医科大学总医院	邱泽武	中国人民解放军总医院第五医学中心
苏盛元	深圳大学第二附属医院	邱海波	东南大学附属中大医院
李　刚	中日友好医院	何志捷	中山大学孙逸仙纪念医院
李　欣	广东省人民医院	何新华	首都医科大学附属北京朝阳医院
李　娜	深圳大学第二附属医院	余　涛	中山大学孙逸仙纪念医院
李　清	复旦大学附属中山医院	余剑波	北京大学人民医院
李　琦	中国人民解放军陆军军医大学第二附属医院（新桥医院）	邹佳桐	四川大学华西医院
		宋　维	海南省人民医院
李　毅	中国医学科学院北京协和医院	宋振举	复旦大学附属中山医院

张　刚　南京医科大学第一附属医院

张　均　南京大学医学院附属鼓楼医院

张　茂　浙江大学医学院附属第二医院

张　炜　中国人民解放军东部战区总医院

张　泓　安徽医科大学第一附属医院

张　科　山东第一医科大学附属省立医院

张　钰　天津医科大学总医院

张　斌　青海省人民医院

张　静　中国医学科学院血液病医院

张广森　中南大学湘雅二医院

张文武　深圳大学第二附属医院

张劲农　华中科技大学同济医学院附属协和医院

张劲松　南京医科大学第一附属医院

张国强　中日友好医院

张朋彬　重庆医科大学附属第三医院

张寅丽　郑州大学第一附属医院

张路遥　河南省人民医院

张新超　北京医院

陆一鸣　上海交通大学医学院附属瑞金医院

陈　辉　四川大学华西医院

陈立平　武汉大学中南医院

陈向军　复旦大学附属华山医院

陈旭锋　南京医科大学第一附属医院

陈晓辉　广州医科大学附属第二医院

陈继红　深圳大学第二附属医院

陈灏珠　复旦大学附属中山医院

邵　菲　首都医科大学附属北京朝阳医院

邵宗鸿　天津医科大学总医院

苗继延　中国人民解放军空军军医大学第一附属医院

　　　　　（西京医院）

林珮仪　广州医科大学附属第二医院

林锦乐　深圳大学第二附属医院

罗小敏　武汉大学人民医院

金　魁　中国科学技术大学附属第一医院

金红旭　中国人民解放军北部战区总医院

周玉淑　中国医学科学院北京协和医院

周荣斌　中国人民解放军总医院第七医学中心

周树荣　南京医科大学第一附属医院

郑　强　中国医科大学附属盛京医院

郑以州　中国医学科学院血液学研究所

郑法雷　中国医学科学院北京协和医院

孟庆义　中国人民解放军总医院海南医院

孟新科　深圳大学第一附属医院（深圳市第二人民医院）

赵　秋　武汉大学中南医院

赵　敏　中国医科大学附属盛京医院

赵　斌　北京积水潭医院

赵晓东　中国人民解放军总医院第四医学中心

赵绵松　首都医科大学附属北京世纪坛医院

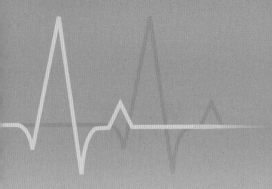

赵擎宇　中山大学肿瘤防治中心

胡　睿　深圳大学第二附属医院

胡春林　中山大学附属第一医院

胡祖鹏　复旦大学附属华山医院

胡德亮　南京医科大学第一附属医院

姜　辉　中国医学科学院北京协和医院

洪广亮　温州医科大学附属第一医院

费爱华　上海交通大学医学院附属新华医院

姚冬奇　河北医科大学第二医院

秦　俭　首都医科大学宣武医院

秦历杰　河南省人民医院

聂时南　中国人民解放军东部战区总医院

夏志洁　复旦大学附属华山医院

顾亚楠　深圳大学第二附属医院

柴月阳　浙江大学医学院附属第二医院

柴艳芬　天津医科大学总医院

徐　军　中国医学科学院北京协和医院

徐　玢　首都医科大学附属北京天坛医院

徐　静　中国人民解放军陆军军医大学第二附属医院

　　　　（新桥医院）

徐采朴　中国人民解放军陆军军医大学西南医院

徐腾达　中国医学科学院北京协和医院

高北陵　深圳市精神卫生中心

高艳霞　郑州大学第一附属医院

郭　伟　首都医科大学附属北京天坛医院

郭治国　北京大学第三医院

郭树彬　首都医科大学附属北京朝阳医院

郭睿文　首都医科大学附属北京朝阳医院

唐子人　首都医科大学附属北京朝阳医院

涂传清　深圳大学第二附属医院

谈定玉　江苏省苏北人民医院

陶伍元　深圳大学第二附属医院

黄　亮　南昌大学第一附属医院

黄子通　中山大学孙逸仙纪念医院

黄庆元　中国医学科学院北京协和医院

黄呈辉　深圳大学第二附属医院

黄英姿　东南大学附属中大医院

黄贤文　深圳大学第二附属医院

菅天孜　山东大学齐鲁医院

菅向东　山东大学齐鲁医院

曹　钰　四川大学华西医院

曹丽萍　中国人民解放军东部战区总医院

龚　平　深圳市人民医院

龚凌云　复旦大学附属华山医院

商德亚　山东第一医科大学附属省立医院

梁子敬　广州医科大学附属第一医院

梁俊荣　中国人民解放军空军军医大学第二附属医院

　　　　（唐都医院）

编 者

（以姓氏笔画为序）

彭晓波　中国人民解放军总医院第五医学中心

董佳慧　安徽医科大学第一附属医院

蒋龙元　中山大学孙逸仙纪念医院

韩　奕　复旦大学附属中山医院

傅　萱　广东省人民医院

曾　蜂　中国人民解放军陆军军医大学西南医院

曾红科　广东省人民医院

曾繁忠　军事医学科学院毒物药物研究所

谢　勇　四川大学华西医院

谢学猛　济宁医学院附属医院

赖荣德　广州医科大学附属第一医院

窦清理　深圳大学第二附属医院

廖晓星　中山大学附属第七医院

廖婉倩　中山大学肿瘤防治中心

谭小风　深圳大学第二附属医院

翟光耀　首都医科大学附属北京安贞医院

黎　敏　海南省人民医院

黎建云　深圳大学第二附属医院

潘　攀　四川大学华西医院

潘晓燕　广东医科大学附属医院

戴　晶　中国人民解放军北部战区总医院

魏　捷　武汉大学人民医院

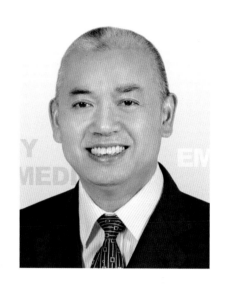

主编简介 | **张文武**

　　主任医师(二级),硕士研究生导师。现任深圳市宝安区人民医院(深圳大学第二附属医院)急诊学科带头人。

　　1985 年 7 月从同济医科大学毕业分配到河南省人民医院急诊医学科工作。1991 年破格晋升为副主任医师,1996 年破格晋升为主任医师。曾获河南省人事厅"河南省跨世纪学术和技术带头人培养对象"(1997年)。1998 年 1 月作为急诊学科带头人调至深圳市宝安区人民医院工作至今,任急诊医学科主任(至 2015年 10 月)、医务科副主任(主持工作)(2010 年 9 月至 2013 年 6 月)、副院长(2012 年 12 月至 2023 年3 月)。

　　从事急诊工作 38 年,积累了较丰富的临床急救与急诊医疗管理经验。主攻方向是心肺复苏、脓毒症、急性中毒和社会急救体系建设。已发表论文 100 余篇,获省部级科技进步奖 3 项,主编出版《急诊内科学》等著作 16 部。荣获中国医师协会急诊医师分会"急诊事业引领者特殊贡献奖"(2017 年)、深圳市医师协会首届"深圳医师奖"(2019 年)、人民网"第三届国之名医"(2019 年)、广东省医师协会"2022 年广东医师奖"等。

　　学术任职主要有:中国急诊专科医联体副主席、中国医师协会社会急救研究与推广学组主任委员、中国医师协会急诊医师分会常务委员、中国毒理学会中毒与救治专业委员会第三、第四届委员会副主任委员、中国老年保健协会心肺复苏专业委员会副主任委员、中国医师协会急救复苏和灾难医学专业委员会常务委员、中国研究型医院学会心肺复苏学专业委员会常务委员、中华医学会急诊医学分会县域急诊急救学组副组长、中国县级医院急诊联盟副理事长、深圳市医师协会急救复苏专业委员会主任委员、深圳市社区卫生协会急诊急救专业委员会主任委员;《中华急诊医学杂志》《中华危重病急救医学》《中华实用诊断与治疗杂志》《中华卫生应急电子杂志》《中国急救医学》等杂志编委。

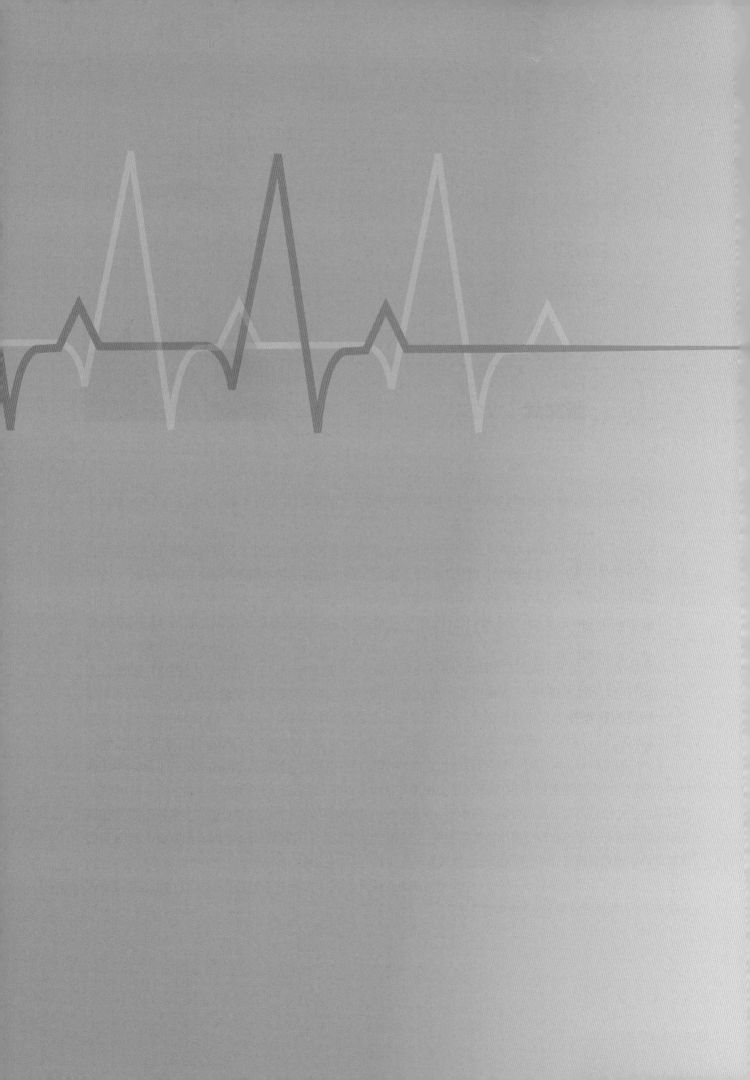

内 容 提 要

　　本书是一部急诊内科学专著,由国内 200 余位急诊医学、重症医学及其他相关学科的专家撰写。全书共分 18 篇 170 章。分别叙述了常见内科急症症状的诊断思路与处理原则,休克,脏器功能衰竭,临床常见脑病与危象,急性中毒,水、电解质和酸碱平衡失调;内科各系统疾病急诊的病因与发病机制、诊断与治疗措施,中医与急危重症诊治等。并详细地介绍了急危重症常用诊疗技术和急诊常用药物。内容丰富,资料新颖,科学性、系统性、实用性强。本书是急诊科、重症医学科和内科各专业医师必备的参考书,并可作为相应专业技术职称晋升考试、急诊医学与重症医学教学和进修的参考读物。

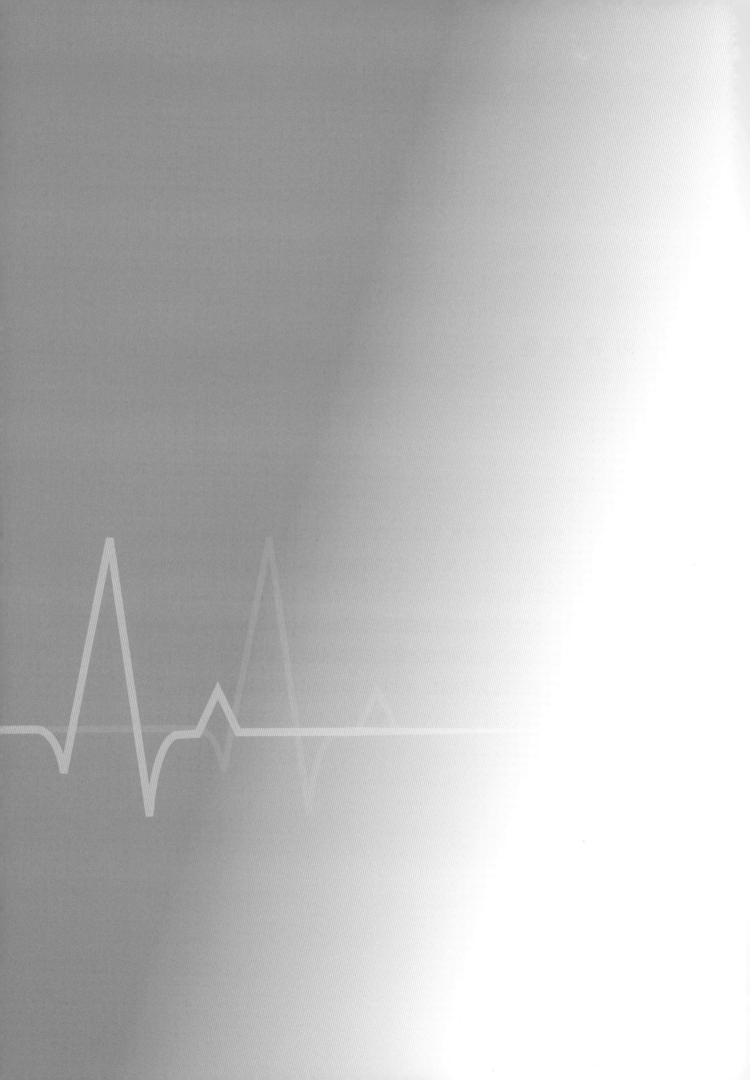

前　言

　　第 1 版《急诊内科学》于 1999 年 12 月出版,此后,《急诊内科学》的第 2 版、第 3 版和第 4 版分别于 2007 年 6 月、2012 年 8 月和 2017 年 9 月出版发行。其间承蒙广大读者与同道们的厚爱,多次重印,但书中的许多内容已不能反映出急诊医学的新发展。因此,需要对其进行修订,编写第 5 版。

　　第 5 版《急诊内科学》的编写风格原则上与第 1 版、第 2 版、第 3 版和第 4 版一样,目标是使本书成为急诊医学科、重症医学科和内科各专业医师必备的参考书。本书也可作为相应专业技术职称晋升考试、急诊医学与重症医学教学和进修的参考读物。因此,在编写中要求编著者力争把近年来相关疾病的诊疗指南与专家共识的精髓贯穿其中,以突出新颖性、实用性、系统性、科学性和权威性,尤其是要做到新颖性与实用性的有机统一。

　　在第 5 版的编写中,增加了部分内容:在第 57 章"急性农药中毒"中,增加了"敌草快中毒";在第 7 篇"感染性疾病急诊"中,增加了"新型冠状病毒感染";在第 105 章"心脏骤停与心肺复苏"中,增加了"特殊情况下的心肺复苏要点""超声在心肺复苏中的应用";在第 16 篇"急危重症常用诊疗技术"中,增加了"动脉穿刺置管术""镇痛镇静在急危重症中的应用""主动脉内球囊反搏术在急危重症中的应用""体外膜氧合(ECMO)在急危重症中的应用"等内容。另外,还增加了一篇(第 18 篇)"中医与急危重症诊治",即第 168 章"中医治疗急危重症的临床思维"、第 169 章"中医急危重症治疗方法"和第 170 章"常见急危重症中医诊治"。篇幅从第 4 版的 166 章增加至第 5 版的 170 章,使第 5 版的内容更加丰富、系统、全面。

　　在第 5 版《急诊内科学》的编写过程中,继续得到了中华医学会和中国医师协会各专业分会众多知名专家的支持(详见编者名单),他们从十分繁重的临床医疗、科研与教学中抽出宝贵时间,积极为本书赐稿,不仅使本书增色甚多,更体现出专家们对急诊医学与重症医学事业的挚爱。人民卫生出版社和深圳大学第二附属医院对本书的出版十分重视,给予了大力支持,在此一并表示衷心感谢。

　　感谢我生命中最伟大的女性,我的妻子李黎军女士。不仅是感谢她对我从事急诊医学工作的一贯支持,特别是感谢她对我因编写本书而没有陪伴她的理解,更是感谢她营造温馨的家庭港湾使我的每一天都充满意义。

　　由于本书编写人员较多,编写时间仓促,写作风格与技巧各异,在某些观点与取材方面的片面或谬误之处在所难免,殷切期望各位专家和同道们给予批评指正,以便再版时充实提高。

　　谨以此书献给中华医学会急诊医学分会成立三十六周年!

主编　张文武

2023 年 6 月

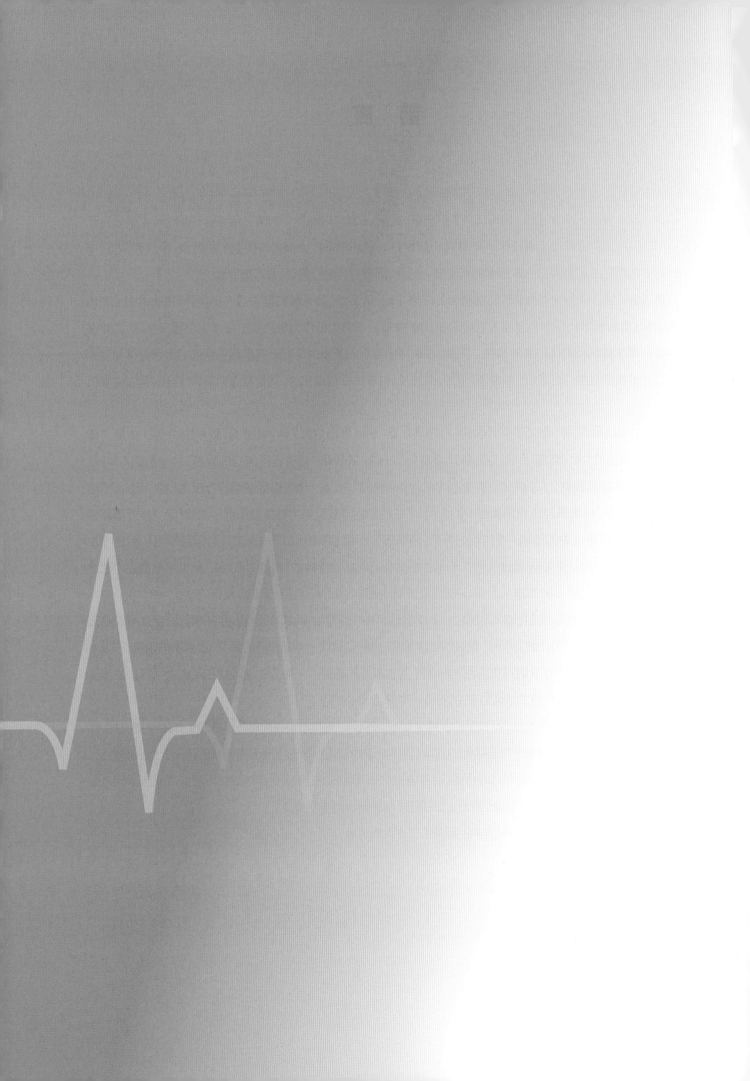

前 言
第4版

第1版《急诊内科学》于1999年12月出版,此后,第2版和第3版《急诊内科学》分别于2007年6月和2012年8月出版发行。其间承蒙广大读者与同道的厚爱,17次重印,但书中的许多内容已不能反映急诊医学的新发展,因此,需要对《急诊内科学》进行第4次修订再版。

第4版《急诊内科学》的编写风格与前3版保持一致,继续保持本书作为急诊科医师、重症医学科医师和内科医师必备参考书的地位,同时本书亦可作为相应专业技术职称晋升考试、急诊医学与重症医学教学和进修的参考读物。因此,在编写中要求编著者力争把近年来相关疾病的诊疗指南与专家共识的精髓贯穿于书中,以突出新颖性、实用性、系统性、科学性和权威性,尤其是要做到新颖性与实用性有机统一。

在第4版的编写中,增加了部分内容:在第1篇"常见急症症状的诊断思路与处理原则"中,增加了"呼吸困难";在第3篇"脏器功能衰竭"中,增加了"急性胃肠损伤";在第7篇"感染性疾病急诊"中,增加了"登革热"和"急性病毒性肝炎"两章;在第8篇"神经系统疾病急诊"中,增加了"脑静脉系统血栓形成"和"抗N-甲基-D-天冬氨酸受体脑炎"两节;在第10篇"心血管系统疾病急诊"中,增加了"腹部心肺复苏""主动脉综合征";在第11篇"消化系统疾病急诊"中,增加了"药物性肝损伤"和"缺血性肠病"两章;在第12篇"血液系统疾病急诊"中,增加了"急性白血病";在第14篇"风湿性疾病急诊"中,增加了"风湿热";在第15篇"物理损害所致急诊"中,增加了"急性高原病"。篇幅从第3版的156章增加至第4版的166章,使第4版的内容更加丰富、系统、全面。

在本书第4版的编写过程中,继续得到了德高望重前辈专家的支持与鼓励,像中国工程院院士、复旦大学附属中山医院陈灏珠教授,中国医学科学院血液学研究所李家增教授,南京医科大学王一镗教授,浙江大学医学院附属第二医院江观玉教授,中国医学科学院中国协和医科大学北京协和医院郑法雷教授和周玉淑教授等都给予了编者诸多的支持与鼓励。同时,还荣幸地邀请到中华医学会和中国医师协会各专业分会众多知名专家(详见编者名单)参与编写,他们从十分繁重的临床医疗、科研与教学中抽出宝贵时间,积极为本书赐稿,不仅使本书增色甚多,更体现出专家们对急诊医学与重症医学事业的挚爱。人民卫生出版社和南方医科大学附属深圳宝安医院对本书的出版十分重视,给予了大力支持,在此一并表示衷心感谢。

感谢我生命中最伟大的两位女性,我的妻子李黎军女士和我的女儿张卓尔姑娘,不仅是感谢她们对我从事急诊医学工作的一贯支持,特别是对我因编写本书(包括第1版、第2版和第3版)而没有陪伴她们的理解;更是感谢她们营造温馨的家庭港湾使我的每一天都充满意义。

由于本书编写人员较多,编写时间仓促,写作风格与技巧各异,在某些观点与取材方面的片面或谬误之处在所难免,殷切期望各位专家和同道给予批评指正,以便再版时充实提高。

谨以此书献给中华医学会急诊医学分会成立三十周年!

主编 张文武

2017年8月

前 言

第 1 版

　　急诊医学是医学领域中一门新兴的、综合性和实践性很强的专业，近年来发展十分迅速，急诊医学状况已是反映一个国家或地区医学科学水平的重要标志，而内科急诊是急诊医学中最重要的组成部分。面对急危重症病人，能否及时作出正确的诊断和合理的治疗，直接关系到病人的生命安危。为了满足临床急诊工作的需要，提高内科各种急危重症的救治水平，特诚邀国内的有关专家教授，根据他们多年的临床实践经验与业务专长，参考近年来的有关文献，共同编写了本书。在编写过程中，力求做到：①新颖性，能够反映出当代急诊内科学方面的新理论、新概念、新技术与新疗法；②实用性，力求突出各作者的实践经验，更新急诊医学的有关基础理论知识，使之既适用于大的综合性医院从事临床急诊一线工作的住院医师与主治医师，又能对基层医疗单位的医务人员有所帮助与提高；③系统性，本书既介绍了常见内科急症症状的诊断思路与处理原则，各种疾病的病因与发病机制，诊断与治疗措施，又叙述了常用的急救诊疗技术与急诊常用药物，内容十分丰富、全面；④科学性与权威性，本书的作者均为副教授以上专家，他们中既有学术造诣精深的知名专家，又有近年来在各自专业上崭露头角的具有博士或硕士学位的中青年学者，这就使本书具有较高的科学性和权威性。

　　需指出的是，某些疾病如急性传染病，在其发病的早期或急性期阶段，常首先到急诊科（室）就诊，如何尽早对其作出正确的诊断与鉴别诊断，及时给予合理的治疗，是临床急诊内科医师经常面临的问题。鉴于此，本书做了新的尝试，将其录入作专篇阐述。

　　在本书的编写过程中，得到了德高望重的老前辈们的支持与鼓励，如上海医科大学附属中山医院陈灏珠教授，北京友谊医院王宝恩教授，中国医学科学院血液学研究所李家增教授，第三军医大学毛宝龄教授等，他们从十分繁重的临床医疗、科研与教学中抽出宝贵时间，积极为本书赐稿，这不仅使本书增色甚多，更体现出老前辈们对急诊医学事业的挚爱，对我们年轻一代的关心；中华医学会急诊医学分会主任委员王一镗教授惠予本书作序；在目前科技书籍出版十分困难的情况下，人民卫生出版社本着为作（读）者服务、为临床服务的精神，承担了本书的出版任务，并在编写过程中给予了十分具体的指导；深圳市宝安人民医院领导对本书的出版十分重视，给予了大力支持，在此一并表示衷心感谢。

　　由于本书编写人员较多，编写时间仓促，写作风格与技巧各异，在某些观点及取材方面的片面或谬误之处在所难免，殷切期望各位专家和同道们给予批评指正，以便再版时充实提高。

主编 张文武

1998 年 11 月

目 录
CONTENTS

第 1 篇　常见急症症状的诊断思路与处理原则

第 2 篇　休克

第**3**篇　脏器功能衰竭

第**4**篇　临床常见脑病与危象

第**5**篇　急性中毒

第6篇　水、电解质和酸碱平衡失调

第7篇　感染性疾病急诊

第8篇　神经系统疾病急诊

第9篇　呼吸系统疾病急诊

第 10 篇　心血管系统疾病急诊

第 11 篇　消化系统疾病急诊

第 12 篇　血液系统疾病急诊

第 17 篇　急诊常用药物

第 18 篇　中医与急危重症诊治

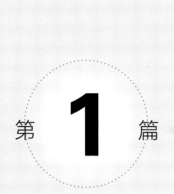

第 **1** 篇

常见急症症状的
诊断思路与处理原则

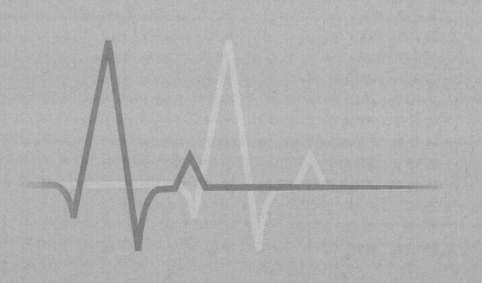

第1章
发热及超高热危象

发热(fever)是指机体在致热原作用下或各种原因引起体温调节中枢的功能障碍时,体温升高超出正常范围。见于各种全身性和局部性感染,以及许多非感染性疾病(如肿瘤与结缔组织病等),它是内科急诊中最常见的症状。一般而言,当腋下、口腔或直肠内温度分别超过37.0℃、37.3℃和37.6℃,并且24小时内温度差波动在1℃以上,可称为发热。

按照发热的高低,可分为:①低热,37.4~38.0℃;②中度发热,38.1~39.0℃;③高热,39.1~41.0℃;④超高热,41℃以上。

超高热或过高热危象(extreme pyrexic crisis,EPC)是指超高热若不及时处理,使脑、心、肾等重要器官受到严重损害,出现抽搐、昏迷、休克、出血、心脏、呼吸和肾衰竭等危及生命的状态。若抢救不力,常于数小时内死亡。

【体温的调节与发热的机制】

正常人的体温是由体温调节中枢通过神经、体液因素调节产热和散热过程,保持产热和散热这对矛盾的动态平衡,所以正常人体有相对恒定的体温。口腔温度一般维持在37℃上下,波动范围36.3~37.2℃;直肠内温度一般比口腔内温度高0.3~0.5℃,腋窝温度比口腔内温度低0.2~0.4℃。不同个体的正常体温也会略有差异,少数健康成人口腔温度可稍低于36.3℃或稍高于37.2℃。正常人体温在24小时内有轻微的波动,晨间稍低,下午稍高,相差不超过1℃。在不同的生理状态下,体温也有轻微差异。小儿因代谢率高,其体温可较成年人稍高;老年人体温可较青壮年低。妇女月经期体温比平日低,而在排卵期与妊娠期则稍高。此外,进食、剧烈运动、突然进入高温环境、情绪激动等因素也可使体温稍有上升。

人体内产热除基础代谢产热外,静止状态下组织代谢也产生热量。体力活动时,脂肪及糖分解是体内产热的主要来源。运动时骨骼肌和皮肤的产热量可占全身产热量的70%。随着外界温度的降低,机体在减少散热的同时增加代谢率,成人主要通过寒战反应,它可最大量地增加产热,以补充机体在寒冷环境中丧失的体热;新生儿在寒冷环境下刺激交感神经兴奋,使脂肪代谢成脂肪酸供给机体产热。皮肤在寒冷反应时血管收缩,减少体表和肢体末端向外界散发热量。另外,皮肤表面寒冷刺激时产生竖毛肌反应,借助于围绕体表密闭的空气静止层来保存热量。

人体散热主要有辐射、蒸发、对流及传导物理过程,当周围温度低于皮肤温度时,体热即从皮肤辐射散热;其次是体内热量传导至皮肤周围空气层,经对流散热。当周围温度超过体温时,主要依靠汗液蒸发,体热从皮肤、呼吸道和大小便3处消散,以皮肤散热最为重要。当室温在23~25℃时,体热通过皮肤辐射、对流、传导散热占70%;当室温高达31~32℃时,出汗蒸发即成为散热主要方式。皮肤血管内血流量越大,散热速度越快;体表温度越高,则散热也越迅速。

健康人的产热与散热处于平衡状态。产热与散热过程均受下丘脑的体温调节中枢的调控。下丘脑的体温调节中枢存在着与恒温箱温度调节器相类似的调定点(set-point),此调定点的高低决定体温的水平。体温调节中枢调定点上移,中心温度低于调定点时,调定点的冲动发放,调温指令抵达产热和散热器官,一方面通过运动神经引起骨骼肌的张力增加或寒战,使产热增多;另一方面经交感神经系统引起皮肤血管收缩,使散热减少,最终导致发热。

体温升高有发热与高温(hyperthermia)之分,高温是由散热障碍或产热过多引起,一般与体温调节中枢无关。①散热障碍:可因药物(抗精神病药物、阿托品中毒等)、外界高温(中暑)及内源性代谢热(如甲状腺危象等)引起,在湿热环境中更容易发生。超高热是体温升高至体温调节中枢所能控制的调定点以上,达到特别高的水平(>41℃),见于脑炎、脑出血、颅内病变、中暑等疾病。②产热过多:见于对某些麻醉药物过敏患者所产生的恶性高热(malignant hyperthermia),由于肌细胞不受控制地大量释放热原所致。另外,除功能性低热外,其余原因所致的发热皆可能与致热原(pyrogen)作用于下丘脑体温调节中枢有关。

致热原是一类能引起恒温动物体温异常升高的物质的总称。可分为外源性和内源性两类,前者包括各种病原体如细菌、病毒、立克次体、衣原体、螺旋体、原虫和寄生虫等的毒素及其代谢产物,尤以内毒素(多属脂多糖类物质)最为重要,其次是原胆烷醇酮、多核苷酸、抗原-抗体复合物等;后者包括白细胞介素(如IL-1、IL-2、IL-6等)、肿瘤坏死因子(TNF)和干扰素等,其中IL-1为内源性致热原的主要成分。外源性致热原一般不能直接作用于体温调节中枢引起发热,但能刺激和激活主要存在于白细胞、单核细胞和组织吞噬细胞内的内源性致热原前体,于短期内合成新的mRNA和致热原,这些具有活性的内源性致热原可能是通过某些生物活性物质如前列腺素、单胺、环磷酸腺苷(cAMP)、钙钠比值、内啡肽等作为中介,提高体温调节中枢调定点而引起发热。例如,IL-1主要来自单核细胞和巨噬细胞,这些细胞平时仅含有微量内源性致热原,但并不自动释放,只有在受到外源性致热原激活后,合成增多,才释放出来。IL-1 作用于下丘脑的血管内皮细胞,产生花生四烯酸代谢产物,主要是前列腺素 E₂(PGE₂),后者是前列腺素中最强有力的致热物质,促使下丘脑调定点升高。体温中枢调定点上移,体温低于调定点时,调定点的冲动发放,通过血管运动中枢和周围传出神经使血管收缩和血流减少,肌肉张力增加甚至发生寒战,使散热减少或产热增多,最终导致发热。

高温的发生机制与发热不同,是因产热、散热异常所致。因产热过多引起的发热不多,主要见于剧烈运动后、癫痫持续状态和甲状腺危象时,一般持续不久。广泛性皮肤病、阿托品中毒时出汗功能障碍,散热减少引起发热,主要见于炎热季节。大量失水、失血常伴有发热,尤其多见于小儿,出现所谓"失水热",是由于血容量减少、散热减少。心脏病患者也可有发热,主要原因除了肺部充血和肺部感染或有风湿活动或血栓形成外,在心力衰竭阶段的发热,则与皮肤水肿引起散热减少有关。中枢神经性高温以中暑为典型,也可由脑出血、脑炎等引起。由于中枢神经系统遭受严重伤害,下丘脑丧失调温能力而衰竭,每有骤升的超高温,达 41℃或以上;同时交感神经受抑制,以皮肤干燥无汗为特征。

【诊断思路】

一、病史

详细询问病史对发热原因的诊断常能提供重要线索(见表 1-1)。此外,对发热患者定期检测体温,密切观察热度的高低、时限、热型等也有重要价值。

1. 起病方式 一般而言,急性感染性疾病起病多较急骤,常有受凉、疲劳、外伤或进食不洁食物等病史,若发热前有明显寒战者,多属化脓性细菌感染或疟疾;而一般非感染性发热,以及结核、伤寒、立克次体和病毒感染多无寒战。

2. 发热的分期与分型 发热的临床经过一般分为以下 3 期:

(1)体温上升期:表现为疲乏、不适感、肌肉酸痛、皮肤苍白、干燥、无汗、畏寒或寒战等症状。体温上升有两种形式:①骤升型。体温在数小时内达 39~40℃或以上,常伴有寒战。②缓升型。体温于数日内缓慢上升达高峰。

(2)高热持续期:此时体温已达高峰,临床表现为皮肤潮红而灼热,呼吸加快加强,可有出汗。此期持续数小时、数天或数周。其热型(体温曲线)可表现为:①稽留热(continued fever),体温持续 39~40℃左右,达数天或数周,24 小时波动范围不超过 1℃。见于肺炎、伤寒、斑疹伤寒(早期)等。②弛张热(remittent fever),体温在 39℃以上,但波动幅度大,24 小时内体温差达 2℃以上,体温最低时一般仍高于正常水平。见于脓毒血症、风湿热、重症结核、化脓性炎症(如肝脓肿)等。③间歇热(intermittent fever),高热期与无热期交替地出现,体温波动幅度可达数度,无热期(间

歇期)持续 1 天乃至数天,反复发作。见于疟疾、急性肾盂肾炎、局限性化脓性感染等。④回归热(recurrent fever),体温急骤升高至 39℃以上,持续数天后又骤然下降至正常水平,高热期与无热期各持续若干天,即规律地互相交替 1 次。见于回归热、霍奇金淋巴瘤、周期热等。⑤波状热(undulant fever),体温逐渐升高达 39℃或以上,数天后又逐渐下降至正常水平,数天后又逐渐升高,如此反复多次,常见于布鲁氏菌病、恶性淋巴瘤等。⑥不规则热(irregular fever),发热持续时间不定,变动无规律,可见于肺结核、感染性心内膜炎等。

应予以强调的是,目前由于抗生素的广泛应用(包括滥用),或由于应用(包括不适当应用)解热药、肾上腺皮质激素等,使上述典型热型已不常见。此外,热型也与机体反应性有关,年老体弱者由于反应性差,即使化脓性细菌感染也常无寒战、高热,而表现为低热甚至不发热。

(3)体温下降期:由于机体的防御功能与适当的治疗,疾病得到控制,体温恢复正常。体温下降的方式有两种:①骤降(crisis),体温于数小时内迅速降至正常,有时可低于正常,常伴有大汗;常见于疟疾、急性肾盂肾炎、肺炎及输液反应等。②渐降(lysis),体温于数天内逐渐降至正常,如伤寒、风湿热等。

3. 重视发热的伴随症状 在询问病史时,应当重视具有定位意义的伴发的局部症状,以便确定主要病变在哪个系统。如发热伴有鼻塞流涕、咽痛、咳嗽,而一般情况良好者多为上呼吸道感染,若有胸痛、咳铁锈色痰和呼吸困难者,则多为下呼吸道感染,如肺炎。发热伴神经系统症状,如头痛、呕吐、昏迷、惊厥、脑膜刺激征等则表示病变在中枢神经系统,应考虑各种脑膜炎、脑炎、中暑、急性脑卒中等;但儿童易有高热惊厥,不一定有严重脑部病变。发热伴有肋椎角、腰肋部疼痛及尿频、脓尿、血尿者提示多为泌尿系统感染。发热伴有明显关节痛或关节炎症状者应多考虑风湿热等结缔组织疾病。发热伴有恶心呕吐、腹痛、腹泻者,应多考虑急性胃肠道炎症。发热、黄疸伴右上腹痛应注意肝胆感染。以此类推。

除上述病史外,还应重视流行病学资料,如患者来自的地区、年龄、性别、职业、发病季节、旅游史、接触感染史等,尤其是传染病的流行病学史非常重要。如布鲁氏菌病多见于从事畜牧业(尤其是动物接生)的人群中;同性恋者及静脉注射毒品成瘾者的发热待查,以艾滋病或合并机会性感染的可能性较大。

发热患者的伴随症状和既往史、个人史提示的诊断线索见表 1-1。

二、体格检查

遇急重发热患者,应首先测呼吸、脉搏、血压等重要生命体征,并快速进行全面的体格检查,重点检查皮肤、黏膜有无皮疹、瘀点,以及肝、脾、淋巴结肿大等。发热伴有中毒性休克时,患者面色青灰,脉频速,血压下降或测不出,见于中毒性肺炎、暴发型流行性脑脊髓膜炎、中毒性菌痢、脓毒症、流行性出血热等。

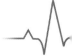

表 1-1　发热患者的伴随症状和既往史、个人史提示的诊断线索

临床线索	提示诊断
伴随症状	
头痛或意识障碍	颅内疾病(感染、肿瘤、血管病变)、颞动脉炎等
结膜充血	感染(旋毛虫病、流行性出血热、钩端螺旋体病、回归热)、赖特综合征等
眼痛 / 视力异常	眼部感染(球后脓肿、侵袭综合征)、血管累及(心内膜炎、Takayasu 动脉炎、结节性多动脉炎)、颅内疾病(脑脓肿、隐球菌性脑膜炎)、结节病等
听力丧失	结节性多动脉炎、复发性多软骨炎、中耳炎、隐球菌性脑膜炎等
鼻塞	鼻咽癌、淋巴瘤(鼻型)、结节病等
口腔溃疡	白塞病、系统性红斑狼疮等
咽痛	传染性单核细胞增多症、系统性红斑狼疮、成人 Still 病等
颈项痛 / 下颌痛	亚急性甲状腺炎、颞动脉炎、Takayasu 动脉炎、中枢神经系统感染、脊柱骨髓炎、乳突炎等
腹痛	腹腔内疾病(感染、肿瘤)、螺旋体病、沙门菌感染、旋毛虫病、系统性红斑狼疮、结节性多动脉炎、成人 Still 病、克罗恩病、家族性地中海热、卟啉病等
背痛	心内膜炎、布鲁氏菌病、椎体感染等
关节疼痛	血流感染、布鲁氏菌病、兔热病、Whipple 病、系统性红斑狼疮、结节病、成人 Still 病、类风湿性关节炎、痛风、家族性地中海热等
骨痛	多发性骨髓瘤、任意肿瘤骨转移等
肌痛	Q 热、钩端螺旋体病、立克次体病、旋毛虫病、心内膜炎、结节性多动脉炎、类风湿性关节炎、家族性地中海热、多发性肌炎等
睾丸疼痛	淋巴瘤、EB 病毒感染、结节性多动脉炎、系统性红斑狼疮、家族性地中海热、布鲁氏菌病等
皮疹	EB 病毒感染、药物热、脂膜炎、淋巴瘤、结节病、系统性红斑狼疮、成人 Still 病、恙虫病等
既往史、个人史	
牙科就诊史	牙龈脓肿、感染性心内膜炎等
手术史	手术部位脓肿、感染性心内膜炎等
输血史	疟疾、巴贝虫病、埃立克体病、巨细胞病毒感染、人类免疫缺陷病毒感染、梅毒等
主动脉瘤 / 修补	沙门菌感染、金黄色葡萄球菌感染、Q 热等
药物	药物热
烟雾接触	烟雾热等
近期旅游史	伤寒、钩端螺旋体病、内脏利什曼病(中国北部地区)、疟疾(非洲)、布鲁氏菌病(中国西北地区)、Q 热、粗球孢子菌病(墨西哥、美国)等
宠物 / 动物接触	Q 热、猫抓病、弓形虫病、兔热病、布鲁氏菌病、螺旋体病、鹦鹉热、恙虫病等
昆虫接触	疟疾、斑疹伤寒、巴贝虫病、内脏利什曼病、回归热、莱姆病等
未消毒牛奶	Q 热、布鲁氏菌病、肠结核等
生食	旋毛虫病、弓形虫病等

　　1. 面容　一般急性感染多呈急热面容。伤寒、副伤寒者常表情淡漠，即所谓"伤寒面容"。斑疹伤寒、恙虫病、流行性出血热患者常呈醉酒样面容。猩红热患者见口周苍白。麻疹患者常见眼睑水肿、结膜充血、分泌物增多等。急性白血病、再生障碍性贫血和恶性组织细胞病常因贫血亦可呈面色苍白。发热伴面部蝶形红斑是播散性红斑狼疮的特殊病症。口唇疱疹可见于大叶性肺炎、间日疟、流行性脑脊髓膜炎、流行性感冒、大肠埃希菌败血症等。

2. 皮肤特征 注意有无皮疹及出血点。皮肤多汗可见于结核病、风湿热、败血症、恶性淋巴瘤。皮肤发疹可见于猩红热、麻疹、风疹、斑疹伤寒、伤寒、水痘、恙虫病、传染性单核细胞增多症、丹毒、红斑狼疮、急性皮肌炎等,根据其特征性皮疹及出疹日期可对急性发疹性传染病作出诊断(见表 1-2)。皮疹还见于风湿热、药物热、渗出性红斑、结节性红斑、血清病等。出血性皮疹或出血素质常提示重症感染或血液病,前者包括脓毒症、流行性脑脊髓膜炎、感染性心内膜炎、流行性出血热、登革热、重症肝炎和钩端螺旋体病等;后者包括白血病、急性再生障碍性贫血和恶性组织细胞病等。皮肤或软组织有化脓性病灶,常提示为发热原因,或脓毒症的来源。发热伴皮肤黄染(黄疸)要注意胆道感染、钩端螺旋体病、重症肝炎和急性溶血等。发生于掌跖的皮疹常可以缩小鉴别诊断的范围,如落基山斑疹、二期梅毒、手足口病、奈瑟菌的感染、感染性心内膜炎及系统性红斑狼疮(systemic lupus erythematosus,SLE)等均可以见到较为特殊的掌跖部皮疹。

3. 淋巴结肿大 全身性淋巴结肿大是原发性淋巴组织病变或全身性感染的病征,如伴周期发热是霍奇金淋巴瘤的临床特征;如伴不规则发热,应注意传染性单核细胞增多症、结核病、急性淋巴细胞白血病、恶性组织细胞病等。局部淋巴结肿大常提示局部有急性炎症,如口腔和咽部感染常有颌下淋巴结肿大,下肢感染可有腹股沟淋巴结肿大等。但也有例外,如急性出疹性发热病伴耳后、枕骨下淋巴结肿痛,提示风疹的诊断。对增大淋巴结的组织病理学检测可能有助于疾病的诊断。

4. 脾大 发热伴脾大者见于脓毒症、伤寒、病毒性肝炎、疟疾、黑热病、感染性心内膜炎、布鲁氏菌病、血吸虫病、淋巴瘤、恶性组织细胞病、白血病等。

5. 发热伴有胸部体征 如闻及肺部干湿性啰音或实变体征等,应考虑呼吸系统感染;发热伴有栓塞、心脏杂音,尤其是原有器质性心脏病者心脏杂音发生明显改变时,应注意感染性心内膜炎;发热伴心包摩擦音或心包积液体征,常提示心包炎。而急性心肌炎常表现为发热与心率不成比例,心率增快常超过发热程度。

6. 肌肉与关节 发热伴肌肉疼痛见于许多传染病,一般无特殊性诊断意义,但如腓肠肌剧烈疼痛,甚至不能站立或行走,常提示钩端螺旋体病。局部肌痛兼有发热与白细胞增多,须检查有无深部脓肿,尤其是药物肌内注射引起的臀肌无菌性脓肿。发热伴多关节肿痛,病因常为各种关节炎,如化脓性、感染中毒性与变态反应性等,而淋病性与结核性关节炎常侵犯单个的大关节。

长期不明原因的发热患者尤应注意隐蔽性病灶,如肝脏、膈下、脊椎、盆腔、鼻窦、乳突等局部脓肿。肝脓肿是引起长期发热的常见病因,在早期不一定有局部症状。脊椎病变如结核或脓毒症后脊椎旁化脓性病灶在体检时易被忽略。男性患者的睾丸与附睾检查,女性患者的盆腔检查,以及所有发热待查患者的直肠指检或乙状结肠镜检查均应列为常规。眼底检查也应作为常规,粟粒型结核可有眼脉络膜结核结节,年老患者肛门指检可发现前列腺脓肿。此外,腹部与盆腔手术(包括引产)后发热,可由腹腔或盆腔内隐蔽的脓肿引起。

部分体检线索对应的可能发热性疾病见表 1-3。

表 1-2 急性发热伴发疹性疾病的皮疹

疾病	出疹时间 /d	皮疹形态	皮疹分布与发展过程
风疹	1~2	淡红色斑疹、丘疹或斑丘疹	面颈部→躯干、四肢,1 天内满布全身,3 天(1~4 天)即退
水痘	1	淡红色斑疹→丘疹→疱疹→结痂,皮疹分批出现	躯干→头部→四肢,向心性分布,皮疹发展迅速,出疹至结痂快者仅 6~8 小时
肠道病毒感染(柯萨奇病毒、埃可病毒)	1~2	多形性皮疹、斑疹、斑丘疹、疱疹、瘀点、荨麻疹	斑丘疹、头颈→躯干、四肢,持续 4~5 天
幼儿急疹	3~4	分散的细小淡红色斑丘疹	热退出现皮疹,1 天内出齐,1~2 天退疹,不脱屑
天花	3	斑疹→丘疹→疱疹→脓疱→结痂	全身性、颜面、四肢较多,离心性分布,皮疹演变一致
麻疹	4	散在或融合成片的斑丘疹,淡红→暗红	先见于耳后发际→头面、颈、躯干、四肢、手足心、鼻尖,按出疹顺序消退,有麦麸样脱屑,色素沉着
登革热	4~6	初次发热退后皮疹出现,麻疹样或猩红热样,压之褪色	先见于手足心或先发生于躯干、腹部→颈及四肢,皮疹 1~5 天内消失
传染性单核细胞增多症	4~10	多形性皮疹见于 10%~15% 患者,丘疹及斑丘疹多见	多见于躯干,很少波及四肢,持续 3~7 天,应用氨苄西林后皮疹发生率达 50%~100%
斑疹伤寒	4~6	初为鲜红充血性斑丘疹,按之褪色,后呈暗红色或出血性	先见于胸背、腋窝、上臂,数小时至 1 天内波及全身,甚至手足心
猩红热	2	全身皮肤充血基础上有针尖大小猩红色密集斑疹	从耳后颈部及上胸开始,1 天内遍及全身,疹退有脱屑
伤寒	7	淡红色斑丘疹,按之褪色,数量不多	分布于上腹、胸、背,分批出现,2~3 天后消失

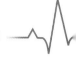

表 1-3 部分体检线索对应的可能发热性疾病

部位 / 特点	体格检查发现	诊断
热型	相对缓脉	沙门菌感染、钩端螺旋体病、Q 热、立克次体病、疟疾、巴贝虫病、中枢神经系统实体肿瘤 / 淋巴瘤、药物热、伪装热等
	Pel-Ebstein 热型 [a]	淋巴瘤
眼睑	瘀点、瘀斑	感染性心内膜炎
眼底	Roth 斑	淋巴瘤、心房黏液瘤、感染性心内膜炎、系统性红斑狼疮、结节性多动脉炎等
	细胞样小体	心房黏液瘤、系统性红斑狼疮、颞动脉炎、结节性多动脉炎、成人 Still 病等
	视网膜出血	白血病等
	视网膜中央动脉阻塞	系统性红斑狼疮、颞动脉炎、Takayasu 动脉炎等
	视网膜中央静脉阻塞	系统性红斑狼疮、结节病等
	脉络膜视网膜炎	弓形虫病、结核感染、组织胞浆菌病等
	脉络膜结节	粟粒型结核感染
颞动脉	搏动减弱、结节	颞动脉炎
鼻旁窦	压痛	鼻旁窦炎
甲状腺	肿大、触痛	亚急性甲状腺炎
心脏	杂音	感染性心内膜炎、心房黏液瘤等
胸骨	压痛	白血病、骨髓异常增生综合征等
脊柱	压痛	脊椎骨髓炎、椎体结核、伤寒、布鲁氏菌病等
肝脏	叩痛	肝脓肿等
	增大	EB 病毒感染、伤寒、布鲁氏菌病、Q 热、内脏利什曼病、兔热病、回归热、肝肿瘤、肾上腺瘤、POEMS 综合征等
脾脏	增大	EB 病毒感染、巨细胞病毒感染、心内膜炎、伤寒、播散型结核感染、组织胞浆菌病、疟疾、布鲁氏菌病、立克次体病、猫抓病、兔热病、回归热、淋巴瘤、白血病、骨髓增生综合征、家族性地中海热、Felty 综合征、系统性红斑狼疮、成人 Still 病、结节病等
淋巴结	肿大	EB 病毒感染、巨细胞病毒感染、猫抓病、恙虫病、淋巴结结核、局灶性化脓性感染、淋巴瘤、白血病、转移癌、坏死性淋巴结炎、系统性红斑狼疮、类风湿性关节炎、结节病等
睾丸	附睾炎	淋巴瘤、EB 病毒感染、泌尿系统结核、布鲁氏菌病、结节性多动脉炎、系统性红斑狼疮、结节病、家族性地中海热等
皮肤	色素沉着	内脏利什曼病、Whipple 病、POEMS 综合征等
脑神经	麻痹	中枢神经系统肿瘤 / 淋巴瘤、结核性脑膜炎 (外展神经麻痹) 等

注: [a] 为霍奇金淋巴瘤的特征性表现,呈特征性回归热型,即高热数天后,可有几天或几周的无热期。

三、辅助检查

对发热患者行辅助检查时必须掌握检查目的明确,并以简便快捷为原则。对于通过病史询问和体检能确诊者不一定均作有关检查。常用的辅助检查包括:①血、尿、粪常规检查。②血清学检查,如肥达反应、立克次体凝集试验(又称外斐反应)、钩端螺旋体病凝集溶解试验、流行性乙型脑炎(简称乙脑)的补体结合试验、系统性红斑狼疮的抗核抗体试验等。③血或骨髓培养,对伤寒、副伤寒、脓毒症、细菌性心内膜炎等疾病的病原诊断均具有决定性意义。④ X线、CT 与 MRI 检查,CT 与 MRI 检查对诊断骨盆内、膈下与腹腔深部隐蔽性脓肿,尤其对发现腹膜后病灶如淋巴瘤、脓肿、血肿等有重要价值。⑤超声检查,对疑有急性渗出性心包炎和感染性心内膜炎患者,可行超声心动图检查。腹部超声检查适用于疑有腹腔内占位性病变、肝脓肿、肝胆道结石以及肾脓肿、泌尿系结石等患者。⑥活体组织检查,如肝穿刺活组织检查、淋巴结以及皮损与皮下结节活体组织检查等。骨髓检查对白血病、恶性组织细胞病等具有决定性诊断价值。部分非特异性辅助检查提供线索的病因诊断提示见表 1-4。

表 1-4　部分非特异性辅助检查提供线索的病因诊断提示

辅助检查	诊断
血常规及外周血涂片	
白细胞减少	粟粒型结核、淋巴瘤、前白血病（急性髓系白血病）、伤寒、Felty 综合征、戈谢病
单核细胞增多	粟粒型结核、组织胞浆菌病、结节性动脉周围炎 / 显微镜下多血管炎、巨细胞动脉炎 / 颞动脉炎、迟发性类风湿性关节炎、SLE、结节病、巨细胞病毒感染、布鲁氏菌病、感染性心内膜炎、淋巴瘤、实体肿瘤、骨髓增殖性疾病、克罗恩病、戈谢病
嗜酸性粒细胞增多	旋毛虫病、淋巴瘤、肾上腺样瘤（肾细胞癌）、结节性动脉周围炎 / 显微镜下多血管炎、坏死性淋巴结炎、药物热
嗜酸性粒细胞减少	伤寒
嗜碱性粒细胞增多	实体肿瘤、淋巴瘤、前白血病、骨髓增殖性疾病
血小板减少	白血病、淋巴瘤、骨髓增殖性疾病、多发性骨髓瘤、EB 病毒感染、巨细胞病毒感染、酒精性肝硬化、药物热、结节性动脉周围炎 / 显微镜下多血管炎、SLE、疟疾、巴贝虫病、布鲁氏菌病、回归热、粟粒型结核感染、组织胞浆菌病、内脏利什曼病、埃立克体病
血小板增多	感染性心内膜炎、Q 热、粟粒型结核、组织胞浆菌病、亚急性骨髓炎、肿瘤、淋巴瘤、肾上腺样瘤（肾细胞癌）、骨髓增殖性疾病、结节性动脉周围炎 / 显微镜下多血管炎、巨细胞动脉炎 / 颞动脉炎
淋巴细胞增多	粟粒型结核、组织胞浆菌病、伤寒、布鲁氏菌病、EB 病毒感染、巨细胞病毒感染、弓形虫病、内脏利什曼病、淋巴瘤
淋巴细胞减少	Q 热、布鲁氏菌病、Whipple 病、粟粒型结核、组织胞浆菌病、疟疾、巴贝虫病、埃立克体病、EB 病毒感染、巨细胞病毒感染、SLE、淋巴瘤、多发性骨髓瘤、酒精性肝硬化、迟发性类风湿性关节炎、伤寒
全血细胞减少	粟粒型结核、布鲁氏菌病、组织胞浆菌病、埃立克体病、巨细胞病毒感染、HIV 感染、戈谢病、结节病、SLE
异型淋巴细胞	疟疾、巴贝虫病、埃立克体病、EB 病毒感染、巨细胞病毒感染、弓形虫病、布鲁氏菌病、坏死性淋巴结炎、药物热
肝功能	
碱性磷酸酶升高	肝细胞癌、粟粒型结核、淋巴瘤、巨细胞动脉炎 / 颞动脉炎、戈谢病、系统性肥大细胞增多症、成人 Still 病、巨细胞动脉炎 / 颞动脉炎、结节性动脉周围炎 / 显微镜下多血管炎、肾上腺样瘤（肾细胞癌）肝转移、亚急性甲状腺炎
血清转氨酶升高	EB 病毒感染、巨细胞病毒感染、伤寒、布鲁氏菌病、Q 热、疟疾、巴贝虫病、埃立克体病、成人 Still 病、坏死性淋巴结炎、药物热
γ- 谷氨酰转肽酶升高	肝脏肿瘤、转移瘤、肾上腺样瘤（肾细胞癌）、EB 病毒感染、肝硬化
自身免疫性疾病相关指标	
类风湿因子升高	感染性心内膜炎、内脏利什曼病（黑热病）、迟发性类风湿性关节炎、结节病、SLE、酒精性肝硬化
抗核抗体滴度升高	HIV 感染、EB 病毒感染、巨细胞病毒感染、结核感染、感染性心内膜炎、内脏利什曼病、疟疾、SLE、结节病、迟发性类风湿性关节炎
其他实验室指标	
镜下血尿	感染性心内膜炎、肾结核、布鲁氏菌病、结节性动脉周围炎 / 显微镜下多血管炎、淋巴瘤、肾上腺样瘤（肾细胞癌）
单克隆免疫球蛋白	多发性骨髓瘤、高 IgD 综合征、Schnitzler 综合征（IgM＞IgD）、巨大淋巴结增生症（多发性 Castleman 病）
多克隆丙种球蛋白	HIV 感染、巨细胞病毒感染、酒精性肝硬化、巨大淋巴结增生症（多发性 Castleman 病）
乳酸脱氢酶升高	恶性肿瘤、疟疾、巴贝虫病、SLE、埃立克体病、弓形虫病、粟粒型结核、组织胞浆菌病、旋毛虫病、巨细胞病毒感染、成人 Still 病、肺栓塞
红细胞沉降率升高（＞100mm/1h）	感染性心内膜炎、脓肿、亚急性骨髓炎、肾上腺样瘤（肾细胞癌）、实体肿瘤、淋巴瘤、骨髓增殖性疾病、心房黏液瘤、结节性动脉周围炎 / 显微镜下多血管炎、Takayasu 动脉炎、高 IgD 综合征、坏死性淋巴结炎、Castleman 病、成人 Still 病、巨细胞动脉炎 / 颞动脉炎、迟发性类风湿性关节炎、药物热
铁蛋白升高	恶性肿瘤、前白血病、骨髓增殖性疾病、SLE、巨细胞动脉炎 / 颞动脉炎、迟发性类风湿性关节炎、成人 Still 病、亚急性甲状腺炎

注：SLE，系统性红斑狼疮；HIV，人类免疫缺陷病毒。

四、病因诊断

在临床实践中，以发热为主诉或唯一症状就诊者有急性发热，尤其出疹性发热，原因不明发热，长期低热，超高热与反复发热。其病因特征亦各异。

1. 急性发热 热程在 2 周以内的发热称为急性发热。其原因很多，绝大多数属于感染，尤以呼吸道、泌尿道和消化道感染最常见，因为这些系统与外界相通，最易遭受病原体的侵袭。在排除上述系统感染后，则要注意某些急性传染病和其他系统的感染。一般而言，这类发热，常伴有定位症状，比较容易诊断。

2. 不明原因发热 不明原因发热（fever of unknown origin，FUO）或称"发热待查"，分为经典型发热待查、住院患者的发热待查、粒细胞缺乏患者的发热待查和 HIV 感染者的发热待查 4 类，后三者也称为特殊人群的 FUO。经典型发热待查系指发热持续 3 周以上，口腔体温至少 3 次>38.3℃（或至少 3 次体温在 1 天内波动>1.2℃），经过至少 1 周在门诊或住院的系统全面的检查仍不能确诊的 1 组疾病。系统全面的检查应至少包括 3 大常规，以及粪便隐血试验、肝功能、肾功能、电解质、血培养、胸部 X 线片和腹部 B 超。且患者无免疫缺陷相关疾病史。引起经典型 FUO 的病因超过 200 种，其病因在不同年代和不同地理区域明显不同，但主要包括感染（占 40%~50%）、结缔组织 - 血管性疾病（占 20%~30%，常见的病因有类风湿性关节炎、系统性红斑狼疮、斯蒂尔病、血管炎、药物热、多发性肌炎、混合性结缔组织病等）、恶性肿瘤（占 20%，以淋巴瘤最常见）与其他（占 10%，包括肉芽肿性疾病、栓塞性血管炎、隐匿性血肿、溶血、周期热、伪装热等）4 大类。病因也受年龄的影响：6 岁以下的 FUO 患儿以感染性疾病为主，尤其是原发性上呼吸道、泌尿道感染或全身感染；6~14 岁年龄组则以结缔组织 - 血管性疾病和小肠炎症性疾病为最常见的病因；14 岁以上的成人组，虽然仍以感染性疾病占首位，但肿瘤性疾病明显增多。仍有 10% 的病例始终原因不明。

引起经典型发热待查的部分疾病见表 1-5。

表 1-5 引起经典型发热待查的部分疾病

类别	常见疾病	少见疾病	罕见疾病
感染性疾病			
细菌性	细菌性脓肿（腹腔、盆腔、中枢）、感染性心内膜炎、牙源性感染、肾盂肾炎、肺外结核（肾、骨、中枢）、非结核分枝杆菌感染、李斯特菌病、布鲁氏菌病、军团菌病、伤寒、诺卡菌病、慢性鼻窦炎、感染性动脉瘤等	化脓性门静脉炎、植入物感染、耶尔森菌病、慢性脑膜炎球菌血症、淋病、放线菌病、脊柱骨髓炎等	化脓性颈静脉炎、纵隔炎、主动脉肠瘘、兔咬热（念珠状链杆菌感染）、黄色肉芽肿性尿路感染等
真菌性	曲霉病、念珠菌病、隐球菌病、耶氏肺孢子菌肺炎等	组织胞浆菌病、芽生菌病、孢子丝菌病、球孢子菌病、糠秕马拉色菌感染等	接合菌病、副球孢子菌病等
寄生虫性	阿米巴病、弓形虫病、疟疾、棘球蚴病等	巴贝虫病、利什曼原虫病、肝片吸虫病、肝吸虫病、血吸虫病等	旋毛虫病、类圆线虫病、锥虫病等
其他	莱姆病、EB 病毒感染、巨细胞病毒感染、立克次体病等	鹦鹉热（鹦鹉热衣原体）、钩体病、埃立克体病、梅毒、猫抓热（巴尔通体）等	性病性淋巴肉芽肿（沙眼衣原体）、Whipple 病（惠普尔养障体）、虱传回归热（包柔氏螺旋体）、蜱传回归热（达氏疏螺旋体）、小螺菌感染、落基山斑点热等
非感染性炎症性疾病			
自身免疫性疾病	系统性红斑狼疮、颞动脉炎 / 风湿性多肌痛、皮肌炎 / 多肌炎、白塞病、强直性脊柱炎、自身免疫性肝炎、混合型结缔组织病、反应性关节炎、风湿热等	结节性多动脉炎、Takayasu 动脉炎、复发性多软骨炎、干燥综合征、结节病、荨麻疹型血管炎、过敏性血管炎、变应性肉芽肿性血管炎（Churg-Strauss 综合征）、抗磷脂综合征、冷球蛋白血症、Felty 综合征（关节炎、粒细胞减少、脾大综合征）等	Vogt-Koyanagi-Harada 综合征（福格特 - 小柳 - 原田综合征 / 葡萄膜大脑炎综合征）等

类别	常见疾病	少见疾病	罕见疾病
自身炎症性疾病	成人 Still 病、克罗恩病、溃疡性结肠炎、噬血细胞综合征、痛风等	假性痛风、Sweet 综合征、复发性特发性心包炎等	Blau 综合征(早发肉芽肿关节炎、葡萄膜炎、皮疹)[a]、冷吡啉相关周期性综合征[a]、DIRA(IL-1 受体拮抗剂缺乏)[a]、家族性地中海热[a]、PAPA 综合征(无菌性化脓性关节炎、坏疽性脓皮病、痤疮综合征)[a]、PFAPA 综合征(周期性发热、口腔炎症、咽炎、腺炎综合征)[a]、SAPHO 综合征(滑膜炎、痤疮、骨质增生、骨髓炎)、Schnitzler 综合征(慢性荨麻疹、发热、骨关节疼痛、淋巴结肿大)、TRAPS(肿瘤坏死因子受体相关周期热)[a]、HIDS(高 IgD 伴周期热综合征)[a]等
肿瘤性疾病			
血液系统恶性疾病	淋巴瘤、前白血病(急性髓系白血病)、骨髓增生性疾病、多发性骨髓瘤、骨髓增生异常综合征、浆细胞瘤等	Castleman 病、骨髓纤维化、淀粉样变等	系统性肥大细胞增多症等
实体恶性肿瘤	肝和中枢神经系统转移瘤、肾细胞癌、肝癌、结肠癌、胰腺癌、乳腺癌、中枢神经系统肿瘤等		
良性肿瘤	肾上腺样瘤等	肝海绵状血管瘤、心房黏液瘤、血管平滑肌瘤等	
其他	急性播散性脑脊髓炎、药物热、亚急性甲状腺炎、伪装热、过敏性肺炎、亚急性坏死性淋巴结炎等	肾上腺功能不全、动脉瘤、良性复发性无菌性脑膜炎(Mollaret 脑膜炎)、卡罗利病(先天性肝内胆管囊状扩张症)、复杂性局灶性癫痫持续状态、外源性过敏性肺泡炎、肺栓塞、无菌性骨关节炎、坏疽性脓皮病、葡萄膜炎综合征等	POEMS 综合征(多发性周围神经病、脏器肿大、内分泌障碍、M 蛋白、皮肤病变综合征)、周期性中性粒细胞减少症、原发性甲状旁腺亢进征、腹膜后纤维化、外胚层发育不全无汗征、Erdheim-Chester 病(脂质肉芽肿病)、Fabry 病(弥漫性体血管角质瘤)、戈谢病(葡萄糖脑苷脂贮积病)、急性间质性肺炎(Hamman-Rich 综合征)、RosaiDorfman 病(窦组织细胞增生伴巨大淋巴结病)、血栓病、炎性假瘤、线性免疫球蛋白 A 皮肤病、肌强直性营养不良、心肌损伤综合征、硬化性肠系膜炎等

注: [a] 多发于儿童。

住院患者的发热待查系指患者入院时无发热,入院后发热超过 3 天,口腔测体温至少 3 次>38.3℃(或至少 3 次体温 1 天内波动>1.2℃)。

粒细胞缺乏患者的发热待查系指患者存在粒细胞缺乏(中性粒细胞计数<0.5×10⁹ 个/L);发热超过 3 天,口腔测体温>38.3℃(或体温 1 天内波动>1.2℃);体液标本经培养>48 小时后结果显示阴性。

HIV 感染者的发热待查系指确诊 HIV 感染,住院患者发热超过 3 天或门诊患者发热超过 3 周,口腔测体温>38.3℃(或体温 1 天内波动>1.2℃)。

经典型发热待查与特殊人群发热待查的比较见表 1-6。

发热待查不同病因的针对性检查项目见表 1-7。

3. 长期低热 系指口腔温度在 37.5℃至 38.4℃,持续 4 周以上者。在诊断为长期低热时,必须先了解其正常体温,排除生理或功能性因素,并排除高温环境等影响,如在高温车间的纺织女工中,有长期低热者可达 10% 以上。长期低热由感染性疾病引起者占 40%,非感染性疾病占 57%,原因不明占 3%。长期低热的原因可分为器质性与功能性两大类。

(1)器质性低热:①慢性感染,如结核病、肝脏疾病、慢性肾盂肾炎、慢性胆道感染以及各种病灶感染(鼻窦炎、牙根脓肿、前列腺炎、慢性盆腔炎、肛门周围脓肿等)。②结缔组织疾病,如风湿热、类风湿性关节炎、系统性红斑狼疮等。③内分泌疾病,如甲状腺功能亢进(简称"甲亢")、嗜铬细胞瘤等。④恶性肿瘤,早期淋巴瘤、实质性癌肿转移等。

表 1-6 经典型发热待查与特殊人群发热待查的比较

指标	经典型发热待查	住院患者发热待查	粒细胞缺乏患者发热待查	HIV 感染者发热待查
定义	>38.3℃,>3 周,至少 1 周门诊或住院病情评估	>38.3℃,>3 天,住院时无发热	>38.3℃,>3 天,培养 48 小时结果阴性	HIV 感染患者>38.3℃,>3 周(门诊患者),>3 天(住院患者)
患者分布	社区、门诊或住院患者	急诊、重症监护病房患者	住院或门诊患者	社区、门诊或住院患者
主要病因	感染、非感染	院内感染、术后感染、药物热	主要见于感染,但仅有 40%~60% 可明确病原菌	HIV(原发感染)、结核或非结核分枝杆菌感染、耶氏肺孢子菌肺炎、巨细胞病毒感染、淋巴瘤、弓形虫病、隐球菌病、免疫重建炎症综合征
病史采集重点	旅游史、接触史、动物和昆虫暴露史、免疫接种史、家族史、心脏瓣膜病史	手术和有创操作史、医疗器械植入、药物治疗情况、自身解剖构造	化学治疗阶段、药物使用、原发基础免疫缺陷疾病	药物、暴露情况、危险因素、旅游史、接触史、HIV 感染阶段
体格检查重点	眼底、口咽部、颞动脉、心脏、腹部、淋巴结、脾、关节、皮肤、指甲、生殖器、直肠或前列腺、下肢深静脉	伤口、引流管、医疗器械植入、窦道、尿液	皮褶处、静脉穿刺点、肺、肛周	口腔、鼻窦、皮肤、淋巴结、眼、肺、肛周
实验室检查重点	根据诊断线索选择	影像学检查、细菌培养	胸部影像学、细菌培养	血和淋巴细胞计数、血清学检验、胸部影像学、粪便检查、肺/骨髓/肝脏活组织培养和细胞学检查、头颅影像学检查
管理	病情观察,记录体温单,完善相关检查,避免经验性用药	根据患者情况而定	抗菌药物治疗	抗病毒和抗菌药物治疗,疫苗
病程	数周至数月	数天至数周	数天至 1 周	数周至数月

注:HIV,人类免疫缺陷病毒。

表 1-7 发热待查不同病因的针对性检查项目

获得的诊断线索提示	亚分类	常见疾病	实验室检查	超声、影像学检查及其他特殊检查	有创检查
感染性疾病	细菌	腹腔脓肿/盆腔脓肿/肾及肾周脓肿		腹部/盆腔 CT/MRI	
		感染性心内膜炎	Q 热 IgM/IgG 滴度	TTE/TEE	
		根尖脓肿		下颌全景片	
		感染性动脉瘤		CTA,外周动脉 B 超或经食管超声检查(主动脉窦以及胸主动脉)	
		中枢神经系统感染		头颅 CT 及 MRI	脑脊液涂片及培养
		肝胆系统感染		ERCP/MRCP 及上腹部增强 CT	
		肺外结核	TST/IGRA,标本分枝杆菌培养或抗酸染色试验	相应部位的 CT 及 MRI	组织/淋巴结活组织检查 + 分枝杆菌涂片及培养
		猫抓热(巴尔通体)	巴尔通体 IgM/IgG 滴度		
		伤寒	粪便培养		骨髓培养

续表

获得的诊断线索提示	亚分类	常见疾病	实验室检查	超声、影像学检查及其他特殊检查	有创检查
感染性疾病	细菌	布鲁氏菌病	布鲁氏菌血清学检查		骨髓培养
		李斯特菌病		头颅 CT 及 MRI	脑脊液涂片及培养
		奴卡菌病		头颅 CT 及 MRI、其他可疑感染部分的影像学检查	支气管灌洗液及脑脊液涂片及培养
	真菌	隐球菌病、念珠菌病、曲霉病	隐球菌乳胶凝集试验、G 试验、GM 试验		
		组织胞浆菌病			骨髓涂片及活组织检查
		球孢子菌病	痰、脓液等真菌涂片及培养		脑脊液、关节液真菌涂片及培养；组织病理
	寄生虫		寄生虫抗体全套，巴贝虫病 / 疟疾可查厚薄血涂片		怀疑内脏利什曼原虫病时可查骨髓涂片及活组织检查
	病毒		乙病毒 DNA、EB 病毒 IgM/IgG 滴度、巨细胞病毒 IgM/IgG（怀疑有免疫缺陷或存在免疫抑制时）		
非感染性炎症性疾病	自身免疫性疾病		ENA 抗体谱、抗 dsDNA 抗体、抗线粒体抗体分型、核小体定量、抗中性粒细胞胞质抗体、抗心磷脂抗体、抗 CCP 抗体、类风湿因子及分型、补体、HLA-B27 检测、抗 "O"、库姆斯试验（Coombs test）、24h 尿蛋白定量	怀疑干燥综合征时，可行腮腺同位素显影、角膜荧光染色、泪膜破裂试验；怀疑血清阴性脊柱关节病，可行骶髂关节及髋关节 CT/MRI；怀疑皮肌炎时，可行肌肉 MRI、肌电图检查	当怀疑 GCA/TA 时，可行颞动脉活组织检查；怀疑干燥综合征时，可行唇腺活组织检查；有皮疹时，可行皮肤活组织检查
	自身炎症性疾病	克罗恩病 / 溃疡性结肠炎		胃镜、肠镜、胶囊内镜、小肠镜 / 小肠 CT	
		噬血细胞综合征			骨髓涂片及活组织检查、肝活组织检查
	造血系统恶性疾病	怀疑多发性骨髓瘤时，可查本周蛋白、血尿 IgD 免疫固定电泳	全身浅表淋巴结 B 超及后腹膜淋巴结 B 超	骨髓涂片及活组织检查、淋巴结或肿块活组织检查	
肿瘤性疾病	实体肿瘤			当怀疑腹腔或盆腔内肿瘤时，腹腔 / 盆腔的 CT/MRI 来源不明时，可行全身 PET/CT	如有淋巴结肿大，可行淋巴结活组织检查
	良性肿瘤	心房黏液瘤		TTE/TEE	
其他		亚急性甲状腺炎	抗甲状腺抗体	甲状腺摄碘率检查	
		肺栓塞		肺 CTA	

注：ERCP，内镜逆行胰胆管造影；MRCP，磁共振胰胆管成像；CCP，环瓜氨酸肽；TTE，经胸超声心动图；TEE，经食管超声心动图；TST，结核菌素皮肤试验；IGRA，γ 干扰素释放试验；CTA，CT 血管造影；ENA，可提取性核抗原；HLA，人类白细胞抗原；PET/CT，正电子发射计算机断层成像；dsDNA，双链 DNA；GCA，巨细胞动脉炎；TA，颞动脉炎。

（2）功能性低热：①生理性低热，月经前期低热、妊娠期低热等。②神经功能性低热，多见于青年女性，长期低热可长达数月或数年。有些患者低热有季节性，出现于夏季（谓之夏季低热），且每年如此。体温在一昼夜内波动幅度较小，常不超过 0.5℃，且口腔、腋窝与直肠温度差不大，甚至可出现腋温大于口温，口温大于肛温或腋温大于肛温的反常现象，两侧腋温可相差 1℃以上。体温昼夜规律失常。患者常伴有脸色潮红、皮肤划痕症、心动过速等自主神经功能紊乱或神经症色彩。但患者一般情况好，体重无变化，虽经各种药物治疗无效，但不经治疗也可自行消退。神经功能性低热较常见，约占长期低热的 1/3，预后良好。③感染后低热，急性病毒或细菌感染得到控制后，高热消退，但可出现持续较久的低热，并伴有乏力、纳差等现象。此种发热可能与体温调节中枢功能失常或自主神经功能紊乱有关。

五、超高热危象的识别与诊断

超高热系指发热超过 41℃，主要见于体温调节中枢功能障碍，有以下各种原因：①中暑或日射病；②脑部疾病，如严重脑外伤、脑出血、脑炎与脑肿瘤等；③输血、输液污染引起严重热原反应与脓毒症；④麻醉药引起的恶性高热；⑤临终前超高热等。不论病因如何，超高热对细胞膜与细胞内结构有直接损害作用，当深部体温>41℃时细胞线粒体的氧化磷酸化出现障碍，可引起永久性脑损害；42~43℃持续数分钟细胞会陷入不可逆的损害，涉及全身各种细胞，尤以脑、心、肝、肾的变化最为突出，容易造成脑水肿颅内压升高，抽搐、昏迷，心、肝、肾、肺功能衰竭，弥散性血管内凝血（disseminated intravascular coagulation，DIC）等多脏器功能衰竭。超高热危象的诊断要点如下。

1. 超高热 超高热（体温>41℃）是超高热危象的必有表现。

2. 超高热时伴有多脏器功能受损害的表现 ①心血管系统：低血压休克、心功能不全、心肌缺血与心律失常等。②中枢神经系统：体温越高对中枢神经系统损害越重，症状出现越早；包括不同程度的意识障碍如谵妄、嗜睡、昏迷、抽搐、大小便失禁、脑膜刺激征、瘫痪、病理反射阳性、脑疝、视神经乳头水肿等。③凝血功能障碍：早期出现凝血酶原时间延长，纤维蛋白原减少，血小板减少、出血时间、凝血时间延长；晚期常有广泛而严重的出血、DIC 形成。这与过高热直接损害毛细血管、渗透性增加，肝功能受损凝血因子减少，骨髓受损血小板减少等有关。④肾功能损害：可有血尿、管型、少尿、无尿、血肌酐升高等肾功能不全的表现。⑤肝功能损害：肝功能异常如 ALT 升高、血清胆红素升高，甚至表现为急性肝衰竭。⑥水电解质和酸碱平衡失调。⑦其他表现：如横纹肌溶解可致血肌酸激酶（creatine kinase，CK）增高等。

3. 原发病的表现 如中毒性菌痢的腹泻、脓血便，乙脑时的抽搐、昏迷等。

【处理原则】

一、对症支持治疗

1. 支持治疗 患者出现神志改变、呼吸窘迫、血流动力学不稳定等危及生命的症状与体征时，立即实施监护、建立静脉通路、气道管理、补液以及氧疗，必要时予以呼吸支持治疗。

2. 对症处理 发热的对症处理包括：①物理降温。一般可用冷毛巾湿敷额部，或用冰袋置于额、枕后、颈、腋和腹股沟处降温，或用 25%~50% 酒精擦浴，或头置冰帽、冰水灌肠、冷盐水洗胃，或将患者置于空调房内（使室温维持在 27℃左右）。应根据具体条件选用。②药物降温。视发热程度可采用口服或肌内注射解热镇痛药。口服：阿司匹林（0.3~0.6g/ 次）、对乙酰氨基酚（0.3~0.5g/ 次）、布洛芬（0.2~0.4g/ 次）、安乃近（0.25~0.5g/ 次）、解热止痛片（APC 片，1~2 片 / 次）、对乙酰氨基酚（1~2 片 / 次）等。静脉注射：阿司匹林精氨酸盐（0.5~1.0g/ 次）、阿司匹林赖氨酸盐（赖氨匹林，0.9~1.8g/ 次）、对乙酰氨基酚（0.15~0.25g/ 次）、氨酚异丙嗪注射液（息热痛注射液，2ml/ 次）、复方氨林巴比妥注射液（安痛定注射液，1 支 / 次）等。高热者病情需要时可短期应用激素，如地塞米松 5~10mg 静脉注射或肌内注射，或地塞米松 10~20mg/d 或氢化可的松 300~600mg/d 静脉滴注。

二、超高热危象的处理

超高热和超高热危象是短暂的临床表现，经适当处理可能很快恢复（如中暑、输液反应等），亦可很快死亡（恶性高温）。早期诊断与早期处理同预后直接有关。因此，对每个可能发生超高热的患者应随时检测体温，一旦出现超高热，应以最快的速度降低中心体温、代谢率，以打断超高热引起的恶性循环，同时防治各种并发症。其中，降温是抢救超高热危象的主要措施。降温速度决定预后，应在 0.5 小时内使直肠温度降至 39℃以内。具体降温措施详见本书第 138 章 "中暑"。

三、抗生素经验性应用

对感染病例早期抗生素经验性应用是有益的。一般来讲，若有明确的病原菌感染，则选择覆盖特定病原菌感染的窄谱抗生素；若不明确，可选择覆盖革兰氏阳性和革兰氏阴性需氧菌、厌氧菌的广谱抗生素。

四、诊断性治疗

当发热病因一时难以查明时，在不影响进一步检查的情况下，可按可能性较大的病因进行诊断性治疗（如疑疟疾，可试用氯喹；疑阿米巴性肝脓肿，行抗阿米巴治疗；疑结核病行抗结核治疗时间以 3~4 周以上为宜），期望获得疗效而做出临床诊断。诊断性治疗应选用特异性强、疗效确切及安全性大的治疗药物,剂量应充足并完成整个疗程,无特殊原因不得随便更换试验药物。

五、随访观察

对部分症状轻微、经过详细检查仍不能明确病因的发热待查患者,也可在专科门诊进行长期随访而不作特殊处理,确有不少患者可自愈。

(陶伍元　张文武)

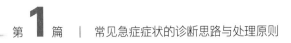

参 考 文 献

［1］ 林果为, 王吉耀, 葛均波. 实用内科学 [M]. 15 版. 北京: 人民卫生出版社, 2017: 268-277.

［2］ 万学红, 卢雪峰. 诊断学 [M]. 9 版. 北京: 人民卫生出版社, 2018: 8-12.

［3］ 张文宏, 李太生. 发热待查诊治专家共识 [J]. 中华传染病杂志, 2017, 35 (11): 641-655.

第 2 章
意识障碍和昏迷

意识是指人体对周围环境及自身状态的感知能力。意识障碍（disturbance of consciousness）是脑和脑干功能活动的抑制状态。按照生理与心理学基础可将意识障碍分为觉醒障碍（觉醒度下降，即狭义的意识障碍）和意识内容障碍两大类；前者表现为嗜睡、昏睡和昏迷，后者表现为意识模糊和谵妄等。脑和脑干功能活动的不同抑制程度决定了不同的意识障碍水平。

昏迷（coma）是一种最为严重的意识障碍。患者意识丧失，运动、感觉、反射和自主神经功能障碍，给予任何刺激（如语言、声音、光线、疼痛等）均不能将患者唤醒，但生命体征如呼吸、脉搏、心搏、血压和体温尚可存在。昏迷是病情危重的信号，是常见危重急症，病死率高，临床医师如能迅速作出正确的诊断和及时的处理，患者往往可能转危为安。

以觉醒度改变为主的意识障碍，根据检查时刺激的强度和患者的反应，可分为以下 3 级。

嗜睡（somnolence）：是意识障碍的早期表现。主要表现为病理性睡眠过多过深，能被各种刺激唤醒，并且能够正确回答问题和做出各种反应，但当刺激去除后又很快入睡。

昏睡（stupor）：是一种比嗜睡深而又较昏迷稍浅的意识障碍。昏睡时觉醒水平、意识内容及随意运动均减至最低限度。患者不能自动醒转，在持续强烈刺激下能睁眼、呻吟、躲避，可做简短而模糊的回答，但反应时间持续很短，很快又进入昏睡状态。昏睡时可见到运动性震颤、肌肉粗大抽动、不宁或刻板的动作、强握和吸吮反射。

昏迷（coma）：患者意识完全丧失，各种强刺激不能使其觉醒，无有目的的自主活动，不能自发睁眼。昏迷按严重程度可分为浅昏迷、中昏迷和深昏迷三级：①浅昏迷（mild coma），即轻度昏迷。仅对剧痛刺激（如压迫眶上神经）有

防御性反应和痛苦表情，不能言语，可有无意识的自发动作，各种生理反射存在（如吞咽、咳嗽、角膜和瞳孔对光反射），呼吸、血压、脉搏一般无明显改变。②中昏迷（moderate coma）。对外界的正常刺激均无反应，自发动作很少。对强烈刺激可有防御反射，角膜反射减弱，瞳孔对光反射迟钝，眼球无转动，大小便潴留或失禁。呼吸、血压、脉搏已有变化。③深昏迷（deep coma）。对外界的任何刺激均无反应，全身肌肉松弛，无任何自主运动。眼球固定，瞳孔散大，各种反射全部消失，大小便多失禁。生命体征已有明显改变，呼吸不规则，血压或下降。

以意识内容改变为主的意识障碍常见有以下 2 种。

意识模糊（confusion）：表现为注意力减退，情感反应淡漠，定向力障碍，活动减少，语言缺乏连贯性，对外界刺激可有反应，但低于正常水平。

谵妄（delirium）：是一种急性的脑高级功能障碍。患者对周围环境的认识及反应能力均有下降，表现为认知、注意力、定向、记忆功能受损，思维推理迟钝，语言功能障碍，言语不连贯并错乱，常有胡言乱语、兴奋躁动。伴有睡眠-觉醒周期紊乱和精神运动性行为，尚有明显的幻觉、错觉和妄想。幻觉以视幻觉最为常见，其次为听幻觉。幻觉的内容极为鲜明、生动和逼真，常具有恐怖性质。因而，患者表情恐惧，发生躲避、逃跑或有冲动、攻击行为，以及运动兴奋等，患者言语可以增多，不连贯或不易理解，有时则大喊大叫。病情常呈波动性，夜间加重，白天减轻，常持续数小时和数天。引起谵妄常见的神经系统疾病有脑炎、脑血管病、脑外伤及代谢性脑病等，其他系统性疾病如酸碱失衡及水电解质紊乱、营养物质缺乏、高热、中毒等也可引起。

【病因与发病机制】

意识是大脑功能活动的综合表现，是人对自身及外界环境进行认识和做出适宜反应的基础，包括觉醒状态与意识内容两个组成部分。觉醒状态是指与睡眠呈周期性交替的清醒状态，由脑干网状激活系统和丘脑非特异性核团维持和激活，属皮质下激活系统的功能；意识内容是指人的知觉、思维、情绪、记忆、意志活动等心理过程（精神活动），还有通过言语、听觉、视觉、技巧性运动及复杂反应与外界环境保持联系的机敏力，属大脑皮质的功能。正常意识是指觉醒水平与意识水平都处于正常状态，表现为对自身与周围

环境有正确理解，对内外环境的刺激有正确反应，对问话的注意力、理解程度，以及定向力和计算力都是正常的。脑电生理正常。意识障碍是脑和脑干功能活动的抑制状态，表现为人对自身及外界认识状态，以及知觉、记忆、定向和情感等精神活动不同程度的异常。尽管痴呆、冷漠、遗忘、失语等，都是意识内容减退的表现，但只要在其他行为功能还能作出充分和适当的反应，就应该认为意识还是存在的。

正如上述，意识是人对自身及外界环境进行认识及作出适宜反应的基础。意识的"开关"系统包括特异性和非特异性上行投射系统。特异性上行投射系统是各种感觉传入通路的总称。人体通过各种感觉器官接受躯体感觉冲动，经各传导束终止于丘脑特异性核团，再投射到大脑

皮质相应的感觉区,引起大脑皮质的激醒。上述感觉冲动途经脑干时发出侧支至脑干网状结构,后者弥散地作用于整个大脑皮质,使大脑皮质处于觉醒状态,称为上行网状激活系统(ascending reticular activity system,ARAS)。下丘脑则接受来自内脏的感觉冲动及体液性刺激,激活大脑边缘系统,称为下丘脑激活系统,它与 ARAS 在功能上具有密切联系。大脑皮质受到这两种激活系统的调节与维持,保持觉醒状态。大脑皮质又通过皮质网状束的离皮质联系(corticofugal connection)向网状结构传递反馈神经冲动,以调节 ARAS 的活动。这一反馈环路的神经冲动,循环不已,从而维持大脑皮质的持久清醒和意识活动。因此,凡

ARAS、丘脑、下丘脑激活系统或大脑皮质发生器质性或可逆性病变时,均可引起意识障碍。一般当损害或抑制脑干网状结构时引起觉醒障碍;双侧大脑半球的广泛损害或功能抑制可引起意识障碍或昏迷;一侧大脑半球的急性广泛病变,尤其是在优势侧半球,亦可发生意识障碍。颅内局灶病变一般不引起意识障碍,但病变发展迅速并伴有脑循环障碍、脑水肿、颅内高压等时,也可引起不同程度的意识障碍。病变侵犯间脑也可早期发生意识障碍,并且迅速发展。缓慢发展的大脑局灶病变一般无意识障碍,但如合并脑疝,患者可迅速陷入昏迷。不同的病因和病变部位,引起昏迷的发病机制也有差异,详见表 2-1 和表 2-2。

表 2-1 颅内疾病引起昏迷的病变部位、发病机制、临床表现和常见病因

颅内病变部位	昏迷的发病机制	临床表现特点	常见病因
颅内幕上病变	半球病变:颅内压增高→脑疝(继发性上脑损害) 中线病变:累及第三脑室后部、底丘脑、丘脑内侧核群	①先有偏瘫等进行性半球定位症状 ②逐渐出现颅内压增高表现 ③最后呈意识障碍与脑干受损征及脑疝表现 ④中线病变除脑中线结构受损外,尚有意识障碍,且出现较早	颅内血肿(硬膜外、硬膜内、脑内血肿),脑梗死,脑肿瘤,脑脓肿,脑寄生虫病(囊肿、肉芽肿等)等
颅内幕下病变	脑干局限性病变:累及上行性网状激活系统 颅后窝占位病变:颅内压增高→脑疝(继发性脑干损害)	①昏迷前有单侧脑干定位征 ②昏迷同时即有脑干各平面受损表现 ③较早出现颅内压增高表现	脑干梗死,脑干出血,脑干肿瘤,小脑出血,脓肿、肿瘤
颅内弥漫性病变	广泛性脑水肿→颅内压增高;细菌、病毒感染侵犯脑膜和脑部;脑部神经元广泛弥散性变性、缺失	①昏迷前除有神经精神症状外,尚有原发病(如感染、外伤等)的表现 ②意识障碍明显 ③弥漫性或多灶性脑实质受损体征,伴有脑膜刺激征 ④常有急性颅高压和中央型脑干功能紊乱体征 ⑤脑脊液改变依病因而异	颅内感染(脑膜炎、脑炎),脑震荡,广泛性脑损伤,蛛网膜下腔出血,癫痫发作后昏迷,脑部变性病变

表 2-2 引起昏迷的全身性疾病及其分类、发病机制和常见病因

分类	昏迷的发病机制	常见病因
缺乏正常代谢物质	缺氧(脑部氧供不足而脑血流量正常)	血氧分压和含氧量都降低(肺部疾病、窒息、高山病);血氧分压正常而含氧量降低,氧运输障碍(一氧化碳中毒、变性血红蛋白症、严重贫血等)
	缺血(弥散性脑部血供不足,脑血流量降低)	心排血量降低(房室传导阻滞、心脏停搏、严重心律失常、心肌梗死、充血性心力衰竭、主动脉狭窄、肺梗死);体循环阻力降低(昏厥、血容量减少、中毒性休克);脑血管阻力增加(高血压病);血液黏滞度增高(红细胞增多症、镰状细胞贫血、冷球蛋白血症、巨球蛋白血症);广泛性小血管阻塞(DIC、SLE、亚急性细菌性心内膜炎、脑型疟疾、脂肪栓塞等)
	低血糖	体内胰岛素增多(胰岛细胞瘤)、糖代谢障碍(严重肝病和内分泌病)、胰岛素注射过量
	缺乏辅酶	缺乏维生素 B_1(Wernicke 脑病)、烟酸、维生素 B_6、维生素 B_{12}
内脏和内分泌病(内源性中毒)	代谢障碍,代谢产物的异常潴留,内源性毒素(?),激素过多、过低引起糖和水、电解质代谢紊乱	肝性脑病、肾性脑病(尿毒症)、肺性脑病、糖尿病、黏液水肿或甲状腺危象、垂体功能不足或危象、肾上腺皮质功能不足或亢进、甲状旁腺功能不足或亢进(低血钙或高血钙症)
外源性中毒	中枢神经系统抑制	镇静安定药过量(如巴比妥类药、安眠药、氯丙嗪类、鸦片类、抗胆碱能药等)
	酸性物质或代谢产物→酸中毒	如副醛、甲醇、乙烯二醇、氯化铵等
	酶抑制	有机磷农药、水杨酸盐、氰化物、砷、镁等

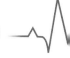

续表

分类	昏迷的发病机制	常见病因
水、电解质代谢障碍	中枢神经系统的内环境离子或酸碱紊乱	渗透压过高或过低(水中毒)、酸中毒、碱中毒、高钠血症、低钠血症、低钾血症
感染	细菌毒素和异常代谢产物影响脑细胞的酶活动等	败血症、菌痢等多种严重感染引起的中毒性脑病
癌肿	癌肿毒素(？)影响,慢病毒,癌肿分泌类似 ACTH 样物质等	肺癌、淋巴细胞癌、腹膜后肉瘤样肿瘤、非颅内转移所致癌性脑病
温度	环境温度和体温调节障碍影响脑的代谢	中暑(>41℃)、低温(<32℃)

注:DIC,弥散性血管内凝血;SLE,系统性红斑狼疮;ACTH,促肾上腺皮质激素。

【诊断思路】

任何原因所致的弥漫性大脑皮质和 / 或脑干网状结构的损害或功能抑制均可造成意识障碍和昏迷。临床上,引起意识障碍和昏迷的具体病因很多,通过病史和临床检查,有的病因易明确,有的则不易明确。因此,必须边询问病史、边体检、边观察、边治疗。并就以下问题进行分析和判断:①是不是昏迷? ②昏迷的程度如何? ③引起昏迷的病因是什么? 是颅内疾病亦或全身性疾病? 若是前者,是颅内局限性病变亦或弥漫性病变? 如系局限性病变,它是位于幕上亦或幕下? 具体病因是什么? 若是全身性疾病,具体病因是什么?

一、病史与体检

对意识障碍和昏迷患者的诊断需要详询病史,过细而全面的体检以及必要的实验室或特殊辅助检查。

(一)病史采集

对意识障碍和昏迷患者,采集病史要简明扼要。病史中应着重了解:①发生意识障碍和昏迷的时间、诱因、起病缓急、方式及其演变过程等。②意识障碍和昏迷的伴随症状以及相互间的关系。如首发症状为剧烈头痛者要考虑蛛网膜下腔出血、脑出血、脑膜炎,高热、抽搐起病者结合季节考虑流行性乙型脑炎、流行性脑脊髓膜炎;以精神症状开始者应考虑脑炎、额叶肿瘤等;老年患者以眩晕起病要考虑小脑出血或椎基底动脉系的缺血。③意识障碍和昏迷发生前有无服用药物(如镇静安眠药、抗精神病药、降血糖药等)、毒物和外伤史,既往有否类似发作等。④既往有无癫痫、精神疾患、长期头痛、视力障碍、肢体运动受限、高血压和严重的肝、肾、肺、心脏疾患以及内分泌代谢疾病等。⑤了解发病现场和环境,如有无未服完的药品、呕吐物,有无特殊气味(如 CO、H_2S 等),季节特点(如寒冷、高温等),附近有无高压电线。

(二)体格检查

包括体温、脉搏、呼吸、血压和皮肤黏膜,以及神经系统以外的其他系统检查等。

1. 体温 ①体温升高:常见于严重的颅内外感染性疾病(脑炎、脑膜炎、肺部感染、脓毒症等)、脑出血、蛛网膜下腔出血、中暑等。高热无汗还应考虑是否有抗胆碱能药物中毒。②体温降低:常见于酒精中毒、一氧化碳中毒、休克、镇静催眠药中毒、低血糖昏迷、黏液性水肿、垂体功能减退、艾迪生病及下位脑干的广泛损害和冻僵等。

2. 脉搏 脉搏触诊有助于及时发现急性心源性脑缺血综合征。脉慢而洪大见于脑出血、酒精中毒;脑脓肿患者的脉搏规律,而脑膜炎患者的脉搏多细速。颠茄类、氯丙嗪中毒时脉搏显著增快。脉搏先慢后快,同时伴有血压下降者,可见于脑疝压迫脑干、延髓生命中枢衰竭,提示预后不良。

3. 呼吸 观察患者的呼吸方式、节律和频率等。呼吸深而快,常见于代谢性酸中毒(糖尿病、尿毒症等);鼾声呼吸且伴有呼吸时一侧面肌瘫痪者提示脑出血。浅而快速的规律性呼吸见于休克、心肺疾患或镇静催眠药中毒引起的呼吸衰竭,肺炎等缺氧性疾病可伴发绀和鼻翼扇动;呼吸深而慢、同时脉搏慢而有力和血压增高,为颅内压增高的表现。呼吸过慢并伴有叹息样呼吸常为吗啡类药物中毒。呼气带有氨味见于尿毒症昏迷,带有苹果味见于糖尿病昏迷,苦杏仁气味提示氢氰酸(苦杏仁、木薯、氰化物等)中毒,呈酒味提示酒精中毒,呼气及排泄物有大蒜样臭味可见于有机磷农药中毒,呼气中及尿液出现"肝臭"者提示肝性脑病。

昏迷患者呼吸节律的异常类型常常提示脑部病变的部位,与神经功能障碍水平定位有密切关系。双侧额叶损害可出现过度换气后呼吸暂停(PHVA)现象,即每在 5~10 次深呼吸后呼吸暂停。脑部广泛病损使中脑内呼吸中枢失去大脑的控制时,可出现陈 - 施呼吸(Cheyne-Stokes respiration,CSR)(又称"潮式呼吸"),表现为呼吸由浅慢逐渐变为深快,再由深快变为浅慢,随后出现一段呼吸暂停后,然后重复上述周期性呼吸。陈 - 施呼吸的周期可以长达 30 秒至 2 分钟,暂停时间可长达 5~30 秒。当中脑和脑桥上部功能受损后,可出现中枢神经源性过度呼吸(central neurogenic hyperventilation,CNH),呼吸深、快、均匀、持久,频率达 40~70 次 /min。脑桥下部损害后可出现:①喘息样呼吸(gasping of breaths),常在濒死时出现,表现为深呼吸、较慢的频率,跳跃式深吸气,呼吸暂停 6~10 秒,可见于延髓内肿瘤或严重的药物中毒时；②交替呼吸，表现为 1 次强呼吸和 1 次弱呼吸交替；③间停呼吸(meningitic breathing)，表现为每 3~4 次呼吸后出现呼吸暂停；④长吸式呼吸(apneustic breathing)，是一种吸气持续的延长性吸气痉挛，吸 2~3 次呼 1 次或吸足气后呼吸暂停。所谓鱼嘴式呼吸(每次吸气时下颌张开似鱼嘴)，亦见于脑干下部损害时，常为预后严重的征兆。延髓受损时，呼吸紊乱更为严重，频率和幅度均不时改变，间以不规则地呼吸中断，有人亦称其为"共济失调性呼吸"(ataxic breathing)，最后发展至呼吸完全停止。在天幕上占位病变发展至出现天幕裂孔疝和枕大孔疝的过程中，有时可见到呼吸形式的一系列改变(陈 - 施呼吸→中枢神经原性过度呼吸→喘息样呼吸→共济失调性呼吸)，提示脑干功能自首端向尾端逐渐发生障碍。

4. 血压　血压显著增高，见于脑出血、高血压脑病、颅内压增高等；血压过低常见于糖尿病昏迷、酒精中毒、巴比妥类药物中毒等。

5. 皮肤黏膜　皮肤灼热干燥见于中暑高热；皮肤湿润多汗见于低血糖昏迷、有机磷农药中毒等；皮肤苍白常见于尿毒症性、低血糖性昏迷等；皮肤潮红见于脑出血、颠茄类中毒及酒精中毒；口唇发绀为严重缺氧，如窒息、自缢或肺性脑病等；口唇樱红考虑一氧化碳中毒、严重酸中毒；口角见到单纯疱疹，考虑为疱疹性脑炎、脑型疟疾、大叶性肺炎或流行性脑脊髓膜炎等；皮肤巩膜黄染应考虑肝性脑病或药物中毒；昏迷伴有结合膜瘀斑、皮疹、皮肤瘀斑，须鉴别脓毒症、流行性脑脊髓膜炎、流行性出血热等引起的昏迷；有无头部、颜面部皮肤损伤的痕迹，有无舌咬伤、耳鼻部出血、脑脊液漏、耳后及皮下出血等，对诊断颅骨骨折、颅脑外伤及癫痫大发作常有帮助；颈部手术瘢痕可能提示甲状腺或甲状旁腺疾患，电解质不平衡或内分泌功能障碍；胸腔手术或乳房手术瘢痕应想到颅内转移或伴随于恶性肿瘤的高钙血症、低钠血症等电解质紊乱。应注意肢体、皮肤上若有成串的针瘢或皮下脓肿可能曾滥用药物。

(三)神经系统检查

意识障碍时神经系统查体主要包括以下几个方面的检查：眼征、对疼痛刺激的反应、瘫痪体征、脑干反射、锥体束征和脑膜刺激征等。

1. 眼征　包括以下几个方面。

(1)瞳孔变化：观察瞳孔的大小、形状、位置、双侧对称性及对光反应，可帮助判断神经损害的部位及程度。①瞳孔对光反射：为光线刺激瞳孔引起的缩瞳反射。其传导路径为：视网膜→视神经→中脑被盖前区→埃魏氏核→动眼神经→膝状神经节→颈上交感神经节后纤维→瞳孔括约肌，径路上任何一处损害均可引起对光反射丧失和瞳孔散大。瞳孔对光反射与昏迷程度成正比(但巴比妥类中毒虽呈深昏迷，对光反射却残存是为特征)。②瞳孔改变与病因：单侧瞳孔扩大，除外药物作用，昏迷患者单侧瞳孔扩大(≥5mm)者，可定为视神经损害或动眼神经损害造成。视神经损害常由于急性颅脑外伤伴发视神经损伤，有球后视神经炎过去史，或局部肿瘤或动脉瘤压迫引起单侧性黑蒙性瞳孔麻痹，同侧直接光反射及对侧间接光反射消失；视神

经萎缩者，亦可见该侧瞳孔扩大。动眼神经损害单侧瞳孔扩大，多见于后交通动脉瘤破裂引起的蛛网膜下腔出血，也可见于小脑幕裂孔疝(又称颞叶钩回疝)、颅脑外伤伴发硬膜外血肿、脑出血、脑肿瘤等压迫。颈内动脉血栓形成，大脑中动脉浅支或深支梗死时，亦可见单侧瞳孔扩大。个别癫痫患者抽搐后出现暂时性单侧瞳孔扩大，机制不明。双侧瞳孔扩大，可见于药物或食物中毒如颠茄类、巴比妥类(有时缩小)、氰化物、肉毒杆菌中毒等；脑疝进行到晚期瞳孔由单侧扩大扩展为双侧扩大，昏迷加深，提示预后不良。天幕上病变尚未引起脑疝或中脑结构移位时，瞳孔大小接近正常，若发生小脑幕裂孔疝，则见病灶侧瞳孔扩大，对光反射消失，若观察脑疝形成的全过程，则可发现扩大侧瞳孔先有缩小的改变(由于动眼神经的压迫与牵拉，病侧缩瞳纤维首先受到刺激，继而麻痹)。单侧瞳孔缩小较少见，上述幕上占位病变早期小脑幕裂孔疝时，可见同侧瞳孔缩小，而光反射存在；脑干梗死也可见到一侧瞳孔缩小(霍纳综合征表现之一)。双侧瞳孔缩小，可见于氯丙嗪、吗啡类药物、有机磷农药、水合氯醛、毒蕈等中毒与尿毒症；双侧瞳孔缩小如针眼，伴有高热是原发性脑桥出血的特征，若患者还有四肢阵发性强直性抽搐则是脑室出血的表现。中央型间脑疝而致双侧下丘脑损害可出现双侧瞳孔缩小。

(2)眼球运动：眼球运动受大脑皮质、脑桥、中脑和第 3、4、6 脑神经控制，其运动异常有重要的定位意义。在代谢性脑病中，仅巴比妥类和苯妥英钠中毒可有眼球运动障碍。若患者的眼球和浅睡眠一样，能缓慢地向两侧转动，说明脑桥和中脑的有关功能尚相对地完好，据此可推测天幕下病变引起的昏迷可能性较小。一侧大脑半球有较广泛的损害时，患者双眼常偏向瘫痪肢体的对侧；一侧脑桥受损时，则双眼偏向肢体瘫痪的同侧。在双侧大脑皮质急性病变时，可见到有眼球激动现象，每隔几秒钟双眼出现强烈的快速摆动。丘脑底部和上位中脑损害患者，球可能向下和向内转，就像盯着自己鼻尖看。眼球浮动(ocular bobbing)是双眼球快速同向下转后又缓慢地向上转恢复至原位，每分钟重复 2~3 次，转动的幅度为 1~3mm，它发生于眼球水平向运动机制被破坏的情况，其机制为脑桥侧视中枢受损，而中脑的眼球垂直运动中枢未受损之故，见于脑桥的双侧性损害。脑干广泛严重损害时，眼球运动完全丧失而固定在正中位。垂直性眼球运动障碍如双眼向上或向下凝视提示中脑四叠体附近或下丘脑病变；分离性眼球运动可为小脑损害表现。

(3)眼底检查：凡是能引起颅内压增高的疾病均可引起眼底改变如视乳头水肿、出血等。颅脑外伤或颅内出血后12~24 小时即可出现视神经乳头水肿的变化；但严重的视乳头水肿多数是由于长期颅内压增高的后果，应考虑有脑肿瘤、脑脓肿等占位病变的可能。如视网膜有广泛的渗出物、出血，则应考虑有糖尿病、尿毒症、高血压脑病等可能。玻璃体膜下片状或块状出血见于蛛网膜下腔出血等。

2. 对疼痛刺激的反应　用力按压眶上缘、胸骨检查昏迷患者对疼痛的运动反应，有助于定位脑功能障碍水平或判断昏迷的程度。出现单侧或不对称性姿势反应时，健侧

上肢可见防御反应,病侧则无,提示瘫痪对侧大脑半球或脑干病变。观察面部疼痛表情时,可根据面肌运动,判断有无面瘫。疼痛引起去皮质强直(decorticate rigidity),表现为上肢内收和屈曲,下肢伸直,与丘脑或大脑半球病变有关;去大脑强直(decerebrate rigidity)表现为四肢伸直,肌张力增高或角弓反张,提示中脑功能受损,较去皮质强直脑功能障碍程度更为严重。脑桥和延髓病变患者通常对疼痛无反应,偶可发现膝部屈曲(脊髓反射)。

3. 瘫痪体征 意识障碍和昏迷患者的瘫痪检查,可通过疼痛刺激观察面部表情与肢体活动,以及肢体坠落试验等来判断。①观察面颊:一侧面瘫时,可见该侧鼻唇沟变浅,口角低垂,睑裂增宽,呼气时面颊鼓起,吸气时面颊塌陷,呈吸烟斗动作。②疼痛刺激:压迫眶上切迹或捏掐肢体,观察患者肢体活动情况,瘫痪侧少动或不动。③观察双眼球共同偏视(见前述)。④胸骨反射:针刺胸骨柄部,引起一侧或双侧上肢的屈曲反应,手移向胸骨部,刺激加重,可波及下肢。一侧肢体反射消失或运动反应弱,提示该侧肢体瘫痪。⑤上肢坠落试验:将患者双上肢抬起,使与躯干呈垂直位,突然放手,观察肢体坠落情况,瘫痪肢体迅速坠落而且沉重,无瘫痪肢体则向外侧倾倒,缓慢坠落。⑥下肢坠落试验:将患者下肢膝部屈曲抬高,足跟着床,突然松手时,瘫痪侧肢体不能自动伸直,并向外侧倾倒;无瘫痪肢体则呈弹跳式伸直,并能保持足垂直位。⑦足外旋试验:先将患者的双下肢伸直放平,然后把双足扶直并拢,突然松开时,则瘫痪肢体的足立刻外旋倾倒,足外缘着床;无瘫痪的足,仍能维持足垂直位。⑧反射的改变:瘫痪肢体侧常伴有中枢性面瘫,腹壁、提睾反射减弱或消失,腱反射增强,病理反射阳性。

4. 脑干反射 可通过睫脊反射(ciliospinal reflex)、角膜反射(corneal reflex)、头眼反射(oculocephalic reflex)和前庭 - 眼反射(vestibulo-ocular reflex)等脑干反射来判断是否存在脑干功能损害。反射性眼球运动包括头眼反射和眼前庭反射。

(1)睫脊反射:给予颈部皮肤疼痛刺激时可引起双侧瞳孔散大,此反射存在提示下位脑干、颈髓、上胸段脊髓及颈交感神经功能正常。

(2)角膜反射:角膜反射是由三叉神经的眼神经与面神经共同完成的,当三叉神经的第一支(眼神经)或面神经损害时,均可出现角膜反射消失。若脑桥上部和中脑未受累及,角膜反射存在;一侧角膜反射消失见于同侧面神经病变(同侧脑桥),双角膜反射消失见于一侧三叉神经受损或双侧面神经受损,提示中脑或脑桥受累,常有意识障碍。

(3)头眼反射:又称玩偶眼试验(Doll's eye test)。在浅昏迷患者,检查者使其眼睑睁开,并将患者的头向两侧或前后转动,先慢后快,患者双眼反射地朝与头转动相反的方向转动(如头转向右侧时,双眼凝视偏向左侧),谓之头眼反射(本体觉转头反射、玩偶眼现象)阳性。在婴儿为正常反射,随着大脑发育而抑制。头眼反射的刺激主要通过颈部肌肉本体觉,通过本体觉神经纤维进入脊髓,先经过颈 2~4 节段的背根,然后进入颈髓再上升达到延髓前庭神经核、中脑顶盖部、脑桥,以及第 3、4、6 脑神经。正常人清醒状态下,头眼反射为大脑半球发起的视觉固定或注视(visual fixation)所抑制,故正常人头眼反射不存在。在嗜睡患者,开始 2 或 3 次转头可能引起相反的同向眼动,以后由于转头动作通常使患者觉醒而头眼反射消失。此反射在大脑半球弥漫性病变和间脑病变所致昏迷时出现并加强;脑干病变时此反射消失,如一侧脑干病变,头向该侧转动时无反射,向对侧仍存在。应强调的是:在怀疑有颈椎脱位与骨折可能的患者,绝对禁忌作此项检查。

(4)眼前庭反射:或称冷热水试验。用注射器向一侧外耳道注入 1ml 冰水,大脑半球弥漫性病变而脑干功能正常时出现双眼向冰水灌注侧强直性同向运动;昏迷患者,如存在完全的反射性眼球运动提示脑桥至中脑水平的脑干功能完好;中脑病变时,眼前庭检查可显示灌注对侧眼球内收不能,同侧眼外展正常;脑桥病变时反应完全丧失。

5. 脑膜刺激征 脑膜刺激征包括颈强直、克尼格征(Kernig sign)和布鲁津斯基征(Brudzinski sign)等,颈上节段的脊神经根受刺激引起颈强直,腰骶节段的脊神经根受刺激,则出现克尼格征和布鲁津斯基征。阳性提示有脑膜炎、蛛网膜下腔出血、脑炎、脑水肿及颅内压增高等的可能。深昏迷时脑膜刺激征可消失。检查方法如下。

(1)屈颈试验:患者仰卧,检查者托患者枕部并使其头部前屈而表现不同程度的颈强,被动屈颈受限,称为颈强直,但需排除颈椎病。正常人屈颈时下颏可触及胸骨柄,部分老年人及肥胖者除外。

(2)克尼格征:患者仰卧,下肢于髋、膝关节处屈曲成直角,检查者于膝关节处试行伸直小腿,如伸直受限并出现疼痛,大、小腿间夹角<135°,为克尼格征阳性。如颈强(+)而克尼格征(-),称为颈强 - 克尼格征分离,见于后颅窝占位性病变和小脑扁桃体疝等。

(3)布鲁津斯基征:患者仰卧屈颈时出现双侧髋、膝部屈曲;一侧下肢膝关节屈曲位,检查者使该侧下肢向腹部屈曲,对侧下肢亦发生屈曲(下肢征),均为布鲁津斯基征阳性。

6. 反射检查 一般认为,浅反射由减退至消失而同时深反射由亢进至消失,均提示昏迷的程度加深。常用的深反射(为肌腱和关节反射)有肱二头肌、三头肌反射,桡骨膜反射、膝反射、跟腱反射等;常用的浅反射(浅反射是刺激皮肤、黏膜、角膜等引起肌肉快速收缩反应)有角膜反射、咽反射、腹壁反射、提睾反射、跖反射、肛门反射等。常用的病理反射有:

(1)巴宾斯基征(Babinski sign):是经典的病理反射,提示锥体束受损。用竹签轻划足底外侧,自足跟向前至小趾根部足掌时转向内侧,阳性反应为趾背屈,可伴其他足趾扇形展开。

(2)巴宾斯基等位征:①查多克征(Chaddock sign),由外踝下方向前划至足背外侧;②奥本海姆征(Oppenheim sign),用拇指和示指沿胫骨前缘自上而下用力下滑;③舍费尔征(Schaeffer sign),用手挤压跟腱;④戈登征(Gordon sign),用手挤压腓肠肌;⑤贡达征(Gonda sign),用力下压第 4、5 足趾,数分钟后突然放松;⑥普谢普征(Pussep sign),轻

2

划足背外侧缘。阳性反应均为趾背屈。临床意义一般认为同巴宾斯基征。

(3)强握反射:指检查者用手指触摸患者手掌时被强直性握住的一种反射。新生儿为正常反射,成人见于对侧额叶运动前区病变。

(4)脊髓自主反射:脊髓横贯性病变时,针刺病变平面以下皮肤引起单侧或双侧髋、膝、踝部屈曲(三短反射)和巴宾斯基征阳性。若双侧屈曲并伴腹肌收缩、膀胱及直肠排空,以及病变以下竖毛、出汗、皮肤发红等,称为总体反射。

对于昏迷患者除重点注意以上项目外,尚应注意胸、腹部体征如昏迷偏瘫患者伴有心脏杂音、心房颤动,考虑心脏病伴有脑梗死;昏迷、抽搐伴有心音片刻听不到,考虑阿-斯综合征;昏迷、休克、肺部啰音等,考虑中毒性肺炎;昏迷患者伴腹水、肝脾大或缩小,常提示肝性脑病、血液病、细菌性心内膜炎、脓毒症等可能性。

实验室检查与特殊检查应根据需要选择进行,但除三大常规外,对于意识障碍和昏迷患者,血清电解质、血尿素氮(blood urea nitrogen,BUN)、CO_2结合力(carbondioxide combining power,CO_2CP)、血糖等应列为常规检查;对病情不允许者必须先就地抢救,视病情许可后再进行补充。脑电图、头颅 CT 和 MRI,以及脑脊液检查对昏迷的病因鉴别有重要意义。

在通过上述病史询问、体检、神经系统检查及必要的有关辅助检查后,一般可依下列顺序对意识障碍与昏迷进行诊断和鉴别诊断。

二、判断是否为意识障碍和昏迷

临床上判断是否属于意识障碍和昏迷一般不难,但首先应排除下述两种情况。

(一)几种特殊类型的意识障碍

1. 去皮质综合征 去皮质综合征(decorticate syndrome),也称去大脑皮质状态(decorticate state),是由于双侧大脑皮质发生弥散性的严重损害而导致大脑皮质功能减退或丧失,皮质下功能仍保存。其特点是皮质与脑干的功能出现分离现象:大脑皮质功能丧失,对外界刺激无任何意识反应,不言不语;而脑干各部分的功能正常,患者眼睑开闭自如,常睁眼凝视(即醒状昏迷),痛觉灵敏(对疼痛刺激有痛苦表情及逃避反应),角膜与瞳孔对光反射均正常。大小便失禁,还可出现吸吮反射及强握反射,甚至伴有手足徐动、震颤、舞蹈样运动等不随意运动。四肢肌张力增高,双侧锥体束征阳性。身体姿势为上肢屈曲内收,腕及手指屈曲,双下肢伸直,足屈曲,也称去皮质强直。该综合征常见于缺氧性脑病、脑炎、中毒和严重颅脑外伤等。

2. 无动性缄默症 无动性缄默症(akinetic mutism),又称睁眼昏迷(coma vigil),由脑干上部和丘脑的 ARAS 受损引起,此时大脑半球及其传出通路无病变。患者能注视周围环境及人物,貌似清醒,但不能活动或言语,二便失禁。肌张力减低,无锥体束征。强烈刺激不能改变其意识状态,存在觉醒-睡眠周期。本症常见于脑干梗死。

3. 植物状态 植物状态(vegetative state)是指大脑半球严重受损而脑干功能相对保留的一种状态。表现为对自身和外界的认知功能完全丧失,呼之不应,不能与外界交流,有自发或反射性睁眼,偶可发现视物追踪,有睡眠和觉醒周期,可有无意义哭笑,二便失禁。肢体可有无意识的随意运动,脑干反射存在。持续性植物状态(persistent vegetative state)指颅脑外伤后植物状态持续 12 个月以上,其他原因持续 3 个月以上。

(二)神经精神疾病所致的几种貌似昏迷状态

1. 精神抑制状态(depression state) 常见于强烈精神刺激后或癔病性昏睡发作,患者表现出僵卧不语,对外界刺激如呼唤、推摇,甚至疼痛刺激常不发生反应。双目紧闭,扒开眼睑时有明显抵抗感,并见眼球向上翻动,放开后双眼迅速紧闭。瞳孔大小正常,光反应灵敏,眼脑反射正常,无病理反射。脑电图呈觉醒反应,经适当治疗可迅速复常。癔病性昏睡,多数尚有呼吸急促,也有屏气变慢,检查四肢肌张力增高,对被动活动多有抵抗,有时四肢伸直、屈曲或挣扎、乱动。常呈阵发性,多属一过性病程,在暗示治疗后可迅速恢复。

2. 木僵(stupor) 表现为不语不动,不饮不食,对外界刺激缺乏反应,甚至出现大小便潴留,多伴有蜡样屈曲和违拗症,言语刺激触及其痛处时可有流泪、心率增快等情感反应,缓解后多能清楚回忆发病过程。见于精神分裂症的紧张性木僵、严重抑郁症的抑郁性木僵、反应性精神障碍的反应性木僵等。

3. 闭锁综合征(locked-in syndrome) 又称去传出状态(de-efferented state)。病变位于脑桥基底部,双侧锥体束和皮质脑干束均受累。患者意识清醒,因运动传出通路几乎完全受损而呈失运动状态,除尚有部分眼球运动外,呈现四肢瘫,不能说话和吞咽,表情缺乏,就像全身被闭锁,但可理解语言和动作,能以睁闭或眼垂直运动示意。当临床怀疑本症时,可让患者"睁开你的眼睛""向上看""向下看"和"看你的鼻尖"等,可作出鉴别。本征可由脑血管病、感染、肿瘤、脱髓鞘病等引起。

4. 意志缺乏症(abulia) 患者处于清醒状态,运动感觉功能存在,但因缺乏始动性而不语不动,对刺激无反应,无欲望,呈严重淡漠状态,可有额叶释放反射,如掌颏反射、吸吮反射等。本症多由双侧额叶病变所致。

5. 失语(aphasia) 程度较重的失语患者,特别是伴有嗜睡、瘫痪时,对外界刺激失去反应能力而易被误认为昏迷。如系失语而非昏迷的患者,对声、光、疼痛刺激的反应是灵敏的;对言语以外的示意性动作、表情等仍能领会、理解,而有适当的表情反应,或喃喃发声,欲语不能。

三、意识障碍和昏迷程度的评定

临床上除将意识障碍分为嗜睡、昏睡、浅昏迷、中昏迷和深昏迷五级外,常用格拉斯哥昏迷量表(Glasgow coma scale,GCS)。GCS 是以睁眼(觉醒水平)、言语(意识内容)和运动反应(病损平面)三项指标的 15 项检查结果来判断患者昏迷和意识障碍的程度,见表 2-3。以上三项检查共计 15 分。GCS 分值愈低,脑损害的程度愈重,预后亦愈差。但此量表有一定局限性:对眼肌麻痹、眼睑肿胀者不能评价其睁眼反应,对气管插管或切开者不能评价其言语活动,四肢瘫患者不能评价其运动反应。1978 年此量表被修订为 Glasgow-Pittsburgh 量表,增加了对光反射、脑干反射、抽搐

情况和自发性呼吸四大类检查,见表 2-4。合计为 7 项 35 级,最高为 35 分,最低为 7 分。在颅脑损伤中,28~35 分为轻型,21~27 分为中型,15~20 分为重型,7~14 分为特重型颅脑损伤。该观察表既可判定昏迷程度,也反映了脑功能受损水平。

表 2-3　格拉斯哥昏迷量表

	项目	评分		项目	评分
Ⅰ. 睁眼反应	自动睁眼	4	Ⅲ. 运动反应	能按吩咐动作	6
	呼之睁眼	3		对刺痛能定位	5
	疼痛引起睁眼	2		对刺痛能躲避	4
	不睁眼	1		刺痛肢体过屈反应	3
Ⅱ. 语言反应	言语正常(回答正确)	5		刺痛肢体过伸反应	2
	言语不当(回答错误)	4		不能运动(无反应)	1
	言语错乱	3			
	言语难辨	2			
	不能言语	1			

表 2-4　Glasgow-Pittsburgh 昏迷观察表

	项目	评分		项目	评分
Ⅰ. 睁眼反应	自动睁眼	4	Ⅴ. 脑干反射	全部存在	5
	呼之睁眼	3		睫毛反射消失	4
	疼痛引起睁眼	2		角膜反射消失	3
	不睁眼	1		眼脑及眼前庭反射消失	2
Ⅱ. 语言反应	言语正常(回答正确)	5		上述反射皆消失	1
	言语不当(回答错误)	4	Ⅵ. 抽搐情况	无抽搐	5
	言语错乱	3		局限性抽搐	4
	言语难辨	2		阵发性大发作	3
	不语	1		连续大发作	2
Ⅲ. 运动反应	能按吩咐动作	6		松弛状态	1
	对刺痛能定位	5	Ⅶ. 呼吸状态	正常	5
	对刺痛能躲避	4		周期性	4
	刺痛肢体屈曲反应	3		中枢过度换气	3
	刺痛肢体过伸反应	2		不规则或低换气	2
	无反应(不能运动)	1		呼吸停止	1
Ⅳ. 对光反应	正常	5			
	迟钝	4			
	两侧反应不同	3			
	大小不等	2			
	无反应	1			

四、意识障碍和昏迷的病因诊断

意识障碍和昏迷的病因诊断极其重要。通常必须依据病史、体格和神经系统检查，以及有关的辅助检查资料，经过综合分析，能查出导致昏迷的原发病因。由于昏迷的病因众多，而且某些病例的病程进展甚快，病情危重或因条件所限，无法进行详细或特殊的辅助检查，使病因诊断受到影响。但以下诊断思路具有较大的临床价值。

(一) 确定是颅内疾病亦或全身性疾病

通常先确定是颅内疾病亦或全身性疾病，如确定意识障碍和昏迷是颅内病变引起，尚需进一步确定是颅内局限性病变亦或弥散性病变，如是前者，它是位于幕上亦或幕下，具体病因是什么。

1. 颅内疾病 位于颅内的原发性病变，在临床上通常先有大脑或脑干受损的定位症状和体征，较早出现意识障碍和精神症状，伴明显的颅内高压症和脑膜刺激征，提示颅内病变的有关辅助检查如脑脊液检查、CT 扫描等常有阳性发现。临床上根据神经系统体征，基本上将表现分为两类：①主要呈现局限性神经体征，如脑神经损害、肢体瘫痪、局限性抽搐、偏侧锥体束征等，常见于脑出血、梗死、脑炎、外伤、占位性病变等；②主要表现为脑膜刺激征而无局限性神经体征，最多见于脑膜炎、蛛网膜下腔出血等。

如确定昏迷是颅内病变引起，尚可将颅内病变又进一步区分为颅内幕上局限性病变、幕下局限性病变和颅内弥散性病变三组。它们的特征见表 2-1。

2. 全身性疾病 全身性疾病可影响脑代谢而引起弥散性脑损害，又称代谢性脑病。同原发性颅内病变相比，其临床特点为：先有颅外器官原发病的症状和体征，以及相应的实验室检查阳性发现，后才出现脑部受损的征象。由于脑部损害为非特异性或仅是弥散性功能抑制，临床上一般无持久性和明显的局限性神经体征和脑膜刺激征，主要是多灶性神经功能缺乏的症状和体征，且大都较对称；通常先有精神异常，意识内容减少。一般是注意力减退，记忆和定向障碍，计算和判断力降低，尚有错觉、幻觉，随病程进展，意识障碍加深。此后有的可出现不同层次结构损害的神经体征，如昏迷较深和代谢性呼吸抑制很严重，而眼球运动和瞳孔受累却相对较轻。脑脊液改变不显著，颅脑 CT 扫描等检查无特殊改变，不能发现定位灶。其病因很多，它们的特征见表 2-2。

(二) 根据患者是否伴有脑膜刺激征和脑局灶体征来判断昏迷的病因

1. 脑膜刺激征(+)而脑局灶性体征(-)

(1) 突发剧烈头痛：蛛网膜下腔出血(脑动脉瘤、脑动静脉畸形破裂)。

(2) 急性发病、发热在先：化脓性脑膜炎、乙型脑炎、其他急性脑炎等。

(3) 亚急性或慢性发病：真菌性、结核性、癌性脑膜炎。

2. 脑膜刺激征(-)而脑局灶性体征(+)

(1) 突然起病者：如脑出血、脑栓塞、脑梗死等。

(2) 以发热为前驱症状：如脑脓肿、血栓性静脉炎、各种脑炎、急性播散性脑脊髓炎、急性出血性白质脑病等。

(3) 与外伤有关：如脑挫伤、硬膜外血肿、硬膜下血肿等。

(4) 缓慢起病、颅内压增高者：脑肿瘤、慢性硬膜下血肿、脑寄生虫病等。

3. 脑膜刺激征(-)和脑局灶性体征(-)

(1) 有明确中毒原因：如酒精、麻醉药、安眠药、一氧化碳中毒等。

(2) 尿检异常：尿毒症、糖尿病、急性尿卟啉症等。

(3) 休克状态：低血糖、心肌梗死、肺栓塞、大出血等。

(4) 有黄疸：肝性脑病等。

(5) 有发绀：肺性脑病等。

(6) 有高热：重症感染、中暑、甲状腺危象等。

(7) 体温过低：休克、酒精中毒、黏液性水肿昏迷等。

(8) 头部外伤：脑震荡等。

(9) 其他：癫痫等。

【处理原则】

1. 昏迷的最初处理 常规措施有：①保持呼吸道通畅，氧疗，必要时气管插管或切开行人工呼吸。②维持循环功能，尽早开放静脉，建立输液通路(1~3 个)。有休克应迅速扩充血容量，使用血管活性药物，尽快使收缩血压稳定在 100mmHg 左右。有心律失常者应予以纠正，有心肌收缩力减弱者应给予强心剂，心搏骤停时应立即行心肺复苏。③纳洛酮，常用剂量每次 0.4~0.8mg，静脉注射或肌内注射，无反应可隔 10~15 分钟重复用药，直达预期效果；亦可用 1.2~2.0mg 加入 250~500ml 液体中静脉滴注。

2. 病因治疗 针对病因采取及时果断措施是抢救成功的关键。若昏迷的病因已明确，则应迅速给予有效病因治疗。如因颅内占位性病变引起昏迷者，若条件许可应尽早作开颅手术，摘除肿瘤；因细菌性脑膜脑炎引起昏迷者，应迅速给予大量而有效的抗生素治疗；因脑型疟疾而引起的昏迷，则可给盐酸奎宁 0.5g 置于 5% 葡萄糖液 250~500ml 中静脉滴注；因低血糖引起昏迷者，应立即给予高渗葡萄糖液；若为有机磷农药中毒所致昏迷者，应立即用胆碱酯酶复能剂和阿托品等特效解毒剂；糖尿病昏迷应予胰岛素治疗等。

3. 对症支持疗法 包括控制脑水肿、降低颅内压，维持水电解质平衡，镇静止痛，防治各种并发症(如急性心力衰竭、急性呼吸衰竭、消化道出血、急性肾衰竭、急性脑功能衰竭等)等。

(张文武)

参 考 文 献

[1] 张文武. 急诊内科学 [M]. 4 版. 北京: 人民卫生出版社, 2017: 8-15.

[2] 贾建平, 陈生弟. 神经病学 [M]. 8 版. 北京: 人民卫生出版社, 2018: 62-64.

第 3 章

眩 晕

眩晕(vertigo)是机体对于空间关系的定向感觉障碍或平衡感觉障碍,是一种运动错觉,患者感外境或自身在旋转、移动或摇晃。在眩晕症状出现的同时,常伴有平衡失调、站立不稳、眼球震颤、指物偏向、恶心、呕吐、面色苍白、出汗及心率和血压的改变。

眩晕是一种症状,而非一项诊断。其原因是迷路、前庭神经或脑干内中枢前庭结构的损伤或功能障碍引起的前庭系统不对称。临床上可将眩晕分为前庭系统性眩晕(亦称真性眩晕)及非前庭系统性眩晕(亦称头晕)。前者由前庭神经系统病变(包括前庭末梢器、前庭神经及前庭的中枢连结)所引起,为真性眩晕,表现为有运动错觉的眩晕,例如自觉旋转、摇晃、移动感;后者常为头昏(头重脚轻、眼花、头脑昏昏沉沉、颅内在转动等诉说),但并无外境或自身旋转的运动觉,常由心血管系统疾病、全身中毒性、代谢性疾病、贫血、眼病等疾患所引起。

对于急诊医生而言,眩晕鉴别诊断非常重要,因为很多疾病都有这种症状,可以是良性疾病,也可以是立即危及生命的疾病,常见引起眩晕的疾病详见表3-1。然而,在多数情况下,通过临床病史,特别是症状的时程特点,结合区分中枢性和周围性病因的检查发现,能够识别出需要紧急诊断性评估的患者。

表 3-1 引起眩晕的常见疾病

	外周性眩晕	中枢性眩晕
常见疾病列表	• 良性阵发性位置性眩晕	• 前庭性偏头痛
	• 前庭神经炎	• 脑干缺血
	• 中耳炎	• 小脑梗死或出血
	• 耳带状疱疹(Ramsay Hunt综合征)	• 小脑扁桃体下疝畸形
	• 梅尼埃病	• 多发性硬化
	• 迷路震荡	• 2型发作性共济失调
	• 淋巴管外瘘	
	• 半规管破裂综合征	
	• Cogan 综合征	
	• 复发性前庭病	
	• 听神经瘤	
	• 氨基糖苷类药物中毒	

【病因与发病机制】

一、病因分类

眩晕的病因分类有多种方法,各有其优缺点。根据神经系统疾病的诊断步骤先定位再定性的方法,较为实用,即根据病变的解剖部位及结合病因予以分类。现将常见的疾病列举如下。

1. 前庭系统性眩晕 包括前庭末梢感受器、前庭神经、前庭诸核、内侧纵束、小脑、前庭皮质代表区之各种病损所产生的真性眩晕。①耳源性:例如外耳道耵聍,急、慢性中耳炎,咽鼓管阻塞,鼓膜内陷,耳硬化症,迷路炎,慢性中耳炎内耳并发症(瘘管形成),梅尼埃病(Meniere disease),运动病,良性位置性眩晕,迷路动脉血供障碍,内耳震荡等。②前庭神经病损:前庭神经元炎、听神经鞘膜瘤、桥小脑角其他肿瘤、前庭神经炎、前庭神经外伤(岩锥骨折)或中毒性损害。③脑干病变:脑桥、延髓的血管性和肿瘤性病变、脑干脑炎、多发性硬化、延髓空洞症、第四脑室肿瘤及囊肿。④小脑病变:肿瘤、脓肿、出血及损伤。⑤大脑病变:颞叶肿瘤或血管性病变,颞叶癫痫。⑥颈椎病变:颈椎肥大性改变及颈椎间盘突出。

2. 非前庭系统性眩晕 ①眼性眩晕:如眼外肌麻痹、屈光不正、先天性视力障碍等。②心血管病变:如高血压、低血压、心律不齐、心力衰竭、大脑动脉硬化。③全身中毒性、代谢性、感染性疾病。④各种原因引起的贫血。⑤神经症。

二、发病机制

机体平衡的维持,定向功能的正常,是借视觉、本体觉(肌腱、关节中)及前庭平衡觉的协同作用而完成的,而后者对机体姿位平衡的维持更为重要。各种外界的刺激(信息),通过上述诸感受器如视觉、本体觉、前庭平衡觉传入至前庭核群、红核、网状结构、皮质下中枢、小脑等,不断反射性调节机体对各种姿位的平衡,各种加速度的反应,使机体在运动中与外界环境保持协调与平衡。神经冲动由皮质下中枢再向上传入大脑皮质,多数学者认为皮质平衡中枢在颞叶,Penfield 为患者作脑部手术时,电刺激颞上回,引起"头晕""旋转"和"摇摆"感。应用电生理方法在动物实验中测定了前庭皮质投射区,罗猴的前庭皮质投射区位于第一

23

体感区和第二体感区之间的中央后回，为 Brodmann 第 2 区稍后处。前庭的皮质投射似乎从感觉运动皮质移向顶叶的联合皮质，皮质区接受两侧前庭投射。综上所述，皮质前庭代表区虽不甚确切，但一般认为在颞上回的后、上半部，颞顶交界处及岛叶的上部。丘脑后下腹核很可能为前庭传入的丘脑换元站。后下腹核位于后外侧腹核和后内侧腹核之间的底部。

前庭系统包括内耳迷路末梢感受器（半规管中的壶腹嵴、椭圆囊和球囊中的位觉斑）、前庭神经、脑干中的前庭核群、小脑、内侧纵束、前庭脊髓束、前庭皮质代表区。三个半规管中的壶腹嵴，其感受器在半规管中内淋巴流动时接受角加速的刺激，而椭圆囊、球囊的位觉斑则接受直线加速度、重力加速度的刺激，冲动沿着前庭神经传入中枢，反射性地调节机体平衡。在正常情况下，从前庭器官传入中枢的有关平衡觉的信息并不为人所感知，只是当前庭器官或其中枢连结受到较大刺激或病理性损害时，前庭感受的刺激（信息）与来自肌肉、关节的本体觉及视觉感受器的关于空间定向的冲动不一致时，于是产生眩晕，亦即运动错觉。由于前庭核通过内侧纵束与动眼神经核之间有密切的联系，因此当前庭感受器、前庭神经及前庭核群受到病理性刺激（或破坏）时常出现眼球震颤，这种前庭性眼球震颤的特点为眼球有一慢相与一快相交替的有规律的来回颤动。慢相系由前庭动眼反射通路实现，偏向前庭兴奋性相对较低

的一侧。快相则为皮质下中枢、脑干网状结构向相反方向调节眼球运动的现象。因快相容易观察，通常即以此代表眼震的方向，与眩晕的感觉方向一致。前庭诸核通过内侧纵束、前庭脊髓束及网状脊髓束、前庭→小脑→红核→脊髓等通路，与脊髓中的前角运动细胞相连结，所以前庭病变时或前庭器受到较大的刺激时，除出现眼震外还可出现躯体向一侧倾倒及肢体错定物位（指物偏向）等体征。前庭核还与脑干网状结构中的血管运动中枢、迷走神经核等联结，所以在前庭器病变时在眩晕的同时常伴有恶心、呕吐、苍白、出汗甚至血压、呼吸、脉搏等改变。

【诊断思路】

眩晕是一主观症状，为了对眩晕病因作出正确的诊断与鉴别诊断，必须详询病史，细致的体格检查，必要的辅助检查，并应熟悉与了解常见引起眩晕疾病的特点。

一、病史

临床医生根据病史应能鉴别眩晕与其他类型的头晕，并且做出关于病变部位及类型的假设。通常将眩晕的病因分为周围性病变和中枢性病变，它们各有不同的临床特征，但是会有部分重叠。引起眩晕的常见疾病的临床特征对比见表 3-2。

表 3-2　引起眩晕的常见疾病的临床特征对比

	发作时间	具有提示意义的临床情况	眼震特征	合并神经系统症状	听力症状	其他诊断特点
良性阵发性位置性眩晕（BPPV）	复发性，简短（数秒）	头部位置或体位变化诱发症状	外周性	无	无	Dix-Hallpike 手法可以诱发症状发作
前庭神经炎	单次发作，急性发生，持续数日	发作前或发作时伴随有病毒感染的症状	外周性	前庭神经受累，无脑干症状	通常没有	头部冲击试验往往显示异常
梅尼埃病	反复发作，持续数分钟或数小时	自发性发作	外周性	无	发作多伴随有耳塞/耳痛，可伴随单侧听力下降，鼻炎	测听显示单侧低频感音神经性聋
前庭性偏头痛	反复发作，持续数分钟或数小时	偏头痛病史	外周性或中枢性都可以出现	伴有偏头痛的症状，可以在发作前、发作中或发作后出现	通常没有	发作间期各项检查均正常
椎基底动脉短暂性脑缺血发作（TIA）	单次发作或反复发作，持续数分钟或数小时	老年人多见，有动脉疾病的高危因素，合并或不合并颈椎外伤	中枢性	通常伴随其他脑干症状	通常没有	MRI 和 MRA 可显示血管病变
脑干梗死	突然发生，持续数日或数周	同上	中枢性	通常伴随其他脑干症状，特别是外侧髓质症状	通常没有，除非合并了小脑前下动脉综合征	MRI 可显示病灶
小脑梗死或出血	突然发生，持续数日或数周	老年人多见，有动脉疾病的高危因素，特别是高血压	中枢性	可伴随有持续的步态障碍，头痛，肢体运动障碍，吞咽困难	通常没有	紧急 MRI 或 CT 可发现病灶

1. 发病时间过程 眩晕绝非一种永久性、持续性症状。即使前庭病变是永久性的，中枢神经系统也能够适应这种缺陷，从而使眩晕在数日或数周期间消退。历时数月的持续性头晕并非前庭性的。然而，部分患者会描述有持续性头晕，但实际上意味着他们对频繁发作性头晕始终具有易感性。

眩晕可以仅发作 1 次或是反复发作，可以持续数秒、数小时或数日。症状的时间过程为眩晕的病理生理基础提供了一条最佳线索：①持续不到 1 分钟的反复发作性眩晕通常为良性阵发性位置性眩晕（BPPV）。②持续数分钟至数小时的单次眩晕发作，可能是由偏头痛或由迷路或脑干短暂性缺血导致。③梅尼埃病或复发性前庭疾病相关的眩晕，反复发作，通常也持续数小时，但可能更短。④伴随前庭神经炎发生的持续时间更长，更严重的眩晕发作可持续数日。对于源于多发性硬化或者脑干或小脑梗死的眩晕，这也是其特征。

2. 加重和诱发因素 移动头部时，所有眩晕都将会加重。很多患者在眩晕发作期间都可能惧怕移动。如果头部运动不会加重眩晕感，很可能是其他类型的头晕。凭此特点并不能鉴别眩晕的病因。BPPV 发作通常由特定头部运动或姿势刺激引起，如在床上翻身、伸展颈部。

眩晕因咳嗽、打喷嚏、用力或是过大的噪声（Tullio 现象）而加重时，应该怀疑可能是外淋巴瘘（中耳与内耳外淋巴隙之间异常相通），或是上半规管裂（上半规管顶部存在缺损）。这两种疾病都会使压力从脑脊液腔传到内耳。

头部创伤是重要的病史特点，可通过多种机制引起眩晕。报道称，气压伤、中耳手术以及使劲举重和排便也会引起外淋巴瘘。

近期颈部过度伸展性损伤，通常伴有持续性颈痛，提示椎动脉夹层伴脑干或迷路缺血的可能性。

近期病毒感染症状可能提示急性前庭神经炎，考虑原因为第Ⅷ脑神经的病毒性或病毒感染后炎症。然而，近期的病毒性疾病史既不具有特异性也不具有敏感性，报告该情况的前庭神经炎患者不到 1/2。

3. 相关症状 很多相关症状可能有助于区分眩晕的病因：①椎基底动脉系统卒中所致急性眩晕，几乎总是伴有脑干缺血的其他证据，如复视、构音障碍、吞咽困难、无力或麻木。然而，小脑梗死可能表现为眩晕而不伴有其他症状。局部颈痛可能提示椎动脉夹层。②多发性硬化患者也可能在发生眩晕之前先有其他神经功能障碍，或者是眩晕与其他神经功能障碍伴随出现，这取决于脱髓鞘的部位。③耳聋和耳鸣提示内耳的周围性病变。梅尼埃病发作通常伴有耳胀感。④头痛、畏光和畏声提示偏头痛性眩晕。许多偏头痛性眩晕患者还会出现视觉先兆，至少在一部分发作中会出现。⑤呼吸急促、心悸和发汗可能提示惊恐发作，但因为真正的眩晕也常令患者恐惧，所以这类症状在前庭疾病中并不少见。

4. 既往病史 ①偏头痛既往史提示其可能是眩晕的病因。②存在高血压、糖尿病、吸烟及血管疾病病史等脑卒中危险因素，则支持椎基底动脉缺血的诊断。有眩晕发作，以及 1 种或多种危险因素的患者随后发生脑卒中的风险很高：有 1~2 种危险因素者 2 年风险为 8%，有 3 种或更多危险因素者 2 年风险为 14%。③BPPV 发病前常有头部创伤史。④眩晕家族史可能提示罕见的遗传性离子通道病。⑤某些药物有前庭毒性（如顺铂和氨基糖苷类）或小脑毒性（如苯妥英钠）。

二、体格检查

眩晕患者体格检查应注意确定前庭功能障碍并区分眩晕的中枢性和周围性病因。体格检查要点包括以下方面。

1. 神经系统方面 除一般的神经系统检查外，特别应注意有无自发性眼球震颤、共济失调、听力障碍及颅内压增高征。

2. 内科方面 应检查血压、心脏，有无高血压、低血压、心律不齐、心功能不全，有无贫血、全身感染、中毒、代谢紊乱等。

3. 耳科方面 应检查外耳道、鼓膜、中耳、鼻咽部，注意有无耵聍阻塞外耳道，有无胆脂瘤性中耳炎及耳硬化症。疑有迷路瘘管时应作瘘管试验。

4. 听力学检查 应用表、音叉试验法可以大致了解听力情况、听力障碍的性质（传导性、感音性）及程度，必要时作电测听检查，包括作短增量敏感指数（SISI）试验、复聪（recruitment）试验。

5. 前庭功能检查 包括自发性眼震、倾倒、指物偏向、变温（caloric）试验、旋转试验、直流电试验、位置试验、视动性眼震试验，必要时还需作眼震电图（electronystagmogram，ENG）检查。

三、辅助检查

可根据病情作必要的辅助检查，例如头颅 X 线摄片、乳突摄片、脑电图、经颅多普勒超声（transcranial Doppler，TCD）检查、头颅 CT 扫描、头颅磁共振成像、疑为颈椎病者则需作颈椎摄片或颈椎 CT 扫描。疑有颅内炎症者需作腰穿检查脑脊液。

四、前庭功能检查的临床意义

前庭功能检查对于眩晕症的诊断有肯定的价值，有助于确定病损的部位，鉴别眩晕的性质。前庭系统性眩晕常有前庭功能异常，而非系统性眩晕则多数均无明显的前庭功能异常。前庭功能检查项目繁多，包括自发性眼球震颤、变温试验（caloric test）、位置试验、直流电试验、视动性眼震试验（optokinetic test）、眼震电图（ENG）等。现仅将位置试验的检查方法及临床意义叙述如下。

眩晕患者，尤其是其眩晕症状的发生与头部处于某种特定位置有关者（此种眩晕可称位置性眩晕），做位置试验有一定的临床诊断价值。通过检查可以了解眩晕出现时是否同时伴有眼震，并可进一步鉴别此种位置性眩晕、位置性眼震系由前庭周围性病变亦中枢性病变所引起。

位置性眩晕与位置性眼球震颤的检查方法：①嘱患者坐于检查桌上，观察其有无自发性眼震；②检查者立于患者的右侧,嘱患者头向右侧偏转45°,躯体亦向右侧轻度偏转,检查者用两手扶住患者的头部,然后嘱患者迅速躺下,头仍维持于向右侧偏转的位置。事先作为测试让患者躺下后头部超过检查台一端并悬垂于检查台沿之外。检查者始终用两手扶持其头部,以维持其头部向右侧偏转的位置,观察有无眩晕症状及眼球震颤。观察15秒如无眩晕症状及眼震出现,则让患者恢复原先坐位,亦观察15秒,注意有无眩晕与眼震。③重复以上检查,嘱头向左偏转45°,然后再躺下观察。如果在上述检查中出现眩晕或眼球震颤,则需要观察眼球震颤的详细情况,包括眼震出现的潜伏期、眼震持续时程、眼震的方向及类型,并了解眩晕的程度,观察自主神经反应情况。对于有位置性眩晕及位置性眼球震颤的病例尚需在短期内连续检查数次(4~5次),使其症状与体征重复出现,观察连续检查数次后有无疲劳、适应现象(即原有的位置性眩晕与位置性眼震因连续反复检查而渐减退及消失)。

周围型与中枢型位置性眩晕眼震的鉴别见表3-3。

表3-3 周围型与中枢型位置性眩晕眼震的鉴别

眼震特征	周围型	中枢型
眼震潜伏期	5秒左右	无
眼震持续期	15秒左右	长或持久
眼震类型	水平兼旋转,快相向低位耳一侧	可垂直、水平、斜向,方向不肯定
眼震与眩晕程度	一致	不一致
连续检查后疲劳、适应现象	有	无
自主神经反应(恶心、呕吐)	明显	不明显
神经系统其他阳性体征	无	常有

周围型位置性眩晕、眼震的常见疾病有良性阵发性位置性眩晕(即耳石病)、梅尼埃病、耳硬化症、内耳开窗术后、浆液性迷路炎、内听动脉供血不足、药物性内耳损害等。中枢性位置性眩晕、眼震的常见疾病可见于小脑蚓部肿瘤、第四脑室肿瘤或囊肿、椎基底动脉供血不足、桥小脑角肿瘤、颅脑外伤等。

五、常见眩晕症疾患的临床特点

1. 梅尼埃病(Ménière disease) 梅尼埃病系内耳病变,为中年以上阵发性眩晕的最常见的原因。临床表现为典型的三联症状:发作性眩晕,波动性、渐进性、感音性的听力减退和耳鸣。眩晕发作时常伴有恶心、呕吐、出汗、面色苍白、眼球震颤。眩晕常突然发作,发作前耳鸣增加,听力骤减,耳内有饱胀感。每次眩晕发作历时数小时至数天(多系1~2天)而自行缓解。发作间歇期长短不一,多数为数月1次,亦有1个月数次者。眩晕发作常常随耳聋的进展而减少,至完全耳聋时,迷路前庭功能消失,眩晕发作

亦常终止。于眩晕发作间歇期间检查,仅可发现单侧(少数为双侧)感音性耳聋,做电测听检查,部分患者重振试验(recruitment test)呈阳性。前庭功能变温试验于一部分病例中显示功能减退。本病产生的原因可能是,支配前庭器的交感神经功能失调引起迷路动脉痉挛,从而使内淋巴产生过多或吸收障碍,导致迷路水肿及内淋巴系压力增高,内淋巴腔扩大及内耳末梢器缺氧、变性等病理变化。

2. 良性阵发性位置性眩晕(benign paroxysmal positional vertigo,BPPV) 本病多见于中年以上患者,多数学者认为是耳石器病变所致,故又称此病为耳石病。患者常诉说当头部处于某一位置时即引起眩晕,有些患者诉说半夜翻身时突然发生眩晕,若再回复该头位又即会再发生,因而患者尽可能回避该头位。眩晕严重时伴有恶心、呕吐。常无听力障碍。做头位位置检查,常能在患者所诉说的那个头位引起眩晕,同时可见有短暂的水平兼旋转性眼球震颤,眩晕与眼震一致,持续10~20秒自行缓解。重复该头位可重复出现眩晕与眼震。但于短期内连续数次重复检查,则可逐步适应而不出现眩晕症状与眼震。变温试验提示前庭功能正常。病程常为自限性,数周至几个月后可自愈。近年来一些学者研究认为其基本病理机制系椭圆囊斑上耳石脱落、游离的耳石进入后半规管并在内淋巴内移动,在头位变动时刺激后壶腹嵴,于是乃产生短时间的眩晕。至于耳石器病变的原因主要有:①前庭动脉前支血栓形成;②颅脑外伤致内耳震荡。在做头位位置试验时,重复数次检查后之所以出现适应(疲劳)现象是由于耳石散落在内淋巴腔,一时未能沉积在后壶腹顶部,故不再引起症状,但待耳石沉积在壶腹顶部时可再度诱发位置性眩晕与眼震。

3. 非良性位置性眩晕 颅后窝的占位性病变也可引起位置性眩晕,这与上述良性位置性眩晕在临床表现上有以下区别:此种眩晕的发生往往在头位改变后立即出现,无潜伏期,诱发之眩晕持续时间较长,往往引起恶心、呕吐,眩晕可在数种头位诱发,而不像BPPV只在较特定的1~2种头位才诱发。常见的疾病是第四脑室、小脑蚓部的肿瘤或第四脑室的囊肿,亦可见于小脑半球、脑桥小脑角的肿瘤。除位置性眩晕外,有时有肢体或躯干的共济失调。

4. 前庭神经元炎(vestibular neuronitis) 起病较急,表现为突起的剧烈的眩晕,伴有恶心、呕吐,但无耳蜗症状。起病时常伴有感染(多为上呼吸道)症状,可能是一种病毒感染。发病时有自发性水平性眼球震颤,躯体平衡失调。变温试验显示病侧前庭功能减退或缺失,有时双侧均有损害。预后良好,一般在数周后眩晕症状逐日减轻,但变温试验示前庭功能呈永久性损害。多数学者认为病变主要为病毒侵犯前庭神经的Scarpa神经节,但也有少数学者认为有时脑干内的前庭纤维也受侵犯。

5. 迷路炎 单纯性中耳炎由于炎症刺激使迷路充血可引起眩晕。眩晕程度较轻,中耳炎好转后眩晕亦即解除。中耳炎并发弥漫性化脓性迷路炎时,眩晕严重,伴恶心、呕吐、眼震及病侧听力严重丧失,病侧前庭功能消失。此外还有耳痛、耳漏、头痛、发热等中耳感染症状与体征。慢性中

耳炎侵蚀骨迷路有瘘管形成时,常有反复发作的眩晕。瘘管试验(以希格尔镜利用橡皮球减外耳道压力,通过瘘管影响迷路,产生前庭反应)呈阳性反应。提示内耳有瘘管存在。

6. 药物性眩晕 在临床药物应用中,有些药物因使用不当,因毒性作用而致眩晕,如链霉素;有些是难以避免的副作用,如某些镇静药和安眠药;有些是过敏所引起。

(1)耳毒性抗生素类:以氨基糖苷类为主,如链霉素(尤其是硫酸链霉素)、新霉素、卡那霉素、庆大霉素、阿米卡星等,其他尚有万古霉素、多黏菌素 B。其中有些药物性损害主要影响前庭部分,但大多数前庭与耳蜗均有影响。链霉素是最常见者,引起眩晕症状通常于疗程第 4 周出现,但亦有仅应用 4 天即有眩晕症状者。在年老患者或有肾功能不全的患者,更易出现毒性作用。眩晕症状持续,而在患者行走、头部转动或转身时症状更为明显。于静止时、头部不动时,上述症状明显好转,甚至消失。而一旦活动后上述症状又复出现。前庭功能检查,大多数患者均无自发性眼球震颤,闭目难立征阳性,向左右前后摇晃方向不定。变温试验示双侧前庭功能均明显减退或消失。如伴有耳蜗损害,则尚有双侧感音性耳聋。眩晕症状消失较为缓慢,需数月甚或 1~2 年之久,前庭功能则更难恢复。

(2)麻醉、镇静和催眠药:这类药物引起眩晕的机制主要是对中枢的抑制作用,皮质中枢受抑制时表现为头晕及轻度失平衡,并无明确的运动错觉。于麻醉后,由于皮质中枢的强抑制,有关平衡的各种传入信息,不能在中枢获得综合与分析,因而出现头晕症状,患者诉说昏昏沉沉。这些药物中除麻醉药外还有异丙嗪、苯巴比妥、氯氮䓬等。

(3)抗癫痫药:在抗癫痫药中苯妥英钠与扑米酮是引起眩晕的最常见者,尤其是苯妥英钠,因应用广,应用时间又长,如不注意服用剂量及检测血药浓度,则甚易引起中毒性损害。主要损害于前庭末梢器,可累及小脑,均可导致眩晕、平衡失调、眼球震颤、共济失调,因此对于这些患者应定期随访,必要时检测血药浓度,调整药物剂量。扑米酮应用于抗痫治疗,虽较少用,但初服此药时,其剂量应减少至甚小量(成人常规用量之 1/4 至 1/3),然后缓慢增加,才可避免眩晕。

(4)其他药物:如水杨酸类(水杨酸钠)、噻嗪类利尿剂(氢氯噻嗪)、降压药(利血平、降压灵)及某些磺胺类药均可致眩晕,在临床应用时应予注意。

7. 血管性眩晕(椎-基底动脉血液循环障碍)

(1)迷路卒中:由于动脉粥样硬化或伴有血液黏滞度增加,血压的偏低,导致内听动脉血栓形成,常产生急骤的、严重的眩晕,伴恶心、呕吐,若耳蜗分支同时受损,则伴有耳聋及耳鸣。患者年龄较大,起病甚快,有身体其他部位动脉硬化的征象,既往(青、中年时)无类似的眩晕发作史等特点,均有助于与其他急性眩晕相鉴别。但有的患者表现短暂性的眩晕发作,伴有或不伴有耳蜗症状,持续数分钟至数小时即缓解,对于这些中、老年患者,若除外耳源性眩晕的其他疾病,可诊断为迷路动脉短暂性脑缺血发作(transient ischemic attack,TIA)。

(2)小脑后下动脉血栓形成:亦称瓦伦贝格综合征(Wallenberg syndrome)。其典型的症状与体征包括突起眩晕,伴恶心、呕吐,眼球震颤;病侧肢体共济失调及颈交感神经麻痹综合征;吞咽困难及同侧软腭麻痹、声带麻痹;病侧面部及对侧躯体、肢体的痛温觉减退或消失。

(3)椎-基底动脉供血不足(vertebrobasilar insufficiency,VBI):多数表现为椎-基底动脉的 TIA,临床常见。有关本病的概念至今还不十分清楚。引起 VBI 的病理基础是:①椎动脉的解剖特点:起始于两侧锁骨下动脉之椎动脉,需穿过第 6~1 颈椎横突孔后再经枕大孔入路,然后合并为基底动脉,椎动脉在行程中需经过一条活动度较大的骨性隧道。②椎动脉易发生动脉粥样硬化,随着年龄增大其动脉管径逐渐变窄,血流量亦渐变少。③中年以后颈椎常发生退行性变及骨赘形成。因此椎动脉的血流易受到各种因素的影响,例如颈部的转动,血压的较快的降低,血管的痉挛,血液黏滞度的增高。因此 VBI 的发病通常认为主要是动力学改变所致,但也有部分患者 VBI 是由于循环系统内的微栓子所造成。由于迷路、前庭神经核、小脑的血液供应均来源于椎-基底动脉血流循环,因此 VBI 的主要临床表现是眩晕,常突然发生,颈部过度伸屈或旋转有时可诱发,眩晕发作持续通常短暂,常常数分钟即缓解,但可在短时期内反复发生多次,眩晕发作时可伴有恶心、呕吐、站立不稳,亦可伴有椎-基底动脉的其他供应区缺血的临床征象,例如视幻觉、偏盲、猝倒发作、复视、面麻、进食吞咽困难、肢体肌力减退或感觉障碍,共济失调。上述这些临床表现通常都是呈发作性、短暂性,症状持续数分钟至数小时,不超过 24 小时,这一类型的 VBI 可称之为椎-基底动脉短暂性缺血性发作(VBTIA),但临床上也有一部分患者表现为在一段时期内(数天至数周)经常性的头晕,行走不稳,在除外了其他引起眩晕的疾病后亦应考虑为 VBI,推究其发病机制是后循环的动力学障碍所致,应予重视。

对于 VBI 的诊断应根据具体情况选择作下列检查:①颈椎 X 线片,包括正、侧及斜位片,以发现有无颈椎病及其严重程度,并了解有无骨刺可能累及椎动脉。②颈椎 CT 或颈椎 MRI 或螺旋 CT,以进一步了解颈椎骨骼及脊髓和有关椎动脉受压、变窄情况。③头颅 MRA,以了解颅内血管情况,尤其是了解椎-基底动脉及颅内脑底动脉循环情况。④ TCD 检查。⑤ BAEP 检查。⑥ SPECT 检查。上述三项检查在 VBI 的病例中均有相当的阳性率,可作为诊断的参考依据。⑦前庭功能检查主要是做变温试验(caloric test),对于了解前庭功能有肯定的价值。⑧眼震电图检查,可作扫视试验、凝视试验、跟踪试验、视动试验。有一定的临床价值。

关于椎-基底动脉短暂性缺血性发作的诊断依据:①中老年患者(发病在 50 岁以上)。②发作性眩晕,每次持续时间短暂,通常为数分钟至数十分钟。③眩晕发作时可伴有一种或数种脑干、小脑、枕叶的缺血症状及体征。④临床症状除轻度眩晕、行走不稳外均在 24 小时内减轻以至消失。⑤实验室检查(上已述及)有两项以上的阳性发现。⑥排除引起眩晕的其他病因。

（4）颈椎病变：颈椎退行性病变导致椎间隙狭窄，及由于钩椎关节骨赘增生刺激或压迫椎动脉，使椎动脉痉挛、阻塞，当转颈时一侧之椎动脉更易受压。若椎动脉本身已有粥样硬化，一侧椎动脉受压后，对侧椎动脉无法代偿则出现症状。临床常见之症状为发作性眩晕，其发病与头颈转动有密切关系。此外，这些患者尚可伴有枕部头痛、猝倒、视觉症状（闪光、视野缺失）及上肢麻痛。颈椎 X 线片、颈 CT 扫描可显示颈椎形态学病变改变。

8. 颅内肿瘤 由于颅内肿瘤所产生的眩晕有两种机制：一是由于肿瘤直接压迫、浸润前庭神经或其中枢连结；另一是由于颅内压增高，尤其是由于肿瘤阻塞脑脊液循环而产生脑积水，引起第四脑室底部前庭核的充血和水肿。

（1）桥小脑角肿瘤：特别是听神经瘤，有轻度眩晕和耳鸣、耳聋，这是听神经瘤的早期症状。病变进一步发展可出现邻近脑神经受损的体征，如病侧角膜反射减退、面部麻木及感觉减退、外展神经麻痹、周围性面瘫、眼球震颤，同侧肢体共济失调。在听神经瘤的早期通常并没有自发性眼球震颤，当肿瘤增大压迫脑干或小脑时才会出现，但一经出现则持续存在。听神经瘤至病程后期还可出现颅内压增高症状、头痛、视神经乳头水肿。对于听神经瘤的早期诊断可根据单侧性听力渐进性减退、听力检查为感音性耳聋；同侧前庭功能早期即消失，邻近脑神经（三叉、外展、面神经）中一根受累即应考虑为听神经瘤。若脑脊液中蛋白质含量增加，X 线片上示病侧内听道扩大，诊断即可肯定。近年来由于应用头颅 CT 及 MRI 检查，更易得到早期确诊。

（2）脑干（延髓脑桥）肿瘤：因病变累及前庭神经核，常有眩晕及持久的眼震，可有一侧或双侧听力减退，水平性眼震的方向通常为双向性，向左侧注视时快相向左，向右侧注视则快相向右，也可能兼有旋转性眼震。当眼震明显时，眩晕症状不一定很重。还可以有其他脑神经障碍（主要为第Ⅴ、Ⅵ、Ⅶ、Ⅹ、Ⅺ）及对侧肢体瘫痪。

（3）小脑半球肿瘤：常有眩晕，早期即出现明显的振幅粗大的眼球震颤，及病侧肢体共济失调，水平性眼震的方向通常是两侧性的，但主要是向病变一侧。前庭功能变温试验示病侧肢体偏斜反应不明显。

（4）小脑蚓部肿瘤及第四脑室肿瘤（或囊肿）：眩晕为常见症状，眩晕的发生或加重常与头位位置有关。作头部位置试验，可见有中枢型位置性眼球震颤，并有早期颅内压增高及固定头位等临床表现。

（5）天幕上肿瘤：通常并不出现眩晕，如有则可能与颅内压力增高有关，但颞叶肿瘤有时可出现以眩晕为主要表现的癫痫样发作。脑电图上可以有痫样发放。

9. 外伤性眩晕 颅脑外伤时可因内耳迷路、第Ⅷ脑神经、中枢前庭核及其中枢连结受损而产生眩晕。这些结构可单独或合并受损。迷路内外伤性出血的患者有周围型的前庭紊乱症状，常有颞骨骨折及听力同时受损的征象。亦有内耳无出血而为迷路震荡者，则眩晕症状持续时间短、恢复较快，听力障碍程度亦较轻。部分患者可由于耳石器损伤而出现短期的位置性眩晕。颞骨横行骨折，骨折线横断岩锥，可产生听神经直接受损，出现明显的眩晕、自发性

眼震、听力丧失，于 4~6 周内前庭症状逐渐消失，但听力常难以恢复。

严重的颅脑损伤患者，在第四脑室及导水管周围可见有点状的小量出血，损伤涉及前庭核及其中枢连结。脑干损伤后产生眩晕的同时常伴有脑干损伤的其他体征，如复视、面瘫、瞳孔不等大、肢体运动或感觉障碍等。眩晕症状持续较久，可达数月以上。颈部鞭索样损伤后亦常有眩晕症状，在头部运动时，尤其是向着颈部鞭索样受损的方向运动时，眩晕症状更易出现。每次眩晕发作数秒至数分钟。头位位置试验可有位置性眼震，常发生于头部转向鞭索样损伤侧，可能是由于内耳耳石器受损所致。

10. 精神性眩晕 精神性眩晕在本质上是神经症的一种表现。大多感觉头昏脑胀，非真性眩晕，无运动错觉，患者诉"眩晕""头晕"时无自发性眼震或自发性倾倒，往往常有神经症其他表现如失眠、焦虑、紧张、记忆力减退、注意力难集中等。无前庭系或非前庭系器官性疾病。起病诱因系以情绪、精神因素为主。

【处理原则】

一、一般处理

对于急性眩晕发作的患者，需卧床休息，饮食以流质为宜。伴有明显恶心、呕吐者，应酌情给予静脉补液，以维持营养，并需注意水、电解质的平衡。对于焦虑紧张的患者，应给予适当的病情解释与安慰，以解除顾虑。眩晕发作缓解后，应鼓励患者早日逐渐参加日常活动，适应日常生活。

二、病因治疗

因中耳炎并发症引起的急性化脓性迷路炎，应由耳科做必要的手术及抗感染治疗。由颅内占位性病变如小脑肿瘤、听神经瘤引起的眩晕患者，需作手术摘除肿瘤。由于梅尼埃病产生的眩晕，主张调节自主神经功能，平时以低盐饮食为宜。对于由药物中毒性损害引起的眩晕患者，应及时停药，并给予维生素 B 族药物。因颈椎骨质增生、椎间盘膨隆或突出而致的眩晕，可先作颈椎牵引或作颈托固定。必要时再考虑手术治疗。因心律失常或血压过高、偏低者，则需给予相应的内科治疗。因贫血引起的眩晕应纠正贫血。凡此种种的有关病因的处理均属重要，不可忽视。

三、对症处理

在病因治疗的同时，对于眩晕症状需给予药物治疗，以减轻眩晕症状及减少伴发的恶心、呕吐、焦虑、紧张等症状。

1. 急性发作期的药物治疗 可考虑选用的药物有：氢溴酸东莨菪碱 0.3mg，肌内注射；茶苯海明（dimenhydrinate）50mg，肌内注射；硫酸阿托品 0.5~1mg，肌内注射；山莨菪碱（654-2）5~10mg，肌内注射；盐酸异丙嗪 25~50mg，肌内注射。以上药物可选择应用，并可根据病情每隔 4~6 小时重复给药 2~3 次。

2. 眩晕发作后尚有轻度症状或慢性眩晕的治疗 在

急性眩晕发作后,虽已无明显的旋转幻觉,但仍有平衡失调、站立不稳的感觉,或在头部、身体转动时有这些症状,或眩晕程度虽轻但经常存在者,可选用各种镇静剂、安定剂,例如苯巴比妥 0.015~0.03g,或地西泮 2.5~5mg,或氯丙嗪 25mg 等,均为 2~3 次 /d,口服。

3. 几种治疗眩晕症的常用药物

(1)镇静剂与安定剂:例如苯巴比妥、溴剂、地西泮等。它们的药理作用对于前庭反应有抑制作用,对于一般感觉亦起抑制作用,因此可以减轻眩晕症状,消除紧张、烦躁不安、焦虑等症状。苯巴比妥虽可以减轻眩晕,但也常有全身抑制的作用,如疲倦、乏力。地西泮能减轻眩晕症状,减少紧张、焦虑,并有止吐作用,但可加强其他中枢抑制剂的作用。大剂量的安定类药物可以引起锥体外系的副作用。

(2)抗组胺药:例如苯海拉明、盐酸异丙嗪、氯苯那敏、盐酸美克洛嗪、茶苯海明等,这些药物用于治疗眩晕,其治疗效应可能是由于它们药理上的镇静作用而不是抗组胺作用。它们应用于眩晕发作期尚有止吐作用。

(3)止吐剂:常用者为盐酸美克洛嗪及异丙嗪,均有明显止吐作用,适用于运动病及眩晕时伴有明显的自主神经反应(恶心、呕吐)的病例。这些药物亦有镇静作用及抗组胺作用。

(4)抗胆碱药物:常用药物系东莨菪碱与阿托品,对于梅尼埃病的治疗效果较好。这类药物尚有止吐及解除血管痉挛的作用。东莨菪碱还有镇静作用,可优选使用。

(5)血管舒张药物:例如烟酸、妥拉苏林、山莨菪碱、地巴唑,这些药物并不是前庭抑制药物,其药理作用为解除血管痉挛。可应用于因血管痉挛、缺血性病变所引起的眩晕,如梅尼埃病的发作期及椎 - 基底动脉供血不足的病例。此外,倍他司汀(betahistine)亦有扩张血管的作用,常用量为 4mg,每日 3 次;甲磺酸倍他司汀亦有类似的作用,6mg,每日 3 次,口服。

(6)钙通道阻滞剂:目前常用者有尼莫地平 20mg 每日 3 次,桂利嗪 25mg 每日 2 次,氟桂利嗪(flunarizine)5mg 每日 1~2 次,均为口服。

(刘继海　朱文炳　张文武)

 参 考 文 献

[1] 张文武. 急诊内科学 [M]. 4 版. 北京: 人民卫生出版社, 2017: 16-22.

[2] 中国医药教育协会眩晕专业委员会, 中国医师协会急诊医师分会. 眩晕急诊诊断与治疗指南 (2021)[J]. 中华急诊医学杂志, 2021, 30 (4): 402-406.

第 4 章

晕 厥

晕厥(syncope)又称昏厥,指一过性全脑血液低灌注导致的短暂意识丧失(transient loss of consciousness,TLOC),以发生迅速、一过性、自限性并能够完全恢复为特点。可因神经介导的反射、直立性低血压、心排血量减少引起全脑低灌注,或由于脑干椎基底动脉缺血引起脑干选择性低灌注所致。发作时因肌张力降低、不能维持正常体位而跌倒。晕厥发作前可有先兆症状,如黑矇、乏力、出汗等。近似晕厥(near syncope)是指患者有一过性黑矇、肌张力丧失或减低,而无意识丧失的状态,其与晕厥具有相同的基本病理生理过程,具有相同的危险性。

晕厥患者占每年急诊患者的 1% 至 2%,达住院患者的 1%~6%。普通人群一生中晕厥的患病率为 10.5%~19%。一年内发作过晕厥是晕厥再发的最佳预测因子。晕厥可以发生于老年人也可以发生于青年人,但老年人的发病率更高。

当前急诊对晕厥的评估不仅需要尽快明确晕厥的病因,更需要对患者进行危险分层,其目的是:①识别有威胁生命的疾病并收入院;②识别低危患者,可以让他们离院,并且以后到专科就诊;③识别不需要进一步诊断和治疗的患者;④对初步评估不能得出结论的患者进行进一步检查。

【病因与发病机制】

虽然晕厥的病因各不相同,但其最终共同途径是相同的:双侧大脑皮质或脑干上行网状激活系统的血流或营养供给完全中断约 10 秒,或脑灌注减少 35% 至 50%。晕厥最常见的是由各种原因导致的心排血量下降,使输送至脑的氧供和营养物质减少。脑灌注和意识可随着仰卧体位、自主神经调节中心的反应或心律的恢复而恢复。

晕厥的原因有很多(见表 4-1),弗明汉心脏研究发现晕厥的主要原因为神经介导性(反射介导,21%)、心源性(10%)、直立性(9%)、药物相关(7%)、神经源性(4%)和原因未明(37%)。即使对患者作了非常详尽的检查评估,但仍有 18%~40% 的患者晕厥原因不明。经急诊检查评估后,原因未明的比例可能达 50% 至 60%。晕厥的病因诊断是非常重要的,因为不同的诊断分类其伴随的预后危险不同。心源性晕厥的死亡风险比对照人群高一倍,而神经源性晕厥的死亡风险比对照人群高 50%,原因未明的晕厥可使死亡的风险增加 30%。而神经介导的反射性晕厥或血管迷走性晕厥却没有增加死亡的风险。

一、心源性晕厥

心源性晕厥是最危险的一类,容易发生猝死。因为心源性晕厥的患者 6 个月内死亡率超过 10%,所以需要对这类患者进行及时而全面的评估。心源性晕厥的原因分两类:器质性疾病和心律失常(详见表 4-1)。在这两种情况下,心脏不能提供足够的心排血量来维持脑灌注。

如果器质性疾病限制了心脏为满足机体需求而增强心排血量的能力,则可能发生晕厥。与晕厥相关的器质性心脏病包括主动脉瓣狭窄、肥厚型心肌病、肺栓塞、心肌梗死等。引起老年人晕厥的器质性心脏病最常见的是主动脉瓣狭窄。主动脉瓣狭窄的典型症状包括胸痛、运动性呼吸困难和晕厥。肥厚型心肌病的特征为左心室顺应性下降、舒张功能障碍和流出道梗阻。肥厚型心肌病是年轻人最常见的心源性猝死的病因,但有些患者直到 60 岁以后才第一次确诊该病。大块的急性肺动脉栓塞,因堵塞肺血管床使心排血量减少,可导致晕厥。急性心肌梗死时,如果出现严重的心肌运动障碍致使心排血量减少,也可导致晕厥。

虽然缓慢性和快速性心律失常均可导致一过性脑灌注不足,但并没有绝对的心率高限或低限可以预测晕厥。其症状取决于自主神经系统对心排血量减少的代偿能力,以及基础脑血管疾病的严重程度。心律失常通常发生在传导系统受损的有器质性疾病(如心肌梗死、心肌病)的患者中。这些患者发生心律失常和猝死的风险很高。此外,心律失常也可发生在心脏结构正常的患者中,比如电解质紊乱引起的低镁血症(如尖端扭转型室性心动过速)、家族性 Brugada 综合征、长 QT 综合征或短 QT 综合征、儿茶酚胺敏感性多形性室性心动过速。心律失常引起的晕厥通常是突发的、没有前驱症状。

二、神经介导的反射性晕厥

神经介导的反射性晕厥,是由交感或迷走神经反射异常引起周围血管扩张和/或心动过缓造成的晕厥。神经介

表 4-1　晕厥的原因

心源性	血管舒缩障碍
器质性心肺疾病	血管迷走性
• 心脏瓣膜病	• 咳嗽
• 主动脉瓣狭窄	• 排尿
• 三尖瓣狭窄	• 排便
• 二尖瓣狭窄	• 吞咽
• 心肌病	• 神经痛
• 肺动脉高压	• 直立性低血压
• 先天性心脏病	• 颈动脉窦性晕厥
• 黏液瘤	脑源性
• 心包疾病	• 短暂性脑缺血发作
• 主动脉夹层	• 锁骨下动脉盗血
• 肺栓塞	• 偏头痛
• 心肌缺血	血液成分异常
• 心肌梗死	• 低血糖
心律失常	• 通气过度综合征
• 缓慢性心律失常	• 哭泣性晕厥
○ 短 QT 综合征或长 QT 综合征	• 重度贫血
○ 阿 - 斯综合征	
○ 窦房结疾病	
○ Ⅱ 或 Ⅲ 度心脏传导阻滞	
○ 起搏器故障	
• 快速性心律失常	
○ 室性心动过速	
○ 尖端扭转型室性心动过速	
○ 室上性心动过速	
○ 心房颤动或扑动	

导的反射性晕厥可伴有头晕、恶心、脸色苍白、出汗等前驱症状。起病缓慢、逐步进展且伴随有前驱症状的晕厥，通常提示为神经介导的反射性晕厥。神经介导的反射性晕厥，可发生在突逢意外或令人不愉快的情景、声响或气味，或在恐惧、剧烈疼痛、精神创伤或器械操作后。它也可发生在长时间站立或处于拥挤、闷热的地方时。情境性晕厥发生于咳嗽、排尿、排便或吞咽之时或之后。

颈动脉窦综合征是另一型的反射介导的晕厥。其伴有颈动脉窦高敏，表现为心动过缓或低血压。颈动脉窦位于颈动脉分叉处，其管壁富含压力敏感受体。外部压力刺激异常敏感的颈动脉窦可引起两种自主反应，其中最常见的是引起异常的迷走神经反射，导致心动过缓和心脏停搏时间大于 3 秒；另一种较少见的是血管压力感受器反射，导

致血压下降大于 50mmHg，而心率却没有显著的变化。颈动脉窦高敏多见于男性、老年人和缺血性心脏病、高血压和某些头颈部恶性肿瘤的患者。虽然有些患者在诱发试验可出现颈动脉窦反射过敏的表现，但只有当这些反射引起晕厥或前驱症状，而且只有其具有诱发事件如剃须、转头等，才能明确诊断为晕厥的原因。大约 25% 颈动脉窦高敏的患者有颈动脉窦综合征的自发症状。反复出现晕厥且心脏的检查结果为阴性的老年患者，应想到颈动脉窦高敏的可能。

三、直立性低血压晕厥

晕厥或先兆晕厥时伴有直立性低血压（收缩压下降 ≥ 20mmHg 或舒张压下降 ≥ 10mmHg）则提示为直立性

低血压晕厥。当人直立时,重力使血液向身体的下半部聚集,心排血量下降。这些变化引起健康的自主神经系统交感神经张力增加而副交感神经张力下降,使心率和外周血管阻力增加,从而导致心排血量增加和血压升高。如果自主神经反射不能代偿站立时心排血量的下降和脑灌注减少,则会发生晕厥。症状通常在保持直立姿势后 3 分钟之内出现,但有些患者的症状出现的更晚。然而约 40% 的大于 70 岁的和 25% 小于 60 岁的无症状患者,体位性变化试验阳性,因此体位不一定导致晕厥。直立性低血压晕厥的原因包括血管内容积下降和由 α- 肾上腺素受体异常或药物所引起的血管张力下降。许多严重的疾病引起晕厥时可能也与体位变化有关,因此,在诊断直立性低血压晕厥前,应先除外其他危及生命的病因,尤其是老年患者。

四、精神障碍

晕厥患者中有相当一部分具有精神障碍:在血管迷走性晕厥的患者中达 40%,在原因不明性晕厥中达 37%~62%。有研究表明,与晕厥相关的精神障碍以广泛焦虑障碍和严重抑郁最为多见。精神障碍引起的晕厥是一个排除性诊断,只有在排除了器质性疾病后方可诊断。心因性假性晕厥是指患者有明显失去意识,但脑灌注并未受影响。心因性假性晕厥患者通常在发作期间闭眼,明显的长时间的意识丧失,同时伴有心率和血压升高。过度通气可能与惊恐障碍和广泛焦虑障碍相关,其可引起低碳酸血症、脑血管收缩和晕厥。

五、神经源性晕厥

神经源性疾病所致的晕厥很罕见。晕厥的诊断要求症状是一过性的,且无持续的神经功能缺损。因此,神经功能缺损持续存在的意识丧失或意识状态改变的患者,不能诊断为晕厥。而这类患者常由一些危及生命的疾病(如脑卒中、脓毒症、药物过量等)所致。脑干缺血、椎基底动脉粥样硬化性疾病或基底动脉偏头痛可导致网状激活系统血流下降,从而引起突发的短暂性意识丧失。意识丧失发作前通常会有其他的症状或体征,如复视、眩晕、局灶性神经功能缺损或恶心。锁骨下动脉盗血是一种少见的脑干缺血病因。其特征为锁骨下动脉或头臂干上,椎动脉起始处的近心段出现异常狭窄,在同侧上肢运动后,椎基底动脉的血流出现向为上肢肌肉供血的锁骨下动脉的远端分流,或称为"盗血"。狭窄通常发生在左侧。查体时可发现受累上肢脉搏减弱,血压低于健侧。

自发性蛛网膜下腔出血可表现为晕厥,但同时还伴有其他症状,如局灶性神经功能缺损、头痛或持续的意识状态改变。其晕厥发生的机制可能与颅内压升高导致脑灌注压下降有关。蛛网膜下腔出血可以由其他原因引起晕厥摔倒后出现头外伤而产生。癫痫发作容易与晕厥相混淆,因为短暂的强直阵挛发作常伴有一过性意识丧失。与晕厥相比,癫痫发作具有特征性表现,包括既往癫痫病史、持续数分钟的意识模糊(癫痫后状态)、舌咬伤、失禁或伴有癫痫先兆症状。

六、药物所致晕厥

药物可通过各种方式引起晕厥,需要仔细地询问病史,但最常见的是直立性低血压。β 受体拮抗剂或钙通道阻滞剂可导致直立后心率升高反射受到抑制;硝酸酯类药物可引起静脉池和血管扩张;利尿剂可引起血容量不足;而有些药物有致心律失常的作用,特别是老年人常存在多药联用,可能会引起心律失常而发生晕厥。

【诊断思路】

晕厥的诊断是临床诊断,需要仔细评估临床表现,选择恰当的检查以明确诊断。病史的采集在晕厥的诊断中尤为重要。急诊评估的目标是,识别有近期和远期复发或猝死风险的患者。对能确定晕厥病因的患者,根据病因指导治疗。对诊断不清的患者,需根据详尽的病史、查体、心电图结果及其他必要的检查进行危险分层。

一、病史

了解患者的既往史,以及是否有人目击事件的发生。首先了解患者意识丧失前的具体情况,包括患者的体位、环境刺激、剧烈运动或上肢活动。询问是否有前驱症状,如头痛、复视、眩晕或肢体无力。询问是否有胸痛、心悸。明确意识丧失持续的时间及恢复意识后的症状。一些晕厥的伴随症状常提示有生命危险,需予以重视。这些症状包括:胸痛(急性心肌梗死、主动脉夹层、肺栓塞、主动脉瓣狭窄)、心悸(心律失常)、呼吸困难(肺栓塞、充血性心力衰竭)、头痛(蛛网膜下腔出血)和腹痛或背痛(腹主动脉瘤破裂、异位妊娠破裂)。如晕厥发生前无先兆或发生于运动后,常提示为心律失常或心肺器质性疾病所致。采集既往病史、饮酒史和药物滥用史。采集既往史包括询问是否有基础器质性心肺疾病,包括先天性心脏病、瓣膜病、冠脉疾病、充血性心力衰竭、肺栓塞、静脉血栓栓塞风险和室性心律失常。还包括询问既往是否有过晕厥史,如患者一年内晕厥次数超过 5 次,则很有可能为血管迷走性晕厥或精神性的,其为心律失常所致的可能性相对较小。详细记录所有用药,包括如通便药之类的非处方药。使用节食法减肥的患者,可能会出现电解质紊乱或有可能服用苯丙胺类药物。对家族史中有 QT 间期延长综合征、心律失常、心源性猝死或其他心脏事件病史的患者,也应予以重视。特别需要注意的是,发生跌倒或单车事故的患者(常为离道行驶后撞车者),尤其是年龄 ≥65 岁,既往有慢性心功能不全病史或心电图异常的患者。医务人员常只关注外伤情况而忽略了可能首先是某些原因引起这类患者晕厥,而后发生事故的。

癫痫常被误诊为晕厥,而各种原因的晕厥均可出现轻度、短暂的强直阵挛发作("痉挛性晕厥")。但这两种情况的病理生理机制却不尽相同。在鉴别晕厥和癫痫时,病史很重要。先兆症状和发作后症状有助于鉴别。有典型的先兆或发作后意识模糊、肌肉疼痛常提示为癫痫;而呕吐、大汗这类特征性前驱症状常提示为神经介导的反射性(血管迷走性)晕厥。此外,事件目击者提供的信息也很重要。发作时有头部扭转或异常姿势的常为癫痫,发作后症状持续时间长的多为癫痫。尿失禁在此二者的鉴别诊断中意义不大。癫痫与晕厥的鉴别诊断见表 4-2。

表 4-2　癫痫与晕厥的鉴别诊断

提示诊断的临床表现	癫痫	晕厥
发作前症状	气味(如怪味)	恶心、呕吐、腹部不适、出冷汗(神经介导)、头晕、视物模糊
意识丧失时的表现(目击者所见)	强直阵挛持续时间较长,发作开始伴有意识丧失 单侧阵挛 明确的自动症或咀嚼或咂舌或口吐白沫(部分癫痫发作) 咬舌 面色青紫	强直阵挛持续时间较短(<15 秒),在意识丧失后出现
发作后症状	意识混乱时间较长 肌肉疼痛	意识混乱时间较短 恶心、呕吐、面色苍白(神经介导)

二、查体

就诊时伴外伤的晕厥患者,如手部和膝盖没有因为防御性的撑地而受伤,则需要警惕是否为心律失常之类原因所致的毫无征兆的突然发作,不过非心源性晕厥的患者也可出现头面部外伤。查体需要重点检查心血管和神经系统。测量双侧的血压,如果双侧血压不对称,则需要考虑主动脉夹层或锁骨下动脉盗血的可能。仰卧 5 分钟后测量直立位血压,分别在直立后 1 分钟、3 分钟反复测量,收缩压降低 ≥20mmHg 或舒张压降低 ≥10mmHg,或收缩压降至 <90mmHg 为异常。心脏查体可以发现肥厚型心肌病或主动脉瓣狭窄的杂音。神经系统查体可以发现,局灶性神经功能缺损或周围神经病变引起的自主神经功能紊乱的表现。直肠肛诊及便潜血检查可以发现是否有消化道出血。

三、辅助检查

1. 心电图检查　虽然能通过心电图确诊的病例不多,但因其简便、无创,并能在危险分层中起到重要的作用,所以推荐常规进行 12 导联心电图检查。通过心电图检查,可以发现肺心病、急性缺血或新的心电图异常、心律失常、传导阻滞和 QT 间期延长或缩短的线索。关于 QT 间期延迟目前有多个定义,一般认为 QT 间期大于 470ms 为延长,当其大于 500ms 时可出现明显的症状。而 QT 间期小于 350ms 为缩短。有新发或陈旧的左束支传导阻滞(完全性左束支阻滞、左前或左后分支阻滞、QRS 增宽)者,其死亡率比正常人群高 2.5 倍。非窦性心律者的死亡率比窦性心律人群高 1.5 倍。

2. 实验室检查　应根据病史和查体结果选择恰当的实验室检查。例如:对直立位出现症状的患者和便血的患者应行全血细胞计数检查。育龄期女性应行尿妊试验。癫痫全身性大发作后会出现一过性阴离子间隙增宽型代谢性酸中毒,而一般的晕厥则不会。单纯电解质检查对晕厥的病因诊断意义不大,但血尿素氮升高是晕厥后 30 天内发生严重不良事件的预测因子。脑利尿钠肽(BNP)或 NT-

proBNP 水平可预测患者死亡的风险。有研究发现,晕厥患者中 BNP 大于 300pg/ml 的死亡率较高,但是 BNP 对有充血性心力衰竭或器质性心脏病基础的晕厥患者的死亡风险的预测价值尚不清楚。

3. 颈动脉窦按摩　颈动脉窦按摩用于怀疑颈动脉综合征患者,以判断是否有颈动脉窦高敏。取得患者知情同意后,在有心电及血压监护的情况下,可在急诊进行颈动脉窦按摩。每侧的颈动脉窦分别按摩 5~10 秒。如果出现心脏停搏大于 3 秒,或收缩压下降大于 50mmHg,为阳性。有颈动脉狭窄,局部皮肤瘀斑,近期(3 个月内)有卒中或心肌梗死病史,以及有室性心动过速或室颤病史的患者,则不能行颈动脉窦按摩。颈动脉窦按摩很少引起神经功能缺损,约 0.1% 接受颈动脉窦按摩的患者其神经功能缺损持续时间会大于 24 小时。然而,只有一小部分颈动脉窦高敏的患者会出现典型的颈动脉窦症状。

4. 过度通气动作　过度通气动作(张开嘴,缓慢地进行 20~30 次 /min 的深呼吸,持续 2~3 分钟)在怀疑有精神障碍的、年轻的、原因不明晕厥患者的鉴别诊断中有较高的价值。该检查在急诊简便易行,过度通气时如出现先兆症状或晕厥,则考虑为精神性(焦虑激发)晕厥。

5. 神经系统辅助检查　如病史和查体不支持外伤或神经系统疾病引起晕厥者,无需将 CT、脑电图或腰椎穿刺作为常规检查。因此,晕厥后无遗留症状,且无外伤的患者无需常规行 CT 或 MRI 检查。

6. 肺栓塞相关检查　意大利一项研究发现,肺栓塞的患者中有 17% 是以晕厥为主因入院的。但一项更大的多中心研究发现,肺栓塞的发病率为 0.15%~2.00%。在所有急诊就诊的晕厥患者中,肺栓塞的发病率为 0.06%~1.40%,因此,肺栓塞相关检查无需作为晕厥患者的常规检查,但对于存在静脉血栓栓塞风险、既往有肺栓塞病史或目前检查结果提示有肺栓塞可能的患者,则需要进一步行肺栓塞相关检查。

四、临床决策与风险评估

1. 诊断明确的晕厥　如果晕厥的病因可通过病史、查体和心电图明确的话,处理就相对比较简单。心源性和神经源性晕厥的患者,必要时应予收入院。血管迷走性、直立性和药物相关性晕厥的患者,心血管意外的风险性并未因此增加,故在症状恢复后无需收入院。

2. 原因不明的晕厥 即使做了非常详尽的检查,仍会有 40% 的晕厥患者诊断不明确。近年来大量的研究分析了晕厥患者的短期和 1 年的发病率和死亡率。Quinn 通过分析 7 天和 30 天的不良事件,制定并验证了旧金山晕厥规则(San Francisco Syncope Rule)。这些不良事件的重要危险预测因子包括:①既往充血性心力衰竭病史;②心电图异常(非窦性心律、传导延迟或新发的房室传导阻滞、新发的 QRS 波或 ST 段改变);③血细胞比容小于 30%;④呼吸困难;⑤急诊就诊时收缩压小于 90mmHg。上述含五项风险预测因子中的任何一项对 1 年内死亡预测的灵敏度为 89%,特异度为 52%。此外,还有研究发现,年龄 >65 岁、

无前驱症状或缺乏血管迷走性病因、肌钙蛋白阳性、收缩压 >180mmHg、伴有外伤为高危因子。

这些研究发现的危险因子,可以帮助医生明确患者的风险并给予恰当的处理。虽然这些研究可能因为研究队列的规模、不良事件的数量,以及这些事件的定义不同而有一定的局限性。但这些研究均发现,就诊时心电图异常和心脏病史,特别是既往有充血性心力衰竭的器质性心脏病,可显著增加晕厥的风险。

3. 总体处置策略 总体处置策略见图 4-1,该图是根据美国急诊医师学会的《成人晕厥的急诊处置指南》绘制,图中列举了比较重要的危险因子。还有一些可用于决定入院和远期随访的危险因子未纳入图 4-1 中,包括:仰卧位晕厥、运动性晕厥、无前驱症状的晕厥、晕厥前伴心悸、年龄大于 60 岁或 65 岁。

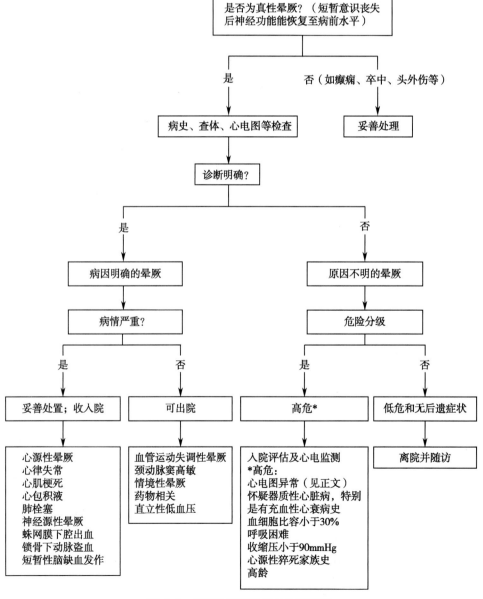

图 4-1　晕厥急诊评估总体处置策略

4. 处置与随访 《成人晕厥的急诊处置指南》建议使用上述危险因子对患者进行处置和管理。低危患者(明确为反射性晕厥、既往无心脏病史、目前已无症状、查体及心电图正常者)可以离院,门诊随诊。对于中危与高危患者的预后,不同指南和地区观点不尽相同。然而对于有胸痛、呼吸困难、运动性晕厥、晕厥前伴心悸、心电图有传导异常或心律失常、既往有慢性心功能不全或器质性心脏病病史、有心脏性猝死家族史的患者,建议收入院进一步评估治疗。

(1)住院评估:首先,应评估患者是否马上有生命危险(如卒中、主动脉夹层等);其次,需评估患者是否有心脏的基础疾病或心律失常(表 4-3)。如果入院后的心电监测过程中,患者再次出现症状,同时监测出现心律失常,则证实心律失常为引起晕厥的原因;如再次出现症状时,仍为窦性心律,则可排除心律失常为晕厥的原因。既往已知或怀疑有心脏疾病者应行心脏超声检查以明确是否有瓣膜病、先天异常、心肌病,并对心功能进行总体评估。因为心脏超声出现异常者通常都会有临床表现,所以心脏查体和心电图均正常的患者无需常规行心脏超声检查。负荷试验用于诊断运动诱发的心律失常和缺血,或诱发心脏超声已排除

肥厚型心肌病的运动性晕厥。电生理检查通常用于既往有心律失常、预激或基础心脏病的诊断中。电生理检查包括有创性电刺激和心电监测,用以发现可能存在的易引发快速性心律失常(室性和室上性)或缓慢性心律失常的传导异常。

(2)门诊评估:大多数低危患者,如果症状不是反复出现,则可不再进行进一步检查。长时间的心脏监测有助于心律失常的确诊(表 4-3),特别是在医院检测一段时间后出院的中高危患者。对于监测仪佩戴的时长目前尚无定论,不过最新的美国心脏协会指南中建议晕厥患者进行长期监测。长期使用植入式循环记录仪(implantable loop recorder, ILR),可使超过 50% 的反复发作晕厥的患者得到确诊。反复发作的原因不明的晕厥推荐进行倾斜试验。该试验将仰卧于倾斜台的患者快速立起至 60° 并维持 45 分钟。如出现晕厥、低血压或该患者的典型症状再次出现,则为阳性。反复发作反射介导的晕厥,经保守治疗无效者可行心脏起搏器植入术。既往没有心脏疾病病史却反复发作晕厥的年轻患者推荐精神科会诊。建议 QT 间期延长的患者行 LQTS 基因检测,如该基因阴性,其发生致命性晕厥的可能性较小。

表 4-3 晕厥 / 类似晕厥的急诊后检查

检查	指征	用途
心源性晕厥		
心电图监测	住院患者,如无严重的心脏病,发作频率大于 1 次 / 周者,门诊行动态心电图检查	如晕厥再发同时,监测发现心律失常,则确诊为心源性晕厥;如再发时为窦性心律,则可排除
植入式循环记录仪	入院评估期间未发作,且发作频率小于 1 次 / 月者	反复发作晕厥的患者长期使用后诊断阳性率大于 50%
心脏超声	病史、查体或心电图提示有器质性疾病者	确诊器质性心脏病,并对其功能进行评估
电生理检查	发现心律失常或严重的潜在的心脏病	明确是否有可诱发心动过速或心动过缓的心电图异常
负荷试验	运动相关晕厥	明确是否有运动诱发心律失常和运动后晕厥
神经源性晕厥		
CT/MRA/ 颈动脉超声	神经系统症状或体征	明确是否有脑血管异常或锁骨下动脉盗血
脑电图	怀疑癫痫	发现潜在的癫痫
反射介导的晕厥		
倾斜试验	已排除心源性因素的反复发作的晕厥	试验阳性则诊断血管迷走性晕厥
精神障碍		
精神科检查	年轻的、无基础心脏疾病者	明确是否有潜在的精神异常

【治疗】

一、晕厥治疗的一般原则

根据危险分层和特定的发病机制制订治疗方案

(图 4-2)。一般原则:决定疗效的主要因素是晕厥的发生机制;确定疗效的标准是观察治疗后症状是否复发;起搏治疗可有效改善缓慢心律失常相关症状,而不能纠正低血压相关症状;针对直立性低血压和低血压反射还缺乏特异性治疗方法;对存在心脏性猝死风险者根据危险分层制订治疗方案。

二、不同病因晕厥的治疗

(一) 反射性晕厥的治疗

反复和不可预测的发作可能导致伤残。治疗目的是预防复发,避免造成外伤,改善生活质量。

非药物治疗是主要的治疗方法,包括健康教育、生活方式改变和倾斜训练。对发作频繁、不可预测或影响生活质量,无先兆或先兆非常短暂,有外伤风险,高危作业者(如驾驶、操作机械、飞行、竞技性体育等),需进一步治疗。

1. 健康教育及生活方式改变 告知患者本病属良性过程,避免诱因(如闷热、拥挤环境、脱水等);咳嗽性晕厥者抑制咳嗽;坐位排便;增加水和食盐量;早期识别前驱症状,尽快进行增压动作,及时坐下或躺下。

2. 根据患者情况,停用或减量降血压药物,包括硝酸酯类、利尿剂或抗抑郁药。

3. 物理治疗 是一线治疗方法。双腿或双上肢肌肉做等长收缩(双腿交叉、双手紧握和上肢紧绷)的肢体加压动作,可能增加心排血量并升高血压,避免或延迟意识的丧失,在有先兆时应用可有帮助。但不推荐用于老年患者。家庭倾斜训练也可能减少复发。

4. 药物治疗 适用于非药物治疗后仍反复发作者,但疗效不佳。盐酸米多君是血管抑制型晕厥不伴高血压患者的首选药物,可短期应用。β 受体拮抗剂可试用于基础心率快、晕厥前有明显心率增快的患者。

5. 心脏起搏 适用于发作时伴严重心动过缓或心脏停搏者,如 40 岁以上、反复发作和长时间心脏停搏者。建议对晕厥与心脏停搏相关的患者植入双腔起搏器。对心脏抑制型或混合型颈动脉窦综合征患者,推荐植入有频率骤降应答功能的双腔起搏器。反射性晕厥患者的起搏治疗策略见图 4-3。

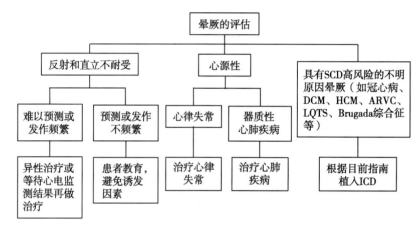

图 4-2 基于危险分层和发病机制的晕厥治疗策略

注:SCD,心脏性猝死;DCM,扩张型心肌病;HCM,肥厚型心肌病;ARVC,致心律失常性右心室心肌病;LQTS,长 QT 综合征;ICD,植入型心律转复除颤器。

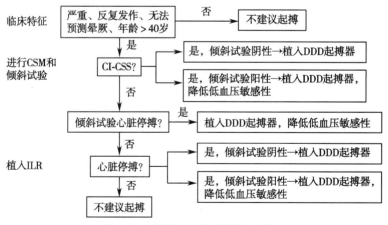

图 4-3 反射性晕厥的起搏治疗策略

注:CSM,颈动脉窦按摩;CI-CSS,颈动脉窦综合征心脏抑制型;DDD,双腔起搏器;ILR,植入式循环记录仪。

（二）直立性低血压

对直立性低血压可采用以下治疗方法。①健康教育和生活方式改变。②水和盐的充足摄入：鼓励患者饮水 2~3L/d，进盐 10g/d；快速饮用冷水可减轻直立位不耐受及餐后低血压，对高血压、肾脏疾病、心力衰竭或其他心脏病患者，补充盐和水需要评估获益与风险。③减量或停用降压药，避免过度使用降压药，收缩压以 140~150mmHg 为宜。跌倒高危者，降压药优先选择血管紧张素转换酶抑制剂（ACEI）、血管紧张素 II 受体阻滞剂（ARB）和钙通道阻滞剂，避免使用利尿剂和 β 受体拮抗剂。④肢体加压动作，腿部交叉和蹲坐，适用于有先兆和有能力进行等长肌肉收缩动作者。⑤腹带或穿用弹力袜。⑥睡眠时头部抬高 10°，可减少夜间多尿。⑦盐酸米多君是一线治疗药物，可提高站立位血压，改善症状，剂量为每次 2.5~10mg，每日 3 次，或临时用药进行预防。

（三）心律失常性晕厥

治疗原则：应积极检查和治疗。治疗前全面评估病情、治疗的获益与风险以及是否存在心脏性猝死的其他危险因素，以决定是否应用植入型心律转复除颤器（implantable cardioverter defibrillator，ICD）或相关检查设备（如 ILR）。

1. 窦房结疾病 起搏器治疗适用于，经心电图证实晕厥由间歇性窦性停搏或窦房阻滞引起者（图 4-4）。晕厥与缓慢心率关系不明确者，起搏治疗后 5 年晕厥复发率为 15%~28%。晕厥患者如记录到无症状的心室停搏>3 秒，在排除年轻人体能训练、睡眠和服药及其他因素如低血压后，需起搏治疗。窦房结恢复时间显著延长者多需起搏治疗。停用或不用可能加重或引起缓慢心律失常的药物，快慢综合征患者可首先消融治疗快速性心律失常，再根据缓慢性心律失常的情况确定是否行起搏治疗。

2. 房室传导系统疾病 起搏器治疗适用于房室传导阻滞相关的晕厥（图 4-4），可有效预防三度或二度 II 型房室传导阻滞患者出现晕厥。

3. 束支传导阻滞合并不明原因的晕厥 约 15% 的束支传导阻滞合并晕厥患者病因不明。推荐心内电生理检查用于左室射血分数（left ventricular ejection fraction，LVEF）>35% 的患者；对复发性风险高且可能出现意外者，需个体化评估风险 / 获益比，必要时给予经验性起搏治疗。

使死亡率增高的危险因素包括，束支传导阻滞、心力衰竭、既往心肌梗死，以及低左室射血分数、器质性心脏病和室性快速性心律失常患者合并的晕厥，需根据相关指南进行 ICD 或心脏再同步化治疗，如果晕厥由直立性低血压或血管压力感受器反射等非心律失常因素引起，起搏治疗不能预防晕厥再发。

4. 快速性心律失常相关的晕厥 导管消融是阵发性室上性快速性心律失常的首选治疗方法。药物治疗适用于消融前过渡期、未能进行消融或消融失败者。对阵发性室性心动过速，推荐导管消融或药物治疗；对治疗失败或不能实施者，植入 ICD。

（四）器质性心脏病、心肺和大血管疾病

严重主动脉狭窄、急性心肌梗死 / 缺血、肥厚型心肌病、心脏占位性病变（心房黏液瘤、巨大血栓等）、心包疾病 / 心脏压塞、先天性冠状动脉畸形、人工瓣膜功能障碍、肺栓塞、急性主动脉夹层和肺动脉高压等引起的继发性晕厥，在老年患者中发生率高。部分患者可合并典型的反射性晕厥，下壁心肌梗死或主动脉狭窄者可触发或诱导反射异常。治疗目标不仅是防止晕厥再发，而且要治疗基础疾病和减少心脏性猝死的风险。

（五）心脏性猝死高危患者

器质性心脏病或遗传性心律失常合并晕厥者的死亡风险是无晕厥者的 2~4 倍；心脏病患者合并不明原因晕厥，如不符合反射性晕厥、直立性低血压和心源性晕厥的诊断标准，诊断为疑似心律失常性晕厥。有室性心动过速 / 心室颤动心电学证据的晕厥患者需要 ICD 治疗；缺乏心电学证据但晕厥可能与一过性室性心律失常相关，需仔细评估 ICD 植入的必要性。

1. 左心功能不全有明确 ICD 植入指征者 不论晕厥的原因是否明确，在进一步评估前或同时植入 ICD。ICD 植入可降低心脏性猝死风险，但不降低晕厥再发的风险，须明确晕厥的确切病因。

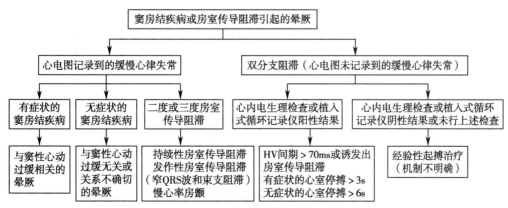

图 4-4 心动过缓相关晕厥患者的起搏治疗适应证

注：HV，希氏束至心室。

2. 不明原因晕厥合并心功能不全者 对经充分药物治疗仍有症状（纽约心脏病协会心功能分级Ⅱ～Ⅲ级）、LVEF≤35%、预计生存期限≥1年者，推荐植入ICD。

3. 肥厚型心肌病 心脏性猝死高危因素包括，年轻患者、有早发心脏性猝死家族史、最大左心室壁厚度≥30mm、非持续性室性心动过速、运动时血压不能正常升高、左心房内径扩大及心脏磁共振LGE阳性。也可用心脏性猝死风险评估模型计算5年内心脏性猝死发生概率。高危患者应预防性植入ICD，不明原因的晕厥是心脏性猝死和ICD治疗性放电的独立预测因子。

4. 致心律失常性右心室心肌病 当出现不明原因晕厥提示与心律失常有关时，应考虑植入ICD。ICD的明确指征如下：频发非持续性室性心动过速、早发心脏性猝死家族史、广泛右心室病变、显著QRS时限延长、磁共振钆延迟显像、左心室功能不全及电生理检查诱发室性心动过速。

5. 遗传性心律失常 ①长QT综合征（long QT syndrome，LQTS）：有晕厥史者心脏骤停风险高，总发生率为5%。β受体拮抗剂降低晕厥和心脏性猝死风险，如治疗后仍有心脏骤停和晕厥发作，其致死性心脏事件的风险等同于未经治疗者，应植入ICD；对治疗依从性好、没有诱发因素、LQTS 2型和3型合并晕厥者优先考虑ICD治疗。左心交感神经去除术适用于LQTS 1型患者。②Brugada综合征：合并晕厥时心律失常事件的风险比无症状者高2～3倍，考虑植入ICD；晕厥与心律失常无关应避免植入ICD，疑似心律失常性晕厥患者应首先行植入式循环记录仪评估。

在考虑ICD植入适应证时，应结合以下与心律失常相关的危险因素：1型Brugada波样心电图、心脏性猝死家族史、电生理检查中1或2个期前刺激可诱发心室颤动、QRS碎裂波、肢导联出现早期复极、Tp-Te及PR间期延长。与自发性1型相比，药物诱发1型Brugada样心电图者猝死风险低。

（刘芳艳　秦俭）

参考文献

[1] SHEN W K, SHELDON R S, BENDITT D G, et al. 2017 ACC/AHA/HRS guideline for the evaluation and management of patients with Syncope: A report of the American College of Cardiology/American Heart Association task force on clinical practice guidelines and the Heart Rhythm Society [J]. Circulation, 2017, 136 (5): e60-122.

[2] BRIGNOLE M, MOYA A, DE LANGE F J, et al. 2018 ESC Guidelines for the diagnosis and management of syncope [J]. Eur Heart J, 2018, 39 (21): 1883-1948.

[3] 中华心血管病杂志编辑委员会，中国生物医学工程学会心律分会，中国老年学和老年医学学会心血管病专业委员会，等. 晕厥诊断与治疗中国专家共识 (2018)[J]. 中华心血管病杂志, 2019, 47 (2): 96-107.

第5章

抽搐与惊厥

抽搐(tics)与惊厥(convulsion)均属于不随意运动。抽搐系指全身或局部骨骼肌群非自主抽动或强烈收缩。抽搐包括痫性发作(seizure)和非痫性发作。痫性发作是脑神经元突然过度放电引起的短暂脑功能失调,患者出现全身(四肢、躯干、颜面)骨骼肌非自主强直性(持续肌肉收缩)与阵挛性(断续肌肉收缩)抽搐,引起关节运动和强直,又称癫痫发作。当肌群收缩表现为强直性和阵挛性时,称为惊厥。惊厥表现的抽搐一般为全身性、对称性,多伴有意识障碍。

癫痫(epilepsy)则特指一组以反复发作为特征的神经系统疾病。其发作时间从短暂到几乎无法检测。癫痫的发作可以导致直接损伤(如骨折),或间接损伤(如发作后导致的相关事故)等。癫痫持续状态(status epilepticus)是癫痫发作的最严重表现形式之一,是指单次的癫痫发作持续5分钟以上,或者5分钟内有2次或以上的癫痫发作,且患者在发作之间未恢复正常。癫痫发作可以强直阵挛型,表现为有规律的肢体手臂和腿部的收缩和伸展,也可以是不涉及肢体的收缩,例如失神性癫痫发作,或复杂的部分性癫痫发作。

惊厥的概念与癫痫有相同也有不同之处,癫痫大发作与惊厥的概念相同,而癫痫小发作则不应称为惊厥。

【病因与发病机制】

抽搐的表现形式多样,主要分痫性发作和非痫性发作,前者有惊厥(全面性强直-阵挛发作)、强直性抽搐、肌阵挛发作、失神发作、自动症(automatism)等,后者见于低血钙手足搐搦、假性癫痫发作(如癔病性抽搐)等,因此抽搐的病因和发病机制非常复杂。

一、病因

抽搐与惊厥的病因可分为特发性与症状性,特发性常因先天性脑部不稳定状态所致。症状性病因主要有:

1. 脑部疾病 ①感染:如脑炎、脑膜炎、脑脓肿、脑结核瘤等。②外伤:如颅脑外伤、产伤等。③肿瘤:包括颅内原发性肿瘤、脑转移瘤等。④脑血管疾病:如脑出血、蛛网膜下腔出血、高血压脑病、脑栓塞、脑梗死、脑缺氧等。⑤脑寄生虫病:如脑型疟疾、脑血吸虫病、脑囊虫病、脑棘球蚴病等。⑥其他脑部疾病:如先天性脑发育障碍、原因未明的大脑变性(如结节性硬化、播散性硬化、胆红素脑病)等。

2. 全身性疾病 ①感染:如急性胃肠炎、中毒型菌痢、脓毒症、中耳炎、狂犬病、破伤风等;小儿高热惊厥主要由急性感染所致。②中毒:急性酒精中毒、苯中毒、铅中毒、砷中毒、汞中毒、农药中毒、药物中毒等。③心血管疾病:高血压脑病、阿-斯综合征等。④代谢性疾病:如低血糖、低血钙、低血镁、急性间歇性血卟啉病、子痫、维生素 B_6 缺乏、尿毒症、肝性脑病等。⑤风湿性疾病:如系统性红斑狼疮、脑血管炎等。⑥其他:如戒断综合征、热射病、窒息、电击伤等。

3. 神经症 如癔症性抽搐。

4. 其他 如小儿惊厥(部分为特发性,部分因脑损伤所致),高热惊厥多见于小儿。

二、发病机制

抽搐的发生机制极为复杂,至今仍未阐明。目前,脑组织的生理、生化方面的研究显示,抽搐的发作主要机制是,由大脑运动神经元的异常放电致脑功能短暂失调。该异常放电主要是神经元膜电位的不稳定引起,可由代谢、营养、皮质病变等激发,并与遗传、免疫、精神因素及微量元素等有关。具体来说,根据引起肌肉异常收缩的电兴奋信号的来源不同,可分为以下两类机制:

1. 大脑功能的短暂性失调 这是脑内神经元过度同步化放电的结果,当异常的电兴奋信号传至肌肉时,则引起广泛肌群的强烈收缩而形成抽搐。在正常情况下,脑内对神经元的过度放电及由此形成过度同步化,均有一定控制作用,即构成所谓抽搐阈。许多脑部病变或全身性疾病可通过破坏脑的控制作用,使抽搐阈下降,甚至引起抽搐。①神经元异常放电及其扩布:颅内外许多疾病,可通过不同途径影响膜电位的稳定,有直接引起膜电位降低(如低钠血症),使神经元更易去极化而产生动作电位(兴奋阈下降);间接通过影响能量代谢或能量缺乏,导致膜电位下降;神经元膜的通透性增高,使细胞外钠流入细胞内,而细胞内钾外流,因而膜电位及兴奋阈降低。②神经递质与突触传递的改变:中枢神经系统某些神经元的轴突于突触点释放抑制性递质,对神经元的过度放电及同步化也起一定控制作用。当兴奋性神经递质过多(如有机磷中毒时乙酰胆碱积聚过多)或抑制性神经递质过少(如维生素 B_6 缺乏时,由于谷氨酸脱羧酶的辅酶缺乏,使谷氨酸转化成抑制性递质的 γ-氨基丁酸减少)均可导致抽搐。③抑制系统通路受阻断:脑内有些神经元组成广泛的抑制系统,有控制神经元过度放电的作用。脑部病变除了直接损害神经元膜或通过影响脑血液供应外,也可能阻断抑制系统,使神经元容易过度兴奋。

④网状结构的促去同化系统功能降低：脑干神经元放电同步化系统与网状结构的促去同化系统之间的平衡，对控制神经元的过度放电及同步化起相当的作用。

2. 非大脑功能的障碍 引起肌肉异常收缩的电兴奋信号来源于下运动神经元，主要是脊髓的运动神经元或周围运动神经元。如破伤风杆菌外毒素选择性作用于中枢神经系统(主要是脊髓、脑干的下运动神经元)的突触，使其肿胀而发生功能障碍；士的宁中毒引起脊髓前角细胞过度兴奋，发生类似破伤风的抽搐；各种原因的低钙血症，除了使神经元膜通透性增高外，也常由于下运动神经元的轴突(周围神经)和肌膜对钠离子的通透性增加而兴奋性升高，引起手足搐搦。

三、儿童惊厥发病机制

儿童惊厥(6 岁以下)发生率是成人的 10~15 倍，儿童惊厥的发病机制有其特殊性。婴幼儿大脑皮质功能未完善 / 抑制差、兴奋易扩散、神经髓鞘未完全形成、神经传导分化不全、冲动易泛化、血 - 脑脊液屏障不良、毒物易渗入脑组织及水电解质代谢不稳定等因素，是导致儿童惊厥高发生率的主要原因。相对成人而言，短暂性脑功能失调对小儿神经系统发育影响更大，一次惊厥对短期记忆的一过性影响与脑震荡所致的损伤相当，而惊厥持续状态可产生严重不可逆脑损伤，小儿惊厥 30 分钟以上就可产生神经元缺血病变，影响小儿智力和健康。通常成人惊厥超过 6 小时才产生类似变化。

【诊断思路】

抽搐并不是单一疾病，而是许多疾病的严重临床表现或主要征象。因此，在诊断过程中，应综合分析各方面资料，才能明确其发生的原因。

一、抽搐的诊断

(一) 病史

不同疾病所致的抽搐，其临床表现不尽相同，故详细收集病史是非常重要的。

1. 明确抽搐类型 依抽搐的形式，可分为以下两种：①痫性发作(癫痫发作)；②非痫性发作。前者(尤其是全面性强直 - 阵挛发作，即惊厥发作)需要急诊医师快速评估和保护气道、控制癫痫发作，并积极寻找病因。而非痫性发作抽搐虽然不似前者致命，但抽搐的控制更加困难，临床重点是寻找可能病因。判断癫痫发作最重要的依据是患者的病史，如先兆症状、发作时状态及发作后意识模糊等，而不是依靠神经系统查体和实验室检查。患者发作后意识模糊状态高度提示癫痫发作。

2. 了解基础疾病和用药史 对诊断有重要参考价值。如反复发作常提示癫痫，新近发生的癫痫发作，通常由于原发性神经病和系统性疾病或代谢紊乱所致，有外伤、感染及内脏器官基础疾病史者提示可能为症状性癫痫。神经系统副肿瘤综合征和自身免疫性脑炎也常伴有急性行为改变、抽搐发作、语言功能障碍等。此外，还须详细了解用药

史和饮酒史，尤其是抗癫痫药物使用情况。

3. 伴随症状 对病因诊断有相当意义。

(1)症状性癫痫发作：①颅内疾病时可伴有头痛、发热等；②阿 - 斯综合征抽搐时伴有心搏骤停、心音及脉搏消失；③低血糖所致抽搐前多有乏力、饥饿、出汗，发作时伴有心动过速、血压升高、瞳孔散大；④子痫者伴有头痛、眼花、呕吐，可有高血压、水肿和蛋白尿；⑤嗜铬细胞瘤时伴有心搏快、气促、出汗、面色及四肢苍白、发冷、头痛、血压急剧升高、瞳孔散大；⑥尿毒症患者伴有氮质血症和酸中毒表现。

(2)低血钙性手足搐搦症：①甲状旁腺功能减退症患者可伴有哮喘，易激动、焦虑等精神症状，皮肤粗糙，头发脱落，牙齿发育不良；②肠源性手足搐搦症患者伴有慢性腹泻；③肾病性手足搐搦症患者伴有代谢性酸中毒表现；④假性甲状旁腺功能减退症患者伴有先天畸形如矮胖、圆脸、短指。

(3)血钙正常性碱中毒性手足搐搦症：伴有引起碱中毒的症状，如过度换气，大量呕吐或服用大量碱性药物。

(二) 体格检查

导致抽搐病因众多，常涉及临床各科，详细系统地体检十分重要。通常包括：

1. 系统查体 重点是生命体征和有无创伤表现。但几乎体内各重要内脏器官的疾病均可引起抽搐，故须按系统进行检查。如心音及脉搏消失，血压下降或测不到，或严重心律失常，要考虑心源性抽搐；苦笑面容、牙关紧闭、角弓反张者要考虑破伤风；怀疑手足搐搦症时要查：①低钙击面征(Chvostek sign)，以中指轻扣耳前面神经，可引起同侧面肌抽搐；②低钙束臂征(Trousseau sign)，以血压计袖带缠绕一侧上臂，打气至舒张压与收缩压之间，维持 3 分钟，可引起该侧手的搐搦。

2. 神经和精神专科查体 有助于致抽搐病变的定性与定位。重点注意瞳孔反射、病理征、局灶神经体征、眼底情况。

(三) 辅助检查

根据病史、体检所提供的线索，选择辅助检查项目。①全身性疾病：应选择相应的检查。除了血尿粪常规外，有心电图、血液生化(血糖、尿素氮、电解质等)、血气分析、肝肾功能、内分泌功能测定、毒物分析等。②神经系统疾病：根据临床提示的病变部位和性质，选择相应的辅助检查，如脑电图、肌电图、脑脊液、神经影像学检查(头颅 CT、MRI、MRA)等；近年来 PET 等功能影像学检查手段越来越多地被用于抽搐的病因诊断，它可显示脑局部代谢变化，辅助癫痫灶定位。

此外，随着对于癫痫发作机制的深入认识，目前认为有些基因的突变将导致癫痫的发作。基因检测目前更多地被用来指导抗癫痫药物的选择。目前基因检测多用于儿童和婴幼儿患者，但对于有儿童时期癫痫发作的成年患者也可以考虑行基因检测来指导癫痫的治疗。

二、抽搐的病因判断

所有抽搐患者均应结合上述资料尽可能做出病因诊断，如为首次发作，首先须排除各种疾病引起的症状性发

作,寻找可逆因素(如低血糖、低钠血症、低钙血症、药物过量等)。临床上还可根据抽搐时是否伴有意识障碍,可将抽搐分为两大类。

(一) 伴意识障碍性抽搐

1. 大脑器质性损害性抽搐 其特点为:①抽搐为阵挛性和/或强直性;②意识障碍较重,持续时间长,且多伴有瞳孔散大、大小便失禁、面色青紫等表现,多数有颅内高压表现;③脑脊液检查常有异常发现,脑电图、CT、MRI 等检查有助于诊断。

2. 大脑非器质性损害性抽搐 其特点有:①意识障碍可轻可重,多数为短暂性昏迷,约在数秒至数十秒内自行恢复;②全身性疾病的表现往往比神经系统表现更明显;③无明确的神经系统定位体征;④脑脊液检查和脑电图检查多正常。

(二) 不伴意识障碍性抽搐

可分为神经肌肉兴奋性增加(见于低血钙或低血镁、破伤风或马钱子碱中毒)和神经肌肉兴奋性正常(见于药物戒断反应、癔病性抽搐)两类,但以电解质紊乱(如低血钙、低血镁等)所致者较常见。此类抽搐的特点是呈疼痛性、紧张性肌收缩,常伴有感觉异常。根据病史和临床表现常可确定这类抽搐的病因。如诊断有困难时,可测定血钙与血镁。在紧急情况下,可先静脉注射 10% 葡萄糖酸钙 10ml,无效时可再静脉注射 25% 硫酸镁 5~10ml。这样既有鉴别诊断的意义,又有治疗作用。

三、临床常见抽搐

1. 癫痫发作(痫性发作) 患者出现全身骨骼肌非自主强直性与阵挛性抽搐,引起关节运动和强直,伴或不伴意识障碍。根据临床表现可分为:①部分发作(局灶发作),单纯部分性发作(发作时无意识障碍)、复杂部分性发作(有不同程度意识障碍);②全面性发作,全面性强直-阵挛发作(即癫痫大发作,俗称惊厥,部分患者发作前有先兆,分强直期、阵挛期和痉挛后期)、强直性发作、阵挛性发作、肌阵挛发作、失神发作、失张力性发作等。

癫痫分类颇显繁杂,急诊临床重点是识别:是否是癫痫发作? 是全面性发作吗? 是癫痫持续状态吗? 由于癫痫持续状态期间脑神经元能耗骤增,脑内 pH 下降,加之全身性缺氧,肌肉强烈而持久性收缩,酸性代谢产物增加,可导致脑缺氧、脑水肿甚至脑疝形成。癫痫持续状态时需要紧急气道保护、控制癫痫发作(稳定神经功能)和确定病因。

2. 手足搐搦症 以疼痛性、紧张性肌肉收缩为特征,多伴有感觉异常,见于各种原因所致的低钙血症和低镁血症。表现为间歇发生的双侧强直性痉挛,上肢较显著,尤其是在手部肌肉,呈典型的"助产手",即手指伸直内收,拇指对掌内收,掌指关节和腕部屈曲;常有肘伸直和外旋。下肢受累时,呈现足趾和踝部屈曲,膝伸直。严重时可有口、眼轮匝肌的痉挛。发作时意识清,低钙击面征和低钙束臂征阳性。

3. 破伤风 破伤风杆菌外毒素-破伤风痉挛毒素可阻断脊髓的抑制反射,脊髓前角运动神经元兴奋性增高,同时也使脑干广泛脱抑,导致肌痉挛、肌强直,表现为张口困难、牙关紧闭、腹肌僵硬、角弓反张。肌强直的特点是在抽搐间歇期仍存在,肌抽搐可为自发性,亦可因外界刺激而引起,面肌强直和痉挛形成苦笑面容,咽肌和膈肌受累导致饮水困难和呛咳。破伤风的抽搐虽可十分严重,但神志清楚。外伤史有助于疾病的诊断。

4. 癔病性抽搐 属一种功能性动作异常。患者多为年轻女性,在精神因素刺激下发作,表现为突然倒下,全身僵直,牙关紧闭,双手握拳,其后不规则的手足舞动,常伴有捶胸顿足、哭笑叫骂等情感反应,发作持续数分钟至数小时。其特点是:①抽搐动作杂乱,无规律可循,不指向神经系统的某一定位损害;②无瞳孔变化和病理反射;③常伴有流泪、过度呼吸、眼活动频繁和眨眼过度;④无舌头损伤及大小便失禁;⑤发作时脑电图正常;⑥暗示或强刺激可终止其发作。

5. 发热惊厥 惊厥发作的典型临床表现是意识突然丧失,同时急骤发生全身性或局限性、强直性或阵挛性面部、四肢肌肉抽搐,多伴有双眼上翻、凝视或斜视。最常见于幼儿,发病多在 6 个月至 6 岁之间,以 3 岁以前小儿多见。最常见于上呼吸道感染、扁桃腺炎,少数见于消化道感染或出疹性疾病,约 1/2 患儿有家族史,提示同遗传因素有关。惊厥的发生常与发热相关,但热度高低并不与之呈正相关。发作形式多为单次,全身性强直、阵挛性发作,持续时间在 30 秒钟以内,一般不超过 10 分钟,脑电图有节律变慢或枕区高幅慢波,在退热后 1 周内消失。可能每年有一次至数次同样发作,但若无脑损害征象,并不导致癫痫。

6. 中毒性抽搐 常合并其他中毒表现。发生抽搐的主要机制:①直接作用于脑或脊髓,使神经元的兴奋性增高而发生抽搐。大多是药物的过量,如戊四氮、贝美格、樟脑、印防己毒素、阿托品、麦角胺、丙米嗪、氯丙嗪、白果等;②中毒后缺氧或毒物作用,引起脑代谢及血液循环障碍,形成脑水肿。见于各种重金属、有机化合物、某些药物和食物的急性重度中毒。临床多呈全身性肌强直阵挛性发作,少数也可呈局限性抽搐,有的可发展为癫痫持续状态。士的宁中毒的临床表现类似破伤风,仅在抽搐间隙无持续性的肌痉挛。

7. 心源性抽搐 是指各种原因引起心排血量锐减或心脏停搏,使脑供血短期内急剧下降所致的突然意识丧失及抽搐,也称昏厥性抽搐。常见于严重心律失常、心排血受阻的心脏病或某些先天性心脏病、心肌缺血、颈动脉窦过敏、血管抑制性昏厥、直立性低血压等。其抽搐时间多在 10 秒钟内,较少超过 15 秒钟,先有强直,躯体后仰,双手握拳,接着双上肢至面部阵挛性痉挛,伴意识丧失,瞳孔散大、流涎,偶有大小便失禁。发作时心音及脉搏消失,血压明显下降或测不到。

8. 急性颅脑疾病相关抽搐 颅内感染、颅脑损伤、急性脑血管病是导致症状性癫痫发作的主要因素。抽搐多为痫性发作,且多与病变程度相平衡,有的随着颅脑病变的加剧抽搐频繁、加剧,甚至发展为癫痫持续状态。抽搐仅是临床表现之一,大多还有脑局灶或弥散损害的征象,如头痛、呕吐、精神异常、偏瘫、失语、意识障碍、脑膜刺激征等表现。脑脊液检查及 CT、MRI 等检查可有相应的阳性发现。

9. 药物戒断反应 长期连续服用安眠药,主要是巴比妥类安眠药患者,常产生药物依赖性甚至成瘾,在突然停药后可引起严重戒断反应,表现为异常兴奋,焦虑不安、躁动甚至发生四肢抽搐或强直性惊厥。阿片类药物的戒断反应较安眠药更严重而持久。处理主要是对症治疗,并逐渐停药。

10. 代谢、内分泌异常所致的抽搐 许多代谢、内分泌疾患,可因电解质紊乱,能量供应障碍等,干扰了神经细胞膜的稳定性,而出现抽搐,同时有明显代谢、内分泌异常的临床表现。如各种疾病所致的低钙血症、低钠血症、低镁血症、碱中毒、低血糖症(血糖<2mmol/L)等,均可致抽搐。

【处理原则】

一、急诊处理思路

1. 他人发现患者抽搐、晕厥、昏迷 急诊抽搐患者往往是被他人送来急诊就诊,而旁观者很难分辨症状是抽搐,还是晕厥或昏迷,这时急诊医师不要仓促下结论患者是癫痫发作,具体分析思路见图 5-1。

2. 考虑癫痫发作患者分析和处理思路 在急诊如经过初始评估考虑患者为癫痫发作时,参考癫痫发作的诊断处理流程(见图 5-2)进行处理。但患者的处理依然要优先考虑初始评估、气道保护、神经功能稳定(控制癫痫发作)、寻找病因这一处理思路。

二、保护气道

首先应将患者置于安全处,解开衣扣,去除假牙,清除口腔异物,保持呼吸道通畅。有意识障碍者,将身体或头须转向一侧,以利口腔分泌物流出,防止吸入肺内致窒息或肺炎。分泌物较多者,准备好负压吸引器,随时吸痰。必要时气管切开或气管插管给予人工呼吸,维持正常的通气功能。

三、快速评估和稳定

重症病例应进行血压、心电图和脉搏氧饱和度等监测,急查血电解质和动脉血气,并予吸氧,建立静脉通路。若有异常发现,应及时处理。如给予抗抽搐药物不能终止癫痫发作,须做好气管插管准备。

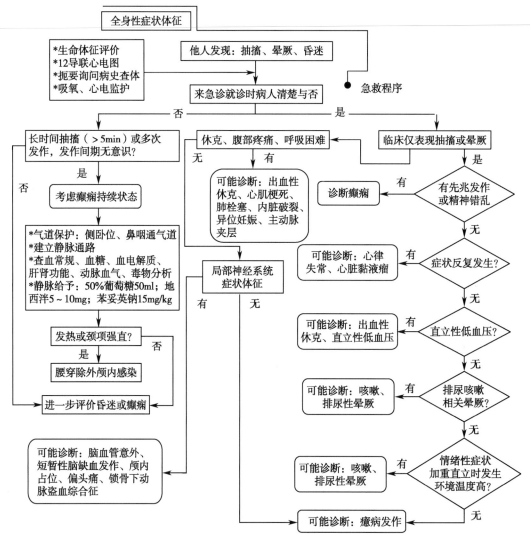

图 5-1 他人发现抽搐、晕厥或昏迷患者分析思路

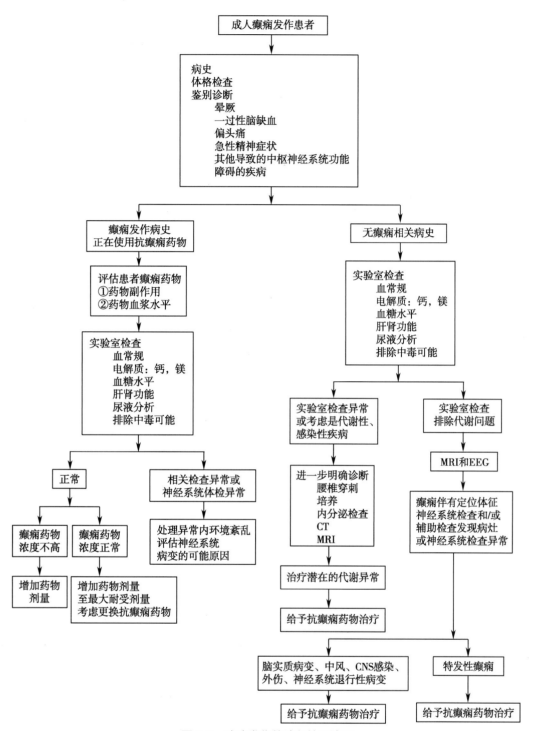

图 5-2 癫痫发作的诊断处理流程

低血糖是最常见引起病性发作的代谢性因素,另一方面,要注意长时间抽搐也可致低血糖,低血糖症者,应给予50% 葡萄糖 50ml,静脉注射(5 分钟内);有糖尿病高血糖者,应给予胰岛素治疗。

疑有营养不良症者,应给予维生素 B_1 100mg 肌内注射或静脉注射;怀疑异烟肼过量者应用维生素 B_6;有低钙血症者,应给予 10% 葡萄糖酸钙 10ml 或 10% 氯化钙 10ml,缓慢静脉注射(5 分钟以上),必要时重复给药,但 24 小时给予的总钙量,一般不超过 25mmol。

四、控制抽搐发作

一旦确定是全身强直 - 阵挛性发作(癫痫大发作)或癫痫持续状态,及时控制抽搐是临床治疗的关键。目标是在神经功能受损前控制癫痫发作(理论上是在 20 分钟至 1 小时内控制抽搐发作)。抽搐时切记勿强行固定四肢(否则易导致骨折、脱臼),也不要在抽搐时往患者嘴里塞牙垫、毛巾等物。抽搐停止后应加强监护,以防自伤、误伤、伤人、毁物等。应优先选择抗惊厥作用强、吸收快、分布半衰期长(排除半衰期短)、无心肺和意识抑制作用,能肌内注射、静脉注射和毒副作用低的药物。有关抗癫痫药物的选择、用法、用量、注意事项等详见本书第 89 章"癫痫与癫痫持续状态"。癫痫持续状态、难治性癫痫的处理流程见图 5-3。

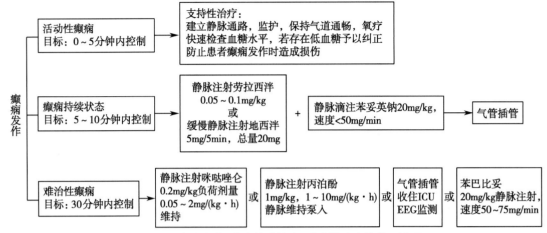

图 5-3 癫痫发作、癫痫持续状态、难治性癫痫的处理流程

五、病因治疗

病因治疗是根本。如中毒性抽搐,应尽速彻底清除毒物和应用特效的解毒剂;急性感染性疾病所致者选用相应有效的抗生素,破伤风者须应用破伤风免疫球蛋白和抗生素(甲硝唑);高热惊厥,首先降温,使体温控制在 38℃ 以下;低血糖发作应立即静脉注射 50% 葡萄糖液;水电解质平衡失调应分别纠正所缺少的钙、钠、镁;心源性抽搐者,应尽快建立有效循环,提高心排血量,治疗原发病;对肝肾衰竭者,改善并恢复其功能至关重要;颅内肿瘤、血肿、脓肿、脑寄生虫病及各种原因的脑水肿引起抽搐者,必须脱水降颅内压,必要时外科手术治疗。

六、对症治疗

癫痫持续状态 1 小时以上者,即有发生脑缺氧脑水肿的可能性,应酌情给予地塞米松、20% 甘露醇或利尿剂治疗,为了预防继发感染,应给予抗生素治疗。有高热者,应给予降低过高体温处理。严重抽搐发作时,还可出现酸中毒、电解质紊乱、横纹肌溶解等并发症,进而又加重抽搐发作,甚至危及生命。临床上在控制癫痫发作的同时,应注意寻找并处理并发症。必须注意维持呼吸、循环、体温、水电解质平衡,保证供氧,供给充足热量,避免缺氧及缺血性脑损害。

七、急诊就诊癫痫发作的特殊患者

1. HIV 患者的处理 脑实质损害、脑病、带状疱疹病毒感染、寄生虫感染、隐球菌、中枢梅毒感染都是导致 HIV 患者癫痫发作的常见原因。此类患者就诊后需要给予大范围的相关检查以排除以上原因。若患者头颅 CT 为发现可解释癫痫发作的占位病灶,应当给予腰椎穿刺术行脑脊液检查,排除中枢神经系统感染。必要时可考虑行增强 CT 或 MRI 检查。

2. 妊娠癫痫患者 妊娠患者癫痫发作需要急诊科医师联合妇产科医师共同处理。多数的此类患者可能并非首次发作癫痫,一般诊断和处理原则同上,但需要妇产科专科医师进一步明确产妇和胎儿的相关状态。孕 20 周以上的产妇合并高血压、水肿和蛋白尿应当高度怀疑妊娠期子痫。此时应当考虑给予硫酸镁治疗。

3. 酒精中毒患者 酗酒患者常由于漏服抗癫痫药物、睡眠障碍、头部外伤风险增加,电解质紊乱和戒断综合征等原因导致癫痫的发作。酒精戒断综合征常可发生强直 - 阵挛性癫痫,最早可在酒精戒断后的 6 小时发生。约 40% 的患者可出现单次的发作,60% 的患者可出现多次的癫痫发作,诊断时应当排除外伤、低氧、低血糖、脑结构性损害、感染等病因。

(金 魁 徐腾达 张文武)

第6章

瘫 痪

瘫痪(临床也称肌无力)是指因肌肉随意收缩功能发生障碍所致的一种常见运动症状。肌肉随意收缩力(即肌力)减退为不完全性瘫痪,肌肉完全不能随意收缩者为完全性瘫痪。

形容瘫痪的名词有:①全瘫,是指肌肉完全丧失收缩能力;②轻瘫(paresis),是指肌肉部分丧失收缩能力;③偏瘫(hemiplegia),是指单侧肢体无力;④单瘫(monoplegia),是指单一肢体的无力;截瘫(paraplegia),是指双下肢的无力;⑤四肢轻瘫(quadriparesis),是指四肢无力,可以是上运动神经元、弥散的下运动神经元或肌病造成;⑥交叉麻痹,是指同侧脑神经麻痹和对侧偏瘫。瘫痪(paralysis)和麻痹(pasly)意义上没有区别,习惯上常把脑神经和周围神经瘫痪称之为麻痹,如特发性面神经麻痹[又称贝尔麻痹(Bell palsy)]。但多数情况可以通用。

【诊断思路】

一、瘫痪的检查和分级

肌力的临床检查是测定每个关节的屈、伸、内收和外展运动时的最大力量。肌力多用五级评分定量分级,但4级与3和5级之间差距过大,可附加4^-和4^+两级,如下。

0级:无运动,无可见或能触扪出的肌肉收缩。

1级:可见肌肉短暂轻微收缩,但无关节运动。

2级:能运动,但是不能对抗地心吸力。

3级:能做对抗地心吸力的运动,但不能对抗被动阻力。

4^-级:能做对抗轻度阻力的运动。

4级:能做对抗中度阻力的运动。

4^+级:能做对抗强阻力的运动。

5级:完全正常。

二、瘫痪的性质

分功能性和器质性两类。

1. 功能性瘫痪 是由心因性原因所引起,常见于癔症患者(癔症性瘫痪)。这种瘫痪不具有上、下运动神经元性瘫痪特点,如肌力正常,腱反射正常或活跃,病理反射征阴性。病前多有明显的心理或精神上的诱发因素,病情多变,暗示治疗多有较好疗效。

2. 器质性瘫痪 是由神经肌肉疾病所引起,或某些内科疾病所并发。临床上可分为弛缓性瘫痪、痉挛性瘫痪,以及肌源性瘫痪。

(1)弛缓性瘫痪:又称软瘫、下运动神经元(周围性)瘫痪。见于脊髓前角细胞、前根以及周围运动神经病变。临床表现为肌力减退或完全丧失,肌张力降低,腱反射减弱或消失,肌肉萎缩伴有肌纤维或肌束震颤。神经丛、神经干以及周围神经受累时,除运动障碍外,尚有相应的感觉障碍以及自主神经功能障碍。

(2)痉挛性瘫痪:又称硬瘫、上运动神经元(中枢性)瘫痪。常见于中央前回或皮质脊髓束损害。临床表现为肢体肌力减退或完全丧失,肌张力增高,腱反射亢进常伴有髌、踝阵挛,病理反射阳性,浅反射减弱或消失,病程稍长后瘫痪肢体可出现失用性肌萎缩但不伴有肌纤维或肌束震颤。在严重病变的急性期可出现肌张力降低,腱反射消失,病理反射不出现,成为"休克期";根据病情轻重不同,可于数日或数周内逐渐由弛缓性瘫痪转变为痉挛性瘫痪。

(3)肌源性瘫痪:是指因肌纤维本身病变影响肌肉的收缩所引起的一种瘫痪。常见于肌营养不良症、多发性肌炎、先天性良性肌病等,亦可见于因钾和糖代谢障碍所致的周期性瘫痪,以及内分泌性肌病,还可见于因神经-肌肉接头部位乙酰胆碱传递障碍所致的重症肌无力等自身免疫性疾病,以及其他药源性肌病、缺血性肌病和癌性肌病等。

肌源性瘫痪的分布常不符合神经解剖规律,可呈局限性或全身性。肌萎缩常明显,也可有肌萎缩与肌肥大并存(如假肥大型肌营养不良症)。肌张力降低,腱反射减弱或消失,病理反射阴性。除炎性肌病和缺血性疾病可有局灶性疼痛外,一般无客观感觉障碍及疼痛。

三、瘫痪的常见临床类型

分析瘫痪病变,应注意瘫痪的鉴别诊断,瘫痪的类型和伴随的神经科体征,可以确定病变的位置,患者的年龄和病变发展速度,可以帮助确定病变的性质。

瘫痪的鉴别诊断,首先是分析瘫痪肢体是上运动神经元或下运动神经元损害。腱反射亢进伴阵挛、霍夫曼征和巴宾斯基征提示上运动神经元损害;肌肉无力、肌萎缩、肌纤维自发性收缩和腱反射消失提示下运动神经元损害(见表6-1)。尽管这种区分看来比较粗,但很可靠,且颇具指导性。如果临床体征提示下运动神经元损害,则病变是位于运动单位,即运动神经元或轴索、神经肌肉接头或肌肉。

1. 轻偏瘫(hemiparesis) 一侧上肢和下肢无力伴上运动神经元损害的体征,提示中枢病变;病变位于颈髓或脑部,颈部或颈神经支配区疼痛,可提示病变的部位;单侧面肌无力伴同侧肢体瘫痪,提示脑部病变且位于第Ⅶ脑神经核以上;伴精神障碍和言语障碍,提示大脑半球受累;无局限性定位体征时,应进行 MRI、CT、脑电图、脑脊液检查或脊髓造影,以确定病变的部位和性质。

表 6-1　上、下运动神元和肌病瘫痪体征的区别

体征	上运动神经元	下运动神经元	肌病
瘫痪分布	区域	远端 / 节段	肌群 / 近端
萎缩	轻或废用	严重,可达 70%~80%	轻
肌肉纤颤	无	多见	无
肌张力	痉挛状态	降低	正常 / 降低
腱反射	亢进	低下 / 缺如	正常 / 低下
巴宾斯基征	存在	无	无

轻偏瘫的进展过程可提示病变的性质,成人最常见的病因是脑梗死或脑出血,表现为突然起病、短暂的前驱症状、24 小时内进展到高峰、患者多为高龄,且多有高血压或其他血管危险因素。若无大脑半球受损症状,则可能为颈髓的急性病损,但后者进展较慢,数天而不是数小时,且常常累及四肢。多发性硬化多表现为双侧皮质脊髓束同时受累。

若大脑半球病变引起的轻偏瘫起病缓慢,进展数天或数周,可能为占位性病变,如伴癫痫发作,该病可能性更大。其他可能的病因包括动静脉畸形、脑脓肿、其他感染及艾滋病引起的感染或肿瘤。代谢性脑病,常造成双侧肢体的症状伴反应迟钝。颈髓亚急性病变造成的轻偏瘫常见于颈神经根的神经纤维瘤,多数患者伴显著的局部疼痛,亦可出现双侧皮质脊髓束损害。

轻偏瘫最多是因为大脑半球病变所引起,为明确病因应靠病史、病程、CT 或其他影像学检查。

2. 轻截瘫(paraparesis)　轻截瘫的无力表现为双下肢无力。其中包括,由于上运动神经元损害引起的步态失调,称之为痉挛状态或皮质脊髓束损害引起的笨拙。成人最常见的病因是多发性硬化。鉴别诊断包括,枕大孔区肿瘤、小脑扁桃体下疝畸形、颈椎关节病、动静脉畸形和原发性侧索硬化。诊断应依靠临床表现、脑脊液检查(包括蛋白质、细胞、丙种球蛋白和寡克隆带)、诱发电位、CT、MRI 和脊髓造影。

无力合并双侧皮质脊髓束损害、小脑或其他体征时,应考虑多发性硬化或遗传性疾患如橄榄体脑桥小脑萎缩。上肢下运动神经元损害伴下肢上运动神经元损害,提示肌萎缩侧索硬化、颈椎关节病、脊髓空洞症。

痉挛性轻截瘫提示颈髓或颈神经根神经纤维瘤或颈髓椎管内髓外占位性病变。伴小脑或视神经受损等体征时,支持多发性硬化。

矢状区的脑肿瘤,由于压迫双侧大脑半球运动皮质下肢支配区,可引起孤立的痉挛性下肢轻截瘫。

慢性下肢轻截瘫见于下运动神经元损害,表现为弛缓性下肢轻截瘫,伴双下肢腱反射消失,应注意与下列疾病鉴别:运动神经元病、周围神经病、肌病。

下肢轻截瘫急性起病(数天),诊断较为困难,伴背痛、腱反射正常或上运动神经元受损体征提示压迫性病变,老年人多见于转移瘤,儿童或青年以急性横断性脊髓炎多见。除运动体征外,感觉平面常常提示病变部位,脊髓 MRI 或脊髓造影有助于鉴别诊断。老年人急性截瘫的罕见原因是脊髓梗死,可出现于需要主动脉相关的外科手术后。

急性下肢轻截瘫伴腱反射消失但无感觉平面,最常见的原因是吉兰 - 巴雷综合征,可见于任何年龄,感觉减退轻微或不伴感觉障碍,确诊应进行脑脊液和肌电图检查。吉兰 - 巴雷综合征的病因较多。急性截瘫的重要病因是病毒引起急性脊髓炎。急性脊髓灰质炎已很少见,急诊创伤引起的截瘫亦应注意。我国局限地区在夏季暴发急性运动轴突性神经病。

反向截瘫是指上肢无力但下肢功能正常。下运动神经元的运动神经元疾病或某些特殊类型肌病可以出现这种情况,患者下肢行走时正常,上肢无力地垂悬于身体两侧。脑疾患造成上肢无力和下肢正常的机制不详,但严重低血压发作存活的昏迷患者出现所谓"木桶人综合征"(man in the barrel syndrome),其病损可能在双侧中央前回。

3. 单肢轻瘫　单侧上肢或下肢无力伴下背部或颈部疼痛提示压迫下病变,如存在根性疼痛,髓核脱出的可能性最大。急性臂丛神经炎亦可引起单侧上肢无力和疼痛。多数单神经炎可引起局部疼痛、感觉异常和轻瘫。

成人无痛性单肢无力不出现感觉障碍,首先考虑运动神经元病。患者出现单肢无力、萎缩、肌纤维自发性收缩,但腱反射存在甚至亢进,提示上下运动神经元同时受累,见于肌萎缩侧索硬化。

脑卒中或其他大脑半球病变可引起单肢无力伴上运动神经元受损的体征,但下肢也常有轻度异常体征。

4. 颈部肌瘫痪　下运动单位病变的患者出现举头困难,常伴随构音障碍、吞咽困难等后组脑神经受累的表现,临近颈段的病变常出现上肢抬起困难,该变现最常见的病因是肌萎缩侧索硬化和重症肌无力。孤立的颈部肌肉无力、举头困难,无口咽和上肢受累的表现,常见于下列三种疾患:运动神经元病、重症肌无力、脊髓灰质炎。颈部无力从不见于上运动神经元受损时。可做相应检查加以鉴别。

5. 脑神经支配肌肉瘫痪　首先要鉴别病变部位,主要累及哪些脑神经(眼球运动神经、面神经和后组脑神经)。应注意上运动神经元损害引起的假性延髓麻痹和下运动神经元损害引起的延髓麻痹的鉴别诊断。重症肌无力,常损伤脑神经支配肌肉,累及眼、面部和口咽,但声带功能正常。老人脑干症状,多见于脑卒中、脑膜癌。吉兰 - 巴雷综合征,可表现为孤立的双侧面肌麻痹,眼肌麻痹或后组脑神经支配的肌肉麻痹。

【处理原则】

诊断是治疗的基础。在急诊,对于有威胁生命体征的各类瘫痪,稳定生命体征是急诊医生首要做的事,确定瘫痪原因,便于专科进一步治疗。

(张　均)

第7章

头 痛

头痛（headache）一般是指眉弓、耳轮上缘和枕外隆凸连线以上的头颅上半部之疼痛，而面痛（facial pain）指上述连线以下到下颌部的疼痛。急性头痛为内科急症中最常见的症状，它可以是劳累、精神紧张和焦虑的一般表现，或是许多全身性疾病的一种伴随症状；也可能是高血压脑病、脑卒中或颅内肿瘤等颅内严重疾病的一种较早期信号。在临床急诊工作中，应首先确定就诊的急性头痛患者是否由颅内病变如蛛网膜下腔出血、脑出血、颅内肿瘤等引起，因为这些疾病若处理不及时，常危及生命。

【病因与发病机制】

一、头痛的病因分类

引起头痛的病因颇多，大致可分为原发性和继发性两大类。前者不能归因于某一确切病因，也可称为特发性头痛，常见的如偏头痛、紧张型头痛；后者病因可涉及各种颅内病变如脑血管疾病、颅内肿瘤、颅内感染、颅脑外伤，全身性疾病如发热、内环境紊乱以及滥用精神活性药物等。2013年国际头痛协会（International Headache Society，IHS）推出了国际头痛疾病分类第3版试用版（ICHD-3），分类如下。

Ⅰ类：原发性头痛，包括偏头痛、紧张型头痛、其他三叉自主神经头面痛、其他原发性头痛等。

Ⅱ类：继发性头痛，包括：①头颈部外伤引起的头痛；②头颈部血管性病变引起的头痛；③非血管性颅内疾病引起的头痛；④某一物质或某一物质戒断引起的头痛；⑤感染引起的头痛；⑥内环境紊乱引起的头痛；⑦头颅、颈、眼、耳、鼻、鼻窦、牙齿、口腔或其他颜面部结构病变引起的头痛或面痛；⑧精神疾病引起的头痛。

Ⅲ类：痛性脑神经病及其他面痛和其他头痛。

二、头痛的发病机制

头痛的发病机制复杂，主要是由于颅内、外痛觉敏感结构内的痛觉感受器受到刺激，经痛觉传导通路传导到达大脑皮质而引起。这些痛觉敏感结构是：颅外的包括头皮、皮下组织、肌肉、颅骨的骨膜和动脉；颅内的有血管（脑底基底动脉环及其近端主要分支、脑膜内的动脉、大静脉窦及其静脉分支）、硬脑膜（尤其是颅底部）、脑神经（主要是三叉、舌咽、迷走神经）和第1~3颈神经，眼、外耳及中耳、鼻腔及鼻旁窦内的黏膜及牙齿亦对痛觉敏感。颅骨本身，大部分脑膜、脑实质，以及脑室中的室管膜和脉络丛对痛觉均不敏感。传导痛觉的神经有三叉神经、舌咽神经、迷走神经、第1~3颈神经，以及沿脑内外血管周围交感神经（来自颈3~胸3）。颅外组织的疼痛一般是局限性的，多在受刺激处或其神经支配的区域。天幕上在前颅凹、中颅凹内结构的感觉信息经三叉神经传入，天幕下后颅凹内结构的感觉由第1~3颈神经传入，颅内结构病损的疼痛常牵引至这些传入神经在头颅的相应分布区，在这些部位可有局限性按痛。天幕上病变疼痛常牵引至同侧额、颞区或顶区，天幕下病变常牵引至同侧枕区、枕下区或上颈区。舌咽、迷走神经支配后颅凹的一部分结构，疼痛可牵引至耳、喉，牙齿或下颌痛也可牵引至头部。

头痛的发生机制涉及多个方面，机械、化学、生物刺激和体内生化改变作用于颅内、外痛觉敏感结构均可引起头痛。主要有：①颅内痛觉敏感组织受压、牵拉和移位。此种情况可见于颅内占位性病变，如脑肿瘤、血肿、脓肿等；可见于脑肿胀所致的颅内压增高，如各种原因所致的脑水肿，静脉窦血栓形成，脑积水等；可见于各种原因所致的颅内压降低，如腰椎穿刺后头痛，使颅内静脉及静脉窦扩张或牵拉而致头痛。②颅内外动脉扩张。引起动脉扩张的原因很多，诸如急性感染、代谢性疾病（低血糖、缺氧及高碳酸血症等）、中毒性疾病（一氧化碳中毒、酒精中毒等）、颅脑外伤、癫痫、高血压脑病、服用血管扩张药物等。偏头痛及组胺性头痛也是颅内外动脉扩张所致。③颅内炎症和出血刺激痛觉敏感结构。炎症或血液中有形成分破坏，可使脑脊液中5-羟色胺、组胺、乳酸、P物质及前列腺素等致痛物质增加，引起头痛。④头颈部肌肉持续收缩压迫痛觉神经末梢，同时造成肌肉缺血，致痛物质积蓄，均可导致血管舒张性疼痛。此种疼痛又可加重肌肉收缩，从而形成恶性循环。⑤神经的炎症或受压均可导致相应的神经痛，如三叉神经痛、枕大神经痛等。⑥头部牵涉性痛，又称放射性头痛，系因口腔、眼、鼻、鼻旁窦、耳、颈部等病变，不仅造成病变局部的疼痛，也可扩散或通过神经反射致头痛，疼痛多在病灶同侧。⑦精神性头痛（心因性头痛）：系因精神因素产生的头痛，如神经症、抑郁症等，可能因脑的疲劳、自主神经功能失调，导致血管舒缩障碍而引起。

【诊断思路】

头痛的主要临床表现为全头或局部的胀痛或钝痛、搏动性疼痛、头重感、戴帽感或勒紧感等，同时可伴有恶心、呕吐、眩晕和视力障碍等。临床上，多种疾病均可引起不同种类的头部疼痛，各患者反映的头痛症状，其实际的含义很可能各不相同。临床医师在进行头痛的诊断时，首先应明确患者的头痛症状的实际性质，因此，病史的采集是头痛鉴别诊断的第一步，也是最主要的一步。在询问病史的时候，必须全面观察患者的表情和举止行动，这也是一项相当重要的观察工作。临床检查应包括，一般体格检查、全面的神经系统检查，以及必要时的精神检查；实验室检查与辅助检查的项目，应根据患者的具体情况与客观条件有选择地采用。从定位角度讲，可以将头痛分为：①由头、面局部病变产生的头痛；②由全身性情况引起的头痛。前者又可再分为颅内病变与颅外病变两个方面。其中，首先考虑主要属于神经科范围的各种颅内病变(如脑肿瘤、脑出血与蛛网膜下腔出血等)；第二考虑主要属眼、耳鼻喉科范围的颅外的头、面局部病变以及颈椎病；第三再考虑属于内科与精神科范围的一些疾病，结合有关检查，最后作出确切的病因诊断。如患者的头痛已经发生数年(如偏头痛或紧张性头痛)，通常具有良性的病因，尽管急性发作时可伴有明显的功能障碍，此时最重要的是确定目前的头痛与以往相似，还是代表新的疾病。在头痛的诊断过程中，应首先区分是原发性或继发性，原发性头痛多为良性病程，继发性头痛则为器质性病变所致，任何原发性头痛的诊断应建立在排除继发性头痛的基础之上。

下述具体步骤是上述诊断原则的具体体现，应参照实施，以便尽早明确诊断。

一、病史与检查

1. 病史　在头痛患者的病史采集中，应重点询问头痛的起病方式、发作频率、发作时间、持续时间、头痛的部位、性质、疼痛程度及伴随症状；注意询问头痛诱发因素、前驱症状、头痛加重和减轻的因素。此外，还应全面了解患者年龄与性别、睡眠和职业状况、既往病史和伴随疾病、外伤史、服药史、中毒史和家族史等一般情况对头痛发病的影响。

(1)年龄与性别：50 岁以后首次发生头痛者，则不大可能是偏头痛、紧张性头痛或精神性头痛，如头痛反复发作或持续头痛则应考虑颞动脉炎或颅内占位性病变。小儿偏头痛时头痛多不严重而眩晕症状更为突出。女性患者头痛与月经期有关多提示为偏头痛。

(2)头痛的部位：神经痛包括眶上神经痛、枕神经痛及三叉神经痛等，疼痛部位分别局限于眼眶、枕后及三叉神经分布区。颅内占位性病变，首发头痛部位常有定位价值，后颅凹病变常发生枕项区疼痛，而幕上病变头痛常位于前额颞部和顶区。颅内压增高或急性颅内感染多出现弥漫性全头痛。头痛部位与疾病的可能关系见表 7-1。

(3)头痛的时间：不同原因的头痛，其发作时间各不相同。突然发生，持续时间极短，多为功能性疾病，神经痛可短至数秒或数十秒，频繁发作；偏头痛常为数小时或 1~2 天；慢性持续性头痛以器质性病变多见，如头部邻近器官(眼、鼻、耳)的疾病，可持续多日的头痛；而持续性进行性头

痛，则见于颅内压增高、占位性病变；但神经症的头痛可呈成年累月不断，波动性较大，随情绪或体内外因素而变化。由血压增高引起的头痛多发生在白天觉醒之时，而丛集性头痛多在夜间发作。晨起头痛加重者，系由于夜间颅内压相对增高，多提示是颅内占位性病变，但鼻窦炎症由于分泌物在夜间积累，晨起亦见头痛加重。另外偏头痛患者亦常见清晨头痛。

表 7-1　头痛部位与疾病的可能关系

头痛部位	病因
全头	脑肿瘤、颅内出血、颅内感染、紧张性头痛、低颅压性头痛
偏侧头部	血管性偏头痛、鼻窦炎性头痛、耳源性头痛、牙源性头痛
前头部	后颅窝肿瘤、小脑幕上肿瘤、鼻窦炎性头痛、丛集性头痛
眼部	高颅压性头痛、丛集性头痛、青光眼、一氧化碳中毒性头痛
双颞部	垂体瘤、蝶鞍附近肿瘤
枕颈部	蛛网膜下腔出血、脑膜炎、后颅窝肿瘤、高颅压性头痛、高血压头痛、颈性头痛、肌挛缩性头痛

(4)头痛的性质：对头痛性质的了解十分重要。搏动性跳痛常为血管性头痛；发作性电击样剧痛为三叉神经痛的特征；咽后部发作性疼痛，可因吞咽动作诱发或加重者应考虑舌咽神经痛；紧箍样头痛多为肌紧张性头痛；眼、耳、鼻疾病所伴发者，大多数是胀痛或钝痛；神经症则是隐隐作痛，时轻时重。

(5)头痛的程度：头痛的程度常不能反映病情的严重度，有时颅内占位性病变头痛并不严重，而慢性焦虑症的头痛却表现剧烈难忍。一般而言，剧烈头痛常见于神经痛、偏头痛、蛛网膜下腔出血、脑膜炎等；中等度头痛，主要见于颅内占位性病变、慢性炎症等；轻度头痛，可见于神经症及某些邻近器官(耳、眼、鼻)病变。

(6)头痛发生的速度及影响因素：急性突发性头痛，除多为血管性头痛外，尚有急性脑卒中(蛛网膜下腔出血、脑出血等)、急性感染性疾病。缓慢发生的头痛且进行性加重，并有颅内压增高表现者可能为颅内占位性病变，而无颅内压增高者可见于紧张性头痛。咳嗽、用力或头部转动，常使颅内压增高而头痛加剧；直立位可使肌紧张性头痛或腰椎穿刺后反应等加重，而丛集性头痛则减轻；压迫颞、额部动脉或颈总动脉可使血管性头痛减轻。根据头痛的发病方式和经过，对头痛进行鉴别诊断，见表 7-2。

(7)头痛的伴随症状：头痛时常伴恶心、呕吐、面色苍白、出汗、心悸等自主神经症状，主要见于偏头痛；头痛严重并有进行性加剧的恶心、呕吐，常为颅内高压的征兆；体位变化时出现头痛加重或意识障碍，见于脑室内肿瘤、后颅凹或高颈段病变；伴有视力障碍及其他眼部征象(复视)，呈短暂性发作者，多为偏头痛、椎-基底动脉供血不足；眼底视

乳头水肿或出血,常为颅内压增高症或高血压脑病。头痛伴精神症状(如淡漠或欣快)者应考虑额叶肿瘤的可能。由颅内损害引起的头痛常伴有神经功能缺失症状。

表 7-2 头痛的发病方式和经过

I	急性头痛
	(1)突然发病的头痛
	①蛛网膜下腔出血
	②脑出血
	(2)急性发病的头痛
	①急性脑膜炎
	②高血压脑病
	③颞动脉炎
	④急性青光眼、急性虹膜炎
	⑤其他
II	亚急性、慢性进行性头痛
	①脑肿瘤
	②慢性硬膜下血肿
	③结核性或真菌性脑膜炎
	④脑脓肿
	⑤其他
III	慢性反复性头痛
	(1)持续性头痛
	①肌收缩性头痛
	②其他
	(2)发作性头痛
	①偏头痛型血管性头痛
	②三叉神经痛等的神经痛
	③其他

(8)其他病史:尚需注意全身其他系统器官受损的病史,以及家族史、用药史、外伤史、手术史、月经及烟酒嗜好等。

2. 体检 全面详尽的体格检查,尤其是神经系统和头颅五官的检查,有助于发现头痛的病变所在。

(1)内科检查:许多内脏器官或系统的疾患可发生头痛,应按系统详细检查,大多可查出头痛的原因。如高血压、全身感染性疾病的发热或中暑、缺氧(如一氧化碳中毒),慢性肺部疾患的高碳酸血症,严重贫血或红细胞增多症,均可由于脑血流增加而致头痛;而毒素作用、酗酒,则可因血管扩张而致头痛。尚有代谢内分泌疾病的检查(甲亢、低血糖、嗜铬细胞瘤等)。

(2)五官检查:头部邻近器官的疾病也是头痛常见的原因。如在眼部的视神经炎、儿童的屈光不正、青光眼、眼部表浅炎症(结膜炎、角膜炎、睑板腺炎、泪囊炎等)及眶部组织的炎症;在耳鼻喉方面有鼻炎、鼻窦炎、咽炎、中耳炎、鼻窦或鼻咽部肿瘤,另外颞颌关节病及严重的牙病也可引起头痛。

(3)神经系统检查:全面的神经系统检查是非常重要的。

(4)精神检查:有不少精神科疾病可伴有头痛,神经症是最常见的,而抑郁症的精神症状可被躯体症状所掩盖,尤其是隐匿性抑郁,常呈一些不典型的疼痛。

3. 辅助检查 应根据患者的具体情况和客观条件来选择性地应用。如做头颅 X 线检查、脑电图、CT 扫描或 MRI、腰椎穿刺脑脊液检查等,以及内科与五官科方面的检查。

头痛的临床检查方法见表 7-3。

表 7-3 头痛的临床检查方法

I	问诊
	①头痛的发病方式(急性、亚急性、慢性、反复性)
	②头痛的部位
	③头痛的性质
	④头痛的前驱症状,伴随症状
	⑤头痛的诱发因素,缓解因素
	⑥其他:性格、家族史、既往史
II	一般身体检查:视诊、触诊、听诊、血压、体温等
III	神经学检查
	①眼底检查
	②脑膜刺激症状
	③脑局部症状
	④其他:有无意识障碍等
IV	一般临床辅助检查
	①头颅及颈椎 X 线检查
	②脑电图检查
	③头部 CT 扫描
	④脑脊液检查
	⑤头部 MRI 检查
	⑥脑血管造影、气脑造影
	⑦神经耳科学的检查
	⑧其他
V	综合诊断

二、局限性病变亦或全身性病变

1. 局限性病变 包括颈部以上的局部病变引起的头痛,又可分为两大组:

(1)颅内疾病:此组疾病所致的头痛大都较严重,起病急,发展迅速。多数伴有恶心和 / 或呕吐;部分尚有意识障碍或脑部和脑神经损害的表现,如抽搐、肢体瘫痪和瞳孔改变等。

(2)头颈部疾病:此组疾病引起的头痛可轻可重,但很少逐渐加重。头痛的部位常与病灶一致或位于病灶附近,刺激病变部位可使疼痛加剧(如三叉神经痛等);但血管性头痛,压迫颞动脉则可使头痛减轻。头颈部疾病所致头痛的原发病灶明显,诊断不难。

2. 全身性病变

(1)全身性器质性病变:引起急性头痛主要包括两大类疾病:一类是急性中毒。金属及化学物质如铅、锰、苯、酒精、一氧化碳等中毒时均可引起头痛。常为头部弥漫性跳痛,转动头部,头痛部位和性质无改变为此类头痛的重要特点。另一类是全身感染。多为急性传染病,头痛多在疾病的初期发生,也可出现在传染病的极期;无脑膜刺激征及神经系统定位征,脑脊液压力有时可增高,但生化及外观检查无异常。

(2)功能性病变:多见于神经症患者,除头痛外,常伴有神经症的其他症状,如失眠、记忆力减退、注意力不集中、头昏、烦躁等,常因精神刺激而加重。患者一般情况好,临床检查无器质性病变存在。部分患者的头痛是由于服药后所引起(医源性头痛),主要是血管扩张剂等。应注意,功能性头痛必须在排除可能的器质性病变后才能确立。

【处理原则】

头痛的防治原则包括病因治疗、对症治疗和预防性治疗。对于病因明确的病例应尽早去除病因,如颅内感染应抗感染治疗,颅内高压者宜脱水降颅压等。任何头痛在急性发作时,均应尽可能寻找潜在的病因进行治疗;对于病因不能立即纠正的继发性头痛及各种原发性头痛急性发作,可给予止痛等对症治疗以终止或减轻头痛症状。对慢性头痛呈反复发作者,应给予适当的预防性治疗,以防头痛频繁发作。

【常见头痛的诊断与处理】

一、偏头痛

偏头痛(migraine)是一种常见的慢性神经血管性疾患(患病率为 5%~10%),是临床常见的原发性头痛,其特征是发作性、多为偏侧、中重度、搏动样头痛,一般持续 4~72 小时,可伴有恶心、呕吐,光、声刺激或日常活动均可加重头痛,安静环境、休息可缓解头痛。女性多见,多起病于青春期,月经期容易发作,妊娠期或绝经后发作减少或停止。约 60% 患者有家族史。精神紧张、过度劳累、气候骤变、强光刺激、烈日照射、低血糖、应用扩血管药物或利血平、食用高酪胺食物(如巧克力、乳酪、柑橘)及酒精类饮料,均可诱发偏头痛发作。

1. 临床表现特点 偏头痛有多种类型,但以下两型常见。

(1)无先兆偏头痛(普通型偏头痛):是最常见的偏头痛类型,约占 80%。临床表现为反复发作的一侧或双侧额颞部搏动性疼痛,常伴有恶心、呕吐、畏光、畏声、出汗、全身不适与头皮触痛等症状。通常在发作开始时仅为轻至中度的钝痛或不适感,数分钟至数小时后到达严重的搏动性痛或跳痛。有时疼痛放射至上颈部及肩部。部分女性患者发作常与月经有关,通常为经期前 2 天到经期的第 3 天之间发病,若 90% 的发作与月经周期密切相关,称月经期偏头痛。出现上述发作至少 5 次,除外颅内外各种器质性疾病后,方可作出诊断。

(2)有先兆偏头痛(典型偏头痛):约占偏头痛患者的 10%。一般在青春期发病,多有家族史,头痛发作前数小时至数日可有倦怠、注意力不集中和打哈欠等前驱症状。在头痛之前或头痛发生时,常以可逆的局灶性神经系统症状为先兆,表现为视觉、感觉、言语和运动的缺损或刺激症状。最常见为视觉先兆,常为双眼同向症状(homonymous visual symptoms),如视物模糊、暗点、闪光、亮点亮线或视物变形;其次为感觉先兆,感觉症状多呈面-手区域分布;言语和运动先兆少见。先兆症状一般在 5~20 分钟内逐渐形成,持续不超过 60 分钟;不同先兆可以接连出现。头痛在先兆同时或先兆后 60 分钟内发生,表现为一侧或双侧额颞部或眶后搏动性头痛,常伴有恶心、呕吐、畏光或畏声、苍白或出汗、多尿、易激怒、气味恐怖或疲劳感等,可见头面部水肿、颞动脉突出等。活动能使头痛加重,睡眠后可缓解头痛。头痛可持续 4~72 小时,消退后常有疲劳、倦怠、烦躁、无力和食欲差等,1~2 日后常可好转。

有上述典型偏头痛症状,虽经治疗头痛时间持续在 72 小时以上(其间可能有短于 4 小时的缓解期)的称为偏头痛持续状态(status migrainous)。

大多数偏头痛患者的预后良好,随年龄的增长症状可逐渐缓解,部分患者可在 60~70 岁时偏头痛不再发作。

2. 治疗要点 偏头痛的治疗目的为减轻或终止头痛发作,缓解伴发症状,预防头痛复发。治疗包括药物治疗和非药物治疗两个方面:前者分为发作期治疗和预防性治疗;后者主要是加强宣教,保持健康的生活方式,寻找并避免各种诱因。

(1)发作期的治疗:治疗药物包括非特异性止痛药如非甾体抗炎药(nonsteroidal anti-inflammatory drug,NSAID)和阿片类药物,特异性药物如麦角类制剂(麦角胺 1~2mg/次,日最大剂量 6mg;二氢麦角碱肌内注射 1~2mg/次,日最大剂量 4mg,或口服 1~3mg/次,日最大剂量 9mg)和曲普坦类药物,后者包括舒马普坦(皮下注射 6mg/次,日最大剂量 12mg;口服 25~100mg/次,日最大剂量 300mg)、那拉曲坦(口服 2.5mg/次,日最大剂量 5mg)、利扎曲普坦(口服 5~10mg/次,日最大剂量 30mg)、佐米曲普坦(口服 2.5~5mg/次,日最大剂量 10mg)和阿莫曲坦(口服 6.25~12.5mg/次,日最大剂量 25mg)等。通常应在症状起始时立即服药。药物选择应根据头痛程度、伴随症状、既往用药情况等综合考虑,可采用阶梯法,分层选药,进行个体化治疗。①轻~中度头痛:单用 NSAID 如对乙酰氨基酚(口服 0.3~0.6g/次,日最大剂量不超过 2.0g)、萘普生(口服 0.2~0.3g/ 次,每日 2~3 次)、布洛芬(口服 0.2~0.4g/ 次,每日 3~4 次)等可有效,如无效再用偏头痛特异性治疗药物。阿片类制剂如哌替啶等,因有成瘾性,不推荐常规用于偏头痛的治疗,但对于有麦角类制剂或曲普坦类应用禁忌的病例,如合并心脏病、周围血管病或妊娠期偏头痛,则可给予哌替啶治疗以终止偏头痛急性发作。②中~重度头痛:可直接选用偏头痛特异性治疗药物以尽快改善症状,部分患者虽有严重头痛,但以往发作对 NSAID 反应良好者,仍可选用 NSAID。麦角类和曲普坦类药物不良反应包括恶心、呕吐、心悸、烦躁、焦虑、周围血管收缩,大量长期应用可引起高血压和肢体缺血性坏死。严重高血压、心脏病和孕妇患者均为禁忌。此外,应用过频,则会引起药物过量使用性头痛(medication-overuse headache),因此,麦角类和曲普坦类药物每周用药不超过 2~3 天。近年来研发的降钙素基因相关肽(calcitonin gene-related peptide,CGRP)受体拮抗剂,可能成为终止偏头痛急性发作安全有效的特异性药物。③伴随症状:恶心呕吐可肌内注射甲氧氯普胺 10mg,严重呕吐者可用小剂量奋乃静、氯丙嗪;烦躁者可用地西泮 10~20mg 肌内注射,以促使患者镇静和入睡。

(2)预防性治疗:适用于①频繁发作,尤其是每周发作 1 次以上严重影响日常生活和工作的患者;②急性期治疗无效,或因副作用和禁忌证无法进行急性期治疗者;③可能导致永久性神经功能缺损的特殊变异型偏头痛,如偏瘫性偏头痛、基底型偏头痛或偏头痛性梗死等。常用药物有:①β 受体拮抗剂,普萘洛尔(10~60mg/ 次,2 次 /d)、美托洛尔(100~200mg/ 次,1 次 /d);②钙通道阻滞剂,氟桂利嗪(5~10mg,每日 1 次,睡前服用)、维拉帕米(160~320mg/d);③抗癫痫药,丙戊酸钠(0.4~0.6g/ 次,2 次 /d)、托吡酯(25~200mg/d),加巴喷丁(0.9~1.8g/d);④抗抑郁药,阿米替林(25~75mg 睡前服用)、丙米嗪和氟西汀等;⑤5-羟色胺受体拮抗剂,苯噻啶(0.5~3mg/d)等。其中,普萘洛尔、阿米替林和丙戊酸钠三种在结构上无关的药物,是预防性治疗的支柱,一种药物无效可选用另一种药物。偏头痛发作频率降低 50% 以上可认为预防性治疗有效。有效的预防性治疗需要持续约半年,之后可缓慢减量或停药。

二、丛集性头痛

丛集性头痛(cluster headache)是一种原发性神经血管性头痛。以男性多见,为女性的 3~4 倍。头痛突然发生,无先兆症状,几乎每日同一时间(常在晚上)发作,使患者从睡眠中痛醒。头痛位于一侧眶周、眶上、眼球后和 / 或颞部,呈尖锐、爆炸样、非搏动性剧痛。头痛达高峰时,患者常以手击头部,甚至以头撞墙,在室内外来回走动,十分烦躁、痛苦与不安。头痛持续 15 分钟至 3 小时不等。发作频度不一,从 1 日 8 次至隔日 1 次。疼痛时常伴有同侧颜面部自主神经功能症状,表现为结膜充血、流泪、流涕等副交感亢进症状,或瞳孔缩小和眼睑下垂等霍纳征,较少伴有恶心、呕吐。头痛发作可连续数周至数月(常为 2 周~3 个

月),在此期间患者头痛呈一次接一次地成串发作,故名丛集性头痛。丛集发作期常在每年的春季和 / 或秋季,丛集发作期后可有数月或数年的间歇期。在丛集期,饮酒或血管扩张药可诱发头痛发作,而在间歇期,二者均不会引起头痛发作。

根据中青年男性出现发作性单侧眶周、眶上和 / 或颞部严重或极度严重的疼痛,可伴有同侧结膜充血、流泪、流涕、眼睑水肿、前额和面部出汗、瞳孔缩小、眼睑下垂等自主神经症状,发作时坐立不安、易激惹,并具有反复密集发作的特点,神经影像学排除引起头痛的颅内器质性疾患,可作出丛集性头痛的诊断。

本病急性期治疗方法有:①吸氧疗法,为头痛发作时首选的治疗措施。在发作剧烈时吸入纯氧(流速 10~12L/min,10~20 分钟)约使 70% 患者终止发作。②利多卡因,用 4%~10% 利多卡因 1ml 经患侧鼻孔滴入,可使 1/3 的患者头痛缓解,其机制是麻醉蝶腭神经节。③舒马普坦 6mg 皮下注射,或二氢麦角碱 1~2mg 肌内注射等,可迅速缓解头痛。

本病预防性治疗药物包括维拉帕米、糖皮质激素和锂制剂等。维拉帕米 240~320mg/d 可有效预防本病发作,可在用药 2~3 周内发挥最大疗效。糖皮质激素如泼尼松 60~100mg/d 至少持续 5 天,后以 10mg/d 逐渐减量。锂制剂适用于其他药物无效或有禁忌证者。其他药物有托吡酯、丙戊酸钠、苯噻啶、吲哚美辛等。

三、紧张型头痛

紧张型头痛(tension-type headache)又称肌收缩性头痛(muscle contraction headache),是双侧枕部或全头部紧缩性或压迫性头痛,约占头痛患者的 40%,是临床最常见的慢性头痛。主要由精神紧张及颅周肌肉张力增高引起。长期焦虑、紧张、抑郁或睡眠障碍,高强度的工作缺乏适当的放松及休息,以及某些单调工种使头、颈或肩胛带长期处于不良的姿势等均可为发病因素。头痛部位不定,可为双侧、单侧、全头部、颈项部、双侧枕部、双侧颞部等不同部位。通常呈持续性钝痛,像一条带子紧束头部或呈头周紧箍感、压迫感或沉重感。许多患者可伴有头昏、失眠、焦虑或抑郁等症状。有的患者也可出现恶心、畏光或畏声等症状。体检可发现疼痛部位肌肉触痛或压痛点,有时牵拉头发也有疼痛,颈肩部肌肉有僵硬感,捏压时肌肉感觉舒适。

根据患者的临床表现,排除颅颈部疾病如颈椎病、占位性病变和炎症性疾病等,通常可以确诊。

本病的许多治疗药物与偏头痛用药相同。对于焦虑、紧张或抑郁的患者应在精神上给予诱导和安慰,使其消除顾虑。对局限性的肌肉疼痛,如颈项肌和肩胛肌等可作按摩、针灸、理疗、局部封闭等治疗。急性发作期用对乙酰氨基酚、阿司匹林、非甾体抗炎药、麦角胺或二氢麦角碱等亦有效。对于频发性和慢性紧张型头痛,应采用预防性治疗,可选用阿米替林、丙米嗪或选择性 5-羟色胺重摄取抑制剂(如舍曲林或氟西汀),或肌肉松弛剂如盐酸乙哌立松、巴氯芬等。失眠者可给予苯二氮䓬类如地西泮 10~20mg/d、口服。

四、颅内压变化引起的头痛

1. 颅内压增高所致的头痛 脑瘤、硬膜下血肿、脑脓肿及其他占位性病变引起的头痛,在初期主要是因病变邻近疼痛敏感结构被牵拉、移位或因感觉神经直接受压所致。在后期是由于脑脊液循环通路被阻塞,导致颅内压增高,使远离病灶的对疼痛敏感结构被牵拉、扭曲和移位而引起头痛。初期的头痛常位于占位病变的同侧,在后期有颅内压增高时呈现为弥漫深在的持久性钝痛,晨起较重,在咳嗽、大便用力或打喷嚏时头痛加重。头痛程度一般不如偏头痛或颅内出血时那样严重,多数不影响睡眠。随着占位病变增大及颅内压增高,患者出现呕吐及视乳头水肿,最后因继发性视神经萎缩使视力减退或双目失明。治疗上除应用脱水剂降低颅内压外,根本措施是手术切除占位性病变。

良性颅内压增高征,指有头痛和视乳头水肿等颅内压增高表现,而无局灶性神经系统体征、抽搐、精神障碍,其脑室系统和脑脊液成分基本正常,颅内无占位性病变,预后较为良好的一种临床综合征。此症患者大都诉述有全面性的头痛,而并无脑部结构的移位,头痛可能是由于伴发的脑水肿牵引脑膜与脑血管的神经末梢所致。

2. 低颅压性头痛 低颅压性头痛(low cerebrospinal fluid pressure headache)是脑脊液(cerebrospinal fluid,CSF)压力降低(<60mmH$_2$O)导致的头痛,多为体位性。患者常在直立后 15 分钟内出现头痛或头痛明显加剧,卧位后头痛缓解或消失。

低颅压性头痛包括自发性(特发性)和继发性两种。自发性病因不明,既往多认为可能与血管舒缩障碍引起 CSF 分泌减少或吸收增加有关;目前已证实多数自发性低颅压与自发性脑脊液漏有关。而导致自发性脑脊液漏可能与微小创伤和硬膜结构薄弱有关。部分病例有剧烈咳嗽、推举重物、剧烈体育活动等引起微小创伤的病史;部分病例可合并有结缔组织异常的其他疾病,如马方综合征(Marfan syndrome)、常染色体显性遗传多囊肾、自发性视网膜脱离等。继发性可由多种原因引起,其中以硬膜或腰椎穿刺后低颅压性头痛最为多见,头颈部外伤及手术、脑室分流术、脊柱创伤或手术使 CSF 漏出增多,脱水、糖尿病酮症酸中毒、尿毒症、全身严重感染、脑膜脑炎、过度换气和低血压使 CSF 生成减少。由于 CSF 量减少,压力降低,脑组织移位下沉等使颅内疼痛敏感组织被牵引起头痛。

本病可见于各种年龄,特发性多见于体弱女性,继发性无明显性别差异。头痛以双侧枕部或额部多见,也可为颞部或全头痛,但很少为单侧头痛,呈轻至中度钝痛或搏动性疼痛,缓慢加重,常伴恶心、呕吐、眩晕、耳鸣、颈僵和视物模糊等。头痛与体位有明显关系,立位时出现或加重,卧位时减轻或消失,头痛多在变换体位后 15~30 分钟内出现。脑组织下坠压迫脑神经也可引起视物模糊或视野缺损(视神经或视交叉受压)、面部麻木或疼痛(三叉神经受压)、面瘫或面肌痉挛(面神经受压)。

病因明确者应针对病因治疗,如控制感染、纠正脱水和糖尿病酮症酸中毒等。对手术或创伤后存在脑脊液瘘者可行瘘口修补术等。对症治疗包括头低位卧床休息,补液(3 000~4 000ml/d),穿紧身裤和束腹带,给予适量镇痛剂等。鞘内注射无菌生理盐水,可使腰椎穿刺后头痛缓解。咖啡因可阻断腺苷受体,使颅内血管收缩,增加 CSF 压力和缓解头痛,可用安钠咖 0.5g 皮下或肌内注射,或加入 500~1 000ml 林格液中静脉滴注。硬膜外血贴疗法(epidural blood patching)是用自体血 15~20ml 缓慢注入腰或胸段硬膜外间隙,血液从注射点上下扩展数个椎间隙,可压迫硬膜囊和阻塞脑脊液漏出口,迅速缓解头痛,适用于腰椎穿刺后头痛和自发性低颅压性头痛,有效率 97%。腰椎穿刺时应选用口径细的穿刺针,术后去枕平卧至少 6 小时有利于预防头痛。

五、脑血管病所致头痛

脑血管病所致头痛是急性头痛患者首先要甄别的,包括蛛网膜下腔出血、脑出血、缺血性卒中等。

1. 蛛网膜下腔出血 急性发作的头痛首先应考虑蛛网膜下腔出血的可能。典型症状为急性发作剧烈头痛,主诉为"刀劈样""爆炸样"头痛。70% 的头痛无定侧,可以为双额、顶、枕部或满头痛,30% 头痛偏向一侧,通常偏向动脉瘤所在侧。疼痛可放射至一侧或双侧眼部或颈部,可沿颈项向下放射,出现颈项强直,可持续数周至数月。可有意识丧失。也有一部分患者首发症状为精神错乱,惊厥发作,眩晕或脑神经(常为动眼神经瘫痪)障碍。腰椎穿刺抽取脑脊液为均匀血性。患者如以往经常有阵发性头痛,此次头痛发作比较急剧,性质不同以往,也要考虑蛛网膜下腔出血。其处理参见第 88 章第 4 节"蛛网膜下腔出血"。

2. 脑出血 头痛常为首发症状,但往往迅速出现意识障碍与肢体偏瘫,结合血压突然升高的背景,诊断不难。

3. 未破裂的脑动脉瘤与动静脉畸形 一般在动脉瘤未破裂之前,头痛是不常见的。脑血管畸形头痛时常位于畸形同侧,如后交通动脉或颈内动脉瘤可以引起固定在同侧的眶、额部头痛。动脉瘤进一步扩张时可以出现眼肌瘫痪或对侧视野缺损,可以有局限性癫痫发作,对侧肢体偏瘫。DSA 和 / 或头颅 MRI 检查有助于诊断,治疗以手术为主。

4. 缺血性脑卒中 少数脑栓塞病例中有头痛症状,而在脑血栓形成中则头痛不常见。脑供血不足可致头痛,伴同侧感觉与运动障碍。头痛往往是搏动性的,可能是继发于颅外动脉的扩张。在椎 - 基底动脉或颈内动脉狭窄或闭塞的病例中,1/3~1/2 的患者有头痛,大都局限于枕部和颈部,或双侧额部;颈内动脉供血不足的头痛可以是同侧的或对侧的。

5. 颞动脉炎 颞动脉炎(temporal arteritis)多见于中、老年人,头痛常位于头皮表浅部位以及颞部与眼眶周围部,也可较广泛地弥漫及额部与枕部,为一种强烈的搏动性和持续性疼痛,并且伴有在其他血管性头痛中所没有的烧灼感。平卧位或头低位头痛加剧,仰头或压迫颈总动脉时头痛减轻,咀嚼时头痛加重。咀嚼时出现头痛常为本病的首发症状。压迫眼球或眼球转动即出现眼窝部疼痛。头痛同时伴有面部肿胀、皮肤红肿、颞动脉明显扩张隆起呈蛇行状,搏动消失,触之有发硬肥厚感,压痛明显。部分病例视网膜动脉或脑动脉也可受累,可发生缺血性视神经炎而出现视力障碍。颞动脉炎多有发热、出汗、疲乏等全身症状,外周血象有白细胞增高,血沉增快。

本病如不加特殊治疗,通常在 3~24 个月内病情渐趋稳定或自愈,少数可持续几年。治疗主要用肾上腺皮质激素且疗效好,在激素开始治疗后数小时内体温即下降为正常,1~2 天内局部疼痛和全身症状消失,食欲正常。头痛消失后激素可渐减量并维持用药数月,如停药后复发可重复再用。

六、高血压性头痛

是一种非偏头痛型血管性头痛。高血压病时约 80% 出现不同程度头痛,且青壮年的高血压性头痛发生率高,其机制与动脉壁痛觉感受器受刺激有关。表现为头部沉重或间歇性钝痛、压迫感或搏动痛,或呈持续性全头或偏侧头痛,部位不固定,多在清晨或午前出现,在低头或屏气用力后头痛可加剧。恶性高血压伴高血压脑病或因嗜铬细胞瘤血压突然升高时,均可出现剧烈的持续性头痛,常伴有恶心、呕吐、视力减退、视网膜出血或视乳头水肿。

高血压性头痛的治疗在于及时适度的降低血压。对伴有脑水肿者应及时应用脱水剂。

七、颅脑外伤性头痛

急性和慢性头部外伤均可伴有头痛,常见的外伤后头痛有下列几种类型:①头皮裂伤或脑挫裂伤后瘢痕形成,刺激颅内外痛觉敏感结构而引起头痛。疼痛部位较局限,常伴局部皮肤痛觉过敏。②外伤后自主神经功能异常性头痛(dysautonomic headache),是因颈前部受伤累及颈交感神经链,导致支配头颅的交感神经失去抑制而引起头痛。患者叙述一侧额颞区的发作性头痛,伴同侧瞳孔改变(先扩大后缩小),眼睑下垂及面部多汗。服用普萘洛尔(20mg,3 次 /d)对头痛有效。③外伤后因颈肌持续收缩而出现头痛,和紧张型头痛相似,常有精神因素参与。④外伤后神经不稳定性头痛。常见于脑震荡后遗症,除头痛外尚有头晕、耳鸣、失眠、注意力不集中记忆力衰退、精神萎靡不振或情绪易激动等症状。神经系统无器质性损害证据。

八、五官疾病的头痛

眼源性头痛,是指青光眼、虹膜炎、眼眶肿瘤、球后视神经炎、高度远视、眼外肌不平衡及用眼时间过长等原因,引起球后或额颞区疼痛。急性乳突炎,能引起耳后疼痛。病毒性膝状神经节带状疱疹所产生的疼痛常位于外耳道内或耳后,疼痛数日后出现带状疱疹及面瘫。鼻腔或鼻窦发炎时因黏膜充血水肿而引起鼻塞、流涕及牵涉性头痛。急性鼻窦炎时常引起眼球周围或额颞区头痛。因鼻窦内的脓性分泌物经过一夜睡眠后积聚增多,故患者清晨起床后头痛特别严重,待脓液排出后头痛明显减轻。X 线检查有助于本病诊断。个别患者因鼻旁窦窦口被炎性分泌物或过敏性水肿阻塞,鼻旁窦内压力降低而形成"真空性头痛"(vacuum headache)。牙病所致的头痛,多先有病牙部位疼痛,随后放射至同侧颞部,呈灼痛或跳痛,牙科检查可确诊。鼻腔肿瘤、颞下颌关节功能障碍[科斯滕综合征(Costen syndrome)]及鼻咽癌均可引起头部牵涉痛。

九、精神性头痛

神经症、抑郁症等,经常出现头痛。其部位多不固定,多变,性质多样,呈钝痛、胀痛,易受外界或情绪影响,历时数周甚至数年。常伴睡眠及记忆、理解等精神方面的症状。

十、神经痛

1. 三叉神经痛 三叉神经痛(trigeminal neuralgia)是指三叉神经分布区内短暂的反复发作性剧痛。成年及老年人多见,40 岁以上患者占 70%~80%,女性多于男性。三叉神经痛可分为症状性和原发性,前者的病因为炎症(如疱疹病毒感染)、肿瘤(如半月神经节肿瘤)、动脉瘤及外伤等,后者系指病因未明者(可能因三叉神经脱髓鞘产生异位冲动或伪突触传递所致)。典型的原发性三叉神经痛通常有如下特点:①疼痛常局限于一侧,并以累及一支多见,少数患者可同时有二支或三支受累,且以上颌支(第 2 支)或下颌支(第 3 支)最常受累。②疼痛发作时表现为以面颊上下颌及舌部明显的剧烈电击样、刀割样、烧灼样或撕裂样疼痛,来去骤然,突发突止。疼痛由颌面或牙槽病灶开始,并沿该神经的支配区域放射,每次发作仅数秒至 1~2 分钟,间歇期正常,1 天数次至 1 分钟多次。发作呈周期性,持续数周,可自行缓解数月或更长。随病程进展,缓解期日益缩短。③发作时可伴有同侧面部肌肉的反射性抽搐(故又称"痛性抽搐"),或有同侧面部潮红、流泪及流涎。④患者面部某个区域可能特别敏感,稍加触碰即引起疼痛发作,如上下唇、鼻翼外侧、舌侧缘、颊部等,该区域称之为"扳机点"(触发点)。发作期间面部的机械刺激,如说话、进食、洗脸、剃须、刷牙、打哈欠,甚至微风拂面皆可诱致疼痛发作,患者因而不敢大声说话、洗脸或进食,有的连口水也不敢咽下,严重影响患者生活,甚至全身营养状况不良,精神抑郁,有的产生消极情绪。

治疗主要有药物、封闭和手术治疗。药物治疗以卡马西平为首选,起始剂量 0.1g 口服,2 次 /d,每日增加 0.1g,至疼痛控制为止,最大剂量 1.0g/d,有效维持量 0.6~0.8g/d;以有效剂量维持治疗 2~3 周后逐渐减量至最小有效剂量,再服用数月。如卡马西平无效可改用苯妥英钠 0.1g 口服,3 次 /d,如无效可每日增加 0.05g,数日后加至 0.6g/d。卡马西平或苯妥英钠单药治疗无效者两药合用可能有效。也可选用加巴喷丁(起始剂量 0.3g/d,最大剂量 1.8g/d)、普瑞巴林(起始剂量 150mg/d,最大剂量 300mg/d)。大剂量维生素 B_{12} 可缓解疼痛,剂量为 1 000~2 000μg 肌内注射,每周 2~3 次,连用 4~8 周为一疗程。药物治疗无效者,可试用无水乙醇或甘油封闭三叉神经分支或半月神经节,破坏感觉神经细胞,可获止痛效果,不良反应为注射区面部感觉缺失。经皮半月神经节射频电凝疗法也有较好疗效。三叉神经感觉根部切断术或伽马刀治疗,止痛效果确切。而三叉神经显微血管减压术,止痛同时不产生感觉及运动障碍,是目前广泛应用的最安全有效的方法。

2. 舌咽神经痛 舌咽神经分布区的反复阵发性剧痛,不伴脑神经功能破坏表现的,称舌咽神经痛(glosso-pharyngeal neuralgia)。远比三叉神经痛少见。多数于中年起病,表现为口咽、喉或耳内的短暂发作性剧痛。每次持续数秒至 1 分钟,可因吞咽、咀嚼、讲话、咳嗽等触发。检查咽喉、舌根和扁桃体窝可有疼痛触发点。疼痛发作时可伴发咳嗽。个别患者发生昏厥,可能由于颈动脉窦神经过敏引起心脏停搏而造成。病程中可有自发缓解。神经系统检查无异常发现。将 4% 可卡因或 1% 丁卡因涂于患侧的口咽部,常可使疼痛缓解数小时。病因不明,有的可能是由于舌咽神经的脱髓鞘性病变引起,有的可能是由于局部的颅底血管压迫舌咽神经所致。若疼痛持续,则本病需与鼻咽癌侵及颅底、耳咽管肿瘤、扁桃体肿瘤相鉴别。治疗与三叉神经痛相似。

3. 枕神经痛 枕神经痛(occipital neuralgia)是枕大、枕小和耳大神经分布区疼痛的统称,三对神经来自 C_{2-3} 神经,分布于枕部。可因上段颈椎病、脊柱结核、骨关节炎、脊髓肿瘤、硬脊膜炎和转移瘤等所致,多为继发性神经损害;也可由上呼吸道感染或扁桃体炎引起,或病因不明。枕大神经分布于后枕部,相当于两侧外耳道经头顶连线以后的部分;枕小神经主要分布于耳郭上部和枕外侧皮肤;耳大神经主要分布于耳郭下部前后面、腮腺表面和下颌角部皮肤。疼痛位于一侧枕部与颈部,呈阵发性刺痛或电击样痛,或持续性钝痛;患侧枕部头皮可有皮肤感觉过敏及局限性压痛点,可向头顶(枕大神经)、乳突部(枕小神经)或外耳(耳大神经)放射。枕大神经痛压痛点,位于乳突与枕后粗隆间连线的中点,枕小神经痛的压痛点,多位于该连线的外 1/3 处。部分患者在间歇期仍有钝痛。疼痛可为自发或因旋转尤其向对侧旋转而诱发,其他头颈部运动或咳嗽、喷嚏可使疼痛加重或诱发疼痛,故患者常不敢过分活动头部,或使头略向后仰并向患侧倾斜以缓解疼痛。除病因治疗外,可用止痛剂(卡马西平、苯妥英钠等)、神经营养剂(维生素 B_1、维生素 B_{12} 等)、局部封闭、理疗等对症治疗。

(张文武)

参 考 文 献

[1] 贾建平, 陈生弟. 神经病学 [M]. 8 版. 北京: 人民卫生出版社, 2018: 173-185.

[2] LAINEZ M J, GUILLAMON E. Cluster headache and other TACs: Pathophysiology and neurostimulation options [J]. Headache, 2017, 57 (2): 327-335.

第8章

胸痛

胸痛是急诊室常见的患者就诊原因之一,临床上的胸痛不应仅是指解剖学胸部范围内的疼痛感受,而应包括任何原因所导致的解剖学胸部范围内的任何不适,同时,也包括由于胸部疾患可能表现为其他部位的疼痛。由此可见,导致胸痛的病因复杂,病情的严重程度相差很大。多数为良性经过的普通疾病,但其中有一部分则可能导致严重后果,甚至危及生命。对于高危患者,症状发作后启动治疗越早,疗效越好,获益越多,任何延误都可能导致严重不良事件的发生,因此,急性胸痛患者的早期鉴别和危险分层,对于识别高危患者并给予及时正确的处置具有重要意义。在临床急诊工作中,急性胸痛诊治的主要目标在于准确识别高危患者,以完善相关检查,及时予以治疗,以减少、避免不良心血管事件和致死性心律失常的发生,对于低危胸痛患者避免治疗过度,减少患者和社会的经济负担,减少和避免医疗资源的浪费。因此,每一位急诊胸痛患者进行准确分诊和分流非常重要。

【病因与发病机制】

一、病因

胸痛的主要病因大体上包括胸内结构病变、胸壁组织疾病、膈下脏器病变和功能性疾病等。

1. 胸内结构病变

(1)心源性胸痛:心绞痛、急性心肌梗死、急性心包炎、主动脉夹层等。

(2)非心源性胸痛:①大血管病变:主动脉瘤、肺梗死;②呼吸系统疾病:胸膜炎、自发性气胸等;③纵隔和膈肌的疾病:纵隔炎、纵隔脓肿、纵隔肿瘤和膈疝等;④食管疾病:反流性食管炎、食管破裂、食管裂孔疝等。

2. 胸壁组织疾病 带状疱疹、乳腺炎、皮下蜂窝织炎、非化脓性肋软骨炎、肌炎、流行性肌炎、肋间神经炎、肋骨骨折等。

3. 膈下脏器病变 膈下脓肿、肝脓肿、脾梗死和肝癌破裂等。

4. 功能性疾病 心脏神经症。

二、发病机制

疼痛产生的机制:①各种化学或物理因素如缺氧、炎症、肌张力改变刺激肋间神经感觉纤维,脊髓后根传入纤维,支配气管、支气管及食管的迷走神经感觉纤维,膈神经的感觉纤维,支配心脏或主动脉感觉纤维等引起疼痛;②某一内脏与体表某一部位同受某些脊神经后根传入神经支配时,来自内脏的痛觉冲动传入大脑皮质区,除产生局部疼痛外,还可以出现相应体表的疼痛感觉——放射痛(又称牵涉痛)。

【诊断思路】

急性胸痛中包括了一组以胸痛为主要表现的疾病,其

中危险性最高的分别是:急性心肌梗死、急性肺栓塞、主动脉夹层、张力性气胸及心脏压塞。这些患者可能随时会发生死亡。按胸痛的危险程度,胸痛的鉴别诊断,可参考表8-1。急诊医生的任务是在众多表现为急性胸痛的患者中识别出这些高危的疾病并给予及时、适当的处理。这些高危的患者是否能够在急诊被及时准确地识别出来主要依靠:①急诊医生一定要时刻保持对这些疾病的警惕性;②急诊医生一定要掌握这些疾病主要的临床特征;③急诊科要有鉴别这些疾病的合理流程;④急诊科要能够提供必要的检查手段。

一、临床特征

首先在急诊处理急性胸痛的患者时,要利用有限的时间,仔细询问病史和进行体格检查,这样能够确定下一步思考的正确方向。在询问病史时,要注意胸痛的部位、性质、缓解的因素,胸痛诱发和加重的因素,胸痛是否放射,胸痛的伴随症状和既往病史等。这些特征中往往隐含着具有诊断和鉴别诊断意义的线索,因此,这些特征是医生接诊急性胸痛患者时,需要重点询问的内容。相当部分的胸痛患者,单纯依靠详细的病史询问就可以基本诊断。

1. 发病年龄 青壮年胸痛,应注意自发性气胸、心肌炎、心肌病、风湿性心瓣膜病,40岁以上患者应注意心绞痛、心肌梗死与肺癌。

2. 胸痛部位 包括疼痛部位及其放射部位。心绞痛与心肌梗死的疼痛常位于胸骨后或心前区,且放射到左肩和左上臂内侧。夹层动脉瘤疼痛位于胸背部,向下放散至下腹、腰部与两侧腹股沟和下肢。食管疾患、膈疝、纵隔肿瘤的疼痛也位于胸骨后。胸膜炎所致的胸痛常在胸廓的下侧部或前部。带状疱疹是成簇水疱沿一侧肋间神经分布伴剧痛,疱疹不越过体表中线。胸壁疾病特点为疼痛部位局限,局部有压痛。炎症性疾病,尚伴有局部红、肿、热表现。肝胆疾病或膈下脓肿可引起右下胸痛。

表 8-1　胸痛的鉴别诊断

器官系统	危重	紧急	非紧急
心血管	急性心肌梗死 主动脉夹层 心脏压塞	不稳定型心绞痛 冠状动脉痉挛 心包炎或心肌炎	瓣膜性心脏病 主动脉瓣狭窄 二尖瓣脱垂 肥厚型心肌病
肺	肺栓塞 张力性气胸	气胸 纵隔炎	肺炎 胸膜炎 肿瘤
胃肠道	食管破裂	食管撕裂 胆囊炎 胰腺炎	食管反流 消化性溃疡 胆绞痛
肌肉骨骼			肌肉拉伤 肋骨骨折 肋软骨炎
神经			脊神经根受压 带状疱疹 带状疱疹后神经痛
其他			心理因素 过度通气

8

　　3. 持续时间　心绞痛发作时间短暂,持续数分钟,而心肌梗死疼痛持续时间很长且不易缓解。炎症、肿瘤、栓塞或梗死所致疼痛呈持续性。平滑肌痉挛或血管狭窄缺血所致疼痛为阵发性。

　　4. 疼痛性质　胸痛的程度可表现为剧烈的疼痛到轻微的隐痛,疼痛性质也多种多样。如带状疱疹呈刀割样痛或灼痛,剧烈难忍;肌痛呈酸痛;骨痛呈酸痛或锥痛。心绞痛常呈压榨样痛并伴有压迫感或窒息感,主动脉夹层动脉瘤常有突然出现的剧烈的撕裂痛。膈疝呈灼痛或膨胀感。早期肺癌可仅有胸部的钝痛或隐痛。食管疾病多表现为持续性隐痛或烧灼痛。

　　5. 伴随症状　气管、支气管疾病所致胸痛常伴有咳嗽、咳痰,食管疾病所致胸痛常伴有吞咽困难或咽下疼痛,肺梗死、原发性肺癌的胸痛常伴有小量咯血或痰中带血。

　　6. 影响疼痛因素　包括发生诱因、加重与缓解因素。胸膜炎、自发性气胸、心包炎所致胸痛常在深吸气及咳嗽时加重,停止呼吸运动则疼痛减轻或消失。劳累、体力活动、精神紧张,可诱发心绞痛发作,休息、含服硝酸酯类药物可使心绞痛缓解,而对心肌梗死疼痛则无效。反流性食管炎的胸骨后灼痛,饱餐后出现,仰卧或俯卧位加重,服用抑酸剂和促动力药后可减轻或消失。

二、必要的体格检查

　　对于急性胸痛患者,一般不可能进行全面、系统的体格检查,要求 5 分钟内完全必要的体格检查。因为大多数情况下病情不允许医生有充分的时间这样做,因此重要的是要有针对性,有目的地根据患者的病史特征和临床思维分析进行一些重点体格检查。

　　首先要注意生命征,包括血压、脉搏、呼吸、体温。发现患者血压<90/60mmHg,心率>100 次 /min,应立即启动稳定生命征治疗。

　　怀疑主动脉夹层对比双侧桡动脉、股动脉和足背动脉搏动,有怀疑应测四肢血压。

　　观察胸部表面皮肤有无局限性红肿、瘀斑和出血点及疱疹等,胸腹式呼吸协调性、呼吸形式和快慢深浅,双侧胸部对称性。胸膜炎、胸腹部外伤、膈下脓肿、单纯疱疹等疾病常有上述异常变化。触诊检查局部肿块、液波感、压痛和胸廓的呼吸动度。

　　注意胸壁感染、气胸、血胸、肋骨骨折等征象。女性乳腺炎也有以胸痛主诉就诊,注意鉴别。

　　听诊需了解双侧呼吸音对比、胸膜和心包摩擦音、肺干湿性啰音、哮鸣音、异常音和杂音等,这对鉴别心脏和肺部疾病有帮助。

　　怀疑肺栓塞的患者要注意检查下肢有无肿胀,是否有下肢深静脉血栓形成的证据。

三、必要的辅助检查

　　对胸痛的诊断,除需仔细了解病史、查体外,一些常规的辅助检查,如心电图(electrocardiogram,ECG)、心肌损伤标志物及影像学检查也十分重要,这对筛查潜在的高危胸痛患者有参考价值。

　　1. 实验室检查　血常规检查和凝血功能对判断有无感染和出凝血异常的存在必不可少。初始的 ECG 有助于确定中至高危的急性冠脉综合征(acute coronary syndrome,ACS)患者,肌钙蛋白和心肌酶学是确诊是否存在心肌损害的重要手段,应用肌钙蛋白有助于确定是否需要早期血运重建,是 ACS 危险分层的重要工具;D- 二聚体对急性肺栓塞的诊断有重要意义;动脉血气分析有助于了解肺功能情况。

2. 心肌损伤标记物在胸痛患者中的应用价值 心肌损伤标志物的测定能检出或除外心肌坏死,最常应用的生化标志物有肌钙蛋白 T(TnT)和肌钙蛋白 I(TnI)、肌红蛋白和肌酸激酶 MB 同工酶(CK-MB)。在急性胸痛的早期 3~6 小时,肌红蛋白检测对除外心肌梗死的可能性很有价值,在症状发作 7 小时后,肌钙蛋白与 CK-MB 有较高的阴性预测性,TnI 或 TnT 对诊断 AMI 的特异度与灵敏度均较高。心肌损伤标记物浓度与心肌损害范围呈正相关。约 30% 的非 ST 段升高的 ACS 患者 cTnI 或 cTnT 升高,可能为非 Q 波心肌梗死而属高危患者,即使 CK-MB 正常,死亡危险性也增加。肌钙蛋白水平越高,危险性越高。

3. 心电图 ECG 是胸痛患者应用广泛的检查方法。异常的心电图包括 ST 段升高、ST 段压低和 T 波低平或倒置。入院时 ECG 有 ST 段升高的胸痛患者早期死亡率较高,ST 段压低的胸痛患者的死亡率中等,T 波倒置的胸痛患者死亡率较低。ST 段升高是急性心肌梗死最灵敏和最特异的 ECG 标志。新出现 ST 段升高的患者 80%~90% 为急性心肌梗死。ST 段下降提示心肌缺血,但是其诊断进展性心肌梗死的可靠性差,仅约 50% 的患者最终确诊为急性心肌梗死。对称性 T 波倒置的特异度较差,心肌缺血、心肌炎和肺栓塞在内的多种疾病都可以出现这种改变,约 1/3 的患者可能存在心肌梗死。有 1/3 左右的急性胸痛患者 ECG 正常,对这些患者动态观察心电图的变化很重要。在发病早期,很多急性心肌梗死最初的心电图无异常,随着时间的延长才表现为急性心肌梗死典型的 ST 段升高的 ECG 表现,若未对患者进行动态观察,常易忽略而漏诊。

目前建议在胸痛患者来诊 10 分钟内应进行 ECG 检查,10 分钟内做出判定,ST 段升高的患者一旦确定需立即进行再灌注治疗;ECG 有缺血性表现的患者,按不稳定型心绞痛(UA)或非 ST 段升高的急性心肌梗死处理;ECG 正常或有非特异性改变,应结合病史和生化标志物等综合判断。

4. 影像学检查 X 线胸部透视与摄片,对于鉴别肺部疾病、肋骨、胸骨骨折,心脏各房室大小有帮助;CT 成像是一项对临床有较大帮助的检查,可以发现 X 线不能显示的病变,帮助临床诊断肺栓塞、主动脉瘤、夹层动脉瘤。心血管造影,尤其数字减影血管造影(digital subtraction angiography,DSA),可清楚显示主动脉瘤、主动脉夹层、室壁瘤的部位、大小、形态等情况;冠状动脉造影,可明确心肌梗死的部位和严重程度,是诊断心肌梗死的"金标准";超声心动图实时显示心脏结构和动态,以及心包积液。B 超对膈下和肝脓肿、胆道情况,以及包裹性胸腔积液定位有意义。

5. 放射性核素扫描 对肺梗死、肺内占位病变、心肌梗死或局限性室壁瘤的诊断有帮助。

6. 彩色多普勒超声 对急性心肌梗死和急性大动脉夹层动脉瘤诊断的意义较大。彩色多普勒超声(简称"彩超")和多普勒超声可用于大动脉夹层的检查,但其具有一定的局限性。彩超仅能看到升主动脉和腹部、髂部的血管。主要的征象是主动脉明显增宽,主动脉壁分离形成的真腔与假腔,有时还可见内膜的裂口。超声还可用于鉴别胆石症、脾梗死、胰腺炎等一些膈下疾病。急性心肌梗死时,二维超声心动图可见梗死的部位室壁运动低下、运动消失或反常运动。超声对急性肺栓塞的诊断帮助不大。超声对自发性气胸的诊断没有帮助。

7. 胸痛患者辅助检查的顺序 决定检查的顺序时要根据:危险性最大、最需要首先排除的疾病是什么?最能明确诊断的检查是什么?最方便、最及时的检查是什么?对于所有胸痛的患者,首先是要进行详细的体格检查,尤其是要注意生命体征,其次才是借助仪器的检查。有些疾病经过仔细的体格检查就能够发现特征性的表现,如剧烈胸痛者发现脉搏不对称及血管杂音强烈提示大动脉夹层等。切忌一切依赖仪器。对于一个急性胸痛的患者,辅助检查应该按照以下顺序进行为宜:心电图→CK、CK-MB、TnT、TnI、D- 二聚体、血气分析、电解质、凝血功能→放射检查(包括普通 X 片、CT、MRI)→彩超和多普勒检查。

四、急性胸痛危险分层方法

急诊胸痛的危险分层策略不仅可以识别高危胸痛患者,准确评估其预后,同时也可以识别低危胸痛患者。TIMI(the thrombolysis in myocardial infarction)评分是目前被推荐并广泛使用的评分。

1. TIMI 评分 TIMI 评分是根据 ACS 疾病谱亚群其评分有所不同,主要有针对 ST 段抬高心肌梗死(STEMI)的 TIMI 评分和 UA/NSTEMI 的 TIMI 评分的两个评分系统,推荐用于急诊急性胸痛患者危险评分为 UA/NSTEMI 评分系统,该评分共有 7 个项目,每个项目 1 分,总分是 0~7 分(见表 8-2),得分 0~2 分为低危,3~4 分为中危,5~7 分为高危。此评分所有数据来自心电图和临床特征,简单而且容易获得,适合于急诊室的应用,TIMI 评分已被证实能准确地对高危胸痛患者进行危险分层和预测其长期和短期不良心血管事件发生率(MACE)。

表 8-2 TIMI 评分

评分项目	分值
年龄 ≥ 65 岁	1
≥ 3 个冠脉疾病的危险因素 (冠脉疾病的家族史,高血压,高脂血症,糖尿病,吸烟)	1
过去 7 天里曾服用过阿司匹林	1
冠状动脉明显狭窄(≥ 50%)	1
过去 24 小时内有 2 次心绞痛	1
首次心电图 ST 段变异 ≥ 0.5mm	1
首次检测发现心肌标志物升高(包括肌钙蛋白和 CK-MB)	1

2. HEART 评分 HEART 评分是首次以急诊室胸痛患者为研究对象的危险评分,其初始评分数据是源于荷兰 4 所医院共 2 161 例急性胸痛患者的一项回顾性多中心的研究。HEART 评分共有 5 个变量,分别为:病史(history)、心电图(ECG)、年龄(age)、危险因素(risk factor)、肌钙蛋白(troponin)。HEART 评分总分 10 分(见表 8-3)。此评分最大的优势在于"病史"这一项,将典型的 ACS 症状纳入了考虑范围,更符合胸痛患者的早期危险分层流程。HEART 评分既能识别低风险患者让其早期安全出院,也能发现潜在高风险患者,以利于得到早期介入治疗。

表 8-3 HEART 评分

评分项目	评分标准	分值
病史(history)	高度怀疑	2
	中度怀疑	1
	可能性很小	0
心电图(ECG)	ST 段特异性压低	2
	ST 段非特异性变化	1
	正常	0
年龄(age)	大于或等于 65 周岁	2
	45~65 周岁	1
	小于或等于 45 周岁	0
危险因素(risk factors)	大于或等于 3 个危险因素或有动脉硬化疾病病史	2
	1 或 2 个危险因素	1
	无已知的危险因素	0
肌钙蛋白(troponin)	大于或等于 3× 正常界限	2
	正常界限内	1
	小于或等于正常界限	0

HEART 评分为基础的急性胸痛评估流程(图 8-1)建议:胸痛的患者,如果心电图无缺血改变,无既往冠心病史,HEART 评分在 0~3 分,建议该类患者可以早期离院观察对于患者心电图无缺血改变,无既往冠心病史,但是 HEART 评分 >4 分,建议查肌钙蛋白及留观。

【急诊处理原则和流程】

急性胸痛的急诊处理原则:一是快速识别高危患者,以迅速进入快速救治绿色通道,剔除那些几乎没有或没有威胁生命疾病的患者;二是对不能明确诊断的患者,应常规留院观察病情的演变,严防患者院外发生严重危及生命的事件。具体处理流程见图 8-1。

1. 首先判断病情严重性,对血流动力学不稳定或明显呼吸困难的患者,应立即开始稳定生命征的治疗,同时开始下一步处理。

2. 对于生命征稳定的患者,首先获取病史和体征。

3. 进行针对性的辅助检查。

4. 在上述程序完成后能够明确病因的患者立即开始有针对性地病因治疗。

5. 对不能明确病因的患者,建议留院观察。2015 年国际心肺复苏指南推荐:如果胸痛患者发病时间 0~2 小时测量高敏肌钙蛋白 I,结果低于第 99 百分位,同时属于 TIMI 评分为 0 或 1,或者发病 3~6 小时内肌钙蛋白检查结果阴性,同时 TIMI 评分 0,年龄小于 50 岁,或者低风险 HEART 评分,患者的 30 天发生 MACE 的概率低于 1%。可予以离院观察。

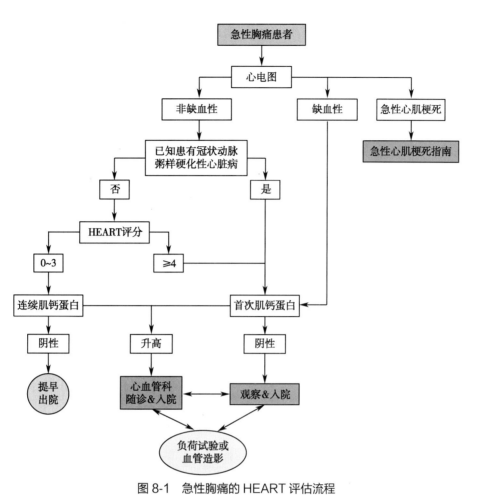

图 8-1　急性胸痛的 HEART 评估流程

（江慧琳　陈晓辉）

第9章

呼吸困难

呼吸困难(dyspnea)是指患者主观感到空气不足、呼吸费力,客观上表现为呼吸运动用力,严重时出现张口呼吸、鼻翼扇动、端坐呼吸,甚至发绀、呼吸辅助肌参与呼吸运动,常伴有呼吸频率、深度、节律的改变。

呼吸困难是一种常见的主要涉及呼吸系统疾病的非特异性临床表现。国外有文献报道,9%~13% 的社区成人有轻至中度的呼吸困难症状,≥ 40 岁者中 15%~18%、≥ 70 岁者中 25%~37% 有呼吸困难症状。在美国每年约有 1.15 亿主诉为呼吸困难的急诊就诊患者,占所有急诊患者的 3.5%。研究显示,呼吸困难为心肺疾病住院和死亡的原因之一,在某些疾病中与 5 年生存率密切相关,而且与心脏疾病死亡关系更明显。尽管呼吸困难最常见的病因是呼吸系统和循环系统疾病,但也涉及消化、神经、血液等其他多个系统,进行鉴别诊断需要系统和科学的临床思维方法,因其在临床诊治中常发生误诊,因此提高诊断与处理水平十分重要。

【病因与发病机制】

一、病因

呼吸困难性质的分类有多种,按病程可分为急性呼吸困难与慢性呼吸困难:急性呼吸困难是指病程在 3 周以内的呼吸困难,慢性呼吸困难是指持续 3 周以上的呼吸困难;按病因可分为肺源性呼吸困难、心源性呼吸困难、中毒性呼吸困难、血源性呼吸困难和神经精神性呼吸困难,其中肺源性呼吸困难又分为呼气性、吸气性和混合性呼吸困难。

引起呼吸困难的原因很多,主要包括以下几类:

1. 呼吸系统疾病 常见于:①气道阻塞,如喉、气管、支气管的炎症、水肿、肿瘤或异物所致的狭窄或阻塞及支气管哮喘、慢性阻塞性肺疾病(chronic obstructive pulmonary disease,COPD)等。②肺部疾病,如肺炎、肺脓肿、肺不张、肺水肿、弥漫性肺间质疾病、细支气管肺泡癌等。③胸壁、胸膜腔疾病,如胸壁炎症、严重胸廓畸形、胸腔积液、气胸、广泛胸膜粘连、结核、外伤等。④神经肌肉疾病,如吉兰 - 巴雷综合征和重症肌无力累及呼吸肌、药物导致呼吸肌麻痹等。⑤膈肌运动障碍,如膈肌麻痹、大量腹腔积液、腹腔巨大肿瘤、胃扩张和妊娠末期等。

2. 循环系统疾病 常见于各种原因所致的左心和 / 或右心衰竭、心脏压塞、肺栓塞和原发性肺动脉高压等。

3. 中毒 如吗啡类药物中毒、有机磷农药中毒、亚硝酸盐中毒、氰化物中毒等。

4. 神经精神性疾病 如急性脑卒中、脑外伤、脑肿瘤、脑炎、脑膜炎等颅脑疾病引起呼吸中枢功能障碍和精神因素所致的呼吸困难如焦虑症、癔症等。

5. 血液病 常见于各种原因所致的重度贫血、高铁血红蛋白血症、硫化血红蛋白血症等。

二、发病机制

正常呼吸由延髓的呼吸控制中心和位于颈动脉体附近的化学感受器控制,但有许多感觉输入会影响呼吸困难的感觉,包括肺牵张感受器和呼吸肌和骨骼肌的机械感受器。来自这些感受器的传入信息传递到脑干呼吸调整中枢,从而调节呼吸,使机体产生恰当的通气量,以维持机体氧、二氧化碳分压,以及酸碱的平衡,同时,还将呼吸驱动命令传递到大脑感觉皮质产生呼吸感觉。来自各种感受器的传入信息和脑干呼吸中枢产生的呼吸驱动命令不一致,或呼吸驱动力和实际达到的通气量不匹配,即可发生呼吸困难,并可能表现为呼吸增加或呼吸驱动力增强,前者常见于哮喘等导致气道阻力增加或 COPD 导致肺顺应性降低,后者则由严重的低氧血症、酸中毒或中枢性刺激(毒素 / 中枢神经系统事件)引起。这些异常的通气感受信号由肺部迷走神经受体及呼吸肌的机械感受器传入大脑感觉运动皮质,最终产生呼吸困难感受。

临床上,肺源性呼吸困难主要是呼吸系统疾病引起的通气、换气功能障碍导致缺氧和 / 或二氧化碳潴留所致,心源性呼吸困难主要是左心和 / 或右心衰竭引起,中毒性呼吸困难主要是因代谢性酸中毒、药物、化学毒物中毒等引起,神经精神性呼吸困难主要因神经系统疾病和精神因素所致,血源性呼吸困难多由红细胞携氧量减少、血氧含量降低所致。

【诊断思路】

一、呼吸困难性质的主诉分析

呼吸困难应该主要依靠患者的自我描述进行判定。患者对呼吸困难的描述可能对呼吸困难的病因诊断有一定的提示。但呼吸困难的具体表述患者间存在差异,对呼吸困难表述的常用词语有"胸闷""喘息""气短""气促""气急""憋气""气不够用""胸部紧缩感""呼吸费力""呼吸压迫感""窒息感"等。而患者对呼吸困难的语言描述具有文化、地域及语种的差异。具体描述可能对病因有更明确的提示作用,因此在问诊中应注意患者呼吸困难的"具体内容"是什么,是感觉"吸气不足",还是"气不够用"等。

对呼吸困难性质的描述可能更利于病因鉴别诊断,如"劳力性""胸部发紧感""空气渴求感 / 吸气不足感"等症状的描述。若患者表述呼吸困难为劳力性,常提示有心肺疾病,最常见于心功能不全、支气管哮喘、COPD 和影响呼吸肌肉的疾病,常因限制患者活动而表现得非常明显。有胸部发紧感的呼吸困难则常为支气管收缩时的感受,多与刺激气道感受器相关,即胸部发紧感是来自肺部对刺激感觉的传入,并非是一种与劳力相关的感受。空气渴求感 / 吸气不足感是一种感觉空气不足(不够用),常常也有患者表述为空气饥饿感、吸气不满意或是一种令人不适的急促呼吸感,表示患者肺通气与呼吸驱动不匹配,通过增加呼吸驱动而诱发出来。一些研究显示,胸部发紧感是早期哮喘的主要症状,随着气道狭窄加重,患者常伴随劳力性呼吸困难和空气渴求感 / 吸气不足感,吸气相不适感往往多于呼气相,但少有患者主动用此类语言来描述,多由医生提示或问诊

而获得。

二、呼吸困难的病因评估

1. 病史及体格检查 呼吸困难作为常见症状,寻找其原因对治疗十分重要。首先要全面详细地询问病史,包括呼吸困难的特征、起病时间、持续时间、诱发因素、加重或恶化因素(活动、体位、接触史、饮食史等)、缓解因素(药物、体位、活动等)以及伴随症状、既往史等,再进行体格检查和恰当的辅助检查通常可为诊断提供线索。有关急性呼吸困难的体格检查与病因评估详见表 9-1。

2. 辅助检查 除病史及常规体格检查外,实验室检查结合影像学检查也是呼吸困难病因检查的重要手段。有关急性呼吸困难的辅助检查与病因评估详见表 9-2。X 线虽可在床旁进行但难以提供足够影像学信息,而 CT 虽可提供较为丰富的影像学信息,但由于需要转运搬动,在病情较为危重的患者中较难实际应用。

近年来,急诊床旁肺超声(bedside lung ultrasound emergency,BLUE)的应用逐渐普及,其诊断灵敏度较高,BLUE 方案的应用将几种常见的呼吸困难(如 COPD/ 哮喘、气胸、肺栓塞、肺水肿、肺炎及胸腔积液等)诊断思路流程化。

表 9-1 急性呼吸困难的体格检查与病因评估

症状	体格检查	考虑诊断
生命体征	呼吸急促	肺炎、气胸
	低通气	颅内损伤、药物或毒素摄入
	心动过速	肺栓塞、胸部外伤
	低血压	张力性气胸
	发热	肺炎、肺栓塞
总体外观	恶病质、体重减轻	恶性肿瘤、获得性免疫疾病、分枝杆菌感染
	肥胖	通气不足、睡眠呼吸暂停、肺栓塞
	怀孕	肺栓塞
	桶状胸	COPD
	嗅探位	会厌炎
	三凹征	COPD 或严重哮喘
	外伤	气胸(单纯 / 张力性)、肋骨骨折、膈肌损伤、连枷胸、血胸、肺挫伤
皮肤指甲	烟渍或气味	COPD、恶性肿瘤、感染
	杵状指	慢性缺氧、心内分流、肺血管畸形
	苍白的皮肤或结膜	贫血
	肌肉消瘦	神经肌肉疾病
	淤血	胸壁:肋骨骨折、气胸
	弥漫性改变	血小板减少症、长期使用类固醇、抗凝
	皮下气肿	肋骨骨折、气胸、气管支气管破裂
	荨麻疹、皮疹	过敏反应、感染、蜱传疾病
颈部	哮鸣音	上呼吸道水肿 / 感染、异物、外伤、过敏反应
	颈静脉怒张	张力性气胸、COPD/ 哮喘加重、体液超负荷或心力衰竭、肺栓塞、心脏压塞

9

续表

症状	体格检查	考虑诊断
肺部检查	喘息/支气管痉挛	心力衰竭、过敏反应
	啰音	心力衰竭、肺炎、肺栓塞
	单侧呼吸音减低	气胸、胸腔积液、实变、肋骨骨折/挫伤、肺挫伤
	咯血	恶性肿瘤、感染、出血性疾病、心力衰竭
	咳痰	感染(病毒/细菌)
	摩擦音	胸膜炎
	异常呼吸模式	颅内损伤(陈-施呼吸)
胸部检查	触诊疼痛	肋骨/胸骨骨折
	皮下气肿	气胸,气管支气管破裂
	胸腹不同步运动	膈肌损伤、颈脊髓损伤
	连枷胸	骨折、肺挫伤
心脏听诊	杂音	肺栓塞
	S_3 或 S_4 奔马律	肺栓塞
	S_2 亢进	肺栓塞
	心音低沉	心脏压塞,心包积液
肢体检查	小腿压痛、霍夫曼征	肺栓塞
	水肿	心力衰竭
神经查体	局灶性缺陷(运动、感觉、认知)	脑卒中、颅内出血引起中枢性异常呼吸驱动,如果长期存在则有吸入性肺炎的风险
	对称缺陷	神经肌肉疾病
	弥漫性减弱	代谢或电解质异常(低钙血症/低镁血症/低磷血症)、贫血
	反射减弱	高镁血症
	乏力逐渐加重	吉兰-巴雷综合征

9

表 9-2　急性呼吸困难的辅助检查与病因评估

分类	项目	结果和诊断
实验室	脉搏血氧仪	缺氧,换气过度(肌无力,颅内事件)
	血气分析	CO_2 潴留(COPD,睡眠呼吸暂停),阻塞性或限制性肺部疾病
	二氧化碳波形图	代谢性与呼吸性酸中毒(酮症酸中毒,摄入) A-a 梯度(肺栓塞) 升高碳氧(吸入性损伤或 CO 中毒)
	全血细胞分析	白细胞增加:感染,应激消空,血液系统恶性肿瘤 白细胞减少:中性粒细胞减少症,败血症 血红蛋白、血细胞比容(HCT):贫血,红细胞增多症 血小板:血小板减少症(骨髓毒性)
	外周血细胞形态学	涂片:异常血红蛋白(即镰状),夹杂物
	生化指标	BUN、Cr:急性或慢性肾衰竭 钾、镁、磷:含量低会导致肌肉无力 葡萄糖:酮症酸中毒(DKA) D-二聚体:凝血活性异常 BNP:心力衰竭,肺栓塞 肌钙蛋白:心脏缺血或梗死

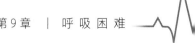

续表

分类	项目	结果和诊断
心脏	心电图	缺血,心律不齐,$S_1Q_3T_3$(肺栓塞)
	心脏彩超	肺动脉高压,瓣膜疾病
		缺血相关室壁运动异常,心内分流
影像学	胸部X线片	骨性结构:骨折,溶骨性病变,漏斗胸,脊柱后侧凸
		肿块:恶性,空洞病变,浸润,异物
		隔膜:膨出,膈肌升高,肠疝
		纵隔:淋巴结肿大(感染,结节病),空气
		心脏轮廓:放大(心肌病,体液超负荷)
		软组织:皮下空气
		肺实质:气胸,积液(血液/感染性),间质性水肿,局部实变,空气支气管影,Hampton峰,Westermark征
	CT	肿块,淋巴结肿大,外伤,肺栓塞
	肺部超声	肺水肿,胸腔积液,气胸,肺炎,肺栓塞,COPD/哮喘
	肺血管造影	肺栓塞,介入(血栓溶解)
	软组织颈片	会厌炎,异物
	MRI	肺栓塞,骨和软组织病变,血管畸形
内镜	支气管镜	肿块,异物
		介入(支架,活检)
	喉镜	肿块,水肿,会厌炎,异物

三、呼吸困难的鉴别诊断

呼吸困难在鉴别诊断时需关注严重程度的评估。应首先区分急性、慢性和发作性呼吸困难,如急性呼吸困难可见于急性左心衰竭、肺血栓栓塞等;慢性呼吸困难可见于慢性阻塞性肺疾病,特别是慢性阻塞性肺疾病急性加重;发作性呼吸困难可见于支气管哮喘发作等;这关系到呼吸困难处理的轻重缓急。其次应区分两类呼吸困难:一类为病因尚未明确的新发呼吸困难;另一类为已有心肺及神经系统等基础疾病的呼吸困难加重。对前一类,鉴别诊断的目标为尽快明确潜在的疾病,而对后一类,鉴别诊断的目标为分清是否为原有疾病的恶化及其引起恶化的原因或是否合并新的疾病。

许多疾病可以引起呼吸困难,如心血管疾病常见于各种原因所致的左心/右心功能不全、心脏压塞及心包缩窄、心肌病变等,肺部疾病常见于慢性阻塞性肺疾病、支气管哮喘、肺栓塞和肺炎等。因此应遵循"系统、有序、快捷、准确"的原则进行呼吸困难的鉴别诊断。

所谓"系统"原则,即呼吸困难不仅涉及呼吸系统疾病,应扩大鉴别思路,包括肺外疾病,如心血管系统(心功能不全)、神经系统(神经病变)、运动系统(肌肉疾病)和血液系统疾病等。所谓"有序"原则,即在呼吸困难鉴别诊断中应注意疾病的轻重缓急,依照一定的原则顺序进行,如先注意排除对生命威胁较大的急症和重症,如心脏疾病(急性心功能不全、心肌梗死及心脏压塞等)、气道内异物、自发性气胸、肺栓塞等,再进行其他慢性疾病的鉴别诊断。所谓"快捷"原则,即应尽快判断是否为危及患者生命的急症、重症,以减少呼吸困难鉴别过程中存在的危险性。所谓"准确"原

则,即应在系统检查基础上,力求准确判断呼吸困难的性质和程度,尽早针对呼吸困难的病因进行有效治疗。有关呼吸困难的鉴别诊断可见表9-3。

【处理原则】

对任何原因引起的呼吸困难,最根本的处理措施为针对患者原发病的治疗即病因治疗。在处理原因暂未明确的急性呼吸困难时,应首先对其气道、呼吸和循环状况进行评估判断,尤其应注意甄别隐匿和不典型的潜在致命性紧急症状,同时进行相关病史收集和有重点的体检。

下述情况应视为患者症状紧急,应立即给予相应处理:心力衰竭患者静息或轻微活动时即有呼吸困难等;冠心病患者出现急性胸痛、多汗、心动过速或心动过缓、出现高血压或低血压及晕厥等;肺栓塞患者静息时即有呼吸困难、发热、低氧血症、心动过速及出现高血压等;肺炎患者出现氧饱和度降低、感觉虚弱气短、呼吸频率>30次/min、心动过速、血压降低、高/中的肺炎严重度评分等;气胸患者出现躁动不安;慢性阻塞性肺疾病和支气管哮喘患者最大呼气流量(maximal expiratory flow,MEF)占预计值百分比<80%,出现三凹征、奇脉、寂静肺等;急性胰腺炎、严重创伤如胸腹部外伤、截肢、巨大创面及骨折的呼吸困难患者,出现呼吸频率>20次/min、进行性发绀、烦躁不安等。

症状紧急、生命体征不平稳时,应立即监测生命体征、建立静脉输液通路并评估气道支持保护,同时针对可能病因进行初步治疗后收入院进一步诊治;对症状紧急、生命体征尚平稳者,需立即给予生命体征监测,同时针对可能病因进行

初步治疗,初步治疗后如患者症状或生命体征恶化,应建立静脉输液通路并吸氧,同时收入院治疗,而对症状减轻者可于门诊进一步诊治;对症状缓和、生命体征平稳者,可于门诊进行诊治,详细采集病史和体检,进行药物治疗与调整,若患者症状或生命体征恶化,则应收入院诊治。关于急性呼吸困难患者处理流程详见图 9-1。图 9-2 则为常见导致急性呼吸困难疾病的基本处理原则。应用系统和科学的临床思维方法,尽量规避临床误诊,以提高诊断与处理水平。

表 9-3　呼吸困难的鉴别诊断

器官 / 系统	危重症诊断	急诊诊断	非紧急诊断
肺部	气道阻塞 肺栓塞 非心源性水肿 过敏反应 呼吸衰竭	自发性气胸 哮喘 肺心病 误吸 肺炎(CAP 评分 > 70)	胸腔积液 肿瘤 肺炎(CAP 评分 ≤ 70) COPD
心脏	肺水肿 心肌梗死 心脏压塞	心包炎	先天性心脏病 瓣膜性心脏病 心肌病
腹部	–	机械干扰 低血压、内脏破裂脓毒症、肠梗阻、炎症 / 感染	妊娠 腹水
心因性	–	–	过度换气综合征 躯体化障碍 惊恐发作
代谢 / 内分泌	毒物食入 糖尿病酮症酸中毒(DKA)	肾衰竭 电解质异常 代谢性酸中毒	发热 甲状腺疾病
血液学	一氧化碳 / 氰化物中毒 急性胸部综合征	贫血	–
神经肌肉	脑血管意外 颅内损伤 有机磷中毒	多发性硬化症 吉兰 - 巴雷综合征 蜱瘫痪	肌萎缩性侧索硬化 多发性肌炎 卟啉症
感染性	会厌炎	肺炎(CAP 评分 > 70)	肺炎(CAP 评分 ≤ 70)
外伤性	张力性气胸 心脏压塞 连枷胸	单纯性气胸、血胸 膈肌破裂 神经损伤	肋骨骨折

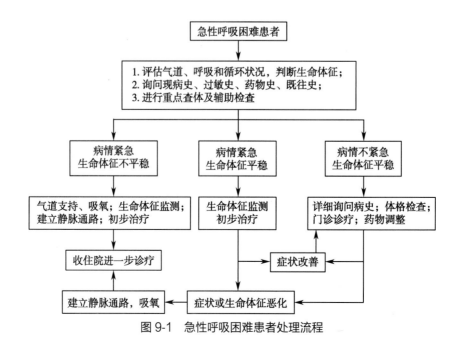

图 9-1　急性呼吸困难患者处理流程

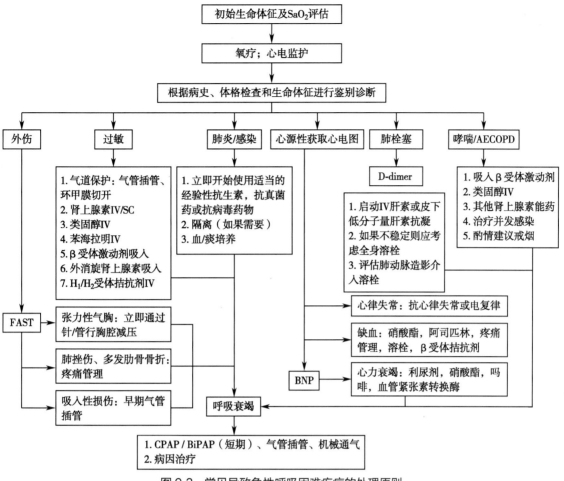

图 9-2 常见导致急性呼吸困难疾病的处理原则

注：SaO$_2$，血氧饱和度；IV，静脉注射；SC，皮下注射；D-dimer，D- 二聚体；AECOPD，慢性阻塞性肺疾病急性加重；FAST，创伤重点超声评估法；BNP，脑钠肽；CPAP，持续气道正压通气；BiPAP：双相气道正压通气。

（徐 军 张文武）

参考文献

［1］ COCCIA C B, PALKOWSKI G H, SCHWEITZER B, et al. Dyspnoea: Pathophysiology and a clinical approach [J]. S Afr Med J, 2016, 106 (1): 32-36.

［2］ DEVOS E, JACOBSON L. Approach to adult patients with acute dyspnea [J]. Emerg Med Clin North Am, 2016, 34 (1): 129-149.

［3］ LEE F C. Lung ultrasound-a primary survey of the acutely dyspneic patient [J]. J Intensive Care, 2016, 4 (1): 57.

［4］ LICHTENSTEIN D A. BLUE-protocol and FALLS-protocol: Two applications of lung ultrasound in the critically ill [J]. Chest, 2015, 147 (6): 1659-1670.

［5］ 万学红, 卢雪峰. 诊断学 [M]. 9 版. 北京: 人民卫生出版社, 2018: 21-23.

9

第10章

咯 血

咯血（hemoptysis）是指喉以下呼吸道任何部位的出血经口腔排出。临床上多根据24小时咯血量来区分咯血程度：小量咯血≤100ml，包括痰中带血；中等量咯血100~500ml；大量咯血（massive hemoptysis）>500ml或一次咯血量≥100ml。但准确估计咯血量有时是很困难的，患者咯出来的血量并不一定等于其肺内真正的出血量，有时部分甚至大部分淤滞于肺内。因此，国内外文献对大咯血的定义尚未形成统一标准，从200~1 000ml/24h不等。更应该注意的是疾病的严重程度与咯血量有时并不完全一致，除了出血量以外还应当考虑出血速度、肺内潴留的血量、患者维持气道通畅和咯血的能力以及基础肺功能储备，综合考虑咯血的预后和危险性。在此背景下，以疾病严重程度来定义大咯血被人们普遍接受，即大咯血可被定义为，任何危及生命的咯血量，以及可能导致气道阻塞和窒息的任何咯血量。在急诊科看到的大多数病例是轻微的小量咯血，典型的是痰中带血或咯少量血。出现大咯血或严重咯血的患者≤5%，但其死亡率则高达80%以上。常见的原因是血液淹溺肺泡或阻塞气道，导致窒息和顽固性低氧血症而死亡，失血性休克致死者较少见。成人的气道总容量平均为150ml，因此，如果一个特定的出血在其他部位被认为是轻微的，在呼吸道可能很快就会威胁到生命。

【病因与发病机制】

一、病因

咯血的病因有很多种，通常分为：①呼吸系统疾病，气管、支气管、肺部疾病，如感染性疾病，包括急/慢性支气管炎、肺炎、肺结核、侵袭性肺部真菌感染等；支气管、肺结构发育异常，如肺隔离症等；支气管扩张症、囊性纤维化；其他，如创伤、肿瘤、支气管异物、特发性肺含铁血黄素沉着症。②循环系统疾病，如先天性心脏病、肺动脉高压、肺栓塞、肺血管畸形等。③全身性疾病，如出凝血功能障碍、血液系统疾病及结缔组织病等。临床上以肺结核、支气管扩张症、肺真菌病、肺癌和肺炎等多见。咯血病因与分类见表10-1。

儿童咯血病因，西方国家以囊性纤维化引起的支气管扩张症多见，我国则以感染性疾病相对多见。原发性肺结核导致的咯血较为少见，估计发生率不到1%。创伤虽然不常见，但也可能是咯血的原因之一。钝力外伤可引起肺挫裂伤和出血而导致咯血，应高度警惕偶发出血引起的窒息。

表 10-1　咯血的病因

分类	疾病
气管、支气管疾病	支气管扩张、支气管结核、支气管肺癌、支气管炎、支气管腺瘤、支气管结石、支气管囊肿、支气管溃疡、支气管异物等
肺源性疾病	肺结核、肺炎、肺脓肿、肺真菌病、肺寄生虫病（肺吸虫病、肺阿米巴病、肺棘球蚴病等）、肺囊肿、肺隔离症、肺转移性肿瘤、肺含铁血黄素沉着症、肺尘埃沉着病等
循环系统疾病	风湿性心脏病（二尖瓣狭窄）、左心衰竭、肺栓塞、肺梗死、肺动脉高压、心内膜炎、先天性心脏病（如房间隔缺损、动脉导管未闭）、肺动脉发育不全、肺动静脉瘘、左房黏液瘤、主动脉夹层破裂、遗传性出血性毛细血管扩张等
血液系统疾病	血小板减少性紫癜、白血病、再生障碍性贫血、血友病、弥散性血管内凝血等
结缔组织疾病	结节性多动脉炎、血管炎、系统性红斑狼疮、干燥综合征、白塞综合征、韦格纳肉芽肿病等
传染性疾病	流行性出血热、肺出血型钩端螺旋体病、肺型鼠疫等
医源性原因	抗凝治疗过量、经支气管肺活检、纤维支气管镜检查损伤、导管及手术治疗等
其他	慢性肾衰竭、肺出血肾炎综合征、创伤、吸入有毒气体、药物、子宫内膜异位症、原因不明的咯血等

二、发病机制

1. 肺血管解剖　肺由肺动脉和支气管动脉双重供血。肺动脉起自右心室，分支为左右肺动脉、肺叶动脉，最终形成广泛的毛细血管网完成气体交换。肺动脉是一个低压、低阻系统，其血容量较大，即使血流增加血压也不会明显升高，如果是肺动脉毛细血管网破裂出血，出血量也不会太大，也易止血；但如果是较大肺动脉或分支破裂出血，因血容量大及右心室距离短，往往会发生大出血，抢救成功率较低。支气管动脉起自主动脉，也有少数起自肋间动脉，紧密伴随支气管走行，最终在支气管壁黏膜下层形成毛细血管网，为肺实质提供营养。虽然管径很小，但支气管动脉是一个高压系统，如果支气管动脉破裂，因体循环压力高极易发生大出血，但大出血引起血压下降后，出血量会随之减少，也为外科干预提供了时机。只要保持呼吸道通畅，不发生窒息死亡，患者就有救治的希望。临床上应尽量明确是肺动脉破裂还是支气管动脉破裂,对于救治患者和制订抢救措施会有较大的帮助。

2. 出血部位及其发病机制 咯血量因病因及其发病机制不同而异,但与病变的严重程度并不完全一致。少量咯血多由于剧烈咳嗽或炎症导致气管、支气管毛细血管破裂所致,而大出血多由于支气管动脉破裂引起。在大咯血病例中,源于支气管和肺动脉的出血分别为90%和5%,其余5%的咯血可能来自肺外供血动脉。源自肺静脉、支气管静脉和毛细血管的咯血较罕见。偶见支气管动脉出血与来自肺外和/或肺动脉出血在同一患者同时存在。

(1)支气管动脉出血:支气管动脉破裂出血是咯血的主要原因,因此在治疗前寻找支气管动脉起源有助于指导治疗和选择治疗方法。解剖研究证明,通常有二或三条支气管动脉与主支气管动脉并行,并通过相互融合产生支气管周围丛,该丛动脉穿过肌层,在支气管黏膜下形成平行的动脉丛。在正常情况下,支气管动脉在起源部位的直径小于1.5mm,远端小于0.5mm。当起源部位大于2mm时,通常被认为是过度扩张,是咯血的潜在因素。约有30%的支气管动脉起源异常,这种变异有可能导致血管内治疗的失败。支气管动脉通常起源于胸降主动脉的上部,或降主动脉T_5~T_6椎体(或在隆突)水平。支气管动脉起源于主动脉弓下方、锁骨下动脉、头臂动脉干、甲状颈动脉干、乳内动脉、肋颈动脉干、心包膈动脉、膈下动脉、腹主动脉及冠状动脉则均属异位。

(2)肺外支气管动脉破裂出血:这些血管可因慢性炎症(结核、真菌等)穿过粘连的胸膜进入肺实质,或通过肺韧带与肺动脉循环汇合。最常见的肺外动脉有膈下动脉、肌膈和心包膈动脉(pericardiacophrenic artery)、肋间后动脉、甲状颈干、乳内动脉和锁骨下动脉。

(3)肺动脉出血:肺动脉损伤也可导致咯血,对该系统动脉进行栓塞治疗后,仍持续咯血则提示肺动脉出血的可能。肺动脉损伤导致咯血的可能原因,大多数为导致肺组织坏死的疾病(如活动性肺结核、肺脓肿、肺曲霉菌病、坏死性肺癌)、血管炎(白塞综合征或Hughes-Stovin综合征)、血流导向气囊导管(Swan-Ganz导管)损伤和肺动静脉畸形等。

(4)毛细血管出血:肺动脉和支气管动脉之间存在着复杂的毛细血管吻合。当肺循环被破坏(如在血栓栓塞性疾病、血管炎性疾病或缺氧性血管收缩)时,支气管供血逐渐增加,导致吻合口血管高流供血(hyperflow),使得血管壁过度膨胀,容易破裂进入肺泡和支气管,引起咯血。同样,在慢性炎症性疾病(如支气管扩张症、慢性支气管炎、肺结核、真菌性肺部疾病、肺脓肿等)和肺占位性疾病一样,血管生长因子的释放,促进新生血管和肺血管重塑,并形成侧支血管。这些新的侧支血管非常脆弱,很容易破裂出血到气道内。

(5)隐源性咯血:3%~15%的患者咯血原因不明,这类患者称隐源性咯血(cryptogenic hemoptysis)。隐源性咯血可能由于气管、支气管的非特异性溃疡、静脉曲张、早期腺瘤、支气管小结石及轻微支气管扩张等病变引起。有研究证明,吸烟者出现咯血的患者占有一定比例,吸烟者的出血应定义为吸烟相关性(smoke-related)出血,可能是烟草诱发支气管壁炎性病变结果,其不应定义为隐源性出血。

3. 疾病及其发病机制 许多肺内外疾病和全身性疾病均可引起咯血,但咯血的机制有所不同。肺部病变可直接侵蚀血管导致使破裂出血或肺毛细血管床广泛损伤出血。肺部感染会引起气管、支气管表浅黏膜炎症和水肿,可致浅表血管破裂出血。支气管扩张导致的咯血多为慢性炎变侵蚀血管壁,使血管弹性纤维遭到破坏或在支气管壁下形成假性动脉瘤,当用力咳嗽时血管破裂导致大咯血。大咯血最常见于肺结核(尤见于空洞性肺结核)、急性肺脓肿、癌性坏死及空洞形成、肺囊肿继发感染等,其穿行的支气管动脉或肺动脉受侵蚀、或动脉壁肌纤维被破坏形成假性动脉瘤,此类咯血可因血凝块暂时充填空洞而压迫血管暂停出血,但也可因血凝块自溶而再次出现咯血。

支气管动脉-肺动脉瘘是由于肺动脉因体循环压力形成动脉瘤,破溃出血。肺动脉栓塞、多发脉炎、白塞综合征的病变基础多为栓塞性动脉炎或动脉瘤样扩张。夹层动脉瘤或梅毒性动脉瘤,偶与支气管动脉相通,可造成致命性大咯血。原发性肺动脉高压可因肺动脉远端阻力加大,肺动脉与肺毛细血管形成侧支循环,当血管破裂时引起咯血。心血管疾病导致的咯血,最常见的原因是二尖瓣狭窄和冠心病、心肌病等疾病导致的急性左心功能不全及肺栓塞。左房血流受阻造成左房压力增加,心脏前负荷增加,肺毛细血管及肺静脉压力升高,导致肺血管扩张,肺处于淤血状态,可引起肺水肿,并导致支气管黏膜下小静脉曲张,常自发或在炎症诱发下引起小静脉及毛细血管破裂,导致大咯血。

全身性疾病和某些自身免疫性疾病,多为肺微血管和毛细血管受损,血管内皮细胞功能障碍,血管脆性增加,以及血小板减少或功能障碍导致出血。此类咯血多为弥漫性肺泡出血。医源性咯血在所有支气管内手术中占2%~10%,尤其是经皮肺活检。右(肺动脉)心导管使用Swan-Ganz导管可引起医源性肺动脉穿孔,特别是在肺动脉高压患者。虽然这种并发症很罕见,但死亡率在50%~70%。当异位的子宫内膜组织在肺内,导致每月的月经出血时会发生罕见的咯血。出凝血机制障碍(包括血液系统疾病及弥散性血管内凝血)所致的咯血,多为全身多脏器出血的一部分。此类咯血为原发病的继发性改变,罕见情况下咯血可能为首发症状。

【诊断】

多数咯血患者为突然起病,尤其第一次见到咯出鲜血,精神高度紧张,甚至有恐惧感,往往不能正确的诉说相关的症状及所见到血液的性状。因此,明确出血部位和出血原因显得尤为重要。

一、病史

病史有助于判定出血的解剖部位以及咯血和假性咯血

的鉴别,并缩小鉴别诊断范围。

1. 确定出血部位　首先,临床医生应该确信出血的来源是肺部。口腔、鼻腔、咽喉部以及消化道出血有时可误认为咯血,特别是后鼻道出血多流入口腔或食管出血未经胃酸作用直接呕出时,有时会出现刺激性咳嗽而导致对出血部位判断的错误,即所谓的"假性咯血"(pseudohemoptysis)。对可疑咽喉部出血者,应迅速邀请专科会诊以明确诊断。胃或十二指肠近端出血与咯血相似,鉴别消化道出血来源尤为重要,因为这两种疾病的进一步评估和治疗遵循不同的途径。咯血与呕血的鉴别见表10-2。

表10-2　咯血与呕血的鉴别

鉴别要点	咯血	呕血
原发病	多有心、肺病(二尖瓣狭窄、肺结核、支气管扩张症等)	多有消化道疾病(胃溃疡、食管静脉曲张等)
前驱症状	胸闷,喉痒,咳嗽等	上腹部不适,恶心,呕吐等
血液性状	色鲜红,泡沫状,多混有痰液,呈碱性	色暗红或棕色,凝块状,伴食物残渣,呈酸性
实验室所见	中性粒细胞与巨噬细胞混合	可见与食物残渣混合
演变	大咯血后常持续血痰数天,咽入较多咯血时,可有小量黑便	呕血停止后数天仍有黑便

2. 询问咯血量、次数和时间　详细地询问、观察咯血量。大量咯血常发生于肺结核空洞、支气管扩张、慢性肺脓肿以及二尖瓣重度狭窄等疾病,持续数周或数个月痰中带血应警惕肺癌,慢性支气管炎患者剧烈咳嗽时可偶有血性痰。同时需要询问出血是初次或多次,如为多次应了解此次咯血与以往有无不同,对于反复咯血者应追问是否有呼吸系统疾病(如肺结核和支气管扩张)和心源性疾病的病史。

3. 咯血的颜色及性状　咯血颜色为鲜红色多见于空洞型肺结核、气管支气管结核、支气管扩张等,暗红色多见于二尖瓣狭窄,浆液性粉红色泡沫样血痰常见于左心衰竭肺水肿,铁锈色痰主要见于大叶性肺炎,砖红色胶冻样血痰主要见于肺炎克雷伯菌肺炎,烂桃样血痰主要见于肺吸虫病,棕褐色、带有腥臭味的脓性痰见于肺阿米巴病,黏稠暗红色血痰常见于肺血栓栓塞。

4. 起病急缓　急性起病多考虑肺炎、传染性疾病。慢性病程、多次咯血,多考虑肺结核空洞、支气管扩张、心血管疾病等。

5. 伴随症状　①伴有发热、咳嗽、脓痰等。咯血伴有急性发热者常见于肺炎或急性传染病,如流行性出血热;长期低热、盗汗、消瘦的咯血患者,应考虑肺结核;咯血、发热同时伴有咳嗽、咳大量脓痰,多见于肺脓肿;反复咳嗽、咳脓痰,不伴有发热,多见于支气管扩张。②伴呛咳,应考虑气道异物、气道肿瘤、支气管肺癌。③伴胸痛、呼吸困难,常见

于肺血栓栓塞、肺癌和肺炎。④伴关节痛、肌肉痛,常见于狼疮性肺炎。⑤伴皮肤瘀斑或口腔出血,应考虑血液系统疾病。⑥伴血尿或尿量明显减少,应考虑抗中性粒细胞胞质抗体(ANCA)相关性血管炎、肺出血肾炎综合征及系统性红斑狼疮等。

6. 年龄、性别及吸烟史　儿童慢性咳嗽、小量咯血伴有贫血,应注意特发性含铁血黄素沉着症;发生于幼年者,可见于支气管扩张、先天性心脏病;青壮年咯血多注意肺结核、支气管扩张等。中年以上咯血伴有慢性咳嗽和吸烟者应警惕支气管肺癌的可能性。年轻女性反复咯血要考虑支气管结核和支气管腺瘤;生育期女性咯血应考虑子宫内膜异位症;女性患者有多系统损害的症状和咯血应考虑结缔组织病所致的咯血,如系统性红斑狼疮、结节性多动脉炎。

7. 基础疾病及个人生活史　幼年时曾患麻疹、百日咳、肺炎,而后长期反复咳嗽、咯血、咳脓痰较多者多考虑为支气管扩张;有风湿病、心脏病史者要注意二尖瓣狭窄和左心衰竭;咯血的发生与月经周期关系密切者应考虑为子宫内膜异位症;个人史中还需要注意是否有结核病密切接触史;有长期职业性粉尘接触者要考虑肺尘埃沉着病可能;有生食螃蟹与蝲蛄者应警惕肺吸虫病;女性患者在月经周期或流产葡萄胎后咯血,需要警惕子宫内膜异位症或绒毛膜上皮癌肺转移;骨折外伤、长期卧床、口服避孕药者咯血伴有胸痛需要警惕肺栓塞引起的肺梗死。

8. 诱因　需要询问有无感染和外伤。普通病毒和细菌感染引起的肺炎很少发生咯血,只有支气管肺癌合并肺炎、金黄色葡萄球菌性肺炎、肺炎克雷伯菌肺炎时可有咯血,此外还注意询问有无服用抗凝药物史。

二、体格检查

详细的体格检查则有助于病因的诊断与鉴别诊断。①口咽和鼻咽部检查:应细致检查口咽和鼻咽部,可除外声门以上部位出血。②胸部检查:胸部查体可以提示一些特异性的诊断,咯血开始时,一侧肺部呼吸音减弱,或出现啰音,而对侧肺呼吸音良好,常提示咯血发生在前者;如局部出现哮鸣音,常提示支气管腔内病变,如肺癌、支气管结核或异物;心尖部舒张期隆隆样杂音,有利于风湿性心脏病二尖瓣狭窄的诊断;肺野内听到血管杂音支持肺动静脉畸形;肺部出现局限性呼吸音减弱和固定性湿啰音,多见于支气管扩张,其体征范围常提示病变范围的大小;肺部听到湿性啰音,同时伴有胸膜摩擦音可能是肺部炎性病变的体征;肺部湿啰音也应当考虑是否为血液积在呼吸道所致。③浅表淋巴结检查:若锁骨上及前斜角肌淋巴结肿大多见于肺癌淋巴结转移。④全身其他部位检查:贫血与咯血量不成比例应考虑尿毒症性肺炎或合并尿毒症;杵状指(趾)多见于支气管扩张、肺脓肿及肺癌;男性乳房女性化支持肺转移癌。应注意有无全身其他部位出血表现。黏膜及皮下出血者要考虑血液病。咯血通常不会影响患者的血流动力学,但是如果患者有焦虑,可出现心动过速、呼吸频率加快。活动性肺结核、支气管肺癌患者常有明显的体重减轻。

大量咯血可引起急性出血性休克而出现面色苍白、冷

汗、四肢湿凉,血管充盈度下降,血压降低等表现。因血凝块阻塞气道出现窒息的特征为咯血量突然减少或停止,同时出现胸闷、双手抓胸、喉头异常作响、继而烦躁不安、表情呆滞或恐惧、目瞪口张、全身发绀、呼吸变浅、速率加快,大小便失禁,肺部检查可见一侧或双侧呼吸音消失,进而呼吸突然停止。其他还包括肺不张和肺部继发感染等并发症的临床表现。

三、辅助检查

1. 实验室检查 ①血常规、出凝血时间检测有助于血液系统疾病和出血性疾病的诊断,红细胞计数和血红蛋白测定可用于判断出血的程度及有无活动性出血,嗜酸性粒细胞增多提示寄生虫感染,白细胞总数及中性粒细胞增高提示肺、支气管化脓性感染性疾病。降钙素原升高常支持细菌性感染。②红细胞沉降率、抗结核抗体及结核菌素纯蛋白衍生物及 T-SPOT A、B 检测有助于结核病的诊断。③肺部肿瘤标志物的检测有助于肺癌的诊断。④自身抗体、类风湿因子、抗中性粒细胞胞质抗体等免疫指标检测,有助于结缔组织疾病引起的咯血的诊断。⑤D- 二聚体检测有助于肺栓塞的诊断,必要时建议进行全套凝血分析,脑利尿钠肽及 N- 末端脑钠肽前体的检测有助于心力衰竭的诊断。⑥痰液检查有助于发现肺结核、肺真菌病、支气管肺癌和肺吸虫病。⑦尿常规检查发现血尿常提示肺出血肾炎综合征、韦格纳肉芽肿、流行性出血热等。

2. 胸部 X 线检查 每一位咯血患者都应该行胸部 X 线检查,可以发现咯血的病因和部位。从胸部 X 线片上可以发现肺部肿瘤或咯血后引起的肺不张、肺结核、肺炎、肺曲霉球。严重的左心衰竭或二尖瓣狭窄,胸部 X 线片上也可有相应的征象。双侧弥漫性肺泡浸润,提示肺泡出血,如肺出血肾炎综合征。其缺点是灵敏度较差,常常不能确定出血的来源。某些重要的咯血原因,如支气管内膜腺癌、支气管扩张、支气管结核,其胸部 X 线片表现可不明显,容易引起误诊。多达一半的咯血患者在胸片正常的情况下,胸部 CT 会有阳性结果。

3. 胸部 CT 检查 胸部 CT 扫描可以综合评价肺实质、气道和胸部血管,可识别出绝大多数咯血的出血部位,70%~88.5% 的病例能正确定位,并能发现潜在的出血原因,如支气管扩张、肺部感染、肺癌等。对识别支气管内病变的灵敏度较高,优于支气管镜。其不足之处是易把支气管内血液凝块误认为肿物,在急性出血填充支气管管腔的情况下看作是支气管内肿物,经证实 CT 和支气管镜联合使用可为咯血患者提供较为准确的评估。多排螺旋 CT 血管成像(MDCTA)可进一步显示肺血管结构的改变,有助于发现出血部位,是诊断肺栓塞、肺动脉高压和肺动脉畸形的重要手段,同时还有助于发现血管炎。

4. 支气管镜检查 对于 X 线胸片和胸部 CT 检查呈阴性表现的呼吸系统疾病所致咯血者,支气管镜有时可以明确出血的原因,如支气管息肉出血者。对于经 X 线胸片和胸部 CT 检查明确了定位诊断的呼吸系统疾病所致咯血的患者,常常还需考虑行支气管镜检查以协助明确定性诊

断。例如,支气管活检对于支气管结核和管腔内生长的肺癌等,具有很高的诊断价值;对于由支气管异物所致的支气管扩张并咯血,支气管镜可明确诊断,并或取出异物,消除病因;对支气管肺泡灌洗液(bronchoalveolar lavage fluid,BALF)进行细菌培养,对于明确下呼吸道感染的病原菌具有一定参考价值。因检查本身可能导致患者紧张、咳嗽等而加重出血,对于咯血患者行支气管镜检查的时机问题目前尚有争议,但多主张以大量咯血停止、仅有少许痰中带血为最佳检查时机。纤维支气管镜可在无麻醉下床边进行,硬质支气管镜优势在于,可吸出积血的同时保持支气管通畅。

5. 支气管动脉造影 当临床上疑有支气管动脉受累而胸部 X 线或 CT 检查阴性,特别是咯血量比较大者,可考虑进行此项检查,如发现支气管动脉异常,可同时进行支气管动脉栓塞手术。对于大咯血经药物治疗不能止血者,尚可于造影后考虑行支气管动脉栓塞止血,对部分患者有效。当咯血的原因已知(如恶性肿瘤)、怀疑支气管动脉出血或考虑采用血管造影辅助栓塞治疗时,血管造影是首选。同时适用于来自肺动脉的大咯血和支气管动脉栓塞后继续出血者。

6. 超声心动图检查和右心导管检查 可发现心脏疾病和大血管异常,并评价心功能,为先天性心脏病、其他心脏病和肺动脉高压引起的咯血提供重要诊断依据。

咯血诊断处理流程见图 10-1。

【处理原则】

咯血患者应依照病情严重程度和病因确定相应的治疗措施,包括止血、病因治疗、预防咯血引起的窒息及失血性休克等。

一、急诊处理

1. 一般处理 小量咯血应积极进行相关检查,争取尽早明确诊断,以便采取针对性的措施治疗导致咯血的原发疾病。中等量咯血应卧床休息,大量咯血则应绝对卧床休息。取患侧卧位,以保持健侧呼吸道通畅。患侧可放置冰袋,嘱患者将血轻轻咳出,避免吸入性肺炎、肺不张或以防窒息,出血部位不明时取平卧位。进食易消化食物,保持大便通畅。对大、中量咯血者,应密切观察患者,做好大咯血与窒息的各项抢救准备,定期记录咯血量、呼吸、脉搏和血压,若有口渴、烦躁、厥冷、面色苍白、咯血不止或窒息表现者,应立即进行抢救。

2. 镇静 对精神紧张、恐惧不安、无严重呼吸功能障碍者,可给予少量镇静药,如地西泮 5~10mg 肌内注射,或口服地西泮。严重者可用苯巴比妥钠 0.1~0.2g,肌内注射。

3. 咳嗽的处理 大咯血时一般不用镇咳剂,对频咳或剧咳者,可能诱发再次出血,可给镇咳药如可待因 15~30mg,每日 1~3 次;喷托维林(pentoxyverine)25mg,每日 3 次;或右美沙芬 15~30ml,每日 3 次口服。对年老体弱、肺功能不全者不宜用,禁用吗啡、哌替啶等,以免过度抑制咳嗽,使血液及分泌物淤积气道,引起窒息。

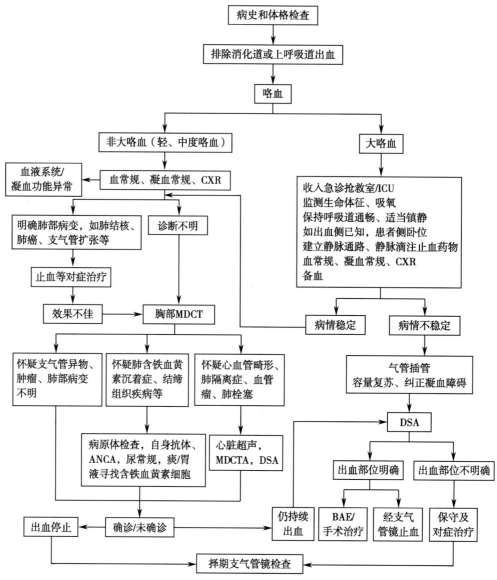

图 10-1 咯血的诊断处理流程

CXR,胸部 X 线片;ICU,重症监护病房;MDCT,多排螺旋 CT 扫描;MDCTA,多排螺旋 CT 血管成像;
ANCA,抗中性粒细胞胞质抗体;DSA,数字减影血管造影;BAE,支气管动脉栓塞。

4. 止血药物的应用 常用止血药物。

(1)垂体后叶素(pituitrin):疗效迅速而显著,使肺循环压力降低,肺小动脉收缩而利于血凝块形成。用法:大咯血时以垂体后叶素 5~10U 加 25% 葡萄糖液 20~40ml 缓慢静脉注射(10~15 分钟),然后以垂体后叶素 10~20U 加 5% 葡萄糖液 500ml 缓慢静脉滴注,直至咯血停止 1~2 天后停用;禁用于高血压、冠状动脉疾病、肺源性心脏病、心力衰竭患者和孕妇。注射过快可引起面色苍白、心悸、出汗、胸或腹痛、血压升高等副作用,应及时减慢速度或停药。

(2)普鲁卡因(procaine):用于对垂体后叶素有禁忌者。普鲁卡因 150~300mg 加 5% 葡萄糖液 500ml 缓慢静脉滴注,或普鲁卡因 50mg 加 25% 葡萄糖液 40ml,缓慢静脉注射。本药可诱发过敏反应,用药前应作皮试。药物使用量过大或注射过快,可导致惊厥、谵妄、兴奋、面色潮红,应立

即停药,对症处理。

(3)酚妥拉明:为 α 肾上腺素受体拮抗剂,能有效扩张血管平滑肌,降低肺循环阻力及心房压、肺毛细血管楔压和左心室充盈压,可起到较好的止血作用。主要用于垂体后叶素禁忌或无效时。酚妥拉明 10~20mg 加入 5% 葡萄糖液 250~500ml 中持续静脉滴注。使用时监测血压并保持有足够的血容量。

(4)纠正凝血障碍药物:①氨基己酸 6.0g+5% 葡萄糖液 250ml 静脉滴注,通过抑制纤维蛋白溶酶形成达到止血目的,适用于肺部疾病、血液病引起的咯血。②氨甲苯酸 100~200mg+25% 葡萄糖液 40ml 缓慢静脉注射,或 200mg+5% 葡萄糖液 500ml 静脉滴注,适用于纤维蛋白溶解亢进引起的出血。③氨甲环酸 250mg+25% 葡萄糖液 40ml 静脉注射,或 750mg+5% 葡萄糖液 500ml,静脉滴注。

④肾上腺色腙，通过抑制毛细血管通透性、增加毛细血管抵抗和加速管壁回缩发挥止血作用；10~20mg 每日 2 次，肌内注射，或 5mg 每日 3 次，口服。⑤酚磺乙胺，有收缩肺毛细血管、增加毛细血管抵抗、加速管壁回缩及轻微的促血小板聚集作用；0.25~0.75g 肌内注射或缓慢静脉注射，每日 2~3 次，静脉注射不宜过快，以免血压下降。⑥巴曲酶，对纤维蛋白原的降解有选择性作用，在出血部位生理性凝血因子的作用下，纤维蛋白多聚体迅速形成稳固的纤维蛋白，在出血部位发挥凝血作用；1~2U 静脉注射或肌内注射，1 日 1~2 次。

（5）其他止血药物：硝酸甘油适用于与垂体后叶素合用，5~10mg 加入 5%~10% 葡萄糖液 250~500ml 中静脉滴注；氯丙嗪能降低肺循环、左心室与支气管动脉压力，必要时可小剂量（10~15mg）配合使用，肝、肾功能不全者慎用。另外，阿托品、山莨菪碱、高渗氯化钠、糖皮质激素、中药（如白连粉、三七粉、云南白药等）、鱼精蛋白注射液、维生素 C、凝血酶原复合物等根据病情均可酌情选用。

5. 支气管镜治疗 尽管大咯血时进行支气管镜操作可能有加重咯血的危险，但在必要时仍不失为有效的诊断治疗措施。其优点为可以清除气道内的积血，防治窒息、肺不张和吸入性肺炎等并发症，并能发现出血部位有助于诊断，在直视下对于出血部位进行局部药物治疗或其他方法止血，效果明显。因此，对于持续性咯血、诊断及出血部位不明者，常规治疗无效或有窒息先兆者，如没有严重心肺功能障碍、极度衰竭等禁忌证时，可考虑在咯血暂时缓解期间进行此项检查，既可明确出血部位又可局部止血。经纤维支气管镜或硬质支气管镜止血，可采用去甲肾上腺素、巴曲酶、凝血酶、4℃的生理盐水局部滴注或灌洗，也可采用激光、微波和气囊导管、弹簧圈压迫止血。操作中应注意防止因气囊过度充气或留置时间过长从而引起支气管黏膜缺血性损伤和阻塞性肺炎。硬质气管支气管镜在保护气道开放、保持通气和清除气道方面更为有效。

6. 支气管动脉栓塞 对于大咯血经药物治疗等综合性止血措施积极处理而不能止血者，可考虑行支气管动脉造影检查及栓塞止血。经股动脉插管，将漂浮导管插到病变区域支气管动脉分支的血管腔内，注入明胶海绵、氧化纤维素、聚乙烯醇微粒或无水酒精等材料，栓塞支气管动脉，以达到止血目的。止血率在85% 到98% 之间，但高达 20% 到 50% 的患者有早期反复出血。如果支气管动脉栓塞后仍有咯血，需要考虑是否存在肺动脉出血，最多见的是侵蚀性假性动脉瘤、肺脓肿、肺动脉畸形和动脉破裂，此时需要进行肺动脉造影，一旦明确诊断，需要做相应的支气管动脉栓塞治疗。当脊髓动脉是从出血的支气管动脉发出时，是此项治疗的禁忌证，造影剂和栓塞物可能进入脊髓动脉，引起脊髓缺血损伤。

7. 手术治疗 对于反复大咯血经积极保守治疗无效，24 小时内咯血量超过 1 500ml，或 1 次咯血量达到 500ml，有引起窒息先兆而出血部位明确且没有手术禁忌证者，可考虑急诊手术止血。肺癌、医源性肺动脉破裂、复杂动静脉畸形或肺曲霉菌病、肺脓肿继发的难治性咯血，以及胸部创伤引起的大咯血也应考虑手术作为治疗的首选。手术的禁忌证包括双肺广泛性弥漫性病变、出血部位不明确、凝血功能障碍者，以及全身情况或心肺功能差不能耐受手术者。

8. 病因治疗 尽快明确病因，采用相应治疗措施，如考虑存在肺部感染时应同时给予抗感染治疗。

二、窒息的紧急处理

咯血窒息是导致患者死亡的主要原因，应及早识别和抢救。窒息抢救的重点是保持呼吸道通畅和纠正缺氧。

1. 体位 将患者取头低脚高 45° 俯卧位，拍击背部，迅速排出积血，头部后仰，颜面向上，尽快清除口腔内积血，同时取出假牙，保持呼吸道通畅，有效给氧。

2. 气管插管 将有侧孔的 8 号气管内导管插入气管内，边插边抽吸，动作要轻巧迅速，深度通常为 24~27cm（到隆突），将血液吸出（必要时用支气管镜吸血），直至窒息缓解。在持续大量出血时，如知道病变部位，可将气管内导管在支气管镜引导下直接插入健侧，以保护健侧肺部，免受血液溢入，保障气体交换，然后再做栓塞治疗。

3. 气管镜 推荐使用硬质气管镜，有利于保持气道通畅，便于吸出血液。如无此器械，亦可用纤维支气管镜。在镜下可用气囊压迫、热止血、激光止血及使用止血药物。

4. 支气管动脉栓塞治疗 可作为紧急治疗，亦可做选择性治疗。对于大咯血或顽固性咯血者可先行支气管动脉造影，再行支气管动脉插管，注入栓塞剂进行支气管动脉栓塞。

5. 补充血容量 判断出血量，对全身循环血量的影响，必要时紧急输液、输血，补充血容量。

6. 若自主呼吸极弱或消失，则应立即进行心肺复苏。在呼吸道通畅情况下同时使用呼吸兴奋剂。窒息解除后应及时对复苏后并发症进行处理，如纠正酸中毒，补充血容量，控制休克，以及给予重要器官功能的监测与支持，治疗和预防脑水肿、心肺功能不全、肾功能不全等。

（姚冬奇）

参 考 文 献

[1] 张文武. 急诊内科学 [M]. 4 版. 北京: 人民卫生出版社, 2017: 55-60.

[2] 北京医师协会呼吸内科专科医师分会咯血诊治专家共识编写组. 咯血诊治专家共识 [J]. 中国呼吸与危重监护杂志, 2020, 19 (1): 1-11.

[3] DAVIDSON K, SHOJAEE S. Managing massive hemoptysis [J]. Chest, 2020, 157 (1): 77-88.

[4] PARRILLO J E, PHILLIP DELLINGER R. Critical care medicine: Principles of diagnosis and management in the adult [M]. 5th ed. Philadelphia: Elsevier Inc, 2019: 704-716.

[5] WALLS R M, Hockberger R S, Gausche-Hill M. Rosen's emergency medicine: Concepts and clinical practice [M]. 9th ed. Philadelphia: Elsevier Inc, 2018: 190-194.

第 11 章

急性腹痛

急性腹痛（acute abdominal pain）是指各种原因引起并得到临床诊断之前持续存在的急性腹部疼痛，是急诊工作中最常见的临床症状之一。急性腹痛病因繁杂，病情多变，涉及学科广泛，如果诊断处理不当，常常造成不良预后，甚至危及生命。因而对急性腹痛，急诊医生应当在完善的病史采集、体格检查及必要的辅助检查基础上尽快识别病情危重程度，作出定位、定性及病因诊断，以防误诊、漏诊及误治。

【病因与发病机制】

一、病因

急性腹痛可分为器质性病变及功能性病变：器质性病变包括脏器的急性炎症、损伤、破裂、穿孔、梗阻、扭转、出血、坏死等；功能性病变有痉挛、麻痹、神经功能紊乱及功能暂时性失调等（详见表 11-1）。

表 11-1　急性腹痛的病因分类

疾病分类	常见病因
腹腔内脏器疾病	
急性炎症	急性胃炎、胃肠炎、胆囊炎、胰腺炎及腹膜炎，急性泌尿系感染，急性细菌性或阿米巴性痢疾，急性附件炎或盆腔炎，急性梗阻性化脓性胆管炎，结核性腹膜炎等
急性穿孔	胃、十二指肠溃疡穿孔，肠穿孔，胆囊穿孔，子宫穿孔等
急性梗阻、扭转	急性肠梗阻，胆道或肾、输尿管结石嵌顿，胆道蛔虫症，疝嵌顿，大网膜扭转，急性肠套叠，卵巢囊肿蒂扭转等
急性内出血	肝脏出血，胆道出血，异位妊娠破裂出血，脾脏破裂出血等
血管病变	急性肠系膜静脉血栓形成，肝门静脉或肝静脉血栓形成，肠系膜动脉栓塞，腹主动脉瘤等
其他	急性胃扩张，胃、肠痉挛，肠易激综合征，痛经，胃神经症等
腹腔外脏器疾病	
胸部	心脏：不典型心绞痛，急性心肌梗死，心包炎，主动脉夹层等
	肺、胸膜：下肺肺炎，肺脓肿，肺及胸膜癌变，胸膜炎，气胸等
全身性	感染性：腹型流行性感冒，疟疾，急性血行播散型结核，脓毒血症等
	非感染性：腹型紫癜，癫痫，糖尿病酮症酸中毒，尿毒症，荨麻疹，系统性红斑狼疮，铅、砷、汞、酒精中毒，神经症等

二、发病机制

腹部分布有内脏感觉神经元及躯体感觉神经元，而两种感觉神经元又同时传入上一级神经节，因此腹痛可分为三型，即内脏痛、躯体痛、牵涉痛（也称放射痛）。

1. 内脏痛　当有害刺激激活内脏疼痛感受器时产生内脏性疼痛。其特点是：①痛阈较高。因为内脏组织的末梢神经感受器分布稀疏，传导痛觉的神经纤维数目较少、较细，只有达到一定强度的刺激才会引起疼痛。②疼痛范围广泛、弥散、深在和定位模糊。一个内脏器官的传入纤维多通过几个节段的脊神经进入中枢，而同一脊神经又可同时接受几个脏器的传入纤维，因此患者一般无法准确指出疼痛部位。③疼痛部位与脏器的胚胎时起源的位置有关。如胃、十二指肠、肝、胆、胰等在胚胎时起源于前肠，这些器官发生疾病时，腹痛多出现在上腹部；小肠和脾曲部位的结肠，起源于中肠，腹痛多出现于中腹部和脐周；降结肠、乙状结肠及直肠上部起源于后肠，疼痛位于下腹部。④疼痛的性质与个人耐受力及脏器结构有关。老年人反应迟钝，空腔脏器肌层对张力敏感，在梗阻或痉挛时可产生阵发性绞痛，实质性脏器由于包膜扩张引起持续性胀痛、钝痛等。包膜扩张越迅速，疼痛就越明显。⑤常伴有明显的恶心、呕吐、面色苍白、出汗、脉缓等迷走神经兴奋的反应。

2. 躯体痛　当内脏病变累及腹膜壁层或肠系膜根部时，可产生躯体性腹痛。其特点是：①痛觉敏感，由于脊神经的末梢感受器在腹壁和壁腹膜分布十分丰富和致密。②定位准确，疼痛多与病变部位相符。③疼痛剧烈，尤其对炎症、肿胀、化学刺激更为敏感。④疼痛可依据体位改变、咳嗽或深呼吸而加重，躯体性疼痛若起源于壁腹膜受到刺激，常常感觉更为剧烈，比内脏性疼痛定位更加准确。

3. 牵涉痛　亦称放射痛。是由于来自不同器官的内脏传入神经元和躯体传入神经元集中于脊髓同一节段脊索上的二级神经元。牵涉痛可能在皮肤或更深的组织被感知，但一般定位准确。其特点是：①距离原发部位较远。②多为酸痛、钝痛和牵拉痛，有时疼痛比较尖锐。③定位明确，其部位有一定规律性，与病变器官的神经节段分布相一致。

11

以上3种腹痛随病情发展,可单一、先后或同时出现。一般来说,内脏病变的早期常先为单纯的内脏性疼痛,随着病变的进一步发展,继而出现躯体性的牵涉性疼痛。

【诊断思路】

一、临床表现特点

急性腹痛患者中约50%在临床诊断前可自行缓解,25%需要借助药物治疗得到缓解,其余的往往需要外科手术治疗。因此,准确而简要的病史询问,全面而有重点的体检,针对性的辅助检查,结合患者的年龄、性别及既往病史对患者病情进行综合判断对急性腹痛的诊断十分重要。

1. 腹痛患者的年龄、性别及既往病史

(1)年龄:不同年龄常有不同的病变,如婴幼儿常见于先天性消化道畸形,肠闭锁或狭窄,肛门闭锁、先天性胆道闭锁或狭窄等;幼儿常见于肠寄生虫病、肠套叠、疝嵌顿等;青壮年常见于急性阑尾炎、胃肠穿孔、肠梗阻、腹部外伤致脏器破裂内出血等;老年人则常见于胃肠道癌肿及并发的穿孔、梗阻、出血,胆结石或胆囊炎及血管病变等。

(2)性别:不同性别常有不同病变,如急性胆道病变、胰腺炎好发于女性,溃疡病穿孔、急性阑尾炎及肠梗阻好发于男性。生育期女性的急性腹痛,需考虑引起急性腹痛的妇产科病变,如急性附件或盆腔炎、异位妊娠或异位妊娠破裂、卵巢囊肿蒂扭转、子宫破裂、穿孔等。

(3)既往史:既往是否有引起急性腹痛的病史,有无类似发作史,诊断及治疗过程。有类似发作史者常见于胆石症、胆囊炎、泌尿系结石、慢性阑尾炎或慢性胃炎急性发作,溃疡病活动或出血、穿孔,疝反复嵌顿,胃肠神经症等病变;需要询问腹部手术史、月经生育史、外伤史及有害物接触史等。

2. 腹痛的特点

(1)腹痛的诱因:受凉或精神过度紧张等常见于消化道痉挛及炎症。合并外伤史或创伤史常见于腹腔脏器机械性损伤。暴饮暴食、高脂饮食、酗酒或不洁食物等诱发急性腹痛应常见于急性胆囊炎、胰腺炎或胃肠炎,溃疡病穿孔。激烈运动诱发的急性腹痛常见于肠或卵巢囊肿蒂扭转、嵌顿疝等。

(2)腹痛的部位:腹痛的部位对病变有定位意义。最早发生腹痛及压痛最明显的部位常是病变部位(见表11-2)。但应注意早期及异位的急性阑尾炎,在发病初期并不表现出右下腹痛。

表11-2 急性腹痛部位与疾病关系

部位	脏器	腹内病变	腹外病变
右上腹	肝、胆、胃、十二指肠、结肠肝曲、右肾、右膈下、右肺、胸膜	肝脓肿,肝癌,胆囊炎,胆管炎,胆石症,溃疡病穿孔,右膈下脓肿,结肠肝曲炎症,肿瘤	右下肺炎、脓肿,右侧胸膜炎,右肾结石
左上腹	胃、胰、脾、结肠脾曲、左膈下、左下肺、胸膜、左肾	急性胃炎,胃溃疡活动期,急性胰腺炎及癌,结肠脾曲病变(炎症、肿瘤等),左膈下脓肿,脾梗死、脓肿	左下肺炎、胸膜炎,心绞痛,心肌梗死,左肾结石
腰腹脐旁	肾、输尿管		急性泌尿系统感染,结石嵌顿性绞痛
脐周	小肠、网膜、肠系膜、淋巴结	急性肠炎,肠蛔虫病,肠梗阻,肠系膜淋巴结炎	糖尿病,尿毒症,铅、汞、砷中毒,药物中毒等
右下腹	回肠、回盲部、阑尾、右输尿管、右卵巢	急性阑尾炎,右侧腹股沟疝嵌顿,肠结核或阿米巴,局限性肠炎,异位妊娠,右侧卵巢囊肿蒂扭转	右肾或输尿管结石
左下腹	乙状结肠、降结肠、左输尿管、左侧卵巢	左半结肠炎症,左腹股沟疝嵌顿,异位妊娠,左侧卵巢囊肿蒂扭转	左肾或输尿管结石
脐下	膀胱、子宫、盆腔	盆腔炎、脓肿,急性腹膜炎,急性膀胱炎	痛经
弥漫或不定处		急性胃、肠穿孔,急性腹膜炎,机械性肠梗阻,大网膜扭转	尿毒症,腹型过敏性紫癜,腹型癫痫,神经症

(3)腹痛的起病方式:突然发作且突然中止的剧烈腹痛,常见于胆道或泌尿道结石、嵌顿疝。突然发作且持续的剧烈腹痛,常见于急性胆囊炎或胰腺炎、消化道急性穿孔、腹腔脏器破裂、急性心肌梗死、主动脉夹层、胆道蛔虫症等。持续性存在伴阵发性加重常提示有痉挛或梗阻,持续存在呈进行性加重后可逐渐自行缓解,常见于急性炎症(见表11-3)。

(4)腹痛的性质:常见的腹痛性质包括钝痛、胀痛及绞痛。钝痛常见于空腔脏器炎症所致,如胃肠炎。胀痛常见于内脏张力增大,如急性胃扩张、肠胀气或肠梗阻等。绞痛多发生于炎性刺激或梗阻引起的管壁平滑肌突然痉挛或强力收缩。其中,右上腹痛伴向右肩胛及右背部放射,常见于胆绞痛;上腹或中上腹痛伴向左侧腰背部放射,常见于胰腺绞痛;脐周剧痛常见于小肠绞痛;肾区痛沿腹直肌外缘伴向大腿内侧或会阴部放射,常见于肾绞痛;腰骶部或下腹部剧痛或坠痛,常见于子宫或直肠病变引起的绞痛。

表 11-3　腹痛起病方式与疾病的关系

起病方式	常见疾病
早期轻微,逐渐加重后逐渐缓解	急性胃肠炎
早期轻微,持续进行性加重	急性胰腺炎急性阑尾炎胆囊炎
早期剧烈,持续时间不等并突然终止,反复交替	消化系统结石、泌尿系统结石、肠梗阻
早期剧烈,持续不缓解或进行性加重	主动脉夹层、缺血性肠病

3. 腹痛的伴随症状

(1)发热:发热与腹痛出现的先后顺序有重要的意义。先发热后腹痛,常见于内科性疾病引起的胃肠道症状;先腹痛后发热,常见于外科或妇产科疾病,如急性消化道穿孔、肠梗阻、异位妊娠破裂等。急性中上或右上腹痛伴寒战、高热,常见于急性化脓性胆囊炎、胆管炎。急性中上或右上腹痛伴寒战、高热,常见于腹腔或腹内脏器的化脓性病变,如膈下或盆腔脓肿、化脓性腹膜炎,下叶肺炎症或脓肿等。

(2)呕吐:急性腹痛伴呕吐者常见于急性胃、胆囊和胰腺等炎症,肠梗阻,胆道或泌尿道结石嵌顿,肠套叠,痛经,

神经症等。呕吐频繁但每次呕吐量不多,常见于上消化道病变如胃炎,呕吐次数少但每次量大常见于肠梗阻。呕吐后恶心症状好转,常见于腹腔内疾病,如胃肠炎;呕吐后恶心症状无好转,常见于腹腔外疾病如急性下壁心肌梗死。

(3)黄疸:中上腹或左中上腹痛伴黄疸常见于胰腺病变(炎症、结石、肿瘤等)。右上腹痛伴黄疸者,常见于肝、胆系统病变(炎症、结石、肿瘤等);右上腹痛伴寒战、高热、黄疸,常见于急性胆囊炎,胆结石嵌顿伴炎症,急性化脓性胆囊、胆管炎,急性肝脓肿及膈下脓肿。

(4)排便异常:腹痛伴腹泻,常见于急性肠炎、痢疾、急性盆腔炎、急性阑尾炎、高位肠梗阻等。腹痛伴血便,常见于绞窄性肠梗阻、肠套叠、溃疡性结肠炎、坏死性肠炎、缺血性肠病等。腹痛伴停止排便及排气,常见于肠梗阻。

(5)排尿异常:腹痛伴膀胱刺激征或血尿,常见于急性泌尿系感染、结石嵌顿,但是应注意部分阑尾炎、盆腔炎症也可引起膀胱刺激征。

(6)阴道出血:腹痛伴阴道出血,常见于流产、异位妊娠、子宫肌瘤、子宫内膜异位症等妇科疾病。

腹痛伴随症状与疾病的关系见表 11-4。

表 11-4　腹痛伴随症状与疾病的关系

伴随症状	特征	常见疾病
发热	先发热后腹痛	内科疾病急性炎症引起的胃肠道症状
	先腹痛后发热	外科或妇产科疾病,如急性消化道穿孔、肠梗阻、异位妊娠破裂
	右上腹痛伴寒战	急性化脓性胆囊炎、胆管炎
	中上腹痛伴寒战	膈下或盆腔脓肿、化脓性腹膜炎,下叶肺炎症或脓肿
黄疸	中上腹或左中上腹痛	黄疸常见于胰腺(炎症、结石、肿瘤)
	右上腹痛	伴黄疸者见于肝、胆系统病变(炎症、结石、肿瘤等)
	右上腹痛伴寒战、高热	急性胆囊炎,急性化脓性胆囊、胆管炎,急性肝脓肿及膈下脓肿。
排便异常	腹泻	急性肠炎、痢疾、急性盆腔炎、急性阑尾炎、高位肠梗阻
	血便	绞窄性肠梗阻、肠套叠、溃疡性结肠炎、坏死性肠炎、缺血性肠病如栓塞或血栓形成
	停止排气及排便	肠梗阻
排尿异常	膀胱刺激征或血尿	急性泌尿系感染、结石嵌顿、阑尾炎、盆腔炎
阴道出血		流产、异位妊娠、其他妇科疾病

4. 体格检查
查体时要注意患者全身情况,特别是生命体征的稳定。腹部体格检查的顺序为视诊、听诊、叩诊、触诊,原因为小肠对按压刺激很敏感,触诊后肠蠕动会减少,从而影响听诊。

(1)生命体征及全身情况:患者的生命体征及全身情况包括血压、心率、呼吸、体温、神志、体位,营养状况、皮肤、面色等。血压低,心率快提示存在低血容量性休克或感染中毒性休克。血压正常但心率增快、头晕、心慌、多汗、面色苍白常见于剧烈疼痛或休克前期。腹痛伴休克患者,应考虑腹腔内脏器破裂或异位妊娠破裂出血、急性穿孔致弥漫性腹膜炎、腹腔内脏器或卵巢囊肿蒂扭转、腹腔内急性血管病变、急性心肌梗死或重症肺炎。表情痛苦、呻吟、大汗、面

色苍白、辗转不安或屈曲静卧,常见于绞痛,如胆绞痛、泌尿系结石等。活动时疼痛加剧,蜷曲侧卧疼痛减轻,常见于腹膜炎。前倾坐位或膝胸位疼痛减轻常见于胰腺病变。局部视诊腹式呼吸消失,常见于急性弥漫性腹膜炎,全腹膨胀,常见于肠梗阻、肠麻痹及内脏出血等。皮肤巩膜黄染,常见于肝胆系统疾病。

(2)视诊:观察内容包括是否有腹式呼吸,是否为舟状腹或蛙状腹,腹壁是否膨隆,腹壁是否有外伤及手术瘢痕,是否有腹壁静脉曲张。腹式呼吸消失,常见于内脏穿孔引起的腹膜炎。腹壁局部膨隆,常见于胃扩张、肠梗阻、尿潴留。腹壁静脉曲张,常见于肝硬化。腹壁手术瘢痕合并全腹膨隆常见于肠梗阻。

11

（3）听诊：肠鸣音活跃提示胃肠功能正常，血运良好。肠鸣音亢进常见于炎性刺激及消化道梗阻；但是肠道血供尚可，肠鸣音减弱或消失常见于麻痹性肠梗阻、消化道穿孔或急性肠坏死等。

（4）叩诊：肝区叩痛常见于肝胆病变，肾区叩痛常见于双肾病变，肝浊音界缩小或消失常见于外科性腹痛。移动性浊音常见于大量腹水。

（5）触诊：腹痛喜按常见于胃肠道病变，拒按常见于肝、胆系病变。腹肌紧张呈板状，压痛、反跳痛及肌紧张常见于外科性腹痛。腹部包块，常见于相应部位的急性炎症、肿瘤、肠套叠或扭转。在老人、孕妇及儿童患者肌紧张体征有时不明显。麦氏点压痛常见于急性阑尾炎。育龄女性左下腹或中下腹压痛需考虑妇科疾病。墨菲征（Murphy sign）阳性常见于急性胆囊炎。

（6）外生殖器、直肠和盆腔检查：每一位急性腹痛的患者必要时应进行盆腔和外生殖器的检查。直肠和阴道检查为盆腔脏器的浅触诊提供了另外的通路，直肠指检对诊断盆腔内炎症肿块、脓肿、肿瘤，以及肠套叠等往往有重要的帮助。所有急性腹痛的妇女均应除外妇产科病变。

腹痛体征与疾病的关系见表 11-5。

表 11-5 腹痛体征与疾病的关系

项目	体征	常见疾病
生命体征及全身情况	血压低，心率快	低血容量性休克或感染中毒性休克
	血压正常但心率增快、头晕、心慌、多汗、面色苍白	休克前期
视诊	腹式呼吸消失	内脏穿孔引起的腹膜炎
	腹壁局部膨隆	胃扩张，肠梗阻，尿潴留
	腹壁静脉曲张	肝硬化
	腹壁手术瘢痕合并全腹膨隆	肠梗阻
听诊	肠鸣音亢进	炎性刺激及消化道梗阻
	肠鸣音减弱或消失	麻痹性肠梗阻、消化道穿孔或急性肠坏死
叩诊	肝区叩痛	肝胆病变
	肾区叩痛	双肾病变
	肝浊音界缩小或消失	外科性腹痛
	移动性浊音	大量腹水
触诊	喜按	胃肠道病变
	拒按	肝、胆系病变
	压痛、反跳痛及肌紧张	外科性腹痛
	包块	急性炎症、肿瘤、肠套叠或扭转
	麦氏点压痛	急性阑尾炎
	育龄女性左下腹或中下腹压痛	妇科疾病
	墨菲征阳性	急性胆囊炎

5. 辅助检查 急性腹痛病因复杂，病情同样复杂，因此进行化验检查时应以快速、全面为首要原则。力求尽快明确病情或排除潜在危险。

（1）血液常规检查：①血红蛋白及红细胞计数，可提示有无内出血致贫血，但早期由于脾脏及骨髓代偿性释放以及血液浓缩，可导致血红蛋白检验结果与临床实际贫血程度不符。因此动态监测血红蛋白浓度更具有临床意义。②白细胞计数及分类，可提示是否感染以及感染程度。

（2）大便常规检查：①外观，颜色、性状（成形、糊状、水样、血便、脓血便、黏液便或脓血黏液便等）。②镜检有无红、白细胞，虫卵、真菌、阿米巴滋养体等，以及潜血试验。还可以检查大便细菌球杆比例。腹痛合并糊状或稀水样便，多常见于消化系统炎症导致的腹痛。腹痛合并大便中有膜状物，常见于假膜性小肠结肠炎（又称伪膜性肠炎）。腹痛合并洗肉水样粪便，常见于霍乱。腹痛合并血便，则需要警惕缺血性肠坏死、肠扭转、肿瘤等疾病。腹痛合并黏液脓血便，常见于溃疡性结肠炎。腹痛合并鲜血便常见于痔疮或肛裂。

（3）尿液常规检查：尿 pH、蛋白、糖、酮体、胆红素、红细胞、白细胞、管型、细菌、真菌等，育龄女性应查尿妊娠试验。腹痛合并尿中红白细胞升高，常见于泌尿系统感染，腹痛合并尿红细胞升高，常见于泌尿系统结石，腹痛合并尿酮体阳性，提示存在代谢紊乱，腹痛合并尿胆原及尿胆红素升高，常见于胆道系统疾病。腹痛合并尿人绒毛膜促性腺激素

(HCG)阳性,常见于异位妊娠。

(4)生化检查:血、尿淀粉酶,肝、肾功能、电解质、心肌酶,血糖等。

(5)凝血功能:凝血酶原时间、纤维蛋白原、D-二聚体等。

(6)心电图检查:无慢性胃病史,突然发作上腹痛应常规作心电图,以识别有无心脏及心包病变。

(7)腹部 CT 检查:主要检查肝、胆、胰、脾、肾、膀胱、腹腔及盆腔等部位,可诊断其形态、大小、密度、占位性病变(实质性、囊性)、结石,以及腹腔、盆腔有无积液、肿大淋巴结等。腹部 CT 检查与 X 线相比放射性强,但是可以不受进食的影响,快速明确腹腔内的病变,所以在危重症患者可首先考虑行 CT 检查。

(8)X 线检查:①胸部 X 线检查:有助于肺炎、肺脓肿、肺癌、胸膜炎、气胸、肝或膈下脓肿等的诊断。②腹部 X 线检查:可见消化道急性穿孔致膈下游离气体,肠梗阻的梯形液气平面,急性胃扩张,高度鼓肠,以及胆道或泌尿道阳性结石等。

(9)超声检查:B 超检查具有无创、简便和经济优势。对肝、胆、胰、脾、肾、输尿管、子宫及其附件、盆腔、腹腔等探查均有较强分辨(实质性、囊性、积液、结石等)及诊断能力,对胃肠道病变可提供一定的诊断线索。

(10)内镜检查:急诊内镜检查(胃、十二指肠、胆道、腹腔及结肠镜检查),对急性腹痛的诊断具有极其重要意义。可依临床初步拟诊病变部位,选择相应内镜检查,以助诊断及内镜直视下取活检或治疗。

(11)血管造影检查:由于急性肠缺血综合征引发的急性腹痛在急诊越来越多,血管造影检查可显示其肠道病变区域血管狭窄或中断,以及充盈缺损、充盈缓慢、不显影

等相应的影像学改变。对疑似病例应尽早行血管造影,选择性肠系膜血管造影是诊断肠系膜动脉缺血最可靠的方法。

(12)诊断性腹腔穿刺术:根据穿刺液性质可确定腹膜炎性质,有无内出血(脏器破裂或异位妊娠破裂)等。血性腹水常见于腹腔内脏或异位妊娠破裂,恶性肿瘤腹腔内转移,腹膜恶性肿瘤,少数结核性渗出性腹膜炎等。脓性腹水常见于化脓性腹膜炎。胰性腹水呈乳糜状,浆液或浆液血性,淀粉酶含量增高且大于血中含量,蛋白量增高,对利尿剂及放腹水疗效差,常见于急性出血坏死型胰腺炎或胰腺假囊肿破裂。胆汁性腹水常见于化脓性胆囊炎或胆管炎破裂致胆汁性腹膜炎。

(13)经阴道后穹窿穿刺术:主要用于判断异位妊娠破裂出血、盆腔脓肿或盆腔积液。

二、急性腹痛的病因诊断线索

为尽早明确诊断,应在完成病史采集、体格检查和必要的辅助检查之后,对所得资料进行综合分析,应首先区别急性腹痛起源于腹腔内病变或腹腔外病变(也包括全身性病变所致者)。如肯定病变来自腹腔(或腹腔外)脏器,应进一步做病变的定位(来自哪个脏器)、定性(属于哪种病理变化)与病因(起于什么原因)的诊断。如为腹腔脏器病变,更须考虑有无外科或妇科手术指征。急性腹痛的诊断思路见图 11-1。

(一)确定是腹腔内病变或腹腔外病变

急性腹痛的诊断,首先要确定是腹腔内病变还是腹腔外病变。

1. 腹腔内病变 常有消化道症状如恶心、呕吐、腹痛、腹泻等,腹痛程度不一,多有较明确诱因。腹部体征依病因而异,一般较明显,腹外与全身性症状或有或无。

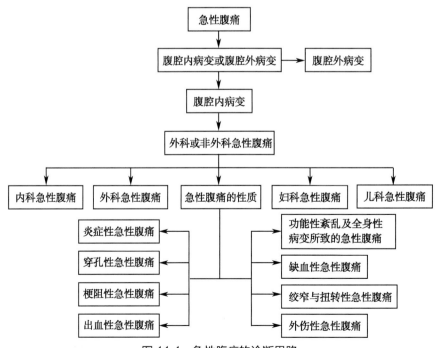

图 11-1 急性腹痛的诊断思路

2. 腹腔外病变 胸部病变引起的腹痛位于脐上的同侧腹部,可有压痛,但一般无反跳痛及肌紧张,胸部检查可发现有关病变的心肺体征,胸部 X 线检查、心电图检查、心肌酶学检查等有助于诊断。全身性病变所致的腹痛有原发病的表现,腹痛多由于电解质紊乱、代谢失调或毒素刺激所致,位于全腹或部位多变,一般无腹膜刺激征。

(二)确定是外科或非外科急性腹痛

1. 外科急性腹痛 是指急需外科处理,或病情的发展可能需要外科处理的急性腹痛。此类腹痛常有以下特点:剧烈而急起的腹痛多先于发热或呕吐,发热多于腹痛后 4~6 小时出现,但细菌性肝脓肿、脾脓肿和伤寒肠穿孔等例外。患者多表情痛苦、呻吟、大汗、面色苍白、辗转不安或屈曲静卧。腹痛部位明确,有固定区,患者多"拒按",常伴腹膜刺激征,腹肌紧张呈板状,压痛、反跳痛。可有肝浊音界缩小或消失。腹式呼吸减弱或消失,肠鸣音亢进或消失。机械性肠梗阻时可闻及高调肠鸣音,而弥散性腹膜炎、麻痹性肠梗阻则肠鸣音减弱或消失。腹痛时腹部膨隆或可见胃肠型及蠕动波,并可触及腹部包块或索状物等。发病短期内白细胞明显增高,中性及杆状核粒细胞增高,可出现血红蛋白下降等。影像学检查可见膈下游离气体、高度胀气、鼓肠或胃扩张、梯形液气平面等。腹腔穿刺可有血性或脓性液体等。不及时处理,短期内病情常迅速恶化。若腹痛超过 6 小时,而患者体温反而降低或低于正常,或者患者出现如头晕、心慌、多汗、面色苍白、脉细速、血压下降等,则应考虑并发感染中毒性休克、大出血的可能。

2. 内科急性腹痛的特点 常见于进食不当,如暴饮暴食、高脂饮食、酗酒、进食不洁或变质食物等,受凉或精神过度紧张等。常伴有消化道症状,如恶心、呕吐、腹泻、腹胀等。如伴随发热一般先有发热而后出现腹痛,腹痛可轻可重。患者常喜按,腹部体征不明显,无固定而局限性压痛点,无腹膜刺激征,肠鸣音正常或活跃。症状与体征可不一致,主观感觉腹痛剧烈,表情痛苦,但检查腹部体征不显著。发病短期内血象正常或稍高,影像学检查少有阳性发现。少有腹外及全身症状表现。

3. 妇产科急性腹痛的特点 妇产科病变引起的腹痛多局限于中下腹、盆腔,并向会阴和骶尾部放射。腹痛多与月经、妊娠有关。卵巢泡破裂多发生在排卵期;异位妊娠有停经史,可有早孕反应等。可伴有腹腔内出血、阴道出血或分泌物增加。妇科检查常有阳性体征发现。

4. 小儿内科急性腹痛的特点 常以发热、咽痛、咳嗽等症状先于腹痛。急性腹痛而腹壁柔软,无压痛,腹部无包块、肠型等腹部体征。腹痛范围广,不规则性,但排便基本正常。可伴有呕吐等。腹部外病变引起腹痛者,可发现原发病变部位的阳性体征。

(三)确定急性腹痛的性质

根据常见的病变性质可将急性腹痛归纳为以下八类:

1. 炎症性急性腹痛 炎症性急性腹痛的临床特点:①一般起病较缓慢,病情多由轻渐重。②呈持续性腹痛,进行性加重。③当炎症病变波及脏器浆膜和壁腹膜时,则呈典型的局限性或弥漫性腹膜刺激征,即腹肌紧张、压痛和反跳痛,尤其是以病变所在部位最明显。④早期可出现全身感染征象,如寒战、发热、脉快和白细胞增高。⑤腹腔穿刺可抽出腹腔炎性渗出物。⑥可有明显的消化道症状。此类急性腹痛常见的有急性阑尾炎、急性胆囊炎、急性腹膜炎、急性重症胰腺炎、急性盆腔炎、急性肠系膜淋巴结炎、急性出血性坏死性肠炎等。

2. 穿孔性急性腹痛 穿孔性急性腹痛的临床特点:①突发剧烈的刀割样腹痛,呈持续性,腹痛范围迅速扩大。②腹壁板样强直,有明显腹膜刺激征,常伴有休克。③影像学常见膈下游离气体。④腹部移动性浊音,肠鸣音消失。常见于消化性溃疡穿孔、胃癌穿孔、胆囊穿孔、伤寒肠穿孔、外伤性肠穿孔等。

3. 梗阻性急性腹痛 梗阻性急性腹痛的临床特点:①阵发性腹部剧痛,多突然发生,呈阵发性剧烈绞痛,往往使患者难以忍受。当梗阻器官合并炎症或血运障碍时,常呈持续性腹痛,阵发性加重。②恶心、呕吐。早期是反射性,后期是逆流性呕吐。因梗阻发生的部位不同,呕吐的内容和量同样不同。胃肠道高位梗阻则早发呕吐,多为胃及十二指肠内容物;低位梗阻则晚发溢吐,严重者可呕吐粪性内容物。③腹胀和梗阻的器官型明显。梗阻的器官、部位、程度和病变性质不同而表现不同,如幽门梗阻表现上腹胀、振水音,可见胃蠕动波;肠梗阻可见腹胀、肠型、蠕动波;胆道梗阻出现胆囊肿大或胆管扩张等。④正常排泄功能障碍。胃肠道梗阻出现呕吐、肛门停止排便排气,胆道梗阻出现黄疸,泌尿系梗阻则呈现尿少或尿潴留、肾积水等。⑤除泌尿系病变外,多伴有水、电解质与酸碱平衡失调,严重者出现休克。

4. 出血性急性腹痛 出血性急性腹痛的临床特点:①可有肝癌、消化性溃疡、腹主动脉瘤、输卵管妊娠,以及肝、脾外伤等病史。②起病较急骤,腹痛为持续性,但不及炎症性或穿孔性腹痛剧烈。③外观可见的出血,如呕血、便血、尿血等,或胃肠吸引、导尿、肛管直肠或阴道内诊等证实有内出血者。④虽无外观出血,但证实有内出血;进行性贫血;腹部有移动性浊音,腹腔穿刺抽出不凝固的血液。⑤有失血性休克表现。⑥B 超可探及腹腔内液性暗区及受损伤的脏器。此类急性腹痛常见的有消化性溃疡出血、外伤性肝脾破裂出血、胆道出血、肝癌破裂出血、腹主动脉瘤破裂大出血、异位妊娠破裂出血等。

5. 外伤性急性腹痛 腹部损伤,因暴力及着力点不同,可有腹壁伤,如挫伤、肌肉撕裂伤、腹壁血肿形成;空腔脏器伤,如胃、小肠、大肠、胆囊、膀胱破裂等;以及实质性脏器伤,如肝、脾、胰、肾损伤等。外伤性急性腹痛的临床特点:①有外伤史,尤其是腹部、腰部和下胸部外伤。②腹痛,原发性休克恢复后,常呈现急性持续性剧烈腹痛,伴恶心、呕吐。③内出血征象:烦躁不安、面色苍白、出冷汗、口渴、脉搏细速、血压进行性下降,重者出现休克;腹部有移动性浊音,腹穿可抽出新鲜或暗红色不凝固的血液。④腹膜炎综合征:恶心、呕吐、腹痛、腹肌紧张,压痛、反跳痛明显;腹穿抽出物可为消化道分泌物或腹性分泌物。⑤影像学检查:腹内脏器移位、阴影扩大或消失、膈下游离气体、腹内积

11

液或积气。

6. 绞窄与扭转性急性腹痛 绞窄与扭转性急性腹痛的临床特点：①腹痛为持续性，因受阵发牵拉，可有阵发性绞痛加剧。②常可触及压痛性包块。③早期无腹膜刺激征，随着坏死的发生而出现。④可有频繁干呕，消化道排空症状如频繁便意、排气，也可排出肠道黏液或黏液血便等。如肠套叠、卵巢囊肿蒂扭转等。

7. 缺血性急性腹痛 包括肠系膜动脉栓塞症、肠系膜动脉血栓形成等。缺血性急性腹痛的临床特点：①为持续性广泛性腹痛，进行性加重。②可伴有肠功能减退、恶心、呕吐等症状。③初期腹部压痛不明显，症状与体征不符。④随着缺血症状进行性加重，出现肠坏死后可出现便血、腹膜刺激征。

8. 功能性紊乱及全身性病变所致的急性腹痛 功能性紊乱及全身性病变所致的急性腹痛的临床特点：①常有精神因素或全身性病变表现。②腹痛常无明确定位，呈间歇性、一过性或不规则性。③腹痛虽严重，但体征轻，腹软，无固定压痛和反跳痛。如肠道易激综合征、胃肠神经症等，全身性病变如结缔组织病累及胃肠道、血卟啉病、腹型癫痫、过敏性紫癜、糖尿病酮症酸中毒等。

【处理原则】

造成急性腹痛的病变很多，许多时候临床常常不能马上明确诊断。而且各种病变的病情程度和处理的方法也不相同。因此，急诊医生在接诊过程中，要快速获得较全面的临床资料和必要的检查，做出病情评估及初步判断，并给予初步处理。在处理过程中不断观察及印证初步判断，及时地对新出现的临床情况进行再判断，再治疗，再观察，循环往复，直到患者诊断明确或症状缓解。

一、急性腹痛的处理原则

1. 快速评估 迅速检查呼吸、脉搏、血压、神志和体温，结合病史、体检和辅助检查，把急性腹痛按危重程度及处理顺序分为四类：①第一优先处理（危重类），先救命后治病。如腹主动脉瘤破裂、腹腔实质脏器大出血、异位妊娠破裂并低血容量休克等。要在快速纠正休克的同时急诊手术或介入治疗控制出血。②第二优先处理（管腔梗阻类），诊断与治疗相结合。如绞窄性肠梗阻、胆道结石梗阻、卵巢囊肿蒂扭转等。要在尽快完成各项有关检查的同时，纠正一般情况，准备急诊手术和相关治疗。③第三优先处理（炎症类），明确炎症的部位，选择敏感的抗生素。如胃肠炎、阑尾炎、胆囊炎及妇科炎症等。④第四类优先处理（全身类），全身其他系统病变引发的腹痛，如糖尿病酮症酸中毒、铅中毒、腹型癫痫等，往往腹痛程度不重，需要通过病史、查体和辅助检查明确病因，以治疗原发病为主。

2. 急性腹痛的病因明确者 立即作病因治疗（包括手术治疗等）。如对肠梗阻、内脏穿孔或出血、急性阑尾炎等有手术指征者，应及时手术治疗。疼痛较剧的患者，应适当使用镇痛剂，有利于减轻患者的烦躁，使腹肌放松。可根据腹痛的性质与程度选用药物，如肝胆胰病变或输尿管结石所致的疼痛多采用吗啡、哌替啶与阿托品合用；消化性溃疡疼痛宜用抗酸、解痉剂及 H_2 受体拮抗剂等抗溃疡药物治疗；功能性腹痛多用解痉剂和精神安定剂等。

3. 急性腹痛病因未明者 对病因不明的急性腹痛患者，应密切观察，辅以必要的辅助检查，以尽早作出诊断，同时给予积极的对症支持疗法。

（1）严密观察护理、有目的有计划地追踪诊断：对诊断不明的急性腹痛患者，要按正确的临床思维去判断。要动态观察临床症状，体征和辅助检查结果，时间是最好的老师。切忌先入为主，主观臆断；也不要按一种固定的思维来认识病变；更不要只注重表面现象，抓住一点，不及其余；仪器的检测结果和临床观察到的现象发生矛盾时，不要不加分析地过分夸大和依赖仪器的结果；多科室共同协作，对诊断病因不清的急性腹痛患者，不失为一个很好的办法。下述几种情况，由于临床表现不典型，有时在诊断上会有难度，应提高警惕：①特殊的阑尾炎，如老、幼、孕妇或异位阑尾炎；②易被忽略的妇女嵌顿性斜疝或股疝；③绞痛后尚可排便的肠梗阻，如肠套叠、不全肠梗阻或高位肠梗阻；④外伤史很轻或无外伤史的自发性肝、脾破裂，肝或脾包膜下血肿继发大出血等；⑤无胃病史或无气腹的消化性溃疡穿孔、出血，早期症状轻的小穿孔或穿孔后暂时好转的患者；⑥多发性创伤患者，尤其是易被忽略的并发闭合性腹部损伤；⑦多发伤患者来到医院后，忽视了在检查搬运中出现的脏器二次性损伤，如不能及时诊断往往会致命。对急性腹痛一时不能确诊的患者，特别是高危人群，如：患者出现血压偏低或休克、黄疸伴有高热、有明显电解质和酸碱失衡、血氧分压<60mmHg、慢性消耗病变，营养不良和低蛋白血症、伴有急性失血性表现、伴有近期腹部手术，必须严密追踪观察病情变化，多次重复检查与估计病情，以便尽早明确诊断，指导治疗。动态观察的重点内容有：①生命体征，体温、脉搏、呼吸、血压和神志的变化；②腹部情况，腹痛的部位、性质、范围、程度以及腹膜刺激征的变化等；③心、肺、肝、肾、脑等重要脏器的功能变化；④胃肠道功能状态，饮食、呕吐、腹泻、排便情况、腹胀、肠蠕动、肠鸣音等；⑤腹腔的异常，如腹腔积气、积液、肝浊音界变化和移动性浊音；⑥新的症状与体征的出现等。严密观察期间，应禁食，若病情必须使用镇痛剂，可先试用阿托品、山莨菪碱等抗胆碱药物。对使用吗啡、哌替啶等麻醉剂，近年来有学者研究认为，使用吗啡类的麻醉剂让疼痛得到改善，不会影响临床诊断、不影响手术的决定。也无证据证明止痛剂会掩盖腹部体征或者引起死亡率和致残率的升高。

（2）对症支持疗法：①纠正水、电解质紊乱；②抗感染，对有发热、白细胞总数及中性粒细胞增高的炎症性病变患者，及时使用有效抗生素对病变转归有积极作用；③防治腹胀，通常采用的措施是禁饮食，持续有效的胃肠减压等；④防治休克等。

（3）剖腹探查指征：①疑有腹腔内出血不止；②疑有肠坏死或肠穿孔而有严重腹膜炎；③经密切观察和积极治疗后，腹痛不缓解，腹部体征不减轻，全身情况无好转反而加重。

急性腹痛的处理程序见图11-2。

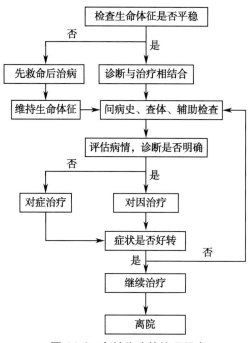

图 11-2 急性腹痛的处理程序

二、常见急性腹痛危重情况的诊治

1. 急性腹痛伴失血性休克

（1）临床表现特点：①交感兴奋症状，精神紧张、脉快、苍白、额头冷汗、手指冰冷；②末梢循环障碍，甲床青紫、当压迫患者甲床和耳垂后毛细血管再充盈缓慢；轻压患者的前臂时，患者的手背静脉不易充盈、尿少等；③脉搏细速、血压下降；④中心静脉压和心排血量降低。

（2）治疗原则：①积极进行抗休克治疗。②需要进行紧急剖腹手术以控制出血。

2. 急性腹痛伴感染性休克

（1）临床表现特点：①重度感染中毒症状表现，如寒战、体温迅速升高，精神萎靡，意识障碍等；②休克征象表现为面色苍白，血压下降、尿量减少，脉搏细速，末梢循环不良等；③白细胞明显升高或低于正常甚至核左移。

（2）治疗原则：①扩充血容量，静脉输液；②给予抗生素治疗；③物理方法降温；④寻找感染灶的可能部位并及时处理。

3. 继发性急性腹膜炎

（1）临床表现特点：①最突出的症状是腹痛，多为突然发病；常表现为持续性、烧灼样疼痛，随身体的活动而加剧。在炎症最明显处疼痛最重。疼痛范围缩小、程度减轻时，提示炎症局限；反之，则表明炎症扩散；②其他常见症状包括恶心、呕吐、食欲不振、口渴和自觉发热等，发病后患者多表现为尿少和便秘；③急性腹膜炎的特异性体征——腹膜刺激征，肌紧张、压痛和反跳痛；④中毒症状，病变的早期，患者的体温往往增高并不明显，随着病程的进展，患者体温可以逐渐增高到38℃以上。甚至出现中毒休克；⑤有空腔脏器穿孔的病例，可出现气腹征——肺肝界叩不清或消失，腹部X线平片显示膈下有游离气体；⑥腹腔穿刺，对诊断非常有帮助。通过对抽出的腹腔液体性状进行观察，常可以判断出腹膜炎的病因。

（2）治疗原则：①动态监测患者的病情变化、胃肠减压并留置导尿管；②补充血容量、应用抗生素；③积极处理原发病，及时手术处理。

总之，急性腹痛病因的判断往往较其他临床症状更加困难，需要急诊和专科医生长期的临床经验积累和正确的临床思维，同时要具有高度的责任心。熟悉腹部解剖结构及腹内外相关病变的病理生理变化过程，是诊断急性腹痛的基础，详细地收集病史及针对性的体格检查对明确急性腹痛的诊断十分必要。遇到诊断不明确的病例，要密切观察病情变化随时注意患者的生命体征，复查相关辅助检查，相信时间是最好的老师。

（刘志伟　赵　斌）

参 考 文 献

[1] 张文武. 急诊内科学 [M]. 4 版. 北京: 人民卫生出版社, 2017: 61-66.

[2] PAYOR A, JOIS P, WILSON J, et al. Efficacy of noncontrast computed tomography of the abdomen and pelvis for evaluating nontraumatic acute abdominal pain in the emergency department [J]. J Emerg Med, 2015, 49 (6): 886-892.

[3] MAYUMI T, YOSHIDA M, TAZUMA S. Practice guidelines for primary care of acute abdomen 2015 [J]. J Hepatobiliary Pancreat Sci, 2016, 23 (1): 3-36.

11

第 12 章
恶心与呕吐

恶心（nausea）、呕吐（vomiting）是临床常见症状。恶心为上腹部不适和紧迫呕吐的感觉。可伴有迷走神经兴奋的症状，如皮肤苍白、出汗、流涎、血压降低及心动过缓等，常为呕吐的前奏。一般恶心后随之呕吐，但也可仅有恶心而无呕吐，或仅有呕吐而无恶心。呕吐是通过胃的强烈收缩迫使胃或部分小肠内容物经食管、口腔而排出体外的现象。两者均为复杂的反射动作，可由多种原因引起。

【病因与发病机制】

一、病因

引起恶心与呕吐的病因很多，按发病机制可归纳为下列几类：

1. 反射性呕吐

（1）咽部刺激：如吸烟、剧咳、鼻咽部炎症等。

（2）胃、十二指肠疾病：如急性或慢性胃肠炎、消化性溃疡、功能性消化不良、急性胃扩张、幽门梗阻及十二指肠壅滞症等。

（3）肠道疾病：急性阑尾炎、各型肠梗阻、急性出血坏死性肠炎、腹型过敏性紫癜等。

（4）肝、胆、胰疾病：急性肝炎，肝硬化、肝淤血，急、慢性胆囊炎或胰腺炎等。

（5）腹膜及肠系膜疾病：如急性腹膜炎。

（6）其他疾病：心血管疾病，如急性心肌梗死、心力衰竭、高血压等；泌尿系统疾病，如肾输尿管结石、急性肾盂肾炎等；妇科疾病，如急性盆腔炎、异位妊娠破裂等；眼科疾病，如青光眼、屈光不正等。

2. 中枢性呕吐

（1）神经系统疾病：①颅内感染，各种脑炎、脑膜炎、脑脓肿。②脑血管疾病，脑出血、脑栓塞、脑血栓形成、高血压脑病及偏头痛等。③颅脑损伤，脑挫裂伤、颅内血肿、蛛网膜下腔出血等。④脑肿瘤，常有呕吐、头痛、视力障碍3大症状。⑤癫痫，特别是癫痫持续状态。

（2）全身性疾病：尿毒症、糖尿病酮症酸中毒、肝性脑病、甲状腺危象、甲状旁腺危象、肾上腺皮质功能不全、急性全身性感染、低血糖、低钠血症及早孕均可引起呕吐。

（3）药物：某些抗生素、抗癌药、洋地黄、吗啡等可因兴奋呕吐中枢而致呕吐。

（4）中毒：乙醇、重金属、一氧化碳、有机磷农药、鼠药等中毒均可引起呕吐。

（5）精神因素：胃神经症、癔症、神经性厌食等。

3. 前庭障碍性呕吐 凡呕吐伴有听力障碍、眩晕等症状者，需考虑前庭障碍性呕吐。常见疾病有迷路炎，是化脓性中耳炎的常见并发症；梅尼埃病，为突发性的旋转性眩晕伴恶心呕吐；晕动病，一般在航空、乘船和乘车时发生。

二、发病机制

呕吐是一个复杂的反射动作，包括胃肠道、中枢神经系统和前庭系统。其过程可分三个阶段，即恶心、干呕（vomiturition）与呕吐。恶心时胃张力和蠕动减弱，十二指肠张力增强，可伴或不伴有十二指肠液反流；干呕时胃上部放松而胃窦部短暂收缩；呕吐时胃窦部持续收缩，贲门开放，腹肌收缩，腹压增加，迫使胃内容物急速而猛烈地向上反流，经食管、口腔而排出体外。呕吐与反流性食管炎不同，后者是指无恶心呕吐动作而胃内容物经食管、口腔溢出体外。

呕吐中枢位于延髓，它有两个功能不同的机构，一是神经反射中枢，即呕吐中枢（vomiting center），位于延髓外侧网状结构的背部，接受来自消化道、大脑皮质、内耳前庭、冠状动脉以及化学感受器触发带的传入冲动，直接支配呕吐动作；二是化学感受器触发带（chemoreceptor trigger zone），位于延髓第四脑室的底面，接受各种外来的化学物质或药物（如阿扑吗啡、洋地黄、依米丁等）及内生代谢产物（如感染、酮中毒、尿毒症等）的刺激，并由此引发出神经冲动，传至呕吐中枢引起呕吐。

【诊断】

一、病史

1. 药物或放射线接触史 易引起呕吐的常用药物有某些抗生素、洋地黄、茶碱、化疗药物、麻醉剂、酒精等。镭照射线治疗和钴照射线治疗，常引起恶心呕吐。

2. 其他 呕吐可为许多系统性疾病的表现之一，包括糖尿病、甲状腺功能亢进症或甲状腺功能减退症、肾上腺功能减退等内分泌疾病，硬皮病等结缔组织病，脑供血不足、脑出血、脑瘤、脑膜炎、脑外伤等中枢神经系统疾病，尿毒症等肾脏疾病。

二、临床表现特点

1. **呕吐的时间** 育龄妇女晨起呕吐见于早期妊娠,亦可见于尿毒症、慢性酒精中毒或功能性消化不良;鼻窦炎患者因起床后脓液经鼻后孔流出刺激咽部,亦可致晨起恶心、干呕。晚上或夜间呕吐见于幽门梗阻。

2. **呕吐与进食的关系** 进食过程中或餐后即刻呕吐,可能为幽门管溃疡或精神性呕吐;餐后 1 小时以上呕吐称延迟性呕吐,提示胃张力下降或胃排空延迟;餐后较久或数餐后呕吐,见于幽门梗阻,呕吐物可有隔夜宿食;餐后近期呕吐,特别是集体发病者,多由食物中毒所致。

3. **呕吐的特点** 进食后立刻呕吐,恶心很轻或缺如,吐后又可进食,长期反复发作而营养状态不受影响,多为神经官能性呕吐。喷射状呕吐多为颅内高压性疾病。

4. **呕吐物的性质** 带发酵、腐败气味提示胃潴留;带粪臭味提示低位小肠梗阻;不含胆汁说明梗阻平面多在十二指肠乳头以上,含多量胆汁提示在此平面以下;含有大量酸性液体者多有胃泌素瘤或十二指肠溃疡,无酸味者可能为贲门狭窄或贲门失弛症。上消化道出血常呈咖啡色样呕吐物。

三、体格检查

1. **一般情况** 应注意生命体征、神志、营养状态、有无脱水、循环衰竭、贫血及发热等。

2. **腹部体征** 应注意胃型、胃蠕动波、振水声等幽门梗阻表现,肠鸣音亢进、肠型等急性肠梗阻表现,腹肌紧张、压痛、反跳痛等急腹症表现。此外,还应注意有无腹部肿块、疝等。

3. **其他** ①眼部检查注意眼球震颤、眼压测定、眼底有无视盘水肿等。②有无病理反射及腹膜刺激征等。

四、实验室检查

1. **血常规** 血细胞比容和血红蛋白增高提示有血液浓缩。

2. **尿液检查** 尿中有亚硝酸盐、白细胞和细菌提示有尿路感染,酮体提示有糖尿病酮症,血尿可能有尿路结石。对所有的育龄妇女都要做尿妊娠实验。

3. **大便隐血和细胞计数** 大便隐血阳性提示消化道出血,细胞计数以判断是否为感染性腹泻。

4. **电解质** 严重的长时间呕吐可以引起低氯血症、低钾血症。

5. **其他血生化检查** 如血糖、尿素氮、肌酐、淀粉酶等检查。

6. **血药浓度监测** 对于服用氨茶碱、地高辛等患者有一定价值。

7. **毒物学监测** 送血、尿标本或残余毒物,以明确原因不明的急性中毒的诊断。

五、其他辅助检查

1. **心电图** 怀疑冠状动脉缺血者应进行检查。

2. **影像学检查** 怀疑肠梗阻者要拍腹部立位 X 线片,怀疑胆石症者可进行超声检查,怀疑腹部外科情况可选择 CT 扫描,怀疑颅内占位选择脑 CT 或 MRI 检查。

3. **胃肠镜检查**

【治疗】

由于引起恶心、呕吐的疾病很多,恶心、呕吐仅是疾病的症状之一。因此,在未明确病因之前不应盲目应用作用于呕吐中枢的强镇吐药物,否则会贻误病情。只有在明确了导致呕吐的病因之后,在积极治疗病因的基础上,才能行必要的对症治疗。

1. **胃肠道疾病** 包括食管、胃、十二指肠直至空肠、回肠、结肠及直肠在内的任何部位的病变都有可能引起恶心、呕吐的症状,其中以食管狭窄、食管癌、贲门失弛症、贲门癌、胃窦部嗜酸性肉芽肿、胃窦部巨大溃疡或癌肿、十二指肠溃疡或肠梗阻、多种原因导致的小肠与大肠梗阻或急性胃、小肠或大肠的炎症性病变为最常见的病因。因消化道良性或恶性病变造成的狭窄或梗阻所致的呕吐,药物治疗是无效的,只有经扩张、置入支架或手术治疗,解除狭窄或梗阻之后,呕吐症状才会消失。对于贲门失弛症患者,在未进行扩张或手术治疗之前,可选用钙离子通道阻滞剂或硝酸甘油餐前 30 分钟口服或餐前 15~30 分钟舌下含化治疗,早期可改善呕吐及梗阻症状;或者试用肉毒毒素行狭窄局部注射治疗。胃肠道急性炎症性病变引起的呕吐,应积极选用抗生素并纠正电解质紊乱及补充维生素;胃肠动力障碍引起的恶心与呕吐则可应用莫沙必利(mosapride,5mg 口服,每日 3 次)、西沙必利(cisapride,5~10mg 口服,每日 2~4 次)、多潘立酮(domperidone,10~20mg 口服,每日 3 次;或 10mg 肌内注射)、甲氧氯普胺(metolopramide,5~10mg 口服或 10~20mg 肌内注射;每日剂量应 ≤ 0.5mg/kg,否则易引起锥体外系反应)等促胃肠动力剂;如果呕吐是由胃肠道痉挛所致,则可应用东莨菪碱(0.3mg 口服或注射)等抗胆碱能药物。

2. **肝脏、胆道及胰腺疾病** 是导致恶心、呕吐的常见病因之一。恶心、呕吐可是急性病毒性肝炎的早期症状,常与食欲减退、厌油腻食物及上腹部饱胀同时出现,随着护肝治疗及适当的休息之后,恶心与呕吐可逐渐消失。呕吐也是胆道梗阻或绞痛常伴随的症状,只有当胆道梗阻或炎症消除之后,呕吐才会停止;急性胰腺炎时常伴随有恶心与呕吐症状,只有随着采用胃肠减压、减少胰液分泌等措施之后,呕吐才会逐步缓解或终止。

3. **中枢神经系统病变** 包括各种原因所致的脑炎、脑膜炎、脑肿瘤、脑寄生虫病、脑血管病及颅脑外伤等病变,均可引起颅内压力增高而导致恶心、呕吐。治疗的重要措施之一就是应用降低颅内压、减轻脑细胞水肿的药物治疗。脱水治疗后,不仅可改善呕吐的症状,更重要的是起到了保护或恢复脑细胞功能的作用。

4. **药物所致的呕吐** 多种药物有引起恶心与呕吐的不良反应,一般而言,只要立即停止应用引起呕吐的药物,

12

呕吐症状就会减轻直至消失,因此并不需要应用镇吐类药物。目前临床上对某些恶性肿瘤或血液系统的恶性疾病(如白血病、恶性淋巴瘤、多发性骨髓瘤、恶性组织细胞病等)采用联合化疗或放疗,或对某些恶性肿瘤采用抗癌药物行介入治疗。但无论在治疗过程中或治疗之后,均可引起较为严重的胃肠道不良反应,最突出的表现就是恶心与呕吐。为了预防或减轻此不良反应,常可应用镇吐药物进行治疗,必须指出,应用强镇吐药物之后,也会产生中枢神经系统、心血管系统或胃肠道的不良反应,故应严格控制药物剂量及间隔时间。

5. 神经、精神因素所致的呕吐 对此类原因所致的呕吐,心理治疗是关键。首先应消除患者的精神心理障碍,其次可配合药物治疗,常用的药物是镇静药与胃肠促动力剂、重者可采用多塞平或氟西汀等抗抑郁药物治疗。禁忌应用昂丹司琼等强烈作用的镇吐药。

(卢中秋　李萌芳)

参 考 文 献

[1] 万学红, 卢雪峰. 诊断学 [M]. 9 版. 北京: 人民卫生出版社, 2018: 26-27.

[2] 陈新谦, 金有豫, 汤光. 新编药物学 [M]. 18 版. 北京: 人民卫生出版社, 2018: 564-573.

12

第 13 章

急性腹泻

正常人一般每日排成形大便 1 次,粪便平均重量为 150~200g,一般不超过 200g,其中水分占 60%~70%。少数人每天排便 2~3 次或 2~3 天才排 1 次,但若粪质成形,性状与常人无异,亦属正常。

腹泻(diarrhea)是指排便习惯和粪便性状发生变化,排便次数增多(3 次 /d 以上),粪质稀薄,水分增加(水分超过85%),粪便量增加(超过 200g/d)。便质不成形、稀溏或呈液状,有时含有脓血或带有未消化食物及脂肪。确定是否腹泻应根据个体的大便习惯而异。

腹泻可根据病程分为急性腹泻和慢性腹泻两种,也可依病因分为感染性腹泻和非感染性腹泻两大类。急性腹泻是指起病急骤、病程较短,病程在 2~3 周之内,极少超过6~8 周。慢性腹泻指病程至少在 4 周以上,常超过 6~8 周,或间歇期在 2~4 周内的复发性腹泻。腹泻常伴有排便紧迫感、肛门不适或大便失禁。腹泻可导致水电解质丢失,严重时可引起大量失水,导致低血容量性休克和急性器官功能衰竭,甚至因电解质严重紊乱引起严重心律失常而死亡。急性腹泻的严重程度分轻、中、重度,轻度为日常活动不受限,中度为日常活动已受限、感觉吃力,重度为丧失日常活动。

【病因与发病机制】

在禁食期间,正常人肠腔内液体含量很少。但正常三餐摄取后,每天约有 9L 液体进入肠道,其中 2L 来自进食的食物和饮料,其余来自消化道分泌液,包括唾液 1.5L、胃液 2.5L、胰液 1.5L、胆汁 0.5L 和小肠液 1.0L。进入胃肠道的食糜在通过小肠时,食糜的渗透压变得与血浆相同,其中90% 的水分被吸收。食糜在到达回肠末端时,已呈等渗状态,每天仅有 1~2L 的液体进入结肠,而结肠也具有强大的吸收水分的功能,使大便最终含水量只有 100~200ml。若胃肠道的分泌、消化、吸收和运动等功能障碍,使消化道分泌的液量增加,食物不能完全分解,吸收量减少和肠胃蠕动加速等,最终可导致粪便性状稀薄、次数增加而形成腹泻。腹泻的发病机制相当复杂,从病理生理角度分为四类,部分腹泻的发病可有几个因素并存,具体如下:

1. **分泌性腹泻** 肠道液体主要由黏膜隐窝细胞分泌,大部分经肠绒毛腔面上皮细胞吸收。当各种刺激因子刺激肠黏膜细胞分泌的量超过其吸收能力时,所引起的腹泻称分泌性腹泻(secretory diarrhea)。刺激肠黏膜分泌的因子可分为四类:①细菌的肠毒素,如霍乱弧菌、大肠埃希菌、沙门菌等毒素;②神经体液因子,如血管活性肠肽(vasoactive intestinal peptide,VIP)、血清素、降钙素等;③免疫炎性介质,如前列腺素、白三烯、血小板活化因子、肿瘤坏死因子、白介素等;④去污剂,如胆盐和长链脂肪酸,通过刺激阴离子分泌和增加黏膜上皮通透性而引起分泌性腹泻;⑤各种通便药,如蓖麻油、酚酞、芦荟、番泻叶等均可引起分泌性腹泻。

肠道分泌电解质和水分的机制相当复杂。近年发现,肠黏膜隐窝细胞中的第二信使如环磷酸腺苷(cAMP)、环磷酸鸟苷(cGMP)、钙离子等的增加,是诱导黏膜隐窝细胞分泌的重要环节。霍乱弧菌和致病性大肠埃希菌的毒素,首先与上皮细胞刷状缘上的受体结合,激活腺苷环化酶 -cAMP 系统,致 cAMP 浓度增高,引起大量肠液分泌;艰难梭菌(C.difficile)是通过钙离子增加而引起分泌性腹泻。血管活性肠肽瘤(VIP 瘤)引起的腹泻是一种非感染性的分泌性腹泻,与肿瘤释出的 VIP 有关。VIP 是从小肠黏膜提取的一种直链肽,由 28 个氨基酸残基组成,其排列为一部分胰高血糖素(glucagon)和促胰液素(secretin),具有血管舒张、降低血压的作用,从肝动脉开始,对内脏血管具有较强的作用能力,但对股动脉则全无作用,对肠液的分泌具有很强的促进作用,对胰腺分泌的促进作用很弱,对胃液的分泌可起抑制作用;对消化道平滑肌的收缩产生抑制作用。VIP 能激活肠黏膜的腺苷酸环化酶,刺激小肠大量分泌液体,故而出现霍乱样的严重水泻,称为胰性霍乱,常伴有严重的低钾血症和代谢性酸中毒。胃泌素瘤能分泌大量的胃泌素,刺激壁细胞分泌大量胃液,过多胃液进入小肠后,不仅可损害空肠黏膜,而且促进肠道蠕动,使胰脂肪酶灭活,脂肪消化障碍,更加重腹泻。分泌性腹泻还可见于直肠分泌性绒毛状腺瘤、肠淋巴瘤、炎症性肠病、肠肉芽肿性疾病、结缔组织病、恶性类癌综合征、甲状腺髓样癌等。

分泌性腹泻的特点是:①禁食不减轻腹泻;②肠液与血浆的渗透压相同;③大便呈水样,量多,无脓血;④一般不伴有腹痛;⑤肠黏膜组织学基本正常。

2. **渗透性腹泻** 由于肠腔内含有大量不能被吸收的溶质,导致肠腔内渗透压升高,大量液体被动进入肠腔而引起腹泻,称为渗透性腹泻(osmotic diarrhea)或吸收不良性腹泻(malabsorption diarrhea)。见于:

(1)高渗性药物:口服镁盐、乳果糖、甘露醇或山梨醇等高渗性药物。

(2)高渗性食物:主要是某些碳水化合物,由于水解酶缺乏或其他原因而导致食物吸收不良,形成高渗透压性的

13

肠内容物而引起腹泻。临床上最常见的是原发性乳糖酶缺乏，患者口服牛奶或奶制品后即可引起腹泻。

（3）消化不良：胃大部分切除术后、萎缩性胃炎和胃癌患者的胃液分泌减少，慢性胰腺炎、胰腺切除术后使胰液分泌减少，严重肝病或胆管梗阻可导致胆汁分泌或排泄减少，使食物不能充分被消化，营养物质不能被吸收，致使高渗性肠内容物增多而造成腹泻。

（4）吸收不良：①黏膜透过性异常。由于小肠黏膜细胞的特殊病变如绒毛或微绒毛的变形、萎缩等变化，导致小肠的有效吸收面积缩小，黏膜透过水和电解质减少而导致腹泻。见于小儿乳糜泻、热带和亚热带斯泼卢等疾病。②肠吸收面积减少，如小肠切除后等。③肠黏膜充血、水肿。由于门静脉内压力增加，引起肠道黏膜广泛充血与水肿，影响肠道内营养物质的吸收而发生腹泻。④细菌繁殖过多。在某些疾病状态下，如肝硬化、小肠浸润性疾病引起的部分性肠梗阻或某些小肠失蠕动（如系统性硬皮病）、盲袢等，小肠内细菌可以过多繁殖。由于细菌分泌的毒素可影响消化酶的作用，以及细菌分解物结合胆盐，使其失去形成微胶粒的能力，导致脂肪等食物的消化和吸收受到障碍等，可引起腹泻或脂肪泻。⑤吸收抑制。如先天性失氯性腹泻（congenital chloridediarrhea），是由于氯的主动吸收功能不全而钠的吸收过程正常，以致肠内容物中氢和氯化物增加，但缺乏碳酸氢钠与之中和，而使肠液呈酸性，回肠和结肠内液体积聚而引起腹泻。氯泻也可继发于长期腹泻而缺钾的患者。

渗透性腹泻的特点是：①当引起腹泻的原因除去（如禁食）之后，腹泻即可停止或减轻；②肠腔内的渗透压可超过血浆渗透压；③粪中含有大量未被完全吸收或消化的食物。

3. 肠动力紊乱（motility disturbances） 许多药物、疾病和胃肠道手术可改变肠道的正常运动功能，促使肠蠕动加速，以致肠内容物过快通过肠腔，因影响消化与吸收而发生腹泻。肠动力过缓亦可导致腹泻，其原因为结肠型的细菌在小肠定植和过度生长，从而使脂肪、胆盐和碳水化合物的吸收受到影响。此类腹泻可见于淀粉样变性、硬皮病、糖尿病性神经病变、胃大部切除术后、幽门或肛门括约肌切除术后、肠易激综合征、情绪性腹泻、毒性甲状腺肿病、恶性类癌综合征等。

此种腹泻的特点是粪便稀烂或水样，肠鸣音亢进，常伴有腹痛，但大便中很少有炎症细胞。

4. 渗出性腹泻 渗出性腹泻（exudative diarrhea）又称炎症性腹泻（inflammatory diarrhea）。肠黏膜炎症时，渗出大量黏液、脓、血，可致腹泻。此类腹泻可见于：①炎症性肠病，如克罗恩病和溃疡性结肠炎；②感染性炎症，来自侵入性病原体及其毒素，如志贺痢疾杆菌、沙门菌属、弯曲杆菌、大肠埃希菌、耶尔森菌、结核分枝杆菌、阿米巴原虫、艰难梭菌等的感染；③缺血性炎症，主要为缺血性结肠炎（ischemic colitis）；④肠放射损伤，为腹腔、盆腔、腹膜后恶性肿瘤经放射治疗后引起的肠道损伤，可累及小肠、结肠和直肠；⑤嗜酸性肠炎，为嗜酸性粒细胞浸润胃肠道全层，可累及全胃肠

道或节段性，表现为脂肪泻、腹痛、恶心、呕吐、消瘦，外周血嗜酸性粒细胞可增多。

渗出性腹泻的特点是：①粪便松散或水样，含有黏液和脓血，左侧结肠病变所致者常带有肉眼可见的脓血便，小肠病变一般无肉眼可见的脓血便；②腹泻和全身症状、体征的严重程度因肠受损程度而异。

需要指出和值得注意的是：同一种疾病产生的腹泻常常有多种机制参与，且腹泻的病因并不单纯，可同时或先后有几个病因并存。临床上最常见的为各种肠道感染、炎症、结肠和直肠癌、葡萄球菌肠毒素所引起的食物中毒及肠道易激综合征等。

【诊断思路】

腹泻的病因诊断要依靠病史、症状、体征，并结合辅助检查，尤其是粪便检验的结果，综合分析后得出结论。对一时难以明确诊断者，可进一步作 X 线钡剂检查和／或结肠镜检查；对胆、胰疾病可选用超声、CT、MR、内镜逆行胰胆管造影（ERCP）等影像学诊断方法加以明确诊断；对小肠吸收不良者可行小肠吸收功能试验、呼气试验、小肠黏膜活检等以明确诊断。但在诊断过程中应注意以下几点。

一、病史

1. 流行病学史 可以为病原学诊断提供一定的参考依据。感染性腹泻病的季节特征和地区特征比较明显，夏季多见细菌性感染，秋季多见诺如病毒和轮状病毒性腹泻，冬春季节亦多见各种病毒性腹泻。养老机构、集体单位或局部地区腹泻病流行或暴发流行，应首先考虑急性感染性腹泻。近期旅行史是诊断感染性腹泻的重要线索，尤其是从卫生条件较好的发达地区前往欠发达地区旅行。动物宿主、患者及带菌者的粪便污染食品和水的机会较多，是感染性腹泻病原体的主要传染源。弧菌、气单胞菌和邻单胞菌主要存在于水环境中，弧菌耐盐主要通过海产品传播，气单胞菌和邻单胞菌主要通过淡水产品传播，诺如病毒也可以通过海产品传播。进食可疑食物史有助于判断感染的病原，可作为经验性诊断依据。

2. 年龄与性别 婴幼儿起病的腹泻，应考虑先天性小肠消化吸收障碍性疾病，如双糖酶缺乏症、先天性失氯性腹泻等。病毒性胃肠炎和大肠埃希菌性肠炎多见于婴幼儿；细菌性痢疾以儿童和青壮年多见；缺血性多见于老年；结肠癌多见于中年或老年；阿米巴痢疾则以成年男性居多；功能性腹泻、甲状腺功能亢进和滥用泻剂者多见于女性，而结肠憩室与结肠癌则多见于男性。

3. 起病与病程 需询问国际、国内和郊区旅游史、近期服用了哪些药物或免疫抑制剂、是否亲密接触动物等。急性腹泻均应注意询问接触或摄入不洁食物史、起病与演变过程等。急性食物中毒性感染常于进食后 2~24 小时内发病；手术后发病，尤其是长期接受抗生素治疗者，应考虑金黄色葡萄球菌肠炎、难辨梭状芽孢杆菌性肠炎等。由功能性腹泻、血吸虫病、溃疡性结肠炎、克罗恩病等所引起的

腹泻,可长达数年或数十年。功能性腹泻、吸收不良综合征和结肠憩室炎所致的腹泻,常呈间歇性发作。

4. 排便与粪便性状 往往可以提示病变部位或性质。腹泻为主要症状,不同微生物感染所致腹泻的表现各异。病毒性腹泻一开始表现为黏液便,继之为水样便,一般无脓血,次数较多,量较大。细菌性痢疾多表现为黏液脓血便。如果细菌侵犯直肠,可出现里急后重的症状。某些急性细菌性腹泻病可有特征性的腹泻症状,如副溶血弧菌感染表现为洗肉水样便,霍乱可以先出现米泔水样便,后为水样便。细菌毒素所致腹泻病多为水样便,一般无脓血,次数较多。极少数肠出血性大肠埃希菌(EHEC)感染患者,表现为血便而无腹泻的表现。

腹泻量多、水样、色淡、多泡沫、恶臭、无脓血、无里急后重,提示病变位于小肠;黏液带果酱色血便,病变多在上段结肠;粉红色脓血便,病变多在下段结肠;粪便表面带血或伴明显里急后重,病变多在直肠。若在进食后 6~24 小时发病则以沙门菌属、变形杆菌、产气荚膜梭状芽孢杆菌感染的可能性大;若在进食后 2~5 小时发病,伴有剧烈呕吐者可能为金黄色葡萄球菌感染所致。若粪便带有恶臭,呈紫色血便,应考虑急性出血性坏死性肠炎。吸收不良综合征时粪便有食物残渣、未消化或发酵物,可奇臭;结肠炎症引起的腹泻,粪便可带脓血;肠结核和肠易激综合征常有腹泻与便秘交替现象。肠易激综合征的功能性腹泻多在清晨起床后和早餐后发生,每日 2~3 次,粪便有时含大量黏液。影响睡眠的夜间腹泻多系器质性疾病所致。

5. 腹泻与腹痛 腹泻伴有里急后重,且下腹或左下腹持续性腹痛,腹痛于便后可稍减轻,提示病变位于直肠或乙状结肠;腹泻无里急后重,伴脐周腹痛为小肠性腹泻。

6. 伴随症状 急性腹泻伴有高热,以细菌性痢疾、沙门菌属食物中毒感染居多;有里急后重以细菌性痢疾、阿米巴痢疾、急性血吸虫病可能性大,而食物中毒性感染大多无里急后重。

二、体格检查

对腹泻患者应做全面仔细的体格检查。如腹部检查被触及包块,常提示肿瘤或炎症性疾病;若包块位于左下腹,应疑及左侧结肠癌、乙状结肠憩室炎,或癌肿造成的肠腔狭窄使粪块壅积于梗阻的近端肠腔,或为单纯的粪块堆积;若位于右下腹,应想到右侧结肠癌、肠结核、克罗恩病等。如腹部压痛明显,可见于克罗恩病、结肠憩室炎、盆腔或阑尾脓肿。肛门指检应列为常规检查,若触及坚硬、结节状、固定的肿块,指套上有血迹常提示直肠癌。

三、辅助检查

大多数腹泻都是自限性的,因此辅助检查价值有限。但对病程较长和对保守治疗无效的患者须选择相应的辅助检查,以明确病因诊断。

1. 粪便检查 粪便应为现场留取,或是短时间内留在标本盒中的新鲜标本。应注意粪便的形态、量、黏稠度及有无食物残渣、黏液、血和脓性分泌物等。大便常规检验、隐血实验,粪便涂片查脓细胞、寄生虫及虫卵、脂肪、未消化食物等,大便致病菌培养等,对分泌性腹泻测定粪便的电解质和渗透压等,对腹泻的定位和定性诊断非常重要。粪便镜检出现白细胞往往提示肠道细菌感染,当粪便中的白细胞计数>15/HP,同时伴有红细胞时,临床可诊断为痢疾;而动力试验检查可以发现弧菌感染,这是诊断霍乱最简单的方法。对于以下患者需要做大便培养:①病情严重,大量水样便,每天超过 6 次,脱水、腹痛严重,需要住院;②炎症性腹泻,血样便、黏液便、发热患者;③免疫力下降患者,年龄超过 70 岁,免疫缺陷、孕妇;④腹泻症状超过 1 周;⑤特殊工作如医务人员、餐饮行业、幼儿园老师。

2. 乳铁蛋白和钙防卫蛋白检测 乳铁蛋白是中性粒细胞颗粒中具有杀菌活性的单体糖蛋白,其在粪便中含量升高,提示结肠炎性反应。钙防卫蛋白是中性粒细胞和巨噬细胞中的一种含钙蛋白,因此粪便钙防卫蛋白含量与粪便中白细胞数呈正比,也是结肠炎性反应的重要指标。研究显示,乳铁蛋白和钙防卫蛋白用于诊断感染性肠道炎,其灵敏度和特异度均优于隐血试验。该两项试验可用于肠道炎性病变与功能性肠病的鉴别诊断,但不能区分感染性腹泻病与炎症性肠病(inflammatory bowel disease,IBD)。

3. 血清免疫学诊断 基于肠道感染微生物的血清免疫学诊断试验,有助于协助部分感染性腹泻病的病原学诊断,但目前临床应用价值有限,有待于进一步研究。

4. 分子生物学诊断技术的应用 基于 PCR 的基因诊断技术,具有快速、特异和灵敏的特点。粪便提取物检测轮状病毒和诺如病毒特异性基因,不仅有助于诊断,也是病毒性腹泻病分子流行病学调查的主要手段。该技术还可用于致泻病原体特异性毒力基因检测。

5. 胃肠内镜检查 对腹泻病因、部位不明者可酌情进行胃镜、乙状结肠镜、结肠镜或小肠镜检查,必要时重复同一检查或同一患者行不同的内镜检查。根据在直视下病变的性质、范围、严重程度以及活检的病理结果,明确腹泻的病因诊断,尤其对胃肠炎症性疾病、肿瘤等的诊断和鉴别诊断具有肯定价值。

6. 影像学检查 腹部 X 线平片可显示胰腺钙化及钙化性结石;胃肠钡餐检查可以观察胃肠道的运动功能状态,发现器质性病变,对结肠癌、炎症性肠病具有较高诊断价值;腹部 B 超是了解有无肝胆胰疾病的最常用方法;腹部 CT 或 MRI 对诊断肝、胆、胰等内脏疾病有肯定价值。急性腹泻患者行腹部影像学检查还有助于发现合并症,如肠穿孔、脓肿、严重结肠炎、巨结肠、肠梗阻等。

7. 小肠功能检查 可行小肠吸收功能试验、呼气试验、小肠黏膜活检以检查小肠吸收不良。

【处理原则】

腹泻是症状,针对病因是根本性治疗,在未明确病因前,根据腹泻的病理生理特点,给予对症和支持治疗也很重要,即纠正腹泻引起的水电解质紊乱及酸碱平衡失调。对于腹泻患者必须谨慎使用止泻和止痛药物,以免造成误诊和漏诊。

13

一、病因治疗

1. 抗病原体治疗 对于常规的急性腹泻患者,目前没有证据支持经验性抗菌治疗,经验性的抗生素治疗并不适用于所有急性腹泻患者,这是由于:①大多数急性腹泻患者凭借自身的抵抗力足以有效清除病原,研究发现50%的感染性腹泻患者,不使用抗生素也可以在3天内恢复;②应用抗生素后反而会引起药物的不良反应,如艰难梭菌感染和细菌耐药;③应用抗生素可延长病原菌的毒素排出时间等。④对于社区性获得性腹泻大多数起源于病毒(诸如病毒、轮状病毒、腺病毒),病毒引起的腹泻不会因应用抗生素而缩短病程。而下列急性腹泻患者推荐经验性地使用抗菌药物:①有明确细菌感染征象者,如发热伴粪便镜检中有白细胞者;②临床诊断的痢疾(粪便镜检白细胞>15/HP,同时出现红细胞)患者;③危及生命的感染,如霍乱;④旅行者腹泻,这些患者往往需要在较短的时间内迅速缓解症状;⑤免疫缺陷或免疫低下者。

抗感染治疗以针对病原体的抗菌治疗最为理想,如复方新诺明、环丙沙星、诺氟沙星、左氧氟沙星、加替沙星、莫西沙星等喹诺酮类适用于志贺菌属、沙门菌、弯曲杆菌、大肠埃希菌等所致的腹泻,甲硝唑或万古霉素适用于艰难梭菌感染引起的假膜性小肠结肠炎,利福平、异烟肼、乙胺丁醇、吡嗪酰胺、对氨基水杨酸、链霉素等抗结核药物中的三种或四种联合用于治疗肠结核,甲硝唑适用于阿米巴痢疾的治疗等。病毒性腹泻常不用抗生素,可使用黄连素。肠出血性大肠埃希菌($O_{157}:H_7$)感染亦不用,因现有抗生素治疗并无疗效,且增加溶血尿毒症综合征的发生。阿奇霉素是东南亚和印度治疗耐氟喹诺酮杆菌或其他地区治疗疑似弯曲菌或肠产毒性大肠埃希菌的一线治疗方案,也是痢疾或发热性腹泻的首选方案。以上抗菌方案可联合洛哌丁胺,起始剂量4mg,以后每次不成形便后2mg,每日最大剂量不超过16mg。

2. 其他 主要是针对发病机制治疗,如对乳糖不耐受者不宜用乳制品或剔除食物中的乳糖成分,而成人乳糜泻患者则需禁食麦制品(包括大麦、小麦、燕麦和裸麦)或剔除食物中的麦胶类成分。分泌性腹泻需同时补充葡萄糖以保证热量的吸收。慢性胰腺炎应补充多种消化酶。因服药所致的药源性腹泻应及时停用有关药物,高渗性腹泻应停用或停食引起高渗的药物和食物。消化道肿瘤可手术切除或化疗以治疗原发病。生长抑素类似物奥曲肽可抑制肿瘤分泌激素,可用于类癌综合征及神经内分泌肿瘤引起的腹泻。炎症性肠病可选用柳氮磺吡啶或5-氨基水杨酸制剂,如美沙拉秦等。空肠广泛性黏膜病变和空肠切除后所致腹泻,乃因胆盐未能在小肠被重吸收而进入结肠,并在此被结肠内的细菌由结合状态转变为脱结合状态,成为游离胆酸,后者刺激结肠引起腹泻,服用考来烯胺可将胆汁酸吸附而终止腹泻。胆盐缺乏性的腹泻,可用中链脂肪酸替代日常食用的长链脂肪酸,因中链脂肪酸可不经胆盐水解而被吸收。短肠综合征者最好用多聚体形式的葡萄糖。

二、对症支持疗法

1. 饮食治疗 急性腹泻时的饮食应以易消化、易吸收的流质或半流质为宜,少食多餐,补充能量及电解质,适当放盐,避免牛奶和乳制品食物。

2. 纠正腹泻所引起的水、电解质与酸碱平衡紊乱 水样泻及已发生临床脱水的患者应该积极补液治疗,口服补液盐应该间断、少量、多饮,不宜短时间内大量饮用。频繁呕吐、不能进食或饮水者、高热或全身症状严重尤其伴意识障碍及严重脱水、循环衰竭伴严重电解质紊乱和酸碱平衡失衡患者应静脉补液。一般来说,由于肠液电解质几乎与血浆浓度相仿且偏碱性,故水与电解质的补充大部分应以碳酸氢钠-生理盐水或林格液、碳酸盐平衡液等较适宜。

3. 纠正营养失衡 对腹泻引起营养缺乏者,应根据病情相应地补充各种水溶性和/或脂溶性维生素、葡萄糖、氨基酸、脂肪乳、白蛋白、丙种球蛋白等营养物质。谷氨酰胺与肠黏膜的免疫功能、蛋白质合成有关,是肠黏膜特需的氨基酸,故对弥漫性肠黏膜受损的患者,在补充氨基酸时应注意补充谷氨酰胺。若伴有缺铁、缺钙、缺镁等者亦应及时补充。必要时可予输注血浆、全血等。锌缺乏易致腹泻是和锌参与肠道水和电解质的转运、小肠渗透性、肠细胞酶的功能,增强肠道组织的修复,增强局部免疫,以控制细菌过度生长和早期病原菌清除等有关。故在急性腹泻时补锌可缩短病程,减轻症状,使未来2~3个月中腹泻发病率下降。

4. 胃肠黏膜保护剂 硫糖铝、枸橼酸铋钾、米索前列醇、双八面体蒙脱石等有胃肠黏膜保护作用,硫糖铝和枸橼酸铋钾可黏附在溃疡面上阻止胃酸和胃蛋白酶继续侵袭溃疡面、促进内源性前列腺素的合成和刺激表皮生长因子分泌;但为避免铋在体内蓄积,枸橼酸铋钾不宜连续长期服用。米索前列醇具有抑制胃酸分泌、增加胃十二指肠黏膜黏液/碳酸氢钠盐分泌和增加黏膜血流的作用,但可引起子宫收缩和腹泻,孕妇忌服。蒙脱石散可用于感染性或非感染性腹泻,可口服亦可灌肠。

5. 微生态制剂 常用双歧杆菌乳杆菌三联活菌片(每次420~630mg,每日2~3次餐后服用)、嗜酸乳杆菌(每次2粒口服,每日2次,首剂加倍)、双歧杆菌(每次0.35~0.7g,每日2次)、复合乳酸菌(每次1~2粒,每日1~3次)、地衣芽孢杆菌活菌(每次0.5g,每日3次)、乳酶生(每次0.3~1.0g,每日3次,餐前服用)等以调节肠道菌群。它可以减少抗生素的应用,对旅行者腹泻、抗生素相关性腹泻、儿童腹泻和难辨梭状芽孢杆菌引起的腹泻有较好疗效。除抗菌药物相关疾病外,不推荐成人腹泻患者使用益生菌或益生元。

6. 止泻药 严重的非感染性腹泻需要用止泻药进行止泻,使用止泻剂应注意以下原则:①严格掌握指征,主要针对严重失水者、非感染性腹泻者,并不是对所有腹泻均须使用止泻药,以免影响腹泻时将胃肠的有害物质排出体外的保护作用。当有病因治疗时,对轻度腹泻者不需要予止泻处理。②因止泻药可引起肠动力障碍,使致病菌定植和侵袭,延长排泄时间,故对诊断不明又不能排除感染时需慎用,明确感染性腹泻者禁用。③局限于直肠、乙状结肠的溃痊性结肠炎患者的腹泻，主要是由于炎症激惹、刺激，而全胃肠通过时间并不缩短，应予抗炎治疗。④诊断不明又未能排除严重疾病时，用止泻剂应慎重，不能因症状控制而放松诊断性检查。⑤尽量避免或仅短期服用可引起药瘾性的药物（如复方樟脑酊、可待因等）。常用止泻剂有：

（1）地芬诺酯（diphenoxylate）：为哌替啶的衍生物。能减少肠蠕动，并有收敛作用，可用于各种因胃肠运动增快引起的腹泻。临床上常用复方地芬诺酯（每片含地芬诺酯2.5mg，阿托品0.025mg），每次口服2~5mg，每日3次。大剂量时可产生欣快感，长期服用会成瘾，产生依赖性。肝、肾功能损害，尤其是严重肝病时，可诱发肝性脑病；重症溃疡性结肠炎时，因抑制肠蠕动，可诱发中毒性结肠扩张。儿童患者慎用。

（2）洛哌丁胺（loperamide）：其化学结构与地芬诺酯相似，可抑制平滑肌收缩，抑制肠蠕动。其作用强度比吗啡、阿托品大。口服后易吸收，4~6小时达高峰，分布于肝、肾，并从尿、粪排出。应用指征同地芬诺酯。其作用还有：①阻断钙通道，抑制肠运动；②抑制分泌；③抑制钙调蛋白的功能，增加Na^+、Cl^-吸收。比地芬诺酯作用强，用药后迅速止泻。每次2mg口服，2~3次/d。

（3）可乐定（clonidine）：为α_2肾上腺素能药物，可刺激肠细胞上特异的节后α_2受体，促进Na^+和Cl^-的吸收，抑制HCO_3^-和Cl^-的分泌，为强力的止泻剂，因其中枢性低血压和镇静作用限制了它的应用。但糖尿病患者合并严重的自主神经病变时，并不出现低血压，而仅有止泻作用，可用于糖尿病性腹泻。

（4）奥曲肽（octreotide）：是生长抑素（somatostatin，STT）的人工合成类似物，可有效治疗胃肠激素失常性腹泻（如VIP瘤、胃泌素瘤、生长抑素瘤和类癌综合征等所致的腹泻），常用剂量为0.3~0.75mg/d，分3次皮下注射。

（5）吲哚美辛（indometacin）：能抑制胰性霍乱、甲状腺癌以及小肠绒毛腺癌的分泌性腹泻。主要是吲哚美辛可降低前列腺素E_2（PGE_2）水平而达到止泻效果，而对炎症性肠病，吲哚美辛无止泻作用。

（6）钙通道阻滞剂：硝苯地平、维拉帕米等，对分泌性腹泻有效。

（7）收敛吸附剂：如鞣酸蛋白（tannalbin，每次1~2g，每日3次）、碱式碳酸铋（次碳酸铋，每次0.3~0.9g，每日3次餐前服）、次水杨酸铋剂（每次2片，每日3次）可控制管理排便的急迫感，有助于缓解轻、中度旅行者腹泻患者的发作，药用炭（每次1.5~4g，每日2~3次餐前服用）等，可选择性用于炎症性腹泻。

（8）鸦片制剂：如复方樟脑酊（2~5ml/次，3次/d），能增强肠平滑肌张力，减低胃肠推进性蠕动，使粪便干燥而止泻。腹泻早期或腹胀者不宜使用。多用于较严重的非细菌感染性腹泻。

（9）双八面体蒙脱石（思密达）：是一种高效消化道黏膜保护剂，主要通过保护肠黏膜屏障功能达到抗腹泻作用。其作用机制是：思密达对消化道内的病毒、病菌及其产生的毒素有极强的选择性固定、抑制作用；对消化道黏膜有很强的覆盖能力，并通过与黏液糖蛋白相互结合，修复、提高黏膜屏障的防御功能。它不进入血液循环系统，6小时左右连同所固定的攻击因子随消化道自身蠕动排出体外。思密达不影响X线检查，不改变大便颜色，常用剂量下不改变肠道生理运转时间，也不影响其他药物的生物利用度。基本无副作用，极少数患者产生轻度便秘，减量后可继续服用。用法：成人每次1袋（3g/袋）冲服，每日3次；<1岁、1g/次，1~2岁、1~2g/次，2岁以上、2~3g/次，餐前口服，每日3次口服。治疗急性腹泻时首剂量应加倍。

（10）抗胆碱药：适用于功能性及痉挛性腹痛者，可与镇静药合用。

7. 止痛剂 对伴有明显腹痛的患者应使用止痛剂治疗。山莨菪碱（654-2）、阿托品、溴丙胺太林等具有解痉、止痛作用，但青光眼、前列腺肥大者慎用，对严重炎症性肠病患者可诱发巨结肠，亦应慎用。胃肠道选择性钙通道阻滞剂匹维溴铵、西托溴铵等副反应较少。抗焦虑药有时也可缓解症状。

（蒋龙元）

13

第14章
消化道出血

消化道出血(gastrointestinal hemorrhage,GIH)是指从食管到肛门之间消化道的出血。其中,十二指肠悬韧带以近的消化道出血称上消化道出血(upper gastrointestinal hemorrhage,UGIH);十二指肠悬韧带以远的消化道出血称下消化道出血(lower gastrointestinal hemorrhage,LGIH)。GIH可因消化道本身的炎症、机械性损伤、血管病变、肿瘤等因素引起,也可因邻近器官的病变和全身性疾病累及消化道所致。

全身性疾病不具特异性地累及部分消化道,也可弥散于全消化道。常见的有:①血管性疾病,如过敏性紫癜、动脉粥样硬化、结节性多动脉炎、系统性红斑狼疮等。②血液病,如血友病、原发性血小板减少性紫癜、白血病、DIC及其他凝血机制障碍性疾病。③其他,如尿毒症、流行性出血热或钩端螺旋体病等。

消化道出血轻症可无症状,临床表现多为呕血、黑粪或血便等,伴有贫血及血容量减少,甚至休克。病情危重者,可危及生命。是消化系统最常见的急症之一。

第1节　上消化道出血

上消化道出血(UGIH)是指十二指肠悬韧带以上的消化道,包括食管、胃、十二指肠或胰胆等病变引起的出血,胃空肠吻合术后的空肠病变出血亦属这一范围。上消化道大出血一般指在数小时内失血量超过1 000ml或循环血量的20%;一次出血量500ml以上,出现直立性头晕,心率>120次/min,血压<90mmHg,或比原来基础压低25%以上;1~2天内血红蛋白(Hb)<70g/L(7.0g/dl),红细胞计数(RBC)<3×10¹²/L(300万/mm³),血细胞比容(HCT)<0.25(25%);24小时内需输血约2 000ml以上。其临床表现主要是呕血和/或黑粪,常伴有血容量减少引起的急性周围循环衰竭。

为便于诊治和评判预后,目前临床上常根据病因不同将上消化道出血分为以下两大类:

1. 非静脉曲张性上消化道出血　非静脉曲张性上消化道出血(non-variceal upper gastrointestinal bleeding,NVUGIB)是指十二指肠悬韧带以上消化道非静脉曲张性疾患引起的出血,也包括胰管或胆管的出血、胃空肠吻合术后吻合口附近疾患引起的出血和内镜治疗后黏膜溃疡并发出血。内镜治疗包括内镜下黏膜切除术(endoscopic mucosal resection,EMR)和内镜黏膜下剥离术(endoscopic submucosal dissection,ESD),以及其他各种可以引起消化道出血的内镜操作。一项包括93个临床研究的系统评价显示,NVUGBI年发病率为(19.4~57.0)/10万,发病后7天再出血率为13.9%,NVUGIB病死率为8.6%。

2. 食管-胃底静脉曲张破裂出血　食管-胃底静脉曲张破裂出血(esophageal and gastric variceal bleeding,EGVB)是指由于肝硬化等病变引起的门静脉高压,致使食管和/或胃壁静脉曲张,在压力升高或静脉壁发生损伤时,曲张静脉发生破裂出血,临床上主要表现为呕血、黑便、便血和周围循环衰竭征象。其特征是起病突然,出血量大且易反复,病情凶险,病死率高。EGVB的病因可见于所有引起门静脉高压的疾病,在我国以肝硬化最为常见。

【病因与发病机制】

上消化道出血的病因很多,大多是上消化道本身病变(溃疡、炎症、肿瘤)所致,少数是全身疾病的局部表现(如各类紫癜、白血病、再生障碍性贫血等)。其中以消化性溃疡、急性糜烂出血性胃炎(急性胃黏膜病变)、食管-胃底静脉曲张、上消化道肿瘤、急慢性上消化道黏膜炎症最为常见。近年来服用非甾体抗炎药(NSAID)、阿司匹林或其他抗血小板聚集药物也逐渐成为上消化道出血的重要病因。其他病因有:①食管疾病,如食管贲门黏膜撕裂综合征、食管癌、食管损伤(器械检查、异物或放射性损伤,强酸、强碱等化学剂所致损伤)、食管炎、食管裂孔疝、主动脉瘤破入食管等。②胃十二指肠疾病,如十二指肠球炎、息肉、黏膜下恒径动脉破裂出血(Dieulafoy disease)、胃间质瘤、门静脉高压性胃病、胃黏膜脱垂、血管瘤、吻合口溃疡、异物或放射性损伤、十二指肠憩室、胃泌素瘤等。③胆道出血,如胆管或胆囊结石、胆道蛔虫病、胆道术后损伤、肝癌、肝脓肿或肝血管瘤破入胆道等。④胰腺疾病累及十二指肠,如胰腺癌或急性胰腺炎并发脓肿溃破等。⑤某些全身性疾病,如感染、肝肾功能障碍、凝血机制障碍、结缔组织病等也可引起本病。国内1项对15 733例上消化道出血患者临床流行病学资料的分析显示,我国上消化道出血的主要病因是消化性溃疡、急性糜烂出血性胃炎(急性胃黏膜病变)、上消化道恶性肿瘤和食管-胃底静脉曲张;其中,老年人上消化道出血的主要病因依次为胃溃疡、恶性肿瘤、急性胃黏膜病变、十二指肠球部溃疡、食管静脉曲张,小儿上消化道出血的主要病因依次为十二指肠球部溃疡、胃溃疡、急性胃黏膜病变。

临床上最常见的病因是消化性溃疡、急性糜烂出血性胃炎（急性胃黏膜病变）、食管 - 胃底静脉曲张破裂和胃癌，这些病因占 UGIH 的 80%~90%。常见上消化道出血的病因及其发生机制如下：

一、消化性溃疡

消化性溃疡（peptic ulcer，PU）主要指发生在胃和十二指肠的慢性溃疡，即胃溃疡（gastric ulcer，GU）和十二指肠溃疡（duodenal ulcer，DU），因溃疡形成与胃酸 / 胃蛋白酶的消化作用有关而得名。胃、十二指肠溃疡出血是消化性溃疡最常见的并发症，也是上消化道出血的最常见的病因，占 40%~50%，其中尤其以十二指肠球部溃疡居多（十二指肠溃疡占 30%~40%，胃溃疡占 10%~15%）。出血是消化性溃疡活动的表现，可因溃疡周围小血管充血、破裂，或因溃疡基底肉芽组织的血管壁被侵蚀而导致破裂出血，大多数为动脉出血。在瘢痕组织形成中的血管硬化，失去了弹性，如发生破裂则不易止血。致命性大出血多属十二指肠球后溃疡或胃小弯穿透性溃疡侵蚀较大血管所致。胃溃疡出血多发部位是胃小弯附近，出血来源常是胃左、胃右动脉及其分支；十二指肠溃疡出血多发部位是十二指肠球部后壁与球后溃疡，出血多来源于胃十二指肠或胰十二指肠上动脉及其分支。十二指肠前壁附近无大血管，故此处的溃疡常无大出血。部分病例可有典型的周期性、节律性上腹疼痛，出血前数日可出现溃疡疼痛加重及疼痛规律的改变；出血后疼痛减轻或缓解，这是血液中和胃酸或血凝块覆盖在溃疡面上减少了胃酸、胃蛋白酶的侵蚀作用，使疼痛缓解。但约有 10%~15% 患者可无溃疡病史而以上消化道出血为首发症状。胃镜检查是确诊消化性溃疡首选的检查方法。详见本书"第 116 章 消化性溃疡"。

二、食管 - 胃底静脉曲张破裂

食管 - 胃底静脉曲张破裂是上消化道出血的常见原因（占 20%~30%），也是肝硬化最常见且最凶险的并发症。食管 - 胃底静脉曲张破裂出血可因粗糙食物、化学性刺激及腹内压增高等因素而诱发，常表现为呕血与黑粪。大量出血则致休克，并诱发腹水和肝性脑病，甚至死亡。食管 - 胃底静脉曲张破裂出血也是失代偿期肝硬化的严重表现，因此，此类患者常同时有严重肝病的表现。如腹水、脾大、腹壁与脐周静脉曲张，痔核形成等门静脉高压、侧支循环建立与开放的表现，以及消瘦、纳差、出血倾向、贫血、蜘蛛痣与肝掌等肝硬化的表现。

食管 - 胃底静脉曲张是门静脉高压的特征性表现，有关门静脉高压食管 - 胃底静脉曲张破裂出血的机制、临床表现特点等，详见本书"第 121 章 第 1 节 肝硬化并上消化道出血"部分。

三、急性糜烂出血性胃炎

急性糜烂出血性胃炎（acute erosive-hemorrhagic gastritis）又称急性糜烂出血性胃病（acute erosive-hemorrhagic gastropathy），是由各种病因引起的、以胃黏膜多发性糜烂为特征的急性

胃黏膜病变（acute gastric mucosal lesion，AGML），常伴有胃黏膜出血，可伴有一过性浅溃疡形成。是上消化道出血的常见原因（占 10%~25%）。既往因观察对象与研究方法不同，本病命名甚多，如急性胃黏膜出血、出血性胃炎、急性糜烂性胃炎、应激性溃疡、急性胃黏膜病变等。

急性糜烂出血性胃炎的常见病因有：①药物，常见的有非甾体抗炎药（non-steroidal anti-inflammatory drug，NSAID）如阿司匹林、吲哚美辛等，某些抗肿瘤药、口服氯化钾或铁剂等；这些药物直接损伤胃黏膜上皮层，其中，NSAID 还通过抑制环氧合酶的作用而抑制胃黏膜生理性前列腺素的产生，削弱胃黏膜的屏障功能；某些抗肿瘤药如氟尿嘧啶对快速分裂的细胞如胃肠道黏膜细胞产生明显的细胞毒作用。②应激，严重创伤、大面积烧伤、大手术、严重脏器功能不全、严重感染、颅内病变、癌症及休克等，均可引起胃黏膜糜烂、出血，严重者发生急性溃疡并大量出血，如烧伤所致者称柯林溃疡（Curling ulcer）、中枢神经病变所致者称库欣溃疡（Cushing ulcer）。应激状态下胃黏膜微循环不能正常运行而造成黏膜缺血、缺氧是发病的重要环节，由此可导致胃黏膜黏液和碳酸氢盐分泌不足、局部前列腺素合成不足、上皮再生能力减弱等改变，胃黏膜屏障因而受损。③乙醇，乙醇具亲酯性和溶脂能力，高浓度乙醇可直接破坏胃黏膜屏障。上述因素破坏胃黏膜屏障功能，则胃腔内氢离子便会反弥散进入胃黏膜内，从而进一步加重胃黏膜的损害，最终导致胃黏膜糜烂和出血。上述各种因素亦可能导致十二指肠液反流入胃腔，其中的胆汁和各种胰酶，参与胃黏膜屏障的破坏。一般应激所致的胃黏膜损以胃底、胃体为主，而 NSAID 或乙醇所致者则以胃窦为主。病变具有广泛性、多样性、易变性的特点。内镜下病灶形为不规则地图状或线状，周围黏膜明显充血、水肿；病灶数目和大小不一，底部常有活动性出血和血块。部分病例镜下仅见弥漫性渗血，如糜烂或表浅小溃疡累及小动脉或曲张小静脉，可呈大量出血。有近期服用 NSAID 史、严重疾病状态或大量饮酒患者，若发生呕血和 / 或黑便，应考虑急性糜烂出血性胃炎的可能，确诊有赖急诊内镜检查，且应在出血发生后 24~48 小时内进行，因病变（尤其是 NSAID 或乙醇引起者）可在短期内消失，延迟胃镜检查可能无法确定出血病因。

对急性糜烂出血性胃炎应针对原发病和病因采取防治措施。对处于急性应激状态的上述严重疾病患者，除积极治疗原发病外，应常规给予质子泵抑制剂；对服用 NSAID 的患者应视情况应用 H_2 受体拮抗剂、质子泵抑制剂或米索前列醇预防。对已发生上消化道出血者，按 NVUGIB 治疗原则采取综合措施进行治疗，质子泵抑制剂或 H_2 受体拮抗剂静脉给药可促进病变愈合和有助止血，为常规应用药物。

四、胃癌

胃癌（gastric cancer）是消化道最常见的恶性肿瘤。胃癌的发生是一个多步骤、多因素进行性发展的过程，其发病与环境和饮食因素、幽门螺杆菌感染、遗传因素等有关。发病年龄以中老年居多，35 岁以下较低，55~75 岁为高发年龄段。男性多见。

14

早期胃癌多无症状，或者仅有一些非特异性消化道症状。进展期胃癌最早出现的症状是上腹痛，常同时伴有纳差、厌食、体重减轻。腹痛可急可缓，开始仅为上腹饱胀不适，餐后更甚，继之有隐痛不适，偶呈节律性溃疡样疼痛，但这种疼痛不能被进食或服用制酸剂缓解。患者常有早饱感及软弱无力。早饱感是指患者虽感饥饿，但稍一进食即感饱胀不适。早饱感或呕吐是胃壁受累的表现，皮革样胃（linitis plastica）或部分梗阻时这种症状尤为突出。胃癌发生并发症或转移时可出现一些特殊症状，贲门癌累及食管下段时可出现吞咽困难，并发幽门梗阻时可有恶心呕吐，溃疡型胃癌出血时可引起呕血或黑粪，继之出现贫血。胃癌转移至肝脏可引起右上腹痛、黄疸和 / 或发热，转移至肺可引起咳嗽、呃逆、咯血，累及胸膜可产生胸腔积液而发生呼吸困难，侵及胰腺时可出现背部放射性疼痛。

早期胃癌无明显体征，进展期胃癌在上腹部可扪及肿块，有压痛。如肿瘤转移至肝脏可致肝大、出现黄疸，甚至腹水。侵犯门静脉或脾静脉时有脾脏肿大。有远处淋巴结转移时可扪及菲尔绍淋巴结（Virchow lymph node），质硬不活动。肛门指检在直肠膀胱凹陷可扪及一板样肿块。

内镜检查结合黏膜活检，是目前最可靠的诊断方法。早期诊断是根治胃癌的前提。对下列情况应及早和定期胃镜检查：① 40 岁以上，特别是男性，近期出现消化不良、呕血或黑粪者；②慢性萎缩性胃炎伴胃酸缺乏，有肠化或不典型增生者；③良性溃疡但胃酸缺乏者；④胃溃疡经正规治疗 2 个月无效，X 线钡餐提示溃疡增大者；⑤ X 线发现大于 2cm 的胃息肉者，应进一步做胃镜检查；⑥胃切除术后 10 年以上者。

早期胃癌即可引起出血，典型的呕吐物为咖啡渣样。出血原因是组织缺血性坏死，表面发生糜烂或溃疡，可侵蚀血管而出血。一般为持续小量出血，大量出血者占 20%~25%。出血前常有纳差与消瘦，出血后上腹痛不减轻有时反而加重。发病在 40 岁以上，胃病史短，出血量与贫血程度不相称，一次呕血后大便隐血试验持续阳性都支持胃癌的诊断。若上腹触及包块、左锁骨上窝及直肠周围淋巴结肿大，则胃癌已属晚期。

胃癌一旦确诊应及早手术，外科手术切除加区域淋巴管清扫是目前治疗胃癌的手段。胃癌出血的治疗与 NVUGIB 治疗原则相同。

五、胆道出血

凡由于外伤、炎症、肿瘤或动脉瘤造成肝内或肝外动脉、静脉与胆管或胆囊相通，引起上消化道出血者均属于胆道出血（hemobilia）。胆道出血可来自肝内胆道和肝外胆道系统，以肝内胆道出血最多见。出血原因包括感染性、创伤性、肿瘤性和血管性胆道出血等，国外多由肝外伤所致，国内则以肝内外胆道感染为主要病因。肝内胆管与肝动脉和门静脉分支紧密伴行是发生胆道出血的解剖基础，而胆管炎症、胆管壁破溃与相邻血管形成内瘘是引起胆道出血的常见病理基础。肝内胆管大量出血主要是胆管动脉瘘所致；少量胆道出血多为胆管和胆囊黏膜糜烂所致。胆道出

血的临床表现随病因不同和出血量多少而异。出血量少者仅表现为黑便或大便潜血阳性，胆道大量出血的典型临床表现常有右上腹阵发性绞痛、出血、黄疸即所谓胆道出血三联征。其特点是：①出血常与右上腹痛密切相关，呕血或便血前往往有右上腹痛加重，而出血后疼痛常明显减轻；②出血后血凝块可阻塞胆道，使出血暂停，待胆汁自溶作用，逐渐增加胆道内压，遂把血凝块排出胆道，致再度出血，故胆道出血有间歇发作倾向。间歇时间为 1~2 周，但缺乏周期性亦不能作为排除本病的依据。感染性胆道出血时常有高热和寒战，部分病例可触到肿大的肝脏和胆囊。急诊内镜检查可直接看到十二指肠乳头有血流出而确诊胆道出血，并可排除消化性溃疡或胃癌等引起的出血。超声、CT、MRI 检查可发现肝内外胆管结石、肝肿瘤等出血原因。选择性肝动脉造影是诊断胆道出血及确定出血部位的最有价值方法。术中胆道探查是诊断胆道出血的最直接方法。

六、食管 - 贲门黏膜撕裂综合征

食管 - 贲门黏膜撕裂综合征，即马洛里 - 魏斯综合征（Mallory-Weiss syndrome），是食管下端和胃连接处的黏膜和黏膜下层呈纵行裂伤，并发上消化道出血，一般出血有自限性，但若撕裂累及小动脉则引起严重出血。1929 年 Mallory 和 Weiss 首先从尸体解剖中认识本症，1956 年 Hardy 首次应用内镜作出诊断。发病主要是腹内压力或胃内压骤然升高，促使黏膜撕裂。恶心或呕吐是胃内压升高的主要因素，包括妊娠呕吐、食管炎、急性胃炎、放置胃管、内镜检查、糖尿病酮症和尿毒症等都可引起剧烈呕吐。其他凡能引起胃内压升高的任何情况均可致食管 - 贲门黏膜撕裂综合征，如酗酒、剧烈咳嗽、用力排便、举重、分娩、麻醉期间的严重呃逆、胸外按压、喘息状态、癫痫发作、腹部钝性挫伤等。本症主要病理为食管远端黏膜和黏膜下层呈纵行裂，裂伤多为单发，亦可多发，裂伤长度一般 0.3~4cm。食管黏膜下层含有丛状薄壁血管，一旦撕裂，可致出血。出血可轻微，但若撕裂累及小动脉则引起严重出血。

任何年龄均可发病，但以 40~50 岁男性多见。发病前常有频繁而剧烈的呕吐，呕吐物先为正常胃内容物，随之呕鲜血。有的病例出血量很少，甚至仅有黑粪而无呕血或仅在呕吐物中带血丝，故本病的典型表现——酗酒、呕吐和呕血三联征仅占半数。多数患者仅表现为无痛性出血，少数患者胸骨后或剑突下出现程度不等的疼痛或压痛。35%~72% 的本病患者可伴发食管裂孔疝，有的可发生剧烈腹痛。

确诊有赖于急诊内镜检查。小量出血一般可自限止血，必要时可用去甲肾上腺素加入生理盐水中灌入食管胃腔，促使黏膜下血管收缩。也在急诊内镜下对出血灶作电凝或光凝止血，或金属夹治疗。少数出血量大而不止者，需外科做裂伤连续缝合术止血。如去除诱因，术后一般无复发可能。

七、食管裂孔疝

多属食管裂孔滑动疝，病变部位胃经横膈上的食管裂

孔进入胸腔。由于食管下段、贲门部抗反流的保护机制丧失，易发生食管黏膜水肿、充血、糜烂甚至形成溃疡。食管炎以及疝囊的胃出现炎症可出血，以慢性渗血多见，有时大量出血。本病好发生于 50 岁以上的人，患者平时常有胸骨后或剑突下烧灼痛的症状，向左肩、颈、前胸放射，伴反酸、嗳气。在饮食后、负重、弯腰或平卧时易发作，站立走动后缓解。X 线检查可确诊。

八、胰腺疾病

如急性胰腺炎腐蚀胃、十二指肠所致溃疡，假性胰腺囊肿、假性动脉瘤形成，胰腺脓肿破入十二指肠，慢性胰腺炎脾静脉受压或脾静脉栓塞所致区域性门静脉高压，胰管结石腐蚀邻近血管导致胰管血管瘘可致上消化道出血。

九、胃内镜黏膜下剥离术导致的出血

分为术中急性出血和术后迟发性出血。胃 ESD 术中急性大量出血发生率为 0.6%~22.1%，迟发性出血发生率为 0.5%~15.6%。胃上 2/3 部的黏膜病变、远端的肿瘤（胃角至胃窦）、肿瘤长径 ≥40mm、组织病理为癌、2 种或 2 种以上抗栓治疗为术中急性出血的危险因素；切除标本长径>40mm、肿瘤长径>20mm、服用抗栓药物（尤其是 ≥2 种抗栓药物）、平坦、凹陷型病变、组织病理类型为癌、病变位于胃小弯侧、伴有溃疡、合并心脏病 / 肝硬化、慢性肾病、血液透析、操作时间长（>60 分钟）等均是 ESD 术后迟发性出血的危险因素。切除标本长径>40mm、术中反复电凝止血、凝血功能异常、糖尿病等是胃 ESD 人工溃疡延迟愈合的危险因素。

十、合并凝血功能障碍的出血

合并凝血功能障碍的出血是急性上消化道出血死亡的独立危险因素。①药物，抗凝药物、抗血小板药物、非甾体抗炎药等；②血液病，血友病、白血病、恶性组织细胞增多症、再生障碍性贫血、血小板减少性紫癜、弥散性血管内凝血（DIC）；③其他可导致凝血机制障碍的疾病，肝功能障碍、肾功能障碍、败血症、流行性出血热等。

【诊断思路】

一、上消化道出血的早期识别

（一）上消化道出血的临床表现特点

UGIB 的临床表现主要取决于出血量、出血速度、出血部位及性质，同时与患者在出血当时的全身情况（包括年龄、有无贫血、心肾功能状况等）有关。

1. 呕血与黑粪 是 UGIB 的特征性表现。上消化道出血后均有黑粪，但不一定有呕血。一般而言，幽门以下出血时常以黑粪为主，而幽门以上出血则引起呕血并伴有黑粪，幽门以上出血量少者可无呕血。十二指肠出血量多时，部分血液反流至胃内，亦可引起呕血。呕血和黑粪的性状，主要决定于出血的部位、出血量及在胃或肠道内停留的时间。若在胃停留的时间长，血液经胃酸作用后变成酸性血红素

而呈咖啡色或赤豆色；若出血量大，在胃内停留的时间短，未经胃酸充分混合即呕吐，则为鲜红或暗红色或伴有血块。若在肠道内停留时间长，血中的血红蛋白的铁与肠内硫化物结合，生成硫化铁而呈柏油样黑色；相反，出血量大、速度快而急，刺激肠蠕动加快则呈鲜红色或暗红色血便，易误诊为下消化道出血。有时低位小肠或回盲部出血量少，在肠道停留时间较长，粪便亦可呈黑色，但一般不呈柏油状，勿误以为上消化道出血。

2. 失血性周围循环衰竭 其程度决定于出血量大小、出血速度以及机体代偿功能是否完好等因素。少量出血或缓慢中量出血，可无明显症状或仅有头昏。急性大量出血时，有效循环血量下降，出现头晕、心悸、恶心、乏力、口渴、晕厥、四肢湿冷、皮肤苍白、烦躁，甚至意识模糊。老年患者因有脑动脉硬化，虽出血量不太大，也可出现神志淡漠或意识不清。

3. 发热 大量出血后，多数患者在 24 小时内常出现低热，一般不超过 38.5℃，可持续 3~5 天，随后自行恢复正常。发热的确切原因不明，可能系由于血容量减少、贫血、周围循环衰竭、血分解蛋白的吸收等因素导致体温调节中枢的功能障碍所致。

4. 氮质血症 依发生机制，可分为以下三种：①肠原性氮质血症，是在大量出血后，血液蛋白的分解产物在肠道被吸收，以致血中氮质升高。一般在出血数小时后，BUN 就开始上升，24~48 小时可达高峰，多数不超过 14.3mmol/L（40mg/dl），若无继续出血，1~2 天后即可降至正常。②肾前性氮质血症，是由于失血性周围循环衰竭造成肾血流暂时性减少，肾小球滤过率和肾排泄功能降低，以致氮质贮留；在纠正低血压、休克后，BUN 可迅速降至正常。③肾性氮质血症，是由于严重而持久的休克造成肾小管坏死（急性肾损伤），或失血更加重了原有肾病的肾脏损害所致。在出血停止的情况下，氮质血症常持续 4 天以上，经过补足血容量，纠正休克而 BUN 不能降至正常者，应考虑肾性氮质血症的存在。

5. 贫血和血象变化 ①大量出血后均有急性失血性贫血，但在出血早期（10 小时内）由于血管及脾脏代偿性收缩，血细胞比容（HCT）与血红蛋白（Hb）可无明显改变。此后，组织液渗入血管内，使血液稀释，一般需经 3~4 小时以上才出现贫血，出血后 24~72 小时血液稀释到最大限度。贫血程度除取决于失血量外，还和出血前有无贫血基础、出血后液体平衡状况等因素有关。在出血后骨髓有明显代偿性增生，24 小时内网织红细胞即见增高，至出血后 4~7 天可高达 5%~15%，以后逐渐降至正常。②因失血后的应激性反应，白细胞可迅速增多，2~5 小时后可达（10~20）×10⁹/L，血止后 2~3 天恢复正常。

（二）早期诊断的注意事项

患者出现呕血、黑便症状及头晕、面色苍白、心率增快、血压降低等周围循环衰竭征象，UGIB 诊断基本可成立。但必须注意以下几点：①呕血与黑粪首先应与鼻、咽、喉、口腔等部位出血（如鼻衄、拔牙、扁桃体切除术等）吞下血液或进食禽畜血液所致者区别；口服骨炭、铁或铋剂、某些中药等出现黑色粪便，应与黑粪区别；呕血须与咯血鉴别（见表 14-1）。

14

对可疑患者可作胃液、呕吐物或粪便隐血试验。②少数 UGIB 患者首发症状为晕倒、出冷汗、心慌、面色苍白、四肢发冷等休克或休克前期的表现,此时尚未出现呕血或黑粪,易被误诊和漏诊。因此,对有此类表现的患者及无法解释的急性血红蛋白降低的患者,应警惕上消化道出血的可能性。体检有肠鸣音过度活跃常提示有消化道出血,直肠指检有助于早期诊断。

二、出血严重程度的估计和周围循环状态的判断

对制定合理的治疗方案极为重要。

1. 失血量的判断与临床分级 上消化道出血病情严重度与失血量呈正相关。一般而言,粪便隐血试验阳性提示每日失血量在 5ml 以上;出现黑粪者,每日出血量在 50~70ml 以上;如短期内出血量在 250~300ml,多可导致呕血。一次出血量<400ml 时,多不引起全身症状;出血量>400ml 时,可出现头昏、心悸、乏力等症状;短时间内出血量>1 000ml,可出现休克表现。因呕血与黑便混有胃内容物与粪便,而部分血液贮留在胃肠道内未排出,故难以根据呕血或黑便量精确判断出血量。常根据临床综合指标判断失血量的多寡,对出血量判断通常分为:大量出血(急性循环衰竭,需输血纠正者。一般出血量在 1 000ml 以上或血容量减少 20% 以上)、显性出血(呕血或黑便,不伴循环衰竭)和隐性出血(粪隐血试验阳性)。临床可以根据血容量减少导致周围循环的改变(伴随症状、脉搏和血压、化验检查)来判断失血量,并根据患者年龄、有无伴发病、失血量等指标将上消化道出血严重程度分为轻、中、重度三级(见表 14-2)。体格检查中可以通过皮肤黏膜色泽、颈静脉充盈程度、神志和尿量等情况来判断血容量减少程度,客观指标包括中心静脉压和血乳酸水平。

表 14-1 咯血与呕血的鉴别

咯血	呕血
咳出	呕出
常混有痰	常有食物及胃液混杂
泡沫状,色鲜红	无泡沫,呈暗红色或咖啡渣样
呈碱性反应	多呈酸性反应
有心、肺疾病史	有胃病或肝硬化病史
咯血前喉部瘙痒,有"忽忽"声	呕血前常有上腹部不适、恶心,并有头晕感
除非经咽下,否则粪便无改变	粪便呈黑色或柏油状
咯血后继有少量血痰数天	无血痰

当确认患者是上消化道出血后,需要迅速对下列问题作出判断,以便及时采取相应的处理。

表 14-2 上消化道出血病情严重程度分级

分级	年龄/岁	伴发病	失血量/ml	血压/mmHg	脉搏/(次·min⁻¹)	血红蛋白/(g·L⁻¹)	症状	休克指数
轻度	<60	无	<500	基本正常	正常	无变化	头昏	0.5
中度	<60	无	500~1 000	下降	>100	70~100	晕厥、口渴、少尿	1.0
重度	>60	有	>1 000	收缩压 80	>120	<70	肢冷、少尿、意识障碍	>1.0

2. 体位倾斜试验 方法为先测平卧位时的血压(V_0)、脉搏(P_0),改为半卧位 3 分钟后,再测血压(V_1)、脉搏(P_1),符合下列条件之一者,提示失血量在 1 000ml 以上。① V_0-V_1>10mmHg;② P_1-P_0>20 次/min;③改半卧位后出现头晕、晕厥。必须在输液通路建立后才能进行,休克者禁作此试验。

3. 休克指数 为心率(次/min)与收缩压(mmHg)的比值(B/SBP),指数正常值约为 0.58。休克指数是判断失血量的重要指标:指数为 1.0,失血 800~1 200ml(占血容量 20%~30%);指数大于 1.0,失血量 1 200~2 000ml(占血容量 30%~50%)。

4. Hb、RBC 和 HCT 的测定 是估计失血量及决定输血量的重要参考指标。但在急性失血早期,由于血液浓缩及血液重新分布等代偿机制,上述指标可暂时无变化。一般出血 3~4 小时后,组织液渗入血管内补充血容量,患者可出现贫血,24~72 小时左右 Hb 稀释到最大限度。在连续测定中,三者迅速下降,表示继续出血,经输血纠正血容量后,与出血前比较,Hb 每下降 10g/L 提示失血容量约 400ml。

应指出的是,估计急性大出血严重程度最有价值的指标,是血容量减少所导致周围循环衰竭的临床表现,而周围循环衰竭又是急性大出血导致死亡的直接原因。因此,对急性消化道大出血患者,应将对周围循环状态的有关检查放在首位,并据此作出相应的紧急处理。血压和心率是关键指标,需进行动态观察,综合其他相关指标加以判断。如收缩压<90mmHg,心率>120 次/min,伴有面色苍白、四肢湿冷、烦躁不安或神志不清,则表明有严重大出血导致的休克,需积极抢救。

三、出血是否停止的判断

判断出血是否停止对决定治疗措施极有帮助。临床上不能单凭 Hb 在下降或大便柏油样来判断出血是否停止或持续。因为一次出血后,Hb 的下降有一定过程;而一次出血后柏油样大便持续天数受患者排便次数及出血量的影响。如每日排便 1 次,出血量在 1 000ml 左右者,柏油样大便可持续 1~3 天,隐血试验阳性可达 1 周;若出血量在

2 000ml 左右,柏油样大便可持续 4~5 天,隐血试验阳性达 2 周。应综合分析,特别是血压与脉搏的反复测定,直至恢复正常并趋稳定,尿量足(>30ml/h),患者一般情况明显恢复者,方可认为已无活动性出血,出血停止。由于留置胃管常给患者带来明显不适,且不能帮助临床医生准确判断患者是否需要内镜止血治疗,也无法有效改善内镜检查视野,对改善患者预后无明确价值,因此不建议常规留置胃管。临床上,下述症状与实验室检查结果均提示有活动性出血或再出血:①呕血或黑便次数增多,呕吐物呈鲜红色或排出暗红血便,或伴有肠鸣音活跃;②经快速输液输血,周围循环衰竭的表现未见明显改善,或虽暂时好转而后又恶化,中心静脉压仍有波动,稍稳定又再下降;③ Hb、RBC 和 HCT 持续下降,网织红细胞计数持续增高;④补液和尿量足够的情况下,血尿素氮持续或再次增高;⑤胃管抽出物有较多新鲜血。此外,内镜检查时如发现溃疡出血,可根据溃疡基底特征判断患者发生再出血的风险(见表 14-3),凡基底有血凝块、血管显露者易于再出血。

《肝硬化门静脉高压食管胃静脉曲张出血的防治指南》(2015 年)关于 EGVB 继续出血或再出血的评估:①提示 EGVB 出血未控制的征象。药物或内镜治疗 2 小时后出现呕吐新鲜血液或鼻胃管引流出超过 100ml 新鲜血液;发生失血性休克;未输血情况下,任意 24 小时期间血红蛋白下降 30g/L(血细胞比容降低约 9%)。②提示 EGVB 再出血的征象。出现以下表现之一者为再出血:出血控制后再次有活动性出血的表现(呕血或便血;收缩压降低 20mmHg 以上或心率增加>20 次/min;在没有输血的情况下,Hb 含量下降 30g/L 以上);早期再出血:出血控制后 72 小时~6 周内出现活动性出血;迟发性再出血:出血控制 6 周后出现活动性出血。

四、出血的病因诊断

对上消化道大出血的患者,应首先纠正休克,然后尽快查找出血的部位与病因,以决定进一步的治疗措施和判断预后。一般通过询问病史、体检和必要的辅助检查,可明确出血的病因。

(一) 病史与体检

详询病史和系统体检,仍是出血病因与部位诊断的基础。约 50% 的患者可据此作出病因诊断。慢性、周期性、节律性上腹痛多提示出血来自消化性溃疡,特别是在出血前疼痛加剧,出血后减轻或缓解,更有助于消化性溃疡的诊断。有服用非甾体抗炎药、抗血小板药、抗凝药史等损伤胃黏膜的药物或应激状态者,可能为急性糜烂出血性胃炎。对中年以上的患者近期出现上腹痛,伴有厌食、消瘦,应警惕胃癌的可能性。既往有病毒性肝炎、血吸虫病或酗酒病史,并有肝病与门静脉高压的临床表现,可能是食管-胃底静脉曲张破裂出血。有黄疸、右上腹绞痛症状应考虑胆道出血。尚应注意既往有无类似出血史、诊治情况等。

(二) 内镜检查

内镜检查是诊断消化道出血病因、部位和出血情况的首选检查方法,它不仅能直视病变、取活检,对于出血病灶可进行及时准确的止血治疗。应尽量在出血后 24 小时内进行检查,并备好止血药物和器械,称急诊内镜检查。急诊内镜检查是 UGIB 病因诊断中的首选方法,诊断正确率达 80%~94%,其有如下优点:①诊断正确率高。因为有些病变如急性糜烂出血性胃炎可在短短几天内愈合而不留痕迹,有些病变如血管异常在活动性出血或近期出血期间才易于发现,对同时存在 2 个或多个病变者可确定其出血所在。内镜检查结合活检,既可明确出血部位,又可获得出血病变性质的诊断。对一些上消化道钡餐检查不易发现的急性胃黏膜病变、贲门黏膜撕裂综合征、浅溃疡、胃黏膜毛细血管扩张症等,内镜可迅速作出诊断。肝硬化合并上消化道出血病例,非静脉曲张破裂出血者占 50% 左右,这仅能由内镜检查才能确诊。②提供预后的依据。如内镜下见溃疡基底喷血,溃疡基底血管、凝血块或红点等内镜征象可预示有再发出血的危险。③作为治疗手段。内镜诊断结合激光、高频电凝、喷洒止血剂以及给出血的曲张静脉内注射硬化剂等治疗性内镜的应用,使内镜检查不仅成为诊断工具,而且可作为止血治疗的方法。

在急诊内镜检查前须先纠正休克、补充血容量,改善贫血及使用止血药物。对于合并血流动力学不稳的上消化道出血的患者,应在积极液体复苏纠正血流动力学紊乱后尽早行紧急内镜检查。有循环衰竭征象者,如意识淡漠、皮肤苍白、四肢湿冷等,心率>120 次/min,收缩压<90mmHg 或较基础收缩压降低>30mmHg、血红蛋白<50g/L 等,应先迅速纠正循环衰竭,血红蛋白上升至 70g/L 后再行内镜检查。危重患者内镜检查时应进行血氧饱和度和心电、血压监护。

1. NVUGIB 的内镜检查 内镜检查是病因诊断中的关键:①内镜检查能发现上消化道黏膜的病变,应尽早在出血后 24 小时内进行,并备好止血药物和器械。②内镜检查无食管-胃底静脉曲张并在上消化道发现有出血病灶,NVUGIB 诊断可确立。③内镜检查时根据溃疡基底特征,可用来判断病变是否稳定,凡基底有血凝块、血管显露等易于再出血。内镜检查时对出血灶病变应作 Forrest 分级(见表 14-3)。④应仔细检查贲门、胃底部、胃体垂直部、胃角小弯、十二指肠球部后壁及球后处,这些部位是易遗漏病变的区域。当检查至十二指肠球部未能发现出血病变者,应深插内镜至乳头部检查。发现有 2 个以上的病变,要判断哪个是出血性病灶。

2. EGVB 的内镜检查 ①内镜检查见有食管或胃曲张静脉出血,EGVB 诊断即可成立;内镜检查时,发现粗大曲张静脉和胃内血液而无其他可以识别的出血原因,EGVB 诊断也可成立。②按食管静脉曲张形态及出血危险程度,可将食管静脉曲张分轻、中、重 3 级。轻度(G_1):食管静脉曲张呈直线形或略有迂曲,无红色征(曲张静脉表面红斑、红色条纹和血疱)。中度(G_2):食管静脉曲张呈直线形或略有迂曲,有红色征或食管静脉曲张呈蛇形迂曲隆起但无红色征。重度(G_3):食管静脉曲张呈蛇形迂曲隆起且有红色征或食管静脉曲张呈串珠状、结节状或瘤状(不论是否有红色征)。详见本书第 121 章第 1 节"肝硬化并上消化道出血"部分。

14

表 14-3　出血性消化性溃疡改良 Forrest 分级及再出血风险

Forrest 分级	溃疡病变	再出血概率 /%	Forrest 分级	溃疡病变	再出血概率 /%
I a	喷射样出血	55	II b	附着血凝块	22
I b	活动性渗血	55	II c	黑色基底	10
II a	血管显露	43	III	基底洁净	5

3. 内镜阴性患者的病因检查　是指经常规内镜检查（包括胃镜与结肠镜）不能明确病因的持续或反复发作的出血。可行下列检查：①仍有活动性出血的患者，可考虑急诊行腹腔肠系膜上动脉 CT 血管成像（computed tomography angiography，CTA）检查，以明确出血部位和病因，必要时行栓塞止血治疗；②在出血停止、病情稳定后可行小肠相关检查（钡剂造影或 CT 成像、胶囊内镜或小肠镜检查等），以进一步明确小肠是否有病变。③对经各种检查仍未能明确诊断而出血不停者，病情紧急时可考虑剖腹探查，可在术中结合内镜检查，明确出血部位。

（三）影像学检查

X 线钡餐检查有助于发现肠道憩室和较大的隆起或凹陷样肿瘤，但在急性消化道出血期间不宜行此项检查，主要原因是会影响之后可能需要做的内镜、血管造影和手术治疗，一般宜在出血完全停止 3 天后谨慎进行。腹部 CT 对于有腹部包块、肠梗阻征象的患者有一定的诊断价值。对内镜检查无阳性发现或不适宜进行内镜检查者，如有严重的心、肺合并症，且仍有活动性出血的患者，可行选择性血管造影，若见造影剂外溢，则是消化道出血最可靠的征象，可立即行经导管栓塞止血。此外，门静脉造影（包括经脾穿刺门静脉造影、经肝穿刺门静脉造影以及经脐静脉插管门静脉造影等）除可以显示血管破裂部位、进行栓塞治疗外，还可以经导管测量门静脉压力诊断门静脉高压。超声、CT/MRI 有助于了解肝胆胰病变，是诊断胆道出血的方法。

（四）手术探查

各种检查不能明确出血灶、持续大出血危及患者生命，必须手术探查。可在术中结合内镜检查，明确出血部位。

五、预后估计与危险性分级

80%~85% 急性上消化道出血患者除支持疗法外，无需特殊治疗出血可在短期内自然停止。仅有 15%~20% 患者持续出血或反复出血，而主要是这类患者由于出血并发症而导致死亡。如何早期识别再出血及死亡危险性高的患者，并给予加强监护和积极治疗，便成为急性上消化道出血处理的重点。提示预后不良危险性增高的主要因素有：①高龄患者（>60 岁）；②有严重伴随病（心、肺、肝、肾功能不全，脑卒中等）；③本次出血量大或短期内反复出血；④特殊病因和部位的出血（如食管 - 胃底静脉曲张破裂出血）；⑤消化性溃疡伴有内镜下活动性出血，或近期出血征象。此外，EGVB 出血 48 小时内肝静脉压力梯度（HVPG）>20mmHg 是其可靠的预后不良预测因子。无肾脏疾病患者的血尿素氮、肌酐或血清转氨酶升高时，病死率增高。

根据出血速度及病情轻重，可将急性上消化道出血患者分为低危和高危两种：①低危，即一般性急性上消化道出血。出血量少，生命体征平稳，预后良好。其治疗原则是密切观察病情变化，给予抑酸、止血等对症处理，择期进行病因诊断和治疗。②高危，即危险性急性上消化道出血。在 24 小时内上消化道大量出血致血流动力学紊乱、器官功能障碍。这类危险性出血临床占有的比例为 15%~20%。危险性上消化道出血的预测指标包括难以纠正的低血压、鼻胃管抽出物可见红色或咖啡样胃内容物、心动过速、血红蛋白进行性下降或 <80/L。临床上常见的危险性上消化道出血多为累及较大血管的出血，包括严重的消化性溃疡出血、食管 - 胃底静脉曲张破裂出血（EGVB）和侵蚀大血管的恶性肿瘤出血，严重基础疾病出血后对低血白蛋白耐受差的患者。此外，还见于并发慢性肝病及抗凝药物应用等其他原因所致凝血功能障碍的患者。凝血功能障碍（INR>1.5）是急性非静脉曲张性上消化道出血死亡的独立危险因素。

Rockall 评分系统（表 14-4）用于评估患者的病死率，是目前临床广泛使用的评分依据之一，该系统依据患者年龄、休克状况、伴发病、内镜诊断和内镜下出血征象 5 项指标，将 UGIB 患者分为高危、中危或低危三级，其取值范围为 0~11 分。积分 ≥5 者为高危，3~4 分为中危，0~2 分为低危。在 Rockall 评分系统中，若仅根据年龄、休克表现及伴发病三个指标评判疾病危险度，谓之为临床 Rockall 评分系统，可适用于无条件获取急诊内镜资料的基层医院；若同时有急诊内镜资料参与评估，谓之为完全 Rockall 评分系统。如出血患者，61 岁，收缩压为 105mmHg，心率为 110 次 /min，胃镜下可见一巨大溃疡，活检示胃腺癌，附血凝块，无伴发病。则该患者 Rockall 积分 = 年龄（1）+ 心动过速（1）+ 无伴发病（0）+ 胃癌（2）+ 近期出血征象（2）=6 分，为高危患者。

2011 年提出 AIMS65 评分系统，该系统相对较为简便，包括以下几项指标（危险因素）：白蛋白（albumin）<30g/L，国际标准化比值（INR）>1.5，神志改变（altered mental status），收缩压（systolic blood pressure）<90mmHg，年龄>65 岁。随着危险因素的增加，其预测消化道出血患者病死率的准确性也逐渐增高。

Blatchford 评分系统（表 14-5）用于在内镜检查前预判哪些患者需要接受输血、内镜检查或手术等后续干预措施，该评分系统包含了 BUN、Hb 等实验室检查信息，其取值范围为 0~23 分。

近期大样本量、多中心研究显示，与 Rockall 评分、AIMS65 评分相比，在预测干预措施（包括输血、内镜治疗、手术等）与病死率方面，Blatchford 评分系统最优。

表 14-4 急性 UGIB 患者的 Rockall 再出血和死亡危险性评分系统

变量	评分			
	0	1	2	3
年龄 / 岁	<60	60~79	≥80	
休克	无休克※	心动过速△	低血压▲	
伴发病	无		心力衰竭、缺血性心脏病和其他重要伴发病	肝衰竭、肾衰竭和肿瘤播散
内镜下出血征象	无或有黑斑		上消化道血液潴留,黏附血凝块,血管显露或喷血	
内镜诊断	食管 - 贲门黏膜撕裂综合征,无病变	溃疡等其他病变	上消化道恶性疾病	

注:※ 收缩压>100mmHg,心率<100 次 /min;△ 收缩压>100mmHg,心率>100 次 /min;▲ 收缩压<100mmHg,心率>100 次 /min。

收入 ICU 或抢救室指征(符合以下任何一条情况者,建议收入 ICU 或抢救室进行治疗):意识障碍;脉搏增快,超过 100 次 /min,脉搏细弱或不能触及;收缩压<90mmHg(或在未使用药物降压的情况下收缩压较平时水平下降>30mmHg);四肢湿冷,皮肤花纹,黏膜苍白或发绀;尿量小于 30ml/h 或无尿,以及持续的呕血或便血。

表 14-5 急性上消化道出血患者的 Blatchford 评分

项目		检测结果	评分
收缩压 /mmHg		100~109	1
		90~99	2
		<90	3
血尿素氮 /(mmol·L⁻¹)		6.5~7.9	2
		8.0~9.9	3
		10.0~24.9	4
		≥25.0	6
血红蛋白 /(g·L⁻¹)	男性	120~129	1
		100~119	3
		<100	6
	女性	100~119	1
		<100	6
其他表现		脉搏≥100 次 /min	1
		黑便	1
		晕厥	2
		肝脏疾病	2
		心力衰竭	2

注:积分≥6 分为中高危,<6 分为低危;1mmHg=0.133kPa。

【处理原则】

及早补充血容量、防治继续出血和再出血及病因治疗。

应根据病情、按照循证医学原则行个体化分级救治,高危 UGIB 的救治应由相关学科协作实施。

一、一般急救措施

(一)紧急评估与紧急处置

1. 紧急评估 首先应评估患者意识、气道、呼吸和循环。在对急性 UGIB 进行初步诊断与鉴别后,结合 Blatchford 评分等判断病情危险程度。①意识评估:首先判断意识,意识障碍既提示严重失血,也是误吸的高危因素。②气道评估:评估气道通畅性及梗阻的风险。③呼吸评估:评估呼吸频率、节律、用力及血氧饱和度。④循环评估:监测心率、血压、尿量及末梢灌注情况。条件允许时行有创血流动力学监测。

2. 紧急处置 高危急性 UGIB 患者应进行紧急处置。对意识丧失、呼吸停止及大动脉搏动不能触及的患者应立即开始心肺复苏;对存在气道阻塞的患者,应当采取必要的措施以保持气道开放,预防误吸,特别是当使用高流量吸氧仍不能缓解呼吸窘迫时,应及时实施人工通气支持;对出现意识障碍或呼吸循环障碍的患者,应常规采取"OMI"措施,即吸氧(oxygen),监护(monitoring)(持续监测心电图、血压、血氧饱和度)和建立静脉通路(intravenous)。意识障碍患者,因无创通气增加误吸的危险,不提倡应用。有意识障碍或休克的患者,可留置尿管记录尿量。严重出血患者应开放至少两条静脉通路(最少 18G)必要时行中心静脉置管。复苏治疗主要包括液体复苏、输血及血管活性药物应用。高危急性 UGIB 患者需绝对卧床。既往应用胃管辅助评估出血情况,但目前证据不支持放置胃管有益。因此放置胃管应慎重,特别对 EGVB 或配合度差的患者,避免操作加重出血或给患者带来不适。

3. 一般处理 患者应取平卧位休息,保持呼吸道通畅,避免呕血时引起窒息。应立即建立快速静脉通道,保持静脉通道通畅,并选择较粗静脉以备输血,最好能留置中心静脉导管。必要时吸氧。烦躁不安者可给予镇静剂,如地西泮 10mg 肌内注射,对肝病患者忌用巴妥类药物。呕血者宜暂禁食,但少量出血者宜进流质(因为胃内空虚产生饥饿的不正常的胃收缩不利于止血),活动性出血停止后可逐渐改变饮食的质与量。意识障碍和排尿困难者需留置尿管。

(二)出血征象的监测

1. 症状和实验室检查 记录呕血、黑便和便血的频度、颜色、性质、次数和总量,定期复查红细胞计数、血红蛋白、血细胞比容与血尿素氮等,需要注意血细胞比容在24~72小时后才能真实反映出血程度。

2. 生命体征和循环状况 监测意识状态、心率和血压、肢体温度、皮肤和甲床色泽、周围静脉特别是颈静脉充盈情况、尿量等。危重大出血者必要时进行中心静脉压、血清乳酸测定,老年患者常需心电、血氧饱和度和呼吸监护。

二、迅速补充血容量(液体复苏)

迅速补充血容量是处理上消化道大出血的首要措施。立即查血型和配血,尽快建立有效的静脉输液通道,尽快补充血容量。在配血过程中,可先输平衡液或葡萄糖盐水。液体复苏应避免大量晶体液输注,尽量减少晶体液输注(前6小时小于3L)。失血量较大(如减少20%血容量以上)时,可输入血浆等胶体扩容剂。改善急性失血性周围循环衰竭的关键是要输血,一般输浓缩红细胞,严重活动性大出血考虑输全血。下列情况为紧急输血指征:①收缩压<90mmHg(EGVB时<80mmHg),或较基础收缩压降低幅度>30mmHg;② Hb<70g/L(EGVB时Hb<50g/L),HCT<25%;③心率增快(>120次/min)。输血量依失血量而定,以使Hb>70g/L为宜。近期,一项大样本量随机对照研究表明,对上消化道出血患者采取限制性输血(血红蛋白<70g/L时输血,目标为血红蛋白70~90g/L),与开放性输血(血红蛋白<90g/L时输血,目标为血红蛋白90~110g/L)相比,可改善患者的预后,减少再出血率和降低病死率。对于合并有缺血性心脏病等严重疾患者,输血治疗的血红蛋白目标值可适当提高。输血注意事项:①输血开始时,速度应加快,以尽快把缩压升高至80~90mmHg水平,待血压稳定、病情改善后则减慢输血、输液速度,避免依赖升压药来维持血压。②避免输血、输液过多、过快,招致急性肺水肿,尤其是对有心、肺、肾疾患及老年患者。③防止枸橼酸中毒,一般每输血600~900ml可从静脉注射10%葡萄糖酸钙10ml,以防低钙,并密切监测离子钙水平。④大量输注库存血时易引起高钾血症,应注意给予高渗葡萄糖,必要时加用适量胰岛素。还需注意可能出现的低体温、酸中毒。⑤对肝硬化门静脉高压静脉曲张破裂出血时,应输新鲜全血,除恢复血容量外,尚因其含有多种凝血因子和血小板成分,对止血有益;还可避免输库存血(含氨多)过多诱发肝性脑病。另外,输入的血约为失血量的2/3或3/4,以避免门静脉压力增高致再出血的危险。对于EGVB,以维持血流动力学稳定并使Hb维持在80g/L以上;过度输血或输液可能导致继续或重新出血;避免仅用氯化钠溶液补足液体,以免加重或加速腹水或其他血管外液体的蓄积;需动态观察凝血指标或血栓弹力图变化,从而实时评估凝血功能状态,必要时应及时补充凝血因子、凝血酶原复合物

等;血小板<50×10⁹/L者,可输注血小板。对于急性大量出血者,应尽可能施行中心静脉导管置管和中心静脉压监测,以指导液体复苏。对于血流动力学不稳的患者,液体复苏要优先于内镜止血治疗。为防止出现肺水肿、稀释性凝血功能障碍、血管外液体的蓄积等,在液体复苏达到终点指标,血流动力学稳定后应尽早采用限制性液体复苏。在补足液体的前提下,如血压仍不稳定,可以适当地选用血管活性药物(如多巴胺或去甲肾上腺素)以改善重要脏器的血液灌注。下述征象对血容量补充有很好的指导作用:意识恢复;四肢末端由湿冷、青紫转为温暖、红润,肛温与皮温差减小(<1℃);脉搏由快弱转为正常有力,收缩压接近正常,脉搏压大于30mmHg;尿量多于0.5ml/(kg·h);中心静脉压改善;血乳酸恢复正常。

三、非静脉曲张性上消化道出血的止血措施

NVUGIB是指除食管-胃底静脉曲张破裂出血以外的其他病因引起的上消化道出血。包括消化性溃疡、急性糜烂出血性胃炎、胃泌素瘤、食管裂孔疝等所致的出血。止血措施主要有:

(一)内镜下止血

起效迅速、疗效确切,应作为首选。推荐对Forrest分级Ⅰa~Ⅱb的出血病变行内镜下止血治疗。在内镜下止血前,对严重大出血或急性活动性出血患者必要时可使用红霉素(250mg静脉注射),可显著减少胃内积血量、改善内镜视野,且不良事件无明显增加。常用的内镜止血方法包括药物局部注射、热凝止血和机械止血3种,可根据医院的设备和病变的性质选用。药物注射可选用1:10 000去甲肾上腺素盐水、高渗钠-肾上腺素溶液(HSE)等,其优点为简便易行;热凝止血包括高频电凝、氩等离子体凝固术(argon-plasma coagulation,APC)、热探头、微波等方法,止血效果可靠,但需要一定的设备与技术经验;机械止血主要采用各种止血夹,尤其适用于活动性出血,但对某些部位的病灶难以操作。在药物注射治疗的基础上,联合1种热凝或机械止血方法,可以进一步提高局部病灶的止血效果。对部分初始止血后再出血风险高的患者,例如血流动力学状态不稳、严重贫血(Hb<80g/L)、活动性出血(ForrestⅠa/Ⅰb)、巨大溃疡(>2cm)、呕血和ForrestⅡa类溃疡等,在进行止血并使用质子泵抑制剂(proton pump inhibitor,PPI)后可考虑复查内镜。对于常规止血方法难以控制出血者,Over-The-Scope-Clip(OTSC)系统是有效的补救手段。

(二)药物治疗

1. 抑酸药物的应用 胃酸在上消化道出血中起重要作用,抑制胃酸分泌及中和胃酸可达到止血的效果。抑酸药止血的关键是维持胃内pH>6,这样,既可促进血小板聚集和纤维蛋白凝块的形成,避免血凝块过早溶解,有利于止血和预防再出血,又可治疗消化性溃疡等病变。尤适用于消化性溃疡、急性胃黏膜病变、胃泌素瘤、食管裂孔疝等所致的出血。常用制剂有:

(1)质子泵抑制剂:可抑制胃壁细胞的H⁺-K⁺-ATP酶,

从而抑制胃酸的分泌。其抑制胃酸作用远强于 H_2RA，几乎完全抑制酸分泌，持续用药无耐受性，且作用持久、递增，3~5 天达稳态，胃内 pH 维持平稳。临床资料表明：PPI 的止血效果显著优于 H_2 受体拮抗剂（H_2RA），它起效快并可显著降低再出血的发生率；尽可能早期应用 PPI，内镜检查前应用 PPI 可以改善出血病灶的内镜下表现，从而减少内镜下止血的需要；内镜治疗后，应用大剂量 PPI 可以降低高危患者再出血的发生率，并降低病死率，且总费用降低，是治疗 NVUGIB 的首选止血药物。PPI 常用制剂有：艾司奥美拉唑（esomeprazole）、奥美拉唑（omeprazole）、泮托拉唑（pantoprazole）、兰索拉唑（lansoprazole）和雷贝拉唑（rabeprazole）等。我国一项多中心随机对照研究发现，溃疡再出血高危患者在内镜止血后，与应用西咪替丁相比，静脉应用大剂量艾司奥美拉唑（80mg 静脉注射 +8mg/h 的速度持续输注 72 小时）可降低再出血率（0.9% vs. 5.6%）；而且大剂量静脉滴注艾司奥美拉唑及后续口服治疗具有良好的安全性，不增加不良事件。

PPI 给药方法及剂量：对于低危患者，可采用常规剂量 PPI 治疗，如艾司奥美拉唑 40mg 静脉注射，每日 2 次，实用性强，适于基层医院开展。建议对内镜止血治疗后的高危患者，如 Forrest 分级 Ⅰa~Ⅱb 的溃疡、内镜止血困难或内镜止血效果不确定者、合并服用抗血小板药物或 NSAID 者，给予静脉大剂量 PPI（如艾司奥美拉唑）72 小时，并可适当延长大剂量 PPI 疗程，然后改为标准剂量 PPI 静脉注射，每日 2 次，3~5 天，此后口服标准剂量 PPI 至溃疡愈合。如果患者病情允许且能够耐受口服药物，也可考虑大剂量口服 PPI 预防再出血（如艾司奥美拉唑 40mg/ 次，1 次 /12h，连用 3 天）。对于内镜黏膜下剥离术 / 内镜下黏膜切除术（ESD/EMR）术后形成的人工溃疡，应按照消化性溃疡的标准给予抑酸治疗，PPI 是胃 ESD 术后预防出血和促进人工溃疡愈合的首选药物。目前研究大多建议从手术当天起静脉应用标准剂量 PPI，每日 2 次，2~3 天后改为口服标准剂量 PPI，每日 1 次，疗程 4~8 周。对于 ESD 术后形成的高危溃疡也可使用艾司奥美拉唑 80mg 静脉注射 + 8mg/h 速度持续输注 72 小时的方案。有研究显示，ESD 术前使用 PPIs 可促进人工溃疡的愈合，但并不能显著降低术后出血风险。胃 ESD 术后迟发性出血患者内镜止血后推荐大剂量静脉应用 PPI。伴有 ESD 术后迟发性出血危险因素及人工溃疡延迟愈合高危因素的患者，可酌情增加 PPI 用量、延长疗程或加用胃黏膜保护剂。

（2）H_2 受体拮抗剂：目前临床上常用的有第一代的西咪替丁（cimetidine）、第二代的雷尼替丁（ranitidine）和第三代的法莫替丁（famotidine）。由于后两者不仅抗酸作用强（雷尼替丁比西咪替丁强 5~8 倍，法莫替丁比西咪替丁强 30~100 倍），作用时间更持久，且毒副作用相对较轻，应作为 H_2RA 的首选。可用雷尼替丁 50mg 缓慢静脉注射，每 6~12 小时 1 次，或用 150~300mg 加入液体中持续静脉滴注；法莫替丁 20mg 溶入生理盐水或葡萄糖液 20ml 中，缓慢静脉注射，每日 2 次。

2. 奥曲肽 奥曲肽（octreotide）是人工合成的生长抑素类似品。能抑制胃酸、胃蛋白酶和胃泌素分泌，促进胃黏膜生长，能选择性引起内脏循环血流量减少和门脉压下降。用法：100μg 皮下注射，每日 2~4 次。

3. 其他止血药物 以下止血药物对 NVUGIB 的确切效果未能证实，不作为一线药物使用。应避免滥用止血药。可酌情选用的有：①维生素 K，能促进凝血酶原及凝血因子 Ⅷ、Ⅵ、Ⅳ、Ⅹ 在肝内合成。可用维生素 K_1 10mg 肌内注射，每日 2 次；或维生素 K_4 口服 4mg，每日 3 次；②为防止继发性纤溶，可使用氨甲苯酸、氨基己酸等抗纤溶药；③对插入胃管者可灌注硫糖铝混悬液中和胃酸（将胃内容物抽尽，用氢氧化铝凝胶 60ml 经胃管注入，15 分钟后测胃液 pH，若<6，再注入 60ml，以后每小时测 pH 1 次，使其值维持在>6）或冰冻去甲肾上腺素溶液（去甲肾上腺素 8mg，加入冰生理盐水 100~200ml）；④中药，云南白药、三七粉、白及粉、血余炭等均有防腐生肌、凉血止血的作用，中成药如止血散（白及、煅瓦楞、三七、甘草）、止血粉（白及、蒲黄、地榆、甘草）、止血汤（仙鹤草、地榆炭、白及、生槐花）等可酌情辨证选用。

（三）选择性血管造影及栓塞治疗

对内镜止血失败或外科手术风险过大的患者，DSA 有助于明确出血的部位与病因，必要时可行栓塞治疗。选择性胃左动脉、胃十二指肠动脉、脾动脉或胰十二指肠动脉血管造影，针对造影剂外溢或病变部位经血管导管滴注血管升压素或去甲肾上腺素，导致小动脉和毛细血管收缩，使出血停止。无效者可用明胶海绵栓塞。

（四）手术治疗

对经各种检查仍未能明确诊断而出血不止，病情特别凶险者，或药物、内镜和放射介入治疗失败者，可进行内科、影像介入、外科等多学科协作诊疗，病情紧急时可考虑剖腹探查，可在术中结合内镜检查，明确出血部位后进行治疗。

（五）原发病的治疗

对出血病因明确者，为提高疗效、防止复发，应采取针对原发病的病因治疗。如幽门螺杆菌（*Helicobacter pylori*，Hp）阳性的消化性溃疡患者，应予幽门螺杆菌根除治疗及抗溃疡治疗，根除治疗应在出血停止后尽早开始，根除治疗结束后应注意随访评估根除的效果。对服用抗血小板药物所致溃疡、出血的患者，应积极给予抑酸药和胃黏膜保护剂，首选 PPI，并根除 Hp。

（六）抗栓药物的使用问题

抗栓药物包括抗血小板和抗凝治疗药物。急性 UGIB 后抗栓药物是否停用，《急性上消化道出血急诊诊治流程专家共识（2020）》的推荐是需要从药物使用的必要性和出血风险两方面考虑。如果药物非必要，如使用阿司匹林作为心血管事件的一级预防，应予以停药，临床需要时再进行评估。而单独使用阿司匹林或双联抗血小板治疗的二级预防应采用个体化策略，可根据内镜下出血征象风险高低给予先停药后恢复、不停药或其他处理。对于使用双联抗血小板治疗的急性冠脉综合征患者，轻度出血无须停用，明显出血先停用阿司匹林，若出现危及生命的活动性出血，停用所有抗血小板药物，有效止血且病情稳定后，尽快恢复抗血小板治疗。一般在有效止血 3~5 天后恢复氯吡格雷，5~7 天后恢复阿司匹林。对于不能停用抗血小板治疗的急性非静脉曲张性上消化道出血,需持续使用 PPI 治疗。服用华法林者,若有活动性出血或血流动力学不稳定应停药,并可使用凝血酶原复合物和维生素 K 逆转抗凝作用。新型口服抗凝药(达比加群、利伐沙班、阿哌沙班)的抗凝作用 1~2 天即可

消失,因此一般无需补充凝血酶原复合物,其他逆转抗凝作用的治疗也存在争议。止血效果确切后若血栓风险高,应尽快评估重启抗凝治疗。高风险的心血管病患者在停用口服抗凝药物期间,可考虑使用肝素或低分子量肝素过渡。

急性非静脉曲张性上消化道出血诊治流程见图 14-1。

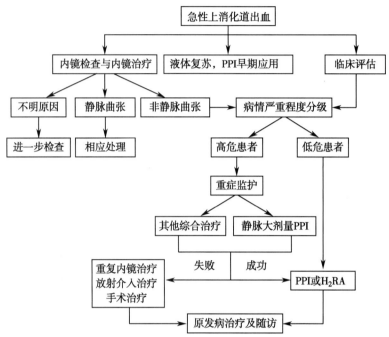

图 14-1　急性非静脉曲张性上消化道出血诊治流程
注:PPI,质子泵抑制剂;H₂RA,H₂ 受体拮抗剂。

四、食管胃静脉曲张出血的止血治疗

肝硬化门静脉高压症患者发生上消化道出血,并不全是由食管 - 胃底静脉曲张破裂所致,而是多种因素共同作用的结果。因此,它的治疗仍应以上述治疗措施为基础。EGVB 活动性出血的止血措施主要有内镜治疗、血管活性药物、经颈静脉肝内门体分流术(transjugular intrahepatic portosystemic shunt,TIPS)、外科手术和双气囊堵塞压迫等。其作用机制、运用方法及注意事项等有关内容,详见本书"第 121 章 第 1 节 肝硬化并上消化道出血"部分。

(张文武)

参 考 文 献

[1] 《中华内科杂志》编委会,《中华医学杂志》编委会,《中华消化杂志》编委会, 等. 急性非静脉曲张性上消化道出血诊治指南 (2018, 杭州)[J]. 中华内科杂志, 2019, 58 (3): 173-180.

[2] 中国医师协会急诊医师分会, 中华医学会急诊医学分会, 全军急救医学专业委员会, 等. 急性上消化道出血急诊诊治流程专家共识 (2020)[J]. 中华急诊医学杂志, 2021, 30 (1): 15-24.

[3] 中华医学会肝病学分会, 中华医学会消化病学分会, 中华医学会内镜学分会. 肝硬化门静脉高压食管胃静脉曲张出血的防

治指南 (2015)[J]. 中华内科杂志, 2016, 55 (1): 57-72.

[4] LAU J Y W, YU Y, TANG R S Y, et al. Timing of endoscopy for acute upper gastrointrstinal bleeding [J]. N Engl J Med, 2020, 382 (14): 1299-1308.

第 2 节　下消化道出血

下消化道出血(lower gastrointestinal hemorrhage,LGIH)的定义为十二指肠悬韧带以远的肠道出血,包括小肠出血和结直肠出血。LGIH 临床常见,占全部消化道出血的 20%~30%。

下消化道出血依其出血量大小、速度和快慢等可分为三类:①慢性隐性出血,肉眼不能观察到便血,仅有大便隐血试验阳性,常以不明原因贫血就诊或普查时发现。②慢性少量显性出血(亚急性出血),表现为间歇性或持续性肉眼可见的少量显性便血,可呈鲜红色、果酱样或柏油样黑粪,无循环衰竭表现。③急性大量出血,短期内排出大量鲜红或暗红色血便,伴血压下降等休克症状,常需输血治疗者。多数下消化道出血相对缓慢,或呈间歇型,约 80% 的出血能自行停止。在治疗上除了止血、补充血容量以外,寻找下消化道出血部位、疾病性质进行原发病因治疗最为重要。

14

下消化道范围广,出血病因繁多,分类各异。如按病变部位可分为:①小肠疾病。小于40岁,炎症性肠病(克罗恩病)、肿瘤、梅克尔憩室(Meckel diverticulum)、黏膜下恒径动脉破裂出血(Dieulafoy disease)以及息肉病综合征等;大于40岁,血管畸形、黏膜下恒径动脉破裂出血、非甾体抗炎药相关性溃疡、应激性溃疡、肿瘤、小肠憩室以及缺血性肠病等。少见病因有过敏性紫癜、小肠血管畸形和/或合并门静脉高压、肠道寄生虫感染、淀粉样变性、蓝色橡皮疱痣综合征、遗传性息肉病综合征、血管肠瘘和卡波西肉瘤等。②大肠疾病。溃疡性结肠炎、结肠息肉、结肠憩室、菌痢、阿米巴痢疾、结肠癌、克罗恩病、缺血性结肠炎、结肠子宫内膜异位症、结肠结核及肠套叠、结肠血管畸形等。③直肠疾病。直肠溃疡、非特异性炎症、肿瘤、息肉、放射性直肠炎和腹盆腔邻近脏器恶性肿瘤或脓肿侵及直肠等。④肛管疾病。痔、肛裂、肛瘘。此外,还有全身性疾病累及肠道。

【诊断思路】

一、下消化道出血的确立

首先要排除口腔、鼻咽、喉、气管、支气管、肺等部位的出血被吞咽后由肛门排出的可能性,还要与下列情况区别:①口服某些中草药、兽炭、铁剂、铋剂时,大便可呈暗褐色或黑色,但隐血试验阴性;②食用过多的肉类、猪肝、动物血后大便可变暗褐色,隐血试验呈阳性,但素食后即转呈阴性;③口服酚酞制剂,大便有时呈鲜红色,不注意时易误诊为大量便血。

排除了上述因素后,要确定是否为下消化道出血,大便的色泽和量是重要的线索,通常大便呈鲜红色或暗红色者,即可确诊。但如为暗红色大量血便或仅表现为黑便或大便隐血阳性时,则应与上消化道出血鉴别。此时应常规行胃十二指肠镜检查,若未发现病变,大致可除外上消化道出血。

下述几点有助于下消化道出血的诊断:①病史中多伴有下腹痛或腹部有包块,排便异常伴便血史,出血前常有中下腹不适、下坠或便意。②大便常为鲜红、暗红、果酱样,少数为黑便,无呕血。③下消化道出血时胃管内无咖啡色的液体和暗红色的血液被抽出。④来自高位小肠的出血可能有血BUN升高,而结肠出血常不升高;上消化道出血时血BUN升高较中,下消化道出血时明显。⑤结直肠出血,常表现为鲜血便或是暗红的血便,血与大便相混,可有便后滴血,亦可表现为脓血便。⑥小肠出血常为暗红果酱样便,亦可为黑便,偶有血水样便。⑦大肠出血常伴有下腹痛、腹泻、里急后重等症状,而小肠出血常表现为脐周疼痛。

二、估计出血速度和出血量

下消化道出血确定后,估计出血速度和出血量甚为重要。判断患者出血速度和出血量的最终标准取决于为恢复和维持血容量所需的输血量和速度。在此之前,则可根据有无循环障碍及其程度、HCT和Hb变化作出初步估计。

三、确定是否由全身性疾病所致下消化道出血

全身性疾病所致的下消化道出血有相应疾病的全身表现。血液系疾病、血管疾病、肝脏病和某些中毒性疾病常伴有凝血与止血功能障碍,有凝血因子缺乏、血小板质或量改变、血管脆性增加、血管收缩障碍的实验室发现。相反,多数传染性疾病及中毒性疾病下消化道出血的主要原因是肠黏膜、黏膜下血管受损的后果。血液检查、骨髓检查、凝血机制检查等有助于诊断。

四、出血部位的判断

下消化道出血最常见的部位是乙状结肠,占50%左右。其他部位出血频率依次为直肠、降结肠、横结肠、升结肠、盲肠、小肠。根据出血类型常可对出血部位作出初步判断:仅大便隐血阳性者,若排除了上消化道出血,则多为右侧结肠和小肠出血;少量显性出血,则主要是结肠、直肠出血;鲜红或暗红色血便,以左半结肠和直肠为主;果酱色或咖啡色血便则多为右半结肠出血。虽右半结肠和小肠出血的发生率较低,但较易发生急性大出血。上位结肠出血时,血与大便常混杂;乙状结肠和直肠出血时,常有新鲜血液附着于成形大便的表面。血在大便后滴下,与粪便不相混杂者,虽多见于内痔、肛裂,但也可见于直肠息肉和直肠癌,应予以注意。

五、出血病因的诊断

病史与体检是出血病因诊断中最重要的基础工作。

1. 既往史 ①反复小量显性出血史,提示痔、息肉、憩室等。②大便习惯改变或大便变细有切迹,应警惕结肠、直肠肿瘤。③反复血性腹泻史提示炎症性肠病可能。④曾患疾病与用药:曾患肺结核者应考虑肠结核;动脉硬化、心律失常、口服避孕药者应考虑缺血性结肠炎;风湿性疾病、白血病、出血性疾病、尿毒症、急性胰腺炎等病程中发生出血,多由于原发病引起的肠道病变;应用抗生素过程中出血应考虑假膜性小肠结肠炎、出血性结肠炎;便血前数月或数年曾接受腹部放射治疗者应考虑放射性结肠炎。

2. 便血特点与伴随症状 ①脓血黏液便伴里急后重或坠胀感,大便次数增多,应考虑痢疾和直肠癌可能。②中小量出血,色较红而呈间断性附于大便表面,要注意息肉出血之可能。③便血伴剧烈腹痛者,尤其是老年人心血管病患者,应警惕肠系膜血管栓塞;便血伴发热应考虑感染性肠炎、炎症性肠病、肠结核、肠伤寒、出血性坏死性肠炎、血液系疾病(白血病、恶性组织细胞病、恶性淋巴瘤等)等;便血伴腹块或不全性肠梗阻应考虑肿瘤、肠结核、克罗恩病(Crohn disease)、肠套叠等;便血伴腹壁瘘管(或内瘘管),见于克罗恩病、肠结核、癌、放线菌病。

3. 年龄与病因 下消化道出血的病因与年龄有关:①婴儿和儿童,以梅克尔憩室最多见,幼年性息肉次之,其他有炎症性肠病、肠套叠等。②青少年和成年人,在青少年时期,梅克尔憩室依然是最常见病因,其次是炎症性肠病

和息肉;随年龄增长癌肿比例显著增高。③老年人,以癌肿、息肉多见,其次为慢性结肠炎症、结肠血管扩张、结肠憩室等。

4. 出血部位与病因 ①直肠、乙状结肠:以息肉、癌、溃疡性结肠炎、单纯性溃疡、菌痢、阿米巴肠炎、放射性肠炎多见;②结肠脾曲、降结肠、乙状结肠:除息肉、癌外,易发生缺血性结肠炎;③右侧结肠:憩室、血管畸形、肠结核、克罗恩病;④回盲部(回肠末段至升结肠始段):除癌、息肉外,类癌、克罗恩病、单纯性溃疡、肠结核、鞭虫病、阿米巴肠炎、肠套叠、梅克尔憩室、肠伤寒、沙门菌肠炎等。

5. 肛门视诊和直肠指检 下消化道出血病因诊断的第一步,应采用简便易行的肛门视诊和直肠指诊,以发现或排除痔、肛裂,以及大部分直肠癌和息肉等常见的出血病因。

6. 内镜检查 结肠镜检查是明确结直肠出血原因和部位的最重要手段,并且可以在内镜直视下进行止血治疗。为了更好地发现出血部位,进镜和退镜过程中均需仔细检查结肠黏膜,还需要将肠腔内的粪水和积血冲洗干净。结肠镜检查中除了完成结肠的检查,需要尽可能深的插入回肠末端,以除外来自小肠的出血。结肠镜检查的时机,对于有高危风险的结直肠出血患者或者活动性出血的患者,入院 24 小时内行急诊结肠镜,可以早期明确出血原因并能内镜下止血。对于病情平稳的结直肠出血患者可以等出血停止并肠道准备后完善结肠镜检查,对于活动性出血或者可能需要内镜下止血的患者,在告知患者结肠镜检查的获益与风险并获得患者知情同意后可在 24~48 小时内行急诊结肠镜检查。推荐服用复方聚乙二醇溶液进行肠道准备,充分的肠道准备有利于发现病变,紧急情况下可用灌肠或其他方法替代。

7. 影像学检查 ①全消化道钡餐造影:对小肠出血的总检出率为 10%~25%,此检查对于肿瘤、憩室、炎性病变、肠腔狭窄及扩张等诊断价值较高,同时价格低廉,并发症少,技术要求相对简单。小肠尤其是气钡双重造影更加准确,随着内镜技术及 CT 重建的应用,此方法在检查小肠疾病中应用逐渐减少。②小肠造影:包括 CT 小肠造影(computed tomography enterography,CTE)、CT 血管造影(computed tomography angiography,CTA)、磁共振小肠造影(magnetic resonance imaging enterography,MRE)等。CTE 集小肠造影和 CT 检查的优点于一体,能够同时显示肠腔内外病变。对于肿瘤性小肠出血,增强 CTE 能清楚显示肿瘤病灶的大小、形态、向腔内和腔外侵犯的范围,以及肿瘤的血液供应情况等,荟萃分析显示 CTE 对疑似小肠出血患者的诊断率为 40%。CTA 对急性小肠出血的诊断价值较高,适用于活动性出血(出血速率≥0.3ml/min)患者。MRE 可观察的肠道疾病包括肠壁增厚及强化、肠腔狭窄以及肠管扩张等,对小肠克罗恩病的早期诊断价值较高。③腹部增强 CT 或者腹部 CT 血管重建检查有助于发现结肠占位性病变,以及肠壁增厚水肿等炎症性改变,并能提示可能的出血部位。

8. 胶囊内镜或小肠镜检查 十二指肠降段以远的小肠病变所致的消化道出血,因胃肠镜难以到达,是常规内镜

诊断的盲区。胶囊内镜或小肠镜检查的运用,使很多小肠病变得以诊断和内镜下治疗,是目前小肠出血的一线检查方法。胶囊内镜检查应先于小肠镜进行,以提高诊断率。优先行小肠镜检查一般用于有胶囊内镜检查禁忌证、出血量较大或考虑行内镜下治疗的患者。

(1)胶囊内镜:应视为上、下消化道检查阴性,怀疑小肠出血患者的首选检查方式,是一种无创的检查方法,对可疑小肠出血的诊断率为 38%~83%,胶囊内镜检查阴性者再出血率为 6%~27%,重复检查能提高诊断率。诊断率与出血状况密切相关,显性出血和持续性出血的诊断率较高,但急性出血期因视野不佳会影响观察,建议择期胶囊内镜的最佳时机为出血停止后 3 天,最长不应超过 2 周。应用复方聚乙二醇联合二甲硅油进行肠道准备,可显著提高小肠图像质量。尽管诸多临床研究都提示,胶囊内镜对小肠出血的诊断率要明显高于其他影像及内镜检查,但是在以下情况中不宜行此检查:消化道梗阻、小肠狭窄或瘘管形成、小肠憩室、双小肠畸形等引起的消化道出血,以及消化道出血量比较大或伴有吞咽困难或患者情况不适宜行手术时。胶囊内镜存在以下不足:每秒仅输出 2 帧图像,可能会造成出血病灶遗漏;对急性期消化道出血的诊断率高于非急性期,但在出血量较多或有血凝块时视野不清,易漏诊;对出血病灶的定位诊断不如小肠镜精确,获取的图像质量亦不如小肠镜,且不能进行组织活检,检查时间长,内镜在肠道内的移动无法控制,部分滞留在肠道内需经手术取出等;由于肠道蠕动过慢,约 35% 的病例可因胶囊内镜电池电量耗尽无法顺利完成全小肠检查。

(2)小肠镜:包括双气囊小肠镜和单气囊小肠镜,是小肠疾病的主要检查手段,可经口和 / 或经肛途径检查,能直接观察小肠腔内的病变,可进行组织活检和内镜下治疗。双气囊小肠镜和单气囊小肠镜对可疑小肠出血的诊断率分别为 60%~80% 和 65%~74%,且对显性小肠出血的诊断阳性率高于隐性出血。虽然对小肠出血的诊断率高,但同时也存在一些缺点,如检查时间较长,患者耐受性较差,技术要求高,有一定并发症危险(如肠出血及穿孔),且无法检测小肠浆膜面生长的肿瘤,即使经口和经肛两次小肠镜检查仍有部分患者不能完成对全小肠的检查而出现漏诊。

9. 放射性核素扫描或选择性腹腔动脉造影 必须在活动性出血时进行。主要用于急诊结肠镜检查不能确定出血来源的不明原因出血。放射性核素扫描检查的特点是,简便敏感,出血量约 0.1ml/min 时即有阳性显示;缺点是对出血不能准确定位。常用本法初步确定出血部位,为进一步作血管造影提供线索。此外,利用 ^{99m}Tc 腹部扫描可用于诊断有胃黏膜异位的先天性病变,如梅克尔憩室、肠重复畸形等。对持续大出血患者,经上述检查不能明确出血灶时,应及时作选择性肠系膜上动脉造影,因肠系膜上动脉支配全部小肠和右侧结肠。50%~80% 的憩室出血和全部血管畸形出血均发生于右侧结肠。如肠系膜上动脉造影阴性,应再作肠系膜下动脉和腹腔动脉造影。血管造影可显示低至 0.5ml/min 的出血,此外还可显示肿瘤血管和血管畸形。成功的血管造影约于 2/3 的病例可显示肠出血来源。

14

10. 手术探查 如上述检查仍不能明确出血灶,持续大出血危及患者生命,必须手术探查。手术探查的困难在于难以发现小肠腔内微小的病灶,尤其是血管扩张性病变,因而可能发生术后再出血。术中内镜检查有助于明确病因,提高小肠出血的疗效。腹腔镜探查在小肠出血诊治中是一种较为高效、安全的方法,若辅以术中内镜检查,则可进一步提高小肠出血的确诊率,缩短手术时间,并减少小肠切除的长度。

六、小肠出血的诊断

小肠出血曾称为不明原因消化道出血(obscure gastrointestinal bleeding,OGIB),指经常规内镜(包括胃镜与结肠镜)检查不能明确病因的持续或反复发作的消化道出血。2015年,美国胃肠病学会提出以"小肠出血"替代OGIB,定义为十二指肠悬韧带起始部至回盲瓣之间的空肠及回肠出血。小肠出血包括显性出血及隐性出血:显性出血以黑便、便血为主要症状,同时通过检查手段可明确出血部位;隐性出血表现为存在反复发作的缺铁性贫血,便隐血试验阳性,同时通过检查手段明确出血部位。由于小肠出血症状通常较隐匿,缺乏特异性,且小肠具有长度较长、排列复杂、腹腔内活动度较大等解剖学特点,胃镜及结肠镜检查难以全面探及,导致小肠出血的诊断仍十分困难,漏诊、误诊率较高。小肠出血的诊治流程见图14-2。

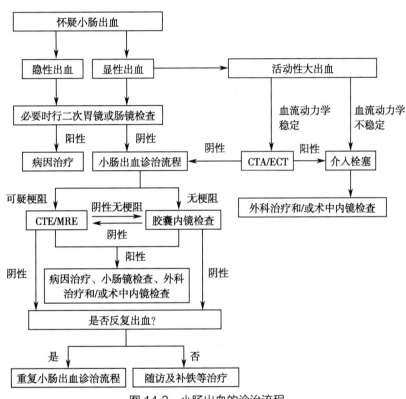

图 14-2 小肠出血的诊治流程
注:CTA,CT血管造影;ECT,发射型计算机断层成像;CTE,CT小肠造影;MRE,磁共振小肠造影。

【处理原则】

一、基本处理原则

下消化道出血的基本处理原则为快速评估,稳定血流动力学,定位及定性诊断,按需治疗。治疗措施包括支持治疗、药物治疗、内镜下治疗、血管栓塞治疗及外科治疗等。大出血时应积极抢救,一般急救、止血措施与补充血容量同上消化道出血相似。对于血流动力学不稳定的急性大出血患者,推荐深静脉置管,扩容补液应坚持先晶后胶、先盐后糖、先快后慢、见尿补钾的原则,并进行多学科团队合作,以保证在内镜治疗或介入治疗前保持生命体征稳定。必要时输血以维持血红蛋白水平在70g/L以上。对于严重出血、存在严重合并症或者短期内无法接受内镜治疗的患者,应使血红蛋白水平在90g/L以上。

二、炎症及免疫性病变的药物治疗

如重型溃疡性结肠炎、克罗恩病、过敏性紫癜等,应通过抗炎达到止血目的。

1. 肾上腺皮质激素 大出血时,氢化可的松300~400mg/d或甲泼尼龙40~80mg/d静脉滴注。病情缓解后可改口服泼尼松20~60mg/d。

2. 生长抑素及其类似物 大出血时用法同前述。少量慢性出血可用奥曲肽100μg皮下注射,1~3次/d。长期应用对胃肠道毛细血管扩张和蓝色橡皮疱痣综合征引起的慢性肠道出血有一定的治疗作用,其机制包括通过抑制血管生成,减少内脏血流量,增加血管阻力和改善血小板聚集来减少出血。推荐用法：先用奥曲肽 100μg 皮下注射，3 次 /d，共 4 周，第 2 周起采用长效奥曲肽 20mg，肌内注射，每月 1 次，疗程 6 个月；或兰瑞肽(lanreotide，一种长效生长抑素八肽类似物)90mg，肌内注射，每月 1 次。

3. 5- 氨基水杨酸(5-ASA)类 5-ASA 几乎不被吸收，可抑制肠黏膜的前列腺素合成和炎症介质白三烯的形成，对肠道炎症有显著的抗炎作用。适用于炎症性肠病伴少量慢性出血。常用柳氮磺吡啶(SASP)、奥沙拉秦或美沙拉秦，剂量为 4g/d，分 4 次口服。

4. 沙利度胺 为谷氨酸衍生物，对血管扩张引起的小肠出血有效，可能与其抑制表皮生长因子的抗血管生成作用有关。推荐用法：沙利度胺 100mg，每日 1 次或分次服用。

5. 大多数慢性或间歇性出血患者都存在不同程度的缺铁性贫血，因此口服或静脉给予铁剂是轻度小肠出血的主要治疗方法。这不仅有助于维持血红蛋白的稳定，而且更严重的情况下可减少输血的频率。

三、肠血管发育不良的治疗

小肠、结肠黏膜下静脉和黏膜毛细血管发育不良等血管畸形病变出血，可行内镜下高频电凝或氩离子凝固器烧灼治疗，疗效确切。凝血酶保留灌肠有时对左半结肠出血有效。

四、各种病因的动脉性出血的治疗

急诊结肠镜检查若发现出血病灶，可在内镜下止血。对内镜不能止血的病灶，可行肠系膜上、下动脉血管介入栓塞治疗。对于弥漫出血、血管造影检查无明显异常征象者或无法超选择性插管的消化道出血患者，可经导管动脉内注入止血药物，使小动脉收缩，达到止血目的。

五、肠息肉及痔疮的治疗

前者常在内镜下切除，后者可通过局部药物治疗、注射硬化剂及结扎疗法止血。

六、外科手术治疗

随着内镜技术的不断发展，外科手术已不再是治疗小肠出血的重要手段。但小肠肿瘤、经保守治疗无效的大出血、小肠穿孔、小肠梗阻和不明原因的小肠反复出血等仍是手术治疗的指征。急诊手术适应证包括：①急性大量出血合并肠梗阻、肠套叠、肠穿孔、腹膜炎者；②出现失血性休克，血流动力学不稳定，经正规内科治疗后仍不能纠正者；③反复多次不明原因出血导致患者贫血，再次复发出血者。术前确定出血部位十分重要，以避免盲目的结肠切除。急诊手术死亡率高，应慎重选择患者进行手术治疗。

此外，对下列情况可行手术治疗：①对梅克尔憩室、肠重复畸形、恶性肿瘤、先天性动静脉畸形(包括结肠血管扩张)等皆可手术切除。②息肉病、家族性息肉病或有高度癌变倾向的息肉可手术切除。但一般息肉可经纤维结肠镜电凝切除。③溃疡性结肠炎引起的大出血是次全或全结肠切除的手术指征，克罗恩病时如病变局限也可作局限性肠切除。

结直肠出血诊治流程见图 14-3。

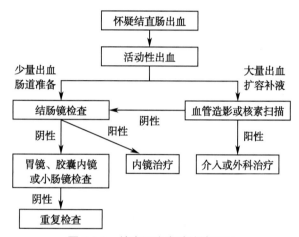

图 14-3 结直肠出血诊治流程图

(张文武)

参 考 文 献

中华医学会消化内镜学分会结直肠学组, 中国医师协会消化医师分会结直肠学组, 国家消化系统疾病临床医学研究中心. 下消化道出血诊治指南 (2020)[J]. 中国医刊, 2020, 55 (10): 1068-1076.

14

第 15 章

紫　癜

紫癜(purpura)是皮下或黏膜下出血引起的皮肤或黏膜红紫等颜色改变的病征,它是临床上出血倾向的主要表现之一。根据出血的大小及范围,临床将皮下出血分为小于2mm 者为出血点(petechia),3~5mm 为紫癜,大于 5mm 者为瘀斑(ecchymosis),如为片状出血伴皮肤隆起则称为血肿(hematoma)。紫癜通常为血管外因素、血管因素及血小板因素所致出血性疾病的主要表现。凝止机制异常所致出血性疾病虽也可有紫癜的表现,但通常并非重要的体征。

【病因与发病机制】

紫癜根据病因及发病机制可分为血管性紫癜、血小板性紫癜及凝血机制障碍性紫癜三类。一般常见的为前二类,后者包括凝血因子异常及纤溶异常等,这些疾病都可出现紫癜。血小板性紫癜可为血小板减少症或血小板功能获得性/遗传性缺陷的结果。血管性紫癜可能是炎症、血管脆性或微血管阻塞导致局部缺血的结果。凝血机制障碍性紫癜也可能导致皮肤淤青,但更多见的是关节和肌肉出血或受伤后出血难止。

一、血小板性紫癜

血小板性紫癜是由于血小板量或质的异常所致紫癜。可分为血小板减少及血小板功能异常两类。

血小板减少的原因主要为血小板生成减少、消耗或破坏增加、清除以及稀释(详见表 15-1)。全血细胞计数和血涂片可识别血小板减少症,一般在血小板计数在 10×10^9/L 以上,血小板减少症引起的紫癜的发生率较低。某些情况下为进一步判断病因,可能需要进行骨髓穿刺和活检。

血小板功能异常可分为遗传性/获得性两种(详见表 15-2)。遗传性血小板功能障碍很少见,可有家族史,以及出生后出血过多的病史,主要表现为瘀斑、黏膜出血和受伤后大量出血。血小板计数通常正常或升高,可行血涂片检查评估血小板的形态,但是通常需要更多的专科检查。相比之下,获得性血小板功能缺陷则相对普遍,并且可能为药物诱发(详见表 15-3)。

二、血管性紫癜

血管性紫癜是由于多种因素导致血管缺陷,如血管炎、微血管闭塞或血管周围组织变性、迟缓、萎缩从而导致血管支持不足,使血液外渗所致。血管炎可有多种皮肤表现,包括结节、网状纹、溃疡、紫癜。通常与影响真皮浅层血管的小血管疾病有关(详见表 15-4),病变通常很明显,并可能有明显的周围红斑或荨麻疹。

微血管闭塞所引起的紫癜通常可触及而不会变白,并且可能有网状坏死。皮肤微血管可能被血小板、败血症病原体、脂肪或胆固醇或冷凝集素等阻塞,在这种情况下可见坏死性紫癜。

由于年龄、日晒损伤或药物导致的血管支持不足可导致血管脆性增加,在轻微创伤的情况下通常引起不可触及的瘀斑。可见于维生素 C 缺乏症、老年性紫癜、仅限于阳光照射区域的日晒性紫癜、类固醇诱发的紫癜、淀粉样变性和埃勒斯-当洛综合征(Ehlers-Danlos syndrome,弹力过度性皮肤)等。

表 15-1　血小板减少的原因

生成减少	实体瘤浸润	患者可能患有已知恶性肿瘤或初次发现。全血细胞减少,骨髓活检可见浸润,影像学或组织学检查可能提示原发性肿瘤
	血液系统恶性肿瘤	发热、淋巴结肿大、脾大、贫血体征、疲劳、体重减轻。全血细胞减少,骨髓活检可见浸润
	巨幼细胞性贫血	贫血的症状、体征,可能存在维生素 B_{12} 缺乏的神经系统症状。血涂片提示巨细胞贫血、血小板减少症、中性粒细胞过度分裂,查血清维生素 B_{12} 或叶酸水平低
	骨髓增生异常	骨髓细胞系缺陷的进行性骨髓衰竭,可导致全血细胞减少
	骨髓纤维化	发热、体重减轻、脾大、骨髓衰竭。可能会继发其他骨髓增生性疾病。全血细胞减少或白细胞计数升高。血涂片可见白细胞性增生、泪滴细胞,骨髓活检提示纤维化
	再生障碍性贫血	全血细胞减少、骨髓发育不良
	骨髓抑制	在接受恶性肿瘤治疗的副作用

15

续表

破坏或消耗增加	自身免疫性	免疫性血小板减少性紫癜(ITP)	紫癜、鼻衄、月经过多。可能是急性(儿童感染后)或慢性。可能存在抗血小板自身抗体。骨髓活检(通常不需要)可能显示巨核细胞数量增加
		肝素诱导血小板减少症(HIT)	表现为静脉和动脉血栓形成以及肢体缺血。红斑和皮肤坏死比紫癜更为常见。通常在应用肝素后 5~14 天开始出现轻度或中度血小板减少。血清中可检测到肝素诱导的血小板减少症抗体
		继发性免疫性血小板减少症	自身免疫介导的血小板减少症可继发于许多其他疾病。如系统性红斑狼疮、慢性淋巴细胞白血病、抗磷脂抗体综合征、病毒、药物等
	同种免疫	新生儿同种免疫性血小板减少症(NAT)	由于母体对胎儿不相容的血小板抗原产生同种血小板抗体,通过胎盘输入胎儿引起血小板减少。其程度不同,可能是轻度的,也可能在出生时或出生后不久发生出血。可能存在母体抗血小板抗体,分娩后缓解
		输血后紫癜(PTTP)	输血后 2 天至 2 周可发生紫癜性皮疹和出血,通常发生在先前已免疫的个体中。虽有自限性但可能致命
	血小板消耗	血栓性血小板减少性紫癜(TTP)	诱因可能是感染、药物、妊娠、自身免疫性疾病、肿瘤等。典型五联征:血小板减少症、溶血性贫血、发热、意识障碍、肾衰竭,但并非所有特征都一定存在。血涂片可见破碎红细胞,ADAMTS13 活性低,并可能存在 ADAMTS13 抗体
		溶血尿毒症综合征(HUS)	诱因可能是感染(肠出血性大肠埃希菌、痢疾志贺菌 1 型等),药物、妊娠、肿瘤等。三联征:微血管病性溶血性贫血、血小板减少、急性肾衰竭。典型的为腹泻病相关,非典型的可反复发作。血涂片可见破碎红细胞
		弥散性血管内凝血(DIC)	不适主诉的患者有出血和血栓形成的迹象。实验室检查可见凝血功能紊乱、纤维蛋白原含量低、D-二聚体升高、血小板减少症和溶血性贫血。血涂片可见破碎红细胞
清除	脾功能亢进		由任何原因的脾大引起,导致全血细胞减少并伴有溶血作用
稀释	大量输血		患者在 24 小时内接受大量输血时,除血小板减少症外,凝血功能也可能会紊乱

表 15-2　遗传性 / 获得性血小板功能异常

遗传性

格兰茨曼血小板功能不全(Glanzmann thrombasthenia)——由糖蛋白Ⅱb/Ⅲa(纤维蛋白原受体)不足引起的血小板聚集不良

巨大血小板综合征(Bernard-Soulier syndrome)——由糖蛋白Ⅰb(血管性血友病因子受体)缺乏引起的血小板黏附缺陷,血涂片可见巨大血小板

血管性血友病(von Willebrand disease)——血管性血友病因子不足或异常,导致血小板黏附不良,并迅速破坏凝血因子Ⅷ

血小板贮存池病——血小板缺乏贮存颗粒或其内容物释放障碍。如灰色血小板综合征(α 颗粒缺陷症)、先天性白细胞颗粒异常综合征(致密体颗粒缺乏)、湿疹血小板减少伴免疫缺陷综合征(致密体颗粒及 α 颗粒同时缺乏)

获得性

药物诱发

肝功能衰竭——可引起血小板减少症和凝血功能异常

骨髓增生性疾病——原发性血小板增多症、真性红细胞增多症、慢性粒细胞白血病

急性白血病和骨髓增生异常综合征——出血更常见于血小板减少症

副蛋白血症——为浆细胞病,血中出现大量 M 蛋白

表 15-3　导致紫癜的部分药物及机制

药物种类	作用机制
阿司匹林	破坏血小板功能
氯吡格雷	破坏血小板功能
肝素	肝素抗凝作用,血小板减少症
华法林	抗凝作用
巴比妥类	血小板减少症

15

续表

药物种类	作用机制
别嘌醇	抗中性粒细胞胞质抗体（ANCA+）
肼屈嗪	血管炎（ANCA+），药物性系统性红斑狼疮
苯妥英	血小板减少症，血管炎（ANCA+）
丙硫氧嘧啶	血管炎（ANCA+）
非甾体抗炎药	破坏血小板功能，血管炎
青霉素	血小板减少症，血管炎
奎宁	血小板减少症
类固醇	血管脆性
磺胺类药物	血小板减少症
四环素	血小板减少症，血管炎
噻嗪类利尿剂	血小板减少症，血管炎（ANCA +）

表 15-4 紫癜常伴发的皮肤血管炎的类型

血管炎种类	累及血管	病因 / 相关疾病	典型皮肤表现
变应性皮肤血管炎	小血管	特发性	紫癜可触及，仅皮肤受累
过敏性血管炎	小血管	对药物或感染的反应	触发后 7~10 天发展为紫癜性皮疹
IgA 血管炎（过敏性紫癜）	小血管	先前有病毒或细菌感染	常见于儿童，双腿和臀部对称紫癜，均累及皮肤
荨麻疹性血管炎	小血管	SLE、干燥综合征、补体缺乏症、病毒、药物反应、恶性肿瘤（血液系统为著）	最初为荨麻疹，可能 24~72 小时后残留紫癜性病变
副肿瘤性血管炎	小血管	恶性肿瘤（血液系统为著）	复发性紫癜可能早于恶性肿瘤的诊断
肉芽肿性多血管炎（韦格纳肉芽肿）	中小血管	病因未明	可触及的紫癜性皮疹分布广泛，包括上肢。也有坏死性丘疹，皮下结节和溃疡。50% 皮肤受累
显微镜下多血管炎	中小血管	病因未明	可触及的紫癜性皮疹分布广泛，包括上肢。也有碎裂出血，手掌红斑
嗜酸性肉芽肿性多血管炎	中小血管	哮喘	可触及的紫癜性皮疹分布广泛，包括上肢。皮下结节
冷球蛋白血症性血管炎	中小血管	丙型肝炎、自身免疫性风湿病、淋巴组织增生、骨髓增生性疾病	紫癜反复出现，雷诺现象
继发于自身免疫性风湿病的血管炎	中小血管	SLE、干燥综合征（常见）、类风湿性关节炎、皮肌炎、硬皮病（较少见）	根据潜在疾病而变化。典型病例有下肢可触及的紫癜
败血症性血管炎	中小血管	感染性心内膜炎、败血症	紫癜性皮疹可能分布广泛
结节性多动脉炎	中血管	乙型肝炎	软结节、青斑和溃疡。紫癜相对少见

三、其他类紫癜

如凝血因子减少性疾病（血友病、纤维蛋白原缺乏症及维生素 K 缺乏症等）、新生儿暴发性紫癜（先天性蛋白 C、S 缺乏）、原发性纤维蛋白溶解症及 DIC 等。

【诊断思路】

紫癜是一种具有许多潜在原因的非特异性临床体征，

诊疗过程中首先要排除危及生命的急性病，之后通过全面的病史采集，并通过体格检查从皮疹的形态、分布以及相关的临床体征中收集病因线索，图 15-1 为紫癜的诊断流程。

一、病史采集

1. 诱因 注意寻找药源性血小板减少、机械性紫癜、输血、感染、维生素缺乏等紫癜相关诱因。

2. 起病情况 起病缓急、病变的大小、形状、可触性和周围红斑是评估紫癜潜在病因的重要特征。若患者出现急

15

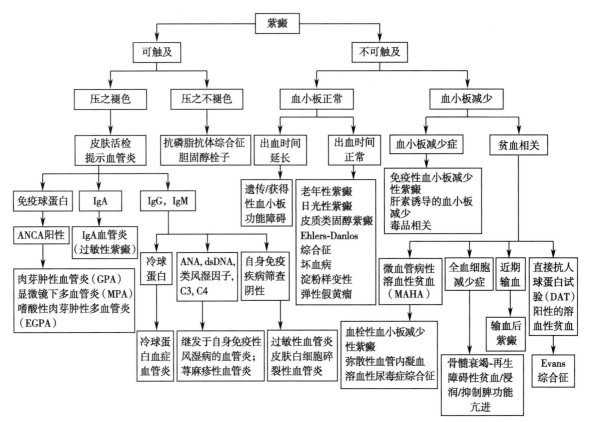

图 15-1　紫癜的诊断流程

性紫癜性皮疹可能表明存在危及生命的疾病,如脑膜炎球菌败血症,需要迅速进行诊疗;若是非偶然发现或初次出现,则可能提示存在重大的多系统疾病。瘀点可反映血小板紊乱,瘀斑可发生在与创伤相关的促凝状态或其他潜在的紫癜性疾病中。尤其是在周围无红斑的情况下,网状皮疹可提示血管闭塞。可触摸性紫癜是由局限性水肿引起的,并提示可能存在炎症或缺血性血管病,通常不由血小板减少症引起。尽管从原理上讲,紫癜性皮疹是由于外渗的红细胞不能流动,因此按压不褪色,但当病变存在炎性成分时,也可能形成周围红斑,这种迹象可能随着炎症消退而消失。随着时间的推移及外渗血红蛋白的分解,紫癜可变为青色或黄褐色。

3. 伴随症状　如果怀疑感染相关,需评估发热情况及原发感染灶的症状体征。如果怀疑血管炎,可寻找如发热、关节痛、关节炎、雷诺现象、神经系统异常、腹痛或胃肠道出血、肺部受累伴肺出血、耳鼻喉疾病,以及肾脏替代治疗的证据;血管炎可以是原发性的,也可以继发于自身免疫性风湿性疾病,因此,也应寻找和评估类风湿性关节炎或系统性红斑狼疮的症状体征。若表现为严重出血如鼻出血、牙龈出血、血尿、黑便、关节血肿等,需特别警惕暴发性紫癜、DIC、鼠药中毒、血友病等。若四肢对称性紫癜伴关节及腹痛、荨麻疹,多为过敏性紫癜。若多处黏膜、皮肤毛细血管扩张,则提示遗传性毛细血管扩张症。

4. 原发病及家族史　许多紫癜可继发于原发疾病如白血病、肝硬化、尿毒症、马方综合征及范科尼综合征等。

在患有遗传性紫癜的患者中,需注意根据疾病的遗传特性进行询问。

二、体征

暴发性紫癜可发生于多种原因引起的急性 DIC,包括脓毒症、创伤、恶性肿瘤、产科急症等,往往发病急骤,死亡率很高,早期发现和处理基础病因是关键;应密切监测患者的生命体征,警惕休克。伴有眼睑苍白、面色苍白及其他出血症状可能是血液系统恶性肿瘤、再生障碍性贫血或其他严重疾病,应予监测生命体征、出凝血情况,尽快完善血常规、凝血功能等检查,警惕低血容量性休克。其他可参见病史采集中起病情况。

三、实验室检查

由于紫癜性皮疹病因差异很大,因此初步检查范围广泛,包括全血细胞计数和外周血涂片、凝血功能(包括 D- 二聚体和纤维蛋白原)、炎性标志物、肝肾功能等;对怀疑感染的病例应进行血、尿和 / 或组织培养;对怀疑肾脏受累的病例,应进行尿常规及尿沉渣分析。对炎症性网状紫癜的患者,应评估有无血管炎的可能,完善专科检查如抗核抗体、抗中性粒细胞质抗体、冷球蛋白、血清蛋白电泳等检查。为指导进一步诊疗,可能还需要完善皮肤活检或骨髓活检。某些特殊病因引起的紫癜,如过敏性紫癜,若存在严重的腹部症状,应将超声检查(而非钡剂灌肠检查)作为初始筛查,排查肠套叠可能。

15

四、鉴别诊断

诊断过程中还应考虑与以下诊断相关的体征,并在鉴别诊断进行中描述:血液系统疾病(脾大、淋巴结大、口腔溃疡、结膜苍白);自身免疫性风湿性疾病,例如类风湿性关节炎(关节畸形、活动性关节炎、类风湿结节),系统性红斑狼疮(红斑疹),血管炎(出血、溃疡)或雷诺综合征;肝脏疾病(肝大、蜘蛛痣、黄疸、腹水);终末期肾衰竭(瘘、腹膜透析导管);维生素 C 缺乏症(毛囊周围紫癜、螺旋状毛发、牙龈出血、维生素 C 摄入减少的饮食史);埃勒斯-当洛综合征(活动过度、皮肤脆弱)等。

【处理原则】

对有出血倾向的患者应指导其采取针对性的预防措施,因为许多紫癜是可以预防或通过预防减少发作的。在治疗紫癜前最好能找出病因,对因治疗才能获得确切疗效。尽管紫癜一般都有病因,但有时病因查找困难,或病情危重不允许,或多种病因混杂及病因不明,可先行对症处理。

一、预防

应注意避免外伤、感染、过度体力活动,以及不必要的手术。日常生活中也应尽量避免使用硬性及锐性用品(这一点对儿童更重要)。遗传性紫癜患者应避免近亲婚配,对非血栓病致病的紫癜一般慎用损害血管及血小板功能的药物。

二、病因治疗

这是治疗紫癜的关键。如药物性紫癜应立即停止一切可疑用药,如为患者病情必需的用药,则要换用其他作用类似、且对止/凝血功能无明显影响的药物;感染性紫癜首先要选用强有力的抗生素;敌鼠钠盐中毒使用大剂量维生素 K;输血后紫癜(PTTP)首选大剂量静脉注射免疫球蛋白(IVIg),并评估糖皮质激素的使用,成分输血应选择 HPA-1a/PLA1 阴性的血制品或经洗涤去除含 HPA-1a/PLA1 阳性血小板的红细胞;治疗 TTP/HUS 尽快行血浆置换、血浆输注,并评估糖皮质激素、抗血小板药物等;维生素 C 缺乏症需注意维生素补充;治疗 ITP 使用糖皮质激素、免疫抑制、静脉注射免疫球蛋白治疗,如无效或紧急出血时可切脾治疗。

此外,有原发病的患者要积极治疗原发病,但需要谨慎排查感染和恶性肿瘤疾病,因为类固醇药物、免疫抑制等治疗会加重这些疾病,且诊断延迟可造成极度危险的情况。

三、抗栓治疗

紫癜患者中有一部分是由于血栓病所致,例如 DIC、TTP、急性早幼粒细胞白血病、蛋白 C、蛋白 S 缺乏症、胱氨酸尿症、伴有红细胞及血小板增多的骨髓增殖性疾病等,对上述患者,如有临床血栓或很高的血栓危险性,此时出血风险并不是抗栓治疗的禁忌。肝素是抗凝治疗的首选药物,其剂量根据疾病的不同也有差异,临床应注意以凝血酶原时间(prothrombin time,PT)等指标作动态监测,尽量减少出血的副作用。也可选择低分子量肝素,以小剂量为主,同时需针对各种致病因素进行治疗。

四、对症治疗

在诊疗病因的过程中,可予对症治疗。例如患者在局部出血时可使用压迫止血法及局部止血药(凝血酶、云南白药等);血管性紫癜可使用改善毛细血管通透性和脆性的药物(大剂量维生素 C、路丁、维生素 E、酚磺乙胺等);血小板减少性紫癜在血小板数降低时,可使用升血小板药物(利可君、重组人血小板生成素、叶酸等);对血小板严重减少或血小板功能异常性紫癜可酌情输注新鲜血小板,使血小板计数 $>30 \times 10^9/L$ 或临床出血基本停止;对凝血因子减少引起的紫癜,可补充缺乏的凝血因子。

(傅 萱)

参考文献

[1] WATTS R A, ROBSON J. Introduction, epidemiology and classification of vasculitis [J]. Best Pract Res Clin Rheumatol, 2018, 32 (1): 3-20.

[2] FRANCHINI M, VENERI D, LIPPI G. Thrombocytopenia and infections [J]. Expert Rev Hematol, 2017, 10 (1): 99-106.

[3] GEORGESEN C, FOX L P, HARP J. Retiform purpura: A diagnostic approach [J]. J Am Acad Dermatol, 2020, 82 (4): 783-796.

[4] JOLY B S, COPPO P, VEYRADIER A. Thrombotic thrombocytopenic purpura [J]. Blood, 2017, 129 (21): 2836-2846.

15

第 16 章

血 尿

血尿（hematuria）是指尿中红细胞排泄异常增多，是泌尿系统可能有严重疾病的讯号。血尿的诊断标准是：新鲜尿沉渣标本中每高倍视野（HPF）≥3 个红细胞或每小时尿红细胞排泄率>10 万或 12 小时尿沉渣红细胞计数（Addis 计数）>50 万。

血尿根据外观和颜色可分为肉眼血尿和镜下血尿。通常每升尿液中有 1ml 血液时即肉眼可见，肉眼血尿通常呈洗肉水样，有时含血凝块，在尿酸性时可呈咖啡色、红棕色或茶色；在尿碱性时则呈鲜红色。镜下血尿者尿液外观正常，但显微镜检查达血尿标准。镜下血尿如仅 1~2 次尿检>3 个红细胞 /HPF，则称为一过性镜下血尿，多为月经、病毒感染、体育活动、轻度损伤（骑车等）或食物和花粉过敏所致。如多次尿检 ≥3 个红细胞 /HPF，或 1 次>100 个红细胞 /HPF，则多有泌尿系统疾病。根据血尿发作时间，可分为持续性血尿和间歇性血尿，持续性血尿为持续镜下血尿，可兼有间歇发作的肉眼血尿，间歇性血尿则常有发作诱因。根据血尿发作时伴有的症状，又分为症状性血尿和无症状性血尿，或无痛性血尿和痛性血尿，如结石可伴肾绞痛，尿道感染可有尿路刺激征，而 IgA 肾病则可能不伴其他症状。

【病因与发病机制】

血尿的出现意味着肾、输尿管、膀胱、前列腺和外尿道的病变或全身其他系统的疾病累及泌尿系统所致。一般地说，95% 以上的血尿是由于泌尿系本身疾病所致，80% 是由肾小球疾病、结石、感染（包括结核）和泌尿系肿瘤所致。

1. 肾脏及尿路疾病

（1）感染性炎症：急慢性肾盂肾炎、急性膀胱炎、尿道炎、泌尿系统结核、泌尿系统真菌感染等。

（2）非感染性炎症：急慢性肾小球肾炎、IgA 肾病、膜性肾病、间质性肾炎等。

（3）结石：肾盂、输尿管、膀胱、尿道，任何部位结石，当结石移动时划破尿路上皮，即容易引起血尿亦容易继发感染。

（4）肿瘤：泌尿系统任何部位的恶性肿瘤或邻近器官的恶性肿瘤侵及泌尿道时均可引起血尿发生。

（5）外伤：是指暴力伤及泌尿系统。

（6）血管疾病：肾梗死、肾皮质坏死、肾动脉硬化、肾动脉瘤、肾动静脉瘘、肾静脉血栓、膀胱静脉曲张等。

（7）药物或毒物损害：药物如氨基糖苷类抗生素（如庆大霉素、卡那霉素、妥布霉素等）、磺胺类药物（如复方新诺明等）、头孢类药物、环磷酰胺、甘露醇等，毒物如酚、汞、铅、砷等。

（8）先天畸形：多囊肾、遗传性肾炎、胡桃夹现象。胡桃夹现象是血管先天畸形引起走行于腹主动脉和肠系膜上动脉之间的左肾静脉受挤压，引起顽固性镜下血尿。右肾静脉径直注入下腔静脉，而左肾静脉须穿过腹主动脉与肠系膜上动脉所形成的夹角注入下腔静脉。正常时此角 45°~60°，若先天性此角过小或被肠系膜脂肪、肿大淋巴结、腹膜充填均可引起胡桃夹现象。诊断主要靠 CT、B 超、肾静脉造影检查。

2. 全身性疾病

（1）出血性疾病：血小板减少性紫癜、血友病、白血病、恶性组织细胞病、再生障碍性贫血等。

（2）结缔组织病：系统性红斑狼疮、皮肌炎、结节性多动脉炎、硬皮病等。

（3）感染性疾病：钩端螺旋体病、流行性出血热、丝虫病、感染性细菌性心内膜炎、猩红热等。

（4）心血管疾病：充血性心力衰竭、恶性高血压等。

（5）内分泌代谢病：痛风肾、糖尿病肾病、甲状旁腺功能亢进、淀粉样变等。

3. 邻近器官疾病
常见有急性阑尾炎、盆腔炎或脓肿、输卵管及附件炎或脓肿、子宫或阴道炎症，直肠、结肠、子宫或卵巢恶性肿瘤侵及尿路。

【诊断思路】

对血尿的病因诊断，必须综合病史、体检、化验检查和其他辅助检查的结果作出判断。其诊断的思路是首先要确定是否为真性血尿，其次是确定为真性血尿后，应进行血尿的定位诊断，最后是结合其临床特点和辅助检查结果综合分析判断其可能的病因或疾病。

一、确定其是否为真性血尿

在确定为真性血尿前，首先要排除以下假性血尿。第一步是对尿样进行离心，观察红色或褐色是位于尿沉渣还是上层清液中。当红至褐色仅见于尿沉渣中，而上层清液保持清澈透明时，则红至褐色尿液是血尿造成。如果上层清液呈红至褐色，则应该采用尿液试纸法检测上层清液中是否存在血红素(血红蛋白或肌红蛋白)。血红素检测结果呈阳性的红至褐色上层清液是因为肌红蛋白尿或血红蛋白尿。红至褐色上层清液的血红素(血红蛋白或肌红蛋白)检测结果呈阴性是一种罕见的发现,可见于以下数种情况:卟啉尿、食物、药物或色素等。

假性血尿的具体情形可见于以下方面:①子宫、阴道、直肠、痔疮出血或月经混入尿液或人为的血尿,注意尿标本收集的时机便可排除;②某些食物、药物、染料、试剂等可使尿呈红色,如紫萝卜、红色菜、酚红、利福平、刚果红、四环素类抗生素、大黄(在碱性尿中)、偶氮染剂、吲哚生物碱(在甜菜根中)等,尿镜检均无红细胞可资鉴别;③血红蛋白尿:在急性溶血时,血红蛋白经肾排泄,致尿呈红色(或酱油色),但镜检无红细胞,尿潜血试验阳性;④肌红蛋白尿:肌肉损伤,释放出肌红蛋白,由肾排泄,尿色暗红(或酱油色),镜下无红细胞,尿潜血试验阳性,尿肌红蛋白电泳或分光镜检查可确定;⑤卟啉尿:由于吡咯新陈代谢障碍所致的血卟啉病或铅中毒时,可产生大量卟啉而引起卟啉尿。尿放置于或暴露在阳光下变红棕色或葡萄酒色,镜检无红细胞,尿潜血试验阴性,尿卟胆原试验阳性;⑥尿酸盐尿:尿中尿酸盐排泄增多时,在酸性尿中呈红色结晶沉淀,煮沸可溶解,冷却又复现,镜检可确定。只有排除了上述情况,而尿红细胞≥3个/HPF或≥8 000/ml 才能诊断为血尿。

二、血尿的定位诊断

1. 初血尿 血尿仅见于排尿的开始,病变多在尿道。

2. 终末血尿 排尿行将结束时出现血尿,病变多在膀胱三角区、膀胱颈部或后尿道。

3. 全程血尿 血尿出现在排尿的全过程,出血部位多在膀胱、输尿管或肾脏。

为了明确病因,确定血尿发生的部位十分重要,尿三杯试验可以了解血尿的来源,方法十分简单。取 3 只杯子,在一次小便中,第一杯取前段尿,第二杯取中段尿,第三杯取后段尿。如第一杯为血尿表示血来自尿道;第三杯血尿为终末血尿,病变多在膀胱或后尿道;第一杯、第二杯、第三杯均呈血色即全程血尿,提示病变在肾脏或在膀胱以上的泌尿道。

三、区别肾小球性血尿及非肾小球性血尿

肾小球性血尿及非肾小球性血尿的鉴别诊断,是血尿病因诊断的一个关键环节。肾小球性血尿,定义为红细胞随尿液通过肾单位而形成的血尿,其特点为红细胞变形呈多形性改变,常由肾实质疾病引起,包括原发性及继发性肾小球疾病所引起的血尿。非肾小球性血尿,定义为肾单位以外的血管破裂引起红细胞漏出而形成的血尿,其特点为红细胞外形均匀一致,包括小管间质疾病、膀胱、输尿管、前列腺等部位的炎症、肿瘤、结石、结核等,以及先天畸形等引起的血尿。现将临床上常见的鉴别肾小球性及非肾小球性血尿的方法分述如下。

1. 尿沉渣中的管型 若能发现管型,尤其是红细胞管型,表示出血来自肾实质,主要见于肾小球肾炎。

2. 尿蛋白测定 血尿伴有较严重的蛋白尿,几乎都是肾小球性血尿的征象。若为轻度肉眼血尿,而其尿蛋白>1.0g/24h,或定性试验>++,则提示肾小球疾病。应强调指出,有些肾小球疾病可无蛋白尿,而仅表现为血尿。

3. 尿红细胞形态检查 正常形态的尿红细胞具有末梢血涂片所见的红细胞同样的形态,双面中央凹陷、圆盘状,呈淡黄色。尿红细胞呈现环形(炸面包圈样)、棘形、锯齿(皱缩)形、靶形、影形、口形、裂形、小型、球状等异常形态称为尿畸形红细胞。目前认为尿畸形红细胞产生的主要原因:①尿红细胞通过病变的肾小球滤过膜时受到物理性损伤;②尿红细胞在流经肾小管时受到尿 pH、渗透压及尿酶、尿素等化学因素的影响。如为肾盏、肾盂、输尿管、膀胱或尿道出血,即非肾小球性血尿,其红细胞的形态、大小绝大多数是正常的,仅小部分为畸形红细胞;如为肾小球疾患而致血尿,则绝大部分为畸形红细胞,其形态各异,大小明显差异。一般认为如发现尿中畸形红细胞(形态、大小和血红蛋白含量异常)占80%以上,且尿红细胞数≥8 000/ml者,可诊断为肾小球性血尿。尿红细胞表面光滑、大小和形态均一,且畸形红细胞20%以下提示非肾小球性血尿;若尿中畸形红细胞占红细胞总数20%以上,但小于80%则为混合性血尿。混合性血尿,可能由肾小球和非肾小球双重病理学变化所引起,提示这种出血不是起源于一个部位,有肾小球性,也可能伴有下尿道出血。

应注意尿液红细胞形态检查的结果是相对的,而不是绝对的。许多因素均可以影响检查结果,如肾小球性血尿为明显的肉眼血尿或患者在服用利尿剂时,红细胞可表现为正常或均一的形态;而非肾小球性血尿在尿液渗透压降低时也可以出现畸形或多形性的红细胞。用相差显微镜检测血尿,对"变形红细胞"尚缺乏统一的客观标准。因此不同检测人员判断结果差异很大。有人发现,变形红细胞中仅棘红细胞与肾小球疾病关系密切,而其他变形红细胞在两类血尿中均可出现。为此,提出了以棘红细胞≥5%尿红细胞为肾小球性血尿的诊断标准。这一标准特异度高达98%,灵敏度为52%。

4. 尿红细胞平均容积 肾小球性血尿的红细胞容积分布曲线呈不对称曲线,尿红细胞平均容积(MCV)小于静脉血 MCV;非肾小球性血尿的红细胞容积分布曲线呈对称曲线,尿红细胞的 MCV 大于静脉血红细胞的 MCV。新鲜尿标本用 Coulter 计算分析仪(自动血细胞计算仪)测定和描记红细胞平均容积和分布曲线,当红细胞平均容积小于72fl 且分布曲线呈不对称分布,支持肾小球性血尿,其特异度高,大于95%,灵敏度高,大于95%。

5. 尿红细胞显微电泳 其原理为红细胞通过肾小球基底膜和肾小管后,红细胞表面负电荷减少,其电泳时间变短。肾小球性血尿时尿红细胞电泳时间为(20.64±1.72)秒,非肾小球血尿其红细胞电泳时间为(27.27±1.66)秒,其特异度高,但操作费时。

6. 红细胞直径直接测定法 尿标本离心 10 分钟,去沉渣显微镜下计数,并直接测 50 到 100 个红细胞直径,计算平均直径,肾小球性血尿平均直径小于 7.0μm。

16

7. 尿红细胞 T-H 蛋白(Tamm-Horsfall protein，THP)免疫化学染色 THP 是一种大分子糖蛋白，是尿中管型的构成蛋白，由肾小管髓袢升枝粗段和远曲小管近段上皮细胞分泌。肾小球来源的红细胞经过肾小管时，表面被 THP 包裹，而非肾小球性血尿中红细胞不经过髓袢及远端小管，因此表面不会被 THP 覆盖。免疫标记技术可识别包裹着 THP 的尿红细胞，如着色红细胞大于 70% 为肾小球性血尿，着色红细胞小于 30% 为非肾小球性血尿。

四、确定血尿的病因诊断

(一)主要依据辅助检查来明确血尿的病因

在明确血尿是肾小球性亦或非肾小球性血尿外，可依据下述方法来明确血尿的病因。

1. 肾小球性血尿的病因 若确定为肾小球性血尿，则应进行有关的肾小球疾病的检查，以区分是原发性亦或继发性肾小球疾病所致。除了通过详尽的病史、全面体检外，主要依据一些较特殊的实验室检查，如免疫学指标(抗核抗体、抗双链 DNA 抗体、抗基底膜抗体、补体、免疫球蛋白、抗 "O"、类风湿因子、狼疮细胞)、血生化指标、凝血纤溶指标等来判断。一般要做肾活检以确定诊断，并借以了解肾小球疾病的病理类型和病变程度。最常见的病变是系膜增生性肾炎(尤其是 IgA 肾病)、膜增生性肾炎等。

2. 非肾小球性血尿的病因诊断 对非肾小球性血尿则应鉴别是邻近脏器疾病亦或是泌尿生殖道本身疾病所致。可针对患者的临床表现做相应检查，如有尿道刺激征者应作尿细菌定量培养，尿抗酸杆菌检查以排除尿路感染和肾结核；有可疑出血性疾病者，作凝血功能检查。对仅有非肾小球性血尿而无其他临床表现者，可做腹部平片、静脉肾盂造影(intravenous pyelogram，IVP)、逆行肾盂造影、B 超、CT 扫描、膀胱镜、肾动脉造影、MRI 检查、尿细胞学检查等将有助于非肾小球性血尿的病因判断与诊断。一般的检查步骤如下。

(1)腹部平片和 IVP：任何血尿患者不能确诊为肾小球性血尿时，均要考虑作腹部平片和 IVP 检查。90% 的肾结石不透 X 光，故腹部 X 线平片对诊断肾结石有较大帮助并可了解肾的形态、大小和位置。IVP 是检查尿路解剖学结构的良好方法，如肾盏的形态、肾盂、输尿管和膀胱情况等。血尿患者凡尿路有充盈缺损，都必须排除恶性肿瘤。IVP对于慢性肾盂肾炎、肾结核、多囊肾、肾乳头坏死和肾盂积液及输尿管狭窄的诊断均有帮助。如 IVP 正常，则考虑膀胱镜检查。

(2)B 超检查：对各种原因的血尿患者都可选择 B 超检查，对肿瘤的诊断也有帮助，超声诊断发现肿块的最小限度为 2.5cm，对区分肾的囊性肿块和实质性肿块价值很高；对于多囊肾，B 超较肾 X 线断层照片和 CT 的诊断准确率更高，还能检出某些未被 X 线发现的结石。

(3)CT 扫描：有很高的诊断价值，用于检出和确定肿块的范围，鉴别肾肿瘤和肾囊肿，可检出小于 2cm 的肿块。CT尚可了解肾盂、肾盏有否积水和扩大及梗阻的部位，对于多囊肾、肾动脉瘤、肾静脉血栓形成的诊断也有很大价值。

(4)逆行肾盂造影：对于尿路梗阻性损害，IVP 发现集合系统疑有充盈缺损或 IVP 观察肾盂肾盏较不满意时，均可用本法检查。它对于肾盂肾盏的微小肿瘤和尿路的细小结石的诊断特别有价值。主要副作用是易于导致尿路感染，严重者可发生败血症；同时插膀胱镜和输尿管导管，患者相当痛苦，是一种损害性的检查方法，要严格掌握适应证。

(5)膀胱镜检查：对 IVP 不能明确诊断，而有持续性血尿者则应进行膀胱镜检查。行膀胱镜检查时，应详细检查有无异物、肿瘤、腺管异常、溃疡，并尽可能不损伤地收集每侧输尿管的尿液，以明确血尿来源。对膀胱癌的诊断，膀胱镜的灵敏度是 87%。本项检查对患者有一定的痛苦和损害作用。

(6)肾动脉造影：对原因不明的血尿患者，有助于发现肾血管异常引起的血尿。

(7)尿细胞学检查：对怀疑为膀胱、尿道或肾盂肿瘤时，应作此项检查，尤其是老年血尿患者。对尿路上皮细胞癌和膀胱移行上皮细胞癌诊断的灵敏度和特异度均较高。对 40 岁以上血尿患者应反复多次作本项检查。

(二)依据临床特点来判断血尿的病因

各种疾病引起的血尿可有不同的表现，根据血尿的临床特点及其伴随症状、诱因，并结合患者的年龄、性别，综合分析血尿的病因如下：

1. 无痛性血尿 一般为泌尿系肿瘤的特点，其中尤以膀胱肿瘤最多见。膀胱肿瘤多数为全程血尿，个别有终末血尿或初血尿。血尿常间断发生，一次出现后，不经治疗可自行消失，间隔一段时间再次出现。血尿的程度与肿瘤大小、数目、恶性程度不完全一致。肾脏肿瘤也是以无痛性血尿为主要表现，其血尿表现同膀胱肿瘤，但出现血尿常提示肿瘤已侵入肾盂或肾盏，成为晚期症状。青少年人持续性无痛性血尿多为肾小球疾病。在少数情况下，肾结核、肾结石、前列腺增生、多囊肾等也可引起无痛性血尿。肾内或肾盂输尿管血管病变、出血性疾病等也可引起无痛性血尿。

2. 血尿伴肾绞痛 是肾、输尿管结石的特征。血尿常在肾绞痛发作时出现，绞痛缓解后随即消失。一般为镜下血尿，肉眼血尿少见。肾脏肿瘤出血多时，血液经输尿管形成细条形凝血块，也可引起肾绞痛，应予以鉴别。此外，瘤组织、肾乳头坏死脱落、乳糜凝块等造成输尿管急性梗阻时，均可引起肾绞痛。

3. 血尿伴膀胱刺激症状 多表明病变在下尿路，以急性膀胱炎最多见，表现为终末血尿，偶为全血尿，伴尿频、尿急、尿痛，治疗及时数日后症状即缓解。如患者出现高热、寒战、腰痛等症状时，应考虑为急性肾盂肾炎。急性前列腺炎可有终末血尿，除伴有膀胱刺激症状外，全身症状如高热、寒战、恶心、呕吐、乏力等十分明显。精囊炎在急性期与急性前列腺炎相似，出现腹痛时，需与其他急腹症相鉴别。青年人出现膀胱刺激症状和终末血尿，病程较长，一般抗生素治疗无效时，应考虑肾结核。膀胱肿瘤患者如瘤体较大，尤其肿瘤侵入深部肌层，也可出现膀胱刺激症状，表明病程已进入晚期。此外，宫颈癌或膀胱癌放射治疗后，可引起放射性膀胱炎，也可出现此类症状。

16

4. 血尿伴下尿路梗阻症状 此种情况病变多在前列腺或膀胱。前列腺增生时，由于膀胱颈部黏膜血管充血破裂，引起镜下或肉眼血尿；急性大量出血，血块填充膀胱，可引起排尿困难，需紧急处理。膀胱结石由于黏膜充血、溃疡及尿路梗阻，可引起终末血尿、尿线中断和排尿痛，但很大的膀胱结石也可只有血尿而无任何其他症状。尿道结石继发感染时，可引起排尿困难及尿道口流出血性分泌物。尿道肿瘤或膀胱颈部肿瘤阻塞尿道或尿道内口，可引起血尿及排尿困难。

5. 血尿伴腹部肿块 单侧上腹部肿块多为肾肿瘤、肾结核、肾结石伴积水、肾损伤出血、肾下垂、肾囊肿、异位肾等，双侧上腹部肿块常为多囊肾。下腹部肿块应考虑膀胱尿潴留或膀胱及盆腔肿瘤。

6. 血尿与年龄、性别的关系 青少年的血尿以泌尿系感染性疾病、肾小球疾病、先天性泌尿系统异常和高钙尿症多见；中年患者则以尿路感染、结石和膀胱肿瘤常见；40~60 岁的患者男性以膀胱肿瘤、肾或输尿管肿瘤多见，女性则以尿路感染、结石常见；>60 岁的患者，男性以前列腺肥大、前列腺癌、尿路感染多见，女性则以尿路感染、肾或膀胱肿瘤多见。

女性患者反复月经期发生血尿应考虑子宫内膜异位症；青年女性服用口服避孕药者反复发生腰痛伴血尿，应考虑腰痛 - 血尿综合征；女性患者一过性血尿可由尿道及膀胱三角区炎症、性交、尿道肉阜或脱垂所致。

7. 血尿伴水肿、高血压、发热、出血倾向等全身症状 多表明血尿原因为肾实质疾病或血液疾病。肾实质疾病如肾小球肾炎、局灶性肾炎（特发性或由于系统性红斑狼疮或多动脉炎所致）、IgA 肾病，血液疾病如白血病、血友病、血小板减少性紫癜等。

8. 血尿伴腰痛 多见于急性肾盂肾炎、肾结核、肾内结石、肾肿瘤、肾下垂、多囊肾等。

9. 运动后或体位性血尿 运动后血尿多见于结石、肾下垂或运动性血尿，体位性血尿多见于肾下垂。运动性血尿，是指与运动有直接关系，而找不到其他肯定原因的血尿，其临床特点是：①运动后突然出现血尿，其血尿程度与运动量呈一致关系；②血尿不伴其他症状和体征；③血生化、肾功能及 X 线检查均正常；④血尿一般在运动后 24~72 小时内即消失；⑤为自限的良性过程，预后良好。肾下垂患者易引起肾静脉回流障碍而致肾淤血，改变肾小球毛细血管的通透性，因而滤出红细胞，出现镜下血尿，重者可出现肉眼血尿。

（三）不明原因血尿的诊断

经过上述一系列的详细检查，仍有 5%~10% 的血尿原因不明，其原发疾病多是微小的肿瘤或结石，肾的微小局灶性感染，隐匿的肾小球疾病，早期的多囊肾，肾微小动、静脉病变，小儿特发性高钙尿症及一些遗传性补体缺陷症（如 C4 缺陷）等。

下述几种情况临床上很易忽略，以致漏诊，应特别注意。

1. 肾小球疾病 有些肾小球疾患，尿常规检查仅有血尿，而其他各项化验如尿蛋白等均为阴性，且临床上也无水肿、高血压等肾炎表现，故极易误诊或漏诊，其主要依靠肾活检诊断如 IgA 肾病、薄基底膜性肾病及局灶性增生性肾小球肾炎等。

2. 肾血管异常 肾血管异常病变常无临床症状，而以血尿为其唯一的表现。由于肾血管造影技术的发展，应用其他方法不能诊断的肾血管异常已可得到确诊。肾血管病变可为肾盂输尿管静脉曲张、肾内动静脉瘘、下腔静脉或肾静脉先天性畸形、肾静脉血栓形成、肾盂和黏膜下静脉窦沟通等。这些血管病变可引起血流淤滞、组织缺氧、感染、血管破裂、肾盂静脉通道，从而导致血尿。

3. 腰痛 - 血尿综合征 是反复性血尿的一个重要病因。临床上多见于年轻妇女，与口服避孕药有关，但男性也可有类似的病征。反复肉眼血尿伴单侧或双侧腰痛，可有低热和少量蛋白尿，血压和肾功能一般均正常。实验室检查无特异性，尿沉渣常只有红细胞。肾动脉造影提示肾内动静脉末梢狭窄、扭曲。肾活检肾小球正常，叶间小动脉壁增厚，有时伴 C3 沉积但无免疫球蛋白沉积，偶有 IgM 沉积。有些患者停服避孕药后症状可改善，如症状持续发作者，可服用抗血小板聚集药或抗凝药。

4. 小儿特发性高钙尿症 占儿童单纯性血尿病因的 1/4 左右。高钙尿症是指尿钙排出明显增多，每日尿钙>0.1mmol/kg，无明确病因，血钙正常者称为特发性高钙尿症。患者多为镜下血尿，也可有肉眼血尿，反复发作，可伴有尿路结石。尿 Ca/Cr>0.21，24 小时尿钙>0.1mmol/mg 可确诊。

【处理原则】

一、一般治疗

1. 注意休息，避免剧烈的活动。
2. 维持充足有效循环血容量，保证肾灌注，注意监测尿量。如出现肾功能损害，则按照肾衰进行处理。
3. 慎用肾毒性药物。

二、血尿病因诊断明确者

应针对病因，制订治疗方案，予以积极治疗。如：①尿路邻近器官疾病如急性阑尾炎、盆腔炎、输卵管炎、直肠癌、结肠癌、卵巢恶性肿瘤等引起的血尿，可通过抗感染、手术切除或放疗、化疗等病因性治疗消除。②全身性疾病所致的肾小球性血尿，可在治疗原发病的基础上进行肾脏保护性治疗。如狼疮性肾炎应在应用激素和免疫抑制剂控制疾病活动的基础上注意肾脏保护。③对于泌尿系结石、肿瘤、先天性疾病等因素所致的非肾小球性血尿，可经碎石、外科手术等手段进行治疗。④泌尿系感染如肾盂肾炎、前列腺炎、肾结核等引起的非肾小球性血尿，应给予相应的抗感染、抗结核治疗。

三、血尿病因未明确者

在对症治疗的同时，应积极采用有关辅助检查措施（如腹部 X 线平片及 IVP、B 超、CT 扫描、膀胱镜检查等），争取尽早确诊以便于根治。对于不明原因的血尿患者，宜定期追踪观察，应每半年作 1 次尿常规和尿细胞学检查，每年检查 1 次 IVP，必要时作膀胱镜检查。若血尿持续存在，应至少追踪 3 年。有些血尿可自动消失，在血尿消失后，仍宜追踪 1 年。

（姜　辉　朱华栋）

参 考 文 献

［1］ LINDER B J, BASS E J, MOSTAFID H, et al. Guideline of guidelines: Asymptomatic microscopic haematuria [J]. BJU Int, 2018, 121 (2): 176-183.
［2］ 胡品津, 谢灿茂. 内科疾病鉴别诊断学 [M]. 6 版. 北京: 人民卫生出版社, 2014: 711-716.

第 17 章

黄　疸

黄疸(jaundice)是由于血液中胆红素浓度增高使巩膜、皮肤、黏膜以及其他组织和体液发生黄染的临床征象，是高胆红素血症(hyperbilirubinemia)的临床表现。黄疸不是一个独立的疾病，而是许多疾病的一种症状和体征，尤其是肝胆系疾病和胰腺疾病的一个突出表现。正常血中胆红素浓度为 5~17μmol/L(0.3~1.0mg/dl)，当血清总胆红素在 34μmol/L(2mg/dl)以上时，巩膜、皮肤、黏膜、体液和其他组织才会染黄而被肉眼察见，即临床上所谓的黄疸。但若胆红素超过正常值而无肉眼黄疸时，称为隐性或亚临床黄疸，此时血中胆红素浓度常大于 17μmol/L(1.0mg/dl)，但又小于 34μmol/L。如血中胆红素浓度不高，而巩膜或皮肤发黄，则称为假性黄疸，常见于过量服用含丰富胡萝卜素的某些食物如柑橘、南瓜、胡萝卜等，或服用某些药物如新生霉素或米帕林(阿的平)等。

【病理生理】

正常人每日生成胆红素 250~360mg，血中 80%~85% 的胆红素来自循环中的平均寿命超过 120 天的衰老红细胞。这些衰老红细胞被肝、脾、骨髓内单核巨噬细胞系统吞噬、破坏和分解，并释放出血红蛋白。在组织蛋白酶作用下，血红蛋白变为血红素与珠蛋白。血红素经微粒体血红素加氧酶作用转变为胆绿素，胆绿素再经胆绿素还原酶催化作用而成为胆红素。1g 血红蛋白约能生成 34mg 胆红素。另 15%~20% 的胆红素来自其他途径，称旁路性胆红素。其中 10%~15% 的胆红素由在骨髓内的红细胞成熟过程中已有少许红细胞在未成熟时就被破坏、分解、释出的血红蛋白产生；1%~5% 的胆红素由来自肝、肾内含有血红素的铁卟啉蛋白质如过氧化物酶、过氧化氢酶、细胞色素 P450 酶、肌红蛋白等产生。

胆红素进入血液，并与白蛋白结合，在血液循环中形成胆红素 - 白蛋白复合物，且依此形式存在和运载至肝脏。因此胆红素未经肝细胞摄取、未与肝内葡糖醛酸结合，故称游离胆红素，非结合胆红素(unconjugated bilirubin)，因在凡登白试验中呈间接阳性反应，又名间接胆红素(indirect reacting bilirubin)。间接胆红素为脂溶性，且与白蛋白结合在一起，分子量较大，故不能从肾小球滤过、排泄。由于间接胆红素对中枢神经系统有较强的特殊亲和力，能透过血脑屏障，特别是血脑屏障尚未发育完全的儿童，其间的高胆红素血症可导致胆红素脑病，对中枢神经系统尤其是脑细胞具有毒性作用。血浆中的非结合胆红素接触肝细胞膜时，在肝血窦处脱出白蛋白，经窦周隙(Disse space)到肝细胞的微突而被迅速摄取。进入肝细胞后，非结合胆红素由肝细胞胞质的载体蛋白 Y 和 Z 所携带，并转运到滑面内质网内的微粒体部分，约 80% 的非结合胆红素在微粒体内经葡糖醛酸转移酶催化，与葡糖醛酸基相结合，形成胆红素双葡糖醛酸酯；约占 20% 的非结合胆红素在肝细胞中与葡萄糖、木糖、双糖和甘氨酸等结合。因结合胆红素在凡登白试验中呈直接阳性反应，故又称直接胆红素(direct reacting bilirubin)。结合胆红素为水溶性，能被肾小球滤过，但不能透过生物膜，故一般被认为结合胆红素对神经系统无毒性。

结合胆红素形成后，与胆汁中的胆汁酸盐、卵磷脂、胆固醇、钠离子等其他成分经内质网、高尔基复合体、溶酶体等运输至毛细胆管、细胞管、胆管等胆汁分泌、排泄装置排入胆道，再经胆道系统进入肠道。结合胆红素进入肠腔后，不能透过肠黏膜细胞，在回肠末端和结肠内经肠道细菌脱氢作用而被还原成尿胆原，大部分随粪便排出，称为粪胆原。小部分(10%~15%)经回肠下端或结肠黏膜而被重吸收，经门静脉回至肝脏，在肝细胞中被氧化成结合胆红素或未经转变又随胆汁再排入肠道，这一过程被称为胆红素的肠肝循环。被吸收至门静脉的尿胆原有极小部分进入体循环，经肾脏排出。

正常人胆红素的生成和排泄处于平衡状态。胆红素生成过多，肝细胞摄取、结合、转运和排泄胆红素的功能障碍，以及肝内、外胆道系统机械性阻塞，均可使血中非结合和 / 或结合胆红素增高而发生黄疸。

【黄疸的分类】

1. 病因发病学分类　这种分类方法临床上最常用。可分为：①溶血性黄疸；②肝细胞性黄疸；③胆汁淤积性黄疸；④先天性非溶血性黄疸。临床上以前三类为常见，特别是肝细胞性黄疸和胆汁淤积性黄疸。

2. 按胆红素的性质分类　根据胆红素代谢过程中主要环节的障碍，可分为：

(1) 以非结合胆红素升高为主的黄疸：①胆红素生成过多，见于先天性和获得性急慢性溶血性黄疸、旁路性高胆红素血症等；②胆红素摄取障碍，见于体质性肝功能不全[吉尔伯特综合征(Gilbert syndrome)]，某些药物、胆囊造影试剂、黄绵马酸引起的黄疸等；③葡糖醛酸转移酶活力减低或缺乏、胆红素结合障碍,见于 Gilbert 综合征、克纳综合征(Crigler-Najjar syndrome)、新生儿生理性黄疸、Lucey-Driscoll 综合征等。

(2)以结合胆红素增高为主的黄疸:胆红素在肝内转运、排泄或同时有胆红素摄取、结合和排泄障碍等所致。①肝内转运障碍,见于慢性特发性黄疸,伴肝内色素沉着〔迪宾-约翰逊(Dubin-Johnson syndrome)〕、不伴肝内色素沉着〔罗托综合征(Rotor syndrome)〕;②肝内摄取、结合和排泄障碍,见于病毒性肝炎、巨细胞性肝炎、药物性肝病、肝细胞疾病、肝硬化、肝癌等;③排泄障碍,见于肝外胆管阻塞,如胆管结石、胆管狭窄、胰头癌、胆道肿瘤、胆道闭锁等;肝内胆管阻塞,如广泛肝内胆管结石、华支睾吸虫病等,妊娠期多发性黄疸、Dubin-Johnson 综合征等。

【诊断思路】

临床上黄疸的诊断步骤一般包括:是否存在黄疸、属何种类型的黄疸、黄疸的病因。黄疸的识别要在充分的自然光线下进行,首先应仔细观察巩膜和皮肤黄疸的色泽,并先排除黄染或假性黄疸。假性黄疸一般指胡萝卜素血症(carotenemia),是因各种原因所引起的血中胡萝卜素浓度过高,致色素在皮肤沉着,以皮肤黄染为主要特征的疾病。假性黄疸见于进食过量含胡萝卜素的食物(胡萝卜、柑橘、红薯、南瓜、土豆、木瓜、玉米、西红柿和辣椒等)或服用某些药物如米帕林、新霉素等。胡萝卜素血症者虽全身黄染,但以手掌、足跖最为明显,而巩膜正常,即"肤黄眼不黄"是其与真性黄疸的鉴别要点。老年人两眼内眦球结膜可有微黄色脂肪蓄积的黄色斑,巩膜黄染不均匀,且皮肤不黄染。米帕林黄染主要在两眼角膜缘与巩膜暴露部位。但不管何种原因引起的假性黄疸,其血清胆红素浓度均正常。

黄疸的诊断和鉴别诊断应结合病史、症状、体征、实验室及其他辅助检查结果,进行综合分析和判断,才能得到正确的诊断。面对一位黄疸患者,应详细询问其症状及病史,了解尿、粪的颜色;并作全面仔细的体格检查,认真观察有无贫血貌,注意肝、脾的质地和大小、有无压痛,有无腹胀、腹水和包块等;然后选择一些重要的化验如网织红细胞计数、血清结合胆红素、总胆红素、血清胆酸、尿三胆,常规肝功能试验,腹部 B 超、CT 和 MR 检查等。一般而言,根据临床和化验可明确 80% 的黄疸病因,结合影像学和病理结果可明确 95% 的黄疸病因,少部分病例需进行剖腹或病理解剖才能明确诊断。

一、症状

1. 腹痛 根据伴随的腹痛部位、性质、放射痛、缓解的方式等,常可提供一定的诊断线索。如肝区胀痛、隐痛多见于病毒性肝炎,持续性肝区坠痛、胀痛或不适感多见于慢性肝炎、肝硬化和肝癌;胆石症患者常先有腹痛,可为剧痛,伴寒战、发热,并放射至右肩,继之出现黄疸;右上腹剧痛并有阵发性加剧可见于胆道蛔虫症,一旦胆总管炎症形成或蛔虫堵塞胆管后即可出现黄疸;中年以上有中上腹疼痛并放

射至背部,继而出现黄疸可见于胰腺疾病伴胆管梗阻的患者,且疼痛以夜间为甚;继胆管手术后发生的腹痛,常起因于残余结石所致;溶血性黄疸尤其是出现溶血危象时,可伴有上腹和腰背部酸痛。但肝炎、胆总管结石和胰头癌约各有 40% 无腹痛,因此,无腹痛不能除外上述疾病引起的黄疸。

2. 发热 病毒性肝炎在黄疸前一般先有短暂发热,持续时间一般不超过 2 周,通常为低热,少数也可为高热,热退后出现黄疸。EB 病毒感染者,在黄疸出现时仍可持续发热。急性溶血性黄疸多先有寒战、高热,继而出现黄疸。胆道系统感染时,发热常在 38.5℃ 以上,并伴有寒战,可伴有上腹痛,继而出现黄疸,称 Charcot 热,合并脓毒血症者常持续高热和寒战,外周血白细胞增高,降钙素原(PCT)增高。肝细胞癌结节坏死液化及胆管细胞性肝癌引起的癌性黄疸可有寒战与高热,甚至为双峰热,体温可高达 40℃。若持续高热、恶病质和外周血白细胞减少,并伴有黄疸者应考虑恶性组织细胞病。

3. 皮肤瘙痒 胆汁淤积性黄疸患者常有明显的皮肤瘙痒,以足底瘙痒最甚,且有早轻夜重的特点,持续时间较长,这与血清胆盐浓度的高低、与胆盐的肝肠循环改变、皮肤内游离胆汁酸及脱氧胆酸比例增高而刺激皮肤神经末梢有关。肝细胞性黄疸也可有皮肤瘙痒,而溶血性黄疸一般无皮肤瘙痒。瘙痒与黄疸的发生可先后或同时出现,原发性胆汁性肝硬化者的瘙痒可先于黄疸数年出现,肝外胆管梗阻,二者可同时出现或黄疸发生于前。

4. 消瘦 由肿瘤引起的黄疸,常伴有消瘦,也是胰腺癌的早期症状,且常见于进行性黄疸前的 2~3 个月,在短短 1~2 月内体重可减轻 10~15kg。而其他非肿瘤原因的黄疸体重下降不明显。

5. 其他消化道症状 常见的有食欲不振、腹胀、腹泻、恶心、呕吐等。纳差、餐后腹部饱胀不适、厌食、厌油腻、恶心呕吐是病毒性肝炎发生黄疸前 1 周左右的常见症状。进餐后经常感腹胀不适提示慢性肝炎、慢性胆囊疾病。胆管疾病、结石以恶心为主,急性胆道疾病和急性溶血常有恶心呕吐。若黄疸出现前已有较长时间的乏力、食欲减退,尤其是老年人,应首先考虑肝癌、胰腺癌等恶性肿瘤;而肝炎患者若上述症状加重且黄疸日益加深,应考虑重症肝炎。

6. 尿、粪颜色的改变 先天性非溶血性黄疸尿色正常;急性溶血性黄疸时尿常呈酱油色,为溶血所致的血红蛋白尿,粪便颜色加深;肝细胞性黄疸时尿色加深,粪便浅黄,严重的肝细胞性黄疸偶也见短暂的陶土色粪便;而胆汁淤积性黄疸时,尿色深黄、近桔色或浓茶样色,粪便颜色变浅灰或陶土色。陶土色粪便,是胆汁淤积性黄疸的特征之一。而陶土色粪持续时间的长短对黄疸也有鉴别价值,急性胆汁淤积型病毒性肝炎的陶土色粪便至多延续 7~10 天;磺胺过敏引起的药物性胆汁淤积,陶土色粪最长可持续 2~3 周;结石性胆管梗阻多为间歇性;癌肿性梗阻可持续数周至数月,部分壶腹癌可有例外。

7. 全身症状 严重肝病患者常有鼻和皮肤黏膜出血或出血倾向,失代偿期肝硬化者常有水肿甚至精神神经方

面的改变。

二、体征

1. 黄疸　皮肤颜色主要由黄疸的种类和持续的时间来定，而巩膜黄疸的色泽有重要的鉴别诊断价值。先天性非溶血性黄疸的巩膜呈浅黄色；溶血性黄疸呈柠檬黄色，而皮肤黄色较深，可伴有不同程度的贫血；肝细胞性黄疸轻重不一，急性和严重肝细胞性黄疸多为金黄色，慢性肝内淤胆时肤色加深；肝管癌性黄疸呈金黄色；胆汁淤积性黄疸也可呈金黄色；但原发性胆汁性肝硬化呈黄绿色；梗阻性黄疸的皮肤颜色最深，且与梗阻的严重程度有关，初期为金黄色，以后逐渐加深，由深黄至绿黄甚至翠绿色，后期呈灰暗甚至黑褐色。深度黄疸时口腔黏膜、舌腹面、软腭、硬腭、体腔液、泪、尿、汗、精液、痰、乳汁也可染黄。

2. 肝脏　应注意肝脏大小、质地变化和有无压痛。肝质地变硬提示纤维增生或癌肿。有压痛提示有炎症或肝淤血，见于肝炎、肝脓肿、心力衰竭，小范围压痛见于肝细胞癌。急性病毒性肝炎、药物性肝炎、中毒性肝炎和肝脏的感染性疾病时，肝脏常为轻度增大，质软，表面光滑，可有压痛或叩击痛；急性和亚急性重症肝炎时，肝大不明显甚至反而缩小，而黄疸迅速加深，有时肝浊音界消失；慢性肝炎肝大常不明显，质偏硬，无压痛，后期常缩小；肝硬化时可呈中度增大，而显著增大见于肝脓肿、肝癌、肝囊肿、肝淤血、继发性胆汁性肝硬化；肝脓肿接近肝表面时，局部皮肤常有红肿热痛等炎症反应征象；肝癌时肝脏质地坚硬，表面可有不规则结节，有压痛；巨大肝脓肿、多囊肝、肝包虫病、海绵状肝血管瘤时，肝区可有波动感或囊样感；慢性心力衰竭、下腔静脉阻塞时肝淤血，肝脏常增大并有压痛；胆汁淤积性黄疸时，肝可增大，质地软，有压痛；右肝萎缩见于晚期肝炎后肝硬化及酒精性肝硬化、肝细胞癌压迫肝门静脉及其分支、先天性肝纤维化，偶见于先天性肝发育不良。肝左叶萎缩见于肝内胆管结石伴患侧胆管梗阻及左侧肝管癌。

3. 胆囊　黄疸时胆囊可肿大或缩小。伴胆囊肿大的黄疸属肝外梗阻，提示胆总管下端有阻塞，多数系恶性肿瘤。①胆囊增大不伴黄疸，可以是胆囊管结石或胆总管不完全性梗阻，增大与否取决于胆囊的膨胀程度和有无炎症而定；急性胆囊炎可有胆囊积液、化脓，胆囊增大，并有压痛，墨菲征（Murphy sign）阳性。②晚期原发性或继发性胆囊癌、胆囊底部巨大结石时，增大的胆囊质硬、高低不平、不规则，而胆囊癌性胆囊肿大常有压痛，结石性胆囊肿大则常无压痛。③胆总管癌、胰头癌、法特壶腹癌和原发性十二指肠癌引起肝外阻塞性胆汁淤积时，肿大的胆囊无压痛，可移动，即库瓦西耶征（Courvoisier sign）阳性。④其他：慢性胰腺炎、慢性梗阻性胆囊炎等。而一般胆囊结石、慢性胆囊炎、肝内胆汁淤积时，胆囊常缩小。

4. 脾脏　黄疸时常伴有脾大，应注意其大小、质地。慢性溶血性疾病、全身急性感染性疾病、急慢性肝炎常有轻度、质软的脾大或肝脾大；黄疸伴程度不等、有充实感的脾大最常见于失代偿期肝硬化；肝癌或脾静脉血栓形成、门静脉血栓形成导致的门静脉高压症时，脾可大，质地较硬；

中、重度脾大伴黄疸见于恶性组织细胞增多症、霍奇金淋巴瘤、先天性溶血性贫血、肝豆状核变性、血色病和粟粒型结核等。

5. 腹水　多见于失代偿期肝硬化、肝癌、急慢性重症肝炎及肝静脉血栓形成等原因所致的门静脉高压症、下腔静脉阻塞等；并发腹膜炎时可有腹部压痛，腹水成脓性；血性腹水好发于肝癌。

6. 其他　①皮肤变化：胆汁淤积性黄疸患者因皮肤瘙痒而有皮肤抓痕，慢性肝内胆汁淤积者常有黄色瘤或黄疣，多见于眼周，也可见于手掌、颈部、胸背部、四肢、肘关节和膝关节支持点上，呈扁平或结节状。肝硬化和其他慢性肝病患者，可出现全身性皮肤黑色素沉着，特别是面部，呈肝病面容，常伴有蜘蛛痣、毛细血管扩张和肝掌。肝细胞性黄疸有时可见皮肤黏膜瘀点、瘀斑和口腔、鼻腔出血，重症肝炎伴 DIC 时，皮肤黏膜广泛出血。②急性黄疸伴全身浅表淋巴结肿大见于病毒性肝炎初期、传染性单核细胞增多症、恶性组织细胞增多症和淋巴瘤，霍奇金淋巴瘤的淋巴结肿大常见融合。肝癌常有脐旁皮下转移结节。③腹壁静脉曲张、脐疝见于各型失代偿期肝硬化和其他原因导致的门静脉高压症、下腔静脉阻塞等。④角膜色素环见于肝豆状核变性，也偶见于原发性胆汁性肝硬化有铜超负荷者。⑤神经精神系统检查异常，多见于肝豆状核变性、肝性脑病，尤其是昏迷前期有定向障碍和嗜睡等。⑥癌性黄疸晚期，常伴有转移癌的临床表现，如出现肺转移、骨转移甚至脑转移等相应的临床症状和体征。

三、病史

1. 年龄　特定的年龄有特定的疾病。婴儿期黄疸常见有新生儿生理性黄疸、先天性胆道闭锁、先天性非溶血性黄疸、溶血性黄疸和新生儿肝炎等。儿童期至30岁以前青年人的黄疸多见于病毒性肝炎、溶血性黄疸和先天性非溶血性黄疸，而先天性非溶血性黄疸可有 Gilbert 病、特发性黄疸的 Dubin-Johnson 病和 Rotor 病；偶也见于轻型先天性胆道闭锁、先天性肝内胆管节段性囊样扩张［卡罗利病（Caroli disease）］。乙型、丙型、戊型病毒性肝炎可发生于任何年龄。30~40岁左右的黄疸以肝胆结石为主要原因。40岁左右的黄疸也见于慢性肝炎、各种类型的肝硬化，部分肝硬化患者年龄也可在30岁左右。40岁以后癌肿增多，尤其是肝癌、胰腺癌、胆囊癌、胆管癌和法特壶腹癌等。

2. 性别　肝内胆管结石、肝管癌、原发性肝癌和胰腺癌好发于男性，而胆道肿瘤则以女性多见。胆道系统疾病、原发性胆汁性肝硬化好发于女性，特别是30岁以后的女性胆囊结石增多，而男性则肝内胆管结石发病增多。

3. 接触史　与职业、药物和污染注射器、肝毒性化学品的接触或暴露有关。医务人员接触肝炎患者的概率较大，易得各种类型肝炎。黄疸型肝炎患者，常有与肝炎患者接触史，工作或生活环境中有类似疾病患者，或有不符合卫生条件的食物进食史，或近期有输血、血制品、注射史等，接触不洁注射器和血制品 6 个月以内，易感染丙型肝炎和乙型肝炎。食生鱼易患华支睾吸虫病，食毛蚶、未煮熟的蚬、螺等易获甲型肝炎和沙门菌感染。流行区从事水田、沟渠劳动和接触鼠类的农民或相关人员如野外工作的矿工、地质人员、农技员等易得钩端螺旋体病。胆道蛔虫、阿米巴肝病与卫生条件、饮食习惯等有关，血吸虫病、华支睾吸虫病等传染病与特定的传染区域、职业和饮食习惯等有关。接触肝毒性工业化学品，如四氯化碳、砷等可得中毒性肝炎，服用可引起肝损害的药物，如氯丙嗪、异烟肼、利福平、对乙酰氨基酚、红霉素等可出现黄疸，药物过敏可引起胆汁淤积性或肝细胞性或混合性黄疸。长期酗酒可致酒精性肝病，包括酒精性肝炎、酒精性脂肪肝、酒精性肝硬化。长期低蛋白饮食易患营养性肝病和肝内胆管色素结石。有冶游史者，可通过性乱行为传播病毒性肝炎，尤其是乙型病毒性肝炎。

4. 既往史与手术史 既往有黄疸史，本次又出现黄疸，其原因可能为：①胆道系统疾病；②溶血性或先天性非溶血性疾病；③不同类型的病毒性肝炎，因为不同类型的病毒性肝炎之间无交叉免疫作用；④慢性肝病活动或重叠其他细菌或病毒感染。既往曾有胆绞痛史者，出现黄疸时应首先考虑胆道结石或胆道蛔虫症。以往曾经做过胆道手术者，应了解为何手术、曾作何种肝胆系手术、手术中主要的发现和诊断、是否探查胆总管、有无作"T"管引流、术后"T"管造影所见、手术中有无特殊的困难等。若胆囊切除术或胆总管探查术后黄疸消退彻底，后发生间歇性梗阻性黄疸，多见于术后胆管狭窄、残余结石、结石再生等。若手术后短期内出现明显黄疸，则需考虑手术中切断胆管、错误结扎胆管、麻醉药物或其他药物引起的中毒性肝病。手术切除恶性肿瘤在半年内发生黄疸、手术中输血或血制品间隔 6 周~6 个月均需考虑丙型肝炎的可能，术后 2~3 年应考虑肿瘤复发，术后 3~4 年以上应考虑与肿瘤不相关的疾病。与肝胆疾病无关的手术如肺部肿瘤切除术、颅脑手术后出现黄疸，除考虑急性重型肝炎外，应首先考虑感染、缺血缺氧、麻醉药物、其他药物引起的肝细胞性黄疸。在肝移植的急慢性排斥反应期间可出现黄疸。

5. 妊娠生育史 妊娠期常合并肝胆系统疾病。妊娠期黄疸多因妊娠期胆汁淤积、胆管结石、病毒性肝炎、药物性肝炎、妊娠高血压综合征和急性妊娠期脂肪肝引起，孕妇发生戊型肝炎特别严重，因此须鉴别与妊娠有关的黄疸。①妊娠期原发性黄疸，主要为妊娠期肝内胆汁淤积，患者无明显自觉症状，常在妊娠晚期出现，分娩后黄疸消失，而再次妊娠时黄疸复现。②急性妊娠期脂肪肝，常在妊娠晚期出现，多见于初产妇和妊娠高血压综合征者，可出现严重肝肾功能不全，甚至 DIC，预后较差。③剧烈妊娠呕吐，可导致严重失水、代谢性酸中毒、低血钾等，造成肝肾功能的损害，出现黄疸，经纠正水电解质紊乱和酸碱失衡后可恢复肝肾功能，黄疸消退。④妊娠高血压综合征，常在妊娠中晚期、病情最为严重时出现，分娩后黄疸迅速消退。⑤妊娠并病毒性肝炎，由于妊娠期间肝脏负担加重，抵抗力低，孕妇容易患病毒性肝炎，或使原有的肝病迅速恶化，因此，孕妇患肝炎的发病率及患急性重型肝炎的概率均较非孕妇明显增高，且预后差。⑥药物性肝炎，由于妊娠期间肝脏负担重，因而对药物更为敏感，即使是常规剂量也可能引起药源性

肝损害，需特别注意加以鉴别。⑦病理产科，如葡萄胎、妊娠绒癌、宫腔感染等，也可出现黄疸。

6. 黄疸的起病方式和持续时间 突然出现的黄疸多见于急性肝炎、胆道结石或炎症、大量溶血；起病缓慢或隐匿者，多为溶血性或先天性非溶血性疾病、恶性肿瘤。黄疸发生前有乏力、纳差、恶心、厌油等消化道症状提示急性病毒性肝炎；黄疸波动幅度大并突然加深或骤然消退提示胆总管结石；黄疸起病隐匿并进行性加深且伴有进行性体重下降，多提示为癌性梗阻，胰头癌黄疸持续不超过半年，肝管癌黄疸可迁延一年以上；而原发性胆汁性肝硬化黄疸可持续或波动数年至十余年。溃疡性结肠炎伴黄疸持续加深多为微型硬化性胆管炎。

7. 家族史 家族史中有黄疸多属于先天性疾患或共同感染或中毒所致。家族中多人同时或相继出现急性黄疸可见于甲型、乙型、丙型、戊型病毒性肝炎和钩端螺旋体病；慢性黄疸除需考虑慢性肝炎、各种类型的肝硬化外，尚要考虑先天性溶血性黄疸和肝脏遗传性缺陷病如先天性非溶血性黄疸、Gilbert 病、Dubin Johnson 病、Rotor 病、卟啉病、血色病、糖原贮积症和 α_1- 抗胰蛋白酶缺乏症等。

四、实验室检查

1. 血液学检查 黄疸时伴有贫血、网织红细胞增高、外周血中可见晚幼红细胞、骨髓红系增生明显活跃、抗人球蛋白试验（Coomb 试验）阳性、珠蛋白增高、血清总胆红素与非结合胆红素浓度增高，提示为溶血性黄疸（或溶血性贫血）。如果确定是溶血，要进行免疫功能检查，维生素 B_{12} 缺乏、铅中毒地中海贫血、铁粒幼细胞贫血的实验室检查。不伴溶血现象而有非结合胆红素增高，提示先天性非溶血性黄疸可能。静脉注射烟酸 50mg 后，非结合胆红素增加 2~3 倍见于体质性肝功能不全（Gilbert 综合征）。

2. 尿、粪、十二指肠引流液检查 尿液中可有尿胆红素和尿胆原。正常人尿内尿胆原在生理状态下仅微量，在饥饿、运动及饭后可略有增加，但用晨尿以 Lepehne 法尿液稀释 4 倍以上仍为阳性者，表示为病理性尿胆原增多。正常人尿内尿胆红素为阴性，若出现胆红素尿，则为病理性的。胆红素在胆汁淤积性和重症肝细胞性黄疸均可呈阳性，有时可先于黄疸而出现，溶血性黄疸只在伴肝细胞损害时才呈阳性。溶血性和肝细胞性黄疸可有尿胆原增高，胆汁淤积性黄疸由于肝-肠循环中断，尿胆原形成减少，使尿中尿胆原减少或消失。粪胆原定性和定量检测的意义与陶土色粪意义相同，其阳性持续时间尤有鉴别诊断价值。粪便隐血试验阳性见于肝衰竭、壶腹癌和胰头癌侵犯十二指肠者。粪便或十二指肠引流液虫卵检测有助于诊断华支睾吸虫病等。

3. 肝功能试验

（1）血清酶学检查：肝脏是含酶最多的器官，其酶蛋白含量约占肝脏总蛋白量的 2/3。肝脏有实质性损伤时，有些酶从受损的肝细胞中大量溢出，而部分酶因肝功能不良而滞留在血液中，使其在血清中增多，另一些酶在肝细胞病变时生成减少，而有些则增加。血清酶的活性能反映肝

的病理状态,对黄疸的诊断具有重要的诊断价值。常用的有:①血清转氨酶,主要有谷丙转氨酶(GPT)、谷草转氨酶(GOT),正常时血清内含量较少,当肝细胞受损时,肝细胞膜通透性增高,血中转氨酶迅速增高,是反映肝细胞受损的最敏感指标。因此,转氨酶升高,常见于急性黄疸型病毒性肝炎、各种中毒性肝病;重症肝炎时,可出现胆酶分离现象,即随着黄疸的加深,原来增高的转氨酶没有同步增高,反而下降甚至正常;而在胆汁淤积性肝炎时,转氨酶常不高或仅轻微升高。②碱性磷酸酶(AKP),主要分布在肝细胞的血窦侧和毛细血管侧的绒毛上,经胆汁排入肠道。毛细胆管内压增高时,可诱发产生大量 AKP,其他来源的 AKP 也经胆道排泄,故胆汁淤积时 AKP 可升高。若将转氨酶和 AKP 同时测定,有助于黄疸的病因学诊断;80% 的梗阻性黄疸患者转氨酶仅轻度升高,而 AKP 则明显升高;肝细胞性黄疸患者转氨酶明显升高,而 AKP 正常或轻度升高。③γ- 谷氨酰转移酶(γ-GT),主要分布在肝细胞 - 毛细胆管一侧和胆管系统,增高见于胆管梗阻、胆汁淤积、肝癌、酒精性肝损害及急慢性肝炎等,>400U/L 多见于原发性和转移性肝癌。④乳酸脱氢酶(LDH),急性肝炎患者 LDH 常增高,癌性黄疸时 LDH 则显著升高,而单纯良性胆汁淤积时,LDH 正常或轻度升高。⑤ 5- 核苷酸酶(5-NT)是 AKP 的一种同工酶,意义与 AKP 相同,核苷酸酶增高有助于区别肝胆系疾病与骨骼疾病。⑥胆碱酯酶(ChE),除有机磷农药中毒外,肝细胞严重受损时,胆碱酯酶活性下降。

(2)血清胆红素:总胆红素包括非结合胆红素和结合胆红素,正常人以前者为主,结合胆红素占总胆红素的比例为 20%~35%,总胆红素浓度<17.1μmol/L。溶血性黄疸时,非结合胆红素明显增高,而肝细胞性黄疸和胆汁淤积性黄疸时,则结合胆红素比例增高。

(3)血清蛋白:血清白蛋白在肝内由肝细胞合成,而球蛋白则由浆细胞分泌,正常人白蛋白为 40~55g/L。因此,严重肝病时血清白蛋白下降,球蛋白增高,导致白蛋白 / 球蛋白比例下降或倒置。血浆 α_2 和 β 球蛋白在梗阻性黄疸和胆汁淤积性肝硬化时明显升高。

(4)血脂:肝脏是胆固醇合成的主要器官,并在肝内酯化。因此,测定总胆固醇、胆固醇酯、脂蛋白 -X 可反映肝细胞脂质代谢和胆道系统的排泄功能。严重病变时,血清总胆固醇、胆固醇酯可降低;而在梗阻性黄疸时,肝内胆固醇合成增加,并出现脂蛋白 -X,而肝细胞性黄疸时,不出现脂蛋白 -X,据此可作为黄疸鉴别诊断的依据。

(5)凝血酶原时间测定:凝血酶原是在维生素 K 的参与下,由肝细胞合成的,因此,肝细胞受损或维生素 K 吸收障碍时,血浆凝血酶原时间可延长。若肝细胞合成功能正常,因胆汁淤积而影响脂溶性维生素 K 的吸收,可导致凝血酶原时间延长,但静脉注射维生素 K 可使凝血酶原时间明显改善;若肝细胞合成功能低下,即使静脉注射维生素 K 也不能改善凝血酶原时间,据此也可鉴别肝细胞性黄疸和胆汁淤积性黄疸。

4. 免疫学检查

(1)肝炎病毒标记物:抗 HAV-IgM 阳性见于甲型病毒性肝炎;HBsAg、抗 HBc-IgM、抗 HBc-IgG、HBeAg、抗 HBe、抗 HBs、HBV-DNA 的出现提示乙型病毒性肝炎;抗 HCV 抗体、HCV-RNA 提示丙型病毒性肝炎;抗 HEV-IgM 阳性见于戊型病毒性肝炎;HGV-IgM 阳性,提示庚型病毒性肝炎。

(2)自身抗体:抗核抗体(antinuclear antibody,ANA)、抗线粒体抗体(anti-mitochondrial antibody,AMA)、抗平滑肌抗体阳性有助于自身免疫型肝炎的诊断,特别是抗线粒体抗体滴度高及 IgM 阳性见于原发性胆汁性肝硬化。血清 IgG、IgA、IgM 多株增高也见于慢性肝病。

(3)其他病原体标志物:EB 病毒抗体、巨细胞病毒抗体、钩端螺旋体凝集素、肝吸虫、阿米巴、包虫的补体结合试验分别见于各相应疾病,有利于病因的诊断。近年来还采用其抗原或抗体为检测手段。

(4)甲胎蛋白:主要由新生肝细胞合成产生,正常成人血中甲胎蛋白(alpha fetoprotein,AFP)含量很少,浓度一般<20μg/L。慢性肝炎和肝硬化活动时,甲胎蛋白可一过性升高,浓度一般<300μg/L,随着肝细胞功能的修复,甲胎蛋白也逐步降低。原发性肝癌时,甲胎蛋白的阳性率>70%,浓度一般>200μg/L,而原发性胆管细胞癌、继发性肝癌则不高。甲胎蛋白对肝细胞癌和慢性活动性乙型肝炎有诊断和鉴别价值。

(5)其他:α1 胰蛋白酶抑制剂(又称 α1 抗胰蛋白酶)减低见于慢性肝病,α1 胰蛋白酶抑制剂显著增高见于肝细胞癌。糖类抗原 19-9(CA19-9)、免疫抑制酸性蛋白(IAP)、癌胚抗原(CEA)、胰癌抗原(POA)对胰腺癌诊断尤其有帮助。前两者对诊断甲胎蛋白阴性的肝癌也有帮助。低铜蓝蛋白血症提示有肝豆状核变性。血清铁蛋白反映铁贮存,在血色病中尤有诊断意义。肝病患者铁结合力比血清铁更重要,肝癌时铁蛋白明显增高。

五、放射学检查

1. 胸片　可示肺内转移和胸腔积液。

2. 腹部平片　可示胰石症和胆囊结石,以及 10%~20% 的胆管结石,还有肝癌的钙化斑、胆管与门静脉内积气。

3. 上消化道钡餐　1/3 胰头癌病例有十二指肠腔扩大、十二指肠降段受压或浸润。壶腹癌患者十二指肠降段可呈倒 "3" 字形缺损。不典型者也见于病毒性肝炎急性期伴乳头水肿炎症者。异位胰腺及胆总管结石也可引起乳头水肿。

4. 食管吞钡、胃镜检查　可见食管 - 胃底静脉曲张,提示有门静脉高压症,并有利于肝硬化和其他原因引起的门静脉高压症的诊断和鉴别诊断。

5. 肝、胰动脉造影　对诊断各类肿瘤有价值。

六、其他影像学检查

1. 超声检查　B 超可清楚地探测肝脏的大小,肝内有无占位性病变、病变的性质、肝内外胆管及其分支有无扩张、梗阻,有无结石等。B 超可清楚地显示胆囊的大小、形状、囊壁的情况,对肝外胆管梗阻和肝内胆汁淤积的鉴别诊断率可达 95%。B 超对弥漫性肝病、肝内和肝门附近的局灶性病变具有肯定的诊断价值。B 超对脂肪肝的诊断也很有价值。疑有胆囊癌伴胆囊结石时，可在 B 超引导下穿刺胆囊抽吸胆汁作病理细胞涂片，测胆汁 CEA 含量或直接穿刺胆囊造影有助于诊断。多普勒彩色超声可以诊断异常少见引起黄疸的肝动脉肿瘤压迫胆管。B 超也能显示胰腺的形态、大小、局灶性病变、胰管扩张和胰腺周围情况等，对诊断胰腺疾病也有一定的价值。内镜超声，是近年来发展的一种新技术，可以观察癌肿侵犯壁层和邻近器官与组织，对胰腺癌、壶腹癌诊断尤有价值。由于 B 超检查无创伤、无痛苦、安全方便、可在床边进行，可反复多次检查，甚至动态观察，因此，B 超可作为黄疸的首选影像学检查。

2. CT 检查　CT 可提示有无胆道梗阻、梗阻的部位及可能的病因。CT 能显示胆囊的大小、胆囊壁厚度、占位性质，显示胰腺全长及其周围组织，在胰腺癌伴肝外胆管梗阻时，可显示梗阻的部位和病因。CT 对脂肪肝、血色病也有特殊的诊断价值。正电子发射断层成像（PET）是一种功能显像，在肿瘤的早期诊断、分级、分期、疗效监测等方面有独特的价值，是分子影像学。氟代脱氧葡萄糖（FDG）-PET/CT 诊断胰腺癌的灵敏度约为 93%，特异度约为 85%，较 CT 高。

3. MRI 检查　MRI 对肝胆系统疾病黄疸的鉴别并不优于 CT，仅在血色病和肝内铁质沉积时有特殊价值。磁共振胰胆管成像（MRCP）可清楚地显示胆总管下端病变，显示胰胆管的直径、走向、有无梗阻等，与内镜逆行胰胆管造影（ERCP）联用有互补作用。在梗阻性黄疸患者行 MRCP 时增加弥散加权成像（DWI）序列，对胆管肿瘤、胰头肿瘤、壶腹部肿瘤的显示有重要价值。

4. 肝胆系核素扫描　肝胆系核素扫描可了解肝脏、胆道系统的解剖结构和功能状态，对诊断肝外胆管完全性和不完全性梗阻具有一定的诊断价值，即使血胆红素高达 256μmol/L（150mg/L）时仍能使胆道系统显像，完全性梗阻则肠内无放射性核素显影，不完全性梗阻或肝细胞性黄疸时肠内可有少量核素成像，因此，肝胆系核素扫描对胆汁淤积和胆道梗阻性黄疸有一定的诊断和鉴别诊断价值。

5. 胆管造影

（1）经皮经肝胆管造影：经皮经肝胆管造影（percutaneous transhepatic cholangiography，PTC）适用于有肝内胆管扩张和怀疑高位胆管梗阻者，PTC 除诊断作用外，尚可作胆管引流。PTC 对扩大的胆管显影率可高达 99%，不扩大的胆管或硬化胆管的显影率也达 82%；其诊断胆管梗阻的灵敏度和特异度均为 98%~100%。

（2）内镜逆行胰胆管造影（ERCP）：本法对胆管无扩张、十二指肠壶腹、胆管下段梗阻、胰腺病变可能并黄疸者更有价值。有肝凝血功能降低时可替代 PTC。内镜逆行胰胆管造影（endoscopic retrograde cholangiopancreatography，ERCP）诊断胆管梗阻的灵敏度和特异度分别为 89%~98% 和 98%~100%。此外，ERCP 尚可作括约肌切开取石术、气囊扩张狭窄胆管术、放置鼻胆管引流术、内支架等治疗措施。PTC 和 ERCP 已广泛用于黄疸的鉴别诊断。

（3）腹腔镜直视下胆管造影：在腹腔镜直视下穿刺胆囊吸出胆汁注入造影剂，可显示胆管有无梗阻，此法在 PTC 失败或有禁忌时使用。

七、病理检查

1. 肝穿刺活组织检查　可经皮肝穿刺活检、经颈静脉肝内活检或腹腔镜下活检。经皮肝穿刺有一定的危险性，尤其是凝血功能异常者；经颈静脉肝内活检需要一定的设备和技术，操作较复杂，但可同时了解肝静脉、门静脉的压力，出血、胆汁漏等并发症少，适用于凝血功能异常者。肝穿刺适宜于疑诊肝内胆汁淤积者、弥漫性肝病如慢性肝炎或肝硬化、肝脏占位性病变，急性黄疸一般不需要靠肝活检来协助诊断。有明显的肝外胆管梗阻可疑者，忌用或慎用，以防胆汁漏、胆汁性腹膜炎。先天性非溶血性黄疸，需行肝穿刺活组织检查后才能确诊。

2. 腹腔镜检查　采用纤维腹腔镜床边检查可观察到肝脏的大小、形态、色泽、表面有无结节、是否光滑等，且腹腔镜直视下也可作肝活检，有利于疾病的诊断。

3. 诊断性剖腹探查　应尽量予以避免。只有对极少数经上述系列检查后仍不明原因者，尤其是黄疸时间在 4 周或以上，或梗阻性黄疸难以明确梗阻的性质和部位时，可选择剖腹探查。但对老年人胆汁淤积型肝炎与肝外胆管梗阻难以鉴别时，可动态观察 2~3 周，仔细追询既往病史，复查 B 超或 CT，待病情明朗后再作决定。

黄疸鉴别诊断流程图见图 17-1。

【各型黄疸的临床特征与治疗】

一、溶血性黄疸

1. 病因与发病机制　溶血是指红细胞非自然衰老而提前遭受破坏的过程，许多原因可引起红细胞破坏而产生溶血，但不一定伴有黄疸，溶血时是否产生黄疸，除与溶血的程度有关外，尚与肝脏处理胆红素的能力有关。由溶血导致的黄疸称为溶血性黄疸。致病因素有感染、药物、自身免疫反应等。溶血性黄疸是溶血后胆红素负荷增加超越肝脏对它的摄取、结合、排泄的能力所致。正常肝脏结合和排泄的潜能为生理性负荷量的 6 倍。溶血时，红细胞破坏使胆红素生成的速度加快，超过肝细胞摄取、结合和排泄，从而引起血清胆红素增高，且几乎全部为非结合胆红素，结合性胆红素也可轻度增加，但其比例与正常血清相似。胆红素生成增加，而肝清除能力正常时，血清胆红素一般在 51.3~85.5μmol/L（3~5mg/dl）。若血清总胆红素持续高于 85.5μmol/L，则表示合并有肝细胞的损害，可能与患者原有的肝病、溶血后的贫血、缺氧等引起肝脏清除胆红素的能力下降有关。非结合性胆红素不溶于水，不能自尿中排出，表现为无胆色尿。大量非结合胆红素到达肝脏时，使更多的胆红素被结合并排泄入胆道，产生更多的尿胆原和粪胆原，使更多的尿胆原经肝肠循环最后从尿排出。

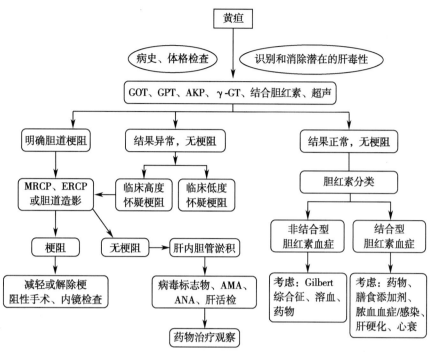

图 17-1 黄疸鉴别诊断流程

2. 临床特征 溶血性黄疸同时有溶血性贫血的特点。①有与溶血相关的病史：如输血、感染、家族史、特殊药物应用史等；②急性溶血或溶血危象时，起病急骤，出现寒战、高热、呕吐、腰背酸痛等全身不适；慢性溶血症状一般较轻微，常仅有面色苍白等贫血表现；③皮肤无瘙痒；④巩膜轻度黄染，呈浅柠檬黄色，与皮肤黄色不成比例；⑤可有肝脾大；⑥血清总胆红素升高，且以非结合胆红素增高为主，占 80% 以上，除溶血危象外，血清总胆红素一般不高于 85.5μmol/L；⑦尿胆原排出增加，伴有无胆色尿，大量急性血管内溶血发作时，可有血红蛋白尿而使尿色成酱油样；慢性血管内溶血者因尿内含铁血黄素增加而呈含铁血黄素尿；⑧粪胆原排出增加，故粪便常呈棕色；⑨外周血网织红细胞常＞8%，甚至可高达 32%，出现有核红细胞，骨髓红细胞系增生活跃，红细胞生存时间缩短；⑩其他溶血依据：如地中海贫血时红细胞脆性降低，遗传性红细胞增多症时红细胞脆性增加，抗人球蛋白试验阳性提示免疫性溶血性黄疸。

3. 治疗 应根据溶血性贫血的病因进行积极治疗，若无法针对病因则针对其发病机制治疗。①去除病因，如对药物诱发的溶血性黄疸，应立即停用该药物；若是厌氧菌、链球菌、溶血性葡萄球菌等感染引起的应分别给予敏感的抗生素治疗。②药物治疗：如糖皮质激素可用于自身免疫性溶血性黄疸和阵发性睡眠性血红蛋白尿。③输血：因可加重自身免疫性溶血性黄疸和阵发性睡眠性血红蛋白尿发作，须严格掌握输血指征，可用洗涤红细胞，不宜用血浆。④脾切除，对由遗传性球形红细胞增多症引起的溶血性贫血和溶血性黄疸可能有效。

二、先天性非溶血性黄疸

1. 病因与发病机制 先天性非溶血性黄疸是指先天性酶缺陷所致的肝细胞对胆红素的摄取、结合、排泄障碍的一组疾病。临床上大多见于小儿和青年人，有明显的家族史，常见的有 Gilbert 综合征、Dubin-Johnson 综合征、Rotor 综合征、Crigler-Najjar 综合征和 Lucey-Driscoll 综合征。

（1）Gilbert 综合征：即体质性肝功能不全，为常染色体显性遗传，好发于新生儿至青年期，是由于肝细胞摄取游离胆红素障碍和微粒体内葡糖醛酸转移酶不足或白蛋白与非结合胆红素的分离可能有障碍所致。轻型 Gilbert 综合征主要为肝脏对胆红素摄取有障碍，重型 Gilbert 综合征则主要由肝内结合障碍引起。

（2）Dubin-Johnson 综合征：为慢性特发性黄疸，可能为常染色体隐性遗传，多见于 10~30 岁，是由于肝细胞对结合胆红素和其他有机阴离子在肝内向毛细胆管的转运障碍，导致慢性家族性高结合胆红素血症。

（3）Rotor 综合征：为慢性特发性黄疸，也可能为常染色体隐性遗传，多见于少儿至青年期，是由于肝细胞分泌功能缺陷和肝内胆红素处理能力下降，导致慢性高胆红素血症，包括非结合胆红素和结合胆红素。

（4）Crigler-Najjar 综合征：为婴儿先天性黄疸，好发于新生儿，是由于肝细胞内葡糖醛酸转移酶缺乏或减少，以致不能形成结合胆红素，使血清中非结合胆红素增高。

（5）Lucey-Driscoll 综合征：即暂时性家族性新生儿黄疸，好发于新生儿，可能是在妊娠末 3 个月的孕妇血浆中出现葡糖醛酸转移酶的抑制剂所致，导致肝细胞不能将非结合胆红素转化成结合胆红素，使血清中非结合胆红素增高。

（6）乳汁黄疸：好发于新生儿，是由于母乳中含有能抑制患儿肝细胞内葡糖醛酸转移酶的物质，以致不能形成结合胆红素，使血清中非结合胆红素增高。停止哺乳可逐渐减轻病情，再次哺乳再使黄疸复现。

17

2. 临床特征 见表 17-1。

3. 治疗 目前除对 Gilbert 综合征和 Crigler-Najjar 综合征 Ⅱ 型用苯巴比妥治疗、对 Crigler-Najjar 综合征 Ⅰ 型和 Lucey-Driscoll 综合征采取换血疗法外，肝移植是 Crigler-Najjar 综合征 Ⅰ 型首选治疗方法，由于该类病大多与遗传因素有关，基因治疗受到关注。自 20 世纪 80 年代中末期，研究者们就通过对血红素加氧酶基因片段的分析，发现除了底物血红蛋白外，其他血红素类似物（锡原卟啉）、氧化剂、紫外线等诱导剂也可使其表达瞬间提高 3~5 倍。20 世纪 90 年代中期开始，对新生儿黄疸的基因治疗已经起步。目前在深入研究血红素加氧酶同工酶氨基酸序列中的活性部位，试用定点诱变方法，将具有催化活性的某一氨基酸残基替代，使血红素加氧酶同工酶失去对底物血红蛋白的催化作用，从而减少胆红素的生成。

三、肝细胞性黄疸

1. 病因与发病机制 常见于病毒、细菌等微生物引起的感染，也可见于毒素、工业化学品如四氯化碳中毒等，大面积肝梗死、药物性肝炎、肝硬化、肝癌、甲状腺功能亢进等均可造成肝细胞广泛受损而引起黄疸。最常见的病因是各型急慢性病毒性肝炎、肝硬化。肝细胞发生坏死、变性、癌变等病变时，肝细胞对胆红素的摄取、结合和排泄功能发生障碍（其中以后者为主），结果导致血液中非结合胆红素增高——因不能正常地被结合成为结合胆红素而升高；同时，又因肝细胞坏死、肝小叶结构破坏，使结合胆红素不能正常地排入细小胆管，而是进入肝窦血液与肝淋巴液，或因毛细胆管或小胆管损害伴通透性改变，胆红素可经肝细胞直接反流入血液，或因胆小管肿胀，胆栓形成使胆汁排泄障碍，最终导致血内非结合和结合胆红素均增高而引起黄疸，且以结合胆红素升高为主。结合胆红素经胆汁进入肠道的量取决于肝细胞损害的程度。

2. 临床特征 ①有引起肝损害的相关病史：如病毒性肝炎患者有接触史或输血史、不洁注射史等；中毒性肝病有毒素、工业化学品接触史；药源性肝炎有应用肝损害药物史等；酒精性肝炎有长期酗酒史等。②肝病表现：如急性肝炎患者可出现乏力、纳差、厌油、腹胀、发热、肝区疼痛等。③可有皮肤瘙痒。④皮肤、黏膜、巩膜呈不同程度的黄疸，从浅黄色至金黄色。⑤急性肝炎常有肝大、触痛、肝区叩击痛；慢性肝病患者，尤其是失代偿期肝硬化患者，可有面色灰暗、肝掌、蜘蛛痣、毛细血管扩张、脾大、腹壁静脉曲张、腹水、全身水肿等。⑥血清总胆红素升高，且以结合胆红素增高为主。⑦尿中尿胆红素、尿胆原排出增加，但在疾病高峰时，因肝内胆汁淤积可使尿胆原减少或消失。⑧粪胆原排出可正常、减少或缺如，使粪便相应地正常或变浅甚至呈白陶土样色。⑨肝功能异常：可因肝病的严重程度而出现不同的组合，如转氨酶升高、碱性磷酸酶（AKP）升高、胆固醇和胆固醇酯或胆碱酯酶降低、白蛋白降低、球蛋白增高、凝血酶原时间延长等。⑩其他：免疫学检查可出现各种类型的肝炎病毒标记物阳性支持相应的病毒性肝炎、线粒体抗体阳性支持原发性胆汁性肝硬化、甲胎蛋白显著增高提示原发性肝癌等；肝活检有细胞坏死、变性及炎症；B 超、CT、MR 等可出现相应的影像学改变。

表 17-1　常见先天性非溶血性黄疸的临床特点

	Gilbert 综合征	Dubin-Johnson 综合征	Rotor 综合征	Crigler-Najjar 综合征	Lucey-Driscoll 综合征
别名	体质性黄疸，先天性非溶血性黄疸非结合胆红素增高型	先天性非溶血性黄疸结合胆红素增高Ⅰ型	先天性非溶血性黄疸结合胆红素增高Ⅱ型	先天性非梗阻性非结合胆红素黄疸或先天性葡萄糖醛酸转移酶缺乏症	暂时性家族性新生儿高胆红素血症
好发年龄	新生儿至青年期	多在 10~30 岁	多在少儿至青年期	新生儿	新生儿
一般情况	好	好	好	差	差
症状	少见	少见	少见	重	重
血中何种胆红素增高	非结合	结合	结合	非结合	非结合
血清总胆红素	大多<51μmol/L，可>255μmol/L	波动范围 35~323μmol/L，一般为 68~102μmol/L	波动范围 68~119μmol/L	多>170μmol/L，可达 680μmol/L	多>170μmol/L
尿胆红素	阴性	阳性	阳性	阴性	阴性
胆囊造影	正常	口服不显影，静脉法半数不显影	多正常		
肝活检	正常	有黑色素	正常	正常	正常
治疗	苯巴比妥有效	不需要	不需要	换血或肝移植，Ⅱ型可用苯巴比妥	换血
预后	好	好	好	多在出生 1 年内死于胆红素脑病	多在出生后 1 年内死于胆红素脑病

17

3. 治疗 应针对不同的肝损害病因作相应的治疗,包括休息、抗氧化剂、中药保肝、对症支持治疗、手术治疗甚至肝移植等。

四、胆汁淤积性黄疸

1. 病因与发病机制 根据胆汁淤积的解剖部位可分为肝内胆汁淤积、肝内胆管梗阻和肝外胆管梗阻性胆汁淤积三类。

(1)肝内胆汁淤积:常见的有酒精性肝病(alcoholic liver disease,ALD)、非酒精性脂肪性肝病(non-alcoholic fatty liver disease,NAFLD)、病毒性肝炎(viral hepatitis,VH)、药物性肝损害(drug induced liver injury,DILI)、全胃肠外营养性IHC、良性复发性肝内胆汁淤积(benign recurrent intrahepatic cholestasis,BRIC)、进行性家族性肝内胆汁淤积(progressive familial intrahepatic cholestasis,PFIC)、妊娠期肝内胆汁淤积症(intrahepatic cholestasis of pregnancy,ICP)、霍奇金淋巴瘤及转移性肿瘤、肉芽肿性肝炎和肉芽肿病、血管性疾病[如巴德-基亚里综合征(又称布-加综合征和肝窦阻塞综合征)]、各种原因肝硬化。主要是胆红素排泄障碍,可单独出现或与肝实质损害同时存在。其产生黄疸的机制为:①肝细胞膜发生结构、物理特性与功能改变:胆汁的生成、分泌、胆汁溶质的转运和出入肝细胞,依赖肝细胞质膜完好无损的结构和功能。正常时肝细胞质膜上的磷脂与胆固醇的含量存在一定的比例,以维持正常膜的微黏度和膜流动性,也与载体移动、Na$^+$-K$^+$-ATP 酶的活性有关。胆固醇增多可影响膜的液态和微黏度,进而影响膜的活动性和通透性,引起钠泵活动和泡囊及载体的转运功能障碍。②微丝与微管功能障碍:分布于毛细胆管膜及其微绒毛轴和连接复体的微丝,与运送胆汁酸至毛细胆管及运送脂蛋白入血液的微管有功能障碍,使胆固醇的转运、钠水向毛细胆管移动和毛细胆管周围协调性蠕动与收缩作用减弱,导致胆汁流量和向前流动性降低。③毛细胆管膜和紧密连接的通透性增加,胆汁中溶质成分可以通过改变了的紧密连接到达细胞间隙,又经窦周隙进入血液,严重而持久的胆汁淤积使其紧密连接发生断裂,失去其封闭毛细胆管的作用而发生胆汁渗漏或反流,使胆汁的水分减少。④胆汁酸代谢和排泄异常,胆酸羟化不充分,生成单羟胆酸或石胆酸,使血内石胆酸浓度显著增高,石胆酸有毒性,可损伤肝细胞和胆小管上皮细胞甚至引起其坏死。

(2)肝内胆管梗阻性胆汁淤积:常见于肝内泥沙样结石、原发性肝癌侵犯肝内胆管、癌栓堵塞肝内胆管、华支睾吸虫的成虫或虫卵阻塞肝内胆管等,造成肝内胆汁淤积,引起相同的黄疸机制。

(3)肝外胆管梗阻性胆汁淤积:包括胆总管内阻塞和胆管外压迫梗阻。胆总管内阻塞的常见原因有胆结石、胆管炎症、胆道蛔虫、胆总管狭窄、胆管癌肿等;胆管外压迫梗阻的常见原因有壶腹部周围癌、肝癌、胰头癌、肝门或胆总管周围淋巴结癌肿转移等压迫胆管,使阻塞胆管上端的胆管内压力逐渐增高,胆管也随之扩大,肝内胆小管增生和胆小管伸长、变形;此外,它也常伴肝内胆汁淤积,从而产生与肝内胆汁淤积共同的黄疸机制。

2. 临床特征 ①有引起胆汁淤积的相关病史:如有胆绞痛史、有应用氯丙嗪、雌二醇、石胆酸等肝损害药物史,有休克等缺血缺氧病史等。②原发病的临床表现:如急性胆管炎、胆石症患者可出现畏寒、发热、腹痛、呕吐,甚至大汗、手足湿冷、心悸、神志改变等休克表现;癌性黄疸者如肝癌、胰头癌、壶腹部周围癌等早期常无特异性临床症状,而仅表现为乏力、纳差、腹胀、体重下降等非特异性表现,但黄疸呈进行性加重。③皮肤瘙痒明显,可在黄疸出现之前已存在,常见皮肤有抓搔痕迹。④皮肤、黏膜、巩膜呈不同程度的严重黄疸,从暗黄色、黄绿色、绿褐色至黑色。⑤根据原发病不同可有肝脾大、触痛、肝区叩击痛、胆囊肿大、胆囊区触痛、腹部包块等。⑥血清总胆红素升高,且以结合胆红素增高为主。⑦尿中胆红素排出增加,尿胆原减少或消失。⑧粪胆原排出减少或缺如,使粪便变浅灰色或呈白陶土样色。⑨肝功能异常:最重要的是 AKP 升高、γ-谷氨酰转肽酶升高;血清总胆固醇也可增高,脂蛋白-X 阳性;也可出现转氨酶升高、胆碱酯酶降低、白蛋白降低、球蛋白增高、凝血酶原时间延长等。⑩其他:免疫学检查,抗线粒体抗体阳性支持原发性胆汁性肝硬化、甲胎蛋白明显增高支持原发性肝癌等;肝活检,肝内胆汁淤积可见肝细胞、库普弗细胞内胆色素沉着、毛细胆管内有胆栓;肝活检,肝外胆管梗阻性胆汁淤积见有胆汁湖、羽毛状变性等;B 超、CT、MR、ERCP 等可出现相应的影像学改变。

3. 治疗 改善肝脏功能,缓解症状及延缓疾病进展是胆汁淤积的治疗目标。治疗原则是祛除病因和对症治疗。治疗原发病,祛除病因是治疗胆汁淤积的关键;对药物和酒精引起的 IHC 应及时停药和戒酒,对 HBV 和 HVC 引起的肝炎进行抗病毒治疗,无症状的胆汁淤积患者,可针对 AKP 和 γ-谷氨酰转肽酶(γ-glutamyl transpeptidase,GGT)升高进行对症处理。随着 IHC 的进展出现肝细胞损伤,须进行抗炎、保肝等综合治疗。根据病情严重程度选择治疗药物和疗程,在治疗过程中需定期监测患者的肝脏生化指标、注意患者的情绪管理、饮食调节、微生态调节等。

(1)肝内胆汁淤积:主要采取对症治疗的方法以减轻黄疸和瘙痒,对明确病因者同时也予以对因治疗。常用的药物有:①熊去氧胆酸,增加胆汁酸池亲水性性质,从而防止厌水性单羟和双羟胆汁酸(包括石胆酸)的堆积而引起的膜损害,它还有引起富含碳酸氢盐的高利胆作用。利胆,每次 50mg,每日 3 次;溶结石,每日 450~600mg,分 2 次口服。胆道完全阻塞和严重肝功能减退患者禁用。②腺苷蛋氨酸(ademetionine),适用于各种肝病的肝内胆汁淤积,特别是妊娠期肝内胆汁淤积。初始治疗,肌内或静脉注射,每日 500~1 000mg,共 2 周;维持治疗,口服每日 500~1 000mg。③酚妥拉明和复方甘草酸单铵合用,可改善病毒性肝炎性胆汁淤积。一般以酚妥拉明 10mg 加至 10% 葡萄糖液 250ml 中,每日静脉滴注 1 次;以强力宁 200mg(100ml)加于 10% 葡萄糖液中,每日静脉滴注 1 次。④皮肤瘙痒明显的可选择考来烯胺和考来替泊,阿片受体拮抗剂(如纳洛酮、纳美芬、纳曲酮),5-羟色胺受体拮抗剂昂丹司琼,利福平单用或者联用治疗。⑤肾上腺糖皮质激素和其他免疫抑制剂,用于急性淤胆性肝炎,药物性肝病及自身免疫性肝炎、肝衰竭早期患者,部分有较好疗效。开始可用泼尼松龙30~40mg/d,黄疸明显消退后可逐渐减量。使用1周后黄疸如无下降趋势或上升时应马上停药。硫唑嘌呤能抑制淋巴细胞增殖而产生免疫抑制作用,小剂量的硫唑嘌呤即可抑制细胞免疫,在部分IHC患者的治疗中,两者联合应用可减少糖皮质激素的用量,增强疗效,减少不良反应。

胆汁淤积性肝病患者出现重度黄疸经内科治疗无效也可考虑应用非生物型人工肝方法治疗:血浆置换、胆红素吸附、血浆滤过透析、分子吸附再循环系统等,这些治疗方法需要有经验的专科医师操作。药物和上述治疗方法无效的可以考虑肝移植。

(2)肝外胆管梗阻性胆汁淤积:根据不同的病因可采用内镜治疗、介入或手术治疗。将病灶彻底切除是癌性梗阻性黄疸唯一有效的治疗方式。高位胆道梗阻易侵犯门静脉和肝动脉,根治性手术方式一般采用胆管癌肿物切除、肝十二指肠韧带骨骼化,低位胆道梗阻则行胰十二指肠切除术。对于部分位于中段胆管的肿瘤也可采取肿瘤局部切除、肝十二指肠韧带清扫及肝总管空肠吻合术,同样可以达到根治性目的。手术方式根据病变局部情况及患者全身情况决定,不能盲目扩大手术范围、追求手术的根治性而忽视

患者耐受性。介入治疗包括内镜胆管引流术(EBD)、外引流(经内镜鼻胆管引流)、内引流(经内镜放置胆管塑料或可膨式金属支架)。中药生大黄复方对胆总管结石有一定疗效,特别是对伴有心肺等并发症而不宜手术的老年患者。溶解胆囊胆固醇结石可合用熊去氧胆酸和胆宁片,后者每次4片,每日3次,其溶石效果较单一药物为佳,但需长期服用,至少半年至一年。

五、混合性黄疸

1. 病因与发病机制 混合性黄疸是指同一患者同时发生两种或以上不同性质的黄疸。例如急性黄疸型肝炎伴急性溶血、胆总管结石梗阻伴肝细胞性黄疸、肝外伤伴肝内血管断裂和胆管破裂、血肿,最严重时可同时有胆汁淤积、肝细胞性黄疸、溶血性黄疸等三种产生黄疸的疾病并存。其发病机制与胆红素生成过多、结合胆红素排泄减少、肝摄取与结合异常等有关,详见上述各种类型黄疸的发病机制。

2. 临床特征 根据产生黄疸的不同病因,可兼有各型的特点,但血清总胆红素通常很高,常 $>585.5\mu mol/L$,且即使有溶血表现仍以结合胆红素增高为主。病情多复杂而严重,预后较差,病死率高。

3. 治疗 对因对症处理,详见前述的各型黄疸的治疗。

(蒋龙元)

17

第18章

发　绀

发绀（cyanosis）又称紫绀，指血液中还原血红蛋白绝对量增多或含有异常血红蛋白衍化物，致皮肤和黏膜呈不同程度的青紫样改变，发绀可以出现在全身皮肤和黏膜，但在皮肤较薄、色素较少和毛细血管丰富的血液循环末梢，如口唇、鼻尖、颊部、甲床、耳垂、舌、口腔黏膜和指（趾）末端等处较易观察且最为明显。应当注意，当一氧化碳中毒时，血中异常的碳氧血红蛋白增加，使血氧饱和度下降，但皮肤、黏膜呈樱桃红色，而不出现发绀。此外，发绀尚需与皮肤的异常色素沉着的假性发绀如银质沉着症、金质沉着症所产生的蓝色相区别：假性发绀的皮肤经加压将血液排挤后色素依旧不退，但发绀的皮肤则在用力加压后颜色即消退。银质沉着一般仅限于皮肤，而不沉着于黏膜上。

【病因与发病机制】

发绀主要是由于血液中还原血红蛋白的绝对量增多所致。还原血红蛋白浓度可用血氧的未饱和度表示。正常动脉内血氧未饱和度为 0.05，静脉内血氧未饱和度为 0.30，毛细血管内血氧未饱和度约为前两者的平均数。每 1g 血红蛋白约与 1.34ml 氧结合。当毛细血管血液的还原血红蛋白量超过 50g/L 时，皮肤黏膜即可出现发绀。

异常血红蛋白（如高铁血红蛋白或硫化血红蛋白）增多所致的发绀较为少见，高铁血红蛋白或硫化血红蛋白形成后，血红蛋白分子的二价铁被三价铁所取代，不仅失去携氧能力，而且使氧离曲线左移，引起组织缺氧，高铁血红蛋白和硫化血红蛋白的颜色比还原血红蛋白更深，当其在血液中的含量分别超过 30g/L 和 5g/L 时，即可出现发绀。

（一）血液中还原血红蛋白增多（真性发绀）

1. 中心性发绀　由于心、肺疾病导致动脉血氧饱和度（SaO_2）降低而引起的发绀。其特点是发绀可波及全身皮肤及黏膜，患者皮肤温暖，按摩局部不能使发绀消退，运动后有加重的倾向，常伴有杵状指及红细胞增多、SaO_2 降低。中心性发绀又可分为以下几种：

（1）肺性发绀：由于呼吸功能衰竭，肺通气或换气功能障碍，氧合作用不足，致体循环毛细血管中还原血红蛋白量增多而出现发绀，吸氧可使发绀减轻甚至消失。临床上常见于各种严重呼吸系统疾病：①呼吸道阻塞性病变，上气道阻塞（UAO）、气道异物、重症支气管哮喘、肺闭锁综合征；②肺部疾病，慢性阻塞性肺疾病（COPD）、肺炎、急性呼吸窘迫综合征（ARDS）、有毒气体中毒、肺结核、蜂窝肺综合征、弥漫性肺间质纤维化、职业性肺病、胸内结节病、弥漫性肺肉芽肿、特发性肺含铁血黄素沉着症、外源性变态反应性肺泡炎、肺不张、肺栓塞、肺淤血、肺水肿；③肺血管疾病，原发性肺动脉高压、肺动静脉瘘、肺淤血、海绵状肺血管瘤、门静脉 - 肺静脉侧支吻合（肝硬化时）、多发性肺小动脉栓塞、结节性多动脉炎；④胸廓胸膜疾病，大量胸腔积液、气胸、严重胸膜肥厚或胸廓畸形等。

（2）心性混血性发绀：由于心及大血管间存在异常通道，部分静脉血未通过肺进行氧合作用，即经异常通道分流混入体循环动脉血中，如分流量超过心排血量的 1/3 时，即可引起发绀，吸氧不能缓解发绀。临床上见于发绀型先天性心脏病，包括以早显性发绀为表现的法洛四联症、大血管错位、完全性肺静脉畸形引流、三尖瓣闭锁、永存肺动脉干、单心室（二房一室），和以迟显性发绀为表现的艾森曼格病、艾森曼格综合征、法洛三联症、埃勃斯坦畸形（三尖瓣下移畸形）合并卵圆孔未闭或房间隔缺损、肺动脉瓣闭锁或狭窄等。

（3）吸入气氧分压过低：慢性高山病、高空作业（海拔 3 000m 以上）及在通风不良的坑道或矿井作业。

2. 周围性发绀　由于周围血流循环障碍，血流速度缓慢，组织耗氧量增加引起的发绀。其特点是发绀常出现于肢体末梢部位及下垂部分，如肢端、耳垂及鼻尖等，这些部位皮温偏低，若按摩或加温，使之温暖，发绀即消失，一般无黏膜发绀，SaO_2 多正常。周围性发绀可由全身性疾病和局部血流障碍性疾病引起，包括：

（1）全身性疾病：①淤血性周围性发绀，由于体循环静脉淤血，周围血流缓慢，氧在组织中消耗过多以致出现发绀；可见于右心功能不全、缩窄性心包炎、局部静脉病变（血栓性静脉炎、上腔静脉综合征、下肢静脉曲张）等。②缺血性周围性发绀，如严重休克时，由于心排血量大为减少，周围血管收缩，循环血容量不足，周围组织血流灌注不足、缺氧，致皮肤黏膜呈青紫色。另外肢体动脉闭塞（如闭塞性动脉硬化症、血栓闭塞性脉管炎）或小动脉强烈收缩（如雷诺病或雷诺现象），也可引起局限性发绀，甚至健康人暴露于冷空气或冷水中时间过长，也可因血管收缩而出现发绀。③其他，冷凝集现象伴手足发绀症、冷球蛋白血症、真性红细胞增多症、睡眠呼吸暂停综合征。

（2）局部血流障碍性疾病：血栓闭塞性脉管炎、雷诺病、肢端发绀症、肢体动脉硬化所致的雷诺现象、结缔组织病所致的雷诺现象、心房黏液瘤、振动病、胸廓出口综合征、网状

紫斑、局部静脉病变

3. 混合性发绀 中心性与周围性发绀并存,临床上主要见于各种原因引起的心功能不全,由于肺淤血使血液在肺内氧合不足,同时周围血流缓慢,致使毛细血管内血液脱氧过多所致。

(二)血液中存在异常血红蛋白衍生物

1. 获得性高铁血红蛋白血症 通常可由伯氨喹、亚硝酸盐、氯酸钾、次硝酸铋、磺胺类、非那西丁、苯丙砜、硝基苯、苯胺等引起。由于大量进食含有亚硝酸盐或经细菌作用已变质的蔬菜,也可出现发绀,称为"肠源性发绀(又称肠源性青紫症)",是中毒性高铁血红蛋白症的一种类型。由于血红蛋白分子的二价铁被三价铁所取代,而失去与氧结合的能力。当血中高铁血红蛋白量达 30g/L 时,即可出现发绀。发绀特点是急骤出现,暂时性,病情严重,经过氧疗发绀不减,若静脉注射亚甲蓝溶液、硫代硫酸钠或大量维生素C,均可使发绀消退。抽出的静脉血呈深棕色,暴露于空气中也不能转变为鲜红色。分光镜检查可证明血内高铁血红蛋白的存在。

2. 先天性高铁血红蛋白血症 患者幼年即出现发绀,而无心、肺疾病及引起异常血红蛋白的其他原因。分光镜检查可证明血内高铁血红蛋白的存在。

3. 硫化血红蛋白血症 凡能引起高铁血红蛋白血症的药物或化学物品也能产生硫化血红蛋白血症,但患者须同时有便秘或服用硫化物(主要为含硫的氨基酸),在肠内形成大量硫化氢为其先决条件。所服用的含氮化合物或芳香族氨基化合物则起触酶作用,使硫化氢作用于血红蛋白,而生成硫化血红蛋白,当血中含量达 5g/L 时,即可出现发绀。发绀特点是持续时间很长,可达几个月或更长,因硫化血红蛋白一经形成,不论在体内或体外均不能恢复为血红蛋白,而红细胞的寿命仍正常;患者血液呈蓝褐色,加入抗凝剂在空气中振荡后不能变为红色,分光镜检查可确定硫化血红蛋白的存在。

【诊断思路】

一、病史

正确采集病史对鉴别发绀的病因非常重要,尤其应当注意以下几点:

1. 发绀出现的时间 出生后或幼年时即出现的发绀(早显性发绀),常为发绀型先天性心脏病或先天性高铁血红蛋白血症;伴有左至右分流的先天性心脏病患者,在并发肺动脉高压后,因有反向性分流,也可出现发绀,但出现发绀的年龄较晚(迟显性发绀);肺性发绀发生的较迟,多于中年后开始出现;反复发作的肢端发绀,常由局部血液循环障碍所致;随月经周期性出现的发绀则为特发性阵发性高铁血红蛋白血症的特点。

2. 发绀发生的速度 呼吸、循环系统急症,如急性肺部感染、ARDS、上呼吸道梗阻、急性左心衰竭、急性肺水肿、严重休克等,以及获得性异常血红蛋白(药物、化学物品或食物)所致的发绀多快速出现;COPD 及心血管病引起的发绀多缓慢出现,并持续存在。

3. 伴随症状 发绀伴呼吸困难,常见于重症心肺疾病和急性呼吸道梗阻、气胸等,高铁血红蛋白血症和硫化血红蛋白血症虽有显著发绀,而一般无呼吸困难;伴有咳嗽、咳痰等呼吸系统症状的发绀应注意肺性发绀;伴有心悸、乏力、呼吸困难,甚至端坐呼吸,或肝大、颈静脉怒张、下肢水肿的发绀可能与心功能不全有关;急性发绀伴意识障碍和衰竭表现,见于某些药物或化学物质急性中毒及休克、急性肺部感染等;休克或 DIC 时,除了可以出现意识障碍和全身发绀外,尚可有少尿、皮肤湿冷、脉搏细速、血压下降等周围循环衰竭的表现。

4. 起病诱因 对怀疑获得性异常血红蛋白血症所致的发绀患者,应了解发病前服用过哪些药品,吃过哪些食物,是否接触过含氮化合物或芳香族氨基化合物等,其常有明确的药物或化学物品接触史或进食过多富含亚硝酸盐的食物;儿童或体弱者进食腌菜或泡菜后出现的全身青紫,应注意肠源性发绀;婴幼儿灌肠后出现的发绀应想到有无误用亚硝酸盐的可能。

二、体格检查

主要了解患者有无心、肺或胸廓疾病的体征,如心脏杂音、肺部啰音、胸廓畸形等,以及发绀部位血液循环状况。此外,尤其应当注意以下几点。

1. 发绀的程度 ①重度全身性发绀多见于血液中异常血红蛋白所致的发绀和早显性发绀型先天性心脏病。前者通常无明显呼吸困难,但可有全身衰竭、意识障碍、血压下降以致休克;后者多伴有呼吸困难、杵状指和心脏病体征。②慢性肺源性心脏病急性加重期和迟显性发绀型先天性心脏病患者,常伴有继发性红细胞增多症,发绀也比较明显。③急性或发生不久的发绀,多不伴有红细胞增多,故发绀一般较轻,但急性上呼吸道梗阻性病变发绀却较明显。④伴有贫血的患者,其发绀可能不甚明显。⑤真性红细胞增多症患者的发绀常带有紫红色或古铜色。⑥肺性发绀吸氧后可减轻或消失,而心性发绀则不受吸氧影响。

2. 发绀的分布 中心性发绀常呈普遍性分布,累及全身皮肤和黏膜;周围性发绀常仅出现于血液循环障碍的区域,尤其是肢体末端,其中血管痉挛性病变所致的发绀常呈对称性分布,尤以双手手指为甚,双足或足趾较轻;血管闭塞性病变常呈非对称性分布,主要累及单侧下肢。另外尚有某些疾病引起的发绀可呈特殊的分布形式,如风湿性心脏病二尖瓣狭窄时,常以口唇和两颊部发绀明显;动脉导管未闭合并肺动脉高压引起的发绀,以下肢及躯干明显;完全性大血管错位伴动脉导管未闭时,头部及上肢发绀明显等。

3. 杵状指(趾) 发绀型先天性心脏病、COPD、肺癌及肺血管疾病引起的发绀,常伴有杵状指(趾)表现;而急性呼吸系统感染性疾病、后天性(获得性)心脏病、血液中异常血红蛋白衍生物,以及真性红细胞增多症引起的发绀一般都不伴有杵状指(趾)。

三、辅助检查

血常规检查可初步了解血红蛋白和红细胞的高低。血气分析检查对缺氧的诊断有一定帮助。胸部 X 线检查对发现心肺疾患有很大帮助。肺功能检查有助于了解肺功能状况。对于心血管疾病所引起的发绀应进一步行心电图、超声心动图检查,甚至心导管(包括漂浮导管)及选择性心血管造影检查以进一步明确诊断。纯氧吸入试验可鉴别肺性发绀与心性混血性发绀。

对发绀较深而心肺检查不能解释发绀原因者,应行血液特殊检查,以确定有无异常血红蛋白存在。低浓度亚甲蓝(美蓝)还原试验、分光镜检查是确定异常血红蛋白血症的特异诊断方法。

【处理原则】

一、病因治疗

针对原发病的治疗,是消除发绀的根本措施。治疗各种急、慢性呼吸系统疾病,积极改善肺功能,纠正低氧血症;强心及扩血管治疗,改善全身及局部的微循环,消除心血管疾病引起的中枢性和周围性发绀;对先天性心血管畸形有手术指征又无禁忌证时,应行手术治疗。

二、氧疗

通过吸氧,提高动脉血氧分压(PaO_2),从而增加 PaO_2 和 SaO_2,降低还原血红蛋白含量,为积极的治疗措施。该措施对因肺失调和弥散功能障碍引起的生理性分流产生的缺氧和发绀,氧疗效果明显,而解剖性分流一般吸氧并不能显著提高 PaO_2,单纯的 PaO_2 的提高,使肺泡 - 动脉血氧分压差($P_{A-a}O_2$)增加,对发绀的治疗效果不理想。

三、高铁血红蛋白血症的治疗

在临床急救中,因各种原因引起的高铁血红蛋白血症导致发绀者较为常见。高铁血红蛋白含有 Fe^{3+},治疗机制是将高铁血红蛋白还原为含有 Fe^{2+} 的正常血红蛋白,以恢复其与氧的亲和力。常用的药物是亚甲蓝(美蓝),其作用机制与用法详见本书"第61章第1节亚硝酸盐中毒"部分。大剂量维生素 C 也有一定作用。对病情危重者应予输新鲜血(200~400ml)或换血疗法。

(李 欣)

第 19 章

精神科常见紧急状态的鉴别和处理

精神科常见的紧急状态大多以"精神病理综合征"的形式表现出来,即并非一种特定的疾病状态,这是因为同一精神功能紊乱状态可由多种因素(并非某一种病因)引发,而不同的精神功能紊乱状态又可由同一种病因导致,因而对这些紧急状况的甄别与诊断需要考虑的因素要比特定疾病状态复杂得多;只有掌握了影响某种精神病理综合征的各种复杂因素,才能有针对性地处理好各种紧急状态。

| 第 1 节 | 兴奋状态 |

【病因与发病机制】

兴奋状态是精神活动增强、动作和/或言语明显增多的表现。患者在这种状态下,常因缺乏自我保护意识导致自伤,或扰乱四邻、无法管理而送精神科或综合医院急诊。较长时间处于兴奋状态者,体力消耗过度,加上饮食和睡眠减少,可能出现脱水、电解质紊乱乃至全身衰竭。因此,过度兴奋者送来急诊时往往病情较重。

一、常见类型

1. 协调性精神运动性兴奋 这类患者的言语和动作增多与思维、情感活动亢奋一致,并与环境保持联系、基本协调。这种活动增多是有目的和可以理解的,多见于躁狂发作和应激相关精神障碍。在幻觉或妄想的影响下,也可以发生这类兴奋状态,但多为时短暂,并常有冲动性。

2. 不协调性精神运动性兴奋 这类患者的动作和言语增加与思维和情感不一致,动作和言语单调、杂乱,缺乏目的和意义,令人费解。因此,患者的整个精神活动显得不协调。精神分裂症的紧张型和青春型出现的兴奋状态是这类兴奋的典型表现。谵妄状态也可出现这种兴奋,但常有明显的意识障碍。

二、病因机制

兴奋状态可见于多种精神疾病,其病因与发病机制随疾病的性质和类型不同而异;功能精神障碍的病因与发病机制通常不甚明确,故此处不予详述;器质性和中毒性精神障碍的病因与发病机制与原发病和中毒物质直接相关。

出现兴奋状态的常见精神疾病有:①精神分裂症,多见于紧张型、青春型和偏执型;②心境障碍(情感性精神障碍),主要见于躁狂发作;③应激相关障碍,主要见于急性应激障碍,如急性应激性精神病;④分离性障碍,主要见于癔症性情感爆发;⑤人格障碍,可见于反社会性人格、冲动性人格、表演性人格;⑥精神发育迟滞,见于冲动性兴奋和类躁狂发作;⑦癫痫性精神障碍,见于癫痫性意识朦胧状态和精神运动性发作;⑧躯体疾病、中毒或脑器质性疾病,见于器质性谵妄状态和类躁狂发作。

【诊断】

兴奋状态需根据不同病因予以处理,因而首先应对兴奋状态的原发疾病进行初步诊断与鉴别。

一、分裂症的兴奋状态

1. 紧张型 该类型患者可以出现紧张性兴奋,以突然发生的运动性兴奋为特点,如患者在木僵的基础上突然起床、毁坏物品、攻击他人或无目的在室内徘徊,不停地原地踏步,动作怪异,可有作态。言语内容单调、刻板、联想散漫,可出现模仿动作和模仿言语。这类兴奋一般持续时间较短,可自发缓解,常与木僵状态交替出现。根据患者的症状表现,尤其是在兴奋状态之前或之后出现木僵状态,诊断紧张性兴奋多不困难。

2. 青春型 该类型患者言语增多,内容凌乱,有明显的思维破裂;情感喜怒无常,变化莫测;表情做作、扮鬼脸;行为幼稚、愚蠢、奇特,常有兴奋冲动。患者的本能活动(性欲、食欲)亢进,也可有意向倒错,如吃脏东西和大小便等;可有片断幻觉和妄想。由于这型患者的不协调精神运动性兴奋有比较典型的分裂症症状,诊断多不困难。

3. 偏执型 该类型患者受幻觉或妄想影响,尤其是听幻觉,如听到有人辱骂、批评他,因此患者可能高声地回驳对方,甚至卷袖顿足,又跳又叫地对空大骂,情绪十分激动。这种兴奋状态一般随幻听的出现而呈阵发性。观察患者当时的表现,可以推测患者是与幻觉对骂;待患者安静之后,询问出患者当时的幻觉体验,有助于诊断。

二、心境障碍的兴奋状态

心境障碍中的躁狂发作大多表现为协调性精神运动性兴奋(并非狂躁),即躁狂三联征。①情感高涨:患者体验到

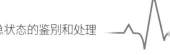

强烈而持久的喜悦和兴奋,面部洋溢着欢乐之情;但少数患者可能愤怒多于欢乐。②联想加速:患者体验到思维速度明显加快而表现为话多,滔滔不绝,严重时由于思维联想太快患者不能将全部思想表达出来,以致语不成句,易误为思维破裂。③动作增多:患者整天忙碌,做事有头无尾。严重时日夜不停地活动,又说又唱又跳,甚至无法坐定进食。具有上述典型表现者诊断不难。如果病史中有过类似发作或抑郁发作,且间歇期正常,则更支持躁狂性兴奋的诊断。

三、急性应激障碍的兴奋状态

在急剧而强烈的精神刺激下迅速起病,表现为强烈恐惧体验的精神运动性兴奋,行为有一定的盲目性,患者的言事内容多与精神因素或本人经历有关,易理解。有时患者有兴奋话多,易激惹,自我评价过高等类似躁狂症状,但缺乏躁狂症患者的思维奔逸、随境转移和音联、意联等表现,而且持续时间不长,一般数小时至一周。根据患者的发病过程及临床特点诊断多不困难。

四、分离性障碍的兴奋状态

分离性障碍在我国也称之为"癔症",这类障碍中的"情感爆发"常呈兴奋状态,一般在精神刺激后发病,表现为又哭又笑,又吵又闹,以夸张表演的姿态诉说他们的委屈和愤慨,带有尽量发泄的特征。有些患者的精神运动性兴奋颇为剧烈,可大发雷霆、嚎啕痛哭,甚至捶胸顿足、撕衣毁物,在地上打滚,以头撞墙或有自杀姿态。这类兴奋一般持续1~2小时,有时彻夜吵闹。发作前有精神因素,常有表演性人格基础。症状的表演性和情感发泄特点有助癔症的诊断。由于癔症样表现可见于多种疾病,甚至见于脑器质性疾病,故需要做相应检查,排除其他疾病引起的癔症样发作。

五、人格障碍的兴奋状态

人格障碍的诊断主要根据详细的病史,尤其是个人史,其诊断要点是:①开始于成年早期,甚至更早,并持续到成年或终生;②患者的个性特征明显偏离正常,而且表现在多个方面,如情感不稳,行为或情感的控制不佳,也可有某些特殊的感知和思维方式;③人格偏离使得患者形成了特有的行为模式,以致对环境适应不良,显著影响人际关系;④患者对自己与众不同的特殊行为模式认识不足,虽然反复发生不良后果,仍不能自行纠正。容易发生兴奋状态的人格障碍及其兴奋状态的特点如下:

1. 反社会性人格障碍 以行为不符合社会规范、缺乏自我约束、放纵自我、对人冷酷无情为特点,经常违法乱纪,行为具有冲动性,甚至发生斗殴伤人行为。虽然事后会承认错误,但缺乏罪责感,因此屡教屡犯。

2. 冲动性人格障碍 患者不能控制自己的情感冲动,以致突然发生暴怒甚至暴行,轻者口角、吵骂,重者毁坏家具财物,甚至殴斗伤人。事后后悔,但下次又同样冲动。与反社会性人格障碍不同点主要是前者平时没有不符合社会规范的行为。

3. 表演性人格障碍 患者多为女性,以过分感情用事或夸张言行,吸引他人注意为特点;常追求以自己为注意中心的活动(自我中心),需要被他人所关注,往往对人指手画脚;富于自我表演性、戏剧性、夸张性表达情感,一会儿发怒,一会儿绝望,一会儿吵闹不休,一会儿扬言自杀,常文过饰非。

六、精神发育迟滞的兴奋状态

在大脑发育过程中(通常是指18岁之前)由于各种有害因素导致精神功能发育不全或受阻、智力较同龄人落后的状态。由于这类患者自我控制能力不足,容易出现冲动性兴奋,尤其是在被他人激怒时,出现毁物、自伤或伤人等兴奋状态,伴有显著行为障碍者更突出,一般持续时间短,十几分钟至几十分钟便可平息。有的精神发育迟滞患者可出现类躁狂样症状,情绪高涨(欣快),动作和言语增多,但比较单调,缺乏感染力;可有破坏行为。亲属,尤其是父母介绍的发育史,可以帮助判断智能发育水平,在校表现及学科成绩对诊断更有帮助。智力测验能较客观地反映患者的智商。

七、癫痫所致精神障碍的兴奋状态

这是一组大脑异常放电导致的精神障碍。这类障碍中,癫痫性意识朦胧状态和精神运动性发作时可表现出兴奋状态,多具有反复发作性。

1. 意识朦胧状态 有些患者在癫痫发作后出现意识朦胧状态,而有些癫痫患者不表现抽搐发作而仅表现为意识朦胧状态的发作。在这种状态下出现恐惧或愤怒表情,且行为紊乱,缺乏目的性,甚至伤人毁物,以及行凶等残暴行为。这种状态可持续几分钟至数十分钟不等,中止突然。检查可发现患者在发作期间有明显的意识障碍,清醒后对发作中的情况大多遗忘。癫痫病史、脑电图异常,尤其是痫性活动波有助于诊断。

2. 精神运动性发作 又称复杂部分性发作,多由颞叶病变引起。发作时,除意识障碍外,可出现运动行为的异常,也可出现伤人、毁物及行凶等残暴行为。诊断依赖癫痫发作史和脑电图检查。

八、大脑与躯体疾病、中毒所致兴奋状态

这类兴奋为器质性兴奋状态,主要包括以下两类:

1. 谵妄状态 该状态下的患者常有精神运动性兴奋表现。其诊断和鉴别见本章"第2节 谵妄状态"。

2. 类躁狂状态 该状态下的患者表现情绪高、话多、活动也明显增多,但不如功能性躁狂患者那样精力旺盛;器质性兴奋大多呈阵发性发作,容易疲劳,情绪欣快,也较少有感染力。主要依靠病史、详细的体格检查、实验室检查和某些特殊检查做出诊断。

【治疗】

控制兴奋。

19

(一) 药物治疗

1. 苯二氮䓬类药 此类药物有轻度控制兴奋的作用,可口服地西泮 5~10mg。高效苯二氮䓬类,如氯硝西泮(口服 2~4mg,严重兴奋时可肌内注射 2mg)、劳拉西泮(2~4mg,口服或肌内注射)等的效果较好。这类药物的优点是副作用小。适用于不严重的兴奋状态,如癔症性情感爆发或急性应激性兴奋;也可用于躯体疾病、中毒或脑器质性疾病出现的兴奋状态,或不宜用抗精神病药的患者。一般短期使用,长期使用者需要注意药物依赖和成瘾性。这类药物与抗精神病药合用,可以减少抗精神病药的用量。

2. 抗精神病药 用于需要较强镇静作用的兴奋状态。非典型抗精神病药物,如喹硫平、奥氮平都有较好的安全性,可口服给药,有较强的镇静作用,初次剂量不宜过大(如喹硫平 50~100mg,奥氮平 2.5~5mg),视病情需要逐步增大剂量。严重兴奋状态还可以注射给药,如氯丙嗪 25~50mg,肌内注射,每 2 小时可追加 1 次,或氟哌啶醇 5~20mg 肌内注射(每天总量不超过 60mg)。兴奋程度较重者可采用静脉给药,如氯丙嗪 100mg 或氟哌啶醇 10~20mg 加入 200ml 液体中静脉滴注。起初滴入的速度稍快一些,待患者安静后减慢滴入速度,使患者维持安静状态。

3. 无抽搐电疗 简称"电疗",既往称为"电休克治疗"。此法有明显的控制兴奋作用,而且常常一次电疗就见效,但需维持治疗 8 至 12 次,以巩固疗效。一般只适于控制精神分裂症和躁狂发作的严重兴奋状态。电疗后再肌内注射氟哌啶醇 10~20mg,或氯丙嗪 25~50mg,效果更好。由于该治疗的特殊性,通常需要在精神专科医院实施。

(二) 对因治疗

根据不同性质、不同疾病的兴奋状态选择不同的处理方式。

1. 精神分裂症和躁狂症的兴奋 需要用抗精神病药物,轻者口服药物;较重者可以肌内注射给药;十分严重者需要静脉给药,或者加用无抽搐电疗。

2. 癔症性和反应性兴奋状态 可采用口服高效苯二氮䓬类药物,控制不良的情况下可用小剂量抗精神病药,如喹硫平 25~50mg,或奥氮平 2.5~5mg;必要时也可肌内注射氯丙嗪 25mg 或氟哌啶醇 5mg。

3. 人格障碍的兴奋 轻者无需药物处理,重者可口服高效苯二氮䓬类,发作过后应予以心理治疗。

4. 精神发育迟滞的冲动性兴奋 可按人格障碍处理。若出现类躁狂发作,可给予小剂量抗精神病药,如喹硫平 25~50mg,或奥氮平 2.5~5mg;必要时也可用氯丙嗪 25~50mg 或氟哌啶醇 5~10mg 肌内注射,还可使用心境稳定剂卡马西平,每次 0.1~0.2g,每日 3 次也可能有效,或碳酸锂每次 0.25~0.50g,每日 3 次,但可能在几天或一周后才起作用。

5. 癫痫的兴奋状态 一般用卡马西平,每次 0.1~0.2g,每日 3 次,或丙戊酸钠缓释片 0.25~0.5g,每日 2 次,视病情需要增加剂量;也可短时期使用苯二氮䓬类药物口服或肌内注射。

6. 大脑与躯体疾病、中毒所致的兴奋状态

(1)苯二氮䓬类药物:这类药物安全性好、副作用小,常为首选药,如地西泮 10mg 缓慢静脉注射(静脉注射过快可引起呼吸抑制,肌内注射则吸收不良)。高效苯二氮䓬类,如口服阿普唑仑 0.8~1.6mg,劳拉西泮 2~4mg,或氯硝西泮 2~4mg,效果更好;必要时也可用氯硝西泮或劳拉西泮(2~4mg)肌内注射。

(2)抗精神病药物:苯二氮䓬类效果不佳的情况下可选用。一般使用药物副作用小的非典型抗精神病药,如奥氮平 5~10mg/d,喹硫平 0.2~0.4g/d,视病情可适当增加剂量。也可使用经济的典型抗精神病药物,但明显影响血压的抗精神病药如氯丙嗪等,对有躯体疾病的患者比较敏感,容易引起血压下降,使用时需注意。奋乃静副作用相对较小,可肌内注射 5~10mg,每日 2 次,或静脉注射 1 次 5mg,用氯化钠注射液稀释成 0.5mg/ml,速度不超过 1mg/min。氟哌啶醇无影响血压的作用,可以肌内注射或静脉滴注 5~10mg,但容易引起急性锥体外系反应,也宜注意。出现锥体外系反应时,可加用口服苯海索 2mg,每日 2~3 次,或临时肌内注射东莨菪碱 0.3mg。出现类躁狂发作时,可用卡马西平,每次 0.1~0.2g,每日 3 次,并根据病情调整剂量。

(三) 对症治疗

如患者有脱水、电解质紊乱,应补液、纠正脱水、酸碱平衡和电解质紊乱及营养维持治疗。有感染者,应给予适当的抗生素控制感染。对家庭、社会影响较大兴奋躁动患者,应收精神专科住院治疗。

第 2 节	谵妄状态

【病因与发病机制】

谵妄状态是一种病因学上不具有特异性的急性脑器质性综合征,是在意识清晰度下降的背景基础上所表现的意识内容改变,其病理基础是整个大脑皮质功能障碍。由于患者有明显的精神活动异常,常被直接送到急诊科,并需精神科医生急会诊处理。

一、常见病因

1. 急性缺氧 如窒息、自缢、麻醉意外等引起大脑严重缺氧而导致谵妄状态。

2. 躯体或颅内的感染性疾病 ①细菌感染:流行性脑膜炎、结核性脑膜炎、中毒性菌痢、中毒性肺炎、败血症、脑脓肿、硬膜下积脓、伤寒等。②病毒感染:乙型脑炎、单纯疱疹脑炎、肠道病毒脑膜脑炎、流行性出血热、散发性脑炎等。③立克次体感染:流行性斑疹伤寒、地方性斑疹伤寒、恙虫病等。④螺旋体感染:钩端螺旋体病等。⑤寄生虫感染:脑型血吸虫病、脑型疟疾等。

3. 颅脑损伤 脑挫裂伤、脑内血肿、脑出血、蛛网膜下腔出血等。

4. 代谢障碍和内分泌疾病 包括尿毒症、肝性脑病、肺性脑病、酮症酸中毒,代谢性或呼吸性酸中毒或碱中毒、血钠或血钙过高、甲状腺危象等。

5. 中毒 ①化学物质:铅、砷、氰化物、有机磷农药、一氧化碳、乙醇等中毒。②药物:抗精神病药、抗躁狂药、抗抑郁药、抗胆碱能药等中毒。

6. 生理原因 老年人在躯体感染后、或疲劳等因素可诱发谵妄状态的发生。

二、发病机制

1. 病变进展速度 谵妄状态是急性脑病综合征的表现;对脑损害和破坏越急骤的疾病,越易导致谵妄。

2. 脑损害的广泛性 谵妄状态通常是双侧大脑弥漫性功能损害所致,而非局灶性病灶引起。

3. 年龄与个体素质 感染、中毒、脑外伤等发生在儿童与青少年及年长者时,容易导致谵妄状态,具体发病机制不详。

【诊断】

一、谵妄状态的临床特征

1. 意识水平降低 表现为定向障碍。患者意识水平在一天之内可有波动,往往傍晚或晚上加重,或者仅在晚上出现意识障碍。

2. 精神运动性兴奋 常表现兴奋不宁,不停地扭动身体,或循衣摸床,或表现出既往职业性动作。患者对提问多不回答,或回答不切题。有时喃喃自语,思维不连贯。

3. 感知觉障碍 可有幻觉或错觉,尤以幻视较多见。错觉和幻觉内容多为恐怖性或迫害性。患者可因攻击或逃避幻觉到的敌人或野兽而产生冲动行为,毁物、伤人或自伤,或越窗逃走、造成意外事故。

二、不同病因的谵妄诊断要点

1. 感染性疾病所致的谵妄 一般有发热,而且发病较急,血液培养有可能找到病原体,血清学检查有可能发现特异性抗体或抗原。颅内感染多伴有脑膜刺激征,脑脊液检查有很大帮助。

2. 颅内疾病或损伤所致的谵妄 一般发病急,且症状严重。脑 CT 扫描和 MRI 对这类疾病有肯定的诊断价值。颅脑损伤的诊断可依据头部外伤史。

3. 代谢障碍或内分泌疾病所致的谵妄 患者先有某一脏器或内分泌系统疾病,发病缓慢,病程较长。细致的体格检查可发现相应的体征。注意呼出的气味有提示意义,如"肝臭"见于肝性脑病,"尿臭"见于尿毒症,"酮味"为酮症酸中毒。相应脏器的功能检查结果可提示处于衰竭状态。

4. 中毒或其他意外事故所致的谵妄 多发生于特殊环境或条件之下,而且发病大多十分急骤。中毒物质、药物接触史及发病过程对诊断很有价值。认真查看患者的体征,如瞳孔的大小(颠茄类、可待因、氰化物中毒瞳孔放大,吗啡类药物、氯丙嗪、水合氯醛、毒蕈和有机磷中毒瞳孔缩

小)、呼出的气味(酒味提示乙醇中毒,大蒜味提示有机磷中毒,苦杏仁味提示氰化物、木薯、苦杏仁中毒)等,都有诊断意义。

【治疗】

一、病因治疗

谵妄处理的基本原则是尽快查明病因,及时针对病因治疗。如感染性疾病所致的谵妄,应及时给予强有力的抗生素治疗;由中毒引起的谵妄,应尽快排除体内的毒物和给予特殊的解毒剂;颅内血肿等应及时手术治疗等。

二、支持和对症治疗

对于找到或未找到病因的谵妄患者都应及时给予对症、支持治疗,不能等待病因明确后再治疗。首先要维持生命体征的平稳,纠正水、电解质和酸碱平衡紊乱,改善患者的营养状况等。

三、控制兴奋躁动

选择精神药物的原则是安全、有效,而且作用迅速。巴比妥类可加重意识障碍,应避免使用。

1. 苯二氮䓬类药物 常为首选药物,如阿普唑仑 0.8~1.6mg,劳拉西泮 2~4mg,或氯硝西泮 2~4mg,后两种药物均可肌内注射。

2. 抗精神病药物 苯二氮䓬类效果不佳的情况下,可选用抗精神病药物,如奥氮平 5~10mg/d,喹硫平 0.1~0.4g/d,视病情可增减剂量。也可使用经济的典型抗精神病药物,但副作用相对较多(见"本章第 1 节 兴奋状态")。为了控制谵妄时的兴奋躁动,苯二氮䓬类药物与抗精神病药合用,可减少抗精神病药的剂量。

四、安全防范

由于患者有意识障碍,不能正确判断周围环境,而且受幻觉或错觉的影响,有可能发生伤人、毁物、自伤或其他意外,因此,需特别注意环境设施的安全性,并派专人护理,注意防范意外事故发生。

第 3 节　　　木僵状态

【病因与发病机制】

一、基本概念

木僵状态是在意识清晰状态下表现的精神运动性抑制综合征。轻者言语和动作明显减少或缓慢、迟钝,又称为亚木僵状态。严重时全身肌肉紧张,随意运动完全抑制,呆

坐、呆立或卧床不动,面无表情,不吃不喝,对体内外刺激无反应,因而常被送来急诊。

木僵不同于昏迷。木僵一般无意识障碍,各种反射保存。患者通常双眼睁开,并可注视检查者,或跟踪移动物体;且常抗拒检查。木僵解除后,患者可回忆木僵期间发生的事情。而昏迷则为严重意识障碍的表现,对一切刺激均无反应,且各种反射减弱或消失;患者通常闭眼,眼睑松弛,肢体任检查者搬动;清醒后对昏迷期间发生的事情不能回忆。

二、常见病因

出现木僵状态可见于以下多种精神疾病,因而其病因与发病机制随疾病的不同而异:

1. 精神分裂症的紧张性木僵。
2. 心境障碍的抑郁性木僵。
3. 应激相关障碍的反应性木僵。
4. **脑器质性疾病的器质性木僵** ①感染:如乙型脑炎、散发性病毒性脑炎。②中毒:如一氧化碳中毒性脑病。③脑肿瘤:如上段脑干和第三脑室肿瘤。④脑血管病:如蛛网膜下腔出血等。⑤脑外伤:如硬膜下血肿、颅内血肿。⑥脑变性病:如肝豆状核变性。⑦癫痫。
5. 药物所致的药源性木僵。

【诊断】

区分不同的木僵有助于确定有效的治疗方案。

一、紧张性木僵

精神分裂症紧张型的典型表现。轻者言语动作明显减少,有时呆坐呆立,可出现刻板动作、刻板言语、模仿动作、模仿言语和违拗等症状。严重时则不语、不动、不纳(不主动进食)、不拉(不自觉解大小便)。双目凝视,面无表情,推之不动,呼之不应(缄默),甚至针刺皮肤也无反应,肌张力较高。膀胱和直肠内虽有大量的尿和粪也不去解;口腔内虽积有大量的口涎既不咽下,也不吐出,而任其顺口角流出。全身肌张力增高,并可引出蜡样屈曲和空气枕头。呼吸和脉搏变慢。血压偏低,瞳孔缩小,对光反应迟钝。患者对周围事物虽无反应,但一般仍可正确感知;有的患者在木僵解脱之后可清楚说出病中经过。在安静环境下,向患者小声耳语,有时可获得回答。有的患者在夜深人静之际,可在室内走动、解便或觅食,但一遇到外界刺激又立即陷入木僵状态。紧张性木僵持续时间不一,短者数小时,长者可数月;既可逐渐消失,也可突然结束;部分患者可进入兴奋状态,或与兴奋状态交替发生。典型的紧张性木僵诊断并不困难,但需与其他木僵(尤其是器质性木僵)相鉴别。

二、抑郁性木僵

见于严重的抑郁发作。随着患者情绪低落的加重,言语、运动也逐渐减少,呈亚木僵状态。患者首先感到肢体沉重,继而终日卧床,呈少语、少动、少纳、少拉的"四少"状态,对外界一般刺激反应很慢,也可伴有唾液和大小便潴

留。患者的肌张力多正常,通常无违拗表现。如耐心询问患者,常可获得微弱回答,或以点头摇头示意;有时可见眼角嘀泪,有情感流露。患者在进入木僵之前,通常有明显的抑郁情绪,睡眠障碍,尤其是早醒,食欲降低,以及消极意念,有助抑郁症的诊断。

三、反应性木僵

由突然而强烈的精神创伤引起的精神运动性抑制,起病急,患者既无动作,亦无表情,但有的视线仍与环境保持一定联系,有的伴有一定意识模糊。这一状态历时短暂,可迅速恢复或转为兴奋状态。恢复后对木僵期间的经历多不能回忆。这类木僵诊断多不困难,因为它是紧接突然而强烈的精神创伤之后发生的。

四、器质性木僵

发生于严重急性脑损害或脑功能紊乱的木僵。凡是能引起脑损害的原因,如感染、中毒、脑肿瘤、脑血管病、脑外伤、脑变性疾病以及癫痫,都有可能引起木僵状态。器质性木僵也表现为不语和不动,而且可有肌张力增高和病理反射,有的患者可有被动进食或排便等动作。识别器质性木僵主要依靠:①患者有中毒、感染、缺氧、癫痫、脑血管病或脑外伤等病史;②病程中有意识障碍或癫痫发作;③体格检查,尤其是神经系统检查发现有阳性体征;④实验室或特殊检查能提供相应的佐证。

五、药源性木僵

由药物引起的木僵,易出现于药物剂量过大时,多见于大剂量抗精神病药治疗中,常伴有药源性锥体外系反应,包括面具脸、四肢肌张力增高、震颤等表现。

【治疗】

一、对因治疗

尽快确定引起木僵的原因,尤其是器质性木僵及药源性木僵,针对病因采取有力措施。

二、对症治疗

根据不同性质的木僵,采取相应的治疗方法。

1. **紧张性木僵** 解除紧张性木僵的最好方法是电疗,只需要做2~3次(每日1次或隔日1次),木僵即可明显缓解。因此,若患者无禁忌证,应尽早给予电疗。如患者不适宜电疗,可采用静脉滴注舒必利200~400mg/d,待患者能口服时改用口服舒必利每次0.1g,每日3次,逐渐加大至0.6~1.0g/d。

2. **抑郁性木僵** 解除抑郁性木僵的最好方法也是电疗。由于这类患者的年龄可能偏大,因此最好用改良的无抽搐电疗。当患者能口服给药时,应给予抗抑郁药物,如新型抗抑郁药物氟西汀20mg,早上空腹;双相障碍的抑郁性木僵可加用拉莫三嗪50~100mg,每日2次,但需注意过敏

性皮疹。

3. 反应性木僵 此类木僵可自行缓解，一般无需特殊治疗。若木僵状态持续较长时间，或者已转入兴奋状态，可给予苯二氮䓬类，如氯硝西泮 2~4mg 肌内注射，或小剂量有镇静作用的抗精神病药，如奋乃静或氟哌啶醇 5~10mg 肌内注射。

4. 器质性木僵 应针对各种不同的器质性原因进行治疗，如抗感染、手术切除肿瘤或血肿等。

5. 药源性木僵 若系服用抗精神病药物伴有明显锥体外系反应的，可口服苯海索 2mg，每日 2~3 次，并根据病情适当减少抗精神病药物，必要时可换用锥体外系反应轻微或无此类副作用的药物，如喹硫平、氯氮平，具体剂量根据病情需要及原用药物剂量而定。

三、支持疗法

木僵患者进食多有困难，因此需要安置胃管，补充液体和营养。器质性木僵患者还需预防压疮形成。

第 4 节　　　缄默状态

【病因与发病机制】

一、基本概念

缄默即不说话，指患者在意识清晰状态下，没有普遍的运动抑制的情况下始终保持沉默，既不说话，也不用言语回答任何问题，但有时可用表情、手势或书写表达自己的意见。木僵患者也缄默不语，但木僵患者有普遍的运动抑制。因此，木僵患者的不语不能诊断缄默状态。

二、常见病因

缄默状态可见于以下多种疾病，因而有着不同的发病机制，此处略不便详细阐述。缄默的常见疾病有：分裂症缄默、癔症性缄默、选择性缄默症、器质性缄默等。

【诊断】

区分不同性质的缄默有助于确定有效的治疗方案。

一、分裂症缄默的诊断

精神分裂症患者的缄默可以在木僵的基础上，也可在无明显木僵的情况下出现。这类患者对询问不作回答，或不理睬；少数患者可用书写作简单回答。常有敏感多疑、过分警觉、敌意、被害感等其他分裂症症状，有助于诊断。

二、癔症性缄默的诊断

患者不用言语回答问话，而是用点头、手势、表情或书

写方式表达自己的意见，通常无痛苦表情，也不积极要求治疗。部分癔症性缄默由癔症性失音引起，此时患者想说话，但又苦于不能发音。患者努力作发音状，却完全发不出声音或者发出嘶哑或耳语声。患者的发音障碍与精神因素有密切关系，并有表演性人格，有助于癔症的诊断。

三、选择性缄默症的诊断

见于儿童或青少年，患者具有理解和说话的能力，但在某种或某几种社交场合（多见于学校）拒绝讲话，而在其他场合可以正常讲话，根据这种表现，诊断多不困难。

四、器质性缄默的诊断

器质性缄默并非真正意义上的缄默，而是由于脑损伤所致，常见有以下几种：

1. 运动性（表达性）失语症 严重的脑损伤可表现类似缄默的症状。这类患者是由于大脑的言语运动中枢受到了器质性损害，如外伤或肿瘤压迫，以致言语运动肌肉得不到言语运动中枢的指令而失去说话功能。患者能理解他人的说话，也很想说话。轻者能发单词而不能成语句，严重者完全不能说话。

2. 去皮质状态 称为无动性缄默症，是一种特殊的意识障碍，不是真正的缄默。患者貌似清醒，眼睑开闭自如，眼球灵活转动或凝视，但不能随光或物体作跟随运动。患者无任何意识活动和反应，不语不动。对疼痛刺激反应存在，角膜反射和瞳孔对光反应正常。可出现吸吮、咀嚼和强握反射。四肢肌张力可增高，并可出现自发性或反射性去皮质强直或去脑强直。两侧病理征阳性。本症的大脑皮质弥散或广泛严重损害而脑干某些功能尚存。

【治疗】

根据原发病的性质和种类不同，采取不同的治疗措施。

一、分裂症缄默的治疗

使用抗精神病药物治疗，如：舒必利（0.1~1.0g/d）、（0.1~0.8g/d）、阿立哌唑（10~30mg/d）。严重者可按紧张型精神分裂症处理（见本章"第 3 节　木僵状态"）。

二、癔症性缄默的治疗

常用暗示治疗（心理治疗中的一种）。治疗前应先做好充分的准备，匆忙的暗示治疗常常失败，必须在建立高度信任的关系之后再实施暗示治疗。先检查患者的声带，将检查结果告诉患者，并向他说明他的发音器官是好的。然后在配合针灸或电针刺激治疗的同时给予语言暗示，诱导患者发"啊"音，逐渐转为发单词和句子。

三、选择性缄默症的治疗

对这类患者主要采用心理治疗。若患者同时合并情绪或行为障碍，可同时予以相应药物治疗。

四、器质性缄默的治疗

主要在于鉴别,治疗的关键是病因治疗。

第 5 节　　急性幻觉状态

【病因与发病机制】

一、基本概念

急性幻觉状态一般指在无明显意识障碍的情况下突然出现大量的幻觉,以幻听和幻视较多见,但也可以出现其他幻觉,如触幻觉、味幻觉和嗅幻觉。幻觉内容多对患者不利,如听到辱骂、威胁的声音,或者听到要把他关进监狱或害死他及其一家人的声音。有些患者还同时有妄想。急性幻觉状态常导致患者明显的情绪反应,并可引起逃避、自伤、自杀或暴力攻击行为,因而送来急诊。

二、病因机制

急性幻觉状态可见于以下多种疾病,因而有着不同的发病机制,功能性障碍的发病机制不甚清楚;器质性障碍与脑损害的部位、性质、程度有关;致幻剂可能通过激动 5- 羟色胺 2(5-HT2)受体产生致幻作用,但也无明确定论。

1. 功能性精神障碍　急性幻觉状态可见于精神分裂症、急性应激障碍、癔症性精神病及少数心境障碍患者。

2. 中毒与器质性疾病所致精神障碍　中毒性精神障碍,如酒精中毒性幻觉症、致幻剂或麻醉品引起的幻觉症。急性器质性精神障碍有时也出现急性幻觉状态。

【诊断】

一、功能性精神障碍的急性幻觉状态

1. 精神分裂症　有些精神分裂症尤其是妄想型患者,在疾病的某一时期出现大量幻觉,以听幻觉多见,也可有其他类型的幻觉。幻觉内容多为迫害性质,以致患者情绪激动,甚至产生自伤、自杀、躲避、或伤人、他杀等行为。

患者在意识清晰的情况下出现持续较长时间的言语性幻听本身就有诊断精神分裂症的价值,若发现精神分裂症的其他症状,如荒谬或多种妄想,精神分裂症的诊断就更为肯定。

2. 急性应激障碍　该类障碍中的急性应激性精神病患者可出现短时幻觉,以听幻觉为多见,也可有视幻觉等其他幻觉。幻觉的内容不怪异,与精神因素和情感体验密切有关,称为心因性幻觉。

3. 分离性障碍　此类疾病中的"癔症性精神病"可出现幻觉状态,通常在一定的精神刺激之后发病,发作时可出

现鲜明的幻觉,以听或视幻觉为多见,持续时间短暂。内容涉及患者以往的生活经历,常具有幻想性和表演性,有强烈的情感色彩;有时意识范围缩窄,症状可随暗示而改变。

4. 心境障碍　少数严重抑郁症患者可出现幻听,一般为不连贯的片断言语声,如谩骂、斥责、嘲弄或令其自杀等。也可以听到痛苦的呻吟声或镣铐声,常同时伴有罪恶妄想。患者严重的抑郁情绪和其他抑郁症状如完全丧失兴趣,明显的精神运动性迟钝、早醒、食欲和性欲缺乏以及体重减轻有助于抑郁症的诊断。

二、中毒与器质性疾病所致急性幻觉状态

1. 酒精中毒性幻觉症　①酒精中毒性幻觉症:患者可在意识清晰状态下出现大量的听幻觉,常伴有被害妄想和嫉妒妄想。②震颤谵妄:慢性酒精中毒患者在震颤谵妄时也可有明显的视幻觉和听幻觉,多为看见许多小动物或昆虫,如蚂蚁、毛毛虫等,这时患者有意识障碍,与酒精中毒性幻觉症不同。患者既往有酗酒史、多次醉酒史,以及酒精中毒的其他精神和躯体症状,如记忆障碍和肝功能受损,这些有助于酒精中毒的诊断。

2. 致幻剂或麻醉剂引起的幻觉症　摄入致幻剂,如麦角酸二乙胺、南美仙人掌毒碱、苯丙胺类(冰毒、摇头丸、麻古等)、大麻、氯胺酮(K 粉),以及麻醉品如可卡因和苯环利啶后,可以出现急性幻觉状态。表现为各种幻觉,尤以听和视幻觉为多,可同时有时空方面的感知障碍。诊断主要依靠服药史或吸毒史,如血液或尿液中查出毒品或其代谢产物,更是诊断的有力佐证。

3. 急性器质性精神障碍　可出现大量生动的视幻觉,也可有听幻觉。由于内容多为恐惧性的,因而患者有恐惧表情及逃避反应,同时有意识障碍,即谵妄状态。该状态下患者容易发生意外,例如将窗户当作门发生坠楼事故。患者的意识障碍和同时存在的大脑或躯体疾病症状和体征有助于诊断。

【治疗】

一、优先处理

急性幻觉状态患者若出现兴奋或其他意外行为,如自伤、自杀或攻击行为,应优先处理,采取有力的监管和约束措施保障患者的安全,对器质性和中毒性幻觉状态应积极针对病因进行处理。

二、对因对症治疗

1. 精神分裂症　常使用非典型抗精神病药,如奥氮平15~20mg/d,利培酮 3~6mg/d,氨磺必利 0.1~0.8g/d,都有较好的抗幻觉作用。若经济条件受限,也可给予具有显著抗幻觉作用的典型抗精神病药物治疗,如奋乃静和舒必利等,一般从小剂量开始,如奋乃静每次 2~4mg,每日 3 次,逐渐加大至 40~50mg/d,或舒必利每次 0.1g,每日 3 次,逐渐加大至 0.6~1.0g/d。有些患者同时有兴奋或过激行为,可给予镇

静作用较强的抗精神病药,如氯丙嗪 25~50mg 或氟哌啶醇 5~20mg,肌内注射;兴奋程度较重者可采用静脉给药,如氯丙嗪 100mg 或氟哌啶醇 10~20mg 加入 200ml 液体中静脉滴注。

2. 急性应激性精神病 可给予小剂量抗精神病药物,如奥氮平 2.5~5mg/d,或舒必利 0.1~0.3g/d,或奋乃静 4~8mg/d。同时进行心理治疗,或改变环境。

3. 癔症性精神病 给予小剂量有镇静作用的抗精神病药(同反应性精神病),让患者入睡即可解除癔病发作状态,幻觉状态也就随之消失。醒后幻觉通常不会再出现,但应继续进行心理治疗。

4. 心境障碍 伴有显著幻觉的严重抑郁发作患者在给予抗抑郁药的同时,合并使用抗精神病药物,如抗抑郁药物帕罗西汀、氟西汀、西酞普兰等,20~40mg/d,合并使用抗精神病药物奥氮平 5~10mg/d,或舒必利 0.2~0.8g/d;还可以考虑电疗。

5. 精神活性物质所致精神障碍 ①酒精中毒性幻觉症:给予抗精神病药如奥氮平 5~10mg/d 或奋乃静 8~20mg/d,有的小剂量即可有效。同时补充 B 族维生素,戒酒可防止以后再发。②致幻剂或麻醉品引起的幻觉症:停止吸入致幻剂或毒品,幻觉持续较久者,可用抗精神病药治疗(同酒精中毒性幻觉症)。

6. 急性器质性精神障碍 参见本章"第 2 节 谵妄状态"。

第 6 节 急性妄想状态

【病因与发病机制】

一、病因

急性妄想状态一般指在无明显意识障碍的情况下突然出现大量的妄想,可表现为不同的形式,如:有的是内容杂乱的妄想,如关系妄想、被害妄想、嫉妒妄想等混杂在一起,妄想内容虽结构松散,但精神活动完全被妄想所支配,情绪和行为均受妄想的影响;有的表现为妄想性知觉或妄想心境,如患者感到周围事物都好像完全在针对自己,为此有不安全感,进而产生逃避或攻击行为。有些精神病,尤其是精神分裂症,在某一段时间以妄想作为临床表现的核心症状,可伴有幻觉,妄想可因幻觉而加强。强烈的妄想使得患者的行为明显异常:害怕被人毒害而拒绝进食,害怕被人迫害而先攻击他人等。有的妄想患者被带来看急诊,多不是因为妄想本身,而是因妄想引起的种种行为异常,如自伤、自杀、攻击行为或逃避行为。

急性妄想状态可见于急性短暂性精神病、感应性精神病、伴精神病性症状的心境障碍、急性器质性精神障碍等多种疾病。

二、发病机制

素质因素和心理应激因素在功能性急性妄想状态的发生中具有重要意义。患者的易罹患素质表现为敏感多疑,或具有"脆弱型人格"。在精神因素作用下,发生猜疑、牵连观念、关系妄想和被害妄想。在一些特殊环境(如旅途、移民、拘禁)或躯体功能削弱(如耳聋、劳累)的情况下更容易发生,并形成一些特殊临床亚型。

【诊断】

一、急性短暂性精神病

包括分裂样精神病、旅途性精神病、妄想阵发、拘禁性精神病等多种形式和不同性质的疾病,病程短暂,除分裂样精神病有复发的可能外,其他急性短暂性精神病往往属于一过性精神病性障碍。

1. 分裂样精神病 在精神分裂症的急性期可以出现原发性妄想。患者的妄想心境或妄想知觉支配着患者的情绪和行为。例如:患者在走近门诊部大门时,突然感到门诊大楼立即要爆炸了,于是拔腿就跑。这种原发性妄想对于精神分裂症的诊断具有特征性,但常常难以发现,或不被人注意。

妄想型分裂症以妄想为主要临床表现。有时妄想十分突出,而且持续存在,不但产生强烈的情绪反应,而且可以引起过激行为,如出现自伤、自杀、或到处躲避迫害,或出现攻击行为。患者的妄想具有荒谬怪异的特点,而且常常有两种或多种妄想同存,如同时有肯定的言语性幻听,精神分裂症的诊断就比较肯定。

2. 旅途性精神病 指病前存在明显综合性应激因素(如过度疲劳、过分拥挤、睡眠缺乏、精神紧张、慢性缺氧、营养水分缺乏等),在旅途中(铁路、公路、水路或空中旅行等)急性起病的精神病,主要表现为片段的幻觉、妄想和行为紊乱,有的患者可有意识障碍。病程短暂,停止旅行与充分休息后数小时至 1 周内可自行缓解。

3. 妄想阵发 指那些发病急,而且很快缓解的妄想状态,其临床特点为:

(1)突然起病:像晴天霹雳一样,内容完全成熟的妄想突然破坏了理智的平衡,发作前没有预兆。

(2)妄想的特征:妄想从发作开始就完全建立起来了,并暗暗地发展,然后以不可抗拒的力量突然暴发出来。妄想内容变化多样,结构松散、杂乱和多变,例如被害妄想、夸大妄想、神秘妄想、钟情妄想等混杂在一起或彼此变换。可以伴有幻觉,错觉或推理障碍,思维完全被妄想所支配,患者缺乏自知力。

(3)可伴有意识混浊和情绪不稳定:患者出现一定程度的意识障碍,以及从焦虑、激惹到冲动,甚至发展到呆滞。

(4)迅速缓解:妄想在几小时、几天或几周内恢复至病前的心理功能水平,但可以复发,存在妄想状态的易罹性。

4. 拘禁性精神病 指在拘禁的特殊条件下出现的反

应性精神病,是拘禁反应中最重的一种精神病。常发生在拘禁早期,初犯、重刑犯及被单独隔离的拘禁者较为多见。临床症状与患者的具体心理特征有关,予以调换环境、或暂时释放、或加强教育后,精神症状会减轻或消失。表现形式有多种。

(1)兴奋状态:表现为在监内兴奋躁动,不眠、撕衣毁物,甚至有破坏越狱行为。

(2)妄想状态:表现为与拘禁有关的特异内容的被害妄想及认为自己不曾犯罪的无罪妄想。

(3)幻觉状态:以幻听多见,内容常与犯罪和被拘禁有关。

(4)朦胧状态:表现为行为紊乱,不着衣裤,不能自理饮食,随地大小便,目光常显呆滞。

(5)癔症样发作:可表现为情感爆发,痴呆样,或全身抽搐等多种形式。

二、感应性精神病

两个或多个彼此亲近的人同时出现相似的妄想(感应妄想),妄想内容以被害、着魔或夸大为常见。在这些患者中,其中一个是原发的精神病患者,而且他对其他患者具有权威性,就是他将妄想感应给其他患者。鉴别的方法是将他们隔离开后,被感应者的妄想可迅速消失。

三、心境障碍

1. 严重躁狂发作 患者夸大妄想可能十分突出,而且影响着患者的行为,同时还可能有被害妄想。这类妄想的特征是:患者对自己的妄想信念不十分坚信,而且也多见于疾病的严重期。同时存在情绪高涨、话多、思维奔逸和活动增多等躁狂症状,有助于诊断。

2. 严重抑郁发作 患者可以出现以明显罪恶妄想、虚无妄想和被害妄想为主要临床表现的临床相;通常见于抑郁发作的严重时期,而且有十分明显的其他抑郁症状,如情绪极度低落,完全丧失兴趣,明显的精神运动性迟钝、早醒、食欲和性欲缺乏和体重降低等。

四、急性器质性精神障碍

这类精神障碍容易表现出谵妄状态,此时患者出现较多的妄想和幻觉。妄想的内容常不固定、片断、凌乱,常见有关系妄想、被害妄想,同时伴有错觉和恐怖性视幻觉,患者的意识障碍和同时存在的脑器质性疾病或躯体疾病的症状,都有助于急性器质性精神障碍的诊断。在急性期过后,有些患者可有残留妄想,以被害妄想为多见,并可持续较长时间。

【治疗】

一、优先处理

当患者受妄想的影响出现兴奋、攻击行为,或自伤、自杀行为,应优先处理兴奋、暴力攻击行为、自伤或自杀行为,

采取有力的监管和约束措施保障患者的安全。

二、对因对症治疗

1. 急性短暂性精神病 如有精神因素,应积极解除心因,同时给予小剂量抗精神病药,如奥氮平 5~10mg/d,喹硫平 0.2~0.4g/d;或使用典型抗精神病药物,如奋乃静每次 2~4mg,每日 3 次,视病情需要逐渐加大剂量至控制症状;也可以用小剂量氟哌啶醇肌内注射(如 5~10mg,每日不超过 60mg)。分裂样精神病的急性症状控制后,通常需要维持一段时间口服抗精神病药物治疗。

2. 感应性精神病 将患者隔离开,被感应者经解释和教育后,妄想可迅速消失;对原发的精神病患者则需要采用抗精神病药物治疗(同急性短暂性精神病的治疗,若症状持续不缓解可延长治疗时间)。

3. 心境障碍 伴精神病性症状的抑郁发作,用药原则是抗抑郁药与抗精神病药合用治疗,可选用新型抗抑郁药物,如帕罗西汀、氟西汀(20~40mg/d,一次顿服),也可三环类抗抑郁药物,如阿米替林、丙米嗪、氯丙米嗪、多塞平(75~250mg/d,分 2~3 次口服),合并使用奥氮平 5~10mg/d,或舒必利 0.2~0.8g/d 治疗,严重者可用电疗。

4. 急性器质性精神障碍 除积极针对病因治疗外,应处理谵妄状态(见本章"第 2 节 谵妄状态")。对后遗性妄想的处理同急性短暂性精神病的治疗。

第 7 节　　急性痴呆

【病因与发病机制】

一、基本概念

痴呆是指在大脑发育基本成熟和智能发育正常(通常指 18 岁)之后,由于各种因素导致大脑功能紊乱或受损而表现出多个智力因素倒退的现象。患者意识清晰,但记忆力、计算力、理解力、分析和综合能力、判断和推理能力等智力因素有不同程度下降;情感和意志过程也明显受影响;难以胜任学习和工作,甚至不能自理生活。前来急诊的痴呆患者多为发病较急的严重痴呆。

二、病因机制

1. 真性痴呆 即器质性痴呆,主要见于以下疾病:①急性缺氧中毒:如窒息、自缢、麻醉意外等引起严重脑缺氧;各种工业毒物和药物中毒,常见一氧化碳中毒。②急性颅内感染:包括病毒、细菌、螺旋体和寄生虫感染,常见散发性病毒性脑炎、传染后脑炎、感染性中毒性脑病。③颅脑外伤:严重的颅脑外伤患者在急性期之后,可出现明显智能障碍。④脑血管疾病:如大面积脑梗死或脑出血等。⑤老年性痴呆:这类痴呆通常发展缓慢,早期的轻度记忆减退

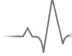

常不引起家人的注意,但在一次急性感染或谵妄之后,痴呆症状突然明显起来而来急诊。⑥麻痹性痴呆:梅毒螺旋体侵犯大脑而引起的慢性脑膜脑炎,发生率为梅毒感染患者的 2%~5%,近年来该疾病的发生率有增多趋势,潜伏期 5~20 年。这类患者大多隐匿起病,但由于早期症状多类似神经衰弱的表现,未能引起家人的关注,直至患者突然出现放荡、粗鲁、不顾羞耻等与其一贯品行截然不同的行为举止时,才被发现而送来急诊。

2. 假性痴呆 指在精神因素作用下突然出现痴呆,且表现出来的智能障碍程度显得比真性痴呆更重。这类痴呆系精神因素导致暂时性的大脑功能障碍,并无脑器质性损害基础,故称为假性痴呆或癔症性痴呆,但并非伪装。往往因为起病突然、智能倒退显著,常被亲属作为是一种严重情况而送来急诊。

【诊断】

一、真性痴呆的诊断

引起急性痴呆的病因通常先导致急性脑病综合征(谵妄状态),即以不同程度意识障碍为突出。意识障碍持续的时间多不长,待患者意识恢复之后则表现出一定程度的智力障碍。因此,急性真性痴呆的临床意义远不及谵妄状态那么紧迫(参见本章"第 2 节 谵妄状态")。

痴呆的临床表现大多为明显的近记忆力降低(对 24~48 小时内新近发生过的事难以回忆),严重者累及远记忆(对生活中的重大事件回忆困难或遗忘),甚至出现错构、虚构;反应迟钝,计算、理解、对事物的分析和综合能力降低,判断和推理能力更差。常伴有情绪不稳,甚至出现幻觉、妄想(被盗妄想多见)、行为紊乱等精神病症状。

二、假性痴呆的诊断

在精神因素刺激之后迅速出现痴呆。患者对自己以往的生活经历大多遗忘,不认识自己的亲人,不知道自己的姓名和年龄,叫不出极普通事物的名称,计算不出最简单的数字,甚至对任何问题都回答不出;常表现安静、淡漠、迟钝,经过一段时间后,可完全恢复正常。有的患者对向他提出的各种问题给予近似而错误的回答,如问他"2+2"回答是"3"或"5";或者指"前"为"后",指"左"为"右";行为也是如此,可将火柴倒过来划。患者的回答和行为表现常给人一种故意做作或开玩笑的印象。还有的患者的精神活动回到童年时代,带有明显的稚气;说话吐词含糊,自称"小宝宝""才五岁",哭着要找妈;把比自己小的人却称为"伯伯"或"姊姊";或整天坐在地上嬉戏如小孩;写字画图也像小孩那样歪七倒八。

三、真性与假性痴呆的鉴别要点

1. 真性痴呆是各种致病因素使脑发生了器质性损害所致。患者有全身或颅内疾病史、或毒物接触史;体格检查可找出体征;实验室或特殊检查如脑 CT 或 MRI,可证实脑实质损害的存在。假性痴呆是由精神因素引起的大脑功能暂时性失调,发病前有明显的精神刺激,查不出可以解释痴呆的体征,实验室或特殊检查不能发现器质性损害的证据。

2. 真性痴呆大多起病为亚急性或慢性,以中毒、窒息、脑梗死或颅脑外伤引起的痴呆发病较急,但仍需一段时间即急性期过后才能肯定患者有智能障碍(有发展过程)。假性痴呆则是在精神因素作用下立即出现痴呆。

3. 真性痴呆患者在检查时会尽自己的能力回答有关智能检查的提问,而且回答的正确性与问题的难易程度有关。假性痴呆患者可能不主动回答问题,言行举止夸张、做作,而且多有对简单的问题不能回答、对复杂的问题反而能正确回答的矛盾现象。

【治疗】

一、真性痴呆的治疗

治疗原则是针对病因进行治疗。如患者还处在急性期,应采取措施尽量减轻大脑细胞的损害,如给氧、改善大脑循环、促进大脑营养和代谢;有高热者宜早用冬眠疗法。

二、假性痴呆的治疗

精神因素所致的假性痴呆一般可自行消失,电针刺激加语言暗示治疗有效;催眠治疗也可能奏效。必要时可用苯二氮䓬类,如阿普唑仑 0.4~0.8mg,或劳拉西泮 0.5~1.0mg,或氯硝西泮 2~4mg;也可以用小剂量抗精神病药,如喹硫平 25mg 或奥氮平 2.5mg。让患者进入睡眠状态,醒后痴呆状态可能消失。

第 8 节　惊恐障碍

【病因与发病机制】

一、基本概念

惊恐障碍又称急性焦虑发作,是一种以反复惊恐发作为原发症状的神经症。由于起病急,发作时患者感到十分恐惧,也使亲属感到十分惊骇,因而发作时必来急诊。

二、病因机制

有研究发现,惊恐障碍与肾上腺素能活动增加、5-羟色胺释放增加等因素有关,但尚无定论。惊恐障碍可以是原发性焦虑障碍(无明显原因,也无特定情境引发),也可以继发于其他精神和躯体疾病。

1. 神经症 包括急性焦虑(惊恐障碍),以及在慢性焦虑(广泛性焦虑)、恐怖症等其他神经症的基础上出现的惊恐发作。

2. 躯体疾病 二尖瓣脱垂、低血糖、嗜铬细胞瘤、甲状腺功能亢进、急性心肌梗死等躯体疾病均可出现惊恐发作的表现。

3. 药物相关情况 惊恐发作可以是某些药物的用药反应，如咖啡因、苯丙胺、某些抗生素（如头孢菌素类静脉滴注时）等；也可以是某些药物的撤药反应，如巴比妥酸盐戒断反应。

【诊断】

一、临床特征

惊恐障碍和惊恐发作常有以下临床表现：患者突然感到惊慌、恐惧，紧张不安或难以忍受的不适感；似乎大祸临头，或者感到晕厥或濒临死亡，或者感到自己会失去控制能力而发疯。在这种惊恐状态下，有的患者不敢活动，甚至死死抓住他人。有的来回踱步或搓手顿足，有的惊叫呼救，有的可因惊恐而瘫倒在地（站立不住）。发作持续几分钟至几十分钟，其间有心悸、气短、手足发麻、头昏头胀、或发生晕厥，还可出现震颤、肌肉抽动、上肢不适和大小便紧迫感等自主神经症状。

二、各类疾病惊恐发作的诊断

惊恐障碍通常是急性焦虑症的表现（系神经症中的一种），具有反复发作的特点，但见于躯体疾病、对某些药物的反应或其他精神障碍的惊恐发作，在去除病因后通常不再复发。

1. 急性焦虑症（原发性惊恐障碍）

（1）症状：①发作无明显诱因、无相关的特定情境，发作不可预测；②在发作间歇期，除害怕再发外，无明显症状；③发作时表现强烈的恐惧、焦虑及明显的自主神经症状，并常有人格解体、现实解体、濒死恐惧或失控感等痛苦体验；④发作突然开始，迅速达到高峰，发作时意识清晰，事后能回忆。

（2）严重程度：患者因难以忍受又无法解脱，而感到痛苦。

（3）病程：在 1 个月内至少有 3 次惊恐发作，或在首次发作后继发害怕再发作的焦虑持续 1 个月。

2. 继发于其他疾病的惊恐发作

（1）其他神经症：无论是否患有恐惧症等其他神经症，只要患者有惊恐障碍的典型临床表现，都不影响该疾病与其他神经症的并列诊断，而且处理上也遵循该病症的处理原则。待该病症基本缓解后，可对患者的整个临床表现进行再评估。

（2）躯体疾病：二尖瓣脱垂可出现典型的惊恐发作，低血糖、嗜铬细胞瘤、甲状腺功能亢进、急性心肌梗死可以出现类似惊恐发作的表现。在遇到惊恐发作时，应特别注意询问这些病史，并进行有关检查，如：超声心动图、B 超、心电图、血糖、尿或血儿茶酚胺及其代谢产物测定、甲状腺功能检测可提供躯体疾病的诊断证据。

（3）药物有关的惊恐发作：服用过量的咖啡因、苯丙胺或其他拟交感药时，可以出现类似惊恐发作的表现，敏感体质的患者在静脉输入某些抗生素类药物时也可引起惊恐发作。巴比妥酸盐等药物依赖者在戒断时，也可出现类似惊恐发作的表现。此时，患者的服药史、停药史均有助于诊断。

【治疗】

一、惊恐发作的处理

1. 药物治疗 当患者处在惊恐障碍或惊恐发作中，可立即口服或舌下含化苯二氮䓬类药物劳拉西泮 0.5~1mg，或阿普唑仑 0.4~0.8mg，或氯硝西泮 2mg，症状可迅速缓解；也可用其他苯二氮䓬类药物注射给药，如给予地西泮 10mg 缓慢静脉注射（肌内注射吸收不好，不宜采用），或氯硝西泮 2mg 肌内注射。一般来说，惊恐发作后，需要维持抗焦虑药物数月，但苯二氮䓬类药物的依赖和成瘾性，可在病症稳定一段时间后逐渐用其他抗焦虑药物维持，如丁螺环酮 5~10mg/ 次，每日 2~3 次，也可用具有抗焦虑作用的抗抑郁药，如帕罗西汀 10~20mg/d，或文拉法辛 50~75mg/d，或多塞平 25~50mg/d，并在专科医师指导下维持治疗。

2. 防止过度换气 患者在惊恐发作出现过度换气时，可用一塑料袋或纸袋罩住患者的口和鼻（不要完全密封），让患者重吸回呼出的二氧化碳，以防止过度换气引起的呼吸性碱中毒，从而减轻惊恐发作。

3. 心理治疗 急性症状缓解后，应给予行为治疗、放松训练、认知治疗、支持解释等综合性心理治疗，以配合药物，达到治本的目的。

二、针对原发病的治疗

治疗原发病是预防继发于其他疾病的惊恐发作的关键。在临床中应避免拟交感药过量。应告诫咖啡因或苯丙胺成瘾者，劝其戒除之。静脉滴注抗生素时，应注意观察患者的反应，若有惊恐发作的表现，原则上应停止用药，以排除药物过敏反应，同时按照上述处理予以纠正。在撤除巴比妥类药物依赖时可采用逐步撤除法。

第 9 节　精神药物急性不良反应

【病因与发病机制】

精神药物急性不良反应主要指抗精神病药物引起的"急性肌张力障碍"和"恶性综合征"，及新型抗抑郁药物引起的"5- 羟色胺综合征"，不包括精神药物所致急性中毒反应。

一、病因

急性肌张力障碍是抗精神病药物治疗中锥体外系反

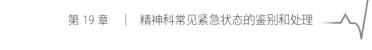

应最常见的早期神经系统副作用，且常常因为起病突然，症状看似严重而急诊。恶性综合征也是抗精神病药物治疗初期伴随锥体外系反应而出现的一种急性严重的不良反应；多见于氟哌啶醇、氯丙嗪等药物治疗时。五羟色胺综合征(5- 羟色胺综合征)是 5- 羟色胺选择性重摄取抑制剂(serotonin-selective reuptake inhibitor，SSRI)在抗抑郁药物治疗中出现的不良反应。

二、发病机制

这三种精神药物急性不良反应的发病机制均不甚明确，仅有以下假说，如：阻断中脑 - 黑质纹状体通路的 D_2 受体、D_2 受体解离速度和亲和力、各种神经体质的相互作用等与急性肌张力障碍的发生有关。抗精神病药物阻断 D_2 受体程度、D_2 受体基因和 Taq I A 多态性、不同个体药物代谢酶和与药物运转基因多态性、抗精神病药物加量过快。用量过高、脱水、营养不足、合并躯体疾病、气候炎热等与恶性综合征的发生有关。5- 羟色胺综合征与 5- 羟色胺能药物导致 5- 羟色胺能系统过度兴奋有关，通常在两种 5- 羟色胺能药物同时使用时多见，也有碳酸锂和 SSRI 合并使用引起该综合征的个案报道。

【诊断】

一、急性肌张力障碍的诊断

该症表现为个别肌群突发的持续痉挛和异常姿态，包括双眼上翻凝视(动眼危象)、痉挛性斜颈(颈后仰，头向一侧扭转)、说话和吞咽困难(舌和口腔肌肉痉挛)、角弓反张和脊柱侧弯(奇异姿势、行走困难)等。常去急诊部就诊，易被误诊为破伤风、癫痫等疾病。抗精神病药物(尤其是典型抗精神病药物)服用史有助于诊断。

二、恶性综合征的诊断

该症表现为高热、严重的锥体外系症状(肌肉强直、运动不能、构音和吞咽困难等)、自主神经功能紊乱(多汗、流涎、心动过速、血压不稳)、意识障碍(意识模糊)等，并可出现急性肾衰竭和心力衰竭。实验室可见白细胞增高，氨基转移酶升高，肌酸激酶和肌红蛋白升高。死亡率 20%~30%。

三、5- 羟色胺综合征的诊断

主要表现为恶心、呕吐、腹痛、颜面潮红、多汗、心动过速、烦躁不安、激越震颤、腱反射亢进、肌张力增高。病情进展可出现高热、呼吸困难、抽搐、酸中毒性横纹肌溶解、继发球蛋白尿、肾衰竭、休克和死亡。症状与恶性综合征类似。

【治疗】

一、急性肌张力障碍的治疗

1. 抗胆碱能药 是治疗急性肌张力障碍最有效的药物。肌内注射东莨菪碱 0.3mg，或苯甲托品 2mg(青光眼禁用)，症状可迅速缓解，再口服抗胆碱能药，如苯海索 2~4mg，每日 2~3 次，维持治疗。

2. 抗组胺药 肌内注射苯海拉明 20mg 或异丙嗪 25~50mg，效果也好，尤其对不能使用抗胆碱能药物的患者，症状缓解后再口服前述药物的片剂维持治疗。

3. 减药或换药 对抗精神病药物的锥体外系反应特别敏感的患者，通常需要换用较少锥体外系反应的抗精神病药物，如喹硫平、氯氮平等。

二、恶性综合征的治疗

1. 停药 恶性综合征是较为严重的抗精神病药物副作用，通常先停用此类药物，以生命安全为重。

2. 对症支持治疗 包括降温、补液、水电解质代谢平衡、预防感染等内科急诊处理。对于肌强直较重者，可肌内注射肌肉松弛剂丹曲林 100~400mg/d。使用多巴胺(DA)激动剂有成功的报道，如金刚烷胺、左旋多巴或溴隐亭，如溴隐亭肌内注射 5~60mg/d。

三、5- 羟色胺综合征的治疗

治疗原则基本同恶性综合征的治疗(参见前述内容)。

第 10 节　　　　　　自杀

【病因与发病机制】

一、概述

自行采取结束自己生命的行为称为自杀。有意采取结束自身生命的行动，并导致了死亡结局，称为自杀死亡。有自杀举动，但未导致死亡结局，称为自杀未遂。有自杀的想法，但未采取行动，称为自杀意念；如已准备采取行动，称为自杀企图。有意采取不足以导致死亡的行为，或者只是做出要自杀的样子，称为自杀姿态，但有时也可导致死亡。自杀姿态作为非言语交流的一种形式，具有警告、威胁或求助的含义。

自杀死亡者不可能再来院急诊，因此，临床医生遇到的通常是自杀未遂、自杀企图、自杀意念、自杀姿态者。

自杀已成为现代社会严重影响人们健康和寿命的问题。

二、常见原因

自杀的原因有多种，虽可见于正常人，但有相当一部分人都有心理不健全的表现。

1. 精神障碍 ①抑郁症：原发性抑郁、继发性抑郁(继发于严重或慢性难治性躯体疾病、继发于精神疾病、药物引起的抑郁等)均可能出现自杀意念和行为。②精神分裂症：伴有抑郁症状、幻觉、妄想等症状者多见。③人格障碍：边缘性人格障碍者容易出现自杀或自伤行为或姿态。④癔症性精神障碍：在发病时有时会出现自杀行为。

抑郁情绪合并有以下因素的自杀风险增加：①中老年抑郁、单身、离婚和寡居的抑郁患者。②病前人格特征多为依赖性、易支配性、不成熟性、脆弱敏感、敌对和易激惹性、或冲动性的抑郁患者。③急性发病的抑郁患者(自杀危险性较其他抑郁症高 4 倍)。④抑郁症状严重、伴有焦虑情绪者。⑤酒精滥用或吸毒的抑郁患者。

2. 酒精中毒和吸毒　①继发抑郁症状可并发自杀行为。②严重戒断综合征可引发自杀行为。③中毒性幻觉或妄想可出现自杀行为。

3. 心理应激　各种心理因素均可引发自杀行为，不一定是精神障碍的表现。

【诊断】

自杀是一种直观行为，一般无需专业知识甄别，但对自杀的急诊干预主要是识别出引起自杀的心理因素或精神障碍，以便采取相应措施，防止自杀成功；多数自杀与抑郁情绪有关。因此，识别与诊断引起自杀及其抑郁情绪的相关疾病十分重要。

一、原发性抑郁

系指由自身素质决定、而非继发于外界因素的抑郁发作，常具有联想困难、精神运动迟滞、乏力、早醒、食欲体重下降、症状晨重夜轻等内源性抑郁的特点。此类抑郁的自杀风险较高。

二、继发性抑郁

包括继发于躯体疾病、精神疾病及某些药物引起的抑郁情绪。

1. 躯体疾病　严重或慢性难治性躯体疾病，如癌症患者可能不堪疾病的折磨而宁愿死去；但更可能的原因是他们由于严重或慢性躯体疾病产生了无望无助无用的抑郁状态。

2. 精神疾病　有研究表明，50%~90% 的自杀死亡者可以建立精神疾病的诊断，其中以心境障碍最多见，其次为精神活性物质滥用、精神分裂症、人格障碍、癔症等。

(1)精神分裂症：Miles 复习了 34 篇文献，估计 10% 的精神分裂症患者死于自杀，约 20% 自杀未遂。根据患者的临床症状，精神分裂症的诊断不会太困难，然而，要发现精神分裂症患者的自杀意念和自杀企图则较困难。精神分裂症患者自杀的原因，除了前述各种原因导致的抑郁情绪外，有的患者在幻觉和妄想影响下，如在命令性幻听的支配，或受被害妄想的影响，采取自杀行动以避免受到残酷的"迫害"。有些精神分裂症患者采取自杀行动没有可以解释的原因，是当时脑子中突然出现的这种自杀冲动，使他采取了自杀行动。另外，有些病前有良好的社会功能，较高的教育程度，疾病使他们的社会功能受损；有的还会遇到离婚、改变职业、社会隔离或人际交往减少等事件。他们感到自己

社会角色的失败，而且在疾病缓解后，患者对发病时的表现感到自卑和羞愧，或者对长期的病程难以接受；面临这种无法忍受而没有希望的生活，患者常常产生无望无助感，以致抑郁自杀。

(2)人格障碍：尤其是边缘性人格障碍者可以出现冲动性自杀或自杀姿态。

(3)分离性障碍：即癔症性精神障碍，一般不会有自杀意念或企图，但是可能采取自杀姿态以达到自己的目的。

3. 药物及精神活性物质　①药物：抗精神病药、抗高血压药等，尤其是剂量较大的，可以使患者发生药源性抑郁。大剂量抗精神病药可引起严重的静坐不能、心慌、烦躁而导致自杀。当服用这些药物的患者出现自杀时，应想到药物可能是自杀的原因。②精神活性物质：长期嗜酒和吸毒者自杀的因素多种多样，有的继发抑郁症状，并多有人格障碍，增加患者的自杀率；有的在饮酒或吸毒后可出现自杀冲动，进而导致自杀行为；有的则受中毒性幻觉或妄想的影响，以及严重的戒断综合征都可以引起自杀。饮酒史和吸毒史是诊断的关键。

三、现实性心理因素

各种心理因素或生活事件可以引起自杀，并非精神疾病，如：有的人在感情受到伤害、不会应对痛苦的情感而采取自杀的方式来"解脱"；有的用自杀的方式来表达对某人的愤怒或逃避某种困境；还有的仅为某些事情需要引起他人的注意而采取"自杀"行为。这些人虽然没有明显的精神异常，但他们的心理或多或少有不健康的成分。

【治疗】

对自杀的处理重在预防，对于有自杀意念、自杀企图或自杀计划的急诊者，医生的责任是防止他们采取自杀行动。澄清自杀的原因、做出正确诊断和判断是防治自杀的第一步，尤其是对于原发性和继发性抑郁的治疗。同时，在治疗未起作用之前，需要护理人员和亲属对患者进行严密监护。

一、抢救生命

对已经采取自杀行为者的重要治疗措施是急诊抢救生命，包括对服毒者尽快排毒解毒；对割腕、坠楼、撞车者进行外科急救(包扎伤口、处理骨折等)；对自焚者进行烧伤科处理；对心搏呼吸停止者进行心肺复苏等。生命体征平稳后还需根据具体情况做相应处理。

二、安全防范

对有严重自杀企图(包括有明确自杀计划或曾自杀未遂)和 / 或无家庭支持系统及监护患者应急诊收入具有防护设施的专科医院。入院本身虽不能防止患者自杀，但条件、设备和管理方面更有利于保护患者。入院后必须立即采取适当措施。护理方面，应加强监护，将患者置于医务人员的视线之内，或者有专人护理。有亲属者要求亲属严密监护患者。

19

三、其他治疗方法

1. 电疗 病情紧急,而患者又无禁忌证,可采用电疗;同时根据诊断给予相应的药物治疗,或采取相应的措施。

2. 药物治疗 处方药物只能限于几天的量或由家属保管,防止患者以药作为自杀的方法。

3. 心理治疗 包括认知心理治疗和支持性心理治疗。对有自杀倾向的人,心理治疗是重要的治疗方式。要让当事人或患者表达出自己的不良心境、自杀的冲动和想法,使内心活动外在化可产生疏导效应。对于患有抑郁症的患者,应让患者明白,他正在患病,自杀的想法源于他的疾病。告诉患者,患这类病的不只是他一个人,病是可以治好的;还要向患者表明医护人员可以帮助他解除病痛,希望他共同合作,早日治好他的疾病。对于现实性心理因素引起的自杀行为,医生虽不能改变其遭遇的生活事件,但引致自杀行为者或多或少都有认知错误,如:把事情看得过分糟糕,或以偏概全,因而可以通过认知心理治疗改变其认知错误,从而减轻痛苦程度,以达到防止再次自杀之目的。

第 11 节　　　　　　　　自伤

【病因与发病机制】

一、基本概念

自伤是一类有意伤害自体的行为,其后果可以导致残疾,但无意结束自己的生命。自伤的方式可能不同,可用刀或其他器械切割,或者吞食异物,有意服过量药物也可以是一种自伤方式。

二、病因机制

在精神疾病患者中,自伤颇为常见,其原因可能与患者的认知功能或精神症状有关。精神发育迟滞和痴呆患者由于认知功能障碍,缺乏自我保护能力,可以发生自伤。精神分裂症患者在幻听的命令下砍断自己的手指或刺伤自己的眼睛。抑郁症患者也可能采取一种痛苦的方式折磨自己,例如用烟头烧灼自己的皮肤,以减轻自己的"罪恶"。边缘性人格障碍或表演性人格障碍患者,也可以发生自伤行为。非精神障碍者也可能受宗教苦行习俗的影响而自伤。

自伤主要有两类:①蓄意性自伤,包括蓄意自伤综合征、造作性(或做作性)障碍等。②非蓄意性自伤,通常是某种疾病状态的反应,包括精神分裂症、心境障碍、人格障碍、精神发育迟滞、痴呆、癫痫等。莱施 - 奈恩综合征(Lesch-Nyhan syndrome,又称自毁容貌症)是 X 染色体连锁隐性遗传代谢病,主要因次黄嘌呤鸟嘌呤磷酸核糖转移酶缺陷,致嘌呤代谢异常,尿酸蓄积出现相应症状,其中以智力下降、手足徐动、自残、攻击性行为和高尿酸血症等为主要临床表现。

【诊断】

一、蓄意性自伤

1. 蓄意自伤综合征 典型表现是在青春后期发病,反复发生致死性低的躯体自伤,自伤的形式各不相同,包括切开皮肤、割腕、咬伤、烧伤、剜眼、割舌、割耳、使皮肤溃烂、弄残生殖器等。这类患者部分为同性恋者,与婚姻状态、生活事件和躯体疾病关系不大。其心理学表现包括:①反复出现突如其来的伤害自己的冲动,主观上不能控制。②有一种置身不能忍受的处境而又无能为力之感。③逐渐加重的焦虑、激动和愤怒。④由于认知过程的局限而使患者对行动的选择和处境的未来认识狭隘。⑤自伤之后有心理上得到松弛与解脱之感。⑥可伴有抑郁心境,但一般无自杀意念。

2. 造作性障碍 又称 Munchausen 综合征,其特点是患者反复伪装患有严重躯体疾病而多次住院,或多次外科手术,而又找不到明确的伪装疾病的重要目的和动机;也有极少数反复伪装患有精神疾病(如癔症性运动障碍或抽搐发作,出走、流浪、伤人等),其目的可能是想扮演"患者"这一角色。这类患者可以采取自我伤害的方法,给自己造成身体外伤、用绳子在近端肢体处结扎引起肢体肿胀,自己注射药物等。这类患者除伪装疾病外,还多伴有病理性谎言;常辗转于不同医院看病,当其伎俩被医生识破之后,便不再找这个医生看"病",甚至不在这家医院就诊;有的常在与医生或护士发生激烈争吵后拒不接受医嘱而离开医院。

3. 自杀未遂导致的自伤 这类患者的目的是自杀,由于方法不当而造成了自伤,仔细询问可以发现患者的自杀意图,因而属于自杀未遂。日常生活中还可以看到有些人因失恋、夫妇不和等生活事件可以引起当事者发生自伤行为。

二、非蓄意性自伤

1. 精神分裂症 患者在幻觉或妄想的影响下出现自伤,如:自我去势、自剜、自己截趾或截指等,除自伤行为外,常有精神分裂症的其他症状,诊断多不困难。

2. 心境障碍 抑郁症患者的自伤很可能是自杀的后果,但也可能由于抑郁情绪严重,受罪恶妄想的影响,采用痛苦的自伤方式惩罚自己。

3. 精神发育迟滞和痴呆 由于患者的智能障碍,缺乏自我保护能力而误伤自己的身体,有些患者由于自制能力降低,在受到刺激时可发生自伤行为,如以头碰墙、咬伤自己等,最突出且顽固的自伤行为见于莱施 - 奈恩综合征,这类患者有强制性、刻板性的自伤。

4. 癫痫 癫痫患者在意识朦胧状态下,除可发生暴力行为外,也可发生自伤行为。

5. 人格障碍 边缘性人格障碍患者,常因情绪不稳定而发生冲动性自伤行为,如割腕等,加上他们持久存在空虚感和厌倦感,更加重其自伤行为,有的自伤行为实际上也是一种自杀姿态。表演性人格障碍患者,可能因为感情用事或为了引起他人关注而发生自伤行为。

【治疗】

虽然自伤者本来的意图是进行非致死性自我伤害,但由于患者缺乏人体解剖知识,有可能危及重要器官,如大血管、大脑或内脏,从而可能导致死亡结局。因此,不管是何种自伤都应积极处理。

一、对症处理

如清创缝合外伤及其他后果、防治休克等治疗。

二、识别有自杀企图的自伤

以防止再次自杀的发生(见本章"第 10 节 自杀")。

三、针对不同精神疾病予以相应处理

1. 病因药物治疗 ①对精神分裂症患者应予抗精神病药治疗。②对抑郁症患者给予抗抑郁药治疗。③对癫痫患者给予抗癫痫药物治疗。

2. 非特异性药物治疗 ①控制自伤冲动:有研究报告,锂盐和卡马西平治疗精神发育迟滞患者的自伤有效,锂盐一般用量为 0.25~0.50g,每日 3 次;或卡马西平 0.2~0.3g,每日 3 次。②蓄意自伤综合征和莱施 - 奈恩综合征的自伤行为发生频繁时可口服抗焦虑药物,如地西泮 2.5~5.0mg/ 次或阿普唑仑 0.4~0.8mg/ 次;或口服卡马西平、丙戊酸盐等具有一定控制冲动的药物(如丙戊酸钠缓释片 0.25~1.0g/d);这些患者若有抑郁情绪,可合并使用抗抑郁药物治疗。

3. 无抽搐电疗 对精神分裂症、抑郁症患者出现的自杀行为可用该治疗方法,以便快速控制其自伤行为,并逐渐加大相应口服药物维持治疗。

4. 心理治疗 蓄意自伤综合征、Munchausen 综合征、人格障碍患者,均需要系统的心理治疗。

5. 加强监护 精神发育迟滞和痴呆患者的自伤行为,应加强监护,以减少或防止自伤。

第 12 节　　　　　　　　暴力行为

【病因与发病机制】

一、基本概念

暴力行为可由正常人所为,但这里说的所指主要限于与精神障碍有关的暴力行为。暴力行为的对象可以是人(对他人或对自己),也可以是物。对他人的攻击又包括躯体攻击和性攻击,前者可以使人致伤、致残,严重者可以致死。对物的攻击可能是破坏建筑或毁坏财物,引起轻重不一的经济损失。因此,暴力行为是一种十分严重的紧急情况,不管发生在家庭、社会、急诊室或病房,都必须立即处理。

二、病因机制

1. 原发疾病 不同疾病所引发的暴力行为有着不同的发病机制,详细机制此处略。出现暴力行为的常见精神障碍:①精神分裂症;②心境障碍;③酒滥用;④毒品滥用;⑤癫痫;⑥人格障碍;⑦谵妄状态;⑧间发性暴怒障碍;⑨其他,病理性激情、偏执性精神病、精神发育迟滞、器质性精神障碍等。

2. 相关因素 功能性精神障碍发生暴力行为的原因和机制不清;醉酒者发生暴力行为的原因是醉酒时大脑皮质处于"去抑制"状态、情绪不稳和判断受损;脑外伤以及其他神经科疾病导致的器质性脑损害患者,发生暴力行为的原因可能是,大脑皮质受损或疾病影响脑功能导致控制能力降低,也可能是精神异常,例如老年性痴呆患者可以出现妄想和认错人,他们可以出现用器械袭击认为要伤害他或要偷窃、抢劫他财富的人。

【诊断】

对引发暴力行为的原发病甄别与诊断,有助于确定有效的治疗方案。

一、精神疾病所致暴力行为

需要甄别以下几类精神疾病的暴力行为:

1. 精神分裂症 一般认为精神分裂症患者的暴力行为,是在幻觉或妄想的影响下发生的。国内资料表明,在实施司法鉴定的精神病患者涉及的杀人与伤人案件中,由妄想和幻觉引起最为多见,占74%;其中又以被害妄想居多,其次是嫉妒妄想。也有研究表明,有一部分精神分裂症患者的暴力行为,不是由幻觉或妄想所致,而是患者的疾病及不能工作引起家属和亲友厌恶患者,亲人的这种态度使得患者对他们产生敌对态度,从而导致对近亲或朋友的暴力行为。有些患者可能是,他们的要求未得到满足或者对挫折耐受性低,而出现暴力行为。精神病性紊乱和精神运动性兴奋也常常出现暴力行为。

精神分裂症患者若合并精神发育迟滞、人格障碍、酒或药物滥用,发生暴力行为的危险性增加。发生暴力行为的精神分裂症患者的诊断一般不会太困难,因为患者可能有十分明显的幻觉或妄想病症,或者有其他思维或行为异常。

2. 心境障碍 躁狂发作患者可发生严重的暴力行为,通常见于急性躁狂的显症期。由于患者的易激惹性增高,行为不计后果,常导致暴力行为,有的患者因为要求没有得到满足、意见被否定、活动受到限制、约束,甚至要求他服药均可引起暴怒、伤人、毁物。躁狂发作患者也可能由于性欲增强而发生性攻击行为。

抑郁发作患者虽然以自杀常见,但有些抑郁症患者不是自杀,而是将愤怒指向外部,或者因为不敢对自己采取自罚或自杀行为而寻求外部的惩罚。因此,这些患者可能攻击他人,或者以杀人、伤人来达到杀死自己的目的。有些严重抑郁症患者,害怕亲人因自己的罪恶遭受痛苦的惩罚、或害怕自己死后给后代造成苦难,先将自己的亲人(多为年幼的子女)杀死后再自杀(怜悯杀人)。

有暴力行为的躁狂发作患者的诊断多不困难,因为这类患者的三高症状和精神亢奋比较典型。有暴力行为的抑郁发作患者,有可能误诊为精神分裂症,需进行鉴别。患者严重的抑郁情绪,丧失兴趣、迟钝、失眠,尤其是早醒,以及食欲和性欲降低都提示有抑郁发作的可能。

3. 人格障碍 反社会性人格障碍和边缘性人格障碍患者发生暴力行为的危险较高。边缘性人格障碍患者常常因其冲动性和情绪不稳定性容易对他人发怒或对他人使用暴力,这类患者也有很多其他行为问题或严重的心理问题。反社会性人格障碍者对挫折的耐受性低,对微小刺激便可引起暴力冲动行为,这也是其反社会行为之一。这类人反复参与斗殴、偷窃、撒谎和鲁莽开车等,而且对自己的暴力行为和其他反社会行为无内疚和罪责感。冲动性人格常因微不足道的刺激而突然暴发非常强烈的愤怒和暴力行为。发作一般持续几分钟至数十分钟,然后迅速缓解。每次发作后对不能控制的攻击行为及其造成的后果感到内疚或自责。这种人多为男性,他们的狂暴行为突然发生,不可预测,事过之后感到悔恨;不逃避责任,甚至为再次发作感到担忧,但仍出现反复发生、难以控制的攻击性冲动,造成人身攻击和财产破坏。

4. 偏执性精神障碍 又称妄想性精神障碍,这类患者有可能对其妄想的对象(如被害妄想的"施害者",或嫉妒妄想的配偶、或钟情妄想的对象)采取攻击行为。妄想系统、内容对象相对固定、人格与社会功能相对保持尚好,是这类精神病的特征。

5. 精神发育迟滞 这类患者由于判断和理解能力差,行为幼稚,易受人利用和诱骗,自我控制能力差以及生理本能亢进,易发生性犯罪、纵火、凶杀、伤害、破坏等暴力行为。这类患者的智力较同龄人差,诊断多不困难。

6. 器质性精神障碍 谵妄状态患者由于有意识障碍,可受错觉、幻觉或妄想的影响而发生暴力行为。

二、神经系统和躯体疾病

1. 神经系统疾病 脑部的感染性疾病,包括病毒性脑炎、获得性免疫缺陷综合征、结核病、真菌性脑炎、梅毒和单纯疱疹可能引起暴力行为。颞叶癫痫患者,在发作期可能发生暴力行为,而且常常是无目的的暴力行为,用抗癫痫药有一定疗效。癫痫患者在大发作后的意识模糊状态时也可能发生伤人、毁物,甚至行凶杀人。有人格改变的癫痫患者固执、记仇、易激惹,而且凶狠、残忍,也有可能发生暴力行为。诊断依赖以往的癫痫发作史,脑电图(EEG)发现痫性活动波有助于癫痫的诊断。部分癫痫和较严重的颅脑外伤患者可以突然发生强烈而短暂的情感爆发,这时可发生残

酷的暴行,如伤人、毁物,因而称之为"病理性激情",患者往往不能控制其发作,事后多不能回忆。有时诊断困难,需认真鉴别。

可引起暴力行为的其他脑部疾病还有:正常压力脑积水、脑血管病、肿瘤、亨廷顿病(Huntington disease)、多发性硬化、额颞痴呆(又称 Pick 病)、多发梗死性痴呆、阿尔茨海默病(Alzheimer disease)、帕金森病(Parkinson disease)、肝豆状核变性(又称 Wilson 病),以及伴有脑损害的缺氧后或低血糖后状态。

2. 躯体疾病 很多内科疾病也可能发生暴力行动,如缺氧、电解质紊乱、肝或肾脏疾病、维生素(如叶酸和维生素 B_1)缺乏、全身感染、低血糖、库欣病、甲状腺功能亢进、甲状腺功能低下、系统性红斑狼疮、重金属或杀虫剂或其他物质中毒及卟啉病;相应的躯体和实验室检查结果有助于诊断。

三、酒精和毒品滥用

醉酒可以引起暴力行为。滥用酒精者合并其他精神障碍如人格障碍,更容易出现暴力行为。有时戒酒可使患者易激惹或引起谵妄状态而发生暴力行为。

很多毒品可以引起暴力行为。可卡因、苯丙胺等起初表现为欣快,但很快转变成易激惹,激动和多疑,进而发生暴力行为;静脉注射更容易发生。过量可引起躁狂样谵妄状态,并引起严重暴力行为。长期服用则可以引起妄想性精神病,因而也可以发生暴力行为。瘾癖者渴求毒品,或者为了得到购买毒品的钱,也可能发生暴力行为。苯环利啶(普斯普剂,系一种麻醉剂)可直接引起暴力行为,自杀和怪异行为。

四、家庭暴力

主要为虐待配偶(多为丈夫殴打妻子)和孩童。这类暴力者在与配偶在经济、性或其他方面有矛盾时容易出现暴力行为;争论方式激烈,饮酒则火上浇油,最终以殴打配偶和孩子结束。此类暴力者不一定有精神疾病,但个性行为方式属于不健康范畴。

【治疗】

控制暴力行为的方法包括三方面:言语安抚、身体约束和药物应用,三种方法应灵活应用,其原则是安全第一。

一、安全防范及相应措施

1. 暴力行为者的安全 发生暴力行为的患者可能处于有危险的地方,如靠近高压电源处或在高处等,因此需要采取措施防止他们发生危险,如切断电源,防止当事人或患者从高处坠下等。不宜采用威胁的方法,以免发生自伤或自杀。

2. 周围人的安全 如暴力行为发生在急诊部,应尽快将其他就诊人员转移到安全处。如有围观者在暴力现场,应要求他们撤开,既有利于他们的安全,也有利于处理暴力者的行为。

3. 亲属的安全 亲属在发生暴力行为的现场,其心情可能特别焦急,需说服亲属不要单独行动,应与解决危机的

医护人员合作,并采取协调的方法。

4. 参与处理暴力行为的工作人员的安全 工作人员很容易受到暴力行为者的伤害。美国精神病学协会临床医生安全研究小组提出,安全处理急性暴力行为的基本点包括:①掌握言语安抚方法,并在适当的情形下使用;②有适当的人员参与约束暴力行为者;③工作人员应熟悉身体约束的技术;④参与身体约束时穿着应合适。

二、劝诱阻止暴力行为

1. 劝诱对话 通过对话劝诱停止其暴力行为。可以好言抚慰,尽可能答应他的要求,提供饮料或食品,尽量用平和的方法使他停止暴力行为。一般说来,严重精神病患者或脑器质性疾病患者的暴力行为较难用对话的方式解决。

2. 劝诱方法 当患者或当事人处于激动、不安、强求、高声大叫或多疑的情况下,劝诱时应注意:①不要单独检查当事人或患者。②不要将当事人或患者带到一个关闭的空间如办公室。③不要与当事人或患者硬性对抗。

三、身体约束或隔离

如劝诱无效,可采用适当的方法制服并给予约束。约束不能作为一种惩罚,其目的是保护当事人或患者及其他人的安全。

1. 制服暴力行为者 ①如果当事人或患者手中没有武器,至少需要 4 个人同时行动,每人负责固定一个肢体;若当事人或患者处于安全场地,可先用一床被褥或被单盖住其头部,以遮住其视线,工作人员再迅速实施约束行动。②尽快将其置于仰卧体位。③行动中不要使患者受到伤害;尤其对有严重躯体疾病的患者更应特别仔细,不宜用太大的力量对付。④如其手中有武器,应请保卫人员或警察协助。

2. 约束暴力行为者 将当事人或患者安置保护在床上,四肢用保护带约束(四点约束法),大多在约束之后会逐渐安静下来,少数会变得更加敌对或更加吵闹不休。对后一类情况可使用适当的药物(见下述内容)。

3. 约束后的安全措施 当事人或患者被约束之后,应清除其身上的小刀或其他危险物品,以免其在解除约束后用它伤害或攻击他人。对被约束者要加强监护,防止发生意外事故;并要加强护理,注意摄入足够的营养、水和电解质。

有暴力行为的精神病患者或疑似精神障碍者均应急诊收入专科医院观察和处理。已经约束的有暴力行为者,在急诊室不应立即解除约束;进入病房后也不应急于解除约束,应在精神检查和适当处理、表现安静合作后才予以解除约束,但必须检查约束是否适当,不应发生因约束损伤的情况。

四、药物治疗

1. 急性期治疗

(1)精神病性患者:常用肌内注射奋乃静 1 次 5~10mg,

1 日 2 次,或氟哌啶醇 5~20mg 肌内注射;严重者可用奋乃静 10mg 缓慢静脉注射(氯化钠注射液稀释成 0.5mg/ml),或氟哌啶醇 10~20mg 加入 200ml 液体中静脉滴注。待情绪和病情稳定后改为口服用药(见维持治疗)。一般需要连续几天用较大剂量的抗精神病药以加速精神症状的消退。

(2)非精神病性患者:一般用苯二氮䓬类药物,安全、有效,如氯硝西泮或劳拉西泮(2~4mg)肌内注射。

2. 维持期治疗 暴力行为的精神病性障碍患者,在控制其暴力行为后还要给予长期的维持治疗,以控制引发其暴力行为的精神病症状,包括药物治疗和心理治疗。

(1)抗精神病药物:对精神分裂症、心境障碍躁狂发作患者应给予抗精神病药治疗,可使用副作用较少、使用更方便的非典型抗精神病药,如:奥氮平(5~20mg/d)、喹硫平 200~800mg/d) 等,用药原则一般从小剂量开始,逐渐加大至可以控制病症的剂量;也可采用典型的抗精神病药物,如氯丙嗪(200~800mg/d)、奋乃静(8~60mg/d)、氟哌啶醇(4~40mg/d) 等。

(2)情绪稳定剂:这类药物既可稳定情绪,又有控制冲动、攻击行为和易激惹的作用,包括碳酸锂(0.25~0.50g/ 次,每日 3 次),或卡马西平(0.2~0.3g/ 次,每日 3 次)或丙戊酸盐等,对有或没有脑电图(electroencephalograhpy,EEG)异常的精神分裂症患者也有效;对其他类型的发作性暴力行为患者,特别是对无明显脑损害或精神发育迟滞患者也有一定疗效。

(3)β 受体拮抗剂:有研究报告 β 受体拮抗剂,特别是普萘洛尔(10~20mg/ 次,每日 3 次),对攻击行为有效,尤其是脑器质性疾病,如继发于创伤、酒中毒、脑炎、亨廷顿病、痴呆、肝豆状核变性或柯萨可夫精神病者。此外,有些轻微脑功能障碍或注意缺陷障碍用普萘洛尔也有效。

五、心理治疗

治疗的原则是分析评估暴力行为的原因及暴力行为的危险性,再根据不同的原因选择不同的心理治疗方法,根据暴力行为的危险性评估等级进行分级管理,并采取相应的防范措施,如:对危险性评估为 Ⅰ ~ Ⅴ级的患者(Ⅰ级为"口头威胁,喊叫,但没有打砸行为";Ⅱ级为"打砸行为局限在家里,针对财物,能被劝说制止";Ⅲ级为"打砸行为不分场合,针对财物,不能接受劝说而停止";Ⅳ级为"持续的打砸行为,不分场合,针对财物或人,不能接受劝说而停止";Ⅴ级为"持管制性危险武器的针对人的任何暴力行为,或者纵火、爆炸等行为"),应及时寻找可能原因,予以相应处理,包括精神专科会诊、提高治疗依从性措施、调整药物剂量、种类或者用药途径等。轻型非精神病性患者的治疗方法,通常是长期心理治疗,使其学会如何在情绪初期增强控制能力。

(高北陵)

第 **2** 篇

休 克

第 20 章
休克概论

休克(shock)是指出血、创伤、感染、过敏及心脏泵功能衰竭等损伤因素,作用于机体后所致的,以代谢及循环功能紊乱为主的综合征。确切地说,休克不是一种具体疾病,而是多种致病因素均可引发的一个病理生理过程,其发生发展是渐进的、连续的、无法绝对分割的。"休克"作为重症患者常见的危及生命的疾病状态,应用于临床已有久远的历史。迄今为止,随着临床研究的不断深入,人们对于休克的认知越来越接近于休克的本质。为突显其本质,2020年,中国重症医学专家们经过充分讨论后提出休克的中国定义:各种原因引起全身灌注流量改变,导致组织器官氧输送不足与氧代谢异常的急性循环综合征。临床医生必须意识到,休克的发生最初是可逆的,但却可迅速转变为不可逆,并可导致多器官功能衰竭,甚至死亡。因此,早发现、早干预尤为重要。

【病因与发病机制】

休克有多种分类方法。传统的休克分类按病因学划分,分为感染性休克、失血性休克、心源性休克、过敏性休克、神经源性休克等。目前在临床上被广泛沿用至今的是 Weil MH 等人于 1975 年提出的根据血流动力学进行分类并指导治疗,将休克分为以下四型:①低血容量性休克(hypovolemic shock),由于快速大量失血、失液等因素导致有效血容量急剧减少;主要病因包括脱水、失血、大面积烧伤等。②心源性休克(cardiogenic shock),由于心泵功能障碍,心排血量急剧减少致有效血容量不足,主要病因包括心肌梗死、心肌炎和严重心律失常等。③分布性休克(distributive shock),由于血管收缩舒张调节功能异常,血流分布紊乱,导致相对的有效血容量不足,主要病因包括感染性休克、过敏性休克、神经源性休克。④梗阻性休克(obstructive shock),由于回心血和/或心排出通路梗阻导致的心排血量减少引起的休克,包括缩窄性心包炎、心脏压塞、肺栓塞等。

另外,值得注意的是,对于部分重症患者,通常并非仅存在单一类型的休克,而是多种类型休克并存,有学者将其称为混合性休克(mixed shock)。在临床上应避免仅从单一角度去评估休克类型,而忽略了混合性休克的可能性。

一、病因

1. 低血容量性休克 低血容量性休克的基本机制是有效循环容量丢失,其原因包括大量失血、大面积烧伤、严重呕吐或腹泻、大量利尿等所致的循环容量外源性丢失,以及过敏或一些内分泌功能紊乱引起的血管通透性增加,循环容量渗出至血管外或进入体腔的内源性丢失。低血容量性休克的血流动力学特点为"低排高阻":"低排"是指循环容量不足导致心室前负荷下降,心排血量下降;"高阻"是指机体代偿性心率增快和体循环阻力增加以维持心排血量和循环灌注压。通常,如果休克的病因及时被去除,循环容量及时得以补充,则休克很快被纠正。但如果休克持续存在,休克本身也会导致组织细胞损伤,从而使低血容量性休克的特点进一步复杂化。

2. 分布性休克 分布性休克的基本机制是血管收缩舒张调节功能异常,其原因包括神经节阻断、脊髓休克等神经性损伤或过敏所致的容量血管扩张而循环血量相对不足,体循环阻力正常或增高;以及各种病原微生物感染时产生的炎症介质,影响血管通透性及血管张力,体循环阻力下降,导致血液重新分布,即临床上最常见的感染性休克。分布性休克的有效循环血量不足与低血容量性休克不同,其循环血量并非丢失至循环系统之外,而是保留在血管内,只是由于上述原因导致血管收缩舒张调节功能异常,使循环血量分布异常。分布性休克的血流动力学特点为"高排低阻",即全身血管阻力下降,并通常伴有高心排血量。值得注意的是,分布性休克可以是其他多种类型休克发展恶化的共同通路。例如失血引起的低血容量性休克,当血容量丢失达 40% 且持续 2 小时以上时,经过彻底止血及充分补充血容量后仍不能使血压恢复,这是由于机体已产生多种炎症介质,影响血管通透性及血管张力,导致低血容量性休克已转化为分布性休克。此时如果继续按照低血容量性休克治疗,非但不能逆转休克,反而会导致严重的医源性损伤。

3. 心源性休克 心源性休克的基本机制是心脏泵功能衰竭,心肌梗死、暴发性心肌炎、严重心律失常等均可引起。心源性休克的血流动力学特点为"低排高阻",即心脏泵功能衰竭,导致心排血量下降,循环灌注不足,氧输送下降,组织细胞缺血缺氧。但不同的心室衰竭,其病理生理过程不同,所表现出的血流动力学特点也不尽相同。左心衰竭所致的心源性休克主要表现为左心室前负荷增加、肺循环淤血;而右心衰竭所致的心源性休克则表现为右心室前负荷增加、体循环淤血,同时左心室前负荷也不足。病因治疗是心源性休克治疗的关键,例如冠状动脉血管的再通、心律失常的纠正等。

4. 梗阻性休克 梗阻性休克的基本机制是血流的主要通道受阻，其原因包括瓣膜狭窄、心室流出道梗阻等所致的心内梗阻性休克，以及心包缩窄或压塞、主动脉夹层动脉瘤、肺栓塞、张力性气胸等所致的心外梗阻性休克。梗阻性休克的血流动力学特点表现为"低排高阻"，即血流通道受阻导致心排血量下降，氧输送下降。梗阻性休克所产生的血流动力学改变最为急剧，危害最大，其治疗的关键是尽快明确梗阻部位并解除梗阻，如暂时无法解除梗阻，则应在血流动力学监测下，通过手术或非手术治疗减少梗阻两端的压力差。需要强调的是，心包缩窄或压塞，以及瓣膜狭窄所致的休克并非心源性休克，其本质并非心脏泵血功能衰竭，其治疗原则也与心源性休克不同，若贸然给予正性肌力药，非但不能纠正休克，反而会加重病情。

二、发病机制

机体承受的内在或外在打击足够剧烈时，均可导致休克现象。休克是一个有着复杂病理生理过程的临床综合征。虽然休克的病因各异，类型不一，临床表现也不尽相同，但其本质相同，即休克发生后机体重要器官微循环处于低灌流状态，导致细胞缺血缺氧，细胞代谢异常，继续发展可导致细胞损害、代谢紊乱，组织结构损伤，重要器官功能失常，最终可出现多器官功能障碍综合征（MODS）。

在临床方面，及时发现并解除休克成因、纠正低血压状态有助于休克治疗，但这些并不意味着休克引起的内环境紊乱或并发症会随之改善，有时，休克时出现的组织器官功能损害反而会继续发展并造成病情反复加重，此即所谓的重症难治性休克状态（irreversible shock state），这些特点提示我们在处理休克时要重视其发病机制，对其过程和特点有全面、深入的认识。

（一）休克时微循环变化及机制

1964 年 Lillehei 提出的休克微循环障碍学说目前已得到大多数学者的认可，许多新研究使微循环学说的内容更加丰富。虽然，休克成因不同，休克不同阶段组织灌流量减少的机制各异，但体内重要器官微循环处于低灌流状态的特点是相近的，下面以典型的失血性休克为例，从时相变化和血流变化两方面分析其微循环障碍的特点。

1. 时相变化

（1）缺血性缺氧期（休克代偿期）：休克早期，微血管系统持续痉挛，口径明显缩小，毛细血管前阻力显著增加，血管自律运动增强，同时大量真毛细血管网关闭，毛细血管血流限于直捷通路，动静脉吻合支开放，组织灌流减少，出现少灌少流，灌少于流的情况。这一现象在皮肤、肌肉、肾脏等脏器尤为显著，其结果是保证了心、脑等重要器官的供血，对维持有效循环血量、回心血量及血压有一定代偿意义。机体出现微循环血管持续痉挛的始动因素是交感肾上腺系统兴奋。休克时大量儿茶酚胺释放入血，血中儿茶酚胺含量比正常高几十倍甚至几百倍。儿茶酚胺大量释放，既刺激 α 肾上腺素受体，造成皮肤、内脏血管明显痉挛，又刺激 β 肾上腺素受体，引起大量动静脉短路开放，构成了微循

非营养性血液通路，使器官微循环血液灌流锐减。此外，休克时体内产生的其他体液因子，如血管紧张素 Ⅱ、升压素、内皮素、心肌抑制因子（MDF）、血栓素 A_2（TXA_2）和白三烯等物质等也都有收缩血管的作用。

（2）淤血性缺氧期（可逆性失代偿期）：随着休克持续，微循环中血管自律运动首先消失。血管床对儿茶酚胺的反应进行性降低，微动脉和毛细血管前括约肌收缩逐渐减退，血液大量涌入真毛细血管网，而毛细血管的流出道的阻力增加，血液淤积在毛细血管中，微循环灌注量进一步下降。此时，内脏微循环出现灌流减少和血液淤滞现象，失代偿期的出现与长时间血管收缩、缺血缺氧及多种体液因子形成有关。首先，随休克病程发展，逐渐出现血管收缩因子和舒张因子间平衡失调，这种平衡失调的发生与休克时持续缺血缺氧使组织氧分压下降、CO_2 和乳酸堆积、酸中毒有关：①酸中毒导致平滑肌对儿茶酚胺的反应性降低；②皮肤和腹腔内脏长期缺血缺氧在局部产生各种扩血管因子，如 ATP 的大量分解，其产物腺苷在局部积聚；③细胞分解代谢增强使 K^+ 释放增多，导致 Ca^{2+} 内流减少；④肥大细胞释放组胺；⑤激肽 - 缓激肽系统激活产生激肽酶；⑥内皮细胞产生和释放 NO、前列环素（PGI_2）；⑦应激激素如 β- 内啡肽大量释放等。这种血管收缩因子和舒张因子间的平衡失调，是造成血管容量显著增大、微循环障碍加剧的主要原因。其次，休克期血流变慢，白细胞贴壁、滚动并黏附于内皮细胞上，加大了毛细血管后阻力。同时，血液浓缩，血浆黏度增大，红细胞压积增大，红细胞聚集。这些血液流变学改变是造成微循环血流变慢，血液泥化、淤滞，甚至血流停止的重要原因。

还应当重视的是细菌和内毒素的肠源性异位（translocation），以及吸收在休克发展过程中的作用，这点与 MODS 发生的"肠源"学说类似：随着休克病程的发展，常出现肠源性细菌转位和脂多糖（lipopolysaccharide，LPS）入血现象，从而通过激活激肽系统和补体系统、激活免疫细胞、损伤内皮细胞、影响心功能等多种途径，引起血管扩张、血流动力学性质的改变，并引起持续性低血压。

另外，休克时缺血、酸中毒和炎症反应紊乱，均可刺激和损伤血管内皮细胞，引起血管舒缩活性失调和微循环的内皮细胞发生形态改变，表达各种黏附分子，促进与白细胞间的黏附，影响血液回流。此时，机体处于失代偿阶段，微循环血管床大量开放，有效循环血量锐减，回心血量减少，心排血量和血压进行性下降，进一步兴奋交感肾上腺系统，使组织血液灌流进行性下降，组织缺氧日趋严重，形成恶性循环。

（3）难治性休克期（不可逆期）：休克在失代偿期未能被逆转，病情继续发展，持续较长时间以后，就进入难治期，表现为微循环的"无复流"现象和脏器功能严重损害，而微血管麻痹和弥散性血管内凝血（DIC）是造成微循环"无复流"现象的主要原因。此时，微血管发生麻痹性扩张，反应性显著下降，去甲肾上腺素浓度越来越高，而收缩反应性却越来越不明显，发生微循环衰竭；同时，由于毛细血管内血细胞黏着和微血管嵌塞，加之各种组织因子释放，启

动凝血系统,导致血管内皮细胞损伤和微血栓堵塞管腔,诱发DIC出现。在重要脏器的功能方面,休克时机体出现持续性重度低血压,血流动力学恶化,细胞损伤越来越严重,同时多种体液因子如溶酶体酶、氧自由基及各种细胞因子过度释放也加重器官损伤,结果使得包括肾、肝、肺、心、脑等器官在内的重要脏器的代谢和功能损害不断加重,甚至衰竭。

目前认为,在休克难治期,肠道严重缺血缺氧,屏障和免疫功能降低,内毒素吸收增加及肠道致病菌移位入血,激活炎性细胞(单核-巨噬细胞和中性粒细胞等),造成机体全身炎症反应综合征(systemic inflammatory response syndrome,SIRS),SIRS与机体发生的高消耗状态[恶性炎症(malignant inflammation)]和MODS有着密切的关系。休克发生时,一方面炎性细胞被激活,大量炎性介质包括肿瘤坏死因子(TNF)、白细胞介素(IL-1、IL-6、IL-8)等释放入血,引起炎症反应失控,即SIRS;另一方面,包括IL-4、IL-10、IL-13在内的抗炎介质过度表达,引起代偿性抗炎反应综合征(compensatory anti-inflammatory response syndrome,CARS)。当循环中出现大量失控的炎性因子时,各种因子间存在广泛的"交叉对话(cross talk)",亦即炎症因子之间构成了一个具有交叉作用、相互影响的复杂网络体系。当SIRS和CARS共存、其作用互相加强时,会导致更严重的炎症紊乱,此即所谓的"失代偿性炎症反应综合征(mixed antagonists response syndrome,MARS)"。无论SIRS、CARS或MARS,均是休克不可逆期器官功能损害发生发展的基础。

2. 血液细胞流变学变化 细胞流变学方面的研究发现,休克时白细胞附壁黏着、红细胞和血小板聚集,以及微血栓形成是导致微循环阻力增加的重要原因。

休克发生时,微循环中发生白细胞扣押和嵌塞毛细血管(leukocyte sequestration and plugging in capillary)现象。随着休克发展:①白细胞变形能力下降,硬度增加,体积变大变圆;②内皮细胞受损,可发生肿胀,造成毛细血管管腔狭窄;③血压下降使驱动白细胞流动的灌流压又逐渐降低;④白细胞的附壁黏着(adhesion),这种黏附作用主要是通过经典的黏附蛋白(cell adhesion molecules,CAMs)途径实现的:在多种体液介质的作用下,血管内皮表面CAMs表达增多,使得白细胞和内皮细胞之间的黏着力增加,由选择素(selectin)——碳水化合物介导的白细胞黏附参与了早期接触和滚动的发生,由整合素(integrin)——多肽介导的黏附作用参与了白细胞的黏着和游出的发生。白细胞扣押和毛细血管嵌塞现象使得微循环障碍逐步加重。

再者,白细胞在附壁黏着,同时,释放出的大量毒性介质对于细胞流变学改变和休克的发展,也有着相当重要的作用。缺血缺氧导致的白细胞黏附不仅加重微循环障碍,还通过释放多种炎性物质直接导致细胞损害:①白细胞在激活过程中出现呼吸爆发(respiratory burst),产生大量自由基,使细胞膜的流动性下降和通透性增加;②蛋白交联变化又影响酶活性,从而带来一系列细胞代谢功能的损害;③蛋白酶的释放促进细胞自溶和器官衰竭;④休克时细胞质内

Ca^{2+}增加。炎性物质损害细胞的这种作用,可加重休克时的循环紊乱并影响休克的预后。

除了上述白细胞的特点外,休克过程中红细胞的变形能力也明显下降,随着红细胞变形能力的降低,血液黏度增加,血流阻力增加,引起血液淤积。同时,休克的原发和继发因素可造成血管内皮的损伤,血流减慢,血小板聚集激活剂增多,血小板伪足样突起和聚集型血小板数目增多,结果导致血小板聚集和微血栓形成。红细胞变形能力下降引起血液黏度增加,血小板的聚集引起微血栓的形成都加重了循环障碍,而组织灌流绝对和相对不足影响休克的发展和预后。

(二)休克时迷走神经活动亢进

近年来研究表明,休克时迷走神经亢进,乙酰胆碱(acetylcholine,ACh)从突触内大量释放,而红细胞乙酰胆碱酯酶(acetylcholinesterase,AChE)活性降低,结果ACh大量积聚于突触间隙并持续作用于效应器官的M受体和N受体,使得休克加重、难以恢复,因为ACh一方面对心血管系统有抑制作用,可直接收缩心脏、皮肤、肾脏和肺循环的静脉,另一方面却对骨骼肌的动、静脉均有扩张作用。相关动物实验也证实了这一观点,休克时使用东莨菪碱或维拉帕米可阻止ACh囊泡释放并明显提高AChE活力,由此有效地阻断了休克的迷走效应。

(三)体液因子在休克中的作用

各种有害因素侵袭机体时,立即引起神经体液反应,产生多种体液因子,介导各种休克病因对机体的作用。体液因子的释放可激起级联反应(cascade reaction)或称瀑布样反应(downpool reaction),这种强烈的多系统参与的机体反应并不受休克最初原发病因的影响,反应失控导致内环境紊乱进一步加重。以感染性休克发病过程为例:当局部感染灶细菌入血后,细菌本身或其内毒素、外毒素等成分刺激细胞产生各种体液因子,包括细胞因子(如TNF、IL-1等)、激素(如儿茶酚胺、升压素、血管紧张素等)、黏附分子(如选择素、整合素、细胞间黏附分子ICAMs等)、脂质因子[如血小板活化因子(PAF)、前列腺素系统(PGs)、血栓素A_2(TXA$_2$)、白三烯等]以及内源性阿片肽、心肌抑制因子(MDF)、一氧化氮(NO)等,这些因子可使血管张力失常,内皮损伤,血流动力学发生改变,导致心肌抑制、心室扩张,从而影响体、肺循环以及心脏功能,导致心血管功能障碍,引发感染性休克。

(四)休克时细胞代谢障碍和细胞损伤及机制

随着认识的深化,人们对休克关注的目光,也逐步从微循环学说向细胞代谢障碍及分子水平的异常等方向转移,休克发生发展过程中的细胞机制渐受重视。休克时细胞损伤可以继发于微循环障碍,但也可以原发于休克原始动因直接损伤,因此,有学者提出了休克细胞(shock cell)的概念,并认为细胞损伤是器官功能障碍的基础。

1. 休克时细胞代谢障碍 ①糖酵解和酸中毒:休克时微循环严重障碍造成组织低灌注和细胞缺氧,糖的有氧氧化受阻、无氧酵解增强,结果ATP生成明显减少而乳酸生成显著增多,所有这些因素都导致了细胞功能障碍。首先,

20

细胞能量不足导致胞膜上的钠泵失灵,钠、水内流而胞内钾外流,导致细胞水肿和高钾血症;再者,糖酵解增加引起的高乳酸血症是造成局部酸中毒的原因,而灌流障碍和二氧化碳不能及时清除也加重了局部酸中毒。②细胞内 Ca^{2+} 超载:休克时的应急和应激反应导致儿茶酚胺的大量释放,激活胞膜上的 Ca^{2+} 通道,使 Ca^{2+} 内流增加;同时,由于组织细胞缺氧缺血,胞膜通透性增加使 Ca^{2+} 内流增加,Ca^{2+}-ATP 酶减少导致 Ca^{2+} 清除障碍,而伴随线粒体 ATP 的释放和利用,Ca^{2+} 又大量溢出到胞质。上述因素导致胞内 Ca^{2+} 超载,同时也使神经突触中的 Ca^{2+} 增加并进一步促进递质的释放。这样,一方面交感递质(儿茶酚胺)和迷走递质(ACh)均可使血管异常收缩,加重微循环障碍;另一方面,细胞质内 Ca^{2+} 增加激活磷脂酶 A_2,使细胞磷脂膜分解,释放出花生四烯酸,花生四烯酸通过脂氧化酶生成白三烯类物质,白三烯类物质促进循环紊乱和器官衰竭的发生。

2. 休克时细胞的损伤 ①细胞膜的变化:细胞膜是休克时细胞最早发生损伤的部位,造成膜损伤的因素包括,缺氧,ATP 减少、高钾、酸中毒、溶酶体酶、自由基的释放引起膜脂质过氧化。休克时,细胞膜离子泵功能的障碍使得细胞丧失了调节自身容量的能力,而膜磷脂微环境的变化则降低了胞膜的流动性;此外,膜上的蛋白变性、交联,以及受体蛋白磷酸化过程紊乱,损伤了膜相应受体的功能,造成代谢障碍和功能障碍。②线粒体的变化:休克时,线粒体首先出现功能损害,继之发生形态改变。线粒体功能变化涉及电子传递链功能损害,氧化磷酸化障碍,ATP 酶活性下降,钙转运功能降低等各方面;而形态变化则表现为线粒体肿胀,致密结构和嵴消失,钙盐沉积,甚至线粒体崩解。线粒体的破坏预示细胞体的死亡。③溶酶体的变化:休克时,溶酶体膜通透性增加,使其中的水解酶释出,不仅可引发线粒体功能障碍和细胞自溶,还可因水解酶入血使循环紊乱加重,促进 MDF 的形成。"休克发生的溶酶体学说"认为,休克时溶酶体的改变及水解酶的释放对休克的发生和发展有重要影响,因其加重了休克时的循环的障碍,造成细胞和器官功能紊乱。④细胞凋亡:休克时,活化的炎性细胞可产生包括细胞因子和自由基在内的多种炎症介质攻击网状内皮系统和各脏器实质细胞,细胞的炎性损伤可导致细胞变性坏死(necrosis)或凋亡(apoptosis)。休克时的细胞凋亡,是细胞损伤的一种表现,也是重要脏器功能衰竭的基础。实验表明,用非致死量的细胞因子和氧自由基攻击可导致细胞凋亡,而致死量会导致细胞坏死。

(五)DO_2-VO_2 病理性依赖

近年来临床发现,在机体处于 ARDS、严重创伤、严重感染、脓毒症、休克和 MODS 等病理状态下,存在一种被称作"病理性氧供依赖标志"(pathological supply dependence)的现象,其突出特征是氧输送(oxygen delivery,DO_2)的阈值似乎非常高,有的可以测出(Ⅰ型病理性依赖),有的根本测不出(Ⅱ型病理性依赖)。病理性依赖均伴有氧提取率的严重损害(斜线斜率变化)。休克在其后期特别是伴发 MODS 时,全身血液重新分布使局部氧消耗(oxygen consumption,VO_2)和 DO_2 之间失去平衡,而微循环障碍(包括微血栓形成、血管内皮细胞损伤、微循环动静脉短路开放等)以及红细胞变形性下降、细胞线粒体损伤又导致组织氧摄取障碍,表现出 VO_2 对 DO_2 的依赖现象,这种病理性氧供依赖标志着全身组织氧合不足,是细胞缺氧的表现,常伴有动脉血乳酸水平的升高。

(六)缺血再灌注损伤(I/R)

休克时,组织器官灌注不良和细胞的缺氧,导致细胞能量储备极度下降,以及酶活性、胞膜通透性、渗透浓度和 pH 的异常改变,当缺血组织再灌注(ischemia-reperfusion,I/R)时,细胞不能耐受原本"正常的"再灌注,出现细胞的"过激"反应,导致细胞损伤。I/R 表现为再灌注一开始,Ca^{2+} 即大量快速内流并在胞内积蓄("钙反常"现象),缺血组织重新获得氧供后反而发生细胞损伤("氧反常"现象),甚至出现氧自由基产生的"呼吸爆发(respiratory burst)"现象,结果使再灌注的组织细胞急剧肿胀、超微结构改变,对氧、基质利用下降,ATP、糖原减少,最后可导致细胞死亡。I/R 的病理机制尚未完全明了,有人通过对心肌 I/R 模型研究发现 ACh、Ca^{2+} 和氧自由基之间存在着一定内在联系,认为 ACh 的释放可能是心肌 I/R 的始动因素。

【诊断】

一、临床表现特点

休克患者临床表现取决于休克的病因、组织灌流损害程度及代偿反应,既可以表现为轻微意识障碍、心动过速,也可表现为显著血压下降,少尿甚至多器官功能损害。我们常通过皮肤、肾脏、神经系统来判断组织灌注情况,评估内容包括表皮灌注程度、尿量、意识状态等。虽然休克时常合并低血压,但由于机体的代偿使得血压变化出现较晚,故血压下降是非常不敏感的指标。

1. 休克早期 在原发病症状体征为主的情况下出现轻度兴奋征象,如意识尚清,但烦躁焦虑,精神紧张,面色、皮肤苍白,口唇甲床轻度发绀,心率加快,呼吸频率增加,出冷汗,脉搏细速,血压可骤降(如大失血),也可略降,甚至正常或稍高(代偿性),脉压缩小,尿量减少。部分患者表现肢暖、出汗等暖休克特点。眼底可见动脉痉挛。

2. 休克中期 患者烦躁,意识不清,呼吸表浅,四肢温度下降,心音低钝,脉细数而弱,血压进行性降低,可低于 50mmHg 或测不到,脉压小于 20mmHg,皮肤湿冷并出现花斑,尿少或无尿。若原本伴高热的患者体温骤降,大汗,血压骤降,意识由清醒转为模糊,亦提示休克直接进入中期。

3. 休克晚期 表现为 DIC 和多器官功能衰竭。①DIC 表现:顽固性低血压,皮肤发绀或广泛出血,甲床微循环淤血,血管活性药物疗效不显,常与器官衰竭并存。②急性呼吸衰竭表现:吸氧难以纠正的进行性呼吸困难,进行性低氧血症,呼吸促,发绀,肺水肿和肺顺应性降低等表现。③急性心力衰竭表现:呼吸急促,发绀,心率加快,心音低钝,可有奔马律、心律不齐。如出现心率缓慢,面色灰暗,肢端发凉,亦属心力衰竭征象,中心静脉压升高,肺动脉楔压升高,严重者可有肺水肿表现。④急性肾衰竭表现:少尿或无尿、氮质血症、高血钾等水电解质和酸碱平衡紊乱。⑤其他表现:意识障碍程度常反应脑供血情况,如脑水肿时呕吐、颈强、瞳孔及眼底改变。肝衰者可出现黄疸,血胆红素增加,由于肝脏具有强大的代偿功能,肝性脑病发生率并不高。胃肠道功能紊乱常表现为腹痛、消化不良、呕血和黑便等。

二、实验室检查

1. 化验 休克的实验室检查应当尽快进行,为全面了解内环境紊乱状况和各器官功能并帮助判断休克原因和休克程度,还应当注意检查内容的广泛性。一般应注意的项目包括:①血常规,其中白细胞增多往往提示感染性休克,贫血提示出血性休克,嗜酸性粒细胞增多提示过敏性休克;②血生化,包括电解质、肝功能、肾功能等检查,BUN、血肌酐、转氨酶等指标在休克末期是器官损害的证据,同时对休克的病因也具有指导意义;③血气分析,高乳酸血症提示细胞氧代谢异常,正常血乳酸水平约为 1mmol/L,但在急性循环衰竭时血乳酸水平升高(>1.5mmol/L)。对于所有疑诊休克的患者,推荐连续监测,以指导、监测及评价休克;④出凝血指标检查,包括与 DIC 有关的项目的检查;可以检测 D- 二聚体以排除肺栓塞;凝血酶原时间(PT)、活化部分凝血活酶时间(APTT)增高提示出血性休克,或脓毒症、SIRS 末期;⑤包括 CK-MB 在内的血清酶学和肌钙蛋白(cTnT 或 cTnI)、肌红蛋白(myoglobin,Myo)等心肌损伤相关指标的检查,异常往往提示心源性休克;⑥各种体液、排泄物等的培养、病原体检查和药敏测定等。

2. 感染和炎症因子的血清学检查 通过血清免疫学检测手段,检查血中降钙素原(PCT)、C 反应蛋白(CRP)、念珠菌或曲霉菌特殊抗原标志物或抗体,以及 LPS、TNF、PAF、IL-1、IL-6 等因子,有助于快速判断休克是否存在感染因素、可能的感染类型及体内炎症反应紊乱状况。并及时收集患者痰液进行病原微生物培养,患者高热时采集血液进行培养,并及时予药物敏感实验,及时调整抗生素。

三、临床观察重点

迄今为止,作为休克的临床监测与复苏的评估指标,皮温与色泽、心率、血压、尿量和精神状态等依然是最常用的临床指标。然而,必须认识到这些指标在休克各阶段评估作用的局限性。为避免休克发展成为难治性休克或出现 MODS 等并发症,早诊早治显得尤为重要,但早诊有时会存在困难,应从以下几个方面进行细致的观察:

1. 脉搏和血压 由于机体的代偿反应,休克早期脉搏变化先于血压波动,因此注意脉搏变化更有益于休克的早期判断,但脉搏改变不足以反映休克的严重程度。一般来讲,早期脉搏加速,脉搏增速>20 次 /min 提示血容量低,休克时脉搏一般>120 次 /min。若休克继续发展,脉搏可变快变弱直至触摸不清。此外,当患者脉搏快且原因不明时,可通过短时间快速补液的负荷试验(loading test)判断是否由

容量不足所致。若将负荷试验时的脉搏或心率改变与中心静脉压(CVP)和肺毛细血管楔压(PCWP)变化结合起来考虑,则对容量不足的判断意义更大。

休克初期血压方面的改变可仅表现为收缩压微降、舒张压略升,脉搏压减小。成人收缩压<90mmHg 或较基础水平下降 ≥40mmHg 或平均动脉压<70mmHg,伴有心动过速,即可诊断休克。但慢性高血压患者单纯血压数值可能不低。另外,也可通过双腿抬高试验了解休克时的微循环状况:患者平卧并快速抬高双下肢呈 90°,若 30 秒内血压上升 100mmHg 则为阳性结果,表明微循环淤血。

2. 皮肤和周围灌注 皮肤、黏膜温暖且色泽红润表明毛细血管舒缩功能正常、周围阻力无大变化;感染性休克早期和神经源性休克小动脉阻力下降,可见皮肤比正常温暖且红润;而毛细血管痉挛伴小动脉阻力增高时皮肤变湿冷、苍白,甚至出现发绀和花斑。利用皮肤毛细血管充盈试验可帮助了解休克发展情况:正常情况下指压额前部、耳缘或胸骨柄部皮肤 2~3 秒,放手后皮肤由苍白恢复红润时间<5 秒;休克时若指压皮肤变白不明显则提示皮层下小血管收缩;若苍白恢复时间延长表明休克发展,若静脉充血,指压处苍白明显、周围发绀且历时数分钟不褪,则说明休克恶化。

除对皮肤黏膜的直接观察外,还可通过低倍镜下观察甲皱下毛细血管襻数、管径长度、血色、流速、红细胞聚集程度判断休克时的微循环状况。

3. 意识状态和眼底检查 休克时意识由烦躁转为抑郁、淡漠甚至昏迷,表明患者脑组织血流灌注不足,脑功能受损。眼底检查可以从一个方面反映不同休克状态时的脑组织灌注情况:眼底动静脉比例正常时为 2:3,灌注不良时变为(1:4)~(1:3);例如在休克初期可见眼底血管痉挛,后期静脉则扩张,休克严重时可见视网膜水肿和视乳头水肿。

4. 尿量 尿量是反映生命重要器官血流灌注状态最敏感指标之一。休克时肾血流量改变最为显著,尿量也随之改变。休克早期尿量多在 20~30ml/h,随着肾血流量进一步下降,尿量可少于 400ml/d,肾损害加剧可致尿闭。由于临床上出现的非少尿型急性肾衰有增多趋势,因此少尿并不是肾衰的关键表现。

5. 中心静脉压和肺毛细血管楔压 CVP 正常值范围一般被认为是 4~10mmHg。CVP 可用于指导扩容治疗,其反映血容量、回心血量及右心功能,但不反映左心功能。CVP 升高(CVP>12mmHg)常提示右心功能不全或输液超负荷、肺循环阻力增加,降低(CVP<4mmHg)常表示心脏充盈欠佳或血容量不足,即使动脉压正常,仍需输入液体。PCWP 多以 PAWP 代替,其正常值范围 6~12mmHg,可间接反映左室功能状态及其前负荷。由于左心房和肺静脉之间不存在瓣膜,左心房压可逆向经肺静脉传至肺毛细血管,如无肺血管病变,PAWP 可反映左房压。如无二尖瓣病变,PAWP 可以间接反映左心室舒张末期压力(LVEDP)。

6. 内环境和氧合指标 心排血量和氧输运、氧消耗指标反映了休克状况下机体输送氧和利用氧的能力,将这些

指标与胃黏膜内pH（pHi）监测、动脉血气值等结合起来分析对于全面了解休克时脏器供血和功能情况并判断病情发展趋势很有帮助。需恰当使用血管活性药、补液等措施从而改善组织器官灌注，其中任何环节处理不好，都会导致组织缺氧和器官功能损伤。当然，机体内环境紊乱也可从另一方面严重影响细胞的代谢功能。通过血气、电解质、血乳酸和血糖测定，我们可以及时发现患者的内在问题并及时纠正，从而提高外源性支持治疗的效率。

四、影像学检查

1. 便携式胸部X线片 可用来明确休克的病因，如肺炎等；或者体现休克的并发症，如急性呼吸窘迫综合征（ARDS）。在低血容量性或肺栓塞导致的梗阻性休克中，胸部X线片的肺影往往是干净的。若胸片提示患者肺炎，则感染性休克可能性大；气胸则往往提示为阻塞性休克；肺水肿提示心源性休克；增宽的纵隔膜常常提示休克原因为主动脉破裂。

2. CT 可以直接用来探查休克病因，检查部位包括颅脑、胸部、腹部、子宫、肺动脉等；颅脑病变引起的休克可有创伤性脑损伤、脑卒中、脊柱损伤等；胸部病变可有肺炎、气胸、动脉瘤破裂等；腹部及子宫病变可有如肠道阻塞、穿孔、脓肿等；肺动脉部位病变可有肺栓塞等。

3. 便携式超声 随着影像学技术的进展，便携式超声检查也普遍在ICU病区中使用。其作为急诊的方式，在诊断休克病因方面，发挥着重要的作用。在休克病因诊断方面，适用于因病情危重、CT和食管内超声检查并不适用的患者。便携式超声部位包括心脏、胸部、腹部和主要的血管超声检查，其中：①心脏超声，能检测心包渗出、心室破裂和左右心室容积在呼吸过程中改变，不仅可为诊断休克类型提供依据，也可监测血流动力学改变。若左室收缩性降低，暗示休克最开始的心脏泵衰竭；左室心排血量增大，提示分布性休克；心室较小，往往提示低血容量性休克；右室收缩能力降低，提示右室心肌损伤；右房或右室检测到流动的血栓则支持肺栓塞的诊断。②下腔静脉在呼吸末萎陷则暗示休克的病因为出血或肺出血引起血容量降低，下腔静脉扩大则支持心脏压塞和肺栓塞的诊断。③胸部超声，若检测到肺水肿往往提示心源性休克，大量的胸腔渗出性积液则提示脓胸或血胸；胸部超声还能指导胸腔穿刺抽液。④低血容量性休克的患者，若腹腔超声突然发现大量液体积聚则提示腹腔内出血。⑤便携式超声也可以用来检测包括主动脉和颈内静脉的大动脉和静脉。

五、主要监测手段及进展

早期发现休克在休克患者的治疗当中尤为重要，由于机体代偿机制的存在，休克早期，患者血压和心率无明显改变，但组织缺氧已经存在。能够早期发现休克的存在并早期治疗，就能逆转休克的进一步恶化，提高生存率。

休克的微循环和血流动力学监测，对于了解其组织器官灌注现状及液体复苏效果，有重要参考价值。但是，任何一种监测技术都不是完美的，任何一种监测方法都不是绝对的。各种血流动力学指标经常受到许多因素的影响，因此单一指标的数值并不能正确反映血流动力学状态，应该结合患者症状、体征综合判断，监测分析参数的动态变化，并采用多项指标综合评估某一种功能状态。

（一）血流动力学监测

血流动力学监测帮助了解患者循环功能状态，临床上用于休克高危患者早期鉴别、预防休克发生并优化休克治疗，对已有休克帮助区分类型，指导制定治疗方案并反馈其实施效果。

1. 血压的监测 包括无创血压和有创血压监测。作为休克时最基本、最重要的监测手段，应特别注意数据的正确评价，强调"及时性"。严重休克和血压不稳定的患者，使用有创血压监测更为精准和有效。对于年龄60岁以上、并且合并各种隐匿性肾病的患者，若收缩压低于90mmHg是有风险的，因为这些患者的肾脏对缺血缺氧的耐受性大大降低，所以应该尽量将其血压维持在100mmHg左右。

2. 中心静脉压 可以用于帮助评估液体治疗，以及血管活性药物治疗的效果，但是，不应仅以中心静脉压（CVP）的单次测定值来决定体内的容量状态，更不应强求以输液来维持所谓CVP的值正常。在判断循环血容量和心血管功能间的关系时，若结合每搏输出量指数（SVI）评估结果更为可靠：如果SVI低，CVP小于4mmHg，可能反映低血容量；SVI低，CVP大于12mmHg，可能反映右心衰竭。在评价心脏对容量反应方面，CVP的动态变化更有意义，但对于正压通气的患者，CVP的动态变化有时亦不能准确预测心脏对容量的反应，此时应用每搏输出量变异率（SVV）与脉压变异率（PPV）则可能具有更好的评价作用。

3. 心脏超声 心脏超声可快速评价休克特点，目前作为一线的评价手段。心脏超声虽然不能提供连续的血流动力学数据，但应是床旁心功能评价的最佳方法。作用：鉴别血流动力学紊乱类型；选择最佳的治疗方法（补液、强心或血滤）；评估治疗的反应性。并且超声与肺动脉导管（pulmonary arterial catheter，PAC）、脉搏指示连续心排血量（pulse indicator continuous cardiac output，PICCO）监测相比具有创伤小的优势。

4. 肺动脉导管（Swan-Ganz）的监测 利用PAC可以直接获得CVP、肺动脉压（pulmonary artery pressure，PAP）、右心内压力、肺动脉阻塞压（pulmonary artery occlusion pressure，PAOP）、肺毛细血管楔压（pulmonary capillary wedge pressure，PCWP）、心排血量（cardiac output，CO）、混合静脉血氧饱和度（oxygen saturation of mixed venose blood，SvO_2）、间接获得体循环血管阻力（systemic vascular resistance，SVR）、肺循环血管阻力（pulmonary circulation vascular resistance，PVR）、心脏指数（cardiac index，CI）、每搏输出量指数（stroke volume index，SVI）、左心室每搏功指数（left ventricular stroke work index，LVSWI）、右心室每搏功指数（right ventricular stroke work index，RVSWI）、氧输送（oxygen delivery，DO_2）、氧消耗（oxygen consumption，VO_2）这些血流动力学数据，可以估计肺循环状态和左心室功能，鉴别心源性或肺源性肺水肿，判定血管活性药物的治疗效果，诊断低血容量以及判断

液体治疗效果等,PAC 肺动脉导管测定仅推荐当患者病情复杂时使用,不推荐休克患者常规行 PAC 监测。如果 SVI 降低,PAWP<6mmHg,可能存在低血容量;如果 SVI 低,PAWP>18mmHg,反映左心衰竭,PAWP 大于 25mmHg 反映存在急性肺水肿。同样,PAWP 在反映 LVEDP 时,如存在主动脉反流、肺切除或肺栓塞时,肺分支血管血流明显减少,左室顺应性降低,PAWP 低于 LVEDP;相反如存在气道压增加、肺静脉异常、心率>130 次/min、二尖瓣狭窄等病变时,PAWP 高于 LVEDP。研究结果表明,若正压通气且 PEEP<10mmHg 时不会影响 PAWP,但 PEEP>10mmHg 会使 PAWP 明显升高。动物实验表明腹腔压力升高可提高 CVP、PAWP 水平,腹内压达到 20mmHg 时尤为显著。利用血流导向气囊导管(Swan-ganz 导管)测量的主要参数区分各类型休克见表 20-1。

5. PICCO 监测及指导意义 PICCO 监测仪是一种简便、微创、高效价比的,对重症患者主要血流动力学参数进行检测的工具,见表 20-2。利用 PICCO 所测量的参数值可以指导补液及强心药的使用。利用的原理是经肺热稀释技术和脉搏波形轮廓分析技术,进一步进行血流动力监测和容量管理,使得大部分患者不需要放置肺动脉导管。PICCO 较 PAC 创伤更小,能较为准确地定量测量血管外肺水,对于合并 ARDS 或肺水肿的患者有临床意义。

6. 指套法 又称为血管无负荷法或容量钳法,是一种新型无创心排血量监测技术,原理为通过一个指套对指动脉压力波形进行持续无创监测,并通过指套的红外光吸收值测算指动脉直径,根据获得的图像-体积描记信号来控制指套对手指的压力,使指动脉直径在整个心动周期中保持不变,此时指套的压力等于指动脉的压力,即跨血管壁压力为零,血管处于"无负荷"状态,并通过计算公式将指动脉压力波形转化为肱动脉压力,从而计算心排血量。这种方法简单、快捷,只需将指套与不同的设备连接,就可实现连续监测动脉血压和心排血量。

7. 其他的多种传统和新近的监测手段 包括经胸超声心动图(TTE)、经食管超声心动图(TEE),甚至脉搏血氧饱和度的波形等。下腔或上腔静脉直径呼吸变异率(分别简称下腔或上腔变异率)、主动脉峰值血流速变异率(△Peak)、收缩压变异率(SPV)、每搏输出量变异率(SVV)、脉压变异率(PPV)等。

表 20-1 利用血流导向气囊导管(Swan-ganz 导管)测量的主要参数区分各类型休克

各类休克	心源性	分布性	低血容量性	阻塞性
CO/($L \cdot min^{-1} \cdot m^{-2}$)	<2.8	>4.2	2.8~4.2	2.8~4.2
SVR/($dyn \cdot s \cdot cm^{-5}$)	>1 400	<900	>1 400	>1 400
PCWP/mmHg	>15	<15	<15	<15
SvO_2/%	<65	>65	<65	<65

注:CO,心排血量;SVR,体循环血管阻力;PCWP,肺毛细血管楔压;SvO_2,混合静脉血氧饱和度。

表 20-2 PICCO 测量的参数及其正常值范围

参数	数值	单位
CI(心指数)	3~5	L/($min \cdot m^2$)
SVI(每搏输出量指数)	40~60	ml/m^2
GEDI(全心舒张末期容积指数)	680~800	ml/m^2
ITBI(胸腔内血容积指数)	850~1 000	ml/m^2
ELWI(血管外肺水指数)	3~7	ml/kg
PVPI(肺血管通透性指数)	1~3	
SVV(每搏输出量变异)	≤10	%
PPV(脉压变异)	≤10	%
GEF(全心射血分数)	25~35	%
CFI(心功能指数)	4.5~6.5	L/min
MAP(平均动脉压)	70~90	mmHg
SVRI(全身血管阻力指数)	1 700~2 400	$dyn \cdot s \cdot cm^{-5} \cdot m^2$

（二）组织灌注与微循环监测

1. 脉搏血氧饱和度（SpO₂） SpO_2 主要反应氧合状态，可在一定程度表现组织灌注状态。而脉搏血氧饱和度的波形和波幅度的变化，可以间接及时地了解血压和周围血流的变化。

2. SvO₂ 和 ScvO₂ 监测 混合静脉血氧饱和度（saturation of mixed venous blood oxygen，SvO_2）是感染性休克复苏的重要监测指标之一，反映组织器官摄取氧的状态。当全身氧输送降低或全身氧需求超过氧输送时，SvO_2 降低，提示机体无氧代谢增加。当组织器官氧利用障碍或微血管分流增加时，可导致 SvO_2 升高，尽管此时组织的氧需求量仍可能增加。在严重感染和感染性休克早期，全身组织的灌注已经发生改变，即使常规血流动力学指标仍处于正常范围，此时可能已经出现 SvO_2 降低，提示 SvO_2 能较早地发现病情的变化。中心静脉血氧饱和度（saturation of central venous blood oxygen，$ScvO_2$）与 SvO_2 有一定的相关性，在临床上更具可操作性，虽然测量的 $ScvO_2$ 值要比 SvO_2 值高 5%~7%，但它们所代表的趋势是相同的，可以反映组织灌注状态。一般情况下，SvO_2 的范围是 60%~80%，在严重感染或感染性休克患者，$SvO_2 < 70\%$ 提示病死率明显增加。

3. 血乳酸监测 严重感染与感染性休克时组织缺氧，乳酸生成增加。在常规血流动力学指标改变之前，已经存在组织低灌注、缺氧以及乳酸水平升高。有研究表明，乳酸持续升高与 APACHE Ⅱ 评分密切相关，当感染性休克的血乳酸 >4mmol/L 时，患者的病死率达 80%，因此乳酸可作为评价疾病严重程度及预后的指标之一。但仅以血乳酸浓度尚不能充分反映组织氧合状态，因为血乳酸浓度并不是组织缺氧的特异性指标。有研究报告，在感染性休克患者早期目标指导治疗中，以血乳酸清除率 ≥10% 为目标的复苏治疗与以 $SvO_2 > 70\%$ 为目标的复苏治疗短期生存率差异无统计学意义。因此，动态监测乳酸浓度变化或计算乳酸清除率可能是更好的监测指标。

4. 胃黏膜内 pH 和黏膜二氧化碳分压（PCO₂）、黏膜 - 动脉 PCO₂ 差值监测 胃黏膜内 pH（pHi）、黏膜 PCO_2 及黏膜 - 动脉 PCO_2 差值（mucosal-arterial PCO_2 gap，Pr-aCO_2）均反映局部黏膜组织的灌注状态。休克发生时，胃肠道血流灌注降低，导致黏膜细胞缺血缺氧，H^+ 释放增加与 CO_2 积聚。研究表明，若连续 24 小时监测严重创伤患者的 pHi，可以发现 pHi ≥7.30 组的存活率明显高于 pHi<7.30 组；当 pHi<7.30 的状态持续 24 小时，病死率可达 50%。Poeze 的研究证实，感染性休克死亡组黏膜 PCO_2 及 Pr-aCO_2 明显高于存活组，说明局部氧代谢状态与预后密切相关。但最近的一项大样本前瞻性研究却发现，即便维持了胃黏膜 pHi ≥7.30，也未能显著降低感染性休克的病死率。

5. 偏正光谱成像和侧流暗视野视频显微镜技术 偏正光谱成像（orthogonal polarization spectral，OPS）和侧流暗视野视频显微镜技术（sidestream dark field，SDF）是近年来发展的新技术，采用床边直视设备观察感染性休克患者微循环变化，包括血管密度下降和未充盈、间断充盈毛细血管比例升高等指标，可以更为直观、量化地为临床复苏提供可靠依据。

6. 组织氧饱和度 组织氧饱和度（tissue oxygen saturation，StO₂）是一种利用红外线光谱持续、无创监测肌肉组织氧代谢状况的技术手段。创伤性休克患者的 StO_2 评估有助于了解休克造成的脏器功能损害；在感染性休克的研究中也发现 StO_2 与血乳酸相关度良好，复苏后存活组患者的 StO_2 明显高于死亡组，$StO_2 ≤ 78\%$ 者 28 天死亡率明显增高。目前，StO_2 虽然可以直接量化组织氧代谢，但尚缺乏大宗临床研究资料的循证医学证据支持，将来可以作为常规监测项目。

【治疗】

根据休克的发病机制和病理生理，治疗应在去除病因前提下采取综合性措施，以支持生命器官的微循环灌注和改善细胞代谢为目的。

一、病因学的治疗

一旦休克出现，应首先采取止血、抗感染、输液、镇痛等措施，去除休克发展的原始动因，同时积极处理引起休克的原发病。对于严重威胁生命又必须外科处理的原发疾患如体腔内脏器大出血、肠坏死、消化道穿孔或腹腔脓肿等，不应仅仅为了等待休克"纠正"而贻误手术机会，应在积极抗休克同时，积极进行术前准备，包括插管、呼吸支持、配血、备皮等，争分夺秒挽救生命。当然，患者家属对于手术、麻醉风险和其他可能危险性的理解也应该是所有急救医生应当重视的事情。

二、综合治疗

1. 一般处理 患者应处于休克体位（下肢可抬高 15°~20°、头部抬高 20°~30°），吸氧，保温，必要时适度镇静。

2. 液体复苏 液体复苏是各型休克治疗的关键，应尽早开始，可以增加心排血量、改善组织灌注、提高氧输送，即使是心源性休克患者也可从中获益。但是，液体复苏过程中必须加强监测，避免液体过负荷造成肺水肿等不良反应。

（1）复苏的目标推荐：应遵循个体化原则确定目标血压，初始血压目标为平均动脉压（mean arterial pressure，MAP）≥65mmHg；对于未控制的出血患者，如没有重度颅脑损伤，目标血压值可以较低；而有高血压病史的感染患者，以及升高血压后病情改善的患者，建议用较高的 MAP，以降低其急性肾损伤（acute kidney injury，AKI）的发生率；而对于初始治疗无反应和 / 或需要输注升压药的休克患者，推荐使用 PAC 和中心静脉导管监测血压。

（2）液体种类：推荐使用晶体液作为第一选择，可以提高功能性细胞外液容量，并可部分纠正酸中毒。而平衡晶体液与生理盐水对复苏效果对比的研究发现，高肌酐和高氯患者使用平衡晶体液可减少肾脏主要不良事件的发生率。对于需要大量补液的患者，可适当补充白蛋白等胶体液，通过提高胶体渗透压达到扩容目的。其次，低血容量性休克往往要补充血液制品。因此，最好是在综合基础疾病、损失体液成分、休克程度、血浆白蛋白水平及是否出血等因素后判断所要输注的液体。

液体量和速度：液体复苏时的扩容原则是"按需供给"，需要多少就补充多少，充分扩容。通过容量负荷实验判断容量反应性，应快速输注液体以观察液体复苏的反应，一般为20~30分钟内输注300~500ml液体，复苏的目标是血压上升或同时伴有心率下降或尿量增加。液体复苏过程中必须加强监测，被动抬腿试验或液体冲击时与实时每搏输出量（stroke volume，SV）监测联合使用可作为判断容量反应性的准确方法；而CVP和超声的判断效能是不理想的，但是可以通过动态监测其变化以预防液体过负荷。临床常用血管外肺水指数（EVLWI）和SpO_2/SaO_2作为输液安全限制性指标，一般左心源性和阻塞性休克的患者，输液量控制在0.5~1L；右心源性休克和分布性休克的患者输液量控制在2~3L；出血性休克需要3~5L，并通常包含血液制品。感染性休克的患者在拟诊3小时内输注至少30ml/kg的晶体溶液进行初始复苏。在最初的补液阶段，因补液量大、速度快，应注意使用强心药以避免心力衰竭。扩容时要注意纠正血液流变学异常，根据血细胞比容的变化决定输血和输液的比例，使血细胞比容控制在35%~40%范围。完成初始复苏后，评估血流动力学状态以指导下一步液体使用。必要时，补液试验可重复进行。但在容量负荷试验无反应时应立即停止液体复苏以避免液体过负荷。

在休克的治疗中，应该通过血流动力学监测来优化每个患者的液体管理，使患者处于最佳的容量状态。血流动力学支持治疗的目的常常是为了增加心排血量以及改善组织灌注，心排血量和心功能的评价有助于判断疗效。进行容量负荷试验时，心排血量增加至少10%~15%提示患者对输液有反应。

3. 合理应用血管活性药物 血管活性药物通过调节血管张力来达到改善循环的目的。应用血管活性药物旨在降低血管阻力，调节血管功能，故扩血管药物较缩血管药物更具优点。但缩血管药在休克的治疗上有其适应证，故针对不同情况合理使用缩血管和扩血管药物，可起到相互配合的作用。低血容量休克和心源性休克的患者一般不常规使用血管活性药物，研究证实这些药物有进一步加重器官灌注不足和缺氧的风险。在积极进行容量复苏情况下，对于存在持续性低血压的低血容量休克患者，可选择使用血管活性药物。但对于感染性休克患者，即便是在进行容量复苏，也可考虑同时应用血管活性药物。

缩血管药物是治疗分布性休克的最佳选择。早期轻型的休克或高排低阻型休克，在综合治疗的基础上，也可采用缩血管药物。血压低至心脑血管临界关闭压（50mmHg）以下，扩容又不能迅速进行时，应使用缩血管药物升压以确保心脑灌注。在血管活性药物的选择上，首选去甲肾上腺素，一般剂量为0.1~0.2μg/（kg·min），它以α肾上腺素能效应为主，且存在一定的β肾上腺素能受体效应，可以显著升高平均动脉压，而对心率和心排血量的改变很小。严重患者二线用药可以选择肾上腺素，但它可能增加心律失常的发生率、降低内脏器官血流量、增加细胞代谢而导致血乳酸水

平升高，应谨慎使用。对于高心排血量的分布性休克患者，可补充小剂量血管升压素以升高动脉压，一般剂量不高于0.04U/min。现已废弃多巴胺作为血管活性药用于治疗休克，也不再推荐使用低剂量多巴胺用于肾脏保护。其他的血管活性药如血管紧张素、间羟胺或非选择性一氧化氮抑制剂也已经被废弃。

4. 正性肌力药 常用的正性肌力药如多巴酚丁胺，以β肾上腺素能效应为主，可以明显增加心排血量，但较异丙肾上腺素不易引起心动过速。多巴酚丁胺的起效快、半衰期短，临床应用时应个体化视情况调节，静脉应用超过20μg/（kg·min）时强心作用有限。磷酸二酯酶Ⅲ抑制剂（米力农、依诺昔酮）可以通过降低环状AMP的代谢而强化多巴酚丁胺的作用，但是由于其半衰期长，达4~6小时，仅可间断、短期小剂量静脉注射。其他新型药物如左西孟旦，它与心肌肌钙蛋白C结合、增加心肌细胞的钙敏感性而达到强心作用，还可以作用于血管平滑肌ATP敏感的钾离子通道舒张血管，但是由于其半衰期长，在急性休克中应用价值受限。

5. 肾上腺皮质激素的应用 糖皮质激素有减轻毒血症和稳定细胞膜和溶酶体膜的作用，大剂量时还能：①增加心排血量，降低外周阻力，扩张微血管，改善组织灌流；②维护血管壁、细胞壁和溶酶体膜的完整性，降低脑血管通透性，抑制炎症渗出反应；③稳定补体系统从而抑制过敏毒素、白细胞趋化聚集、黏附和溶酶体释放；④抑制花生四烯酸代谢，控制脂氧化酶和环氧化酶产物的形成；⑤抑制垂体β-内啡肽的分泌；⑥维持肝线粒体正常氧化磷酸化过程。严重感染和感染性休克患者往往存在肾上腺皮质功能不全，机体对促肾上腺皮质激素释放激素反应改变，并失去对血管性药物的敏感性，因此需要应用糖皮质激素。虽然大剂量、短疗程糖皮质激素能够阻止感染性休克时炎症反应的瀑布样释放，但不能提高患者的生存率，且副作用明显，已被摒弃。一项脓毒症激素治疗的荟萃分析结果提示，应用糖皮质激素总体上不能改善28天生存率，但对长期（≥5天）应用小剂量糖皮质激素（氢化可的松≤300mg/d）患者进行亚组分析，却发现其生存率得以改善，同时小剂量激素也没有增加胃肠道出血及院内双重感染的风险。

目前，对于成人中对补液复苏和血管升压药治疗反应欠佳或依赖的感染性休克患者，静脉给予氢化可的松，是多数ICU采用的治疗方法之一，但用药的方式、用药的时间和停药方式仍未统一，一般每天给予氢化可的松200~300mg，用药5天以上。也有人建议短期内（3~5天）应用地塞米松10~20mg/d或甲泼尼龙20~80mg/d静脉滴注。

6. 纠正代谢性酸中毒 除了引起高血钾外，酸中毒还可通过H^+和Ca^{2+}的竞争作用直接影响血管活性药物的疗效，也影响心肌收缩力。另外，酸中毒还使肝素灭活加速，肝血管阻力增加，影响内脏血灌注并促进DIC发生。因此，休克时纠正酸中毒十分重要，可根据血气分析及二氧化碳结合力补充碱性液体，常用药物有5%碳酸氢钠（首选）、乳酸钠（肝功能损害者不宜采用）和THAM液（适用于需限钠患者）。

7. 肠道保护 休克严重时可引起腹胀、肠麻痹、应激性溃疡、肠道菌群紊乱和细菌、内毒素转位,使病情进一步恶化,故应注意休克时的肠道保护问题。应激因素重时应适当使用黏膜保护剂、制酸剂或生长抑素避免消化道应激出血;情况允许时应尽早启动肠内营养;肠道菌群紊乱严重时还可采用"扶正祛邪"措施予以纠正:一方面给予抗 LPS 血清、抗体或丙种球蛋白,口服肠道不吸收的抗生素进行选择性肠道去污染;另一方面给予益生菌和益生素,尽快恢复肠道正常生态。

8. 其他综合治疗手段 休克可引起内环境紊乱和多器官功能不全,故治疗中应注意纠正体内水、电解质、代谢紊乱和酸中毒,同时应注意评估其余各脏器的功能,并根据特点进行保护和支持治疗,防止 MODS 出现。例如,急性心功能不全时,除强心利尿外还应减少补液量,适当降低前、后负荷;出现肾功能损害时,要注意利尿,必要时行血液净化治疗;出现休克肺时,要正压给氧,改善呼吸功能。

简而言之,尽管纠正休克症状的救治过程大致相同,但由于各种病因的差异,具体细节和治疗中的侧重点仍有差别,因此,在休克症状得以控制后,临床工作的主要任务应从对症治疗转变为对因治疗,同时重视患者的脏器功能恢复和内环境包括微循环状况的稳定和改善。

(赵擎宇　廖婉倩)

参 考 文 献

[1] CECCONI M, EVANS L, LEVY M, et al. Sepsis and septic shock [J]. Lancet, 2018, 392 (10141): 75-87.

[2] CANNON J W. Hemorrhagic shock [J]. N Engl J Med, 2018, 378 (4): 370-379.

[3] ANNANE D, OUANES-BESBES L, DE BACKER D, et al. A global perspective on vasoactive agents in shock [J]. Intensive Care Med, 2018, 44 (6): 833-846.

20

第 21 章
脓毒症与脓毒症休克

脓毒症（sepsis）和脓毒症休克（septic shock）是急危重症医学面临的重大临床问题，全球每年脓毒症患者数超过1 900 万，其中有 600 万患者死亡，病死率超过 1/4，存活的患者中约有 300 万人存在认知功能障碍。早期识别与恰当处理可改善脓毒症患者的预后。

感染（infection）指微生物入侵机体组织、生长繁殖，并引起从局部到全身不同范围和程度的炎症反应。全身炎症反应综合征（systemic inflammatory response syndrome，SIRS）指任何致病因素作用于机体所引起的全身炎症反应，且具备以下2 项或 2 项以上体征：体温>38℃或<36℃；心率>90 次 /min；呼吸频率>20 次 /min 或 PaCO₂<32mmHg；外周血白细胞计数>12.0×10⁹/L 或<4.0×10⁹/L，或未成熟粒细胞>0.10。

1992 版脓毒症诊断标准（Sepsis 1.0）认为脓毒症是由感染引起的全身炎症反应，即"sepsis=infection+SIRS"，可发展为严重脓毒症（severe sepsis）和脓毒症休克。若脓毒症患者在给予足量液体复苏后仍存在组织低灌注，必须使用血管活性药物纠正低血压，才能使平均动脉血压（MAP）≥ 65mmHg 以及血乳酸浓度 ≥ 2mmol/L，即为脓毒症休克。

2001 版脓毒症诊断标准（Sepsis 2.0）包括一般临床特征、炎症反应、血流动力学、器官功能障碍和组织灌注 5 个方面共 20 余项指标，由于偏繁琐而在临床少用。

2016 版脓毒症诊断标准（Sepsis 3.0）指出脓毒症是机体对感染的反应失调而导致危及生命的器官功能障碍。对器官功能障碍的评价采用 SOFA 评分（sequential organ failure assessment，见表 21-1），"Sepsis 3.0 = 感染 + SOFA 评分 ≥2"。取消了严重脓毒症的概念，认定脓毒症患者本身即存在多器官的损害。

【病因与发病机制】

一、病因

1. 病原体 引起脓毒症的病原微生物大多为细菌，半数以上为革兰氏阴性菌，少部分为革兰氏阳性菌，近年来研究认为最常见的致病菌为革兰氏阳性菌。此外，真菌、病毒、支原体、寄生虫等亦可引起脓毒症。有 1/3 的脓毒症休克患者并没有分离培养出病原体，1/2 的感染是来自院内，其中肺源性占 40%、腹部 20%、动脉和静脉导管占了 15%，泌尿道感染占 10%。

2. 宿主因素 原有慢性基础疾病，如肝硬化、糖尿病、恶性肿瘤、白血病、烧伤、器官移植以及长期接受糖皮质激素等免疫抑制剂、抗代谢药物、细菌毒类药物和放射治疗，或应用留置导尿管或静脉导管者，以及老年人、婴幼儿、分娩妇女、大手术后体力恢复较差者容易发生脓毒症。在脓毒症的发病机制中，病原微生物仅起着扳机的作用，更多归因于宿主对于病原体反应的失调，免疫反应不足或者过于强烈都会导致脓毒症。

二、脓毒症的病理生理机制

脓毒症源于进入宿主血液中的病原微生物或毒素，宿主对其产生免疫反应。因此，脓毒症的病理生理涉及病原微生物侵袭和宿主对炎症的反应，损害宿主多个脏器，并最终导致多器官功能障碍。微生物的侵袭是脓毒症的始动因子，而脓毒症是机体炎症反应失控的结果。

1. 微生物侵袭 包括革兰氏阴性菌、革兰氏阳性菌、真菌、寄生虫、病毒等。革兰氏阴性菌主要的免疫反应介质是细菌壁的成分——脂多糖（LPS），而革兰氏阳性菌主要是细胞壁的肽聚糖和释放的外毒素。

2. 宿主方面 活化的巨噬细胞和 CD4⁺T 细胞释放TNF-α 和 IL-1，并且导致更多第二介质的释放来活化炎症反应，形成瀑布样连锁反应；补体系统中 C5a 在脓毒症最初的刺激后 2 小时出现，并刺激巨噬细胞更进一步地产生炎症介质；其他的炎症因子包括巨噬细胞移动抑制因子（MIF）、血清高迁移率族蛋白 B1（HMGB1）等。在正常情况下，炎症反应能很好地保持平衡，对于宿主克服感染是很重要的；然而在特定情况下，炎症不会局限，而会扩散。

3. 内皮细胞功能不全和凝血功能异常 内皮损伤的原因，可能是内皮细胞和激活的多形核白细胞相互作用。受体介导的中性粒细胞 - 内皮细胞黏附增加，会诱导活性氧（ROS）、裂解酶和血管活性物质（一氧化氮、内皮素、血小板衍生生长因子和血小板活化因子）向细胞外环境分泌，从而导致内皮细胞损伤。LPS 也可破坏细胞骨架和微血管内皮屏障。内皮细胞损伤导致组织因子表达增多，继而激活组织因子依赖的凝血过程，而相应的抗凝功能减弱，严重时导致血管内微血栓形成，发生弥散性血管内凝血（DIC）。

4. 循环系统功能不全 脓毒症时弥漫性血管舒张引起的低血压，是最严重的循环功能障碍表现。这种表现可能是释放血管活性介质的意外后果，这本来是为了诱导适

155

21

当的血管舒张来改善代谢自身调节。血管舒张并不是脓毒症低血压的唯一原因。血管内液体的重新分布也引起低血压。这是内皮通透性增加和动脉血管张力降低引起毛细血管压增加的共同后果。在中央循环中（即心脏和大血管），心肌抑制性物质释放引起的心室收缩和舒张功能降低是脓毒症的早期表现。

5. 呼吸系统功能不全 临床常表现为急性呼吸窘迫综合征（acute respiratory distress syndrome，ARDS），是由多种原因促成的严重血流通气分布异常，包括：①肺泡微循环灌注存在而有通气障碍，如肺泡萎陷、肺间质和肺泡水肿、肺炎症等；②肺泡通气良好而有灌注障碍，如回心血量少、心排血量降低、肺动脉痉挛、肺微循环栓塞等造成肺血流灌注减少；③肺泡微循环和通气均有障碍。

6. 神经系统功能不全 脓毒症患者中常见中枢神经系统并发症，且往往在其他器官衰竭之前出现。确切的发病机制尚不明确。中枢神经功能障碍已被归咎于炎症介质引起的代谢改变和细胞信号转导改变。血脑屏障功能障碍可能也起到了作用，这导致白细胞浸润增加、脑部接触毒性介质以及细胞因子通过主动转运跨过屏障。线粒体功能障碍和微血管衰竭均先于功能性中枢神经系统（central nervous system，CNS）改变，后者通过体感诱发电位测定。

7. 消化系统功能不全 脓毒症的特征性循环异常，可能会抑制肠道的正常屏障功能，使细菌和内毒素移位到体循环中（可能是通过淋巴管而非门静脉），并扩大脓毒性反应。对于从肠道进入门脉系统的细菌和细菌产物，正常情况下的第一道清除性防线是肝脏的网织内皮系统。肝功能障碍会妨碍机体清除肠源性内毒素和细菌产物，从而影响机体产生恰当的局部细胞因子反应，导致这些可能有害的物质直接溢出进入体循环。

8. 泌尿系统功能不全 脓毒症常伴有急性肾衰竭。目前尚不完全清楚脓毒症和内毒素血症导致急性肾衰竭的机制。原因之一是灌注不足和/或低氧血症引起的急性肾小管坏死。不过下列因素也可能促进肾损伤：体循环低血压，直接肾血管收缩，细胞因子（如 TNF）释放，中性粒细胞被内毒素和 FMLP 激活，其中 FMLP 是细菌细胞壁中的一种三氨基酸（fMet-Leu-Phe）趋化肽。

9. 造血系统改变 由于内毒素引起的中毒症状，可表现为造血抑制和凝血障碍。骨髓抑制或破坏增加可表现为粒细胞下降、血小板下降、贫血等；凝血障碍由微血栓形成及血小板破坏增加、生成减少所致，可造成各项凝血指标异常，严重时临床表现为 DIC。

10. 内分泌功能不全 包括肾上腺功能不全、血管紧张素不足和胰岛素缺乏三个方面：①肾上腺皮质激素涉及多种生理通路，包括血管紧张、血管渗透性、全身血液分布，重症患者的内环境紊乱会损害下丘脑 - 垂体 - 肾上腺轴的正常反馈与调节功能，从而导致血浆皮质激素水平的不足；②血管紧张素是由神经垂体在低血压和低血容量时分泌，但脓毒症时常常低于正常，可能是由于脓毒症时患者压力反射减弱，从而减少血管紧张素的产生，并增加其代谢；

③重症患者血糖常常是增高的，而内分泌因素对应激的反应、细胞因子增加胰岛素抵抗、胰岛分泌细胞的损伤，都是导致高血糖的原因。

三、脓毒症休克的三大特征

脓毒症休克常常表现为混合性的休克，体现三大休克的表现，包括低血容量性、心源性、分布性三个方面的改变。

1. 低血容量性 脓毒症休克时免疫细胞释放炎症介质到循环系统，导致内皮细胞表面的损伤，使得血管内液体漏出到血管外、流向组织间，使得循环系统的有效血容量降低。

2. 心源性 脓毒症的炎症介质 TNF-α、IL-1 和 NO 均可导致心功能抑制。心室舒张障碍也是发病机制之一，导致舒张末期的容积增加，以致当发生心肌功能不全时，仍持续存在高的心排血量。已经报道几乎所有脓毒症休克的患者均有心电图改变的表现，然而在脓毒症休克的血流动力学方面心肌抑制是典型但不是主导的特征。

3. 分布性 脓毒症休克自身被定义为外周组织的血流分布不均、组织低灌注，尽管心排血量为正常乃至增高；这个被称为"分布性休克"血流的分布不全既能发生在体循环，也可发生在微循环中。

【诊断】

一、脓毒症诊断标准

2016 版脓毒症诊断标准（Sepsis 3.0）：脓毒症是机体对感染的反应失调而导致危及生命的器官功能障碍，"Sepsis 3.0 = 感染 + SOFA 评分（见表 21-1）≥2"。

将 Sepsis 2.0 中的 20 余条指标筛选出预测脓毒症患者不良预后最有效的有 3 个指标：呼吸、神志改变、收缩压（SBP），这 3 个指标被命名为 Quick SOFA（qSOFA）。对于 ICU 以外的地方，可通过 qSOFA 即可作出脓毒症的诊断（只要符合下述 3 项中 2 项指标）：①呼吸 >22 次/min；②神志改变（GCS 评分 <13 分）；③收缩压（SBP）≤100mmHg。

2021 年脓毒症与脓毒症休克处理国际指南推荐意见：与 SIRS、早期预警评分（national early warning score，NEWS）或改良早期预警评分（modified early warning score，MEWS）相比，不推荐使用 qSOFA 作为脓毒症或脓毒症休克的单一筛查工具。对于怀疑患有脓毒症的成年人，推荐测量血乳酸。

二、脓毒症休克的诊断标准

脓毒症休克是指脓毒症伴有低血压，虽经液体治疗后仍无法逆转。因此，脓毒症休克的诊断需满足：①有怀疑的感染存在；②符合 qSOFA 评分 ≥2 项的标准；③ SOFA 评分（见表 21-1）在感染前基线的基础上 ≥2 分；④在给予足量液体复苏后仍存在组织低灌注，必须使用药物纠正的低血压，得以维持平均动脉压（MAP）≥65mmHg，以及血乳酸浓度 ≥2mmol/L。

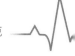

表 21-1 全身性感染相关性器官功能衰竭评分标准(SOFA 评分)

SOFA 分值	0	1	2	3	4
氧合指数(PaO₂/FiO₂)/mmHg	>400	≤400	≤300	≤200 有呼吸支持	≤100 有呼吸支持
凝血,血小板/(×10⁹·L⁻¹)	>150	≤150	≤100	≤50	≤20
肝脏,胆红/(mg·dl⁻¹)	<1.2	1.2~1.9	2.0~5.9	6.0~11.9	>12
心血管/低血压	没有低血压	MAP<70mmHg	多巴胺≤5 或多巴酚丁胺(任何剂量)	多巴胺>5 或肾上腺素≤0.1 或去甲肾上腺素≤0.1	多巴胺>15 或肾上腺素>0.1 或去甲肾上腺素>0.1
中枢神经系统(格拉斯哥昏迷评分)	15	13~14	10~12	6~9	<6
肾脏,血肌酐/(μmol·L⁻¹)	<110	110~170	171~299	300~440	>440

注:多巴胺/肾上腺素/去甲肾上腺素的速度单位均为 μg/(kg·min)。

$$\text{氧合指数} = PaO_2/FiO_2$$

三、临床表现特点

1. 常伴有严重感染的基础疾病 应注意急性感染、近期手术、创伤、中毒、烧伤、中暑、出血、栓塞、严重营养不良和免疫力低下、器官功能减退、重症胰腺炎以及传染病史。

2. 意识障碍 临床上休克早期表现为烦躁不安,以后转为抑郁淡漠,晚期为嗜睡昏迷。

3. 外周微循环灌注障碍 皮肤、黏膜及甲皱微循环能反映外周血流灌注情况,休克时皮肤和黏膜的色泽、温度、湿度发生变化,可表现为皮肤湿冷,甚至有花斑样改变。因微血管痉挛造成甲皱毛细血管袢数目减少,周围渗出明显,血流呈断线、虚线或淤泥状,血色变紫。脓毒症休克有条件可监测血液温度、肛门直肠温度和皮肤腋下温度之差,正常情况各差 0.5~1℃,如大于 2~3℃则提示外周微血管收缩、皮肤循环血流灌注不足。临床上根据四肢皮肤暖冷差异又可分为"暖休克"和"冷休克",二者之比较见表 21-2。

表 21-2 暖休克与冷休克的比较

临床表现	暖休克	冷休克
意识	清醒	躁动、淡漠、嗜睡、昏迷
皮肤	潮红、粉红、不湿、不凉	苍白、发绀、花斑、湿凉、出冷汗
脉搏	慢、脉压差大	过速,细弱或不清
脉搏压	>30mmHg	<30mmHg
毛细血管充盈试验	<2s	时间延长
尿量	>30ml/h	0~30ml/h
病因	多见于革兰氏阳性球菌感染	多见于革兰氏阴性杆菌感染

4. 肾脏功能受损 患者可有少尿或无尿,低比重尿(<1.010)及尿 pH>5.5。

5. 肺功能减退 动脉血氧分压(PaO₂)、氧饱和度(SaO₂)和呼吸改变是脓毒症休克肺功能减退的可靠指标,主要表现在呼吸急促、PaO₂ 和 SaO₂ 下降,皮肤和口唇发绀等缺氧表现。

6. 心脏 心肌收缩力减退,心排血量减少,血压下降、脉搏压变小、冠状动脉灌注不足、心肌缺血、缺氧等造成心功能损害,发生急性心力衰竭和心律失常时进一步加重休克。

7. 胃肠和肝 可发生腹胀、肠麻痹、应激性溃疡及胃肠黏膜糜烂、出血等表现;肝功能损害常表现为各项酶、胆红素升高、凝血因子合成障碍、低蛋白血症。

8. 造血系统 可出现粒细胞减少、贫血、血小板降低、凝血障碍,甚至弥散性血管内凝血(DIC)的表现。

9. 眼底改变 眼底检查可见小动脉痉挛、小静脉淤血扩张,动静脉比例由正常 2:3 变为 1:2 或 1:3,严重时有视网膜水肿,颅内压增高者可出现视乳头水肿。

四、血流动力学变化特点

脓毒症休克的血流动力学特点是体循环阻力下降、心排血量正常或增高、肺循环阻力增加,从而导致血压下降,属于分布性休克的一种类型。血流分布异常性休克有低前负荷型和正常前负荷型两类(见表 21-3),前者属低排高阻型(低动力型),后者为高排低阻型(高动力型)。

表 21-3 脓毒症休克的血流动力学分型

项目	低前负荷型	正常前负荷型
分类依据	前负荷不足	前负荷正常
病因	各类分布性休克	各类分布性休克
致病菌	革兰氏阳性菌、阴性菌,真菌或病毒	革兰氏阳性菌、阴性菌,真菌或病毒
心排血量	低	高
体循环阻力	高	低
中心静脉压或肺动脉嵌顿压	低	正常
外周组织温度	冷	温暖
血流动力学	低排高阻	高排低阻

21

1. 体循环阻力下降　病理性动脉扩张是脓毒症休克的主要血流动力学特点。脓毒症性休克发生低血压的主要原因是阻力血管的扩张导致。

2. 心排血量正常或增加　心排血量增加是脓毒症休克的主要表现形式，与心室扩张和外周血管阻力降低有关。而脓毒症休克逐渐恢复时，患者心室的容积逐渐减少，心排血量也恢复正常。

3. 肺动脉压力增加　与感染引起肺损伤和低氧血症有关。

应当注意以下两点：①所有引起体循环阻力明显降低的疾病均可出现上述变化；②不是所有的脓毒症休克患者均表现典型血流动力学特点，当合并心力衰竭的患者，体循环阻力可能不低，心排血量不高，甚至降低。

五、实验室检查

1. 细菌学检查　应尽早进行病原菌检查并即时进行抗感染治疗。血培养及药敏试验对所有感染患者都是必须的。除非胸片完全排除肺部感染，否则呼吸道分泌物的革兰氏染色及培养也是必须的。其他培养包括粪、尿、伤口、导管、置入假体、胸腔积液、腹水、脓肿或窦道的引流液、关节腔积液等细菌性检查均有助于感染的病原学诊断。对于有脑膜刺激征、头痛及意识障碍的患者应该行腰穿及脑脊液培养。可使用 1,3-β-D- 葡聚糖、甘露聚糖和抗甘露聚糖抗体检测鉴别侵袭性念珠菌感染。目前新一代宏基因测序技术具有更高的准确性和时效性，对于快速明确感染的病原体具有重要价值，尤其是少见和不典型的病原体。

2. 血象　脓毒症休克时白细胞总数多升高，中性粒细胞增加，核左移。但如感染严重，机体免疫抵抗力明显下降时，白细胞总数可降低。血细胞比容和血红蛋白增高，提示血液浓缩。感染中毒严重或并发 DIC 时，血小板进行性下降。

3. 心功能　利用心肌酶谱、BNP 等有助于判断患者心室容量大小、心肌损伤的程度，对于预后意义重大。

4. 肝脏评价　包括血清总胆红素、血谷丙转氨酶、谷草转氨酶、血白蛋白等。

5. 肾功能　肾衰竭时，尿比重由初期偏高转为低而固定，血肌酐和尿素氮升高，尿与血的肌酐浓度之比<1:5，尿渗透压降低，尿/血浆渗透压的比值<1.5，尿钠排出量>40mmol/L。临床上，尤其应该警惕尿量多、比重低、尿素氮、肌酐增高的"非少尿性肾衰"。

6. 血气分析　早期由于呼吸代偿而可有 $PaCO_2$ 轻度下降呈呼吸性碱中毒，常有低氧血症、代谢性酸中毒。呼吸性碱中毒合并代谢性酸中毒见于各类型休克。动脉血乳酸浓度是反映休克程度和组织灌注障碍重要指标，需 2~4 小时监测 1 次。

7. 血清电解质　血钠和氯多偏低，血钾高低不一。

8. 凝血和纤溶相关指标　多有异常改变，应动态监测，高度警惕 DIC 发生。

六、影像学检查

包括床旁 X 线检查、CT、便携式超声等，可以为筛查感染的源头提供确切依据。超声和 X 线摄片快捷方便，适合于连续动态的影像学评估，有助于病情的判断。CT 对全身感染的病灶确定具有很好的价值，尤其是隐蔽部位感染。床边超声还有助于引导病灶的穿刺，包括抽取胸腔积液、腹水、脓腔，进行病原体培养和检测。目前床旁超声也广泛应用于危重患者的全身脏器功能评估，尤其是循环、肺和肾脏功能的评估，引导进行动静脉穿刺置管等，具有非常好的价值而被喻为"看得见的听诊器"。

七、脓毒症休克的监测

包括血流动力学监测及组织灌注与微循环监测，详见"第 20 章 休克概论"。

【治疗】

一、初始复苏：早期目标导向治疗（early goal-directed therapy，EGDT）

在进行早期复苏的最初 6 小时内，复苏目标包括以下方面：①中心静脉压（CVP），8~12mmHg；②平均动脉压（MAP）≥65mmHg；③尿量≥0.5ml/（kg·h）；④中心静脉（上腔静脉）氧饱和度（ScvO₂）或者混合静脉氧饱和度（SvO₂）分别≥70% 或者≥65%。

鉴于 3 个大规模随机对照研究未发现 EGDT 优于常规治疗，因此 2016 年脓毒症国际指南中去除了液体复苏中心静脉压（CVP）、中心静脉血氧饱和度（ScvO₂）及尿量的标准。然而值得注意的是，2016 年指南并没有否定 EGDT 的理念，还是强调需要早期液体复苏，只是不一定非要放置中心静脉导管监测 CVP 及 ScvO₂ 等指标，同时这些静态指标也并不能准确反映患者的容量状态或容量反应性，作为复苏的目标存在缺陷。因此，在此基础上 2016 年指南进一步要求在完成初始液体复苏后，如果血流动力学仍然不稳定，需要反复评估容量反应性来指导后期的复苏治疗，并根据近年的研究结果推荐使用动态指标进行评估。乳酸作为评估反应组织灌注的重要临床指标，被推荐通过监测来指导治疗，并使之降至正常，复苏的最终目标是恢复组织的灌注。

2018 年脓毒症国际委员会就集束化治疗进行了重大更新。在脓毒症休克的初始治疗中，3 小时和 6 小时集束化治疗成为过去，1 小时集束化治疗（hour-1 bundle，H1B）将成为初步处理脓毒症休克的策略。主要涵盖以下内容：①检测乳酸水平，如初始乳酸>2mmol/L 重复检测；②在给予抗菌药物前获取血培养；③给予广谱抗菌药物；④低血压或乳酸≥4mmol/L，开始快速给予 30ml/kg 晶体液；⑤如患者在液体复苏时或液体复苏后仍存在低血压，给予血管升压药以维持平均动脉压（MAP）≥65mmHg。

2021 年脓毒症与脓毒症休克处理国际指南推荐意见：①脓毒症和脓毒症休克是临床急症，推荐立即开始治疗与复苏［最佳实践声明（best practice statement，BPS）］；②对脓毒症所致的低灌注或脓毒症休克的患者进行液体复苏，需要在起始 3 小时内输注至少 30ml/kg 的晶体液（弱推荐）；

推荐使用晶体液作为复苏的首选液体(强推荐);推荐使用平衡晶体液而不是生理盐水进行复苏(弱推荐);③对于成人脓毒症/脓毒症休克患者,推荐使用动态措施[动态参数包括使用每搏输出量(SV)、每搏输出量变异(SVV)、脉压变异(PPV)或超声心动图(如果有)对被动抬腿或补液的反应]来指导液体复苏,而不仅仅是体格检查或静态参数(弱推荐);④对于成人脓毒症/脓毒症休克患者,推荐使用乳酸指导复苏以降低高乳酸患者的血清乳酸(备注:在急性复苏期间,应考虑是否有临床情况和其他原因导致的乳酸升高)(弱推荐);⑤对于成人脓毒症休克患者,推荐使用毛细血管再充盈时间来指导复苏,作为其他灌注措施的补充(弱推荐);⑥对于成人脓毒症/脓毒症休克患者,推荐对接受大量晶体液复苏的患者使用白蛋白,而不是仅使用晶体液(弱推荐);不推荐使用人工胶体进行复苏(强推荐);不推荐使用明胶进行复苏(弱推荐);⑦对于使用血管升压药的成人脓毒症休克患者,推荐初始平均动脉压(MAP)目标为65mmHg,而不是更高的 MAP 目标(强推荐)。

二、控制感染

控制感染是脓毒症休克的基础治疗措施。对于可疑脓毒症或脓毒症休克的患者,推荐只要不明显延迟抗微生物治疗,在抗菌药使用前,对所有可疑的感染灶均要留取标本进行病原学培养,而不仅仅是血培养,从而进一步提高获取致病菌的概率。

1. 感染源的筛查与控制 对于诸如坏死性筋膜炎、腹膜炎、胆管炎、肠坏死之类的感染急症,应及早对可能的感染灶进行解剖学定位或鉴别诊断,并尽可能采取措施控制感染源(12 小时内)。严重感染的感染源控制,应注意采用损伤最小的引流措施,可经皮穿刺引流脓肿,必要时手术引流。如果怀疑血管内导管是感染性休克的感染灶,应尽快在建立其他血管通路后拔除。

2. 抗病原微生物治疗 抗菌药物治疗是脓毒症治疗的关键,并直接影响患者的预后。推荐在诊断脓毒症后1 小时内运用尽可能覆盖病原学的抗菌药物。对于大多数非脓毒症休克患者,包括粒细胞减少患者,都不需要常规进行联合治疗。而对于脓毒症休克患者,建议经验性的联合治疗。值得注意的是,这里的联合指的是对可能的致病菌均敏感的两类药物,而不是扩大抗菌谱的范围。通过尽量多的方法来减少不合理的抗菌药物使用,包括积极评估降阶梯治疗的可能,反对对无感染证据的严重疾病状态下应用抗菌药物,通过监测降钙素原(PCT)水平指导停用抗菌药物等。PCT 不可作为使用抗菌药的依据,但可以依据低水平 PCT 停用抗菌药。对于感染源已经控制并出现临床症状迅速改善的患者,建议缩短抗菌药物疗程。

(1)2021 年脓毒症与脓毒症休克处理国际指南推荐意见如下。

1)感染的诊断:对于怀疑有脓毒症/脓毒症休克但感染未经证实的成人患者,推荐反复评估和寻找替代诊断,如果证明或强烈怀疑是其他病因引起,则停止使用经验性抗菌药物治疗(BPS)。

2)使用抗菌药物的时间:①对于可能患有脓毒症休克或脓毒症可能性高的成人患者,推荐立即使用抗菌药物,最好在识别后 1 小时内使用(强推荐);②对于可能有脓毒症而不存在休克的成人患者,推荐快速评估急性疾病的感染性原因与非感染性原因的可能性(BPS)。备注:快速评估包括病史和临床体格检查,对急性疾病的感染性和非感染性原因的检测,以及对可能类似脓毒症的急性情况的紧急治疗。只要有可能,上述检查应在出现后 3 小时内完成,以便对患者出现感染原因的可能性作出决定,并在认为脓毒症的可能性很高时及时提供抗菌治疗。③对于可能有脓毒症而不存在休克的成人患者,推荐进行有时间限制的快速检查,如果对感染的担忧持续存在,应在首次发现脓毒症后3 小时内使用抗菌药(弱推荐)。④对于感染可能性较低且不存在休克的成人患者,推荐推迟使用抗菌药物,同时继续密切监测患者情况(弱推荐)。

3)启动抗菌药物的生物标志物:对于怀疑患有脓毒症/脓毒症休克的成人患者,与单独使用临床评估相比,不推荐使用降钙素原联合临床评估来决定何时开始使用抗菌药(弱推荐)。

4)抗菌药物的选择:①对于感染耐甲氧西林金黄色葡萄球菌(methicillin resistant Staphylococcus aureus,MRSA)高风险的成人脓毒症/脓毒症休克患者,推荐经验性使用覆盖 MRSA 的抗菌药物,而不是使用未覆盖 MRSA 的抗菌药物(BPS);②对于感染 MRSA 风险较低的成人脓毒症/脓毒症休克患者,不推荐经验性使用覆盖 MRSA 的抗菌药物,而不是使用未覆盖 MASA 的抗菌药物(弱推荐);③对于多重耐药(multidrug resistant,MDR)高风险的成人脓毒症/脓毒症休克患者,推荐联合使用两种覆盖革兰氏阴性菌的抗菌药进行经验性治疗,而不是一种革兰氏阴性抗菌药(弱推荐);④对于 MDR 风险较低的成人脓毒症/脓毒症休克患者,不推荐联合使用两种革兰氏阴性抗菌药物进行经验性治疗,而不是一种革兰氏阴性抗菌药物(弱推荐);⑤对于成人脓毒症/脓毒症休克患者,一旦明确病原体和药敏,推荐停止联合使用两种革兰氏阴性药物进行经验性治疗(弱推荐)。

5)抗真菌治疗:①对于真菌感染高风险的成人脓毒症/脓毒症休克患者,推荐经验性使用抗真菌治疗,而不是不抗真菌治疗(弱推荐);②对于真菌感染低风险的成人脓毒症/脓毒症休克患者,不推荐经验性使用抗真菌治疗(弱推荐)。

6)感染源控制:①对于成人脓毒症/脓毒症休克患者,推荐尽快识别或排除需要紧急进行感染源控制的特定解剖学诊断,并在医学和后勤上尽快实施任何必要的感染源控制干预措施(BPS);②对于成人脓毒症/脓毒症休克患者,推荐在建立其他血管通路后,立即移除可能导致脓毒症/脓毒症休克的血管内通路装置(BPS)。

7)抗菌药物降级:对于成人脓毒症/脓毒症休克患者,推荐每日评估抗菌药物的降级,而不是使用固定的治疗疗程且不进行每日评估降级指征(弱推荐)。

8)抗菌药物使用时间:对于最初诊断为脓毒症/脓毒症休克且感染源已得到充分控制的成人患者,推荐使用较短时间而不是较长时间的抗菌药物治疗(弱推荐)。

9）停用抗菌药物的生物标志物：对于最初诊断为脓毒症/脓毒症休克且感染源已得到充分控制的成人患者，在最佳治疗时间尚不清楚的情况下，推荐使用降钙素原联合临床评估来决定何时停用抗菌药物，而不是仅仅进行临床评估（弱推荐）。

（2）常用的抗感染药物和用法详见本书"第 101 章 肺炎"治疗部分中表 101-2。

三、液体治疗和血管活性药物使用

1. 液体治疗 液体复苏时，进行容量负荷试验判断患者容量反应性非常重要，需避免出现严重的液体过负荷。对于液体选择，仍然首选晶体液，反对使用羟乙基淀粉，在大量使用晶体时可以考虑联合运用白蛋白。

2. 血管活性药的应用 使用血管活性药物使 MAP 保持在 ≥65mmHg，以保证低血压时能维持组织灌注。可以利用超声评估下腔静脉变异率，从而判断容量反应性。血流动力学监测的 Ea' 指标，即脉搏压变异率（PPV）与每搏输出量变异率（SVV）的比率（PPV/SVV），可以帮助我们判断血管张力：若 Ea'>2.0，反应血管张力增加；Ea'<0.9，提示血管张力显著下降。

血管活性药物在脓毒症休克发生后 1~6 小时内应用的病死率最低。脓毒症休克患者推荐将去甲肾上腺素作为首选血管加压药物，去甲肾上腺素通过其缩血管作用而升高 MAP，对心率和每搏输出量的影响小，可有效改善脓毒症休克患者的低血压状态。而多巴胺主要通过增加心率和每搏输出量升高 MAP，可能对心脏收缩功能受损的患者疗效更好，但可能引发心动过速，增加患者心律失常的风险。一项纳入 11 项随机试验的比较去甲肾上腺素与多巴胺的系统评价和荟萃分析，不支持常规使用多巴胺治疗脓毒症休克。研究显示，与多巴胺相比，去甲肾上腺素可降低患者病死率并可显著降低心律失常的风险。

2021 年脓毒症与脓毒症休克处理国际指南推荐意见：①对于成人脓毒症休克患者，推荐使用去甲肾上腺素作为一线升压药物，而不是其他血管升压药（强烈推荐）。在无法获得去甲肾上腺素的情况下，可以使用肾上腺素或多巴胺作为替代品，但鼓励努力提高去甲肾上腺素的可用性。使用多巴胺和肾上腺素时，应特别注意有心律失常风险的患者。②对于应用去甲肾上腺素后 MAP 水平仍不达标的成人脓毒症休克患者，推荐联合使用血管升压素，而不是增加去甲肾上腺素的剂量（弱推荐）。血管升压素通常在去甲肾上腺素的剂量在 0.25~0.5μg/（kg·min）时开始使用。③对于成人脓毒症休克患者，尽管应用去甲肾上腺素和血管升压素，但 MAP 水平仍不达标，推荐加用肾上腺素（弱推荐）。④对于成人脓毒症休克患者，我们不推荐使用特利升压素（弱推荐）。

四、糖皮质激素

严重感染时，因为低皮质醇水平的出现，下丘脑 - 垂体 - 肾上腺轴激活。同时，受体对激素的敏感程度增高，都有利于改善机体代谢和微循环状况，从而对器官起到保护作用。但若过量给予外源性糖皮质激素，会引起下丘脑 - 垂体 - 肾上腺轴负反馈抑制。糖皮质激素有减轻毒血症和稳定细胞膜和溶酶体膜的作用，大剂量时还能：①增加心排血量，降低外周阻力，扩张微血管，改善组织灌流；②维护血管壁、细胞壁和溶酶体膜的完整性，降低脑血管通透性，抑制炎症渗出反应；③稳定补体系统从而抑制过敏毒素、白细胞趋化聚集、黏附和溶酶体释放；④抑制花生四烯酸代谢，控制脂氧化酶和环氧化酶产物的形成；⑤抑制垂体 β- 内啡肽的分泌；⑥维持肝线粒体正常氧化磷酸化过程。严重感染和感染性休克患者往往存在相当肾上腺皮质功能不全，机体对促肾上腺皮质激素释放激素（corticotropin releasing hormone，CRH）反应改变，并失去对血管活性药物的敏感性，因此需要应用糖皮质激素。虽然大剂量、短疗程糖皮质激素能够阻止感染性休克时炎症反应的瀑布样释放，但不能提高患者的生存率，且副作用明显，已被摒弃。脓毒症休克患者对液体和血管活性药物治疗的反应性是选择氢化可的松治疗的重要因素。

2021 年脓毒症与脓毒症休克处理国际指南推荐意见：对于成人脓毒症休克且需要持续血管升压药治疗的患者，推荐静脉应用激素（弱推荐）。成人脓毒症休克患者常规使用的激素是静脉注射氢化可的松，剂量为 200mg/d，每 6 小时静脉注射 50mg 或连续输注。推荐开始使用去甲肾上腺素或肾上腺素 ≥0.25μg/（kg·min）后至少 4 小时应用。

五、血液制品

如果患者的组织低灌注难以纠正，合并心肌缺血、严重低氧血症、急性出血、发绀型心脏病或乳酸酸中毒，应在血红蛋白下降低于 7.0g/dl（70g/L）时输注红细胞，使血红蛋白维持在 7.0~9.0g/dl（70~90g/L），不推荐使用红细胞生成素作为脓毒症相关性贫血的特殊治疗。在没有出血或有计划的侵入性操作时，如果凝血实验正常，不应该用新鲜冷冻血浆。当有凝血因子缺乏、活动性出血或外科手术或侵入性操作前，可考虑输注新鲜冷冻血浆。当血小板计数 <10×10⁹/L，无论是否有出血，都应输注血小板；当血小板计数（10~20）×10⁹/L，并且有明显出血危险时，可以考虑输注血小板；对于活动性出血、外科手术或者侵入性操作，血小板计数需要达到 ≥50×10⁹/L。对于脓毒症或脓毒症休克患者，不建议静脉使用免疫球蛋白。值得注意的是，这个阈值需要根据具体患者的情况进行界定。氧输送取决于心排血量、血氧饱和度以及血红蛋白浓度。例如，当一些老年患者发生感染性休克组织缺氧，合并心功能不全和慢性阻塞性肺疾病等基础病时，输注红细胞的阈值就不是 70g/L，而可能需要把红细胞提升至 90g/L，甚至更高来增加氧输送，纠正组织缺氧。

六、静脉血栓栓塞症预防

2021 年脓毒症与脓毒症休克处理国际指南推荐意见：①对于成人脓毒症/脓毒症休克患者，推荐使用药物性静脉血栓栓塞症（VTE）预防，除非存在禁忌证（强推荐）。②对于成人脓毒症/脓毒症休克患者，与普通肝素相比，推荐使用低分子肝素进行 VTE 预防（强推荐）。③对于成人脓毒症/

脓毒症休克患者，与单独药物预防 VTE 相比，不推荐联合使用机械预防与药物预防(弱推荐)。

七、肾脏替代治疗

2021 年脓毒症与脓毒症休克处理国际指南推荐意见：①对于成人脓毒症 / 脓毒症休克发生急性肾损伤(AKI)，需要肾脏替代治疗的患者，建议使用连续性或者间断性肾脏替代治疗(弱推荐)。②对于成人脓毒症 / 脓毒症休克发生 AKI，没有明确肾脏替代治疗指征患者，不建议使用肾脏替代治疗(弱推荐)。

八、机械通气

目前对脓毒症诱发 ARDS 患者使用低潮气量肺保护策略是被广泛接受的。几项荟萃分析表明，ARDS 的压力和体积限制策略可降低患者的病死率。一项大规模的 RCT 结果显示，相对于潮气量 12ml/kg，6ml/kg 潮气量可使 ARDS 患者病死率降低 9%。根据诸如平台压力、选择呼气末正压通气(PEEP)、胸腹顺应性和患者呼吸力等因素调整每个 ARDS 患者的精确潮气量，患有严重代谢性酸中毒、高分钟机械通气量或身材矮小的患者，可能需要额外调整潮气量。

2021 年脓毒症与脓毒症休克处理国际指南推荐意见如下。

(1) 氧合目标：对于脓毒症所致呼吸衰竭的成人患者，没有足够的证据推荐使用保守的氧合目标。

(2) 高流量鼻导管吸氧：对于脓毒症所致呼吸衰竭的成人患者，推荐使用高流量鼻导管吸氧而不是无创通气(弱推荐)。

(3) 无创通气：对于脓毒症所致低氧性呼吸衰竭的成人患者，与有创通气相比，没有足够的证据推荐使用无创通气。

(4) 保护性通气在 ARDS 中的应用：①对于脓毒症所致 ARDS 的成人患者，推荐使用小潮气量通气策略(6ml/kg)，而不是大潮气量策略(>10ml/kg)(强推荐)。②对于脓毒症所致的严重 ARDS 成人患者，推荐使用 30cmH$_2$O 的平台压上限目标，而不是更高的平台压(强推荐)。③对于脓毒症所致中至重度 ARDS 成人患者，推荐使用较高的 PEEP 而不是较低的 PEEP(弱推荐)。

(5) 非 ARDS 呼吸衰竭患者的低潮气量：对于脓毒症所致呼吸衰竭(无 ARDS)的成人患者，推荐使用小潮气量通气，而不是大潮气量通气(弱推荐)。

(6) 对于脓毒症所致中重度 ARDS 成人患者，推荐每天使用俯卧位通气超过 12 小时(强推荐)。

九、镇痛镇静

有研究表明，限制机械通气的重症患者镇静剂的应用，可缩短患者机械通气时间、ICU 住院时间及总住院时间，并可促进患者的早期活动。由此可推断，脓毒症患者也会从最小化镇静中获益。限制镇静剂的使用包括如下几种方法：包含镇静评估的护理方案、使用间歇镇静而不是持续镇静、使用阿片类药物而避免镇静剂的使用，以及使用短效药物如丙泊酚、右美托咪定等，这些均被证明可使需要机械通

气的患者获益。因此，国际指南推荐对于机械通气的脓毒症患者，推荐尽量最小化的持续性或者间断性镇静，滴定式调整达到特定的镇静目标(BPS)。

十、血糖控制

对于 ICU 的脓毒症患者，推荐使用基于流程的血糖管理方案，在 2 次血糖>180mg/dl 时，启用胰岛素治疗。目标是控制血糖 ≤ 180mg/dl，而不是 ≤ 110mg/dl。在接受胰岛素治疗时，需每 1~2 小时监测 1 次血糖，直到血糖和胰岛素用量稳定后可每 4 小时监测 1 次。注意避免低血糖的发生。推荐对床旁检验或毛细血管血测得的血糖值要谨慎解读，因为这些测量方法可能无法准确反映动脉血或血浆的糖水平；如果患者有动脉置管，建议使用动脉血而不是毛细血管血进行血糖的床旁检验。

十一、营养支持

2021 年脓毒症与脓毒症休克处理国际指南推荐意见：对于可以肠内营养的成人脓毒症 / 脓毒症休克患者，推荐早期启动(72 小时以内)肠内营养(弱推荐)。

十二、其他

中医中药在脓毒症救治方面的应用也值得参考。经过近年来的总结与发展，王今达教授提出的"四证四法"治疗脓毒症的中西医结合理论，已在临床实践中被证实有确切疗效。"四证四法"形成了包括理、法、方、药在内的完备的理论体系。"理"为"菌毒炎并治"脓毒症(细菌、内毒素、炎性介质共同治疗)；"法"为"四证四法"(毒热证与清热解毒法、血瘀证与活血化瘀法、急性虚证与扶正固本法、腑气不通证与通里攻下法)；"方"包括凉膈散、血府逐瘀汤、大承气汤及补阳还五汤等；"药"包括血必净注射液、参附注射液、生脉注射液等。

(张 茂 柴月阳 张文武)

参 考 文 献

[1] 中国医师协会急诊医师分会. 中国脓毒症/脓毒症性休克急诊治疗指南 (2018)[J]. 临床急诊杂志, 2018, 19 (9): 567-588.

[2] RHODES A, EVANS L E, ALHAZZANI W, et al. Surviving sepsis campaign: International guidelines for management of sepsis and sepsis shock: 2016 [J]. Intensive Care Med, 2017, 43 (3): 304-377.

[3] SEYMOUR C W, LIU V X, IWASHYNA T J, et al. Assessment of clinical criteria for sepsis: For the third international consensus definitions for sepsis and septic shock (Sepsis-3)[J]. JAMA, 2016, 315 (8): 762-774.

[4] EVANS L, RHODES A, ALHAZZANI W, et al. Surviving sepsis campaign: International guidelines for management of sepsis and sepsis shock 2021 [J/OL]. Intensive Care Med, 2021, 47 (11): 1181-1247 [2021-11-21]. https://doi. org/10. 1007/s00134-021-06506-y.

第 22 章

心源性休克

心源性休克(cardiogenic shock,CS)是由于各种原因导致心脏功能减退,引起心排血量(cardiac output,CO)显著减少,血压下降,重要脏器和组织灌注严重不足,全身微循环功能障碍,从而出现一系列以缺血、缺氧、代谢障碍及重要脏器损害为特征的一种临床综合征。

【病因与发病机制】

一、病因与高危因素

到目前为止,心源性休克的最常见心脏病因是 ST 段抬高心肌梗死(STEMI)背景下的急性左心衰竭,这通常是由于前壁心肌梗死所致,约占心源性休克患者的 79%。缺血性心脏病的机械并发症包括严重的二尖瓣反流(7%)、室间隔破裂(4%)、右心衰竭(3%)和填塞(1.4%)。在这些心脏原因中,室间隔破裂的死亡率最高。非缺血性心脏病也可能导致心源性休克,对于具有典型心源性休克症状和体征、但在心电图(ECG)上无特异性发现且心肌酶为阴性的患者,考虑这些非缺血性病因很重要,详见表 22-1。

表 22-1 心源性休克的非缺血性病因

病因	举例
药物	β 受体拮抗剂 钙通道阻滞剂 地高辛毒性
原发性心室功能不全	急性心肌炎 应激性心肌病(Takatsubo 心肌病) 非缺血性心肌病(如结节病、淀粉样变性、血色素沉着症)
流出道阻塞	瓣膜狭窄 左心室流出道梗阻(如肥厚型心肌病)
急性瓣膜返流	创伤 退行性疾病 心内膜炎
心包疾病	心脏压塞 心包缩窄
内分泌疾病	严重甲状腺功能减退
快速性心律失常	室上性 / 房性快速性心律失常 单形性室性心动过速 多形性室性心动过速(即尖端扭转型)
缓慢性心律失常	窦房结功能障碍(如病态窦房结综合征) 房室结功能异常(如房室结阻滞)

在 SHOCK 研究中,约 50% 心源性休克发生在急性心肌梗死(AMI)后 6 小时内,75% 发生在 AMI 后 24 小时内。因此,对于入院时尚未发展为 CS 的高危患者应加强监测。AMI 发展为 CS 的预测因素包括入院心率>75 次 /min、糖尿病、陈旧心肌梗死史、冠状动脉旁路移植术史、心力衰竭征象,以及前壁心肌梗死。此外,高龄、陈旧脑梗死、慢性肾衰竭和肺部感染等也是 AMI 合并 CS 的高危因素。

二、病理生理机制

CS 属于低动力性休克,不论何种病因,均为 CO 下降导致组织低灌注和微循环功能障碍。左心功能障碍引起 CO 下降;左心室舒张压力和室壁张力增高,冠状动脉灌注进一步降低;与此同时,左心房压增高,导致肺淤血和低氧,又进一步加重冠状动脉缺血,而继发的心动过速、低血压和乳酸堆积进一步降低心肌灌注,形成恶性循环。CO 降低也影响到其他重要器官灌注,导致广泛的组织器官血流动力学与代谢改变。同时机体代偿机制被激活,交感神经活性增加,儿茶酚胺类物质水平升高,从而增快心率,增强心肌收缩性;肾素 - 血管紧张素 - 醛固酮系统激活导致液体潴留,前负荷增加,收缩血管以求维持血压。此外,大面积心肌坏死和低灌注状态又会触发全身炎症反应,炎症级联反应诱发大量一氧化氮活化和释放,扩张血管导致血压和组织灌注进一步下降。CO 下降、器官低灌注、神经内分泌系统激活、系统性免疫炎症反应、微循环障碍,以及细胞缺氧形成恶性循环,引起难以纠正的 CS,最终可导致患者死亡。

【诊断】

一、心源性休克的诊断标准

诊断标准包括临床和血流动力学两方面:

(一)临床标准

1. 低血压 血容量充足前提下,收缩压<90mmHg 超过 30 分钟,或平均动脉压<65mmHg 超过 30 分钟,或需要应用血管活性药物和 / 或循环辅助装置支持下收缩压维

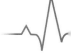

持>90mmHg。

2. 脏器灌注不足征象(至少1项) ①排除其他原因的精神状态改变,早期兴奋,晚期抑制萎靡;②肢端皮肤湿冷、花斑;③少尿(尿量<400ml/24h 或 <17ml/h),或无尿(尿量<100ml/24h);④代谢性酸中毒,血浆乳酸浓度增高>2.0mmol/L。

(二)有创血流动力学监测的诊断标准(必要时可实施)

1. 心排血量严重降低 心指数≤2.2L/(min·m²)。

2. 心室充盈压升高 肺毛细血管楔压(PCWP)≥18mmHg。

二、心源性休克的分期

近 50 年来,AMI 和心力衰竭的治疗呈指数级进展。最大的进步之一是 STEMI 常规采用经皮冠状动脉介入治疗(percutaneous coronary intervention,PCI),显著降低了死亡率和随后的心力衰竭发生率。然而,心源性休克可能发生在再灌注之前或之后;与急性心肌梗死相关的心源性休克的 30 天死亡率为 40%~50%,并且这一发生率在过去 20 年间未得到改善。心源性休克涵盖的范围,从孤立性心肌功能障碍导致休克的高风险患者,到严重多器官功能障碍和血流动力学衰竭的重症患者,再到持续心搏骤停的患者,由于其异质性,导致预后因病因、疾病严重程度和合并症而差异很大。在不同的患者亚群中,治疗可能有广泛不同的结局,因此 2019 年美国心血管造影与介入学会(SCAI)发布了《心源性休克分类 SCAI 临床专家共识声明》,对心源性休克谱进行更细致的分类,以指导治疗和预测结局,详见表 22-2。

22

表 22-2 SCAI 临床专家共识声明:心源性休克的不同阶段

阶段	描述	体格检查	生化指标	血流动力学
A 期(at risk)风险期	暂未出现 CS 的症状体征,但存在发生风险,包括急性大面积心肌梗死或既往性心肌梗死和/或慢性心力衰竭急性加重	• 精神状态正常 • 正常颈静脉搏动(JVP) • 肺部清音 • 肢体温暖且灌注良好(远端搏动强劲)	• 肾功能正常 • 乳酸正常	• 血压正常 血流动力学: • 心指数≥2.5L/(min·m²) • 中心静脉压(CVP)<10cmH₂O • 肺动脉血氧饱和度(PA sat)>65%
B 期(begining)开始期(休克前期/代偿性休克期)	有相对低血压和心动过速,无灌注不足的临床证据	• 精神状态正常 • JVP 升高 • 肺部啰音 • 肢体温暖且灌注良好(远端搏动强劲)	• 乳酸正常 • 轻微肾功能损害 • BNP 升高	• 收缩压(SBP)<90mmHg 或平均动脉压(MAP)<60mmHg 或较基线降低>30mmHg • 脉搏>100 次/min • 心指数≥2.2L/(min·m²) PA sat≥65%
C 期(classic)典型期	表现为低灌注,需要在容量复苏后进行干预(强心药、升压药、机械支持)以恢复灌注,血压相对偏低	可包括以下任一项: • 精神不佳 • 面色灰白、皮肤花斑 • 容量过负荷 • 肺部广泛啰音 • Killip 3 级或 4 级 • 需双相气道正压(BiPAP)或机械通气 • 皮肤湿冷 • 精神状态急剧改变 • 尿量<30ml/h	可包括以下任一项: • 乳酸≥2mmol/L • 肌酐水平升高 1 倍以上,或肾小球滤过率(GFR)下降>50% • 肝功能指标升高 • BNP 升高	可包括以下任一项: • SBP<90mmHg 或 MAP<60mmHg 或较基线降低>30mmHg 且需要接受药物/器械治疗以达到目标血压 血流动力学: • 心指数<2.2L/(min·m²) • 肺毛细血管楔压(PCWP)>15mmHg • 右房压(RAP)/PCWP≥0.8 • 肺动脉灌注指数(PAPI)<1.85 • 心输出功率<0.6
D 期(deteriorating)恶化期	同 C 期但正在恶化,未能对最初的干预做出反应	同 C 期	满足 C 期任一项,且出现恶化	满足 C 期任一项,且需多种药物/机械循环辅助装置以维持灌注
E 期(extremis)终末期	出现循环衰竭,心搏骤停正在进行 CPR 和/或体外膜氧合(ECMO),并接受多种干预支持	• 脉搏几乎消失 • 心脏衰竭 • 机械通气 • 使用除颤仪	• 心肺复苏 • pH<7.2 • 乳酸>5mmol/L	• 停止复苏就没有收缩压 • 无脉性电活动(PEA)或难治性室速/室颤 • 最大强度支持下仍表现为低血压

三、心源性休克的分型

心肌梗死相关的左心室功能障碍是心源性休克的主要病因,其诊断必须满足两个条件,即存在心脏疾病及休克的临床表现。CS分型如下:①湿冷型,心源性休克最常见的表现,约占心肌梗死相关心源性休克的2/3,兼有充血及灌注不足。②干冷型,对利尿剂尚有反应的慢性心力衰竭亚急性失代偿期,但28%急性心肌梗死相关心源性休克也表现为干冷型。与湿冷型相比,通常干冷型心源性休克肺毛细血管楔压(pulmonary capillary wedge pressure,PCWP)较低,主要表现为灌注不足,通常无心肌梗死史或慢性肾脏疾病史。③暖湿型,可见于心肌梗死后全身炎症反应综合征和血管舒张反应,此型心源性休克体循环血管阻力较低,脓毒血症和死亡的风险较高。尽管血压正常型心源性休克SBP≥90mmHg,但存在外周灌注不足的表现,与血压降低型心源性休克相比,体循环血管阻力显著升高。④右心室梗死型心源性休克:占心肌梗死相关心源性休克的5.3%,具有较高的中心静脉压。

【治疗】

心源性休克的治疗,包括对病因的治疗及对休克的纠正。时间是CS治疗的关键,应该尽快明确病因,启动治疗,避免造成多脏器不可逆损害。CS治疗包括病因治疗、稳定血流动力学、保护重要脏器功能、维持内环境稳定、防治心律失常、改善心肌代谢和综合支持治疗。处理CS时,需要建立包括院前急救、急诊室、心血管介入、心血管外科、危重症监护、体外循环支持以及医学影像科等多专科在内的CS诊治团队。

一、一般治疗

卧床并减少搬动,床头抬高可抬高膈肌,有利于肺部通气,同时双下肢下垂,减少静脉回流,减低心脏前负荷。严密监测生命体征。

二、对症支持治疗

1. 改善低氧血症 保持呼吸道通畅,若患者自主呼吸力量够,宜选用鼻导管或可携氧面罩给氧,保持动脉血氧饱和度(SaO₂)>90%。需注意的是,单纯以SaO₂作为判断是否缺氧、是否氧疗的标准,是可能犯错误的,呼吸频率、血气氧分压、二氧化碳分压、肺部啰音等也是需要关注的,如急性心肌梗死合并心力衰竭的患者,通过增加呼吸频率的代偿,可以维持SaO₂在正常水平,但此时给氧则是必要的。如合并心力衰竭,满肺啰音,憋喘加重,可予无创通气并设定呼气末正压(PEEP)进行支持。当患者一般情况不稳定,出现意识障碍、动脉血氧分压低、出现明显的肺水肿,立即行气管插管和机械通气。保证氧供,减轻心脏负担。

2. 建立深静脉通道 放置颈内静脉或锁骨下静脉导管,既可提供快速输液、输注抢救药物的通道,又可获得血流动力学监测指标。

3. 镇静镇痛 解除患者的紧张、焦虑,缓解疼痛,可应用吗啡及芬太尼。

三、病因治疗

尽快完善超声心动图、冠脉CTA等检查以发现病因,其中床旁超声也可为后来的血流动力学评估、监测和治疗提供依据。有导致心源性休克的原发病应及时对因治疗。如急性心肌梗死争取时间冠脉血运重建,进行溶栓、PCI、外科手术等;严重心律失常用抗心律失常药物、电复律、临时起搏器植入;重症心肌炎虽然缺乏有效的病因治疗,可短期、早期给予肾上腺皮质激素,尽早给予机械循环辅助治疗如ECMO等。乳头肌断裂、室间隔穿孔的尽快行介入治疗或外科手术。

四、液体复苏

往往需要病因治疗及抗休克治疗同时进行。在心源性休克患者,除非合并肺水肿,否则应进行液体复苏,但由于心脏泵功能衰竭,应在血流动力学监测各种指标的指导下,严格控制补液。CVP及PCWP较低时提示血容量不足,可予适当补充晶体液或胶体液,CVP及PCWP在正常范围时补液应谨慎,根据液体反应性(被动抬腿试验、快速补液试验、最少液体负荷试验、床旁超声判断下腔静脉变异度等)指导补液,如CVP≥18cmH₂O、PCWP≥18mmHg时则提示血容量过高或肺淤血,应停止补液并使用血管活性药、利尿剂等。右室、下壁心肌梗死时出现低血压,应增加补液恢复血压,PCWP稍高于18mmHg可以接受,不作为停止补液的指征。

五、药物治疗

1. 血管活性药物的应用 为稳定血流动力学,可选择作用于心脏和血管平滑肌受体的血管活性药物。一般应用起效迅速、安全可靠、半衰期短、剂量容易掌控的药物如去甲肾上腺素、多巴胺、多巴酚丁胺等。最新的观点认为,多巴胺在心源性休克及其他人群中致心律失常的风险较高,且与心源性休克死亡风险增加相关;而去甲肾上腺素在升压的同时致心律失常风险较低,可作为大部分心源性休克患者的首选。

《心源性休克诊断和治疗中国专家共识(2018)》中对CS血管活性药物治疗建议:①尽快应用血管活性药物(常用多巴胺和去甲肾上腺素)维持血流动力学稳定;②如果收缩压尚维持于80~90mmHg,可考虑先加用正性肌力药物,如多巴胺;③如果已出现严重低血压(收缩压<80mmHg),需要在提高心排血量的同时,进一步收缩血管提升血压,可首选去甲肾上腺素,或多巴胺联合应用去甲肾上腺素;④较大剂量单药无法维持血压时,建议尽快联合应用,注意监测药物副作用。

血管扩张剂仅在各种升压措施处理后血压仍不升,而PCWP增高(PCWP>18mmHg)、心排血量低[CI<2.2L/(min·m²)]或周围血管显著收缩致四肢厥冷并发绀时使用。而且应与正性肌力药物联合应用。硝普钠从15μg/min开

始，每 5 分钟逐渐增加至 PCWP 降至 15~18mmHg；硝酸甘油从 10~20μg/min 开始，每隔 5~10 分钟增加 5~10μg/min，直至左室充盈压下降。对有心动过缓或房室传导阻滞的 CS，可用胆碱能受体拮抗剂如山莨菪碱静脉滴注。一般情况下血管扩张剂与正性肌力药和主动脉内球囊反搏术联合应用，能增加心排血量，维持或增加冠状动脉灌注压。

2. 正性肌力药物的应用 原则上应选用增加心肌收缩力，而不会大幅增加心耗氧，维持血压而不加快心率乃至导致心律失常的药物。洋地黄类药物具有正性肌力、负性传导、负性频率效应，增强心肌收缩力的同时不收缩血管、不增快心率，可应用于心源性休克或合并慢性心功能不全或快速房颤时。应用时剂量减少，选用短效制剂如毛花苷 C 等。磷酸二酯酶Ⅲ抑制剂是非强心苷、非儿茶酚胺类强心药，兼有正性肌力及扩血管效应，小剂量使用时主要表现为正性肌力作用，扩张血管作用随剂量的增加而逐渐增

强，适用于准备行心脏移植及终末期的心力衰竭，短期用于难治性心力衰竭、心脏术后。常用药物有氨力农、米力农。钙增敏剂是一种新型的正性肌力药物，代表药物是左西孟旦（levosimendan）。它与心肌肌钙蛋白 C 结合后增加其对 Ca^{2+} 的敏感性，无需提高细胞内 Ca^{2+} 的浓度而增强心肌收缩力，且不影响心率，心肌耗氧量也未见明显增加，主要适用于传统治疗（利尿剂、血管紧张素转换酶抑制剂和洋地黄类）疗效不佳的，由收缩功能不全所致的低心排患者，用药后可有心排血量和每搏输出量上升，体循环阻力和肺循环阻力的下降，使心力衰竭症状好转。具体用法与注意事项参见"第 27 章 急性心力衰竭"治疗部分。

3. 利尿剂 主要用于控制肺淤血、肺水肿，同时有助于改善氧合，但可能对血压产生影响。

CS 常用治疗药物见表 22-3。根据休克的临床分型合理选择血管活性药物，参见表 22-4。

表 22-3 CS 常用治疗药物概览

药物	机制	常规剂量	作用	血流动力学	应用	注意事项
去甲肾上腺素	α<β 激动剂的作用	0.05~0.4μg/(kg·min)	心肌收缩力↑，心率↑，心排血量↑；除冠状动脉以外的小动脉强烈收缩，外周阻力增大而升压	SVR↑↑ CO↑	常规一线用药	感染性休克首选，可用于复苏后血压维持
肾上腺素	α、β 激动剂	0.01~0.5μg/(kg·min)	心肌收缩力↑，心率↑，心肌耗氧量↑；扩张冠状血管和骨骼肌血管，收缩皮肤、黏膜及内脏小血管	CO↑↑ SVR↑↑	过敏性休克一线用药	败血症指南(SSC)其作为二线药物的数据最多
去氧肾上腺素	α1 激动剂	0.1~10μg/(kg·min)	血管收缩；兴奋迷走神经，心率↓，无心肌兴奋作用	SVR↑↑	各种类型休克	深静脉通路未建立时可予滴注；增加后负荷，注意心功能不全
多巴胺	剂量依赖性 α、β 和 D 激动剂	0.5~2μg/(kg·min)（小）	小剂量增加内脏血流	CO↑	大多数类型休克的二线用药	SOAP Ⅱ试验表明，以多巴胺为一线药物时，CS 患者心律失常的发生率更高，死亡率增加
		5~10μg/(kg·min)（中）	中剂量心肌收缩力↑，心率↑，心排血量↑	CO↑↑ SVR↑		
		10~20μg/(kg·min)（大）	大剂量收缩血管	SVR↑↑ CO↑		
多巴酚丁胺	β 激动剂	2.5~20μg/(kg·min)	正性肌力作用，轻度血管舒张作用	CO↑↑ SVR↓ PVR↓	常用于心源性休克	可能导致低血压
异丙肾上腺素	β 激动剂	2.0~20μg/min	心肌收缩力↑，心率↑，传导↑	CO↑↑ SVR↓ PVR↓	可用于心源性/感染性休克，完全性房室传导阻滞	CPR 指南中缓慢心率的首选药物；可引起心脏耗氧量增加、灌注压下降，冠心病慎用
血管升压素	V1 激动剂	0.02~0.04U/min	收缩血管	SVR↑↑	大多数形式休克的二线用药	开始或停药时可能导致低钠血症
左西孟旦	Ca^{2+} 增敏剂	0.05~0.2μg/(kg·min)	心肌收缩力↑，心肌耗氧量不增加	CO↑ SVR↓ PVR↓	慢性心力衰竭急性失代偿期	对心肌耗氧量的影响最小
米力农	磷酸二酯酶抑制剂	0.125~0.75μg/(kg·min)	心肌收缩力↑，心排血量↑；血管扩张作用，心脏前、后负荷↓	CO↑ SVR↓ PVR↓	急、慢性顽固充血性心力衰竭	长期应用增加心律失常、心肌缺血风险

注：CO，心排血量；SVR，体循环血管阻力（外周血管阻力）；PVR，肺循环血管阻力。

表 22-4　休克临床分型与血管活性药物的选择

临床症状分型	血流动力学作用原理	血管活性药物选择
湿冷型	通常心指数↓ 体循环阻力↑	心率快或心律失常：去甲肾上腺素 心率慢：多巴胺（心律失常风险高）
干冷型	肺毛细血管楔压（PCWP）↓ 灌注不足	左室舒张末压低，应适当补液 心率快或心律失常：去甲肾上腺素 心率慢：多巴胺（心律失常风险高）
暖湿型	体循环阻力↓	去甲肾上腺素
右室梗死型	左心前负荷↓	补液、抗利尿激素、吸入性肺血管扩张剂 去甲肾上腺素 心率慢：多巴胺（心律失常风险高）

六、机械循环辅助装置

当通过积极用药治疗效果仍不佳时，没有必要一味地增加药物用量而错失治疗的机会，可考虑应用机械循环辅助装置。2001 年公布的 SHOCK 研究可以说是心源性休克治疗探索中的里程碑，在溶栓治疗时代，应用主动脉内球囊反搏（intra-aortic balloon counter pulsation，IABP）联合抗栓治疗的患者死亡率最低。而 2012 年的 IABP-SHOCK 2 研究却无法证明 IABP 使接受急诊血管重建治疗的心源性休克患者获益，从此使用 IABP 在各大指南的推荐等级均有下降。值得注意的是，研究并没有否定 IABP 对接受保守治疗或静脉溶栓治疗患者的作用。对于我国很多尚无条件开展急诊介入治疗的基层医院，心源性休克患者首诊时，有必要置入 IABP 辅助静脉溶栓治疗或在 IABP 支持下转运。心室辅助装置（ventricular assist device，VAD）也是机械辅助循环的重要手段，临床多选择左心辅助，当合并严重右心衰竭时，可选择右心辅助或全心辅助。体外膜氧合（extracorporeal membrane oxygenation，ECMO）不依赖心脏功能和节律，即使在心脏停搏时也能提供完全循环支持，可改善心脏本身及其他器官的氧合血供，降低心搏骤停的风险。在体外膜氧合实施同时进行 IABP 治疗，有利于降低心脏后负荷、改善冠脉循环、促进心功能恢复。2015 年《法国成人心源性休克治疗管理专家建议》认为，心源性休克患者若需要暂时循环支持，强烈推荐首选 ECMO。主要的临时机械循环辅助装置见表 22-5。

1. 主动脉内球囊反搏　主动脉内球囊反搏（IABP）是对 CS 患者机械支持治疗的一种手段，主要通过舒张期球囊充气以改善冠状动脉和外周血流灌注，收缩期球囊放气使后负荷明显减轻从而提高左心室功能，维持血流动力学稳定。心源性休克当心指数 $<2L/(min·m^2)$、中心静脉压 $>15mmHg$、左房压 $>20mmHg$ 时应果断地放置 IABP，也适用于乳头肌断裂、室间隔穿孔、心脏破裂等机械并发症导致的心源性休克。注意使用的绝对禁忌证：①严重主动脉瓣关闭不全；②主动脉夹层动脉瘤；③主动脉窦瘤破裂。

2. 心室辅助装置　借助外置的机械设备，暂时部分代替心脏的功能，待心功能恢复，有助于组织器官的灌注，并改善心源性休克时的恶性循环，是心源性休克的重要治疗措施，目前主要有 Impella 心室辅助系统、经皮左心房-股动脉心室辅助（TandemHeart）等。左心辅助的适应证主要有 3 个方面：①作为治疗性措施，使衰竭的心脏恢复功能，用于心脏手术后不能脱离体外循环机、急性心源性休克；②作为心脏移植桥梁过渡等待供体；③作为预防性措施，主要适用于高危冠心病患者做经皮冠状动脉球囊成形术，预防心搏骤停，维持动脉血压和心排血量。Impella 左室辅助装置可提供 2.5~5L/min 的循环支持，以减轻左心室后负荷，但只能提供短时支持，并且在循环崩溃时，达不到完全性的循环支持作用。相较于 IABP，TandemHeart 能为高危 PCI 患者提供更稳定的血流动力学支持，使患者耐受更长的手术时间，但目前研究提示其对患者预后无明显改善，且血管并发症发生率较高。因 TandemHeart 依赖充足的肺静脉血流，不适合肺水肿和严重右心衰竭患者。

3. 体外膜氧合　体外膜氧合（ECMO）是体外泵驱动血流并进行膜氧合器气体交换的过程，流量可达 4~6L/min。其中静脉-动脉 ECMO（VA-ECMO）在提供恒定血流的同时，可提高灌注压，改善器官灌注，纠正组织缺氧，并减轻右心前负荷。适用于急性可逆性严重心功能障碍，常规治疗无效的情况下，如重症暴发性心肌炎、心脏外科术前支持或手术后、急性心肌梗死等，还可以用于其他原因导致的严重心功能抑制状态下的急性循环功能衰竭，如药物过量。注意使用的绝对禁忌证：①无法进行抗凝治疗；②不可逆转的脑损害；③其他不可逆状态，如疾病终末期。

【预后】

在急诊 PCI 普及之前，AMI 合并 CS 的住院死亡率高达 76%。随着再灌注治疗和心肺辅助技术的发展，CS 的死亡率有所下降，但院内死亡率在各年龄段患者仍在 40% 以上。早期血运重建是 1 年存活率的唯一独立预测因素。主要死亡原因是泵衰竭，多发生在出现 CS 后数天内。SHOCK 研究中，早期血运重建患者和药物保守治疗患者 6 年存活率分别为 62.4% 和 44.4%，平均年死亡率分别为 8.3% 和 14.3%。AMI 合并机械并发症患者死亡率更高，尤其是没有行外科手术干预的患者。CS 合并室间隔穿孔的患者住院死亡率最高，达 87%。无保护左主干所致 AMI 合并 CS 患者住院死亡率可高达 64.5%。

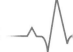

表 22-5 临时机械循环辅助装置

功能	IABP	Impella 2.5	Impella CP	Impella 5	Impella RP	TandemHeart PTVA System	CentriMag	VA-ECMO
泵机制	气动	轴流	轴流	轴流	轴流	离心式	离心式	离心式
导管选择	8Fr	13Fr	14Fr	23Fr	9Fr	21Fr 流入 15-17Fr 流出	32Fr 静脉 22Fr 动脉	18-21Fr 流入 15-22Fr 流出
置入	经皮,经股动脉至降主动脉	经皮,经股动脉跨主动脉瓣至左心室	经皮,经股动脉跨主动脉瓣至左心室	外科,经股动脉跨主动脉瓣逆行	经皮,经股静脉跨肺动脉瓣	经皮,股静脉流入,股动脉流出	外科,右心辅助:右/室流入,肺动脉流出;左心辅助:左房/室流入,主动脉流出	经皮/外科,股静脉流入,股动脉流出
支持	0~1L/min	2.5L/min	3~4L/min	5L/min	>2.5L/min 右心室	4L/min	5~10L/min 双心室	>4.5L/min 双心室
肢端缺血	+	++	++	++	+	+++	-	+++
溶血	+	++	++	++	++	++	-	++
后负荷	下降	中立	中立	中立	中立	上升	中立	上升
PCWP	轻微下降	轻微下降	轻微下降	轻微下降	中立/轻微上升	下降	下降	可变

IABP-SHOCK Ⅱ 研究依据年龄>73 岁(1 分)、卒中史(2 分)、血糖>10.6mmol/L(1 分)、血肌酐>132.6mmol/L(1 分)、动脉血乳酸>5mmol/L(2 分)、PCI 术后 TIMI 血流<3 级(2 分)6 个临床指标建立了一个 CS 患者 30 天预测死亡率的评分系统,根据评分结果分为低危(0~2 分)、中危(3~4 分)和高危(5~9 分),经调查发现 30 天死亡率分别为 28.0%、42.9% 和 77.3%。根据 SCAI 分期,A 至 E 期的患者医院死亡率分别为 3.0%、7.1%、12.4%、40.4% 和 67.0%。APACHE Ⅱ、SAPS Ⅱ 等评分对于心源性休克患者也具备较好的预测价值,但评分更注重整体状态,为重症预后评分系统,评分标准详见"第 158 章 急危重症严重程度评估方法"介绍。

(傅 萱 张文武)

参 考 文 献

[1] BARAN D A, GRINES C L, BAILEY S, et al. SCAI clinical expert consensus statement on the classification of cardiogenic shock: This document was endorsed by the American College of Cardiology (ACC), the American Heart Association (AHA), the Society of Critical Care Medicine (SCCM), and the Society of Thoracic Surgeons (STS) in April 2019 [J]. Catheter Cardiovasc Interv, 2019, 94 (1): 29-37.

[2] COMBES A, PRICE S, SLUTSKY A S, et al. Temporary circulatory support for cardiogenic shock [J]. The Lancet, 2020, 396 (10245): 199-212.

[3] JENTZER J C, VAN DIEPEN S, BARSNESS G W, et al. Cardiogenic shock classification to predict mortality in the cardiac intensive care unit [J]. J Am Coll Cardiol, 2019, 74 (17): 2117-2128.

[4] POLYZOGOULOU E, ARFARAS-MELANINIS A, BISTOLA V, et al. Inotropic agents in cardiogenic shock [J]. Curr Opin Crit Care, 2020, 26 (4): 403-410.

[5] REYENTOVICH A, BARGHASH M H, HOCHMAN J S. Management of refractory cardiogenic shock [J]. Nat Rev Cardiol, 2016, 13 (8): 481-492.

[6] TEWELDE S Z, LIU S S, WINTERS M E. Cardiogenic shock [J]. Cardiol Clin, 2018, 36 (1): 53-61.

[7] THIELE H, OHMAN E M, DE WAHA-THIELE S, et al. Management of cardiogenic shock complicating myocardial infarction: An update 2019 [J]. Eur Heart J, 2019, 40 (32): 2671-2683.

[8] 中华医学会心血管病学分会心血管急重症学组, 中华心血管病杂志编辑委员会. 心源性休克诊断和治疗中国专家共识(2018)[J]. 中华心血管病杂志, 2019, 47 (4): 265-277.

22

第 23 章
失血性休克

失血性休克(hemorrhagic shock,HS)是因造成严重失血的创伤或疾病导致的血管内容量急剧减少超过机体应急代偿能力,前负荷和心排血量下降,组织灌注不足,进而细胞水平的氧供应减少,细胞代谢紊乱和功能受损,最终出现多器官功能衰竭甚至死亡的一系列病理生理过程。

究其本质是严重失血导致的细胞水平氧输送不足而造成的组织细胞缺氧。HS 是休克最常见的一种类型,属于最具代表性的低血容量性休克。近 30 年来,HS 的诊断和治疗已取得较大进展,然而,其临床致残率和死亡率仍然较高。

【病因与发病机制】

一、病因

任何部位的大出血使血管内容量减少到足以引起循环血流动力学受损的程度时,均可能造成 HS。大出血既可以是外出血也可以是内出血。严重创伤所造成的内脏损伤和/或骨折是造成内出血和/或外出血最常见原因。众多非创伤性疾病,包括食管-胃底静脉曲张破裂出血、消化性溃疡出血、胃肠道动静脉畸形出血、出血性胰腺炎、泌尿系统结石、异位妊娠破裂出血、产后出血、主动脉夹层破裂出血、腹主动脉瘤破裂出血、左室室壁瘤破裂出血、支气管扩张或肺结核出血、肿瘤或脓肿侵犯血管出血等,可累积如消化系统、泌尿生殖系统、心血管系统和呼吸系统等不同系统,成为 HS 出血的重要来源。

二、病理生理

严重失血导致有效循环血容量不足,触发机体各系统器官产生一系列病理生理反应,维持灌注压,保证心、脑重要器官的血液供应。

循环低血容量导致交感神经兴奋,儿茶酚胺释放增加。儿茶酚胺一方面可以收缩血管,特别是选择性地收缩皮肤、肌肉及内脏器官(肝、肾、肠系膜等)血管,保证心、脑重要脏器的血液供应。其中动脉系统收缩使外周血管阻力升高以维持血压;毛细血管前括约肌收缩导致毛细血管内静水压降低,从而促进组织间液回流;静脉系统收缩驱使血液回流,增加回心血量。另一方面,儿茶酚胺可以增加心肌收缩力,加快心率,增加心排血量。低血容量可以激活肾素-血管紧张素-醛固酮系统,醛固酮分泌增加,同时刺激压力感受器促使神经垂体分泌抗利尿激素,从而加强肾小管对钠和水的重吸收,使尿量减少,保存体液。

上述代偿反应在休克早期对于维持血流动力学稳定,保证心、脑等重要生命器官的血液灌注起到非常关键的作用,但也具有潜在风险。一方面,这些代偿机制使血压在休克早期维持正常或正常低限,此时若以血压下降为判定休克标准,必然延误休克的早期识别和救治。另一方面,对心、脑血供的保护代偿机制是以牺牲其他脏器供血和供氧为代价的,最终会导致其脏器功能受损。

出血持续,将不可避免地发生失代偿,此时除非重要组织和脏器外,心和脑重要脏器亦开始发生灌注不足,微循环严重障碍,发生细胞组织缺氧,细胞内线粒体无法合成三磷酸腺苷,迫使其对葡萄糖进行无氧代谢,乳酸生成增加,细胞逐渐出现代谢紊乱、功能障碍,坏死和凋亡。细胞氧债、无机磷酸盐、氧自由基堆积,血管内皮细胞功能不全,毛细血管渗漏,心肌细胞功能受到抑制,前后负荷、心肌收缩力和心率受到影响,正常血压无法维持,休克表现愈发明显。酸中毒加重,微血管损伤,凝血功能障碍,创伤后炎症、损伤相关分子模式(damage associated molecular patterns,DAMP)、缺血再灌注损伤、胃肠屏障损害和细菌移位、基因多态性等因素可致全身炎症反应综合征,进一步发展至多器官功能衰竭和死亡。在创伤性 HS 中,易发生酸中毒、低体温和凝血病组成的三联征,形成恶性循环,增加死亡风险。凝血病包括损伤和休克状态引起的内源性凝血病和容量复苏引起的稀释性凝血病。内源性凝血病主要表现纤溶酶活性增加,纤维蛋白原损失破坏和纤溶亢进,血小板功能障碍。稀释性凝血病主要表现为因晶体、胶体甚至红细胞输注引起的凝血因子浓度稀释,晶体液输注损伤内皮而加重凝血因子减少。氧债增加和儿茶酚胺激增,引起保护性多糖蛋白复合物脱落,诱发系统性内皮病,造成内源性肝素化、凝血因子活性下降、纤溶亢进、血小板活化功能不全,是凝血病现今最核心的病理生理因素。

【诊断】

一、临床表现特点

确定或提示出血的临床表现:胃肠道、呼吸道、泌尿道、生殖道等空腔脏器大量出血时常见血液排出体外。腹腔内实质脏器破裂出血,如有外伤史,发现出血证据相对容易。

肝癌结节破裂、自发性脾破裂出血等疾病,可有腹痛、腹腔积液相关体征,甚至腹膜刺激征,但老年患者症状可不明显,而以休克为首发和突出表现。异位妊娠破裂出血及黄体破裂出血,常见于年轻女性,多有剧烈腹痛,阴道后穹隆可穿刺抽出血液。胸腔出血表现为胸痛,随着出血量增多,逐渐出现呼吸困难,叩诊浊音,呼吸音降低,胸腔穿刺可抽出血液。骨折出血尤以骨盆、股骨骨折引起休克最多见,短期内出血量可达 1 000ml 以上,血液易积聚于组织间隙而不易察觉,尤其是对于不能提供确切病史的创伤者,有休克表现时又无明确出血灶时,要排除骨折大出血可能。

除了出血表现外,可有休克"5P"征——皮肤苍白(pallor)、四肢湿冷(prespiration)、虚脱(prostration)、脉搏细弱(pulselessness)、呼吸困难(pulmonary deficiency)。四肢冰凉和毛细血管再充盈延迟反映了外周血管收缩。HS 是相对隐匿的发展过程,直到晚期临床表现才变得明显,需要提高对失血患者发生 HS 的警惕性。临床上需特别关注心率、血压、脉压、呼吸频率、尿量、格拉斯哥昏迷评分的变化,相对于绝对数值,关注变化趋势更有意义,可粗略推测失血量,并进行 HS 的识别和临床分级,见表 23-1。酸中毒、低体温(≤36℃)、凝血病的三联征,在创伤性 HS 时更易发生。休克晚期并发多脏器功能衰竭,累及心脏、肾脏、肝脏、呼吸、中枢神经等脏器,严重者最终死亡。

表 23-1 失血性休克(HS)严重程度的分级(以成人体重 70kg 为例)

参数	I	II(轻度)	III(中度)	IV(重度)
失血量 /ml	<750	750~1 500	1 500~2 000	>2 000
失血量 /%	<15	15~30	30~40	>40
心率	正常	正常或升高	升高	升高 / 明显升高
血压	正常	正常	正常 / 下降	下降
脉压	正常	下降	下降	下降
呼吸频率	正常	正常	正常 / 升高	升高
尿量	正常	正常	下降	明显下降
格拉斯哥评分	正常	正常	下降	下降

成人血容量约占体重的 7%(或 70ml/kg),血容量随着年龄和生理状况而改变,高龄者血容量约占体重的 6%,儿童血容量占体重的 8%~9%,新生儿血容量占体重的 9%~10%。因此平均 70kg 的成年患者的血容量约为 5L。

二、失血性休克的评估与监测

1. 组织器官灌注不足的症状体征 休克多伴有组织灌注不足的临床体征,皮肤、肾脏、脑较容易进行组织灌注的临床评估。皮肤灌注不足表现为皮温降低、湿冷、苍白或发绀;尿量是反映肾灌注较好的指标,可间接反映循环状态,当每小时尿量减少低于 0.5ml/kg 时肾脏灌注不足;脑灌注不良表现为反应迟钝、定向力障碍、不同程度的意识障碍及格拉斯哥评分的恶化。但值得注意的是在轻度 HS 时,上述表现不明显。

2. 动脉血乳酸 动脉血乳酸(blood lactate,BL)是细胞无氧代谢的产物,反应了细胞和组织的缺氧状态,其浓度是反映组织缺氧敏感的指标之一,一般以 2mmol/L 为界值,动脉血乳酸增高常较其他的休克征象先出现,是早期诊断休克重要指标。持续动态的动脉血乳酸监测对判定组织缺氧情况的改善、指导液体复苏及预后评估有重要意义,入急诊时乳酸浓度(BL>4mmol/L)是 HS 患者大量输血的独立预测因素。建议在最初的 8 小时之内每 2 小时进行 1 次血乳酸监测,之后每 8~12 小时监测 1 次。如果在治疗早期,血乳酸水平显著下降,提示患者死亡风险显著降低。持续 BL>4mmol/L 提示预后不良。

3. 碱缺失 碱缺失(base deficit,BD)反应组织灌注水平,可用作低血容量性休克的识别、危险分层和早期输血需求的评估。HS 动物研究中发现,BD 是血容量变化的最佳预测因子,预测输血需求方面优于乳酸。大型注册研究用 BD 对低血容量休克进行分类:I 类,无休克(BD ≤2mmol/L);II 类,轻度休克(2<BD≤6mmol/L);III 类,中度休克(6<BD≤10mmol/L);IV 类:重度休克(BD>10mmol/L)。随着入急诊科时 BD 值升高,创伤严重程度、血乳酸水平、并发症(凝血病、脓毒症、多器官功能衰竭)发生率、预测输血需求的创伤相关出血评分、急诊期间大输血比例和输血量、输液量、血管加压药使用率、住 ICU 时长、死亡率均升高,而血红蛋白含量、血小板计数下降。建议将 BD>6mmol/L 作为开始输血的阈值。

4. 胃肠黏膜 pH(pHi)和二氧化碳分压(PCO₂)的监测 pHi 和 PCO_2 能够反映肠道组织的血流灌注情况和病理损害,同时能够反映出全身组织的氧合状态,对评价胃肠道黏膜内的代谢情况,评估复苏效果有一定的价值。

5. 舌下微循环评估 微循环是氧和底物交换的生理部位,其功能对组织灌注极为重要。休克时微循环障碍,影响终末器官功能和临床预后。利用体积小、可携带、无创的暗场视频显微镜技术设备在舌下对微循环进行评估,主要包括微血管流动指数、总血管密度、灌注血管密度、灌注血管比例、微循环异质性指数等参数。与传统的血压和心排血量相比,舌下微循环监测,对创伤性 HS 的临床预后具有更好的预测能力。研究显示在 ICU 的创伤性 HS 患者,舌下微循环功能失调是随后器官衰竭的良好预测因子。动物实验表明,创伤性 HS 患者早期维持微循环灌注的能力与复苏过程中休克状态的更好逆转相关。与最高乳酸浓度、心指数和最低收缩压比较,灌注血管密度在预测创伤性 HS 患者发生器官功能衰竭方面有最佳预测能力。舌下微循环评估能提供更真实的终末器官灌注信息,比传统的代表体循环血流动力学的参数如血压、心排血量等更好的指导复苏,有可能成为复苏治疗靶点。

6. 代偿储备指数 代偿储备指数(compensatory reserve index,CRI)是一种评估生理储备的新方法,利用小型可携带脉搏血氧仪无创地进行探测,使用特征提取和机器学习技术处理动脉波形,与中心低血容量的动脉波形库进行比对,形成 CRI 值。取值范围从 0 到 1,代表生理机制完全可代偿到即将发生心血管不稳定和失代偿。小型临床研究显示,在识别相对小量失血、活动性出血,复苏持续出血方面比传统生命体征的能力更佳。

7. 休克指数 休克指数(shock index,SI)是心率与收缩压之比,是一种能够衡量血流动力学不稳定的指标,可用于评估 HS 存在,并对输血需求和结果进行危险分层。特别是在严重创伤后失血、心率和收缩压仍处于正常范围、不能及时获得检验检查结果时更为适用。SI<0.6 为无休克,0.6≤SI<1.0 为轻度休克,1.0≤SI<1.4 为中度休克,SI≥1.4 为重度休克。大规模创伤注册研究显示,随着入急诊科时 SI 值升高,创伤严重程度、血乳酸水平、并发症(凝血病、脓毒症、多器官功能衰竭)发生率、预测输血需求的创伤相关出血评分、急诊至 ICU 期间大输血比例和输血量、急诊输液量、血管加压药使用率、住 ICU 时长、死亡率均升高;建议对 SI 分类为无休克和轻度休克者,给予密切观察和血型鉴定,中度休克者予血型鉴定、交叉配血并输血,重度休克者开启大量输血流程。

8. 循环血流动力学监测 对于选择适宜的治疗策略,评估患者对于液体复苏的治疗效果有帮助。包括无创和有创血压监测、超声多普勒技术、无创心排血量监测、经肺热稀释和脉搏波型轮廓分析技术、Swan-Ganz 肺动脉导管技术等。

(1)血压:血压下降(收缩压<90mmHg,平均动脉压<65mmHg 或较基础血压下降 40mmHg 以上)在休克中常见,但不是诊断 HS 的必要条件。特别注意休克早期机体代偿致血压可维持正常,而此时组织灌注及氧供已显著下降,所以仅凭血压识别 HS 不可靠。有创动脉血压(IBP)较无创动脉血压(NIBP)高 5~20mmHg。HS 时,由于外周血管阻力增加,NIBP 测压误差较大,IBP 测压更可靠。

(2)心脏前负荷相关指标:中心静脉压(central venous pressure,CVP)和肺毛细血管楔压(pulmonary capillary wedge pressure,PCWP)分别反映右心室及左心室前负荷。超声心动图测定的心室舒张末容积也是反映心脏前负荷的指标。均可用于监测容量状态和指导补液,特别是对于存在或怀疑心力衰竭的休克患者,用于防止输液过多导致的肺水肿。新近研究发现,CVP 和 PAWP 与心脏前负荷的相关性有限,结合新指标如收缩压变化率(SPV)、每搏输出量变化

率(SVV)、脉压变化率(PPV)、血管外肺水(EVLW)、胸腔内总血容量(ITBV),指导 HS 时的液体管理比传统方法更可靠和有效。接受正压通气者,SPV、SVV 与 PPV 更具优势。注意不能仅依靠单一指标,还需联合其他指标进行动态观察才更具临床意义。

(3)每搏输出量和心排血量:连续监测每搏输出量(SV)与心排血量(CO)有助于动态判断容量复苏效果与心功能状态。

9. 血常规监测 动态观察红细胞计数、血红蛋白(Hb)及血细胞比容(HCT)的数值变化,了解有无血液浓缩或稀释,对 HS 诊断和判断存在持续失血有价值。

10. 凝血功能、纤溶功能监测 常规的凝血功能包括凝血酶原时间(PT)、活化部分凝血活酶时间(APTT)、纤维蛋白原水平(FIB)、国际标准化比值(INR)、凝血因子、蛋白 S、蛋白 C、D- 二聚体、血小板计数、血小板功能试验等,可结合实验室和即时检测(POCT)方式进行监测。若 PT 和 / 或 APTT 延长至正常值的 1.5 倍,应考虑凝血功能障碍或凝血病可能。血栓弹力图能检测从血凝块形成到溶解全过程,辨别低凝、高凝、纤溶亢进状态,区分纤维蛋白原减少和血小板功能障碍,也用于诊断和指导治疗凝血障碍或凝血病。

11. 电解质监测 钙是促凝血蛋白酶的重要辅因子,大出血时可迅速降低,注意血钙特别是离子钙的监测,并及时补充至正常水平。

12. 出血部位评估 对于多发创伤和以躯干损伤为主的 HS,床边创伤超声重点评估(FAST)可早期识别出血部位,特别是腹腔、胸腔和心包腔,但其在识别如腹腔脏器损伤和游离积液方面的灵敏度有限。CT 检查比床边超声有更好的特异度和灵敏度,全身增强 CT 扫描可更好识别创伤类型和出血源。重度出血有时需采取如内镜、血管造影或手术探查等兼具诊断和治疗性质的措施。

三、诊断注意事项

HS 早期诊断对预后至关重要。传统诊断依据病史、症状、体征,包括精神状态改变、皮肤湿冷、收缩压下降(<90mmHg 或较基础血压下降>40mmHg)或脉搏压减少(<20mmHg)、尿量<0.5ml/(kg·h)、心率>100 次 /min、中心静脉压(CVP)<5mmHg 或肺动脉楔压(PAWP)<8mmHg 等指标。对于早期诊断 HS,特别是轻度 HS 不敏感,并有诸多局限。HS 诊断应根据病史、临床表现,并结合细胞无氧代谢、组织灌注、体循环和微循环指标等综合分析,以期早期确定 HS 和分级,为及时且恰当的干预创造条件。指标 SI、BL 和 BD 有重要参考价值。

【治疗】

一、病因治疗

有效止血是 HS 抢救成功的基石。在积极补充血容量的同时应尽快确切止血,否则休克难以纠正。采用何种止血手段,应根据具体出血部位和发病机制而定。治疗包括

应用止血药物、局部压迫、使用弹力绷带和 / 或止血敷料、骨盆 / 骨折固定、腹膜填塞、手术(初步确切手术和损伤控制手术)、内镜治疗、血管介入治疗、复苏性主动脉血管内球囊闭塞术(resuscitative endovascular balloon occlusion,REBOA)等。对于出血部位明确的 HS 患者,早期进行手术、内镜或血管介入止血非常必要;尤其对于创伤患者,尽可能缩短创伤至进入手术室的时间,能够显著改善预后,提高存活率;如存在严重 HS、进行性出血、凝血病、低温、酸中毒、无法进入的重大解剖创伤、耗时手术操作和伴随腹部外重大创伤的情况,创伤患者易行创伤控制手术,即进行主要以止血为目的简短手术、止血填塞,待低体温、酸中毒、凝血障碍纠正,通气和血流动力学优化,进一步损伤评估后,再进行确定性手术修复。

二、纠正休克

1. 液体复苏 HS 时进行液体复苏刻不容缓,以维持组织灌注,因此必须迅速建立至少两条大内径的快速外周静脉通路,不推荐中心静脉作为首选的静脉通路,以避免液体复苏延迟。但对于创伤 HS,提倡限制性液体替代策略,即低容量延迟液体复苏以达到允许性低血压(对于非脑和 / 或脊髓损伤的创伤患者,目标收缩压 80~90mmHg 直至大出血停止;严重脑创伤者平均动脉压 ≥90mmHg)。注意老年患者需仔细权衡此策略,而既往高血压患者不适用。液体复苏可以选择晶体溶液和胶体溶液,由于葡萄糖溶液很快分布到细胞内间隙,因此不推荐用于复苏治疗。

(1)晶体液:HS 患者液体复苏应首选晶体液。常用的晶体溶液有 0.9% 氯化钠注射液(生理盐水)、复方氯化钠注射液(林格液)、乳酸钠林格注射液(又称乳酸林格液)和 Plasma-Lyte A(均为平衡晶体溶液)、高张盐溶液等。0.9% 氯化钠注射液含氯浓度均为 154mmol/L;复方氯化钠注射液含氯浓度为 155mmol/L;而乳酸钠林格注射液含氯浓度为 109mmol/L;Plasma-Lyte A 含氯浓度为 98mmol/L。乳酸钠林格注射液和 Plasma-Lyte A 的氯浓度更接近于人体血浆。高张盐溶液有 7.5% 氯化钠注射液和 3% 氯化钠注射液。高晶胶溶液有 7.5% 氯化钠注射液 +6% 右旋糖酐溶液(HSD)和 4.2% 氯化钠注射液 + 羟乙基淀粉(霍姆)等制剂。

目前的证据支持平衡晶体溶液优于生理盐水,作为初始液体复苏的首选溶液,特别是需大量输液时。乳酸钠林格注射液其电解质组成接近生理,轻度低渗,含有少量乳酸,所含乳酸可在肝脏迅速代谢,但大量输注应考虑其对血乳酸水平的影响。0.9% 氯化钠注射液为等渗液体,但含氯高,大量输注可引起高氯性代谢性酸中毒、高氯所致肾损伤(增加肾脏炎症、损害肾灌注),甚至降低生存率;针对非重症和危重患者液体治疗研究均显示,与 0.9% 氯化钠注射液相比,平衡晶体液使联合终点(死亡率、新的肾脏替代疗法或持续性肾功能障碍)发生率更低。HS 不宜首选 0.9% 氯化钠溶液,若选用,则应限制在 1.0~1.5L 以内。而严重颅脑损伤时应避免使用低渗晶体溶液,如乳酸林格液,以减少液体向受损脑组织的转移,增加颅内压。对于创伤出血患者入

院后 6 小时内,总晶体液输注量建议 <3L。

高张盐溶液复苏的现代概念认为:其治疗机制是高渗和提高循环渗透压使细胞与组织脱水,细胞内和组织中的水分至血管中起到自体输液的作用,达到有效循环血量扩张作用,使组织灌注好转及尿量增加,血流动力学及全身情况获得明显改善。与等渗电解质液相比,其用量小,能产生明显的血流动力学效果和改善组织水肿。对颅脑损伤的患者,可快速升高 MAP 而不加剧脑水肿。现有的研究和荟萃分析表明其安全性,然而在提高生存率和改善创伤性脑损伤神经预后方面无优势。

休克患者不应给含糖液体,尤其是伴有中枢神经系统损伤的患者,应禁止补充含糖液体,尽管补充含糖液体也可提升血压,但输注含糖液体后可引起和加重再灌注损伤。

(2)胶体液:晶体液输注后会进行血管内外再分布,约 25% 存留在血管内,75% 则分布于血管外间隙,因此低血容量休克时仅以大量晶体液进行复苏,可以引起血浆蛋白稀释及胶体渗透压下降,有导致组织水肿之虑。

研究已显示,胶体液比晶体液能带来更低的液体需求,特别是严重休克需要快速补充容量时。如果出血过多,且晶体液结合血管升压药不能维持基本组织灌注,则可考虑选择胶体液。但是否改善发病率和存活率,目前仍未能明确。甚至有研究发现可能损害凝血和血小板功能,增加肾脏损伤和死亡风险。所以目前的证据仅支撑有限条件下的胶体液使用。

目前有多种胶体液可供选择,包括:①右旋糖酐,包括右旋糖酐 40(低分子右旋糖酐)和右旋糖酐 70(中分子右旋糖酐)。前者扩容效果较差,且持续时间短暂,有渗透性利尿作用,静脉滴注每次 250~500ml,每日不超过 20ml/kg;后者扩容效果与血浆相似,每克可结合水 25ml 左右,扩容效果可维持 12 小时,静脉滴注每次 500ml,每日最大量不超过 1 000~1 500ml。②琥珀酰明胶,为胶体性代血浆,扩容效能类似于 4% 白蛋白。可增加血浆容量,使静脉回流及心排血量增加,改善微循环,增加血液的运氧能力;也能减轻组织水肿,有利于组织对氧的利用。静脉输入的剂量和速度取决于患者的实际情况,严重急性失血时可在 5~10 分钟内输入 500ml,直至低血容量症状缓解。大量输入时应确保维持 HCT 不低于 0.25。③羟乙基淀粉(淀粉代血浆,706 代血浆),输注 1L 能使循环容量增加 700~800ml,至 24 小时后仍可维持 40% 的最大扩容效果。静脉滴注 500~1 000ml。④中分子羟乙基淀粉 200/0.5,为血容量扩充药。有 6% 和 10% 两种制剂。⑤中分子羟乙基淀粉 130/0.4,作用与中分子羟乙基淀粉 200/0.5 相似,最大日剂量可用 33~50ml/kg。⑥聚明胶肽,扩容效能类似于琥珀酰明胶。一般 500ml 约在 1 小时内输入,急救时可在 5~15 分钟内输入 500ml,一日最大剂量为 2 000ml。因钙离子浓度高达 6.2mmol/L,对高钙血症、正在使用洋地黄治疗的患者禁用。⑦白蛋白,一种天然的血浆蛋白质,在正常人构成了血浆胶体渗透压的 75%~80%。正常浓度为 35~50g/L。规格有 5%、10%、15%、20% 的注射液和 5g、10g 的冻干粉。5% 人血白蛋白溶液 250ml 的胶体渗透压为 18~20mmHg/L,而 25% 人血白蛋

白溶液 50ml 的胶体渗透压为 100mmHg/L。在复苏治疗初期,20% 白蛋白和 25% 白蛋白为高渗溶液,可达到高于输注溶液 4~5 倍体积的扩容效果。输注 25% 人血白蛋白溶液 100ml,如果体液能够从组织间隙进入血管内,1 小时后可使血管内容量增加 400~500ml。

用于复苏治疗的胶体液主要为中分子羟乙基淀粉 / 羟乙基淀粉和白蛋白。但白蛋白价格较昂贵,具有传播多种血行传染病的潜在危险,输入白蛋白后会发生毛细血管渗漏,将弥散至组织间质中,且不能自由地回到血管内,反而导致组织间质渗透压升高和组织水肿。

2. 输注血制品

(1) 浓缩红细胞:为改善组织氧供,血红蛋白降至 70g/L 时应输血,目标值为 7~9g/L。对于老年人及有心肌梗死风险的人,使血红蛋白保持在 100g/L。没有活动性出血时每输注 1 个单位(200ml)的浓缩红细胞其血红蛋白升高 10g/L,血细胞比容升高 3%。输注红细胞虽可改善氧供,但应注意到多个创伤研究显示,输血与死亡、感染、肺损伤和肾衰竭增加相关。所以采取限制性输血策略,而非无限制的自由输血。大量输注红细胞时易导致凝血紊乱,应及时补充血小板和凝血因子等特殊成分。与成分输血相比,新鲜全血含有更多的凝血因子、血小板、红细胞,能更有效地纠正贫血和改善凝血功能。

在缺乏早期实验室凝血纤溶和 / 或血栓弹力图结果时,现有证据支持可首先采用经验性比例输血,即以 1∶1∶1 的比例输注血浆、血小板、红细胞。研究显示,低血压、休克严重程度和创伤严重程度与低纤维蛋白原相关,治疗初期也可经验性给予纤维蛋白原。一旦获得实验室凝血、纤溶和 / 或血栓弹力图结果,应尽早采用凝血管理的目标导向化治疗。

(2) 血小板:血小板输注主要适用于血小板数量减少或功能异常伴有出血倾向的患者。急性失血患者的血小板应维持在 50×10^9/L 以上;持续出血和 / 或中枢神经系统损伤的患者,应在 100×10^9/L 以上。

(3) 新鲜冰冻血浆:输注新鲜冰冻血浆(FFP)的目的是补充凝血因子的不足。FFP 不仅可以迅速改善凝血功能,还可起到扩容,改善微循环的作用。大出血患者如 PT 或 APTT 大于正常值的 1.5 倍或提示凝血因子缺乏的血栓弹力图证据时,应输注 FFP 纠正凝血紊乱,FFP 输入量 10~15ml/kg。FFP 不适合用来补充纤维蛋白原。

(4) 冷沉淀和纤维蛋白原浓缩物:纤维蛋白溶解活性增加和低纤维蛋白原浓度是创伤性凝血病的特点之一。研究显示,创伤凝血病患者,纤维蛋白原低,中位数为 0.9g/L(四分位数 0.5~1.5g/L)。当纤维蛋白原浓度 ≤1.5g/L 或有功能性纤维蛋白原缺乏的血栓弹力图证据时,冷沉淀和纤维蛋白原浓缩物均可用来补充纤维蛋白原。初始给予冷沉淀 15~20 个单供体单位或纤维蛋白原浓缩物 3~4g。重复测定实验室纤维蛋白原水平和血栓弹力图来指导进一步治疗。

(5) 凝血酶原浓缩物、FXIII 浓缩物和重组 VII 因子:血栓弹力图有凝血延迟启动证据时,可应用凝血酶原浓缩物(PCC)。当 FXIII 功能缺乏时,可应用 FXIII 浓缩物。重组 VII

因子(rFVIIa)是一个很有前景的药物,但目前证据仅支持 rFVIIa 用于经手术、最佳血制品应用、严重酸中毒纠正、严重低体温纠正、低钙血症纠正后,仍难以控制的创伤出血患者。最佳血制品应用指经使用了红细胞、血小板、FFP、冷沉淀 / 纤维蛋白原浓缩物后,血细胞比容>24%,血小板>50×10^9/L,纤维蛋白原>1.5~2.0g/L 的情况。

3. 逆转抗血栓药物 针对危及生命的大出血,需逆转抗血栓药物的作用。为逆转维生素 K 依赖口服抗凝剂(VKA)如华法林作用,早期应用 IV 因子 -PCC 联合维生素 K_1,以达到 INR 快速恢复正常的目标。当 INR 在 2~4 时,给予 IV 因子 -PCC 25U/kg;INR 4~6 时为 35u/kg,INR>6 时为 50U/kg。超过 10mg 维生素 K_1 可逆转华法林化数天。针对 Xa 因子抑制剂(如利伐沙班等)使用 IV 因子 -PCC 25U/kg,必要时重复。创伤患者,可同时给予氨甲环酸 15mg/kg。紧急解毒剂为 andexanet alpha。针对凝血酶抑制剂(如达比加群),可使用依达赛珠单抗 5g,可能需重复给药,并使用氨甲环酸 15mg/kg。测定 PT、抗 Xa 因子和凝血酶时间,有助于评估是否已抗凝及可能的抗凝药类型(VKA、Xa 因子抑制剂或凝血酶抑制剂)。针对抗血小板药物可使用去氨加压素。注意对于平素服用抗血栓药物的患者,当危及生命大出血控制后,应尽快开始血栓预防。

4. 早期恰当使用抗纤溶药物 氨甲环酸是一种合成的赖氨酸类似物,用作纤溶酶原竞争性抑制剂。对于各种原因所致严重出血,3 小时内可使用氨甲环酸负荷量 1g 静脉注射,10 分钟后再予氨甲环酸 1g 持续静脉滴注 8 小时。氨基己酸是氨甲环酸的替代用药,效用是其的 1/10。氨甲环酸应用时不用等待血栓弹力图结果。

5. 血管升压药与正性肌力药 低血容量休克的患者,一般不常规使用血管升压药,研究证实有加重器官灌注不足和缺氧的风险,通常仅在足够液体复苏后或者输液还未开始的严重威胁生命的低血压时,使用血管升压药。如同时出现心功能不全,则可使用正性肌力药。可选用去甲肾上腺素、血管升压素、多巴酚丁胺、肾上腺素等。

6. 纠正酸中毒 快速发生的代谢性酸中毒可能引起严重的低血压、心律失常和死亡。临床上使用碳酸氢钠能短暂改善休克时的酸中毒,但是不主张常规使用。代谢性酸中毒的处理应着眼于容量复苏、纠正休克、病因处理等干预治疗,在组织灌注恢复过程中酸中毒状态可逐步纠正,过度的血液碱化使氧解离曲线左移,不利于组织供氧。因此 HS 的治疗中碳酸氢盐只用于紧急情况或 pH<7.15。

7. 体温监测、体温管理 低体温(核心体温<35℃)可影响血小板的功能、降低凝血因子的活性、酶抑制、纤维蛋白溶解。重者常伴酸中毒、低血压和凝血病,增加血制品用量和死亡率。干预措施要从现场复苏开始,贯穿转送与救治途中(急诊室、手术室与 ICU)全过程。包括去除身上潮湿衣物,减少非损伤部位暴露,使用毛毯、加热毯或睡袋包裹伤员、加热空气或环境温度、输注加温液体或血液制品、使用体外复温装置等,以维持患者核心体温 36~37℃。

值得关注的新观念:虽然创伤 HS 后自发性低体温加重凝血病和增加死亡风险。但近年来基础研究揭示治疗性低温(therapeutic hypothermia,TH)在改善 HS 的细胞凋亡、氧化应激与器官损伤、器官性能(如脑神经)、内脏通透性及生存结局方面是有益的。这与低温抑制新陈代谢,降低酶介导的反应速度,减少包括活性氧和促炎细胞因子(保护了细胞免受损伤)等有关。保存能量防止组织缺血,调节炎症防止凝血功能障碍,低温可不加重酸中毒和凝血病。实验室研究和病例报告提出,两种使用 TH 策略:低血流状态下的 HS 患者应用轻度 TH(32~34℃);大出血后的心搏骤停者应用紧急保存和复苏(emergency preservation and resuscitation,EPR)治疗策略,目标温度(10~15℃或≤20℃)。其安全性和有效性待高质量的临床研究予以验证和阐明。

三、失血性休克治疗的终点与预后评估指标

确切止血、恢复血容量、纠正凝血功能障碍、低体温和酸中毒是 HS 救治成功的关键节点。传统复苏目标为心率<120 次/min、平均动脉压>60mmHg、神志改善和尿量>0.5ml/(kg·h),但研究发现,高达 50%~85% 的患者虽达到传统指标,但仍然存在组织低灌注,增加患者 MODS 及死亡风险。因此 HS 复苏的终点,更应该重视改善组织灌注

和细胞的氧代谢障碍。血乳酸(BL)的水平与低血容量休克患者的预后密切相关,持续高水平的血乳酸(>4mmol/L)预示患者的预后不佳,如能在 24 小时内将 BL 降至 2mmol/L 以下,患者存活的概率大幅度提升。碱缺失(BD)反应组织灌注水平,全身组织酸中毒的程度。多项研究表明,BD 水平和 HS 预后同样密切相关。BL 和 BD 接近或达到正常范围,说明止血和复苏效果理想。包括 SI、CRI、pHi、PCO$_2$ 及舌下微循环评估在内的多项指标和参数,在治疗和预后评估方面可提供重要参考,但需要更多研究证明其意义。

(郭治国 马青变)

📝 参 考 文 献

[1] 张文武. 急诊内科学 [M]. 4 版. 北京: 人民卫生出版社, 2017: 146-150.

[2] SPAHN D R, BOUILLON B, CERNY V, et al. The European guideline on management of major bleeding and coagulopathy following trauma: Fifth edition [J]. Crit Care, 2019, 23 (1): 98.

[3] CANNON J W. Hemorrhagic shock [J]. N Engl J Med, 2018, 378 (4): 370-379.

23

第 24 章

过敏性休克

过敏性休克（anaphylactic shock,anaphylaxis）是由于一般对人体无害的特异性变应原作用于过敏患者,导致以急性周围循环灌注不足为主的全身性速发变态反应。除引起休克的表现外,常伴有喉头水肿、气管痉挛、肺水肿等征象。致死原因：①突然血压测不到,继而呼吸心搏骤停；②严重喉头水肿以致窒息。如不紧急处理,常导致死亡。

【病因与发病机制】

一、病因

引起过敏性休克的病因或诱因变化多端,以药物与生物制品常见。

1. 异种(性)蛋白 内分泌激素(胰岛素、升压素)、酶(糜蛋白酶、青霉素酶)、花粉浸液(豚草、树)、食物(蛋清、牛奶、坚果、海产品、巧克力)、抗血清、职业性接触的蛋白质(橡胶产品)、蜂类毒素等。

2. 常用药物 如抗生素(青霉素、头孢菌素、两性霉素B)、局部麻醉药(普鲁卡因、利多卡因)、诊断性制剂(碘化X线造影剂)、职业性接触的化学制剂(乙烯氧化物)等。其中最常见者为青霉素过敏。不论青霉素肌内注射、皮下注射、皮内注射、划痕试验、滴眼(耳、鼻)、阴道子宫颈上药、牙龈黏膜注射,还是婴幼儿注射青霉素后的眼泪或尿液污染母体皮肤等,均可发生过敏性休克。

3. 其他 昆虫蛰伤(蚂蚁、蜜蜂、大胡蜂、黄蜂等)、吸入物及接触物等。个别患者由某些非常特殊的因素造成,如对蟑螂的粪便、飞蛾的鳞毛、动物的皮屑、喷涂油漆等。

二、发病机制

绝大多数过敏性休克是典型的 I 型变态反应在全身多器官,尤其是循环系统的表现。

上述变应原进入机体,刺激机体淋巴细胞或浆细胞产生对变应原具有特异性的 IgE 抗体,吸附于组织的肥大细胞和血液中的嗜碱性粒细胞上,此时机体即已对变应原处于致敏状态。当患者再次接触变应原时,变应原的抗原决定簇迅速与相应抗体结合,使肥大细胞和嗜碱性粒细胞脱颗粒,释放大量的过敏性物质如组胺、5- 羟色胺、慢反应物质(SRS-A)、缓激肽、血小板活化因子(PAF)、嗜酸性粒细胞趋化因子(ECFA)、乙酰胆碱等,使血管舒缩功能发生紊乱,毛细血管扩张通透性增加,血浆外渗,循环血量减少,致多系统脏器的循环灌注不足而引起休克；平滑肌收缩与腺体分泌增加,导致呼吸道、消化道症状,加重休克。有些药物之间有交叉反应可能,例如对青霉素过敏的患者,对链霉素也可发生过敏。少数患者初次应用抗生素或其他药物也会发生过敏性休克,此可能与真菌感染、空气或食物中含有过敏物质有关。

在输血、血浆或免疫球蛋白的过程中,偶然也可见到速发型的过敏性休克,病因有如下三种：①供血者的特异性 IgE 与受者正在接受治疗的药物(如青霉素)起反应。②选择性 IgA 缺乏者多次输注含 IgA 血制品后,可产生抗 IgA 的 IgG 类抗体。当再次注射含 IgA 的制品时,有可能发生 IgA- 抗 IgA 抗体免疫复合物,发生 III 型变态反应引起的过敏性休克。③用于静脉滴注的丙种球蛋白(制剂中含有高分子量的丙球聚合物),可激活补体,产生 C3a、C4a、C5a 等过敏毒素,继而活化肥大细胞,产生过敏性休克。少数患者在应用药物如阿片酊、右旋糖酐、电离度高的 X 线造影剂或抗生素(如多黏菌素 B)后,主要通过致肥大细胞脱颗粒作用,也会发生过敏性休克的临床表现。人们将不存在变应原与抗体反应的,仅通过非免疫机制而发生的过敏性休克称为过敏样反应(anaphylactoid reaction)。但其治疗是相似的。

【诊断】

一、临床表现特点

患者接触变应原后迅速发病。按症状出现距变应原进入的时间不同,可分为两型：①急发型过敏性休克,休克出现于变应原接触后 0.5 小时之内,占 80%~90%,多见于药物注射、昆虫蛰伤或抗原吸入等途径。此型往往病情紧急,来势凶猛,预后较差。如青霉素过敏性休克常呈闪电样发作,出现在给药后即刻或 5 分钟内。②缓发型过敏性休克,休克出现于变应原接触后 0.5 小时以上,长者可达 24 小时以上,占 10%~20%。多见于服药过敏、食物或接触物过敏。此型病情相对较轻,预后亦较好。

过敏性休克有两大特点,一是有休克表现即血压急剧下降到 80/50mmHg 以下,患者出现意识障碍；二是在休克出现之前或同时,常有一些与过敏相关的症状。主要表现有：①喉头或支气管水肿与痉挛引起的呼吸道阻塞症状是本症最多见的表现,也是最重要的死因；患者出现喉头堵塞感、胸闷、气急、呼吸困难、窒息感、发绀等。②循环衰竭症状，如心悸、苍白、出汗、脉速而弱、四肢厥冷、血压下降与休克等；有冠心病病史者在发生本症时由于血浆的浓缩和血压的下降，常易伴发心肌梗死。③神经系统症状，如头晕、乏力、眼花、神志淡漠或烦躁不安、大小便失禁、抽搐、昏迷等。④消化道症状，如恶心、呕吐、食管梗阻感、腹胀、肠鸣、腹绞痛或腹泻等。⑤皮肤黏膜症状，往往是过敏性休克最早且最常出现的征兆，包括一过性的皮肤潮红、周围皮痒、口唇、舌部及四肢末梢麻木感，继之出现各种皮疹，重者可发生血管神经性水肿。还可出现喷嚏、水样鼻涕、刺激性咳嗽、声音嘶哑等。

二、辅助检查

过敏性休克的诊断与治疗一般不需影像学检查等辅助检查。除常规心电图检查外，辅助检查主要用于评估反应的严重程度或在诊断不详时用于支持诊断或鉴别诊断。

1. 血常规检查。

2. **血液生化指标** 测定血电解质（电解质异常可导致休克或由休克引起）、肝肾功能、淀粉酶、心肌酶谱、凝血功能、血乳酸等。

3. **氧合情况** 动脉血气或混合静脉血气分析（测量氧合、通气、酸碱状态）、血氧饱和度监测等。

4. 尿液分析与监测。

5. **其他检查** 床边 X 线检查、床边超声和超声心动图等检查。

三、诊断注意事项

1. 本病发生很快，必须及时作出诊断。凡在接受（尤其是注射）抗原性物质或某种药物，或蜂类叮咬后立即发生全身反应，而又难以药品本身的药理作用解释时，就应马上考虑到本病的可能。

2. 过敏性休克的诊断不依赖于实验室检查和特殊检查，根据病情有明确用药史或接触变应原史，迅速发生上述的特征性临床表现，即可作出过敏性休克的诊断。但在诊断时应注意除外以下情况：

（1）迷走血管性昏厥：又称"迷走血管性虚脱"（vasovagal collapse），多发生在注射后，尤其患者有发热、失水或低血糖倾向时。患者常呈面色苍白、恶心、出冷汗，继而可昏厥，很易被误诊为过敏性休克。但此症无瘙痒或皮疹，昏厥经平卧后立即好转，血压虽低但脉搏缓慢，这些与过敏性休克不同。迷走血管性昏厥可用阿托品类药物治疗。

（2）遗传性血管性水肿：遗传性血管性水肿（hereditary angioedema）是一种由常染色体遗传的缺乏补体 C1 酯酶抑制物的疾病。患者可在一些非特异性因素（例如感染、创伤等）刺激下突然发病，表现为皮肤和呼吸道黏膜的血管性水肿。由于气道的堵塞，患者也常有喘鸣、气急和极度呼吸困难等，与过敏性休克颇为相似。但本症起病较慢，不少患者有家族史或自幼发作史，发病时通常无血压下降，也无荨麻疹等，据此可与过敏性休克相鉴别。如果有药，血管性水肿可用 C1 酯酶抑制因子替代治疗，否则，可用新鲜冰冻血浆

治疗。

【治疗】

一旦出现过敏性休克，力争现场抢救，因为过敏性休克是闪电般的过程，发病急而凶险，但治疗后缓解亦很快，因此，进行过大样本研究的药理专家均强调应立即现场抢救。

一、一般处理

1. 立即脱离或停止进入可疑的过敏物质。如过敏性休克发生于药物注射之中，应立即停止注射，并可在药物注射部位之近心端扎上血带，视病情需要每 15~20 分钟放松止血带 1 次防止组织缺血性坏死。如属其他变应原所致，应将患者撤离致敏环境或移去可疑变应原。

2. 即刻使患者取平卧位，松解领裤等扣带。如患者有呼吸困难，上半身可适当抬高；如意识丧失，应将头部置于侧位，抬起下颌，以防舌根后坠堵塞气道；清除口、鼻、咽、气管分泌物，畅通气道，面罩或鼻导管吸氧（高流量）。严重喉头水肿有时需行气管切开术；严重而又未能缓解的气管痉挛，有时需气管插管和辅助呼吸。对进行性声音嘶哑、舌水肿、喘鸣、口咽肿胀的患者推荐早期选择性插管。

3. 对神志、血压、呼吸、心率和经皮血氧饱和度等生命体征进行密切监测。

二、药物治疗

明确一线用药和二线用药：吸氧、输液和肾上腺素是一线用药，而糖皮质激素、抗组胺药物等是二线用药。

1. **肾上腺素** 立即肌内注射 0.1% 肾上腺素 0.3~0.5ml，小儿每次 0.02~0.025ml/kg。由药物引起者最好在原来注射药物的部位注射，以减缓药物吸收。如需要，可每隔 15~20 分钟重复 1 次。皮下注射的吸收和达到最大血浆浓度的时间均很长，并且因休克的存在而明显延缓，故抢救过敏性休克时，主张肌内注射肾上腺素。如第 1 次注射后即时未见好转，或严重病例，可用肌内注射量的 1/2~2/3 稀释于 50% 葡萄糖液 40ml 中静脉注射。肾上腺素能通过 α 受体效应使外周小血管收缩，恢复血管的张力和有效血容量；同时还能通过 β 受体效应缓解支气管痉挛，阻断肥大细胞和嗜碱性粒细胞炎性介质释放，是救治本症的首选药物。如呼吸、心搏停止，立即行心肺复苏术。一般经过 1~2 次肾上腺素注射，多数患者休克症状在 0.5 小时内均可逐渐恢复，是应用肾上腺素的好处，但也需要结合考虑肾上腺素对老年人和某些病变的不利影响，如脑血管病、冠心病、高血压、糖尿病、甲状腺功能亢进、心肌病、窄角青光眼等，在这些情况下，肾上腺素可能引发心肌梗死、脑卒中、脑水肿等。静脉用药强调要有持续心电监护，防止高血压危象和室颤。

对链霉素引起的过敏性休克，有学者认为应首选钙剂，可用 10% 葡萄糖酸钙或 5% 溴化钙 10~20ml 稀释于 25%~50% 葡萄糖液 20~40ml 中缓慢静脉注射；0.5 小时后如症状未完全缓解，可再给药 1 次。

2. **立即为患者建立静脉通道（最好 2 条）** 用地塞米

松 10~20mg 或氢化可的松 300~500mg 或甲泼尼龙 120~240mg 加入 5%~10% 葡萄糖液 500ml 中静脉滴注，或先用地塞米松 5~10mg 静脉注射后，继以静脉滴注。糖皮质激素对速发相反应无明显的治疗效果，但可以阻止迟发相过敏反应的发生。因严重支气管痉挛致呼吸困难者，可用氨茶碱 0.25g 稀释入 25% 葡萄糖液 20~40ml 中缓慢静脉注射。

3. 补充血容量 过敏性休克中的低血压常是血管扩张和毛细血管液体渗漏所致。对此，除使用肾上腺素等缩血管药物外，必须补充血容量以维持组织灌注。宜选用平衡盐液，一般先输入 500~1 000ml，以后酌情补液。注意输液速度不宜过快、过多，以免诱发肺水肿。

4. 应用升压药 经上述处理后，血压仍低者，应给予升压药。常用多巴胺 20~40mg 静脉注射或肌内注射，或用较大剂量加入液体中静脉滴注；或用去甲肾上腺素 1~2mg 加入生理盐水 250ml 中静脉滴注。

5. 加用抗组胺药物 如异丙嗪 25~50mg 肌内注射或静脉滴注，或苯海拉明 20~40mg 肌内注射，或 H_2 受体拮抗剂（如西咪替丁 300mg 口服、肌内注射或静脉滴注）等。

6. 吸入 β 肾上腺素能药 如有明显支气管痉挛，可以喷雾吸入 0.5% 沙丁胺醇溶液 0.5ml，以缓解喘息症状。吸入沙丁胺醇对使用 β 受体拮抗剂所致的支气管痉挛特别有效。注意：一些发生濒死哮喘的过敏反应患者，应该接受重复剂量的支气管扩张剂而不是肾上腺素。

7. 胰高血糖素的使用 胰高血糖素有不依赖于 β 受体的变力性、变时性和血管效应。胰高血糖素也可引起内源性儿茶酚胺的释放。用 β 受体拮抗剂的患者，在治疗过敏性休克心血管效应时，肾上腺素和其他肾上腺素能药物的效果可能较差，这些患者应用胰高血糖素可能有效。此时，除使用较大剂量肾上腺素外，还应使用胰高血糖素，1~10mg 静脉或肌内注射（代表性用法是 1~2mg，每 5 分钟 1 次）。患者过量使用 β 受体拮抗剂时，建议使用较大剂量。

三、防治并发症

过敏性休克可并发肺水肿、脑水肿、心搏骤停或代谢性酸中毒等，应予以积极治疗。参见有关章节。

休克改善后，如血压仍有波动者，可口服麻黄碱 25mg，每日 3 次；如患者有血管神经性水肿、风团或其他皮肤损害者，可口服泼尼松 20~30mg/d，抗组胺类药物如氯苯那敏（4mg，3 次 /d）、阿司咪唑（10mg，1 次 /d）等。同时对患者应密切观察 24 小时，以防过敏性休克再次发生。

四、病因治疗

过敏性休克往往可以预防，最好的病因治疗是周密的预防，杜绝过敏性休克的发生。因此，过敏性休克的特异性病因诊断，对本症的防治具有重要意义，进行变应原测验应该：①在休克解除后；②在停用抗休克及抗过敏药物后；③如作皮肤试验，最好先由斑贴、挑刺等试验开始，严格控制剂量，并准备好必要的抗休克药物。应注意：少数皮试阴性患者仍有发生本症的可能。曾对叮咬、刺螫、食物或其他不可避免的因素产生严重过敏反应的患者，有使用肾上腺素自动注射器的指征，它可以做成包括口服抗组胺药的抗过敏急救盒。

（李功辉　李奇林　张文武）

参考文献

[1] 林果为, 王吉耀, 葛均波. 实用内科学 [M]. 15 版. 北京: 人民卫生出版社, 2017: 1414-1415.

[2] 张文武. 急诊内科学 [M]. 4 版. 北京: 人民卫生出版社, 2017: 151-153.

第 25 章
神经源性休克

神经源性休克（neurogenic shock）是指在严重创伤、剧烈疼痛等因素刺激下，引起调节外周血管阻力的自主神经功能障碍，导致周围血管扩张、微循环淤血、全身有效循环血容量突然减少而引起的休克。

【病因与发病机制】

一、病因

1. 严重创伤、剧烈疼痛刺激 多见于脊髓损伤，特别是颈段、胸段损伤，神经源性休克在颈椎损伤中的发生率为 19.3%，在胸椎损伤中的发生率为 7%，当损伤发生在 T_6 水平以上时，可以见到血流动力学改变。也可见于如胸腹腔或心包穿刺时，周围血管扩张，大量血液淤积于扩张的微循环血管内，反射性的血管舒缩中枢被抑制，导致有效血容量突然减少而引起休克。

2. 药物应用 许多药物可破坏循环反射功能，而引起低血压休克如氯丙嗪、降血压药物（神经节阻滞剂、肾上腺素能神经元阻滞剂和肾上腺受体拮抗剂等）等。

3. 麻醉意外、腔镜检查等 麻醉药物（包括全麻、腰麻、硬膜外麻醉），均可阻断自主神经，使周围血管扩张，血液淤积，发生低血压休克。尤其当患者已有循环功能不足因素存在时，应用上述药物更易出现低血压。

二、发病机制

神经源性休克，是自主神经功能失调的结果，这种失调是由于自主神经系统中的交感神经失张力、副交感神经失去拮抗因素引起。神经源性休克更多见于脊髓损伤，最常见于颈椎或上胸椎的相关骨折或脱位引起下行交感神经束损伤。原发性脊髓损伤，发生在最初损伤的几分钟内，原发性损伤是直接损伤中间外侧核、外侧灰质和前根的轴突和神经膜，导致交感神经张力紊乱。继发性脊髓损伤，发生在最初的损伤后数小时到数天。继发性损伤是由于血管损伤、电解质移位和水肿导致损伤部位进行性中枢性灰质出血性坏死所致。N-甲基-D-天冬氨酸（NMDA）在细胞水平的积累、电解质失衡、线粒体损伤、再灌注损伤等都会导致细胞凋亡的控制和失控。神经源性休克，是一种原发性和继发性损伤的结合，可导致交感神经失张力，副交感神经过度反应。因此，患者表现为血压下降、心率减慢和体温调节异常。

其他强烈的神经刺激，如剧烈疼痛等引起某些血管活性物质（如缓激肽、5-羟色胺等）释放增加，导致周围血管扩张，微循环淤血，有效循环血容量突然减少而引起的休克。此类休克也常发生在脑损伤或缺血、深度麻醉、脊髓高位麻醉或脊髓损伤交感神经传出通路被阻断时。在正常情况下，血管运动中枢不断发出冲动，传出的交感缩血管纤维到达全身小血管，维持血管一定的张力。当血管运动中枢发生抑制或传出的缩血管纤维被阻断时，小血管张力丧失，血管扩张，外周阻力降低，大量血液聚集在血管床，回心血量减少，血压下降，出现休克。这种休克发生常极为迅速，具有很快逆转的倾向，大多数情况下不发生危及生命的、持续严重的组织灌流不足。

【诊断】

神经源性休克需要结合临床表现、影像学检查和血流动力学监测综合分析作出诊断。

一、临床表现特点

病理状态下周围血管扩张，血液大量淤积于扩张的微循环血管内，有效循环血容量突然减少而引起休克。因此临床主要表现与其他类型休克表现有类似之处：①循环衰竭症状，如面色苍白、出汗、四肢湿冷、血压下降与休克等。②神经系统症状，如头晕、乏力、眼花、神志淡漠或烦躁不安、大小便失禁、抽搐、昏迷等。区别于其他类型休克的典型症状是缓慢心律失常、皮肤潮红。美国脊髓损伤协会（ASIA）和国际脊髓学会（ISCoS）联合委员会提出，神经源性休克是全身自主神经系统功能障碍，也应包括直立性低血压、自主神经反射障碍、体温调节障碍等症状。

二、辅助检查

除常规心电图检查外，CT 或 MRI 检查，可以明确脑部或脊髓损伤；有创血压和中心静脉压监测，可以明确休克的严重程度。辅助检查主要用于评估反应的严重程度或在诊断不详时用于支持诊断或鉴别诊断。

三、诊断注意事项

1. 正如上述，神经源性休克常发生于强烈的神经刺激时。因此，在临床上存在强烈的神经刺激如剧痛、各种穿刺时，出现上述临床表现，又难以用原发病解释时，就应马上考虑到神经源性休克的可能。

2. 神经源性休克的诊断主要依赖于两点 ①病史：有引起神经源性休克的病因，如剧烈疼痛与严重创伤、药物（麻醉药、安眠药）、麻醉（脊髓、腰麻、硬膜外麻）、穿刺（脑室、胸腔、心包、腹腔）等。②有休克的临床表现。

3. 神经源性休克在诊断时应排除其他类型休克 注意与两种情况相鉴别：①低血容量性休克，发生严重创伤的患者更常见的原因为失血引起的低血容量性休克，所以遇到创伤的患者需要排除低血容量性休克；不管是低血容量性休克还是心源性休克、感染性休克、梗阻性休克，心率都是增快的，而神经源性休克的典型表现为心率减慢。②过敏性休克，除了心率增快以外，与神经源性休克的区别主要还有两点：一是有接触或使用变应原病史；二是存在与过敏相关的伴ल表现，全身或局部荨麻疹或其他皮疹，伴喉头水肿并出现吸气性呼吸困难。

【治疗】

一、一般处理

1. 祛除病因 剧痛可给予吗啡、盐酸哌替啶等止痛；停用致休克药物（如巴比妥类、神经节阻滞降压药等）；脊髓损伤者，外科固定脊髓、骨折部位，以防进一步损伤。

2. 体位 患者应保持安静，去枕平卧位，下肢抬高15°~30°，使患者处于头低脚高的休克体位，以增加回心血量，增加脑部血供。如有意识丧失，应将头部置于侧位，抬起下颌，以防止舌根后坠堵塞气道。

3. 吸氧 使呼吸道畅通，充分供氧。应用鼻塞或面罩吸氧，保证患者各脏器充分的氧供。

4. 对神志、心率、呼吸、血压和经皮血氧饱和度等生命体征进行密切监测。

二、药物治疗

1. 补充有效血容量 迅速建立静脉通道，补充血容量，常用的晶体液为乳酸林格液、生理盐水、平衡盐液、5%葡萄糖氯化钠溶液等，胶体液为低分子量右旋糖酐、中分子

量羟乙基淀粉。一般先快速静脉滴注晶体液500~1 000ml，以后根据血压情况调整。神经源性休克的一线治疗仍然是静脉液体复苏。尽管神经源性休克无液体丢失，总体血容量正常，但是发生自主神经功能障碍，有效循环血量相对不足，液体复苏仍是药物治疗的基石。

2. 应用血管活性药物 经液体复苏血压仍低者，应给予血管活性药物。待休克好转后，逐渐减量以至停用。神经源性休克除了外周血管阻力下降外，由于交感神经失张力，出现心率减慢。因去甲肾上腺素同时具有 α 和 β 活性，有助于改善低血压和心动过缓，是首选的血管活性药物，去甲肾上腺素 8~32mg 静脉滴注或微量泵泵入并根据血压滴定给药。肾上腺素被用于难治性低血压，很少需要使用。使用方法为 0.1% 肾上腺素 0.3~0.5ml 肌内注射，小儿每次0.02~0.025ml/kg。严重病例可以将肾上腺素稀释于 50% 葡萄糖液 40ml 中静脉注射，也可用 1~2mg 加入 5% 葡萄糖液100~200ml 中静脉滴注。因脊髓损伤是主要原因，建议在休克前 7 天内保持平均动脉压（MAP）在 85~90mmHg，以改善脊髓灌注。

3. 维持心率 当发生严重心动过缓时，可以使用阿托品来对抗迷走神经张力，尤其是在吸痰之前。必要时使用异丙肾上腺素或甲黄嘌呤以茶碱类。

4. 应用镇痛、镇静药物 由于剧烈疼痛引起的休克需要应用镇痛药物，可用吗啡 5~10mg 静脉入壶或肌内注射，哌替啶 50~100mg 肌内注射；情绪紧张患者，应给予镇静药物如地西泮 10mg 肌内注射，或苯巴比妥钠 0.1~0.2g 肌内注射。

三、对因治疗

根据导致患者神经源性休克的不同病因，进行相应对症处理。例如，当进行胸腔、腹腔或心包穿刺引起休克时应立即停止穿刺。

四、防治并发症

神经源性休克可并发脑水肿、心搏骤停或代谢性酸中毒等，应予以积极治疗。

（周荣斌　刘 宇）

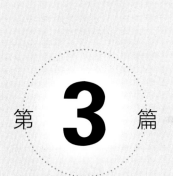

第 **3** 篇

脏器功能衰竭

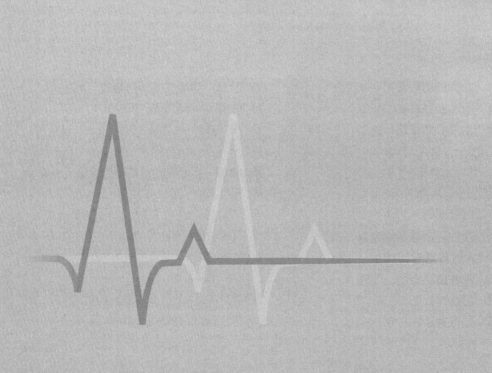

第 26 章
急性脑功能衰竭

急性脑功能衰竭(acute brain failure，ABF)系指颅内或颅外疾病引起脑功能严重损害，临床以昏迷和其他生命体征紊乱为主要表现的综合征。它是急诊和重症医学科常见且病死率高的脏器功能衰竭。

【病因与发病机制】

一、病因

脑功能衰竭常为颅内疾患或全身性疾病的严重后果，其病因复杂多样(见表 26-1)。

表 26-1　脑功能衰竭的常见病因

颅内疾病	全身性疾病
1. 感染性疾病	1. 颅外脏器功能衰竭
虫媒病毒脑炎	急性循环衰竭：休克、恶性心律失常、
疱疹病毒脑炎	心脏骤停
腮腺病毒脑炎	急性呼吸功能衰竭：低氧血症、高碳酸
狂犬病毒脑炎	血症
细菌性脑膜炎	肝性脑病
结核性脑膜炎	尿毒症性脑病
脑脊蛛网膜炎	2. 内分泌与代谢性疾病
脑型疟疾	糖尿病酮症酸中毒
2. 脑血管病	低血糖危象
脑梗死	垂体危象
脑出血	甲状腺危象
蛛网膜下腔出血	黏液水肿性昏迷
颅内静脉窦血栓形成	肾上腺危象
3. 颅脑损伤	3. 水、电解质代谢紊乱
硬膜外血肿	4. 外因性中毒
硬膜下血肿	工业性中毒
外伤性颅内血肿	农药类中毒
脑挫裂伤	医药类中毒
弥漫性轴索损伤	动植物类中毒
4. 颅内占位性病变	民用类中毒：一氧化碳中毒
脑肿瘤等	5. 其他理化性质中毒
5. 颅内压增高综合征	热射病
6. 癫痫持续状态	淹溺
	冻伤
	自缢
	电击

二、脑损伤的主要机制

根据脑功能衰竭的常见病因和损伤机制，可将脑损伤分为直接和间接损害；前者指致病因素直接作用于脑组织(如颅内感染、脑挫裂伤等)引起脑功能衰竭；而后者指致病因素通过降低甚至中断脑组织的供氧和输送营养物质，直接造成脑组织细胞代谢和功能异常，最终导致脑功能衰竭。严重的脑损伤常伴有脑水肿和颅内压增高，而颅内压的明显增高(颅内高压)又进一步加重脑组织供血障碍，形成恶性循环进一步加重脑损伤。

(一)原发性脑损伤

脑组织的代谢特点：尽管脑组织的重量仅占人体的2%左右，但其耗氧量所占比例却是其重量的10倍(见表 26-2)，表明脑组织的代谢率极高。但是，另一方面其氧气、糖和ATP等能源贮备却十分有限，使大脑需要持续的氧和葡萄糖等能量底物的供给。脑循环停止10余秒脑内可利用氧耗尽，临床表现意识障碍。随之，有氧代谢三羧酸循环停止，进入无氧糖酵解阶段，使贮存的葡萄糖和糖原耗竭。2~4分钟低产能的无氧代谢也停止，4~5分钟内ATP耗尽，所有需能反应停止，神经元开始死亡。"钠泵"衰竭后引起细胞膜的完整性破坏，细胞内渗透压升高，导致细胞性脑水肿。与此同时，缺氧、损伤、炎症等可损害血脑屏障，使其通透性增高，引起组织间隙水肿甚或出血，造成血管性脑水肿。

研究表明，当脑组织氧分压低于30mmHg时，脑组织内乳酸堆积；严重缺氧伴低血压者可致脑细胞死亡。完全性或不完全性半球缺血后的组织学改变，从可逆性的水肿、神经元微空泡形成到不可逆性的神经细胞坏死。正常平均脑血流量(CBF)为50ml/(100g·min)，若低于20ml/(100g·min)时出现脑功能的损害；低于8~10ml/(100g·min)则导致不可逆损害；前者称为神经功能衰竭临界值，后者为脑衰竭临界值。应该注意的是，不仅大脑灰质与白质间的结构、代谢特点和血供截然不同，而且各脑区间也存在组织代谢的异质性。故此，在各种病理状况下，大脑各区域的病理损害存在明显的差异。

心脏骤停是急诊最危急的综合征，也是引起急性脑功能障碍甚至衰竭的常见原因。心脏骤停后约10秒意识丧失，20~30秒出现临终样呼吸和呼吸停止，继后出现瞳孔散大和固定，4~5分钟脑皮质出现损害，约10分钟开始

表 26-2 脑组织代谢的基本生理参数

指标	参考值	备注
脑组织质重	约 1 350g	约占体重 2%
脑血流量（CBF）	平均：50ml/(100g·min)	占总血流量 15%
	灰质：75~80ml/(100g·min)	
	白质：20ml/(100g·min)	
脑氧耗量（CMRO$_2$）	3~3.5ml/(100g·min)	占人体总氧耗量的 20%
脑糖耗量（CMRglu）	4.5mg/(100g·min)	占人体总糖耗量的 10%
颈静脉氧分压（PvO$_2$）	32~44mmHg	
颈静脉氧饱和度（SjvO$_2$）	55%~75%	
颈动静脉氧含量差（DAV O$_2$）	4~8ml/100g	
颅内压（ICP）	8~12mmHg	

脑皮质出现不可逆损伤。脑血流中断是心脏骤停后脑损害的启动环节，而再灌注阶段进一步加重了脑的损害。再灌注大约经历 4 个时期，即无复流期、反应性充血期、延迟性低灌注期及后期改变。循环恢复早期由于脑微循环障碍和脑灌注压低等原因出现无复流现象；继而由于脑血管的麻痹出现数十分钟的反应性充血期；此后为延迟性多灶性低灌注期，此期可持续 2~12 小时，是脑缺血再灌注损害最重要的阶段之一。最易受损的神经元或区域主要包括皮质投射神经元、后扣带回皮质、内侧额叶前部皮质、双侧颞顶联合、海马 CA-1 区和小脑浦肯野细胞。

目前尚无公认的心脏骤停后各阶段的划分标准。一般来说，可分为以下几个阶段：①超急性期，恢复自主循环（ROSC）至 20~30 分钟，此阶段心脏电活动不稳定，易再次出现心脏骤停；②早期，ROSC 至 12 小时之内，此阶段脑的缺血再灌注损伤最为严重，也是脑保护和脑复苏的关键阶段；③中期，ROSC 后 12 小时到 72 小时，是巩固前期治疗效果，防治并发症的阶段；④恢复期，指恢复自主循环后 72 小时以后。

缺血缺氧和再灌注脑损伤的机制十分复杂，其主要机制有以下几方面。

1. 氧剥夺与钙超负荷是脑损伤的启动和核心因素 脑组织氧供给的突然降低甚至终止，直接造成三磷酸腺苷（ATP）生成的减少甚至停止，细胞需能的活动将被迫降低和停止，使细胞完整性受到破坏。这一过程将造成兴奋性氨基酸——谷氨酸、精氨酸和天冬氨酸的过度释放。谷氨酸通过刺激 N-甲基-D-天冬氨酸受体（NMDAR）造成神经元细胞内钙内流增加，而细胞内钙离子的超负荷激活一系列第二信使，后者不仅增加了细胞钙离子的通透性，而且又进一步促进兴奋性氨基酸的释放，同时也激活了神经元一氧化氮合成酶。另外，在生理条件下对抗兴奋性氨基酸的系统——γ-氨基丁酸（GABA）和甘氨酸，在缺血缺氧情况下其作用降低。

2. 自由基与氧化应激在缺血再灌注损伤中的作用 自由基是指外层轨道上具有未配对电子的原子、离子或分子的总称。由于其化学性质活泼，能与多种生物分子发生反应而改变其理化性质。由氧诱发的自由基称氧自由基或活性氧。缺血尤其是再灌注时，黄嘌呤氧化酶、中性粒细胞、线粒体等均是产生氧自由基和活性氧的重要因素。自由基可直接造成 DNA 的断裂、蛋白质氧化、脂质过氧化和线粒体氧化呼吸链的中断，造成神经元的损害甚至死亡。这些氧化应激反应不仅可造成上述细胞的直接损害，还可通过激活补体、炎症反应和微循环障碍，进一步损害脑组织。此外，脑缺血后脑内清除自由基能力下降，也是造成自由基损伤加重的原因。

3. 其他机制 细胞膜磷脂代谢障碍、乳酸性酸中毒和基因表达异常等机制，均可能通过不同通路或参与上述机制的通路而发挥损伤作用。

（二）继发性脑损伤

继发性脑损伤是一相对延迟的现象，其出现的早晚不仅与造成原发性脑损伤的因素关系密切，而且与治疗措施实施早晚及其效果等关系密切。继发性脑损伤主要包括脑水肿、血脑屏障破坏和癫痫持续状态等；其中，脑水肿及其造成的颅内压力增高最具临床意义。一般将脑水肿分为三种类型；但在一般情况下，急性脑损伤中以细胞毒性和血管源性脑水肿为主，或合并存在。

1. 细胞毒性脑水肿 该种类型的脑水肿主要是由于兴奋性氨基酸毒性作用，细胞能量代谢障碍造成细胞膜离子泵衰竭，以及细胞膜水通道蛋白功能障碍造成水的异常跨膜移动等原因所致。多见于脑缺血缺氧早期以及脑膜炎等疾病。主要表现是脑细胞（神经元、胶质细胞）内液增多而肿胀，即细胞水肿。此型脑水肿意识障碍较常见，轻者嗜睡，重者昏迷。

2. 血管源性脑水肿 致病因素（如脑外伤、脑肿瘤等）造成血脑屏障（blood brain barrier, BBB）的损害，基质金属蛋白酶参与了 BBB 的破坏。主要表现是灰质胶质细胞肿胀和水肿，而白质中除胶质细胞水肿外，细胞间隙有液体积聚，其水肿液富含蛋白质。其机制是由于毛细血管通透性增高，血脑屏障破坏，引起血浆中水与其他大分子外渗的结果。此型脑水肿严重时常有明显的颅内压增高,常伴有不同程度的意识障碍。

3. 间质性脑水肿 主要是由于各种原因造成脑脊液循环和/或吸收障碍所致。常见于蛛网膜下腔出血、肿瘤压迫和脑膜炎症性疾病等。其主要表现是脑室周围间质水肿、脑室扩张(脑积水)和颅内压不同程度升高。此型脑水肿大脑功能改变较缓慢,一般无意识障碍,脑电图可为正常。

脑水肿是各型急性脑损伤中最常见的继发性病理过程之一,其引起的主要并发症就是颅内高压。在利用影像学排除颅内血肿等占位效应后,颅内压的变化就直接与脑水肿的程度相关。这时,抗脑水肿治疗就成为抗颅内高压治疗中重要的组成部分,在一定程度上具有相同的含义。当然,临床上抗颅内高压的某些措施并非是通过降低脑水肿而起作用的,如过度通气治疗等。临床上还应注意,尽管常见的急性脑损伤脑水肿发生、发展具有一定的时相性,但是,原发性脑损伤后继发因素(如血压、呼吸状态等)对于脑水肿的发生也具有重要影响。根据脑水肿的范围,可将其分为局灶性和弥漫性脑水肿两类。当脑水肿范围小且程度较轻时,临床上可能只表现为相应的神经系统的定位体征,而无明显的意识障碍;但是当局灶性脑水肿明显,形成颅内压力差造成颅内脑组织移位时,则可能发生脑疝并伴有意识障碍。另一种弥漫性脑水肿,常为严重缺血缺氧、弥漫性颅脑外伤和严重颅内感染等病因引起,除常有神经系统的定位体征外,可出现颅内压增高综合征伴有意识障碍。从病理生理学角度,可将颅内压增高的发生发展分为代偿期、早期、高峰期和晚期等四个不同阶段(参见"第 43 章 颅高压危象"部分)。当颅内压升高超过颅内缓冲范围时,某些脑组织受挤压,并向临近阻力最小的空间疝出(脑疝形成)。疝出的脑组织发生淤血、水肿和坏死,受疝组织挤压的周围组织和结构也将发生一系列神经功能障碍。另外,脑疝组织可阻塞脑脊液循环,进一步导致颅内压增高形成恶性循环,最终造成急性脑功能衰竭和一系列颅外器官功能衰竭。

【诊断】

急性脑功能衰竭常是许多颅内和/或颅外疾病的严重后果,如何在各种病理损害的过程中早期发现脑功能障碍,防止其发展为脑功能衰竭具有重要临床意义。在脑功能不全或衰竭的诊断应包括病因诊断、病理损害、脑功能状态,以及并发症等诊断。

一、临床诊断

(一)病因诊断

脑功能不全或衰竭的病因诊断极为重要。通常依据病史、体格和神经系统检查,影像学和实验室检查资料,综合分析查找导致脑功能障碍或衰竭的原发病因。由于引起脑功能衰竭的病因众多,而且某些疾病的病程进展迅速,病情危重或因条件所限,无法进行详细或特殊的影像学检查,使

病因诊断受到一定影响。从临床实际需要出发,首先鉴别原发病变位于颅内或颅外,是病因诊断的第一步。

1. 颅内疾病 原发病变在颅内,随着病程进展,最终导致脑功能衰竭。临床上通常先有定位症状和体征,较早出现意识障碍和/或精神症状,病情严重者多伴明显的颅内压增高。常见的有急性脑血管病、颅内占位性病变(肿瘤、脓肿)、颅脑损伤和颅内感染等。

2. 颅外疾病 全身性(包括内脏器官)疾病可影响脑代谢而引起弥散性损害,又称继发性代谢性脑病。同原发性颅内病变相比,其临床特点是:先有颅外器官原发病的症状和体征,以及相应辅助检查的阳性发现,此后并发脑部受损的征象。临床上一般无明显的神经定位体征和/或脑膜刺激征。常见病因有血糖异常、严重水电解质酸碱紊乱、重要脏器功能衰竭、内分泌与代谢性疾病,外源性中毒以及理化性质所致损害等。

(二)脑损伤部位诊断

急性脑功能衰竭时,脑内发生一系列的病理过程,损害不同部位的结构及功能,呈现各种临床征象。分析脑受损的部位及其功能障碍水平非常重要,对指导治疗和判断预后有较大临床价值。通常根据脑损害的症状和体征,意识状态,是否存在颅内压增高征,以及结合必要的辅助检查,来判断脑部损害的部位和范围。一般分为以下几种情况。

1. 幕上局限性病变 大多先有大脑半球损害的征象,常有定位表现,如偏瘫、偏盲、失语等,可出现颅内压增高的征象。当病变位于"静区",如额叶或硬脑膜下间隙,可无局灶体征,仅呈弥散性脑功能障碍和颅内高压症。随着病程进展,当病变累及间脑中央部,则发生意识障碍,继而进一步发展为小脑幕裂孔疝,出现自上而下的脑干受损征象。因此,幕上病变的病程规律,一般是大脑半球损害的对侧定位征和颅内压增高征,其后依次出现意识障碍和脑干受损的表现。

2. 幕下局限性病变 主要特点是脑干功能障碍,一般在发生意识障碍的同时,常已伴随同水平脑干受损征象。因此患者在昏迷前无大脑半球的定位体征,而常有枕区疼痛、恶心、呕吐、眩晕发作、复视、眼球震颤、共济失调、一侧脑干局限体征(如交叉性瘫痪),以及脑神经麻痹等表现。颅后凹占位性病变可较早发生高颅压征,且较易引起枕骨大孔疝;而通常不出现幕上病变那种自大脑皮质、间脑至脑干的病程演变规律。

3. 弥散性脑损害 急性的大脑弥散性损害,由于大脑皮质及皮质下结构受损,临床上常先有精神症状,意识内容减少,一般呈现对外界的注意力降低,计算与判断力下降,记忆和定向力障碍等。除出现上述意识内容变化外,可较快出现觉醒障碍,从嗜睡或昏睡至昏迷,其程度常同病变的范围和严重程度相关;常伴颅内高压,晚期可呈现继发性脑干功能障碍的征象。

4. 脑疝 又称脑疝综合征或颅内高压危象,是颅内压力增高且不平衡造成局部脑组织移动,当移动的脑组织通过解剖裂隙或孔道时,压力高的脑组织嵌入至压力低的脑组织区域,从而造成运动、感觉,甚至意识障碍,以及其他生

命体征不平稳等一系列临床综合征。脑疝的出现，既可能是急性脑功能衰竭的最终阶段，也可能是促进脑功能恶化的重要因素。总之，早期识别与防治具有极其重要的意义。临床上常见而危害大的脑疝，主要包括小脑幕裂孔疝、枕骨大孔疝和小脑幕裂孔上疝，它们可单独出现或合并发生。

（1）小脑幕裂孔疝：又称颞叶疝，是颞叶内侧结构经小脑幕裂孔疝入幕下。由于小脑幕与中脑间的环形空隙是脑脊液由颅后窝进入大脑突面蛛网膜下腔的必经之路，这个环形间隙分为三个重要脑池，即脚间池、环池和四叠体池。当颞叶的钩回、海马旁回和 / 或部分舌回等脑组织嵌入此腔隙时，可使脑池部分或全部闭塞，造成脑脊液循环障碍和颅内压进一步增高。

另外，小脑幕裂孔疝必然造成中脑的移动和压迫，位于中脑大脑脚与小脑幕切迹缘间的动眼神经，早期就因受压出现病侧动眼神经的麻痹和对侧肢体的轻瘫；随着移位的加重，出现病侧肢体瘫痪和对侧的动眼神经压迫，而形成双侧瞳孔散大和眼球运动麻痹。当中脑网状结构上行激活系统受损时，意识障碍加重或昏迷。脑疝的继续发展，使脑干受压逐渐加重，出现四肢肌张力增高和瘫痪，并有强直样发作，称为去大脑强直。生命指征的改变随脑疝的发生发展而变化，晚期出现呼吸与循环中枢衰竭而死亡。

（2）小脑幕裂孔上疝：又称小脑蚓部疝，主要见于后颅窝占位性病变，造成小脑蚓体的上部与小脑前叶经小脑幕裂孔逆行向上疝入四叠体池所致。对于后颅窝病变做侧脑室引流时过快，可诱发或加重此疝。由于上述疝组织压迫四叠体池和大脑大静脉时，可使中脑和大脑的深部出现水肿、出血甚至软化，后果严重。临床早期出现双侧上睑下垂，双眼上视困难，瞳孔等大但对光反射消失。常有不同程度意识障碍，晚期呈去大脑强直与呼吸骤停。

（3）枕骨大孔疝：枕骨大孔为颅后凹与椎管间交通孔道；前半部有延髓，后半部有小脑延髓池（又称枕大池），小脑扁桃体居小脑半球后下部，紧邻枕骨大孔上缘。除延髓通过枕骨大孔外，还有左右椎动脉、脊神经和副神经通过。当颅内压增高时，小脑受挤压促使小脑扁桃体向下移位和嵌入上颈段椎管内（称枕骨大孔疝或小脑扁桃体疝），使小脑延髓池闭塞，脑脊液循环受阻，颅内压进一步增高。疝入的组织损及延髓及其邻近的第 Ⅸ~Ⅻ 对脑神经和第 1~2 对脊神经根等重要结构，颅内压更加增高，造成恶性循环。

枕骨大孔疝初期临床表现比较隐匿，可出现脊神经受牵拉的表现，如颈痛、颈强直与压痛；继续发展可出现后组脑神经（第 Ⅸ~Ⅻ 对脑神经）功能障碍表现，如轻度吞咽困难、饮食呛咳与听力减退等；进一步加重将出现呼吸、循环中枢功能障碍，如血压升高、脉搏减慢、呼吸减慢等库欣反应，但意识障碍出现较晚。

枕骨大孔疝多见于颅后凹占位性病变，亦见于颅内弥漫性病变所致的严重脑水肿。幕上占位性病变先形成小脑幕裂孔下疝，最后常合并有不同程度的枕骨大孔疝。应该注意的是，患者在颅内高压的基础上，可因剧烈呕吐、用力排便、挣扎，行腰椎穿刺或做压颈试验等促使枕骨大孔疝急剧恶化，继而发生呼吸停止、昏迷、双侧瞳孔散大和死亡。

（三）脑功能状态——意识障碍

意识障碍是急性脑功能衰竭的主要临床表现之一。意识障碍通常可分为觉醒和意识内容障碍。意识正常即意识清醒，表现为对自身与周围环境有正确理解，对内外环境的刺激有正确反应，对问话的注意力、理解程度，以及定向力和计算能力是正常的。依据检查时刺激的强度和患者的反应，可将觉醒障碍区分为嗜睡、昏睡、浅昏迷、中昏迷和深昏迷；意识内容障碍常见的有意识模糊、定向力障碍、精神错乱和谵妄状态等。有关意识障碍的判断及鉴别诊断，详见本书"第 2 章 意识障碍和昏迷"部分。

二、脑功能监测

脑功能的监测，首先应包括临床神经体征的定时检查，包括瞳孔的变化、其他脑干反射和腱反射等，基本的临床体检常为临床决策提供重要的线索。由于危重症患者多接受一定程度镇痛和镇静治疗，在一定程度上对临床体检的准确性产生不利影响。故此，在实际临床中应十分重视动态观察上述体征的变化。在临床体检的基础上，合理使用和正确解释辅助监测项目，将为临床及时发现病情变化、观察治疗效果和评价预后提供更详细的资料。

脑功能的监测可根据监测项目的性质或目的，将脑功能的监测分为：电生理监测、脑血流检测和脑代谢的监测等；也可根据脑功能监测的方法，将其分为无创与有创监测方法。

1. 床旁脑电图监测 脑电图（electroencephalogram，EEG）是大脑皮质锥体细胞自发电位在时间和空间上的总合形成的。由于这些自发电位均是耗能过程，包括兴奋或抑制性的突触后电位。故此，脑细胞能量代谢的变化就会在一定程度上影响脑电信号。脑组织 90% 的能量代谢是需氧代谢，所产生的高能磷酸化合物，一方面保证细胞进行细胞膜两侧离子转运；另一方面保证内源性递质的合成、转运和释放，以及自发电活动等。当能量代谢受限后，相应的细胞功能将受到影响。故此，临床可通过脑电图的监测发现脑细胞能量代谢的变化。临床研究表明，EEG 的异常变化明显早于临床表现，故其具有较高的敏感性。但是，对于临床危重症患者而言，镇痛、镇静和 / 或抗癫痫药物的使用，会影响脑电图变化的解释。故此，对于 EEG 变化除了应该动态观察外，尚需排除其他影响因素，必要时尚需检测影响 EEG 药物的浓度，以便对 EEG 的变化做出合适的解释。

2. 经颅多普勒超声监测脑血流 尽管测定脑血流量的方法较多，如：正电子发射断层成像（PET）、单光子发射计算机断层成像（SPECT）和氢气清除法等，但是，目前只有经颅多普勒超声（transcranial Doppler，TCD）技术可实现在床旁进行无创脑血流监测。该技术是 1982 年由挪威学者首先采用的，它通过检测颅底动脉环相关动脉，尤其是大脑中动脉血流速度的变化，为临床监测脑血流变化提供简便、无创和客观的指标。TCD 可提供多项颅内动脉血流动力学的资料，但临床常用指标为收缩期最大流速（v_p）、舒张期末流速（v_d）、阻力指数（RI）和脉动指数 [$PI=(v_p-v_d)/v_m$] 等。由于颅内压升高时首先影响舒张末期流速，故有人把

$v_d < 25cm/s$ 和 / 或 PI>1.10 作为脑血流灌注显著减少的指标。应该注意的是，TCD 是通过检测颅内脑实质外血管血流速度的变化，来间接反映脑血流量变化。故此，对于这些反映流速变化的指标，应结合平均动脉压、脑灌注压、动脉血二氧化碳浓度等指标综合分析。

3. 近红外线光谱仪监测脑组织氧饱和度 近红外线光谱技术，是通过采用波长 650~1 100nm 的近红外光对人体组织的良好穿透性，在通过头皮、颅骨进入脑实质后，近红外光只被氧合、还原血红蛋白和细胞色素吸收。利用其入射和反射光差，根据 Beer-Lamber 定律计算近红外光衰减程度，即脑组织氧饱和度($rScO_2$)。由于脑组织中动脉血只占 20%，静脉和毛细血管分别占 75% 和 5%，故此，测定的值主要反映静脉血氧饱和度。推荐参考值是 (64 ± 3.4)%，当小于 55% 提示异常，<35% 表明脑组织严重缺氧。

4. 颅内压监测 正常成人颅腔是一封闭的腔体，脑实质、脑脊液和脑血容量分别约占 85%、10% 和 5% 的容积。颅内容积和压力变化关系的曲线，也称为颅内顺应性曲线。其特点是在颅内容积增加的初期，颅内压(ICP)并无明显变化；当颅内容积增加超过颅内代偿能力时，轻度的容积增加就会引起明显的颅内压力的变化。颅内顺应性曲线虽有一定的规律，但个体间和不同病理情况下存有较大差异。该曲线与患者年龄、脑容积增加的速度和脑脊液代偿能力均相关。颅内顺应性变化的特点提醒临床医生应该关注以下问题：其一，各种病理原因所致的脑组织水肿，其初期颅内压可无明显变化。换句话说，在初期或颅内顺应性较大的个体，如老年脑萎缩者，颅内压不是敏感反映脑水肿的指标；其二，当颅内压明显升高时，颅内自身代偿机制已经基本丧失，颅外血流动力学开始对脑血流产生明显影响。

根据颅内压力探头安放的位置，可将颅内压的监测分为 4 种类型，即脑室内、脑实质内、硬脑膜下(蛛网膜下腔)和硬脑膜外，后两者由于测量的准确性和并发症问题，已较少使用。通过脑室测定的颅内压，被认为是颅内压测定的"金标准"，不仅能较全面和准确地提供颅内整体压力变化讯号，而且可用于脑脊液引流和生物学检测。其缺点是操作较复杂，尤其是当颅内压升高脑室受压或移位时，增加置管难度。另外，与脑实质内测压相比，其具有较高的感染并发症。对于非颅脑手术患者，且脑室明显受压者，可选择脑实质内测压。尽管脑实质置管的并发症较少，但有些学者认为其准确性较差。这可能与零点漂移和颅内本身存在压力梯度等因素有关。

颅内压的监测不仅有利于颅内高压的诊断和治疗，而且对于颅内血流动力学及颅外治疗措施的实施，均有着不可替代的指导作用。故此，严重颅脑损伤患者均应积极开展颅内压监测。

5. 脑组织氧分压的监测 脑组织氧分压($PtiO_2$)监测是继颅内压监测后又一具有里程碑意义的颅内监测手段，其导管电极的置入过程几乎与脑实质压力监测方法类似。不同的是导管探头是由聚乙烯通透膜包裹的铂金和银组成的阴、阳极。由于脑组织氧分压与电流强度成正比，当组织间隙的氧分子以扩散方式与电极板结合，其产生的极化电流变化通过数字转换显示氧分压。监测导管放置的位置是根据临床需要而定，一般放置在非优势半球额叶正常组织内，以便反映大脑整体氧供状态；或根据脑影像学资料放置在原发损伤的"半影区"，以反映存在缺血风险组织的氧供状态。放置后一般需要 2 小时左右的电极稳定。$PtiO_2$ 的正常值和缺血阈值尚未统一，这可能与各家采用的测定系统、探头放置的位置、患者不同的临床状态(脑损伤类型、镇静程度以及镇静剂种类)等诸多因素相关。根据颅脑外伤的研究资料，一般将额叶正常组织内测定的 $PtiO_2 < 15mmHg$，作为缺血阈值或预后不良的指标。

6. 微透析监测脑组织代谢变化 上述脑组织氧分压监测提供了脑组织或细胞间隙的氧供情况，但没有直接提供组织代谢的信息。在不同损伤因素影响下，要了解脑细胞氧代谢的变化、各种神经介质和炎症介质的变化，以及这些因子在损伤与抗损伤机制中的作用，就需要一项能实时监测细胞代谢变化的方法。20 世纪 60 年代，瑞典学者 Bito 等首先报道了微透析(micro-dialysis)技术在犬脑中的应用。经过近 30 年监测技术的改进，以及在动物实验中大量资料的积累，20 世纪 90 年代初期，该技术开始应用于监测人脑组织代谢的变化。脑组织微透析的临床应用，真正实现了床旁监测脑细胞代谢状态。

该技术的原理与常规透析原理相同，即半透膜两侧的溶质由于浓度梯度差而发生被动扩散，从而产生跨膜运动。目前临床使用的透析导管，其尖端为已知长度的半透膜(长 10~30mm)组成的透析室，外径 0.5mm 的透析导管连接灌注液，该灌注液的成分与被研究组织间液的组成相同或相似。灌注液在透析室与细胞间液交换后，经导管中央的毛细管收集待测。收集样本的频率或时间根据需要而定，如在手术期间常采用 5 分钟；而在重症监护室常约 30 分钟，以便获得更多或更好的相对回收率。在技术原理方面，除上述被动扩散外，另一个重要的原理就是半透膜的"相对回收率"。它是指透析液检测到的某成分的浓度与实际细胞间隙该成分浓度的比值。这个比值与透析膜的长度、灌注液的灌流速度、灌注液的成分和分子扩散均有关。分子扩散又明显受半透膜膜孔大小的影响。一般而言，膜孔的大小，也称阻断阈值应是被研究分子大小的 2~3 倍。目前使用的半透膜的膜孔大小在 20~100kDa 之间。

近十余年来，该项监测手段被广泛应用于研究不同损伤因素时，脑细胞代谢和神经介质变化，及其与临床表现或预后的关系。另外，该技术也被用于探讨治疗药物或措施获益的机制。在缺血性脑卒中的研究中发现，当细胞间液中谷氨酰胺、乳酸 / 丙酮酸比值、甘油等含量升高，则预示梗死向恶性缺血性脑卒中发展。在蛛网膜下腔出血的临床研究中发现，脑组织微透析检测到的代谢变化，较脑血管痉挛引起的临床表现早 11 小时。这为临床早期干预治疗血管痉挛提供了新的预测和诊断指标。对于严重颅脑外伤患者，乳酸 / 丙酮酸比值的升高和兴奋性氨基酸的大量释放，均预示颅脑外伤患者的预后不良。总之，脑组织微透析技术，不仅为临床监测细胞代谢指标，如葡萄糖、乳酸、丙酮酸、甘油、尿素和谷氨酰胺等提供了方法；同时，也为研究各

26

种脑损伤病理生理变化特征,以及药物治疗机制等方面提供了强有力的手段。

7. 颈内静脉血氧饱和度监测 颈内静脉血氧饱和度($S_{jv}O_2$)是较早用于监测脑组织氧代谢的方法。由于其监测手段简便易行,并可通过光导纤维连续监测血氧饱和度,故此,该方法仍是目前临床常用的监测严重脑损伤的手段。该方法通过颈内静脉逆行插管,使导管尖端抵达颈静脉球位置(导管遇到阻力后退 1~2cm,或 X 线摄片导管尖端在第二颈椎椎体水平)。一般选择脑损伤侧的颈内静脉,对于弥漫性脑损伤患者多选择右侧颈内静脉。有颅内压监测的患者,可通过分别短暂压迫两侧颈内静脉,来选择插管的血管,即选择对颅内压影响大的颈内静脉。正常情况下,$S_{jv}O_2$ 在 55%~75% 范围内波动(平均为 65%),低于或高于此范围均视为异常。临床研究发现,$S_{jv}O_2$ 与临床表现密切相关。当 $S_{jv}O_2<45\%$ 时,患者出现意识模糊;低于 40% 时,EEG 发生变化;低于 25% 时,患者出现晕厥。在接受心脏体外循环手术的患者,手术中出现 $S_{jv}O_2<50\%$ 时,醒后多存在认知功能的障碍。一项严重颅脑外伤的研究发现,$S_{jv}O_2<55\%$ 与患者预后不良相关,而其他指标(如 Glasgow 评分、瞳孔反应以及脑灌注压等)则与预后无关。也有研究发现,$S_{jv}O_2$ 过高也常与预后不良相关,其原因可能与脑组织损伤坏死,造成脑组织无摄氧能力等有关。

综上所述,脑功能的实时监测为临床及时、准确诊断脑损伤,观察其病理变化过程,以及对治疗反应等提供了客观依据。这为降低严重神经功能残疾率和死亡率,提供了良好的诊疗基础。

三、脑死亡的确定

脑功能衰竭最严重的后果是脑死亡,脑死亡指包括脑干在内的全脑功能不可逆转的丧失。2019 年颁布的《中国成人脑死亡判定标准与操作规范(第二版)》中有关成人脑死亡判定标准与操作规范摘录如下:

(一)脑死亡判定标准

1. 判定先决条件 ①昏迷原因明确;②排除了各种原因的可逆性昏迷。

2. 临床判定标准 ①深昏迷;②脑干反射消失;③无自主呼吸:依赖呼吸机维持通气,自主呼吸激发试验证实无自主呼吸。

以上三项临床判定标准必须全部符合。

3. 确认试验标准 ①脑电图(electroencephalogram, EEG):EEG 显示电静息;②短潜伏期体感诱发电位(short-latency somatosensory evoked potential, SLSEP):正中神经 SLSEP 显示双侧 N9 和 / 或 N13 存在,P14、N18 和 N20 消失;③经颅多普勒超声(transcranial doppler, TCD):TCD 显示颅内前循环和后循环血流呈振荡波、尖小收缩波或血流信号消失。

以上三项确认试验至少两项符合。

(二)脑死亡判定操作规范

1. 判定的先决条件 ①昏迷原因明确:原发性脑损伤引起的昏迷原因,包括颅脑外伤、脑出血和脑梗死等;继发

性脑损伤引起的昏迷原因,主要为心搏骤停、麻醉意外、溺水和窒息等所致的缺血缺氧性脑病。对昏迷原因不明确者不能实施脑死亡判定。②排除各种原因的可逆性昏迷:可逆性昏迷原因包括急性中毒,如一氧化碳中毒,乙醇中毒;镇静催眠药、抗精神病药、全身麻醉药和肌肉松弛药过量、作用消除时间延长和中毒等;休克;低温(膀胱、直肠、肺动脉内温度 ≤32℃);严重电解质及酸碱平衡紊乱;严重代谢及内分泌功能障碍,如肝性脑病、肾性脑病、低血糖或高血糖性脑病等。

2. 临床判定 包括脑死亡三个核心部分(昏迷、脑干反射消失和呼吸停止)的判定。

(1)深昏迷。

1)检查方法及结果判定:拇指分别强力按压受检者两侧眶上切迹或针刺面部,面部未出现任何肌肉活动。格拉斯哥昏迷量表评分(GCS)为 2T 分(运动 = 1 分,睁眼 = 1 分,语言 = T)。检查结果需反复确认。

2)注意事项:①任何刺激必须局限于头面部。②三叉神经或面神经病变时,判定深昏迷应慎重。③颈部以下刺激时可引起脊髓反射。脑死亡时脊髓可能存活,因此仍可能存在脊髓反射和 / 或脊髓自动反射。脊髓反射包括部分生理反射和病理反射。脊髓自动反射大多与刺激部位相关,刺激颈部可引起头部转动;刺激上肢可引起上肢屈曲、伸展、上举、旋前和旋后;刺激腹部可引起腹壁肌肉收缩;刺激下肢可引起下肢屈曲和伸展。脊髓自动反射必须与肢体自发运动区别,脊髓自动反射固定出现在刺激相关部位,而自发运动通常在无刺激时发生,多数为一侧性。脑死亡时不应有肢体自发运动。④脑死亡时不应有去大脑强直、去皮质强直和痉挛发作。

(2)脑干反射消失。

1)瞳孔对光反射:①检查方法,用强光照射瞳孔,观察有无缩瞳反应。光线从侧面照射一侧瞳孔,观察同侧瞳孔有无缩小(直接对光反射),检查一侧后再检查另一侧。光线照射一侧瞳孔,观察对侧瞳孔有无缩小(间接对光反射),检查一侧后再检查另一侧。上述检查应重复进行。②结果判定,双侧直接和间接对光反射检查均无缩瞳反应即可判定为瞳孔对光反射消失。③注意事项,脑死亡者多数双侧瞳孔散大(>5mm),少数瞳孔可缩小或双侧不等大。因此,不应将瞳孔大小作为脑死亡判定的必要条件。眼部疾患或头面复合伤可影响瞳孔对光反射检查,判定结果应慎重。

2)角膜反射:①检查方法,向上轻推一侧上眼睑,露出角膜,用棉花丝触及角膜周边部,观察双眼有无眨眼动作。检查一侧后再检查另一侧。②结果判定,刺激双眼角膜后,无眨眼动作,即可判定为角膜反射消失。③注意事项,即使未见明确眨眼动作,但上下眼睑和眼周肌肉有微弱收缩时,不应判定为角膜反射消失。眼部疾病或头面复合伤、三叉神经或面神经病变均可影响角膜反射检查,判定结果应慎重。

3)头眼反射:①检查方法,用手托起头部,撑开双侧眼睑,将头从一侧快速转向对侧,观察眼球是否向反方向转动。检查一侧后再检查另一侧。②结果判定,头部向左侧或向右侧转动时,眼球无反方向转动,即可判定为头眼反射

消失。③注意事项，眼外肌疾病或头面复合伤可影响头眼反射检查，判定结果应慎重。颈椎外伤时禁此项检查，以免损伤脊髓。

4）前庭眼反射：①检查方法，用弯盘贴近外耳道，以备注水流出。注射器抽吸 0~4℃生理盐水 20ml，注入一侧外耳道，注入时间 20~30 秒，同时撑开两侧眼睑，观察有无眼球震颤。检查一侧后再检查另一侧。②结果判定，注水后观察 1~3 分钟，若无眼球震颤即可判定为前庭眼反射消失。③注意事项，检查前确认无鼓膜损伤，或耳镜检查两侧鼓膜无损伤；若鼓膜有破损则免做此项检查。外耳道内有血块或堵塞物时，应清除后再行检查。如果可见微弱眼球运动，不应判定为前庭眼反射消失。头面复合伤、出血、水肿均可影响前庭眼反射检查，判定结果应慎重。前庭眼反射检查方法与耳鼻喉科采用的温度试验方法不同，温度试验采用 20℃的冷水或体温 ±7℃的冷热水交替刺激，不能用于脑死亡判定。

5）咳嗽反射：①检查方法，用长度超过人工气道的吸引管刺激受检者气管黏膜，引起咳嗽反射。②结果判定，刺激气管黏膜时无咳嗽动作，判定为咳嗽反射消失。③注意事项，刺激气管黏膜时，出现胸、腹部运动，不能判定为咳嗽反射消失。

上述五项脑干反射全部消失，即可判定为脑干反射消失，但需反复检查确认。如果五项脑干反射检查缺项，应至少重复可判定项目 2 次（间隔 5 分钟），并增加确认试验项目。

（3）无自主呼吸：受检者无自主呼吸，必须依赖呼吸机维持通气。判定无自主呼吸，除了机械通气显示无自主触发外，还需通过自主呼吸激发试验验证，并严格按照以下步骤和方法进行。

1）试验先决条件：①核心体温 ≥36.5℃。如果低于这一标准，可予物理升温。②收缩压 ≥90mmHg 或平均动脉压 ≥60mmHg。如果低于这一标准，可予升血压药物。③动脉氧分压（PaO_2）≥200mmHg。如果低于这一标准，可予 100% 氧气吸入 10~15 分钟，至 PaO_2 ≥200mmHg。④动脉二氧化碳分压（$PaCO_2$）35~45mmHg。如果低于这一标准，可减少每分钟通气量。慢性二氧化碳潴留者，可 $PaCO_2$ >45mmHg。自主呼吸激发试验实施前，应加强生命支持和器官功能支持。

2）试验方法与步骤：①抽取动脉血检测 $PaCO_2$；②脱离呼吸机；即刻将输氧导管通过人工气道置于隆突水平，输入 100% 氧气 6L/min；③密切观察胸、腹部有无呼吸运动；④脱离呼吸机 8~10 分钟后，再次抽取动脉血检测 $PaCO_2$；⑤恢复机械通气。

3）试验结果判定：如果先决条件的 $PaCO_2$ 为 35~45mmHg，试验结果显示 $PaCO_2$ ≥60mmHg 或 $PaCO_2$ 超过原有水平 20mmHg 仍无呼吸运动，即可判定无自主呼吸。如果先决条件的 $PaCO_2$ >45mmHg，试验结果显示 $PaCO_2$ 超过原有水平 20mmHg 仍无呼吸运动，即可判定无自主呼吸。

4）注意事项：①需要确认是否存在机械通气误触发可能。②自主呼吸激发试验过程中，一旦出现明显血氧饱和度下降、血压下降、心率减慢或心律失常等，即刻终止试验，此时如果 $PaCO_2$ 升高达到判定要求，仍可进行结果判定；如果 $PaCO_2$ 升高未达到判定标准，宣告本次试验失败。为了避免自主呼吸激发试验对确认试验的影响，可放在脑死亡判定的最后一步。③自主呼吸激发试验至少由 2 名医师（1 名医师负责监测呼吸、心率、心律、血压和血氧饱和度，另 1 名医师负责观察胸腹有无呼吸运动）和 1 名医生或护士（负责管理呼吸机、输氧导管和抽取动脉血）完成。④如果自主呼吸激发试验未能实施或未能完成，需要加强生命支持和各器官系统功能支持，达到先决条件后重新实施。

3. 确认试验 包括脑电图（EEG）、短潜伏期体感诱发电位（SLSEP）和经颅多普勒超声（TCD）。确认试验项目的优选顺序依次为 EEG、SLSEP、TCD。确认试验须至少 2 项符合脑死亡判定标准。如果 EEG 或 SLSEP 与 TCD 联合，可降低判定的假阳性率，提高判定的一致性。如果 TCD 检查受限，可参考 CT 血管造影（CTA）或数字减影血管造影（DSA）检查结果。

4. 判定步骤 脑死亡判定过程可分为以下 3 个步骤：第 1 步进行脑死亡临床判定，符合判定标准（深昏迷、脑干反射消失、无自主呼吸）的进行下一步。第 2 步进行脑死亡确认试验，至少 2 项符合脑死亡判定标准的进行下一步。第 3 步进行脑死亡自主呼吸激发试验，验证无自主呼吸。

5. 判定次数 在满足脑死亡判定先决条件的前提下，3 项临床判定和 2 项确认试验完整无疑，并均符合脑死亡判定标准，即可判定为脑死亡。如果临床判定缺项或有疑问，再增加一项确认试验项目（共 3 项），并在首次判定 6 小时后再次判定（至少完成一次自主呼吸激发试验并证实无自主呼吸），复判结果符合脑死亡判定标准，即可确认为脑死亡。

6. 判定人员 脑死亡判定医师均为从事临床工作 5 年以上的执业医师（仅限神经内科医师、神经外科医师、重症医学科医师、急诊科医师和麻醉科医师），并经过规范化脑死亡判定培训。脑死亡判定时，至少两名临床医师同时在场（其中至少一名为神经科医师），分别判定，意见一致。

【治疗】

急性脑功能衰竭，是多种病因和不同性质病理变化所致的一组临床综合征；因此，必须根据不同的病因与病理阶段，采取最佳的综合治疗方案，以控制或逆转脑功能衰竭的发展，解除或最大限度地减轻脑损害，争取脑功能损伤的减轻和恢复。

一、病因治疗

针对病因采取及时果断措施是抢救脑功能衰竭的关键。对病因已明确者，则应及时给予有效的病因处理。如颅脑外伤与颅内占位性病变，应尽可能早期手术处理；出血性脑血管病有指征时，尽早行手术清除血肿，或行脑室穿刺引流术；急性中毒者应及时争取有效清除毒物和应用特殊解毒剂；各种病原体引起的全身性感染和 / 或颅内感染，应选用足量且敏感的抗感染药物等。

二、基本治疗措施

1. 一般治疗 急性脑功能衰竭患者的诊治均应在重症医学科或神经重症单元实施。一般治疗主要包括患者的体位，水、电解质平衡和营养支持等。对于急性脑损伤患者，应使其头颈部保持中位，即颈部无过伸或屈曲，防止脑静脉回流障碍。在血压稳定的情况下，应将头部抬高 30°，这不仅有利于脑部静脉血回流，同时又不影响脑组织的灌注；另外，还有降低院内肺部感染的发生率。

电解质平衡中尤其要预防低钠血症的发生，这是因为急性脑损伤易引起低钠血症；其原因可能包括抗利尿激素分泌失调，尿钠肽释放过多（亦称脑盐消耗综合征），肾上腺功能不全或摄入不足等。临床上维持血钠在 140~155mmol/L、渗透压在 290~320mOsm/L。另一个需要注意的问题，就是要保持脑损伤者血容量稳定，既要避免容量不足造成的低血压，也要防止容量过多造成组织（包括脑组织）的水肿。

2. 防止低血压和控制高血压 维持良好的体循环血压以保证脑灌注是脑复苏最基本的措施之一。当颅脑外伤患者合并低血压时，其死亡率从 27% 增加至 60%。研究表明，在积极控制颅内压的同时，使脑的灌注压force维持在 60~70mmHg 是合适的。在无颅内压监测的条件下，应维持平均动脉压（MAP）在 80mmHg 左右。另一方面，也要防止血压过高。血压过高可造成血脑屏障的进一步损害，加剧血管性脑水肿的程度，甚至在缺血性脑卒中的基础上造成出血。当血压高于脑血管的自动调节崩溃点时（正常脑循环自动调节上限的 MAP 为 130~150mmHg），随着血压的升高血管将被动扩张造成颅内压升高。另外，血压过高也可造成心肺功能障碍而进一步加重脑损伤。

3. 防止低氧血症和血氧分压过高 急性脑损伤后积极预防低氧血症（$SaO_2<90\%$）是脑复苏的最基本措施之一。对于意识障碍的患者，应积极建立高级人工气道（如气管插管）防止或治疗低氧血症。保证动脉血氧分压大于 70mmHg 是必要的。当氧分压低于 50mmHg 时，不仅缺氧对脑组织有直接损害，而且可通过增加脑血流量引起颅内压增高，进一步损害脑功能。另外，研究也发现，过高的血氧（$PaO_2>300$mmHg）与心脏骤停患者的死亡率和神经功能不良预后相关。故此，应避免长时间高浓度氧治疗。保持动脉血氧分压（PaO_2）大于 70mmHg。《2020 年美国心脏协会心肺复苏和心血管急救指南》建议，心脏骤停恢复自主循环后，应将患者经皮脉搏血氧饱和度（SpO_2）维持在 92%~98% 范围。

4. 防止高碳酸血症和过度通气 血二氧化碳分压（$PaCO_2$）是调节脑血流最强的因素。在各种原因造成脑水肿引起颅内顺应性下降时，$PaCO_2$ 的变化通过影响脑血管的容量，直接影响颅内压的高低。轻度的 $PaCO_2$ 的潴留就可引起明显的颅内压的升高。

过度通气引起低碳酸血症，使脑血管收缩而降低颅内压的治疗方法，是一种在有效治疗尚未实施时的"权宜之计"。长时间的低碳酸血症所致的脑血流下降将加重脑损害，其机制可能与以下因素相关：①体循环低碳酸血症引起脑脊液碱中毒，减少脑血流量；②低碳酸血症减少对脑组织的输氧量（氧解离曲线左移）；③通过增加兴奋性氨基酸谷氨酸等的释放，引起神经毒作用；④低碳酸血症纠正后的再灌注损伤。

5. 体温管理和防止高热 体温升高 1℃，脑代谢率增加 6%~7%。对于代谢已经受损或障碍的脑组织细胞而言，原发性脑损伤后体温的增加无异于"雪上加霜"。基础研究表明，发热明显加快缺血脑组织向坏死方向发展，并且体温每升高 1℃，死亡风险增加 4 倍。总之，脑卒中、脑外伤以及缺血缺氧性脑病等临床研究均已证实，发热使急性脑损伤患者神经功能预后进一步恶化；故此，控制体温、防止发热已成为脑保护或脑复苏的基本措施之一。对于急性脑损伤的患者，均应持续监测核心温度，并将温度控制在 37.0℃ 以下。

6. 纠正贫血和控制血细胞比容 正常生理情况下，动脉血中约 98% 以上的氧含量是由血红蛋白携带的，故此严重贫血会造成动脉血氧含量的降低，加重已缺血或损伤组织的损害。根据在颅脑外伤的研究及专家共识，建议维持血红蛋白（Hb）>100g/L。同时，在避免贫血的同时，也应防止血液黏稠增加造成血流阻力的升高，进而影响脑血流量。现有的研究表明，血细胞比容（HCT）下降 1%，脑血流量增加 2%。当动脉血 HCT 为 30% 时，从血液流变学角度而言，这种轻度稀释可在保证载氧量的同时，使血液黏滞度处于较理想的状态。

7. 维持良好血糖水平 基础和临床研究均表明，高血糖是各型脑损伤预后不良的独立危险因素。高血糖加剧脑组织损伤的机制尚未完全阐明。可能是在缺氧情况下，高水平的血糖促进损伤组织的糖基化和 / 或促进氧自由基的产生有关。总之，尽管高血糖加重脑组织损伤的机制尚未完全阐明，但是，控制血糖过高，同时防止低血糖发生，已成为脑复苏的基本措施。目前尚无临床有力的证据提供最佳血糖水平的推荐意见，但一般建议将血糖控制在 6~8mmol/L 水平。

8. 镇痛镇静和抗惊厥治疗 适度的镇静治疗，不仅减少机体和脑组织的耗氧量，而且可通过增加细胞膜的极化程度，以及抑制兴奋性氨基酸，如谷氨酸、天冬氨酸等的释放，降低神经毒作用而达到脑保护作用。另一方面，对于严重脑损伤者，镇痛和镇静治疗还能保证机械通气等重要治疗手段的实施。为了防止镇痛和镇静治疗影响神经功能的观察，故常采取超短效的镇痛、镇静药物（如瑞芬太尼、丙泊酚等），以便在短暂停止药物后能较准确进行神经系统的查体。另外，为了防止疼痛刺激（包括吸痰、翻身等）造成颅内压的升高，可在护理操作前强化镇痛和镇静治疗。

目前尚无研究表明，预防性抗癫痫治疗可改善患者预后。但是，一旦出现癫痫或惊厥就应积极治疗。其原因是惊厥不仅明显增加脑组织的耗氧量，使已处于能量代谢障碍的脑组织的能量进一步耗竭；而且可促进兴奋性氨基酸的大量释放，造成神经细胞毒性作用。治疗药物可使用苯二氮䓬类或苯巴比妥药物，无效时也可考虑使用丙戊酸钠，该药通过竞争性抑制 γ- 氨基丁酸转氨酶，使脑内抑制性神经递质 γ- 氨基丁酸浓度增高；同时，通过降低脑内兴奋性神经递质——天冬氨酸的浓度,在抗惊厥治疗的同时具有脑保护作用;但应注意丙戊酸钠引起的肝脏损伤,发现谷草或谷丙转氨酶明显升高时应及时停药。临床使用剂量20~40mg/kg,静脉注射,可追加20mg/kg。病情稳定后,改用口服500mg,每日3次。

9. 糖皮质激素治疗 糖皮质激素是否使急性脑损伤患者获益,一直存在较大的分歧。临床使用中各家的治疗方案也不统一。1997年美国急性脊髓损伤研究(NASCIS Ⅲ)结果显示,大剂量甲泼尼龙(30mg/kg)治疗急性脊髓损伤有益。然而,1999—2003年颅脑外伤国际多中心的甲泼尼龙随机对照临床试验(MRC CRASH)表明,使用几乎相同的治疗方案,即30mg/kg冲击剂量,继以0.4g/h治疗48小时。2周后激素治疗组的死亡率较对照组净增加3.2%。故此,常规、大剂量糖皮质激素治疗急性脑损伤可能并不能给患者带来益处。2016年《美国重型颅脑创伤治疗指南(第四版)》也不建议使用类固醇激素改善预后或降低颅内压。

三、脑损伤的针对性治疗

(一)控制脑水肿、降低颅内压
详见本书"第43章颅高压危象"治疗部分。

(二)治疗性低温和目标性体温管理

1. 治疗性低温获益的主要机制 低温脑保护的主要机制包括:①降低脑代谢,脑温每降低1℃,其代谢率下降6%~10%,从而减轻细胞线粒体功能的损伤及离子泵功能的衰竭程度。②增加脑组织对缺氧的耐受性,低温能提高脑组织对于缺氧的耐受性,进而减轻脑组织的代谢紊乱。③减少自由基产生并降低氧化应激,低温能明显减少氧自由基的产生,且能够保护内源性抗氧化作用;这一作用尤其在减轻再灌注损伤中的作用突出。④保护血脑屏障和减轻脑水肿,可能机制为减轻或逆转细胞膜完整性的破坏,以及缺氧诱导的血管渗漏等血管性水肿。⑤抑制免疫反应和炎症,低温可降低促炎细胞因子的释放,降低白细胞数量并抑制中性粒细胞和巨噬细胞的功能。⑥减少兴奋性氨基酸释放,以及其造成的细胞内钙超负荷的发生。⑦抑制细胞凋亡,低温通过影响细胞凋亡的启动和早期阶段,减轻细胞凋亡而避免神经元细胞的死亡。⑧通过影响细胞膜极化程度,提高癫痫或惊厥发作的阈值。

2. 治疗性低温实施的方法

(1)低温治疗实施的基本条件:低温治疗实施前,首先必须做好上述"基础治疗"并实施镇痛、镇静和肌松治疗,这样才能降低甚至避免低温治疗的并发症,达到低温治疗应有的治疗效果。镇痛、镇静与肌松治疗包括:①镇痛治疗,多选用阿片类镇痛药物,如芬太尼、瑞芬太尼、吗啡等;②镇静治疗,可选用丙泊酚、咪达唑仑、依托咪酯;③肌松药物,多选用非去极化类肌松药,如阿曲库铵、维库溴铵等。肌松药在降温之前使用,维持至复温到核心体温36℃后渐停用肌松药。

(2)低温治疗的适应证和方法:急性脑损伤早期,尤其存在再灌注损伤可能的患者,均可考虑低温治疗;但是,严重的活动性出血、顽固性休克和严重感染者,应视为该项治疗的禁忌证。降温的方法可分为无创和有创降温法,前者主要包括体表降温方法,比较普及和常用设备是具有温度反馈系统的控温毯。有创降温方法主要是血管内降温设备,由于其费用高昂和有创,尚未普遍使用。其他临床常用的降温方法,如冰帽、冰袋、体表擦浴、冷盐水输注等,可归为辅助降温措施,因为这些方法不能独自较好完成低温治疗的全过程。

(3)低温治疗的实施:包括诱导、维持、复温和控温。①诱导:原则是快速降温达到目标温度。方法是在控温毯治疗的基础上,再选用体表冰袋和静脉输注4℃晶体液1 000ml,将体温迅速降至目标温度。②维持:原则是稳定体温防止波动,应严格控制体温的波动小于0.5℃。③复温:原则是缓慢复温防止反跳。一般控制复温速率为0.1~0.25℃/h,不应超过0.5℃/h。该阶段应防止患者寒战造成体温骤升;同时防治低血压、高血钾症等并发症。④控温:在急性脑损伤发生后的72小时内,无论是否实施低温治疗,均应控制或称管理核心体温在37.5℃内,并严格防止患者发热(核心体温大于38.0℃)。

(三)其他脑复苏措施

1. 高压氧治疗 高压氧(hyperbaric oxygen,HBO)对于急性脑损伤有一定的治疗效果;但是,由于急性脑损伤患者早期均有不同程度生命体征不稳定,使HBO的早期临床应用具有一定困难。HBO主要是通过以下机制发挥其治疗作用:①提高血氧分压和物理性溶解氧;②增加氧的弥散率和弥散范围;③使脑血管收缩,降低颅内压。④增加椎动脉血流量,改善脑氧代谢。详见本书"第156章 高压氧医学治疗技术"部分。

2. 改善脑功能的药物治疗 不论是全身性疾病抑或是颅内病变均可引起脑代谢的障碍,引起相应的病理生物学的变化,导致脑功能不全甚至衰竭。故此,寻找纠正脑代谢紊乱、促进脑代谢恢复的方法或药物,一直是学者们研究的热点。但是,由于人体脑组织形态、代谢和功能的特殊性,加之临床脑损害因素的复杂性,目前为止,总体上几乎所有的脑复苏或脑保护药物仍处在研究阶段,未在临床治疗中获得明显效果。故此,进一步深入研究各类脑损伤的病理生物学规律,将为今后脑复苏和脑保护药物研究奠定基础。

(刘励军 张文武)

参考文献

[1] POWERS W J, Rabinstein A A, Ackerson T. 2018 Guidelines for the early management of patients with acute ischemic stroke: A guideline for healthcare professionals from the American Heart Association/American Stroke Association [J]. Stroke, 2018, 3 (49): e46-e110.

[2] 国家卫生健康委员会脑损伤质控评价中心, 中华医学会神经病学分会神经重症协作组, 中国医师协会神经内科医师分会神经重症专业委员会. 中国成人脑死亡判定标准与操作规范(第二版)[J]. 中华医学杂志, 2019, 99 (17): 1288-1292.

第 27 章
急性心力衰竭

心力衰竭（heart failure，简称"心衰"）是各种心脏结构或功能性疾病导致心室充盈和／或射血能力受损，心排血量不能满足机体组织代谢需要，以肺循环和／或体循环淤血，器官、组织血液灌注不足为临床表现的一组综合征，主要表现为呼吸困难、体力活动受限和体液潴留。

急性心力衰竭（acute heart failure，AHF）是指心力衰竭的症状和／或体征的急剧发作或在平时症状、体征基础上急剧恶化，并伴血浆脑利尿钠肽（BNP）水平的升高，常危及生命、需要立即予以评估和治疗。AHF 可以是急性起病（先前不知有心功能不全的病史），但更多的是慢性心力衰竭急性失代偿（acute decompensated heart failure，ADHF），占70%~80%。临床上最为常见的 AHF 是急性左心衰竭，而急性右心衰竭较少见。

AHF 已成为年龄>65 岁患者住院的主要原因，严重威胁生命，需紧急医疗干预；AHF 预后很差，住院病死率为3%，6 个月的再住院率约50%。

【病因与诱因】

大多数心力衰竭有明确的病因，多发生于有器质性心脏病变者，例如高血压性心脏病、冠心病、心脏瓣膜病、心肌病、心肌炎等，部分还可见非心源性病因如糖尿病、甲状腺功能亢进、肺栓塞、大量饮酒、结缔组织疾病等。"老龄化"是心力衰竭发病率增加的主要原因之一，研究表明，年龄每增加 10 岁，心力衰竭的发病率增加 1 倍。除年龄因素外，一些常见的老年疾病如糖尿病、慢性肺疾病、肾功能不全、心房颤动（简称房颤）、肥胖等，也是老年心力衰竭发病的危险因素。

AHF 一般为原处于代偿阶段的心脏由某种或某些诱因引起突然恶化，或原有不同程度心功能不全者病情突然加重，但原来心功能正常者亦可以突然发生（如首次发生大面积急性心肌梗死、急性重症心肌炎、外科手术后等），急性左心衰竭的常见病因见表 27-1。急性右心衰竭的常见病因为急性右心室梗死或急性肺栓塞。

AHF 的常见诱发因素（见表 27-2）包括感染、心律失常、输液过多或过快、过度体力活动、情绪激动、治疗不当或依从性不好、贫血、妊娠与分娩等。

（1）感染：是最常见的诱发因素，其中以肺部感染尤为多见，这不仅由于呼吸道感染是多发病，更由于多数充血性心力衰竭患者有程度不同的肺淤血，易于发生肺部感染。

（2）心律失常：房颤是慢性心脏瓣膜病、冠心病等器质性心脏病最常见的并发症之一，而快速房颤同时也是诱发心力衰竭或使充血性心力衰竭急性加重的重要因素，这不仅因为心室率增快，心室充盈不足，也由于心房失去规律性收缩，从而失去对心脏排血量贡献的20%~30% 血量。其他快速性心律失常由于心率突然加快，使心脏的负荷、心肌的耗氧量急剧增加，心排血量减少。严重的缓慢心律失常如二度或三度房室传导阻滞，心排血量也有明显的下降，均可诱发或加重心力衰竭。

表 27-1　急性左心衰竭的常见病因

急性左心室后负荷过重	高血压危象、严重主动脉瓣狭窄、原发性梗阻性心肌病、嗜铬细胞瘤、过量的应用血管收缩剂等
急性左心室前负荷过重	二尖瓣关闭不全、主动脉瓣关闭不全、急性心肌梗死并发症（室间隔穿孔、乳头肌或腱索断裂等）、感染性心内膜炎致瓣膜穿孔、主动脉窦瘤破入心腔等
心室肌弥漫性病变	广泛性心肌梗死、严重的风湿性心肌炎或暴发性病毒性心肌炎、原发性扩张型心肌病等
左心房衰竭	严重二尖瓣狭窄、左房黏液瘤或血栓、二尖瓣口急性嵌顿等
先天性心脏畸形	心房或心室间隔缺损、主动脉缩窄、动脉导管未闭等
严重心律失常	严重的快速性心律失常（如房颤、阵发性室上性心动过速和恶性室性心律失常）或显著的心动过缓等
心包渗血或渗液所致急性心脏压塞	
心脏外科手术后的低心排血量状态等	

（3）血容量增加：由于对患者潜在的心脏病或其边缘心功能状态认识不足，在治疗其他疾病时，静脉输入液体过多、过快，使心脏在短时间内接受高容量负荷的冲击，易于诱发或加重心力衰竭甚至出现急性肺水肿。饮食中盐量不适当的增加，摄入钠盐过多，也是增加血容量的原因。

（4）过度体力活动或情绪激动：过度体力活动是常见的突然发生心力衰竭的诱因，这种情况多发生在原来不知道自己有心脏病，或者虽然知道有心脏病但平时症状不多的患者。情绪激动致交感神经兴奋性增高，心率增快，心肌耗氧增加，也是并不少见的诱因。

（5）治疗不当或依从性不好：停用洋地黄是充血性心力衰竭反复或加重的常见原因之一，这种情况多见于出现洋地黄毒性反应，停服后未能及时恢复应用。停用抗高血压药更是高血压治疗中存在的常见且重要的问题，在高血压心脏病或伴有心力衰竭者，不恰当停用治疗药物可使血压重新升高，心脏负担加重。

（6）其他因素：原有心脏病变加重如慢性风湿性心脏瓣膜病出现风湿活动或并发其他疾病，如甲状腺功能亢进、贫血等。妊娠与分娩也是重要的诱发因素。

表 27-2　急性心力衰竭的诱发因素

AHF 诱发因素
急性冠脉综合征
严重心律失常（心动过速，如房颤、室速，心动过缓）
感染（如肺炎、感染性心内膜炎、脓毒血症）
慢性阻塞性肺疾病急性加重
高血压急症
药物（如非甾体抗炎药、糖皮质激素、负性肌力药物、具有心脏毒性的化疗药物）
肺栓塞
手术及围手术期并发症
交感神经张力升高、应激性心肌病
代谢及内分泌紊乱（如甲状腺功能异常、糖尿病、肾功能不全、妊娠及围手术期相关疾病）
脑血管意外
急性机械性因素：ACS 继发心脏破裂（游离壁破裂、室间隔穿孔、急性二尖瓣关闭不全、胸部创伤或心脏介入治疗后，继发于心内膜炎的瓣膜或人工瓣膜关闭不全、主动脉夹层或血栓形成
依从性差（未严格限制水 / 钠摄入或未规律服用药物）
吸烟、酗酒

AHF 的病因与诱发因素在多数情况下是重叠的，临床上有时难以断然区分，尤其在治疗上需充分兼顾。

【病理生理】

正常心脏有丰富的储备力，使之能充分适应机体代谢状态的各种需要。当心肌收缩力减低和 / 或负荷过重、心肌顺应性降低时，心脏储备力明显下降，此时机体首先通过代偿机制，包括 Frank-Starling 机制（增加心脏前负荷，回心血量增多，心室舒张末容积增加，从而增加心排血量及提高心脏做功量）、心肌肥厚、神经体液系统的代偿（包括交感 - 肾上腺素能神经兴奋性增强和肾素 - 血管紧张素 - 醛固酮系统激活）等，从而增加心肌收缩力和心率来维持心排血量。此外，心房利尿钠肽（atrial natriuretic peptide，ANP）和脑利尿钠肽（brain natriuretic peptide，BNP）、精氨酸升压素和内皮素等细胞因子也参与了心力衰竭的发生与发展。

虽然在心力衰竭发生时心脏有上述代偿机制，但是这些代偿机制所产生的血流动力学效应是很有限的，甚至在一定程度上可能会有害，当心脏出现失代偿状态时即发生心力衰竭。正常人肺毛细血管静水压一般不超过 12mmHg，血浆胶体渗透压为 25~30mmHg，由于二者压差的存在，有利于肺毛细血管对水分的重吸收，肺毛细血管的水分不能进入肺泡和肺间质。当急性左心衰竭发生时，左室舒张末压（LVEDP）和左房平均压升高，当肺静脉压大于 18mmHg 时，产生肺淤血；当肺毛细血管压超过血浆胶体渗透压时，血液中的水分即可从肺毛细血管渗透到肺间质。开始时通过淋巴流的增加引流肺间质内的液体，但是随着肺毛细血管压的继续升高，肺间质的淋巴循环不能引流过多的液体，此时的液体积聚于肺间质，在终末支气管和肺毛细血管周围形成间质性肺水肿（interstitial pulmonary edema）；当间质内液体继续聚集，肺毛细血管压继续增加大于 25mmHg 时，肺泡壁基底膜和毛细血管内皮间的连接被破坏，血浆和血液中的有形成分进入肺泡，继而发生肺水肿。原有慢性心功能不全的患者如二尖瓣狭窄，其肺毛细血管壁和肺泡基底膜增厚，肺毛细血管静水压需大于 35~40mmHg 才发生肺水肿，此类患者肺毛细血管静水压突然升高可因一时性体力劳动、情绪激动或异位性心动过速（如房颤）引起肺循环血流量突然增多。在肺泡内液体与气体形成泡沫后，表面张力增大，妨碍通气和肺毛细血管从肺泡内摄取氧，可引起缺氧；同时，肺水肿可减低肺的顺应性，引起换气不足和肺内动静脉分流，导致动脉血氧饱和度减低，组织乳酸产生过多而发生代谢性酸中毒，使心力衰竭进一步恶化，甚至引起休克、严重心律失常而致死。

急性左心衰竭时，心血管系统的血流动力学改变包括：①左室顺应性降低、dp/dt 降低，LVEDP 升高（单纯二尖瓣狭窄例外）；②左房压（LAP）和容量增加；③肺毛细血管压或肺静脉压增高；④肺淤血，严重时急性肺水肿；⑤外周血管阻力（SVR）增加；⑥肺血管阻力（PVR）增加；⑦心率加速；⑧心脏每搏输出量（SV）、心排血量（CO）、心指数（CI）降低；⑨动脉压先升高后下降；⑩心肌耗氧量增加。

【诊断】

一、病史

病史可提供与急性心力衰竭病因或诱因有关的信息。患者先前有相对稳定的充血性心力衰竭的症状如易疲劳、劳力性呼吸困难或阵发性夜间呼吸困难、或体循环淤血如双下肢水肿的征象,遇有感染、慢性阻塞性肺疾病(COPD)急性加重、心律失常、输液过多或过快等因素,致使心力衰竭症状短时间内恶化或加重,即慢性心力衰竭急性失代偿;原无症状者"突然"发生 AHF 常提示急性心肌损伤如心肌梗死或其机械并发症如腱索断裂、急性重症心肌炎、快速心律失常等。

二、临床表现特点

AHF 的临床表现是以肺淤血、体循环淤血,以及组织器官低灌注为特征的各种症状及体征。

AHF 发作迅速,可以在几分钟到几小时(如 AMI 引起的急性心力衰竭),或数天至数周内恶化。患者的症状也可有所不同,从呼吸困难、外周水肿加重到威胁生命的肺水肿或心源性休克,均可出现,呼吸困难是最主要的表现。急性心力衰竭症状也可因不同病因和伴随临床情况而不同。

1. 基础心血管疾病的病史和表现 大多数患者有各种心脏疾病史,存在引起急性心力衰竭的各种病因。老年人中主要病因为冠心病、高血压和老年性退行性心瓣膜病,年轻人中多由风湿性心瓣膜病、扩张型心肌病、急性重症心肌炎等所致。

2. 早期表现 原来心功能正常的患者出现原因不明的疲乏或运动耐力明显减低,以及心率增加 15~20 次/min,可能是左心功能降低的最早期征兆。继续发展可出现劳力性呼吸困难、夜间阵发性呼吸困难、不能平卧等;检查可发现左心室增大、奔马律、P₂ 亢进、两肺尤其肺底部有湿性啰音,还可有干啰音和哮鸣音,提示已有左心功能障碍。

3. 急性肺水肿 起病急骤,病情可迅速发展至危重状态。突发呼吸困难、呼吸浅快、频率达 30~40 次/min 或以上,端坐呼吸、咳嗽、咳大量白色或粉红色泡沫样痰,甚至可从口腔或鼻腔中涌出,烦躁不安或有恐惧感,口唇发绀、皮肤湿冷、大汗淋漓、湿啰音始于肺底部,迅速布满全肺,具有"突然发生、广泛分布、大中小湿啰音与哮鸣音并存、变化快"的特点。心音快而弱,心尖部闻及第三和/或第四心音奔马律。

4. 心源性休克 主要表现为:①持续性低血压,收缩压降至 90mmHg 以下,且持续 30 分钟以上,需要循环支持;②血流动力学障碍,肺毛细血管楔压(PCWP)≥18mmHg,心指数 ≤2.2L/(min·m²)(有循环支持时)或 1.8L/(min·m²)(无循环支持时);③组织低灌注状态,可有皮肤湿冷、苍白和发绀,尿量显著减少(<30ml/h),甚至无尿,意识障碍,代谢性酸中毒。

三、辅助检查

1. 生物学标记物

(1)脑利尿钠肽或 N- 末端脑钠肽前体:血浆脑利尿钠肽(BNP)/N- 末端脑钠肽前体(NT-proBNP)水平能够很敏感地反映血流动力学变化,并且能在急诊室或床旁快速检测,操作便捷,BNP/NT-proBNP 水平升高在急性心源性心力衰竭与非心源性呼吸困难的诊断与鉴别诊断中作用日益突出,具有卓越的应用价值。需要强调的是,年龄、体重指数、肾功能、严重脓毒症和肺血栓栓塞性疾病等都是影响 BNP 或 NT-proBNP 水平的重要因素,诊断 AHF 时 NT-proBNP 水平应根据年龄和肾功能不全分层:50 岁以下的成人血浆 NT-proBNP 浓度>450ng/L,50 岁以上血浆浓度>900ng/L,75 岁以上应>1 800ng/L,肾功能不全(肾小球滤过率<60ml/min)时应>1 200ng/L。相对于 BNP/NT-proBNP 水平升高有助于诊断心力衰竭,BNP/NT-proBNP 水平不高特别有助于除外心力衰竭,BNP<100ng/L、NT-proBNP<300ng/L 为排除 AHF 的切点。

BNP 或 NT-proBNP 还有助于心力衰竭严重程度和预后的评估,心力衰竭程度越重,BNP 或 NT-proBNP 水平越高;NT-proBNP>5 000ng/L 提示心力衰竭患者短期死亡风险较高,>1 000ng/L 提示长期死亡风险较高。尽管从总体上讲,不同心功能分级病例的 BNP 或 NT-proBNP 升高幅度有较大范围的交叉或重叠,难以单次的 BNP 或 NT-proBNP 的升高水平来对个体心力衰竭的程度做出量化判断,但连续动态的观察对于判断个体的病情与走势有很大帮助,甚至于有指导临床治疗的作用。当然,BNP 或 NT-proBNP 也不能判断心力衰竭的类型属收缩性(射血分数降低)或舒张性(射血分数保留)心力衰竭。

(2)心肌肌钙蛋白 I/T:心肌细胞损伤与心功能恶化或加重往往互为因果,因此 AHF 患者心肌肌钙蛋白 I/T(cTnI/T)多有增高。cTnI/T 也是心力衰竭独立预后因素,与低的 cTnI 患者相比,增高的 cTnI 患者的死亡率和再住院率明显增高,治疗期间 cTnI 水平增加的患者与 cTnI 水平稳定或降低的患者相比有更高的死亡率。若是联合检测 cTnT 和 BNP 则更有助于充分地评估心力衰竭患者的危险。

(3)可溶性 ST2:ST2 属于 IL-1 受体家族的新成员,作为 IL-33 的诱骗受体,可以与 IL-33 结合,从而阻断 IL-33 与 ST2L 结合,继而削弱 IL-33/ST2L 信号通路的心血管保护作用。在心肌受到过度牵拉造成损伤的过程中,大量可溶性 ST2(sST2)生成使心肌缺乏足够的 IL-33 的保护,从而加速心肌重构和心室功能障碍,导致死亡风险增高。sST2 水平对于鉴别急性呼吸困难是否为心源性病因具有相当高的敏感度。一项研究对 600 例因呼吸困难急诊入院患者进行了血清 sST2 分析,结果显示 sST2 浓度在因急性收缩性心力衰竭引起的呼吸困难患者中明显升高。新近的一个研究报告了因胸痛而急诊就诊的 995 例患者,评价 sST2 对于心力衰竭诊断的效能和对 18 个月预后(死亡和心力衰竭)的效能。结果显示,sST2 增高对于 AHF 诊断的灵敏度为 73.5%,特异度为 79.6%;增高的 sST2 预测 18 个月的死亡风险经调整后的危险比为 1.9。

(4)半乳凝素 -3:属于 β- 半乳糖苷结合蛋白家族,半乳凝素 -3(galectin-3)通过介导心肌中的巨噬细胞、肥大细胞等炎症细胞浸润致心肌纤维化,引起心肌肥厚、心室重构,与心力衰竭的发生、发展有很大关联,能够预测心力衰竭患者住院及死亡风险,而且与利钠肽相关生物学指标联合使用可增加其预后评估价值。

（5）其他标记物：①中段心房利尿钠肽前体（MR-proANP，分界值为 120pmol/L）用于诊断 AHF，其效能不差于 BNP 或 NT-proBNP，也是一个较好的生物学标记物。②伴有肾功能不全的 AHF 或 AHF 治疗中出现急性肾损伤，是预后不良的危险因素。与血清肌酐（serum creatinine，Scr）相比，半胱氨酸蛋白酶抑制剂 C（cystatin C，简称"胱抑素 C"）不受年龄、性别、肌肉含量等因素的影响，能更好地反应肾小球滤过率，以及灵敏地反映早期肾损害，是评价急、慢性肾损伤的理想生物学标记物之一。③中性粒细胞明胶质酶相关脂质运载蛋白（NGAL）也是急性肾损伤的早期标志物，对急性肾损伤的早期有良好价值。④乳酸，临床上与尿量和部分体征相比较，血乳酸是更好地反映组织低灌注的替代指标。⑤疑似急性肺血栓栓塞需检测 D- 二聚体。

2. 胸部 X 线检查　对急性左心衰竭的诊断颇有价值。X 线胸片显示肺淤血（肺上野血管纹理增多、粗乱，肺门角平直）、间质性肺水肿［克利 B 线（Kerley B-line）即 Kerley B 线］、肺泡性肺水肿（两肺门见大片云雾状蝶翼形阴影），心影增大；可以伴有少量胸腔积液。

3. 心电图检查　特别有助于了解有无心律失常、急性心肌缺血或梗死等表现，也可提示原有基础心脏病情况，以及严重电解质紊乱如低钾或高钾血症等。

4. 超声心动图　可准确评价心脏结构与功能变化，如室壁变薄或增厚、左心室舒张末径增大或容量增加、心室壁运动幅度减弱或不协调，左室射血分数减低或保留，以及心包积液等。

5. 胸部与腹部超声　床旁胸部超声可发现肺间质水肿的征象（Kerley B 线），腹部超声可检查下腔静脉直径和腹水。

6. 血气分析　急性左心衰竭时，PaO_2 常不同程度降低，并且由于组织缺氧产生无氧代谢，致代谢性酸中毒；$PaCO_2$ 在病情早期多因过度换气而降低，但在病情晚期 $PaCO_2$ 升高可出现混合性酸中毒。血气分析对于 AHF 的诊断价值不如其评价病情严重程度的意义大。

SpO_2 正常情况下，动脉血气分析可不需要常规检测；静脉血气分析也可接受（pH 和 PCO_2）。

7. 血流动力学监测　适用于血流动力学状态不稳定、病情严重且治疗效果不理想者，尤其是伴肺水肿或心源性休克的患者。主要方法有右心导管、脉搏波指示连续心排血量测定（PICCO）等。不推荐常规有创血流动力学监测。

8. 其他检查　①降钙素原：用于 AHF 与肺部感染的鉴别和指导抗生素的应用。②肝脏功能：AHF 患者因血流动力学异常（心排血量降低、静脉回流受阻）导致肝功能异常，预后不良。③甲状腺功能：甲状腺功能异常可导致 AHF，新发 AHF 应注意检查。④其他：如血常规、肾功能、电解质、血糖等，必要时复查。

四、急性心力衰竭的分型和分级

根据上述临床表现与检查，对患者病情的严重程度进行评估，评估时应尽快明确：①容量状态；②循环灌注是否不足；③是否存在急性心力衰竭的诱因和 / 或合并症。强调动态观察、动态评估。

根据是否存在淤血（分为"湿"和"干"）和外周组织低灌注情况（分为"暖"和"冷"）的临床表现，可将急性心力衰竭患者分为 4 型（见表 27-3）："干暖""干冷""湿暖"和"湿冷"，其中"湿暖"型最常见。大多数急性心力衰竭患者表现为收缩压正常或升高（>140mmHg，高血压性急性心力衰竭），只有少数（5%~8%）表现为收缩压低（<90mmHg，低血压性急性心力衰竭）。低血压性急性心力衰竭患者预后差，尤其是同时存在低灌注时。

急性心肌梗死患者并发急性心力衰竭时推荐应用 Killip 分级（见表 27-4），因其与患者的近期病死率相关。

急性心力衰竭时 Forrester 法分级（见表 27-5）适用于监护病房，以及有血液动力学监测条件的病房、手术室。

此外，Alexandre 等人根据靶器官的病理生理改变和 AHF 的初始临床表现，分为"血管性"和"心脏性"AHF，见表 27-6。

表 27-3　急性心力衰竭的临床分型

项目	肺 / 体循环淤血（−）	肺 / 体循环淤血（+）
外周组织低灌注（−）	干暖	湿暖
外周组织低灌注（+）	干冷	湿冷

注：+. 有；−. 无。

表 27-4　AMI 的 Killip 分级

分级	表现	近期病死率
Ⅰ级	无明显心功能损害，肺部无啰音	6%
Ⅱ级	轻~中度心力衰竭，肺部啰音和 S_3 奔马律，以及 X 线肺淤血	17%
Ⅲ级	重度心力衰竭，肺啰音大于两肺野的 50%，X 线肺水肿	38%
Ⅳ级	心源性休克，伴或不伴肺水肿	81%

表 27-5　急性心力衰竭的 Forrester 分级

类型	心指数（CI）/（L·min^{-1}·m^{-2}）	肺毛细血管楔压（PCWP）/kPa（mmHg）	临床表现
Ⅰ型	≥2.2	≤2.4（18）	无周围灌注不足及肺淤血
Ⅱ型	≥2.2	>2.4（18）	无周围灌注不足出现肺淤血
Ⅲ型	<2.2	≤2.4（18）	有周围灌注不足及肺淤血
Ⅳ型	<2.2	>2.4（18）	有周围灌注不足出现肺淤血

27

表 27-6 "血管性"和"心脏性"AHF

血管性心力衰竭	心脏性心力衰竭
血压升高	血压正常
病情进展迅速	病情逐渐进展（数天）
肺淤血	以体循环淤血为主
PCWP 急性升高	PCWP 慢性升高
肺部啰音	可能没有肺部啰音
CXR 淤血征象严重	可能无 CXR 淤血征象
体重增加很少	体重增加（水肿）
LVEF 相对保存 / 正常	LVEF 通常很低
对治疗的反应：相对较快	对治疗的反应：尽管初始治疗症状改善，但体循环淤血持续存在

【治疗】

AHF 治疗目标是迅速改善氧合（纠正缺氧），改善症状，稳定血流动力学状态，稳定血流动力学状态，维护脏器灌注和功能；纠正 AHF 的病因和诱因，预防血栓栓塞；改善 AHF 症状；避免 AHF 复发；改善生活质量，改善远期预后。治疗原则为减轻心脏前后负荷、改善心脏收缩和舒张功能、积极治疗诱因和病因。

应当明确，"及时治疗"（time to therapy）的理念对 AHF 极其重要。一些诊断和治疗的方法可以应用于院前阶段（救护车上），包括 BNP 的快速检测、无创通气（可降低气管插管的风险，并改善急性心源性肺水肿的近期预后）、静脉应用呋塞米及硝酸酯类药物。

欧洲心脏病学会（European Society of Cardiology，ESC）2016 年指南将 AHF 治疗分为三个阶段，各有不同的治疗目标（表 27-7）：①立即目标（急诊室、CCU 或 ICU），改善血流动力学和器官灌注，恢复氧合，缓解症状，减少心肾损伤，预防血栓栓塞，缩短 ICU 停留时间；②中间目标（住院期间），针对病因及相关合并症给予优化规范的药物治疗，对适宜辅助装置治疗的患者应考虑机械装置治疗并进行评估；③出院前和长期管理目标，制定优化药物治疗的时间表，对适宜辅助装置治疗者的实施进行再评估；制定长期随访管理计划；纳入疾病管理方案，进行患者教育并启动和调整适宜的生活方式，防止早期再住院，改善症状、生活质量和生存率。

在首次就医紧急阶段，对疑诊为急性心力衰竭患者的管理应尽可能缩短所有诊断和治疗决策的时间；在起病初始阶段，如果患者存在心源性休克和 / 或通气障碍，需尽早提供循环支持和 / 或通气支持；在起病 60~120 分钟内的立即处理阶段，应迅速识别合并的威胁生命的五个临床情况和 / 或急性病因（简写为 CHAMP），并给予指南推荐的相应特异性治疗。包括：①急性冠脉综合征（acute coronary syndrome），推荐根据 STEMI 和 NSTE-ACS 指南进行处理。②高血压急症（hypertension emergency），推荐采用静

脉血管扩张剂和袢利尿剂。③心律失常（arrhythmia），快速性心律失常或严重的缓慢性心律失常，立即应用药物、电转复或起搏器。电转复推荐用于血流动力学不稳定、需要转复以改善临床症状的患者。持续性室性心律失常与血流动力学不稳定形成恶性循环时，可以考虑冠脉造影和电生理检查。④急性机械并发症（acute mechanical cause），包括急性心肌梗死并发症（游离壁破裂、室间隔穿孔、急性二尖瓣关闭不全），胸部外伤或心脏介入治疗后，继发于心内膜炎的急性瓣膜关闭不全，主动脉夹层或血栓形成，以及少见的梗阻性因素（如心脏肿瘤）。心脏超声可用于诊断，外科手术或 PCI 术常需循环支持设备。⑤急性肺栓塞（acute pulmonary embolism），明确急性肺栓塞是休克、低血压的原因后，立即根据指南推荐予以干预，包括溶栓、介入治疗及取栓。

表 27-7 急性心力衰竭的治疗目标

AHF 的治疗目标
早期（急诊科 /EICU/CCU）
改善血流动力学和组织灌注
改善氧合
缓解症状
尽量减轻心脏和肾脏损害
预防血栓栓塞
减少 EICU/CCU 治疗天数
中期（住院期间）
明确病因及相关的合并疾病
逐渐增加药物剂量以控制症状及充血，改善血压
逐渐增加用以缓解病情的药物剂量
适合的患者可考虑应用辅助治疗设备
出院前及长期管理
制订包括以下方面的治疗计划：
定期复查，逐渐增加药物剂量
定期评估并检查辅助治疗设备
安排随访人员，确定随访时间
纳入疾病管理计划，疾病教育，合理调整生活方式
预防早期复发
改善症状，提高生活治疗及生存率

AHF 的治疗流程见图 27-1。

一、一般处理

1. 体位 允许患者采取最舒适的体位。静息时明显呼吸困难者应半卧位或端坐位，双腿下垂以减少回心血量，降低心脏前负荷。端坐位时，两腿下垂，保持此种体位 10~20 分钟后，可使肺血容量降低约 25%（单纯坐位而下肢不下垂收益不大）。

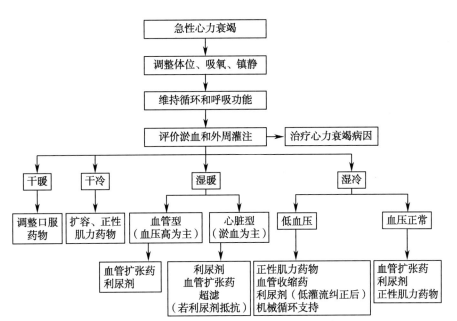

图 27-1 急性心力衰竭治疗流程

2. 吸氧(氧疗) 适用于低氧血症和呼吸困难明显,尤其指端血氧饱和度<90%的患者。无低氧血症的患者不应常规应用,这可能导致血管收缩和心排血量下降。如需吸氧,应尽早采用,使患者 $SaO_2 \geq 95\%$(伴 COPD 者 $SaO_2 \geq 90\%$)。可采用不同方式:①鼻导管吸氧,常用的给氧方法,适用于轻中度缺氧者,氧流量从 1~2L/min 起始,根据动脉血气结果可增加到 4~6L/min。②面罩吸氧,适用于伴呼吸性碱中毒的患者。③消除泡沫,严重肺水肿患者的肺泡、支气管内含有大量液体,当液体表面张力达到一定程度时,受气流冲击可形成大量泡沫,泡沫妨碍通气和气体交换,加重缺氧。因此,可于吸氧的湿化器内加入 50% 的酒精以降低泡沫张力,使之破裂变为液体而易咳出,减轻呼吸道阻力。经上述方法给氧后 PaO_2 仍<60mmHg 时,应考虑使用机械通气治疗。

3. 出入量管理 肺淤血、体循环淤血及水肿明显者应严格限制饮水量和静脉输液速度。无明显低血容量因素(大出血、严重脱水、大汗淋漓等)者,每天摄入液体量一般宜在 1 500ml 以内,不要超过 2 000ml。保持每天出入量负平衡约 500ml,严重肺水肿者水负平衡为 1 000~2 000ml/d,甚至可达 3 000~5 000ml/d,以减少水钠潴留,缓解症状。3~5天后,如肺淤血、水肿明显消退,应减少水负平衡量,逐渐过渡到出入量大体平衡。在负平衡下应注意防止发生低血容量、低血钾和低血钠等。同时限制钠摄入<2g/d。

二、药物治疗

1. 吗啡 是治疗急性左心衰肺水肿的有效药物,其主要作用是抑制中枢交感神经,反射性地降低周围血管阻力,扩张静脉而减少回心血量,起"静脉内放血"的效果;其他作用有减轻焦虑、烦躁,抑制呼吸中枢兴奋、避免呼吸过频,直接松弛支气管平滑肌改善通气。急性左心衰竭患者往往存在外周血管收缩情况,吗啡从皮下或肌内注射后,吸收情况无法预测,宜 3~5mg/ 次缓慢静脉注射,必要时每 15 分钟重复 1 次,共 2~3 次。同时也要注意,勿皮下或肌内注射后,短期内又静脉给药,以免静脉注射后可能与延迟吸收的第一剂药同时发挥作用而致严重不良反应。吗啡的主要副作用是低血压与呼吸抑制。神志不清、伴有慢性阻塞性肺疾病或 CO_2 潴留的呼吸衰竭、肝功能衰竭、颅内出血、低血压或休克者禁用,年老体弱者慎用。

急性失代偿性心力衰竭国家注册研究(ADHERE)中,147 362 例 AHF 患者应用吗啡者(14.1%)机械通气比例增多、在 ICU 时间和住院时间延长、死亡率更高,加之没有证据表明吗啡能改善预后,因而目前不推荐常规使用阿片类药物,但对烦躁不安或出现严重呼吸困难伴肺水肿时可考虑应用,并应注重个体化。其是否潜在增加死亡风险仍存争议。

抗焦虑和镇静药物用于伴有焦虑和谵妄的 AHF 患者,可考虑使用小剂量苯二氮䓬类(地西泮或劳拉西泮)。

2. 快速利尿 选用高效利尿剂(袢利尿剂)。呋塞米在发挥利尿作用之前即可通过扩张周围静脉增加静脉床容量,迅速降低肺毛细血管压和左室充盈压并改善症状。静脉注射后 5 分钟出现利尿效果,30~60 分钟达到高峰,作用持续约 2 小时。一般首剂量为 20~40mg 静脉注射,继以静脉滴注 5~40mg/h,其总剂量在起初 6 小时不超过 80mg,起初 24 小时不超过 160mg;对正在使用呋塞米或有大量水钠潴留或高血压或肾功能不全的患者,首剂量可加倍。应注意由于过度利尿可能发生的低血容量、休克与电解质紊乱如低钾血症等;也可以用布美他尼 1~2mg 或依他尼酸 25~100mg,静脉注射。伴有低血容量或低血压休克者禁用。

新型利尿剂托伐普坦(tolvaptan)是血管升压素受体拮抗剂,选择性阻断肾小管上的精氨酸血管升压素受体,具有排水不排钠的特点,能减轻容量负荷加重的患者呼吸困难和水肿,并使低钠血症患者的血钠正常化,特别适用于心力

27

衰竭合并低钠血症的患者。推荐用于充血性心力衰竭、常规利尿剂治疗效果不佳、有低钠血症或有肾功能损害倾向患者，对心力衰竭伴低钠的患者能降低心血管病所致病死率。建议剂量为 7.5~15.0mg/d 开始，疗效欠佳者逐渐加量至 30mg/d。其副作用主要是血钠增高。

3. 茶碱类药物 ①扩张支气管改善通气，特别适用于伴有支气管痉挛的患者；②轻度扩张静脉，降低心脏前负荷，增强心肌收缩力；③增加肾血流与利尿作用。成人一般氨茶碱首剂 0.125~0.250g 加入 25% 葡萄糖液 40ml 内，10~20 分钟内缓慢静脉注射；必要时 4~6 小时可以重复 1 次，但每日总量不宜超过 1.0~1.5g。因其会增加心肌耗氧量，急性心肌梗死和心肌缺血者不宜使用。老年人与肝肾功能不全者用量酌减。常见副作用有头痛、面部潮红、心悸，严重者可因血管扩张致低血压与休克，甚至室性心律失常而猝死。目前临床已少用。

4. 血管扩张剂

(1) 主要作用机制：可降低左、右心室充盈压和全身血管阻力，也降低收缩压，从而减轻心脏负荷。

(2) 应用指征：此类药可用于急性心力衰竭早期阶段。收缩压水平是评估此类药是否适宜的重要指标。收缩压>90mmHg 即可在严密监护下使用；收缩压>110mmHg 的患者通常可安全使用；收缩压<90mmHg，禁忌使用，因可能增加急性心力衰竭患者的病死率。此外，射血分数保留心力衰竭(HF-PEF)患者因对容量更加敏感，使用血管扩张剂应小心。

(3) 注意事项(下列情况下禁用血管扩张药物)：收缩压<90mmHg，或持续低血压伴症状，尤其有肾功能不全的患者，以避免重要脏器灌注减少；严重阻塞性心瓣膜病，如主动脉瓣狭窄或梗阻性肥厚型心肌病，有可能出现显著低血压；二尖瓣狭窄患者也不宜应用，有可能造成心排血量明显降低。

(4) 常用的血管扩张药物如下。

1) 硝酸酯类：其作用主要是扩张静脉容量血管、降低心脏前负荷，较大剂量时可同时降低心脏后负荷，在不减少每搏输出量和不增加心肌耗氧的情况下减轻肺淤血，特别适用于急性冠脉综合征伴心力衰竭的患者。硝酸甘油用法：①舌下含化，首次用 0.3mg 舌下含化，5 分钟后测量血压 1 次，再给 0.3~0.6mg，5 分钟后再测血压，以后每 10 分钟给 0.3~0.6mg，直到症状改善或收缩压降至 90~100mmHg；②静脉给药，一般采用微量泵输注，从 10μg/min 开始，以后每 5 分钟递增 5~10μg/min，直至心力衰竭的症状缓解或收缩压降至 90~100mmHg，或达到最大剂量 100μg/min。硝酸异山梨酯静脉滴注剂量 5~10mg/h。病情稳定后逐步减量至停用，突然终止用药可能会出现反跳现象。硝酸酯类药物长期应用均可能产生耐药。

2) 硝普钠：能均衡的扩张动脉和静脉，同时降低心脏前、后负荷，适用于严重心力衰竭、有高血压以及伴肺淤血或肺水肿患者。宜从小剂量 10μg/min 开始静脉滴注，以后酌情每 5 分钟递增 5~10μg/min，直至症状缓解、血压由原水平下降 30mmHg 或血压降至 100mmHg 左右。由于具有强

的降压效应，用药过程中要密切监测血压，调整剂量；停药应逐渐减量，以免反跳。通常疗程不超过 72 小时。长期用药可引起氰化物和硫氰酸盐中毒。

3) 乌拉地尔：主要阻断突触后 α_1 受体，使外周阻力降低，同时激活中枢 5-羟色胺 1A 受体，降低延髓心血管中枢的交感反馈调节，外周交感张力下降。可降低心脏前、后负荷和平均肺动脉压，改善心功能，对心率无明显影响。通常静脉注射 25mg，如血压无明显降低可重复注射，然后 50~100mg 于 100ml 液体中静脉滴注维持，速度为 0.4~2mg/min，根据血压调整速度。

4) 奈西立肽：是一重组人 BNP，具有扩张静脉、动脉和冠脉，降低前、后负荷，增加心排血量，增加钠盐排泄，抑制肾素-血管紧张素系统和交感神经系统的作用，无直接正性肌力作用。多项随机、安慰剂对照的临床研究显示，AHF 患者静脉注射奈西立肽(nesiritide)可获益的临床与血流动力学效果：左室充盈压或 PCWP 降低、心排血量增加，呼吸困难和疲劳症状改善，安全性良好，但对预后可能无改善。该药可作为血管扩张剂单独使用，也可与其他血管扩张剂(如硝酸酯类)合用，还可与正性肌力药物(如多巴胺、多巴酚丁胺或米力农等)合用。给药方法：1.5~2μg/kg 负荷剂量缓慢静脉注射，继以 0.01μg/(kg·min)持续静脉滴注，也可不用负荷剂量而直接静脉滴注，给药时间一般不超过 3 天。收缩压<90mmHg、或持续低血压并伴肾功能不全的患者禁用。

5) 重组人松弛素-2：是一种血管活性肽激素，具有多种生物学和血流动力学效应。RELAX-AHF 研究表明，重组人松弛素-2(Serelaxin)治疗 AHF 可缓解患者呼吸困难，降低心力衰竭恶化病死率，耐受性和安全性良好，但对心力衰竭再住院率无影响。

5. 正性肌力药物

(1) 应用指征和作用机制：适用于低心排血量综合征，如伴症状性低血压(≤85mmHg)或心排血量降低伴循环淤血患者，可缓解组织低灌注所致的症状，保证重要脏器血液供应。

(2) 注意事项：急性心力衰竭患者应用此类药需全面权衡：①是否用药不能仅依赖 1、2 次血压测量值，必须综合评价临床状况，如是否伴组织低灌注的表现；②血压降低伴低心排血量或低灌注时应尽早使用，而当器官灌注恢复和/或循环淤血减轻时则应尽快停用；③药物的剂量和静脉滴注速度应根据患者的临床反应作调整，强调个体化治疗；④此类药可即刻改善急性心力衰竭患者的血流动力学和临床状态，但也可能促进和诱发一些不良的病理生理反应，甚至导致心肌损伤和靶器官损害，必须警惕；⑤用药期间应持续心电、血压监测，因正性肌力药物可能导致心律失常、心肌缺血等情况；⑥血压正常又无器官和组织灌注不足的急性心力衰竭患者不宜使用。

(3) 常用的正性肌力药物如下。

1) 洋地黄类制剂：主要适应证是有快速室上性心律失常并已知有心室扩大伴左心室收缩功能不全的患者。近两周内未用过洋地黄的患者，可选用毛花苷 C 0.4mg 加入

25%~50% 葡萄糖液 20~40ml 中缓慢静脉注射；必要时 2~4 小时后再给 0.2~0.4mg，直至心室率控制在 80 次 /min 左右或 24 小时总量达到 1.0~1.2mg。也可缓慢静脉注射地高辛，首剂 0.5mg，2 小时后酌情 0.25mg。若近期用过洋地黄，但并非洋地黄中毒所致心力衰竭，仍可应用洋地黄，但应酌情减量。此外，使用洋地黄之前，应描记心电图确定心率，了解是否有急性心肌梗死、心肌炎或低血钾等；床旁 X 线胸片了解心影大小。单纯性二尖瓣狭窄合并急性肺水肿时，如为窦性心律不宜使用洋地黄制剂，因洋地黄能增加心肌收缩力，使右室排血量增加，加重肺水肿；但若二尖瓣狭窄合并二尖瓣关闭不全的肺水肿患者，可用洋地黄制剂。对急性心肌梗死早期出现的心力衰竭，由于发生基础为坏死心肌间质充血、水肿致顺应性降低，而左心室舒张末期容量尚未增加，故梗死后 24 小时内宜尽量避免使用洋地黄药物。

2) 儿茶酚胺类：常用者为多巴胺和多巴酚丁胺。①多巴胺（dopamine）：小剂量［＜3μg/（kg·min）］应用有选择性扩张肾动脉、促进利尿的作用，大剂量［＞5μg/（kg·min）］应用有正性肌力作用和血管收缩作用。个体差异较大，一般从小剂量起始，逐渐增加剂量，短期静脉内应用。可引起低氧血症，应监测 SaO_2，必要时给氧。②多巴酚丁胺（dobutamine）：主要通过激动 β_1 受体发挥作用，具有很强的正性肌力效应，在增加心排血量的同时伴有左室充盈压的下降，且具有剂量依赖性，常用于严重收缩性心力衰竭的治疗。短期应用可增加心排血量，改善外周灌注，缓解症状。对于重症心力衰竭患者，连续静脉应用会增加死亡风险。用法：2~20μg/（kg·min）静脉滴注。使用时监测血压，常见不良反应有心律失常、心动过速，偶尔可因加重心肌缺血而出现胸痛。但对急重症患者来讲，药物反应的个体差异较大，老年患者对多巴酚丁胺的反应显著下降。用药 72 小时后可出现耐受。正在应用 β 受体拮抗剂的患者不推荐应用多巴酚丁胺和多巴胺。

3) 磷酸二酯酶抑制剂：选择性抑制心肌和平滑肌的磷酸二酯酶同工酶Ⅲ，减少 cAMP 的降解而提高细胞内 cAMP 的含量，发挥强心与直接扩血管作用。常用药物有米力农（milrinone）、奥普力农（olprinone）、依诺昔酮等，米力农首剂 25~75μg/kg 静脉注射（＞10 分钟），继以 0.375~0.750μg/（kg·min）静脉滴注。常见不良反应有低血压和心律失常，有研究表明米力农可能增加不良事件和病死率。新近有研究提示，在心力衰竭的治疗中，奥普力农在心脑血管方面安全性可能更优。

4) 左西孟旦：属新型钙增敏剂，通过与心肌细胞上的 TnC 结合，增加 TnC 与 Ca^{2+} 复合物的构象稳定性而不增加细胞内 Ca^{2+} 浓度，促进横桥与细肌丝的结合，增强心肌收缩力而不增加心肌耗氧量，并能改善心脏舒张功能；同时激活血管平滑肌的 K^+ 通道，扩张组织血管。其正性肌力作用独立于 β- 肾上腺素能受体刺激，可用于正接受 β 受体拮抗剂治疗的患者。多项随机、双盲、平行对照研究结果提示，该药在缓解临床症状、改善预后等方面不劣于多巴酚丁胺，患者近期血流动力学有所改善，并且不增加交感活性。左西孟旦宜在血压降低伴低心排血量或低灌注时尽早

使用，负荷量 12μg/kg 静脉注射（＞10 分钟），继以 0.1~0.2μg/（kg·min）滴注，维持用药 24 小时。左西孟旦半衰期长达 80 小时，单次 6~24 小时的静脉注射，血流动力学改善的效益可持续 7~10 天（主要是活性代谢产物延长其效）。对于收缩压＜100mmHg 的患者，不需负荷剂量，可直接使用维持剂量，防止发生低血压。应用时需监测血压和心电图，避免血压过低和心律失常的发生。

2016 年 ESC 指南指出，心源性休克患者在多巴胺和去甲肾上腺素联合基础上加用左西孟旦可改善血流动力学，且不增加低血压风险。

6. β 受体拮抗剂 有关 β 受体拮抗剂治疗 LVEF 正常的心力衰竭的研究资料缺乏，其应用是经验性的，主要基于减慢心率和改善心肌缺血的可能益处。

尚无随机临床试验使用 β 受体拮抗剂治疗 AHF 以改善急性期病情。若 AHF 患者发生持续的心肌缺血或心动过速，可考虑谨慎地静脉使用美托洛尔或艾司洛尔。

7. 血管收缩药物 对外周动脉有显著缩血管作用的药物，如多巴胺、去甲肾上腺素等，多用于尽管应用了正性肌力药物仍出现心源性休克，或合并显著低血压状态时。这些药物可以使血液重新分配至重要脏器，收缩外周血管并提高血压，但以增加左心室后负荷为代价。这些药物具有正性肌力活性，也有类似于正性肌力药的不良反应。2010 年发表于 *NEJM* 的一项随机对照试验（n=1 679）显示，心源性休克患者接受多巴胺或去甲肾上腺素治疗 4 周后的死亡率差异无统计学意义；但替代终点分析显示，去甲肾上腺素组的心律失常（房颤、室速及室颤）发生率明显降低。

8. 预防血栓药物 由于病理性血管、血液成分异常、血流动力学改变、纤溶系统激活、炎症等诸多因素，心力衰竭患者存在血液高凝状态，易于血栓形成，并与年龄、肥胖等人群特征相关。血栓栓塞是心力衰竭患者重要的并发症，心力衰竭患者血栓栓塞风险估计为每年 1%~4.5%。住院的心力衰竭患者发生有症状的肺动脉栓塞的风险为非心力衰竭患者的 2.15 倍，发生有症状的深静脉血栓栓塞的风险为非心力衰竭患者的 1.21 倍，且由于临床表现不一，鉴别困难，心力衰竭患者发生肺动脉栓塞及深静脉血栓形成的风险可能较上述数值偏高。MEDENOX 研究发现，心力衰竭住院患者给予依诺肝素 40mg，每日 1 次，与安慰剂组相比，深静脉血栓风险从 14.5% 降低到 4%。现有指南推荐，除非有禁忌证或不必要（如正在口服抗凝药物），推荐使用肝素或其他抗凝药物预防血栓形成。

9. 口服药物的管理 AHF 患者除合并血流动力学不稳定、高钾血症、严重肾功能不全以外，口服药物应继续服用，其中，β 受体拮抗剂继续服用仍然是安全的，停用可能会增加近期和远期的病死率，除非合并严重低心排血量或心源性休克。

10. 其他药物

（1）沙库巴曲 / 缬沙坦：是新型抗心力衰竭药物。在 PIONEER-HF 研究中，因新发心力衰竭或慢性心力衰竭恶化住院的射血分数减低心力衰竭（HFrEF）患者在稳定后随机给予沙库巴曲缬沙坦或依那普利，在 4 周和 8 周时可观

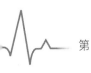

察到沙库巴曲缬沙坦组患者 NT-proBNP 下降幅度更大,心力衰竭相关不良事件数更少。在开放标签的 TRANSITION 研究中,超过 1 000 名因心力衰竭恶化的 HFrEF 患者随机分配到早期院内用药组(血流动力学稳定 24 小时之后)和出院后用药组(出院 14 天内),结果显示两组安全性相同,提示早期用药并无危害,这将有利于简化医生和患者的疾病管理。PARADIGM-HF 二次分析显示,在年龄 ≥75 岁和 / 或合并有糖尿病的心力衰竭患者中,与依那普利相比,沙库巴曲缬沙坦可以减少糖尿病需胰岛素治疗的发生率,减少使用醛固酮受体拮抗剂患者高钾血症的发生率,减慢估算肾小球滤过率(eGFR)的下降速率。

基于上述随机对照研究的结果,最新的 ESC 指南更新推荐,对于接受了血管紧张素转换酶抑制剂(ACEI)、β 受体拮抗剂和醛固酮受体拮抗剂的最佳药物治疗后仍有症状的射血分数减低心力衰竭患者,可使用沙库巴曲缬沙坦替代 ACEI/ARB,以降低心力衰竭住院和死亡风险。因新发心力衰竭或失代偿性慢性心力衰竭住院的患者,可考虑起始便使用沙库巴曲 / 缬沙坦进行治疗,以减少发生不良事件的短期风险,并可简化管理流程(避免先使用 ACEI,再改用沙库巴曲 / 缬沙坦)。

(2)维立西呱(vericiguat):是一种新型的口服可溶性鸟苷酸环化酶激动剂,主要针对一氧化氮 - 可溶性鸟苷环化酶 - 环磷酸鸟苷通路的调控,直接促进环磷酸鸟苷的产生,获得心力衰竭治疗的临床效益。最近 ACC 公布的 VICTORIA 研究,结果证实了维立西呱对 HFrEF 患者的安全性和有效性,以及更好的依从性。试验纳入了 5 050 例心功能 Ⅱ～Ⅳ级、射血分数小于 45% 的心力衰竭患者,随机分入维立西呱组(10mg,1 次 /d,n=2 526)和安慰剂组(n=2 524)。试验仅随访了 10.8 个月即提前结束,维立西呱组主要复合终点事件(心血管死亡或首次因心力衰竭入院的终点)发生率(35.5%)低于安慰剂组(38.5%),维立西呱组次要终点事件(全因死亡或首次心力衰竭入院)发生率(37.9%)也低于安慰剂组(40.9%)。

(3)omecamtiv mecarbil:2020 年美国心脏协会年会公布了 GALACTIC-HF 研究结果。该研究纳入了 8 232 例 LVEF ≤ 35%、BNP ≥ 125ng/L 或 NT-proBNP ≥ 400ng/L,或一年内的因心力衰竭住院或急诊室就诊的慢性心力衰竭患者,将其随机分组,分别予以 omecamtiv mecarbil(选择性心肌肌球蛋白激动剂)或安慰剂治疗,主要复合终点为心血管死亡或首次心力衰竭事件。中位数随访时间为 21.8 个月后结果显示,omecamtiv mecarbil 治疗组患者,主要复合终点事件发生率降低 8%(P=0.025)。这一结果标志着慢性射血分数减低心力衰竭患者的治疗药物中又新增了一种改善临床预后的新型药物。

(4)利伐沙班:COMMANDER-HF 研究纳入了 5 022 名 HFrEF 合并冠心病、近期有心力衰竭住院且无房颤的患者,在阿司匹林治疗下,随机接受利伐沙班 2.5mg,每天 2 次口服治疗。平均随访 21 月后,结果显示:加用低剂量利伐沙班未能改善射血分数下降、合并冠心病的心力衰竭患者的全因死亡、心肌梗死或卒中发生率,也未能降低心力衰

竭住院率。研究结果不推荐在近期有心力衰竭住院史或 NYHA 分级Ⅲ/Ⅳ级的心力衰竭患者中启用利伐沙班治疗,但对于正在使用利伐沙班的患者,目前并无相关证据证明需要停药。COMPASS 研究纳入 27 395 名患者,其中 5 902 名患者合并心力衰竭(LVEF ≥ 40% 的有 4 250 人);随机纳入阿司匹林 100mg、每天 1 次口服组,利伐沙班 2.5mg、每天 2 次口服 + 阿司匹林 100mg、每天 1 次口服组,利伐沙班 5mg、每天 1 次口服组。平均随访 23 个月之后,与阿司匹林组相比,合用组减少了卒中和全因死亡风险,但心力衰竭住院、心肌梗死风险并未减少,主要出血事件增加但致命性出血相对更少。与另外两组相比,单纯利伐沙班组则并未观察到任何获益。

对于合并冠心病、NYHA 分级Ⅰ/Ⅱ级、LVEF>30% 的心力衰竭患者,可以考虑在使用阿司匹林的基础上加用利伐沙班 2.5mg,每天 2 次口服以减少卒中和心血管死亡风险。

三、非药物治疗

1. 机械通气治疗 可改善氧合和呼吸困难,缓解呼吸肌疲劳、降低呼吸功耗,增加心排血量,是目前纠正 AHF 低氧血症、改善心脏功能的有效方法。

(1)无创正压通气:当患者出现较为严重的呼吸困难、辅助呼吸肌的动用,而常规氧疗方法(鼻导管和面罩)不能维持满意氧合或氧合障碍有恶化趋势时,应及早使用无创正压通气(non-invasive positive pressure ventilation,NIPPV)。临床主要应用于意识状态较好、有自主呼吸能力的患者,同时,患者具有咳痰能力、血流动力学状况相对稳定,以及能与 NIPPV 良好配合。不建议用于收缩压<85mmHg 的患者。

采用鼻罩或面罩实施 5~10mmHg 的持续气道正压通气(continuous positive airway pressure,CPAP)治疗,可以改善心率、呼吸频率、血压以及减少气管插管的需要,并可能减少住院死亡率;也可以考虑采用双相气道正压(bi-level positive airway pressure,BiPAP)作为 CPAP 的替代治疗,但关于 BiPAP 使用和心肌梗死间的关系尚不清楚。

(2)高流量鼻导管给氧:对于有无创正压通气(NIPPV)适应证而又不能良好耐受 NIPPV 的低氧血症患者可应用高流量鼻导管给氧(nasal high flow oxygen,NHFO)。NHFO 是通过无需密封的鼻塞导管,持续提供超过吸气峰流速的高流量的加温(37℃)加湿(44mg/L,100% 相对湿度)的空氧混合气体。NHFO 具有以下特点:①可提供低水平的持续压力支持(当流量达到 50L/min 时氧浓度可接近 60%);②通过持续鼻塞导管给的高流量可冲刷上气道的解剖学无效腔,降低 $PaCO_2$;③同时提供最佳湿化可维持气道纤毛清理功能,稀释痰液,促进排痰;④与 NIPPV 相比,NHFO 有更高的舒适度和耐受性,无胃胀气、呕吐、误吸、痰液干涸、无幽闭感等症状,不影响咳痰、进食水及交谈,可持续不间断治疗。

(3)有创机械通气:患者出现以下情况,应及时气管插管机械通气。①经积极治疗后病情仍继续恶化;②意识障碍;③呼吸严重异常,如呼吸频率>35~40 次 /min 或<6~

8 次 /min，或呼吸节律异常，或自主呼吸微弱或消失；④血气分析提示严重通气和 / 或氧合障碍，尤其是充分氧疗后仍 <50mmHg；$PaCO_2$ 进行性升高，pH 动态下降。

初始宜用间歇正压通气，它能使更多的肺泡开放，加大肺泡平均容量，以利气体交换，一般将吸气相正压控制在 $30cmH_2O$ 以下。若仍无效，可改用呼气末正压通气（positive end expiratory pressure，PEEP）给氧，PEEP 改善换气功能的作用和左心功能的作用随其大小的增加而增强。适当增加的 PEEP 可减少回心血量，减轻心脏前负荷，可增加心排血量。

2. 血液净化治疗

（1）适应证：出现下列情况之一时可采用超滤治疗。高容量负荷如肺水肿或严重的外周组织水肿，且对利尿剂抵抗；低钠血症（血钠 <110mmol/L）且有相应的临床症状如神志障碍、肌张力减退、腱反射减弱或消失、呕吐，以及肺水肿等。超滤对 AHF 有益，但并非常规手段。UNLOAD 研究证实，对于心力衰竭患者，超滤治疗和静脉连续应用利尿剂相比，排水量无明显差异，但超滤治疗能更有效地移除体内过剩的钠，并可降低因心力衰竭再住院率；但 CARRESS-HF 研究表明在急性失代偿性心力衰竭合并持续淤血和肾功能恶化的患者中，在保护 96 小时肾功能方面，阶梯式药物治疗方案优于超滤治疗，2 种治疗体重减轻类似，超滤治疗不良反应较高。

尚无证据表明超滤优于利尿剂成为 AHF 的一线治疗，不推荐常规应用超滤，可用于对利尿剂无反应的患者。

（2）肾功能进行性减退，血肌酐 >500μmol/L 或符合急性血液透析指征的其他情况可行血液透析治疗。

3. 主动脉内球囊反搏 可有效改善心肌灌注，降低心肌耗氧量和增加心排血量。适应证：①AMI 或严重心肌缺血并发心源性休克，且不能由药物纠正；②伴血流动力学障碍的严重冠心病（如 AMI 伴机械并发症）；③心肌缺血或急性重症心肌炎伴顽固性肺水肿；④作为左心室辅助装置（LVAD）或心脏移植前的过渡治疗。主动脉内球囊反搏（IABP）对其他原因的心源性休克是否有益尚无证据，不推荐常规使用。

4. 心室机械辅助装置 AHF 经常规药物治疗无明显改善时，有条件的可应用该技术。此类装置有体外膜氧合（ECMO）、心室辅助泵（如可置入式电动左心辅助泵、全人工心脏）。根据 AHF 的不同类型，可选择应用心室辅助装置，在积极纠治基础心脏疾病的前提下，短期辅助心脏功能，也可作为心脏移植或心肺移植的过渡。ECMO 可以部分或全部代替心肺功能。临床研究表明，短期循环呼吸支持（如应用 ECMO）可明显改善预后。

四、病因和诱因治疗

诱因治疗包括控制感染、纠正贫血与心律失常等，病因治疗如极度严重的二尖瓣狭窄或主动脉瓣狭窄，或 AMI 并发严重二尖瓣反流的患者可能需要外科治疗才能缓解肺水肿，可行急诊手术治疗。

五、急性心力衰竭稳定后的后续处理

1. 病情稳定后监测 入院后至少第 1 个 24 小时要连续监测心率、心律、血压和 SaO_2，之后也要经常监测。至少每天评估心力衰竭相关症状（如呼吸困难）、治疗的不良反应，以及容量超负荷相关症状。

2. 病情稳定后治疗 ①无基础疾病的急性心力衰竭：在消除诱因后，并不需要继续心力衰竭的相关治疗，应避免诱发急性心力衰竭，如出现各种诱因要及早、积极控制。②伴基础疾病的急性心力衰竭：应针对原发疾病进行积极有效的治疗、康复和预防。③原有慢性心力衰竭类型：处理方案与慢性心力衰竭相同。

（张新超 张文武）

参 考 文 献

［1］中华医学会心血管病学分会心力衰竭学组，中国医师协会心力衰竭专业委员会，中华心血管病杂志编辑委员会. 中国心力衰竭诊断和治疗指南 2018 [J]. 中华心力衰竭和心肌病杂志，2018, 2 (4): 196-225.

［2］中国医师协会急诊医师分会. 中国急性心力衰竭急诊临床实践指南 2017 [J]. 中华急诊医学杂志，2017, 26 (12): 1347-1357.

［3］ZEYMER U, BUENO H, GRANGER C B, et al. Acute cardiovascular care association position statement for the diagnosis and treatment of patients with acute myocardial infarction complicated by cardiogenic shock: A document of the acute cardiovascular care association of the European Society of Cardiology [J]. EUR HEART J-ACUTE CA, 2020, 9 (2): 183-197.

［4］SEFEROVIC P M, PONIKOWSKI P, ANKER S D, et al. Clinical practice update on heart failure 2019: Pharmacotherapy, procedures, devices and patient management. An expert consensus meeting report of The Heart Failure Association of the European Society of Cardiology [J]. Eur J Heart Fail, 2019, 21 (10): 1169-1186.

27

第 28 章

慢性心力衰竭

2021 年发布的《心力衰竭的通用定义和分类》中,将心力衰竭定义为一种临床综合征,其症状和/或体征由结构和/或功能性心脏异常引起,并由利钠肽水平升高和/或肺部或全身性充血的客观证据所证实。慢性心力衰竭(chronic heart failure,CHF)是指在原有慢性心脏疾病基础上逐渐出现心力衰竭症状、体征。慢性心力衰竭症状、体征稳定 1 个月以上称为稳定性心力衰竭。

心力衰竭是各种心脏疾病的严重表现或晚期阶段,死亡率和再住院率居高不下。据国外资料统计,在发达国家的成年人群中,1%~2% 有心力衰竭,在 70 岁及以上的人群中患病率 ≥10%。在美国,40 岁及以上的美国人发生心力衰竭的风险是 20%,发生率随年龄增加而增高,60~69 岁的人群中约为 20 例/1 000 人,而在 85 岁以上的人群中则超过 80 例/1 000 人。而在我国,随着人口老龄化加剧以及医疗水平的提高,心脏疾病患者生存期延长,心力衰竭患病率也呈持续升高趋势。2020 中国心力衰竭医疗质量控制报告对 2017 年 1 月至 2020 年 10 月全国 113 家医院 33 413 例记录院内转归的心力衰竭患者进行分析显示,住院患者的病死率为 2.8%。心力衰竭患者平均年龄为(67 ± 14)岁,男性占 60.8%,心力衰竭患者中瓣膜性心脏病所占比例逐年下降,高血压(56.3%)、冠心病(48.3%)成为目前中国心力衰竭患者的主要病因。

近年来,心力衰竭的发病机制、治疗策略等方面有较大进展,国际上也不断有新临床指南更新发布,对心力衰竭的认识越来越深入,在心力衰竭治疗上也趋向规范。本章主要介绍慢性心力衰竭的新进展以及临床实践。

第 1 节 慢性心力衰竭的病因及发病机制

【病因与诱因】

心力衰竭可由心肌功能异常、瓣膜异常、心包疾病或心律失常等原因引起,如冠心病、高血压病、心肌病、心脏瓣膜病变、心包疾病等。随着医疗技术的发展,心力衰竭的病因组成也有了明显的变化。在我国上海地区进行了 1980、1990、2000 三个年度心力衰竭住院患者的现况研究,共 2 178 例心力衰竭患者,风湿性瓣膜病引起的心力衰竭所占的比例由 1980 年的 46.8% 逐渐下降至 2000 年的 8.9%。而冠心病引起的心力衰竭所占比例从 1980 年的 31.1% 上升至 2000 年的 55.7%,成为各类心力衰竭病因之首。这与生活水平、医疗条件、社会因素等改变密切相关。在西方发达国家中,单发的冠状动脉疾病和伴随着高血压的冠状动脉疾病被认为是心力衰竭的首要原因。近年来,随着肥胖、糖尿病等发病人群的增加,以及对各种心血管毒性药物的认识更加深入,与其相关的心力衰竭也越来越多,成为心力衰竭发病过程中不可忽视的因素。

心力衰竭常在心脏原发疾病基础上,由一些增加心脏负荷、抑制心脏泵功能和/或充盈功能的因素诱发或加重,如过度运动、急性缺血、贫血、肾衰竭或甲状腺功能异常和使用抑制心脏的药物等,及时查找并处理诱因在心力衰竭治疗中十分重要。常见诱发因素有:①感染:以呼吸道感染最为常见,尤以老年、长期卧床患者更为多见;感染性心内膜炎是慢性心瓣膜病和某些先天性心脏病如室间隔缺损、动脉导管未闭等心功能恶化的重要原因。②出血和贫血:大量出血可使血容量减少,回心血量和心排血量降低,冠脉灌流量减少和反射性心率加快,使心肌耗氧量增加。慢性贫血使循环血量代偿性增加和心脏负荷加大,导致心肌缺氧,严重时可致贫血性心脏病。③心律失常:尤其是快速性心律失常可诱发和加重心力衰竭。快速型心律失常时,心肌耗氧量增加,心排血量下降,冠状动脉有效灌注不足。严重的缓慢性心律失常也可导致心力衰竭。④水、电解质紊乱和酸碱平衡失调:输入液体过多过快可使血容量剧增,心脏负荷加大而诱发心力衰竭,尤其对于老年患者及心功能储备差者;钠盐摄入过多、酸中毒、低血钾等也可诱发心力衰竭。⑤药物影响:一些药物通过直接影响心肌收缩力,增加心脏前、后负荷等途径引起心力衰竭或使原有的心力衰竭加重,其中包括心血管治疗药物和非心血管治疗药物,如洋地黄、β 受体拮抗剂、某些抗心律失常药、抗肿瘤药(如蒽环类、曲妥珠单抗等)以及有保钠潴水作用的药物等。同时,药物治疗缺乏依从性,如药物不规律服用或停用也是诱发心力衰竭的原因之一。⑥体力活动过度和情绪激动,以及气候变化:体力活动过度和情绪激动可使心率加快,心脏负荷增大和心肌耗氧量增加;妊娠和分娩是育龄妇女(尤其是原有瓣膜性心脏病患者)发生心力衰竭的最常见原因;此外,天气炎热、骤寒、潮湿也可诱发心力衰竭。

【发病机制】

一、病理生理机制

各种原因均可导致心脏收缩功能和 / 或舒张功能下降，而出现心力衰竭，据此分为收缩性和舒张性心力衰竭，其发病机制也有所不同。

1. 心肌收缩功能异常 各种原因导致的心肌收缩力减退是收缩性心力衰竭的主要原因。

（1）收缩相关蛋白质的破坏：各种损伤因素［如严重的缺血缺氧、细菌、病毒感染、中毒（锑、多柔比星等）］作用于心脏，导致心肌细胞的坏死或凋亡，心肌收缩蛋白及调节蛋白也被破坏，心肌收缩力下降或丧失，其下降的程度与心肌细胞丧失的数量呈正相关。通常当心肌坏死面积达 25% 时便可发生心力衰竭。心肌细胞的凋亡与氧化应激、细胞因子的过度激活（TNF-α、IL-1、IL-6、干扰素等）、钙稳态失衡、线粒体功能异常等有关。

（2）心肌能量代谢紊乱：心肌的收缩依赖于 ATP 的供应，而 ATP 的缺乏或利用障碍亦可影响心肌的收缩性。ATP 缺乏可致肌球蛋白头部的 ATP 酶水解 ATP 将化学能转变为供肌丝滑行的机械能减少，Ca^{2+} 转运和分布异常，收缩相关蛋白质的合成和更新减少，从而直接影响心肌的收缩性。长期心脏负荷过重而引起的心肌过度肥大，导致心肌细胞肌球蛋白头部 ATP 酶活性下降，ATP 不能被正常水解，心肌收缩力也随之下降。

（3）心肌兴奋 - 收缩耦联障碍：在心肌兴奋 - 收缩耦联中，Ca^{2+} 起着非常重要的作用，任何影响 Ca^{2+} 的储存、转运、分布及其与肌钙蛋白结合、解离的因素都会影响兴奋 - 收缩耦联，如肌质网 Ca^{2+} 处理功能障碍、胞外 Ca^{2+} 内流障碍、肌钙蛋白与 Ca^{2+} 结合障碍等，均可引起心肌收缩功能减低。

（4）心肌肥大的不平衡生长：是指过度肥大的心肌使心肌重量的增加与心功能的增强不成比例。心肌肥大是维持心功能的重要代偿方式，可使心脏在很长一段时间内维持机体对心排血量的需要，而不出现心力衰竭的症状。当病因持续存在时，过度肥大的心肌（成人心脏重量 ≥500g，或左室重量 ≥200g）可因心肌重量的增加与心功能的增强不成比例而发生心力衰竭。其发生机制可能与以下因素有关：①心肌重量的增加超过心脏交感神经元的增长，使单位重量心肌的交感神经分布密度下降；肥大心肌去甲肾上腺素合成减少，消耗增多。②心肌线粒体数量不能随心肌肥大成比例增加，以及肥大心肌线粒体氧化磷酸化水平下降，导致能量生成不足。③因毛细血管数量增加不足或心肌微循环灌流不良，肥大心肌常处于供血供氧不足的状态。④肥大心肌肌质网 Ca^{2+} 利用障碍及肌球蛋白 ATP 酶活性下降，使心肌能量利用障碍，兴奋 - 收缩耦联受阻。

（5）心肌顿抑或冬眠：常见于冠状动脉缺血再灌注后，表现为心肌功能延迟恢复，是一种可逆性损害。在心肌血流灌注减少时静息状态下心肌功能持续低下，但心肌细胞仍存活，这部分心肌细胞称为"冬眠"心肌。血供恢复后，此部分心肌功能可能有所改善，对心力衰竭症状的缓解和预后可能产生潜在的有益效应。

2. 心室舒张功能障碍 包括心肌主动性舒张减退和被动性心肌活动僵硬所致的左室灌注容量受损，血流动力学表现为左室舒张末压力 - 容量关系曲线向上向左移动，以及舒张期机械运动障碍所致左室僵硬度增加。心室舒张功能障碍发生的确切机制目前尚不明确，可能与下列因素有关：① Ca^{2+} 离子复位延缓，各种损伤因素致心肌能量供应不足，肌膜上的 Ca^{2+} 泵不能将胞质中的 Ca^{2+} 转运出细胞外，肌质网也不能将胞质中的 Ca^{2+} 重新充分摄取，而且 Na^+/Ca^{2+} 交换障碍，Ca^{2+} 外排减少，导致心室舒张期细胞内的 Ca^{2+} 超载，肌钙蛋白与 Ca^{2+} 处于结合状态，致使心肌在舒张期处于不同程度的收缩状态。②肌球 - 肌动蛋白复合体解离障碍，肌球 - 肌动蛋白复合体解离也是心肌舒张过程中的重要一环，其发生在 Ca^{2+} 与肌钙蛋白解离之后。当能量供应不足时，肌球 - 肌动蛋白复合体解离困难，造成心肌舒张功能障碍。③心室舒张势能减少，心室舒张势能来自心室的收缩，心室收缩末期由于几何构型的变化，可使心室产生一种复位的舒张势能。心室收缩愈好，几何构型变化越大，这种舒张势能也越大。所有可能降低心肌收缩性的因素均可通过减少舒张势能影响心肌舒张。④心室顺应性降低，心肌肥大引起的室壁肥厚、心肌炎、水肿、纤维化及间质增生等都可引起心肌僵硬度增加，心室的顺应性下降，导致心室舒张期充盈受限，心排血量减少。

3. 心脏各部分舒缩活动的不协调 心功能的稳定依赖于左 - 右心之间，房 - 室之间及心室本身各区域的舒缩活动的高度协调状态。如心脏舒缩活动的协调性被破坏，心泵功能出现紊乱将导致心排血量下降。最常见的原因是各种类型的心律失常。心肌炎、甲状腺功能亢进、严重贫血、高血压、肺心病，特别是冠心病、心肌梗死等疾病时，其病变区和非病变区的心肌在兴奋性、自律性、传导性、收缩性方面存在巨大差异，易诱发心律失常，使心脏各部舒缩活动的协调性遭到破坏。

二、机体代偿机制

心力衰竭的代偿机制十分复杂，多种因素参与其中，包括心脏本身、心脏以外的血容量改变以及神经体液等。

1. 心脏代偿反应

（1）心率加快：心力衰竭时，心排血量减少引起动脉血压下降，颈动脉窦、主动脉弓压力感受器传入冲动减少，压力感受性反射活动减弱，迷走神经紧张性减弱；心室舒张末期容积增大，心房淤血，刺激容量感受器，反射性引起交感神经兴奋，心率加快。心率加快在一定范围内可提高心排血量，但当心率增加到一定限度时（成人>180 次 /min），心肌耗氧量明显增加；舒张期压力 - 时间指数（DPTI）减少，冠状动脉灌注减少；心室充盈不足直接使心排血量减少，导致心力衰竭症状加重。

（2）心脏扩大：根据 Frank-Starling 机制，心肌收缩力在一定范围内与肌节初长度成正比，在一定范围内，心室舒张末期容积越大，心肌收缩力越强，心排血量也越大。这种代

28

偿是有一定限度的,心室过度扩张可引起严重的二尖瓣、主动脉瓣返流,心排血量反而下降;心力衰竭时常伴有心肌肾上腺素储备减少和 β 受体下调,对肾上腺素能神经刺激的反应性减弱,心肌收缩力相应减弱。

(3)心室重塑与心肌肥厚:心室重塑是导致心力衰竭持续进展的病理生理基础。心肌细胞肥大、凋亡,胚胎基因和蛋白的再表达以及基质中成纤维细胞增生等,导致室壁肥厚,心肌收缩末期容积增大,心室腔扩大,心室形态呈球形改变。原发性心肌损害和心脏负荷过重可引起室壁应力增加,可能是心室重塑的始动机制。长期压力负荷增大,可引起心肌纤维变粗,心室壁厚度增加,心腔无明显扩大,室腔直径与室壁厚度的比值小于正常,称为心肌的向心性肥大;如果长期前负荷增加,则可引起心肌离心性肥大,心肌纤维长度增加,心腔明显扩大,室腔直径与室壁厚度的比值等于或大于正常。心室容量的增加和心室几何形状的改变,可增加心室壁的张力,从而加重瓣膜返流的程度,反过来又加速心室重塑的过程。

2. 心脏外代偿反应

(1)血容量增加:心力衰竭时机体分别通过心脏及肾脏代偿机制,使心排血量及循环血容量增加,起一定的代偿作用,相应地也加重了心脏的前、后负荷,心肌耗氧量增加,促进心力衰竭的发展。血容量增加主要有以下两个方面:①肾小球滤过率降低。心力衰竭时心排血量减少,动脉血压下降,肾血流灌注减少;交感神经兴奋和肾血流减少可刺激肾近球细胞释放肾素,激活肾素 - 血管紧张素 - 醛固酮系统(renin-angiotensin-aldosterone system,RAAS),血液中血管紧张素 Ⅱ(Ang Ⅱ)含量增加,引起肾动脉强烈收缩,使肾小球滤过率降低;肾缺血导致具有肾血管扩张作用的前列腺素合成和释放减少,肾血流进一步减少,水钠排出随之减少,血容量增加。②增加肾小管对水钠的重吸收。心力衰竭时,肾血流重新分布,大量的血流从皮质肾单位转入髓质肾单位;血液中非胶体成分滤出相对增多,流经肾小管周围毛细血管的血液胶体渗透压升高,静水压降低,水钠重吸收增加;RAAS 的激活使醛固酮合成增加,促进远曲小管和集合管对水钠的重吸收,同时抑制水钠重吸收的激素(如心房利尿钠肽等)合成减少,导致水钠重吸收增加。

(2)血流的重分布:心力衰竭时由于交感肾上腺系统的兴奋,使血流重新分布,皮肤、骨骼肌和肾脏等非生命器官的血流减少,以保证心、脑等重要器官的血液供应,起到一定的代偿作用。但长期的周围器官血液供应不足导致器官功能损害,如骨骼肌无氧代谢增加,乳酸性酸中毒,对体力活动的耐受力降低,易引起疲乏、肌肉酸痛等症状;肾脏功能受损则出现水钠潴留、氮质血症等。此外,外周血管收缩使外周阻力增加,心脏后负荷增加,可加速心力衰竭的进展。

(3)红细胞增多:心力衰竭时血流速度缓慢,血液循环时间延长,机体发生低动力性缺氧,刺激肾脏合成红细胞生成素增加,使红细胞生成增多。红细胞增多,一方面可携带更多的氧,有助于改善组织缺氧;另一方面使血液黏滞度增加,增加心脏负荷,加重心力衰竭的发展。

(4)组织细胞利用氧的能力增强:心力衰竭时,循环系统对周围组织的供氧减少,为克服缺氧带来的不利影响,组织细胞通过对自身功能和代谢的调整来应对缺氧状态,如线粒体数量的增加,表面积的增大,呼吸链有关的细胞色素氧化酶活性增强;肌肉中肌红蛋白含量增多,有氧氧化的酶活性降低而无氧代谢加强。

3. 神经内分泌系统的代偿反应 心力衰竭时由于血流动力学改变,机体全面启动神经 - 体液机制进行代偿,以期改善心脏的动力学状态。许多细胞因子(如血浆肾素、血管升压素、儿茶酚胺、多巴胺、神经肽 Y 及内皮素等)均参与心力衰竭的代偿,这些代偿机制反过来又可加速心力衰竭的发生发展。因此,慢性心力衰竭与神经内分泌的激活密切相关。

(1)交感神经系统激活:作为心力衰竭的早期代偿机制,交感神经兴奋导致血管收缩,并通过产生正性变力和变时作用以维持一定的心排血量。这种代偿是有一定的代价的,长时间过度的交感神经激活状态,会产生不利的失代偿作用,导致心脏功能的进一步恶化。心力衰竭时激活交感肾上腺系统,血液中肾上腺素水平升高,作用于心肌 β_1、β_2 受体,增强心肌收缩力并提高心率,使心脏舒张期缩短,心肌耗氧量增加。高水平的肾上腺素通过作用于冠状动脉 α_1 受体,引起冠状动脉痉挛加重心肌缺血损伤。肾上腺素对心肌细胞还有直接毒性,其机制可能是造成细胞内钙超载和 / 或直接引起心肌细胞凋亡。同时,β 受体的数量下降或密度减少,对肾上腺素能刺激的敏感性减弱,即 β 受体的下调,其下调程度与心力衰竭的程度有相关性,轻度心力衰竭时 β_1 受体开始下调,严重心力衰竭时下调至不能对肾上腺素能刺激起反应。此时 β 受体(包括 β_1、β_2 受体)与 G 蛋白脱耦联,β 受体蛋白激酶上调,Gi 蛋白活动性增强,腺苷酸环化酶活性降低等因素的存在也降低了心肌的收缩性。

(2)RAAS 激活:Ang Ⅱ 是肾脏及循环中的强血管收缩剂,它能刺激交感神经末梢释放去甲肾上腺素,抑制迷走神经张力,促使醛固酮释放。醛固酮可导致水钠潴留和钾排泌增加,其类固醇结构还能通过胶原产生而刺激纤维化。动物实验已证实,Ang Ⅱ 对心肌的直接效应最终导致心肌肥厚、重构和纤维化,进而导致功能的丧失。

心力衰竭时,肾血流量的减少,灌注压降低,肾入球小动脉牵张性刺激减弱;交感神经兴奋和血中儿茶酚胺增加,直接作用于肾小球旁细胞的 β_1 受体;治疗过程中限制钠盐的摄入和利尿,远曲肾小管及致密斑细胞的 Na^+ 负荷减少,均可刺激肾小球旁细胞分泌肾素。肾素进入血液循环,全面激活 RAAS,血浆及心脏局部的 Ang Ⅱ 合成和分泌增加。血浆中的 Ang Ⅱ 可增加肾上腺素能系统肾上腺素的释放,提高交感神经系统的活性,增强心肌收缩力,收缩周围血管,使血管阻力增加,以维持正常的血压,保证心、脑等重要器官的血液供应。Ang Ⅱ 作用于肾上腺皮质球带使醛固酮分泌增加,肾小管对水钠重吸收增加,循环血容量增加,在一定范围内起代偿作用。如果这些代偿反应长期持续存在,RAAS 过度激活,外周阻力血管持续收缩,水钠潴留加重。血浆容量增大,使心脏前后负荷增加,反过来又促进心

28

力衰竭的发展。同样地，大型临床试验也证实，应用血管紧张素转换酶抑制剂及受体阻滞剂，醛固酮受体拮抗剂抑制 RAAS 激活，可以明显延缓心力衰竭进程，降低心力衰竭的发病率和病死率。

（3）心房利尿钠肽和脑利尿钠肽：心房利尿钠肽（atrial natriuretic peptide，ANP）主要由心房分泌，但在心力衰竭较严重时心室亦可分泌，脑利尿钠肽（brain natriuretic peptide，BNP）主要由心室分泌。心脏容积扩大和压力负荷加大刺激分泌 ANP 与 BNP。ANP 与 BNP 的生理特性包括适宜的血管舒张、抑制交感活性和 RAAS 活性、排钠、减少水钠潴留等作用，对血管紧张素Ⅱ所致的血管张力、醛固酮分泌、肾小管重吸收钠效应起到生理性拮抗剂的作用，有利于改善心力衰竭的病理变化。随着疾病进展，内源性的利尿钠肽可能会减少，表现出利尿钠肽相对缺乏的症状。研究显示，心力衰竭代偿期和失代偿期心肌 ANP 的 mRNA 表达均增高，而 BNP 的 mRNA 仅在心力衰竭失代偿期表达增高，ANP 和 BNP 的分泌量随着心力衰竭的恶化而增加，其中 BNP 主要在失代偿期分泌增加。因此，BNP 可作为心力衰竭由代偿期向失代偿期过渡的指标。血浆 BNP 浓度可反映左室舒张末压，其水平与心力衰竭的严重性呈线性关系。目前，BNP 与 NT-proBNP 已作为心力衰竭的标记物用于临床。

（4）内皮素与内皮源性舒张因子：内皮素（endothelin，ET）与内皮源性舒张因子（endothelin-directed relaxing factor，EDRF）都是由内皮细胞合成和分泌的重要血管活性物质，后者以一氧化氮（NO）为代表。ET 是血管内皮细胞分泌的一种强烈的血管收缩肽，它收缩肾血管，加重钠潴留，还可通过 fos 基因等介导，强烈促进血管平滑肌、成纤维细胞及心肌间质细胞的增殖，引起心肌细胞的肥大，最终导致心脏重塑。NO 则有强烈的舒张血管，抑制血小板黏附、聚集及释放反应的作用。正常情况下，二者处于动态平衡状态。心力衰竭时平衡遭到破坏，NO 分泌减少而 ET 分泌增多，其增加程度与心力衰竭的严重程度呈正相关。

（5）血管升压素：血管升压素（AVP）是由下丘脑神经细胞合成的，经由神经细胞轴突转运至位于神经垂体的轴突末端。其合成主要受血浆渗透压、血中 Ang Ⅱ 的水平及心肺压力感受器负荷的调控，其中血浆渗透压稍有变化即可使 AVP 大量释放。心力衰竭患者血中 AVP 水平升高，发挥缩血管、抗利尿、增加血容量的作用，在一定程度上具有代偿作用；但同时又增加了心脏的前后负荷，并且 AVP 又可激活 Ang Ⅱ 和肾上腺素，加重心脏负荷和对心肌的损伤，从而促使心功能的恶化和心力衰竭的发展。严重慢性心力衰竭患者血管升压素水平升高，导致血管收缩和水潴留。在接受利尿治疗时高血管升压素水平尤为常见，可能导致低钠血症。

（6）缓激肽：心力衰竭时缓激肽（bradykinin，BK）生成增多与 RAAS 激活、心排血量和肾血流量减少有关，BK 作用于血管内皮细胞上的受体后，内皮细胞产生释放 NO，在心力衰竭时参与血管舒缩的调节，抑制心肌肥厚与心力衰竭的进展。

（7）细胞因子：近年来的研究表明，心力衰竭的病理生理过程除了受神经内分泌系统的影响外，细胞因子对充血性心力衰竭的发生、发展亦具有重要作用。目前文献综述中涉及充血性心力衰竭的细胞因子有肿瘤坏死因子（TNF）、白介素 -1（IL-1）家族和白介素 -6（IL-6）家族、干扰素 γ 等。这些分子被统称为"致炎性细胞因子"。心脏所有有核细胞，包括心肌细胞，都能表达这些炎性介质，这就提示它们不仅仅引起心脏的炎性反应。心力衰竭的细胞因子假说认为，心力衰竭的进展至少一定程度上由内源性细胞因子的过度表达对心脏及外周循环的毒性效应所致。

近年研究发现，TNF-α 只在衰竭的心肌细胞产生，心力衰竭患者血中 TNF-α 显著升高，且其血中的含量与心力衰竭严重程度高度相关。TNF-α 可能通过 NO 依赖和非 NO 依赖途径调节 NO 的代谢间接减弱心肌收缩力，还可通过 NO 途径促发心肌细胞凋亡，并通过减少抑制细胞凋亡的原癌基因 Bcl-4 的表达，从而诱导心肌细胞凋亡，且凋亡细胞数量与 TNF-α 浓度成正比。另外，SOLVD 和 VEST 研究对细胞因子水平的分析表明，TNF 水平的升高与死亡率升高相关。TNF 水平可能成为与神经激素类似的预测心功能分级和临床转归的指标。

（8）新标记物：尽管临床一直在探寻心力衰竭新的标记物，很多可以获得的循环代谢、营养标记物和心力衰竭的长期症状预后相关，包括低血清雌激素和睾酮水平，高血清钴胺素水平，维生素 D 缺乏，低高密度脂蛋白水平和低辅酶 Q 水平等等。此外，蛋白尿的存在也被认为是预后差的强有力标志，蛋白尿反映了潜在的血管病理状况。在 GHARM 的一个亚组研究中，检测了 2 310 名心力衰竭患者的尿蛋白 - 肌酐的基线水平和随访水平。研究者发现 30% 的患者有微量白蛋白尿，11% 的患者有大量白蛋白尿。蛋白尿出现是严重心脏事件的独立预测指标。

在 Framinghan 心脏研究的一个早期群体中，高血清瘦素水平与进展为心力衰竭的风险增加相关，而抵抗素水平预测了心力衰竭的发展。代谢症状也被认为是心力衰竭的一个危险因素。髓过氧化物酶、IL-6、尿酸在流行病学数据库中渐渐作为心力衰竭进展的预测因子出现。这些发现在一定程度上使得一些概念有效化，即不考虑冠脉事件发生情况，氧化应激和炎症增强会促进心力衰竭的进展。

第 2 节 慢性心力衰竭的诊断

【心力衰竭的分类】

1. 以左心室射血分数分类 左心室射血分数（left ventricular ejection fraction，LVEF）是心力衰竭患者分类的重要指标，也与预后及治疗反应相关。依据 LVEF，心力衰竭可分为射血分数减低心力衰竭（heart failure with reduced ejection fraction，HFrEF）、射血分数保留心力衰竭（heart failure with preserved ejection fraction,HFpEF)以及射血分数中间型心力衰竭(heart failure with mid-range ejection fraction,HFmrEF)。通常,HFrEF 指传统概念上的收缩性心力衰竭,而 HFpEF 指舒张性心力衰竭。在一些患者中,在 LVEF 保留或正常的情况下,收缩功能仍可能存在异常,而部分心力衰竭患者中同时存在着收缩功能异常和舒张功能异常(表 28-1)。

表 28-1　心力衰竭的分类和诊断标准

诊断标准	HFrEF	HFmrEF	HFpEF
1	症状和 / 或体征	症状和 / 或体征	症状和 / 或体征
2	LVEF < 40%	LVEF 40%~49%	LVEF ≥ 50%
3		利钠肽升高,并符合以下至少 1 条:①左心室肥厚和 / 或左心房扩大;②心脏舒张功能异常	利钠肽升高,并符合以下至少 1 条:①左心室肥厚和 / 或左心房扩大;②心脏舒张功能异常
备注	随机临床试验主要纳入此类患者,有效的治疗已得到证实	此类患者临床特征、病理生理、治疗和预后尚不清楚,单列此组有利于对其开展相关研究	需要排除患者的症状是由非心脏疾病引起的,有效的治疗尚未明确

注:利钠肽升高为 BNP>35ng/L 和 / 或 NT-proBNP>125ng/L。

2. 左心衰竭、右心衰竭和全心衰竭　左心衰竭指左心室代偿功能不全而发生的心力衰竭,以心排血量降低及肺循环淤血为主要表现,多见于冠心病、高血压、心肌梗死、主动脉瓣或二尖瓣病变等疾病。单纯右心衰竭临床上较少见,主要是右心室搏出功能障碍所致,以体循环淤血为主要表现。多见肺源性心脏病、右室梗死、三尖瓣或肺动脉瓣的疾病及某些先天性心脏病,也可继发于左心衰竭以及肺栓塞。全心衰竭指左、右心功能均受损,可同时发生或相继出现。长期的左心衰竭可使右心负荷长期加重而导致右心衰竭;心肌炎、心肌病患者左、右心功能可同时受累引起全心衰竭。无论开始时为左心衰竭或是右心衰竭,晚期通常均表现为全心衰竭。

【心力衰竭的发展阶段和分级】

1. 心力衰竭的发展阶段　在 2001 年发布的《美国 AHA/ACC 成人慢性心力衰竭的诊断和治疗指南》上提出了心力衰竭的发展阶段的概念,强调了疾病的发生和发展过程,并将其分为四期,在 2005、2009、2013 及 2017 年指南中仍然强调了这一概念,我国在 2007 年发布的《慢性心力衰竭诊断治疗指南》也引入了这一概念,并在 2014、2018 年中国心力衰竭诊断和治疗指南中沿用(表 28-2)。

表 28-2　心力衰竭发生发展的各阶段

阶段	定义	患病人群
A(前心力衰竭阶段)	患者为心力衰竭的高发危险人群,尚无心脏结构或功能异常,也无心力衰竭的症状和 / 或体征	高血压、冠心病、糖尿病患者;肥胖、代谢综合征患者;有应用心脏毒性药物史、酗酒史、风湿热史或心肌病家族史者等
B(前临床心力衰竭阶段)	患者从无心力衰竭的症状和 / 或体征,但已发展成结构性心脏病	左心室肥厚、无症状性心脏瓣膜病、以往有心肌梗死史的患者等
C(临床心力衰竭阶段)	患者已有基础的结构性心脏病,以往或目前有心力衰竭的症状和 / 或体征	有结构性心脏病伴气短、乏力、运动耐量下降者等
D(难治性终末期心力衰竭阶段)	患者有进行性结构性心脏病,虽经积极的内科治疗,休息时仍有症状,且需特殊干预	因心力衰竭需反复住院,且不能安全出院者;需长期静脉用药者;等待心脏移植者;应用心脏机械辅助装置者

依照这种新的划分阶段的方法,患者只能由某一个阶段向前发展到下一个阶段或是保持在某一个阶段,除非是经过治疗延缓或阻止了疾病的进程。这种划分阶段的方法使我们认识到在心力衰竭发生前即有一定的危险因素及结构改变发生,在左室功能异常及症状出现之前早期认识并处理危险因素可降低心力衰竭的发病率及病死率。心力衰竭的阶段划分正是体现了重在预防的概念,特别是预防患者从阶段 A 进展到阶段 B,即防止发生结构性心脏病,以及预防从阶段 B 进展至阶段 C,即防止出现心力衰竭的症状和体征,尤为重要。

2. NYHA 分级　按诱发心力衰竭症状的活动程度将心功能的受损状况分为四级。这一分级方案于 1928 年由美国纽约心脏病学会(NYHA)提出。实际上 NYHA 分级是对 C 阶段和 D 阶段患者症状严重程度的分级(表 28-3)。

表 28-3　NYHA 心功能分级

分级	症状
I	活动不受限。日常体力活动不引起明显的气促、疲乏或心悸
II	活动轻度受限。休息时无症状,日常活动可引起明显的气促、疲乏或心悸
III	活动明显受限。休息时可无症状,轻于日常活动即引起显著气促、疲乏或心悸
IV	休息时也有症状,稍有体力活动症状即加重。任何体力活动均会引起不适。如无需静脉给药,可在室内或床边活动者为 IVa 级,不能下床并需静脉给药支持者为 IVb 级

【临床表现特点】

一、症状

1. 呼吸困难 ①劳力性呼吸困难：是左心衰竭最先出现和最常见的症状。患者在静息状态下可无明显不适，体力活动时出现呼吸困难。随着左心衰竭的加重，引起呼吸困难的劳力强度进行性下降。②端坐呼吸：患者需高枕卧位甚至完全不能平卧，常需持续坐位。端坐呼吸是心力衰竭更为严重的表现，但其特异性不高，也可见于肺活量降低及严重腹水患者。③阵发性夜间呼吸困难：左心功能不全的特征性表现，患者入睡后因呼吸困难而突然惊醒、坐起、咳嗽、喘息，严重者可有哮鸣音，症状随坐起及将两腿下垂后逐渐缓解。

2. 乏力 发生原因可能与低心排血量有关，可导致心脏对骨骼肌供血不足。心力衰竭时，外周血管反应减低，骨骼肌代谢异常，骨骼肌和呼吸肌功能失调，也可引起乏力。另外，合并贫血时也可出现疲劳、乏力。

3. 夜尿和少尿 心力衰竭早期可发生夜尿增多，因夜间休息时相对于白天活动时心排血量增加、肾血管收缩减弱、尿形成增加。少尿是晚期心力衰竭征象，系由心排血量明显下降所致。

4. 神经精神症状 在严重心力衰竭患者，特别是伴有脑动脉硬化的老年患者可出现意识模糊、精神错乱、记忆力损害、头痛、焦虑、失眠，甚至谵妄、幻觉。

5. 以右心衰竭为主的症状 主要为体循环淤血所致，如胃肠道及肝淤血引起腹胀、食欲不振、恶心、呕吐等。单纯右心衰竭时呼吸困难症状往往较轻，在当二尖瓣狭窄或左心衰竭患者发生右心衰竭时，肺淤血减轻，呼吸困难较左心衰竭时轻。在右心衰竭终末期，心排血量显著减少时出现重度呼吸困难。

二、体征

1. 一般状况 慢性心力衰竭患者常有不同程度的营养不良，严重者可呈恶病质。还可出现黄疸、发绀、面颊潮红、脉搏压减小和肤色灰暗甚至血压降低、脉搏细速、多汗、窦性心动过速，周围血管收缩导致的苍白、发冷、指端发绀等。

2. 左心衰竭的体征 以肺部啰音为主要表现，通常两肺底均可闻及细小湿啰音。啰音通常在两肺底都可听到，如为单侧的则常见于右侧。

3. 右心衰竭的体征 以体循环淤血体征为主。①颈静脉征：颈静脉充盈、怒张、肝颈静脉回流征阳性是右心衰竭最主要的体征。②淤血性肝大：肝大常伴压痛，常先于明显水肿出现，且在右心衰竭的其他症状消失后仍可存在。长期慢性右心衰竭患者可出现心源性肝硬化，晚期可出现黄疸和大量腹水。③水肿：心源性水肿常出现于身体的低垂部位，呈凹陷性水肿。下肢水肿多于傍晚出现或加重，晨起时减轻或消退。心衰晚期，水肿加重可累及全身，如上肢、胸壁和腹壁等。少数患者可有胸腔积液和腹水。胸腔积液可同时见于左、右两侧胸腔，但以右侧较多。

4. 心脏体征 主要为基础心脏疾病体征。①心脏扩大：绝大多数患者都可发生。由于右心衰竭常继发于左心衰竭，因而左、右心均可扩大。②奔马律：舒张早期奔马律，又称"第三心音奔马律"，具有重要的临床意义，反映左心室功能低下，舒张期容量负荷过重，心肌功能严重障碍。心功能好转后奔马律可消失。③交替脉：心室收缩有规律的强-弱交替，其弱强间距相等，或弱强间距稍短于强弱间距。④ P_2 亢进和收缩期杂音：肺动脉压升高，P_2 亢进，常强于 A_2，而且传导广泛。左心功能改善后 P_2 变弱。心室扩大导致二尖瓣或三尖瓣相对关闭不全时可闻及收缩期杂音，心功能代偿后杂音常减弱或消失。

三、实验室检查和辅助检查

1. BNP 或 NT-proBNP BNP 升高反映室壁张力的升高。BNP 可以作为心力衰竭诊断、进展、判断临床事件发生风险的证据。对于门诊、急诊怀疑心力衰竭的患者，首先应该进行 BNP 或 NT-proBNP 检测。BNP 可用于鉴别心源性和肺源性呼吸困难，BNP 正常的呼吸困难，基本可除外心力衰竭。血浆 BNP<35ng/L，NT-proBNP<125ng/L 时不支持慢性心力衰竭诊断。BNP 水平受年龄、肾衰竭、肺栓塞、严重感染等因素的影响。

2. 心肌肌钙蛋白（cTnI 或 cTnT） 心肌损伤标志物 cTnI 或 cTnT 是诊断急性心肌梗死的特异性指标，也可以用于心力衰竭患者的危险分层，其水平高低与心力衰竭的严重程度相关。

3. 胸部 X 线检查 可确定心影大小、观察肺淤血及肺部病变情况，并可大致判断心力衰竭的程度，但 X 线胸片正常者并不能除外心力衰竭。

4. 心电图检查 对所有怀疑心力衰竭的患者均需心电图检查，心力衰竭者往往存在心电图的改变。有左室或右室肥厚表现时，提示左室或右室负荷过重，提示可能存在左心或右心衰竭。对可疑无症状性心肌缺血或心律失常时应做 24 小时动态心电图。

5. 超声心动图 所有临床怀疑心力衰竭患者应常规进行超声心动图检查，可获得心脏结构和整体功能的定量数据。超声心动图可以评价收缩功能，采用改良 Simpson 法测量左室容量及左室射血分数（LVEF），正常 LVEF>50%；LVEF<40% 为收缩期心力衰竭的诊断标准。超声心动图可有效判断舒张功能不全，HFpEF 主要的心脏结构异常包括左心房容积指数>34ml/m²、左心室质量指数 ≥115g/m²（男性）或 95g/m²（女性）；主要的心脏舒张功能异常指标包括 E/e' ≥13，e' 平均值（室间隔和游离壁）<9cm/s；其他间接指标包括纵向应变或三尖瓣反流速度。对于可疑 HFpEF、静息舒张功能参数无法确诊者可行负荷超声心动图，通过运动或药物负荷试验可检出是否存在可诱发的心肌缺血及其程度，并可判断心肌存活情况。

6. 放射性核素显像 可测定静息状态下的左、右室功能，以及运动与药物负荷下的心室功能情况，获得整体与局部、收缩与舒张功能的指标。核素心室造影可准确测定左心室容量、LVEF 及室壁运动等情况。核素心肌灌注和 / 或代谢显像,可用于诊断心肌缺血和心肌存活情况,对扩张型心肌病或缺血性心肌病的鉴别也有一定的参考价值。

7. 其他检查 冠状动脉造影适用于缺血性心脏病的诊断。心脏磁共振成像(CMR)可用于检测心腔容量、心肌质量和室壁运动,其准确性和可重复性较好,在超声心动图不能作出诊断时,CMR 是最好的替代影像检查,对先天性心脏病、心肌病、心脏肿瘤(或肿瘤累及心脏)或心包疾病等可明确诊断。心内膜活检有助于心肌疾病的病因诊断,但不作为常规检查项目。

8. 6 分钟步行运动试验 可评定运动耐力,预测患者预后和判断疗效。根据 US Carvedilol 研究设定的标准:6 分钟步行距离<150m 为重度心力衰竭;150~450m 为中重度心力衰竭;>450m 为轻度心力衰竭。6 分钟行走距离对预测慢性心力衰竭患者的病死率和再入院率具有独立的价值。如 6 分钟步行距离<300m,提示预后不良,随行走距离缩短,临床预后更差。

【诊断和鉴别诊断】

一、诊断

心力衰竭的诊断一般依据病史、病因、临床表现和实验室检查综合作出诊断。症状是重要的诊断依据。在评价心功能和诊断心力衰竭的同时应就其有无明显心力衰竭、类型、级别、严重程度、风险及预后、相关并发症等作出评价以指导临床治疗。

1. 诊断评估

(1)病史:对有心力衰竭表现的患者应进行详尽的病史询问及全面的体格检查,以明确可能导致或加速心力衰竭进展的心源性和非心源性疾病或行为,获得患者目前和过去的酒精、非法药品及化疗药物使用情况的详细资料,并对患者在日常生活中进行运动能力的评估。

(2)体格检查:包括患者的容量状况评估、体位性血压变化、体重和身高的测量、体重指数的计算及心肺查体阳性体征的变化等。

(3)辅助检查:实验室检查应包括 BNP 或 NT-proBNP 水平、全血细胞计数、尿液分析、血清电解质(包括钙和镁)、血尿素氮、血清肌酐、空腹血糖(糖化血红蛋白)、血脂水平、肝功能及甲状腺功能检查。对所有患者应进行心电图、胸片以及超声心动图检查。可通过放射性核素心室造影检查评估 LVEF 和心室容积。对有心力衰竭表现且存在心绞痛或心肌显著缺血的患者应进行冠脉造影。

2. 心功能的评估 评价心功能受损程度最常用的是 NYHA 心功能分级,但此分级系统在很大程度上受到观察者经验的影响,且对运动能力的重要变化不敏感。正规的运动耐量试验可以克服这些局限。6 分钟步行距离测试有助于评估病重者的心功能损伤程度,但步行距离的系列变化与临床状况的改变并不完全一致。

3. 容量负荷的评估 在心力衰竭患者初次就诊及随访中,确定容量负荷在确定利尿剂的用量、监测药物敏感性及治疗效果等方面有重要作用。每次就诊时,都应记录患者的体重,立位与坐位时的血压,确定颈静脉充盈的程度,对腹部加压的反应,器官充血的有无及程度(肺部啰音及肝大),下肢、腹部、阴囊水肿及腹水情况。

二、鉴别诊断

1. 慢性左心衰竭所致的呼吸困难需与其他疾病所致的呼吸困难鉴别 ①老年、衰弱、肥胖及严重贫血等,可产生劳力性呼吸困难,但无左心衰竭的其他征象。老年患者可同时并存心肺功能不全,慢性肺心病伴发冠心病并非少见。②慢性肺源性心脏病,多有明确的慢性支气管炎,肺及胸廓疾病史,查体可见肺气肿征,心脏增大以右心室为主,进行血气分析及肺功能测定有助于鉴别。③大量腹水,胃肠道疾病引起的严重腹胀、巨大卵巢囊肿等也可产生端坐呼吸,但无心脏基础疾病,有相关疾病的表现。④神经症,多见于女性,自觉胸闷,气短,深呼吸后症状可暂时减轻,无心脏疾病史及体征。

2. 右心衰竭需与一些有颈静脉怒张、静脉压升高、肝大、水肿、胸腹水等表现的疾病相鉴别 ①心包积液或缩窄性心包炎:有颈静脉充盈或怒张、肝大、水肿等表现,查体心脏搏动弱,心音遥远。心包积液者,心浊音界向两侧明显扩大,X 线检查显示心影随体位改变而改变,肺野清晰,并有奇脉,静脉压显著升高,心电图示低电压改变。②肾源性水肿:水肿从眼睑、颜面开始而遍及全身,伴有其他肾脏疾病的征象,如蛋白尿、血尿、管型尿等改变。③肝硬化:可有腹水、水肿,但无心脏病史及体征,肝颈静脉回流征阴性,可见腹壁静脉曲张及蜘蛛痣,腹水量较多,常有明显脾大,肝功能多有明显改变。在右心衰竭晚期,也可发生心源性肝硬化。④腔静脉综合征:当上、下腔静脉受肿瘤、肿大淋巴结压迫或血栓阻塞时,血液回流受阻,可出现颈静脉怒张、上肢或下肢水肿、肝大等表现,但无肺淤血的症状与体征,心脏查体无明显异常。

第 3 节　慢性心力衰竭的治疗

随着近年来大量的临床研究及指南的发表,慢性心力衰竭的治疗已逐步从短期血流动力学 / 药理学措施转为长期的、修复性的策略,目的是改变衰竭心脏的生物学性质。慢性 HFrEF 治疗目标是改善临床症状和生活质量,防止和延缓心肌重构的发展,从而降低心力衰竭的死亡率和住院率。

【一般治疗】

1. 病因与诱因的治疗 及时纠正和去除诱因。严密监测电解质水平,特别是血清钾的变化,防止高血钾与低血钾;对于心脏病患者,特别是老年人群,输液要减慢液速并减少液体量;避免使用Ⅰ类抗心律失常药物、钙通道阻滞剂及非甾体抗炎药物,以减少心血管事件的风险;使用流行性感冒和肺炎球菌疫苗可以降低呼吸系统感染的风险;冠心病优先选择经皮冠状动脉介入治疗或旁路手术改善心肌缺血;心脏瓣膜病行瓣膜置换手术,先天性心血管畸形行矫正手术。

2. 饮食和营养 限制水和钠盐的摄入,轻度心力衰竭者,钠盐摄入应控制在 2~3g/d,中到重度心力衰竭者应<2g/d;在严重低钠血症(血钠<130mmol/L)者,液体入量应<2L/d,并适量补钠;应低脂饮食,对营养不良患者应加强营养支持。吸烟患者应戒烟,肥胖患者应减轻体重。

3. 休息和适度运动 失代偿期需卧床休息,多做被动运动以预防深静脉血栓形成。症状改善后根据心功能状态进行活动,对于 LVEF 降低的非卧床心力衰竭患者,运动是一种有益的辅助疗法,可改善患者的临床状况。

4. 心力衰竭门诊 规范化的治疗可明显降低心力衰竭患者的住院率、病残率和死亡率。心力衰竭门诊规范了临床医生的治疗,便于患者的管理,通过长期规范的治疗而改善心力衰竭的预后并降低治疗心力衰竭的总费用。同时有利于对心力衰竭患者长期随访,增强治疗信心,加强健康宣教。另外,还可通过对心力衰竭患者的登记和长期随访,为心力衰竭治疗的临床研究提供条件。

【药物治疗】

一、利尿剂

利尿剂,是缓解心力衰竭时液体超负荷而致肺水肿或外周水肿的关键性基础药物,与其他治疗心力衰竭药物联合应用具有显著的协同作用。有液体潴留的证据或原先有过液体潴留的心力衰竭患者,均应给予利尿剂,且应在出现水钠潴留时早期应用。常用的利尿剂有袢利尿剂和噻嗪类。治疗目标是尿量增加,体重减轻 0.5~1.0kg/d。一旦病情控制(肺部啰音消失,水肿消退,体重稳定),即以最小有效剂量长期维持。

袢利尿剂是首选药物,适用于有明显液体潴留或伴有肾功能受损的患者,常用药物有呋塞米和托拉塞米。通常从小剂量开始,呋塞米 20mg/d,或托拉塞米 10mg/d,根据体重及尿量情况逐渐增加剂量。

噻嗪类适用于有轻度液体潴留、伴有高血压而肾功能正常的心力衰竭患者。常用药物为氢氯噻嗪,一般起始剂量为 25mg/d,增至 100mg/d 已达最大效应。

托伐普坦是血管升压素受体拮抗剂,与肾脏集合管的血管升压素Ⅱ型受体结合,阻止水的重吸收,增加不含电解质的自由水排出,有非渗透性的利尿作用,对顽固性水肿或低钠血症者疗效更显著。适用于常规利尿剂治疗效果不佳、有低钠血症或有肾功能损害倾向患者。口服后 2~4 小时开始起效,其排水能力超过呋塞米。用量 3.75~15mg/d,日常用量 7.5~30mg,最大剂量 60mg/d。

长期接受利尿剂治疗的患者,可出现利尿剂作用减弱或消失,称为利尿剂抵抗。其发生机制认为与容量减少后肾血流减少及肾功能减低使药物转运受到损害、小肠的低灌注及肠管水肿致药物吸收延迟有关。出现利尿剂抵抗可采用以下处理措施:适当补充血容量;去除诱因(如纠正低蛋白血症及低钠血症);静脉给予利尿剂,必要时可持续静脉泵入,根据机体耐受情况及尿量调整用药剂量,呋塞米最大剂量<1g/24h;两种或两种以上利尿剂联合应用;与小剂量多巴胺、多巴酚丁胺或血管扩张剂联合应用等。

常见的不良反应有电解质紊乱(低钾血症、低镁血症、低钠血症等);内源性神经内分泌系统的激活,特别是 RAAS 系统的激活;低血压;肾功能不全等。托伐普坦的不良反应主要是口渴和高钠血症。

二、血管紧张素转换酶抑制剂

1. 作用机制 血管紧张素转换酶抑制剂(ACEI)在扩张血管、降低心脏负荷的同时还能调节神经内分泌的异常,不仅能改善心力衰竭的血流动力学变化和抑制神经内分泌活性,而且能改善内皮细胞功能和促进血浆纤溶活性,有可能在相当程度上逆转心力衰竭的病理过程。ACEI 可显著改善中、重度心力衰竭患者的存活率和降低住院率。无症状的左心收缩功能不全者,也可从长期的 ACEI 治疗中获益。

2. 临床评价 ①适应证:所有 HFrEF 患者均应使用 ACEI,除非有禁忌证或不能耐受。心力衰竭症状的改善往往出现于 ACEI 治疗后数周至数个月,ACEI 可减少疾病进展的危险性。②禁忌证:无尿性肾衰竭、妊娠哺乳期妇女及对 ACEI 过敏者(血管神经性水肿)禁用 ACEI;双侧肾动脉狭窄、高血钾(>5.5mmol/L)及低血压(SBP<90mmHg)者不宜应用。

3. 用法用量 应以小剂量起始治疗,逐渐递增剂量,每隔 2 周,剂量倍增 1 次,依据每个患者的临床状况调整剂量,调整到目标剂量或最大耐受剂量时长期维持。见表 28-4。

表 28-4 常用 ACEI 类药物及剂量

药物	起始剂量	目标剂量
卡托普利	6.25mg,3 次/d	50mg,3 次/d
依那普利	2.5mg,2 次/d	10mg,2 次/d
福辛普利	5mg,1 次/d	20~30mg,1 次/d
赖诺普利	5mg,1 次/d	20~30mg,1 次/d
培哚普利	2mg,1 次/d	4~8mg,1 次/d
雷米普利	2.5mg,1 次/d	10mg,1 次/d
贝那普利	2.5mg,1 次/d	10~20mg,1 次/d

治疗前应了解患者的下列情况:血压,肾功能,血清钠、钾水平,是否正在服用利尿剂,有无血容量不足等。对有低血压史、低钠血症、糖尿病、氮质血症以及服用保钾利尿剂者递增速度宜减慢。在剂量调整过程中应密切监测患者的

28

各项指标,建议常规监测肾功能。

4. 不良反应 ACEI 与 Ang Ⅱ抑制有关的副作用,包括低血压、肾功能恶化、高钾血症;与缓激肽积聚有关的副作用有咳嗽和血管神经性水肿。约<1% 患者应用 ACEI 发生血管神经性水肿,可能是致命的,因此临床一旦可疑血管神经性水肿,应终生避免应用所有的 ACEI。

(1)肾功能影响:重度心力衰竭、应用大剂量利尿剂、高龄、糖尿病、肾功能不全或低钠血症者应用 ACEI 发生肾功能不全的危险性增加。用药 1 周后应检测肾功能,如血清肌酐增高>30%,应考虑减少 ACEI 剂量,并减少利尿剂用量,通常可使肾功能改善。如果血浆肌酐持续增高应停用 ACEI。

(2)血钾:合并糖尿病、肾功能不全及同时口服钾盐或保钾利尿剂的心力衰竭患者应用 ACEI 易引起高血钾,严重时可引起心脏传导障碍,危及生命。用药前如血钾≥5.5mmol/L,则不宜使用。应用后 1 周应复查血钾,如≥5.5mmol/L 应停用。

(3)咳嗽:特点为干咳,常见于治疗开始的几个月内,停药后咳嗽消失。咳嗽不严重可耐受者,可继续使用 ACEI。如咳嗽不能耐受,可停用,并换用 ARB 替代。在停用 ACEI 之前应除外导致咳嗽的其他原因,如恶化的心力衰竭等。

(4)低血压:常见于用药后数天内或加量时,通常无症状。低钠血症可加重低血压反应。出现低血压时,首先停用其他扩血管剂,如患者无明显液体潴留,可将利尿剂减量或增加食盐摄入。

三、血管紧张素 Ⅱ 受体拮抗剂

1. 作用机制 血管紧张素 Ⅱ受体拮抗剂(ARB)阻断 Ang Ⅱ受体的 AT_1 亚型,减少 AT_1 受体介导 Ang Ⅱ引起的各种有害作用;可改善异常的血流动力学,减轻心脏前后负荷;抑制心肌间质的 DNA 和胶原合成及沉积,使心肌胶原含量下降,逆转心肌细胞肥大,减轻心肌间质纤维化,从而减轻心肌肥厚和重构。升高的 Ang Ⅱ作用于 AT_2 可抑制心肌细胞凋亡的作用。

2. 临床评价 适应证基本与 ACEI 相同,推荐用于不能耐受 ACEI 的患者。在应用利尿剂、ACEI 和 β 受体拮抗剂后仍有症状,且不能耐受醛固酮受体拮抗剂者,推荐加用 ARB。临床试验证实,氯沙坦、缬沙坦和坎地沙坦可降低心力衰竭患者病死率。

3. 用法用量 从小剂量开始,见表 28-5。通常采用剂量加倍的方法调整剂量。ARB 起始治疗的注意事项与 ACEI 相似。治疗开始后 1~2 周应重新检查血压(包括体位性血压变化)、肾功能和血钾,并在调整剂量后密切随访。对收缩压<80mmHg、低血钠、糖尿病及肾功能不全者进行严密监测。对于病情稳定者,宜在 ACEI 或 ARB 达到目标剂量前加用 β 受体拮抗剂。

4. 不良反应 ARB 不良反应较少,偶见皮疹,瘙痒,轻度头晕,肌痛。与 ACEI 类似,ARB 也可引起低血压、肾功能恶化和高钾血。ARB 的咳嗽、血管性水肿较 ACEI 显著减少,更易为患者耐受。

表28-5 常用 ARB 类药物及剂量

药物	起始剂量	目标剂量
坎地沙坦	4mg,1 次/d	32mg,1 次/d
缬沙坦	20~40mg,1 次/d	80~160mg,2 次/d
氯沙坦	25mg,1 次/d	100~150mg,1 次/d
厄贝沙坦	75mg,1 次/d	300mg,1 次/d
替米沙坦	40mg,1 次/d	80mg,1 次/d
奥美沙坦	10mg,1 次/d	20~40mg,1 次/d

四、血管紧张素受体脑啡肽酶抑制剂

1. 作用机制 血管紧张素受体脑啡肽酶抑制剂(angiotensin receptor neprilysin inhibitor,ARNI)有 ARB 和脑啡肽酶抑制剂的作用,脑啡肽酶抑制剂可升高利钠肽、缓激肽和肾上腺髓质素及其他内源性血管活性肽的水平,与 ARB 联合可发挥扩张血管、促进肾脏排钠排水、抑制 RAAS、抑制肾素和醛固酮的分泌、改善心肌重构等作用。ARNI 的代表药物是沙库巴曲缬沙坦钠。2014 年发布 PARADIGM-HF 试验显示,与依那普利相比,沙库巴曲缬沙坦钠主要复合终点(因心力衰竭住院或心血管死亡)、心血管死亡、全因死亡和因心力衰竭住院均降低,差异有统计学意义;在 ESC、美国心脏病学会(American College of Cardiology,ACC)/ 美国心脏协会(American Heart Association,AHA)及中国心力衰竭指南更新中均列入 Ⅰ 类推荐。

2. 临床评价 ①适应证:对于能够耐受 ACEI/ARB 的 NYHA 心功能 Ⅱ~ Ⅲ级、有症状的 HFrEF 患者,推荐以 ARNI 替代 ACEI/ARB,以进一步减少心力衰竭的发病率及死亡率。加拿大新近发布的 HFrEF 治疗指南中,建议新诊断的 HFrEF 住院患者将 ARNI 作为一线药物。②禁忌证:有血管神经性水肿病史;双侧肾动脉严重狭窄;重度肝损害(Child-Pugh 分级 C 级),胆汁性肝硬化和胆汁淤积;已知对 ARB 或 ARNI 过敏。对肾功能不全者,血肌酐>221μmol/L(2.5mg/dl)或 eGFR<30ml/(min·1.73m²),血钾>5.4mmol/L,症状性低血压(收缩压<95mmHg)者应慎用。

3. 用法用量 脑啡肽酶抑制剂和 ACEI 联用会增加血管神经性水肿的风险,由服用 ACEI/ARB 转为 ARNI 前血压需稳定,并停用 ACEI 36 小时。从小剂量开始,25~100mg,2 次/d,每 2~4 周剂量加倍,逐渐滴定至目标剂量 200mg,2 次/d。起始治疗和剂量调整后应监测血压、肾功能和血钾。

4. 不良反应 与 ACEI 类药物相似,主要是低血压、肾功能恶化、高钾血症和血管神经性水肿。

五、β 受体拮抗剂

研究显示,心力衰竭患者使用 β 受体拮抗剂长期治疗(>3 个月)可改善心功能,使 LVEF 增加;治疗 4~12 个月,能降低心室肌重量和容量,延缓或逆转心肌重构。目前 β 受体拮抗剂已成为慢性心力衰竭的常规治疗的一部分,发

28

挥着不可替代的作用。

1. 作用机制 β受体拮抗剂可抑制持续性交感神经系统的过度激活,上调心肌 β₁ 受体并恢复 β₁ 受体的正常功能,能改善症状和生活质量,降低死亡、住院、猝死风险。

2. 临床评价 适用于病情相对稳定的 HFrEF 患者,如无禁忌证或不能耐受,必须终生应用;NYHA 心功能Ⅳ级者,需待病情稳定(4 天内未静脉用药,已无液体潴留且体重恒定)后,在专科医师指导下应用。应在 ACEI 和利尿剂治疗基础上加 β 受体拮抗剂。

3. 用法用量 以小剂量起始治疗,以缓慢的速度递增,2~4 周剂量加倍,尽量达到最大耐受剂量。见表 28-6。治疗应个体化;以清晨静息心率 55~60 次/min,不低于 55 次/min 为标准判断是否达到目标剂量或最大耐受量;起始治疗时有时可引起液体潴留,需每日测体重,一旦出现体重增加,即应加大利尿剂用量,直至恢复治疗前体重,再继续加量,并达到目标剂量。治疗期间心力衰竭有轻或中度加重,首先应调整利尿剂和 ACEI 用量;如需停用,应逐渐减量,避免突然停药以免病情反跳。

表 28-6 常用的 β 受体拮抗剂及其剂量

药物	初始剂量	目标剂量
琥珀酸美托洛尔	11.875~23.750mg,1 次/d	142.5~190.0mg,1 次/d
比索洛尔	1.25mg,1 次/d	10mg,1 次/d
卡维地洛	3.125~6.250mg,2 次/d	25~50mg,2 次/d
酒石酸美托洛尔	6.25mg,2~3 次/d	50mg,2~3 次/d

临床疗效常在用药后 2~3 个月才出现。因此,应用本类药物的主要目的并不在于短时间内缓解症状,而是长期应用达到延缓病变进展减少复发和降低猝死率的目的。

4. 禁忌证及不良反应 支气管哮喘、严重的支气管疾患、症状性低血压、心动过缓(心率<50 次/min)、Ⅱ度及以上房室传导阻滞(除非已植入起搏器)者禁用 β 受体拮抗剂。常见不良反应有体液潴留、心力衰竭恶化、心动过缓、传导阻滞、低血压、乏力等。

六、醛固酮受体拮抗剂

研究证实在 NYHA 心功能Ⅱ~Ⅳ级的 HFrEF 患者中,使用 ACEI/ARB、β 受体拮抗剂的基础上联合使用醛固酮受体拮抗剂,可降低全因死亡、心血管死亡、猝死和心力衰竭住院风险,目前醛固酮受体拮抗剂已成为心力衰竭治疗的常规药物之一,代表药物为螺内酯和依普利酮。

1. 作用机制 醛固酮受体拮抗剂具有防止心肌纤维化与心室重塑、抗心律失常作用,从而发挥降低慢性心力衰竭患者病死率的心血管保护作用。RALES 试验表明,小剂量的螺内酯(12.5~50mg)和袢利尿剂与靶剂量的 ACEI 联合应用,可显著提高重度心力衰竭患者(NYHA Ⅲ~Ⅴ级)

的生存率。这一剂量的螺内酯没有明显的利尿作用,其作用在于与 ACEI 联合更有效地拮抗 RAAS 系统。

2. 临床评价 适用于 NYHA Ⅱ~Ⅳ级、LVEF≤35%、使用 ACEI/ARB/ARNI 和 β 受体拮抗剂治疗后仍有症状的 HFrEF 患者;急性心肌梗死后、LVEF≤40%,有心力衰竭症状或既往有糖尿病史者。血浆肌酐>221μmol/L、血钾>5.0mmol/L 及孕妇禁用螺内酯。

3. 用法用量 螺内酯起始剂量 10~20mg/d,目标剂量 20~40mg/d。国外常用依普利酮,推荐起始剂量为 25mg/d,逐渐加量至 50mg/d。分别在开始治疗后 3 天和 1 周时,前 3 个月每月 1 次监测血肌酐和血钾,以后每 3 个月复查 1 次。血钾>5.5mmol/L 时,应停用或减量。

应用过程中应注意:无低钾血症者一般应停止使用补钾制剂及摄入高钾食物;与袢利尿剂合用可降低高钾血症的发生率;与 ACEI 合用可增加高钾血症的危险。

4. 不良反应 主要不良反应是肾功能恶化和高钾血症。螺内酯可出现可逆性的男性乳房疼痛或乳房增生症,停药后可恢复。

七、洋地黄类药物

1. 作用机制 洋地黄类药物通过抑制心肌细胞膜 Na⁺/K⁺-ATP 酶,使细胞内 Na⁺ 水平升高,促进 Na⁺-Ca²⁺ 交换,提高细胞内 Ca²⁺ 水平,发挥正性肌力作用。目前认为,洋地黄主要通过降低神经内分泌系统的活性起到治疗心力衰竭的作用,而非仅仅是发挥正性肌力作用。地高辛对心力衰竭患者总病死率的影响为中性。

2. 临床评价 适用于已应用利尿剂、ACEI(或 ARB)、β 受体拮抗剂和醛固酮受体拮抗剂,仍持续有症状的 HFrEF 患者,尤其适用于伴有快速心室率的房颤患者。

心动过缓、高度房室传导阻滞、病态窦房结综合征、颈动脉窦综合征、预激综合征、肥厚性梗阻型心肌病、低钾血症和高钙血症、肾衰竭晚期;急性心肌梗死,特别是有进行性心肌缺血者,慎用或禁用地高辛。

3. 用法用量 目前多采用维持量疗法,地高辛 0.125~0.250mg/d;对于 70 岁以上或肾功能受损者,宜用 0.125mg/d 或隔日 1 次。

4. 注意事项 用药前应了解近期洋地黄用药史、用药剂量、电解质、肾功能情况;用药过程中注意监测血药浓度、心电图等。下列情况应测定血浆地高辛水平:①老年人;②患者依从性较差;③过量服用;④与影响地高辛浓度的药物,如奎尼丁、维拉帕米、胺碘酮、克拉霉素、红霉素等合用时。

八、伊伐布雷定

伊伐布雷定,是心脏窦房结起步电流(I_f)的一种选择性特异性抑制剂,以剂量依赖性方式抑制 I_f,降低窦房结发放冲动的频率,从而减慢心率。由于心率减缓,舒张期延长,冠状动脉血流量增加,可产生抗心绞痛和改善心肌缺血的作用。

28

2010 年发布的 SHIFT 研究纳入 6 588 例 NYHA Ⅱ~Ⅳ级、窦性心律、心率 ≥ 70 次 /min、LVEF ≤ 35% 的心力衰竭患者，在利尿剂、地高辛、ACEI 或 ARB、β 受体拮抗剂和醛固酮受体拮抗剂基础上，伊伐布雷定组（逐步加量至最大剂量 7.5mg、2 次 /d）较安慰剂组，主要复合终点（心血管死亡或心力衰竭住院）相对风险下降 18%，左心室功能和生活质量均改善。

1. 临床评价 适用于窦性心律的 HFrEF 患者；使用推荐剂量或最大耐受剂量的 ACEI 或 ARB、β 受体拮抗剂及醛固酮受体拮抗剂，心率仍然 ≥ 70 次 /min，并持续有症状的 NYHA Ⅱ~Ⅳ级者，可加用伊伐布雷定；不能耐受 β 受体拮抗剂、心率 ≥ 70 次 /min 的有症状者，也可使用伊伐布雷定。

2. 用法用量 起始剂量 2.5mg、2 次 /d，根据心率调整用量，最大剂量 7.5mg、2 次 /d，静息心率宜控制在 60 次 /min 左右，不宜低于 55 次 /min。

3. 不良反应 较少见，有心动过缓、光幻症、视力模糊、心悸、胃肠道反应等。

九、钠 - 葡萄糖共转运蛋白 2 抑制剂

钠 - 葡萄糖共转运蛋白 2 抑制剂（sodium-glucose cotransporter-2 inhibitors，SGLT2i）是一种新型口服降糖药，作用是阻断肾脏近端小管中的 SGLT2 和促进尿糖、尿钠排泄。随着此类药物试验的结果公布，已逐步从糖尿病领域用药发展成为心力衰竭领域的一线用药。DAPA-HF 研究证实了 SGLT2i（达格列净）可以帮助非糖尿患者群改善症状，减少住院率，提高生活质量和生存率，使所有心力衰竭患者获益。非糖尿病心力衰竭人群中，在心力衰竭标准治疗基础上，达格列净可进一步降低心血管死亡或心力衰竭恶化绝对风险达 5%，降低相对风险 27%，获益与糖尿病患者一致。基于 DECLARE 研究，FDA 批准了达格列净新适应证，用于降低 2 型糖尿病（T2DM）患者因心血管疾病或危险因素导致的心力衰竭住院风险。在仅合并危险因素而未被确诊心力衰竭的广泛人群中，使用达格列净可以有效预防心力衰竭。EMPEROR-Reduced 研究纳入了 HFrEF 和 NT-proBNP 升高、NYHA Ⅱ~Ⅳ级的患者，结果表明，恩格列净不仅能显著降低心血管事件与心力衰竭住院率，还能够减缓 eGFR 下降速度并显著提升患者生活质量。

1. 临床评价 加拿大 HFrEF 指南中推荐用于合并动脉粥样硬化性心血管疾病（ASCVD）的 T2DM 患者；>50 岁且伴有其他 ASCVD 危险因素的 T2DM 患者；年龄 >30 岁且伴有蛋白尿肾病的 T2DM 患者。对不合并糖尿病的 LVEF ≤ 40% 的轻中度心力衰竭患者，给出了有条件推荐。

2. 用法用量 目前在已发布的 SGLT2i 用于心力衰竭的研究中，所使用的用量为达格列净 10mg，恩格列净 10mg，卡格列净 100~300mg，均为 1 次 /d。

3. 不良反应 常见泌尿系感染，建议注意个人卫生，适量多饮水，保持小便通畅，可减少感染发生。半年内反复发生泌尿生殖感染的患者不推荐使用；有发生糖尿病酮症酸中毒及酮症的病例报告，但非常少见；肾功能不全、老年患者、收缩压偏低者或正在服用袢利尿剂的患者有低血容量和低血压风险，但发生率低；有骨折及下肢截肢、膀胱功能异常及膀胱癌的报告，但与 SGLT2i 相关性尚不明确。

【非药物治疗】

一、心脏再同步化治疗

心力衰竭患者心电图上有 QRS 波时限延长 >120ms 提示可能存在心室收缩不同步。对于存在左右心室显著不同步的心力衰竭患者，心脏再同步化治疗（CRT）可恢复正常的左右心室及心室内的同步激动，减轻二尖瓣反流，增加心排血量，改善心功能。CRT 适用于窦性心律，经标准和优化的药物治疗至少 3~6 个月仍持续有症状、LVEF 降低，根据临床状况评估预期生存超过 1 年，且状态良好者，可延缓心室重构和病情进展。

二、植入型心律转复除颤器

植入型心律转复除颤器（ICD）能降低中度心力衰竭患者因严重室性心律失常所致的心脏性猝死的发生率，也可降低心脏停搏存活者和有症状的持续性室性心律失常患者的病死率。ICD 适用于曾有心脏停搏、心室颤动或室性心动过速伴血流动力学不稳定及 LVEF 降低的慢性心力衰竭；长期优化药物治疗后（3 个月以上），LVEF ≤ 35%，NYHA Ⅱ 或 Ⅲ 级，且预期生存期 >1 年，且状态良好者。

三、CRT 与 ICD 的联合应用

将 CRT 与 ICD 融为一体，兼有治疗心力衰竭和预防心脏猝死的作用。现有的临床试验无一例外地证实，CRT 与 ICD 的联合应用（CRT-D）的治疗能全面改善患者的症状和实验室指标，提高生活质量，降低住院率、心力衰竭病死率及总病死率，患者可以从中获得血流动力学改善和预后改善的最大效应。这项产品也正式获得 FDA 的批准用于心力衰竭患者。

四、植入式左心室辅助装置的应用

心力衰竭指南中指出，以下患者建议接受植入式左心室辅助装置（LVAD）治疗：等待心脏移植的难治性心力衰竭患者，应考虑接受机械辅助装置治疗以作为术前治疗的过渡；不能接受心脏移植，已应用优化的药物治疗，功能状态尚好、预期生存 >1 年的严重难治性心力衰竭患者，应考虑采用植入式辅助装置作为永久性的机械辅助治疗措施。

五、心脏移植

心脏移植可作为终末期心力衰竭的一种治疗方式。与传统治疗方法相比，心脏移植可显著增加生存率，改善运动耐量和生活质量。主要适用于：严重心功能损害或依赖静脉正性肌力药物，而无其他可选择治疗方法的重度心力衰竭患者。

心脏移植的主要问题是移植排斥，这是术后 1 年死亡的主要原因。远期预后受限于长期免疫抑制治疗导致的相

28

关并发症,如感染、高血压、肾衰竭、恶性肿瘤与冠状动脉疾病等。

心脏移植的禁忌证包括:酒精和/或毒品依赖者,不能控制的严重精神性疾病,癌症治疗缓解后在 5 年随访期内者,多器官受累的系统性疾病,感染活动期,严重肾衰竭(肌酐清除率<50ml/min),不可逆的高肺血管阻力(6~8Wood 或平均肺血管压差大于 15mmHg),近期的血栓栓塞性并发症,未愈合的消化道溃疡,肝功能严重受损,或其他预后不良的疾病。

【特殊类型的慢性心力衰竭的临床特点及治疗原则】

一、舒张性心力衰竭

1. 临床表现 单纯或早期舒张性心力衰竭的特异性表现较少,查体可见双肺呼吸音可减弱,可闻及肺部水泡音;心浊音界常无扩大,可闻及舒张期奔马律。原发心脏病体征并存时,可发现原发心脏病的体征。

2. 诊断 符合下列条件者可作出诊断:有典型心力衰竭的症状和体征;LVEF 正常(>45%),左心腔大小正常;超声心动图有左室舒张功能异常的证据;无瓣膜病变,并可排除心包疾病、肥厚型心肌病、限制性(浸润性)心肌病等。

3. 治疗原则 ①寻找和治疗病因:积极控制血压,目标血压为收缩压<130mmHg,舒张压<80mmHg;控制心房颤动的心室率,有条件者应积极予以转复并维持窦性心律。②利尿剂:可适当减少血容量,减低左心室舒张末压,有利于左心室充盈,使左心室容量压力曲线下移;并减少左心室僵硬度,有利于左心室松弛。但不宜过度利尿,以免左心室充盈量和心排血量明显下降。③逆转左室肥厚,改善舒张功能:可用 ACEI、ARB、β 受体拮抗剂等。维拉帕米适用于肥厚型心肌病。④与收缩性心力衰竭同时发生时,以治疗收缩性心力衰竭为主。

二、难治性心力衰竭

1. 定义 难治性心力衰竭(refractory heart failure, RHF)是指经优化内科治疗,休息时仍有症状、极度无力,常有心源性恶病质,且需反复长期住院者。

2. 临床特征 常同时兼有左心衰竭和右心衰竭;持续的快速心室率,稍增加洋地黄剂量,则易出现洋地黄中毒;顽固性水肿常伴有继发性醛固酮增多,低血钾,稀释性低钠血症、低血镁,倦怠、肢端厥冷、发绀、低血压、脉压小以及少尿,心排血量明显降低;心室充盈压明显增高,心指数<2L/(min·m²),周围血管阻力明显增高。

3. 病因分析 原发疾病不同,RHF 的病因也不出。冠心病者首先考虑心肌梗死面积较大、再发心肌梗死、并发室壁瘤和心律失常;高血压常因严重或恶性高血压难以控制导致 RHF;肺源性心脏病合并心力衰竭变为 RHF,常为肺部感染未能解除及呼吸衰竭未予纠正所致;心肌炎和心肌

病者,特别是扩张型心肌病,伴发 RHF 多为心肌弥漫性严重损害所致;风湿性心脏病的 RHF 应注意有无隐匿性风湿活动及瓣膜病变加重;此外合并肺栓塞(尤其是合并房颤时)、肺部炎症及细菌性心内膜炎也是不可忽略的因素。积极查找影响心力衰竭疗效的原因,有针对性采取适当的治疗措施,心力衰竭才有可能改善。

4. 治疗原则 治疗应个体化,根据原发病的不同选择适当的治疗措施。

(1)冠心病、高血压病所致 RHF:血管扩张剂为首选,根据血压调整血管扩张剂的用量,以降低收缩压,减少左、右心室充盈压力和全身血管阻力,改善呼吸困难症状。常用的血管扩张剂有硝普钠、硝酸酯类和乌拉地尔。静脉注射硝酸盐和硝普钠适用于收缩压>110mmHg 的 RHF 患者,慎用于收缩压在 90~110mmHg 者。合并高血压者首选硝普钠,不伴有血压增高者推荐硝酸酯类,对于心率明显增快的患者可使用乌拉地尔。应当密切监测血压,根据血压变化调整用药剂量。联合小剂量利尿剂可达到更有效地缓解心力衰竭的作用。根据水钠潴留状态及临床症状缓解情况调整用药剂量。临床症状改善,水钠潴留消退,逐渐停用静脉药物,改为口服,根据病情逐步加用 ACEI、ARB、β 受体拮抗剂等。

(2)风湿性心脏病所致 RHF:对所有有症状的瓣膜性心脏病心力衰竭(NYHA Ⅱ级及以上),以及重度主动脉瓣病变伴有晕厥、心绞痛者,均必须进行介入治疗或手术置换瓣膜;严重主动脉瓣或二尖瓣狭窄或返流者,即使心功能已经严重受损也应当考虑瓣膜置换手术。无法手术的患者往往为晚期临终前状态,治疗十分困难。①一般治疗:祛除风湿活动病因;纠正电解质紊乱;严格限制输液量;纠正顽固的低蛋白血症,间断补充白蛋白,提高胶体渗透压,提高有效循环血容量。②积极应用利尿剂:首选呋塞米,可予呋塞米 40mg 静脉注射后,5~10mg/h 持续静脉泵入,用药剂量根据尿量调整,最大剂量不超过 1.0g/d。同时给予氨茶碱持续泵入(0.5g/d)具有良好的协同作用。严密监测患者的出入量,电解质情况以及每日体重变化。③注意事项:慎用磷酸二酯酶抑制剂、硝酸酯类;硝普钠、乌拉地尔禁用于严重瓣膜狭窄的患者;血管扩张剂主要用于主动脉瓣关闭不全者,可减轻后负荷增加心排血量而减少返流;二尖瓣狭窄伴房颤者发生卒中的危险性高,应当使用抗凝药物。

(3)肺源性心脏病所致 RHF:肺源性心脏病合并心力衰竭的主要诱因是呼吸道感染和缺氧,因此控制感染,改善通气情况,纠正缺氧和 CO_2 潴留是治疗的重点,如能及时纠正以上诱因,可以防止发展成 RHF。①一般治疗:通畅呼吸道,氧疗,合并呼吸衰竭时给予机械通气;尽早给予足量的抗生素治疗,有效控制感染,多数患者症状能够随之缓解;纠正电解质紊乱。②利尿剂:应用利尿剂以减轻水肿、减少血容量和减轻右心负荷。宜选作用缓和的利尿剂,小剂量间断使用。一般轻度水肿可不用利尿剂;中度水肿可用氢氯噻嗪 12.5~25mg,螺内酯 10~20mg,每日 1~2 次。重度水肿口服治疗无效者,可应用呋塞米 20~40mg 静脉注射,每日 1~2 次。水肿大部消退后应及时停用利尿剂。利尿

剂不宜长期大剂量应用,以免因利尿过度导致电解质紊乱、血液浓缩和痰液黏稠不易咳出等。③正性肌力药物:应选用作用短、排泄快的制剂,剂量宜小,一般为洋地黄常规剂量的 1/2~2/3。常用的制剂有毛花苷 C 0.2mg,或毒毛花苷 K 0.125mg,加于葡萄糖液 20ml 中缓慢静脉注射。用药期间应注意纠正缺氧,必要时补钾,以防洋地黄中毒。非洋地黄类正性肌力药物氨力农、米力农通过选择性抑制 cAMP 的磷酸二酯酶同工酶Ⅲ,使心肌细胞内 cAMP 含量增加,cAMP 可使 Ca^{2+} 从肌质网及钙池中动员出来,细胞内 Ca^{2+} 浓度升高,从而增加心肌收缩力。多巴胺和多巴酚丁胺通过兴奋 β_1 和 / 或 β_2 受体,心肌收缩力增强、心排血量增加,并解除支气管痉挛,改善肺通气功能。应注意非洋地黄类的正性肌力药物可增加心率,增加心肌耗氧及诱发心律失常。④血管扩张剂:血管扩张剂可减轻心脏前后负荷,降低左室舒张末压,使肺淤血减轻,缓解肺动脉高压,降低心肌耗氧,增加心肌收缩力,对心肺病 RHF 有一定疗效。在治疗过程中应当选择有效的肺动脉及肺小血管扩张剂,以减轻肺动脉高压。静脉应用乌拉地尔、硝普钠、米力农均可起到较好的降低肺动脉高压的作用。应尽量选用对心率和血压影响较小或无影响的制剂,治疗过程中应监测血压、心功能及动脉血气。最好在血流动力学监测下应用,维持肺毛细血管楔压 >15~18mmHg,肢体动脉压 >90~100mmHg。伴有肺性脑病者不宜用扩血管药物治疗。

(4)扩张型心肌病所致 RHF:扩张型心肌病晚期预后差,药物治疗效果不佳,需要进行心脏移植。治疗原则首先要明确患者是否合并 RHF,其次根据临床表现及辅助检查,评价其严重程度并确定治疗方案。①以左心衰竭为主,超声心动图以左室收缩功能减弱为特征,伴随血压升高者,治疗同缺血性心脏病心力衰竭,预后相对较好。合理选用血管扩张剂仍能起到较好的治疗效果;而长期应用 ACEI 或 ARB、β 受体拮抗剂及醛固酮拮抗剂,可延缓心肌重构,缓解病情进展。②以全心衰竭为主,特别是存在着高度水肿及血压降低者,超声心动图显示全心扩大,室壁运动明显减弱,LVEF<25% 者预后差,治疗上应限制入液量并加强利尿剂的应用。应用正性肌力药物,如多巴酚丁胺[2~5μg/(kg·min)]、米力农(0.75mg/kg 稀释后静脉注射,继以 0.5μg/(kg·min) 静脉滴注 4 小时或左西孟旦[首次剂量为 6~24μg/kg,静脉注射

(>10 分钟)],继以 0.05~0.20μg/(kg·min) 静脉滴注 24 小时。对于以上治疗效果较差并存在着严重水肿的患者,可应用血液滤过或血液透析的方法以缓解水肿,纠正电解质紊乱,减轻心脏前负荷。③采取双腔起搏器植入使左右心室同步收缩,对缓解 RHF 有一定的治疗效果。

【心脏康复】

心脏康复(cardiac rehabilitation)起源于 20 世纪 50 年代,对急性心肌梗死患者长期卧床可导致机体的全身功能废退,认识到运动康复可能纠正机体的废退状态,达到更早且安全的回归社会的医学目的。目前,心脏康复已列入多个心力衰竭指南推荐。与单独常规护理相比,通过活动训练改善身体状况可以减少死亡率和住院率,改善活动的耐受性和健康相关的生活质量。其中,有氧运动康复是心脏康复的核心。心脏康复治疗,包括专门为心力衰竭患者设计的以运动为基础的康复治疗计划,实施过程中,要严密监测,以保证患者病情稳定,安全进行,注意预防和及时处理可能发生的情况,如未控制的高血压、伴快速心室率的房颤等。

(马炳辰 付 研)

📝 **参考文献**

[1] 中华医学会心血管病学分会心力衰竭学组, 中国医师协会心力衰竭专业委员会, 中华心血管病杂志编辑委员会. 中国心力衰竭诊断和治疗指南 2018 [J]. 中华心血管病杂志, 2018, 46 (10): 760-789.

[2] YANCY C W, JESSUP M, BOZKURT B, et al. 2017 ACC/AHA/ HFSA focused update of the 2013 ACCF/AHA guideline for the management of heart failure: A report of the American College of Cardiology/American Heart Association task force on clinical practice guidelines and the Heart Failure Society of America [J]. Circulation, 2017, 136 (6): e137-161.

[3] MCDONALD M, VIRANI S, CHAN M, et al. CCS/CHFS heart failure guidelines update: Defining a new pharmacologic standard of care for heart failure with reduced ejection fraction [J]. Can J Cardiol, 2021, 37 (4): 531-546.

28

第 29 章

呼吸衰竭

呼吸衰竭(respiratory failure)是指各种原因引起的肺通气(肺泡气与外界气体交换)和/或肺换气(肺泡气与血液之间气体交换)功能严重障碍,以致在静息状态下亦不能维持足够的气体交换,导致低氧血症伴(或不伴)高碳酸血症,进而引起一系列病理生理改变和相应临床表现的综合征。其临床表现主要是,低氧血症所致的呼吸困难和多脏器功能障碍,确诊依赖于动脉血气分析:在海平面、静息状态、呼吸空气的条件下,动脉血氧分压(PaO_2)<60mmHg,伴或不伴有动脉血二氧化碳(CO_2)分压($PaCO_2$)>50mmHg,可诊断为呼吸衰竭。

呼吸为气体交换过程,完整的呼吸功能包括外呼吸、内呼吸和气体运输。外呼吸由肺通气(肺泡气与外界气体交换)和肺换气(肺泡气与血液之间气体交换)组成,保证氧合和 CO_2 排出。任何引起肺通气和/或肺换气功能障碍的因素,均可导致呼吸衰竭。呼吸衰竭是功能失常的病理生理过程,为临床常见危重症,并非独立的疾病,必须早期进行诊断和鉴别诊断,发掘直接和潜在病因。

【病因与发病机制】

一、病因与分类

外呼吸功能的完成依赖于调节灵敏的呼吸中枢和神经传导系统、完整和扩张良好的胸廓、健全的呼吸肌、畅通的气道、正常的肺组织及与之匹配的肺循环。按照病变的部位,呼吸衰竭常见病因包括以下八类,见表 29-1。

(一)急性呼吸衰竭与慢性呼吸衰竭

根据起病缓急,呼吸衰竭分为急性呼吸衰竭和慢性呼吸衰竭两类。

1. 急性呼吸衰竭　患者既往呼吸功能正常,因突发因素,如溺水、电击、休克、喉水肿、重症肺炎等,在数分钟、数小时甚至数日内发生,病情进展迅速,机体常无法快速代偿,需及时救治。

2. 慢性呼吸衰竭　多继发于慢性阻塞性肺疾病(chronic obstructive pulmonary disease,COPD)、重症肺结核、间质性肺疾病,起病缓慢,机体产生相应代偿如血 HCO_3^- 增高。部分患者因合并呼吸道感染、气胸、肺栓塞等情况,病情在短时间内加重,出现 PaO_2 进一步下降和/或 $PaCO_2$ 显著升高,属于慢性呼吸衰竭急性发作。

(二)Ⅰ型呼吸衰竭与Ⅱ型呼吸衰竭

1. Ⅰ型呼吸衰竭　又名低氧血症型呼吸衰竭,血气分析示 PaO_2 低于 60mmHg,$PaCO_2$ 正常或低于正常。多见于肺换气功能障碍,如重症肺炎、间质性肺疾病、急性肺栓塞等。

2. Ⅱ型呼吸衰竭　亦称为高碳酸血症型呼吸衰竭,血气分析为 PaO_2<60mmHg 伴有 $PaCO_2$>50mmHg。通常由肺通气功能障碍所致。Ⅰ型呼吸衰竭与Ⅱ型呼吸衰竭详细特征对比见表 29-2。

29

表 29-1　呼吸衰竭的病因

呼吸衰竭病因分类	所包含疾病种类
脑部疾患	颅脑外伤、脑血管意外、脑炎、颅内肿瘤、镇静镇痛药物中毒、神经源性肺水肿等
神经肌肉疾患	脊髓损伤、脊髓灰质炎、急性炎性脱髓鞘性多发性神经病、重症肌无力、破伤风、运动神经元病、多发性肌炎、肌营养不良、手术后膈神经损伤、机械通气相关的膈肌功能障碍、肉毒杆菌中毒等
胸壁胸膜疾患	胸廓畸形、胸壁外伤、手术创伤、大量胸腔积液、气胸及胸膜增厚、粘连等
上呼吸道疾患	会厌炎、喉水肿、扁桃体脓肿、双侧声带麻痹或痉挛、阻塞性睡眠呼吸暂停综合征等
下呼吸道疾患	气管异物或狭窄、支气管哮喘、急性毛细支气管炎、慢性阻塞性肺疾病、重症肺炎(包括重症新型冠状病毒感染所致的肺炎)、肺结核、广泛肺纤维化、硅沉着病、肺水肿(非心源性)、淹溺、有毒气体吸入、烧伤、肺挫伤、弥漫性肺泡出血等
肺血管疾患	肺栓塞、肺血管炎和特发性肺动脉高压等
心源性疾患	左心衰竭、高血容量状态、血容量不足、急性右心衰竭、先天性心脏病
其他	创伤伴长时间低血容量性休克、大量输血(>15U)、体外循环、药物中毒、高原反应

表 29-2 Ⅰ型呼吸衰竭与Ⅱ型呼吸衰竭的特征

特征	Ⅰ型呼吸衰竭	Ⅱ型呼吸衰竭
病理生理	肺内右向左分流显著增加,过度通气多见	COPD:通气不足、通气/血流比值失调、无效腔增加;神经肌肉疾病:每分钟通气量减少
解剖因素	肺水肿、肺实变、肺不张、胸腔积液	黏液腺增生、黏液栓阻塞、上气道阻塞和肺气肿等
病史	体健或高血压病、心脏病	体弱、COPD、抑郁症、可引起呼吸泵衰竭的神经系统疾病
发病情况	突发	慢性病基础上逐步加重、新发肌力下降等
体检	急性病容、呼吸急促、心动过速、低血压、肺实变体征	呼吸急促、呼气延长、呼吸音减低、意识障碍
胸片	肺体积不变或缩小、多发斑片影、弥漫性浸润影、大叶性肺不张或实变、大量胸腔积液	过度充气、肺大疱、肋间隙增宽、肺纹理增多
心电图	心动过速、急性心肌梗死	右室肥大、肺型 P 波、电轴重度顺钟向转位
实验室检查	Hb 正常或减低、呼吸性碱中毒、代谢性酸中毒、氮质血症	Hb 正常或增加、呼吸性酸中毒、代碱合并呼酸、低钾血症

(三)泵衰竭与肺衰竭

1. 泵衰竭 呼吸中枢、周围神经、呼吸肌和胸廓等呼吸驱动结构统称为呼吸泵。因其中任何结构受损,导致自主呼吸驱动力不足或自主呼吸调节障碍引起的呼吸衰竭为泵衰竭(pump failure),主要表现为肺通气量不足,出现缺氧伴 CO_2 潴留,多为Ⅱ型呼吸衰竭。

2. 肺衰竭 因气道、肺脏、肺血管疾患引起的呼吸衰竭属肺衰竭(lung failure),除通气量下降外,主要为氧合功能障碍、通气/血流比值失调。低氧血症是肺衰竭的共同表现,只有当通气量明显下降时才伴有 CO_2 潴留。

二、疾病相关性呼吸衰竭的特点

(一)呼吸系统疾病所致呼吸衰竭

呼吸系统疾病引起的呼吸衰竭较常见,以下主要介绍新型冠状病毒感染(coronavirus disease 2019,COVID-19)所致的呼吸衰竭特点。临床分型为重型和危重型的 COVID-19 患者发生呼吸衰竭是导致患者死亡的重要原因之一。重症患者多因急性呼吸窘迫综合征(ARDS)入住 ICU。作为一种全身性疾病,重症 COVID-19 发生呼吸衰竭的病理生理学机制尚不清楚,乳酸脱氢酶、C 反应蛋白等炎症标志物与呼吸衰竭相关。

COVID-19 的病理改变包括病毒和继发性细菌、真菌感染对肺部的直接损害以及免疫失调和血栓形成增加。支气管黏膜上皮和肺泡Ⅱ型上皮细胞、巨噬细胞受病毒侵犯,部分支气管黏膜上皮脱落,肺血管炎和血栓形成,肺组织灶性出血。肺脏病理改变主要是不同程度的肺脏实变、弥漫性肺泡损伤和渗出性肺泡炎;肺泡腔内浆液、纤维蛋白渗出、透明膜形成;此外,单核细胞、巨噬细胞以及多核巨细胞渗出;后期出现肺泡腔渗出物机化和肺间质纤维化。

COVID-19 的病理生理学涉及肺实质炎症、免疫失调、肺内局部血管紧张素转化酶 2 缺乏以及随后激肽释放酶-激肽系统激活。新型冠状病毒(新冠病毒)与受体结合感染人类呼吸道上皮细胞、肺实质、血管内皮细胞等,导致局部炎症,血管通透性增加,弥漫性微血管和大血管血栓栓塞、淋巴细胞性内皮炎。

重症 COVID-19 患者存在复杂的免疫失调,如免疫功能障碍、噬血细胞综合征、过度炎症反应;严重呼吸衰竭与 IL-6 介导的 CD14 单核细胞人白细胞抗原 D 表达下降有关,并伴有 CD4 淋巴细胞、CD19 淋巴细胞和自然杀伤细胞减少。IL-6 作为导致炎症级联风暴的关键细胞因子之一,加重肺泡-毛细血管血气交换功能障碍;补体激活系统中的 sC5b-9 补体复合物也与呼吸衰竭有关。

新冠病毒的神经侵袭潜能和诱导神经元损伤可能参与 COVID-19 患者呼吸衰竭的发生。大脑内皮和平滑肌细胞中,亦存在病毒相应蛋白;合并脑炎患者的脑脊液样本中可检测出新冠病毒。脑干受累可能参与 COVID-19 引起呼吸衰竭的机制,因呼吸泵功能障碍是导致患者呼吸机撤离失败的原因之一。

全基因组关联分析提示 COVID-19 患者的 3p21.31 基因簇位点具有发生呼吸衰竭的遗传易感性,ABO 血型系统中 A 型血患者呼吸衰竭潜在风险较高,O 型血则具有保护效应。

(二)脑血管疾病引起的呼吸衰竭

不同中枢神经系统部位损害对呼吸功能的影响各异,可表现为特异性的呼吸频率与节律紊乱:①大脑半球和间脑病变影响呼吸频率,出现潮式呼吸,即陈-施呼吸(Cheyne-Stokes respiration);②下丘脑视前核病变可诱发急性肺水肿;③中脑被盖部病变可出现中枢神经源性过度呼吸;④中脑下部或脑桥上部病变可出现长吸气式呼吸;⑤脑桥下部病变可出现丛集式呼吸;⑥延髓受损可出现共济失调式呼吸,主要改变呼吸节律,出现间停呼吸,即比奥呼吸(Biot breathing),甚至呼吸暂停。

脑血管疾病导致呼吸衰竭的机制有:脑桥和延髓的呼吸中枢受到直接损害、颅内压增高、神经源性肺水肿、继发肺部感染、舌根后坠及气道分泌物排出不畅等。此外,脑卒中患者多为老年人,存在不同程度的呼吸功能减退。其中,脑疝形成所致呼吸衰竭是脑血管疾病死亡的主要原因之一。

(三)外周神经、肌肉疾患引起的呼吸衰竭

神经受累者可出现吞咽困难、呛咳、咳痰无力、气道内

分泌物蓄积,诱发呼吸衰竭。周围神经系统(脑神经核、脊髓、神经根、神经干和神经末梢)病变所致的呼吸衰竭以急性炎症性脱髓鞘性多发性神经病为代表,表现为四肢及呼吸肌对称性弛缓性瘫痪,重症患者可出现呼吸衰竭。神经肌肉接头部位病变所致的呼吸衰竭以重症肌无力危象和急性有机磷中毒为代表。肌肉病变本身所致的呼吸衰竭,急性起病者以周期性瘫痪为代表,慢性起病者以多发性肌炎为代表,如肋间肌麻痹时出现胸式矛盾呼吸。

作为重要的呼吸肌,自主呼吸时,膈肌收缩产生胸腔负压可作为主要的动力源之一。近年来,机械通气相关的膈肌功能障碍诱发呼吸衰竭得到重视。机械通气导致的膈肌功能障碍亦称为机械通气相关性膈肌功能障碍(ventilator-induced diaphragm dysfunction,VIDD),以膈肌收缩功能下降为特点,并伴有肌肉损伤和肌纤维萎缩。约79%患者机械通气后出现膈肌功能障碍,其中约53%在机械通气24小时内发生。严重膈肌功能障碍将导致机械通气时间延长,脱机困难,拔管后再发呼吸衰竭;膈肌麻痹时腹式呼吸减弱或消失,出现腹式矛盾呼吸,严重时并发呼吸衰竭。机械通气过程中的脓毒症、代谢紊乱、激素和神经肌肉阻滞剂应用等均可影响膈肌功能。

(四) 外科手术引起的呼吸衰竭

外科患者术后死因约25%与肺部并发症相关;老年手术患者发生呼吸衰竭者住院病死率显著升高,预后较差,因此,麻醉和外科手术对患者呼吸功能的影响不容忽视。

1. 麻醉对呼吸功能的影响 全身麻醉对呼吸中枢、呼吸肌和肺脏均有影响,因全身麻醉可引起膈肌和肋间肌张力丧失,膈肌上抬,胸腔容积缩小,导致功能残气容积减少。麻醉还可引起肺不张,不仅降低肺泡通气,更使肺内分流增加。对于有肺脏基础疾病(如COPD、间质性肺疾病)患者,麻醉剂的上述效应可能诱发术后低氧血症,甚至呼吸衰竭;常规剂量麻醉剂在抑制呼吸的同时,也可抑制甚至阻断机体对低氧血症和高碳酸血症的反应,从而加重呼吸衰竭。美国麻醉医师协会分级,是麻醉前常用的评估指标,可综合评价患者的脏器功能,分级越高,患者的一般情况越差,可作为术后呼吸衰竭预测因子。

2. 手术对呼吸功能的影响 胸部和上腹部手术对呼吸功能的影响最大:①传统开胸手术直接损害胸廓和呼吸肌,影响呼吸功能。②传统开胸手术也抑制膈肌活动,使胸壁顺应性下降。③腹部手术导致膈肌功能不全,进而影响呼吸功能,如上腹部手术后24小时内,潮气量可降低50%,下腹部手术后潮气量可下降25%。④胸腔胃对肺的压迫也会导致呼吸生理紊乱和有效肺通气下降。严重脊柱侧弯患者的肺功能存在一定程度的损害,实施矫形手术对膈肌和胸廓也有影响,导致其肺活量和功能残气容积显著减少;且由于长期胸廓畸形,胸腔容积缩小,肺实质受压,肺泡萎陷,肺组织弹性减退,如肺复张不充分,易发生术后胸腔积液、肺部感染等并发症,从而加重呼吸功能障碍。⑤心脏手术,如冠状动脉旁路移植术可造成肺组织挫伤、左侧膈神经损伤和肺不张等,严重影响肺的氧合功能。体外循环,因缺血再灌注等因素,可导致肺泡毛细血管膜损伤,出现肺损伤。

年龄、术前心功能、体外循环时间、复合手术、二次手术、术后并发症、输血量>2 000ml等,是心脏瓣膜手术后发生呼吸衰竭的危险因素。⑥肺叶切除术对呼吸功能的影响不言而喻。相较于肺癌手术,食管癌手术时间相对较长,创伤较大,易于损伤周围重要器官和结构,易出现多种术后并发症;如出现吻合口瘘、胸胃瘘、脓胸、乳糜胸、胸腹腔内出血、继发肺部感染等,可造成限制性通气功能障碍和通气/血流比值失调,诱发呼吸衰竭。⑦胸腔镜和腹腔镜近年来发展迅速,临床医师需关注:腹腔镜时CO_2气腹时间较长,可导致高碳酸血症和酸中毒,此外,腹腔镜手术时由于腹压增高、体位影响可导致肺泡通气/血流比值失调和生理无效腔量增加,从而影响呼吸功能。神经外科手术中,重度颅脑外伤患者由于术后较长时间意识障碍,全身情况未得到改善,脱机困难,且肺部感染和败血症发病率较高,促使患者发生术后呼吸衰竭。

3. 外科手术后发生呼吸衰竭的常见原因 ①肺不张:胸部和上腹部手术后的常见并发症。除手术因素外,麻醉剂的滞留效应、术后疼痛、体质虚弱等致无效咳嗽或咳嗽无力,呼吸道分泌物排出受阻,气道阻塞,出现肺不张。②医院获得性肺炎:胸部和上腹部手术是医院获得性肺炎的独立危险因素。术前存在基础疾病如COPD、低白蛋白血症、长期吸烟、高龄、昏迷、术后留置鼻胃管、接受机械通气治疗等,均为医院获得性肺炎的危险因素。③误吸:系指口咽部和胃内容物吸入喉及下呼吸道的过程。误吸占麻醉相关的死因10%~30%。麻醉所致的意识障碍、气管插管对咽喉部的刺激、药物及腹部手术对胃肠动力学影响,容易引起患者恶心、呕吐,加之声门闭合功能不全,胃内容物误吸,形成化学性肺炎,严重者出现ARDS。肺损伤的程度与吸入发生的频率、吸入物的pH和容量,以及机体对吸入物的反应等有关。pH<2.5和胃酸吸入量>0.3ml/kg被认为是导致肺脏发生炎症的阈值。误吸胃酸早期以化学性炎症为主,之后多继发细菌性感染。对于存在吞咽困难的老年患者,常误吸含有定植细菌的口咽部分泌物,此时肺部早期也会出现细菌性炎症。④肺容量减少:肺部手术的肺组织切除后,肺容量减少,有效弥散面积减少,有效通气/血流比值失调,从而导致呼吸衰竭。⑤肺水肿:术后过多的静脉输液加重肺组织灌注负荷,术后肺血管渗出增加,发生肺水肿。⑥肺弥散功能障碍:术中失血过多,低血压时间过长,会导致多脏器功能受损,肺脏和肾脏血流灌注不足,可导致脏器微循环受损,术后可出现肺弥散功能障碍和肾功能障碍,进展成呼吸衰竭和肾衰竭。

(五) 药源性呼吸衰竭

药源性呼吸衰竭,是指由于应用治疗药物或违禁药品诱发或促发急性呼吸衰竭。过量饮酒、吸烟、吸毒、慢性呼吸疾病和呼吸系统疾病家族史的人群容易患药物性呼吸衰竭。药物通过以下六个方面影响呼吸功能:①中枢性肺泡低通气:除麻醉药外,几乎所有的镇静剂均能抑制呼吸中枢。临床常用的硝西泮和氟西泮容易引起呼吸抑制,COPD伴轻度高碳酸血症患者因精神兴奋而失眠,服用常规剂量的该类药物后常表现为缺氧和高碳酸血症进一步加重,出

29

现昏迷,甚至死亡。应用重复剂量或大剂量的地西泮对呼吸的抑制作用长于镇静作用,部分患者在没有意识障碍的情况下出现呼吸衰竭。过量的抗精神病药和 H_1 受体拮抗剂也可引起中枢性肺泡低通气。此外,西咪替丁、可乐定和利多卡因等也可引起呼吸暂停。②神经肌肉阻滞:氨基糖苷类、多黏菌素、新霉素、钙通道阻滞剂等通过影响运动神经冲动传导抑制呼吸肌功能,重症肌无力患者对上述药物特别敏感。氨基糖苷类药物导致的神经肌肉阻滞可选择葡萄糖酸钙对症和新斯的明拮抗,但多黏菌素类药物导致的神经肌肉阻滞为非竞争性阻滞,新斯的明治疗无效,需紧急机械通气。③药物引起肌肉病变:长期大剂量使用氟烷、乙醚等药物可引起肌肉病变,表现为急性疼痛性肌病、慢性无痛性肌病,甚至肌强直,呼吸肌运动受限,严重者发生呼吸衰竭。由糖皮质激素类药物造成的肌无力称为皮质类固醇肌病,其发作有急性、慢性过程,当糖皮质激素与肌松药一起使用时,偶尔导致急性肌病,降低膈肌和全身胰岛素生长因子表达,减少收缩蛋白产生或增加肌纤维分解等,从而导致肌球蛋白细丝的水解,出现呼吸肌无力。神经肌肉阻滞剂常被用于机械通气的管理,铵类和苄基异喹啉类神经肌肉阻滞剂可导致肌肉萎缩和肌细胞膜兴奋性受损、肌丝裂解及蛋白水解等,从而造成呼吸肌无力。④药物性肺水肿:海洛因、水杨酸盐、苯妥英钠、氢氯噻嗪、右旋糖酐、美沙酮、甲氨蝶呤、麻醉药过量等可引起肺微血管通透性增加致非心源性肺水肿。⑤药物性肺间质性病变:胺碘酮、厄洛替尼等导致间质性肺疾病,弥散功能受损,诱发 I 型呼吸衰竭。治疗淋巴瘤相关药物如甲氨蝶呤、阿糖胞苷、吉西他滨、氟达拉滨、苯丁酸氮芥和利妥昔单抗等所致肺损伤也主要累及肺间质,出现间质性肺炎、肺泡出血和肺泡弥漫性损伤,可短期进展导致呼吸功能衰竭或 ARDS;也可缓慢进展导致肺纤维化,而影响肺功能。肿瘤免疫治疗采用的免疫检查点抑制剂,可导致免疫相关性肺炎,表现为以肺间质和肺泡浸润为主的非感染性肺部炎症,其中位发生时间为 2~3 个月,常见症状有呼吸困难和干咳,部分患者有发热或胸痛,可合并存在感染,重者出现呼吸衰竭。⑥气道痉挛:使用青霉素类抗生素等药物时可出现过敏反应,造成喉头水肿、喉痉挛,急性上气道阻塞诱发呼吸衰竭。解热镇痛类药物(如阿司匹林)、β 受体拮抗剂、类胆碱药可引起支气管痉挛,进而导致肺通气和换气功能障碍,引起呼吸衰竭。

三、呼吸衰竭发病机制

缺氧和 CO_2 潴留是呼吸衰竭的基本病理生理变化。

(一)缺氧的发生机制

1. 通气障碍 健康成人呼吸空气时总肺泡通气量达到 4L/min,才能保证有效的气体交换,维持正常的肺泡 O_2 分压和 CO_2 分压。肺泡通气量严重不足既导致缺氧,又造成 CO_2 潴留。呼吸运动有赖于呼吸中枢驱动、神经传导、吸气肌收缩、横膈下降、胸廓和肺泡的扩张。上述任何一个环节的障碍,如呼吸中枢抑制、呼吸肌疲劳、胸廓和肺顺应性降低等均可导致肺扩张受限,出现限制性肺泡通气不足。阻塞性肺泡通气不足,主要因气道阻力增加引起,COPD、支

气管哮喘等是常见原因,可表现为每分通气量不减少,甚至增加,但生理无效腔增加,导致肺泡通气量减少。

2. 换气障碍 ①通气 / 血流比值失调:肺有效气体交换不仅要求有足够的通气量与血流量,而且要求二者的比例适当。健康成人呼吸空气时的肺血流量约为 5L/min,故全肺通气 / 血流比值大约为 0.8。比值小于 0.8 见于部分肺泡通气不足,如肺水肿、肺炎、肺不张等;比值大于 0.8 见于部分肺泡血流不足,如肺栓塞、肺毛细血管床广泛破坏、部分肺血管收缩等。通气 / 血流比值失调一般只产生缺氧,而无 CO_2 潴留,因动脉与混合静脉血的氧分压差为 59mmHg,而 CO_2 分压差为 5.9mmHg;此外,CO_2 解离曲线呈直线不同于 S 型血红蛋白氧解离曲线,有利于通气良好区对通气不足区的代偿,排出足够多的 CO_2。②弥散障碍:见于呼吸膜增厚(肺水肿)和面积减少(肺不张、肺实变),或肺毛细血管血量不足(肺气肿)及血液氧合速率减慢(贫血)等。因 O_2 的弥散能力仅为 CO_2 的 1/20,故存在弥散障碍时,通常以缺氧为主。单纯换气障碍所致的血气分析特点:PaO_2 下降;$PaCO_2$ 正常或降低;肺泡 - 动脉血氧分压差($P_{A-a}O_2$)增大。

3. 肺内动 - 静脉解剖分流增加 肺动脉内的静脉血未经氧合直接流入肺静脉,导致 PaO_2 下降,常见于肺动 - 静脉瘘、肺泡萎陷、肺不张和肺水肿等,是通气 / 血流比值失调的极端形式,提高吸氧浓度不能提高 PaO_2。

4. 氧耗量增加 发热、呼吸困难和应激等均可增加氧耗量,是加重缺氧的常见原因。氧耗量增加,肺泡氧分压下降,正常人借助增加通气代偿,但原有基础疾病的患者会加重缺氧和呼吸衰竭。

(二) CO_2 潴留的发生机制

$PaCO_2$ 水平取决于 CO_2 的生成量与排出量。CO_2 生成量增加见于发热、甲状腺功能亢进等,极少引起 $PaCO_2$ 升高。CO_2 潴留主要因肺泡通气不足引起,因此,$PaCO_2$ 是反映肺泡通气量的最佳指标,其升高表明肺泡通气不足。

急性呼吸衰竭和慢性呼吸衰竭发病机制存在差异。急性呼吸衰竭时,致病因素如脂多糖等激活多形核白细胞、肺泡巨噬细胞、组织细胞,释放花生四烯酸代谢产物、血小板活化因子、超氧阴离子、蛋白酶、白介素等及其相互作用,导致体内过度炎症反应失控,促进肺脏损伤。慢性呼吸衰竭时,机体在低氧或高碳酸血症反应中,内源性阿片肽增多,从而抑制呼吸:①内源性阿片肽降低脑干神经元对 CO_2 的敏感性,从而抑制呼吸;②内源性阿片肽降低延髓腹侧对 CO_2 的反应性,因延髓腹侧对脑细胞外液 pH 和 $PaCO_2$ 变化敏感;③内源性阿片肽作用于颈动脉体,抑制因缺氧引起的通气增强反应。

四、呼吸衰竭对机体的影响

呼吸衰竭时发生的缺氧和 CO_2 潴留,可影响全身各系统的代谢和功能,它们对机体的危害程度既与 PaO_2 和 $PaCO_2$ 的绝对值有关,更与 PaO_2 下降或 $PaCO_2$ 上升速度、持续时间以及基础状态有关,如慢性呼吸衰竭患者耐受性较高,$PaCO_2$ 达到 100mmHg,仍可保持神志清醒。缺氧或

29

CO_2 潴留纠正后，部分受损脏器功能，如肝、肾功能可逐渐恢复正常。

缺氧和 CO_2 潴留对机体的影响简述如下。

（一）中枢神经系统变化

中枢神经系统对缺氧十分敏感。缺氧程度不同，其影响也各异。PaO_2 降至 60mmHg 时，可出现注意力不集中、智力和视力轻度减退；$PaO_2<50$mmHg 时，患者烦躁不安、定向与记忆障碍、谵妄；$PaO_2<30$mmHg 时，患者意识丧失，陷入昏迷；$PaO_2<20$mmHg 时，几分钟内神经细胞可发生不可逆性损害。缺氧发生的缓急及个体差异性也影响上述变化的出现。

CO_2 参与脑血流调节。当 $PaCO_2$ 在 100mmHg 内，$PaCO_2$ 每增加 10mmHg，脑血流量增加 50%。$PaCO_2>80$mmHg 时，患者头痛、烦躁不安、扑翼样震颤。$PaCO_2>90$mmHg 时，可出现昏迷，即所谓"CO_2 麻醉"。$PaCO_2$ 增高引起的昏迷与其发生速度有关。慢性呼吸衰竭患者耐受性较高，$PaCO_2$ 达到 100mmHg，仍可保持神志清醒。

呼吸衰竭引起的神经精神障碍症状称为肺性脑病（pulmonary encephalopathy），早期表现为头痛、头昏、失眠、兴奋、烦躁不安和睡眠倒错，晚期出现昏迷、谵妄、精神错乱、抽搐和呼吸抑制。肺性脑病的发病机制为缺氧、CO_2 潴留和酸中毒三个因素共同作用损伤脑血管和脑细胞。正常脑脊液的缓冲作用较血液弱，其 pH 也较低。血液中 HCO_3^- 和 H^+ 不易通过血脑屏障进入脑脊液，因此，脑脊液的酸碱调节需时较长。CO_2 潴留时，脑脊液 pH 降低明显。当脑脊液 pH 低于 7.25 时，脑电波变慢，pH 低于 6.8 时，脑电活动完全停止。缺氧和 CO_2 潴留均会使脑血管扩张。缺氧损伤血管内皮细胞，使其通透性增高，导致脑间质水肿。缺氧致细胞 ATP 生成减少造成细胞膜 Na^+-K^+ 泵功能障碍，引起细胞内高钠和水增多，形成脑细胞水肿。此外，脑细胞内的酸中毒可引起抑制性神经递质 γ- 氨基丁酸生成增多，加重中枢神经系统的功能和代谢障碍。

（二）循环系统变化

缺氧和 CO_2 潴留均可兴奋心血管运动中枢，使心肌收缩力增强、心率增快、心排血量增加。它们对机体不同部位血管的作用各异，脑血管和冠状动脉扩张，肺、肾及其他腹腔脏器血管收缩。缺氧可致皮肤血管轻度收缩，而 CO_2 潴留则使之扩张。长期缺氧和 CO_2 潴留可引起肺小动脉收缩、形成慢性肺动脉高压，导致右心室肥大。

（三）呼吸系统变化

PaO_2 降低刺激外周化学感受器，反射性增强呼吸运动，此反应在 PaO_2 降至 60mmHg 时才明显，为一种保护性反射调节。当 PaO_2 降至 30mmHg 时，严重缺氧直接抑制呼吸中枢。$PaCO_2$ 升高主要刺激中枢化学感受器引起呼吸加深加快；长时间严重 CO_2 潴留会造成中枢化学感受器对 CO_2 的刺激效应发生适应；当 $PaCO_2$ 升至 80mmHg 时，反而抑制呼吸中枢，此时，呼吸运动主要靠缺氧对外周化学感受器的刺激而得以维持。

（四）其他系统变化

缺氧可引起肝细胞水肿、变性，甚至坏死，使谷丙转氨酶上升；严重缺氧因使胃壁血管收缩而降低胃肠黏膜的屏障作用，CO_2 潴留则可引起胃酸分泌增多，其共同作用的结果是导致消化不良、食欲不振，甚至胃肠黏膜糜烂、溃疡及出血；缺氧和 CO_2 潴留均可引起肾血管收缩，致肾血流量减少，轻者尿中出现蛋白、红细胞、白细胞，严重者发生急性肾衰竭。慢性缺氧产生继发性红细胞增多，血液黏稠度增加等。当缺氧得到纠正时，受损的肝、肾功能可逐渐恢复正常。

【诊断】

一、临床表现特点

呼吸衰竭的临床表现因原发病的不同而差异迥然，但均以缺氧和 / 或 CO_2 潴留对机体的影响为基本表现，出现一些典型的症状和体征。慢性呼吸衰竭在呼吸困难、神经症状以及循环系统表现等方面的具体表现与急性呼吸衰竭有所不同。此外，呼吸衰竭的临床表现随着疾病的分期和病程进展而有所差别。以呼吸泵衰竭为例，可分为代偿期和失代偿期。代偿期亦可分为三个阶段，早期表现为呼吸频率增快，血气分析表现为呼吸性碱中毒伴 / 不伴轻度 PaO_2 下降；中期因肺泡通气量下降，呼吸频率进一步增快，而 $PaCO_2$ 正常；后期可表现为高碳酸血症、低氧血症和呼吸性酸中毒。失代偿期表现为呼吸困难、端坐呼吸、大汗、咳嗽咳痰无力和言语不连贯，查体可见呼吸频率增快、心率增快、辅助呼吸肌运动和胸腹反常运动。

1. 呼吸困难 是呼吸衰竭最早出现的症状。患者主观感觉为气急，客观表现为呼吸用力，伴有呼吸频率、深度与节律的改变。出现点头或提肩呼吸，有时还可见鼻翼扇动、端坐呼吸。中枢神经系统疾病或中枢神经抑制性药物引起的呼吸衰竭，可表现为呼吸节律的改变。需要注意的是，呼吸衰竭并不一定有典型的呼吸困难，如镇静药中毒患者可表现呼吸匀缓、表情淡漠或昏睡。上呼吸道疾患常表现为吸气性呼吸困难，可有三凹征。呼气性呼吸困难，多见于下呼吸道不完全阻塞如支气管哮喘等。COPD 引起的呼吸困难，病情较轻时表现为呼气延长，呼吸费力，严重时发展为浅快呼吸；当出现 CO_2 潴留，$PaCO_2$ 急性升高，致 CO_2 麻醉时，可出现浅慢呼吸或陈 - 施呼吸。胸廓疾患、重症肺炎等表现为混合性呼吸困难。呼吸肌疲劳时会出现呼吸浅快、腹式反常呼吸，如吸气时腹壁内陷。

2. 发绀 为中枢性发绀，是缺氧的典型体征。当 $PaO_2<50$mmHg 或动脉血氧饱和度持续低于 90% 时，可在血流量较大的口唇、指甲出现发绀，舌色发绀较口唇、甲床更明显。因发绀是由血液中还原血红蛋白的绝对值增多（超过 50g/L）引起，故重度贫血患者即使有缺氧也并不一定有发绀。严重休克等原因引起末梢循环障碍者，即使 PaO_2 正常，也可出现周围性发绀，有别于上述的中枢性发绀。

3. 神经精神症状 急性呼吸衰竭的神经精神症状较慢性明显。急性严重缺氧可出现谵妄、抽搐、昏迷、意识丧失、死亡。慢性者则可有注意力不集中、智力或定向功能障碍。CO_2 潴留出现头痛、肌肉不自主抽动或扑翼样震颤，以及中枢抑制（神志淡漠、嗜睡、昏睡，甚至昏迷）之前的兴奋症状如失眠、睡眠倒错、烦躁等，后者常是呼吸衰竭的早期表现。因此，慢性呼吸衰竭伴 CO_2 潴留时，随 $PaCO_2$ 升高表现为先兴奋后抑制状态。

4. 循环系统症状 缺氧和 CO_2 潴留均可导致心率增快、血压升高。严重缺氧可出现各种类型的心律失常，进而心率变缓、周围循环衰竭、四肢厥冷，甚至心脏停搏。CO_2 潴留可引起多汗、球结膜充血和水肿、颈静脉充盈等。长期缺氧则引起肺动脉高压、右心室肥大，出现相应体征。

5. 其他脏器的功能障碍 严重缺氧和 CO_2 潴留可导致肝肾功能障碍，出现黄疸、肝功能异常、上消化道出血；血尿素氮、肌酐增高，尿中出现蛋白、管型等。

6. 酸碱失衡和水、电解质紊乱 因缺氧而过度通气可发生呼吸性碱中毒。CO_2 潴留则表现为呼吸性酸中毒。长时间严重缺氧则出现代谢性酸中毒及电解质紊乱。

二、血气分析与诊断注意事项

呼吸衰竭的诊断主要依靠动脉血气分析。目前仍采用 $PaO_2 < 60mmHg$ 和 / 或 $PaCO_2 > 50mmHg$ 作为诊断指标。临床应用时，应注意以下几点：

1. 一般情况下，只要呼吸平稳，$PaCO_2$ 比较稳定，而 PaO_2 则随年龄、海拔、氧疗和体位等变化而有较大差异。阻塞性睡眠呼吸暂停综合征患者 PaO_2 和 $PaCO_2$ 存在昼夜节律性变化，白天基本正常，夜间出现明显低氧血症和高碳酸血症，达到呼吸衰竭诊断标准。

2. 目前呼吸衰竭的界定以在海平面、静息状态、呼吸空气条件下 $PaO_2 < 60mmHg$ 为判断指标，以是否合并 $PaCO_2 > 50mmHg$ 区分 I 型还是 II 呼吸衰竭。临床存在 PaO_2 正常而 $PaCO_2 > 50mmHg$ 情况，多为医源性，如高频通气、高流量吸氧增加了肺泡氧分压和氧浓度，改善氧合，但气流限制了 CO_2 呼出，从而导致 $PaCO_2$ 升高；其次对于慢性呼吸衰竭患者给予低流量氧疗时氧分压得到提升，而 CO_2 仍潴留在血液中，从而导致 PaO_2 正常而 $PaCO_2 > 50mmHg$。

3. SaO_2 与 PaO_2 的对应关系如下，SaO_2 为 90% 时，PaO_2 对应 60mmHg；SaO_2 在 85%~90% 之间，PaO_2 为 50~60mmHg；SaO_2 在 75%~85% 时，PaO_2 为 40~50mmHg。

4. 低氧血症是氧合功能障碍的共同表现，只有当肺泡通气量明显下降时才伴有 CO_2 潴留。故 PaO_2 降低患者的 $PaCO_2$ 可降低、正常或升高；但 $PaCO_2$ 升高者常有 PaO_2 降低。COPD 以外的疾患如出现 CO_2 潴留，多提示病情危重。

5. 慢性高碳酸血症因肾脏的代偿，pH 常趋于正常。通常可根据 pH 判定 $PaCO_2$ 是否为急性增加，急性呼吸衰竭时，$PaCO_2$ 每升高 10mmHg，pH 下降 0.08；慢性呼吸衰竭时，$PaCO_2$ 每升高 10mmHg，pH 下降 0.03。如无代谢性酸中毒，任何水平的高碳酸血症伴有 pH < 7.30，均应考虑急性呼吸衰竭。

三、其他辅助检查手段

除血气分析外，呼吸衰竭的监测手段包括脉搏血氧

饱和度（SpO_2）监测、持续呼气末二氧化碳分压（end-tidal carbon dioxide partial pressure，$PetCO_2$）和持续经皮二氧化碳分压监测。胸部 X 线、胸部 CT、肺血管造影、放射性核素肺通气 / 灌注扫描、肺部超声等影像学检查，有助于呼吸衰竭患者肺部病变的评估和监测。纤维支气管镜检查，对于明确气道疾病，以及获取病理学和病原学证据具有重要意义。通过涂片染色检查、细菌真菌培养、血清抗原抗体检查，以及宏基因组高通量测序技术等，可检测出多种病原微生物。

呼吸肌力检查评估除临床观察外，还包括肺功能仪测定呼吸量（包括潮气量、最大吸气压力、最大呼气压力和咳嗽峰值流速等指标）。呼吸肌功能测试可提示呼吸肌无力的原因和严重程度。通过同时记录食管内压和胃内压，可测算静息跨膈压。连续监测膈肌电活动，采用专用鼻胃管，其中 9 个电极位于膈肌水平，呼吸机屏幕上可实时显示电活动。重症患者的膈肌运动可视化评估可优先采用床旁超声，可采用 M 型或 B 型超声评估膈肌运动幅度和收缩幅度。此外，胸部 X 线片、直立位荧光透视、MRI 等也可用于评估膈肌功能。

腰椎穿刺脑脊液检查、颅脑 CT、颅脑 MRI、肌电图等神经系统检查，对于呼吸泵衰竭病因的鉴别诊断有重要意义。

【治疗】

一、急性呼吸衰竭的治疗

治疗原则：保持呼吸道通畅、加强呼吸支持，明确病因、治疗原发病和对症治疗，以及加强脏器功能监测。

（一）保持呼吸道通畅

呼吸骤停或意识障碍患者常因体位不当、舌后坠、口咽部肌肉松弛、呼吸道分泌物结痂等导致上呼吸道阻塞，成为急性呼吸衰竭的病因，因此，通畅呼吸道是实施各种急救措施的首要条件。患者取侧卧位，头后仰、下颌向前，迅速清除呼吸道分泌物或异物（头颈和脊柱外伤者除外）。有效的气管内负压吸引，清除堵塞于呼吸道内分泌物、血液或呕吐物，可解除气道梗阻；当上气道阻塞不能解除时，可行紧急环甲膜切开术。经上述处理，仍难以维持呼吸道通畅，或需要长时间维持肺通气者，需建立人工气道。有简便人工气道、气管插管和气管切开三种方法。简便人工气道有口咽通气道、鼻咽通气道和喉罩，是气管内导管的临时替代方式；气管插管和气管切开，是重建呼吸道可靠方法，紧急情况下多选择经口插管，其操作速度快于经鼻插管；经鼻插管容易被清醒患者耐受，留置时间长，不易插入、气道阻力大和易发生鼻窦炎是其并发症；气管切开为择期手术，不适合紧急抢救。人工气道即时并发症有出血、气胸、空气栓塞和皮下及纵隔气肿等，48 小时后并发症有感染、出血和气管狭窄等。目前使用的气管插管或气管切开管的气囊多为低压高容型，对气管黏膜的损伤小，气囊压力维持在 $25cmH_2O$ 以下较为安全。建立人工气道后，应注意气道内分泌物吸引和气道湿化。

（二）氧疗

氧源通过连接管道输入人体,提高呼吸气道内氧浓度,纠正缺氧状态即为氧疗。对于急性呼吸衰竭患者,氧疗是改善缺氧的重要手段。氧疗的目的,是输氧后尽可能使动脉血氧饱和度 ≥90% 或 $PaO_2 \geq 60mmHg$。氧疗是一种治疗措施,过度或使用不当也可导致不良反应,如视网膜病变、氧中毒以及吸收性肺不张等,因为:①氧中毒是 ARDS 的诱因之一;②高浓度氧疗可使 Ⅱ 型呼吸衰竭患者 CO_2 潴留加重;③高浓度氧疗,使肺泡气中大量不被吸收的氮气逐渐为氧气取代,氧气易被血液吸收而发生肺泡萎陷。

氧疗的发展是个循序渐进的过程。氧疗有多种方式,按病情需要分为非控制性氧疗和控制性氧疗(取决于有无通气障碍);按给氧浓度分为低浓度氧疗(<30%)、中浓度(30%~50%)和高浓度(>50%)氧疗;按氧流量大小分为低流量氧疗(<4L/min)和高流量氧疗(≥4L/min);按气压分为常压氧疗和高压氧疗。

1. 鼻导管、鼻塞或鼻咽管氧疗 属于低流量氧疗系统。优点:简单、方便、不影响患者咳痰、进食和口腔护理。缺点:吸氧浓度不稳定、损伤鼻部局部黏膜、可致导管堵塞、氧流量过大引起不适,以及需额外增加湿化装置。吸入氧浓度(FiO_2)计算可参照经验公式: $FiO_2(\%)=21+4 \times$ 氧流量(L/min)。

2. 面罩氧疗 适用于 PaO_2 明显降低,对氧流量需求较大的患者,但 CO_2 潴留患者慎用。包括简单面罩、带储气囊部分或完全不重复呼吸面罩等,优点为吸入氧浓度相对稳定,对鼻黏膜刺激小,有利于呼吸道湿化和温化,缺点是影响患者的进食、咳痰、有一定程度的无效腔、CO_2 重复吸收、胃肠胀气以及不利于口腔护理等。可调式通气面罩(又称"文丘里面罩")氧疗值得推广,其原理是,氧气经过狭窄的孔道进入面罩时产生喷射气流,气体分子物理运动产生负压,携带空气从开放的边缘混入面罩,进而让氧气能够在面罩内压缩,加速流通。此外,高流量、高流速的气体冲刷面罩内呼出的 CO_2,从而减少重复呼吸。文丘里面罩,适用于低氧血症伴高碳酸血症或者呼吸衰竭气管切开后脱机患者。临床应用加热加湿装置、自动注水罐、带加热的螺纹管和文丘里空氧混合器和呼吸管路组成的具有湿化功能的氧疗系统,能解决部分患者气道湿化和给氧需要,减少痰痂形成和吸痰次数,以及吸痰所致低氧血症程度,原理类似于经鼻高流量氧疗(high-flow nasal cannula oxygen therapy,

HFNC),适合基层医疗机构使用。

3. HFNC HFNC 是通过加温湿化导管和鼻塞持续为患者提供可调且相对稳定的吸氧浓度、温度和湿度的高流量氧疗方法。HFNC 吸氧浓度在 21%~100% 之间调节,流速在 25~60L/min 之间调节,气体温度在 33~37℃调节,从而达到最佳湿化状态,具有比无创正压通气(non-invasive positive pressure ventilation,NIPPV)更良好的湿化效果,最符合生理的湿度和温度,能防止气道干燥。HFNC 作用机制:①冲刷作用减少鼻咽部无效腔,改善肺泡气中 CO_2 与 O_2 的比例,从而提高呼吸做功的效率;②提供高速气流减弱吸气阻力,从而减少呼吸做功;③温热湿润的气体改善肺顺应性;④给予足够的加温加湿气体,使代谢做功减少;⑤与流速相关的持续上气道正压。HFNC 适应证:①轻度~中度 Ⅰ 型呼吸衰竭(100mmHg ≤ PaO_2/FiO_2 <300mmHg);②呼吸频率>24 次/min 的轻度呼吸窘迫;③pH ≥ 7.3 的轻度通气功能障碍;④对传统氧疗或无创正压通气不耐受或有禁忌证者。HFNC 相对禁忌证:①PaO_2/FiO_2<100mmHg 的重度 Ⅰ 型呼吸衰竭;②pH<7.30 的通气功能障碍;③矛盾呼吸;④气道保护能力差、有误吸高危风险;⑤血流动力学不稳定,需血管活性药物;⑥面部或上呼吸道手术不能佩戴;⑦鼻腔严重堵塞;⑧患者不耐受。HFNC 绝对禁忌证:①需要紧急气管插管和有创机械通气的心搏呼吸骤停患者;②自主呼吸微弱、昏迷;③急重度 Ⅰ 型呼吸衰竭(PaO_2/FiO_2<60mmHg);④通气功能障碍。HFNC 优点:①鼻导管较小,佩戴轻松;②湿化气道黏膜,促进分泌物排出,保持呼吸道正常生理功能;③减少呼吸代谢消耗和呼吸功耗;④减少上呼吸道无效腔和降低上呼吸道阻力;⑤起到呼气末正压通气作用,促进肺泡复张和氧的弥散,减少呼吸功耗;⑥增加呼气末容积;⑦减少上呼吸道无效腔重复呼吸气体。建议以下临床状态应用 HFNC:①辅助内镜操作;②轻/中度 ARDS 早期应用;③PaO_2/FiO_2 ≥ 200mmHg 的肺炎患者;④肺纤维化患者;⑤心源性肺水肿;⑥心胸/血管外科术后的胸腹矛盾呼吸患者;⑦气管插管患者拔管后(排除体重指数 ≥ 30kg/m² 的心脏手术患者);⑧拒绝插管患者。此外,伴有低氧血症的睡眠呼吸暂停患者适合应用 HNFC,但对低氧合并高碳酸血症患者应用 HFNC 持慎重态度,因可增加 CO_2 潴留风险,但在严密监测下可应用于有创机械通气拔管后的序贯治疗。根据呼吸衰竭的类型,HFNC 参数设置和撤离如表 29-3。

表 29-3 HFNC 参数设置

	Ⅰ 型呼吸衰竭	Ⅱ 型呼吸衰竭
流量	初始 30~40L/min,根据患者耐受性和依从性调节	初始设置 20~30L/min,根据患者耐受性和依从性调节,如患者 CO_2 潴留明显,流量可设置为 45~55L/min 甚至更高,达到患者能耐受的最大流量
温度	31~37℃,依据患者舒适性和耐受度以及痰液黏稠度适当调整	31~37℃,依据患者舒适性和耐受度以及痰液黏稠度适当调整
FiO_2	滴定 FiO_2 维持 SpO_2 在 92%~96%,结合血气分析结果调整	滴定 FiO_2 维持 SpO_2 在 88%~92%,结合血气分析结果调整
撤离	原发病控制后逐渐降低 HFNC 参数,如果达到以下标准考虑撤离:流量 <20L/min,且 FiO_2<30%	

29

(三) NIPPV

NIPPV 为不需要侵入性或有创性的气管插管或气管切开,只是通过鼻罩、口鼻罩、头罩或全面罩等方式将患者与呼吸机相连接进行正压辅助通气。循证医学支持呼吸衰竭患者行 NIPPV,应用 NIPPV 患者应具备以下条件:①能够清醒合作;②血流动力学稳定;③不需要气管插管保护(无误吸和消化道无出血、气道分泌物少和易咳出);④无严重心律失常、无未经引流的气胸或纵隔气肿和严重腹胀等情况;⑤无颜面部和上呼吸道损伤;⑥能耐受鼻 / 面罩。NIPPV 适合应用于轻、中度呼吸衰竭患者,参考指征如下:①疾病诊断和病情可逆性评价适合使用 NIPPV;②有需要辅助通气的指征,中至重度呼吸困难,表现为呼吸急促(COPD 呼吸频率>25 次 /min,充血性心力衰竭呼吸频率>30 次 /min),需动用辅助呼吸肌参与呼吸运动或胸腹矛盾运动;③血气分析异常(pH<7.35,$PaCO_2$>45mmHg 或 PaO_2/FiO_2<200mmHg)。NIPPV 模式设置有双相气道正压(bi-phasic positive airway pressure,BiPAP)和持续气道正压通气(continuous positive airway pressure,CPAP),以及保证平均容量的压力支持(average volume assured pressure support,AVAPS)等。NIPPV 的缺陷:①缺乏对气道的控制;②通气压力有限;③气道通路难以密闭(漏气、胃肠胀气);④呼吸道湿化和引流不够充分,口咽干燥,排痰障碍;⑤缺乏完整的监测装置;⑥有误吸风险;⑦舒适度差和空间幽闭感。

NIPPV 作为救治呼吸衰竭有效的通气支持技术,在 COPD 急性加重期(acute exacerbation of chronic obstructive pulmonary disease,AECOPD)导致的急性呼吸衰竭、急性心源性肺水肿、免疫功能受损合并呼吸衰竭、轻度 ARDS、支气管哮喘急性发作、急性中毒所致的呼吸衰竭、肺炎合并呼吸衰竭、胸部限制性疾病,以及有创 - 无创序贯通气治疗中发挥重要作用,能显著改善该类呼吸衰竭的发生和降低气管插管率、ICU 病死率。意识不清患者、躁动患者、对 NIPPV 不耐受或耐受性差、有吸入性肺炎风险患者,以及缺乏气道保护的肺性脑病患者不推荐使用。

NIPPV 期间镇静仍有争议,焦点是药物对呼吸的抑制作用,但在严格监测、能紧急气管插管,以及团队协作强的呼吸治疗单元可在 NIPPV 期间给予恰当镇静药物,应用镇静之前需行风险 - 效益评估,以及应在 ICU 使用,避免使用苯二氮䓬类,适合使用右美托咪定和氯胺酮,次之选择丙泊酚和阿片类(如瑞芬太尼)。

(四) 高频振荡通气

高频振荡通气(high frequency oscillatory ventilation,HFOV)通过高频振荡隔膜片或活塞推移产生气流,采用超出生理呼吸频率的振荡(500~3 000 次 /min)方式进行通气,实现小潮气量(1~4ml/kg)输送湿化后的氧含量较高的气体,使肺泡短时间均匀膨胀,在不增加气压伤的基础上改善肺顺应性,提高气体交换效率,促进 CO_2 排出和氧合。HFOV 气体交换机制:①肺泡直接通气;②肺泡间气体交换;③气体带入;④增加弥散。因 HFOV 具有良好的加温湿化气体供给、主动呼气机制以及可避免机械通气部分并

发症而被用于呼吸衰竭救治。与常规机械通气比较,HFVO 具有以下优点:循环干扰小、氧合改善好、气体弥散好、减少气压伤发生和改善远期预后。目前 HFOV 主要集中在儿童呼吸衰竭、ARDS 以及外伤所致顽固性低氧血症救治。FiO_2 ≥ 60% 且平均气道压>24cmH$_2$O 的 ARDS 患者要考虑 HFOV,尤其是达不到肺保护性通气目标,使吸气平台压不超过 30~35cmH$_2$O 或常规通气时平均气道压 ≥ 24cmH$_2$O 时,提倡早期应用 HFOV,同时联合俯卧位通气或肺泡复张法治疗 ARDS,为肺保护性通气的有效策略之一。应用 HFOV 注意事项:清洁气道、保持呼吸道通畅,通气过程中适当镇静、镇痛和肌松。HFOV 并发症:湿化不完全、感染、血供不足、平均动脉压过高、气胸、低血压和气道阻塞等。

(五) 有创机械通气

机械通气不仅用于治疗不同病因所致的呼吸衰竭,而且也用于预防呼吸衰竭的发生或加重。下列的任一项为开始机械通气指征:①自主呼吸频率>正常的 3 倍或<正常的 1/3;②自主潮气量<正常 1/3;③生理无效腔 / 潮气量>60%;④肺活量<1~15ml/kg;⑤$PaCO_2$>50mmHg(COPD 除外),且有持续增高者或出现精神症状者;⑥PaO_2<正常者 1/3;⑦肺内分流>15%。对于心胸大手术后和严重胸部创伤患者则可应用呼吸机帮助患者渡过呼吸负荷加重阶段。机械通气的常见并发症有通气过度引起的呼吸性碱中毒、通气不足、气压伤、血压下降、心排血量下降、治疗无效和呼吸机相关性肺炎,故需根据临床资料、血气结果调整呼吸机参数和停、撤呼吸机。有创机械通气的相对禁忌证:大咯血、严重误吸、肺大疱、张力性气胸,以及心肌梗死继发的呼吸衰竭。

(六) 体外膜氧合

详见本书"第 155 章 体外膜氧合(ECMO)在急危重症中的应用"。

(七) 高压氧疗

非呼吸衰竭常规治疗措施,需将患者送入特设的高压氧舱(纯氧舱或空气加压舱),在超过 1 个大气压的高压(1.2~3.0 个大气压)下给氧,利用氧分压与血液氧溶解度呈正比的关系增加血氧含量,最终达到缓解组织缺氧的目的。每次吸氧时间不宜过长,间隙吸氧,从而避免氧中毒。高压氧疗主要适用于外呼吸功能正常、而氧的血液运输障碍所导致的 Ⅰ 型呼吸衰竭,如一氧化碳、CO_2 或氰化物中毒、肺泡蛋白沉积症合并呼吸衰竭。高压氧疗禁忌证:未经处理的气胸和活动性出血、严重肺气肿、肺大疱、上呼吸道感染、严重高血压和妊娠等。HBO 严重并发症:氧中毒、气压伤和减压病。

(八) 一氧化氮吸入

一氧化氮(nitric oxide,NO)选择性扩张肺血管,降低肺动脉压,改善通气 / 血流比值失调和换气,而不影响体循环血压、血流,成为治疗呼吸衰竭的有效措施。吸入的 NO 与血红蛋白内铁离子高亲和,迅速弥散至肺泡壁周围血管的内皮细胞,穿过细胞膜到达血管平滑肌,因此,NO 作用机制:①与细胞 NO 受体结合,激活鸟苷酸环化酶,鸟苷三磷酸转为环鸟苷酸,进而激活环鸟苷酸依赖的蛋白激酶 G,抑制细胞内 Ca^{2+} 动员,降低细胞内 Ca^{2+} 浓度,血管平滑肌舒

29

张;②降低肺泡表面活性物质表面张力及亲水能力,促进肺泡复张;③抑制炎症反应细胞激活,减少中性粒细胞在肺部的黏附与聚集。NO 吸入目前应用于 COPD、ARDS、肺动脉高压、新生儿低氧性呼吸衰竭、胎粪吸入综合征,以及肺炎所致的呼吸衰竭,特别适合并发肺动脉高压的呼吸衰竭患者。建议对于肺实质疾病引起的严重呼吸衰竭,NO 吸入与高频振荡通气联合应用。NO 吸入的起始浓度为 20ppm($1ppm=10^{-6}$),待氧合稳定后,予 5ppm 维持浓度,10~80ppm 范围内安全。不良反应:出血、高铁血红蛋白血症和肺损伤,急性肾功能不全、肺水肿和肺纤维化少见,与 NO 吸入浓度相关,控制浓度可减少不良反应。

(九) 一般支持治疗

1. 控制感染 感染既可诱发或加重呼吸衰竭,也是呼吸衰竭和机械通气的常见并发症。应在气道引流通畅的条件下,选用适宜的抗菌药控制感染。

2. 纠正酸碱失衡 急性呼吸衰竭较慢性呼吸衰竭更易合并代谢性酸中毒,应积极纠正。

3. 注意心血管、脑、肾、肝功能的维持,以及水、电解质、微量元素和热量平衡。

(十) 病因治疗

急性呼吸衰竭多有突发病因,根据病史、体检、胸部 CT 及动脉血气分析作出判断。针对不同病因,采取相应措施。上述各种治疗的目的在于为原发病的治疗争取时间。临床处置时注意以下几点:①呼吸衰竭的缺氧纠正后病因治疗极为重要;②单纯通气不足引起的呼吸衰竭对氧疗较敏感;其次为轻、中度通气 / 血流比值失调和弥散障碍所致缺氧;效果最差的为重度肺换气功能障碍如肺内分流所致缺氧;③氧疗时需要改善循环功能,因氧运输障碍也可能出现组织缺氧,一般要求血红蛋白水平不低于 100g/L。

二、慢性呼吸衰竭的治疗

治疗原则:纠正缺氧、改善 CO_2 潴留和代谢功能紊乱,提高生活质量;预防或减轻并发症;积极治疗基础疾病中的可逆性病因。

(一) 保持呼吸道通畅

原则与急性呼吸衰竭一致。

1. 支气管扩张剂 对于存在气道高反应性的 COPD 或哮喘患者合并呼吸衰竭时应使用支气管扩张剂解除气道痉挛,常用茶碱、β_2 受体激动剂和抗胆碱能药。①国内茶碱使用广泛,缓释制剂较优,应用茶碱时应注意胃肠道反应和心脏的不良反应。②目前已将吸入抗胆碱能药作为 COPD 的一线治疗药物,稳定期 COPD 治疗首选,常用异丙托溴铵和噻托溴铵,前者为短效制剂,吸入后 5~10 分钟起效,持续 4~6 小时;后者为长效抗胆碱能药物(long-acting anticholinergic drug,LAMA),可保持 24~45 小时疗效;其他抗胆碱能药还有阿地溴铵(半衰期 2~3 小时)、格隆溴铵(作用于 M_3 受体,5 分钟起效,半衰期 33~57 小时)。抗胆碱能药的不良反应为口干。③β_2 受体激动剂也分短效 β_2 受体激动剂(short-acting β_2 agonist,LABA)和长效 β_2 受体激动剂(long-acting β_2 agonist,LABA),前者有沙丁胺醇,后者有

福莫特罗、沙美特罗,近年来新研发的 β_2 受体激动剂有茚达特罗、奥达特罗和维兰特罗,β_2 受体激动剂使用过程中需注意肌肉震颤和心脏的不良反应。④选择性磷酸二酯酶Ⅳ型抑制剂有罗氟司特,具有扩张支气管作用强,抗炎效果好,不良反应少、使用方便、作用时间长,以及患者依从性高等优点,缺点是增加腹泻、食欲下降、头晕和胃炎。临床建议 LABA/LAMA 联合使用,如噻托溴铵 / 奥达特罗联合通过不同受体起效,可在减少药物剂量依赖性的同时最大限度地增加药物疗效。

2. 祛痰剂 呼吸道分泌物过多或黏稠不易咳出常加重通气障碍,导致缺氧、窒息等危重临床表现,因此,在痰液引流(咳嗽、胸部叩击、体位引流和湿化气道等)过程中可适当使用祛痰药物,降低痰液的黏稠度、稀释痰液、刺激肺泡Ⅱ型上皮细胞分泌表面活性物质、防止肺泡萎陷和肺不张、清除氧自由基和减少气道高反应性。祛痰药有黏液溶解药、恶心性祛痰药和黏液润滑药。①黏液溶解药,包括 N- 乙酰 -L- 半胱氨酸、L- 半胱氨酸乙基酯盐等半胱氨酸制剂和盐酸溴己新,通过裂解黏蛋白中的二硫键,降低黏液的黏滞度,并对脓性痰液中的 DNA 纤维裂解。舍雷肽酶是一种新型黏液溶解药,具有很强的溶解纤维蛋白块、消除黏性脓痰和净化炎症病灶面等作用。②恶心性祛痰药,以愈创木酚甘油醚为代表,主要用于支气管炎、慢性化气管炎、肺脓肿、支气管扩张等引起的多痰咳嗽,口服后可刺激胃黏膜,反射性引起支气管分泌增加,痰液稀释,达到祛痰作用,多与其他镇咳、平喘药配成复合制剂。③黏液润滑药,有盐酸氨溴索,通过刺激呼吸道杯状细胞或黏膜下分泌腺细胞、克拉拉细胞,分泌亢进的同时促进肺泡Ⅱ型细胞分泌表面活性物质,润滑痰液咳出路径,使痰更容易咳出。④新型黏液溶解性祛痰药还有柠檬烯中的 1,8- 桉树脑、柠檬烯及 α- 蒎烯,具有抗菌、扩管、止咳、祛痰的功效,当其作用于黏液纤毛清除系统时,可改善和恢复黏痰纤毛系统功能,促进黏痰稀释、溶解和排出。

3. 湿化及雾化治疗 凡是气道分泌物增多、黏稠分泌物的自然清除障碍,尤其是气管插管及切开患者,均可使用黏液溶解药吸入。气道严重阻塞时气雾剂很难进入肺内,不易奏效,应先使用解痉药。湿化吸入气体和雾化给药,均可达到湿化气道及局部治疗作用,湿化是否充分最好的标志,就是观察痰液是否容易咳出或吸出。理想的雾化要求:等渗液体、雾滴直径为 1~3μm、雾化气体的水分应达到 100mg/L、深而慢的口呼吸,并在吸气后适当屏气。湿化和雾化治疗的局部用药有 β_2 受体激动剂、抗胆碱能药物、抗生素和激素等。我国尚无专供雾化吸入的抗菌药物,不推荐静脉抗菌药物替代雾化制剂使用,因静脉制剂中的防腐剂可诱发气道痉挛。雾化用盐酸氨溴索国内也未上市。不推荐传统"呼三联"方案(地塞米松、庆大霉素、α- 糜蛋白酶),因无对应的雾化吸入制剂。不推荐吸入中成药。其他如干扰素、低分子量肝素及抗病毒药物因无对应雾化制剂,也不推荐。雾化器主要分为 3 种类型,即喷射雾化器、超声雾化器和振动网孔式雾化器。①喷射雾化器利用压缩气体产生的高速气流,将溶液喷射到挡板上,使液体破裂、分散形成

29

气雾,形成的微粒较大(>5μm),且不均一;②超声雾化器利用晶体的逆压电效应,晶体在外加电场的驱动下产生高频振动,不断地向溶液发出超声波,超声波到达溶液表面后克服液体表面张力,将液体打碎形成气雾,蛋白类药物或酶易变性;③振动网孔式雾化器主要由压电陶瓷振动部件及密布微孔的微孔板组成,溶液位于振动部件及微孔板中间,电流驱动压电陶瓷形成高频上下振动,振动波驱动液体从微米级小孔中挤出,形成气雾,微粒均匀,大小3~5μm,适用于雾化吸入抗菌药物治疗。治疗中应避免交叉感染、气道痉挛及干稠分泌物湿化后的膨胀作用。

4. 胸部理疗 凡气道分泌物增多、黏稠或分泌物的自然清除机制受损时,可考虑胸部理疗,如体位引流、拍击、振荡和深呼吸等。高频胸壁振荡排痰应用广泛,作用机制:①改变气道内分泌物的流变学;②产生一个类似咳嗽的呼气相流速,使分泌物脱离气道壁;③加快纤毛系统的移动速度,使分泌物加速向大气道移动并排除。高频胸壁振荡排痰仪是振荡性气道廓清装置,能均匀地作用于整个胸壁,并通过胸壁传到肺部各级支气管,反复产生类似咳嗽的剪切力,改变支气管分泌物的理化性状,使分泌物得到松解,促使肺部周边细末支气管的分泌物向大气道移动,使用频率:8~10Hz,设置时间为10~30分钟,哮喘和COPD患者建议频率为10~12Hz;术后患者频率为8~12Hz。以下患者不适合高频胸壁振荡排痰:①合并气胸、肺水肿、肺脓肿患者;②合并心功能不全者;③合并肺部肿瘤者、肺结核者;④合并肺栓塞者;⑤血流动力学不稳定或有活动性出血者;⑥脊柱损伤或颅内高压患者。对于气管插管或气管切开患者治疗前应妥善固定,防止气管插管脱落。

(二)氧气疗法

长期家庭氧疗不仅对COPD并发慢性呼吸衰竭患者有效,其他疾病如间质性肺疾病合并呼吸衰竭患者同样获益,能降低肺动脉高压,改善生活质量,提高存活率。要求吸氧持续时间不应少于15h/d。严重缺氧患者可在短时间内吸入高浓度氧,随后应及时将吸氧浓度调节至纠正缺氧的最低水平。对于Ⅱ型呼吸衰竭患者强调低浓度氧疗,因为高浓度吸氧可能会加重CO_2潴留和呼吸性酸中毒。

(三)机械通气治疗

1. NIPPV NIPPV通过正压通气的方式开放塌陷的上气道、提高肺通气容积、改善通气与通气/血流比值,改善氧合及减少CO_2潴留。模式:①CPAP,整个呼吸周期中患者自主呼吸的同时,呼吸机持续给予同一水平的正压支持,辅助患者完成整体呼吸动作;吸气时,正压克服气道阻力,减少呼吸肌做功;呼气时,气道正压防止小气道陷闭,增加功能残气量,改善氧合;对于急性心源性肺水肿患者,CPAP产生的胸腔正压减少回心血量有利于改善症状,但应关注心排血量降低的患者的正压水平,防止容量性休克。②BiPAP,时间切换-压力控制的通气模式,可分别调节吸气相气道正压(inspiratory positive airway pressure,IPAP)和呼气相气道正压(expiratory positive airway pressure,EPAP)。根据吸-呼相转换机制,BiPAP可分为自主呼吸(spontaneous,S)通气辅助模式、时间控制(timed,T)模式和自主呼吸通气

辅助结合时间控制(S/T)模式等。目前(S/T)模式使用较多。③AVAPS,压力支持混合通气模式,自主呼吸时,IPAP和EPAP两个压力水平各自的时间由设定的呼吸时间决定保证平均容量的压力支持。为达到预定的通气潮气量,吸气压设置在一个范围区间而不是一个固定值。呼吸机根据测量到的通气容积,自动调节IPAP,以达到预定的通气潮气量。通常情况下,提高CPAP和EPAP水平,有助于改善缺氧和维持上呼吸道开放;增加IPAP与EPAP的差值或增加通气容积,有助于改善肺泡通气,促进CO_2排出。NIPPV模式的选择因疾病而异,对于Ⅱ型呼吸衰竭,临床常用BiPAP辅助通气,因BiPAP可以对吸气相和呼气相气道压分别进行调节,在吸气时提供较高的压力(10~25cmH₂O),在呼气时提供较低的压力(3~5cmH₂O)。对于Ⅰ型呼吸衰竭,CPAP和BiPAP均为有效的通气模式。应用NIPPV过程中需及时、准确地判断疗效,以确定是继续应用还是转换为有创通气,一般认为,应用无创通气1~2小时后,如果病情恶化或患者不耐受,应及时转换。

NIPPV时应具备足够的气道湿化,促进气道黏膜湿化和稀释痰液、维持气道黏膜纤毛功能,避免治疗失败。除常规应用NIPPV适应证以外,以下需特别关注:①对重度呼吸性酸中毒(pH<7.25)或伴有肺性脑病的AECOPD患者使用NIPPV改善呼吸衰竭持谨慎态度。②COPD并发呼吸衰竭的辅助撤机,即"有创-无创序贯通气策略"。③BiPAP改善急性心源性肺水肿患者的气促症状,但对于急性冠脉综合征并发心力衰竭患者慎用。④免疫功能受损(癌症与移植后)伴呼吸衰竭患者,可从NIPPV治疗中获益。⑤COPD稳定期患者,家庭NIPPV治疗能减轻呼吸肌疲劳,应用指征:伴有乏力和呼吸困难等临床症状;$PaCO_2 \geqslant 55mmHg$或在低流量给氧情况下$PaCO_2$为50~55mmHg,伴有夜间$SaO_2 < 88\%$的累计时间占监测时间的10%以上。⑥意识清楚、血流动力学稳定、随时可进行气管插管、感染所致ARDS早期,预测在48~72小时内能缓解的患者,在密切观察生命体征和治疗反应时可使用NIPPV,但需持谨慎态度。⑦阻塞性睡眠呼吸暂停综合征和胸壁畸形或神经肌肉疾病适合NIPPV。

表29-4为NIPPV成功/失败的相关因素分析。NIPPV治疗AECOPD合并呼吸衰竭患者失败与否可采用HACOR评分预测:心率(heart rate)、酸中毒(acidosis)、意识(consciousness)、氧合(oxygenation)及呼吸频率(respiratory rate),即NIPPV治疗1~2小时后HACOR评分>5分的患者NIPPV失败率达50%,此类患者适合早期插管(<48小时)。主张COPD患者家庭NIPPV使用过程对呼吸机参数和经皮CO_2进行远程监测。患者额面部差异是NIPPV治疗失败的因素之一,因此,应用3D扫描技术研发的个体化适配配件将是趋势之一。

2. 无创高频振荡通气 无创高频振荡通气(nasal high frequency oscillatory ventilation,NHFOV)是一种较新的无创通气,通过经鼻导管、面罩或鼻咽管将振荡压力波作用于肺部而发挥呼吸支持作用,持续存在的气道压起到机械性扩张支气管,防止肺泡及细支气管闭陷、增大功能残气量的

表 29-4 NIPPV 成功 / 失败的相关因素

相关因素	NIPPV 成功	NIPPV 失败
耐受性	人机同步协调性好,耐受性好	患者对 NIPPV 的耐受性差
气道分泌物	气道分泌物少	气道分泌物多
面部与面罩是否适配	牙齿完整,颜面无畸形	无牙齿,颜面畸形导致多类型面罩尝试仍漏气者
呼吸困难程度	呼吸频率<30 次 /min	中重度呼吸困难(Borg 评分≥4)
APACHE Ⅱ 评分	APACHE Ⅱ 评分低(<29)	高 APACHE Ⅱ 评分
意识状态	Glasgow 昏迷评分 15 分	意识不清楚或意识状态受损
疾病状态	基础疾病是 COPD 或充血性心力衰竭、无肺炎和 ARDS	肺炎和 ARDS
其他	45mmHg<$PaCO_2$<92mmHg,NIPPV 治疗 1~2 小时后病情改善良好	营养状态差

注:NIPPV,无创正压通气;APACHE,急性生理和慢性健康状况(acute physiology and chronic health evaluation);COPD,慢性阻塞性肺疾病;ARDS,急性呼吸窘迫综合征。

作用,具有无创、小潮气量、减少压力伤及容量伤等优点,可迅速改善氧合、清除 CO_2。NHFOV 需特定无创呼吸机,如英国 SLE5000 呼吸机;初调呼吸机参数:频率 6~10Hz,平均气道压 10~12cmH_2O,振幅以看见下颌抖动及颈部振荡为参照,FiO_2 25%~40%,作为撤机后的呼吸支持过渡。

3. 有创机械通气 有创机械通气指建立人工气道,如气管插管或气管切开,连接呼吸机进行辅助呼吸,是较为成熟的一种呼吸支持技术。适应证:①严重低氧血症和 / 或高碳酸血症,或其他原因需长期机械通气者;②不能自行清除呼吸道分泌物、胃内反流物或出血,随时有误吸风险者;③上呼吸道损伤、狭窄、梗阻、气管食管瘘等影响正常通气者;④下呼吸道分泌物过多或出血需反复吸引者;⑤患者自主呼吸突然停止,紧急建立人工气道行机械通气者;⑥因诊断和治疗需要,在短时间内需要反复插入气管镜者。有创机械通气过程中需实施充分镇痛为基础的浅镇静为导向的镇痛、镇静策略。

目前尚无统一的标准来决定呼吸衰竭患者是否接受有创通气治疗,对不同原因所致的呼吸衰竭者,上机标准应有差异。机械通气,仅仅是一种呼吸支持手段,对原发病并无治疗作用,其价值在于为诊治原发病及呼吸功能的恢复争取时间。上机之前应充分评估原发病是否可逆、有无撤机可能,并综合考虑医疗、社会和经济等诸多因素。临床可根据患者的一般情况(意识、呼吸频率及节律和自主排痰能力)及动脉血气指标的动态变化判定。当出现意识障碍、呼吸频率过快或过慢(如>35~40 次 /min 或<10 次 /min);呼吸节律不规则;无力咳痰;自主呼吸微弱或消失;吸氧条件下 PaO_2<50mmHg;$PaCO_2$ 进行性升高,pH 动态下降等提示需及时使用有创机械通气。对 AECOPD 所致的慢性呼吸衰竭,选择上机的 PaO_2 值一般较急性呼吸衰竭低。

根据患者的呼吸情况,选择控制性或辅助性通气模式。前者适用于自主呼吸不规则、减弱或消失,后者适用于自主呼吸存在并与呼吸机协调良好的患者。目前,尚无充分的依据证明哪种模式最好,总的原则是当病情趋于稳定时尽早由控制模式改为辅助模式。临床医师倾向于使用压力控制通气取代容量控制通气,进行肺保护性机械通气,但没有循证医学依据证明两者在 ARDS 治疗中的优势。有气道阻塞或存在肺部疾患时,宜选用同步性能好的呼吸机,以减少人机对抗并确保肺泡通气量的稳定。神经调节辅助通气(neurally adjusted ventilatory assist,NAVA)是新型通气模式,具有传统机械通气模式不具备的优势。NAVA 通过监测膈肌电活动信号触发呼吸机工作,并能根据患者呼吸中枢驱动信号的强弱来调整呼吸机的通气支持幅度,能够很好地改善人机不同步、减少无效腔样通气、提高脱机成功率,运用前景十分广阔。

为克服传统机械通气的局限性,目前提倡新的机械通气策略。循证医学将小潮气量通气作为肺保护策略的 A 级推荐意见,因其能有效避免呼吸机相关的肺损伤。肺保护性通气策略的核心内容是:小潮气量(4~7ml/kg 预测体重);控制气道平台压<28~32cmH_2O(<30cmH_2O 临床可接受);允许性高碳酸血症($PaCO_2$≤65mmHg,同时 pH>7.20 临床可接受);最佳 PEEP(ARDS 患者在最佳 PEEP 时患者肺顺应性最大、呼气末无肺泡塌陷的最小 PEEP 值,8~15cmH_2O 的 PEEP 适合大多数 ARDS 患者)。肺复张是肺保护性通气策略的补充,肺复张手法,就是一次或多次给予高于常规平均气道压的压力,并维持一定的时间(一般不超过 2 分钟),使更多的萎陷肺泡开放,防止小潮气量通气所带来的继发性肺不张,从而能达到减少肺损伤和改善肺顺应性及氧合目的。肺复张手法不推荐常规使用,对于顽固性低氧血症患者,在严密监测下使用,常用的方法有:控制性肺膨胀(临床常用持续吸气相高压,提高 PEEP 至 30~50cmH_2O,持续 20~40 秒)、间断叹息和 PEEP 递增法。俯卧位通气也是重要的肺复张手段,主要是肺重力依赖区的复张,为非常规手法。

对于大多数接受气管插管、机械通气的患者,临床均主张给予低水平的 PEEP(3~5cmH_2O),补偿因仰卧体位和经喉插管引起的容量下降。对于氧合不满意的患者,可提高 PEEP 水平。调节 PEEP 水平应在最合适的吸入氧浓度(<60%)条件下达到较好的动脉血氧合,通常不超过

29

15cmH_2O。最佳 PEEP 设定包括以下方法：①根据氧合法滴定最佳 PEEP，在可接受氧浓度（<60%）下维持充分氧合（脉搏氧饱和度>88%）的最佳 PEEP；②低流速法测定压力-容积曲线，是最常用主要方法，既往常以静态压力-容积曲线低位拐点压力 +2cmH_2O 作为最佳 PEEP 的设置，目前倾向于将静态压力-容积曲线呼气支最大拐点设置为最佳 PEEP。

4. 有创—无创序贯通气和有创—HFNC 序贯通气 有创—无创序贯通气，是患者接受有创通气的基础上，当呼吸衰竭得到一定程度缓解但尚未达到传统的拔管-撤机标准之前，代之以无创通气，反复让患者适应，使患者呼吸肌疲劳状况得到改善，从而减少有创通气的时间，防止再插管的一种方案与策略。多项研究证实该法可显著提高撤机成功率，缩短机械通气和住 ICU 的时间，降低院内感染率，增加患者存活率。与有创通气治疗策略一致，序贯无创通气也采用正压通气原理，但序贯无创通气插管时间较有创通气时间短。有创-无创序贯通气能否成功的关键，是把握有创通气转为无创通气的切换点，对于 AECOPD 患者以肺部感染控制窗为切换点，能较准确地判断早期拔管时机。通过使用有效抗菌药及及时引流人工气道内痰液，支气管-肺部感染往往在 5~7 天内得到控制，表现为痰量减少、黏度变稀、痰色转白、体温下降、血白细胞计数降低、X 线胸片上支气管-肺部感染消退，此阶段称为肺部感染控制窗。肺部感染控制窗后，若不及时拔管，则可能随插管时间延长并发呼吸机相关肺炎。出现肺部感染控制窗时，患者痰液引流问题已不突出，而呼吸肌疲劳仍较明显，需要较高水平的通气支持，此时撤离有创通气，继之 NIPPV，能一步缓解呼吸肌疲劳，改善通气功能。

有创—HFNC 序贯通气，是近年来在国内外应用较广泛的一种无创呼吸支持模式，序贯 HFNC 可为患者提供相对恒定的吸氧浓度和湿度的高流量气体，并通过鼻塞进行氧疗，使气道完全湿化，稀释痰液，促进痰液排出，序贯 HFNC 可有效改善 COPD 伴 Ⅱ 型呼吸衰竭患者氧合水平，降低肺动脉压，值得推广应用。

5. 疾病特异性的机械通气治疗

（1）COPD：AECOPD 时，由于气道炎症、气道痉挛等使气道阻力及内源性呼气末正压（intrinsic positive end-expiratory pressure，PEEPi），使呼吸过程中呼吸肌做功增加，呼吸肌疲劳，导致呼吸衰竭发生及加重恶性循环，故有创机械通气时可在呼气末加用一定的正压（3~5cmH_2O），以减少呼吸肌克服 PEEPi 做功，促进人机协调。AECOPD 尽量气管插管，避免气管切开，一般采用辅助通气模式，以压力支持通气（pressure support ventilation，PSV）较常用，压力支持从低压（10cmH_2O）开始，逐渐增加压力，最高压力 ≤30cmH_2O 为妥。由于 PSV 的主要缺点是没有通气量的保证，临床可采用同步间歇指令通气（synchronized intermittent mandatory ventilation，SIMV）+PSV，必要时设置分钟指令通气（minute mandatory ventilation，MMV）功能以保障通气安全。COPD 有创-无创序贯通气时或稳定期 NIPPV 的吸气相，给予一个较高的吸气压力，克服气道

阻力，增加肺泡通气量，同时减少呼吸肌做功，降低了氧耗量、减少 CO_2 生成量；呼气时，给予一个较低的 PEEP 对抗 PEEPi，防止肺泡萎陷，并改善通气/血流比值失调情况及弥散情况，增加肺氧含量，促进 CO_2 排除，从而降低 PaCO_2，升高 PaO_2。COPD 患者多有慢性呼吸性酸中毒，因肾脏的代偿，体内 HCO_3^- 增加，若 CO_2 排出过快，容易从酸中毒转变为碱中毒，故 PaCO_2 应逐渐下降，在 1~2 天达到或稍低于患者急性加重前的水平即可。NIPPV 辅助撤机指征：①患者在 AECOPD 前生活基本自理；②AECOPD 时感染得到有效控制；③全身的一般状态比较好，意识清楚；④痰液不多和气道清除能力较好；⑤通气参数：吸入氧浓度<40%，压力支持<12cmH_2O，频率<12 次/min。

（2）神经肌肉性疾病：主要为泵衰竭，由呼吸肌无力所致，患者的中枢呼吸驱动及肺换气功能基本正常。因呼吸肌无力使肺不能充分膨胀，易发生肺不张，可采用较大的潮气量（12ml/kg），必要时加用 PEEP（5~10cmH_2O）或叹息功能，防止肺不张。该类患者肺功能基本正常，只要保证足够的通气量，低浓度吸氧即可维持动脉血气于正常水平，各种类型的呼吸机均可选用。对病情进展缓慢、延髓呼吸中枢功能正常、气道分泌物不多的患者可选择无创通气。

（3）脑部病变：常见由脑血管意外、颅脑外伤、脑炎等所致的中枢性呼吸衰竭。原则同神经肌肉性疾病的机械通气治疗。各种类型的呼吸机均可选用，当伴有颅内高压时，可采用控制性过度通气，使 PaCO_2 保持在 25~30mmHg，脑血管处于轻度收缩状态，利于降低颅内压。颅内高压改善后，应逐渐减低通气量，使 PaCO_2 恢复正常。部分患者的咳嗽反射减弱甚至消失，容易并发下呼吸道感染，应注意人工气道管理。机械通气撤离后给予 HBO 治疗，可提高脑缺血耐受性、抗氧化应激以及抑制细胞凋亡等，达到神经保护的目的。

（4）外科手术后：外科术后呼吸功能减退的发生率较高，常见于胸腹部手术后，因术后肺不张、间质性肺水肿、误吸、肺部感染等引起。此类患者可积极行机械通气治疗，帮助患者顺利渡过术后数日内呼吸功能明显下降这一关键阶段，设置相对较小潮气量及较快通气频率，选用 PSV 或 CPAP 等通气模式。

（四）体外二氧化碳清除技术

体外二氧化碳清除技术（extracorporeal carbon dioxide removal technology，ECCO_2R）是一项能够快速去除 CO_2 和逆转呼吸性酸中毒技术，在正常每分通气量的情况下减少中枢呼吸驱动。ECCO_2R 由输出管（大的中心静脉或动脉）、泵、膜肺和输回管构成，含 CO_2 的血液被泵出至膜肺，因膜两侧 CO_2 梯度差，CO_2 通过弥散作用被清除。血流通过 ECCO_2R 通路有两种方法：患者的动脉压充足，可采用无泵系统（大管径的动脉管腔和充足的心排血量），即血液从患者的动脉导管输出，再从静脉导管输回，称为动静脉 CO_2 清除（arteriovenous carbon dioxide removal，AVCO_2R）。动脉导管和静脉导管都需要达到 1~2.5L/min 高血流量，即 25%~50% 心排血量，并需要去甲肾上腺素维持压力梯度。其次，采用机械泵替代，即静脉 CO_2 清除（venovenous carbon dioxide removal，

29

VVCO$_2$R),如 Decap 系统和 Hemolung 系统。ECCO$_2$R 清除 CO$_2$,不能提供有效氧合,与 ECMO 的氧合需要高血流量相比,ECCO$_2$R 可允许较低的血流速率。应用单腔、低流量体外 CO$_2$ 清除仪可有效降低 COPD 患者的 CO$_2$ 水平,成为 II 型呼吸衰竭治疗的新方法,也用于 ARDS 的辅助治疗。目前推荐膈肌电活动信号作为监测 ECCO$_2$R 去除 CO$_2$ 效果的指标和 AECOPD 患者对 ECCO$_2$R 脱机耐受性的预测指标。ECCO$_2$R 禁忌证有出血体质、血小板减少、不能建立中心静脉或有中枢神经系统病变。ECCO$_2$R 并发症有肢体缺血、骨筋膜隔室综合征、静脉穿孔、气胸、血肿、肝素相关性血小板减少、深静脉血栓形成等。

(五)氦氧混合气体治疗

氦气是一种小分子惰性气体,无色无味,化学结构稳定,气体密度较低,高运动黏性系数,无扩张支气管及抗炎作用,不会与机体生物内膜及呼吸气体相互作用。氦氧混合气体含 78% 氦气和 22% 氧气,通过物理原理,气流在气道内更容易以层流形式运动,降低了气道阻力、促进氧气向肺泡弥散及 CO$_2$ 排除、减少呼吸做功及减少并发症,还具有一定生物化学作用和细胞保护作用、降低生物新陈代谢率及减少能量消耗等优点。氦氧混合气体临床应用于重症哮喘、COPD、支气管肺发育不全和上气道阻塞性疾病合并呼吸衰竭患者,能有效降低机械通气使用率,促进患者恢复。相对于 NIPPV,氦气能降低感染风险、减少费用及改善患者难以适应的缺点,弥补 NIPPV 禁忌证及弊端,二者联合可能成为 AECOPD 有效治疗手段。氦氧混合气体治疗的缺点:制备困难、价格昂贵和高扩散性(能够从大多数严格密封的容器中逸出)。

(六)抗感染治疗

因住院时间长、基础疾病、获得性免疫功能低下或缺陷、接受机械通气及肺结构性改变等因素,慢性呼吸衰竭患者易发生医院获得性肺炎。临床通过呼吸系统症状和体征、外周血象、C 反应蛋白、降钙素原及影像学表现等指标,综合判断下呼吸道感染的控制状况。根据感染的严重程度、环境、患者的基础疾病和药物在体内的分布特点及其毒性等,综合分析后经验性用药,待获得病原菌和药敏结果后再调整用药。部分患者因年老体弱、机体反应性差,当出现呼吸道感染时仅有咳嗽、咳痰、气道分泌物增加、呼吸频率增快或 PaO$_2$ 降低,而较少有发热及外周血白细胞升高,胸部 X 线检查可能缺乏明显改变,此时,观察痰液、气道分泌物或肺部湿啰音的变化,成为判断抗感染治疗是否有效的重要指标,建议尽早行胸部 CT 检查。此外,有效的排痰是控制感染的第一步,故临床注重物理手段促进呼吸衰竭患者排痰。

感染是 COPD 患者死亡的独立危险因素,常有耐药菌、真菌造成的混合感染、二重感染,故抗菌药物选择需兼顾以上病菌。目前 AECOPD 患者具有下列 3 种主要症状者需抗感染治疗:①呼吸困难增加;②脓痰量增多或者脓痰增多;③机械通气。

(七)纠正酸碱失衡

治疗原发病,以调整呼吸为主,不急于补酸或补碱,维护肺、肾等重要酸碱调节器的功能,同时行血气分析、血乳酸、丙酮、电解质监测及排除实验误差才能得出正确的结论。

1. 呼吸性酸中毒 在慢性呼吸衰竭中最常见。主要因通气不足、CO$_2$ 潴留产生高碳酸血症所致。保持呼吸道通畅,增加肺泡通气量是关键,但勿使 CO$_2$ 下降过快,防止代谢性碱中毒。原则上不常规补碱,仅当 pH<7.20 时,适当补充碳酸氢钠,然后复查血气,pH 升到 7.20 以上即可。临床应注意如通气功能得不到改善,输入的碳酸氢钠有可能使 PaCO$_2$ 上升更高。

2. 呼吸性酸中毒合并代谢性碱中毒 常见于呼吸性酸中毒治疗中,多为医源性因素所致:①碱剂补充过量;②应用利尿剂、糖皮质激素等药物致排钾增多,出现低血钾;③呕吐或利尿剂使用引起低血氯;④应用机械通气致 CO$_2$ 排出过快等。碱中毒使组织缺氧加重、抑制呼吸中枢。处理原则为纠正呼吸性酸中毒的同时,常规补充氯化钾 3~5g(需每日尿量在 500ml 以上)。若 pH 过高,可静脉滴注盐酸精氨酸 10~20g。

3. 呼吸性酸中毒合并代谢性酸中毒 与严重缺氧、休克、感染、肾功能障碍等有关,提示病情危重、预后差。处理包括增加肺泡通气量、纠正 CO$_2$ 潴留;治疗引起代谢性酸中毒的病因;适当使用碱剂,补碱的原则同单纯性呼吸性酸中毒,以后根据血气分析再酌情处理。

4. 呼吸性碱中毒 多见于 I 型呼吸衰竭患者因缺氧造成 CO$_2$ 排出过多所致,不需特殊处理,治疗原发病为主。

(八)呼吸兴奋剂

因呼吸中枢抑制而引起肺泡通气不足适宜应用呼吸兴奋剂。使用呼吸兴奋剂时需注意以下事项:①不同作用机制的药物联合使用优于单药;②使用呼吸兴奋剂的前提是气道通畅;③呼吸肌疲劳者慎用;④避免过量和长期使用;⑤建议与 NIPPV 联合或序贯使用;⑥COPD 全球倡议不推荐 COPD 引起的慢性呼吸衰竭患者使用呼吸兴奋剂,但因国情所限,我国临床仍在使用,若无明显效果则应停用,不可无限制地增加剂量,剂量过大可引起惊厥、氧耗量增加、呼吸肌疲劳;⑦脊髓及神经肌肉疾患、肺水肿、ARDS、肺间质纤维化等以换气障碍为特征的呼吸衰竭,应用呼吸兴奋剂弊大于利,应为禁忌;⑧应用呼吸兴奋剂后,监测动脉血气,PaCO$_2$ 下降 10~20mmHg,PaO$_2$ 不下降,提示呼吸兴奋剂治疗有效,若无反应或血气分析指标恶化,应停用。具体用药参见本书"第159章呼吸兴奋药"部分。

(九)糖皮质激素

糖皮质激素可抑制炎症细胞迁移、募集和炎症介质合成、释放,发挥抗炎作用,同时降低微血管通透性。目前没有足够的证据表明 ARDS 患者糖皮质激素治疗受益;对于新型冠状病毒感染所致的肺炎患者,当氧合指标进行性恶化、影像学进展迅速、机体炎症反应过度激活时,酌情短期(3~5 日,不超过 10 日)使用甲泼尼龙 0.5~1mg/(kg·d);全身性应用糖皮质激素可改善 COPD 患者的低氧血症,减少急性加重次数及缩短住院时间等风险,推荐泼尼松 40mg/d,疗程 5 天。吸入性糖皮质激素被强烈推荐,但不建议单独维持使用,多与支气管扩张药联合吸入。

29

（十）胃黏膜保护剂

呼吸衰竭时缺氧和高碳酸血症均易诱发上消化道出血；机械通气期间的应激反应、禁食、胆汁反流、腹内压升高等也是消化道出血的诱发因素；部分治疗呼吸衰竭的药物也可导致消化系统症状，推荐使用胃黏膜保护剂，如硫糖铝等。慎用质子泵抑制剂，因抑酸剂在抑制胃酸分泌、提高胃内 pH，减少上消化道出血的同时，也存在因胃酸减少而导致胃内定植菌增加的危险，除非呼吸衰竭合并以下情况：①≥65 岁；②颅脑外伤、烧伤、胸腹部复杂困难的大手术等严重创伤；③合并休克或持续性低血压；④严重全身感染；⑤并发多器官衰竭/机械通气超过 3 天；⑥重度黄疸；⑦合并凝血机制障碍；⑧脏器移植术后；⑨长期使用免疫抑制剂与胃肠外营养；⑩1 年内有溃疡病史。

（十一）合理应用脱水剂和镇静剂

1. 脱水剂 脑部疾患所致的中枢性呼吸衰竭常与脑水肿有关，应尽早使用脱水剂；严重缺氧和 CO_2 潴留导致的脑血管扩张、脑细胞水肿，出现神经精神症状和颅内高压表现，原则上以改善呼吸功能，纠正缺氧和 CO_2 潴留为主，仅当脑水肿症状明显或有脑疝时可短期小剂量使用脱水剂。甘露醇可通过受损的血脑屏障积聚在损伤组织内，导致局部渗透效应逐渐丧失，甚至出现逆向渗透，临床上部分患者应用甘露醇后出现耐受，甚至颅内压反升；另外，17.3%~34.3% 的 60 岁以下患者应用甘露醇出现肾损害；老年患者中该比例更高。因此，目前临床推荐甘油果糖脱水。甘油果糖是由甘油、果糖及氯化钠按照一定配比制成，由于进入血脑屏障和达峰时间长，其降低颅内压的作用较甘露醇更持久；此外，甘油果糖具有抗氧化、改善微循环、增强红细胞变形能力、提供能量以及不导致肾功能不全等不良反应等作用。甘油果糖联合利尿效果更佳，既往常用呋塞米，新近研究提示托拉塞米在改善脑水肿和颅内压方面更具有优势，后者对肾脏自身代谢的影响更小，作用更缓。

2. 镇痛、镇静剂 因镇痛、镇静剂抑制呼吸中枢、加重缺氧和 CO_2 潴留，抑制咳嗽反射，原则上应避免使用。脑水肿患者出现明显烦躁、抽搐时，可酌情使用地西泮 5mg 或氟哌啶醇 2mg 肌内注射，应用前需监测动脉血气和观察呼吸情况，并具备气管插管和机械通气的条件。对于机械通气患者，特别是控制通气患者，可使用镇静剂避免人机对抗，但需注意镇静的深度和强度，建议 Ramsay 镇静评分维持在 3~4 分的浅镇静。浅镇静既可使患者耐受机械通气初期的不适，又可避免因过度镇静导致机械通气时间延长、呼吸机相关性肺炎发生和深静脉血栓形成等。常用的镇痛镇静剂，包括咪达唑仑、丙泊酚、芬太尼、瑞芬太尼和右美托咪定。咪达唑仑为短效镇静剂，在适当的剂量下能很好地保留患者一定的自主呼吸；丙泊酚快速起效、快速消除，机械通气患者常用的镇静剂，但成本较高，使用不当易导致丙泊酚输注综合征；芬太尼具有强效镇痛效应，与镇静剂联合可增加镇静效果；瑞芬太尼起效快，作用时间短，可用于短时间镇痛的患者；右美托咪定具有抗交感、镇痛与镇静的作用，单独应用于 ICU 短期镇静镇痛治疗，但可导致心动过缓和低血压。

（十二）抗凝治疗

呼吸衰竭患者一旦出现低血压、高浓度吸氧后 PaO_2 不能升高至 60mmHg 以上，提示可能并发肺栓塞。慢性呼吸衰竭患者，存在血液高凝状态或呼吸机治疗过程中的卧床制动，易发生微循环障碍，促进血小板过多活化，黏附释放功能增加，释放多种活性物质及抗凝、纤溶因子的变化，促使机体处于高凝状态，因此，深静脉血栓和肺栓塞的发病率高，加重组织缺氧。如无禁忌证可根据病情给予预防性抗凝治疗，分为机械性预防和药物性预防。机械性预防主要包括压力梯度长袜和间歇充气加压装置等；药物性预防包括普通肝素、低分子量肝素和维生素 K 拮抗剂，阿司匹林不作为深静脉血栓和肺栓塞的预防用药。利伐沙班是凝血因子 Xa 直接抑制剂，口服生物利用度为 80%，通过胃肠道吸收，半衰期 7~11 小时，抗凝效果强，主要应用于骨科患者围手术期，用来预防静脉血栓的形成。

（十三）血管扩张剂的使用

该类药物主要用于肺动脉高压伴顽固性心力衰竭者，应在有足够血容量前提下使用，从小剂量开始，舒张压和收缩压下降不超过 20%，心率减慢或不变。对缓解呼吸衰竭合并肺动脉高压患者有效，改善心功能。药物有硝酸甘油（扩张静脉，减轻前负荷）、酚妥拉明、钙通道阻滞剂和前列腺素 E1 等。

（十四）营养支持

AECOPD 伴随的高应激、高代谢状态会进一步增加蛋白质、热量营养不良及并发症的发生风险，因此早期营养支持对纠正该类患者营养缺乏、促进代谢功能恢复具有积极作用；体重减轻≥10% 是 COPD 并发 II 型呼吸衰竭患者产生心脏损害的前驱症状；呼吸衰竭时，患者因能量代谢增高、蛋白质分解加速、摄入不足、缺氧以及多种治疗药物（如拟交感神经药物、茶碱等）的影响，可出现营养不良，结果降低机体防御功能，感染不易控制，呼吸肌易疲劳，延长住院时间，增加死亡率，因而，目前将营养支持作为治疗呼吸衰竭的重要手段。营养支持的基础是合理的热量供给。慢性呼吸衰竭患者，体内氧化葡萄糖的能力受抑制，而且过多的碳水化合物摄入会导致 CO_2 产生过多，增加呼吸熵，造成撤机困难，因此，长期机械通气或 II 型呼吸衰竭患者需减少糖类摄入、增加脂肪的摄入比例。糖类、蛋白质和脂肪氧化分解产生 1cal 的热量，需消耗的氧气分别为 0.20L、0.24L 和 0.22L，产生的 CO_2 分别为 0.20L、0.19L 和 0.15L。因蛋白质和糖类供能为 4cal/g，脂肪供能为 9cal/g，临床 10%~20% 脂肪乳剂与葡萄糖联合使用，使脂肪供能达 45%~50%、糖类供能达 30%~35%。脂肪乳剂尽量含中、长链混合脂肪乳，后者提供必需脂肪酸，对维持细胞膜的正常组分及功能具有重要作用。急性应激期可给予热量 20~25kcal/(kg·d)，稳定期 30~35kcal/(kg·d)，减少碳水化合物供能比（<50%）、适当增加脂肪供能比（30%~40%）。另外，维生素参与体内的各种代谢过程及蛋白质和氨基酸的相互转化，故补充热量的同时需适当补充维生素。

根据营养素补充途径，将营养支持分为肠外与肠内两种。前者适用于病情危重不能进食、或胃肠功能欠佳者，导致胃肠功能降低、菌群易位等并发症。一旦病情许可，应及

29

时给予肠内营养,可经口或鼻饲给予,也可采用经内镜下胃造口或空肠造口术实施肠内营养。经胃喂养时,特别需注意防止吸入性肺炎的发生,如反复出现胃潴留、呕吐和误吸者,宜选择经空肠喂养。与肠外营养比较,经胃肠营养对保持胃肠黏膜的屏障功能及防止肠道菌群失调具有十分重要的作用,可降低感染性并发症的发生率并缩短住院时间。胃肠内营养在无禁忌证的情况下,应作为营养支持途径的首选,目前推荐通过重力滴注或蠕动泵连续 12~24 小时输注。单纯的肠内营养往往不能短期内满足危重患者的能量和蛋白质需求,因此,近年来有学者提出对危重患者同时应用肠外、肠内营养进行早期序贯性营养支持,总体遵循"个体化、功能化"原则。

(尤青海 董佳慧)

参考文献

[1] 中华医学会临床药学分会. 雾化吸入疗法合理用药专家共识 (2019 年版)[J]. 医药导报, 2019, 38 (2): 135-146.

[2] 中华医学会呼吸病学分会. 成人经鼻高流量湿化氧疗临床规范应用专家共识 [J]. 中华结核和呼吸杂志, 2019, 42 (2): 83-91.

[3] 中国心胸血管麻醉学会, 中华医学会麻醉学分会, 中国医师协会麻醉学医师分会, 等. 不同情况下成人体外膜肺氧合临床应用专家共识 (2020 版)[J]. 中国循环杂志, 2020, 35 (11): 1052-1062.

[4] 中华医学会呼吸病学分会, 中国医师协会呼吸医师分会. 中国成人 2019 冠状病毒病的诊治与防控指南 [J]. 中华医学杂志, 2021, 101 (5): 1-64.

29

第 30 章
急性呼吸窘迫综合征

急性呼吸窘迫综合征（acute respiratory distress syndrome，ARDS）是指由各种肺内外致病因素导致的急性弥漫性肺损伤和迅速进展的急性呼吸衰竭。ARDS 的病理基础是，由多种炎症细胞（巨噬细胞、中性粒细胞和淋巴细胞等）及炎症介质（氧自由基、肿瘤坏死因子、白细胞介素等）介导的肺部过度的炎症反应或者全身炎症反应失控所致的弥漫性肺泡上皮细胞和肺毛细血管内皮细胞损伤。其主要病理特征为，肺毛细血管通透性增高，导致肺泡渗出液中富含蛋白质的肺水肿及透明膜形成，后期伴有肺间质纤维化。病理生理改变以肺顺应性降低、肺内分流增加及通气/血流比值失衡为主。临床表现为呼吸窘迫、顽固性低氧血症，胸部 X 线或 CT 显示双肺弥漫性浸润影。ARDS 往往是多器官功能障碍综合征（multiple organ dysfunction syndrome，MODS）中最先出现的器官功能障碍，在 MODS 的整个发病过程中居重要甚至是决定性地位，是 MODS 的重要组成部分。

1967 年 Ashbaugh 等首次提出"成人呼吸窘迫综合征"（adult respiratory distress syndrome）这一概念，其后一段时间该命名被普遍使用。鉴于有些儿童同样可患此综合征，因此，在 1992 年欧美联席会议上将"成人"（adult）改为"急性"（acute），用急性呼吸窘迫综合征（ARDS）和急性肺损伤（acute lung injury，ALI）两词。ALI 和 ARDS 具有性质相同的病理生理改变，实为同一疾病过程的两个阶段，ALI 代表早期和病情相对较轻的阶段，而 ARDS 代表后期病情较严重的阶段，55% 的 ALI 会在 3 天内进展为 ARDS。鉴于用不同名称区分严重程度可能给临床和研究带来困惑，2012 年在 *JAMA* 发表的 ARDS 柏林诊断标准取消了 ALI 命名，将本病统一称为 ARDS，并根据氧合指数把 ARDS 分成轻度、中度和重度三级，原 ALI 基本相当于现在的轻症 ARDS。

【病因与发病机制】

一、病因与诱因

多种危险因素可诱发 ARDS，包括：

1. 直接损伤 ①吸入：胃内容物（尤其是 pH<2.5）、有毒气体、高浓度氧、烟、氮氧化合物、光气、氨、有机氟、镉等；②肺部感染：病毒性肺炎、细菌性肺炎、真菌性肺炎、肺孢子虫病、粟粒型肺结核等；③肺挫伤。

2. 间接损伤

（1）脓毒症：全身炎症反应综合征（systemic inflammatory response syndrome，SIRS）系严重感染、多发性创伤、出血性休克、胰腺炎等引起的全身炎症过程。据美国胸科医师学会（ACCP）和危重病医学会（SCCM）建议，SIRS 应具有以下两条或两条以上的表现：①体温>38℃ 或<36℃；②心率>90 次/min；③呼吸急促>20 次/min，或通气过度，$PaCO_2 \leqslant 4.27kPa$（32mmHg）；④白细胞计数>12×10⁹/L 或<4×10⁹/L，或未成熟中性杆状核粒细胞>10%。SIRS 可导致多器官损伤或功能衰竭。机体对感染的反应失调而导致危及生命的器官功能障碍，即脓毒症（sepsis）。

（2）重症胰腺炎和代谢紊乱：重症急性胰腺炎、肝功能衰竭、尿毒症、糖尿病酮症酸中毒等。

（3）药物过量或者中毒：海洛因、美沙酮、丙氧芬（镇痛剂）、乙氯戊烯炔醇（安眠剂）、噻嗪类、秋水仙碱、水杨酸盐、巴比妥类等。

（4）外科术后、大量输血（液）或体外循环：外科手术引起的缺血再灌注损伤、术后并发的感染是 ARDS 常见的诱因。大量输血如 24 小时输血超过 3 000ml，ARDS 的发生率可高达 34%。曾认为血小板-纤维素微聚物所致肺微栓塞，是引起 ARDS 的原因之一。由输血引起肺栓塞的栓子大小与周围静脉相似，因此，栓子的来源可能不是单一的。

（5）休克：脓毒性或失血性休克等。

临床上以脓毒症、创伤、重症急性胰腺炎及休克最常见。病因不同，ARDS 患病率也明显不同。严重感染时，ARDS 患病率可高达 25%~50%，多发性创伤达到 11%~25%，而严重误吸时，ARDS 患病率也可达 9%~26%。同时存在两个或三个危险因素时，ARDS 患病率进一步升高。另外，危险因素持续作用时间越长，ARDS 的患病率越高，危险因素持续 24 小时、48 小时及 72 小时，ARDS 患病率分别为 76%、85% 和 93%。

二、病理变化

从病理形态学角度，可以将 ARDS 分为三期：急性渗出期（水肿出血期）、机化修复期以及纤维化期，后两期可合称为纤维增生期。

急性渗出期为病程的 1~7 天，表现为两肺体积增大、重量增加，胸膜面暗红色伴有灶性出血。由于肺泡上皮屏障的丧失，液体可以自由进出肺泡间隔和肺泡腔，形成肺实质水肿、出血和透明膜。肺泡壁毛细血管内皮细胞损伤，电镜下表现为细胞肿胀、细胞间连接增宽、细胞坏死、基膜裸露和断裂，管腔内可伴有纤维蛋白性微血栓形成。肺透明膜形成是此期最具特征性的病理改变，存在于肺小气道腔内表面,尤以扩张的肺泡管和肺泡腔最为显著,在镜下呈伊红色致密片状结构。

机化修复期也称为增殖期,在病程的 3~10 天。开始为 Ⅱ 型上皮细胞增生,增生的上皮细胞沿肺泡间隔分布,细胞核大、呈空泡状、核仁明显,电镜可见增生细胞胞质中的板层小体和细胞表面的微绒毛。增生的上皮细胞可以鳞化,角蛋白表达增强而活性物质表达下降,胞质中出现玻璃样物质。

纤维化期:机化和修复期肺内间质成分比例逐渐增多。发病 10 天后肺泡内胶原纤维迅速增加,细胞数量减少。在病程的第 3~4 周,由于纤维组织的增生,两肺脏层胸膜呈粗结节状,切面肺实质呈弥漫性纤维化或不规则瘢痕,其中相间有 1mm 大小的微囊。有广泛肺纤维化患者长期存活后肺功能可以良好,提示早期的肺纤维化是可恢复的。

近年国内外研究表明,这些病理改变在肺内并非呈均匀弥漫性分布,而分为正常区域、肺泡萎陷但尚可逆的区域、改变且难以恢复的区域三部分。ARDS 是“婴儿肺”而非“硬肺”,正常的“婴儿肺”部分可正常通气、换气,这部分相对正常的换气单位的量越大则气体交换面积越大,且可通过提高吸氧浓度改善动脉血氧分压。萎陷的区域是造成肺内分流的部分,萎陷伴周围血流障碍(血管痉挛、血细胞黏附、血栓形成)的实变部分既无通气也无血流,反而使肺内分流减少。此外,渗出性改变呈弥漫性分布而在低垂部分因重力关系而病变较重。以上病理改变导致肺内残气量减少,肺内分流量增加,通气 / 血流比值(V/Q)失调,肺顺应性降低和氧合障碍,从而导致严重的低氧血症、酸中毒等酸碱失衡,多脏器功能损害。

三、病理生理

1. 高通透性肺水肿的形成 正常肺毛细血管内的静水压为 8~10mmHg,高于间质间隙的静水压 3~5mmHg,因而导致液体自毛细血管内向间质间隙移动。肺毛细血管膜对蛋白质的通透性较低,大部分蛋白质不能通过肺毛细血管膜进入间质间隙,致使毛细血管内的胶体渗透压 25mmHg 高于间质液的胶体渗透压 19mmHg。因此,部分体液不断地从间质间隙移向毛细血管内。同时这些体液也不断地由淋巴管引流回到循环中去,故正常情况下不会发生肺水肿。在病理情况下所产生的肺水肿,一般可分高静水压性肺水肿(hydrostatic pulmonary edema)和高通透性肺水肿(permeability pulmonary edema)两类。前者主要见于急性左心衰竭;后者则主要发生于 ARDS。ARDS 时因肺泡壁毛细血管内皮细胞的损伤,肺泡毛细血管膜通透性增加、间质渗透压升高及胶体渗透压下降、毛细血管流体压升高和间质流体静压降低。当间质液的增加数量超过淋巴引流量时,即向肺泡壁附近弥漫,则形成肺间质水肿(interstitial edema),当液体通过肺泡上皮屏障进入肺泡内时,便形成肺泡水肿(alveolar edema)。

2. 微肺不张和肺内分流量增加 主要因肺表面活性物质(pulmonary surfactant,PS)缺乏或活性降低,使肺泡表面张力增加,导致肺顺应性降低,功能残气量减少,肺泡易塌陷,发生弥漫性微肺不张(microatelectasis);间质内流

体静压降低,加重间质水肿。由于广泛的微肺不张,形成右至左的肺内分流。肺内分流量明显增加,为 ARDS 重要的病理生理特征,也是吸氧疗法难以纠正的重要原因之一;如吸入高浓度氧,则进一步加重肺不张。

3. 肺血管阻力增高 因缺氧、粒细胞(granulocyte)和血小板在肺毛细血管内聚集、纤维蛋白栓子阻塞,以及血管收缩活性物质释放等因素所致,病情越重,肺血管阻力升高的幅度大而持久,甚至发生右心功能不全。当右心室灌注压下降时,因心肌氧的需求量增加,也可发生心肌缺血。如患者使用高 PEEP 时,亦可影响血压下降和心排血量减少。

四、发病机制

ARDS 为许多原发疾病所引起,发病机制错综复杂,迄今尚未完全阐明。但大量的动物实验和临床研究发现:全身和肺内炎性细胞的持续激活、炎症介质 / 抗炎症介质的失平衡以及凝血功能紊乱,在 ARDS 发病过程中发挥了重要的作用。

炎症 / 抗炎症反应失平衡,是 ARDS 启动和发病的关键环节。目前发现,以下因素参与了过度的炎症反应:①脂多糖(lipopolysaccharide,LPS),LPS 是许多炎症因子的有效激活物,也是引起严重脓毒症的主要介导物。LPS 来自革兰氏阴性杆菌感染和肠黏膜屏障功能损害时的肠道菌群和内毒素移位(内源性内毒素血症)。LPS 对机体的损伤作用主要是在其受体以及调节蛋白的作用下,通过信号转导系统引起效应细胞的 NF-κB 活化,进而影响多种细胞因子的基因的表达。由于肺解剖结构的特异性及对 LPS 的高度亲和力,肺内的各种炎性细胞被激活释放炎性介质,并聚集大量的粒细胞,造成肺血管内皮细胞、肺上皮细胞的损伤及功能改变,导致 ARDS。②中性粒细胞活化,中性粒细胞受内毒素和炎症细胞因子作用后被激活,一方面产生多种黏附分子,使中性粒细胞黏附在血管内皮上,导致内皮损伤和游离至血管外造成炎症;另一方面释放弹性蛋白酶、胶原酶、组织蛋白酶和丝氨酸蛋白酶等,这些均是损伤肺泡细胞外基质的主要酶类,可破坏细胞外基质,如弹性蛋白、Ⅲ 型及 Ⅳ 型胶原、纤维连接蛋白等,其降解产物对炎症细胞和成纤维细胞也具有趋化作用,导致炎症反应时间延长和肺损伤进一步加剧。肺的毛细血管网可视为一个大滤器,在 SIRS 时可扣压大量中性粒细胞,是造成 ARDS 的重要机制。③氧自由基(oxyradical,OFR),缺氧及缺血再灌注时可造成 Ca^{2+} 内流、激活磷脂酶 A_2 引起一系列酶变化和氧化磷酸化过程紊乱产生氧自由基。此外,中性粒细胞活化及中毒等,都可以产生大量的氧自由基,造成细胞坏死和细胞凋亡。④一氧化氮(NO),血管内皮细胞中存在着结构型 NO 合酶(cNOS),以精氨酸为底物合成 NO,以旁分泌形式作用在血管内皮下的平滑肌细胞上,使平滑肌舒张。ARDS 时肺血管内皮细胞受损,cNOS 途径合成的 NO 减少,而内皮素生成增高,肺血管痉挛造成肺动脉高压和通气 / 血流比值失衡。此外,炎症细胞在内毒素和促炎症因子作用下可发生诱导型 NO 合酶(iNOS)的表达,产生大量 NO 和超氧化物阴离子,它们结合成 ONOO⁻,再进一步演化成羟自由基

造成组织细胞的坏死。

凝血/纤溶系统失平衡,也是 ARDS 发病的主要机制之一。ARDS 患者凝血因子异常导致凝血与抗凝失衡,最终造成肺泡内纤维蛋白沉积。高危人群及 ARDS 患者肺泡灌洗液(BAL)中凝血活性增强,组织因子(外源性凝血途径中血栓形成的启动因子)水平明显升高。ARDS 发生 3 天内后凝血活性达高峰,之后开始下降,同时伴随抗凝活性下降。患者 BAL 中促进纤维蛋白溶解的纤溶酶原抑制剂-1 水平降低。脓毒症患者中,内源性抗凝剂如抗凝血酶Ⅲ和蛋白 C 含量降低,其低水平与较差的预后相关。

【诊断】

一、临床表现特点

一般认为,ARDS 具有以下临床特征:①急性起病,在直接或间接肺损伤后 12~72 小时内出现呼吸窘迫;②难以纠正的低氧血症;③肺部体征无特异性,急性期双肺可闻及湿啰音,或呼吸音减低;④早期病变以间质性为主,胸部 X 线片常无明显改变。病情进展后,胸部 X 线片由双肺纹理加重、磨玻璃样改变、散在斑片状阴影至大片状高密度影,而无双肺门向外扩散的蝶翼状阴影特征;⑤无心功能不全证据。

二、辅助检查

1. 实验室检查

(1)PaO_2:多呈下降趋势,一般<50mmHg,即使 FiO_2>0.5,PaO_2 仍低于 50mmHg 时,可作为判断 ARDS 一项重要依据。

(2)PaO_2/FiO_2 值:当已测知 FiO_2 后,便可得出 PaO_2/FiO_2,正常比值 400~500mmHg,如 PaO_2/FiO_2<300mmHg 时,有助 ARDS 的早期诊断。

(3)肺泡-动脉血氧分压差 $P_{A-a}O_2$(或 A-aDO_2):当 FiO_2=0.21(吸入空气)时,由正常 10~20mmHg 可升至 50mmHg 以上;当 FiO_2=1(吸纯氧)时,由正常 25~75mmHg 可超过 100mmHg。

(4)$PaCO_2$:ARDS 发病早期因过度通气,$PaCO_2$ 常低于 30mmHg 或更低。晚期因组织严重缺氧,使代谢性酸中毒加重,PCO_2 升高,表明病情加重,预后不良。

(5)肺顺应性:因肺水肿使正常由 500~1 250ml/kPa 降至 90~130ml/kPa。

(6)肺内分流量占心排血量(Qs/Qt):由正常<0.5% 可增至 10% 以上。

2. 胸部 X 线征象 1987 年 R. Greene 从病理放射学表现分为 3 期:1 期,毛细血管充血、内皮细胞肿胀和微肺不张;2 期,液体漏出、纤维蛋白沉积和透明膜形成;3 期,肺泡细胞增殖、胶原沉积和微血管破坏。各期特征见表 30-1。

3. 肺部 CT 检查 ARDS 肺部的 CT 表现分为 5 种基本改变:①毛玻璃样改变,云雾状高密度区,其间血管和支气管壁清晰;②实变,以肺实质密度显著增加为特征,肺血管纹理显示不清,尚有支气管气相;③网状改变,水肿或纤维化引起的小叶间隔增厚;④线状影,病损区增厚的小叶间隔或线条索状影;⑤肺纹扭曲,表现为肺纹扭曲或支气管扩张,即所谓"牵引性支气管扩张"。

CT 的空间及密度的分辨率均高于 X 线平片,对肺组织损伤及残留灶方面,明显优于 X 线平片。由于 ARDS 患者病情危重,多不能离开监护病室而无法进行 CT 扫描,故目前还不能作为 ARDS 患者的常规检查手段。此外,由于磁共振成像(MRI)检查的时间较长,主要反映组织氢质子的特性,对肺部含水量的分布较为敏感,但它不能区别心源性与非心源性肺水肿,限制了其在 ARDS 的临床检查上的广泛应用。

4. 肺部超声检查 近年来,肺部超声(LUS)因无创、可重复、操作简单、床旁实时监测及无放射性损伤等特点,已广泛用于 ARDS 的诊断和疗效的观察,展示了较大的应用前景。超声显像难以显示正常肺内结构,但是肺部病变时能够显示其特殊的影像改变。ARDS 肺间质和肺泡内液体量增加,肺组织中气体和水的比例及气、水间的超声阻抗发生改变,差值增大,声束在气水之间形成反射,表现为弥漫性慧星尾征、实变及胸腔积液。超声对肺部肺水肿定量、监测治疗和对肺通气进行评分,已广泛应用于临床。超声评分对 ARDS 患者肺部病理改变的观察与氧合指数诊断一致性较好,可以准确对 ARDS 进行早期诊断及预后评估。国际肺部超声共识指出,若存在以下征象提示 ARDS 的存在:非均匀的 B 线分布;胸膜异常征象;前壁的胸膜下实变存在正常的肺实质;肺滑动征减弱或消失。

5. 生物标志物 在 ARDS 早期即会出现生物标志物的变化。随着生物学、蛋白质组学及基因学的发展,已有相关生物标记物为 ARDS 的早期诊断提供了线索。近年来关于 ARDS 生物标志物的研究主要有:前 B 细胞克隆增强因子(pre-B cell colony-enhancing factor,PBEF)、克拉拉细胞蛋

表 30-1 ARDS 分期特征

分期	发病时间	病理	临床所见	典型 X 线表现	鉴别诊断
1 期	0.5~1 天	毛细血管充血、内皮细胞肿胀	微肺不张所致 ARF 的分流,由 PEEP 可缓解的低氧血症	低肺容量、肺部清晰	神经肌肉性通气不足,气道阻塞,肺栓塞
2 期	2~5 天	体液漏出,纤维蛋白沉积,血管阻塞	由肺实变所致分流,PEEP 不能缓解的低氧血症	合并感染或出血时,局部透光或阴影致密	心源性肺水肿,液体超负荷,误吸,医院内感染,肺出血
3 期	5 天后	肺泡细胞增生,胶原沉积,微血管破坏	V/Q 比值失调,低氧血症	同 2 期	同 2 期

30

白 16（Clara cell secretory protein，CC16）、晚期糖基化终末产物受体（advanced glycation end product receptor，AGER）、高速泳动族蛋白 -1（又称高迁移率蛋白 -1）、肺表面活性物质蛋白 D（surfactant protein D，SPD），以及介导炎症反应的基质金属蛋白酶 9（matrix metalloproteinase 9，MMP9）、可溶性髓系细胞触发受体 1（soluble triggering receptor expressed on myeloid cells 1，sTREM-1），白介素 -8（interleukin 8，IL-8）等。目前认为这些生物标记物在 ARDS 的发生与发展中起着重要的作用，为早期诊断提供了一些新的方向。但目前相关研究仍然较少，且尚无一个明确的诊断参考值，并且有时某种标志物浓度可能会受到其他因素的干扰而影响其对疾病的判断。因此，目前尚未找到像"肌钙蛋白"诊断心肌梗死这样精确的生物标志物来诊断 ARDS，对 ARDS 的早期诊断仍有一定的困难。

三、诊断标准

1994 年欧美联席会议（AECC）提出制定了 ARDS 的诊断标准：①急性起病；②氧合指数（PaO_2/FiO_2）≤ 200mmHg［不管呼气末正压（PEEP）水平］；③正位 X 线胸片显示，双肺均有斑片状阴影；④肺动脉楔压 ≤ 18mmHg，或无左心房压力增高的临床证据。如 PaO_2/FiO_2 ≤ 300mmHg 且满足上述其他标准，则诊断为 ALI。

1999 年 9 月中华医学会呼吸病学分会在昆明召开了全国呼吸衰竭会议，参照欧美联席会议的意见，提出了国内 ALI/ARDS 的诊断标准（草案）：

1. 有发病的高危因素 ①直接肺损伤因素：严重肺感染、胃内容物吸入、肺挫伤、吸入有毒气体、淹溺、氧中毒等；②间接肺损伤因素：脓毒症、严重的非胸部创伤、重症胰腺炎、大量输血、体外循环、弥散性血管内凝血（DIC）等。

2. 急性起病，呼吸频数和 / 或呼吸窘迫

3. 低氧血症 ALI 时 PaO_2/FiO_2 ≤ 300mmHg；ARDS 时 PaO_2/FiO_2 ≤ 200mmHg。

4. 胸部 X 线检查 两肺浸润阴影。

5. 肺毛细血管楔压（PCWP）≤ 18mmHg 或临床上除外心源性肺水肿

凡符合以上 5 项可诊断为 ALI 或 ARDS。

但无论是 1994 年 AECC（美国 - 欧洲共识会议）制定的标准还是 1999 年中华医学会呼吸病学分会制定的标准，都存在一定的局限性，尤其 ARDS 诊断的特异性较低。2011 年欧洲危重症医学会发起专家小组，制定了柏林（Berlin）新定义（表 30-2）。柏林定义指出了 AECC 定义的不足，并对其做出修正（表 30-3）。与 AECC 标准相比，柏林新标准有了较大的提高，但也有研究发现 Berlin 标准并没有显著提高 ARDS 诊断的灵敏度和特异度。目前，临床上已经普遍采用 Berlin 标准对 ARDS 进行诊断。

四、诊断注意事项

ARDS 的发病前几天多有严重创伤、烧伤、感染、溺水、大手术等诱因，临床表现主要为突然出现呼吸窘迫且频数呈进行性加快，呼吸困难极为明显，可咯血水样痰。实验室检查特点：PaO_2 明显低于正常，即使吸入高浓度氧，PaO_2 仍低于 50mmHg。应与下列疾病进行鉴别。

1. 心源性肺水肿 ARDS 与心源性肺水肿的鉴别见表 30-4。

2. 急性肺栓塞 多骤然发病，呼吸急促，烦躁不安、咯血，发绀、较剧烈的胸痛。血气分析 PaO_2 和 $PaCO_2$ 均降低，与 ARDS 颇为相似。实验室检查：肌酸磷酸激酶（CPK）、血清谷草转氨酶（SGOT）和乳酸脱氢酶（LDH）升高，X 线胸片可见典型的楔形或圆形阴影，肺容量减少征象，如横膈抬高、肋间隙变小等，多伴有胸膜反应；可见肺动脉膨出。典型的心电图示 I 导联 S 波加深，R 波变小，ST 段呈现 J 点降低，T 波多直立。Ⅲ导联 Q 波变大、T 波倒置（即 S I QT Ⅲ改变）。选择性肺动脉造影、肺动脉 CT、肺核素扫描等影像学检查有助于本病的确诊。

3. 特发性肺间质纤维化 常为慢性过程，可呈亚急性或急性发展，表现为 I 型呼吸衰竭，临床表现与 ARDS 相似，但本病 X 线或 CT 呈网状、结节状或蜂窝状改变，病理基础与 ARDS 不同，总病程发展较 ARDS 缓慢，肺功能为限制性通气功能障碍为特征等可作鉴别。

4. 自发性气胸 突发胸痛、呼吸困难、发绀，可通过病史、X 线胸片、对氧疗的反应等予以鉴别。

表 30-2 急性呼吸窘迫综合征的柏林定义

	急性呼吸窘迫综合征
时程	已知临床发病或呼吸症状新发或加重后 1 周内
胸部影像学[a]	双肺斑片影——不能完全用渗出、小叶 / 肺塌陷或结节解释
水肿起源	无法用心力衰竭或体液超负荷完全解释的呼吸衰竭。如果不存在危险因素，则需要进行客观评估（例如超声心动图）以排除流体静力型水肿
氧合[b]	
轻度	200mmHg < PaO_2/FiO_2 ≤ 300mmHg 伴 PEEP 或 CPAP ≥ 5cmH$_2$O[c]
中度	100mmHg < PaO_2/FiO_2 ≤ 200mmHg 伴 PEEP ≥ 5cmH$_2$O
重度	PaO_2/FiO_2 ≤ 100mmHg 伴 PEEP ≥ 5cmH$_2$O

注：CPAP，持续性气道正压；FiO_2，吸入氧浓度；PaO_2，动脉氧分压；PEEP，呼气末正压。[a]胸片或 CT 扫描，[b]如果海拔大于 1 000m，需通过以下方式校正：［PaO_2/FiO_2（大气压 /760）］；[c]在轻度急性呼吸窘迫综合征患者，可通过非侵入性方式传送 PEEP。

表 30-3　柏林定义指出 AECC 定义的局限性及修正方法

	AECC 定义	AECC 局限性	柏林定义修正
时间	急性起病	缺乏"急性"定义	指定的急性时限
ALI 分类	$PaO_2/FiO_2 < 300mmHg$	当 $PaO_2/FiO_2 = 201 \sim 300mmHg$ 时,容易混淆 ALI 和 ARDS	通过严重程度分为 3 个不同的亚型,并去除 ALI
氧合	$PaO_2/FiO_2 \le 300mmHg$(无论 PEEP)	由于 PEEP 和/或 FiO_2 的影响,PaO_2/FiO_2 常与实际不一致	各亚型中考虑最小的 PEEP;在重度 ARDS 患者中,FiO_2 的影响较小
胸部影像学	胸片示双侧弥漫性浸润	在不同观察者之间,胸片的结果缺乏可靠性	明确胸片标准,并进行相应的举例
PAWP	测量 PAWP ≤ 18mmHg,或无临床证据提示左心房高压	高 PAWP 与 ARDS 可能同时存在;PAWP 和左心房高压的评价在不同观察者之间缺乏一致性	去除 PAWP;定义为非流体静力型肺水肿引起的呼吸衰竭;进行客观评估(例如超声心动图)[a] 以排除流体静力型水肿
危险因素	无	没有列入正式定义	有危险因素,但无法识别时,需要客观评估以排除流体静力性水肿

注:AECC,美国 - 欧洲共识会议;ALI,急性肺损伤;ARDS,急性呼吸窘迫综合征;FiO_2,吸入氧浓度;PaO_2,动脉氧分压;PAWP,肺动脉楔压;PEEP,呼气末正压。[a]根据要求提供。

表 30-4　ARDS 与心源性肺水肿鉴别要点

	心源性肺水肿	ARDS
基础疾病	引起左心衰竭的疾病	严重创伤、感染等原发疾病
病理基础	压力性肺水肿,很少形成透明膜	渗透性肺水肿,多见透明膜
呼吸功能影响	较轻	很重,极度呼吸困难、窒迫
发病	急剧,不能平卧	多急可缓,能平卧
咯痰	粉红色泡沫样痰	早期可无痰,晚期可有血水样痰
体征	双肺大量湿啰音、哮鸣音	湿啰音少,不固定
X 线胸片	双肺蝶翼样阴影	发病 24 小时后双肺斑片状阴影,可融合呈磨玻璃样、"白肺"和支气管充气相
血气改变	多为轻度低氧血症,吸氧明显改善	进行性低氧血症,高 FiO_2 亦难纠正
治疗反应	强心、利尿、血管扩张剂反应好	反应差
肺毛细血管楔压	升高	正常
预后	较好	差

30 【治疗】

ARDS 起病急骤,发展迅速,损害广泛,预后差,病死率高。要早期诊断、积极治疗,同时针对原发病处理以阻止病程的进展恶化,配合其他对症、支持治疗,才可以降低死亡率。目前的救治方法包括以下几个方面:

一、原发病治疗

1. 严重创伤者　及时处理外伤及止痛、止血等;淹溺者迅速清除呼吸道积液及污物;大手术后患者注意引流管通畅等。

2. 严重感染　既是 ARDS 的高危致病因素,也是非感染病因导致 ARDS 后的最常见并发症和死亡原因。控制感染及预防院内感染是很重要的措施,明确感染部位,通

过痰、血、尿等的细菌培养,检出致病菌,给予敏感抗生素治疗。未明确病原菌的情况下,可据病情经验选用抗生素,抗生素使用主张足量、联合、静脉给药,特殊情况可配合局部用药。

二、机械通气

机械通气是 ARDS 的关键性治疗措施,最近研究结果表明在 ARDS 早期即实施合理、有效的机械通气较易纠正低氧血症且对改善 ARDS 预后有积极的意义。

1. 通气方式的选择　如病情处于 ARDS 早期或轻中度 ARDS,无呼吸道阻塞,预计病情能够短期缓解的患者,可选无创方式(NIV)施行经鼻高流量氧疗(HFNC)给氧或正压通气。NIV 的好处是避免了与气管插管或气管切开相关的并发症,改善患者的舒适感,保留上气道的防御功能、语言交流和吞咽功能。采用无创通气的患者需神志清楚,

能主动配合,气道分泌物不多,血流动力学稳定等。无创通气期间,除监测患者的气体交换反应外,还应监测以下的临床参数:主观反应(呼吸困难、舒适感和神志状态)、客观反应(呼吸频率、心率和辅助呼吸肌的应用)、可能出现的并发症(腹部膨胀、面脸部皮肤压迫坏死、分泌物潴留)和腹肌的收缩等。中华医学会重症医学分会制定《ARDS 诊断和治疗指南》(2006 年)建议以下情况时不适宜应用 NIV:①神志不清;②血流动力学不稳定;③气道分泌物明显增加且气道自洁能力不足;④因脸部畸形、创伤或手术等不能佩戴鼻面罩;⑤上消化道出血、剧烈呕吐、肠梗阻和近期食管及上腹部手术;⑥危及生命的低氧血症。如 NIV 治疗 1~2 小时后,低氧血症和全身情况得到改善,可继续应用 NIV。若低氧血症不能改善或全身情况恶化,提示 NIV 治疗失败,应及时改为有创通气。合并免疫功能低下的 ARDS 患者,早期首先使用无创机械通气,可明显降低气管插管率、ICU 病死率和住院病死率,但近年来也有研究发现无创通气对于免疫功能低下的患者并无益处。

近来 HFNC 经鼻高流量供给已加温加湿的氧气替代NIPPV 治疗。与 NIPPV 相比,HFNC 不需要任何鼻罩或面罩,提高了患者的耐受性。研究发现 33% 重度 ARDS 及29% 中度 ARDS 患者进行 HFNC 治疗失败,继而给予气管插管,其主要原因是低氧血症的加重及血流动力学不稳定。但也有研究表明 HFNC、NIPPV 及常规氧疗间气管插管率差异无统计学意义,但 HFNC 组重症监护病死率明显低于其他两组。由于 ARDS 患者进展迅速,可能导致 HFNC 存在失败风险,识别运用适应证十分重要,并且应在 ICU 进行严密的监测,以便及时进行气管插管,尽可能减少有创机械通气的延误。

2. 机械通气策略 ①肺保护性通气策略:临床上以气道平台压(Pplat)为指标,Pplat 能够客观反映肺泡内压,其过度升高可导致呼吸机相关肺损伤。因此控制Pplat<30cmH$_2$O,可以减少气压伤的发生。ARDS 指南推荐在实施肺保护性通气策略时,限制气道平台压比限制潮气量更为重要。②避免肺泡过度扩张,降低潮气量,采用允许性高碳酸血症(permissive hypercapnia,PHC)策略。PHC定义为:为避免气压 - 容量伤故意限制气道压或潮气量,允许 PaCO$_2$ 逐渐增高>50mmHg(容许二氧化碳逐步潴留,PaCO$_2$ 上升速度 5~10mmHg/h,血 pH 亦适度降低)。近年随机对照试验(RCT)研究表明,ARDS 通气时实施低通气和 PHC 肺保护策略能够降低患者死亡率。③肺复张策略(recruitment maneuver,RM):是通过短暂地增加肺泡压和跨肺压以复张萎陷的肺泡,是 ARDS 治疗中重要的治疗手段之一。应用适当的 PEEP 维持肺泡开放,避免肺泡出现周期性的开放与塌陷,增加呼气末肺容积,减少肺的非充气区和充气区的机械应力,减少肺损伤,从而增加氧合等。但也有研究认为,肺复张后应用较高的 PEEP 并不能改善其病死率,这可能与 RM 前没有对肺可复张性进行评估有关。肺可复张性评估方法主要通过影像学如肺部 HRCT、LUS、电阻抗断层成像技术(EIT)和 PET/CT 法等解剖评估,其中HRCT 为肺可复张性评估优先的金标准,但因其高辐射、便

携性差等缺点,而导致其未在 ICU 中规范应用;其次是呼吸力学参数的改变,目前以压力 / 容积(P/V)曲线法应用最多;再次是肺部超声(LUS)能够通过监测肺通气的改善来评估肺泡复张程度。然而尽管 LUS 是一项易于操作、可重复的技术,但较耗时,不适合检测肺过度充气。④尽量减少机械通气的强制性,加强自主呼吸作用,促进人 - 机协调。⑤通过改变呼吸时比的方法减低气道峰压(pip),提高气道平均压(paw)形成适当水平的内源性 PEEP(PEEPi)改善氧合利于萎陷肺泡复张,减少肺泡表面活性物质丢失。⑥鉴于 ARDS 的肺损伤状态会随病程变化,强调动态呼吸监测,及时调整通气参数。

3. 主要通气参数调节 ①吸入氧浓度(FiO$_2$):争取使长期 FiO$_2$<0.6,但对于重度 ARDS 患者,短期吸入高浓度氧并不会引起氧中毒或肺间质纤维化;②PEEP:一般保持在5~15cmH$_2$O。目前多主张 PEEP 从低水平(3~5cmH$_2$O)开始渐增,至最佳 PEEP 水平(控制在 10cmH$_2$O,一般不超过15cmH$_2$O),SaO$_2$≥90%,FiO$_2$≤0.6。如 PEEP>15cmH$_2$O,而SaO$_2$ 仍<90%,则只可增加 FiO$_2$,使 SaO$_2$ 达 90% 以上并稳定后,逐渐降低 FiO$_2$,然后再降低 PEEP,使之<15cmH$_2$O,以巩固疗效。③潮气量(VT)选择:目前推荐小潮气量通气(6~8ml/kg),在定容模式下应参考气道平台压(Pplat),使 Pplat<30cmH$_2$O;VT 的大小还需根据 PEEP 水平调整,PEEP 水平高 VT 宜小,在小 VT 通气条件下,可适当增加呼吸频率来代保证分钟通气量,但呼吸频率增加不宜大于30 次 /min,否则亦易致肺损伤,此时可接受低通气状态,采取 PHC 策略,但 PaCO$_2$ 不宜高于 80~100mmHg,文献报道PaCO$_2$ 大多为 50~100mmHg,最好在 70mmHg 以内,但 pH不宜低于 7.20,若 pH<7.20 时,大多数学者主张可适当补充碱。

4. 机械通气的辅助方法 当采取上述方法难以有效改善氧合,或为达到更好的人 - 机协调,可采用以下方式:

(1)俯卧位通气:俯卧位通气通过降低胸腔内压力梯度,促进分泌物引流和肺内液体移动,明显改善氧合。一项随机研究,采用每天 7 小时俯卧位通气,连续 7 天,结果表明俯卧位通气明显改善 ARDS 患者氧合,但对病死率无明显影响。然而,若依据 PaO$_2$/FiO$_2$ 对患者进行分层分析结果显示,PaO$_2$/FiO$_2$<88mmHg 的患者俯卧位通气后病死率明显降低。俯卧位通气虽然技术简单,但操作繁复,有经验的团队采用长时间俯卧位通气可改善早期重症 ARDS 患者预后,正逐渐成为重度 ARDS 患者的早期标准治疗手段。对于常规机械通气治疗无效的重度 ARDS 患者,可考虑采用俯卧位通气。但严重的低血压、室性心律失常、颜面部创伤及未处理的不稳定性骨折,是俯卧位通气的相对禁忌证。此外,还应注意在翻身过程中静脉内输液管和气管内插管的位置和通畅性。

(2)体外或肺外的气体交换:体外膜氧合(ECMO)、体外 CO$_2$ 去除和腔静脉氧合。目的是让已受疾病损伤的肺充分休息,不再增加通气机所致损伤,并提供肺组织修复愈合的机会,但这些技术总的说来创伤较大,价钱昂贵,操作技术的专门性要求较高。近年来,越来越多的临床研究支持

30

ECMO 可以改善早期、可逆性、重症 ARDS 患者的病死率。由于重症 ARDS 患者即使采用最优机械通气策略,仍然难以改善氧合,继而出现多器官功能障碍。通过 ECMO 可保证氧合和二氧化碳清除,是重症 ARDS 患者挽救性治疗措施之一。有研究显示,病因可逆的早期重症 ARDS 患者可通过 ECMO 治疗获益。对新型甲型 H1N1 流感继发重度 ARDS 患者研究,发现 ECMO 是治疗该类患者非常有效的呼吸支持方式,能挽救 70%~80% 重症患者的生命。因此,目前 ECMO 的应用在持续增加,建议将 ECMO 作为重症 ARDS 患者的挽救性治疗手段之一。

(3)液体通气:是指先将液体 - 全氟溴辛烷经气管内注入肺,然后进行正压通气。部分液体通气是在常规机械通气的基础上经气管插管向肺内注入相当于功能残气量的全氟碳化合物(如:全氟溴辛烷),可显著增加通气时 O_2 的摄取和 CO_2 排出,提高 PaO_2,降低 $PaCO_2$,增加肺顺应性,降低肺泡表面张力,促进肺重力依赖区塌陷肺泡复张。但也有 RCT 显示,与常规机械通气相比,部分液体通气既不缩短机械通气时间,也不降低病死率,进一步分析显示,对于年龄<55 岁的患者,部分液体通气有缩短机械通气时间的趋势。因此部分液体通气可作为严重 ARDS 患者常规机械通气无效时的一种选择。

(4)神经电活动辅助通气模式(NAVA):NAVA 是通过膈肌电活动(EAdi)信号来促发吸气与呼气,其通气模式是由 EAdi 的幅度所决定,初步实现了神经冲动与机械通气的直接耦联,通过自身反馈机制改善人机同步性、降低呼吸肌负荷,并有利于增加潮气量与呼吸频率的变异度,可进行个体化潮气量选择,同时具有促进塌陷肺泡复张、指导 PEEP 的选择,减轻 VALI 和肺外器官损伤等优势。

(5)变异性通气:变异性通气是呼吸频率和潮气量按照一定的变异进行变化的机械通气模式,增加呼吸形式变异性,有利于促进塌陷肺泡复张、改善肺内通气 / 血流比值(V/Q)、改善氧合、减低呼吸功及减轻肺损伤,可能是一种更加符合生理的机械通气模式。临床随机对照研究发现,变异性通气临床应用安全可行,增加潮气量变异度,可改善气体交换和人机同步性。

5. 呼吸机撤机方法 病情得到控制后,$FiO_2<0.5$ 而 $PaO_2>60mmHg$ 时开始减 PEEP 或 CPAP,每次降低 2~3cmH_2O,间隔 6~8 小时病情稳定,减至 0~2cmH_2O 时(需 24~36 小时),渐下调 FiO_2 至 0.3,如 $PaO_2>60mmHg$ 观察维持 6~8 小时病情稳定。可撤离呼吸机,撤机后留管观察 2~4 小时病情稳定可考虑拔管。

6. 机械通气过程注意事项 机械通气中应加强气道管理,对于无脊髓损伤等体位改变禁忌证的机械通气的 ARDS 患者,体位应采用 30°~45° 半卧位,可显著降低机械通气患者呼吸机相关肺炎(ventilator-associated pneumonia,VAP)的发生。机械通气时应用镇静剂可以缓解患者焦虑、躁动、疼痛,减少过度的氧耗、机械通气时间、ICU 住院时间和总住院时间。但应先制定镇静方案,包括镇静目标和评估镇静效果的标准,根据镇静目标水平来调整镇静剂的剂量。目前,机械通气治疗已经很少长期或频繁使用肌松剂。

盲目使用大量肌松剂,不仅会造成药物性损伤,还可能掩盖病情的发展或不恰当的呼吸机设置所造成的问题,以及肌肉的疲劳和萎缩。但近年来也有研究发现重度 ARDS 患者,短期使用肌松药物可以减少气压伤,改善人机协调。早期、短程使用不会导致患者获得性的肌无力。

缺乏统一、规范的治疗策略,是重症 ARDS 治疗中临床医生面临的难题。如小潮气量的设定,最佳 PEEP 选择,肺复张频率、时机、压力;另外高频振荡通气、俯卧位、体外膜氧合等抢救性治疗措施的适应证、应用时机等不明确可能是重症 ARDS 患者预后差的原因之一。2010 年,Matthay 等从现有资料、指南推荐和临床实施经验等角度,总结归纳了重症 ARDS 治疗的具体步骤和实施方法,简称"六步法"。

步骤 1:小潮气量肺保护性通气(6~8ml/kg,如果气道平台压仍高于 30cmH_2O,则潮气量可逐渐降低至 4ml/kg),测量气道平台压力。如果<30cmH_2O,进入步骤 2a。如果>30cmH_2O,则进入步骤 2b。

步骤 2a:实施肺复张和 / 或单独使用高 PEEP。

步骤 2b:实施俯卧位通气或高频振荡通气。

步骤 3:评价氧合改善效果,静态顺应性和无效腔通气。如果改善明显则继续上述治疗。如果改善不明显,则进入步骤 4。

步骤 4:吸入 NO;如果数小时内氧合及顺应性改善不明显,则进入步骤 5。

步骤 5:小剂量糖皮质激素(须权衡利弊)。

步骤 6:考虑实施 ECMO。入选患者高压机械通气时间小于 7 天。

"六步法"使得医生在及时、准确判断 ARDS 患者病情严重程度的基础上,规范、有序地实施小潮气量通气、肺复张等治疗措施。重症 ARDS"六步法"将提高 ARDS 规范化治疗的可行性和依从性,有望降低患者死亡率。

三、防治肺水肿,维持心排血量

在 ARDS 治疗中应采取有效措施防治血管内静水压力升高,以减少肺水肿和改善肺功能,并采取积极措施加速肺水肿消散。一个合理的策略,是在保持适当系统灌注压的前提下保持低水平的有效血管内容量,即液体负平衡策略。适量补充以白蛋白为主的高渗胶体液,可提高血浆胶体渗透压,有利于肺间质、肺泡水肿液的吸收,减轻肺水肿。必要时可配合利尿剂静脉滴注利尿,利于肺水肿的吸收和氧合的改善。但是,对于休克尤其是脓毒症休克的患者,如果在恢复血管内容量后,不能保持系统灌注,应该用血管升压药物治疗来保证重要器官灌注并保持氧运输正常。此外,维持心排血量对于 ARDS 患者氧气的传输极其重要,尤其是使用机械通气或高 PEEP 的患者,因为,后两者可以抑制心排血量。可通过置入有创血流动力学监测设备监测心排血量及充盈压,指导容量管理。但与未进行有创血流动力学监测的患者相比,不一定能明显改善存活率。

四、纠正酸碱和电解质紊乱

与呼吸衰竭时的一般原则相同。重在预防。

五、营养支持

ARDS 患者处于高代谢状态,急性期过后,恢复期的持续时间也往往较长,因而营养不良可使机体和免疫防御功能下降,易导致感染和影响肺组织修复,应及时补充热量和高蛋白、高脂肪营养物质。应尽早给予营养支持,鼻饲或静脉补给,如果肠道功能正常,优先选择肠内营养。以前的观点提倡早期足量给予,保持总热量摄取 83.7~167.4kJ(20~40kcal/kg),蛋白 1.5~2g/kg,脂肪占总热量的 20%~30%。但临床发现,大部分危重病患者,尤其是 ARDS 和血流动力学不稳的患者,由于机体处于应激状态和胃肠道的相对供血不足,早期不能耐受足量的营养支持。近年来提出,根据患者的胃肠道功能早期给予适当的营养支持,起始 500kcal/d,根据患者的耐受程度逐渐加量。

六、药物治疗

1. 肾上腺糖皮质激素 糖皮质激素主要作用有:①可抑制花生四烯酸(AA)代谢,产生 PLA_2 抑制因子,从而抑制细胞膜上的磷脂代谢,减少 AA 的合成及 TXA_2 的产生;②抑制 PMN、血小板聚集及微血栓形成;③具有广泛的抗炎、减轻毛细血管通透性等作用;④减少溶酶体酶及阻止单核巨噬细胞产生和释放 TNF-α、IL-1 等炎症介质的释放;⑤增加肺表面活性物质的合成,减轻微肺不张等作用。长期以来,大量的研究试图应用糖皮质激素控制炎症反应,预防和治疗 ARDS。早期多项随机对照研究(RCT)观察了大剂量糖皮质激素对于 ARDS 的预防和早期治疗作用,结果糖皮质激素既不能预防 ARDS 的发生,对早期 ARDS 也没有治疗作用,反可因继发感染、诱发上消化道出血、电解质紊乱而增加死亡率。但对于过敏原因(其血和肺泡灌洗液内有大量嗜酸性粒细胞,可能有嗜酸性粒细胞参与,或具有嗜酸性粒细胞肺炎的某些特征)、刺激性气体吸入(有些患者是在吸入可卡因后发生的综合征)、外伤骨折所致的脂肪栓塞、肺孢子虫病等引起的 ARDS,早期应用糖皮质激素治疗有效。此外,脓毒症休克并发 ARDS 的患者,如合并肾上腺皮质功能不全,可考虑应用替代剂量的糖皮质激素。

但目前尚无充分的临床研究证实糖皮素激素能够改善 ARDS 的病死率。

2. 吸入 NO NO 即内皮源性舒血管因子,它能激活鸟苷酸环化酶(cGMP),使 cAMP 增加,从而有选择地舒张肺血管。NO 分布于肺内通气良好的区域,可扩张该区域的肺血管,显著降低肺动脉压,减少肺内分流,改善通气 / 血流比值,提高氧合指数,降低肺动脉压;NO 与血红蛋白有高度的亲和力,可迅速与之结合而失活,故平均动脉压和心排血量不变。有研究表明,将吸入 NO 与静脉应用阿米脱林甲酰酸(almitrine bismyslate)联合应用,对改善气体交换和降低平均肺动脉压升高幅度有协同作用。后者能使通气不良的肺区血管收缩,血流向通气较好的肺区;并能刺激周围化学感受器,增强呼吸驱动,增加通气;其可能产生的肺动脉压升高可被 NO 所抵消。Rossaint 等使用低浓度(2~18ppm)NO 吸入 30 分钟,每日 1 次治疗重症 ARDS,疗程 3~53 天,7 例全部被救活。也有临床研究显示,NO 吸入可使约 60% 的 ARDS 患者氧合改善,同时肺动脉压、肺内分流明显下降,对平均动脉压和心排血量无明显影响。但是氧合改善效果也仅限于开始 NO 吸入治疗的 24~48 小时内。并且 NO 开始作用及停止作用都非常迅速,突然停用 NO 时可出现反跳性血管收缩。高浓度的 NO 和它的微量氧化物(NO_2^- 和 NO_3^-)对组织有极强的破坏作用,必须避免之,故吸入 NO 时,应使用标准空气(FiO₂ 21%),通气流速 5~20L/min,呼气与吸气比 1:3。然而 2 个 RCT 证实,NO 吸入并不能改善 ARDS 的病死率。因此吸入 NO 不宜作为 ARDS 的常规治疗手段,仅在一般治疗无效的严重低氧血症时可考虑应用。

3. 氧自由基清除剂、抗氧化剂以及免疫治疗 根据 ARDS 发病机制,针对发病主要环节,研究相应的药物给予干预,减轻肺和其他脏器损害,是目前研究热点之一。

超氧化物歧化酶(superoxide dismutase,SOD)、过氧化氢酶(catalase,CAT),可防止 O₂ 和 H₂O₂ 氧化作用所引起的急性肺损伤;Becker 报道低于生理浓度的血尿酸即可抑制 O₂、·OH 的产生,还可清除次氯酸(HClO),因此,尿酸可能是目前发现最强有力的内源性氧自由基清除剂。维生素 E 具一定抗氧化剂效能,但会增加医院内感染的危险。抗氧化剂 N- 乙酰半胱氨酸(NAC)和丙半胱氨酸(procysteine),通过提供合成谷胱甘肽(GSH)的前体物质半胱氨酸,提高细胞内 GSH 水平,依靠 GSH 氧化还原反应来清除体内氧自由基,从而减轻肺损伤。静脉注射 NAC 对 ALI 患者,可以显著改善全身氧合和缩短机械通气时间。脂氧化酶和环氧化酶途径抑制剂,如布洛芬等可使血栓素 A₂ 和前列腺素减少,抑制补体与 PMN 结合,防止 PMN 在肺内聚集。

免疫治疗是通过中和致病因子,对抗炎性介质和抑制效应细胞来治疗 ARDS,也是目前研究的热点,但这些免疫疗法大多尚处在临床研究阶段。其中研究较为广泛的有粒细胞 - 巨噬细胞集落刺激因子(GM-CSF)和间充质干细胞(mesenchymal stem cell,MSC)。粒细胞 - 巨噬细胞集落刺激因子是一种细胞因子,可促进免疫细胞如中性粒细胞、巨噬细胞、T 淋巴细胞及浆细胞成熟。与糖皮质激素不同,GM-CSF 不是单纯地抑制炎症反应,而是具有调节免疫状态的功能。其治疗 ARDS 的机制,可能与其可以维持肺泡巨噬细胞的活性,改善宿主的防御能力有关。而临床观察也发现,肺泡灌洗液中 GM-CSF 升高的 ARDS 患者生存率更高。虽然现今 GM-CSF 治疗 ARDS 为小样本的 RCT 研究,并没有得到其改善病死率的阳性结果,但是其治疗靶点的独特性还是让人期待大样本 RCT 研究可以证明其治疗价值。

此外,MSC 治疗 ARDS 也是近年来研究的热点,免疫调节是其治疗 ARDS 的众多机制之一。将 MSC 与单个核细胞共培养,两种细胞分泌 IgG 都增加;而将 MSC 与 LPS 刺激后的单个核细胞共培养时,则表现为两种细胞分泌 IgG 都受到抑制,且程度与 LPS 刺激水平正相关。这说明了 MSC 会根据外界刺激抑制或增强免疫反应,真正做到调节免疫反应的方向。近期两项 I 期临床试验已经完成,结果

30

发现无论低剂量还是高剂量,输注 MSC 的耐受性都较好,且应用 MSC 治疗的患者,在第 5 天时表面活性蛋白 D 的水平降低,提示肺泡上皮细胞损伤有所改善。相关研究团队已经开始着手准备 II 期临床试验。相信在不久的将来,间充质干细胞可以为 ARDS 的患者提供额外的治疗选择。

【预后】

ARDS 的预后除与抢救措施是否得当有关外,常与患者原发病、并发症,以及对治疗的反应有关。如严重感染得不到控制,则预后极差。骨髓移植并发 ARDS 死亡率几乎 100%。若 ARDS 并发多器官功能衰竭预后极差,且与受累器官的数目和速度有关,如 3 个器官功能衰竭持续 1 周以上,ARDS 患者病死率可高达 98%。经积极治疗后,若持续肺血管阻力增加,示预后不良。脂肪栓塞引起的 ARDS,经积极处理,机械通气治疗可获得 90% 存活。刺激性气体所致的急性肺水肿和 ARDS,一般脱离现场,治疗及时,亦能取得较好的疗效。另外 ARDS 患者若经 PEEP 10cmH$_2$O (0.98kPa) 治疗后,PaO$_2$ 有明显上升,预后较好。ARDS 能迅速得到缓解的患者,大部分能恢复正常。

【预防】

对高危的患者应严密观察,加强监护,一旦发现呼吸窘迫、PaO$_2$ 降低等肺损伤表现,在治疗原发病时,应早期给予呼吸支持和其他有效的预防及干预措施,防止 ARDS 进一步发展和重要脏器损伤。

(宋振举　韩奕)

参考文献

[1] 向有喜, 彭菲, 彭再梅. 急性呼吸窘迫综合征的诊治现状与展望 [J]. 中华急诊医学杂志, 2017, 26 (3): 255-259.

[2] 尹俊, 宋振举. 急性呼吸窘迫综合征的免疫调控治疗 [J]. 中华急诊医学杂志, 2017, 26 (3): 260-262.

第 31 章
急性肝衰竭

肝功能衰竭（hepatic failure，简称"肝衰竭"）是多种因素引起的严重肝脏损害，导致合成、解毒、代谢和生物转化功能严重障碍或失代偿，出现以黄疸、凝血功能障碍、肝肾综合征、肝性脑病、腹水等为主要表现的一组临床综合征。

《肝衰竭诊治指南（2018 年版）》基于病史、起病特点及病情进展速度，将肝衰竭分为四类：急性肝衰竭（acute liver failure，ALF）、亚急性肝衰竭（subacute liver failure，SALF）、慢加急性（亚急性）肝衰竭［acute(subacute)-on-chronic liver failure，ACLF 或 SACLF)］和慢性肝衰竭（chronic liver failure，CLF）。

急性肝衰竭（ALF），是指原来不存在肝硬化的患者在一种或多种致病因素作用下，出现的急性、大量肝细胞坏死，或肝细胞内细胞器严重功能障碍，而导致肝脏合成及代谢功能急性损伤。在疾病发生的 2 周内出现 Ⅱ 度及以上肝性脑病为其特征；肝功能迅速恶化，并导致凝血功能障碍、黄疸、腹水等的严重临床综合征；病情凶险，自然死亡率高。本章主要介绍 ALF。

【病因与发病机制】

一、病因

导致急性肝衰竭原因较多，见表 31-1。在这些原因中，既可以是一种因素致病，也可以是多种因素共同作用导致急性肝衰竭，在我国引起肝衰竭的首要病因是肝炎病毒、非肝炎病毒，其次是药物及肝毒性物质，如对乙酰氨基酚、酒精、毒蕈等。儿童肝衰竭还可见于遗传代谢性疾病，约 15% 的急性肝衰竭的原因不清楚。

1. 病毒感染 在我国的急性肝衰竭中，嗜肝病毒性感染所造成的肝炎占 85%~95%，占急性病毒性肝炎的 1%~2%；其中乙型肝炎病毒（HBV）、丙型肝炎病毒（HCV）及丁型肝炎病毒（HDV）引起的急性肝衰竭相对较多，甲型肝炎病毒（HAV）及戊型肝炎病毒（HEV）引起者相对较少。急性乙型肝炎是病毒性急性肝衰竭最主要的原因，也是我国最常见的肝脏疾病死亡原因。在我国的研究中，免疫抑制剂是 HBV 再激活的重要诱因，任一 HBV 血清标志物阳性感染者均可发生肝衰竭，为直接致病机制。大量病毒复制导致肝细胞营养耗竭，机体免疫麻痹是损伤的前提。HBV 相关的肝衰竭病情严重，并发症多，治疗困难，死亡率高。发病人群以男性居多，女性少见，年龄则以青壮年为主，且呈上升趋势，可能与男性更容易发生重型肝炎和饮酒因素有关。在我国，急性肝衰竭和亚急性肝衰竭呈减少趋势，慢加急性肝衰竭呈增加趋势。

HBV 与丁型肝炎病毒（HDV）协同感染患者，发生急性肝衰竭的危险性比单纯 HBV 感染者要高得多；同样地，丙

表 31-1　肝衰竭的病因

病因	常见分类
肝炎病毒	甲型、乙型、丙型、丁型、戊型肝炎病毒（HAV、HBV、HCV、HDV、HEV）
其他病毒	巨细胞病毒（CMV）、EB 病毒（EBV）、肠道病毒、疱疹病毒、黄热病毒等
药物	对乙酰氨基酚、抗结核药物、抗肿瘤药物、部分中草药、抗风湿病药物、抗代谢药物等
肝毒性物质	酒精、毒蕈、有毒的化学物质等
细菌及寄生虫等	严重或持续感染（如脓毒症、血吸虫病等）
肝脏其他疾病	肝脏肿瘤、肝脏手术、妊娠急性脂肪肝、自身免疫性肝病、肝移植术后等
胆道疾病	先天性胆道闭锁、胆汁淤积性肝病等
代谢异常	肝豆状核变性、遗传性糖代谢障碍等
循环衰竭	缺血缺氧、休克、充血性心力衰竭等
其他	创伤、热射病等
原因不明	—

注："—"，无相关数据。

型肝炎病毒(HCV)与 HBV 重叠感染,也是急性肝衰竭的常见病因,二者的协同感染引起急性肝衰竭的危险性,较任何单一感染为高。甲型肝炎病毒(HAV)引起的急性肝衰竭仅为 0.01%~0.10%。在墨西哥、中美洲、印度中东区域内生活或旅行的妊娠妇女感染戊型肝炎病毒(HEV)后,发生急性肝衰竭的概率可以高达 20%,但这一情况并不仅限于该地区。非嗜肝病毒感染引起的肝炎,以巨细胞病毒(CMV)性肝炎、EB 病毒性肝炎及单纯疱疹病毒(HSV)性肝炎较常见,同样腺病毒、汉坦病毒、副黏液病毒、单纯疱疹病毒也可以导致急性肝衰竭。

2. 药物、毒物及化学物质 在国外药物所导致的急性肝衰竭所占比例较大,其中对乙酰氨基酚(扑热息痛,APAP)较多见。国内有报道相关药物涉及传统中药(traditional Chinese Medicine,TCM)(23%)、抗感染药(17.6%)、抗肿瘤药(15%)、激素类药(14%)、心血管药物(10%)、NSAID(8.7%)、免疫抑制剂(4.7%)、镇静和神经精神药物(2.6%)等。国内报道较多的与肝损伤相关的中成药有何首乌、土三七及治疗骨质疏松、关节炎、白癜风、银屑病等疾病的某些复方制剂,由于组分复杂,难于确定具体引起肝损伤的成分。临床常见以下几类药物及毒素可导致急性肝衰竭:①处方用药(往往和特异性体质所致的过敏反应机制有关),如抗生素中的杀菌剂抑菌剂(氨苄西林、克拉维酸钾、环丙沙星、多西环素、红霉素、异烟肼、呋喃妥因、四环素)、抗病毒药物、抗抑郁药(阿米替林、去甲替林)、降糖药(曲格列酮)、抗癫痫药物(苯妥英钠、丙戊酸钠)、麻醉剂(氟烷)、降血脂药(他汀类)、免疫抑制剂(环磷酰胺、甲氨蝶呤)、非甾体抗炎药及其他药物(双硫仑、氟他胺、丙硫氧嘧啶);②违禁药品,如致幻剂亚甲二氧甲基苯丙胺(3,4-methylenedioxy-n-methylamphetamine,MDMA)、可卡因;③中草药或其提取物,如人参、薄荷油、石蚕属植物;④一些与剂量相关的毒素,如鹅膏属毒蘑菇、蜡样芽孢杆菌、蓝细菌毒素、有机溶剂(四氯化碳)、黄磷等,这些毒素对致急性肝衰竭具有剂量依赖的特点。

3. 代谢异常 急性妊娠脂肪肝所致的仅次于药物性,本病多发生于妊娠后 28 周,个别报道可见到 21 周。瑞氏综合征为遗传性代谢疾病,有多种代谢紊乱,其中以脂肪代谢紊乱为主。肝豆状核变性(又称威尔逊病,Wilson disease)多呈慢性活动性肝病过程,但少数青少年患者可以急性肝衰竭为首发症状。其他可引起急性肝衰竭的代谢性疾病还有 α1- 抗胰蛋白酶缺乏症、果糖耐受不良症、半乳糖血症、卵磷脂 - 胆固醇酰基转移酶缺乏症、酪氨酸血症等。

4. 缺血性肝衰竭 多数情况下,肝缺血性损害仅见血清转氨酶升高和 / 或轻度黄疸,仅在极少见的情况下,因极度缺血而又得不到及时纠正,才发展至急性肝衰竭,且常是多器官功能障碍综合征(MODS)的病因之一。除以上情况外,一些违禁药品如 MDMA、可卡因等可以导致肝脏缺血而引起急性肝衰竭。

5. 酒精中毒 长期饮酒可以导致的酒精性肝炎,会增加度洛西汀、对乙酰氨基酚、甲氨蝶呤及异烟肼等引起肝衰竭风险。在酒精性肝炎的患者中,轻者可以没有临床症状,

严重者可以出现急性的肝脏功能衰竭而致患者死亡。

6. 严重感染、创伤 对于一些严重感染性疾病和严重创伤的病例,当炎症反应明显不能被局限、组织坏死范围广泛时,感染和创伤所释放的毒素和炎症将向全身扩散,会出现全身脏器功能发生变化,最终发展为 MODS。肝脏往往是发生序列脏器功能衰竭的上游脏器,在一部分严重感染和严重创伤的病例会出现急性肝衰竭为先导的多器官功能衰竭(multiple organ failure,MOF)。

7. 自身免疫性疾病(自身免疫性肝炎) 自身免疫性肝炎多数情况下是一种肝炎的慢性临床过程,25% 的患者临床表现为急性肝炎,且女性多于男性,病情严重者临床表现为凝血功能障碍、进行性加重的黄疸、腹水以及肝性脑病,最终发展成为急性肝衰竭。

8. 血管因素 血管因素所致的急性肝衰竭(acute hepatic failure,AHF)临床并不少见,主要有以下几种情况:局限性缺血性肝炎、肝静脉血栓形成[巴德 - 吉亚利综合征(Budd-Chiari syndrome)]、肝静脉闭塞性疾病、门静脉血栓形成、肝动脉血栓形成(移植后)。

9. 恶性肿瘤浸润 原发性肝肿瘤、广泛肝转移癌或腺癌浸润(乳腺癌、肺癌、恶性黑色素瘤、淋巴瘤及白血病)等,可以在原发病基础上发生急性肝衰竭。

10. 其他 除上述原因外,还有以下原因可以引起急性肝衰竭:成人 Still 病、热休克、器官移植后的移植物抗宿主病(graft versus host disease,GVHD)、原发性移植肝无功能等。

二、发病机制

急性肝衰竭的发生和发展过程中,诱发病因不同,发生急性肝衰竭后临床病理生理过程也有所不同。按照肝脏功能损伤的机制,可分为原发性肝损伤和继发性肝损伤。原发性肝损伤引起的肝衰竭,依据病因不同起始损伤机制不同,主要通过直接或间接作用造成肝细胞大量坏死而最终发展至肝脏功能衰竭;原发性肝损伤所致的急性肝衰竭后期主要机制是,前期损伤的基础上出现异常放大的、非特异的"瀑布样炎症介质反应"和不能被清除、代谢的毒素直接作用加速急性肝衰竭。继发性肝衰竭,主要是致病因素作用于机体后所产生的损害因素超出肝脏本身的处理能力,出现以下系列反应:单核巨噬细胞系统受损,继之机体出现内毒素血症并激活细胞因子的释放机制而释放炎性细胞因子(TNF-α、IL-1、IL-2、IL-6、IL-8);同时体内的自由基介质(氧自由基、氮氧自由基)、脂质代谢产物(白三烯、血栓素、血小板激活因子、PGI_2),还有其他介质(如溶酶体酶、缓激肽、组胺、补体激活产物)在肝脏内明显增加,甚至扩散至全身而出现急性肝衰竭或 MODS。

宿主因素:①有众多证据显示,宿主遗传背景在乙型肝炎重症化过程中的重要性。目前,对乙型肝炎病毒(HBV)感染与清除、慢性 HBV 感染相关肝硬化及肝癌等疾病表型的遗传因素研究较多,但对重型乙型肝炎遗传易感性研究较少。仅有的少量研究资料,大多来自亚洲人群,是采用候选基因 - 疾病关联研究策略。这些研究主要涉及乙

型肝炎免疫反应通路的几个基因,如肿瘤坏死因子(tumor necrosis factor,TNF)(包括 TNF-α 及 TNF-β)、白细胞介素 -10 (IL-10)、干扰素诱生蛋白 10(IP-10,CXCL-10)、维生素 D 受体(VDR)、人白细胞抗原(HLA)等。②宿主免疫在肝衰竭发病中的作用已被广泛认可。以细胞毒性 T 淋巴细胞 (cytotoxic T lymphocyte,CTL)为核心的细胞免疫,在清除细胞内病毒方面起关键作用,同时也是造成细胞凋亡或坏死的主要因素。

在病毒所致的急性肝衰竭中,病毒可对肝脏产生直接作用。我国以乙型肝炎患者居多。研究表明,细胞内过度表达的 HBsAg 可导致肝细胞损伤及功能衰竭。HBV 的 X 蛋白也可引起肝脏损伤,在感染早期,X 蛋白使肝细胞对 TNF-α 等炎性介质更敏感而诱导细胞凋亡,这可能与重型乙型肝炎发病有关。研究表明,HBV 基因变异可引起细胞坏死,导致严重的肝脏损害。严重肝病患者,由于库普弗细胞功能严重受损,来自门静脉的大量内毒素未经解毒而溢入体循环。内毒素可直接或通过激活库普弗细胞释放的化学介质引起肝坏死,且是其他肝毒物质(如半乳糖胺、四氯化碳和乙醇等)致肝坏死的辅助因素,因而可导致肝衰竭的发生。

药物、毒物及化学物质所诱导的急性肝衰竭机制较为复杂,原因有两个方面:一方面是药物、毒物及化学物质的理化性质各异,造成急性肝脏损伤的机制不同;另一方面是往往患者机体本身对所接触的药物、化学物质敏感性有所不同。后者发生急性肝衰竭主要机制是接触这些物质后出现超敏反应而造成急性肝衰竭。

在长期饮酒的患者中,如果因意外或故意超剂量服用了含对乙酰氨基酚类药品,将使这类患者发生严重的急性肝损伤乃至急性肝衰竭的危险性大大增加。除与药物自身毒性相关外,其主要机制是,长期持续饮酒的患者肝内谷胱甘肽缺乏,超剂量服用含对乙酰氨基酚类药品将使肝内谷胱甘肽储备耗竭,谷胱甘肽含有一个活泼的巯基(—SH),易被氧化脱氧,这一特异结构使其成为体内主要的自由基清除剂,在一部分敏感的患者中,当肝内谷胱甘肽被耗竭后,可以使对乙酰氨基酚相对安全的剂量(每天最大剂量 4g)产生致死性的肝脏毒性作用,从而导致肝衰竭。

对于一些严重感染性疾病和严重创伤的病例,当炎症反应明显不能被局限、组织坏死范围广泛时,感染和创伤所释放的毒素和炎症将向全身扩散。在这过程中,除了病原体和严重创伤的本身对肝及全身的毒性作用外,还将通过炎症反应产生大量炎症介质(补体系统激活 C3a、C3b、C5a,炎性细胞激活,TNF-α、IL-1、IL-6、IL-8、PA 等),形成广泛、非特异、自身放大的病理过程,造成局部及全身炎症反应,当这些具有活性的炎性介质和炎症本身释放的自由基产生的量超出机体清除能力时,会出现全身脏器功能发生变化,会导致 MODS/MOF。肝脏作为网状内皮系统的主要脏器之一,往往是发生序列脏器功能衰竭的上游脏器,它的损伤和功能衰竭,会促进和加重其他脏器功能的障碍和衰竭,所以在一部分严重感染和严重创伤的病例,会出现急性肝衰竭为先导的 MODS/MOF。

自身免疫损伤的机制同造血干细胞功能相关。具有一定的遗传素质的人群中,当一定外界因素作用于机体后,造血干细胞在其生长和发育过程中出现异常,其免疫活性成分(细胞免疫和体液免疫)将对自身的组织和系统出现识别错误,将其作为攻击目标造成损伤。自身免疫性肝炎基础上所发生的急性肝衰竭的主要致病机制,是自身的免疫系统将肝脏作为攻击的靶器官,从而造成肝损伤,当病变过程发展较快,肝脏损害足够强烈时,临床上就表现为急性肝衰竭。一部分患者仅仅损伤肝脏,还有相当多的患者,同时有其他肝外脏器及系统受累。在急性自身免疫性肝炎患者中,一部分由于治疗不当或合并其他因素出现肝损害的急性进展,从而发展成急性肝衰竭。

移植物抗宿主病(graft versus host disease,GVHD)是由于移植物的抗宿主反应而引起的一种免疫性疾病。所发生的急性肝衰竭虽然是免疫相关性肝损伤,但和自身免疫性肝损伤机制不同,效应细胞是移植物内的淋巴细胞,其进入宿主体内增殖并识别宿主肝脏组织细胞,进行免疫杀伤而最终造成急性肝衰竭。

三、病理

组织病理学检查在肝衰竭的诊断、分类及预后判定上具有重要价值,但由于肝衰竭患者的凝血功能严重降低,实施肝穿刺具有一定的风险,在临床工作中应特别注意。肝衰竭发生时(慢性肝衰竭除外),肝脏组织学可观察到广泛的肝细胞坏死,坏死的部位和范围因病因和病程不同而不同。按照坏死的范围及程度,可分为大块坏死(坏死范围超过肝实质的 2/3),亚大块坏死(占肝实质的 1/2~2/3),融合性坏死(相邻成片的肝细胞坏死)及桥接坏死(较广泛的融合性坏死并破坏肝实质结构)。在不同病程肝衰竭肝组织中,可观察到一次性或多次性的新旧不一肝细胞坏死的病变情况。①急性肝衰竭:肝细胞呈一次性坏死,可呈大块或亚大块坏死,或桥接坏死,伴存活肝细胞严重变性,肝窦网状支架塌陷或部分塌陷。②亚急性肝衰竭:肝组织呈新旧不等的亚大块坏死或桥接坏死;较陈旧的坏死区网状纤维塌陷,或有胶原纤维沉积;残留肝细胞有程度不等的再生,并可见细、小胆管增生和胆汁淤积。③慢加急性(亚急性)肝衰竭:在慢性肝病病理损害的基础上,发生新的程度不等的肝细胞坏死性病变。④慢性肝衰竭:弥漫性肝脏纤维化及异常增生结节形成,可伴有分布不均的肝细胞坏死。

由于病因不同,肝衰竭所致的病理改变有所不同,镜下有以下两种类型:

Ⅰ 型以大块肝细胞坏死、结构破坏消失为主要特征,肝脏细胞极度肿胀、肝细胞器如线粒体严重受损,残留肝细胞肿胀变性。坏死可在肝小叶中心区或呈弥漫性,也可呈相邻肝小叶的融合性坏死,广泛的坏死可引起小叶网状支架破坏,结构支架塌陷、小胆管增生、坏死区及汇管区炎细胞浸润。如果残存的肝细胞>45%,存活概率高。

Ⅱ 型以肝细胞微泡脂肪浸润(microvesicular fatty infiltration)、肝细胞肿胀为主要特征,肝细胞坏死不明显,主要为肝细胞的细胞器衰竭,特殊染色可识别出脂肪浸润,无

31

核移位,与细胞器功能衰竭所致的代谢障碍有关。无小叶肝细胞斑片状及大块坏死及汇管区炎细胞浸润。临床上血清转氨酶仅呈轻中度增加,黄疸亦较Ⅰ型为轻。代谢性疾病所致的急性肝衰竭和急性妊娠期脂肪肝多见于此类型。

【诊断】

一、临床表现特点

由于肝脏功能的复杂性,当出现急性肝衰竭时临床表现往往是以急性肝脏为主的消化系统功能衰竭的多脏器、系统功能不全综合征。肝脏及消化道功能障碍及衰竭的临床表现相对突出,除此之外可以见到消化系统以外的其他系统的功能障碍和衰竭的临床表现。

(一) ALF 一般状态及消化系统表现

1. 一般状态 发生 ALF 的患者一般状态极差,全身体质极度乏力并有明显厌食,全身情况呈进行性加重,少数患者有不规则发热,与肝细胞坏死有关,但应与合并感染进行鉴别。

2. 消化道症状 恶心、呕吐、腹胀、顽固性呃逆、肠麻痹。急性期的患者较多合并消化道出血;黄疸、浓茶色尿、黄疸进行性加重,肝脏改变,肝功能异常,肝脏进行性缩小、ALT 明显增高、胆酶分离。黄疸出现后,消化道症状不仅不缓解,而且日趋增重。由于急性的肝脏增大时肝被膜受牵拉,部分病例可见到剧烈腹痛,需同外科急腹症相鉴别。ALF 的病程中可以有大量的腹水症和全身水肿,低蛋白血症是其主要原因,如有短时间快速进展的腹水症伴有腹痛的患者应警惕肝静脉血栓形成。

3. 肝性脑病 急性起病,2 周内出现Ⅱ期以上的肝性脑病的临床表现。见于急性肝衰竭的所有病例。即出现嗜睡、行为异常(如衣冠不整或随地大小便)、言语不清、书写障碍及定向力障碍等,表现较重的有精神紊乱和昏迷,扑翼样震颤阳性,伴有黄疸进行性加重等。

4. 黄疸 黄疸在短期内迅速加深是其特征。每日上升的幅度,常超过 34~51μmol/L(2~3mg/dl)。正常肝脏对胆红素的廓清有很大的储备能力,即使在急性溶血很明显时,其血清胆红素一般也不超过 85μmol/L,但在 ALF 患者,由于肝细胞的广泛坏死,廓清正常胆红素代谢的储备能力急剧下降,故短期内黄疸急剧上升。偶见 ALF 无明显黄疸时(主要见于Ⅱ型 ALF),当出现意识障碍时常被误诊为精神病。

5. 无菌性胆囊炎 超声检查可以见有胆囊增大,胆汁淤积,胆囊壁水肿明显。

6. 急性胰腺炎 急性胰腺炎既可以是 ALF 的诱发因素,同时 ALF 也可以导致急性胰腺炎的发生。其中有 10% 的 ALF 可以见到重症胰腺炎。并发急性胰腺炎后患者的死亡率也将大大增加。

7. 肝臭与肝脏进行性缩小 肝臭的产生,是由于含硫氨基酸经肠道细菌分解后生成的硫醇不能经肝脏分解,而形成的特有气味,对临床诊断有提示作用。此外,肝脏的大

小对 ALF 预后有重要意义,进行性缩小提示预后差,即使存活下来患者可能直接进入肝硬化。

(二) 其他系统并发症

当 ALF 发生其他脏器和系统并发症时,彼此间相互影响,一方面 ALF 加重其他系统的功能障碍和衰竭,另一方面其他系统的功能障碍和衰竭可以加速 ALF 的发展进程,致死率也明显增加。较常见的有:

1. 神经系统临床表现 肝性脑病见于 ALF 的所有病例,ALF 发生肝性脑病的时间各有不同,短的几天之内患者就可以进入肝昏迷状态。绝大多数的 ALF 患者可以见到脑水肿,因 ALF 死亡的尸检病例 51%~81% 有脑水肿,常伴随肝性脑病的发生,其中 25%~30% 患者发生小脑扁桃体疝、小脑幕裂孔疝。由于脑水肿与肝性脑病的临床表现有许多重叠之处,肝性脑病可掩盖脑水肿的若干临床表现,如不提高对于 ALF 并发脑水肿的认识,极易漏诊。若患者已出现瞳孔、呼吸改变,抽搐或癫痫发作,已提示脑疝形成,多为晚期表现,诊断并不困难。对于 ALF 恢复的后期,如果肝脏功能及其他脏器情况均已经好转,患者仍有难以解释的意识障碍,应警惕韦尼克脑病的发生。

2. 血液系统临床表现 出血和出血倾向是 ALF 常见的突出表现之一。ALF 患者早期即有出血倾向,表现为牙龈或口腔黏膜出血、鼻衄、球结膜出血、皮肤出血点或瘀斑。最早出现的往往是注射部位渗血。出血倾向常先于意识障碍的出现。大出血常发生于消化道,多见于疾病的中晚期,还有一些患者可以见到蛛网膜下腔及脑部等重要脏器出血。晚期 ALF 的大出血,除肝脏合成凝血因子减少外,还与其他凝血障碍有关:①DIC;②原发性纤维蛋白溶解;肝脏合成抗纤维蛋白溶酶功能减退,也不能清除纤维蛋白溶酶激活物,导致原发性纤溶;③血小板数量减少及质量下降;④毛细血管脆性增加;⑤胆汁淤积致胆盐排泄障碍使维生素 K 吸收障碍,继发维生素 K 依赖凝血因子合成障碍等因素。

3. 呼吸系统临床表现 ALF 时呼吸系统的变化也不少见,从低氧血症到急性呼吸窘迫综合征(ARDS)均可见到,约 30% 的 ALF 发生 ARDS。ALF 时,舒张血管物质不能被肝脏摄取、灭活,大量入血液循环,除引起外周血管阻力降低及低血压外,还引起肺内动静脉分流,致低氧血症,当肝脏功能衰竭时作为上游器官的网状内皮系统被封闭,会使大量门静脉来源的内毒素及炎性介质通过肝脏而不被降解和灭活,直接进入肺循环,不仅造成分流加重,还会直接或间接损伤肺泡及肺间质导致 ARDS。

4. 循环系统临床表现 ALF 的循环系统表现可有心律失常、心功能不全。心律失常主要有心动过缓、室性期前收缩和房室传导阻滞。较常见的循环功能障碍是低循环阻力性低血压,临床病理生理状态是由此引起的器官组织灌注不良,甚至可以启动或促进加重急性肝衰竭的进程,当收缩压 ≤ 80~90mmHg,常是预后不良的标志。80%~90% 的 ALF 可出现低血压。低血压发生的机制较复杂,部分病例是由于毛细血管通透性改变的液体外渗及出血引起的血容量不足,或由于心功能不全,但其主要原因是外周血管阻力降低,其与下列因素有关:①血浆中假性神经递质取代真递

质苯肾上腺素；②循环内舒血管物质增多如一氧化氮、胰高糖素、组胺、VIP等大量涌入血液循环，这些舒血管物质使外周血管阻力降低；③细胞因子及内毒素血症：主要是细菌内毒素、肿瘤坏死因子（TNF-α）、白细胞介素1（IL-1）、白细胞介素6（IL-6）等，但这些因子在循环功能障碍中具体作用尚不完全清楚。

5. 泌尿系统临床表现 泌尿系统并发症主要有肾功能不全、泌尿系统感染、出血等。肾功能不全的发生率约70%。少数病例归因于肾前性氮质血症，如消化道大出血、失水等。部分病例为急性肾小管坏死，大部病例为功能性肾衰竭（肝肾综合征），内毒素血症和介质病是其主要形成机制。ALF一旦发生肾功能不全，会加重体内环境紊乱，也提示预后极差。ALF时因尿素氮（BUN）合成降低，BUN升高不明显，仅血清肌酐才能反映肾衰竭的严重程度。

6. 内分泌系统临床表现 由于肝脏是糖、蛋白、脂肪等代谢的主要脏器，也是体内灭活各种激素的主要脏器，ALF发生时会出现较严重的内分泌紊乱，胃肠道激素、胰岛素、胰高血糖素、甲状腺素、肾素-血管紧张素-醛固酮系统和抗利尿激素（ADH）等均有相应改变。其中主要的是低血糖症，40%的ALF患者可出现空腹低血糖（2.22mmol/L）并陷入昏迷，有时与肝性脑病甚难鉴别，但补葡萄糖液后迅速好转，有学者称之为"假性肝昏迷"。ALF低血糖机制可能由于：①大量肝细胞坏死，致肝内糖原储备耗竭；②肝脏合成糖原分解酶如葡萄糖-6-磷酸酶的作用锐减，残存的肝糖原也不能分解为葡萄糖；③肝脏将非糖物质转化为糖原（糖原异生作用）的功能衰竭；④高胰岛素血症等。

7. 水、电解质及酸碱平衡失常 常见的有：①低钠血症：多表现为稀释性低血钠，病情愈重，稀释性低血钠愈明显。血清钠<120mmol/L时，提示病情已属终末期。②低钾血症：常可使肝性脑病加剧，诱发心律失常。③低血钙与低血镁也较常见，与摄取减少、腹泻、药物促进排除等因素有关。④酸碱紊乱：早期因过度换气致呼吸性碱中毒；低钾低氯致代谢性碱中毒；组织缺血缺氧，或肾功能不全致代谢性酸中毒；最后由于内毒素、脑水肿或并发呼吸道感染等原因引起呼吸中枢抑制，出现高碳酸血症时，则引起呼吸性酸中毒。

8. 并发感染 ALF患者无论是否应用皮质激素，并发感染的发生率达50%左右。常见感染部位为呼吸道感染、胆道感染、胃肠道感染、泌尿系统感染、自发性腹膜炎、败血症等。因为患者的极度虚弱，抵抗力低下易发生真菌和病毒等机会感染。ALF易并发感染的原因有：①肝脏清除抗原及毒性物质功能减弱；②ALF时，血浆中有抑制PMN单磷酸己糖旁路代谢活性的因子，还含有一种能减低PMN趋化性及抗中性粒细胞正常趋化性的物质，再加上中性粒细胞Na⁺-K⁺-ATP酶活性减低，这些因素均使中性粒细胞丧失其防御感染的功能；③血浆补体及调理素降低。

二、辅助检查

ALF辅助检查对病因的诊断、病情评估、疗效评价和预后判断有重要意义。

1. 常规检查 ①血常规：可见到血小板减少，其机制是DIC发生后造成的血小板消耗，合并细菌或病毒感染时，可见到白细胞有增高和降低。②尿常规：可见到蛋白尿，肾实质损伤时有红、白细胞，尿胆原减少或消失，尿胆红素增加。③大便常规及潜血：合并消化道出血时有便隐血阳性，急性期时大便可以呈白陶土便，为胆汁淤积所致。

2. 凝血检查 ALF发生时会出现严重的凝血功能异常，是较为敏感的反应肝脏合成功能的指标。主要凝血指标有：凝血酶原时间测定；血小板计数与功能试验；各凝血因子和纤维蛋白原降解产物（FDP）测定等。发病数天后，就可以见到凝血酶原时间延长及凝血酶原活动度下降，国际标准化比值（INR）≥1.5或凝血酶原活动度低于40%时肝衰竭诊断成立。

3. 生化检查 生化检查通过以下几个方面反映肝脏衰竭的情况。

（1）反映肝细胞损伤酶学指标：血清酶检测包括谷丙转氨酶［又称"丙氨酸转氨酶"（ALT）］、谷草转氨酶［又称"天冬氨酸转氨酶"（AST）］，ALT和AST能敏感地反映肝细胞损伤与否及损伤程度。其中，AST/ALT可以有助于预后判定，比值越高死亡率也随之增高，比值大于1时预后不佳。ALF后期酶学反而下降，与持续增高的胆红素相比呈"胆酶分离"现象，提示大量肝细胞死亡，预后极差。

（2）反映胆道功能状态的酶学：主要有碱性磷酸酶（alkaline phosphatase，ALP）、γ-谷氨酰转肽酶（γ-GT或GGT）、总胆汁酸、5'-核苷酸（5'-NT）等。

（3）反映肝脏分泌和排泄功能的指标：包括总胆红素（TBil）、直接胆红素（DBil）、总胆汁酸（TBA）等。胆红素水平上升迅速和升高明显，急性期胆红素持续增高，每日升高可达2~3mg/dl，早期以直接胆红素为主，随后直接胆红素及间接胆红素双向增高。

（4）反映肝脏合成贮备功能的指标：主要有前白蛋白（PA）、白蛋白（Alb）、胆碱酯酶（ChE）和凝血酶原时间（prothrombin time，PT），也是通过检测肝脏合成功能来反映其贮备能力的常规试验，病情进展越快，持续时间越长，这些指标变化越明显。胆碱酯酶活性持续降低且无回升迹象，多提示预后不良。

（5）反映肝脏库普弗细胞功能的指标：血清蛋白电泳中γ球蛋白增高提示库普弗细胞功能减退，不能清除血液循环中内源性或肠源性抗原物质。

（6）反映肝细胞再生的指标：主要是观察甲胎蛋白（AFP）水平变化，恢复期AFP水平升高提示肝细胞有再生，提示预后好。

4. 有关病因学检查 对ALF的病因学检查很重要，和其治疗及预后密切相关。主要有各种病毒学指标监测、药物的鉴定及血药浓度检测、血铜检测、毒物检测、自身免疫标志物、内毒素及补体等测定。

5. 其他生化检查 血氨在ALF的患者增高较明显，其中以动脉血的血氨能更好地反映血氨的水平；血糖常常很低，主要因为糖原合成和糖异生障碍，严重时直接威胁患者生命；如果动脉血乳酸水平在ALF 4小时内超过3.5mg/dl

31

或 12 小时超过 3.0mg/dl 提示为对乙酰氨基酚中毒所致急性肝衰竭，除此之外，还反映组织灌流减少和肝脏对乳酸清除能力减弱。血清肌酐水平可以反应肾脏功能变化情况，结合临床表现可以早期诊断肝肾综合征；血淀粉酶及脂肪酶的监测，可以了解有无合并胰腺损伤；血清总胆固醇，常有胆固醇水平的降低，当小于 1.56mmol/L 时预后差；血氨和血支链氨基酸 / 芳香族氨基酸比例失调，血氨升高和血支链氨基酸 / 芳香族氨基酸比例由 3~5 下降至 <1；血气分析能发现酸碱失衡。

6. 影像学检查 可以帮助诊断病因、了解肝脏储备功能、观察并发症及疗效评估等。常用的主要有：肝脏多普勒彩色超声、头部腹部 CT 及 MRI 检查。ALF 患者行头部 CT 或 MRI 检查时可发现脑水肿。肝脏超声、腹部 CT 或 MRI 检查评价肝脏大小、损伤程度及血管、胆管内径，同时除外恶性梗阻性病变。

7. 特殊检查 一部分患者需要做以下特殊检查来判断和评估病情：肝脏活检、颅内压监测、脑电图，有条件均有必要开展上述检查。所有的患者应做心电图检查，进行心脏功能的动态监测，及时发现心律失常及低钾等心电图改变；血培养，阳性时提示合并细菌感染或真菌感染。

三、鉴别诊断

1. 意识障碍 糖尿病酮症酸中毒、低血糖、尿毒症脑病、脑血管意外、镇静药物过量、脑炎都可以引起意识障碍，甚至昏迷。

2. 黄疸 应与胆道系统、胰腺及溶血等疾病进行鉴别。

3. 出血倾向 应除外出血性疾病，如特发性血小板减少性紫癜及血友病等。

四、临床诊断标准

(一)肝衰竭诊断标准

《肝衰竭诊治指南（2018 年版）》中制定的临床诊断标准如下。

1. 急性肝衰竭 急性起病，2 周内出现Ⅱ度及以上肝性脑病（按Ⅳ级分类法划分）并有以下表现者：①极度乏力，并伴有明显厌食、腹胀、恶心、呕吐等严重消化道症状；②短期内黄疸进行性加深，血清总胆红素（TBiL）≥ 10 × 正常值上限（ULN）或每日上升 ≥ 17.1μmol/L；③有出血倾向，凝血酶原活动度（PTA）≤ 40%，或国际标准化比值（INR）≥ 1.5，且排除其他原因；④肝脏进行性缩小。

2. 亚急性肝衰竭 起病较急，2~26 周出现以下表现者：①极度乏力，有明显的消化道症状；②黄疸迅速加深，血清 TBil ≥ 10 × ULN 或每日上升 ≥ 17.1μmol/L；③伴或不伴肝性脑病；④有出血表现，PTA ≤ 40%（或 INR ≥ 1.5）并排除其他原因者。

3. 慢加急性(亚急性)肝衰竭 在慢性肝病基础上，由各种诱因引起以急性黄疸加深、凝血功能障碍为肝衰竭表现的综合征，可合并包括肝性脑病、腹水、电解质紊乱、感染、肝肾综合征、肝肺综合征等并发症，以及肝外器官功能衰竭。患者黄疸迅速加深，血清 TBil ≥ 10 × ULN 或每日上升 ≥ 17.1μmol/L；有出血表现，PTA ≤ 40%（或 INR ≥ 1.5）。根据不同慢性肝病基础分为 3 型，A 型：在慢性非肝硬化肝病基础上发生的慢加急性肝衰竭；B 型：在代偿期肝硬化基础上发生的慢加急性肝衰竭，通常在 4 周内发生；C 型：在失代偿期肝硬化基础上发生的慢加急性肝衰竭。

4. 慢性肝衰竭 在肝硬化基础上，缓慢出现肝功能进行性减退和失代偿：①血清 TBil 升高，常 <10 × ULN；②白蛋白（Alb）明显降低；③血小板明显下降，PTA ≤ 40%（或 INR ≥ 1.5），并排除其他原因者；④有顽固性腹水或门静脉高压等表现；⑤肝性脑病。

(二)肝衰竭分期标准

关于肝衰竭分期，根据临床表现的严重程度，亚急性肝衰竭和慢加急性(亚急性)肝衰竭可分为早期、中期和晚期。在未达到标准时的前期要提高警惕，须密切关注病情发展。

1. 前期 ①极度乏力，并有明显厌食、呕吐和腹胀等严重消化道症状；②ALT 和 / 或 AST 大幅升高，黄疸进行性加深（85.5μmol/L ≤ TBil<171μmol/L）或每日上升 ≥ 17.1μmol/L；③有出血倾向，40%<PTA ≤ 50%（INR<1.5）。

2. 早期 ①极度乏力，并有明显厌食、呕吐和腹胀等严重消化道症状；②ALT 和 / 或 AST 继续大幅升高，黄疸进行性加深（TBil ≥ 171μmol/L 或每日上升 ≥ 17.1μmol/L）；③有出血倾向，30%<PTA ≤ 40%（或 1.5 ≤ INR<1.9）；④无并发症及其他肝外器官衰竭。

3. 中期 在肝衰竭早期表现基础上，病情进一步发展，ALT 和 / 或 AST 快速下降，TBil 持续上升，出血表现明显（出血点或瘀斑），20%<PTA ≤ 30%（或 1.9 ≤ INR<2.6），伴有 1 项并发症和 / 或 1 个肝外器官功能衰竭。

4. 晚期 在肝衰竭中期表现基础上，病情进一步加重，有严重出血倾向（注射部位瘀斑等），PTA ≤ 20%（或 INR ≥ 2.6），并出现 2 个以上并发症和 / 或 2 个以上肝外器官功能衰竭。

肝衰竭是连续演变的过程，各临床分期的时间可长短不一，且临床分期实际上是连贯发展的，依诱因和个体体质不同，与疾病发生机制密切相关，如及时有效治疗，疾病可进入相对稳定的平台期，或者缓解，症状逐渐好转，生命体征逐渐稳定，各项生化指标得以改善。

(三)肝衰竭诊断格式

关于肝衰竭诊断格式，肝衰竭不是一个独立的临床诊断，而是一种功能判断。在临床实际应用中，完整的诊断应包括病因、临床类型及分期，建议按照以下格式书写：

肝衰竭（分类、分型、分期）

疾病病因诊断（病毒、药物、酒精、免疫、血吸虫等）

例如：(1)慢加急性肝衰竭 A 型　早期

　　　乙型病毒性肝炎

　　(2)亚急性肝衰竭　中期

　　　药物性肝炎

　　(3)慢性肝衰竭

　　　血吸虫性肝硬化

　　(4)急性肝衰竭

　　　病因待查

31

【治疗】

急性肝衰竭的治疗,应在生命支持治疗基础上,实施以对因治疗,处理及预防以消化道功能衰竭为主的多脏器功能障碍,终止肝损伤,促进肝细胞再生,恢复生命功能为主的治疗原则。

一、一般治疗及护理

1. 卧床休息,减少体力消耗,减轻肝脏负担,病情稳定后加强适当运动。

2. 加强病情监护。评估神经状态,监测血压、心率、呼吸频率、血氧饱和度,记录体质量、腹围变化、24 小时尿量、排便次数、性状等;建议完善病因及病情评估相关实验室检查,包括 PT/INR、纤维蛋白原、乳酸脱氢酶、肝功能、血脂、电解质、血肌酐、尿素氮、血氨、动脉血气和乳酸、内毒素、嗜肝病毒标志物、铜蓝蛋白、自身免疫性肝病相关抗体检测、球蛋白谱、脂肪酶、淀粉酶、血培养、痰或呼吸道分泌物培养、尿培养;进行腹部超声(肝、胆、脾、胰、肾、腹水)、胸片、心电图等物理诊断检查,定期监测评估。有条件单位可完成血栓弹力图、凝血因子Ⅴ、凝血因子Ⅷ、人类白细胞抗原(HLA)分型等。

3. 推荐肠内营养,包括高碳水化合物、低脂、适量蛋白饮食。一般情况下蛋白质摄入量维持在 1.2~1.5g/(kg·d),Ⅲ 度以上肝性脑病者蛋白质摄入量为 0.5~1.2g/(kg·d),营养支持能量摄入在危重期推荐 25~35kcal/(kg·d),病情稳定后推荐 35~40kcal/(kg·d)。进食不足者,每日静脉补给热量、液体、维生素及微量元素(口),推荐夜间加餐补充能量。

4. 积极纠正低蛋白血症,补充白蛋白或新鲜血浆,并酌情补充凝血因子。

5. 进行血气监测,注意纠正水电解质及酸碱平衡紊乱,特别要注意纠正低钠、低氯、低镁、低钾血症。

6. 注意消毒隔离,加强口腔护理、肺部及肠道管理,预防医院内感染发生。

二、病因治疗

由于 ALF 的病因对病情的发生、发展及预后有重要意义。不同病因在临床治疗也有着较大的差异。在明确病因的情况下,正确地对病因治疗是取得理想临床效果的关键。常见的造成 ALF 病因治疗有以下治疗措施。

1. 药物所致 ALF 的治疗 因药物毒性所致急性肝衰竭,应停用所有可疑的药物。追溯过去 6 个月服用的处方药、某些中草药、非处方药、膳食补充剂的详细信息(包括服用数量、服用疗程和最后一次服用的时间)。尽可能确定非处方药的成分。已有研究证明,N-乙酰半胱氨酸(NAC)对药物性肝损伤所致急性肝衰竭有效。大多数药物中毒可以补充谷胱甘肽制剂,对乙酰氨基酚中毒应用葡醛内酯、还原型谷胱甘肽、乙酰半胱氨酸等;酒精中毒补充足量的 B 族维生素;异烟肼中毒采用维生素 B_6 对抗。毒素中毒应用活性炭、血滤清除毒素。确诊或疑诊对乙酰氨基酚过量导致

的 ALF 患者,在摄入后 1 小时内的的,如果量较大应立即洗胃以减少药物吸收。摄入药物在 4 小时以内的患者,应立即给予口服活性炭之后给予 N-乙酰半胱氨酸(NAC)。血清药物浓度和转氨酶增高意味着即将或已经发生了肝损伤。怀疑对乙酰氨基酚中毒的急性肝衰竭患者也可应用 NAC,必要时进行人工肝治疗。

2. 毒菌(蕈)中毒所致 ALF 的治疗 明确或怀疑为毒菌(蕈)中毒的 ALF 患者,应考虑给予青霉素(按每日 30 万~100 万 U/kg 剂量)和水飞蓟素进行治疗。对明确菌(蕈)中毒导致的 ALF 患者,应该立即做肝移植准备,肝移植常为挽救此类患者生命的唯一选择。

3. 病毒所致 ALF 的治疗 ①对 HBV-DNA 阳性的肝衰竭患者,不论其检测出的 HBV-DNA 载量高低,建议立即使用核苷(酸)类药物抗病毒治疗。在肝衰竭前、早、中期开始抗病毒治疗,疗效相对较好;对慢加急性肝衰竭的有关研究指出,早期快速降低 HBV-DNA 载量是治疗的关键,若 HBV-DNA 载量在 2 周内能下降 10^2,患者存活率可提高。抗病毒药物应选择快速强效的核苷(酸)类药物。建议优先使用核苷类似物,如恩替卡韦、替诺福韦。②HCV-RNA 阳性的肝衰竭患者,可根据肝衰竭发展情况选择抗病毒时机及药物治疗。若 MELD 评分<18~20,可在移植术前尽快开始抗病毒治疗,部分患者经治疗后,可从移植列表中退出;若 MELD 评分≥18~20,可先行移植术,术后再行抗病毒治疗。如果等待移植时间超过 6 个月,可在移植术前行抗病毒治疗。所有移植术后 HCV 再感染患者,应在移植术后早期开始治疗,理想的情况是患者稳定后(通常为移植术后前 3 个月)尽早开始,因为移植术后进展期肝病患者,12 周持续病毒学应答(SVR)会降低。抗病毒治疗,首选无干扰素的直接抗病毒药物(direct-acting antiviral agents,DAA)治疗方案,并根据 HCV 基因型、患者耐受情况等进行个体化治疗。蛋白酶抑制剂是失代偿期肝硬化患者的禁忌证。在治疗过程中应定期监测血液学指标和 HCV-RNA,以及不良反应等。③甲型、戊型病毒性肝炎引起的急性肝衰竭,目前尚未证明病毒特异性治疗有效。④其他病毒感染:确诊或疑似疱疹病毒或水痘-带状疱疹病毒感染导致急性肝衰竭的患者,应使用阿昔洛韦(5~10mg/kg,每 8 小时 1 次,静脉滴注)治疗,且危重者可考虑进行肝移植。

4. 妊娠急性脂肪肝/HELLP 综合征所致 ALF 的治疗 对妊娠急性脂肪肝或 HELLP 综合征(溶血、肝酶增高、血小板降低),针对病因治疗的方案是创造手术条件,尽早终止妊娠,如果终止妊娠后病情仍继续进展,需考虑人工肝和肝移植治疗。

5. 肝豆状核变性所致 ALF 的治疗 肝移植是这类患者的主要治疗措施,应明确诊断后再进行必要支持和对症处理的同时尽早作移植的准备。

6. 自身免疫性肝炎所致 ALF 的治疗 对疑诊自身免疫性肝炎所致 ALF 的患者,应进行肝活检以明确诊断。并给予激素治疗(泼尼松 40~60mg/d)。激素治疗的同时,也应做肝移植的准备。

7. 急性局部缺血性损伤所致 ALF 的治疗 对具有局

部缺血性损伤证据的 ALF 患者,应加强支持治疗的同时尽早解决肝脏的缺血病因。

8. 巴德 - 吉亚利(Budd-Chiari)综合征 排除潜在的恶性肿瘤的患者,肝静脉血栓形成伴发肝衰竭应选择进行肝移植。

三、保护肝脏功能,促进肝细胞再生

护肝药物较多,应根据患者的具体情况选择合适的护肝药,常见的治疗 ALF 药物有下面几种。

1. 肝细胞生长因子(hepatic growth factor,HGF)或肝细胞再生刺激因子(hepatic stimulator substance,HSS)是有较好临床效果的生物制剂。它是幼猪肝细胞内提纯的多肽,有促进 DNA 合成,促进肝细胞生长外,抑制肿瘤坏死因子,还能增强库普弗细胞功能,稳定肝细胞膜。

2. 高血糖素 - 胰岛素疗法(G-I 疗法) 以 5% 葡萄糖液中加胰岛素 10U 和高血糖素 1mg,静脉滴注,持续 2 小时,每日 1 次。G-I 疗法的机制,一般认为高血糖素作用于受体而激活腺苷酸环化酶,使细胞内 cAMP 浓度增加,后者又激活组蛋白激酶使染色体中组蛋白去阻遏,促使 mRNA 转录,增加酶和蛋白质的合成,促进肝细胞再生。胰岛素虽可使 cAMP 减低,但可促进蛋白质合成中的转录进程,并可促使线粒体生成 ATP。二者合用对肝细胞再生有协同作用。近年来有学者观察到 G-I 疗法的治疗作用与改善氨基酸失衡有关。

3. 甘草酸制剂 这类药物主要成分为甘草酸(又称"甘草甜素"),并含有一部分的半胱氨酸和甘氨酸。具有类肾上腺皮质激素作用,无明显的激素副作用;能利胆、解毒、抑制体内自由基的产生和过氧化脂质的形成,具有降黄疸和氨基转移酶的作用。

4. 前列腺素 E₁ 通过以下机制实现肝脏功能保护,如扩张肝脏血管、增加肝内血液灌流;保护血管内皮细胞功能,抑制血小板聚集和免疫复合物沉积,可以防止 DIC 的发生和进展,与其他药物联合应用可以取得较好的临床效果。

5. 门冬氨酸钾镁 该制剂含天冬氨酸、钾离子、镁离子等。天冬氨酸在人体内是草酰乙酸的前体,在三羧酸及鸟氨酸循环中起着重要作用,使氨(NH₃)与二氧化碳生成尿毒有去氨作用。钾离子是细胞生命所必需,是高能磷酸化合物合成分解的催化剂。镁离子是生成糖原及高能磷酸酯不可缺少的物质,是糖代谢中多种酶的激活剂,也能使血管扩张,有利于肾血流量,利尿,降低颅内压,增加脑组织的血液循环,改善代谢,还可增强门冬氨酸钾盐的治疗效应。常用量为 20~40ml/d,加入 10% 葡萄糖溶液 200~400ml 中静脉滴注。

6. 中药制剂 常用的有苦黄、茵栀黄、丹参注射液。苦黄注射液具有利湿退黄、清热解毒的作用。用法:苦黄注射液 30~60ml 加入 5%~10% 的葡萄糖液 250~500ml 中静脉滴注。茵栀黄注射液具有清热、解毒、利湿、退黄作用。茵栀黄注射液 10~20ml 溶于 10% 葡萄糖液 250~500ml 中静脉滴注,每日 1 次。丹参通过改善肝内微循环提高库普弗细胞功能、降低肝门静脉压力、调节免疫功能、促进肝细

胞再生、抗肝纤维化等起到护肝的作用,但有出血的情况以避免应用。用法:复方丹参液 10~20ml,加入 5%~10% 葡萄糖液中静脉滴注。但以上药物主要作为辅助用药治疗 ALF。

四、并发症的内科综合治疗

1. 脑水肿 ①有颅内压增高者,给予甘露醇 0.5~1.0g/kg 或者高渗盐水治疗;②袢利尿剂,一般选用呋塞米,可与渗透性脱水剂交替使用;③应用人血白蛋白,特别是肝硬化白蛋白偏低的患者,提高胶体渗透压,可能有助于降低颅内压,减轻脑水肿症状;④人工肝支持治疗;⑤肾上腺皮质激素不推荐用于控制颅内高压;⑥对于存在难以控制的颅内高压,急性肝衰竭患者可考虑应用轻度低温疗法和吲哚美辛,后者只能用于大脑高血流灌注的情况下。

2. 肝性脑病 ①去除诱因,如严重感染、出血及电解质紊乱等。②调整蛋白质摄入及营养支持,一旦病情改善,可给予标准饮食。告知患者在白天少食多餐,夜间也加餐复合碳水化合物,仅严重蛋白质不耐受患者需要补充支链氨基酸(branched chain amino acid,BCAA)。③应用乳果糖或拉克替醇,口服或高位灌肠,可酸化肠道,促进氨的排出,调节微生态,减少肠源性毒素吸收。④视患者电解质和酸碱平衡情况酌情选择精氨酸、门冬氨酸鸟氨酸等降氨药物。⑤酌情使用 BCAA 或 BCAA 与精氨酸混合制剂,以纠正氨基酸失衡。⑥Ⅲ度以上的肝性脑病患者,建议气管插管。⑦抽搐患者,可酌情使用半衰期短的苯妥英或苯二氮䓬类镇静药物,不推荐预防用药。⑧人工肝支持治疗。⑨对于早期肝性脑病要转移至安静的环境中,并密切评估其病情变化,防止病情进展恶化。

3. 感染 ①推荐常规进行血液和体液的病原学检测。②除肝移植围手术期患者外,不推荐常规预防性使用抗感染药物。③一旦出现感染征象,应首先根据经验选择抗感染药物,并及时根据病原学检测及药敏试验结果调整用药。④应用广谱抗感染药物,联合应用多个抗感染药物,以及应用糖皮质激素类药物等治疗时,应注意防治继发真菌感染。

4. 低钠血症及顽固性腹水 由于急性肝脏功能衰竭可产生较为复杂的酸碱、水电解质失衡,及时发现并治疗酸碱、水电解质失衡是治疗急性肝衰竭的重要环节。低钠血症是常见并发症。而低钠血症、顽固性腹水与急性肾损伤(AKI)等并发症相互关联。水钠潴留所致稀释性低钠血症是其常见原因,托伐普坦作为精氨酸加压素 V₂ 受体拮抗剂,可通过选择性阻断集合管主细胞 V₂ 受体,促进自由水的排泄,已成为治疗低钠血症及顽固性腹水的新措施。对顽固性腹水患者:①推荐螺内酯联合呋塞米起始联用,应答差者,可应用托伐普坦;②特利加压素 1~2mg/ 次,每 12 小时 1 次;③腹腔穿刺放腹水;④输注白蛋白。

5. AKI 及肝肾综合征 ALF 发生的过程中,主要以 MODS 为主要临床特征,最常伴随出现的是肾脏功能不全。主要治疗措施有调整液体量、避免肾损伤药物、预防和治疗内毒素血症等,需用静脉造影剂的检查者需权衡利弊后选

择。AKI 早期治疗：①减少或停用利尿治疗，停用可能肾损伤药物，血管扩张剂或非甾体抗炎药。②扩充血容量可使用晶体或白蛋白或血浆；③怀疑细菌感染时应早期控制感染。后期治疗：停用利尿剂或按照 1g/(kg·d) 剂量连续 2 天静脉使用白蛋白扩充血容量，无效者需考虑是否有肝肾综合征，可使用血管收缩剂（特利加压素或去甲肾上腺素），不符合者按照其他 AKI 类型处理（如肾前性 AKI 或肾后性 AKI）。肝肾综合征治疗：①可用特利加压素（1mg/4~6h）联合白蛋白（20~40g/d），治疗 3 天血肌酐下降 <25%，特利加压素可逐步增加至 2mg/4h。若有效，疗程 7~14 天；若无效，停用特利加压素。②去甲肾上腺素（0.5~3.0mg/h）联合白蛋白（10~20g/L）对 1 型或 2 型肝肾综合征有与特利加压素类似效果。对于严重的病例，适时采用连续性肾脏替代治疗（continuous renal replacement therapy，CRRT），CRRT 不但可以清除体内多余的水分，维持机体的水盐代谢平衡，还可以对炎症介质有清除作用，一般采用高分子合成膜用高流量行 CRRT 可以清除 IL-1、血小板活化因子及部分补体。由于 CRRT 后组织间的水肿减轻，组织细胞的氧输送改善，组织缺氧所致的炎症介质释放也将明显改善。适时应用 CRRT 可以提高 ALF 患者的抢救成功率及生存率。

6. 出凝血功能支持 纠正出凝血机制异常，预防及治疗出血应贯穿于整个抢救治疗的始终，这和其他的脏器功能支持治疗同样重要。常规推荐预防性使用 H_2 受体拮抗剂或质子泵抑制剂。由于肝脏功能衰竭时凝血因子及纤维蛋白原产生障碍，应及时输注新鲜血及血浆，补充凝血酶原复合物（PPSB）及纤维蛋白原（血纤维蛋白原低于 1g/L 时应用）；一旦发生消化道止血应立即给予抑酸、去甲肾上腺素冰盐水、云南白药、凝血酶、胃黏膜保护剂及时控制出血；对弥散性血管内凝血患者，可给予新鲜血浆、凝血酶原复合物和纤维蛋白原等补充凝血因子，血小板显著减少者可输注血小板，可酌情给予小剂量低分子量肝素或普通肝素，对有纤溶亢进证据者可应用氨甲环酸或氨甲苯酸等抗纤溶药物；在明确维生素 K_1 缺乏之后可短期使用维生素 K_1（5~10mg）。

7. 肝肺综合征 呼吸功能障碍或衰竭在 ALF 并不少见，除针对原发病治疗减轻肺损伤外，$PaO_2 < 80mmHg$ 时给予氧疗，通过鼻导管或面罩给予低流量氧（2~4L/min），对于氧气量需要增加的患者，可以加压面罩给氧或者机械通气支持治疗。

8. 循环功能障碍 ALF 的循环功能障碍时，一旦出现循环功能障碍，应在有血流动力监测情况下，首先应给予积极的容量复苏，使 CVP 达 8~12mmHg；监测 $ScvO_2$ 或 SvO_2，若未达到 0.70，则应根据血红蛋白浓度，输注浓缩红细胞使血细胞比容达到 0.30 以上；若 $ScvO_2$ 或 SvO_2 仍未达到 0.70，应给予多巴酚丁胺[最大剂量至 $20\mu g/(kg \cdot min)$]以达到恢复循环功能的目的，其他常用的血管活性药物还有多巴胺、去甲肾上腺素、米力农等。

9. 胃肠功能障碍 保护好胃肠功能在一定程度上是各种综合护肝治疗的基础。肝衰竭患者存在肠道微生态失衡。保护好胃肠功能可以减轻和防止肠源性细菌、内毒素及肝脏损害物质经门静脉途径进一步造成肝脏功能损害，同时也可以达到预防和治疗肝性脑病的目的。临床主要措施有：给予禁高蛋白饮食；保持大便通畅，酸化肠道（全肠道）、清除肠道毒素及杂质（给予乳果糖、微生态制剂），给予乳果糖以保证每日大便 1~3 次即可，肠道微生态制剂可加量使用，如排便不通畅时可以应用大黄粉或浸液；当排便次数过多时，给予双八面体蒙脱石加强肠道黏膜保护、防治细菌及毒素移位。

五、人工肝支持治疗

人工肝是治疗肝衰竭的有效方法之一，急性肝衰竭时暂时性肝支持疗法（temporary hepatic support）或称人工肝支持系统（artificial liver support system，ALSS）是借助体外机械、化学或生物性装置，暂时或部分替代肝脏功能，从而协助治疗肝脏功能不全或相关疾病。由于肝脏损伤后具有较强的再生功能，通过暂时的功能替代可以使患者争取到足够长的生存期，然后通过肝再生而恢复肝脏功能。传统上按照人工肝组成及性质分为非生物型人工肝、生物型人工肝及组合型生物人工肝，是通过血液透析、血滤、血浆胆红素吸附、血滤透析、血浆置换、复合性非生物人工肝支持系统（如系统化的 ALSS）、离体肝灌流和血浆分离等连续性血液净化技术，对体内的毒素、炎性介质、代谢产物等进行清除以达到解毒的目的，以人工培养的肝细胞为基础构件组成体外生物反应系统。它不仅具有肝脏的特异性解毒功能，还可以参与能量代谢，具有生物合成转化功能，分泌促肝细胞生长活性物质等。我国学者创建了新一代的、个体化的、非生物型人工肝支持系统：血浆置换（PE）、血浆置换联合持续血液滤过（PEF）、血浆滤过透析（PED）、血浆置换联合体外血浆吸附和血液滤过（PEAF）。上述技术针对不同病因、病情、不同分期肝衰竭患者均有较显著疗效，统称为李氏人工肝系统（Li's artificial liver system，Li-ALS）。临床上应根据患者的具体情况，合理选择不同方法进行个体化治疗：在药物和毒物相关性肝衰竭应用血浆胆红素吸附（PBA）/PEF/PED/PEAF 治疗，在严重感染所致的肝衰竭应用 PEF 治疗，在病毒性肝炎早期应用 PE 治疗，在病毒性肝炎肝衰竭中期应用 PEF 或 PAEF 治疗，伴有脑水肿或肾衰竭时，可选用 PED 或 PEF 治疗，对伴有显著胆汁淤积症状者可用 PBA。其他原因所致肝衰竭治疗亦可参照应用该系统进行治疗。应注意人工肝支持系统治疗操作的规范性。

1. 适应证 ①各种原因引起的肝衰竭早、中期，PTA 介于 20%~40% 的患者为宜；晚期肝衰竭患者也可进行治疗，但并发症多见，治疗风险大，临床医生应权衡利弊，慎重进行治疗，同时积极寻求肝移植机会；未达到肝衰竭诊断标准，但有肝衰竭倾向者，亦可考虑早期干预。②晚期肝衰竭肝移植术前等待供体、肝移植术后排异反应、移植肝无功能期的患者。③严重胆汁淤积性肝病，经内科治疗效果欠佳者；各种原因引起的严重高胆红素血症者。

2. 相对禁忌证 ①严重活动性出血或并发 DIC 者。②对治疗过程中所用血制品或药品如血浆、肝素和鱼精蛋白等高度过敏者。③循环功能衰竭者。④心脑梗死非稳定期者。⑤妊娠晚期。

3. 并发症 人工肝支持系统治疗的并发症有出血、凝血、低血压、继发感染、过敏反应、低血钙、失衡综合征、高枸橼酸盐血症等。需要在人工肝治疗前充分评估并预防并发症的发生，在人工肝治疗中和治疗后严密观察并发症。随着人工肝技术的发展，并发症发生率逐渐下降，一旦出现，可根据具体情况给予相应处理。

六、肝移植治疗

肝移植，是治疗各种原因所致的中晚期肝功能衰竭的最有效方法之一，适用于经积极内科综合治疗和 / 或人工肝治疗疗效欠佳，不能通过上述方法好转或恢复者。人工肝技术结合肝移植技术联合治疗模式使 ALF 的治疗水平有了新的提高。

1. 适应证 ①对于急性 / 亚急性肝衰竭、慢性肝功能衰竭患者，MELD 评分是评估肝移植的主要参考指标，MELD 评分在 15~40 分是肝移植的最佳适应证。②对于慢加急性肝衰竭，经过积极的内科综合治疗及人工肝治疗后分级为 2~3 级的患者，如 CLIF-C 评分 <64 分，建议 28 天内尽早行肝移植。③对于合并肝癌患者，应符合肿瘤无大血管侵犯；肿瘤累计直径 ≤8cm 或肿瘤累计直径 >8cm，术前 AFP ≤ 400ng/ml 且组织学分级为高 / 中分化。

2. 禁忌证 ①4 个及以上器官功能衰竭（肝、肾、肺、循环、脑）；②脑水肿并发脑疝；③循环功能衰竭，需要 2 种及以上血管活性物质维持，且对血管活性物质剂量增加无明显反应；④肺动脉高压，平均肺动脉压力（mPAP）>50mmHg；⑤严重的呼吸功能衰竭，需要最大程度的通气支持 [吸入氧浓度（FiO_2）≥ 0.8，高呼气末正压通气] 或者需要 ECMO 支持；⑥持续严重的感染，细菌或真菌引起的败血症，感染性休克，严重的细菌或真菌性腹膜炎，组织侵袭性真菌感染，活动性肺结核；⑦持续的重症胰腺炎或坏死性胰腺炎；⑧营养不良及肌肉萎缩引起的严重的虚弱状态需谨慎评估肝移植。

七、其他治疗

1. 激素治疗 目前，对于肾上腺皮质激素在肝衰竭治疗中的应用尚存在不同意见。非病毒感染性肝衰竭，如自身免疫性肝炎是其适应证，可考虑使用泼尼松 40~60mg/d。其他原因所致肝衰竭前期或早期，若病情进展迅速且无严重感染、出血等并发症者，可酌情使用。

2. 去氨治疗及维持支链氨基酸 / 芳香族氨基酸比值 可应用谷氨酸钠 23g/d，精氨酸 20g/d，但应注意电解质及酸碱平衡；维持支链氨基酸 / 芳香族氨基酸比值，应用富含支链氨基酸的肝用氨基酸，以静脉滴注为主，也可以口服。

【疗效判断】

1. 疗效判断指标 主要指标是生存率（4 周、12 周、24 周和 48 周生存率）。次要疗效指标包括：①症状和体征，乏力、纳差、腹胀、尿少、出血倾向、肝性脑病、感染及腹水等临床症状和体征的改善；②血液生化学检查，示 TBil 下降，

PTA（INR）恢复正常，血清白蛋白改善。

2. 疗效判断标准

（1）临床治愈率：急性、亚急性肝衰竭以临床治愈率作为判断标准：①乏力、纳差、腹胀、尿少、出血倾向和肝性脑病等临床症状消失；②黄疸消退（TBil ≤ 2 × ULN），肝脏大小恢复正常；③肝功能指标基本恢复；④PTA（INR）恢复正常。

（2）临床好转率：慢加急性（亚急性）肝衰竭、慢性肝衰竭以临床好转率作为判断标准。①乏力、纳差、腹胀、出血等临床症状明显好转，肝性脑病消失；②黄疸、腹水等体征明显好转；③肝功能指标明显好转（TBil<5 × ULN，PTA>40% 或者 INR<1.5）。

（3）临床恶化：慢加急性（亚急性）肝衰竭、慢性肝衰竭临床恶化标准。①乏力、纳差、腹胀、出血等临床症状及体征加重；②肝功能指标加重；③新发并发症和 / 或肝外脏器功能衰竭，或原有并发症加重。

【预后】

肝衰竭预后尚缺乏敏感、可靠的临床评估指标或体系。但早期预后评估的十分重要。目前常见的多因素预后评价模型有：皇家医学院医院（King's college hospital，KCH）标准、终末期肝病模型（model for end-stage liver disease，MELD）、MELD 联合血清钠（MELD-Na）、序贯器官衰竭评估（sequential organ failure assessment，SOFA）、Child-Turcotte-Pugh（CTP）评分等。单因素指标有：年龄、肝性脑病的发生、TBil、凝血酶原、INR、血肌酐、前白蛋白、胆碱酯酶、甲胎蛋白（AFP）、乳酸、血糖、血清钠、血小板等。它们对肝衰竭预后评估有一定价值，临床可参考应用。吲哚菁绿（ICG）清除试验可动态观察受试者有效肝功能或肝储备功能，对肝衰竭及肝移植前后预后评估有重要价值。患者预后的好坏很大程度上取决于患者的病因，以及是否能及时采取有效的治疗措施，如人工肝及原位肝移植。有以下情况患者常提示预后不佳：①年龄 <10 岁或 >40 岁；②病因学，病毒性肝炎非（A-E）、药物性（对乙酰氨基酚除外）、毒素诱发肝衰竭；③Ⅳ期肝性脑病；④出现黄疸后 1 周之内进展到 Ⅲ 或 Ⅳ 期肝性脑病；⑤PT>3.5s，Cr>3.4mg/dl，胆红素>17mg/dl，凝血因子 Ⅴ <20%，AFP<15ng/ml。

（郭树彬　张文武）

📝 参考文献

［1］中华医学会感染病学分会肝衰竭与人工肝学组，中华医学会肝病学分会重型肝病与人工肝学组. 肝衰竭诊治指南 (2018 年版)[J]. 临床肝胆病杂志, 2019, 35 (1): 38-44.

［2］中华医学会肝病学分会. 肝硬化肝性脑病诊疗指南 [J]. 临床肝胆病杂志, 2018, 34 (10): 2076-2089.

［3］European association for the study of the liver. EASL clinical practice guidelines for the management of patients with decompensated cirrhosis [J]. J Hepatol, 2018, 69 (2): 406-460.

31

第32章
急性胃肠损伤

急性胃肠损伤（acute gastrointestinal injury，AGI），是指危重患者由于急性疾病引起的胃肠道功能障碍，包括动力和/或吸收障碍、黏膜完整性破坏、微生物群变化、腹内压升高等，是多器官功能障碍综合征（MODS）发生发展中的重要环节。在严重创伤、休克、大面积烧伤、严重感染等危重状态下，胃肠道因其血流供应、组织供应、组织酶及细胞分布特点，成为最易受损的器官。胃肠功能损伤后，消化吸收功能障碍导致营养不良、内分泌及免疫功能障碍造成胃黏膜屏障损害、肠道微生态紊乱引起细菌和内毒素移位，危重症患者病情进一步加重。自 20 世纪 80 年代以来，胃肠道在全身炎症反应及 MODS 中的作用越来越受到人们关注，并被认为是"应激反应的中心"和"MODS的发动机"，其严重程度直接与重症患者的不良预后密切相关。法国的一个多中心研究表明，几乎所有重症患者都存在不同程度的腹胀、肠鸣音减弱或排便困难，40% 的 ICU 患者表现为腹泻或对肠内营养不耐受，16% 的患者表现为便秘，2/3 左右的 ICU 患者发生胃肠动力障碍，虽然没有单一的胃肠症状与死亡率相关，但是伴随的胃肠道症状越多，死亡率越高。胃肠道功能障碍，是多器官功能障碍综合征（MODS）的组成部分，但是难于量化，并没有被纳入诸如序贯器官衰竭评估（SOFA）等评估体系，成为MODS 研究中的薄弱环节。

【病因与发病机制】

正常胃肠道功能包括，促进营养物质和液体的消化吸收、调控肠道菌群及其产物的吸收、内分泌和免疫功能。灌注、分泌、运动和协调的肠道微生物相互作用，是维持正常胃肠道功能的先决条件。胃肠道功能损伤在危重症患者中非常常见，并参与 MODS 的病理生理过程。目前认为胃肠道功能衰竭，是在严重创伤、休克、大面积烧伤、严重感染等多种病因作用于胃肠道引起的消化吸收障碍、出血、运动功能减退、屏障功能受损。

肠黏膜屏障包括机械屏障（肠上皮细胞及细胞间紧密连接等）、生物屏障（正常菌群）、化学屏障（胃肠道分泌的胃酸、胆汁、各种消化酶、溶菌酶、黏多糖、糖蛋白和糖脂等）及免疫屏障（肠相关淋巴组和弥散免疫细胞）。目前急性胃肠损伤的机制，尚未完全清楚，主要包括以下几点。

一、胃肠道机械屏障受损

1. 缺血-再灌注损伤　低血容量性休克、应激状态等全身血流重新分布，造成胃肠黏膜缺血缺氧，发生酸中毒、细胞水肿、肠壁细胞代谢障碍、组织损伤、胃肠黏膜屏障破坏、通透性增加，引起黏膜出血、菌群移位。不同表型的肠上皮细胞（即肠细胞、杯状细胞、帕内特细胞、肠内分泌细胞、微皱褶细胞和肠上皮干细胞）应被认为是屏障功能和免疫稳态的中枢调节成分，胃肠黏膜缺血再灌注产生大量活性氧自由基，攻击黏膜上皮细胞膜中的多价不饱和脂肪酸，使之发生过氧化反应，损害膜结构，使黏膜细胞坏死脱落；氧自由基还可对线粒体 DNA 造成损伤，使线粒体合成氧化磷酸化的酶发生障碍，进而影响线粒体复合酶的活性，使线粒体合成 ATP 减少，诱发细胞死亡、组织坏死，从而导致胃肠道机械屏障受损。

2. 蛋白质营养不良损伤　危重症患者，长期全胃肠外营养和低蛋白饮食，极易造成蛋白质营养不良，破坏肠结构和功能的完整性，造成肠黏膜萎缩，增加了肠黏膜对肠道中大分子物质的通透性，从而直接促进肠道细菌和内毒素入侵。

二、胃肠道化学屏障受损

严重感染、创伤等危重症患者，接受全胃肠外营养支持，由于缺少食物和消化道激素的刺激，胃肠黏膜更新修复能力降低，同时胃酸、胆汁、溶菌酶、黏多糖等分泌减少，消化液的化学杀菌能力减弱；部分患者由于持续胃肠减压，胃酸、胆汁、胰液大量丢失削弱了肠道化学屏障功能，从而促进大量内毒素吸收入门静脉，以及细菌移位。

三、胃肠道微生物屏障受损

临床上广谱抗菌药物的长期、大量应用，常常引起肠道菌群紊乱，肠内肠杆菌科细菌（大肠埃希菌、克雷伯菌等）、外源性耐药菌和真菌易黏附于肠上皮细胞代替正常菌群，这些细菌产生细菌蛋白酶，直接破坏肠上皮细胞微绒毛膜蛋白，或改变肠道上皮细胞生化反应，使绒毛受损或消失；还可产生各种毒素损伤肠黏膜屏障。

四、胃肠道免疫屏障受损

严重创伤、烧伤、休克等因素，均可破坏胃肠道免疫屏障功能。临床和实验研究发现严重创伤后肠道分泌型 IgA 的合成明显受到抑制，主要表现在分泌型 IgA 含量下降，肠壁组织中产分泌型 IgA 的浆细胞数量减少，以及被分泌型 IgA 包裹的革兰氏阴性杆菌减少；严重烧伤患者胆汁分泌型IgA浓度和总量分别减少95%和75%；各种原因引起的休克均可导致腹腔内脏以及肠黏膜血流减少，固有层浆细胞数量和质量下降，致IgA单体分泌减少、加工IgA双体和组配分泌型IgA的能力降低；蛋白质营养不良可以削弱或破坏肠道免疫屏障功能。

五、胃肠功能障碍的其他病理生理学机制

重症监护室患者，胃肠功能障碍相关的病理生理学机制，可能还包括肠水肿和腹胀。肠道水肿发生在炎症和毛细血管渗漏、液体复苏和静脉压力增加的情况下，而胃肠运动障碍可能导致肠道扩张。两者都可能导致胃肠功能障碍发生或进一步加重。

上皮来源的黏蛋白、抗菌肽和IgA的分泌创造了第一道防线，而紧密的上皮细胞建立了一个物理边界。特殊的细胞群体，如M细胞和树突状细胞，可作为病原体/抗原的传感器，必要时可激活局部免疫反应。这种上皮完整性的功能或物理损失会导致进一步的伤害。在创伤、休克、严重感染等应激下，胃肠道功能受损，可以导致胃肠道内细菌过度繁殖、菌群移位和内毒素吸收释放大量炎性介质及细胞因子；同时由于肠黏膜水肿、神经节细胞功能障碍，以及自主神经系统失衡等因素，使肠道动力发生障碍，造成细菌及毒素的滞留。上述因素可能共同引起了全身炎症反应综合征（SIRS）和MODS。

【诊断】

一、临床表现特点

在严重创伤、休克、大面积烧伤、严重感染等危重状态下，患者出现呕吐、腹泻、腹胀、胃潴留、腹痛、肠鸣音减弱或消失、胃肠道出血、下消化道麻痹（麻痹性肠梗阻）、食物不耐受，以及合并其他脏器功能受损等。

二、辅助检查

尚无特异性检查方法。

1. 腹部X线平片或CT检查 有利于评价肠管扩张情况，当腹部X线平片或CT显示结肠直径超过6cm（盲肠超过9cm）或小肠直径超过3cm即可诊断肠管扩张。

2. 腹腔内压力（简称腹内压，intra-abdominal pressure，IAP）测量 腹内压监测已经广泛应用于ICU，虽然其具有一定的临床价值，但是受影响因素较多，并不能特异地反映胃肠道功能。患者保持腹部肌肉处于放松状态，在空虚的膀胱中注入灭菌生理盐水不超过25ml，取平卧位于腋中线水平测量零点，然后在呼气末测量。6小时内至少两次测量腹腔内压力IAP≥12mmHg定为腹腔内高压（intra-abdominal hypertension，IAH）。根据IAP的高低将IAH分为4级，IAP达12~15mmHg为Ⅰ级，16~20mmHg为Ⅱ级，21~25mmHg为Ⅲ级，>25mmHg为Ⅳ级。腹内压持续增高，6小时内至少两次腹内压测量均超过20mmHg，并出现新的器官功能障碍，称为腹腔间室综合征（abdominal

compartment syndrome，ACS）。

3. 超声 最近研究表明超声（ultrasound，US）有可能提供胃排空、肠蠕动、肠直径、肠壁厚度和组织灌注的评估。超声测量的胃窦直径与胃潴留和基于CT图像的计算相似。超声还可以协助鼻饲管的放置，因此，作为一种易于重复的无创成像技术，以后可能被纳入腹部的定期评估。

4. 生物标记物 胃肠道功能的标记物主要有小肠脂肪酸结合蛋白（I-FABP）和瓜氨酸，两者均具有较好的肠道特异性，在胃肠外组织器官极少存在，瓜氨酸浓度<10μmol/L与重症患者的死亡率增加相关，但是一些因素可能会限制新生物标志物向临床实践的转化，包括取样时间、手术损伤的程度、合并其他器官功能障碍（如肾功能不全）、既往肠道手术和完整肠道的长度，以及实验室技术的精确度和选择的阈值、检测的快速性等。

三、AGI分类与分级

严重创伤、休克、大面积烧伤、感染及消化系统自身疾患等原发病，结合相关的胃肠道临床表现即可诊断。

1. AGI分类 根据病因，AGI可分为原发性及继发性两类。原发性AGI，是指胃肠系统的器官直接损伤或原发病所致（首次打击）。常见于胃肠系统损伤的初期，例如腹膜炎、胰腺或肝脏病变、腹部手术及腹部创伤等。继发性AGI，是指危重患者机体反应，而不是消化系统的原发病变所致的胃肠道损伤（二次打击）。其无胃肠系统直接损伤，例如肺炎、心脏疾病、非腹部手术或创伤及心肺复苏后等。

2. AGI分级 根据重症患者恶心呕吐、胃潴留、肠鸣音情况、喂养不耐受、下消化道麻痹、腹腔内高压严重程度等，AGI可分为以下四级：

（1）AGI Ⅰ级（有发生胃肠功能不全或衰竭的风险）：指胃肠道功能部分受损，表现为病因明确的暂时的胃肠道症状。如腹部术后恶心呕吐及肠鸣音消失；休克早期肠动力减弱。

（2）AGI Ⅱ级（胃肠功能不全）：胃肠道的消化吸收功能不能满足机体对营养物质和水的需求，但还没有影响到患者的全身情况。如：胃轻瘫伴有大量胃潴留或反流、下消化道麻痹、腹泻、腹腔内高压（IAH）Ⅰ级（腹腔内压力IAP 12~15mmHg）、胃内容物或粪便中可见出血、食物不耐受[尝试肠内营养途径72小时未达到20kcal/（kg·d）目标]。

（3）AGI Ⅲ级（胃肠功能衰竭）：胃肠功能丧失，尽管采取治疗干预，胃肠功能不能恢复而且全身情况没有改善。如：持续食物不耐受——大量胃潴留、持续胃肠道麻痹、肠管扩张、腹腔内高压进展至Ⅱ级（腹内压15~20mmHg）、腹腔灌注压（APP）下降（APP<60mmHg，腹腔灌注压＝平均动脉压 - 腹内压）。

（4）AGI Ⅳ级（胃肠功能衰竭并严重影响其他脏器的功能）：AGI发展成为直接危及生命的因素，并伴有多脏器功能不全和休克。如：肠道缺血坏死、导致失血性休克的胃肠道出血，以及以快速进行性腹胀为主要临床表现，腹部X线平片可见结肠分段扩张，回盲部、升结肠扩张明显的急性结肠假性梗阻综合征（Ogilvies综合征）、需要积极减压的腹腔间室综合征（ACS）。

【治疗】

一、治疗原则

积极治疗原发病,综合的治疗措施以维持和修复胃肠道功能。

1. AGI Ⅰ级 除了静脉补液之外,通常在全身情况改善时不需要针对胃肠道症状进行特殊治疗。伤后 24~48 小时开始早期肠道喂养,并尽可能减少应用抑制胃肠动力的药物(例如儿茶酚胺和阿片类)。

2. AGI Ⅱ级 对症治疗和预防胃肠功能衰竭,包括处理腹腔内高压、使用促动力药物以恢复胃肠道的运动功能。腹腔内高压的处理:当 IAP ≥ 12mmHg 时,至少每 4~6 小时监测 IAP 并通过鼻胃管 / 结肠减压方法排出胃肠道的内容物;经皮引流腹腔积液,必要时手术去除腹腔占位病变;充分镇静镇痛改善腹壁顺应性;避免过度液体复苏等治疗措施。促动力药物如多潘立酮、甲氧氯普胺和红霉素,可用于刺激胃和小肠,红霉素加速胃排空可能优于甲氧氯普胺,而甲氧氯普胺和红霉素的联合作用比单独使用任何一种药物的作用更持久,但要注意其增加心律失常的风险。新斯的明可以促进小肠和结肠动力。红霉素通过与小肠神经元和平滑肌细胞上的促胃动素受体直接作用和增加食管下端括约肌压力,从而增加胃肠动力,当胃肠功能受损并存时首选红霉素 100mg 静脉滴注,每天 3 次,最大疗程 3 天(超过 3 天药物作用明显减弱),24 小时后考虑甲氧氯普胺每天 10~30mg 联合新斯的明 0.5~1.5mg 每天 1 次加入 250ml 生理盐水静脉滴注超过 1~2 小时。开始或继续使用肠道喂养。如果患者存在明显的胃潴留 / 反流或肠道喂养不耐受,应考虑尝试小剂量的肠内营养。对于胃瘫患者,如果促胃肠动力治疗无效,考虑采用幽门后营养,积极的幽门后喂养可以减少呼吸机相关肺炎发病率。

3. AGI Ⅲ级 必须积极监测并采取上述针对腹腔内高压的处理措施,维持 IAP ≤ 15mmHg 以预防胃肠功能衰竭的进一步恶化。继续排除未诊断的腹部病变(例如胆囊炎、腹膜炎、肠缺血),尽可能停用导致胃肠道麻痹的药物(儿茶酚胺、镇静、阿片类药物)。早期肠外营养(ICU 住院 7 天内)增加院内感染的概率,应该尽可能避免。不断尝试小剂量的肠内营养。

4. AGI Ⅳ级 需要急诊剖腹手术或其他紧急干预(如结肠镜减压等)以挽救生命。

二、急性胃肠损伤处理流程

急性胃肠损伤处理流程见图 32-1。

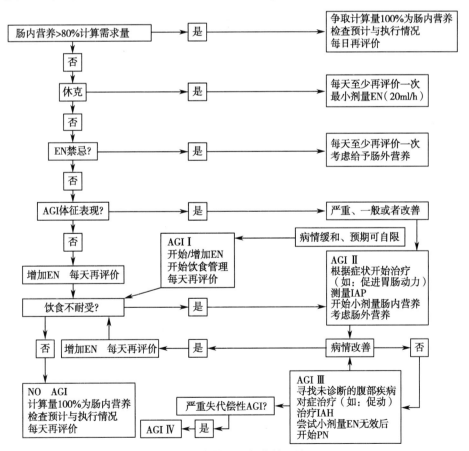

图 32-1 急性胃肠损伤处理流程

注:EN,肠内营养;PN,肠外营养;AGI,急性胃肠损伤;NO AGI,不是 AGI;IAP,腹内压;IAH,腹腔内高压。

(胡德亮 张劲松)

📑 **参 考 文 献**

[1] REINTAM BLASER A, MALBRAIN M L, STARKOPF J, et al. Gastrointestinal function in intensive care patients: Terminology, definitions and management. Recommendations of the ESICM working group on abdominal problems [J]. Intensive Care Med, 2012, 38 (3): 384-394.

[2] REINTAM BLASER A, PREISER J, FRUHWALD S, et al. Gastrointestinal dysfunction in the critically ill: A systematic scoping review and research agenda proposed by the Section of Metabolism, Endocrinology and Nutrition of the European Society of Intensive Care Medicine [J]. Crit Care, 2020, 24 (1): 224-240.

32

第33章
急性肾损伤

急性肾损伤(acute kidney injury, AKI)以往称为急性肾衰竭(acute renal failure, ARF),是指由多种病因引起肾脏功能在短时间内(数小时至数周)急剧下降而出现的临床综合征,表现为血尿素氮(BNU)及血清肌酐(Scr)水平升高、水电解质紊乱和酸碱失衡以及全身各系统症状,可伴有少尿(<400ml/d或17ml/h)或无尿(<100ml/24h),可发生于既往无肾脏病者,也可发生在原来慢性肾脏病(chronic kidney disease, CKD)的基础上。其病因可为某种肾脏病(急性间质性肾炎、急性肾小球肾炎或血管炎肾脏受累)、肾外因素(缺血、肾前性氮质血症、急性肾后性梗阻性肾病),部分患者可合并多种因素。AKI识别滞后是住院期间死亡率的独立危险因素。

尽管AKI的概念得到广泛认可,但一直缺乏公认的诊断标准。相关研究表明,住院患者轻微的血肌酐改变与不良预后相关,因此,必须对肾功能的改变尽早作出诊断。但目前临床上还缺乏既灵敏又特异的诊断AKI的指标,对AKI的诊断仍然主要根据血肌酐和尿量,但血肌酐反映肾功能的灵敏度很差,且当肾功能发生轻微变化时,血肌酐需数天才能达到稳定状态。在单独应用尿量进行诊断时,应除外尿路梗阻和其他可导致尿量减少的可逆因素。

广义而言,AKI可分为肾前性、肾实质性和肾后性三大类,此有助于临床诊断思维。

1. 肾前性AKI(prerenal AKI) 既往称肾前性氮质血症(prerenal azotemia),是AKI的常见原因,是机体对肾脏低灌注的适应性反应,主要由各种原因引起的有效循环血容量不足,导致肾血流量急剧降低而导致肾功能损害,肾脏本身无器质性病变。若及时纠正有效血容量的不足使肾血流灌注改善,则可使肾功能得以改善;严重、持续的肾脏低灌注可引起缺血性急性肾小管坏死(acute tubular necrosis, ATN)。因此,肾前性氮质血症和缺血性ATN,可以视为肾脏缺血性损伤的不同阶段。肾前性氮质血症和缺血性ATN的临床和生化特征,在一些患者可以共存或介于两者之间,即所谓的中间综合征。肾前性AKI的常见病因有:①血容量不足:外伤、手术大失血,大面积烧伤,大量呕吐、腹泻或胃肠减压致失水,感染性休克体液大量进入第三间隙,血管扩张剂、利尿剂等使用不当,均可引起血容量不足,导致动脉血压降低,肾缺血和灌注不足。②心排血量减少:由于心源性休克、心肌梗死、严重心律失常、充血性心力衰竭、心脏压塞、大块肺栓塞及肝衰竭等,导致循环血容量的相对不足,肾灌注减少。③肾血管阻塞:血栓或动脉粥样硬化斑块阻塞引起肾缺血或灌注不足。④肾血管动力学的自身调节紊乱:过量血管收缩药、前列腺素抑制剂、ACEI、环孢素等的作用所致。上述因素会引起有效循环血量减少和肾血管强烈收缩,导致肾血液灌注量和肾小球滤过率(GFR)显著降低,出现尿量减少和氮质血症等,但肾小管功能尚属正常,肾脏并未发生器质性病变,故肾前性氮质血症的处理应着眼于迅速改善循环衰竭而不是肾脏。

临床上对每一例AKI患者都应判断其有无肾前性因素,因为肾前性因素可发展为缺血性ATN,亦可加重任何类型实质性AKI。在已有实质性AKI基础上,若有轻微血容量不足或心排血量降低,可使Scr成倍升高,故判断肾前性因素及其程度对实质性AKI的合理治疗及预后评估十分重要。

值得注意的是,肾前性AKI是由各种原因导致肾脏低灌注引起的,其肾实质常常会发生缺血再灌注损伤。对于一个少尿、Scr升高的患者,在临床上难以分清何时是只存在低灌注而没有肾脏实质的损伤的肾前性氮质血,何时是已经发生肾实质性损伤的肾衰竭。既往依据钠排泄分数、肾衰竭指数等指标来判断肾前性及肾性肾衰并不十分准确,不能反映轻度AKI的存在。据此有学者建议不再采用肾前性氮质血症的说法。

2. 肾后性AKI(postrenal AKI) 是指各种原因引起的急性尿路梗阻所致的肾功能损害,若及时解除梗阻,则肾功能便有可能很快恢复。双肾功能原先基本正常者,除非发生尿道、膀胱颈或双侧输尿管梗阻,否则一般不会发生AKI。孤立肾或原有慢性肾衰竭者,若发生单侧输尿管梗阻,即可引起AKI。膀胱颈阻塞是肾后性AKI的最常见原因,主要见于前列腺疾病(肥大、新生物或感染)、神经源性膀胱或应用抗胆碱药物,偶由血块、结石、尿道炎症伴痉挛等所致。输尿管梗阻可由腔内梗阻(如结石、血块、坏死脱落的肾乳头等)、输尿管浸润(如肿瘤)或输尿管外压迫(如后腹膜纤维化、新生物、脓肿或手术误结扎)所致。由于肾后性梗阻的病因多可由手术纠治,因此在诊断AKI时必须先行泌尿系统超声检查以排除肾后性因素。

3. 肾实质性AKI(nephrogenic AKI) 是指各种肾实质疾病发生不同病理改变所致的AKI,它是AKI中常见类型。从临床和病理角度,可将肾实质性AKI的病因分为肾大血管疾病、肾微血管和肾小球疾病、ATN,以及急性肾小管间质病变四大类。其中以ATN最常见(缺血性ATN和中毒性ATN占AKI病因的90%),也最具特征性,是本章讨论的重点,即狭义的AKI。

33

251

【病因与发病机制】

一、病因

狭义的 AKI 即是指 ATN，ATN 是各种原因引起的肾小管上皮细胞坏死，而不伴有肾小球器质性损害。其特征是肾小球滤过率（GRF）降低和肾小管结构与功能损害。其病因颇多，可概括为两大类：肾血流灌注不足（肾缺血）和肾毒性物质（肾中毒），二者常共同致病。分述如下。

（一）肾血流灌注不足（肾缺血）

肾血流灌注不足是引起 ATN 的最常见原因。各种肾前性因素持续发展均可导致 ATN。如严重创伤（战伤、意外创伤、挤压伤和严重骨折等）、烧伤、外科大手术后、产科并发症、各种严重的感染（如严重的急性消化道感染、中毒性肺炎、重症急性胰腺炎、败血症和严重的钩端螺旋体病、流行性出血热等）、各种原因所致的严重细胞外液不足、血液循环功能不全、血管内溶血、肌红蛋白尿等，均可造成肾血流量减少，尤其是肾皮质的血流量减少，导致 GRF 明显下降。

（二）肾毒性物质（肾中毒）

肾脏具有排泄代谢废物、高血流量和浓缩尿液的特性，因而常与大量和高浓度的血内物质接触。因此，肾小管细胞成了各种药物、有机溶剂、重金属及其他外源性与内源性毒物的靶器官。这些肾毒性物质通过引起肾内血管收缩、直接损伤肾小管和 / 或堵塞肾小管等机制，单独地或综合地引发 ATN。但肾毒性物质引起的 ATN 通常为可预防和可逆转的，因此，面对每位 AKI 患者，一开始就应寻找有无肾毒性物质接触史。肾毒性物质可分为外源性毒物和内源性毒物两大类。

1. 外源性肾毒性物质 包括以下物质。

（1）药物肾损害：引起 ATN 的常见药物为氨基糖苷类抗生素、第一代头孢菌素、磺胺类药物、两性霉素 B、环孢素和顺铂等。①氨基糖苷类抗生素是药物所致 ATN 的主要病因，常见的有卡那霉素、庆大霉素、阿米卡星、妥布霉素、新霉素和链霉素，仅用 1 个疗程就有 10%~30% 发生 AKI。AKI 常发生于治疗开始的第 5~7 天，有时甚至发生在药物清除后。氨基糖苷类抗生素从肾小球滤过后，被近端小管上皮细胞以胞饮形式摄入细胞内并在细胞内积聚。大剂量应用、长时间应用或反复应用、原患有肾脏疾患、老年人、血容量不足、同时存在肾脏缺血或合用其他肾脏毒性药物是发生氨基糖苷类抗生素肾毒性的危险因素。②两性霉素 B 累积用量超过 1g 者，几乎毫无例外都发生 AKI，即使低于此剂量时也常发生 AKI。该制剂直接诱导肾血管收缩，对肾小管的许多部位都有直接的毒性作用。③环孢素和他克莫司均可引起肾脏内血管收缩和肾脏低灌注而导致 AKI。④应用顺铂和异环磷酰胺者 ATN 的发生率可高达 70%，顺铂在近端小管细胞内积聚并引起线粒体损伤，抑制 ATP 酶和溶质转运，增加自由基生成而损伤细胞膜。甲氨蝶呤主要以原形从尿液排出，大剂量应用时可能由于药物沉积于肾小管内而引起 AKI。

（2）造影剂：目前各种 X 线造影剂引起的 ATN 已普遍引起人们的注意，如主动脉造影、静脉肾盂造影、胆管造影和口服胆囊造影等均可发生。通常发生在口服或静脉注射后数小时至 48 小时，3~5 天内达峰，1 周内恢复。离子型高渗造影剂，可通过刺激内皮细胞释放内皮素和 / 或减少一氧化氮（NO）释放等机制，引起肾内血管收缩和肾缺血，并有直接的小管毒性作用。原先有肾功能损害、有血管合并症的糖尿病患者，血容量不足、高尿酸血症、多发性骨髓瘤患者，以及老年患者，应用离子型高渗造影剂更易发生或加重 AKI。非离子型造影剂与常规的高渗性离子型造影剂在肾脏毒性方面并无显著差异。

（3）毒物肾损害：①重金属类，可引起 ATN 的主要有汞、镉、砷、铋、铬、锂、铅、金、银、锑和铜等，常因误服而引起。②工业毒物，如氰化物、四氯化碳、甲醇、甲苯、氯仿等。③杀菌消毒剂，如甲酚、间苯二酚、甲醛等。④杀虫剂及除草剂，如有机磷、百草枯等。

（4）生物毒素：如蛇毒、蜂毒、青鱼胆、斑蝥、毒蜘蛛、毒蕈等中毒。

2. 内源性肾毒性物质 包括肌红蛋白、血红蛋白、尿酸和钙等。

（1）肌红蛋白尿：各种原因引起的横纹肌溶解，如严重创伤、挤压伤、烧伤、电击伤等所致的肌肉损伤，均可致 ATN。此外，剧烈运动、肌肉的血灌注不足（如动脉血供不足、药物过量和酗酒所致的昏迷）、肌炎、癫痫持续状态、低钾低磷血症、蛇咬伤等亦可引起所谓"非创伤性横纹肌溶解症"而致 ATN。肌红蛋白尿引起 ATN 的机制尚未明了，可能与肌肉损伤时，释放出肌红蛋白导致肾血管收缩有关；而且，肌红蛋白及其代谢产物对肾小管有直接毒性作用，并影响肾小管的转运；肌红蛋白尚可形成管型，导致肾小管阻塞。

（2）血管内溶血：如血型不合输血，自身免疫性溶血性贫血危象，药物如伯氨喹、奎宁及磺胺药，感染如黑尿热，毒素如蛇毒、蜂毒，物理化学因素如烧伤等诱发的急性溶血，产生大量的血红蛋白及红细胞破坏产物，后者使肾血管收缩，血红蛋白在肾小管腔中形成管型，阻塞管腔，引起 ATN。

（3）急性尿酸性肾病：常见于新近治疗的淋巴细胞增殖性疾病，细胞毒性药物导致大量细胞溶解，血尿酸水平突然显著升高，尿酸在集合管沉积导致内源性阻塞性肾病。

（4）其他：由恶性肿瘤或原发性甲状旁腺功能亢进等所致的高钙血症患者，亦可引起 ATN；高草酸血症和磺胺药亦可在肾内结晶引起 AKI；肿瘤的产物如多发性骨髓瘤、肿瘤溶解综合征等亦可导致 ATN。

二、发病机制

ATN 的发病机制涉及肾血流动力学改变、肾毒素或肾缺血 - 再灌注所致肾小管上皮细胞损伤及上皮细胞脱落、管型形成和肾小管腔阻塞等。主要的机制有：

（一）肾血流动力学改变

目前认为，不同病因所致 ATN 的起始期的共同特点是肾血流灌注量减少，肾内血流分布异常（肾皮质血流量减

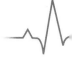

少、肾髓质充血),GRF 急剧下降。其可能的机制是:①交感神经过度兴奋。肾交感神经纤维广泛分布于肾血管及肾小球旁器,交感 - 肾上腺素能活性增高引起肾血管收缩,导致肾血流量与 GFR 降低。②肾内肾素 - 血管紧张素系统兴奋:可导致入球小动脉(特别是肾皮质外、中层的肾小球入球小动脉)收缩和痉挛,使肾小球毛细血管内血流减少,有效滤过压降低及肾小球内皮细胞肿胀,滤过膜通透性减低,以致 GRF 明显下降。③肾缺血既可通过血管作用使入球小动脉细胞内 Ca^{2+} 增加,从而对血管收缩刺激和肾自主神经刺激敏感性增加,导致肾自主调节功能损害、血管舒缩功能紊乱和内皮损伤,也可产生炎症反应。血管内皮损伤和炎症反应均可引起血管收缩因子(如内皮素、血栓素 A_2、肾内肾素 - 血管紧张素系统等)产生过多,而血管舒张因子,主要为一氧化氮(NO)、前列腺素(主要为 PGI_2、PGE_2)合成减少。这些变化可进一步引起肾血流动力学异常,包括肾血浆流量,肾内血流重新分布等,引起 GRF 明显下降。此种血管收缩因子 / 血管舒张因子失衡,可能是 ATN 的主要机制。④球 - 管反馈机制:致病因素也可直接作用于肾小管(加上肾缺血),引起肾小管(包括近端小管及髓袢升支厚壁段)损伤及功能障碍,重吸收钠和氯离子减少,从而使远端小管腔内钠及氯离子增多,刺激致密斑细胞使球旁细胞释放肾素,激活肾素 - 血管紧张素系统,引起入球小动脉更进一步收缩,加重 GRF 降低。

(二)肾小管损伤

ATN 的病变特点是肾小管损伤和肾间质水肿。肾小管损伤导致了肾小管上皮细胞坏死,基膜断裂,使肾小管内液反流扩散到肾间质,引起肾间质水肿,肾小静脉压力升高,压迫肾单位,加重肾缺血,使 GRF 减低,此即反漏学说。肾小管损伤后肾小管上皮细胞变性、坏死而脱落入肾小管腔内,与刷毛缘的纤毛形成了囊泡状物,蛋白质形成了管型,堵塞了肾小管腔,使肾小管腔内压增加,致 GRF 减少,造成少尿,此即肾小管阻塞学说。

(三)炎症因子的参与

缺血性 ATN 也被称之为一种炎症性疾病,肾缺血可通过炎症反应直接使血管内皮细胞受损,也可通过小管细胞产生炎症介质(IL-6、IL-18、TNF-α、TGF-β、MCP-1、RAN-TES)等使内皮细胞受损,并通过细胞间黏附分子 -1(intercellular adhesion molecule-1,ICAM-1)增加和 P 选择素增加,使白细胞黏附及移行增加,炎症反应导致肾组织的进一步损伤,GFR 下降。

【诊断】

一、病因的存在

应积极寻找并确立引起 ATN 的病因和 / 或原发病。

二、临床表现特点

ATN 的临床表现,包括原发疾病、AKI 引起代谢紊乱和并发症三方面。病因不同,起始表现也不同。但 AKI 首次

诊断常基于实验室检查异常,尤其是 Scr 绝对或相对升高,而不是基于临床症状与体征。从肾前性 AKI 进展至缺血性 ATN 一般经历 4 个阶段:起始期(持续数小时至数周)、进展期(持续数天至数周)、持续期(维持期)(常持续 1~2 周)和恢复期(持续数天至数个月)。

(一)起始期

起始期患者受到缺血和中毒损伤(例如低血压、缺血、脓毒症和肾毒素等),肾实质损害正在发展,但尚未发生明显肾实质损伤,故以原发病的临床表现为主。在此阶段若能及时采取有效措施,AKI 常可逆转。随着肾小管上皮损伤加重,GFR 逐渐下降,临床上开始出现容量过多、电解质和酸碱平衡紊乱及尿毒症的症状和体征,提示已进入持续期(维持期)。

(二)进展期和持续期

此期肾实质损伤已形成,GFR 进行性下降并维持在低水平。一般持续 1~2 周(短者 2 天,长至 4~6 周)。部分患者出现少尿(尿量<400ml/d 或 17ml/h)和无尿(尿量<100ml/d,但完全无尿者罕见),称为少尿型 AKI。在少尿型 AKI,此期又称少尿期。由于致病原因和病情轻重不一,少尿持续时间不一致,持续无尿者预后较差,并应除外肾外梗阻、双侧肾皮质坏死、肾血管闭塞和严重急性增生性肾小球肾炎等。少尿与多尿交替提示尿路梗阻。也有部分患者尿量在 400~500ml/d 或以上,称为非少尿型 AKI,一般认为是病情较轻的表现。但不论尿量是否减少,随着肾功能减退,临床上出现一系列尿毒症表现,主要是尿毒症毒素潴留和水、电解质及酸碱平衡紊乱所致。少尿期越长并发症越多,预后越差。对少尿期延长者应注意体液潴留、充血性心力衰竭、高钾血症、高血压以及各种并发症的发生。

1. **全身表现** ①消化系统症状:AKI 最早期表现。常见症状为纳差、恶心、呕吐、腹胀、腹泻等,严重者可有消化道出血。消化系统症状尚与原发疾病、水电解质紊乱或酸中毒等有关。持续、严重的消化道症状常引起严重的电解质紊乱。②呼吸系统症状:除感染外,主要是因容量负荷过多导致的急性肺水肿,表现为咳嗽、憋气、呼吸困难等。③循环系统症状:出现高血压、心力衰竭肺水肿表现,可有各种心律失常。④神经系统症状:轻型患者可无神经系统症状。若出现意识障碍、躁动、谵妄、抽搐、昏迷等尿毒症脑病症状,提示病情重笃,应尽早透析。⑤血液系统症状:可有出血倾向及轻度贫血。⑥并发感染:感染是 AKI 最常见的并发症,其原因可能与机体抵抗力降低,细胞免疫功能受损及单核 - 巨噬细胞系统功能低下,正常解剖屏障的破坏和不恰当地使用抗生素有关。常见部位是呼吸道、泌尿道或伤口的感染,常导致脓毒症而死亡。自早期开展预防性透析以来,患者死于急性肺水肿和高钾血症者已明显减少,而感染已成为 AKI 的主要死亡原因。

2. **水平衡失调** ①水肿:主要是排尿减少而摄入水量过多所致,产生稀释性低钠血症和高血容量,重者致水中毒,可因心力衰竭、肺水肿、脑水肿等而死亡。②高血压和心力衰竭是少尿期较常见的并发症,血压可达 140~200/90~110mmHg。病程中组织分解代谢增加,内生水代谢

生成增多亦为引起水平衡失调的原因之一。

3. 电解质紊乱 常见如下。

(1)高钾血症：是 AKI 最严重的并发症，是起病第一周最常见的死亡原因。ATN 少尿期因尿液排钾减少，若体内同时存在高分解代谢状态，如挤压伤引起的肌肉损伤坏死、血肿、感染及热量供应不足所致体内蛋白分解等都使细胞内钾大量释放，加之酸中毒使细胞内钾转移至细胞外(血 pH 每下降 0.1，血钾增加 0.6mmol/L)，可在数小时内出现高钾血症。富含钾的食物、药物(如青霉素钾盐，每 100 万 U 含钾 1.7mmol)的摄入和输入库存血(库存 10 天血液每升含钾可达 22mmol)等，也会增加钾的入量。一般血钾每日升高约 0.3~0.5mmol/L，但高分解代谢者，其血钾升高更为快速和严重。当血钾>6mmol/L 时，可阻止神经肌肉的去极化过程而导致冲动传导障碍。临床主要表现为：①心脏症状，心率缓慢、心律失常(包括传导阻滞)，严重者可导致心搏骤停；②肌肉神经症状，四肢乏力、感觉异常、肌腱反射消失、弛缓性瘫痪等。高钾血症的心电图(ECG)改变可先于临床表现出现，故 ECG 监护高钾血症对心肌的影响甚为重要。当同时存在低钠血症、低钙血症或酸中毒时，高钾血症 ECG 表现更为显著。

(2)高镁血症：主要因镁的排泄障碍所致。ATN 时血钾与血镁浓度常平行上升，在肌肉损伤时高镁血症较为突出。镁离子对中枢神经系统有抑制作用，严重高镁血症可引起呼吸抑制和心肌抑制。其表现与高钾血症相似。与高钾血症一样，高镁血症的 ECG 改变亦可为 P-R 间期延长和/或 QRS 增宽，当高钾血症纠正后，ECG 仍出现 P-R 间期延长和/或 QRS 增宽时应怀疑高镁血症的可能。

(3)低钠血症：可分为两型。①稀释性低钠血症：体内钠总量正常，是体内水过多或钠分布异常(如代谢性酸中毒，钠从细胞外移入细胞内)所致。其特点为体重增加，皮肤不皱缩，血压正常，血液稀释，重者可发生惊厥和昏迷。②缺钠性低钠血症：体内总钠量减少，常因呕吐、腹泻等丢失钠。其特点是恶心、呕吐、厌食、体重减轻、血压下降、脱水貌、痛性肌痉挛与血液浓缩等。

(4)低氯血症：多与低钠血症同时存在。常因呕吐、腹泻或大剂量应用袢利尿剂引起，长期限盐亦是原因之一。可出现腹胀、呼吸表浅和抽搐等表现。

(5)高磷血症与低钙血症：由于肾排磷功能受损，常有高磷血症，尤其是广泛组织创伤、横纹肌溶解等高分解代谢患者，血磷可高达 1.9~2.6mmol/L(6~8mg/dl)。由于高磷血症，肾生成 1-25-$(OH)_2D_3$ 及骨骼对 PTH 的钙动员作用减弱，因而，低钙血症也较常见。

4. 代谢性酸中毒 主要原因是酸性代谢产物排不出去及肾小管产氨、排泄 H^+ 功能丧失。一般少尿期第 3~4 天便可出现代谢性酸中毒。患者发生疲倦、嗜睡、深而快的呼吸、食欲不振、恶心、呕吐、腹痛，甚至昏迷。

5. 进行性氮质血症 由于 GFR 降低引起少尿或无尿，Scr 和 BUN 升高，其升高速度与体内蛋白分解状态有关。在无并发症且治疗正确的病例，Scr 每日上升 44.2~88.4μmol/L (0.5~1.0mg/dl)，BUN 每日升高 3.6~7.1mmol/L(10~20mg/dl)，

因此患者少尿 3~5 天便可出现尿毒症。而在高分解代谢的患者，如严重感染、脓毒症和严重创伤或烧伤时，其血肌酐和尿素氮的升高更快，分别可高达每日 176.8μmol/L(2mg/dl)和 10.7mmol/L(30mg/dl)，病情更为严重。热量供给不足、肌肉坏死、血肿、出血、感染高热、应用肾上腺皮质激素等，也是促进蛋白质高分解的因素。高分解型 ATN 常出现严重的代谢性酸中毒，血 HCO_3^- 迅速下降(每日>2mmol/L)，血钾迅速升高(每日>1mmol/L)。因此，高分解型 ATN 的主要死因是高钾血症和严重的代谢性酸中毒，合并严重感染的患者常伴有 MODS。在横纹肌溶解所致的 AKI 患者，其血肌酐每日升高的速度更快，且与血尿素氮的升高不成比例，因为横纹肌溶解所释放的大量肌酸经非酶脱水反应形成肌酐。尿毒症可引起各个器官系统的症状，但最常见或较早出现的是食欲减退、恶心、呕吐、嗜睡或烦躁不安、抽搐、昏迷等，并可有皮肤瘙痒、呼吸带尿臭味、贫血与出血倾向等。

(三)恢复期

恢复期是患者通过肾组织的修复和再生达到肾功能恢复的阶段。GFR 逐渐升高，并恢复正常或接近正常。一旦临床上出现尿量增加，少尿或无尿患者尿量>500ml/d，即进入临床上的恢复期。部分患者有多尿表现，尤其是少尿型患者，在尿量达到 500ml/d 后，尿量增加的速度更快，经 5~7 天左右达到多尿高峰，甚至每日尿量可达 3 000~5 000ml。通常持续 1~3 周，继而再恢复正常。多尿的原因：①持续期积蓄的尿素等引起渗透性利尿；②肾小管重吸收功能不全；③持续期积蓄的水肿液；④不适当的补液。恢复期的显著特点是随尿量增加(非少尿型者可无明显尿量改变)，患者血肌酐及尿素排出增加，内生肌酐清除率逐渐恢复至正常水平。与 GFR 相比，肾小管上皮细胞功能的恢复相对延迟。GFR 功能多在 3~6 个月内恢复正常，部分患者肾小管功能不全可持续 1 年以上。极少数患者遗留不同程度的肾功能损害，呈慢性肾衰的临床过程。

应注意的是，恢复期开始的 3~5 天，尿量虽逐渐增加，但由于 GRF 仍较低，且由于氮质分解代谢增加，患者尿毒症及酸中毒症状仍继续存在；当 GRF 增加时，这些指标(如肌酐、BUN)可迅速下降，但不是很快地恢复到正常水平。当 BUN 降至正常时，也仅意味着 30% 的肾功能得以恢复。随着尿量的增加，患者的水肿消退，血压、BUN、肌酐及血钾逐渐趋于正常，尿毒症及酸中毒症状随之消除。多尿 4~5 天后，由于大量水分、钾、钠的丢失，患者可发生脱水、低血钾、低血钠。患者出现四肢麻木、恶心、肌无力，甚至瘫痪，腹胀、肠鸣音及肌腱反射减弱；心电图出现典型的低血钾表现。应注意加强监测。

三、辅助检查

1. 血液检查 可有轻度贫血、Scr 和 BUN 升高，血钾常大于 5.5mmol/L。血 pH 常低于 7.35。碳酸氢根离子浓度多低于 20mmol/L。血钠正常或偏低，血钙降低，血磷升高。

2. 尿液检查 在 AKI 的持续期，尿的变化有：①尿色深而混浊，尿蛋白 +~++，可有数量不等的红细胞、白细

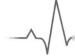

胞、上皮细胞和颗粒管型。严重挤压伤或大量肌肉损伤者可有肌红蛋白尿及肌红蛋白管型。②尿比重低且较固定,多在 1.015 以下。③尿钠增高。正常尿钠<30mmol/L(多数在 10~20mmol/L),ATN 时尿钠>30mmol/L(多数为 40~60mmol/L 或更高)。④尿中尿素氮和肌酐浓度降低(正常尿尿素氮>15g/L,ATN 时常<10g/L;正常尿尿肌酐>1g/L);尿尿素氮/血尿素氮比值<10~15;尿肌酐/血肌酐比值常降至 10 左右(其他原因少尿比值均>20)。⑤尿渗透压降低常<350mOsm/(kg·H$_2$O),尿渗透压/血渗透压<1.1。⑥肾衰指数(RFI)= 尿钠 ÷(尿肌酐 ÷ 血肌酐)>1(其他原因的少尿,RFI<1)。⑦滤过钠排泄分数(FE$_{Na}$)>1%。FE$_{Na}$ 计算公式为:FE$_{Na}$=(尿钠/血钠)/(尿肌酐/血肌酐)× 100%。应注意尿液指标检查须在输液、使用利尿药、高渗药物前进行,否则会影响结果。

3. 影像学检查 有助于急、慢性肾衰竭的鉴别和了解 AKI 的病因,以 B 超为首选。尿路超声显像对排除尿路梗阻很有帮助。必要时 CT 等检查显示是否存在着与压力相关的扩张,如有足够的理由怀疑由梗阻所致,可做逆行性或下行性肾盂造影。CT 血管造影、MRI 或放射性核素检查对检查血管有无阻塞有帮助,但要明确诊断仍需行肾血管造影。

4. 肾活检 在排除了肾前性及肾后性原因后,没有明确致病原因(肾缺血或肾毒素)的肾性 AKI 都有肾活检指征。

四、诊断标准问题

AKI 一般是基于 Scr 的绝对或相对值的变化诊断。根据原发病因,肾功能急速进行性减退(表现为进行性 Scr 和 BUN 升高),结合相应临床表现和辅助检查,对 ATN 一般不难作出诊断。尿量多寡不能列为 AKI 的必备诊断条件。但一直缺乏公认的诊断标准。

2002 年,急性透析质量倡议小组(acute dialysis quality initiative,ADQI)针对急性肾衰竭的早期防治提出了 AKI 的概念,并同时提出了 AKI 的分级诊断标准——RIFLE 分级诊断标准(见表 33-1),该标准涵盖了从存在 AKI 的危险因素开始到 AKI 的最严重阶段——急性肾衰竭的全过程,包括危险(risk,R)、损伤(injury,I)、衰竭(failure,F)、肾功能丧失(loss,L)和终末期肾病(end stage renal disease,ESRD)五个分级,RIFLE 为这五个层次的英文首字缩写。AKI 概念的提出,既解决了急性肾衰竭的早期诊断问题,RIFL 分层级诊断标准又对 AKI 的严重程度进行了分级,可以较好地判断不同 AKI 患者的肾损伤程度与预后。

2004 年,来自美国肾脏病协会(ASN)、国际肾脏病学会(ISN)、ADQI 和欧洲重症医学会(ESICM)的肾脏病与急诊/重症医学专家成立了急性肾损伤网络组织(acute kidney injury network,AKIN),并在 2005 年 9 月在荷兰阿姆斯特丹举行了第一次会议,提出采用 AKI 替代 ARF,并在 RIFLE 基础上对 AKI 的诊断及分级标准进行了修订。诊断标准为:肾功能在 48 小时内迅速减退,Scr 升高绝对值 ≥26.5μmol/L,或较基础值升高 ≥50%(增至 1.5 倍);或尿量<0.5ml/(kg·h)超过 6 小时。并将 AKI 分为 3 期,分别与 RIFLE 标准的危险、损伤和衰竭等级相对应,见表 33-2。

表 33-1　急性肾损伤的 RIFLE 分级诊断标准

分级	血肌酐(Scr)或肾小球滤过率(GFR)	尿量
危险(risk)	Scr 上升或超过原来的 1.5 倍 或 GFR 下降>25%	<0.5ml/(kg·h)超过 6 小时
损伤(injury)	Scr 上升或超过原来的 2.0 倍 或 GFR 下降>50%	<0.5ml/(kg·h)超过 12 小时
衰竭(failure)	Scr 上升或超过原来的 3.0 倍 或 GFR 下降>75%;Scr ≥354μmol/L 或急性增高 ≥44μmol/L	<0.3ml/(kg·h)超过 24 小时 或无尿超过 12 小时
肾功能丧失(loss)	持续肾衰竭超过 4 周	
终末期肾病(ESRD)	持续肾衰竭超过 3 个月	

表 33-2　AKIN 关于急性肾损伤的分期诊断标准(基于 RIFLE)

分期	血肌酐(Scr)	尿量
1 期	增加 ≥26.5μmol/L 或增至基线值的 1.5~2.0 倍	<0.5ml/(kg·h)超过 6 小时
2 期	增至基线值的 2.0~3.0 倍	<0.5ml/(kg·h)超过 12 小时
3 期	增至基线值的 3.0 倍以上 或绝对值 ≥354μmol/L 且急性增高 ≥44μmol/L	<0.3ml/(kg·h)超过 24 小时 或无尿超过 12 小时

33

该标准规定 AKI 的诊断时间窗为 48 小时,强调了 Scr 的动态变化,为临床早期干预提供了可行性。此外,Scr 只要轻微升高就可诊断,提高了诊断的灵敏度。与 RIFLE 标准相比,去掉了肾功能丧失和终末期肾病两个级别,因为这两个级别与 AKI 的严重性无关,属预后判断;去掉了 GFR 的标准,因为在急性状态下评价 GFR 困难且不可靠。同时,AKIN 建议的 AKI 定义为:在 3 个月内发生的临床表现为血、尿、组织检测和影像学检查下不同程度的肾脏结构、功能及肾脏损害标志的异常,包括急性肾衰竭(ARF)、ATN、移植肾功能延迟(DGF)等一大组疾病的临床术语。

2012 年改善全球肾脏病预后组织(kidney disease: improving global outcomes,KDIGO)发布的《急性肾损伤临床实践指南》中对 RIFLE 和 AKIN 标准进行了整合,推荐的 AKI 诊断标准为符合下列情况之一者即可诊断为 AKI(未分级):①血清肌酐(Scr)在 48 小时内升高≥26.5μmol/L(0.3mg/d);②或者确认或推测 7 天内 Scr 较基础值升高≥50%(增至 1.5 倍);③或尿量<0.5ml/(kg·h)且超过 6 小时。推荐的 AKI 分级标准为:根据 Scr 和尿量 AKI 进一步分为三期:①1 期,Scr 增至基础值 1.5~1.9 倍,或升高≥26.5μmol/L(0.3mg/d);或尿量<0.5ml/(kg·h)持续 6~12 小时。②2 期,Scr 增至基础值 2.0~2.9 倍;或尿量<0.5ml/(kg·h)持续≥12 小时。③3 期,Scr 增至基础值 3 倍,或升高≥353.6μmol/L(4.0mg/d),或开始肾脏替代治疗,或<18 岁患者 eGFR<35ml/(min·1.73m²);或尿量<0.3ml/(kg·h)持续≥24 小时,或无尿≥12 小时。详见表 33-3。

表 33-3　KDIGO 关于急性肾损伤严重程度分期诊断标准

分期	血肌酐(Scr)	尿量
1 期	升高至基线值的 1.5~1.9 倍 或升高≥26.5μmol/L(0.3mg/d)	<0.5ml/(kg·h)持续 6~12 小时
2 期	升高基线值的 2.0~2.9 倍	<0.5ml/(kg·h)持续≥12 小时
3 期	升高至基线值的 3.0 倍以上 或绝对值≥353.6μmol/L(4.0mg/d) 或开始肾脏替代治疗 或<18 岁患者 eGFR<35ml/(min·1.73m²)	<0.3ml/(kg·h)持续≥24 小时 或无尿超过 12 小时

五、诊断注意事项

AKI 诊断与鉴别诊断的步骤包括:①判断患者是否存在肾损伤及其严重程度;②是否存在需要紧急处理的严重并发症;③评估肾损伤发生时间,是否为急性发生及有无基础 CKD;④明确 AKI 病因,应仔细甄别每一种可能的 AKI 病因。先筛查肾前性和肾后性因素,再评估可能的肾性 AKI 病因,确定为肾性 AKI 后,尚应鉴别是肾小球、肾血管、还是肾间质病变引起。系统筛查肾前性、肾性和肾后性病因有助于尽早明确诊断,及时采取针对性治疗。

(一)是不是急性肾损伤

临床上部分患者病史不清,无法判断既往有无肾脏病,就诊时已有肾衰竭,此时是 AKI 或慢性肾衰竭(CRF),须依下述方法来鉴别。

1. 临床资料　①有无夜尿多病史:夜尿多是指夜间尿量超过全日尿量 1/2,提示远端肾小管浓缩功能障碍,有此病史者多为 CRF;②是否早期出现少尿:CRF 病例到终末期(肌酐清除率<10ml/min)才呈现少尿,因此,若早期即出现少尿多提示为 AKI;③是否出现贫血:CRF 几乎均有贫血,肾小球性及肾血管性 AKI 也多出现贫血,而肾小管性 AKI 则多无贫血或仅轻度贫血。

2. 影像学检查　包括 B 超、X 线平片、CT、MRI 或血管造影等,而以 B 超为首选。AKI 时肾脏常明显充血、水肿,故双肾体积常增大;而 CRF 时肾小球硬化、小管萎缩及间质纤维化,故双肾体积常缩小。因此,双肾体积增大者多

为 AKI(肾淀粉样变性或糖尿病肾病所致 CRF 早期,有时双肾体积亦大,应予鉴别),而双肾体积缩小者均为 CRF。

3. 实验室检查　用于鉴别 AKI 与 CRF 的实验室检查主要是指甲(头发)肌酐检查,仅在肾脏影像学检查对鉴别 AKI 与 CRF 无帮助时(即肾脏大小正常时)才应用。指甲(头发)肌酐正常而血清 Scr 明显增高者,提示 AKI;指甲(头发)肌酐及 Scr 均增高者,提示 CRF。

上述检查仍不能准确鉴别 AKI 与 CRF 时,可考虑进行肾活检病理检查。

(二)是哪种急性肾损伤

AKI 确诊后,则应鉴别是哪种 AKI,肾前性、肾后性或肾性?因该三种 AKI 的治疗与预后均不相同。

1. 肾前性 AKI　发病前有容量不足、体液丢失等病史,体检发现皮肤和黏膜干燥、低血压、颈静脉充盈不明显者,应首先考虑肾前性 AKI,可进行被动抬腿试验(passive leg raising,PLR)或补液试验,即输注 5% 葡萄糖液 200~250ml,并注射呋塞米 40~100mg,以观察输液后循环系统负荷情况。若补足血容量后血压恢复正常,尿量增加,则支持肾前性少尿的诊断。低血压时间过长,尤其是老年人伴心功能不全时,补液后尿量不增多应怀疑肾前性氮质血症已发展为 ATN。PLR 模拟内源性快速补液,改良半卧位 PLR 患者基础体位为 45 度半卧位,上身放平后,双下肢被动抬高 45° 持续 1 分钟(利用自动床调整体位),患者回心血量增加 250~450ml,PLR 后每搏心输出量增加>10% 定义对容量有反应性。尿液诊断指标,见表 33-4。

表 33-4　鉴别肾前性 AKI 与 ATN 的尿液诊断指标

	肾前性 AKI	急性肾小管坏死（ATN）
尿比重	>1.018	<1.015
尿沉渣	透明管型	有颗粒管型、上皮细胞管型、红、白细胞
尿渗透压 /（mOsm·kg^{-1}·H$_2$O^{-1}）	>500	<300
尿钠 /（mmol·L^{-1}）	<20	>20
尿肌酐 / 血肌酐	>40	<20
血尿素氮 / 血肌酐	>20	<10~15
肾衰指数	<1	>1
滤过钠排泄分数	<1	>1

2. 肾后性 AKI　肾后性 AKI 是由尿路梗阻引起的肾损伤。尿路梗阻后梗阻上方压力增高，导致肾小囊压增高，滤过压减少，从而 GFR 显著下降，体内代谢产物潴留。及时发现和解除梗阻可使肾功能迅速得到改善，长期梗阻则可造成不可逆性肾损害。梗阻偶亦可发生于肾实质内，常由于某些难于溶解的物质沉积于肾小管腔内而引起肾内梗阻，如尿酸结晶（多见于肿瘤化疗后）、草酸盐结晶（某些麻醉药物引起）、钙盐结晶（甲状旁腺功能亢进、恶性肿瘤）等。既往有泌尿系统结石、盆腔脏器肿瘤或手术史患者，突然无尿、间歇性无尿或伴肾绞痛，应警惕肾后性 AKI，膀胱导尿兼有诊断与治疗意义，超声、X 线和 CT/MRI 等影像学检查有助于判断是否为肾后性原因。

3. 肾性 AKI　在肾前性及肾后性 AKI 均被排除后，肾性 AKI 即成立。此时需进一步鉴别是哪种肾性 AKI。肾性 AKI 按主要病变部位可分为：肾小管性 AKI（如 ATN）、肾间质性 AKI（如急性间质性肾炎）、肾小球性 AKI（如急进性肾炎或重症急性肾炎）、肾血管性 AKI（包括肾脏小血管炎，如显微镜下多血管炎及韦格纳肉芽肿，以及肾脏微血管病如溶血尿毒症综合征等）、急性肾皮质坏死和急性肾乳头坏死引起的 AKI，以前四种多见（最后两种少见）。在临床表现上，肾小管性及肾间质性 AKI 有很多相似处，而肾小球性与肾血管性 AKI 也十分相似，可将其分为两组作鉴别。两组 AKI 的鉴别要点：①基础肾脏病病因：ATN 及急性间质性肾炎（AIN）常有明确病因，ATN 常在肾缺血（如腹水、失血、休克等）或肾中毒（药物、生物毒素、重金属等中毒）后发生，AIN 也常由药物过敏或感染引起，寻获这些病因，再结合临床表现，能帮助诊断；而肾小球性或肾血管性 AKI 多难找到明确病因。②肾衰竭发生速度：ATN 及 AIN 在致病因素作用后，常迅速（数小时至数日）发生肾衰竭；而肾小球性和肾血管性 AKI 肾衰竭发生相对较慢，常需数周时间。③肾小管功能损害：AIN 常出现明显肾小管功能损害，其中肾性糖尿对提示诊断很有意义，而其他各种肾性 AKI 常无肾性糖尿出现。④尿蛋白排泄量：除了非类固醇抗炎药导致的 AIN 外（该类药物在导致 AIN 的同时，也能诱发肾小球微小病变病，故可出现大量蛋白尿，常 >3.5g/d），其他 AIN 及 ATN 患者尿蛋白排泄量均不多，仅轻至中度蛋白尿，罕见出现大量蛋白尿；而肾小球性和肾血管性 AKI 患者，尿蛋白量常较多，其中不少患者可呈现大量蛋白尿及肾病综

合征。⑤急性肾炎综合征表现：ATN 和 AIN 患者并不呈现急性肾炎综合征，而肾小球性和肾血管性 AKI 患者几乎均有典型急性肾炎综合征表现。⑥确切地鉴别诊断需依赖肾穿刺病理检查。

（三）导致 AKI 的病因或基础疾病是什么

在明确 AKI 的性质（肾前性、肾后性或肾性）后，还应力求明确其致病病因或基础疾病，这有利于制定治疗措施及判断疾病预后。如肾前性和肾后性 AKI，若能明确病因并尽早去除，AKI 常可自行恢复。常见的肾性 AKI 基础疾病的特点如下。

1. 肾小球疾病　无论是原发性肾小球疾病（如急性肾小球肾炎、急进性肾炎、慢性肾炎急性发作），还是继发性肾小球疾病（如狼疮性肾炎、全身性坏死性血管炎、过敏性紫癜等），均可发生 AKI。这些患者常在少尿的同时具有全身水肿、高血压，尿蛋白常在 ++~++++ 以上，尿检红细胞甚多，或出现红细胞管型，无严重创伤、低血压休克或中毒病史。

2. 急性间质性肾炎　其引起的 AKI，常与 ATN 不易鉴别，易误诊。可由药物过敏（如青霉素类、磺胺类、止痛药类等）、感染（如脓毒症、流行性出血热等）、白血病浸润肾间质及特发性等原因引起，但最常见的是药物过敏。患者可有发热、皮疹、全身淋巴结肿大、血嗜酸性粒细胞增多、血 IgE 增高等全身过敏表现。尿蛋白 +~++，尿沉渣可仅有少量白细胞，瑞氏染色可见嗜酸性粒细胞。本病的尿指标与 ATN 相似，不能靠此鉴别。由于激素治疗有效，若怀疑本病，可考虑肾活检以明确诊断。

3. 急性肾血管病变　双侧急性肾静脉血栓形成和双侧肾动脉血栓形成或栓塞均可引起 AKI 综合征。急性肾静脉血栓形成常发生于成人肾病综合征、肾细胞癌、肾区外伤或严重失水的肾病患儿，每同时有下腔静脉血栓形成，故常伴有下腔静脉阻塞综合征、严重腰痛和血尿。静脉肾盂造影、CT 扫描和 MRI 有助于诊断，肾静脉造影可确诊。肾动脉栓塞可由细菌性心内膜炎等心瓣膜疾病引起，主动脉手术或造影亦可引起动脉粥样硬化斑块脱落栓塞肾动脉，肾区钝伤后也可发生。患者可完全无尿，有腰痛和腰部压痛，每同时有肺、脑等脏器栓塞，常有发热和白细胞增高，可有蛋白尿和血尿，肾动脉造影可确诊。

若确实排除了上述各种可能性，表现为 AKI 的患者才

33

能诊断为 ATN。对诊断为 ATN,但又有怀疑的患者应考虑做肾活检以明确诊断。弄清楚引起 AKI 的基础疾病对于患者的治疗措施选择至关重要,如确是 ATN,就宜尽早透析以防止尿毒症的并发症(如感染、消化道出血等),等待肾功能自然恢复;若为药物过敏所致的急性间质性肾炎,则应永远避免使用此类致敏药物;如为狼疮性肾炎,则宜应用大剂量激素和细胞毒性药物治疗等。

【治疗】

AKI 治疗原则是:尽早识别并纠正可逆病因、及时采取干预措施避免肾脏受到进一步损伤、维持内环境稳定、营养支持、防治并发症及适时肾脏替代治疗等。

一、早期病因干预治疗

早期干预治疗 AKI 首要原则是纠正和治疗致 ATN 的可逆病因和原发病。对于各种引起 ATN 的原发病(如严重外伤、严重感染等),应进行积极妥善的治疗,尤其是要处理好血容量不足、休克和清除坏死组织等。同时应停用影响肾灌注或肾毒性的药物。

二、起始期的处理

若能在起始期内给予恰当的处理,则 ATN 可逆转,或使病情减轻(如使少尿型转为非少尿型),从而改善预后。肾前性 AKI 向 ATN 的发展过程中,临床上可由下述指标推测其是否仍在起始期:①尿渗透压/血渗透压之比为 1.1~1.4;②尿钠在 20~40mmol/L 之间;③蛋白尿较轻,只有少量管型。为简便见,少尿型 AKI 在少尿出现后 24 小时内可认为是 ATN 的起始期。如果尿渗透压/血渗透压<1.1,则认为 ATN 诊断确立,应按进展期和持续期治疗,而不宜按起始期治疗。

1. 及时纠正血容量 补足血容量,改善微循环。①快速补液试验后 1~2 小时内有尿量排出,而比重在 1.025 以上或尿渗透压在 500 mOsm/(kg·H_2O) 以上,应继续补液,直至尿量达到 40ml/h 以上,尿比重降至 1.015~1.020 之间。②经补液后测定 CVP,如仍在 6cmH_2O 以下,提示血容量不足,应继续补液。CVP 增高至 8~10cmH_2O 后,减慢补液速度,如 CVP 不再下降,说明补液已足,应停止补液,以免导致心力衰竭及肺水肿。

2. 袢利尿剂 应用袢利尿剂可能会增加尿量,从而有助于清除体内过多的液体。在判断无血容量不足的因素后,用呋塞米 40~100mg 静脉注射或快速静脉滴注,若 1~2 小时后尿量无明显增加,可再用呋塞米 80~200mg;若 1~2 小时后仍不增加尿量,则说明已进入 ATN 的进展期和持续期,不应再用。再用呋塞米可引起蓄积中毒而致耳聋和引起间质性肾炎而加重肾损害。

三、进展期和持续期的处理

主要是调整体液平衡,防治尿毒症综合征(如高钾血症、代谢性酸中毒等),治疗感染等。

1. 控制入液量、维持体液平衡 每日入液量 = 前一日液体出量(包括尿量、大便量、呕吐物、伤口渗出液等)+ 500ml [500ml 约等于从皮肤、呼吸排出的不显性失液量(800ml)减去代谢内生水量(约 300ml)的大约数]。若有发热,体温每升高 1℃,应增加入液量 80~100ml/d。判断入液量是否恰当的参考指标为:①体重每日下降 0.2~0.5kg。若体重不减轻或增加,示入液量过多,有水、钠潴留;若每天体重下降超过 1kg,则示入液量不足或处于高分解代谢状态。②血钠保持在 130~145mmol/L。若血钠<130mmol/L 而又无特殊失钠原因,则为稀释性低钠血症,示入液量过多;若血钠>145mmol/L,示补液量不足。③没有水过多的表现如水肿、心力衰竭、血压升高等。④CVP 不高。轻度的水过多,仅需要严格限制水的摄入。如有明显的水过多,上述措施无效,应即进行透析治疗。

2. 饮食和营养 AKI 任何阶段总能量摄入为 20~30kcal/(kg·d),能量供给包括糖类 3~5g(最高 7g)/(kg·d)、脂肪 0.8~1.0g/(kg·d)、蛋白质或氨基酸摄入量 0.8~1.0g/(kg·d),高分解代谢、接受肾脏替代疗法患者蛋白质或氨基酸摄入量酌情增加。静脉补充脂肪乳剂以中、长链混合液为宜,氨基酸补充包括必需氨基酸(EAA)和非必需氨基酸。应选用优质动物蛋白如鸡蛋、牛奶、鱼肉或瘦肉等,因其含有较丰富的 EAA。若静脉补充 EAA,可适当减少蛋白质的摄入。在 EAA 及足量热量供应的情况下,机体能利用体内潴留的尿素氮合成非 EAA,后者再与治疗时输入的 EAA 一起合成体内蛋白质,从而改善患者的营养状态,减轻氮质血症,改善尿毒症症状,减少并发症和降低病死率。能进食者应尽可能从胃肠道营养,给予清淡流质或半流质,以不出现腹胀和腹泻为原则。食物中的成分应尽可能地减少钠、钾含量,每日摄入两者均不宜超过 20mmol。饮食中应含有较丰富的维生素,尤其是水溶性维生素如复合维生素 B 和 C。

3. 纠正代谢性酸中毒 当 CO_2CP<15mmol/L 或 pH<7.2,可适当补充碱性药物。在紧急情况下,可先输入 5% 碳酸氢钠液[按 3~5ml/kg 计算(150~250ml)],以后酌情补之。对严重酸中毒者,应立即开始透析。补碱过快或过量会造成:①血钙离子化程度降低,引起手足抽搐,甚至心搏突然停止;过量补碱也可引起低血钾诱发心律失常;②血 pH 升高,血红蛋白氧亲和力增加,组织缺氧加重;③CO_2 易透入细胞内造成矛盾性酸中毒,而使心肌细胞和脑细胞功能损害;④过多补碱增加血容量导致心力衰竭的发生。

4. 纠正电解质失衡 有如下几种类型。

(1)高钾血症:是 AKI 的重要死因之一,一般应将血钾控制在 6mmol/L 以下。预防措施有:①积极控制感染和酸中毒,彻底清创,防止消化道出血;②供给足够的热量;③限制钾入量(食物、药物),不输库存血;④防治血管内溶血。若血钾>6.5mmol/L 时,应紧急处理:① 10% 葡萄糖酸钙液 10~20ml 静脉注射(高钾心脏毒性时首选),可快速对抗高钾血症的心肌毒性作用,但维持疗效时间短。对用过洋地黄制剂的患者不宜用钙剂。② 5% 碳酸氢钠液 100ml 静脉注射（5 分钟内），或 5% 碳酸氢钠液 300ml 或 11.2% 乳酸钠液 60~100ml 静脉滴注，以提高血 pH，使钾离子向细胞内移动，从而降低血钾，其作用可维持数小时，对心力衰竭者慎用。③ 50% 葡萄糖液 50ml 静脉注射，同时皮下注射普通胰岛素 8~10U；或 25% 葡萄糖液 300ml+ 普通胰岛素 15U 静脉滴注，能在促进糖原生成的过程中将钾离子转入细胞内。注射后 30 分钟左右即可降低血钾 1~2mmol/L，维持数小时。④聚磺苯乙烯（降钾树脂）：每次口服 10~30g，每日 1~4 次，连用 2~3 天。可增加肠道钾排出，降低血钾。上述措施仅为临时性的应急措施，疗效仅维持 2~6 小时，必要时可重复应用。最有效、最彻底的措施是尽早做血液净化疗法（透析疗法），以去除体内过多的钾。

（2）低钙与高磷血症：低钙血症若无症状，可不处理；伴有抽搐者，可用 10% 葡萄糖酸钙液 10~20ml 静脉注射。高磷应以预防为主，如供给足够热量，减少蛋白分解，避免高磷饮食，口服磷络合剂如氢氧化铝凝胶（30ml，每日 3 次，口服）等。

5. 防治并发症 ①急性左心衰竭与肺水肿：最好治疗措施是尽早透析治疗，危急时用毛花苷 C 0.4mg 静脉注射或酚妥拉明 5mg 静脉注射，继以酚妥拉明 10~30mg 加入 5% 葡萄糖液中静脉滴注。②感染：ATN 并发感染时，常不发热，白细胞也可不升高，但末梢血白细胞可出现中毒颗粒。当临床上遇到不能解释的心动过速、低血压和呼吸困难时要警惕发生感染的可能，尤应注意肺部、压疮、静脉导管和停留尿管等部位的感染。一旦发生感染，尽可能选用对肾脏无毒性或毒性较小的抗生素治疗，其剂量应根据肾功能损害的程度而定，但应足量。③消化道出血、高血压、抽搐等的处理。

6. 肾脏替代疗法 AKI 时肾脏替代疗法（renal replacement therapy，RRT）目的包括"肾脏替代"和"肾脏支持"。前者是干预因肾功能严重减退而出现可能危及生命的严重内环境紊乱，主要是纠正严重水、电解质、酸碱失衡和氮质血症。其中紧急透析指征包括：严重高钾血症（>6.5mmol/L）或出现严重心律失常、严重代谢性酸中毒（pH<7.15）、积极利尿治疗无效的严重肺水肿，以及严重尿毒症症状如脑病、心包炎、癫痫发作等。后者是支持肾脏维持机体内环境稳定。对于重症患者主张早期预防性透析治疗，在 AKI 出现并发症之前也可以开始透析，其优点是：①对容量负荷过重者可清除体内过多的水分，以避免发生急性肺水肿或脑水肿；②清除尿毒症毒素，使毒素所致的各种病理生理变化、组织细胞损伤减轻，有利于肾损伤细胞的修复和再生；③纠正高钾血症和代谢性酸中毒，以稳定机体内环境；④有助于液体、热量、蛋白质及其他营养物质的补充；⑤在并发症出现之前作早期预防性透析，可以使治疗简单化。RRT 治疗模式的选择以安全、有效、简便、实用为原则。血流动力学严重不稳定或合并急性脑损伤者，CRRT 更具优势。提倡实行目标导向的精准肾脏替代治疗。

四、恢复期的处理

最初 3~5 天，血肌酐、BUN 可继续升高，仍按维持期治疗处理。以后须注意失水及低钾血症等的发生。液体的补入量一般为尿量的 1/3~2/3 即可，其中半量补充生理盐水，半量用 5%~10% 葡萄糖液。尿量超过 1 500~2 000ml/d 时应补充钾盐。应加强营养，给予高糖、高维生素、高热量饮食，并给予优质蛋白，必需氨基酸制剂等，一切营养尽可能从口摄入。同时应防治感染。

进入恢复期 2~4 周后，应适当锻炼，增强体质，促进机体早日恢复，定期随访肾功能，避免使用损害肾脏的药物及一切对肾脏有损害的因素（如手术、创伤）。并可试用丸药调治，如脾气虚者用香砂六君丸；肾阳虚者用金匮肾气丸；肾阴虚者用六味地黄丸，促进身体更快地恢复。一般需 3~6 个月即可恢复到原来的健康水平。但少数患者，由于肾脏形成不可逆损害，转为慢性肾衰竭。

（张文武 朱华栋）

第 34 章

慢性肾衰竭

各种原因引起的慢性肾脏结构和功能障碍 ≥ 3 个月,包括肾小球滤过率(glomerular filtration rate,GFR)正常和不正常的病理损伤、血液或尿液成分异常,以及影像学检查异常;或不明原因的 GFR 下降(GFR<60ml/min)超过 3 个月,称为慢性肾脏病(chronic kidney disease,CKD)。近年来流行病学研究显示我国成人慢性肾脏病患病率为 10.8%,同时每年约 1% 患者进展至终末期肾病(end stage renal disease,ESRD)。

慢性肾衰竭(chronic renal failure,CRF)为各种慢性肾脏病(CKD)持续进展的共同结局,是由于肾组织损伤和肾小球滤过率(GFR)下降而产生的水电解质代谢紊乱、酸碱平衡失调和一系列症状、体征及并发症的一种临床综合征。据报道,慢性肾衰竭在世界范围内的发病率呈上升趋势。在 CRF 病情进展的早中期,控制危险因素并积极采取有效的治疗措施可使病情有所好转,一旦患者肾功能出现慢性受损,大多呈不可逆进展性,表现为肾小球滤过率进行性下降,血肌酐进行性增高,直至肾功能全部丧失。

目前国际公认的 CKD 分期,依据美国肾脏病基金会制定的指南,根据肾小球滤过率将 CKD 分为 1~5 期,见表 34-1。CKD 的分期目的在于,指导一体化治疗模式的进行,即针对 CKD 的不同阶段而采取不同的治疗策略。该分期方法将 GFR 正常(≥ 90ml/min)的 CKD 称为 CKD1 期,其目的是早期识别和防治 CKD;同时将 ESRD 的诊断放宽到

GFR<15ml/min,有助于晚期 CRF 的及时诊治。单纯 GFR 轻度下降(60~89ml/min)而无肾损害其他表现者,不能认为存在 CKD;只有当 GFR<60ml/min 时,才可按 CKD 3 期对待。部分 CKD 在疾病进展过程中 GFR 可逐渐下降,进展至 CRF。CRF 则代表 CKD 中 GFR 下降至失代偿的那一部分群体,主要为 CKD 4~5 期。根据 GFR 将 CKD 分为五期,其后四期与国内 CRF 的分期相似,CKD 的分期目的在于指导一体化治疗模式的进行,即针对 CKD 的不同阶段而采取不同的治疗策略:①CKD 1 期,GFR ≥ 90ml/(min·1.73m²),尿毒症状往往不常见,应侧重病因、并发症的诊断、治疗,积极治疗原发病、降低蛋白尿、延缓疾病进展,减少心血管疾病危险因素;②CKD 2 期,GFR 为 60~89ml/(min·1.73m²),此时应估计疾病是否会进展以及进展的速度,积极寻找可治疗的病因,努力延缓疾病进展;③CKD 3 期,GFR 为 30~59ml/(min·1.73m²),此期着重对并发症进行评估和治疗,尽量减少并发症发生的可能;④CKD 4 期,GFR 为 15~29ml/(min·1.73m²),积极治疗慢性肾脏病并发症,了解透析及肾移植的相关优缺点,开始为肾脏替代治疗做准备;⑤CKD 5 期,GFR<15ml/(min·1.73m²)或透析,此时应进行肾替代治疗。

2012 年 KDIGO 指南进一步建议根据病因、GFR、白蛋白水平对 CKD 进行分期,将 CKD3 期细化为 3a 和 3b 期,根据尿蛋白肌酐比值将 CKD 分为 A1、A2 和 A3 期,见表 34-2。

表 34-1　美国肾脏病基金会 CKD 分期及建议

分期	特征	GFR/(ml·min⁻¹·1.73m⁻²)	防治目标和措施
1	GFR 正常或升高	≥ 90	CKD 诊治;缓解症状;保护肾功能
2	GFR 轻度降低	60~89	评估、减慢 CKD 的进展,降低心血管病风险
3a	GFR 轻到中度降低	45~59	
3b	GFR 中到重度降低	30~44	减慢 CKD 的进展,评估、治疗并发症
4	GFR 重度降低	15~29	综合治疗;透析前准备
5	ESRD	<15 或透析	如出现尿毒症,需及时替代治疗

表 34-2　KDIGO 基于尿白蛋白肌酐比值的 CKD 分期

分期	AER/(mg·24h⁻¹)	ACR/(mg·g⁻¹)	描述
A1	<30	<30	正常或者升高
A2	30~300	30~300	轻度下降
A3	>300	>300	肾衰竭

注:AER,尿白蛋白排泄率;ACR,尿白蛋白肌酐比。

CKD 病程是缓慢进展的,但病程中出现渐进性发展的危险因素时,CRF 可发生急性加重或伴发 AKI。如 CRF 本身已相对较重,或其病程加重过程未能反映 AKI 的演变特点,则称之为"CRF 急性加重"(acute progression of CRF)。

如果 CRF 较轻,而 AKI 相对突出,且其病程发展符合 AKI 演变过程,则可称为"CRF 基础上 AKI"(acute on chronic renal failure),其处理原则基本上与 AKI 相同。

【病因与发病机制】

一、病因与危险因素

各种原发性及继发性肾脏疾病都可导致 CKD,其病因可涉及肾小球病变、肾小管间质病变和肾血管病变等方面。心力衰竭、严重低血压、肝硬化均可导致肾功能损害,对肾脏有毒害作用的物质或有肾毒性药物的不合理使用也可破坏肾脏组织,并随着损害作用加重,最终可发展为慢性肾衰竭。

CKD 与 CRF 的病因主要有糖尿病肾病、高血压肾小动脉硬化、原发性与继发性肾小球肾炎、肾小管间质疾病(慢性间质性肾炎、慢性肾盂肾炎、尿酸性肾病、梗阻性肾病等)、肾血管疾病、遗传性疾病(多囊肾病、遗传性肾炎)、狼疮性肾炎、骨髓瘤肾病等。在美国,糖尿病肾病和高血压肾损害是导致 CRF 的前两位病因,我国则是以 IgA 肾病为主的原发性肾小球肾炎最为多见,其次为高血压肾小动脉硬化、糖尿病肾病、狼疮性肾炎、慢性肾盂肾炎、泌尿道梗阻,以及多囊肾等。随着我国经济的快速发展和生活方式的转变,在既往数十年间,CKD 病因谱发生改变,糖尿病肾病已超过肾小球肾炎成为我国住院患者慢性肾脏病首要病因。

CKD 在病程中若合并以下危险因素时,可出现肾功能急剧恶化,包括未控制的高血糖、高血压、蛋白尿、低蛋白血症、吸烟等。CRF 病程中急性加重的危险因素主要有:①累及肾脏的疾病(如原发性或继发性肾小球肾炎、高血压、糖尿病、缺血性肾病等)复发或加重;②有效血容量不足(低血压、脱水、大出血或休克等);③肾脏局部血供急剧减少(如肾动脉狭窄患者应用 ACEI、ARB 等药物);④严重高血压未控制;⑤肾毒性药物或其他理化因素;⑥泌尿道梗阻;⑦肾血管疾病,肾动脉狭窄,肾动静脉血栓等;⑧其他,严重感染、肝衰竭、心力衰竭、电解质紊乱、内分泌代谢异常、不良生活方式等。其中,因有效血容量不足或肾脏局部血供急剧减少致残余肾单位低灌注、低滤过状态,是导致肾功能急剧恶化的主要原因之一;肾毒性药物尤其是非甾体抗炎药、氨基糖苷类抗生素、造影剂等的不当使用,也是导致肾功能恶化的常见原因。

二、发病机制

多年来,针对慢性肾衰竭的发病机制提出了诸如矫枉失衡学说、脂质代谢紊乱学说和尿毒症毒素学说等假说,但至今还没有一种假说能够完全解释发病的全过程。近些年,随着分子生物学研究的发展,诸如细胞 - 生长因子等活性物质学说的提出,加深了对慢性肾衰竭发病机制的认识。

(一) 健存肾单位学说

当出现慢性肾衰竭时,肾单位受到破坏而失去滤过功能,剩余的尚有部分功能的肾单位则由于代偿作用而导致健存的肾单位出现代偿性变化,包括肾小球血流动力学变化及肾小管形态学及功能变化,肾小球高灌注、高滤过和高压力,最终导致肾小球硬化。同时肾小管细胞肥大、增生、高分解代谢,进一步加重肾功能损伤,出现终末期肾衰竭。

(二) 矫枉失衡学说

当机体健存的肾单位不足以维持机体正常需要时,机体内环境出现一系列失衡状态(包括水、电解质失衡和酸碱失衡等),为矫正这种不平衡,机体出现某些代偿性改变,并产生一系列临床症状,在这种矫枉过程中出现新的失调,即"矫枉失衡学说"。

(三) 肾小球的"高压力、高灌注、高滤过"学说

随着肾单位破坏增加,残余肾单位代谢废物的排泄负荷增加,代偿发生肾小球高灌注、高滤过、高压力,也是"矫枉失衡学说"的一种补充。肾单位穿刺研究表明,在残存肾单位中单个肾单位的肾小球滤过率(SNGFR)明显增高,这主要由于健存肾单位的入球小动脉阻力下降,且入球小动脉阻力下降程度较出球小动脉更为明显,导致肾小球跨毛细血管压增高,肾小球内出现高压力、高灌注和高滤过。肾小球高压使得跨毛细血管压增高和肾小球血流量增多,进一步导致肾小球毛细血管内压力和血管壁张力增高,引起缺血和内皮细胞损害,导致残余肾小球发生代偿性肥大和硬化,失功能的肾小球又使残存的肾小球滤过率进一步增加,最终可造成肾功能进行性恶化循环,见图 34-1。

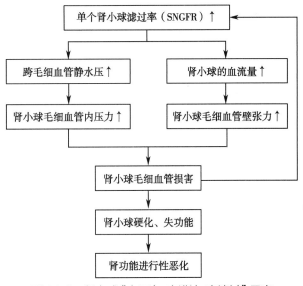

图 34-1 肾小球"高压力、高灌注、高滤过"示意

(四) 肾小管 - 间质高代谢学说

慢性肾衰竭患者肾小管损伤直接参与到肾功能减退进展中,肾小管损伤通常伴有局部较高能量消耗,肾小管的高代谢可增加反应性氧代谢产物,造成代谢异常、细胞损害,剩余肾单位内耗氧量增加,导致细胞损伤。此外,肾小管间质病变会刺激多种细胞因子和生长因子释放,导致小管 - 间质损伤和球 - 管失衡,并刺激间质纤维母细胞,加快间质纤维化过程。

(五) 钙磷代谢失衡和内分泌紊乱

肾衰竭时,1,25-$(OH)_2$-D_3缺乏、低钙高磷状态可导致继发性甲旁亢而分泌大量的甲状旁腺激素(PTH),由于残存肾单位少,继发性分泌增多的PTH已不能维持磷的排出,出现血磷升高;同时 PTH 又可增强溶骨活性,使骨钙磷释放增多,使血钙水平上升。慢性肾衰竭时极易出现代谢性酸中毒,而 1,25-$(OH)_2$-D_3 生成减少又可造成肠钙吸收障碍和胶原蛋白代谢障碍,上述过程可最终导致肾性骨质营养不良。详见图 34-2。

此外,过多的 PTH 可引起软组织转移性钙化,引起肾小管 - 间质钙化发生发展;红细胞生成素(EPO)减少造成肾性贫血;胰岛素、胰高血糖素代谢失调引起糖耐量异常。RAAS 系统参与对心血管功能稳态、电解质和体液平衡维持及血压的调节,肾组织高表达血管紧张素Ⅱ(Ang Ⅱ)可通过影响细胞增殖、凋亡和细胞外基质集聚等作用促进肾组织纤维化,加重肾功能损害。

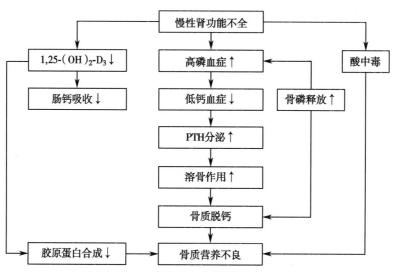

图 34-2 钙磷代谢和内分泌代谢紊乱示意

(六) 细胞因子 - 生长因子的作用

近年的研究发现,各种细胞介质和生长因子可通过引发炎症反应、促进肾小球硬化和系膜增殖,以及促进肾小管 - 间质损害等方式加重肾脏病进展。包括:①炎症前因子:补体激活产物(C3a,C5a)、白介素(IL-1、IL-6)、肿瘤坏死因子和干扰素等;②血管活性物质:血管紧张素、前列腺素等;③生长因子和基质促进物质:血小板源生长因子、纤维母细胞生长因子、胰岛素样生长因子和转化生长因子等;④细胞外基质与蛋白酶等。

(七) 脂质代谢紊乱

研究显示,脂代谢紊乱在慢性肾衰竭动物肾小动脉硬化和肾小球硬化中起重要作用。CRF 患者,在肾小球硬化和间质纤维化区域,出现毛细血管壁巨噬细胞吞噬脂蛋白后形成的泡沫细胞,低密度脂蛋白经氧化后可促使炎性、致纤维化细胞因子的表达而诱导细胞凋亡,同时,氧化的脂蛋白自身也可以产生反应性的氧自由基,引发细胞凋亡。脂代谢紊乱使血小板聚集功能增强,免疫细胞活性增加,致肾小球系膜增生,加速肾小球硬化进程。

(八) 蛋白尿学说

CRF 导致肾小球上皮细胞空泡形成、足突融合和白蛋白沉积,造成肾小球基底膜(GBM)对滤过物质的选择性屏障作用消失,导致蛋白尿。长期持续蛋白尿不仅使机体营养物质流失,还可造成病理生理学改变,引起肾小管间质损害及纤维化:①肾小管上皮细胞溶酶体破裂损伤肾小管;②肾小管细胞合成和释放化学趋化因子,炎性细胞浸润和细胞因子释放;③与远端肾小管产生的尿调节素(Tamm-Horsfall 蛋白)相互反应阻塞肾小管;④尿中转铁蛋白释放铁离子产生游离 OH^-;⑤刺激肾小管上皮细胞分泌内皮素产生致纤维化因子;⑥尿液中补体活化增加。

(九) 慢性酸中毒学说

CRF 通过多种途径导致肾脏对酸负荷调节能力下降,而健存的单位通过多种机制加速酸性物质产生,促进肾脏病进展,也有学者把因酸中毒代偿引起的肾脏损害称为酸中毒矫枉失衡学说。肾损害致酸中毒,诱使氨增多,残余肾单位泌氢增加。氨的作用加剧补体活化,引起免疫反应持续进行,导致慢性肾脏病持续性进展。

(十) 慢性缺氧学说

CRF 患者肾内血流动力学的紊乱会引发肾小球缺氧。缺氧通过促使缺氧诱导因子(hypoxic inducible factor-1,HIF-1)表达、肾小管上皮细胞转分化、增加细胞因子和炎症介质释放、诱导肾小球内皮细胞凋亡等机制加速肾损害。

34

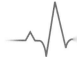

（十一）尿毒症毒素学说

尿毒症患者体内至少存在 200 种尿毒症毒素，多数尿毒症毒素对肾组织有毒害作用。常见尿毒症毒素包括：①蛋白质和氨基酸代谢产物；②电解质和微量元素；③氮代谢产物；④酚类和胺类；⑤尿酸盐和马尿酸盐；⑥核酸代谢产物；⑦脂肪酸代谢产物；⑧糖基化终产物和高级氧化蛋白产物。

【诊断】

一、临床表现特点

（一）水、电解质代谢紊乱，酸碱平衡失调

1. 水代谢紊乱 肾脏通过其浓缩和稀释功能调节体内水平衡。正常肾脏可以将过多的水分通过制造极低渗透浓度的尿液而排出，加上其强大的肾脏浓缩能力，可对水代谢进行较大范围的调节。肾功能轻度减退时，大多数患者水代谢平衡无明显障碍，肾脏功能进一步减退时，特别是小管间质、亨氏袢及相应的直血管各段被破坏时，浓缩及稀释功能减退，可出现等渗尿。当肾脏病变到达晚期时，肾小球被破坏，肾小管被毁损，肾脏因总体排水能力下降而发生体内水潴留，患者出现明显水肿，导致充血性心力衰竭和肾功能恶化。

2. 钠代谢紊乱 正常肾脏通过肾小球滤过及肾小管对钠的重吸收对机体钠代谢进行平衡调节。CRF 早期患者血钠水平能保持在正常范围。随着疾病进展，肾脏调节钠平衡的敏感性逐渐降低，肾单位出现大量毁损，出现肾小球钠滤过减少和钠储量增多，细胞外液容量过多，增加心血管负荷；而机体通过增加心排血量可代偿性增加钠盐滤过，最终导致低钠。此外，CRF 患者如摄入过量的钠或体内排钠受阻时可发生高钠血症，严重者可诱发恶性高血压和心力衰竭。

3. 钾代谢紊乱 正常肾小球可滤过钾，100% 几乎都在亨氏袢前被重吸收，远端肾小管主动分泌钾从尿中排出。CRF 患者高钾血症较常见，但 CRF 早期在机体的自我调节机制作用下很少出现高钾血症。当 GFR 降至 20ml/min 或更低时，易出现高钾。原因包括少尿、细胞内 K^+ 大量转移至细胞外、细胞损伤破裂后 K^+ 外溢、组织高分解状态、输血、影响血钾药物使用。高钾血症最严重的并发症是心律失常和心脏骤停，还可伴有心音低顿、心率减弱、乏力、肢体麻木，甚至瘫痪，意识障碍、晕厥等神经系统表现，严重时会出现呼吸肌抑制而导致呼吸停止。部分 CRF 患者可由于厌食、呕吐、腹泻及使用排钾利尿剂而出现低钾血症。

4. 钙代谢紊乱 CRF 初期肾脏 1-α 羟化酶的产生减少导致 1,25-$(OH)_2$-D_3 减少，但由于机体对 PTH 合成的抑制和代谢作用减弱，导致继发性甲状旁腺功能亢进，故血钙不会过低。随着肾功能进一步恶化，钙摄入不足，活性维生素 D 缺乏，高磷血症导致血钙水平降低，代谢性酸中毒增加血清游离钙水平，终将导致低钙血症的发生。低钙血症常伴有手足搐搦等神经-肌肉症状，特别是酸中毒经补碱纠正

后。少数 CRF 患者亦可发生高钙血症，除骨髓瘤、维生素 D 中毒等因素外，多是由于甲状旁腺增生释放过多的甲状旁腺激素引起的，临床上主要表现为骨痛和转移性钙化。

5. 磷代谢紊乱 CRF 早期，当 GFR 降至正常值的 20%~30% 时，残余肾单位不能维持正常磷的排出而在体内蓄积，可出现高磷血症。在临床上如出现高磷血症，提示肾功能损害已近终末期。在疾病初期，暂时性的血磷过高刺激甲状旁腺分泌过多 PTH，作用于肾小管后减少磷重吸收；血中游离钙减少刺激甲状旁腺分泌 PTH，抑制肾小管对磷重新收，使磷排出增多。而当 GFR 持续下降至 20ml/min 以下时残存肾单位排泄磷的能力显著下降，磷在体内发生聚集，出现高磷血症。当 GRF 持续下降时，升高的 PTH 促使钙和磷从骨骼中释放，而肾脏对 PTH 反应性降低，肾脏排磷受阻导致血磷水平持续上升。高磷可诱发转移性钙化和组织损害，患者可出现皮肤瘙痒、骨组织钙化、血管壁钙化等表现。

6. 镁代谢紊乱 在疾病早期镁离子代谢紊乱情况不多见，但当 GFR <30ml/min 时，由于镁排出减少，常伴发有高镁血症，包括乏力、皮肤潮红、食欲缺乏等症状。随着血清镁浓度进一步升高，患者可表现出嗜睡、言语障碍、血压下降、心室传导阻滞或腱反射消失等。

7. 代谢性酸中毒 肾脏调节体内酸碱平衡主要通过肾小管对碳酸氢盐的重吸收和排泌酸性物质来完成。早期 CRF 患者通常可通过代偿作用耐受体内酸碱失衡，酸中毒症状并不明显。当 GFR <25ml/min 时则会发生不同程度的代谢性酸中毒。轻度酸中毒可无症状，中度以上的酸中毒可出现恶心、呕吐、腹痛、深大呼吸、烦躁等，重度酸中毒常常合并感染、严重胃肠道症状，最主要的危害是导致心血管系统和中枢神经系统功能障碍。酸性环境可导致机体对儿茶酚胺反应性降低，降低心肌收缩力，严重还可发生致死性的室性心律失常；中枢神经系统受到功能性抑制会出现神志障碍、嗜睡和昏迷。

（二）循环系统

心血管系统病变及其并发症是 CRF 患者的首位死亡原因。据调查在 CRF 患者中有心功能不全者占到 30%，而发生心脏结构改变者则占到 85% 以上。心血管系统异常主要包括高血压和左心室肥大、动脉粥样硬化和血管钙化、尿毒症性心肌病、充血性心力衰竭、心包炎和心脏瓣膜病等。

1. 高血压和左心室肥大 CRF 患者高血压发生率达 80%，高血压程度可轻重不一，病因包括水钠潴留、肾素-血管紧张素系统（RAAS）激活、内源性洋地黄类物质作用、内皮素和 NO 作用，以及肾脏分泌的诸如 PGE_2、PGI_2、激肽等抗高血压物质减少等。高血压与心血管疾病密切相关，高血压早期症状不明显，后期可出现恶心、乏力等，长期持续的高血压可出现心肌损害。眼底检查结果常随高血压的严重程度而异，表现为血管痉挛、反光增强、明显出血和渗出等。左心室肥厚，是 CRF 患者最常见的心血管并发症，与长期高血压、容量负荷过重和贫血有关。左心室肥厚可导致尿毒症心肌病和充血性心力衰竭。

2. 动脉粥样硬化和血管钙化 动脉粥样硬化与 CRF

患者冠心病和脑血管意外的高发率呈正相关,其中血液透析患者的病变程度较透析前患者重。发生原因包括:①高血压所致的血流动力学改变等机械因素增加了血管壁张力,促进巨噬细胞向血管内膜迁移,引起血管缺血和出血。②代谢和体液性因素促进了血管内单核细胞的聚集,氧自由基的产生可引起血管壁的损害。③钙磷代谢紊乱诱导了主动脉瓣钙化,血管内皮细胞和血小板产生的缩血管物质和舒血管物质失衡促进动脉粥样硬化发生。动脉粥样硬化的结果一方面会引起动脉结构的重塑,还可引起心脏结构的改变和心肌供血不足。

3. 尿毒症性心肌病 尿毒症性心肌病是指尿毒症毒素所致的特异性心肌功能障碍,常出现在晚期患者中,大多有不同程度的心肌肥厚、间质纤维化和心肌钙化等,发病类型包含左心室肥厚伴收缩功能正常和扩张型心肌病伴收缩功能不全两种。近年来,PTH 被认为是导致尿毒症性心肌病的重要因素,因为 PTH 不仅能引起心肌内转移性钙化,而且还能抑制心肌细胞膜 Ca^{2+}-ATP 酶和 Na^+-K^+-ATP 酶活性,促进细胞钙负荷增多。主要的临床表现,包括左室肥厚、左室舒张功能障碍、充血性心力衰竭、心律失常和缺血性心肌病等。

4. 充血性心力衰竭 充血性心力衰竭是 CRF 患者循环系统方面最常出现的合并症和致死因素,病程中极易发生心功能不全。水钠潴留、高血压、贫血、酸中毒、电解质紊乱、心肌缺血缺氧等均参与了充血性心力衰竭的发生,严重感染、动静脉瘘也会在一定程度上促进心功能不全的发展。急性左心衰竭常表现为心悸、气促、端坐呼吸,严重者出现急性肺水肿。右心衰竭常表现为乏力、颈静脉怒张、肝大和双下肢水肿。一般经紧急透析治疗可有效缓解。

5. 心包炎 临床上常见有尿毒症性心包炎和透析相关性心包炎,前者主要发生于透析前或透析初期,由尿毒症本身代谢异常引起;后者可能与透析不充分、体液及某些毒素特别是中分子物质和 PTH 等蓄积有关。透析相关性心包炎患者可出现发热、心前区可闻及心包摩擦音,出现心包积液体征。尿毒症性心包炎患者中有 15%~55% 的患者合并有心包积液,症状与心包积液量、积液的发展速度和心包腔的顺应性有关,少量的心包积液常无临床症状。大量心包积液可影响血流动力学而引发呼吸困难和刺激性咳嗽等表现,体检时有心音低钝、遥远、心浊音界扩大,奇脉,脉压减小和肝大等。

(三) 呼吸系统

CRF 患者早期常可出现肺活量减低,限制性通气障碍和氧弥散能力下降,进入尿毒症期则可出现尿毒症性肺、尿毒症性胸膜炎及肺钙化,是 CRF 患者最主要的死亡原因之一。尿毒症性肺病理上以肺水肿为主,肺泡上形成富含纤维蛋白的透明质膜,多见于尿毒症晚期,临床上常表现为咳嗽、血痰和呼吸困难。尿毒症性胸膜炎发生率可达15%~20%,可出现胸腔积液,积液可呈漏出液或血性,单侧或双侧可同时发生。肺钙化是继发性甲状旁腺功能亢进引起的转移性钙化在肺部的表现,病理上可见肺泡间隔钙质沉着和纤维化。临床可表现为干咳、气短、PaO_2 及动脉氧含量下降。同时 CRF 患者由于免疫力降低、营养不良、贫血等使机体防御能力降低,肺结核发生率比一般人群高。

(四) 消化系统

消化系统症状是 CRF 最早和最突出的表现,早期可有厌食、食后胃肠饱胀感;后期可出现恶心、呕吐、腹泻,严重者可致水、电解质代谢紊乱和酸碱平衡失调。胃肠道症状主要因尿素分泌增加,细菌分解成氨刺激胃肠道黏膜引起,低钠血症、酸中毒也会加重原有消化道症状。尿毒症期大部分患者还可出现胃或十二指肠溃疡,溃疡发生率可达60% 以上,可伴有消化道出血,糜烂性胃炎是 CRF 患者发生上消化道出血最常见的原因,其次是消化性溃疡。此外,CRF 患者还可出现急腹症,当出现持续性腹痛时应警惕急性胰腺炎和腹膜炎的可能。

(五) 血液系统

在血液系统方面 CRF 患者主要表现有贫血、出血倾向和血栓。

1. 贫血 当患者血清肌酐超过 309.4μmol/L 时,绝大多数患者会出现贫血,并随着肾脏功能的减退而加剧。贫血多为低增生性、正常细胞正色素性贫血。发病原因主要有红细胞生成素(EPO)生成减少,红细胞生成障碍,溶血,造血原材料不足、甲状旁腺功能亢进症和感染状态等,同时伴有残余肾功能不能对贫血状态时的缺氧刺激产生足够的应答反应。

2. 出血倾向 患者常表现为鼻衄、月经量多、术后止血困难、胃肠道出血,以及皮肤瘀斑等,严重者可出现心包出血、颅内出血等。出血倾向的病因主要包括血小板功能异常,血小板聚集、黏附和释放功能异常以及部分凝血因子的缺乏(凝血因子 Ⅱ、Ⅶ、Ⅸ、Ⅹ 等)。虽然透析可以减轻尿毒症毒素对血小板的影响,但是血液透析膜的作用可使血小板膜受体改变甚至破坏,继而影响血小板与血小板及血小板与血管壁的相互作用。

3. 血栓 CRF 患者发生血栓主要表现在动静脉内瘘易发生堵塞,这考虑与血小板功能亢进有关,同时还可能与CRF 患者体内血纤维蛋白原和Ⅷ因子水平增高导致的纤溶系统失衡相关。

(六) 神经 - 肌肉系统

神经系统异常分为中枢神经系统(central nervous system,CNS)病变和周围系统神经(peripheral nervous system,PNS)病变。CNS 异常在疾病早期主要为功能抑制,可表现为记忆力、定向力的障碍,主要为脑实质的水肿和胶质细胞的变性。PNS 异常发生更为普遍,约 60% 的患者在进入透析之前即有不同程度的 PNS 损害,主要表现在肌肉萎缩和活动能力下降,同时可伴有感觉异常。

1. 尿毒症脑病 研究表明尿毒症毒素及内分泌紊乱可以使氨基酸通过血脑屏障的转移发生改变,造成某些氨基酸浓度在脑脊液及脑脊液与血浆的比值发生改变,导致神经系统症状。患者早期可出现乏力、易疲倦、焦虑、记忆力减退、烦躁等症状,随着疾病的进展患者可出现定向力障碍和精神错乱,表现为反应淡漠、抑郁、谵妄、幻觉、精神异常等,晚期可有多灶性肌痉挛和昏迷等重症表现。

2. 周围神经病变 感觉性神经障碍更为显著,最常见的是肢端袜套样感觉丧失,也可有下肢疼痛、灼痛和痛觉过敏,进一步发展则有肢体麻木、深反射迟钝或消失、肌肉震颤、痉挛、不宁腿综合征等。

3. 尿毒症性肌病 常发生于尿毒症晚期,表现为严重的肌无力,近心端肌肉受累为主,可伴有举臂或起立困难、企鹅样步态等。原因主要为活性维生素 D_3 缺乏、甲状旁腺素水平增高、铝集聚和营养不良等,患者可有骨痛、自发性骨折、关节炎和关节周围炎以及肌腱断裂等症状。

(七)骨代谢异常

肾性骨营养不良(肾性骨病)包括高转化型骨病、低转化型骨病和骨容量异常。表现为模糊不清的背部、膝及其他部位的疼痛,晚期骨病可严重影响运动功能。有 10% 的 CRF 患者在透析前会出现骨痛、行走不便和自发性骨折等表现,约有 35% 和 90% 的患者可分别经 X 光和骨组织活检而被发现。

1. 高转化型骨病 常见的有纤维囊性骨炎,主要由 PTH 过高引起,由于破骨细胞过度活跃引发骨盐溶化,取而代之的是纤维组织,故形成纤维囊性改变而易发生骨折。X 线检查显示有可见的骨骼囊样缺损和骨质疏松。

2. 低转化型骨病 主要包括骨软化症和骨再生障碍。骨化三醇不足和 / 或铝中毒可引起骨组织钙化,而未钙化的骨组织过分堆积形成骨软化组织,成人多发生在脊柱和骨盆。骨再生障碍主要与血 PTH 浓度偏低和成骨因子不足有关。

3. 骨容量异常 即骨质疏松,最常见的是透析相关性淀粉样变骨病(DRA),该病变只发生于长期透析的患者中,原因可能是由于 $β_2$ 微球蛋白发生淀粉样变之后沉积于骨组织所致。

(八)蛋白质、糖类代谢紊乱

CRF 患者除了会发生蛋白质代谢产物的蓄积以外,还会出现血清白蛋白、血浆和组织必需氨基酸水平的下降,造成蛋白质分解增多、合成减少、肾脏排出障碍,含氮物质在体内的蓄积会加重肾功能的恶化。在肾衰竭患者中常表现为负氮平衡,是 CKD 患者蛋白营养不良和死亡率增加的重要因素。糖代谢异常主要表现为糖耐量减低和组织对胰岛素的敏感性降低,前者多见。糖耐量减低主要与胰高血糖素升高、胰岛素受体障碍、存在拮抗胰岛素活性物质、酸中毒环境等因素有关,表现为空腹血糖水平或餐后血糖水平升高,但晚期患者会出现低血糖现象。当 GFR 下降到小于 15ml/min 时,会导致胰岛素清除减少。

二、实验室检查

慢性肾衰竭是多系统损害的综合征,对各个系统的检查都应该及时、尽早地进行,在对肾衰竭的程度进行评估时既要明确病史、症状和体征,同时又要及时了解反应肾脏功能的各项实验室及影像学检查。

1. 尿液检查 早期 CRF 患者尿液成分中会出现镜下血尿、管型尿、24 小时蛋白定量和糖含量增高,而晚期肾功能损害明显时,尿蛋白反而减少,尿沉渣镜检有不同程度的

血尿、管型尿,粗大宽阔的蜡状管型对慢性肾衰竭有诊断价值。

2. 电解质和血清免疫学检查 慢性肾衰竭患者常出现代谢性酸中毒和电解质紊乱,应注重对 HCO_3^-、K^+、Na^+、Ca^{2+}、Mg^{2+} 和 P^{3+} 的测定,同时应严密监测血气值和二氧化碳结合力。血清免疫学检查包括血清 IgA、IgM、IgG、补体 C3 和 C4。

3. 血液检查 因 CRF 时极易发生肾性贫血,需定期检测血清铁浓度、总铁结合力、血浆转铁蛋白等。当血清铁 <90μg/dl、铁蛋白 <100μg/dl 时需要补充铁剂,当血红蛋白 <60g/L,可以考虑给予输血。

4. 肾功能检查 目前临床上常用肾小球滤过率(GFR)来评估肾脏功能,此外还将血清肌酐(Scr)、内生肌酐清除率(Ccr)和血尿素氮(BUN)作为评价肾功能的指标。男性 Scr<106μmol/L,女性 Scr<88μmol/L 为正常水平,当 Scr>133μmol/L 或 Ccr<80ml/min 即认为发生了肾功能减退。在排除因高蛋白饮食、脱水、低血容量、感染、胃肠道出血以及药物引起的 BUN 升高因素外,出现 BUN>7.1μmol/L 应警惕有发生肾功能受损的可能性。

5. 肾小管功能的检查 肾小管功能障碍可使尿浓缩功能受损,出现尿比重和尿渗透压降低。临床常用的检测指标包括:$α_1$ 微球蛋白($α_1$-MG)、$β_2$ 微球蛋白($β_2$-MG)、尿视黄醇结合蛋白(RBP)和尿 N- 乙酰 -β- 葡萄糖苷酶(NAG)。

6. 肾性骨病的检查 包括血液生化、尿生化和骨活检,其中骨活检是诊断肾性骨病的金标准。血液生化中的检测项目包括钙磷、碱性磷酸酶、甲状旁腺激素(PTH)和骨钙素等。

7. 影像学检查 B 超、X 线、CT 等影像学检查可以显示肾脏和泌尿系统的形态学改变;核医学有助于明确骨病和肾脏功能;胸部的影像学检查可发现患者是否有心脏扩大、心包积液、肺水肿和肺部感染等。

8. 其他相关检查 心电图、骨密度、肌电图、MRI 和感染患者病原体的检查有助于明确病因,短期内肾功能迅速恶化者在无禁忌证的情况下可实施肾活检。

三、诊断注意事项

由于 CRF 起病隐匿,且肾脏本身具有巨大的代偿能力,故轻度症状不易被发现,患者就诊时多数已进入晚期,因此对于不明原因的恶心、呕吐、嗜睡、高血压及视力障碍、面部水肿和肤色萎黄、伴有肾脏病家族史者应警惕本病的存在。在对 CRF 进行诊断时要从以下要点入手。

1. 慢性肾衰竭诊断的主要内容 对 CRF 患者进行诊断时,其主要内容包括:①CRF 的确立与分期;②病因诊断(如慢性肾小球肾炎、糖尿病肾病、高血压性肾脏损害等基础疾病的诊断,明确原发病);③并发症的诊断(如肾性贫血、肾性骨病、感染、出血);④是否存在加重肾功能恶化的急性可逆因素(以尽快纠正可逆因素利于肾脏功能的恢复)。

2. 急诊针对 CRF 患者的诊治思路 急诊工作中,应在认真分析患者病史、症状、体征和实验室检查结果的基础

上，按以下步骤进行诊治：①尽快明确是否存在严重高血压、心力衰竭、严重酸中毒、严重高钾血症、严重出血等可能危及患者生命的急性并发症，并给予相应的对症处理；②在病情允许的情况下，根据是否存在长期肾功能不全的病史、B 超是否存在肾脏萎缩、是否存在贫血等指标判断是否为 CRF；③明确是否为 CRF 急性加重或合并有 AKI，找出导致肾功能急性加重的诱因并积极予以纠正；④尽可能明确 CRF 的病因诊断。

3. 慢性肾衰竭的鉴别诊断 ①肾前性氮质血症：肾前性氮质血症在病程的早期常表现出血清尿素氮和肌酐的不平行上升，同时伴有尿比重的升高。在有效循环血量补足 48~72 小时后肾前性氮质血症患者的血清肌酐、尿素氮水平会恢复正常，而慢性肾衰竭患者的肾功能则很难恢复。②急性肾衰竭：根据肾衰竭病史的长短、影像学检查结果（如 B 超、CT 等）、贫血情况、指甲肌酐水平、甲状旁腺激素水平等指标可以做出正确的判断。

【治疗】

一、CRF 早期防治对策和基本措施

早期诊断、有效治疗原发病和去除导致肾功能恶化的因素，是 CRF 防治的基础，也是保护肾功能和延缓 CKD 进展的关键。首先要提高对 CKD 的警觉，重视询问病史、查体和肾功能的检查，即使对正常人群，也须每年筛查 1 次，努力做到早期诊断。同时，对已有的肾脏疾患或可能引起肾损害的疾患（如糖尿病、高血压等）进行及时有效的治疗，并须每年定期检查尿常规、肾功能等 2 次或以上，以早期发现 CKD。对诊断为 CKD 的患者，要采取各种措施延缓、停止或逆转 CRF 发生，防止进展至 ESRD。其基本对策是：①坚持病因治疗。②避免或消除肾功能急剧恶化的危险因素。③阻断或抑制肾单位损害渐进性发展的各种途径，保护健存肾单位。对患者血压、血糖、尿蛋白定量、血肌酐水平、GRF 控制水平等指标做到定期监测，使其控制在理想水平（见表 34-3）。具体防治措施如下。

1. 纠正原发病和可逆性因素 治疗原发病和消除肾功能恶化的可逆因素是慢性肾脏病治疗的基础和前提，同时，也应积极寻找 CRF 的各种诱发因素，合理纠正这些诱因有可能会使病变减轻或趋于稳定，并较大程度地改善肾功能。

2. 控制高血压 CKD 并发心血管疾病的风险较高，24 小时持续、有效地控制高血压，对保护靶器官具有重要意义。CKD 1~4 期患者血压控制目标在 130/80mmHg 以下，CKD 5 期患者血压控制目标<140/90mmHg。常用药物有 ACEI、ARB、钙通道阻滞剂、β 受体拮抗剂等。在单药不能较好控制血压时，应采取联合降压方案。

3. 发挥 ACEI 和 ARB 的独特作用 ACEI 和 ARB 除有良好的降压作用外，还有独特的减低肾小球高滤过、减轻蛋白尿的作用，主要通过扩张出球小动脉实现，同时也有抗氧化、减轻肾小球基底膜损害、减少系膜基质沉积等作

表 34-3 CKD-CRF 患者血压、蛋白尿、血糖、GFR 和 Scr 变化的治疗目标

项目	目标
血压 /mmHg	
CKD 第 1~4 期（GFR ≥ 15ml/min）	
尿蛋白>1g/24h 或糖尿病肾病	<125/75
尿蛋白<1g/24h	<130/80
CKD 第 5 期（GFR<15ml/min）	<140/90
血糖（糖尿病患者）/(mmol·L^{-1})	空腹 5.0~7.2,睡前 6.1~8.3
糖化血红蛋白 /%	<7
蛋白尿 /(g·24h^{-1})	<0.5
GFR 下降速度 /(ml·min^{-1}·月$^{-1}$)	<0.3 [<4ml/(min·年)]
Scr 升高速度 /(μmol·L^{-1}·月$^{-1}$)	<4 [<50μmol/(L·年)]

用。ACEI 和 ARB 类药物还能减少心肌重塑，降低心血管事件的发生率。但应注意他们有使血钾升高及一过性血肌酐升高的作用。应用 ACEI 和 ARB 类药物应严密监测肾功能变化，并注意观察使用 ACEI 类药物有无引起干咳、皮疹等不良反应。

4. 严格控制血糖 使糖尿病患者空腹血糖 5.0~7.2mmol/L（睡前 6.1~8.3mmol/L），糖化血红蛋白(HbA1c)<7%。可延缓 CKD 进展。二甲双胍在 eGFR<30ml/(min·1.73m^2) 患者中禁用。瑞格列奈及其代谢产物主要经肝脏代谢，利格列汀主要通过肠肝系统排泄，可应用于肾功能不全患者。达格列净、恩格列净和卡格列净等 SGLT2 抑制剂除具有降糖作用外，还具有降压、减重、降低尿酸等额外获益。对于中晚期 CKD 患者，特别是 CKD 3b 期及以下使用胰岛素患者，需考虑肾脏对胰岛素的清除减少，避免低血糖情况。

5. 控制蛋白尿 将患者蛋白尿控制在<0.5g/24h，或明显减轻微量白蛋白尿，均可改善其长期预后，包括延缓病程进展和提高生存率。

另两个控制目标分别是 GFR 下降速度每年<4ml/min，Scr 升高速度每年<50μmol/L。

二、慢性肾脏病的一体化治疗

(一) CRF 的饮食与营养治疗

饮食治疗的重点在于限制蛋白质和磷的摄入。其应遵循以下原则：①减少蛋白质的摄入，应从肾衰竭早期开始，但应保证患者的基本生理需要量 [0.5~0.6g/(kg·d)]，以动物蛋白为主(50%~60%)；②应补充足够的热量，减少蛋白质分解；③满足人体必需氨基酸(EAA)的需求。

单独应用低蛋白、低磷饮食，或同时加用必需氨基酸或 α- 酮酸(EAA/α-KA)，可能具有减轻肾小球硬化和肾间质纤维化的作用。α- 酮酸(α-KA)是氨基酸的前体物质，在体内经转氨基作用转化为相应的 EAA，口服剂量为 6~12g/d。使用 α- 酮酸除具有 EAA 的疗效以外还有以下优点：①与氨基（—NH$_2$）生成必需氨基酸，有助于尿素氮的再利用和

34

改善蛋白营养状况；②α-酮酸制剂中含有钙盐,可改善低钙血症和继发性甲状旁腺功能亢进症；③减少尿素氮的生成,促使 BUN 下降；④改善代谢性酸中毒；⑤降低糖尿病患者的空腹血糖,改善胰岛素抵抗。

非糖尿病肾病患者在 CKD 1~2 期推荐蛋白入量 0.8g/(kg·d)。从 CKD3 期起应开始低蛋白饮食治疗,推荐蛋白入量 0.6g/(kg·d)。糖尿病肾病患者从出现显性蛋白尿起就应该限制蛋白摄入,推荐蛋白入量 0.8g/(kg·d),一旦出现 GFR 下降,蛋白入量需降至 0.6g/(kg·d)以下。在低蛋白饮食[0.4~0.6g/(kg·d)]中,约 50% 的蛋白质应为高生物价蛋白,如蛋、瘦肉、鱼、牛奶等,以增加 EAA 的摄入比例。有条件时,可同时补充适量 EAA[0.1~0.2g/(kg·d)]和/或 α-KA。此外,须同时摄入足够热量,一般为 125.6~146.5kJ/kg[30~35kcal/(kg·d)]。磷摄入量一般应<600~800mg/d,对严重高磷血症患者,应同时给予磷络合剂。

(二)纠正水、电解质紊乱和酸碱平衡失调

1. 水钠紊乱的防治 根据患者血压、水肿、体重和尿量情况调节水分和钠盐摄入。有明显水肿、高血压患者钠摄入量在 2~3g/d(氯化钠 5~7g/d),严重病例可限制为 1~2g/d(氯化钠 2.5~5g/d),应严格限制入水量；水肿严重时,可根据需要应用袢利尿剂。同时,防止利尿过度及呕吐等体液丢失过多引起的脱水低血压情况。如有严重肺水肿、心力衰竭、稀释性低钠血症或致神经精神症状时,应及时予以透析疗法。

2. 纠正代谢性酸中毒 轻度酸中毒,可口服碳酸氢钠片 1.5~3.0g/d,中重度酸中毒者 3.0~15g/d,必要时静脉注射。严重酸中毒时,如 $CO_2CP<10mmol/L$,尤其是伴有昏迷或深大呼吸时,应静脉滴注碳酸氢钠迅速予以纠正。纠正酸中毒前,如患者已有低钙血症、低钾血症,或纠正酸中毒后出现低钙或低钾,应积极纠正。CKD 患者对水的调节能力减退,补液不宜过多过快,口服补液为最佳选择,静脉补液时须严密监测患者血压、心功能状态,避免水钠潴留,加重心脏负担。为防止碳酸氢钠输入过多过快,使心力衰竭加重,可根据患者情况同时应用利尿剂,增加尿量,防止钠潴留。

3. 高钾血症的防治 应积极预防高钾血症的发生。当患者血清钾>5.5mmol/L、GFR<25ml/min(或 Scr>309.4~353.6μmol/L)时应限制钾的摄入,同时还应及时纠正酸中毒,并适当应用排钾利尿剂增加尿钾排出。轻度高血钾患者可口服聚磺苯乙烯,10g/次,3 次/d；还可给予袢利尿剂,最好静脉或肌内注射呋塞米 40~80mg,必要时将剂量增至 100~200mg/次,静脉注射。当血钾>6.5mmol/L,出现了心电图高钾、肌无力等症状时必须紧急处理,用 10% 葡萄糖酸钙 20ml,稀释后缓慢静脉注射,再用 5% 碳酸氢钠 100ml 静脉注射,5 分钟注射完,最后用 50% 葡萄糖 50~100ml 加胰岛素(普通胰岛素)6~12U 静脉注射。对严重高钾血症(血钾>6.5mmol/L),且伴有少尿、利尿效果欠佳者,应及时给予血液透析治疗。

(三)肾性高血压的治疗

CRF 高血压治疗的主要目标是降压、减轻心血管损害

和减少并发症。高血压患者血压控制目标：尿蛋白>1g/d,血压<125/75mmHg；蛋白尿<1g/d,血压<130/80mmHg；对于 CKD 5 期患者,血压控制目标为<140/90mmHg。

在药物选择上,血管紧张素转换酶抑制剂(ACEI)、血管紧张素 Ⅱ 受体拮抗剂(ARB)、钙通道阻滞剂、利尿剂、β 受体拮抗剂、血管扩张剂等均可使用。ACEI 及 ARB 可显著改善肾小球血流动力学异常,具有良好降压作用,还可减少肾小球高滤过、减轻蛋白尿作用,但可导致高钾和血肌酐一过性升高,需密切监测肾功能指标。高血压危象患者可静脉滴注硝普钠或酚妥拉明,严重水钠潴留者可行单纯超滤或序贯透析治疗。

慢性肾衰竭患者的高血压多属容量依赖型,应限制水钠摄入和减轻心脏负荷为主,对较早期患者,应用排钾利尿剂,可促进机体排水、排钠、排钾、减轻心脏负荷。噻嗪类利尿剂在肾衰时不宜使用。当伴有心律失常时应及时去除诱因(如低钾或高钾),必要时予抗心律失常药物。使用洋地黄制剂时应按肾衰程度适当减量,以减少毒性作用。尿毒症性心包炎多出现在疾病终末期,对于心包积液患者应立即透析治疗。少数透析无效者,其发病可能与容量过多无关,而与病毒感染或变态反应有关,应予抗病毒或抗变态反应治疗。当充分透析后症状仍无好转或出现急性心脏压塞、持续增多的心包积液或缩窄性心包炎时,应及时手术治疗。

(四)肾性贫血的治疗

肾性贫血多与溶血、红细胞生成素(EPO)减少、尿毒症毒素抑制红细胞的生成、铝中毒和因营养不良造成的造血物质缺乏有关。治疗原则主要为及时给予 EPO 治疗,根据检查结果适当补充铁剂、叶酸、维生素 B_{12},并纠正其他非肾性贫血的因素(出血、营养不良、感染及严重的继发性甲旁亢等)。

1. 铁剂治疗 对非透析慢性肾脏病 5 期和腹膜透析患者,转铁蛋白饱和度≤20% 和/或铁蛋白≤100μg/L 时需要补铁。对血液透析贫血患者,转铁蛋白饱和度≤20% 和/或铁蛋白≤200μg/L 时需要补铁。口服补铁,每日可给予元素铁 200mg,1~3 个月后评价铁状态。静脉补铁：一个疗程的蔗糖铁或右旋糖酐铁的剂量常为 1 000mg(如 100mg/次,每周 3 次),一个疗程完成后,铁状态尚未达标,可以再重复治疗一个疗程。初次使用静脉铁剂治疗时,必须按照产品说明书先做过敏试验,无过敏反应患者才可应用。静脉注射铁剂应缓慢,首次输注后要严密观察。

2. 红细胞生成刺激剂(ESA)治疗 CKD 5 期患者,当 Hb<100g/L 时即可考虑开始用重组人红细胞生成素(rHuEPO)治疗肾性贫血。初始剂量建议为每周 100~150U/kg,分 2~3 次注射,或 10 000U,每周 1 次,皮下或静脉给药。初始治疗的目标是 Hb 每个月增加 10~20g/L,应避免 1 个月内 Hb 增幅超过 20g/L。若 Hb 升高未达目标值,可增加重组人红细胞生成素剂量,每次增加 20U/Kg,每周 3 次。当 Hb 达到目标范围时,应减少 ESA 剂量,但不应完全停止给药。

(五)肾性骨病的治疗

肾性骨病的治疗应以维持正常血钙、降低过高血磷、针

对 PTH 水平异常的综合治疗为目标。KDIGO 指南强调避免高钙血症和对低钙血症患者进行个体化治疗。对于轻度的、患者可耐受的、无症状的低钙血症,建议无须积极纠正,以避免患者钙负荷的增加。对于血液透析患者,透析液的钙浓度在 1.25~1.5mmol/L。

在 CKD 3~5 期的患者中,降磷治疗的启动应基于血磷升高的进展速度或持续升高的程度,在"进展性或持续性高磷血症"时行降磷治疗。采取 3D 降磷原则:饮食控制、充分透析和磷结合剂的使用,适当限制动物类食物、食品添加剂等高磷来源,应用非含钙磷结合剂如司维拉姆、碳酸镧可高效降低血磷,同时可结合充分血液透析治疗。

应针对 PTH 水平持续升高 / 持续高于正常值上限进行治疗,拟钙剂(西那卡塞)、骨化三醇、维生素 D 类似物均可作为继发性甲状旁腺功能亢进症的一线药物。当药物治疗无效时,出现下列情况,建议行甲状旁腺切除术(PTXH):iPTH 持续>800pg/ml;药物治疗无效的持续性高钙和 / 或高磷血症;具备至少一枚甲状旁腺增大的影像学证据,如高频彩色超声显示甲状旁腺增大,直径>1cm 并且有丰富的血流;既往对活性维生素 D 及类似物药物治疗抵抗。术后可能出现低钙血症,应密切监测血清钙和离子钙水平。

(六)口服吸附疗法和导泻疗法

非透析的 CRF 患者,其肠道是清除尿毒症毒素主要途径之一。口服氧化淀粉(剂量为 20~40g/d)或活性炭制剂、口服大黄制剂(大黄水 500ml 口服)或甘露醇(导泻疗法)等,均可增加尿毒症毒素排出。主要用于透析前 CRF 患者,对减轻氮质血症有一定辅助作用。

(七)中西医结合治疗

我国学者证实中药大黄除具有"泻下"作用外,还具有抗氧化、改善脂质代谢和氮质代谢、促进 ECM 蛋白酶活性、抑制肿瘤坏死因子和多种炎症因子的作用,可延缓肾脏病进展。其他如黄芪、川芎、冬虫夏草等也具有类似的作用。尿毒清有黄芪、党参、制附子、何首乌、白芍、大黄、丹参、茯苓、半夏和甘草等中药制成,有通腑降浊、健脾利湿、活血化瘀的功效,可显著地降低血肌酐、尿素氮和稳定肾功能。另外,中医对肾脏病治疗还注意辨证施治,并积累了许多有用的复合配方,对延缓病情进展,改善患者预后等方面具有重大意义。

(八)其他

CRF 在病程中还可伴有多种不典型症状。皮肤瘙痒可用炉甘石洗剂或止痒酒精擦拭;有烦躁、失眠、头痛表现的患者可用地西泮或氯氮䓬治疗;出现幻想、幻觉时可使用氟哌啶醇;出现精神抑郁可结合心理治疗。早期接受充分的透析治疗是改善尿毒症患者周围神经病变、神经系统症状的有效方法。尿毒症患者发生肺部感染是导致尿毒症死亡的主要原因之一,可依靠增强免疫力和完善致病菌药敏试验后选用有效且肾毒性小的抗生素治疗。

三、血液净化治疗

血液净化是 ESRD 患者最有效和最主要的治疗手段,常用的血液净化方式有血液透析、血液滤过、血浆置换和腹膜透析等,其中血液透析应用最广。

当患者 GFR<10ml/min(Scr>707mmol/L)并有明显尿毒症表现,则应进行透析治疗。对糖尿病肾病可适当提前(GFR 10~15ml/min)安排透析。血液透析和腹膜透析的疗效相近,但各有其优缺点,在临床上可互为补充。但血液净化治疗仅可部分替代肾脏的排泄功能(对小分子溶质的清除仅相当于正常肾脏 10%~15%),也不能代替其内分泌和代谢功能。血液净化治疗 CRF 的适应证:①BUN>28.6mmol/L(80mg/dl),Scr>707.2μmol/L(8mg/dl)或 Ccr<10ml/min(糖尿病肾病可提早至 15ml/min);②出现水钠潴留、心力衰竭、严重的代谢性酸中毒、高钾血症或尿毒症性心包炎等;③可逆性慢性肾衰竭。临床上决定是否施行血液净化治疗及选择治疗方法时,应根据患者具体病情综合分析,在肾外脏器受到明显损害或全身情况恶化时应及早施行。

透析治疗的相对禁忌证有:①老年高危患者,不合作的婴幼儿;②由心肌病引起的肺水肿或心力衰竭;③胃肠道等严重活动性出血;④患晚期肿瘤等系统性疾病导致的全身衰竭;⑤严重感染伴有休克;⑥非容量依赖性高血压,收缩压大于 200mmHg。透析治疗的严格禁忌证有:①颅内出血和颅内压增高;②升压药不能纠正的严重的休克;③严重心肌病变并伴有难治性心力衰竭;④严重精神病,不能配合透析者。

持续不卧床腹膜透析(continuous ambulatory peritoneal dialysis,CAPD)设备简单,易操作,安全性高,可持续性地对尿毒症毒素进行清除,血容量不会出现明显波动,因此对伴发活动性出血、心血管功能不稳定、血管通路难以建立及老年和儿童 CRF 患者而言 CAPD 可作为首选。

CAPD 无绝对禁忌证,但不宜在下述情况下行腹膜透析:①腹部有肿瘤病变或严重营养不良;②广泛腹膜粘连;③腹腔内脏器外伤、结肠造瘘和近期腹部有大手术;④腹壁广泛感染或蜂窝织炎;⑤膈疝、严重肺部病变伴呼吸困难者;⑥妊娠。

四、肾移植

是目前治疗晚期肾衰竭最有效的替代方法。目前已开展的有同种异体亲属肾或尸体肾移植,异种间肾移植虽有报道,但还未成熟。成功的肾移植会恢复正常的肾功能(包括内分泌和代谢功能),可使患者几乎完全康复。

(陈继红)

参 考 文 献

[1] 张文武. 急诊内科学 [M]. 4 版. 北京: 人民卫生出版社, 2017: 232-240.

[2] 葛均波, 徐永健. 内科学 [M]. 9 版. 北京: 人民卫生出版社, 2018: 518-525.

[3] KETTELER M, BLOCK G A, EVENEPOEL P, et al. Executive summary of the 2017 KDIGO Chronic Kidney Disease-Mineral and Bone Disorder (CKD-MBD) guideline update: What's changed and why it matters [J]. Kidney Int. 2017, 92 (1): 26.

34

第 35 章
弥散性血管内凝血

弥散性血管内凝血(disseminated intravascular coagulation, DIC)是在许多疾病基础上,致病因素损伤微血管体系,导致凝血活化、全身微血管血栓形成,凝血因子大量消耗并继发纤溶亢进,引起以出血及微循环衰竭为特征的临床综合征。DIC 不是一个独立的疾病,而是众多疾病复杂病理过程中的中间环节。其主要基础疾病包括严重感染、恶性肿瘤、病理产科、手术及外伤等。

1950 年 Seegers 首先描述了类似疾病。1955 年,Ratnoff 等详细报道了此类疾病在妊娠期的表现,之后报道愈来愈多。

人们相继称之为消耗性凝血病(consumptive coagulopathy)、去纤维蛋白综合征(defibrination syndrome)、去纤维蛋白原综合征(defibrinogenation syndrome)等。到 20 世纪 60 年代中期,人们逐渐认识到该病的主要异常并不是凝血成分的异常变化。目前人们已普遍将该病称为 DIC。

根据起病急缓和严重程度,DIC 在临床上可分为急性型(又称暴发型)和慢性型。急性型进展快、病情急,如不及时诊断、恰当处理,极易危及生命。慢性型较急性型缓和,一般无危及生命的出血,但个别病例会转化为急性型。

【病因与发病机制】

一、病因

引起 DIC 病因很多,主要有以下几类:

1. 组织损伤 常见的组织损伤包括烧伤、外伤(包括创伤、挤压伤)、溶血性输血反应、急性移植排斥反应等。其中严重的烧伤可通过几个途径继发 DIC:烧伤部位微血管溶血,释放 ADP 和磷脂,坏死组织释放组织因子和/或酶类,烧伤继发感染、酸碱平衡紊乱甚至休克。外伤(特别是严重挤压伤、头部外伤或手术)可使大量组织因子(TF)和磷脂进入血液循环,激活血浆凝血系统进而导致 DIC;脑组织外伤释放脑磷脂引起的 DIC 常常是致命的。急性心肌梗死有时可并发 DIC,其机制尚未明确,但可能与缺氧、休克、酸中毒损伤血管内皮细胞有关。动、静脉插管,心脏瓣膜置换术等,也可能因血浆因子与异物表面接触而诱发慢性 DIC。

2. 肿瘤 DIC 常见于癌症、白血病、肿瘤化疗、肿瘤溶解综合征等。肿瘤细胞能够直接释放促凝物质,如 TF、癌症促凝物(CP)、Ⅷ因子类似物等,肿瘤细胞产生的 TNF-α、IL-1β 也能间接诱导产生 TF 和纤溶酶原激活物抑制物 1(PAI-1),减少凝血调节蛋白,抑制蛋白 C 系统功能;此外,肿瘤化疗诱导细胞分泌 IL-1,后者能增加内皮细胞表面黏附分子产生,增加血小板黏附,上述机制共同作用使肿瘤成为 DIC 发生的高风险状态。绝大多数实体瘤转移者有 DIC 的实验室表现,部分患者还可有明显的临床症状。白血病(特别是急性早幼粒细胞白血病、急性粒单核细胞白血病和急性单核细胞白血病)极易并发 DIC,其机制主要是这些白血病细胞内含有许多生物活性物质,有些已经证明具有促凝活性,当其释放入血后会激发异常凝血和纤溶,导致 DIC。恶性组织细胞增生症也有此种倾向。

3. 感染 感染是引发 DIC 最常见的原因之一。最早报道引起 DIC 的细菌是革兰氏阴性菌(G⁻ 菌),它的内毒素可以直接激活凝血因子Ⅻ,诱导血小板释放,损伤血管内皮细胞,促使粒细胞释放促凝血物质,从而引发 DIC。革兰氏阳性菌(G⁺ 菌)有与 G⁻ 菌内毒素相似的菌衣粘多糖,故也可通过上述机制引发 DIC。目前发现几乎各种病原微生物均可引发 DIC。其始动因素是病原微生物激活细胞因子,如:肿瘤坏死因子(TNF)、白介素 -6(IL-6)等,以及各种炎症因子诱发全身炎症反应继而进入高凝状态。而且任何加重感染播散的因素,如:免疫抑制治疗、肝功能不全、脾切除术后等,均会加速 DIC 的发生。

4. 妇产科疾病 包括引起 DIC 的一类疾病,如羊水栓塞、胎盘剥离、胎儿滞留综合征、子痫等。羊水栓塞所致的 DIC 常伴有呼吸衰竭和休克,因此常常是致命的;胎盘剥离时,胎盘酶或 TF 进入血液循环,激活凝血系统诱发 DIC。死胎滞留宫腔超过 5 周继发 DIC 的概率可达 50%,且常为急性 DIC。子痫诱发的 DIC 多数是慢性型的,个别(10%~15%)可进展为急性型。

5. 其他 包括休克、心脏骤停、溺水、脂肪栓塞、血管病、酸碱平衡紊乱、高脂蛋白血症、结节病、淀粉样变性等也可并发慢性 DIC。

二、发病机制

DIC 的发生是多种机制共同作用的结果,正常生理状态下,TF 介导凝血酶生成,进而催化纤维蛋白原形成纤维蛋白,沉积在受损的血管内皮;抗凝及纤溶系统拮抗凝血作用,使人体处于一种凝与不栓的平衡状态。任何原因导致全身炎症反应综合征(SIRS),刺激血管内皮细胞及单个核细胞释放前炎性因子,激活凝血,血管内纤维蛋白弥漫沉积;但抗凝及纤溶系统不能反应性上调,反而受炎症介质控制活性受抑,当这种不平衡超过了生理所能承受的最大范围,DIC 便发生了。

DIC 在上述各环节中的异常包括:①凝血酶生成过多。有实验证实败血症并发 DIC 患者,凝血酶生成增多,TF/F Ⅶa 在该过程中发挥作用。②抗凝途径受抑。抗凝血酶Ⅲ(AT-Ⅲ)是人体最重要的凝血酶抑制剂,DIC 患者体内该酶含量明显减少。一方面由于凝血酶生成过多消耗而致;另一方面由活化的粒细胞释放弹性蛋白酶降解所致;此外,各种炎症因子抑制 AT-Ⅲ 生成。AT-Ⅲ 目前被认为与 DIC 死亡率及器官损伤程度相关。除 AT-Ⅲ 以外,蛋白 C 系统也同样受抑。内皮细胞受前炎症因子(如 TNF-α、IL-1β)刺激,分泌凝血调节蛋白减少,导致蛋白 C 减少,活性降低。③纤溶系统受损。炎症反应早期内皮细胞产生大量纤溶酶原激活物,迅速激活纤溶系统;然而,由于 PAI-1 的作用持续增加,纤溶系统不能正常工作,机体被迫进入高凝状态。有些学者还在部分 DIC 患者体内发现了 PAI-1 基因突变。上述变化共同为 DIC 发生提供了前提条件。

尽管 DIC 的病因千差万别,一旦其发生,基本的病理改变都是相似的。

首先,凝血系统激活导致全身循环血液中产生大量凝血酶。凝血酶作用于纤维蛋白原,形成纤维蛋白单体,纤维蛋白单体聚合成纤维蛋白并沉积于微血管,网罗血小板和红细胞后形成血栓,同时导致血小板减少、溶血和微循环障碍,进而引起组织缺血、缺氧和损伤。

与此同时,激活的 Ⅻa 因子可直接和/或间接(例如,在败血症 DIC 患者细菌 LPS 活化 PLA2 或 PLC,改变宿主细胞膜的流动性,使细胞膜渗漏,细胞死亡后,DNA 或 PLA2 激活缓激肽系统,先使血管舒缓素原转化为血管舒缓素,血管舒缓素再作用于纤溶酶原)作用于纤溶酶原,使其变为纤溶酶。纤溶酶降解纤维蛋白(原)产生纤维蛋白原降解产物(FDP),即 X、Y、D、E 片段,同时还释放出相关肽段。FDP 与血浆中的纤维蛋白单体结合,形成可溶性 FDP 纤维蛋白单体复合物,该复合物在体外可被乙醇或鱼精蛋白分离,产生纤维蛋白单体与单体聚合,故影响纤维蛋白的形成而加重出血。D、E 片段与血小板有高度亲和性,并明显降低血小板功能,这也加重出血。另外,纤溶酶是一个作用谱很广的蛋白降解酶,它还可以降解凝血因子 V、Ⅷ:C、Ⅸ 及其他血浆蛋白(如生长因子、肾上腺皮质激素、胰岛素等),它降解纤维蛋白产生二聚体(D-dimer),激活补体系统进而导致红细胞、血小板溶解,加重凝血、出血功能的异常,同时还引起血管渗透性增加,导致低血压和休克。激活的 Ⅻ 因子还激活激肽系统,使血管舒缓素原(PK)变为血管舒缓素(kallikrein)、高分子量激肽原(HMWK)变为激肽(kinin),这也增加血管通透性,引起低血压和休克。

总之,凝血酶的形成导致了广泛的微血管血栓,偶尔还可见大血管血栓,进而导致器官损伤,甚至危及生命;纤溶酶的形成导致了凝血因子降解、纤维蛋白形成障碍,血小板功能不良及减少,进而发生出血。故 DIC 的病理本质是一类广泛血栓形成与出血共存的疾病。以往有人将 DIC 分为"高凝期""低凝期""纤溶期",实质上高凝、低凝、纤溶是交叉存在的,并无截然分开的"期"。另外,近年的研究还发现,除了凝血酶和纤溶酶在 DIC 发病机制中起主要作用外,Ⅶ因子/组织因子通路、接触因子/内源性凝血途径、蛋白 C 和蛋白 S、补体系统、白细胞、红细胞均对 DIC 的形成有调节作用。一些新的基因如转录因子 C/EBPδ 在 DIC 的发生、炎症反应及器官损伤中发挥作用。

【诊断】

一、临床表现特点

由于原发病不同,DIC 的临床表现呈现多样性,与 DIC 病理生理过程相关的临床表现包括:出血、微循环障碍、微血管栓塞和微血管病性溶血。

1. 出血 自发性、广泛性、多部位出血是 DIC 最突出的表现。发生率为 84%~95%。严重者可以发生危及生命的出血。其特点是:①早期表现为穿刺部位瘀斑或出血不止或试管血不凝固;②最常见的为皮肤自发性出血,表现为瘀点、瘀斑,甚至大片广泛紫癜伴中心皮肤、黏膜栓塞性坏死;③不能用原发病解释的多部位(一般至少 2 个部位)、多脏器自发性出血,如涉及肺脏、消化道和泌尿生殖系统,表现为咯血、呕血与便血、血尿等;④严重可致颅内出血,且常为 DIC 的致死原因;⑤适当采用抗凝辅以补充凝血因子和血小板治疗,可取得较好效果。临床上遇有不易用原发病解释的、突然发生的多部位出血,要考虑 DIC 的可能。

2. 低血压、休克或微循环衰竭 发生率为 30%~80%。特点是:①起病突然,早期找不到明确病因;②常伴有全身多发性出血倾向,但休克程度与出血症状不相符;③早期出现重要脏器功能障碍;④休克多甚顽固,常规抗休克治疗效果不佳。临床上遇有难以用原发病解释的难治性休克患者,要警惕 DIC 的可能性。

3. 微血管栓塞 见于 40%~70% 患者,其症状与栓塞部位、持续时间及纤溶的情况有关。发生于皮肤黏膜的浅层栓塞,表现为皮肤发绀,进而发生坏死、脱落,多见于眼睑、四肢、胸背及会阴部;黏膜损伤易发生于口腔、消化道、肛门等部位,呈灶性或斑块状坏死或溃疡形成。发生于肾、肝、肺、心脏和脑等的深部栓塞,可引起相应器官的功能障碍和有关的症状与体征:肾脏微血管栓塞引起血尿、腰痛、蛋白尿、少尿或无尿、氮质血症或急性肾损伤;肝脏微血管栓塞可出现肝功能损害、出血倾向、黄疸、肝脾大,严重者导致急性肝衰竭;肺微血管栓塞可出现突发的呼吸困难、发绀、胸闷、咯血,甚至 ARDS;心脏微血管栓塞可引起心搏加快,甚至心功能不全或 AMI;脑栓塞时出现嗜睡、昏迷、脑神经麻痹与肢体瘫痪等一系列神经系统改变。广泛的微血管栓塞也是引起多脏器功能障碍综合征(MODS)或多脏器功能衰竭(MOF)的重要因素。

4. 微血管病性溶血 约见于 25% 的患者。患者可出现不明原因的与出血程度不成比例的贫血症状,可并发寒战、高热、黄疸、血红蛋白尿等,外周血出现较多的红细胞碎片(>2%)和/或畸形红细胞。

需要强调的是,DIC 形成的血栓位于微血管(包括细动

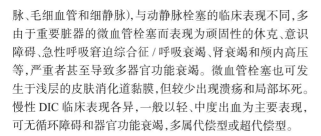

脉、毛细血管和细静脉），与动静脉栓塞的临床表现不同，多由于重要脏器的微血管栓塞而表现为顽固性的休克、意识障碍、急性呼吸窘迫综合征／呼吸衰竭、肾衰竭和颅内高压等，严重者甚至导致多器官功能衰竭。微血管栓塞也可发生于浅层的皮肤消化道黏膜，但较少出现溃疡及局部坏死。慢性DIC临床表现各异，一般以轻、中度出血为主要表现，可无循环障碍和器官功能衰竭，多属代偿型或超代偿型。

二、实验室检查

DIC的实验室检查主要针对其病理过程中的血管壁（血管内皮细胞为主）、血小板数量及质量、凝血和抗凝系统及纤溶的变化进行检测。由于DIC的表现缺乏特异性，常与基础疾病的表现重叠，多数DIC的判断需有实验指标的支持；DIC的多种检查项目不具备高度特异性，检查结果需密切结合临床分析，动态观察十分重要。对化验要求简单实用，先易后难，超过90%的患者可通过血小板计数、活化部分凝血活酶时间（APTT）和凝血酶原时间（PT）、纤维蛋白原（FIB）定量、3P试验和D-二聚体确诊。

DIC筛查试验为凝血因子活化或消耗的程度提供了重要的证据，如：凝血酶原时间（PT）、活化部分凝血活酶时间（APTT）、纤维蛋白原（FIB）、血小板计数（PLT）和纤维蛋白相关标记物（FRM）等。尽管研究发现，PT在50%~60%的DIC患者中均出现延长，但在肝病或华法林治疗患者中，也常常观察到PT的异常，故缺乏一定的特异性。血小板减少或进行性下降是DIC的又一个灵敏指标，但特异度也较差。纤维蛋白原水平的下降，是诊断DIC较有价值的一个指标，但在大多数DIC患者中并未观察到纤维蛋白原水平的下降，即缺乏灵敏度。FRM升高能反映凝血酶的形成，如纤维蛋白（原）降解产物、D-二聚体和可溶性纤维蛋白（SF）。其中，SF对DIC的诊断理论上更有优势，它能更准确地反映凝血酶作用于纤维蛋白原的情况。然而，在创伤、近期手术或静脉血栓栓塞的患者中，也常常出现FRM升高，故单独用来检测DIC，欠缺特异度。DIC患者的血浆中常出现抗凝血酶（AT）和蛋白C（PC）水平的下降。但由于条件的限制，并非所有医院都可以开展AT水平的检测。另外，DIC患者中常可检测到血管性血友病因子裂解酶水平的下降，和血栓调节蛋白、纤溶酶原激活物抑制物、血管性血友病因子水平的升高，且这些指标的改变对判断DIC预后有一定价值。尽管研究发现了很多实验室检测指标对DIC的诊断是有价值的，但仍然没有哪个单一的指标可确诊或排除DIC。因此，推荐联合实验室指标综合诊断（见表35-1）。

三、诊断标准

《弥散性血管内凝血诊断与治疗中国专家共识（2012年版）》提出的诊断标准如下。

1. 存在易致DIC的基础疾病 如感染、恶性肿瘤、病理产科、手术及创伤等。

2. 至少有下列一项以上临床表现 ①多发性出血倾向；②不易用原发病解释的微循环衰竭或休克；③多发性微

血管栓塞的症状、体征，如广泛性皮肤、黏膜栓塞，灶性缺血性坏死、脱落及溃疡形成，或不明原因的肺、肾、脑等脏器功能衰竭。

3. 实验室检查指标同时有下列三项以上异常 ①血小板计数$<100\times10^9/L$或呈进行性下降（肝病、白血病患者血小板$<50\times10^9/L$）；②血浆纤维蛋白原含量$<1.5g/L$（肝病$<1.0g/L$，白血病$<1.8g/L$），并呈进行性下降，或$>4.0g/L$；③3P试验阳性，或血浆FDP$>20mg/L$（肝病、白血病时$>60mg/L$）或血浆D-二聚体水平增高（阳性）；④PT延长或缩短3秒以上（肝病、白血病患者延长5秒以上），或APTT缩短或延长10秒以上。

四、诊断注意事项

DIC必须存在基础疾病，结合临床表现和实验室检查才能作出正确诊断。DIC患者的疾病状态是呈动态发展的，故常用来检测DIC的实验室指标也都随着DIC的病理生理进展呈动态变化，不能仅依靠单一的实验室检测指标及一次检查结果得出结论，需强调综合分析和动态监测。为便于诊断，目前国际上的指南均推荐临床使用积分系统来诊断DIC。国际上常用的诊断标准有3个：国际血栓与止血协会标准（ISTH）、日本卫生福利部标准（JMHW）、日本急诊医学学会标准（JAAM），详见表35-1。有文献指出，这三种诊断标准的早期诊断效能均不理想，但相对而言，ISTH是应用简单易行的检测项目包括血小板计数、PT、FIB、纤维蛋白相关标记物等对DIC进行积分，较为规范和标准。中华医学会血液学分会血栓与止血学组于2014年起通过多中心、大样本的回顾性与前瞻性研究，建立了中国弥散性血管内凝血诊断积分系统（Chinese DIC scoring system, CDSS）（表35-2），该系统突出了基础疾病和临床表现的重要性，强化动态监测原则，简单易行，易于推广，更加符合我国国情。

DIC鉴别诊断主要应与重症肝病、原发性纤维蛋白溶解亢进、血栓性血小板减少性紫癜（TTP）、溶血尿毒症综合征（HUS）、原发性抗磷脂综合征（APS）等鉴别。

【治疗】

一、DIC治疗原则

目前的观点认为，原发病的治疗是终止DIC病理过程的最为关键和根本的治疗措施。在某些情况下，凡是病因能迅速去除或控制的DIC患者，凝血功能紊乱往往能自行纠正。但多数情况下，相应的治疗，特别是纠正凝血功能紊乱的治疗是缓解疾病的重要措施。

二、治疗原发病和消除诱因

DIC并不是一个独立的疾病，而更像是很多疾病的严重并发症。DIC治疗最重要的一点就是对原发病的治疗。如某些妇科病的吸宫疗法、感染性疾病合理抗生素的应用、肿瘤的化疗和／或放疗甚至支持治疗、某些溶血性疾病的皮质激素治疗、肝病的保肝利胆、肝功能衰竭的抢救、体内

表 35-1 国际常用的 DIC 积分系统诊断标准

ISTH 显性 DIC 计分诊断方案[*]	血小板计数	$>100 \times 10^9/L$	0
		$>50 \times 10^9/L, \leqslant 100 \times 10^9/L$	1
		$\leqslant 50 \times 10^9/L$	2
	纤溶标志物（如 FDP、D-D 等）	不升高	0
		中度升高	2
		明显升高	3
	PT 延长	<3 秒	0
		$\geqslant 3$ 秒, <6 秒	1
		$\geqslant 6$ 秒	2
	FIB 水平	$>1.0g/L$	0
		$\leqslant 1.0g/L$	1
JMHW 诊断标准[&]	基础疾病	有导致 DIC 的基础疾病	1
	临床症状	出血	1
		器官衰竭	1
	血小板计数	$>80 \times 10^9/L, <120 \times 10^9/L$	1
		$>50 \times 10^9/L, \leqslant 80 \times 10^9/L$	2
		$\leqslant 50 \times 10^9/L$	3
	纤维蛋白原降解产物 FDP	$\geqslant 10\mu g/ml, <20\mu g/ml$	1
		$\geqslant 20\mu g/ml, <40\mu g/ml$	2
		$\geqslant 40\mu g/ml$	3
	PT-INR 延长	$>1.25, <1.67$	1
		$\geqslant 1.67$	2
	FIB 水平	$>1.0g/L, <1.5g/L$	1
		$\leqslant 1.0g/L$	2
JAAM 诊断标准[#]	SIRS 评分	$0\sim2$	0
		$\geqslant 3$	1
	血小板计数	$\geqslant 120 \times 10^9/L$	0
		$\geqslant 80 \times 10^9/L, <120 \times 10^9L$ 或 24 小时内下降超过 30%	1
		$<80 \times 10^9/L$ 或 24 小时内下降超过 50%	3
	纤溶标记物 FDP	$<10mg/L$	0
		$\geqslant 10mg/L, <25mg/L$	1
		$\geqslant 25mg/L$	3
	PT-INR 延长	<1.2	0
		$\geqslant 1.2$	1

注:[*]适用范围:患者有导致 DIC 的基础疾病,否则不能用;中度升高:大于正常值,但不能超过正常值 5 倍;明显升高:升高超过正常值 5 倍;如积分 $\geqslant 5$ 为显性 DIC,每日重复计分 1 次;如积分 <5 为疑诊 DIC,每 1~2 日重复计分 1 次。

[&]若为血液病,则出血症状和血小板计数不参与计分;且积分 $\geqslant 4$ 为 DIC,每日重复计分 1 次,如积分 <4 为疑诊 DIC,连续动态监测重复评分。

[#]积分 $\geqslant 4$ 诊断为 DIC,每日重复计分 1 次,如积分 <4 为疑诊 DIC,连续动态监测重复评分。

35

表 35-2 中国弥散性血管内凝血诊断积分系统（CDSS）

积分项	分数
存在导致 DIC 的原发病	2
临床表现	
不能用原发病解释的严重或多发出血倾向	1
不能用原发病解释的微循环障碍或休克	1
广泛性皮肤、黏膜栓塞，灶性缺血性坏死、脱落及溃疡形成，不明原因的肺、肾、脑等脏器功能衰竭	1
实验室指标	
①血小板计数	
非恶性血液病	
$\geqslant 100 \times 10^9/L$	0
$80 \times 10^9 \sim < 100 \times 10^9/L$	1
$< 80 \times 10^9/L$	2
24 小时内下降 $\geqslant 50\%$	1
恶性血液病	
$< 50 \times 10^9/L$	1
24 小时内下降 $\geqslant 50\%$	1
②D- 二聚体	
$< 5mg/L$	0
$5 \sim < 9mg/L$	2
$\geqslant 9mg/L$	3
③PT 及 APTT 延长	
PT 延长 <3 秒且 APTT 延长 <10 秒	0
PT 延长 $\geqslant 3$ 秒或 APTT 延长 $\geqslant 10$ 秒	1
PT 延长 $\geqslant 6$ 秒	2
④纤维蛋白原	
$\geqslant 1.0g/L$	0
$< 1.0g/L$	1

注：非恶性血液病，每日计分 1 次，$\geqslant 7$ 分时可诊断为 DIC；恶性血液病，临床表现第一项不参与评分，每日计分 1 次，$\geqslant 6$ 分时可诊断为 DIC。PT，凝血酶原时间；APTT，部分激活的凝血活酶时间。

酸碱失衡的调整、白血病的诱导缓解、恶组的治疗、烧伤、外伤坏死组织的及时清除、动静脉插管和心脏瓣膜生物材料的合理选择等。积极消除诱因，如防治休克、纠正酸中毒、改善缺氧、保护和恢复单核 - 巨噬细胞系统功能等，可以预防或阻止 DIC 的发生、发展，为人体正常凝血 - 抗凝、凝血 - 纤溶平衡的恢复创造条件。

三、抗凝治疗

抗凝治疗的目的是阻止凝血过度活化、重建凝血 - 抗凝平衡、中断 DIC 病理过程。一般认为，DIC 的抗凝治疗应在处理基础疾病的前提下，与凝血因子补充同步进行。临床上常用的抗凝药物为肝素，主要包括普通肝素和低分子量肝素。

1. 适应证和禁忌证 肝素治疗 DIC 的适应证是：①DIC 早期（高凝期），血液处于高凝血阶段，采血极易凝固；PT、APTT 缩短；②血小板和凝血因子呈进行性下降，微血管栓塞表现（如器官功能衰竭）明显之患者；③消耗性低凝血期但病因短期内不能祛除者，在补充凝血因子情况下使用。下列情况应慎用或禁用肝素：①既往有严重遗传性或获得性出血病，如血友病等；②手术后 24 小时以内，或大面积创伤开放性创口未经良好止血者；③严重肝病，多种凝血因子合成障碍，如纤维蛋白原 $<0.5g/L$；④近期有咯血的活动性肺结核，有呕血或便血的活动性溃疡病，或已疑有颅内出血者；⑤DIC 后期，患者有多种凝血因子缺乏及明显纤溶亢进；⑥蛇（虫）咬伤所致的 DIC 患者，因蛇毒的促凝作用，一般不能被标准肝素所拮抗。

2. 使用方法 ①普通肝素：急性 DIC 每日 10 000~30 000U，一般 12 500U/d，每 6 小时用量不超过 5 000U，静脉滴注，依病情可连续使用 3~5 天。②低分子量肝素（LMWH）：剂量为 3 000~5 000U/d，皮下注射，根据病情决定疗程，一般连用 3~5 天。

3. 血液学监测 普通肝素使用的血液学监测最常用

35

者为 APTT，以使其较正常对照值延长 1.5~2.0 倍为合适剂量。肝素过量的处理主要是静脉注射或滴注鱼精蛋白，1mg 鱼精蛋白可中和 100U（1mg）肝素。临床上用药剂量可等于或稍多于最后一次肝素的剂量。一般用量为 25~50mg，一次不超过 50mg，于 5~10 分钟内缓慢静脉注射。LMWH 常规剂量下无须严格血液学监测。

四、替代治疗

替代治疗以控制出血风险和临床活动性出血为目的。适用于有明显血小板或凝血因子减少证据，已进行病因及抗凝治疗，DIC 未能得到良好控制，有明显出血表现者。

1. 新鲜冷冻血浆等血液制品 每次 10~15ml/kg，也可使用冷沉淀。

2. 血小板悬液 未出血的患者血小板计数<20×10^9/L，或者存在活动性出血且血小板计数<50×10^9/L 的 DIC 患者，需紧急输入血小板悬液。

3. 纤维蛋白原制剂 适用于急性 DIC 有明显低纤维蛋白血症或出血极为严重者。首剂 2~4g 静脉滴注，24 小时内给予 8.0~12.0g，以使血浆 FIB 含量达到 1.0g/L 以上为度。由于 FIB 半减期较长，一般每 3 天用药 1 次。

4. 其他凝血因子制剂 在 DIC 的中晚期治疗中，可酌情用下列凝血因子制剂：①凝血酶原复合物（PCC），剂量为 20~40U/kg，加入 5% 葡萄糖液 50~100ml 中，30 分钟内静脉滴注完毕，每日 1~2 次；②因子Ⅷ:C 浓缩剂，剂量为每次 20~40U/kg，20 分钟内静脉输注完毕，每日 1 次。

五、其他治疗

1. 抗纤溶治疗 临床上一般不使用，仅适用于 DIC 的基础病因及诱发因素已经去除或控制，并有明显纤溶亢进的临床及实验室证据，继发性纤溶亢进已成为迟发性出血主要或唯一原因的患者。常用的抗纤溶药物有氨基己酸、氨甲苯酸和氨甲环酸等。氨甲环酸与肝素联合用药，通常对纤溶亢进型 DIC 中出现的严重、潜在致命出血倾向有效。氨甲环酸如果配合抗凝治疗，对止血效果显著。然而，滥用氨甲环酸可导致致命的全身血栓形成，使氨甲环酸成为 DIC 的双刃剑。此外，当使用维 A 酸治疗急性早幼粒细胞白血病（acute promyelocytic leukemia，APL）时，氨甲环酸是绝对禁忌证，因为维 A 酸将 APL 的特性从增强型转变为抑制型纤溶性 DIC，一些报告已经描述了氨甲环酸和维 A 酸联合用于 APL 的血栓相关死亡。还需注意有呼吸系统和泌尿系统出血者禁用抗纤溶治疗。

2. 肾上腺皮质激素 下列情况可考虑应用：①引起 DIC 之原发病的治疗需用肾上腺皮质激素，如感染性休克、变态反应性疾病等；②并发肾上腺皮质功能不全者；③感染 - 中毒休克并 DIC 已经有效抗感染治疗者。一般用氢化可的松 100~300mg/d 或地塞米松 10~20mg/d 静脉滴注。应避免长期使用。

3. 抗凝因子制剂治疗 由于研究较少，抗凝因子制剂，包括：抗凝血酶（AT）、重组人活性蛋白 C（rhAPC）、活化蛋白 C（APC）、组织因子途径抑制剂（TFPI）等的使用存在较大争议。

4. 血栓调节蛋白 不仅具有抗凝作用，而且具有抗炎作用，因此有望被证明对炎症性疾病相关的 DIC 特别有用。事实上，在日本，血栓调节蛋白经常用于 DIC 的治疗。

5. 合成蛋白酶抑制剂 以一种抗凝血酶（antithrombin，AT）非依赖的方式发挥抗凝血酶活性。代表性药物有萘莫司他和加贝酯。这些药物对出血的副作用很少，因此当肝素由于担心出血的副作用而难以使用时，可以考虑使用这些药物。萘莫司他还显示出强大的抗纤溶活性，对纤溶亢进型 DIC 特别有效，但需注意萘莫司他的潜在副作用高钾血症。

6. 溶栓治疗 由于 DIC 主要形成微血管血栓，并多伴有纤溶亢进，因此原则上不使用溶栓药物。

7. 山莨菪碱 有助于解除微血管痉挛、改善微循环、纠正休克，可用于 DIC 早、中期。每次 10~20mg 静脉注射或静脉滴注，每日 2~3 次，亦可用东莨菪碱。

（张 钰 王 婷 邵宗鸿）

参 考 文 献

[1] 阮晓岚，李胜，孟详喻，等. 弥散性血管内凝血诊疗现状：ISTH/SSC 最新共识解读 [J]. 中国循证医学杂志，2015，15 (9): 993-999.

[2] 中华医学会血液学分会血栓与止血学组. 弥散性血管内凝血诊断中国专家共识 (2017 年版)[J]. 中华血液学杂志，2017，38 (5): 361-363.

[3] ASAKURA H. Diversity of disseminated intravascular coagulation and selection of appropriate treatments [J]. Int J Hematol, 2021, 113 (1): 10-14.

[4] ADELBORG K, LARSEN J B, HVAS A M. Disseminated intravascular coagulation: Epidemiology, biomarkers, and management [J]. Br J Haematol, 2021, 192 (5): 803-818.

第 36 章

骨髓衰竭

骨髓衰竭是指外周血中一系、二系或全血细胞减少，伴骨髓中相应细胞系增生低下为特征的一组综合征。主要包括，再生障碍性贫血、纯细胞再生障碍及慢性溶血性贫血伴发的再生障碍危象，有些学者将阵发性睡眠性血红蛋白尿症、低增生性骨髓增生异常综合征及浸润性骨髓病亦归入骨髓衰竭范畴。根据上述疾病的病因及病理生理机制可进一步分类见表 36-1。

本章将从临床急诊内科角度，重点阐述各种原因所致的再生障碍性贫血及再生障碍危象。

表 36-1　骨髓衰竭病因学分类

I. 再生障碍性贫血	
遗传性（体质性）	范科尼（Fanconi）贫血
	先天性角化不良（congenital dyskeratosis）
	网状发育不全（reticular dysgenesis）
	施瓦赫曼 - 戴蒙德综合征（Shwachman-Diamond syndrome）
	家族性再生障碍性贫血（familial aplastic anemia）
获得性	特发性（原发性）
	继发性　化学物质及药物
	电离辐射
	病毒感染
	妊娠
II. 纯细胞再生障碍性贫血	
纯红细胞再生障碍性贫血	
遗传性	Diamond-Blackfan 综合征
	先天性红细胞生成异常性贫血（CDA）
获得性	胸腺瘤
	病毒感染
	恶性淋巴瘤
	慢性淋巴细胞白血病
	药物
	儿童一过性原始红细胞缺乏症（TEC）
纯白细胞再生障碍	
遗传性	科斯特曼综合征
	慢性特发性中性粒细胞减少症
	周期性粒细胞减少症
获得性	粒细胞缺乏症
纯巨核细胞再生障碍	
遗传性	血小板减少症伴桡骨缺如
获得性	无巨核细胞血小板减少症
III. 慢性溶血性贫血伴再生障碍危象	
IV. 阵发性睡眠性血红蛋白尿症	
V. 低增生性骨髓增生异常综合征	
VI. 浸润性骨髓病	

36

再生障碍性贫血(aplastic anemia,AA)是指骨髓造血组织显著减少(非骨髓异常浸润和网硬蛋白增加导致)而引起造血功能衰竭的一种疾病,其临床上的严重类型即为重型再生障碍性贫血(SAA),SAA以显著全血细胞减少伴骨髓增生低下为特征。

【病因与发病机制】

临床上70%~80%的AA病例原因不明为特发性,而继发性主要与药物、化学物质、电离辐射、病毒感染及其他因素(如妊娠等)相关。现在已知许多药物可引起AA,氯(合)霉素为药物诱发AA最常见病因,氯(合)霉素骨髓毒性作用与其亚硝基衍生物亚硝基-氯霉素有关。多种化学物质(如苯、甲苯、杀虫剂及重金属类等)具有骨髓毒性作用。苯的骨髓毒性作用为其代谢产物环氧化苯所致。各种形式的电离辐射均可引发造血干细胞DNA双链断裂而致AA,其效应具有剂量及时间的双重依赖性,大剂量电离辐射还可损害造血微环境中的血管及细胞。此外,多种病毒[如肝炎病毒、EB病毒、人类细小病毒B19、巨细胞病毒、输血传播病毒(transfusion transmitted virus,TTV)及登革热病毒等]感染与AA发生有关,其中肝炎相关性再生障碍性贫血(HAAA)最为多见。AA为病毒性肝炎罕见且严重的并发症之一,常发生于急性肝炎后2~3个月即肝炎恢复期或治愈后,引起AA的肝炎类型至今尚未肯定,大多数学者认为是由非甲、非乙型肝炎引起。肝炎病毒遗传物质可整合到宿主(人类)DNA中,对宿主细胞增殖及分化产生负调控效应,全部或大部分造血干细胞可被破坏,从而导致骨髓造血功能衰竭。AA偶可发生于妊娠时期,称为"妊娠合并再生障碍性贫血"(PCAA),部分患者终止妊娠后,AA可以缓解或恢复妊娠,再次妊娠时复发。

目前多数学者认为AA为一组异质性疾病,可能发病机制包括:①原发性或继发性造血干细胞量和/或质的缺陷;②异常免疫反应损伤造血干细胞;③造血微环境支持功能缺陷;④遗传倾向。目前研究证实所有AA患者存在不同程度造血干细胞量的减少和/或质的缺陷,如AA患者外周血及骨髓中集落形成细胞显著减少,其造血干细胞在长期骨髓培养体系的正常基质上不能增殖或增殖能力显著降低,且体外对多种造血生长因子刺激的反应性降低等。AA与T淋巴细胞及其分泌的某些造血负调控因子所致的造血干细胞增殖及分化损伤有密切关系,上述损害效应由其骨髓中活化的T淋巴细胞(包括HLA-DR$^+$CD8$^+$细胞,CD8$^-$CD56$^+$细胞及δTCS1$^+$γδ-TCR$^+$细胞等)分泌的多种造血负调控因子,如干扰素(IFN)-γ、肿瘤坏死因子(TNF)-α,-β及巨噬细胞炎症蛋白(MIP)-α等介导。AA患者淋巴细胞体外可抑制骨髓正常造血,淋巴细胞亚群分析表明AA患者存在特异的CD4$^+$T细胞及寡克隆CD8$^+$T细胞。对

AA患者CD4$^+$CD25$^+$Foxp3$^+$调节性T细胞(Treg)研究显示,患者Treg细胞不仅数量明显减少,而且功能异常,不能有效抑制CD8$^+$效应细胞。某些AA致病因素(如氯霉素)在损害造血干细胞或诱发异常免疫反应同时累及了造血微环境中基质细胞,但大多数AA患者基质层形成完整且迅速,其基质细胞功能缺陷并不多见。值得指出的是,AA虽非典型遗传性疾病,但本病常有HLA-DR2型抗原连锁倾向,儿童病例HLA-DPW3型抗原显著增高,并可见家族性AA,提示AA患者(至少部分AA患者)存在"脆弱"骨髓造血功能遗传倾向。

近年来,端粒及端粒酶在骨髓衰竭发病机制中的作用显得日益重要。研究发现,部分先天性骨髓衰竭疾病造血细胞端粒缩短,端粒酶复合物基因(*TERT*、*TERC*、*DKC1*、*NOP10*、*NHP2*、*TINF2*)突变;约10%的特发性获得性SAA患者,亦有TERT或TERC基因突变及端粒缩短,且与免疫抑制疗效及克隆性演化相关,SAA初次诊断时端粒长度及网织红细胞绝对值是判断患者免疫抑制疗效反应的重要预测指标。有报道,20%~35%AA患者发生体细胞突变,伴发某些体细胞突变如*RUNX*、*SETBP1*等的AA患者易进展为骨髓增生异常综合征(myelodysplastic syndrome,MDS)。

【诊断】

一、临床表现特点

AA主要临床症状为贫血、出血和感染,为相应血细胞减少所致。SAA起病急骤或在慢性病程基础上病情进一步恶化。贫血在起病早期较轻,但呈进行性加剧,并常出现严重的难以控制的感染,以口腔、咽喉、肺部及肛周多见,重者可因败血症而死亡。出血症状多见且严重,且常为本病的首发症状,各部位均可出血,以皮肤瘀点、瘀斑、鼻衄及牙龈出血最为多见,其次为消化道、泌尿道及眼底出血,颅内出血亦不少见,甚至可致死亡。体格检查主要发现为皮肤苍白,可见出血点及瘀斑,肝脾及淋巴结一般无肿大。

二、实验室检查

1. 血象 诊断AA必须符合1975年Camitta标准(至少符合以下3项中的2项):血红蛋白(Hb)<100g/L,血小板(PLT)<50×10^9/L,中性粒细胞(ANC)<1.5×10^9/L。SAA网织红细胞绝对值(ARC)<20×10^9/L,ANC<0.5×10^9/L,PLT<20×10^9/L。如符合SAA标准同时ANC<0.2×10^9/L则为极重型再生障碍性贫血(VSAA);未达到重型标准的AA为非重型AA(NSAA)。

2. 骨髓象 AA的骨髓象特点为多部位骨髓增生减低或重度减低,三系造血细胞明显减少,淋巴细胞比例相对增高,非造血细胞(浆细胞、网状细胞、血窦内皮细胞及组织嗜碱细胞等)增多,巨核细胞明显减少或缺如,SAA患者骨髓小粒细胞面积<25%(或25%~50%同时<30%为残存造血细胞),以非造血细胞为主,脂肪细胞增多。

3. 骨髓活检 AA的骨髓活检特点为全切片增生减

低,造血组织减少,脂肪组织和/或非造血细胞增多,网硬蛋白不增加,无异常细胞。

4. 除外检查 必须除外先天性和其他获得性、继发性骨髓衰竭性疾病。

三、诊断注意事项

凡有严重贫血,特别是伴有出血及感染症状的患者,外周血表现为全血细胞减少,而脾脏无增大,均应考虑 AA 可能。骨髓检查是诊断本病的主要依据,最好做骨髓活检。临床上本病应与有全血细胞减少的其他疾病,尤其是阵发性睡眠性血红蛋白尿症及骨髓增生异常综合征相鉴别。

1. 阵发性睡眠性血红蛋白尿症 阵发性睡眠性血红蛋白尿症(paroxysmal nocturnal hemoglobinuria,PNH)为一种伴有全血细胞减少的溶血性贫血,临床上易与 SAA 混淆。但 PNH 患者可有轻度溶血性黄疸,网织红细胞计数常轻度增高,骨髓中红系细胞增生多活跃,酸化血清溶血试验常阳性,尿含铁血黄素常持续阳性,如有发作性血红蛋白尿则不难鉴别。流式细胞术分析不同系列造血细胞膜面 GPI 蛋白(CD55、CD59)表达已成为 PNH 诊断及鉴别诊断的金标准。近年来开展的荧光标记嗜水气单胞菌溶素前体的变异体(FLAER)成为诊断 PNH 更特异的方法。

2. 骨髓增生异常综合征 MDS 外周血单核细胞往往增多,并可见幼稚细胞,骨髓增生多活跃,两系或三系细胞呈病态造血,骨髓小粒饱满,以造血细胞为主,通过 CD34$^+$ 造血干细胞计数、核红细胞糖原染色、小巨核酶标骨髓活检及染色体核型及近年开展的应用分子生物学技术检测 WT1 表达水平等实验室检查有助于与 AA 的鉴别。如患者骨髓存在幼稚前体细胞异常定位(ALIP)更倾向于诊断 MDS。

此外,AA 亦应与急性造血功能停滞、骨髓纤维化、急性白血病及恶性组织细胞病等相鉴别。

四、国内诊断标准

(一)AA 诊断

目前仍沿用 1987 年第四届全国再生障碍性贫血学术会议修订的诊断标准,具体如下:①全血细胞减少,网织红细胞绝对值减少,淋巴细胞相对增多;②一般无脾大;③骨髓至少 1 个部位增生减低或重度减低(如增生活跃,须有巨核细胞明显减少及淋巴细胞相对增多),骨髓小粒非造血细胞增多(有条件者做骨髓活检等检查,显示造血组织减少,脂肪组织增加);④能除外引起全血细胞减少的其他疾病;⑤一般抗贫血药物治疗无效。

(二)AA 分型诊断

根据上述标准诊断为 AA 后,再进一步分析是急性 AA 还是慢性 AA。

1. 急性 AA(亦称 SAA-Ⅰ型)的诊断标准

(1)临床表现特点:发病急,贫血呈进行性加剧,常伴有严重感染、出血。

(2)血象:除血红蛋白下降较快外,须具备以下 3 项中之 2 项。①网织红细胞<1%,绝对值<15×10^9/L;②中性粒细胞绝对值<0.5×10^9/L;③血小板<20×10^9/L。

(3)骨髓象:①多部位增生减低,三系造血细胞明显减少,非造血细胞增多;如增生活跃须有淋巴细胞增多;②骨髓小粒中非造血细胞及脂肪细胞增多。

2. 慢性 AA 的诊断标准

(1)临床表现特点:发病较急性再障缓慢,贫血、感染、出血相对较轻。

(2)血象:血红蛋白下降速度较慢,网织红细胞、中性粒细胞及血小板减低,但达不到急性再障的程度。

(3)骨髓象:①三系或两系减少,至少一个部位增生不良,如增生活跃,则淋巴细胞相对增多,巨核细胞明显减少;②骨髓小粒中非造血细胞(如脂肪细胞等)增加。

(4)病程中如病情恶化,临床、血象及骨髓象与急性 AA 相同,称 SAA-Ⅱ型。

【治疗】

SAA 属于难治性血液病,本病进展迅速,预后凶险,自然病程 6 个月左右,20 世纪 70 年代以前由于无有效治疗方法,3 个月病死率高达 90%,死亡原因多为脑出血及严重感染,少数患者死于急性左心衰竭。近年来,由于新的治疗方法不断涌现,如异基因骨髓移植、抗淋巴细胞球蛋白/抗胸腺细胞球蛋白、环孢素等,以及支持、抗感染的加强,已使 SAA 的治疗效果及预后大为改观。

一、支持治疗

良好的支持治疗是保证 AA 患者可获得进一步治疗的基础。

1. 感染的防治 良好的护理及积极对症处理对于预防和控制感染及出血极为重要。不应忽视常规预防性措施,如高压低菌饮食、口腔清洁护理、便后坐浴及空气消毒等,有条件可设置无菌隔离室或层流病房。早期发现局部及隐匿性感染灶,并积极处理。对于 AA 患者,目前不主张采用预防性全身抗生素治疗,亦不主张预防性应用抗病毒药物,可预防性应用抗真菌药物,推荐使用伊曲康唑或泊沙康唑。应尽量减少肌内注射,如需要,也应谨慎给药。初始抗生素的使用应遵循"重锤出击"原则,有菌学依据后,依药敏情况再选择针对性应用抗生素("降阶梯"选择)。抗细菌治疗无效或最初有效而再次发热者应给予抗真菌治疗。对于不明原因的发热,应积极行血液或其他可疑感染部位的细菌培养、经验性全身抗感染治疗。对于严重不易控制的感染,可加以静注人免疫球蛋白、粒细胞集落刺激因子(G-CSF)对控制感染亦有所帮助。出血倾向明显者应针对性给予止血剂及输注血小板。

无菌层流病区主要是通过高效过滤器,清除 99.9% 以上的直径大于 0.3μm 的尘粒和细菌,使患者处于基本无菌的生活空间。例如,新型冠状病毒大小约为 0.1μm,多是通过附着飞沫或一些粉尘等颗粒传播,这些飞沫的大小多在 0.3μm 及以上,因此层流病区可以阻挡大部分新型冠状病毒颗粒的传播。但是,在病毒颗粒较小的情况下,层流病区则无法阻隔,并且,与安全性高的"负压病房"不同,层流病区

36

和层流床均为正压状态,空气流动是从里面流向外面的,一旦患者存在感染情况,会增加病毒传播的风险。因此,层流病区并非绝对安全,同样要进行消毒处理,须强化医护人员防护措施,必要时暂停使用层流床。

2. 输血 由于输血可影响到将来的治疗和最终的生存,故输血应谨慎并恰当应用成分输血。输注浓缩红细胞的主要目的是维持患者良好自觉状态,而不一定维持一定的血红蛋白水平。输血的危险性值得注意,如输血相关性肝炎及含铁血黄素沉着症,此外还可造成红细胞抗原和移植抗原的致敏。红细胞输注指征一般为Hb<60g/L。老年(≥60岁)、代偿反应能力低(如伴有心、肺疾患)、需氧量增加(如发热、疼痛等)、氧气供应缺乏加重(如失血、肺炎等)时红细胞输注指征可放宽为Hb≤80g/L,尽量输注红细胞悬液。血小板≤$10×10^9$/L;或PLT>$10×10^9$/L,但存在血小板消耗的危险因素如活动性出血、有严重感染、败血症、使用抗生素或抗淋巴细胞球蛋白(ALG)/抗胸腺细胞球蛋白(ATG)时,应给予浓缩血小板输注,感染的存在可降低血小板输注的疗效。如果患者发生血小板无效输注,则应输注HLA配型相合的血小板。如考虑骨髓移植,应输注照射的血制品以避免输血相关的移植物抗宿主病(TA-GVHD),同时家族成员也应避免作为供血者,因为患者可能因此而对次要的移植抗原致敏。不应预防性给予白细胞输注,然而对于严重粒细胞缺乏伴有危及生命的感染患者,白细胞输注可能有辅助治疗价值并可挽救部分患者的生命。

3. 铁过载的治疗 定期红细胞输注,是维持AA患者生活质量的重要保证。但随着红细胞输注量的增加(超过20U或100ml/kg),继发性铁过载显著影响了这些红细胞输注依赖患者的生存。过多的铁沉积在心、肝、胰腺及下丘脑等组织器官,可导致组织细胞损伤和器官功能受损,临床上表现为心力衰竭、肝纤维化、糖尿病、不孕症、生长发育障碍等,甚至导致死亡。铁过载的诊断标准:国际上对铁过载的诊断标准尚未统一。欧美国家多采用血清铁蛋白(SF)≥1 000μg/L,日本标准定为SF≥500μg/L。建议采用欧美标准,在排除活动性炎症、肝病、肿瘤、溶血和酗酒等因素的影响后,SF>1 000μg/L诊断为铁过载。祛铁治疗方式包括静脉放血和药物治疗。目前在临床使用的主要有以下3种铁螯合剂:去铁胺(desferrioxamine,DFO)、去铁酮(deferiprone,DFP)和地拉罗司(deferasirox,DFX)。通过有效去铁治疗,可降低体内铁负荷,减轻铁过载危害,显著改善疾病预后。中国医学科学院血液病医院分析64例伴铁过载的AA患者经地拉罗司治疗12个月后的祛铁疗效,中位血SF水平由基线的4 924μg/L降到3 036μg/L,降幅38%;23例完成12个月治疗的患者SF中位水平由基线的5 271μg/L降到3 036μg/L,降幅42%。血肌酐增高、胃肠道不适是地拉罗司治疗期间主要的不良事件,其次为转氨酶增高、蛋白尿等。

二、造血干细胞移植

造血干细胞移植(hematopoietic stem cell transplantation,

HSCT)是SAA的一种有效治疗方法,对年龄<50岁且有HLA相合同胞供者的SAA患者,如无活动性感染和出血,可首选HLA相合的同胞供者造血干细胞移植(MSD-HSCT),对于儿童患者长期生存率可达90%以上,对于年龄<50岁成年患者亦可达70%~85%。但对于35~50岁患者移植前应权衡患者的合并症等以判断是否适合造血干细胞移植代替免疫抑制治疗(immunosuppressive therapy,IST)。HLA相合的无关供者造血干细胞移植(MUD-HSCT)仅用于抗淋巴细胞球蛋白(ALG)/抗胸腺细胞球蛋白(ATG)和环孢素(CsA)治疗无效的年轻SAA患者,可使70%~80%患者恢复正常造血并长期生存。

(一)目的
造血干细胞移植的目的是使功能正常的造血干细胞植入患者体内,以取代原有缺陷的造血干细胞,重建患者的骨髓造血功能及免疫功能。

(二)患者及供体选择
1. 患者选择 因为目前HSCT失败可能性不小,且费用昂贵,因此必须严格掌握如下适应证:①SAA-Ⅰ型/Ⅱ型;②患者年龄小于35~40岁,最大年龄不应超过50岁;③有HLA相合的同胞兄弟姐妹做供体,无HLA相合的同胞供者严格掌握适应证后可选择无关供者骨髓移植作为二线解救治疗;④既往无或少许输注血液制品史的早期患者;⑤无明显感染迹象。

2. 供体选择 ①同卵孪生子(称为同基因骨髓移植,Syn-BMT);②HLA相合的同胞兄弟姐妹做供体;③替代供体:近年来由于家庭人口数的减少,大多数SAA患者找不到HLA匹配的同胞,可使用替代供体(HLA匹配的无关供体及HLA不匹配的亲属供体,以及脐带血或半倍体移植)。作为供体应无输血史及妊娠史,无传染病,对供髓有充分理解且同意自愿献髓。

(三)适应证
1. HLA相合的同胞供者造血干细胞移植(MSD-HSCT) 新诊断的SAA患者如符合下列条件应首选MSD-HSCT:①SAA或VSAA患者;②年龄小于50岁;③有HLA相合的同胞供者;儿童非重型再障但有明确治疗指征者。

2. HLA相合的无关供者造血干细胞移植(MUD-HSCT) ①在DNA水平达到HLA Ⅰ类和Ⅱ类抗原完全相合;②年龄小于50岁,50~60岁的患者如果身体状态良好亦可考虑;③符合SAA或VSAA标准;④至少一次ATG/ALG和CsA治疗失败;⑤移植时无活动性感染或急性出血表现;⑥无HLA相合同胞供者的先天性再生障碍性贫血患者。随着预处理方案的优化,相对容易找到HLA匹配的无关供者,越来越多的研究显示造血干细胞移植可作为儿童或年轻患者的一线治疗方案。

(四)HSCT的时机
一旦确诊为SAA或VSAA的年轻患者有HLA相合供体,应尽早进行HSCT,以避免因输血使患者对献血员次要组织相容性抗原致敏,导致移植排斥发生率升高,降低移植成功率及长期存活率。患者在等待供者选择过程中可先用CsA加粒细胞-巨噬细胞集落刺激因子(GM-CSF)或粒细胞集落刺激因子(G-CSF),一旦有合适供者,立即移植。

儿童或成人 SAA 经一疗程 ATG 联合 CsA 治疗后4~6 个月评估失败患者,可以考虑 10/10 全相合或 9/10 相合无关供者移植,成人患者根据个体情况亦可行二次 ATG治疗。

(五) 干细胞的采集及输注

对于含有 ATG 的预处理方案,干细胞的来源建议是骨髓,对于含有阿伦单抗的预处理方案,干细胞的来源可以是骨髓或外周血。而外周血造血干细胞移植最大的缺点之一是移植后移植物抗宿主病(graft versus host disease,GVHD)的发生率高。一项回顾性研究显示 Ⅰ~Ⅱ 度急性移植物抗宿主病(acute graft versus host disease,aGVHD)的发生率为35%,Ⅲ~Ⅳ 度 aGVHD 的发生率为 23.5%,慢性移植物抗宿主病(chronic graft versus host disease,cGVHD)的发生率为23.5%,是同胞相合异基因造血干细胞移植(allo-HSCT)的2 倍,严重影响受者的生存率及生活质量。

干细胞采集宜在输注当天进行,采集总量以骨髓有核细胞计数,一般不应少于 3×10^8/kg 患者体重或 CD34$^+$ 干细胞 3×10^6/kg 患者体重。为使供者避免感染肝炎、艾滋病等病毒的危险,在采干细胞过程中不应输库存血,可在采干细胞前 2 周之内分次采供者自身血 600~800ml 保存,供采干细胞术中用。采集的干细胞经 80~100 目不锈钢网大容量骨髓过滤器过滤后就可直接从静脉输入受者体内,需注意勿将浮在采集液面上的脂肪一并输入。干细胞输注时间一般在预处理结束 24~48 小时开始,输注速度与输血相同,输注前给予适量皮质激素。对于脐带血移植患者,有核细胞计数一般不应少于 4×10^7/kg,有时甚至需要双份脐带血;对于半倍体移植,无明确的推荐干细胞数,可应用骨髓或外周血,但最好应用年轻、男性供者。对于同基因移植,Marsh 推荐外周血为干细胞来源,因为采用外周血者移植失败率低。

(六) 预处理

预处理方案的制定多取决于:①患者的年龄;②供者的来源;③对于抗体的选择,ATG 或阿伦单抗。④对于欲行allo-HSCT 患者评估是否存在克隆性改变。

对于欲行 MSD-HSCT,年龄<30 岁,预处理方案为大剂量环磷酰胺(CTX)200mg/kg+ 抗胸腺细胞球蛋白(ATG)或阿伦单抗(alemtuzumab);移植后的免疫抑制治疗对于应用 ATG 者采用环孢素(CsA)+ 短疗程甲氨蝶呤(MTX),对于应用阿伦单抗者单用 CsA;对于年龄>30 岁的患者,预处理方案为氟达拉滨(Flu)30mg/m² × 4 天 + 低剂量 CTX(300mg/m² × 4 天)+ATG(FCA 方案)或阿伦单抗(FCC 方案),对于 MSD-HSCT 不推荐应用照射治疗。尽管大剂量 CTX 与照射等联合预处理方案可显著降低移植排斥(transplantation rejection,GR)发生率,但上述各种预处理方案均能显著增加 GVHD 和间质性肺炎的发生率,从而增加allo-HSCT 后早期病死率,长期生存率并无增加。此外,接受上述预处理方案长期生存者有发生继发性恶性肿瘤、不育、生长发育迟缓及甲状腺功能减退症等高度危险性。因此,目前普遍认为对于接受 HLA 匹配同胞供体的 SAA 患

者,不宜应用含照射的预处理方案。

对于 10/10 全相合的 MUD-HSCT,多采用 FCA+2Gy全身照射(TBI)或 FCA,对于 9/10 相合的无关供体异基因造血干细胞移植(UD-HSCT),多采用 FCA+2Gy TBI 或FCC+2Gy TBI。欧洲血液和骨髓移植学会(EBMT)结果显示 Flu+CTX+ATG 的预处理 2 年生存率为 73%,年龄<14岁者移植排斥风险降低至 5%,生存率达 84%。年龄>14 岁组失败率为 35%,而在预处理方案中加入 200cGy TBI,植入失败(graft failure,GF)率约为 10%;对于半相合造血干细胞移植(Haplo-HSCT),无统一的预处理方案,主要有移植物去 T 细胞或不做特殊处理两种,对儿童多采用后者。我国Haplo-HSCT 预处理方案移植前多不行 T 细胞清除而是选择FCA 方案联合或不联合白消安,2015 年 9 月北京大学人民医院等一项前瞻性多中心对照研究,采用 CTX(200mg/kg)+ATG(10mg/kg)+ 白消安(6.4mg/kg)的预处理方案("北京方案")进行 Haplo-HSCT 治疗 SAA 患者,可达到与无关供体异基因造血干细胞移植(UD-HSCT)相当的治疗效果。而欧洲骨髓移植协作组重型再生障碍性贫血工作组(WPSAA-EBMT)推荐 Haplo-HSCT 非清髓的预处理方案:环磷酰胺(CTX)14.5mg/(kg·d) × 2 天 +Flu 30mg/m² × 4 天 +2Gy TBI;对于脐带血移植,无统一的预处理方案,多建议Flu+CTX(120mg/kg)+ATG+2Gy TBI,并于移植后 5 天(+5天)应用利妥昔单抗;对于同基因移植,推荐预处理方案为大剂量 CTX 或 ATG。目前造血干细胞移植治疗 SAA 建议在儿童及年轻患者中避免含照射的预处理方案,即使是低剂量照射也应避免,代之以氟达拉滨。老年患者给予低剂量的照射可能对降低排斥反应有益。

(七) 移植后并发症处理及其预防

1. 移植排斥 SAA 患者 allo-HSCT 后移植排斥仍是植入失败的主要原因。GR 有两种形式,第一种形式为早期 GR,即移植后始终未见受者造血功能重建的证据,这种情况多发生在移植后前 3~4 周;第二种形式为晚期 GR,这类患者移植后造血功能曾有不同程度恢复,且出现了供受者混合型嵌合体,但随着移植后时间的推延,植入供者的造血干细胞又逐渐被排斥,或者在停用免疫抑制剂如 CsA 后发生,这种情况多发生在移植后几周至几月。GR 多见于单用 CTX 预处理方案的移植患者,可能由先前输血使受体细胞对供体细胞上表达的次要组织相容性抗原致敏引起,因此,对移植前有多次输血史的患者应当加强预处理。此类患者如果单用 CTX 预处理,排斥率高达 30%~45%。目前大多数中心采用以下几种方案以降低有多次输血史的SAA 患者排斥率:①CTX+ 照射,采用照射虽然可以减少排斥反应,但 GVHD 及间质性肺炎发病率增加,故未能改善患者的生存率;②CTX+ 供体白膜输注,此方案只能促进植入,但增加了严重急性 GVHD 和慢性 GVHD,尤其是慢性GVHD 的发生率,从而降低了生存率,近年来大多数中心已不再采用此方案;③CTX+ATG,为一种很有前途的预处理方案,可将排斥率降低至 3% 左右;④CTX+CsA,以 CsA代替 MTX 预防 GVHD 的同时,亦使排斥率降低至 10% 左右,但在 CsA 停用时有些患者会发生晚期排斥,因此,CsA

的合理应用是从移植前 1 天（-1 天）开始 2~5mg/（kg·d）静脉注射，维持血药浓度 300~350μg/L 连用 9 个月，再逐渐减量至 12 个月，必要时可进一步延长，根据 CsA 肾毒性、排斥反应控制情况及血药浓度调整 CsA 的用量，如肾毒性明显，CsA 用量可减半。CTX+ATG 及 CTX+CsA 为目前较理想的、可明显降低移植排斥的预处理方案。近几年来，由于输注处理过的血液制品（去除白细胞的红细胞及血小板，血液制品输注前给予 20~24Gy 照射）增加，移植前输血减少，输注的骨髓有核细胞数增加及 CsA 的广泛应用，GR 的危险已明显降低。

定期监测外周血或骨髓 CD3⁺T 细胞嵌合状态，有利于早期发现植入失败（graft failure，GF）者，如为混合嵌合状态提示较高的 GR 可能性。由于 GF 者病死率极高，一经确诊应考虑进行第二次 BMT，目前较理想的第二次 BMT 预处理方案为 CTX+ATG。二次移植时间宜>60 天。若第二次移植时改用另一位 HLA 匹配同胞兄弟姐妹做供者，则移植成功率可进一步提高。

2. 移植物抗宿主病 移植物抗宿主病（GVHD）分为急性与慢性，是 SAA 患者 BMT 后一种常见并发症，也是移植相关性死亡中最常见的原因。

（1）急性 GVHD（aGVHD）：aGVHD 一般发生在移植后 14~45 天，发生率 10%~20%，发生 ≥ Ⅱ 度 aGVHD 的患者只有 40%~45% 能长期生存，而无或仅 Ⅰ 度 aGVHD 患者长期生存率达 85%。与 aGVHD 发生有关的危险因素主要有：①单用 MTX 或 CsA 比 CsA+MTX 预防发生率高；②GVHD 随受者年龄增大而增高；③供髓者有妊娠史；④移植后加用供者白细胞层细胞（Buffy Coat）；⑤HLA 不相符程度。基于目前对 GVHD 无特别有效的治疗方法，因此对 SAA 患者应加强 GVHD 的预防。以前最基础的 GVHD 预防方案为 MTX，自 20 世纪 70 年代末期 CsA 应用以来，其对 GVHD 预防作用引起了人们重视。临床随机研究比较了 MTX 及 CsA+MTX 两方案预防 aGVHD 的效果，结果表明 Ⅱ~Ⅳ 度 aGVHD 发病率前者（53%）明显高于后者（18%），而且后者中无Ⅳ度 aGVHD，2 年实际生存率分别为 60% 及 82%，此说明 CsA 与短期 MTX 联合应用，能降低 aGVHD 的发病率及严重性。迄今为止，CsA+ 短期 MTX 为预防 GVHD 最佳方案，亦可应用他克莫司（FK506）。近期多种其他药物也尝试用于预防 GVHD，Ostronoff 等前瞻性研究 23 例 SAA 患者行 HLA 相合同胞供者异基因造血干细胞移植（MSD allo-HSCT），结果发现，应用吗替麦考酚酯（MMF）和 CsA 预防 GVHD 患者与应用 MTX 和 CsA 患者相比较，OS（长期总生存率）和 2 年无事件生存率（EFS）相似。目前预防 GVHD 的其他措施还有：①所有血液制品用 20~24Gy 放射线照射，以灭活具有免疫活性的 T 淋巴细胞；②将患者置于空气层流洁净室；③无菌饮食及口服肠道非吸收抗生素，因为细菌和人的上皮细胞具有某些相同表面抗原，在皮肤和肠道繁殖的细菌有刺激引起 aGVHD 的作用；④用抗 T 淋巴细胞单克隆抗体去除供髓中的 T 淋巴细胞等（但会增加 GR）。一旦发生 GVHD，适当增加 CsA 剂量，使 CsA 血药浓度维持在 300~350μg/L，并加用糖皮质激素。

（2）慢性 GVHD（cGVHD）：cGVHD 一般发生在移植后 100 天，成人患者发生率 30%~40%，更年轻者（10~19 岁）发生率较低 8%~20%，是明显影响生存率的并发症。与 cGVHD 发生相关的因素包括既往曾发生 aGVHD、骨髓有核细胞数、干细胞来源于外周血等。鉴于 cGVHD 多发生于 CsA 减量时，对于年龄>32 岁、BMT 中输注过供体白细胞、发生过 aGVHD、BMT 前有感染、预处理方案中包含照射等有发生 cGVHD 高危因素的患者，或许会受益于以后较长时间应用治疗水平的 CsA，并辅以糖皮质激素，可使 cGVHD 延迟发生或完全避免。

对 GVHD 的预防起里程碑标志的是预处理方案中加入 ATG。Kojima 等总结 154 例 SAA 患者，多因素分析显示，预处理方案中不加 ATG 组Ⅲ/Ⅳ度 GVHD 发生率明显高于加 ATG 组（P=0.01）。近年来阿伦单抗预防 GVHD 的疗效较明显，Marsh JC 等总结 50 例 SAA 患者应用阿伦单抗、氟达拉滨、大剂量 CTX 作为预处理方案，aGVHD 的发生率仅为 13.5%（Ⅰ~Ⅱ度），cGVHD 的发生率仅为 4%，GR 发生率为 9.5%。因此，SAA 患者应用阿伦单抗作为预处理方案可使干细胞持久植入，并降低 GVHD 发生。来自欧洲骨髓移植协作组（EBMT）的对比研究显示，以阿伦单抗为基础的预处理方案对 GVHD 的预防疗效好于 ATG 组，9% 阿伦单抗组患者植入失败，ATG 组为 11%；cGVHD 在阿伦单抗组为 11%，ATG 组为 26%（P=0.031）。目前对于 HLA 相合的无关供者移植物抗宿主病（MUD-GVHD）的预防，EBMT 推荐：如预处理方案为 FCA，则 GVHD 的预防为 CsA+ 低剂量 MTX，如预处理方案为 FCC 则可单用 CsA。

3. 间质性肺炎 间质性肺炎（interstitial pneumonia，IPn）是 SAA 患者移植后常见并发症之一，其发病率及死亡率分别为 17% 及 11%。移植后用 MTX 而不用 CsA 预防 GVHD，中、重度 aGVHD，预处理方案中包含 TBI，受体年龄>20 岁等患者易发生 IPn。近年来由于 MTX 及 TBI 的应用减少，IPn 的发病率也相应明显下降。

其他并发症如出血性膀胱炎少见。移植后长期生存者有发生继发性实体瘤的危险，尤其是预处理方案中用 TBI 者。

三、免疫抑制治疗

目前认为标准一线免疫抑制治疗（IST）的治疗方案为马源抗人胸腺细胞球蛋白（h-ATG）联合 CsA 的强烈 IST，总体有效率 60%~70%，长期生存率 70%~80%。大量临床研究相继报道，抗淋巴细胞球蛋白（ALG）/ 抗胸腺细胞球蛋白（ATG）、CsA 等单用或与其他免疫抑制剂（糖皮质激素、MMF、FK506 等）或雄性激素、重组人造血细胞生长因子等联合应用并不能提高 SAA 的疗效。

（一）ALG/ATG+CsA

ALG/ATG 是用人胸导管淋巴细胞或胸腺淋巴细胞免疫兔、马、猪等异种动物，再经人血小板和红细胞吸附去除杂抗体，然后层析提纯制取的一种抗血清，主要为 IgG，它是一种对免疫活性细胞和造血细胞具有多种作用的多克隆生物活性免疫调节剂。CsA是由真菌 *Tolypodadium inflatum* 生成的环形内十肽，作为一种特异性强力免疫抑制剂，CsA已广泛用于器官移植及多种自身免疫性疾病。

1. 适应证 ①年龄≤50岁的SAA或VSAA，但无合适的HLA相合同胞供者行异基因骨髓移植；②年龄>35~50岁的SAA或VSAA患者；③非重型再生障碍性贫血患者但严重依赖红细胞和/或血小板输注；④非重型再生障碍性贫血患者虽没有血制品输注依赖，但有严重中性粒细胞缺乏伴有潜在严重感染风险；⑤CsA治疗6个月无效患者。对于老年ALG/ATG+CsA的治疗没有年龄上限，但年龄≥60岁患者，感染、出血、心功能不全等合并症发生率明显增高，故对老年患者应用ALG/ATG+CsA前应认真权衡。

2. 治疗方法 ALG或ATG主要用于治疗SAA。按马(h)ALG(或ATG)40mg/(kg·d)×4天，兔(r)ALG(或ATG)3~5mg/(kg·d)×5天，猪ALG 20~30mg/(kg·d)×5天。先行静脉试验，观察是否发生严重全身反应或过敏反应，若发生则停止ALG/ATG输注并及时抗过敏治疗，同时判定ALG/ATG静脉试验阳性，禁用ALG/ATG；若静脉试验阴性，则行正规ALG/ATG治疗，掺入1 000ml生理盐水或5%葡萄糖液中缓慢静脉滴注(维持12~18小时)。每日用ALG/ATG时，同步应用肾上腺糖皮质激素防止过敏反应及血清病反应。每日糖皮质激素总量以泼尼松1mg/(kg·d)换算为甲泼尼龙或地塞米松或氢化可的松，经另一静脉通道与ATG/ALG同步输注。急性期不良反应包括，超敏反应、发热、僵直、皮疹、高血压或低血压及液体潴留。患者床旁应备气管切开包、肾上腺素。为补偿ALG(或ATG)所引起的血小板消耗，防止危及生命的严重出血，可据病情(或每天)输注血小板，维持血小板水平(20~30)×10⁹/L，因ALG/ATG具有抗血小板活性的作用，故不能在输注ALG/ATG的同时输注血小板悬液。CsA推荐剂量成人为5g/(kg·d)，CsA治疗AA的确切有效血药浓度并不明确，有效血药浓度窗较大，一般目标血药浓度(谷浓度)为成人100~200μg/L、儿童和老年100~150μg/L。临床可根据药物浓度及疗效调整CsA的应用剂量。CsA减量过快会增加复发风险，一般建议疗效达平台期后持续服药至少12个月后再逐渐减量(每2~3个月减25mg)。来自意大利的回顾性分析提示，CsA每月减量0.3~0.7mg/kg较0.8mg/kg可有效防止疾病复发。CsA可以与ATG/ALG同时应用，或在停用糖皮质激素后，即ATG/ALG开始后4周使用。对于一个疗程后观察3个月或以上没有明显疗效；或曾经有效后复发的患者，可以考虑应用第二疗程ALG(或ATG)，此时应更换ALG(或ATG)制剂的动物来源，以免发生严重过敏反应或血清病反应。此外，ALG/ATG治疗期间，患者应住隔离病室，并口服肠道不吸收抗生素，以减少外源性和肠道感染的机会。应用ALG/ATG期间，可能发生体液潴留，尤其对老年患者，因此维持体液平衡很重要。如无严重血清病反应，激素应用2周后开始减量，通常4周后停药。明确合并感染或不能除外感染者，应同时抗感染或经验性抗感染治疗。

3. IST治疗反应的预测因素 尽管IST的有效率60%~70%，但仍1/3患者治疗无效或20%~40%患者复发，因此寻找方便实用的IST疗效预测参数有助于SAA合理治疗策略的制订。众多回顾性分析结果表明，患者病因、性别及既往治疗与生存率无相关性。2016年英国血液学标准委员会(BCSH)指南和《再生障碍性贫血诊断与治疗中国专家共识》(2017年版)均提出以下与IST疗效好的相关指标：①年龄小；②病情较轻，重型而非极重型；③网织红细胞绝对值(ARC)>25×10⁹/L且淋巴细胞绝对值(ALC)>1.0×10⁹/L；④染色体+8或del(13q)；⑤存在PNH克隆；⑥端粒长。Marsh等研究表明：患者种族、输血史、骨髓细胞增生度、骨髓中淋巴细胞比例，以及外周血淋巴细胞水平与生存率亦无相关性。但Scheinberg等回顾性分析1989年至2005年间接受IST的316例SAA患者，ARC≥25×10⁹/L和ALC≥1×10⁹/L者6个月时反应率(83%)显著高于ARC和ALC低水平者(41%)，且基础ARC较ALC更具疗效预测价值。另有研究亦显示，治疗前外周血细胞水平，红细胞平均体积(MCV)及病程与疗效相关。ARC>10×10⁹/L及中性粒细胞(ANC)>0.2×10⁹/L者，生存率较高；病程<2个月者有效率及生存率均增高。Sakaguchi H等总结64例儿童AA患者，外周血淋巴细胞端粒长度与IST疗效相关，端粒越短，IST疗效越差，同时血小板<25×10⁹/L、从诊断至IST时间>25天者疗效差。Narita A等总结113例儿童患者多因素回归分析显示，短端粒组及PNH克隆(-)组6个月时反应率低。总之，目前尚未能找到预测ALG/ATG疗效的理想参数及体外实验指标，但多数学者认为，年轻(<20岁)的VSAA、端粒长度短者疗效极差；治疗前外周血细胞水平高者，ALG/ATG治疗后骨髓造血功能恢复的可能性更大。

4. IST近期副作用 ALG/ATG治疗最初几天，大多数患者可出现发热、寒战、多形性皮疹、低血压/高血压；治疗过程中可引起血小板及中性粒细胞减少、出血加重、血小板输注需求量明显增加；较少见的副作用包括：毛细血管渗漏综合征、溶血、心律失常及癫痫发作；如果ALG/ATG经周围静脉注射，可发生静脉炎；治疗后7~10天约60%患者可发生血清病，其常见症状有：反复发热、皮疹、胃肠道症状、肌痛、关节痛及蛋白尿等，严重时可危及生命，血清病发病率取决于ALG/ATG类型、剂量及疗程；肝肾毒性极少见。ALG/ATG治疗期间需严密监护，应用小剂量皮质类固醇可减轻或预防绝大多数急性副作用。

CsA主要毒副作用为肾毒性。其他还有消化道反应、多毛症、手颤、高胆红素血症及末梢感觉异常等。为了尽量减少毒副作用，初始剂量宜小[如3mg/(kg·d)]，以后逐渐递增剂量，用药期间监测血药浓度及血浆肌酐水平，以血药浓度成人维持在100~200μg/L为宜，若血浆肌酐上升超过基础水平的30%，则应减量。

5. IST治疗患者晚期并发症 10%~20%的AA患者IST后发生远期克隆病变如PNH、MDS及急性髓细胞性白血病(AML)。40%~60%的AA患者诊断时可伴有PNH克隆，约12%的AA患者可存在异常染色体核型。中国医学科学院血液病医院总结了 16 年间 802 例 AA 经 IST 后克隆演变的情况，5 年克隆演变发生率为 3.7%，其中演变为 MDS/AML 或 PNH 的发生率分别为 1.7% 和 2.1%，VSAA 患者发生克隆演变的相对危险度 7 倍于 SAA 和 NSAA，而后二者间差异无统计学意义。WPSAA-EBMT 对 719 例接受免疫抑制剂治疗 SAA 患者进行了回顾性分析，有效率 49.8%，复发率 10.3%，复发平均时间为 778 天，14 年实际复发率高达 35.2%。笔者统计了 3 篇关于 SAA 患者 ALG/ATG 治疗后晚期克隆性疾病发病率的报道，随访病例共计 451 例，其中 70 例（15.6%）发生了克隆性疾病：40 例（8.9%）转变为 PNH，22 例（4.9%）演变为 MDS，7 例（1.6%）进展为 AML，1 例（0.2%）发展为淋巴瘤；De Planque 等随访发现克隆性疾病发生的中位时间为：PNH 3 年，MDS 4.6 年，AML 时间则更长。近年来二代基因测序检测 AA 向 MDS 克隆演变的相关基因。近期的数据显示，超过 24% 的 AA 患者存在高风险恶性克隆性转变的体细胞突变如 *ASXL1*、*DNMT3A*、*BCOR*。而美国国立卫生研究院（NIH）和克利夫兰医学中心及日本的 439 例多中心、大样本、系统性研究，确定了约 1/3 的 AA 患者至少存在一种髓系肿瘤相关基因突变，结合染色体核型及基因突变两种分析手段，47% 的 AA 患者存在克隆性造血：伴有 *PIGA*、*BCOR* 或 *BCORL1* 突变克隆的 AA 患者 IST 近期疗效及长期生存优于不伴突变克隆者，而伴有 *DNMT3A*、*ASXL1*、*TP53*、*RUNX1* 或 *CSMD1* 的 AA 患者 IST 近期疗效及长期生存最差。

6. IST 的疗效机制 ALG/ATG 具有 T 细胞及非 T 细胞的细胞毒性免疫抑制作用，能去除抑制性 T 细胞对骨髓造血抑制作用，ATG 治疗前收集的外周血 $CD8^+$ 细胞能够明显抑制 SAA 患者骨髓 $CD34^+$ 细胞的红系爆氏集落形成单位（BFU-E）及粒细胞单核细胞集落形成单位（CFU-GM）生长，而 ATG 治疗后恢复期患者外周血 $CD8^+$ 细胞的造血抑制活性消失。ATG 治疗有效患者外周血 IL-2 受体$^+$（$IL-2R^+$）细胞数量显著减少，故推测 $IL-2R^+$ 细胞可能是 ATG 作用的靶细胞。ALG/ATG 亦是一种免疫刺激剂，具有类似植物血凝素但较之更强的致丝裂原作用，能促进淋巴细胞增殖，从而增加造血生长因子（HGF），如 IL-3、GM-CSF 合成及释放。患者对 ALG 疗效反应与其刺激的外周血单个核细胞（PBMC）合成 GM-CSF 量成正相关。此外，ALG/ATG 还可作用于造血干 / 祖细胞表面受体，如 CD45RO 等，直接刺激造血干 / 祖细胞生长或使它对 HGF 敏感性增高。ALG/ATG 的疗效可能来源于上述选择性刺激 / 抑制综合效应，后者能产生其他免疫抑制疗法及重组人造血生长因子（rhHGFs）所不能达到的治疗作用，此观点与临床上 SAA 经 ALG/ATG 治疗后获较缓慢而持久的造血功能恢复相吻合。

7. IST 初始治疗无效或复发患者的处理原则 AA 患者 ALG/ATG 治疗失败的原因包括：①非免疫因素导致的疾病的发生，如与端粒相关；②造血干细胞极度缺乏；③免疫抑制强度不够。对于难治及复发性 AA 的治疗措施包括：①无关供者全相合异基因 BMT、半相合异基因 BMT；②优化二次 ALG/ATG 治疗的时机、适应证及疗程；③探索不同作用靶点药物（如抗 CD52 单克隆抗体阿伦单抗、促进

端粒延长药物如雄性激素等）及新型造血生长因子（如促血小板生成素受体激动剂 Ehrombopag）的临床应用。如何提高难治性及复发 SAA 患者整体治疗水平？既往由于顾虑可能发生严重血清病反应，而避免二次应用 ALG/ATG；现在广泛应用小剂量激素可显著减少其发生率，并使二次甚或多次 ALG/ATG 治疗成为可能。初步结果表明：20%~40% 患者经二次 ALG/ATG 治疗后可获缓解。NIH 总结 22 例第一次应用 h-ATG 治疗失败的患者二次应用 r-ATG 的结果显示，有效率 30%，1 000 天生存率 70%，克隆演变率 18%。来自同一中心的挽救治疗采用 r-ATG+CsA 与阿伦单抗比较，有效率分别为 33% 和 37%（*P*=0.78），r-ATG + CsA 组 3 年复发率及克隆演变率分别为 19% 和 16%，3 年 OS 率 60%，与对照组差异无统计学意义。2015 年来自日本的学者总结 39 例 r-ATG 治疗失败的患者二次应用 r-ATG，其中仅有 2 例患者因于第一天发生严重的过敏反应而退出临床试验，37 例患者 3 个月、6 个月的总体反应率分别为 22%、27%，4 年 OS 率 55%，10 例有效者中 2 例复发并克隆演变为 MDS，27 例无效者中 5 例发生克隆性改变，其中 4 例为单体 7，1 例为 +8、+21。

经 2 个疗程 ALG/ATG 治疗仍无效的顽固性 SAA 病例，目前不推荐行第 3 次 ALG/ATG 治疗，此类患者应行 allo-HSCT 或入组临床试验以延长生存期；但多次复发者仍可从第 3 次 ALG/ATG 中获益，推测此类患者可能需要免疫抑制剂长期维持以抑制机体异常免疫。难治及复发患者 2 次 ALG/ATG 疗效差异性提示二者发病机制存在不同之处：难治者可能为免疫抑制不充分、造血干细胞（HSC）池耗竭、非免疫致病机制等多因素共同参与，2 次或多次 ALG/ATG 并非其最佳选择，临床上须探索更为积极的挽救性治疗策略；而复发者多为机体异常免疫反应所致，重复疗程 ALG/ATG 仍可获得满意疗效。

（二）其他

1. G-CSF SAA 患者 ALG/ATG 治疗失败的主要原因为，并发严重感染所致的早期死亡，ANC<0.2×10^9/L 者尤为危险。合并应用 G-CSF 可能促进中性粒细胞水平的迅速恢复，以达到降低感染相关性死亡之目的。Teramura M 等报道，101 例患者分为 G-CSF+ 和 G-CSF- 组，结果显示，6 个月时 G-CSF+ 有效率（77%）高于 G-CSF- 组（57%），*P*=0.03，4 年 OS 率相当（分别为 94%、88%），G-CSF+ 组 4 年时复发率（42%）明显低于 G-CSF- 组（15%），*P*=0.01，但二组间在发热事件发生率、感染率、克隆演变方面无明显差异。2007 年 EBMT 的回顾性分析结果显示，应用 G-CSF 可提高克隆演变率，但目前无任何前瞻性研究进一步证实。因此，有必要进行更大系列的前瞻性随机对照研究，以明确 G-CSF 在 SAA 治疗中的价值。

2. Eltrombopag 是一个小分子、非模拟肽类 2 代 TPO 受体激动剂；可选择性结合于靶细胞 c-Mpl 的跨膜区域，启动信号通路，最终诱导骨髓造血干细胞向巨核系的增殖分化，刺激血小板的生成，是一种剂量依赖性口服药物。Desmond R 等入组了 44 例成人难治性 SAA 且血小板持续小于 30×10^9/L，Eltrombopag 的起始剂量为 50mg，

每 2 周增加 25mg,最大剂量 150mg,应用 16 周。至少一系获得反应者占 40%,3 例曾经有反应者复发,9/15 依赖血小板输注者脱离 PLT 输注,17 例有反应者中 14 例继续应用 Eltrombopag,中位时间 12 个月(6~37 个月),其中 7 例获得三系恢复,9 例有反应者不再达到 SAA 标准,6 例有反应者及 2 例无反应者出现新的细胞遗传学异常,其中 5 例患者发生 7 号染色体异常。在随后的研究中,又入组了 40 例患者,起始剂量为 150mg,共应用 6 个月,50%(20 例)患者至少一系有治疗反应,13 例患者有二系以上治疗反应,因治疗反应明显,15 例停用 Eltrombopag,其中 12 例持续有效,3 例患者复发,此 3 例患者再次应用 Eltrombopag 仍有效。NIH 又发表了关于 Eltrombopag 联合 IST 作为一线方案治疗初治 SAA 的研究,发现从 IST 开始即联合 Eltrombopag 治疗的效果最好:6 个月时完全缓解(CR)率 58%,部分缓解(PR)率 35%,总有效率为 94%。

3. 大剂量环磷酰胺(HD-CTX) CTX 为一种烷化剂,能降低外周血淋巴细胞数量,抑制机体的免疫反应。Brodsky 等报道了一系列使用 HD-CTX 的初发及难治 SAA 患者,其方案为:50mg/(kg·d)× 4 天。报道中有 17 例难治性 SAA 的患者接受了上述治疗,53% 患者获得了 CR 或 PR,有效病例均停用了 IST,且全部获得了良好的生活质量。在其另一项研究中,23 例难治性 SAA 患者接受了 HD-CTX 的治疗,48% 患者获得了 CR 或 PR,10 年无复发生存(relapse free survival,RFS)率为 27%,17% 患者因继发细菌或真菌感染早期死亡,因此此并不推荐 HD-CTX 用于治疗不进行造血干细胞移植的初诊患者或 ATG/ALG 联合 CsA 治疗失败的 AA 患者。

4. 阿伦单抗 为人源型抗 CD52 单克隆抗体,作用于 T 淋巴细胞表面广泛表达的 CD52 分子,通过抗体依赖的细胞毒活性或补体介导的细胞溶解诱导 T 淋巴细胞清除。NIH 报道了该药单药治疗 SAA 的疗效,共纳入 16 例初诊、25 例复发及 54 例难治 SAA 患者,难治 SAA 患者被随机分配至阿伦单抗组和 r-ATG 组,阿伦单抗治疗方案为 10mg/d × 10 天,静脉给药,6 个月后的 OR 率分别为 37% 与 33%,3 年后 OS 率为 83% 与 60%,累积复发率为 9% 与 19%,累积克隆演变率为 5% 与 16%;复发的 SAA 患者再次接受阿伦单抗单臂试验,其 6 个月后的 OR 率、3 年 OS 率、累积复发率及克隆性演变率依次为 56%、86%、23% 和 11%,而阿伦单抗应用于初诊患者 3 个月及 6 个月有效率仅为 19%,说明阿伦单抗用于难治及复发 SAA 疗效满意,但不适用于初诊 SAA 患者。此外,该药可单药使用,安全性颇佳,兼具良好耐受性,尤其适用于老年 SAA 患者及 CsA 不耐受者。阿伦单抗为难治及复发 SAA 提供了新的治疗选择,其最佳给药方案尚需进一步探讨,以期使更多患者获益。

5. 雄激素 新近研究证实,雄激素可调控 CD34$^+$ 细胞端粒酶的表达及活性,延长端粒,对部分难治 SAA 患者具有一定疗效。Chuhjo 等报道,13 例难治及 3 例复发 SAA 患者接受达那唑 300mg/d 治疗,连续用药 3 个月,有效率 31.3%,6 例有效者均为难治 SAA 病例,提示部分难治 SAA 的非免疫病理机制。Young 等研究进一步证实达那唑可延长端粒长度。

四、SAA 的治疗选择策略

近年来 allo-HSCT 及 IST 已成为 SAA 两大标准疗法。allo-HSCT 不仅疗效佳,且长期生存者可被认为已获"治愈",但无效者极难恢复自身造血功能,治疗相关性死亡率仍较高;20 世纪 90 年代以来随着 IST 疗效进一步提高,目前 IST 疗效与 allo-HSCT 具有可比性,且治疗相关性死亡率较低。既往大量结果显示,allo-HSCT 疗效与患者年龄有关:<20 岁患者(尤其是 VSAA 患者)疗效最佳;>40 岁患者疗效最差,故对 40 岁以上及 40 岁以下无 allo-HSCT 条件患者可首选免疫抑制疗法。EBMT 对 1999 年至 2009 年期间接受 MSD-HSCT 移植的 2 316 例 AA 患者的研究结果表明,年龄 20 岁以下、21~30 岁、31~40 岁、41~50 岁、50 岁以上组的 5 年生存率分别为(85 ± 2)%、(77 ± 4)%、(71 ± 7)%、(68 ± 8)%、(48 ± 10)%,其中年龄在 50 岁下的患者的生存率似乎差异并不大。以 40 岁作为初诊 AA 患者移植的年龄上限受到挑战,因此,亚太血液联盟(APHcoN)制定的指南,则将初诊 AA 一线治疗选择 MSD-HSCT 的年龄放宽到 50 岁。参考 Killick SB 及 Barone A 意见,SAA 患者在选择治疗方案时一般遵循以下程序(图 36-1、图 36-2)。

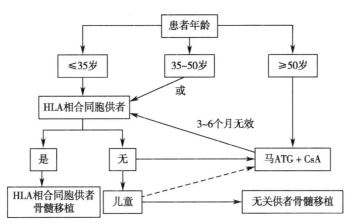

图 36-1 SAA Allo-HSCT 或免疫抑制治疗的选择

36

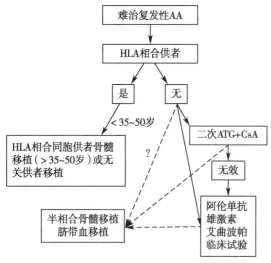

图 36-2 难治复发性 AA 治疗的选择

第 2 节　　再生障碍危象

再生障碍危象（aplastic crisis）又称急性造血功能停滞，常在慢性溶血过程中，由于某些病因突然导致骨髓造血功能障碍，临床表现为贫血突然加重，并可有不同程度的白细胞及血小板减少。血中红细胞及网织红细胞减少或三系血细胞减少。

【病因与发病机制】

患者发生再生障碍危象前常先有短暂上呼吸道感染或胃肠炎。此外本病有时也可发生于非典型病原体肺炎、腮腺炎和传染性单核细胞增多症患者，故认为感染，尤其是病毒感染可能是本病的主要原因。现在已知，再生障碍危象多由人类细小病毒 B19（human parvovirus B19，HPV B19）感染所致，尤其是在有溶血性贫血的基础上。该病毒对造血干细胞有较强的亲和力，以红细胞表面的 P 血型抗原红细胞糖苷酯（Gb4）作为受体，HPV B19 的复制须在处于分裂过程中的宿主细胞中进行，因而骨髓中红系前体细胞成为 HPV B19 的靶细胞，主要感染成熟红系前体细胞，抑制其进一步复制和成熟，导致骨髓红系造血的抑制而产生暂时性的造血危象。再生障碍危象还可见于 EB 病毒、传染性肝炎病毒感染或多种慢性遗传性溶血性疾患，如遗传性球形红细胞增多症（hereditary spherocytosis，HS）、镰状细胞贫血、丙酮酸激酶缺乏症等。还可见于获得性溶血性疾患如自身免疫性溶血性贫血（AIHA）、PNH；也可见于非溶血性疾患，如缺铁性贫血（IDA）、淋巴瘤等，还可见于非血液系统疾病如类风湿性关节炎等。有些药物也能引起再生障碍危象，如氯霉素、甲巯咪唑、苯妥英钠、磺胺类药物、秋水仙碱等，可能是这些药物抑制了 DNA 合成从而引起再生障碍危象。

【诊断】

慢性溶血性贫血患者突然发生贫血及乏力加剧，发热、腹痛、恶心、呕吐，而黄疸不加重或较原来减轻则应考虑到再生障碍危象。有些患者先有上呼吸道感染或消化道感染的症状，感染症状一般较轻，但也有体温>40℃者，有些患者可因血小板减少而发生出血倾向，有些患者无任何先兆，如非血液病患者发生再生障碍危象，其症状主要由原发病决定。

体格检查除发现皮肤苍白外，无显著的阳性体征。有些慢性溶血性贫血合并本病时，也可能看到黄疸减轻或消退。实验室检查发现贫血，红细胞形态的变化由原发疾病所决定，外周血网织红细胞缺如。血清胆红素正常或降低，可伴有不同程度白细胞及血小板减少。骨髓象可有两种表现：①红系受抑制，有核红细胞甚少；②骨髓增生活跃，但红系细胞停滞于幼稚细胞阶段。骨髓中粒系也以成熟型为主，中幼粒细胞以上各阶段甚少见，严重感染时，胞质中可出现空泡及中毒颗粒；巨核细胞数量减少，成熟巨核细胞增多，多无血小板形成，有退行性变化。HPV B19 抗体检测和病毒 DNA 检测有助于诊断。

【治疗】

本病预后良好，常为自限性，病程短，多数患者可于 1~2 周内自行恢复。治疗目的在于帮助患者渡过急性期。如贫血严重，以致发生症状时可适当输血，通常一次输血治疗后，骨髓抑制便过渡到缓解阶段；对继发性感染给予适宜抗生素治疗。如果病情严重，可给予刺激造血药物如造血细胞生长因子等，其他支持疗法包括给予多种维生素；注意补充叶酸；发热期间注意水电解质平衡。

（郑以州　张　静）

参考文献

[1] MIANO M, DUFOUR C. The diagnosis and treatment of aplastic anemia: A review [J]. Int J Hematol, 2015, 101 (6): 527-535.

[2] KILLICK S B, BOWN N, CAVENAGH J, et al. Guidelines for the diagnosis and management of adult aplastic anaemia [J]. Br J Haematol, 2016, 172 (2): 187-207.

[3] 郑以州, 程涛. 骨髓衰竭免疫抑制治疗策略的回顾与展望 [J]. 中华血液学杂志, 2012, 33 (10): 793-794.

[4] WINKLER T, FAN X, COOPER J, et al. Treatment optimization and genomic outcomes in refractory severe aplastic anemia treated with eltrombopag [J]. Blood, 2019, 133 (24): 2575-2585.

[5] TOWNSLEY D M, SCHEINBERG P, WINKLER T, et al. Eltrombopag added to standard immunosuppression for aplastic anemia [J]. N Engl J Med, 2017, 376 (16): 1540-1550.

第 37 章
多器官功能障碍综合征

<table>
<tr><td>

第 1 节
</td><td>

概述
</td></tr>
</table>

当机体受到严重感染、创伤、烧伤等严重打击后,2个或2个以上器官发生序贯性功能障碍,称为多器官功能障碍综合征(multiple organ dysfunction syndrome,MODS)。MODS是1992年提出的概念,指各种疾病导致机体内环境稳态的失衡,包括早期多器官功能不全到多器官功能衰竭的全过程,是比多器官功能衰竭(multiple organ failure,MOF)认识更早、范畴更广的概念。MODS是严重感染、创伤和大手术后最常见的病死原因。

MODS概念的提出是对MOF认识进步的结果,MOF是MODS的终末阶段。以MODS的概念代替MOF,反映了人们对多器官功能衰竭更为深入的认识和了解,将MODS定义为一个包括早期病理生理改变到终末期器官功能衰竭的连续的完整的病理生理过程,确立了动态和开放的MODS概念,为MODS的早期认识、早期诊断以及早期干预奠定了基础,具有重要的临床意义。MODS是当前重症医学所面临的最大挑战。

一、MOF 前时代及历史回顾

疾病的发生、发展和转归犹如一条长链,包含着许多环节,其中必然存在某些相对薄弱的环节,链条的强度由最薄弱的那个环节决定(a chain is only as strong as its weakest link),并不取决于最强的环节。最薄弱的环节将最先发生断裂,在疾病过程中,功能最为脆弱的器官将最早发生衰竭,这一现象在MOF提出之前尤为突出。

在MOF提出之前,临床医学,特别是外科学面临的难题主要是单一器官衰竭。某一器官衰竭可能危及患者生命,单器官衰竭是临床医师关注的焦点。近代战争对临床医学的影响不可低估。第二次世界大战期间及第二次世界大战前,机体链条中最薄弱环节是循环,休克是当时最为突出的问题。随着对休克认识的进步,朝鲜战争期间,肾脏成为最薄弱的环节,急性肾衰竭是威胁患者生命的难题。而到20世纪60年代末的越南战争期间,机体最薄弱的环节转到肺,急性呼吸衰竭是危重患者死亡的主要原因。人类对疾病认识的进步,使机体最薄弱最容易断裂的环节不断发生改变。20世纪70年代前危重患者发生器官衰竭的最显著特点几乎均为单一器官衰竭,也就是说,由于缺乏有力的支持手段,一旦发生某一器官衰竭,患者往往死于该器官的衰竭。20世纪70年代以后,器官支持技术的进步,越来

越多重症患者不再死于单一器官衰竭,而是死于多个器官衰竭。可以说,20世纪70年代以前实际上是"单器官衰竭时代"或"前MOF时代"。

(一)薄弱环节之一——休克

休克是第二次世界大战及第二次世界大战前危及危重患者生命的主要薄弱环节。在第一次世界大战期间,认识的贫乏,导致对创伤性休克的无知。血压的下降被认为是血管动力耗竭、肾上腺皮质功能衰竭和创伤毒素的结果,忽视了创伤后出血、脂肪栓塞和脑创伤等在休克中所起的关键作用。直到1930—1934年,Persons和Alfred Balock等学者通过动物实验,证实并提出创伤性休克是血管内容量大量丢失的结果。尽管如此,第二次世界大战早期,多数学者依然认为创伤性休克是不可逆的,而且主要通过补充血浆恢复血容量、输注盐水纠正脱水和电解质的丢失。血液的丢失和输血未能得到应有的重视,大批创伤性休克士兵得不到积极有效的治疗。1943年美国哈佛大学外科学教授Churchill在纽约时报上撰文,指出严重创伤性休克患者存在大量血液丢失,单纯输注血浆和盐水是远远不够的,必须输注全血。Churchill的呼吁引起强烈反响,美军在北非和意大利战场的前线战地医院,开始装备冰箱以贮存血液。早期积极输血、输液以恢复血容量、补充丢失的全血,大批创伤性休克患者奇迹般地获得存活,创伤性休克不可逆的观念被推翻。令人遗憾的是,部分创伤性休克患者在休克纠正后10天左右,出现无尿,进而死于急性肾衰竭。看来肾脏成为新的、容易发生断裂的机体链条的薄弱环节。

(二)薄弱环节之二——急性肾衰竭

对休克认识的偏差,导致肾脏成为机体链条的薄弱环节,临床医学的热点由休克转向急性肾衰竭。第二次世界大战后期及战后,人们对休克展开进一步研究,发现机体受到创伤打击后,醛固酮释放增加,导致钠潴留,而钾不受影响,仍然大量从肾脏排泄。醛固酮释放增加导致的水钠潴留,本来是机体对有效循环血量减少而产生的代偿性反应。可惜认识的局限性,导致治疗的偏差,提出对创伤性休克患者应补充必要的全血、血浆,但限制盐水的输注,使机体处于液体偏少或"偏干"的状态,结果导致患者仍然处于低血容量状态。同时,由于把休克与血压低等同起来,认为只要血压正常休克即被纠正,形成以纠正血压为终点的休克治疗思想,使休克不能获得根本纠正,机体始终处于低血容量状态,急性肾衰竭的发生成为必然。

有报告显示,朝鲜战争期间,部分创伤性休克士兵经早期清创和血压纠正后,发生急性肾衰竭。200例严重创伤士兵中,就有1例发生急性肾衰竭,患病率是越南战争的

20~30 倍,而且一旦发生急性肾衰竭,病死率高达 90%。针对这一突出问题,美军外科研究中心提出了"创伤后急性肾衰竭"的观念,以期引起重视。Shires 等学者很快认识到休克液体复苏不足和限制水钠摄入,导致细胞外液和血管内容量不足,是引起急性肾衰竭的主要原因。从而形成创伤性休克治疗的新思路,采取快速输血、输液等积极液体复苏手段,补足血管内容量和细胞外容量,在纠正循环衰竭的同时,早期恢复患者尿量,能够有效地防止急性肾衰竭。

(三) 薄弱环节之三——急性呼吸衰竭

当创伤患者的循环和肾脏功能得到有效支持后,急性呼吸衰竭浮出水面,肺成为机体链条中最薄弱的环节。20 世纪 60 年代末的越南战争期间,肺成为机体最突出的薄弱环节,急性呼吸衰竭是创伤危重者死亡的主要原因,病死率高达 92%。针对急性呼吸衰竭在创伤中的重要地位,提出了"创伤后急性呼吸衰竭"。早期大量,甚至过量的液体复苏对纠正休克和防止呼吸衰竭是有利的,有研究表明越南战争时急性呼吸衰竭的发生率降低到 0.1%~0.2%,仅为朝鲜战争的 1/5 到 1/2,但过高的液体负荷损伤肺脏,加上创伤对肺的直接打击,急性呼吸衰竭在所难免。呼吸支持技术和适当的容量管理成为急性呼吸衰竭治疗的关键。

二、MOF 概念的提出——MOF 时代

当全力支持机体链条中某一薄弱环节时,如造成链条薄弱的因素依然存在,则其他隐性、潜在的薄弱环节还可能发生断裂,而且形成序贯性的断裂。多个薄弱环节或多个断裂同时存在,将使处理变得复杂,而且难以修复。这正是 MOF 的形象比喻。

20 世纪 70 年代以来,我们进入"MOF 时代"。器官支持技术的进步,使越来越多重症患者不再是发生单一器官衰竭,而是多个器官衰竭。20 世纪 70 年代初,急性肾衰竭的发生率明显降低,但引起急性肾衰竭的原发病——感染或创伤,进一步导致休克或肝衰竭。通过血液透析替代肾脏功能,使多数患者并不死于急性肾衰竭,却死于休克和肝衰竭,病死率仍高达 63%~77%。严重创伤或感染后,重症患者胃肠道蠕动消失,实际上也是一种类型的肠道功能衰竭,导致肠道毒素或细菌移位、出血或穿孔等严重后果。同样,创伤或感染后,患者出现肝增大和黄疸,则提示发生急性肝衰竭。最近代谢衰竭和"自噬现象"也日益受到重视。机体任何器官和系统均可能发生衰竭(表 37-1),但是否同时发生或是序贯性的发生,则取决于机体的状态、损伤的严重程度和并发症的发展情况。

1973 年 Tilney 首先提出了"序贯性器官功能衰竭"的概念。Tilney 观察了 18 例腹主动脉瘤术后并发急性肾衰竭的患者,尽管给予积极治疗,均先后出现急性肺水肿(非心源性)、急性胰腺炎和急性肾衰竭等序贯性功能衰竭,病死率高达 94%。Tilney 认为腹主动脉瘤手术创伤导致患者发生多个器官的序贯性衰竭,并指出相继衰竭的器官可以是远隔器官,而并不一定是最初受损的器官。"序贯性器官功能衰竭"的提出是 MOF 研究的一个里程碑,为临床医师重视 MOF 奠定了基础。

表 37-1　多器官功能衰竭可累及的器官或系统

循环系统	循环衰竭(休克)
肾脏	急性肾衰竭
呼吸系统	急性呼吸衰竭
肝脏	急性肝衰竭
血液系统	血液功能衰竭
胃肠道	胃肠道功能衰竭
神经系统	神经系统功能衰竭
免疫系统	免疫功能衰竭
代谢	代谢功能衰竭

1975 年 Baue 进一步提出了序贯性器官功能衰竭综合征,首次将 MOF 概括为一综合征。3 例患者的原发性疾病并不相同,但最终均发生 MOF 而死亡,尸检显示类似的结果。第 1 例为结肠切除患者,术后发生吻合口瘘和急性腹膜炎,在积极治疗 6 周后死亡。尸检显示肺充血水肿、局灶性肺纤维化和肺炎、急性肾小管坏死伴肾小球内血栓形成、急性非炎症性肝坏死、脾脏多发性梗死、肾上腺自溶。可以看出,尽管患者死于急性腹膜炎,但受累器官包括腹腔内的肝脏、腹膜后的肾脏和肾上腺及腹腔外的肺脏。第 2 例原发疾病为急性重症胰腺炎,尸检显示全身黄疸、胸腔积液、吸入性肺炎、急性肾小管坏死、肝脏弥漫性坏死、胃肠道溃疡。同样显示了原发病灶胰腺以外的多个器官发生衰竭。而第 3 例患者为二尖瓣和主动脉瓣置换术后伴持续低心排血量,积极治疗 1.5 个月后死亡,尸检发现细菌性坏死性动脉炎、间质性肺水肿伴透明膜形成、急性肝脏小叶中央型坏死、急性肾衰竭和脾脏淤血。从 3 例患者的原发疾病和尸检情况可以看出,原发疾病尽管不同,但最终均发展为 MOF,而且受累的衰竭器官可以是原发病灶邻近器官,也可以是远隔器官。由于不同原发疾病导致了类似的多个器官相继发生功能衰竭,Baue 将其归纳为一个综合征"多系统进行性序贯性器官功能衰竭"(multiple progressive or sequential system failure),并指出当单一器官功能衰竭被征服或功能被替代后,多器官的衰竭正在成为一种新的威胁,一个令人不安的新时代(MOF 时代)已经来临。

1977 年 Polk 针对 MOF 多发生于原发部位远隔器官,提出"远隔器官功能衰竭",但未被广泛采用。同年 Eiseman 将不同原发疾病导致的多个器官相继发生功能衰竭这一综合征命名为"multiple organ failure"(MOF),这一术语简单明了,迅速被推广采用,至今依然沿用。应该指出,多器官功能衰竭不是单纯的一种综合征,而是作为一个新的概念被提出来的。

1992 年,美国胸科医师学会 / 重症医学会(ACCP/SCCM)提出以多器官功能障碍综合征(multiple organ dysfunction syndrome,MODS)代替 MOF。MODS 是各种疾病导致机体内环境稳态失衡的状态。目前认为 MODS 实际上就是全身性炎症反应失控引起的多器官功能障碍。因此,MODS 也可被理解为全身性炎症反应综合征 + 器官功能障

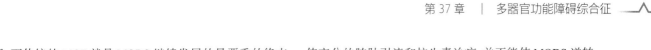

碍,而传统的 MOF 就是 MODS 继续发展的最严重的终末期结果。

以 MODS 代替 MOF 反映了人们对该综合征更为深入的认识和了解,具有重要的临床意义。第一,MODS 是一个包括早期内环境紊乱到 MOF 的连续的病理生理过程,而不是一个孤立事件,具有较宽的内涵。第二,MODS 的提出也是对 MOF 痛苦反思的结果,当患者诊断 MOF 时,器官功能衰竭已到晚期,常常痛失治疗时机。对多器官功能衰竭的早期干预,前提是对 MOF 的早期认识。MODS 的提出为早期认识、早期诊断及早期干预奠定了基础。

(邱海波)

第 2 节 炎症反应与多器官功能障碍综合征病理生理机制

多器官功能障碍综合征(MODS)的发病机制非常复杂。以往认为 MODS 是感染、创伤、烧伤等严重机体损伤难以遏制的直接后果。近 20 年的研究涉及 MODS 的病理生理学、病理学、免疫学、分子生物学以及分子流行病学,对 MODS 的认识逐步深刻。目前认为,MODS 不仅与感染、创伤等直接损伤有关,在某种程度上,MODS 与机体自身对感染、创伤的免疫炎症反应具有更为本质性的联系。也就是说 MODS 的最大威胁来自失控的炎症反应。对机体炎症反应的深刻认识有利于早期认识 MODS 病理生理紊乱,并使早期积极干预成为可能。MODS 发病机制提出了不少学说,但归纳起来主要包括炎症反应学说、自由基学说和肠道动力学说。

一、MODS 的传统认识

传统观念认为,多器官功能衰竭(MOF)/MODS 是严重感染或创伤的直接后果,也就是说入侵的细菌 / 内毒素或组织损伤是导致 MODS 的根本原因。随着研究的深入,对 MODS 的认识也逐渐变化。1973 年 Tilney 首先撰文描述了多器官功能序贯性衰竭,并指出相继衰竭的器官可以是远隔器官,而并不一定是最初受损的器官。1977 年 Polk 认为远隔器官的功能衰竭是隐匿性腹腔感染的结果。1980 年 Fry 进一步提出革兰氏阴性杆菌是导致 MOF 的最常见原因。受上述理论的影响,对于 MOF 的诊疗,临床上积极使用抗生素,并致力于寻找隐匿的感染灶,甚至在缺乏充分证据的情况下,主张经验性治疗或早期剖腹探查,以期发现隐匿的或未控制的感染灶,达到控制感染、防治 MOF 的目的。遗憾的是,积极的治疗并未获得预期疗效。

创伤感染,是否是导致 MODS 的根本原因,值得怀疑。1985 年 Norton 观察了 21 例腹腔脓肿患者,经多次积极的腹腔引流和抗生素治疗,仍有 16 例死于 MODS。他认为即

使充分的脓肿引流和抗生素治疗,并不能使 MODS 逆转,也不能降低病死率。之后,又有研究发现死于 MOF 的菌血症患者中,在剖腹探查或尸检中,有 30% 无感染灶发现。在此基础上,1985 年 Goris 指出,MODS 并非细菌 / 毒素或组织损伤直接作用的后果,可能是机体炎症反应紊乱的结果。这是 MODS 认识上的重大飞跃。根据一系列的实验和临床观察,形成 MODS 的理论假设,即机体在遭受细菌或毒素打击时,炎症细胞大量激活和炎症介质异常过量释放,并涌入循环产生持续性全身性炎症瀑布反应,这是导致 MODS 的根本原因。换句话说,感染或组织损伤导致机体炎症反应失控,造成广泛自身组织破坏,最终导致 MODS,甚至死亡。

二、MODS 的发病机制

正常情况下,感染和组织创伤时,局部炎症反应对细菌清除和损伤组织修复都是必要的,具有保护性作用。当炎症反应异常放大或失控时,炎症反应对机体的作用从保护性转变为损害性,导致自身组织细胞死亡和器官衰竭。无论是感染性疾病(如严重感染、重症肺炎、急性重症胰腺炎后期),还是非感染性疾病(如创伤、烧伤、休克、急性胰腺炎早期等)均可能导致 MODS。可见,任何能够导致机体免疫炎症反应紊乱的疾病均可引起 MODS。从本质上来看,MODS 是机体炎症反应失控(uncontrolled inflammation)的结果。感染创伤是机体炎症反应的促发因素,而机体炎症反应的失控,最终导致机体自身性破坏,是 MODS 的根本原因(图 37-1)。炎症细胞激活和炎症介质异常释放、组织缺氧和自由基、肠道屏障功能破坏和细菌 / 毒素移位均是机体炎症反应失控的表现,构成了 MODS 的炎症反应失控的 3 个互相重叠的发病机制学说——炎症反应学说、自由基学说和肠道动力学说(图 37-2)。

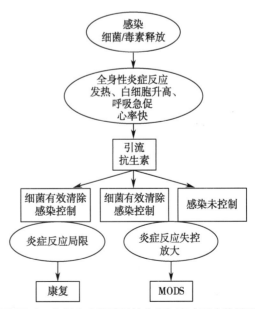

图 37-1 多器官功能障碍综合征与炎症反应的关系

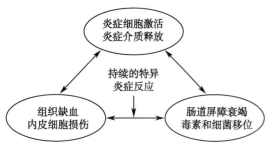

图 37-2 多器官功能障碍综合征的发病机制

(一) 炎症反应学说

炎症反应学说是 MODS 发病机制的基石,基本内容包括感染或创伤引起的毒素释放和组织损伤并不是导致器官功能衰竭的直接原因,细菌/毒素和组织损伤所诱发的全身性炎症反应是导致器官功能衰竭的根本原因。

当机体遭受感染或创伤打击后,细菌/毒素或组织损伤将刺激机体巨噬细胞等炎症细胞,释放炎症介质。肿瘤坏死因子是最早释放的炎症介质之一,可进一步刺激和激活巨噬细胞、粒细胞、淋巴细胞和内皮细胞,释放大量的炎症介质,形成炎症介质释放的瀑布样连锁反应,犹如多米诺骨牌逐级放大,形成失控的炎症反应。参与炎症反应的介质包括:①炎症性细胞因子,肿瘤坏死因子(TNF)-α、白细胞介素(IL)-1β、IL-2、IL6、IL-8 等;②自由基类介质,氧自由基、氮氧自由基等;③脂质代谢产物,白三烯、前列腺素、血小板活化因子等;④其他介质,溶酶体酶、缓激肽、组织胺、补体激活产物等。尽管一氧化氮和前列腺素被认为是炎症介质瀑布样反应的最后共同途径,导致血管麻痹和休克,但它们与其他炎症介质一起,均可引起组织细胞损害,最终导致 MODS。

炎症反应学说在 MODS 发病机制中的根本性作用,得到大量实验和临床研究的证实:①内毒素血症导致的 MODS 模型动物及因感染、烧伤和创伤而发生 MODS 患者,血浆和局部组织(如肺泡灌洗液、脑脊液、腹水、胸腔积液等)的炎症介质浓度明显升高,而且炎症介质的水平与疾病严重程度有一定关系;②给动物注射内毒素或炎症介质(如 TNF-α 和 IL-1β),不但可引起严重炎症反应,而且可进一步诱发 MODS。给健康志愿者静脉注射小剂量内毒素和炎症介质也可导致明显的炎症反应;③注射单克隆抗体以阻断内毒素或炎症介质的效应,可防止感染动物发生 MODS,降低病死率。

抑制或中和关键性炎症介质,阻断炎症反应的多米诺效应,寻找防止 MODS 的"魔弹",一度成为 MODS 研究热点。动物实验显示,早期给予单克隆抗体,阻断内毒素、TNF-α、IL-1β、IL-6 和干扰素(IFN)-γ 的作用,具有降低动物炎症反应和病死率的作用,结果令人鼓舞。然而,耗资巨大的小规模临床试验并未获得满意的临床结果,而且在某些感染的动物模型中,抑制或阻断一氧化氮反而加重肺损伤,产生有害的血流动力学影响。抗介质治疗战略的失败,使人们深刻反思 MODS 的炎症反应机制。①细胞因子等炎症介质的作用机制方面存在种族差异,动物试验的研究

结果不能直接惠及人类;②免疫功能状态存在差异,接受静脉注射内毒素或细胞因子的健康动物或志愿者的免疫功能状态,与创伤感染后动物或患者的免疫功能状态差异很大。给损伤后动物注射 IFN-γ,可降低致命性腹腔感染的病死率。同样剂量的 IFN-γ 给未损伤的动物注射,之后再给动物注射内毒素,动物病死率明显增加,可见动物的免疫状态不同,对 IFN-γ 的反应性也截然相反;③实验动物所接受的内毒素或细胞因子往往为一次性、攻击性的大剂量,而临床感染中,内毒素或细胞因子的释放往往为较小剂量、反复持久的;④细胞因子以旁分泌和自分泌为主,组织局部的细胞因子浓度往往很高,而循环中水平较低。但实验和临床抗介质治疗均以对抗血浆炎症介质为目标;⑤细胞因子等炎症介质实际上是一把"双刃剑",在不同浓度、不同状态、不同组织部位,可能具有不同的作用,甚至作用是完全相反的。

尽管认识还不全面,但炎症反应失控依然是 MODS 发生、发展中的根本性作用,炎症反应学说依然是 MODS 发病机制的基石。

(二) 自由基学说

缺血再灌注和自由基也是导致 MODS 的重要机制之一。MODS 的自由基学说主要包括 3 方面:①氧输送不足导致组织细胞直接的缺血缺氧性损害;②缺血再灌注促发自由基大量释放;③白细胞与内皮细胞的互相作用,导致组织和器官损伤,最终发生 MODS。从根本上来看,自由基学说也是炎症反应学说的重要组成部分。

缺血缺氧引起组织器官损伤是 MODS 的重要原因。当氧输送低于临界水平时,必然引起全身组织器官的缺血缺氧,导致器官功能损害。以 Shoemaker 为代表的学者提出,通过提高心排血量、血红蛋白浓度或动脉血氧饱和度,使全身氧输送明显高于临界水平,即超常水平的氧输送(supernormal),可以达到改善组织器官缺氧的目的。尽管高氧输送是符合逻辑的,但全身氧输送的提高与某一器官血流和氧输送改变并不一致。当全身氧输送高于正常时,肠道、肝脏等内脏器官仍然可能处于缺血缺氧状态。研究证实,以提高氧输送为复苏目标,并不能改变 MODS 的预后。肠道是休克及 MODS 中最易发生缺血缺氧的器官,对肠道缺血的监测可能是有益的。肠道黏膜 pH 监测可判断肠道缺血程度,用以指导 MODS 患者的复苏治疗似乎更为合理,但以改善器官氧输送为目标的复苏治疗,是否能够最终改善 MODS 患者的预后,尚待进一步研究。

再灌注和自由基的释放也是导致 MODS 的重要机制。组织器官血流灌注的恢复或重建对于机体的生存是很有必要的,但却能诱导自由基的释放。黄嘌呤氧化酶和白细胞激活途径是自由基生成的主要来源。黄嘌呤脱氢酶转化为黄嘌呤氧化酶是自由基释放的前提,一般情况下,肠道再灌注 10 秒后,黄嘌呤脱氢酶即转化为黄嘌呤氧化酶;在心肌组织中,酶的转化发生于再灌注后 8 分钟左右;而在肝脏、脾脏、肾脏和肺等器官,酶的转化发生在再灌注后 30 分钟。再灌注后不同组织器官酶转化时间的差异,是不同组织器官缺血再灌注损伤程度不同的基础。再灌注和自由基

造成的损害往往比缺血更为严重,因此,组织器官最严重的损伤不是发生在缺血期,而是发生在再灌注期。针对再灌注期自由基对组织细胞的严重损害,抑制自由基生成、阻断自由基作用或直接中和自由基,则成为合理的 MODS 防治战略。实验研究证实,应用自由基阻滞剂或清除剂可以保护器官功能,但对炎症反应和 MODS 的临床疗效不肯定。天然超氧化物歧化酶(superoxide dismutase,SOD)在血浆中的半衰期很短,且难以通过细胞膜,单独应用不易发挥抗氧化作用。研制理想的抗氧化剂是阻断缺血再灌注损伤的希望。

由毒素和炎症介质诱导的失控炎症反应,在很大程度上作用于血管内皮细胞水平。正常情况下,内皮细胞表现为非炎症性表型,具有调节毛细血管血流、参与凝血和炎症反应的功能。当内毒素或炎症介质作用于内皮细胞时,内皮细胞可表达组织因子激活外源性凝血途径,表达表面受体(内皮细胞 - 粒细胞黏附分子 ELAM、细胞间黏附分子 ICAM-1 等),促进白细胞与内皮细胞黏附和激活。此时毛细血管不再是炎症细胞的被动通道,而是炎症反应的积极参与者,促进炎症细胞向感染损伤部位趋化,激活炎症细胞,增强炎症细胞对细菌和异物的清除能力,有助于感染的控制和局限。但当局部炎症反应放大或失控时,毒素和炎症介质不仅刺激损伤部位的毛细血管内皮,而且可能弥漫性损伤全身毛细血管内皮细胞,结果造成微血栓形成及器官功能损害,导致 MODS。可以说,感染创伤等各种因素诱导 MODS 的共同途径是内皮细胞的激活和白细胞与内皮细胞的黏附。以抑制白细胞与内皮细胞黏附为主要目标的内皮细胞保护性措施也是 MODS 的治疗策略之一,可减轻由休克或缺血再灌注介导的毛细血管内皮及组织器官损害,但也有可能抑制机体对致病菌的清除能力。内皮细胞保护策略有待进一步研究证实。

(三) 肠道动力学说

肠道动力学说的概念最早是由 Meakins 和 Marshall 提出的。1985 年 Goris 对 MODS 患者的研究显示,死于 MODS 的患者中,30% 血培养阳性或有全身性感染的表现,但找不到感染灶。肠道是机体最大的细菌和毒素库,肠道有可能是 MODS 患者菌血症的来源。另外,MODS 患者菌血症的细菌往往与肠道菌群一致。因此,Meakins 和 Marshall 提出肠道可能是 MODS 发生发展的动力器官(gut motor)。

目前,肠道动力学说已被基本证实,临床和实验研究证据包括:①约 1/3 的菌血症患者死于 MODS 而未发现明确的感染灶;②肠道对缺血和再灌注损伤最为敏感,创伤或感染患者或动物模型中,细菌或毒素移位已被证实;③应用肠道营养,保持肠黏膜的完整性,可降低感染发生率。但对这一学说也有不同的看法:①休克或创伤后,肠黏膜通透性增加与感染并发症并无必然联系;②细菌可从肠系膜淋巴结中检出,但进入循环很少;③选择性肠道去污(selective digestive decontamination,SDD)对降低肺部感染有益,但对MODS 的发病和病死率无明显影响。

根据目前的认识水平,肠道不仅仅是一个消化器官,由于肠黏膜内大量散在分布的淋巴细胞、肠系膜中广泛分布的淋巴结和肝脏内大量的库普弗细胞,肠道实际上也是一个免疫器官。在感染、创伤或休克时,即使没有细菌的移位,肠道内毒素的移位也将激活肠道及其相关的免疫炎症细胞,导致大量炎症介质的释放,参与 MODS 的发病。因此,肠道是炎症细胞激活、炎症介质释放的重要场地之一,也是炎症反应失控的策源地之一。从这一点来看,肠道动力学说实际上是炎症反应学说的一部分。

三、二次打击学说与 MODS

MODS 往往是多元性和序贯性损伤的结果,而不是单一打击的结果。1985 年 Dietch 提出 MODS 的二次打击学说,将创伤、感染、烧伤、休克等早期直接损伤作为第一次打击,第一次打击所造成的组织器官损伤是轻微的,虽不足以引起明显的临床症状,但最为重要的是,早期损伤激活了机体免疫系统,尽管炎症反应的程度较轻,但炎症细胞已经被动员起来,处于预激活状态。此后,如病情稳定,则炎症反应逐渐缓解,损伤组织得以修复。当病情进展恶化或继发感染、休克等情况,则构成第二次或第三次打击。第二次打击使已处于预激活状态的机体免疫系统暴发性激活,大量炎症细胞活化、炎症介质释放,结果炎症反应失控,导致组织器官的致命性损害。第二次打击强度本身可能不如第一次打击,但导致炎症反应的暴发性激活,往往是致命性的(图 37-3)。

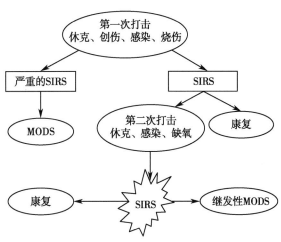

图 37-3 多器官功能障碍综合征的二次打击学说

当第一次打击强度足够大时,可直接强烈激活机体炎症反应,导致 MODS,属于原发性 MODS。但大多数患者 MODS 是多元性和序贯性损伤的结果,并不是单一打击的结果,这类 MODS 属于继发性 MODS。常见的第二次打击包括继发性感染、休克、缺氧、缺血、创伤、手术等。对于多发性创伤的患者,如创伤严重,则直接可导致 MODS。但多数患者经早期清创处理后基本稳定,而创伤早期发生的低血压,导致各器官发生不同程度的缺血再灌注损伤及巨噬细胞、中性粒细胞激活,使患者出现发热、白细胞升高等炎症反应表现。创伤后 3~7 天,继发性感染或休克,使已处于预激活或激活状态的炎症细胞发生暴发性激活,结果使炎症反应失控,导致自身组织器官的损害,最终发展为MODS。

危重患者的病情往往是复杂的,机体遭受打击次数可能是两次,也可能是多次。多次反复打击将使机体炎症反应放大和失控更易发生,使患者更易发生MODS。另外,不仅机体免疫系统参与多次打击导致MODS的病理生理过程,凝血、纤溶、补体、激肽等多个系统均参与或累及。

MODS二次打击学说的提出,进一步强调了感染、创伤的后期处理。后期处理不当,后果比早期损伤的结果更为严重,更具危害性。

四、SIRS/CARS 与 MODS

(一) 炎症反应的意义

正常情况下,炎症反应是防止组织损伤扩大,促进组织修复的以防御为主的局部组织反应,是机体修复和生存所必需的。感染和创伤触发机体炎症反应,如果炎症反应能够及时局限,清除细菌或异物,则对机体有益。但如果炎症反应不能局限,导致炎症反应失控,反而损伤自身组织,可能造成严重后果。

(二) 全身性炎症反应综合征

1991年,在美国芝加哥召开美国胸科医师学会/重症医学会(ACCP/SCCM)联席会议,将感染或创伤引起的持续全身炎症反应失控的临床表现命名为全身炎症反应综合征(systemic inflammatory response syndrome,SIRS),并制定了相应的诊断标准(表37-2)。SIRS可由感染因素引起,若进行性加重可导致全身性感染(systemic infection 或 sepsis)、严重感染(severe sepsis)、感染性休克,甚至MODS。SIRS也可由创伤、烧伤、急性重症胰腺炎等非感染因素引起,进行性加重亦可引起MODS。SIRS是感染或非感染因素导致机体过度炎症反应的共同特征,MODS是SIRS进行性加重的最终后果。因此,就本质而言,SIRS是导致MODS的共同途径。

表37-2 全身性炎症反应综合征的诊断标准
(符合下列两项或两项以上)

项目	标准
体温	>38℃或<36℃
心率	>90次/min
呼吸	呼吸频率>20次/min 或动脉血二氧化碳分压($PaCO_2$)<32mmHg
白细胞	外周血白细胞>12×10^9/L 或<4×10^9/L 或幼稚杆状白细胞>10%

SIRS的提出是对感染、创伤及MODS认识的重大突破和进展。导致MODS临床和基础研究的重点从感染、创伤本身转移到机体炎症反应这一本质上,同时也使MODS治疗手段从控制感染、创伤,延伸到调节机体炎症反应上。

对SIRS临床认识和理解的重要性远比SIRS的临床诊断重要。SIRS这一概念在临床应用中存在诸多问题:

①诊断标准的灵敏度过高。根据Rangel-Frausto的研究,3 708例ICU及普通病房患者的SIRS发生率高达68%。我们的研究结果也显示ICU患者在转入时,有71.3%符合SIRS诊断标准。这些研究提示,SIRS发生率异常之高,使"SIRS"概念似乎与"危重病"的概念类似,即SIRS的诊断灵敏度高,而缺乏特异度。②难以反映疾病严重程度。临床研究中不能以SIRS判断疾病的严重程度,在1991年美国芝加哥会议上已认识到这一问题,因此,提出将SIRS与疾病严重程度评分相结合,对危重患者进行判断和治疗。当然,也有一些研究认为,SIRS符合四项指标的多少,与SIRS的严重程度及危重患者预后有关。③削弱或忽视寻找感染灶和控制感染。表现SIRS或"全身性感染"的患者,部分患者可能无感染灶,其"全身性感染"表现由创伤、急性重症胰腺炎或烧伤等非感染因素引起,但也有部分存在明确或可疑感染灶,例如,肺炎、腹腔感染等。因此,对于表现有SIRS的患者,不能仅仅满足于SIRS的诊断,要高度关注引起SIRS的原因,特别是否有感染发生。

尽管SIRS概念的提出是MODS认识上的重大进步,但SIRS的诊断标准本身存在许多不足,特别是把它作为一个综合征或疾病时,不能停留在SIRS水平上,应积极寻找导致SIRS的致病因素。

(三) 代偿性抗炎反应综合征

基于SIRS是导致MODS的本质性原因这一认识,抑制SIRS有可能阻断炎症反应发展,最终可能降低MODS病死率。20世纪90年代初期,大量的动物实验研究显示,抑制炎症介质,明显降低感染或内毒素血症动物的病死率,为临床MODS的救治带来希望。令人失望的是,内毒素单抗、TNF-α单抗等炎症介质拮抗剂在临床试验中相继失败,甚至个别研究报道增加病死率。由此,迫使人们深入研究,并重新认识SIRS在MODS中的作用。首先,引起注意的是机体受细菌毒素、损伤打击后,出现一过性细胞免疫功能降低,使机体对感染易感;其次,机体受细菌毒素、损伤刺激后,不仅释放炎症介质引起SIRS,同时大量释放内源性抗炎介质。后者可能是导致机体免疫功能损害的主要原因;第三,临床上盲目使用炎症介质拮抗剂,可能使免疫功能损伤加重,或许这就是炎症介质拮抗剂临床试验失败的主要原因。鉴于上述认识,1996年Bone针对感染或创伤时,导致机体免疫功能降低的内源性抗炎反应,提出了代偿性抗炎反应综合征(compensatory anti-inflammatory response syndrome,CARS)的概念。CARS作为SIRS的对立面,两者常常是不平衡的。如保持平衡,则内环境稳定得以维持,不会引起器官功能损伤。一旦SIRS/CARS失衡,将引起内环境失去稳定性,导致组织器官损伤,发生MODS。

如果把SIRS和CARS看作机体炎症反应天平的两端,则CARS作为天平的另一端,对SIRS发生、发展所起的关键性作用是不言而喻的。CARS的发生主要与抗炎性介质合成、抗炎性内分泌激素及炎症细胞凋亡等因素有关。

1. 多种内源性抗炎介质参与CARS 单核巨噬细胞被过度激活后,不仅释放大量的促炎性介质,引起广泛的组织的自身性破坏,同时,也释放一种强烈的内源性免疫抑制

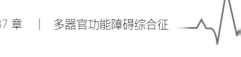

剂——前列腺素（prostaglandin，PG）E_2，引起细胞免疫功能瘫痪。临床研究证实，严重创伤或感染早期，单核细胞等可释放大量 PGE_2，并持续升高长达 21 天。PGE_2 通过抑制 T 辅助细胞（Th）向 Th_1 细胞分化，促使向 Th_2 细胞分化，从而抑制 IL-2 和 IFN-γ 释放及 IL-2 受体表达，抑制细胞免疫功能；同时 PGE_2 诱导 Th_2 细胞及单核巨噬细胞释放 IL-4、IL-10、IL-13 等抗炎介质，强烈抑制 TNF-α、IL-1β 等炎症介质释放。可见，PGE_2 强烈抑制机体免疫功能，对抗 SIRS。另外，IL-4 和 IL-10 对炎症介质释放具有明显抑制作用，也是引起 CARS 的抗炎介质。临床研究发现 IL-4 和 IL-10 水平升高与创伤患者感染发生率呈正相关。另外，TNF 可溶性受体、IL-1 受体拮抗剂（IL-lRa）、超氧化物歧化酶、α1-抗胰蛋白酶等物质均属于内源性抗炎物质的范畴，参与 CARS 的发生。

2. 糖皮质激素和儿茶酚胺是参与 CARS 的重要抗炎性内分泌激素 糖皮质激素对免疫功能具有强烈非特异性抑制作用，明显抑制 TNF-α、IL-1β 等炎症介质的释放，是导致 CARS 的重要原因。对于 CARS 占主导地位的 MODS，糖皮质激素治疗不可能获得积极疗效。去甲肾上腺素和肾上腺素等内源性儿茶酚胺物质对内毒素诱导的炎症介质释放亦具有明显抑制作用。

3. 炎症细胞的凋亡是影响 CARS 的重要因素 粒细胞是重要的炎症细胞，其存活时间长短直接影响炎症反应的程度。正常情况下，粒细胞在循环中存活时间不超过 24 小时。内毒素及 IL-1β、IL-8 等与粒细胞结合，均使粒细胞凋亡延迟。当 Fas 和 P55 表达时，则粒细胞凋亡就会加速，使炎症趋于局限。可见，粒细胞凋亡加速也是 CARS 的重要机制，应引起重视。

CARS 具有重要的临床意义。炎症无疑是消灭入侵病原体和异物的防御反应，但炎症反应过度又难免损害宿主自身。CARS 的意义就在于限制炎症，保护宿主免受炎症的损害。机体受细菌/内毒素刺激后，引起炎症细胞活化和炎症介质的生成；与此同时，机体动员抗炎机制限制这种活化，这就是正常体内的炎症和抗炎症的平衡及其在机体自稳中的作用。当炎症刺激过强或持续刺激时，则导致炎症反应过度，超过 CARS，SIRS/CARS 平衡失调，则发生自身性破坏。反之，抗炎反应过强，又可导致 CARS 或免疫功能低下。

CARS 以机体免疫功能低下为特征，但临床难以判断。为了使 CARS 应用于临床，1997 年 Bone 提出 CARS 的诊断标准，即外周血单核细胞 HLA-DR 的表达量低于 30%，而且伴有炎症性细胞因子释放减少。同时，Bone 指出，如果患者同时存在 SIRS 和 CARS，则诊断为失代偿性炎症反应综合征（mixed antagonist response syndrome，MARS）。CARS 诊断标准有利于对炎症反应状态的判断，使 SIRS/CARS 失衡理论应用于临床。

（四）SIRS/CARS 失衡与 MODS

就其本质而言，MODS 是 SIRS/CARS 免疫失衡的严重后果。SIRS/CARS 失衡导致 MODS 的发展过程可分为 3 个阶段：①局限性炎症反应阶段。局部损伤或感染导致炎症介质在组织局部释放，诱导炎症细胞向局部聚集，促进

病原微生物清除和组织修复，对机体发挥保护作用；②有限全身炎症反应阶段。少量炎症介质进入循环诱发 SIRS，诱导巨噬细胞和血小板向局部聚集。同时，由于内源性抗炎介质释放增加导致 CARS，使 SIRS 与 CARS 处于平衡状态，炎症反应仍属生理性，目的在于增强局部防御作用；③SIRS/CARS 失衡阶段。表现为两个极端，一个是大量炎症介质释放入循环，刺激炎症介质瀑布样释放，而内源性抗炎介质又不足以抵消其作用，导致 SIRS。另一个极端是内源性抗炎介质释放过多而导致 CARS。SIRS/CARS 失衡的后果是炎症反应失控，使其由保护性作用转变为自身破坏性作用，不但损伤局部组织，同时打击远隔器官，导致 MODS。

认识的进步，必然预示着在治疗上取得突破。恢复 SIRS 和 CARS 的动态平衡可能是 MODS 治疗的关键。

（邱海波）

第 3 节 多器官功能障碍综合征的诊断与临床特征

尽管多器官功能障碍综合征（multiple organ dysfunction syndrome，MODS）已引起临床医师的广泛重视，但缺乏权威的定义和统一的诊断标准，使多器官功能衰竭和 MODS 临床研究结果差异很大，特别是患病率和病死率的结果差异巨大（表 37-3）。参照国际公认标准，采用统一的定义和诊断标准，显然是很有必要的。

表 37-3　多器官功能障碍综合征患者的病死率

年代	研究者	病死率 /%
1973	Tilney	94
1977	Eiseman	70
1980	Fry	74
1985	Norton	76
1986	Machiedo	71
1992	Martin	71
1994	Sauaia	60
1999	邱海波	49

一、MODS 的定义

MODS 是由严重感染、严重免疫炎症紊乱（如重症胰腺炎）、创伤、烧伤以及各种休克引起的，以严重生理紊乱为特征的临床综合征，其临床特征是，多个器官序贯或同时发生功能障碍或功能衰竭。确切地说，MODS 是在严重感染、创伤、烧伤、休克及重症胰腺炎等疾病过程中，发病 24 小时以上，出现 2 个或 2 个以上的器官或系统序贯性的功能障碍或功能衰竭。

任何疾病过程都是进行性的、渐进的病理生理过程，多器官功能障碍也具有类似的特点。早期感染、创伤引起轻度的内环境紊乱，进行性发展出现器官功能的损害，当器官功能损害达到一定的严重程度时，则发生器官功能衰竭。对多器官功能障碍的认识至少有两点值得反思：第一，多器官功能衰竭不是一个孤立的事件，具有较宽的内涵，实际上多器官功能障碍包括从早期内环境紊乱发生到多器官衰竭的连续的整个病理生理过程；第二，当患者诊断多器官功能衰竭时，器官功能已到晚期，到衰竭状态，痛失治疗时机，对多器官功能衰竭的早期干预，前提是对多器官功能障碍的早期认识。将 MODS 定义为一个包括早期病理生理改变到终末期器官功能衰竭的连续的完整的病理生理过程，确立了动态和开放的 MODS 概念，为 MODS 的早期认识、早期诊断以及早期干预奠定了基础，具有重要的临床意义。

二、MODS 的分类

根据 MODS 器官功能障碍发生的主要原因，以及 SIRS 在器官功能损伤中的地位，可将 MODS 分为原发性 MODS 和继发性 MODS。

原发性 MODS 是指某种明确的损伤直接引起器官功能障碍，即器官功能障碍由损伤本身引起，在损伤早期出现。如严重创伤后，直接肺挫伤导致急性呼吸衰竭，横纹肌溶解导致肾衰竭，大量出血补液导致凝血功能异常。在原发性 MODS 的发病和演进过程中，SIRS 在器官功能障碍发生中所占比重较低。

继发性 MODS 并非是损伤的直接后果，而与 SIRS 引起的自身性破坏关系密切。损伤引起 SIRS，而异常的炎症反应继发性造成远距离器官发生功能障碍。所以，继发性 MODS 与原发损伤之间存在一定的间歇期，易合并感染。在继发性 MODS 中，SIRS 是器官功能损害的基础，全身性感染和器官功能损害是 SIRS 的后继过程。SIRS-全身性感染-MODS 就构成一个连续体，继发性 MODS 是该连续体造成的严重后果。

对于原发性 MODS 患者，当机体发生原发性器官功能损害后，如能够存活，则原发性损伤与原发性器官功能损害将刺激机体免疫炎症反应，导致全身性炎症反应，又可进一步加重器官功能障碍或引起新的严重器官功能损伤，实际上，MODS 就从原发性转变为继发性。

三、诊断标准

（一）多器官功能障碍综合征的诊断标准

1997 年提出了修正的 Fry-MODS 诊断标准（表 37-4）。该标准结合国际常用的诊断标准，几乎包括了所有可能累及的器官或系统，较为简洁，临床实用性较强。

表 37-4　多器官功能障碍综合征诊断标准

系统或器官	诊断标准
循环系统	收缩压低于 90mmHg，并持续 1 小时以上，或需要药物支持才能使循环稳定
呼吸系统	急性起病，动脉血氧分压/吸入氧浓度（PaO_2/FiO_2）≤ 200mmHg（无论有否应用 PEEP），X 线正位胸片见双侧肺浸润，肺动脉楔压 ≤ 18mmHg 或无左房压力升高的证据
肾脏	血肌酐 > 2mg/dl 伴有少尿或多尿，或需要血液净化治疗
肝脏	血胆红素 > 2mg/dl，并伴有转氨酶升高，大于正常值 2 倍以上，或已出现肝昏迷
胃肠	上消化道出血，24 小时出血量超过 400ml，或胃肠蠕动消失不能耐受食物，或出现消化道坏死或穿孔
血液	血小板 < $50 \times 10^9/L$ 或降低 25%，或出现弥散性血管内凝血
代谢	不能为机体提供所需的能量，糖耐量降低，需要用胰岛素；或出现骨骼肌萎缩、无力等表现
中枢神经系统	格拉斯哥昏迷评分 < 7 分

（二）反映 MODS 病理生理过程的疾病特异性诊断标准

对 MODS 病理生理过程认识的进步，也体现在 MODS 的诊断标准方面。计分法诊断标准是定量、动态评价 MODS 病理生理过程的较理想手段。1995 年 Marshall 和 Sibbald 提出的计分法 MODS 诊断评估系统临床应用较多（表 37-5）。通过每天进行 MODS 评分，可对 MODS 的严重程度及动态变化进行客观的评估。

Marshall 提出的 MODS 计分法评估系统中，MODS 分数与病死率呈显著正相关（表 37-6），对临床 MODS 的预后判断具有指导作用。

不同疾病导致的 MODS 具有不同特点，建立疾病特异性的 MODS 评分和诊断系统，是 MODS 深入研究的结果。1996 年 Vincent 等提出了序贯器官功能衰竭评估（sequential organ failure assessment，SOFA），它体现器官和系统功能衰竭的病理生理过程和程度评价（表 37-7）。

（三）MODS 诊断标准的片面性

尽管 MODS 的诊断标准已经能够初步地反映器官功能障碍的病理生理过程，但仍然存在片面性。

1. 任何一个 MODS 诊断标准，均难以反映器官功能衰竭的病理生理内涵。机体免疫炎症反应紊乱在 MODS 发生发展中具有关键性作用，但必须通过实验室检查才能够了解免疫功能紊乱的程度，目前还缺乏临床判断指标。对于神经系统功能评估，即使患者格拉斯哥昏迷评分低于 6 分，我们也很难肯定患者存在严重的神经系统功能障碍。对胃肠道功能衰竭的诊断，就更显得复杂和难以确定，当肠

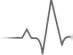

表 37-5 多器官功能障碍综合征计分法评估系统

器官或系统	器官评分				
	0	1	2	3	4
肺（PaO₂/FiO₂）	>300	226~300	151~225	76~150	≤75
肾 [血清肌酐 /(µmol·L⁻¹)]	≤100	101~200	201~350	351~500	>500
肝 [血清胆红素 /(µmol·L⁻¹)]	≤20	21~60	61~120	121~240	>240
心脏（PAR/mmHg）	≤10	10.1~15	15.1~20	20.1~30	>30
血液 [血小板 /(×10⁹·L⁻¹)]	>120	81~120	51~80	21~50	≤20
脑（格拉斯哥昏迷评分）	15	13~14	10~12	7~9	≤6

注：PAR，pressure-adjusted heart rate，压力校正心率；压力校正心率 = 心率 × 右房压（或中心静脉压）/ 平均动脉压；如应用镇静剂或肌肉松弛药，除非存在神经功能障碍的证据，否则应视作正常计分。

表 37-6 MODS 评分与预计病死率

MODS 评分 / 分	预计病死率 /%
0	0
9~12	25
13~16	50
17~20	75
>20	100

系膜动脉灌注明显减少导致肠道缺血时，肠黏膜屏障功能受损，肠道细菌和毒素就能够发生移位，可能引起休克和呼吸衰竭。此时，我们仅仅关注患者发生呼吸循环衰竭，而关键性的胃肠道功能衰竭却被忽视。看来，很难给胃肠道功能衰竭确定一个准确的诊断标准。肝脏功能障碍也面临类似的问题，无论是伴黄疸的肝胆功能障碍，还是全身性的内毒素血症，均可导致肝脏库普弗细胞激活，炎症反应的暴发，临床上可能首先出现循环衰竭，肝脏功能及肝脏免疫功能的改变因缺乏临床表现而被遗漏。

2. 目前的 MODS 诊断标准容易使临床医师产生误解，将 MODS 看作是功能障碍或功能衰竭器官的简单叠加，而忽视了 MODS 的病理机制及器官之间互相作用的重要性。强调各个单一器官功能衰竭对重症患者的病情判断和治疗无疑是很重要的，但 MODS 并不是各个单一器官功能障碍的简单叠加，同样是两个器官衰竭，但器官不同，对 MODS 患者的影响也不同。Knaus 的大规模调查显示，循环衰竭合并血液系统衰竭时，MODS 患者的病死率为 20%，而循环衰竭合并神经系统功能衰竭时，病死率可高达 76%。另外，器官简单叠加的 MODS 诊断标准也难以反映某一器官衰竭或损伤后，对机体炎症反应的刺激和放大效应，而正是放大失控的炎症反应导致器官功能损害的恶化或导致 MODS。还需注意的是 MODS 的临床表现和实验室检查结果（如血清胆红素或血肌酐），尽管在一定程度上反映了相关器官和组织功能受损的程度，但这仅仅是 MODS 机体自身性破坏的部分表象而已，难以说明器官功能损害的本质性原因。

表 37-7 序贯器官功能衰竭评估（SOFA）标准

SOFA 评分	1	2	3	4
呼吸系统 PaO₂/FiO₂/mmHg	<400	<300	<200（机械通气）	<100（机械通气）
凝血系统 血小板 /(10⁹·L⁻¹)	<150	<100	<50	<20
肝脏 胆红素 /(mg·dl⁻¹)	1.2~1.9	2.0~5.9	6.0~11.9	>12.0
循环系统 低血压	MAP<70mmHg	Dopa ≤5 或 Dobu（无论剂量如何）	Dopa>5 或 Epi ≤0.1 或 NE ≤0.1	Dopa>15 或 Epi>0.1 或 NE>0.1
中枢神经系统 格拉斯哥昏迷评分	13~14	10~12	6~9	<6
肾脏 肌酐 /(mg·dl⁻¹) 或尿量 /(ml·d⁻¹)	1.2~1.9	2.0~3.4	3.5~4.9 或 <500	≥5.0 或 <200

注：MAP，平均动脉压；Dopa，多巴胺；Dobu，多巴酚丁胺；Epi，肾上腺素；NE，去甲肾上腺素。

因此,有必要强调 MODS 各器官之间的相互作用,从病理生理机制的角度制定合理的 MODS 诊断标准,将有助于深刻了解 MODS 病理生理学变化,更全面、更深入地认识 MODS。

四、MODS 的临床特征

尽管 MODS 的临床表现很复杂,但在很大程度上取决于器官受累的范围及损伤是由一次打击还是由多次打击所致。MODS 临床表现的个体差异很大,一般情况下,MODS 病程大约 14~21 天,并经历 4 个阶段,包括休克、复苏、高分解代谢状态和器官衰竭阶段。每个阶段都有其典型的临床特征(表 37-8),且发展速度极快,患者可能死于 MODS 的任一阶段。

表 37-8 多器官功能障碍综合征的临床分期和特征

	第 1 阶段	第 2 阶段	第 3 阶段	第 4 阶段
一般情况	正常或轻度烦躁	急性病容,烦躁	一般情况差	濒死感
循环系统	容量需要增加	高动力状态,容量依赖	休克,心排血量下降,水肿	血管活性药物维持血压,水肿、SvO_2 下降
呼吸系统	轻度呼碱	呼吸急促,呼碱、低氧血症	严重低氧血症、ARDS	高碳酸血症、气压伤
肾脏	少尿,利尿剂反应差	肌酐清除率下降,轻度氮质血症	氮质血症,有血液透析指征	少尿,血透时循环不稳定
胃肠道	胃肠胀气	不能耐受食物	肠梗阻,应激性溃疡	腹泻,缺血性肠炎
肝脏	正常或轻度胆汁淤积	高胆红素血症,PT 延长	临床黄疸	转氨酶升高,严重黄疸
代谢	高血糖,胰岛素需要量增加	高分解代谢	代酸,高血糖	骨骼肌萎缩,乳酸酸中毒
中枢神经系统	意识模糊	嗜睡	昏迷	昏迷
血液系统	正常或轻度异常	血小板降低,白细胞增多或减少	凝血功能异常	不能纠正的凝血障碍

尽管 MODS 涉及面广,临床表现复杂,但 MODS 具有以下显著特征:①发生功能障碍的器官往往是直接损伤器官的远隔器官。②从原发损伤到发生器官功能障碍在时间上有一定的间隔。③高排低阻的高动力状态是循环系统的特征。④高氧输送和氧利用障碍及内脏器官缺血缺氧,使氧供需矛盾尖锐。⑤持续高代谢状态和能源利用障碍。

五、MODS 的流行病学

(一) MODS 的患病情况

1. MODS 患病率 MODS 是导致 ICU 重症患者死亡的首要原因。成人 ICU 患者的 MODS 发病率为 11%~40%,儿童 ICU 患者的 MODS 发病率则为 14%~56%。创伤后 MODS 的患病率可达 55%。感染性休克后 MODS 的发病率高达 78%。早期认识 MODS 患病危险因素,早期干预,仍然是重症医学的重要研究方向。

2. MODS 衰竭器官及衰竭顺序 MODS 患者不同器官发生功能障碍的频率是不同的。一项多中心观察性研究显示,以呼吸和循环衰竭发生频率最高,分别为 74.9% 和 57.9%,其次依次为肾功能障碍 39.9%、血液系统功能障碍 22.2%、肝功能障碍 12.9%、中枢神经系统功能障碍 11.9%。

MODS 的各器官功能障碍的始发时间不同,一般无特定发病顺序。但在同类疾病引起的 MODS 中,器官功能障碍的顺序似乎有规律可循。有研究表明,外科急诊手术后合并感染的患者,一旦发生 MODS,器官功能障碍的顺序有一定的规律。以急诊手术当天为起点,术后 2.6 天发生全身性感染,呼吸功能衰竭是第一个发生功能障碍的器官,几乎与全身性感染的时间一致。之后,依次发生肝脏、胃肠道和肾脏功能的衰竭。MODS 器官发生功能障碍顺序有助于临床医师早期认识和预防可能发生的器官功能障碍。当然,由于患者个体差异很大,即使原发疾病相同,MODS 发生功能障碍的器官顺序也可能有较大差异。

(二) 预后及病死率

MODS 是重症患者首要死亡原因,而且 MODS 的病死率与器官衰竭数目具有明显的相关性。仅一个器官功能障碍的 ICU 病死率为 33.8%;两个器官功能障碍的 ICU 病死率为 40.7%;三个器官功能障碍 ICU 病死率为 54.3%;四个器官功能障碍的 ICU 病死率为 48.7%;五个及以上的器官功能障碍的 ICU 病死率为 75.7%。可见,患者一旦发生 MODS,病死率很高,严重影响其预后。

尽管衰竭器官数量相同,但衰竭器官不同,MODS 病死率也可能不同。北京协和医院 ICU 的调查显示,118 例患者发生 2 个器官功能衰竭,病死率为 17.8%,但衰竭器官不同,病死率差异很大。呼吸和循环衰竭者病死率 19.5%,而肝肾衰竭者病死率高达 33.3%($P<0.05$)。

(三) 病死危险因素

MODS 患者病死率高,认识病死危险因素,有助于早期确立 MODS 治疗对策。Knaus 等学者对 MODS 的病死危险因素作了大规模的临床调查,概括了 MODS 病死的相关危险因素(表 37-9)。针对 MODS 病死危险因素进行积极处理和干预,可能是降低 MODS 病死率的关键。

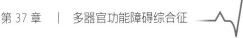

表 37-9 多器官功能障碍综合征的病死危险因素

病死危险因素
病危（APACHE Ⅱ >20；APACHE Ⅲ >30）
严重创伤（急性损伤评分 >25）
年龄 >65 岁（>55 岁的创伤患者）
明确有感染或炎症的 ICU 患者
全身性感染
转入 ICU 后低血压超过 24 小时
休克复苏后仍然存在氧债 - 血乳酸水平持续升高
重大手术
体外循环中主动脉阻断时间 >1.5 小时
具有肝功能不全病史
长期酗酒

（四）MODS 患者的直接病死原因

循环功能衰竭是 MODS 最常见的直接病死原因，其次为中枢神经系统功能衰竭和心力衰竭等（表 37-10）。进一步提示在 MODS 治疗中，应特别注意纠正循环衰竭，并针对病因采取有效治疗措施，不应掉以轻心。

表 37-10 多器官功能障碍综合征患者的直接病死原因

衰竭系统或器官	死亡病例数 / 例	构成比 /%
循环功能衰竭	72	43.0
中枢神经系统功能衰竭	30	18.0
心力衰竭	29	17.4
呼吸功能衰竭	18	10.8
血液系统衰竭	10	6.0
肾衰竭	5	3.0
肝功能衰竭	3	1.8
小计	167	100.0

（黄英姿 邱海波）

第 4 节　多器官功能障碍综合征的治疗原则

所有多器官功能障碍综合征（MODS）患者均应进入重症监护病房（ICU），但 MODS 患者的监测和治疗应由专科医师和 ICU 专职医师共同完成。尽管 MODS 的病因复杂、涉及的器官和系统多、治疗中往往面临很多矛盾，但 MODS 的治疗应遵循以下原则。

一、控制原发病

控制原发疾病是 MODS 治疗的关键，应重视原发疾病的处理。对于存在严重感染的患者，必须积极引流感染灶和目标性应用有效抗生素。若为创伤患者，则应积极清创，并预防感染的发生。当重症患者出现腹胀、不能进食或非结石性胆囊炎时，应采用积极的措施，如导泻、灌肠等，以保持肠道通畅，恢复肠道屏障功能，避免肠道菌群移位。而对于休克患者，则应争分夺秒地进行休克复苏，尽可能地缩短休克时间，避免引起进一步的器官功能损害。

二、改善氧代谢，纠正组织缺氧

氧代谢障碍是 MODS 的特征之一，纠正组织缺氧是 MODS 重要的治疗目标。改善氧代谢障碍、纠正组织缺氧的主要手段包括增加全身氧输送、降低全身氧耗、改善组织细胞利用氧的能力等。

1. 增加氧输送 提高氧输送是目前改善组织缺氧最可行的手段。氧输送是单位时间内心脏泵出的血液所携带的氧量，由心脏泵功能、动脉氧分压 / 血氧饱和度和血红蛋白浓度决定，因此，提高氧输送也就通过心脏、血液和肺交换功能 3 个方面来实现。

（1）维持动脉氧合：提高动脉氧分压或动脉血氧饱和度是提高全身氧输送的 3 个基本手段之一。氧疗、呼吸机辅助通气和控制通气是支持动脉氧合的常用手段。

至于支持动脉氧合的目标，不同类型的患者有不同的要求。对于非急性呼吸窘迫综合征或急性呼吸衰竭患者，支持动脉氧合的目标是，将动脉氧分压维持在 80mmHg 以上、或动脉血氧饱和度维持在 94% 以上。但对于急性呼吸窘迫综合征和急性呼吸衰竭患者，将动脉氧分压维持在 80mmHg 以上常常是困难的，往往需要提高呼吸机条件、增加呼气末正压水平或提高吸入氧浓度，有可能导致气压伤或引起循环干扰，因此，对于这类患者，支持动脉氧合的目标是将动脉氧分压维持在高于 55~60mmHg 水平以上、或动脉血氧饱和度高于 90% 以上。之所以将动脉氧分压维持在 55~60mmHg 以上，与动脉血氧离曲线的 "S" 形特征有关，当动脉氧分压高于 55~60mmHg 水平时，动脉血氧饱和度达到 90%，进一步提高动脉氧分压，呼吸和循环的代价很大，但动脉血氧饱和度增加却并不明显，氧输送也就不会明显增加。

（2）维持心排血量：增加心排血量也是提高全身氧输送的基本手段。保证适当的前负荷、应用正性肌力药物和降低心脏后负荷是支持心排血量的主要方法。

调整前负荷是支持心排血量首先需要考虑的问题，也是最容易处理的环节。若前负荷不足，则可导致心排血量明显降低。而前负荷过高，又可能导致肺水肿和心脏功能降低。因此，调整心脏前负荷具有重要的临床意义。当然，对于重症患者，由于血管张力的改变以及毛细血管通透性的明显增加，往往使患者的有效循环血量明显减少，也就是说，前负荷减少更为常见。监测中心静脉压或肺动脉楔压，可指导前负荷的调整。液体负荷试验后或利尿后，观察肺动脉楔压与心排血量的关系（心功能曲线）的动态变化，比单纯监测压力的绝对值更有价值。补充血容量，可选择晶体液和胶体液，考虑到危重患者毛细血管通透性明显增加，晶体液在血管内的保持时间较短,易转移到组织间隙,应适当提高胶体液的补充比例。

(3)增加血液携带氧能力:维持适当的血红蛋白浓度是改善氧输送的重要手段之一。由于血红蛋白是氧气的载体,机体依赖血红蛋白将氧从肺毛细血管携带到组织毛细血管,维持适当的血红蛋白浓度实际上就是支持血液携带氧能力。但是,并非血红蛋白浓度越高,就对机体越有利。当血红蛋白浓度过高时(如高于14g/dl),血液黏滞度明显增加,不但增加心脏负荷,而且影响血液在毛细血管内的流动,最终影响组织氧合。一般认为,血红蛋白浓度的目标水平是8~10g/dl以上或血细胞比容维持在30%~35%左右。

2. 降低氧耗 降低氧耗在MODS治疗中常常被忽视。由于组织缺氧是氧供和氧需失衡的结果,氧耗增加也是导致组织缺氧和MODS的原因之一,降低氧耗对MODS的防治具有重要意义。

导致重症患者氧耗增加的因素很多,针对不同原因进行治疗,就成为防治MODS的重要手段。体温每增加1℃,机体氧需增加7%,氧耗可能增加25%。因此,及时降温,对于发热的患者就很必要。可采用解热镇痛药物和物理降温等手段。物理降温时,要特别注意防止患者出现寒战。一旦发生寒战,机体氧耗将增加100%~400%,对机体的危害很大。疼痛和烦躁也是导致机体氧耗增加的常见原因。有效的镇痛和镇静,使患者处于较为舒适的安静状态,对防止MODS有益。抽搐导致氧耗增加也十分明显,及时止痉是必要的。正常情况下,呼吸肌的氧耗占全身氧耗的1%~3%,若患者出现呼吸困难或呼吸窘迫,则呼吸肌的氧耗骤增,呼吸肌的氧需可能增加到占全身氧需的20%~50%。呼吸氧需的明显增加,势必造成其他器官的缺氧。采取积极措施,如机械通气或提高机械通气条件,改善患者的呼吸困难,能明显降低患者呼吸肌氧耗。

三、代谢支持与调理

MODS使患者处于高度应激状态,导致机体出现以高分解代谢为特征的代谢紊乱。机体分解代谢明显高于合成代谢,蛋白质分解、脂肪分解和糖异生明显增加,但糖的利用能力明显降低。Cerra将之称为自噬现象(autocannibalism)。严重情况下,机体蛋白质分解代谢较正常增加40%~50%,而骨骼肌的分解可增加70%~110%,分解产生的氨基酸部分经糖异生作用后供能,部分供肝脏合成急性反应蛋白。器官及组织细胞的功能维护和组织修复有赖于细胞得到适当的营养底物,机体高分解代谢和外源性营养利用障碍,可导致或进一步加重器官功能障碍。因此,在MODS早期,代谢支持和调理的目标应当是试图减轻营养底物不足,防止细胞代谢紊乱,支持器官、组织的结构功能,参与调控免疫功能,减少器官功能障碍的产生。而在MODS的后期,代谢支持和调理的目标是进一步加速组织修复,促进患者康复。

1. 代谢支持 代谢支持(metaboic support)是Cerra 1988年提出的,指为机体提供适当的营养底物,以维持细胞代谢的需要,而不是供给较多的营养底物以满足机体营养的需要。与营养支持的区别在于,代谢支持既防止因底物供应受限影响器官的代谢和功能,又避免因底物供给量过多而增加器官的负担,影响器官的代谢和功能。其具体实施方法:①非蛋白质热卡<35kcal/(kg·d)(146kJ/kg·d),一般为25~30kcal/(kg·d),其中40%~50%的卡路里由脂肪提供,以防止糖代谢紊乱,减少二氧化碳生成,降低肺的负荷。②提高氮的供应量[0.25~0.35g/(kg·d)],以减少体内蛋白质的分解和供给急性反应蛋白合成的需要。③非蛋白质热卡与氮的比例降低到100kcal:1g。

尽管代谢支持的应用,对改善MODS的代谢紊乱有一定的疗效,但并不能避免或逆转代谢紊乱。

2. 代谢调理 代谢调理是代谢支持的必要补充。由于MODS患者处于高分解代谢状态,虽根据代谢支持的要求给予营养,仍不能达到代谢支持的目的,机体继续处于高分解代谢状态,供给的营养底物不能维持机体代谢的需要。因此,1989年Shaw提出从降低代谢率或促进蛋白质合成的角度着手,应用药物和生物制剂,以调理机体的代谢,称为代谢调理(metabolic intervention)。主要方法包括:①应用布洛芬、消炎痛等环氧化酶抑制剂,抑制前列腺素合成,降低分解代谢率,减少蛋白质分解;②应用重组的人类生长激素和生长因子,促进蛋白质合成,改善负氮平衡。

代谢调理的应用明显降低了机体分解代谢率,并改善负氮平衡,但代谢调理也不能从根本上逆转高分解代谢和负氮平衡。根据对MODS患者代谢特点,利用代谢支持和代谢调理对机体继续调控和治疗,可望进一步提高营养代谢支持的疗效,改善MODS患者的预后。

四、免疫调节治疗

基于炎症反应失控是导致MODS的本质性原因这一认识,抑制SIRS有可能阻断炎症反应发展,最终可能降低MODS病死率。免疫调控治疗实际上就是MODS病因治疗的重要方面。当前,对机体炎症反应认识的深入,取得了阶段性的成果,但要对MODS治疗发挥指导性作用,尚有待时日。

1. 炎症反应失控的评估和MODS治疗策略 正确判断MODS患者SIRS/CARS失衡方向,是进行临床干预、恢复SIRS与CARS平衡的前提。虽然目前尚无快速、准确的指标应用于临床,但有关外周血单核细胞表面HLA-DR表达量及T辅助细胞(Th)$_1$/Th$_2$功能的研究,可判断SIRS/CARS的失衡方向,从而为指导免疫调控治疗带来曙光。

外周血单核细胞表面HLA-DR表达量,是反映细胞免疫功能状态的客观指标之一。Bone提出HLA-DR的表达量低于30%则可诊断CARS。Kox选择10例严重感染伴MODS的CARS患者,给予IFN-γ1b,结果在3天内全部患者的单核细胞HLA-DR的表达量显著增加,而且释放TNF-α和IL-1的能力也明显恢复,提示IFN-γ可逆转CARS。当然,HLA-DR表达>30%时是否反映机体以SIRS为主,尚难以确定。因此,HLA-DR的表达量仅能粗略反映机体免疫功能状态,尚难以用于评价SIRS/CARS失衡方向。

Th$_1$/Th$_2$细胞功能改变也能够反映机体的免疫功能状

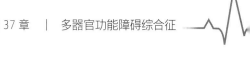

态,Th_1/Th_2 漂移方向则有助于反映 SIRS/CARS 的失衡方向和程度。根据 Th 细胞所分泌的不同淋巴因子及其功能,将 Th 细胞分为 Th_1 和 Th_2 细胞两种类型,Th_1 细胞以产生 IL-2、IFN-γ、TNF-β 等促炎介质为特征,增强炎症细胞的细胞毒性作用,介导细胞免疫应答。Th_2 细胞可产生 IL-4、IL-5、IL-10、IL-13 等细胞因子,以抗炎症反应为主,促进抗体生成,介导体液免疫应答。可见,Th_1 和 Th_2 细胞实际上分别反映促炎和抗炎反应,两者的失衡则反映了 SIRS 和 CARS 是否失衡,是 MODS 免疫失衡的重要环节。

感染、创伤时 Th_1 向 Th_2 漂移,说明机体发生细胞免疫功能低下,CARS 占优势。此时免疫调控的重点应放在通过促进 Th_0 向 Th_1 分化,同时对 PGE_2-Th_2 通道进行下调,重建细胞免疫功能,恢复 SIRS 和 CARS 的平衡。Mannick 对烧伤动物的研究显示,外源性补充 IL-12 促进 Th_0 向 Th_1 细胞分化,增强动物的抗感染能力,结果动物病死率降低到 15%(对照组为 85%),差异有统计学意义。Kox 应用 IFN-γ1b 促进单核细胞分泌 IL-6 和 TNF-α,以对抗 CARS,而且 IFN-γ 通过抑制单核细胞释放 IL-10,阻止 PGE_2 的释放,从而对 PGE_2-Th_2 通道进行下调。尽管 IFN-γ 等能够有效促进 Th_2 向 Th_1 漂移,但是否能够恢复机体免疫功能,降低 MODS 患者的病死率,尚有待进一步的临床观察。

2. 炎症介质基因表达的多态性与 MODS 治疗策略 近年来,分子生物学的发展,尤其是以抑制炎症反应为主的免疫调控治疗临床试验失败,使人们逐渐注意到遗传和基因特征参与感染创伤和 MODS 的发病过程。研究证实 TNF 和 IL-1 等炎症介质基因具有多态性的特点。TNF-β 基因上游调控区(启动子区)-308 位点含有 NcoI 限制性内切酶多态性位点。一项对 40 例严重感染患者的研究表明,具有 NcoI 限制性内切酶多态性位点的 TNF-β_2 纯合子患者,血浆 TNF 浓度和患者病死率均显著高于 TNF-β_1 纯合子患者,证实 TNF-β_2 基因型可能是患者释放高浓度 TNF-α 和凶险预后的基因标志。IL-1β 基因外显子 5 具有 TaqI 限制性内切酶的多态性位点。体外实验显示,含有 TaqI 多态性位点的 IL-1β 基因纯合子(A2/A2)患者,单核细胞受 LPS 刺激后,IL-1β 的释放明显增加,但对严重感染的易感性研究则发现 IL-1β 的 TaqI 基因多态性与严重感染易感性和病死率无明显相关。

当然,抗炎介质也具有基因多态性的特征。IL-1 受体拮抗剂(IL-1Ra)基因多态性表现为内含子 2 中具有不同重复数量的 86 个 bp 的重复序列。具有 2 个重复序列的纯合子 IL-1Ra A2/A2 的患者,IL-1Ra 的表达量较低,感染易感性高,而且一旦发生严重感染,病死率明显高于其他基因型的患者。可见,IL-1Ra 基因多态性是 IL-1Ra 表达水平和预后的基因标志。

细胞因子的基因型不同,免疫炎症性反应不同。特别值得注意的是,基因表达的多态性对介质表达、感染易感性和危重患者预后具有明显不同的影响。可见,基因多态性与感染患者炎症反应的差异有关。极富挑战性的是,哪些炎症相关基因具有多态性的特征,目前尚不清楚。炎症相关基因多态性的研究日益受到重视,通过对 MODS 动物和患者炎症相关基因多态性的分析,试图寻找与感染及 MODS 的相关基因,弄清细胞因子基因多态性对炎症反应程度和患者预后的影响,并为进一步的基因调控治疗和个体化的免疫调控治疗奠定基础。

总之,全面深刻地认识和研究 MODS 的发病机制,采用积极合理的干预手段,随着器官支持手段和技术的不断完善,必将提高 MODS 的抢救成功率。

(邱海波 黄英姿)

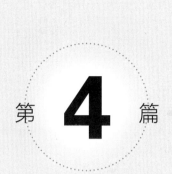

第 **4** 篇

临床常见脑病与危象

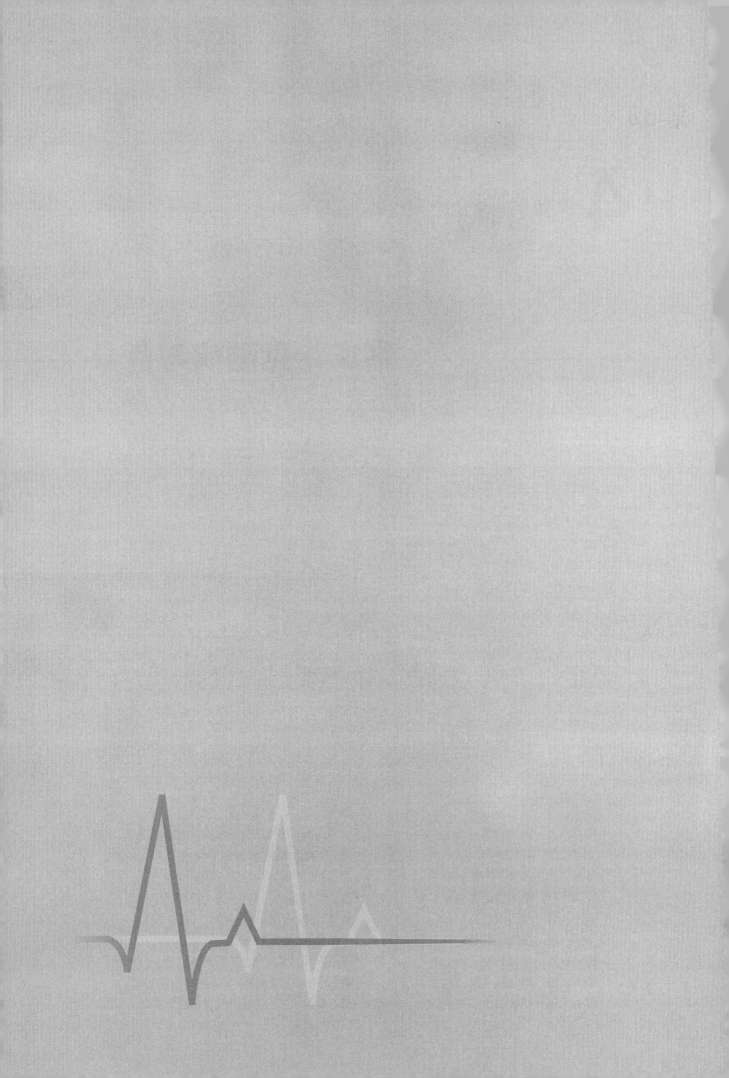

第 38 章
高血压脑病

高血压脑病(hypertensive encephalopathy,HE)是指血压因某种诱因突然显著的增高(原发性或继发性高血压),突破了脑血管的自动调节机制,导致脑血流灌注过多,液体经血脑屏障漏出到血管周围脑组织,导致脑水肿、颅内压增高,而发生的一种急性—过性以神经障碍为主的高血压急症。临床上主要表现有剧烈头痛、烦躁、恶心呕吐、视力障碍、抽搐、意识障碍,甚至昏迷等症状,若不及时救治,常可导致死亡。由于有效防治急进型高血压、急性肾炎和妊娠高血压综合征等,本病发生率已显著下降。

【病因与发病机制】

高血压是最基本的病因。在此基础上受到某些诱因(如过度劳累、情绪激动、神经紧张、气候变化及内分泌失调等)的激发,或无明显诱因而突然发生血压的急剧升高(舒张压常超过 120mmHg),即可导致高血压脑病。临床上以急进型高血压(又称恶性高血压)引起者最常见,其次为急慢性肾炎、肾盂肾炎、子痫、原发性高血压、嗜铬细胞瘤等患者。急性或慢性脊髓损伤患者,因膀胱充盈或胃肠潴留等过度刺激自主神经,可诱发高血压脑病。血压升高的速率对本病的发生也起决定性作用,如急性或新近发生的高血压,可以在慢性高血压患者能够耐受的血压水平上,发生高血压脑病。从血压升高至出现高血压脑病一般需要 12~48 小时,但也可短至几分钟。

HE 是血压急骤升高,发生脑水肿的结果。传统观点认为血压急剧上升时,全身小动脉普遍痉挛收缩,脑小动脉收缩,血管阻力明显增高,脑血流量减少,毛细血管壁由于缺血变性,渗透性增加,使体液和血浆蛋白向血管外渗透加速,从而发生急性脑水肿(脑小动脉痉挛学说)。目前则认为是脑血管"自身调节崩溃"所致。在正常情况下,脑动脉血管的舒缩维持相对的恒定,脑血流量是以脑血管自动调节,主要由血压的高低对血管平滑肌作出相应的反应。当血压低时脑动脉扩张,血压高时脑动脉收缩,以保障大脑组织的血流量供应相对恒定。在正常人,平均动脉压(mean arterial pressure,MAP,MAP=舒张压 +1/3 脉压) 在 60~120mmHg 范围内脑血流量(CBF)保持恒定状态。当正常血压者短时间内突然产生高血压,可在相对较低水平高血压下发生HE,如儿童急性肾小球肾炎等。在慢性高血压患者,由于血压长期缓慢升高,使小动脉壁发生适应性结构改变,即血管壁增厚,管腔狭窄,整个自动调节曲线右移,MAP 在 120~160mmHg 范围内 CBF 恒定。当 MAP>160mmHg 时,便超越了自身调节能力,收缩的血管不能承受这样高的压力,脑小动脉则不能继续收缩,脑动脉自身调节功能降低,继而出现崩溃引起脑动脉被动性或强制性扩张,进入脑的血流量突然增大,灌注量过多而发生脑水肿。毛细血管壁本身变性坏死,继发性点状出血和小灶性梗死,导致脑功能障碍,出现脑病症状。

【诊断】

一、临床表现特点

HE 的病程长短不一,短则几分钟,长则可达数天之久。起病急骤,常因过度劳累、紧张和情绪激动所诱发。病情发展快,进行性加重,发病前常见有血压显著增高,剧烈头痛、恶心、呕吐、精神错乱等先兆。发病后症状以脑水肿为主,大多数患者具有头痛、抽搐和意识障碍三大特征,称之为 HE 三联征。头痛常是 HE 的早期症状,多数为全头痛或额枕部疼痛明显,咳嗽、活动用力时头痛加重,伴有恶心、呕吐,当血压下降后头痛可得以缓解。随着脑水肿进行性加重,于头痛数小时至 1~2 天后多出现程度不同的意识障碍,如嗜睡、昏睡、木僵、躁动不安、谵妄、定向力障碍、精神错乱,甚至昏迷。若视网膜动脉痉挛时,可有视物模糊、偏盲或黑矇。有时还可出现一过性偏瘫、半身感觉障碍、脑神经瘫痪,甚至失语;亦可见全身性或局限性抽搐等神经系统症状。严重者可出现呼吸中枢衰竭症状。血压多显著升高,舒张压常>130mmHg,患者多有心动过缓、呼吸困难。长期高血压者见有左心室肥大,心前区可闻及舒张期奔马律,第三心音、第四心音,心电图示有左室劳损。少数病例于脑病后可出现肾功能不全、尿毒症表现。眼底检查有视网膜动脉痉挛,还可有视神经乳头水肿和出血、渗出。脑脊液压力升高(一般不作此项检查,除非必要时,宜选用细针穿刺),化验检查除可有蛋白含量增多和偶有少量红细胞外,余无异常。上述表现常于血压急剧升高 12~48 小时内明显,若抢救不及时,可于短时间内死亡。

二、辅助检查

颅脑 CT 扫描可见脑水肿的弥漫性脑白质密度降低,脑室变小;MRI 显示脑水肿敏感,呈 T_1 低信号 T_2 高信号,顶枕叶水肿对 HE 有特征性,偶见小灶性缺血或出血灶。脑电图常见双侧同步的慢波活动。

三、诊断注意事项

根据患者血压急剧升高后出现上述(头痛、抽搐和意识障碍)神经症状和体征,本病一般不难诊断。但 HE 为排除性诊断,在确立诊断前,须与脑出血、蛛网膜下腔出血(SAH)、急(慢)性硬膜下血肿、脑栓塞、脑梗死及脑瘤等鉴别。可从以下几点作出判断:

1. 发病情况 对鉴别诊断很有价值。本病的意识障碍和其他病症多在剧烈头痛发生后数小时才出现,而脑出血、SAH 时则多在急剧头痛发生后数分钟至 1 小时内出现。急、慢性硬膜下血肿患者也有严重头痛,但常有颅脑损伤史,且神经症状体征多在数小时、数日甚至数周逐渐出现。脑梗死尽管起病急,但头痛不明显。脑瘤患者在就诊前常有数周至数月的进行性头痛加重史,其血压升高也不如本病明显。

2. 对降压治疗的反应 此为重要鉴别点。若予以有效的降压后病情迅速恢复,则支持本病诊断;反之,其他疾病的可能性大。但若本病治疗不及时,使脑组织发生持久性损害,或本病合并尿毒症时,则血压下降后病情恢复较慢或不完全。

3. 眼底检查 本病有严重的弥漫性或部分性视网膜动脉痉挛,可伴视神经乳头水肿或出血、渗出。脑出血时也可有类似表现。若发生视神经乳头水肿时不伴视网膜动脉痉挛,则提示脑瘤、慢性硬膜下血肿或 SAH。视网膜动脉栓塞多提示脑栓塞。

4. 脑脊液检查 本病的脑脊液(CSF)可无或偶有少量红细胞,而脑出血时 CSF 常为血性,SAH 则为明显血性。

5. 颅脑 CT 和 / 或 MRI 检查 可确立诊断。

【治疗】

当病史和一般检查支持本病诊断时,应立即予以降压治疗,控制血压至安全水平。此时一般不宜花时间去做特殊检查(如 CT 或 MRI 检查),以免延误抢救。治疗原则包括紧急降压治疗,制止抽搐和治疗脑水肿,以防发生不可逆的脑损害,注意保护肾功能等。在脑病缓解之后,要积极治疗高血压及引起高血压的原发病,防止 HE 的复发。

一、迅速降低血压

迅速有效地降低血压是治疗的关键。对 HE 患者必须在 2~4 小时之内将血压降至治疗目标值。业已发现,无论正常血压者或高血压患者,脑的自动调节机制下限均约比休息时的 MAP 低 25%。因此,初始阶段(1 小时内)血压控制的目标为 MAP 的降低幅度不超过治疗前水平的 25%,以使血压维持在避免高血压危害并保证器官适当灌注的范围。一般要使舒张压迅速降至 110mmHg(高血压患者)或 80mmHg(血压正常者)以下。在降压过程中要严密监测血压、心率、精神状态,随时调整给药的滴速。另外,要注意因

血压降得过快过低,而出现低灌注危象。大多数 HE 患者的症状随血压的降低而改善,若治疗过程中精神症状没有改善或反而恶化,应重新考虑诊断是否正确并适当升高血压,然后再缓慢降压。常用药物如下。

1. 尼卡地平(nicardipine) 是二氢吡啶类钙拮抗剂。静脉滴注 5~10 分钟起效,作用持续 1~4 小时(长时间使用后持续时间可超过 12 小时),起始剂量为 5.0mg/h(可用剂量是 5~15mg/h),然后渐增加至达到预期治疗效果;也可直接用 2mg 静脉注射,快速控制血压后改为静脉滴注。一旦血压稳定于预期水平,一般不需要进一步调整药物剂量。副作用有头痛,恶心、呕吐,面红,反射性心动过速等。尼卡地平能够减轻心脏和脑缺血,对有缺血症状的患者更为有利。尼卡地平治疗 HE 的特点是:降压作用起效迅速、效果显著、血压控制过程平稳、血压波动小;能有效保护靶器官;用量调节简便;副作用少且症状轻微,停药后不易出现反跳,长期用药也不会产生耐药性,安全性好。与硝普钠相比降压效果近似,而其安全性及对靶器官的保护作用明显优于硝普钠,已成为 HE 首选药物之一。因其可能诱发反射性心动过速,在治疗合并冠心病的 HE 时宜加用 β 受体阻滞剂。

2. 乌拉地尔(urapidil) 又名压宁定。主要通过阻断突触后膜 α_1 受体而扩张血管,还可以通过激活中枢 5- 羟色胺 -1A 受体,降低延髓心血管调节中枢交感神经冲动发放。乌拉地尔扩张静脉的作用大于动脉,并能降低肾血管阻力,对心率无明显影响。其降压平稳,效果显著,有减轻心脏负荷、降低心肌耗氧量、改善心搏出量和心排血量、降低肺动脉压和增加肾血流量等优点,且安全性好,无直立性低血压、反射性心动过速等不良反应,不增加颅内压,不干扰糖、脂肪代谢。肾功能不全可以使用。孕妇、哺乳期禁用。用法:12.5~25mg 稀释于 20ml 生理盐水中静脉注射,监测血压变化,降压效果通常在 5 分钟内显示;若在 10 分钟内效果不够满意,可重复静脉注射,最大剂量不超过 75mg;继以 100~400μg/min 持续静脉滴注,或者 2~8μg/(kg·min)持续泵入,用药时间一般不超过 7 天。

3. 拉贝洛尔(labetalol) 是联合的 α 和 β 肾上腺素能受体拮抗剂,静脉用药,α 和 β 阻滞的比例为 1:7,多数在肝脏代谢,代谢产物无活性。与纯粹的 β 受体阻滞剂不同的是,拉贝洛尔不降低心排血量,心率多保持不变或轻微下降,可降低外周血管阻力,脑、肾和冠状动脉血流保持不变。脂溶性差,很少通过胎盘。静脉注射 2~5 分钟起效,5~15 分钟达高峰,作用持续 2~6 小时。用法:首次静脉注射 20mg,接着 20~80mg/10min 静脉注射,或者从 2mg/min 开始静脉滴注,最大累积剂量 24 小时内 300mg,达到血压目标值后改口服。副作用有恶心、乏力,支气管痉挛,心动过缓,直立性低血压等。

4. 其他静脉用降压药物 酚妥拉明治疗儿茶酚胺过多的高血压急症有良效,如嗜铬细胞瘤、可乐定撤药、可卡因过量等。但因其可增加心肌做功和耗氧量,故禁用于心肌梗死的患者。硝普钠、硝酸甘油能直接增加脑血流量,因此一般不用于 HE 的患者。

二、制止抽搐

有抽搐者,可用地西泮(又称安定)10~20mg 直接静脉注射,同时肌内注射苯巴比妥 0.2g。如发生癫痫持续状态,其治疗详见本书"第 89 章癫痫与癫痫持续状态"部分。

三、降低颅内压、减轻脑水肿

可选用 20% 甘露醇液 250ml 静脉注射或快速静脉滴注,依病情每 4~8 小时 1 次,可辅以应用呋塞米(速尿)、地塞米松等。详见本书"第 43 章颅高压危象"部分。

四、对症支持疗法

对症支持疗法包括吸氧,卧床休息,保持环境安静,严密观察病情变化,维持水电解质平衡,防治心肾等并发症等。

(卫 剑 张文武)

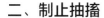 **参 考 文 献**

[1] 中国急诊医学教育学院, 北京市心肺脑复苏重点实验室, 首都医科大学附属北京朝阳医院急诊医学临床研究中心, 等. 中国高血压急症诊治规范 [J]. 中国急救医学, 2020, 40 (9): 795-803.

[2] VAN DEN BORN B H, LIP G Y H, BRGULJAN-HITIJ J, et al. ESC council on hypertension position document on the management of hypertensive emergencies [J]. Eur Heart J Cardiovasc Pharmacother, 2019, 5 (1): 37-46.

38

第 39 章
肺性脑病

肺性脑病（pulmonary encephalopathy）是由慢性胸肺疾病伴发呼吸衰竭,由于严重二氧化碳（CO_2）潴留和缺氧所引起的一系列神经精神症状的临床综合征。

早期患者主要表现为头痛、恶心、呕吐、烦躁不安,以及视力、记忆力和判断力的减退;后期主要表现为神志不清、胡言乱语、无意识动作或者肢体小幅度抽动。有些患者会交替出现嗜睡、亢奋、睡眠倒错现象,严重者会出现意识模糊,甚至昏迷。

【病因与发病机制】

肺性脑病是呼吸系统危重症,常继发于慢性阻塞性肺疾病（COPD）,以慢性肺心病所致者多见。肺结核和胸廓畸形次之,个别间质性肺疾病和肺癌患者以及由脑干、颈胸髓病变、重症急性感染性多发性神经炎和重症肌无力危象发作所致呼吸肌麻痹的神经系统疾病,亦可引起本病。常见诱因有以下几个方面:①急性呼吸道感染:气道内分泌物阻塞致原已受损的肺通气功能进一步下降,导致体内 CO_2 潴留;②医源性因素:如不恰当使用较强的中枢镇静剂或高浓度吸氧,则会抑制呼吸中枢,加重 CO_2 麻醉状态;③不恰当使用利尿剂和脱水剂,致使痰液黏稠加重气道阻塞,导致通气不足;④慢性肺源性心脏病合并右心功能不全时,由于脑血流量减少,加重脑缺氧及脑代谢功能紊乱。肺性脑病发病机制尚未完全阐明,目前认为主要与缺氧、CO_2 潴留、酸中毒有关,常继发于各种可引起呼吸衰竭的疾病。

脑组织重量占体重的 2%~3%,所需要的血流量则占心排血量的 15%~20%,占全身耗氧量的 1/5~1/4。脑血液循环不仅在量上丰富,而且供应速度也很快,血液由动脉进入颅腔,到达静脉窦所需的时间仅为 4~8 秒,椎基底动脉系统的血液流速要比颈内动脉系统低些。通常完全停止供氧 4~5 分钟即可引起中枢皮质神经元细胞不可逆损害。对中枢神经系统影响的程度与缺氧的程度和发生的缓急有关。当 PaO_2 降至 60mmHg 时,可以出现注意力不集中、智力减退,定向障碍;随 PaO_2 降低,对中枢损害逐步加重,当低于 50mmHg,可致烦躁不安、神志恍惚、谵妄;低于 30mmHg 时,会使神志丧失,乃至昏迷;低于 20mmHg 时,则发生不可逆转的脑细胞损伤。

慢性胸肺疾病发生严重呼吸衰竭时,肺泡通气功能迅速下降,气流阻力增加,致使肺内 CO_2 排出障碍而在肺泡内潴留;血中 CO_2 增加和潴留,体内缺氧,降低了主要缓冲系统 $BHCO_3/H_2CO_3$ 的比值（正常为 20∶1）而使血中 pH 下降。pH 对精神症状有重要影响,若患者吸氧时,其 PaO_2 为 100mmHg,pH 代偿,尚能进行日常个人生活

活动;急性 CO_2 潴留,pH<7.3 时,则出现精神症状。严重 CO_2 潴留可出现腱反射减弱或消失,锥体束征阳性。若 $PaCO_2$>80~90mmHg,就会引起颅内压增高及脑水肿,由于 CO_2 潴留使脑血管扩张、脑血流量增加,以及脑血管壁通透性增强所致。临床病例早期常表现为头痛（晚上加重）、白天嗜睡、晚上失眠、多汗以及皮质中枢兴奋表现,如易激动、烦躁等精神症状;若 $PaCO_2$>120~130mmHg,则出现皮质中枢抑制状态,表情淡漠、神志恍惚、精神错乱,出现昏迷,即所谓 CO_2 麻醉状态。

缺氧及 CO_2 潴留均会使脑血管扩张,血流阻力降低,血流量增加以代偿脑缺氧。缺氧和酸中毒还能损伤血管内皮细胞使其通透性增高,导致脑间质水肿;缺氧使细胞 ATP 生成减少,造成 Na^+-K^+ 泵功能障碍,离子经细胞膜的正常转运功能遭到破坏,因钠泵不能运转,以致钾离子从细胞内移出而进入组织间隙和血液,而 Na^+ 和 H^+ 则进入细胞内取代 K^+,结果导致细胞内 H^+ 浓度增加,加重细胞内酸中毒,由于细胞内 Na^+ 增加与进入细胞内的 Cl^- 结合成 NaCl,则引起细胞内渗透压升高,细胞外水分进入细胞内,结果致细胞内 Na^+ 及水增多,形成脑细胞水肿。以上情况均可引起脑组织充血、水肿和颅内压增高,压迫脑血管,进一步加重脑缺血、缺氧,形成恶性循环,严重时出现脑疝。另外,神经细胞内的酸中毒可引起抑制性神经递质 γ-氨基丁酸生成增多,加重中枢神经系统的功能和代谢障碍。

临床观察表明,肺性脑病的发生与 CO_2 潴留的急缓有密切关系:CO_2 在短期内急剧潴留,易诱发肺性脑病,CO_2 缓慢潴留不易发生肺性脑病,且与脑脊液（CSF）pH 直接相关。有时观察到血 pH 很低时,CSF pH 并不低,患者清醒;若患者血 pH 不低而 CSF pH 很低,则患者会出现意识障碍,这表明患者意识障碍与 CSF pH 明显降低呈正相关,而和血 pH 不相关。可能的原因是,HCO_3^- 和 H^+ 缓慢地通过血脑屏障,而 CO_2 能较迅速地通过血脑屏障和细胞膜,在脑组织内、毛细血管和 CSF 中很快平衡,使 CSF 的 $PaCO_2$ 在短时间急剧升高,CSF 的 pH 迅速下降,从而造成动脉血与 CSF 中的 pH 出现不一致的 CSF 酸中毒,导致患者意识障碍,神志昏迷。而在慢性 CO_2 潴留时,$PaCO_2$ 虽然增高,但由于 CSF 中的 HCO_3^- 能逐渐代偿,促使 CSF pH

维持在正常范围,则不宜发生肺性脑病。因此,肺性脑病的发生与 CSF $PaCO_2$ 急剧上升和 CSF 的 pH 迅速下降呈正相关。

肺性脑病还与严重缺氧时的肝、肾功能障碍和体内氨基酸代谢失衡有关。所以当芳香族氨基酸增多、支链氨基酸降低时,因脑组织的芳香族氨基酸增多而导致假神经递质的合成,影响脑的正常功能。

【诊断】

一、临床表现特点

根据缺氧和二氧化碳潴留的程度,肺性脑病的临床表现有所差异,可表现为头痛、头晕,到意识障碍、躁郁症、错觉、幻觉,甚至昏迷等不同程度的神经精神症状。

1. **意识障碍** 随着肺性脑病的进展可表现出不同程度的意识障碍,意识障碍解除后,部分患者会表现出欣快感,对最近发生的事情不能回忆,出现记忆错误或记忆虚构等症状。①早期:可出现嗜睡、理解困难、反应迟钝,以及交替出现嗜睡和兴奋躁动;②中期:可出现昏睡、阵发性意识恍惚和精神错乱;③晚期:可出现昏迷。

2. **类躁狂抑郁状态** 有的患者会出现躁狂的症状,如话多、心情高涨、愉快伴轻度意识障碍,通常不会出现明显的思维飘散和注意力无法集中;有的患者会出现抑郁的症状,如抑郁、伤感、紧张焦虑。

3. **其他精神症状** 包括错觉、幻觉和妄想,妄想主要以被害妄想多见,通常是一阵一阵发作。

4. **神经系统症状** 大幅度震颤、不自主运动、肌肉阵发性抽搐、抽搐昏迷等。

5. **伴随症状** 肺性脑病的伴随症状与患者的原发肺胸疾病相关,如慢性阻塞性肺疾病患者,可伴有咳嗽、咳痰、胸闷、喘息等症状。部分患者可出现头痛、恶心、呕吐和视神经乳头水肿等颅内压增高症状,重症者甚至可出现脑疝形成。

二、辅助检查

1. **血液** 红细胞和血红蛋白增高。多数患者的动脉血气分析提示 $PaCO_2$、CO_2CP、标准碳酸氢盐(SB)和剩余碱(BE)等均增高,血 pH 降低。如继发性呼吸性酸中毒合并代谢性酸中毒时,$PaCO_2$ 升高,CO_2CP、SB 和 BE 等正常或降低。

2. **脑脊液** 压力呈轻度、中度升高,有时可见不同数量的红细胞、白细胞和蛋白含量多正常或偏高。

3. **脑电图** 以不同程度的弥漫性慢波为主,其异常程度与缺氧程度一致。

三、临床分型与分级

1. **临床分型** 根据其神经精神症状,可将肺性脑病分为三型:①抑制型:以神志淡漠、嗜睡、昏迷等中枢神经抑制状态为主;②兴奋型:以烦躁不安、谵妄、多语等神经兴奋症状为主;③不定型:抑制与兴奋症状交替出现。

2. **临床分级** ①轻型:神志恍惚、淡漠、嗜睡、精神异常或兴奋、多语而无神经系统异常体征者。②中型:浅昏迷、谵妄、躁动,肌肉轻度抽动或语无伦次,对各种刺激反应迟钝、瞳孔对光反应迟钝而无上消化道出血或 DIC 等并发症。③重型:昏迷或出现癫痫样抽搐,对各种刺激无反应、反射消失或出现病理性神经体征;可合并上消化道出血、弥散性血管内凝血(DIC)或休克。

四、诊断与鉴别诊断

对慢性胸肺疾病,一旦出现神经精神症状时,首先应考虑肺性脑病,并结合病史、体检、血气分析及有关理化检查进行综合判断,同时需进行鉴别诊断,如与感染中毒性脑病、脑血管意外、严重电解质紊乱、DIC、糖尿病酮症酸中毒、高渗性非酮症糖尿病昏迷、脑动脉硬化、单纯性碱中毒等疾病相鉴别。

【治疗】

肺性脑病的病情复杂,并发症多,治疗关键在于改善通气功能,应根据不同的病因及病情变化阶段分别对待,采取综合治疗措施。

一、一般性治疗

评估营养不良风险,加强营养支持治疗,促进胃肠蠕动,保持大便通畅;针对谵妄、狂躁不安等精神症状,在排除代谢性碱中毒后,应着重改善肺泡通气,避免使用加重呼吸抑制的镇静剂,如吗啡、哌替啶、巴比妥类药物、氯丙嗪等。已行气管插管的患者由于躁动出现严重的人机对抗,必要时可使用右美托咪定、丙泊酚、舒芬太尼(sufentanil,苏芬太尼)等镇静治疗。亦可用纳洛酮或中成药醒脑静脉注射射液(安宫牛黄注射液)2~4ml 肌内注射。

二、氧疗

氧疗就是通过增加吸入氧浓度来纠正患者缺氧状态的治疗方法。氧疗可以纠正低氧血症,改善高碳酸血症和酸碱平衡。其目标是使 SaO_2 上升至 90% 以上或 $PaO_2 > 60mmHg$,尽量减低吸氧浓度。呼吸中枢靠低氧刺激颈动脉窦及主动脉弓的化学感受器以兴奋呼吸,若吸入高浓度氧,使血氧迅速上升,解除了低氧对外周化学器的刺激,便会抑制患者呼吸,造成通气状况进一步恶化,CO_2 上升,严重时陷入 CO_2 麻醉状态。因此,对未行机械通气的患者给氧原则仍以持续性、低浓度、低流量为准。一般吸氧浓度为 28%~30%,氧流量为 1~2L/min。鼻导管或鼻塞法是长时间连续低流量给氧常用的方法,吸氧浓度(%)=21+4×氧流量(L/min)。亦可用面罩给氧,包括简单面罩、带储气囊无重复呼吸面罩和文丘里面罩,优点在于吸氧浓度相对稳定,可按需调节。经鼻高流量氧疗(high flow nasal cannula,HFNC)是近年来的一种新型的呼吸支持技术,该系统主要由高流量产生装置、加温湿化装置和高流量鼻塞 3 部分组成,可以实现气体流量和氧气浓度单独调节,闭口呼吸情况下能增加呼气末肺容积、改善气体交换和降低呼吸功耗,减低生理无效腔,改善通气效率,加强气道湿化,促进纤毛黏液系统的痰液清除能力和改善患者治疗的耐受性,促进气体分布的均一性。由于其广泛运用,让更多缺氧及轻症 CO_2 潴留患者获益,延缓肺性脑病的发生起到一定的作用。

三、保持呼吸道通畅、增加通气量、改善 CO_2 潴留

保持呼吸道通畅,改善通气,纠正缺 O_2 和 CO_2 潴留是治疗关键。

1. 祛痰 呼吸道感染是肺性脑病较常见诱因,由于痰多黏稠、支气管痉挛、黏膜及黏膜下水肿和纤毛的破坏导致痰液不易引流或咳出。痰液中的黏液是由蛋白和多糖的长链组成的大分子,主要以氨基和巯基键连接。稀释痰液或降解多糖大分子均可以降低痰液的黏滞度,有利于痰液的排出。可采用以下措施:①痰液黏稠者:可使用溴己新、氨溴索、鲜竹沥液、10% 氯化铵、棕色合剂以及其他止咳祛痰中药,亦可使用吸入用乙酰半胱氨酸溶液进行雾化治疗;②无效或积痰干结者:可用药物雾化吸入或超声热蒸气雾化吸入治疗;③咳痰无力者:可采用翻身、拍背、体位引流、机械辅助排痰等措施帮助排痰。必要时可在给氧情况下,通过纤支镜吸引气管、支气管内的分泌物。

2. 解痉平喘、抗炎 可选用茶碱类物、β_2 受体激动剂、抗胆碱药和糖皮质激素。①茶碱类:能解除支气管痉挛,兴奋呼吸中枢,增加心排血量和冠脉流量,利尿,增强呼吸肌与膈肌收缩力量,使通气量增加,PaO_2 上升,$PaCO_2$ 降低,肺动脉压下降。常见药物有氨茶碱、二羟丙茶碱、胆茶碱、多索茶碱和茶碱。用法:氨茶碱:0.1~0.2g 每日 3 次口服;或用 0.125~0.25g 加入 25% 葡萄糖液 20ml 中缓慢静脉注射(慎用),注射速度 ≤0.25mg/(kg·min),静脉滴注维持量为 0.6~0.8mg/(kg·h),日注射量一般 ≤1.0g。二羟丙茶碱(diprophylline, 喘定):0.1~0.2g 每日 3 次口服,或用 0.25~0.5g 加入 25% 葡萄糖液 20ml 中缓慢静脉注射,或用 0.5~1.0g 加入 5% 葡萄糖液 500ml 中缓慢静脉滴注。临床使用中需注意:本类药剂量过大会引起恶心、呕吐等消化道症状,继而可有心悸、兴奋、心律失常、抽搐等;若已有心肌损害、心律失常、癫痫与活动性溃疡者,不宜用。合用西咪替丁、喹诺酮类、大环内酯类药物等可影响茶碱代谢而使其排泄减慢,应减少用药量。②β_2 受体激动剂:兴奋支气管平滑肌 β_2 受体,激活腺苷酸环化酶,增加细胞内 cAMP 合成,进而激活 cAMP 依赖的蛋白激酶,引起平滑肌松弛,支气管口径扩大。本类药物还有一定程度抑制肥大细胞释放炎症介质,抑制毛细血管通透性增高,促进黏膜-纤毛系统清除功能的作用,可加强平喘作用。常用的有吸入用沙丁胺醇溶液、沙丁胺醇气雾剂、特布他林(terbutaline,博利康尼)、福莫特罗(formoterol)、丙卡特罗(procaterol)、克仑特罗(clenbuterol)等;③抗胆碱药:对支气管平滑肌具有较高的选择性作用,对心血管系

统的作用不明显,也不影响痰液分泌和痰液黏稠度。常用有吸入用异丙托溴铵溶液、异丙托溴铵气雾剂和噻托溴铵粉雾剂、噻托溴铵喷雾剂。④糖皮质激素:主要具有抗炎作用,同时可以增强支气管以及血管平滑肌对儿茶酚胺的敏感性,使体内儿茶酚胺类物质的支气管扩张及血管收缩作用加强,有利于缓解支气管痉挛和黏膜肿胀。临床常用的有吸入用布地奈德混悬液、曲安奈德、丙酸氟替卡松、甲泼尼龙、氢化可的松等。静脉常用甲泼尼龙或氢化可的松注射液。

3. 兴奋呼吸中枢 使用呼吸兴奋剂可以刺激呼吸中枢或主动脉弓、颈动脉窦化学感受器,在气道通畅的前提下提高通气量,从而纠正缺氧并促进 CO_2 排除。它须与氧疗、抗感染、解痉和排痰等措施配合使用,方能更好发挥作用。呼吸兴奋剂的使用原则:①必须保持气道通畅,否则会促发呼吸肌疲劳,并进而加重 CO_2 潴留;②严格掌握呼吸兴奋剂的适应证:主要适用于以中枢抑制为主,通气量不足引起的呼吸衰竭,对以肺炎、肺水肿、弥漫性肺纤维化等病变引起的以肺换气功能障碍为主的呼吸衰竭患者,不宜使用;③因脑缺氧或脑水肿出现频繁抽搐者、伴有高血压、动脉硬化、癫痫的患者慎用;④呼吸兴奋剂应逐渐减量或延长给药间隔,使患者呼吸中枢兴奋性逐步恢复,不宜突然中止。

呼吸兴奋剂是改善通气的一类传统药物,由于正压通气的广泛应用,呼吸兴奋剂的应用不断减少。常用的药物有尼可刹米和洛贝林,用量过大可引起不良反应。近年来这两种药物几乎已被淘汰,取而代之的有多沙普仑(doxapram),常用 20~50mg 加入液体中静脉滴注,该药对于镇静催眠药过量引起的呼吸抑制和慢阻肺并发急性呼吸衰竭者均有显著的呼吸兴奋效果。使用原则:①必须保持气道通畅,否则会促发呼吸肌疲劳,加重 CO_2 潴留;②脑缺氧、脑水肿未纠正而出现频繁抽搐者慎用;③患者的呼吸肌功能基本正常;④不可突然停药。主要适用于以中枢抑制为主、通气量不足引起的呼吸衰竭,不宜用于以肺换气功能障碍为主所致的呼吸衰竭。纳洛酮是阿片受体阻断剂,有兴奋呼吸中枢作用,可行肌内注射或静脉注射,每次 0.4~0.8mg,静脉滴注 1.2~2.8mg 加入 5% 葡萄糖液 250ml。

4. 正压机械通气与体外膜式氧合 当机体出现严重的通气和/或换气功能障碍时,以人工辅助通气装置(有创或无创正压呼吸机)来改善通气和/或换气功能,即为正压机械通气。机械通气能维持必要的肺泡通气量,降低 $PaCO_2$;改善肺的气体交换效能;使呼吸肌得以休息,有利于恢复呼吸肌功能。正压机械通气可分为经气管插管进行的有创正压通气及经鼻/面罩进行的无创正压通气(non-invasive positive pressure ventilation, NIPPV)。气管插管的指征因病而异,NIPPV 适应证:①清醒能够合作;②血流动力学稳定;③不需要气管插管保护(即患者无误吸、严重消化道出血、气道分泌物过多且排痰不畅等情况);④无影响使用鼻/面罩的面部创伤;⑤能够耐受鼻/面罩。在 COPD 急性加重早期给予无创机械通气可以防止呼吸功能不全加重,缓解呼吸肌疲劳,减少后期气管插管率,改善预后。若

病情加重，通过常规氧疗或 NIPPV 不能维持满意通气及氧合，或呼吸道分泌物增多，咳嗽和吞咽反射明显减弱甚至消失时，应行气管插管使用机械通气。机械通气过程中应根据血气分析和临床资料调整呼吸机参数。

机械通气过程中需注意以下并发症：①若通气过度，则造成呼吸性碱中毒；②通气不足，会加重原有的呼吸性酸中毒和低氧血症；③血压下降，心排血量下降，脉搏增快等循环功能障碍；④气道压力过高可致气胸、纵隔气肿或间质性肺气肿等气压伤；⑤长期留置有创人工气道可并发呼吸机相关性肺炎（ventilator associated pneumonia，VAP）。

体外膜氧合（ECMO）是体外生命支持技术中的一种，通过将患者静脉血引出体外后经氧合器进行充分的气体交换，然后再输入患者体内。按照治疗方式和目的，ECMO 可分为静脉 - 静脉方式 ECMO（VV-ECMO）和静脉 - 动脉方式 ECMO（VA-ECMO）两种。VV-ECMO 是指将经过体外氧合后的静脉血重新输回静脉，因此仅仅用于呼吸功能支持；而 VA-ECMO 是指将经过体外氧合后的静脉血输至动脉，因减少了回心血量，VA-ECMO 可以同时起到呼吸和心脏功能支持的目的。因此，ECMO 是严重呼吸衰竭的终极呼吸支持方式，主要目的是部分或全部替代心肺功能，让其充分休息，减少呼吸机相关性肺损伤的发生，为原发病的治疗争取更多的时间。

四、控制感染

呼吸道感染是引起肺性脑病较常见诱因。因此，控制呼吸道感染、解除痰液堵塞、改善通气，是治疗肺性脑病的重要环节。发生肺性脑病的患者多为老年人，免疫功能低下、咳嗽、咳痰反射较弱，临床虽有感染，但表现多不典型。咳嗽、咳黄痰或痰量增多，肺部呼吸音低、闻及啰音，并结合感染相关生化指标升高可作为判断感染的依据。常见致病菌多为肺炎链球菌、流感嗜血杆菌、卡他莫拉菌、肠杆菌科细菌（肺炎克雷伯菌、大肠埃希菌、变形杆菌等）、铜绿假单胞菌等，或先为病毒感染后继发细菌感染，亦有部分患者为口腔不洁混合厌氧菌感染。应根据呼吸道分泌物细菌培养或行宏基因组学二代测序技术（mNGS）快速检测病原微生物，参考药敏选用体外试验敏感的抗生素。此外，还应根据患者的年龄、有无多种基础疾病、是否存在误吸、住院时间长短、病情严重程度来选择抗生素和给药途径。可供选用的抗菌药物常见的有 β- 内酰胺 /β- 内酰胺酶抑制剂、第二代头孢菌素、第三代头孢菌素和氟喹诺酮类药物，或选择具有抗铜绿假单胞菌活性的 β- 内酰胺类抗生素联合氨基糖苷类抗生素。对较长时间使用广谱抗生素、糖皮质激素患者，较易继发真菌感染，应加强口腔护理，每日可用生理盐水清洗口腔 2~3 次。一旦证实为真菌感染，应给予相应的抗真菌治疗。抗感染治疗选择参见本书"第 102 章慢性阻塞性肺疾病急性加重"。

五、其他治疗

1. 脑水肿的治疗 针对病因治疗，予以机械辅助通气，改善氧合；限制液体量，辅以冰帽、降温等物理措施，使体温控制在 32~37℃；纠正酸中毒、调节电解质紊乱；降低颅内压力。常用制剂为 20% 甘露醇 1~2g/kg，快速静脉滴注，每日 1~2 次。也可使用山梨醇、甘油果糖注射液、利尿剂等。肾上腺皮质激素对缺氧所致的脑水肿也有良好的作用。

2. 酸碱、电解质平衡紊乱的治疗 ①呼吸性酸中毒：在慢性呼吸衰竭中最常见。保持呼吸道通畅，增加肺泡通气量是纠正此型失衡的关键。仅当 pH<7.20 时，可少量补充 5% 碳酸氢钠（40~50ml）。②呼吸性酸中毒合并代谢性碱中毒：常见于呼吸性酸中毒的治疗过程中，不合理使用利尿剂，大量胃液丢失等因素所致。处理原则是纠正呼吸性酸中毒的同时，只要每日尿量在 500ml 以上，可常规补充氯化钾 3~5g。若 pH 过高，可静脉滴注盐酸精氨酸 10~20g（加入 5% 葡萄糖液 500ml 中）等。③呼吸性酸中毒合并代谢性酸中毒：常提示病情危重、预后差。处理包括增加肺泡通气量，纠正 CO_2 潴留；治疗引起代谢性酸中毒的病因；适当使用碱剂，补碱的原则同单纯性呼吸性酸中毒，一次可补充 5% 碳酸氢钠（80~100ml），以后根据血气，再酌情处理。④呼吸性碱中毒：多因肺通气过度，CO_2 排出过多所致。常因吸入气氧分压过低及外呼吸功能障碍、高热、精神紧张、中枢神经系统疾病或机械通气支持参数调节过高等因素所致。以治疗原发病为主，对于机械通气患者可根据病情下调支持力度。

3. 心力衰竭的治疗 慢性肺心病心力衰竭的治疗与其他心脏病心力衰竭的治疗有所不同，一般在积极控制感染、改善呼吸功能、纠正缺氧和二氧化碳潴留后，心力衰竭便能得到改善，患者尿量增多，水肿消退，肿大的肝缩小，压痛消失，不需加用利尿剂，但对于治疗后无效的较重患者，可适当选用利尿、正性肌力药或血管扩张药。

（1）利尿药：通过抑制肾脏钠、水重吸收而增加尿量，消除水肿，减少血容量，减轻右心前负荷的作用。但是利尿药应用后易出现低钾、低氯性碱中毒，痰液黏稠不易排痰和血液浓缩，应注意预防。因此，原则上宜选用作用温和的利尿药，联合保钾利尿药，小剂量、短疗程使用。如氢氯噻嗪 25mg，1~3 次 /d，联用螺内酯 20~40mg，1~2 次 /d。

（2）正性肌力药：慢性肺心病患者由于慢性缺氧及感染，对洋地黄类药物的耐受性低，易致中毒，出现心律失常。因此是否应用应持慎重态度，指征有：①感染已控制，呼吸功能已改善，利尿治疗后右心功能无改善者；②以右心衰竭为主要表现而无明显感染的患者；③合并室上性快速心律失常，如室上性心动过速、心房颤动（心室率>100 次 /min）者；④合并急性左心衰竭的患者。原则上选用作用快、排泄快的洋地黄类药物，小剂量（常规剂量的 1/2 或 2/3）静脉给药，常用毒毛花苷 K 0.125~0.250mg，或毛花苷 C 0.2~0.4mg 加入 10% 葡萄糖液内缓慢静脉注射。用药前应注意纠正缺氧，防治低钾血症，以免发生药物毒性反应。低氧血症、感染等均可使心率增快，故不宜以心率作为衡量洋地黄类药物的应用和疗效考核指标。

（3）血管扩张药：血管扩张药在扩张肺动脉的同时也扩张体动脉，往往造成体循环血压下降，反射性产生心率增快、氧分压下降、二氧化碳分压上升等不良反应,因而限制了血管扩张药在慢性肺心病的临床应用。

4. 防治并发症 有关心律失常、休克、上消化道出血、弥散性血管内凝血(DIC)、深静脉血栓形成等,详见有关章节。

(徐 静 李 琦)

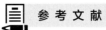

参 考 文 献

[1] 张文武. 急诊内科学 [M]. 4 版. 北京: 人民卫生出版社, 2017: 274-277.

[2] 葛均波, 徐永健, 王辰. 内科学 [M]. 9 版. 北京: 人民卫生出版社, 2018: 109-113.

第 40 章

肝性脑病

肝性脑病(hepatic encephalopathy,HE)是一种由于急、慢性肝功能严重障碍或各种门静脉-体循环分流(以下简称门-体分流)异常所致的,以代谢紊乱为基础的、轻重程度不同的神经精神异常综合征。该综合征具有潜在的可逆性。临床上可以表现为程度和范围较广的神经精神异常,从只有用智力测验或电生理检测方法才能检测到的轻微异常(轻微型肝性脑病,minimal hepatic encephalopathy, MHE),到人格改变、行为异常、智力减退,甚至发生不同程度的意识障碍。过去所称的肝昏迷(hepatic coma),只是肝性脑病中程度严重的一级,并不能代表肝性脑病的全部。

绝大多数肝硬化患者在病程中的某些阶段会出现不同程度的轻微型肝性脑病和/或肝性脑病,是严重肝病常见的并发症及死亡原因之一。

HE 发生是多种因素综合作用的结果,发病机制涉及氨中毒、假性神经递质、血浆氨基酸失衡、γ-氨基丁酸(GABA)、硫醇增多、短链脂肪酸代谢紊乱和星形细胞功能异常等学说,但主要原因是因肝细胞功能衰竭(肝细胞弥漫病变)和来自胃肠道未被肝细胞代谢去毒的物质经体循环(肝内外分流)至脑部而引起。

【肝性脑病的临床分型】

既往认为,重症肝炎或药物中毒所致者,起病急剧并进行性加重,称为急性肝性脑病;其中呈暴发性过程,短期内出现意识障碍者,又称为暴发性肝衰竭(fulminant hepatic failure,FHF)。它系由于肝脏大块或广泛坏死,残存肝细胞不能代偿生物代谢作用,代谢失衡或代谢毒物不能有效的被清除,导致中枢神经系统的功能紊乱,故亦称为内源性HE,或非氨性HE。此型HE,由于肝细胞广泛坏死所致,故预后极差。慢性肝性脑病是指严重慢性肝病(如肝硬化、原发性肝癌)及/或门-体分流术后,从肠道中吸收入门脉系统的毒性物质,通过分流未经肝脏的首次通过作用(first pass effect)进入体循环,引起中枢神经系统的功能紊乱,因而亦称为外源性HE,或氨性脑病,或称为门-体分流性脑病(porto-systemic encephalopathy,PSE)。本型HE约50%有诱因,消除诱因后,可使病情逆转,预后较好。急性肝性脑病(内源性HE)与慢性肝性脑病(外源性HE),无论在临床上或发病机制上,有时均难以截然区别。以前将无明显临床表现和生化异常,仅能用精细的智力实验和/或电生理检测才能作出诊断的HE,称为亚临床HE(subclinical HE, SHE)或隐性HE(latent HE,LHE)。由于概念不清易被理解

为发病机制不同的另外一种病症,故目前主张用轻微型肝性脑病(MHE)较为合适(见下述)。

目前沿用第11届国际消化病学大会(World Congress of Gastroenterology,WCOG)工作小组于2002年发表的标准将肝性脑病分为A、B和C三型,实际上也恰好取了急性(acute)、分流(bypass)和肝硬化(cirrhosis)的英文首字母以便记忆(表40-1)。

一、A 型肝性脑病

A型肝性脑病,即急性肝衰竭相关的HE(acute liver failure associated-HE,ALFA-HE),常于起病2周内出现脑病症状。亚急性肝衰竭时,HE出现于2~12周,可有诱因。

二、B 型肝性脑病

B型肝性脑病,即门-体旁路性HE(portal systemic bypass-HE,PSB-HE),患者存在明显的门-体分流,但无肝脏本身的疾病,肝组织学正常。临床表现和肝硬化伴HE者相似。这种门-体分流可以是自发的或由于外科或介入手术造成。如先天性血管畸形、肝内或肝外水平门静脉的部分阻塞(包括外伤、类癌、骨髓增殖性疾病等引起的高凝状态所致的门静脉及其分支栓塞或血栓形成),以及淋巴瘤、转移性肿瘤、胆管细胞癌压迫产生的门静脉高压,而引起门-体分流。

表 40-1　第 11 届国际消化病学大会大会推荐的肝性脑病分类

肝性脑病类型	定义	亚类	亚型
A 型	急性肝衰竭相关肝性脑病	无	无
B 型	门静脉-体循环分流相关性肝性脑病,无干细胞损伤相关肝病	无	无
C 型	肝硬化相关肝性脑病,伴门静脉高压或门静脉-体循环分流	发作性肝性脑病	伴诱因

40

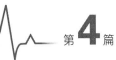

三、C 型肝性脑病

C 型肝性脑病,指在慢性肝病或肝硬化基础上发生的 HE,不论其临床表现是否急性。常常伴门脉高压和 / 或门 - 体分流,是 HE 中最为常见的类型。其中肝衰竭是脑病发生的主要因素,而门 - 体分流居于次要地位,但二者可协同作用。根据 HE 临床症状的轻重又可将 C 型 HE 分为轻微型 HE(MHE)及有临床症状的 HE(symptomatic HE,SHE)。

1. 有临床症状的 HE(SHE) 主要表现在认知、精神和运动的障碍。又可分为发作性和持续性两类。

(1)发作性 HE:是在慢性肝病的基础上在短期内出现意识障碍或认知改变,不能用先前存在的有关精神失常来解释,并可在短期内自行缓解或在药物治疗后缓解。发作性 HE 根据有无诱因又可分为:①诱发型:即有诱因的 HE。有明确的可追踪的诱发因素,常常在进食大量高蛋白食物、上消化道出血、感染、放腹水、大量排钾利尿剂应用后发生。②自发型:即自发性 HE。无明确的诱发因素。③复发型:即复发性 HE。指 1 年内有 2 次或 2 次以上 HE 发作。

(2)持续性 HE:是在慢性肝病的基础上出现持续性的神经精神异常,包括认知力下降,意识障碍,昏迷甚至死亡。根据患者自制力和自律性受损的严重程度可进一步分为:①轻型:即 HE Ⅰ级;②重型:即 HE Ⅱ~Ⅳ级;③治疗依赖型:经药物治疗可迅速缓解,若中断治疗,症状又会加重。

2. 轻微型 HE(MHE) 是指某些慢性肝病的患者无明显症状性 HE(发作性或持续性 HE 的临床表现和生化异常),但用精细的智力实验和 / 或神经电生理检测可见智力、神经、精神的异常而诊断的 HE。轻微型 HE 在肝硬化患者中的患病率为 30%~80%。此型越来越受到重视,因为患者虽形似正常,但操作能力和应急反应能力减低,在从事高空作业、机械或驾驶等工作时容易发生意外。以往所用的"亚临床 HE"或"隐性 HE"有一定的误导性,易被误认为其发病机制独立于 HE 之外或临床意义不大,故近年已改称为轻微型 HE,以强调其作为 HE 发展过程中的一个特殊阶段。

在我国,大多数 HE 为 C 型,即在慢性肝病、肝硬化基础上发生的,常常伴门脉高压和门 - 体分流;而 A 型及 B 型相对较少。

【病因与发病机制】

一、病因与诱因

1. 病因 各种严重的急性和慢性肝病(病毒性肝炎肝硬化最多见)均可伴发肝性脑病。急性肝病时肝性脑病的病因是由于大量的肝细胞坏死,常为病毒性肝炎、药物或毒素引起的肝炎;也可由于大量肝细胞变性,如妊娠期脂肪肝、Reye 综合征等。慢性肝病,如肝硬化和重症慢性活动性肝炎的肝性脑病是由于有功能的肝细胞总数减少和肝血流改变;慢性肝性脑病的发病与广泛的门 - 体静脉分流有关。肝脏被恶性肿瘤细胞广泛浸润时,也可导致肝性脑病。

2. 诱因 许多因素可促发或加剧肝性脑病(表 40-2),此种情况在慢性肝病时尤为明显。常见诱因有:①上消化道出血:尤其是食管静脉及胃底冠状静脉曲张破裂出血,是慢性肝性脑病最常见的诱因;急性胃黏膜病变出血则是急、慢性 HE 共有的常见诱因。有研究发现,质子泵抑制剂(PPI)可能导致小肠细菌过度生长,从而增加肝硬化患者发生 HE 的风险,且风险随着药量和疗程增加而增加。②利尿剂使用不当或大量放腹水。③高蛋白饮食。④应用镇静催眠药(巴比妥类、氯丙嗪等)以及麻醉剂。⑤给予含氨药物(氯化铵)、含硫药物(蛋氨酸、甲硫氨基酸、胱氨酸等)、输注库血、富含芳香族氨基酸的复合氨基酸注射液以及水解蛋白等。⑥感染:如自发性细菌性腹膜炎、脓毒症、肺炎以及泌尿系感染等。⑦电解质紊乱与酸碱平衡失调:常见者为低钠、低钾、低氯、碱中毒。⑧功能性肾衰竭。⑨其他:手术创伤、便秘或腹泻。无诱因的自发性肝性脑病往往是肝硬化的终末期表现,患者肝脏大多缩小,肝功能严重损伤,黄疸深,腹水多,预后恶劣。

表 40-2 肝性脑病的诱因及其作用机制

诱因	作用机制
高蛋白饮食	增加肠内氨的生成
消化道出血	每 100ml 血中含蛋白 15~20g,胃肠内出血可使肠内产氨和其他有害物质增加;出血后低血压、低血氧,可提高脑细胞对有害物质的敏感性;出血引起肾功能不全,尿素经肾排出减少,泌入肠道的尿素增加,肠道产氨增多,使血氨升高
感染	使代谢率增高,分解代谢增强,从而增加内生性氨量;感染使组织耗氧量增加,促发肝、脑、肾损害加重
碱中毒	血 pH 升高时,$NH_4^+ \rightarrow NH_3$,NH_3 易透过血脑屏障进入脑中
利尿剂	使钾排出过多,引起代谢性碱中毒,过度利尿可引起有效血容量不足、肾功能不全
放腹水过多	引起有效血容量不足和肾功能不全
便秘	食物残渣久留于肠内,有利于氨和其他有害胺类产生和吸收
腹泻	肠内菌群增多,产氨增加;引起水电解质丢失和有效血容量不足
低血压	增加脑细胞对氨和有害物质敏感性;引起肾功能不全
药物	镇静、催眠、麻醉药物直接作用于神经细胞;任何可损伤肝细胞的药物均可加重肝性脑病

二、发病机制

肝性脑病的发病机制迄今尚未彻底阐明。一般认为产生 HE 的病理生理基础是肝细胞功能衰竭和门腔静脉之间有自然形成或手术造成的侧支分流。主要来自肠道的许多可影响神经活性的毒性产物,未被肝脏解毒和清除,经侧支进入体循环,透过血脑屏障而至脑部,引起大脑功能紊乱。虽然氨中毒学说在 HE 的发病机制中一直占有支配地位,但目前尚没有一种学说能完备地解释 HE 发病机制的全貌。由于肝脏是机体代谢的中枢,它所引起的代谢紊乱涉及多种环节和途径,因此 HE 的发病机制也是多因素综合作用的结果。

(一)氨中毒学说

氨中毒学说(ammonia intoxication hypothesis)在肝性脑病的发病机制中仍占最主要的地位。PET 显示肝性脑病患者血氨水平增高,血脑屏障对氨的通透表面积增大及大脑氨的代谢增高($^{13}NH_3$-PET)。严重肝脏疾病时,血氨增加的原因是氨的生成与吸收增加和 / 或清除不足。

1. 氨的生成与吸收增加 ①外源性产氨增加:指氨的来源为肠道含氮物质的分解代谢与吸收增加。肠道蛋白质的分解产物氨基酸,部分经肠道细菌的氨基酸氧化酶分解产生氨;另外,血液中的尿素约有 25% 经胃肠黏膜血管弥散到肠腔内,经细菌尿素酶的作用而形成氨,后者再经门静脉重新吸收,是为尿素的肠肝循环。肝衰竭时,肠道菌丛紊乱且繁殖旺盛,分泌的氨基酸氧化酶及尿素酶增加;同时由于胃肠蠕动和分泌减少,消化和吸收功能低下,使肠内未经消化的蛋白质等成分增多,特别是在高蛋白饮食或上消化道出血后更是如此,以致结肠、小肠内产氨均相应增加;此外,慢性肝病晚期,常伴有肾功能下降,血液中的尿素等非蛋白氮含量高于正常,因而弥散到肠腔内的尿素也大大增加,也使产氨增加。肠内氨的吸收决定于肠内容物的 pH,pH 大于 6 时,生成的 NH_3 大量吸收,血氨增加;pH 小于 6 时,以 NH_4^+ 形式随粪便排出体外,血氨降低。可见,氨的来源主要取决于肠腔蛋白质及尿素肠肝循环的量,氨的生成取决于细菌酶的作用,氨的吸收则取决于肠腔内的 pH。②内源性产氨增加:即体内蛋白质的分解代谢产氨增加。肝衰竭时,蛋白质分解代谢占优势,加之焦虑、烦躁等情况,肌肉及脑活动均增加,产氨量相应增加。

2. 氨的清除不足 氨在体内主要经肝脏内鸟氨酸循环合成尿素而被清除;其次在外周组织(如脑、肌肉)先后与 α- 酮戊二酸、谷氨酸结合生成谷氨酰胺,再经肾脏作用重新释放出氨,由尿排出。肝衰竭时,主要是肝脏消除氨的作用减退,其次为肌肉代谢氨减少,另外肾脏排出的氨亦减少。此外,门 - 体分流存在时,肠道的氨未经肝脏解毒而直接进入体循环,亦可使血氨增高。

3. 血氨增加引起脑病的机制 氨对脑的毒性作用包括:①直接抑制神经细胞膜的电位活动:氨能干扰神经细胞膜上的 Na^+-K^+-ATP 酶的活性,既破坏血脑屏障的完整性,又损害膜的复极化作用,从而引起 HE。②干扰脑的能

量代谢:血氨增高使大量 α- 酮戊二酸转变为谷氨酸,而后者又能转变为谷氨酰胺,故致三羧酸循环中 α- 酮戊二酸耗竭,循环速度下降,高能磷酸盐和氧耗减低;同时在此过程中消耗大量的 ATP 和还原型辅酶Ⅰ(NADH),后者减少致呼吸链中的递氢过程受到阻碍,使 ATP 的生成亦减少;此外,氨还可通过促进磷酸果糖激酶的活性增加,使脑组织内糖酵解过程增强,并直接抑制丙酮酸脱羧酶与有氧代谢,从而增加乳酸的生成,减少 ATP 的产生。上述生化反应使脑组织中的 ATP 生成减少,脑组织生理活动受到影响并出现脑病。③增加了脑对中性氨基酸如酪氨酸、苯丙氨酸、色氨酸的摄取,这些物质对脑功能具有抑制作用。④脑星形胶质细胞功能受损:脑星形胶质细胞是氨神经毒性的主要靶细胞。脑星形胶质细胞含有谷氨酰胺合成酶,可促进氨与谷氨酸合成为谷氨酰胺,当脑内氨浓度增加,星形胶质细胞合成的谷氨酰胺增加。谷氨酰胺是一种很强的细胞内渗透剂,其增加不仅导致星形胶质细胞变性、肿胀、功能受损,而且也使神经元细胞肿胀,这是 HE 发生脑水肿的重要原因。星形胶质细胞为神经元提供乳酸、α- 酮戊二酸、谷氨酰胺及丙氨酸等营养物质,其功能受损可以直接影响神经元的功能及代谢,并参与 HE 的发生发展过程。⑤通过 PET 研究发现 PSE 患者脑氨代谢率升高,氨从血中极易转移到脑中,引发急性神经认知功能障碍,因此即使血氨正常也会发生脑功能障碍,这可以部分解释血氨不高情况下发生 HE 以及降氨治疗不一定能完全达到预期目的的原因。此外,血氨及其代谢的异常与其他发病机制有协同作用。

(二)脑星形胶质细胞功能异常学说

正常情况下突触前神经末梢释放的谷氨酸迅速被周围的星形胶质细胞摄取,并在谷氨酰胺合成酶的作用下与氨合成为谷氨酰胺,谷氨酰胺再循环至神经元内释放具有活性的谷氨酸,此谓脑中的谷氨酰胺循环。由于脑内缺乏鸟氨酸循环的酶,故脑内清除氨的主要途径依靠谷氨酰胺合成,故谷氨酸氨基化生成谷氨酰胺的"解氨毒"作用完成于星形胶质细胞。另外,谷氨酸是脑内重要的兴奋性神经递质,储存于突触小泡内,一旦释放即呈现神经递质的活性,能与其受体结合产生神经传导活性。而谷氨酰胺是一种很强的细胞内渗透剂,其增加可导致星形胶质细胞肿胀、功能受损。HE 时,超量的氨经谷氨酰胺合成酶的作用,不仅使具有活性的谷氨酸形成减少,导致谷氨酸能突触异常,还耗费了大量能量,并可导致谷氨酰胺的蓄积使胞内渗透压增加使细胞肿胀,肿胀的星形胶质细胞的功能受损进一步影响氨的代谢和谷氨酸活性,出现 HE 的表现。

(三)假性神经递质学说

神经冲动的传导是通过递质来完成的。正常时兴奋与抑制两类递质保持生理平衡。兴奋性神经递质有儿茶酚胺中的多巴胺和去甲肾上腺素、乙酰胆碱、谷氨酸和天冬氨酸等;抑制性神经递质 β- 羟酪胺、苯乙醇胺等只在脑内形成。

食物中的芳香族氨基酸如苯丙氨酸及酪氨酸,经肠菌脱羧酶的作用生成苯乙胺及酪胺,该两种胺类正常在肝内被分解清除。严重肝病时,该两种物质在肝内清除发生障

碍,经门 - 体侧支循环进入体循环,并透过血脑屏障进入脑组织,经 β- 羟化酶的作用,分别生成苯乙醇胺和 β- 羟酪胺。这两种胺的化学结构与正常神经递质去甲肾上腺素极为相似,但不具有正常递质传递神经冲动的作用或作用很弱,因此称其为假性神经递质(false neurotransmitters)。当假递质被脑细胞摄取并在神经突触堆积至一定程度时,则排挤或取代正常的真递质,使神经传导发生障碍,特别是影响脑干网状结构上行激活系统和大脑边缘系统的神经传递,从而造成精神障碍和昏迷。

但近年来研究结果并不支持假性神经递质学说,如给实验动物静脉注射 β- 羟酪胺或脑室内注入大量假性神经递质导致脑内 β- 羟酪胺浓度非常高,脑内去甲肾上腺素和多巴胺明显耗尽,并未引起昏迷;尸检研究发现死于肝性脑病的肝硬化患者脑内去甲肾上腺素和多巴胺水平增加,而 β- 羟酪胺浓度降低。因此,该学说已逐渐被氨基酸失衡学说(amino acid imbalance hypothesis)所替代。

(四)氨基酸失衡学说

血浆氨基酸测定发现,某些晚期慢性肝病与 HE 患者,血浆芳香族氨基酸(AAA)包括酪氨酸、苯丙氨酸、游离色氨酸增高,支链氨基酸(branched-chain amino acids,BCAA)包括亮氨酸、异亮氨酸、缬氨酸减少,致血浆氨基酸比值异常。正常人血浆 BCAA/AAA 的比值为 3.5 ± 1.0(SD),肝性脑病时比值下降至 1.0~1.5,甚至低于 1.0,其下降值与脑病程度有一定的相关性。

血浆氨基酸比值的变化是由于严重肝病所继发的高胰岛素和高胰高血糖素血症所致。在严重肝病时,肝脏对许多激素包括胰岛素、胰高血糖素的灭活作用减弱,使二者血中浓度均增高,但以胰高血糖素的增多更显著,使血中胰岛素 / 胰高血糖素比值降低,使体内的分解代谢增强。其中胰高血糖素的增多,使组织的蛋白分解代谢增强,致使大量 AAA 由肝和肌肉释放入血。AAA 主要在肝脏降解,肝功能严重障碍,一方面致 AAA 的降解能力降低,另一方面肝脏的糖异生作用障碍致使 AAA 转为糖的能力降低,这些均可使血中 AAA 含量增高。正常时支链氨基酸不被肝脏代谢,主要被肌肉摄取利用,胰岛素有增加肌肉组织摄取和分解利用支链氨基酸的作用,所以当血中的胰岛素水平增高时,促使 BCAA 大量进入肌肉组织,故血中 BCAA 浓度减少。AAA 和 BCAA 彼此竞争血脑屏障的同一载体而转运至脑组织内(竞争性抑制)。正常时,血中 BCAA 的浓度高,竞争力强,从而抑制 AAA 进入脑内的速度;肝衰竭时,由于血浆 BCAA 减少,高浓度的 AAA 不受抑制地迅速通过血脑屏障进入脑组织,故脑组织细胞内的 AAA 含量明显增加。

正常时,脑神经细胞内的苯丙氨酸在苯丙氨酸羟化作用下,生成酪氨酸;酪氨酸在酪氨酸羟化酶作用下生成多巴;多巴在多巴脱羧酶作用下生成多巴胺;多巴胺在多巴胺 β- 羟化酶作用下生成去甲肾上腺素,这是正常神经递质的生成过程。

当进入脑内的苯丙氨酸和酪氨酸增多时,增多的苯丙氨酸可抑制酪氨酸羟化酶的活性,使正常神经递质生成减

少。增多的苯丙氨酸可在 AAA 脱羧酶作用下生成苯乙胺,进一步在 β- 羟化酶作用下生成苯乙醇胺。而增多的酪氨酸也可在 AAA 脱羧酶作用下生成酪胺,进一步在 β- 羟化酶作用下生成 β- 羟酪胺。因而,苯丙氨酸和酪氨酸进入脑内增多的结果可使脑内产生大量假性神经递质,而产生的假性神经递质又可进一步抑制正常神经递质的产生过程。

氨基酸失衡学说实际上是假性神经递质学说的补充和发展。但下列观察不支持该假说,如临床上发现血浆 BCAA/AAA 变化和肝性脑病程度不一定有平行关系;临床上采用静脉或口服 BCAA 治疗对改善与逆转肝性脑病不一定有效。因此,该假说也不能完整地阐明 HE 的发病机制。

(五)GABA/Bz 复合受体学说

γ- 氨基丁酸(γ-aminobutyric acid,GABA)是哺乳动物大脑主要的抑制性神经递质。脑内的 GABA 在突触前神经元内由谷氨酸经脱羟酶(GADI)催化下脱羟生成,并贮存在突触前神经元的囊泡内,此时无生物活性。只有被释放到突触间隙,并结合到突触后神经元膜面特异性的 GABA 受体上,引起氯离子(Cl⁻)转运通道开放,使 Cl⁻ 经神经元细胞膜裂隙进入细胞质,原先静止的细胞膜电位即处于高极化状态,从而导致 GABA 神经递质起明显的突触后抑制作用。突触后神经元膜面的 GABA 受体不仅能与 GABA 结合,在受体表面的不同部位也能与巴比妥类(BARB)和苯二氮䓬类(benzodiazepines,Bz)物质结合,故称为 GABA/Bz 复合受体或超级受体复合物。该复合受体包括三种配体,即 GABA、Bz 及 BARB 配体,彼此有协同性非竞争性结合位点,已证明 GABA 可引起 Bz 及 BARB 的催眠作用,反之亦然,故巴比妥类药能增加 GABA 的效应。Bz、BARB 及 GABA 受体复合物的连接,通过增加 GABA 引起的 Cl⁻ 通道开放而加强受体复合物对 GABA 的反应。

大脑抑制性神经递质 GABA/Bz 的增加可能是导致 HE 的重要原因。其机制可能有:①血浆内的 GABA 主要来源于肠道,系谷氨酸经肠道细菌酶作用催化而成。正常时肝脏能大量摄取来自门静脉的 GABA,并迅速分解。在肝功能不全时,肝脏对 GABA 的清除明显减低,血浆内浓度因而明显增高。如果此时血脑屏障对血浆 GABA 透过性增加,而 GABA 又不能被神经元分解或摄取,则 GABA 可抵达 GABA 受体,使 GABA 能活性神经传递增强。②肝功能不全时中枢神经系统 GABA 能活性增强尚可以是超级受体复合物上 GABA 受体密度和 / 或亲和力增加的后果。无论 GABA、Bz 及 BARB 中任何一种与复合受体结合后,都能促进 Cl⁻ 由神经元胞膜的离子通道进入突触后神经元的细胞质,使膜超极化,引起神经传导抑制。如有学者研究了动物和人类肝性脑病脑内 GABA 和 Bz 受体的数量和亲和性,在一些急性肝性脑病模型中,这些受体的数量成倍增加,而在其他模型中没有变化,这可能提示此时大脑对 GABA 能神经抑制性调节比 Bz 或 BARB 药物更为敏感;PET 扫描揭示,脑病患者 Bz 复合物连接部位增加 2~3 倍,这可能是肝硬化时脑对镇静药敏感性增加的机制。但近年的研究表明,脑内 GABA/Bz 的浓度在 HE 时并没有改变,

但在氨的作用下,脑星形胶质细胞 Bz 受体表达上调。临床上,肝衰竭患者对苯二氮䓬类镇静药及巴比妥类安眠药极为敏感,而 Bz 拮抗剂如氟马西尼对部分 HE 患者具有苏醒作用,支持该学说。

(六) 其他

1. 细菌感染与炎性反应 目前认为,高氨血症与炎症介质相互作用促进 HE 的发生发展。炎症可导致血脑屏障破坏,从而使氨等有毒物质及炎性细胞因子进入脑组织,引起脑实质改变和脑功能障碍。同时,高血氨能够诱导中性粒细胞功能障碍,释放活性氧,促进机体产生氧化应激和炎症反应,造成恶性循环。肠道细菌氨基酸代谢产物硫醇、苯酚产生的内源性苯二氮䓬类物质、细菌色氨酸的副产物吲哚及羟吲哚等,可损伤星形胶质细胞功能并影响 γ- 氨基丁酸 (GABA) 神经递质的传递。肝性脑病患者的炎性标志物水平明显增加,TNF 刺激星形胶质细胞释放 IL-1、IL-6 等细胞因子,而 TNF、IL-1 和 IL-6 都能影响血脑屏障的完整性。最常见的感染为腹膜炎、尿路感染、肺炎等。

2. 锰中毒学说 肝脏是锰排泄的重要器官,当其功能受到影响或存在门 - 体分流时均可使血锰浓度升高,并在苍白球沉积。部分肝硬化患者血和脑中锰含量比正常人高 2~7 倍。当锰进入神经细胞后,低价锰离子被氧化成高价锰离子,锰对线粒体的特有亲和力使其蓄积在线粒体内。同时,锰离子在价态转变过程中可产生大量自由基,进一步导致脑黑质和纹状体中脑细胞线粒体呼吸链关键酶的活性降低,从而影响脑细胞功能。锰沉积除直接对脑组织造成损伤外,还影响 5- 羟色胺、去甲肾上腺素和 GABA 等神经递质的功能。锰还影响多巴胺受体的结合,导致多巴胺氧化使多巴胺减少,患者产生锥体外系的症状和体征。MRI 显示 80% 以上的肝硬化患者大脑苍白球密度增高,组织学证实是锰沉积而造成的。

3. 硫醇与短链脂肪酸学说 ①硫醇类:蛋氨酸在结肠内受细菌作用形成硫醇、甲基硫醇和二甲硫化物等,由于肝脏解毒功能减退,可进入体循环和脑内,在肝性脑病时血浆浓度增高。硫醇类化合物可抑制神经细胞膜的 Na^+-K^+-ATP 酶,干扰线粒体的电子传递,以及抑制脑内氨的解毒。血中硫醇类浓度增加,从呼吸道呼出增多,医者可嗅到一种特征性气味,是为肝臭。②短链脂肪酸:肝性脑病患者血浆内 C_4~C_8 短链脂肪酸增多。它可抑制氧化磷酸化,使脑干网状结构激活系统的 ATP 和磷酸肌酸贮存减少,改变神经细胞膜的离子流通,从而抑制神经冲动的传递,诱发肝性脑病。

4. 褪黑素 (melatonin, MT) MT 是由松果腺分泌的一种激素,具有镇静、催眠、神经内分泌免疫调节等多种生理功能。松果腺细胞从血液中吸收色氨酸,经过一系列酶促反应合成 MT。肝硬化时血液中色氨酸浓度升高,松果腺合成 MT 也增多。MT 通过较多的途径增强 GABA 的中枢抑制,如 MT 可增加脑内 GABA 含量,2- 吲哚 MT 可协同 GABA 神经元放电等。

5. 内源性阿片类物质、脑中肌醇和磷酸酯浓度减少等变化对 HE 的发生有一定作用。

【诊断】

一、病史

有前述的病因与诱因存在。

二、临床表现特点

肝性脑病的临床表现往往由于肝病的病因、病程缓急、肝功能损害的程度及诱因等不同而表现不一。A 型 HE 与急性肝衰竭相关,可无明显诱因,患者在起病数日内即进入昏迷直至死亡,昏迷前可无前驱症状。C 型 HE 多见于肝硬化患者和 / 或门腔分流手术后,以慢性反复发作性木僵与昏迷为突出表现,常有诱因,如上消化道出血等。在肝硬化终末期所见的 HE 起病缓慢,昏迷逐渐加深,最后死亡。最常见的 C 型 HE,除了患者有性格、行为改变 (见下述) 外,还常有肝功能严重受损的表现,如明显黄疸、出血倾向等,随着疾病的进展,有些患者可并发各种感染、肝肾综合征、脑水肿和心、肾、肺等主要脏器损害,导致低血压、少尿、呼吸衰竭、DIC、昏迷等相应的复杂表现。B 型 HE 少见,其临床症状的产生源自门 - 体分流,故类似 C 型,但无肝病的表现,或由其导致门 - 体分流的本身疾病的特征。

典型 HE 较早出现的症状包括性格改变、精神欣快、智力衰退、睡眠习惯改变、说话缓慢而含糊、发音单调而低弱,以及不适当的行为等。个性方面的变化最为显著,原属活泼开朗者,则表现为抑郁,原属内向孤僻者,则可表现为欣快。自发性运动的减少、不动地凝视、表情淡漠、答语迟缓而简短,均系早期表现。早期的行为改变只限于有一些“不拘小节”的行为,如乱扔纸屑,随地便溺,寻衣摸床等毫无意思的动作;这些细微的行为改变只有经常接触患者并留心病情变化的医务人员才能觉察。睡眠倒置较早出现,并进展至睡眠节律的倒置,白天昏沉嗜睡,夜间兴奋难眠,这提示患者中枢神经系统的兴奋与抑制处于紊乱状态,预示 HE 的来临,有学者称此种现象为迫近昏迷 (impending coma)。智力衰退,可从轻度的器质性精神功能障碍直至明显的精神错乱,并可观察到这些情况逐日发生变化。局灶性障碍多出现于意识清醒者,常系空间性视觉障碍。其在运动方面的障碍最易识别,如构思性运用不能,患者不能用火柴梗或积木构造简单的图案。典型病例可有书写不整齐而出格的情况,每日的书写记录是观察病程演变的良好准绳。患者的运算能力和逻辑思维明显减退,不能区别相似体积、形态、作用及位置的物体,这是患者常在不适宜场所便溺的原因。进一步发展下去,患者出现骚动、不安、躁狂、幻听,有时表现为进行性精神萎靡和完全无力状。嗜睡和兴奋相互交替为特征之一。患者有谵妄和运动性不安,跃起,叫喊,或哭或笑,但对外界刺激仍有反应,再进一步只对强烈而有害的刺激才起反应。当骚动和谵妄加重,嗜睡期延长,逐渐由木僵状态而进入昏迷。

最具有特征性的神经系体征为“扑翼样震颤 (flapping tremor)”,但不是所有患者都出现此种现象,如果在一个严重肝病患者出现这种体征,就具有早期诊断意义。但是扑翼样震颤在早期、中期直至完全昏迷前均可出现。所以应在其他症状出现前经常检查有无此种体征才具有早期诊断意义。扑翼样震颤须在一定的体位时才能显露或引出。嘱患者将上肢伸直,手指分开,或腕部过度伸展而前臂固定不动时可出现掌 - 指及腕关节呈快速的屈曲及伸展运动,每秒钟常达 5~9 次,且常伴有手指的侧位动作。有时,上肢、颈部、面颌,伸出的舌头、紧缩的口以及紧闭的眼睑均被累及,而患者的步态变为共济失调。患者通常呈现双侧性震颤,虽然双侧的动作不一定完全同时发生,一侧的动作可较另一侧明显。震颤在昏迷时消失,但偶尔将患者的一肢轻轻举起或移动时,震颤可重新出现。扑翼样震颤也可在尿毒症、呼吸衰竭及严重心力衰竭中见到。患者可取两腿交叉而贴于腹壁的姿势,四肢有交替性的肌肉强直和松弛。早期有肌腱反射亢进和踝阵挛,锥体束征常阳性,握持反应可阳性。局部或全身性抽搐常见于疾病末期。少数病例,尤其是儿童有舞蹈状动作或手足徐动等。肝性脑病时还可出现一种特征性的气味——肝臭,这种气味很难用语言、文字来形容,有人把其描述为鱼腥味、烂苹果味、变质鸡蛋或大蒜样味等。

三、辅助检查

1. 肝病的实验室检查 因各类型肝病而异,急性 HE 患者常以血清胆红素、凝血酶原时间异常为主;慢性 HE 多伴有低白蛋白血症、高 γ- 球蛋白血症;各型严重肝病的 HE 大多有一种或数种电解质异常;血清尿素氮、肌酐在伴有肝肾综合征时升高。

2. 血氨测定 慢性 HE 患者多有血氨升高,急性 HE 患者血氨可正常。

3. 血浆氨基酸测定 芳香氨基酸尤其色氨酸常呈明显增加,支链氨基酸浓度降低,二者比值常倒置。在慢性肝性脑病更明显。目前已少用。

4. 脑脊液检查 常规检查和压力均正常,谷氨酰胺、谷氨酸、色氨酸和氨浓度可增高。目前已少用。

5. 脑电图(EEG)检查 早在生化异常或精神异常出现前,脑电图即已有异常,其变化对诊断与预后均有一定意义。正常人的 EEG 呈 α 波,每秒 8~13 次。HE 患者的 EEG 表现为节律变慢。Ⅱ~Ⅲ期患者表现为 δ 波或三相波,每秒 4~7 次;昏迷时表现为高波幅的 δ 波,每秒少于 4 次。

6. 神经生理测试 主要是各种诱发电位(EP)的测定,包括视觉诱发电位(VEP)、脑干听觉诱发电位(BAEP)、躯体感觉诱发电位(SSEP)和事件相关电位(ERPs)P300,被认为对 MHE 的筛选、诊断、疗效观察等方面优于常规 EEG 检查。最近研究认为,VFP 在不同人、不同时期变化太大,缺乏特异性和敏感性,不如简短的心理或智力测试有效。

7. 心理智能测验 一般将木块图试验(block design)、数字连接试验(number connection test,NCT)及数字符号试验(digit symbol test,DST)联合应用。对诊断早期 HE 最有

价值,对Ⅱ级以上 HE 不适用。分析结果时应考虑年龄、教育程度等影响因素。

8. 影像学检查

(1)肝脏及头部 CT:肝脏增强 CT 血管重建,可以观察是否存在明显的门一体分流。颅脑 CT 检测本身不能用于 HE 的诊断或分级,但可发现脑水肿,并排除脑血管意外及颅内肿瘤等。

(2)MRI 检查:慢性 HE 患者则可发现有不同程度的脑萎缩。单光子发射计算机断层摄影(SPECT)可显示区域性的脑血流异常,如额颞部及基底节区的局部血流量降低。MRI 还可显示基底神经节(苍白球等)T_1 加权信号增强(可能与锰的积聚有关)。磁共振波谱学(magnetic resonance spectroscopy,MRS)是一种在高磁场(1.5T)磁共振扫描机上测定活体某些区域代谢物含量的方法。可用于 HE 的动态监测和评估各种治疗方案的疗效。正电子发射断层摄影术(PET)可以以影像学形式反映脑的特殊生化或生理学过程,其影像主要取决于所用示踪剂。^{15}O-H$_2$O 可测脑血流;^{13}N 可测氨代谢;^{18}F- 氟脱氧葡萄糖(^{18}F-fluorodeoxyglucose)可测葡萄糖代谢。然而,这些检查费用昂贵,限制了应用。

(3)功能性磁共振成像(fMRI):近年来,国内外在应用 fMRI 技术研究大脑认知、感觉等功能定位及病理生理机制取得了很大进步。多位学者采用静息态 fMRI 研究发现 HE 患者的基底节—丘脑—皮质回路受损,功能连接的改变与 HE 患者认知功能的改变有关。采用 ReHo 分析的静息态 fiVIRI 可作为一种无创性检查方法,用于揭示有关肝硬化患者认知改变具有重要价值。

9. 临界视觉闪烁频率(critical fricker-fusion frequency,CFF)检测 机制为:轻度星形细胞肿胀是 HE 的病理改变,而星形细胞肿胀(Alzheimer Ⅱ 型)会改变胶质—神经元的信号传导,视网膜胶质细胞在 HE 时形态学变化与 Alzheimer Ⅱ 型星形细胞相似,故视网膜胶质细胞病变可作为 HE 时大脑胶质星形细胞病变的标志,通过测定临界视觉闪烁频率可定量诊断 HE。该方法可用于发现及检测轻微型 HE。

四、肝性脑病的临床分期

为了观察 HE 的动态变化,根据精神心理、意识障碍程度、神经系统表现和脑电图改变,采用 West-Haven 分法,将 HE 自轻微的精神心理改变到深昏迷分为 5 期(0~4 期)(表 40-3)。分期有助于早期诊断、预后估计及疗效判断。但各期之间并无极其明确的界限,故相邻两期症候协同出现的机会比单独出现的为多。该分类标准主要缺陷为对于 0 级(可能是 MHE)及 1 级判别的主观性很强。MHE 为没有能觉察的人格或行为异常变化,神经系统体征正常,但神经心理测试异常。而 1 级 HE 临床表现中,欣快或抑郁或注意时间缩短等征象难以识别,只有了解患者性格的细心亲属才能洞悉患者轻度认知功能异常变化,在临床实践及多中心研究中重复性和可操作性较差。

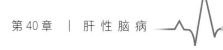

表 40-3　肝性脑病的分期

分期	精神(意识)	神经症征	脑电图
0 期(轻微型 HE)	仅在心理或智力测试时有轻微异常	无	正常
1 期(前驱期)	性格改变:抑郁或欣快 行为改善:无意识动作 睡眠节律:昼夜颠倒	震颤或抖动(+) 正常反射存在 病理反射(−)	对称性 θ 慢波 (每秒 4~7 次)
2 期(昏迷前期)	定向障碍 定时障碍 简单计数错误 书写缭乱 语言断续不清 人物概念模糊	震颤或抖动(+) 正常反射存在 病理反射(+) 肌张力可增强	同上
3 期(昏睡期)	昏睡状态 反应存在 (包括能叫醒) 狂躁扰动	震颤或抖动(+) 正常反射存在 病理反射(+) 肌张力明显增高	同上
4 期(昏迷期)	完全昏迷 反应消失 阵发性抽搐	震颤或抖动(−) 正常反射消失 病理反射(±)	极慢 δ 波 (每秒 1.5~3 次)

近年国际肝性脑病和氮代谢学会(international society for hepatic encephalopathy and nitrogen metabolism,ISHEN)指南认为,慢性肝病患者发生肝性脑病是一个连续的过程,因此又制定了称为肝硬化神经认知功能变化谱(spectrum of neuro-cognitive impairment in cirrhosis,SONIC)的分级标准,即将轻微型肝性脑病(MHE)和 West-Haven 分级 1 级的肝性脑病归为"隐匿性肝性脑病(cover hepatic encephalopathy,CHE)",其定义为有神经心理学和 / 或神经生理学异常但无定向障碍、无扑翼样震颤的肝硬化患者。将有明显肝性脑病临床表现的患者(West-Haven 分级标准中的 2 级、3级和 4 级肝性脑病)定义为"显性肝性脑病(overt hepatic encephalopathy,OHE)",但是在中国缺乏应用经验。修订的HE 分级标准见表 40-4。

表 40-4　修订的 HE 分级标准

传统 West-Haven 标准	0 级	HE 1 级	HE 2 级	HE 3 级	HE 4 级
建议修订的HE 分级标准	无 HE　　MHE	HE 1 级	HE 2 级	HE 3 级	HE 4 级

注:HE 为肝性脑病,MHE 为轻微肝性脑病。

五、诊断注意事项

目前尚无 HE 诊断的金标准,主要依赖于排他性诊断。在诊断 HE 时需从以下几方面考虑:①有引起 HE 的基础疾病,但不同类型的 HE,其肝脏基础疾病有所差异。A 型者无慢性肝病病史,但存在急性肝衰竭;B 型者有门 - 体分流的存在,但无肝脏疾病基础;C 型常有严重肝病和 / 或广泛门 - 体分流的病史如肝硬化、肝癌、门 - 体静脉分流术后等。②有神经精神症状及体征,如情绪和性格改变、意识错乱及行为失常、定向障碍、嗜睡和兴奋交替、肌张力增高、扑翼样震颤、踝阵挛及病理反射阳性等,严重者可为昏睡、神志错乱甚至昏迷。③虽无神经精神症状及体征,但学习、理解、注意力、应急和操作能力有缺陷。神经心理智能测试至少有 2 项异常。临界闪烁频率异常可作为重要参考。④有引起 HE(C 型、B 型)的诱因,如上消化道出血、放腹水、大量利尿、高蛋白饮食、服用药物如镇静剂、感染等诱发 HE 发生的因素。曾发生过 HE 对诊断有重要的帮助。A 型者常无诱因。⑤排除其他代谢性脑病如酮症酸中毒、低血糖、尿毒症等所致的脑病、中毒性脑病、神经系统疾病如颅内出血、颅内感染、精神疾病及镇静剂过量等情况。

以上 5 项中具备①、②、④、⑤项者可诊断为有临床症状的 HE;如具备①、③、④、⑤项,则可诊断为轻微型 HE。

HE 应与下列疾病鉴别:①出现精神症状时应与精神病鉴别:肝病患者常先表现精神症状,极易误诊为精神障碍,尤多见于暴发性肝炎时。因此,凡有精神症状者应注意检查有无肝病体征(如黄疸、腹水)和作肝功能检测,以免漏误诊。②中毒性脑病,包括酒精性脑病或酒精戒断综合征、急性中毒、重金属(汞、锰等)脑病等。可通过追寻相应病史和 / 或相应毒理学检测进行鉴别诊断。③其他代谢性脑病,包括酮症酸中毒、低血糖症、低钠血症、肾性脑病、肺性脑病和韦尼克脑病等。可通过相应的原发疾病及其血液生物化学特点分析,作出鉴别诊断。④颅内病变,包括蛛网膜下腔、硬膜外或脑内出血,脑梗死,脑肿瘤,颅内感染,癫痫等。通过检查神经系统定位体征,结合影像学、脑电图等检查作相应诊断。

【治疗】

一、治疗原则

HE 是肝病患者主要死亡原因之一,早期识别、及时治疗是改善其预后的关键。轻微型 HE 患者常有生活质量和工作效率下降,因此应积极筛查和防治轻微型 HE。由于肝性脑病/轻微型肝性脑病的发病是多种因素综合作用的结果,故应从多个环节采取综合性治疗措施,二者治疗原则基本相同。主要有以下原则:①寻找和去除诱因;②减少来自肠道有害物质如氨等的产生和吸收;③适当的营养支持及维持水电解质平衡;④根据临床类型、不同诱因和疾病的严重程度制订个体化的治疗方案。A 型肝性脑病往往需要颅内压监测及降低颅内压等特殊治疗措施,以下治疗措施主要是针对发生于肝硬化基础上的 C 型肝性脑病(包括轻微型肝性脑病)。

二、及早识别及消除 HE 诱因

1. 慎用或禁用镇静药和损伤肝功能的药物 禁用麻醉剂、巴比妥类、氯丙嗪及大剂量地西泮等。有躁狂、抽搐时,宜首选东莨菪碱(每次 0.3~0.6mg 肌内注射),其次为抗组织胺药(如异丙嗪 12.5~25.0mg/次肌内注射,或苯海拉明 10~20mg 肌内注射),或小剂量地西泮(5~10mg/次)。

2. 止血和清除肠道积血 上消化道出血是 HE 的重要诱因之一。止血措施参见第 14 章第 1 节"上消化道出血"治疗部分。清洁肠道可口服轻泻剂,以每日排出软便 2~3 次为宜,乳果糖、乳梨醇、大黄等均可酌情使用,剂量因人耐受性而异。对于胃肠道积血须立即排出者,可从胃管抽吸或清洁灌肠。灌肠液可用生理盐水 500~700ml 加适量的食醋,禁用碱性溶液(如肥皂水)灌肠。亦可口服或鼻饲 25% 硫酸镁 30~60ml 导泻。右半结肠是产氨最多的地方,灌肠液应进抵右半结肠,才能有效地清除该处的内容物,并降低该处的 pH,减少毒物在该处的生成和吸收。为此,灌肠时患者先采取臀部高位,使灌肠液进抵结肠脾曲,然后向右侧卧,这样才能使药液进入右半结肠。对急性门-体分流性脑病昏迷者用乳果糖 500ml 加入 500ml 水或生理盐水中保留灌肠 30~60 分钟,每 4~6 小时一次,效果好,应作为首选治疗。

3. 纠正电解质及酸碱平衡紊乱 低钾性碱中毒是肝硬化患者在进食量减少、利尿过度及大量排放腹水后的内环境紊乱,是诱发或加重 HE 常见原因。因此,应重视患者的营养支持,慎用利尿剂或剂量不宜过大,大量排放腹水时应静脉输入足量的白蛋白以维持有效血容量和防止电解质紊乱。缺钾者补充氯化钾。若每日尿量超过 500ml,即使无低钾血症,在输注高渗葡萄糖液或应用大量排钾性利尿剂时,也应于静脉输液中常规补钾,每日氯化钾补充 3~6g。

如出现明显低钾血症,应每日分次补充氯化钾共 6~9g。稀释性低钠血症,以限制入水量为主,酌情静脉滴注 28.75% 谷氨酸钠 40ml(相当于生理盐水 450ml)以补充钠盐,或酌情应用渗透性利尿剂如 20% 甘露醇 250ml,使排水多于排钠。长期营养不良、吸收不良、低蛋白血症和利尿剂应用可造成低镁血症,临床上可致肌肉兴奋性升高、手足徐动、谵妄和昏迷。如出现这些症状而给予钙剂(如 10% 葡萄糖酸钙等)后无改善或反而加重,应考虑低镁血症。可用 25% 硫酸镁 5~10ml 加入液体中静脉滴注,或 3~5ml/次深部肌内注射,每日 1~2 次。若有门冬氨酸钾镁针剂宜首选,常用 20~40ml 加入液体中静脉滴注。若患者有代谢性碱中毒,除补充氯化钾外,还可补充盐酸精氨酸。

4. 控制感染 应选用对肝损害小的广谱抗生素静脉给药。

三、营养支持治疗

HE 患者往往食欲缺乏或已处于昏迷状态,不能进食,需要积极给予营养支持。传统的观念认为限制蛋白饮食可减少肠道产氨、防止 HE 的恶化。但近来研究发现肝硬化 HE 患者常常伴有营养不良,严格限制蛋白摄入虽能防止血氨升高,但可使患者的营养状况进一步恶化,加重肝损害、增加死亡的风险。而正氮平衡有利于肝细胞再生及肌肉组织对氨的脱毒能力。营养支持的目的在于促进机体的合成代谢,抑制分解代谢,以维持正氮平衡。急性起病数日内禁食蛋白质(1~2 期 HE 可限制在 20g/d 以内),神志清楚后从蛋白质 20g/d 开始逐渐增加至 1.0~1.2g/(kg·d)。慢性 HE 患者无禁食必要。以植物蛋白为首选,其次是牛奶蛋白。因植物蛋白含甲硫氨酸和芳香族氨基酸较少,而支链氨基酸较多,且能增加粪氮的排出;同时植物蛋白中含有非吸收的纤维素,经肠菌酵解产酸有利于氨的排出。尽量避免用动物蛋白(致脑病作用最强)。口服或静脉补充必需氨基酸及支链氨基酸有利于调整氨基酸比例的平衡、促进正氮平衡,增加患者对蛋白的耐受性。同时应尽量保证热能供应和各种维生素的补充,热量每日 146~167kJ/kg(35~40kcal/kg),以碳水化合物为主,不能进食者可予鼻饲,或静脉注射 25% 的葡萄糖溶液;给予足够的维生素 B、维生素 C、维生素 K、ATP 和辅酶 A 等,有助于改善脑的能量代谢。酌情输注血浆或白蛋白:有低蛋白血症者可静脉输注血浆、白蛋白以维持胶体渗透压;补充白蛋白还可促进肝细胞的修复。

支链氨基酸(BCAA)制剂是一种以亮氨酸、异亮氨酸、缬氨酸等 BCAA 为主的复合氨基酸。口服或静脉输注以支链氨基酸为主的氨基酸混合液,可纠正氨基酸代谢不平衡,抑制大脑中假神经递质的形成。应用支链氨基酸不仅可以减少 HE 的发生,明显改善 HE 的症状,还可提高患者的营养状态、改善肝功能、降低肝衰竭的发生,提高生存率。另有研究显示,支链氨基酸可刺激肝细胞再生,而降低肝衰竭的发生。摄入足量富含支链氨基酸的混合液对恢复患者的正氮平衡是有效的,还可增加患者对蛋白食物的耐受性,改善脑血液灌流。不良反应主要有恶心、呕吐、过敏反应等,故输注速度宜慢。用法:每日 250~500ml,静脉输注。

四、减少肠内氮源性毒物的生成与吸收

1. 清洁肠道 特别适用于上消化道出血或便秘患者，方法如前述。

2. 改变肠道 pH 常用乳果糖(lactulose)。它是人工合成的含酮双糖，在小肠内不被双糖酶水解，其吸收与排泄均在 0.4% 以下，绝大部分进入结肠，主要在右侧结肠内被乳酸杆菌、厌氧杆菌、大肠埃希菌等分解形成乳酸、醋酸和少量蚁酸，在结肠内增加发酵，减少腐败，有利于乳酸杆菌的生长。其对肝性脑病的治疗作用主要有：①能有效地降低下段肠内容物之 pH。正常情况下，该处 pH 与血液近似，无梯度存在。应用乳果糖后，由于 1 分子乳果糖可生成 4 分子酸，可使该处 pH 降至 5.5 以下，右半结肠内 pH 更低，这样有利于血液中的氨转移至肠腔，并在肠腔内与酸结合而沉淀。②渗透性腹泻作用。由乳果糖分解产生的小分子酸可使渗透压增高，减少结肠内水分吸收，小分子酸又能促进肠蠕动，从而引起腹泻，使粪便在肠腔内停留时间缩短，不利于氨及其他有毒物质的生成与吸收，增加从血液转移至粪便中的氨排出。③改变肠道菌群。肠道乳酸杆菌大量生长，大肠埃希菌和厌氧菌等受到抑制，使氨生成减少。④乳果糖亦可使体内尿素、尿内尿素含量降低，粪内氮质排出增加。每日从胃肠道内尿素释放的氨，相当于 25~100g 食物蛋白质所释放者，故在降低血氨的情况下，能同时减少体内尿素的含量。⑤乳果糖具有细菌的碳水化合物的底物的作用，能增加细菌对氧的利用，使氨进入细菌的蛋白质中，从而使氨降低。⑥在降低血氨时，可允许患者摄取较多的蛋白质，维持全身营养。乳果糖是目前公认有效的治疗急、慢性肝性脑病的药物，可使临床症状和脑电图均得以改善，对慢性肝性脑病的有效率达 90%，与新霉素合用可提高疗效。新霉素虽能杀灭细菌，但不影响乳果糖所致的肠内 pH 下降，这是因为新霉素对类杆菌属无作用，而这种细菌分解乳果糖，因而二者合用具有协同作用。

乳果糖有糖浆剂(60%)和粉剂，可口服或鼻饲，日剂量 30~100ml，分 3 次服用。从小剂量开始，视病情增减，以调整至每日排 2~3 次软便或糊状便，或使新鲜粪便的 pH 降至 6.0 以下。一般在用药后 1~7 天开始起作用。对不能口服或鼻饲者可予乳果糖灌肠：乳果糖 300ml 加水 1L，采用头低脚高位保留灌肠 1 小时(以使灌肠液尽可能到达右半结肠)。乳果糖无毒性，很安全，不吸收双糖的杂糖含量低(2%)，对于有糖尿病或乳糖不耐症者亦可应用，但有肠梗阻时禁用。主要的副作用是腹泻、腹胀、食欲缺乏，少数可有呕吐、腹部疼挛性疼痛，可减量或停药后消失。尚有部分患者对其不耐受，因过甜而不喜欢服用。

拉克替醇(lactitol,乳梨醇)是另一种双糖(β- 半乳糖 - 山梨醇)，系由乳糖还原而制备。作用与疗效与乳果糖类同。价格较乳果糖便宜，甜味也较轻，易于入口，可溶入果汁或水内饮服，易为患者接受。推荐的初始剂量为 0.6g/kg，分 3 次于就餐时服用，以每日排软便 2 次为标准来增减拉克替醇的服用剂量。常见的不良反应是胃肠胀气、腹部胀痛和疼挛，易发生于服药初期。

多项随机对照研究显示乳果糖或拉克替醇较安慰剂能更显著地改善 HE，提高患者的生活质量，但是否提高患者的生存率尚不确定。

对于乳糖酶缺乏者亦可试用乳糖，由于有的人小肠内缺乏乳糖酶，口服乳糖后在小肠不被分解与吸收，进入结肠后被细菌分解而酸化肠道，并产生气体，使肠蠕动增加而促进排便。其剂量为每日 100g。

3. 口服抗生素 可抑制肠道产尿素酶的细菌，减少氨的生成。过去常用口服吸收很少的氨基糖苷类抗菌药如新霉素(1~1.5g,每日 3 次)来抑制结肠细菌的过度生长，但随机安慰剂对照研究并未显示新霉素的应用可给 HE 患者带来益处，且其有明显的副作用：①影响肠黏膜对某些营养物质的吸收(如糖、氨基酸、长链脂肪酸、维生素 A、维生素 K 等)，对肠黏膜有一定刺激性并引起其损害；②虽然吸收很少，但仍有约 3% 的被吸收，可引起肾及前庭脑神经的损害，血肌酐 >177μmol/L(2mg/dl) 时不宜使用；③可引起肠内菌群失调。甲硝唑(0.8g/d)可抑制肠道厌氧菌、改善 HE，但长期服用可能会导致肠道菌群失调、胃肠道不适或神经毒性。利福昔明(refaximin,1.2g/d,分 3 次)是利福霉素的衍生物，具有广谱、强效抑制肠道内细菌生长的作用，口服后不吸收，只在胃肠道局部起作用。研究显示，利福昔明 550mg，每日 2 次，持续 6 个月，与安慰剂相比能显著预防 HE 的发生。在治疗慢性 HE 时，利福昔明与乳果糖、新霉素效果相当或更优，且对听神经及肾功能无毒性。利福昔明具有起效快、疗效好、耐受性好等优点。抗生素使用期不宜超过 1 个月，其中急性 HE 以 1~2 周为宜，以免引起二重感染等副作用。

4. 微生态调剂 包括益生菌、益生元和合生元，它们可以促进宿主肠道内有益细菌群如乳酸杆菌的生长，并抑制有害菌群如产脲酶菌的生长；可以改善肠上皮细胞的营养状态、降低肠道通透性，从而减少细菌移位和内毒素血症的发生，并可改善高动力循环状态；还可减轻肝细胞的炎性反应和氧化应激，从而增加肝脏的氨清除。研究发现益生菌可显著降低难治性肝性脑病的发生率。多项研究证实，益生菌及合生元可以显著改善轻微型肝性脑病，且由于安全性及耐受性良好，可用于长期治疗。用法：双歧三联活菌制剂,420~630mg/ 次,3 次 /d；地衣芽孢杆菌制剂 500mg/ 次,3 次 /d。

五、促进体内氨的代谢

1. L- 鸟氨酸 -L- 天冬氨酸(L-ornithine-L-aspartate, LOLA) 为一种鸟氨酸和天冬氨酸的混合制剂，能促进体内的尿素循环(鸟氨酸循环)而显著降低 HE 患者血氨。其中鸟氨酸作为体内鸟氨酸循环的底物，可增加氨基甲酰磷酸合成酶及鸟氨酸氨基甲酰转移酶的活性，促进尿素的合成；天冬氨酸作为谷氨酰胺合成的底物，在体内转化为谷氨酸、谷氨酰胺的过程中可消耗血氨。因此，天冬氨酸 - 鸟氨酸可促进脑、肝、肾消耗和利用氨合成尿素、谷氨酸、谷氨酰胺而降低血氨。天冬氨酸还参与肝细胞内核酸的合成、间接促进肝细胞内三羧酸循环的代谢过程，以利于肝细胞的

40

修复。临床研究显示,与安慰剂对照组相比,20g/d LOLA 静脉输注,可明显降低空腹血氨、餐后血氨,并改善 HE 患者的精神状态分级。口服 LOLA 亦可改善 HE 患者数字连接试验、扑翼样震颤及 EEG 的检查结果。鸟氨酸能增加氨基甲酰磷酸合成酶和鸟氨酸甲酰转移酶活性,其本身也是鸟氨酸循环的重要物质,促进尿素合成。天冬氨酸可促进谷氨酰胺合成酶的活性,促进脑、肝肾的利用和消耗氨以合成谷氨酸和谷氨酰胺而降低血氨。用法:口服 5g/ 次,2~3 次 /d;静脉滴注 10~30g/d,最多不超过 80g/d,用量过大易致消化道反应。严重肾衰竭者禁用。

2. 鸟氨酸 -α- 酮戊二酸 鸟氨酸的作用机制如上所述。α- 酮戊二酸可增加谷氨酰胺合成酶活性,其本身还是三羧酸循环中的重要物质,能与氨结合形成谷氨酸。其疗效不如 OA。

3. 谷氨酸钠(钾) 临床上常用 28.75% 谷氨酸钠(每支 5.75g/20ml, 含钠 34mmol)40~100ml 和 / 或 31.5% 谷氨酸钾(每支 6.3g/20ml, 含钾 34mmol)20~40ml 加入 5%~10% 葡萄糖液中静脉滴注。一般认为钠盐与钾盐混合或交替应用较单纯用钠盐或钾盐为好。谷氨酸钠与钾二者合用比例一般为(2~3):1,低钾时为 1:1。静脉滴注过快可引起流涎、面色潮红、恶心等反应。由于谷氨酸与氨结合生成谷氨酰胺是在 ATP 与镁离子的参与下进行的,故应同时给予 ATP 和硫酸镁(或门冬氨酸钾镁)。

在理论上,谷氨酸钠、谷氨酸钾可作为谷氨酰胺合成的底物而降低血氨,并能调整血钾和血钠的平衡。但近年来认为谷氨酸盐只能暂时降低血氨,不能透过血脑屏障,不能降低脑组织中的氨,且可诱发代谢性碱中毒,反而加重 HE;另外,脑内过多的谷氨酰胺产生高渗效应,参与脑水肿的形成,不利于 HE 的恢复。因此,国际主流指南目前均不推荐本药用于治疗肝性脑病。

4. 盐酸精氨酸 精氨酸是肝脏合成尿素的鸟氨酸循环中的中间代谢产物,可促进尿素的合成而降低血氨。临床所用制剂为其盐酸盐,呈酸性、可酸化血液、减少氨对中枢的毒性作用。临床上主要用于伴有代谢性碱中毒的肝性脑病患者。常用量为 25% 盐酸精氨酸 40~80ml 加入液体中静脉滴注。在应用过程中注意监测血气分析,警惕过量引起酸中毒。盐酸精氨酸在 HE 治疗中的效果有限,临床不常规应用。

5. L- 卡尼汀(L-carnitine) 是广泛存在于机体内的一种特殊氨基酸,是人体长链脂肪酸代谢产生能量必需的一种物质。临床试验证实本品有降低血氨和改善 HE 的作用。

6. 硫酸锌 氨通过尿素循环转化为尿素的过程需要 5 种酶,其中 2 种酶是锌依赖性的。由于锌在尿中丢失增加,锌缺乏在肝硬化患者中常见。锌缺乏可诱发复发性 HE 的发作,加重病情,补充锌后病情缓解,同时锌在 DNA 和蛋白质合成、含金属酶的功能中具有广泛的重要作用。因此,对锌缺乏的肝硬化患者应予以适当补锌治疗。

7. 阿卡波糖 阿卡波糖最初用于治疗糖尿病。一项研究显示,阿卡波糖 300mg/d 治疗 8 周可降低伴有 2 型糖尿病的肝硬化 1 级和 2 级肝性脑病患者的血氨水平,并改善 NCT 的速度。但其对肝性脑病的确切作用机制不明,可能与抑制小肠刷状缘的 α- 葡萄糖苷酶有关。不良反应包括腹痛、胀气和腹泻。该药在肝性脑病中的应用还需要进一步研究。

六、镇静药物的应用

HE 与 γ- 氨基丁酸神经抑制受体和 N- 甲基 -D- 天冬氨酸 - 谷氨酸兴奋性受体的上调有关,导致抑制性和兴奋性信号的失衡。理论上应用氟马西尼、溴隐亭、左旋多巴和乙酰胆碱酯酶(AChE)抑制剂均是可行的。对于有苯二氮䓬类或阿片类药物诱因的 HE 昏迷患者,可试用氟马西尼或纳洛酮。溴隐亭、左旋多巴治疗 HE 有效的证据较少,还需进行仔细评估,一般不推荐使用。

1. 丙泊酚 有研究比较了丙泊酚在 40 例有躁狂症的 HE 患者临床疗效及不良反应,与地西泮比较,丙泊酚更安全、更有效地控制 HE 的躁狂症状。与咪唑安定相比,丙泊酚组恢复时间更短,认知功能恢复更快。

2. 氟马西尼(flumazenil) 由于肝硬化患者焦虑、抑郁、疼痛性疾病的发生率较高,扰乱睡眠 - 觉醒周期,因此这些患者常有镇静催眠或止痛药物使用史,这些药物可以诱发 HE。氟马西尼是一种苯二氮䓬类拮抗剂,为 GABA/Bz 复合受体拮抗剂,对部分 3~4 期 HE 患者有促醒作用。用法为:0.5mg 加入 0.9% 氯化钠注射液 10ml 于 5 分钟内静脉推注完毕,续以 1.0mg 加入 250ml 0.9% 氯化钠注射液 250ml 中静脉滴注(约 30 分钟)。

3. 阿片受体拮抗剂 纳洛酮能使 HE 患者提前清醒,总有效率达 90%,可减少长期昏迷所导致的并发症,并且不良反应少,是治疗 HE 的有效药物。其机制是:①纳洛酮能消除大量内源性阿片肽释放对心血管功能和呼吸的抑制,改善脑组织微循环。②大剂量的纳洛酮直接作用于脑细胞,保护 Na^+-K^+-ATP 酶,抑制 Ca^{2+} 内流、自由基释放及脂质过氧化,从而保护脑细胞,减轻脑水肿。③对抗中枢性神经递质 GABA,激活脑干网状结构上行激活系统,有中枢催醒作用。④抑制 HE 时巨噬细胞的趋化活性,减少炎症反应。⑤改善缺血时神经细胞内 Ca^{2+}、Mg^{2+} 的紊乱,恢复线粒体氧化磷酸化和能量供给。

4. 左旋多巴 本品为多巴胺的前体。能透过血脑屏障进入脑内,经多巴脱羧酶作用生成多巴胺,进而形成去甲肾上腺素,以排挤假性神经递质,恢复中枢神经系统的正常兴奋性递质,从而恢复神志;它还有提高大脑对氨的耐受性以及增加肝血流量,改善心肾功能使肾排泌氨增加,间接降低血氨及脑脊液中的氨。用法:0.2~0.4g 加入 5% 葡萄糖液 250ml 中静脉滴注,每日 1~2 次。亦可用 2~4g/d,分 4~6 次口服或鼻饲。通常用药后 24~30 小时神志改善。由于维生素 B₆ 是多巴脱羧酶的辅酶,在周围神经促使左旋多巴更多地变成多巴胺,以致中枢神经系统不能得到神经递质的补充,故在用左旋多巴时,不宜并用维生素 B₆。既往对本品评价较高,认为其至少对部分患者有效,曾被认为是治疗急性肝性脑病的首选药物之一。但随机对照研究显示,无论是口服抑或静脉注射,该药均不能促进昏迷患者苏醒。因此,目前对其疗效的评价持否定态度者居多,已少用。此外,左旋多巴的副作用较多,如:①食欲减退、恶心、呕吐,并使溃疡加重,甚至消化道出血;②烦躁不安、失眠及幻觉;③舌、口唇、面颊、下颌可发生不随意运动;④有拟肾上腺素作用,引起心悸、血压升高和期前收缩等。对有器质性心脏病患者应慎用或禁用。

5. 溴隐停(bromocriptine) 为多巴胺受体激动剂,具有增强神经传导、增加脑血流和代谢的作用。开始剂量为 2.5mg/d,与饮食同服,每 3 天增加 2.5mg/d,最大剂量为 15mg/d,8~12 周为 1 个疗程,可用于慢性 HE 对其他治疗无反应者。其副作用有恶心、呕吐、腹绞痛、便秘或腹泻、疲倦、头痛、眩晕等。与左旋多巴一样,其疗效未得肯定。

七、肝硬化腹水的治疗

肝硬化腹水形成是门静脉高压和肝功能减退共同作用的结果,为肝硬化肝功能失代偿时最突出的临床表现。肝硬化腹水形成机制主要涉及门静脉压力升高、血浆胶体渗透压下降及有效血容量不足等。

治疗腹水不但可减轻症状,且可防止在腹水基础上发展的一系列并发症如 SBP、HE、HRS 等。腹水治疗措施如下:

1. 限制钠和水的摄入 限钠饮食和卧床休息是腹水的基础治疗。钠摄入量限制在 60~90mmol/L(相当于食盐 1.5~2.0g/d),应用利尿剂时,可适当放宽钠摄入量。有稀释性低钠血症(血钠低于 125mmol/L)者,应同时限制水摄入,摄入水量在 500~1 000ml/d。

2. 利尿剂 对上述基础治疗无效或腹水较大量者应使用利尿剂。常用螺内酯和呋塞米合用:先用螺内酯 40~80mg/d,4~5 天后视利尿效果加用呋塞米 20~40mg/d,以后再视利尿效果分别逐步加大两药剂量(最大剂量螺内酯 400mg/d,呋塞米 160mg/d)。理想的利尿效果为每天体重减轻 0.3~0.5kg/d(无水肿者)或 0.8~1.0kg/d(有下肢水肿者)。应监测体重变化及血生化。

3. 提高血浆胶体渗透压 对低蛋白血症者,每周定期输注白蛋白或血浆,可通过提高血浆胶体渗透压促进腹水消退。

4. 难治性腹水的治疗 难治性腹水(refractory ascites)定义为使用最大剂量利尿剂(螺内酯 400mg/d 加上呋塞米 160mg/d)而腹水仍无减退。对于利尿剂使用虽未达最大剂量,腹水无减退且反复诱发 HE、低钠血症、高钾血症或高氮质血症者亦被视为难治性腹水。其治疗可选择下列方法:①大量排放腹水加输注白蛋白:在 1~2 小时内放腹水 4~6L,同时输注白蛋白 8~10g/L 腹水,继续使用适量利尿

剂,可重复进行。此法对大量腹水患者,疗效比单纯加大利尿剂剂量效果要好,对部分难治性腹水患者有效。但应注意不宜用于有严重凝血障碍、HE、上消化道出血等情况的患者。②经颈静脉肝内门 - 体分流术(TIPS):该法能有效降低门静脉压,但仅用于上述治疗无效的难治性腹水、肝性胸腔积液及伴肾功能不全者。③肝移植:难治性腹水是肝移植优先考虑的适应证。

八、病因治疗

对 A 型 HE 患者,采取综合治疗措施(如抗病毒治疗、促进肝细胞再生等)治疗急性肝衰竭;对 B 型 HE 患者或 C 型某些与门 - 体分流相关的自发型 HE 患者,临床上可用介入治疗技术或手术阻断门 - 体侧支循环,以降低 HE 的复发率;C 型 HE 患者,病因治疗的重点是肝移植,包括原位肝移植和肝细胞移植。

九、其他治疗

包括人工肝支持治疗、驱锰治疗、肝移植、放射介入或直接手术的方法阻断门 - 体侧支循环、积极防治并发症等。

【预后】

HE 的预后主要取决于肝细胞衰竭的程度和诱因是否可被去除。诱因明确且容易消除者(例如出血、缺钾等)的预后较好。肝功能较好,分流手术后由于进食高蛋白而引起 PSE 者预后较好。有腹水、黄疸、出血倾向的患者提示肝功能很差,其预后也差。暴发性肝衰竭所致的 HE 预后最差。

(唐子人 祁璇 张文武)

参考文献

[1] 中华医学会肝病学分会, 肝硬化肝性脑病诊疗指南 [J]. 中华肝脏病杂志, 2018, 10 (26): 721-736.

[2] 张文武. 急诊内科学 [M]. 4 版. 北京: 人民卫生出版社, 2017: 278-287.

[3] American Association for the Study of Liver Diseases, European Association for the Study of the Liver. Hepatic encephalopathy in chronic liver disease: 2014 practice guideline by the European Association for the Study of the Liver and the American Association for the Study of Liver Diseases [J]. J Hepatol, 2014, 61 (3): 642-659.

[4] 中华医学会肝病学分会. 肝硬化腹水及相关并发症诊疗指南 [J]. 中华肝脏病杂志, 2017, 25 (9): 664-677.

第 41 章
低渗性脑病

低渗性脑病(hypoosmolar encephalopathy)系指细胞外液呈低渗状态,部分水分移入细胞内而导致脑细胞水肿,从而引起脑的代谢和功能障碍,出现一系列精神神经症状的综合征。

【 病因与发病机制 】

一、血浆渗透压组成和功能

血浆渗透压可分为晶体渗透压和胶体渗透压。晶体渗透压是维持细胞内液(占体重的 40%)和细胞外液(占体重的 20%)正常比率的原动力;而胶体渗透压则是维持细胞外液(血容量占体重 5%,组织间液占体重 15%)正常分布比率的原动力。当细胞外液晶体渗透压降低或增高,则细胞外水移至细胞内引起细胞水肿或细胞内水移至细胞外引起细胞脱水。如果此种改变均在短期内发生即可导致急性脏器功能障碍,甚至迅速发生危及生命的状况。血浆胶体渗透压降低(低蛋白血症)常常引起组织间液的增加而导致有效血容量降低和组织水肿,在短期内一般不会危及生命,但如果其迅速降低,可以引起低血容量性休克。

二、血浆渗透压的调节

人体血浆渗透压改变后是由下丘脑部位的渗透压中枢来调整,即当细胞外液(ECF)渗透压和容积增减时,影响下丘脑对内源性抗利尿激素(ADH,即精氨酸加压素 AVP)释放和抑制释放,以调整体液容量和渗透压。ADH 的作用是增加远曲肾小管和集合管对水的通透性,从而使水重吸收增加,如血浆渗透压降低则下丘脑抑制释放 ADH,尿量乃增多;反之,则释放 ADH,尿量乃减少,这可维持人体体液容量和渗透压在正常范围。

三、血浆低渗的定义、原因、病理机制

1. 定义   一般说来,血浆低渗状态,成年人是指血浆渗透压 <280mOsm/L,儿童 <270mOsm/L。当各种原因使血浆晶体渗透压严重降低时,则引起细胞内水肿,其中脑细胞更易受累及。

2. 原因   血浆低渗最常见原因是低钠血症。血钠 <125mmol/L 数小时,就可导致脑细胞水肿,形成低渗性脑病;而轻度低血钠 131~135mmol/L,一般不会导致低渗性脑病。在常见的低钠血症中,只有稀释性低钠血症和缺钠性低钠血症可以引起低渗性脑病,尤其是前者。稀释性低血钠最常见于 ADH 分泌过多,尤其是所谓 ADH 分泌失调综合征(syndrome of inappropriate antidiuretic hormone secretion, SIADH)。

3. SIADH 常见病因   ①恶性肿瘤:某些肿瘤组织合成并自主性释放 AVP。最多见者为肺燕麦细胞癌,约 80% 的 SIADH 患者是由此所引起。其他肿瘤如胰腺癌、淋巴肉瘤、网状细胞肉瘤、十二指肠癌、霍奇金淋巴瘤、胸腺瘤等也可引起 SIADH。②呼吸系统疾病:如肺结核、肺炎、阻塞性肺部疾病等有时也可引起 SIADH,可能由于肺组织合成与释放 AVP。另外,感染的肺组织可异位合成并释放 AVP 样肽类物质,具有 AVP 相似的生物特征。③中枢神经系统疾病:包括脑外伤、炎症、出血、肿瘤、多发性神经根炎、蛛网膜下腔出血(SAH)等,可影响下丘脑 - 神经垂体功能,促使 AVP 释放而不受渗透压等正常调节机制的控制,从而引起 SIADH。④药物:如氯磺丙脲、长春新碱、环磷酰胺、卡马西平、氯贝丁酯、三环类抗抑郁药、秋水仙碱等可刺激 AVP 释放或加强 AVP 对肾小管的作用,从而产生 SIADH。部分病因不明者称之为特发性 SIADH。

4. SIADH 病理机制   由于 AVP 释放过多,且不受正常调节机制所控制,肾远曲小管和集合管上皮细胞对水的重吸收增加,尿液不能稀释,游离水不能排出体外,如摄入水过多,水分在体内潴留,细胞外液容量扩张,血液稀释,血清钠浓度降低导致血浆晶体渗透压降低,细胞外液向细胞内转移致细胞内液处于低渗状态,细胞肿胀,从而影响脑细胞功能。SIADH 一般不出现水肿,因为当细胞外液容量扩张到一定程度,可抑制近曲小管对钠的重吸收,使尿钠排出进一步增加,因此,钠代谢处于负平衡状态,加重低钠血症与低渗血症。同时,血容量扩张,肾小球滤过率(GFR)增加,以及醛固酮分泌受到抑制,也增加尿钠的排出。尿渗透压高于血浆渗透压。

5. 稀释性低血钠原因   ①肾功能不全时,未加限制地输入大量低渗溶液和葡萄糖液;②长期限制钠盐摄入,特别是同时应用利尿剂者;③呕吐与腹泻也是常见原因;④老年人和育龄妇女更易于发生低钠血症的脑损害。研究表明,雌性激素能促进血管加压素从垂体的释放,而雄性激素则能抑制其释放。雌激素和雄激素对脑 Na^+-K^+-ATP 酶有不同的效力:雌激素能显著降低 Na^+-K^+-ATP 酶的活力,后者则相反,而 Na^+-K^+-ATP 酶对低钠血症时维持正常的脑容量是十分重要的。正是由于以上两个原因,育龄妇女对罹患

41

低钠血症严重并发症有更高的危险。

6. 低渗性脑病的病理改变 脑细胞水肿,细胞间隙小,但常无血管损伤,血脑屏障相对完整。脑细胞水肿较重时则颅内压增高,产生颅内压增高的临床表现。严重的颅内压增高导致脑组织向颅内阻力较小的区域移动而疝入硬脑膜间隙或颅骨生理孔道形成脑疝,造成受压脑组织阻碍CSF通路和脑血液循环,使颅内压进一步升高,则受压的神经结构淤血、水肿、出血和软化。由于此种改变为细胞内外渗透压差增大所致,故可在补晶体后随渗透压升高能很快纠正,有起病快、恢复快的特点。因此,对于已有颅脑外伤的患者,即使中度血钠异常也非常容易加重脑水肿而引起脑病。这不同于脑瘤、炎症的血管源性脑水肿和各种脑积水的间质性脑水肿,此类脑水肿不能较快消除病因,而改善脑水肿或脑病亦较缓慢。

7. 低渗性脑病的发生原因 主要包括两部分,一是低渗本身导致的脑部功能障碍;二是低钠血症纠正过快导致的神经脱髓鞘样病变所导致。在实际临床工作中需要注意鉴别。

【诊断】

一、具有低渗血症的常见临床表现

早期出现的表现是疲乏、无力、恶心、呕吐、常卧床不起、食欲缺乏、腹胀、腱反射迟钝等。患者的活动度减少;头痛、头晕脑胀、注意力不集中。严重时可见休克发生。而低渗性脑病是在血浆晶体渗透压降低的基础上发生,故先有低渗血症,严重时发展为低渗性脑病。化验检查常存在低钠、低氯、低钾、低钙、低镁和水失调。

二、低渗性脑病的严重度分级

按细胞外液渗透压降低的程度与临床表现,可将低渗性脑病分为:

1. 轻度 成人血浆渗透压为250~260mOsm/L,儿童为240~250mOsm/L,临床上出现表情淡漠、乏力、倦怠、食欲缺乏、恶心、腹胀等症状。

2. 中度 成人渗透压为240~250mOsm/L,儿童为230~240mOsm/L,临床表现为嗜睡、头晕、反应迟钝、定向力障碍等。

3. 重度 成人渗透压<240mOsm/L,儿童<230mOsm/L,临床表现为谵妄、浅昏迷或昏迷、抽搐、周围循环衰竭等,甚至发生脑疝。

三、辅助检查

1. 血浆晶体渗透压测定 血浆晶体渗透压正常范围为280~300mOsm/L。其测定方法有:①冰点下降法;②晶体计算渗透压法:血浆晶体渗透压由电解质、尿素、葡萄糖等低分子物质组成,故可以计算。公式为:血浆渗透压$(mOsm/L)=2 \times (Na^+ + K^+)(mmol/L) +$ 葡萄糖$(mmol/L) +$ 尿素氮$(mmol/L)$。根据此公式计算出的血浆渗透压和冰点下

降法测定值基本相同。

2. ADH测定 任何ADH分泌增加的疾病均可形成稀释性低钠血症,故测定ADH可确定由ADH分泌增多所致的低渗血症。由于ADH主要为使肾小管重吸收水增加,但对Na^+、K^+、Cl^-等电解质的重吸收无明显作用,故尿内排电解质不减少。SIADH的特征为:①血清钠降低(常<130mmol/L)。②尿钠增高(常>30mmol/L)。③血浆渗透压降低(常<270mOsm/L)。④尿渗透压>血浆渗透压。⑤有关原发病或用药史。⑥血浆AVP增高对SIADH的诊断有重要意义。在正常情况下,当细胞外液处于低渗状态,AVP的释放被抑制,血浆AVP常明显降低或测不到;但在SIADH患者,血浆AVP常不适当增高。⑦无水肿,肾功能、肾上腺皮质功能正常。ADH正常值波动较大,主要和人体水负荷有关。正常参考值为1.0~9.2pg/ml,平均3.65pg/ml。

3. 尿渗透压测定 采用冰点下降法。也可采用尿比重粗略估计,即比重1.005=200mOsm/L,每增加0.05则渗透压增加200mOsm/L,如1.010=400,1.015=600,1.020=800,故ADH分泌正常的低渗血症尿比重低于1.010,SIADH的低渗血症因尿钠排出不减少,其渗透压在300~400mOsm/L以上,即尿比重高于1.010。

4. 红细胞体积(MCV)和红细胞压积(HCT)测定 低渗血症水移向细胞内而致MCV和HCT升高,可间接判断血浆渗透压。

5. 低渗性脑病的有关检查 低渗性脑病的诊断首先须有血浆渗透压降低,其次需有脑的临床表现及实验室检查异常。这些辅助检查包括视神经乳头水肿、脑脊液压力增高、脑电图可出现广泛性慢波、颅脑CT扫描常无异常病变等,结合临床病情,有助于低渗性脑病的诊断。

四、诊断注意事项

1. 单纯(ADH分泌正常者)低渗血症和ADH分泌增加低渗血症的鉴别 如前所述,低渗血症可由缺钠性低钠血症和由SIADH水潴留引起的稀释性低钠血症所引起,二者的病因、病情不一,且治疗时SIADH性低渗血症还应限制入水量,故应予以鉴别。

2. 低渗性脑病和肺性脑病的鉴别 在肺心病Ⅱ型呼吸衰竭患者,常伴发有低渗血症和肺性脑病,此类病例仅纠正呼吸衰竭或仅纠正低渗血症常不能明显改善病情,只有针对二者并治才能有效。尤其是要注意低渗性脑病和肺性脑病的并存,或误将低渗性脑病作为肺性脑病来处理的情况。

3. 低渗性脑病和其他脑病、脑水肿疾患的鉴别 脑病和脑水肿可由多种病因引起,也有部分病例初为其他原因引起,后因治疗不当促使低渗性脑病的发生。故不论何种原因的脑病,均应将血浆渗透压作为常规检查,以便及时发现低渗血症和低渗性脑病。

4. 急性低钠血症和慢性低钠血症的鉴别 这对于指导治疗具有十分重要的意义。急性重症低钠血症(血Na^+<120mmol/L)是指在48小时内发生的低钠血症,慢性重症低钠血症(血Na^+<120mmol/L)是指超过48小时或无

法判断是否是急性低钠血症均应诊断为慢性低钠血症。

5. 脑性盐耗综合征 脑性盐耗综合征(cerebral salt wasting syndrome,CSWS)是在颅内疾病过程中肾不能保存钠而导致进行性尿钠自尿中大量丢失,并带走过多的水分,从而导致低钠血症和 ECF 的容量下降。CSWS 的主要特征是低钠血症、尿钠增多和低血容量;而 SIADH 是正常血容量或血容量轻度增加。此外,CSWS 对钠和血容量补充有效,而限水治疗无效,反而使病情恶化。

【治疗】

一、病因治疗

纠正基础疾病,药物引起 SIADH 者需立即停药。地美环素可拮抗 AVP 的作用,抑制肾小管重吸收水分,0.9~1.2g/d,分 3 次口服。苯妥英钠可抑制神经垂体加压素的释放,对某些患者有效。对重症糖尿病、肺心病、肾病、肝病、心脏病患者,在给予治疗时,应随时警惕和防止医源性低渗血症,纠正水、电解质紊乱。

二、纠正低渗状态

1. 缺钠性低钠血症的治疗 若是缺钠性低钠血症,可根据公式:缺钠总量(mmol)= [135- 血清钠(mmol/L)] × 体重(kg)× 0.3,计算得到。补充的氯化钠应当给予高渗氯化钠(3%~10%),避免应用等渗氯化钠,因为即使钠离子总量相同的等渗氯化钠溶液输注给患者也会导致血钠无法提升,甚至血钠更加低下。高渗氯化钠必须经由中心静脉导管途径补充。补充氯化钠的速率需要根据低钠状态决定,急性低钠血症还是慢性低钠血症。补钠的速度与注意事项详见本书第 66 章第 2 节"水过多与水中毒"和第 3 节"低钠血症"的治疗部分。

2. 稀释性低钠血症 此时机体并不缺钠,主要是严格控制水的摄入(通常每日入水量限于 700ml 左右)。但为了使细胞内的水移出,也常采取先补 3% 氯化钠 100~200ml,造成细胞外液瞬时"高渗状态",使细胞内水被拉出,然后用快速强力利尿剂(如呋塞米 20~40mg)静脉注射,将过多的水、钠排出体外。补充 3% 氯化钠时应注意心肺功能,滴速应<20 滴 /min,必要时静脉滴注前可静脉给予小剂量洋地黄制剂如毛花苷 C 0.2~0.4mg,以防高渗盐水引起的左心衰和肺水肿。如有低钾、低钙、低镁时,也应同时补给相应的电解质,以防补钠后上述电解质进一步降低而引起的心律失常和抽搐。

纠正低钠血症的速度不可过快,否则有发生渗透性脱髓鞘作用的危险,主要是脑桥部损害,称为脑桥脱髓鞘综合征(osmotic demyelination syndrome,ODS)。发生机制与钠浓度升高的速率过快导致渗透性内皮细胞损伤密切相关,使含血管较多的大脑灰质释放对髓鞘有害的物质所致;也可能与低钠血症时脑组织处于低渗状态,快速补充高渗盐水可使血浆渗透压迅速升高进而造成脑组织脱水,血脑屏障遭到破坏,有害物质透过血脑屏障使髓鞘脱失有关。ODS 表现为低钠血症纠正后 2~6 天出现严重的神经系统症状,甚至出现截瘫、四肢瘫痪、失语等严重并发症,这些变化往往是不可逆的。

3. ADH 受体拮抗剂的应用 托伐普坦(tolvaptan)为 ADH 受体拮抗剂,15mg/d 口服,能提高对水的清除,促使血钠浓度升高。

三、对症支持疗法

1. 脱水治疗 对存在明显颅内压增高者,应及时给予脱水剂治疗。由于低渗性脑病不似血管源性脑水肿破坏血脑屏障,其血脑屏障完整,故用脱水剂能增加脑组织和体液间的渗透压梯度,对脑组织有脱水作用。常用的脱水剂有 20% 甘露醇等,其用法及注意事项参见第 43 章"颅高压危象"部分。

2. 肾上腺皮质激素 通过调节血脑屏障而增加脑脊液(CSF)回吸,减少 CSF 的产生,还具有抑制 ADH 分泌等作用,故可改善病情。可用地塞米松 10~30mg/d 加入液体静脉滴注,连用 3~5 天即可。

3. 防治感染 注意翻身,保护皮肤,避免压疮发生。做好口腔清洁卫生。应用抗生素防治感染。

4. 支持疗法 加强营养。血浆蛋白低者,可适量输入白蛋白、血浆制品。静脉滴注复方氨基酸、维生素及微量元素供给机体代谢需要,并给脑细胞代谢活化剂如 CoA、ATP、脑活素等。

5. ODS 的治疗 一旦发生 ODS,必须尽快给予大剂量糖皮质激素静脉冲击治疗,500mg 甲泼尼龙静脉滴注,连续 3 天,然后 240mg 连续静脉滴注 3 天,再降至 120mg 连续 3 天,然后 40~80mg 每天静脉滴注,持续至症状改善和修复后缓慢逐渐停用糖皮质激素。

(毛恩强)

📖 **参考文献**

葛均波, 徐永健, 王辰. 内科学 [M]. 9 版. 北京: 人民卫生出版社, 2018: 676-677.

41

第 42 章

脓毒症脑病

脓毒症脑病（sepsis encephalopathy，SE），亦称脓毒症相关脑病（sepsis-associated encephalopathy，SAE），或脓毒症相关谵妄（sepsis-associated delirium，SAD），是脓毒症引起的全身炎症反应失衡导致的弥漫性大脑功能障碍，以行为、认知、觉醒和意识状态改变为特征，并排除脑炎、脑膜炎及代谢、药物中毒、结构性脑损伤、脑血管事件等原因引起的脑病的临床综合征，具有隐蔽性和复杂性，常被临床所忽视，是脓毒症患者的最常见并发症之一，亦是全世界 ICU 中最常见的脑病病因。SAE 的发病率约为 50%，根据败血症的严重程度、患者情况和 SAE 诊断标准，SAE 的发病率从 8% 到 70% 不等，脓毒性脑病约占所有急性发热性脑病的 10%，是危重患者最常见的脑病之一。SAE 可导致患者死亡率增加，并且可使患者机械通气时间及住院时间延长。本病根据病程长短可分为（亚）急性期和慢性期，急性期 SAE 多呈可逆性或一过性表现，全身炎症反应控制后脑病症状常逐步好转，但在存活患者中，有更高的风险发展为长期认知功能障碍和精神心理障碍，严重影响患者日常生活质量，造成高昂的社会经济成本，因此 SAE 越来越受到关注和重视。

【病因与发病机制】

一、病因与诱因

细菌、病毒或其他病原体引起中枢神经系统以外的急性感染是本病发生的基础，临床上常见于肺炎、腹膜炎、胆管炎、泌尿系统感染、蜂窝织炎、脓肿等。其病原微生物包括细菌、真菌、病毒及寄生虫等。研究显示，年龄、既往认知功能障碍、肾和肝衰竭以及脓毒症严重程度是本病发生的危险因素。

二、发病机制

SAE 的发病机制尚未明确，但是已知 SAE 的病理生理学是多因素相互交织影响的过程，并在不同程度上促进了 SAE 的发展。

1. 神经炎症和神经细胞功能和信号传导的变化 神经炎症是 SAE 的主要过程之一，在脓毒症期间和之后的神经细胞凋亡和认知障碍中起着关键作用。SAE 的炎症过程涉及免疫系统活化细胞增加促炎细胞因子的表达和释放，如一氧化氮（NO）、肿瘤坏死因子 α（TNF-α）和白介素（IL）-1β 和 IL-6，从而增强炎症反应。此外，循环促炎介质促进微血管的脑内皮细胞中黏附分子的表达，从而促进神经毒性因子和炎症细胞进入脑组织。这些现象的结果是小胶质细胞的激活，小胶质细胞具有神经毒性，可通过释放 NO、细胞因子、活性氧和谷氨酸，在易受损伤的大脑区域诱导神经元损伤和死亡。

全身炎症也会触发局部细胞因子的产生。在大脑中，这种局部产物会引起神经炎症，从而介导神经元功能障碍，最终导致细胞死亡。在这种情况下，TNF-α、IL-1β 和 IL-6 可能是最相关的炎症介质。显著的神经炎症诱导脑组织中性粒细胞浸润，通过 toll 样受体激活星形胶质细胞，并过度表达水通道蛋白 4。此外，它增加前列腺素和 NO 的合成，从而激活下丘脑和肾上腺轴。由于脑水肿和神经元凋亡，这种促炎症内环境导致行为改变、发热和严重的神经损伤，并可出现短暂和永久性认知功能障碍。

炎症过程引起的小胶质细胞和星形胶质细胞的改变和激活是 SAE 中最相关的现象之一。这些细胞的功能对脑内稳态至关重要。它们与维持血脑屏障和脑脊液屏障密切相关，有助于大脑抵御感染。此外，星形胶质细胞和小胶质细胞参与突触的调节和维持，与整个脑内通信网络密切相关。因此，其活动改变可导致突触功能障碍和组织损伤（凋亡），影响器官的结构及功能，如记忆、注意力、认知和意识。脓毒症期间由脑部炎症引起的急性脑功能障碍的确切机制尚不清楚。

2. 血脑屏障（BBB）的改变 既往研究支持 BBB 在急性和慢性脑功能障碍进展中的调节作用。脓毒症可以引起中枢神经系统的急性和慢性变化，特别是可致血脑屏障改变。促炎细胞因子如 TNF-α、IL-1β 和 IL-6 的产生和加剧释放、内毒素如脂多糖（LPS）、介质如活性氧（ROS）和 NO 作用于脑屏障，改变细胞功能并导致内稳态的破坏和随后的通透性增加。此外，这些介质导致血脑屏障中的基质金属蛋白酶（MMP），例如 MMP-2 和 MMP-9，以及血脑脊液屏障中的 MMP-8 激活；这些蛋白质通过破坏构成脑屏障的细胞之间的连接而起作用，从而使其通透性增加。这些炎症级联反应和氧化应激是 BBB 结构变化的原因。

IL-1β 是参与该病理生理学的主要细胞因子之一，诱导星形胶质细胞活化释放血管内皮生长因子 A（VEGF-A）和胸苷磷酸化酶（TYMP，或内皮细胞生长因子 1，ECGF1），负性调控脑内皮细胞紧密连接蛋白的表达，从而导致 BBB 完整性的丧失。同时，星形胶质细胞可以通过分泌 TGF-β 来减弱小胶质细胞的活化，从而延缓炎症过程。IL-1β 也是一

42

323

种有效的星形胶质细胞反应诱导剂。用 IL-1β 刺激星形胶质细胞可增加 TNF-α 和 IL-6 的 mRNA 和蛋白质表达。星形胶质细胞 IL-6 的过度表达与神经退行性变、星形胶质细胞增生和血脑屏障破坏有关。

3. 脑灌注和代谢的改变 大脑的能量消耗主要由葡萄糖氧化产生的三磷酸腺苷（ATP）支撑，三磷酸腺苷是大脑的主要能量底物。脓毒症期间大脑糖酵解代谢显著降低，影响大脑能量供应。脓毒症期间脑灌注及其微循环的功能障碍，导致大脑灌注不足，这可能与电生理异常和神经功能改变有关。这些代谢和血流动力学的降低先于认知障碍和大脑结构的改变，如白质和灰质的萎缩。因此，在脓毒症的病理过程中，血流的变化以及炎症分子的释放可能是引发脑病的关键因素，可能与神经细胞葡萄糖摄取的变化有关。

4. 氧化应激 神经炎症根据代谢和生物能量需求而增加，导致氧化应激和线粒体功能障碍。线粒体功能障碍导致活性氧（ROS）和活性氮（RNS）的产生。ROS 不仅包括以氧为中心的自由基，如超氧化物（O_2^-）和羟基（^-OH）阴离子，还包括一些非自由基的氧衍生物，如过氧化氢（H_2O_2）。过氧亚硝酸盐（$ONOO^-$）和二氧化氮（NO_2^-）则属于 RNS。所有这些物种都会对细胞膜造成结构损伤并引起炎症。

通过 ROS 和 RNS 清除 NO 形成 $ONOO^-$，激活可诱导的 NO 合酶，增加 NO 的产生，从而产生更多的 $ONOO^-$。在 NO 和自由基的驱动下，脑内 $ONOO^-$ 的增加对脓毒症中的神经元功能至关重要，导致影响神经胶质细胞、神经元和 BBB 结构的损伤。在脓毒症期间，神经元凋亡可能导致 SAE，因为其与脓毒症患者认知功能障碍的关联已经被充分证明。

5. 神经递质功能障碍 除了线粒体功能障碍和氧化应激外，神经元也容易受到兴奋性毒性的影响。当神经递质释放增加而再摄取减少或不足时，突触间隙中的神经递质浓度是兴奋性过程发生的基础。兴奋毒性过程是发生在神经炎症和缺血中的病理过程，但也继发于系统性原因，如低氧血症、电解质紊乱、血糖异常、药物毒性和过量的循环神经毒性氨基酸（铵、酪氨酸、色氨酸和苯丙氨酸）。通过谷氨酸受体（N-甲基-D-天冬氨酸受体）的兴奋性毒性可引起功能损害和细胞死亡，这可能是 SAE 的临床和电生理特征的原因。多种神经递质参与了 SAE 的病理过程，特别是多巴胺能、β肾上腺素能、GABA 和胆碱能递质。其中乙酰胆碱缺乏和多巴胺过量可能是影响最大的因素。

6. 医源性因素 脓毒症患者常用的药物有多种，可能具有神经毒性，包括抗生素和镇静剂。抗生素过量已被证明与谵妄有关；苯二氮䓬类药物已被明确证实可诱发谵妄。此外，重症监护室环境和睡眠剥夺也与谵妄的发生有关。

【诊断】

一、临床表现特点

SAE 根据病程长短可分为（亚）急性期和慢性期。症状只在脓毒症病程中急性出现为急性，在脓毒症得到控制后患者 SAE 症状改善；当症状持续数周至数月时，SAE 可以被认为是亚急性；如果症状持续一年以上，它可以被分类为慢性。

1. SAE（亚）急性期——谵妄 SAE 的（亚）急性期主要表现为谵妄症状和（亚）急性意识改变。除此之外，还包括躁动、幻觉、注意力不集中和睡眠-觉醒周期的改变。在某些情况下，患者也可能经历肌肉僵硬、震颤或癫痫发作。根据疾病的严重程度，患者可能会嗜睡甚至昏迷。SAE 引起的谵妄与出院后长期认知功能障碍的发展相关。值得注意的是，到目前为止，谵妄的持续时间长是发展为长期认知功能障碍的唯一已被证实的危险因素，这可能与较低的脑容量有关。

2. SAE 慢性期——痴呆 脓毒症的存活往往伴随着长期认知障碍。超过一半的败血症幸存者患有认知功能障碍，主要影响一般记忆、注意力、语言流利性等。在相当比例的患者中，认知功能障碍甚至可以达到轻度阿尔茨海默病（轻度认知障碍，MCI）的程度。除认知功能障碍外，脓毒症幸存者的精神心理障碍（如抑郁、焦虑、创伤后应激障碍）和自我伤害倾向的发生率高于一般人群，脓毒症幸存者的生活质量显著降低。尽管 SAE 被认为是一种可逆综合征，但轻度至中度神经症状，包括记忆变化、抑郁、焦虑或认知障碍，在 20%~40% 的患者出院后 1 年内仍可持续出现。

二、辅助检查

由于 SAE 的诊断是排除诊断，因此必须进行较全面的检查，以确保排除原发性脑病变。由于 SAE 的急性期是在急性疾病和感染期间发展起来的，因此 SAE 的诊断常常由于脓毒症并发症（低氧血症、电解质紊乱、肝肾衰竭）或使用镇静剂而延迟。

1. 神经量表检测 神经量表检测可以将脓毒症与低活动性谵妄区分开来。在重症监护患者中检测谵妄最可靠的简易评分是混淆评估法（CAM-ICU）；重症监护谵妄筛查检查表（ICDSC）对重症监护患者更敏感，但特异度较低；但在普通病房，3 分钟谵妄诊断量表（3D-CAM）是一种更有效的工具。格拉斯哥昏迷量表（GCS）和全面无反应性量表（FOUR）可用于监测昏迷；在深度镇静的患者中，脑干反射评估量表（BRASS）评分有助于检测脑干功能障碍。GCS 和混乱评估法（CAM）等简单的评分系统有助于检测随时间推移的病情变化，但往往不够敏感，无法检测局部神经症状。

2. 脑电图 脑电图改变是严重性的标志而不是特异性表现。事实上，脑电图在预后判断上更有价值。死亡率从正常脑电图的 0% 上升到三相波或抑制波的 50%~67%。全身周期性癫痫样放电（PED）和无反应性可预测死亡率，也可预测脓毒症严重程度和镇静后谵妄的发生。据报道，脓毒症会轻微增加长期癫痫的风险，但没有证据建议预防性抗癫痫治疗，也没有明确建议如何治疗脑电图癫痫的脓毒症患者。

3. 大脑诱发电位 脓毒症患者中，患者的体感诱发电位(SSEP)的皮质下(即 N20-N23 间期)和皮质(N20-N70 间期)通路早期受损。诱发电位有助于评估镇静危重患者的 SAE,因为与 EEG 相比,镇静药对其潜伏期只有轻微改变。

4. 脑成像 脑磁共振成像(cMRI)或头颅计算机断层扫描(cCT),在大多数情况下,CT 或 MRI 成像对 SAE 的诊断并不重要。cCT 或 cMRI 主要被用来排除颅内出血、脑梗死、占位或脓肿等。cCT 对小梗死、小脓肿或(局灶性)脑水肿的检出率较低,cMRI 对脓毒症患者脑部病变的检测更为敏感。

5. 脑脊液分析 SAE 患者的常规脑脊液参数通常不显著。分析 SAE 患者(即无局灶性神经症状的患者)脑脊液的主要原因是排除脑膜炎或脑膜脑炎。

6. 经颅多普勒超声 该方法可用于无创监测脑血流速度,从而估计脑血流,具有一定的诊断价值。

7. 生物标志物 一些全身炎症标志物可能与 SAE 的发生有关,如 C 反应蛋白或降钙素原。还有各种各样的脑损伤标志物,C 型利钠肽前体氨基末端肽(NT-proCNP)、蛋白 S100b 和神经元特异性烯醇化酶(NSE)或神经丝轻链(NfL)分别是内皮功能障碍、小胶质细胞激活和伴有轴突损伤的脑损伤的生物标志物,可在血浆或脑脊液中测定。尽管其增加与 SAE 的严重程度相关,但其灵敏度和特异度仍然较低,限制了其临床相关性应用。

三、诊断注意事项

危重患者的脑病可由各种原因引起,这些原因可能相互交织、掩盖,或因脓毒症而恶化,详细收集患者病史具有重要诊断鉴别价值。

1. 由于器官衰竭、中毒或维生素缺乏引起的脑病,这些脑病可能会出现额外的症状,例如扑翼样震颤或共济失调和眼球运动障碍。出现此类额外症状的脑病患者应重新评估,因为这些症状可能指向代谢病因,例如肝性脑病或尿毒症或低维生素血症。

2. 脓毒症患者也容易药物过量,但也可能出现药物戒断,特别是苯二氮䓬类和阿片类药物。症状及给药具有时间顺序以及重新给药后的神经功能改善是戒断综合征的典型表现。烟草依赖是危重患者谵妄的一个危险因素,这些患者的依赖可以通过尼古丁贴片来逆转。

3. 酒精戒断性谵妄通常是在酒精中毒患者发展成脑病时引起的。震颤性谵妄是一种潜在的致命并发症,然而,只有 5% 的住院酒精依赖患者会发生震颤性谵妄,而且通常发生在最后一次饮酒后 48 小时到 72 小时内。精神运动性躁动和自主神经症状(高热、心动过速、高血压和发汗)的表现具有提示性作用。

4. 肺性脑病是由低氧血症和 / 或高碳酸血症引起的,表现为呼吸衰竭的症状。

【治疗】

一、原发病治疗

SAE 的治疗的基石依赖于在衰竭器官的支持下对脓毒症的早期治疗。在 SAE 管理中,必须快速、充分地治疗潜在感染、控制器官功能障碍和代谢改变(例如低血糖、高血糖、高碳酸血症、高钠血症)。应根据病原菌及早使用抗生素,当脓毒性休克患者没有接受抗生素治疗超过 1 小时,抗生素给药每延迟 1 小时,患者的死亡率就会增加约 7%。

二、一般处理

保持呼吸道通畅,清除分泌物,常规吸氧,供给易消化、高热量、高维生素食物,补充 B 族维生素及维生素 C;适当控制水、钠的摄入以控制脑水肿,必要时行气管插管或气管切开行有创机械辅助通气治疗。

三、对症处理

1. 降温 退热降温的目的是降低脑代谢、减少脑耗氧量,这对于保护脑组织、减少后遗症是非常必要的。高热病例体温每下降 1℃,脑代谢率约可下降 6.7%,颅内压降低 5.5%。物理降温可用头枕冰袋或冰帽,腋下、腹股沟等血管处的乙醇擦浴等,和 / 或降低室温,应用冰帽时要注意用棉垫或纱布保护双耳避免冻伤。药物降温除退热剂还可用复方氨基比林、柴胡注射液和肾上腺皮质激素(如地塞米松)等。

2. 减轻脑水肿 针对脑水肿和脑疝的抢救处置,要求紧急而果断。应用 20% 甘露醇 125~250ml 每 6~8 小时 1 次,静脉滴注,有血尿、蛋白尿者禁用。甘油是较好的脱水剂,口服剂量为 1~2g/(kg·d),静脉滴注量为 0.7~1g/(kg·d),成人可用 10% 甘油 500ml/d,以 100~150ml/h 速度输入。亦可应用利尿剂如呋塞米(速尿)和高渗葡萄糖液。激素对血管源性脑水肿具有明显的益处,在急性期可短期较大剂量应用,常用地塞米松或氢化可的松静脉滴注。

3. 促进脑细胞代谢药物 此类药物可促进脑细胞代谢,激活细胞呼吸,改善脑细胞代谢与功能,从而促进昏迷苏醒。常用的有三磷酸腺苷、胞磷胆碱、甲氯芬酯、辅酶 A、细胞色素 C 等。

4. 谵妄和癫痫的管理 目前,没有关于脓毒症相关谵妄和癫痫的药理管理的具体建议,没有特别推荐使用特定的镇静剂,而应尽可能避免使用镇静剂,但应在昏迷或镇静患者中进行早期脑电图监测,有助于早期发现癫痫发作,并在必要时提供治疗。如果可能,应避免使用苯二氮䓬类和阿片类药物,因为它们是重症监护病房(ICU)发生急性 SAE 的独立危险因素。

5. 其他对症处理 还应注意保持水、电解质平衡,防治吸入性肺炎,纠正心功能不全等。急性期后如遗留重要的神经功能缺损,应积极予以治疗。除针灸、中药外还可应用紫外线照射血液疗法及阿米三嗪等脑循环改善药物口服。针刺疗法在急性期可以促使症状缓解,可用作辅助治疗,在恢复期或后遗症期,功能康复可作为主要治疗手段。

6. 针对 SAE 的非药物治疗 由于到目前为止还没有特异性的药物治疗方案,非药物治疗策略对缓解症状具有重要的作用,应在重症监护病房患者和受感染较轻的脓毒症患者中实施。这些包括严格的睡眠协议、认知刺激的职业治疗、使用眼镜和助听器、早期动员以及定向装置,如时钟、电视、收音机、图片和音乐治疗。

(刘士琛 刘双林 李 琦)

参考文献

[1] TAUBER S C, DJUKIC M, GOSSNER J, et al. Sepsis-asso-ciated encephalopathy and septic encephalitis: An update [J]. Expert review of anti-infective therapy, 2021, 19 (2): 215-231.

[2] CHUNG H, WICKEL J, BRUNKHOEST F M, et al. Sepsis-associated encephalopathy: From delirium to dementia? [J]. Journal of clinical medicine, 2020, 9 (3): 703.

[3] MAZERAUD A, RIGHY C, BOUCHEREAU E, et al. Septic-associated encephalopathy: A comprehensive review [J]. Neuro-therapeutics, 2020, 17 (2): 392-403.

42

第43章
颅高压危象

颅内压(intracranial pressure,ICP)系指颅腔内容物,包括脑组织、颅内血液及颅内脑脊液对颅腔壁所产生的压力。它通常是以人的侧脑室内液体的压力为代表。在椎管蛛网膜下腔通畅的情况下,侧脑室内液体的压力与侧卧位时作腰椎穿刺所测得的压力大体相等,因此常以此压力作为代表。成年人的正常 ICP 为 5.0~13.5mmHg,或 70~180mmH$_2$O,平均为 100mmH$_2$O,女性稍低;儿童为 3.0~7.5mmHg,或 40~100mmH$_2$O,平均为 70mmH$_2$O。正常成人侧卧位腰椎穿刺脑脊液压力如超过 200mmH$_2$O 即为颅内压增高(intracranial hypertension)。颅高压危象系指因各种病因引起的患者急性或慢性颅内压增高,病情急剧加重出现脑疝症状而达到危及生命的状态。如不能及时诊断和解除颅内压增高的病因,或采取措施缓解颅内压力,则患者常因脑疝而致死。

【病因与发病机制】

一、颅内压增高的病因

凡能引起颅腔内容物体积增加的病变均可引起颅内压增高。常见的病因可分为颅内病变和颅外病变。

(一)颅内病变

1. 颅内占位性病变 颅内肿瘤、血肿、脓肿、囊肿、肉芽肿等,既可占据颅腔内一定的容积,又可阻塞脑脊液的循环通路,影响其循环及吸收。此外,上述病变均可造成继发性脑水肿,导致颅内压增高。

2. 颅内感染性疾病 各种脑膜炎、脑炎、脑寄生虫病,既可以刺激脉络丛分泌过多的脑脊液,又可以造成脑脊液循环受阻(梗阻性及交通性脑积水)及吸收不良;各种细菌、霉菌、病毒、寄生虫的毒素可以损伤脑细胞及脑血管,造成细胞毒性及血管源性脑水肿;炎症、寄生虫性肉芽肿还可起到占位作用,占据颅腔内的一定空间。

3. 颅脑损伤 可造成颅内血肿及水肿。

4. 急性脑血管病 如脑出血、脑梗死、蛛网膜下腔出血及脑静脉窦血栓形成等。

5. 脑缺氧 各种原因造成的脑缺氧如窒息、麻醉意外、CO 中毒,以及某些全身性疾病如肺性脑病、癫痫持续状态、重度贫血等,均可造成脑缺氧,进一步引起血管源性及细胞毒性脑水肿,导致颅内压增高。

6. 脑积水 当脑脊液分泌过多、循环过程受阻、吸收障碍或三者兼而有之引起脑积水,可导致颅内压增高。脑脊液循环过程受阻引起脑积水称为阻塞性脑积水。脑脊液分泌过多或吸收障碍引起脑积水称为交通性脑积水。脑积水病变性质可以有先天性发育异常、炎症、出血、肿瘤和外伤等,一般在婴幼儿以先天性发育异常多见,在成人以继发性病变多见。

(二)颅外病变

1. 心、肺、肾和肝功能障碍或衰竭 心力衰竭、休克、气道梗阻、急性肺损伤、ARDS、肝衰竭和肾衰竭均可并发脑水肿引起颅内高压。

2. 中毒 铅、锡、砷等中毒;某些药物中毒,如四环素、维生素 A 过量等;自身中毒如尿毒症、肝性脑病等,均可引起脑水肿,促进脉络丛分泌脑脊液等,并可损伤脑血管的自动调节作用,而形成颅内高压。

3. 内分泌功能紊乱 年轻女性、肥胖者,尤其是月经紊乱及妊娠时,易于发生良性颅内压增高,可能与雌激素过多、肾上腺皮质激素分泌过少而发生的脑水肿有关。肥胖者可能与部分类固醇溶于脂肪组织中不能发挥作用而造成相对性肾上腺皮质激素过少有关。

4. 其他 如中暑、输血、输液反应、放射线脑病以及脊髓、马尾肿瘤等也可引起颅内高压。

二、颅内压的生理调节

颅腔是由颅骨组成的密闭腔隙,其容积不变。其内有三大内容物:脑组织、脑血流、脑脊液。当其中一个增大时,另两个或至少其中一个的体积就要缩小,以保持颅内压的稳定。颅内压与血压、呼吸关系密切,收缩期颅内压略有增高,舒张期颅内压稍下降;呼气时压力略增,吸气时压力稍降。

1. 脑脊液的调节作用 脑脊液占颅腔总体积的10%,在颅腔三大内容物中活动性最大,最易被挤出颅腔,即通过脑脊液的转换作用可得到的最大调整空间为10%。异常情况下,脑室壁可能发生异位吸收,使颅内压在一定时期内保持正常(如正常颅内压脑积水时)。脑脊液的吸收速度取决于蛛网膜下腔与静脉窦内的压差,当颅内压低于静脉压时,脑脊液吸收几乎停止,当颅内压高于 70mmH$_2$O 时,脑脊液的吸收量与压力呈正相关增加,同时,其分泌减少,部分脑脊液被挤入脊腔,结果颅腔内脑脊液容量减少,使颅内压得到调节,若脑脊液生成过多或循环梗阻或吸收障碍,颅腔内脑脊液容积不断增加,超过其调节水平,即可发生颅内压增高。

2. 脑血流的调节作用 脑血流占颅腔总容积的 2%~7%,平均每分钟 1 200ml 的流量。

$$脑血流 = \frac{脑灌注压}{脑血管阻力} = \frac{脑平均动脉压 - 颅内压}{脑血管阻力}$$

从上述公式看出,颅内压增高时脑血流量减少;由于脑血流量减少,反射性地引起脑血管扩张,血管阻力减少,其结果又使脑血流量增加,从而保证了脑的供血。而在颅内压明显增高时,上述代偿机制失调,脑血流量随之减少,其结果一方面是使颅内压有所下降,另一方面也会使脑部供血受到影响。脑血流量对颅内压的调节作用不如脑脊液,其对颅内压增高的"容积代偿"能力有限。一般认为颅内压增高到需要依靠减少脑血流来调节时,则意味着病变的严重性及机体自动调节功能的损伤。

3. 脑组织的调节作用 在颅腔三大内容物中,脑组织最为稳定,它不易被挤压而让出空间来调整颅内压。急性颅内压增高时,脑组织不可能发生明显压缩以起代偿作用;但在慢性颅内压增高时,可以出现脑细胞坏死、纤维变性,甚至脑萎缩,从而腾出一部分空间缓冲颅内压增高。

三、颅内压增高的发病机制

颅内压的调节主要是颅内空间的调整,如通过脑脊液的转换作用,通过颅内静脉血被挤压出颅腔等而让出一定空间,使颅内压维持在一定水平而不至于过高。但这种调节是有限的,若造成高颅内压的病因持续存在,并不断扩张,则终将使所有可以代偿的空间全部利用,而出现显著的颅内压增高。从临床病情演变过程,可将颅内压增高的发生发展分为代偿期、早期、高峰期和晚期等四个阶段。

1. 代偿期 为病情初期发展阶段。因病变所致的颅腔内容物增高,尚未超过颅腔的代偿容积,颅内压仍可保持正常,亦常无颅内压增高的临床表现。

2. 早期 为病情早期发展阶段。因颅腔内容物体积增加的总和已超过颅腔的代偿容积,故可逐渐出现颅内压增高和相应临床症状如头痛、呕吐、视神经乳头水肿等。脑组织虽有轻度缺血缺氧,但脑血管的自动调节功能良好,而仍能获得足够血流量,如能及时解除病因,脑功能恢复较易,预后较好。

3. 高峰期 为病情严重发展阶段,脑组织缺血缺氧严重,脑功能损伤明显,出现较重的头痛、恶心、呕吐、视力减退和视神经乳头水肿,患者意识模糊甚至昏迷等相应的颅内压增高症状和体征。如脑干呼吸、心血管运动中枢功能受损,导致脉搏与呼吸深慢;同时因脑血管自动调节功能此时已有受损,主要靠全身性血管的加压反应来提高血压和维持脑部血流量,同时会出现心搏和脉搏缓慢,呼吸节律紊乱及体温升高等各项生命体征发生变化,这种变化即称为库欣(Cushing)反应(如图 43-1 中 A-B 段),多见于急性颅内压增高病例,慢性者则不明显。如不及时采取有效治疗措施,常易迅速出现呼吸、心搏骤停等脑干功能衰竭症状。

4. 晚期 为病情濒死阶段。患者常处于深昏迷中,一切生理反应消失,双侧瞳孔散大和去大脑强直、血压下降

(如图 43-1 中 B-C 段),心搏弱快,呼吸不规则甚至停止。脑组织缺血缺氧极严重,脑细胞功能已近停止,预后极差。

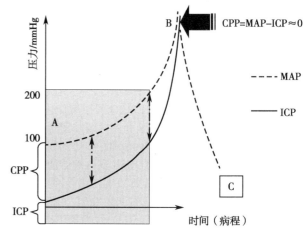

图 43-1 Cushing 反应示意

注:CPP,冠状动脉灌注压;ICP,颅内压;MAP,平均动脉压。

【诊断】

一、存在引起颅内压增高的病因

引起颅内压增高的病因有:颅内感染、颅内占位、颅脑损伤、脑血管病等。

二、颅内压增高的临床表现

典型临床表现为头痛、呕吐和视神经乳头水肿三联征。但三者同时出现者不多。

1. 头痛 系因颅内压增高刺激颅内敏感结构如脑膜、血管和颅神经受到牵扯、压迫所致。头痛为颅内高压的最常见症状,发生率为 80%~90%。开始为阵发性,以后发展为持续性,以前额及双颞部为主,后颅凹病变头痛多位于枕部。咳嗽、喷嚏、用力等情况均可使头痛加重。头部活动时头痛也加重,患者常被迫不敢用力咳嗽、不敢转动头部。

2. 恶心、呕吐 是因颅内压增高,使延髓呕吐中枢受激惹所引起。常在清晨空腹时发生,或与剧烈头痛同时发生,常与饮食无关,可呈喷射性,但不多见。位于后颅凹及第四脑室的病变较易引起呕吐。儿童头痛不显著,呕吐有时是唯一症状。

3. 视神经乳头水肿 视神经鞘为脑蛛网膜的延续。视网膜中央动、静脉位于视神经鞘内与视神经伴随而行,在视神经乳头处出入眼底。当颅内压增高时,蛛网膜下腔内的压力增高,视神经鞘内压力也增高,而使网膜中央静脉回流受阻,静脉内压力增高。眼底镜检查可见视神经乳头隆起、边缘不清、颜色发红,眼底静脉迂曲、怒张。由于毛细血管扩张、出血,检查时可见到点、片状,甚至火焰状出血。早期或轻度的视神经乳头水肿,一般不影响视力,如颅高压持续存在或继续发展,可出现盲点扩大,中心视力暗点及阵发性黑矇,病情再进一步发展,发生继发性视神经萎缩,视力

持续下降直至失明。视神经乳头水肿虽是颅内压增高的特征性体征,但并非所有病例均有。

4. 展神经麻痹与复视 因展神经在颅内行走较长,颅内压增高时容易因挤压及牵拉受伤而出现单侧或双侧不全麻痹,出现复视。此症状无定位意义。故又称为"假定位征"。

5. 意识障碍 反应迟钝、嗜睡、昏睡至昏迷的各种意识障碍均可发生。系由于颅内压增高时脑干网状结构上行激活系统及广泛大脑皮质受损有关。

6. 抽搐、去大脑强直发作 与颅内压增高时脑干受压、脑供血不足、脑膜受刺激等有关。

7. 生命指征的改变 血压增高、脉搏缓慢、呼吸慢而深等;随着颅内压增高,可出现瞳孔缩小、对光反射迟钝、忽大忽小、边缘不整、变化多端。常预示脑疝即将发生,应立即采取抢救措施。

8. 并发全身其他系统病变的临床表现 ①胃肠功能紊乱及消化道出血:部分颅内压增高的患者可表现胃肠功能的紊乱,出现呕吐,胃及十二指肠出血及溃疡和穿孔等。这与颅内压增高引起下丘脑自主神经中枢缺血而致功能紊乱有关。也有人认为颅内压增高时,消化道黏膜血管收缩造成缺血,因而产生广泛的消化道溃疡。②神经源性肺水肿:在急性颅内压增高患者中,发生率高达 5%~10%。这是由于下丘脑、延髓受压导致 α-肾上腺素能神经活性增高,血压反应性增高,左心负荷过重,左心房及肺静脉压增高,肺毛细血管压力增高,液体外渗,引起肺水肿,患者表现为呼吸急促,痰鸣,并有大量泡沫状血性痰液。

9. 小儿颅内压增高的表现 小儿因不会诉说头痛,常表现为烦躁、哭闹或脑性尖叫,频繁呕吐、抽搐以至去脑强直发作,意识丧失。查体可见囟门隆起、扩大、颅缝裂开,头围增大,以及头皮静脉怒张;额、顶、颞及枕部突出膨大呈圆形,颈部静脉充盈,对比之下颜面很小;严重颅内压增高,压迫眼球,形成双目下视,巩膜外露的特殊表情,称落日征。

三、脑疝的表现

各种原因引起的颅内压增高,都可导致脑组织向压力相对较低的部位移位,形成脑疝(brain herniation)。脑疝一般是逐渐形成的,但遇剧烈呕吐、咳嗽或腰穿等情况时,颅内压可急剧升高或颅腔与椎管间的压力失去平衡,可导致脑疝的骤然发生或原有脑疝加重。因此,在临床上怀疑慢性颅内压增高是因颅内占位性病变所引起时,腰椎穿刺应慎重或尽量不做,以免致脑疝;确因诊断需要检查脑脊液时,腰穿前应使用一次高渗性脱水剂,穿刺放脑脊液时尽量不要拔出针芯且放液量宜少,穿刺后去枕平卧,头低位,并继续用高渗性脱水剂治疗。颅内可发生脑疝的部位虽多,但并非所有脑疝均有临床意义。临床上常见而危害大的有小脑幕裂孔下疝、枕骨大孔疝和小脑幕裂孔上疝,它们可单独存在或合并发生。详见本书"第 26 章急性脑功能衰竭"。

四、颅内压监测

利用各种颅内压监测技术对颅内压进行检测,可直接获得颅内压的数据为颅内高压诊断提供最直接的依据。目前颅内压监测技术分为有创颅内压监测技术和无创颅内压监测技术。有创颅内压监测技术包括脑室内插管法、硬脑膜外传感器、光纤探头监测 ICP 和腰椎穿刺检测 ICP。有创颅内压监测技术准确性好,特别是脑室内插管法被认为 ICP 检测的"金标准"。但其缺点是有创、易感染、技术要求高、耗材贵不易临床推广。无创颅内压监测技术其优点是无创、技术要求低、不会引起任何不良反应、无耗材消耗、可以反复进行监测。但其准确性一般,约 90%。

五、诊断性治疗

用脱水药物如 20% 甘露醇等静脉注射,如颅内压增高症状缓解,则有诊断价值。

六、辅助检查

计算机断层扫描术(CT)、磁共振成像(MRI)、脑血管造影(DSA)、头颅 X 线片等既可辅助判断颅内压增高,也可帮助明确颅内压增高的病因。超声测量视神经鞘直径与颅内压相关性较好,可用于诊断颅内高压。脑脊液循环通路通畅时,腰椎穿刺测量脑脊液的压力也可直接判断颅内压的高低。

七、颅内压增高的分类与分级

根据颅内压增高的范围可分为:①弥漫性颅内压增高:在颅内各分腔间没有大的压力差,其耐受限度较高,很少引起脑疝,压力解除以后神经的恢复较快。如见于蛛网膜下腔出血、弥漫性脑膜炎、脑水肿等。②局灶性颅内压增高:压力先在病灶附近增高然后传递到颅内各处,在颅内各分腔之间有较明显的压力差,其耐压限度较低,常有明显的脑组织移位(脑疝),超过一定时间以后解除压力,受损的脑组织功能恢复较慢。区别这两类颅内压增高对于估计预后与决定治疗有重要意义。根据 ICP 的增高程度可以分为 3 级:压力在 200~260mmH₂O 者为轻度增高;261~520mmH₂O 者为中度增高;超过 520mmH₂O 者为严重增高。

【治疗】

对颅内压增高的患者,既要及时治疗原发病变,又要尽可能降低颅内压,及时中断恶性循环,防治脑疝。

一、一般疗法

一般疗法包括:①卧床休息,密切观察生命体征;②抬高头部 15°~30°,以利颅内静脉回流;③吸氧,保持呼吸道通畅,昏迷患者不能排痰者,应考虑气管切开;④呕吐频繁者,应暂禁食,静脉补足液体和热量或改给全胃肠外营养;⑤限制水盐摄入量,静脉滴注液量成人每日不超过 1 500~2 000ml(不包括脱水剂量),其中电解质液不超过 500ml;⑥防止受凉、咳嗽、避免激动、生气,保持大便通畅,防止便秘;⑦镇痛镇静:咪达唑仑、丙泊酚及硫喷妥钠等

43

可降颅内压并维持颅内压稳定;⑧有条件时可行颅内压监测,以利于指导用药;⑨对症处理:如发热者应控制在 38℃以下,如能降至 37℃以下为最佳;呕吐者应给予止吐药物等;⑩血糖管理:建议控制在 10mmol/L 以内,但不应低于 5mmol/L。这有利于改善神经功能预后及降低病死率。

二、并发高血压的处理

当颅内压增高到一定程度时脑血管自动调节功能就受损,主要靠全身性血管的加压反应来提高血压以提高脑灌注压维持脑部血流量。因此,颅内压增高的患者血压升高是机体的一个自我保护性反应,不必要强行将血压降得过低,以免降低脑灌注压加重脑损害。对此类患者血压应控制在什么水平及如何控制目前还缺乏统一标准。借鉴急性脑血管病高血压处理方法,提出如下建议:①收缩压<220mmHg 或舒张压<120mmHg 时应观察,除非其他终末器官受损,如主动脉夹层分离、急性心肌梗死、肺水肿或高血压脑病。②收缩压>220mmHg 或舒张压 121~140mmHg 时用拉贝洛尔 10~20mg 静脉注射,1~2分钟,每 10 分钟可重复或加倍使用,最大剂量 300mg;或者尼卡地平 5mg/h 静脉滴注,每 5 分钟增加 2.5mg/h,至最大剂量 15mg/h,直到达到预期效果;目标是使血压降低10%~15%;最好应用微量输液泵,避免血压降得过低。③如有 ICP 检测,冠状动脉灌注压(CPP)应保持在 60~70mmHg以上。对于脑出血和蛛网膜下腔出血急性期,在保证脑灌注压的前提下,推荐将 160/90mmHg 作为血压控制的参考目标。但必须强调,对于颅内压增高并发高血压的处理,应重点针对病因治疗,以便有效降低颅内压,血压会自动下调。

三、脱水疗法

脑水肿是构成颅内压增高的主要因素,控制脑水肿的发生与发展对降低颅内压极为重要。采用脱水药物是最常用的降低颅内压力的方法。当颅内占位性病变的晚期突然发生脑疝时,也常需先用脱水疗法,待症状缓解后,再行手术治疗。常用的脱水剂有下列几种。

(一)渗透性脱水剂

渗透性脱水剂包括各种高渗性晶体及大分子药物。使用后由于血脑屏障的选择性作用,药物进入血液后不能迅速转入脑与脑脊液中,致使血液呈现高渗状态,造成血液与组织间渗透压差,促使组织间液、细胞内液及脑脊液内的水分转移至血液内;且高渗物质由肾小球滤出时,在近端肾小管中造成高渗透压而产生利尿作用;同时因血液的高渗透压反射性抑制脉络丛的分泌,使脑脊液分泌减少,结果均致颅内压下降。但该类药物只有在脑血管功能正常时才能很好地发挥作用,脑血管损伤时其疗效受到影响。常用药物如下。

1. 甘露醇 甘露醇是单糖,分子量为 182,在体内不被代谢,为广泛应用的渗透性脱水剂。甘露醇对血糖没有影响,因此糖尿病患者也可以使用。其作用机制:首先是组织的脱水作用,在血管壁完整的情况下,通过提高血浆渗透压,导致脑组织内细胞外液、脑脊液等水分进入血管内。其次是利尿作用,通过增加血容量,促进前列腺素 I分泌,从而扩张肾血管,提高肾小球滤过率;另外由于甘露醇在肾小管重吸收率低,故可提高肾小管内液渗透浓度,主要减少远端肾小管对水、Na^+ 和其他溶质等的重吸收,从而将过多水分排出体外。它尚有清除自由基、减少其对细胞脂膜的破坏作用。虽然甘露醇的脱水作用强,是临床最常使用的脱水药物,但目前对使用甘露醇的剂量、次数及疗程等仍无统一意见,甚至存在较大争议。已知 1g 甘露醇可带出 12.5ml 水分,尿钠排泄 0.5g。正常血浆渗透压范围是 280~310mOsm/L,甘露醇高渗脱水的最佳作用区间是310~330mOsm/L,当渗透压超过 330mOsm/L 时就会产生肾和神经组织损害。甘露醇每次总量不宜超过 60g,每日总量不宜超过 300g。甘露醇治疗脑水肿的用量很关键,用量过少起不到脱水降颅内压的作用,剂量过大又会产生不良反应,其量效关系非常明确。甘露醇的临床常用剂量为每次 0.25~0.50g/kg,浓度为 20%,于 30~40 分钟静脉滴完,进入血管后 10~20 分钟开始起作用,半衰期为(71.15 ± 27.02)分钟,2~3 小时降颅内压效果最强,可维持作用 4~6 小时,大部分 4 小时左右经肾脏排出,故临床上间隔 4~6 小时用药一次。Marshall 等监测 8 例脑损伤者的 ICP 发现,不同剂量甘露醇间隔同样时间(8 小时),小剂量(0.25g/kg)与大剂量(1g/kg)治疗后 ICP 降低的程度没有差异。所以,甘露醇用量不宜过大,用药时间不宜过长,停药时应逐渐减量。1999 年美国心脏协会(AHA)方案建议,20% 甘露醇的用法为每次 0.25~0.50g/kg,4~6 小时 1 次。甘露醇的反跳现象:甘露醇的脱水作用有赖于血脑屏障的完整性,当血脑屏障的通透性增高时,甘露醇就可以逐步通过血脑屏障聚积于脑组织间隙,这样当停止静脉输入一段时间后,血浆渗透压就可能暂时低于脑组织的渗透压,此时水分由血浆反流入脑组织,使脑组织的含水量再度增高,脑水肿加重,颅内压回升,即出现所谓反跳现象,因此要严格控制用药间隔时间。还有学者在研究中发现,渗透性脱水剂从脑脊液清除的速率低于从血中清除的速率,所以停药后甘露醇在脑脊液和血中的渗透压梯度会短暂逆转,反而导致 ICP 较治疗前增高,形成所谓反跳现象。最常见不良反应为电解质紊乱,其他尚有排尿困难、血栓性静脉炎、过敏反应、甘露醇肾病等。其中甘露醇肾病常于大剂量快速静脉滴注时发生,往往会引起急性肾衰,一旦发生,立即停用甘露醇,改用其他脱水剂。轻者早期可应用血管扩张剂或利尿剂,病情严重者应透析治疗。

2. 高渗盐水 用高渗盐水降颅内压是目前学者们研究的热点之一。研究表明,高渗盐水能有效地减轻脑水肿、降低颅内压,其疗效甚至更优于目前临床最为常用的甘露醇。高渗盐水降低颅内压,提高脑灌注压的机制可能与下列因素有关:①提高血浆渗透压,使组织间液、脑细胞内液进入血液中,从而减轻脑水肿、降低颅内压力;②使血管内皮细胞、红细胞脱水,增加脑血流量。但静脉注射高渗盐水可能会导致血浆渗透压过高、充血性心力衰竭、电解质紊乱、酸碱失衡、脑桥中央髓鞘破坏等副作用。临床可选用

3.0%、7.5%、10.0% 及 23.4% 的高张盐水，一次单剂量使用，也可持续输入，建议将血清钠浓度控制在 160mmol/L 以下，避免短期内血钠浓度过快上升。下一步需要解决的问题是：①用高渗盐水降颅内压的最佳用量与时机；②如何避免副作用的发生；③该药能否成为一线降颅内压药物。

3. 甘油果糖 甘油果糖(10% 甘油、5% 果糖、0.9% 氯化钠)的渗透压是人体血浆的 7 倍，经静脉输液后能提高血浆渗透压，在血浆和脑之间形成渗透梯度，使水从脑转移向血浆，从而使脑组织脱水，并使脑脊液的产生减少，降低颅内压，消除脑水肿。甘油果糖不增加肾脏负担，无肾脏损害作用。甘油果糖进入体内参与代谢，产生水和二氧化碳，同时每 500ml 可提供 320kcal 的热量。通过血脑屏障进入脑组织，氧化成磷酸化基质，参与脑代谢并提供热量，增强脑细胞活力，使脑代谢改善。同时甘油果糖能有效地改善血液流变学状态，改善微循环，增加脑血流量及供氧量。甘油果糖单用降颅内压起效慢，作用维持时间长，费用大。现在多主张将甘油果糖和甘露醇联合应用，既迅速降颅内压，改善症状，又减轻肾脏负担，保护肾功能，降低费用支出，也克服了甘露醇的颅内压反跳现象。

4. 甘油 一些学者认为，甘油有增加脑血流，改善脑代谢和减轻脑水肿的作用。其作用温和而持久，没有反跳现象，不会导致电解质紊乱，适用于肾功能不全或长期未控制的老年高血压患者。但它起效较慢，多在用药 1 周后效果显著，且在快速滴注时会出现溶血作用，导致血红蛋白尿，故滴速应控制在 30 滴 /min 以下，与甘露醇联合应用效果较好。汇总分析也表明，它能降低卒中后 14 天内的死亡率，但不能降低 1 年内的死亡率。它可以口服或静脉注射。①口服法：口服剂量为 1~2g/(kg·d)，用生理盐水配成 50% 的甘油盐水，每次 30~50ml 口服，每日 3 次。副作用为恶心、呕吐、腹胀。②静脉注射法：用复方甘油注射液，其中含 10% 甘油，90% 生理盐水，为一种长效脱水剂。成人每次 500ml，以 100~150ml/h 速度静脉输入，每日 1~2 次。注射后 2~4 小时发挥作用，持续 18 小时。

5. 人血白蛋白 它是通过提高血浆胶体渗透压使脑组织间液的水分进入循环血中，达到脱水降颅内压的作用。提高胶体渗透压可较长时间保持完好的血流动力学及氧的输送，而且扩张血容量后，使抗利尿激素分泌减少而利尿，对血容量不足、低蛋白血症的颅内高压、脑水肿患者尤为适用。因其增加心脏负荷，有心功能不全者须慎用。血脑屏障严重破坏的病变，白蛋白能漏出至毛细血管而加剧颅内高压，使用时须注意。另外，白蛋白价格昂贵患者很难承担其费用。

(二)利尿性脱水剂

本类药物抑制肾小管对 Na^+、Cl^-、K^+ 的重吸收，使尿量显著增加，循环血量减少，组织水分逸出，造成机体脱水而间接地使脑组织脱水，降低颅内压。但单独应用则其降低颅内压作用较弱，或与渗透性脱水剂合用，则可加强降颅内压效果。应注意，利尿剂。常用利尿剂有：呋塞米每次 20~40mg，每日 2~4 次肌内注射或静脉注射；布美他尼(丁尿胺)每次 0.5~1mg 肌内注射或静脉注射，必要时 30 分钟后重复使用一次。呋塞米主要用于协助高渗性脱水剂的降颅内压作用，心功能或肾功能不全的患者中应用此药可减轻心脏负荷，促进物质排泄，还可减少甘露醇的用量，从而减轻对肾小管的损害。一般建议与甘露醇交替使用。Roberts 等通过动物实验研究呋塞米与甘露醇应用的最佳顺序，发现应用甘露醇 15 分钟后再用呋塞米可产生最明显和最持久降低 ICP 的效果。

(三)脱水疗法的注意事项

包括：①渗透性脱水剂可使钠、钾、氯的排出量稍有增加，但因其排出的水量很大，血清中电解质可无明显的变化，甚至血液浓缩反有相对增高的现象。1~2 次用药可不必补电解质，如应用的时间较长或次数较多，则应严密观察电解质的变化并给予适量的补充。但利尿性脱水剂如呋塞米与丁尿胺则易致电解质紊乱，不宜长期、频繁使用。②对颅内压增高并心功能不全、肺水肿、急性肾衰竭少尿期，一般不宜应用渗透性脱水剂，因可在短时间内使血容量急剧增加而加重心力衰竭；此时，最适宜用利尿性脱水剂。③在脱水剂疗法中，正确地掌握维持出入量的平衡是十分重要的，若入量过多则达不到脱水目的；反之，则可致血容量不足甚至发生低血容量性休克。一般应限制液体入量在 1 500~2 000ml/d 之内，其中包括盐水 500ml。

总之，甘露醇和高渗盐水可减轻脑水肿，降低颅内压，减少脑疝的发生风险，可根据患者的具体情况选择药物种类、治疗剂量及给药次数。甘油果糖、呋塞米、白蛋白可降低颅内压，但其改善预后的疗效有待进一步研究证实。

四、肾上腺皮质激素

其减轻脑水肿、降低颅内压之作用机制是多方面的：①改善血脑屏障功能，降低毛细血管通透性，减轻血管源性脑水肿；②改善细胞膜的功能，重建细胞内外钾、钠离子的正常分布，减轻细胞毒性脑水肿；③抗氧化作用，对抗自由基，防止细胞膜磷脂的自由基反应，维持细胞膜的正常功能(自由基可使细胞膜上的多价不饱和脂肪酸产生脂质过氧化反应而失去功能)；④抑制垂体后叶抗利尿激素的分泌，同时还能增加肾血流量抑制醛固酮的分泌。在降低颅内压力的效果上不及渗透性脱水剂，然而，其作用持久、温和、与其合用，能提高降压效果，防止反跳。常用地塞米松 20~40mg/d 或氢化可的松 200~600mg/d，分次静脉滴注。应注意防治其以下副作用：抑制机体免疫力易导致感染；使糖耐量降低，血糖升高；诱发上消化道出血。目前在使用肾上腺皮质激素降低颅内压方面尚无统一意见，国内外指南均不推荐对 LHI、脑外伤等患者运用皮质醇激素来减轻脑水肿，但有文献指出可用于脓肿或肿瘤引起的血管源性水肿导致的颅高压。

五、病因治疗

各种原因所致的颅内压增高，均应采取积极而有效的方法对其原发病进行治疗，才能阻断恶性循环，使各种对症治疗收到良效。如对颅内肿瘤、各种炎症、脑血管病等，均应针对不同病因给予相应治疗。

六、其他治疗

包括：①人工过度换气：采用短期控制性过度换气，使呼吸加深加快，降低 $PaCO_2$ 至 32~35mmHg，可诱导脑血管收缩，导致颅内压下降，停止过度换气后其效果可维持数小时。尤其用于外伤性颅内高压。②亚低温治疗：临床试验已经证实对外伤性颅内高压的患者实施亚低温治疗（32~35℃）可有效降低颅内压，未发现明显的心律失常、凝血机制障碍和感染等并发症；但亦有研究表明亚低温治疗（33℃低温治疗48小时）并未显著改善患者的预后，相反还发现在治疗过程中多次出现颅内压升高。尚无研究证明低温可改善颅内压升高患者的临床预后。③人工冬眠疗法。④高压氧疗法：适用于缺氧引起的脑水肿病例。⑤血栓形成导致静脉循环障碍是脑静脉血栓形成颅内压升高主要原因，抗凝治疗可有效改善静脉回流，降低颅内压。⑥此外，抑制脑脊液生成的药物乙酰唑胺也有助于降低颅内压，但因不良反应严重，不作常规推荐。

七、颅高压危象的外科手术治疗

临床上颅高压危象可导致脑疝形成。当积极药物治疗后患者病情仍进行性加重，应请神经外科医师会诊，权衡利弊，选择合适的手术治疗时机及方案。

1. 急性脑室扩张 急性脑室扩张多见于小脑出血或梗死向前推压第四脑室、蛛网膜下腔出血、脑实质出血破入蛛网膜下腔等情况。一旦出现急性脑室扩张颅内压会急剧升高。在药物治疗无效时，应急诊行侧脑室穿刺引流术。

2. 小脑幕裂孔下疝 若病因诊断明确，应立即开颅手术，切除病变以达到缓解颅内压增高的目的；对于未能明确诊断的病例，应作紧急颞肌下减压术，如情况许可并应将小脑幕裂孔边缘切开，促使脑疝的复位。

3. 枕骨大孔疝 应紧急作脑室穿刺，缓慢放出脑室液，使颅内压慢慢下降，然后施行脑室持续引流术。待脑疝症状缓解后，对颅后凹开颅术，切除原发病变，对脑积水病例施行脑脊液分流术。

当患者由于脑脊液循环梗阻出现交通性脑积水时，尤其当患者意识障碍加重时，可考虑脑脊液引流。急性脑出血血肿扩大导致颅内压升高，患者出现脑疝的临床表现时，可选择去骨瓣减压联合或不联合血肿清除术；对恶性大脑中动脉梗死患者去骨瓣减压术亦可明确改善预后。但应注意，一项国际性多中心随机试验发现，对于创伤性脑损伤和难治性颅内高压行去骨瓣减压可以降低死亡率，但并不改善神经功能预后。

八、颅高压的分层治疗

目前颅高压的治疗建议分层治疗，以上治疗措施中，根据优先级分为 T0~T3 层级治疗，其中 T0 为基础治疗，不针对颅高压，从 T1 开始则以降颅内压、避免神经功能恶化为目标。每一层级内的措施不分先后，尽量选低级别治疗措施。但如果考虑某一措施利大于弊，可跨级使用。

T0（基础治疗）：抬高床头；保护气道；避免误吸及窒息；镇静镇痛；控制体温；预防癫痫；保证脑灌注压；维持血红蛋白>70g/L；避免缺氧。

T1（初步治疗）：充分镇静镇痛；维持 $PaCO_2$ 分压 35~38mmHg；间断使用甘露醇或高渗盐水；必要时放置脑室外引流；预防癫痫；行脑电波监测以避免镇静过深出现暴发抑制。

T2（中级治疗）：维持 $PaCO_2$ 在 32~35mmHg；确定 ICP 有反应性的前提下制定目标 MAP 和 CPP；肌松药的使用。

T3（激进治疗）：外科手术；亚低温；巴比妥或硫喷妥钠控制颅内压。

（曾红科　邓医宇　江稳强）

第 44 章

高血压急症

高血压急症(hypertensive emergencies,HE)是一组以急性血压升高,伴有靶器官损伤,或原有功能受损进行性加重为特征的一组临床综合征。靶器官包括视网膜、大脑、心脏、大动脉和肾脏。这种情况需要快速诊断检查和立即降压治疗,以避免器官衰竭。通常需要静脉治疗。降压治疗的选择主要取决于器官损伤类型。

此定义强调血压的突然、快速升高及所导致的调节机制失常,比使用特定的血压阈值进行定义要更加准确。但需要注意,若收缩压(SBP)≥220mmHg 和 / 或舒张压(DBP)≥140mmHg,则无论有无症状都应视为高血压急症。某些患者既往血压增高已造成相应靶器官损伤,未接受系统的降压 / 器官保护治疗,或降压治疗不充分,就诊时血压虽未显著升高,但检查明确提示已经并发急性肺水肿、主动脉夹层、心肌梗死或急性脑卒中者,也应被视为高血压急症。

高血压亚急症(hypertensive urgency)曾被用来描述血压>180/110mmHg,需要接受治疗但没有急性高血压导致的靶器官损伤的情况。研究显示,与未控制高血压的患者相比,在急诊接受降压治疗的高血压患者,其 6 个月预后及心血管疾病发生风险并未改善;在急性高血压导致的器官损伤的患者与无症状的未控制的高血压患者之间,所采用的治疗并无显著性差异。因此,目前只使用高血压急症来指那些需要立即治疗的情况,而不建议使用"高血压亚急症"和"高血压危象"(hypertensive crisis)的表述。

虽然高血压的治疗在过去几十年里有所改善,但是世界范围内高血压急症的发病率和病死率却没有显著下降。在过去 20 年中,欧美国家中每 200 例急诊就诊者中,就有 1 例疑似高血压急症,且这一比例始终没有太大改变;在我国,成人高血压患病率为 25.2%(预测人数为 2.7 亿),其中 1%~2% 高血压患者可发生高血压急症。

高血压急症患者急性期病死率达 6.9%,发病后 90 天病死率和再住院率达 11%,其中约 1/4 是反复出现血压突然和显著升高;部分严重的高血压急症患者 12 个月内病死率可达 50%。高血压急症患者的高病死率与许多因素相关,社会医疗水平与条件以及患者对治疗的依从性可能是最主要的原因。

【病因与发病机制】

一、病因

高血压急症的促发因素很多,最常见的是在长期原发性高血压患者中血压突然升高,占 40%~70%。另外,25%~55% 的高血压急症患者有可查明原因的继发性高血压,肾实质病变占其中的 80%。高血压急症的继发性原因主要包括:①肾实质病变:原发性肾小球肾炎、慢性肾盂肾炎、间质性肾炎;②涉及肾脏的全身系统疾病:系统性红斑狼疮、系统性硬皮病、血管炎;③肾血管病:结节性多动脉炎、肾动脉狭窄;④内分泌疾病:嗜铬细胞瘤、库欣综合征、原发性醛固酮增多症、甲亢危象;⑤药物诱发:可卡因、苯异丙胺、环孢素、可乐定撤除、苯环利定;⑥主动脉狭窄;⑦先兆子痫和子痫。

二、发病机制

高血压急症以动脉血压快速和显著升高,小动脉痉挛、坏死及继发性组织损伤为主要特点,有多种复杂的神经体液及内分泌因素参与其中,且几种不同的病理生理改变在疾病的进展过程中相互促进,形成恶性循环。

1. 交感神经张力亢进和缩血管活性物质增加 在各种应激因素作用下,交感神经张力、血液中血管收缩活性物质(如肾素、血管紧张素Ⅱ等)激活并释放增加,诱发短期内血压急剧升高。

2. 局部或全身小动脉痉挛 ①脑及脑细小动脉持久性或强烈痉挛导致脑血管继之发生"强迫性"扩张,结果脑血管过度灌注,毛细血管通透性增加,引起脑水肿和颅内高压,诱发高血压脑病。②冠状动脉持久性或强烈痉挛导致心肌明显缺血、损伤甚至坏死等,诱发急性冠脉综合征。③肾动脉持久性或强烈收缩导致肾脏缺血性改变、肾小球内高压力等,诱发肾衰竭。④视网膜动脉持久性或强烈痉挛导致视网膜内层组织变性坏死和血 - 视网膜屏障破裂,诱发视网膜出血、渗出和视神经乳头水肿。⑤全身小动脉痉挛导致压力性多尿和循环血容量减少,反射性引起缩血管活性物质激活导致进一步的血管收缩和炎症因子(如白细胞介素 -6,IL-6)的产生,使相应的病理性损伤进一步加重。血管内膜损伤和小动脉纤维素样坏死,最终诱发心、脑、肾等重要脏器缺血和血管活性物质的进一步释放,形成病理损伤的恶性循环。

3. 脑动脉粥样硬化 高血压促成脑动脉粥样硬化后斑块或血栓破碎脱落易形成栓子,微血管瘤形成后易于破裂,斑块和 / 或表面血栓形成增大,最终致动脉闭塞。在血压增高、血流改变、颈椎压迫、心律失常等因素作用下易发生急性脑血管病。

4. 其他 引起高血压急症的其他相关因素有神经反射异常(如神经源性高血压急症)、内分泌激素水平异常(如嗜铬细胞瘤高血压急症)、心血管受体功能异常(如降压药物骤停综合征)、细胞膜离子转移功能异常(如烧伤后高血压急症)、肾素 - 血管紧张素 - 醛固酮系统的过度激活(如高血压伴急性肺水肿)。此外,内源性生物活性肽、血浆敏感因子(如甲状旁腺高血压因子、红细胞高血压因子等)、胰岛素抵抗、一氧化氮合成和释放不足、原癌基因表达增加以及遗传性升压因子等均在引起高血压急症中起一定作用;近来肠道菌群失衡与高血压发病之间的关系,已成为新的研究热点。

【诊断】

高血压急症的临床表现可能各不相同,主要由受影响的器官决定。没有具体的血压阈值来定义高血压急症。靶器官损伤而非单纯血压数值是鉴别高血压急症与高血压控制不佳的关键。靶器官损伤直接决定了治疗方案的选择和患者的预后。而且,当前血压较基础血压升高的速率和幅度,比血压的绝对值更为重要。因此,高血压急症的治疗关键在于快速诊断并立即降低血压,以避免发生进行性器官衰竭。需要注意的是,急诊医师接诊高血压急症患者时,需要从临床症状入手,首先尽可能稳定患者生命体征,同时完成针对性病史采集、体格检查及辅助检查等,始终遵循"先救命再治病原则"。

一、临床表现特点

高血压急症常见临床表现包括:短时间内血压急剧升高,同时出现明显的头痛、头晕、眩晕、视物模糊与视觉障碍、烦躁、胸痛、心悸、呼吸困难等表现,此外还可能出现一些不典型的临床表现,如胃肠道症状(腹痛、恶心、厌食等)等。

二、病史

应着重询问既往存在的高血压病史、用药情况、症状发作和持续时间。有无其他心脑血管疾病或肾脏疾病史等。应注意此次有无导致血压快速升高的诱因,包括:生活方式突然改变、急性感染、急性尿潴留、急慢性疼痛、惊恐发作、突然停止降压治疗、同时使用血压升高药物(非甾体抗炎药、类固醇、免疫抑制剂、拟交感神经药、可卡因)等。

三、体格检查

体格检查的核心是了解靶器官损伤程度,同时评估有无继发性高血压的可能,特别是对于症状不典型但血压显著升高的急诊就诊患者,系统、翔实的体格检查有助于尽早明确高血压急症的诊断。①在保障患者安全的前提下,测量患者平卧和站立两种姿势下的血压,以评估患者容量状态;②双上臂血压差异明显需警惕大血管病变,如主动脉夹

层或大动脉炎;③循环系统查体侧重于心力衰竭的判定,如颈静脉怒张、双肺湿啰音、病理性第三心音或奔马律;④神经系统查体注意评估意识状态、脑膜刺激征、视野改变及病理征等;⑤眼底镜检查发现新发的出血、渗出、视神经乳头水肿均提示高血压急症可能。

四、实验室检查

常规检查项目包括血常规、尿常规、血液生化、尿蛋白分析、尿沉渣、凝血功能、D- 二聚体(D-dimer)、结合珠蛋白、血气分析和心电图,还可进一步完善肌钙蛋白等心肌损伤标志物、脑钠肽(BNP/NT-proBNP)等项目。对患者靶器官损伤的评估应动态进行,必要时复查相关项目。

五、影像学检查

影像学检查包括胸部 X 线、超声心动图、头颅 CT/MRI、胸部 / 腹部 CT、血管造影术等。20%~40% 的高血压急症患者可发现继发性病因,需要进行适当诊断检查以确认或排除继发性病因。

六、评估

高血压急症治疗前必须关注血压急性升高导致的关键靶器官损伤范围与程度,更重要的是,及时发现并识别已经出现的靶器官损伤和正在发生的靶器官损伤。可以从以下三个方面对高血压急症的严重程度进行评估:①通过了解基础血压可以反映血压急性升高的程度,以评估对脏器损伤存在的风险;②急性血压升高的速度和持续时间与病情严重程度相关,血压缓慢升高和 / 或持续时间短则严重性较轻,反之则较重;③影响短期预后的脏器损伤表现,包括肺水肿、胸痛、抽搐及神经系统功能障碍等。

七、常见类型

1. 恶性高血压 由于某种诱因引起血压骤然上升(通常 > 200/120mmHg),同时可伴有显著视网膜病变(双侧火焰状出血、棉絮样斑点、视神经乳头水肿)。在没有接受治疗的情况下,此类患者的生存期有限,故名"恶性高血压"。其诊断要点:①多见于年轻人和中年人,且男性居多;②最常见的症状为剧烈头痛,以清晨为甚,伴有恶心、呕吐、失眠等,血压常持续在 200/120mmHg 以上,常在数月至 1~2 年内出现心、脑、肾和视网膜损害等表现;③体检可发现心尖搏动较明显、心脏扩大,眼底检查可见视神经乳头水肿或出血、渗出等。

2. 高血压性脑病 高血压性脑病是指血压快速和显著升高,并伴有以下一种或多种症状:癫痫发作、嗜睡、昏迷和皮质盲。需要强调的是,有超过 1/3 的高血压性脑病患者缺乏晚期高血压视网膜病变的改变,但上述典型症状出现前会表现出一些细微的神经系统症状,因此,需要格外注意神经系统症状体征。其诊断要点:①严重的弥漫性头痛,清晨较明显。头痛后几小时可出现兴奋、烦躁不安、继而精神萎靡、嗜睡,甚至可出现意识模糊、昏迷等;②常伴有喷射性呕吐;③视力障碍以偏盲、黑矇多见,严重者可有暂时性失

44

明；④有时可出现一过性偏瘫、半身感觉障碍，甚至失语、颈项强直、全身抽搐等神经症状，严重的可合并呼吸中枢衰竭的症状；⑤眼底检查有局限性或弥漫性视网膜血管痉挛，脑电图检查可出现局限性异常或同步性慢波，脑脊液检查压力增高并有蛋白质。⑥必须除外出血性、缺血性卒中。

3. 高血压合并急性左心衰竭 其诊断主要根据症状，常见症状有劳力性呼吸困难、夜间阵发性呼吸困难、发绀、端坐呼吸、咳嗽、咯血、乏力及脑缺氧等；体征可有心脏扩大、心率增快、心尖部舒张期奔马律、收缩期杂音，两肺有干湿啰音，胸片示左心增大、肺间质或肺泡水肿、胸腔积液等。

4. 高血压合并急性冠脉综合征 严重的高血压(收缩压可达 240mmHg，舒张压>140mmHg)可导致冠脉内膜受损，脂质沉积，冠脉粥样硬化斑块不稳定或破裂，表现为不稳定型心绞痛或急性心肌梗死。

5. 高血压合并急性主动脉夹层 高血压是主动脉夹层的主要原因，发生主动脉夹层的高血压患者大多数为男性、60 岁左右，孕妇尤其患有马方综合征的女性也可发生主动脉夹层。主动脉夹层典型症状为突然出现的严重的胸骨后疼痛，呈撕裂、刀割样，向肩胛区或颈部放射；体征可有主动脉反流、两侧上臂血压不同，股动脉搏动减弱或消失；典型的"三个不相称"：①胸痛与心电图表现不相称：患者表现为剧烈胸痛，但 1/3 患者心电图正常，1/3 患者只表现为左心室肥厚，部分患者只有非特异性 ST-T 改变；②症状和体征不相符：主动脉夹层的体征各异，部分患者甚至缺乏相应的体征；③血压和休克的表现不相符：患者虽有休克表现，但血压却正常或升高。超声心动图、超高速 CT、MRI 或 DSA 等定位检查可明确诊断。

6. 高血压血栓性微血管病(hypertensive thrombotic microangiopathy，HTM) 血栓性微血管病是一组具有共同病理特征的急性综合征，主要表现为内皮细胞肿胀脱落、内皮下疏毛状物质沉积和血管腔内血小板聚集形成微血栓、血管腔内栓塞及红细胞破裂等微血管系统异常。临床主要表现为血小板减少、溶血性贫血和微循环中血小板血栓造成的器官累及。恶性高血压可以对内皮细胞造成直接的机械性损伤，是血栓性微血管病的病因之一。出现血压显著升高，伴有 Coombs 试验阴性的溶血(乳酸脱氢酶水平升高，结合珠蛋白降低或检测不到，可见破碎红细胞)及血小板减少；降压治疗可使上述相应症状有所改善时，应考虑此病。

7. 嗜铬细胞瘤 发生嗜铬细胞瘤危象时，大量儿茶酚胺释放入血，导致血压急剧升高，出现心、脑、肾等脏器功能损伤，甚至危及生命。患者有以下一种或多种情况应怀疑嗜铬细胞瘤：①难治性高血压，阵发性或持续性血压升高；②自限性非持续性心动过速、头痛、多汗、震颤；③嗜铬细胞瘤家族史；④偶然发现的肾上腺肿块，其影像学特征符合嗜铬细胞瘤；⑤最可靠的病例检测策略是 24 小时尿检测分馏甲氧基肾上腺素类和儿茶酚胺。

8. 子痫前期或子痫 子痫前期患者出现下述任一不良情况可诊断为重度子痫前期：①血压持续升高：收缩压≥160mmHg 和 / 或舒张压≥110mmHg；②蛋白尿 ≥ 2.0g/24h

或随机蛋白尿 ≥ (++)；③血清肌酐 ≥ 1.2mg/dl，除非已知之前就已升高；④血小板<100 × 10⁹/L；⑤血清转氨酶水平较正常升高两倍以上；⑥新发的脑功能或视觉障碍；⑦持续上腹部疼痛；⑧胎盘功能异常，胎儿生长受限。子痫多发生于妊娠晚期或是临产后，患者出现血压严重升高伴癫痫发作、严重头痛、视力障碍、腹痛、恶心和呕吐、尿量低，需要立即治疗和分娩。

9. 交感神经反应亢进 由于各种原因所导致的交感神经兴奋性增强，而引起效应器官表现出的一系列综合症状。其中苯丙胺类药物中毒，如安非他明、拟交感神经药物或可卡因中毒而引起的高血压急症在急诊均可能遇到。

【治疗】

一、治疗原则

高血压急症早期治疗原则是减少血压过高对靶器官的持续损伤，同时避免降压过快导致脏器灌注不足，积极寻找血压升高的诱因并尽快纠正。所有高血压急症都应当给予起效快、可控性强的静脉降压药物，根据不同疾病的特点单用一种或者联合使用静脉降压药物进行快速而又平稳的降压，最终达到目标血压。

因为高血压急症包括多种致命性靶器官损伤，不同疾病的降压目标、降压速度也不尽相同，因此笔者制定一个高血压急症总体降压原则作为指导，当明确诊断后再根据不同疾病的降压目标和速度进行控制性降压。

高血压急症早期降压原则：①初始阶段(1 小时内)血压控制目标为平均动脉压(MAP)的降低幅度不超过治疗前水平的 25%；②在随后的 2~6 小时将血压降至较安全水平，一般为 160/100mmHg 左右，但需根据不同疾病的降压目标和降压速度进行后续的血压管理；③当病情稳定后，24~48 小时血压逐渐降至正常水平。

上述原则不适用于急性缺血性卒中的患者。因为这些患者的颅内压增高、小动脉收缩、脑血流量减少，此时机体需要依靠 MAP 的增高来维持脑的血液灌注。过度降压可导致脑灌注不足，甚至引起脑梗死。因此一般不主张对急性脑卒中患者采用积极的降压治疗。

二、处理方法

高血压急症应住院治疗，重症收入监护病房。酌情使用有效的镇静药以消除患者恐惧心理。在严密监测血压、尿量和生命体征的情况下，视临床情况的不同，应用短效静脉降压药物。定期采集监测内环境情况，注意水、电解质、酸碱平衡情况、肝、肾功能，有无糖尿病，心肌酶是否增高等，计算单位时间的出入量。降压过程中应严密观察靶器官功能状况，如神经系统的症状和体征，胸痛是否加重等。勤测血压(每隔 15~30 分钟)。

1. 急性冠脉综合征 急性冠脉综合征患者应当严格控制血压和心率，主要目的是降低心脏后负荷，减少心肌耗氧量，改善心肌缺血。建议患者血压控制在 130/80mmHg

以下,但维持 DBP>60mmHg。推荐药物:硝酸酯类、β 受体阻滞剂、地尔硫䓬。硝酸酯类是急性冠脉综合征治疗的首选扩血管药物,当合并血压升高或心率偏快时需要在控制心率的情况下降低后负荷,减少心肌耗氧量,而不影响舒张期充盈时间,如果能除外急性左心衰建议硝酸酯类联合应用 β 受体阻滞剂。如果硝酸酯类联合 β 受体阻滞剂情况下血压仍难以控制,可以选用乌拉地尔降压,也可联合使用血管紧张素转换酶抑制剂(ACEI)/ 血管紧张素 Ⅱ 受体拮抗剂(ARB)及利尿剂。不推荐应用硝普钠降压,因为其可能引起冠脉窃血,并诱发反射性心动过速,增加心肌耗氧。合并难以控制的心绞痛时,在使用 β 受体阻滞剂无效情况下可应用地尔硫䓬。

2. 急性心力衰竭 急性心力衰竭常常表现为充血性急性左心衰竭,并伴有肺水肿的发生。大部分急性心力衰竭患者血压往往升高(SBP>140mmHg),部分患者血压正常或降低。急性心力衰竭发作时降低心脏前、后负荷,减轻心脏负担是治疗关键所在。主要是静脉给予血管扩张药和祥利尿剂。急性心力衰竭合并血压升高时应尽快降压,但在初始 1 小时内平均动脉压的降低幅度不超过治疗前水平的 25%,目标血压 SBP 降至 140mmHg 以下,但为保证冠脉灌注,血压应不低于 120/70mmHg。推荐扩血管药物:硝酸酯类、硝普钠、乌拉地尔,并联合 ACEI/ARB 等药物。严重心力衰竭发作合并血压升高时建议应用硝普钠扩张血管。如果硝普钠有禁忌,可以选择乌拉地尔。

3. 急性缺血性卒中 缺血性卒中后 24 小时内血压升高的患者降压应谨慎。但当血压持续升高,SBP>220mmHg 或 DBP>120mmHg,或伴有其他高血压急症,或需要溶栓治疗伴有血压>180/110mmHg 可给予降压治疗,但SBP 不低于 160mmHg。降压目标为 1 小时内 MAP 降低不超过 15%,急性缺血性卒中准备溶栓者血压应控制在<180/110mmHg。推荐降压药物:拉贝洛尔、尼卡地平,必要时可选用硝普钠。

4. 急性脑出血 急性脑出血应积极使用静脉压药物降低血压,减少出血进一步加重风险。既往可把 160/90mmHg 作为参考的降压目标值。多项研究表明,发病 6 小时内把 SBP 降至 140mmHg 以下是安全的。所以推荐强化降压治疗,当 SBP 为 150~220mmHg 时,没有明显禁证情况下,快速把 SBP 降至 140mmHg 是安全有效的。但最新的指南建议当 SBP>180mmHg 时给予降压治疗,SBP 维持在 130~180mmHg 是恰当的。脑出血量大、占位效应明显需要使用人血白蛋白、甘露醇等脱水治疗。推荐药:拉贝洛尔、尼卡地平、乌拉地尔。

5. 蛛网膜下腔出血 蛛网膜下腔出血分为外伤性和非外伤性,后者主要原因是动脉瘤破裂。动脉瘤手术之前控制血压是主要治疗之一,降低血压减少出血加重风险,但要避免血压过低影响脑灌注。一般建议血压维持在基础血压以上 20%。动脉瘤手术之后 SBP 可以维持在 140~160mmHg。推荐药物:尼卡地平、乌拉地尔、尼莫地平。

6. 高血压脑病 高血压脑病的诊断必须要除外出血

性、缺血性卒中。高血压脑病的降压策略是控制性降压,避免血压下降过快导致脑灌注不足。第 1 小时内将 MAP 降低 20%~25%,初步降压目标 160~180mmHg/100~110mmHg,等病情平稳后逐渐降至正常水平。推荐降压药物:拉贝洛尔、尼卡地平、硝普钠,可以联合使用脱水降颅内压药物甘露醇、利尿剂等。

7. 主动脉夹层 主动脉夹层治疗的关键就是快速降低血压和控制心率,原则上在不影响重要脏器灌注的情况下,快速把血压和心率降至尽可能低的水平。目标血压 SBP 至少<120mmHg,心率 50~60 次 /min,还需注意血压脉压差、左心室射血速度、全身循环血量的调整。推荐首先使用 β 受体阻滞剂艾司洛尔,以避免血压下降后左室收缩速度的增加,并联合硝普钠、尼卡地平、乌拉地尔等药物把血压和心率控制到目标水平。

8. 子痫前期和子痫 在严密观察母婴状态的前提下,应明确治疗的持续时间、降压目标、药物选择和终止妊娠的指征。对重度先兆子痫或子痫,建议静脉应用硫酸镁,并确定终止妊娠的时机。推荐静脉应用降压药物控制血压<160/110mmHg,当存在脏器功能损伤时血压控制在<140/90mmHg,但要避免降压过快影响胎儿供血。推荐药物:尼卡地平、拉贝洛尔、硫酸镁、乌拉地尔。硝普钠可致胎儿氰化物中毒,不能应用。

9. 恶性高血压 恶性高血压可同时存在急性肾衰竭和 / 或血栓性微血管病(TMA),其降压速度不宜过快,建议数小时内 MAP 降低 20%~25%,待病情稳定后再逐渐降至正常。推荐药物:拉贝洛尔、尼卡地平、乌拉地尔。

10. 嗜铬细胞瘤 嗜铬细胞瘤危象目前没有明确的降压目标和降压速度,由于周期性释放的儿茶酚胺半衰期短,导致嗜铬细胞瘤患者血压波动较大,降压时一定进行严密监测,避免低血压的发生。手术切除肿瘤是根本的治疗方法。推荐药物:酚妥拉明、乌拉地尔、硝普钠。首选 α 受体阻滞剂如酚妥拉明、乌拉地尔;合并心动过速和心律失常时可以联合应用 β 受体阻滞剂,但不推荐单独使用 β 受体阻滞剂,以避免加剧高血压。硝普钠是术中控制高血压发作的理想血管扩张剂,因为它起效快,作用持续时间短。

常见高血压急症相关疾病的降压时机、降压目标、降压速度及推荐药物,见表 44-1。

三、降压药物的选择

(一)急诊用药标准的考量

1. 起效时间 高血压急症急诊用药考虑的第一个因素是起效快。在常用降压药中,硝普钠起效最快,静脉注射后"立即"起效;艾司洛尔和酚妥拉明起效时间为 1~2 分钟;硝酸甘油在 5 分钟内起效;拉贝洛尔和尼卡地平在 5~10 分钟起效;乌拉地尔稍慢,15 分钟起效。从起效时间角度来衡量,除硝普钠起效最快,乌拉地尔起效稍慢外,上述所有药物都应符合高血压急症紧急降压的要求。

2. 持续时间 高血压急症急诊用药考虑的第二个因素是药物持续时间。其中持续时间较短的有:硝普钠(1~2 分钟)、酚妥拉明(3~10 分钟)、硝酸甘油(5~10 分钟);居中

表 44-1 常见高血压急症降压目标、降压速度与药物选择

疾病名称	降压目标、降压速度	药物选择	
		一线治疗	替代方案
急性冠脉综合征	即刻,血压<130/80mmHg,DBP>60mmHg	硝酸甘油、β 受体阻滞剂	地尔硫䓬、乌拉地尔
急性心力衰竭	即刻,SBP<140mmHg,血压≥120/70mmHg	硝酸甘油、硝普钠、袢利尿剂、ACEI/ARB	乌拉地尔
急性缺血性卒中	溶栓:血压<180/110mmHg 不溶栓:血压≥220/120mmHg,第 1 小时 MAP 降低 15%	拉贝洛尔、尼卡地平	硝普钠
急性脑出血	即刻,SBP 130~180mmHg	拉贝洛尔、尼卡地平	乌拉地尔、甘露醇
蛛网膜下腔出血	即刻,高于基础血压 20%	尼卡地平、尼莫地平	乌拉地尔
高血压脑病	即刻,第 1 小时 MAP 降低 20%~25% 血压降至 160~180/100~110mmHg	拉贝洛尔、尼卡地平	硝普钠、甘露醇
主动脉夹层	即刻,SBP<120mmHg,心率<60 次/min	艾司洛尔 + 硝普钠(硝酸甘油、尼卡地平)	拉贝洛尔、美托洛尔
恶性高血压	数小时内,MAP 降低 20%~25%	拉贝洛尔、尼卡地平	乌拉地尔、硝普钠
子痫前期和子痫	即刻,血压<160/110mmHg	拉贝洛尔、尼卡地平、硫酸镁、乌拉地尔	
嗜铬细胞瘤	术前 24 小时,血压<160/90mmHg	酚妥拉明、乌拉地尔	硝普钠

注:SBP,收缩压;DBP,舒张压;MAP,平均血压;ACEI,血管紧张素转换酶抑制剂;ARB,血管紧张素 Ⅱ 受体拮抗剂。

的有:艾司洛尔(10~20 分钟)、尼卡地平(1~4 小时);较长的有:乌拉地尔(2~8 小时)、拉贝洛尔(4~8 小时)。药物持续时间主要与其半衰期有关。如药物持续时间很短,降压作用的平稳性就会很差,血压容易大起大落,需密切观察,随时调整药物的剂量和用药速度。临床上使用这类药物,比较麻烦,需密切监护,不太适合在急诊科使用。如药物持续时间较长,虽然降压作用的平稳性很好,但是一旦用药剂量过大,血压就会持续在较低水平,药物减量后需较长时间的等待,才能逐渐恢复,临床使用也不方便。故药物持续时间居中的降压药物,艾司洛尔和尼卡地平,有一定的优势。

3. 器官之间匹配 高血压急症患者,在全身小动脉收缩的同时,往往伴随有肺动脉的收缩;后者可能为一保护机制,通过减少向肺的血流,以减少体循环高压状态对肺循环的影响。在应用血管扩张剂后,外周血管扩张,体循环的血管阻力下降;如果此时肺动脉还处在收缩状态,向肺的血流仍处在原来的较低水平,左心就可能出现"空转"状态,心排血量就可能出现下降。因此,用血管扩张剂治疗高血压急诊时,全身外周血管阻力与肺血管阻力的"非等比下降",可使心排血量(CO)不变或减少,可能加重病情。器官匹配包括有心肺匹配、左右心匹配、心脏动脉系统匹配、心脏静脉系统匹配等多个概念。

4. 重要脏器血流 现代高血压治疗是"重要器官功能指向"的治疗,最关注的问题是保护重要器官功能,防止发生损害或进一步的损伤,那么理想的降压药物,应是在降低血压的同时,能增加组织器官的血液灌注。由于器官的血流量的主要决定因素之一为进入器官的动脉压力,与离开器官的静脉压力之差值;在多数情况下,伴随着动脉压力的降低,器官血流量将减少。即伴随血压下降的重要脏器血

流减少,应引起临床重视。

5. 常见且严重的不良反应 药物的常见且严重的不良反应,主要决定于药物本身的特性。如 β 受体阻断药物艾司洛尔和拉贝洛尔,通过阻断心脏 β 受体,具有抑制心肌收缩力,和减慢心率的作用。如果 β₁ 受体阻断的选择性不强,还会有 β₂ 受体阻断作用,使支气管收缩。钙离子拮抗剂中的地尔硫䓬,也具有抑制心肌收缩力和减慢心率的作用。药物的严重不良反应是临床医师选择药物时不能忽视的问题,需谨慎评估。

(二)常用静脉降压药物

根据作用机制,经静脉降压药物的使用方法、起效时间、常见不良反应见表 44-2。

1. 血管扩张剂

(1)硝普钠:硝普钠直接扩张静脉和动脉,降低前、后负荷,是一种起效快、持续时间短的强效静脉用降压药。静脉滴注数秒内起效,作用持续仅 1~2 分钟,血浆半衰期 3~4 分钟,停止注射后血压在 2~10 分钟内迅速回到治疗前水平。可用于各种高血压急症。起始剂量 0.25μg/(kg·min),其后每隔 5 分钟增加一定剂量,直至达到血压目标值。可用剂量 0.25~10μg/(kg·min)。使用硝普钠必须密切监测血压,根据血压水平仔细调节滴注速度。

硝普钠应慎用或禁用于下列情况:①高血压脑病、脑出血、蛛网膜下腔出血。该药可通过血 - 脑脊液屏障使颅内压进一步增高,影响脑血流灌注,加剧上述病情,故颅内高压者一般不应用。②该药在体内代谢产生氰化物,氰化物被肝脏代谢为硫氰酸盐,全部需经肾脏排出。故肝、肾功能不全患者易发生氰化物或硫氰酸盐中毒,产生呼吸困难、肌痉挛、精神变态、癫痫发作、昏迷,甚至呼吸停止等严重反应。

表 44-2　治疗高血压急症的静脉降压药物

药物		用法用量	起效时间/持续时间	不良反应及注意事项
血管扩张剂	硝普钠	0.25~10μg/(kg·min)静脉滴注	立即/1~2 分钟	恶心、呕吐、硫氰酸盐中毒、高铁血红蛋白血症、酸中毒、氰化物中毒;输液系统需遮光
	硝酸甘油	5~100μg/min 静脉滴注	2~5 分钟/5~10 分钟	头痛、心动过速、面潮红、硫氰酸盐中毒;需要特殊输液系统(硝酸甘油可黏附于塑料管)
钙拮抗剂	尼卡地平	起始剂量 5mg/h,每 10 分钟可增加 2.5mg,最大 15mg/h 静脉滴注	5~10 分钟/1~4 小时	心动过速、恶心、呕吐、头痛,颅内压增高、长时间低血压
	地尔硫䓬	10mg/次,静脉注射 或 5~15μg/(kg·min),静脉滴注	5~10 分钟/4~6 小时	头昏、头痛、面红及胃肠不适。注射可能出现房室传导阻滞
肾上腺素能受体阻滞剂	拉贝洛尔	每 10 分钟 20~80mg,静脉注射 或 0.5~2mg/min,静脉滴注	5~10 分钟/4~8 小时	支气管痉挛、立位低血压、心动过缓、心脏传导阻滞
	乌拉地尔	10~50mg 静脉注射,后 100~400μg/min,或 2~8μg/(kg·min)	15 分钟/2~8 小时	头痛、头晕、恶心、疲乏;心悸、心律失常;血压骤降可能引起心动过缓甚至心脏停搏
	酚妥拉明	2.5~5mg 静脉注射(嗜铬细胞瘤危象)	1~2 分钟/10~30 分钟	心动过速、直立性低血压。禁用于急性冠状动脉综合征患者
	艾司洛尔	500μg/kg 静脉注射,后 25~100μg/(kg·min)	1~2 分钟/10~20 分钟	心脏传导阻滞、心力衰竭、支气管痉挛

注:药物使用详见说明书,最终以说明书解释为准。

建议肾功能不全患者使用时间不超过 72 小时,每日监测氰化物浓度。③硫氰酸盐可抑制甲状腺对碘的摄取,加重甲状腺功能减退,且可通过胎盘诱发胎儿硫氰酸盐中毒。甲状腺功能减退和孕妇慎用。

(2)硝酸甘油:硝酸甘油扩张静脉和选择性扩张冠状动脉与大动脉,降低动脉压作用不及硝普钠。主要用于治疗合并急性肺水肿及 ACS 的高血压急症,并不常规用于其他高血压急症。硝酸甘油起效快、消失也快,应注意监测静脉滴注的速率。静脉滴注 2~5 分钟起效,停止用药作用持续时间 5~10 分钟。起始剂量 5~10μg/min,每 3~5 分钟以 5~10μg/min 的步距递增剂量,直到取得预期的降压效果。最大剂量 100μg/min。

硝酸甘油使用注意事项:①停止静脉用药时应逐渐减少剂量,避免出现症状反跳。②主要不良反应是头痛和心动过速。头痛呈剂量和时间依赖性,减少剂量或随着应用时间延长,大多数患者症状可缓解。心动过速由于反射性交感神经激活,当心率>110 次/min 时,应慎用。③颅内高压、原发性闭角型青光眼、肥厚型梗阻性心肌病、脑出血或头颅外伤等患者禁用。

2. 钙拮抗剂

(1)尼卡地平:尼卡地平是二氢吡啶类钙拮抗剂,作用于血管平滑肌,通过抑制钙离子内流而发挥血管扩张作用,降低全身血管阻力和血压。作用迅速,持续时间较短,降压同时改善脑血流量。主要用于治疗高血压急症合并急性脑血管病或其他高血压急症。起始剂量 5mg/h,每 10 分钟可增加剂量 2.5mg,直到出现预期反应。最大剂量 15mg/h。

尼卡地平对血管平滑肌的作用具有高度选择性,其血管选择性明显高于其他钙拮抗剂。对冠脉的扩张比对外周血管更强。对心肌及传导系统无抑制作用。尼卡地平使心脏射血分数及心排血量增多,而左室舒张末压改变不多。能降低心肌耗氧量及总外周阻力,也可增加冠脉侧支循环,使冠状血流增加。

尼卡地平与其他多数降压药物不同,在降低血压的同时,能增加重要器官的血流量,这是该药的重要特点之一。尼卡地平可引起剂量依赖性的动脉血流量增加,程度为椎动脉>冠状动脉>股动脉>肾动脉。这是由于尼卡地平对椎基底动脉及冠状动脉的选择性最高,这一特点不同于其他钙离子拮抗剂(如氨氯地平、非洛地平等就主要作用于周围血管),也有别于其他大多数降压药物。尼卡地平在降压的同时,可以改善脑、心、肾等重要器官的血流量,有效保护重要靶器官;故从保护靶器官角度考虑,尼卡地平可能是高血压急症治疗最佳的选择。

不良反应包括头痛、反射性心动过速。禁忌用于颅内出血且估计尚未完全止血的患者,脑卒中急性期颅内压增高的患者,对盐酸尼卡地平有过敏史者。

(2)地尔硫䓬:地尔硫䓬是非二氢吡啶类钙拮抗剂,通过抑制钙离子向末梢血管、冠脉血管平滑肌细胞及房室结细胞内流,能舒张血管平滑肌,降低周围血管阻力从而使血压下降。同时具有改善冠状动脉血流,降低窦房结、房室结自律性及传导性,控制快速性室上性心律失常作用。主要用于急性冠脉综合征合并难以控制的心绞痛、室上性心动过速。地尔硫䓬起效迅速,通常 5 分钟起效。先给予 5~10mg 静脉注射,血压降至目标值以后,5~15μg/(kg·min)静脉泵入。

不良反应主要为低血压和心动过缓。静脉给予地尔硫䓬和静脉给予 β 受体阻滞剂应避免在同时或相近的时间内给予（几小时内）。静脉注射地尔硫䓬前，明确宽 QRS 波为室上性或室性非常重要。室性心动过速患者，宽 QRS 心动过速患者（QRS ≥ 0.12 秒）使用钙通道阻滞剂可能会出现血流动力学恶化和室颤。

3. 肾上腺素能受体阻滞剂

（1）拉贝洛尔：拉贝洛尔是 α/β 受体阻滞剂，其 α 和 β 受体阻滞之比为 1 : 3（静脉）。阻滞心脏 β₁ 受体可减慢心率，延缓房室传导，抑制心肌收缩，从而降低血压，减少心肌耗氧。阻滞肾小球旁细胞 β₁ 受体可抑制肾素分泌，抑制肾素 - 血管紧张素 - 醛固酮系统活性，发挥降压作用。阻滞血管平滑肌突触后膜 α₁ 受体可扩张血管，降低外周血管阻力，降低血压，扩张冠状动脉，增加肾脏血流。还能够直接作用于中枢神经系统 β 受体，通过降低交感神经张力而降低血压。适用于各种高血压急症、外科手术前控制血压、嗜铬细胞瘤、妊娠高血压。起效较迅速（5~10 分钟），持续时间较长（3~6 小时）。先给予 50~100mg 缓慢推注，疗效欠佳可 15 分钟重复注射，或 1~4mg/min 速率静脉滴注，总剂量不超过 300mg。

拉贝洛尔具有 β 受体和 α₁ 受体双重阻滞作用，可以部分抵消彼此的不良反应，减轻因 α₁ 受体阻断引起的反射性心动过速，减少由 β 受体阻断导致的外周血管收缩。

不良反应主要有头晕、直立性低血压、心动过缓、乏力。用药初期使用较大剂量时或与利尿剂联用时需注意直立性低血压，尤其是老年患者需警惕血压过度下降和严重心动过缓。用于嗜铬细胞瘤患者时应在首先使用了 α₁ 受体阻滞剂后再应用以免 β 受体阻滞作用导致血压一过性增高。拉贝洛尔静脉给药期间应保持仰卧位，用药后需平卧 3 小时。心动过缓、失代偿性心力衰竭、心源性休克、支气管哮喘禁用。

（2）乌拉地尔：乌拉地尔对外周血管 α₁ 受体有阻断作用，对中枢 5- 羟色胺受体有激动作用，因而有良好的周围血管扩张作用和降低交感神经张力作用。有减轻心脏负荷、降低心肌氧耗量、增加心脏搏出量、降低肺动脉高压及增加肾血流量等特点，且不升高颅内压。多数高血压急症发作时均存在不同程度的交感神经亢进，因此适用于大多数高血压急症患者，对嗜铬细胞瘤引起的高血压急症有效。降压平稳而迅速，缓慢静脉注射 10~50mg，监测血压变化，降压效果通常在 5 分钟内显示；若在 10 分钟内效果不够满意，可重复静推，最大剂量不超过 75mg。静推后可持续静脉滴注 100~400µg/min，或者 2~8µg/（kg·min）持续泵入。

不良反应较少，可出现头晕、恶心、心悸、心律失常、呼吸困难等症状。原因多为静脉滴注过快所致。逾量可致低血压，主要是机制可能为静脉扩张，回心血量减少的原因；治疗可抬高下肢及增加血容量，必要时升压药。静脉使用乌拉地尔，治疗期限一般不超过 7 天。禁忌证为主动脉

峡部狭窄或动静脉分流（血流动力学无效的透析分流除外）。

（3）酚妥拉明：是一种非选择性 α 受体阻滞剂，其对 α₁ 受体的阻滞作用为 α₂ 受体的 3~5 倍，通过降低外周阻力降低心脏后负荷及肺动脉压，增加心排血量。适用于嗜铬细胞瘤危象及高血压合并心力衰竭。静脉注射后 1~2 分钟内起效，作用持续 10~30 分钟。通常从小剂量开始，2.5~5mg/ 次静脉注射，20~30 分钟后可按需要重复给药，或予 0.5~1mg/min 静脉滴注。

因其引起反射性心动过速，容易诱发心绞痛和心肌梗死，故禁用于急性冠状动脉综合征患者。由于对抗儿茶酚胺而致周围血管扩张，个别患者可出现头痛、心动过速、面部潮红，甚至严重的直立性低血压。

（4）艾司洛尔：艾司洛尔为极短效的选择性 β₁ 受体阻滞剂，其能阻断 β₁ 受体降低心排血量，抑制肾素释放，并阻断中枢 β 受体，降低外周交感神经活性，从而发挥降压作用。适用于除合并心力衰竭肺水肿以外的大多数临床类型的高血压急症，尤其是围术期包括手术麻醉过程中的血压控制。起效迅速，500µg/kg 静脉推注，静脉注射后在 1~2 分钟可迅速降低血压，5 分钟后达最大效应，单次注射持续时间为 10~30 分钟。继之以 25~100µg/（kg·min）持续静脉滴注，最大剂量可达 300µg/（kg·min）。

不良反应有乏力、低血压、心动过缓、多汗等。支气管哮喘、严重慢性阻塞性肺疾病、窦性心动过缓、二至三度房室传导阻滞、心源性休克及对艾司洛尔过敏者禁用。

需要强调的是，与普通高血压人群不同，高血压急症患者存在高血压继发性病因的可能性较大。故对于高血压急症患者，应考虑是否为继发性高血压，仔细查找临床线索，包括继发性高血压的一些少见病因。还应提醒患者，长期坚持降压药物治疗，良好的药物依从性，可降低因高血压急症而反复住院的风险。

（马 勇 孟庆义）

参 考 文 献

[1] UNGER T, BORGHI C, CHARCHAR F, et al. 2020 International Society of Hypertension global hypertension practice guidelines [J]. Hypertension, 2020, 75 (6): 1334-1357.

[2] VAN DEN BORN B H, LIP C Y H, BRGULJAN-HITIJ J, et al. ESC Council on hypertension position document on the management of hypertensive emergencies [J]. European Heat Journal Cardiovascular Pharmacotherapy, 2019, 5 (1): 37-46.

[3] 中国急诊医学教育学院，北京市心肺脑复苏重点实验室，首都医科大学附属北京朝阳医院急诊医学临床研究中心，等. 中国高血压急症诊治规范 [J]. 中国急救医学, 2020, 40 (9): 795-803.

[4] 孟庆义，李立艳. 解析休克治疗时循环系统器官匹配与交互作用 [J]. 实用休克杂志, 2018, 2 (5): 260-263.

44

第 45 章

垂体危象

腺垂体功能减退症是指各种病因导致一种或多种腺垂体激素分泌减少的临床综合征。有文献报道，西方国家患病率约为 45/10 万，年发病率约为 4/10 万。腺垂体功能减退可原发于垂体病变，也可继发于下丘脑、其他中枢神经系统病变或垂体门脉系统障碍。临床症状复杂多变，相关激素替代治疗后症状可迅速缓解。围生期妇女因腺垂体缺血性坏死所致者称为希恩综合征(Sheehan syndrome)。

在腺垂体功能减退基础上，各种应激如感染、腹泻、失水、寒冷、手术、创伤、麻醉及各种严重疾病状态(如急性心肌梗死、急性脑血管意外)等，均可导致患者病情发生急剧变化，出现垂体功能减退性危象(简称垂体危象)。垂体危象可表现为高热(>40℃)或低体温(<30℃)、呕吐、头痛、低血糖、低血压或循环衰竭、精神失常、谵妄、抽搐，甚至昏迷等，是危及生命的急症。

【病因与发病机制】

垂体的发育受多种基因调控，如：*HESX1*、*PROP1*、*POUF1*、*LHX3*、*LHX4*、*PITX1* 等，这些基因的突变可导致先天性垂体发育不全，进而导致垂体功能低下。以下主要讨论后天获得性腺垂体功能减退症的常见病因。

1. 垂体肿瘤及垂体、下丘脑附近的肿瘤 垂体肿瘤是成人腺垂体功能减退症最常见的病因。此外，部分鞍区附近的肿瘤如颅咽管瘤、胶质瘤、脑膜瘤等以及其他恶性肿瘤转移至垂体，也可导致腺垂体功能减退。

2. 手术、放射损伤、颅脑创伤 垂体手术及鞍区放射治疗也是导致腺垂体功能减退的常见原因。部分病例在放疗结束数年后才出现腺垂体功能减退的表现，因此接受过鞍区放疗的患者需要定期评估腺垂体功能。颅脑创伤有时可导致下丘脑、垂体出血坏死或损伤垂体柄，从而可导致腺垂体功能减退。

3. 感染和浸润性病变 病毒、结核、梅毒、真菌、寄生虫(如弓形虫)等感染，可破坏下丘脑 - 垂体的功能而导致腺垂体功能减退。结节病、组织细胞增多症可通过影响下丘脑 - 垂体轴尤其是垂体柄的功能进而导致垂体功能减退。此外，血色病或需要经常输血的患者，体内铁负荷过量，也可导致垂体功能减退。

4. 围生期垂体缺血坏死 一般认为，妊娠期的垂体呈生理性增生肥大，对缺血性损伤较为敏感。若围生期出现大出血、休克或弥散性血管内凝血(DIC)，可致腺垂体急性缺血性坏死，进而导致腺垂体功能减退，即希恩综合征(Sheehan syndrome)。

5. 自身免疫性疾病 常见的是自身免疫性垂体炎，好发于妊娠及产后妇女，常可合并自身免疫性甲状腺炎等其他自身免疫疾病。临床多表现为垂体功能减退、鞍区肿物或垂体柄增粗、头痛、视力障碍(常见为视野缺损及视力下降)。

6. 其他 空泡蝶鞍、垂体卒中、动脉硬化、糖尿病血管病变、海绵窦血栓形成等可导致垂体缺血或梗死，进而发生垂体功能减退。长期大剂量糖皮质激素治疗可抑制下丘脑 - 垂体 - 肾上腺轴的功能，突然停药可出现继发性肾上腺皮质功能减退的表现。

腺垂体功能减退的患者，若未经系统和正规激素替代治疗，再遇各种应激如感染、失水、寒冷、严重疾病状态、手术、外伤、麻醉及使用镇静催眠药、降糖药等，常可诱发垂体危象。

【诊断】

一、临床表现特点

(一)腺垂体功能减退

腺垂体分泌六种激素，包括生长激素(GH)、泌乳素(PRL)、促卵泡素(FSH)、黄体生成素(LH)、促肾上腺皮质激素(ACTH)和促甲状腺激素(TSH)；主要管辖三个靶腺及其相应靶组织：包括性腺、肾上腺皮质和甲状腺。

腺垂体功能减退症的临床表现与发病年龄、性别、垂体激素缺乏的种类及程度、原发病的病理性质有关。通常 GH 和 FSH、LH 的缺乏发生最早，其次是 TSH、ACTH 缺乏。当肾上腺皮质激素和 / 或甲状腺激素缺乏时，机体应激能力下降。

1. ACTH 缺乏引起肾上腺皮质功能不全，表现为虚弱无力、肤色浅淡、食欲下降、体重减轻、血压下降或发生直立性低血压，易发生低血糖症。

2. TSH 缺乏引起继发性甲状腺功能减退，可表现为水肿、表情淡漠、易疲劳、畏寒、便秘、皮肤干燥、心动过缓、体温低、认知迟钝等。

3. LH 和 FSH 缺乏引起性腺功能减退，女性表现为闭经、腋毛阴毛脱落、性欲减退、乳房萎缩、不孕等。男性表现为阳痿、性欲低下等。男女患者均易发生骨质疏松。

4. GH缺乏 儿童表现为生长迟缓或停滞。成人表现为肌肉减少、无力、腹型肥胖、注意力及记忆力衰退、生活质量降低等。

5. 原发疾病表现 垂体及附近肿瘤可有头痛、呕吐、视力减退、视野缺损等症状。

（二）垂体危象

在腺垂体功能减退的基础上，各种应激状态均可能诱发垂体危象。垂体危象临床主要表现为以下几种类型。

1. 高热型 由于体内缺乏肾上腺皮质激素，患者抵抗力降低，容易感染，感染后发生高热。

2. 低温型 由于甲状腺激素不足，全身代谢低下，产热不足，皮肤苍白、干冷，脉缓而细，体温低并可逐渐出现昏迷。

3. 低血糖型 由于缺乏肾上腺皮质激素和甲状腺激素，肝糖原储备不足，不耐受饥饿；同时机体对胰岛素敏感性增加，因而容易发生低血糖甚至昏迷。

4. 低血压、循环虚脱型 肾上腺皮质激素不足，容易发生低钠血症；胃肠道功能紊乱、手术、感染等失钠，致血容量减低，容易发生周围循环衰竭和休克，患者表现为食欲缺乏、头痛、恶心、呕吐、软弱无力，严重者出现精神障碍、昏迷。

5. 水中毒型 当患者饮水过多或做水负荷试验时，可引起血容量增加，血液稀释，原有低钠血症时更易发生，患者表现为全身无力、头痛、恶心、呕吐、意识模糊、嗜睡、抽搐甚至昏迷。

垂体危象各种类型可突出表现为消化系统、循环系统和神经精神方面的症状：①消化系统：可在原有的厌食、腹胀、腹泻的基础上，发展为恶心、呕吐，甚至不能进食。②循环系统：低钠血症，血容量降低，表现为脉搏细弱、皮肤干冷、心率过快或过缓、低血压和/或直立性低血压，甚至休克。③精神神经系统：患者表现为精神障碍（可被误诊为精神疾病）、头痛、肌肉痉挛、烦躁不安、嗜睡、神志不清、谵妄，甚至昏迷；低血糖患者表现为无力、出汗、视物不清、复视或低血糖昏迷。

二、实验室检查

1. 血常规及血生化 低钠血症最为常见，血钠常低于120mmol/L。合并甲状腺功能减退的患者可出现贫血，表现为红系或三系均减低。此外，患者空腹血糖降低，二氧化碳结合力降低。严重感染的患者血常规中白细胞总数和中性粒细胞数均显著升高。

2. 激素水平减低 ATCH、血皮质醇、24小时尿游离皮质醇、TSH、甲状腺激素（T_3、T_4、FT_3、FT_4）降低；LH、FSH、性腺激素（雌二醇、睾酮）均降低；生长激素及反映生长激素生物功能的灵敏指标——胰岛素样生长因子1（IGF-1）均减少。

3. 兴奋试验 在垂体危象治疗好转后，可行相关激素兴奋试验进一步确诊。

三、影像学检查

1. 磁共振成像（MRI）薄层扫描 通常作为首选的影像学检查，可发现下丘脑及垂体的占位性病变、弥漫性病变、囊性变或空泡蝶鞍。

2. CT 对怀疑有颅咽管瘤、鞍底骨质破坏及颅脑外伤、垂体卒中急性期的患者，可行CT检查。

3. X线 可表现为蝶鞍扩大、鞍底骨质破坏等，目前已逐步被MRI、CT取代。

四、诊断注意事项

有明确腺垂体功能减退病史的患者，若遇应激状态，并出现上述相关临床表现，垂体危象的诊断不难。对于既往病史不清的患者，若出现严重的循环衰竭、低血糖、昏迷、难以纠正的低钠血症、难以解释的精神神志异常、高热以及呼吸衰竭等，应当考虑垂体危象的可能。应注意与感染性休克、糖尿病低血糖、消化系统及中枢神经系统相关疾病等鉴别。

【治疗】

一旦怀疑垂体危象，应立即开始治疗，治疗前抽血查垂体激素及靶腺激素水平、血常规及血生化等，但不用等相关激素检测结果。

1. 应用肾上腺皮质激素 尽早应用糖皮质激素是垂体危象患者最关键、最根本的治疗措施，一般首选（琥珀酸）氢化可的松，200~300mg/d，分次静脉滴注。待患者病情好转后，逐渐减量至常规口服替代治疗剂量，一般是氢化可的松不超过30mg/d或泼尼松不超过7.5mg/d。

2. 治疗低血糖 先静脉注射50%葡萄糖40~80ml，继以5%葡萄糖氯化钠溶液持续静脉滴注，治疗低血糖的同时纠正失水。

3. 纠正低钠血症 严重低钠血症的患者，在应用糖皮质激素治疗的同时，需静脉补充高浓度氯化钠溶液，但补钠速度应缓慢，通常应每小时血钠升高速度≤0.5mmol/L。补钠速度过快可能会导致中枢神经系统脱髓鞘损伤。

4. 纠正休克 垂体危象时常合并低血压、休克，经过上述治疗后，多数患者血压可逐渐回升而不需要应用升压药。但对于经上述治疗后血压恢复不满意的患者，则需要酌情使用升压药物治疗。

5. 控制体温 高热患者需物理降温，必要时加用退热药物。对于低体温者，可用电热毯等将患者体温逐渐回升至35℃以上。低体温常由于甲状腺激素不足所致，所以应补充甲状腺激素。但应注意，甲状腺激素的替代应在糖皮质激素替代治疗之后，小剂量开始，逐渐增加用量至生理替代量；若在使用糖皮质激素之前使用较大剂量甲状腺激素，可能因加快糖皮质激素代谢而加重危象。

6. 其他治疗 感染是最常见的诱因，合并感染者需积极抗感染治疗。心脑血管意外引起者，需同时治疗心脑血管疾病。垂体肿瘤内急性出血压迫视神经或有明显颅高压症状者，需尽快外科手术治疗。慎用镇静药。

为尽量避免垂体危象的发生，腺垂体功能减退症的患者需长期激素替代治疗，规律专科随诊监测相关激素水平，及时调整合适的激素替代治疗方案。防止过度劳累，避免应激刺激，随身携带病情卡片。若遇感染、寒冷、创伤、手术

45

等应激时,糖皮质激素应适当加量。

(高艳霞　李素娟)

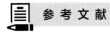

参 考 文 献

[1] HIGHAM C E, JOHANNSSON G, SHALET S M. Hypopituita-rism [J]. Lancet, 2016, 388 (10058): 2403-2415.

[2] FLESERIU1 M, HASHIM I A, KARAVITAKI N, et al. Hormonal replacement in hypopituitarism in adults: An endocrine society clinical practice guideline [J]. J Clin Endocrinol Metab, 2016, 101 (11): 3888-3921.

[3] 葛均波, 徐永健, 王辰. 内科学 [M]. 9 版. 北京: 人民卫生出版社, 2018: 667-670.

45

第 46 章
甲状腺危象

甲状腺危象(thyroid crisis, thyroid storm)也称甲亢危象,是一种甲状腺毒症(thyrotoxicosis)病情极度加重的状态,是甲状腺功能亢进症(简称甲亢)最严重的并发症。甲亢危象起病急、病情危重,可导致多脏器功能衰竭,甚至死亡。早期诊断、及时正确治疗是抢救甲亢危象的关键,而积极预防甲亢危象的发生则是重中之重。

甲亢危象不常见。随着人们对该病症认识的提高、医疗条件和技术的改善,甲亢危象已经逐步减少。国外报道甲亢危象占甲状腺毒症患者的 1% 左右。

甲亢危象与甲状腺毒症一样,好发于女性,但发生于任何年龄段,老年人多见,小儿罕见。各种原因的甲状腺毒症均存在发生甲亢危象的风险,其中以弥漫性毒性甲状腺肿(Graves 病)引起的甲亢最常见。

【病因与发病机制】

一、甲状腺毒症的病因

甲状腺毒症是指血液循环中甲状腺激素量过多,引起以神经、循环、消化等系统兴奋性增高和代谢亢进为主要表现的一组临床综合征。根据甲状腺的功能状态,甲状腺毒症可分为甲状腺功能亢进型和非甲状腺功能亢进型;前者的病因主要有 Graves 病、毒性多结节性甲状腺肿、毒性甲状腺腺瘤、碘致甲状腺功能亢进症(碘甲亢)、桥本甲状腺毒症、垂体 TSH 分泌性腺瘤等,后者包括破坏性甲状腺毒症和外源性甲状腺激素所致的甲状腺毒症。由于甲状腺滤泡被炎症(如亚急性甲状腺炎、无症状性甲状腺炎、桥本甲状腺炎、产后甲状腺炎等)破坏,甲状腺滤泡腔内储存的甲状腺激素过量进入循环引起的甲状腺毒症称为破坏性甲状腺毒症。

二、甲亢危象的诱因

多种原因可诱发甲亢危象,这些原因可以是单一的,也可以几种原因合并叠加引起。

1. 内科方面的诱因　①感染:感染是引发甲亢危象最常见的内科原因。主要包括上呼吸道感染、咽炎、扁桃体炎、气管炎、支气管肺炎,其次是胃肠道和泌尿系感染,脓毒症及其他感染如皮肤感染等均少见。②应激:精神极度紧张、工作过度劳累、高温、饥饿、药物反应(如药物过敏、白细胞明显减少、洋地黄中毒等)、心绞痛、心力衰竭、糖尿病酸中毒、低血糖、高钙血症、肺栓塞、脑梗死及其他脑血管意外、妊娠(甲亢患者妊娠后未治疗的)、分娩及妊娠毒血症等,均可能导致甲状腺突然释放大量甲状腺激素,引起甲亢危象。③不适当停用碘剂药物:应用碘剂治疗甲亢中突然停用碘剂,原有甲亢表现可迅速加重。不规则使用或停用硫脲类抗甲状腺药,偶尔也会引发甲亢危象,但这种情况并不多见。④少见原因:由于放射性碘治疗甲亢引起的放射性甲状腺炎、甲状腺活体组织检查,以及过多或过重或反复触摸甲状腺,使甲状腺引起损伤,均可使大量的甲状腺激素在短时间内释放进入血中,引起病情突然增重。给予碘剂(碘造影剂或口服碘)也可引发甲亢危象。此甲亢合并症也会发生于以前存在甲状腺毒症治疗不充分或始终未进行治疗的患者。

2. 外科方面的诱因　甲亢患者在手术后 4~16 小时内发生危象者,要考虑危象与手术有关;而危象在 16 小时以后出现者,尚需寻找感染病灶或其他原因。由手术引起甲亢危象的原因有:①甲亢病情未被控制而行手术:甲亢患者术前未用抗甲状腺药做准备;或因用药时间短或剂量不足,准备不充分;或虽用抗甲状腺药,但已经停药过久,手术时甲状腺功能仍处于亢进状态;或是用碘剂做术前准备时,用药时间较长,作用逸脱,甲状腺又能合成及释放甲状腺激素。②术中释放甲状腺激素:手术本身的应激、手术时挤压甲状腺,使大量甲状腺激素释放进入血中。另外,采用乙醚麻醉时也可使组织内的甲状腺激素进入末梢血中。③剖宫产或甲状腺以外的其他手术。

一般来说,内科方面的原因诱发的甲亢危象,其病情较外科方面的原因引起的甲亢危象更为常见,程度也严重。

三、发病机制

甲亢危象发生的确切机制尚不完全清楚,可能与下列因素有关,这些因素可以解释部分患者甲亢危象的发生原因,尚不能概括全部甲亢危象发生机制。

1. 大量甲状腺激素释放至血液循环　它不是导致甲亢危象发生最主要的原因,但与服用大量甲状腺激素、甲状腺手术、不适当的停用碘剂以及放射性碘治疗后甲亢危象发生有关。

2. 血中游离甲状腺激素增加　感染、甲状腺以外其他部位的手术等应激,可使血中甲状腺激素结合蛋白质浓度减少,与其结合的甲状腺激素解离,血中游离甲状腺激素增多。这可以解释部分甲亢危象患者的发病。

46

3. 周围组织对甲状腺激素反应的改变 由于某些因素的影响,使甲亢患者身体各系统的脏器及周围组织对过多的甲状腺激素适应能力减低,由于此种失代偿而引起危象。临床上见到在甲亢危象时,有多系统的功能衰竭、血中甲状腺激素水平可不升高,以及在一些患者死后尸检所见无特殊病理改变,均支持对甲状腺激素反应的改变的这种看法。

4. 儿茶酚胺结合和反应力增加 在甲亢危象发病机制中儿茶酚胺起关键作用。甲亢危象患者的儿茶酚胺结合位点增加,对肾上腺素能刺激反应力增加,阻断交感神经或服用抗交感神经或 β 肾上腺素能阻断剂后甲亢和甲亢危象的症状和体征可明显改善。

5. 甲状腺素在肝中清除降低 手术前、后和其他的非甲状腺疾病的存在、进食量减少,热量不足,均引起 T_4 清除减少,血中甲状腺素含量增加。

【诊断】

一、临床表现特点

多数患者原有明显甲状腺毒症相关临床表现,在诱发因素作用下出现临床表现明显加重为甲亢危象,少数患者起病迅猛,快速进入甲亢危象。

甲亢危象典型临床表现如下。

1. 高热 本症发生体温急骤升高,多常在 39℃以上,伴大汗淋漓,皮肤潮红,严重者,继而汗闭,皮肤苍白和脱水。高热是甲亢危象的特征性表现,是与重症甲亢的重要鉴别点。

2. 中枢神经系统异常 精神变态、焦虑、肢体震颤、极度烦躁不安,甚至出现谵妄、嗜睡,最后陷入昏迷状态。部分患者可伴有脑血管病发生,脑出血或脑梗死。

3. 心血管功能异常 心动过速,心率 140 次 /min 以上,甚至超过 160 次 /min。伴有各种形式的快速心律失常,特别是快速房颤。有些患者可出现心绞痛、心力衰竭,收缩压增高、脉压差显著增加。随病情恶化,最终血压下降,陷入休克。一般来说,甲亢伴有甲亢性心脏病的患者,容易发生甲亢危象,当发生危象以后,会促使心脏功能进一步恶化。

4. 消化功能异常 食欲极差,进食减少,恶心,呕吐频繁,腹痛,腹泻明显。腹痛、恶心及呕吐可发生在病的早期。病后体重锐减。肝脏可增大,肝功能异常,随病情的进展,肝细胞功能衰竭,常出现黄疸。黄疸的出现则预示病情严重及预后不良。

5. 电解质紊乱 由于进食差,呕吐、腹泻以及大量出汗,最终出现电解质紊乱,约半数患者有低血钾症,1/5 的患者血钠减低。一些患者出现酸碱失衡。

有些患者甲亢危象临床征象不明显,称作"安静"类型。临床表现为行为改变,睡眠及记忆力障碍,痴呆,抑郁,嗜睡以及被动处事等。

很少一部分患者临床症状和体征甚至更不典型,表现

为"淡漠型"。其特点是表情淡漠,木僵,嗜睡,反射降低,低热,明显乏力,心率慢,脉压小及恶病质,甲状腺常仅轻度肿大,最后陷入昏迷,甚而死亡。多见于老年及体质极度衰弱者。

二、实验室检查

甲亢危象时,血白细胞数可升高,伴轻度核左移。可有不同程度的肝功能异常、血清电解质异常,包括轻度的血清钙和轻度血糖水平升高。

危象时,血清甲状腺激素水平升高,但升高的程度不一致,多数升高程度与一般甲状腺毒症患者比较没有更显著增高,危象病程后期有些患者血清 T_3 水平甚至在正常范围。因此,通过血中甲状腺激素水平高低对甲亢危象的诊断帮助不大。

三、诊断标准和注意事项

任何一个甲状腺毒症的患者,特别是未经正规治疗或治疗中断及有上述的内科及外科方面的诱因存在时,出现原有的甲亢病情突然明显增重,应考虑有甲亢危象的可能。

甲亢病史和一些特殊体征,如突眼,甲状腺肿大或其上伴血管杂音,以及胫骨前黏液性水肿、皮肤有白癜风及杵状指等表现提示存在甲亢可能,对诊断甲亢危象均有帮助。临床上怀疑有甲亢危象时,可先取血备查甲状腺激素。

甲亢危象尚无统一诊断标准。Wartofsky 和 Peele 介绍用打分法,即根据体温高低,中枢神经系统影响,胃肠功能的损害,心率的增加,充血性心力衰竭表现程度,心房纤颤的有无,诱因的存在与否来评分,依据打分后的最后积分(<25 分,25~44 分及 ≥45 分)来判断为不能诊断、怀疑或确诊。最新的甲亢危象的诊断标准来自日本甲状腺学会,在甲状腺毒症的诊断基础上,出现中枢神经系统表现(躁动、谵妄、精神异常、嗜睡和昏迷),再加上发热 38℃以上、心率 130 次 /min 以上、充血性心衰和胃肠道和黄疸中的一种表现时,就可诊断甲亢危象;或虽然没有中枢神经系统表现,但有发热 38℃以上,心率 130 次 /min 以上,充血性心衰和胃肠道和黄疸三者表现时也可诊断甲亢危象。北京协和医院通过多年的临床实践,将甲亢危象大体分为两个阶段,即体温低于 39℃和脉率在 159 次 /min 以下,多汗,烦躁,嗜睡,食欲减退,恶心,以及大便次数增多等定为甲亢危象前期;而当患者体温超过 39℃,脉率多于 160 次 /min,大汗淋漓或躁动,谵妄,昏睡和昏迷,呕吐及腹泻显著增多等,定为甲亢危象。在病情处于危象前期时,如未被认识、未得到及时处理,会发展为危象。甲亢患者当因各种原因使甲亢的病情加重时,只要具备上述半数以上危象前期诊断条件,即应按危象处理。

【治疗】

不论甲亢危象前期或甲亢危象一经诊断,就应立即开始治疗,一定不要等待血清甲状腺激素的化验结果,才开始治疗。治疗的目的是纠正严重的甲状腺毒症和诱发疾

病,保护脏器功能,维持生命指征。对怀疑有甲亢危象的患者,开始治疗时,应当在加强医疗病房(ICU)进行持续监护。

一、保护机体脏器、防止重要脏器功能衰竭

改善危重病况,积极维护生命指征是救治的首要目标。

1. 降温 发热轻者,用退热剂,可选用对乙酰氨基酚,冰袋,室内用电风扇(及)适当的空调也需要。不宜用阿司匹林。大剂量的阿司匹林可增高患者的代谢率,还可与血中的 T$_3$ 及 T$_4$ 竞争结合 TBG 及 TBPA,使血中游离甲状腺激素增多。有高热者,须积极物理降温,如电风扇,冰袋,空调,必要时可用人工冬眠(哌替啶 100mg,氯丙嗪及异丙嗪各 50mg,混后静脉持续泵入)。

2. 给氧和支持治疗 持续给氧是必要的。因高热,呕吐及大量出汗,极易发生脱水及高钠血症,需补充水及注意纠正电解质紊乱。补充葡萄糖可提供必需的热量和糖原。还应补充大量维生素。有心力衰竭或有肺充血存在,应积极处理,应用洋地黄及利尿剂。对有心房纤颤、房室传导阻滞、心率增快的患者,应当使用洋地黄及其衍生物或钙离子通道阻断剂。

二、减少甲状腺激素的合成和释放

1. 抑制甲状腺激素的合成 抑制甲状腺激素的合成可选用硫脲类抗甲状腺药。口服或经胃管鼻饲或必要时直肠给药大剂量硫脲类药物[丙基硫氧嘧啶(PTU)600~1 000mg/d,分次用],在 1 小时内可阻止甲状腺内碘化物有机结合。此后每日给用维持剂量(相当于 PTU 300~600mg/d,分次给药)。甲亢危象时选用 PTU 优于甲巯咪唑,PTU 不仅可抑制甲状腺激素的合成,还可以抑制甲状腺外 T$_4$ 向 T$_3$ 转化。用 PTU 1 日以后,血中的 T$_3$ 水平可降低 50%。

2. 抑制甲状腺激素的释放 用硫脲类抗甲状腺药 1 小时后,开始给碘剂,迅速抑制甲状腺素结合球蛋白(TBG)水解,从而减少甲状腺激素的释放。一般每日口服复方碘溶液(Lugol 氏液)30 滴(也有用 5 滴每 6 小时 1 次),或静脉滴注碘化钠 1~2g(或 0.25g/6h),或复方碘溶液 3~4ml 于 5% 葡萄糖溶液(1 000~2 000ml)中。若碘化物的浓度过高或滴注过快易引起静脉炎。既往未用过碘剂者,使用碘剂效果较好。有报告在碘化物中用 5' 脱碘酶的强抑制剂胺碘苯丙酸钠(sodium ipodate)0.5g,每日 2 次,或 0.25g/6h,可减缓甲状腺激素从甲状腺的释放,或用碘番酸钠(sodium iopanoate)替代碘化物更有效。

三、降低循环中甲状腺激素水平

硫脲类抗甲状腺药和碘化物只能减少甲状腺激素的合成和释放,不能快速降低已经释放到血中的甲状腺激素水平,尤其是 T$_4$,它的半衰期为 6.1 天,且绝大部分是与血浆蛋白质结合的,在循环中保留的时间相当长。文献中介绍可迅速清除血中过多的甲状腺激素的方法有:换血法、

血浆除去法和腹膜透析法,这些方法均较复杂,应用经验较少。

四、降低周围组织对甲状腺激素的反应

对已经释放入血的甲状腺激素,应设法减低末梢组织对其反应。抗交感神经药物可减轻周围组织对儿茶酚胺作用。常用药物如下。

1. β 肾上腺素能阻断剂 对抗肾上腺素能的药物对循环中甲状腺激素能间接发挥作用。在无心功能不全时,β 肾上腺素能阻断剂用来改善临床表现。严重甲状腺毒症患者能发展为高排出量的充血性心力衰竭,β 肾上腺素能阻断剂的对抗可进一步减少心脏的排出。常用的是普萘洛尔,甲亢患者用本品后,虽然对甲状腺功能无改善,但用药后患者的兴奋、多汗、发热、心率增快等均有好转。目前认为本品有抑制甲状腺激素对交感神经的作用,也可较快地使血中 T$_4$ 转变为 T$_3$ 降低。用药剂量需根据具体情况决定,危象时一般每 6 小时口服 40~80mg,或静脉缓慢注入 2mg,能持续作用几小时,可重复使用。心率常在用药后数小时内下降,继而体温、精神症状,甚至心律失常(期前收缩、心房纤颤)也均可有明显改善。严重的甲状腺毒症患者可发展为高排出量的充血性心力衰竭,β 肾上腺素能阻断剂可进一步减少心排血量。但对有心脏储备功能不全、心脏传导阻滞、心房扑动、支气管哮喘等患者,应慎用或禁用。使用洋地黄制剂心力衰竭已被纠正,在密切观察下可以使用普萘洛尔或改用超短效的艾司洛尔(esmolol),静脉使用。

2. 利血平 消耗组织内的儿茶酚胺,大量时有阻断作用,减轻甲亢在周围组织的表现。首次可肌内注射 2.5~5mg,以后每 4~6 小时注射 2.5mg,约 4 小时以后危象表现减轻。利血平可抑制中枢神经系统及有降血压作用,用时应予考虑。

五、糖皮质激素的使用

甲亢危象时肾上腺皮质激素的需要量增加,此外,甲亢时糖皮质激素代谢加速,肾上腺存在潜在的储备功能不足,在应激情况下,激发代偿分泌更多的皮质激素,导致皮质功能衰竭。另外肾上腺皮质激素还可抑制血中 T$_4$ 转换为 T$_3$。因此,抢救甲亢危象时需使用糖皮质激素。皮质激素的用量是相当于氢化可的松 200~300mg/d,或地塞米松 4~8mg/d,分次使用。

【预后】

甲亢危象死亡率为 20% 以上(20%~50%)。治疗后成功者多在治疗 1~2 天内好转,1 周内恢复。北京协和医院的 36 例次危象患者,平均在抢救治疗后 3 天内脱离危险,7 天(1~14 天)恢复。开始治疗后的最初 3 天是抢救的关键时刻。危象消失以后,碘剂及皮质激素可逐渐减药、停用,做甲亢病的长期治疗安排。

(连小兰)

46

345

参考文献

［1］ SATOH T, ISOZAKI O, SUZUKI A, et al. 2016 Guidelines for the management of thyroid storm from The Japan Thyroid Association and Japan Endocrine Society (First edition)[J]. Endocr J, 2016, 63 (12): 1025-1064.

［2］ 中华医学会急诊医学分会, 中国医药教育协会急诊专业委员会, 中国医师协会急诊医师分会, 等. 甲状腺危象急诊诊治专家共识 [J]. 中华急诊医学杂志, 2021, 30 (6): 663-670.

第 47 章

甲状腺功能减退危象

甲状腺功能减退症（hypothyroidism），简称甲减，是由各种原因导致的低甲状腺激素血症或甲状腺激素抵抗而引起的全身性低代谢综合征，其病理特征是黏多糖在组织和皮肤堆积，表现为黏液性水肿（myxedema）。甲状腺功能减退危象（hypothyroidism crisis，HC），又称为黏液性水肿昏迷，是甲状腺功能减退失代偿的一种严重的临床状态，病情重笃，往往威胁患者生命，临床表现复杂，病史隐匿，易误诊误治。

本病的初始阶段往往伴有不同的诱发疾病与诱发因素，若不能及时诊断与治疗，进一步发展可使心血管系统与神经系统发生致命性的功能衰竭。在老年人，这种失代偿状况尤为突出，故本症多发生于老年患者。

【病因与发病机制】

一、病因与分类

（一）甲减的分类方法

1. 根据病变发生的部位分类　①原发性甲减（primary hypothyroidism）：由于甲状腺腺体本身病变引起的甲减，占全部甲减的 95% 以上，且 90% 以上原发性甲减是由自身免疫、甲状腺手术和甲亢 ^{131}I 治疗所致。②中枢性甲减（central hypothyroidism）：由下丘脑和垂体疾病引起的促甲状腺激素释放激素（TRH）或者促甲状腺激素（TSH）产生和分泌减少所致的甲减。垂体外照射、垂体大腺瘤、颅咽管瘤及产后大出血是其较常见的原因；其中由于下丘脑病变引起的甲减称为三发性甲减（tertiary hypothyroidism）。③甲状腺激素抵抗综合征：由于甲状腺激素在外周组织出现生物效应障碍引起的综合征。

2. 根据病变的原因分类　有药物性甲减、^{131}I 治疗后甲减、手术后甲减、特发性甲减、垂体或下丘脑肿瘤手术后甲减等。

3. 根据甲状腺功能减退的程度分类　①临床甲减（overt hypothyroidism）：具有甲状腺功能减退的临床表现及血清甲状腺激素（T_3、T_4、FT_4）降低。②亚临床甲减（subclinical hypothyroidism）：指临床上无或仅有少许甲减症状，血清 FT_3 及 FT_4 正常而 TSH 水平升高。需根据 TSH 测定和 / 或 TRH 试验确诊。

4. 以甲减起病时年龄分类　①功能减退始于胎儿期或出生不久的新生儿者，称为呆小病（又称克汀病）；②功能减退始于发育前儿童期者，称为幼年甲减；③功能减退始于成人期者，称为甲减。

（二）病因

成人甲减的主要病因是：①自身免疫损伤：最常见的原因是自身免疫性甲状腺炎，包括桥本甲状腺炎、萎缩性甲状腺炎、产后甲状腺炎等。②甲状腺破坏：包括手术、^{131}I 治疗。甲状腺次全切除、^{131}I 治疗 Graves 病，10 年甲减累积发生率为 40%~70%。③碘过量：可引起具有潜在性甲状腺疾病者发生一过性甲减，也可诱发和加重自身免疫性甲状腺炎。含碘药物胺碘酮诱发甲减的发生率是 5%~22%。④抗甲状腺药物：如锂盐、硫脲类、咪唑类等。HC 多见于年老长期未获治疗者，受寒及感染是最常见的诱因。

二、发病机制

1. 氧耗与体热　患者的机体氧耗和体热的产生均相应地下降，同时通过神经血管调节，限制皮肤的血液循环，以减少体热的丢失。在老年患者，氧耗与体热产生的下降更为明显，且代偿能力差，故易出现低体温，在冬季甚至在正常的温度下均可发生。

2. 心血管系统　心肌黏液性水肿导致心肌收缩力损伤、心动过缓、心排出量下降。ECG 示低电压。由于心肌间质水肿、非特异性心肌纤维肿胀、左心室扩张和心包积液导致心脏增大，有学者称之为甲减性心脏病。冠心病在本病中高发。10% 的患者伴发高血压。HC 晚期，血压转为持续性下降。增加血管阻力和减少心脏输出，从而导致舒张性高血压，影响心脏舒张功能，导致心力衰竭和心律失常 - 房颤。

3. 交感神经系统　循环的儿茶酚胺（去甲肾上腺素和肾上腺素）水平一般正常，但终末器官对儿茶酚胺的反应性明显低下。β 肾上腺素能反应性的低下主要由于 β 肾上腺素受体数量的减少，G 蛋白调节异常和磷酸二酯酶活性增加。相反在 β 肾上腺素能反应受损的同时，α 肾上腺素能活性却完整地保持正常。当输注小剂量肾上腺素时，正常人表现为心动过速与血管扩张；但在 HC 患者却表现为血管收缩和高血压反应。β 肾上腺素能活性低下，也损害了热能产生的反应能力，一旦热量丢失过多，就不能保持正常体温。

4. 呼吸系统　甲状腺功能减退，可以损害对高碳酸血症的呼吸反应能力，导致低通气量，极易发生 CO_2 潴留，当并发肺部感染时，CO_2 潴留尤为加重。

5. 肾脏功能 水分排出受损,易发生低钠血症。水潴留主要由于血抗利尿激素(ADH)水平升高和肾脏血流量减少所致。后者与功能性血容量减少、心排血量下降有关。低钠血症,特别是在老年患者,常可进一步促使中枢神经系统损害,加重 HC 的神经精神异常。

6. 代谢系统 易发生低血糖。主要由于胰岛素清除率下降和糖原生成减少。另外,对肾上腺素与胰高血糖素的反应能力也受到了损害。血皮质醇虽然仍可维持在正常的基础水平,但其应激反应却严重受损。在一般情况下,几乎各种药物的清除率都是下降的,从而易致药物中毒,许多常用药物,如地高辛、利尿药与镇静药等,若给予常规剂量均可致药物中毒。此外,血浆肌酶包括转氨酶、磷酸肌酸激酶和乳酸脱氢酶及其异构形式,均易呈现升高。这些肌酶升高,估计是由于从骨骼肌向外渗漏及清除率下降而造成的。

7. 血液系统 由于下述四种原因发生贫血:①甲状腺激素缺乏引起 Hb 合成障碍;②肠道吸收铁障碍引起铁缺乏;③肠道吸收叶酸障碍引起叶酸缺乏;④恶性贫血是与自身免疫性甲状腺炎伴发的器官特异性自身免疫病。

【诊断】

1. 病史 HC 多见于年老长期未获治疗者。昏迷前常有乏力、怠惰、反应迟缓、怕冷、食欲缺乏、便秘、体重增加、声音粗哑和听力下降,少数患者昏迷前有情绪抑郁或胡言乱语,类似精神分裂症的表现。如果患者有甲状腺疾病、不恰当停止甲状腺激素治疗、甲状腺手术、放射碘治疗或其颈部放射线照射或分娩大出血与休克的病史,或其他垂体与下丘脑疾病史则有助于诊断。

2. 临床表现特点 HC 见于病情严重的甲减患者,多在冬季寒冷时发病。诱因为严重的全身性疾病、甲状腺激素替代治疗中断、寒冷、手术、麻醉和使用镇静药等。临床表现为嗜睡、低体温(<35℃)、呼吸过缓、心动过缓、血压下降、四肢肌肉松弛、反射减弱或消失,甚至昏迷、休克、肾功能不全危及生命。根据系统可包括:①中枢神经系统表现为嗜睡、昏睡、反应迟钝、记忆力差、认知障碍及抑郁,严重者表现为昏迷。25% 的甲减危象患者因表现为全身性或局灶性癫痫来就诊。②甲减危象患者呼吸系统常表现为呼吸衰竭。③甲减危象患者心血管系统表现为非特异性心电图异常、心动过缓、心脏扩大、心脏收缩、心力下降及休克,部分患者有大量心包积液和严重心肌病,约 1/3 患者有心界扩大或心包积液,心音低钝而缓慢。④甲减危象患者消化系统表现为食欲缺乏、恶心、腹痛及便秘等,其中神经性吞咽困难会增加吸入性肺炎的风险。⑤甲减危象患者血液系统表现为贫血及凝血功能障碍,甲减患者可伴不同程度贫血,其原因可能为基础代谢率降低,组织对氧的需求减少,红细胞生成水平低。⑥甲减危象患者常有典型的甲减面容,因为蛋白质基质黏多糖在多组织中积聚引起头发粗糙、皮肤干燥、指甲脆、面部水肿、舌大及喉部水肿等表现。除了有低体温外,部分甲减危象患者伴肾功能不全及低钠血症。

3. 实验室检查 血清 TSH 升高、TT_4、FT_4 降低为原发性甲减,在严重病例血清 TT_3 和 FT_3 减低;亚临床甲减仅有血清 TSH 升高,血清 T_4 或 T_3 正常。若 TSH 降低或正常,TT_4、FT_4 降低,考虑中枢性甲减;做 TRH 刺激试验有助鉴别:静脉注射 TRH 后,血清 TSH 不增高者提示为垂体性甲减,延迟增高者为下丘脑性甲减,在增高的基值上进一步增高者提示原发性甲减。

4. 鉴别诊断 血清 TSH 升高、TT_4、FT_4 降低是诊断甲减的必备条件。鉴别诊断包括:①贫血:应与其他原因的贫血鉴别。②蝶鞍增大:应与垂体瘤鉴别。原发性甲减时 TRH 分泌增加可致高 PRL 血症、溢乳及蝶鞍增大,酷似垂体催乳素瘤,可行 MRI 检查鉴别。③心包积液:应与其他原因的心包积液鉴别。④水肿:主要与特发性水肿鉴别。⑤低 T_3 综合征:也称为甲状腺功能正常的病态综合征(euthyroid sick syndrome,ESS),指非甲状腺疾病原因引起的伴有低 T_3 的综合征。严重的全身性疾病、创伤和心理疾病等都可导致甲状腺激素水平的改变,它反映了机体内分泌系统对疾病的适应性反应。主要表现在血清 TT_3、FT_3 水平降低,血清 rT_3 增高,血清 T_4、TSH 水平正常。疾病的严重程度一般与 T_3 降低的程度相关,疾病危重时也出现 T_4 水平降低。

【治疗】

1. 补充甲状腺激素 HC 患者都应给予甲状腺激素治疗,以逆转甲状腺功能减退状态,适应感染或其他原因的应激状况。①L-T_4 首次 300~500μg,以后每日 50~100μg,至患者清醒后改为口服。如无注射剂可予片剂研细加水鼻饲。②如果患者在 24 小时无改善,可给予 L-T_3 静脉注射 10μg,每 4 小时 1 次,或 25μg,每 8 小时 1 次,直至患者症状改善,清醒后改为口服。

2. 对症支持治疗 ①保暖。②保持呼吸道通畅,供氧,必要时行气管插管或切开,机械通气。③静脉滴注氢化可的松 200~300mg/d,患者清醒后逐渐减量。④纠正水电解质紊乱,但入量不宜过多,以避免水中毒、低钠血症及心力衰竭的发生或加重,必要时行持续肾脏替代疗法。⑤控制感染:细菌感染是 HC 最普通的诱发因素。在情况未明之前,所有的 HC 患者都应该疑及感染存在的可能。并在培养结果出来之前,静脉给予广谱抗生素治疗。⑥积极治疗原发疾病。

患者治疗中应注意:①L-T_4 剂量不要随意增大,尤其中老年患者可能有并存的冠心病,如 L-T_4 剂量过大,有引致急性心肌梗死的危险;②遇有严重肺部感染的 HC 患者,应及时气管切开,并使用机械通气,以及早改善通气状况;③当 HC 患者血压下降时,切勿随意使用血管性升压药,而应静脉补充液体,以扩张血容量;④遇低体温的患者,切勿随意从外部加温。

HC 患者经上述治疗,24 小时左右病情有好转,则一周后可逐渐恢复;如 24 小时后不能逆转,预后凶险。

甲减患者,一般不能治愈,需要终生用甲状腺激素替代治疗。治疗的目标是将血清 TSH 和甲状腺激素水平恢复到正常范围内。治疗的剂量取决于患者的病情、年龄、体重和个体差异。首选左甲状腺素(L-T$_4$),其半衰期为 7 天,吸收缓慢,每天晨间服药一次即可维持较稳定的血药浓度。长期替代治疗维持量成年患者约 50~200μg/d(1.6~1.8μg/kg)。儿童需要较高的剂量,大约 2.0μg/(kg·d);老年患者则需要较低的剂量,大约 1.0μg/(kg·d);妊娠时的替代剂量需要增加 30%~50%;甲状腺癌术后的患者需要剂量大约 2.20μg/(kg·d)。一般初始剂量为 25~50μg/d,每 1~2 周增加 12.5~25μg/d,直至达到治疗目标。对老年和缺血性心脏病患者,初始剂量为 12.5~25μg/d,每 2~4 周增加 12.5~25μg/d,以避免诱发或加重冠心病。补充甲状腺激素,重新建立下丘脑 - 垂体 - 甲状腺轴的平衡一般需要 4~6 周,所以治疗初期,每 4~6 周测定激素指标。然后依据检查结果调整 L-T$_4$

剂量,直到达到治疗目标。治疗达标后,需要每 6~12 个月复查一次激素指标。

对亚临床甲减,在下述情况需要给予 L-T$_4$ 治疗:高胆固醇血症、血清 TSH>10mU/L。

(林锦乐 张文武)

参 考 文 献

[1] 葛均波, 徐永健, 王辰. 内科学 [M]. 9 版. 北京: 人民卫生出版社, 2018: 689-691.

[2] 张文武. 急诊内科手册 [M]. 3 版. 北京: 人民卫生出版社, 2021: 671-673.

47

第 48 章

肾上腺危象

肾上腺危象（adrenal crisis）亦称急性肾上腺皮质功能减退症（acute adrenocortical hypofunction）或艾迪生危象（Addisonian crisis），是指肾上腺皮质功能急性衰竭所致的危重症候群。多由肾上腺皮质严重破坏致肾上腺皮质激素绝对不足，或慢性肾上腺皮质功能减退，患者在某种应激情况下肾上腺皮质激素相对不足所致。主要临床表现为高热、胃肠功能紊乱、循环虚脱、神志淡漠、萎靡或躁动不安、谵妄甚至昏迷，诊治稍失时机将耽误患者生命。

【病因与发病机制】

一、病因

1. 急性肾上腺皮质出血、坏死 ①最常见的病因是感染。严重感染脓毒症合并全身和双侧肾上腺出血，如流行性脑脊髓膜炎合并的 Waterhause-Friderichsen 综合征、流行性出血热合并肾上腺出血等。②全身性出血性疾病合并肾上腺出血，如血小板减少性紫癜、DIC、白血病等。③癌瘤的肾上腺转移破坏。④外伤引起肾上腺出血或双侧肾上腺静脉血栓形成，以及抗凝药物治疗引起的肾上腺出血等。

2. 肾上腺双侧全部切除，或一侧全切、另侧 90% 以上次全切除后，或单侧肿瘤切除而对侧已萎缩者，如术前准备不周、术后治疗不当或激素补给不足、停药过早等均可发生本症。

3. 自身免疫性肾上腺炎 双侧肾上腺皮质被毁，呈纤维化，髓质一般不受毁坏。多数患者血中抗肾上腺自身抗体阳性。近半数患者伴有其他器官特异性自身免疫病，谓之自身免疫性多内分泌腺体综合征（autoimmune polyendocrine syndrome，APS），多见于女性患者，而不伴其他内分泌腺病变的单一性自身免疫性肾上腺炎多见于男性患者。APS I 型见于儿童，为常染色体隐性遗传，主要表现为肾上腺功能减退、甲状旁腺功能减退及黏膜皮肤白念珠菌病，性腺（主要是卵巢）功能低下。APS II 型见于成人，呈显性遗传，主要表现为肾上腺功能减退、自身免疫性甲状腺病（慢性淋巴细胞性甲状腺炎、甲状腺功能减退症、Graves病）、1 型糖尿病。

4. 原发性和继发性慢性肾上腺皮质功能不全患者，在下列情况下可发生肾上腺危象：①Addison 病患者和肾上腺次全切除术后患者，在感染、劳累、外伤、手术、分娩、呕吐、腹泻和饥饿等应激情况下可致肾上腺危象；②长期激素替代治疗患者突然减停激素；③垂体功能减低患者如 Sheehan 综合征在未补充激素情况下给予甲状腺素或胰岛素时也可能诱发肾上腺危象。

5. 长期大剂量肾上腺皮质激素治疗过程中，由于患者垂体、肾上腺皮质已受重度抑制而呈萎缩，如骤然停药或减量过速，可引起本症。

二、发病机制

肾上腺皮质激素（ACH）是维持人的生命活动所必需的。正常人在严重应激情况下皮质醇分泌增加 10 倍于基础水平，但慢性肾上腺皮质功能减退、肾上腺皮质破坏的患者则不仅没有相应的增加，反而是肾上腺皮质激素严重不足。当盐皮质激素不足时，肾小管回吸收 Na^+ 不足，失水、失 Na^+，K^+、H^+ 潴留；而糖皮质激素不足除糖原异生减弱致低血糖外，也有与盐皮质激素对水盐相同的作用，由于失 Na^+、失水引起血容量减少，血压下降以致虚脱和休克，引起肾上腺危象。

【诊断】

一、临床表现特点

肾上腺危象的发病可呈急性型，即可因皮质激素缺乏或严重应激而骤然发病；也可以呈亚急性型，主要是由于部分皮质激素分泌不足或轻型应激所造成，临床上发病相对缓慢，但疾病晚期也可以表现为严重的急性型。发生危象时，既具有共同的临床表现，也可因原发病不同而表现出各自的特点。

1. 不同原发病与起病特点 各种病因所致的肾上腺危象本身的表现是相同的，他们之间的鉴别有赖于发生危象前各自的临床特征。①手术所致的肾上腺危象多见于术后 48 小时后。②难产分娩的新生儿若有肾上腺出血常在出生后数小时至 1~2 天内发生肾上腺危象。③DIC 患者，常有严重的感染、休克、出血倾向、缺氧发绀及多器官栓塞等表现，凝血机制检查异常。④流行性脑脊髓膜炎流脑患者，有烦躁、头痛呕吐、神志改变、颅内压增高、高热、皮肤黏膜紫斑、白细胞升高、脑脊液异常等。⑤慢性肾上腺皮质功能减退症患者常有明显色素沉着、消瘦、低血压、反复昏厥发作等病史。生殖系统方面，女性阴毛、腋毛减少或脱落、稀疏，月经失调或闭经；男性常有性功能减退。⑥长期应用肾上腺皮质激素患者有向心性肥胖、多血质、高血压、肌肉消瘦、皮肤薄等库欣综合征表现。⑦肾上腺动静脉血栓形成的患者，可出现骤然腹痛，疼痛位于患侧脐旁约在肋缘下6.5cm，一般早期无高热、休克与心率及呼吸呈显著加速等表现。

2. 肾上腺危象的共同表现 ①循环系统：心率快，可达 160 次 /min 以上，心律失常，脉搏细弱，全身皮肤湿冷、四肢末梢发绀，血压下降，虚脱，休克。②消化系统：食欲缺乏甚至厌食，恶心、呕吐，腹痛，腹泻，腹胀。部分病例消化道症状明显，出现严重腹痛、腹肌紧张、反跳痛，酷似外科急腹症。③神经系统：极度屈弱，萎靡不振，烦躁不安、谵妄，逐渐出现淡漠、嗜睡、神志模糊，严重者乃至昏迷。有低血糖者常有出汗、震颤、视物模糊、复视，严重者精神失常、抽搐。④泌尿系统：因循环衰竭、血压下降，肾血流量减少，肾功能减退，出现少尿、氮质血症、无尿等。⑤全身症状：极度乏力，严重脱水。绝大多数有高热，亦可有体温低于正常者。最具特征性者为全身皮肤色素沉着加深，尤以暴露处、摩擦处、掌纹、乳晕、瘢痕等处为明显，黏膜色素沉着见于齿龈、舌部、颊黏膜等处，系垂体肾上腺皮质激素、黑素细胞刺激素（MSH）分泌增多所致。

3. 肾上腺切除后发生本症的两种类型 ①糖皮质激素缺乏型：一般出现于停止补充可的松治疗 1~2 天后，有厌食、腹胀、恶心、呕吐、精神菱靡、疲乏嗜睡、肌肉僵硬、血压下降等表现。严重者可有虚脱、休克、高热等危象。②盐皮质激素缺乏型：由于术后补充或摄入不足，加上厌食、恶心、呕吐、失水、失钠，常于症状发生 5~6 天出现疲乏软弱、四肢无力、肌肉抽搐，血压、体重、血钠、血容量下降而发生本症。

二、实验室检查

本症的实验室检查特点是三低（低血糖、低血钠、低皮质醇）、两高（高血钾、高尿素氮）和外周血嗜酸性粒细胞增高（常 $> 0.05 \times 10^9/L$，可高达 $0.3 \times 10^9/L$，此与非肾上腺病引起的休克时常 $< 0.05 \times 10^9/L$ 者不同。应除外合并寄生虫病及过敏性休克）。诊断金标准为 ACTH 兴奋试验，肾上腺皮质功能减退症患者示储备功能低下，而非本症患者，经 ACTH 兴奋后血、尿皮质类固醇明显上升（有时需连续兴奋 2~3 天）。

三、诊断注意事项

肾上腺危象的诊断不难，关键在于能否想到本症的可能性和是否对本症有足够的认识。在临床急诊工作中，若患者有导致肾上腺危象的上述病因与诱因，又出现下列情况之一时应考虑到危象的可能：①不能解释的频繁呕吐、腹泻或腹痛；②发热、白细胞增高但用抗生素治疗无效；③顽固性休克；④顽固性低血钠（血钠 / 血钾 <30）；⑤反复低血糖发作；⑥不能解释的神经精神症状；⑦精神菱靡、明显乏力、虚脱或衰弱与病情不成比例，且出现迅速加深的皮肤色素沉着。简言之，凡有慢性肾上腺皮质功能减退、皮质醇合成不足的患者，一旦遇有感染、外伤或手术等应激情况时，出现明显的消化道症状、神志改变和循环衰竭即可诊断为危象。

由于大多数肾上腺危象患者表现有恶心、呕吐、脱水、低血压、休克和意识障碍、昏迷，必须与其他病因的昏迷鉴别，如糖尿病酮症酸中毒昏迷、高血糖高渗状态、急性中毒及急性脑卒中等，此类患者血糖高或正常，嗜酸性粒细胞数不增加，而本症表现为血糖低，嗜酸性粒细胞增加等，可资鉴别。由于本病患者常有显著的消化道症状，因此也必须和常见的胃肠穿孔、急性胆囊炎、重型急性胰腺炎、肠梗阻等急腹症鉴别，若患者同时有血钾高、嗜酸性粒细胞增加和血、尿皮质醇减低，则提示有肾上腺危象的可能。仔细询问病史在鉴别诊断中是关键。

【治疗】

1. 补充皮质激素 氢化可的松作为一线用药，在其短缺时可用泼尼松龙作为替代方案。用药方案：即刻静脉注射氢化可的松注射液或注射用氢化可的松琥珀酸钠100mg，使血皮质醇浓度达到正常人在发生严重应激时的水平。继以氢化可的松 100~200mg 溶入 5% 葡萄糖氯化钠注射液 500ml 中静脉滴注 2~4 小时，此后依病情每 4~8 小时继续静脉滴注 100mg，因氢化可的松在血浆中半衰期为 90 分钟，故应持续静脉滴注。前 24 小时内氢化可的松用量可达 300~500mg。若静脉滴注甲泼尼龙，应同时肌内注射去氧皮质酮2mg。危象控制后可逐渐减少，第 2 天用第 1 天的 2/3 量，第 3 天用第 1 天的 1/2 量。为了避免静脉滴注液中断后激素不能及时补充，可在静脉滴注的同时，肌内注射醋酸可的松（需在体内转化为氢化可的松才起作用）100mg，以后每 12 小时 1 次，病情好转后，应迅速减量，约每日减量 50%。当病情稳定能进食时，糖皮质激素改为口服，每 6 小时口服氢化可的松 200mg 或醋酸可的松 25mg，约半个月减至维持量。一般情况下，醋酸可的松 25~75mg/d 或泼尼松 5~10mg/d 即可。上午用全量的 2/3，下午用 1/3。如仍有低钠血症或收缩压不能回升至 100mmHg，可考虑加用盐皮质激素如 9α- 氟氢可的松 0.05~0.20mg/d 口服，或肌内注射醋酸去氧皮质酮 1~3mg，每日 1~2 次。

2. 纠正水和电解质紊乱 典型的危象患者液化损失量约达细胞外液的 1/5。根据尿量、尿比重、血压、红细胞比容、心肺功能状况补充血容量，一般前 24 小时补液量在 2 500~3 000ml 以上，以 5% 葡萄糖盐水为主，有显著低血糖时另加 10%~50% 葡萄糖液。若治疗前有高钾血症，当脱水和休克纠正，尿量增多，补充糖皮质激素和葡萄糖后，一般都能降至正常，在输入第 3L 液体时，可酌情补钾 20~40mmol。本病可有酸中毒，但一般不需补碱，当 $CO_2CP < 9.9mmol/L$（22vol%）时，可补充适量碳酸氢钠。

3. 抗休克 如血压在 80mmHg 以下伴休克症状者经补液及激素治疗仍不能纠正循环衰竭时，应及早给予血管活性药物。

4. 去除诱因与病因治疗 包括原发病与抗感染治疗等。

5. 对症治疗 包括给氧、使用各种镇静、止惊剂，但禁

48

用吗啡、巴比妥类药物。

（顾亚楠　张文武）

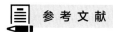

参 考 文 献

［1］ The Endocrine Society. Diagnosis and treatment of primary adrenal insufficiency: An Endocrine Society clinical practice guideline [J]. J Clin Endocrinol Metab, 2016, 101 (2): 364-89.

［2］ Japan Endocrine Society. Diagnosis and treatment of adrenal insufficiency including adrenal crisis: A Japan Endocrine Society clinical practice guideline [J]. Endocr J, 2016, 63 (9): 765-784.

［3］ 葛均波, 徐永健, 王辰. 内科学 [M]. 9 版. 北京: 人民卫生出版社, 2018: 707-709.

48

第 49 章

嗜铬细胞瘤和副神经节瘤危象

　　嗜铬细胞瘤和副神经节瘤（pheochromocytoma and paraganglioma，PPGL）是分别起源于肾上腺髓质或肾上腺外交感神经链的肿瘤，这种瘤持续或间断地释放大量儿茶酚胺，引起持续性或阵发性高血压和多个器官功能及代谢紊乱。约 10% 为恶性肿瘤。本病以 30~50 岁最多见。

　　在一些诱因包括情绪激动、运动、挤压肿瘤部位、创伤、麻醉、插管、手术、分娩、滥用某些药物（如拟交感神经药、单胺氧化酶抑制剂、吗啡、箭毒类、组织胺释放剂、

β 受体阻滞剂、骤停可乐定等）、吸烟以及作诊断性激发试验等情况下，患者可出现嗜铬细胞瘤和副神经节瘤危象（pheochromocytoma and paraganglioma crisis），是指肿瘤短期分泌较多的去甲肾上腺素和肾上腺素造成急性高儿茶酚胺血症。PPGL 危象的典型临床表现有：①高血压危象；②高血压与低血压交替发作危象；③发作性低血压或休克；④急性左心衰竭和肺水肿；⑤心绞痛、心肌梗死、心律失常；⑥腹痛、恶心、呕吐等消化系统症状。

【病因与发病机制】

　　嗜铬细胞瘤（pheochromocytoma，PCC）和副神经节瘤（paraganglioma，PGL）是分别起源于肾上腺髓质或肾上腺外交感神经链的肿瘤，主要合成和分泌大量儿茶酚胺（catecholamine，CA），如去甲肾上腺素（norepinephrine，NE）、肾上腺素（epinephrine，E）及多巴胺（dopamine，DA），引起患者血压升高等一系列临床症候群，并造成心、脑、肾等严重并发症。肿瘤位于肾上腺称为 PCC，位于肾上腺外则称为 PGL。PGL 可起源于胸、腹部和盆腔的脊椎旁交感神经链，也可来源于沿颈部和颅底分布的舌咽、迷走神经的副交感神经节，后者常不产生 CA。PCC 占 80%~85%，PGL 占 15%~20%，二者合称为 PPGL。

　　PPGL 是一种少见的内分泌疾病，国内尚缺乏 PPGL 发病率或患病率的数据。国外报道在普通高血压门诊中 PPGL 的患病率为 0.2%~0.6%，生前未诊断而在尸检中的发现率为 0.05%~0.10%。PPGL 在儿童高血压患者中患病率为 1.7%，在肾上腺意外瘤中约占 5%。各年龄段均可发病，发病高峰为 30~50 岁，男女发病率基本相同。遗传性 PPGL 占 35%~40%，与散发性患者相比，遗传性肿瘤患者起病较年轻并呈多发病灶。当在非嗜铬组织中存在转移病灶时则定义为恶性 PPGL，占 10%~17%；超过 40% 的恶性 PPGL 的发病与 SDHB 基因突变有关。

　　PPGL 的发生与致病基因的种系突变有关，目前已知有 17 个致病基因，根据基因突变涉及的细胞内不同信号传导通路，可将这些基因分为两类：第一类（cluster 1）与缺氧通路有关，通过激活缺氧诱导因子，促进与缺氧有关的生长因子表达，从而刺激肿瘤生长，包括 VHL、SDHx（SDHA、SDHB、SDHC、SDHD、SDHAF2）、HIF2A、FH、PHD1、PHD2、HRAS、MDH2 和 KIF1Bβ 等基因；第二类（cluster 2）通过激活 MAPK 和 / 或 mTOR 信号传导通路促进肿瘤生长，包

括 NF1、RET、MAX 和 TMEM127 等基因。约 50% 的 PPGL 存在上述基因突变，其中 35%~40% 为胚系突变，表现为家族遗传性并作为某些遗传性综合征的表现之一（表 49-1、表 49-2），突变频率依次为 SDHB（10.3%）、SDHD（8.9%）、VHL（7.3%）、RET（6.3%）及 NF1（3.3%）；SDHC、SDHA、MAX 及 TMEM127 的突变频率<2%；15%~25% 的患者存在肿瘤组织的体系突变，在散发性 PPGL 中的发生频率依次为 NF1（25%）、VHL（9%）、HIF2A（7%）、HRAS（6%）、RET（5%）和 MAX（3%）。部分散发性 PPGL 的发病机制尚不完全清楚。

　　PPGL 依据患者的基因类型不同，其临床表现有较大差异，不同基因突变的患者在 PPGL 的肿瘤部位、良性 / 恶性、CA 分泌类型及复发倾向上均明显不同（见表 49-1）。有 SDHx 基因突变的患者多发生头颈部及交感神经 PGL，其中部分患者可合并肾癌、胃肠道间质瘤和垂体瘤；VHL、RET、NF1、TMEM127 或 MAX 基因突变常见于 PCC 患者，且多为双侧肾上腺受累；RET 基因突变亦见于多内分泌腺瘤病Ⅱ型（MEN Ⅱ）；SDHB 和 FH 基因突变的患者多提示为恶性 PGL。有 RET 和 NF1 基因突变的 PCC 主要分泌 E，而有 VHL、SDHx 突变的肿瘤则以分泌 NE 为主。

　　PPGL 发病主要取决于肿瘤细胞分泌的儿茶酚胺成分中是以 NE 还是 E 为主，以及肿瘤释放儿茶酚胺是暴发性还是持续性的，这两方面决定了 PPGL 的发病方式和临床表现的多样性。典型症状是阵发性高血压或持续性高血压阵发性加重、心悸和大汗。PPGL 所致恶性高血压是导致心力衰竭、心肌梗死、脑卒中和肾功能受损的重要危险因素。与原发性高血压患者相比，此类患者心、脑、肾等高血压靶器官的损害更为严重，所以早期诊断、早期治疗显得尤为重要。

　　PPGL 危象发作则是肿瘤在某种诱因刺激下，呈暴发性地大量释放儿茶酚胺入血所致。此外，PPGL 可产生多种肽类激素，其中一部分可能引起 PPGL 中一些不典型的症状，如面部潮红（舒血管肠肽、P 物质）、便秘（鸦片肽、生长抑

表 49-1　遗传性 PPGL 的致病基因及临床特征

致病基因	综合征	遗传性	相关疾病	PCC	交感神经副神经节瘤	头颈部副神经节瘤	多发/复发	生化	恶性率
VHL	von Hippel-Lindau 综合征	AD	+++,HM/RCC/PL	++	±	±	+++	NE	5%
RET	多内分泌腺瘤病 2 型	AD	100%,MTC/HP	++	−	−	+++	E	<5%
NF1	神经纤维瘤病 1 型	AD	100%,NF	+	−	−	+++	E	9%
SDHB	副神经节瘤 4 型	AD	+,GIST/RCC	+	+++	+	++	NE	40%
SDHD	副神经节瘤 1 型	AD/PT	+,GIST/PA	+	+++	+++	+++	NE	5%
SDHC	副神经节瘤 3 型	AD	+,GIST	−	+	+++	−	NE	不明确
SDHA	副神经节瘤 5 型	AD	+,GIST	±	+++	±	−	NE	不明确
SDHAF2	副神经节瘤 2 型	AD/PT	无	−	−	++	−		不明确
TMEM127	不明确	AD	无	+++	−	−	++	E	±
MAX	不明确	AD/PT	无	+++ (100%)	±	±	+++	E/NE	10%
FH	不明确	AD	+,UL	+	+	±	+	NE	43%

注：PPGL,嗜铬细胞瘤和副神经节瘤；PCC,嗜铬细胞瘤；AD,常染色体显性遗传；PT,父系遗传；HM,血管母细胞瘤；RCC,肾透明细胞癌；PL,胰腺病变；MTC,甲状腺髓样癌；HP,甲状旁腺功能亢进症；GIST,胃肠道间质瘤；PA,垂体瘤；UL,子宫肌瘤；NE,去甲肾上腺素；E,肾上腺素；−,未见；±,极少见；+,较少见；++,常见；+++,很常见。

表 49-2　PPGL 遗传综合征的临床特征

遗传综合征	除 PPGL 外的临床疾病
多内分泌腺瘤病 2A 型	甲状腺髓样癌,原发性甲状旁腺功能亢进症,皮肤苔藓样淀粉样变性
多内分泌腺瘤病 2B 型	甲状腺髓样癌,皮肤黏膜神经瘤,类马凡体型,角膜神经髓鞘化,肠神经节瘤(先天性巨结肠病)
von Hippel-Lindau 综合征	中枢神经系统血管母细胞瘤(小脑、脊髓、脑干),视网膜血管母细胞瘤,肾透明细胞癌/肾囊肿,胰腺神经内分泌肿瘤和浆液性囊腺瘤,中耳内淋巴囊腺瘤,附睾和子宫阔韧带的乳头状囊腺瘤
神经纤维瘤病 1 型	神经纤维瘤,多发性牛奶咖啡斑,腋窝和腹股沟的斑点,虹膜错构瘤(Lisch 结节),骨异常,中枢神经系统神经胶质瘤,巨头畸形,认知障碍

注：PPGL,嗜铬细胞瘤和副神经节瘤。

素)、腹泻(血管活性肠肽、血清素、胃动素)、面色苍白、血管收缩(神经肽 Y)及低血压或休克(舒血管肠肽、肾上腺髓质素)等。

【诊断】

一、临床表现特点

PPGL 的主要临床表现为高 CA 分泌所致的高血压及其并发症,由于肿瘤持续性或阵发性分泌释放不同比例的 E 和 NE,故患者的临床表现不同。可表现为阵发性、持续性或在持续性高血压的基础上阵发性加重:阵发性高血压为 25%~40%;持续性高血压约占 50%,其中半数患者有阵发性加重;约 70% 的患者合并直立性低血压;另有少数患者血压正常。由于肾上腺素能受体广泛分布于全身多种组织和细胞,故患者除高血压外,还有其他的特征性临床表现

(表 49-3),如头痛、心悸、多汗是 PPGL 高血压发作时最常见的三联征,对诊断具有重要意义。可见,本病变化多端,但以心血管症状为主,兼有其他系统的表现。

PPGL 危象发生率约为 10%,临床表现可为严重高血压或高、低血压反复交替发作;出现心、脑、肾等多器官系统功能障碍,如心肌梗死、心律失常、心肌病、心源性休克;肺水肿、急性呼吸窘迫综合征(ARDS);脑血管意外、脑病、癫痫;麻痹性肠梗阻、肠缺血;肝、肾衰竭等;严重者导致休克,最终致呼吸、循环衰竭死亡。

PPGL 危象典型临床表现可有以下类型。

1. 高血压危象　持续性或阵发性高血压可以出现在 90%~100% 的患者中,是最常见的临床症状。常表现为突发血压升高,可达到 200~300/130~180mmHg,其发作可由情绪激动、体位改变、创伤、灌肠、大小便、腹部触诊、某些药物等促发。发作时间一般数分钟,长者可达 1~2 小时或更久。发作频繁者一日数次,少者数月一次。随病程演变,发

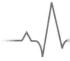

表 49-3　PPGL 临床表现

症状和体征	频率	症状和体征	频率
心悸	62%~74%	腹痛 / 胸痛	20%~50%
多汗	61%~72%	恶心 / 呕吐	23%~43%
头痛	61%~69%	疲乏	15%~40%
头痛 / 心悸 / 多汗	40%~48%	紧张焦虑	20%~40%
面色苍白 / 面红	35%~70%	肢端发凉	23%~40%
体重下降	23%~70%	胸闷	11%~39%
头晕	42%~66%	震颤	13%~38%
高血糖	42%~58%	发热	13%~28%
便秘	18%~50%	视物模糊	11%~22%

注：PPGL，嗜铬细胞瘤和副神经节瘤。

作渐频，时间渐长，部分患者可发展为持续性高血压伴阵发性加剧。发作时头痛常较剧烈，为突然发作的双侧搏动性头痛。心悸常伴有胸闷、憋气、胸部压榨感或濒死感。多汗常呈大汗淋漓，伴有面色苍白，四肢发凉。症状严重者，可因此出现高血压脑病和 / 或脑血管病症候群，如脑出血、蛛网膜下腔出血等，此时可出现剧烈头痛、躁动、抽搐、呕吐、颈强直、意识丧失，甚至死亡。发作终止后，患者可出现迷走神经兴奋的症状，如潮红、发热、流涎、瞳孔缩小，尿量增多等。

2. 高血压与低血压交替发作危象 高低血压交替发作可能是由于肿瘤组织分泌大量儿茶酚胺致血压骤升，同时导致小静脉及毛细血管前小动脉强烈收缩，使组织缺血缺氧，血管通透性增加，血浆外渗，血容量减少；加上强烈收缩的小动脉对儿茶酚胺敏感性下降，使血压降低。血压下降又反射性地引起儿茶酚胺释放增加，导致血压再度升高，如此反复，临床上即表现为高血压和低血压交替出现，血压在短时间内有大幅度而频繁的波动，同时心动过速和心动过缓交替出现，伴有大汗淋漓、面色苍白、四肢厥冷等循环衰竭表现。这种严重的血流动力学改变易引起脑血管意外、急性心力衰竭、心肌梗死、休克等严重并发症，如不及时处理可导致死亡。

3. 发作性低血压或休克 发病机制有如下几点：①大量的儿茶酚胺导致心律失常或心力衰竭，心排血量锐减；②大量儿茶酚胺使血管强烈收缩，组织缺氧、微血管通透性增加，血容量减少，致血压下降，严重者发生休克；③由于肿瘤内发生出血、坏死，使儿茶酚胺分泌骤然减少或停止，突然失去儿茶酚胺作用后，血管床突然扩张，有效循环血容量不足；④肿瘤分泌多种扩血管物质，如舒血管肠肽、肾上腺髓质素等；⑤由于肿瘤主要分泌肾上腺素，兴奋肾上腺素能β受体，促使周围血管扩张；⑥应用α受体阻滞剂如酚妥拉明后血管床突然扩张，血容量相对不足，以低血压或休克为突出表现，易发生直立性低血压危象。

4. 急性左心衰竭、肺水肿 大量儿茶酚胺所致的儿茶酚胺心脏病，包括扩张型心肌病或肥厚型心肌病，心肌发生退行性变、坏死、炎症细胞灶、弥漫性心肌水肿及心肌纤维变性等，心电图常有心肌损伤、缺血、ST 段及 T 波变化、房室传导阻滞、期前收缩或心动过速等心律失常。危象时更易发生心力衰竭（主要是急性左心衰竭、肺水肿）。

5. 心绞痛、心肌梗死、心律失常 由于大量儿茶酚胺突然释放，使心脏突然受到刺激而使冠状动脉负荷增大，或因为发作性的低血压期冠状动脉供血不足，致心肌缺血缺氧发生心绞痛及心肌梗死。表现为胸痛或心电图改变，包括 ST 段抬高或压低，T 波倒置，其他心电图异常可有期前收缩、阵发性心动过速，心室颤动等。

6. 腹痛、恶心、呕吐等消化系统症状 因儿茶酚胺可松弛胃肠平滑肌，使肠道张力减弱，引起便秘甚至结肠扩张；儿茶酚胺还可使胃肠小动脉痉挛、缺血，胃肠功能抑制，而导致肠出血、坏死、穿孔；另外还可抑制胆囊收缩。患者表现为剧烈腹痛、呕吐、呕血、血便，严重者出现休克。

二、实验室检查

激素及代谢产物的测定是 PPGL 定性诊断的主要方法，包括测定血和尿 NE、E、DA 及其中间代谢产物甲氧基肾上腺素（metanephrine，MN）、甲氧基去甲肾上腺素（normetanephrine，NMN）和终末代谢产物香草基杏仁酸（vanillylmandelic acid，VMA）浓度。MN 及 NMN（合称 MNs）是 E 和 NE 的中间代谢产物，它们仅在肾上腺髓质和 PPGL 瘤体内代谢生成并且以高浓度水平持续存在，故是 PPGL 的特异性标志物。因肿瘤分泌释放 NE 和 E 可为阵发性并且可被多种酶水解为其代谢产物，故当 NE 和 E 的测定水平为正常时，而其 MNs 水平可升高，故检测 MNs 能明显提高 PPGL 的诊断灵敏度及降低假阴性率。推荐诊断 PPGL 的首选生化检验为测定血游离 MNs 或尿 MNs 浓度，其次可检测血或尿 NE、E、DA 浓度以帮助进行诊断。

1. MNs 水平测定 ①血浆游离 MNs：因体位及应激状态均可影响 CA 水平，故建议患者休息 30 分钟后于仰卧位或坐位时抽血，其正常参考值范围也应为相同体位。②24 小时尿 MNs：患者应留取 24 小时尿量并保持尿液酸化状态再检测 MNs 水平。③建议使用液相色谱串联质谱分析（LC-MS/MS）或液相色谱电化学检测方法（LC-ECD）

49

测定 MNs。MNs 诊断 PPGL 的灵敏度为 95%~100%、特异度为 69%~98%。文献报道的正常参考值上限：血浆游离 NMN 浓度 0.6~0.9nmol/L、MN 浓度 0.3~0.6nmol/L；24 小时尿 NMN 水平 3.0~3.8μmol/L，24 小时尿 MN 水平 1.2~1.9μmol/L。国内资料显示，血浆游离 NMN 浓度为 0.8nmol/L 时，诊断 PPGL 的灵敏度和特异度分别为 95%、90%；血浆游离 MN 浓度在 0.4nmol/L 时诊断的灵敏度和特异度分别为 51%、90%。

应注意：①坐位 NMN 水平的参考值上限是仰卧位的 2 倍，故应使用同一体位的参考值来判断结果。②NMN 水平随年龄增加，故需按不同年龄调整参考值上限以减少假阳性。③应避免应激、食用咖啡因类食物对 MNs 测定结果的影响；严重疾病患者在重症监护时可出现假阳性结果。④避免使用直接干扰检测方法的药物，如单胺氧化酶抑制剂、三环类抗抑郁药、对乙酰氨基酚、β 受体阻滞剂、拟交感神经药、可卡因、柳氮磺吡啶等。而选择性 α_1 受体阻滞剂、利尿剂、血管紧张素转换酶抑制剂（ACEI）、血管紧张素受体阻断剂（ARB）及钙拮抗剂对血和尿 MNs 检测结果无明显影响。

2. CA 水平测定 ① 24 小时尿 CA 排泄水平：应留取 24 小时尿量，并保持尿液 pH<3；②血 CA 浓度：患者空腹、卧位休息 30 分钟后抽血，取血前 30 分钟应于静脉内留置注射针头，以减少抽血时疼痛刺激所致生理性升高；③建议采用高效液相电化学检测法（HPLC）进行 CA 浓度测定，其诊断 PPGL 的灵敏度 69%~92%，特异度 72%~96%。

应注意：①PPGL 患者在持续性高血压或阵发性高血压发作时，其血浆或尿 CA 水平较正常参考值上限增高 2 倍以上才有诊断意义。②血浆 CA 结果可受环境、活动等因素影响，如处于应激时和焦虑状态患者的血浆 CA 水平亦升高。③停用对尿 CA 测定结果有干扰的药物，如利尿剂、肾上腺受体阻滞剂、扩血管药、钙通道阻滞剂等；外源性拟交感药物及甲基多巴、左旋多巴亦可导致假阳性结果。

3. 尿 VMA 水平测定 检测尿 VMA 水平对诊断 PPGL 的灵敏度为 46%~77%，特异度为 86%~99%，但应同时检测血、尿 CA 水平。

4. 药理激发或抑制试验的灵敏度和特异度差，并有潜在风险，故不推荐使用。

三、影像学检查

应在首先确定 PPGL 的定性诊断后再进行肿瘤的影像学检查定位，常用方法如下。

1. CT 扫描 首选 CT 扫描作为肿瘤定位的影像学检查。CT 对胸、腹和盆腔组织有很好的空间分辨率，并可发现肺部转移病灶，增强 CT 诊断 PPGL 的灵敏度为 88%~100%。

2. 磁共振成像（MRI） 推荐 MRI 用于以下情况：①探查颅底和颈部 PGL，其灵敏度 90%~95%；②有肿瘤转移的患者；③CT 检查显示体内存留金属异物伪影；④对 CT 造影剂过敏以及如儿童、孕妇、已知种系突变和最近已有过度辐射而需要减少放射性暴露的人群。

3. 根据患者的临床、生化及基因结果可选择进行下述功能影像学检查：①间碘苄胍显像（metaiodobenzylguanidine，MIBG）：^{123}I-MIBG 显像诊断 PPGL 的灵敏度高于 ^{131}I-MIBG 显像，其诊断 PCC 或 PGL 的灵敏度分别为 85%~88%、56%~75%，特异度分别为 70%~100%、84%~100%。MIBG 显像对转移性、复发性 PPGL，位于颅底和颈部、胸腔、膀胱 PGL，与 SDHx（尤其是 SDHB）基因相关 PPGL 的检出灵敏度较低。恶性 PPGL 患者发生转移且不能手术时，如 MIBG 显像阳性，则可应用 ^{131}I-MIBG 治疗。建议有转移或转移风险的患者用 ^{123}I-MIBG 显像结果来评价 ^{131}I-MIBG 治疗的可能性。应注意：拟交感神经药、阻断 CA 转运药物如可卡因和三环类抗抑郁药、钙通道阻滞剂、α 及 β 肾上腺素能受体阻滞剂等可减少 ^{123}I-MIBG 浓聚，故需停药 2 周后再行 MIBG 显像。②生长抑素受体显像：对头颈部 PGL 肿瘤定位的灵敏度为 89%~100%，明显优于 MIBG（18%~50%）；对 PGL 定位的灵敏度（80%~96%）高于 PCC（50%~60%），故推荐可用生长抑素受体显像来筛查恶性 PGL 的转移病灶。③^{18} 氟 - 脱氧葡萄糖正电子发射断层扫描（^{18}F-FDG-PET/CT）：建议用于肾上腺外的交感性 PGL、多发性、恶性和 / 或 SDHB 相关的 PPGL 的首选定位诊断，其对转移性 PPGLs 的诊断灵敏度为 88%。

4. 超声检查 为无创性、方便、易行、价低的检测方法，但灵敏度不如 CT 和 MRI，不易发现较小的肿瘤。可对肾上腺外，如腹腔、膀胱、盆腔处是否有肿瘤作初步的筛查，并对肿瘤的质地如囊性还是实体瘤有较大的鉴别价值。但不易识别胸腔、纵隔等部位的肿瘤。

四、基因检测

推荐对所有 PPGL 患者均应进行基因检测，可根据患者的肿瘤定位和 CA 生化表型选择不同类型的基因检测；对所有恶性 PPGL 患者检测 SDHB 基因；对有 PPGL 阳性家族史和遗传综合征表现的患者可以直接检测相应的致病基因突变。应到有条件的正规实验室进行基因检测。

五、诊断注意事项

本病症状典型者诊断并不困难。但症状不典型者，易造成误诊。对以下患者需注意排除 PPGL 危象：①高血压危象和脑病发生在年轻人，伴消瘦、心动过速、大汗和震颤者；②反复发生急性肺水肿，特别是非心源性肺水肿者；③反复发生急性左心衰而且用强心利尿剂不能缓解者；④高血压和低血压交替发生，或一般剂量的降压药即引起明显的低血压休克者；⑤不明原因的突发剧烈腹痛而无腹部体征者等。

推荐对以下人群进行 PPGL 的筛查：①有 PPGL 的症状和体征，尤其有阵发性高血压发作的患者；②使用 DA D2 受体拮抗剂、拟交感神经类、阿片类、NE 或 5- 羟色胺再摄取抑制剂、单胺氧化酶抑制剂等药物可诱发 PPGL 症状发作的患者；③肾上腺意外瘤伴有或不伴有高血压的患者；④有 PPGL 的家族史或 PPGL 相关的遗传综合征家族史的患者；⑤有既往史的 PPGL 患者。

49

【治疗】

一、内科治疗

PPGL 危象死亡率较高,需多学科合作,密切监测并对患者进行个体化指导治疗。

PPGL 高血压危象立即给氧,心电监护,静脉缓慢注射酚妥拉明 1~5mg(加入 5% 葡萄糖液 20ml 中),同时密切监测血压,当血压下降至 160/100mmHg 左右即停止推注,继以酚妥拉明 10~15mg 溶于 5% 葡萄糖盐水 500ml 中缓慢静脉滴注,以维持正常血压。同时准备肾上腺素以备血压过低时用。如高、低血压反复交替发作时,除静脉泵入 α 受体阻滞剂外,还需另建一条静脉通道进行容量补液、监测血流动力学指标并纠正低容量休克。对窦性心动过速或房性/室性心律失常者,可口服普萘洛尔 20~40mg,必要时注射 1~2mg。发作后给予口服酚苄明预防发作及作为术前用药。酚苄明为长效的 α 受体阻滞剂,作用可持续 24 小时。每日口服 1~2 次,每次 5~10mg,逐渐隔日加量 10~20mg/d,达到最适剂量(一般为 60mg/d)停止。血压明显下降即可,不一定下降到正常水平。使用时警惕直立性低血压、心律失常、心动过速等副作用,可加少量普萘洛尔 5~10mg,每日 3~4 次。也可用选择性的 α_1 受体阻断药哌唑嗪(0.5~4mg/次,2~3 次/d)、多沙唑嗪(2~8mg/d)替代酚苄明。

二、手术治疗

确诊 PPGL 后应尽早手术切除肿瘤,但手术前必须进行充分的药物准备,以避免麻醉和术中、术后出现血压大幅度波动而危及患者生命。

1. 术前准备 除头颈部 PGL 和分泌 DA 的 PPGL 外,其余患者均应服用 α 受体阻滞剂做术前准备。可先用选择性 α_1 受体阻滞剂(哌唑嗪、多沙唑嗪)或非选择性 α 受体阻滞剂(酚苄明)控制血压,如血压仍未能满意控制,则可用钙通道阻滞剂。用 α 受体阻滞剂治疗后,如患者出现心动过速,则再加 β 受体阻滞剂,但是绝对不能在未服用 α 受体阻滞剂之前使用 β 受体阻滞剂,因为 PPGL 患者先服用 β 受体阻滞剂则因阻断 β 受体介导的舒血管效应而使血压升高,可导致急性肺水肿和左心衰的发生。此外,患者应摄入高钠饮食和增加液体入量,以增加血容量,防止肿瘤切除后发生严重低血压。术前药物准备充分的标准:①患者血压控制正常或基本正常,无明显直立性低血压;②血容量恢复:红细胞比容降低,体重增加,肢端皮肤温暖,微循环改善;③高代谢症群及糖代谢异常得到改善;④术前药物准备时间存在个体差异,一般为 2~4 周,并进正常或含盐较多的饮食(心衰者例外),以使原来缩减的血容量恢复正常。对较难控制的高血压并伴有严重并发症的患者,应根据患者病情相应延长术前准备时间。

2. 手术 ①对大多数 PCC 患者行腹腔镜微创手术,如肿瘤直径>6cm 或为侵袭性 PCC,则应进行开放式手术以确保肿瘤被完整切除;为避免局部肿瘤复发,术中应防止肿瘤破裂。②对 PGL 患者行开放式手术,但对于小肿瘤、非侵袭性 PGL,可行腹腔镜手术。③对双侧 PCC 患者手术时应尽量保留部分肾上腺,以免发生永久性肾上腺皮质功能减退。④术中血压监测及管理:手术中应持续监测血压、心率、中心静脉压和心电图,有心脏疾病的患者应监测肺动脉楔压;术中如出现血压明显升高,可静脉滴注或持续泵入酚妥拉明或硝普钠;如心率显著增快或发生快速型心律失常,则在先使用 α 受体阻滞剂后,再静脉用速效型半衰期较短的选择性 β_1 受体阻滞剂艾司洛尔治疗。⑤如切除肿瘤后患者血压明显下降或出现低血压,则应立即停用 α 受体阻滞剂并快速补充血容量,维持正常的中心静脉压,必要时使用血管活性药物。推荐术后 24~48 小时要密切监测患者的血压和心率。

(张文武)

参 考 文 献

[1] 中华医学会内分泌学分会肾上腺学组. 嗜铬细胞瘤和副神经节瘤诊断治疗的专家共识 [J]. 中华内分泌代谢杂志, 2016, 32 (3): 181-187.

[2] 葛均波, 徐永健, 王辰. 内科学 [M]. 9 版. 北京: 人民卫生出版社, 2018: 710-712.

[3] LENDERS J W, DUH Q Y, EISENHOFER G, et al. Pheochromocytoma and paraganglioma: An endocrine society clinical practice guideline [J]. J Clin Endocrinol Metab, 2014, 99 (6): 1915-1942.

49

第 50 章

低血糖危象

正常情况下,空腹血浆葡萄糖浓度通过一个复杂而相互联系的神经、体液和细胞调节系统维持在 3.9~6.1mmol/L(70~110mg/dl)较为狭窄的范围内。当某些病理或生理原因导致非糖尿病患者血糖≤2.8mmol/L(50mg/dl)、接受药物治疗的糖尿病患者血糖≤3.9mmol/L(70mg/dl)而引起自主(交感)神经兴奋和中枢神经异常甚至意识障碍的症状及体征时,称为低血糖危象。低血糖危象临床表现多样,与血糖下降速度、程度和持续时间等相关。持续严重的低血糖可以导致患者脑细胞产生不可逆损害,甚至死亡,因此不管什么原因引起的低血糖危象均需紧急处理。

【病因与发病机制】

引起低血糖的原因很多,按其发生与进食的关系可分为空腹低血糖和餐后低血糖;按其进展速度可分为急性、亚急性和慢性低血糖;按症状可分为症状性低血糖和无症状性低血糖;按病因可以分为器质性、功能性及外源性低血糖;按其发病机制可分为胰岛素介导性和非胰岛素介导性低血糖;这些分类方法之间有一定的内在联系和交叉。低血糖既可以发生在非糖尿病患者,也可发生在糖尿病患者。对于糖尿病患者发生的低血糖往往是伴随降低血糖的治疗而发生,其首要任务是调整治疗方案以尽量减少或消除低血糖的发生。对于非糖尿病患者发生的低血糖,首要任务是作出精确的病因诊断,给予针对性的治疗方案,以避免低血糖危象的再发生。

一、糖尿病患者的低血糖

外源性胰岛素和刺激内源性胰岛素分泌的药物(如促胰岛素分泌剂格列苯脲、格列齐特、瑞格列奈等)会刺激葡萄糖的利用增加,若运用不当可致低血糖,甚至是严重或致死性低血糖的发生。胰岛素增敏剂(二甲双胍、噻唑烷二酮类)、葡萄糖苷酶抑制剂、胰高血糖素样肽 -1(glucagon-like peptide-1,GLP-1)受体激动剂、钠 - 葡萄糖协同转运蛋白 2 抑制剂和二肽基肽酶 -4 抑制剂等,主要依赖残余的内源性胰岛素分泌或增加尿液中葡萄糖的排泄发挥疗效,引起低血糖的风险较小,单用一般不诱发低血糖,但和胰岛素及胰岛素促泌剂联合治疗时则可引起低血糖。此外,糖尿病患者发生低血糖的可能诱因有:①未按时进食,或进食过少。②呕吐、腹泻:呕吐、腹泻可使机体能量(尤其是碳水化合物)摄入减少,从而诱发低血糖。③酒精摄入,尤其是空腹饮酒:酒精能直接导致低血糖,应避免酗酒和空腹饮酒。④运动增加:根据患者病情和身体素质选择适合自己的运动方式,运动前应增加额外的碳水化合物摄入,预防低血糖发生。⑤自主神经功能障碍:糖尿病患者常伴有自主神经功能障碍,自主神经功能障碍影响机体对低血糖的调节能力,增加发生严重低血糖的风险。同时,低血糖也可能诱发或加重患者自主神经功能障碍,形成恶性循环。⑥肝、肾功能不全:合并肝、肾功能不全的糖尿病患者易于发生低血糖,与肝、肾功能不全引起食欲缺乏及糖异生能力降低等因素有关。⑦血糖控制目标过严:严格的血糖控制会增加低血糖的风险,并且严重低血糖可能与患者死亡风险增加有关,因此对有低血糖尤其是严重低血糖或反复发生的糖尿病患者除调整治疗方案外还应适当放宽血糖控制目标。

糖尿病患者低血糖分级:①1 级低血糖:血糖<3.9mmol/L 且≥3.0mmol/L;②2 级低血糖:血糖<3.0mmol/L;③3 级低血糖:需要他人帮助治疗的严重事件,伴有意识和 / 或躯体改变,但没有特定血糖界限。

二、非糖尿病患者的低血糖症

1. 引起低血糖症的药物 药物是最常见的低血糖病因。在糖尿病患者中主要是治疗糖尿病的降糖药物引起的,包括胰岛素和促胰岛素分泌剂,如格列苯脲(优降糖)、消渴丸(含优降糖)、甲苯磺丁脲(D860)、格列苯脲、格列齐特、格列吡嗪、格列喹酮等。在非糖尿病个体中低血糖可能由多种其他药物(包括酒精)所致,如喹诺酮类、喷他脒(pentamidine)、奎宁、奎尼丁、β 受体阻断剂、血管紧张素转换酶抑制剂和胰岛素样生长因子 - Ⅰ(IGF-Ⅰ)等。

2. 引起低血糖症的相关疾病 按其发病机制可分为胰岛素介导的和非胰岛素介导的低血糖两大类。

(1)胰岛素介导的低血糖症:又称内源性高胰岛素血症。当血浆葡萄糖浓度降至低血糖水平而胰岛素的分泌速率不能相应下降时,就会发生高胰岛素血症性低血糖。对于非糖尿病成年人,下列原因可引起内源性高胰岛素血症导致的低血糖:① β 细胞肿瘤。② β 细胞功能性疾病:又称胰岛细胞增生症,可作为非胰岛素瘤胰源性低血糖综合征(non-insulinoma pancreatogenous hypoglycemia syndrome,NIPHS)或胃旁路术后低血糖的一种特征。③胰岛素自身免疫性低血糖:发生于体内存在针对内源性胰岛素的抗体或胰岛素受体抗体的患者。对于存在胰岛素抗体介导的低血糖患者,推测针对进餐分泌的胰岛素会与抗体结合,然后以一种不受调节的方式解离，引起高胰岛素血症和低血糖。对于存在胰岛素受体抗体的患者（常见于已接受过胰岛素治疗的糖尿病患者），低血糖为刺激性抗体激活受体所致。应予以警觉的是，在非糖尿病患者中也可发生由服用或误用（主观的、恶意的等）β细胞促泌剂而引起的内源性胰岛素升高所致的低血糖。

婴儿持续性高胰岛素血症性低血糖（persistent hyperinsulinemic hypoglycemia of infancy，PHHI）或先天性高胰岛素血症是婴儿持续性低血糖的最常见病因。PHHI是一种遗传病，以胰岛素分泌失调为特征。

（2）非胰岛素介导的低血糖症：此类患者血浆胰岛素水平在正常范围。①常见于重症疾病所致，如肝衰竭、肾衰竭、心力衰竭、营养不良等，低血糖发生与糖代谢异常致血糖生成不足有关；②胰外肿瘤：如胸腹腔肿瘤（纤维肉瘤、间皮瘤、黏液瘤）、胆管癌、肾上腺皮质癌、肾胚胎瘤、淋巴瘤、肝癌、胃肠癌及肺癌、卵巢癌等，这些癌肿可能分泌胰岛素样生长因子-Ⅰ（IGF-Ⅰ）、泌胰岛素样生长因子-Ⅱ（IGF-Ⅱ）致使产生低血糖；③升糖激素缺乏或对胰岛素过度敏感：见于Addison病、甲状腺功能减退、腺垂体功能减退等。

三、病理生理

脑细胞所需要的能量几乎完全来自血液中的葡萄糖。由于大脑不能合成和储存葡萄糖，因此需要持续地从循环中摄取充足的葡萄糖以维持正常的脑功能和生存需要。维持血糖平衡依靠神经信号、激素、代谢底物的网络调控，其中胰岛素起着主要作用。当血浆葡萄糖降低，胰岛素分泌也随之降低，并能通过增加糖原分解和糖异生维持血糖在生理范围。因此，生理状态下，降低胰岛素分泌是防止低血糖的第一道防线；当血糖下降低于生理范围时，胰岛素的反向调节激素（升糖激素）分泌增加，α细胞分泌的胰高血糖素的增高是防止低血糖的第二道防线；当胰高血糖素分泌不足以纠正低血糖时，肾上腺素分泌增加，作为第三道防线。当这些防御因素仍不能有效地恢复血糖水平时，血糖进一步降低，则出现低血糖的症状和体征。应注意的是，临床上出现低血糖表现的血糖阈值并非一个固定的数值，而是依不同病因、低血糖发生频率、持续时间等不同而存在差异。例如，血糖控制欠佳的糖尿病患者的低血糖阈值常较高，出现低血糖表现时血糖可在正常范围（又称假性低血糖）；而反复发作低血糖的患者（强化降糖治疗的糖尿病患者、胰岛素瘤患者）出现低血糖表现时的血糖常更低。一般来讲，对无糖尿病者，当血糖水平在生理范围内下降时，胰岛素的分泌也随之下降，当血糖浓度降至3.6~3.9mmol/L（65~70mg/dl）时，反向调节激素（胰高血糖素和肾上腺素）的释放增加。在低血糖症状出现前这些激素反应已开始了，当血糖进一步降低至2.8~3.0mmol/L（50~55mg/dl）时才会出现明显症状。血糖下降至2.5~2.8mmol/L（45~50mg/dl）时，大脑皮质受抑制，继而皮质下中枢包括基底节、下丘脑及自主神经中枢相继累及，最后延髓活动受影响。低血糖纠正后，按上述顺序逆向恢复。

【诊断】

一、临床表现特点

低血糖症的临床表现是非特异的，个体间差异也较大，并与低血糖的程度、患者的年龄、血糖下降的速度及持续的时间有关。临床表现多分为交感神经过度兴奋与脑功能障碍两个阶段。若无第1阶段即进入第2阶段且很快昏迷者，多为糖尿病患者注入过多的胰岛素所致。低血糖时先发生交感神经系统兴奋性增高反应的称之为急性神经性低血糖，主要见于血糖迅速降到阈值时。该值在健康人为2.8mmol/L，新生儿为1.70mmol/L，接受药物治疗的糖尿病患者只要血糖水平≤3.9mmol/L就属低血糖范畴。继发于慢性器质性或代谢疾患的低血糖症状，常在不知不觉中出现，称为亚急性或慢性低血糖，表现为以大脑损害为主的中枢神经系统病症，这类患者的前驱症状不明显。总的来说，低血糖危象临床症状主要表现在自主神经低血糖症状（autonomic symptoms）和大脑神经元低血糖症状（neuroglycopenic symptoms）两个方面（阶段）。

1. 自主（交感）神经低血糖症状 包括儿茶酚胺介导的肾上腺素能症状如心悸、震颤、焦虑、紧张、心搏加快、血压升高等，以及乙酰胆碱介导的胆碱能症状如面色苍白、出汗、饥饿感、感觉异常等。此时神志尚清，若不能及时补充糖分，则进一步发展为第2阶段的大脑神经元低血糖症状。

2. 大脑神经元低血糖症状（中枢神经系统症状） 低血糖时中枢神经的表现本质上是中枢神经系统葡萄糖缺乏的结果，可轻可重，包括认知损害、行为改变、精神运动异常，以及血糖浓度更低时出现癫痫发作、惊厥、昏迷甚至死亡。先是大脑皮质受抑制，继而皮质下中枢包括基底节、下丘脑及自主神经中枢相继累及，最后延髓活动受影响。①大脑皮质功能受抑制：患者有意识模糊，定向力及识别力渐丧失，嗜睡、肌张力低下、多汗、震颤、精神失常；②皮质下中枢受抑制：患者躁动不安、痛觉过敏，可有阵挛性及舞蹈样动作或幼稚动作（吮吸、紧抓、鬼脸）等，瞳孔散大，强直性惊厥，锥体束征阳性、昏迷等；③中脑受累时可有阵挛性及张力性痉挛，扭转痉挛，阵发性惊厥等；④当波及延髓时进入严重昏迷阶段，可有去大脑性强直、各种反射消失、瞳孔缩小、肌张力降低、呼吸减弱、血压下降等。如历时较久，常不易逆转。永久性神经功能损害可见于长期、反复严重低血糖患者和一次严重低血糖未能及时纠正的患者。应强调的是，虽然严重的长期低血糖可导致未被注意到的糖尿病患者发生脑死亡，但绝大多数低血糖发作在葡萄糖水平升至正常后能够逆转，而罕见的致死性发作可能是低血糖引起室性心律失常的结果。

老年人发生低血糖症状多不典型，经常容易误诊，尤其是昏迷、抽搐伴偏瘫为首发症状的低血糖现象，是一种暂时性偏瘫，常伴有意识不清，与卒中很相似。

二、实验室检查

对于糖尿病患者发生的可疑低血糖症状,需及时测定血糖,并结合是否存在糖尿病病史、目前治疗方案、用药的种类、剂量、与进餐的关系,以及运动量情况等进行综合分析,快速判断是否为糖尿病相关低血糖。为探寻低血糖病因,非糖尿病患者需要同时测定自发性低血糖症状发作时的血糖、胰岛素、C肽、胰岛素原、β-羟丁酸水平和胰岛素自身抗体,并且要观察注射1mg胰高血糖素后的血糖反应。通过上述步骤可以鉴别内源性或外源性胰岛素介导的低血糖和可能的病因。

1. 血糖测定 临床上一般用静脉血浆葡萄糖浓度表示血糖水平。正常空腹血糖值的低限一般为70mg/dl(3.9mmol/L)。

2. 血浆(血清)胰岛素测定 当血糖浓度低于55mg/dl(3.0mmol/L)时,免疫化学发光分析(ICMA)测得的血浆胰岛素浓度3μU/ml(20.8pmol/L)即提示胰岛素过量,符合内源性胰岛素血症(如胰岛素瘤)。

3. 血浆C肽、胰岛素原测定 可进一步确认内源性或外源性高胰岛素血症。对于血糖浓度降至低于55mg/dl(3.0mmol/L)的患者,若血浆C肽浓度为0.6ng/ml(0.2nmol/L),胰岛素原至少5.0pmol/L,即可确定为内源性高胰岛素血症。由于胰岛素具有抑制生酮的效应,所以胰岛素瘤患者血浆β-羟丁酸水平低于正常人。在禁食试验(见下述)的终点,胰岛素瘤患者血浆β-羟丁酸值为2.7mmol/L或更低,而正常人的值升高。

4. 72小时禁食试验 目的是在缺乏食物的情况下激发出低血糖的发生。由于胰岛素介导葡萄糖生成增加,正常人在长时间禁食后不会发生症状性低血糖。在禁食72小时或更长时间后,几乎所有葡萄糖生成均来源于糖异生。仅在维持正常血糖的能力存在缺陷时(如由于胰岛素过多),长时间禁食才会导致低血糖。因此,72小时禁食试验是诊断胰岛素瘤的标准试验。在试验过程中,当血糖浓度≤45mg/dl(2.5mmol/L)、患者出现低血糖的症状体征时、禁食已72小时,应终止试验。如果72小时禁食期间没有出现低血糖的症状和体征且没有测得低血糖浓度,则表明72小时禁食试验结果正常。正常人在72小时禁食试验结束时从肝脏释放了几乎所有的葡萄糖,因而对静脉给予胰高血糖素(一种强效的糖原分解剂)的反应不像胰岛素瘤患者那样强烈。在禁食试验结束时,静脉注射1mg胰高血糖素后,胰岛素瘤患者的血糖在20~30分钟内增加25mg/dl(1.4mmol/L)或更多,而正常人血糖增幅较小。应注意一次禁食试验结果正常不能完全排除胰岛素瘤。

5. 激素测定 若由内分泌疾患引起的低血糖,根据不同的原因可测定生长激素、皮质醇、甲状腺激素、肾上腺素、性激素和IGF-Ⅰ、IGF-Ⅱ等。

三、诊断注意事项

1. 确定低血糖危象 可依据Whipple三联征确定:①低血糖症状;②发作时血糖<2.8mmol/L(50mg/dl);③补

充葡萄糖后低血糖症状迅速缓解。少数空腹血糖降低不明显或处于非发作期的患者,应多次检测有无空腹或吸收后低血糖,必要时采用48~72小时禁食试验。

2. 临床常用的词"低血糖反应(reactive hypoglycemia)"指有与低血糖相应的症状体征(主要是交感神经兴奋的表现),但血糖未低于2.8mmol/L,常见于药物治疗的糖尿病患者。"低血糖"则是一个生化诊断,指血糖低于2.8mmol/L的情况,往往伴有临床症状,无症状者称为"无症状低血糖"。患者没有自觉的前驱症状直接进入意识障碍状态者为"未察觉的低血糖症"(hypoglycemia unawareness)。

3. 尚未确诊的低血糖昏迷,应排除AEIOUH六大类昏迷原因,即:脑血管病(A);癫痫(E);感染(I);中毒(O);尿毒症(U);中暑(H)。

4. 已确诊低血糖症者,应与不同病因所致的低血糖症相鉴别。

(1)糖尿病早期反应性低血糖:多在进食后3~5小时出现低血糖。患者多超重或肥胖,可有糖尿病家族史。

(2)特发性功能性低血糖症:为发生于餐后2~4小时或口服葡萄糖耐量试验(OGTT)2~5小时的暂时性低血糖。多见于女性,临床表现以肾上腺素分泌过多综合征为主,患者感心悸、心慌、出汗、面色苍白、饥饿、软弱无力、手足震颤、血压偏高等。一般无昏迷或抽搐,偶有昏厥、午餐及晚餐后较少出现。每次发作15~20分钟,可自行缓解,病情非进行性发展,空腹血糖正常,发作时血糖可以正常或低至2.8mmol/L(50mg/dl),但不会更低。口服葡萄糖耐量试验,在服糖后2~4小时其血糖可下降至过低值,然后恢复至空腹时水平。患者能耐受72小时禁食。没有胰岛素分泌过多的证据。糖尿病家族史常缺如。

(3)肝源性低血糖:多有严重的肝脏疾患,肝功能异常。主要为空腹低血糖,饥饿、运动等可诱发出现,病情呈进行性。餐后可有高血糖。OGTT显示空腹血糖偏低,服糖后2小时血糖偏高,至3~5小时可能出现低血糖。

(4)胰岛素瘤:可见于任何年龄,女性约占60%;起病缓慢,反复发作,进行性加重。多在清晨、饥饿及运动时发作低血糖,发作时血糖很低。OGTT呈低平曲线,血清胰岛素、C肽、胰岛素原浓度明显升高;禁食试验呈阳性反应。

(5)酒精性低血糖:患者常有慢性肝病病史,在大量饮酒,尤其是空腹饮酒后出现低血糖;低血糖的临床表现常被醉酒状态所掩盖。没有胰岛素过多的证据;可伴有代谢性酸中毒、酮尿或酮血症。

(6)胰外肿瘤:临床低血糖发作典型,多为空腹低血糖,有胰外肿瘤的依据、症状及体征。没有胰岛素分泌过多的证据,如血中IGF-Ⅱ增加有助于诊断。

(7)胰岛素自身免疫综合征(IAS):常与其他自身免疫性疾病同时存在。实验室检查可发现低血糖的同时存在内源性胰岛素分泌过多的证据,血清中胰岛素自身抗体(IAA)阳性,可查胰岛素受体抗体。

应注意低血糖危象若以脑缺糖而表现为脑功能障碍为主者,可误诊为精神病、神经疾患(癫痫、短暂性脑缺血发作或脑卒中)等。

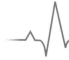

【治疗】

低血糖危象为内科急症,如持续时间过长可使脑细胞不可逆损害以致脑死亡。因此应尽可能使血糖迅速恢复正常水平,防止低血糖的反复发作。

一、急诊处理

1. 供给葡萄糖 最为快速有效。轻者口服葡萄糖水即可,同时采血测血糖浓度,每 15 分钟监测一次;重者尤其神志改变者需要静脉推注 50% 葡萄糖 40~60ml,通常 10~15 分钟后患者意识可以恢复,必要时重复使用,直至患者清醒能够进食,而且常需继续静脉滴注 10% 葡萄糖液以维持血糖在 6~10mmol/L。血糖水平监测须追踪 24~48 小时。糖尿病患者发生低血糖多数较轻,只需进食含碳水化合物食物(含糖饮料、饼干、面包、馒头等)往往可以纠正。神志不清者,切忌喂食以避免呼吸道窒息。使用胰岛素或促胰岛素分泌剂联用葡萄糖苷酶抑制剂的患者,应使用纯葡萄糖来治疗有症状的低血糖;因葡萄糖苷酶抑制剂减慢了其他碳水化合物的消化,碳水化合物的其他形式如淀粉食物、蔗糖不能及时纠正含有葡萄糖苷酶抑制剂联合治疗引起的低血糖。

2. 胰高血糖素 可快速有效升高血糖,但维持时间较短。常用剂量为成人 1mg、儿童 0.5mg,可皮下、肌肉或静脉给药,通常在 10 分钟内血糖即可升高。此后持续静脉滴注 5%~10% 葡萄糖液,根据病情调节葡萄糖液体量。一般辅助葡萄糖治疗,适用于有足够肝糖原而无肝病的严重低血糖患者。

3. 其他措施 氢化可的松或地塞米松可促进肝糖异生和输出,使血糖浓度增加,对抗低血糖症起辅助作用。若血糖恢复正常,而神志经 0.5 小时以上仍未恢复者,应考虑脑水肿,可给予 20% 甘露醇 125~250ml 静脉滴注脱水治疗。

4. 对胰岛素分泌过多所致的低血糖症可选择二氮嗪(氯甲苯噻嗪),其药理作用相似于氯噻嗪,但无利尿作用,有抑制胰岛素分泌作用,半衰期 20~30 小时。成人剂量 200~600mg/d,儿童 5~3mg/d。

二、对症处理

加强昏迷护理,对行为异常者要加强保护,以免出现意外,神志不清者可酌情加用抗生素,减少感染。腺垂体功能减退或甲状腺功能减退引起的低血糖,应给予静脉滴注氢化可的松或服用甲状腺素片。

三、长期反复发作的低血糖

此类患者的低血糖多为胰岛素瘤所致,应做手术切除;手术有禁忌证、拒绝手术以及术后未缓解或复发者,可服二氮嗪 100~200mg/d,分 2~3 次口服,与利尿剂合用可防止水潴留副作用。不能切除或已有转移的胰岛细胞癌,可用链脲佐菌素(streptozotocin),50% 的患者可缓解或延长存活时间。药物治疗同时应注意增加餐次,多吃含糖多脂的食物,必要时加用肾上腺皮质激素以防低血糖发作。胰岛素自身免疫综合征所引起的低血糖症,可服用泼尼松治疗。

(张文武)

参 考 文 献

[1] 中华医学会糖尿病学分会. 中国 2 型糖尿病防治指南 (2020 年版)[J]. 中华糖尿病杂志, 2021, 13 (4): 315-409.

[2] 葛均波, 徐永健, 王辰. 内科学 [M]. 9 版. 北京: 人民卫生出版社, 2018: 749-753.

50

第51章

糖尿病危象

糖尿病(diabetes mellitus,DM)是一组由多病因引起的以慢性高血糖为特征的代谢性疾病,是由于胰岛素分泌和/或作用缺陷所引起。长期碳水化合物以及脂肪、蛋白质代谢紊乱可引起多系统损害。临床上早期无症状,至症状期才有多食、多饮、多尿、烦渴、善饥、消瘦或肥胖、疲乏无力等症群,久病者常伴发心脑血管、肾、眼及神经等病变。严重病例或应激时可发生酮症酸中毒、高渗高血糖综合征和乳酸性酸中毒等急性危象,若抢救及时,一般可以逆转,若延误诊治,死亡率均较高。因此,及早识别和诊断、正确处理这三类糖尿病危象是十分重要的。

糖尿病诊断是基于空腹血糖(FPG)、任意时间或口服葡萄糖耐量试验(OGTT)中2小时血糖值(2h PG)。空腹指至少8小时内无任何热量摄入;任意时间指一日内任何时间,无论上一次进餐时间及食物摄入量。OGTT采用75g无水葡萄糖负荷。糖尿病症状指多尿、频渴多饮和难以解释的体重减轻。FPG 3.9~6.0mmol/L(70~108mg/dl)为正常;6.1~6.9mmol/L(110~125mg/dl)为空腹血糖受损(impaired fasting glucose,IFG);≥7.0mmol/L(126mg/dl)应考虑糖尿病。OGTT 2h PG<7.7mmol/L(139mg/dl)为正常糖耐量;7.8~11.0mmol/L(140~199mg/dl)为糖耐量减低(impaired glucose tolerance,IGT);≥11.1mmol/L(200mg/dl)应考虑糖尿病。WHO(1999年)提出的并被我国糖尿病学会采纳的糖尿病诊断标准为:糖尿病症状加任意时间血浆葡萄糖≥11.1mmol/L(200mg/dl);

或空腹血浆葡萄糖(FPG)≥7.0mmol/L(126mg/dl);或葡萄糖耐量试验(OGTT)中,2小时血浆葡萄糖≥11.1mmol/L(200mg/dl)。

《中国2型糖尿病防治指南(2020版)》推荐把糖化血红蛋白(HbA1c)≥6.5%作为糖尿病的辅助诊断标准,WHO建议在条件成熟的地方采用HbA1c作为糖尿病的诊断指标。

对于无糖尿病症状、仅一次血糖值达到糖尿病诊断标准者,必须在另一天复查核实而后确定诊断。如复查结果未达到糖尿病诊断标准,应定期复查。IFG或IGT的诊断应根据3个月内的两次OGTT结果,用其平均值来判断。在急性感染、创伤或各种应激情况下可出现血糖暂时升高,不能以此诊断为糖尿病,须在应激消除后复查才能明确其糖代谢状况。

儿童糖尿病诊断标准与成人相同。

关于糖尿病分型,目前国际上通用WHO糖尿病专家委员会提出的病因学分型标准(1999)。新的分类法将糖尿病分成四大类型,即1型糖尿病(T1DM)、2型糖尿病(T2DM)、其他特殊类型糖尿病和妊娠期糖尿病(GDM)。同时取消胰岛素依赖型糖尿病(IDDM)和非胰岛素依赖型糖尿病(NIDDM)的医学术语;保留1型糖尿病、2型糖尿病的名称,用阿拉伯字,不用罗马字;糖耐量减低不作为一个亚型,而是糖尿病发展过程中的一个阶段;取消营养不良相关糖尿病。

第1节 糖尿病酮症酸中毒

糖尿病酮症酸中毒(diabetic ketoacidosis,DKA)是由于胰岛素不足和升糖激素不适当升高引起的糖、脂肪和蛋白质代谢严重紊乱综合征,临床以高血糖、高血酮和代谢性酸中毒为主要特征。是最常见的糖尿病急症,也是内科常见危象之一。DKA分为几个阶段:①早期血酮升高称酮血症,尿酮排出增多称酮尿症,统称为酮症;②酮体(包括β-羟丁酸、乙酰乙酸和丙酮)中β-羟丁酸和乙酰乙酸为酸性代谢产物,消耗体内储备碱,初期血pH正常,属代偿性酮症酸中毒,晚期血pH下降,为失代偿性酮症酸中毒;③病情进一步发展,出现意识障碍、昏迷,称DKA昏迷。

【病因与发病机制】

DKA的发生与糖尿病类型有关,与病程无关,约20%以上新诊断的1型糖尿病和部分2型糖尿病患者可出现DKA。1型糖尿病有发生DKA的倾向,2型糖尿病在一定诱因下也可发生。在有的糖尿病患者,可以DKA为首发表现。DKA的临床发病大多有诱发因素,这些诱因多与加重机体对胰岛素的需要有关。常见的诱因有:①感染:是DKA最常见的诱因。常见有急性上呼吸道感染、肺炎、化脓性皮肤感染,胃肠道感染,如急性胃肠炎、急性胰腺炎、胆囊炎、胆管炎、腹膜炎等,以及泌尿道感染。②降糖药物应用不规范:由于体重增加、低血糖、患者依从性差等因素致使注射胰岛素的糖尿病患者,突然减量或中止治疗;或在发生急性伴发疾病的状态下,没有及时增加胰岛素剂量。

③外伤、手术、麻醉、急性心肌梗死、心力衰竭、精神紧张或严重刺激引起应激状态等。④饮食失调或胃肠疾患,尤其是伴严重呕吐、腹泻、厌食、高热等导致严重失水和进食不足时,若此时胰岛素用量不足或中断、减量时更易发生。⑤妊娠和分娩。⑥胰岛素抗药性:由于受体和信号传递异常引起的胰岛素不敏感或产生胰岛素抗体,均可导致胰岛素的疗效降低。⑦伴有拮抗胰岛素的激素分泌过多,如肢端肥大症、皮质醇增多症或大量应用糖皮质激素、胰高血糖素、拟交感神经活性药物等。⑧糖尿病未控制或病情加重等。另有 2%~10% 原因不明。

胰岛素活性的重度或绝对缺乏和升糖激素过多(如胰高血糖素、儿茶酚胺类、皮质醇和生长激素)是 DKA 发病的主要原因。胰岛素缺乏和胰高血糖素升高是 DKA 发展的基本因素。胰岛素和胰高血糖素比率下降促进糖异生、糖原分解和肝酮体生成,肝的酶作用底物(游离脂肪酸、氨基酸)产生增加,导致高血糖、酮症和酸中毒。

1. 酮症和酸中毒 酮体包括 β- 羟丁酸、乙酰乙酸和丙酮。糖尿病加重时,胰岛素绝对缺乏,三大代谢紊乱,不但血糖明显升高,而且脂肪分解增加,脂肪酸在肝脏经 β 氧化产生大量乙酰辅酶 A,由于糖代谢紊乱,草酰乙酸不足,乙酰辅酶 A 不能进入三羧酸循环氧化供能而缩合成酮体;同时由于蛋白合成减少,分解增加,血中成糖、成酮氨基酸均增加,使血糖、血酮进一步升高。β- 羟丁酸、乙酰乙酸以及蛋白质分解产生的有机酸增加,循环衰竭、肾脏排出酸性代谢产物减少导致酸中毒。酸中毒可使胰岛素敏感性降低;组织分解增加,K^+ 从细胞内逸出;抑制组织氧利用和能量代谢。严重酸中毒使微循环功能恶化,降低心肌收缩力,导致低体温和低血压。当血 pH 降至 7.2 以下时,刺激呼吸中枢引起呼吸加深加快;低至 7.1~7.0 时,可抑制呼吸中枢和中枢神经功能、诱发心律失常。

2. 严重失水 严重高血糖、高血酮和各种酸性代谢产物引起渗透压性利尿,大量酮体从肺排出又带走大量水分,厌食、恶心、呕吐使水分入量减少,从而引起细胞外失水;血浆渗透压增加,水从细胞内向细胞外转移引起细胞内失水。

3. 电解质平衡紊乱 渗透性利尿同时使钠、钾、氯、磷酸根等大量丢失,厌食、恶心、呕吐使电解质摄入减少,引起电解质代谢紊乱。胰岛素作用不足,物质分解增加、合成减少,钾离子(K^+)从细胞内逸出导致细胞内失钾。由于血液浓缩、肾功能减退时 K^+ 滞留以及 K^+ 从细胞内转移到细胞外,因此血钾浓度可正常甚或增高,掩盖体内严重缺钾。随着治疗过程中补充血容量(稀释作用),尿量增加、K^+ 排出增加,以及纠正酸中毒及应用胰岛素使 K^+ 转入细胞内,可发生严重低血钾,诱发心律失常,甚至心脏骤停。

4. 携带氧系统失常 红细胞向组织供氧的能力与血红蛋白和氧的亲和力有关,可由血氧离解曲线来反映。DKA 时红细胞糖化血红蛋白(GHb)增加以及 2,3 二磷酸甘油酸(2,3-DPG)减少,使血红蛋白与氧亲和力增高,血氧离解曲线左移。酸中毒时,血氧离解曲线右移,释放氧增加(Bohr 效应),起代偿作用。若纠正酸中毒过快,失去这一代偿作用,而血 GHb 仍高,2,3-DPG 仍低,可使组织缺氧加

重,引起脏器功能紊乱,尤以脑缺氧加重、导致脑水肿最为重要。

5. 周围循环衰竭和肾功能障碍 严重失水,血容量减少和微循环障碍未能及时纠正,可导致低血容量性休克。肾灌注量减少引起少尿或无尿,严重者发生急性肾衰竭。

6. 中枢神经功能障碍 严重酸中毒、失水、缺氧、体循环及微循环障碍可导致脑细胞失水或水肿、中枢神经功能障碍。此外,治疗不当如纠正酸中毒时给予碳酸氢钠不当导致反常性脑脊液酸中毒加重,血糖下降过快或输液过多过快、渗透压不平衡可引起继发性脑水肿并加重中枢神经功能障碍。

【诊断】

一、病史与诱因

有糖尿病病史或家族史,以及上述发病诱因。

二、临床表现特点

DKA 常呈急性起病。在 DKA 起病前数天可有多尿、烦渴多饮和乏力症状的加重,失代偿阶段出现食欲减退、恶心、呕吐、腹痛,常伴头痛、烦躁、嗜睡等症状,呼吸深快,呼气中有烂苹果味(丙酮气味);病情进一步发展,出现严重失水现象,尿量减少,皮肤黏膜干燥、眼球下陷,脉快而弱,血压下降、四肢厥冷;到晚期,各种反射迟钝甚至消失,终至昏迷。

由于 DKA 时心肌收缩力减弱、心搏出量减少,加之周围血管扩张、严重脱水,出现血压下降,周围循环衰竭。年长而有冠心病者可并发心绞痛、心肌梗死、心律失常或心力衰竭等。

少数病例表现为腹痛(呈弥漫性腹痛),有的相当剧烈,可伴腹肌紧张、肠鸣音减弱或消失,极易误诊为急腹症。腹痛可能由于胸下部和上腹部辅助呼吸肌痉挛或因缺钾导致胃扩张和麻痹性肠梗阻所致;也可因肝脏迅速增大、DKA 毒性产物刺激腹腔神经丛以及合并胰腺炎等所致;老年糖尿病患者出现腹痛和腹部体征时还应考虑与动脉硬化引起的缺血性肠病有关。

三、实验室检查

1. 血糖与尿糖 血糖波动在 11.2~112mmol/L(200~2 000mg/dl),多数为 16.7~33.3mmol/L(300~600mg/dl),有时可达 55.5mmol/L(1 000mg/dl)以上。如超过 33.3mmol/L,应考虑同时伴有高渗高血糖综合征或有肾功能障碍。尿糖强阳性,当肾糖阈升高时,尿糖减少甚至阴性。可有蛋白尿和管型。

2. 血酮 血酮升高,>1.0mmol/L 为高血酮,>3.0mmol/L 提示可有酸中毒。DKA 时纠正酮症常比纠正高血糖缓慢。在 DKA 时,引起酸中毒作用最强、比例最高的是 β- 羟丁酸,而常用的亚硝酸铁氰化钠法仅仅可以测定乙酰乙酸和丙酮,无法检测 β-羟丁酸。在治疗过程中,β- 羟丁酸可以

转化成乙酰乙酸,没有经验的医师可能误认为酮症恶化。因此,监测 DKA 程度的最佳方法是直接测定 β- 羟丁酸。

3. 尿酮 当肾功能正常时,尿酮呈强阳性,但当尿中以 β- 羟丁酸为主时易漏诊(因亚硝酸铁氰化钠仅能与乙酰乙酸反应,与丙酮反应较弱,与 β- 羟丁酸无反应)。肾功能严重损伤时,肾小球滤过率减少可表现为糖尿和酮尿减少甚至消失,因此诊断必须依靠血酮检查。若血 pH 明显降低而尿酮、血酮增加不明显者尚需注意有乳酸性酸中毒可能。

4. 酸碱失调 动脉血 pH 下降与血酮体增高呈平行关系。DKA 时酸中毒严重程度判断:血 pH 在 7.25~7.30 或血碳酸氢根浓度在 15~18mmol/L 时为轻度酸中毒;血 pH ≥ 7.0,且 < 7.25,或血碳酸氢根 ≥ 10mmol/L,且 < 15mmol/L 时为中度酸中毒;血 pH < 7.0 或血碳酸氢根 < 10mmol/L 时为重度酸中毒。

5. 电解质失调 血钠一般 < 135mmol/L,少数正常,

偶可升高达 145mmol/L。血氯降低。血钾初期可正常或偏低,少尿而脱水和酸中毒严重期可升高至 5mmol/L 以上。血镁、血磷亦可降低。

6. 血象 血白细胞增多,无感染时可达(15~30)× 10⁹/L,尤以中性粒细胞增高较显著。血红蛋白、红细胞比容增高,反映脱水和血液浓缩情况。

四、诊断标准

如血酮体升高(血酮体 ≥ 3mmol/L)或尿糖和酮体阳性(++ 以上)伴血糖增高(血糖 > 13.9mmol/L),血 pH(pH < 7.3)和 / 或血碳酸氢根 < 18mmol/L,无论有无糖尿病病史,都可诊断为 DKA。不同程度的 DKA 诊断标准见表 51-1。

DKA 分为轻度、中度和重度。仅有酮症而无酸中毒称为糖尿病酮症;轻、中度 DKA 除酮症外,还有轻至中度酸中毒;重度 DKA 是指酸中毒伴意识障碍(DKA 昏迷),或虽无意识障碍,但血碳酸氢根低于 10mmol/L。

表 51-1 不同程度 DKA 的诊断标准

程度	血糖 / (mmol·L⁻¹)	动脉血 pH	血清 HCO₃⁻/ (mmol·L⁻¹)	尿酮 ª	血酮	血浆有效渗透压 ᵇ/ (mOsm·L⁻¹)	阴离子间隙 ᶜ/ (mmol·L⁻¹)	意识状态
轻度	>13.9	7.25~7.30	15~18	阳性	升高	可变	>10	清醒
中度	>13.9	≥ 7.00,且 < 7.25	>10,且 < 15	阳性	升高	可变	>12	清醒或嗜睡
重度	>13.9	< 7.00	< 10	阳性	升高	可变	>12	木僵或昏迷

注:DKA,糖尿病酮症酸中毒; ª 硝普盐反应方法; ᵇ 血浆有效渗透压(mOsm/L)= 2 ×([Na⁺]+[K⁺])(mmol/L)+ 血糖(mmol/L); ᶜ 阴离子间隙(mmol/L)=[Na⁺](mmol/L)−[Cl⁻+HCO₃⁻](mmol/L)。

五、诊断注意事项

早期诊断是决定治疗成败的关键,临床上对于原因不明的恶心呕吐、酸中毒、失水、休克、昏迷的患者,尤其是呼吸有酮味(烂苹果味)、血压低而尿量多者,不论有无糖尿病病史,均应想到本病的可能性。立即查末梢血糖、血酮、尿糖、尿酮,同时抽血查血糖、血酮、β- 羟丁酸、尿素氮、肌酐、电解质、血气分析等以肯定或排除本病。

我国的研究结果显示,当随机血糖超过 19.05mmol/L(血清酮体 ≥ 3mmol/L)时,可预警 DKA。良好的血糖控制,预防并及时治疗感染等其他疾病是预防 DKA 的关键。

临床上凡出现高血糖、酮症和酸中毒表现之一者均须排除 DKA。鉴别诊断主要有:①其他类型糖尿病昏迷:DKA 患者昏迷者只占少数,如发现有昏迷时尚应与糖尿病的另外几种危象情况相鉴别,详见表 51-2;②其他疾病所致昏迷:尿毒症、急性脑卒中等。

DKA 患者可出现类似急腹症的临床表现,如呕吐、腹痛、腹部压痛与肌紧张、血白细胞增高等,与急腹症不易区别;急腹症患者也可因感染、呕吐不能进食而致酮症酸中毒,易与本症相混淆;而某些急腹症如急性胰腺炎、胆囊炎等有时可与 DKA 并存,使病情更为复杂。部分患者即使无胰腺炎存在,也可出现血清淀粉酶和脂肪酶升高,治疗后数天内降至正常。因此,必须详询病史、细致的体检和必要的

实验室检查,全面地加以分析判断。伴严重腹痛的 DKA 与急腹症的鉴别需注意以下特点:①病史:在疑似病例有时病史比体征更重要,若烦渴、多尿与厌食在腹部症状出现前早已存在,很可能患者全部临床表现是由 DKA 所致;如腹部症状较烦渴、多尿等症状出现为早,则急腹症的可能性较大。②体征:DKA 时腹痛可急可缓,可伴有腹胀、腹部压痛,但反跳痛不明显,此种体征随酮症纠正很快改善;而急腹症时腹部压痛与反跳痛多明显,酮症纠正时,因病因未除去,临床症状不能好转。③腹痛特点:DKA 时腹痛多呈弥散性,疼痛不固定,局限性压痛不明显;急腹症时均有相应的局限性压痛。

【治疗】

DKA 的治疗原则为尽快补液以恢复血容量、纠正失水状态,降低血糖,纠正电解质及酸碱平衡失调,同时积极寻找和消除诱因,防治并发症,降低病死率。具体措施应根据病情轻重而定,如早期轻症,脱水不严重,酸中毒属轻度,无循环衰竭,神志清醒的患者,仅需给予足量普通胰岛素(RI),每 4~6 小时 1 次,每次皮下或肌内注射 10~20U,并鼓励患者多饮水,进半流汁或流汁饮食,必要时静脉补液,同时严密观察病情,随访尿糖、尿酮、血糖与血酮及 CO₂CP、pH 等,随时调整胰岛素量及补液量,并治疗诱因,一般均能

表 51-2　糖尿病并发昏迷的鉴别

鉴别点	酮症酸中毒	低血糖昏迷	高渗高血糖综合征	乳酸性酸中毒
病史与诱因	多见于青少年,较多有糖尿病史,常有感染、胰岛素中断治疗等病史	有糖尿病史,进食过少,注射胰岛素、口服降糖药、体力活动过度等病史	多见于老年,2/3 无糖尿病史,多有感染、腹泻、呕吐等病史	常有肝肾功能不全,饮酒、服用苯乙双胍、休克、心力衰竭等病史
起病	慢(2~4 天)	急(数小时)	慢(数天)	较急(1~2 天)
症状	厌食、恶心、呕吐、口渴、多尿、昏睡	饥饿感、多汗、心悸、手抖等	嗜睡、幻觉、震颤、抽搐	厌食、恶心、昏睡、肌肉酸痛
体征				
皮肤	失水、干燥	潮湿多汗	失水	失水
呼吸	深、快	正常或浅快	加快	深快
脉搏	细速	速而饱满	细速	细速
血压	下降	正常或升高	下降	下降
神经损害	无	早期无	常有局限性抽搐等中枢神经受损体征	无
实验室检查				
尿糖	++++	阴性	++++	阴性或 +
尿酮	+~++++	阴性	阴性或 +	阴性或 +
血糖	升高,但多 <33.3mmol/L(600mg/dl)	下降,多在 2.8mmol/L(50mg/dl)以下	升高,常 >33.3mmol/L(600mg/dl)	正常或升高,但 <16.8mmol/L(300mg/dl)
血酮	显著增高	正常	正常或稍高	正常或稍高
血钠	降低或正常	正常	正常或显著升高	降低或正常
血钾	正常、治疗后明显下降	正常	偏低	正常
pH	降低	正常	正常或降低	降低
CO_2CP	降低	正常	正常或降低	降低
血乳酸	稍高	正常	正常	显著升高
血 BUN	可稍高	正常	升高,常 >30.7mmol/L(80mg/dl)	正常
血渗透压	正常或稍高	正常	升高,常 >350mOsm/L	正常

得到控制,恢复到酮症前情况。对于中度和重症病例应积极抢救,具体措施如下。

一、一般处理

一般处理措施包括:①立即抽血验血糖、血酮体、钾、钠、氯、CO_2CP、BUN、血气分析等。②留尿标本,验尿糖与酮体、尿常规,计尿量;昏迷者应留置导尿管。③昏迷患者应保持呼吸道通畅,吸氧,注意保暖与口腔、皮肤清洁。④严密观察病情变化与细致护理:每 1~2 小时查血糖、电解质与血气分析 1 次,直至血糖<13.9mmol/L(250mg/dl),血碳酸氢根>15mmol/L,延长至每 4 小时测 1 次。由于静脉pH 比动脉 pH 降低 0.03U,可以用静脉 pH 换算,从而减少反复动脉采血。

二、补液

补液是治疗的关键环节。只有在有效组织灌注改善、

恢复后,胰岛素的生物效应才能充分发挥。基本原则为"先快后慢,先盐后糖"。可建立两条静脉输液通道:一条用作补液,另一条用作补充胰岛素。由于静脉内应用胰岛素需要保持一定的浓度和滴速,因此保证胰岛素单独静脉通路是十分必要的。胰岛素是蛋白质,输注液体的 pH、液体成分及输注物的分子量等因素均可能降低胰岛素的生物学效价,因此用于静脉滴注的胰岛素可以是生理盐水或葡萄糖溶液,尽量不与其他药物配伍。最初补液治疗的目的为迅速扩张血管内外液容量,恢复肾脏血流灌注,纠正高渗状态,通过肾脏排泄酮体。早期以充分补充生理盐水为主,避免输入低渗液而使血浆渗透压下降过速,诱发脑水肿。补液总量可按患者体重的 10% 估算。补液宜先快后慢,前 4小时内补总量的 1/4~1/3;前 8~12 小时内补总量的 2/3;其余部分在 24~48 小时内补给。补液时:①对无心功能不全者,前 2 小时输注生理盐水 1 000~2 000ml;第 3、4 小时内各输入 300~500ml;以后每 4~6 小时输入 1 000ml 或更多,

51

365

争取 12 小时内输入 4 000ml 左右。第一个 24 小时输入总量达 4 000~5 000ml,严重失水者可达 6 000~8 000ml。②已发生休克或低血压者,快速输液不能有效升高血压,应考虑输入胶体液如血浆、全血或血浆代用品等,并按需要给予其他抗休克治疗。对年老或伴有心脏病、心力衰竭者,应在中心静脉压监测下调节输液速度与输液量。③待血糖降至 11.1~13.9mmol/L(200~250mg/dl)时,根据血钠情况以决定改为输 5% 葡萄糖液或葡萄糖生理盐水,并按每 2~4g 葡萄糖加入 1U RI。同时减少输液量,防止低血糖反应。

对无明显呕吐、胃肠胀气或上消化道出血者,可同时采取胃肠道补液。鼓励患者喝水,减少静脉补液量;也可使用胃管灌注温开水或生理盐水,但须分次少量缓慢灌注,避免呕吐而造成误吸。胃肠道补液的速度在前 2 小时内 500~1 000ml,以后依病情调整。胃肠道补液量可占总补液量的 1/3~1/2。考虑输液总量时,应包括静脉和胃肠道补液的总和。

三、胰岛素治疗

目前均采用小剂量(短效)胰岛素疗法(每小时给予胰岛素 0.1U/kg)。该方法具有简便、有效、安全、较少引起脑水肿、低血糖、低血钾等优点,且血清胰岛素浓度可恒定达到 100~200μU/ml。这一血清胰岛素浓度已有抑制脂肪分解及酮体生成的最大效应,相当强的降低血糖的生物效应,而促进 K^+ 转运的作用则较弱。用药途径以持续静脉滴注法最常用,以每小时 0.1U/kg 静脉滴注维持(可用 50U RI 加入生理盐水 500ml 中,以 1ml/min 的速度持续静脉滴注)。对伴有昏迷和/或休克和/或严重酸中毒的重症患者,可加用首次负荷量胰岛素 10~20U 静脉注射。血糖下降速度一般每小时约降低 2.8~4.2mmol/L(50~76mg/dl)为宜,每 1~2 小时复查血糖。若第 1 小时内血糖下降不足 10%,或有条件监测血酮时,血酮下降速度 <0.5mmol/(L·h),且脱水已基本纠正,则增加胰岛素剂量 1U/h。加大剂量后仍须继续定时检测血糖(1~2 小时 1 次)。当血糖降至 13.9~11.1mmol/L(250~200mg/dl)时,胰岛素滴注率下调至 0.02~0.05U/(kg·h),开始给予 5% 葡萄糖液或葡萄糖生理盐水静脉滴注,每 4~6 小时复查血糖,根据血糖来调整胰岛素给药速度和葡萄糖浓度,使血糖维持在 8.3~11.1mmol/L,同时持续进行胰岛素滴注直至 DKA 缓解。DKA 缓解后,可以开始皮下注射胰岛素方案。但应在停静脉滴注胰岛素前 1~2 小时皮下注射一次 RI,一般注射量为 8U 以防血糖回跳。

DKA 缓解标准参考如下:血糖 <11.1mmol/L(200mg/dl),血酮 <0.3mmol/L,血 HCO_3^- ≥15mmol/L,血 pH>7.3,阴离子间隙 ≤12mmoL/L。不可完全依靠监测尿酮值来确定 DKA 的缓解,因尿酮在 DKA 缓解时仍可持续存在。

四、纠正电解质和酸碱平衡失调

据估计一般较重的病例可失钠 500mmol、钾 300~1 000mmol、氯 350mmol、钙及磷各 50~100mmol、镁 25~50mmol、HCO_3^- 300~500mmol,失水约 5.6L,故补液中应注意补充此损失量。当开始补生理盐水后钠、氯较易补足。

1. 纠正低血钾 DKA 患者体内总缺钾量通常达 300~1 000mmol,但在治疗前,细胞内的 K^+ 大量转移到细胞外液,再加上失水、血液浓缩、肾功能减退等因素,血钾不仅不降低,有时反显增高,因此治疗前血钾水平不能真实反映体内缺钾程度。治疗开始后因胰岛素发挥作用,大量钾转入细胞内,大量补液致血液浓缩改善,加上葡萄糖对肾脏渗透效应致钾与钠进一步丢失,治疗后 4 小时左右血钾常明显下降,有时达严重程度。因此,在开始胰岛素及补液治疗后,若患者的尿量正常,血钾 <5.2mmol/L 即应静脉补钾,一般在每升输入溶液中加氯化钾 1.5~3.0g,以维持血钾水平在 4~5mmol/L 之间。治疗前已有低钾血症,尿量 ≥40ml/h 时,在补液和胰岛素治疗同时必须补钾。严重低钾血症可危及生命,若发现血钾 <3.3mmol/L,应优先进行补钾治疗,当血钾升至 3.3mmol/L 时,再开始胰岛素治疗,以免发生致死性心律失常、心脏骤停和呼吸肌麻痹。血钾 <3mmol/L 时,每小时补钾 26~39mmol(氯化钾 2~3g);血钾 3~4mmol/L 时,每小时补钾 20~26mmol(氯化钾 1.5~2.0g);血钾 4~5mmol/L 时缓慢静脉滴注,每小时补钾 6.5~13mmol(氯化钾 0.5~1.0g);血钾 >5.5mmol/L 时应暂缓补钾。有条件时应在心电监护下,结合尿量与血钾水平,调整补钾量与速度。神志清醒者可同时口服钾盐。由于钾随糖、镁、磷等进入细胞较慢,补钾须持续 5~7 天方能纠正钾代谢。经充分补钾 2~3 天后低血钾难以纠正,或血镁 <0.72mmol/L(1.8mg/dl)时,应考虑补镁。用 10%~25% 硫酸镁 1~2g 肌内注射,或加入液体中静脉滴注;亦可用门冬氨酸钾镁 20~60ml 加入液体中滴注。

2. 纠正酸中毒 DKA 患者在注射胰岛素治疗后会抑制脂肪分解,进而纠正酸中毒,如无循环衰竭,一般无须额外补碱。但严重的代谢性酸中毒可能会引起心肌受损、脑血管扩张、严重的胃肠道并发症以及昏迷等严重并发症。推荐仅在 pH ≤6.9 的患者考虑适当补碱治疗。给予碳酸氢钠 50mmol/L(相当于 5% 碳酸氢钠液约 84ml),用注射用水稀释至 300ml 配成 1.4% 等渗溶液后静脉滴注(先快后慢)。每 2 小时测定 1 次血 pH,直至其维持在 7.0 以上。治疗中加强复查,防止过量。

五、消除诱因与防治并发症

1. 抗感染 感染既可作为诱因,又是 DKA 的常见并发症,应积极抗感染治疗。

2. 防治并发症 包括休克、心力衰竭、心律失常、肾功能不全、脑水肿等。

(张文武)

参 考 文 献

[1] 中华医学会糖尿病学分会. 中国 2 型糖尿病防治指南 (2020 年版)[J]. 中华糖尿病杂志, 2021, 13 (4): 315-409.

[2] 葛均波, 徐永健, 王辰. 内科学. 9 版. 北京: 人民卫生出版社, 2018: 725-748.

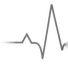

第 2 节 高渗高血糖综合征

高渗高血糖综合征(hyperosmolar hyperglycemic syndrome, HHS)是糖尿病急性代谢紊乱的另一临床类型。以严重高血糖、高血浆渗透压、脱水为特点,患者常有不同程度的意识障碍或昏迷(<10%)。与 DKA 相比,HHS 失水更为严重,神经精神症状更为突出。临床特点为无明显酮症与酸中毒,血糖显著升高,严重脱水甚至休克,血浆渗透压增高,以及进行性意识障碍等。

本症多见于老年患者,好发年龄为 50~70 岁,但各年龄组均可发病,男女发病率大致相同。

【病因与发病机制】

HHS 的基本病因与 DKA 相同,但值得注意的是约 2/3 HHS 患者发病前无糖尿病史,或者不知有糖尿病,有糖尿病史者也多为轻症 2 型糖尿病,偶也可发生于年轻的 1 型糖尿病患者。HHS 除了原有的糖尿病基础外,几乎都有明显的诱发因素,临床上常见的诱因包括:①应激:如感染(尤其是呼吸道与泌尿道感染)、外伤、手术、急性脑卒中、急性心肌梗死、急性胰腺炎、胃肠道出血、中暑或低温等;②摄水不足:可见于口渴中枢敏感性下降的老年患者,不能主动进水的幼儿或卧床患者、精神失常或昏迷患者,以及胃肠道疾病患者等;③失水过多:见于严重的呕吐、腹泻,以及大面积烧伤患者等;④药物:如各种糖皮质激素、利尿剂(特别是噻嗪类和呋塞米)、苯妥英钠、氯丙嗪、普萘洛尔、西咪替丁、免疫抑制剂等;⑤高糖的摄入:见于大量服用含糖饮料、静脉注射高浓度葡萄糖、完全性静脉高营养,以及含糖溶液的血液透析或腹膜透析等。有时在病程早期因误诊而输入大量葡萄糖液或因口渴而摄入大量含糖饮料可诱发本病或使病情恶化。上述诸因素均可使机体对胰岛素产生抵抗、升高血糖、加重脱水,最终诱发或加重 HHS 的发生与发展。

HHS 是体内胰岛素相对缺乏使血糖升高,并进一步引起脱水,最终导致的严重高渗状态。胰岛素相对不足、液体摄入减少是 HHS 的基本病因。胰岛素缺乏促进肝葡萄糖输出(通过糖原分解和糖异生)、损伤了骨骼肌对葡萄糖的利用,高血糖的渗透性利尿作用导致血容量不足,如补液不充分,患者病情加重。另外,HHS 的发生发展受到一系列因素的影响:存在感染、外伤、脑血管意外等诱发因素的情况下,胰岛素分泌进一步减少,对抗胰岛素的激素水平升高,血糖明显升高;HHS 多发生于老年患者,口渴中枢不敏感,加上主动饮水的欲望降低和肾功能不全,失水常相当严重,而钠的丢失少于失水,致血钠明显增高;脱水和低血钾一方面能引起皮质醇、儿茶酚胺和胰高血糖素等升糖激素的分泌增多,另一方面能进一步抑制胰岛素分泌,继而造成高血糖状态的继续加重,形成恶性循环,最终导致 HHS 发生。

HHS 与 DKA 都是由于胰岛素缺乏而引起的糖尿病急性并发症,DKA 主要表现为高血糖、酮症和酸中毒,而 HHS 以严重高血糖和高渗透压为特征。这两种代谢紊乱临床表现的差别,可能的原因为:①HHS 时胰岛素只是相对缺乏,分泌的胰岛素虽足以抑制脂肪分解和酮体生成,但却不能抑制糖异生,故主要为血糖的明显升高;但在 DKA 胰岛素是高度缺乏,已不能抑制酮体生成。②胰高血糖素等升糖激素升高较轻,促进脂肪分解和生酮作用较弱。③HHS 时失水严重,不利于酮体产生。④部分 HHS 患者血浆非酯化脂肪酸水平高而无酮症,提示肝生酮功能障碍。⑤严重高血糖和酮体生成之间可能存在拮抗作用。由此可见,HHS 与 DKA 是不同程度的胰岛素缺乏所导致的两种状态,两者可能同时存在,实际上,1/3 的高血糖患者可同时表现出 HHS 和 DKA 的特征。

【诊断】

一、病史

患者多为老年人,部分患者已知有糖尿病,30% 患者有心脏疾病,90% 患者有肾脏病变。可有诱发疾病如肺炎、泌尿系感染、胰腺炎等的表现。

二、临床表现特点

1. 前驱期特点 HHS 起病多隐蔽,在出现神经系统症状至进入昏迷前常有一段时间,即前驱期,时间一般为 1~2 周。表现为糖尿病症状如口渴、多尿和倦怠、乏力等症状的加重,反应迟钝,表情淡漠,引起这些症状的基本原因是渗透性利尿脱水。若能对本症提高警惕,在前驱期及时发现并诊断,则对患者的治疗和预后大有好处。但由于前驱期症状无特异性易被患者本人和医师所忽略,且常被其他合并症症状所掩盖和混淆,致使诊断困难和延误。

2. 典型期的表现 如前驱期得不到及时诊治,则病情继续发展,主要表现为严重的脱水和神经系统两组症状和体征。脱水表现为皮肤干燥和弹性减退,眼球凹陷、唇舌干裂、脉搏快而弱,卧位时颈静脉充盈不好,立位时血压下降。严重者出现休克,但因脱水严重,体检时可无冷汗。有些患者虽有严重脱水,但因血浆的高渗促使细胞内液外出,并补充了血容量,可能掩盖了失水的严重程度,而使血压仍保持正常。神经系统方面则表现为不同程度的意识障碍,从意识模糊、嗜睡直至昏迷。HHS 患者的意识障碍与否,主要决定于血浆渗透压升高的程度与速度,与血糖的高低也有一定关系,而与酸中毒的程度关系不大。通常患者血浆有效渗透压>320mOsm/L 时,即可出现精神症状,如淡漠、嗜睡等;而当患者血浆有效渗透压>350mOsm/L 时,可有定向力障碍、幻觉、上肢拍击样粗震颤、癫痫样发作、偏瘫、偏盲、失语、视觉障碍、昏迷和阳性病理征等,这些提示患者可能有因脱水、血液浓缩和血管栓塞而引起的大脑皮质或皮质下的损害。出现神经系统症状常是促使患者前来就诊的原因,因此常被误诊为一般的脑卒中等颅内疾病而导致误诊

51

误治,后果严重。和酮症酸中毒不一样,HHS 没有典型的酸中毒大呼吸,如患者出现中枢性过度换气现象时,则应考虑是否合并有脓毒症和脑卒中。

三、实验室检查

1. 血常规 由于脱水血液浓缩,血红蛋白增高,白细胞计数多>10×10⁹/L。

2. 尿检查 尿糖多强阳性,患者可因脱水及肾功能损害而致尿糖不太高,但尿糖阴性者罕见。尿酮体多阴性或弱阳性。

3. 血糖 常≥33.3mmol/L,一般为33.3~66.6mmol/L(600~1 200mg/dl),有高达138.8mmol/L(2 500mg/dl)或更高者。血酮体多正常。另外,因血糖每升高5.6mmol/L,血钠下降1.6mmol/L左右,HHS 时存在严重高血糖,可造成血钠水平假性降低。

4. 血尿素氮(BUN)和肌酐(Cr) 常显著升高,反映严重脱水和肾功能不全。BUN 可达21~36mmol/L(60~100mg/dl),Cr 可达124~663μmol/L(1.4~7.5mg/dl),BUN/Cr 比值(按 mg/dl 计算)可达30∶1[正常人多在(10~20)∶1]。有效治疗后 BUN 及 Cr 多显著下降。BUN 与 Cr 进行性升高的患者预后不佳。

5. 血浆渗透压 显著升高,多超过350mOsm/L,有效渗透压超过320mOsm/L。血浆渗透压可直接测定,也可根据血糖及电解质水平进行计算,公式为:血浆渗透压(mOsm/L)=2×([Na⁺]+[K⁺])(mmol/L)+血糖(mmol/L)+BUN(mmol/L),正常值为280~300mOsm/L;若 BNU 不计算在内,则为有效渗透压,因 BUN 可自由进出细胞膜。有效渗透压≥320mOsm/L(一般为320~430mOsm/L)可诊断本病。

6. 电解质 血 Na⁺可升高>145mmol/L,也可正常或降低。血 K⁺正常或降低,有时也可升高。血 Cl⁻情况多与 Na⁺一致。血 Na⁺、Na⁺、Cl⁻的水平取决于其丢失量,在细胞内外的分布情况及患者的血液浓缩程度。不论其血浆水平如何,患者总体 Na⁺、K⁺、Cl⁻都是丢失的。有学者估计,HHS 患者 Na⁺、K⁺和 Cl⁻丢失分别为5~10mmol/kg、5~15mmol/kg和5~7mmol/kg。此外,还可有 Ca²⁺、Mg²⁺和磷的丢失。

7. 酸碱平衡 约半数患者有轻、中度代谢性酸中毒,pH 多高于7.3,HCO₃⁻常高于15 mmol/L。

HHS 的实验室诊断参考标准是:①血糖≥33.3mmol/L;②有效血浆渗透压≥320mOsm/L;③血 HCO₃⁻浓度≥18mmol/L或动脉血 pH≥7.30;④尿糖呈强阳性,而血酮体及尿酮阴性或为弱阳性;⑤阴离子间隙<12mmol/L。

四、诊断注意事项

HHS 的病死率仍较高,能否及时诊断直接关系到患者的治疗和预后。从上述临床表现来看,本症的诊断并不困难,关键是临床医师要提高对本症的警惕和认识,特别是对中、老年患者有以下临床情况者,无论其有无糖尿病病史,均应考虑有 HHS 的可能,应立即作实验室检查:①进行性意识障碍和明显脱水表现者;②中枢神经系统症状和体征,如癫痫样抽搐和病理反射征阳性者;③合并感染、心肌梗死、手术等应激情况下出现多尿者;④大量摄糖,静脉输糖或应用激素、苯妥英钠、普萘洛尔等可致血糖增高的药物时出现多尿并有意识改变者;⑤昏迷休克患者,休克未曾纠正而尿量多者。

值得注意的是 HHS 有并发 DKA 或乳酸性酸中毒的可能性。个别病例的高渗状态主要是由于高血钠,而不是高血糖造成的。因此,尿酮体阳性,酸中毒明显或血糖<33.3mmol/L,并不能作为否定 HHS 诊断的依据。但 HHS 患者无一例外地存在有明显的高渗状态,如昏迷患者血浆有效渗透压<320mOsm/L,则应考虑到糖尿病并发其他急性并发症的可能性(见表51-2)。

【治疗】

HHS 病情危重、并发症多,病死率高于 DKA,强调早期诊断和治疗。治疗原则同 DKA,主要包括积极补液,纠正脱水;小剂量胰岛素静脉输注控制血糖;纠正水、电解质和酸碱失衡以及去除诱因和治疗并发症。

一、补液

HHS 患者均有严重脱水,而高渗状态引起的脑细胞脱水是威胁患者生命的主要原因,单纯补液即可使血糖每小时下降1.1mmol/L(20mg/dl),可使血浆渗透压下降,减轻脑细胞水肿。因此,迅速补液以恢复血容量,纠正高渗和脱水是抢救成败的关键。本症患者脱水比 DKA 严重,补液时可根据患者的脱水程度,按其体重的10%~15%估算;也可以按血浆渗透压计算患者的失水量,计算公式为:患者的失水量(L)=[患者血浆渗透压(mOsm/L)−300]÷300(mOsm/L,为正常血浆渗透压)×体重(kg)×0.6。考虑到在治疗过程中将有大量液体自肾脏、呼吸道及皮肤丢失,补液总量可略高于估计的失液总量。24小时总的补液量一般应为100~200ml/kg。推荐0.9%氯化钠溶液(308mmol/L)作为首选,因大量输入等渗液不会引起溶血,有利于恢复血容量,纠正休克,改善肾血流量,恢复肾脏调节功能。补液速度与 DKA 治疗相仿,第1小时给予1 000~1 500ml,随后补液速度根据脱水程度、电解质水平、血渗透压、尿量等调整。前4小时内输入补液总量的1/3,前12小时内补入总量的1/2加尿量,其余在以后24小时内补足。经积极补液4~6小时后仍少尿或无尿者,宜给予呋塞米(速尿);若发现有显著的肾损害,则输液量要适当调整。在静脉输液的同时,应尽可能通过口服或胃管进行胃肠道补液,此法有效而且简单和安全,可减少静脉补液量,从而减轻大量静脉输液引起的副作用。

治疗开始时应每小时检测或计算血有效渗透压,血有效渗透压(mOsm/L)=2×([Na⁺]+[K⁺])(mmol/L)+血糖(mmol/L),并据此调整输液速度以使其逐渐下降,速度为3~8mOsm/(L·h)。当补足液体而血浆渗透压不再下降或血钠升高(血钠>155mmol/L)时,可考虑输入适量低渗液如0.45%氯化钠溶液(154mmol/L)或2.5%葡萄糖溶液

（139mmol/L）。当血浆渗透压降至 330mOsm/L 时再改为等渗液。

HHS 患者补液后细胞脱水状态改善，葡萄糖利用率提高，肾功能改善，排糖能力增强，继而产生抗胰岛素水平下降等效应，可使血糖明显下降。一般每输入 1 500ml 液体可使血糖降低 18%，但在有肾实质病变的患者充足补液尚不能恢复正常的排糖功能，血糖下降缓慢。当血糖下降至 16.7mmol/L（300mg/dl）时需补充 5% 含糖液，如 5% 葡萄糖液（278mmol/L）或 5% 葡萄糖生理盐水（586mmol/L），并酌情加用胰岛素，以防止血糖及血浆渗透压过快下降。应注意：5% 葡萄糖液的渗透压为 278mOsm/L，虽为等渗，但糖浓度约为正常血糖的 50 倍，5% 葡萄糖生理盐水的渗透压为 586mOsm/L，在治疗早期两者均不适用，以免加重高血糖、高血钠及高渗状态。

HHS 常合并血钠异常，高血糖造成高渗透压，使细胞内水转移至细胞外导致血钠稀释性下降，胰岛素治疗后，随着血糖下降，水从细胞外重新回到细胞内，如果补液不充分，此时血钠测定值可能比治疗前更高。为了确定体内脱水程度，应计算校正后血钠。血糖超过 5.6mmol/L 时，按血糖每升高 5.6mmol/L，血钠下降 1.6mmol/L。校正后的血钠>140mmol/L 提示严重脱水。也可通过公式进行纠正假性低钠血症，纠正的 $[Na^+]$（mmol/L）= 测得的 $[Na^+]$（mmol/L）+1.6 × [血糖（mg/dl）−100]/100。

停止补液的条件是：①血糖<13.9mmol/L（250mg/dl）；②尿量>50ml/h；③血浆渗透压降至正常或基本正常；④患者能饮食。

二、胰岛素治疗

胰岛素使用原则与治疗 DKA 大致相同，一般来说 HHS 患者对胰岛素较为敏感，胰岛素用量相对较小。推荐以 0.1U/（kg·h）持续静脉输注。当血糖降至 16.7mmol/L 时，应减慢胰岛素的滴注速度至 0.02~0.05U/（kg·h），同时续以葡萄糖溶液静脉滴注，并不断调整胰岛素用量和葡萄糖浓度，使血糖维持在 13.9~16.7mmol/L，直至 HHS 高血糖危象缓解。HHS 缓解主要表现为血渗透压水平降至正常、患者意识状态恢复正常。在补充胰岛素时，应注意高血糖是维护患者血容量的重要因素，如血糖降低过快而液体又补充不足，将导致血容量和血压进一步下降，反而促使病情恶化。因此，应使血糖每小时以 2.75~3.90mmol/L（50~70mg/dl）的速度下降，尿糖保持在"+"~"++"为宜。

三、连续性肾脏替代治疗（CRRT）

早期给予 CRRT 治疗，能有效减少并发症的出现，减少住院时间，降低患者病死率，其机制为 CRRT 可以平稳有效地补充水分和降低血浆渗透压。另外，CRRT 可清除循环中的炎性介质、内毒素，减少多器官功能障碍综合征等严重并发症的发生。但 CRRT 治疗 HHS 仍是相对较新的治疗方案，还需要更多的研究以明确 CRRT 的治疗预后。

四、纠正电解质紊乱

与 DKA 治疗相同。

五、防治并发症

各种并发症特别是感染，常是患者晚期死亡的主要原因，必须一开始就给予大剂量有效的抗生素治疗。其他并发症的治疗如休克、肾功能不全、心力衰竭等，参见有关章节。

六、其他措施

包括去除诱因、支持疗法和对症处理等。

（张文武）

参 考 文 献

［1］中华医学会糖尿病学分会. 中国 2 型糖尿病防治指南（2020 年版）[J]. 中华糖尿病杂志, 2021, 13（4）: 315-409.
［2］葛均波, 徐永健, 王辰. 内科学 [M]. 9 版. 北京: 人民卫生出版社, 2018: 748.

第3节 乳酸性酸中毒

乳酸性酸中毒（lactic acidosis, LA）是由于各种原因导致组织缺氧，乳酸生成过多，或由于肝脏病变致使乳酸利用减少，清除障碍，血乳酸浓度明显升高引起。本症是糖尿病的急性并发症之一，多发生于伴有全身性疾病或大量服用双胍类药物的患者。可单独存在或与酮症酸中毒和高渗高血糖综合征并存，其病情严重，病死率高达 50% 以上，早期诊断与治疗非常重要。

【病因与发病机制】

乳酸是糖无氧酵解的终产物，在供氧正常时放出能量 ATP，但当供氧不足时，丙酮酸不能进一步代谢而堆积在细胞内，在乳酸脱氢酶系的作用下，丙酮酸由 NADH（还原型辅酶Ⅰ）获得 H^+ 而转变为乳酸，正常乳酸的产生与利用之间保持平衡，血乳酸浓度正常值为 0.4~1.4mmol/L，约为丙酮酸的 10 倍。当全身或局部缺血、缺氧在细胞水平氧利用减低，糖酵解增强，丙酮酸生成增多，直接转变为乳酸也越多。随着血乳酸生成，血 pH 改变取决于：①组织产生乳酸的速度；②细胞外液的缓冲能力；③肝、肾对 H^+ 清除的能力。因此，血乳酸堆积有两种情况，一种只是血乳酸水平暂时增加而无血 pH 降低的"高乳酸血症"（hyperlactacidemia），即 Huckabee 分型Ⅰ型；另一种为乳酸性酸中毒，血乳酸增高同时有 H^+ 堆积、血 pH 降低，即 Huckabee 分型Ⅱ型。Ⅱ

型按不同的病因机制又分为两个亚型：A 型也叫"继发性乳酸性酸中毒"，继发于各种缺氧或缺血性疾病，如各种休克时。其发病机制是组织获得的氧不能满足组织代谢需要，导致无氧酵解增加，产生 A 型乳酸性酸中毒。B 型也称"自发性乳酸性酸中毒"，因肝、肾疾病及白血病等全身性疾病以及某些药物（如苯乙双胍）引起乳酸代谢障碍所致。其发病机制与组织缺氧无关。B 型可进一步分为三种亚型：B_1 型与糖尿病、脓毒血症、肝肾衰竭等常见病有关；B_2 型与药物或毒素有关；B_3 型与肌肉剧烈活动、癫痫发作等其他因素有关。糖尿病乳酸性酸中毒常发生于 2 型糖尿病，其虽与上述各型都有联系，但更常见的是由口服双胍类降糖药（苯乙双胍即降糖灵，二甲双胍）引起的。苯乙双胍（DBI）引起乳酸性酸中毒的原因是：①DBI 增加糖无氧酵解使乳酸产生增加；②减少了肝和肌肉对乳酸的摄取；③减少了肾脏排酸功能。已证实二甲双胍升高血乳酸的能力较 DBI 小，因而已逐渐代替 DBI。过量饮酒、超量应用胰岛素等都有诱发乳酸性酸中毒的可能。另外，亦与糖尿病患者已合并有慢性心、肺疾病或肝、肾功能障碍有关。

【诊断】

一、临床表现特点

LA 多见于 50 岁以上 2 型糖尿病，使用双胍类降糖药的过程中或伴发于急性重症并发症时。起病较急，主要表现为代谢性酸中毒引起的大呼吸，严重时神志模糊、精神恍惚、谵妄至昏迷，也可出现呕吐、腹泻等脱水症状，可有明显的腹痛，易误诊为急腹症。其临床过程又不能以肾衰竭或酮症酸中毒解释。

二、实验室检查

实验室检查是乳酸性酸中毒诊断的关键。除糖尿病的实验室检查外，还有：①血酸度明显增高：血 pH<7.30，有的可降至 7.0 以下；血 HCO_3^- 明显降低，常<10mmol/L。②血乳酸：常>5mmol/L，有时可达 35mmol/L；血丙酮酸相应增高，达 0.2~1.5mmol/L；血乳酸/丙酮酸≥30。当乳酸浓度>5mmol/L，HCO_3^-≤10mmol/L，乳酸/丙酮酸>30 而可除外其他酸中毒原因时，可确诊为本病。③血浆阴离子间隙（AG）：AG 常>18mmol/L，可达 25~45mmol/L（正常值 12~16mmol/L）。AG 增高常见于糖尿病酮症酸中毒或酒精性酮症酸中毒、尿毒症性酸中毒、乳酸性酸中毒及某些药物毒性所致如水杨酸盐等，临床上若排除前二者，又不存在药物毒性的可能，此时 AG 增高强烈支持乳酸性酸中毒。④血酮体一般不升高，或轻度升高。

三、诊断注意事项

糖尿病患者在服用双胍类降糖药过程中，呈现严重酸中毒，既无酮体增多（血酮、尿酮皆不增多），又无严重高血糖、血浆渗透压增高或高血钠等，即应疑及本症。凡有休克、缺氧、肝肾衰竭者，如酸中毒较重时，必须警惕 LA 的可

能性。确诊依靠血乳酸测定，若无乳酸测定的设备条件，可根据 AG 增大，但先决条件是除外酮症酸中毒及高渗高血糖综合征，其鉴别详见表 51-2。LA 主要诊断标准为：①血乳酸≥5mmol/L；②动脉血 pH≤7.35；③AG>18mmol/L；④HCO_3^-<10mmol/L；⑤CO_2CP 降低；⑥丙酮酸增高，乳酸/丙酮酸≥30；⑦血酮体一般不升高。

【防治】

1. 预防为主　LA 病死率高，治疗难度大，故必须提高警惕，认真预防。双胍类药物如 DBI 可诱发 LA，肝、肾、心功能不全时，可导致双胍类药物在体内蓄积，因此在应用双胍类药物前应查肝、肾、心功能，若存在功能不全则忌用双胍类药物。对于其他能诱发 LA 的药物，如水杨酸、异烟肼、山梨醇、乳糖等，也应尽量避免应用。休克、缺氧、肝肾衰竭状态下的危重患者，若伴有酸中毒，须警惕发生 LA 的可能性，并努力防治。

2. 一般措施　寻找和去除诱发 LA 的诱因，停用所有可诱发 LA 的药物与化学物质，有利于 B 型 LA 的治疗。畅通呼吸道，充分供氧，改善氧合功能。并加强监测。

3. 纠正休克　恢复组织灌注是治疗 A 型 LA 的重要措施。补液扩容可改善组织灌注，减少乳酸的产生，促进利尿排酸。生理盐水的使用可以导致或加剧正常阴离子间隙性代谢性酸中毒、降低血钙水平以及降低心功能的因素。此外，富含氯离子的溶液可以导致急性肾损伤。含有碳酸氢盐或其前体（平衡盐溶液）的晶体液，例如乳酸林格、醋酸溶液，这些溶液不会导致正常阴离子间隙酸中毒，并可减少急性肾损伤的机会。但是偶尔可导致代谢性碱中毒。

4. 纠正酸中毒　高渗碳酸氢钠溶液可抑制 HbO_2 分离，加重组织缺氧，尤其有早期循环衰竭者；大剂量碳酸氢钠可引起血钠过高、血渗透压升高、容量负荷加重，血乳酸反而增高。故目前主张用小剂量等渗碳酸氢钠溶液持续静脉滴注的方式，使 HCO_3^- 上升 4~6mmol/L，维持在 14~16mmol/L，动脉血 pH 升至 7.2。

缺乏[HCO_3^-]（mmol/L）=（正常[HCO_3^-]– 测得[HCO_3^-]）（mmol/L）× 0.5 × 体重（kg）。

糖尿病患者有 DKA 存在时仅需少量碳酸氢钠使 pH 恢复到 7.0~7.1 为宜。除补液补碱外，随时补充钾盐以防低钾或缺钾。

5. 降低血乳酸　①胰岛素治疗：胰岛素不足是导致糖尿病 LA 的诱因之一。胰岛素不足使丙酮酸脱氢酶活性降低，丙酮酸进入三羧酸循环减少。应用胰岛素治疗，减少糖无氧酵解，有利于血乳酸的清除。血糖不高的患者需同时静脉滴注葡萄糖液。②亚甲蓝（美蓝）：为氧化还原剂，其作用类似 NAD^+，可促使乳酸转化为丙酮酸，降低血乳酸的浓度。用法是 1~5mg/kg 静脉滴注，2~6 小时作用达高峰，可维持 14 小时。③二氯醋酸（dichloroacetate，DCA）：是丙酮酸脱氢酶激活剂，能迅速增强乳酸的代谢，并可阻止肝细胞释放乳酸和丙酮酸，使血中浓度进一步降低。此外，DCA 能增强心肌收缩力和心排血量，从而改善心脏灌注，明显提

高患者生存水平。④血液净化疗法：用不含乳酸钠的透析液进行血液或腹膜透析治疗，可加速乳酸排泄，并可清除 DBI 等引起 LA 的药物，尤其适用于不能耐受钠过多的老年患者与肾衰竭患者，对双胍类药物引起的 LA 是最为有效的治疗方法。

（窦清理　张文武）

参 考 文 献

［1］ 张文武. 急诊内科学 [M]. 4 版. 北京: 人民卫生出版社, 2018: 330-331.

［2］ JEFFREY A K, NICOLAOS E M. Lactic acidosis [J]. N Engl J Med, 2014, 371 (24): 2309-2319.

第 52 章
痛风及痛风危象

痛风(gout)是嘌呤代谢紊乱和／或尿酸排泄障碍所致的一组异质性疾病,其临床特征为血清尿酸升高、反复发作性急性关节炎、痛风石(tophi)及关节畸形、尿酸性肾结石、肾小球、肾小管、肾间质及血管性肾脏病变等。高尿酸血症(hyperuricemia)患者只有出现上述临床表现时,才称之为痛风。痛风危象(gout crisis)一般是指痛风性关节炎急性发作,以及因尿酸性尿路结石引起的肾绞痛、血尿和急性肾损伤(AKI)。

【病因和发病机制】

临床上痛风可分为原发性和继发性两类,前者由遗传因素和环境因素共同致病,大多数为尿酸排泄障碍,少数为尿酸生成增多。绝大多数病因不明,常与肥胖、糖脂代谢紊乱、高血压、动脉硬化和冠心病等聚集发生,目前认为与胰岛素抵抗有关。原发性高尿酸血症需建立在排除其他疾病基础之上。后者则由某些系统性疾病或者药物引起。其具体病因和发病机制尚不清楚。作为嘌呤代谢的终产物,尿酸主要由细胞代谢分解的核酸和其他嘌呤类化合物以及食物中的嘌呤经酶的作用分解而来。人体中尿酸80%来源于内源性嘌呤代谢,而来源于富含嘌呤或核酸蛋白食物仅占20%。原发性高尿酸血症与痛风主要由尿酸排泄障碍引起(占80%~90%),包括肾小球滤过减少、肾小管重吸收增多、肾小管分泌减少以及尿酸盐结晶沉积,且以肾小管分泌减少最为重要;少数为尿酸生成增多,主要由酶的缺陷所致。继发性高尿酸血症与痛风则主要由于肾脏疾病致尿酸排泄减少,骨髓增生性疾病致尿酸生成增多,某些药物抑制尿酸的排泄等多种原因所致。

临床上仅有部分高尿酸血症患者发展为痛风,机制不清。当血尿酸浓度过高和／或在酸性环境下,尿酸可析出结晶,沉积在骨关节、肾脏和皮下等组织,造成组织病理学改变,导致痛风性关节炎、痛风肾和痛风石等。急性关节炎是由于尿酸盐结晶沉积引起的炎症反应,因尿酸盐结晶可趋化白细胞,故在关节滑囊内尿酸盐沉积处可见白细胞显著增加并吞噬尿酸盐,然后释放白三烯 B4 (LTB4)和糖蛋白等化学趋化因子;单核细胞受尿酸盐刺激后可释放白介素 -1(IL-1)。长期尿酸盐结晶沉积招致单核细胞、上皮细胞和巨大细胞浸润,形成异物结节即痛风石。痛风性肾病是痛风特征性的病理变化之一,表现为肾髓质和锥体内有小的白色针状物沉积,周围有白细胞和巨噬细胞浸润。

【诊断】

一、临床表现特点

临床多见于 40 岁以上的男性,女性多在更年期后发病。常有家族遗传史。

1. 无症状期 仅有波动性或持续性高尿酸血症,从血尿酸增高至症状出现的时间可长达数年至数十年,有些可终身不出现症状,但随年龄增长痛风的患病率增加,并与高尿酸血症的水平和持续时间有关。临床上 5%~15% 高尿酸血症患者会发展为痛风。

2. 急性关节炎期 特点是:①多在午夜或清晨突然起病,多呈剧痛,数小时内出现受累关节的红、肿、热、痛和功能障碍,单侧踇趾及第 1 跖趾关节最常见,其余依次为踝、膝、腕、指、肘;②秋水仙碱治疗后,关节炎症状可以迅速缓解;③发热;④初次发作常呈自限性,数日内自行缓解,此时受累关节局部皮肤出现脱屑和瘙痒,为本病特有的表现;⑤可伴高尿酸血症,但部分患者急性发作时血尿酸水平正常;⑥关节液或痛风石中发现尿酸盐结晶;⑦受寒、劳累、饮酒、高蛋白高嘌呤饮食以及外伤、手术、感染等均为常见的发病诱因。间歇期是指两次痛风发作之间的无症状期。

3. 痛风石及慢性关节炎期 痛风石是痛风的特征性临床表现,典型部位在耳廓,也常见于关节周围和鹰嘴、跟腱、髌骨滑囊等处。外观为大小不一的、隆起的黄白色赘生物,表面菲薄,破溃后排出白色粉状或糊状物。慢性关节炎常见于未规范治疗的患者,受累关节非对称性不规则肿胀、疼痛,关节内大量沉积的痛风石可造成关节骨质破坏。

4. 肾脏病变 主要表现在 3 方面:①痛风性肾病:起病隐匿,早期仅有间歇性蛋白尿,随着病情的发展而呈持续性,伴有肾浓缩功能受损时夜尿增多,晚期可发生肾功能不全,表现水肿、高血压、血尿素氮和肌酐升高。少数患者表现为急性肾衰竭,出现少尿或无尿,最初 24 小时尿酸排出

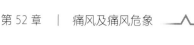
增加。②尿酸性肾石病：10%~25% 的痛风患者肾有尿酸结石，呈泥沙样，常无症状，结石较大者可发生肾绞痛、血尿。当结石引起梗阻时导致肾积水、肾盂肾炎、肾积脓或肾周围炎，感染可加速结石的增长和肾实质的损害。③急性肾衰竭：大量尿酸盐结晶堵塞肾小管、肾盂甚至输尿管，患者突然出现少尿甚至无尿，可发展为急性肾衰竭。

二、辅助检查

1. 血尿酸测定 男性和绝经后女性血尿酸>420μmol/L（7.0mg/dl）、绝经前女性>358μmol/L（6.0mg/dl）可诊断为高尿酸血症。

2. 尿尿酸测定 限制嘌呤饮食 5 日后，每日尿酸排出量超过 3.57mmol（600mg），可认为尿酸生成增多。

3. 关节液或痛风石内容物检查 偏振光显微镜下可见双折光的针形尿酸盐结晶。

4. 关节超声检查 可见双轨征或不均匀低回声与高回声混杂团块影，是较特异的表现。

5. X 线检查 急性关节炎期可见非特征性软组织肿胀；慢性期或反复发作后可见软骨缘破坏，关节面不规则，特征性改变为穿凿样、虫蚀样圆形或弧形的骨质透亮缺损。

6. CT 与 MRI 检查 CT 扫描受累部位可见不均匀的斑点状高密度痛风石影像；MRI 的 T_1 和 T_2 加权图像呈斑点状低信号。

三、诊断注意事项

男性和绝经后女性血尿酸>420μmol/L（7.0mg/dl）、绝经前女性>358μmol/L（6.0mg/dl）可诊断为高尿酸血症。如出现上述特征性关节炎表现、尿路结石或肾绞痛发作，伴有高尿酸血症应考虑痛风或痛风危象。关节液穿刺或痛风石活检证实为尿酸盐结晶可作出诊断。X 线检查、CT 或 MRI 扫描对明确诊断具有一定的价值。急性关节炎期诊断有困难者，秋水仙碱试验性治疗有诊断意义。应注意与类风湿关节炎、化脓性关节炎与创伤性关节炎等鉴别。

【治疗】

痛风防治目的：①控制高尿酸血症预防尿酸盐沉积；②迅速控制急性关节炎的发作；③防止尿酸结石形成和肾功能损害。

一、一般治疗（非药物治疗）

痛风患者应遵循原则：①限酒；②减少高嘌呤食物摄入；③防止剧烈运动或突然受凉；④减少富含果糖饮料摄入；⑤大量饮水（每日 2 000ml 以上）；⑥控制体重；⑦增加新鲜蔬菜摄入；⑧规律运动、饮食和作息；⑨禁烟。

二、急性痛风性关节炎的治疗

绝对卧床，抬高患肢，避免负重。以下 3 类药物是治疗急性痛风性关节炎的一线药物，均可及早、足量选用，见效后逐渐减停。急性发作期不进行降尿酸治疗，但已服用降尿酸药物者不需停用，以免引起血尿酸波动，导致发作时间延长或再次发作。

1. 非甾体抗炎药（NSAIDs） 各种 NSAIDs 均可有效缓解急性痛风症状，为急性痛风关节炎的首选药物。常用药物：①吲哚美辛，初始剂量 75~100mg，随后每次 50mg，6~8 小时 1 次；②双氯芬酸，每次口服 50mg，每日 2~3 次；③布洛芬，每次 0.3~0.6g，每日 2 次；④罗非昔布 25mg/d，症状缓解应减量，5~7 日后停用。禁止同时服用两种或多种非甾体抗炎药，否则会加重不良反应。

2. 秋水仙碱（colchicine） 系治疗急性痛风性关节炎的特效药物。小剂量（1.5mg/d）有效，且不良反应少，在 48 小时内使用效果更好。目前推荐剂量为 0.5mg 每日 3 次口服，90% 的患者口服后 48 小时内疼痛缓解。症状缓解后可改为每日 1~2 次，维持数天后停药。不良反应为恶心、呕吐、厌食、腹胀和水样腹泻，发生率高达 40%~75%。该药还可以引起白细胞减少、血小板减少等骨髓抑制以及脱发等。

3. 糖皮质激素 用于秋水仙碱和非甾体抗炎药治疗无效或禁忌、肾功能不全者。如泼尼松 0.5~1mg/（kg·d），3~7 日后迅速减量或停用，疗程不超过 2 周；ACTH 50U 溶于葡萄糖溶液中缓慢静脉滴注。该类药物的特点是起效快、缓解率高，但停药后容易出现症状"反跳"。

三、发作间歇期和慢性期的治疗

对急性痛风关节炎频繁发作（>2 次 / 年），有慢性痛风关节炎或痛风石的患者，应行降尿酸治疗。治疗目标是血尿酸<6mg/dl 并终身保持。对于有痛风石、慢性关节炎、痛风频繁发作者，治疗目标是血尿酸<5mg/dl，但不应低于 3mg/dl。

目前应用的降尿酸药物主要有抑制尿酸生成和促进尿酸排泄两类，均应在急性发作缓解 2 周后小剂量开始，逐渐加量，根据血尿酸的目标水平调整至最小有效剂量并长期甚至终身维持。仅在单一药物疗效不佳、血尿酸明显升高、痛风石大量形成时可合用两类降尿酸药物。降尿酸治疗初期预防性使用小剂量秋水仙碱（0.5~1.0mg/d）3~6 个月，可减少降尿酸过程中出现的痛风急性发作。

1. 排尿酸药 抑制近端肾小管对尿酸盐的重吸收，从而增加尿酸的排泄，降低尿酸水平，适合肾功能良好者；当内生肌酐清除率<30ml/min 时无效；已有尿酸盐结石形成，或每日尿排出尿酸盐>3.57mmol（600mg）时不宜使用；用药期间应多饮水，并服碳酸氢钠 3~6g/d；剂量应从小剂量开始逐步递增。常用药物：①苯溴马隆（benzbromarone）：25~100mg/d。②丙磺舒（probenecid）：初始剂量为 0.25g，每日 2 次；两周后可逐渐增加剂量，最大剂量不超过 2g/d。对磺胺类药物过敏者禁用。

2. 抑制尿酸生成药物 通过抑制黄嘌呤氧化酶，阻断次黄嘌呤、黄嘌呤转化为尿酸，从而降低血尿酸水平。适用于尿酸生成过多或不适合使用排尿酸药物者。常用药物：①别嘌醇（allopurinol）：每次 50~100mg，每日 2~4 次，最大剂量 600mg/d，待血尿酸降至 360μmol/L 以下，可减量至最小剂量或别嘌醇缓释片 250mg/d，与排尿酸药合用效果更好。

52

肾功能不全者剂量减半。本品可引起皮肤过敏反应及肝肾功能损伤,严重者可发生致死性剥脱性皮炎。*HLA-B*5801* 基因阳性、应用噻嗪类利尿剂和肾功能不全是别嘌醇发生不良反应的危险因素,在服用本品前进行该基因筛查,阳性者禁用。②非布司他(febuxostat):为新型选择性黄嘌呤氧化酶抑制剂,因其主要通过肝脏清除,不完全依赖肾脏排泄,可用于轻中度肾功能不全者。从 20~40mg/d 开始,最大剂量 80mg/d。不良反应主要有肝功能异常、腹泻等。

3. 碱性药物 碳酸氢钠可碱化尿液,使尿酸不易在尿中积聚形成结晶。成人口服 3~6g/d。

4. 新型降尿酸药物 尿酸氧化酶将尿酸分解为可溶性产物排出,包括拉布立德(rasburicase)和普瑞凯希(pegloticase)。选择性尿酸重吸收抑制剂 RDEA594 (lesinurad)通过抑制新型尿酸转运蛋白 1(URAT1)和有机酸转运子 4(OAT4)发挥作用。

四、其他治疗

1. 伴发疾病的治疗 如高血压、高脂血症、肥胖症、糖尿病等,应积极治疗。降压药应选择氯沙坦或氨氯地平,降脂药选择非诺贝特或阿托伐汀等。

2. 手术治疗 较大痛风石或经皮溃破者可手术剔除。

(张文武)

参 考 文 献

[1] 葛均波, 徐永健, 王辰. 内科学 [M]. 9 版. 北京: 人民卫生出版社, 2018: 861-864.

[2] 中华医学会内分泌学分会. 中国高尿酸血症与痛风诊疗指南 (2019)[J]. 中华内分泌代谢杂志, 2020, 36 (1): 1-13.

第 53 章

溶血危象

溶血危象（hemolytic crisis，HC）指因短时间内红细胞溶解破坏骤增或骨髓红系增生骤停 / 失代偿而出现血红蛋白急剧下降、严重贫血乃至危及生命的临床急症。可表现为在慢性溶血性疾患病程中突然出现急性溶血，或具有潜在溶血因素的患者，在某些诱因作用下，使红细胞寿命缩短、破坏增加，突然出现寒战、高热、烦躁不安、全身不适、胸闷、头痛、极度疲乏、剧烈的腰背及四肢酸痛，甚至出现少尿或尿闭。血红蛋白可骤然或大幅度下降，贫血、黄疸等表现急剧加重，网织红细胞增加，可伴有肝、脾明显肿大。若不及时救治，常可危及生命。

【溶血危象分类】

常见溶血危象可分为以下 5 类。

1. 溶血危象 广义上涵盖所有的溶血危象，实质是危及生命的急性溶血，即短时间内红细胞大量破坏，血红蛋白急剧下降，以血管内溶血为主。血型不符输血、药物、毒物、特殊食物、细菌或病毒感染等是原因 / 诱因。

2. 再障危象（aplastic crisis，AC） 又称急性造血功能停滞，是由多种因素引起的一过性骨髓造血功能衰竭，多累及红系，有时白细胞及血小板也可轻度受累，呈现三系下降。再障危象的主要诱发因素为病毒感染，以微小病毒 B19 感染最常见。药物也可引起再障危象，如更昔洛韦、苯妥英钠、磺胺类等。

3. 巨幼细胞危象（megaloblastic crisis，MC） 又称网织红细胞危象（reticulocyte crisis，RC），系因制造红细胞的原料和辅因子（叶酸和维生素 B_{12} 等）严重缺乏导致的红系生成失代偿，造成突发严重贫血，或在造红原料缺乏的基础上受到另一因素（如感染等）诱发而致溶血危象。此种危象更易发生在妊娠期妇女，生长发育期婴幼儿和溶血危象与再障危象恢复期是常见诱因。

4. 脾扣留危象（sequestration crises，acute spleen sequestration，sequestration syndrome） 曾称血扣抑危象，系因实体器官（以脾脏为主，其次肝脏）扣留、蓄积血液而使血容量骤降、导致急速贫血。

5. 血管栓塞危象（vaso-occlusive crisis，VOC） 主要特征为顽固性疼痛，故又称为疼痛危象（pain crisis）。溶血性疾病患者易发生血栓危象，在镰状细胞贫血最常见，在阵发性睡眠性血红蛋白尿症（paroxysmal nocturnal hemoglobinuria，PNH）、脾切除术后的遗传性球形红细胞增多症等疾病也有报道。其病因复杂，与血管内皮生长因子变异型及高含量 C 反应蛋白等因素有关。

【病因与发病机制】

溶血危象是在原有溶血性疾病的基础上，通过某种诱因而诱发。溶血性贫血的诱因很多，如感染（如呼吸道与胃肠道感染）、创伤、外科手术、妊娠、过度疲劳、情绪波动、大量饮酒、服用酸性药物及食物等。

了解溶血危象高发人群及其基础疾病有助于重点预防。从溶血危象发患者群和年龄分析，溶血危象高发于有基础疾病尤其是溶血性疾病的人群、免疫力低下或受抑制者及年长体弱人群。从高发基础疾病分析，最常见于血液疾病，如溶血性贫血、营养性贫血、使用免疫抑制剂的恶性血液病，其他基础疾病如肝病、肾病、风湿免疫性疾病、内分泌疾病等。

1. 遗传性溶血性贫血 如单基因遗传病发病率最高的葡萄糖 -6- 磷酸脱氢酶（G-6-PD）缺乏症，无论是药物接触还是细菌或病毒感染均会诱发溶血危象。在遗传性球形红细胞增多症（hereditary spherocytosis，HS）患儿中再障危象发生率为 4.8%，而溶血危象、脾扣留危象更为常见，HS 患儿中有 50% 是因为急性脾扣留危象而切脾。镰状细胞病（sickle cell disease，SCD）即血红蛋白 S 病，3 岁以下患儿中，94% 至少发生其中一种危象，脾扣留危象常最先发生，而由感染诱发的急性溶血发生率为 88.5%，血栓危象及急性胸部综合征也常见。

2. 后天获得性溶血性疾病 PNH 在高剂量补铁时可出现溶血加重及致溶血危象，感染也可导致溶血危象。在欧美，PNH 的血栓危象发生率高，国内鲜见报道。自身免疫性贫血（autoimmune hemolytic anemia，AIHA）易发生溶血危象，药物导致的 AIHA 病例日益增多，包括应用免疫抑制剂后的白血病和器官移植患者。不论是溶血性贫血还是急性白血病患儿，均易受病毒、细菌感染，微小病毒 B19 感染率近 50%，其中 1/4 发生再障危象。

3. 其他疾病 如系统性红斑狼疮可发生再障危象,表现骨髓增生低下、严重的嗜中性粒细胞减少,抗核抗体、抗心磷脂抗体、抗 β_2 糖蛋白抗体等自身抗体阳性。

本病发病机制尚不十分明了。正常红细胞平均寿命为 100~120 天,每天约有 1% 红细胞被破坏,骨髓则不断地生成并释放新生红细胞以维持动态平衡。当平均红细胞寿命短于 20 天时,则红细胞破坏速度远远超过了骨髓潜在代偿能力(正常代偿能力为 6~8 倍),将出现溶血性贫血。溶血可以根据红细胞破坏部位,分为血管内溶血和血管外溶血(表 53-1)。

表 53-1 血管内与血管外溶血的鉴别

鉴别点	血管内溶血	血管外溶血
主要疾病	PNH、蚕豆病、伯氨喹型药物性溶血性贫血、药物免疫性溶血性贫血、阵发性寒冷性血红蛋白尿、血型不符输血反应	遗传性球形细胞增多症、不稳定血红蛋白病、血红蛋白 H 病等
病因与发病机制	由红细胞外在溶血因素或溶血介质或红细胞内在缺陷,使红细胞在血管内被破坏,多见后天获得性溶血性贫血	红细胞内在缺陷或红细胞存在溶血因素使红细胞在单核 - 巨噬细胞系统中尤其是脾脏内吞噬破坏而致溶血,多见遗传性溶血性贫血
溶血部位	在血管系统主要是肾脏	在单核 - 巨噬细胞系统主要是脾脏
诱因	受寒过劳、感染、酸中毒(如 PNH)某些氧化物类药的作用	感染及其他外因、溶血引起脾亢
临床经过	一般为急性	一般为慢性,也可有急性
黄疸	常明显	可轻可重
贫血	常明显	轻重不一
肝脾	肿大不明显	肿大多显著
红细胞形态异常	少见	多见
血浆血红蛋白增高	明显	不明显
血红蛋白尿	明显	一般没有
血清结合珠蛋白	明显降低	轻度或不降低
脾切除	无效	可能有效

注:PNH,阵发性睡眠性血红蛋白尿。

其病理生理发展表现如下。

1. 游离血红蛋白血症 大量溶血使血浆中游离血红蛋白(正常为 1~10mg/L)急骤增加,当超过单核 - 巨噬细胞系统处理游离血红蛋白能力时,则发生游离血红蛋白血症。

2. 血红蛋白尿 如游离血红蛋白大于 0.7g/L 时,超过珠蛋白所能结合的能力,溶血 12 小时后可以发生黄疸,并通过肾排泄而出现血红蛋白尿。大量血红蛋白刺激和沉淀,可以导致肾血管痉挛和肾小管梗阻,以致缺血坏死,发生急性肾衰竭。

3. 心力衰竭、休克、昏迷与严重贫血 由于大量红细胞破坏,患者出现严重贫血,甚至发生心功能不全、休克、昏迷。严重贫血时,骨髓又将大量幼稚红细胞释放入血,故危象发生时末梢血象可见大量不成熟红细胞。

4. 急性骨髓功能衰竭 部分溶血危象患者病程中严重的黄疸可能突然有所减轻,血中网织红细胞急剧减少甚至完全消失,血清胆红素与尿中尿胆原降至正常范围,骨髓涂片呈现红细胞系列增生完全停滞,骨髓中出现巨大的原始细胞,这提示患者发生了急性骨髓功能衰竭(再生障碍性危象)。

【诊断】

一、有溶血性贫血的病因和 / 或诱因存在

二、临床表现特点

起病急骤,突出表现为严重的贫血、黄疸(间接胆红素增加),红细胞寿命缩短,网织红细胞增加,可伴有肝脾大。

1. 常有慢性溶血性贫血的原发病临床症状和体征 如冷凝集素病患者出现雷诺现象、寒冷性荨麻疹及肢端麻木等;阵发性冷性血红蛋白尿症者,受冷后出现血红蛋白尿和黄疸;阵发性睡眠性血红蛋白尿常在睡眠后出现阵发性溶血等。此外,患者可有面色苍黄、不同程度的黄疸和贫血,轻度全身淋巴结肿大,肝脾大尤其以脾大更为明显。

2. 溶血危象期的表现 其严重程度与不同病因和病种及溶血方式、溶血的速度等有关。

(1)寒战与发热:大部分危象发生时,先有寒战,继之体温升高,达 39℃ 左右,少数可超过 40℃。可有不同程度的烦躁不安、胸闷、谵妄、神志不清。发热可能与红细胞急剧

破坏、血红蛋白大量释放有关,有的病例亦可能与危象的感染诱因并存。

(2)疼痛:患者多有全身骨痛及腰背酸痛,尤以双肩及两侧肾区疼痛最为显著,腰背疼可以发生在急性肾衰竭之前或之中,症状出现越早,提示肾脏损害越严重。与此同时患者常可伴有腹痛,严重者出现明显的腹肌紧张,酷似急腹症,亦可有恶心、呕吐、腹胀、肠鸣等消化道症状。

(3)肾脏损害:可有少尿或尿闭,高钾血症,氮质血症等,严重者发生急性肾衰竭。

(4)血压下降:危象发生后常出现血压下降,甚至休克,同时伴有心率增快,呼吸急促。这与抗原-抗体反应所致的过敏性休克、血管舒缩功能失调有关,尤其在血型不合输血所致的溶血危象时,血压下降常不易纠正。此外,可因骤然大量溶血,导致高钾血症,心肌缺血缺氧,可引起心律失常,甚至发生心力衰竭。

(5)出血倾向与凝血障碍:大量红细胞破坏可以消耗血管内的凝血物质,发生去纤维蛋白血症综合征(defibrination syndrome),导致明显的出血倾向。部分患者常因感染、休克、肾衰竭、电解质紊乱、酸碱平衡失调并发 DIC 而使出血加重。

(6)贫血加重、黄疸加深:患者贫血突然加重,全身乏力,心悸气短,危象发生 12 小时后,可见全身皮肤、黏膜黄疸急剧加深(因一次大量溶血,5~6 小时后血中的胆红素浓度可以达到最高峰,但仍需 5~6 小时皮肤、黏膜才能黄染)。若溶血停止,一般在 2~3 天后黄疸消退,血中胆红素浓度恢复正常。

(7)肝大、脾大:溶血危象时,患者的肝、脾均有明显肿大,尤其以脾大更为显著,这与贫血及黄疸轻重呈正相关。急剧肿大的肝、脾常有胀痛和压痛。因大量溶血,胆红素排泄过多,在胆道内沉积,易发生胆结石并发症。

三、有溶血性贫血的实验室证据

1. 红细胞破坏增加的证据

(1)血红蛋白代谢产物增加的表现:①血清间接胆红素增高;②尿中尿胆原增加,每日可高达 5~200mg(正常为 0~3.5mg)。

(2)血浆血红蛋白含量增高的表现:①血浆游离血红蛋白含量增高:正常人含量为 1~10mg/L,大量溶血时,可高达 1 000mg/L 以上,使血浆颜色变为琥珀色、粉红色或红色。这是血管内溶血最早可观察到的表现。②血清结合珠蛋白降低或消失:血清结合珠蛋白是血液中一组 α_2 糖蛋白,作用似血红蛋白的转运蛋白质。它是在肝脏内产生,正常血清中含量为 0.5~1.5g/L(50~150mg/dl)。血管内溶血后,1 分子的结合珠蛋白可结合 1 分子的游离血红蛋白,形成珠蛋白血红蛋白复合物,迅速被肝细胞摄取而从血中消失。大量溶血时,当血浆中游离血红蛋白过多,超过肝脏生成结合珠蛋白的能力,血清结合珠蛋白浓度降低,甚至消失。③血红蛋白尿:游离血红蛋白与结合珠蛋白相结合的产物,由于分子量大,不能通过肾小球排出,但当血浆中游离血红蛋白超过结合珠蛋白所能结合的量,多余的血红蛋白即可从

肾小球滤出。经肾小球滤出的游离血红蛋白,在近端肾小管中可部分被重吸收,余下的血红蛋白形成临床所见的血红蛋白尿。所以,所谓血红蛋白的"肾阈",实际上代表结合珠蛋白结合血红蛋白的能力和肾小管对血红蛋白重吸收能力之和。一般血浆中游离血红蛋白量大于 1.3g/L 时,临床出现血红蛋白尿,尿呈淡红色、红色、棕色或酱油色,尿隐血试验阳性。个别患者结合珠蛋白的表型与血红蛋白结合很差,结合量甚至低达 0.025g/L,因而一旦有轻度血管内溶血,很容易出现血红蛋白尿。④含铁血黄素尿:被肾小管重吸收的游离血红蛋白,在肾近曲小管上皮细胞内被分解为卟啉、铁及珠蛋白。超过肾小管上皮细胞所能输送的铁,以铁蛋白或含铁血黄素形式沉积在上皮细胞内。当细胞脱落随尿排出,即成为含铁血黄素尿。血管内溶血后数天含铁血黄素尿测定才转阳性,并可持续一段时间。⑤高铁血红素白蛋白血症(methemalbuminemia):血浆中游离血红蛋白很易氧化为高铁血红蛋白,然后分解出高铁血红素和珠蛋白,高铁血红素与白蛋白结合成高铁血红素白蛋白,使血浆呈棕色。⑥血清血结素水平降低:血结素系肝内合成,能结合循环中由高铁血红蛋白分解的游离血红素,最后被肝脏清除。血管内溶血时血结素被大量结合而消耗。

(3)红细胞寿命缩短:红细胞寿命缩短是溶血最可靠指标。当一般检查不能肯定时,红细胞寿命测定常能显示溶血,且可以估计溶血的严重程度以及鉴别溶血是由于红细胞内缺陷还是红细胞外缺陷,或二者均有缺陷。目前常用有 ^{15}Cr、^{3}P-DFP 或 ^{3}H-DFP(二异丙基氟磷酸)标记红细胞法。

2. 红细胞系代偿性增生的表现

①网织红细胞增加:溶血性贫血时,因血红蛋白的分解产物刺激造血系统,导致骨髓幼红细胞代偿性增生,网织红细胞一般可达 5%~20%,如果患者溶血肯定而无网织红细胞增生者,主要考虑再生障碍性危象的可能。在 AIHA 中,约有 39% 的患者会发生网织红细胞减少症。②周围血液中出现幼红细胞:一般不多,约 1%,主要是晚幼红细胞。此外,在严重溶血时尚可见豪-乔(Howell-Jolly)小体和幼粒细胞。由于网织红细胞及其他较不成熟红细胞自骨髓中大量释放至血液,故周围血液中大型红细胞增多。③骨髓幼红细胞增生:溶血性贫血时,幼红细胞显著增生,以中幼和晚幼红细胞最多,形态多正常。粒红比值明显降低(<1.5 或倒置<0.5)。④红细胞寿命的化学标志:最常用的代表红细胞寿命的化学标志是红细胞肌酐。较幼稚的红细胞肌酐是成熟型的 6~9 倍,且持续时间较网织红细胞长。⑤血浆铁转运率(PITR):被用来测定红细胞总的增生程度,且相关性较好。

以上是确诊溶血危象的依据,明确了溶血危象的存在,寻找病因显得尤为重要。

四、确定溶血性贫血的病因

引起溶血性贫血的原因很多,下列几点可供参考:①若有肯定的化学、物理因素的接触史或明确的感染史,一般病因诊断容易肯定。②抗人球蛋白试验阳性者,应首先考虑免疫性溶血性贫血,进一步探究原因,并用血清学方法以探

索抗体的性质。③抗人球蛋白试验阴性,血片中发现大量球形细胞,患者很可能为遗传性球形细胞增多症,可进一步检查红细胞渗透性脆性试验及自体溶血试验,同时进行直系亲属的血象检查以肯定诊断。但球形细胞增多也可见于免疫性溶血性贫血及某些化学及感染因素所致者。④周围血片发现有特殊红细胞畸形者,如椭圆形细胞、大量红细胞碎片、靶形及低色素细胞,可相应考虑遗传性椭圆形细胞增多症、微血管病性溶血性贫血及海洋性贫血,并进行有关的各项检查以肯定之。⑤患者既无红细胞畸形而抗人球蛋白试验又阴性,可进行血红蛋白电泳以除外血红蛋白病;热变性试验以除外不稳定血红蛋白;高铁血红蛋白还原试验以除外红细胞葡萄糖 -6- 磷酸脱氢酶缺陷症。

五、鉴别诊断

在诊断溶血危象时,常常需要与以下疾病相鉴别。

1. 急性再生障碍性贫血 本病常多凶险,严重进行性贫血、出血、感染,常危及生命,但多无黄疸(除败血症外),网织红细胞明显减少,网织红细胞绝对计数减少,不伴肝脾大,骨髓象三系造血严重受抑制,非造血细胞增多。

2. 严重脓毒症 常有原发或继发感染病灶;可有阳性致病菌培养结果(实际比较低);白细胞计数增高且可见中性粒细胞内有中毒颗粒;即使有黄疸也较轻;无血浆中游离血红蛋白增高,无血红蛋白尿。

3. 急性黄疸型肝炎 溶血性贫血患者,当某种诱因激发溶血危象时,病情常常特别严重,患者严重乏力、深度黄疸、食欲极度减退伴肝脾大,易误诊为黄疸型肝炎,延误治疗。但本病除黄疸外,肝、脾可肿大,多为低热,尿胆原可阳性,常无血红蛋白尿,胆红素升高多呈双相反应,网织红细胞多在正常范围内(很少超过 5%),骨髓增生无旺盛改变,末梢血不伴有红细胞受损所致的形态改变。

4. 微血管病性溶血性贫血 本综合征主要是微血管疾患包括血栓性血小板减少性紫癜、溶血性尿毒症综合征、暴发性紫癜(内毒素血症)等,除溶血表现外,主要是微血管本身病变疾病,各有其原发病特点,溶血只是其中表现之一。

【治疗】

一、治疗病因、消除诱因

首先应尽量去除已知的病因及各种诱因,如停止血型不合的输血,停用可疑引起溶血的药物、食物,控制感染等。

二、肾上腺皮质激素的应用

肾上腺皮质激素具有抑制单核 - 巨噬细胞系统合成抗体的作用,并能解脱致敏红细胞上的抗体。使用方便、安全、有效率高,应列为首选药物。主要用于温抗体型自身免疫溶血性贫血(AIHA)的溶血危象,对冷抗体型 AIHA无效。对其他非免疫性溶血性贫血疗效不确定,不推荐使用。有适应证者可应用泼尼松 0.5~1.5mg/(kg·d),并可根据

情况换算成甲泼尼龙、地塞米松等静脉输注。当红细胞比容>30% 或血红蛋白含量稳定至 100g/L 以上时才可考虑减量。有效者泼尼松剂量可每周减量一次,每次减量 5~10mg/d,于 4 周内逐渐减至 20~30mg/d,以后每月递减 2.5~10mg,减量过程中应密切监测血红蛋白含量及网织红细胞计数,若在减量过程中病情反复,需将剂量恢复至最后一次减量前的水平。当泼尼松减至 5mg/d 并持续缓解 2~3 个月后方可考虑停用糖皮质激素。若使用推荐剂量治疗 4 周后仍未达标可考虑二线药物,如利妥昔单抗。

在治疗过程中应注意监测血压、血糖,警惕高血压、糖尿病、感染、骨质疏松、消化道出血、精神异常等并发症。若出现并发症应积极应用质子泵抑制剂、钙片、维生素 D 等对症治疗,切忌过早停药。

三、输注红细胞

主要用于急性溶血危象及严重贫血或体质虚弱的患者,目的在于渡过危急难关,暂时改善严重贫血状态。一般输血后 12~48 小时病情即可好转,但输血补给了补体有时反而加重溶血。因此,输血时应注意:①若因大量溶血发生休克、少尿、无尿、急性肾衰竭,应先解决少尿、无尿,输入低分子右旋糖酐改善微循环,纠正水、电解质失衡,待尿量增加、肾功能改善后,再进行输血。常需建立两条静脉通道,分别输液和缓慢输浓缩红细胞。②PNH 接受输入的血浆可激活补体,诱发或加重溶血;严重贫血必须输血时,可谨慎输入经生理盐水洗涤的红细胞。③自身免疫性溶血性贫血患者体内抗体对正常供血者的红细胞易引起凝集现象,使输入的红细胞易于破坏,同时输血还提供了大量的补体,可使溶血加速,故应尽量避免输血。病情必须输血时,应先用配血试验凝集反应最小的供血者血液或经洗涤后红细胞悬液。若病情危急,又急需输血,又无分离或洗涤红细胞的条件,只有在输血的同时应用大量肾上腺皮质激素。输血速度应十分缓慢,密切观察,如有反应,应立即停止输血。④伯氨喹型药物性溶血性贫血及蚕豆病需输血时,献血员应作 G-6-PD 过筛试验。⑤对于冷凝集素病患者需减少寒冷暴露,输血时需要使用血液温控器。⑥在发生红系再生障碍危象时,使用促红细胞生成素可有助于改善暂时性骨髓衰竭,且可减少因输血过多而引起的溶血。

四、丙种球蛋白的应用

静脉滴注丙种球蛋白[成人 0.2~0.4g/(kg·d);儿童 0.4~0.8g/(kg·d)]连续 3~5 天对自身免疫性溶血性贫血有短期疗效。

五、免疫抑制剂及生物制剂的应用

免疫抑制剂多用于自身免疫性溶血性贫血对激素无效或需较大剂量维持者,常用环磷酰胺、环孢素和长春新碱等。对于冷凝集素病,糖皮质激素疗效不确切,应首先考虑应用利妥昔单抗,利妥昔单抗剂量为 375mg/(m²·d),第 1、8、15、22 天给药,共 4 次。对于难治性血栓性血小板减少性紫癜,可联合利妥昔单抗治疗;对非典型溶血尿毒综合征可

选择依库珠单抗治疗。

六、血浆置换疗法

发生严重贫血者,在静脉注射或静脉滴注皮质激素的同时,如未显效则应及时采取血浆置换疗法,以尽早祛除存在于血浆中的抗体,特别适用于免疫性溶血性贫血危象发作时,常可较好较快改善疗效。有条件时应尽早试用。对于部分血栓性微血管病也应尽早试用 1~1.5 倍循环血浆容量的新鲜冰冻血浆进行血浆置换。

七、防治急性肾衰竭

急性溶血发生少尿时,在纠正血容量后,为加快游离血红蛋白的排出,应尽早应用甘露醇,以增加肾血流量及尿量。先用 20% 甘露醇 250ml 于 15~30 分钟内快速静脉滴注完毕,使尿量维持在 100ml/h 以上。若尿量仍少,应每 4~6 小时重复 1 次。24 小时尿量应达 1 500~2 400ml。若 24 小时内仍无尿或少尿,则应停用。呋塞米(速尿)或布美他尼(丁尿胺)可以在用甘露醇的间歇期或甘露醇无效时应用。呋塞米剂量为 40~80mg/ 次静脉注射,必要时可重复使用或加倍量,1 天剂量可用至 1 000mg 以上。已发生急性肾衰竭时,治疗原则与其他原因引起的急性肾衰竭相同。

既往处理溶血危象,强调补充碱性液体以碱化尿液,防止肾小管机械性阻塞。目前认为溶血引起肾衰竭的原理是反射性的肾血管痉挛,肾血流量减少,肾小管上皮细胞缺血、缺氧、坏死所致;或认为抗原 - 抗体复合物能引起肾功能损害;或与 DIC 有关。因此,过多补碱,尤其在少尿或无尿时,引发碱中毒的潜在危险,使血液 pH 改变,导致氧解离曲线右移,更不利于组织的氧摄取,甚至可加速肺水肿的发生,故对碱化尿液防治肾衰竭的意义表示怀疑,不列入常规治疗。但一般认为,有血红蛋白尿的患者,在利尿的基础上,适量给予碳酸氢钠来碱化尿液仍是必要的。

八、防治其他并发症

如防治休克、心力衰竭等,参见有关章节。

九、脾切除术

对某些溶血性贫血患者施行脾切除常可收到近期与远期效果,并能减少或防止溶血危象的发生。因切脾后血栓栓塞及脓毒症风险显著增加,有研究表明,切脾后溶血发生率并无明显下降,所以应严格把控脾切除适应证。对于遗传性球形红细胞增多症、地中海贫血综合征、丙酮酸激酶缺乏、不稳定血红蛋白病和原因不明的自身免疫性溶血性贫血所致的溶血危象,应用大剂量肾上腺皮质激素无效或因其严重副作用而不能耐受治疗,合并显著的脾功能亢进征象,甚至发生溶血危象而不易纠正者,可考虑脾切除术。

(郭睿文　何新华)

参 考 文 献

[1] 张文武. 急诊内科学 [M]. 4 版. 北京: 人民卫生出版社, 2017: 334-337.

[2] 葛均波, 徐永健, 王辰. 内科学 [M]. 9 版. 北京: 人民卫生出版社, 2018: 551-561.

[3] 洪梅. 自身免疫性溶血性贫血的诊疗现状 [J]. 临床内科杂志, 2019, 36 (10): 652-655.

[4] HILL A, HILL Q A. Autoimmune hemolytic anemia [J]. Hematol Am Soc Hematol Educ Program, 2018, 3 (1): 382-389.

[5] SIMONA M, EMIL M, BOGDA T. Hereditary spherocytosis-diagnosis, surgical treatment and outcomes. A literature review [J]. Chirurgia (Bucur), 2017, 112 (2): 110-116.

第 54 章
重症肌无力及其危象

重症肌无力（myasthenia gravis，MG）是一种神经 - 肌肉接头传递功能障碍的获得性自身免疫性疾病。主要由于神经 - 肌肉接头突触后膜上乙酰胆碱受体（acetylcholine receptors，AChR）受损引起。临床主要表现为部分或全身骨骼肌无力和极易疲劳，具有活动后加重、休息后减轻和晨轻暮重等特点。若在其病程中急骤发生延髓肌和呼吸肌严重无力，出现呼吸困难，以致不能维持换气功能者为重症肌无力危象。其发生率占 MG 患者的 7.4%~42.3%，是神经内科常见急症之一，病死率较高，达 19%~43%。如能及时、正确抢救，多数可挽回生命。

【病因与发病机制】

目前研究认为：重症肌无力是对自身 AChR 致敏的自身免疫病。70%~90% 的重症肌无力患者血清中能检测到抗 AChR 抗体；且大多数患者血清中能检测到抗 AChR 抗体水平与疾病严重程度相一致；血浆置换治疗后，肌无力症状可以暂时好转。重症肌无力与胸腺异常关系密切，80% 以上的重症肌无力患者伴有胸腺异常，其中 10%~20% 的患者为胸腺肿瘤。而 33%~75% 的胸腺瘤患者合并重症肌无力。胸腺切除以后，70% 的患者临床症状改善。故推测胸腺可能是诱发 MG 免疫反应的起始部位。胸腺中存在肌样细胞，具有横纹，并与肌细胞存在共同抗原 AChR。在一些特定的遗传素质个体中，由于病毒或其他非特异性因子感染后，导致胸腺中的肌样细胞的 AChR 构型发生某些变化，成为新的抗原并刺激免疫系统产生 AChR 抗体，它既可以与胸腺中的肌样细胞的 AChR 相作用，又可以与骨骼肌突触后膜上的 AChR（交叉反应）相作用，增生的胸腺的 B 细胞还可产生 AChR 抗体并随淋巴系统循环流出胸腺，通过体循环到达神经 - 肌肉接头与突触后膜上的 AChR 发生抗原抗体反应。AChR 抗体的 IgG 也可由周围淋巴器官和骨髓产生。重症肌无力与遗传因素有关，现在研究发现：重症肌无力与人类组织相容抗原（HLA-A，HLA-B，HLA-DR）明显相关。重症肌无力还与内分泌疾病有关，重症肌无力患者常伴发甲状腺功能亢进、类风湿关节炎、系统性红斑狼疮、多发性肌炎、多发性硬化等其他自身免疫性疾病。少数患者有家族性，称为家族性重症肌无力。

重症肌无力是一种主要累及神经 - 肌肉接头突触后膜 AChR 的自身免疫性疾病，主要由 AChR 抗体介导，在细胞免疫和补体参与下突触后膜的 AChR 被大量破坏，不能产生足够的终板电位，导致突触后膜传递功能障碍而发生肌无力。AChR 抗体是一种多克隆抗体，主要成分为 IgG，10% 为 IgM。在 AChR 抗体中，直接封闭抗体可以直接竞争性抑制乙酰胆碱（acetylcholine，ACh）与 AChR 的结合；间接封闭抗体可以干扰 ACh 与 AChR 的结合。细胞免疫在 MG 的发病中也发挥一定的作用，MG 患者周围血中辅助性 T 细胞增多，抑制性 T 细胞减少，造成 B 细胞活性增强而产生过量抗体。AChR 抗体与 AChR 的结合还可以通过激活补体而使 AChR 降解和结构改变，导致突触后膜上的 AChR 数量减少。最终，神经 - 肌肉接头的传递功能发生障碍，当连续的神经冲动到来时，不能产生引起肌纤维收缩的动作电位，从而在临床上表现为易疲劳的肌无力。

【诊断】

一、临床表现特点

本病可见于任何年龄，发病年龄有两个高峰：20~40 岁发病者以女性多见；40~60 岁发病者以男性多见，多合并胸腺瘤。

1. 诱发因素 感染、过度劳累、情绪波动、精神创伤、妊娠、月经期、系统性疾病、手术等为常见的诱因，甚至可使病情加重。另外一些药物如降低肌肉兴奋性的药物（奎宁、奎尼丁、普鲁卡因胺、利多卡因、苯妥英钠、青霉胺、普萘洛尔等）、止痛剂（吗啡、哌替啶等）、麻醉剂（乙醚、氯化琥珀胆碱、箭毒等）、抗生素（四环素、氨基糖苷类抗生素、新霉素、多黏菌素、巴龙霉素等）、镇静剂（苯二氮䓬类、苯巴比妥、氯丙嗪等）均可严重加重症状或抑制呼吸肌作用，应禁用。

2. 肌无力特点 受累的骨骼肌主要表现为病态疲劳，即持续活动后肌无力症状明显加重，经短暂休息后症状暂时缓解。肌无力另一特点是症状波动，不仅整个病程有波动，一天中的临床症状有波动，晨起症状较轻，下午和晚上症状逐渐加重，称为"晨轻暮重"现象。肌无力呈斑片状分布，程度随活动而变化，不能证明符合某一神经或神经根支配区，提示为神经肌肉传导障碍，是 MG 的典型临床特点。

3. 受累肌的分布与表现 全身骨骼肌均可受累，多以

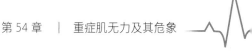

脑神经支配的肌肉最先受累。肌无力常从一组肌群开始，范围逐步扩大。首发症状常为一侧或双侧眼外肌麻痹，出现眼裂变小、睁眼困难、复视、眼球活动障碍等症状，严重者眼球完全固定，眼内肌（瞳孔括约肌）一般不累及。眼肌症状可以从单眼开始，而后波及对侧，也可双眼同时受累，但双眼症状多不对称。咀嚼肌受累则出现咀嚼无力，尤其在连续咀嚼坚硬食物时更明显，在进餐时常常因肌无力而需要休息，中断进餐，使进餐时间明显延长。咽喉部肌群无力时有吞咽困难，饮水咳呛，讲话时构音不清，常带有鼻音，或声音嘶哑，语音低弱。面肌受累则会有表情呆板，苦笑面容，闭眼和吸吮无力。胸锁乳突肌和斜方肌受累，则出现颈软、抬头困难、转头和耸肩无力。四肢肌肉受累以近端肌无力较远端明显，常呈对称性分布，表现为上臂抬举困难，尤其在做持续性抬举动作如梳头时更明显；下肢无力表现为不能长距离连续行走，常需要中途休息后方可继续前行，因抬腿无力而常需要用手拉住扶手上楼梯，下蹲后起立困难。呼吸肌和膈肌受累时出现咳嗽无力，呼吸困难，严重时可因呼吸肌麻痹而危及生命。偶尔会影响心肌，引起突然死亡。腱反射通常不受影响，感觉正常。

4. 重症肌无力危象 大约 10% 的 MG 患者出现危象。危象是 MG 患者最危急的状况，病死率为 15.4%~50.0%，随治疗进展病死率已明显下降。危象有三种表现形式。

（1）肌无力危象（myasthenic crisis）：在 MG 病程中，由于某种诱因而致肌无力症状加重，出现呼吸衰竭者为肌无力危象。为最常见的危象，多由于抗胆碱酯酶药物（cholinesterase inhibitors,ChEI）用量不足引起。其诱因多为合并感染、手术或外伤之后、精神创伤、分娩或月经、促皮质素（ACTH）或肾上腺皮质激素应用的早期，以及阻滞神经肌肉传递药物的应用等。上述因素可导致 ACh 去极化作用受到抑制而致神经兴奋传递障碍，从而使肌无力症状明显加重；咽喉肌及呼吸肌无力，吞咽困难甚至不能进食，呼吸困难，端坐呼吸，呼吸幅度表浅，呼吸频率加快；由于咳痰无力，气管内大量分泌物不能排出而加重缺氧，患者烦躁不安，甚至发生严重发绀。如注射依酚氯铵（腾喜龙，tensilon）或新斯的明后症状减轻则可诊断。

（2）胆碱能危象（cholinergic crisis）：由于长期应用 ChEI 和 / 或用量过大，ACh 在突触间隙处积聚过多，因而 ACh 持续作用于 AChR，使突触后膜持续去极化，从而复极化过程受阻，而不能形成有效的动作电位，致全身肌力减弱，包括咽喉肌及呼吸肌无力，出现胆碱能危象。非常少见。此种危象应用 ChEI 无效，甚至使症状更加严重。注射依酚氯铵后症状加重。胆碱能危象除有呼吸衰竭等肌无力危象表现之外，尚可见有明显的 ChEI 副作用所致的症状，如流泪、全身大汗、唾液增多，咽喉及气管内大量分泌物，可见有肌束震颤或肌肉抽搐、痉挛，也可有瞳孔缩小、腹痛、腹泻、肠鸣音亢进、恶心、呕吐、尿便失禁等。患者焦虑不安、烦躁、精神错乱，甚至意识障碍、昏迷等。注射阿托品后可使症状改善。停止使用 ChEI 24~72 小时后临床症状好转。

（3）反拗危象（brittle crisis）：又称为无反应性危象，是由于突触后膜大量 AChR 受损，对 ChEI 失去反应，残余的能与 ACh 发生反应的 AChR 太少，致突触后膜难以达到充分的去极化所致。此型可因长期应用 ChEI 或 ChEI 的剂量逐渐增大，或因感染、分娩、手术、创伤等诱因而致 AChR 过度疲劳，对 ACh 失去反应。临床表现与胆碱能危象相似，但发生此型危象时如应用或停用 ChEI 等均无效。注射依酚氯铵无反应。

上述三种类型危象在病程中并非固定不变，肌无力危象患者在病程中也可能变为胆碱能危象或反拗危象，有的病例即具有胆碱能危象的表现，也有反拗危象的特点，某些病例在临床上不易辨识究竟属于何种类型危象。

二、临床分型

《中国重症肌无力诊断和治疗指南（2020 版）》采用美国重症肌无力基金会（myasthenia gravis foundation of America, MGFA）的临床分型替代传统的 Osserman 分型，旨在评估疾病严重程度，指导治疗及评估预后（表 54-1）；以血清抗体及临床特点为基础的 MG 亚组分类（表 54-2），对 MG 个体化治疗及预后评估更具指导意义。

表 54-1 MGFA 临床分型

分型	临床表现
I 型	眼肌无力，可伴闭眼无力，其他肌群肌力正常
II 型	除眼肌外的其他肌群轻度无力，可伴眼肌无力
IIa 型	主要累及四肢肌或 / 和躯干肌，可有较轻的咽喉肌受累
IIb 型	主要累及咽喉肌或 / 和呼吸肌，可有轻度或相同的四肢肌或 / 和躯干肌受累
III 型	除眼肌外的其他肌群中度无力，可伴有任何程度的眼肌无力
IIIa 型	主要累及四肢肌或 / 和躯干肌，可有较轻的咽喉肌受累
IIIb 型	主要累及咽喉肌或 / 和呼吸肌，可有轻度或相同的四肢肌或 / 和躯干肌受累
IV 型	除眼肌外的其他肌群重度无力，可伴有任何程度的眼肌无力
IVa 型	主要累及四肢肌或 / 和躯干肌受累，可有较轻的咽喉肌受累
IVb 型	主要累及咽喉肌或 / 和呼吸肌，可有轻度或相同的四肢肌或 / 和躯干肌受累
V 型	气管插管，伴或不伴机械通气（除外术后常规使用）；仅鼻饲而不进行气管插管的病例为 IVb 型

注：MGFA，美国重症肌无力基金会。

表 54-2 MG 亚组分类及临床特点

亚组分类	抗体	合并其他肌无力抗体	发病年龄	胸腺	胸腺切除
OMG	出现 AChR、MuSK 及 LRP4 抗体	极少	任何年龄	正常或异常	证据不足
AChR-GMG（早发型）	AChR	极少	<50 岁	胸腺增生	获益
AChR-GMG（晚发型）	AChR	合并 Titin、RyR 抗体	>50 岁	胸腺萎缩，小部分增生	可能获益（胸腺增生）
MuSK-MG	MuSK	极少	任何年龄	正常	不推荐
LRP4-MG	LRP4	极少	任何年龄	正常	不推荐
抗体阴性 MG	未检测到 AChR、MuSK 及 LRP4 抗体	可能出现	任何年龄	正常或增生	证据不足
胸腺瘤相关 MG	AChR	通常合并 Titin、RyR 抗体	任何年龄	胸腺上皮细胞瘤	可能获益

注：MG，重症肌无力；OMG，眼肌型 MG；GMG，全身型 MG；AChR，乙酰胆碱受体；MuSK，肌肉特异性受体酪氨酸激酶；LRP4，低密度脂蛋白受体相关蛋白 4；Titin，连接素；RyR，兰尼碱受体。

三、辅助诊断试验

下述试验有助于 MG 的诊断。

1. 疲劳试验（Jolly 试验） 使受累肌肉在短时间内做重复收缩活动，如肌无力明显加重，经休息后又恢复者，为疲劳试验阳性。如对有上睑下垂者，嘱其持续向上注视，会出现上睑下垂更明显，而后让其闭目休息数分钟后再睁眼，上睑下垂症状又改善，为眼肌疲劳试验阳性。对肢体无力者，可令其双臂反复做平举动作，1 分钟后出现上臂抬举困难，休息后恢复，为上肢疲劳试验阳性；做反复下蹲后起立动作，1 分钟后出现起立越来越慢，甚至不能起立，休息后恢复，为下肢疲劳试验阳性。

2. 抗胆碱酯酶药物试验 ①依酚氯铵（tensilon，腾喜龙）试验：依酚氯铵 10mg 用注射用水稀释至 1ml，先静脉注射 2mg，观察 20 秒，如无出汗、唾液增多等不良反应，再注射 8mg（30 秒内），1 分钟内肌无力症状好转为阳性，持续 10 分钟后又恢复原状。②新斯的明（neostigmine）试验：对依酚氯铵试验可疑者，可作本项试验，因其有较长时间供观察。肌内注射新斯的明 0.5~1mg，起效较慢，10~30 分钟达高峰，作用持续 2 小时。若注射 20 分钟后肌无力症状好转，为新斯的明试验阳性。如出现恶心、呕吐、腹痛、腹泻、出汗、流涎、瞳孔缩小、心动过缓等毒蕈碱样反应，可肌内注射阿托品 0.5mg 予以抵抗。

四、辅助检查

1. 血、尿、脑脊液检查正常。常规肌电图检查基本正常。神经传导速度正常。

2. 重复神经电刺激（repeating nerve electric stimulation，RNES） 为常用的具有确诊价值的检查方法。90% 的 MG 患者低频刺激时为阳性，且与病情轻重相关。

3. AChR 抗体检测 对 MG 的诊断具有特征性意义。85% 以上全身型 MG 患者血清中 AChR 抗体明显升高。但眼肌型患者的 AChR 抗体升高可不明显，且抗体滴度的高低与临床症状的严重程度并不完全一致。

4. 单纤维肌电图（single fibre EMG，SFEMG） 通过特殊的单纤维针电极测量并判断同一运动单位内的肌纤维产生的动作电位的时间是否延长来反映神经 - 肌肉接头处的功能。本病表现为间隔时间延长。

5. 胸腺影像学检查 胸腺 CT 和 MRI 检查有助于胸腺增生、肥大及胸腺瘤的发现。

五、诊断注意事项

MG 的诊断要点：①病史特点：骨骼肌病态疲劳，症状波动，晨轻暮重，活动后加重，休息后减轻，没有神经系统其他阳性体征；②疲劳试验阳性；③依酚氯铵试验或新斯的明试验阳性；④神经重复频率刺激，动作电位波幅递减达 10% 以上；⑤血 AChR-Ab 滴度增高；⑥胸部 X 线、CT 和 MRI 可显示胸腺增生或胸腺瘤；⑦服用抗胆碱酯酶药物有效。

MG 须与 Lambert-Eaton 肌无力综合征、肉毒梭菌中毒、肌营养不良症、多发性肌炎等疾病鉴别。

【治疗】

临床上一旦明确 MG 诊断，应给予抗胆碱酯酶药物治疗，如单一抗胆碱酯酶药物疗效不明显，可联合应用肾上腺皮质激素或免疫抑制剂、胸腺切除、血浆置换疗法进行综合治疗。除病因及对症处理外，同时应尽量避免本病的各种诱发因素，防治各种感染，对可导致本病加重的药物应禁用或慎用。

1. 抗胆碱酯酶药物 通过抑制胆碱酯酶，减少 ACh 的水解而减轻肌无力症状。应从小剂量开始，逐步加量，以能维持日常起居为宜。常用药物有：①溴吡斯的明：最常用。成人每次口服 30~120mg，3~4 次 /d。应在饭前 30~40 分钟服用，2 小时达高峰，作用持续时间 6~8 小时。作用温和、平稳，不良反应少。②溴新斯的明：成人每次口服 15~30mg，3~4 次 /d。可在饭前 15~30 分钟口服，30~60 分钟达高峰，作用维持 3~4 小时。不良反应为毒蕈碱样反应，可用阿托

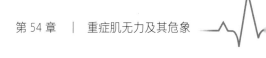

54

品对抗。氯化钾(1g,3 次 /d,口服)、麻黄碱(25mg,3 次 /d,口服)等能增强抗胆碱酯酶的作用,可作为辅助性用药。

2. 肾上腺皮质激素 可抑制自身免疫反应,减少 AChR 抗体的生成,增加突触前膜 ACh 的释放量及促使运动终板再生和修复,改善神经 - 肌肉接头的传递功能。适用于各种类型的 MG。用法:①冲击疗法:适用于重症病例、已用气管插管或呼吸机者。甲泼尼龙 1 000mg/d 静脉滴注,每日 1 次,连用 3~5 日,随后每天减半量,即 500mg、250mg、125mg,继之改用地塞米松 10~20mg/d 静脉滴注,连续 7~10 日。临床症状稳定改善后,停用改为地塞米松,口服泼尼松 60~100mg 隔日晨顿服。当症状基本消失后,逐渐减量至 5~15mg 长期维持,至少一年。治疗初期可使病情加重,甚至出现危象,应予注意。②小剂量递增疗法:从小剂量开始,隔日晨顿服泼尼松 20mg,每周递增 10mg,直至隔日晨顿服 60~80mg,待症状稳定改善 4~5 日后,逐渐减量至隔日 5~15mg 维持数年。此法可避免用药初期病情加重。

3. 免疫抑制剂 适用于对肾上腺皮质激素疗效不佳或不能耐受,或因有高血压、糖尿病、溃疡病而不能用肾上腺皮质激素者。①环磷酰胺:成人口服 50mg,2~3 次 /d,或 200mg/ 次,每周 2~3 次静脉注射。儿童口服 3~5mg/(kg·d)。可与肾上腺皮质激素合用。②环孢素 A:6mg/(kg·d),口服,疗程 12 个月,治疗 2 周可见改善,6 个月时可获最大改善。③硫唑嘌呤:适用于其他疗法无效的全身型 MG。成人 50~100mg/d,分 2 次服用,儿童 l~3mg/(kg·d),长期服用,多在服药 6~12 周有效,6~15 个月时达最佳疗效。

4. 胸腺治疗 ①胸腺切除:可去除患者自身免疫反应的始动抗原,减少参与自体免疫反应的 T 细胞、B 细胞和细胞因子。适用于伴有胸腺肥大和高 AChR 抗体效价者;伴胸腺瘤的各型 MG 患者;年轻女性全身型 MG 患者;对 ChEI 治疗反应不满意者。约 70% 的患者术后症状缓解或治愈。②胸腺放射疗法:对于年老体弱、有严重并发症不宜行胸腺摘除术者或手术后又复发者,可行胸腺深部 ^{60}Co 放射治疗。

5. 血浆置换疗法 能清除 MG 患者血浆中 AChR-Ab、补体及免疫复合物,使症状迅速缓解。每次交换量为 2 000ml 左右,每周 1~3 次,连用 3~8 次。具有起效快、作用显著的特点,但价格昂贵,维持时间短,仅维持 1 周至 2 个月,随抗体水平增高而症状复发且不良反应大。仅适用于危象和难治性 MG。

6. 大静脉注射免疫球蛋白(IVIg) 外源性 IgG 可以干扰 AChR 抗体与 AChR 的结合从而保护 AChR 不被抗体阻断。IVIg 400mg/(kg·d) 静脉滴注,5 日一个疗程,作为辅助治疗缓解病情,尤其适用于 MG 加重期、难治性 MG 及 MG 危象的治疗。

7. 危象的处理 处理的关键主要是:①保持呼吸道通畅,改善通气量,使动脉血氧维持正常水平。一旦发现有呼吸肌麻痹,应立即行气管插管和加压人工呼吸,如短期内症状不改善,则及时行气管切开,给予人工呼吸机辅助呼吸。②应注意避免或减少诱发因素。③积极对症处理,选用有效、足量和对神经 - 肌肉接头无阻滞作用的抗生素控制肺部感染,维持水电解质平衡。④症状治疗:皮质激素治疗,可给予大剂量甲泼尼龙冲击治疗;如条件允许可行血浆置换疗法或大静脉注射免疫球蛋白,争取短期内改善症状。

同时应根据不同类型的危象采取相应的抢救措施:①肌无力危象:增加 ChEI 的剂量,静脉注射依酚氯铵 10mg 或肌内注射新斯的明 0.5~1.0mg,好转后逐渐改口服剂量,亦可用新斯的明 2mg 加入 500ml 液体中静脉滴注。②胆碱能危象:立即停用 ChEI,阿托品 1~2mg 肌内注射或 2mg/h 静脉注射,根据病情可重复使用,直至轻度阿托品化,症状改善后重新调整 ChEI 剂量,或改用皮质激素等其他治疗方案。③反拗性危象:停用 ChEI,主要维持生命体征的稳定,积极对症处理,避免或防治感染。对气管插管或切开的患者可采用大剂量皮质激素治疗。待运动终板功能恢复后再重新调整 ChEI 剂量。

(张文武　史以珏)

参 考 文 献

[1] 中国免疫学会神经免疫分会. 中国重症肌无力诊断和治疗指南 (2020 版)[J]. 中国神经免疫学和神经病学杂志, 2021, 28 (1): 1-12.

[2] 贾建平, 陈生弟. 神经病学 [M]. 8 版. 北京: 人民卫生出版社, 2018: 416-420.

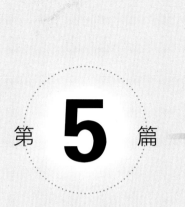

第 **5** 篇

急性中毒

第 55 章
急性中毒诊治通则

急性中毒（acute poisoning）是指人体在短时间内一次或数次接触毒物或服用超过中毒量的药物后，机体产生的一系列病理生理变化及其临床表现，危重者可导致死亡；毒物中如由生物体产生的物质（包括：植物、动物，微生物）称之为毒素；中毒按其发生的环境与原因还可分为职业性中毒与生活类中毒；常见的毒物类别包括：工业化学品、农用化学品、日用化学品、药物、生物毒素、军用毒素等。

【中毒机制】

毒物进入人体后，产生毒性作用，导致机体功能障碍或/和器质性损害，引起疾病甚至死亡。中毒的严重程度与剂量或浓度有关，多呈剂量 - 效应关系。不同毒物的中毒机制不同，有些毒物通过多种机制产生毒性作用。

一、干扰酶的活性

人体的新陈代谢主要依靠酶参与催化。大部分毒物是通过对酶系统的干扰而引起中毒。

1. 与酶活性中心的原子或功能基团（如巯基、羟基、羧基、氨基等）结合 如汞、砷等与酶的巯基结合，抑制含巯基酶的活性。破坏蛋白质部分的金属离子或活性中心，如氰化物中毒时，氧化型细胞色素氧化酶中的三价铁与氰离子结合，形成氰化高铁型细胞色素氧化酶，不能还原为二价铁，从而阻断了氧化磷酸化过程中的电子传递，生物氧化作用不能正常进行，人体细胞不能利用氧，造成中毒。

2. 竞争抑制作用 毒物结构与酶的底物结构相似，因而和酶的底物竞争而产生抑制作用。如有机磷、氨基甲酸酯类可直接与胆碱酯酶相结合抑制此酶活性。

3. 作用于酶的激活剂 如磷酸葡萄糖变位酶是生成和分解肝糖原的酶，其作用需要 Mg^{2+} 作激活剂，而氟离子能与 Mg^{2+} 形成复合物，故在氟中毒时，磷酸葡萄糖变位酶受阻。

4. 与辅酶作用 如铅中毒时发现体内烟酸的消耗量增加，在严重中毒时，血液内烟酸含量几乎为零，结果使辅酶Ⅰ和辅酶Ⅱ减少，从而抑制了吡啶核苷酸或烟酰胺核苷酸连接的脱氢酶的作用。

5. 与酶的底物作用 如氟乙酰胺进入人体内产生氟乙酸，与草酰乙酸结合成氟柠檬酸（乌头酸酶的底物，乌头酸酶在三羧酸循环中催化柠檬酸转变为异柠檬酸），抑制乌头酸酶的活性，使三羧酸循环中断，影响氧化磷酸化过程，造成神经系统和心肌损害。

二、破坏细胞膜的功能

1. 对膜脂质的过氧化作用 四氯化碳中毒在体内产生自由基，使膜上多烯脂肪过氧化，导致脂质膜的完整性受损，溶酶体破裂，线粒体、内质网变性，细胞死亡。

2. 对膜蛋白的作用 锌（Zn）、汞（Hg）等都可与线粒体膜的蛋白反应，从而影响三羧酸循环和氧化磷酸化过程。

3. 使膜结构及通透性改变 河豚毒素可选择性阻断膜对钠离子的通透性，从而阻断神经传导，使神经麻痹。

三、阻碍氧的交换、输送和利用

1. 氧的交换障碍 如刺激性气体引起肺水肿，使肺泡气体交换受阻。

2. 氧的运输障碍 如一氧化碳与血红蛋白结合形成不易解离的碳氧血红蛋白，使血红蛋白丧失携氧功能。

3. 氧的利用障碍 如氰化物中毒时氰离子与细胞色素氧化酶中的铁结合，从而使该酶丧失催化氧化还原反应的能力，使细胞利用氧障碍。

四、影响新陈代谢功能

1. 作用于核酸 如烷化剂、氮芥等使去氧核糖核酸发生烷化，形成交叉联结，影响脱氧核糖核酸功能。

2. 影响蛋白质合成 如敌鼠钠中毒在体内竞争性抑制维生素 K 的活性，从而抑制凝血酶原的合成。

3. 作用于能量代谢过程 如二硝基苯酚类是呼吸链与氧化磷酸化的解偶联剂，在有二硝基苯酚存在的情况下，呼吸链中产生的能量不能形成 ATP，但以热能的形式释放出，会导致生命危险。

五、改变递质的释放或激素的分泌

如肉毒梭菌毒素，使运动神经末梢不能释放乙酰胆碱而致肌肉麻痹。

六、损害免疫功能

1. 使免疫功能下降 如抗肿瘤药物。

2. 损害免疫器官 如氟中毒等可引起脾和胸腺的损害。

七、过敏或变态反应

主要指毒物（素）导致的免疫介导有害反应，主要包括：

Ⅰ型变态反应、Ⅲ型变态反应与Ⅳ型变态反应;如生物毒素导致的Ⅰ型变态反应(过敏性休克)以及异氰酸脂类、苯酐类、多胺固化剂等化学物质引起职业性哮喘;某些化学性接触性皮炎为代表的Ⅳ型变态反应。

八、对组织的直接毒性作用

如强酸强碱中毒,其毒性作用主要是引起蛋白质变性,造成组织坏死,引起局部充血、水肿、坏死和溃疡。

【毒物毒性分级】

毒物毒性判断主要依据毒物分级工具确定;多个国际组织与国家颁布了相应的毒物分级标准。我国也参照国际相关组织颁布了中国毒物分级标准;其中 WHO 农药毒性分类标准(WHO 2019 修订)(表 55-1),以及中国国家卫生健康委员会颁布的《化学品毒性鉴定管理规范(2015 修订)》(表 55-2)常用于指导临床中毒毒物毒性判断。

**表 55-1　WHO 农药毒性分类标准
(修订 WHO 2019 修订)**

级别(Class)		大鼠半数致死量 /(mg·kg⁻¹)	
		口服(oral)	经皮(dermal)
Ⅰa	极危险毒物	<5	<50
Ⅰb	高度危险毒物	5~50	50~200
Ⅱ	中度危险毒物	50(不含)~2 000	200(不含)~2 000
Ⅲ	轻度危险毒物	2 000(不含)~5 000(不含)	2 000(不含)~5 000(不含)
U	不太可能造成急性中毒危险	≥5 000	≥5 000

**表 55-2　《化学品毒性鉴定管理规范(2015 修订)》
急性毒性分级标准**

毒性指标	剧毒	高毒	中等毒	低毒
经口 LD₅₀/(mg·kg⁻¹)	<5	5~<50	50~500	>500
吸入 LC₅₀/(mg·m⁻¹)	<20	20~<200	200~2 000	>2 000
经皮 LD₅₀/(mg·kg⁻¹)	<20	20~<200	200~2 000	>2 000

【诊断】

一、中毒病情分级与评估

1998 年欧洲中毒中心和临床毒理学家协会(European Association of Poisons Centres and Clinical Toxicologists, EAPCCT) 联合国际化学安全计划和欧盟委员会(the International Programme on Chemical Safety and the European Commission) 推荐了中毒严重度评分(poisoning severity score,PSS),见表 55-3。

中毒严重程度评分标准分为五级:

无症状(0 分):没有中毒的症状体征。

轻度(1 分):一过性、自限性症状或体征。

中度(2 分):明显、持续性症状或体征;出现器官功能障碍。

重度(3 分):严重的威胁生命的症状或体征;出现器官功能严重障碍。

死亡(4 分):死亡。

在目前已知的所有的急性中毒种类中,除非已有明确的针对该种中毒的严重程度分级标准,其余急性中毒均可参考 PSS,实行急性中毒病情评估分级。

其他急危重症评分分级工具也可用于急性中毒,如ICU 常见评分工具 APACHE-Ⅱ 评分(acute physiology and chronic health evaluation Ⅱ),急诊室评分工具 MEWS 评分(modified early warning score)。

二、急性中毒诊断

急性中毒的诊断主要根据毒物接触史、临床表现、实验室及辅助检查结果;目前临床上尚无法做到利用实验室毒物分析来快速明确诊断所有的毒物,因此急性中毒诊断时应考虑以下原则。

1. 临床诊断　毒物接触史明确伴有相应毒物中毒的临床表现,并排除有相似临床表现的其他疾病,即可作出急性中毒的临床诊断;有相关中毒的临床表现,且高度怀疑的毒物有特异性拮抗药物,使用后中毒症状明显缓解,并能解释其疾病演变规律者也可作出临床诊断。

2. 临床确诊　在临床诊断的基础上有毒检的证据,即可靠的毒检方法在人体胃肠道或血液或其他组织检测到相关毒物或特异性的代谢成分;即便缺乏毒物接触史,仍然可以确诊。

3. 疑似诊断　具有某种毒物急性中毒的相关特征性临床表现,缺乏毒物接触史与毒检证据,其他疾病难以解释的临床表现,可作为疑似诊断。

4. 急性中毒诊断的其他概念

(1)毒物暴露:患者毒物接触史明确或有毒物进入机体的明确证据而无临床中毒的相关表现,患者可能处于急性中毒的潜伏期或接触剂量不足以引起中毒。

(2)隐匿式中毒:指患者从未意识到自己接触到毒物或暴露在毒物环境或已摄入毒物等,即完全不知情的情况下已发生的中毒。

(3)不明毒物中毒:毒物接触史明确,但不能确定毒物;临床表现与某种物质明显相关;已知的疾病不能解释相关临床表现。以上条件均具备即可诊断不明毒物中毒或未知毒物中毒。

(4)急性毒物接触反应:患者有明确毒物接触的环境或明确的毒物接触史,伴有相应的临床表现,尤其群体性接触有毒气体者,在脱离环境后症状很快消失,实验室检测无器官功能损害证据时,应考虑毒物接触反应。

表 55-3 中毒严重度评分（PSS）表

项目 / 分	无症状 0	轻度 1	中度 2	重度 3	死亡 4
评分 / 分	没有中毒的症状体征	轻度，一过性，自限性症状或体征	明显，持续性症状或体征；器官功能障碍	严重威胁生命的症状或体征；器官功能严重障碍	
消化系统		• 呕吐、腹泻、腹痛 • 激惹、口腔小溃疡、一度烧伤 • 内镜下可见红斑或水肿	• 明显或持续性的呕吐、腹泻、梗阻、腹痛 • 重要部位的一度烧伤或局限部位的二度或三度烧伤 • 吞咽困难、呃逆 • 内镜下可见黏膜溃疡	• 大出血、穿孔 • 大范围的二度或三度烧伤 • 严重的吞咽困难、呃逆 • 内镜下可见透壁性溃疡，伴周围黏膜病变	
呼吸系统		• 咳嗽、轻度支气管痉挛 • 胸部X线：轻度或无异常	• 持续性咳嗽、支气管痉挛 • 胸部X线出现异常伴有中度症状	• 明显呼吸功能障碍，低氧需要持续供氧（如严重支气管痉挛，呼吸道阻塞，声门水肿，肺水肿，急性呼吸窘迫综合征，肺炎，气胸） • 胸部X线出现异常伴有严重症状	
神经系统		• 头昏、头痛、眩晕、耳鸣 • 烦乱不安 • 轻度锥体束外系症状 • 轻度胆碱能或抗胆碱能症状 • 感觉异常 • 轻度的视觉和听力障碍	• 嗜睡，对疼痛反应正常 • 兴奋、幻觉、谵妄 • 中度锥体束外系症状 • 中度胆碱能或抗胆碱能症状 • 局部麻痹但不影响重要功能 • 明显视觉和听力障碍	• 意识丧失 • 呼吸抑制或功能障碍 • 极度兴奋 • 癫痫持续状态 • 瘫痪 • 失明、且聋	
心血管系统		• 偶发期前收缩 • 轻度或一过性血压过高或过低 • 窦性心动过缓 心率： 成人50~60次/min 儿童70~90次/min 婴儿90~100次/min • 窦性心动过速 心率： 成人100~140次/min	• 窦性心动过缓 心率： 成人40~50次/min 儿童60~80次/min 婴儿80~90次/min • 窦性心动过速 心率： 成人140~150次/min • 持续性期前收缩，房颤房扑，I度、II度房室传导阻滞，QRS和QT间期延长，心肌缺血，明显高或低血压	• 窦性心动过缓 心率： 成人<40次/min 儿童<60次/min 婴儿<80次/min • 心率： 成人>180次/min • 致命性室性心律失常，III度房室传导阻滞，心肌梗死，急性心功能不全，休克，高血压危象	

项目	无症状	轻度	中度	重度	死亡
代谢系统		• 轻度酸碱平衡紊乱 碳酸氢根 15~20 或 30~40mmol/L, pH 7.25~7.32 或 7.5~7.59 • 轻度水电解质紊乱 钾 3.0~3.4 或 5.2~5.9mmol/L • 轻度低血糖 50~70mg/dl 或 2.8~3.9mmol/L 成人 • 一过性高热	• 酸碱平衡紊乱明显 碳酸氢根 10~14 或 >40mmol/L, pH 7.15~7.2 或 7.6~7.69 • 水电解质紊乱明显 钾 2.5~2.9 或 6.0~6.9mmol/L • 低血糖 30~50mg/dl 或 1.7~2.8mmol/L 成人 • 持续性高热	• 严重酸碱平衡紊乱 碳酸氢根小于 10mmol/L, pH<7.15 或 >7.7 • 严重水电解质紊乱 钾<2.5 或 >7mmol/L • 严重低血糖 <30mg/dl 或 <1.7mmol/L 成人 • 致命性高热或低热	
肝脏		• 轻度血清酶升高 AST、ALT2~5 倍正常值	• 中度血清酶升高 (AST、ALT 5~50 倍正常值, 无其他生化异常 (如血氨、凝血异常) 或严重肝功能障碍的临床证据	• 重度血清酶升高 (AST ALT >50 倍正常值). 其他生化异常 (如血氨、凝血异常) 或肝衰竭的临床证据	
肾脏		• 轻度的蛋白尿/血尿	• 大量的蛋白尿/血尿 • 肾功能障碍 少尿多尿. 血清肌酐 200~500μmol/L	• 肾衰竭 无尿. 血清肌酐 >500μmol/L	
血液系统		• 轻度溶血 • 轻度高铁血红蛋白血症(10%~30%)	• 溶血 • 明显高铁血红蛋白血症(30%~50%) • 凝血异常, 但无活动性出血 • 中度贫血, 白细胞减少, 血小板减少症	• 重度溶血 • 重度高铁血红蛋白血症(>50%) • 凝血异常并活动性出血 • 重度贫血, 白细胞减少, 血小板减少症	
肌肉系统		• 肌肉疼痛, 压痛 • 肌酸磷酸激酶 250~1 500IU/L	• 僵硬, 痉挛肌束震颤 • 横纹肌溶解 肌酸磷酸激酶 1 500~10 000IU/L	• 严重肌肉疼痛, 僵硬, 痉挛, 肌束震颤 • 横纹肌溶解症 肌酸磷酸激酶 >10 000IU/L • 骨筋膜间室综合征	
局部皮肤		• 不适, 一度烧伤(发红) 或小于体表面积 10% 的二度烧伤	• 占体表面积 10%~50% 的二度烧伤(儿童 10%~30%)或三度烧伤小于体表面积 2%	• 占体表面积>50% 的二度烧伤(儿童 >30%) 或三度烧伤面积 2%	
眼部		• 不适, 发红, 流泪, 轻度眼睑水肿	• 剧烈不适, 角膜擦伤 • 轻度角膜溃疡	• 角膜溃疡或穿孔, 永久性的损伤	
叮咬处局部反应		• 局部瘙痒, 肿胀 • 轻微疼痛	• 明显的水肿, 局部的坏死, 疼痛明显	• 明显的水肿, 接连部位水肿, 广泛的坏死 • 重要部位的水肿阻碍气道 • 剧烈疼痛	

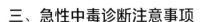

三、急性中毒诊断注意事项

1. 毒物检测分析是急性中毒的客观诊断方法，也可以帮助评估病情和判断预后，当诊断急性中毒或疑为急性中毒时，应常规留取剩余的毒物或可能含毒的标本，如剩余食物、呕吐物、胃内容物及洗胃液、血、尿、粪等。在合适的条件下保存，在需要时送往具备条件的实验室进行检测。

2. 急性中毒的诊断还应包括中毒途径、毒物通用名和中毒程度及并发症。同时，需注意急性中毒迟发性功能障碍，如百草枯中毒迟发性的肝、肾功能障碍；一些毒蕈中毒的迟发性肝、肾功能障碍等。

3. 急性中毒具有不可预测性和突发性，除少数有临床特征外，临床表现常常不具备特异性，缺乏特异性的临床诊断指标。以下情况要考虑急性中毒：①不明原因突然出现恶心、呕吐、头昏，随后出现惊厥、抽搐、呼吸困难、发绀、昏迷、休克甚至呼吸、心搏骤停等一项或多项表现者；②不明原因的多部位出血；③难以解释的精神、意识改变，尤其精神、心理疾患患者，突然出现意识障碍；④在相同地域内的同一时段内突现类似临床表现的多名患者；⑤不明原因的代谢性酸中毒；⑥发病突然，出现急性器官功能不全，用常见疾病难以解释；⑦原因不明的贫血、白细胞减少、血小板减少、周围神经麻痹；⑧原因不明的皮肤黏膜及其他排泄物出现特殊改变（颜色、气味）。

4. 在中毒诊断过程中需注意鉴别诊断，尤其是缺乏毒病史、缺乏毒物检测情况下；相当多的急性中毒症状与体征缺乏特征性；尤其需要与老年人急性感染性疾病、急性代谢性疾病、急性中枢系统疾病以及其他多器官功能障碍性疾病鉴别。

【治疗】

救治原则：①清除未被吸收的毒物；②促进吸收入血毒物清除；③解毒药物应用；④对症治疗与并发症处理；⑤器官功能支持与重症管理。

一、院前急救

1. **防护措施** 参与现场救援的人员必须采取符合要求的个体防护措施，确保人员安全。医护人员应按照现场分区和警示标识，在冷区救治患者（危害源周围核心区域为热区，用红色警示线隔离；红色警示线外设立温区，用黄色警示线隔离；黄色警示线外设立冷区，用绿色警示线隔离）。

2. **脱离染毒环境** 切断毒源，使中毒患者迅速脱离染毒环境是到达中毒现场的首要治疗措施。如现场中毒为有毒气体时，应迅速将患者移离中毒现场至上风向的空气新鲜场所。

3. **群体中毒救治** 群体中毒救治，尤其是在医疗资源不足的群体中毒事件现场，应对事件中的毒物接触人员进行现场检伤。现场检伤时一般将中毒患者分为四类，分别用红、黄、绿、黑四种颜色表示。红色：必须紧急处理的危重症患者标红色，优先处置；黄色：可延迟处理的重症患者标

黄色，次优先处置；绿色：轻症患者或可能受到伤害的人群标绿色，现场可不处置；黑色：濒死或死亡患者标黑色，暂不处置。

4. **现场急救** 脱离染毒环境后，迅速判断患者的生命体征，对于心搏停止的，立即进行现场心肺复苏术；对于存在呼吸道梗阻的患者，立即清理呼吸道，开放气道，给予呼吸复苏。有衣服被污染者应立即脱去已污染的衣服，用清水洗净皮肤，对于可能经皮肤吸收中毒或引起化学性烧伤的毒物更要充分冲洗，并可考虑选择适当中和剂中和处理。若毒物遇水能发生反应，应先用干布抹去沾染的毒物后再用清水冲洗，冲洗过程尽量避免热水以免增加毒物的吸收。对于眼部的毒物，要优先彻底冲洗，应用温水反复冲洗大于10次，每次10分钟，在冲洗过程中要求患者做眨眼动作，有助于充分去除有毒物质。消化道途径中毒．如无禁忌证，现场可考虑催吐。现场救治有条件时，应根据中毒的类型，尽早给予相应的特效解毒剂。积极对症支持治疗，保持呼吸、循环的稳定，必要时气管插管减少误吸风险。尽可能收集患者接触毒物的实物、呕吐物、排泄物，或者其他可疑毒物相关的包装袋、包装瓶等物品，以及毒物的名称、理化性质和状态、接触时间、吸收量和方式等资料。

5. **患者转运** 经过必要的现场处理后，将患者转运至相应医院。转运过程中，医护人员必须密切观察患者病情变化，给予相应治疗，并做好书面记录。转入医院后，应将院前抢救和转运记录交急诊医务人员，做好患者交接。

二、院内救治

（一）清除未被吸收的毒物

根据毒物进入途径不同，采用相应的清除方法。

1. **接触中毒** 主要为清除身体所接触的毒物，若患者未行相应毒物清除措施或清除效果不满意，应进行毒物清除，具体方法同院前救治。

2. **经口中毒** 应立即采取催吐、洗胃、吸附剂、导泻、全肠灌洗、灌肠等方法尽快清除尚未吸收入血的毒物。

（1）催吐：对于清醒的口服毒物中毒患者，尤其是小儿中毒患者，催吐仍可考虑为清除毒物的方法之一，但对大多数中毒患者来说，目前不建议使用催吐。常用方法为机械性刺激催吐和药物催吐，机械性刺激催吐方法为：用手指、筷子、压舌板等机械刺激咽后壁或舌后根，以兴奋迷走神经产生呕吐，若不易呕出可饮清水 300~500ml 后再次催吐。药物催吐常用吐根糖浆，目前临床已不再建议使用。催吐前需注意严格把握禁忌证：①昏迷（有吸入气管的危险）；②惊厥（有加重病情的危险）；③食入腐蚀性毒物（有消化道穿孔、出血的危险）；④休克、严重心脏病、肺水肿、主动脉瘤；⑤近期有上消化道出血或食管胃底静脉曲张病史；⑥孕妇。

（2）洗胃：洗胃为经消化道摄入中毒清除毒物方法之一，在我国广泛使用，但洗胃可导致较多并发症（包括吸入性肺炎、心律失常、胃肠道穿孔等）。近十余年来，国外循证医学表明，经口服急性中毒患者，多数未从洗胃中获益，相反增加其发生并发症的风险，尤其是毒（药）物毒性弱、中

毒程度轻的急性中毒患者,因此对于这类患者不主张洗胃。然而,国内相关研究结果显示,经口中毒患者尽早洗胃可获得积极的效果,尤其是针对无特效解毒治疗的急性重度中毒。

因此,洗胃的原则为愈早愈好,一般建议在服毒后 1 小时内洗胃,但对某些毒物或有胃排空障碍的中毒患者也可延长至 4~6 小时;对无特效解毒治疗的急性重度中毒,如患者就诊时即已超过 6 小时,酌情仍可考虑洗胃。对于农药中毒,例如有机磷、百草枯等要积极,而对于药物过量,洗胃则要趋向于保守。

洗胃适应证:①经口服中毒,尤其是中、重度中毒;②无洗胃禁忌证。

洗胃禁忌证:①口服强酸、强碱及其他腐蚀剂者;②食管与胃出血、穿孔者,如食管静脉曲张、近期胃肠外科手术等;③抽搐或惊厥未得到有效控制者;④意识障碍未建立人工气道之前慎用。

洗胃并发症:①吸入性肺炎:较为常见的并发症,主要是洗胃时呕吐误吸所致。②急性胃扩张:a.洗胃管孔被食物残渣堵塞,造成活瓣作用,使洗胃液体只进不出,进多出少,进液量明显大于出液量,导致急性胃扩张;b.洗胃过程中未及时添加洗胃液,使空气吸入胃内,造成急性胃扩张。③胃穿孔:a.多见于误食强酸强碱等腐蚀性毒物而洗胃者;b.患者患有活动性消化道溃疡、近期有上消化道出血、肝硬化并发食管静脉曲张等洗胃禁忌证者;c.洗胃管堵塞出入量不平衡,短时间内急性胃扩张,胃壁过度膨胀,造成破裂;d.医务人员操作不慎,大量气体被吸入胃内致胃破裂。④上消化道出血:a.插管创伤;b.患者剧烈呕吐造成食管黏膜撕裂;c.当胃内容物基本吸、排尽后,极易因洗胃机的抽吸造成胃黏膜破损和脱落而引起胃出血;d.烦躁、不合作的患者,强行插管引起食管、胃黏膜出血。⑤窒息:a.洗胃时因患者呕吐误吸,导致窒息;b.严重有机磷农药中毒的患者可因毒物对咽喉部的刺激造成喉头水肿,易导致呼吸道梗阻;c.胃管误入气道,引起窒息。⑥急性水中毒:a.洗胃时,进多出少,导致胃内水贮存,压力增高,洗胃液进入肠内吸收,超过肾脏排泄能力,血液稀释,渗透压下降,从而引起水中毒;b.洗胃导致失钠,水分过多进入体内,发生水中毒;c.洗胃时间过长,增加了水的吸收量。⑦呼吸心搏骤停:洗胃时可因疼痛、呕吐误吸、缺氧等各种不良因素诱发心律失常及呼吸心搏骤停。⑧虚脱及寒冷反应:因洗胃过程中患者恐惧、躁动不安、恶心、呕吐,机械性刺激迷走神经,张力亢进,心动过缓加之保温不好,洗胃液过冷等因素造成。⑨中毒加剧:a.洗胃液选用不当,如敌百虫中毒者,应用碱性洗胃液,使敌百虫转化为毒性更强的敌敌畏;b.洗胃液灌入过多,造成急性胃扩张,增加胃内压力,促进毒物吸收;c.洗胃液过热,易烫伤食管、胃黏膜或使血管扩张,促进毒物吸收。

洗胃前以及洗胃的注意事项:①充分评估洗胃获益与风险。②征得患者同意,患者能理解并予以配合。③若患者昏迷,失去喉反射(即气道保护功能)需在洗胃前先经口或经鼻放置气管导管以保护呼吸道,避免或减少洗胃液误

吸。④患者应左侧卧位,头下倾 15°~20° 为宜。⑤洗胃全程对患者实行生命体征监护,如患者感觉腹痛、流出血性灌洗液或出现休克、呼吸困难等现象,应立即停止洗胃。⑥洗胃前应检查生命体征,如有缺氧或呼吸道分泌物过多,应先吸取痰液、保持呼吸道通畅,再行胃管洗胃术。⑦在插入胃管过程中如遇患者剧烈呛咳、呼吸困难、面色发绀,应立即拔出胃管,休息片刻后再插,避免误入气管。⑧洗胃液的温度一般为 35℃ 左右,温度过高可使血管扩张,加速血液循环,而促使毒物吸收。总量一般为 10 000~20 000ml,每次用量一般为 300ml,每次不超过 500ml。⑨要注重每次灌入量与吸出量的基本平衡,灌入量过多可引起急性胃扩张,使胃内压上升,增加毒物吸收,甚至可能导致胃穿孔等严重的并发症。

结束洗胃应满足下述条件之一:①洗胃的胃液已转为清亮,无色无异味;②患者的生命体征出现明显异常变化。

(3)吸附剂:活性炭是一种安全有效、能够减少毒物从胃肠道吸收入血的清除剂。肠梗阻是给予活性炭治疗的禁忌证。国外文献报道,服毒小于 1 小时给予活性炭治疗有意义。综合国内外文献报道,建议当患者在短时间(几小时内)吞服了有潜在毒性的、过量的药物或毒物后,立即给予活性炭口服(成人 50g,儿童 1g/kg)。对于百草枯中毒患者,洗胃完毕立即注入 15% 漂白土溶液(成人总量 1 000ml,儿童 15ml/kg)或活性炭作为吸附剂。对于腐蚀性毒物及部分重金属,可口服鸡蛋清保护胃黏膜,减少或延缓毒物吸收。

(4)导泻:导泻也为目前常用的清除毒物的方法之一。一般用于经口摄入毒物已经进入小肠和大肠,特别是服毒时间超过 8 小时,或者服毒时间短,但是催吐和洗胃不彻底者。不推荐单独使用导泻药物清理急性中毒患者的肠道。目前还没有研究证实导泻药物与活性炭合用能提高肠道毒物的清除效果,不建议常规联合使用。在使用了导泻药物的情况下,仅使用一次活性炭治疗。

常用导泻药:甘露醇、山梨醇、硫酸镁、复方聚乙二醇电解质散等。

导泻适应证:①口服中毒患者;②在洗胃或 / 和灌入吸附剂后使用导泻药物,且建议一次性使用。

导泻禁忌证:①小肠梗阻或穿孔;②近期肠道手术;③低血容量性低血压;严重水电解质紊乱;④腐蚀性物质中毒。

(5)全肠灌洗(whole bowel irrigation,WBI):全肠灌洗是一种相对较新的胃肠道毒物清除方法。是经口或胃管快速注入大量的聚乙二醇溶液(成人 2L/h,学前儿童 500ml/h),从而产生液性大便。可多次注入直至大便流出物变清为止。聚乙二醇不被吸收也不会造成患者水和电解质的紊乱。研究报道显示全肠灌洗可通过促使大便快速排出而减少毒物在体内的吸收。

(6)灌肠:经导泻或全肠灌洗仍无排便,可用 1% 温肥皂水 500~1 000ml 灌肠。视患者病情及是否排便,可予多次灌肠。

(二)毒物吸收入血液后促进毒物排泄的主要方法

1. 强化利尿 强化利尿通过扩充血容量、增加尿量,

达到促进毒物排泄目的,主要用于以原型从肾脏排出的毒物中毒。对心、肺、肾功能不全者慎用。方法为:①快速大量补液:根据血浆电解质和渗透压情况选用不同液体;②补液同时给予呋塞米注射液 20~80mg 静脉注射,最好维持每小时尿量 200~300ml。

2. 改变尿液酸碱度 2004 年美国临床中毒学会(American Academy of Clinical Toxicology,AACT)和欧洲中毒中心和临床毒理学家协会(European Association of Poisons Centre and Clinical Toxicologists,EAPCCT)发布碱化尿液的指南,其中提到碱化尿液是一种治疗方案,强调尿液的 pH 的改变,而不是强调利尿。①碱化尿液:弱酸性化合物,如水杨酸、苯巴比妥等中毒时,用碳酸氢钠静脉滴注,尿 pH 达 8.0 能加速毒物排出。②酸化尿液:弱碱性毒物如苯丙胺、士的宁、苯环己哌啶等中毒时,使尿液 pH<5.0 加速毒物排出,可应用维生素 C 4~8g/d 静脉输注;急性肾衰竭患者不宜应用强化利尿方法。③碱化尿液

和高尿流量(约 600ml/h)的治疗方案可考虑在治疗某些重度中毒应用。④低血钾症是最常见的并发症,但是可以通过补钾来校正。偶尔会发生碱中毒手足搐搦症,但低钙血症是罕见的。

3. 血液净化 血液净化是指把患者血液引出体外并通过一种净化装置,清除某些致病物或毒物,达到治疗目的的一种医疗技术,常用方法有血液透析、血液滤过、血液灌流、血浆置换;我国以血液灌流为最常用,有条件时应尽早进行。

关于各种毒(药)物中毒血液净化治疗及其模式选择,由于缺乏有价值的循证医学研究证据,临床医师应结合毒(药)物分子量大小、溶解度、半衰期、分布容积、蛋白结合率、内源性清除率(包括肾、肝等)、药(毒)代动力学及临床经验等因素,决定是否进行血液净化治疗及其模式选择。理想的透析物质的特点是分子量小、分布容积低、蛋白结合率低并且可以迅速从组织再分布到血浆(表 55-4)。

表 55-4 血液净化方式在急性中毒的应用

	分子量 /Da	分布容积 /(L·kg⁻¹)	蛋白结合率	举例	缺点
间断血液透析	<10 000~15 000	≤1.5~2	≤80%	水杨酸盐,醇,锂	需要血流动力学稳定
间断血液滤过	<50 000	≤1.5~2	≤80%	-	对急性中毒作用有限
CRRT	<15 000~25 000	≤1.5~2	≤80%	锂	毒素清除缓慢
血液灌流	基本无限制	≤1	无限制	丙戊酸、卡马西平	作用有限、凝血、低钙血症
血浆置换	无限制	≤1	无限制	单克隆抗体、砷化氢	作用有限、清除缓慢

通过血液净化清除体内毒物的前提是在血管内必须有相当数量的毒物存在,因此分布容积通常是血液净化清除毒物的最大决定因素。分布体积是一种理论体积,它代表了一种物质在血浆和其他空间中的含量,主要由物质的亲脂性决定。非极性、亲脂性毒物分布容积大,一般不可透析,而亲水性毒物分布容积小,更易透析。溶质的分布容积大于 1~1.5L/kg,则很难靠血液净化清除。

在血浆中几乎所有的溶质都与血浆蛋白有一定程度的结合,部分毒物与血浆蛋白结合后体积变大,不能通过血液透析清除。蛋白结合率<80% 的毒物通常可以通过血液透析进行体外清除。体外溶质清除的对数性质导致清除蛋白结合率 20%~70% 的毒物的差异很小,但是蛋白结合率>80% 时清除率急剧下降。蛋白结合率是可饱和的,某些药物(水杨酸盐、丙戊酸钠、卡马西平和苯妥英钠等)在治疗浓度下具有较高的蛋白质结合,这限制了血液透析对这些物质中毒的应用,但这些物质的在结合位点被占据和游离型毒物水平升高后,蛋白结合率会降低,从而易于清除。

血液透析的持续改进已经可以清除更多的尿毒症毒素,特别是中分子毒素,同时也提高了血液净化清除毒物的分子量。对于血液透析,传统的透析器可以清除高

达 15 000Da 的毒物,而高截留血液滤过器可以清除接近 50 000Da 的毒物。

近年来用于中毒的连续性肾脏替代治疗(CRRT)显著增加,特别是在休克、血流动力学不稳定的时候,原因可能是 CRRT 禁忌证较少。但是由于血液和透析液流速缓慢,CRRT 在治疗中毒方面的作用有限,锂和其他从组织到血浆再分布缓慢的物质(包括一些中度亲脂性物质)例外,有时 CRRT 可用于两次血液透析(HD)之间。毒素(如咖啡因、水杨酸盐)的清除速度可能会对临床治疗结局产生很大影响,因此延长血液透析时间,更快地清除毒素的策略更为可取。血液净化越来越多地用于急性中毒后 AKI 的支持性治疗。根据目前的流行病学,首选血液透析的常见毒物中毒一旦出现严重并发症,如阿片类和其他镇静催眠剂引起的休克,拟交感神经药(如可卡因)引起的横纹肌溶解症和 AKI,以及严重的对乙酰氨基酚中毒导致 AKI 和多器官衰竭,则 CRRT 成为首选的治疗方案。

国际中毒血液净化工作小组(Extracorporeal Treatments in Poisoning-Workgroup,EXTRIP)推荐与建议:锂、铊、甲醇、甲醇、二甲双胍、卡马西平、对乙酰氨基酚、巴比妥类药物、茶碱、苯妥英钠、水杨酸、丙戊酸中毒适合血液净化;地高辛、三环类抗抑郁药、钙通道阻滞剂、异烟肼、氯喹、羟氯

喹、奎宁中毒不适合血液净化。毒(药)物中毒血液净化及其模式选择见表 55-5。

表 55-5　毒(药)物中毒血液净化及模式选择

药(毒)物名称	血液净化模式			
	血液透析	血液灌流	CRRT 或 RRT	血浆置换
锂	首选血液透析	—	RRT	—
铊	血液透析	—	—	—
甲醇	血液透析	—	—	—
二甲双胍	血液透析	—	—	—
卡马西平	首选血液透析	次选血液灌流	或 CRRT	—
对乙酰氨基酚	血液透析	—	—	—
巴比妥类药物	血液透析	—	—	—
茶碱	首选血液透析	次选血液灌流	或 CRRT	—
苯妥英钠	首选血液透析	次选血液灌流	—	—
水杨酸	首选血液透析	次选血液灌流	或 CRRT	—
丙戊酸	首选血液透析	次选血液灌流	或 CRRT	—

注:CRRT,连续肾脏替代治疗(continuous renal replacement therapy);RRT,肾脏替代治疗(renal replacement therapy);"—"表示不详。

(1)适应证:①毒(药)物或其代谢产物能被血液透析、血液滤过、血液灌流、血浆置换排出体外者;②中毒剂量大,毒(药)物毒性强;③摄入未知成分和数量的药物或毒物,病情迅速进展,危及生命;④中毒后合并重要脏器或多个器官功能不全或衰竭;⑤毒物进入体内有延迟效应,较长时间滞留体内引起损伤。

(2)相对禁忌证:①严重心功能不全者;②严重贫血或出血者;③高血压患者收缩压>220mmHg;④血管活性药难以纠正的严重休克。

(3)血液透析(hemodialysis,HD):基于扩散原理,利用半透膜两侧浓度差,将高水溶性、小分子(分子量<500Da)和部分中分子、低蛋白结合率和/或伴酸中毒的毒物清除,如锂、铊、甲醇、二甲双胍、卡马西平、对乙酰氨基酚、巴比妥类药物、茶碱、苯妥英钠、水杨酸、丙戊酸中毒等;脂溶性毒物透析效果差。血液透析同时能纠正水、电解质、酸碱平衡紊乱。

(4)血液灌流(hemoperfusion,HP):是血液流经装有固相吸附剂(活性炭或树脂)的灌流柱,通过吸附作用清除外源性药物或毒物,达到净化血液目的。主要用于高蛋白结合率、高脂溶性、大中分子量的毒物,如百草枯、有机磷农药、毒鼠强、毒蕈毒素及生物毒素等,是目前急性药物或毒物中毒的首选,是中毒血液净化治疗的主要措施之一。经相关研究证实,树脂灌流器对蛋白结合和脂溶性分子清除较好,如 HA 中性大孔树脂血液灌流器具有优良的生物相容性,安全性高,如口服百草枯中毒后尽早行 HP,2~4 小时内开展者效果较好,可根据进入体内毒物量或血液毒物浓度决定进行一次或多次血液灌流。早期应用 HP 可减少有机磷中毒后中间综合征的发生率。但 HP 不能纠正水、电解质、酸碱平衡紊乱,并可引起血小板、白细胞、凝血因子、葡萄糖、二价阳离子等减少,应予监测并及时补充。

(5)血浆置换(plasmapheresis,PE):将血液分离为血浆和细胞成分,弃去血浆,把细胞成分和所需补充的白蛋白、新鲜血浆及平衡液等按一定比例回输至患者体内,达到清除毒物或药物目的。主要用于分子量大、蛋白结合率高的毒物(如铬酸或铬酸盐中毒)、异常血红蛋白(如苯的氨基化合物、氯酸钠中毒)及红细胞的破坏产物或合并肝衰竭时产生的大量蛋白结合率高的内源性毒素,还可清除炎性因子、补充血液中有益成分如活性胆碱酯酶;用于清除游离或与蛋白质结合的毒物,如洋地黄、三环类抗抑郁药、百草枯等迅速彻底排出体外,特别是生物毒(如蛇毒、蕈中毒)及砷化氢等溶血性毒物中毒。一般需在数小时内置换 3~5L 血浆。缺点是需求量大,来源受限、价格昂贵、容易经血传播病毒致感染,不能纠正水、电解质、酸碱平衡紊乱,难以推广。

(6)连续性血液净化(continuous blood purification,CBP):又名连续性肾脏替代治疗(continuous renal replacement therapy,CRRT),为血液净化的一种特殊形式,是连续、缓慢清除水分和溶质治疗方式的总称。CBP 能稳定清除致病因子及炎症介质,重建和维持机体内环境稳定,恢复细胞功能,保护重要器官功能,不易引起病情的"反跳和反复"。其中连续性静脉-静脉血液滤过(continuous veno-venous hemofiltration,CVVH)较常用,主要通过对流和弥散方式缓慢清除毒物,能长时间维持内环境的平衡。

对难治性危重患者,可联合应用血液净化技术。近年常采用序贯性血液净化技术如 HP+CVVH,即先采用 HP 迅速降低血液浓度,再采用 CVVH 持续不断清除毒物,这样可有效避免浓度反跳。对百草枯中毒患者采用 HP+CVVH 或 HP+HD,相比单纯 HP 可有效降低肝肾功能损害程度,延长存活时间,但不能明显提高患者存活率。

(三)常见特殊解毒药物

1. 阿托品、氢溴酸山莨菪碱、溴本辛　节后抗胆碱药,能阻断节后胆碱能神经支配的乙酰胆碱受体,对抗各种拟胆碱药导致的毒蕈碱样作用。适用于:拟胆碱药中毒,如毛果芸香碱、毒扁豆碱、新斯的明等中毒;有机磷农药和神经性毒气中毒;含毒蕈碱的毒蕈中毒;锑剂中毒等。

2. 盐酸戊己奎醚　对胆碱能受体亚型具有高度选择性,比阿托品毒副作用轻,抗胆碱作用强而全面,持续作用时间长,是近年国内应用于治疗有机磷农药中毒解毒药之一。

3. 胆碱酯酶复能剂　适用于有机磷农药、神经性毒气中毒。常用药物为碘解磷定和氯解磷定。

4. 纳洛酮　可竞争性结合阿片受体,用于阿片类药物和乙醇中毒。

5. 硫代硫酸钠(次亚硫酸钠)　用于砷、汞、铅、氰化物、碘盐及溴盐等中毒。

6. **亚硝酸异戊酯和亚硝酸钠(亚硝酸盐—硫代硫酸钠法)** 为氧化剂,可将血红蛋白中的二价铁氧化成三价铁,形成高铁血红蛋白而解救氰化物中毒。

7. **亚甲蓝 / 苯甲胺蓝** 氧化还原剂,小剂量用于亚硝酸盐、苯胺、硝基苯等中毒引起的高铁血红蛋白血症。

8. **乙酰胺 / 甘油乙酸酯** 为氟乙酰胺(有机氟农药)及氟乙酸钠中毒的解毒剂。

9. **氟马西尼** 为苯二氮䓬类药物中毒的特异性拮抗剂。

10. **乙醇** 用于甲醇或乙二醇中毒,直接作用于毒物代谢过程,抑制甲醇分解生成毒性更强的甲醛和甲酸。

11. **二巯丙醇** 巯基与重金属结合形成络合物,后者经尿液排出。用于砷、汞、锑、金、铋、镍、铬、镉等中毒。严重肝病,中枢神经系统疾病者慎用。

12. **二巯丁二钠** 用于砷、汞、铅、铜、锑等中毒,作用与二巯丙醇相似。

13. **二巯丙磺钠** 用于砷、汞、铅、铜、锑等中毒,作用与二巯丙醇相似,但吸收快疗效好,毒性较小,副作用少。

14. **依地酸钙钠** 分子中的钙离子可被铅和其他二价、三价金属离子结合成为稳定且可溶的络合物,并逐渐随尿排出而呈解毒作用。用于铅中毒,亦可用于镉、锌、锰、铜、钴等中毒。

15. **二乙烯三胺五乙酸** 用于铅中毒,并可用于驱铁和驱除多种放射性金属元素。

16. **青霉胺(二甲基半胱氨酸)** 有促排铅、汞、铜的作用,非首选药物。优点是可以口服,副作用较轻,在其他药物有禁忌时可选用。

17. **去铁敏** 与铁离子结合形成螯合物经尿液排出。用于中、重度急性铁中毒、慢性铁过量。主要用于铁中毒和铝过量。

18. **抗蛇毒血清及蛇药** 包括抗眼镜蛇毒血清、精制抗蝮蛇毒血清、精制抗银环蛇毒血清、精制抗五步蛇毒血清及各种蛇药等,用于毒蛇咬伤,有解毒、止痛、消肿功效。

19. **鱼精蛋白** 与肝素结合形成稳定的无活性的复合物。用于肝素使用过量治疗。

20. **巯乙磺酸钠** 与丙烯醛及其他环磷酰胺和异环磷酰胺的毒性产物结合,发挥解毒作用。

21. **甲吡唑** 是乙醇脱氢酶的强效抑制剂。用于乙二醇、乙醇、甲醇中毒,其中甲吡唑是甲醇中毒的首选解毒剂。

22. **乙酰半胱氨酸** 可用于对乙酰氨基酚中毒。

23. **毒扁豆碱** 用于颠茄生物碱类药物中毒,如曼陀罗、东莨菪碱、山莨菪碱、阿托品等。用于三环类抗忧郁药中毒、苯二氮䓬类药物中毒的救治。

24. **胰高血糖素** 尽管资料有限,胰高血糖素仍被认为是 β 受体阻滞剂过量的一线解毒药物。

25. **普鲁士蓝** 又名亚铁氰化铁,用于治疗经口急、慢性铊中毒及辐射病。

26. **褐藻酸钠** 又名褐藻胶,用于锶、钴、镉、硒等放射性元素和某些重金属中毒的防治。

27. **维生素 K_1** 用于急性抗凝血杀鼠剂中毒。

28. **左洛啡烷** 又名烯丙吗喃,治疗阿片类药物中毒。

29. **肉毒抗毒素** 用于预防和治疗肉毒中毒。

30. **美他多辛** 用于预防和治疗急、慢性乙醇中毒引起的神经和肝脏损害。

31. **新斯的明** 用于三环类抗忧郁药中毒的救治,通过非特异性胆碱能效应使多巴胺受体活动恢复正常。

32. **脂肪乳** 脂溶性毒物治疗比较困难,以往并没有特殊的方法清除。静脉脂质乳剂(ILE)治疗是最近十年发现的一种新型治疗方法,作用机制尚不清楚,最初用于治疗危及生命的局麻药中毒,目前已扩大到包括非局麻药中毒。

33. **奥曲肽** 用于磺脲内药物中毒引起的低血糖。

34. **葡萄糖苷酶** 用于甲氨蝶呤中毒。

35. **氯化钙 / 葡萄糖酸钙** 用于氟化物、钙通道阻滞剂中毒。

36. **依达赛珠单抗** 逆转达比加群的抗凝作用。

(四) 急性中毒治疗与重症管理

急性中毒由于毒物本身或并发症可直接危及患者生命,需积极抢救。而目前绝大多数毒物急性中毒无特效解毒剂或拮抗剂治疗,所以尽早对症支持治疗与并发症处理就显得非常重要,可帮助危重患者渡过难关。目的在于保护重要器官,使其恢复功能,维护机体内环境稳定。

1. 循环系统

(1)心脏骤停:心脏骤停的发生有三种形式:①心搏先停,呼吸随之停止。多见于对心血管系统直接毒害的中毒,如砷、汞、锑、雷公藤、乌头碱、洋地黄等。②呼吸先停,数秒或数分钟后心搏停止。有机磷农药、窒息性气体中毒、镇静安眠药等。③呼吸与心搏同时停止。多见于极高浓度的化学物中毒,如氯气、氨、砷化氢、氰化物等可瞬间死亡。

中毒性心脏呼吸骤停是由于毒(药)物对呼吸中枢、心血管系统的直接毒性作用,同时也可通过全身性病理生理改变而间接影响呼吸系统、心血管系统。在我国有机磷农药中毒是导致心脏呼吸骤停的常见病因。急性中毒患者一旦出现心脏呼吸骤停即刻开始心肺脑复苏,参照 2020 年 AHA 心肺复苏与心血管急救指南。超长时间心肺复苏与即刻解毒药的应用以及延续生命支持(PLS)是急性中毒复苏成功的关键,包括:①特异性解毒药物的应用、持续的清除导致心脏呼吸停止的启动因素;②由于中毒导致心脏呼吸停止的患者多数无心脑呼吸原发疾病且随着毒(药)物清除或被拮抗,心搏呼吸恢复的可能性比较大,故应实施超过半小时的超长心肺复苏。

(2)中毒性心力衰竭:有些毒(药)物通过对心肌直接的慢性毒性作用或通过间接影响血压和心脏结构,导致心功能不全。多见于蒽环类药物(如放线菌素、柔红霉素、阿霉素等)、锑、钴、可卡因、乙醇、洋地黄、氨茶碱等。治疗上主要为去除毒(药)物对心肌的毒性作用,保护心肌,改善心脏功能等,严重泵功能衰竭者可采用主动脉内球囊反搏和体外膜肺氧合等心脏辅助装置进行支持治疗。

(3)低血压与休克:常见于镇静药、催吐药、抗精神病及抗抑郁药物中毒,其作用机制是综合性的。在补充血容量的基础上,重视纳洛酮和血管活性药物的使用。

(4)中毒性心肌损伤与心律失常:有些毒物直接影响心肌纤维的电生理作用,另外由于中毒造成心肌细胞缺氧或代谢紊乱而发生心律失常。救治中早期应用含镁极化液稳定心肌电生理有助于预防,同时可根据心律失常的类型选择相应的抗心律失常药物。

2. 呼吸系统

(1)中毒性呼吸衰竭:毒物可通过呼吸道、皮肤、消化道、血液等途径吸收,引起呼吸道、呼吸中枢损害,导致中毒性呼吸衰竭。主要机制有:①呼吸中枢抑制。②呼吸肌麻痹。③窒息性气体中毒致中枢性的呼吸衰竭如一氧化碳中毒、硫化氢中毒,氮、二氧化碳和甲烷中毒等。④呼吸道梗阻。⑤肺组织损伤,如刺激性气体吸入,包括氯气、氨、氮氧化物、二氧化硫和光气中毒等,可致急性喉头水肿、气管支气管损伤、化学性肺炎、肺水肿甚至急性呼吸窘迫综合征(ARDS);水溶性大的刺激性气体(如氯气、氨、二氧化硫等)中毒可迅速产生化学性刺激症状,发生肺水肿,而水溶性小的气体(如光气、氮氧化物等)易出现迟发性肺水肿,潜伏期较长,需密切医学观察;肺损伤也是百草枯中毒最突出和最严重的改变。⑥此外,中毒患者伴有严重呕吐可导致吸入性肺炎,重者可致呼吸衰竭。

中毒性呼吸衰竭的治疗:①现场复苏,中毒导致的呼衰、呼吸骤停在脱离中毒环境后立即现场复苏;②保持呼吸道通畅,病情需要应及时建立人工气道;③氧疗:中毒引起的呼吸衰竭应及时氧疗,CO 中毒等缺氧性脑病患者,应早期行高压氧治疗;④呼吸兴奋剂的使用,麻醉药、镇静安眠药等中毒多以呼吸中枢抑制为主,导致低通气者可使用呼吸兴奋剂;⑤ ARDS 的治疗,对于中重度 ARDS 患者,及时建立人工气道,有创机械通气,采用以小潮气量和 PEEP 为主肺保护性通气策略;⑥抗感染治疗,根据药敏选择有效抗生素,防治吸入性肺炎和机械通气相关性肺炎。

(2)中毒性肺损伤:毒物抑制呼吸中枢而导致肺换气不足及二氧化碳潴留,也可因中毒后呼吸肌麻痹或肺水肿而引起急性呼吸衰竭。中毒性肺水肿多由于肺毛细血管内皮细胞与肺泡上皮细胞受刺激性气体损伤引起。抢救中毒性肺水肿,应积极氧疗,配合无创加压辅助呼吸及大剂量肾上腺皮质激素注射。

(3)吸入性肺炎:常见于昏迷、洗胃的患者及吸入有毒气体,如碳氢化合物或其他液态化合物。紧急情况下可在给予高浓度氧气吸入的条件下,应用纤维支气管镜或气管插管将异物吸出或取出。也可使用糖皮质激素治疗并选用合理的抗生素控制感染,但不主张预防抗生素治疗。

3. 神经系统——中毒性脑病 主要是由亲神经性毒物中毒引起,如一氧化碳、麻醉药、镇静药等。表现为惊厥、抽搐、谵妄、不同程度的意识障碍及颅内压增高症状。救治重点是早发现、早期防治脑水肿、保护脑细胞。惊厥、抽搐常应用巴比妥类、地西泮等药物;谵妄、意识障碍和颅内压增高症状,常给予甘露醇、呋塞米(速尿)和糖皮质激素脱水等治疗,同时辅以 ATP、辅酶 A、胞磷胆碱、吡拉西坦、纳洛酮等脑保护治疗。高压氧治疗也是重要的救治手段。

4. 肾功能——中毒性肾损伤 毒物吸收入机体后直接引起肾脏损害,导致急性肾衰竭。其主要病变为急性肾小管坏死(如毒蕈、蛇毒、生鱼胆、斑蝥、氨基糖苷类抗生素中毒等)和肾小管堵塞(重金属如汞、砷、锑、锌等中毒)。中毒后的全身炎症反应综合征与多器官功能障碍综合征也可加重肾衰竭。中毒性肾衰竭的治疗包括针对原发病因采取有效的治疗措施,如使用特效解毒剂、络合剂、维持有效血液循环、纠正缺氧、避免使用对肾有损害的药物、合理使用利尿药等;由于血液净化技术在急性中毒的治疗中可清除毒物、维持机体内环境稳定和肾功能替代,需要时应尽早行血液净化治疗。

5. 肝功能——中毒性肝衰竭 毒物经吸收后引起肝脏损害,导致中毒性肝炎甚至肝衰竭。常见致病的毒(药)物包括:对乙酰氨基酚、磷、氰化物、金属和类金属及其化合物、卤烃类、硝基化合物以及生物类毒素毒蕈或毒蘑菇、蛇毒等。中毒性肝衰竭的治疗:①抗氧化剂的应用,如还原型谷胱甘肽、维生素 C、维生素 E 等;②支持疗法:维持水、电解质和酸碱平衡;③解毒药物使用,如对乙酰氨基酚和毒蕈等所致肝衰竭,应及时应用 N-乙酰半胱氨酸;④尽早行血液净化及人工肝治疗可以取得较好的疗效,如鹅膏菌中毒潜伏期较长、有假愈期,后期出现肝、肾衰竭,应尽早行血液净化等治疗,可显著改善预后;⑤对于严重肝衰竭,治疗无效者可考虑肝移植治疗。

6. 凝血功能——中毒性 DIC 中毒所致的弥散性血管内凝血,常见于生物毒素中毒,如蝰蛇、蝮蛇、眼镜蛇等毒蛇咬伤后血液毒损伤和重症中毒合并严重的全身炎症反应综合征以及严重休克等情况下。可导致皮肤黏膜及内脏广泛出血、溶血、血红蛋白尿等。治疗上应针对病因采取有效的治疗措施,可予抗蛇毒血清解毒,补充凝血因子以及输血等治疗。

7. 其他 ① ARDS/MODS:急性中毒导致全身炎症反应综合征可由于毒物本身诱导的一种失控的全身炎症反应,也可由于毒物导致某一器官的功能障碍或继发严重感染,续发全身炎症反应综合征,从而加速多器官功能衰竭。早期积极有效的干预全身炎症反应综合征和对多器官功能障碍积极的综合处理和血液净化治疗等措施,可以缓解病情,改善患者的预后。②水、电解质与酸碱失衡:急性中毒常因毒物本身的作用和患者呕吐、腹泻、出汗、洗胃以及利尿等均可造成内环境的紊乱。因此,在救治过程中要密切监测并维持水、电解质与酸碱平衡。

(宋 维 黎 敏)

参 考 文 献

[1] DART R C,GOLDFRANK L R,ERSTAD B L.Expert consensus guidelines for stocking of antidotes in hospitals that provide emergency care [J].Ann Emerg Med,2018,71(3):314-325.

［2］ KING J D,KERN M H,JAAR B G.Extracorporeal removal of poisons and toxins［J］.Clin J Am Soc Nephrol,2019,14（9）: 1408-1415.

［3］ 孙承业.实用急性中毒全书［M］.2 版.北京:人民卫生出版 社,2020:2-32.

［4］ WONG A,HOFFMAN R S,WALSH S J,et al.Extracorporeal treatment for calcium channel blocker poisoning:Systematic review and recommendations from the EXTRIP workgroup［J］. Clin Toxicol(Phila),2021,59(5):361-375.

［5］ BERLING I,KING J D,SHEPHERD G,et al.Extracorporeal treatment for chloroquine,hydroxychloroquine,and quinine poisoning:Systematic review and recommendations from the EXTRIP workgroup［J］.J Am Soc Nephrol,2020,31(10): 2475-2489.

55

第 56 章

急性药物中毒

第 1 节　　急性毒品中毒

毒品(narcotics)是指国家规定管制的能使人成瘾的麻醉(镇痛)药(narcotic analgesics)和精神药(psychotropic drugs),该类物质具有成瘾(或依赖)性、危害性和非法性。短时间内滥用、误用或故意使用大量毒品超过个体耐受量产生相应临床表现时称为急性毒品中毒(acute narcotics intoxication)。急性毒品中毒常死于呼吸或循环衰竭。

毒品包括麻醉(镇痛)药品和精神药品两大类。传统毒品主要是麻醉(镇痛)药品,包括阿片类、可卡因类(包括可卡因、古柯叶和古柯膏等)、大麻类(包括大麻叶、大麻树脂和大麻油等);而新型毒品主要是兴奋剂、致幻剂等精神药品。兴奋剂是加速和增强中枢神经系统活动,使人处于强烈兴奋状态,具有成瘾性的精神药品,其种类繁多,大多通过人工合成,常见的有苯丙胺(amphetamine,AA)及其苯丙胺类衍生物如甲基苯丙胺(metha mphetamine,MA,俗称冰毒)、3,4-亚甲二氧基苯丙胺(3,4-methylene dioxyamphetamine,MDA)、3,4-亚甲二氧基甲基苯丙胺(MDMA,俗称摇头丸)等;致幻剂包括麦角二乙胺(lysergide)、苯环己哌啶(phencyclidine)、西洛西宾和麦司卡林等。K 粉(氯胺酮,ketamine)是苯环己哌啶衍生物,属于一类精神药品。绝大多数毒品中毒为过量滥用引起,滥用方式包括口服、吸入(如鼻吸、烟吸或烫吸)、注射(如皮下、肌内、静脉或动脉)或黏膜摩擦(如口腔、鼻腔或直肠)。有时误食、误用或故意大量使用也可中毒。毒品中毒也包括治疗用药过量或频繁用药超过人体耐受所致。

阿片类药物中毒

阿片类药物为麻醉性镇痛药,常见有吗啡(morphine)、哌替啶(pethidine,杜冷丁)、可待因、二醋吗啡(heroin,海洛因)、美沙酮(methadone)、芬太尼(fentalyl)、舒芬太尼(sufentanil)及二氢埃托啡(dihydroetorphine,DHE)等,以及其粗制剂阿片、复方樟脑酊等。阿片类药物的主要作用是抑制中枢神经系统和兴奋胃肠道等平滑肌器官,在镇痛的同时,还可引起欣快感,患者感到精神愉快、舒适,一切不适的感觉、痛苦、烦恼等都被暂时消除,诱使患者重复用药,导致成瘾。一次误服大量或频繁应用可致中毒。吗啡中毒量成人为 0.06g,致死量为 0.25g;干阿片(含 10% 的吗啡)的致死

量为吗啡的 10 倍,其口服致死量为 2~5g;海洛因中毒剂量0.05~0.10g,致死量为 0.75~1.2g。可待因毒性为吗啡的 1/4,其中毒剂量为 0.2g,致死量为 0.8g。哌替啶致死量为 1.0g。

【病因与中毒机制】

天然的阿片生物碱,如吗啡等口服后吸收良好,皮下注射或肌内注射后吸收较快;给药后 30 分钟左右即可吸收 60%;药物主要在肝脏代谢,其代谢产物的 90% 于 24 小时内由肾脏排出,48 小时尿中仅有微量;少量经由乳汁、胆汁等途径排出,尚可通过胎盘屏障进入胎儿体内。阿片类药物对呼吸均有抑制作用,其抑制程度与剂量正相关。对神经系统的作用各有侧重,如阿片、吗啡等对中枢神经系统先有兴奋,以后抑制,但以抑制为主。中毒患者先呈兴奋状态,继则抑制大脑皮质的高级中枢,以后涉及延髓,抑制呼吸中枢和兴奋催吐化学感受区,最后使脊髓的兴奋增强。大剂量吗啡尚可抑制延髓血管运动中枢和释放组胺,使周围血管扩张而导致低血压和心动过缓。而可待因、哌替啶等则对大脑皮质中枢和延髓的抑制较弱,兴奋脊髓的作用较强。本类药物对支气管、胆管、输尿管都有兴奋作用,并能提高胃肠道平滑肌及其括约肌张力,减低胃肠蠕动。原有慢性病如肝病、肺气肿、支气管哮喘、贫血、甲状腺或肾上腺皮质功能减退症等患者均更易发生中毒。与酒精饮料同服,即使治疗剂量吗啡,也有发生中毒可能。巴比妥类及其他催眠药物与本类药物均有协同作用,合用时要谨慎为之。

【诊断】

1. **病史**　有本类药物应用或吸食史。非法滥用中毒者往往不易询问出病史,但查体可发现用毒品的痕迹,如经口鼻烫吸者,常见鼻黏膜充血、鼻中隔溃疡或穿孔;经皮肤或静脉吸食者可见注射部位皮肤有多处注射痕迹。

2. **临床表现特点**　此类药物重度中毒时常发生昏迷、呼吸抑制和瞳孔缩小等改变。吗啡中毒典型表现为昏迷、瞳孔缩小或针尖样瞳孔和高度呼吸抑制(每分钟仅有 2~4 次呼吸,潮气量无明显变化)"三联征",并伴有发绀和血压下降;海洛因中毒可出现非心源性肺水肿;哌替啶中毒时除血压降低、昏迷和呼吸抑制外,与吗啡中毒不同的是出现阿托品样中毒症状如口干、瞳孔散大、心动过速、抽搐、惊厥和谵妄等;芬太尼中毒常引起胸壁肌抽搐或强直;美沙酮尚可出现失明、下肢瘫痪等。阿片类药物中毒昏迷者尚可出现横纹肌溶解症及腔隙综合征(compartment syndrome)。重度

急性中毒 12 小时内多死于呼吸衰竭,超过 48 小时存活者,预后良好。轻度急性中毒患者有头痛、头晕、恶心、呕吐、兴奋或抑郁。患者有幻想,失去时间和空间感觉,并可有便秘、尿潴留及血糖增高等。慢性中毒(阿片或吗啡瘾)表现为食欲缺乏、便秘、消瘦、衰老及性功能减退。戒断药物时有精神萎靡、呵欠、流泪、冷汗、失眠,以致虚脱等表现。

3. 辅助检查 ①毒物检测:尿或胃内容物、血液检测到毒物,有助于确立诊断;②动脉血气分析:严重麻醉性镇痛药中毒者表现为低氧血症和呼吸性酸中毒;③血液生化检查:血糖、电解质和肝肾功能检查。

4. 鉴别诊断 阿片类中毒出现谵妄时,可能为同时使用其他精神药物或合并脑部疾病所致。瞳孔缩小者还应与镇静催眠药、吩噻嗪类、有机磷农药、可乐定中毒或脑桥出血鉴别。海洛因常掺杂其他药如奎宁、咖啡因、地西泮等,以致中毒表现不典型,此时应想到掺杂物的影响。还须鉴别的是重症海洛因戒断综合征:有明确的吸毒史,如患者被发现时已陷入昏迷,而昏迷前是否应用毒品难以明确的情况下,鉴别有一定困难。重度海洛因戒断者一般无瞳孔缩小,以呼吸浅速为主要特征,每分钟可达 60 次以上,与海洛因中毒成鲜明对比,据此可以鉴别。本综合征用纳洛酮无效,反可使病情加重,使昏迷程度加深;应用吗啡后(一般 10~20mg),呼吸可迅速改善,由 50~60 次 /min 降至 20~30 次 /min,各种反射改善并很快清醒。

【治疗】

1. 清除毒物 发现中毒患者后,首先确定中毒途径,以便尽速排除毒物。口服中毒患者以 0.02%~0.05% 高锰酸钾溶液反复洗胃,洗胃后由胃管灌入 50~100g 活性炭悬浮液,并灌服 50% 硫酸钠 50ml 导泻。

2. 吗啡拮抗剂 ①纳洛酮:为阿片受体拮抗剂,可特异性阻断吗啡类物质与阿片受体结合,迅速逆转毒品中毒所致的昏迷和呼吸抑制,为阿片类药物中毒的首选特效药。用法:每次 0.4~0.8mg 静脉注射,阿片成瘾中毒者 3~10 分钟重复,非成瘾中毒者 2~3 分钟重复应用,直至呼吸抑制解除或总量达 10mg。若纳洛酮总量已达 10mg 仍无效时应注意合并非阿片类毒品(如巴比妥类等)中毒、头部外伤、其他中枢神经系统疾病和严重缺氧性脑损害。长半衰期阿片类(如美沙酮)或强效阿片类(如芬太尼)中毒时需静脉输注纳洛酮(2.0~4.0mg 加入 250ml 液体中静脉滴注)。纳洛酮对吗啡的拮抗作用是烯丙吗啡的 30 倍,较左洛啡烷强 6 倍。1mg 纳洛酮能对抗静脉注射 25mg 海洛因作用。纳洛酮对芬太尼中毒所致的肌肉强直有效,但不能拮抗哌替啶中毒引起的癫痫发作和惊厥,对海洛因、美沙酮中毒引起的非心源性肺水肿无效。②烯丙吗啡(纳洛芬):5~10mg/ 次,静脉注射或肌内注射,必要时 10~15 分钟后可重复给予,总量不超过 40mg。③左洛啡烷:首次 1~2mg 静脉注射,继而 5~15 分钟注射 0.5mg,连用 1~2 次。

3. 对症支持疗法 保持呼吸道通畅,吸氧,适当应用呼吸兴奋剂,如安钠咖(苯甲酸钠咖啡因)0.5g 肌内注射,

每 2~4 小时 1 次;尼可刹米(可拉明)0.375~0.75g 或洛贝林 3~15mg 肌内注射或静脉注射。必要时气管插管人工呼吸,采用 PEEP 可有效纠正海洛因和美沙酮中毒引起的非心源性肺水肿,同时用血管扩张药和呋塞米,禁用氨茶碱。输液,纠正休克,抗生素应用等。重度中毒患者可同时予以血液净化(血液透析 / 血液灌流)治疗。

苯丙胺类兴奋剂中毒

【病因与中毒机制】

苯丙胺类中枢兴奋剂(amphetamine-type stimulants,ATS)包括苯丙胺(安非他明,amphetamine,AA)、甲基苯丙胺(methamphetamine,MA,俗称冰毒)、3,4- 亚甲二氧基苯丙胺(MDA)、3,4- 亚甲二氧基甲基苯丙胺(MDMA,死亡原因常为 DIC、循环或肝肾衰竭。俗称摇头丸)等。当前滥用的"摇头丸"其主要成分含甲基苯丙胺、3,4- 亚甲二氧基甲基苯丙胺、麻黄素和氯胺酮等,实质是甲基苯丙胺类的混合物。其药丸颜色有粉红、黄色、橘红色、黑色等,别名有"舞会药、拥抱药、亚当、蓝精灵、雅皮士"等。ATS 是一种非儿茶酚胺的拟交感神经胺低分子量化合物,具有中枢神经兴奋作用。主要通过中枢神经系统激活交感神经系统、释放大量去甲肾上腺素和多巴胺、抑制神经元对儿茶酚胺的再摄取,或抑制单胺氧化酶,而兴奋 α 及 β 肾上腺能神经末梢,刺激中枢神经系统、心脏和呼吸系统。治疗剂量可减少疲乏和产生欣快的感觉,临床上用于治疗发作性睡眠、麻醉药及其他中枢神经抑制药中毒、精神抑郁症、儿童注意力不集中、单纯性肥胖等。因具有兴奋作用、欣快感和降低食欲的作用,导致滥用。可以吸入、口服、注射等方法进入体内。ATS 吸收迅速,吸收后易通过血脑屏障,30%~40% 在肝脏经去氨基作用而破坏,其余原型药由尿液排出体外,酸性尿可促进其排泄。起效时间和服毒后主观感受与剂量和个体敏感性有关。此类药物急性中毒量个体差异很大,MA 毒性是 AA 的 2 倍,一般静脉注射 MA10mg 数分钟可出现急性中毒症状,有时 2mg 即可中毒;吸毒者静脉注射 30~50mg 及耐药者静脉注射 1 000mg 以上才能发生中毒,成人 AA 口服致死量为 20~25mg/kg。

【诊断】

1. 病史 有明确的吸食此类毒品的病史。精神药品滥用常见于经常出入特殊社交和娱乐场所的青年人。

2. 临床表现特点 ①急性中毒:常为吸食过量或企图自杀所致。临床表现为中枢神经和交感神经过度兴奋的症状。轻度中毒表现为兴奋、躁动、血压升高、脉搏加快、出汗、口渴、呼吸困难、震颤、反射亢进、头痛等症状;中度中毒出现错乱、谵妄、幻听、幻视、被害妄想等精神症状。重度中毒时,可出现胸痛、心律失常、循环衰竭、代谢性酸中毒、

DIC、高热、昏迷甚至死亡。另外，ATS 可引起肺动脉高压、心肌梗死、心肌病、高血压、心律失常、颅内出血、猝死等。死亡原因常为高热综合征(高热、横纹肌溶解、代谢性酸中毒)、DIC、循环或肝肾衰竭。②慢性中毒：慢性中毒比急性中毒更为常见。通常以重度的神经异常症状为特征，而且还可出现明显的暴力、伤人和杀人等犯罪倾向，为重大的社会问题。冰毒引起的精神异常可分为四类：分裂样精神病、躁狂 - 抑郁状态、分裂 - 躁狂抑郁混合、病态人格样状态。除上述精神异常外，冰毒还引起性格改变：表现为无为、漫不经心、轻浮、粗暴、威胁言行或孩童样性格等。

根据吸食史及临床表现，一般不难作出 ATS 中毒的临床诊断，必要时可测定血、尿中 ATS 及其代谢产物加以确诊。

【治疗】

1. 终止毒物吸收，加速毒物排泄 如系口服所致，可行催吐、洗胃、灌服活性炭及导泻等措施，必要时可行血液灌流，以清除血中毒物。

2. 对症治疗 无特效解毒剂，主要为对症治疗，防治合并症。急性中毒时可给予酸化尿液(使尿液 pH 在 6.6 以下)：口服或鼻饲氯化铵(1~2g/ 次，3 次 /d)或维生素 C 8g/d 静脉滴注，以促进毒物排泄，但若患者有高热大汗、代谢性酸中毒，则不宜再酸化尿液。①保持呼吸道通畅：应及时清除口、鼻腔的内分泌物及呕吐物，对频发抽搐、呼吸困难者，应及时行气管插管以防窒息；必要时行机械通气。②对昏迷者，可用纳洛酮。③急性中毒患者常出现高热、代谢性酸中毒和肌痉挛症状，应足量补液，维持水、电解质平衡。④恶性高热者除物理降温(冰敷、醇浴)外，应用肌肉松弛剂是控制高体温的有效方法，可静脉缓慢注射硫喷妥钠 0.1~0.2g 或琥珀酰胆碱，必要时可重复，注意呼吸和肌肉松弛情况。⑤对极度兴奋或烦躁的患者，可用氟哌啶醇 2~5mg 每 4~6 小时肌内注射 1 次或以 50% 葡萄糖液稀释后在 1~2 分钟内缓慢静脉注射，必要时加量应用，待好转后改口服，每次 1~2mg，每日 3 次。高血压和中枢神经兴奋症状可用氯丙嗪 1mg/kg 肌内注射，4~6 小时 1 次。显著高血压可采用酚妥拉明或硝普钠。出现快速心律失常可用普萘洛尔。⑥重度中毒患者可予以血液净化(血液透析 / 血液灌流)治疗。

氯胺酮(K 粉)中毒

【病因与中毒机制】

氯胺酮(ketamine，俗称 K 粉)是新的非巴比妥类静脉麻醉药。为中枢兴奋性氨基酸递质 N- 甲基 -D- 天冬氨酸(NMDA)受体特异性拮抗药，选择性阻断痛觉冲动向丘脑 - 新皮质传导，具有镇痛作用；对脑干和边缘系统有兴奋作用，能使意识与感觉分离；对交感神经有兴奋作用，快速大剂量给予时抑制呼吸；尚有拮抗 μ 受体和激动 κ 受体作用。氯胺酮注射液只需简单加工可得到固体氯胺酮(K 粉)，成为娱乐场所的常用毒品。吸食者在 K 粉作用下会疯狂摇头，造成心力衰竭、呼吸衰竭，若过量或长期吸食，对心、肺、神经系统均可造成致命损伤。氯胺酮起效迅速，鼻吸或溶入饮料后饮用，30 秒起效，少量可致人昏迷，清醒后也记不起所发生的事。

【诊断】

1. 病史 有此类毒品明确的吸食史。

2. 临床表现特点 ①精神、神经系统：表现为鲜明的梦幻觉、错觉、分离状态或分裂症状，尖叫、兴奋、烦躁不安、定向障碍、认知障碍、易激惹行为、呕吐、流涎、谵妄、肌张力增加和颤抖等。部分人可出现复视、暂时失明持续可达 15~30 分钟。②心血管系统：可发生快速性心律失常、高血压。氯胺酮可增加主动脉压、提升心率和心脏指数，还可增加脑血流和颅内压以及眼压。因此，有心血管疾病、严重高血压或伴脑出血、青光眼患者服用氯胺酮非常危险。③消化系统：恶心呕吐、腹胀、胃出血、急性胃扩张等。④呼吸系统：主要表现为呼吸抑制、呼吸暂停、喉痉挛、支气管痉挛、哮喘等。⑤变态反应：主要表现为急性荨麻疹、眼结膜水肿、喉水肿、休克等，故有药物过敏史者易发生过敏性休克。

【治疗】

与苯丙胺类兴奋剂中毒的治疗基本相同。

可卡因中毒

可卡因(cocaine)为古柯叶中提取的古柯碱，是一种脂溶性物质，是最强的天然中枢兴奋剂和古老的局麻药。在化学结构上属于苯甲酸酯化物，为中枢神经系统精神运动兴奋剂，具有中枢神经系统兴奋作用、心血管系统毒性作用、血管收缩作用、局部麻醉作用、升高体温和抑制食欲作用。长期滥用还易引起精神病、抑郁症及用药过量致死。使用方式有鼻吸 / 喷鼻、燃吸、注射等。中毒剂量为 20mg，致死量为 1 200mg，有时纯可卡因 70mg 能使 70kg 的成年人即刻死亡。静脉注射中毒可使心脏停搏。过敏者滥用 30mg 就可导致严重的过敏反应。可卡因中毒的典型表现为：兴奋、烦躁不安、面色苍白、口唇指甲青紫、呕吐、冷汗、肌肉抽搐、体温骤升、反射亢进、晕厥、惊厥、意识障碍、昏迷、血压先升高后下降、脉搏细弱和呼吸浅慢不规则等。可卡因精神病表现为偏执狂和持续幻觉，其典型症状是有皮下蚁走感、奇痒难忍，造成严重抓伤甚至断肢致残。可出现神经系统并发症，包括癫痫发作、急性缺血性脑卒中、脑出血和蛛网膜下腔出血等。主要致死因素是呼吸中枢的高度抑制导致的呼吸衰竭。盐酸纳洛酮对可卡因中毒引起的呼

56

吸抑制有特异的拮抗作用。其他主要是对症支持治疗,可依病情需要综合使用苯二氮䓬类药物、α 受体阻滞剂、钙拮抗剂、硝酸甘油等。

大麻中毒

滥用最多的是印度大麻,含有主要的精神活性物质是四氢大麻酚、大麻二酚、大麻酚及其相应的酸。作用机制不详,急性中毒时与酒精作用相似,产生精神、呼吸和循环系统损害。长期应用产生精神依赖性,而非生理依赖性。一次大量吸食会引起急性中毒,表现精神和行为异常,如高热性谵妄、惊恐、躁动不安、意识障碍或昏迷。有的出现短暂抑郁状态,悲观绝望,有自杀念头。检查可见球结膜充血、心率增快和血压升高等。主要是对症支持治疗。

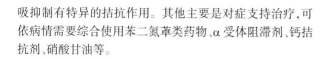

第 2 节　镇静催眠药中毒

凡属于治疗睡眠障碍、能引起嗜睡和近似生理睡眠的药物均称为镇静催眠药物。本类药物对中枢神经系统有广泛的抑制作用,产生镇静、催眠和抗惊厥等效应。一般镇静催眠药小剂量镇静,中剂量催眠,大剂量麻醉,有的还有抗惊厥、抗精神病作用。一次服用大剂量可引起急性镇静催眠药中毒(acute sedative-hypnotic poisoning);长期滥用镇静催眠药可引起耐药性和依赖性而导致慢性中毒;突然停药或减量可引起戒断综合征(withdrawal syndrome)。镇静催眠药是临床上最常用的一类药物,由于其使用或管理不当所致的药物中毒也位居第一位。按照化学结构,本类药物可分为 5 类:①苯二氮䓬类;②巴比妥类;③醛类,如水合氯醛;④环吡咯酮类,如佐匹克隆(zopiclone)、唑吡坦(zolpidem)等被认为是新一代的催眠药;⑤其他:包括氨基甲酸类(如甲丙氨酯)和溴化物(如溴化钠、溴化钾)。

镇静催眠药已经历前后三代的发展:①第一代镇静催眠药:包括巴比妥类、水合氯醛、三溴合剂等。它们的治疗指数较低,药物之间相互影响较大,大剂量可抑制呼吸。②第二代镇静催眠药:主要指苯二氮䓬类药物。该类药物是临床上最常用的一种镇静、催眠和抗焦虑药。特点是治疗指数高、对内脏毒性低和使用安全。③第三代镇静催眠药:主要包括唑吡坦、扎来普隆、佐匹克隆等。本类药物治疗指数高、安全性好。基本不改变正常的生理睡眠结构,不产生耐受性、依赖性。停药后很少产生反跳性失眠,重复使用极少积累。已成为治疗失眠症的标准药物,有逐步取代苯二氮䓬类药物的趋势。

苯二氮䓬类药物中毒

苯二氮䓬类(benzodiazepines,BZD)药物是抗焦虑药,同时具有镇静催眠、抗惊厥、抗震颤和中枢性肌肉松弛作用。与巴比妥类或其他类镇静催眠药比较,具有选择性高、安全范围大,对呼吸抑制小,不影响肝药酶活性,长期应用虽可产生耐受性与依赖性,但相对发生率低等优点,几乎取代了所有老药,成为应用最广泛的镇静催眠药,因而本类药引起的急性过量中毒也最为常见,也是城市人群急性中毒最常见的原因。

【病因与中毒机制】

本类药物根据半衰期长短分为 3 类:①短效类(半衰期<6 小时):常用的有三唑仑(triazolam)、咪达唑仑、去羟西泮、溴替唑仑等,主要用于入睡困难和醒后难以入睡。②中效类(半衰期 6~24 小时):常用的有阿普唑仑(alprazolam)、劳拉西泮(lorazepam,氯羟安定)、替马西泮(temazepam)、艾司唑仑等,主要用于睡眠浅、易醒和晨起需要保持头脑清醒者。③长效类(半衰期>24 小时):常用的有地西泮(diazepam)、氯硝西泮、硝西泮、氟硝西泮、氟西泮(flurazepam)等。主要用于早醒。该类药起效慢,有呼吸抑制和次日头昏、乏力等副作用。

本类药物是特异性 BZD 受体激动剂,该受体广泛分布于中枢神经细胞的突触部位(尤其是大脑边缘系统如杏仁核,与人的情绪、记忆密切相关),与 γ- 氨基丁酸(GABA)受体、氯离子通道形成复合物;激动 BZD 受体能增强 GABA 对氯离子通道的门控作用,使突触膜过度极化,最终增强 GABA 介导的中枢神经系统抑制作用。大剂量时除可抑制中枢神经系统外,还可抑制心血管系统。一次误服大量或长期内服较大剂量,可引起毒性反应;同时摄入乙醇、中枢抑制剂及环类抑制剂等可使其毒性增强。老年人对本类药物敏感性增高。因本类药物的中毒剂量与治疗剂量比值非常高,由本类药物中毒直接致死罕见,地西泮的成人最小致死量约 0.1~0.5g/kg。

【诊断】

1. 病史　有误用或自服大剂量本类药物史。

2. 临床表现特点　服用本类药物过量中毒者,中枢神经系统抑制较轻,主要表现有嗜睡、眩晕、乏力、言语含糊不清、意识模糊和共济失调,偶有中枢兴奋、锥体外系障碍及一时性精神错乱。年老体弱者易有晕厥、血压下降。较少出现长时间深度昏迷和呼吸抑制等严重症状。但同服其他中枢抑制剂或乙醇者,存在基础心肺疾病患者或老年人则可发生长时间深昏迷、致死性呼吸抑制或循环衰竭。静脉注射速度过快、剂量过大,也可引起呼吸抑制。

长期应用本类药物可有食欲和体重增加,久用可成瘾。大剂量持续用药数月,易产生依赖性,突然停药可出现抑郁、情绪激动、失眠以及癫痫发作。

3. 实验室检查　①毒物检测:对可疑中毒者,有条件时行血、尿定性试验;血药浓度测定对诊断有意义,但与临床毒性表现相关性差。②其他检查：对重症患者尚应进行肝肾功能、血清电解质、动脉血气及心电图等检查。

4. 鉴别诊断 应与其他原因的昏迷如肝性脑病、糖尿病、急性脑卒中等相鉴别。若怀疑本类药物急性中毒，可用氟马西尼作诊断性试验(见下述治疗部分)。

【治疗】

1. 洗胃 口服中毒者，立即用微温清水或1:5 000高锰酸钾溶液洗胃，然后用硫酸钠导泻。

2. 对症支持治疗 ①重症患者应监测生命体征，保持呼吸道通畅，高流量吸氧；②维持循环稳定：低血压者经静脉输液多可恢复，少数血压仍低者，可加用血管活性药物如多巴胺或间羟胺静脉滴注；③昏迷患者应注意保暖，维持水、电解质平衡，防治肺部及泌尿系感染。

3. 特异性解毒剂 氟马西尼(flumazenil)是BZD受体特异性拮抗剂，能与BZD类药物竞争受体结合部位，从而逆转或减轻其中枢抑制作用。昏迷患者可于静脉注射后1分钟清醒，因而本品适用于可疑BZD类药物中毒的诊断和重症BZD类中毒者的急救。对乙醇和阿片类药物中毒无效。用药方法：先用0.2~0.3mg静脉注射，继之以0.2mg/min静脉注射直至有反应或达2mg。因本品半衰期短(0.7~1.3小时)，如再度出现昏睡，可以每小时静脉滴注0.1~0.4mg，滴速依患者清醒程度予以个体化调整。氟马西尼可用于鉴别诊断BZD、其他药物或颅脑损伤所致不明原因的昏迷：若重复使用本品后，清醒程度与呼吸尚无显著改善，必须考虑BZD药物以外的其他原因。曾经长期使用BZD药物的患者，如快速注射本品，会出现戒断症状，如焦虑、心悸、恐惧等，故应缓慢注射；戒断症状较重者，可缓慢注射地西泮5mg。鉴于氟马西尼可引起心动过速、室上性心动过速、室性早搏、抽搐和低血压等严重副作用，不推荐常规使用本品。

4. 纳洛酮治疗 纳洛酮是阿片受体特异拮抗剂，能阻断和逆转内阿片肽的毒性作用，可使患者清醒时间明显缩短，心率加快，血压升高，可作为抢救镇静催眠药急性中毒的首选药物之一。用药方法为依病情0.4~1.2mg用静脉注射，必要时30分钟重复1次，或用2~4mg加入5%~10%葡萄糖液100~250ml中静脉滴注。

5. 胞磷胆碱 胞磷胆碱是脑代谢活化剂，通过促进卵磷脂的合成而促进脑组织代谢，并降低脑血管阻力，增加脑血流，改善大脑物质代谢，从而改善大脑功能。同时，可增强脑干网状结构上行激活系统功能，促进苏醒。用法：0.25~0.5g/d加入5%~10%葡萄糖液250~500ml中静脉滴注。

6. 血液净化疗法 对重症患者上述治疗措施无效时，可考虑血液灌流治疗，部分病例可取得较好效果。

既往身体健康的轻度中毒患者经急诊处理后神志清楚、生命体征稳定，可回家休息。中度至重度中毒的患者应留院观察治疗；对合并其他药物中毒和/或伴有脏器功能障碍的重度中毒患者应入ICU监护治疗。

巴比妥类药物中毒

【病因与中毒机制】

巴比妥类(barbiturates)药物是巴比妥酸的衍生物。由于苯二氮䓬类已成为临床最常用的镇静催眠药物，故巴比妥类药物中毒已逐渐少见。人工合成的巴比妥类药物有2 500余种，其中临床应用的有10种左右。临床常用的巴比妥类药物，根据其起效时间和作用持续时间可分为四类：①长效类：包括巴比妥(barbitone)和苯巴比妥(phenobarbital)，开始作用时间30~60分钟，作用持续时间6~8小时；其催眠剂量分别为0.3~0.6g/次和0.03~0.1g/次。②中效类：包括异戊巴比妥(amobarbital)和戊巴比妥(pentobarbital)，开始作用时间15~30分钟，作用持续时间4~6小时，其催眠剂量为0.2~0.4g/次。③短效类：包括司可巴比妥(secobarbital,seconal)，开始作用时间15~20分钟，作用持续时间2~3小时，其催眠剂量为0.1~0.2g/次。④超短效类：主要为硫喷妥钠(sodium thiopental)，开始作用时间30秒内，作用持续时间30~45分钟，其催眠剂量0.5~1.0g/次。一般由于误服过量或因其他原因应用过多而引起中毒，临床上以中枢神经系统的抑制为主要表现。半衰期短、脂溶性大的巴比妥类比半衰期长、脂溶性低的巴比妥类毒性大，如苯巴比妥的口服致死量为6~10g，而司可巴比妥、异戊巴比妥约为3g。发生毒作用时的血内药物浓度：中、短效为30mg/L，长效为80~100mg/L。一次摄入本类药物的5~6倍催眠剂量，即会引起中毒；实际吸收的药量超过其本身治疗量15~20倍，即可致死。

口服巴比妥类，自肠道吸收较快，其钠盐的水溶液易自肌肉吸收，在体内可分布于一切组织和体液中，也易透过胎盘而分布到胎儿组织。组织中的浓度几乎与血浆中的浓度相同，故血中浓度能够代表组织中的含量。进入脑组织的速度取决于脂溶性的高低，脂溶性高者(如司可巴比妥)容易进入脑组织，因之作用快；脂溶性低者(如苯巴比妥)则作用慢。巴比妥类在体内主要经两种方式清除，一种是经肝脏氧化，另一种是以原型由肾脏排出。中及短效类药物主要经肝脏代谢，因此维持时间短；苯巴比妥主要经肾脏排出，因肾小管的再吸收，排泄较慢，故作用较持久。如巴比妥钠75%以原型由尿中排出，在第8~12天仍可由尿中检出痕迹量。硫喷妥钠在肝脏内几乎全部被氧化破坏，仅0.3%以原型从尿中排出。苯巴比妥有48%左右在肝脏氧化，15%~20%以原型由尿排出，其排泄速率取决于尿的pH，当尿呈酸性时，苯巴比妥有一部分不解离而被肾小管重吸收，当尿呈碱性时则被解离而随尿排出。乙醇在增加巴比妥类吸收速率的同时又可阻碍其在肝的代谢而延长巴比妥类的作用，加重其毒性作用。

本类药物能抑制丙酮酸氧化酶系统，从而抑制中枢神经系统，特别是对大脑皮质、下丘脑和脑干网状结构上行激活系统有抑制作用。随着剂量由小到大，抑制程度由浅到深,反射功能逐渐消失,表现为镇静→催眠→止惊→麻醉作用。大剂量巴比妥类可直接抑制延髓呼吸中枢,导致呼吸衰竭,是致死的主要原因;抑制血管运动中枢,使周围血管扩张,发生休克。某些短效巴比妥类药物中毒早期,即可引起肺水肿;应用长效巴比妥类药物,在中毒后期,可发生坠积性肺炎。对中枢神经系统的抑制程度取决于其类型(长效或速效)、剂量、用法(口服或注射)和机体的耐受性。其作用速度、持续时间与其脂溶性大小有关,而其脂溶性与第5位碳原子取代基团侧链的结构有关,取代基团侧链加长或有分枝、不饱和链,或第2位碳上的氧原子被硫取代,则脂溶性增高,其作用快,强度大,持续时间短(如司可巴比妥、硫喷妥钠);如侧链为短链或为苯环,则脂溶性降低,作用慢,强度低,持续时间长(如巴比妥)。精神抑郁、肝、肾功能不全和饮酒后,易致中毒或使病情更加严重。

【诊断】

1. 毒物接触史 有误服或应用大量巴比妥类药物史,或现场查出有残留的巴比妥类药物。

2. 临床表现特点 中毒症状的轻重,取决于进入人体内药物的种类、途径、剂量、作用长短,以及抢救时间的早晚和患者肝、肾功能及全身状态等。依病情轻重分类如下。

(1)轻度中毒:发生于2~5倍催眠剂量。患者入睡,推动可以叫醒,反应迟钝,言语不清,有判断及定向力障碍。

(2)中度中毒:发生于5~10倍催眠剂量。患者沉睡或进入昏迷状态,强刺激虽能唤醒,但并非全醒,不能言语,旋即又沉睡。呼吸略慢,眼球有震颤。

(3)重度中毒:发生于误服10~20倍催眠剂量。患者深度昏迷,呼吸浅而慢,有时呈陈-施呼吸。短效类药物中毒偶有肺水肿。吸入性肺炎很常见。脉搏细速,血压下降,严重者发生休克。由于药物对下丘脑垂体系统作用的结果,ADH分泌增加,患者有少尿。昏迷早期有四肢强直,腱反射亢进,锥体束征阳性;后期全身弛缓,各种反射消失,瞳孔缩小,对光无反应。常伴有肝、肾功能损害的表现。低温在中毒后的深昏迷患者中常见。

对本类药物有超敏反应者,可出现各种形态的皮疹,如猩红热样疹、麻疹样疹、荨麻疹、疱疹等,偶有剥脱性皮炎。皮肤受压部位可出现表皮水疱。

3. 辅助检查 血液、呕吐物及尿液巴比妥类药物测定,有助于确立诊断。对重度中毒患者应做血气分析及肝、肾功能检查。

4. 鉴别诊断 巴比妥类药物中毒是药物中毒致昏迷者中常见的原因之一,因此,必须与其他药物(如吗啡类、水合氯醛)中毒和其他原因的昏迷如肝性脑病、糖尿病、急性脑卒中等相鉴别。

【治疗】

治疗重点在于维持呼吸、循环和肾脏功能。

1. 清除毒物 口服中毒者早期用1:5 000高锰酸钾

溶液或大量清水洗胃,服药量大者即使超过4~6小时仍需洗胃,以清除残留毒物。洗胃后由胃管灌入硫酸钠30g导泻及活性炭混悬液于胃内,以吸附未被吸收的药物。注意忌用硫酸镁导泻,因镁离子可能被部分吸收而加重中枢神经系统的抑制。

2. 促进巴比妥类药物的排泄 有下列药物:①静脉滴注5%~10%葡萄糖液及生理盐水,每日3 000~4 000ml。②利尿剂:巴比妥类由肾小球滤过之后,部分由肾小管重吸收,但肾脏对巴比妥类的廓清是随尿量的增多而增加的,尤其对长效类更如此。利尿可使血浆中巴比妥类的浓度下降加快,缩短患者的昏迷时间。可快速滴注渗透性利尿剂甘露醇(0.5g/kg),每日1~2次;亦可用呋塞米40~80mg静脉注射,要求每小时尿量达250ml以上。③碱性尿液:有利于巴比妥类由周围组织释出并经肾脏排泄。对长效药物作用较大,对短效者作用较差。实验研究发现通过碱化尿液(pH 7.8~8.0)可使苯巴比妥的排出增加10倍。静脉滴注4%~5%碳酸氢钠液100~200ml,若同时加用乙酰唑胺(0.25g,每6小时1次),可能会使尿液最大限度地碱化(pH 8.0)。须注意发生代谢性碱中毒和肺水肿的危险。

3. 维持呼吸与循环功能 保证气道通畅和充分换气,持续给氧;必要时气管插管或气管切开,人工呼吸机呼吸。尽速纠正低氧血症和酸中毒,有利于心血管功能的恢复。如有休克应及时抗休克治疗,巴比妥类药物中毒引起的休克为中枢抑制所致,缩血管药物如去甲肾上腺素、间羟胺等常有较好抗休克效果。

4. 血液净化疗法 对严重中效药物中毒或肾功能不全者,可考虑(血液或腹膜)透析疗法,以排除体内过多毒物,纠正高钾血症和酸中毒,降低氮质血症。对短效类药物中毒,利尿和透析的效果不理想,因该类药物与血浆蛋白结合较多,并且主要在肝脏代谢。病情危重或有肝功能不全时可试用活性炭树脂血液灌流。当患者服用苯巴比妥量>5g或血苯巴比妥浓度>80mg/L时,应尽早予以血液净化治疗,首选血液灌流。

5. 纳洛酮治疗 纳洛酮是阿片受体特异拮抗剂,能阻断和逆转内阿片肽的毒性作用,可使患者从昏迷到清醒时间明显缩短,心率加快,血压升高。用法:轻度中毒0.4~0.8mg,中度中毒0.8~1.2mg,重度中毒1.2~2mg静脉注射。必要时30分钟重复1次,或用2~4mg加入5%~10%葡萄糖液100~250ml中静脉滴注。

6. 对症支持疗法 如抗感染、维持水电解质平衡、防治心力衰竭、脑水肿等。

本类药物中毒的患者应留院观察治疗;重度中毒患者应入ICU监护治疗。

戒断综合征

各种镇静催眠药均可产生耐受性与依赖性,因而均可引起戒断综合征。长期服用苯二氮䓬类使苯二氮䓬类受体减少,是发生耐受的原因之一。长期服用苯二氮䓬类突然停药时,发生苯二氮䓬类受体密度上调而出现戒断综合征。巴比妥类、非巴比妥类以及乙醇发生耐受性、依赖性和戒断综合征的情况更为严重。发生依赖性的证据是停药后发生戒断综合征。戒断综合征的特点是出现与药理作用相反的症状,如停用巴比妥类出现躁动和癫痫样发作;停用苯二氮䓬类出现焦虑和睡眠障碍。

临表现特点:长期大剂量服用镇静催眠药患者,突然停药或迅速减少药量时,可发生戒断综合征。主要表现为自主神经兴奋性增高和轻重度神经和精神异常:①轻症:最后一次服药后 1 天内或数天内出现焦虑、易激动、失眠、头痛、厌食、无力和震颤。2~3 天后达到高峰。可有恶心、呕吐和肌肉痉挛。②重症:突然停药后 1~2 天,有的在 7~8 天后出现癫痫样发作,有时出现幻觉、妄想、定向力丧失、高热和谵妄,数天至 3 周内恢复,患者用药量多为治疗量 5 倍以上,时间超过 1 个月。滥用巴比妥类者停药后发病较多、较早,且症状较重,出现癫痫样发作及轻躁狂状态者较多。滥用苯二氮䓬类者停药后发病较晚,症状较轻,以焦虑和失眠为主。

戒断综合征应与以下疾病鉴别:原发性癫痫以往有癫痫发作史;精神分裂症、酒中毒均可有震颤和谵妄,但前者有既往史,后者有酗酒史。

治疗原则是用足量镇静催眠药控制戒断症状,稳定后,逐渐减少药量直至停药。具体方法是将原用短效药换成长效药如地西泮或苯巴比妥。地西泮 10~20mg 或苯巴比妥 1.7mg/kg 肌内注射,每小时 1 次,直至戒断症状消失。然后以其总量为一天量,分为 3~4 次口服,待情况稳定 2 天后,逐渐减少剂量。在减量时,每次给药前观察患者病情,若不出现眼球震颤、共济失调、言语含糊不清,即可减少 5%~10%。一般在 10~15 天减完,停药。

第 3 节 抗精神病药物中毒

抗精神病药物(antipsychotics)是指能治疗各类精神病及各种精神症状的药物,又称强安定剂或精神阻断剂。按药理作用可分为两大类:

1. 第一代典型抗精神病药物 主要包括以下几类。

(1)吩噻嗪类:本类药物为吩噻嗪(phenothiazine)的衍生物,按侧链结构不同分为三类:①二甲胺类:包括氯丙嗪、三氟丙嗪(triflupromazine,vesprin)、乙酰丙嗪(acepromazine,乙酰普马嗪,plegicil)等,其急性中毒时中枢抑制、低血压、心脏毒性和锥体外系反应均较显著;②哌嗪类(piperazines):包括奋乃静(perphenazine,羟哌氯丙嗪)、氟奋乃静(fluphenazine,氟非拉嗪)、三氟拉嗪(trifluoperazine,甲哌氟丙嗪)、丙氯拉嗪(prochlorperazine,甲哌氯丙嗪)等,其急性中毒时锥体外系反应重,低血压与心脏毒性较轻;③哌啶类(piperidines):包括硫利达嗪(thioridazine,甲硫达嗪)、美索达嗪(mesoridazine,甲砜达嗪)、哌泊噻嗪(pipothiozine)和哌西他嗪(piperacetazine)等,其急性中毒时中枢抑制与心脏毒性严重,而锥体外系反应轻。

(2)丁酰苯类:丁酰苯类的化学结构与吩噻嗪类完全不同,但药理作用却相似,为一类强效的抗精神病、抗焦虑药。包括:氟哌啶醇(haloperidol,氟哌丁苯)、氟哌利多(droperidol,氟哌啶)、三氟哌多(trifluperidol,三氟哌啶醇)、替米哌隆(timiperone)、溴哌利多(bromperidol)和匹莫齐特(pimozide,哌迷清,orap)等,其急性中毒时锥体外系反应重,中枢抑制、低血压、抗胆碱作用及心脏毒性轻。

(3)硫杂蒽类:硫杂蒽类(噻吨类)的基本结构与吩噻嗪类相似,仅在吩噻嗪环第 10 位氮原子被碳原子所取代。其代表药物为氯普噻吨(chlorprothixene,氯丙硫蒽),此外还有:珠氯噻醇(zuclopenthixol)、氯哌噻吨(clopenthixol,氯噻吨)、氟哌噻吨(flupentixol,三氟噻吨)和替沃噻吨(tiotixene,氨砜噻吨)等。其急性中毒时中枢抑制、低血压、心脏毒性和锥体外系反应较轻,但易致心律失常、惊厥。

第一代典型抗精神病药物由于对黑质纹状体通路的影响,常出现典型的锥体外系副作用,主要为帕金森综合征、急性肌张力障碍、静坐不能和迟发性运动障碍。因不良反应较多,目前已是精神分裂症的二线用药。

2. 第二代非典型抗精神病药 新一代抗精神病药的锥体外系副作用不明显,因而被认为是"非典型的",代表药物为氯氮平(clozapine,氯扎平)、奥氮平(olanzapine)、佐替平(zotepine)、洛沙平(loxapine,克噻平)、舒必利(sulpiride,止吐灵)、硫必利(tiapride,泰必利)、喹硫平(quetiapine)、利培酮(risperidone)、莫沙帕明(mosapramine)、氯噻平(clotiapine)、奈莫必利(nemonapride)、瑞莫必利(remoxipride)、曲美托嗪(trimetozine)和奥昔哌汀(oxypertine)等。本类药物急性中毒时病情一般较氯丙嗪中毒轻。其中有些药物会产生低血压、癫痫、高糖血症、血脂增高、体重增加、高催乳素血症等不良反应。此外还有增高老年痴呆患者的死亡率及发生脑血管病事件的风险。

在抗精神病药物中,以吩噻嗪类及丁酰苯类最常发生急性中毒,引起心脏、神经毒性、锥体外系反应和抗胆碱症状,但其性质远不及三环类抗抑郁药严重,较少致死。氯丙嗪是典型代表药。以下主要介绍氯丙嗪中毒,其他药物中毒可参考氯丙嗪中毒,解救方法主要是对症支持治疗。

【病因与中毒机制】

氯丙嗪(chlorpromazine,冬眠灵,氯普马嗪,可乐静)是吩噻嗪类抗精神病药的代表,具有多方面的药理作用。临床用于治疗精神病、镇吐、抗惊厥、降温、降血压以及人工冬眠等。虽副反应发生率高,但本药安全范围较大,单独使用很少致死。一般认为当一次剂量达 2~4g 时,可有急性中毒反应。与其他镇静安眠药、环类抗抑郁药、乙醇等混合过量则可使本品毒性增强。致死量个体变化大,与年龄、同用药物及基础疾病有关,为 15~150mg/kg。口服后肠道吸收很不稳定,有抑制肠蠕动作用,在肠内可滞留较长时间。吸收后分布于全身,90% 与血浆蛋白结合,脑中浓度比血浓度高 10 倍。在肝脏氧化或与葡萄糖醛酸结合,代谢产物中 7- 羟基氯丙嗪仍有药理活性。主要经肾脏排出,排泄较慢。血浆半衰期 20~40 小时。急性中毒多因误服过量所致。

本品为中枢多巴胺受体阻滞剂,通过阻滞与情绪思维有关的边缘系统、基底神经节及下丘脑多巴胺受体,产生抗精神病效应;而镇静安定作用则与其阻断网状结构上行激活系统的 α 肾上腺素受体有关。其他作用有:①镇吐作用:小剂量可抑制延髓催吐化学敏感区的多巴胺受体,大剂量时又可直接抑制呕吐中枢,产生强大的镇吐作用;②降温作用:抑制体温调节中枢,使体温降低,体温可随外环境变化而变化;③多种受体阻滞作用:如对外周胆碱能 M 受体、α 肾上腺素能受体、组织胺 H_1 受体及 5- 羟色胺受体均具阻滞作用,而表现为抗胆碱、扩血管、降血压、抗组胺等作用;④抑制突触部位交感神经递质再摄取,降低癫痫阈值;⑤对心肌细胞具有奎尼丁样膜抑制作用。急性过量中毒常引起神经、心血管、抗胆碱毒性和锥体外系反应。

【诊断】

1. 药物接触史 接触史要可靠,尤其注意精神病有自杀妄想者,并注意同时吞服多种药物。

2. 临床表现特点 误服后于 0.5~2 小时出现症状。轻者仅有轻度头晕、困倦、注意力不集中、表情淡漠、共济失调;重者出现神经、心脏及抗胆碱毒性症状。

(1)神经系统症状:①锥体外系反应:有三种表现,即帕金森综合征,静坐不能(舞蹈症)和急性张力障碍反应(如斜颈、吞咽困难、牙关紧闭等),可在急性过量中毒后 24~72 小时发生;②意识障碍:嗜睡、浅昏迷或深昏迷、大小便失禁,重者伴瞳孔缩小,呼吸抑制,可出现发作性躁动或肌肉震颤、痉挛;③体温调节紊乱:导致过低温,偶见高热;④癫痫发作:多出现于原有癫痫或器质性脑病者。

(2)心血管系统症状:可有四肢发冷、心悸、血压下降、直立性低血压(由卧位骤然起立时突然晕倒,血压下降),严重者可发生持续性低血压和休克。由于药物具有奎尼丁样膜稳定及心肌抑制作用,中毒者出现心律失常(窦性心动过速、房室和室内传导阻滞、室性期前收缩及室性心动过速等)、PR 及 QT 期间延长,ST-T 改变。低血压和心律失常是本品中毒的主要心血管系统表现。

(3)抗胆碱毒性症状:口干、视物模糊、瞳孔扩大、皮肤潮红干燥、肌张力增加、心动过速、便秘及尿潴留等。

(4)其他症状:消化道症状(恶心、呕吐、腹痛、肝脏损害)。对本品过敏者,即使治疗剂量也可引起剥脱性皮炎、粒细胞缺乏症及胆汁淤积性肝炎而死亡。慢性精神病用本药治疗的患者可能发展到抗精神病药恶性综合征:高热、强直、昏迷,伴大量出汗、乳酸酸中毒及横纹肌溶解。

应警惕氯丙嗪等吩噻嗪类药物导致的药物性猝死。过量或联合用药、窒息、低血压和血管栓塞等都可能成为猝死的原因。老年人常规剂量或过量服用后,因过度镇静、延髓抑制可导致猝死。服用氯丙嗪数周后产生耐受性,患者可出现严重低血压并导致不可逆性休克而猝死。有便秘倾向的老年人更易发生。

3. 毒物检测 患者呕吐物、洗胃液和尿的毒物分析及

血药浓度测定,均有助于诊断与预后判断。

4. 鉴别诊断 急性中毒除应与其他药物中毒如巴比妥类、苯二氮䓬类等相鉴别外,还应与其他引起昏迷的疾病如高血压病、糖尿病、癫痫、肝病等相鉴别。

【治疗】

本类药物中毒尚无特效解毒剂,治疗以对症及支持治疗为主。重点是识别并及时处理心血管系统并发症。

1. 清除毒物 口服中毒者立即洗胃。洗胃液最好用温清水或生理盐水,之后在 48 小时内,每 6 小时一次给予活性炭 25g,加入 100ml 液体中口服或胃管灌入,同时给予硫酸钠 20g。

2. 对症和支持治疗

(1)一般处理:监测并稳定生命体征,保暖,供氧,保持呼吸道通畅,对呼吸抑制者行气管插管,人工通气。维持水、电解质和酸碱平衡,保持充足的尿量。

(2)防治中枢神经系统抑制:中枢神经系统抑制较重时,可选用苯丙胺、安钠咖(苯甲酸钠咖啡因)等。如进入昏迷状态,可用盐酸哌醋甲酯 40~100mg 肌内注射,必要时每 0.5~1 小时重复应用,直至苏醒(昏迷而有惊厥者忌用)。禁用戊四氮、士的宁等中枢兴奋剂,因有引起全身性惊厥的危险。

(3)防治低血压和休克:对发生低血压或休克者,应积极补充血容量,纠正缺氧、酸中毒和心律失常。如血压仍低则应加用升压药,主张用去甲肾上腺素、去氧肾上腺素、间羟胺等 α 受体激动剂。具有 β 受体激动作用者如肾上腺素、多巴胺、异丙肾上腺素等,应避免使用,否则可加重低血压(因氯丙嗪中毒已将 α 受体阻断,使 β 受体兴奋占优势,外周血管扩张而使低血压加重)。

(4)防治心律失常:治疗奎尼丁样心脏毒性作用(QT 间期延长、QRS 波增宽)可用 5% 碳酸氢钠 250ml 静脉输注;室性心律失常者以利多卡因为首选。

(5)控制癫痫发作:以地西泮(安定)为首选。也可选用苯妥英钠、异戊巴比妥等治疗。

(6)锥体外系反应的治疗:急性张力障碍反应可用苯海拉明 25~50mg 口服或 20~40mg 肌内注射或 10~20mg 缓慢静脉注射;帕金森综合征时可用东莨菪碱 0.3~0.6mg 肌内注射或苯海索 2mg 口服,每日 2 次,共 2~3 天。若症状较轻则无须处理。

3. 血液净化疗法 对重症患者可行血液净化治疗。

本类药物中毒的患者应留院观察治疗;对合并其他药物中毒和 / 或伴有脏器功能障碍的重度中毒患者应入 ICU 监护治疗。

第 4 节 抗抑郁症药中毒

抗抑郁症药用于治疗抑郁症或抑郁状态。抑郁症的生理学基础可能是脑内单胺类递质 5- 羟色胺(5-HT)和去

甲肾上腺素（NA）的缺乏。既往分类多按化学结构进行分类，如杂环类抗抑郁药包括三环类、四环类。目前更多按作用机制（功能）来划分：①三环类抗抑郁药（tricyclic antidepressants，TCAs）：为经典抗抑郁药。可以抑制突触前膜对 NA 和 5-HT 的再摄取，增加突触间隙中 NA 和 5-HT 有效的水平，延长 NA 和 5-HT 作用于相应受体的时间，发挥抗抑郁作用。此外，TCAs 可拮抗 M 胆碱受体，引起阿托品样副作用，还可不同程度地拮抗 α 肾上腺素受体和组胺受体。TCAs 包括：丙咪嗪（imipramine，米帕明）、地昔帕明（desipramine，去甲丙咪嗪）、氯米帕明（clomipramine，氯丙咪嗪）、曲米帕明（trimipramine，三甲丙咪嗪）、阿米替林（amitriptyline，依拉维，elavil）、去甲替林（nortriptyline，去甲阿米替林）、普罗替林（protriptyline）、多塞平（doxepin，多虑平）、奥匹哌醇（opipramol，因息顿，insidon）和度硫平（dosulepin）等。②单胺氧化酶抑制剂（monoamine oxidase inhibitors，MAOIs）：可影响单胺神经递质的降解过程，使其蓄积在突触前膜，增加单胺神经递质的释放。释放到突触间隙中的 5-HT 与受体结合后又迅速解离，大部分再被突触前膜再摄取。分为肼类和非肼类，前者以苯乙肼（phenelzine）和异卡波肼（isocarboxazid，闷可乐）为代表，属于不可逆性 MAOIs；后者以反苯环丙胺（tranylcypromine）为代表，属于可逆性 MAOIs。③选择性 5- 羟色胺再摄取抑制剂（selective serotonin reuptake inhibitors，SSRIs）：SSRIs 可选择性地抑制 5-HT 转运体，拮抗突触前膜对 5-HT 的重摄取，使突触间隙的 5-HT 浓度增高。化学结构完全不同于 TCAs，而且不具有 TCAs 的抗胆碱、抗组胺和拮抗 α 肾上腺素受体的副作用。SSRIs 包括：氟伏沙明（fluvoxamine）、氟西汀（fluoxetine）、帕罗西汀（paroxetine）、西酞普兰（citalopram）、艾司西酞普兰（escitalopram）、舍曲林（sertraline）等。④NA 再摄取抑制剂（norepinephrine reuptake inhibitors，NARIs）：通过选择性抑制突触前膜 NA 的再摄取，使突触间隙的 NA 浓度增高，增强中枢神经系统 NA 的功能而发挥抗抑郁作用。因其化学结构中有两个苯环一个杂环，故也属于三环类药物。包括：马普替林（maprotiline）、托莫西汀（atomoxetine）、阿莫沙平（amoxapine）、瑞波西汀（reboxetine）等。⑤ 5-HT 及 NA 再摄取抑制剂（serotonin-norepinephrine reuptake inhibitors，SNRIs）：可同时抑制 5-HT 和 NA 的再摄取，但对肾上腺素能受体、胆碱能受体及组胺受体无亲和力，故无 TCAs 和 MAOIs 常见的不良反应，其安全性及耐受性较好。SNRIs 包括：文拉法辛（venlafaxin）、度洛西汀（duloxetine）、曲唑酮（trazodone）等。⑥ NA 和特异性 5-HT 能抗抑郁药（norepinephrine and specific serotonin antidepressants，NaSSA）：与其他类抗抑郁药的抗抑郁作用机制不同，NaSSA 不是通过阻断泵的再摄取，而是拮抗突触前膜 α2 肾上腺素受体，削弱 NA 和 5-HT 释放的抑制作用，使 NA 和 5-HT 释放增加；同时由于 NA 的释放增加，刺激 5-HT 神经元的 α1 受体，减弱 5-HT$_1$ 的抑制作用，使 5-HT 释放进一步增加。代表药物为米塔扎平（mirtazapine，米氮平）、米安色林（mianserin）。⑦选择性 5- 羟色胺再摄取激活剂（selective serotonin reuptake activator，SSRA）：结构上属于 TCAs，但不同于传统 TCAs。可增加突触前膜 5-HT 的再摄取，增加囊泡中 5-HT 的贮存，且改变其活性。在大脑皮质水平，增加皮质及海马神经元对 5-HT 的再摄取。代表药物为噻奈普汀（tianeptine）。临床上因故意或意外摄入抗抑郁症药所致急性中毒常有发生，引起神经与心血管系统毒性，可导致致命后果，其病死率在因药物中毒所致死亡中居前位。其中以老三环类药毒性较大，按其急性中毒病死率依次为阿米替林、度硫平、地昔帕明、多塞平和曲米帕明。SSRIs 因其选择性强、不良反应少，在许多国家已成抗抑郁症药的首选药物；并且临床上产生急性中毒者罕见。以下主要介绍阿米替林中毒，其他药物中毒可参照阿米替林中毒，解救方法主要是用特效解毒药碳酸氢钠和对症支持治疗。

【病因与中毒机制】

阿米替林为以前临床常用的三环类抗抑郁药。口服吸收完全，8~12 小时达血药浓度高峰，90% 与血浆蛋白结合，经肝脏代谢，主要代谢产物为去甲替林，仍有活性。本品与代谢产物分布于全身，可透过胎盘屏障，从乳汁排泄，最终代谢产物自肾脏排出体外。血浆半衰期为 32~40 小时。其治疗量与中毒量接近，<10 倍每日治疗剂量即可引起严重中毒。血中本类药物的治疗浓度 <0.3mg/L，药物原型加代谢物的浓度 ≥1mg/L 时，常提示严重中毒。进入体内后，它能选择性地抑制中枢突触 NA 的再摄取从而发挥抗抑郁效应。除此之外，尚有：①中枢与外周抗胆碱作用：可延迟药物在胃内的排空；②心脏毒性：是其致死的主要原因，可能与其抗胆碱作用、奎尼丁样膜抑制作用、NA 再摄取抑制作用及 α 受体阻滞作用等有关；③拟交感作用：急性中毒早期引起高血压及心律失常，后期因神经递质储备耗竭导致低血压；④组胺 H$_1$ 受体拮抗作用：引起镇静或中枢抑制。

临床上急性中毒发生于一次吞服大量药物企图自杀者，1.5~3.0g 剂量可致严重中毒而死亡。与单胺氧化酶抑制剂、吩噻嗪类抗精神病药、拟交感药及巴比妥类药物合用，可使其心血管、神经系统毒性及呼吸抑制作用增强。

【诊断】

1. 病史 有过量摄入本品史。

2. 临床表现特点 以中枢神经系统和心血管系统症状为主，兼有抗胆碱症状。症状于吞服后 4 小时内出现，24 小时达高峰，持续 1 周左右。典型表现为 TCAs 超量中毒特征性的昏迷、惊厥发作和心律失常三联征。早期死亡多因呼吸抑制、心律失常和反复癫痫发作；晚期死因有循环衰竭及 MOF。

（1）中枢神经系统症状：可有躁狂状态、锥体外系反应及自主神经失调症状。由于本品的抗胆碱作用，故在中毒陷入昏迷前常见兴奋激动、谵妄、体温升高、肌肉抽搐、肌阵挛或癫痫样发作。昏迷可持续 24~48 小时，甚至数日。

（2）心血管系统症状：血压先升高后降低、心肌损害、心律失常（期前收缩、心动过速、房室传导阻滞等）、突然虚脱，甚至猝死。心电图检查常示 PR 及 QT 间期延长，QRS 波增宽。其中 QRS 波增宽是本品中毒的特征性表现。缓慢的心律失常常提示严重的心脏毒作用。严重低血压常源于心肌抑制，部分患者可发生进行性不可逆性心源性休克而死亡。

（3）抗胆碱症状：口干、瞳孔扩大、视物模糊、皮肤黏膜干燥、发热、心动过速、肠鸣音减少或消失、尿潴留等。

3. 鉴别诊断 急性中毒除应与其他药物中毒如巴比妥类、苯二氮䓬类、抗胆碱能药物等相鉴别外，还应与其他引起昏迷的疾病如高血压病、糖尿病、癫痫、肝病等相鉴别。

【治疗】

本品中毒特效解毒剂是碳酸氢钠。治疗重点是纠正低血压、心律失常及控制癫痫发作。

1. 一般措施 ①口服中毒者洗胃，服活性炭 50~100g 和灌肠。由于本类药物可使胃排空延迟，故口服后 12 小时仍有积极洗胃和灌肠的必要。②持续心电监护；③保持呼吸道通畅，高流量供氧，对昏迷、呼吸抑制者可行气管插管、人工通气；④维持水、电解质和酸碱平衡，保持足够尿量；⑤高热者行物理降温，禁用氯丙嗪、异丙嗪；⑥急性肌张力障碍者可肌内注射东莨菪碱 0.3~0.6mg 或苯海拉明 20~40mg。

2. 碳酸氢钠治疗 碱化血液能减轻本品的神经和心脏毒性，对癫痫发作及各类心律失常起到有效的防治作用，属基础治疗和特异性治疗，其机制不明。可用 5% 碳酸氢钠 125~250ml 静脉滴注，根据血气分析调整用药，维持动脉血 pH 在 7.45~7.55。

3. 纠正低血压及休克 首先应积极补充血容量，纠正缺氧、酸中毒及心律失常，对血压仍低者应加用间羟胺、去甲肾上腺素、去氧肾上腺素等 α 受体激动剂，对具有 β 受体激动作用的异丙肾上腺素、肾上腺素和多巴胺等药物不宜用。

4. 纠正心律失常 ①缓慢性心律失常：严重心动过缓伴血压下降者应行紧急临时心脏起搏，准备期间可用异丙肾上腺素 1mg 加入 5% 葡萄糖液 500ml 中静脉滴注；②室上性心动过速：可选用普罗帕酮等药物静脉注射；对血流动力学不稳定者可行同步电复律，或行食管调搏超速抑制；③室性心律失常：可选用利多卡因、胺碘酮等，但不宜用普鲁卡因胺，因可能加重心脏毒性。对伴有血流动力学不稳定的室速，首选同步电复律治疗。扭转型室速者，首选硫酸镁治疗，并及时纠正电解质紊乱如低钾血症等。

5. 控制癫痫发作 癫痫发作时可用苯妥英钠治疗，避免应用地西泮及巴比妥类药物，后两者具有中枢神经和呼吸抑制作用。

6. 抗胆碱症状的治疗 在上述治疗后，抗胆碱能症状能自行减轻或消失。毒扁豆碱不宜用于对抗三环类抗抑郁药的中枢及周围抗胆碱反应，因可能加重传导阻滞，引起

心肌收缩不全，进一步损伤心肌收缩力，加剧低血压、心动过缓，甚至心脏停搏和促使癫痫发作。

7. 血液净化疗法 由于本品与蛋白质高度结合，而且水溶性差，故强力利尿和血液透析的排毒效果均不理想，但可行血液灌流治疗。对重症患者有条件时应尽早应用。

8. 静脉输注脂肪乳 对血流动力学不稳定患者，在输注碳酸氢钠等常规治疗的基础上，可试用脂肪乳静脉输注以拮抗抗抑郁药物的心肌毒性。用法：20% 脂肪乳剂负荷量 1.5ml/kg，续以 0.25ml/（kg·min）输注 30~60 分钟。

本类药物中毒的患者应留院观察治疗；对重度中毒患者应入 ICU 监护治疗。

第 5 节　阿托品类药物中毒

阿托品类药物是从茄科植物颠茄和曼陀罗中提取的生物碱。包括：阿托品和东莨菪碱，含有阿托品类生物碱的植物性生药如颠茄、曼陀罗、白曼陀罗（洋金花）、莨菪子（天仙子）、山莨菪等，阿托品的合成代替品如后马托品、贝那替秦（胃复康）、溴丙胺太林（普鲁本辛）、山莨菪碱（654-2）、溴甲阿托品（胃疡平）、苯海索等。

【病因与中毒机制】

本类药物经胃肠道吸收迅速，黏膜局部应用也可吸入，大部分被肝脏酶水解而破坏。在 24 小时内体内阿托品有 4/5 随尿排出，东莨菪碱则排泄较慢。阿托品可轻度兴奋高级神经中枢、下丘脑和延髓，尤其是运动和言语功能，但大剂量对中枢神经则由兴奋转入抑制。东莨菪碱的治疗剂量具有安定镇静作用，但可兴奋呼吸中枢。治疗剂量的阿托品能对抗胆碱类药物引起的血管扩张和血压骤降；但大剂量可兴奋周围血管运动中枢，引起血压显著下降。阿托品和东莨菪碱对汗腺、唾液腺、泪腺、支气管腺等有强烈抑制分泌作用，使虹膜括约肌及睫状肌对胆碱能神经不起作用，引起瞳孔扩大、眼压升高和调节麻痹。成人应用阿托品 5~10mg 即可引起明显中毒症状，最小致死量 80~130mg，个别病例为 50mg，但在抢救有机磷中毒、酒石酸锑钾中毒、感染性休克时，有时用量较大。东莨菪碱口服极量为 5mg/ 次，致死量为 8mg 左右。中毒多由于口服或注射过量药物引起（如抢救有机磷中毒时用药过量）；我国民间用曼陀罗、洋金花泡酒内服治疗关节痛，往往因过量而致中毒，儿童有时因误食曼陀罗浆果而致中毒；有因外敷曼陀罗叶或颠茄膏等，由皮肤吸收而致急性中毒。

【诊断】

阿托品或颠茄中毒时，可出现多语、躁动、谵妄、哭笑无常、意识障碍、定向力丧失、幻觉、双手摸空等中枢神经系统兴奋症状；阵发性、强直性抽搐为毒物刺激脊髓所致。此外，还有极度口渴、咽喉干燥、吞咽困难、声音嘶哑、皮肤干

燥而潮红、瞳孔散大、小便潴留(老年人常见)及心率增快，皆由毒物对抗或解除副交感神经的作用所致。由于无汗及体温调节中枢的麻痹可引起高热；严重病例可因周围血管明显扩张及血管运动中枢麻痹而致血压下降乃至休克，最终出现呼吸衰竭而死亡。在应用阿托品治疗有机磷农药中毒时，应注意用量过大可使患者从有机磷农药中毒昏迷直接过渡到阿托品中毒昏迷。

曼陀罗(其根、茎叶、花及果实均含有阿托品、莨菪碱、东莨菪碱等)中毒多在吞食浆果后 0.5~3 小时出现症状，大多与阿托品相似，但有不发热、皮肤不红等特点，是由于其中所含东莨菪碱的拮抗作用所致。东莨菪碱对呼吸中枢有兴奋作用，对中枢神经系统有镇静作用，故其中毒时中枢神经系统兴奋症状不显著，而表现为反应迟钝、昏睡等抑制症状；其散瞳及抑制腺体分泌的作用比阿托品强，其中毒引起的瞳孔散大可持续多日。洗胃液中寻找曼陀罗及其果实等食物残渣有助诊断。

鉴定毒物可采用醋甲胆碱(乙酰甲胆碱)试验：皮下注射本品 3~10mg，如不出现唾液增多、流泪、出汗、胃肠蠕动亢进等，提示阿托品类中毒。

【治疗】

1. 停用阿托品类药物　口服中毒者早期用 1:5 000 高锰酸钾溶液洗胃或 3%~5% 鞣酸溶液洗胃，再给予硫酸镁导泻。洗胃困难者，皮下注射阿扑吗啡 5mg 以催吐。静脉输液以促进毒物从肾脏排出。

2. 特异性解毒剂　①毛果芸香碱：系拟胆碱药物，主要作用于胆碱能神经 M 受体，产生毒蕈碱样作用，可拮抗阿托品类中毒所致的节后胆碱能神经抑制作用。用法：5~10mg/ 次，皮下注射，严重中毒 5~15 分钟 1 次，中度中毒可每隔 6 小时 1 次，直至瞳孔缩小、口腔黏膜湿润及症状减轻为止。②毒扁豆碱(依色林，eserine)：0.5~2mg 缓慢静脉注射，每分钟不宜超过 1mg；必要时可重复应用，成人总量可用至 5mg。③新斯的明(neostigmine)：在抗胆碱酯酶时可导致 N 受体和 M 受体同时兴奋。口服 10~20mg/ 次，每日 3 次，或 0.5~1.0mg/ 次皮下注射，每 3~4 小时 1 次，直至口干消失为止。应注意：在治疗有机磷农药中毒时引起的阿托品中毒则不能用毒扁豆碱、新斯的明等抗胆碱酯酶药，只能用毛果芸香碱(匹罗卡品，pilocarpine)。

3. 对症处理　①对狂躁不安或惊厥者，可采用快速短效镇静剂，如 10% 水合氯醛 10~20ml 保留灌肠，或地西泮 10~20mg 肌内注射，或氯丙嗪 25~50mg 肌内注射，或副醛 5~10ml 肌内注射等，但禁用吗啡及长效巴比妥类药物，以免与阿托品类中毒后期的抑制作用相加而增加呼吸中枢的抑制。②出现中枢抑制症状时，可用中枢兴奋剂如安钠咖(苯甲酸钠咖啡因)。③高热时行物理降温，采用冰袋冷敷、酒精擦拭、冷盐水灌肠等，必要时用解热剂。重症者可用皮质激素。④尿潴留时应导尿，以防尿中之生物碱在膀胱内重新吸收。⑤防治休克和呼吸衰竭等。

4. 中医药治疗　绿豆衣 120g，银花 60g，甘草 15g，加水 1 000ml 煎至 200ml，每次 20ml，每 2 小时 1 次；待病情好转后可用绿豆衣 60g，银花 30g，焦三仙 30g，甘草 6g，加水 600ml 煎至 120ml，每次 30ml，每天 4 次。

第 6 节　水杨酸类药物中毒

临床上常用水杨酸类药物有水杨酸钠、阿司匹林(乙酰水杨酸)和复方阿司匹林(由阿司匹林、非那西汀及咖啡因共同制成)等，此外，还有外用的水杨酸酯(冬绿油)和水杨酸酊。均具有解热、镇痛作用。常因一次吞服大量或在治疗过程中剂量过大及频繁投用而致中毒。阿司匹林最小致死量 0.3~0.4g/kg，成人经口最小致死量 5~10g；水杨酸钠的最小致死量 0.15g/kg。小儿内服水杨酸酯致死量约为 4ml。

【病因与中毒机制】

主要毒性作用有：①先兴奋中枢神经系统，以后逐渐转为抑制。②酸碱平衡失调：刺激呼吸中枢，产生换气过度，导致呼吸性碱中毒；以后因碱基的排出及水杨酸类引起的代谢改变(因水杨酸类抑制氨基转移酶和脱氢酶，使乙酰辅酶 A 经由三羧酸循环的代谢障碍而致酮体增加)而引起代谢性酸中毒。③直接作用于血管平滑肌使其张力减低，并可使血管运动中枢麻痹而致循环衰竭。④对血小板聚集有强大的、不可逆的抑制作用，并抑制凝血酶原合成，导致全身广泛出血。⑤肝、肾功能损害。⑥对消化道有刺激作用。肝、肾功能不全患者易发生严重中毒。

【诊断】

1. 毒物接触史　有服用大量水杨酸类药物史。

2. 临床表现特点　①轻度中毒：咽喉、上腹部灼热感，恶心、呕吐、腹泻、头痛、头晕、耳鸣；②重度中毒：大量出汗、面色潮红、频繁呕吐、消化道出血、皮肤花白、发绀、呼吸深快、烦躁不安、精神错乱、惊厥，并可出现昏迷、休克、呼吸衰竭。③过敏患者可出现荨麻疹、血管神经性水肿、水肿和休克。易感者可迅速发生哮喘，重症可致死，称为"阿司匹林哮喘"。

3. 实验室检查　①血液 CO_2CP 降低，凝血酶原时间延长，尿中可有蛋白、红细胞、管型、酮体等。②三氯化铁定性试验：在患者尿液中滴加几滴 10% 三氯化铁溶液，若尿中有水杨酸类，则呈紫色到紫红色。为去除酮体所造成的假阳性反应，可预先把尿液酸化或煮沸。③血清水杨酸盐测定：一般血清水杨酸盐含量超过 0.4g/L，即可出现呼吸增强、酸中毒及意识障碍等。

【治疗】

1. 立即停药　用清水或 2%~5% 碳酸氢钠溶液洗胃，

硫酸钠导泻,同时灌服活性炭 50~100g。

2. 碱化尿液、加速排泄 水杨酸类自尿中排出的速度取决于尿 pH,pH 为 7.5 的排出量是 pH 为 6 时的 20~30 倍,故可用碳酸氢钠碱化尿液。应监测尿液 pH,因代谢性酸中毒时尿液呈明显酸性,其中的水杨酸盐可被再吸收。应用碳酸氢钠使尿液 pH 提高到 7~7.5 有助于清除体内水杨酸盐,同时应补钾,因组织缺钾时尿液难以碱化。避免使用乙酰唑胺碱化尿液。

3. 对症处理 及时纠正水电解质与酸碱平衡失调,防治休克和脑水肿。对抽搐,可用小剂量镇静、抗惊厥药物,禁用巴比妥类、副醛、吗啡等中枢抑制剂。有出血倾向时给予大剂量维生素 K_1 静脉注射,也可用维生素 K_3 肌内注射。

4. 血液净化疗法 病情危重者,应尽早行透析疗法。其指征为:血清水杨酸盐含量超过 0.9g/L、心血管不稳定性、难治性代谢性酸中毒、严重低钾血症或者肾衰竭。

第 7 节　对乙酰氨基酚中毒

对乙酰氨基酚(paracetamol,扑热息痛)的治疗量为 10~15mg/kg,儿童中毒量约为 150mg/kg,成人经口中毒量约为 7.5g,致死量为 5~20g。造成肝坏死的剂量阈值约为 250mg/kg。成人一次服用 15g 以上者,约 80% 可发生严重肝损害乃至死亡。

【病因与中毒机制】

对乙酰氨基酚的中毒量并非固定值,与饮酒史、营养状况及合并用药情况有关。造成中毒的原因有:误服大量本品;长期或大量服用本药;长期饮酒或巴比妥类药物者,长期服用本药可增加肝毒性;长期与阿司匹林或其他非甾体抗炎药合用,可增加毒性;过敏反应。

对乙酰氨基酚通过抑制丘脑前列腺素的合成和释放而发挥解热镇痛作用,解热作用与阿司匹林相似,而镇痛作用较后者为弱,对血小板和凝血机制无影响。本品自胃肠道吸收迅速,治疗剂量口服后 30~60 分钟,血浆浓度达最高峰。90% 药物在肝脏内与葡萄糖醛酸和硫酸物结合,从尿中排出;仅 2%~4% 经肝内细胞色素 P450 混合功能氧化酶系统代谢,成为有毒的中间代谢物与谷胱甘肽结合,使后者消耗殆尽,未结合的代谢物与肝细胞蛋白质结合而致肝细胞坏死。成人一次口服 7.5g 可产生肝毒性作用。长期过量用药可出现肾绞痛和肾功能损害,甚至肾衰竭(镇痛药性肾病)。此外,本品的强氧化作用使红细胞的谷胱甘肽和红细胞膜的巯基被氧化致红细胞膜的还原结构受破坏,葡萄糖 -6- 磷酸脱氢酶缺乏症患者可致溶血性贫血。因此,应避免长期或大量服用本品,因镇痛用药,成人连续服用不超过 10 天,小儿不超过 5 天;用于发热不超过 3 天。饮酒者、肝病者用时剂量减少,葡萄糖 -6- 磷酸脱氢酶缺乏症患者应避免使用。

【诊断】

急性中毒主要表现在肝脏损害(中毒性肝炎或急性肝衰竭),可分为三期:①服药后 24 小时内,患者可有轻度厌食、恶心、呕吐和出汗;②服药后 24~48 小时,患者自感稍好,但有右上腹肝区疼痛,并可发现肝功能异常;③ 2~4 天后发生肝坏死、肝性脑病、心肌损害及肾衰竭,黄疸明显、凝血酶原时间显著延长。

肾脏损害可有蛋白尿、血尿、少尿,甚至肾衰竭。

过敏反应可有皮疹、荨麻疹、皮炎、支气管哮喘等。

【治疗】

1. 大剂量服用后,立即催吐、洗胃,硫酸钠导泻。

2. 应用解毒剂 - 乙酰半胱氨酸(痰易净)。用药越早越好(24 小时内)。用法:5% 乙酰半胱氨酸水溶液加果汁内服,如服后 1 小时呕吐,可再补服 1 次,如连续呕吐可下胃管将药液直接导入十二指肠。用量:140mg/kg 为起始量,70mg/kg 为后续量,每 4 小时 1 次,17 次可达解毒的负荷量。静脉滴注:成人,第 1 阶段,150mg/kg 加入 5% 葡萄糖液 200ml 中静脉滴注 15~120 分钟。第 2 阶段,50mg/kg 加入 5% 葡萄糖液 500ml 中静脉滴注 4 小时。第 3 阶段,100mg/kg 加入 5% 葡萄糖液 1 000ml 中静脉滴注 16 小时。儿童,根据患儿的年龄和体重调整用量。国产制剂 N- 乙酰半胱氨酸注射液推荐用法用量:静脉滴注,本品 8g(40ml) 用 10% 葡萄糖注射液 250ml 稀释静脉滴注,每日 1 次。可依体重调整剂量,一般以 50~150mg/kg 给药。

3. 尽早行血液净化疗法。

4. 对症支持治疗,应用皮质激素等。

第 8 节　其他药物急性中毒

一、水合氯醛中毒

水合氯醛在胃内吸收迅速,血浆蛋白结合率约 40%,在肝脏经乙醇脱氢酶的作用降解为三氯乙醇(活性成分)、三氯乙酸及数种葡糖苷酸。三氯乙酸的半衰期为 34~35 小时,三氯乙醇的半衰期为 10~13 天。水合氯醛中毒常见原因为误服、自杀吞服过量和用药过量引起。水合氯醛成人中毒量为 4~5g,儿童中毒量为 1.5g,成人最小致死量为 5~10g。中毒血药浓度值为 100μg/ml,致死血药浓度值为 250μg/ml。水合氯醛中毒临床表现特点:①治疗量下可出现消化道刺激症状,如恶心、呕吐、腹泻等。②过量服用后 2~3 小时出现明显的中毒症状,呼出气体有梨样气味,初期瞳孔缩小,后期可扩大;并出现低血压、心律失常、肺水肿、呼吸困难、组织缺氧、言语表达异常、抽搐、昏迷等表现。③肝肾功能损害表现。

急诊处理要点：①口服中毒者立即洗胃，并用硫酸钠导泻。由直肠给药引起的中毒者应即时洗肠。水合氯醛中毒时洗胃要注意防止食管、胃穿孔。②静脉输液以促进排泄。③对出现室性心律不齐的患者可应用 β 受体阻滞剂，如普萘洛尔，也可用利多卡因。氟马西尼对改善呼吸衰竭和昏迷有一定疗效。④重症患者应尽早行血液净化治疗（血液透析或血液灌流）。⑤对症与支持治疗。

二、溴化物中毒

溴化物如溴化钾、溴化钠、溴化铵、三片及三合剂等目前作为镇静剂应用。高浓度溴化物有局部刺激作用，因服用足以使血液中达到中毒浓度的大剂量时，常发生呕吐，故急性中毒少见。可有头晕、头痛、乏力、恶心、呕吐、步态不稳、语言不流畅、震颤、腱反射亢进等；精神症状有幻觉、妄想、定向力丧失、抑郁、精神错乱，有类似精神分裂症表现。重者可出现昏迷、休克及呼吸抑制等。

急诊处理要点：①经口中毒者，催吐，盐水洗胃，硫酸钠导泻。②应及早输注生理盐水或 5% 葡萄糖盐水，成人每日可输入氯化钠 6~8g。利尿剂氢氯噻嗪可使尿氯增加，亦有助于溴离子排出。③重症患者行血液净化疗法。④对症处理。

三、异烟肼中毒

异烟肼成人一次内服 1.5g 可致轻度中毒，6~10g 可致严重中毒。主要毒理作用是对中枢神经系统的影响：异烟肼进入体内后，结合并转移脑细胞中的磷酸吡哆醛，形成异烟肼吡哆醛，妨碍维生素 B_6 的利用，使脑细胞中维生素 B_6 缺乏，中枢性抑制递质 GABA 浓度降低，导致中枢神经系统兴奋性增加，造成惊厥。大剂量异烟肼本身可对肝细胞产生毒害作用。大量内服后 0.5~4 小时出现中毒症状，表现有头晕、乏力、呕吐、流涎、多汗、嗜睡、动作迟钝、烦躁不安、痛觉过敏、肌纤维震颤、平衡障碍、排尿困难、发绀、精神异常等。严重者可发生强直性痉挛或惊厥、抽搐、昏迷、高热、肺水肿、代谢性酸中毒及中毒性肝病、氮质血症等，最终死于呼吸、循环衰竭。

急诊处理要点：①口服中毒洗胃，活性炭 50~100g 灌服，硫酸钠导泻。②及早足量应用异烟肼拮抗剂维生素 B_6：用 1g 维生素 B_6 对抗 1g 异烟肼。首剂按摄入异烟肼总量的 1/2 或 1/3 给予维生素 B_6 静脉注射或静脉滴注，随后分次重复使用，直至神志清楚或抽搐停止。③控制抽搐发作：首选地西泮静脉应用。④对严重中毒或有肾衰竭者用血液净化疗法。⑤对症处理。

四、苯妥英钠中毒

苯妥英钠为抗癫痫药物。如开始剂量过大，剂量增加太快，或儿童每日总量超过 8mg/kg，成人每日维持总量达 0.6g，即可出现中毒症状。成人一次最小致死量约为 2.0g。急性中毒后，可有眩晕、头痛、呕吐、共济失调、复视、眼球震颤，严重者可出现烦躁不安、呼吸急促、精神错乱、体温升高、角弓反张、大小便失禁、昏迷、血压下降等。最终患者可

死于呼吸循环衰竭。

急诊处理要点：①口服中毒者、洗胃、导泻。②静脉补液，同时用利尿剂，以加速毒物排泄。③对症处理。④对严重中毒者用血液净化疗法。

五、钙通道阻滞剂中毒

钙通道阻滞剂（维拉帕米、硝苯地平、尼莫地平等）误服大剂量易致中毒，与 β 受体阻滞剂联合应用不当时亦易发生中毒。急性中毒主要表现有恶心、呕吐、头痛、眩晕、心动过缓，不同程度的心脏传导阻滞或窦性停搏、心力衰竭、低血压、休克等。

急诊处理要点：①口服中毒者洗胃、活性炭 50~100g 灌服，硫酸钠导泻。②给予钙剂可使血压上升、心肌收缩力增强、心率加快、房室传导阻滞（AVB）减轻或消失。常用 10% 氯化钙 10ml 加入葡萄糖溶液 20ml 内缓慢静脉注射，随后每小时以 20~50mg/kg 静脉滴注。在用药后 30 分钟及以后每 2 小时测一次血钙，使血钙浓度维持在 2mmol/L。钙剂用量多在 1~7g。足量钙剂无效时，应选用儿茶酚胺类药物。③高糖 + 大剂量胰岛素（负荷量胰岛素 1U/kg，持续静脉泵入 1U/(kg·h)）拮抗。④低血压者应用升压药（多巴胺、间羟胺、去甲肾上腺素等）和 / 或胰高血糖素 5~10mg 静脉注射，继之以 1~5mg/h 静脉滴注。⑤对有心动过缓、AVB 者，应用阿托品、异丙肾上腺素，无效时可安置临时起搏器。⑥对严重患者可试用脂肪乳输注治疗。⑦必要时 ECMO 支持。

六、β 受体阻滞剂中毒

β 受体阻滞剂（普萘洛尔、美托洛尔、氧烯洛尔、阿替洛尔等）误服、误用或短期内重复多次用药、一次用量过大或注射速度过快导致中毒。急性中毒最常见的症状是心血管系统（心动过缓、低血压、AVB，甚至心源性休克），尚可有恶心、呕吐、腹泻、腹胀、乏力、嗜睡、视力障碍、气急、发绀等。

急诊处理要点：①口服急性中毒者，应及早催吐、洗胃、导泻。②对症支持处理：如心动过缓或 AVB 可静脉注射阿托品，静脉滴注异丙肾上腺素等。出现严重低血压和心动过缓者可立即予胰高血糖素 5~10mg 静脉注射，继之以 1~5mg/h 静脉滴注；或者予以肾上腺素 1~4μg/min 静脉滴注，直至有效。③对严重患者可试用脂肪乳输注治疗。④必要时 ECMO 支持。

七、氨茶碱中毒

氨茶碱是茶碱与乙二胺的复合物。急性中毒常因误用、用量过大或注射速度过快等所致（少数是对本药敏感）。氨茶碱的有效浓度范围是 10~20μg/ml，超过 30μg/ml 大多会出现中毒症状。急性中毒通常表现有恶心、呕吐、颤抖、无力、心动过速、低血钾及代谢性酸中毒。①心血管系统：心动过速为中毒常见症状。血药浓度 > 35μg/ml，半数患者发生危险的室性心律失常。静脉注射速度过快可致严重心律失常、阿 - 斯综合征甚至猝死。正常氨茶碱静脉注射时亦可致呼吸骤停。②神经系统有焦虑、激动、颤抖、失眠、癫痫

56

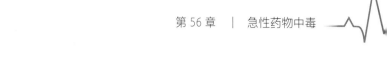

发作、谵妄、抽搐、惊厥、精神错乱等。③超敏反应因乙二胺所致，有皮疹、血管神经性水肿、胃肠道过敏(腹痛、呕吐、腹胀)等，甚至发生过敏性休克。④另外，氨茶碱注射中，大小便失禁、惊厥，甚至死亡。⑤重症中毒惊厥、低血压、室性心律失常等服药后 12~16 小时或更长时间发生，部分是因服用缓释剂所致。

急诊处理要点：①口服急性中毒者，应及早催吐、洗胃、服用活性炭。②抗惊厥治疗，用苯巴比妥钠，其脂溶性高，可透过血脑屏障，抑制中枢神经系统；尚可诱导肝微粒体酶加速氨茶碱的灭活。③低血压、心动过速、室性心律失常，是因 β 受体兴奋。此时用小剂量 β 受体阻滞剂静脉注射，如普萘洛尔 0.01~0.03mg/kg，或艾司洛尔 25~50μg/(kg·min)。④重症中毒及早行血液灌流治疗。

八、瘦肉精中毒

任何能促进瘦肉生长、抑制肥肉生长的物质均可称为瘦肉精，为饲料添加剂。瘦肉精是一类药物，而不是某个特定药物，这类药物有：盐酸克伦特罗(clenbuterol hydrochloride)、雷托巴胺(ractopamine)、沙丁胺醇(salbutamol)、硫酸沙丁胺醇(salbutamol sulfate)、盐酸多巴胺(dopamine hydrochloride)、西马特罗(cmiaterol)、硫酸特布他林(terbutaline sulfate)、苯乙醇胺 A(phenylethanolamine A)、富马酸福莫特罗(formoterol fumatrate)、溴布特罗(brombuterol)、马布特罗(mabuterol)、班布特罗(bambuterol)、西布特罗(cimbuterol)、酒石酸阿福特罗(arformoterol tartrate)、盐酸氯丙那林(clorprenaline hydrochloride)、盐酸齐帕特罗(zilpaterol hydrochloride)等。饲料添加剂用量约为治疗剂量的 5~10 倍，通过食用含瘦肉精残留的动物内脏(肝脏、肺、眼球)或肉类而致中毒。瘦肉精的代表品种为盐酸克伦特罗，临床上主要用于治疗支气管哮喘，为强效选择性 β2 受体激动剂。其化学性质稳定，加热到 127℃才分解，一般烹煮加热不能将其破坏。进入人体后肠道吸收快，12~20 分钟起作用，2~3 小时血浓度达高峰，作用时间维持 2~4 小时。血浆蛋白结合率为 89%~98%，半衰期为 35 小时，清除 5 个半衰期(97%)需 5~8 天。主要通过肾脏排出。剂量大时，交感神经兴奋，对心血管系统、神经系统产生毒副作用。病情的轻重与进食量有关，进食后潜伏期 15 分钟至 6 小时。消化道

症状一般不明显，以心血管与神经系统表现为主：心悸、心动过速、多汗、肌肉震颤、头痛、眩晕、恶心、口干、失眠、呼吸困难、神经紧张、皮肤瘙痒等，重症可发生惊厥、高血压危象。症状持续时间 90 分钟~6 天。

急诊处理要点：①早期可予以洗胃、导泻。对已进入血中的药物采取输液和强化利尿的方法加速药物清除；②对症处理：惊厥者可用地西泮静脉注射，血压过高时适当降压，快速心律失常时用 β 受体阻滞剂等；③尤为重要的是监测血钾水平和及时补钾。

九、佐匹克隆中毒

佐匹克隆(zopiclone，唑吡酮，吡嗪哌酯)为环吡咯酮类的第三代镇静催眠药。系抑制性神经递质 GABA 受体激动剂，其结构与苯二氮䓬类不同，与苯二氮䓬类有相同的受体结合部位，但作用于不同区域。为速效催眠药，适用于失眠。成人每次 7.5mg 睡前口服。口服后 15~30 分钟起效，1.5~2 小时后血药浓度达峰值。治疗血药浓度 0.01~0.05μg/ml，中毒血药浓度 0.15μg/ml，致死血药浓度 0.6μg/ml。中毒时主要表现为中枢神经系统抑制，可伴有较严重的心肌损伤如恶性心律失常(窦性停搏、室性心律失常等)，甚至心源性休克。也有引起高铁血红蛋白血症及溶血性贫血的报道。

急诊处理要点：①口服中毒者立即洗胃、导泻、补液、利尿，以减少毒物吸收并促进毒物经肾排泄；②对症支持治疗；③重症患者应尽早行血液净化治疗(血液透析或血液灌流)；④出现高铁血红蛋白血症时予以亚甲蓝治疗。

(张文武)

参 考 文 献

[1] 傅萱，张文武. 脂肪乳剂应用于急性中毒的研究进展 [J]. 中华急诊医学杂志，2016, 25 (7): 644-648.

[2] 中国医师协会急诊医师分会，中国毒理学会中毒与救治专业委员会. 急性中毒诊断与治疗中国专家共识 [J]. 中华急诊医学杂志，2016, 25 (11): 1361-1375.

[3] 孙承业. 实用急性中毒全书 [M]. 2 版. 北京：人民卫生出版社，2020: 378-403.

第 57 章
急性农药中毒

第 1 节　　急性有机磷农药中毒

急性有机磷农药中毒(acute organophosphorus pesticides poisoning,AOPP)主要是有机磷农药通过抑制体内胆碱酯酶(cholinesterase,ChE)活性,失去分解乙酰胆碱(acetylcholine,ACh)能力,引起体内生理效应部位 ACh 大量蓄积,使胆碱能神经持续过度兴奋,导致先兴奋后衰竭的一系列毒蕈碱样、烟碱样和中枢神经系统等中毒症状和体征。严重者,常死于呼吸衰竭。

【病因与中毒机制】

有机磷农药属于有机磷酸酯或硫化磷酸酯类化合物,大多为油状液体,呈淡黄色至棕色。有大蒜臭味,除敌百虫外,难溶于水。在酸性环境中稳定,在碱性环境中易分解失效。甲拌磷和三硫磷耐碱,敌百虫遇碱能变成毒性更强的敌敌畏。常用剂型有乳剂、油剂和粉剂等。有机磷农药的毒性按大鼠急性经口进入体内的半数致死量(LD$_{50}$)分为 4 类:①剧毒类:LD$_{50}$<10mg/kg,如对硫磷(parathion,1605)、内吸磷(demeton,1059)、甲拌磷(thimet,3911)、速灭磷(mevinphos)和特普(tetron,tetraethylpyrophosphate,TEPP)等;②高毒类:LD$_{50}$ 10~100mg/kg,如甲基对硫磷(methylparathion)、甲胺磷(methamidophos)、氧乐果(omethoate)、敌敌畏(dichlorvos,DDVP)、磷胺(phosphamidon)、久效磷(monocrotophos)、水胺硫磷(isocarbophos)、亚砜磷(methyloxydemeton)和杀扑磷(methidathion)等;③中度毒类:LD$_{50}$ 100~1 000mg/kg,如乐果(dimethoate,rogor)、倍硫磷(fenthion)、除线磷(dichlofenthion)、敌百虫(metrifonate,disperex)、乙硫磷(1240)、乙酰甲胺磷(acephate)、亚胺硫磷(phosmet)和二嗪磷(diazinon)等;④低毒类:LD$_{50}$ 1 000~5 000mg/kg,如马拉硫磷(malathion,4049)、肟硫磷(辛硫磷,phoxim)、甲基乙酯磷(methylacetophos)、碘硫磷(iodofenphos)、氯硫磷(phosphorus chloride)等。我国为保护粮食、蔬菜和水果等农产品的质量安全,从 2007 年起停止使用对硫磷、甲基对硫磷、甲胺磷、磷胺和久效磷 5 种高毒有机磷农药。

有机磷农药中毒的常见原因有:①生产中毒:在生产过程中引起中毒的主要原因是在农药精制、出料和包装过程中,手套破损或衣服和口罩污染;也可因生产设备密闭不严,化学物跑、冒、滴、漏,或在事故抢修过程中,农药污染手、皮肤或吸入呼吸道引起。②使用中毒:在使用过程中,

施药人员喷洒时,药液污染皮肤或湿透衣服由皮肤吸收,以及吸入空气中农药所致;配药浓度过高或手直接接触农药原液也可引起中毒。③生活性中毒:主要由于误服、故意吞服,或饮用被农药污染水源或食入污染食品;也有因滥用有机磷农药治疗皮肤病或驱虫中毒。

有机磷农药主要经过胃肠道、呼吸道、皮肤或黏膜吸收。吸收后迅速分布至全身各器官,以肝内浓度最高,其次为肾、肺、脾等,肌肉和脑含量最少。主要在肝内进行生物转化和代谢。有的有机磷农药氧化后毒性反而增强,如对硫磷氧化为对氧磷,对 ChE 抑制作用要比前者强300 倍;内吸磷氧化后首先形成亚砜,其抑制 ChE 能力增加 5 倍,然后经水解后毒性降低。敌百虫在肝内转化为敌敌畏,毒性增强,而后经过水解、脱胺、脱烷基等代谢降解后失去毒性。有机磷农药吸引后 6~12 小时血中浓度达高峰,24 小时内通过肾由尿排泄,48 小时后完全排出体外。

有机磷农药可以形成肝肠循环,再由肠道吸收,抑制新生成的 ChE 致中毒症状迁延,甚至反跳。

有机磷农药中毒的机制主要是农药抑制了神经系统的胆碱酯酶活性,使胆碱能神经的传递介质(递质)乙酰胆碱大量蓄积,作用于胆碱能受体导致胆碱能神经系统功能紊乱。为了进一步认识有机磷农药中毒的机制或毒理,首先必须了解胆碱能神经的一些有关基本知识。

胆碱能神经系统对维持正常生理功能和生命极为重要。神经系统由无数个神经元构成,神经元是神经系统的最小结构单位。在结构上神经元的轴突末梢常常分成许多小枝,每个小枝的末端膨大呈球形,称突触小体。前一神经元的轴突末梢的突触小体和后一神经元的细胞体或树状突(或所支配的效应器官)之间在结构上并不相连,它们之间都有各自的细胞膜彼此分开,此处称为突触。前一个神经元的细胞膜称为突触前膜,后一个神经元或效应器的细胞膜称为突触后膜,两膜间的间隙称突触间隙(图 57-1)。突触间隙非常窄,在中枢神经系统为 20~30nm(200~300Å),在周围神经系统为 40~60nm(400~600Å)。

当神经冲动传到某一神经元的轴突末梢时,突触前膜兴奋,去极化,产生动作电位,突触前膜上的小孔开大;突触前膜内的囊泡(内贮存乙酰胆碱)移近前膜,细胞外膜液中钙离子进入前膜,使囊泡和前膜接触处破裂。随着囊泡的破裂,囊泡内的乙酰胆碱释放到突触间隙,作用于下一个神经元或效应器官上的突触后膜胆碱能受体。此时后膜的离子通透性发生改变,钠离子进入膜内,钾离子渗至膜外,

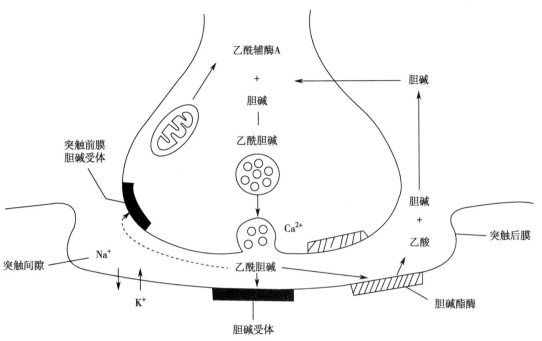

图 57-1　胆碱能神经元突触传递过程示意图

于是后膜去极化,产生突触后兴奋性电位。当突触后兴奋性电位达到阈值时,便使下一神经元或效应器兴奋。同时,突触间隙的乙酰胆碱很快(在数毫秒内)被突触前、后膜的乙酰胆碱酯酶催化水解,乙酰胆碱对受体的作用随即消失,故作用非常短暂。这样突触后膜受体恢复正常,以便接受下一个神经冲动所释放的乙酰胆碱。这个过程在千分之一秒左右完成。当乙酰胆碱酯酶被有机磷农药抑制后,乙酰胆碱在突触处累积,使下一个神经元或效应器过度兴奋或抑制。

(一) 乙酰胆碱的合成、贮存、释放和失活

乙酰胆碱是胆碱能神经末梢释放的递质。胆碱能神经包括:①全部副交感神经节后纤维;②极少数交感神经节后纤维,如支配汗腺分泌的神经和骨骼肌的血管舒张的神经;③全部副交感和交感神经的节前纤维;④运动神经。①、②所支配的效应器细胞膜上的受体是 M- 胆碱受体(M-AChR),③所支配的神经节细胞膜上的受体是 N_1-胆碱受体(N_1-AChR),④所支配的骨骼肌细胞上的受体是 N_2- 胆碱受体(N_2-AChR)。在中枢神经系统有 M-AChR 和 N-AChR,因此也有递质 ACh 存在。胆碱能神经末梢与效应器接头的传递步骤见图 57-2。

1. ACh 的合成　合成 ACh 的前体物为乙酰辅酶 A (AcCoA)与胆碱(Choline,Ch)。乙酰辅酶 A 主要在线粒体中由丙酮酸、脂肪酸生成,而胆碱来自食物(磷脂胆碱)或由甘氨酸、丝氨酸在蛋氨酸参加下于肝内合成再由血液供给神经组织。人体血浆内的胆碱浓度约为 4.4ng/ml。胆碱通过被动与主动运输机制透过神经膜,如果这种运输过程破坏,则 ACh 的合成将受阻碍。ACh 绝大部分在胆碱神经末梢胞质内由乙酰辅酶 A(AcCoA)与胆碱(Ch)在胆碱乙酰基转移酶(ChAT)的催化下合成。

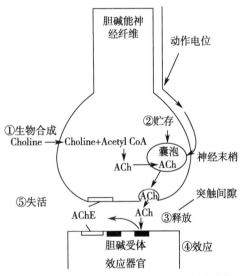

图 57-2　胆碱能神经末梢与效应器官接头的
传递步骤示意图

① ACh 生物合成:胆碱(Choline)被吸收进入神经末梢内和乙酰辅酶 A(Acetyl CoA)相互作用形成 ACh;② ACh 贮存:ACh 被贮存于囊泡直至达到一个神经冲动;③ ACh 释放:神经末梢的动作电位使囊泡接近突触前膜和释放 ACh;④ ACh 效应:ACh 作用于效应器官的受体而引起效应;⑤ ACh 失活:ACh 在突触间隙被乙酰胆碱酯酶(AChE)水解为乙酸与胆碱,胆碱又可被再吸收利用。

平时胆碱的来源除上述途径外,还来源于突触前膜(神经末梢)释放的 ACh 被乙酸胆碱酯酶(AChE)水解后的产物(胆碱)。用标记的胆碱实验证明,约 50% 的胆碱被再利用于合成 ACh。合成 ACh 最多的部位是外周胆碱能神经末梢(每小时每克组织 2 200~5 000ng ACh)。部分 ACh 可在神经元胞体与轴突内合成,然后携带到末梢。ACh 的合成是一种自我调节的过程,据测定,在浓度 0.01mol/L 时即开始发生抑制过程,使囊泡内的 ACh 浓度不至于过高。这也就是 ACh 的合成有自我抑制机制(自我保护或自控作用)。

2. ACh 的贮存   合成的 ACh 贮存于突触囊泡中,并与特殊的蛋白质结合,此复合物约占囊泡容量的 20%。在囊泡中 ACh 的浓度可达 0.11~0.15mol/L。大部分囊泡是小而无颗粒的小泡,其直径为 30~60nm(300~600Å)。一般认为囊泡在神经元胞体形成,然后沿轴浆运输到末梢靠近突触前膜处,一个囊泡内含有 1 000~50 000 个 ACh 分子。突触囊泡生存的平均时间约为 3 周,在此时间内每个囊泡可多次消耗并重新充满递质(ACh)。

3. ACh 的释放   ACh 是按量子为单位释放的,几千个 ACh 分子作为一个量子单位同步释放产生一个微终板电位。由数百个微终板电位集合起来形成终板电位。平时神经末梢自发而经常地释放 ACh,每分钟放出 0.15~0.50ng 递质。在释放过程中,囊泡经过特殊的管道达突触前膜,囊泡膜与之融合而囊泡破裂,递质倾出于突触间隙;随后囊泡膜又脱离前膜并重新补充递质。胆碱能神经纤维末梢或神经元由突触前膜 M_2 受体(自身受体)通过负反馈调控 ACh 的释放。

4. ACh 与受体的结合   释放的 ACh 作用于接头或突触后膜上的胆碱能受体,引起后膜 Na^+、K^+ 等离子通透性的改变,Ca^{2+} 的转移,腺苷酸环化酶系统的激活等,从而引起生理效应。胆碱能受体分为毒蕈型胆碱能受体(M-AChR)和烟碱型胆碱能受体(N-AChR),前者兴奋时发生的反应与毒蕈碱的作用相似,后者兴奋时发生的反应与烟碱相似。胆碱能受体是磷脂蛋白质,ACh 与受体结合引起蛋白质构型的改变而离子通道开放,Na^+、K^+ 的通透性改变。ACh 与膜上受体的结合,受乙酰胆碱酯酶(AChE)的调节。ACh 被 AChE 水解后,后膜通道又关闭而恢复原先的状态,从而阻止递质(ACh)在时间上继续发挥作用。

5. ACh 的失活   在突触后膜与前膜上均分布有乙酰胆碱酯酶(AChE),一次神经冲动释放到突触间隙的 ACh 在数毫秒内迅速地被 AChE 水解成胆碱与醋酸(乙酸)而失活,胆碱可被突触前膜重吸收利用,部分弥散至周围体液与血液。据估计突触前膜与突触后膜的 AChE 水解 1 分子 ACh 约需 15 毫秒。此外,使 ACh 失活的途径可能还有 ACh 与其他结构的结合,扩散失活以及被非特异性的胆碱酯酶(ChE)所分解,但 AChE 水解 ACh 是主要失活方式。

(二)胆碱酯酶的生理功能

1. 胆碱酯酶的分类和分布   胆碱酯酶(ChE)是一类能催化水解胆碱酯并能被毒扁豆碱抑制的具有不同专一性的水解酶。根据它催化水解 ACh 的速度快慢,可将体内的 ChE 分为真性 ChE(genuinecholinesterase),即乙酰胆碱酯酶(acetylcholinesterase,AChE)以及假性 ChE,即丁酰胆碱酯

酶(butyrylcholinesterase,BChE)。真性 ChE 对胆碱酯的水解速度依次为乙酰胆碱>丙酰胆碱>丁酰胆碱,它对丁酰胆碱的水解速度很低,甚至是零。假性 ChE 则相反,其顺序依次为丁酰胆碱>丙酰胆碱>乙酰胆碱。此外,真性 ChE 还能被高浓度的 ACh 所抑制,即所谓底物或基质抑制效应;而假性 ChE 无此特点。

真性 ChE 存在于神经末梢与神经元突触前、后膜和红细胞,其生理作用是催化水解神经末梢释放的 ACh,控制其作用,维持正常胆碱能神经活动。假性 ChE 主要存在血浆、肝、肺和心肌等部位,其生理作用至今尚不清楚(表 57-1)。真性 ChE(AChE)在神经元胞体中合成,可区分为细胞质内酶(膜内酶)和细胞膜外表面酶(膜外酶)。只有位于细胞(突触)膜外表面的 AChE 才能接触神经末梢释放的 ACh 并且又接近 ACh 作用的受体,故这些部位的 AChE 也称为功能性酶。而位于细胞质内的 AChE 是合成后尚未输送到膜外面的膜内酶,故也称为贮存 AChE。

表 57-1   体内不同部位的 ChE 性能与来源

存在部位	神经、肌肉等组织	血液[*]	
		红细胞	血浆
性质	真性 ChE(AChE)	AChE	假性 ChE(BChE)
生成部位	神经、肌肉细胞	骨髓	肝脏
生理功能	催化水解 ACh	催化水解 ACh	尚不清楚
再生速度[**]	3~5 周	7~9 周	1~3 周

注:[*] 血液 ChE 总活性中,红细胞占 60%~80%,血浆占 20%~40%;[**] 再生速度指中、重度中毒酶 "老化" 后,ChE 再生接近正常水平大约所需的时间。

2. AChE 催化水解 ACh 的原理   AChE 是一种含糖的蛋白质,分子量为 23 万 ~26 万 Da。它的活性部位(活力中心)包括相距 0.5nm 两个部位,即负矩部位(阴离子部位)和酯解部位。酯解部位中有 3 个功能基团,即酸性基团、酰化基团及碱性基团。负矩部位为二羧酸(天冬氨酸或谷氨酸)的游离羧基,其周围还有疏水区。

当 ACh 靠近 AChE 的活性表面时,ACh 的三甲铵阳离子(带正电)与 AChE 的负矩部位(带负电)依靠静电引力形成离子键而结合;使 ACh 固定在最有利于酯解部位水解 ACh 的位置。

AChE 对 ACh 水解的催化过程主要在酯解部位进行。在酯解部位的酸基和碱基协助下,ACh 的乙酰基上的碳原子与 AChE 丝氨酸上的氧原子形成共价键结合;同时 ACh 的酯键断裂,乙酰基与 AChE 结合,形成乙酰化酶。随后,ACh 的胆碱从负矩部位脱落。最后,乙酰化酶上的乙酰基很快从酶的酯解部位自动脱落,重新形成自由酶,即 AChE 恢复到与 ACh 结合之前的状态,又可重新催化水解 ACh(图 57-3)。

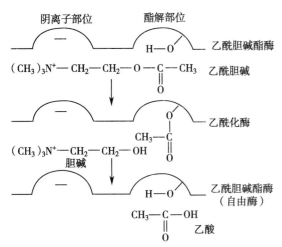

图 57-3 乙酰胆碱酯酶催化水解乙酰胆碱示意

(三) 有机磷农药对胆碱酯酶的抑制作用

有机磷农药与 AChE 的作用原理和 ACh 与 AChE 的结合方式基本上相似。在 AChE 酯解部位的酸基和碱基协助下,有机磷农药的磷原子与 AChE 酯解部位的丝氨酸上的氧原子形成共价键结合;同时酯键断裂,磷酰基与 AChE 结合形成磷酰化酶(图 57-4)。

有机磷农药和 ACh 分别与 AChE 的结合方式虽然基本相似,但由于前者形成磷酰化酶(中毒酶),后者形成乙酰化酶,而导致了截然不同的结果。乙酰化酶如上所述,其乙酰基能在极短时间内自动脱落,乙酰化酶重新恢复为自由酶,继续行使正常功能(催化 ACh 水解)。而磷酰化酶(中毒酶)的脱磷酰基反应速度极慢,有些情况下接近零,根本不能重新恢复为自由酶;因此,这个 AChE 分子失去活性而不能再催化水解 ACh,一般将其失去活性的磷酰化酶称为中毒酶。

(四) 中毒酶(磷酰化酶)的转归

中毒酶(磷酰化酶)的形成并不是反应的终结,它的自然转归可以向两个方向转化。一个方向是整个磷酰基脱落,ChE 自动恢复其水解 ACh 活性,称为自动活化反应;另一个方向是磷酰基的部分基团脱落(脱烷基),ChE 失去活性即老化反应。当上述两个转化的反应尚未发生时,如果应用适当的药物(复能剂)促进中毒酶的磷酰基脱落而重新恢复为自由酶,称为重活化反应。因此,中毒酶形成后的命运现在已知有三个,前两个是自然转归,后一个是用人工手段造成的重要转归,也是有机磷农药中毒救治的根本措施。

1. 自动活化 自动活化就是中毒酶磷酰基自动脱落而成为自由酶。如前所述,这种脱磷酰基反应速度极慢,有的中毒酶基本上观察不到脱磷酰基反应,如梭曼中毒酶;有些中毒酶虽能观察到自动活化,但需数小时或数十小时。因此,有机磷农药中毒后形成的中毒酶,如仅依靠自动活化,而不给予适当药物促进重活化,不但病程常常较长,而且易出现死亡。

有机磷农药抑制真性 ChE 后,在神经末梢恢复较快,少部分被抑制的真性 ChE 第二天基本恢复;红细胞真性 ChE 受抑制后一般不能自行恢复,待数月红细胞再生后才能恢复。假性 ChE 对有机磷农药敏感,但抑制后恢复较快。

2. 老化 中毒酶随着时间的进程或早或晚地进一步发生结构上的变化,其磷酰基的部分基团脱落即脱烷基反应,这种脱烷基反应称为老化。中毒酶老化后,不能再发生脱磷酰基反应或重活化反应,其水解 ACh 的活性不能再恢复。因而,当有机磷农药中毒后,应尽早给予适当的药物,促进中毒酶重活化,避免老化;否则,将为治疗带来较大困难,或易出现死亡。

中毒酶的老化速度快慢与其导致中毒的有机磷化合物的结构有关,主要取决于磷酰基上烷氧基团的结构,即磷酰化酶的内部因素;而机体中的环境只是变化的条件,是第二因素。

3. 重活化 当中毒酶的磷酰基尚未自动脱落而自动活化,又未进一步部分基团脱落(脱烷基)而老化时,应用适当的药物能大大加快脱磷酰基反应的速度,这种药物促进的脱磷酰基反应称为重活化反应,其药物称为重活化剂或复能剂。一旦中毒酶的磷酰基脱落重新恢复为自由酶后,又可继续行使催化 ACh 水解的正常功能,一切中毒症状将消失。因此,在救治有机磷农药中毒患者时,应在中毒酶未老化之前尽早给予重活化剂,这是最根本的措施,故也可以把重活化剂称为特效解毒药。但在中毒酶尚未恢复为自由酶时,过多的 ACh 引起的中毒症状(胆碱能危象)尚需应用抗胆碱药物治疗,这也是重要的治标保本的措施。

中毒酶可向三个方向转归是就中毒酶分子群体而言的,对于某一个中毒酶分子来说,则只有一种转归的可能。一种中毒酶主要朝哪个方向转归,其自然转归取决于磷酰基上烷氧基团的结构,即中毒酶的内部因素。但中毒酶是否朝重活化方向转归(人工转归),则主要取决于应用重活化剂的早晚和剂量,如尽早足量用药,一般中毒酶或多或少均可朝重活化方向转归。因此,中毒酶是

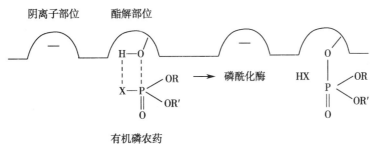

图 57-4 有机磷农药与乙酰胆碱酯酶 AChE 结合示意

否朝重活化方向转归,在很大程度上取决于人为的因素。当由于主观或客观原因导致中毒酶老化后,则必须给予适量的抗胆碱药物维持轻度"阿托品化",直至 ChE 恢复(新生)到 60% 以上。而目前用于维持"阿托品化"最理想的药物为盐酸戊乙奎醚,它不但持续时间长,而且毒副作用小(详见后述)。

【诊断】

一、有机磷农药接触史

有机磷农药接触史是确诊有机磷农药中毒的主要依据,特别是对无典型中毒症状或体征者更为重要。凡近期(一般指 12 小时内)参加过有机磷农药生产、包装、搬运、保管、配制、喷洒或使用过有机磷农药,接触过有机磷农药器械或被农药污染的器具,吃过农药污染的粮食、食品或近期喷洒过农药的水果、蔬菜,穿过被农药污染的衣服,在存放农药的屋内停留过较长时间等,都属于有农药接触史。当中毒者及其家属不能明确提供上述接触史时,临床医师应根据患者的发病症状及其特点仔细地询问有关病史。对口服或误服农药中毒者,则应详细了解服用农药的种类、剂型和剂量,最好能得到服用农药的农药瓶或容器及其剩余的农药,以免有误。特别是对一些自服中毒者更应如此,不可仅根据患者或家属所述而定;临床医师应根据患者的发病过程及其特点综合分析判断。

二、临床表现特点

有机磷农药中毒后可出现一系列中毒症状和体征(表57-2)。经皮肤吸收中毒,一般在接触 2~6 小时后发病,呼吸道吸入约 30 分钟发病,口服中毒在 10 分钟至 2 小时内出现症状。一旦中毒症状(急性胆碱能危象)出现后,病情迅速发展。其典型症状和体征主要有:流涎、大汗、瞳孔缩小和肌颤(肉跳)。一般当出现上述症状或体征和有农药接触史,可诊断为 AOPP;如四个症状或体征中仅出现三个,也应考虑为 AOPP。

表 57-2　有机磷农药中毒的症状和体征

作用类型	作用部位		作用性质	症状和体征
毒蕈碱样作用	腺体	汗腺	分泌增加	出汗
		唾液腺	分泌增加	流涎
		泪腺	分泌增加	流泪
		鼻黏膜腺	分泌增加	流涕
		支气管腺	分泌增加	分泌物多,肺啰音

续表

作用类型	作用部位		作用性质	症状和体征
毒蕈碱样作用	平滑肌	支气管	收缩	胸闷、气短、呼吸困难
		胃肠道	收缩	恶心、呕吐、腹痛、肠鸣音亢进、腹泻、大便失禁
		膀胱逼尿肌	收缩	尿频
		膀胱括约肌	松弛	尿失禁
		眼睫状肌	收缩	眼痛、视物模糊
		瞳孔扩大肌	收缩	瞳孔缩小
		心血管	抑制	心搏缓慢、血压下降
烟碱样作用		交感神经节和肾上腺髓质	兴奋	皮肤苍白、心搏加快、有时血压升高
		骨骼肌神经肌肉接头	先兴奋后麻痹	肌颤、肌无力、肌麻痹、呼吸困难
中枢作用		中枢神经系统	先兴奋后麻痹	焦虑或思睡、头晕、头痛、昏迷、抽搐或惊厥、呼吸循环中枢麻痹

1. 急性胆碱能危象(acute cholinergic crisis) 表现如下。

(1) 毒蕈碱样症状(muscarinic signs):又称 M 样症状,主要是副交感神经末梢过度兴奋,产生类似毒蕈碱样作用,表现为平滑肌痉挛和腺体分泌增加。先有恶心、呕吐、腹痛、多汗,尚有流泪、流涕、流涎、腹泻、尿频、大小便失禁、心搏减慢和瞳孔缩小;支气管痉挛和分泌物增加、咳嗽、气促,严重者出现肺水肿。

(2) 烟碱样症状(nicotinic signs):又称 N 样症状,ACh 在横纹肌神经肌肉接头处过多蓄积和刺激,使面、眼睑、舌、四肢和全身横纹肌发生肌纤维颤动,甚至全身肌肉强直性痉挛、全身紧缩和压迫感,而后发生肌力减退和瘫痪。呼吸肌麻痹引起周围性呼吸衰竭。交感神经节受 ACh 刺激,其节后交感神经纤维末梢释放儿茶酚胺,表现血压升高和心律失常。

(3) 中枢神经系统症状:过多 ACh 刺激所致。表现头晕、头痛、疲乏、共济失调、烦躁不安、谵妄、抽搐和昏迷。有的发生呼吸、循环衰竭死亡。

(4) 局部损害:有些有机磷农药接触皮肤后发生过敏性皮炎、皮肤水疱或剥脱性皮炎;污染眼部时,出现结膜充血和瞳孔缩小。

2. 中间型综合征(intermediate syndrome, IMS) 是指 AOPP 所引起的一组以肌无力为突出表现的综合征。多发生于重度 AOPP(甲胺磷、乐果、敌敌畏、久效磷等)中毒后 24~96 小时及复能药用量不足的患者,个别短至 10 小时,长达 7 天。发生率在 7% 左右。因其发生在 AOPP 胆碱能危象控制之后和迟发性多发性神经病之间,故称中间型综合征。其发病机制一般认为与 ChE 长期受抑

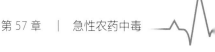

制，影响神经肌肉接头处突触后功能有关，发病时胆碱能危象多已控制，主要表现为第 3~7 和第 9~12 对脑神经支配的肌肉、屈颈肌、四肢近端肌肉以及呼吸肌的力弱和麻痹。临床上可分为：①轻型：屈颈肌、四肢近端肌力弱和 / 或部分脑神经支配的肌肉力弱，表现为不能抬头、睁眼、张口和咀嚼，上下肢抬举、吞咽和伸舌困难，声音嘶哑、复视、转动颈部和耸肩力弱等。②重型：呼吸肌力弱，和 / 或因第 9 或 10 对脑神经支配的肌肉力弱引起的上气道通气障碍：表现为呼吸肌麻痹、胸闷、憋气、发绀、胸廓运动幅度逐渐变浅，进行性缺氧致意识障碍、昏迷以至死亡。迅速发展为呼吸衰竭是主要死因。全血或红细胞 ChE 活性在 30% 以下；高频重复刺激周围神经的肌电图检查，肌诱发电位波幅进行性递减。诊断要求肌无力累及部分脑神经支配的肌肉、屈颈肌及四肢近端肌肉和呼吸肌这三组肌肉或其中两组肌肉，且肌力 ≤ 3 级。IMS 一般维持 2~3 天，个别可长达 1 个月。肌力恢复的次序是先脑神经支配的肌肉，然后是呼吸肌，最后是肢体近端肌肉和屈颈肌肌力恢复。

3. 迟发性多发性神经病（delayed polyneuropathy） AOPP 患者症状消失后 2~3 周出现迟发性神经损害，表现感觉、运动型多发性神经病变，主要累及肢体末端，发生下肢瘫痪、四肢肌肉萎缩等。全血或红细胞 ChE 活性正常，神经 - 肌电图检查提示神经源性损害。多发生于甲胺磷、敌敌畏、乐果和敌百虫等有机磷农药重、中度中毒的患者。

关于迟发性多发性神经病的发病机制，目前认为此种病变不是 ChE 受抑制引起，可能是由于有机磷农药抑制神经靶酯酶（neuropathy target esterase，NTE）使其老化所致。即有机磷农药抑制轴索内 NTE 的活性，使轴索内轴浆运输中的能量代谢发生障碍，轴索发生退行性变化，继发脱髓鞘病变，引起迟发性神经毒作用。有机磷可干扰神经轴索内的钙离子 / 钙调蛋白激酶 Ⅱ，使神经轴索内钙稳态失衡，导致轴索变性和迟发性神经病发生。

4. 反跳 是指 AOPP，特别是乐果、马拉硫磷、敌敌畏、敌百虫等口服中毒的患者，经积极救治临床症状好转，达稳定期数天至 1 周（2~8 天）后病情又突然急剧恶化，再次出现胆碱能危象，甚至突然死亡。反跳发生前多有先兆症状，如食欲缺乏、恶心呕吐、皮肤湿冷、精神萎靡、胸闷气短、轻咳、肺啰音、瞳孔缩小、流涎、心率减慢、肌束震颤等，随后出现严重的 AOPP 中毒表现。反跳现象可能与皮肤、毛发和胃肠道内残留的有机磷农药被重新吸收及解毒药减量过快或停药过早等因素有关。

5. 非神经系统损害的表现 主要有：①心肌损害与迟发性猝死：ECG 上可有期前收缩、AVB、ST-T 波改变、QT 间期延长等，严重者发生尖端扭转型 VT 或 VF 而猝死。QT 间期延长者的预后较无 QT 延长者差。心肌酶谱活性有不同程度升高，持续而显著升高者预后较差。迟发性猝死多发生于中毒后 3~15 天，此乃有机磷对心脏的迟发性毒作用。能引起迟发性猝死的农药品种主要有乐果、内吸磷、对硫磷、敌敌畏、敌百虫、甲胺磷、马拉硫磷等。②肝脏损害：血清转氨酶升高常见，少数重度 AOPP 可出现肝脏肿大、黄疸等。③肾脏损害：主要有蛋白尿、血尿等，少数重度AOPP 可出现急性肾衰竭。④急性胰腺炎和腮腺炎：常呈无痛性，患者血清淀粉酶和脂肪酶升高，CT/ 超声影像学出现相应改变。应注意的是：血清淀粉酶升高者，呼吸衰竭发生率高。⑤横纹肌溶解症：重度 AOPP 横纹肌溶解发生率高，应予以重视。

三、实验室检查

1. 血胆碱酯酶活性测定 红细胞的 ChE 为真性 ChE（AChE）；血浆 ChE 为假性 ChE（BChE），不能水解 ACh，主要来自肝脏，受肝功能的影响较大；故全血 ChE（总活性中红细胞占 60%~80%，血浆占 20%~40%）和红细胞的 AChE 活性能较好地反映神经肌肉等组织中的 AChE 活性水平。所以，一般测定全血胆碱酯酶活性（ChE），也可测定红细胞 AChE 活性。ChE 活性测定不仅是诊断有机磷农药中毒的一项可靠检查，而且是判断中毒程度、指导用药、观察疗效和判断预后的重要参考指标。急性有机磷农药中毒程度和临床表现与 ChE 活性有相对平行关系。一般全血 ChE 活性下降到 70% 以下时，可出现中毒症状；下降到 30%~40% 时，可出现明显中毒症状。但如经反复多次吸入有机磷农药蒸气或较长时间接触有机磷农药者，其 ChE 活性与中毒程度和临床表现无平行关系。有的中毒者 ChE 活性下降至 50% 或更低，可不出现明显中毒症状，这种情况多见于生产有机磷农药厂的工人和较长时间喷洒或接触有机磷农药的农民。

2. 有机磷农药的鉴定 当中毒者使用或服用的农药或毒物种类不清时，可对其剩余物进行鉴定。

3. 尿中有机磷农药分解产物测定 如对硫磷中毒尿中测到对硝基酚，敌百虫中毒尿中三氯乙醇增加。

四、急性中毒程度分级

1. 轻度中毒 仅有 M 样症状，全血 ChE 活力 50%~70%。

2. 中度中毒 M 样症状加重，出现 N 样症状，ChE 活力 30%~50%。

3. 重度中毒 除 M、N 样症状外，合并肺水肿、抽搐、意识障碍，呼吸肌麻痹和脑水肿，ChE 活力 <30%。

五、诊断注意事项

根据患者有机磷农药接触史、呼出气大蒜味、瞳孔缩小、多汗、肌纤维颤动和意识障碍等，不难诊断。对于不明原因的意识障碍、瞳孔缩小，并伴有肺水肿患者，也应考虑到 AOPP，如监测全血 ChE 活力降低，可确诊。

当轻度中毒患者无上述有机磷农药中毒典型症状和体征时，则主要根据有机磷农药接触史和通过必要的化验检查如胆碱酯酶活性测定来确诊。

在使用农药季节，特别是在夏天，往往易将夏季常见的疾病或非有机磷农药中毒误诊为有机磷农药中毒，或将有机磷农药中毒误诊为急性胃肠炎、食物中毒、中暑、感冒和其他种类农药中毒。故应根据上述有机磷农药中毒诊断主要依据和其他中毒或疾病鉴别。

1. 与夏季常见病相鉴别 在使用农药季节,夏季常见病中的急性胃肠炎、食物中毒和中暑等,常因出现头晕、头痛、无力、恶心、呕吐和腹泻等症状而易误诊为有机磷农药中毒;如患者同时具有接触有机磷农药史时,其误诊更为常见。因此,常常导致不良后果,甚至有的患者死于阿托品中毒。

上述夏季常见病与有机磷农药中毒的主要鉴别要点,前者一般不出现大汗、瞳孔缩小、肌颤和胆碱酯酶活性下降,而后者可出现上述症状和体征(表57-3)。

表57-3 有机磷农药中毒与夏季常见病的鉴别要点

要点	有机磷农药中毒	急性胃肠炎	食物中毒	中暑
病史	有接触农药史	曾暴饮、暴食或吃过不干净食物	吃过腐败变质食物	受高温影响
体温	多正常	稍增高	增高	多在38.5℃以上
皮肤	潮湿、多汗	多正常	重症有脱水症	重症时多汗
瞳孔	缩小	正常	正常	正常
肌颤	多见	无	无	无
流涎	有	无	无	无
呕吐	多见	多见	多见	少见
腹泻	次数少	次数多	次数多	无
腹痛	较轻	较重	较重	无
ChE活性	降低	正常	正常	正常

2. 与其他种类农药中毒相鉴别 目前除广泛使用有机磷农药外,尚使用氨基甲酸酯类、拟除虫菊酯类和有机氮类等农药。氨基甲酸酯类常见的品种有呋喃丹、西维因、涕灭威等;拟除虫菊酯类常见的品种有溴氢菊酯(敌杀死)、杀灭菊酯(速灭杀丁)等;有机氮类常见的品种有杀虫脒、杀虫双等。这些农药中毒与有机磷农药中毒的主要鉴别要点,在于二者除农药接触史和临床表现不同外,有机磷农药中毒者体表或呕吐物一般有蒜臭味,而前者一般无蒜臭味。其中,尤其要注意与氨基甲酸酯类农药中毒的鉴别,详见有关章节。

【治疗】

AOPP救治原则是:切断毒源,治本为主;标本兼治,以标保本。在急救中必须视当时具体情况或患者的病情,采取先后顺序不同的相应急救措施。

一、迅速清除毒物

立即将中毒者移离染毒环境,彻底清除未被机体吸收

进入血的毒物,如脱去污染衣物,用清水或肥皂水彻底清洗染毒的皮肤、甲下和毛发。眼部污染时,用清水、生理盐水、2%碳酸氢钠溶液或3%硼酸溶液冲洗。经口中毒者尽早洗胃,原则是宜用粗胃管反复洗胃,持续引流,即首次洗胃后保留胃管,间隔3~4小时重复洗胃,洗至引出液清澈、无味为止。洗胃液可用清水、2%碳酸氢钠溶液(敌百虫忌用)或1:5 000高锰酸钾溶液(对硫磷忌用)。洗胃液总量一般需要10L左右。应待病情好转、ChE活力基本恢复正常方可拔掉胃管。洗胃后注入20%甘露醇250ml或50%硫酸钠60~100ml导泻。如因喉头水肿或痉挛,不能插入胃管,或饱食后胃管阻塞,可剖腹胃造瘘洗胃。其优点是清洗彻底,缺点是手术创伤,增加感染机会,并可能使毒物污染腹腔。

二、特效解毒剂的应用

在清除毒物过程中,应同时使用胆碱酯酶重活化剂和抗胆碱药治疗。用药原则是:根据病情早期、足量、联合和重复应用解毒药,并且选用合理用药途径及择期停药。

(一)胆碱酯酶重活化剂

目前常用的胆碱酯酶重活化剂有碘解磷定(PAM-I,pyradoxime methiodide)、氯解磷定(PAM-CL,pralidoxime chloride)、甲磺磷定(P$_2$S)、双复磷(DMO$_4$,LüH$_6$,toxogonin)和双解磷(TMB4,trimedoxime)等,这些药物都是肟类化合物,故又称肟类重活化剂。它们都含有季铵基和肟基(=NOH)两个不同的功能基团,季铵基是一个阳离子头,能与磷酰化ChE(中毒酶)的阴离子部位通过静电引力促使药物靠近中毒酶,使肟基部位与磷酰基接近。肟基和中毒酶的磷原子亲合力较强,结合形成肟类——中毒酶复活物(中间络合物)。然后,磷酰基从中毒酶上脱落下来形成磷酰肟,于是ChE游离出来而恢复其水解ACh的活性。

肟类重活化剂不但能使磷酰化ChE的活性重活化,而且对有机磷农药中毒引起的肌颤、肌无力和肌麻痹有一定的直接对抗作用(抗烟碱样作用);此外,尚有较弱的阿托品样作用(抗毒蕈碱样作用)。

碘解磷定、氯解磷定和甲磺磷定三者的母体结构相同,只是前者为碘甲烷盐,中者为氯甲烷盐,后者为甲磺酸盐;由于碘的分子量较大,有效含肟量相对较小,故1.53g碘解磷定的作用相当于1g氯解磷定的作用。碘解磷定、氯解磷定和甲磺磷定均含一个肟基,比含有二个肟基的双复磷和双解磷的作用弱。

我国目前主要应用氯解磷定(首选)和碘解磷定,美国常用氯解磷定,欧洲一些国家常用双复磷和双解磷,其中英国主要使用甲磺解磷定;但一般认为这五个药中的首选药是氯解磷定或双复磷。氯解磷定和双复磷不但含肟量高,重活化作用较强,而且毒副作用较小。双解磷的毒副作用较大。碘解磷定不但含肟量低,重活化作用较弱,而且使用不便(只能静脉注射,且容积大),用量较大时副作用较大(表57-4)。因此,目前大多国家早已不使用碘解磷定。

表 57-4 常用肟类重活化剂（复能剂）的性能比较

药物名称	碘解磷定	氯解磷定	双复磷	双解磷
分子量 /Da	264.1	172.6	359.2	44.6
含肟量 /%	51.9	79.5	80.0	64.0
毒性（小鼠 LD_{50}ip）/（mg·kg^{-1}）	179 ± 59	116 ± 11	129 ± 10	72 ± 7
水中溶解度 /%	5	>50	>25	>33
给药方法	静脉注射	静脉注射、肌内注射	静脉注射、肌内注射	静脉注射、肌内注射
透过血脑屏障	不易	不易	部分	不易
血中半衰期 /min	54.0	61.8	108.6	126.4
重活化作用	弱	较强	强	强
阿托品样作用	弱	弱	较弱	较弱
副作用	中	轻	中	重

氯解磷定（氯磷定）的成人首次用量为：轻度中毒 0.5~0.75g，中度中毒 0.75~1.5g，重度中毒 1.5~2.5g，肌内注射或静脉注射。小儿用法与成人同，轻度中毒按体重 15~20mg/kg，中度中毒按体重 20~30mg/kg，重度中毒按体重 30mg/kg。碘解磷定（解磷定）的剂量按氯解磷定剂量折算，1g 氯解磷定相当于 1.5g 碘解磷定，本品只能静脉应用。碘解磷定的成人首次用量为：轻度中毒 0.4~0.8g，中度中毒 0.8~1.6g，重度中毒 1.6~2.4g。小儿用法与成人同，轻度中毒按体重 1 次 15mg/kg，中度中毒按体重 1 次 20~30mg/kg，重度中毒按体重 1 次 30mg/kg。首次给药要足量，旨在使解毒剂短时间内尽快达到有效血药浓度。应用 ChE 复能药后，N 样症状如肌颤等消失和全血 ChE 活性恢复至 50%~60% 以上时，显示 ChE 复能药用药剂量足，可暂停给药。如未出现上述指标，应尽快补充用药，再给首次半量。如洗胃彻底，轻度中毒无须重复用药；中度中毒首次足量给药后一般重复 1~2 次即可；重度中毒首次给药后 30~60 分钟未出现药物足量指征时应重复用药。

对 AOPP 中间综合征致呼吸衰竭患者，推荐用突击量氯解磷定静脉或肌内注射；1g 每小时 1 次，连用 3 次；接着 2 小时 1 次，连用 3 次；以后每 4 小时 1 次，直到 24 小时；24 小时后，每 4 小时 1 次，用 2~3 天为 1 个疗程；以后按 4~6 小时 1 次，时间视病情而定。胆碱酯酶活力达到 50%~60% 时停药。

ChE 重活化剂不良反应有短暂眩晕、视物模糊、复视、血压升高等。用量过大能引起癫痫样发作和抑制 ChE 活力。碘解磷定剂量较大时，尚有口苦、咽干、恶心。注射速度过快可致暂时性呼吸抑制。双复磷不良反应明显，有口周、四肢及全身麻木和灼热感，恶心、呕吐和颜面潮红，剂量过大可引起室性早搏和传导阻滞，有的发生中毒性肝病。

重活化剂（复能剂）是有机磷农药中毒的主要解毒药物（治本），但其疗效与下列主要因素有关。

1. 引起中毒的有机磷农药的品种 重活化剂对有机磷农药和 ChE 结合形成的磷酰化 ChE（中毒酶）在"老化"之前，均有不同程度的重活化作用，其作用强度随不同的有机磷农药而异。如对甲拌磷、对硫磷、内吸磷、甲胺磷、乙硫磷和肟硫磷等中毒酶的活性有较好重活化作用，对乐果、敌百虫和马拉硫磷等中毒酶活性的重活化作用较差。重活化作用的差异与中毒酶"老化"快慢有关，一般中毒酶"老化"越快，其重活化作用越差。对中毒 24~48 小时后已老化的 ChE 无复活作用。对 ChE 重活化剂疗效不佳者，以抗胆碱药和采取对症治疗为主。

2. 中毒后应用重活化剂的时间 中毒酶一般随时间的延长而"老化"，当中毒酶"老化"后，其活性不能再重活化。因此，重活化剂对中毒酶的重活化作用，在很大程度上取决于中毒后给药的时间，给药越早，作用越好。故一般认为中毒 48 小时后再给重活化剂，其疗效较差或无明显重活化作用。但近年研究表明，AOPP 后仍存在有机磷农药持续重复吸收，代谢增毒，肝、肠循环等，不断有新的 ChE 被抑制，重活化剂的使用不应仅限于 72 小时内，应充分利用重活化剂的 ChE 重活化效应和非重活化效应。如口服大量乐果中毒、昏迷时间长、对 ChE 重活化剂疗效差及血 ChE 活性低者，解毒药维持剂量要大，时间可长达 5~7 天或以上。

3. 首次应用重活化剂的剂量 重活化剂只有首次足量用药，使体内尽快达到有效血药浓度时，对中毒酶活性才有较好重活化作用。氯解磷定和双复磷的有效血药浓度分别为大于 4μg/ml 和 2μg/ml。如首次用量不足或者少量多次重复用药，均不易达到有效血药浓度。同时，肟类重活化剂为季铵化合物，脂溶性低，不易透过血脑屏障进入中枢神经系统；当首次给予较大剂量时，部分药物可渗进进入中枢神经而产生一定作用。因此，应用重活化剂时，应根据病情尽早首次足量给药（表 57-5）。

表 57-5 常用肟类重活化剂（复能剂）首次应用剂量*

单位：g

药物名称	轻度中毒	中度中毒	重度中毒
氯解磷定	0.5~1.0	1.0~1.5	1.5~3.0
双复磷	0.25~0.5	0.5~0.75	0.75~1.0
碘解磷定	0.4~0.8	0.8~1.2	1.2~1.6

注：*氯解磷定的重活化作用较强，1g 氯解磷定的作用相当碘解磷定的 1.53 倍。

4. 有效血药浓度持续的时间 重活化剂通过肾脏排出较快，其半衰期一般为 1~1.5 小时；因此，首次给药后应根据病情和药物的半衰期重复用药，维持有效血药浓度。硫胺（维生素 B_1）能抑制碘解磷定和氯解磷定从肾小管排出，延长其半衰期而增加血药浓度。故当给予解磷定（静脉注射）或氯解磷定（肌内注射）时，在前半小时内静脉滴注硫胺 200mg，对于需要重复用药的严重中毒或口服中毒患者的治疗是一个有利的措施。

5. 重活化剂的给药途径 重活化剂口服给药吸收差，又不规则，一般采用静脉注射或肌内注射。静脉注射虽然作用快，但药物排出也快，对维持较长时间的有效血药浓度不利。肌内注射给药 3~5 分钟后一般可产生明显作用，且药物排出较慢，故一般情况又以肌内注射给药为宜。当患者有呼吸循环衰竭时，应采用静脉注射给药，但不能采用静脉滴注给药。静脉滴注给药在短时内进入体内药物少，而且重活化剂半衰竭期短，排出快，不能达到有效血药浓度；因此，在急救治疗中，不宜采用静脉滴注给药。

（二）抗胆碱药

抗胆碱药主要作用于机体的胆碱能受体（ChR），它能和乙酰胆碱（ACh）争夺 ChR，对抗 ACh 的作用，因而表现出胆碱能神经功能被阻滞的种种效应。故该类药又称为胆碱能受体阻滞药。

胆碱能受体（ChR）分为毒蕈碱型胆碱能受体（MChR）和烟碱型胆碱能受体（NChR），MChR 从药理学上又分为 M_1、M_2、M_3、M_4 亚型，NChR 分为 N_1（神经元型）、N_2（肌肉型）两种亚型（表 57-6）。

表 57-6 胆碱能受体各亚型在体内的分布

受体名称	受体亚型	分布
毒蕈碱（M）型受体	M_1	中枢神经（皮质、海马）、外周神经、胃壁
	M_2	心脏、中枢和外周神经元突触前膜
	M_3	腺体、平滑肌、血管内皮
	M_4	眼
烟碱（N）型受体	N_1	神经节后神经元胞体上、中枢神经
	N_2	运动终板（神经肌肉接头）突触前后膜

有机磷毒物中毒后，ChE 活性下降，导致过多的 ACh 作用于胆碱能受体（ChR）而出现毒蕈碱（M）样症状、烟碱（N）样症状和中枢神经系统症状。抗胆碱药能和 ACh 争夺 ChR，阻断 ACh 作用，因而能对抗上述三类症状。但目前除盐酸戊乙奎醚外，还没有一个抗胆碱药能同时较好地对抗上述三类症状，而只能较好地对抗其中一类或二类症状；并且同一类的抗胆碱药对抗同一类症状的作用强弱和持续时间也各不相同。因此，只有取长补短同时伍用两个作用不同的抗胆碱药（如解磷注射液），才能较好、较全面地对抗有机磷农药中毒症状。然而，盐酸戊乙奎醚一个药便可出现上述疗效。根据药物作用的部位，临床上应用的抗胆碱药如下。

1. M- 胆碱受体阻断药（节后抗胆碱药） 阿托品（atropine）为其典型代表。此外，还有山莨菪碱（654-2，anisodamine）和樟柳碱（AT_3，anisodine）等。

阿托品的外周作用主要是阻断节后胆碱能神经支配的效应器上的 M- 胆碱受体（M-ChR），因而能对抗 ACh 及各种拟胆碱药的毒蕈碱样症状。但由于阿托品对中枢的烟碱受体（N-ChR）无明显作用，故对有机磷毒物中毒引起的中枢神经症状，如惊厥、躁动不安和中枢呼吸抑制等，其对抗

作用较差。同时，阿托品对骨骼肌及神经节的烟碱受体只有在给予极大剂量时才有作用，因而不能对抗有机磷农药中毒引起的肌颤（肉跳）和肌肉麻痹等。当中毒患者出现严重中枢呼吸抑制或中枢症状和外周呼吸麻痹时，阿托品的对抗作用是有限的，而必须伍用中枢抗胆碱药或其他药物来弥补其不足。

阿托品首次用量为：轻度中毒 2.0~4.0mg，中度中毒 5.0~10.0mg，重度中毒 10.0~20.0mg，依病情每 10~30 分钟或 1~2 小时给药 1 次，直至患者 M 样症状消失或出现"阿托品化"。阿托品化指征为口干、皮肤干燥、心率稍快（90~100 次 /min）、瞳孔较前扩大和肺湿啰音消失，显示抗胆碱药用量足，此时，可暂停给药或给予维持量。如未出现上述指标，应尽快补充用药至出现上述指标为止。当中毒晚期 ChE 已"老化"或其活性低于 50% 时，应给予适量抗胆碱药维持"阿托品化"，直至全血 ChE 活性恢复至 50%~60% 以上为止。如出现瞳孔明显扩大、神志模糊、烦躁不安、抽搐、昏迷和尿潴留等为阿托品中毒，立即停用阿托品。

瞳孔扩大和颜面潮红不是"阿托品化"的可靠指标。当中毒患者由呼吸道吸入中毒或眼局部染毒时，可出现瞳孔明显缩小，但全身给药超大剂量的阿托品或出现严重阿托品中毒，其瞳孔也不出现明显扩大。同时，大约有 30% 的中毒患者由于多种原因，应用阿托品后不出现瞳孔扩大。中毒患者经给予一定剂量抗胆碱药如阿托品后，一般可出现颜面潮红；但如再继续不断地给予大剂量阿托品，患者的颜面潮红可转苍白和出现四肢发冷，而常常误认为阿托品用量不足。

2. 中枢性抗胆碱药 常用的有东莨菪碱（scopolamine）和贝那替秦（benactyzine）。此外，还有苯扎托品（benztropine）和丙环定（procyclidine）等。

这类药物和阿托品等不同之处，是对中枢神经毒蕈碱受体（M-ChR）和烟碱样受体（N-ChR）均有明显作用，故有较强的中枢作用。因此，它们不仅和阿托品一样，能对抗有机磷农药中毒引起的毒蕈碱样症状，而且还能较好地减轻或消除有机磷农药中毒出现的躁动不安、惊厥和中枢呼吸抑制。这类药物常用剂量也不能对抗外周烟碱样中毒症状；当用于救治严重中毒患者时，也必须同时伍用重活化剂或其他药物。它们用于救治有机磷毒物中毒的首次剂量见表 57-7。

表 57-7 抗胆碱药用于有机磷农药中毒患者的首次用量

单位：mg

药名	轻度中毒	中度中毒	重度中毒
阿托品	2.0~4.0	4.0~10.0	10.0~20.0
东莨菪碱	0.3~0.5	0.5~1.0	2.0~4.0
贝那替秦	2.0~4.0	4.0~10.0	10.0~15.0
丙环定	5.0~10.0	10.0~20.0	20.0~40.0
苯扎托品	1.0~2.5	2.5~5.0	5.0~10.0

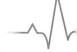

3. 新型抗胆碱药 盐酸戊乙奎醚。

盐酸戊乙奎醚(penehyclidine，戊羟利定)主要选择性作用于 M 胆碱能受体亚型 M_1、M_3，而对 M_2、M_4 无明显作用或作用较弱；其主要作用部位是中枢神经、腺体和平滑肌等，而对心脏或神经元突触前膜 M_2 和瞳孔无明显作用或作用较弱。中枢和外周神经元突触前膜的 M_2 受体称为自身受体，通过负反馈调控神经末梢递质(ACh)释放，即当释放的 ACh 过多时，可抑制 ACh 的释放。可见突触前膜 M_2 受体在保持正常生理功能中发挥了重要的效应，当其 M_2 受体的效应被阻断或破坏时，必然药物效应减弱和导致一系列有害或不良反应。阿托品正由于对 M_1、M_2、M_3、M_4 受体均有作用(无选择性)，故常常疗效和许多不良反应同时出现；当用药剂量过大或应用时间过长时，则更易出现突触前膜 ACh 释放增多和突触后膜 M 受体上调(受体数目增多)，而导致效应或疗效减弱和出现一系列有害反应，如肺水肿、脑水肿等胆碱能危象和阿托品依赖等。而盐酸戊乙奎醚正由于对 M_2、M_4 受体无明显作用或作用较弱，故在临床上应用时，不易出现心搏过快、瞳孔扩大和阻断突触前膜 M_2 受体调控神经末梢释放 ACh 的功能。这为临床上所见盐酸戊乙奎醚的不良反应比阿托品轻或少，提供了有力的药理依据。

盐酸戊乙奎醚抗胆碱作用的特点是：对外周 M 受体和中枢 M、N 受体均有作用，但选择性作用于 M_1、M_3 受体亚型，对 M_2 受体作用极弱，对心率无明显影响；较阿托品作用强，有效剂量小，作用时间(半衰期 6~8 小时)长，不良反应少。首次用量为：轻度中毒 1.0~2.0mg，中度中毒 2.0~4.0mg，重度中毒 4.0~6.0mg。首次用药需与氯解磷定合用。

盐酸戊乙奎醚伍用氯解磷定救治有机磷中毒的实施方法：①患者确诊后，立即按轻、中、重度中毒肌内注射给药，除轻度中毒外，盐酸戊乙奎醚首次用药均须与氯解磷定伍用，其用法与用量见表 57-8。②首次给药 30 分钟后，如中毒症状尚未明显消失和全血胆碱酯酶(ChE)活性低于 50% 时，再给予(肌内注射)首次用药的半量(表 57-8)；如中毒症状明显消失和全血 ChE 活性恢复至 50% 以上时，可暂停药观察。③首次给药后 1~2 小时，如中毒症状仍未明显消失或又重新出现和全血 ChE 活性低于 50% 时，再给首次用药的半量。④中毒患者病情基本好转后，如仅有部分毒蕈碱(M)样症状(恶心、呕吐、出汗、流涎等)，可肌内注射盐酸戊乙奎醚 1~2mg；如仅有烟碱(N)样症状(肌颤等)或全血 ChE 活性低于 50%，可肌内注射氯解磷定 0.5~1.5g。⑤中毒 48 小时后如 ChE 已老化或中毒症状基本消失但全血 ChE 活性仍低于 50% 以下时，应酌情肌内注射盐酸戊乙奎醚 1~2mg(每 6~12 小时 1 次)，维持"阿托品化"或"长托宁化"至 ChE 活性恢复至 50%~60% 以上。⑥中毒症状基本消失和全血 ChE 活性恢复至 60% 以上(含 60%)可停药观察，停药 12~24 小时如 ChE 活性仍保持在 60% 以上可考虑出院。

(三)复方制剂

是将抗胆碱能药物与胆碱酯酶复能剂组成的复方制剂，应用方便，适用于现场急救。

表 57-8 成人药物的用法与用量 *

单位：mg/ 人

中毒程度	首次用药剂量		重复用药剂量	
	盐酸戊乙奎醚	氯解磷定	盐酸戊乙奎醚	氯解磷定
轻度	1~2	0~1 000	1	0~500
中度	2~4	1 000~2 000	1~2	500~1 000
重度	4~6	2 000~3 000	2~3	1 000~1 500

注：*小儿按体表面积折算剂量法折算用量。

1. 解磷注射液 每支含阿托品 3mg、苯那辛 3mg 和氯解磷定 400mg。首次剂量：轻度中毒 1/2~1 支肌内注射；中度中毒 1~2 支；重度中毒 2~3 支。但尚需分别另加氯解磷定，轻度中毒 0~0.5g，中度中毒 0.5~1.0g，重度中毒 1.0~1.5g。

2. 苯克磷注射液 由甲磺酸苯扎托品(苯甲托品)、丙环定(开马君)和双复磷组成。针剂每支 2ml，仅供肌内注射。首剂：轻度中毒 1~2ml；中度中毒 2~4ml；重度中毒 4~6ml。在 30~60 分钟，视临床表现和全血 ChE 活力酌情再用，一般只用 1~2 次，最多 3 次。

3. HI-6 复方 含胆碱酯酶复能剂双吡啶单肟 HI-6 与阿托品、贝那替秦(胃复康)和地西泮。每安瓿 2ml，肌内注射。首次剂量用法：轻度中毒 0.5~1 支；中度中毒 2~3 支；重度中毒 3~5 支。

急性有机磷农药中毒，一般当全血 ChE 活性被抑制 50% 以上时，可出现明显中毒症状。急性中毒后血液 ChE 活性的改变比组织的 ChE 活性改变较快，故常常通过简便易行的全血 ChE 活性测定来观察病情改变和预后。当中毒患者经急救治疗后，主要的中毒症状基本消失，全血 ChE 活性恢复至 50%~60% 以上时，可停药观察；如停药 12~24 小时以上，其 ChE 活性仍保持在 60% 以上时，可出院。但重度中毒患者通常至少观察 3~7 天再出院。

三、对症支持治疗

包括：①保持呼吸道通畅：吸除气道分泌物，给氧；对昏迷患者，须气管插管，呼吸衰竭时进行人工通气。②维持循环功能：包括抗休克治疗、纠正心律失常等。③镇静抗惊：早期使用地西泮(diazepam)，能间接抑制中枢乙酰胆碱的释放，并通过阻滞钙通道抑制神经末梢发放异常冲动，保护神经肌肉接头。AOPP 使用地西泮可起到镇静、抗焦虑、肌肉松弛、抗惊厥和保护心肌的作用。可用于经解毒治疗后仍有烦躁不安、抽搐的患者，用法为 10~20mg 肌内注射或静脉注射，必要时可重复。注意用量过大或静脉注射速度过快可产生呼吸抑制。④反跳的防治重在早期彻底清除毒物；早期足量使用解毒剂，严防不足与过量；防止输液过多、过快；早期识别并及时处理反跳的先兆表现。一旦出现反跳，即按 AOPP 救治。⑤防治脑水肿、抗感染、维持水电解质酸碱平衡等，详见有关章节。

四、血液净化疗法

对重度中毒，尤其是就医较迟、洗胃不彻底、吸收毒物较多者，可行血液灌流或血浆置换治疗。

五、其他疗法

1. 输新鲜血液或换血疗法 对重度中毒及血胆碱酯酶活性恢复缓慢者，可考虑应用，以补充有活性的胆碱酯酶。

2. 脂肪乳输注 有学者临床观察发现：在 AOPP 常规治疗及配合血液灌流的基础上，静脉输注脂肪乳治疗能显著提高患者血清胆碱酯酶活力水平，降低达阿托品化时间及阿托品使用总剂量，明显改善肝脏功能，降低心肌酶谱升高的程度，减轻重度 AOPP 导致的肝损伤和心肌损伤，提高患者治愈率，认为脂肪乳是值得进一步深入研究的 AOPP 的解毒剂。其可能的作用机制：脂肪乳可能增大有机磷的分布容积最终使血浆药物总质量浓度降低；脂肪乳可在血浆中形成脂质相，包裹、隔离有机磷分子，并在一定程度上促进其代谢或排泄。对重度 AOPP 及伴有心肌损害、肝脏损害者，可辅用脂肪乳输注。用法：20%~30% 脂肪乳 250ml 静脉输注，2.5~3 小时滴完，每日 1 次，连用 7 日。

（张文武　曾繁忠）

参 考 文 献

［1］ 中国医师协会急诊医师分会. 急性有机磷农药中毒诊治临床专家共识 (2016)[J]. 中国急救医学, 2016, 36 (12): 1057-1065.
［2］ 孙承业. 实用急性中毒全书 [M]. 2 版. 北京：人民卫生出版社, 2020: 236-250.
［3］ 葛均波, 徐永健, 王辰. 内科学 [M]. 9 版. 北京：人民卫生出版社, 2018: 882-886.

第 2 节　拟除虫菊酯类农药中毒

拟除虫菊酯类农药（pyrethroids pesticides）为人工合成的类似天然除虫菊素的化学结构的一类农药。其分子由菊酸和醇两部分组成。多难溶于水，易溶于有机溶剂。在酸性介质中稳定，遇碱性易分解失效。品种繁多，基本上可分为两类：①化学结构中不含 α- 氰基的拟除虫菊酯为 Ⅰ 型，如苄呋菊酯（resmethrin），氯菊酯（permethrin）、烯丙菊酯（allethrin）等属低毒物质，主要用作卫生杀虫剂，罕见急性中毒病例；②含 α- 氰基的拟除虫菊酯为 Ⅱ 型，如溴氰菊酯（deltamethrin，敌杀死）、氰戊菊酯（fenvalerate，速灭菊酯，速灭杀丁，来福灵）、氯氰菊酯（cypermethrin，安绿定，灭百可）等，毒性中等，一般配成乳油用作农业杀虫剂。

【病因与中毒机制】

本类农药可经呼吸道、皮肤及胃肠道吸收。生产性中毒最多为农药喷洒者和农药厂工人，主要由皮肤污染进入，少数由呼吸道吸入；生活性中毒大都经口有意摄入，极少数为误将本类杀虫剂制作的安瓿（以氰戊菊酯为多）当成医药而误注射中毒。在体内迅速分布到各器官组织，在肝内经酯酶和混合功能氧化酶作用而降解。其代谢产物主要由肾排出。Ⅱ 型在体内的代谢和排泄较慢，毒性也较大。本品属于神经毒物，主要作用于中枢神经系统的锥体外系、小脑、脊髓和周围神经。有增强中枢神经和周围神经作用，其作用机制可能与它减慢神经细胞膜钠离子通道"M"闸门的关闭，并阻滞氯离子通道的开放有关；也有学者认为本类农药可作用于中枢神经的 γ- 氨基丁酸（GABA）受体，使 GABA 丧失对大脑的抑制功能，从而使脑的兴奋性相对增高。此外，本类农药对局部皮肤有明显的刺激作用，可导致接触性皮炎及过敏反应。

本品水解可被有机磷农药在体内或体外所抑制，因此先后或同用这两种杀虫剂能协同增强杀虫剂的效果及其急性毒性。

【诊断】

1. 病史 有短期密切接触较大剂量或口服拟除虫菊酯史。

2. 临床表现特点

（1）生产性中毒：潜伏期短者 1 小时，长者可达 24 小时，平均 6 小时。田间施药中毒多在 4~6 小时起病，主要表现为皮肤黏膜刺激症状，体表污染区感觉异常（颜面、四肢裸露部位及阴囊等处），包括麻木、烧灼感、瘙痒、针刺和蚁行感等，系周围神经兴奋性增高的表现，停止接触数小时或十余小时后即可消失。常有面红、流泪和结膜充血，部分病例局部有红色丘疹样皮损。眼内污染立即引起眼痛、羞光、流泪、眼睑红肿和球结膜充血。呼吸道吸收可刺激鼻黏膜引发喷嚏、流涕，并有咳嗽和咽充血。全身中毒症状相对较轻（最迟 48 小时后出现），多为头晕、头痛、乏力、肌束震颤及恶心、呕吐等一般神经和消化道症状，但严重者也有流涎、肌肉抽动甚至抽搐，伴意识障碍和昏迷。

（2）口服中毒：多在 10 分钟至 1 小时出现中毒症状，先为上腹部灼痛、恶心、呕吐等消化道症状，可发生糜烂性胃炎。继而食欲缺乏、精神萎靡或肌束震颤，部分患者口腔分泌物增多，尚可有胸闷、肢端发麻、心慌、视物模糊、多汗等。重度中毒者出现阵发性抽搐，类似癫痫大发作，抽搐时上肢屈曲痉挛、下肢挺直、角弓反张，伴意识丧失，持续 0.5~2 分钟，抽搐频繁者每天发作可多达 10~30 次，各种镇静、止痉剂常不能明显奏效，可持续 10~20 天。也有无抽搐即意识障碍直至昏迷者。对心血管的作用一般是先抑制后兴奋，开始心律减慢，血压偏低，其后可转为心率增快和血压升高，部分病例尚伴其他心律失常。个别病例有中毒性肺水肿。

拟除虫菊酯类农药与有机磷农药混配中毒时，临床表现与 AOPP 无异。救治时应先解救有机磷农药中毒。

3. 实验室检查

（1）毒物检测：拟除虫菊酯原型物质排泄迅速，停止接

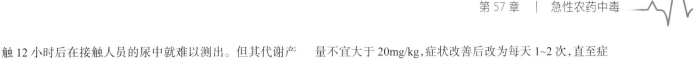

触 12 小时后在接触人员的尿中就难以测出。但其代谢产物可检测出的时间较长（2~5 天）。有条件时可作毒物或其代谢产物检测。

（2）全血 ChE 活性：无明显变化，有助于与急性有机磷农药中毒（AOPP）鉴别。

（3）心电图检查：少数中毒患者 ST 段下降及 T 波低平，窦性心动过缓或过速，室性早搏或房室传导阻滞等。

4. 急性中毒分级 ①轻度中毒：常有头晕、头痛、恶心、呕吐、食欲缺乏、乏力、流涎、心慌、视物模糊、精神萎靡等，但体检无阳性发现。口服中毒者消化道症状更明显，可有上腹部灼痛及腹泻等。②中度中毒：除上述症状外，尚有嗜睡、胸闷、四肢肌肉震颤、心律失常、肺啰音等。③重度中毒：有呼吸增快、呼吸困难、心悸、脉搏增快、血压下降、阵发性抽搐或惊厥、角弓反张、发绀、肺水肿和昏迷等。病情迁延多日，危重者可致死亡。

5. 鉴别诊断 需要鉴别的疾病有中暑、上呼吸道感染、食物中毒、脑卒中、原发性癫痫或其他急性农药中毒等。因本品的气味与有机磷相似，尤其应与 AOPP 相鉴别，除依据接触史外，本品中毒全血 ChE 活性大多正常，且多数不能耐受 5mg 以上阿托品治疗，一般预后较好，毒物检测有助于鉴别。

【治疗】

1. 清除毒物 生产性中毒者，应立即脱离现场，将患者移至空气新鲜处，脱去染毒的衣物，用肥皂水或 2%~4% 碳酸氢钠溶液彻底洗胃，然后用 50% 硫酸钠 40~60ml 导泻，并经胃管灌入活性炭 30~50g 吸附残余毒物。对有频繁抽搐、意识障碍或昏迷、中毒性肺水肿等表现的严重中毒病例，应尽早作血液灌流或血液透析治疗。

2. 控制抽搐 常用地西泮或巴比妥类药物肌内注射或静脉注射。抽搐未发生前可预防性使用，控制后应维持用药防治再抽搐。动物实验研究发现异戊巴比妥能开放本品所关闭的氯离子通道，而苯巴比妥对氯离子通道则无此作用，故异戊巴比妥控制本品中毒所致抽搐的疗效明显优于苯巴比妥。抽搐发作时，可用地西泮 10~20mg 或异戊巴比妥钠（阿米妥）0.1~0.3g 静脉注射。亦可用苯妥英钠 0.1~0.2g 肌内注射或静脉注射，本品尚可诱导肝微粒体酶系，有利于加速拟除虫菊酯类农药的代谢解毒。

3. 解毒治疗 无特效解毒剂，下述药物可试用：

（1）中枢性肌松剂：动物实验发现咪酚生（mephensin）对溴氰菊酯有较好的抗毒作用，美索巴莫（methocarbamol，舒筋灵）也有很好的抗毒和保护作用，贝克洛芬（beclofen）对氰戊菊酯动物中毒有显著疗效。三种均为中枢性肌松剂，选择性抑制脊髓神经的兴奋，但缺乏人体中毒的疗效验证，尚待进一步临床使用与研究。美索巴莫 0.5g 肌内注射，或贝克洛芬 10mg 肌内注射，每天 2 次，连用 3 天。

（2）中药葛根素和丹参：对实验中毒动物有保护和治疗作用，已试用于临床，对控制症状和缩短疗程有一定的疗效。葛根素静脉滴注 5mg/kg，2~4 小时重复一次，24 小时内

量不宜大于 20mg/kg，症状改善后改为每天 1~2 次，直至症状消失。亦可用复方丹参注射液治疗。

（3）阿托品：只能用于控制流涎和出汗等症状，0.5~1.0mg 肌内注射，发生肺水肿时可增大至每次 1~2mg，但总量不宜过大，达到控制症状即可。切不可企图用阿托品来做解毒治疗，否则将加重抽搐，甚至促进死亡。

4. 对症支持治疗 静脉输液加速毒物排泄，酌情选用能量合剂、肾上腺皮质激素、维生素 B₆、维生素 C 等药物，维持水电解质和酸碱平衡，选用抗生素防治感染等。

（张文武）

第 3 节 氨基甲酸酯类农药中毒

氨基甲酸酯类农药（carbamate insecticides）是继有机氯、有机磷农药后的一种较新型的有机杀虫剂，是有机氮农药的一种，用作农业上的有杀虫剂、除草剂、杀菌剂等。杀虫剂农药可分为五大类：①萘基氨基甲酸酯类，如西维因（carbaryl）；②苯基氨基甲酸酯类，如叶蝉散（isoprocarb）；③氨基甲酸肟酯类，如涕灭威（aldicarb）；④杂环甲基氨基甲酸酯类，如呋喃丹（carbofuran）；⑤杂环二甲基氨基甲酸酯类，如异索威（isolan）。除草剂农药有禾大壮、禾草丹、除草丹、灭草灵、燕麦灵等。具有高效、作用快、残毒低、对昆虫选择性较强、易分解、体内无蓄积等特点。本类农药无特殊气味，在酸性条件下稳定，遇碱则易分解失效。除少数品种如呋喃丹、涕灭威等毒性较高外，大多数属中、低毒性。呋喃丹中毒为其代表。

【病因与中毒机制】

氨基甲酸酯类农药可经呼吸道、皮肤和消化道吸收，主要分布在肝、肾、脂肪和肌肉组织中。在肝进行代谢，一部分经水解、氧化或与葡萄糖醛酸结合而解毒，一部分以原型或其代谢产物迅速经肾排泄，24 小时可排出摄入量的 90% 以上。中毒机制是其可与 ChE 阴离子和酯解部位结合，形成可逆性的复合物，即氨基甲酰化，使其失去对 ACh 的水解能力，致 ACh 蓄积产生相应的临床表现。但氨基甲酰化 ChE 易水解，使 ChE 活性于 4 小时左右自动恢复。因此，尽管中毒开始病情较重，一旦脱离接触，胆碱酯酶即很快复能，症状也很快消失，24 小时内几乎完全恢复正常。

一次接触大剂量氨基甲酸酯类农药中毒后，血 ChE 活力在 15 分钟下降至最低水平，30~40 分钟后可恢复到 50%~60%，60~120 分钟后血 ChE 活力基本恢复正常。随着血 ChE 活力的恢复，临床症状很快好转和消失。反复接触氨基甲酸酯类农药，血 ChE 活力可抑制到 50%，而临床上可无中毒症状。

应用肟类复能剂不仅不能帮助氨基甲酰化 ChE 的复能，反而会妨碍受抑制酶的自动复能，因此氨基甲酸酯类农药中毒禁用肟类复能剂。

【诊断】

1. 毒物接触史 有氨基甲酸酯类农药接触史。

2. 临床表现特点 本类农药中毒临床表现与有机磷农药中毒类似,但其具有潜伏期短、恢复快、病情相对较轻,只要彻底清除毒物,病情通常无反复等特点。经皮吸收中毒潜伏期为 0.5~6 小时,经口中毒多在 10~30 分钟内发病。主要表现有头晕、头痛、乏力、恶心、呕吐、流涎、多汗、瞳孔缩小,严重者可出现呼吸困难、肌颤、腹痛、腹泻、意识障碍、抽搐、惊厥、发绀、昏迷、大小便失禁等,可因呼吸麻痹致死,死亡多发生于中毒发作后的 12 小时内。经皮中毒局部皮肤可有潮红,甚至出现皮疹,是药剂的直接刺激作用所致。中毒程度分级可参照有机磷中毒的分级标准划分。

多数氨基甲酸酯类农药较难通过血脑屏障,因此其中枢神经系统中毒症状通常较 AOPP 时相对要轻。此外,已有本类农药中毒后发生迟发性周围神经病的报道。

3. 辅助检查 中毒后全血胆碱酯酶活性降低;呕吐物或清洗液中可测到相应的毒物。

【治疗】

1. 清除毒物 生产性中毒者应迅速脱离中毒环境,除去染毒衣物,用肥皂水或 2% 碳酸氢钠溶液清洗染毒部位。经口中毒者,立即用清水或 2% 碳酸氢钠液洗胃,然后注入 50% 硫酸钠 50ml 导泻。

2. 解毒治疗 应及早应用阿托品类药物,禁用肟类复能剂;但如系本品与有机磷农药混合中毒,则往往先有较短期的氨基甲酸酯农药中毒阶段,继之出现较长而严重的有机磷农药中毒过程,可先用阿托品,在中毒一段时间后可酌情适量使用复能剂。中毒初始 6~8 小时,阿托品的用法与用量可参考表 57-9。一般轻或中度中毒可肌内注射给药;严重中毒则应静脉注射。轻、中度中毒不需要阿托品化;经口严重中毒必要时可考虑阿托品化至病情明显好转后再减量维持,切忌盲目大量投药,谨防阿托品中毒。6~8 小时后,轻、中度中毒可用 0.5~1.0mg 阿托品,每 4~6 小时重复维持;严重中毒每 2~4 小时用阿托品 1~2mg,全部维持用药时间 24 小时左右即可。

表 57-9 氨基甲酸酯类农药(呋喃丹)中毒阿托品
剂量与用法参考表

中毒程度	经皮中毒		经口中毒	
	阿托品单次用量 /mg	重复用药间隔时间 /min	阿托品单次用量 /mg	重复用药间隔时间 /min
轻度	0.5~1.0	60	1~2	30
中度	1~2	30~60	2~3	15~30
重度	2~3	15~30	3~5	10~15

东莨菪碱对氨基甲酸酯类农药中毒的治疗效果可能优于阿托品。因为前者对腺体、睫状肌、虹膜括约肌上的 M

受体阻滞作用强于阿托品,且小剂量时可兴奋呼吸中枢,防止呼吸衰竭;而大剂量时具有明显的催眠作用,故不易导致惊厥。用法:东莨菪碱 0.01~0.05mg/kg,静脉注射或肌内注射,每 30 分钟 1 次,至症状缓解后减量维持治疗 24 小时左右。

盐酸戊乙奎醚不良反应少且较轻,首剂推荐剂量:轻度中毒 0.6~0.9mg 口服或 0.5~1.5mg 肌内注射;中度中毒 1.5~3.5mg 肌内注射;重度中毒 3.5~6.0mg 肌内注射。此后每隔 0.5~12 小时使用首剂量的 1/2~1/4,直至中毒症状消失。

3. 对症治疗 中毒严重者可选用皮质激素以抑制应激反应,防治肺水肿、脑水肿、支气管痉挛和休克。抽搐者宜选用地西泮治疗,而不宜用巴比妥类药物,因其是肝微粒体多功能氧化酶的诱导剂,会促进毒物氧化,对毒物快速解毒不利。保持呼吸道通畅,必要时行气管切开。维持水电解质平衡,选用适当的抗生素。接触性皮炎按皮肤科诊治原则处理。

(张文武)

第 4 节 甲脒类农药中毒

甲脒类(formamidines)农药是一种广谱的杀虫剂和杀螨剂,主要用于防治水稻螟虫和棉花红铃虫、果树螨类,属低残留、中等毒类农药。包括杀虫脒(chlordimeform)、单甲脒和双甲脒(双虫脒、灭螨胺)等。代表品种是杀虫脒,它的中间体和代谢产物对人有致癌作用,故于 1988—1989 年国内外都作出停止生产杀虫脒的决定,但仍有非法生产和使用而发生中毒者。单甲脒和双甲脒仍然是广泛生产和使用的甲脒类农药,前者是在杀虫脒的苯环上对位氯被甲基取代所致,后者则为两个单甲脒分子联结而成。因此,其毒性、毒理、中毒的临床表现和救治方法均与杀虫脒中毒相同。

【病因与中毒机制】

杀虫脒又名氯苯脒或杀螨脒,可经皮肤、呼吸道进入人体,也有误服中毒者。入体后能迅速吸收,主要分布于肝、肾、肺、脑等器官,代谢迅速。经氧化产生的代谢产物 N-甲酰基氯邻甲苯胺和 4-氯邻甲苯胺为有毒物质。毒物进入机体后,以其原型及代谢产物从肾脏及消化道排出,在体内无明显蓄积作用。

杀虫脒及其代谢产物:①能使体内的正常血红蛋白变成高铁血红蛋白,使之失去携氧能力,导致组织缺氧;②化学结构类似利多卡因,故有麻醉作用,使中毒者有明显的嗜睡现象,且可抑制心肌收缩及血管运动中枢,导致血压下降等休克症状;③经肾脏排出,可损伤泌尿道黏膜,造成出血性膀胱损害;④能抑制线粒体三磷腺苷酶的氧化磷酸化作用,干扰能量代谢,影响心、肝、肾功能,出现心肌收缩乏力、心肌炎、心力衰竭、肝功能损害、蛋白尿及血尿。此外,杀虫脒可抑制单胺氧化酶的活性,导致脑内 5- 羟色胺浓度增高;加之脑组织缺氧,脑血管呈麻痹样扩张,血管通透性增加,导致脑水肿,颅内压增高,患者呈昏迷状态。

【诊断】

1. 有杀虫脒农药接触史。

2. **临床表现特点** 急性杀虫脒中毒潜伏期短,经皮肤吸收平均 6 小时左右,最快 2 小时左右即发病;经口误服 0.5~1 小时发病。中毒后出现全身性多脏器受累表现,其中以嗜睡、发绀、出血性膀胱炎三大综合征为主要表现。心力衰竭、脑水肿及呼吸衰竭是常见的致死原因。

(1) 神经系统:开始有头晕、头痛、乏力、肌肉酸痛、肢体麻木及眩晕等,稍后则出现视物模糊、步态不稳、肌肉震颤、癔症样抽搐、嗜睡及昏迷等,其中以嗜睡较突出。少数昏迷者治疗清醒后可出现幻觉、偏执等精神症状。重症可出现呼吸暂停或叹气样呼吸。

(2) 发绀:主要因高铁血红蛋白血症所致。以口唇、鼻尖、四肢末端发绀明显,无气促是其中毒特点之一。发绀程度与中毒剂量呈正相关。

(3) 泌尿系统:多于中毒后 12~48 小时出现尿频、尿急、尿痛等膀胱刺激症状,尿中几乎 100% 有血尿及白细胞,但多无管型。

(4) 循环系统:重者可出现心衰及肺水肿、心源性休克、心音低钝、心率减慢、ST-T 改变、QT 延长,大多为可逆性损害,多于 5~15 天内恢复。个别患者发生猝死。

(5) 消化系统:有恶心、呕吐及明显厌食,少数病例有上消化道出血,尤其与有机磷混合中毒者较为多见,其中以明显厌食较为突出。部分病例恢复期有一过性轻度肝功能异常。

(6) 局部症状:严重污染局部皮肤有麻木、烧灼感、疼痛感、局部充血、瘙痒及痱子样丘疹等,是由药液直接刺激所致。

3. **辅助检查** ①变性血红蛋白测定阳性;②红细胞中可发现有赫氏(Heinz)小体;③血胆碱酯酶活性测定正常;④尿中有杀虫脒及其代谢物 4- 氯邻甲苯胺。

4. **急性中毒分级** ①轻度中毒:表现为嗜睡,血中高铁血红蛋白浓度<30%;②中度中毒:发绀与实质性脏器功能损害,血中高铁血红蛋白浓度为 30%~60%;③重度中毒:昏迷,有呼吸、循环、肾衰竭,血中高铁血红蛋白浓度>60%。

5. **诊断注意事项** 本品中毒应注意与农药氯酸钠、敌稗、除草醚等中毒所致的化学性青紫和 AOPP 鉴别。

【治疗】

1. **清洗毒物** 杀虫脒在碱性环境中易被破坏。对皮肤染毒者,立即脱去污染衣物,用肥皂水清洗皮肤。对经口中毒者,可采用 1%~2% 碳酸氢钠液反复洗胃,洗胃后灌入活性炭 50~100g。

2. **解毒治疗** 无特殊的拮抗药。高铁血红蛋白血症

使用小剂量亚甲蓝、大剂量维生素 C、高渗葡萄糖和辅酶 A 治疗。亚甲蓝每次按 1~2mg/kg 加入 50% 葡萄糖 20~40ml 中,缓慢(>10 分钟)静脉注射,必要时 1~2 小时重复半量,每次量不宜超过 200mg,24 小时总量勿超过 600mg。另外,维生素 C、硫代硫酸钠对高铁血红蛋白有还原作用,可在输液中持续静脉滴注,一般不如亚甲蓝可靠。维生素 B_{12}、辅酶 A 及高渗葡萄糖,可增强亚甲蓝的还原作用。

3. **对症治疗** 出血性膀胱炎可用酚磺乙胺(止血敏)、卡巴克洛等止血剂,必要时用少量肾上腺皮质激素;在输液和利尿的同时用碳酸氢钠碱化尿液,选用对肾脏无损害的抗生素预防尿路感染。意识障碍者,给予脑代谢活化剂、能量合剂及复苏药物;重症者可给氧,气管插管,呼吸兴奋剂。及时处理电解质紊乱、消化道出血、溶血性贫血、脑水肿等并发症。应注意,除非与有机磷农药混用中毒,不要用阿托品来作解毒治疗。

(张文武)

第 5 节　沙蚕毒素类农药中毒

沙蚕毒素类(nereistoxines)农药是仿照天然沙蚕毒素(nereistoxin,NTX,是存在于海生环节动物沙蚕体内的一种有杀虫性能的神经毒物)的化学结构,人工合成的一类仿生性杀虫剂农药(NTX insecticides,NTXI)。目前已投入使用的有巴丹(杀螟丹)、杀虫双、杀虫环(易卫杀)和杀虫蟥等。国内常用产品有杀虫双(disosultap,化学名:2-N,N-二甲胺基 -1,3- 双硫代硫酸钠基丙烷)及其单钠盐杀虫单(monosultap)和多噻烷(polythialan)等。本类农药纯品多为白色结晶固体,易吸潮,在水中溶解度较大,故可制成水剂,如市售杀虫双即为 25% 水剂,呈暗棕色。在酸性介质中稳定,而在碱性环境尤其是强碱条件下,易分解失效。大多为中等毒性,对皮肤黏膜一般无明显刺激作用,急性中毒多为经口所致。

【病因与中毒机制】

本类农药属神经毒物,在体内吸收、代谢转化和排出均比较快。体内氧化水解为有毒的沙蚕毒素或二氢沙蚕毒素,易透过血脑屏障对中枢神经系统起毒害作用。其主要中毒机制是在神经突触处竞争性地占据胆碱能神经递质的受体,阻断胆碱能神经的突触传导;在剂量较小时以周围性神经 - 肌接头阻滞作用为主,大剂量则可直接作用于中枢神经系统。本类农药在占据受体时,是以它的硫醇基团(—S—OH)与受体的巯基形成二硫键(—S—S—)从而占据受体,体内很多具有重要功能的巯基酶,也可通过形成二硫键而受到损害,但此类影响是可逆的。此外,尚有轻微的抗胆碱酯酶活性作用,但这不是主要的中毒机制。

杀虫双所含二甲氨基可将血液中氧化血红蛋白转变为高铁血红蛋白;其含有的硫代硫酸盐的阴离子可与人体细

胞色素氧化酶中的铁离子形成络合物,影响该酶活性。

【诊断】

1. 病史 有本类农药的接触史或口服史,须注意与急性有机磷农药、氨基甲酸酯类农药中毒等相鉴别。

2. 临床表现特点 人类喷洒时吸入和大面积皮肤污染吸收虽可引起急性中毒,但很少见,这与本类农药经皮毒性甚小有关。绝大多数中毒由经口误服所致,其中毒潜伏期短,0.5~1 小时发病。主要表现有头晕、眼花、头痛、恶心、呕吐、中上腹不适感、心悸、烦躁、乏力、麻木、视物模糊、面色苍白、流涎、出汗等,严重者可有全身肌肉抽动或肌肉麻痹(包括呼吸肌),甚至发生惊厥和昏迷,也可发生肺水肿,瞳孔可见缩小等。大量误服尚可引起心、肝、肾等脏器损害。全血 ChE 活性有所下降,但均在正常人的 50% 以上。死亡原因主要为呼吸衰竭和 / 或心肌损害所致的严重心律失常,但死亡率甚低。所有中毒症状包括昏迷在内均延续不太久,可逐渐减轻,如能安全度过急性期(24 小时内)多可顺利恢复;但如大量经口误服,延误治疗,也可由呼吸麻痹等致死,常发生于中毒后的 12 小时内,甚至更短。

【治疗】

1. 清除毒物 口服中毒者应首选碱性液体洗胃,洗胃后予以导泻。杀虫双口服中毒宜用 0.02% 高锰酸钾溶液洗胃,高锰酸钾能迅速分解杀虫双为无毒或低毒的硝酸盐和硫酸盐等。

2. 解毒治疗 可使用阿托品,除拮抗 M 受体兴奋的毒作用外,对本类农药占据神经 - 肌肉接头受体可能有竞争性阻断作用。一般病例可用 0.5~1.0mg 肌内注射或静脉注射,1~4 小时 1 次;重症者可用 2~3mg,0.5~1 小时 1 次,无须阿托品化,维持用药时间一般不超过 3 天。对有烦躁不安者,可改用东莨菪碱。此外,巯基类络合剂也可用于解毒治疗,能恢复被 NTX 阻遏的神经 - 肌肉接头的冲动传递,拮抗呼吸抑制作用,但对中枢神经系统症状无治疗作用。可选用 L- 半胱氨酸,每次 0.1g 肌内注射,每天 1~2 次,用 2~3 天即可;也可选用二巯丙磺钠(0.25g 肌内注射或静脉注射,6~8 小时 1 次,每天 2~3 次)或二巯丁二酸钠等药物。禁用肟类复能剂,否则将加重 ChE 的抑制而加重病情。只有明确检测到高铁血红蛋白才考虑给予亚甲蓝治疗。

3. 对症支持疗法。

(张文武)

第 6 节　　杀鼠剂中毒

杀鼠剂(rodenticide,鼠药)是指一类可以杀死啮齿动物的化合物。

【杀鼠剂的分类】

杀鼠剂种类繁多,中毒机制又各不相同。因此,熟悉与掌握杀鼠剂的分类与毒理作用,是确定杀鼠剂中毒治疗方案和抢救措施的关键环节。

一、按作用快慢分类

1. 速效杀鼠剂(急性、单剂量杀鼠剂) 指老鼠进食毒饵后在数小时至一天内毒性发作而死亡的杀鼠剂,如毒鼠强、氟乙酰胺等。

2. 缓效杀鼠剂(慢性、多剂量杀鼠剂) 指老鼠进食毒饵后在数天内毒性发作致死的杀鼠剂。如抗凝血类杀鼠剂:敌鼠钠、溴敌隆等;不育剂如老鼠不育剂,棉酚等。

二、按化学结构分类

1. 抗凝血性杀鼠剂。

2. 痉挛剂 有机氟类,如氟乙酰胺、氟乙酸钠、甘伏(鼠甘伏);GABA 阻断剂,如毒鼠强、毒鼠硅等。

3. 取代脲类 如安妥、抗鼠灵等。

4. 有机磷类 如毒鼠磷、除鼠磷等。

5. 氨基甲酸酯类 灭鼠胺,灭鼠腈等。

6. 无机化合物类 如磷化锌、碳酸钡、三氧化二砷(砒霜)等。

7. 植物剂 如红海葱、马钱子碱等。

8. 其他 ①维生素 B_6 拮抗剂如鼠立死;②末梢血管收缩剂如灭鼠特等;③降体温药如 a- 氯醛糖等;④抑制烟酰胺代谢药如灭鼠优等;⑤抗生育药如老鼠不育剂等。

三、按毒理学分类

1. 抗凝血性杀鼠剂。

2. 兴奋中枢神经系统的杀鼠剂。

3. 其他 如增加毛细血管通透性药(安妥)、末梢血管收缩药(如灭鼠特)、抗生育药(老鼠不育剂)及干扰代谢药(如灭鼠优、鼠立死、α- 氯醛糖与有机磷酸酯类等)。

四、按化学结构与毒理作用分类

是临床上常用的分类方法,可大致分为:①中枢神经系统兴奋类杀鼠剂;②有机氟类杀鼠剂;③植物类杀鼠剂;④干扰代谢类杀鼠剂;⑤硫脲类杀鼠剂;⑥有机磷酸酯类杀鼠剂;⑦无机磷类杀鼠剂;⑧氨基甲酸酯类杀鼠剂;⑨抗凝血类杀鼠剂和⑩其他杀鼠剂。

【中枢神经系统兴奋类杀鼠剂】

中枢神经系统兴奋类杀鼠剂,毒作用强,潜伏期短,病情进展快,临床上以中枢神经系统兴奋、抽搐、痉挛为其特征,伴有脏器的损害,有的抽搐症状难以控制。救治以清除毒物、控制抽搐和保护脏器功能为主。目前常见的有毒鼠强、毒鼠硅、鼠特灵等,以毒鼠强最有代表性。

一、毒鼠强

毒鼠强(tetramine)又名没鼠命、四二四、三步倒、神猫、好猫、一扫光、王中王、气体鼠药等,化学名为四亚甲基二砜四胺,分子量 240.27Da。本品为白色无味粉末,化学性质稳定,微溶于水。可经呼吸道与消化道吸收,摄入后以原型无明显选择性分布于各组织器官,血液中不与蛋白结合,主要通过肾脏以原型排出。剧毒,大鼠 LD_{50} 为 0.1~0.3mg/kg,对成人的口服致死量为 0.1~0.2mg/kg(5~12mg)。由于其剧烈的毒性和稳定性,易造成二次中毒。

毒鼠强是不需代谢即可发生毒作用的中枢神经系统兴奋性杀鼠剂,其作用机制可能是拮抗 γ- 氨基丁酸(GABA)的结果。GABA 是脊柱动物中枢神经系统抑制物质,对中枢神经系统有强有力而广泛的抑制作用。GABA 的作用被毒鼠强非竞争性抑制后,中枢神经系统呈过度兴奋致惊厥。

毒鼠强口服后迅速吸收,于数分钟至 0.5 小时内发病。主要症状为头痛、头晕、乏力、恶心、呕吐、腹痛、不安,严重者神志模糊、抽搐、强直性惊厥及昏迷,中毒性心肌炎致心律失常和 ST 段改变,以抽搐、惊厥症状最为突出。中毒患者临床死亡原因主要为呼吸肌的持续痉挛导致窒息死亡;严重缺氧致脑水肿或毒物抑制呼吸中枢致呼吸衰竭;严重的心力衰竭致急性肺水肿等。

临床上遇有进食后数分钟至 0.5 小时,即出现恶心、呕吐、抽搐及意识障碍者应高度怀疑毒鼠强中毒。确诊则需从患者血、尿、呕吐物或胃液中检测出毒鼠强。检测方法以气相色谱法(GC/NPD)较为快速、灵敏(检测限为 0.05ng,取检材 0.1~1.0g 即可定性定量)。

毒鼠强中毒至今尚无肯定的特效解毒剂。其救治原则是:尽早彻底清除毒物,迅速控制抽搐,积极防治脏器功能不全,加强对症治疗。

1. 清除毒物 口服中毒者应及早采取催吐、洗胃和导泻。应留置胃管 24 小时以上,以便反复洗胃,减少毒物吸收;同时从胃管灌入活性炭,以吸附残存在胃黏膜皱襞上的毒物。导泻用 50% 硫酸镁或 20% 甘露醇。因毒鼠强能通过黏膜迅速吸收,故应以生理盐水彻底清洗口腔、鼻腔及有创面的皮肤等可能沾染毒物的部位。

2. 控制抽搐 尽快彻底地控制抽搐是挽救患者生命、提高抢救成功率的关键。控制抽搐宜联用苯巴比妥钠和地西泮。早期使用苯巴比妥钠对毒鼠强致惊厥有拮抗作用。应用苯巴比妥钠的原则是尽早、减量慢、持续时间长(一般 1~2 周,重型病例可长达 1 个月以上)。其用法一般为 0.1~0.2g 肌内注射,6~12 小时 1 次。对于抽搐频繁发作者,必须联用地西泮静脉注射。地西泮每次 10~20mg 静脉注射,10~20 分钟 1 次,或用 50~100mg 加入生理盐水 250ml 中持续静脉滴注,滴速以刚好能控制抽搐为宜。其他控制顽固性抽搐的药物可选用羟丁酸钠 60~80mg/(kg·h)静脉滴注,或丙泊酚(异丙酚)2~12mg/(kg·h)静脉滴注,或硫喷妥钠 50~100mg/ 次静脉推注,直至抽搐停止。

3. 血液净化疗法 血液净化疗法能减轻急性症状,缩短病程,并可能减轻毒物对脏器的损害。有条件者应尽早使用。以血液灌流(HP)最常用,血液透析(HD)和血浆置换(PE)亦有效。

4. 解毒剂的应用 常用的有:①二巯丙磺钠(Na-DMPS):每次 0.125~0.250g 肌内注射,每天 2~4 次,连用 7~10 天。作用机制尚不清楚,Na-DMPS 中的巯基作为机体重要活性基团,参与机体多种功能调节,维护体内蛋白质和酶保持正常结构和功能。推测巯基化合物可能通过以下多种机制影响 GABA 受体:参与稳定位于胞质膜外面的转运蛋白的活性巯基基团;作为还原剂减少细胞膜 GABA 受体上过氧化反应的发生;参与配体和 GABA 受体结合位点的调节作用。②大剂量维生素 B$_6$:首剂用维生素 B$_6$ 0.5~1.0g 加入 25% 葡萄糖液 20~40ml 中静脉注射,续以 1~2g 加入生理盐水 250ml 中静脉滴注,每天 2~4 次。维生素 B$_6$ 作为 L- 谷氨酸脱羧酶(GAD)的辅酶,能增强 GAD 的作用,催化谷氨酸生成 GABA,故用维生素 B$_6$ 能提高脑内 GABA 的含量。该两种药物治疗毒鼠强的效果尚有争议,有学者认为两药联用能控制抽搐,患者神志清醒早、恢复快。③氨酪酸(GABA):通过补充外源性 GABA,进一步增加脑内 GABA 含量,从而增强 GABA 与脑内 GABA 受体结合能力,拮抗毒鼠强强烈致惊作用。可试用。氨酪酸 2~8g 加入 5% 葡萄糖溶液 250~500ml 中静脉滴注。

5. 加强支持疗法与保护脏器功能。

二、鼠特灵

鼠特灵(norbormide)又名鼠克星、灭鼠宁。为白色或灰白色结晶粉末,溶于水。大鼠经口 LD_{50} 为 5.3mg/kg。中毒机制尚不清楚,主要表现为中枢神经系统兴奋、抽搐、痉挛,因呼吸衰竭而死亡。无特效解毒剂,口服者催吐、洗胃、导泻,对症处理。可试用血液净化疗法。

三、毒鼠硅

毒鼠硅(silatrane)又名氯硅宁、杀鼠硅、硅灭鼠。为白色粉末或结晶,难溶于水。大鼠经口 LD_{50} 10.96mg/kg。中毒机制不详,主要表现为中枢性运动神经兴奋,反复抽搐,甚至角弓反张。无特效解毒剂,除催吐、洗胃、导泻外,主要为对症处理,可试用血液净化疗法。

【有机氟类杀鼠剂】

包括氟乙酰胺(fluoroacetamide,又名敌蚜胺,氟素儿,1081,化学名为氟醋酸酰胺)和氟乙酸钠(sodium fluoroacetate,化学名为氟醋酸钠),均为早已禁用的急性杀鼠剂。二者均为白色针状结晶,易溶于水。性质较稳定,在通常情况下,经长期保存或煮沸、高温、高压处理,毒性不变。常因误服本品或食用本品毒死的禽畜引起中毒,也可经皮肤吸收引起中毒。氟乙酰胺大鼠经口 LD_{50} 为 15mg/kg,人口服致死量为 0.1~0.5g;氟乙酸钠大鼠经口 LD_{50} 为 0.22mg/kg,人口服致死量为 0.07~0.1g。

有机氟类杀鼠剂可通过消化道和损伤的皮肤黏膜吸收。其中毒机制为氟乙酰胺进入人体后脱氨基转化为氟乙酸,氟乙酸钠则直接形成氟乙酸。氟乙酸与细胞内线粒体的辅酶 A 作用,生成氟代乙酰辅酶 A,再与草酰乙酸反应,生成氟柠檬酸。由于氟柠檬酸与柠檬酸虽在化学结构上相似,但不能被乌头酸酶作用,反而拮抗乌头酸酶,使柠檬酸不能代谢产生乌头酸,导致中断三羧酸循环(谓之"致死代谢合成"),使丙酮酸代谢受阻,氟柠檬酸积聚,妨碍正常的氧化磷酸化过程,从而引起中枢神经系统和心血管系统为主的毒性损害。此外,氟乙酸还可以直接损害中枢神经系统、心血管系统和消化系统,甚至呼吸抑制死亡。氟离子还可以与体内钙离子相结合,使体内血钙下降。

急性中毒的潜伏期与吸收途径及摄入量有关,一般为 2~15 小时,严重者短于 1 小时。急性中毒时可出现以中枢神经系统障碍和心血管系统障碍为主的两大综合征。前者表现有头晕、头痛、乏力、易激动、烦躁不安、肌肉震颤、意识障碍至昏迷、阵发性抽搐,因强直性抽搐致呼吸衰竭;后者表现有心悸、心动过速、血压下降、心力衰竭、心律失常(期前收缩、室速或室颤)、心肌损害(心肌酶活力增高,QT 与 ST-T 改变等)等。尚可有消化道症状和呼吸系统表现(呼吸道分泌物增多、呼吸困难、咳嗽等)。实验室检查有血氟、尿氟增高,血钙、血糖降低。确诊需要做毒饵、呕吐物、胃液、血液或尿液的毒物鉴定。

临床上依病情可分为三型:①轻型:头痛、头晕、视物模糊、乏力、四肢麻木、肢体小抽动;恶心、呕吐、口渴、上腹部烧灼感、腹痛;窦性心动过速;体温下降等。②中型:除上述外,尚有分泌物多、呼吸困难、烦躁、肢体痉挛,血压下降、心电图示心肌损害等。③重型:昏迷、惊厥、严重心律失常、瞳孔缩小、肠麻痹、二便失禁、心力衰竭、呼吸衰竭等。

主要治疗措施如下。

1. 清除毒物 皮肤污染引起中毒者,立即脱去污染的衣服,彻底清洗污染的皮肤。口服中毒者,立刻催吐、洗胃、导泻,并给予蛋清或氢氧化铝凝胶保护消化道黏膜。洗胃后,可于胃管内注入适量乙醇(白酒)在肝内氧化成乙酸以达解毒目的;或于胃管内注入食醋 150~300ml 有解毒作用。

2. 尽早应用特效解毒剂 乙酰胺(acetamide,又名解氟灵)是有机氟类杀鼠剂的特效解毒剂,包括可疑中毒者,不管发病与否,都应及早足量应用。其可与氟乙酰胺竞争酰胺酶等,使其不能脱氢产生氟乙酸,并直接提供乙酰基,与辅酶 A 形成乙酰辅酶 A,阻止有机氟对三羧酸循环的干扰,恢复机体的氧化磷酸化代谢过程,有延长潜伏期、控制发病、减轻症状的作用。用法:成人每次 2.5~5g 肌内注射,每 6~8 小时 1 次,儿童按 0.1~0.3g/(kg·d)分 2~3 次肌内注射,连用 5~7 天,首次给全日量的一半效果更好。危重患者一次可给予 5~10g。在无乙酰胺的情况下,可用无水乙醇抢救:无水乙醇 5ml 加入 10% 葡萄糖溶液 100ml 中静脉滴注,每天 2~4 次。

3. 控制抽搐 因乙酰胺不能立即控制抽搐,抽搐者仍要用地西泮和 / 或苯巴比妥钠治疗。

4. 血液灌流 危重患者可选用。

5. 对症支持治疗 包括心电监护、防止脑水肿、保护心肌、纠正心律失常、维持水、电解质酸碱平衡、高压氧疗等。

【植物类杀鼠剂】

常见有毒鼠碱(strychnine)、红海葱等,它们均是从天然植物中提炼出有效成分,目前已很少应用。以毒鼠碱为代表。毒鼠碱又名番木鳖碱、马钱子碱、士的宁,是从马钱子种子提取的一种生物碱。为无色针状结晶,味极苦,能溶于水。大鼠经口 LD_{50} 为 2.35mg/kg,人口服致死量 0.25~0.5g。能选择性兴奋脊髓,大剂量兴奋延髓中枢,引起强直性惊厥和延髓麻痹。中毒血浓度约为 2μg/ml,致死血浓度为 5~12μg/ml。

毒鼠碱口服后症状出现快,开始是颈部肌肉僵硬感、反射亢进、肌颤、吞咽困难,继而发生强直性惊厥,表现面部肌肉挛缩、牙关紧闭、角弓反张。轻微刺激可诱使其发作,可因窒息、呼吸衰竭致死。与毒鼠强中毒的鉴别有赖于毒物分析。

主要治疗措施:①将中毒者置于安静而黑暗的房间,避免声音及光线刺激。②口服中毒者,清水洗胃,然后留置活性炭悬液 30~50g 于胃内。③镇静抗惊厥(苯巴比妥、地西泮等)。④对症支持治疗。一般中毒 24 小时后症状得到控制,如无并发症可逐渐恢复。

【干扰代谢类杀鼠剂】

一、灭鼠优

灭鼠优(pyrinuron)又名鼠必灭、抗鼠灵、吡明尼。化学名为 1-(3- 甲基吡啶)-3-(4- 硝基苯基)脲。为淡黄色粉末,无臭无味,不溶于水,溶于乙醇等有机溶剂。属高毒类,大鼠经口 LD_{50} 为 12.3mg/kg,引起人中毒的最小剂量为 5.6mg/kg。中毒机制是抑制烟酰胺的代谢,造成维生素 B 族的严重缺乏,使中枢和周围神经肌肉接头处,胰岛组织,自主神经和心脏传导等方面的障碍。还可致胰岛 β 细胞破坏引起糖尿病。本品中毒的潜伏期为 3~4 小时。口服者出现恶心、呕吐、腹痛、食欲缺乏等胃肠道症状,随后出现自主神经、中枢及周围神经系统功能障碍,如直立性低血压、四肢疼痛性感觉异常、肌力减弱、视力障碍、精神错乱、昏迷、抽搐等。血糖变化呈现三相反应:短暂高血糖期(服药 1~4 小时)、严重低血糖期(持续 48 小时)和慢性高血糖期,常伴酮症酸中毒。肌电图和脑电图异常。

救治要点:①口服者,催吐、洗胃导泻。②尽早使用解毒剂烟酰胺:200~400mg 加入 250ml 液体中静脉滴注,每日 1~2 次。好转后改口服,每次 100mg,每日 4 次,共 2 周。③血糖升高时给予普通胰岛素。④对症支持治疗。

二、鼠立死

鼠立死(crimidine)又名杀鼠嘧啶、甲基鼠灭定。为白色结晶,不溶于水。大鼠经口 LD_{50} 为 1.25mg/kg,人口服最小致死量为 5mg/kg。毒理作用为维生素 B_6 的拮抗剂,干扰 γ- 氨基丁酸的氨基转移和脱羧反应,引起抽搐和惊厥。临床上主要表现为兴奋不安、阵发性抽搐、强直性痉挛,反复发作。

救治要点:①口服者,催吐、洗胃、导泻;②尽快应用特效解毒剂维生素 B₆:每次 0.5~1.0g 稀释后静脉注射或静脉滴注,必要时反复应用;③对症处理,控制抽搐可用苯巴比妥和地西泮等。

【硫脲类杀鼠剂】

硫脲类杀鼠剂包括安妥(antu,α-奈基硫脲,大鼠经口 LD₅₀ 为 7~250mg/kg,人口服致死量为 4~6g)、灭鼠特(thiosemicarbazide,氨基硫脲,小鼠经口 LD₅₀ 为 14.8mg/kg)、灭鼠肼(promurit,又名捕灭鼠、灭鼠丹、鼠硫脲,大鼠经口 LD₅₀ 为 0.5~1mg/kg,人最小致死量为 0.09mg/kg)、双鼠脲等,大多不溶于水,而溶于有机溶剂。以安妥为代表,中毒多由于误食拌混的毒饵所致。口服后对局部黏膜有刺激性作用而引起胃肠道症状;吸收后主要损害肺毛细血管,使其通透性增加,引起肺水肿、胸腔积液和肺出血,并可引起肝、肾损害,体温偏低、一过性血糖升高。肺水肿是其主要致死原因。

急性中毒时,主要表现有口部灼热感、恶心、呕吐、口渴、头晕、嗜睡等;重症患者可出现呼吸困难、发绀、肺水肿等;也可有躁动、全身痉挛、昏迷、休克等;稍晚期可有肝大、黄疸、血尿、蛋白尿等表现。

救治要点:①清除毒物:口服者,立即用清水或 1:5 000 高锰酸钾溶液洗胃,禁用碱性液洗胃。导泻,忌用油类泻剂。皮肤接触者,清水冲洗。②禁食脂肪性食物及碱性食物。③可试用半胱氨酸 100mg/kg 肌内注射,或 5%~10% 硫代硫酸钠溶液 5~10ml 静脉注射,每天 2~4 次。据称可降低安妥的毒性。谷胱甘肽 0.3~0.6g 肌内注射或静脉注射,也有类似作用。④肺水肿者,应用肾上腺皮质激素,并限制入量。⑤对症支持治疗。

【有机磷酸酯类杀鼠剂】

有机磷酸酯类杀鼠剂主要有毒鼠磷(phosazetin,大鼠经口 LD₅₀ 为 3.5~7.5mg/kg)、溴代毒鼠磷(bromogophacide,小鼠经口 LD₅₀ 为 10mg/kg)、除鼠磷等,他们的中毒机制、临床表现和救治措施与急性有机磷农药中毒类同。

【无机磷类杀鼠剂】

此类杀鼠剂的典型代表是磷化锌(zinc phosphide)。磷化锌是一种灰黑色粉末,为赤磷和锌粉烧制而成的化合物,亦可用黄磷和锌粉制得;有腐鱼样恶臭,溶于酸,不溶于水。在干燥较暗条件下,化学性能稳定,在空气中易吸收水分解,放出磷化氢。属剧毒类,大鼠经口 LD₅₀ 为 47.5mg/kg,对人的致死量约为 40mg/kg。目前仍是我国常用的传统杀鼠剂。

人类中毒多由于误食拌有磷化锌的毒饵。其中毒机制是口服后在胃酸的作用下分解产生磷化氢和氯化锌;磷化氢抑制细胞色素氧化酶,影响细胞代谢,形成细胞窒息,主要损害中枢神经系统、呼吸系统、心血管系统、肝、肾,而以中枢神经系统损害最为严重;磷化氢和氯化锌对胃肠黏膜有强烈的刺激与腐蚀作用导致炎症、充血、溃疡、出血。

磷化锌中毒潜伏期通常在 24 小时内,偶有达 2~3 天,口服中毒者应至少观察 48 小时。磷化锌口服后首先出现消化道症状,如恶心、呕吐、腹痛、腹泻,口腔、咽部有烧灼感和蒜臭味。剧烈呕吐可带有胆汁和少量咖啡样液体。逐渐出现烦躁不安、血压下降、全身麻木、运动不灵,严重者出现意识障碍、抽搐、呼吸困难,甚至昏迷、惊厥、肺水肿、呼吸衰竭、心肌及肝、肾损害等。呼气及呕吐物有特殊的蒜臭味(磷化氢的气味),多个脏器损害特别是肝、肾损害的表现,可作为诊断的依据。

救治要点:①使用解毒剂清除毒物:口服者,立即口服 1% 硫酸铜溶液 10ml,每 5~10 分钟 1 次,共 3~5 次(硫酸铜既可作为催吐剂,又可使毒物变为无毒的磷化铜而沉淀,但不可多服以防铜中毒);或立即用 0.2% 硫酸铜溶液反复多次洗胃(每次 300~500ml),直到洗出液无蒜味为止。随后再用 1:5 000 高锰酸钾溶液洗胃,使残留的磷化锌氧化为磷酸盐而失去毒性。硫酸铜是磷化锌中毒的最有效的解毒剂,高锰酸钾也是其解毒剂之一。清洗彻底后,胃内注入液体石蜡(使磷溶解而不被吸收)100~200ml 及硫酸钠 20~40g 导泻。但禁用硫酸镁或蓖麻油类导泻,因为前者与氧化锌作用生成卤碱而加速毒性;后者可溶解磷而加速吸收。禁食脂类食物如牛奶、蛋清、脂肪、肉类及油类等,以免促进磷的溶解与吸收。洗胃与导泻均应细心,以防胃肠出血与穿孔。②对症处理:由于无特效解毒剂,主要采用综合对症治疗。如呼吸困难者,予以吸氧;脑水肿者,给予脱水剂;输液纠正水、电解质紊乱及酸中毒;及时应用保护心、肝、肾等药物与措施。因磷化锌是无机磷化合物,使用氯磷啶、解磷啶等治疗有机磷农药中毒的特效解毒剂,不仅无效,还可以增加锌的毒性,应禁用。

【氨基甲酸酯类杀鼠剂】

氨基甲酸酯类杀鼠剂,常见的有灭鼠安(pyridyl,大鼠经口 LD₅₀ 为 20.5mg/kg),灭鼠睛(大鼠经口 LD₅₀ 为 0.96~1.12mg/kg)等,其中毒机制、临床表现和救治原则与氨基甲酸酯类农药中毒相同。

【抗凝血类杀鼠剂】

抗凝血类杀鼠剂是国家批准使用的慢性杀鼠剂,是我国最常用的合法鼠药。第一代抗凝血类杀鼠剂有杀鼠灵(warfarin,灭鼠灵,华法林)、杀鼠醚(coumatetralyl,立克命,克鼠立,杀鼠萘)、敌鼠(diphacinone,野鼠净,双苯杀鼠酮)与敌鼠钠(sodium diphacinone)、克鼠灵(coumafuryl,克灭鼠,呋杀鼠灵)、氯鼠酮(chlorophacinone,氯鼠敌,利法安)

等,其大鼠经口 LD_{50} 分别为:50~393mg/kg(人口服致死量为 50mg/kg),5~25mg/kg,3mg/kg(人口服致死量 5mg/kg),3mg/kg,25mg/kg 和 9.6~13.0mg/kg。目前已逐步退出市场。第二代抗凝血类杀鼠剂有溴鼠灵(brodifacoum,大隆、溴鼠隆、溴敌拿鼠)、溴敌隆(bromadiolone,乐万通、灭鼠酮)、氟鼠灵(flocoumafen,杀它仗、氟鼠酮)等,其大鼠经口 LD_{50} 分别为 0.26mg/kg,1.75mg/kg 和 0.25mg/kg。目前已广泛用于农业、餐饮业及其他行业的灭鼠防鼠工作。其中,杀鼠灵、杀鼠醚、克鼠灵、溴鼠灵、溴敌隆和氟鼠灵等属于双香豆素类抗凝血杀鼠剂;敌鼠与敌鼠钠、氯鼠酮等属于茚满二酮类抗凝血杀鼠剂。

抗凝血类杀鼠剂的中毒机制是干扰肝脏对维生素 K 的作用,使凝血酶原和凝血因子 II、VII、IX、X 等的合成受阻,导致凝血时间与凝血酶原时间延长;同时,其代谢产物亚苄基丙酮,可直接损伤毛细血管壁,使其通透性增加而加重出血。

本类杀鼠剂作用缓慢,误服后潜伏期长,通常为 1~7 天,潜伏期的长短与毒物种类和服毒剂量有关,服毒量大者可在数小时后发病。大多数 2~3 天后才出现中毒症状,如恶心、呕吐、食欲缺乏、精神不振、低热等。中毒量小者无出血现象,不治自愈。达到一定剂量时,表现为广泛性出血,首先出现血尿、鼻出血、齿龈出血、皮下出血,重者咯血、呕血、便血及其他重要脏器出血,可发生休克,常死于脑出血、心肌出血。少数患者出现腹膜后、肌间血肿等产生局部压迫和神经损伤表现。由于中毒出血者多以出血为主诉来就诊,提高对其警惕性及详细询问病史有助于减少误诊。

救治要点:①清除毒物:口服中毒者催吐、洗胃、导泻;皮肤污染者用清水彻底冲洗。②特效解毒剂维生素 K_1:无出血倾向、凝血酶时间与凝血酶原活动度正常者,可不用维生素 K_1 治疗,但应密切观察;轻度出血者,用 10~20mg 肌内注射每天 3~4 次;严重出血者,首剂 10~20mg 静脉注射,续以 60~80mg 静脉滴注;出血症状好转后逐渐减量,一般连用 10~14 天,出血现象消失,凝血酶原时间与活动度正常后停药。③肾上腺皮质激素:可以减少毛细血管通透性,保护血小板和凝血因子,促进止血、抗过敏和提高机体应激能力,可对中毒严重者酌情应用,并同时给予大剂量维生素 C。④输血液制品:对出血严重者,可输新鲜血液、新鲜冷冻血浆或凝血酶原复合物,以迅速止血。⑤血液灌流:对中毒严重者有较好效果。不建议使用血液透析和血浆置换。⑥对症支持治疗。应注意维生素 K_3、维生素 K_4、卡巴克络、氨苯甲酸等药物对此类抗凝血类杀鼠剂中毒所致出血无效。

(张文武)

参考文献

孙承业.实用急性中毒全书[M].2 版.北京:人民卫生出版社,2020:251-285.

第 7 节　百草枯中毒

百草枯(paraquat,PQ)为非选择性、速效触杀性除草剂,化学名称是 1,1'- 二甲基 -4,4'- 联吡啶阳离子盐。急性百草枯中毒(acute paraquat poisoning)是指短时间接触较大剂量或高浓度百草枯后出现的以急性肺损伤为主,伴有严重肾脏及肝脏损伤的全身中毒性疾病。口服中毒患者多伴有消化道损伤,重症患者多死于呼吸衰竭或多器官功能障碍综合征(MODS)。虽然百草枯国家已经禁止使用,但是在临床工作中发现,很多商品名为其他除草剂的农药,其有效成分实为百草枯。百草枯中毒仍然是当前严重威胁生命的疾病之一。

【发病机制】

百草枯分子式 $C_{12}H_{14}N_2C_{12}$,工业品为黄色固体,市售产品由于添加剂不同多为墨绿色或蓝褐色,也有红色品种。本品主要经消化道和呼吸道吸收,皮肤吸收中毒也不可忽视。百草枯大鼠经口 LD_{50} 为 100mg/kg,小鼠经口 LD_{50} 为 120mg/kg,兔经皮 LD_{50} 为 236mg/kg。成人致死量为 20% 水溶液 5~15ml(20~40mg/kg)。百草枯吸收后随血液分布至肺、肾脏、肝脏及甲状腺等器官,但以肺内含量最高,含量可大于血中含量的十至数十倍,且存留时间较久。百草枯在体内很少降解,常以原型随粪、尿排出,少量经乳汁排出。百草枯中毒可以引起严重的肺、肾脏和肝脏损害,服毒量大者可迅速因多脏器功能衰竭而死亡。肺是百草枯中毒损伤的主要靶器官之一。Ⅰ型及Ⅱ型肺泡上皮细胞则是百草枯选择性毒性作用的主要靶细胞。百草枯中毒病理表现为早期肺泡上皮细胞受损,肺泡内出血水肿,炎症细胞浸润,微血栓形成;晚期则出现肺间质纤维化,这种表现被命名为"百草枯肺",是急性呼吸窘迫综合征(ARDS)的一种形式。

【诊断】

1. 临床表现特点

(1)潜伏期:根据百草枯吸收途径的和吸收量的不同,百草枯中毒潜伏期时间可有不同。口服大量百草枯数分钟后即刻发生恶心、呕吐症状,量小者数小时至数十小时才发病。皮肤吸收者数天后可发病。

(2)呼吸系统:主要有胸闷、气短,进行性呼吸困难。严重者 1~3 天内可迅速发生肺水肿及肺炎表现,可因 ARDS、MODS 致死。7 天后存活患者其病情变化以进行性肺渗出性炎性病变和纤维化形成、呼吸衰竭为主,21 天后肺纤维化进展减慢,但仍有不少患者 3 周后死于肺纤维化引起的呼吸衰竭。有些患者早期可无明显症状或仅有其他脏器损害表现,在多日后可迅速出现迟发性肺水肿及炎症表现,往往预后不良,往往见于服毒量较大的患者。

（3）消化系统：主要表现为口腔及食管损伤，恶心、呕吐、腹痛，甚至出现呕血、便血，个别患者可出现食管黏膜表层剥脱症，可有胆汁淤积性黄疸。

（4）泌尿系统：中毒数小时后即可出现蛋白尿，血肌酐和尿素氮升高，严重者出现急性肾衰竭，无尿者提示病情较重。肾功损害往往早于肺损害。

（5）循环系统：主要表现胸闷、心悸，严重者出现心律失常甚至猝死。

（6）神经系统：多见于严重中毒患者，可出现头痛、头晕、意识障碍及精神症状等。出现神经系统损害往往提示预后不良。

（7）局部表现：皮肤污染可引起接触性皮炎，表现为皮肤红斑、大疱，局部溃烂。眼污染后可出现刺激症状，表现为流泪、畏光、结膜充血、短暂视物模糊等，一般不引起永久性视神经损害。

2. 辅助检查

（1）血液检查：早期血常规检查可以出现白细胞及中性粒计数增高，早期尿常规检查即可有尿蛋白阳性。肝损害时谷丙转氨酶、谷草转氨酶、γ-谷丙酰基转肽酶可升高，总胆红素、直接胆红素和间接胆红素随着病情进展部分患者可升高。肾损害时血肌酐、尿素氮、胱抑素可明显升高，严重的低钾血症是百草枯中毒常见的电解质紊乱之一。呼吸衰竭时动脉血气分析可有氧分压降低，二氧化碳分压也可降低或正常。血乳酸可明显升高。

（2）毒物分析：血液、尿液百草枯浓度测定可采用高效液相色谱法、高效液相色谱-质谱联用、气相色谱-质谱联用方法等精确定量测定。

尿液百草枯也可采用碳酸氢钠-连二亚硫酸钠半定量快速检测方法，用于快速估计服毒量和病情评估，简单易行，实用性强。

血液百草枯浓度精确定量超过 0.5μg/ml 或尿液快速半定量检测超过 30μg/ml 提示病情严重；血液百草枯浓度精确定量超过 1.0μg/ml 或尿液快速半定量检测百草枯浓度超过 100μg/ml 提示预后不良。

（3）肺部影像学及肺功能检查：肺 HRCT 早期以渗出性病变为主，中晚期出现肺纤维化表现。重症患者可出现胸腔积液、纵隔及皮下气肿、气胸等。出现顽固性低氧血症及呼吸衰竭者提示预后不良。肺功能检查可作为患者出院及随诊时评估指标，部分患者可留有限制性通气障碍及小气道病变表现。

（4）其他：血 D-二聚体升高可能与肺损伤相关，明显升高者往往提示肺损害较重。心电图可有 T 波及 ST-T 改变、心律失常等表现。

【诊断注意事项】

1. 根据明确的百草枯接触史、百草枯中毒的典型临床表现特点、实验室检查和毒物检测等，可作出急性百草枯中毒的临床诊断。

2. 百草枯接触史明确，特别是口服途径，即使早期临床症状轻微，如有明确的毒检证据支持，诊断仍能成立；毒物接触史不详，血、尿中检出百草枯，临床表现支持，诊断也依然成立。

3. **鉴别诊断** 主要应与其他除草剂如敌草快、草铵膦、草甘膦等中毒鉴别，应警惕名为其他除草剂而实为百草枯的中毒病例，避免误诊。百草枯快速尿检可帮助迅速作出鉴别诊断，血液毒物分析可精准诊断。另外，还应与其他原因引起的肺间质病变鉴别。

【急性百草枯中毒程度分型或分级】

关于急性百草枯中毒病情评估，目前有两种方法：

1. **急性百草枯中毒程度分型** 中国医师协会急诊医师分会制定的《急性百草枯中毒诊治专家共识(2013)》，根据患者服毒量早期可做如下分型：①轻型：百草枯摄入量<20mg/kg，患者除胃肠道症状外，其他症状不明显，多数患者能够完全恢复；②中-重型：百草枯摄入量 20~40mg/kg，患者除胃肠道症状外可出现多系统受累表现，1~4 天出现肾功能、肝功能损伤，数天~2 周出现肺部损伤，多数在 2~3 周死于呼吸衰竭；③暴发型：百草枯摄入量>40mg/kg，有严重的胃肠道症状，1~4 天死于多器官功能衰竭，极少存活。

2. **急性百草枯中毒程度分级** 百草枯中毒诊断与治疗"泰山共识"专家组根据中毒病例临床特点及毒物分析结果，去除了受主客观因素影响比较大的服毒量的估计内容，参照国家职业卫生标准《职业性急性百草枯中毒的诊断》(GBZ 246—2013)，使病情评估更加切合实际，提出和推荐如下百草枯中毒诊断分级标准：

（1）轻度中毒：除胃肠道症状外，可有急性轻度中毒性肾病（参见 GBZ 79—2013），早期尿液快速半定量检测（碳酸氢钠-连二亚硫酸钠法）百草枯浓度<10μg/ml。

（2）中度中毒：在轻度中毒基础上，具备下列表现之一者：①急性化学性肺炎（参见 GBZ 73—2009）；②急性中度中毒性肾病（参见 GBZ 79—2013）；③急性轻度中毒性肝病（参见 GBZ 59—2010）。早期尿液快速半定量检测百草枯浓度 10~30μg/ml。

（3）重度中毒：在中度中毒基础上，具备下列表现之一者：①急性化学性肺水肿（参见 GBZ 73—2009）；②急性呼吸窘迫综合征（参见 GBZ 73—2009）；③纵隔气肿、气胸（参见 GBZ 73—2009）或皮下气肿；④胸腔积液或弥漫性肺纤维化；⑤急性重度中毒性肾病（参见 GBZ 79—2013）；⑥多器官功能障碍综合征（参见 GBZ 77—2019）；⑦急性中度或重度中毒性肝病（参见 GBZ 59—2010）。早期尿液快速半定量检测百草枯浓度>30μg/ml。

同时该分级方法指出，其他影响因素例如服毒后是否立即进行催吐、服毒后至洗胃的时间间隔、服毒时是否空腹以及服毒后至正规治疗的时间间隔等，在诊断时也应该充分考虑。

【治疗】

1. 现场急救和一般治疗 接触量大者立即脱离现场。皮肤污染时立即用流动清水或肥皂水冲洗 15 分钟,眼污染时立即用清水冲洗 10 分钟,口服者立即给催吐和洗胃,然后采用"白 + 黑方案"进行全胃肠洗消治疗,"白"即蒙脱石散,"黑"即活性炭,具体剂量:蒙脱石散 30g 溶于 20% 甘露醇 250ml,分次服用,活性炭 30g 溶于 20% 甘露醇 250ml,分次服用。首次剂量 2 小时内服完,第 2 天及以后分次服完即可,连用 4 天。

2. 早期胃肠营养及消化道损伤的处理 口咽部及食管损伤往往在中毒 1~3 天后出现,早期以流质饮食为主,除非患者有口咽部、食管严重损伤及消化道出血,否则不建议绝对禁食。康复新液局部使用和口服对于口咽部和食管损伤有治疗作用。口腔真菌感染多发生在治疗 1 周后,一旦发生可给予抗真菌药物如制霉菌素局部治疗。

3. 血液净化 血液灌流是清除血液中百草枯的有效治疗手段。早期血液灌流可以迅速清除毒物,宜在洗胃后尽快进行。血尿毒物检测结果对血液灌流治疗的次数和方法具有指导意义。临床毒检证实,目前临床上采用的血液灌流"211 方案"(即接诊后第 1 个 24 小时,每 12 小时 1 次,灌流 2 次;第 2、3 个 24 小时各灌流 1 次)可有效降低血液中的百草枯浓度。对于合并急性肾衰竭患者,可继续给予 CRRT 治疗。

4. 糖皮质激素 糖皮质激素是治疗百草枯中毒的主要治疗药物,应早期足量使用糖皮质激素,重症患者可给予甲泼尼龙每天 500~1 000mg,或地塞米松 40mg 静脉滴注,每天 1 次冲击治疗,连用 3~5 天后,根据病情逐渐减量。

5. 抗凝及抗氧化治疗 百草枯中毒可伴有肺部局部血液循环障碍,可给予低分子肝素 5 000U,皮下注射,每天 1 次。有出血倾向者暂缓使用;还原型谷胱甘肽可有效对抗百草枯的过氧化损伤,可给予 1.8~2.4g,加入液体中静脉滴注,每天 1 次。

6. 防治晚期肺纤维化 传统的加勒比方案包括环磷酰胺、地塞米松、呋塞米、维生素 B 和维生素 C,但是鉴于百草枯中毒可以引起严重的肝肾损害,目前对于百草枯中毒,特别是重度中毒早期使用环磷酰胺对于预后是否有利尚存在不同意见。他克莫司是一种新型免疫抑制剂,用于防治器官移植后的抗排斥反应,已有研究证实它对于"百草枯肺"有一定治疗作用,国内已有医院用它替代环磷酰胺。

7. 合理氧疗及机械通气治疗 百草枯中毒早期吸氧可促进氧自由基形成,加重百草枯引起的肺损伤,原则上早期不吸氧。但是对于呼吸衰竭患者,如果血气分析氧分压低于 60mmHg 或血氧饱和度低于 90%,应该积极给予吸氧。临床上需要机械通气治疗的患者无论是有创还是无创通气多预后不良。

8. 治疗肝肾损害及黄疸 积极给予保肝、利胆治疗,重视胆汁淤积性黄疸治疗;积极给予保护肾功能治疗,给予输液、利尿改善循环等综合治疗。

9. 纠正电解质紊乱、维持酸碱平衡 百草枯中毒往往出现严重的低钾血症,应积极给予补钾治疗,对于其他电解质紊乱及酸碱平衡失调也应及时处理。

10. 中医药及其他治疗 中医中药在治疗百草枯中毒初步显示有一定疗效,丹参制剂、虫草制剂及血必净注射液的合理使用有助于病情的改善。

11. 其他治疗 关于肺移植手术治疗百草枯中毒,由于受到诸多条件的限制,目前国内外成功者仅为个案。ECMO 是一种呼吸循环支持技术,对于百草枯中毒患者依靠 ECMO 维持生命仅为权宜之策,其他如干细胞治疗正在研究中。

【预后】

口服百草枯中毒具有很高的病死率,一般在 60%~70%,近年来随着治疗方法的改进,大部分轻度和中度中毒患者有望治愈,但是对于重度中毒患者,病死率仍然居高不下。所有百草枯中毒存活患者均需要较长期的随诊,动态观察病情变化,以期达到临床治愈标准。

(管向东　于光彩)

参 考 文 献

[1] 菅向东, 张华, 隋宏, 等. 百草枯中毒救治"齐鲁方案"(2014) [J]. 中国工业医学杂志, 2014, 27 (2): 119-121.

[2] 菅向东. 百草枯中毒诊断与治疗"泰山共识"(2014)[J]. 中国工业医学杂志, 2014, 27 (2): 117-1191.

[3] REN Y L, JIAN X G, ZHANG Z C, et al. Effects of tacrolimus on the TGF-β1/SMAD signaling pathway in paraquat-exposed rat alveolar type Ⅱ epithelial cells [J].Mol Med Rep, 2020, 22 (5): 3687-3694.

第 8 节　敌草快中毒

敌草快(1,1'- 亚乙基 -2,2'- 联吡啶二溴盐)是一种作用迅速的非选择接触除草剂和植物脱水剂,分子式为 $C_{12}H_{12}N_2Br_2$,相对分子质量为 343.8,与百草枯(1-1- 二甲基 -4-4- 联吡啶阳离子盐)属于同一类。近年来,百草枯水剂被禁止在国内销售,敌草快在国内除草剂市场销售量剧增,敌草快中毒的病例报告明显增加。急性敌草快中毒(acute diquat poisoning)是指短时间接触较大剂量敌草快后出现的以急性肾衰竭、意识障碍和 / 或抽搐、心力衰竭为主,伴有肝脏及肺损伤的全身中毒性疾病。口服中毒患者多伴有消化道损伤,重症患者多死于多器官功能障碍综合征(MODS)。敌草快中毒目前国内尚缺乏系统的流行病学资料。

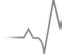

【发病机制】

按我国农药毒性分级标准,敌草快属于中等毒性除草剂。大鼠经口摄入敌草快的 LD_{50} 为 231mg/kg,小鼠 LD_{50} 为 125mg/kg,对眼睛和皮肤具有刺激性。但是从临床来看,多数专家认为敌草快应列为剧毒化学物之列。敌草快可通过消化道、呼吸道、眼或皮肤黏膜途径吸收,肌内注射、皮下注射、阴道接触等途径亦有报道。敌草快吸收率低,但是分布迅速且分布广泛,在人体内相对稳定,仅少部分在肝脏通过细胞色素 P450 酶将吡啶环氧化成毒性较低的单吡啶酮和双吡啶酮衍生物进行代谢,吸收后的原型及代谢物主要经尿液排出。未吸收的原型主要经粪便排出。与其他季铵化合物相比,敌草快进入肺脏的速度慢,排出速度快,对肺泡上皮细胞损伤不严重。敌草快主要通过氧化 - 还原过程,产生氧化应激造成靶器官损害,并存在生殖和发育毒性。

【诊断】

1. 临床表现特点

(1)潜伏期:根据敌草快吸收途径和吸收量的不同,敌草快中毒潜伏期时间可有不同。口服大量敌草快数分钟后即可发生恶心、呕吐症状,量小者数小时至数十小时才发病。

(2)消化系统:口服中毒患者消化系统主要表现为口腔及食管损伤,恶心、呕吐、腹痛,甚至出现呕血、便血。

(3)泌尿系统:急性肾衰竭是敌草快中毒主要临床表现之一,服毒量大者可迅速进入少尿及无尿状态,无尿患者多提示病情较重。

(4)神经系统:主要表现为意识障碍和 / 或抽搐,进行性加重,并可出现精神症状。

(5)循环系统:主要表现心肌损害、心功能不全,呈进行性加重,病情变化往往较迅速,可引起猝死。

(6)呼吸系统:可出现胸闷、气短,呼吸困难,甚至呼吸衰竭。

(7)运动系统:重症患者可出现横纹肌溶解症。

(8)其他:皮肤污染可引起接触性皮炎,眼污染敌草快后可出现刺激症状。少尿或无尿患者多伴有水电解质紊乱及严重的酸中毒等。

2. 辅助检查

(1)血常规检查:急性中毒早期血常规检查可以出现白细胞及中性粒计数增高。

(2)尿常规检查:急性中毒早期尿常规检查即可有蛋白尿。

(3)生化等相关检查:肝损害时可有血谷丙转氨酶、谷草转氨酶、乳酸脱氢酶、胆红素升高;肾损害时血肌酐、尿素氮、胱抑素升高;横纹肌溶解时也可出现上述氨基转移酶升高,同时还有肌酸激酶、肌红蛋白升高;心肌损害时可有肌酸激酶、肌酸激酶同工酶(CK-MB)、肌钙蛋白 I(cTnI)升高;少尿或无尿时可有血钾升高。心功能不全时可有氨基末端

脑钠肽前体(NT-proBNP)升高,重症患者升高较快。

(4)动脉血气分析:可有 PaO_2 下降,代谢性酸中毒时可有 pH 下降,乳酸升高,HCO_3^- 下降,BE 降低。

(5)毒物分析:与百草枯中毒相同,尿液敌草快也可采用碳酸氢钠 - 连二亚硫酸钠半定量快速检测方法,这种方法对于敌草快中毒的快速诊断和鉴别诊断很有价值,注意比色效应可在 30 分钟后颜色逐渐变淡,应及时拍照比对。血浆敌草快浓度测定可采用高效液相色谱 - 质谱联用方法、气相色谱质谱法联用方法以及单纯高效液相色谱法精确定量测定。

(6)影像学检查:肺 CT 常表现为炎性渗出和胸腔积液,病变较百草枯肺明显轻,如能存活,则可完全恢复正常。颅脑 CT 或 MRI 对于脑部病变的诊断和鉴别诊断有意义,病情允许时可选择。

(7)心电图检查:可有 T 波及 ST-T 改变、各种心律失常等表现。

3. 诊断注意事项
①根据明确的敌草快接触史、典型的临床表现,结合实验室检查和毒物检测结果等,可作出急性敌草快中毒的临床诊断。②鉴别诊断:主要应与其他除草剂如百草枯、草甘膦、草铵膦等中毒鉴别。目前,很多市售商品名为“敌草快”的除草剂,其成分实为百草枯。连二亚硫酸钠 - 碳酸氢钠敌草快快速尿检可迅速鉴别,血液毒物检测有助于精准诊断。敌草快中毒还应与其他原因引起的急性肾衰竭、心力衰竭以及中枢神经系统疾病鉴别。

4. 急性敌草快中毒程度分型或分级
目前尚无统一的敌草快病情分级标准,国外有学者根据摄入的敌草快阳离子量将患者分为三组,进行病情分级和预后评估,供参考:①轻度中毒[摄入<1g 敌草快阳离子,如 20% 商品(100g 敌草快二溴盐 /500ml)<9.35ml]:除胃肠道症状外,还可能出现肾功能不全,均可恢复;②中度至重度中毒[摄入 1~12g 敌草快阳离子,即 20% 商品(100g 敌草快二溴盐 /500ml)9.35~112.20ml]:出现以急性肾衰竭为主要表现的多脏器功能障碍综合征(MODS),2/3 患者可恢复;③暴发性中毒[摄入>12g 敌草快阳离子,即 20% 商品(100g 敌草快二溴盐 /500ml)>112.20ml]:快速进展至多脏器功能衰竭,患者多在 24~48 小时内死亡。世界卫生组织国际化品安全规划署通过总结敌草快中毒病例的文献资料,界定敌草快的致死剂量为 6~12g。

【治疗】

敌草快中毒目前尚无特效解毒剂,鉴于敌草快中毒患者预后和中毒剂量存在明显的相关性,尽早采取措施清除毒物和促进毒物排泄是治疗急性敌草快中毒的基础。

1. 现场急救
接触量大者立即脱离现场,脱去污染的衣物,尽快就诊。口服中毒患者立即给予催吐,皮肤污染时立即用流动清水或肥皂水冲洗 15 分钟,眼污染时立即用清水冲洗 10 分钟。

2. 胃肠道毒物清除及保护
口服中毒患者应积极行

胃肠道毒物清除,洗胃宜尽早进行,超过6小时仍有指征。洗胃后可采用"白+黑方案"进行全胃肠洗消治疗,"白"即蒙脱石散,"黑"即活性炭,具体用法:蒙脱石散30g溶于20%甘露醇250ml,分次服用;活性炭30g溶于20%甘露醇250ml,分次服用。首次剂量2小时内服完,第2天及以后分次服完即可,连用4天。注意肠梗阻是活性炭治疗、导泻和全胃肠洗消治疗的禁忌证,一旦发生可以给予灌肠和胃肠减压治疗。中毒早期以流质饮食为主,除非患者有口咽部和食管严重损伤、消化道出血及肠梗阻,否则不建议绝对禁食。康复新液局部使用和口服对于口咽部和食管损伤有治疗作用。口腔真菌感染多发生在治疗1周后,一旦发生可给予抗真菌药物如制霉菌素局部治疗。

3. 补液利尿 敌草快水溶性强,吸收后可迅速自尿液排泄,维持肾脏本身的功能,增强肾脏排泄是治疗的重要方法。当肾脏功能处于正常范围时,通过扩充血容量、强化利尿,达到促进毒物排泄的目的。

4. 血液净化 血液灌流可有效清除血液中的敌草快,操作简单,宜及早进行。对于有明显电解质紊乱、少尿或无尿、心功能不全的患者可采用血液灌流联合CRRT组合治疗。

5. 糖皮质激素 糖皮质激素对于中毒性脑病、中毒性肾病、中毒性心脏病有使用指征,理论上讲对于敌草快有适应证,但是如何使用、冲击治疗还是中小剂量维持治疗、使用疗程等目前尚无更多的循证医学证据。

6. 合理氧疗及机械通气 敌草快中毒早期吸氧可使氧化应激的损害加重,因此对于血氧饱和度正常患者不推荐氧疗。但当患者出现低氧血症时,应给予氧疗,对于呼吸衰竭患者应考虑人工气道、机械通气治疗。体外膜肺氧合(ECMO)对于难以纠正的循环和/或呼吸衰竭患者有指征,但是价格昂贵,技术要求较高,目前国内仅有个案成功报道。

7. 对症支持及其他治疗 应积极给予保肝护肾、保护重要脏器功能的治疗。抗氧化剂理论上能减轻敌草快毒性效应。但目前一些药物治疗是否有效,临床证据尚不充足。考虑到重症患者多少尿或无尿,目前专家的意见倾向于不推荐使用免疫抑制剂。

【预后】

对于口服中毒患者,摄入敌草快的剂量是影响其预后的关键因素之一,其他因素包括服毒时是否空腹、服毒后就诊的时间、救治的措施等。对于口服中毒患者,临床观察到服毒量较小者与同剂量百草枯中毒相比,其预后较好;服毒量大的患者与同剂量百草枯中毒患者相比,病情恶化得更加迅速,预后更差。

(菅向东 菅天孜)

参考文献

[1] 吴煜峥,菅向东,王文君,等.敌草快毒理学研究进展[J].毒理学杂志,2018,32(5):413-418.

[2] 吴煜峥,阚宝甜,王文君,等.敌草快对Wistar大鼠半数致死量及相关脏器病理损伤的实验研究[J].中华劳动卫生职业病杂志,2018,36(11):813-818.

[3] 贾俊娥,阚宝甜,王珂,等.敌草快与百草枯快速鉴别方法及敌草快快速检测图谱的研制[J].毒理学杂志,2019,33(5):381-383.

[4] 急性敌草快中毒诊断与治疗专家共识组.急性敌草快中毒诊断与治疗专家共识[J].中华急诊医学杂志,2020,29(10):1282-1289.

第9节 急性阿维菌素中毒

阿维菌素(又称齐螨素、豁极灭,avermectin)属十六元大环内酯类高效生物农药,由链霉菌 *Streptomyces avermiti* 发酵产生,系广谱杀虫、杀螨剂。此药是通过作用于昆虫等无脊椎动物的神经突触或神经肌肉突触γ-氨基酸受体,刺激神经介质γ-氨基丁酸(GABA)的释放,激活γ-氨基丁酸门控的氯离子通道,从而干扰动物正常的神经生理活动。

临床急性阿维菌素中毒是指阿维菌素经消化道吸收导致人体中毒损伤,或经皮肤吸收;吸入途径导致中毒者少见。

按中国农药毒性分级标准,大鼠急性经口 LD_{50} 为10mg/kg,经口毒性属高毒。

【病因与发生机制】

毒物口服吸收率低,遇胃酸不稳定迅速降解。毒物进入人体后主要通过粪便排出体外,接触活性表面或蛋白会很快失活。

人体内GABA主要存在于中枢神经系统内的大脑皮质、小脑皮质的蒲肯野细胞及纹状体黑质纤维,由于该杀虫药低浓度时不能透过血脑屏障,故小剂量阿维菌素对人体无明显毒性;然而当大量阿维菌素被吸收入血,药物可通过血脑屏障,作用于神经元突触和神经肌肉突触的GABA受体,激发神经末梢释放神经递质GABA,使GABA门控的氯离子γ-通道延长开放,大量氯离子涌入造成神经膜电位超极化,使神经膜处于抑制状态,导致中枢神经系统及神经肌肉传导受阻,并出现相应的临床症状。

【诊断】

诊断主要根据病史,并结合临床表现。

1. 临床表现特点 阿维菌素中毒的严重程度与服毒剂量相关,故临床表现可以很不一致。患者可无症状或仅表现为轻度短暂的中枢神经系统抑制和胃肠道症状;早期表现为恶心、呕吐,瞳孔放大(借此与有机磷中毒相区别),行动失调,肌肉颤抖,严重时可出现昏迷、呼吸衰竭以及休克。中枢神经系统损害最为常见,可表现为中枢抑制、呼吸抑制、血压异常,该药对呼吸中枢的抑制与有机磷农药中毒

57

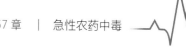

所致的呼吸肌麻痹不同,属中枢性呼吸衰竭,严重者可因频繁抽搐窒息或出现室颤而死亡。

值得注意的是当患者将阿维菌素与酒精同服,可出现与酒精中毒相类似的头痛、肌肉颤动、精神异常、恶心和呕吐,严重者发生意识障碍。目前尚不清楚这两者毒性作用是否有叠加效应。

2. 实验室检查 外周血象正常或轻度升高,血胆碱酯酶正常。中毒严重者血气分析结果可提示 I 型呼吸衰竭。

3. 影像学检查 意识障碍伴抽搐患者,常较早发生吸入性肺炎,X 线胸部平片或肺脏 CT 可出现炎症浸润征象。头颅 CT 可显示弥漫性脑水肿或缺血改变。

4. 其他检查 心电图和心电监护可见各种类型心律失常,严重者可出现室颤。胃镜下呈胃黏膜糜烂和浅表性胃炎表现。

5. 病情评估 ①轻度中毒:可以无症状,或仅表现为轻度短暂的中枢神经系统抑制表现;②中度中毒:焦虑、烦躁、嗜睡、精神抑郁、惊厥、共济失调、恶心、呕吐、瞳孔放大、周围神经系统的症状(如反射减弱、消失、肌肉震颤无力、肌力差等)。③重度中毒:可出现昏迷、呼吸衰竭以及休克,甚至中枢抑制、呼吸抑制(中枢性呼吸衰竭)。④极重度中毒:可因频繁抽搐发生窒息,或出现心室颤动而心搏骤停,甚至死亡。

【治疗】

尽快彻底清除毒物是抢救成功的重要环节。目前阿维菌素在人体内的具体代谢途径尚不十分清楚,也无特效解毒药。木防己苦毒素(picrotoxin)具有抑制 GABAa 受体的药理学作用,是可能的解毒药,但尚缺乏临床实践。治疗包括:

1. 毒物清除 可采用清水洗胃、活性炭吸附、导泻以及利尿等方法。如农药进入眼睛可用大量清水冲洗。

2. 血液净化治疗 阿维菌素分子量为 872Da,结构中具有亲脂性基团,理论上血液灌流可以去除。

3. 脑保护 ①脱水降颅内压:积极使用脱水剂治疗,如心、肾功能无明显异常,可予 20% 甘露醇 125ml 静脉注射,6~8 小时 1 次,必要时酌情加用袢利尿剂和甘油果糖;②亚低温脑保护:予头部局部亚低温治疗;③维持脑灌注压:如血压下降,可在积极液体复苏基础上,使用血管活性药物;④镇静治疗:镇静程度维持在 Ramsay 标准 2~5 级。

4. 呼吸功能支持和保护 维持正常呼吸功能是救治成功的关键,必要时气管插管接呼吸机辅助通气。对于已建立人工气道机械辅助通气患者,在其频繁抽搐时应注意保护气道,谨防意外脱管。

5. 纳洛酮 可解除毒物对中枢神经的抑制作用,阻断和逆转内阿片肽所致缺血和继发性损伤,具有兴奋中枢神经系统作用,可用于阿维菌素中毒治疗。纳洛酮吸收后在脑、肾、肺、心中分布较高,具有促醒、兴奋呼吸中枢、保护心肌细胞、改善钙离子通透性、稳定溶酶体酶、抑制血小板聚集等作用,针对阿维菌素中毒导致的嗜睡、昏迷、呼吸衰竭及心肌损害作用,能够在短时间内使患者恢复意识及自主呼吸。

6. 对症治疗 止痉治疗。注意避免使用增强 γ- 氨基丁酸活性的药物(如巴比妥类、苯二氮䓬类、丙戊酸、丙泊酚等)。因这些药物也可与 GABA 受体结合,引起 GABA 相同的神经系统抑制症状。但对抽搐频繁,严重脑水肿患者,可考虑小剂量交替使用。苯妥英钠用于强直阵挛性发作有一定效果,其作用机制是与电压依赖性 Na$^+$ 通道结合,并抑制该通道,因而阻止发作活动的高频放电的扩散。

7. 抗感染治疗 患者多伴有意识障碍和吸入性肺炎,可给予经验性抗感染治疗。阿维菌素为神经 - 肌肉接头抑制剂。中毒者在临床上应避免使用氨基糖苷类抗生素、林可霉素、万古霉素等影响神经 - 肌肉接头的药物,以免加重呼吸肌麻痹。

8. 其他 注意维持水、电解质酸碱平衡。营养支持治疗,除静脉营养,昏迷患者可置鼻胃管早期开通鼻饲营养。对频繁抽搐患者加强护理,防止坠床等意外发生。

(张 泓)

第58章
窒息性毒物中毒

第1节　一氧化碳中毒

一氧化碳(carbon monoxide,CO)无色、无臭、无味,是最常见的窒息性气体。比空气略轻(相对密度为0.967),几乎不溶于水,易溶于氨水。CO通常在空气中含量甚少,仅0.002%即20ppm,或23mg/m³;暴露极限为0.005% (57.4mg/m³);人吸入空气中CO含量超过0.01%,即有引起急性中毒的危险;超过0.5%~1%,1~2分钟即可使人昏迷;若空气中含量达到12.5%时,有发生爆炸的危险。吸入过量CO引起的中毒称急性一氧化碳中毒(carbon monoxide poisoning),俗称煤气中毒。急性CO中毒是常见的职业性中毒和生活性中毒。

【病因与发病机制】

在生产和生活中,凡含碳物质燃烧不完全时,均可产生CO气体,如炼钢、炼焦、矿井放炮、内燃机排出的废气等。在合成氨、甲醇及甲醛生产过程中需用CO作原料。因此,如防护不周或通风不良时,生产过程中可发生CO中毒。失火现场空气中CO浓度高达10%,可引起现场人员中毒。家庭用煤炉产生的CO(CO浓度可高达6%~30%)及煤气泄漏,则是生活性CO中毒最常见的原因。每日吸烟一包,可使血液碳氧血红蛋白(COHb)浓度升至5%~6%,连续大量吸烟也可致CO中毒。CO被人体吸收的量依赖于每分钟通气量、CO暴露时间、CO浓度及环境含氧量。

CO中毒主要引起组织缺氧。CO经呼吸道吸入体内后,立即与血液中血红蛋白(Hb)结合,形成稳定的COHb。空气中的CO越多,COHb饱和度越大,空气中如含CO 10%,则60%的Hb将在1分钟内形成COHb。活动时COHb形成量比静止时高3倍。COHb无携氧能力,CO与Hb的亲和力比氧与Hb的亲和力大200~300倍。COHb一旦形成,其解离又比氧合Hb(O_2Hb)慢3 600倍,且COHb的存在还抑制O_2Hb的解离,阻碍氧的释放和传递,导致低氧血症,引起组织缺氧。CO可与肌球蛋白结合,影响细胞内氧弥散,损害线粒体功能。CO还与线粒体中细胞色素 a_3 结合,阻断电子传递链,延缓还原型辅酶Ⅰ(NADH)的氧化,抑制组织呼吸。

CO中毒时,体内血管吻合支少且代谢旺盛的器官,如大脑和心脏最易受到损害。急性CO中毒导致脑缺氧后,脑血管迅即麻痹扩张,脑容积增大。脑内神经细胞ATP很快耗尽,钠泵不能运转,钠离子积累过多,结果导致严重的细胞内水肿。血管内皮细胞肿胀,造成脑血液循环障碍,进一步加剧脑组织缺血、缺氧。由于酸性代谢产物增多及血脑屏障通透性增高,发生细胞间水肿。由于缺氧和脑水肿后的脑血液循环障碍,可造成皮质或基底节的血栓形成、缺血性局灶性软化或坏死,以及皮质下白质广泛的脱髓鞘病变,致使一部分急性CO中毒患者,在昏迷苏醒后,有2~60天的假愈期,随后又出现多种精神神经症状的迟发性脑病。动物实验证实,急性CO中毒致中枢神经系统损害是体内自由基产生增加、导致生物膜脂质过氧化增强的结果。心肌对缺氧可表现为缺血性损害或心内膜下多发性梗死。

【诊断】

一、病史

职业性中毒多为意外事故,常有集体中毒。生活性中毒常见于冬季,通常与通风不良、煤炭在燃烧不完全的情况下取暖有关。使用煤气加热洗澡、密闭房间吃炭火锅或者长时间在没有熄火的汽车里等情况也容易引起急性CO中毒。询问病史时,应注意患病时环境、通风情况及同室人有无中毒等。

二、临床表现特点

1. 急性中毒　正常人血液中COHb含量,非吸烟者为1%~2%,吸烟者可达5%~10%,急性CO中毒的中毒程度受以下因素影响:①CO浓度越大,CO暴露时间越长,中毒越重;②伴有其他有毒气体,如二氧化硫、二氯甲烷等会增强毒性;③处于高温环境、贫血、心肌缺血、脑供血不足、发热、糖尿病及各种原因所致低氧血症者,病情严重。

按中毒程度可分为三级:①轻度中毒:COHb饱和度10%~30%。患者有头晕、头重感、头痛、四肢无力、视物不清、感觉迟钝、恶心、呕吐、心悸等,甚至有短暂的晕厥。若能及时脱离中毒现场,吸新鲜空气后,症状可迅速好转。②中度中毒:COHb饱和度30%~40%。除上述症状加重外,患者呼吸困难,面色潮红、口唇、指甲、皮肤、黏膜呈樱桃红色,出汗多,心率快,烦躁,昏睡,常有昏迷与虚脱。初期血压升高,后期下降。如能及时抢救,脱离中毒环境吸入新鲜空气或氧气后,亦能苏醒,数日后恢复,一般无并发症和后遗症。③重度中毒:COHb饱和度50%。除上述症状外,患者迅速出现深昏迷或呈去大脑皮质状态,各种生理反射消失,抽搐或惊厥,呼吸困难以致呼吸衰竭,即所谓"卒中型"或"闪电样"中毒。可并发脑水肿、肺水肿、心肌损害、心律失常或传导阻滞、休克、上消化道出血；受压部位皮肤可出现红肿和水疱，如果肢体或躯干受自身较长时间压迫，可并发横纹肌溶解综合征；肢体肿胀压迫血管、神经可造成筋膜间隙综合征，表现为肢体局部肿胀、疼痛、麻木，易致肢体坏死或功能障碍。死亡率高，抢救后存活者，常有不同程度的后遗症。

2. 急性一氧化碳中毒迟发性脑病 少数重症患者（可达 10%~40%）在意识障碍恢复后，经过 2~60 天的看似正常的"假愈期"后，可出现下列临床表现之一：①认知障碍：以痴呆为主，表现为不同程度的记忆力、计算力、理解力、定向力减退或丧失，反应迟钝，思维障碍，缄默不语，生活不能自理，严重时可呈木僵状态。②精神症状：可出现行为怪异、哭笑无常、易激怒、躁狂、抑郁以及各种幻觉。③锥体外系功能障碍：大多数患者表现为震颤麻痹，患者表情呆滞、面具脸、摸索、慌张步态、四肢肌张力增高。④去皮质状态：大脑白质损坏广泛和严重，大脑半球皮质处于广泛抑制状态，患者无意识。⑤局灶性神经功能缺损：表现为偏瘫、单瘫、失语、感觉丧失、皮质盲及继发性癫痫等。⑥辅助检查：头部 CT 或磁共振成像（MRI）检查可见双侧苍白球对称性病灶（典型者呈猫眼征）和大脑白质广泛的脱髓鞘改变；脑电图检查可无特异性改变，部分患者脑电图正常。

容易发生迟发性脑病的高危因素：①年龄在 40 岁以上；②昏迷时间长；③患有高血压、糖尿病、高脂血症等基础疾病；④在假愈期中受到重大精神刺激；⑤急性中毒时有并发症，如感染、脑梗死；⑥中重度患者在急性中毒后过早停止治疗或急性期治疗不当。

三、辅助检查

1. 血液 COHb 测定 血液 COHb 测定是有价值的诊断手段，不仅能明确诊断，而且有助于病情分级和估计预后。定性法简单易行，但假阳性和假阴性率高，定量法可信度高。但采血标本要早（8 小时内），因为脱离现场后数小时 COHb 逐渐消失。

2. 动脉血气分析 PaO_2 明显降低；酸碱平衡失调。

3. 血清酶学检查 磷酸肌酸激酶（CPK）、乳酸脱氢酶（LDH）、谷草转氨酶（GOT）、谷丙转氨酶（GPT）可升高，达正常值的 10~1 000 倍。

4. 脑电图检查 无特异性改变，可见弥漫性低波幅慢波。

5. 头部 CT 检查 脑水肿时可见脑部有病理性密度减低区。

四、鉴别诊断

急性 CO 中毒应与急性脑卒中、颅脑损伤、脑膜炎、脑炎、糖尿病酮症酸中毒以及其他中毒引起的昏迷相鉴别。既往史、体检、实验室检查有助于鉴别诊断。

【治疗】

重点是纠正缺氧和防治脑水肿。

一、终止 CO 吸入与现场处理

由于 CO 比空气轻，救护者应俯伏入室。立即打开门窗或迅速转移患者于空气新鲜处，终止 CO 继续吸入。松解衣领腰带，保暖，保持呼吸道通畅。将昏迷患者摆成侧卧位，避免呕吐物误吸。呼吸停止时，应行气管内插管，吸入 100% 纯氧，进行机械通气。

二、纠正缺氧（氧疗）

1. 吸氧 给予高流量、高浓度吸氧治疗，如鼻导管、面罩和呼吸机。吸入氧气可纠正缺氧和促使 COHb 解离。吸入新鲜空气时，CO 由 COHb 释放，排出 CO 的半量约需 6 小时；吸入纯氧时可缩短至 60 分钟；吸入 3 个大气压的纯氧可缩短至 20 分钟，且在此条件下吸纯氧，物理溶解氧从 0.3ml 提高到 6.6ml，此时溶解氧已可满足组织需要。

2. 高压氧治疗 能增加血液中物理溶解氧，迅速解离 COHb，加速 CO 的清除，有益于患者尽快清醒，不但可缩短病程，降低病死率，且可减少或防止迟发性脑病的发生；同时也可改善脑缺氧、脑水肿，改善心肌缺氧和减轻酸中毒。故对急性 CO 中毒患者在有条件时，应积极尽早采取高压氧治疗。最好在 4 小时内进行。一般轻度中毒治疗 5~7 次；中度中毒 10~20 次；重度中毒治疗 20~30 次。高压氧治疗的绝对指征：①晕厥；②抽搐；③昏迷；④意识障碍［格拉斯哥昏迷指数（Glasgow Coma Scale score）<15］；⑤ COHb ≥ 25%；⑥ 孕妇 COHb ≥ 15% 或者胎儿窘迫；⑦脑功能异常。

三、防治脑水肿

急性中毒后 2~4 小时，即可出现脑水肿，24~48 小时达高峰，并可持续多天。可快速滴注 20% 甘露醇液 125~250ml，6~8 小时 1 次，待 2~3 天后颅内压增高现象好转可减量。可以使用髓袢利尿药，如呋塞米、托拉塞米、布美他尼等。肾上腺皮质激素能降低机体的应激反应，减少毛细血管通透性，有助于缓解脑水肿。在急性重症无明显禁忌证时，根据病情需要，可以考虑应用糖皮质激素改善重症病情。常用氢化可的松 200~300mg 或地塞米松 10~30mg 静脉滴注，或与甘露醇合用。脱水过程中应注意水、电解质平衡，适当补钾。频繁抽搐者可用地西泮、水合氯醛、氯丙嗪等控制，忌用吗啡。

四、亚低温治疗

对昏迷患者可早期应用亚低温疗法，昏迷未清醒的患者亚低温持续 3~5 天。特别注意复温过程，复温不宜过快。

五、促进脑细胞功能的恢复

可适当补充维生素 B 族、ATP、细胞色素 C、辅酶 A、胞磷胆碱、脑活素等，另外也可以应用神经节苷酯（GM-1）、依达拉奉、抗血小板聚集剂、纳洛酮、吡咯烷酮类、神经生长因子等。

58

六、防治并发症

昏迷期间加强护理,保持呼吸道通畅,加强对症支持疗法,防治肺部感染、压疮等的发生。

(郑 强 赵 敏)

📝 参考文献

杨志寅,任涛,马骏.内科危重病学[M].3版.北京:人民卫生出版社,2019:1102-1104.

第2节 氰化物中毒

氰化物(cyanide)为含有氰基(CN)的化合物,多有剧毒。氰化物主要有氢氰酸、氰酸盐(氰化钾、氰化钠、氰化铵、亚铁氰化钾)、腈类(丙腈、丙烯腈、乙腈)、氰甲酸酯、胩类及卤素氰化物(氯化氰、溴化氰、碘化氰)等,常见氰化物的理化特性见表58-1。氰酸盐、腈类、氰甲酸酯及胩类在人体内可放出氰离子(CN^-),氰酸盐遇酸或高温可生成氰化氢,均有剧毒。某些植物果仁如苦杏仁、桃仁、樱桃仁、枇杷仁、亚麻仁、李仁、杨梅仁中均含有苦杏仁苷(氰苷),在果仁中的苦杏仁苷酶或被食入后在胃酸作用下可释放出氢氰酸。南方的木薯,其木薯配糖体水解后可释出氢氰酸,生食不当可致中毒。东北的高粱秆、西北的醉马草中亦含有氰苷,可致中毒。

【病因与中毒机制】

职业性氰化物中毒是通过呼吸道吸入和皮肤吸收引起的,生活性中毒以口服为主。口腔黏膜和胃肠道均能充分吸收。氰化物进入体内后析出氰离子(CN^-),为细胞原浆毒,对细胞内数十种氧化酶、脱氢酶、脱羧酶有抑制作用。但主要是与细胞线粒体内氧化型细胞色素氧化酶的三价铁结合,阻止了氧化酶中三价铁的还原,也就阻断了氧化过程中的电子传递,使组织细胞不能利用氧,形成了细胞内窒息。此时,血液中虽有足够的氧,但不能为组织细胞所利用。故氰化物中毒时,静脉血呈鲜红色,动静脉血氧差自正常的4%~6%降至1%~1.5%。由于中枢神经系统对缺氧最为敏感,故首先受累,尤以呼吸及血管运动中枢为甚。氢氰酸本身还可损害延髓呼吸中枢及血管运动中枢。由于组织缺氧和中枢神经系统的损害,中毒开始时,延髓的呕吐中枢和呼吸中枢、迷走神经、扩瞳肌及血管运动神经均呈兴奋,其后转为抑制、麻痹。呼吸麻痹是氰化物中毒的最严重的表现。某些腈类化合物在体内不释放CN^-,但其本身具有直接对中枢神经系统的抑制作用,或具有强烈的呼吸道刺激作用或致敏作用(如异氰酸酯类、硫氰酸酯类等)。氰酸盐对消化道有腐蚀性。口服致死量氢氰酸为0.06g,氰酸盐0.1~0.3g。成人服苦杏仁40~60粒,小儿服10~20粒可引起中毒,甚至死亡。

【诊断】

急性氰化物中毒,在工业生产中极少见。多由于意外事故或误服而发生。口服大量氰化物,如口服50~100mg氰化钾(钠),或短期内吸入高浓度的氰化氢气体(浓度>200mg/m³),可在数秒钟内突然昏迷,造成"闪电样"中毒,甚至在2~3分钟内有死亡的危险。因此,诊断要迅速果断,应先立即进行急救处理,然后再进行检查。根据职业史和临床表现不难作出诊断。此外,患者口唇、皮肤及静脉血呈鲜红色,呼出气体有苦杏仁味,尿中硫氰酸盐含量增加(正常人不吸烟者平均值为3.09mg/L,吸烟者平均值为6.29mg/L),可供诊断参考。一般吸入中等浓度氰化物中毒表现可分为四期。

1. 前驱期(刺激期) 吸入者可感眼、咽喉及上呼吸道刺激性不适,呼吸增快,呼出气有苦杏仁味,头昏、恶心。很快出现口腔、咽喉感觉障碍及麻木,尤以舌尖部更为显著,并有流泪、流涎、恶心、呕吐、头痛、乏力、耳鸣、胸闷及便意。一般此期短暂,不超过10分钟,如将患者迅速转移至新鲜空气处,上述症状可以消失。

2. 呼吸困难期 紧接上期出现胸部紧迫感、呼吸困难、心悸、血压升高、脉快、心律不齐、瞳孔先缩小后散大。眼球突出,视力、听力减退,有恐怖感,意识模糊至昏迷,时有肢体痉挛,皮肤黏膜呈鲜红色。

3. 惊厥期 患者出现强直性或阵发性痉挛,甚至角弓反张,大小便失禁,大汗,血压下降,呼吸有暂停现象。

4. 麻痹期 全身肌肉松弛,感觉和反射消失,呼吸浅慢,甚至呼吸停止。若能抢救及时,可制止病情进展。

【治疗】

氰离子在体内易与三价铁结合,在硫氰酸酶参与下同硫结合成毒性很低的硫氰酸盐从尿排出。因此,高铁血红蛋白形成剂和供硫剂的联合应用可达到解毒的目的。急性中毒具体治疗措施如下。

1. 现场急救 如系吸入中毒,立即戴上防毒面具,使患者迅速脱离中毒现场,如系液体染毒,立即脱去污染衣物,同时冲洗污染皮肤。呼吸停止者行人工呼吸、心肺复苏。

2. 解毒药物的应用 具体用药是:①立即将亚硝酸异戊酯1~2支放在手帕中压碎,放在患者口鼻前吸入15~30秒,间隔2~3分钟再吸1支,直至静脉注射亚硝酸钠为止(一般连续用5~6支)。②在吸入亚硝酸异戊酯的同时,尽快准备好3%亚硝酸钠注射液10~15ml(或6~12mg/kg)加入25%~50%葡萄糖液20~40ml中缓慢静脉注射(2~3ml/min),注射时注意血压,一旦发现血压下降,立即停药。上述二药仅限于刚吞入毒物,现场抢救时有效。③在注射完亚硝酸钠后,随即用同一针头再注入50%硫代硫酸钠(大苏打)

58

表 58-1 常见氰化物的理化特性

毒物名称	分子式	物理特性	化学性质	毒性
氰化氢 (氢氰酸)	HCN	氰化氢为无色气体,氢氰酸为无色液体,均伴有轻微的苦杏仁味	水溶液称氢氰酸,易溶于水、乙醇、微溶于乙醚。水溶液呈弱酸性	高毒类(人),吸入 10 分钟,MLC 200mg/m³,经口 MLD 0.7~3.5mg/kg
氰化钠	NaCN	白色晶体,易于潮解,略带苦杏仁味	易溶于水,微溶于乙醇,燃烧时产生有毒氧氰化物;加热分解放出氰化氢和一氧化碳	高毒类(人),经口 LD 1~2mg/kg
氰化钾	KCN	白色易潮解的晶体,略带苦杏仁味	易溶于水,微溶于乙醇,在空气中潮解时放出氰化氢;遇酸性物质分解放出氰化氢	高毒类(人),经口 LD 2mg/kg
氰化钙	Ca(CN)₂	白色晶体或粉末,工业品为灰黑无定形薄片或粉末,有明显苦杏仁味	易溶于水,并解离出氰化氢,亦溶于乙醇。与氯酸盐或亚硝酸钠(钾)混合能引起爆炸。遇酸能游离出剧毒氰化氢气体	高毒类,LD₅₀39mg/kg(大鼠经口)
氯化氰	CNCl	无色气体或液体,易蒸发,具有强烈刺激性臭味	溶于水、乙醇、乙醚和所有有机溶剂;遇水缓慢水解出氢氰酸和盐酸	高毒类(人),吸入 30 分钟,MLC 120mg/m³
溴化氰	CNBr	无色针状或立方状结晶,易蒸发,具有刺激性臭味,并带苦味	难溶于水,溶于乙醇和乙醚	高毒类(人),吸入 10 分钟,MLC 400mg/kg
碘化氰	ICN	白色针状结晶	微溶于水,溶于醇和醚	高毒类,LD₅₀ 44mg/kg(大鼠皮下)
乙腈 (甲基腈)	C₂H₃N(CH₃CN)	无色有芳香味的液体,易蒸发	可溶于水,易与乙醇、乙醚、丙酮、氯仿、四氯化碳、氯乙烯等混溶;水溶液不稳定,可水解为醋酸和氨、乙腈;受热可释出氰化物	中等毒类(小鼠),经口 LD₅₀ 200~453mg/kg
丙腈 (乙基腈)	C₃H₅N(C₂H₅CN)	无色液体,有一定挥发性	可溶于水,可与乙醇混溶,稍溶于乙醚;受热时可分解出氰化氢烟雾	中等毒类(大鼠),经口 LD₅₀ 50~100mg/kg
丙烯腈 (乙烯基腈)	C₃H₃N(C₂CHCN)	无色透明易挥发液体,具有特殊气味,易燃烧	稍溶于水,溶于各种有机溶剂	高毒类(小鼠),经口 LD₅₀ 78~93mg/kg
丙酮氰醇	(CH₃)2C(OH)CN	无色液体,不易蒸发	溶于水、乙醇、乙醚、丙酮、苯;在碱性溶液中或受热时易分解为丙酮和氰化氢	高毒类(大鼠),经口 LD₅₀ 140mg/kg

注:MLC,最小致死浓度;MLD,最小致死剂量。

20~40ml,必要时可在 1 小时后重复注射半量或全量,轻度中毒者单用此药即可。

上述疗法的作用在于亚硝酸盐能使血红蛋白氧化为高铁血红蛋白,后者对氰离子有很大的亲和力,结合成氰化高铁血红蛋白,从而有效地阻止氰离子对细胞色素氧化酶的作用,但此结合不牢固,不久又放出氰根,故应随即注射硫代硫酸钠,使其与氰形成稳定的硫氰酸盐,由尿排出体外。亚硝酸异戊酯和亚硝酸钠的作用相同,但后者作用较慢,维持时间较长,青光眼者慎用。本品用量过大产生变性血红蛋白过多可致缺氧,但同时应用硫代硫酸钠多能避免之。如无亚硝酸钠,可用大剂量亚甲蓝(10mg/kg)静脉注射代替,但疗效较差。葡萄糖加少量胰岛素静脉滴注可使氰离子转化为腈类而解毒。

依地酸二钴的钴离子与氰离子结合可形成无毒的氰化钴,其解毒作用快而强,无降压副作用,故为治疗本病的首选药物之一。其用法是 600mg 加入 50% 葡萄糖 40ml 内,静脉缓慢注入。必要时,可重复应用 8~10 次。

3. 洗胃 如系口服中毒者,可用大量 5% 硫代硫酸钠溶液或 1:5 000 高锰酸钾溶液或 3% 过氧化氢溶液洗胃(忌用活性炭),以使胃内氰化物变为不活动的氰酸盐。洗胃后再给硫酸亚铁溶液,每 10 分钟 1 汤匙,可使氰化物生成无毒的亚铁氰化铁。由于氰化物吸收极快,故洗胃可在上述解毒剂应用后再进行。

4. 高浓度给氧 既往认为窒息性气体中毒机制是细胞呼吸酶失活,输氧无助于缺氧状态的改善。近来的研究证明,高流量吸氧可使氰化物与细胞色素氧化酶的结合逆传,并促进硫代硫酸钠与氰化物结合生成硫氰酸盐。有条件应尽早使用高压氧疗法。

5. 对症支持疗法 皮肤灼伤可用 1:5 000 高锰酸钾液擦洗或大量清水冲洗。恢复期可用大剂量维生素 C,以使上述治疗中产生的高铁血红蛋白还原。亦可应用细胞色素 C。

(张文武)

第 3 节 硫化氢中毒

硫化氢(hydrogen sulfide,H₂S)为无色、带臭鸡蛋样气

58

味的气体,在空气中燃烧呈蓝色火焰并生成二氧化硫。比重 1.192,易溶于水。其水溶液呈酸性。多为工业生产中排放的废气,亦可由有机物腐败产生。因有机物腐败接触 H_2S 最多见于处理污水池、污水井、疏滤阴沟、下水道、清掏粪窖和人工沼气池及挖掘河渠等作业,这些地方发生的中毒,有相当部分系由硫化氢引起。空气中 H_2S 浓度超过 $40mg/m^3$ 即有可能引起中毒症状;超过 $400mg/m^3$ 在 1 小时内导致死亡,超过 $1\,000mg/m^3$ 引起人瞬间猝死。

急性硫化氢中毒是短期内吸入较大量硫化氢气体后引起的以中枢神经系统、呼吸系统为主要靶器官的多器官损害的全身性疾病。据统计,1989—2003 年我国报告的重大急性中毒事故中,硫化氢所致的中毒事故起数(144 起,占 28.5%)、中毒人数(677 人,占 14.5%)、死亡人数(306 人,占 39.9%)均排列在第 1 位;硫化氢中毒事件起数、中毒人数和死亡人数分别占窒息性气体总中毒起数的 52.7%、总中毒人数 41.3% 和总死亡人数的 50.3%,均排在窒息性气体中毒的第 1 位;硫化氢中毒的中毒率和死亡率也较高,分别为 84.2% 和 44.6%。

【病因与中毒机制】

H_2S 是具有刺激性和窒息性的有害气体。接触低浓度仅有呼吸道及眼的局部刺激作用,此局部刺激作用是由于它接触湿润黏膜后形成硫化钠及其本身的酸性所致;高浓度时全身作用较明显,表现为中枢神经系统症状和窒息症状。急性中毒均由呼吸道吸入所致。H_2S 进入人体后,在一定的剂量范围内,小部分可以原型或随呼出气排出,大部分则被氧化生成无毒的硫化物、硫代硫酸钠及硫酸盐等排出体外,在体内无蓄积作用。对机体产生危害的是来不及代谢和排出的游离 H_2S,它进入血液后可先与高铁血红蛋白结合形成硫化高铁血红蛋白(H_2S 并不直接与氧合血红蛋白结合,而是先由氧合血红蛋白变成高铁血红蛋白后,再与高铁血红蛋白结合而成硫化高铁血红蛋白),过量的未能结合的 H_2S,即随血液进入组织细胞,发挥致毒作用。H_2S 主要与呼吸链中细胞色素氧化酶及二硫链(–S–S–)起作用,影响细胞的氧化还原过程,造成组织细胞内窒息缺氧。如吸入 H_2S 浓度甚高时,强烈刺激颈动脉窦,反射性地引起呼吸停止;也可直接麻痹呼吸中枢而立即引起窒息造成闪电式中毒死亡。

【诊断】

1. 病史 有与 H_2S 接触(如清理粪池、菜窖、阴沟等)史。

2. 临床表现特点 主要以中枢神经系统损害,眼和呼吸道刺激症状,以及心肌损害等中毒表现。急性 H_2S 中毒可分为以下三级。

(1)轻度中毒:主要表现为眼和上呼吸道的刺激症状,如畏光、流泪、眼刺痛及异物感、流涕、鼻及咽喉灼热感、胸闷有紧束压迫感及刺激性干咳等。体检可见眼结膜充血,

胸部听诊可有干啰音。一般于数日内症状消失。

(2)中度中毒:除上述症状加重外,还有中枢神经系统的一般中毒症状(头痛、头晕、乏力等)及共济失调、消化系中毒症状(恶心、呕吐、肝大及功能障碍)。患者呼吸困难,呼出气体有臭鸡蛋样味;同时有视觉功能障碍,眼看光源时,可在光源周围见到彩色环,这是角膜水肿的征兆。

(3)重度中毒:多为吸入高浓度 H_2S 引起。一般先有头痛、头晕、胸闷、心悸,继之谵妄、躁动不安、抽搐、意识障碍、昏迷。心肌损害有 ST-T 改变、各种类型的心律失常等。抽搐和昏迷可间歇发作。最后可因呼吸麻痹而死亡。昏迷时间较久者,同时可发生细支气管肺炎和肺水肿、脑水肿。吸入极高浓度($>1\,000mg/m^3$ 以上)时,可立即猝死,即闪电式中毒。此为呼吸中枢麻痹所致,因为高浓度的 H_2S 可以麻痹嗅神经,由于嗅不出 H_2S 的腐败气味,故不能及时自动脱离有毒环境。严重中毒病例经抢救恢复后,部分患者可残留有后遗症,如神经衰弱症、前庭功能障碍、锥体外系损害、中毒性肾损害、精神障碍、痴呆、瘫痪及心血管病变等。

【治疗】

1. 现场急救 应立即将患者沿上风方向拖离现场,移至空气新鲜处,脱去被污染的衣物,保暖,吸氧。对呼吸心搏骤停者,立即进行心肺复苏术。应确保抢救者自身安全。

2. 高压氧治疗 高压氧治疗可有效地改善机体的缺氧状态,并可加速硫化氢的排出和氧化解毒。凡昏迷者,宜立即行高压氧治疗,每日 1~2 次,10~20 次为 1 个疗程,一般用 1~2 个疗程。

3. 对症支持治疗 对躁动不安、高热昏迷者,可采用亚冬眠或冬眠疗法。宜早期、足量、短程应用糖皮质激素以及时防治中毒性肺水肿、脑水肿。换血疗法可以将失去活性的细胞色素氧化酶和各种酶及游离的硫化氢清除出去,故危重病例可考虑应用(换血量每次约 500ml)。应用大剂量谷胱甘肽、半胱氨酸或胱氨酸等,以加强细胞的生物氧化能力,加速对硫化氢的解毒作用。同时给予改善细胞代谢的药物如细胞色素 C 等。眼部损伤者,尽快用清水或 2% 碳酸氢钠溶液冲洗,继之用 4% 硼酸水洗眼,再滴入无菌橄榄油和醋酸可的松滴眼液,防止角膜炎的发生。用抗生素预防感染。

4. 高铁血红蛋白形成剂的应用 高铁血红蛋白形成剂能将血红蛋白氧化为高铁血红蛋白,使之与 H_2S 结合,减少其对细胞呼吸的毒性作用。但目前尚存在较大争议。一般认为,患者本来组织器官缺氧,如再加用亚硝酸钠或大剂量亚甲蓝[10~20mg/(kg·次)]等高铁血红蛋白形成剂,将使患者经受双重缺氧,会加重病情;硫化氢进入细胞与呼吸酶和其他活性物质的亲和力不是很强,可以较快地解离;再被游离出来的硫化氢又可被机体氧化解毒,硫化氢进入体内在有氧条件下很快被氧化,而且机体对硫化氢的代偿能力较强。因此,多数学者认为应用高铁血红蛋白形成剂治疗虽然在理论上有依据,但临床疗效仍属可疑。但在重度硫化氢中毒患者中可考虑使用,可用药物有 4-DMAP 和 3%

58

亚硝酸钠,具体用法见本章第 2 节"氰化物中毒",但禁用硫代硫酸钠。大剂量亚甲蓝[10~20mg/(kg·次)]效果不理想,辅以静脉滴注高渗葡萄糖和大剂量维生素 C,有助于高铁血红蛋白还原。

(张文武)

第 4 节　火灾烟雾中的有毒气体中毒

火灾是最常见的灾害,人员伤亡大。我国每年约有 3 000 多人死于火灾。统计结果表明,火灾中 85% 以上的死亡者是由于烟雾的影响所致,其中大部分是吸入了烟尘及有毒气体窒息而致死的。随着新的建筑材料和装饰材料的不断出现,火灾烟雾中的有毒气体中除大量的一氧化碳和氰化氢外,氯气、氨气、二氧化硫、醛类、酚类以及氧化剂等有毒气体含量也很高,使火灾烟雾的毒性也大大增强。我国的统计资料表明,由于一氧化碳中毒窒息死亡或被其他有毒烟气熏死者占火灾总死亡人数的 40%~50%,最高达 65% 以上。而被烧死的人当中,多数是先中毒窒息后被烧死。因此,开展对火灾烟雾毒性和中毒救治方法的研究具有现实意义。

【流行病学】

从 20 世纪 50 年代到现在的统计情况来看,全国大部分地区火灾尤以冬季和春季多发。这是由于这段时间风干物燥,气温偏低,用火用电用油增多。如在 2012 年,在 10 月、12 月、1 月、4 月发生的火灾占全国火灾的 52.2%。农村火灾亡人数比重大于城镇。火灾亡人以及重大火灾多集中在深夜至清晨。这是由于这段时间虽然用电量降低,但火灾发生时人们多处于熟睡状态。等到人们察觉到火灾发生时,大多为时已晚。火灾尤以东南沿海地区高发。因违章用电、用火、用油等造成的火灾占绝大多数。企业类火灾大多发生在个体私营企业。

【病因与发病机制】

火灾烟雾中毒见于各种火灾,包括居民楼、办公楼的火灾,化工厂原料燃烧、爆炸,烟花爆炸、燃烧等,特别是烟雾被限制在较小的空间且浓度较高时,患者中毒的可能性就越大,中毒程度也越严重。

几乎所有火灾都会产生大量的烟雾,烟雾是当材料热解或燃烧时产生的气溶胶颗粒、液体微滴和气体的混合物。燃烧产物中的不少组分是有毒的,再加上火灾烟雾的温度较高,因而烟雾已成为火灾中人员生命的最大威胁。每种可燃材料或制品热解或燃烧时可产生大量有毒的烟雾,当烟雾浓度足够高时就可对暴露的人员形成危害。烟雾对眼刺激造成视力减弱、吸入窒息性气体对上呼吸道和下呼吸道的刺激并反射性地引起昏迷。在火灾中这些效应常常同时发生,导致机体失能、行动的协调能力丧失、判断错误、方向知觉丧失、视力受限、疼痛,结果引起逃离火场迟缓或不能逃离,继之进一步吸入有毒气体或受到热烧伤,造成机体损伤甚至死亡。

1. 一氧化碳(carbon monoxide,CO) CO 是由含碳的化合物不完全燃烧所致,在所有的火灾中都有大量的 CO 产生。在火灾烟雾的各种成分中,CO 是唯一一种证实的能在火灾中可造成人员死亡的有毒气体。无论是无氧燃烧(闷烧)还是明火燃烧都可产生 CO,前者是一个相当慢的过程,1~3 小时才能达到致死的 CO 浓度,而转变到明火燃烧,这个时间相对较短。但在通风良好条件下,CO 的产生一般很少。动物实验结果显示,浓度为 2 300~5 700mg/m³ 的 CO 能使受试小白鼠全部死亡;对人来说,11 000~12 000mg/m³ 浓度的 CO 就可使人很快停止呼吸而死亡。

CO 本身对组织细胞并无明显毒性,其引起机体中毒的原因在于同血红蛋白(Hb)结合后形成 COHb,从而使血液携氧能力降低而造成组织缺氧,而动脉血氧分压和血流量是正常的。CO 与 Hb 亚铁血红素结合位点有很强的亲和力,当吸入空气中含有 20.9% 的氧气(O_2)和 0.07% 的 CO 时,血液中形成 COHb 和 HbO_2 的量基本相等,即 CO 与 Hb 的亲和力比 O_2 大 300 倍,所以即使吸入的空气中存在少量的 CO,亦能形成大量的 COHb 而造成全身缺氧。另外 CO 对二价铁的高度亲和力,使它可与细胞内还原型细胞色素氧化酶结合,直接抑制细胞呼吸。但血液循环中已有大量含有二价铁的血红蛋白存在,故一般情况下,进入体内的 CO 绝大多数已与血红蛋白结合,不致进入细胞中去,除非高浓度的短期大量吸入,CO 的这种细胞呼吸抑制作用才具有一些临床意义。实验证明,由于进入细胞内的 CO 太少,CO 对细胞呼吸抑制作用不明显。

2. 氢氰酸(hydrocyanic acid,HCN) 许多现代的塑料装饰材料热降解时可产生大量 HCN 气体,在火灾死亡者中也发现其血 HCN 增高。火灾中 HCN 的产生与可燃物的材料和燃烧温度均有关,理论上只要是含氮的材料在相对较高的温度下就可产生 HCN。不同的含氮材料,天然的如羊毛和丝绸,人工合成的如聚亚胺酯和聚丙烯腈,在热分解时都可产生中毒浓度的 HCN。在一个 5.6L 的燃烧室内热解 1g 聚丙烯腈,产生的 HCN 浓度为 1 500ppm;在一个中等大小的客厅内燃烧 2kg 聚丙烯腈产生的 HCN 可达到致死浓度。动物实验结果显示,100~120mg/m³ 浓度的 HCN 气体就能使受试大白鼠全部致死。实验中动物吸入含有 HCN 的烟雾可迅速出现严重的失能,许多火灾受害者是由于不能从火中逃生,烟雾产生的视物模糊、眼睛刺激、呼吸困难阻碍了受害者的逃生。失能可能是由 HCN 中毒引起,耽误了火灾受害者逃生能力,延长有毒气体吸入或被火烧伤的时间,因此大大增加了死亡或损伤的可能性。

HCN 的毒性比 CO 大 25 倍以上,而且作用迅速。与 CO 主要存在于血液中不同,火灾烟雾中 HCN 主要通过呼吸道进入人体,之后迅速离解出 CN^-,并弥散到全身的体液,与组织、器官的细胞接触。CN^- 可与细胞线粒体上的氧化呼吸链中氧化型细胞色素氧化酶的辅基卟啉的 F^{3+} 迅速牢固结合,阻止其还原成 F^{2+},中断细胞色素 aa_3 至氧的电子传递,使生物氧化过程受抑。虽然血液为氧所饱和,但不能被组织细胞摄取和利用,引起细胞内窒息。与 CO 相比,HCN 并没有降低组织的供氧,而是抑制了细胞利用氧的能力。心脏和脑组织对细胞呼吸抑制尤其敏感,HCN 中毒引起的死亡通常是由于中枢性呼吸抑制所致。文献报道,在 HCN 浓度为 50ppm 的空气中人可耐受 30~60 分钟,但在 HCN 浓度为 100ppm 的空气中暴露同样时间则可能致命;130ppm 在 30 分钟后死亡,180ppm 暴露 10 分钟就可致死。

因游离的血 HCN 在体内的半衰期很短,约 1 小时,所以在火灾幸存者中测得的血 HCN 往往要低于初始暴露吸入的浓度。一般认为 HCN 吸入后,血 HCN>1.0μg/ml 就可能出现明显的毒理作用,HCN>3.0μg/ml 被认为是致死的。在一些火灾中 HCN 中毒已超越 CO 中毒成为致死的主要因素,表现为火灾死亡者血 HCN 已达到致死水平,但 COHb% 却未达到中毒浓度。在一次聚亚酯床垫的燃烧引起的火灾事故中,死亡的 35 人血液检测发现大多数死者的血 HCN 为 2~4μg/ml,COHb% 为 5%~10%,表明含有致死量 HCN 和仅仅低浓度的 COHb,烟雾中 HCN 吸入中毒是这次火灾大量人员死亡的主要原因。

CO 和 HCN 这两种有毒气体在毒性效应上有累加作用。火灾烟雾中毒者血中常可同时检测到 HCN 和 COHb% 升高。有报道美国在 43 次飞机失事火灾中死亡的 73 人血中测得 COHb%(>10%)和 HCN(>0.25μg/ml)浓度超过标准,而在非火灾致死者中均未超过标准。由火灾致死的血中两种气体的浓度范围都可引起中等程度的中毒反应,但均未达到致死浓度,非致死浓度的 CO 和 HCN 中毒作用累加,产生了致死效应。在有 HCN 吸入中毒的火灾死亡者中 COHb 含量通常低于 50%,表明 HCN 对 CO 吸收有抑制作用。动物实验表明,当 CO 浓度升高时,动物氰化物中毒 LD_{50} 降低。因 HCN、CO 复合中毒对机体缺氧的程度有协同效应。在没有或只有轻微烧伤的火灾受害者中,除了考虑 CO 中毒外,还应想到有 HCN 中毒的可能。

3. 二氧化碳(carbon dioxide,CO_2) CO_2 本身毒性相当低,但可使吸入气中氧的成分降低,降低血液的运输氧的能力。CO_2 的 LC_{50} 是 470 000ppm(47%),在实际的火灾中不可能达到这个浓度的,火灾中如果所有的 O_2 都转变成 CO_2,其最大浓度也只有 21% 左右。CO_2 和 CO 之间有协同效应,一般在火灾中的 CO_2 的浓度为 5%,但可使 CO 的毒性增加 50%;当浓度超过 5% 时,CO 的毒性又回到其本身的毒性。这是由于 CO_2 刺激呼吸的频率和深度,使每分钟通气量(RMV)增加所致。CO_2 浓度为 2% 可使 RMV 增加约 50%。

4. 氮氧化物 氮氧化物主要是 NO_2 和 NO 的混合物,含氮材料(可燃物)在氧气充足时也会燃烧产生低浓度的氮氧化物,但其产生速度远比 HCN 慢。NO_2 毒性是 NO 的 5 倍,它是一种刺激性气体,可引起流泪、咳嗽、呼吸困难、肺水肿;NO_2 气体与水反应,形成硝酸和亚硝酸可引起肺损伤。NO_2 的 LC_{50} 约为 200ppm,与 HCN 的 LC_{50} 相似。但与 HCN 相比,氮氧化物的致死效应主要是肺刺激效应,死亡时间也在中毒后 1 天左右。在 5%CO_2 存在时,NO_2 的 LC_{50} 变成 90ppm。NO_2 与 HCN 之间有相互作用,在 30 分钟 LC_{50} 浓度的 NO_2(200ppm)存在时,HCN 的 LC_{50} 从 200ppm 增至 480ppm,表明 NO_2 对 HCN 有拮抗作用,这可能是因为 NO_2 可使血红蛋白转变成高铁血红蛋白(MetHb)。

5. 其他刺激性气体 刺激效应在所有的火灾烟雾中都存在,分为两类:一是感觉器官受刺激,包括眼、上呼吸道刺激症状;二是肺刺激症状。绝大多数的火灾烟雾二种刺激效应是共存的。PVC 塑料分解时可产生 HCl,这种酸性气体既是一种强的感官刺激剂,也是一种强的肺组织刺激剂,75~100ppm 的浓度就可引起眼和上呼吸道的剧烈刺激。在火灾中也会产生许多有机刺激物,主要是丙烯醛,对眼和上呼吸道都有刺激作用。

【诊断】

一、临床表现特点

在火场中,凡是出现头晕、乏力、流泪、咳嗽、胸闷、呼吸困难等症状,即是中毒的先兆,如果持续下去就有可能发生中毒昏迷甚至死亡。一般来说,轻度中毒只有先兆症状,只要及时撤离现场,到有新鲜空气处休息,短时间内可自行缓解;中度中毒除有先兆症状外,尚有全身反应,如:心悸、气短、呼吸困难、不能站立、肌肉痉挛、恶心、呕吐、畏冷、面色苍白或变紫青色,等等;重度中毒者常伴有神志不清、昏迷或呼吸心搏停止。

二、实验室检查

1. 痰液检查 早期痰液中烟尘、细菌的检查有助于肺炎的诊断和治疗。

2. 碳氧血红蛋白 多数伤员血中碳氧血红蛋白在 10%~50%,但在停止烟雾吸入之后可发生解离,尤其在给予高浓度氧吸入后明显降低,这往往会使医师低估中毒的严重程度。

3. X 线检查 对烟雾吸入中毒者的早期诊断意义较小,大部分患者胸部 X 线片无异常。48 小时后少数患者出现肺泡和间质水肿、局限性浸润,一般数日消失,部分有肺炎表现。

三、诊断注意事项

有毒气体中毒的临床严重程度差别很大,轻者可无明显症状和体征。而严重的有毒气体吸入中毒,可迅速并发急性肺功能衰竭,因此应尽快明确诊断。早期诊断在于综合分析临床资料、实验室检查、X 线和特殊检查的结果。

【治疗】

在火灾烟雾有毒气体中,除了 CO 和 HCN 能引起急性中毒致死外,其他的气体主要对眼和上呼吸道有刺激效应,脱离火场后对患者进行对症处理即可,因此火灾烟雾中毒患者救治主要是针对 CO 和 HCN 中毒的急救。对火灾烟雾吸入中毒者在给予初步的生命支持处理包括高浓度吸氧,还应紧急检测血气、COHb、高铁血红蛋白、HCN 和乳酸。如果患者持续昏迷、惊厥、心律失常、酸中毒和低血压,尤其是血浆乳酸浓度高于 10mmol/L,且无其他因素引起乳酸升高,提示有 HCN 中毒,应给予抗氰治疗。

单独的 CO 和 HCN 中毒的都有传统的急救方案,且救治效价高。吸氧或高压氧治疗是目前 CO 中毒首选的救治方法,疗效可靠。HCN 吸入中毒经典的抗氰急救方法是用亚硝酸异戊酯和亚硝酸钠促使高铁血红蛋白形成,与血液中的 CN 结合。硫代硫酸盐在线粒体促使 CN 转变为硫氰酸盐,并给予氧气吸入以提高抗氰治疗效果。目前国内还常用对二甲氨基苯酚(4-DMAP)作为急救用药。在美国有一种称为"Lilly"的抗氰急救盒,内有 12 支亚硝酸异戊酯供吸入,300mg 亚硝酸钠和 12.5g 硫代硫酸钠各 2 支,可静脉使用,临床医师可根据情况选用不同的抗氰剂。

但火灾烟雾中毒都是 HCN 和 CO 复合中毒,在这种情况下再用高铁血红蛋白形成剂亚硝酸盐类或 4-DMAP 作为抗氰急救用药有潜在的危险。因高铁血红蛋白形成剂是以牺牲血液的携氧能力为代价的,在正常情况下,30% 的血红蛋白形成高铁血红蛋白不致影响血液供氧。可是在烟雾吸入中毒情况下,对于已有大量血红蛋白与 CO 结合的中毒者来说,再形成高铁血红蛋白与 CN 结合,使血液的携氧能力进一步降低,可能就将危及生命。该药还能扩张血管、降低血压,对中毒合并出血和休克的伤员的急救也不利。因而在火灾烟雾 HCN 和 CO 复合中毒时,不能采用传统的抗氰急救方法,应尽量避免使用高铁血红蛋白形成剂类的药物。

除了高铁血红蛋白形成剂外,也有几类具有抗氰作用的药物,如供硫剂、钴制剂、醛酮化合物等。硫代硫酸钠属

于供硫剂,也是经典的抗氰治疗中的药物,与亚硝酸盐配合使用以提高抗氰效价。但硫代硫酸钠的抗氰原理是促进体内的生化解毒途径,在硫氧生成酶作用下使 CN 氧化生成无毒硫氰酸盐(SCN),起效慢,用量大,且不能通过细胞膜进入细胞内,而绝大部分 CN⁻ 位于细胞内。所以单独使用时,抗氰作用有限。

钴制剂和醛酮化合物都能和 CN 结合形成无毒的化合物。钴制剂的代表有依地酸二钴和羟钴胺,依地酸二钴作为抗氰急救药,对濒死中毒者效果很好,但对轻、中度中毒者钴离子的毒副作用大。羟钴胺是维生素 B_{12} 的一种,毒性较小,且与 CN⁻ 的结合速度快,作用强,被认为是一个有效、安全和给药容易的抗氰剂,在可疑氰化物中毒时适于院外使用。羟钴胺已在美国进入临床试验,一旦成功,可避免在火灾烟雾吸入中毒患者中使用亚硝酸钠的副作用,对严重烟雾吸入中毒者可给予羟钴胺。在醛酮化合物中二羟丙酮(DHA)与硫代硫酸钠合用有较好的抗氰效价,且 DHA 是细胞糖酵解过程的中间产物,在火灾烟雾吸入已形成 COHb 造成血液携氧能力下降的情况下,DHA 可作为亚硝酸钠的有效替代品。但羟钴胺和二羟丙酮目前仅停留在科研阶段,还未进入临床作为正式的抗氰药物。

吸氧在当今抗氰治疗中已不是作为一种辅助治疗手段,而是当作一种必不可少的救治药物和方法。实验表明,氧与亚硝酸钠、硫代硫酸钠和丙酮酸盐合用,可提高小鼠氰中毒的 LD_{50}。氧气单独使用时也具有一定的抗氰能力,可提高抗氰药物的抗氰效价,但其抗氰机制还不是很清楚。氧气对 CO 和 HCN 中毒治疗都有益,吸氧或是有条件的话使用高压氧舱是 CO 中毒的首选治疗方法。氧有一定的抗氰能力,且氧疗本身没什么副作用,因此氧疗已成为火灾烟雾吸入中毒患者的一个基本治疗手段。

(陆一鸣)

58

第59章

有机毒物中毒

第1节 急性乙醇中毒

急性乙醇(酒精)中毒(acute ethanol poisoning),俗称酒醉,系由一次饮入过量乙醇(酒精)或酒类饮料引起的中枢神经系统由兴奋转为抑制的状态,严重者出现昏迷、呼吸抑制及休克。

【病因与中毒机制】

各种酒类饮料中含有不同浓度的乙醇:一般黄酒含10%~15%、白酒含50%~60%、果酒16%~48%、啤酒2%~5%。成人饮用乙醇的中毒剂量有个体差异,一般为70~80g,而致死剂量为250~500g。小儿的耐受性较低,致死量婴儿6~10g,儿童约25g。许多毒物如汞、砷、硝基苯等使人体对乙醇的耐受性下降,反之酒后对上述毒物的感受性也增加。在32℃高温条件下,乙醇的毒性可提高1~2倍。饮入的乙醇80%由小肠上段吸收,其余由胃吸收。空腹饮酒时,在1小时内有60%被吸收,2小时吸收量已达95%。胃内有食物存在,可延缓乙醇的吸收。乙醇被吸收后,通过血流遍及全身,约90%在肝脏由乙醇脱氢酶和过氧化氢酶氧化为乙醛,由醛脱氢酶进一步氧化为乙酸,最后经三羧酸循环氧化为CO_2和水。约2%乙醇不经氧化而缓慢经肺、肾排出。

乙醇的急性毒害作用有:①中枢神经系统抑制作用:乙醇对中枢神经系统的抑制作用,随着剂量的增加,由大脑皮质向下,通过边缘系统、小脑、网状结构到延髓。小剂量出现兴奋作用,这是由于乙醇作用于大脑,细胞突触后膜苯二氮䓬-GABA受体,从而抑制GABA对脑的抑制作用。随着乙醇血中浓度增高,作用于边缘系统、小脑,患者表现为步态蹒跚、共济失调等运动障碍,继而功能抑制出现精神失常;作用于脑干网状结构,引起昏睡或昏迷;最后由于抑制延髓血管运动中枢和呼吸中枢出现休克、呼吸衰竭,呼吸中枢麻痹是致死的主要原因。此外,由于血管扩张及缺氧可导致脑水肿。②代谢异常:乙醇在肝细胞内代谢生成大量还原型烟酰胺腺嘌呤二核苷酸(NADH),使之与氧化型的比值(NADH/NAD)增高,可高达正常的2~3倍,相继发生乳酸增高、酮体蓄积导致的代谢性酸中毒以及糖异生受阻所致低血糖。饮酒发生的低血糖多见于嗜酒者,在无肝脏病者或营养良好的人也可能发生,此时血糖浓度降低是由于肝脏葡萄糖异生减弱、释放葡萄糖减少所致;糖异生抑制是由于肝脏NADH/NAD的比例增高所致。NADH/NAD比值上升,一方面使肝脏中乳酸的利用降低,另一方面丙酮酸被NADH还原成乳酸,易发生乳酸性酸中毒。

此外,过量饮酒可诱发消化道出血、胰腺炎、发作性心律失常、脑梗死、脑出血及蛛网膜下腔出血,个别可引起急性乙醇中毒性肌病(肌痛、肌无力、肌肉肿胀,横纹肌溶解而导致急性肾衰竭)。

【诊断】

1. **饮酒史** 有过量饮酒史,应询问饮酒的种类和饮用量、平素酒量、饮酒的具体时间,有无服用其他药物。

2. **临床表现特点** 一次大量饮酒中毒可引起中枢神经系统抑制,症状轻重与饮酒量、血中乙醇浓度、个体的耐受性有关。临床上大致分三期,各期界限不很明显。

(1)兴奋期:当饮酒后,血中乙醇浓度达到11mmol/L(50mg/dl)时,即感头痛、欣快、兴奋。血中乙醇浓度超过16mmol/L(75mg/dl)时,健谈、饶舌、情绪不稳定、自负、易激怒,可有粗鲁行为或攻击行动,也可能沉默、孤僻。血中乙醇浓度达到22mmol/L(100mg/dl)时,驾车易发生车祸。

(2)共济失调期:血中乙醇浓度达到33mmol/L(150mg/dl)时,即可出现共济失调,表现为动作笨拙,步态蹒跚,语无伦次,且言语含糊不清。血乙醇浓度达到43mmol/L(200mg/dl)时,出现恶心、呕吐、困倦。

(3)意识障碍期:血中乙醇浓度达到54mmol/L(250mg/dl)时,即转入昏睡状态,面色苍白或潮红,皮肤湿冷、口唇轻度发绀,心搏加快,呈休克状态。瞳孔散大,呼吸缓慢带鼾声,严重者大小便失禁、抽搐、昏迷,最后发生呼吸麻痹直至死亡。

患者呼出气及呕吐物均有酒味。小儿饮中毒量乙醇后,很快进入沉睡,不省人事,一般无兴奋过程。由于严重低血糖,可发生惊厥,亦可发生高热、休克、吸入性肺炎和颅内压升高等。老年人肝脏功能相对较差,如饮用等剂量的酒,血中乙醇浓度较青壮年人高,故症状较重,死亡率亦高。

3. **戒断综合征** 长期酗酒者在突然停止饮酒或减少酒量后,可发生下列4种类型戒断综合征的反应:①单纯性戒断反应:在减少饮酒后6~24小时发病。出现震颤、焦虑不安、兴奋、失眠、心动过速、血压升高、大量出汗、恶心、呕吐。多在2~5天内缓解自愈。②酒精性幻觉:幻觉以幻听为主,也可见幻视、错觉及视物变形。多为被害妄想,一般可持续3~4周后缓解。③戒断性惊厥反应:常与单纯性戒断反应同时发生,也可在其后发生癫痫大发作。多数只发作1~2次,每次数分钟。也可数日内多次发作。④震颤谵

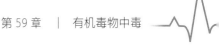

妄反应：在停止饮酒 24~72 小时后，也可在 7~10 小时后发生。患者精神错乱，全身肌肉出现粗大震颤。谵妄是在意识模糊的情况下出现生动、恐惧的幻视，可有大量出汗、心动过速、血压升高等交感神经兴奋的表现。

4. 实验室检查 依病情查血电解质、血糖、淀粉酶、肌酸磷酸激酶、血气分析等。

5. 诊断注意事项 ①需检查患者有无摔倒或碰撞致外伤，尤其是颅脑外伤致颅内出血引起意识障碍。②下列情况需行颅脑 CT 检查：经治疗意识未恢复或意识状态发生改变；出现定位体征；饮酒量与临床表现不符；癫痫发作；有外伤史。③急性中毒主要与引起昏迷的疾病相鉴别，如镇静催眠药中毒、CO 中毒、急性脑血管病、糖尿病昏迷、颅脑外伤等。④戒断综合征主要与精神病、癫痫、窒息性气体中毒、低血糖症等相鉴别。⑤与双硫仑样反应鉴别，见后述。

【治疗】

1. 急性中毒的治疗 急性中毒的轻型患者，一般无须特殊治疗。可使其卧床休息、保暖、饮浓茶或咖啡，即可逐渐恢复。患者昏睡或昏迷时应注意保暖、侧卧位，保持呼吸道通畅，及时清理呕吐物，以防误吸及窒息。对重症患者应迅速采取下述救治措施。

（1）清除毒物：由于乙醇吸收快，一般洗胃意义不大；如在 2 小时内的重度中毒患者，可考虑应用 1% 碳酸氢钠或生理盐水洗胃。对昏迷时间长、呼吸抑制、休克的严重病例，或血中乙醇浓度超过 108mmol/L（500mg/dl），伴酸中毒或同时服用甲醇或其他可疑物时，应尽早行血液透析治疗，可成功挽救患者生命。

（2）纳洛酮的应用：纳洛酮对乙醇中毒所致的意识障碍、呼吸抑制、休克有较好的疗效。用法：0.4~0.8mg 加入 25% 葡萄糖液 20ml 中静脉注射，必要时 15~30 分钟重复 1 次；或用 1.2~2mg 加入 5%~10% 葡萄糖液中持续静脉滴注，直至达到满意效果。

亦可选用醒脑静注射液和胞磷胆碱治疗重度乙醇中毒。成人醒脑静注射液 20ml 加入 5%~10% 葡萄糖溶液 250ml 中静脉滴注；胞磷胆碱 0.5~1g 加入 5%~10% 葡萄糖溶液 500ml 中静脉滴注。

（3）美他多辛注射液的应用：美他多辛注射液是乙醛脱氢酶激活剂，并能拮抗急、慢性酒精中毒引起的乙醇脱氢酶（ADH）活性下降；加速乙醇及其代谢产物乙醛和酮体经尿液排泄，属于促酒精代谢药。同时美他多辛注射液能改善饮酒导致的肝功能损害及改善因酒精中毒而引起的心理行为异常，可以用于中、重度中毒特别伴有攻击行为、情绪异常的患者。用法：0.3~0.9g 加入 5%~10% 葡萄糖溶液 250~500ml 中静脉滴注。

（4）促进乙醇氧化代谢：可给 50% 葡萄糖液 100ml 静脉注射同时肌内注射维生素 B₁、B₆ 和烟酸各 100mg，以加速乙醇在体内氧化代谢。

（5）对症支持疗法：①维持呼吸功能：吸氧，畅通呼吸道，防治呼吸衰竭。②防治酸中毒：补充血容量，早期纠正

乳酸性酸中毒，初剂量先给予 5% 碳酸氢钠液 150ml 静脉滴注，其后可根据血气分析结果补碱。必要时给予血管活性药物如多巴胺等。③防治脑水肿：可选用 20% 甘露醇液 125~250ml，50% 葡萄糖液 60ml，地塞米松 5~10mg 静脉注射。可按病情需要和血压情况，4~6 小时后重复应用。④迅速纠治低血糖：部分病例可出现低血糖昏迷，应注意与乙醇直接作用所致的昏迷鉴别。故急性中毒的重症患者应检测血糖，如有低血糖，应立即静脉注射高渗葡萄糖液。⑤镇静剂的应用：应慎用。对躁动不安、过度兴奋的患者，可用地西泮（安定）5~10mg 肌内注射或静脉注射，或氯丙嗪 25~50mg 肌内注射，或水合氯醛 0.5~1.0g 口服或保留灌肠。给药后注意病情变化。禁用吗啡及巴比妥类药物。⑥预防感染：昏迷患者可预防性应用抗生素。

2. 戒断综合征的治疗 患者应安静休息，保证睡眠。加强营养，给予维生素 B₁、维生素 B₂。有低血糖时静脉注射高渗葡萄糖液。重症患者宜选用短效镇静药控制症状，常选用地西泮，依病情每 1~2 小时口服 5~10mg，症状稳定后可给予维持镇静的剂量，8~12 小时 1 次。有癫痫病史者可用苯妥英钠。

附：双硫仑与双硫仑样反应

双硫仑又称双硫醒或戒酒硫、酒畏等，外观为白色或淡黄色结晶性固体，临床用于慢性酒精（乙醇）中毒者的脱瘾治疗。双硫仑进入人体后，通过抑制两种重要的酶，即乙醛脱氢酶（ALDH）和多巴胺 β-羟化酶而发生作用。双硫仑可与人体内的神经细胞、肝细胞、肠黏膜、肾小管上皮细胞中的 ALDH 结合，形成稳定的复合物，使 ALDH 失去酶的活性。双硫仑的主要作用发生在肝脏内，它抑制 ALDH 的活性后，使乙醛转化为乙酸的反应受阻，导致体内乙醛蓄积，血中乙醛浓度升高 5~10 倍，从而引起一系列乙醛中毒的症状与体征，称为乙醇-双硫仑反应（乙醛蓄积综合征）。双硫仑作为酒增敏药物用于戒酒治疗，并不是能治疗嗜酒症，而是服药期间饮酒，即出现双硫仑反应，以期建立饮酒者对酒有厌恶的条件反射。

双硫仑反应又称双硫仑-酒精反应、双硫醒反应、戒酒硫反应，是指服用双硫仑后一定时间内饮酒会引起面部潮红、发热、头痛、恶心和呕吐等不舒服的症状。

双硫仑样反应又称戒酒硫样反应，是由于应用了化学结构中含有"甲硫四氮唑侧链"的药物后饮酒或应用含酒精的食物或药物导致体内"乙醛"蓄积的中毒反应，严重者出现过敏性休克，直接威胁患者的生命。

头孢菌素抗生素所产生双硫仑样反应机制：头孢菌素类抗菌药物在化学结构上共同的特点是在其母核 7-氨基头孢烷酸（7-ACA）环的 3 位上有甲硫四氮唑（硫代甲基四唑）（MTT）取代基，其与辅酶 I 竞争乙醛脱氢酶的活性中心，使乙醛脱氢酶失去活性，阻止乙醛继续氧化，导致乙醛蓄积，从而引起双硫仑样反应。

具有甲硫四氮唑的头孢菌素：①2 代头孢：头孢盂

多、头孢美唑、头孢替安、头孢尼西等;②3代头孢:头孢哌酮、头孢甲肟等;③头孢霉素类:头孢米诺;④氧头孢烯:氟氧头孢、拉氧头孢等。

不含甲硫四氮唑基团的头孢菌素如头孢氨苄、头孢唑林、头孢拉定、头孢呋辛、头孢克洛、头孢曲松、头孢他啶、头孢噻肟、头孢地嗪、头孢克肟、头孢唑肟、头孢匹胺等,也有少数或个案出现双硫仑样反应,其确切机制尚不明确:可能这些药物在体内代谢后产生与分子中有甲硫四氮唑侧链的头孢菌素相似的产物,抑制了体内乙醛的代谢。头孢曲松等分子中有甲硫三嗪侧链也可引起双硫仑样反应。

硝基咪唑类抗菌药物如甲硝唑、替硝唑、奥硝唑等引起双硫仑样反应的机制:多数文献认为甲硝唑等可抑制乙醛脱氢酶,导致乙醛蓄积,从而引起双硫仑样反应;但也有研究认为甲硝唑对乙醛脱氢酶并无抑制作用,但能增加脑内 5- 羟色胺的浓度,因此认为甲硝唑引起的可能是一种"5- 羟色胺中毒综合征"。奥硝唑同其他硝基咪唑类药物相比,本品对乙醛脱氢酶无抑制作用,引起双硫仑样反应的机制尚不明确。

呋喃类抗菌药物如呋喃唑酮、呋喃妥因等除了可抑制乙醛脱氢酶、升高血液中 5- 羟色胺浓度外,还可能抑制单胺氧化酶而使体内单胺类浓度升高,从而出现恶心、呕吐、腹痛、腹泻、头晕、呼吸困难等严重不良反应。当摄入啤酒等含酪胺较多的饮料时,酪胺不能被单胺氧化酶代谢而出现心悸、血压升高等拟交感反应。

双硫仑样反应临床表现特点:①循环系统:头颈部血管剧烈搏动性疼痛,面色猩红,皮肤潮红,结膜充血,出汗,口干,心悸,心搏加速,心动过速,重者血压下降(血压 50~70/30~50mmHg),出冷汗,脉搏细弱或心电图出现 ST 段缺血改变等。②呼吸系统:胸闷或胸痛、气急伴濒死感等。③神经系统:头痛,头晕,意识障碍,视物模糊,精神错乱,癫痫样发作,昏迷,大小便失禁等。④消化系统:腹痛,腹泻,恶心,呕吐等。

双硫仑样反应分级:①轻度:颜面或全身皮肤潮红,轻度头昏,心慌等;②中度:头昏、头痛、心慌、恶心、呕吐、发热等;③重度:胸痛、呼吸困难、休克甚至意识障碍,大小便失禁等。

双硫仑样反应处理:①就地处理:立即停止饮酒,催吐。有条件洗胃。保持呼吸道通畅,清除口腔和鼻腔呕吐物和分泌物。头偏向一侧,以防呕吐物堵塞呼吸道引起窒息。②一般处理:卧床休息,休克者吸氧(4~6L/min),改善组织缺氧。观察生命体征,测量血压、脉搏、呼吸、体温、血氧饱和度。行相关辅助检查:心电图、血常规、急诊生化、肌钙蛋白 I、血气分析等。③药物治疗:地塞米松 5~10mg,静脉推注、入壶或静脉滴注。5%~10% 葡萄糖液 500~1 000ml 静脉滴注,加入维生素 C 2~4g + 维生素 B$_6$ 0.2~0.4g。也可用美他多辛注射液 0.6~0.9g 加入 500ml 液体静脉滴注,1.5 小时输完。以利于乙醇分解产物和毒素排泄。抗组织胺药物苯海拉明 20mg 或异丙嗪 25mg 肌内注射,可改善症状。利尿。④对症处理:休克者应补充液体或用多巴胺等升压药。有胸闷、心绞痛者

应用硝酸酯类药物。恶心,呕吐者可用甲氧氯普胺(胃复安)10mg 肌内注射。嗜睡或意识不清可以给予纳洛酮对抗治疗。注意维持水电解质平衡。

双硫仑样反应预防:①医护人员:履行告知义务的第一责任人。开处方前,熟知哪些药物可引起双硫仑样反应,然后合理选用药物。若选用的是可能发生双硫仑样反应的药物,宣教到位,如用药期间及停药后一周内不要饮酒和 / 或食用含酒精类食物、饮料等,避免使用含有乙醇的药物(如氢化可的松注射液)。对所有应用头孢类抗生素的患者应常规询问是否有药物过敏史、酒精过敏史和近期饮酒史,如患者在用药前 7 天有饮酒史,应禁用或者慎用该类药。对应用头孢类抗生素的患者应嘱其在停药后禁酒时间不能少于 7 天。一旦发生双硫仑样反应,应立即停药并积极采取相应措施治疗。②生产厂家:凡可引起双硫仑样反应的药物,生产厂家应在说明书中,在包装瓶或盒的显要位置注明或用显色标志指出,在用药期间和停药后一周内不能饮酒或使用含乙醇的药物或食品,以使医务人员及时掌握并告知患者。

第 2 节 甲醇中毒

甲醇(methyl alcohol)又名木醇或木酒精,系无色、透明、易燃、易挥发、略带酒精气味的液体。比重 0.79,蒸气比重 1.11。易溶于水及多种有机溶剂。在工业上作为甲醛、塑料、胶片等的生产原料,并用于防冻剂及溶剂等。工业生产中急性中毒主要由吸入甲醇蒸气所致,较少见。工业用酒精中含有较多的甲醇,若误用此类酒精配制成白酒饮用,则导致急性中毒。

【病因与中毒机制】

甲醇主要经呼吸道及消化道吸收,皮肤也可部分吸收,吸收后迅速分布于各组织器官,含量与该组织器官的含水量呈正相关。甲醇在体内氧化代谢缓慢,其经醇脱氢酶氧化代谢为甲醛,再经甲醛脱氢酶作用氧化为甲酸,甲醇中毒过程其毒性作用是由甲醇及其代谢产物甲醛和甲酸所致。因甲醇在体内氧化及排出均缓慢,故有明显的蓄积作用。未被氧化的甲醇,主要经肺呼吸排出(约为进入量的 14%),也可经肾(约为进入量的 30%)排出,尚有小部分可由胃肠道缓慢排出。人经口中毒的个体差异较大,一般 5~10ml 即可引起严重中毒,最低 7~8ml 即可引起失明,致死量 30ml 左右。中毒的后果不一致,有的口服 20 余 ml 可能会致死,15ml 导致永久性失明,但也有口服 250ml 而获救存活者。其中毒机制主要为甲醇的氧化产物新生态甲醛或甲酸盐与细胞内的蛋白质相结合所致,对机体的危害主要有:①对中枢神经系统有明显的麻醉作用。其麻醉作用虽较乙醇为弱,但由于它氧化代谢缓慢,蓄积性强,故毒害作用远较乙醇为大;其麻醉浓度与致死浓度较为接近,故危险性也较大。②对视神经及视网膜有特殊的选择作

用。眼房水和玻璃体含水量达 99% 以上,甲醇能溶入水并和眼球组织有特殊亲和力,故中毒后眼球中甲醇含量高。甲醇经醇脱氢酶氧化而生成的甲醛,毒性较甲醇大约 33 倍,它作用于视网膜上的糖原酵解酶,使细胞线粒体受损伤,细胞色素氧化酶被抑制,从而抑制视网膜的氧化磷酸化过程,使膜内不能生成 ATP,致使细胞发生退行性变,招致视网膜及视神经病变,最终导致视神经萎缩。此外,甲醇代谢所形成的甲酸,比甲醇毒性约大 6 倍,它可抑制某些氧化酶,并引起酸中毒;甲酸盐尚可致神经轴浆流障碍,也是使视网膜病变加剧的因素。③代谢性酸中毒。甲酸在体内的积累,再加上甲醇在体内可抑制某些氧化酶系统,使糖的需氧分解及机体代谢发生障碍,导致乳酸及其他有机酸在体内积聚,引起代谢性酸中毒。

甲醇或其氧化产物直接损害组织,其损害程度与该组织器官的含水量呈正相关。以下各器官组织的敏感性递减:眼、脑灰质、胃肠道、肺、肾、肝、胰。甲醇中毒主要病理损害为脑水肿、脑膜出血,视神经和视网膜萎缩性失明,肺部充血、水肿,肝、肾细胞水肿等。

【诊断】

1. 病史 有接触甲醇、吸入甲醇蒸气、误服甲醇或饮入大量含有甲醇的劣质酒或假酒史。

2. 临床表现特点 甲醇中毒(methyl alcohol poisoning)引起以中枢神经系统损害、眼部损害和代谢性酸中毒为主的全身性疾病。

无论吸入或经口中毒,均有一定的潜伏期,通常为 8~36 小时,同时饮酒者则潜伏期可更长。症状轻者仅感头痛、头晕、视物模糊、乏力、兴奋、失眠、眼球疼痛,颇似乙醇中毒。中度中毒可出现步态不稳、呕吐、呃逆、共济失调、腹痛、腰痛、视力障碍、眼前有跳动性黑点、飞雪或闪光感,复视甚至视觉丧失,表情淡漠、四肢湿冷。重度中毒有剧烈头痛、恶心、呕吐、意识蒙眬、谵妄、抽搐、失明、瞳孔散大、对光反射消失等表现。同时,患者有明显的酸中毒,甚至休克、昏迷,最后可出现中枢性呼吸衰竭而致死。少数病例可出现精神症状。个别患者可并发急性胰腺炎、周围神经病变或坐骨神经痛。

眼底检查见视神经乳头充血、出血或眼底静脉扩张、视网膜水肿,或见视神经萎缩。也有病例眼损害症状出现于全身中毒症状改善之后,由此可于中毒后数月出现迟发性视力损害。

慢性中毒可出现视力减退、视野缺损、视神经萎缩,自主神经功能失调和神经衰弱综合征。

3. 辅助检查 血气分析有 HCO_3^- 及 pH 降低,BE 为负值。血 CO_2CP 降低。血和尿中酮体可呈阳性,尿呈酸性,可能有肝功能异常及蛋白尿。血和尿中可测得甲醇、甲酸含量增高。CT 检查发现脑壳核梗死,同样有助于诊断。

【治疗】

1. 早清除毒物 口服中毒者应及时用 1%~3% 碳酸氢钠或温水、肥皂水洗胃,口服硫酸钠 30g 导泻。已吸收入血液者,不论患者有无症状,均可用腹膜或血液透析加以清除,因甲醇属可透析清除的毒物。早期透析可减轻症状、挽救生命和减少后遗症。血液透析的指征为:①血液甲醇 >15.6mmol/L 或甲酸 >4.34mmol/L;②严重代谢性酸中毒;③视力严重障碍或视神经乳头、视网膜水肿。吸入性中毒应脱离有毒环境,吸氧。

2. 乙醇作抗毒治疗 由于乙醇对醇脱氢酶的亲和力比甲醇大 20 倍,由此可阻断甲醇代谢增毒,并促进排出,如血液中乙醇浓度达到 21~32mmol/L 的水平,可完全抑制其代谢作用,故理论上可用乙醇作抗毒治疗。方法是医用 95% 乙醇按 1ml/kg 稀释于 5% 葡萄糖或生理盐水中,配制成 10% 的乙醇溶液,30 分钟内静脉滴注完,然后再按 0.166ml/kg 同样稀释后静脉滴注维持;也可先用 50% 乙醇按 1.5ml/kg 稀释至不大于 5% 的浓度,首次口服或经胃管注入,其后按 0.5~1ml/kg 口服,每 2 小时 1 次维持。也可口服白酒 30ml,以后每 4 小时口服 15ml。务必使血甲醇浓度降至 0.5g/L 以下,停止使用乙醇后不再发生酸中毒为止,一般需 4~7 天或更长。若患者已有明显抑制者不宜用乙醇治疗。尚可给予叶酸,以促进已经形成的甲酸加速分解成 CO_2,剂量为每 4 小时 50mg 静脉滴注,共给数日。

3. 甲吡唑(fomepizole) 本品为乙醇脱氢酶(ADH)抑制剂,是治疗甲醇中毒的有效解毒药。在暴露甲醇后未出现中毒表现前给予本品,可预防其毒性;出现中毒症状后给予可阻滞病情进展。用法:静脉负荷量 15mg/kg,加入 100ml 以上生理盐水或 5% 葡萄糖液中输注 30 分钟以上。维持量 10mg/kg,每 12 小时 1 次,连用 4 次。

4. 纠正酸中毒 早期应用碱性药物有肯定的疗效。可用 5% 碳酸氢钠静脉滴注,用量可根据血 CO_2CP 或血气分析结果调整。

5. 高压氧治疗 重度中毒和有双目失明者,应尽早行高压氧舱治疗,可使双目失明好转。

6. 肾上腺皮质激素 皮质激素可减轻脑水肿和视神经损害,可用地塞米松 10~20mg 或氢化可的松 200~500mg 静脉滴注,每日 1 次。

7. 眼科治疗 不论患者视力如何,急性期均宜避免光线刺激,双眼应用纱布覆盖保护。并可酌情用维生素 B_1、维生素 B_{12} 和尼莫地平等,防止视神经发生永久病变。

8. 对症支持疗法 给予高蛋白、高碳水化合物饮食。应用大剂量维生素及促进神经系统恢复的药物。

第 3 节　　苯中毒

苯(benzene)是从煤焦油分馏及石油裂解所得的一种芳香烃化合物,系无色有芳香气味的油状液体。挥发甚速,易燃易爆。是工业上广泛应用的溶剂和原料。急性中毒多由于生产过程或意外事件中吸入高浓度苯蒸气所引起。一般吸入含苯浓度 4~5g/m³ 的空气,则会发生严重中毒。偶尔亦可因误服而中毒,口服 2ml 即可迅速发生昏迷,10~15ml 可致死。

【病因与中毒机制】

苯主要以蒸气形态经呼吸道吸入,皮肤仅少量吸收,消化道吸收完全。进入体内后,部分以原型由肺呼出;部分在肝脏代谢,通过微粒体混合功能氧化酶进行羟化,转化为酚、对苯二酚、邻苯二酚等酚类代谢产物。这些代谢物分别与硫酸根、葡萄糖醛酸结合为苯基硫酸酯及苯基葡萄糖醛酸酯,自肾排出。急性中毒是因苯的亲脂性很强,且多聚集于细胞膜内,使细胞膜的脂质双层结构肿胀,影响细胞膜蛋白功能,干扰细胞膜的脂质和磷脂代谢,抑制细胞膜的氧化还原功能,致中枢神经系统麻醉。慢性毒作用主要是苯及代谢产物酚类所致造血系统损害:①酚类为原浆毒,直接抑制细胞核分裂,对增殖活跃的骨髓造血细胞,尤其是处于 S 期及 G_2 期细胞有明显抑制作用;②酚类与巯基作用及与白细胞中硫结合,分别使谷胱甘肽代谢障碍及形成具有自身抗原性的变性蛋白,导致血细胞破坏;③苯也可抑制 δ-氨基-γ-酮戊酸合成酶,干扰红细胞生成素对红细胞增殖的刺激作用;④苯也影响造血系统微环境,削弱造血干细胞复制功能;⑤苯及代谢产物,尤其是烷化剂苯醌,能与骨髓细胞蛋白质结合,影响DNA 合成,可引起染色体畸变、血细胞突变而导致白血病。

【诊断】

1. **病史** 有毒物接触史。由于吸入的苯部分以原型由呼吸道排出,中毒者气息中有浓郁的苯的芳香味,对无明确接触史者,有参考诊断价值。除苯的中毒外,口服中毒者,尚需注意服入作为溶剂的苯之外,是否尚有作为溶质的其他毒物进入体内,招致"双重中毒"的可能性。

2. **临床表现特点** 急性中毒主要为中枢神经系统抑制症状。轻者有头痛、头晕、耳鸣、乏力、步如醉汉、幻觉和精神障碍;重者有意识障碍、昏迷、肌肉痉挛或抽搐、呼吸困难、血压下降、瞳孔散大、对光反射消失,可因呼吸麻痹而死亡。短时间在密闭环境内接触高浓度苯的蒸气可引起猝死。苯对局部有刺激性,因而可侵入眼睛而致眼部炎症,流泪、畏光、结合膜充血、视物模糊等;吸入时可产生呛咳、咽痛、气管分泌物增多,甚至喉头水肿、痉挛或窒息,急性期过后易合并肺炎;口服者可有明显消化道刺激症状如腹部不适、腹痛、恶心、呕吐、腹泻等。

慢性中毒除神经系统外,还影响造血系统。神经系统早期为神经衰弱和自主神经功能紊乱综合征;个别晚期病例可有感觉障碍和不全麻痹;也可引起多发性神经炎、脊髓炎、视神经炎、癫痫和精神病等。造血系统异常表现是慢性苯中毒的主要特征,以白细胞及血小板减少最常见,严重者表现为再生障碍性贫血;甚至发生苯中毒白血病,以急性粒细胞白血病为多,其次为急性淋巴细胞白血病和红白血病。苯引起白血病多在长期高浓度接触后发生,最短 6 个月,最长 23 年。

3. **职业性苯中毒诊断标准** 职业性急性苯中毒是劳动者在职业活动中,短期内吸入大剂量苯蒸气所引起的以中枢神经系统抑制为主要表现的全身性疾病;职业性慢性苯中毒是指劳动者在职业活动中较长时期接触苯蒸气引起的以造血系统损害为主要表现的全身性疾病。

(1)诊断原则:急性苯中毒的诊断是根据短期内吸入大量高浓度苯蒸气,临床表现有意识障碍,并排除其他疾病引起的中枢神经功能改变,方可诊断急性苯中毒;又按意识障碍程度分为轻度和重度二级。

(2)诊断与分级标准:①急性轻度苯中毒:短期内吸入高浓度苯蒸气后出现头晕、头痛、恶心、呕吐、兴奋、步态蹒跚等酒醉样状态,可伴有黏膜刺激症状。呼气苯、血苯、尿酚测定值增高可作为苯接触指标。②急性重度苯中毒:吸入高浓度苯蒸气后出现烦躁不安、意识模糊、昏迷、抽搐、血压下降,甚至呼吸和循环衰竭。呼气苯、血苯、尿酚测定值增高,可作为苯接触指标。

【治疗】

1. **清除毒物** 吸入中毒者,迅速脱离有毒环境,换去被污染的衣物,温肥皂水(忌用热水)清洗皮肤。口服中毒者,以 0.5% 活性炭或 2% 碳酸氢钠溶液洗胃,随后注入硫酸钠 30g 导泻,忌催吐。

2. **维持呼吸功能** 呼吸节律不规则、呼吸表浅或有缺氧表现者,吸氧,必要时行气管插管或气管切开术行气管内加压吸氧,应用呼吸兴奋剂。有条件者,宜选用高压氧舱治疗,一方面可改善缺氧状态,另一方面可加速苯从呼吸道排出。

3. **解毒剂** 葡萄糖醛酸可与体内苯的代谢产物酚类结合,生成苯基葡萄糖醛酸酯而起解毒作用。用法:葡萄糖醛酸内酯 100~200mg,肌内注射或静脉滴注,轻症可口服,每日 2~3 次。同时可加用较大剂量维生素 C、维生素 B 等。

4. **对症处理** 有血压下降或休克者,补充血容量和用血管活性药物抗休克治疗,但忌用肾上腺素,因可致心室颤动,不过心脏骤停时另当别论。有精神症状或抽搐者,可用镇静抗惊厥药,首选水合氯醛 15~20ml 保留灌肠,或地西泮 5~10mg 肌内注射或静脉注射,但忌用吗啡或其他有较强烈抑制呼吸中枢作用的药物。有脑水肿者则用皮质激素和利尿脱水剂。眼损害者,以清水冲洗,滴四环素眼液,可的松眼膏涂眼。

(张文武)

第 4 节　　汽油中毒

汽油(gasoline,petrol)是性质不一的碳氢化合物的混合物,主要成分为 C_4~C_{12} 脂肪烃和环烃类,含少量芳香烃和硫化物。是无色或淡黄色液体,易挥发,易燃,有特殊气味。汽油在空气中最高允许浓度为 300ml/m³。如因设施故障、防护不周、或在高温情况下,空气中汽油浓度急剧上升,当吸入浓度为 30~40mg/L 时,5~10 分钟即可发生急性中毒;若长期吸入较高浓度的汽油亦可发生慢性中毒;偶因口吸阻塞的加油管,不慎将汽油吸入呼吸道,可导致吸入化学性

59

肺炎。口服中毒多因误为止咳糖浆和饮料而口服致中毒。一般口服致死量为 7.5g/kg。

【中毒机制】

汽油主要以蒸气状态经呼吸道吸入，经皮肤吸收较少，也可因液体吸入肺或误服从消化道吸收。进入体内汽油大部分以原型从肺排出，小部分经氧化后与葡萄糖醛酸结合，经肾排出。汽油毒性取决于其化学成分和物理性质，含不饱和烃、芳香烃及硫化物多，其毒性较大；挥发性大，危害性也大。汽油具有：去脂作用，使细胞内类脂质平衡发生障碍；抑制单胺氧化酶，使 5- 羟色胺氧化降解速度减慢而蓄积，影响神经递质功能；对中枢神经系统有麻醉作用；对皮肤黏膜有一定刺激作用。

【诊断】

1. **病史** 有汽油接触或汽油误服史。
2. **临床表现特点** ①轻度中毒：头晕、头痛、乏力、恶心呕吐、酒醉样步态、精神恍惚、兴奋状态。②重度中毒：昏迷型：迅速昏迷、抽搐、瞳孔扩大、脉细弱、呼吸不规则、血压下降或中枢性高热。中毒性精神病型：躁动不安、癔症样发作、哭笑无常、乱说乱动等。③吸入性肺炎：剧烈咳嗽、咯血痰、胸痛、发绀、肺啰音等。④误服时有剧烈的上腹痛、恶心呕吐。

慢性中毒主要为自主神经功能失调及多发性周围神经炎。部分患者有癔症样症状，谓之汽油性癔症。

【治疗】

急性中毒按一般麻醉性气体中毒处理，防治脑水肿。①吸入中毒，速将患者移至新鲜空气处。口服者，一般不用催吐或洗胃，以免将汽油吸入肺内。如口服量大洗胃时先注入 150~200ml 石蜡油、花生油或橄榄油于胃中使之溶解，然后将油吸出，再用温水洗胃。活性炭 50~100g 灌服，硫酸钠导泻。②液体汽油吸入性肺炎，需用抗生素和肾上腺糖皮质激素治疗以及对症处理。③重症患者应尽早高压氧疗。可缓解患者缺氧状态，提高氧分压，防止和纠正脑水肿。

慢性中毒给予对症处理。

（张文武）

第 5 节　其他有机毒物中毒

其他有机毒物中毒包括氯仿、四氯化碳、乙醚、松节油、甲苯、酚类、煤油、甲醛、碘、甲紫等，其诊治要点见表 59-1。

表 59-1　其他有机毒物中毒的诊断与治疗要点

毒物	毒理	诊断要点	治疗要点
氯仿（三氯甲烷）	主要作用于中枢神经系统，抑制呼吸与血管运动中枢；对肝脏有毒性作用。成人口服致死量为 30ml	1. 有毒物吸入或误服史 2. 吸入中毒初期，患者兴奋激动，随即头痛、头晕，之后呈抑制状态、昏迷、呼吸麻痹 3. 口服者，口腔、食管与胃部黏膜均有烧灼感、恶心呕吐、腹痛腹泻。随后出现昏迷，又可引起周围循环衰竭或肝脏损害而死亡	1. 口服者，立即洗胃与导泻 2. 吸入者，立即撤离中毒环境，吸氧，必要时人工呼吸和应用呼吸兴奋剂。忌用吗啡与肾上腺素 3. 防治肝损害 4. 对症、支持疗法
四氯化碳	作用于中枢神经系统，还可引起心、肝、肾功能损害。主要使细胞氧化磷酸化功能障碍，致细胞功能障碍	1. 有毒物吸入或误服史 2. 蒸气吸入有眼、鼻、咽、喉及呼吸道黏膜刺激症状；口服者，以消化道症状明显：恶心、呕吐、腹痛、腹泻。严重者出现神经系统症状：头痛、眩晕、精神恍惚、抽搐、意识障碍等 3. 也可发生急性肝坏死、急性肾衰竭、中毒性心肌损害、中毒性肺水肿 4. 血、尿或呼气中四氯化碳浓度增高	1. 脱离中毒环境，吸氧、保暖。误服者用 2% 碳酸氢钠溶液或 1∶5 000 高锰酸钾溶液洗胃，用硫酸镁导泻 2. 解毒剂：L- 半胱氨酸 0.2g 肌内注射，每日 2 次 3. 对症与支持疗法：如保肝、营养心肌等 4. 禁用肾上腺素、麻黄碱及巴比妥类药物
乙醚	主要是对中枢神经系统的明显抑制作用，呈现从大脑皮质到延髓的逐渐抑制过程。尚有黏膜刺激作用口服致死量为 25~30ml	1. 有毒物吸入或口服史 2. 吸入高浓度呈"醚醉"现象：眩晕、癔症样发作、精神错乱、嗜睡、昏迷。瞳孔散大、脉搏细弱、血压下降、呼吸抑制 3. 可伴有恶心、呕吐、多汗、流涎、流泪、咳嗽等	1. 迅速脱离现场，吸氧、保暖。口服者洗胃 2. 防治呼吸、循环衰竭 3. 其他对症与支持疗法
松节油	松节油是萜烯类混合物，主要由 α 和 β 松油精组成，可由口服、吸入或皮肤接触而发生中毒。中毒量：内服 8ml 左右，小儿口服 15ml 即可致死，成人口服 150ml 即可产生致死性中毒反应	1. 有毒物接触史 2. 中毒主要表现为消化道刺激症状（口腔及食管灼痛、恶心、呕吐、腹痛、腹泻等）、肾脏损害（蛋白尿、血尿、肾功能不全等）及神经系统刺激症状（头痛、眩晕、兴奋、谵妄、共济失调、抽搐等）。吸入中毒表现为眼、鼻及呼吸道刺激症状。皮肤接触中毒可致过敏性皮炎	1. 吸入中毒者，迅速移离现场；皮肤接触者可用肥皂水或清水冲洗。口服中毒者，给予液体石蜡 100~200ml 口服后再彻底洗胃，硫酸钠导泻。洗胃后给予润滑剂如鸡蛋清、米糊、豆浆等，勿给油类。皮肤损伤者用硼酸软膏或湿敷 2. 对症支持疗法

续表

毒物	毒理	诊断要点	治疗要点
甲苯	1. 对中枢神经系统有麻醉作用 2. 对黏膜有刺激作用	1. 有毒物接触史 2. 黏膜刺激症状:流泪、咳嗽、胸闷、结膜充血等 3. 中枢神经症状:头痛、乏力、步态蹒跚、意识障碍 4. 可有吸入性肺炎、肺水肿;血尿、蛋白尿	同苯中毒
酚	酚类中有多种制剂,为外用药,如苯酚(酚、石炭酸、羟基苯)、甲酚(煤酚、甲苯酚)、甲酚皂溶液(来苏儿)、煤焦油、间苯二酚、三氯苯酚等。甲酚皂溶液口服致死量 3g;石炭酸口服致死量 8~15g。都具有腐蚀与轻度的麻醉作用。能使细胞蛋白质变性沉淀,对各种细胞均有直接毒害作用。主要抑制呼吸、血管运动中枢与体温中枢	1. 有毒物吸入、口服史 2. 局部表现:皮肤接触致皮炎;口服者,口腔、咽喉、食管与胃部灼热感,口渴、恶心呕吐,腹痛、腹泻、血便。眼部溅入酚,致结膜炎、角膜炎、失明 3. 全身中毒表现:头痛、眩晕、胸闷、乏力、呼吸减慢,体温、血压下降,抽搐、昏迷,呼吸、循环衰竭 4. 24 小时尿酚 > 20~50mg 有助于诊断	1. 口服者,应尽早洗胃,可用牛奶、蛋清或植物油灌洗。植物油能溶解苯酚,而不使其吸收,忌用矿物油洗胃。反复洗胃至酚味消失,并留植物油 60ml 或给氢氧化铝凝胶 30ml 保护胃黏膜。有重度食管损伤者禁止洗胃 2. 吸入者:脱离现场,清洗皮肤,吸氧 3. 对症支持疗法
煤油	主要为麻醉与刺激作用。成人经口最小致死量 100ml	1. 经口中毒:恶心、呕吐、腹痛、腹泻 2. 吸入中毒:咳嗽、呼吸困难、胸痛、吸入性肺炎 3. 全身症状:乏力、酒醉状态、精神恍惚、烦躁、抽搐、昏迷	1. 口服者,洗胃,并服牛奶或豆浆 2. 吸入性肺炎用抗生素 3. 对症支持疗法
甲醛	其水溶液(40%)称福尔马林,常因误服或吸入甲醛蒸气致中毒。工业用甲醛常混有甲醇,故可同时有甲醇中毒反应。甲醛在体内代谢而成甲酸,促使发生代谢性酸中毒;甲醛对中枢神经系统有抑制作用。成人口服致死量为 10~20ml	1. 有毒物吸入或口服史 2. 口服者,口腔黏膜糜烂、上腹痛、呕血、休克;吸入者,致鼻炎、结膜炎、支气管炎;皮肤接触者有皮炎 3. 神经系统症状:头痛、眩晕、乏力、恐慌不安、步态不稳、惊厥、昏迷 4. 可伴有肝、肾功能损害 5. 过敏患者可有面部水肿、支气管哮喘等	1. 口服者,尽快用水洗胃。用 0.1% 氨水洗胃效果更好(因氨可与甲醛结合成毒性小的六次甲基四胺)。活性炭 50~100g 灌服,硫酸钠导泻。口服豆浆、牛乳或蛋清保持胃黏膜 2. 吸入者,移至新鲜空气处,吸氧。皮肤接触者用水或肥皂水冲洗 3. 对症支持疗法:包括防治酸中毒、抗过敏等
碘	碘制剂如碘酒、复方碘溶液和其他碘化物为医疗或家庭常备消毒剂,常因误服或用量过大致中毒。碘的成人中毒量约为 1.0g,口服致死量 2~3g,小儿服 3~4ml 碘酊可致死	1. 有误服或使用本药史 2. 口服者,局部黏膜被染成棕色,呼吸有碘味。口腔、食管和胃有烧灼感、疼痛。恶心、呕吐、腹痛、腹泻等。严重者四肢震颤、发绀、惊厥、休克、昏迷等。吸入碘蒸气有明显呼吸道刺激症状	1. 口服者,立即淀粉液洗胃。亦可在洗前给大量淀粉食物如藕粉、米汤、面粉糊等(因淀粉可与碘结合而成无毒物),再探咽催吐,反复进行,直至呕吐物不出现蓝色为止。洗胃后用硫酸钠导泻。口服豆浆、米汤牛乳或生蛋清保持胃黏膜。吸入者,移至新鲜空气处,吸氧 2. 可口服硫代硫酸钠每次 5g,重症可将 10% 硫代硫酸钠 10ml 稀释成 3% 溶液静脉注射,3~4 小时 1 次或每日 1~2 次,使游离碘成为毒性低的碘化物 3. 内服大量液体和生理盐水,或每日口服氯化钠 6~12g,重症者每日静脉滴注生理盐水 1 000ml。 4. 对症支持疗法
甲紫	甲紫又称龙胆紫,其 1%~2% 溶液俗称"紫药水",常因内服剂量过大致中毒	1. 轻度中毒有恶心、呕吐、腹痛、头痛、头昏等 2. 重度中毒可形成高铁血红蛋白症,患者可出现休克或呼吸衰竭。尿呈玫瑰紫色	1. 口服者清水洗胃,盐类泻药导泻。紫药水流入眼内要立即用自来水冲洗。高铁血红蛋白血症可用小剂量(1~2mg/kg)亚甲蓝 2. 对症支持治疗

(张文武)

参 考 文 献

[1] 孙承业. 实用急性中毒全书 [M]. 2 版. 北京: 人民卫生出版社, 2020: 124-131.

[2] 张文武. 急诊内科手册 [M]. 3 版. 北京: 人民卫生出版社, 2021: 164-172.

第60章

金属中毒

60

第1节　铅中毒

铅是一种灰白色软金属，可溶于酸。铅及其化合物在生产、生活中应用广泛，常见铅化合物有：一氧化铅（黄丹、密陀僧）、氧化亚铅（黑粉）、二氧化铅（过氧化铅）、四氧化铅（铅丹、红丹、广丹、樟丹）、三氧化二铅（樟丹）、氯化铅、硫酸铅、硝酸铅、醋酸铅（铅糖）、硅酸铅及碳酸铅（铅白）等，对人均有较大毒性。铅及其化合物的蒸气、烟和粉尘主要经呼吸道侵入人体，是职业性铅中毒的主要侵入途径，主要见于铅矿开采和冶炼；蓄电池制造和维修；制造含铅耐腐蚀化工设备、管道、构件等；交通运输行业的火车轴承挂瓦、桥梁工程、船舶制造与拆修；放射性防护材料制造；印刷行业；电子与电力行业；军火制造；化工行业；食品行业；油漆生产、颜料行业；塑料工业；橡胶工业；医药工业；农药工业；玻璃陶瓷工业；自来水管道和暖气管道连接铅封等的铅烟、铅尘。也可经消化道吸收摄入量的20%~30%，低钙、低锌、低铁饮食可增加胃肠道铅的吸收率，见于服用含铅的中药或偏方治疗癫痫、哮喘、银屑病、乙肝等，如黑锡丹、红丹、樟丹、密陀僧，长期饮用含铅锡壶中的酒，以及幼儿啃嚼涂含铅油漆的玩具等。铅中毒以无机铅中毒多见。铅能干扰卟啉代谢，引起溶血及血管痉挛，临床上主要表现为腹绞痛，主要损害神经系统、血液系统、肝脏和肾脏。四乙基铅是铅的有机化合物，主要用作汽油防爆剂，挥发性强，主要引起神经系统症状。汽油无铅化后燃煤铅排放是大气铅污染的最重要来源。根据剂量大小、进入途径、化合物的溶解度、工作场所及个人防护条件的不同，可发生急性、亚急性、慢性铅中毒，或体内过量铅负荷中毒。

【病因与发病机制】

铅吸收后进入血液循环，主要以磷酸氢铅、甘油磷酸化合物、蛋白复合物或铅离子状态分布全身各组织脏器，主要分布在细胞核和胞质的可溶性部分以及线粒体、溶酶体、微粒体中。最后约有95%的铅以不溶性的正磷酸铅稳定地沉积于骨骼系统，其中以长骨小梁为最多。仅5%左右的铅存留于肝、肾、脑、心、脾、基底核、皮质灰白质等器官和血液中。血液中的铅约95%分布在红细胞内，主要存在于红细胞膜内。骨铅与血铅之间处于一种动态平衡，当血铅达到一定程度时，就可引起急性中毒症状。吸收的铅主要通过肾脏排出，部分经粪便、乳汁、胆汁、月经、汗液、唾液、头发、指甲等排出。沉积在骨骼中的铅的半衰期约20余年。铅对神经、血液、消化、血管系统和肾脏均有毒性。人口服铅的最小致死量为5mg/kg。

铅中毒的机制主要有：①对血液系统的影响：铅引起血红蛋白合成障碍。首先抑制δ-氨基-乙酰酮戊酸（ALA）合成酶和ALA脱水酶，使卟胆原合成受阻；铅又抑制血红蛋白合成酶，阻碍原卟啉与二价铁结合为正铁血红素。引起原卟啉、ALA和粪卟啉在血液中积累，后二者随尿排泄。红细胞内原卟啉部分与锌离子络合成锌原卟啉（ZPP），其余以游离原卟啉（EP）存在于红细胞内。因而铅接触者的血中ZPP和EP二者均可增高。由于铅对幼红细胞嘧啶-5'-核苷酸酶有抑制作用，使大量嘧啶核苷酸蓄积在细胞浆内，阻碍微粒体RNA的降解，而导致嗜碱性点彩细胞的增多。铅阻碍原卟啉与铁结合，铁以铁蛋白形式沉积在骨髓幼红细胞内，可形成环形铁粒幼细胞。高浓度铅对成熟红细胞膜有直接损伤作用，引起溶血。②血管痉挛：铅引起卟啉代谢障碍，抑制细胞含巯基的酶，干扰自主神经，或直接作用于平滑肌，故可导致血管痉挛，从而引起内脏缺血。临床上铅中毒时，铅容、腹绞痛、中毒性脑病等均可能与血管痉挛有关。③干扰脑的代谢：铅对中枢神经系统的损害，认为是阻碍γ-氨基丁酸功能，降低细胞色素C浓度，加速多巴胺释放，减少细胞外钙离子浓度，影响乙酰胆碱释放等，最终引起各种行为和神经效应的改变。严重中毒可致神经细胞退行性改变。铅可引起周围神经Schwann细胞肿胀、节段性脱髓鞘和轴索改变，导致周围神经麻痹。铅能使肌肉内磷酸肌酸再合成受阻。通过与钙直接竞争，干扰钙进入细胞以及细胞内贮钙池的动员等过程而影响钙稳态，干扰钙对神经递质的释放，影响神经系统的生理功能。④四乙铅为剧毒的神经毒物，在肝脏的微粒体中迅速转化为毒性更大的三乙铅，主要抑制脑的葡萄糖氧化和单胺氧化酶，前者减少高能磷酸键的形成，引起细胞呼吸障碍，导致细胞缺氧；后者使5-羟色胺在大脑积聚。四乙铅还抑制胆碱酯酶活力，影响肾上腺素能和胆碱能神经纤维。轻者使大脑皮质功能失调和自主神经功能紊乱，严重时损害神经细胞，出现脑水肿和弥散性脑损伤。⑤肾脏损害：铅可损害肾小管上皮细胞线粒体的功能，抑制ATP酶而干扰主动转运机制，损害近曲小管重吸收功能，继而GFR降低，尚可引起间质性肾炎。引起肾近曲小管损伤的血铅阈值为2.88μmol/L。⑥对生殖系统及子代的影响：铅具有生殖毒性、胚胎毒性和致畸作用。铅对人类生殖功能影响与剂量有关，近来报道血铅在25~40μg/dl就可影响男性生殖功能，使精子畸形。孕妇体内的铅可以顺利通过胎盘，作用于胚胎。孕妇前3

个月如处于较大剂量的铅暴露中可以引起死胎、流产、胎儿畸形，并可影响子代身体发育和智商发育等。

【诊断】

铅中毒的诊断要点是：①有铅及其化合物接触史；②有典型的临床症状和体征；③尿铅或血铅浓度明显升高。

1. 铅接触史 急性铅中毒大多系口服可溶性铅无机化合物和含铅药物如黑锡丹、樟丹(治疗癫痫和哮喘的偏方)等引起。慢性铅中毒多见于长期吸入铅烟、铅尘的工人，发病率以铅冶炼和蓄电池制造行业较高，铸字、颜料、釉彩、焊接少见。长期使用含铅的食具如锡器盘、铅壶、彩釉陶器、铅绘粉涂里的玻璃杯等盛饮料或食品，可引起慢性中毒。四乙铅是铅的有机化合物，是一种无色油状液体，挥发性强，主要用作汽油抗爆剂，可经呼吸道、皮肤、消化道吸收而中毒。

2. 临床表现特点

(1)急性中毒：急性铅中毒多因误服经消化道吸收引起。服含铅化合物 4~6 小时后，个别长至 1 周，出现恶心、呕吐，呕吐物为白色奶块状(含氯化铅)，口内有金属味，便秘、腹胀、腹绞痛，腹泻，解黑便(含硫化铅)，可伴血压升高，少数患者发生消化道出血和麻痹性肠梗阻。严重中毒数日后出现贫血(伴有嗜碱性点彩红细胞和网络红细胞明显增多)、中毒性肾炎、中毒性肝炎和多发性周围神经病变和铅毒性脑病(抽搐、谵妄、高热、昏迷等)。其中，腹绞痛是急性中毒的早期突出症状，也可能是慢性铅中毒急性发作的症状，诱因常是感染、饮酒、创伤、过劳、缺钙、服用酸性或碱性药物的情况下，可使血铅迅速从骨骼移动至血液，造成血铅浓度急剧升高；腹绞痛是一种持续性、阵发性加剧的腹部剧痛，难以忍受，无反跳痛及明显压痛点，部位在脐周或上腹部，不放射到其他部位；发作突然、剧烈难忍、部位不定、阵阵发作，每次持续数分钟到数小时；发作时面色苍白、冷汗、烦躁不安，腹部喜按，呈蜷曲体位。

(2)急性四乙铅中毒：由短期内大量吸入或皮肤吸收所致，潜伏期一般为 6 小时至 11 天(吸入高浓度者可立即昏迷)。轻者有头痛、头晕、噩梦、乏力、食欲缺乏、恶心、呕吐、关节疼痛；较重者出现自主神经系统症状，如多汗、唾液分泌增多、血压下降、脉率低，严重者有幻觉、妄想、烦躁、谵妄、全身抽搐甚至瞳孔散大、意识丧失。血压降低、脉率低、体温低为四乙铅中毒体检的"三低征"。发作可呈间歇性，间歇期间患者常表情痴呆、动作迟缓、说话含糊或呈木僵状态。

(3)慢性铅中毒：职业性铅中毒以慢性中毒居多。非职业性慢性中毒可因长期用含铅锡壶饮酒，服用含铅中成药以及环境污染所致。典型表现有：①腹绞痛。②周围神经炎：表现为运动和感觉障碍，重症患者可发生垂腕、垂足，谓之铅中毒麻痹。③中毒性脑病：常有神经衰弱症状，几周或几个月后出现躁狂、谵妄、视力减退以至失明、失语、麻痹、幻觉、妄想、头痛、呕吐、昏迷等症状。④明显贫血。但近年来上述典型表现已罕见。多见的为轻度中毒患者，症状有头晕、乏力、食欲缺乏、腹胀、脐周隐痛、便秘和肌肉关节酸痛等非特异性症状。口中金属味和齿龈铅线已很少

发现。有些患者可无明显症状，而仅有周围神经的感觉和运动神经传导速度减慢及尿中出现低分子量的 β_2 微球蛋白(β_2-MG)。⑤中毒性肾病：对肾脏的损害早期主要在肾小管：尿中出现低分子量 β_2 微球蛋白、糖尿，N- 乙酰葡萄糖苷酶(NAG)活性增高；尿 6- 酮前列腺素排出减少和血栓素 B_2 排出增加。早期肾脏损害经驱铅治疗可恢复，后期则可发生肾小管萎缩、间质纤维化，甚至肾小球硬化，可导致肾功能不全。妇女可不育、流产、早产、死胎。男性精液中精子减少，活动减弱和形态改变。

3. 辅助检查 ①血铅：铅中毒时，血铅浓度的增高出现较早，含量较稳定，不受肾功能影响。正常值上限为 2.4μmol/L。但血铅仅反映体内有害作用的铅量，不能完全代表体内铅总量水平。重点观察对象：血铅 ≥ 2.4μmol/L；轻度中毒：血铅 ≥ 2.9μmol/L。②尿铅：在一般铅接触的情况下，尿铅可反映血铅的浓度，也可反映体内总铅量。但易为环境因素污染，并受尿量和肾功能影响，因而波动较大。正常值上限 0.39μmol/L。重点观察对象：尿铅 ≥ 0.34μmol/L 或 0.48μmol/24h；轻度中毒：尿铅 ≥ 0.58μmol/L。③诊断性驱铅试验：可反映体内铅负荷。对怀疑为铅中毒，但尿铅测定正常者，可进行此试验。方法是：依地酸钙钠 1g 加入 5% 葡萄糖溶液 250~500ml 中，静脉滴注 4 小时，用药开始时即留 24 小时尿。不接触铅的正常人尿铅不超过 0.3mg/24h，重点观察对象：诊断性驱铅试验后尿铅 ≥ 1.45μmol/L 而 <3.86μmol/L；轻度中毒：诊断性驱铅试验后尿铅 ≥ 3.86μmol/L 或 4.82μmol/24h。④ ZPP(正常值上限 0.9~1.79μmol/L)≥ 2.91μmol/L(13.0μg/gHb) 和 EP(正常值上限 0.72~1.78μmol/L)≥ 3.56μmol/L；血 ALA 脱水酶[正常值(217.6 ± 46.6)U] 降低，尿 ALA(正常值上限 30.5μmol/L)≥ 61.0μmol/L 和粪卟啉(正常值：定量 0.15mg/L，定性 +)异常。脱离铅接触后 ALA 脱水酶、ALA 和尿粪卟啉在数日后即可转为正常，而 ZPP 和 EPP 仍可持续增高 2~3 个月之久。故目前认为 ZPP 和 FEP 是铅接触较持久的灵敏指标。铅毒性贫血多属轻度，可呈低色素性。⑤铅中毒患儿的粪便偶见鲜血或潜血，由于大量铅质刺激肠道所致。此外，血糖往往增加。⑥成人慢性铅中毒肾病隐匿，早期无临床蛋白尿，尿 α_1-MG、NAG、β_2-MG 能敏感反映肾小管损害，谷胱甘肽 -S- 转移酶(GST)与 NAG 相比较，不受年龄因素影响，为较好的评价指标。

4. 鉴别诊断 急性铅中毒要与急性肠胃炎、出血性肠炎、急腹症等鉴别。慢性铅中毒诊断较困难，其周围神经炎和肾功能损害要除外药物副作用、糖尿病等代谢性疾病和其他血管病变。

【治疗】

1. 一般处理 皮肤污染宜彻底清洗；吸入中毒者宜迅速脱离有毒环境；口服中毒者应立即洗胃和导泻。洗胃可用 1% 硫酸钠或硫酸镁，以形成不溶性硫酸铅而免于吸收，洗胃后可灌入活性炭，成人 30~100g，儿童 15~30g 或 1~2g/kg，已吸入毒物可以用牛奶或蛋清保护胃黏膜并口服硫酸镁

（钠）20g 导泻。

2. 驱铅治疗 驱铅治疗是治疗铅中毒成功的关键。常用药物有：①依地酸钙钠（EDTA Ca-Na₂）：每天 1.0g 加入 5% 葡萄糖溶液 250ml 中静脉滴注；或 0.25~0.5g，每天 2 次，肌内注射。连续 3 天为 1 个疗程，停药 4 天后再给 1 个疗程，一般用药 2~4 个疗程。本药为目前驱铅治疗的首选药物，可以迅速改善症状，使尿 ALA、粪卟啉在短期内下降。②二乙烯三胺五乙酸三钠钙（促排灵）：驱铅作用比依地酸钙钠强。剂量 0.5~1.0g/d 溶入生理盐水 250ml 静脉滴注或配成 10%~25% 溶液肌内注射，疗程同依地酸钙钠。③巯基络合剂：二巯丁二钠（Na-DMS）每次 1g 缓慢静脉注射；或二巯丁二酸（DMSA）0.5g，每天 3 次口服；二药疗程与 EDTA Ca-Na₂ 相同。DMSA 性质稳定，应用方便，副作用小、安全，已在全国推广使用。④青霉胺：口服药，每次 0.375g，每天 3 次，5~7 天为 1 个疗程，间隔 2~3 天进入下一个疗程，疗效较差。

铅中毒性脑病宜用二巯丙醇（BAL）和 EDTA 联合疗法。剂量 BAL 4mg/kg，每 4~6 小时 1 次，肌内注射；EDTA Ca-Na₂ 12.5mg/kg，每天 2 次，加入 5% 葡萄糖溶液中滴注或肌内注射。二药同时用 3~5 天。

3. 对症处理 腹绞痛用阿托品 0.5mg 肌内注射或 10% 葡萄糖酸钙 10ml 静脉注射。钙剂可将血中铅迅速转移至骨内，解除急性中毒症状。可用 10% 葡萄糖酸钙 10ml 静脉注射，每天 2~3 次；或口服乳酸钙或其他钙剂，每次 1g，每天 3 次，待急性期过后，再做驱铅治疗。若中毒症状不严重，驱铅则应是首要任务，则宜单独驱铅治疗。原因是不用钙剂，可避免驱铅治疗时，使沉积于骨骼中的铅再度入血，引发高铅血症的腹痛等症状。适量输液及维生素 C 静脉滴注，可以起到保肝护肝的作用。当出现急性铅中毒并发脑水肿时，可以用地塞米松 20~40mg 静脉滴注或高渗葡萄糖溶液 60~100ml，与甘露醇 125ml，每隔 6~8 小时静脉注射或滴注，也可用呋塞米 20~80mg，2~3 次 /d，静脉注射，以脱水、利尿、降低颅内压。抽搐时可静脉注射地西泮（安定）每次 5~10mg，24 小时总量不超过 100mg。

（邱泽武　王春燕）

参考文献

［1］张文武. 急诊内科学 [M]. 4 版. 北京: 人民卫生出版社,2017: 404-406.

［2］YANG Y, LI S, WANG H, et al. Chronic lead poisoning induced abdominal pain and anemia: A case report and review of the literature [J]. BMC Gastroenterol, 2020, 20 (1): 335.

第 2 节　汞中毒

金属汞（mercury）又名水银，常温下为液态的银白色金属，具有易蒸发的特性。无机汞多呈粉末状态，常见的有硫化汞、氯化汞、氯化亚汞和氧化汞等。通常称为轻粉（又称水银粉、汞粉、甘汞）的化合物，主要含氯化亚汞；白降丹（又称降丹、水火丹、升汞）主要含氯化汞（氯化高汞）和氯化亚汞；红升丹（又称升药、红粉、小金丹）主要含氧化汞。中药朱砂主要成分为硫化汞。汞及其化合物可通过呼吸道、消化道或皮肤吸收而中毒，生活性中毒常见于消化道和皮肤吸收，如误服、自杀或使用含无机汞化合物的药物治疗皮肤病等，近年来随着生活水平的提高，使用劣质美白祛斑化妆品所致的皮肤接触中毒者逐年增多。呼吸道吸入中毒常见于工业生产中职业性中毒，主要累及呼吸系统。有机汞化合物可通过胃肠道、呼吸道、皮肤吸收，胃肠道的吸收率最高，如甲基汞可达 90%~100%，苯基汞达 50%~80%。有机汞属脂溶性高毒物质，主要表现为对神经系统、心、肝、肾和皮肤的损害。有机汞农药目前在国内已停产，故急性有机汞中毒已基本绝迹。误服金属汞后可从胃肠道排出，吸收甚微，口服大量金属汞才能引起中毒。近年来少见金属汞经皮下、肌肉或直接静脉注射吸收入血，引起汞中毒。

【病因与发病机制】

汞蒸气由呼吸道吸收，金属汞由消化道吸收甚微（约为摄食量的万分之一），但氯化汞（HgCl₂）则吸收迅速。汞盐也可由皮肤黏膜吸收。金属汞和一价汞化合物进入血液后，在血内可氧化为二价汞离子，后者与血浆蛋白、血红蛋白结合，形成蛋白结合型汞。汞还可以与体液中阴离子结合，也可以与含巯基的低分子化合物如半胱氨酸、还原型谷胱甘肽结合，形成可扩散型汞。这两型汞随血液分布到各组织器官，其中以肾含量最高。汞蒸气吸入后，也透过血脑屏障进入脑内，主要蓄积于脑干和小脑。汞主要由尿和粪中排出，唾液、乳汁、汗液亦有少量排泄，肺部呼出甚微。汞是许多酶的非特异性抑制剂。汞离子对巯基、二巯基具有高度亲和力，使体内具有重要生物活性的巯基有关的酶，如细胞色素氧化酶、丙酮酸激酶、琥珀酸脱氢酶等失去活性；汞还与氨基、羧基、磷酰基结合而影响功能基团的活性。由于这些酶和功能基团的活性受影响，阻碍了细胞生物活性和正常代谢，最终导致细胞变性和坏死，从而引起中枢和自主神经系统功能紊乱和肾、消化道等脏器损害。汞离子还可导致细胞外液的钙离子大量进入细胞内，引起"钙超载"，造成组织细胞严重缺血缺氧。汞还可引起免疫功能紊乱，产生自身抗体，发生肾病综合征或肾小球肾炎。汞由唾液排出与口腔内食物残渣分解产生的硫化氢相结合生成硫化汞，对口腔黏膜有强烈的刺激作用。人吸入 1~3mg/m³ 的汞蒸气数小时即可发生急性中毒。

升汞致死量为 0.3~0.5g，氧化汞为 1~1.5g，甘汞为 2~3g。

【诊断】

1. 毒物接触史 职业性急性中毒因意外事故、土法炼金、镏金、首饰加工等，多为个体生产，设备简陋，通风不良所致，均经呼吸道吸入。非职业性接触常见于消化道和皮肤吸收,如使用含汞中药偏方如轻粉(氯化亚汞)治病(如银屑病、湿疹、皮炎、哮喘等)、误服(升汞、甘汞)、自杀和他杀者,使用美白、祛斑化妆品致皮肤接触中毒,偶有口服含汞化合物的保健品致中毒。通过吸入其蒸气、口服或涂敷皮肤处而引起中毒。也有经静脉、皮下、肌肉注入金属汞而中毒者。

2. 临床表现特点

(1)急性汞中毒:主要由口服升汞等汞化合物引起。患者在服后数分钟到数十分钟即引起急性腐蚀性口腔炎/胃肠炎和中毒性肾病。口服后很快或数小时出现口腔和咽喉灼痛,并有恶心、呕吐、上腹痛,继而表现为全腹痛、腹泻、里急后重。呕吐物和粪便常有血性黏液和脱落的坏死组织。口腔可见牙龈红肿、糜烂、出血,口腔黏膜溃疡,牙龈松动、流涎,口内腥臭味。患者常可伴有周围循环衰竭,因胃肠道穿孔导致弥漫性腹膜炎。在3~4天后(严重的可在24小时内)可发生急性肾衰竭、心力衰竭,同时可有肝脏损害。病情危重,死亡率极高。

吸入高浓度汞蒸气中毒潜伏期数小时、数日或数周不等,可引起咳嗽、咽痛、发热、咯血丝痰等刺激症状,严重者可并发间质性肺炎、急性肺水肿、呼吸衰竭。神经系统可出现头昏、头痛、倦怠、手抖、嗜睡或兴奋、衰弱等,个别严重病例可陷入昏迷,最后因休克而死亡。亦可发生中毒性肝病、急性肾衰竭。

金属汞静脉注射中毒早期症状有发热、咳嗽、胸闷憋气、腹痛腹泻,注射部位残留汞可引起局部红肿热痛等炎性表现,汞可随血液循环遍布全身,肺脏及胸膜、心脏及心包腔、肾脏、肝脏、椎管及椎旁软组织、胃及肠道、臀大肌等,以心、肺最多,亦可分布于子宫及阴道、前列腺或精囊等生殖器官,严重者很快并发肾病综合征,神经系统改变主要有周围神经病变和神经衰弱表现,可出现脱发、头痛、失眠及精神改变等,亦可并发感染、重症胰腺炎等危及生命。

皮肤接触汞及其化合物局部可引起接触性皮炎,具有变态反应性质。皮疹为红斑丘疹,可融合成片或形成水疱,严重者发生剥脱性皮炎,愈后遗有色素沉着。

(2)慢性汞中毒:常为职业性吸入汞蒸气所致,少数患者亦可由于应用汞制剂引起。目前由于使用美白化妆品致汞中毒者日渐增多。精神-神经症状可先有脱发、头昏、头痛、失眠、多梦、记忆力减退、性格改变,随后有情绪激动或抑郁、焦虑和胆怯以及自主神经功能紊乱的表现如脸红、多汗、皮肤划痕征等。肌肉震颤先见于手指、眼睑和舌,以后累及手臂、下肢和头部,甚至全身;在被人注意和激动时更为明显。口腔症状主要表现为黏膜充血、溃疡、齿龈肿胀和出血,牙齿松动和脱落。口腔卫生欠佳者齿龈可见蓝黑色的硫化汞细小颗粒排列成行的汞线,是汞吸收的一种标记。肾脏方面,初为亚临床的肾小管功能损害,出现低分子蛋白尿等,亦可出现肾炎和肾病综合征。肾脏损害在脱离汞接触后可望恢复。慢性中毒患者尚可有体重减轻、性功能减退,妇女月经失调或流产以及有甲状腺功能亢进、周围神经病变。眼晶体前房的棕色光反射,认为是汞沉着引起的"汞晶状体炎",在中毒症状消失或脱离汞接触后,这种棕色光反射仍可持久存在,是一种汞吸收的另一标记。

(3)汞中毒临床分型:①观察对象:患者有神经衰弱症状群,或呼吸道刺激症状,而无任何脏器损害的病征者。脱离接触后健康恢复。②轻度中毒:表现为腹痛、腹泻、发热、汞毒性口炎,尿汞值明显超标。③中度中毒:除上述症状外,表现为肢体感觉、运动障碍及肾功能损害病征者。④重度中毒:表现为中毒性肺炎、肺水肿、肝衰竭、肾衰竭、中枢性高热、休克或其他严重并发症者。

3. 辅助检查

(1)尿汞测定:在一定程度上反映体内汞的吸收量,但常与汞中毒的临床症状和严重程度无平行关系。尿汞正常值因化验方法和所在地区而异,国内尿汞正常上限值一般不超过250nmol/L(0.05mg/L)(二硫腙热硝化法)、0.01mg/L(蛋白沉淀法)、0.02mg/L(原子能吸收法)。

(2)血汞、发汞测定:血汞正常上限值为0.15μmol/L(0.03mg/L),发汞不超过4mg/100g,唾液汞约为尿汞的10%。血汞、发汞和唾液汞含量增高均亦提示体内过量汞吸收,但与中毒症状不一定相关。

(3)驱汞试验:可用二巯丙磺钠0.25g肌内注射,或二巯丁二钠0.5g静脉注射,如尿汞排出量明显增高,提示体内汞负荷过量。可作为重要的辅助诊断依据。

(4)其他:慢性汞中毒患者可有脑电图波幅和节律电活动改变,周围神经传导速度减慢,血中α_2球蛋白增高,以及血中溶酶体酶、红细胞胆碱酯酶和血清琉基等降低。

4. 诊断注意事项 急性汞中毒的诊断主要根据职业史或摄入毒物史,结合临床表现和尿汞或血汞测定(明显增高)而确立。慢性汞中毒的诊断,应强调接触史,临床有精神-神经症状、口腔炎和震颤等主要表现,或肾脏损害变现,并需除外其他病因引起的类似临床表现。尿汞和血汞等测定值增高对诊断有辅助意义。驱汞试验如尿汞排出量明显增高,可作为重要的辅助诊断依据。

【治疗】

1. 清除毒物 吸入中毒者立即搬离中毒环境,除去污染的衣服,卧床休息,保温,呼吸频速者给予吸氧,以及相应的对症治疗。口服中毒者及早洗胃,先口服或从胃管注入活性炭15~20g混悬液,以吸附胃内的汞,随后可选用2%碳酸氢钠溶液、温水洗出,并继续彻底洗胃(注意:忌用生理盐水洗胃,尤其是升汞中毒时,因能增加其溶解度,增加吸收)。导泻用50%硫酸镁40ml口服或胃管灌入,如腹泻已很重,则不必导泻。但是,若服毒时间较长,或消化道症状剧烈,或呕吐物有咖啡色胃内容物或血性呕吐物,则洗胃取慎重态度,以免招致胃穿孔。此时宜以多次口服牛奶、鸡蛋清,每次300~500ml,蛋白质既能保护胃黏膜,又能与汞结合而阻止汞的吸收。对口服升汞的中毒者,可及早给予口服Carter解毒液(磷酸钠1~2g,醋酸1g,溶于200ml温开水中配成),分4~6次口服,每小时1次,但本法对毒物已吸收者无效。

金属汞中毒者,局部汞积聚较多时可行手术清创术去

60

除局部积聚汞,用导泻药物清除胃肠道内汞。

2. 驱汞治疗 应尽早应用解毒剂,最好在出现肾功能损害前用药。制定驱汞治疗方案时,驱汞药物剂量大小、用药次数和疗程长短应依据病情严重程度而异。总的原则是既达到驱汞目的,也应尽量降低络合综合征的发生。常用药物如下。

(1)二巯丙磺钠注射液(unithiol,二巯基丙磺酸钠):其巯基可与汞离子结合成巯 - 汞复合物,随尿排出,使组织中被汞离子抑制的酶得到复能。急性中毒时的首次剂量为250mg,肌内注射或静脉滴注;以后每 4~6 小时 1 次。1~2 天后,每天 2 次,每次 250mg。一般 1 周为 1 个疗程,停 3~4 天后,再进行下一疗程驱汞,根据血汞浓度,必要时可在 1 个月后再行驱汞。常见副作用有头晕、头痛、恶心、食欲减退、无力等,偶尔出现腹痛或低血钾,少数患者出现皮疹,个别发生全身过敏性反应或剥脱性皮炎。如有严重肾功能损害,上述药物慎用。

(2)二巯丁二酸胶囊:口服一次 0.5g(2 粒),每天 3 次,连用 3 天为 1 个疗程。

慢性汞中毒的驱汞治疗:二巯丙磺钠注射液 250mg 肌内注射或静脉滴注,每天 2 次,连续 3 天,停药 4 天为 1 个疗程。一般用药 2~3 个疗程。此外,二巯丁二酸胶囊亦为常用驱汞药物。

3. 细胞活性药物的应用 复方丹参注射液、大剂量维生素 C、ATP、辅酶 A、葡萄糖醛酸内酯等,分别加入葡萄糖溶液中静脉滴注,每日 1~2 次。维生素 B_1、维生素 B_6 等,每天 1 次,肌内注射。多维元素片,每天 1 次,口服。辅以保护神经、心、肾、肝等功能药物综合治疗。

4. 对症处理 在急性中毒治疗过程中应注意水、电解质和酸碱平衡并纠正休克。出现有肾功能损害和急性肾衰竭时应酌情应用驱汞药物,并应及早进行血液透析或血液灌洗,此时可同时应用驱汞药物,以减少汞对人体的毒性。防治络合综合征,补充铜、铁、锌等必需微量元素。有神经衰弱或轻度兴奋症状表现的,肌电图提示周围神经损害的,可应用营养神经药物脑苷肌肽、奥拉西坦、乙酰谷酰胺、神经节苷脂等输液或口服制剂。吸入中毒引起的化学性肺炎,可早期适量应用糖皮质激素,呼吸衰竭时气管插管、机械通气治疗。口腔病变可用 3% 过氧化氢溶液漱口或 0.1%~0.2% 依沙吖啶(利凡诺)溶液含漱,并涂以 4% 鞣酸甘油。皮肤发疹渗出糜烂者可用 3%~5% 硫代硫酸钠溶液湿敷或涂抹 2%~3% 二巯丙醇软膏。酌情使用解痉止痛药、镇静药。应用抗生素防治皮肤、肺部等感染。

【预防】

对于工业上常接触汞的人来说,要注意以下几点:用无毒或低毒物质代替汞;加强通风排毒设施;防止汞的二次污染,如建造物表面涂氯乙烯漆,减少汞蒸气渗透和吸附;加强个人防护。

对普通百姓来说,要注意:服用中药,选用美白化妆品要谨慎,就诊正规医院看病,选择保健品时要谨慎,购买正规药厂生产的药物,购买化妆品时要看清有无化妆品批准文号;购买荧光灯时,买弯不买直,买细不买粗,不要摔破废弃的荧光灯管;补牙时尽量避免使用银汞合金材料。

(邱泽武 王春燕)

📖 **参考文献**

[1] 董建光, 彭晓波, 邱泽武. 口服大量汞中毒成功救治 1 例 [J]. 灾害医学与救援 (电子版), 2015, 4 (1): 48.

[2] KUEHN B. Mercury poisoning from skin cream [J]. JAMA, 2020, 323 (6): 500.

[3] VAHABZADEH M, BALALI-MOOD M. Occupational metallic mercury poisoning in gilders [J]. Int J Occup Environ Med, 2016, 7 (2): 116-122.

[4] ALBY-LAURENT F, HONORÉ-GOLDMAN N, CAVAU A, et al. Accidental mercury poisoning in a 12-year-old girl [J]. Arch Pediatr, 2016, 23 (11): 1161-1164.

第 3 节 铊中毒

铊(thallium,Tl)中毒是人体接触或摄入含铊化合物后产生的中毒反应,包括急性铊中毒和慢性铊中毒。铊是一种剧毒的蓝灰色重金属,原子序数 81,分子量 204.383,熔点为 303.5℃,沸点为 1 457℃。金属铊单体基本无毒,但铊化合物属高毒类,为强烈的神经毒物,并可引起严重的肝、肾损害。铊化合物通常以 Tl^+ 或 Tl^{3+} 形态存在,Tl^{3+} 的毒性远大于 Tl^+。在现代工业中,铊有重要的用途,应用广泛。铊曾经作为杀鼠剂和治疗多汗症、疟疾、头癣、结核等疾病的药物,但不久即发现其毒副作用太大而停止使用。在铊的提取、回收,铊化合物的生产、使用过程中,可能发生职业性或环境性铊中毒。铊对哺乳动物的毒性高于铅、汞等金属元素,并高于砷化物(三氧化二砷)的毒性。人类铊致死剂量为 10~15mg/kg,成人最低致死剂量可达 8mg/kg,致死血浆浓度在 0.5~11μg/ml。近年来铊盐投毒案件时有发生,因铊盐为无色无味的结晶,无特殊口感,隐匿性强,导致误诊、漏诊或延迟诊断时有发生。因此,医务人员应认识不再罕见的铊中毒的临床表现,并掌握其救治方法。

【病因与发病机制】

1. 病因 铊是用途广泛的工业原料,广泛用于电子、军工、航天、通信等现代新兴工业,它可制成有超导性能或低温仪表使用的合金,用于制造颜料、染料及有机反应催化剂,还可以制造杀鼠剂、杀虫剂、脱毛剂并用于治疗疟疾、头癣、结核等疾病。因此,日常接触摄入是导致铊中毒的重要因素。此外,由于矿山开采等原因造成的土壤和饮用水污染,也可能导致居民通过饮食摄入含铊化合物,产生急性或慢性铊中毒。大多数铊盐无色无味,溶解性良好,因此误食以及投毒也是铊中毒患者接触铊化合物的途径之一。

2. 发病机制 铊中毒机制较为复杂，至今尚未完全阐明，目前较为公认的发病机制主要有以下几个方面：①铊对钾离子的竞争性抑制作用：铊离子和钾离子在电荷量及离子半径有相似之处，大多数生物膜无法区别铊离子和钾离子。铊与 Na^+-K^+ ATP 酶的亲和力为钾离子的 10 倍，当铊离子在细胞内积聚，通过竞争性抑制钾离子的生理作用而产生中毒效应，与人体高钾状态相似。②铊与巯基结合干扰其生物活性：铊与蛋白质或酶分子巯基结合，可抑制其生物活性。有实验表明铊与蛋白和酶分子上的巯基结合可干扰其生物活性，使动物血清巯基含量下降，且线粒体中的氧化呼吸链中所含巯基与铊结合后，可致氧化 - 磷酸化脱偶联干扰能量产生，神经系统因此受到影响。③铊与核黄素结合形成不溶性复合物：铊与核黄素结合，使核黄蛋白合成减少，影响生物氧化，使能量代谢发生障碍，临床症状与核黄素缺乏症相似。④铊的脂质过氧化作用：铊对神经系统的损害与脂质过氧化作用机制相关。⑤其他：铊其他可能的作用机制包括铊损害线粒体功能诱导氧化应激，铊的细胞毒性，铊与核糖体结合干扰蛋白质的生成，铊改变脂质体膜的属性和铊透过血脑屏障、胎盘屏障对机体产生影响等。

【诊断】

1. 铊接触史 短期内吸入较大量含铊烟尘、蒸气，或有可溶性铊盐的意外接触史，具有胃肠道症状、周围神经病及脱发三联征，排除其他原因所致的类似疾病可初步诊断。尿液、血液中检测出铊含量增高，可确定铊中毒。目前主要采用石墨炉原子吸收法或电感耦合等离子体质谱分析法（ICP-MS）进行测定。

2. 临床表现特点

（1）急性铊中毒：急性铊中毒的临床表现主要是胃肠道症状、周围神经症状、中枢神经系统症状、精神症状、运动无力及心脏、肝脏、肾脏损伤等，均为非特异性表现。不同临床表现取决于中毒剂量、年龄、基础疾病、进入体内的方式、免疫功能等方面。特征性脱发是诊断铊中毒的重要线索。胃肠道症状、周围神经病及脱发是公认的急性铊中毒的典型三联征。其中神经系统损伤是最主要的临床症状，但其严重程度与血铊、尿铊浓度的高低并不一致。典型的铊中毒症状一般出现在急性中毒后第 2~3 周。①消化系统症状：急性铊中毒的消化系统症状较一般重金属中毒少见，出现在中毒早期且缺乏特异性。表现为恶心、呕吐，也可有腹胀、腹痛、腹泻、便秘等症状。其中便秘比腹泻更常见，表现为腹泻、便秘交替出现，严重者出现麻痹性肠梗阻、消化道出血及胰腺炎样表现等。②神经系统症状：神经系统症状为急性铊中毒主要症状，一般在中毒后 3 天~1 周内出现，临床过程以急性发展和逐渐改善为特征，其发病特点是诊断铊中毒的重要线索。神经系统症状开始为对称性下肢肢端麻木、酸痛，逐渐加重并向上蔓延至双腿、躯干及上肢。早期表现为痛觉过敏、不能站立及抚摸。指（趾）端麻木伴烧灼样剧痛，痛觉极度过敏，双下肢拒触摸，称为"烧灼足综

合征"。继而痛觉、触觉减退呈手套、袜套样分布，可伴跟腱反射减弱。也可出现运动障碍，开始为双下肢无力，逐渐出现下肢麻痹、肌肉萎缩。中毒性视神经病变可导致视神经萎缩、眼球麻痹和眼球震颤。严重患者出现周围性面瘫，中枢神经系统受损致中毒性脑病，表现为嗜睡、谵妄、惊厥、抽搐或昏迷。③脱发：脱发是急性铊中毒最具特异性的表现，一般于中毒后第 1~3 周出现。头发呈束状脱落，表现为斑秃或头发全部脱掉；严重者在 10~20 天内阴毛、胡须、眉毛、腋毛等也同时脱落，但眉毛内侧 1/3 常不受累。毛发常在第 4 周开始再生，约 3 个月后可完全恢复。④皮肤黏膜损害：米氏纹（Mees lines）即甲面白色横纹，是铊中毒后指甲处出现的白色新月形条纹，常于中毒后第 3~4 周出现。此外，还可出现皮肤过度角化、鱼鳞癣、棕褐色色素沉着、痤疮、粉刺、口腔黏膜红黑色等非特异性症状。⑤精神症状：急性铊中毒患者可出现精神心理状态改变和精神病改变。早期表现为冷漠、焦虑、抑郁、记忆障碍、注意力不集中等神经衰弱症候群；继而出现幻觉、躁狂、定向障碍、智力下降、注意力不集中，记忆力和语言流畅性受损、意识障碍等脑病症状。行为异常也可作为诊断急性铊中毒的重要线索。⑥其他系统症状：铊中毒患者可在 48 小时内出现心脏毒性反应，表现为窦性心动过速、高血压、心绞痛、胸闷、心悸，心电图非特异性 ST-T 段改变等。呼吸系统出现间质性肺炎、肺部感染、呼吸困难等表现。严重中毒亦可出现呼吸功能衰竭。因铊主要经肾排泄，常出现血尿、蛋白尿等泌尿系统表现。妊娠 1~3 个月发生急性铊中毒的患者，新生儿有低体重、指甲发育不良、毛发稀少等症状。

（2）慢性铊中毒：慢性铊中毒与急性铊中毒的症状基本相同，只是临床表现较为轻缓。多为职业性接触及环境污染所致。起病缓慢，多发生在摄入铊 2~3 个月后。早期表现为类神经疾病症状，如头痛、头晕、失眠、多梦、记忆力减退、疲倦、乏力、共济失调和肢体麻痹、焦虑抑郁，可伴有食欲减退、恶心、呕吐、腹痛、腹泻，随后出现毛发脱落，视神经萎缩，视力下降，严重者只有光感。后期可出现皮肤色素沉着等。中毒后 30 天左右指甲和趾甲可出现白色横纹（米氏纹）、性欲降低、阳痿等。

3. 实验室检查 正常人体内会存在少量铊，一般血铊小于 $2\mu g/L$。通常认为血铊大于 $100\mu g/L$，尿铊大于 $200\mu g/L$ 具有诊断意义。急性铊中毒者的血铊在铊摄入后即可增高，1 周后可下降，尿铊可持续数周，且取样方便，较血铊测定更为常用。对于急性肾衰竭无尿的患者，可测血及胃液中铊浓度。对于昏迷高度怀疑铊中毒者，可行脑脊液中铊的检测。铊中毒患者脑电图可出现不同程度的低 - 中幅波，肌电图常提示神经源性周围神经病变；心电图可见非特异性 ST 段和 T 波改变；少数患者出现肺储备功能下降；亦有视觉诱发电位及脑干听觉诱发电位异常等。

4. 临床分型 临床上，依据患者铊接触史、接触累积量及临床表现的不同，可分为如下几种不同的临床类型。

（1）急性轻度中毒：除具有头晕、头痛、乏力、食欲减退、下肢沉重症状外，同时具备以下任何一项者：①四肢远端特别是下肢麻木，早期出现痛觉过敏，继而痛觉、触觉减退

60

呈手套、袜套分布或跟腱反射减弱；②明显脱发，指(趾)甲出现米氏纹(Mees lines)；③神经-肌电图显示有神经源性损害。

(2)急性中度中毒：轻度中毒基础上，同时具有以下一项者：①四肢远端痛觉、触觉障碍达肘、膝以上，伴跟腱反射消失；或深感觉明显障碍伴感觉性共济失调；②四肢肌力减退至4级；③颅神经损害；④发生轻度心血管系统、呼吸系统、神经系统、肝脏、肾脏损害之一者。

(3)急性重度中毒：中度中毒基础上，并具备下列一项表现者：①四肢受累肌肉肌力减退至3级及以下，或四肢远端肌肉明显萎缩；②发生中-重度心血管系统、呼吸系统、神经系统、肝脏、肾脏损害之一者。

(4)慢性轻度中毒：具有下列一项者即可诊断：①跟、足底痛觉过敏，下肢对称性袜套样分布的痛觉、触觉或音叉振动觉障碍；②有跟腱反射减弱；上述表现轻微或不明显，但神经-肌电图显示有神经源性损害；③视神经病或视网膜病变；④脱发。

(5)慢性重度中毒：具有下列一项者即可诊断：①四肢远端感觉障碍、跟腱反射消失，伴四肢肌力明显减退，影响运动功能；或四肢远端肌肉萎缩；肌电图显示神经源性损害，伴神经传导速度明显减慢或诱发电位明显降低。②视神经萎缩。③中毒性脑病。④中毒性精神病。

5. 鉴别诊断 除职业接触有比较明确的铊接触史外，其他均十分隐匿，特别是铊投毒案件的受害者，常被当作一些神经系统的疾病而误诊、误治，口服中毒者注意与食物中毒、胃肠炎、胰腺炎、肠梗阻等疾病鉴别；呼吸道吸入者注意与病毒、细菌性肺炎，慢阻肺、哮喘及其他气体吸入(汞、硫化氢、氯气)等所致肺部损伤相鉴别。皮肤接触中毒者，应与其他药物、毒物所致的接触性皮炎，湿疹等相鉴别。铊中毒引起胃肠、神经及皮肤损伤，应注意与其他重金属铅、砷等中毒相鉴别。出现神经系统损伤后应注意与吉兰-巴雷综合征、肉毒毒素中毒、铅或砷中毒、糖尿病神经病变、急性一氧化碳中毒等相鉴别。

【治疗】

对铊中毒患者的救治首先要脱离毒源，避免再次中毒。对于吸入中毒者，要立即将患者移至空气新鲜处，吸氧，保持呼吸道通畅；对皮肤污染者应立即用清水或肥皂水清洗；如有眼部接触时，用清水冲洗；对口服者要尽快洗胃排毒。

1. 清除毒物

(1)药物解毒：对消化道吸收中毒者应迅速排除毒物，可采用清水洗胃，还可口服活性炭，一般剂量为0.5g/kg，对于急性中毒者，最好间断多次洗胃，重者活性炭首次剂量可达50~100g，之后可每次10~20g，3次/d；给予50%硫酸镁40~60ml口服导泻。还可给予特殊解毒药普鲁士蓝，铊可置换普鲁士蓝上的钾后形成不溶性物质随粪便排出，从而中断肠肝循环，对治疗经口急慢性铊中毒有一定疗效。推荐用法为白天连用10小时，660mg/h，夜间休息(6 600mg/d，

共15天)。可根据中毒剂量调整药物用量。普鲁士蓝常见的副作用是低钾血症和便秘，因此应用时需监测电解质变化，必要时补钾及应用泻药。传统的金属络合剂如D-青霉胺、2,3-二巯基丁酸、二巯丙磺钠等单独使用对铊中毒治疗无效。

(2)血液净化：血液净化是清除体内毒物最有效的技术手段。重度铊中毒患者强烈建议使用血液净化，与肾脏和粪便清除相比，血液净化能显著提高体内铊的清除率。急性铊中毒使用血液净化的指征为：①根据病史或临床特征高度怀疑铊中毒；②血中铊浓度大于0.4mg/L；③铊中毒导致的急性肾损伤。血液净化应尽早实施，在铊中毒后24~48小时内开始血液净化能最大化清除体内铊的总量。中毒后24小时中枢神经系统等靶器官分布逐渐完成，在没完全分布到人体其他组织之前，开始血液净化治疗将最大限度地降低体内的铊负荷总量，改善铊中毒预后。停止血液净化指征为血铊浓度低于100μg/L后至少72小时。

血液净化治疗分为急性早期(中毒后24~48小时)和急性后期(中毒后48小时至停止血液净化)两个阶段。急性早期以高效血液净化模式如间歇性血液透析或血液灌流为最佳选择，也可以联合低效血液净化模式以达到最大治疗强度；急性后期以低效血液净化模式如CVVHD、CVVHDF或CVVH为主，由于腹膜透析清除效率过低，血浆置换治疗强度低，不建议应用腹膜透析、血浆置换等血液净化方式治疗急性铊中毒。

(3)普鲁士蓝联合血液净化：普鲁士蓝或血液灌流治疗均是治疗铊中毒的有效措施，基础研究和临床观察结果初步显示，两者联合使用具有"1+1>2"的治疗效应。尤其适用于中重度急性铊中毒的早期治疗。即使延迟诊断的铊中毒患者，普鲁士蓝联合血液透析或血液灌流也有一定的疗效。

2. 综合治疗 ①氧疗及机械通气：急性铊中毒患者出现呼吸困难、低氧血症等情况时应常规给氧。出现呼吸衰竭或急性呼吸窘迫综合征(ARDS)时，应及时给予机械通气并做好气道管理。②补充足够的B族维生素，给予神经营养剂、止痛剂及保护肝、肾的药物。③重症和有非特异精神症状患者需注意维持呼吸、循环功能，保护脑、心、肝、肾等重要脏器。对于有非特异精神症状的患者，可给予抗焦虑、抗精神病药物治疗。

(彭晓波 邱泽武)

参考文献

[1] 彭晓波,白丽丽,孙亚威,等.8例急性铊中毒患者临床分析[J].中华急诊医学杂志,2018,27(11):1214-1217.

[2] 赵骏秀,彭晓波,王春燕,等.普鲁士蓝或联合血液灌流治疗急性铊中毒的疗效分析[J].中华危重病急救医学,2018,30(7):695-698.

60

第 4 节　　砷和砷化氢中毒

砷 中 毒

砷(arsenic)能与金属形成化合物,所以归为类金属元素。砷也能与氧、氢、氯、碳和硫等其他元素发生反应。其极少以单质形式存在,常以有机或无机化合物的形式存在。纯砷无毒,其氧化后生成的化合物有剧毒。常致中毒的砷化合物有三氧化二砷(砒霜、白砒、红矾、信石)、二硫化砷(As_2S_2,雄黄)、三硫化二砷(As_2S_3,雌黄)等。其中以毒性较大的三氧化二砷中毒为多见,口服 0.01~0.05g 即可发生中毒,致死量为 0.06~0.3g。

急性大剂量的砷暴露可导致重度全身性中毒和死亡。较小剂量的慢性砷暴露可导致亚急性毒性反应,包括皮肤改变和皮肤癌、感觉运动性周围神经病、糖尿病、心血管异常、外周血管疾病、肝毒性及其他病变。

【病因与中毒机制】

砷及其化合物可由呼吸道、消化道及皮肤吸收而进入人体。进入体内的砷 95%~97% 迅速与红细胞内的血红蛋白中的珠蛋白结合,于 24 小时内分布到全身各组织器官。组织中砷主要分布于肝、肾、脾、胃肠壁、肌肉等处,皮肤、毛发、指甲和骨骼可作为砷的牢固贮藏库。体内砷主要由肾脏和消化道,部分由皮肤、毛发、指甲排出。砷的毒性作用是砷离子与体内酶蛋白分子结构中的巯基和羟基结合,使酶失去活性。丙酮酸氧化酶、胆碱氧化酶、转氨酶、α-甘油磷酸脱氢酶、6-磷酸葡萄糖脱氢酶或细胞色素氧化酶等受抑制后干扰细胞的正常代谢,影响呼吸和氧化过程,使细胞发生病变,还可抑制细胞分裂和增殖。此外,砷酸和亚砷酸在许多生化过程中能取代磷酸,从而使氧化磷酸化过程脱偶联,减少高能磷酸键形成,从而干扰细胞的能量代谢。代谢障碍首先可危害神经细胞,引起中毒性神经衰弱症状和多发性神经炎等。砷还能直接损害小动脉和毛细血管壁,也可作用于血管舒缩中枢,使血管壁平滑肌麻痹,通透性增加,引起血容量降低,加重脏器损害。硫化砷如雄黄、雌黄在水中溶解度小,毒性也很低;三氧化二砷水溶性大,毒性亦最强。三氧化二砷和三氯化砷对眼、上呼吸道和皮肤均有刺激作用。砷中毒导致肝脏抗氧化系统发生变化致肝脏损伤,从而导致肝纤维化等病变。

【诊断】

1. 毒物接触史　急性砷中毒主要见于生活性口服砒霜所致,急性吸入高浓度砷粉尘或砷烟雾后也可发生急性砷中毒。慢性毒性可能是急性中毒的后遗症,也可能是较

长期慢性暴露于较低水平砷的结果。

2. 临床表现特点

(1)急性口服中毒:口服砷化物后 10 分钟~5 小时,即发生中毒症状,酷似急性胃肠炎。①急性胃肠炎:包括恶心、呕吐、腹痛和重度水样泻。重度中毒患者的呼吸和大便可能有蒜气味。这些症状后很快出现脱水和低血压。②周围循环衰竭:砷损害毛细血管,引起全身毛细血管扩张,加上脱水和电解质失调,常发生休克综合征。③循环系统症状:有心肌损害症状,可导致 QTc 间期延长,随后出现尖端扭转型室性心动过速。重度中毒患者可出现心律失常,脉搏细弱,血压下降,甚至循环衰竭等。④泌尿系统症状:可有蛋白尿、血尿、少尿,最后发生急性肾衰竭。⑤神经精神症状:部分重症病例在中毒后短时间内或 3~4 天发生急性中毒性脑病,出现眩晕、谵妄、抽搐、兴奋、躁动、发热甚至尿失禁、昏迷,最后可因呼吸中枢麻痹而死亡。脑电图呈阵发性异常放电或其他异常脑波。中毒后 1~3 周可发生多发性神经炎和神经根炎,初起四肢乏力、麻木,自发性痛或感觉异常,继而出现四肢呈手套袜套样对称性疼痛,触觉迟钝或消失,四肢麻痹。⑥中毒性肝损害:血清转氨酶常升高,可出现黄疸和肝脾大。

急性口服中毒患者,一般病程为 3~7 天,如未经及时治疗,常于中毒后 24 小时至数日内发生循环衰竭、脱水、肝衰竭或中毒性脑炎。如度过急性期,一般需数周至数月方可恢复,此时可发生多发性神经炎。

(2)急性吸入中毒:急性吸入高浓度含砷化物的粉尘和蒸气时,主要表现为眼与呼吸道的刺激症状和神经系统症状:如流泪、眼刺痛、结膜充血、鼻塞、流涕、咳嗽、胸痛、呼吸困难,以及头痛头昏、眩晕、全身衰弱等症状。重者可发生昏迷、血压下降和出现发绀,甚至可因呼吸和血管舒缩中枢麻痹而死亡。消化道症状发生较晚也较轻。三氯化砷对呼吸道刺激更强,可引起咽喉、喉头水肿,以至窒息死亡。皮肤接触砷化合物可有瘙痒和皮疹。

(3)慢性砷中毒:慢性毒性作用可能是急性中毒的后遗症,也可能是较长期慢性暴露于较低水平砷的结果。除有神经衰弱症状外,多见皮肤黏膜病变和多发性神经炎,胃肠道症状较轻。砷化合物粉尘可引起刺激性皮炎,尤其在胸背部、皮肤皱褶或湿润处,如口角、眼睑、腋窝、阴囊、腰部、腹股沟和指(趾)间。皮肤干燥、粗糙,可见丘疹、疱疹、脓疱,少数人有剥脱性皮炎。日后,皮肤呈黑色或棕黑色的散在色素沉着斑。毛发有脱落,手和脚掌有过度角化或脱皮。指甲失去光泽、变厚而脆。指(趾)甲出现 1~2mm 宽的白色横纹,称米氏线,为砷吸收的证据。米氏线是在一次较多量的砷化合物进入体内才出现。砷化合物粉尘对黏膜有刺激,引起鼻咽部干燥、鼻炎、鼻出血,甚至鼻中隔穿孔。砷还可引起结膜炎、齿龈炎、口腔炎和结肠炎。

(4)地方性砷中毒:地方性砷中毒是一种生物地球化学性疾病,是居住在特定的地理环境条件下的居民长期通过饮水、空气、食物摄入过量的无机砷所导致的慢性砷中毒,其以皮肤色素脱失或/和过度沉着、掌跖角化及癌变为主要

特征。无机砷是国际癌症中心（IARC）确认的人类致癌物，可致皮肤癌、肺癌、并伴其他内脏癌的高发。砷中毒的潜伏期相当长，内蒙古的调查发现，皮肤改变潜伏期一般在 10 年左右，皮肤癌潜伏期长的可至 20 年。

3. 实验室检查

（1）由于砷在血液中会被快速清除，尿检往往是近期砷中毒的最佳检测手段，正常人尿砷生物阈值为：尿砷浓度 $\geq 50\mu g/L$ 或者 $\geq 100\mu g/g$（砷／肌酐）。急性砷中毒患者于服毒数小时或 12 小时后，尿砷即明显升高，升高程度与中毒严重度呈正相关。尿砷排泄甚快，停止接触 2 天，尿砷即可下降 19%~42%。一次摄入砷化物后，尿砷持续升高 7~10 天。

（2）发砷测定：可作为慢性砷接触指标，正常值为 $0.686\mu g/g$，高于 $1\mu g/g$ 应视为异常。口服砷化物 30 小时或 2 周，发砷即升高。

（3）血砷测定：急性中毒时可升高，其正常水平为 $0.13~8.54\mu mol/L$。

【治疗】

1. 清除毒物　经口急性中毒者，应尽早催吐、洗胃（可用温水或低温盐水、或 1% 碳酸氢钠溶液）。洗胃后应立即口服新配制的氢氧化铁解毒剂（12% 硫酸亚铁溶液与 20% 氧化镁混悬液，二者分别保存，临用时等量混合、摇匀），因其可与砷形成不溶性络合物砷酸铁（$FeAsO_3$），而后者不易被肠道吸收。每 5~10 分钟一匙，直至呕吐停止。砷通常会导致腹泻，所以不要给予泻剂。吸入中毒者，应迅速离开中毒现场并吸氧。

2. 解毒剂

（1）二巯丙磺钠（DMSA）：对砷解毒作用比所有已知的邻巯基化合物为强。副作用较少。注射后偶有面部发热、恶心、头晕、脸色苍白、心率快等，但经 10 分钟左右即可自行消失。本品水中易溶解且稳定，故可供肌内、皮下、静脉注射。急性中毒时，用 5% 溶液，1 次 5ml（或 5mg/kg），第 1 天 3~4 次，第 2 天 2~3 次，第 3~7 天 1~2 次，共 7 天为 1 个疗程。慢性中毒时 1 天 2 次，用药 4 天，休息 3 天，为 1 个疗程，一般用 3 个疗程。

（2）二巯丁二钠（DMS）：系广谱金属解毒药，对肾脏有刺激性，可出现蛋白尿和管型，少数可有血清转氨酶中度升高，副作用主要有口臭、头晕、头痛、恶心、乏力、四肢酸痛等，多见于第一次注射后，但可于数小时内自行消失。应新鲜配制使用，不可加热。用法：首剂 2g 加入注射用水 10~20ml 中注射（在 10~15 分钟内注射完），以后每次 1g，每天 1~3 次，连用 3~5 天；也可肌内注射，每天 2 次，每次 0.5g。慢性中毒者，每天 1 次静脉注射，每次 1g，用药 3 天，休息 4 天，为 1 个疗程，一般总量 6~8g。

慢性中毒的治疗，除用上述解毒剂外，还可用 10% 硫代硫酸钠 10ml 静脉注射，以辅助砷排泄。补硒可使患者血、发、尿砷水平下降，并能改善微循环。

3. 血液透析　重症患者应尽早予以血液透析，不仅可有效清除血中砷，还可防治肾衰竭。

4. 对症处理　给予静脉补液来维持充分尿量。对患者进行持续心脏监测。此外，应该监测患者的体液和电解质平衡状况。重度砷中毒的初始治疗要依靠提供基础和高级生命支持。患者可能急性起病，并需要积极的重症治疗以保护器官功能。必要时可应用体外膜肺氧合（ECMO）。砷中毒对皮肤的影响较大，当出现重度掌跖角化影响劳动、生活时，可采用 5%~10% 水杨酸软膏，20% 尿素软膏，1% 尿囊素软膏，或 0.1% 维 A 酸软膏等溶解角化物。

砷化氢中毒

【病因与中毒机制】

砷化氢（arsenide hydrogen）又名砷化三氢（arsenic trihydride），为无色气体，有大蒜样臭味，但无明显刺激性。分子式是 AsH_3，分子量 77.95，熔点 $-116.3℃$，沸点 $-55℃$，密度 $2.66g/cm^3$。略溶于水，可溶于酸、碱、乙醇、甘油等。经火燃烧生成 As_2O_3，加热至 $230℃$ 可分解为元素砷及氢气。

砷化氢在工业上用于有机合成、军用毒气、科研或某些特殊实验中。也是生产过程中的副反应产物或环境中自然形成的污染物。只要有砷和新生态氢同时存在，就能产生砷化氢。在工业生产中，夹杂砷的金属与酸作用，含砷矿石冶炼储存接触潮湿空气或用水浇含砷矿石的热炉渣均可形成砷化氢。从事这些职业者均有可能接触中毒。国内亦曾有海鱼腐败，使有机砷转化为砷化氢致中毒的报道。

砷化氢属高毒类气态毒物。经呼吸道吸入后，95% 以上迅速进入血液，与红细胞结合，形成砷 - 红蛋白复合物与砷的氧化物，随血液循环分布于全身各脏器。目前认为砷 - 血红蛋白复合物与砷的氧化物是使红细胞内还原型谷胱甘肽（GSH）含量下降、导致血管内溶血的主要原因。砷化氢在空气中浓度仅为 $0.3mg/m^3$ 时即可引起急性中毒，中毒严重程度与吸入量有明显关系。

此外，砷化氢可抑制红细胞过氧化氢酶，致使过氧化氢蓄积，破坏红细胞膜的稳定性，使钠、钾、泵的作用丧失，红细胞肿胀，导致溶血。溶血后砷 - 血红蛋白复合物、红细胞碎片、血红蛋白管型等物阻塞肾小管；砷化物对肾脏有直接的毒性作用；肾脏有效循环血量持续减少等因素的复合作用，而导致急性肾衰竭。砷化氢对全身主要器官如神经、心、肝、肺等都有毒性，且由于溶血后的作用，使很多器官受到更多的损伤。

【诊断】

主要是根据短时间内吸入大量砷化氢气体的职业史和

以溶血及肾脏损害为主的临床表现,参考血、尿砷含量进行综合分析,排除其他原因引起的类似疾病,即可诊断。如接触史不明确则应进行现场调查,明确砷化氢的存在和来源。职业性急性砷化氢中毒可根据肾脏病变的严重程度分级。吸入中毒发生溶血为起点;肾脏轻度损伤为轻度;肾功能明显损害和发生急性肾衰竭为重度。血砷、尿砷增高可作为病因学诊断的参考指标。

【治疗】

急性砷化氢中毒死亡者多在中毒后1~5天内死亡,大部分死于多脏器功能衰竭,而度过少尿期者预后较好且无并发症。说明治疗的关键在发病的1周内。治疗的重点是尽早控制溶血和急性溶血后引起的各种病变,尤其是急性肾衰竭。治疗关键是及时、准确地针对各种不同疾病进行相应的治疗。

1. 迅速将中毒患者移离现场至空气新鲜处,卧床休息,密切观察病情变化。严重者予氧气吸入。

2. 早期给予肾上腺糖皮质激素,该激素有稳定溶酶体膜、抗炎等作用,可阻断或减轻溶血,从而减轻由溶血带来的多器官损害。常用地塞米松10~40mg或氢化可的松200~600mg加入补液中静脉滴注。病情控制后,逐渐减量。

3. 急性溶血发生时,应用5%碳酸氢钠250ml静脉滴注,每12小时1次,以碱化尿液,并可用低分子右旋糖酐500ml静脉滴注,减少血红蛋白在肾小管内的沉积。根据溶血程度,可适当输新鲜血液,以改善症状,增强机体抵抗力。

4. 血液净化疗法。血液净化治疗对抢救重度中毒患者具有良效,宜尽早采用。目前常用的方法有血液透析(HD)、血液透析(HD)+血液灌流(HP)等。

5. 注意保持水、电解质和酸碱平衡,防治感染和消化道出血,提供合理的营养和良好的护理,以促进病情恢复。

6. 金属络合剂无减轻、控制溶血的作用,驱砷可加重肾脏负担,故急性期不主张应用金属络合剂。在恢复期,肾功能正常且体内砷含量增高时,可考虑使用金属络合剂。

(彭晓波　邱泽武)

第 5 节　其他金属中毒

其他金属中毒包括锰、铜、铁、钡、羰基镍、磷等,其诊治详见表60-1。

表 60-1　其他金属中毒

毒物	毒理与临床表现特点	治疗
锰	1. 锰为细胞原浆毒,对神经系统有强烈毒性,它可抑制细胞的多种酶而导致细胞代谢障碍,使神经细胞突触传递过程受破坏,神经兴奋递质儿茶酚胺和5-羟色胺含量减少,造成神经系统病变。锰对肝、肾、肺亦有较强毒害,对黏膜、皮肤有腐蚀性。急性锰中毒可因口服高锰酸钾或吸入高浓度氧化锰烟雾引起急性腐蚀性胃肠炎或刺激性支气管炎、肺炎。慢性锰中毒主要见于长期吸入锰的烟尘的工人,临床表现以锥体外系神经系统症状为主且有精神失常 2. 急性锰中毒常见于口服浓于1%高锰酸钾溶液,引起口腔黏膜糜烂、恶心、呕吐、胃部疼痛;3%~5%溶液发生胃肠道黏膜坏死,引起腹痛、便血,甚至休克;5~19g锰可致命。在通风不良条件下进行电焊,吸入大量新生的氧化锰烟雾,可发生咽痛、咳嗽、气急,并骤发寒战和高热(金属烟热) 3. 慢性锰中毒一般在接触锰的烟、尘3~5年或更长时间后发病,也有短至1~5个月的。早期症状有头晕、头痛、肢体酸痛、下肢无力和沉重、多汗、心悸和情绪改变。病情发展,出现肌张力增高、手指震颤、腱反射亢进,对周围事物缺乏兴趣和情绪不稳定。后期出现典型的帕金森综合征有四肢肌张力增高和静止性震颤、言语障碍、步态困难等,以及有不自主哭笑、强迫观念和冲动行为等精神症状	1. 急性中毒:①吸入中毒者应脱离有毒环境,对症处理;②口服中毒者应立即用清水反复洗胃,灌服大量稀释的维生素C溶液(为特效拮抗剂),口服牛奶、蛋清、豆浆米汤、面糊、氢氧化铝凝胶等胃黏膜保护剂 2. 慢性中毒:驱锰治疗可用依地酸钙钠、促排灵或二巯丁二钠,参见"铅中毒"。对氨基水杨酸钠(NaPAS)也有驱锰作用,口服2~3g,每天3~4次,疗程3~4周;或本品6g加入5%葡萄糖液500ml中静脉滴注,每日1次,连续3天,停药4天为1个疗程,治疗3个月。出现帕金森综合征症状可用左旋多巴和苯海索(安坦)等药物
铜	1. 铜粉尘、烟雾经呼吸道吸入可引起局部刺激,经消化道和皮肤均可吸收铜盐,如用大量硫酸铜湿敷创面,用生锈的铜器盛食物,用硫酸铜洗胃未完全排出洗胃液等,均可能引起铜中毒。铜主要可引起肝、肾细胞变性、坏死及神经系统损害。一次摄入铜超过15mg即可发生急性中毒,口服硫酸铜10g可致死 2. 口服铜盐,可感口、咽及食管灼热,口腔黏膜可呈蓝绿色,有金属味,流涎,继之可有黏膜糜烂、腹痛、恶心、呕吐,呕吐物呈蓝绿色,并可有消化道出血、全身不适;重者有发热、心动过速、溶血、肝肾功能异常,甚至昏迷。吸入中毒可有咳嗽、喷嚏、发热、出汗、口渴等表现。血清铜蓝蛋白增高	1. 吸入中毒者应脱离有毒环境,对症处理 2. 口服中毒者应:①立即用清水洗胃;②用牛奶、蛋清、豆浆等胃黏膜保护剂;③0.1%亚铁氰化钾600ml分数次灌胃(间隔15分钟),可生成不溶性亚铁氰化铜减少铜的吸收;④应用依地酸钙钠、二巯丁二钠及青霉胺等解毒剂;⑤保护肝、肾功能

60

续表

毒物	毒理与临床表现特点	治疗
铁	1. 纯铁基本上无毒，铁盐、亚铁盐过量进入体内则可引起中毒。三价铁毒性大于二价铁。引起中毒常见的铁盐有硫酸亚铁、氯化亚铁、枸橼酸铁铵、氯化高铁。二价铁主要经口服中毒，三价铁多为注射中毒，毒性较大。铁剂进入体内影响血管舒缩功能，可致循环衰竭。铁剂对肝脏、神经系统都有较大毒性。中毒者因大量蛋白被破坏，可发生低蛋白血症。硫酸亚铁成人口服致死量为 50g，小儿为 5~10g；氯化铁成人口服致死量为 30g 2. 过量口服铁剂半小时后出现恶心、剧烈呕吐，呕吐物呈咖啡色或血样、腹痛、腹泻、便血、黑便、精神萎靡、乏力，重者有烦躁、皮肤黏膜淤斑、血压下降、呼吸困难、昏迷和肺水肿。此后一段时间，上述症状可缓解，给人以好转的假象。但数小时至十余小时后可出现黄疸、肝昏迷、抽搐、循环衰竭等严重的病情恶化表现，应予注意	1. 催吐（小儿要慎重），2% 碳酸氢钠液洗胃，因其在胃中形成碳酸铁，可减少铁离子的吸收和腐蚀作用 2. 用豆浆、蛋清、牛奶或药用炭混悬液灌胃，保护胃黏膜，减少毒物吸收 3. 去铁胺首剂 1g 肌内注射，以后 0.5g 肌内注射，4 小时 1 次，重者用 1g 溶于生理盐水中缓慢静脉滴注，小儿剂量每次 40mg/kg；以后 0.5g 静脉滴注，每 4 小时 1 次，共 2 次。无尿、肾脏病者禁用。禁用二巯丙醇及二巯丁二钠，以免形成毒性更大的盐类 4. 静脉注射 1% 亚甲蓝溶液，用量每次 1~2mg/kg，可防止发生高铁血红蛋白血症
钡	1. 钡为略带光泽的银白色金属，无毒，但可溶性钡盐如氯化钡、硝酸钡、氢氧化钡等，均有剧毒，不溶性钡盐硫酸钡则无毒。碳酸钡虽属不溶性钡盐，但进入人体内后可与胃液中的盐酸起反应而生成氯化钡，故也有剧毒。绝大部分钡盐中毒为经口误服所致，偶有在工业生产中因吸入大量可溶性钡盐的烟尘而致中毒。钡盐中毒大多由氯化钡和碳酸钡所致。氯化钡可混于不纯的非食用盐中，盐卤中亦含有氯化钡。偶有误将氯化钡作为发酵粉，而致集体中毒。氯化钡大鼠经口 $LD_{50} < 400mg/kg$，对人的中毒剂量为 0.2~0.5g，致死量为 0.8~1.0g；碳酸钡对大鼠的致死量为 0.09~0.8g，对犬的致死量为 6g 左右。死因为心脏骤停和呼吸肌麻痹 2. 钡是一种肌肉毒，可刺激骨骼肌、平滑肌和心肌，使之过度兴奋后发生麻痹。近期研究认为，钡离子对细胞膜上的钠 - 钾泵具有兴奋作用，使钾离子逆梯度由细胞外进入细胞内；与此同时，钡离子又能阻滞钾通道，使细胞内钾不能外移，造成细胞内高钾而细胞外低钾，导致膜电流抑制，肌肉麻痹。严重的低血钾促使四肢、躯干及呼吸肌麻痹，也导致各类心律失常的发生 3. 误服中毒，潜伏期多为 0.5~2 小时，少数潜伏期可长达 24 小时左右。最初出现的症状为口干、口苦、烧灼感，伴流涎、恶心、呕吐、腹痛、腹泻等胃肠道刺激症状，继之出现头痛、头晕、乏力、耳鸣、复视、心悸、口舌颜面及四肢发麻等全身中毒症状。较重者于 5~8 小时后，出现向心性和进行性肌麻痹，由下肢肌向臀肌、颈肌、膈肌、肋间肌发展。检查可见患者上睑下垂、发音困难、吞咽障碍、肢体瘫痪及呼吸肌麻痹，四肢肌肉也可有震颤、痉挛、腱反射多迟钝或消失。心血管损害也较明显，且病程中多变；心电图可有多种心律失常及低钾表现；血压开始多升高，有明显心肌损害、心律失常及呼吸肌麻痹时则血压降低 4. 工业吸入性中毒的表现，与误服中毒类似，但胃肠道反应较轻	1. 尽快清除毒物：凡经口误服者，应先用 2%~5% 硫酸钠溶液洗胃，亦可用 1% 硫代硫酸钠溶液洗胃。洗胃后再从胃管注入 20% 硫酸钠 100~150ml，使与胃肠道内尚未吸收的钡盐结合成硫酸钡，同时起导泻作用，加速钡盐排泄。对已进入血液循环的钡，可用硫酸钠加入 5% 葡萄糖液中配成 1% 硫酸钠葡萄糖注射液 500~1 000ml 缓慢静脉滴注，或用 2%~5% 硫酸钠注射液 10~20ml 静脉注射，每 15 分钟 1 次，直至症状缓解。与此同时应充分利尿，以免不溶性硫酸钡沉积于肾小管致肾损害。若无注射用硫酸钠，可用 20% 硫代硫酸钠 20~40ml 静脉注射，每日 1~2 次 2. 补充钾盐 3. 保护心脏，防治心律失常 4. 维持呼吸，防止和纠正低氧血症及酸中毒 5. 解毒可试用二巯丁二钠或青霉胺等，有人认为，钙剂可拮抗钡对肌肉、血管的毒性作用，主张静脉注射 10% 葡萄糖酸钙，每次 10ml，但因本品对心肌有强烈兴奋作用，故应慎用
羰基镍	1. 金属镍及其盐毒性较低，而羰基镍却有强烈毒性。羰基镍是金属镍与羰基（—CO）在一定压力下反应而成的液态金属化合物。羰基镍中毒（nickel carbonyl poisoning）是以呼吸系统和神经系统损害为主的全身性疾病 2. 羰基镍蒸气，可迅速通过呼吸道吸入，皮肤亦有少量吸收。进入体内后，约 1/3 以原型在 6 小时内由肺呼出，其余部分在细胞内逐渐分解为镍离子（Ni → Ni^{2+}）和一氧化碳。Ni^{2+} 与细胞内核酸、蛋白质结合，并逐步转移到血浆中，随尿排出。羰基镍分子抑制肺毛细血管内皮细胞中含巯基的酶，引起毛细血管壁通透性增加，造成肺间质水肿和肺泡内渗出。羰基镍影响 RNA 聚合酶，干扰 RNA 合成。急性羰基镍中毒尚可见肝小叶中央区淤血、坏死；大脑皮质血管扩张、出血，尤以白质部分为明显 3. 急性中毒的早期症状有头晕、头痛、步态不稳、咳嗽、胸闷、眼刺痛、流泪、恶心、呕吐、乏力等，脱离接触后，上述症状迅速好转。经过 6~36 小时的潜伏期，出现晚发症状，有剧咳、咯粉红色泡沫痰、气急、烦躁不安等肺水肿征象。患者尚可发生惊厥及昏迷，并可伴有发热。检查患者有发绀、心界可扩大、心音呈奔马律、双肺满布湿啰音及肝大。辅助检查：白细胞和中性粒细胞数增高，尿出现蛋白和管型，胸片在肺野可见片状渗出阴影，心电图有心肌损害，血清胆红素和谷丙转氨酶增高。尿镍在中毒后 1~2 天增高明显，7~10 天后恢复正常；轻度中毒尿镍不超过 25μg/L，中度中毒 25~500μg/L，严重中毒超过 500μg/L	1. 立即脱离有毒环境，静卧保暖，即使无症状亦需密切观察至少 48 小时 2. 尽早应用二乙基硫代氨基甲酸钠（Na-DDC），该药有较好的解毒排毒作用。首次剂量为 25mg/kg，静脉注射；24 小时总剂量不超过 100mg/kg，分 3~4 次注射。用药后的尿镍可增加 3~20 倍。雾化吸入 Na-DDC，每次剂量为 0.2g，每天 1~2 次，Na-DDC 口服（第 1 天 2g 顿服，以后 0.5g 每天 3~4 次）效果较差，胃肠道不良反应多。Na-DDC 治疗期间，禁忌用副醛或水合氯醛类药物。也可应用二乙烯三胺五乙酸（DTPA）、依地酸钙钠等 3. 早期防治肺水肿 4. 对症支持疗法

60

续表

毒物	毒理与临床表现特点	治疗
磷	1. 磷有四种异构体：黄磷（白磷）、红磷（赤磷）、紫磷及黑磷，后两者少见。黄磷为蜡样结晶体，带大蒜样味，有剧毒；红磷为红色粉末，毒性小，但因其中常含有黄磷，故也可致中毒。两者均不溶于水，易溶于脂肪、二硫化碳。磷的化合物大多有剧毒，常见的有：磷化氢（PH_3 为无色、剧毒，鱼腥臭味气体）、磷化锌（Zn_3P_2 为黑灰色带闪光的粉状物，是常用的灭鼠剂）、磷化铝（AlP）、磷的氧化物（三氧化二磷、五氧化二磷）、磷的氯化物和磷的硫化物等 2. 磷及其化合物多以粉尘、烟雾形式吸入，亦可经消化道、皮肤黏膜吸入进入体内，主要损害肝、肾、心脏等脏器，破坏细胞内酶的功能，使细胞代谢障碍、变性、坏死，还可损害血管导致出血。磷化氢对呼吸道有强烈刺激性，可导致中毒性支气管炎、肺炎、肺水肿、损害心肌；磷化铝、磷化锌多为口服中毒，可与胃酸作用产生磷化氢造成损害。磷的氧化物、氯化物、硫化物多经呼吸道吸入，遇湿或体外燃烧可生成氯化氢、硫化氢、磷化氢等，造成严重而复杂的中毒和损伤。主要表现有：消化道刺激症状、呼吸道刺激症状、肝、肾损害表现、心血管与神经系症状等	1. 口服中毒以 0.5% 硫酸铜，2% 过氧化氢或 1:5 000 高锰酸钾溶液反复洗胃，直至无大蒜味为止。亦可以 1% 硫酸铜 5ml 口服（硫酸铜能与磷生成不溶性黑色磷酸铜），10~15 分钟 1 次，直至呕吐。洗胃后口服液体石蜡 100~200ml，使磷溶解而又不被吸收（禁用动、植物油和乳类）。口服硫酸钠 20g 导泻，禁用油类泻剂，磷化锌中毒禁用硫酸镁导泻 2. 呼吸道吸入中毒者应脱离有毒环境，吸氧、保暖，脱去污染衣物 3. 皮肤灼伤创面依次用清水、2% 碳酸氢钠冲洗，然后以 1% 硫酸铜液湿敷。五氯化磷、五氧化磷及五硫化磷所致灼伤禁用水洗，而以 1% 硫酸铜或 3% 过氧化氢液冲洗。有报道以 3% 硝酸银湿敷创面能迅速涂灭磷火，减轻烧伤程度。创面禁用油剂类药及敷料 4. 对症支持疗法

（张文武）

第 61 章

植物性毒物中毒

第 1 节　　　　　亚硝酸盐中毒

【病因与中毒机制】

亚硝酸盐中毒(nitrite poisoning)既往多是由进食较多含有硝酸盐的蔬菜和苦井水、蒸锅水等引起的肠源性发绀,近年来则多见因误将亚硝酸钠当作食盐使用而致中毒,且常为群体性中毒。

亚硝酸盐主要为亚硝酸钠(钾),多为白色结晶性粉末,味微咸或稍带苦味,易溶于水。工业上用亚硝酸钠作金属表面处理或用作某些有机物(如染料)合成的原料,罕有发生中毒者。亚硝酸钠(钾)也用于食品加工及防腐,可因误用误食而致急性中毒。某些蔬菜如青菜、小白菜、韭菜、卷心菜、莴苣、甜菜、菠菜、萝卜叶等,野菜如灰菜、荠菜均含有丰富的硝酸盐(50~150mg/dl)和微量的亚硝酸盐(0.2~0.5mg/dl),新鲜腌渍的咸菜和变质熟剩菜,由于硝酸盐还原菌的作用,使其所含的无毒的硝酸盐还原为有毒的亚硝酸盐(其含量可高达 5mg/dl 以上),食用此类蔬菜后可引起中毒;其次当肠道功能紊乱、胃酸减少等原因,使肠内硝酸盐还原菌(其中大肠埃希菌和沙门菌还原硝酸盐为亚硝酸盐的能力最大)大量繁殖,能使大量硝酸盐还原为亚硝酸盐,因此更易引起中毒;大量饮用硝酸盐含量过高的井水(尤其是苦井水)、果实、笼锅水,或是腌咸肉或烧煮卤味时加亚硝酸盐过多(硝肉),食后也可引起中毒。此外,营养不良、贫血、寄生虫感染等与硝酸盐类的还原均有密切关系。

亚硝酸盐毒性较大,摄入量达 0.2~0.5g 时即可引起中毒,最小致死量为 1.0~5.0g。由于亚硝酸盐与血红蛋白的作用,使正常的 Fe^{2+} 氧化成 Fe^{3+},形成高铁血红蛋白而失去携氧能力;同时还阻止正常 HbO_2 释放氧,因而造成了各种组织的缺氧。临床上突出表现为皮肤、黏膜呈青紫色及其他缺氧症状,且与肠源性有关,故又名肠源性青紫症。口服亚硝酸钠部分于胃中转化为亚硝酸,后者再分解释出一氧化氮,引起胃肠道刺激症状。亚硝酸钠对中枢神经系统,尤其对血管舒缩中枢有麻痹作用,它还能直接作用于血管平滑肌,有较强的松弛作用而致血压降低。

【诊断】

1. 病史　有误食误用亚硝酸盐制剂如亚硝酸钠史,或

有进食大量上述蔬菜和饮用含亚硝酸盐的井水史。多见于儿童及胃肠功能不全者,春季发病较多。同食者多人出现相似中毒症状。

2. 临床表现特点　发病常急骤,多在食后 0.5~3 小时发病(短者仅 10~15 分钟,长者可达 20 小时)。主要中毒症状为缺氧表现,如头晕、头痛、乏力、心慌、气促、恶心、呕吐及发绀(尤以口唇、指端更明显);继而可出现烦躁、嗜睡、呼吸困难、血压降低、肺水肿、心律失常、惊厥、昏迷、呼吸与循环衰竭。临床表现与高铁血红蛋白浓度有关:高铁血红蛋白达血红蛋白总量的 10%~15% 时,口唇、指甲及全身皮肤黏膜呈紫黑色、蓝灰或蓝褐色,与呼吸困难不成比例;高铁血红蛋白达 30% 以上时,主要表现为头痛、头晕、耳鸣、心动过速、反应迟钝,精神萎靡、乏力等;升至 50% 时,患者可有心悸、气急、恶心、呕吐、腹痛腹泻、心动过速、出冷汗等;如进一步增加,患者可发生休克、心律失常、肺水肿、惊厥甚至昏迷,如不及时抢救,可危及生命。

若患者同时有沙门菌和致病性大肠埃希菌感染,则可合并存在亚硝酸盐食物中毒和细菌性食物中毒,诊断时应予注意。还应注意排除苯的氨基和硝基化合物,农药杀虫眯、氯酸钠、除草醚等能引起高铁血红蛋白血症的化合物中毒。血高铁血红蛋白的测定有助于急性亚硝酸盐中毒的诊断,确诊有赖呕吐物或食物中亚硝酸盐的检测。

【治疗】

1. 一般处理　置患者于空气新鲜而且通风良好的环境中,吸氧,并使患者绝对卧床休息,注意保暖。如此,轻症患者(高铁血红蛋白量在 30% 以下)便能自行恢复,因为高铁血红蛋白大都能在 24~48 小时内完全转变为血红蛋白。

2. 清除毒物　误服亚硝酸盐应及早洗胃及导泻,现场不能洗胃者,只要神志清楚,宜先作催吐。如中毒时间较长,可配合高位灌肠以清除残存毒物。

3. 特效疗法　①亚甲蓝(美蓝)的应用:用法为 1% 亚甲蓝 1~2mg/kg 溶入 25%~50% 葡萄糖液 20~40ml,于 10~15 分钟内缓慢静脉注射,如症状仍不缓解,2 小时后可重复一次。使用亚甲蓝时需用小剂量,因为小剂量亚甲蓝进入机体后即被组织内的还原型辅酶Ⅰ脱氢酶还原为还原型亚甲蓝,起到还原剂的作用,使高铁血红蛋白还原为血红蛋白,从而改善缺氧状态;当大量亚甲蓝快速进入人体后,还原型辅酶Ⅰ脱氢酶不能使其全部还原为还原型亚甲蓝,此时亚甲蓝则为氧化剂,可直接将血红蛋白氧化为高铁血红蛋白,故应特别注意。②应用高渗葡萄糖液和大剂量

维生素 C:适用于轻症患者及重症患者的辅助治疗。如用 50% 葡萄糖液 60~100ml 加维生素 C 1~2g 静脉注射,或用维生素 C 2~4g 加入 10% 葡萄糖液 500~1 000ml 中静脉滴注。维生素 C 可使高铁血红蛋白还原为血红蛋白,而脱氢的维生素 C 又被谷胱甘肽还原,以后又作用于高铁血红蛋白,如此反复不已,使血液中高铁血红蛋白浓度降低,但其作用不如亚甲蓝迅速和彻底。注射葡萄糖的目的,则为利用其氧化作用,以提高高铁血红蛋白还原过程中所需要的 NADPH,故可作为治疗辅助剂。辅酶 A 和维生素 B$_{12}$ 也有辅助作用。

4. 对症支持疗法 包括防治休克与呼吸衰竭等,有意识障碍、昏迷者加用纳洛酮治疗。病情危重经上述处理后发绀仍明显者,可输新鲜血 300~500ml,或行换血疗法。

(张文武)

第 2 节　　　　毒蕈中毒

毒蕈,又称毒蘑菇。毒蕈中毒是我国食源性疾病中死亡率最高的一类急症,有家庭聚集和群体性发病特点,云南、贵州、四川、湖北、湖南、广西、广东等地多见。毒蕈中毒临床表现复杂多样,容易误诊漏诊,延迟诊断及治疗常常后果严重,病死率高,尤其是鹅膏菌属品种中毒病死率可达 80% 以上。因此,如何早期识别蘑菇中毒致死风险及规范救治是急诊医学的重要课题。

【病因与中毒机制】

我国已知有毒蘑菇有 430 余种,其中灰花纹鹅膏、致命鹅膏、裂皮鹅膏、淡红鹅膏、肉褐鳞环柄菇和亚稀褶红菇等是导致患者死亡的主要种类,95% 以上的死亡病例为含鹅膏毒肽毒蕈中毒。事实上,毒蕈所含毒素复杂,往往一种毒蕈含有多种毒素,同一种毒素也可存在于不同种、属毒蕈之中。目前,已知毒素种类有限,根据毒素结构和毒性可分为以下种类。

1. 环肽类(cyclopeptides) 最主要的致死性毒素,存在于鹅膏属、环柄菇属、盔孢伞属等品种中,包括鹅膏毒肽(amatoxins)、鬼笔毒肽(phallotoxins)和毒伞肽(virotoxins)等。其中,鹅膏毒肽最受关注,分子量约 900Da,水溶,耐热,耐酸碱,小鼠 LD$_{50}$ 为 0.2~0.5mg/kg。经胃肠道快速吸收,2 小时血中浓度可达峰,48 小时内通过肝窦细胞膜上有机阴离子转运多肽(organic anion transporting polypeptide,OATP)1B3(OATP1B3)转运体快速分布到肝脏,经肾脏排泄。鹅膏毒肽主要通过抑制 RNA 聚合酶 Ⅱ 活性,阻止 mRNA 转录和蛋白质合成,造成细胞损伤,肝肾为主要靶器官。

2. 奥来毒素(orellanine) 为致死毒素,存在于有丝膜菌属,能抑制 DNA、RNA、蛋白质大分子合成,造成细胞氧化应激损伤。肾脏为主要靶器官,急性肾衰竭可出现在毒蕈摄入后 3~14 天,病死率达 11%。

3. 鹿花菌素(gyromitrin) 见于鹿花菌及马鞍菌,其水解产物甲基肼(MMH)可抑制谷氨酸脱羧酶的辅助因子吡哆醛,减少 γ 氨基丁酸合成而产生毒性,诱导溶血与肾衰竭,严重导致患者死亡等。

4. 其他毒素 多为非致死毒素。毒蕈碱类(muscarine),主要发现于丝盖伞属(Inocybe)和杯伞属(Clitocybe)中,具有胆碱能促进作用,中毒后可表现为副交感神经兴奋症状。鬼伞素(coprine),见于墨汁鬼伞,可诱发机体双硫仑样反应。裸盖菇素(psilocybin),存在于裸盖菇属(Psilocybe)中,为色胺衍生物,激动 5 羟色胺受体,可产生精神错乱、幻视、烦躁、意识障碍等中毒症状。异噁唑衍生物(isoxazoles),见于鹅膏属鹅膏组(Amanita sect. Amanita),可产生神经精神症状。

【诊断】

1. 病史 毒蕈中毒诊断常有明确有野生蘑菇食用史。病史中还需关注以下信息:与患者共同进食的人员是否发病;起病症状及进食到出现症状的时间;食用一种还是多种蘑菇;有无留存蘑菇实物或照片;有无同时饮酒等。

2. 临床分型 蘑菇中毒临床表现与摄入蘑菇类型及所含毒素密切相关。超过 90% 的蘑菇中毒首先出现恶心、呕吐、腹痛、腹泻等胃肠道表现,继而表现出不同靶器官及系统受累表现。目前大家比较认可,将毒蕈中毒分为急性肝损型、急性肾衰竭型、溶血型、横纹肌溶解型、胃肠炎型、神经精神型、光过敏皮炎型等(表 61-1)。这些临床分型还不能完全涵盖一些特殊蕈类中毒的表现,如平菇、毒沟褶菌的心脏毒性、马勃菌导致的过敏性肺炎、杯伞菌引起的红斑性肢痛等。

3. 实验室及辅助检查 实验室一般检查可反映毒蕈中毒损害的靶器官和受累程度,但缺乏特异性。轻度中毒患者实验室检查可正常,重度中毒可出现多器官功能损害。重症患者合并肝、肾、心脏等器官损伤时,生化检查及超声、心电图、超声心动图等可出现相应的改变。

4. 蘑菇形态鉴定及毒素检测 蘑菇鉴定通常通过对蘑菇子实体宏观和微观特征点的观察、测量、比对来实现,临床中毒现场可通过对蘑菇照片加以识别,为临床早期诊断提供重要信息。第一时间留取患者呕吐物、血液、尿液或蘑菇等样本进行毒素检测可以帮助临床确立诊断。目前,检测技术有化学显色检测法、薄层层析法、酶联免疫法、高效液相色谱法及液相色谱 - 质谱法等,其中应用高效液相色谱法及液相色谱 - 质谱法检测鹅膏毒素的方法较为成熟。2% 三价铁氯化物和盐酸反应显色实验可定性检测奥来毒素。毒素检测为蘑菇中毒的诊断及预后评估提供重要信息。需要注意的是,鹅膏毒素在血液里存留时间一般不超过 24~48 小时,而尿液持续阳性的时间可达 96 小时。

61

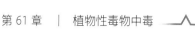

表 61-1　毒蕈中毒临床分型

临床分型	毒蕈种类	临床特点	预后
急性肝损型	鹅膏菌属、盔孢菌属、环柄菇属等	潜伏期通常 6 小时以上,早期表现为胃肠道症状,可有假愈期(症状一过性好转),36~48 小时后出现急性肝衰竭,MODS	高致死
横纹肌溶解型	亚稀褶红菇、油黄口蘑等	潜伏期 10 分钟~2 小时,表现为乏力、四肢酸痛、恶心呕吐、酱油色尿,后期急性肾衰竭、呼吸循环衰竭	高致死
溶血型	桩菇属、红角肉棒菌等	潜伏期 0.5~3 小时,表现为少尿、无尿、血红蛋白尿、贫血、急性肾衰竭、弥散性血管内凝血等	可致死
急性肾衰竭型	鹅膏菌属、丝膜菌属等	潜伏期通常 6 小时以上,导致少尿,血肌酐、尿素氮升高等急性肾衰竭表现	可致死
胃肠炎型	青褶伞属、乳菇属、红菇属、牛肝菌科等	潜伏期小于 2 小时,表现为胃肠道症状,重度可出现电解质紊乱、休克	不致死
神经精神型	丝盖伞属、小菇属、裸盖菇属、裸伞属等	潜伏期小于 2 小时,表现为出汗、流涎、流泪、谵妄、幻觉、共济失调、妄想等	不致死
光过敏性皮炎型	污胶鼓菌,叶状耳盘菌等	潜伏期最短 3 小时,通常为1~2 天,表现为日晒后在颜面、四肢出现突发皮疹,自觉瘙痒	不致死

等致死性毒素。而 HOPE6 评分<2 分且后续 TALK 评分持续 36~48 小时均<1 分,可考虑非致死性毒蕈中毒。根据 HOPE6-TALK 评分应在患者入院 24 小时内完成,尽早识别可能致死的毒蕈中毒,及早开展集束化治疗。

表 61-2　毒蕈中毒病情分级 HOPE6-TALK 评分法

项目	描述	得分 / 分
HOPE6 评分(入院 1~2 小时内完成)		
病史(history,H)	明确有蘑菇食用史	1
器官功能损害(organ damage,O)	生命体征不稳定或出现肝、肾、凝血等器官功能损害中的一项或多项	1
识图及形态辨别(picture identification,P)	实物或图片对比、鉴定为致死性蘑菇种类	1
症状出现时间(Eruption of symptom > 6h,E6)	进食蘑菇后发病潜伏期超过 6 小时	1
TALK 评分(入院 12~24 小时内完成)		
毒物检测(toxicant identification,T)	毒物检测明确为致死性毒素类型,如鹅膏毒肽	
出凝血障碍(APTT extension,A)	出凝血障碍,尤其 APTT、PT、TT 延长	1
肝功能损害(liver dysfunction,L)	肝功能损害,AST、ALT 升高,PTA 下降	1
肾功能损害(kdiney dysfunction,K)	血肌酐、尿素氮进行性升高	1

61

　　5. 诊断与鉴别诊断　　一般依据蘑菇的摄入史、临床表现及其靶器官损害证据,可作出蘑菇中毒的临床诊断。现场蘑菇图片比对毒蕈中毒诊断具有重要意义。时间窗内的血、尿、呕吐物、体液等样本中检测到相应的蘑菇毒素可确立诊断。

　　毒蕈中毒需与急性胃肠炎、细菌性痢疾、霍乱等鉴别。出现毒蕈碱样症状需与有机磷中毒鉴别。意识障碍需与脑血管疾病、各类脑病相鉴别。以肝损为突出表现时与引起急性肝衰竭的其他常见病因如病毒性肝炎、药物性肝炎、热射病等相鉴别。以肾损害为突出表现时应常规与引起急性肾功能损害其他病因鉴别。

　　6. 病情分级　　尽管临床分型对患者病情严重及预后判断具有一定的意义,但并不适用于蘑菇中毒急诊早期诊治。2019 年《中国蘑菇中毒诊治临床专家共识》推荐以 HOPE6-TALK 评分法(表 61-2)第一时间将毒蕈中毒患者进行病情分级为致死性和非致死性两类。符合下列情况之一者可评估为致死性毒蕈中毒:① HOPE6 评分 ≥2 分;② HOPE6 评分<2 分,而后续 TALK 评分 ≥1 分;③蘑菇鉴定明确为致死性蘑菇种类或送检样本中检测到鹅膏毒肽

【治疗】

　　毒蕈中毒治疗应遵循急性中毒治疗原则。致死性蘑菇中毒患者的早期识别,尤其是肝损型蘑菇中毒早期集束化治疗是降低毒蕈中毒救治成功率的关键。具体流程见图 61-1。

　　1. 阻止毒物吸收　　应第一时间对蘑菇中毒患者采取胃肠道净化治疗,阻止毒物吸收。对于暴露后 6 小时内的毒蕈中毒患者应常规洗胃,并以 20~50g 的活性炭灌胃吸附治疗,可根据病情重复应用。对于腹泻不明显的患者,可以予硫酸镁、甘露醇等药物导泻,促进毒素排出。有动物实验研究发现,胆汁引流可以明显减少肠道鹅膏毒肽的吸收,减少鹅膏毒肽的肠肝循环,但其临床疗效仍有待确认。

　　2. 致死性毒蕈中毒的集束化治疗　　对判定为致死性蘑菇中毒患者,需立即转入监护室集束化治疗。集束化治疗包括:血液净化治疗,药物应用,全身及脏器功能支持治疗,有条件者进行肝脏移植。

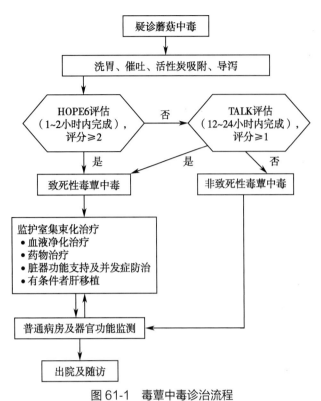

图 61-1 毒蕈中毒诊治流程

流程图内容：
疑诊蘑菇中毒 → 洗胃、催吐、活性炭吸附、导泻 →
HOPE6评估（1~2小时内完成），评分≥2 —否→ TALK评估（12~24小时内完成），评分≥1
HOPE6评估（是）→ 致死性毒蕈中毒；TALK评估（是）→ 致死性毒蕈中毒；TALK评估（否）→ 非致死性毒蕈中毒
致死性毒蕈中毒 → 监护室集束化治疗：•血液净化治疗 •药物治疗 •脏器功能支持及并发症防治 •有条件者肝移植
→ 普通病房及器官功能监测 → 出院及随访
非致死性毒蕈中毒 → 普通病房及器官功能监测

（1）血液净化治疗：血液净化治疗可以增加毒物清除，同时也有脏器功能支持的作用。常用的血液净化治疗技术主要包括传统血液净化技术（血浆置换、血液灌流、血液透析）和人工肝技术［分子吸附循环系统（MARS）、普罗米修斯人工肝（Prometheus TM）］。尽管目前缺乏随机对照研究，但一些临床研究报告血液灌流、血浆置换、血液透析联合血液灌流、MARS单独或者联合血浆置换均可改善毒蕈中毒患者预后。由于鹅膏毒肽分子量小，蛋白结合率低，在血浆中的存留时间短，通常在暴露后24~48小时后难以检测到。目前的共识是，对致死性蘑菇中毒患者应尽早行血液净化治疗，优选血浆置换治疗，不具备条件者可选择血液灌流治疗；对合并存在肝肾功能损害或多器官功能不全患者，建议尽早联合应用多种血液净化方式并实施个体化治疗。

（2）解毒药物应用：毒蕈中毒尤其是鹅膏毒肽相关的毒蕈中毒，应尽早选择应用青霉素G、水飞蓟素、N-乙酰半胱氨（NAC）、灵芝煎剂、巯基化合物等解毒药物，用药方案见表61-3。临床上根据情况酌情联合上述药物治疗，并注意肝肾功能及青霉素脑病的发生等。

（3）脏器功能支持治疗：积极补液，维持循环稳定，呼吸支持、护胃、保肝、护肾，防治脑水肿及DIC，预防感染，营养支持，维持水电解质和酸解平衡，其他对症支持治疗。避免肝肾毒性药物的使用。

（4）肝移植：肝移植是治疗肝功型毒蕈中毒的最后手段，目前尚无统一标准。目前应用较为广泛的标准是，包括以下5项中的3项可考虑肝移植治疗：①凝血酶原时间>100秒；②年龄<11岁或>40岁；③血肌酐>300μmol/L；④黄疸开始至出现昏迷时间>7天；⑤INR>3.5。

表 61-3 急性鹅膏肽相关中毒救治药物推荐表

药物	解毒机制	推荐剂量
青霉素G	抑制OATP1B3受体，阻止毒素转运；与血浆蛋白结合，置换已结合的毒素，加速毒素排出	30万~100万U/(kg·d)，连续应用2~3天
水飞蓟素	阻断毒肝细胞对毒素再摄取，减少肝肠循环，拮抗鹅膏毒肽对RNA聚合酶Ⅱ的抑制作用，抗炎、抗氧化、抗凋亡	20~50mg/(kg·d)，连续应用2~4天
N-乙酰半胱氨酸（NAC）	能降低α鹅膏毒肽诱导的人肝脏细胞氧化应激和细胞凋亡水平，并能清除活性氧及恢复肝内谷胱甘肽（GSH）活性	静脉制剂：先以150mg/kg剂量NAC加入5%葡萄糖200ml，静脉滴注大于15分钟；随后以50mg/kg剂量NAC加入5%葡萄糖500ml，静脉滴注大于4小时；然后以100mg/kg剂量NAC加入5%葡萄糖1 000ml，静脉滴注大于16小时 口服制剂：2g/次，每8小时1次，直至症状消失
灵芝煎剂（GGD）	减轻氧化应激、抗细胞凋亡作用	200g灵芝加水煎至600ml，200ml/次，3次/d，连续7~14天
巯基类药物	可与某些毒素结合，降低毒素毒力	二巯丙磺钠注射液0.125~0.25g肌内注射，每6小时1次，症状缓解后改为每12小时注射1次，至5~7天为1个疗程 二巯丁二钠注射液0.125~0.25g肌内注射，3~4次/d，连续5~7天

3. 非致死性蘑菇中毒治疗 非致死性蘑菇中毒患者主要以支持对症治疗为主，动态监测器官功能。胃肠炎症状者予补液对症，维持内环境等治疗；胆碱能亢进表现中毒者应用阿托品，神经精神症状可应用东莨菪碱，适当镇静对症处理等。

（洪广亮 卢中秋）

参考文献

［1］ 中国医师协会急诊医师分会，中国急诊专科医联体，中国医师协会急救复苏和灾难医学专业委员会.中国蘑菇中毒诊治临床专家共识［J］.中华急诊医学杂志，2019，28(8)：935-943.
［2］ 中华医学会急诊医学分会中毒学组，中国医师协会急诊医师分会，中国毒理学会中毒与救治专业委员会.中国含鹅膏毒肽蘑菇中毒临床诊断治疗专家共识［J］.中华危重症医学杂志（电子版），2020，13(1)：20-28.

第 3 节　　乌头碱类植物中毒

乌头（*Aconitum carmichaelii*）属毛茛科，主根为乌头，支根为附子。同科野生的有草乌头、一枝蒿、落地金钱、搜山虎。乌头全株有毒，毒性依次为根、种子、叶。草乌头等比乌头毒性更大。一般中毒剂量：附子 30~60g、川乌 3~90g、草乌 3~4.5g、一枝蒿 0.5~3g、落地金钱 1~2.5g、搜山虎 3g。但人体对乌头碱可有耐受性，长期运用可使中毒量提高。乌头类植物其有毒成分系乌头碱（aconitine），口服 0.2mg 即能使人中毒，口服 3~5mg 即可致死。乌头碱经煎煮，水解成毒性较弱的苯酰乌头原碱和乙酸；苯酰乌头原碱又可再一步水解成毒性极微的乌头原碱和苯甲酸。因此，煎煮时间越长，毒性越低，一般煎煮 3~4 小时后，乌头碱几乎全部破坏。临床上常因对乌头生药的炮制或水煎不当而服用，引起中毒。

【病因与中毒机制】

乌头碱能通过消化道或破损皮肤吸收，主要经肾脏及唾液排出。因吸收快，故中毒极为迅速，可于数分钟内出现中毒症状。乌头碱主要作用于神经系统，使之先兴奋后抑制，甚至麻痹；感觉神经、横纹肌、血管运动中枢和呼吸中枢可麻痹。乌头碱还可直接作用于心肌，并兴奋迷走神经中枢，致使心律失常及心动过缓等。

【诊断】

1. **病史**　有用乌头碱类植物史。
2. **临床表现特点**　口服中毒者，首先表现口腔及咽部黏膜刺痛及烧灼感，舌及口腔周围有麻木感，言语笨拙。当药物被吸收后约 0.5 小时即可出现下述症状：①神经系统：四肢麻木，特异性刺痛及蚁行感，麻木从上肢远端（指尖）开始向近端蔓延，继后为口、舌及全身麻木，痛觉减弱或消失，有紧束感。伴有眩晕、眼花、视物模糊。重者躁动不安、肢体发硬、肌肉强直、抽搐，意识不清甚至昏迷。②循环系统：由于迷走神经兴奋及心肌应激性增加，可有心悸、胸闷、心动过缓、多源性和频发室性期前收缩、心房或心室颤动或阿 - 斯综合征等多种心律失常和休克。③呼吸系统：呼吸急促、咳嗽、血痰、呼吸困难、发绀、急性肺水肿，可因呼吸肌痉挛而窒息，甚至发生呼吸衰竭。④消化系统：恶心、呕吐、流涎、腹痛、腹泻、肠鸣音亢进，少数有里急后重、血样便、酷似痢疾。

【治疗】

乌头口服中毒者应立即用 1∶5 000 高锰酸钾、2% 食盐水或浓茶反复洗胃，洗胃后可灌活性炭 30~50g，随后再灌入硫酸钠 20~30g 导泻。静脉补液，以促进毒物的排泄。同时，注射阿托品，有抑制腺体分泌、解除平滑肌的过度紧张状态、阻断迷走神经对心脏的影响及兴奋呼吸中枢的作用。一般用 1~2mg 皮下或肌内注射，每 4~6 小时 1 次；对重症者可酌情增大剂量及缩短间隔时间，必要时可用 0.5~1mg 静脉注射。如在应用阿托品后，仍有频发室性期前收缩、阵发性室性心动过速等，可选用利多卡因、胺碘酮、普罗帕酮等纠正之。如有呼吸衰竭及休克，应及时给予吸氧、呼吸兴奋剂、人工呼吸及抗休克治疗等。

（张文武）

第 4 节　　发芽马铃薯中毒

【病因与中毒机制】

茄科植物马铃薯（*Solanum tuberosum*）俗称土豆（potato）、山药蛋、洋芋等，是世界第四大粮食作物。马铃薯含有丰富的营养物质，但在贮藏过程中由于温度、光照等因素使马铃薯变绿或发芽，发芽的马铃薯中含有多种有毒成分，如龙葵素（solanen）、打碗花精生物碱、蛋白酶抑制剂、植物凝集素、酚类等。其中最主要的毒性物质是龙葵素，一种糖苷生物碱，主要成分是 α- 茄碱（α-solanine，$C_{45}H_{73}O_{15}N$）和 α- 卡茄碱（α-chaconine，$C_{45}H_{73}O_{14}N$）。虽然存在有个体差异，经口摄入龙葵素的中毒剂量为 2~5mg/kg，致死剂量为 3~6mg/kg。新鲜马铃薯块茎中含龙葵素 7~10mg/100g，当马铃薯发芽或者变质时，就会产生大量的龙葵素。马铃薯中龙葵素含量达到 10~15mg/100g 时食用有明显的苦味，超过 20mg/100g 即可引起龙葵素中毒。龙葵素遇酸可被破坏，对热稳定性较高，普通烹饪仅能去除约 3.5%，210℃条件下加热 10 分钟也只能降低约 40%。

龙葵碱糖苷对胃肠道黏膜有较强的刺激性及腐蚀性，食用后能刺激胃肠黏膜，使得胃肠发生出血性炎症，吸收后可引起红细胞溶解，使延髓和脊髓受到侵害，麻痹感觉和运动神经。其致毒机制主要是抑制胆碱酯酶的活性引起中毒反应。乙酰胆碱酯酶失活造成大量乙酰胆碱的积累，引发神经持续兴奋、消化系统失衡、胃肠肌肉痉挛等一系列中毒症状，严重者可致死亡。此外，龙葵素可通过血 - 生殖腺屏障，产生生殖毒性。

【诊断】

1. **病史**　有进食发芽或未成熟马铃薯史。
2. **临床表现特点**　一般在食后 0.5~2 小时发病，主要表现为消化及中枢神经系统症状。先有咽喉及口内刺痒或灼热感，继有恶心、呕吐、腹痛、腹泻、厌食等症状，可伴有头痛、头昏、嗜睡、谵妄或全身麻木。重者因剧烈呕吐而有失水及电解质紊乱，并可出现血压下降、抽搐及昏迷，甚至死亡。
3. **实验室检查**　现场可将剩余的马铃薯切开，在芽附

61

近加浓硫酸或浓硝酸数滴,如变为玫瑰红色即证明有龙葵素存在。还可采用高效液相色谱法、液相 - 质谱联用法、高光谱荧光成像技术、酶联免疫法、放射免疫分析法等测定龙葵素含量。

【治疗】

发芽马铃薯中毒无特效疗法,主要是对症处理。由于患者多有呕吐和腹泻,故洗胃和导泻并非必要。应注意纠正水电解质紊乱,稳定呼吸和循环状态。必要时给予机械通气等措施支持各器官功能。

重点是预防中毒发生,马铃薯最好去皮食用,不可食用未成熟或储存后青皮、发芽的马铃薯;少许发芽马铃薯应深挖去除发芽部分,并浸泡半小时以上,弃去浸泡水;在煮马铃薯时可添加食醋减轻毒性,并将马铃薯彻底煮熟,倒去汤汁才可食用。若食用马铃薯时有发麻的感觉,表明其中含有较多龙葵素,应立即停止食用,以防中毒。

(任艳 曹钰)

参考文献

［1］ NI W, TIAN T, ZHANG L, et al. Maternal periconceptional consumption of sprouted potato and risks of neural tube defects and orofacial clefts [J]. Nutr J, 2018, 17 (1): 112.

［2］ 邓孟胜, 张杰, 唐晓, 等. 马铃薯中龙葵素的研究进展 [J]. 分子植物育种, 2019, 17 (07): 2399-2407.

［3］ 黎陈, 杨青. 龙葵素的生殖毒性和药用价值及其作用机制研究进展 [J]. 食品与营养科学, 2017, 6 (02): 130-135.

［4］ 曲琳, 尹幸念, 樊树理, 等. 马铃薯提取液毒理学安全性评价 [J]. 毒理学杂志, 2016, 30 (2): 166-168.

［5］ 张海华. 食用马铃薯引起龙葵素中毒 20 例分析 [J]. 右江医学, 2012, 40 (2): 250-252.

第 5 节 霉变甘蔗中毒

【病因与中毒机制】

甘蔗(cane)味甜可口,受到人们的广泛喜爱,尤以儿童为甚。霉变甘蔗(moldy suger cane)质软,瓤部颜色变深,具有酸霉味、酒糟味,食用霉变甘蔗可致中毒,重者可危及生命。霉变甘蔗中毒病死率在 10% 以上,重症可达 40%,即使救治成功也可遗留神经系统后遗症。霉变甘蔗中毒具有显著的季节性特征,多发生于 2~4 月,儿童多见。

目前认为导致霉变甘蔗中毒的病原微生物为节菱孢霉菌(*Arthrinium* spp.),多因甘蔗长期贮存或储存运输不当导致该菌生长繁殖。节菱孢霉菌产生的嗜神经毒素——3-硝基丙酸(3-nitropropionic acid,3-NPA)是导致此中毒的主要毒性物质,该物质是一种广泛分布于植物和真菌的神经毒素,可引起动物基底节、海马、脊髓束和周围神经的损伤。一旦食用霉变甘蔗,3-NPA 可被人体迅速吸收,并作用于大脑纹状体,出现以锥体外系反应为主要表现的神经症状。其毒理作用主要在于 3-NPA 通过抑制琥珀酸脱氢酶干扰三羧酸循环,造成细胞能量代谢异常,从而导致细胞功能障碍或凋亡,同时伴有乳酸水平增加。此外,3-NPA 在代谢过程中还能生成亚硝酸盐,可导致高铁血红蛋白血症。

【诊断】

1. 病史 食用发霉变质甘蔗,好发于 2~4 月,儿童多见。

2. 临床表现特点 潜伏期最短 10 分钟,长者可达 48 小时,但多在食后 15 分钟 ~8 小时内发病。潜伏期愈短,症状愈重,预后愈差。

(1)轻度中毒:以胃肠道症状为首发表现,如恶心、呕吐、腹痛等,偶有腹泻。并可出现神经系统症状,如头痛、头晕、视物模糊,一般可较快恢复。

(2)中度中毒:胃肠道症状加重,如频繁恶心、呕吐。出现较为明显的中枢神经系统症状,如阵发性抽搐、运动性失语、眼球偏向凝视或双眼上翻、瞳孔大小变化、眼球震颤、腱反射亢进,并可出现中毒性视神经炎。患者可于 1~2 周内恢复,或留有认知、运动及肌张力障碍等后遗症。

(3)重度中毒:在上述症状出现后,患者迅速出现反复痉挛性抽搐或癫痫持续状态、昏迷。体温初期正常,3~5 天后可升高。患者可出现血尿和急性肺水肿,可因呼吸衰竭死亡,存活者多留有严重的神经系统后遗症。

3. 辅助检查 CT 扫描轻症患者大都正常,重症患者在亚急性期可见双侧纹状体(苍白球、壳核、尾状核)、豆状核等部位呈现低密度区,间以片状出血;后期可见弥漫性脑萎缩。脑电图可有广泛的轻、中度异常。从可疑中毒样品中可分离出节菱孢霉菌;通过薄层色谱法、高效液相色谱法、离子色谱法等方法测定血浆或尿液中 3-NPA 含量。

【治疗】

1. 预防为先,避免食用发霉变质甘蔗。如误食,应尽早清除毒物。在无禁忌情况下,早期进行催吐、洗胃和导泻,并使用活性炭进行吸附。

2. 对症支持疗法。予以镇静药物控制抽搐发作;补液、利尿,促进毒物排泄,维持水、电解质平衡;应用脱水剂防治脑水肿,对中到重度中毒性脑病可应用糖皮质激素;改善脑细胞代谢的药物。

3. 对中到重度中毒性脑病使用高压氧疗法可能会改善神经功能预后。

4. 中医辨证施治。中医认为霉变甘蔗中毒多为内伤

61

脾胃,聚湿生痰、湿热瘀结、肝风内动所致,用熄风解痉、凉血活血、柔肝解毒的治法对此类患者有一定疗效。

(谢 勇 曹 钰)

参 考 文 献

［1］ BIRKELUND T, JOHANSEN R F, ILLUM D G, et al. Fatal 3-nitropropionic acid poisoning after consuming coconut water [J]. Emerg Infect Dis, 2021, 27 (1): 278-280.

［2］ 张永秋,朱艳清,张福琛.霉变甘蔗致迟发性中毒性脑病 2 例 [J]. 罕少疾病杂志, 2011, 18 (4): 50-51.

［3］ 张秀江,张慧,张建. 2 例霉变甘蔗中毒性脑病 CT 表现分析 [J]. 中国临床医学影像杂志, 2018, 29 (01): 69-70.

［4］ 吴越,张娟. 凝胶净化- 高效液相色谱法测定霉变甘蔗中 3- 硝基丙酸 [J]. 卫生研究, 2019, 48 (3): 474-476.

第 6 节　　　菜豆角中毒

【病因与中毒机制】

菜豆角学名菜豆,又称豆角、四季豆、芸豆、扁豆、梅豆角、刀豆等。其含的毒性物质主要包括:①豆素:是一种植物凝集素,为广泛存在于豆类等植物种子中的一种糖结合蛋白,能够与细胞膜上糖蛋白等结合而干扰其生理功能,并且具有促进红细胞凝集的作用,豆素须在较长时间湿热条件下(如 100℃,20 分钟以上)才能基本被破坏;②皂素:又称皂苷,常含于豆荚(外面的皮)中,皂苷在人体消化道内易被水解,因此溶血作用不常见,但水解产物皂苷元对消化道黏膜具有强烈的刺激性,引起局部充血、肿胀及出血性炎症。此外,菜豆角若放置过久,其亚硝酸盐的含量增加,大量进食后可导致高铁血红蛋白血症。

【诊断】

1. 病史　发病前曾进食未煮熟的菜角豆,且群体中毒较为常见,其原因可能在于大量炒制菜豆角时受热不均或不易煮透,导致毒性物质残留。此外,大量进食放置过久的菜豆角亦可导致中毒。

2. 临床表现特点　潜伏期 0.5~5 小时。主要表现为恶心、呕吐、腹痛、腹泻、腹胀等消化道症状,常伴有头痛、头晕,部分患者有胸闷、心悸、出冷汗、四肢麻木、畏寒等。重者可出现心肌损害,表现为心肌酶学升高及 ECG 异常改变。很少出现溶血或凝血现象。该中毒表现为发病急骤、病程较短、预后较好。

3. 实验室检查　豆素可通过微量凝集法检测;皂素可通过泡沫实验法、醋酐 - 浓硫酸显色法、冰醋酸 - 浓硫酸显色法、速测盒检测法等进行检测。

【治疗】

主要是对症支持治疗。呕吐、腹泻不重者,可以催吐、洗胃及导泻。腹部绞痛可予以解痉药物。补液、利尿以促进毒物排泄,维持水电解质平衡。

(潘 攀 曹 钰)

参 考 文 献

［1］ 刘磊,李鹏飞,陈栋,等. 应用病例- 对照研究方法调查一起学校食物中毒暴发事件 [J]. 中国热带医学, 2017, 17 (7): 703-706.

［2］ 张伟,白金萍,毛雪梅,等. 食用菜豆角致毒扁豆碱中毒 2 例病例报告及文献复习 [J]. 甘肃科技, 2020, 36 (5): 111-112.

［3］ 王晋斌,侯书文,张丽萍. 56 例豆角中毒患者的临床救治 [J]. 中国医药指南, 2015, 13 (13): 185-186.

［4］ 李春花,郭学斌,王卫军,等. 一起豆角食物中毒的检测结果分析 [J]. 医学动物防制, 2018, 34 (2): 188-189.

第 7 节　　　白果中毒

白果(semen ginkgo)又名银杏,为银杏科落叶乔木银杏的种子,可以煮食或炒食,但不可生食。不论成人或小儿均可因食白果过量而致中毒,最小中毒量 20 粒,年龄愈幼、体质愈差、愈易中毒。婴儿连吃 10 粒左右即可致死,3~7 岁小儿连吃 30~40 粒则致严重中毒,甚至死亡。成人如食入过量,亦可引起严重的高热、抽搐、肢体弛缓性瘫痪等中毒症状。

【中毒机制】

白果种子有毒,其毒性以其绿色的胚为最剧烈,其肉质外皮含白果酸、氢化白果酸、白果醇,核仁含白果酸、白果酚、银杏毒和氰苷。有毒成分为白果酸、白果酚、白果醇、银杏毒和氰苷。白果酸和银杏毒有溶血作用,并可引起中枢神经系统和胃肠道的损伤,偶有末梢神经功能障碍。白果所含的有机毒素能溶入水,毒性强烈。因其毒素遇热能减小毒性,故生食者中毒症状更重。中毒患者主要表现为中枢神经系统损害及胃肠道症状,偶可发生末梢神经受损表现。

【诊断】

1. 病史　有进食大量白果史。

2. 临床表现特点　中毒症状发生在进食白果 1~12 小时后,先有胃肠道症状如恶心、呕吐、腹痛、腹泻、食欲缺乏;随即有中枢神经系统症状如头晕、乏力、精神呆滞、反应迟钝、头痛、极度恐惧、怪叫、反复抽搐或惊厥、意识障碍等。

61

轻微刺激能引起抽搐,为最特征的神经系统表现,继之四肢无力、瘫痪。接触核仁和肉质外皮可发生接触性皮炎。偶可发生末梢神经受损表现如触觉、痛觉消失、双下肢弛缓性瘫痪、膝腱反射迟钝或消失。重症患者尚可有气急、发绀、呼吸困难,常于 1~2 天内因心力衰竭、呼吸衰竭而危及生命。

【治疗】

主要是对症支持治疗。口服者立即催吐、洗胃、导泻。静脉输注 5% 葡萄糖氯化钠溶液,以促进毒物排泄,维持水电解质平衡等。将患者置于安静室内,避免因各种刺激而引起惊厥。若已有惊厥不止,可予地西泮 0.2~0.5mg/kg 静脉注射;10% 水合氯醛 0.5ml/kg 保留灌肠。若有恐惧、怪叫等精神症状,可用氯丙嗪。在惊厥期内,避免应用中枢神经兴奋剂。严重者可行血液净化治疗。

民间常用甘草绿豆汤治疗白果中毒。也可选用白果壳32~64g 煎水内服,或用甘草 15~32g 煎服;或用生蛋清 5~7个、活性炭 20g 用 40℃以下温水 200ml 调服。

(张文武)

用。因此,进食大量荔枝易致中毒,出现类似低血糖表现。还有认为荔枝含有某种毒素,连续大量食用,可导致肝脂肪变性而引起中毒症状。

【诊断】

1. 病史 有连续多日大量食用荔枝史。

2. 临床表现特点 以小儿多见。潜伏期数小时。患者多于下半夜至清晨突然发病,病情进展快,主要表现有头晕、乏力、出汗、心悸、面色苍白,部分患者有口干、饥饿感、腹痛、腹泻等症状,严重者有昏迷、抽搐、面肌或四肢瘫痪等。血糖降低。

【治疗】

快速静脉注射 25%~50% 葡萄糖液 40~60ml,继之静脉滴注 10% 葡萄糖液,尿量多时适当补钾。中毒早期(6 小时内)可予 1∶5 000 高锰酸钾溶液洗胃。应用大剂量 B 族维生素药物。对症支持治疗。

(张文武)

第 8 节　荔枝中毒

第 9 节　其他植物性毒物中毒

其他植物性毒物中毒如博落回、猫豆、油桐子、相思豆、马桑、樟树油、莽草子、苦楝、大麻子、鸦胆子、细辛、白芷、杜衡、甘遂(猫儿眼)、瓜蒂、荞麦花与荞麦苗、夹竹桃、棉子、巴豆、芦荟等,其诊治要点详见表 61-4。

【中毒机制】

因荔枝含有 α- 次甲基环丙基甘氨酸,具有降低血糖作用。

表 61-4　其他植物性毒物中毒的诊治要点

毒物	诊断要点	治疗要点
博落回(博回、号筒管、地陀罗)	主要对神经系统与心脏有毒害作用。早期出现胃肠道症状:口渴、恶心、呕吐、腹痛;继而出现四肢麻木、头痛、头晕、心悸与不定。重症患者可发生阿 - 斯综合征	1. 洗胃、导泻 2. 对症治疗:输液、呼吸兴奋剂的应用等 3. 有阿 - 斯综合征发作时,即刻静脉注射阿托品 1~2mg,必要时 15~30 分钟后再静脉注射 1mg。以后 1mg 肌内注射 4 小时 1 次,连用 1~2 天 4. 有室性心律失常者用利多卡因等药物
猫豆(狗爪豆、虎豆、富贵豆、毛豆)	猫豆种子含猫豆毒苷,是一种类似毒扁豆碱的毒素,主要抑制胆碱酯酶,使 ACh 增多,副交感神经系统作用增强,类似 AOPP 的临床表现。中毒症状多出现在进食后 4~8 小时。①神经系统症状:头晕、头痛、乏力、关节痛、四肢麻木、肌颤、发热等。重者有流涎、出汗、瞳孔缩小、神志恍惚或昏迷。②消化系统症状:恶心、呕吐、腹痛、腹胀	1. 洗胃导泻 2. 重症患者可用阿托品 1~2mg/ 次,或山莨菪碱 10~20mg/ 次,或东莨菪碱 0.3~0.6mg/ 次,静脉注射,以拮抗 M 样症状,但无须像治疗 AOPP 要求的阿托品化,以达到控制症状即可 3. 对症支持治疗
油桐子	桐子中毒多因误食桐子所致。桐油中毒多因误将桐油作为食用油吃下引起。桐油的主要有毒成分为桐酸,对胃肠道有强烈的刺激作用,并对肝、肾、神经系统等有损害。常于食后 2 小时内出现症状:①消化道症状:恶心、呕吐、腹痛、腹泻;②肝受损的表现:中毒性肝病,或原有肝病加重;③肾受损:蛋白尿、管型、红细胞及白细胞;④神经系统症状:倦怠、烦躁、头痛、头晕、意识障碍	1. 洗胃、导泻;并给蛋清、牛乳或面糊内服,以保护胃黏膜 2. 静脉输液,纠正脱水和酸中毒 3. 对症治疗,保护肝、肾功能

61

续表

毒物	诊断要点	治疗要点
相思豆(红豆、爱情豆、土甘草、赤小豆)	有食用相思豆史 误食后恶心、呕吐、肠绞痛、剧烈腹泻,导致脱水、酸中毒与休克。数日后出现溶血现象,发绀、呼吸困难、脉细弱、昏迷。呼吸、循环衰竭	1. 洗胃、导泻与高位结肠灌洗。并给牛乳、蛋清以保护胃黏膜 2. 对症支持疗法:输液、纠正水、电解质、酸碱平衡紊乱,防治肝肾功能损害等
马桑(水马桑、鸡瘟菜、马鞍子、黑果果)	马桑的果实及茎叶所含的主要有毒成分为马桑毒素、羟基马桑毒素、氢化马桑毒素等,马桑的毒理作用与印防己毒素相似,为中枢兴奋剂。常于误食后 0.5~3 小时内发病。轻症表现为口涎增多、恶心、呕吐、头昏、胸闷,可自行恢复。部分患者有全身瘙痒、灼热、血压上升、瞳孔缩小、烦躁不安。重者可出现癫痫样大发作,可因频繁抽搐而死于呼衰	1. 洗胃导泻,并给予静脉补液以促进毒物的排泄,并纠正水与电解质紊乱 2. 对症、支持疗法 3. 禁用吗啡类麻醉剂,因可增强马桑中毒所致的脊髓兴奋而致惊厥 4. 可试用小剂量亚甲蓝治疗
樟树油	主要为中枢神经系统的兴奋作用,大剂量时则有抑制作用食入后不久出现上腹部灼热难受、恶心、呕吐、头痛、烦躁不安,酒醉样酪酊状态,幻觉。重者惊厥,瞳孔散大,意识丧失,呼吸衰竭	1. 立即用 5% 乙醇洗胃(因樟脑极易溶于乙醇),洗胃后给予内服活性炭 50g,以吸附未被洗出的毒物。再用硫酸镁导泻 2. 对症、支持疗法 3. 忌用油剂及乳剂(因其能溶解未排出的樟脑而促进其吸收之故),忌饮酒类
莽草子(芒草、野茴香)	莽草子的毒理作用类似印防己毒素,具有毒蕈碱样作用,使中枢神经系统先兴奋后麻痹。常于误食后 0.5~1 小时内发病。恶心、呕吐、口渴、流涎、腹痛、腹泻、头痛、眩晕、血压升高、心律失常、四肢麻木、呼吸急促、出汗。重者可有抽搐、惊厥、昏迷。最后可死于呼吸衰竭与惊厥状态	1. 洗胃、导泻。洗毕灌入 5% 碳酸氢钠溶液 50~100ml,有降低莽草毒性作用 2. 迅速控制惊厥是最重要的处理 3. 对症、支持疗法
苦楝(苦芩、楝子树)	以消化道症状与肝脏损害为主。先有口渴、食欲缺乏、恶心、呕吐、腹胀、腹痛、腹泻。继而出现黄疸、肝大、肝功能受损。循环系统有心慌、血压下降、心律失常、心力衰竭与休克。重症可有头晕、烦躁不安、四肢乏力、惊厥、意识丧失	1. 洗胃、导泻 2. 对症治疗
大麻子(火麻、胡麻、野麻)	食后 2~4 小时左右发病;头晕、眼花、恶心、四肢麻木、烦躁不安、精神错乱、定向力丧失、幻觉、心律失常、心力衰竭、意识障碍	1. 洗胃导泻 2. 对症处理
鸦胆子(苦参子、老鸦胆、猪赖药)	食后出现恶心呕吐、腹痛、腹泻、头晕、乏力、呼吸减慢、呼吸困难、昏睡、四肢麻痹等	1. 洗胃导泻 2. 对症治疗
细辛(独叶草、金盆草、山人参)	对中枢神经系统先兴奋后抑制:头痛、呕吐、出汗、呼吸急促、躁动不安、血压高、震颤、抽搐、狂躁、呼吸麻痹	对症处理
白芷	白芷有祛风、解表、止痛、消肿等功效,常因误服过量中毒。表现为恶心、呕吐、头晕、出汗、烦躁不安、呼吸困难	主要为对症支持疗法
杜衡(土杏、土细辛、马蹄花)	杜衡有镇咳祛痰,活血定痛的作用,常因服用过量(15~30g)中毒。表现为恶心、呕吐、黄疸、血压及体温升高、中毒性肝病、呕血、便血、少尿、呼吸困难、烦躁不安、抽搐、意识障碍	1. 主要为对症处理,包括控制抽搐,呼吸衰竭与中毒性肝病的治疗 2. 中毒早期、抽搐被控制,可洗胃
甘遂(猫儿眼)	其中毒类似巴豆酸和斑蝥素的作用,对肠黏膜有强烈刺激作用,引起炎症充血及蠕动增加,并有凝集、溶解红细胞及麻痹呼吸与血管运动中枢的作用。表现为腹痛、腹泻、水样大便及里急后重,重者可出现霍乱样米汤状大便,恶心、呕吐、头痛、失水、呼吸困难、谵语、发绀	1. 洗胃 2. 对症处理:补充液体,纠正水电解质失衡,防治呼吸循环衰竭等 3. 腹泻不止时,可用人参 10g、黄连 6g,水煎服
瓜蒂(甜瓜蒂、甜瓜把)	瓜蒂有催吐作用,常因误服过量致中毒。表现有胃部灼痛、呕吐、腹泻。重者血压下降、昏迷,可因呼吸中枢麻痹致死	1. 洗胃、活性炭口服 2. 对症支持疗法

续表

毒物	诊断要点	治疗要点
荞麦花与荞麦苗	食后数日(多为 1 周左右)出现面部灼热感、潮红、豆粒大斑疹,经日光晒后加重。在阴凉处可呈麻木感,以唇、耳、鼻、手等外露部位较著。可伴有头痛、头晕、恶心、呕吐、腹痛等症状。早、晚症状减轻	1. 停止进食荞麦或苗,避免日光照射,保护好皮肤 2. 大量饮水或适当补液以促进毒物排泄 3. 可口服抗过敏药物如苯海拉明、氯苯那敏等 4. 皮损者可做湿敷
夹竹桃	夹竹桃有毒成分是夹竹桃苷类物质,有强心作用,并具有箭毒作用。夹竹桃所含强心苷的药理和毒性作用与洋地黄相类似,但其毒性反应较洋地黄为低,可能与排泄快、蓄积作用弱有关。其中毒大多是儿童口服其叶或花引起,或过量用药所致。中毒症状也类似洋地黄中毒,有恶心、呕吐、腹痛、头痛、各种心律失常、心前区不适及阿 - 斯综合征	与 "洋地黄中毒" 治疗类同
棉子	棉子是棉植物的种子,种子可以榨油,精制后可供食用。棉子油含亚油酸、油酸、棕榈酸甘油酯和棉子色素腺体,后者含有多种色素,其中以棉酚为主。棉酚是一种血液毒和细胞原浆毒,对心血管、肝、肾、神经等均有毒性,还影响性腺和生殖细胞。食用未经妥善处理的粗制棉子油或榨油后的棉籽饼均可引起中毒。大量食用则发病快、症状重。一般在进食后 2~4 天发病,短者仅数小时。其症状的轻重、起病的缓急与食用方法及剂量大小有关。若棉饼先经泡制或炒熟吃,则仅有胃部不适,稍有头痛、头晕、便秘。轻度急性中毒症状有恶心、呕吐、胃部烧灼感、腹胀、便秘;病情加重,有精神萎靡、烦躁不安、流涎;严重中毒出现嗜睡、昏迷、抽搐,同时可出现心动过缓、血压降低、心力衰竭、肺水肿和肝、肾衰竭。若在夏季大进食本品,可出现高热、口唇及肢体麻木、皮肤红而无汗、伴烧灼、针刺或瘙痒感	1. 食用时间短者,洗胃、导泻 2. 对症支持疗法:尤其要注意水与电解质平衡,和防治肝、肾功能损害
巴豆(川江子、毒鱼子、巴果、双龙眼)	巴豆是巴豆树干燥成熟的种子,含巴豆油、巴豆树脂、蛋白质、巴豆甙及酶类。蛋白质属一种毒性球蛋白,上述成分以巴豆油最毒。巴豆油是一种峻泻剂,对胃肠黏膜具有强烈的刺激、腐蚀作用,可致出血性肠炎及肠痉挛,甚至肠嵌顿。毒性球蛋白又称巴豆毒素,能溶解红细胞,使局部细胞坏死。巴豆油沾染皮肤,可致充血、红疹、水疱。口服致死量成人为 20 滴(1g)。口服中毒后患者即感口腔、咽喉、食管异常灼热、刺痛、流涎、黏膜可发生红肿、水疱。上腹部剧痛、恶心、呕吐、剧烈腹泻,甚至出现霍乱病样米汤样大便。患者常有脱水、休克,可致急性肾衰竭。严重者出现呼吸困难、体温下降,伴头晕、皮肤湿冷、谵语、发绀,最终死于呼吸循环衰竭	1. 中毒 6 小时内用微温水洗胃,动作应轻柔,以免加重黏膜损伤。洗毕给予冷牛奶、蛋清、冷米汤、豆浆等保护食管与胃黏膜 2. 静脉补液,纠正水、电解质、酸碱失衡,促进毒物排泄 3. 中草药:①生绿豆 60~90g,捣碎,开水冲泡,冷服,极有效;②鲜芭蕉叶,捣取汁 100ml 口服;③花生油 60~120g 口服;④黄连、黄柏汤及菖蒲水煎服 4. 皮肤沾染者,用大量清水冲洗,然后取黄连 1.5g 泡水搽
芦荟(象胆、油葱)	芦荟全株液汁含芦荟素、树脂及少量芦荟大黄素。芦荟具有泻下作用,用量 0.1~0.2g 即可引起轻泻,0.25~0.5g 可引起剧烈腹泻。其作用部位在结肠和直肠,故多在用药后 8~12 小时才出现症状。大剂量服用可致流产、虚脱、肾炎。口服中毒时有恶心、呕吐、腹痛、腹泻、血便、里急后重等,损害肾脏,引起尿少、蛋白尿、血尿等。孕妇可致流产	1. 口服中毒 6 小时内应洗胃,并服用蛋清、淀粉、药用炭等 2. 补液,纠正水电解质失衡 3. 孕妇应注意保胎,可选用黄体酮及维生素 E

(张文武)

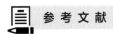

参 考 文 献

孙承业. 实用急性中毒全书[M].2 版. 北京:人民卫生出版社,2020:706-820.

第62章
动物性毒物中毒

第1节　毒蛇咬伤

全球目前发现蛇类 3 300 多种,毒蛇 660 余种,其中约 200 种毒蛇咬伤后会引起死亡或致残;游蛇 1 700 多种,其中 100 余种有不同程度毒素,可致人中毒,以轻度中毒为主,但也有致人死亡的报道;无毒蛇和蟒蛇主要利用身体对猎物进行缠绕绞杀致其窒息而亡,非毒液中毒所致。除了冰冻、高海拔地区和少数岛屿,如南极、北极等地,世界上大多数地区(包括海洋)都有蛇的活动踪迹。毒蛇伤是热带和亚热带地区的常见疾病及重要公共卫生问题,以南亚、东南亚、非洲撒哈拉地区、中南美洲和大洋洲等地区多见。世界卫生组织(WHO)资料显示,全球每年有 450 万~540 万例蛇咬伤,每年导致 8.1 万~13.8 万人死亡,40 余万人产生持续性丧失劳动能力或残疾。我国各省都有蛇的分布,由于气候原因,绝大多数蛇种分布于长江以南、西南各省,目前已发现我国蛇种有 200 多种,其中毒蛇有 60 余种。毒蛇咬伤(venomous snake bites)是我国南方季节性疾病,多发于每年 4~10 月,受伤以青壮年为主,捕猎或野外劳作是主要受伤方式。随着野生动物保护的加强和蛇养殖的管制,产业链相关性蛇伤有减少趋势;退耕还林政策的实施和野外旅游业的兴旺发展,以及城镇绿化率的提高,蛇的活动范围有增大趋势,意外被蛇咬伤的病例可能相应增加。

【病因与发病机制】

一、毒蛇伤流行病学

中国的毒蛇种属统计见表 62-1。致伤蛇种随地区或气候变化,以我国南方为主,蛇的种类多样,长江以北地区多为蝮蛇。我国缺乏详尽的蛇伤流行病学资料,据不完全统计,广东以竹叶青蛇伤为主,眼镜蛇次之;广西以眼镜蛇为主,竹叶青蛇次之;福建以竹叶青蛇伤为主;湖南、江西、浙江、重庆、贵州以蝮蛇伤为主;长江以北地区几乎都是蝮蛇咬伤,其他蛇种咬伤较少。全国范围内蛇伤数量以蝮蛇咬伤最多见,约占 57.69%。近年出现了外来蛇种致伤中毒,如泰国、印尼产的眼镜蛇、缅甸产的蝰蛇等,甚至出现响尾蛇咬伤严重中毒的案例,由于种属的差异,一定程度上增大了蛇伤救治的难度。

表 62-1　中国的毒蛇种属统计

科别	属名(部分)	种数
管牙类　蝰科 Solenoglypha-Viperidae	白头蝰属 *Azemiops*	1
	蝰属 *Vipera*	3
	蝮属 *Agkistrodon*	7
	尖吻蝮属 *Deinagkistrodon*	1
	烙铁头属 *Trimeresurus*	10
	莽山烙铁头属 *Evmia*	1
前沟牙类　眼镜蛇科 Proteroglybhs-Elapidae	环蛇属 *Bungarus*	4
	丽纹蛇属 *Calliophis*	3
	眼镜蛇属 *Naja*	1
	眼镜王蛇属 *Ophiophagus*	1
海蛇科 Hydrophiidae	共9属	16
后沟牙类　游蛇科 Opisthoglyha-Colubridae	林蛇属 *Boiga*	4
	金花蛇属 *Chrysopelea*	1
	瘦蛇属 *Dryophis*	1
	水蛇属 *Enhydris*	5
	花条蛇属 *Psammophis*	1
	紫沙蛇属 *Psammodynastes*	1
合计　4科	25属	61

蛇类是变温动物,适宜在气候温暖季节活动,因此,蛇咬伤与气候、时间关系密切,春季以后气温渐升,蛇类活动渐频繁,毒蛇伤病例增多,春末初夏之季,经历冬眠,毒素累积相对较多,此时毒蛇咬伤后病情相对较重,秋季后逐渐蛇咬伤渐减少,冬季因蛇要冬眠,除气温相对暖和的华南地区外,其他地区则极少发生蛇咬伤案例。由于不同蛇的活动规律性有所差异,蛇伤病例的咬伤时间也有一定的时段性,如眼镜蛇、眼镜王蛇及蝰蛇咬伤多在白天,银环蛇、金环蛇、烙铁头咬伤主要在晚上,竹叶青、蝮蛇、五步蛇、蝰蛇咬伤多在晨昏时分。

毒蛇伤男女比例为农村(4~6):1,城镇(8~10):1,以青壮年为主。我国咬伤部位以四肢为主,下肢约占全部咬伤的 70%,而欧美报告以上肢咬伤为主。

二、毒蛇致伤机制

毒蛇具有毒牙和毒腺(分泌毒液的器官)可以分泌出各自不同毒素性质的毒液,当毒蛇咬伤人体时,其毒液经沟牙或管牙注入人体,由于许多蛇毒包含大毒物分子,无法直接进入静脉,而是经淋巴管吸收,进而进入近心静脉、再由血液循环扩散,引起患者的局部和一系列的中毒症状。蛇毒经伤口吸收早期快,后期慢,咬伤局部组织中的蛇毒吸收量呈"单峰长尾曲线",即咬伤早期毒素吸收多,随着时间延长,毒素吸收量逐渐减少。

新鲜蛇毒为无色或淡黄色的半透明黏稠液体,有特殊腥味,含水量65%~80%,呈中性或弱酸性反应。大部分蛇毒加热后发生絮状沉淀,部分毒力会丧失,易受强酸、强碱、氧化剂(如高锰酸钾溶液等)及还原剂(如亚硫酸氢钠等)破坏;还易受蛋白水解酶类(如胰蛋白酶、链激酶、木瓜酶、α-糜蛋白酶等)所分解、破坏,减低毒性甚至失去毒力。蛇毒成分十分复杂,其质和量极不恒定,主要成分由多肽和酶类等毒性蛋白质组成,蛋白成分占90%以上,根据其毒理作用可概括为四类。

1. 神经毒素 神经毒素是蛇毒中毒性最强的一类,可使被咬机体产生弛缓性麻痹,甚至呼吸衰竭。主要存在于眼镜蛇科和海蛇科的毒液中,如银环蛇、金环蛇、海蛇等,眼镜蛇、眼镜王蛇也含有此毒素。神经毒素主要包括突触前神经毒素(pre-ATX)、突触后神经毒素(post-ATX)两种,大多数神经毒类蛇都含有突触前和突触后毒素。突触前神经毒素又是毒性最强的神经毒素,主要作用于突触前膜K^+通道,先导致乙酰胆碱(ACh)释放,再抑制其合成,最后阻断神经-肌肉(N-M)传递,其作用方式与肉毒梭菌的毒素作用相似。突触后神经毒素和神经-肌肉接头的烟酰胺型ACh受体有高度选择性结合的能力,使神经递质不能发挥作用,从而导致肌肉松弛,其原理与箭毒作用方式相似。典型的蛇种是银环蛇,其神经毒素含α、β、γ 3种蛋白组分,其中α属突触后神经毒素,β、γ属突触前神经毒素。三者共同作用,双重阻断了神经-肌肉接头的传递。神经毒素引起的骨骼肌弛缓性麻痹,按头、胸、膈肌、下肢顺序出现,反方向恢复。大多数神经毒素一旦与受体结合,几乎无法解离,即使抗蛇毒血清也难以奏效,但某些突触后毒素结合受体后可被抗蛇毒血清快速逆转。

2. 血液毒 血液毒主要存在于五步蛇、蝰蛇、竹叶青蛇、烙铁头蛇、红脖颈槽蛇的毒液中,眼镜蛇、蝮蛇也含有此毒素。血液毒素种类繁多,分别作用于血液系统的各个部分。蛇毒蛋白酶直接或间接作用于血管壁,破坏血管壁的有关结构,而且诱导缓激肽、组胺、5-羟色胺等的释放,直接损害毛细血管内皮细胞,抑制血小板聚集而导致出血。蛇毒溶血因子可直接作用于血细胞膜,使其渗透性和脆性增加。磷脂酶A可使血液中的卵磷脂水解而成为溶血卵磷脂,产生溶血作用。蛇毒促凝因子可促使血液凝固和微循环血栓形成,继而引起弥散性血管内凝血(DIC);类凝血酶具有类似凝血酶的活性,既可促进纤维蛋白单体生成,又可激活纤溶系统,在蛇毒纤维蛋白溶解酶的共同作用下引起去纤维蛋白血症,亦称类DIC反应,这种出凝血功能障碍统称为蛇毒诱发的消耗性凝血病(venom-induced consumption coagulopathy,VICC),VICC表现为出血,轻者皮下出血、鼻出血、牙龈出血,严重可引起血液失凝状态、伤口流血不止、血尿、消化道出血,甚至脑出血。

3. 细胞毒 细胞毒素存在于眼镜蛇,临床主要产生局部组织坏死。蛇毒中的透明质酸酶可使伤口局部组织透明

质酸解聚、细胞间质溶解和组织通透性增大,除产生局部肿胀、疼痛等症状外,还促使蛇毒毒素更易于经淋巴管和毛细血管吸收进入血液循环,进而出现全身中毒症状。蛋白水解酶可损害血管和组织,同时释放组胺、5-羟色胺、肾上腺素等多种血管活性物质;心脏毒素(或称为膜毒素、肌肉毒素、眼镜蛇胺等)引起细胞破坏、组织坏死,轻者可引起局部肿胀、皮肤软组织坏死,重者出现大片坏死,可深达肌肉筋膜和骨膜,患肢残疾,还直接引起心肌损害,甚至心肌细胞变性坏死。

4. 混合毒 含有神经毒素、血液毒素或细胞毒素之两种或三种毒素成分的蛇,如眼镜王蛇、蝮蛇、尖吻蝮蛇(五步蛇)等。

【诊断】

一、临床表现特点

毒蛇咬伤的临床表现各不相同,20%~50%的毒蛇(近75%的海蛇)为"干咬",即毒蛇咬而不释放毒素,无明显中毒症状和体征;产生明显症状和体征的毒蛇咬伤不到毒蛇咬伤总量的50%。

(一)按毒蛇作用类别

1. 神经毒素表现 主要见于银环蛇、金环蛇和海蛇等咬伤。

(1)局部表现:局部症状轻,仅有麻痒感。

(2)全身表现:咬后1~4小时出现全身中毒症状。病情发展迅速,主要为横纹肌弛缓性瘫痪,首先出现视物模糊、上睑下垂、声嘶、言语和吞咽困难、共济失调、牙关紧闭,继而向肢体发展,侵犯呼吸肌致呼吸肌麻痹,出现呼吸困难、呼吸衰竭,甚至惊厥、昏迷,临床发现其为脑死亡样表现,即全身无任何反射表现,貌似脑死亡,但有脑功能,存在脑电波,故有人称之为"假性脑死亡"。

2. 血液毒素表现 主要见于蝰蛇、五步蛇、竹叶青蛇等咬伤。

(1)局部表现:局部疼痛、肿胀,且向整个伤肢蔓延,伴有出血或局部组织坏死及局部淋巴结肿痛。

(2)全身表现:发热、心悸、烦躁不安、谵妄、心律失常,可出现鼻出血、便血、呕血、咯血、血尿、皮肤黏膜出血点和瘀斑,重者颅内出血、少尿或无尿。由于出血和溶血反应致贫血、黄疸、血红蛋白尿,严重者发生循环衰竭和急性肾衰竭,甚至DIC。

3. 细胞毒素表现 肿胀可延及整个患肢甚至躯干,溃烂坏死严重者可致患肢残疾;心肌损害出现心功能不全;横纹肌破坏可出现肌红蛋白尿合并肾功能不全;病情恶化可出现全身炎症反应综合征(SIRS)甚至多器官功能障碍综合征(MODS)。

4. 混合毒素表现 即可同时出现神经毒、血液毒或细胞毒产生的症状,主要见于眼镜蛇、眼镜王蛇、蝮蛇咬伤。

(二)按毒蛇种类

毒蛇种类不同,临床表现各异(表62-2)。

62

表 62-2 10 种常见毒蛇咬伤的临床表现

毒蛇名称	蛇毒类型	局部症状	全身症状	实验室检查
银环蛇	神经毒	伤口不红、不肿、不痛,仅微痒和麻木感、感觉减退,容易忽略耽误诊治	咬伤后1~4小时出现头晕胸闷、步态不稳、全身酸痛、语言不清、流涎、上睑下垂、肌肉抽搐、瘫痪,常因呼吸肌麻痹而窒息死亡	心电图有束支传导阻滞
金环蛇	神经毒	伤口不痛或微痛,周围红肿,局部呈鸡皮样疹	基本与银环蛇相同,病情较轻,但病程长,全身筋骨阵发性疼痛明显	心电图多见窦性心律失常。余同上
眼镜蛇	混合毒,以神经毒为主	伤口红肿严重,中心麻木而周围痛觉敏感,出血不多,伤口易闭合变黑,6~12小时后可扩展到整个肢体,甚至躯干。局部有水疱、血泡和组织坏死	一般2~6小时出现胸闷、恶心、呕吐、腹痛、全身肌肉酸痛、发热、喉痛、困倦、思睡、呼吸困难,后期出现休克。严重者因呼吸麻痹及急性循环衰竭死亡。死亡多发生在伤后48小时内	白细胞增多,尿有蛋白、红细胞和白细胞。心电图有心肌损害。心肌酶明显升高
眼镜王蛇	混合毒,以神经毒为主	伤口变黑,局部有红肿、疼痛,但水疱血泡及组织坏死较少见	病情发展迅速,可在半小时内发病,多于1~2小时死亡,其他同眼镜蛇	
竹叶青蛇	血液毒	伤口灼痛、肿胀明显,局部早期出现水疱、血泡	有时头晕眼花、恶心,但比其他毒蛇咬伤的中毒症状轻	尿有蛋白及颗粒管型,血小板减少,出血和凝血时间延长
五步蛇	血液毒	伤口持续剧烈灼痛,出血不止,患肢肿胀明显,组织坏死、溃烂	病情严重、迅速发展、畏寒、发热、胸闷、心悸、视物模糊、复视、广泛出血。多死于心、肾和呼吸功能衰竭	尿检血尿,心电图有心肌损伤,心肌酶明显升高
烙铁头	血液毒	伤口流血、剧痛,逐渐肿胀,可出现水疱、血泡	头痛、头晕、眼花,视物模糊、意识蒙眬,严重者五官及内脏出血。多死于急性肾衰竭和急性循环衰竭	红细胞和血红蛋白减少
蝰蛇	血液毒	伤口剧烈灼痛,出血不止,肿胀扩展迅速,伤口附近有大量水疱、血泡、瘀斑、组织坏死、溃烂严重	出血快,来势凶猛,病程持久,出血广泛、溶血、黄疸,患者常因失血、失水过多而烦渴,重者休克,多死于心、肾衰竭,死亡率较高	白细胞升高,红细胞、血红蛋白减少,血胆红素、尿胆素增加,出血及凝血时间延长。血尿、尿胆原增加。心电为窦性心律不齐、期前收缩,心肌酶明显升高
蝮蛇	混合毒	伤口肿胀、剧痛,可伴有皮下出血性紫癜	伤后1~6小时出现上睑下垂、视物模糊、复视(早期中毒特征之一)。严重者吞咽困难、胸闷,全身肌肉酸痛,呼吸促,血压下降,少尿或无尿,或出现酱油尿。多死于呼吸衰竭和急性肾衰竭	尿有红细胞和管型
海蛇	神经毒	伤口仅有麻木感,无红肿	伤后3~5小时出现视物模糊,继而全身肌肉弛缓性瘫痪、吞咽困难及语言障碍、呼吸麻痹。肌红蛋白尿,可出现急性肾衰竭。病情危重阶段神志仍处于清醒状态	血钾增高,肌红蛋白尿阳性

62

(三)蛇毒中毒死亡原因

1. 呼吸肌麻痹 常见于银环蛇、金环蛇、海蛇蛇伤,也可见于眼镜蛇、眼镜王蛇毒中毒,若抢救不及时,发展为缺氧性脑病,窒息死亡。重型圆斑蝰蛇伤者可致肺损伤、渗出,表现呼吸窘迫综合征甚至呼吸衰而亡。

2. 循环衰竭 常见于蝰蛇、五步蛇、烙铁头等毒蛇伤,因出凝血障碍所致,也可见于眼镜蛇、眼镜王蛇等蛇毒的心脏毒引起心力衰竭而造成。

3. 急性肾衰竭 常见于蝰蛇毒溶血产生的大量血红蛋白,海蛇毒损害骨骼肌所产生的大量肌红蛋白,在酸性尿中,沉积于肾小管,阻塞肾小管,蝰蛇可直接引起肾脏组织坏死,导致急性肾衰竭。

4. 出血及凝血障碍 常见于蝰蛇、五步蛇伤,可出现广泛出血、溶血,甚至可导致重要脏器如脑出血死亡。

5. 感染 创面坏死感染、气性坏疽、脓毒血症及创口合并破伤风,呼吸麻痹后引起坠积性肺炎、吸入性肺炎、真菌感染等而致死。

6. 其他 严重中毒者,引起肾上腺皮质功能衰竭是蛇伤中毒死亡的辅因。

二、实验室检查

1. 三大常规检查 ①血常规:红细胞、白细胞计数和分类、血小板,合并贫血者应注意血红蛋白和红细胞比积、网织红细胞计数等检查;②尿常规:应注意有无血尿、蛋白尿、血红蛋白尿、管型等,应观察 24 小时尿量多少,对危重患者必须记录每小时尿量;③大便常规:对有出、凝血功能障碍的蛇伤者,应作大便潜血试验,了解是否存在消化道出血情况。

2. 血生化检查 血电解质、血尿素氮、血肌酐、血气分析、心肌酶、肝功能、凝血功能、纤维蛋白原定量、3P 试验,以了解肝、肾、心以及血液系统等功能。

3. 20 分钟全血凝集试验(20-minute whole blood clotting test,20WBCT) 取全血 2ml 注入干燥清洁玻璃容器或试管,室温静置 20 分钟,观察是凝固性;通常玻璃会活化血液中 VII 因子诱发凝血反应,不凝血提示纤维蛋白原显著降低,为蛇毒诱导的消耗性凝血病;20WBCT 简便易行,但有一定的假阳性和假阴性,适于简陋条件下使用。

4. 心电图检查 及时发现心律失常或心肌缺血情况等。

5. 影像学检查 必要时需做胸片、超声或 CT/MR 等影像检查,对了解脏器损害或出血有帮助,也有利于明确或排除基础病变。

三、诊断注意事项

1. 诊断问题 ①明确的蛇咬伤史:局部有牙痕一对或伴有伤口肿痛、出血、渗血不止和全身症状则可拟诊毒蛇伤;②分辨何种毒蛇:可向患者或在场人员询问毒蛇形态、体纹、头型等特征,或拍摄致伤蛇的照片,谨慎捕捉或猎杀毒蛇以免造成二次伤害,或以当地常见毒蛇图谱让患者指认确定;③根据伤者的局部及全身症状表现判断属何种或何类毒蛇伤,如神经毒、血液毒、细胞毒蛇伤,病情严重程度如何;④记录被咬的时间、地点,并密切注意局部和全身症状的发展情况。

2. 鉴别诊断问题 主要应注意以下两点:①毒蛇伤与无毒蛇咬伤的鉴别(表 62-3):在通常情况下,毒蛇咬伤,病情较重,不但局部症状明显,而且很快出现全身中毒症状,治疗不及时或失当,可导致死亡。无毒蛇咬伤病情较轻,仅有轻微局部症状,无全身中毒症状表现,对生命没有危险。如不能肯定时,按毒蛇咬伤处理,严密观察。②有关可能导致误诊的问题:在临床中,可遇到个别人将某些毒虫(如蜈蚣、黄蜂)咬伤或荆棘刺伤皮肤误诊为毒蛇伤前来就诊,也有因某些神经毒素蛇咬伤(如银环蛇等),伤后无明显局部症状,全身中毒症状尚未出现时,因而容易为患者和临床医师所忽视而误作其他无毒蛇咬伤。③需要注意的是,毒蛇攻击时,有时是"干咬",即咬而不注入毒素或仅微量排毒,此类患者同样具有疼痛、惊恐、焦虑或麻木等不适感染,但往往无或仅有轻微中毒征象。若遇这些情况,患者需留院临床观察至少 12 小时,离院时应明确向伤者或家属交待,如离院后 1~2 天内发生不适或异常应及时到医院就诊。

表 62-3 毒蛇与无毒蛇咬伤的鉴别

	毒蛇咬伤	无毒蛇咬伤
局部症状		
牙痕	有一对牙痕如 ".." 或 "八" 形	无毒牙痕,只有锯齿状牙痕
疼痛	有灼热、疼痛明显、扩展快(神经毒蛇咬伤除外)	不明显,不加剧
肿胀	红肿迅速扩展(银环蛇、金环蛇除外)	不明显,不扩展
出血	血液毒类蛇咬伤,出血不止、伤口有瘀斑、血泡	出血少,止血快,无瘀斑或血泡
坏死	血液毒、混合毒类蛇咬伤,局部皮肤发紫、溃疡、坏死	除伤口感染外,无坏死
全身症状	头昏、眼花、胸闷、心悸、畏寒。严重时可发生休克、昏迷、心、肾衰竭,呼吸肌麻痹等	除患者精神过度紧张可出现虚脱外,无其他全身中毒症状

3. 严重程度判断

(1)临床严重度简易评估方法:见表 62-4。此法简便易记、实用性强,适于急诊医师接诊和临床判断,但内容相对粗略。

表 62-4 临床严重度简易评估表

严重程度	临床表现
无中毒	仅有牙痕("干咬")
轻度	仅有局部表现,如疼痛、淤血、非进行性肿胀
中度	肿胀进行性发展、有全身症状或体征,和 / 或实验室结果异常
重度	神经功能异常表现、呼吸窘迫和 / 或血流动力学不稳定 / 休克等

(2)蛇咬伤严重度评分量表(snakebite severity scale,SSS):见表 62-5。这种分类项目多、内容详细、客观性好,已被多数国家广泛采纳,尤其适于国际学术交流,但可记忆性欠佳。SSS 的应用较为准确地评估蛇伤严重程度,可要 SSS 评分可显著减少抗蛇毒血清用量,降低治疗费用。需要说明的是,SSS 对神经毒类蛇伤的评分项目偏少,分值偏低,因此,神经毒类蛇咬伤只要神经系统评分 1 分即可认定中度,2 分及以上即可认定为重度。

【治疗】

一、救治原则

千方百计减少 / 减缓蛇毒的继续吸收、拮抗毒素、增加蛇毒的排泄,尽早足量使用相应的抗蛇毒血清,给予必要的对症处理和保护脏器功能。图 62-1 为毒蛇咬伤处理流程。

表 62-5 蛇咬伤严重度评分量表(SSS)

部位	症状 / 体征	分值 / 分
肺部	无症状 / 体征	0
	呼吸困难,轻度胸部压迫感,轻度不适,呼吸 20~25 次 /min	1
	中度呼吸窘迫(呼吸困难,26~40 次 /min,动用辅助呼吸肌)	2
	发绀,空气不足感,严重呼吸急促或呼吸窘迫 / 衰竭	3
心血管	无症状 / 体征	0
	心动过速(100~125 次 /min),心悸,全身乏力,良性心律失常或高血压	1
	心动过速(126~175 次 /min)或低血压(收缩压<100mmHg)	2
	极快心动过速(>175 次 /min)或低血压(收缩压<100mmHg),恶性心律失常或心脏骤停	3
局部创伤	无症状 / 体征	0
	疼痛,咬伤部位肿胀或瘀斑范围 <5~7.5cm	1
	疼痛,咬伤部位肿胀或瘀斑范围不超过半个肢体(7.5~50cm)	2
	疼痛,咬伤部位肿胀或瘀斑范围超过半个肢体(50~100cm)	3
	疼痛,肿胀或瘀斑超出肢体(距咬伤部位可 >100cm)	4
胃肠道	无症状 / 体征	0
	腹痛、腹泻或恶心	1
	呕吐或腹泻	2
	反复呕吐或腹泻,呕血或便血	3
血液学	无症状 / 体征	0
	凝血参数轻度异常[PT<20 秒,PTT<50 秒,血小板(100~150) × 10^9/L,纤维蛋白原 100~150mg/L]	1
	凝血参数明显异常[PT 20~50 秒,PTT 50~75 秒,血小板(50~100) × 10^9/L,纤维蛋白原 50~100mg/L]	2
	凝血参数明显异常[PT 50~100 秒,PTT 75~100 秒,血小板(20~50) × 10^9/L,纤维蛋白原 <50mg/L]	3
	凝血参数显著异常,伴有严重出血或自发性出血威胁(PT 或 PTT 测不出,血小板 <20 × 10^9/L,纤维蛋白原测不出),其他实验室结果严重异常,包括静脉血凝固时间异常	4
中枢神经系统	无症状 / 体征	0
	轻微不安或恐惧,头痛,乏力,头晕,寒冷或感觉异常	1
	中度不安或恐惧,头痛,乏力,头晕,寒冷,意识错乱或模糊,咬伤部位肌肉震动或肌束颤动,上睑下垂和吞咽困难	2
	严重意识错乱,嗜睡,抽搐,昏迷,精神障碍,或全身肌束震颤	3

注:整体严重程度判断:轻度 0~3 分;中度 4~7 分;重度 8~20 分。

二、现场伤口局部处理

原则要尽量做无伤害性处理,不做无效的耗时性措施,尽快送有条件的医院。不要裸手去钳夹或捡拾蛇(被截断的蛇头 1 小时内仍有可能咬人);不要等待症状发作以确定是否中毒,而应该立即送医院急诊处理。现场急救可用以下十步法进行。

1. 脱离 立即远离被蛇咬的地方,如果蛇咬住不放,可用棍棒或其他工具促使其离开;水中被蛇(如海蛇)咬伤应立即将受伤者移送到岸边或船上以免发生淹溺。

2. 认蛇 尽量记住蛇的基本特征,如蛇形、蛇头、蛇体和颜色,有条件最好拍摄致伤蛇的照片。现场最好不要企

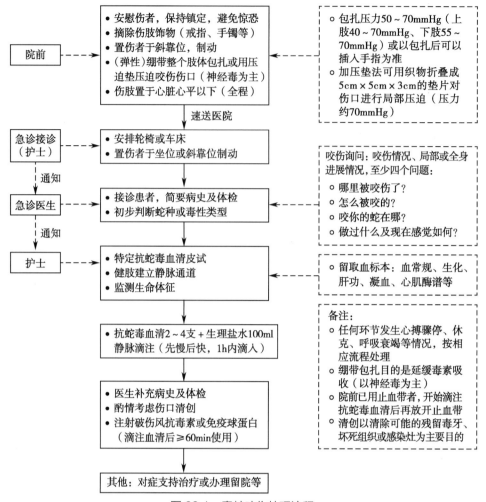

图 62-1　毒蛇咬伤处理流程

图去捕捉或追打蛇,以免二次被咬。

3. 解压　去除受伤部位的各种受限物品,如戒指、手镯/脚链、手表、较紧的衣/裤袖、鞋子等,以免因后续的肿胀导致无法取出,加重局部伤害。

4. 镇定　尽量保持冷静,避免慌张、激动。

5. 制动　尽量全身完全制动,尤其受伤肢体制动,可用夹板固定伤肢以保持制动,受伤部位相对低位(保持在心脏水平以下),使用门板等担架替代物将伤者抬送到可转运的地方,尽快将伤者送到医疗机构。

6. 包扎　①加压固定法:绷带或弹性绷带加压固定是唯一推荐用于神经蛇毒咬伤的急救方法,这种方法不会引起局部肿胀,但操作略复杂。方法是用(弹性)绷带以伤口为起点,螺旋形向近端肢体缠绕,包扎整个肢体,压力为40~70mmHg,下肢略高于上肢 10mmHg 左右。②加压垫法:咬伤部位也可用加压垫法,此法操作简单、有效,方法是以 5cm×5cm×3cm 软垫置于伤口上方,而后以(弹性)绷带环形包扎,压力在 70mmHg 左右为宜。这两种方法除对神经毒类蛇咬伤可减缓毒素吸收外,对非神经毒类蛇咬伤也有减缓毒素吸收作用,但不宜长时间包扎,尤其对细胞毒类蛇伤应谨慎使用,以免加重局部组织缺血坏死。

7. 呼救　呼叫"120",尽快将伤者送去医院。

8. 止痛　如有条件,可给予对乙酰氨基酚或阿片类口服局部止痛,避免使用其他非甾体类解热镇痛剂,以免加重VICC。

9. 复苏　急救人员到现场急救时,原则上应在健侧肢体建立静脉通道,并留取血标本备检,根据情况给予生命体征监测,必要时给予液体复苏。如患者恶心,有发生呕吐风险者,应将伤者置于左侧卧位;密切观察气道和呼吸,随时准备复苏,如意识丧失、呼吸心搏停止,立即进行心肺复苏。

10. 禁忌　现场不做伤口切开、排压、烧灼、吸引、冰敷、饮用酒或咖啡等兴奋性饮料,避免迷信草药和其他未经证实或不安全的急救措施,以免影响伤口观察或诱发局部感染等。

三、急诊处理

(一)抗蛇毒血清使用

1. 使用原则　抗蛇毒血清免疫球蛋白(抗蛇毒血清)是免疫对抗一种或多种蛇毒的动物(马或绵羊)血浆中提取出来的免疫球蛋白或免疫球蛋白片段,是治疗蛇咬伤中毒唯一切实有效的抗蛇毒药,高品质抗蛇毒血清的使用已被广泛接受,是否使用抗蛇毒血清是蛇咬伤治疗最重要的决策。抗蛇毒血清的使用主要遵循三项基本原则:早期用药、同种专一、异种联合。

中国现有抗眼镜蛇毒血清、抗银环蛇毒血清、抗蝮蛇毒血清、抗五步蛇毒血清四种。被毒蛇咬伤后越早使用抗蛇毒血清，疗效越好，恢复越快，尽早开始使用抗蛇毒血清可以改善预后。金环蛇和银环蛇咬伤均可使用抗银环蛇毒血清，眼镜蛇咬伤使用抗眼镜蛇毒血清，蝮蛇咬伤使用抗蝮蛇毒血清，五步蛇咬伤使用抗五步蛇毒血清。对无特异性抗蛇毒血清的毒蛇咬伤，应联合使用同类或相似毒性的抗蛇毒血清，如竹叶青蛇咬伤优先使用抗五步蛇毒血清，也可单用或联用抗蝮蛇毒血清；蝰蛇、铬铁头咬伤可使用抗五步蛇毒血清及抗蝮蛇毒血清；眼镜王蛇咬伤使用抗银环蛇毒血清加抗眼镜蛇毒血清；海蛇咬伤使用抗眼镜蛇毒血清，必要时加用抗银环蛇毒血清；已发现游蛇中的红脖颈槽蛇咬伤致严重中毒者，此类咬伤应优先使用抗蝮蛇毒血清，也可单用或联用抗五步蛇毒血清。

2. 抗蛇毒血清使用指征 明确或疑似蛇咬伤伴有①或②中的一项者：①局部中毒，如咬伤 48 小时内局部肿胀超过咬伤肢体一半者；指 / 趾咬伤后肿胀者；肿胀快速进展者（如手足咬伤几小时内肿胀超过手腕或脚踝者）；咬伤肢体的引流淋巴结肿大。②全身中毒表现，如止血异常如自发性全身性出血、凝血障碍或血小板下降（100×10^9/L）；神经毒性表现如上睑下垂、眼外肌麻痹、肌无力或瘫痪等；心血管异常如低血压、休克、心律失常、ECG 异常；急性肾损伤或肾衰如少尿或无尿、BUN/Cr 升高；血红蛋白或肌红蛋白尿如黑色尿或褐色尿、其他血管内溶血证据、横纹肌溶解（肌痛或高钾血症）；有支持全身中毒的实验室证据。简言之，对出现明显中毒症状者即应考虑使用抗蛇毒血清。③抗蛇毒血清追加：对以下表现者应及时追加：中毒表现持续或进展；出血控制后 1~2 小时再发；初始给药 1~2 小时后，神经或心血管中毒表现加重；凝血功能障碍 6 小时后复发或无改善。

3. 抗蛇毒血清用法用量 抗蛇毒血清的用量国内外均没有统一的标准，主要根据病情和临床经验作出决定。初始剂量给予 2~4 支抗蛇毒血清，一次性超大剂量的抗蛇毒血清可能增加过敏或血清病风险，不应盲目超大剂量用药。建议每 6~8 小时监测临床和实验室指标一次，根据检查结果可考虑每次追加剂量 2 支，至少 2~3 次，以后酌情追加抗蛇毒血清。儿童被毒蛇咬伤后抗蛇毒血清的用量应与成人一致，因毒蛇咬伤成人和儿童释放毒素量是相同的。妊娠并非抗蛇毒血清的禁忌证，孕妇被毒蛇咬伤后胎儿死亡 / 流产率和母体死亡率分别为 20% 和 4%~5%，但孕妇毒蛇咬伤使用抗蛇毒血清前，应与患方充分沟通，交待有关使用血清的潜在不良反应。抗蛇毒血清主要经静脉用药，可将血清加 100~250ml 生理盐水 1 小时左右滴入，也可稀释后缓慢静脉注射，抗蛇毒血清使用前应皮试。

4. 抗蛇毒血清反应 主要有产生过敏反应、过敏原反应和血清病反应三种情况。发生血清反应时应立即停止使用抗蛇毒血清；保持气道通畅，给予氧疗，必要时气管插管；给予抗组胺药，如苯海拉明 25~50mg 静脉注射；西咪替丁 300mg 静脉注射；合并气喘者可给予 β 激动剂，如雾

化吸入沙丁胺醇 0.15mg/kg（≤ 10mg/kg），必要时 20~30 分钟重复。非致命性反应者，可给肾上腺素 0.3~0.5mg 皮下注射。严重或致命性反应者，给予 1 : 10 000 的肾上腺素溶液 3~5ml（30~50μg）缓慢静脉注射；可给予苯海拉明和 / 或糖皮质激素静脉注射等，必要时液体复苏、气管插管机械通气等。

（二）伤口处理

早期不建议做伤口处理，伤口处理应在使用充分的抗蛇毒血清后，待中毒症状明显改善后方可进行。伤口处理主要目的是清创，即清除毒牙残留、清除坏死组织或感染灶，伤口切开对排出毒素作用非常有限。

蛇毒中毒会表现为室筋膜综合征样改变，但蛇伤患者的室筋膜综合征的诊断不能凭皮肤肿胀变硬、明显损伤处以外部位疼痛和被动牵拉疼痛等"软指征"确定，组织测压（室筋膜间压力>30mmHg 或舒张压与室筋膜压差<30mmHg）或伴有神经功能障碍 / 血管受压及末梢血供严重受影响是诊断蛇毒诱导性室筋膜综合征（snake venom-induced compartment syndrome，SVCS）的主要依据。不必做预防性筋膜切开，因其不能改变预后。对符合 SVCS 者，应先追加抗蛇毒血清，如追加抗蛇毒血清后仍未改善，方可考虑切开，即便需要切开者，应尽量减小伤口长度和深度，以免后期恢复困难。

伤肢肿胀疼痛者，抬高患肢至胸骨角或略高水平，即可很快缓解肿胀，改善疼痛症状。

其他方法如局部封闭疗法会加重患者痛苦、影响伤口局部血运等，无充分证据证明其可改善预后；局部负压封闭引流术（VSD）也没有充分证据证明其有效性。

（三）脏器功能保护

蛇毒所致的毒效应危象包括心搏骤停、休克、肺水肿、呼吸衰竭、DIC 及急性肾衰竭等。应争分夺秒抢救威胁生命的中毒效应危象，保护脏器功能，对出现呼吸衰竭、急性肾衰竭、DIC 等即置于急诊 ICU 进行有针对性抢救（如气管插管、机械通气、血液净化等）。

被神经毒类蛇咬伤后，一旦出现呼吸困难，很快便进入呼吸肌麻痹而呼吸停止，故必须在此之前行气管插管术以机械通气支持呼吸，避免因机体严重缺氧而导致多米诺骨牌样反应出现多脏器功能衰竭或因心肌缺氧导致心搏骤停，同时注意防止坠积性肺炎和吸入性肺炎，勤翻身拍背，必要时可用纤维支气管镜直视下吸痰。

目前绝大多数毒蛇咬伤病情可经用抗蛇毒血清而得到改善，极少数危重型毒蛇伤如蝰蛇伤，对现有血清疗效不理想，且极易引起血尿、少尿等肾功能损害表现，甚至发生急性肾衰竭，如处理不及时，很快出现多脏器功能障碍综合征。对容量均衡但发生肾功能明显受损者，应尽早进行血液净化治疗，可试用血浆置换或血液灌流等。

（四）糖皮质激素应用

可提高机体对蛇毒的应激，对出血、溶血、细胞坏死可能有一定的治疗作用，早期使用可减轻蛇毒引起的炎症反应、溶血反应和过敏反应，降低毛细血管的通透性减轻局部肿胀和出血。根据病情可短程试用地塞米松 10~20mg 或甲

62

泼尼龙 40~80mg,一般不超过 3 天。

（五）防治感染

1. 抗生素 蛇咬伤不需常规预防性抗感染,对有局部组织坏死、伤口脓性分泌物或脓肿形成者,应给予抗感染治疗。

2. 预防破伤风 毒蛇口腔及毒牙可能带有破伤风梭菌,毒蛇和无毒蛇咬伤均应常规使用破伤风抗毒素(TAT)或破伤风免疫球蛋白 F(ab')₂,但破伤风皮试应避开抗蛇毒血清使用过程,至少在抗蛇毒血清使用 1 小时后再开始皮试和用药,以避免过敏或与血清不良反应重叠,影响判断和处理。

【预防】

普及预防蛇伤的基本知识。从事野外劳动工作人员,进入草丛前,建议先用棍棒驱赶毒蛇,在深山丛林中作业与执勤时,要随时注意观察周围情况,及时排除隐患,穿长袖上衣,长裤及鞋袜,必要时戴好草帽。驻地周围可撒少许硫磺或雄黄有利于驱蛇。遇到毒蛇时不要惊慌失措,采用左、右拐弯的走动来躲避追赶的毒蛇,或站在原处,面向毒蛇,注意来势左右避开,寻找机会拾起树枝自卫。

(梁子敬　赖荣德)

📝 **参考文献**

中国蛇伤救治专家共识专家组.2018 年中国蛇伤救治专家共识[J].中华急诊医学杂志,2018(27): 1315-1321.

62

第 2 节　河豚毒素中毒

河豚毒素中毒(fugu poisoning)是指进食带有河豚毒素(tetrodotoxin,TIX)的河豚而引起的中毒。

【病因与发病机制】

河豚分布于我国沿海和长江下游。TIX 主要有河豚毒和河豚酸两种,它们主要存在于河豚的睾丸、卵巢、卵、肝、肠等组织和血液中。有些河豚的肌肉也有剧毒,如双斑园豚;暗色东方豚的肾脏亦含有剧毒。此两种河豚主要分布于长江下游,应予以重视。TIX 毒性稳定,经炒煮、盐腌和日晒等均不能被破坏,它属于已知的小分子量、非蛋白质的神经性毒素,具有箭毒样毒作用,其毒性较剧毒的氰化钠还要大 1 000 多倍,致死量约等于 7μg/kg 体重。常因误食或烹饪不当食后发生中毒。

食入 TIX 后,极易从胃肠道吸收,并迅速以原型自肾排出体外。TIX 吸收后迅速地作用于神经末梢和神经中枢,通过与 Na⁺ 通道受体结合,阻断电压依赖性钠通道,从而阻

滞动作电位,导致与之相关的生理活动障碍,主要是神经肌肉麻痹。TIX 作用于脑干、运动神经、感觉神经和自主神经系统,引起中枢神经、肌肉神经、心血管和胃肠道功能障碍等临床表现。先引起感觉神经麻痹,后致运动神经麻痹,呼吸肌麻痹,最终导致周围性呼吸衰竭。严重者出现脑干麻痹,导致中枢性呼吸、循环衰竭而死亡。此外,尚可阻断心脏的快钠通道,使细胞失去兴奋性并导致心律失常。对胃肠道有局部刺激作用。

【诊断】

河豚毒素中毒一般在进食后 0.5~3 小时内迅速发病,病情进展迅速,死亡病例的病程一般多在发病后 4~6 小时。首先出现上腹部不适,恶心、呕吐、腹痛、腹泻,甚至便血等胃肠道症状;继之出现神经麻痹症状:口唇、舌尖及肢端麻木,甚至全身麻木,全身乏力,随后出现共济失调、上睑下垂、肌肉弛缓性瘫痪、呼吸困难、心律失常,心电图可出现不同程度的房室传导阻滞。严重病例呼吸表浅不规则、言语不清、昏睡、昏迷,最后呼吸中枢麻痹和血管运动中枢麻痹而死亡。

【治疗】

河豚毒素中毒无特效解毒剂。河豚毒素在人体内解毒和排泄较快,若发病后 8 小时未死亡者,多能恢复。因此,一旦发生中毒,应尽快给予各种排毒和对症处理措施,让患者渡过危险期:①立即予以催吐、洗胃、灌服活性炭、导泻,因河豚毒素在碱性溶液中不稳定,故洗胃液以 2% 碳酸氢钠液为好。切勿因食入时间较长而放弃洗胃。必要时用盐水或肥皂水进行高位灌肠。②静脉输液,维持水、电解质平衡,促进毒素排泄,可用高渗葡萄糖液、甘露醇、呋塞米等。③肌肉麻痹者,可用士的宁 2mg 肌内注射或皮下注射,同时用维生素 B₁、维生素 B₁₂ 肌内注射。④尽早应用大剂量肾上腺皮质激素。⑤呼吸困难者吸氧,应用呼吸兴奋剂尼可刹米(可拉明)0.375g 和 / 或洛贝林 3mg 肌内注射,呼吸肌麻痹用人工呼吸机;循环衰竭者应注意抗休克、纠正心律失常。⑥抗胆碱药物有一定对抗毒素对横纹肌的抑制作用,可选用阿托品 1~2mg,或东莨菪碱 0.3~0.6mg 或山莨菪碱 20~40mg 肌内注射或稀释后静脉注射,依病情需要可重复应用。⑦有报道乙酰半胱氨酸是有效解毒剂,可早期用 50~100mg/d 加入液体中静脉滴注。⑧危重者可予以血液透析或血液灌流治疗。

(张文武)

第 3 节　雪卡毒素中毒

雪卡毒素(ciguatatoxin,CTX)是由某些海藻产生的一种海洋毒素,由小鱼吃下带有毒素的海藻,毒素通过食物链富集积聚在较大的海鱼身上,人类食用了被毒化的海鱼,即

引起中毒。毒藻多生活在珊瑚礁周围,因此带雪卡毒素的鱼种主要有珊瑚鱼(aoral fish)类(指生活在热带、亚热带海域的珊瑚礁周围和近海海岸的鱼类如西星斑、老虎斑、杉斑、苏眉等石斑鱼和鲈鱼),所以 CTX 中毒一般指食用有毒珊瑚鱼而引起的中毒。CTX 是一种神经毒素,它能兴奋中枢及周围神经节胆碱受体。

【诊断】

1. **病史** 有食用珊瑚鱼史。

2. **临床表现特点** 常在吃鱼后 1~6 小时发生。主要表现有:①消化系统症状:恶心,呕吐,腹痛,腹泻,部分患者口中有金属味。②神经系统症状:口唇、舌、咽喉发麻或有针扎感;身体感觉异常:瘙痒或有蚁爬感;特异性的温度感觉倒错:手触热物有冷感,放入水中则有热感或"电击样"感觉;膝关节酸痛,下肢肌肉酸麻无力;抽搐,动作失调;部分出现听觉、视觉异常。③心血管系统症状:心悸、胸闷、头晕,乏力,出汗,甚则晕厥。

【治疗】

在吃下有毒的珊瑚鱼后 4 小时内应催吐、洗胃、导泻。静脉输液,纠正水电解质和酸碱平衡紊乱。阿托品可用于重症心动过缓。使用肾上腺皮质激素。在急性期静脉滴注 20% 甘露醇(1mg/kg),能缓解神经系统症状。其他对症处理包括:腹痛者给予阿托品解痉,皮肤瘙痒者用抗组胺药、葡萄糖酸钙注射液,肌肉、关节酸痛给予镇痛剂,焦虑不安给予抗忧郁药。

(张文武)

第 4 节 贝类中毒

贝类中毒是指进食被毒化的贝类而引起的中毒。贝类(shellfish)属软体动物,种类甚多,常见引起中毒者有哈贝(clam)、扇贝(pectinidae)、牡蛎(oysters)、贻贝(mussels)、蛤仔(venerupis)等。尚有一些螺类如泥螺、香螺、东风螺、织纹螺等也可发生此类中毒。可食贝类受毒化的原因与"赤潮"有关,在发生赤潮的海域,贝类摄食有毒的藻类,引起藻类毒素的蓄积,人食用此等贝类后即可发生中毒。其毒素(石房蛤毒素和贝毒素)可致神经肌肉麻痹和肝损害,部分可引起日光性皮炎。

【诊断】

1. **病史** 有误食被毒化的贝类及螺类史。大多数患者发生在 5~10 月。

2. **临床表现特点** 不同毒贝含有的毒素不同,中毒表现也各异,一般有以下几种类型:①神经型:亦称麻痹性贝类中毒。引起此类中毒者主要为石房蛤毒素(saxitoxin,STX)所致。含此毒素贝类有扇贝、贻贝、蛤仔、织纹螺、香螺、东风螺等。潜伏期一般为 0.5~3 小时。早期有唇、舌、手指麻木感,进而四肢末端和颈部麻痹,直至运动麻痹、步态不稳,并伴有发音障碍、流涎、头痛、口渴、恶心、呕吐等,严重者因呼吸麻痹而死亡。②肝损害型:引起此类中毒有蛤仔、巨牡蛎,含毒成分为贝毒素(venerupin)。潜伏期一般为 12~42 小时,有长达 7 天者。初期有胃部不适、恶心呕吐、腹痛、疲倦,亦可有微热,类似轻度感冒。接着出现粟粒大小出血斑,齿龈出血。重者可有呕血、阴道出血、意识障碍或昏睡状态,预后不良。③日光性皮炎型:主要为泥螺所致。潜伏期一般为 1~14 天,多数在 3 天内发病。初起面部和四肢的暴露部位出现红肿,并有灼热、疼痛、发痒、发胀、麻木等感觉。后期可出现淤血斑、水疱或血疱,破溃后引起感染。可伴有发热、头痛、食欲缺乏。轻者 1 周渐愈,重者可迁延数月。④胃肠炎型:潜伏期为 10~12 小时,有恶心、呕吐、腹泻、下腹痛等征象,属自限性。

【治疗】

1. **催吐、洗胃** 洗胃液可用 1∶5 000 高锰酸钾液或生理盐水,或 2% 碳酸氢钠液。活性炭 50~100g 灌服。

2. **胃肠炎型和肝损害型** 补液利尿,加速毒素排出,同时用保肝等对症治疗。

3. **神经型** 应用抗胆碱药物如阿托品、东莨菪碱等。其他治疗包括应用肾上腺皮质激素,如地塞米松等;呼吸麻痹者,气管插管接呼吸机;全身支持和对症治疗。

(张文武)

第 5 节 含高组胺鱼类中毒

62

含高组胺鱼类(hyperhistamine fishes)中毒是由于食用含有一定数量组胺的某些鱼类而引起的类过敏性食物中毒。引起此种食物中毒的鱼类主要是海产鱼中的青皮红肉鱼类(如鲐鱼、金枪鱼、沙丁鱼、秋刀、鳞鱼等)及淡水中养殖的鲤鱼,因污染于鱼体的细菌对组氨酸的分解作用,产生大量组胺,通过食用进入人体后引起毛细血管扩张和支气管收缩,导致一系列的临床症状。腌制咸鱼时,如鱼不新鲜或未腌透,鱼中含组胺较多,亦可导致中毒。

【诊断】

1. **病史** 有食用不新鲜或腐败的海产青皮红肉鱼类或河产鲤鱼史。

2. **临床表现特点** 潜伏期 5 分钟~1 小时,多数为 0.5~1 小时。中毒患者呈组胺反应:如脸红、头晕、头痛、心悸、胸闷和呼吸急促,眼结合膜充血、视物模糊、脸胀唇肿、口、舌及四肢发麻,恶心、呕吐、腹痛、全身潮红、瘙痒、呈现荨麻疹。重症患者可发生喉头水肿、过敏性休克等。症状轻者多于数小时内减轻,12小时内消失;重症可致死亡。

【治疗】

1. 催吐、洗胃、导泻以排除毒物。静脉输液、利尿,促进毒物排泄。

2. 抗过敏治疗。可选用赛庚啶(2~4mg/次,每天3次口服)、异丙嗪(25mg/次,肌内注射)、苯海拉明(20mg/次,肌内注射)及钙剂等,西咪替丁、雷尼替丁效果也较好。

3. 症状严重者可予肾上腺皮质激素。发生休克者按过敏性休克治疗。

(张文武)

第6节 鱼胆中毒

鱼胆中毒(fish bile poisoning)是指进食鱼胆而引起的中毒。导致鱼胆中毒者大多是淡水养殖的鱼类,如青鱼、草鱼、鲢鱼、鲤鱼、鲩鱼、鲮鱼、包头鱼等。鱼胆汁中含有一种具有极强毒性的蛋白质分解产物,即胆汁毒素(ichthygalltoxin),不易被乙醇和热破坏;鲜鱼胆汁中含有胆酸、水溶性鲤醇硫酸酯钠,后者抑制细胞色素氧化酶,影响细胞呼吸链导致细胞呼吸停止;使钙内流,溶酶体膜稳定性降低,造成细胞损伤。鱼胆汁中尚有多种过敏物质,如氰氢酸、组胺等。实验研究提示自身氧化性细胞损害可能是鱼胆中毒致多脏器损伤发生的机制之一。肾为主要排泄器官,临床中毒以肾损害为主。临床上以消化道症状、肾、肝功能损害为主要表现,部分患者出现血液系统及神经系统症状。

【诊断】

1. 病史 近期进食鱼胆史。

2. 临床表现特点 潜伏期15分钟~14小时,多数为0.5~3小时。①消化系统症状:中毒早期主要出现胃肠道症状如恶心呕吐、腹痛、腹泻等,严重者呕吐咖啡色液体,排酱油色稀水便。病后2~8天有肝损害征象,如肝大、肝区胀痛、黄疸、肝功能异常等,持续1~2个月。②肾功能损害症状:腰部酸胀疼痛、蛋白尿、血尿、少尿、无尿。急性肾衰竭是鱼胆中毒最致命的损害,常在发病后1~4天出现。③血液系统症状:部分严重者发生溶血,出现呕血、便血、鼻出血、球结膜及皮下出血。④中毒性心肌病:心动过速、心力衰竭等,并可发生阿-斯综合征。⑤神经系统症状:头晕、头痛、嗜睡、四肢远端及唇舌麻木、末梢感觉障碍。严重者出现谵妄、抽搐、昏迷等中毒性脑病表现。

【治疗】

1. 催吐、洗胃、导泻、灌服活性炭 吞服鱼胆后24小时来诊的患者,仍应洗胃。

2. 肾上腺皮质激素 应早期应用皮质激素,以减轻肾小管对毒素的反应。地塞米松20~40mg/d或氢化可的松300~500mg/d加入液体中静脉滴注。

3. 血液净化疗法 防治急性肾衰竭是鱼胆中毒的救治重点。凡口服大剂量鱼胆中毒的患者,应考虑尽早行血液净化治疗。

4. 对症支持治疗 包括补液,纠正水电解质和酸碱紊乱;利尿排毒;保护肝肾功能;溶血者用碳酸氢钠碱化尿液;防治脑水肿等。

(张文武)

第7节 蜂蜇伤

我国幅员辽阔,蜂资源丰富,随着近年来自然环境的改善和人们野外活动的增加,蜂蜇伤病例逐年上升。每年夏秋季是蜂活动的高峰期,也是蜂蜇伤集中发病期。临床常见的蜇人蜂类主要有蜜蜂、黄蜂(又称马蜂、胡蜂、地王蜂、地龙蜂、红头蜂、黑腰蜂等),后者毒液量大,毒性强,患者常出现器官功能障碍,甚至死亡。

【病因与发病机制】

蜂的种类不同,其蜂毒成分也不完全一样。新鲜蜂毒是一种透明液体,具有特殊的芳香气味,毒性成分占液体重量30%~40%。蜜蜂的蜂毒为淡黄色透明液体,呈酸性,黄蜂的毒液为碱性,蜂毒成分复杂,主要包含有:活性酶(透明质酸酶、磷脂酶A_2、组氨酸脱羧酶)、肽类(蜂毒肽、蜂毒明肽、肥大细胞脱颗粒肽、镇静肽)、生物碱(组胺、儿茶酚胺、乙酰胆碱、5-羟色胺、缓激肽)、非酶类蛋白质等。蜂尾的毒刺和蜂体后数节的毒腺相通,蜂蜇人时毒刺刺入皮肤,随即将毒汁注入皮肤内。

磷脂酶A_2(phospholipase A_2,PLA_2)约占蜂毒干重的12%,是蜂毒的主要活性成分及过敏原。PLA_2可以水解细胞膜上的卵磷脂,导致红细胞、血小板、肝细胞、心肌细胞溶解,以及线粒体膜通透性改变。透明质酸酶(hyaluronidase,Hya)占蜂毒干重的2%~3%,主要作用是水解透明质酸、硫酸软骨素及黏多糖,导致结缔组织结构破坏,从而利于毒液在机体中的扩散,因而又被称为"扩散因子"。蜂毒肽(melittin)又称溶血肽,约占蜂毒干重的50%,是蜂毒中最主要的成分。蜂毒肽由26个氨基酸残基组成,分子量约为2.84kDa。其半数致死量(LD_{50})为4.0mg/kg。其具有降低血压、抑制血小板凝集等作用。

蜂毒进入伤口后,大分子毒素经由淋巴系统扩散,小分子毒素则通过毛细血管吸收。其吸收、扩散迅速,全身各器官均有分布。研究证实,肌内注射蜂毒肽5分钟后,血液中含量可以达到70%。

蜂毒导致的机体损伤机制主要包括毒素导致的直接损伤,如红细胞、心肌细胞、肝细胞、肾小管上皮细胞、结缔组

62

织破坏等,以及过敏原导致的Ⅰ型、Ⅲ型变态反应。

【诊断】

1. 病史 蜂蜇伤患者如意识清醒,均能提供明确病史,或指出准确伤口位置。但部分过敏性休克、昏迷患者,则无法提供详细病史,此类情况应根据过敏史、发病季节、发病地点等,仔细检查皮肤是否有点状伤口或皮疹,排除其他疾病后,可考虑蜂蜇伤。

2. 临床表现特点

(1)局部损害:蜂尾部的蜇针可刺入皮肤,同时将毒液注入人体。一般来说,蜜蜂会将蜇针留于伤口,黄蜂大多将蜇针收回,故黄蜂可以实施多次攻击,但有时也会出现蜇针断裂在伤口里的情况。蜇伤伤口周围可出现红肿、疼痛、瘙痒,称为局部反应。当局部肿胀直径超过10cm,且持续时间大于1天时,称为大局部反应。大局部反应因肿胀范围较广,后期出现细菌感染的可能性较大。

(2)全身反应:蜂毒对于人体来说是异源蛋白,进入人体后可出现:全身广泛的红斑、风团,伴瘙痒;恶心、呕吐、腹痛、腹泻等消化系统症状;鼻充血、流泪、搏动性头痛、抑郁、焦虑等非特异性症状;最为严重的是出现过敏性休克,严重者出现喉头水肿、支气管痉挛、血压下降、过敏性休克等并发症。

(3)脏器功能损伤:蜂毒中的细胞毒成分、溶血毒素进入机体后可导致横纹肌溶解、血管内溶血,患者可出现腰痛、血尿、蛋白尿、血红蛋白尿、肌红蛋白尿及急性肾功能不全。同时,蜂毒也可直接损伤肾小管,从而导致肾功能损害。蜂毒损伤心肌细胞、肺泡上皮细胞、肝细胞,可出现胸闷、胸痛、咳嗽、气促、恶心、呕吐、消化道出血、黄疸、腹胀、肝大、肝酶谱升高,甚至出现急性心肌梗死(AMI)、急性呼吸窘迫综合征(ARDS)、肝衰竭、类白血病反应。当神经细胞受到损伤后,可出现头昏、头痛、烦躁、意识障碍、抽搐等。当损伤严重,或疾病进入终末期时,可出现多器官功能障碍综合征(MODS)。

【治疗】

1. 一般治疗 患者卧床休息,吸氧,保持气道通畅,绷扎患肢近心端,每隔15分钟放松1分钟,总的绷扎时间不宜超过2小时。建立静脉通道,严密监测生命体征,监测尿量。如出现气道梗阻时可行气管插管或气管切开术。蜂蜇伤伤口常规予以注射破伤风抗毒素1 500U预防破伤风杆菌感染,如破伤风抗毒素过敏,可予以脱敏注射或人破伤风免疫球蛋白250U肌内注射。

2. 局部伤口处理 包括:①如伤口中有断裂的毒刺,可予以拔除。②蜜蜂蜂毒为弱酸性,可使用2%碳酸氢钠溶液、肥皂水等冲洗伤口;黄蜂毒为弱碱性,可予以弱酸性液体中和,如食醋、1%醋酸等冲洗伤口。③可口服或局部应用蛇药,其具有到消肿、止痛、解毒的功效。

如蜇伤部位位于四肢,应密切观察绑扎患肢的肿胀变化,警惕骨筋膜室综合征。如疼痛明显,可予以止痛治疗。

根据患者心功能情况、血压、心率及中心静脉压等指标予以补液,维持每天尿量在2 000~3 000ml,既可维持循环稳定,又可通过增加尿量减轻肌红蛋白尿导致的肾脏损害。

3. 抗过敏治疗 ①肾上腺素:出现过敏性休克、喉头水肿等严重过敏反应时,应立即给予皮下或肌内注射肾上腺素0.3~0.5mg(儿童0.01mg/kg,不超过0.3mg),严重者可每5~10分钟重复使用。血流动力学不稳定者,微循环差,皮下或肌内注射药物吸收减慢,必要时可通过静脉通道给药,但应严格控制用量及给药速度。②抗组胺药:如氯雷他定(loratadine,10mg/次)、盐酸异丙嗪(非那根,6.25~12.5mg/次)、左旋西替利嗪(cetirizine,10~20mg/次)等口服,或盐酸异丙嗪25mg肌内注射。③糖皮质激素:氢化可的松200mg,或地塞米松10mg,或甲泼尼龙40mg,每天1~2次静脉滴注,必要时可使用激素冲击疗法。④稳定细胞膜,减少渗出:10%葡萄糖酸钙注射液10~20ml静脉缓慢推注,维生素C注射液1g静脉滴注,每天1次。

4. 器官功能支持 蜂蜇伤后出现器官功能受损时,密切监测和/或予以相应的器官功能支持治疗。患者出现急性呼吸窘迫综合征(ARDS)或其他导致急性呼吸功能衰竭的情况时,应根据病情积极开始氧疗,及时评估患者病情变化。视病情变化可予以气管插管,呼吸机辅助通气;对于组织低灌注患者,应给予循环系统支持治疗,进行充分的液体复苏,视情况给予升压药物及强心治疗;对于横纹肌溶解患者应给予充分水化并碱化利尿,可根据患者病情予以血液净化治疗;谨防出现应激性溃疡,当出现呕血、黑便等消化道出血情况时,可予以质子泵抑制剂,或H₂受体拮抗剂;应密切监测患者凝血功能,出现弥散性血管内凝血(DIC)时采用抗凝治疗,同时输注新鲜冷冻血浆及浓缩血小板。

5. 血液净化治疗 血浆置换能清除体内与血浆蛋白结合的毒素分子;血液透析能有效清除体内多余的水分和中、小分子毒素;而血液灌流则可以通过吸附作用用于与血浆蛋白结合的毒素。因此,在严重蜂蜇伤的患者中常用血浆置换、血液灌流和血液透析结合使用,达到清除蜂毒,维持水电解质、酸碱平衡的目的。

6. 蜂毒免疫治疗(venom immunotherapy,VIT) VIT是对既往有蜂蜇伤过敏史患者的一种有效治疗方法。其机制可能与刺激机体产生蜂毒特异性IgG抗体,减少IgE抗体有关。曾经发生过蜂蜇伤后严重过敏的患者,接受VIT可能有助于减少再次蜂蜇伤后过敏导致的病死率。

7. 蜂蜇伤属于非感染性疾病,早期无须使用抗生素治疗,但应重视感染预防措施,谨防医院获得性感染。

(刘明华 曾 蜂)

第8节 蝎子蜇伤

每年全世界约超过1 200 000例蝎子蜇伤病例报道,世界平均蜇伤率为20/10万。由于超过95%的蝎子蜇伤仅出现局部症状,同时蝎子常见于热带和亚热带地区,在流行病区难以获得相应的医疗措施,因此真实的发病率是不确定的。但因部分病例临床表现及并发症严重,蝎子蜇伤构成了美洲中部、南部,非洲北部、中东地区和亚洲南部地区重要的公共卫生难题。

蝎子属于蛛形纲,蝎目,节肢动物。约有 1 700 多种,引起严重临床疾患的蝎子属于钳蟹科,包括中东地区的金蝎属,非洲北部的肥尾蝎属和钳蝎属,亚洲尤其是印度的黑尾蝎属,南非的粗尾蝎属,墨西哥则以刺尾蝎属多见。我国约有 10 余种,如东亚钳蝎、斑蝎、藏蝎、辽克尔蝎等,其中东亚钳蝎分布最广,主要分布在河北、河南、山东等地。蝎子是肉食动物,白天很少活动,常于阴雨炎热时进入室内,藏匿于衣服、鞋袜中,受惊扰后蜇人。

【病因与发病机制】

蝎子种类不同,毒性大小不同,有毒的蝎子主要集中于钳蟹纲。刺尾蝎属和粗尾蝎属蜇伤以神经肌肉毒性为主,而肥尾蝎属、钳蝎属和黑尾蝎属引起严重的毒素综合征以心血管毒性为主。

蝎呈黄褐色,有足 4 对,前端有 1 对强大有力的巨爪,形如钳状,头胸较短,前腹较宽,后腹逐渐变细而形成尾部,最后一节是锐利的弯钩呈钩爪状即为刺蜇器,与腹部背侧的毒腺相通。毒液是无色透明,呈酸性,是黏多糖、寡肽和核苷酸的混合物,含有毒性蛋白,主要有毒成分为神经毒素,具有胆碱能和肾上腺素能作用,并能干扰神经轴突去极化,此外还有溶血毒素、出血毒素、凝血素等成分,还可以引起胰腺炎和血糖升高。

蝎毒是电压门控通道的选择性拮抗剂,能够使 Na^+、K^+ 或 Ca^{2+} 诱导细胞膜不稳定以及平滑肌或骨骼肌活性的改变。主要引起临床表现的是 α 毒素,由 61~76 个多肽组成,作用于哺乳动物的电压门控钠通道,从而改变肌肉和神经的兴奋性。另外一些毒素作用于钾和钙通道。蝎毒神经毒素诱导神经递质的大量释放,其中大多数具有全身血管收缩作用(肾上腺素、去甲肾上腺素、内皮素和神经肽 Y),伴随自主神经风暴,表现为出汗、流涎、心血管不稳定、心律失常和呼吸分泌物增加。严重可发生肺水肿、心肌损伤或心律失常,从而死亡。

【诊断】

主要根据病史与临床表现进行诊断。蝎子蜇伤目前尚缺乏特异性诊断试验,应该注意蝎毒可能引起的相关并发症以及进行相应的辅助检查。

1. 病史 了解是否与蝎子接触,是否被蜇伤,以及蜇伤后的局部和 / 或全身症状。

2. 临床表现特点 几乎所有的蝎子蜇伤均以蜇伤部位疼痛起病,只有当蝎子毒素达到临界血浆水平时,才会发生临床相关的症状。

(1)局部表现:主要以溶血性毒素所致的表现为主,以手足部位多见。蜇伤处伤口红肿,中间可见蜇伤斑点,内有

钩形毒刺,严重时引起局部水疱,甚至坏死。同时可伴有蜇伤处疼痛、麻木、感觉异常,也可以引起附近淋巴管炎及淋巴结炎。

(2)全身症状:主要表现为自主神经激活、心血管症状、神经肌肉症状、胃肠道反应、细胞毒效应。早期以胆碱能效应为主,后期儿茶酚胺的持续作用与全身毒素反应综合征相关。出现畏寒、发热、头晕、头痛、畏光、流泪、流涕、恶心、呕吐、消化道出血、口舌麻痹和全身肌肉疼痛,并呈痉挛性麻痹,出现大汗、体温下降或升高,血压先高后低,心动过缓、脉搏细弱、烦躁、抽搐,严重者可出现呼吸麻痹至呼吸衰竭而死亡。偶可发生过敏性休克。少数可并发胰腺炎、血糖升高、急性肾衰竭:尿量减少、蛋白尿及血尿等。多数的死亡原因是急性心力衰竭、急性肺水肿、过敏性休克等。成人蜇伤后,一般不会发生生命危险。儿童被蜇伤后特别是 5 岁以下儿童,常于伤后 2 小时内可迅速出现惊厥、抽搐、昏迷,甚至呼吸、循环衰竭而中毒而亡,死因多为严重生命中枢损害。

3. 严重程度评估 根据毒素血症将蝎毒症严重程度分为 4 级,见表 62-6。

表 62-6 蝎子蜇伤临床严重程度分级与治疗措施

临床分级	临床表现特点	治疗措施
1	仅有局部反应	镇痛、局部麻醉
2	自主神经兴奋,激动和焦虑	抗蛇毒血清、哌唑嗪、口服苯二氮䓬类
3	肺水肿、低血压、心源性休克、严重的神经肌肉兴奋	ICU 治疗、无创或有创通气、血管扩张剂、抗蛇毒血清
4	多器官衰竭,包括昏迷、抽搐、低灌注引起的器官损伤	支持治疗、机械通气、血管活性药、苯二氮䓬类

【治疗】

1. 局部处理 首先拔除毒刺,必要时切开创口,取出毒刺。伤处立即予以肥皂水或清水冲洗,建议有条件时使用医用清创设备清洗创面,也可用 3% 氨水或 5%~10% 碳酸氢钠溶液冲洗;伤口用碱性溶液进行湿敷,禁涂碘酒等刺激性药物。

如四肢被蜇伤可于其伤口近心端 2~3cm 扎止血带,力度适中,每 15 分钟放松一次,每次放松 1~2 分钟。如局部肿胀明显者可采用伤口周围冷敷,如疼痛剧烈可对症止痛。局部也可用蛇药片,捣碎加水调成糊状后涂敷伤口周围红肿区域,每天 2 次,涂抹范围大于皮损 2cm,不使用敷料。

2. 全身治疗

(1)静脉输液,注射利尿剂,加速毒液排出。

(2)严重者可注射抗蛇毒血清。注射破伤风抗毒素。

(3)如有肌肉痉挛,可用 10% 葡萄糖酸钙 10~20ml,缓慢静脉注射。如有抽搐,可静脉注射地西泮 10~20mg。

(4)全身反应强烈者,酌情使用糖皮质激素如地塞米松

5~10mg 静脉注射和抗组胺类药物。血压升高者,可用哌唑嗪、硝苯地平或硝普钠等控制,血压下降者可用多巴胺联合糖皮质激素治疗。

(5)发生急性心力衰竭及急性肺水肿时,予以强心、利尿、吸氧;呼吸停止者,应立即进行人工辅助呼吸,心动过缓时,可皮下注射阿托品。

(6)继发淋巴结或淋巴管炎者应予以抗感染治疗:一般选用广谱抗生素联合小剂量地塞米松等类固醇激素增强抗炎消肿解毒作用。

(7)抗过敏、抗休克治疗:轻者口服或肌内注射抗组胺、激素类药物;重者应按照严重过敏反应诊疗规范进行抗过敏、抗休克治疗。

(8)中医治疗:口服季德胜蛇药片。中药治疗宜清热解毒、凉血散瘀,予五味消毒饮加减。

3. 对毒素综合征的治疗 有文献报道,小分子例如肝素、乙二胺四乙酸(EDTA)和马兜铃酸已被证明可以中和蝎子毒液中的酶,如透明质酸酶、磷脂酶 A_2 和金属蛋白酶,这类分子可能是未来治疗的研究方向。

免疫疗法一直是一种非常有吸引力的方法,特别是治疗蛇咬伤有较好的疗效。在蝎子蜇伤后进行的免疫治疗研究是以蛇咬伤研究为模型的。但蝎蜇伤和蛇咬伤之间存在差异:一是蝎毒的分子量较低,与各种免疫球蛋白组分相比,蝎毒在组织中的积累水平更高,达到峰值浓度的速度也更快;二是与蛇咬伤不同,蝎子蜇伤后的大多数病理生理学变化,特别是致死性的症状,是由神经激素介导的,主要是儿茶酚胺。传统的血浆衍生抗蛇毒血清是通过纯化和/或

消化从高度免疫动物(如马或羊)的血浆中获得的多克隆免疫球蛋白 G(IgG)分子而产生的。这些多克隆抗蛇毒血清由于其异源来源可引起严重的不良反应,同时对医学上最重要的毒素(如小神经毒素)的效力可能有限,因为这些毒素通常免疫原性较弱,因此不能在动物中产生强抗体反应。目前,在寻找马 IgG 替代物的过程中,开发了禽卵黄免疫球蛋白 Ys(IgYs)。与马 IgG 相反,禽 IgYs 抗体是从用蝎毒免疫后的鸡孵化的蛋黄中获得的。这种方法可以产生中和抗体,尽管中和能力低于血浆衍生抗蛇毒血清中的抗体。基于重组单克隆抗体和抗体片段的下一代抗毒素血清的开发可能是一条更有前途的研究途径。

(刘明华 肖瑶)

参考文献

[1] AHMADI S, KNERR J M, ARGEMI L, et al. Scorpion venom: Detriments and benefits [J]. Biomedicines, 2020, 8 (5): 118.

[2] CUPO P. Clinical update on scorpion envenoming [J]. Rev Soc Bras Med Trop, 2015, 48 (6): 642-649.

第 9 节 其他动物性毒物中毒

其他动物性毒物中毒包括毒蜘蛛蜇伤、蜈蚣咬伤、斑蝥中毒、蟾蜍中毒、动物肝及甲状腺中毒等,详见表 62-7。

表 62-7 其他动物性毒物中毒

毒物	毒理与临床表现	治疗
毒蜘蛛蜇伤	1. 热带和亚热带的黑寡妇蜘蛛、狼蜘蛛和褐蜘蛛等有一对角质螯,分泌少量神经毒素和坏死毒素。神经毒素刺激中枢神经、周围神经和自主神经;坏死毒素具有水解酶活性,毒素注入引起局部组织坏死,并产生全身反应 2. 蜇伤局部可见 2 个小红点,周围红肿,疼痛麻木,继之起疱,局部苍白,围以红晕和渗血,以后发生缺血性坏死,形成溃疡。全身症状有寒战、发热、头痛头晕、软弱无力、恶心、呕吐、大汗、流涎、肢体麻木,视力障碍,讲话困难和全身肌肉痉挛等。严重患者发生溶血,出现血红蛋白尿、急性肾衰、DIC 和 ARDS 等。致死的并发症多见于小儿和老年人	1. 四肢的伤口近端用止血带缚扎,每隔 15 分钟放松 1 分钟;切开伤口,抽吸毒液,并用过氧化氢或高锰酸钾溶液冲洗,涂以 2% 碘酊或石炭酸烧灼。局部用 0.5% 普鲁卡因作环形封闭。口服蛇药 2. 肌肉痉挛症状明显者,予 10% 葡萄糖酸钙 10ml 静脉注射;肾上腺皮质激素可用以减轻全身症状和局部反应;抗生素预防感染;积极防治肾衰和 DIC;特异性抗毒素可达到中和毒素的目的
蜈蚣咬伤	1. 蜈蚣俗称百足,其第一对足又称毒螯。螯入时,毒螯分泌毒液进入人体,毒液呈酸性,含有组胺样物质、溶血性蛋白质及蚁酸等有毒物质 2. 蜈蚣咬伤后,局部皮肤红肿、灼痛,尚可引起局部淋巴管炎和组织坏死。全身反应一般轻微。蜈蚣越大,螯人时注入毒液越多,症状也越重。全身症状可有头痛、眩晕、发热、恶心、呕吐、谵语、全身麻木,甚至昏迷,个别发生过敏性休克。一般经数日后,症状均可消失。儿童被咬伤后,严重者可危及生命	局部处理和全身治疗与蜂蜇伤类同(见本章第 7 节"蜂蜇伤")

毒物	毒理与临床表现	治疗
斑蝥	1. 中医常用其干燥虫体研末作为外用药。可因外用(经皮肤、黏膜吸收)或内服(常因企图中断怀孕服食)而致中毒。斑蝥主要含斑蝥素,对机体各脏器均有强烈毒害,经消化道时可致胃肠黏膜炎变、坏死,吸收后主要引起心脏、血管、肾脏损害。口服中毒剂量为30mg(相当于 3g 斑蝥),斑蝥粉致死剂量为 1.5~3.0g 2. 皮肤、黏膜接触本品引起局部灼痛、充血、水疱、溃疡。如口服可致口、唇、舌、咽部肿痛、糜烂、溃疡形成、恶心、呕吐、腹痛、腹泻、消化道出血等;同时出现头晕、头痛、视物模糊、口唇麻木、意识障碍乃至昏迷、肢体麻木、乏力、瘫痪、抽搐、心动过速等。泌尿系症状较为突出,有剧烈腰痛、尿急、尿痛、血尿、蛋白尿、急性肾衰。孕妇可致子宫收缩、流产	1. 清水或 1:5 000 高锰酸钾液洗胃,并内服牛乳、蛋清以保持胃黏膜,或以 10% 氢氧化铝凝胶 10ml 口服,每小时 1 次,以后改为每天 3 次。因斑蝥毒是脂溶性,故忌用油类食物,以免加速毒素的吸收 2. 对症支持疗法
蟾蜍	1. 蟾蜍俗称癞蛤蟆,其耳后腺和皮肤腺内含有蟾毒。蟾毒中已知的主要成分:①蟾蜍二烯醇化合物,包括蟾蜍毒素和蟾蜍配基,作用类似洋地黄,可兴奋迷走神经,直接影响心肌,引起心律失常;尚有刺激胃肠道、抗惊厥和局部麻醉作用;②儿茶酚胺类化合物,有收缩血管、升高血压作用;③吲哚烷基胺类化合物,可引起幻觉,对周围神经有类似菸碱样作用。蟾毒中毒多因摄食污染蟾毒的蟾肉或服用过量蟾蜍制剂(如中成药六神丸、金蟾丸、沙药水等)或蟾蜍毒液经伤口进入体内引起 2. 常在食后 0.5~2 小时内发病,出现剧烈恶心、呕吐、腹痛、腹泻等消化道症状;心电图出现酷似洋地黄中毒的变化和心律失常,甚至发生阿斯综合征、血压下降和休克。神经系统症状有头痛、头晕、嗜睡、出汗、口唇及四肢麻木、腱反射减弱或消失等,重症可有意识障碍、抽搐等。蟾毒误入眼内,引起眼睛红肿,甚至失明。少数患者发生剥脱性皮炎	1. 洗胃、导泻 2. 补液以促进毒物的排泄,并用大剂量维生素 C 及 B 族维生素 3. 对症处理:类似洋地黄中毒症状可口服或静脉滴注稀释的氯化钾液;出现房室传导阻滞用阿托品 0.5~1.0mg 肌内注射或皮下注射,严重者加用异丙肾上腺素。其他对症处理参见有关内容
动物肝	1. 某些动物如狼、狗、狍、熊、猪、鲨鱼、鳇鱼等的肝脏含有大量的维生素 A,每克可达数千至上万单位,进食过多可致维生素 A 中毒。成人一次食入维生素 A 50 万 U 可致中毒。其原因是维生素 A 的代谢产物维 A 酸或其衍生物在体内堆积所致 2. 常于食后 0.5~9 小时发生恶心、呕吐、腹痛、腹泻、头痛、头晕、乏力、畏寒、发热、心动过速、眼结膜充血、视物模糊、皮肤潮红。发病后 2~3 天,口唇周围开始出现鳞屑状脱皮,并向面部、四肢、躯干发展,重者有脱发	1. 洗胃、导泻 2. 停食含维生素 A 丰富的食物 3. 对症支持疗法 4. 中草药治疗:石膏、金银花各 50g,黄连、黄芩、栀子、赤芍各 10g,连翘、牡丹皮各 25g,淡竹叶、元参各 10g,知母 20g,甘草 10g,桔梗 5g,生地黄 10g,水煎服
动物甲状腺 (猪、牛、羊)	1. 动物甲状腺含有大量的甲状腺素,误食后可引起类似甲亢的一系列中毒症状 2. 多在食后 12~48 小时内发病。头痛、眩晕、失眠、躁动不安、乏力、肌肉颤动,体重减轻、恶心、呕吐、腹泻、心动过速、血压升高、发热、出汗过多、皮肤潮红。重者可发生心律失常、抽搐、昏迷	1. 潜伏期短者洗胃、导泻 2. 抗甲状腺药物的应用:甲巯咪唑(他巴唑)10~20mg,每天 3 次;卡比马唑(甲亢平)10~20mg,每天 3 次;甲硫氧嘧啶 100~200mg,每天 3 次。直至症状缓解后减量停药 3. 对症支持疗法:包括应用皮质激素和大剂量维生素等

(张文武)

第 63 章
强酸强碱类中毒

第 1 节	强酸类中毒

【病因与发病机制】

强酸（strong acids）主要指硫酸（sulfuric acid）、硝酸（nitric acid）、盐酸（hydrochloric acid）三种无机酸，均有强烈的刺激性和腐蚀性。此外，氢氟酸（hydrofluoric acid）及铬酸（chromium acid）毒性也强。有机酸如醋酸（acetic acid）、甲酸（formic acid）、草酸（oxalic acid）等的腐蚀作用较硫酸、硝酸弱。中毒原因有经口误服或呼吸道吸入酸雾，皮肤及眼部接触可致腐蚀性灼伤。

强酸作用于人体组织使蛋白质凝固而发生凝固性坏死，组织细胞破坏，造成局部腐蚀性变化，表现为局部组织充血、水肿、坏死和溃疡，甚至腔管脏器穿孔，以后形成瘢痕、狭窄和变形。随着毒物吸收入血液循环，引起内脏器官的损害，以肝、肾受损害较重。浓硫酸可释放三氧化硫，浓盐酸可释放氯化氢，浓硝酸可释放出二氧化氮，经呼吸道吸入可致呼吸道腐蚀和灼伤，引起支气管炎、肺炎及肺水肿。强酸最小口服致死量：浓硫酸约 4ml、浓硝酸约 8ml、浓盐酸约 15ml、氢氟酸约 1mg、铬酸约 6g。

【诊断】

1. 病史 有强酸类毒物接触史、吸入或误服史。

2. 临床表现特点

（1）局部表现：①皮肤化学性烧灼伤：见于接触性中毒。皮肤接触强酸后即发生灼伤、腐蚀、坏死和溃疡形成，其程度因接触的时间、面积和强酸液数量而不同。因强酸与皮肤接触后引起细胞脱水，蛋白凝固，故灼伤后创面干燥、边缘分界清楚、肿胀较轻；不同种类酸与皮肤蛋白形成不同的蛋白凝固物，故灼伤的痂皮或焦痂色泽随酸的种类而异，如硝酸为黄色，硫酸为黑色或棕色，盐酸为灰棕色，氢氟酸为灰白色。以后瘢痕形成，甚至导致颜面、躯干或肢体的畸形和功能障碍。②呼吸道化学性烧灼伤：见于吸入中毒。吸入强酸烟雾后立即出现呛咳、胸闷、呼吸困难、分泌物增多、咳泡沫样痰或咯血，听诊可有大量广泛的干湿啰音。吸入量大者有明显呼吸困难，发绀，喉头痉挛水肿，支气管痉挛，甚至呼吸中枢反射性地受抑制而发生"电击样"死亡。由于强酸对肺泡的损伤，其通透性增加，渗出增多加之血液和

淋巴液回流障碍，极易发生急性肺水肿。铬酸雾反复接触后可发生鼻中隔穿孔。此外，眼部会同时被强酸烟雾刺激腐蚀而发生急性结膜、角膜浑浊穿孔、视力减退，甚至失明。③消化道化学性烧灼伤：见于口服中毒。口服强酸后，口腔黏膜糜烂，可产生不同色泽痂皮。患者口、咽、喉头、食管、胃均有剧烈疼痛，恶心呕吐反复不已，呕吐物内含有血液和黏膜组织。食管及胃黏膜严重腐蚀，受损组织收缩变脆，严重时 1~2 天内可发生穿孔，继发弥漫性腹膜炎。虽有口渴，但因喉头水肿痉挛而吞咽困难。急性中毒过后，常遗留食管瘢痕狭窄、幽门狭窄和消化道器质性或功能性紊乱等后遗症。

（2）全身性中毒表现：主要有：①局部剧痛引起反射性精神神经症状或痛性休克。②大量强酸吸收入血，可致严重的酸中毒，肝、肾均呈明显损害征象。部分患者逐渐出现意识障碍，终至呼吸中枢麻痹而死亡。少部分患者可并有高铁血红蛋白血症。草酸口服后引起低血钙，可致手足搐搦。

氢氟酸中毒常可合并急性氟中毒，高渗性的氟离子可快速渗透表皮层入组织深层，溶解细胞膜，造成表皮、真皮及皮下组织及肌层液性坏死，损害可深达骨膜，甚至骨骼无菌性坏死。氟离子与体内的钙、镁离子结合，形成不溶的氟化钙、氟化镁，出现低血钙、低血镁，促发 QTc 间期延长及室性心律失常，甚至心搏骤停。此外，低钙血症可能会刺激细胞内的钾离子外流，导致高钾血症，容易引起心脏毒性，心肌酶谱检查可明显升高。因设备意外及爆炸引起的氢氟酸外溢，可发生闪电样死亡。吸入氢氟酸蒸气会造成严重的肺部损伤，局部氢氟酸暴露导致的眼部损伤可能十分严重。

【治疗】

1. 皮肤接触灼伤 立即用大量流动清水冲洗，至少 15 分钟。其中硫酸灼伤应先吸附创面硫酸，然后局部用中和剂，如 2%~5% 碳酸氢钠、1% 氨水或肥皂水，以后再用水冲洗，以防酸进一步渗入。草酸及氢氟酸灼伤，局部及静脉注射 10% 葡萄糖酸钙。氢氟酸皮肤灼伤，可使用氢氟酸烧伤治疗液（5% 氯化钙 20ml、2% 利多卡因 20ml、二甲亚砜 60ml 及地塞米松 5mg）湿敷创面。有文献报告化学性灼伤可使用"万能洗消液"敌腐特灵冲洗，其对酸、碱两性物质均有中和作用，尤其与酸中和时不产生热量，避免因清洗产生的热量而加剧损伤；对酸、碱灼伤均有良好治疗作用。

2. 吸入性中毒 应确保呼吸道通畅和通气功能,有喉头水肿、痉挛或窒息者,及早施行气管切开术,并清除气管腔内的分泌物及脱落黏膜组织,可加压给氧或机械通气。间断经气管导管滴入异丙肾上腺素、皮质激素、麻黄碱及普鲁卡因(做过敏试验)可减轻气管、肺对强酸刺激的炎症反应,松弛支气管平滑肌。有肺水肿或休克则予以相应处理。对于一般轻症病例可用 2%~4% 碳酸氢钠溶液雾化吸入。眼睛受损时,立即用大量清水或生理盐水彻底冲洗结膜囊,冲洗液用量为每只眼至少 500ml,时间 5~10 分钟,局部应用透明质酸钠溶液可减轻严重的眼部并发症,降低伤残率。

3. 经口中毒 一般禁忌催吐和胃管洗胃,以免加重食管和胃损伤或导致穿孔;也不能口服碳酸氢钠溶液,以免因产生 CO_2 气体而增加胃穿孔的危险。应即刻口服 10% 氢氧化铝凝胶、2.5% 氧化镁溶液或 7.5% 氢氧化镁混悬液 60ml。内服润滑剂如生蛋清 60ml 调水或牛奶 200ml,再服植物油 100~200ml。立即补液,除 5% 葡萄糖氯化钠溶液外,还应用碱性药物如 5% 碳酸氢钠 250~500ml 或 1.87% 乳酸钠 500ml 静脉滴注以拮抗酸中毒。铬酸中毒用 5% 硫代硫酸钠静脉注射,氢氟酸或草酸中毒用 10% 葡萄糖酸钙 10ml 静脉注射,并纠正电解质紊乱。为预防消化道瘢痕形成,在服酸后第 2 天起可给泼尼松口服每次 10mg,每天 3 次,共 2 周。为预防食管狭窄应尽早考虑扩张术。对于酸灼伤引起的幽门梗阻,可采用内镜下支架植入治疗。

4. 对症支持疗法 包括镇静止痛、补液抗休克、纠正酸中毒、预防感染,对重症患者加强对心肺和腹部情况的监护,及时发现和处理严重合并症。

第 2 节   强碱类中毒

【病因与发病机制】

强碱类化学物中以氢氧化钠(natrium hydroxide)、氢氧化钾(potassium hydroxide)、氧化钠(sodium oxide)和氧化钾(potassium oxide)等腐蚀作用最强,其他如碳酸钠(sodium carbonate)、碳酸钾(potassium carbonate)、氢氧化钙(calcium hydroxide)和氢氧化铵(氨水,ammonium hydroxide),腐蚀作用较弱。中毒原因常见为经口误服,皮肤及眼部接触可致腐蚀性灼伤。高浓度氨气可致呼吸道严重损伤。强碱类化学物能溶解蛋白和胶原组织,形成可溶性胶状碱性蛋白化合物,进入组织深层,并能皂化脂肪,使组织细胞脱水,皂化时产生热量可使深层组织坏死,结构破坏并扩散,故碱灼伤常较深,初期灼伤程度不易估算。碱灼伤患者局部肿胀明显,丧失液量多,成人总面积超过 20%、儿童超过 10% 时要谨防因补液不足而发生休克。碱吸收后可引起碱中毒和肝、肾脂肪变性及坏死。其直接作用可引起皮肤黏膜溃烂、胃肠穿孔,并由此而导致一系列继发性病变。

【诊断】

1. 病史 有强碱类毒物接触史、吸入或误服史。

2. 临床表现特点 ①皮肤黏膜接触强碱,可有局部灼痛、充血、水肿、糜烂或形成先为白色、后变为红棕色的痂,脱落后可形成溃疡。严重碱灼伤可引起体液丢失而发生休克。眼损害时可发生结膜炎、角膜炎、角膜溃疡。②吸入氢氧化铵释出的氨,有氨中毒表现和呼吸道刺激性症状。吸入高浓度氨气,可因反射性声门痉挛而呼吸骤停。一般先有一过性眼和上呼吸道刺激症状,很快出现支气管肺损害,如支气管炎、支气管肺炎、肺水肿、ARDS,可并发气胸、纵隔气肿甚至窒息,易继发肺部感染、肺脓肿。③口服强碱后,口腔黏膜呈红色或棕色,有水肿、溃疡。口腔、咽喉、食管和胃有强烈烧灼痛,腹绞痛。反复呕吐,呕吐物中有血性液体,常有腹泻和血便。声音嘶哑、语言障碍和吞咽困难。严重病例可发生食管、胃穿孔。强碱吸收后可引起碱中毒和肝肾功能损害,出现手足搐搦。重症发生休克和昏迷,为早期死亡原因。后期可因继发感染、胃肠道出血及急性肾衰竭而危及生命。食管和胃黏膜病变较深,后遗狭窄很常见。

【治疗】

1. 皮肤接触者 要争取在现场立即用大量流动清水冲洗,在清洗的同时即可清除腐皮,以防碱性物质继续皂化加深创面。冲洗时间至少 20 分钟,再用 1% 硼酸液冲洗创面。冲洗期间应不断用试纸测定创面的中和情况,直到创面的碱性逐渐减弱后停止冲洗。切勿在冲洗前应用弱酸中和剂,否则产生中和热量,加重灼伤。Ⅱ度以上灼伤用 2% 醋酸溶液湿敷。眼灼伤时冲洗更应彻底,至少冲洗 15~30 分钟,尤其需充分暴露穹窿部,清洗可能隐藏的碱性物质,必要时可考虑球结膜放射状切开,以有效冲洗清除结膜下碱性液体,对减少张力和改善角结膜血供有好处。石灰灼伤时,应先将石灰粉末拭干净,再用大量流水冲洗,以免石灰遇水生热,加重灼伤;禁用生理盐水冲洗,以免生成碱性更强的氢氧化钠。

2. 吸入性中毒者 吸氧,确保呼吸道通畅,预防窒息,如发生急性肺水肿应尽早行气管切开术,因氨吸入后大量的呼吸道分泌物及脱落之假膜,可经气管切开处吸引管内吸出。早期施行雾化吸入,可减轻呼吸道灼伤程度。

3. 口服中毒者 应迅速应用弱酸溶液中和,如口服食用醋、1% 醋酸或 5% 稀盐酸,但碳酸盐(如碳酸钠、碳酸钾)中毒时禁用,应改服硫酸镁,以免产生过多 CO_2 导致胃肠胀气、穿孔。接着给生蛋清及橄榄油。由于强碱作用迅速,不可拘泥于用上述灌胃液,最简便迅速的方法是立即口服 1 000~1 500ml 清水,稀释强碱的浓度。禁忌洗胃及导泻。支持疗法为补液纠正脱水,补充钙剂,防治休克及肾衰竭。

当穿孔危险期过后,应尽早做食管扩张术。如吞咽困难发生较早,可先放置保留胃管,以阻止食管完全狭窄。早期应用1~2周的皮质激素,可减少食管瘢痕狭窄的发生。对于形成气管 - 食管瘘的患者,可采用镍钛合金被膜支架联合治疗。

(王文飞　张文武)

参 考 文 献

[1]　林果为,王吉耀,葛均波.实用内科学[M].15 版.北京:人民卫生出版社,2018:761-764.

[2]　张文武.急诊内科学[M].4 版.北京:人民卫生出版社,2017:438-440.

63

第64章

食物中毒

第1节 胃肠型细菌性食物中毒

细菌性食物中毒(bacterial food poisoning)是由于进食被细菌及其毒素污染的食物而引起的急性感染中毒性疾病(包括细菌感染与细菌毒素的中毒两方面)。根据病原、病变发生部位和临床表现的不同,又分为胃肠型食物中毒和神经型食物中毒(由肉毒梭菌引起)。其特征为潜伏期短,突然发病,易集体发病以及发病与细菌或其毒素污染的食物有明确的关系,临床上以急性胃肠炎症状为主,而肉毒中毒则以眼肌、咽肌瘫痪为主要表现。

细菌性食物中毒是最常见的一类食物中毒。我国发生的细菌性食物中毒以沙门菌、变形杆菌和金黄色葡萄球菌食物中毒较为常见,其次为副溶血性弧菌、蜡样芽孢杆菌等食物中毒。

胃肠型细菌性食物中毒是由多种细菌及其毒素污染食物引起的中毒。其特点为集体发病,潜伏期短,以恶心、呕吐、腹痛、腹泻等急性胃肠炎表现为主要特征,病程较短,多在2~3天内自愈,多发生于夏秋季。

【病因与发病机制】

胃肠型细菌性食物中毒的病原较复杂,常见的如下。

1. 沙门菌属 是最常见的食物中毒病因之一,其中以鼠伤寒沙门菌、肠炎沙门菌、鸭沙门菌和猪霍乱沙门菌较为多见。为革兰氏阴性杆菌。多种家畜、家禽、鱼类、飞鸟及鼠类的肠腔中能查到此类细菌。细菌由粪便排出,污染饮水、食物、餐具,尤以新鲜的肉类、乳类及蛋类较易污染,人进食后造成感染。

2. 副溶血性弧菌 是革兰氏阴性多形态杆菌或稍弯曲弧菌。嗜盐畏酸。本菌以菌体(O)抗原及鞭毛(H)抗原可分25个血清型,其中B、E、H是引起食物中毒的主要血清型。致病性菌株能溶解人及家兔红细胞,称为"神奈川"试验(Kanagawa test)阳性。海产品带菌率极高,其他含盐量较高的食物如咸菜、咸肉、咸蛋亦可带菌。副溶血性弧菌食物中毒是我国沿海地区常见的食物中毒。

3. 变形杆菌 属肠杆菌科的革兰氏阴性杆菌,为条件致病菌。该菌有四个种:包括普通变形杆菌、奇异变形杆菌、产黏变形杆菌和潘氏变形杆菌。前三种能引起食物中毒。本菌广泛存在于水、土壤、腐败的有机物及人和家畜、家禽的肠道中。变形杆菌在食物中能产生肠毒素和组胺脱

羧酶,使蛋白质中的组氨酸脱羧成组胺,从而引起胃肠炎和过敏反应。引起变形杆菌食物中毒的食品主要是动物性食品,尤其是熟肉及内脏的熟制品。

4. 金黄色葡萄球菌 为革兰氏阳性球菌。在乳类、肉类食物中极易繁殖,30℃经1小时后即可产生肠毒素(enterotoxin),该毒素为一种低分子量可溶性蛋白质,共有8个血清型,分别为A、B、C_1、C_2、C_3、D、E、F,其中以A、D型引起食物中毒最多见,B、C型次之。临床症状由肠毒素所致,毒素耐高温、耐酸、能抵抗胃蛋白酶和胰蛋白酶消化。寄生人体皮肤、鼻腔、鼻咽部、指甲及各种皮肤化脓灶的金葡菌,可污染淀粉类(剩饭、粥、米面等)、牛乳及乳制品、鱼、肉、蛋类等,被污染食物在室温20~22℃搁置5小时,病菌大量繁殖产生肠毒素。人若进食含有肠毒素的葡萄球菌污染的食物,即可发生食物中毒。

5. 蜡样芽孢杆菌 是一种需氧、有芽孢、革兰氏阳性大杆菌,其芽孢能耐高温。本菌产生强烈的外毒素,依毒素性质可分为A、B、C、D、E、F六型,引起食物中毒主要是A型和F型,以A型(能产生肠毒素)为多,C型和F型偶可引起出血坏死性肠炎。引起蜡样芽孢杆菌食物中毒的食品主要为含淀粉较多的谷类食物,常见者为酒酿、隔夜剩饭、面包和肉丸等。

6. 其他 大肠埃希菌、O139霍乱弧菌、弯曲菌、耶尔森菌及其他一些非霍乱弧菌、气单胞菌等均可引起食物中毒。

胃肠型细菌性食物中毒,在夏秋季多发。常因采购食物不新鲜、保存不好、烹调不当、生熟刀板不分或剩余物处理不当引起。一般可分为毒素型、感染型和混合型三类:细菌在食物中繁殖并产生毒素,食入该食物而引起的中毒,表现为无发热而有急性胃肠炎症状,称为毒素型食物中毒;病原菌污染食物后,在食物中大量繁殖,食入这种含有大量活菌的食物后引起的中毒,表现为发热和急性胃肠炎症状,细菌在肠道繁殖,并向外排菌造成传染,称为感染型食物中毒;由毒素型和感染型两种协同作用所致的食物中毒称为混合型食物中毒。

污染细菌及其毒素的食物,由口进入胃肠道。人体是否发病和病情轻重,取决于进入人体的细菌和毒素量及人体的抗病能力。如细菌及毒素量多,人体抵抗力弱,则细菌及毒素可侵袭胃肠黏膜引起炎症,发生腹痛、呕吐及腹泻等急性胃肠炎症状。致病因素主要有:①肠毒素:细菌毒素中的肠毒素可以激活肠黏膜上皮细胞中的腺苷环化酶,使三磷酸腺苷(ATP)转化为环磷酸腺苷(cAMP),cAMP浓度增高,可活化一系列细胞内的酶系统,使肠液分泌增加;同时肠毒素还能抑制肠黏膜吸收肠液而使肠液在肠腔内大量聚积,促进肠

蠕动,引起腹泻。②内毒素:细菌的内毒素可引起发热并使消化道蠕动增快,产生呕吐及腹泻等症状。③侵袭性损害:有些病原菌,如沙门菌、副溶血性弧菌、变形杆菌、空肠弯曲菌、侵袭性大肠埃希菌等能侵袭肠黏膜上皮细胞及黏膜下层,引起黏膜充血、水肿、上皮细胞变性、坏死、脱落并形成溃疡,大便可见黏液和脓血。④过敏反应:变形杆菌能使蛋白质中的组氨酸脱羧而形成组胺,引起过敏反应。

由于频繁的呕吐及腹泻,可使细菌及毒素大量排出体外,除沙门菌属感染外,其他细菌发生败血症或严重毒血症者少,病情亦较轻,多呈自限性。

【诊断】

一、流行病学特征

食物中毒的流行特征是病例集中,有时集体发病,流行突然发生,潜伏期短,有共同的可疑食物,未食者不发病,停止食用可疑食物后流行迅速停止,多发生于夏秋季。人群

普遍易感并可重复感染。

二、临床表现特点

潜伏期短,常在进食后数小时发病。超过72小时的病例可基本排除食物中毒。

以急性胃肠炎为主要表现,如恶心、呕吐、腹痛、腹泻等。患者初为腹部不适,随之出现上腹部疼痛或腹部阵发性绞痛,先有恶心、呕吐,后有腹泻为其特点。呕吐物为胃内容物及胆汁。腹泻轻重不一,大便次数为每日数次至数十次,呈黄色稀便,水样便或黏液便,亦可呈脓血便或血水便。体检时可有上、中腹轻压痛,肠鸣音亢进等。部分患者可出现畏寒、发热和全身中毒症状,尤其是沙门菌属或副溶血弧菌等引起者。吐泻严重者可出现不同程度的脱水和酸中毒,患者有口唇干燥、烦渴、皮肤弹性差、眼窝下陷等。严重脱水者可有脉搏细弱、血压下降,出现休克表现。亦可有电解质紊乱如低钠、低钾等。病程多在1~3天内结束;沙门菌属感染者病期较长,可长达1~2周。常见细菌性食物中毒的特点见表64-1。

表64-1 常见细菌性食物中毒的特点

特点	沙门菌属食物中毒	副溶血弧菌食物中毒	变形杆菌食物中毒	蜡样芽孢杆菌食物中毒	大肠埃希菌食物中毒	金黄色葡萄球菌食物中毒
潜伏期	4~24小时,可长达2~3天	6~20小时	胃肠型:3~20小时 过敏型:0.5~2小时	肠毒素:1~2小时 细菌:8~16小时	2~20小时,一般为4~6小时	0.5~5小时
污染食物	肉类、禽类、蛋类	海产品,腌渍品	隔夜剩饭菜、肉类及鱼类	隔夜剩饭菜、肉类及乳类	隔夜剩饭菜、肉类及淀粉食物	淀粉食物、肉类、乳及乳制品
发病情况	先有腹痛、呕吐,继而腹泻,多伴有发热	先有腹痛发热,后有腹泻及呕吐	胃肠型:先有腹痛、呕吐及腹泻 过敏型:皮肤潮红、头痛、酒醉貌、荨麻疹等	有呕吐、腹痛及腹泻	先有食欲缺乏、腹痛、腹泻、水样便或黏液便	先有恶心、头痛,迅速发生腹痛及呕吐
发热	较常见,可有高热	绝大多数有发热	低热	无	低热	无
腹痛	轻	重	轻	轻	轻	轻
腹泻	水样便,很少带脓血,量多	水样便,血水样或脓血便	黄色水样便,臭,可有黏液	水样便	水样便或黏液便,臭	黄色水样便,臭,量少
呕吐	多数有	可有可无	较轻	部分有,较重	少有	剧烈
脱水	轻、中度	轻、中度	轻、中度	无	轻度	轻度
大便培养	沙门菌属	副溶血弧菌	变形杆菌	蜡样芽孢杆菌	大肠埃希菌	金黄色葡萄球菌
病死率	低,0~2%	低,0~3%	0	无	无	低

三、实验室检查

1. **血象** 沙门菌感染者血白细胞计数多在正常范围;副溶血弧菌和金黄色葡萄球菌感染者血白细胞计数可增高达$10 \times 10^9/L$以上。

2. **粪便检查** 大便呈稀水样镜检可见少量白细胞;血水样便镜检可见多数红细胞,少量白细胞;血性黏液便则可见多数红细胞及白细胞,与痢疾样便无异。

3. **病原菌培养** 将可疑污染食物、呕吐物和粪便作细

菌培养,可分离出相同的病原菌。

4. **血清凝集试验** 取急性期和恢复期患者的血清与相应的细菌作凝集试验,如恢复期血清中抗体滴度较急性期血清抗体滴度增高4倍以上,则有诊断意义。

四、诊断注意事项

根据进食后短期内出现急性胃肠炎症状,结合流行病学资料,可作出临床诊断。对污染食物、呕吐物及粪便培养,可分离出相同的病原菌,即可确诊。本病尚需与非细菌

64

性食物中毒、菌痢、霍乱、病毒性胃肠炎等作鉴别。

1. 非细菌性食物中毒 包括化学性食物中毒(误食被砷、汞及有机磷农药等污染的食物引起的食物中毒)和生物性食物中毒(误食毒蕈、毒鱼等引起的食物中毒)。患者有进食此类毒物史;除表现有急性胃肠炎症状外,尚有神经系统、肝、肾等脏器的中毒症状;呕吐物及粪便培养,无病原菌生长。

2. 急性细菌性痢疾 无明显进食污染食物和短时间内同食者集体发病史。发热,全身中毒症状较明显,腹泻以脓血便或黏液便为主,里急后重明显。大便培养有痢疾杆菌生长。

3. 霍乱 来自霍乱流行地区,有霍乱患者接触病史,常有先泻后吐,吐泻严重的特点。一般无腹痛,吐泻物呈米泔水样,脱水明显,可有肌痉挛。大便培养有霍乱弧菌。

4. 急性出血性坏死性肠炎 全身中毒症状重,可发生感染性休克。腹部有阵发性或持续性绞痛,并有明显压痛、反跳痛和肌紧张等腹膜刺激症状。大便可呈血水样,大便培养无致病菌生长。

5. 病毒性胃肠炎 无明显进食污染食物史,亦无短时间内集体发病史。大便多为稀便或水样便,大便培养无病原菌。

【治疗】

一、对症支持疗法

1. 一般处理 应适当休息,吐泻症状严重的患者应暂时禁食,待症状好转后,可给易消化的流质或半流质饮食。

2. 对症处理 ①腹痛、呕吐症状严重者,可用山莨菪碱(654-2)10mg或罗痛定60mg肌内注射,亦可口服溴丙胺太林(普鲁本辛)15mg或颠茄片8mg或山莨菪碱10mg,每天3次。②有发热及全身中毒症状者或有频繁呕吐及腹泻不能进食者,可静脉滴注5%葡萄糖盐水、5%~10%葡萄糖液和林格液1 000~2 000ml/d。有高热及明显中毒症状者,可在静脉补液中加入氢化可的松100~300mg或地塞米松5~10mg,以降温和减轻中毒症状。③有脱水症状者可口服补液,不能口服者静脉补液,补液时先快后慢,补液量视脱水程度可达3 000~6 000ml/d。有酸中毒时适当补充5%碳酸氢钠液或11.2%乳酸钠溶液。补液患者出现排尿后,应及时补钾,以防出现低血钾表现。④过敏型变形杆菌食物中毒,可用抗组胺类药物,如氯苯那敏(扑尔敏)4~8mg或苯海拉明25mg,每天3次;亦可肌内注射异丙嗪25~50mg。

二、病原治疗

症状轻者,一般不用抗生素。但有高热、中毒症状及吐泻严重者,可根据可能的病原菌,选用抗菌药物。可用氟喹诺酮类如诺氟沙星(氟哌酸,0.2g,每天3次)、环丙沙星(0.2~0.4g,每天3次)等口服,或氨基糖苷类如阿米卡星(丁胺卡那霉素,0.4g/d)、庆大霉素(16万~24万U/d)、妥布霉素(16万~24万U/d)等加入液体中静脉滴注或每日分2次肌内注射。

(张文武 孙承业)

第2节 神经型细菌性食物中毒(肉毒中毒)

神经型细菌性食物中毒是指造成神经系统损害为主要表现的细菌源性食物中毒,一般指肉毒梭状芽孢杆菌(简称肉毒梭菌)相关性食物中毒,又称肉毒中毒(botulism)、肉毒毒素(botulinum neurotoxin,BoNT)中毒,多由于进食含有肉毒梭菌产生的外毒素食物所致,携带肉毒毒素产毒基因的丁酸梭菌和巴氏梭菌也可引起。肉毒中毒临床上以神经失能症状如眼肌和舌咽肌麻痹为主要表现,严重时全身肌群受累,如抢救不及时,病死率较高,急性期多死于周围性呼吸衰竭。

【病因与发病机制】

肉毒梭菌系严格厌氧的革兰氏阳性梭状芽孢杆菌,广泛存在于土壤和猪、牛、羊的粪便中,在有氧的环境中并不生长繁殖,而是以孢子形式存在。芽孢耐热力极强,在沸水中需5小时、干热180℃需5~10分钟、高压蒸汽120℃需30分钟才能将其灭活。由于微氧环境和正常菌群的拮抗,在正常成人肠道既不能转变为梭菌,也不产生外毒素。只有在适宜条件如无氧、发酵、合适的营养基质及温度等才能迅速生长,大量繁殖,同时产生肉毒毒素。肉毒毒素依抗原性不同,一般分为A、B、C、D、E、F、G 7型,一些型别可进一步分为不同亚型,引起人类疾病主要为A、B、E型,F型少见,C、D型主要引起牲畜及鸟类肉毒病。丁酸梭菌所产毒素为E型,巴氏梭菌所产毒素为F型。肉毒毒素是嗜神经毒素,对神经组织亲和力以A型为最强,E型次之,B型较弱,是目前所知的最剧烈的神经毒素,对人的致死量约0.1μg/kg,但毒素对热极其敏感,食品内部温度达到100℃持续10分钟即可破坏各型毒素,毒素对酸的抵抗力极强,在胃内24小时不能破坏,而在碱性条件下不稳定。根据中毒途径分为:①食源性:也是最常见的中毒形式,食品在制作过程中被肉毒梭菌芽孢污染,制成后未彻底灭菌,芽孢在厌氧环境中发芽繁殖,产生毒素,食用前又未加热烹调,食入已产生的毒素而发生中毒,是单纯性毒素中毒,而非细菌感染,以A、B型常见,多由家庭自制发酵食品如臭豆腐、豆瓣酱、甜面酱等引起,近年也有火腿肠等密封食品污染中毒的报道;进食污染的海产鱼类及高原地区生吃冷藏风干肉食品中毒者多为E型,E型中毒近年也常见于进食豆制发酵食品、密封食品如罐头、香肠、腊肠、奶酪甚至听装水果和蔬菜的不适当存放及受污染所致。②肠道感染:1岁以下,特别6个月以内婴儿,因其肠道的特殊环境及缺乏能拮抗肉毒梭菌的正常菌群,开始症状与食物中毒类似,食入被肉毒芽孢污染的食品后芽孢发芽、繁殖,产生毒素被吸收而致病,工业化国家特别是美国常见,国内近年也有报道。成人胃肠手术后或抗生素的应用改变了胃肠道原来环境,肉毒梭菌可在肠道定植产毒。③伤口途径:毒品滥用者静脉、肌肉或皮下注射毒品,肉毒梭菌芽孢污染损伤组织,条件适宜时繁殖产毒而发生;肉毒梭菌芽孢也可感染创伤伤口发病,主要见于野外受伤未行清创者。④医源性中毒:肉毒素在临床应用日渐增多,在去皱美容、治疗肌肉痉挛等取得良好疗效同时,由于注射过量所致中毒事件时有发生,主要见于 A 型。⑤呼吸道吸收:肉毒素气溶胶经呼吸道吸收中毒。

食源性肉毒中毒神经毒作用的产生需经过一段时间的缓慢吸收过程,此过程和时间、温度、肠道环境及突触活动有关。毒素主要经小肠吸收,包括其他途径中毒,毒素需通过血液循环最终作用于胆碱能神经突触部位,有活性的毒素分子包括一条重链(约 100kD)和一条轻链(约 50kD),通过二硫键结合,重链与神经元相应受体结合,激活胞膜特异性蛋白受体,介导细胞内吞,轻链在重链的协助下进入细胞后,催化一种在细胞内吞和胞吐过程中发挥重要作用的蛋白复合物(SNARE),最终抑制乙酰胆碱囊泡的释放,影响外周胆碱能神经,而肾上腺素能突触不受影响,毒素也不能通过血脑屏障,主要作用部位在脑神经核、外周神经、神经肌肉接头处及自主神经末梢,出现神经麻痹,不能形成动作电位,使肌肉收缩运动障碍而导致肌无力或肌麻痹。

【诊断】

一、临床表现特点

潜伏期一般为 12~36 小时,可短至 2 小时,长者达 8~10 天,潜伏期愈短,病情愈重。

临床症状轻重不一,轻型仅有轻微不适,重者可于 24 小时内死亡。一般起病急剧,以神经症状为主,消化道症状缺如或轻微,少数食源性途径中毒出现恶心、腹痛、腹泻等前驱表现。初起时全身软弱、头痛、头晕,继而出现上睑下垂、瞳孔扩大、复视、斜视及眼内外肌瘫痪;咽喉部肌肉麻痹致构音障碍、声音嘶哑、语音低、鼻音、吞咽困难、饮水呛咳。面部表情肌麻痹者闭目无力、示齿、鼓腮困难。严重者可迅速累及呼吸肌,胸闷、憋气以至周围性呼吸衰竭,危及生命。通常眼部症状、口咽部症状、呼吸肌受累呈先后序贯发生。因胆碱能神经传递的阻断,可出现腹胀、尿潴留及唾液和泪液的减少等。体温多正常,患者神志清楚,无感觉异常。脑脊液检查正常。病情严重程度与毒素摄入量的多少有关,也与抗毒素应用早晚有关,早期特异性抗毒素足量应用能阻止病情进一步发展。临床表现也与毒素的型别有关,如 A 型毒素中毒较其他型别持续时间要长。死亡多是由于呼吸肌麻痹所致周围性呼吸衰竭或继发肺部感染所致,也有中毒后数月恢复期出现迟发性猝死,考虑可能与冠脉和心肌损害有关。存活者多于 4~10 天后逐渐恢复,呼吸、吞咽及言语困难先后缓解,随后其他肌肉瘫痪也渐复原。视觉恢复较慢,有时需数月之久。

二、病情分级

1. 轻度中毒 仅有眼肌受累症状,如视力减退、视物不清,远视或近视,闭目无力,畏光,上睑下垂、复视、斜视、

瞳孔扩大及对光反应迟钝等。可伴有头痛、眩晕、全身乏力等一般症状。

2. 中度中毒 除了眼肌受累外,口咽部肌肉受累,出现张口、咀嚼、吞咽困难,不能示齿、鼓腮,鼻唇沟变浅、构音障碍、言语不清、失声、咽干、咽喉部紧缩感、流涎等。

3. 重度中毒 在以上症状基础上有呼吸肌受累表现,出现胸闷、憋气、发绀以至周围性呼吸衰竭,危及生命。

以上所有患者均可有骨骼肌不同程度的受累,当骨骼肌和呼吸肌完全受累者称为极重度。

三、实验室检查

对肉毒梭菌和肉毒毒素进行快速检测分型近年取得了进步,但目前仍缺乏可普及的快速灵敏地检测出患者体内血清毒素和具体分型的实验方法,作为临床确诊依据和指导抗毒素针对性应用。

1. 动物试验法 食源性肉毒中毒者可取其粪便、剩余食物分离、培养细菌,同时检测粪便、食物和患者血清中毒素的活性,经典的小鼠致死及中和试验仍是最敏感、最可信的肉毒检测方法,但该方法烦琐耗时,毒素的鉴定通常需要 4 天完成,厌氧培养及菌株的鉴定可能需要几周的时间,难以推广,尤其与临床急诊要求有较大差距。

2. 免疫学检测 利用抗原抗体反应检测标本中微量毒素的方法。可以直接从患者的食物、粪便、呕吐物及血清等临床样品中检测出肉毒毒素。有些改良的方法敏感性已等同于大鼠生物学鉴定法并有商品试剂盒问世,甚至能在 20 分钟至 8 小时内出结果。在诊断肉毒中毒中发挥了重要作用。但高质量的抗体通常不易获得,而且受一些具备生物活性的神经毒素影响,失活的毒素也可造成假阳性,也可产生假阴性结果。

3. 分子生物学方法 基因检测技术的广泛开展为确定病原微生物提供了便利,主要用于检测肉毒梭菌特定基因片段并可进行分型,具有快速、灵敏、特异性强、无放射性等优点,当样本中只有毒素而无肉毒梭菌存在时则多失去诊断价值,不能代替传统的小鼠生物学测定法,只能作为有价值的辅助检测方法。

4. 电生理检查 肌电图检查可发现神经肌肉接头冲动传递障碍,有助于本病诊断。

四、诊断注意事项

肉毒中毒诊断主要依靠典型临床表现及毒物暴露史,当出现群体发病时容易诊断,具备以下条件即可临床诊断:①可疑食物进食史或群体发病;②典型的眼部症状,口咽肌、四肢肌受累,呼吸肌无力,特别是序贯发生无感觉神经障碍;③排除其他神经系统疾病如吉兰 - 巴雷综合征、重症肌无力、脑血管病等影响神经肌肉的疾病。确诊需依靠血或粪便肉毒毒素检测及粪便、创口分泌物的微生物培养分离和鉴定,针对性抗毒素治疗有效也应作为临床确诊依据。由于毒素摄入剂量差异,临床表现轻重及进展不一,尤其单独发病的轻、中度中毒患者,多选择眼科、耳鼻喉及神经内科首诊,也有误诊为吉兰 - 巴雷综合征、重症肌无力者。除

64

了和有以上相似表现的神经肌肉疾病鉴别外,本病尚需与以下生物毒素中毒相鉴别。

1. 河豚及部分有毒螺类或毒蕈中毒 亦可导致神经肌肉突触传递障碍,出现神经麻痹症状,但多较快恢复,毒物接触史可帮助鉴别。

2. 银环蛇咬伤 银环蛇神经毒素与肉毒毒素均以神经肌肉突触为靶标,抑制乙酰胆碱释放,临床表现十分接近,但银环蛇咬伤发病更迅速、有毒蛇咬伤史及地域特点可资鉴别。

【治疗】

1. 洗胃导泻 凡进食可疑食物 24 小时以内者,应尽早用 1%~2% 碳酸氢钠液或 1∶4 000 高锰酸钾溶液反复洗胃。洗胃后可注入药用炭 30~50g 吸附毒素同时用硫酸钠 15~30g 导泻,以排出毒素。

2. 对症处理 保持呼吸道通畅,维持呼吸功能,呼吸困难时吸氧,出现呼吸肌麻痹及早行气管插管等机械辅助通气至关重要,是后续治疗的基础。加强心电、血压、血氧饱和度监测。吞咽困难时鼻饲或静脉补充营养。维持水电解质平衡。有继发感染用抗生素治疗。创口感染中毒应彻底清创消毒,合理应用抗生素。

3. 抗毒素治疗 对本病有特效,使用越早,疗效越高,在发病后 24 小时内或发生肌肉瘫痪前治疗效果最佳。即使毒素已结合到神经肌肉接头上,抗毒素仍可起中和作用。国内常用马源抗毒血清,主张早期、足量、足疗程应用,临床诊断一旦确立,应迅速给予,对于疑似病例,可应用抗毒素试验性治疗。如果在临床症状出现前给药,可防止出现中毒症状。对毒素型别未确定者,应注射多价抗毒素血清(A、B、E 型),5 万 ~10 万 U 静脉及肌肉各半量注射,每 12 小时 1 次;对毒素型别已确定者,应注射同型单价抗毒素血清,每次 1 万 U~2 万 U,每 12 小时 1 次。足疗程用药:轻度中毒一般连用 3~5 天;中度中毒一般连用 5~7 天;重度中毒一般连用 7~10 天以上。本品注射前须做皮肤过敏试验,阳性者需按脱敏方法进行注射。针对 7 型毒素(A~G)的马源免疫球蛋白抗体片段混合物(heptavalent botulinum antitoxin,HBAT),经过酶切及去除 Fc 片段,主要含有免疫球蛋白的 Fab、F(ab')₂,在 2013 年国外开始应用,认为更少的过敏机会。

人肉毒免疫球蛋白(human botulism immune globulin intravenous,BIG-IV)是从肉毒毒素免疫人血清提取,国外应用常见,特别对婴幼儿肉毒中毒已成为主要的解毒措施,由于 BIG-IV 的半衰期达 28 天,抗毒效果可维持半年,通常一次给药即可。

4. 抗菌治疗 肉毒梭菌对青霉素等多种抗生素敏感,怀疑有肉毒梭菌繁殖产毒可大剂量青霉素(800 万 U/d)应用。

5. 神经肌肉营养药物的应用 包括大剂量维生素 C、ATP、CoA、胞磷胆碱等,以及维生素 B_1 100mg/d、维生素 B_{12} 0.5mg/d 肌内注射。

6. 其他治疗 盐酸胍啶有促进周围神经释放乙酰胆碱作用,对神经瘫痪和呼吸功能有改进作用,可以试用,剂量为每天 15~50mg/kg。

7. 保护易感人群 若进食食物已证明有肉毒梭菌或其毒素存在,或同进食者已发生肉毒中毒时,未发病者应立即注射多价抗毒素血清 5 000~10 000U,对毒素型别已确定者注射同型单价抗毒素 1 000~2 000U,以防止发病。

(田英平)

参考文献

[1] 田英平, 石汉文, 佟飞, 等. 肉毒中毒诊疗方案 [J]. 中华急诊医学杂志, 2010, 19 (4): 349-350.

[2] 宫玉, 田英平. 肉毒中毒研究现状 [J]. 中华劳动卫生职业病杂志, 2011, 29 (11): 869-872.

[3] YU P A, LIN N H, MAHON B E, et al. Safety and improved clinical outcomes in patients treated with new equine-derived heptavalent botulinum antitoxin [J]. Clin Infect Dis, 2017, 66 (suppl_1): S57-S64.

第 3 节 | 米酵菌酸中毒

米酵菌酸(bongkrekic acid,BA)是一种由椰毒假单胞菌属酵米面亚种产生的可以引起食物中毒的毒素,即伯克霍尔德致病菌(burkholderia covenenans)产生的外毒素,为酵米面黄杆菌毒素 A。伯克霍尔德菌是革兰氏阴性菌,其代谢产物具有生物活性,可产生不对称的脂肽二醇化物抗生素。BA 主要作用于肝、肾、心脏和脑等实质性脏器且以细胞内的线粒体最为敏感,通过抑制线粒体腺嘌呤核苷酸转移酶(ANT)产生毒性作用。也有研究表明 BA 作用于胰腺 β 细胞抑制葡萄糖引起的电活性而造成高血糖,此后又可转为低血糖,严重者出现低血糖昏迷。BA 除对线粒体有破坏作用外,还可使部分巯基酶失活。

米酵菌酸是发酵玉米面制品、变质鲜银耳及其他变质淀粉类制品,是引起中毒的主要原因,常见的食品有糯米面汤圆、吊浆粑、小米或高粱米面制品、马铃薯粉条、甘薯淀粉等。椰毒假单胞菌酵米面亚种食物中毒多发生在夏、秋季节。潮湿、阴雨的天气,再加上储存不好,椰毒假单胞菌在食物中大量地生长繁殖,吃了这种食物就会发生中毒。米酵菌酸耐热,一般烹调方法不能破坏其毒性,但日晒两日后可去除 94% 以上变质银耳中的毒素。

米酵菌酸中毒潜伏期一般为 30 分钟 ~12 小时,少数长达 1~2 天。发病急,主要表现为上腹部不适、恶心、呕吐(呕吐为胃内容物,重者呈咖啡色样物)、轻微腹泻、头晕、全身无力等。重者可出现皮肤黄染、肝脾大、皮下出血、呕血、血尿、少尿、意识不清、烦躁不安、惊厥、抽搐、休克等,不明原因持续性低血糖和肝功能受损是早期突出表现。体温一般不升高,病死率高达 40%~100%。一次食用 200g 以上的染毒酵米面食物,病死率高达100%。快速乳胶凝集试验可鉴别米酵菌酸中毒。

急救措施:立即手法或药物催吐,催吐后口服活性炭,并尽快到医院治疗。凡与患者吃过同种食物的人,不论是否发病,一律送往医院观察、治疗。中毒后没有特效救治药物,主要为对症支持治疗。当患者出现不明原因的持续性低血糖伴肝功能受损时,应尽快行血浆置换治疗。

预防:北方的臭碴子、酸汤子、格格豆,南方的发酵后制作的汤圆、吊浆粑、河粉等最容易致病。为保证生命安全,最好的预防措施是不制作、不食用酵米面类食品。①不要制作、食用酸汤子等发酵面米食品;②不食用浸泡过夜的黑木耳;③购买新鲜的、生产日期近的食材;④购买食物时尽量选择小包装,不囤积食物;⑤选择低温干燥、通风的环境储存食物,避免阳光直射;⑥发霉食品及时处理掉,绝不可冲洗或去除霉变部分后继续食用。

(张文武)

64

第 65 章
日常生活用品中毒

第 1 节　　洗涤剂中毒

【中毒机制】

目前家用洗涤剂主要为两类：包括肥（香）皂、合成洗涤剂如洗衣粉等。现今的家用洗涤剂主要成分毒性很低。皂类：主要成分为硬脂酸钠，碱性强，对皮肤黏膜有一定的刺激性。长时间、高浓度接触可造成接触部位的损害。洗衣剂分为粉状的洗衣粉和液状的洗衣液。主要成分是多种阴离子表面活性剂（如烷基苯磺酸钠、烷基磺酸钠、脂肪醇、硫酸钠、脂肪醇聚氧乙烯醚硫酸钠等）以及非离子表面活性剂（如环氧乙烷、环氧丙烷的共聚物）。此外，还含有一些无机盐助剂（主要是三聚磷酸钠）和有机助剂（主要是羧甲基纤维素）。洗衣剂所含有的成分多为低毒或无毒物质，一般皮肤接触对人体无明显的毒作用。酶添加剂可引起敏感个体的哮喘和皮肤过敏。洗衣粉对人体健康影响主要是表面活性剂对蛋白质的结合，并促使其溶解，误服后表现为胸骨后、上腹部灼痛、恶心、呕吐、腹泻等症状。

【诊断】

1. **病史**　包括皮肤接触、误食洗涤剂史。
2. **临床表现特点**　洗衣粉及洗涤剂毒性低，一般无明显皮肤刺激作用，误服一般不会出现严重损伤。主要表现为胸骨后或上腹部烧灼感、恶心、呕吐、腹泻等症状，以吐泻物带有大量泡沫为特征，偶有严重者可有呕血、黑便、低血压、食管或胃穿孔甚至发生休克。

【治疗】

1. **皮肤刺激**　用大量清水进行清洗。
2. **口服中毒**　①保护胃黏膜：洗衣粉毒性低，无特殊解毒剂，可按上消化道碱灼伤处理，可立即饮用食醋中和并服用少量蛋清、牛奶或植物油保护胃肠黏膜；②防止继发呼吸道感染：保持空气洁净，做好呼吸道管理，防止 ARDS 发生；③心肝肾功能监测：密切监测心、肝、肾功能情况，预防并发症发生；④对症治疗：严重者酌情止痛、防治休克，及时对症处理。

【预防】

为防止洗涤剂引起中毒，在选购洗涤剂时应注意其成分说明，注意阅读注意事项及产品说明，避免将不同成分洗涤剂、消毒剂混合使用，在使用过程中注意开启门窗，充分通风，避免气体浓度过高，将洗涤剂放置于阴凉、干燥、通风处及儿童不易接触的地方。应避免使用酒瓶、饮料瓶盛装，以免误服、误用。

第 2 节　　洁厕剂中毒

洁厕剂一般为浅蓝色酸性透明或无色液体，主要成分为酸类、表面活性剂和消毒剂。如：烷基苯磺酸、壬基酚聚氧乙烯醚、硫酸氢钠、氨基磺酸、草酸、去离子水等。此类产品成分差别很大，少数产品含有强酸，具有腐蚀性，所以使用时要严格按照说明书上的使用范围及使用方法应用。

【中毒机制】

本品对眼和皮肤黏膜有腐蚀作用。吞食酸性腐蚀性洁厕类物质，可引起表层组织脱水，蛋白变性、凝固、坏死，形成结痂。咽部和食管的鳞状上皮对酸类腐蚀有一定的抵抗，吞食后 6%~20% 的患者有食管损伤，20% 的患者出现小肠损伤。焦痂常在 3~4 天脱落，出血，焦痂脱落后第 3~4 天可出现穿孔。口服可引起口腔黏膜、消化道损伤。严重者可造成消化道出血、穿孔。

【诊断】

皮肤接触一定时间后出现剧痛，接触部位呈淡黄色。眼睛溅入后可产生结膜水肿与角膜损伤、疼痛、流泪、畏光。中毒患者出现呼吸窘迫、吞咽困难、胸痛、腹痛、恶心、呕吐、气道梗阻、发音困难、心动过速、流口水、皮下气肿、急性腹膜炎、呕血。重症患者胸骨后和腹部剧烈疼痛、烧灼感、黏膜糜烂、坏死穿孔、出血伴发休克、喉水肿、喉痉挛。部分中毒者出现低钙、低镁、高血钾、低血压、休克、心律失常、抽搐及心搏停止。

【治疗】

皮肤接触者要立即用清水冲洗皮肤至少 15 分钟。衣服污染时要立即脱去衣服,并用水冲洗污染部位。溅入眼睛者要及时用流动水冲洗至少 15 分钟。冲洗时须将眼睑分开。口服者若在 10 分钟内,可一次口服清水 1 000ml 或大量饮用牛奶,但如口服时间已超过 10 分钟,不可饮用任何液体。对于腐蚀类化学用品中毒,是否洗胃观点不一致。口服量较大者,可插鼻胃管引流出胃内容物,对治疗有好处,应根据情况考虑是否洗胃。不主张使用中和剂,以防产热过量诱发呕吐。应禁食,给予 H_2 受体阻滞剂减少胃酸分泌。蒙脱石散对消化道黏膜有很强的覆盖保护能力,修复、提高黏膜屏障对攻击因子的防御作用,保护黏膜,减少出血。根据患者情况可给予对症支持治疗。

【预防】

妥善保存,正确使用,避免溅到皮肤和眼内。

第 3 节　消毒剂中毒

消毒剂是指可在体外迅速杀灭病原微生物和其他有害微生物,以切断传播途径,从而达到预防和控制感染性疾病目的的制品。近年来由于人们对环境卫生的重视,消毒剂得到了广泛的运用,但由于公众对消毒剂使用普遍缺乏科学认识,出现了很多滥用、误用和误服消毒剂的情况,对人体健康造成了损害,甚至可以引起死亡。

【分类】

消毒剂种类的选择按作用水平消毒剂可分为灭菌剂、高效消毒剂、中效消毒剂、低效消毒剂。灭菌剂可杀灭一切活的微生物,主要包括甲醛、戊二醛、环氧乙烷、过氧乙酸、过氧化氢、二氧化氯等。高效消毒剂可杀灭一切细菌繁殖体(分枝杆菌)、病毒、真菌及其孢子等,对细菌芽孢也有一定杀灭作用,包括含氯消毒剂、臭氧等。中效消毒剂仅可杀灭分枝杆菌、真菌、病毒及细菌繁殖体等微生物,包括醇类、酚类消毒剂等。低效消毒剂仅可杀灭细菌繁殖体和亲脂病毒,包括新洁尔灭、氯己定等。国家卫生健康委员会针对新型冠状病毒感染疫情组织制定的《特定场所消毒技术方案》中明确指出:"医疗机构应尽量选择一次性诊疗用品,非一次性诊疗用品应首选压力蒸汽灭菌,不耐热物品可选择化学消毒剂或低温灭菌设备进行消毒或灭菌。环境物体表面可选择含氯消毒剂、二氧化氯等消毒剂擦拭、喷洒或浸泡消毒。手、皮肤建议选择有效的消毒剂如碘附、含氯消毒剂和过氧化氢消毒剂等手皮肤消毒剂或速干手消毒剂擦拭消毒。室内空气消毒可选择过氧乙酸、二氧化氯、过氧化氢

消毒剂喷雾消毒"。该方案中推荐的主要是作用水平较高的消毒剂种类,包括含氯消毒剂、二氧化氯、过氧化物类消毒剂、含碘消毒剂和醇类消毒剂(速干手消毒剂主要成分)。由于消毒剂使用场所和对象多与人密切相关,可能对人体健康影响较大的消毒剂(如环氧乙烷、醛类消毒剂、酚类消毒剂等)不建议使用。

1. **过氧化物类消毒剂**　常用的有过氧化氢和过氧乙酸,均为强氧化剂。纯过氧化氢是淡蓝色的黏稠液体,可以任意比例与水混合,其水溶液又称双氧水,为无色透明液体,极易发生分解,常见产品多为 3%~10% 水溶液,可用于皮肤伤口或室内空气喷雾消毒。过氧乙酸又称过乙酸,为无色或淡黄色液体,有强烈刺激性气味,易溶于水,对细菌繁殖体、芽孢、病毒和真菌都有高度杀灭功能,可用于物体表面和室内空气消毒。

2. **含氯消毒剂**　是指溶于水后可产生具有杀灭微生物活性物质——次氯酸的一类消毒剂,可杀灭各种微生物,包括细菌繁殖体、病毒、真菌、结核杆菌和抵抗力最强的细菌芽孢,该类消毒剂主要为无机氯化合物(如次氯酸钠、漂白粉、漂粉精、"84"液、氯化磷酸三钠等)和有机氯化合物(如二氯异氰尿酸钠、三氯异氰尿酸、氯铵 T 等)。含氯消毒剂使用范围较为广泛,常用于室内空气、物体表面消毒。

3. **醛类消毒剂**　包括甲醛和戊二醛。

4. **醇类消毒剂**　最常用乙醇,为无色透明液体,能与水任意混溶,65%~80% 乙醇水溶液作用 1~5 分钟可杀灭一般细菌繁殖体、分枝杆菌、真菌孢子、亲脂病毒,属中效消毒剂,多用于手、皮肤、物体表面消毒。

5. **含碘消毒剂**　目前主要使用碘伏,用于手皮肤消毒。

6. **酚类消毒剂**　包括苯酚、甲酚、卤代苯酚及酚的衍生物。

7. **胍类消毒剂**　它们属于阳离子表面活性剂,具有杀菌和去污作用。

8. **季铵盐类消毒剂**　包括新洁尔灭、氯己定、消毒灵等。

9. **杂环类消毒剂**　如环氧乙烷。

10. **重金属类消毒剂**　包括硝酸银和汞化合物等。

11. **二氧化氯**　室温时为黄绿色至橙黄色气体,带有类似氯气和臭氧的强烈刺激性气味,极易溶于水。二氧化氯不稳定,受光和热易分解释放出氯气。二氧化氯在 0.1ppm 浓度下即可杀灭所有细菌繁殖体和许多致病菌,50ppm 浓度时可完全杀灭细菌繁殖体、病毒、噬菌体和细菌芽孢。二氧化氯适用于物体表面、饮用水及室内空气等消毒,对金属有腐蚀作用。

【中毒机制】

常用的消毒剂多为低毒或中等毒类,多数消毒剂是稀释后使用,因此毒性一般不大。大多数消毒剂对皮肤黏膜都有明显的刺激作用。苯酚、甲醛、高锰酸钾等腐蚀作用较强,呼吸道吸入后,可致吸入性肺炎、化学性肺炎甚至化学

65

性肺水肿。环氧乙烷对中枢神经有抑制作用。强氧化性消毒剂如二氧化氯、氯胺、次氯酸钠以及重金属类消毒剂如硝酸银等还可致高铁血红蛋白血症。少数消毒剂如氯胺、二氧化氯、过氧乙酸、甲酚皂（来苏尔）可以发生溶血。过氧化物类消毒剂及含氯消毒剂因其氧化能力强，高浓度时可刺激、损害皮肤黏膜致使黏膜、气道、肺泡上皮细胞和毛细血管内皮细胞膜蛋白破坏，最终可引起低氧血症、呼吸窘迫。含氯消毒剂遇酸后可产生氯气，吸入后出现明显呼吸道刺激症状。环氧乙烷、酚类、醛类消毒剂可引起心肌损伤，出现心动过缓以及期前收缩（早搏）等心律失常。臭氧、醇类消毒剂可以使周围血管扩张，引起血压下降。汞化合物进入人体后，与酶蛋白的巯基结合，抑制了多种酶的活性，使组织细胞的正常代谢发生障碍。

【诊断】

一、病史

有消毒剂接触史或误服史。

二、临床表现特点

1. 过氧化物类消毒剂 包括过氧乙酸、过氧化氢。过氧乙酸对眼睛、呼吸道和皮肤黏膜均有明显刺激性和腐蚀性，10% 以上浓度的过氧化氢有较强的刺激性和腐蚀性。误服后引起消化道腐蚀性灼伤，黏膜水肿、糜烂、渗血，胸骨后及上腹部剧烈疼痛，吞咽困难，严重时可导致消化道穿孔、出血及腹膜炎、多脏器功能衰竭；大量过氧化氢吸收入血还可产生过量氧气，导致气体栓塞。溅入眼部可出现双眼异物感、摩擦感及疼痛、畏光、流泪等症状，甚至导致失明。呼吸道吸入大量蒸气后可出现明显刺激症状，严重者导致化学性肺炎、肺水肿。

2. 含氯消毒剂 属低毒，主要表现为：①口服中毒，可导致口咽、食管、胃黏膜损伤，出现恶心、呕吐、胃灼热、反酸、腹痛、腹泻等症状，病情严重者可出现低血压、高氯血症、高钙血症等；②吸入中毒，可出现呼吸道刺激症状，如咳嗽、咳痰、气喘、呼吸困难等，病情严重者发生化学性支气管炎、化学性肺炎，甚至化学性肺水肿；③眼睛溅入，可出现疼痛、畏光、流泪等眼结膜刺激症状；④皮肤接触，直接接触高浓度含氯消毒剂水溶液，可出现皮肤局部水疱、红肿等接触性皮炎表现。

3. 醛类消毒剂 包括甲醛和戊二醛，为中等毒，对皮肤黏膜有刺激腐蚀作用，少数人出现过敏性皮炎。眼睛接触后出现视物模糊、畏光、流泪、疼痛。短期内接触高浓度蒸气，引起以呼吸系统损害为主的全身性症状，轻度中毒有头晕、头痛、乏力等症状，重度中毒时可因喉水肿、肺水肿、昏迷、休克致死。口服后因消化道腐蚀性损伤出现上腹剧痛，有血性呕吐物，胃肠道糜烂、溃疡、穿孔，可引起多脏器损害而死亡。

4. 醇类消毒剂 属微毒类，但大剂量对中枢神经系统有麻醉作用。其蒸气对眼及呼吸道黏膜有刺激作用。大

剂量服用后出现流涎、恶心、呕吐、腹痛、头痛、眩晕、共济失调。重者可发生出血性胃肠炎、肺水肿、脑水肿、肾衰竭等，甚至昏迷、死亡。少数病例可出现接触性皮炎。乙醇对皮肤黏膜和呼吸道有轻度刺激作用，引起的中毒症状多不严重。经口摄入是严重病例的主要暴露途径。成人饮用乙醇 75~80g 可引起中毒，最小致死量为 250~500g；婴儿最小致死量 6~30ml，儿童最小致死剂量约为 25ml。口服中毒早期呈兴奋状态，有欣快感、语无伦次、颜面潮红、步态不稳、判断力障碍、动作不协调等；严重者可逐渐进入嗜睡状态，甚至昏迷、大小便失禁、面色苍白、血压下降、呼吸表浅或出现陈 - 施呼吸，可因呼吸、循环衰竭而死亡。

5. 含碘消毒剂 属低毒，稀溶液毒性低，无腐蚀性。皮肤接触高浓度碘伏，可变为棕黄色，可引起灼伤、坏死，少数人有皮肤过敏反应。吸入碘蒸气，可发生严重的刺激症状。口服过量可发生腐蚀性胃肠炎，出现呕吐、呕血、便血、休克等症状。呕吐物为黄色，如胃中有淀粉存在，则变为蓝色。严重病例有四肢震颤、发绀、惊厥、休克及昏迷等，或有出血性肾炎。

6. 酚类消毒剂 属中等毒。皮肤接触可引起局部灼伤和皮炎；溅入眼内引起角膜、结膜灼伤；误服引起消化道灼伤，并可引起肺水肿和肝、肾、胰等多脏器损害；部分病例对甲酚有哮喘和皮肤过敏反应。

7. 双胍类消毒剂 属低毒，无刺激性。大量口服时可有胃肠道刺激症状。

8. 季铵盐类消毒剂 毒性低，刺激性小。1∶1 000 的溶液用于皮肤、环境、金属器械及橡胶制品消毒。口服大量高浓度溶液时出现胃肠道刺激症状，严重者可因呼吸麻痹而致死。偶见过敏反应。

9. 杂环类消毒剂 常用的是环氧乙烷，中等毒。低浓度时有刺激作用，高浓度则对中枢神经有抑制作用。环氧乙烷蒸气对皮肤一般不产生刺激，因环氧乙烷极易溶于水，若接触部位沾水或出汗，便可发生严重皮炎。液体沾染皮肤时，由于蒸发可引起冻伤或灼伤，愈后可留有黑棕色色素沉着，皮肤反复接触时可有过敏反应。接触大量环氧乙烷气体后呼出气有特殊的甜味，迅速出现眼、鼻、咽喉、支气管刺激症状，并有剧烈头痛、嗅觉和味觉消失、恶心、频繁呕吐、四肢无力、共济失调、发绀、呼吸困难；严重者出现肺水肿，甚至昏迷、死亡。

10. 重金属类消毒剂 中等毒性，接触浓缩的硝酸银，皮肤、黏膜可出现溃疡及变色。口服硝酸银，可出现口腔黏膜呈白色，有腐蚀性溃疡，口、咽及上腹部烧灼感，剧烈腹痛、流涎、恶心、呕吐，吐出物为白色或棕色，暴露后呈黑色。偶有腹泻，并可出现眩晕、惊厥、昏迷、麻痹、呼吸困难和休克，亦可发生窒息及肺水肿。长期接触银盐，可使皮肤发生蓝黑色的色素沉着，称为银质沉着症。齿龈及指甲亦可变色。有高铁血红蛋白血症时，皮肤出现青紫色。汞化合物中毒时可出现明显的口腔黏膜肿胀、充血或溃疡出现，口内有金属味，流涎增多。消化系统症状为恶心、呕吐、食欲缺乏、腹痛、腹泻、黏液便或血便等症状。神经系统症状为倦怠、嗜睡、头痛、头晕、心悸、全身极度衰弱。重者有痉挛以

至昏迷。泌尿系统症状有尿少、蛋白尿、尿中有红细胞和管型等,严重者可发生急性肾衰竭。由于肾小管坏死可致汞毒性肾病。此外,尚可有发热、咳嗽等类似肺炎的表现。并可有肝脏肿大及皮炎。

【治疗】

以上几种常用消毒剂中毒均无特效解毒药物,救治处理措施以对症支持治疗为主。发生中毒后应将中毒患者立即移离现场,脱去污染衣物,注意休息、保暖,加强监护。

1. 皮肤接触有较强腐蚀性的消毒剂后,立即用大量清水反复冲洗。如环氧乙烷液体沾染皮肤,可使用 3% 硼酸溶液反复冲洗。来苏尔污染皮肤后用清水反复冲洗干净,再使用硫酸钠饱和溶液湿敷 4~6 小时。出现红肿、水疱并伴有糜烂渗出者应按皮肤科常规处理。

2. 溅入眼睛者,立即使用流动清水或生理盐水持续冲洗 15 分钟以上,眼内涂抹四环素可的松眼膏、红霉素眼药膏或氯霉素眼药水。如果症状持续加重,立即请眼科医师会诊。

3. 吸入中毒后,迅速将中毒者移至通风处,保持呼吸道通畅。如出现咳嗽、呼吸困难等呼吸道刺激症状,及时给予呼吸道解痉剂、镇咳剂和镇静剂。对于因喉水肿、痉挛、呼吸道灼伤分泌物多而致呼吸困难或窒息者,应及时做气管切开,积极防治呼吸道感染。出现肺损伤,应早期足量应用糖皮质激素,必要时使用呼吸机治疗,积极防治肺水肿和呼吸道感染,保护各脏器功能。

4. 口服中毒后,立即给予口服 100~200ml 的牛奶、生蛋清、蒙脱石散或氢氧化铝凝胶保护消化道黏膜。一般情况下不主张洗胃、催吐、导泻及使用酸碱中和剂。如果服用了大量高浓度腐蚀性强的消毒剂,应早期细心下胃管并予以保留,避免因操作不当引起消化道穿孔。使用牛奶或氢氧化铝凝胶洗胃,可较好地减轻消毒剂对消化道黏膜损害作用。每次灌入量小于 100ml,最后保留胃管,防止食管狭窄。来苏尔中毒后立即口服植物油 30~60ml,然后口服牛奶或氢氧化铝凝胶;口服含碘消毒剂后应服用大量淀粉、米汤;甲醛中毒后服用 3% 碳酸铵或 15% 乙酸铵(醋酸铵)100ml,使甲醛变为毒性较小的六亚甲基四胺。可静脉注射高渗葡萄糖液,促进毒物由尿排泄。如有脱水、酸中毒和电解质失衡时,可根据具体情况补充液体。

5. 应用解毒剂。消毒剂中毒多无特效解毒剂,重金属类消毒剂中毒的解毒剂如巯基化合物:二巯丙醇、二巯丙磺钠或二巯丁二钠应尽早使用。若出现明显的肾功能损害时,则疗效欠佳。在无上述解毒剂时,也可用青霉胺治疗,此药有类似二巯丙醇的作用,疗效虽不及上述解毒剂,但可口服,毒性很小。

6. 对症治疗,保护脏器功能。消毒剂中毒后可引起多脏器损害,应密切观察各脏器的功能变化,纠正水、电解质紊乱及酸碱失衡,保持内环境稳定,改善各脏器功能,防止发生循环衰竭和肾衰竭。发生过敏反应时给抗过敏药物。醇类消毒剂重度中毒时使用血液透析。

【预防】

使用消毒剂进行消毒处理时,应穿戴防护用具(口罩、手套、防护服、眼罩等),按规定浓度配制和使用消毒液,仔细阅读产品说明书,按说明提示使用,禁止多种洗涤剂同时混用,使用过程中注意开启门窗,保持空气流通。在进行熏蒸消毒时,人员不要在消毒地点停留,消毒完毕后,通风 1~2 小时再进入消毒地点。处理消毒剂泄漏时,必须戴好防毒面具与手套,使用大量清水冲洗干净,经稀释的污水排入废水系统。应保存在密闭容器内,放在阴凉、干燥、通风处,注明成分,防止误服。家庭使用的消毒剂应当保存在小儿不易接触到的地方。避免使用酒瓶、饮料瓶盛装消毒剂,以免误服、误用。

第 4 节　化妆品中毒

现在各年龄阶段都有适用的化妆品,化妆品深刻影响着我们的生活。化妆品大多数为化学合成品。在化妆品中,由于需要增加祛斑美白的功效添加了汞、砷、铅等化学成分,容易引起人体中毒。

【分类与中毒机制】

化妆品分为护肤品(包括清洁剂)、美容品、美发用品和香料四大类。

护肤品亦成为基础化妆品,其作用是清洁皮肤、保持油脂分泌和水分发挥的平衡,促进新陈代谢及保护皮肤免受有害紫外线的影响。其包括了日常使用的洁面用品、膏霜、乳液、化妆水、凝胶制品、面膜等。

美容化妆品用以涂覆于脸部及指甲等部位而赋予色彩、改变肤色、形成层次,以增强美感。包括了粉底、唇膏、胭脂、眉目用品、指甲用品及香粉等。

美发化妆品是清洁头发、卷发及营养效用的化妆品。包括护发素、染发剂、卷发剂和定型剂等。

芳香化妆品以赋香为主要目的,包括香水、花露水等。

化妆品的原料有香料、防腐剂、抗氧化剂、色素、基质、金属皂、非甘油酯等,在绝大部分情况下,不会产生不良反应。但是在皮肤破损,或者是超敏体质下,可引起皮肤过敏反应。化妆品所致不良反应有:①刺激性反应:一般较轻、持续时间较短,仅有暂时性烧灼感、刺痒感;②接触性皮炎:有人对松香、对苯二胺、季铵盐及羊毛醇斑贴试验阳性,在使用含有上述物质的化妆品后即可出现接触性皮炎,表现为皮肤发红、红疹,甚至水肿;③光敏性皮炎:有些指甲油抛光剂中含有荧光剂等,在日晒后可出现指甲剥离;④接触性荨麻疹:某些化妆品可引起荨麻疹;⑤痤疮:有些化妆品可加重原先存在的痤疮;⑥色素改变:有些化妆品因原料中使用氢醌类物质而致接触性皮炎,消退后可出现色素沉着;⑦染发剂所致高铁血红蛋白血症:有的永久性染发剂中含

65

苯的氨基及硝基化合物,如短期内大量接触,可出现高铁血红蛋白血症。

【 常见化妆品中毒与处理 】

一、冷霜中毒

该类化妆品包括香脂、雪花膏、润肤霜等。其主要原料有白蜂蜡、表面活性剂、硼砂和液体石蜡等,多加有香料。①病因及中毒机制:某些冷霜中的溴酸盐、硼砂有一定的毒性。硼砂属低毒类。溴酸盐对皮肤有一定的刺激性。②临床表现:不含溴酸盐、硼砂的润肤品误食后一般不会发生急性中毒症状。若摄入含有溴酸盐、硼砂的化妆品后,可出现呕吐、腹泻、腹痛、少尿或无尿、嗜睡、昏迷等表现。③治疗:误食不含溴酸盐、硼砂的冷霜类化妆品无须处理。若摄入含有溴酸盐、硼砂的化妆品,应口服催吐药物或人工催吐,催吐后口服牛奶。出现中毒表现者到医院治疗。④预防:选购不含有害物质的润肤品,存放在小儿不易接触到的地方。

二、染发剂中毒

染发剂主要分为两类。一类为通过对头发的色素氧化,改变头发的颜色。这类染发剂的主要成分是氧化剂(6%的过氧化氢)和苯的氨基和硝基化合物类(萘胺、间苯二酚和甲苯胺等),产生永久性染发效果。另一类主要成分为丙二醇、异丙醇(两者约占50%)、酚类化合物(低于1%)以及其他添加剂,有的配方中还含有铅、银、汞、砷和铋(含量均低于0.1%)。这类染发剂染上的颜色随着时间会逐渐脱失。①病因及中毒机制:有毒成分在两类染发剂中的浓度均较低,误食后一般不会发生严重的中毒情况。但大量摄入后,根据所含的有毒物种类可出现相应的中毒表现。过氧化氢对消化道黏膜有一定刺激性作用。②临床表现:少量摄入可出现消化道刺激症状,多表现恶心、腹部不适。大量摄入后可出现无力、头痛、恶心、呕吐、腹痛、发绀、眩晕等,严重中毒者可出现溶血、血压下降、嗜睡及昏迷。苯胺类可引起皮肤刺激症状。③治疗:皮肤污染要及时用清水冲洗。误食者要及时口服催吐药物或手法催吐,催吐后给患者活性炭。出现中毒表现要及时到医院就诊。

三、护发素中毒

护发素主要成分为十八烷基三甲基氯化铵、双十八烷基二甲基氯化铵、十八烷基二甲基苄基氯化铵和十二烷基三甲基氯化铵等阳离子表面活性剂,还有一些添加剂(醇类、色素、pH调整剂、香料)和水。①病因及中毒机制:护发素中阳离子活性剂的浓度为0.5%~1.5%。阳离子活性剂的浓度超过0.5%时对黏膜即有明显的刺激作用,10%时对食管和黏膜有腐蚀作用,20%时能导致消化道穿孔和腹膜炎。口服吸收后可引起中枢神经症状。②临床表现:误服可出现呕吐,四肢乏力,严重者可昏迷。对口腔、食管及消化道黏膜有腐蚀作用。③治疗:皮肤、黏膜沾染了高浓度的护发素后要彻底清洗,可先用肥皂水清洗,再用清水冲去残留的肥皂。误服者可服活性炭或牛奶,出现中毒症状者要到医院予以对症处理。④预防:护发素使用后要冲洗干净,避免高浓度护发素溅入眼内。存放在儿童不易接触到的地方。

四、洗发香波中毒

洗发香波也称洗头水。可呈水状、糊状或膏状。主要成分为阴离子表面活性剂,如脂肪醇硫酸钠、脂肪醇聚乙烯醚硫酸钠、烯基磺酸钠、烷基硫酸铵等,还含有咪唑啉、甜菜碱等两性表面活性剂。现使用的香波一般不含烷基苯磺酸钠。但多添加有香精、色素。①病因及中毒机制:所含成分多为低毒或无毒物质,一般剂量对人体无明显的毒作用,高浓度对皮肤黏膜有一定的刺激性。敏感个体可出现哮喘和皮肤过敏。②中毒表现:眼睛接触高浓度香波液可产生刺激作用。误食大量洗发剂后可出现恶心、呕吐、腹痛、腹泻等症状。部分接触者可引起皮肤过敏或哮喘。③治疗:进入眼睛后,立即用清水冲洗干净。误服者可给服牛奶或温开水,无须催吐。④预防:避免高浓度香波溅入眼内。使用香波后,用清水将皮肤冲洗干净,过敏者可更换香波种类。

五、烫发剂中毒

烫发剂主要成分为巯基醋酸盐、胺类化合物、烷基聚氧乙烯醚,此外还有一些其他添加剂(如香精等)。①致病机制:对皮肤黏膜有刺激性,进入人体内可造成神经系统、消化系统功能紊乱。②临床表现:局部皮肤接触后可引起刺激性反应及过敏性皮炎,表现水肿、皮疹、皮肤灼感及瘙痒感。误食后可引起消化道刺激症状。吸收后可导致低血糖、中枢神经系统抑制、惊厥、呼吸困难等。③治疗:皮肤接触者可用大量清水冲洗。口服者要及时服催吐剂或采用手法催吐。出现低血糖,中枢神经系统抑制等临床表现后,给予对症支持治疗,无特效解毒剂。④预防:妥善保管,存放在小儿不易接触到的地方。

六、脱毛剂中毒

脱毛剂主要成分为硫化钡、碱类,其他添加剂含量均较低。含有的少量钡离子进入机体后,对骨骼肌、平滑肌、心肌等各类肌肉组织产生过度的刺激和兴奋作用。引起心脏传导阻滞等改变。但因脱毛剂中可溶性钡盐和碱类的含量较低,少量脱毛剂一般不会出现严重中毒。大量摄入后主要表现为恶心,呕吐,腹痛,腹泻等消化道刺激症状。脱毛剂种类和进食量的不同,临床表现可有较大的差别。部分患者皮肤接触后可发生皮肤灼伤或过敏反应。误服者要立即口服催吐药物或手法催吐,催吐后给予牛奶或活性炭。发生过敏反应时立即停用脱毛剂。出现中毒表现者予以对症治疗。预防:不要使用无正规生产厂家和批准号的产品,严格按照使用说明书使用。脱毛剂要存放在小儿不易接触到的地方。

七、美白化妆品致汞中毒

近年来随着生活水平的提高,人们越来越注重皮肤的美白。酪氨酸是生成黑色素的重要原材料,无机汞在体内可以明显抑制酪氨酸的合成过程,因此汞具有明显的美白祛斑效果。但化妆品中随意添加过量的含汞原料,可导致使用者慢性汞中毒。

汞具有高度亲电子性,易与各种含羟基、羧基等基团,尤其是疏基的化合物相结合,使含此类基团的酶类和生物膜,如细胞色素氧化酶、丙酮酸激酶、琥珀酸脱氢酶等失去活性,导致生物膜的功能异常。汞可导致细胞内钙超载,产生超氧自由基,损伤细胞,汞的亲电子性可使 DNA 单链断裂,此外汞还可对肾脏产生免疫性损伤。汞进入人体后逐渐向肾脏聚集,储存在肾小管细胞中。另有一小部分溶解在血脂中,到达中枢神经系统并长期储存。起初几天汞主要经粪便排泄,之后超过 50% 的汞经肾脏通过尿液排泄出体外。当接触高浓度汞时,肾小球甚至可直接滤出白蛋白结合汞。肾脏作为汞的蓄积及排泄器官,导致其成为汞元素损害的最主要靶器官。首先是影响近曲肾小管,表现为低分子蛋白尿、氨基酸尿。随着病情进展,累及远端肾小管、集合管,进而尿液浓缩功能受损。汞离子与体内蛋白结合形成半抗原,沉积在肾小球,造成肾小球通透性改变,尿中出现蛋白质,甚至出现肾病综合征。

汞除了通过呼吸道、消化道吸收以外,还可通过皮肤吸收进入体内。皮肤接触起病者,以亚急性为主,皮疹较为突出,可合并肾脏损伤;消化道吸收者急性起病,胃肠道症状较明显;呼吸道吸收者多急性起病,呼吸系统症状较突出。三种途径均出现不同程度的神经衰弱、头痛等症状,特别是神经衰弱综合征发生率较高,它是汞中毒的共同临床表现。长期使用含汞化妆品会引发慢性中毒,损伤神经系统等。

建议经常使用化妆品的女性,如出现头晕、乏力等症状及颜面四肢水肿等体征,及时去医院检查尿汞,以便排除汞中毒。临床医师要掌握汞中毒常见的临床表现,接诊时应仔细询问病史,全面认真查体,避免误诊、误治。

汞中毒治疗药物首选二巯丙磺钠,该药与酶类和生物膜上的巯基竞争汞离子,与汞离子结合,形成稳定、毒性低的络合物,经肾脏从尿中排出,得以解毒。治疗重点是去除病因,驱汞治疗。汞中毒患者大部分血清肌酐和尿素氮在正常范围,肾脏功能未受到严重损害。化妆品导致汞中毒以及并发肾脏损伤经及时驱汞治疗后,可完全治愈,不留后遗症。

我国禁止化妆品中添加含汞化合物。但部分不法商家为了增加快速美白祛斑效果,违法添加价格远远低于其他美白物质的含汞化合物至增白、美白及祛斑化妆品中。这些化妆品多为"三无"产品,销售渠道主要为美容院、网购、微商等。部分患者在使用含高汞化妆品的同时,还定期在美容院对皮肤进行磨砂去死皮处理,使得角质层变薄,增加了汞的吸收。建议经常使用化妆品的女性不要随意使用"三无"产品。

(卢中秋 李萌芳)

参 考 文 献

[1] 张宏顺. 消毒剂中毒的预防与处理 [J]. 中国工业医学杂志, 2020, 33 (6): 561-563.

[2] 吕习国, 胡炜燚. 14 例美白化妆品致汞中毒合并肾脏损害的临床分析 [J]. 职业卫生与应急救援, 2018, 36 (6): 522-525.

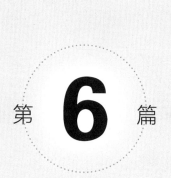

第 **6** 篇

水、电解质和酸碱平衡失调

第 66 章

水、钠代谢失调

正常成人的体液含量占体重的 55%~60%，男性比女性约高 5%。人体体液分为细胞内液（占体重的 35%~40%）和细胞外液（占体重的 20%~25%）。细胞外液由血管内液（血浆）和组织间液组成，两者分别占体重的 4%~5% 和 15%~20%。钠的含量平均约 60mmol/kg 体重。细胞内液对于维持细胞生理功能具有重要作用；细胞外液构成细胞生活的内环境。细胞内液、血管内液和组织间液中的水分和一切能透过细胞膜与毛细血管壁的物质可依据渗透压和溶质浓度的变化进行交换，从而维持三者之间水分、各种渗透性溶质以及渗透压的动态平衡。

水是满足人体新陈代谢和保持体液容量相对恒定所必需的重要物质。成人每日需水量为 1 500~2 500ml，主要来源于饮水和摄入食物中产生的内生水，少量来源于体内代谢过程产生的内生水（约 300ml/d）。水的摄入与排泄受神经体液调节。当人体有效血容量减少、细胞外液渗透压增高和口腔黏膜干燥时，刺激下丘脑渴感中枢，引起口渴感而增加水的摄入，当上述因素纠正后，渴感消失而停止饮水。机体内过多的水分主要通过肾脏分泌、以尿液的形式排出，该过程受抗利尿激素（ADH）和醛固酮调节。ADH 主要作用是促进远曲小管和集合管对水的重吸收。血浆晶体渗透压的改变及循环血量和动脉血压的变化是

影响抗利尿激素分泌的主要因素。醛固酮的主要作用是促进远曲小管和集合管对 Na^+ 的重吸收，进而增加对水的重吸收和 K^+ 的排泄。醛固酮的分泌主要受循环血量和血 Na^+ 浓度变化的影响。除肾脏排泄外，皮肤、呼吸道和肠道也分别会排出部分水分。上述调节机制有助于维持人体每日水摄入量和排出量的基本平衡和体液容量与渗透压的相对恒定。

体液中的溶质分为电解质和非电解质两类。细胞外液的主要电解质有 Na^+、Cl^-、HCO_3^-；细胞内液的主要电解质是 K^+ 和 HPO_4^{2-}。临床上以毫渗摩尔/升（mOsm/L）或毫渗摩尔/千克水 $[mOsm/(kg \cdot H_2O)]$ 表示体液的渗透压。血浆渗透压可用冰点渗透压计测定，或用下列公式计算：血浆渗透压（mOsm/L）= $2 \times (Na^+ + K^+) +$ 葡萄糖 + 尿素氮（单位均为 mmol/L）。血浆渗透压正常范围为 280~310mOsm/L，<280mOsm/L 为低渗，>310mOsm/L 为高渗。Na^+ 为血浆中的主要阳离子，约占血浆阳离子总量的 92%，其产生的渗透压约占血浆总渗透压的 50%，是维持血浆渗透压平衡的最主要因素。

水和钠代谢失调是临床常见的代谢紊乱，两者常常并存。临床上水、钠代谢失调一般分为失水、水过多（水中毒），以及高钠血症、低钠血症四大类。

第 1 节　失水

失水（water loss），又称为脱水（dehydration），是指液体摄入不足和/或丢失过多致体液容量不足。

根据体液丢失的程度，可分为：①轻度失水，失水量占体重 2%~3%（小儿 2%~5%）；②中度失水，失水量占体重 3%~6%（小儿 5%~10%）；③重度失水，失水量占体重 6% 以上（小儿 10%~15%）。

根据水与电解质尤其是钠的丢失比例，又可分为：①低渗性失水。失钠多于失水，血浆渗透压<280mOsm/L，属于缺钠性低钠血症，见于慢性失水或继发性失水。②等渗性失水（混合性失水）。最常见，水与电解质以血浆正常比例丢失，血浆渗透压正常，见于急性失水。③高渗性失水。失水多于失钠，血浆渗透压>310mOsm/L，属于浓缩性高钠血症。

【病因与发病机制】

一、高渗性失水

1. 水摄入不足　①昏迷、拒食、口咽腔、喉及食管疾病引起吞咽困难，是单纯性失水的主要原因；②各种环境或人为因素导致长时间水源断供；③脑外伤、脑卒中等致渴感中枢迟钝或渗透压感受器不敏感。

2. 水丢失过多　①经肾脏丢失：如中枢性或肾性尿崩症；肾衰竭多尿期；使用大量渗透性利尿药物，如高渗性葡萄糖、甘露醇、山梨醇和尿素等；长期鼻饲高蛋白饮食等所产生的渗透性尿；祥利尿剂；糖尿病酮症酸中毒、高渗高血糖综合征或其他原因所致酸中毒渗透性利尿。②经胃肠道丢失：如腹泻、持久呕吐和持续胃肠减压。③经皮肤丢失：汗液属于低渗液体，故高温多汗、高热或运动后大量出汗，甲状腺功能亢进（简称甲亢）等所致高代谢状态，或烧伤

采用开放治疗等均会导致低渗液体经皮肤丢失过多。④经呼吸道丢失：哮喘持续状态、过度换气和气管切开的患者，从呼吸道丢失水分增多。⑤水向细胞转移：剧烈运动或惊厥等使细胞内小分子物质增多，渗透压增高，水转入细胞内，致细胞外液量减少和血浆渗透压增高。

高渗性失水时，血容量减少，血浆渗透压增加，组织间液中的水分转移至血管内，组织间液渗透压升高，细胞内水分向细胞外转移，引起细胞内缺水；细胞外液容量减少，刺激醛固酮分泌增加，肾小管钠重吸收增加，尿排钠减少；血浆渗透压增加，刺激 ADH 分泌增加，肾小管重吸收水增加，尿量减少而比重升高。以上三种调节机制共同作用有助于维持血容量不致下降太多。由于高渗性失水主要表现为细胞内缺水，故可出现细胞功能障碍。高渗性失水时会出现口渴，促使患者饮水，而使失水得到纠正，这是一个重要的保护机制，但老年人尤其是脑动脉硬化患者，常因为口渴感失敏而发生严重的失水现象。

二、等渗性失水

1. 经消化道丢失 如腹泻、呕吐、胃肠减压、肠梗阻、肠胰胆瘘等导致胃肠液急性丢失。

2. 经皮肤丢失 如大面积烧伤、剥脱性皮炎等大创面渗液。

3. 液体进入第三间隙 大量放胸腹水、弥漫性腹膜炎等。

等渗性失水时水和钠按血浆比例丢失，表现为细胞外液容量减少，有效循环血量不足，肾灌注量减少而致少尿。因血浆渗透压无显著变化，故 ADH 分泌量变化不大，细胞内液容量亦因细胞外渗透压在等渗范围内而早期变化不大。

三、低渗性失水

1. 钠排出增加 ①胃肠道消化液持续丢失：如反复呕吐，长期胃肠减压引流，慢性肠梗阻；②局部丢失：如大创面慢性渗液，反复放腹水、胸腔积液等；③经肾脏丢失：见于过量使用噻嗪类和袢利尿剂，渗透性利尿，失盐性肾病，肾衰竭多尿期，肾小管酸中毒及肾上腺皮质功能减退症等。

2. 水分补充过多 任何原因所致的高渗或等渗性失水，在治疗过程中只注意补充水分而未注意补充电解质，则引起低渗性失水。

3. 液体进入第三间隙 主要见于肠梗阻、烧伤、急性重症胰腺炎和低容量性休克等。

4. 其他 运动相关低钠血症(exercise-associated hyponatremia，EAH)，见于过量运动(如参加马拉松赛)后，由于大量出汗脱水导致血容量不足，ADH 分泌增加，肾脏对水的重吸收增加，最终导致低渗性失水。

低渗性失水时，血浆和组织间液呈低渗，水分由血浆或间质转移到细胞内，使细胞内水增加，故不觉口渴。由于血浆胶体渗透压较组织间液高，故水由间质向血管内转移，结果导致组织间液减少尤其明显。一方面，血浆晶体渗透压降低，ADH 分泌减少，肾脏对水的排泄增加(尿呈低渗，尿

量可不减少或增多)，以维持血浆晶体渗透压。另一方面，体内血钠及血容量降低，使醛固酮分泌增加，肾脏对钠和水重吸收增加，尿排钠排氯减少。如果病因未及时解除，患者有效循环血量进一步下降，出现心排血量下降，血压下降甚至休克，此时肾灌注不足，会出现少尿或无尿。

【诊断】

一、有引起失水的病因存在

二、临床表现特点

临床表现与失水的程度与性质有关。轻度失水主要表现为口渴，尿量尚正常。中度失水会出现唾液少、汗液少、尿少、尿比重高的表现。重度失水会出现血压下降甚至休克、代谢性酸中毒和氮质血症，因脑细胞功能障碍出现高热、狂躁、幻觉、谵妄，甚至昏迷。不同性质失水的临床特征见表 66-1。

表 66-1 三种不同性质失水临床特征的比较

鉴别点	等渗性失水	低渗性失水	高渗性失水
水钠丢失的特点	水钠按血浆中比例丢失	失钠>失水，细胞水肿	失钠<失水，细胞内失水
血钠/(mmol·L⁻¹)	130~150	<130	>150
血浆渗透压/(mOsm·L⁻¹)	280~310	<280	>310
尿比重	正常	降低	增高(>1.030)
尿钠	正常或减少	减少	正常
平均红细胞体积(MCV)	正常	增大	缩小
口渴	明显	不明显	严重
皮肤弹性	差	极差	尚可
黏膜	干	湿	极干
血压	低	很低	可正常
尿量	少	正常(休克时少)	极少

【治疗】

治疗原发病是根本，补液是关键，兼顾调节其他电解质、酸碱平衡失调。

一、病因治疗

二、液体疗法

液体疗法是指以补充水与电解质等不足或损失为目的的输液，以维持水、电解质、酸碱和渗透压平衡。应根据其程度、类型和机体的状况决定补液量、种类、途径和速度。

1. 补液量的估计 补液量应包括已丢失液体量，每日

生理需要量(约 1 500ml)和继续丢失量(如大量出汗、呕吐等)。丢失量的估计方法如下。

(1)参照临床表现与失水程度计算:成人轻度失水相当于丢失体重的 2%~3%,中度失水相当于丢失体重的 4%~6%,重度失水相当于丢失体重的 7%~14%,更重者可达 15% 以上。

(2)高渗性失水丢失量的估算主要有以下三种方法:水丢失量(ml)=(实测血清钠 – 正常血清钠)×K(男性为 4,女性为 3)× 现体重(kg);水丢失量(L)= 现体重(kg)×(1– 正常血清钠 ÷ 实测血清钠)×K;水丢失量(L)= 原体重(kg)×(实测血清钠 ÷ 正常血清钠 –1)×K。

(3)低渗性失水丢失量的估算:水丢失量(ml)=(实测 HCT ÷ 正常 HCT–1)× 现体重(kg)×200。正常 HCT:男性为 0.48,女性为 0.42。

2. 补液种类 轻度失水一般补充 0.9% 氯化钠液或林格液,通过机体的调节能力,水与电解质失调即可矫正。中度以上失水则需依失水的不同类型,补不同液体。一般来说,高渗性失水补液中含钠液体约占 1/3,等渗性失水补液中含钠液体约占 1/2,低渗性失水补液中含钠液体约占 2/3。

(1)高渗性失水:以补水为主,补钠为辅,适当补充钾及碱性溶液。经口、鼻饲者可直接补充水分;经静脉者,根据初始和复查渗透压升高程度补充 5% 葡萄糖液、5% 葡萄糖氯化钠液或 0.9% 氯化钠液。

(2)等渗性失水:以补充等渗溶液为主,0.9% 氯化钠溶液为首选,但长期使用可引起高氯性酸中毒。下述配方更符合生理需要:0.9% 氯化钠液 1 000ml+5% 葡萄糖液 500ml+5% 碳酸氢钠液 100ml。

(3)低渗性失水:以补充高渗溶液为主。可用 0.9% 氯化钠液 1 000ml 加 10% 葡萄糖液 250ml 及 5% 碳酸氢钠 100ml 配成的溶液静脉滴注,此时每 1 000ml 液体含钠 158mmol,氯 113mmol,碳酸氢根 44mmol。必要时可再补充适量的 3%~5% 氯化钠液。补充高渗液不能过快,以血钠每小时升高 0.5mmol/L 为宜。重度缺钠致血钠<120mmol/L 时,可按体重(kg)计算补钠:应补氯化钠(g)=(142– 血钠)× 体重(kg)×0.2÷17(1g 氯化钠含 17mmol 钠,故除以 17 折算为氯化钠量);或应补氯化钠(g)=(125– 血钠)× 体重(kg)×0.6÷17。其中,"体重(kg)×0.6"表示机体的体液总量,"体重(kg)×0.2"表示细胞外液量。一般先补给补钠量的 1/3~1/2,复查生化指标后再确定后续治疗方案。

3. 补液原则与注意事项 ①补液途径:尽量口服或鼻饲,不足部分或中、重度失水需从静脉补给。②补液速度先快后慢,中、重度失水一般在开始 4~8 小时内输入补液总量的 1/3~1/2,余 1/2~2/3 在 24~48 小时内补足,并根据病情的轻重、缓急、年龄、心肺肾功能等情况予以调整。③在补液过程中宜根据患者神志、血压、脉搏、呼吸、皮肤弹性、黏膜干湿度、尿量及实验室检查结果等情况,调整补液量、速度与溶液的性质。④急需大量快速补液时,宜口服或鼻饲补液;经静脉补充时宜监测 CVP(<12cmH₂O 为宜)。⑤宜在尿量增至 30~40ml/h 后补钾,一般浓度为 3g/L,当尿量>500ml/d 时,日补钾量可达 10~12g。⑥纠正酸碱平衡紊

乱。⑦补足液体的客观指标:精神好转;皮肤弹性恢复,血管充盈;舌面由干燥变成湿润;脉搏有力,呼吸均匀;血压趋于正常;补液 3~4 小时后尿量开始增加,如达到正常范围(40ml/h)以上者,提示补液适当,失水基本纠正。

第 2 节 水过多与水中毒

水过多(water excess)是指机体摄入或输入水过多,以致水在体内潴留,引起血液渗透压下降和循环血量增多的一种病理状态。若过多的水进入细胞内,导致细胞内水过多则称为水中毒(water intoxication)。水过多与水中毒是稀释性低钠血症的病理表现。

【病因与发病机制】

多因水调节机制障碍,而又未限制饮水或不恰当补液引起。

1. 抗利尿激素(ADH)过多 ① ADH 代偿性分泌增多:如急性外伤、大手术、失血、严重感染后、胸腔肿瘤压迫大静脉、心功能不全、肾病综合征、肝硬化、低蛋白血症和药物刺激(如氯磺丙脲、环磷酰胺、巴比妥类)等导致 ADH 释放增多;其特征是毛细血管静水压升高和 / 或胶体渗透压下降,体液总量过多,但有效循环容量减少,大量体液积聚在"第三间隙"。②抗利尿激素分泌失调综合征(syndrome of inappropriate secretion of antidiuretic hormone, SIADH):某些恶性肿瘤(肺癌、胰腺癌等)、肺炎、肺脓肿和脑炎、脑卒中等脑部疾病者可发生 ADH 异常过多分泌;其特征是体液总量增多,血钠低,因细胞外液呈低渗,水分进入细胞内,导致细胞内液增加,而细胞外液增加不明显。③ ADH 用量过多:如治疗中枢性尿崩症时。

2. 肾排水功能不良 见于急性肾衰竭少尿期,急性肾小球肾炎和慢性肾衰竭。

3. 肾上腺皮质功能减退 盐皮质激素和糖皮质激素分泌不足,使肾小球滤过率降低,对 ADH 抑制作用减弱,以及肾小管对 ADH 的敏感性改变,因而导致水潴留。

4. 甲状腺功能减退 甲状腺激素缺乏导致组织代谢障碍及血管通透性增加,过多的黏蛋白、黏多糖和血浆蛋白成分滞留于组织间隙,表现为黏液性水肿;甲状腺激素不足时,肾血流量减少,肾小球滤过率降低,肾脏对水钠的清除减少;心肌细胞间隙黏蛋白和黏多糖沉积,间质水肿,引起心功能障碍,刺激 ADH 过多分泌。

5. 入水过多 常见因素包括:中枢神经病变刺激口渴中枢而致饮水过多;使用精神活性物质所致精神性多饮;孕妇刺激 ADH 分泌的渗透域降低可能与绒毛膜促性腺激素分泌过多有关;机体接受过多的静脉输液和大量低渗溶液灌肠治疗。

水过多时首先影响细胞外液,使细胞外液量增多,血钠被稀释,细胞外液呈低渗状态。当肾脏排水不良时,水分

66

向细胞内转移,引起细胞内水过多,导致细胞代谢和功能紊乱。患者临床症状取决于水在体内潴留和渗透压改变的程度和速度,严重者可出现脑水肿及脑疝。

【诊断】

一、具有水过多的病因存在

二、临床表现特点

1. 急性水过多与水中毒 发病急,在 48 小时内出现水过多所致低渗症状。轻者出现食欲减退、恶心、呕吐、虚弱等非特异表现;严重者因脑细胞水肿导致颅内高压或脑疝,可出现头痛、视物模糊、定向力不清、精神失常、共济失调、癫痫样发作、昏迷等神经精神症状,甚至呼吸循环抑制表现。血钠在 48 小时内迅速降至 108mmol/L 以下可致神经系统永久性损伤或死亡。

2. 慢性水过多与水中毒 起病缓慢,病程超过 48 小时,因常与原发病如心力衰竭、肝硬化腹水、肾病综合征等混杂在一起,故轻症很难识别,但体重常增加。当血浆渗透压≤260mOsm/L(血钠≤125mmol/L)时,有疲倦、表情淡漠、恶心、食欲减退等表现和皮下组织肿胀;当血浆渗透压降至 240~250mOsm/L(血钠 115~120mmol/L)时,出现头痛、嗜睡、神志错乱、谵妄等神经精神症状;当血浆渗透压降至 230mOsm/L(血钠 110mmol/L)时,可发生抽搐或昏迷。

三、实验室检查

血浆渗透压与血钠明显降低;尿钠增多(缺钠性低钠血症尿钠减少或消失);血清 K^+、Cl^- 及血浆白蛋白、Hb、HCT 等均降低。

【治疗】

一、积极治疗原发病、控制水入量

治疗原发病,去除导致 ADH 过多的因素,严格控制入水量是治疗的基本措施。可通过弗斯特公式计算电解质的尿/血浆比〔尿/血浆比(U/P)=(尿钠浓度+尿钾浓度)÷血钠浓度〕评估每日液体入量,当 U/P 在 0.5~1.0,每日液体入量限定为 500ml,当 U/P<0.5,每日液体入量限定为 1 000ml,当 U/P>1.0,无须特别限制液体入量。轻症患者使水代谢呈负平衡,即可逐渐自行恢复。

二、急性重度水中毒

保护心、脑功能,纠正低渗状态(如利尿脱水)。

1. 高容量综合征 以脱水为主,减轻心脏负荷。首选呋塞米、依他尼酸等祥利尿药,如呋塞米 20~60mg 口服,3~4 次/d;急重者用呋塞米 40~80mg 静脉注射,6~8 小时 1 次。硝普钠、硝酸甘油有助于减轻心脏负荷。合并肾功能障碍的危重病例可采取血液超滤治疗。明确为 SIADH

者,除病因治疗外,可选用利尿剂、地美环素(去甲金霉素,0.9~1.2g/d,分 3 次口服)或碳酸锂治疗。

2. 低渗血症(特别是已出现神经精神症状者) 可静脉滴注 3% 氯化钠溶液,滴速为每小时 1~2ml/kg,使血钠浓度上升,以快速改善细胞内液低渗状态,预防脑疝形成和脑细胞缺血损害。每 1~2 小时监测一次血钠,但血钠浓度上升速度不应超过每小时 2mmol/L,在 12~24 小时血钠浓度的增加不应超过 10~12mmol/L。当血钠恢复至 120mmol/L 左右时,患者病情改善,即停用高渗盐水静脉滴注,继续采用其他治疗措施。如血钠升高过快,可致中枢性脑桥脱髓鞘病变(表现为低钠血症纠正后 2~6 天出现严重的神经系统症状,甚至出现截瘫、四肢瘫痪、失语等严重并发症以及特征性的头颅磁共振检查异常)。密切监护血压、脉搏、中心静脉压、颈静脉充盈、肺底啰音、尿量、血钠等改变。出现血容量过多表现时,使用呋塞米、依他尼酸以促进过多的水分排出。注意纠正并发的低钾血症和酸中毒等。紧急处理后的其他治疗参照低钠血症部分。

第 3 节　低钠血症

低钠血症(hyponatremia)指血清钠<135mmol/L 的一种病理生理状态,与体内总钠量无关。血清钠<120mmol/L 则称为重度低钠血症。

根据病因与发病机制特点,低钠血症可分为以下 5 类:①缺钠性低钠血症,即低渗性失水,体内的总钠量和细胞内钠减少,血清钠浓度降低;②稀释性低钠血症,即水过多,血钠被稀释,总钠量可正常或增加,细胞内液和细胞外液钠浓度均降低;③特发性低钠血症,见于各种慢性消耗性疾病如肺癌、肝硬化晚期严重营养不良、年老体衰、肺结核等,发生机制可能与细胞内蛋白质分解消耗,细胞内渗透压降低,水由细胞内转移至细胞外所致;④转移性低钠血症,见于低钾血症,细胞代偿机制使细胞内钾转移至细胞外,而钠则从细胞外移入细胞内,致使细胞内液钠增多而血清钠浓度降低,总体钠可正常,临床较少见;⑤假性低钠血症,主要见于高血糖、高脂血症和高蛋白血症(如多发性骨髓瘤、巨球蛋白血症、静脉注射免疫球蛋白等)。

根据血容量情况,低钠血症可分为以下 3 类:①低容量性低钠血症(hypovolemic hyponatremia),即低渗性失水;②高容量性低钠血症(hypervolemic hyponatremia),见于各种原因导致的水过多;③正常容量性低钠血症(euvolemic hyponatremia),主要见于 SIADH,药物导致的 ADH 分泌过多〔包括利尿剂、巴比妥类、氯磺丙脲、甲苯磺丁脲、氯贝丁酯(安妥明)、阿片类药物、抗抑郁药、长春新碱等〕,精神性烦渴,甲状腺功能减退和肾上腺功能不全等,由于血浆渗透压降低,水分进入细胞内,故血容量增加不明显。根据发病时间是否超过 48 小时,低钠血症可分为急性低钠血症和慢性低钠血症。

低钠血症的治疗应综合考虑患者临床表现、起病缓急、血容量和潜在病因等因素。缺钠性(低容量性)和稀释性

（高容量性）低钠血症的诊断与治疗分别见低渗性失水和水过多部分。特发性低钠血症除原发病表现外，缺钠本身无症状，血钠降低亦轻，治疗主要针对原发病与支持疗法。转移性低钠血症少见，主要表现为低钾血症，治疗以去除原发病和纠正低钾血症为主。对严重高血糖、高脂血症和高蛋白血症引起的"假性低钠血症"，主要应针对原发病因治疗。限制液体入量对于 SIADH 所致正常容量性低钠血症的治疗非常重要，可通过弗斯特公式评估每日液体入量（见本章第2节"水过多与水中毒"治疗部分）。

严重低钠血症治疗时需注意低钠的纠正速度：纠正速度过慢，可能会由于脑水肿而危及生命；纠正速度过快，则可能由于渗透性脱髓鞘综合征（osmotic demyelination syndrome，ODS）导致永久的神经残疾。慢性低钠血症纠正过快可诱发 ODS 在国际上已达成共识。对于慢性重度低钠血症患者，可将目标设定为血钠每日上升 4~8mmol/L，最高不超过 10~12mmol/L，如果存在 ODS 高危因素（如血钠 ≤ 105mmol/L、低钾血症、慢性酒精中毒、营养不良、肝病晚期等），需适当下调目标为血钠每日上升 4~6mmol/L，最高不超过 8mmol/L。急性高钠血症纠正速度与 ODS 的相关性目前国际上尚存在分歧。一项美国专家共识指出：对于急性症状性低钠血症，为防止脑细胞缺血损害和脑疝形成，需紧急将血钠浓度升高 4~6mmol/L，不需严格限定血钠纠正速度。而另一项英国专家共识建议：为了预防 ODS，对于急性症状性低钠血症也需逐渐纠正低钠状态，前 6 小时血钠浓度上升目标为不超过 6mmol/L，第一个 24 小时为不超过 10mmol/L。使用去氨加压素是避免血钠上升过快导致医源性损害的有效方法。去氨加压素的使用有 3 种策略：前瞻性使用（血清钠<125mmol/L 且存在低钠纠正过快的风险，在采取纠正低钠血症措施之前）、被动性使用（采取纠正低钠血症的措施后，患者血钠水平升高或尿量增加，提示可能存在低钠纠正过快时）和抢救性使用（低钠纠正程度超过了预期范围，或出现了因低钠纠正过快导致的神经系统并发症，而需稳定或降低血钠水平时）。

脑性盐耗损综合征（cerebral salt wasting syndrome，CSW）是由于下丘脑或脑干损伤导致下丘脑与肾脏神经联系中断，导致远曲小管出现渗透性利尿，血钠、氯、钾降低，尿中含量增高。任何存在神经系统受损的患者，在发生低钠血症时均应鉴别 CSW 和 SIADH。前者血容量降低，伴有失水症状，血浆渗透压降低，尿钠和氯显著升高；后者血容量增多，血浆渗透压和 CVP 降低，因此容量消耗是诊断 CSW 的鉴别要点，血 AVP 升高可用于评价血容量减少的程度。对于 CSW，可补充晶体液，必要时应用托伐普坦、考尼伐坦等 AVP 拮抗剂。也可短期用皮质醇 0.05~0.10mg，每日 2 次。

第 4 节　　高钠血症

高钠血症（hypernatremia）指血清钠>145mmol/L，机体总钠量可增多、正常或减少。

根据发病机制特点，高钠血症可分为以下 3 类：①浓缩性高钠血症。即高渗性失水，也可称为低容量性高钠血症，是引起高钠血症的主要原因，其常见病因与发病机制见高渗性失水。②潴钠性高钠血症。常见于心力衰竭、肝硬化腹水、肾病综合征、急慢性肾衰竭、Cushing 综合征、原发性醛固酮增多症或补碱过多时，由于肾排钠减少，潴钠>潴水，致使细胞外液量增加。另外，使用过多的高张盐水灌肠或高张透析液或饮食摄入钠盐过多亦可导致潴钠性高钠血症。潴钠性高钠血症的病情轻重与血钠升高的速度和程度有关。急性高钠血症时，因脑细胞失水，主要表现为神志恍惚、烦躁不安、抽搐、惊厥、癫痫样发作、昏迷乃至死亡。慢性高钠血症初期症状不明显，随着病情进展逐步出现上述脑细胞失水的临床表现。③特发性高钠血症。下丘脑分泌 ADH 能力并未丧失，但垂体释放 ADH 的渗透阈值提高，只有体液明显高渗时才会刺激 ADH 释放，因此体液持续处于高渗状态。特发性高钠血症确切机制不明，部分病例可有脑肿瘤、肉芽肿等病变或创伤、脑卒中等病史。特发性高钠血症的症状一般较轻。

根据血容量情况，可分为：①低容量性高钠血症（hypovolemic hypernatremia），相当于浓缩性高钠血症和低渗性失水；②高容量性高钠血症（hypervolemic hypernatremia），相当于潴钠性高钠血症；③正常容量性高钠血症（euvolemic hypernatremia），体内钠总量正常，但存在水丢失，主要见于各种原因导致的中枢性或肾性尿崩症，肾脏对水的重吸收减少，血钠浓度和血浆渗透压升高，水由细胞内转移至细胞外，导致早期细胞外液减少不明显，但若不能采取及时有效治疗，最终会导致低容量性高钠血症。

高钠血症的病因诊断需结合患者病史、容量状态、血/尿渗透压和尿钠浓度综合判断。

尿渗透压>600mOsm/L 且尿钠<20mmol/L，提示水摄入不足或丢失过多。

血容量不足伴尿渗透压 300~600mOsm/L，尿钠>20mmol/L，提示渗透性利尿。

血容量正常伴尿渗透压<血浆渗透压，提示尿崩症。给予外源性抗利尿激素（antidiuretic hormone，ADH）鼻腔吸入 10μg 或皮下注射 5μg 有助于鉴别中枢性或肾性因素。若给药后尿渗透压上升超过 50%，提示为中枢性尿崩症；若尿渗透压无明显变化，提示为肾性尿崩症。

高血容量伴尿钠>20mmol/L，提示 Cushing 综合征、原发性醛固酮增多症或钠盐摄入过多。

治疗高钠血症需要首先理解导致血钠增高的机制，其目标在于去除诱因并纠正高渗状态。对于中枢性尿崩症的治疗主要在于补充抗利尿激素，通常使用醋酸去氨加压素，可根据病情选择静脉滴注、皮下注射或口服给药。尿崩症时使用噻嗪类利尿剂可以增加肾小管对水的重吸收，从而减少尿量，增加尿渗透压，改善血浆高渗状态。除针对原发病的治疗外，高钠血症的处理还需结合其具体类型。浓缩性高钠血症的治疗参见高渗性失水部分。潴钠性高钠血症除限制钠摄入外，可静脉滴注 5% 葡萄糖液或鼓励多饮水，同时使用排钠性利尿药，以降低血钠并减轻容量负荷。此

66

类患者需严密监测心肺功能,防止输液过快过多导致急性心力衰竭和肺水肿发生。氢氯噻嗪可缓解特发性高钠血症的症状。为避免血钠过快下降造成的神经系统损害,对于慢性高钠血症或病程不详者,血钠下降速度不宜超过每小时 0.5mmol/L,或每日 10~12mmol/L;而对于钠负荷过重导致的急性高钠血症患者,每小时血钠下降 1~2mmol/L 是相对安全的。当补液治疗不能将血钠降低至目标值时,或者患者存在肾替代治疗的适应证,如充血性心力衰竭时,可考虑行透析治疗。

(魏 捷 罗小敏)

参 考 文 献

[1] HOORN E J, ZIETSE R. Diagnosis and treatment of hyponatremia: Compilation of the guidelines [J]. J Am Soc Nephrol,2017, 28 (5): 1340-1349.

[2] STERNS R H. Treatment of severe hyponatremia [J]. Clin J Am Soc Nephrol, 2018, 13 (4): 641-649.

第 67 章

钾代谢失调

正常成人体内钾的总储量约为 50mmol/kg 体重（130~160g），正常成年男性体内钾总量为 50~55mmol/L，女性为 40~50mmol/L，在机体电解质中含量仅次于钠，其中 3/4 存在于肌肉组织。钾的分布特点是 98% 在细胞内，是人及动物细胞内含量最多的阳离子，而细胞外液仅占2%，血钾仅占总量的 0.3%，致使细胞内 K^+ 浓度平均高达140~150mmol/L，而细胞外钾浓度仅是它的 1/30。血清钾浓度正常介于 3.5~5.5mmol/L。细胞间液为 3~5mmol/L。人体钾的来源全靠从外界摄入，肉类、水果、蔬菜等均含钾丰富。每日摄入量 50~75mmol，一般膳食每日可供钾50~100mmol（2~4g），足够维持生理上的需要。90% 由小肠吸收，80%~90% 经肾脏排泄，余下 10% 经粪便排出。皮肤通常排钾甚少，约 5mmol/L，但大量出汗可排出较多量钾。平时，肾脏是排钾和调节钾平衡的主要器官。肾有较好的排钠功能，但保钾能力差，即使不摄入钾，每日仍排钾30~50mmol，尿钾排出量受钾的摄入量、远端肾小管钠浓度、血浆醛固酮和皮质醇的调节。

钾在人体的主要生理作用是：①维持细胞的正常代谢；②维持细胞内容量、离子、渗透压及酸碱平衡；③维持细胞膜的应激性；④维持心肌的正常功能。而细胞内外钾浓度明显差异的维持与 Na^+-K^+-ATP 酶的正常运转有关：Na^+-K^+-ATP 酶可以利用 ATP 水解所获得的能量将细胞内的 3个 Na^+ 转运到细胞外；同时，细胞外 2 个 K^+ 被交换到细胞内。交换而进入细胞内的 K^+ 又可通过细胞膜上的特殊通道而渗漏到细胞膜外。由于此种过程持续地进行，细胞内钾浓度可保持在相当恒定的水平，这也是形成正常细胞极化状态的原因。

正常血钾水平相对恒定的维持，依靠钾的摄入、细胞内外钾的转移以及肾脏对钾排泄的调节。钾的摄入主要通过饮食，其中以水果、蔬菜含钾较多，不少软饮料中含枸橼酸钾。胰岛素、儿茶酚胺及酸碱平衡状况决定了钾在细胞内外的转移；肾小球滤过情况和醛固酮的水平则决定了肾脏中钾的排泄。胰岛素可以激活 Na^+-K^+-ATP 酶，从而促使 K^+从细胞外转移到细胞内；而血 K^+ 水平升高本身还可以刺激胰岛素分泌，进而反馈调节血 K^+ 水平。儿茶酚胺通过兴奋 β_2 肾上腺素能受体使 K^+ 转移到细胞内。酸中毒（主要是无机盐造成的酸中毒）使 K^+ 从细胞内转移到细胞外，血 K^+ 浓度上升；碱中毒时正好相反。

从肾小球滤过的 K^+ 几乎 100% 在近端肾小管、髓袢等部位完全重吸收，实际上从尿中排出的 K^+ 主要取决于远端肾小管，尤其集合管对 K^+ 的排泄。集合管主细胞是分泌 K^+的主要细胞，该处的间细胞则为重吸收 K^+ 的主要细胞。通常情况下主细胞基底侧有 Na^+-K^+-ATP 酶，可以将 K^+ 从小管周围组织中逆电化学梯度转运到该细胞的胞质内；胞内的 K^+ 再通过管腔侧的钾通道顺电化学梯度而分泌到管腔中。管腔侧还具有 K^+-Cl^- 协同转运子，也可将 K^+ 分泌到管腔。盐皮质激素对 K^+ 的排泄起最关键的作用：该激素与其受体结合后，可以促使 K^+ 从皮质集合管排泄。另外，到达该段肾小管滤过液的速度也极大地影响了 K^+ 的分泌：流速越快，K^+ 分泌越多；反之则越少。此种盐皮质激素与滤过液远端输送两种机制对于维持 K^+ 平衡稳定起到十分重要的作用。例如，当细胞外液量减少时，一方面可刺激盐皮质激素分泌，使 K^+ 从皮质集合管排泄增加；另一方面因容量降低导致肾小球滤过率降低，钠盐从近端肾小管重吸收增加，使到达远端肾小管的滤液减少，K^+ 排泄下降，两者相互作用的结果是使血 K^+ 水平基本不变。同样，当细胞外液量过多时，一方面因为抑制盐皮质激素分泌，使 K^+ 从皮质集合管排泄减少；另一方面又因为远端肾小管输送液增多，K^+ 排泄增加，两者相互作用的结果是使血 K^+ 水平仍维持稳定。

第 1 节　　低钾血症

低钾血症（hypokalemia）是指血清钾<3.5mmol/L 的一种病理生理状态。其中，血 K^+ 在 3.0~3.5mmol/L 称为轻度低钾血症，症状较少；2.5mmol/L ≤ 血 K^+<3.0mmol/L 为中度低钾血症，可有症状；血 K^+<2.5mmol/L 为重度低钾血症，出现严重症状。

【病因与发病机制】

1. **缺钾性低钾血症**　表现为体内总钾量、细胞内钾和血清钾浓度降低。①摄入钾不足：见于长期厌食、偏食、禁食以及静脉补液内少钾或无钾者。每日钾的摄入量<3g，并持续 2 周以上。②排出钾过多：主要是经肾或胃肠道失钾。肾脏失钾是低钾血症最常见原因，其诊断标准为尿钾排泄>20mmol/d 且无腹泻病史。例如：长期应用排钾利尿剂，或甘露醇、高渗糖液等渗透性利尿药,其他导致低钾的药物包括大剂量青霉素类抗生素、庆大霉素、两性霉素 B、顺铂等;各种以肾小管功能障碍为主的肾脏疾病(如急性肾衰竭多尿期、Bartter 综合征、Gitelman 综合征、Liddle 综合征、RTA、失钾性肾病等);内分泌疾病如原发性或继发性醛固酮增多症、Cushing 综合征、异源性 ACTH 综合征等,或长期应用肾上腺皮质激素;补钠过多致肾小管钠 - 钾交换加强,钾排出增多。胃肠失钾主要因消化液丢失而失钾,见于长期大量的呕吐(如幽门梗阻)、腹泻(如 VIP 瘤、滥用泻药、霍乱等)、胃肠胆道引流或造瘘等。③低镁血症:任何原因的低镁血症均能导致缺钾或低钾血症,尤其是血镁<0.5mg/dl。镁的缺乏可抑制肌肉 Na^+-K^+-ATP 酶活性,尿钾排泄增加。低镁引起尿钾排泄增多的原因包括:醛固酮分泌增多、髓袢升支粗段管腔膜钾通道活性增高。④其他原因所致的失钾,如大面积烧伤、放腹水、腹腔引流、透析、长期高温作业等。

2. 转移性低钾血症 表现为体内总钾量正常、细胞内钾增多和血清钾浓度降低。见于:①注射大量葡萄糖液(特别是同时应用胰岛素时)。在葡萄糖进入细胞合成糖原过程中,大量钾离子移入细胞内(合成 1g 糖原约需 0.15mmol钾)。②碱中毒时,钾离子进入细胞内与 H^+ 交换,血 pH 每增高 0.1,可使血清钾降低 0.7mmol/L。但碱中毒本身引起钾转移的作用较小,低钾多在碱中毒合并应用利尿剂、呕吐或醛固酮增多症的情况下发生。③酸中毒的恢复期。④周期性瘫痪发作期。⑤棉籽油或氯化钡中毒,钡离子可阻断钾通道,使细胞内钾不能弥散到细胞外。⑥低温疗法使钾进入细胞内。⑦β 肾上腺素活性增加。儿茶酚胺可通过 $β_2$ 肾上腺素受体增强 Na^+-K^+-ATP 酶活性,促进钾进入细胞内;因此,在各种急性应激状态下致肾上腺素分泌增多,以及应用 β 肾上腺素受体兴奋剂如沙丁胺醇、特布他林或多巴胺治疗哮喘、心力衰竭等时,均可促使钾进入细胞内引起低钾。⑧反复输注冷存洗涤过的红细胞,因冷存过程中可丢失钾约 50%,进入人体后细胞外钾迅速进入细胞内。⑨血细胞生成迅速增加时由于新生细胞摄取钾可致低钾,见于使用叶酸、维生素 B_{12} 治疗贫血。⑩氯喹中毒。急性氯喹中毒时因钾迅速进入细胞内常致低钾,严重病例血钾可降至 2.0mmol/L 以下。

3. 稀释性低钾血症 表现为体内总钾量和细胞内钾正常,血清钾浓度降低。见于水过多和水中毒,或过多过快补液而未及时补钾时。

缺钾时细胞内外 Na^+、K^+ 产生相互转移,通常是 3 个 K^+ 从细胞内向外移,而有 2 个 Na^+ 和 1 个 H^+ 进入细胞内,以调整细胞内外的电解质成分。血钾减少时心肌细胞膜静息电位增大,动作电位时间延长,反映在 ECG 上为进行性 ST 段压低、T 波振幅减少、U 波出现与增大。T 波可降低转为平坦,最后转成双相、倒置。U 波常超过同导联 T 波高度,TU 可融合成驼峰样。低血钾心肌细胞对 K^+ 的通透性降低,Na^+ 流入超过 K^+ 流出,使细胞内电位的负性减少,起搏细胞的自律性增加。并可抑制心肌传导及产生异位激动,导致各种心律失常,主要为房性、房室交接处或室性期前收缩,大多发生在前一心动周期的 U 波上,呈多形性、多

源性,并转为室颤前的室性心动过速,以致出现心搏骤停,也可出现房室传导阻滞。

当血清 K^+<3.0mmol/L 时可出现肌无力,<2.5mmol/L 时可以出现弛缓性瘫痪。肌无力的发生机制可能是通过细胞内、外钾的比例改变,而使细胞超极化。由于静息电位与阈电位远离,而致兴奋性降低,对乙酰胆碱(acetylcholine,ACh)的兴奋反应性减低。

【诊断】

一、存在低钾血症的病因

低钾血症的病因包括:禁食、腹泻、使用利尿剂、内分泌疾病等。

二、临床表现特点

低钾血症的临床表现取决于低血钾发生的速度、程度和细胞内外钾浓度异常的轻重。慢性轻度低钾血症的症状轻或无症状,而迅速发生的重度低钾血症往往症状很重,甚至引起猝死。

1. 神经肌肉系统 一般血清钾<3.0mmol/L 时,患者感疲乏、软弱、乏力;<2.5mmol/L 时,全身性肌无力,肢体弛缓性瘫痪,腱反射减弱或消失,甚而膈肌、呼吸肌麻痹,呼吸困难、吞咽困难,严重者可窒息。常伴有肌肉酸痛、麻木感、感觉异常和手足搐搦。

2. 中枢神经系统 轻者表现为倦怠、精神不振;重者反应迟钝、定向力丧失、精神错乱、意识障碍、昏迷。

3. 消化系统 恶心、呕吐、食欲缺乏、腹胀、便秘,严重者肠麻痹等。

4. 心血管系统 低钾血症对心脏的主要影响为心律失常。轻度低血钾多表现窦性心动过速、房性及室性期前收缩;重度低血钾可致室上性或室性心动过速及室颤等严重心律失常,偶可发生房室传导阻滞。此外,心肌的损害可有第 1 心音减弱、心脏扩大、心动过速、心力衰竭等。血管平滑肌的麻痹可致血压下降、休克。

5. 泌尿系统 长期低钾可引起失钾性肾病和肾功能障碍,浓缩功能减退,出现多尿、夜尿、口渴、多饮,尿比重低,尿中有少量蛋白和管型。

6. 代谢紊乱 大量长期失钾,Na^+ 和 H^+ 进入细胞内引起细胞内酸中毒、细胞外碱中毒,且由于氯的排出增多,易形成低钾低氯性碱中毒。血清钙可正常、降低或增高。低血钾可使糖耐量减退。血清钾降低常能反映细胞内缺钾情况。血钾下降 1mmol/L,体内丢钾 100~200mmol,当血清钾在 3.0mmol/L 以下时,每下降 1mmol/L,体内丢钾 200~400mmol;当心电图出现 U 波时,往往提示体内丢钾至少 500mmol。如果排除了钾向细胞内转移的原因,一般来说,体内总钾储备每减少 200~400mmol,血清钾下降 1mmol/L。

三、辅助检查

1. 血清钾测定 血钾<3.5mmol/L。严重低血钾

（<2.5mmol/L）常伴有代谢性碱中毒致 CO₂CP、血 pH、标准碳酸氢盐（SB）升高，但尿呈酸性。

2. 心电图检查 T 波低平、双相或倒置；U 波出现并逐渐增高，常超过同导联的 T 波，T 波与 U 波相连呈驼峰状，QT 间期延长，P 波振幅增高，PR 间期延长。以胸前导联 V₂、V₃ 较明显。特异的心电图表现（如低 T 波、QT 间期延长和 U 波）有助于诊断。

应注意：血 pH、HCO₃⁻、Na⁺ 等升高时也可产生类似的心电图改变，其他电解质尤其是 Ca²⁺ 也有影响，要注意鉴别。

四、诊断注意事项

低钾血症患者需进行详细的病史采集、体格检查及实验室检查，以明确低钾的原因。首先应除外由异常白细胞摄取钾所造成的假性低钾血症；其次，是否有激素、药物或其他导致钾从细胞外转移至细胞内的因素存在。若以上均可除外，则低钾血症血钾从肾脏、胃肠道及皮肤丢失所引起。此时，尿钾测定有助于判断病因。肾外失钾（胃肠道、皮肤等）尿钾一般 <20mmol/L，>20mmol/L 则多表示经肾丢失。另外判断尿钾排泄情况的方法是计算跨小管钾梯度（transtubular potassium gradient，TTKG），TTKG=（尿［K⁺］/血［K⁺］）/（尿渗透压/血渗透压）。正确应用 TTKG 的前提是尿钠浓度需 >25mmol/L 且尿渗透压 ≥ 血渗透压。低钾血症患者，正常肾脏应启动保钾机制，TTKG 需 <2~3，TTKG>3，需考虑肾性失钾；TTKG>6，需考虑醛固酮相关失钾，要测定血浆肾素活性和醛固酮水平。

【治疗】

积极治疗原发病，给予富含钾的食物。对缺钾性低钾血症者，除积极治疗原发病外，还应及时补钾。

1. 补钾量 参照血清钾水平，大致估计补钾量。①轻度缺钾：血清钾 3.0~3.5mmol/L，可补充钾 100mmol（相当于氯化钾 8g）；②中度缺钾：血清钾 2.5~3.0mmol/L，可补充钾 300mmol（相当于氯化钾 24g）；③重度缺钾：血清钾 <2.5mmol/L 水平，可补充钾 500mmol（相当于氯化钾 40g）。包括口服补钾量在内。但一般每日补钾以不超过 200mmol（15g 氯化钾）为宜。

2. 补钾种类 最好是饮食补钾。肉、青菜、水果、豆类含钾量高，100g 含 0.2~0.4g，而米、面 100g 含钾 0.09~0.14g，蛋 100g 含钾 0.06~0.09g。药物补钾：①氯化钾（含钾 13.4mmol/g）：最常用；②枸橼酸钾（含钾约 9mmol/g）；③醋酸钾（含钾约 10mmol/g），枸橼酸钾和醋酸钾适用于伴高氯血症者（如肾小管性酸中毒）的治疗；④谷氨酸钾（含钾约 4.5mmol/g），适用于肝衰竭伴低钾血症者；⑤L-门冬氨酸钾镁溶液：含钾 3.0mmol/10ml，镁 3.5mmol/10ml，门冬氨酸和镁有助于钾进入细胞内。

3. 补钾方法 轻者鼓励患者进食含钾丰富的水果、蔬菜和肉类。口服补钾以氯化钾为首选，每日 3~6g（含钾 13.4mmol/g）。为减少胃肠道反应，宜将 10% 氯化钾溶液稀释于果汁或牛奶中餐后服，或用氯化钾控释片，或换用枸橼酸钾，或鼻饲补钾。缺钾较重以及不能口服，或出现严重心律失常、神经肌肉症状者，应静脉补钾。因患者多同时合并代谢性碱中毒，故以补氯化钾为最好。氯化钾不可静脉注射，应溶于 0.9% 氯化钠液内静脉滴注（葡萄糖液可刺激胰岛素释放，急性加重低血钾）。可用 10% 氯化钾 15~30ml 加入 0.9% 氯化钠液 1 000ml（钾浓度相当于 20~40mmol/L），静脉滴注。静脉补钾时，钾浓度不宜超过 40mmol/L（即 0.3% 氯化钾），速度以 20~40mmol/h 为宜（即氯化钾 1.5~3.0g/h），不能超过 50~60mmol/h。一般每日 40~80mmol（相当于氯化钾 3~6g），第 1 日可用 80~134mmol（相当于氯化钾 6~10g）。对因缺钾发生严重心律失常、呼吸肌麻痹危及生命时，补钾量可增大，速度可加快：可用 10% 氯化钾 50~100ml 加入 0.9% 氯化钠液 1 000ml 中，在持续心电监护和严密监测血钾、肌张力下，以 30~50mmol/h 的速度静脉滴注，直至血钾浓度达到或接近 3.0mmol/L。也可采用精确的静脉微量输注泵以较高浓度的含钾液体行深静脉穿刺或插管微量匀速输注。对钾缺乏而合并酸中毒或不伴低氯血症者，可用谷氨酸钾液 20ml 加入 5% 葡萄糖 500ml 静脉滴注。

4. 补钾注意事项 ①见尿补钾：补钾时须检查肾功能和尿量。在血容量减少、周围循环衰竭、休克致肾功能障碍时，除非有严重心律失常或呼吸肌麻痹等紧急情况，应待补充血容量、排尿达到 30~40ml/h 后，开始给予补钾。一般尿量 >500ml/d 或 >30ml/h 则补钾安全。②在静脉补钾过程中，需密切监测心电图和血清钾，每 2 小时测血钾 1 次；在高浓度和 / 或快速静脉补钾时，应持续心电监护和每小时测血钾，以避免严重高血钾和 / 或心搏骤停。③口服氯化钾对胃肠道刺激性大，长期应用有引起小肠溃疡、出血、穿孔的危险。也不宜长期使用氯化钾肠溶片，以免小肠处于高钾状态引发小肠狭窄、出血、梗阻等并发症。④低钾血症时将氯化钾加入 0.9% 氯化钠液中静脉滴注，若血钾已正常，则将氯化钾加入 5% 葡萄糖液内静脉滴注，可预防高钾血症和纠正钾缺乏症。若停止静脉补钾 24 小时后血钾仍正常，可改为口服补钾（血钾 3.5mmol/L，仍缺钾约 10%）。⑤钾进入细胞内较为缓慢，细胞内外钾的平衡时间约需 15 小时或更长，细胞内缺钾完全纠正需 4~6 天，重度者需时更久，故不宜过多过快静脉补钾，以免发生高钾血症。经过 2~3 天病情好转后，宜逐渐减量，或改为口服，但不可骤然停药。⑥对难治性低钾血症需注意纠正碱中毒和低镁血症。⑦对难治性低钾血症，应注意与低钙血症并存时，低钙血症症状常不明显，补钾后有时可出现手足搐搦或痉挛，应补充钙剂。⑧低血钾患者如静脉滴注葡萄糖加胰岛素或碳酸氢钠，可加重低血钾，因而非必要时不宜采用，必须用时，应同时补钾。

第 2 节　高钾血症

高钾血症（hyperkalemia）是指血清钾浓度大于 5.5mmol/L 的一种病理生理状态，此时的体内钾总量可增多（钾过多）、正常或缺乏。血钾增高并不能反映全身总体钾的增加，在全身总体钾量缺乏时，血清钾亦可能增高；其他电解质亦可影响高钾血症的发生与发展。在下述情况下可造成假性高血钾(false hyperkalemia)，应予以注意：①止血带结扎时间过长，使缺血细胞中的钾释出增多，血浆和血清钾浓度皆增高；②溶血、红细胞中钾释出，血浆和血清钾浓度也皆增高；③正常时血液凝固可释出钾，如血小板或白细胞过多，则释出钾增多，可造成假性高血钾，但此时仅血清钾增高，血浆钾浓度不变。

【病因与发病机制】

1. 钾过多性高钾血症 其特征是机体钾总量增多致血清钾过高，主要见于肾排钾减少；一般只要肾功能正常，尿量>500ml/d，很少引起高钾血症。

(1) 肾排钾减少：主要见于肾小球滤过率(GFR)下降(急、慢性肾衰竭)和肾小管排钾减少(肾上腺皮质功能减退症、低肾素性低醛固酮症、肾小管性酸中毒、氮质血症或长期使用保钾利尿剂、β受体阻滞剂或血管紧张素转换酶抑制剂)。其中，急慢性肾衰竭是引起高钾血症最常见的原因。

(2) 钾摄入、输入过多或过速：含钾丰富食物(通常无钠食盐或无盐酱油中含钾量很高，每克无钠食盐含钾盐为10~13mmol，每小匙无盐酱油可含钾200mmol)或含钾溶液(如枸橼酸钾、氯化钾、青霉素钾盐、库存血)摄入或输入过多或过快，肾功能不全者更易发生。

2. 转移性高钾血症 常由细胞内钾释放或转移到细胞外所致，少尿或无尿诱发或加重病情，但机体钾总量可增多、正常或减少。包括：①细胞内钾逸出增加，如溶血、大面积组织创伤、烧伤、横纹肌溶解、淋巴瘤或白血病化疗后大量肿瘤细胞破坏、严重感染或饥饿使机体处于高分解代谢状态等，可使细胞内钾大量释出，超过肾脏的排钾能力而潴留于体内；②细胞内钾外移，如酸中毒(pH 每下降 0.1，血清钾可增加 0.7mmol/L)、休克、高钾型周期性瘫痪、癫痫持续状态、静脉注射精氨酸、洋地黄中毒、β受体阻滞剂等均可使细胞内钾外移。

3. 浓缩性高钾血症 重度失水、失血、休克等致有效循环血容量减少，血液浓缩而钾浓度相对升高，多同时伴有肾前性少尿及排钾减少；休克、酸中毒、缺氧等使钾从细胞内进入细胞外液。

高钾血症本身通常无特殊病理改变，但可发生肌麻痹及突然而来的严重心律失常和心搏骤停而致死亡。这是通过高血钾对细胞电生理影响所致。细胞的静息膜电位是由其内、外液钾浓度比值而决定，正常时其比值为 40∶1，当血钾升高至 8.0mmol/L 时，比值降为 20∶1。正常静息膜电位和阈电位分别为 –90mV 及 –65mV，如果静息膜电位和阈电位愈接近时，细胞兴奋性愈高，但当静息膜电位明显降低，复极即受阻，因而发生肌麻痹。高血钾可降低跨膜细胞电位，始而兴奋，终至复极受阻，因而发生松弛性肌麻痹。血浆钾浓度增高对心肌细胞动作电位产生的影响是：①高血钾时，静息膜电位降低，故使第 0 相与第 1 相上升速度减慢，室内传导减缓，心电图(ECG)上表现为 PR 间期延长，

QRS 波增宽。②细胞膜对钾的通透性增加，此时钾较早、且较迅速地从细胞内液释出，细胞动作电位时间缩短，再极化加速，第 3 相下降速度加快，坡度变陡，此现象在 ECG 上则表现为一种尖而高的 T 波。由于部分去极化之故，Na^+ 则不易进入细胞内，使动作电位无法正常迅速达到最高点，致使心脏去极化变慢，ECG 上表现 QRS 波增宽，PR 间期更为延长。③血钾继续增高，进而缩小细胞内、外钾浓度差，静息膜电位负值减少，从原有 –90mV 升至 –70mV 或更高，升高程度和细胞外钾浓度增加呈比例关系。当传导变慢时，心脏各部分细胞活动情形不一，可出现室性期前收缩，严重者最后发生室性心动过速(VT)，心室颤动，最后达到不能应激的地步。

【诊断】

一、具有引起高钾血症的病因存在

二、临床表现特点

1. 神经肌肉系统 早期(血清钾浓度 5.5~7.0mmol/L 时)常有肢体异常、麻木感觉、极度疲乏、肌肉酸痛、肢体苍白和湿冷等类似缺血现象，可能与高血钾刺激血管收缩有关。随后(血清钾浓度达 7.0mmol/L 以上时)出现四肢无力，尤以双下肢明显，行走困难、肌张力减低、腱反射减弱以至消失；逐渐上升至躯干肌群及双上肢，呈上升性松弛性瘫痪。严重者出现吞咽、发音及呼吸困难。肌肉症状常先出现于四肢，然后向躯干发展，也可累及呼吸肌。中枢神经系统可表现为烦躁不安、昏厥及神志不清。

2. 心血管系统 高钾血症对机体的主要危险是重症高钾血症能引起心室颤动和心搏骤停(停搏于舒张期)。高血钾对心肌细胞兴奋性、自律性、传导性以及神经(如迷走神经)的影响，加上其他电解质异常和血 pH 改变的参与，高钾血症对心律的影响极其复杂，可见到各种心律失常，包括各种缓慢性心律失常，如房室传导阻滞、窦性心动过缓等；也可发生快速性心律失常，如窦性心动过速、频发的室性期前收缩、室性心动过速和心室颤动等。

3. 消化系统 高血钾可使乙酰胆碱释放增加，可引起恶心、呕吐、腹痛等消化道症状。

三、辅助检查

1. 血清钾增高 常>5.5mmol/L。根据血钾升高的程度，可分为三度：①轻度，5.5mmol/L<血清钾≤6.5mmol/L；②中度，6.5mmol/L<血清钾<7.5mmol/L；③重度，血钾≥7.5mmol/L。

2. 心电图 高钾血症的严重程度是由测定血钾浓度和心电图变化两者共同决定的，但心电图的改变和血钾的高低无固定不变关系。一般当血清 K^+>6mmol/L 时，出现基底窄而高尖的 T 波；至 7~8mmol/L，QRS 波逐渐增宽，R 波振幅降低，S 波加深，ST 段压低，P 波偏平或消失，PR 间期延长，可出现窦性静止或窦房传导阻滞，或表现为交界区性或室性自主心律；至 9~10mmol/L 时，增宽的 QRS 波群

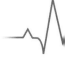

与 T 波融合而呈正弦状波,出现心室扑动或心室颤动,以至心脏停搏。心电图检查时应注意碱中毒、心室肥大、心肌缺血、心包炎、洋地黄中毒、束支传导阻滞可使高钾血症的心电图变化被掩盖;低血钙、低血钠、酸中毒可加重心电图的高钾表现;高血镁可产生类似高钾的心电图变化。

四、注意事项

高钾血症的诊断首先要除外由于溶血等原因所致的假性高钾血症,并除外实验室误差。确定高钾血症诊断后,还要寻找和确定导致高钾血症的原发疾病。ECG 检查明确有无严重的心脏毒性的发生,ECG 若有高钾血症的表现是危险的信号,应采取积极的治疗措施。

【治疗】

早期识别和积极治疗原发病,控制钾摄入,停用升高血钾的药物。高钾血症对机体的重要威胁是心脏抑制,因此高钾血症的治疗原则是迅速降低血钾水平,保护心脏。治疗措施包括以下几个方面:①注射钙剂以对抗 K^+ 的心脏毒性;②将细胞外 K^+ 暂时转移至细胞内;③将 K^+ 清除至体外,同时须除去病因。

一、病因治疗

1. 积极治疗原发病。如纠正酸中毒、休克,有感染或组织创伤应及时使用抗生素与彻底清创。

2. 应立即停用含钾药物、保钾利尿剂,少进含钾的食物;给予高糖高脂肪饮食以保证足够的热量,以减少分解代谢所释放的钾。避免应用库存血。

二、重度高钾血症的治疗

应采取紧急降低血钾浓度的措施,并自始至终都要严密监护,使血钾浓度或心律恢复至安全范围。应注意的是,当血钾未达到重度高钾血症水平,但 ECG 已有典型高钾表现;或者有高钾所致的典型神经肌肉症状时,也必须进行紧急处理。

1. **静脉注射钙剂** 当高血钾引起心室自身节律时,应立即注射钙剂以对抗其心脏毒性。因为高血钾可使静息膜电位降低而阈电位则无变化,两者间差距减小,使心肌细胞兴奋性增高;钙离子并不能影响细胞内、外 K^+ 的分布,但却可使静息膜电位与阈电位间差距增加,心脏兴奋性因而较为稳定,这种治疗并不限于低血钙患者,只要患者有严重心律失常,即使血钙正常,也应立即注射钙剂。钙离子疗效相当迅速。当发现患者有严重心律失常时,应立即在心电监护下用 10% 葡萄糖酸钙 10~20ml 加入 25%~50% 葡萄糖溶液 10~20ml 中,静脉缓慢(5~10 分钟)注射,在数分钟内(1~3 分钟)即可见效,维持 30~60 分钟。注射后 10~20 分钟内如无效或有效后又再发生心律失常,可重复注射。也可在有效后用 2~4g 葡萄糖酸钙加入 10% 葡萄糖 1 000ml 内静脉滴注维持。氯化钙含钙量为葡萄糖酸钙的 4 倍,如同时存在严重低钙血症者,应选用氯化钙。应注意:钙离子仅

是暂时对心脏有对抗钾的毒性,并不能降低血钾浓度,仅是一种短时的急救药物,尚需采用其他措施来降低血钾。有心力衰竭者不宜同时应用洋地黄,对使用洋地黄类药物者应慎用。

2. **碱性药物** 可用 5% 碳酸氢钠液或 11.2% 乳酸钠 60~100ml 于 10 分钟内静脉注射或快速静脉滴注,用后 5~10 分钟起作用,30 分钟内改善症状,疗效维持数小时。注射后若无严重的碱中毒可重复使用或用上述碱性溶液 100~200ml 以 15~30 滴 /min 速度静脉滴注维持。与葡萄糖酸钙须分别应用。待心电图恢复后,即可减量或停用。碱性药物作用有:①可碱化细胞外液,使 K^+ 迅速从细胞外液移入细胞内。血 HCO_3^- 每增高 1mmol/L,血钾可降低 0.13~0.18mmol/L。②Na^+ 有拮抗钾对心肌的毒性作用,并增加远端小管中钠含量和钠与钾交换,使钾从尿中排出增加。③高渗性利尿作用:HCO_3^- 不易在肾小管中重吸收,故能增加钾的排泄。④Na^+ 增加血浆渗透压,扩容,起到稀释性降血钾作用。⑤Na^+ 有抗迷走神经作用,可提高心率。在房室传导阻滞时,乳酸钠可使 PR 时间缩短,心房及心室率加快。

注意事项:①短期内输液量过多及输入过多的钠离子易诱发肺水肿,尤其是心肾功能不全患者,更应注意;②乳酸钠或醋酸钠需在肝脏内代谢成碳酸氢钠,肝病患者应慎用;③碳酸氢钠不能与葡萄糖酸钙混合使用,以免出现碳酸钙沉积;④少数患者由于注射后快速产生碱血症,可诱发抽搐或手足搐搦症,此时可同时注射钙剂以对抗。

3. **高渗葡萄糖及胰岛素** 静脉注射 25%~50% 葡萄糖液 60~100ml,同时皮下注射胰岛素 10U 或在 10% 葡萄糖液 500ml 中,按 3~4g 葡萄糖用 1U 的比例加入胰岛素静脉滴注,可使钾转入细胞内。注射开始后 30 分钟内起效,持续时间 4~6 小时。通常应用上述剂量后血钾可下降 0.5~1.2mmol/L,必要时 6 小时后再重复 1 次。

4. **高渗盐水** 其作用机制与乳酸钠相似,但高氯可引起高氯性酸中毒,对高钾血症不利,应慎用。常用 3%~5% 氯化钠液 100~200ml 静脉滴注,效果迅速,应监护心肺功能。若尿量正常,也可用等渗盐水。

5. **选择性 β_2 受体激动剂** 可促进钾转入细胞内,可用沙丁胺醇雾化吸入(稀释在 4ml 生理盐水中,10 分钟内吸入)。一般和胰岛素联用,而不单独使用。

6. **排钾治疗** 以上措施是短效应的急救治疗,若高血钾持续存在,危及患者生命,随后须采取排钾治疗。有以下方法。

(1)利尿剂:选用排钾利尿剂,如呋塞米、布美他尼和噻嗪类,仅适用于肾功能较好者。如用呋塞米 40~120mg 静脉注射。

(2)肠道排钾:可用阳离子交换树脂经消化道排钾。常用的为聚苯乙烯磺酸钠交换树脂 10~20g 口服,2~3 次 /d;单独或并用 25% 山梨醇 20ml 口服,2~3 次 /d。亦可用树脂 40~50g 置于 25% 山梨醇 100~200ml 中,保留灌肠,每日 2~3 次。树脂能在肠道吸附钾而释放出钠,每克树脂约能除去 1mmol 钾。降钾树脂的起效时间,口服为 1~2 小时,灌肠为

67

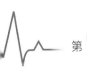

4~6小时。每50g降钾树脂可使血钾下降约0.5~1.0mmol/L。除恶心、便秘外，本品还同时可使钙离子从肠道排出，引起低钙血症。含钠树脂最大缺点是使过多钠离子吸收，在排水钠有障碍的患者易致水肿及心力衰竭，同时聚苯乙烯磺酸钠可致严重的肠坏死，在与山梨醇合用时更易发生。

帕替罗默（patiromer）是一款新的钾离子结合剂，其成分为含活性母体帕替罗默的帕替罗默山梨醇钙（patiromer sorbitex calcium），是粉末状药物，与水混合后口服，其作用机制是结合胃肠道中的钾，从而降低钾的吸收，其不良反应除胃肠道反应外，还可造成血镁的下降。适用于CKD高钾血症患者。

（3）透析疗法：为最快和最有效方法。尤适用于肾衰竭伴高钾血症者。可行血液或腹膜透析治疗，但血透常比腹透更有效。应用低钾或无钾透析液进行血透，可以使血钾几乎在透析开始后即下降，1~2小时后血钾几乎可恢复到正常。腹透应用普通标准透析液在每小时交换2L情况下，大约可交换出5mmol钾，连续透析36~48小时可以去除

180~240mmol钾。

若高血钾有危及生命的心律失常，应紧急放置静脉插管临时起搏，并迅速准备行透析治疗，度过高血钾期。

三、中度高钾血症的治疗

必须立即注射葡萄糖、胰岛素及碳酸氢钠液，使钾离子尽快转移入细胞内，降低血钾浓度，同时去除病因。

四、轻度高钾血症的治疗

通常只减少钾盐的摄入，停用或减少钾离子含量丰富的药物，进低钾饮食，除去血钾增高的原因等。

（李 娜 张文武）

 参 考 文 献

张文武.急诊内科学［M］.4版.北京：人民卫生出版社，2017：460-464.

第68章

镁代谢失调

镁是人体必需元素之一。细胞内的阳离子中镁的含量仅次于钾。镁广泛存在于体内各组织中,参与许多生物学过程,尤其是对酶的活性、能量代谢及神经肌肉传递方面起着重要作用。镁离子与 Ca^{2+}、Na^+、K^+ 等共同维持神经肌肉、心肌及血管的兴奋性,镁离子对中枢和周围神经系统、心肌以及血管和胃肠道平滑肌均有抑制作用。

正常成人体内镁的总储量约 1 000mmol(24g),其中 50%~60% 存在于骨骼中,40%~60% 存在于软组织中,细胞外液中的镁离子仅占总量的 1%。正常人血镁浓度为 0.75~1.25mmol/L,以三种形式存在。①游离镁:约占 55%,正常值为 0.52(0.46~0.57)mmol/L;②结合镁:镁与重碳酸根、磷酸根和枸橼酸根等所形成的复合物,约占 15%,正常值为 0.14mmol/L;③蛋白结合镁:约占 30%,正常值为 0.2~0.3mmol/L。人类每日每千克体重需要摄入镁 0.15~0.18mmol 才能维持正常平衡,饮食摄入是镁离子的主要来源,日常镁摄取量的 2/3 以上来自绿叶蔬菜和粮食,其余来自肉和乳类。摄入后有 30%~50% 被吸收,部位以空肠、回肠为主。经肠道吸收的镁大部分经肾排出,小部分经胆汁、胰液及肠液分泌入肠道。人体镁代谢的内平衡主要是依靠肠道吸收和肾脏排泄镁的调节而完成的,但下列因素对其有重要影响:①甲状旁腺激素(PTH)。具有增加肠道吸收和促进肾近曲小管重吸收镁的作用,并通过负反馈机制参与血清镁浓度的调控。②甲状腺素。能促进肠道吸收镁,但又能直接抑制肾小管重吸收镁,使尿镁排泄量显著增加;同时,它能促进全身代谢而增加镁的需要量。总的影响是负镁平衡,使血浆镁下降。③胰岛素。具有促进镁进入细胞内的作用,但又可使血浆磷酸盐降低,从而减少骨骼对钙、镁的摄取,其总的结果可使血浆镁升高。④醛固酮。它能减少肠道镁吸收和肾近曲小管和髓袢镁重吸收,并与其保钠作用有关,增加镁从尿和粪中的排泄,引起负镁平衡。⑤生长激素。促进肠道吸收镁,降低肾小管重吸收镁,并能促进镁进入细胞内,增加镁贮池、降低血镁浓度。⑥维生素 D。可增加肠道镁的吸收。⑦ Ca^{2+} 及磷酸盐。Ca^{2+} 与 Mg^{2+} 有竞争现象;膳食中的过多磷酸盐可与 Mg^{2+} 形成不溶解的复合物,减少 Mg^{2+} 的吸收。

第1节 低镁血症

血清镁低于 0.75mmol/L(1.82mg/dl)时称为低镁血症(hypomagnesemia)。

【病因与发病机制】

一、病因

1. 镁摄取不足 禁食、厌食或营养不良伴有不断地经尿排镁 2 个月后即可丢失体内镁总储量的 1/5,主要是肌肉失镁,严重者血清镁浓度才降低。

2. 镁丢失过多 ①经胃肠道失镁:丧失消化液如持续呕吐、长期腹泻、胃肠吸引或胃肠瘘可引起镁丢失增多,而静脉只补无镁液体时;胃肠道疾病如脂肪泻、吸收不良综合征、胆道疾患与重症急性胰腺炎等。②经肾失镁:肾脏排镁过多见于各种原因引起的多尿,如长期服用髓袢及噻嗪类利尿剂,尿镁排出可增加 25%~40%;肾小球肾炎、肾盂肾炎及肾小管性酸中毒时皆可影响肾小管对镁的重吸收功能;原发性醛固酮增多症与皮质类固醇及 ACTH 治疗中,肾排镁过多亦可导致低镁血症。③经透析失镁:尿毒症患者用无镁透析液透析时,也可引起低镁血症。④经皮肤失镁:重度烧伤可致低镁血症。

3. 镁离子在细胞内外的重新分布 常见原因有:①甲状旁腺功能亢进伴严重骨病的患者在甲状旁腺切除术后,过量 PTH 的突然清除使大量 Ca^{2+} 和 Mg^{2+} 进入到骨细胞内,使血镁明显下降,称为骨饥饿综合征(hungry bone syndrome);②重症急性胰腺炎,主要因大量镁盐沉着于坏死的胰腺周围脂肪组织中;③高热能肠外营养,镁随营养物质进入细胞内供组织修复,引起血镁下降;④糖尿病酮症酸中毒,经液体和胰岛素治疗后,可使大量 Mg^{2+} 进入细胞内而致血镁过低。

二、病理生理

1. 对电生理的影响 镁是许多酶的激活剂,Mg^{2+} 具有兴奋心肌内线粒体的氧化磷酸化作用,能影响细胞膜的 Na^+-K^+-ATP 酶和激活心肌环化酶,并在 K^+ 和 Ca^{2+} 的共同作用下维持细胞内外的 Mg^{2+} 浓度,以维持正常的心肌兴奋性。在缺血性心脏病时,由于心肌缺镁,细胞氧化磷酸化过程障碍,维持细胞内钾浓度所必需的能量不足,而造成失钾,加上酶的功能障碍,钠泵衰竭,影响透膜动作电位,加重心肌的复极不一致,导致激动的差异传导和折返激动而发生心律失常。当补镁时可激活 Na^+-K^+-ATP 酶,使细胞保钾加强,心肌绝对不应期延长,且拮抗 Ca^{2+} 的作用,影响离子膜的通透性及其结合、分布及交换,使跨膜的内向离子流减少,故能纠正心律失常。

2. 对钾代谢的影响 低镁血症时,导致低钾血症或低钾血症难纠正的可能机制是:低镁可以导致钾从髓袢及皮质集合管分泌过多,这是因为髓袢上升支有钾分泌通道,正常时该通道被 ATP 所抑制,低镁时通道抑制被解除,导致钾大量分泌。

3. 对神经肌肉的影响 Mg^{2+} 对神经肌肉有抑制作用,当各种原因引起的血浆 Mg^{2+} 浓度下降,使得神经肌肉接头处的 ACh 释放增加,使肌肉兴奋性增强引起肌肉强直性收缩,出现神经系统的症状。

4. 对心肌代谢的影响 各种原因所致的低镁血症,心肌细胞内镁缺乏,不仅是差异性传导、折返激动的电生理学基础,更为重要的是镁的不足影响了心肌代谢,降低了心肌舒缩功能。缺镁时,肌球蛋白 ATP 酶的活性受到抑制,分解 ATP 障碍,使心肌在舒缩时得不到足够的能量供应,而促发和加重心力衰竭。同时,使心肌对洋地黄高度敏感,增加了洋地黄中毒的可能性。而给镁剂可逆转洋地黄中毒引起的心律失常,在心力衰竭时补镁即能激活 ATP 酶和心肌腺苷环化酶,并能维持心肌线粒体的完整性,并促进其氧化磷酸化过程,进而改善心肌的代谢,增加心肌的收缩力,增加心排血量。此外,镁还能扩张血管有利尿作用,从而减轻心脏的前后负荷,改善心功能,提高有效循环量。故在心力衰竭时补镁,不仅能迅速纠正心力衰竭,减少洋地黄的用量及其中毒反应;而且能防止低血钾,避免心律失常。

【诊断】

一、有低镁血症的病因存在

二、临床表现特点

1. 神经肌肉系统 Mg^{2+} 对神经系有抑制作用,故缺镁时神经肌肉兴奋性增高,表现为肌肉震颤、手足搐搦、手足徐动样或舞蹈样动作、眼球震颤、反射亢进、共济失调等,上肢尤为明显。低钙束臂征(Trousseau sign,Trousseau 征)或低钙击面征(Chvostek sign,Chvostek 征)阳性,但血钙正常。有时出现视觉或听觉的过敏反应。重症病例可有谵妄、精神错乱、定向力障碍,甚至幻觉、惊厥、昏迷等症状。

2. 心血管系统 表现为心悸、心动过速、快速型心律失常,半数患者有血压升高、四肢发绀等。

3. 其他 常伴有难以纠正的低钾血症和低钾性碱中毒。

三、辅助检查

当血清镁<0.75mmol/L 时即可诊断为镁缺乏症。但缺镁的诊断有时较困难,如有时血清镁虽在 0.75mmol/L 以上,仍不能否定低镁血症。血镁虽是评价镁代谢的重要指标,但因其受酸碱度、蛋白和其他因素变化的影响,不一定能反映体内镁贮备状态,也不能作为估计体内镁缺乏程度

的可靠指标。若根据病史和临床判定有缺镁,而血镁正常,应作尿镁排泄量测定,如 24 小时尿镁排泄量<1.5mmol,则可诊断为镁缺乏症。尿镁排泄量在补镁后可见增加。

静脉内镁负荷试验有助于诊断。正常人每千克体重给予 0.125mmol 镁负荷时,则负荷量的 80% 以上于 24 小时内由尿排泄,48 小时完全排泄;在镁缺乏症时,负荷镁的 40% 以上在体内保留。一般是在 12 小时内静脉滴注含有 30mmol 硫酸镁的葡萄糖液 500ml,然后收集 24 小时尿液测定尿镁排泄量,若体内有>50% 的镁保留则为缺镁;若<30% 可排除缺镁。也可在 1~2 小时内静脉滴注含有 20mmol 镁的葡萄糖液 400ml,收集 16 小时尿液测定镁含量,如为输入的 20% 左右表示有缺镁,若为输入的 70% 可排除缺镁。本试验在肾功能不全、心脏传导阻滞或呼吸功能不全时忌用。

【治疗】

一、积极治疗原发病

二、补镁疗法

肾脏的保镁功能较差,即使在缺镁状态下补充的镁仍有 50% 可以从尿中排泄,故补充的镁要高于推测丢失量的 2 倍左右。应当注意,补镁治疗要使体内镁缓慢恢复正常,一般需治疗 4~5 天,同时应纠正低钙和低钾血症。肾功能有损害,GFR 减低时应慎重,镁用量要小,并及时监测血镁水平,以防发生镁中毒的危险。推荐对症状性低镁血症、有潜在心脏或癫痫疾病、伴有严重的低钾血症和低钙血症、严重低镁血症(<0.56mmol/L)进行治疗。

轻度缺镁患者,可由饮食或口服补充镁剂。可用氧化镁 0.25~0.5g,或氢氧化镁 0.2~0.3g,或 10% 醋酸镁溶液 10ml,每天 3~4 次口服。若患者对口服不能耐受或不能吸收时,可采用肌内注射镁剂,一般采用 50% 硫酸镁 2ml 或 25% 硫酸镁 5~10ml 肌内注射。

若属重度缺镁,出现严重手足搐搦、痉挛发作或室性心律失常,则须静脉滴注。常用的是硫酸镁,硫酸镁 1g 含镁 4.07mmol。切不可用 10%~25% 的硫酸镁液直接静脉注射,因为可发生致命性危险。首先用硫酸镁 3g(12.2mmol)加入葡萄糖液 1 000ml 中,于 6 小时内静脉滴注,继以 3g 于 2 000ml 溶液中缓慢静脉滴注。第 2~5 天,每天给 4g(16.3mmol)于溶液中静脉滴注。如有惊厥、昏迷或严重室性心律失常,可用硫酸镁 1.00~1.25g 于 50% 葡萄糖液 40ml 中缓慢(5~10 分钟以上)静脉注射,继以 5g 于 1 000ml 溶液中于 10 小时静脉滴注完毕,在以后 5 天内可每天补 5g。静脉补镁时速度应缓慢,过快可致短暂性低血压,部分是因镁使皮肤肌肉的血管扩张所致。如静脉给予镁剂过量,可引起血压迅速下降、肌肉麻痹、呼吸衰竭和心脏停搏。若有镁剂过量,应立即静脉注射 10% 氯化钙 5~10ml 或 10% 葡萄糖酸钙 10~20ml,必要时可重复应用。

在纠正低镁血症的同时,应纠正低血钙、低血钾、低血磷等其他电解质紊乱。

第2节　高镁血症

血清镁浓度>1.25mmol/L（3.0mg/dl）时称为高镁血症（hypermagnesemia）。除少数医源性因素导致进入体内镁过多外，大多是因肾脏功能障碍引起排泄减少所致。

【病因与发病机制】

1. 肾排镁减少 ①急、慢性肾衰竭尤其是伴有少尿而又接受镁剂治疗时；②甲状腺功能减退与肾上腺皮质功能减退（甲状腺素和醛固酮可抑制肾小管镁重吸收，促进尿镁排泄）。

2. 细胞内镁外流增多 如糖尿病酮症酸中毒、外科应激反应、严重细胞外液不足及严重酸中毒等。

3. 服用含镁制剂过多 见于服用过多的含镁泻药及抗酸药，缺镁时补镁过多，用含镁制剂治疗新生儿手足搐搦症、甲亢、心律失常及洋地黄中毒等。

4. 骨镁释出过多 骨的破坏性肿瘤或恶性肿瘤骨转移时，可将骨内储存的镁释放入血，引起高镁血症。

【诊断】

1. 有高镁血症的病因存在

2. 临床表现特点

（1）神经肌肉系统：过量的镁可阻断神经传导及在末梢神经部位阻断乙酰胆碱释放，降低神经肌肉接头的冲动传导，并使突触后膜反应性降低和轴索兴奋阈值增高，从而使神经肌肉功能减低。当血清镁 1.5~2.5mmol/L 时，可发生恶心、呕吐；2.5~3.5mmol/L 时，可出现嗜睡、弛缓性瘫痪、腱反射迟钝；3.5~5.0mmol/L 时，可发生木僵、精神错乱、共济失调；5.0~6.0mmol/L 时出现呼吸抑制；6.0~7.5mmol/L 时，则可发生昏迷。

（2）心血管系统：高镁血症可引起心脏的冲动传导障碍和抑制细胞膜的兴奋性。血清镁达 1.5~2.5mmol/L 时，可引起直立性低血压和心动过缓。随着血镁浓度升高，可发生心电图变化：血镁浓度 2.5~5.0mmol/L 时出现 PR 间期延长

和室内传导阻滞，伴有 QRS 时限增宽、T 波高耸和 QT 间期延长，P 波低平。如血清镁>7.5mmol/L 时可发生完全性传导阻滞，并可抑制心脏收缩而致停搏于舒张期。因镁对血管平滑肌和血管运动中枢的抑制，使小动脉、微动脉扩张，外周阻力降低及动脉血压下降。

（3）其他表现：由于镁对内脏平滑肌功能的抑制，可致嗳气、呕吐、便秘和尿潴留等。

高血镁最常见于尿毒症患者，且其早期表现常与尿毒症相似而易被忽略，故在尿毒症时应加以重视。所有急性肾衰竭者，均应测定血镁，在慢性肾衰竭者亦最好定期检测。当肾衰竭患者出现神经肌肉症状及心电图示传导障碍，而不能用血钾、钙、磷异常解释时，应想到本症。由于高血镁的心电图与高血钾的相似，首先应排除高血钾的可能，才能诊断高血镁。

【治疗】

1. 积极治疗原发病因 一旦作出高镁血症的诊断，应立即停止镁制剂的摄入和治疗其原发病因。对轻度高镁血症且肾功能正常者，因肾脏能快速清除镁，且镁的血清半衰期仅为一天，因而无须特殊治疗。

2. 注射钙剂 有明显症状（尤其心血管症状）者应立即注射 10% 氯化钙 5~10ml 或 10% 葡萄糖酸钙液 10~20ml 加等量葡萄糖静脉注射，以拮抗高镁血症对心肌的抑制作用。如注射后 5~10 分钟仍未见效，应重复治疗，每日最高剂量可达 10g，但须注意避免发生高钙血症。对肾功能正常者可给予强力利尿剂，以促进尿镁的排泄。

3. 透析疗法 高镁血症最有效的疗法是血液透析，血镁下降的程度取决于透析液的离子梯度；如用无镁透析液 3~4 小时内即可使血镁降低。如无血透设备也可采用腹膜透析治疗。

（林锦乐 张文武）

参考文献

张文武. 急诊内科学［M］.4 版. 北京：人民卫生出版社，2017：465-467.

第 69 章
钙代谢失调

成人体内钙总量为 1 000~1 300g,99% 左右以骨盐形成存在于骨骼中,其余存在于各种软组织中。细胞外液中钙仅占总量的 0.1%,约 1g。血钙指血浆钙,测定时用血清,即血清钙,正常人血清钙为 2.25~2.75mmol/L(9~11mg/dl)。含量相当稳定,儿童较高,常处于正常值的上限。血浆钙主要以 3 种形式存在:游离钙(离子钙,占 50%)、复合钙(与阴离子结合钙,占 10%)和蛋白结合钙(占 40%)。尿液中只有游离钙(50%)和复合钙(50%)。游离钙与复合钙为可扩散性,蛋白结合钙为非扩散性。非扩散性与游离钙之间常可互相转化。血浆蛋白增多时使血浆总钙量增加,但游离钙浓度不会发生改变。保持体钙贮备和最终血浆钙浓度依赖于饮食中钙摄入、肠道钙吸收和钙在粪、尿中的排泄。每日膳食摄入钙约 1 000mg,约 400mg 从食物中被吸收,200mg 经胆、胰、肠排泄,净吸收为 200mg。正常人粪钙排量占摄入量的 75%~80%,由食物中未被吸收的钙和消化液中的钙组成。尿钙约占钙摄入量的 20%。一般实验室均测定血浆钙总量,游离钙测定较困难,用钙电极测定血清游离钙浓度为 1.10~1.34mmol/L。游离钙是生理活性成分,它有参与血液凝固、维持心肌节律性和收缩性,保持神经肌肉的正常兴奋性作用。细胞外钙离子浓度的恒定基于两个关键因素:第一,感知细胞外 Ca^{2+} 的细胞,如甲状旁腺细胞、甲状腺 C 细胞及肾近端小管细胞,通过细胞表面细胞外 Ca^{2+} 感知受体(CaR)来感知细胞外 Ca^{2+} 的细微波动,当细胞外 Ca^{2+} 失衡时,能分别调节甲状旁腺激素(PTH)、降钙素及 1,25- 二羟维生素 D_3[1,25(OH)$_2$D]三种激素的释放,使 Ca^{2+} 趋于正常。第二,效应组织,如骨、肠及肾。甲状旁腺细胞、甲状腺 C 细胞及肾近端小管细胞通过释放激素作用于效应组织来完成调节 Ca^{2+} 浓度。

PTH 对钙的代谢有多方面的作用:① PTH 激活肾小管细胞内腺苷酸环化酶,抑制肾小管磷的重吸收。磷在肾小管内有抑制 1α- 羟化酶的作用,而 PTH 可促进磷的排泄,故它能解除磷对 1α- 羟化酶的抑制作用,有利于维生素 D 的活化,使 25- 羟维生素 D_3[25(OH)$_2$D$_3$]在肾脏转变为活性更强的 1,25- 二羟维生素 D_3[1,25(OH)$_2$D],进一步促进肠钙的吸收。②能促使骨中未分化的间叶细胞分裂及转化为破骨细胞,且使破骨细胞内 Ca^{2+} 含量增加,进而加以释放;还能把骨密质中的 Ca^{2+} 动员出来,从而引起细胞外液的 Ca^{2+} 浓度升高。③促进肾小管(皮质髓袢升支粗段、远曲小管、集合管等部位)对 Ca^{2+} 的重吸收,减少 Ca^{2+} 的排泄。④抑制肾小管对碳酸氢根及磷酸根的重吸收,增加排泄,从而解除磷酸根对 PTH 的拮抗和活性的抑制。此外,碳酸氢根排泄的增加,引起肾小管酸中毒,则能减少钙与蛋白质的结合,从而增加游离钙的浓度。

维生素 D_3(又称胆骨化醇)是一种前激素,其活性羟化物是一种类固醇激素,名为开环类固醇,它作用于靶器官,调节钙、磷代谢。维生素 D_3 须先在肝细胞中羟化生成 25-(OH)D$_3$,与血浆中 α2- 球蛋白结合而运转到达肾小管细胞的线粒体中再羟化,生成 1,25(OH)$_2$D$_3$,成为维生素 D 的活性形式,分泌入血液循环发挥生理作用。1,25(OH)$_2$D$_3$ 进入肠黏膜细胞与 1,25(OH)$_2$D$_3$ 的受体蛋白结合后,部分转入细胞核内,影响 DNA 的转录过程,而促进钙结合蛋白的合成。由于钙结合蛋白对钙的亲和力大,才使肠黏膜可以主动地吸收食物中的钙。它还可促进刷状缘中需钙的 ATP 酶合成,使 ATP 分解供能,增强钙的主动吸收。1,25(OH)$_2$D$_3$ 还能协助 PTH 增加肾小管对钙的重吸收,减少钙的排泄。

降钙素(calcitonin)系由甲状腺滤泡旁细胞分泌的一种激素,甲状旁腺及胸腺也可分泌少许。降钙素抑制破骨细胞的形成及其对骨的吸收,使钙质沉积于骨中,并作用于肾小管抑制对钙的重吸收,其作用在多方面与 PTH 拮抗。

第 1 节　　低钙血症

血清蛋白浓度正常时,血钙<2.25mmol/L(9mg/dl)时称低钙血症(hypocalcemia)。若低于 1.75mmol/L(7mg/dl)或游离钙低于 0.9mmol/L(3.6mg/dl)时,神经肌肉兴奋性增高,可发生手足搐搦症,甚至全身肌肉痉挛、抽搐、支气管哮喘、呼吸困难、心律失常、心绞痛、心力衰竭、腹痛、腹泻、癫痫样发作等,少数患者发生昏迷甚至死亡,谓之低血钙危象(crisis of hypocalcemia)。

【病因与发病机制】

凡可造成钙的供给不足、吸收不良、调节障碍(包括 PTH、降钙素分泌异常)、先天性骨和肾的细胞膜受体缺陷,对 PTH 完全或部分无反应,或靶组织细胞对 cAMP 无反应、排出过多等疾病均可诱发本症。常见的病因如下。

1. 甲状旁腺功能减退症　包括原发性和继发性甲状旁腺功能减退,前者是一组多原因疾病,如先天性甲状旁腺发育不全或不发育、DiGeorge 综合征、自身免疫性多腺病综合征 I 型等;后者较为常见,多因甲状腺手术时误伤或切除甲状旁腺引起,也可因颈部恶性肿瘤放射治疗所并发。持续性甲状旁腺功能减退致 PTH 缺乏,PTH 具有抑制肾小管再吸收磷,造成尿磷增加和血磷降低,促进肾小管对钙的吸收;促进肠内钙的吸收;促进骨的破坏,造成血钙增高等作用。PTH 缺乏时会发生低血钙和高血磷。假性甲状旁腺功能减退症(pseudohypoparathyroidism,PsHP)是由于周围组织(肾小管上皮细胞和骨)对 PTH 的作用抵抗,表现为低血钙和高血磷,与甲状旁腺功能减退的表现相似,但甲状旁腺本身无病变,低钙刺激甲状旁腺增生,PTH 分泌增加,因而血清 PTH 常升高。骨饥饿综合征(hungry bone syndrome)是手术后导致低钙血症的又一原因,见于严重甲状旁腺功能亢进症(简称甲旁亢)伴骨病的患者在甲状旁腺切除后,造成相对的甲状旁腺功能减退使大量钙离子进入骨细胞所致。严重的镁缺乏是功能性甲状旁腺功能减退的常见原因,能导致 PTH 分泌障碍及效应组织如骨和肾对 PTH 的抵抗。

2. 维生素 D 缺乏 因食物中维生素 D 摄入减少或少接触阳光;或由于慢性胰腺疾患、慢性胆道阻塞、慢性小肠疾患等引起维生素 D 的吸收不良;或由于肝、肾功能不全、长期服用苯妥英钠而致活性维生素 D 生成障碍。维生素 D 缺乏,可使小肠对钙的吸收减少而引起低钙血症。

3. 高磷血症 肾功能不全、肾衰竭,摄入大量磷酸盐及肿瘤化疗后造成急性肿瘤细胞坏死等均可引起高磷血症。因血磷的增高可使钙从胃肠道代偿性排泄增加,与钙结合形成磷酸钙而影响钙吸收;高磷血症还可抑制活性维生素 D_3 的形成,使小肠对钙的吸收减少;磷酸盐在体内可形成磷酸钙沉积于组织等,均致低钙血症。

4. 急性胰腺炎 病变广泛且有大量胰腺组织坏死的胰腺炎患者,在病程 2~3 天可因脂肪坏死分解,脂肪酸与血中 Ca^{2+} 结合,形成脂肪酸钙沉积,可以消耗一定量的 Ca^{2+}。此外,受损的胰腺能释放胰高血糖素,可刺激降钙素的释放,使血钙进一步降低。

5. 恶性肿瘤 乳腺、肺、前列腺等的恶性肿瘤并发成骨细胞性转移时,大量吸收血中的钙以形成新骨,因而引起血钙减少。甲状腺髓样癌(降钙素分泌瘤)可分泌降钙素及其类似物质,从而引起低钙血症。另外淋巴瘤、白血病化疗时大量组织被破坏,使磷酸盐释放入血,血钙可明显下降,称为肿瘤溶解综合征。

6. 肾上腺皮质激素过多 皮质激素可抑制骨质吸收、拮抗活性维生素 D_3 而减少小肠对钙的吸收,促进肾脏对钙的排泄增加而导致低钙血症。见于库欣综合征(Cushing syndrome,Cushing 综合征)或大量使用皮质激素时。

7. 慢性肾衰竭 慢性肾衰竭患者血钙降低的因素有:①肾小球滤过率下降,磷滤过减少,使血磷升高,为维持钙磷乘积,血钙下降;②长期肾功能不全、营养不良、大量蛋白消耗,蛋白质代谢障碍,血浆蛋白降低,使蛋白结合钙含量减少;③大量肾组织破坏,肾脏合成高活性的 $1,25(OH)_2D_3$ 减少,使胃肠道吸收钙的能力明显下降。

8. 血镁异常 血镁浓度能影响 PTH 的分泌和作用;轻度低血镁可刺激 PTH 的分泌,而严重低血镁(<0.41mmol/L)及高血镁可抑制其分泌,且低血镁可降低

PTH 在受体部位的作用。

上述疾病患者在遇到严重感染、过度疲劳、精神创伤、寒冷刺激、月经来潮、妊娠、哺乳、饮食中含磷增加、各种原因所致的碱血症等激发因素作用下,易发生低钙血症,甚至低血钙危象。

钙对维持细胞内外液容量、渗透压、酸碱平衡,尤其是神经肌肉的应激性均很重要。神经肌肉的应激性需要体液中钙和各种电解质维持一定的比例。当血清钙、镁过低时,其应激性增高,出现手足肌肉震颤、抽搐;当血钙增高时,则降低神经肌肉应激性,肌张力减低。最近认为,钙与蛋白质结合形成一种第二信使作用的物质,称钙调素复合物,存在于细胞核中,其生理作用有:①激活磷脂酶 A_2,促进 PG 合成;②神经递质作用;③影响 cAMP 合成;④影响激素释放、平滑肌活性及细胞分裂。离子钙含量迅速下降时,不仅可使神经肌肉的应激性增高,同时细胞及血管壁的通透性也增加,故容易发生骨骼肌和平滑肌痉挛、抽搐及出现一系列神经精神症状。但临床上患者对低血钙的反应和耐受能力,个体差异很悬殊。某些患者轻度低血钙[<2.0mmol/L(8mg/dl)]就会出现症状,而另有少数患者虽有严重低血钙[1.25~1.5mmol/L(5~6mg/dl)]但症状却不明显。低血钙能否出现症状及其严重程度和许多因素有关。当血清钙总量下降、血 pH 和蛋白质含量正常时,血清 Ca^{2+} 明显下降可以发生本症;血清钙总量低下,血 pH 和蛋白质含量均正常,其中血清无机磷明显升高者,血清 Ca^{2+} 会大幅度减少,本症症状加剧;血清钙总量和血清蛋白质含量正常,而任何原因引起 pH 上升者,如呼吸性或代谢性碱中毒都会抑制血清钙游离,使钙离子下降,可出现本症。相反,如血清蛋白质含量降低,血 pH 正常,血清钙总量虽已下降达 1.75mmol/L,但血清钙离子仍维持正常水平,不会发生本症。因此,能否发生低钙血症及其危象不仅取决于血清钙的总量,而且还取决于血清 Ca^{2+} 下降的速度、血清 pH 改变及血清无机磷含量增高的影响。

【诊断】

一、具有上述病因与诱因存在

二、临床表现特点

低钙血症的症状与血钙降低的速度有关,与血钙降低的程度可不完全一致。维持性血透患者常有明显的慢性低钙血症却可无症状。

1. 神经肌肉系统表现 以疼痛性、强直性肌收缩为特征,常伴感觉异常。最为突出的表现是手足搐搦、骨骼肌及平滑肌均呈痉挛状态。

(1)先兆期(前期):血清钙在 1.75~2.25mmol/L,临床上可没有明显的手足搐搦,称为"隐性搐搦症"。患者仅有感觉异常,四肢手脚和面部、口唇周围有刺痛,发麻感,手足痉挛强直,容易被忽视或误诊为"神经官能症",但血清游离钙过低等因素已引起神经肌肉应激性增高,下述试验阳性:①面神经叩击试验[低钙击面征(Chvostek sign)],以手指

弹击或叩诊锤叩击耳前面神经外表皮肤,引起同侧口角或鼻翼抽搐,重者同侧面肌亦同时发生抽搐;②束臂加压试验[低钙束臂征(Trousseau sign)],将血压表袖带包绕上臂,充气使压力在收缩压与舒张压之间,3 分钟左右引起该手搐搦者为阳性;③大呼吸试验,通过过度换气(深呼吸几分钟)引起暂时性呼吸性碱中毒,使血钙降低而诱使发作;④ Erb 征,用直流电刺激器刺激腓神经或正中神经引起肌收缩,若最小有效电流量在 6mA 以下即为阳性。

(2)早期:当血清钙<1.75mmol/L 时出现手足搐搦症,呈双侧对称性肘、腕及手掌指关节屈曲、指间关节伸直,大拇指向掌心内收,形成鹰爪状(助产士手);此时双足常呈踝关节伸直,脚内翻,趾屈曲,膝关节及髋关节屈曲。患者表情痛苦,搐搦一般持续数分钟至数十分钟缓解。也可有腹痛、恶心、呕吐、腹泻或便秘。患病初期数周或数月发作 1 次,以后发作逐渐频繁,至每日数次。

(3)极期:当血清钙<0.87mmol/L 时,患者全身骨骼肌及平滑肌均呈严重痉挛状态。面部肌肉持续性严重收缩呈痉笑面容;当喉肌痉挛时可致喘鸣、胸部紧缩感;支气管痉挛时,发生哮喘、呼吸困难、发绀,甚至出现窒息、呼吸暂停等极其危急的情况;膈肌痉挛可有呃逆;消化道平滑肌痉挛可有吞咽困难、肠绞痛、胆绞痛、频繁腹泻,有时酷似外科急腹症;心肌受累的表现有心动过速、心律不齐、心绞痛、心力衰竭,可致猝死(长期低血钙者可发生低钙性心肌病);全身骨骼肌痉挛可酷似癫痫大发作,但意识一般清醒。口角歪斜、吐白沫、可有昏迷及大小便失禁等癫痫大发作表现多见于小儿,不少病例因此被长期误诊为癫痫。

2. 中枢神经系统表现 疲倦无力、神情不安、恐惧、焦虑、抑郁、迟钝、嗜睡、幻觉等。有时有颅内高压症:头痛、呕吐和视神经乳头水肿与手足搐搦症同时出现。

3. 心血管系统 主要为传导阻滞等心律失常,严重者可出现室颤等。

三、辅助检查

1. 心电图检查有低血钙表现:QT 间期延长,ST 段平坦延长,T 波低平、倒置。严重时发生Ⅱ度 AVB 甚至Ⅲ度 AVB。

2. 血清钙<2.25mmol/L。常降低至 1.25mmol/L 以下,主要是离子钙的浓度降低。

3. 可有原发病的辅助检查阳性发现。

【治疗】

一、原发病治疗

积极治疗原发疾病是预防低钙血症的关键,因此应积极查明病因,做根除性治疗。

二、补充钙剂

1. 静脉注射钙剂 低钙血症患者伴有神经肌肉症状如手足搐搦、抽搐、喉头痉挛等,须作紧急处理。可立即用

10% 葡萄糖酸钙 10~20ml(10ml:钙 90mg,2.25mmol)或 10% 氯化钙 5~10ml(10ml:钙 360mg,6mmol)加入 25% 葡萄糖液 20~40ml 中缓慢静脉注射,每分钟不超过 2ml。若 0.5 小时后发作仍未缓解,可重复 1 次,24 小时总量一般不宜超过 1 000mg。症状缓解后,可按需要静脉滴注葡萄糖酸钙或氯化钙(15mg/kg),4~6 小时滴完。静脉滴注钙剂时,要经常查血中钙离子浓度,使血钙维持在 2.25mmol/L(9mg/dl)左右。待病情稳定后,改为口服。

一般情况下,经上述静脉用药后,血钙低引起的抽搐和肌僵直可立即解除;若抽搐不缓解,可加用镇静止痉药物如苯妥英钠、苯巴比妥钠、地西泮(安定)等注射,并测定镁及血磷。低血镁性低血钙常对静脉注射钙剂效果差,纠正低血镁后低血钙症状即消失。因此,对低钙搐搦患者用钙剂静脉注射疗效不佳时,要考虑到同时存在低镁血症,尤其是慢性酒精中毒、肠吸收不良或营养欠佳的患者。可用 25% 硫酸镁 5ml 加入 25% 葡萄糖液 20ml 中缓慢静脉注射,症状缓解后,再用 25% 硫酸镁 10ml 加入 5% 葡萄糖液 500ml 中静脉滴注,或用 10% 硫酸镁 10ml 深部肌内注射,每天 1~2 次,连用 1 周左右。应注意:钙剂不能与碳酸氢钠混在一瓶中同时静脉滴注,否则会引起溶液混浊和沉淀。事先服用洋地黄类药物者,应用钙剂时应谨慎。

2. 口服钙剂 对于慢性低钙血症及低钙血症症状不明显者可给予口服钙盐。常用有:乳酸钙(0.5g 含钙 50mg)、葡萄糖酸钙(0.5g 含钙 45mg),每天 2~4g。并口服氢氧化铝凝胶 15~30ml,每天 4 次,可使肠管内磷固定,抑制肠道对磷的再吸收。

三、维生素 D

因维生素 D 缺乏引起的低钙血症,或其他原因的低钙血症,经用钙盐补充未能纠正者,可给维生素 D 制剂骨化三醇[1,25(OH)$_2$D$_3$]0.25~2.0μg/d,作用快,用后 1~3 天起效,半衰期 12~14 小时,使用较安全。

治疗甲状旁腺功能减退者的低钙血症,除口服钙盐及维生素 D 制剂外,并用噻嗪类利尿剂(应用早期对尿钙排泄影响不大,长期应用则可明显减少尿钙)和限制钠盐,这种治疗可增加总体钙和游离钙的水平及减少尿钙。

四、其他

大量输血者,每输血 600~1 000ml 后静脉注射 10% 葡萄糖酸钙 10ml,以防低血钙的发生;伴有血清白蛋白降低的低血钙者并不需要补充钙剂,仅要纠正低蛋白症;酸中毒可掩盖低钙血症,纠正后应及时补钙。

| 第 2 节 | 高钙血症 |

血清钙浓度>2.75mmol/L(11mg/dl)时,称为高钙血症(hypercalcemia)。若血清钙浓度>3.75mmol/L(15mg/dl)时

机体内环境紊乱引起患者精神、神经、心脏、胃肠道、泌尿系统等诸多症状，表现为严重呕吐、失水、酸碱平衡失调、神志不清等高血钙危象（crisis of hypercalcemia）表现，随时威胁患者的生命，病死率高达 50% 以上。

【病因与发病机制】

1. 原发性甲状旁腺功能亢进症（甲旁亢） 是最常见的病因，约占全部高钙血症的 50%。常因甲状旁腺瘤、增生肥大或腺癌分泌过多的 PTH 所致。

2. 恶性肿瘤 也是引起血钙增高最常见的病因之一。包括：①分泌异源性 PTH 的肿瘤，如支气管肺癌、肾癌、卵巢癌和结肠癌等可产生类似 PTH 的多肽类物质；②恶性肿瘤溶骨性转移，以乳腺癌、肺或肾癌常见，发生溶骨性转移后，大量骨质破坏，每 1g 骨组织的破坏可释放出 100mg 钙至细胞外液，超过了肾和肠清除钙的能力而致血钙升高；③分泌前列腺素 E_2 肿瘤，如前列腺癌、肾癌，分泌前列腺素增多，可使骨质吸收增加而致血钙增高；④分泌破骨细胞刺激因子的肿瘤，如多发性骨髓瘤，少数急性白血病、淋巴瘤等，因骨组织被溶解而引起血钙增高。

3. 继发性甲旁亢 由于慢性肾炎、维生素 D 缺乏、低血磷与肾衰竭慢性血液透析等原因引起的长期低血钙，刺激甲状旁腺增生所致。临床表现同甲旁亢，手术治疗可得到纠正。

4. 甲状腺功能亢进症 甲状腺激素可增加骨质吸收，当吸收超过骨的形成即可引起高血钙与高尿钙；降钙素水平下降也是造成血钙升高的原因。

5. 肾上腺皮质功能减退症 因皮质激素的拮抗作用不足，而致甲状旁腺功能相对亢进或对维生素 D 敏感，致血钙升高。

6. 维生素 D 中毒 过量使用维生素 D 制剂，使胃肠道吸收钙和骨质溶解增加，肾小管对钙的再吸收增多，从而形成高钙血症。多见于过量用维生素 D 治疗维生素 D 缺乏病（佝偻病）或甲旁亢及慢性肾衰竭患者，一般用 50 万 ~100 万 U/d（1.0~3.0μg/d）数日或数月可出现高钙血症。

7. 结节病 可能系患者对维生素 D 特别敏感而致肠钙吸收增加所致。

当体液中钙浓度升高时，神经系统首先受抑制，中枢神经系统的反射活动就变得迟缓。一般血清钙 3.0~3.75mmol/L 时可出现神经衰弱综合征，3.76~4.0mmol/L 时可出现明显的精神神经症状，>4.0mmol/L 时，发生谵妄、昏迷。这是由于过高的钙和 PTH 对脑组织具有神经毒作用及干扰神经电生理活动所致。钙沉积于血管壁，使肌肉组织供血营养障碍，可致肌无力、萎缩、麻痹；由于神经肌肉兴奋性下降，易致便秘、腹痛，以至麻痹性肠梗阻；高血钙促使大量胃泌素分泌，故易发生消化性溃疡；钙盐沉积在胰管中及高血钙使胰泌素及胰酶大量分泌而致急性胰腺炎；钙盐沉积肾脏可致肾结石，甚至肾衰竭等。

【诊断】

一、具有原发病的临床表现

二、临床表现特点

高钙血症可累及多个系统，其临床表现依病情进展的急缓和高血钙的严重程度而异。

1. 精神神经与肌肉系统 早期表现可有情绪不稳、头昏、失眠、表情淡漠、嗜睡、疲乏无力、注意力分散、肌肉松弛、肌张力降低、腱反射减弱，但多被忽视。以后渐而发生抑郁、智力障碍、精神错乱、近记忆减退、幻觉、定向力丧失、抽搐、震颤、甚至木僵、昏迷。若血钙突然升高，患者可主要表现为精神症状，人格改变如行为怪僻、偏执，有时发生无名高热，亦可突然死亡。

2. 胃肠道症状 患者常有进行性顽固性食欲缺乏、恶心、呕吐、便秘、腹胀、腹痛等症状，此为胃肠道的神经肌肉兴奋性降低所致。部分患者并发难治性消化性溃疡和急性胰腺炎。

3. 心血管系统症状 本症可使心肌的敏感性增加，易诱发严重的心律失常。患者多有心动过缓、期前收缩、室性心动过速、QT 间期缩短、心脏传导阻滞、甚至心脏骤停、心力衰竭，偶尔发生高血压。高血钙可使洋地黄、儿茶酚胺类药物如肾上腺素等的作用增强，应用这些药物时，易诱发心室颤动。

4. 泌尿系统症状 高血钙主要导致肾小管损害，浓缩功能障碍，可加重体液丢失，严重时每日尿量增至 8~10L，患者多次烦渴。慢性高钙血症可引起肾钙化、肾结石、肾盂肾炎、高血压和肾衰竭等一系列表现。

5. 转移性钙化 眼角膜病、肾钙沉积、动脉钙化、软骨钙化、关节周围钙化、皮肤钙化等。

6. 高血钙危象 如严重脱水、急腹痛、高热、心律失常、嗜睡、意识不清、谵妄、昏迷、氮质血症、代谢性碱中毒、低钾、低镁血症等。常见诱因有严重脱水、感染、应激状态、手术、创伤、长期卧床及急性伴发病等。但恶性肿瘤患者发生高血钙危象时，常被误诊为肿瘤晚期恶病质或脑部转移，应予以重视。

三、实验室检查

1. 血液检查 血钙升高>2.75mmol/L，且常超过 3.75mmol/L。血清磷<0.97mmol/L（3mg/dl），可同时伴有低钾、低氯等电解质紊乱，氮质血症。碱性磷酸酶增高，尤其在恶性肿瘤时升高明显。

2. 心电图检查 特征性表现为 ST 段缩短或消失，QT 间期缩短。其他可有心律不齐、窦性心动过缓、室性心动过速、T 波倒置、传导阻滞、异位心律等。

3. 血浆蛋白电泳分析 有助于骨髓瘤及结节病的诊断。血浆蛋白浓度可直接影响血清钙。血清白蛋白或球蛋白每增加 10g/L(1g/dl),血清钙均可增加 0.2mmol/L(0.8mg/dl)。

4. 其他检查 依原发病不同可有相应的阳性发现。

四、诊断注意事项

高钙血症一般指游离钙高于正常值,血清蛋白异常和严重血小板增多时可引起假性高钙血症,表现为总钙升高,而离子钙无升高。因此,若同时伴有高蛋白血症或低蛋白血症或血小板计数明显升高,则应测定离子钙以明确诊断。

【治疗】

高钙血症是多种疾病的严重并发症,若有心律失常和肾功能损害应首先处理。其治疗的基本措施是治疗原发病、纠正脱水、恢复血容量,促进钙从尿中排泄,降低血钙浓度。

一、积极治疗原发病

对有症状或有并发症的原发性甲旁亢患者,原则上手术切除治疗。不能手术者可用西咪替丁 0.2g 口服,每 6 小时 1 次,可阻滞 PTH 的合成和分泌,血钙可降至正常。

二、降低血钙的治疗

1. 增加尿钙排泄 常用 0.9% 氯化钠液与袢利尿剂。高钙血症,尤其是高血钙危象患者多有严重的脱水、低血钾、低血氯、低血钠、低血镁及碱中毒。治疗的首要措施是纠正脱水、电解质紊乱及酸碱平衡失调。输给大量 0.9% 氯化钠液,不仅可以补充血管内及细胞外容量,纠正脱水,还能使肾小球滤过率恢复正常,若能使细胞外液容量恢复正常,尿钙排出量每天就能增加 2.5~7.5mmol/L(100~300mg);由于肾脏对钠和钙的廓清率呈线性函数关系,因钠可抑制肾小管对钙的回吸收,故增加尿钠排出则尿钙排出亦增加,可使血钙迅速降低。袢利尿剂的运用增强了排钙作用。前 1 小时可输 0.9% 氯化钠液 1 000ml,以后视心脏情况在 12~24 小时内输入 4~6L 或更多。在开始补给 1 000~2 000ml 液体后可静脉注射呋塞米 80~100mg,以后按情况每 2~6 小时重复 1 次,日最大量可达 1 000mg。对心肾功能不全者不能大量补液;同时须防止低钾(镁)的发生,可于每输入液体 1 000ml 中加氯化钾 1~2g,24 小时补镁剂(硫酸镁)3g 左右。对有心力衰竭者使用洋地黄应慎重;忌用可使血钙升高的噻嗪类利尿剂。应注意:应用利尿剂时,必须充分补充血容量,否则会加重容量不足,利尿作用减弱或丧失,反而使血钙升高;每日至少检测 1 次血电解质。

2. 抑制骨吸收 常用的药物有:①降钙素。降钙素可抑制骨质吸收,促进成骨,降低血钙,并可增加钙、磷排泄。对原发性甲旁亢引起的高钙血症最为有效。对高钙血症危象的紧急处理每日用量为 5~10IU/kg,加入 500ml 0.9% 氯化钠液中,缓慢静脉滴注至少 6 小时滴完,或将上述剂量分 2~4 次缓慢静脉注射。慢性高钙血症的长期处理,剂量为每天 5~10IU/kg,1 次或分 2 次皮下或肌内注射。也可每天 200~400IU,分数次鼻内给药。降钙素使用安全且相对无毒性,起效较快,首次注射后 6 小时内血钙即可明显下降(降低血钙 0.3~0.5mmol/L)。②帕米膦酸二钠。帕米膦酸二钠系破骨细胞活性抑制剂,适用于恶性肿瘤及其骨转移时引起的高钙血症。一般用量为 30~90mg 加入 0.9% 氯化钠注射液或 5% 葡萄糖 250~500ml 中,静脉滴注 4~6 小时以上。注射后 24~48 小时血清钙水平明显下降,大多在 3~7 天内可获得正常的血钙水平。若血钙水平未达正常,可重复治疗直至血钙降至正常。口服,每天 150mg。同类药物有伊班膦酸钠(1~4mg 加入 0.9% 氯化钠注射液或 5% 葡萄糖 250~500ml 中静脉滴注 2~6 小时以上)。常与等渗盐水和降钙素联用。③硝酸镓。镓能抑制破骨细胞骨吸收和 PTH 分泌等。剂量为 200mg/m²,须连用 5 天以上。

3. 减少肠道钙吸收 ①肾上腺皮质激素:对甲旁亢以外的任何原因引起的高钙血症均有效,故除治疗外,也可用于鉴别诊断。但其作用缓慢,对结节病、维生素 D 中毒和恶性肿瘤等所致的高钙血症疗效最佳。一般用氢化可的松 250~500mg 加入液体中静脉滴注,6~8 小时 1 次,1~2 天后可改为口服泼尼松 30~40mg/d,连用 1 周左右。②口服磷酸盐合剂:磷酸盐与钙结合,有加强成骨、抑制溶骨,抑制肠道对钙的吸收,促进 Ca²⁺ 转入细胞内的作用,尤适用于高血钙伴低血磷的患者。但由于钙磷既可沉积于骨骼,也可发生异位钙化而加重心肾并发症,故对其治疗尚有争论。

4. 前列腺素抑制剂 对少数可能由前列腺素所致的癌性高钙血症有效。通常用吲哚美辛 50~100mg/d,或阿司匹林 2~3g/d,用 5~7 天无效,即可停药。

5. 透析疗法 特别适用于肾衰竭或严重心功能不全合并高血钙者。使用低钙透析液进行透析,血钙水平在透析后 2~3 小时可以下降。

(张文武)

参 考 文 献

张文武.急诊内科手册[M].3 版.北京:人民卫生出版社,2021:231-236.

第 70 章

酸碱平衡失调

各种原因引起体内酸和/或碱过多或过少,使血液的氢离子浓度不能维持在正常范围内,正常酸碱平衡发生紊乱,称酸碱平衡失调(acid-base imbalance)。很多疾病都会引起酸碱失衡,及时发现和正确判断酸碱失衡常常是治疗成败的关键。

第 1 节 常用血气与酸碱平衡的测定指标及其意义

一、pH 和 H⁺ 浓度

pH 和 H⁺ 浓度是酸碱度的指标,体液的酸碱度常以 H⁺ 浓度的负对数 pH 来表示,其高低取决于血液中 H_2CO_3 与 HCO_3^- 的多少,可用汉-亨二氏(Henderson-Hasselbalch)方程表示,即 $pH=pK+log(HCO_3^-/H_2CO_3)$,$H_2CO_3$ 由 CO_2 溶解量决定(CO_2 溶解量 = 溶解度 × $PaCO_2$)。汉-亨二氏方程反映了 pH、HCO_3^-、$PaCO_2$ 三者之间的相互关系,从中可以知道 pH 主要取决于 HCO_3^- 与 H_2CO_3 的比值。血气分析仪可直接测出 pH 及 $PaCO_2$,并根据上述方程式计算出 HCO_3^- 浓度,该方程可简化为 $[H^+]=24 \times PaCO_2/[HCO_3^-]$,其意义在于据此计算出 $[H^+]$ 后折算成 pH,以核实临床血气测定数据。

正常人动脉血 pH 为 7.35~7.45,平均值是 7.40,相当于 $[H^+]$ 45~35nmol/L。动脉血 pH 和 $[H^+]$ 关系见表 70-1。

表 70-1   pH 与 [H⁺] 对照表

项目	数据										
pH	7.80	7.70	7.60	7.50	7.40	7.30	7.20	7.10	7.00	6.90	6.80
[H⁺]/(nmol·L⁻¹)	16	20	26	32	40	50	63	80	100	125	160

pH<7.35 为酸血症或酸中毒,pH>7.45 为碱血症或碱中毒,而 pH 正常范围则提示无酸碱失调,或代偿性酸碱失调,或酸碱中毒并存相互抵消。但动脉血 pH 本身不能区分酸碱失调的类型,不能判定酸碱失调的性质,所以进一步测定 $PaCO_2$ 和 $[HCO_3^-]$ 是非常重要的。

二、动脉血二氧化碳分压

动脉血二氧化碳分压($PaCO_2$)是血浆中呈物理状态的 CO_2 分子产生的张力。由于 CO_2 通过呼吸膜弥散快,因此测定 $PaCO_2$ 可了解肺泡通气量的情况,即 $PaCO_2$ 与肺泡通气量成反比,因而其属于呼吸性指标,如原发性升高(呼吸抑制)引起 pH 降低,称为呼吸性酸中毒,而原发性降低(呼吸过度)引起 pH 升高,则称为呼吸性碱中毒。

$PaCO_2$ 是反映呼吸性酸碱平衡紊乱的重要指标,正常值 35~45mmHg,平均值 40mmHg。如 $PaCO_2$>45mmHg,表示有 CO_2 潴留,见于呼吸性酸中毒或代偿后的代谢性碱中毒;如 $PaCO_2$<35mmHg,表示 CO_2 呼出过多,见于呼吸性碱中毒或代偿后的代谢性酸中毒。

三、血浆二氧化碳总量和二氧化碳结合力

血浆二氧化碳总量(TCO_2)是指血浆中所有各种形式存在的 CO_2 的总含量,其中大部分(95%)是 HCO_3^- 结合形式,少量是物理溶解的 CO_2(5%),还有极少量是以碳酸、蛋白质氨基甲酸酯等形式存在,因此 TCO_2 在体内受呼吸及代谢两方面因素影响,但主要是代谢因素影响为主。正常值 24~32mmol/L,平均值 28mmol/L。

二氧化碳结合力(CO_2 combining power,CO_2CP)是指血浆中以 HCO_3^- 形式存在的 CO_2 含量,即当室温 25℃、$PaCO_2$ 为 40mmHg 时,在血浆中以 HCO_3^- 形式存在的 CO_2 含量。①其增高见于:代谢性碱中毒,此时 CO_2CP 及血 pH 均升高;呼吸性酸中毒,此时 CO_2CP 增高而血 pH 降低。②其降低见于:代谢性酸中毒,此时 CO_2CP 和血 pH 均降低;呼吸性碱中毒,此时 CO_2CP 降低而血 pH 增高。

四、标准碳酸氢盐和实际碳酸氢盐

标准碳酸氢盐(standard bicarbonate,SB)是全血在标准条件下(即温度 37~38℃、血红蛋白氧饱和度 100%、用 $PaCO_2$ 40mmHg 的气体平衡)所得的血浆 HCO_3^- 含量。标准化后 HCO_3^- 不受呼吸因素影响,因而 SB 是判断代谢因素的指标。正常值 22~27mmol/L,平均值 24mmol/L,在代谢性酸中毒时降低,在代谢性碱中毒时升高,但在呼吸性酸中毒或呼吸性碱中毒时,由于肾脏代偿,也可以发生继发性增高或降低。

实际碳酸氢盐(actual bicarbonate,AB)是指隔绝空气的血液标本,在实际 $PaCO_2$、实际体温和血氧饱和度条件下测得的血浆 HCO_3^- 含量,因此 AB 受呼吸和代谢两方面

因素的影响。正常情况下 AB=SB,如果 AB>SB,则表明 $PaCO_2>40mmHg$,可见于呼吸性酸中毒及代偿后的代谢性碱中毒;反之 AB<SB,则表明 $PaCO_2<40mmHg$,可见于呼吸性碱中毒或代偿后的代谢性酸中毒。

五、缓冲碱

缓冲碱(buffer base,BB)是指全血中具有缓冲作用的阴离子总和。BB 以多种形式存在,血浆缓冲碱由血浆中 HCO_3^- 和蛋白质阴离子组成,全血缓冲碱由血浆缓冲碱加上血红蛋白组成,而细胞外液缓冲碱则是由血浆缓冲碱及血红蛋白相当于 5g 时的缓冲碱组成。在温度37℃、一个标准大气压下,使血样在二氧化碳分压为 40mmHg 的氧混合气体平衡,并使 Hb 充分氧合并调整 pH 至 7.40,此时测得的血样 BB 值为正常缓冲碱,其与实测的缓冲碱的差值为 ΔBB。

正常值血浆 BB 为 41~42mmol/L,全血 BB 为 41~48mmol/L,细胞外液 BB 为 43.8mmol/L。正常情况下血浆 ΔBB 为 0,如 $\Delta BB>0$,证明存在代谢性碱中毒;而 $\Delta BB<0$ 则表示存在代谢性酸中毒。由于 BB 指标不仅受血浆蛋白和 Hb 的明显影响,还受呼吸因素及电解质影响;因此,该指标不能确切反映代谢性酸碱内稳状态。

六、碱剩余

碱剩余(base excess,BE)是指在标准条件下(同测定正常缓冲碱标准条件)用酸或碱将一升血液的 pH 调到 7.40 所需加入的酸碱量。实际上 BE 即 ΔBB,能表示血浆、全血或细胞外液碱储量增加或减少的量,其为正值时为碱超,如为负值,即碱缺失(base deficit,BD)。

正常值 -3~+3mmol/L,平均值为 0。当 BE 值正值增大,说明缓冲碱增加,如负值增大,说明缓冲碱减少,因此,BE 是反映酸碱平衡失调时代谢性因素的一个客观指标。

七、阴离子隙

阴离子隙(anion gap,AG)是指血浆中未测定阴离子(undetermined anion,UA)与未测定阳离子(undetermined cation,UC)的差值,即 AG=UA-UC。由于细胞外液电中性原理,可知 $Na^++UC=Cl^-+HCO_3^-+UA$,据此可推导出 AG 的计算公式,即 $AG=UA-UC=Na^+-Cl^--HCO_3^-$(图 70-1)。正常值即 140mmol/L-24mmol/L-104mmol/L=12mmol/L,波动范围在 (12 ± 2) mmol/L。

AG 可增高也可降低,但增高的临床意义更大:①目前多以 AG>16mmol/L 作为判断界限。AG 增高表明体内存在过多的 UA 或固定酸含量增多,即乳酸根、磷酸根及硫酸根等的增多,这些 UA 在体内堆积,必定要取代 HCO_3^-,使之下降,从而发生高 AG 性代谢性酸中毒,因此 AG>16mmol/L,应考虑高 AG 代谢性酸中毒的存在。②代谢性酸中毒尚可发生于 AG 正常的情况(详见本章第 2 节),因此 AG 增高与否可作为判断代谢性酸中毒类型和原因的依据。③在混合型酸碱平衡紊乱类型判断中,通过计算 AG 有助于正确判

断(详见本章第 7 节)。

AG 降低在诊断酸碱失衡方面意义不大,仅见于 UA 减少或 UC 增多的情况下,如低蛋白血症等。

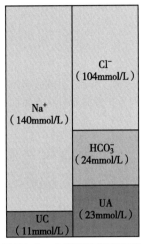

图 70-1　血浆阴离子隙图解

八、潜在[HCO_3^-]

潜在[HCO_3^-](potential bicarbonate)是指排除并存高 AG 代谢性酸中毒对[HCO_3^-]掩盖作用之后的[HCO_3^-],用公式表示为潜在[HCO_3^-]= 实测[HCO_3^-]+ΔAG。其意义可揭示代谢性碱中毒 + 高 AG 代谢性酸中毒和三重酸碱紊乱中的代谢性碱中毒存在。若忽视计算潜在[HCO_3^-]和 AG,常可延误混合型酸碱紊乱中的代谢性碱中毒的判断。因此下列相关规则应牢记。

高 AG 代谢性酸中毒:Δ [HCO_3^-]↓ =ΔAG↑,ΔCl^- 不变。

高 Cl^- 性代谢性酸中毒:Δ [HCO_3^-]↓ =ΔCl^-↑,ΔAG 不变。

代谢性碱中毒和呼吸性酸中毒时[HCO_3^-]代偿性↑,符合 Δ [HCO_3^-]↑ =ΔCl^-↓,ΔAG 不变。

呼吸性碱中毒时[HCO_3^-]代偿性↓,符合 Δ [HCO_3^-]↓ =ΔCl^-↑,ΔAG 不变。

第 2 节　酸碱平衡失调及机体代偿

一、酸碱平衡调节机制

正常人的体液保持着一定的 pH(动脉血浆 pH 为 7.40 ± 0.05)。动脉血 pH 降低称为酸血症,反之为碱血症,引起这些改变的紊乱各为酸中毒和碱中毒,而这些改变被定义为"代谢性"(不是因为 CO_2 的增加或减少)或"呼吸性"(由于 CO_2 的原发性增加或减少)。人体代谢过程中由

于产酸和产碱使 pH 经常发生变动，但通过人体的调节作用，pH 仅在小范围内变动而保持在 7.35~7.45。正常机体酸碱平衡的调节机制包括：

1. 体液缓冲系统 对酸碱失衡能作出最直接和迅速的反应，防止 [H^+] 急剧改变，是调节酸碱平衡的首道防线。细胞外液和细胞内液中的弱酸与其共轭碱组成缓冲对，其中 HCO_3^-/H_2CO_3 是最重要的一对缓冲物质，两者比值只要保持在 20：1，则血浆的 pH 仍能保持为 7.40。

2. 呼吸调节 肺通过呼出 CO_2 的多少来调节血液中的呼吸性成分 PCO_2，即调节血液中的 H_2CO_3 以维持酸碱平衡，在酸碱失衡时可以发挥呼吸代偿作用，一般在 10~30 分钟发挥调节作用。当血液 H_2CO_3 含量增加、pH 下降或低氧血症时，可通过刺激延髓呼吸中枢或外周化学感受器，使呼吸加深加快促使 CO_2 排出增加；反之血液 pH 增高可减弱对呼吸中枢及化学感受器的刺激，呼吸变得浅慢，肺呼出 CO_2 减少，使 H_2CO_3 含量增加。

3. 肾脏调节 是最主要的酸碱平衡调节系统。机体不断产生酸性物质，但肾脏可通过分泌 H^+ 和重吸收 HCO_3^- 以不断补充血液中的 HCO_3^-，即肾脏通过"排酸保碱"发挥酸碱平衡的调节作用。开始调节最慢，多在数小时以后，但作用最强时间最长，几乎是非挥发性酸和碱性物质排出的唯一途径。调节机制包括：① H^+-Na^+ 交换；②尿液酸化而排出 H^+；③分泌 NH_3 与 H^+ 结合成 NH_4^+ 排出；④ HCO_3^- 的重吸收。

除以上三种主要调节机制以外，尚有机体组织细胞的调节作用，组织细胞可通过细胞内外的离子交换和细胞内缓冲系统发挥酸碱平衡的调节作用。

上述各种酸碱平衡调节机制目的是维持体液的 pH 相对稳定，或在发生酸碱平衡紊乱时发挥代偿作用，但当机体产生酸或碱超过了体内酸碱平衡的代偿能力时，则发生酸或碱中毒。

二、酸碱失衡及其代偿反应

1. 酸碱失衡的临床类型 当酸碱失衡是因原发性 $PaCO_2$ 或 [HCO_3^-] 改变所致时，就发生原发性酸碱失衡，或称单纯型酸碱失衡。单纯型酸碱失衡的每一种又可根据 pH 是否在正常范围分为代偿性与失代偿性两类，还可根据病程和代偿程度分为代偿不足、部分代偿、充分代偿、完全代偿等几种情况。另外，还有两种或两种以上的原发性酸碱失衡同时存在的情况，称为混合型酸碱失衡（包括双重酸碱失衡和三重酸碱失衡）。酸碱失衡的类型详见表 70-2。但目前认为不存在"呼酸合并呼碱"的情况，除此之外各种组合的混合性酸碱失调都是可能的。

2. 酸碱失衡代偿反应 发生酸碱失衡时，缓冲系统、肾脏或呼吸代偿机制发挥作用，通过改变 $PaCO_2$ 和 [HCO_3^-]，力图使其比值维持在适当的比例，使 pH 恢复或趋于正常。代偿反应造成的改变与原发因素的改变呈同一方向，如表 70-3。应注意到肾脏与呼吸的代偿在急性和慢性情况下并不一样，而且代偿改变是有一定限度的。利用代偿预计值方程可以计算代偿反应的预计值高、低限（如表 70-4），其用于判断混合型酸碱失衡简便实用且可靠。

表 70-2 酸碱失衡类型

分类	分型
单纯型酸碱失衡	呼吸性酸中毒（简称呼酸）
	呼吸性碱中毒（简称呼碱）
	代谢性酸中毒（简称代酸）
	代谢性碱中毒（简称代碱）
双重酸碱失衡	呼酸合并代酸
	呼酸合并代碱
	呼碱合并代酸
	呼碱合并代碱
	代酸合并代碱
三重酸碱失衡（TABD）	呼酸 + 代酸 + 代碱（呼酸型 TABD）
	呼碱 + 代酸 + 代碱（呼碱型 TABD）

表 70-3 酸碱失衡的代偿反应

失衡类型	pH	原发因素	代偿反应
代谢性酸中毒	↓	↓↓ [HCO_3^-]	↓ $PaCO_2$
代谢性碱中毒	↑	↑↑ [HCO_3^-]	↑ $PaCO_2$
呼吸性酸中毒	↓	↑↑ $PaCO_2$	↑ [HCO_3^-]
呼吸性碱中毒	↑	↓↓ $PaCO_2$	↓ [HCO_3^-]

注：↓，下降；↓↓，下降程度高于↓；↑，升高；↑↑，升高程度高于↑。

表 70-4 酸碱失衡代偿值预计公式

原发失衡	代偿值预计公式	代偿时限	代偿极限
代酸	$PaCO_2=40-(24-HCO_3^-)\times1.2\pm2$	12~24 小时	≥12mmHg
代碱	$PaCO_2=40+(HCO_3^--24)\times0.9\pm5$	12~24 小时	≤55mmHg
呼酸			
急性	$HCO_3^-=24+(PaCO_2-40)\times0.07\pm1.5$	数分钟	≤32mmol/L
慢性	$HCO_3^-=24+(PaCO_2-40)\times0.4\pm3$	3~5 天	≤45mmol/L
呼碱			
急性	$HCO_3^-=24-(40-PaCO_2)\times0.2\pm2.5$	数分钟	≥18mmol/L
慢性	$HCO_3^-=24-(40-PaCO_2)\times0.5\pm2.5$	2~3 天	≥12mmol/L

第 3 节　代谢性酸中毒

70

代谢性酸中毒(metabolic acidosis,代酸)是由于体内 $NaHCO_3$ 丢失过多或固定酸增多,使 HCO_3^- 消耗过多,导致 pH 下降,即代谢性酸中毒是血浆 HCO_3^- 含量的原发性减少。

【病因与发病机制】

一、病因

根据阴离子隙(AG)增高与否,可将代谢性酸中毒分为两类(图 70-2),一是高 AG 代谢性酸中毒(AG 增大型),由于血液中大量固定酸的堆积,未测定的阴离子取代血浆 HCO_3^-,使 HCO_3^- 含量减少,而 Cl^- 含量不变,因此又称为血氯正常型代谢性酸中毒;二是正常 AG 代谢性酸中毒(AG 正常型),由于血浆 HCO_3^- 原发性丢失过多或血 Cl^- 含量的增加导致肾脏排泄 HCO_3^- 增加,使得 AG 维持于正常水平,又称为高氯型代谢性酸中毒。两类代谢性酸中毒的常见临床病因见表 70-5。

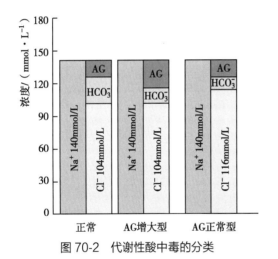

图 70-2　代谢性酸中毒的分类

表 70-5　代谢性酸中毒常见病因

AG 增大型	AG 正常型
血浆固定酸产生过多	HCO_3^- 丢失过多
水杨酸及甲醇中毒	腹泻
乳酸酸中毒	肠瘘
糖尿病酮症酸中毒	肠液吸引
酒精酮症酸中毒	肾小管性酸中毒
饥饿	应用碳酸酐酶抑制剂
血浆固定酸排泄障碍	血浆氯含量增加
肾衰竭	输入过多生理盐水
	氯化铵治疗

二、代谢性酸中毒的机体反应

各种原因引起代谢性酸中毒发生后,机体即启动酸碱平衡的各项调节机制发挥代偿反应,主要包括:①血浆缓冲对 HCO_3^-/H_2CO_3 消耗 HCO_3^-,导致 CO_2 增多,PCO_2 升高。②CO_2 增多和 pH 降低刺激呼吸中枢使呼吸加深加快,排出 CO_2 以降低 PCO_2。③肾脏需数小时到数天时间,通过远曲小管的 H^+-Na^+ 交换、泌 NH_4^+ 作用以及有机酸排泄,使尿液酸化,排出过多的酸,增加 HCO_3^- 的重吸收。通过机体代偿,HCO_3^- 浓度及 PCO_2 同时降低,如果在低水平维持[HCO_3^-]/[H_2CO_3]=20/1,即为代偿性代谢性酸中毒,pH 将维持正常范围,如果病情严重,则[HCO_3^-]/[H_2CO_3]<20/1,即为失代偿性代谢性酸中毒,pH<7.35。

代谢性酸中毒的病理生理和临床表现主要包括:①呼吸加深加快,称为库斯莫尔呼吸(Kussmaul respiration),这是代谢性酸中毒的重要临床表现,少部分患者可因在恢复过程中呼吸加深加快时间过长而发生呼吸性碱中毒;②中枢神经系统可表现为头昏、乏力、嗜睡甚至昏迷,其发生机制在于 pH 下降促使谷氨酸脱羧酶活性增高,从而使中枢神经系统谷氨酸在该酶作用下更多地转化为 γ- 氨基丁酸,而 γ- 氨基丁酸对中枢具有抑制作用;③心血管系统可因 pH 下降导致心肌代谢障碍、心肌收缩力下降、血管扩张等而表现为不同程度的低血压、心力衰竭等,严重的代谢性酸中毒可导致休克甚至死亡。

【诊断】

代谢性酸中毒的诊断依据包括:①详细了解病史及病情变化、从中找出引起代谢性酸中毒的原因是诊断的最有力依据。②临床表现具有非特异性,仅反映代谢性酸中毒的严重程度和代偿情况。③辅助检查中动脉血气分析结果重要,原发变化是[HCO_3^-]、BE、SB、TCO_2 减少,血液 pH 下降,代偿变化是 $PaCO_2$ 下降,血液 pH 可正常(完全代偿)或降低(代偿不全)。④诊断中需注意是否发生混合型酸碱失衡,可通过计算 $PaCO_2$ 的代偿预计值来判断。凡实测 $PaCO_2$ 落在预计代偿值范围内,可诊断为代谢性酸中毒;凡实测 $PaCO_2$>预计代偿值,可诊断为代谢性酸中毒合并呼吸性酸中毒;凡实测 $PaCO_2$<预计代偿值,可诊断为代谢性酸中毒合并呼吸性碱中毒。

【治疗】

1. 病因治疗是根本。应积极去除引起代谢性酸中毒的原因,轻症者经病因治疗后往往能自行恢复,不需特殊处理。

2. 严重者应选用碱性药物纠正。应用碱性药物纠正的适应证包括 pH<7.20,或[HCO_3^-]<10mmol/L;临床可选用的碱性药物包括:① 5% 碳酸氢钠溶液,其纠正酸中毒作用迅速、确切,是较为理想的碱性药物;② 11.2% 乳酸钠溶液,其在体内须经肝脏转化为碳酸氢钠而发挥作用,故作用慢,

在组织缺氧或肝功能不良等情况下,特别是乳酸酸中毒时不宜应用;③氨丁三醇(THAM),对细胞内外的酸中毒均有纠正作用,在呼吸性酸中毒和代谢性酸中毒时均可使用,但其溶液具有高度碱性(pH=10),静脉滴注时应注意不能漏到血管外,以免引起血栓性静脉炎,而且此药大剂量快速静脉给药可抑制呼吸中枢并引起低血压、低血钙等。因此,目前临床上普遍采用的碱性药物是 5% 碳酸氢钠溶液,可根据预期 HCO_3^- 浓度,采用公式估算 5% 碳酸氢钠溶液的用量,即 5% 碳酸氢钠溶液(ml)=(预期 HCO_3^-– 测得 HCO_3^-)× 体重(kg)× 0.5(公式中 0.5 即 0.3/0.6,因细胞外液以系数 0.3 计算,而 5% 碳酸氢钠溶液 1ml 相当于 0.6mmol)。应注意碱性药物不宜补给过多,开始应给予计算量的一半,以后根据监测结果适当补给。

3. 如伴有体液电解质代谢失调,应先予以纠正。

第 4 节　　呼吸性酸中毒

呼吸性酸中毒(respiratory acidosis,简称呼酸)是血浆 H_2CO_3 含量的原发性增多,使 pH 下降。

【病因与发病机制】

一、病因

临床常见病因包括:① CO_2 呼出障碍。从呼吸中枢、神经、肌肉到胸廓、气道和肺的各种疾患均可致肺通气不足,致 CO_2 潴留,造成呼吸性酸中毒。② CO_2 吸入过多。常见于麻醉机的钠石灰效能减低(钠石灰可吸收患者呼出的 CO_2),使 CO_2 潴留于患者体内而造成呼吸性酸中毒。

二、呼吸性酸中毒的机体反应

呼吸性酸中毒发生后体内缓冲系统和肾脏的调节作用充分发挥其功能,肾脏加强 H^+-Na^+ 的交换,使 Na^+ 和 HCO_3^- 重吸收增加,体内 $NaHCO_3$ 代偿性增多,同时排酸增加。但在急性呼吸性酸中毒时机体主要通过血液、血红蛋白系统和组织缓冲系统的缓冲作用,肾脏几乎不参与代偿,$[HCO_3^-]$ 代偿性增加也很有限。在呼吸性酸中毒的发展过程中,细胞内外的离子分布也发生改变,Na^+、K^+ 从细胞内向细胞外转移,而 H^+ 进入细胞内,H^+ 的转移有助于提高细胞外液 pH,但 K^+ 向细胞外转移使血清 K^+ 浓度升高却对机体有害。急性呼吸性酸中毒时,血清 $[K^+]$ 迅速升高,极易引起患者室颤而死亡。

呼吸性酸中毒对中枢神经、循环系统等的影响与代谢性酸中毒相同,但较代谢性酸中毒更易导致中枢神经系统功能障碍。因为正常情况下呼吸中枢对动脉血 CO_2 含量很敏感,但当血 CO_2 过度聚积,浓度达到 9% 时,呼吸中枢就失去对 CO_2 的敏感性,如 CO_2 浓度继续升高,将导致呼吸中枢麻痹,发生昏迷甚至死亡。

【诊断】

临床上常可根据呼吸功能受影响的病史和体征,结合动脉血气分析相关指标,作出初步诊断。动脉血气分析结果中原发变化是 PCO_2 上升,使血液 pH 下降,代偿变化是 $[HCO_3^-]$、BE、SB、TCO_2 等增加,pH 可能回到正常。诊断时需考虑是否合并其他类型酸碱失衡,可通过计算 $[HCO_3^-]$ 的代偿预计值来判断,如实测 $[HCO_3^-]$ 落在代偿预测值范围内者,可诊断急性或慢性呼酸;实测 $[HCO_3^-]$>代偿预测值范围上限时,可诊断为急性或慢性呼酸合并代碱;当实测 $[HCO_3^-]$<代偿预测值范围下限时,可诊断为急性或慢性呼酸合并代酸。

【治疗】

1. 病因治疗是根本,改善通气是关键。应针对病因解除呼吸道梗阻,紧急时可进行气管插管或气管切开,实施机械通气治疗。

2. 呼吸中枢受抑制,可根据病情及时人工呼吸或使用呼吸兴奋剂。

3. 原则上不宜用碱性药物,只有在 pH<7.20,出现危及生命的酸血症而同时具备机械通气条件时方予补碱。补碱可用 THAM,也可用 5% 碳酸氢钠溶液。

4. 伴高钾血症时,按高钾血症处理。

治疗过程中应注意两点:一是不能单纯给氧,否则会因血氧浓度过高导致呼吸中枢感受器对缺氧刺激反射消失,从而进一步抑制呼吸;二是纠正酸中毒时考虑"宁酸毋碱"原则,以免加重组织缺氧和抑制呼吸。

第 5 节　　代谢性碱中毒

代谢性碱中毒(metabolic alkalosis,简称代碱)是指碱性物质在体内积蓄过多或酸性物质的大量丢失,造成血浆 HCO_3^- 浓度原发性升高,使 pH 上升。

【病因与发病机制】

一、病因

临床常见代谢性碱中毒的原因包括:①酸性胃液的大量丢失,肠液 HCO_3^- 重吸收增加。正常情况下含有盐酸的胃液进入肠内与肠液中的 HCO_3^- 中和,然后由肠黏膜吸收回血流,这是血液得以保持酸碱平衡的重要条件之一。当大量胃液由于呕吐或胃引流术而大量丧失时,上述生理变化遭到破坏,肠液中的 HCO_3^- 未被盐酸中和即回到血液,故血液中的 HCO_3^- 含量增加而发生碱中毒,pH 升高。②治疗溃疡病时碱性药物服用过多。如过多服用碳酸氢钠(小苏打),其在胃中与盐酸中和,使胃酸消失或明显减少,因而肠液中的 HCO_3^- 不能为胃酸中和而直接吸收入血,造成碱中毒。③Cl^- 大量丢失。利尿剂的大量应用可造成低氯血症,使得肾近曲小管对 HCO_3^- 和 Na^+ 重吸收增加,造成低氯性碱中毒。④缺钾性碱中毒。低钾血症时细胞内 K^+ 向细胞外转移,细胞外 Na^+ 和 H^+ 向细胞内转移,使得细胞外液中 H^+ 减少,造成细胞外液碱中毒肾小管细胞中的 H^+ 和 K^+ 均与肾小管液中的 Na^+ 进行交换,低钾患者肾小管细胞内 K^+ 减少时,肾排 K^+ 保 Na^+ 能力减弱,排 H^+ 保 Na^+ 加强,使排酸增加,肾重吸收入血 $NaHCO_3$ 增多,导致碱中毒加重。

二、代谢性碱中毒的机体反应

代谢性碱中毒时,pH 升高抑制延髓呼吸中枢,患者呼吸变浅变慢,CO_2 排出减少,血液中 H_2CO_3 含量升高,使得 $NaHCO_3/H_2CO_3$ 比值接近正常,从而发生代偿性代谢性碱中毒。如碱中毒持续存在,将通过肾排出过多 HCO_3^- 以调节体液 pH,但由于肾对代谢性碱中毒的调节作用主要由体内 K^+、Cl^- 水平决定,当低 K^+、脱水或低 Cl^- 血症时,肾仍保持对 $NaHCO_3$ 的重吸收,而不能发挥对碱中毒的代偿作用。

代谢性碱中毒导致的病理生理变化引起相应的临床表现:①呼吸浅慢,系由代谢性碱中毒时的呼吸调节作用导致。②神经肌肉应激性增高,表现为口角抽动,手足搐搦,腱反射亢进等,其原因在于血液偏碱时血中 Ca^{2+} 浓度降低。③中枢神经系统功能障碍,如烦躁不安、精神错乱、谵妄等,其发生机制主要是 pH 升高后 γ- 氨基丁酸转氨酶活性增强,使得中枢神经细胞内谷氨酸生成增加,而谷氨酸系中枢兴奋性氨基酸。

【诊断】

强调确定发生代谢性碱中毒的病因对诊断的重要性。除根据临床症状外,还应根据血电解质变化和动脉血气分析结果作出诊断。动脉血气分析结果中原发性变化为 $[HCO_3^-]$、BE、SB、TCO_2 等增加,血液 pH 上升;代偿性变化为 $PaCO_2$ 上升(代偿往往不全),肾排出碱性尿(低钾碱时呈酸性尿)。

可通过计算 $PaCO_2$ 的代偿预计值来判断是否合并其他类型酸碱失衡,凡实测 $PaCO_2$ 落在预计值范围内,可诊断为代谢性碱中毒;实测 $PaCO_2$>预计代偿值,可诊断为代谢性碱中毒合并呼吸性酸中毒;实测 $PaCO_2$<预计代偿值,可诊断为代谢性碱中毒合并呼吸性碱中毒。

【治疗】

1. 以病因治疗为根本。
2. 氯敏感性代碱可补充氯化钠、氯化钾、氯化铵,重症者可补酸。
3. 氯不敏感性代碱可补钾、用保钾类利尿剂、乙酰唑胺等,甚至透析。

4. 常用酸性药物有盐酸精氨酸(10g 盐酸精氨酸含有 48mmol H^+ 和 Cl^-)、稀盐酸(50~200mmol/L)、氯化铵等。
5. 碱血症致抽搐者,可补钙剂。

第 6 节 呼吸性碱中毒

呼吸性碱中毒(respiratory alkalosis,简称呼碱)是血浆 H_2CO_3 含量的原发性降低,致 pH 上升。

【病因与发病机制】

一、病因

呼吸性碱中毒临床少见,可见于下列情况:①各种原因引起的呼吸中枢受刺激或肺部疾患导致过度通气,体内 CO_2 丧失过多,见于癔症发作、颅脑损伤、缺氧及小儿大哭等。②机械通气不当,造成人为过度通气。

二、呼吸性碱中毒的机体反应

呼吸性碱中毒时的代偿反应主要是由于血液 CO_2 减少,CO_2 弥散入肾小管细胞量减少,造成肾小管泌 H^+ 作用减少,H^+-Na^+ 交换减弱,HCO_3^- 重吸收减少,导致血浆 $[HCO_3^-]$ 水平也降低。

发生呼吸性碱中毒时,患者自觉头晕、胸闷,呼吸快浅或短促,但呼吸减慢后 CO_2 排出减少,上述症状可自行缓解。因碱中毒时血 Ca^{2+} 减少,患者可出现肌肉震颤、手足搐搦等。碱中毒时尚可使血红蛋白对氧的亲和力增加,导致组织细胞氧利用发生障碍,引起组织缺氧,可表现为眩晕、昏厥、意识障碍等。

【诊断】

呼吸性碱中毒的诊断主要依据病史和动脉血气分析检测。动脉血气分析结果中原发性变化是 $PaCO_2$ 下降,使血液 pH 上升;代偿性变化包括 $[HCO_3^-]$、BE、SB、TCO_2 等下降,pH 可能回到正常,Cl^- 增高,K^+ 轻度降低,AG 轻度增高。

计算 $[HCO_3^-]$ 的代偿预计值提示,如实测 $[HCO_3^-]$ 在代偿预测值范围内时,可诊断为急性或慢性呼碱;实测 $[HCO_3^-]$>代偿预测值范围上限时,可诊断为急性或慢性呼碱合并代碱;实测 $[HCO_3^-]$<代偿预测值范围下限时,可诊断为急性或慢性呼吸碱合并代酸。

【治疗】

1. 解除病因,积极处理原发病。
2. 对症处理可使用纸袋、长筒等罩住口鼻,以增加无效腔间隙,减少 CO_2 呼出,或采取吸入含 5%CO_2 的氧气,可改善症状。

3. 纠正低钾、高氯血症。

第 7 节　混合型酸碱平衡失调

一般情况下,机体有代偿机制,使[HCO₃⁻]/[H₂CO₃]维持在 20/1,但有时仍出现原发性代谢性和原发性呼吸性酸碱失常。两种或三种单纯型酸碱平衡紊乱同时存在时,称为混合型酸碱平衡失调(mixed acid-base disorders)。根据同时合并酸碱平衡紊乱的性质,可以分为二重或双重酸碱平衡紊乱(double acid-base disorders)及三重酸碱平衡紊乱(triple acid-base disorders,TABD)。混合型酸碱失常时,原有代偿反应不复存在。

一、代谢性碱中毒合并呼吸性碱中毒

创伤后常因疼痛、颅脑损伤、低氧血症、脓毒血症、机械过度通气而有呼吸性碱中毒。但同时又因呕吐、胃管引流、大量输血而合并代谢性碱中毒。出现 PaCO₂ 下降,HCO₃⁻升高,两者都使 pH 升高,当 pH 超过 7.55 时,可能出现心排血量降低、心律失常、脑和冠状血管收缩、血红蛋白氧离曲线左移、心脑缺氧,患者进入高危状态。此型有严重的碱血症,pH 明显升高;两型碱中毒并存时,HCO₃⁻ 与 PaCO₂的变化因相互抵消而变化不如单纯性碱中毒明显;对代碱来说,PaCO₂测定值低于代偿预估值;对呼碱来说,HCO₃⁻测定值大于代偿预估值。

二、代谢性碱中毒合并呼吸性酸中毒

患者的呼吸功能因呼吸道梗阻、肺受压(如胸腔积液、气胸)而有呼吸性酸中毒,而同时又因大量胃肠液的丢失、大量输血等而有代谢性碱中毒,pH 虽可在正常范围,实际上是代谢性碱中毒与呼吸性酸中毒同时存在。急慢性呼吸性酸中毒伴有 HCO₃⁻ 的不适当升高或代谢性碱中毒伴有 PaCO₂ 的不适当升高均可诊断为本型。酸碱指标特点为 PaCO₂ 升高,HCO₃⁻ 升高,pH 升高、正常或下降。多见于慢性肺功能不全患者呕吐、利尿或氯缺乏。

三、代谢性酸中毒合并呼吸性酸中毒

胸部或中枢神经系统疾患的患者,由于呼吸功能障碍而有呼吸性酸中毒。如又有组织灌注不足、缺氧而出现代谢性酸中毒,因此,pH 急骤下降。治疗时,除积极改善肺的通气功能,应用机械通气治疗外,还应改善组织灌注,对 pH 低于 7.10~7.15 者,要适当抗酸,使 pH 升至 7.20 以上,在纠正酸中毒时,要及时补钾,以防血钾大幅度降低。急慢性呼吸性酸中毒伴有不适当的[HCO₃⁻]下降或者代谢性酸中毒伴有不适当的 PaCO₂ 增加均可诊断为本型。一般原发变化比继发变化显著,多为“矛盾地”出现 HCO₃⁻降低而 PaCO₂ 增高,由预估值公式可得出 HCO₃⁻ 测定值低于预估值而 PaCO₂ 测定值大于预估值。患者血浆 Cl⁻ 可低、高或正常;AG 可增高;血浆 K⁺ 多增高,若有低 K⁺ 则表示严重 K⁺ 缺乏。

四、代谢性酸中毒合并呼吸性碱中毒

中枢神经系统疾患、应用机械通气、多发损伤、疼痛、发热、情绪紧张的患者常有呼吸性碱中毒,但是由于缺氧、缺血引起乳酸性酸中毒,出现呼吸性碱中毒与代谢性酸中毒并存,pH 虽改变不明显,而 PaCO₂ 和 HCO₃⁻ 下降均超过正常范围。在治疗同时解决产生呼吸性碱中毒与代谢性酸中毒的病因。代谢性酸中毒伴有 PaCO₂ 的不适当下降或呼吸性碱中毒伴有[HCO₃⁻]的不适当下降即可判断为此型。应用代偿公式计算预计 PaCO₂ 或[HCO₃⁻]有助于进行判断。见于水杨酸中毒者、肾衰竭或糖尿病酮症伴有高热呼吸过度者或严重肝病或败血症者。此型 pH 可高可低或正常;HCO₃⁻ 与 PCO₂ 都降低,明显低于单一型的预估值;血浆 Cl⁻ 常增高;AG 可轻度或中度升高;BE 负值加大。

五、代谢性酸中毒合并代谢性碱中毒

见于肾衰竭或糖尿病酮症酸中毒或乳酸中毒患者发生呕吐、胃液引流时。血液生化特征:pH 变化不明显;HCO₃⁻与 PCO₂ 变化相反。高 AG 代谢性酸中毒合并代谢性碱中毒的诊断:单纯性高 AG 代谢性酸中毒时,AG 的升高与[HCO₃⁻]的下降呈 1:1,若发现 AG 升高并没有使[HCO₃⁻]相应下降甚至升高,即可诊断为高 AG 代谢性酸中毒合并代碱。同理,单纯性代谢性酸中毒若并发乳酸酸中毒,则[HCO₃⁻]下降必然有相应的 AG 增加,当 AG 增加,而[HCO₃⁻]未相应下降时,则肯定有混合性的代谢性酸中毒和代谢性碱中毒存在。正常 AG 代谢性酸中毒合并代谢性碱中毒的诊断:单纯性代谢性碱中毒是低 Cl⁻ 和高[HCO₃⁻],而正常 AG 代谢性酸中毒是高 Cl⁻ 和低[HCO₃⁻],所以当两种紊乱同时并存且程度相当时,作用正好相互抵消,表现出大致正常的酸碱、血气和电解质值,必须依靠病史和病情分析才能对该型作出诊断。

六、三重酸碱平衡紊乱

一种呼吸性酸碱紊乱(呼吸性酸中毒或呼吸性碱中毒)合并代谢性酸中毒加代谢性碱中毒称为三重酸碱紊乱(TABD)。呼吸性碱中毒＋代谢性碱中毒＋代谢性酸中毒(呼碱型 TABD)可见于在呼吸性碱中毒合并代谢性碱中毒的基础上,再合并高 AG 代谢性酸中毒,也可见于在呼吸性碱中毒合并高 AG 代谢性酸中毒的基础上,由于补碱过多再合并代谢性碱中毒;本型紊乱酸碱指标特点为:AG 升高,PaCO₂ 下降以及[HCO₃⁻]变化与 AG 升高不成对等比例,pH 取决于三种紊乱的相对严重程度。呼吸性酸中毒＋代谢性酸中毒＋代谢性碱中毒(呼酸型 TABD)多见于较为严重的肺心病呼吸衰竭时,其酸碱指标特点为:AG 升高,[HCO₃⁻]变化与 AG 升高不成对等比例,而 pH 变化不定。

酸碱平衡失调是临床的基本问题和共性问题之一,对其正确及时的判断常常是治疗成败的关键。酸碱平衡失调的判断能否对治疗起指导作用,关键又在于判断是否正确。临床上有很多方法用于判断酸碱平衡失调的类型,无论采用哪种判断方法,临床医生首先必须深刻理解酸碱失衡的代偿反应规律,并在获取必要的临床依据和掌握必要的技术指标的前提下,遵循有序的方法步骤对酸碱失衡类型作出及时正确的判断。

一、酸碱失衡代偿反应规律及推论

本章第2节简述了机体发生酸碱失衡时的代偿反应,从代偿反应规律可以作出相应的推论(表70-6),深刻理解三大代偿反应规律及推论,对于分析酸碱状态、判断酸碱失衡类型尤其是混合型酸碱失衡类型具有较大的实践指导意义。

表70-6 酸碱失衡代偿反应规律及推论

规律	推论
1. 原发因素变化程度>代偿反应程度	1. 原发因素变化决定 pH 偏向
2. $HCO_3^-/PaCO_2$ 同向代偿	2. $HCO_3^-/PaCO_2$ 反向变化必有混合性酸碱失衡
3. 代偿可预计并有极限	3. 超出代偿预计值/极限必有混合性酸碱失衡

二、酸碱失衡类型判断的临床依据和技术指标

1. 病史 提供酸碱失衡的病因线索,估计失衡的代偿时间。

2. 临床表现 缺乏特异性,可核实血气判断,估计失衡程度。

3. 血气分析和血清电解质测定 是主要依据。血气分析中的多项指标均与酸碱平衡有关,但判断酸碱失衡必备的主要指标有 pH、$PaCO_2$、HCO_3^- 三项,其余指标均作参考。

4. 阴离子隙(AG) AG 是一项近年来很受重视的酸碱指标,AG 增高常反映有机酸中毒或高 AG 代酸及其程度。除了区分代谢性酸中毒类型,通过比较 AG 增高幅度(ΔAG)和 HCO_3^- 变化幅度(ΔHCO_3^-)有助于判断混合代酸的各型酸碱失衡,如单纯高 AG 代酸时 $\Delta HCO_3^-\downarrow=\Delta AG\uparrow$,而 $\Delta AG>\Delta HCO_3^-$ 提示代碱并高 AG 代酸,$\Delta AG<\Delta HCO_3^-$ 则提示混合性代酸,即高 AG 代酸并 AG 正常型代酸。

5. 潜在[HCO_3^-](potential bicarbonate) 用公式表示潜在[HCO_3^-]=实测[HCO_3^-]+ΔAG。其意义可揭示代谢性碱中毒+高 AG 代谢性酸中毒和三重酸碱紊乱中的代谢性碱中毒存在。若忽视计算潜在[HCO_3^-]和 AG,常可延误混合型酸碱紊乱中的代谢性碱中毒的判断。

6. 尿 pH 和尿电解质测定 对分析酸碱失衡原因有帮助。

7. 其他 红细胞比容、血浆蛋白、血浆渗透压等有时也可参考。

三、酸碱失衡类型的判断方法及步骤

(一) 一般判断方法

1. 分清原发和代偿变化。①了解病史,考虑该疾病发生酸碱紊乱是什么性质;②估计酸碱失衡持续时间,是急性还是慢性;③患者用药、给氧与电解质情况;④肾功能、肺功能等检查结果。

2. 分析主要指标(pH、$PaCO_2$、BE),初步判断紊乱类型。

(1) 由 pH 进行判断:当 pH<7.35,即可诊断酸血症;pH>7.45,即诊断碱血症;若 pH 正常,则表示该血液的酸碱状态正常,但不能排除可能存在的酸中毒或碱中毒。

(2) 由 $PaCO_2$ 和 HCO_3^- 进行判断:① $PaCO_2$<35mmHg,应考虑呼吸性碱中毒;$PaCO_2$>45mmHg,应考虑呼吸性酸中毒;HCO_3^-<22mmol/L,应考虑代谢性酸中毒;HCO_3^->27mmol/L,应考虑代谢性碱中毒;AG>16mmol/L,应考虑代谢性酸中毒。②根据 $PaCO_2$ 和 HCO_3^- 测定数值,查酸碱诊断检索表(表70-7)进行酸碱紊乱类型的初步判断。③若临床症状不明显而 pH 异常,则可从 $PaCO_2$(mmHg)与 HCO_3^-(mmol/L)变化程度进行区别,方法如下:

pH<7.40,$HCO_3^-\times PaCO_2$>1 000,应考虑呼酸[因 $PaCO_2\uparrow\uparrow\uparrow$(原发性升高)及 $HCO_3^-\uparrow$(代偿性升高)]。

pH<7.40,$HCO_3^-\times PaCO_2$<1 000,应考虑代酸[因 $PaCO_2\downarrow$(代偿性下降)及 $HCO_3^-\downarrow\downarrow\downarrow$(原发性下降)]。

pH>7.40,$HCO_3^-\times PaCO_2$<1 000,应考虑呼碱(因 $PaCO_2\downarrow\downarrow\downarrow$ 及 $HCO_3^-\downarrow$)。

pH>7.40,$HCO_3^-\times PaCO_2$>1 000,应考虑代碱(因 $PaCO_2\uparrow$ 及 $HCO_3^-\uparrow\uparrow\uparrow$)。

表70-7 酸碱诊断检索表

$PaCO_2$/mmHg	HCO_3^-/(mmol·L^{-1})		
	<22	正常(22~27)	>27
>45	呼酸+代酸	呼酸(未代偿)	呼酸+代碱
正常(35~45)	代酸(未代偿)	正常	代碱(未代偿)
<35	呼碱+代酸	呼碱(未代偿)	呼碱+代碱

3. 鉴别单纯型和混合型酸碱平衡失调。①初步分析,根据病因和病情发展判断原发性酸碱平衡失调类型;②根据公式计算 $PaCO_2$ 或 HCO_3^- 的代偿预计值,根据实测值与代偿预计值范围的关系判断是否存在混合型酸碱平衡紊

乱；③掌握代偿时间有助于分析酸碱平衡失调是急性还是慢性，是部分代偿还是最大代偿，是单纯型还是混合型紊乱。

4. 动态观察和综合分析。

（二）四步判断法（图 70-3）

此法是一种筛选判断法，有较高准确性和可靠性，具有明确的程序和数据可循，简便实用，可作为临床常规判断应用。以下介绍本法的具体步骤及其设计的理论依据。

第一步：根据 $PaCO_2$ 与 HCO_3^- 的实测值与正常值的比较确定属于图 70-3 内（A）、（B）、（C）、（D）中的哪一组。

第二步：如果为（A）或（C）组，则根据 $PaCO_2 \times 0.6$ 与 HCO_3^- 的大小比较或 pH 的高低，确定属于图 70-3 内（A）中（1）、（2）、（3）的哪一组，然后按该组右侧提示的失衡类型作出两种可能的判断；结合病史、临床表现和相关化验结果确定是哪一种；应牢记病史中病因或病情变化对于判断原发性酸碱平衡紊乱类型的重要性，只有从病因或者病情发展中才能明确原发性酸碱平衡失调的性质是代谢性抑或呼吸性。例如（A）（3）组提示有"代谢性碱中毒"或"呼吸性酸中毒合并代谢性碱中毒"两种可能性，这对一例肺部急性感染5天的肺心病患者来说，理应判断为后者；而对于原先体健，因严重呕吐入院的患者来说则应判断为前者；需要指出的是，如果病情中同时存在两种病因时，则应以首先出现的病因为依据来确定诊断。

如果属于（B）或（D）组，则可立即得出两种可能的判断，然后根据病史等确定最后诊断。

第三步：计算代偿预计值。如果第二步确定是单纯型酸碱平衡失调，则根据相应公式计算 $PaCO_2$ 或 HCO_3^- 的代偿预计值高低限。如实测值在高低限范围内，则应判断为

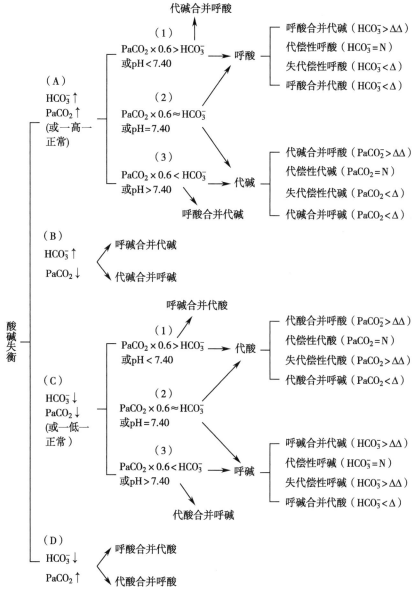

图 70-3　酸碱平衡失调类型筛选判断法
注：△△表示代偿预计值高限；△表示代偿预计值低限；N表示代偿预计值范围。

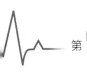
代偿性单纯型酸碱平衡失调；如果高于高限，或低于低限，则可根据表中右侧括号内的提示，判断为失代偿性单纯型酸碱平衡失调或混合型酸碱平衡失调，并根据病史等确定符合病情的判断。

第四步：计算 AG 值。如 AG<14mmol/L，则前三步判断结果就是最后诊断类型；如 AG>16mmol/L，而且病史、临床表现及有关化验结果亦提示代谢性酸中毒的存在，则可判断为代谢性酸中毒，然后将前三步判断结果结合 AG 的增高按下列步骤确定最后诊断。

(1) 如前三步判断是呼吸性酸中毒 + 代谢性碱中毒或呼吸性碱中毒 + 代谢性碱中毒，而 AG>16mmol/L 提示存在代谢性酸中毒，则最后判断是呼酸型 TABD 或呼碱型 TABD。

(2) 如前三步判断是呼吸性酸中毒、呼吸性碱中毒、呼吸性酸中毒 + 代谢性酸中毒或呼吸性碱中毒 + 代谢性酸中毒，由于 AG>16mmol/L，那么首先均分别判断是呼吸性酸中毒 + 代谢性酸中毒或呼吸性碱中毒 + 代谢性酸中毒，而是否存在代谢性碱中毒，需要进一步判断：① 计算假定无代谢性酸中毒影响的 $PaCO_2(NA)=(AG-12)\times1.2+PaCO_2$。

② 计算 $PaCO_2(NA)$ 的 HCO_3^- 代偿预计值 $HCO_3^-(PNA)$：如 $PaCO_2(NA)\geq40$（提示呼吸性酸中毒或正常），$HCO_3^-(PNA)=24+[PaCO_2(NA)-40]\times0.4+3$；如 $PaCO_2(NA)<40$（提示呼吸性碱中毒），$HCO_3^-(PNA)=24-[40-PaCO_2(NA)]\times0.5+2.5$。③ 计算假定无代谢性酸中毒影响的 $HCO_3^-(NA)=(AG-12)+HCO_3^-$；④ 比较 $HCO_3^-(NA)$ 与 $HCO_3^-(PNA)$：如 $HCO_3^-(NA)<HCO_3^-(PNA)$，提示无代谢性碱中毒，则最后判断是呼吸性酸中毒 + 代谢性酸中毒或呼吸性碱中毒 + 代谢性酸中毒；如 $HCO_3^-(NA)>HCO_3^-(PNA)$，提示合并代谢性碱中毒或呼吸性碱中毒失代偿两种可能，应根据病史加以确定，最后判断为呼酸型或呼碱型 TABD，或呼吸性碱中毒 + 代谢性酸中毒。

(3) 如前三步判断为代谢性酸中毒，在 AG>16mmol/L 且血 Cl^- 和 / 或血 K^+ 明显减低及 $(AG-12)>(24-HCO_3^-)$ 时，可判断代谢性酸中毒合并代谢性碱中毒。

(4) 如前三步判断是代谢性碱中毒或无酸碱平衡失调，而 AG>16mmol/L，可判断为代谢性酸中毒 + 代谢性碱中毒，不需考虑 TABD。

（许永华　杨兴易）

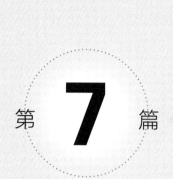

第 **7** 篇

感染性疾病急诊

第 71 章

流行性感冒

流行性感冒(influenza,简称流感)是由流感病毒引起的急性呼吸道传染病。其临床特点为起病急,全身中毒症状明显,如发热、头痛、全身酸痛、乏力,而呼吸道症状较轻。主要通过飞沫传播,传染性强,但病程短,常呈自限性。婴儿、老年人及体弱者易并发肺炎及其他并发症,可导致死亡。

【病因与发病机制】

流感病毒属正黏病毒科,单股、负链、分节段 RNA 病毒,病毒颗粒呈球形或细长形,直径为 80~120nm,有双层类脂包膜,膜上有两种糖蛋白突起,即血凝素(hemagglutinin,H)和神经氨酸酶(neuraminidase,N),均具有抗原性。H 促使病毒吸附到细胞上,故其抗体能中和病毒,在免疫学上起主要作用;N 与细胞释放病毒有关,故其抗体不能中和病毒,但能限制病毒释放,缩短感染过程。根据病毒颗粒核蛋白(NP)和基质蛋白(M_1)抗原及其基因特性的不同,流感病毒分为甲、乙、丙、丁 4 型,分别于 1933 年、1940 年、1947 年和 2011 年被发现。甲型流感病毒可感染多种动物和人类,为人类流感的主要病原,20 世纪发生的四次(1918 年、1957 年、1968 年、1977 年)世界大流行,均由甲型引起(病毒株分别是 H_1N_1、H_2N_2、H_3N_2、H_1N_1);而乙、丙型流感相对较少,且仅感染人类;丁型流感病毒仅会感染牛、猪、羊,此类病毒对人类不具有致病性。根据其表面抗原(H 和 N)及其基因特性的不同,甲型流感病毒又分成许多亚型,至今已发现甲型流感病毒的 H 有 15 个亚型(H_1~H_{15}),N 有 9 个亚型(N_1~N_9),它们均可以从禽中分离到。然而,至今发现能感染人病毒株的 H 仅有 H_1、H_2、H_3、H_5、H_7 和 H_9 亚型,N 有 N_1、N_2、N_3、N_7,可能还有 N_8 亚型。

流感病毒不耐热,对紫外线及常用消毒剂[乙醇、聚维酮碘溶液(碘伏)、碘酊等]均很敏感。但对于干燥及寒冷有相当耐受力,能在真空干燥下或 −20℃ 以下长期保存。传染源主要是患者及隐性感染者,病初 2~3 天传染性最强,病后 1~7 天均有传染性。传播途径主要是经空气飞沫传播,经口腔、鼻腔、眼睛等黏膜直接或间接接触感染。接触被病毒污染的物品如食具或玩具等,也可通过上述途径感染。在特定场所,如人群密集且密闭或通风不良的房间内,也可能通过气溶胶的形式传播。人群对流感病毒普遍易感,与年龄、性别、职业等都无关。病后虽有一定的免疫力,但不同亚型间无交叉免疫力,病毒变异后,人群重新易感而反复发病。

流感病毒侵入上呼吸道,停留在覆盖上皮细胞表面的黏液中,可能受到黏液中分泌型 IgA 和糖蛋白抑制素的作用,阻止病毒附着于宿主细胞,但这些抑制物能被病毒的表面抗原破坏。人的呼吸道上皮细胞表面有流感病毒的受体,病毒与其发生特异性结合进入细胞,进行复制,再释放到黏液中又进入其他细胞,造成柱状上皮细胞变性、坏死与脱落,1~2 天内引起上呼吸道广泛炎症。临床上有全身中毒症状如发热、全身酸痛、乏力等。病毒一般不进入血流,病毒血症少见,但其毒素对全身器官有广泛的毒性作用。老年人、婴幼儿,患有慢性心、肺、肾等疾病或接受免疫抑制剂治疗者易发生流感病毒肺炎与继发细菌感染。单纯流感的病变限于上中呼吸道,柱状上皮虽有变性、坏死,但基础细胞正常,仅 5 天后开始再生未分化的上皮细胞,2 周后恢复成新的纤毛柱状上皮细胞。流感病毒肺炎的病变特征是肺脏充血水肿呈暗红色,气管与支气管内有血性分泌物;若继发有细菌性肺炎,则可查到大量脓细胞与病原菌。中毒型流感在中枢神经系统可呈脑膜充血及脑组织软化。

【诊断】

一、流行病学特点

本病为突发性流行性疾患,在同一地区,1~2 天内即有大量患者同时出现,邻近地区亦可同时暴发和相继发生。在散发流行时以冬、春季较多,大流行时则无明显季节性。

二、临床表现特点

本病潜伏期 1~3 天,短者仅数小时。突然起病,主要以全身中毒症状为主,而呼吸道症状轻微或不明显。依临床表现不同,可分为以下几种类型。

1. 典型流感(单纯型流感) 最常见。急性发病,患者畏寒、发热,体温可达 39~40℃,有明显头痛、乏力、肌痛和全身不适等症状,同时亦可有咽痛、鼻塞、流涕、咳嗽等上呼吸道感染症状。一般全身症状重而呼吸道症状相对较轻,少数患者可有腹泻呈水样便。体检可见眼结膜轻度充血、咽部充血、肺部可有干啰音。病程 4~7 天,但咳嗽和乏力可持续数周。病程中可并发呼吸道细菌感染,以流感嗜血杆菌、肺炎球菌、金黄色葡萄球菌为常见。

2. 肺炎型流感 为流感病毒向下呼吸道蔓延引起。主要发生在老年人、婴幼儿、有慢性心、肾、肺等慢性疾病及用免疫抑制剂治疗者。病初与典型流感相似,但发病1~2天后病情加重,持续高热、咳嗽、胸痛较剧烈,咯片块状淡灰色黏痰。体检可发现双肺呼吸音低,满布哮鸣音,但无实质性病变体征。X线检查可见两肺广泛小结节性浸润,近肺门较多,肺周围较少。一般可在1~2周后症状逐渐消失,炎症消散。重症者持续高热,病情日益恶化,并可出现气急、发绀、咯血等,于5~10天内可因心力衰竭或周围循环衰竭而死亡。病程可延长至3~4周,易并发细菌感染,尤其是葡萄球菌感染。

3. 中毒型流感 此型极为少见,主要表现严重毒血症,有高热及感染中毒性脑病、休克及弥散性血管内凝血(DIC)等表现,病死率高。

4. 轻型流感 急性起病,轻或中度发热,全身症状及呼吸道症状较轻,一般病程2~3天。

5. 婴儿流感 临床症状常不典型,可见高热惊厥。部分患儿表现为喉 - 气管 - 支气管炎,严重者出现气道梗阻现象。新生儿流感虽少见,但一旦发生常呈败血症表现,如嗜睡、拒奶、呼吸暂停等,常伴有肺炎,病死率高。

6. 其他 少数患者以腹痛、腹泻等胃肠道症状为主要表现,称为胃肠型流感。此外,流感也可导致心肌炎、心包炎、脑膜炎、脑炎、脊髓炎、脑病、吉兰 - 巴雷综合征、瑞氏综合征(Reye syndrome)及急性肌炎等。

三、辅助检查

1. 外周血象 白细胞总数不高或偏低,中性粒细胞显著减少,淋巴细胞相对增加,大单核细胞也可增加,此种特殊血象在发病最初数日即出现,常持续10~15天。合并细菌性感染时,白细胞总数及中性粒细胞增加。

2. 胸部影像学检查 重症患者胸部影像学表现为肺内斑片状、磨玻璃影、多叶段渗出性病灶;进展迅速者可发展为双肺弥漫的渗出性病变或实变,少数可伴有胸腔积液。

3. 实验室检查 ①直接检查呼吸道上皮细胞的流感病毒抗原阳性,但阴性不能排除流感;②呼吸道标本(如鼻咽拭子、咽拭子、气管吸取物、痰)流感病毒核酸检测,可区分流感病毒亚型;③病毒分离:从患者呼吸道标本(如鼻咽分泌物、口腔含漱液、气管吸出物)或肺标本中分离出流感病毒;④标本经敏感细胞增殖1代后查抗原阳性;⑤血清学检查:急性期(发病后7天内采集)和恢复期(间隔2~3周采集)双份血清进行抗体测定,后者IgG抗体滴度与前者相比有4倍或以上升高,IgM抗体检测灵敏度和特异度较低。

四、诊断注意事项

在流行季节,一个地区或单位出现大量上呼吸道感染患者或医院门诊、急诊上呼吸道感染患者明显增加,应考虑流感。流行病学资料是诊断流感的主要依据之一,结合流感典型临床表现不难诊断,但在流行初期,散发或轻型的病例诊断比较困难。确诊往往需要实验室检查。

流感流行季节,下述情况应考虑罹患流感的可能:①发热伴咳嗽和 / 或咽痛等急性呼吸系统症状;②发热伴原有

慢性肺部疾病急性加重;③成年患者住院前无发热和急性呼吸系统症状,住院期间出现发热性呼吸系统疾病;④婴幼儿和儿童发热,未伴有其他症状和体征;⑤儿童患者住院前无发热和急性呼吸系统症状,住院期间出现发热伴或不伴有呼吸系统疾病;⑥老年人(≥65岁)新发生呼吸系统症状,或原有呼吸系统症状加重,伴或不伴发热;⑦重症患者出现发热或低体温。

重症流感的危险因素:①婴幼儿,尤其是2岁以下的儿童;②老年人(≥65岁);③孕妇,以及分娩2周内的产妇;④具有慢性肺部疾病患者,如支气管哮喘、慢性阻塞性肺疾病;⑤具有慢性心脏病病患者,如充血性心力衰竭;⑥具有慢性代谢性疾病患者,如糖尿病;⑦具有慢性肾脏疾病、慢性肝脏疾病、某些神经系统疾病(包括神经肌肉疾病、癫痫、认知障碍等,但不包括孤独症);⑧有血红蛋白病,如镰状细胞贫血;⑨免疫功能受损者,如长期使用免疫抑制剂、HIV感染、恶性肿瘤;⑩服用阿司匹林的儿童。

除流感病毒外,多种病毒、细菌等病原体,亦可引起类似症状,如呼吸道合胞病毒、鼻病毒、腺病毒、副流感病毒、冠状病毒,以及肺炎支原体、衣原体和嗜肺军团菌感染等。临床均表现为不同程度的畏寒、发热、乏力、头痛、肌痛、咳嗽、咳痰、胸闷和气促,称为流感样疾病(influenza like illness, ILI)。确诊需依据实验室检查,如病原体分离、血清学检查和核酸检测。

【治疗】

一、流感治疗的基本原则

1. 隔离患者 流行期间对公共场所加强通风和空气消毒。

2. 及早应用抗流感病毒药物治疗 抗流感病毒药物治疗只有早期(起病1~2天内)使用,才能取得最佳疗效。

3. 加强支持治疗和预防并发症 休息、多饮水、注意营养,饮食要易于消化,特别对于儿童和老年患者更应重视。密切观察和监测并发症,抗生素仅在明确或有充分的证据提示继发细菌感染时才考虑应用。

4. 合理应用对症治疗药物 早期应用抗流感病毒药大多能有效改善症状。病程已晚或无条件应用抗病毒药物时,可对症治疗,应用解热药、缓解鼻黏膜充血药物、止咳祛痰药物等(表71-1)。儿童忌用阿司匹林或含阿司匹林以及其他水杨酸制剂,因为此类药物可引发肝脏和神经系统并发症,即Reye综合征相关,偶可致死。

二、抗流感病毒药物治疗

(一)抗流感病毒药物的治疗原则

流感病毒感染高危人群(危险因素)容易引发重症流感,早期抗病毒治疗可减轻流感症状,缩短流感病程,降低重症流感的病死率。

高度怀疑或确诊流感的重症患者应尽早积极抗流感病毒治疗,不应等待病毒检测结果。发病48小时内进行

71

表 71-1 流感和流感样疾病对症治疗药物

药物	可解除症状							
	发热	头痛或其他疼痛	充血	鼻窦压痛	流涕	流泪	咳嗽	咽痛
镇痛退热药								
对乙酰氨基酚 (paracetamol)	√	√		√				√
阿司匹林 (aspirin)	√	√		√				√
布洛芬 (ibuprofen)	√	√						
缓解充血药								
伪麻黄碱 (pseudoephedrine)			√	√				
萘甲唑啉 (鼻眼净) (naphazoline)			√	√				
羟甲唑啉 (oxymetazoline)			√	√				
苯肾上腺素 (phenylpheniramine)			√	√				
镇咳药								
右美沙芬 (dextromethorphan)							√	
抗组胺药								
氯苯那敏 (chlorpheniramine)				√	√	√		
苯海拉明 (diphenhydramine)				√	√	√	√	
氯雷他定 (loratadine)					√	√		
复方制剂								
对乙酰氨基酚 / 伪麻黄碱 / 右美沙芬	√	√	√	√	√	√	√	√
对乙酰氨基酚 / 右美沙芬 / 氯苯那敏	√	√	√	√	√	√	√	√

注:①早期应用抗化学治疗药物大多能较快缓解流感症状,对症状不重者不一定使用上述药物,对年老体弱者应警惕镇痛退热引起出汗过多和虚脱;②儿童忌用阿司匹林(包括阿司匹林或水杨酸制剂),此类药物与流感的肝脏和神经系统并发症即 Reye 综合征可能存在相关性。

抗病毒治疗可有效降低住院患者的病死率、缩短住院时间,发病时间超过 48 小时的重症患者依然能从抗病毒治疗中获益。

高度怀疑或确诊流感的轻症患者,合并重症流感的高危因素,发病时间不足 48 小时,应在发病 48 小时内给予抗流感病毒治疗,不必等待病毒检测结果;如果发病时间超过 48 小时,症状无改善或呈恶化倾向时也应进行抗流感病毒治疗。未合并重症流感危险因素的患者,发病时间不足 48 小时,为缩短病程、减少并发症也可以抗病毒治疗,发病时间超过 48 小时,症状无改善或持续恶化,也应考虑抗病毒治疗。

针对我国目前流行的流感病毒类型,抗流感病毒治疗推荐使用神经氨酸酶抑制剂(neuraminidase inhibitor,NAI)。我国上市的 3 种 NAI(帕拉米韦、磷酸奥司他韦和扎那米韦)的临床疗效相似,给药途径不同,对于重症流感,由于磷酸奥司他韦药代动力学的研究资料较少,扎那米韦的疗效不确定,建议使用帕拉米韦。免疫功能受损者,病毒清除缓慢,且容易产生耐药,可延长抗病毒治疗的疗程,对磷酸奥司他韦和帕拉米韦耐药的流感病毒可换用扎那米韦治疗。

(二)常用的抗流感病毒药物

抗流感病毒化学治疗药物现有神经氨酸酶抑制剂(neuraminidase inhibitor,NAI)、离子通道 M_2 阻滞剂和血凝素抑制剂三种。推荐使用前者。

1. 神经氨酸酶抑制剂 NAI 通过抑制病毒包膜上的神经氨酸酶,阻断病毒颗粒从感染的宿主细胞表面脱落,从而阻止病毒在宿主细胞间的扩散。目前国内上市的 NAI 有 3 种:帕拉米韦、磷酸奥司他韦(oseltamivir)和扎那米韦(zanamivir)。拉尼米韦于 2010 年在日本上市,目前在我国尚未获批用于流感的治疗。NAI 用于治疗甲型和乙型流感,对目前流行的甲型 H_1N_1(2009)、甲型 H_3N_2 和乙型流感有很高的敏感性,对禽流感甲型 H_5N_1 和甲型 H_7N_9 也有抑制作用,是目前抗流感病毒的主要药物。国内外研究均证明 NAI 能有效治疗和预防甲、乙型流感,在普通人群和患有慢性心、肺基础疾病的高危人群,于流感发病 48 小时内早期使用均可以明显缩短症状持续时间和减轻症状严重程度,降低并发症发生率,并显示可明显减少家庭接触者流感二代发病率。①磷酸奥司他韦推荐用量为成人口服 75mg,每日 2 次,连服 5 天,应在症状出现 2 天内开始用药。肾功能不全的患者需要调整剂量,肌酐清除率<30ml/min 时,

应减量至 75mg，每天 1 次。1 岁以下儿童磷酸奥司他韦推荐剂量：0~8 月龄，每次 3.0mg/kg，每日 2 次；9~11 月龄，每次 3.5mg/kg，每日 2 次。1 岁以上儿童磷酸奥司他韦推荐剂量：体重 ≤15kg 者用 30mg，每日 2 次；16~23kg 者用 45mg，每日 2 次；24~40kg 者用 60mg，每日 2 次；>40kg 者用 75mg，每日 2 次。疗程 5 天，重症患者疗程可适当延长。磷酸奥司他韦不良反应少，一般为恶心、呕吐等消化道症状，也有腹痛、头痛、头晕、失眠、咳嗽、乏力等不良反应的报道。②帕拉米韦：成人 300mg/d，小于 30 天新生儿 6mg/kg，31~90 天婴儿 8mg/kg，91 天 ~17 岁儿童 10mg/kg，均为单次静脉滴注。推荐疗程为 1 天，症状严重者，可根据病情，每天 1 次，1~5 天连续给药。有严重并发症的患者，成人可用 600mg/d。帕拉米韦单剂治疗的疗效与奥司他韦 5 天治疗疗效相当，且 300mg/d 治疗的不良反应显著少于奥司他韦。③扎那米韦：成人及儿童（>7 岁）10mg 吸入，每日 2 次（间隔 12 小时），连用 5 天。磷酸奥司他韦和扎那米韦的推荐疗程均为 5 天，对重症流感，疗程可延长至 10 天以上。不推荐原有哮喘或其他慢性呼吸道疾病患者使用吸入性扎那米韦。帕拉米韦和磷酸奥司他韦的临床疗效相当，由于帕拉米韦是静脉给药，因而更适合用于重症流感患者及幼儿的抗病毒治疗。

2. 离子通道 M₂ 阻滞剂 包括金刚烷胺（amantadine）和金刚乙胺（rimantadine）。代表药物是金刚烷胺。可阻断病毒吸附于宿主细胞，抑制病毒复制，早期（发病 24~48 小时内）应用可减轻发热和全身症状，减少病毒排出，防止病毒扩散，缩短病程。但只对甲型流感病毒有效。金刚烷胺推荐用量为成人 200mg/d，老年人 100mg/d，小儿 4~5mg/(kg·d)（最高 150mg/d），分 2 次口服，疗程 3~4 天。本品易产生耐药性，副作用主要有头晕、失眠、共济失调等神经精神症状。

3. 血凝素抑制剂 主要药物是阿比多尔，通过抑制流感病毒脂膜与宿主细胞的融合而阻断病毒的复制，用于成人甲、乙型流感的治疗。用量为每次 200mg，每日 3 次，疗程 5 天。我国临床应用数据有限，需密切观察疗效和不良反应。

【预防】

1. 控制传染源 及早对流感患者进行呼吸道隔离和早期治疗，隔离时间为 1 周或至主要症状消失。

2. 切断传播途径 流行期间减少大型集会及集体活动，接触者应戴口罩。流感患者的用具及分泌物使用消毒剂消毒。

3. 保护易感人群 预防流感最基本的措施是疫苗接种。目前我国使用三种流感疫苗：全病毒灭活疫苗、裂解疫苗和亚单位疫苗，以裂解疫苗最常用。在流感多发季节，给易感染流感的高危人群和医务人员接种疫苗。高危人群包括：年龄>65 岁；严重心肺疾病患者、慢性肾病、糖尿病、免疫缺陷病患者或接受激素及免疫抑制剂治疗者。不宜接种人员：对鸡蛋或疫苗中其他成分过敏者；吉兰 - 巴雷综合征患者；孕期 3 个月内的孕妇；急性感染性疾病患者；严重过敏体质者。

药物预防不能代替疫苗接种。建议对有重症流感高危因素的密切接触者（且未接种疫苗或接种疫苗后尚未获得免疫力）进行暴露后药物预防，建议不要迟于暴露后 48 小时用药。可使用金刚烷胺 100mg 口服，每天 2 次，连服 10~14 天，仅对甲型流感有一定预防作用；奥司他韦成人预防用药为 75mg 口服，每天 1 次，连服 7 天。

（李 娜 张文武）

参 考 文 献

[1] 张文武. 急诊内科学 [M]. 4 版. 北京: 人民卫生出版社, 2017: 485-488.

[2] 李兰娟, 任红. 传染病学 [M]. 9 版. 北京: 人民卫生出版社, 2018: 67-70.

[3] 国家卫生健康委办公厅, 国家中医药管理局办公室. 流行性感冒诊疗方案 (2020 年版)[A/OL]. (2020-10-27)[2021-10-08]. http://www. gov. cn/zhengce/zhengceku/2020-11/05/content_5557639. htm.

第 72 章
新型冠状病毒感染

新型冠状病毒感染（corona virus disease 2019,COVID-19）是一种由新型冠状病毒引起的以呼吸道症状为主的疾病。2020 年 2 月,世界卫生组织（WHO）将这种新型冠状病毒命名为 SARS-CoV-2。2023 年 1 月 7 日国务院联防联控机制综合组《新型冠状病毒感染防控方案（第十版）》,将新型冠状病毒感染由传染病 "乙类甲管" 调整为 "乙类乙管"。

【病因与发病机制】

冠状病毒科（*Coronaviridae*）病毒是常见的呼吸道病毒。根据基因组序列分析,冠状病毒归类为巢病毒目（*Nidovirales*）,冠状病毒亚目（*Coronavirineae*）,冠状病毒科（*Coronaviridae*）,后者进一步分为正冠状病毒亚科（*Orthocoronavirinae*）,包括 4 个类别,即:α、β、γ 和 δ 冠状病毒属。α、β 冠状病毒仅感染哺乳类,而 γ 和 δ 冠状病毒感染动物类别广泛,包括禽类。冠状病毒感染人和动物可导致呼吸道和肠道疾病。按国际病毒分类委员会（ICTV）分类法,SARS-CoV-2 和 SARS-CoV 同属于 β- 冠状病毒属（*Betacoronavirus*）。与 SARS 冠状病毒（SARS-CoV）、SARS-CoV-2 和中东冠状病毒（MERS-CoV）不同,其他几种可以感染人类的冠状病毒,如 HCoV-229E、HCoV-OC43、HCoV-NL63 和 HCoV-HKU1,仅导致普通感冒样呼吸道症状。SARS-CoV-2 对紫外线和热敏感。乙醚、75% 乙醇、含氯消毒剂、过氧乙酸和氯仿等脂溶剂均可有效灭活病毒。

SARS-CoV-2 为正义单链 RNA,基因组大小为 27~33kb,病毒颗粒呈圆形或椭圆形,直径 60~140nm。具有 5 个基因组,分别编码核蛋白（N）、病毒包膜（E）、基质蛋白（M）和刺突蛋白（S）4 种结构蛋白及 RNA 聚合酶（RdRp）。冠状病毒通过 S 蛋白与细胞侵入受体结合而感染细胞,血管紧张素转换酶 2（ACE-2）为 HCoV-NL63、SARS-CoV 和 SARS-CoV-2 的进入受体,氨基肽酶 N 和二肽基肽酶 -4 分别为 HCoV-229E 和 MERS-CoV 的侵入受体。

S 蛋白为 I 型同源三聚体融合糖蛋白,根据功能可分为 S1 和 S2 二个功能部分,前者与宿主细胞受体结合,决定病毒趋向和致病性,后者为跨膜蛋白,介导病毒与细胞膜融合。宿主细胞蛋白酶裂解 S 蛋白是病毒与细胞融合所必需的。人类呼吸道细胞表面表达的 2 型跨膜丝氨酸蛋白酶（TMPRSS2）催化 S 蛋白裂解,促进 SARS-CoV 和 SARS-CoV-2 与细胞融合。SARS-CoV 主要侵袭下呼吸道肺泡细胞和肺泡巨噬细胞,而 SARS-CoV-2 还可在上呼吸道上皮广泛复制。SARS-CoV-2 奥密克戎变异株则主要侵犯上呼吸道上皮。WHO 将 SARS-CoV-2 变异株分类为 "关注变异株"（variants of interest,VOI）或 "关切变异株"（variant of concern,VOC）。VOI 定义为由于基因变异而导致病毒性状,如传播力、毒性、抗体逃逸,以及对治疗和检测的敏感性发生已知或可以预知的变化,且该变异株呈优势生长,随着时间变化,伴有流行趋势和病例数增加或其他显而易见的流行病学影响,从而给全球公共卫生带来危险。VOC 除了符合 VOI 的定义外,还具备以下判断标准中的一项:①临床状况恶化;②感染导致流行病学变化,从而对医疗卫生系统救治新型冠状病毒感染患者或其他疾病的能力产生巨大影响,需要重大公共卫生干预。

尸检研究表明,SARS-CoV-2 可侵袭多个组织器官的细胞,包括气管、支气管上皮,肠上皮和肾小管上皮细胞,个别患者可见淋巴细胞性心肌炎。肺部主要的病理改变是弥漫性肺泡损伤和肺血管血栓,是导致患者死亡的主要因素,合并细菌感染后可见肺泡以中性粒细胞为主的化脓性炎症。伴有肺血管床损伤和凝血机制亢进是新型冠状病毒感染的一个特点,新型冠状病毒感染伴随肺泡毛细血管微血栓和新血管形成分别是流感病毒肺炎的 9 倍和 2.7 倍。与流感病毒引起的肺病理变化类似,SARS-CoV-2 导致支气管和肺泡上皮损伤、空泡变性和脱落,黏液纤毛清除机制受损,大量黏液在细支气管内积聚。支气管和肺泡上皮损伤后,黏附分子暴露,加上黏液纤毛清除机制受损和黏液积聚,极易合并其他致病微生物感染,尤其是社区获得性肺炎（CAP）常见的致病微生物和金黄色葡萄球菌（金葡菌）感染。

【诊断】

一、流行病学特点

1. 传染源和传播途径

SARS-CoV-2 具有高效、多途径传染的特点,基本再生指数（R0）估值 2.5,高于 SARS-CoV（R0 值 2.4）。经呼吸道飞沫和密切接触带毒者是主要的传播途径,在相对封闭的环境中暴露于含病毒的气溶胶,也存在被感染的风险。眼泪、粪便、尿液中可分离到 SARS-CoV-2,应注意这些途径造成的接触或气溶胶传播。触摸了带病毒的手机、眼镜等贴身物品,再触摸鼻黏膜和眼睛,可能会被感染。病毒在低温环境下可长时间存活,带有病毒的冷冻食品,可以导致

SARS-CoV-2 远距离传播。奥密克戎变异株与德尔塔株相比,潜伏期缩短,多为 2~4 天,其传播能力更强、传播速度更快、致病力减弱,具有更强的免疫逃逸能力,现有疫苗对预防该变异株所致的重症和死亡仍有效。

2. 易感人群 人群普遍易感。感染后或接种 SARS-CoV-2 疫苗后可获得一定的免疫力,但持续时间尚不明确。有研究发现接种了卡介苗的人群,可能通过免疫历练(trained immunity)而对 SARS-CoV-2 有一定抵抗能力。

二、临床表现特点

潜伏期 1~14 天,多为 3~7 天。老人和具有基础疾病患者的潜伏期可能较长。鉴于 97.5% 患者在暴露传染源后 11 天内(95% *CI*,8.2~15.6 天)发病,把有潜在暴露风险的人隔离观察期定为 14 天是合理的。

以咳嗽、气短和呼吸困难为主要表现,其他症状包括发热、畏寒、寒战、咽痛、头疼、肌痛、乏力、新发嗅觉及味觉障碍、腹泻,结膜炎等症状。发病 7~10 天后病情可能会加重,出现呼吸困难和 / 或低氧血症,可迅速进展为急性呼吸窘迫综合征(ARDS)、脓毒性休克、难以纠正的代谢性酸中毒和出凝血功能障碍及多器官功能衰竭等。此期间常常同时伴有促炎细胞因子增高,故称为“细胞因子风暴”。极少数患者还可有中枢神经系统受累及肢端缺血性坏死等表现。有的患者缺氧严重,但并不感到明显呼吸困难,称为“沉默性低氧”,应特别加以注意。

有相当一部分患者在 SARS-CoV-2 感染后,SARS-CoV-2 核酸检测阳性,但无明显临床症状,可能为无症状感染或症状前感染,有的患者甚至在症状出现前胸部影像学已有异常。有抽血体检发现 SARS-CoV-2 抗体阳性,但前期无明显躯体症状,推测曾经有过无症状感染。武汉市 2020 年 3—4 月曾对近 1 000 万市民做了全民核酸普查,其中 300 多位市民 SARS-CoV-2 核酸检测阳性,107 例新型冠状病毒感染康复者 SARS-CoV-2 核酸检测复阳,但都没有明显症状,也没有群体聚集发病的现象,体外病毒培养也未见病毒生长,隔离至少 2 周后,核酸检测全部转阴。

儿童病例的症状与成人相仿,但大多相对较轻,部分儿童及新生儿病例症状可不典型,表现为呕吐、腹泻等消化道症状或仅表现为反应差,严重可出现呼吸困难等缺氧症状。极少数儿童可有多系统炎症综合征,出现类似川崎病或不典型川崎病、中毒性休克综合征或巨噬细胞活化综合征等,多发生于恢复期。表现为发热伴皮疹、非化脓性结膜炎、黏膜炎症、低血压或休克、凝血障碍和急性消化道症状。一旦发生,病情可在短期内急剧恶化。

晚期妊娠由于膈肌抬高,呼吸储备功能下降,对缺氧的耐受性降低。孕妇感染 SARS-CoV-2 的临床症状与一般患者无明显差异,但早产和剖宫产的概率增高。

多数新型冠状病毒感染患者预后良好,少数患者病情危重,多见于老年人和有慢性基础疾病(如高血压、糖尿病、冠心病、慢性阻塞性肺部疾病)者。序贯器官衰竭评分(SOFA)>4.5 分,CURB-65 评分>2 分,D- 二聚体>5.2μg/ml,高血清铁蛋白>1 435μg/ml,低蛋白血症<29.1g/L,中性粒细胞增高>11.01 × 10⁹/L,晚期妊娠和围产期女性、肥胖人群伴有高病死率。

三、辅助检查

1. 实验室一般检查 发病早期外周血白细胞总数正常或减少,可见淋巴细胞计数减少,部分患者可出现肝酶、乳酸脱氢酶、肌酶、肌红蛋白、肌钙蛋白和铁蛋白增高。多数患者 C 反应蛋白(CRP)和血沉升高,降钙素原(PCT)正常。缺氧加重、外周血淋巴细胞进行性减少预示病情进展恶化。病程中若 PCT 增高,提示可能并发细菌感染。值得注意的是,PCT 不高,并不能排除细菌感染,尤其是不能排除不典型致病原,如肺炎支原体和肺炎衣原体感染。D- 二聚体升高(≥ 0.5mg/L),提示可能存在血栓和凝血机制亢进,导致病情加重。

2. 病原学及血清学检查

(1)病原学检查:采用逆转录聚合酶链式反应(RT-PCR)和 / 或 mNGS 技术检测鼻咽拭子、痰和其他下呼吸道分泌物、血液、粪便、尿液等标本中可检测出 SARS-CoV-2 核酸,检测下呼吸道标本(痰或气道抽取物)可提高检测阳性率。为鉴别诊断和判断是否合并其他呼吸道病毒和细菌感染,如流感、副流感、呼吸道合胞病毒以及 CAP 致病菌等,宜同时进行相关致病原的核酸和抗体检测。为防止病毒扩散传播,禁止在没有高级别隔离条件的实验室做细菌培养。

(2)血清学检查:SARS-CoV-2 特异性抗体 IgM 抗体、IgG 抗体呈阳性反应,发病 1 周内阳性率均较低,但通常在症状出现 2~3 周后才可以检测到,IgA 抗体诊断的特异性不如 IgG 抗体,不建议将 IgA 抗体作为新型冠状病毒感染回顾性的诊断依据。SARS-CoV 和 MERS-CoV 抗体滴度通常在 3 个月后达峰,然后逐步下降,维持较低水平。针对 SARS-CoV-2 S 蛋白受体结合部位(RBD)抗体的动态研究发现,RBD IgA、IgM 和 IgG 抗体中位数转阳时间出现症状后 12 天,RBD IgA 和 IgM 转阴中位数时间分别为 71 天和 49 天,大多数 RBD IgG 抗体或 S 蛋白 IgG 抗体可持续 90 天以上。SARS-CoV-2 抗体检测的意义在于:①临床怀疑新型冠状病毒感染,但核酸检测阴性,抗体检测尤其 IgM,可作为重要诊断参考;②恢复期血清抗体检测有助于回顾性诊断;③接种疫苗后检测抗体有助于确定是否已获得一定免疫力;④儿童多系统综合征的鉴别诊断。

3. 胸部影像学检查 典型的新型冠状病毒感染为双肺多发磨玻璃影(ground glass opacity,GGO)或 GGO 合并肺实变,可呈圆形和斑片状,伴有或不伴有网格状小叶间隔线显影(铺路石征),倾向于分布在周围、靠后和下肺野,淋巴结肿大和胸腔积液罕见。若出现含有空气支气管征的肺段和肺叶实变,同时伴有咯脓痰、中性粒细胞和降钙素原增高,应注意是否合并有细菌感染。GGO 吸收,被纤维条索影所代之,通常是肺炎好转的表现。

四、诊断、临床分型与鉴别诊断

(一)诊断标准

我国《新型冠状病毒感染诊疗方案(试行第十版)》诊

断原则和诊断标准。

1. 诊断原则

根据流行病学史、临床表现、实验室检查等综合分析,作出诊断。新冠病毒核酸检测阳性为确诊的首要标准。

2. 诊断标准

(1)具有新冠病毒感染的相关临床表现。

(2)具有以下一种或以上病原学、血清学检查结果:①新冠病毒核酸检测阳性;②新冠病毒抗原检测阳性;③新冠病毒分离、培养阳性;④恢复期新冠病毒特异性 IgG 抗体水平为急性期 4 倍或以上升高。

(二)临床分型

根据病情严重程度,临床分型分为轻型、中型、重型及危重型。参见表 72-1。

表 72-1 新型冠状病毒感染临床分型

分型	临床特征
轻型	以上呼吸道感染为主要表现,比如咽干、咽痛、咳嗽、发热等
中型	持续高热>3d 和/或咳嗽、气促等,但呼吸频率(RR)<30 次/min,静息状态下吸空气时指氧饱和度>93%。影像学可见特征性新冠病毒感染所致的肺炎表现
重型	成人符合下列任何一条且不能以新冠病毒感染以外其他原因解释: 1. 出现气促,RR≥30 次/min; 2. 静息状态下,吸空气时指氧饱和度≤93%; 3. 动脉血氧分压(PaO_2)/吸氧浓度(FiO_2)≤300mmHg(1mmHg=0.133kPa),高海拔(海拔超过 1 000 米)地区应根据以下公式对 PaO_2/FiO_2 进行校正:$PaO_2/FiO_2 \times$ [760/ 大气压(mmHg)]; 4. 临床症状进行性加重,肺部影像学显示 24~48 小时内病灶明显进展>50%
危重型	1. 出现呼吸衰竭,且需要机械通气; 2. 出现休克; 3. 合并其他器官功能衰竭需 ICU 监护治疗

(三)重型/危重型早期预警指标

有以下指标变化应警惕病情恶化。

1. 低氧血症或呼吸窘迫进行性加重。

2. 组织氧合指标(如指氧饱和度、氧合指数)恶化或乳酸进行性升高。

3. 外周血淋巴细胞计数进行性降低或炎症因子如白细胞介素 -6(IL-6)、CRP、铁蛋白等进行性上升。

4. D-二聚体等凝血功能相关指标明显升高。

5. 胸部影像学显示肺部病变明显进展。

(四)鉴别诊断

1. 新型冠状病毒感染轻型应与其他呼吸道病毒引起的上呼吸道感染相鉴别。

2. 新型冠状病毒感染所致的肺炎要与可导致肺部弥漫性病变的感染性疾病相鉴别,包括与其他呼吸道病毒导致的肺炎、肺孢子肺炎、产杀白细胞毒素(PVL)金葡菌感染相鉴别。

3. 与非感染性疾病导致的肺部弥漫性病变相鉴别,如心源性肺水肿、血管炎、皮肌炎和过敏性肺炎等。

4. 儿童出现皮疹、黏膜和心肌缺血等多系统炎症反应时,需与川崎病鉴别。

【新型冠状病毒感染患者的处置】

一、门急诊分诊

约 89%~94% 的新型冠状病毒感染患者存在发热。按国家规定,疫情期间,所有的发热患者必须到发热门诊进行筛查。尽管如此,急诊科也应该设立具有隔离条件的缓冲区,接诊呼吸道传染病患者,就新型冠状病毒感染而言,理由如下:①10% 左右的新型冠状病毒感染患者没有明显发热;②新型冠状病毒感染患者就诊期间可能因为服用退热药或处于发热间歇期,就诊时不发热;③疾病处于症状前期或起病初期症状轻微,发热不突出;④现症新型冠状病毒感染患者,因合并其他严重疾病,如肺栓塞、急性脑卒中或急性心肌梗死等危及生命急症,发热门诊不具备抢救这类疾病的条件;⑤其他,例如个别人害怕在发热门诊就诊被感染,利用管理漏洞或服用退热药后选择急诊就诊。

二、根据病情确定治疗场所

1. 疑似或确诊病例应根据病情分级,选择具备有效隔离、防护和医疗管理条件的定点区域或医院隔离治疗观察。疑似病例应单人单间隔离治疗,比如感染 SARS-CoV-2 奥密克戎变异株,仅有上呼吸症状的轻症患者,如有单独房间和卫生设施,也可居家隔离,宜配备便携式指脉氧和家庭氧疗装置,并与社区医务人员保持密切联系。确诊病例为防范交叉感染,原则上应单间收治,若医疗资源被严重挤兑,也可与其他确诊患者同一病室,但应避免交叉感染。

2. 重型和危重型病例应当尽早收入定点医院或综合医院传染科 ICU 治疗。

三、治疗

应该视新型冠状病毒感染为一组临床综合征而非单一病毒感染性疾病来加以对待,包括支持治疗,抗病毒治疗,预防和治疗 SARS-CoV-2 与其他致病微生物共感染,预防和治疗血栓以及合理调控细胞因子风暴等多个方面,每一个环节都至关重要。

1. 支持治疗 包括营养支持,维持水、电解质和内环境平衡;密切监测生命体征、器官功能、血氧饱和度和 SOFA 或快速 SOFA 评分(qSOFA)等,防止院内感染导致病情复杂化。对于存在缺氧和呼吸衰竭的患者,应该依据无创到有创的次序,逐步升级呼吸支持措施,以维持目标血氧饱和度≥93% 或以上。无创呼吸支持包括经鼻导管或文丘里(Venturi)面罩氧疗、俯卧位吸氧或通气,经鼻高流量湿化氧疗(HFNC)、无创通气(CPAP、双水平正压无创通气)等,危重患者需要气管插管行机械通气甚至体外膜氧和(ECMO)维持生命。鉴于危重症患者可能获益于地塞米松治疗,当无创通气不能维持目标血氧饱和度 ≥ 93%,可考虑应用 5~10mg 地塞米松减轻炎症反应观察,若仍然无效,再考虑气管插管机械通气。正压通气应采取保护性通气策略,选择合适的 PEEP(范围 4~15cmH$_2$O),驱动压 ≤ 15cmH$_2$O,若 PEEP ≥ 10cmH$_2$O,应严格监视可能带来的气压伤。由于严重 SARS-CoV-2 相关肺炎主要病理改变为弥漫性肺损伤,也易于并发肺栓塞,对于机械通气难以纠正的严重低氧患者,慎用肺复张手法,以免加重肺损伤甚至气胸和 / 或纵隔气肿,可尽早使用静脉 - 静脉(V-V)ECMO。

2. 抗病毒治疗 WHO 督导下的随机对照研究,未能证明瑞德西韦、羟氯喹、洛匹那韦 / 利托那韦以及干扰素对新型冠状病毒感染有确切疗效。我国《新型冠状病毒感染诊疗方案(试行第十版)》推荐奈玛特韦片 / 利托那韦片、莫诺拉韦胶囊和阿兹夫定片抗病毒治疗,前两种药适用人群为发病 5 天以内的轻、中型且伴有进展为重症高风险因素的成年新型冠状病毒感染患者,阿兹夫定片推荐用于治疗中型新型冠状病毒感染的成年患者。莫诺拉韦和阿兹夫定不推荐用于妊娠期和哺乳期妇女;奈玛特韦片 / 利托那韦只有在母亲的潜在获益大于对胎儿的潜在风险时,才能在妊娠期间使用,也不建议在哺乳期使用。

3. 抗菌药物治疗 病情分级为轻症或经及时有效抗病毒治疗后,病情稳定,不必要使用抗生素,尤其是针对革兰氏阴性菌的广谱 β- 内酰胺类抗生素,如碳青霉烯和广谱 β- 内酰胺 / 酶抑制剂复合制剂。若病情迅速进展、影像学显示叶、段肺实变病灶(通常合并存在支气管空气征)、中性粒细胞和 PCT 明显增高、患者咯脓痰和血痰等情况,要注意合并细菌感染,尤其是肺炎链球菌、肺炎支原体和肺炎衣原体等 CAP 致病原,在呼吸喹诺酮疗效不佳时,可酌情经验性抗金葡菌治疗。针对耐甲氧西林金黄色葡萄球菌(MRSA),可用万古霉素、替考拉宁和恶唑烷酮类抗生素。对于住院,尤其是入住 ICU 的患者,要特别注意预防院内常见耐药菌株感染,导致病情复杂化。

4. 细胞因子风暴调控 恰当的炎症是机体抗击病毒所必需的免疫反应,如果未出现可能导致危及生命的器官功能损伤,未出现严重脓毒症征象,不能过度抑制炎症反应,不然会延迟病毒转阴。危重症患者有可能获益于皮质激素治疗,白细胞介素 -6(IL-6)抑制剂如托珠单抗,对于重型、危重型且实验室检测 IL-6 水平明显升高者可试用。

5. 抗凝治疗 老年、具有严重基础疾病患者、重型或危重型患者合并血栓栓塞风险较高。对无抗凝禁忌证者,同时 D- 二聚体明显增高者,建议给予低分子量肝素或普通肝素预防性抗凝。

6. 其他治疗措施 传统医学治疗,如中医治疗,在我国新型冠状病毒感染诊疗方案中有举足轻重的地位。本病属于中医 "疫" 病范畴,病因为感受 "疫戾" 之气,中医根据病情、当地气候特点以及不同体质等情况,制定有不同的辨证施治策略,可具体参照实施。

【预防措施】

安全有效的 SARS-CoV-2 疫苗是控制疫情流行的关键措施之一,已有多个疫苗即将进入临床应用。除了接种疫苗,预防和控制疫情播散也要遵循以下措施:①保持良好的个人及环境卫生,均衡营养、充足休息和睡眠,避免受凉。②勤洗手,用温水和肥皂 / 洗手液(具有抗菌抗病毒功效的更好)揉搓双手至少 20 秒,注意清洁手腕、指间和指甲。③SARS-CoV-2 可以在物体表面存活 72 小时,如果接触了带毒的表面,手可能会带毒,应避免未消毒手部触摸面部、口腔、眼睛和鼻黏膜;门把手、电梯按钮、手机、眼镜等要经常用 75% 酒精消毒。④保持 2 米或以上的社交距离,避免聚集。遵循社交礼仪,咳嗽或打喷嚏时要遮盖口鼻。⑤公共场合注意佩戴外科口罩或 N95 口罩。需要提请注意的是,仅仅戴口罩并不能阻止感染 SARS-CoV-2,还必须注意洗手和保持社交距离;布制口罩的效果不如医用外科口罩或 N95 口罩;戴口罩前先洗手;病毒可以从手上转移到口罩上,应避免触摸口罩外部;如果碰了口罩外部,请洗手;除非有人监护,2 岁以下儿童或无法自行摘除口罩者慎用口罩;呼吸困难者慎用口罩或在医务人员监护下,在鼻导管给氧的前提下戴口罩。⑥疫情期间不要与人握手和拥抱。⑦不要将私人物品,如手机和化妆品等借给他人使用,吃饭时用公筷夹菜。⑧保持室内通风良好。⑨应该戴手套准备生食,并用流水清洗生鲜食品。⑩科学做好个人防护,出现呼吸道症状时应及时到发热门诊就医。近期去过高风险地区或与确诊、疑似病例有接触史的,应主动自我隔离并申请进行 SARS-CoV-2 核酸检测。

(张劲农　王文静)

参 考 文 献

[1] REN L L, WANG Y M, WU Z Q, et al. Identification of a novel coronavirus causing severe pneumonia in human: A descriptive study [J]. Chin Med J (Engl), 2020, 133 (9): 1015-1024.

[2] ACKERMANN M, VERLEDEN S E, KUEHNEL M, et al. Pulmonary vascular endothelialitis, thrombosis, and angiogenesis in Covid-19 [J]. N Engl J Med, 2020, 383 (2): 120-128.

[3] CAO S, GAN Y, WANG C, et al. Post-lockdown SARS-CoV-2 nucleic acid screening in nearly ten million residents of Wuhan, China [J]. Nat Commun. 2020, 11 (1): 5917.

[4] MILLER R, ENGLUND K. Clinical presentation and course of COVID-19 [J]. Cleve Clin J Med, 2020, 87 (7): 384-388.

[5] SIMPSON S, KAY F U, ABBARA S, et al. Radiological Society of North America Expert Consensus Statement on reporting chest CT findings related to COVID-19. Endorsed by the Society of Thoracic Radiology, the American College of Radiology, and RSNA-Secondary Publication [J]. J Thorac Imaging, 2020, 35 (4): 219-227.

[6] ALHAZZANI W, MOLLER M H, ARABI Y M, et al. Surviving Sepsis Campaign: Guidelines on the management of critically ill

72

adults with coronavirus disease 2019 (COVID-19)[J]. Crit Care Med, 2020, 48 (6): e440-e469.

[7] WANG Z, YANG B, LI Q, et al. Clinical features of 69 cases with coronavirus disease 2019 in Wuhan, China [J]. Clin Infect Dis, 2020, 71 (15): 769-777.

[8] PETERSEN E, KOOPMANS M, GO U, et al. Comparing SARS-CoV-2 with SARS-CoV and influenza pandemics [J]. Lancet Infect Dis, 2020, 20 (9): e238-e244.

[9] BRADLEY B T, MAIOLI H, JOHNSTON R, et al. Histopathology and ultrastructural findings of fatal COVID-19 infections in Washington State: A case series [J]. Lancet, 2020, 396 (10247): 320-332.

[10] LAUER S A, GRANTZ K H, BI Q, et al. The incubation period of coronavirus disease 2019 (COVID-19) from publicly reported confirmed cases: Estimation and application [J]. Ann Intern Med, 2020, 172 (9): 577-582.

[11] LI L, ZHANG W, HU Y, et al. Effect of convalescent plasma therapy on time to clinical improvement in patients with severe and life-threatening COVID-19: A randomized clinical trial [J]. JAMA, 2020, 324 (5): 460-470.

[12] METLAY J P, WATERER G W. Treatment of community-acquired pneumonia during the coronavirus disease 2019 (COVID-19) pandemic. Ann Intern Med, 2020, 173 (4): 304-305.

72

第 73 章
流行性腮腺炎

流行性腮腺炎(mumps,epidemic parotits)是由腮腺炎病毒所引起的急性呼吸道传染病。以一侧或双侧腮腺非化脓性炎症、腮腺区肿痛为临床特征。好发于儿童、青少年甚至成人中的易感者。腮腺炎病毒除侵犯腮腺外,尚能侵犯神经系统及各种腺体组织,引起脑膜炎、脑膜脑炎、睾丸炎、卵巢炎、胰腺炎、乳腺炎及听力下降等。患儿易并发脑膜脑炎,成人患者易并发睾丸炎或卵巢炎以及其他涎腺的非化脓性炎症。预后良好,病死率为 0.5%~2.3%,主要死于重症腮腺炎病毒脑炎。患病后免疫力持久,再感染者偶见。

【病因与发病机制】

腮腺炎病毒(mumps virus,MuV)属于副黏病毒科副黏病毒属的单股 RNA 病毒,呈球形,直径为 100~200nm。MuV 基因组由 15 384 个核苷酸组成,编码 7 种蛋白质:核蛋白(NP)、聚合酶(L)、磷蛋白(P)、基质蛋白(M)、血凝素/神经氨酸酶(HN)、融合蛋白(F)和小疏水蛋白(SH)。MuV 菌株可以根据 SH 基因的核苷酸多样性分为 12 个基因型。NP 封装的病毒 RNA 是复制的模板。L 和 P 的复合体充当复制品,将负链 RNA 转换为正链 RNA,并作为生成 mRNA 的转录酶。HN 和 F 糖蛋白通过大多数哺乳动物细胞类型的表面存在的受体糖酸合作调解病毒的附着和内化,以侵犯宿主细胞。该病毒抗原结构稳定,仅一个血清型。病毒外膜具有血凝素抗原(V)和位于核壳的可溶性抗原(S),发病后 1 周即可出现 S 抗体,此抗体无保护作用,但可用于诊断,可用补体结合试验检测。无论发病与否,人感染腮腺炎病毒后,V 抗原能诱导机体产生保护性抗体——V 抗体,一般感染后 2~3 周才出现,出现 1~2 周后达高峰,其于体内存在时间长,是检测感染后免疫应答的较好指标。自然界中人是本病毒唯一宿主。此病毒抵抗力不强,对一般化学及物理消毒剂均很敏感,紫外线照射下迅速死亡。4℃时其活力可保持 2 个月,一般室温中 2~3 天传染性即消失,加热至 55~60℃,经过 10~20 分钟失去活力。传染源主要为早期患者和隐性感染者,自腮腺肿大前 7 天至肿大后 9 天约 2 周时间内均有传染性。通过飞沫和密切接触由飞沫经呼吸道传播。全年均可发病,但以冬、春季为主,患者主要为学龄儿童,无免疫力的成人亦可发病。一次得病后(包括隐性感染和无腮腺肿大者在内)可获得持久免疫,再感染者极少见。

本病由含腮腺炎病毒的飞沫或污染物经鼻或口吸入后侵袭口腔黏膜、鼻黏膜和上呼吸道黏膜后,在局部黏膜上皮细胞和局部淋巴结中增殖,然后侵入血液循环(第一次病毒血症),经血流累及腮腺、中枢神经系统和其他一些器官,在其中增殖复制,然后再次进入血液循环(第二次病毒血症),并可侵犯第一次未受波及的脏器,如颌下腺、舌下腺、睾丸、胰腺等,引起相应的临床表现。因此,流行性腮腺炎实际上是一种系统性、多器官受累的疾病,临床表现形式多样。病理特征为腮腺非化脓性炎症,颌下腺及其他腺体如睾丸、卵巢、胰腺、乳腺、胸腺、甲状腺等也可受累。胰腺受累时血及尿中淀粉酶含量增加。脑组织病变可呈急性病毒性脑膜脑炎改变等。

【诊断】

一、流行病学特点

早期患者及隐性感染者均为传染源。全年均可发病,但以冬、春季为高峰,呈流行或散发,于 2~3 周前有与流行性腮腺炎患者接触史。

二、临床表现特点

潜伏期 14~25 天,平均 18 天。多数病例无前驱症状而以耳下部肿大为最早表现。少数患者有前驱症状如畏寒、发热、头痛、食欲缺乏、全身不适等,数小时或 1~2 天后腮腺即逐渐明显肿大,此时体温可上升至 39℃以上,甚至 40℃,成人患者症状一般较重。腮腺肿大以耳垂为中心,向前、后、下发展,边缘不清,同时伴有周围组织水肿,局部皮肤张紧发亮,但无明显发红,无化脓,具有弹性感,表面灼热并有触痛,张嘴、咀嚼或进酸味饮食时疼痛加重(因腮腺管发炎部分阻塞,故进酸性食物促进腺体分泌而疼痛加剧)。通常先一侧腮腺肿 1~4 天(偶尔 1 周以上),然后对侧也肿大,但也有双侧同时肿大。肿胀于 2~3 天达高峰,再持续 4~5 天后逐渐消退,全程 10~14 天。双侧腮腺均肿胀者约占 70%~75%。腮腺肿胀时或肿胀前后,颌下腺和舌下腺亦可被累及。颌下腺肿大时颈部明显肿胀,颌下可扪及柔软而具轻触痛的椭圆形腺体;舌下腺肿大时可见舌及颈部肿胀,严重者引起吞咽困难。腮腺四周的组织也呈水肿,可上达颞部及颧骨弓,下达颌部及颈部,甚至波及胸锁乳突肌。有时可伴胸骨前水肿,从而使面貌变形。腮腺管口(位于上颌第二白齿对面黏膜上)在早期可红肿,有助于诊断。

少数不典型病例可始终无腮腺肿胀,而以单纯脑膜脑炎、睾丸炎的症状出现,也有仅见颌下腺或舌下腺肿胀者。

本病可有以下几种并发症。

1. 神经系统并发症 ①脑膜炎、脑膜脑炎:有症状的脑膜炎发生在15%的病例,为小儿患者中最常见的并发症,可发生于腮腺肿大前6~7天至腮腺肿大后2周内,大多数在腮腺肿后1周内出现。有的患者脑膜炎先于腮腺炎。主要表现有头痛、嗜睡和脑膜刺激征,一般症状在1周内消失,预后良好。脑膜脑炎或脑炎患者,常有高热、谵妄、抽搐、昏迷,重症者可致死亡。可遗留耳聋、视力障碍等后遗症。②多发性神经炎:偶于腮腺炎后1~3周内发生。此外,尚可有暂时性面神经麻痹、平衡失调、三叉神经炎、偏瘫、截瘫、上升性麻痹等。预后多良好。

2. 胰腺炎 成人中约占5%,儿童中较少见。常发生于腮腺肿大后3~7天内。因腮腺炎本身可引起淀粉酶增多,故测定血清脂肪酶价值更大。

3. 生殖系统并发症 成人男性14%~35%可并发睾丸炎,常见于腮腺肿大开始消退时患者又出现发热,睾丸明显肿胀和疼痛,可并发附睾炎、鞘膜积液和阴囊水肿。睾丸炎多为单侧,约1/3的病例为双侧。急性症状持续3~5天,10天内逐渐好转。部分患者睾丸炎后发生不同程度的睾丸萎缩,这是病毒引起睾丸细胞坏死所致,但很少引起不育症。幼年患者很少发生睾丸炎。成人女性中5%~7%合并卵巢炎,一般不影响生育能力。

4. 肾炎 轻者仅有少量蛋白尿或血尿,重者与急性肾炎的表现及过程相同,多数预后良好。个别严重者可发生急性肾损伤甚至死亡。

5. 心肌炎 约4%~5%患者发生心肌炎,多见于病程的5~10天,严重者可致命。但大多数仅有心电图改变而无明显临床症状。

6. 其他 乳腺炎、甲状腺炎、胸腺炎、血小板减少、荨麻疹、急性滤泡性结膜炎等均少见。关节炎发生率为0.44%,主要累及肘、膝关节等大关节,可持续2天至3个月不等,能完全恢复。多发生于腮腺肿大后1~2周内,也有无腮腺肿大者。

三、实验室检查

1. 血象 白细胞总数多正常或稍增加,淋巴细胞相对增多。伴有并发症时白细胞总数可增高。

2. 血、尿淀粉酶 90%的患者血清淀粉酶在早期有轻至中度增高。尿中淀粉酶值亦增高。酶值增高程度往往与腮腺肿胀程度成正比,但也可能与胰腺受累等有关。无腮腺肿大的脑膜炎患者,血和尿中淀粉酶也可升高。

3. 血脂肪酶 血脂肪酶升高有助于胰腺炎的诊断。

4. 血清学检查 补体结合试验和血凝抑制试验,双份血清效价增高4倍以上有诊断价值。近年来用酶联免疫吸附法及间接荧光免疫检测IgM抗体,以及用单克隆抗体检测患者血清、唾液中的腮腺炎病毒抗原,二者均可作早期诊断。对一般急诊者,不必依靠血清学检查,若为除外或证

实无唾液腺肿大的合并症,以及鉴别其他病毒性腮腺炎时,则需做血清学检查。血液中的MuV特异性IgM和IgG抗体可以通过ELISA测量MuV感染的血清学标记。血清IgM呈阳性或IgG水平增加四倍被认为是MuV感染。

5. 病毒分离 早期病例,唾液、尿液、血、脑脊液以及脑、甲状腺等其他组织中可以通过实时RT-PCR分离出病毒。

6. 腮腺超声 在急性期,超声提示双侧腮腺肿胀,其中有多个低回声结节。

四、诊断注意事项

本病主要根据典型的非化脓性腮腺肿大、有发热等急性起病的临床经过,结合当地流行情况和病前2~3周有接触患者史,诊断并不困难。无腮腺肿大的脑膜炎、脑膜脑炎和睾丸炎等,确诊需依靠血清学检查和病毒分离。

此外,本病尚应与下列疾病进行鉴别。

1. 化脓性腮腺炎 本病常为一侧性腮腺肿大,不伴睾丸炎或卵巢炎。肿大的腮腺表现红、肿、痛、热均明显,严重时可有波动感,挤压腮腺时腮腺导管口常可见到脓液流出。外周血白细胞总数、中性粒细胞均明显增高,有核左移现象。

2. 颈、耳前或颌下淋巴结炎 淋巴结肿大不以耳垂为中心,而是在相应淋巴结的部位。边缘清楚,质地坚硬,唾液腺导管口无明显改变。外周血白细胞总数、中性粒细胞均增高。

3. 其他病毒所致的腮腺肿大 已知许多病毒如副流感病毒、流感病毒、巨细胞病毒、肠道病毒等均可引起腮腺肿大。仅凭临床表现不易与流行性腮腺炎相鉴别,需靠特异性血清学检查或病毒分离才能鉴别。

4. 症状性腮腺肿大 糖尿病、慢性肝病、营养不良、结节病、腮腺导管阻塞等,以及青春期男性均可有单纯性腮腺肿大。服用碘化物、保泰松、硫氧嘧啶等也可引起腮腺肿大,呈对称性,质软,无肿痛感。不伴急性感染症状,局部也无明显疼痛和压痛。

【治疗】

本病目前尚无特效治疗,一般采取中西医结合方法对症处理。

1. 一般治疗 呼吸道隔离及卧床休息,应隔离至热退、腮腺肿大完全消失之后。饭后用生理盐水漱口,保持口腔清洁。饮食以流质软食为宜,应避免进酸味饮料及食物,以减少唾液腺的分泌。高热不退可用物理降温,或用退热药物如APC片等。

2. 中医中药治疗 以清热解毒、软坚消痈治疗为主。局部用紫金锭或青黛散调醋外敷1日数次;或金黄散、芙蓉叶各30g研末,菊花9g浸汁加蜜糖适量拌和,每日2次外敷;或蒲公英、鸭跖草、水仙花根、马齿苋等捣烂外敷,可减轻疼痛。内服普济消毒饮方为主,随证加减。也可口服板蓝根冲剂1~2袋,每日2~3次。

3. 氦氖激光局部照射 能减轻局部胀痛,并可缩短局部肿胀时间。

4. 抗病毒治疗 早期可使用利巴韦林(病毒唑),成人每日 0.75~1.0g,儿童 15mg/kg 静脉滴注,疗程 5~7 天,可缩短病程及减少并发症发生。亦有报道应用干扰素治疗成人腮腺炎合并睾丸炎患者,有较好效果。

5. 肾上腺皮质激素 一般患者尽量不用,但对重症患者如有高热不退、或合并严重中枢神经系统并发症、心肌炎、严重的睾丸炎或胰腺炎等,可考虑短期(5~7 天)应用。

6. 并发症的治疗 ①脑膜脑炎时按病毒性脑炎处理;②合并睾丸炎时应以丁字带将睾丸托起,以减轻疼痛,局部间歇冷敷,类固醇药物用于减少睾丸疼痛和肿胀,必要时可用镇痛剂;③心肌炎时应绝对卧床休息,并按心肌炎常规治疗;④并发胰腺炎时应禁食,并按胰腺炎常规处理;⑤预防睾丸炎:男性成人患者在本病早期应用己烯雌酚(乙蔗酚)1mg/ 次,每日 3 次口服,有预防睾丸炎发生的作用。

(林锦乐 张文武)

📝 **参 考 文 献**

[1] 李兰娟, 任红. 传染病学 [M]. 9 版. 北京: 人民卫生出版社, 2018: 89-91.
[2] 张文武. 急诊内科学 [M]. 4 版. 北京: 人民卫生出版社, 2017: 493-494.

第74章
麻　疹

麻疹(measles,rubeola)是由麻疹病毒引起的急性呼吸道传染病,临床以发热、咳嗽、流涕、眼结膜充血、颊黏膜有麻疹黏膜斑(Koplik spot,科氏斑)及皮肤出现红色斑丘疹等为主要表现。任何年龄均可感染麻疹,但过去一般以8个月以上到5岁小儿发病率最高,每隔2~3年有一次大流行。自1965年普遍接种麻疹减毒活疫苗后,变为局部暴发流行或散发;发病年龄也向后推移,青少年及成人发病率相对上升,5岁以下学龄前儿童约占48.1%,而20岁以上成人可达22.5%。任何季节均可发病,以冬、春季为最多。

【病因与发病机制】

麻疹病毒(measles virus)属副黏液病毒科、麻疹病毒属,只有一个血清型。呈球形,直径为150~200nm。病毒核心为由负股单链RNA和三种核衣壳蛋白(L、P、N蛋白)组成的核壳体,外层为含脂质双层的包膜,表面有细小的糖蛋白突起。外膜中的蛋白成分主要有膜蛋白(M蛋白)、血凝素(H蛋白)和融合蛋白(F蛋白)。M蛋白功能与病毒装配、芽生、繁殖有关。H蛋白含有细胞受体位点,可与宿主细胞表面的麻疹病毒受病毒进入细胞和使细胞与细胞融合。F蛋白和H蛋白是麻疹病毒引起人体产生抗体应答的主要抗原。抗H蛋白抗体具有免疫性保护作用,抗F蛋白抗体能阻止细胞间的感染。麻疹病毒可在T淋巴细胞和B淋巴细胞及单核细胞内复制。麻疹病毒在体外抵抗力较弱,对热、紫外线及一般消毒剂敏感,56℃30分钟即可灭活。但对寒冷及干燥环境有较强的抵抗力,室温下可存活数天。人为麻疹病毒唯一宿主,患者是本病唯一的传染源,从潜伏期末2~3天至出疹后5天内,眼结膜、鼻、咽、气管的分泌物、尿及血液中均含有病毒,有传染性,恢复期不携带病毒。主要通过喷嚏、咳嗽、说话、哭吵时借飞沫直接传播。人对麻疹普遍易感,凡未患过麻疹又未接种麻疹减毒活疫苗者,一旦接触麻疹患者后,90%以上发病。病后可获得持久免疫力,第二次患麻疹者极少见。

麻疹病毒借助飞沫,经鼻、口咽、眼结膜等进入体内,首先在鼻咽部、眼结膜和上呼吸道黏膜上皮细胞、黏膜下和局部淋巴结进行繁殖,繁殖后入血,于感染后第2~3天引起第一次病毒血症。病毒随后进入全身单核巨噬细胞系统中繁殖。感染后第5~7天,大量复制后的病毒再次侵入血流,导致第二次病毒血症。病毒随血流播散至全身各组织器官,主要部位有呼吸道、眼结膜、口咽部、皮肤、胃肠道等,此时出现一系列的临床表现。约病程第15天后,由于机体特异性免疫应答(产生IgG抗体),致病毒被清除,临床进入恢复期。感染麻疹病毒后,机体可产生补体结合抗体、血凝抑制抗体及中和抗体,前者为IgM抗体,表示新近感染,后二者为IgG抗体,提示对麻疹病毒具有免疫力。

麻疹时呼吸道黏膜有充血、水肿,毛细血管周围有单核细胞浸润、炎症渗出,出现呼吸道症状。口腔黏膜充血可见到针尖大小灰白小点,形成麻疹黏膜斑(Koplik spot),系黏膜及黏膜下炎症、局部充血、渗出、细胞浸润、坏死和角化。在感染过程中,细胞免疫反应逐渐形成,致敏的淋巴细胞释放淋巴因子,引起炎症反应,使受染的细胞增大,融合成多核巨细胞(华-弗细胞,Warthin-Finkeldey giant cells),是麻疹特征性的病理改变,可见于皮肤、眼结合膜、呼吸道和胃肠道黏膜、全身淋巴组织、肝、脾等处。皮疹为病毒或免疫损伤致皮肤浅表血管内皮细胞肿胀、增生、渗出,真皮淋巴细胞浸润、充血肿胀所致。由于崩解的红细胞和血浆渗出,使皮疹消退后遗留色素沉着,表皮细胞坏死及退行性变形成脱屑。并发脑炎时脑组织可出现充血、水肿、点状出血或脱髓鞘病变。此外,麻疹感染时对机体免疫系统有暂时抑制,如白细胞、血小板和补体等均有下降,结核菌素阴转患者易继发感染,结核病灶激活或扩散;而哮喘、湿疹、肾病综合征等疾病在麻疹期间可暂时缓解。

【诊断】

一、流行病学资料

儿童多见。任何季节均可发病,以冬、春季为最多。急性期患者为本病最重要的传染源。出疹前后5天均有传染性。病后免疫力持久,两次发病者罕见。

二、临床表现特点

潜伏期约10天(6~21天),接受过被动免疫者可延长至3~4周。

(一)典型麻疹

疫苗接种免疫失败和未接种疫苗者几乎全部表现为典型麻疹,继发性免疫失败者中1/6左右的人也表现为典型麻疹。典型麻疹临床过程可分为以下三期。

1.前驱期(卡他期) 从发热到出疹为前驱期,一般持续约 3~4 天（1~8 天）。此期主要为上呼吸道炎症及眼结合膜炎所致的卡他症状。有发热、咳嗽、喷嚏、流涕、流泪、畏光、结膜充血、眼睑水肿，并有浆液脓性分泌物。起病后第 2~3 天约 90% 患者口腔可出现麻疹黏膜斑（Koplik spot，科氏斑），它是麻疹前驱期的特征性体征，具有诊断价值。科氏斑位于双侧第二磨牙对面的颊黏膜上，为细小灰白色小点（约 0.5~1mm 大小），周围有微血管扩张的红晕。初起时仅数个，很快增多，且融合扩大成片，似鹅口疮，一般持续到出疹后 1~2 天内消失。也可见于下唇内侧及牙龈黏膜，偶见于上腭。偶见颈、胸、腹部出现风疹样或猩红热样皮疹，数小时后即消失，称麻疹前驱疹。有时在悬雍垂、扁桃体、咽后壁、软腭处见红色斑点，出疹期始消退，称黏膜疹。在发热同时可伴有全身不适、精神萎靡、食欲缺乏、腹泻、呕吐等症状。

2. 出疹期 发热 3~5 天后，当呼吸道症状及体温达高峰时开始出现皮疹。皮疹先见于耳后、发际，逐渐波及头面部、颈部，一日内自上而下蔓延到胸、背、腹及四肢，约 2~3 天内遍及手心、足底，此时头面部皮疹已可开始隐退。皮疹初为淡红色斑丘疹，大小不等，直径 2~5mm，散在分布，继而增多，呈鲜红色，以后逐渐融合成暗红色，形态不规则或小片状斑丘疹，疹间皮肤正常。皮疹为充血性，压之褪色，少数病例皮疹呈出血性。出疹时全身中毒症状加重，体温高达 40℃ 左右，精神萎靡、咳嗽频繁、声音嘶哑，畏光、结膜红肿、眼睑水肿。重者可有谵妄、抽搐。全身表浅淋巴结与肝脾可轻度肿大。肺部常有干湿性啰音。本期约 3~5 天。成人麻疹中毒症状常比小儿重，但并发症较少。

3. 恢复期 皮疹出齐后按出疹顺序依次消退，由红色转为棕褐色，全身症状随着体温下降而迅速减轻，精神与食欲开始好转，皮疹消退后留下特征性的棕褐色色素沉着及糠麸样脱屑，以躯干为多，约 1~2 周消失。这种色素沉着斑在麻疹后期有诊断价值。无并发症者整个病程约 10~14 天。

麻疹病程中，呼吸道病变最显著，可表现为鼻炎、咽炎、支气管炎及肺炎，还可并发脑炎。另外，在麻疹病毒感染过程中机体免疫反应明显降低，可使原有的变态反应性疾病如湿疹、哮喘、肾病综合征等得到暂时缓解，但患者易继发细菌感染，结核病灶可复发或恶化。

（二）非典型麻疹

由于感染者的年龄不同、机体的免疫状态不同、病毒毒力的强弱不一、侵入人体数量的不同等因素，临床上可出现以下各种非典型麻疹。

1. 轻型麻疹 多见于对麻疹病毒有部分免疫力者，如 6 个月以内婴儿尚留存来自母体的被动免疫抗体，近期接受过免疫制剂（如丙种球蛋白）或接种过麻疹免疫疫苗者，或第二次患麻疹者。其潜伏期较长（3~4 周），临床症状轻，麻疹黏膜斑不典型或缺如，皮疹少而色淡，出疹期短，不留色素沉着，较少并发症但有传染性。病后所获免疫力与典型麻疹者相同。

2. 重型麻疹 多见于全身情况差、免疫力低下或继发严重感染者，病死率高。包括：①中毒性麻疹，起病急骤，高热 40℃ 以上，严重中毒症状，谵妄或昏迷，反复抽搐，呼吸急促，唇指发绀，脉细速，皮疹密集，呈暗红色且融合成片；②出血性麻疹，皮疹呈出血性，形成紫斑，压之不褪色，同时可伴内脏出血；③疱疹性麻疹，皮疹呈疱疹样，可融合成大疱，高热、严重中毒症状；④休克性麻疹，皮疹少或皮疹突然隐退，遗留少数皮疹呈青紫色，面色苍白或青灰色，大多因心功能不全或循环衰竭引起。

3. 成人麻疹 目前成人麻疹发生率已明显上升，与小儿相比中毒症状较重，但并发症较少。临床特点起病急，可无卡他症状，发病第 1 天即高热，伴有头痛、全身乏力、萎靡不振、纳呆等；而后热型不规则或为稽留热，咳嗽较剧，发病后 3~4 天出现粗大的斑丘疹，融合，自上而下顺序出现，3~4 天后逐渐消退，但留有色素沉着。麻疹黏膜斑十分常见但不典型，消失较晚。妊娠初期发病可致流产，孕期中得病可致死胎。孕妇产前 7~10 天感染麻疹，则小儿娩出时可无任何症状，而出生后可与母亲同时发生症状；若孕妇产前 2 周受感染，产时正患麻疹，则小儿出生时可见麻疹，称为先天性麻疹。

4. 异型麻疹 主要发生于接种麻疹灭活疫苗后 4~6 年，再接触麻疹患者时出现。表现急起高热、头痛、肌痛、腹痛、乏力等，中毒症状重而卡他症状少，罕见麻疹黏膜斑。起病 2~3 天后出现皮疹，但从四肢远端开始，逐渐波及躯干与面部，皮疹为多形性，有斑丘疹、疱疹、紫癜或荨麻疹，一般可同时见于 2~3 种皮疹形态。常伴有四肢水肿、肺炎，肝、脾均可肿大。异型麻疹病情较重，但多为自限性。其最重要的诊断依据为恢复期麻疹抗体呈现高滴度，但病毒分离阴性。一般认为其无传染性。

三、并发症

年幼体弱、营养不良及免疫力低下者，患麻疹后极易发生并发症，常见的有：

1. 肺炎 除麻疹病毒本身可引起巨细胞肺炎外，在病程各期尚易并发继发性肺炎，为麻疹最常见的并发症，也是麻疹死亡的主要原因。多见于 5 岁以下的小儿，病原常为金黄色葡萄球菌、肺炎球菌、腺病毒等。大多发生在出疹期，全身中毒症状严重，有高热、咳嗽、气急、鼻翼扇动、唇指（趾）发绀，肺部有中、小细湿啰音。金黄色葡萄球菌感染尤易并发肺脓肿、脓胸或脓气胸、心包炎等，若病程迁延不愈，可导致支气管扩张症。

2. 喉炎 以 2~3 岁以下小儿多见。麻疹患者常有轻度喉炎，出现声音嘶哑，有刺激性干咳，预后良好。继发性喉炎多由金黄色葡萄球菌或溶血性链球菌引起，有声嘶加重、犬吠样咳嗽、吸气性呼吸困难（可见三凹征：胸骨上窝、锁骨上窝、肋间隙内陷）；严重者有面色苍白、发绀、气促、烦躁，如不及时抢救，可因喉梗阻引起窒息而死亡。

3. 心肌炎、心功能不全 重症麻疹因高热、中毒症状严重，可影响心肌功能，尤其在营养不良小儿及并发肺炎时。主要表现为气急烦躁、面色苍白、四肢发绀、脉细速、心率快、心音弱、肝脾大，心电图示 T 波和 S-T 段改变。病情重危。

74

4. 脑炎及亚急性硬化性全脑炎（subacute sclerosing panencephalitis，SSPE） 麻疹并发中枢神经系统病变较其他出疹性疾病为多。麻疹脑炎的发病率为0.1%~0.5%，主要为儿童，多发生于出疹后2~6天，偶见于前驱期或出疹后2~3周内。可能为麻疹病毒直接侵入脑组织或/和与神经组织变态反应有关。临床上有高热、头痛、嗜睡、抽搐、意识障碍、昏迷、呼吸衰竭、强直性痉挛瘫痪、脑膜刺激征和病理反射征阳性。脑脊液细胞数增加（多为单核细胞），蛋白质稍增，糖正常。少数脑脊液亦可正常。病死率约15%，多数患者经1~5周恢复，部分患者可留有瘫痪、智力障碍、癫痫、失明等后遗症。SSPE是麻疹的远期并发症，但很少见。表现为亚急性进行性脑组织退变，脑组织中能分离出麻疹病毒，血清和脑脊液的麻疹抗体持续强阳性。本病可能系麻疹病毒长期隐伏于脑组织中，产生缺失M膜蛋白的缺陷病毒颗粒所致，也有认为系基因突变致病毒RNA复制障碍而发生结构蛋白变异引起，从而引起脑部进行性退化病变。故目前认为这是一种类麻疹病毒（measleslike virus）或麻疹有关病毒（measles related virus）所引起的亚急性或慢性脑炎。潜伏期约2~17年（平均7年），发病年龄以5~15岁儿童为多，多发于男孩。患者逐渐出现智力减退，性格异常，运动不协调，各类癫痫发作，视觉、听觉及语言障碍，共济失调或局部强直性瘫痪，病情发展直至神志昏迷，呈去大脑强直状态。总病程约1年余，最后死于营养不良、恶病质及继发感染。

5. 肝损害 多见于成人，重症麻疹患者，肝损害尤甚。肝损害多见于麻疹急性期，即病程的第5~10天，临床表现可有厌食、恶心、腹胀、腹痛、乏力及黄疸等，肝脾大，肝脏酶学增高。肝功能大多于2~4周内恢复正常。

6. 其他并发症 尚可并发口腔炎、中耳炎、乳突炎，大多为细菌继发感染。常因慢性腹泻、照顾不当、忌口等引起营养不良及各种维生素缺乏症。此外，尚有结核感染恶化或播散，而致粟粒结核或结核性脑膜炎。

四、实验室检查

1. 血象 白细胞计数减少，淋巴细胞相对增加；若白细胞计数增加，尤其是中性粒细胞增加，提示继发细菌感染；若淋巴细胞严重减少，提示预后不良。

2. 分泌物涂片检查多核巨细胞 鼻咽、眼分泌物及尿沉渣涂片，以瑞氏-吉姆萨染色，显微镜下可见脱落的上皮多核巨细胞。在出疹前后1~2天即可阳性，比麻疹黏膜斑出现早，有早期诊断价值。

3. 血清学检查 酶联免疫吸附试验（ELISA）测定血清特异性IgM抗体是诊断麻疹的标准方法，且在发病后2~3天即可测到，因此还具有早期诊断价值。恢复期血清血凝抑制抗体及补体结合抗体有4倍以上增高或发病1个月后抗体滴度大于1：60，但只能作为回顾性诊断。

4. 病毒学检查 ①病毒抗原检测：应用荧光标记特异抗体检测鼻黏膜印片及尿沉渣，可在细胞内找到麻疹抗原，阳性有诊断价值；②病毒分离：早期从鼻咽部及眼分泌物和血液中分离到麻疹病毒即可肯定诊断；③核酸检测：采用逆转录聚合酶链反应（RT-PCR）从临床标本中扩增麻疹病毒RNA，是一种非常灵敏和特异的诊断方法，对免疫力低下而不能产生特异抗体的麻疹患者，尤为有价值。

五、诊断注意事项

典型麻疹依据流行病学资料及临床表现即可诊断。麻疹黏膜斑对出疹前早期诊断极有帮助，上呼吸道卡他症状及皮疹形态分布特点均有助诊断，麻疹后留下色素沉着及糠麸状脱屑在恢复期有诊断意义。非典型麻疹难以确诊者，依赖于实验室检查。出疹期麻疹需与其他出疹性疾病鉴别。

1. 风疹、猩红热、幼儿急疹 见表74-1。

表74-1 麻疹与风疹、猩红热、幼儿急疹的鉴别

鉴别点	麻疹	风疹	猩红热	幼儿急疹
病原	麻疹病毒	风疹病毒	乙型溶血性链球菌	人疱疹病毒6型
潜伏期	7~14天	14~21天	2~5天	1~2周
前驱期	约3天	0.5~1天	约1天	3~4天
全身症状	全身症状重、呼吸道症状明显，体温高	全身症状与呼吸道症状均轻，低热	明显，高热，有明显咽痛	高热，全身症状轻
口腔黏膜	麻疹黏膜斑	软腭、咽部有红色小疹（黏膜疹）	杨梅舌	软腭可见红色小点疹
淋巴结肿大	全身表浅淋巴结肿大	耳后、颈后、枕后淋巴结肿大	颌下、颈部淋巴结肿大	颈、枕部淋巴结肿大
皮疹特点与发热关系	红色斑丘疹，发热3~4天后出疹，热退疹渐退，有色素沉着	淡红色斑丘疹，发热当天出疹，2~3天消退，出疹期全身症状轻，无色素沉着	在普遍充血的皮肤上弥漫密集针尖大小丘疹，出疹时高热	热退同时出疹，皮疹为不规则红色斑点或斑丘疹，压之褪色，无色素沉着
血象	白细胞↓，淋巴细胞↑	白细胞↓，淋巴细胞↑	白细胞↑，中性粒细胞↑	白细胞↓，淋巴细胞↑
病程	10~14天	2~3天	1~2周	4~6天

2. 药物疹 皮疹形态不一,呈多形性,有类似麻疹者。出疹前有用磺胺类、巴比妥类、水杨酸盐或青霉素等药物史。可根据停药后皮疹可逐渐消退,病程中缺乏呼吸道卡他炎症及麻疹黏膜斑等特点进行鉴别。

3. 肠道病毒感染 柯萨奇病毒及埃可病毒感染时常伴发皮疹。多发生于夏、秋季,出疹前有呼吸道症状,发热、咳嗽、腹泻,偶见黏膜斑,常伴有全身淋巴结肿大,继而出疹,也可有疱疹、瘀点、荨麻疹样或猩红热样皮疹,疹退后不脱屑,不留色素沉着。

【治疗】

重点在于精心护理、对症治疗和防治并发症。

一、护理与对症治疗

合理护理是促进病情恢复的重要措施。患者应卧床休息至体温正常或至少出疹后 5 天,单间隔离,居室空气新鲜,保持适当温度和湿度,衣被不宜过多,眼、鼻、口腔、皮肤保持清洁。如眼结合膜炎可用 4% 硼酸溶液或生理盐水清洗,再涂红霉素或四环素眼膏,防止继发感染。及时清除鼻腔分泌物及干痂,保持鼻腔通畅。给予足够水分及易消化富营养的食物,切不可"忌口"。高热时(39.5~40℃)可用小剂量退热剂,以免骤然退热引起虚脱。剧咳时可服适量的镇咳剂,并行超声雾化吸入,每日 2~4 次。体弱病重者可早期给丙种球蛋白肌内注射或静脉注射。对 6 月龄至 2 岁住院麻疹患儿及存在免疫缺陷、维生素 A 缺乏、肠吸收障碍及中至重度营养不良的麻疹患儿推荐补充维生素 A,可减轻病情,使病死率下降。剂量:6 个月至 1 岁 10 万 U,1 岁以上 20 万 U,分 2 日口服。

二、中医中药治疗

祖国医学认为麻疹系热毒侵犯肺脾二经所致。治则为初热期(前驱期)应驱邪外出,宜辛凉透表,可用宣毒发表汤或升麻葛根汤加减,外用透疹药(生麻黄、芫荽子、西河柳、紫浮萍各 15g)放入布袋中煮沸后在床旁蒸熏,或稍凉后以药汁擦面部、四肢,以助出疹。见形期(出疹期)宜清热解毒透疹,用清热透表汤或银翘解毒丸;热症重者可用三黄石膏汤或牛角地黄汤;虚弱肢冷者用人参败毒饮或补中益气汤。收没期(恢复期)宜养阴清热,可用沙参麦冬汤或竹叶石膏汤加减。

三、治疗并发症

1. 肺炎 按一般肺炎处理,继发细菌感染应选用 1~2 种抗菌药物治疗。高热中毒症状严重者,可考虑短期应用肾上腺皮质激素。吸氧,适当补液及支持疗法。

2. 喉炎 保持居室内一定湿度,保持患者安静,烦躁不安时及早用镇静剂,并给雾化吸入(每 100ml 雾化液中加氢化可的松 100mg、麻黄碱 1mg),每 1~4 小时 1 次。选用 1~2 种有效抗生素,重症者短期应用大剂量皮质激素静脉滴注。喉梗阻进展迅速者,应及早考虑气管插管或行切开术。

3. 心血管功能不全 心力衰竭时给予强心、利尿、扩血管处理;周围循环衰竭时按感染性休克治疗。参见有关章节。

4. 脑炎 参考乙脑治疗,重点在对症处理。

(卫 剑 张文武)

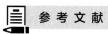
参考文献

[1] 李兰娟, 任红. 传染病学 [M]. 9 版. 北京: 人民卫生出版社, 2018: 81-84.

[2] 张文武. 急诊内科手册 [M]. 3 版. 北京: 人民卫生出版社, 2021: 255-257.

第 75 章

流行性乙型脑炎

流行性乙型脑炎(epidemic encephalitis B,简称乙脑),亦称日本乙型脑炎,是由乙型脑炎病毒引起的、以脑实质炎症为主要病变的中枢神经系统(CNS)急性传染病。本病经蚊媒传播,多发生于夏、秋季,患者一般以儿童较多。临床以发病急骤、高热、意识障碍、抽搐、呼吸衰竭、脑膜刺激征等为主要特征。病死率较高,达 10% 左右,重症患者可留有后遗症。

【病因与发病机制】

乙脑病毒属虫媒病毒乙组的黄病毒科,是一种 RNA 病毒。有包膜,RNA 包被于单股多肽的核衣壳蛋白中组成病毒颗粒的核心。包膜中镶嵌有糖基化蛋白(E 蛋白)和非糖基化蛋白(M 蛋白),E 蛋白是病毒的主要抗原成分,由它形成的表面抗原决定簇,具有血凝活性和中和活性,同时还与多种重要的生物学活性密切相关。乙脑病毒易被常用消毒剂所杀灭,不耐热,对低温和干燥抵抗力较强。乙脑病毒为嗜神经病毒,在细胞质内繁殖。在蚊体内繁殖的适宜温度为 25~30℃。乙脑病毒的抗原性稳定,较少变异,具有较好的免疫原性。人与动物感染乙脑病毒后,可产生补体结合抗体、中和抗体及血凝抑制抗体,对这些特异性抗体的检测有助于临床诊断和流行病学调查。

乙脑是人畜共患的自然疫源性疾病,人与许多动物(如猪、牛、马、羊、鸡、鸭等)都可成为本病的传染源。人被乙脑病毒感染后,可出现短暂的病毒血症,但病毒数量少,且持续时间短,所以人不是本病的主要传染源。动物中的家畜、家禽和鸟类均可感染乙脑病毒,尤其是猪的感染率高,仔猪经过一个流行季节几乎 100% 受到感染,感染后血中病毒数量多,病毒血症期长,加上猪的饲养面广,更新率快,因此猪是本病的主要传染源。病毒通常在蚊—猪—蚊等动物间循环。一般在人类乙脑流行前 1~2 个月,先在家禽中流行,故检测猪的乙脑病毒感染率可预测当年在人群中的流行趋势。也有报道从蝙蝠中分离出乙脑病毒,认为蝙蝠可作为本病的传染源和长期储存宿主。

乙脑主要通过蚊虫叮咬而传播。库蚊、伊蚊和按蚊的某些种都能传播本病,而三带喙库蚊是主要传播媒介。三带喙库蚊在我国分布广泛,是最常见蚊种之一,在家禽的圈里,此种蚊最多。当它们叮咬感染乙脑病毒的动物尤其是猪后,病毒进入蚊体内迅速繁殖,然后移行至唾液腺,并在唾液中保持较高浓度,经叮咬将病毒传给人和其他动物。现已证实蚊感染后可带病毒越冬,病毒可经蚊卵传代,因此蚊是本病的最重要的传播媒介和长期储存宿主。此外,被感染的候鸟、蠛蠓、蝙蝠也是乙脑病毒越冬宿主。人群对本病普遍易感,感染后多数呈隐性感染,乙脑患者与隐性感染者之比为 1∶(300~2 000)。病后多产生持久的免疫力,再次发病者极为少见。当人体被带病毒的蚊虫叮咬后,病毒进入人体,经淋巴管或毛细血管到达单核巨噬细胞系统,在单核吞噬细胞内繁殖,然后进入血液循环形成病毒血症。感染病毒后是否发病及引起疾病的严重程度,除了感染病毒的数量及毒力外,更主要取决于机体的免疫力。当被感染者机体免疫力强时,只形成短暂的病毒血症,病毒很快被清除,不侵入 CNS,临床上表现为隐性感染或轻型病例,并可获得对乙脑的终身免疫力。当被感染者机体免疫力低下和/或病毒数量多、毒力强时,病毒可通过血脑屏障侵入 CNS,引起广泛性病变,发生脑炎,称为显性发病。脑寄生虫、癫痫、高血压、脑血管病和脑外伤等可使血脑屏障功能降低,使病毒更易侵入 CNS。

乙脑脑组织的损伤机制包括:①病毒对神经组织的直接侵袭,乙脑病毒是嗜神经病毒,易直接侵袭神经组织,细胞凋亡现象是乙脑病毒导致神经细胞死亡的普遍机制。②脂质过氧化损伤,在乙脑发病时,中枢神经组织中大量一氧化氮(NO)产生,诱发脑组织细胞脂质过氧化,导致损伤。③免疫损伤,当体液免疫诱导出的特异性 IgM 与病毒抗原结合后,就会沉积在脑实质和血管壁上,激活补体和细胞免疫,引起免疫攻击,导致血管壁破坏,附壁血栓形成,脑组织细胞供血障碍和死亡。免疫反应的强烈程度与病情的轻重及预后密切相关。

乙脑的病变范围较广,可累及整个 CNS 灰质,但以大脑皮质及基底核、视丘最为严重,脊髓的病变最轻。其基本病变为神经细胞变性、坏死,形成软化灶;血管充血,周围淋巴细胞浸润与胶质细胞增生。部分病例出现小脑扁桃体疝或钩回疝。

【诊断】

一、流行病学资料

本病在热带地区全年均可发生,但在亚热带和温带地区有严格的季节性,好发于夏末秋初,80%~90% 集中在 7~9 月,随各地气候流行高峰可提早或推迟 1 个月。10 岁以下儿童多见,尤以 2~6 岁儿童发病率最高。儿童接种乙脑疫苗后发病减少,但成人及老年人发病相对增加。当夏秋季节(7~9 月),起病前 3 周内在流行地区有蚊虫叮咬史,尤其是儿童突然发热、头痛、呕吐、嗜睡或烦躁等现象,且在短期内逐渐加重而无明显上呼吸道炎症表现者,应首先考虑本病。

二、临床表现特点

乙脑病毒侵入人体约经 4~21 天(一般为 10~14 天)潜伏期后出现神经症状。按病程可分为以下四个时期。

1. 初期 为病初的 1~3 天,相当于病毒血症期。起病急,1~2 天内体温升高达 39℃,伴有头痛、恶心、呕吐、嗜睡、烦躁、结合膜及咽部充血。部分患者可有颈项强直及抽搐,但神志尚清楚。极重型患者本期经过甚短,于起病 1~2 天内就出现高热、频繁抽搐、深度昏迷而进入极期。

2. 极期 病程的第 4~10 天。除初期症状加重外,突出表现为脑实质受损的症状。主要表现如下。

(1)高热:体温稽留于 39~40℃以上,并持续不退直至极期结束,一般持续 7~10 天,重症者达 3 周以上。发热越高,热程越长,病情越重。

(2)意识障碍:多发生于病程的第 3~8 病日,轻者嗜睡,重者出现昏迷,成年患者偶有谵妄、定向力障碍、狂躁等。意识障碍通常持续 1 周左右,重者可长达 1 个月以上。

(3)抽搐或惊厥:发生率为 40%~60%,大多发生于病程第 2~5 天。是病情严重的表现,主要因高热、脑实质炎症及脑水肿所致。由于脑部病变的部位与程度不同,可先有轻度的手、足、面部的抽搐,随后出现肢体阵挛性或全身强直性抽搐。一般均伴有意识障碍,重者可伴有发绀和呼吸暂停。

(4)呼吸衰竭:是本病最主要的死亡原因。中枢性呼吸衰竭可由大脑皮质、下丘脑、脑桥的病变抑制了延髓呼吸中枢的功能所致;或延脑呼吸中枢自身的炎症所致;也可由弥漫性脑水肿伴显著的颅内压增高、脑疝所引起。表现为呼吸表浅、节律不齐、叹息样呼吸、潮式呼吸、呼吸暂停、抽泣样呼吸及下颌呼吸等,最后呼吸停止。外周性呼吸衰竭主要因呼吸道痰阻、肺部感染或肺不张、脊髓病变所致膈肌或肋间肌麻痹等原因引起,表现为呼吸困难、发绀、呼吸减弱,但呼吸节律始终整齐。

(5)颅内压增高和脑膜刺激征:本病多有不同程度的颅内压增高,较大儿童及成人均有不同程度的脑膜刺激征。重症患者可发生脑疝,以钩回疝(小脑幕切迹疝)较为多见,表现为昏迷突然加深,呼吸节律异常,疝侧瞳孔散大和上睑下垂,对侧肢体瘫痪和锥体束征阳性。

(6)其他神经系局灶症状:由于本病常有广泛的中枢神经系损害,因而可出现各种神经反射异常和神经系体征。大脑锥体束受损可出现肢体痉挛性瘫痪、肌张力增强和病理征阳性。大脑半球损害表现为去大脑强直。下丘脑损害可出现体温调节障碍。如延脑受损可发生延髓麻痹。前庭小脑受损害可有眼球震颤及瞳孔变化。自主神经受累可出现面赤、发热、偏侧出汗、大小便失禁、尿潴留、直肠麻痹等。乙脑的神经症状常在病程第一周内达高峰,第二周后极

少出现新的神经系症状。

3. 恢复期 极期(持续 1 周左右)过后,体温多在 2~5 天内降至正常。神经精神症状日渐好转,一般在 2 周左右完全恢复,部分患者恢复较慢需数个月。恢复期可有低热、多汗、言语障碍、吞咽困难、肢体麻痹、不自主动作、抽搐发作、表情缺失等。少数患者有智能障碍或精神异常。

4. 后遗症期 发病半年后仍留有神经精神障碍者称为后遗症。占 5%~20%。以失语、瘫痪及精神失常最常见,重症病例可有肢体强直、角弓反张、不自主动作、视力障碍及痴呆等。

三、临床分型

根据临床表现及临床病程经过,可分为以下四型,其中轻型和普通型最多,占 2/3。但病情可以从轻型发展成为严重类型。

1. 轻型 患者神志清楚,可有轻度嗜睡。体温 38~39℃,仅在高热时才可能有抽搐。可有轻度脑膜刺激征。大多在一周左右恢复。

2. 中型(普通型) 体温 39~40℃,有不同程度的意识障碍,脑膜刺激征明显,有轻度抽搐,病理反射阳性,浅反射减弱或消失,或有脑神经麻痹、运动障碍等。病程 7~14 天左右,大多无恢复期症状。

3. 重型 神志昏迷,持续高热 40℃以上,有反复或持续性抽搐,深反射先亢进后消失,浅反射消失,病理反射阳性。脑膜刺激征明显,肢体瘫痪或出现呼吸衰竭。病程多在 2 周以上,恢复期常有明显的神经精神症状,部分患者可有后遗症。

4. 极重型(暴发型) 起病急骤,体温迅速于病后 1~2 天内上升到 40℃以上。深昏迷,反复或持续抽搐,迅速出现脑疝及中枢性呼吸衰竭。本型常于短期内(一般 3 天左右)出现呼吸循环衰竭而死亡,幸存者多有严重后遗症。此型占总数的 5% 左右。

此外,尚有少数表现为脑干脑炎、脑膜脑炎、脊髓炎或不完全型等特殊临床类型。

四、辅助检查

1. 血象 血白细胞增多,常达(10~30)× 10^9/L,中性粒细胞增多为主,并有核左移,嗜酸性粒细胞减少,这与一般病毒感染不同。部分患者血象始终正常。

2. 脑脊液检查 外观无色透明或微混,压力增高,白细胞数轻度增高,多在(50~500)× 10^6/L 之间,个别患者可达 1 000 × 10^6/L 以上,起病后 2~5 天以中性粒细胞为主,以后则以淋巴细胞占多数。蛋白轻度增高,大多不超过 1.0g/L,糖正常或稍高,氯化物正常。细菌检查阴性。极少数患者脑脊液常规与生化正常。自脑脊液测乙脑特异性 IgM 抗体较血清抗体出现早,有早期诊断价值。

3. 血清学检查 乙脑的确诊有赖于血清学诊断。常用的试验如下。

(1)特异性 IgM 抗体测定:特异性 IgM 抗体于感染后第 4 天即可出现,2~3 周达到高峰,故单份血清即可作出早

75

期诊断。常用酶联免疫吸附试验(ELISA)测定 IgM 抗体,于病后第 4 天即可呈阳性反应,一般病后 2 周阳性率可达 70%~90%,具有较高的灵敏度和特异度,可提高乙脑的早期诊断率,已被广泛采用。

(2) 补体结合试验:补体结合抗体为 IgG 抗体,特异度高、灵敏度强,但出现较迟,阳性大多出现在 4~7 周,双份血清抗体效价 4 倍以上增高即为阳性。仅用于回顾性诊断和流行病学调查。

(3) 血凝抑制试验:此抗体于病后 3~5 天出现,第 2 周达高峰,可持续 1 年以上。阳性率达 81% 左右,双份血清对照抗体效价增高 4 倍以上为阳性。由于乙脑病毒的血凝素抗原与同属病毒登革热病毒和黄热病病毒等有弱的交叉反应,故可出现假阳性。

4. 病原学检查 ①病毒分离:对疑诊死亡病例取脑组织或延髓穿刺取脑组织,病毒分离阳性率较高,作为回顾性诊断;②病毒抗原或核酸检测:在组织、血液或其他体液中通过直接免疫荧光或 PCR 可检测到乙脑病毒抗原或特异性核酸。

五、诊断注意事项

根据流行季节(7~9 月)发病,儿童及青少年,突然起病,有发热、头痛、呕吐、嗜睡、昏迷、抽搐、脑膜刺激征及神经系统症状体征,结合血及脑脊液(CSF)的检查,一般诊断不难。血及 CSF 中特异性 IgM 抗体测定有助于早期确诊。但应注意与下述几种疾病相鉴别。

1. 中毒型菌痢 二者均多发生于夏秋季,儿童多见。但中毒型菌痢起病更急,发病 1~2 天内,突然出现发热、抽搐、昏迷和感染性休克,一般无脑膜刺激征。CSF 无改变,肛拭子取粪便检查时可见大量脓细胞。镜检和粪便培养可明确诊断。

2. 化脓性脑膜炎(化脑) 化脑患者脑膜刺激征显著。CSF 外观混浊,白细胞计数常在 1 000×10⁶/L 以上,中性粒细胞为主,蛋白质明显升高,糖降低。早期及未彻底治疗的化脑,CSF 不易与乙脑区别,应反复进行血液及 CSF 细菌学检查,若阴性,可进一步作血清学检查。凡不能排除化脑者,应毫不迟疑地应用抗生素治疗。

3. 脑型疟疾 常有不规则发热及肝脾大,血中可查到疟原虫。CSF 检查基本正常。

4. 钩端螺旋体病脑膜脑炎型 易与乙脑相混淆。但钩端螺旋体病多有疫水接触史,早期肌痛及腓肠肌压痛明显,眼结膜多充血,嗜睡多见,而昏迷抽搐者少,CSF 改变轻。血清学检查可与乙脑相区别。

5. 其他病毒性脑炎及脑膜炎 较常见的有:①肠道病毒性脑膜脑炎,多由柯萨奇病毒和埃可病毒引起,多发生于夏、秋季,CSF 改变与乙脑相似,易误诊为乙脑。但其起病不如乙脑急骤,临床症状也较轻,多不发生呼吸衰竭,预后好,很少有后遗症。确诊依靠病毒分离及血清学检查。②单纯疱疹病毒性脑炎,由疱疹病毒 I 型引起,病情重,病死率高达 30% 左右。本病特殊定位在颞叶及额叶,故可出现脑局灶症状。可用 CSF 中病毒分离、CT 及脑组织中

HSV 抗原检查确诊。③流行性腮腺炎脑膜脑炎,多发生于冬、春季,一般发生于腮腺肿大后 1 周内,但也有发生于腮腺肿大之前或仅有脑膜脑炎而无腮腺肿大者。而乙脑也常见有腮腺肿大者,随病情好转腮腺肿大消退。但流行性腮腺炎脑膜炎一般病情较轻,腮腺肿大常伴有颌下腺、舌下腺及睾丸肿大。鉴别有赖于血清淀粉酶测定及血清学检查。

六、诊断标准

1. 疑似病例 在疾病流行地区的蚊虫叮咬季节,出现发热、头痛、恶心、呕吐、嗜睡、颈抵抗、抽搐等中枢神经系统症状。

2. 确诊病例 ①曾在疫区有蚊虫叮咬史;②高热昏迷、肢体痉挛瘫痪、脑膜刺激症状及大脑锥体束受损(肌张力增高、病理征阳性);③高热、昏迷、抽搐、狂躁,进而呼吸衰竭、循环衰竭而死亡;④从脑组织、脑脊液或血清中分离出乙型脑炎病毒;⑤CSF 或血清中特异性 IgM 抗体阳性;⑥恢复期血清中特异性 IgG 抗体滴度比急性期有 4 倍以上升高者或急性期抗体阴性,恢复期血清抗体阳性。

临床诊断:疑似病例加①和②或① + ② + ③并除外细菌性脑膜脑炎。

实验确诊:疑似病例加④或⑤或⑥。

【治疗】

本病尚无特效的抗病毒治疗药物,以对症支持治疗为主。正确处理高热、惊厥、控制脑水肿和呼吸衰竭等危重症状,预防并发症与继发感染。

一、一般治疗及护理

患者应隔离于有防蚊和降温设施的病房,室温控制在 30℃ 以下。保持安静,避免刺激。定期观察患者的神志、体温、血压、呼吸、瞳孔及肌张力的变化。对昏迷者应定时翻身、拍背、吸痰,防止压疮发生。不能进食者鼻饲,计出入水量,维持水、电解质平衡。成人每日输液量为 1 500~2 000ml,儿童每天 50~80ml/kg 为宜。

二、对症处理

高热、抽搐及呼吸衰竭是危及乙脑患者生命的三大主征,可互为因果,形成恶性循环。高热增加耗氧量,加重脑水肿和神经细胞病变,使抽搐加重;抽搐又加重缺氧,导致呼吸衰竭并进一步加重脑组织病变,使体温升高。因此,及时控制高热、抽搐及呼吸衰竭是抢救乙脑患者的关键。治疗应着重于以下方面。

1. 降温 应采取综合性降温措施(物理降温为主,药物降温为辅),使患者肛温保持在 38℃ 左右。①物理降温:如头部用冰帽连续降温,颈部、腋下及腹股沟放置冰袋,30%~50% 酒精擦浴、冷盐水灌肠等。同时使室温降至 25℃ 以下。②药物降温:为配合物理降温,可应用小剂量退热药物,如吲哚美辛(消炎痛)口服或鼻饲,每次 12.5~25.0mg,每 4~6 小时 1 次;对暂时不能口服或鼻饲者,可采用吲哚美辛

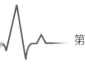

（消炎痛）栓剂，肛内置留。幼儿、年老体弱者可用 10%~20% 安乃近滴鼻。应防止用药过量致大量出汗而引起循环衰竭。严重者给予氢化可的松 100~300mg/d 或地塞米松 5~10mg/d。③亚冬眠疗法：持续高热、反复惊厥的患者可采用亚冬眠疗法。常用氯丙嗪和异丙嗪，每次各 0.5~1mg/kg，每 4~6 小时肌内注射 1 次。使肛温维持在 38℃左右，维持较长时间，在度过疾病极期后，逐渐撤除亚冬眠，一般为 3~5 天。但应注意冬眠疗法有抑制呼吸中枢及咳嗽反射，使呼吸道分泌物聚集等缺点，使用时要权衡利弊。

2. 控制抽搐 引起惊厥的原因有高热、颅内压增高、脑实质炎症、痰阻缺氧、低血钙及低血钠性脑病等。应首先针对不同原因采取相应措施，如因呼吸道痰液阻塞造成脑缺氧及脑水肿所致惊厥者，应以及时吸痰、吸氧为主；低血钠性脑病及低血钙引起的惊厥应及时纠正电解质紊乱及代谢性酸中毒。如惊厥的原因为脑实质炎症，则应及时给予镇静剂，常用的药物有：①地西泮，成人用量为每次 10~20mg，儿童每次 0.1~0.3mg/kg（不超过 10mg），肌内注射或缓慢静脉注射；②水合氯醛，成人每次 1.5~2.0g，儿童每次 60~80mg/kg（每次不超过 1.0g），稀释后鼻饲或保留灌肠；③苯巴比妥钠：成人每次 0.1~0.2g，儿童每次 5~8mg/kg，肌内注射。

3. 脱水 颅内压增高是呼吸衰竭、抽搐及脑疝的根本原因，需做积极处理。常用的脱水剂有 20% 甘露醇、利尿剂、高渗葡萄糖等，详见第 43 章"颅高压危象"的治疗部分。肾上腺皮质激素具有减轻炎症反应、改善脑水肿、减轻中毒症状和降温作用，但它可促使感染加重和扩散，仅主张短期用于重型和极重型患者。

4. 呼吸衰竭的处理 应根据引起呼吸衰竭的不同原因采取相应的措施。①保持呼吸道通畅，定时翻身并拍打胸背、吸痰及雾化吸入，对于有严重排痰障碍者可用纤维支气管镜吸痰。病情危重者，宜早行气管插管或气管切开建立人工气道。有下列指征时应尽早行气管切开：深昏迷，痰液阻塞，咳嗽反射消失，吞咽功能障碍，经处理无效者；脑干型脑炎，咽喉部分泌物聚集，病情进展累及延髓呼吸中枢经吸痰给氧仍不能维持换气功能者；老年人呼吸衰竭、排痰困难，肺炎、肺不张，发绀进行性加重者。②氧疗，可选用鼻导管或面罩给氧。③脱水降颅内压治疗。④改善脑微循环：

使用血管扩张药可改善脑微循环、减轻脑水肿、解除脑血管痉挛和兴奋呼吸中枢。常用东莨菪碱，成人 0.3~0.5mg/ 次，儿童每次 0.02~0.03mg/kg；或山莨菪碱成人每次 20mg，儿童每次 0.5~1mg/kg，以 5% 葡萄糖液稀释后，每隔 10~30 分钟静脉缓注 1 次，直至呼吸循环改善为止，一般用 1~5 天。此外，纳洛酮对退热、止痉、神志转清、纠正呼吸衰竭等有较好作用，可早期应用。

三、中医中药治疗

基本上按温病辨证施治，多采用清热解毒、芳香化湿相结合方法，依卫气营血分型立治。常选用银翘散、白虎汤、黄连解毒汤、清营汤等方剂加减，可配合应用紫雪丹、至宝丹、安宫牛黄丸等。亦可配合选用一些中药注射制剂，如板蓝根注射液、醒脑静注射液等，其中醒脑静注射液使用方便，既可肌内注射，也可静脉应用，具有降温、止惊、降颅内压、促苏醒等作用，可作为首选的中药注射制剂之一。

四、其他治疗

病初可用广谱抗病毒药物如利巴韦林静脉滴注。干扰素 -α 有增强机体细胞抗病毒的能力，但其有效程度尚待进一步明确。实验研究证实，乙脑病毒单克隆抗体能迅速中和游离病毒，消除病毒血症，抑制病毒繁殖，控制中枢神经系统病变的发展。

五、恢复期及后遗症的处理

加强营养，细心护理，防止压疮、肺炎等并发症。肢体瘫痪者应保持肢体功能位，防止肢体畸形发生。对病情稳定、无抽搐的瘫痪、失语患者可采用高压氧治疗。恢复期可用针灸、理疗、推拿、功能锻炼等综合措施，并给予改善神经细胞功能的药物。

（陶伍元　张文武）

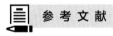 **参 考 文 献**

李兰娟,任红.传染病学［M］.9 版.北京：人民卫生出版社,2018：102-107.

第 76 章

登 革 热

登革热(dengue fever)是由登革病毒(dengue virus, DENV)感染引起的急性虫媒传染病,流行于全球热带及亚热带地区,主要通过伊蚊叮咬而传播。临床特点为骤起高热,全身肌肉、骨骼及关节疼痛,极度疲乏,皮疹,淋巴结肿大,白细胞和血小板减少。登革热属于自限性疾病,大多预后良好。重症病例病情凶险,进展迅速,表现为出血、休克,病死率很高。

【病因与发病机制】

引起登革热的病原体是登革病毒。登革病毒归入黄病毒科中的黄病毒属。电镜下病毒颗粒呈球形,内部为由衣壳蛋白 C 和基因组 RNA 构成的核衣壳,外部为镶嵌有病毒结构蛋白 prM/M(前体膜蛋白/膜蛋白)的脂质双层膜,直径为 45~55nm。登革病毒基因组为长约 $11 \times 103bp$ 的单股正链 RNA,两端为非编码区,内部的单一开放读码框依次编码 3 种结构蛋白(包膜蛋白、核衣壳蛋白、膜蛋白)和 7 种非结构蛋白(NS1、NS2A、NS2B、NS3、NS4A、NS4B 和 NS5)。根据包膜蛋白抗原性的差异将登革病毒分为 4 种血清型(DENV-1、DENV-2、DENV-3、DENV-4),各型之间有部分交叉免疫反应。NS1 蛋白协同包膜蛋白参与病毒的成熟过程,在病毒复制早期 NS1 即可大量表达,可以作为早期诊断病毒感染的标记。

登革病毒对热较敏感,60℃ 30 分钟或 100℃ 2 分钟即可灭活。耐低温,在 4℃ 条件下其感染性可保持数周之久,在人血清中保存于 -20℃ 可存活 5 年,-70℃ 存活 8 年以上。超声波、紫外线、0.05% 甲醛溶液、乳酸、高锰酸钾、龙胆紫等均可灭活病毒。

DENV 经伊蚊叮咬侵入人体后,在单核吞噬细胞系统增殖后进入血液循环,形成第一次病毒血症,然后再定位于网状内皮系统和淋巴组织中,在外周血单个核细胞、组织中的巨噬细胞和肝脏的库普弗细胞内复制到一定程度,再次进入血液循环,引起第二次病毒血症,引起临床症状。DENV 与机体产生的特异性抗体结合形成免疫复合物,激活补体系统和凝血系统,导致血管通透性增加、血管扩张、充血,血浆蛋白及血液有形成分外渗,引起血液浓缩、出血和休克等病理生理改变。同时病毒可抑制骨髓中白细胞和血小板生成,导致白细胞及血小板减少。重症登革热发病机制至今尚未完全阐明,其主要病理生理改变是血管通透性增加和血浆外渗。DENV 二次感染所致的抗体依赖感染增强作用(antibody-dependent enhancement, ADE)是重症发病机制之一。ADE、细胞因子风暴、病毒毒力变异等宿主因素与病毒因素在重症登革热发病机制中发挥重要作用。

【诊断】

一、流行病学资料

登革热主要在热带和亚热带地区流行。全球登革热高发的三个地区是东南亚、太平洋岛屿和加勒比海地区。中国与其他各国在商业、旅游等方面交往频繁,随时有登革热传入的风险。输入病例包括境外输入病例和境内输入病例两类。境外输入病例指发病前 14 天内到过登革热流行的国家或地区的病例。境内输入病例是指发病前 14 天内离开本县区(现住址),到过本县区外的登革热流行地区的病例。本地病例指发病前 14 天内未离开本县区(现住址)的登革热病例。病例输入后有可能导致地方性流行,我国广东、广西、云南、海南、福建、台湾、香港、澳门属于登革热流行地区。患者、隐性感染者及带病毒的非人灵长类动物是主要的传染源。目前尚未发现慢性患者和病毒携带者。本病主要通过虫媒传播,埃及伊蚊和白纹伊蚊是主要的传播媒介。人群普遍易感,但感染后仅有部分人发病。登革病毒感染后,人体对同型病毒产生持久免疫力,但对异型病毒感染不能形成有效保护。再次感染异型或多个不同血清型病毒,机体可能发生抗体依赖感染增强效应,从而导致更为严重的临床表现。登革热流行主要发生在夏、秋季节,发病和流行与气温高、雨量多及蚊虫大量孳生有关。

二、临床表现特点

登革热的潜伏期一般为 1~14 天,多数为 5~9 天。典型的登革热病程分为三期。多数患者表现为普通登革热,可仅有发热期和恢复期,仅少数患者继发热期之后发展为重症登革热。

(一)发热期

1. **发热**　几乎所有病人均有发热。首发症状为骤起高热,可伴畏寒,24 小时内体温可达 40℃。一般持续 3~7 日热退。热型多不规则,可呈稽留热、弛张热,部分病例发热 3~5 天后体温降至正常,1~3 天后再度上升,称为双峰热或马鞍热。

2. **全身症状**　发热时伴全身症状,突出表现为头痛、眼眶痛、全身肌肉痛、腰背痛、骨骼和关节疼痛,关节疼痛剧烈,似骨折样,但外观无红肿。常伴有乏力、恶心、呕吐以及食欲缺乏,腹痛、腹泻等胃肠道症状。发热期一般持续3~7天。

3. 皮疹 于病程第3~6天在颜面、四肢出现充血性皮疹或点状出血疹,典型皮疹为四肢的针尖样出血点,或融合成片的红斑疹,其中可见有散在小片的正常皮肤,如红色海洋中的岛屿,简称"皮岛"。

4. 出血 可出现不同程度的出血现象,如皮下或黏膜出血、注射部位瘀点瘀斑、牙龈出血、鼻出血及束臂试验阳性等。

5. 淋巴结肿大 多有浅表淋巴结肿大,见于颈部、颌下、耳后、腋窝、腹股沟等处,有触痛。

6. 其他早期体征 可有颜面潮红、结膜充血。肝大常见,个别患者有黄疸,脾大少见。少数患者可表现相对缓脉、窦性心动过缓、心肌损害、胸腔积液、肾脏损害等。

(二) 极期

1. 重症预警 极期通常出现在病程的第3~8天。如高热持续不退,或退热后病情加重。出现腹部剧痛、持续呕吐等重症预警指征时提示极期的开始。

2. 血浆渗漏 此期部分患者可因毛细血管通透性增加导致明显的血浆渗漏,可出现腹部剧痛、持续呕吐、球结膜水肿、四肢渗漏征、胸腔积液和腹水等。

3. 休克症状 严重者可引起休克,出现低体温、心动过速、四肢湿冷、脉搏细弱、脉压缩小或测不到血压等表现,可发生代谢性酸中毒、多器官功能障碍和弥散性血管内凝血等,实验室检查可表现为进行性白细胞减少以及血小板计数迅速降低、HCT升高以及白蛋白下降等。

4. 严重出血 少数患者可出现严重出血,如皮下血肿、消化道出血、阴道出血、颅内出血、咯血、肉眼血尿等。

5. 其他表现 严重者可出现胸闷、心悸、心律失常、端坐呼吸、气促、嗜睡、烦躁、抽搐、昏迷、行为异常、颈强直、腰痛、少尿或无尿、深度黄疸等严重脏器损害的表现。重症登革热患者死亡通常发生于极期开始后24~48小时。

(三) 恢复期

极期后的2~3天,患者病情好转,胃肠道症状减轻,白细胞及血小板计数回升,进入恢复期。

三、辅助检查

(一) 常规检查

1. 血常规 白细胞计数减少,个别降到 1.0×10^9/L 以下;血小板减少,个别降到 20×10^9/L 以下。血小板计数下降幅度与病情严重程度成正比。红细胞压积(HCT)升高提示血液浓缩。

2. 尿常规 可见少量蛋白、红细胞等,可有管型出现。

3. 血生物化学检查 半数以上患者出现谷丙转氨酶(GPT)和谷草转氨酶(GOT)轻度到中度升高,且 GOT 的升幅较 GPT 明显。部分患者 B 型尿钠肽(BNP)、心肌酶谱、肌钙蛋白、血肌酐升高等。

(二) 病原学检测

1. 应用 IgM 捕捉酶联免疫吸附试验、间接酶联免疫吸附试验检测 DENV IgM 抗体。IgM 抗体阳性表示患者新近感染 DENV,适用于登革热早期诊断。

2. 酶联免疫法检测 DENV NS1 抗原。阳性结果表示患者新近存在 DENV 感染,适用于登革热早期诊断。

3. 用免疫荧光法检测 DENV IgG 抗体。阳性结果说明受检者可能曾经存在 DENV 感染,但若恢复期血清抗体效价比急性期血清抗体效价有 4 倍或以上增长可确诊新近存在 DENV 感染。

4. TaqMan 探针实时荧光 PCR 检测 DENV RNA,可定性或定量检测登革热患者早期血清中的 DENV。

5. 逆转录聚合酶链反应(RT-PCR)检测 DENV RNA 及型别鉴定。此法可对早期病例进行 DENV 的检测及分型鉴定。

6. C6/36 白纹伊蚊细胞分离 DENV。从患者血液、组织或成蚊中分离出 DENV,可确诊存在 DENV 感染,经鉴定可确定病毒型别。

(三) 影像学检查

1. 胸腹部 CT 和 X 线 CT 检查可发现胸腔积液、心包积液、腹水,少数病例发现皮下血肿或渗出等;X 线检查可发现心脏扩大。

2. 腹部 B 超 可发现胆囊壁增厚,腹水及肝脾大;心脏 B 超可发现心肌搏动减弱,严重者心脏扩大,左心室射血分数降低。

3. 头颅 CT 和磁共振成像 可发现脑水肿、颅内出血等。

4. 心电图检查 可发现各种心律失常,传导阻滞及非特异性 ST 段抬高,T 波倒置等。

四、诊断标准

(一) 登革热诊断标准

近期有登革热流行病学史;有发热,伴乏力、肌肉及骨关节痛、皮疹和出血倾向等临床表现,或有白细胞和/或血小板减少;DENV IgM 抗体、NS1 抗原或 DENV 核酸阳性,或恢复期血清特异性 IgG 抗体滴度比急性期增加 4 倍以上或阴转阳。

(二) 重症登革热诊断标准

在登革热诊断标准基础上出现下列严重表现之一者:①严重出血,皮下血肿、肉眼血尿、咯血、消化道出血、阴道出血及颅内出血等;②休克,心动过速、肢端湿冷、毛细血管充盈时间延长>3 秒、脉搏细弱或测不到、脉压差减小、血压下降(<90/60mmHg,或较基础血压下降20%)或血压测不到等;③严重器官损伤,急性呼吸窘迫综合征(ARDS)或呼吸衰竭,急性心肌炎或急性心力衰竭,急性肝损伤(GOT 或 GPT>1 000IU/L),急性肾功能不全,脑病或脑炎等重要脏器损伤。

五、诊断注意事项

1. 重症登革热的高危人群 ①老人、婴幼儿和孕妇;②伴有糖尿病、高血压、冠状动脉硬化性心脏病、消化性溃疡、哮喘、慢性肾病及慢性肝病等基础疾病者;③伴有免疫缺陷病者。

2. 早期识别 重症病例的预警指征：①退热后病情恶化或持续高热1周不退；②严重腹部疼痛；③持续呕吐；④胸闷、心悸，或心律失常；⑤昏睡或烦躁不安；⑥明显出血倾向（黏膜出血或皮肤瘀斑等）；⑦少尿；⑧发病早期血小板快速下降；⑨血清白蛋白降低，或HCT升高；⑩胸腔积液、腹水或胆囊壁增厚等。

3. 临床标本注意事项 尽量采集患者急性期和恢复期双份血清，标本应在4℃保存，并在24小时内送实验室分离血清。实验室对于不能及时进行病原学检测的血清可冰冻于−70℃保存，并尽量避免反复冻融。

4. 鉴别诊断 登革热临床表现复杂多样，注意与下列疾病相鉴别。

（1）发热伴出疹性疾病的鉴别：麻疹，上呼吸道卡他症状、口腔麻疹黏膜斑；猩红热，皮肤潮红、全身弥漫性、均匀分布的针尖大小丘疹、"帕氏线""口周苍白圈""草莓舌""杨梅舌"、咽峡炎；斑疹伤寒，有体虱或蚤叮咬史，皮疹呈向心性分布，外斐反应阳性；恙虫病，焦痂和特异性溃疡是典型表现。

（2）发热伴出血性疾病的鉴别：基孔肯雅热，游走性关节痛、关节肿胀为突出表现，少数患者有出血倾向；肾综合征出血热，病程呈五期经过，低血压休克、肾损害、白细胞计数明显升高、出现异型淋巴细胞；发热伴血小板减少综合征；有蜱叮咬史、血清特异性IgM抗体阳性和病毒核酸检测阳性有助于确诊。

（3）发热伴有脑病的鉴别：流行性脑脊髓膜炎，脑膜刺激征阳性、皮肤瘀点瘀斑、脑脊液呈化脓性改变；乙型脑炎，突出表现为意识障碍、抽搐或惊厥、呼吸衰竭、病理征阳性。

（4）发热伴有多脏器损伤的鉴别：败血症，多有原发感染灶或转移性化脓病灶，全身中毒症状重，血培养可有病原菌生长；钩端螺旋体病，有明确的疫水接触史，眼结合膜充血/出血、腓肠肌疼痛具有特征性，显微凝集试验阳性。

（5）发热伴肝脾大的鉴别：伤寒，以腹胀、腹泻或便秘等消化道症状为突出表现，表情淡漠、玫瑰疹、嗜酸性细胞计数减少或消失；疟疾，以发作性寒战、高热、继之大汗为特征，血涂片或骨髓涂片检测到疟原虫。

（6）发热伴有白细胞及血小板明显减低者，需与血液系统疾病鉴别。骨髓穿刺活检有助于明确诊断。

【治疗】

治疗原则是早发现、早诊断、早防蚊隔离、早治疗。目前登革热尚无特效的抗病毒治疗药物，主要采取对症支持治疗、一般处理及预防性治疗等措施。

一、一般处理

1. 卧床休息，清淡半流饮食。

2. 急性期患者应隔离，病室中应有蚊帐、纱窗等防蚊设备，防蚊隔离至退热及症状缓解。

3. 重型病例应加强护理，保持口腔和皮肤清洁。

4. 监测神志、生命体征、液体入量、尿量，血常规、肝肾功能、心肌酶及重症预警指征等。

二、对症治疗

1. 退热 以物理降温为主，可以用温水擦浴；高热患者不能耐受时可给对乙酰氨基酚治疗。慎用乙酰水杨酸（阿司匹林）、布洛芬和其他非甾体抗炎药物，避免加重胃炎或出血。慎用糖皮质激素。

2. 补液 出汗较多或腹泻者，根据患者脱水程度给予补液治疗，以口服补液为主。慎用碳酸饮料，避免引起生理应激相关的高血糖症。对频繁呕吐、进食困难或血压低的患者，应及时静脉输液，可予等渗液如0.9%氯化钠溶液等输注。有重症预警指征者及时补液治疗，可预防病情进展。

3. 镇静止痛 可给予地西泮（安定）等对症处理。

三、重症登革热的治疗

重症登革热患者需住院治疗，密切监测神志、尿量及生命体征，有条件监测血乳酸水平。乳酸明显升高提示器官灌注不足，预后不良；发生ARDS、急性心肌炎（重型）、急性肾衰竭、多器官功能障碍综合征（MODS）等脏器严重损伤转ICU治疗。

1. 补液原则 重症登革热以静脉补液为主，但要防止输液过量。补液原则是维持良好的组织器官灌注。同时应根据患者HCT、血小板、电解质、尿量及血流动力学情况随时调整补液的种类和数量。在维持良好的组织器官灌注和尿量达约0.5ml/（kg·h）的前提下，应控制静脉补液量。

2. 抗休克预防和治疗 出现休克时应尽快进行液体复苏治疗，同时积极纠正酸碱失衡。液体复苏治疗无法维持血压时，应使用血管活性药物；严重出血引起休克时，应及时输注红细胞或全血等。有条件可进行血流动力学监测以指导治疗。如果患者有重症登革热的预警指征或血浆渗漏表现，早期静脉补液治疗会减轻疾病严重程度，减少休克发生。对发生严重血浆外渗尤其是伴有低蛋白血症者可及时给予输注人血白蛋白治疗，预防休克的发生或进展。

3. 出血的预防和治疗 ①出血部位明确者，如严重鼻出血给予局部止血。胃肠道出血者给予制酸药物。慎用有创检查或肌内注射以免发生出血风险，尽量避免插胃管、尿管等侵入性操作。②严重出血者伴血红蛋白＜7g/L，根据病情及时输注红细胞。③严重出血伴血小板计数＜30×10⁹/L，可输注新鲜血小板。登革热伴血小板显著下降但无明确出血者，给予输注血小板治疗不能预防出血及改善预后。

4. 重要脏器损害的治疗 ①急性心肌炎和急性心功能衰竭：应卧床休息，持续低中流量吸氧，保持大便通畅，限制静脉输液及输注速度。存在频发的房性或室性期前收缩（早搏）时，根据患者情况给予抗心律失常药物治疗。发生心力衰竭时首先予利尿处理，保持每日液体负平衡在500~800ml，注意避免血压＜90/60mmHg。此类患者多次口服或静脉注射强心苷类药物（地高辛）有诱发心肌缺血加重及心律失常的风险。②脑病和脑炎：降温、吸氧，控制静脉输液量和输注速度。根据病情给予甘露醇或利尿剂静脉滴注以减轻脑水肿。出现中枢性呼吸衰竭应及时给予辅助通气支持治疗。③急性肾衰竭：可参考急性肾损害标准进行分期，及时予以血液净化治疗。④肝衰竭：部分患者可发生严重肝损伤，如出现肝衰竭，按肝衰竭常规处理。

5. 输液过量的诊断与处理

（1）以下情况常引起输液过量：静脉补液过多或过快；补液种类不恰当，如在血浆渗漏期选择低渗液体；严重出血患者，不恰当地给予过量静脉补液；不恰当地输注新鲜冰冻血浆、浓缩血小板和冷沉淀；血浆渗漏好转后（退热期后24~48 小时）仍持续静脉补液；有基础疾病如先天性或缺血性心脏病、慢性肺病及慢性肾病。

（2）输液过量的临床特征为呼吸窘迫、呼吸困难、气促、三凹征；哮鸣音；大量胸腔积液，张力性腹水；颈静脉压升高；急性肺水肿；顽固性休克等。影像学特征：胸部 X 线片可显示心脏增大、胸腔积液、腹水导致膈肌上抬、不同程度"蝴蝶翅膀"的表现、克利 B 线提示补液过量和肺水肿。

（3）输液过量的治疗方案：立即吸氧；减少或停止补液；根据病情调整静脉补液的速度和量；利尿治疗，根据病情给予小剂量呋塞米 0.1~0.5mg/kg，2~3 次 /d；监测血清钾及血氧。

四、中医中药治疗

登革热属于中医学的"瘟疫"范畴，可参照温病学"疫疹""湿温""暑温""伏暑"等病证辨证论治。急性发热期：湿热郁遏，卫气同病，治法应清热化湿，解毒透邪，应给予藿香正气系列制剂等。极期：毒瘀交结，扰营动血，宜使用解毒化瘀，清营凉血方。神志昏迷、谵妄、抽搐者使用安宫牛黄丸等。对于暑湿伤阳，气不摄血者宜使用温阳、益气、摄血方。恢复期：余邪未尽，气阴两伤，宜使用清热化湿，健脾和胃方。

（肖 琳）

参 考 文 献

［1］李兰娟, 任红. 传染病学 [M]. 9 版. 北京: 人民卫生出版社, 2018: 108-111.

［2］中华医学会感染病学分会. 中国登革热临床诊断和治疗指南 [J]. 中华临床感染病杂志, 2018, 11 (5): 321-329.

76

第 77 章

狂 犬 病

狂犬病(rabies)是由狂犬病毒(rabies virus)引起的一种侵犯中枢神经系统为主的急性人兽共患传染病,因常有恐水的临床表现,故又称恐水症(hydrophobia)。狂犬病毒通常由病兽通过唾液以咬伤方式传给人。临床表现为特有的恐水、怕风、恐惧不安、发作性咽肌痉挛、进行性瘫痪等,病死率高达 100%,一般在发病后 3~6 天内死于循环或呼吸衰竭。

【病因与发病机制】

狂犬病毒属弹状病毒科拉沙病毒属,为单股 RNA 病毒。病毒形似子弹,大小约 75nm×180nm。狂犬病毒含 5 个结构基因,即 G、N、L、P 和 M 基因,分别编码糖蛋白、核蛋白、转录酶大蛋白、磷蛋白和基质蛋白。糖蛋白能与 ACh 受体结合,决定了狂犬病毒的嗜神经性,能刺激机体产生保护性免疫反应;狂犬病毒的致病性与糖蛋白的表达水平和诱导细胞凋亡的能力有密切关系。核蛋白是荧光免疫法检测的靶抗原,有助于临床诊断。病毒对外界抵抗力不强,易被大多数有机溶剂、氧化剂及表面活性物质(新洁尔灭、肥皂、去垢剂)灭活。带狂犬病毒的动物是本病的传染源,在我国病犬是主要的传染源,人狂犬病由病犬传播者占 80%~90%,其次为猫、猪、牛、马等家畜。蝙蝠、浣熊、臭鼬、狼、狐狸等野生动物是发达国家和基本上控制了犬的狂犬病地区的主要传染源。一般来讲,狂犬病患者不是传染源,不形成人与人之间的传染,因人患病后唾液中含病毒量较少。病毒主要通过咬伤传播,也可由带狂犬病毒动物的唾液,经各种伤口和抓伤、舔伤的黏膜和皮肤入侵,少数可在宰杀病犬、剥皮、切割等过程中被感染。蝙蝠群居洞穴中的含病毒气溶胶也可经呼吸道传播。器官移植也可传播。人群对本病普遍易感,狩猎者、兽医与动物饲养员尤其易感。未作预防注射者被病犬咬伤后的平均发病率为 15%~20%,病狼咬伤者为 50%~60%。被病兽咬伤后是否发病与下列因素有关:①咬伤部位:头面部、颈部、手部被咬伤后发病机会多;②咬伤的严重程度:伤口深而大者发病机会多,头面部深伤者的发病率可达 80% 左右;③局部处理情况:咬伤后迅速彻底进行伤口处理者发病机会少;④及时、全程、足量注射狂犬疫苗和免疫球蛋白者发病率低,国内报告为 0.15%;⑤被咬伤者免疫功能低下或免疫缺陷者发病机会多。本病主要分布在城镇、农村和边远山区。人狂犬病发病之前,常有犬狂犬病流行。

狂犬病毒自皮肤或黏膜破损处入侵人体后,病毒对神经组织有强大的亲和力。实验证明,在潜伏期和发病期间并无病毒血症。狂犬病的发病过程可分为 3 个阶段:①局部组织内病毒小量繁殖期,人被感染动物咬伤后病毒自咬伤部位侵入,先在入侵处的横纹肌细胞内缓慢增殖,侵入附近的神经末梢,选择性地在神经肌肉接合部与乙酰胆碱受体结合而进入周围神经组织。此期一般在 3~5 天之内,也有报道达 1~2 周之久。②侵入中枢神经期,病毒沿周围神经的轴索浆向中枢神经做向心性扩展,其速度约每小时 3mm。到达脊髓的背根神经节后,病毒即在其内大量繁殖,然后侵入脊髓和整个中枢神经系统,主要侵犯脑干和小脑等处的神经元。狂犬病毒侵犯神经系统的原因:被病毒侵犯的神经细胞的凋亡被抑制,使其继续存活致病毒得以不断传递到下一个神经细胞;进入 CNS 的特异性免疫 T 细胞被破坏,使抗病毒免疫不能有效控制病毒,因此病毒不断被传递到新的神经元。③向各器官扩散期,病毒自中枢神经系统向周围神经离心性扩散,侵入唾液腺、肾上腺、肾、肺、肝、骨骼肌、心脏等各器官组织,尤以唾液腺、舌部味蕾、嗅神经上皮等处病毒量多。由于迷走神经核、吞咽神经核及舌下神经核受损,而发生吞咽肌及呼吸肌痉挛,临床上出现恐水、呼吸困难、吞咽困难等表现;交感神经兴奋,使唾液分泌和出汗增多;交感神经、迷走神经和心脏神经节受损时可产生心血管功能紊乱和猝死。

病理变化主要为急性弥漫性脑脊髓炎,以大脑基底面海马回、脑干部位及小脑损害最明显。具有特征性的病变是嗜酸性包涵体,称内基小体(Negri body),为狂犬病毒的集落,最常见于海马及小脑浦肯野细胞中。该小体位于细胞质内,呈圆形或椭圆形,直径 3~10μm,染色后呈樱桃红色,具有诊断意义。

【诊断】

一、病史

发病前有被犬、猫等患病动物咬伤史,有皮肤黏膜破损处被其唾液污染或接触兽、畜皮,进食兽、畜肉史。

二、临床表现特点

本病潜伏期长短不一,最短可至 4 天内,最长可达数十年之久,通常为 1~3 个月。潜伏期长短与年龄、伤口部位、伤口深浅、入侵病毒数量和毒力等因素有关。短潜伏期常见于头面部、颈部咬伤以及严重或多部位咬伤者。根据临床特点和病程改变,一般将狂犬病分为狂躁型和麻痹型两类,狂躁型最常见,约占 80%~90% 以上。狂躁型狂犬病典型的临床经过可分为三期,即前驱期、兴奋期和麻痹期(瘫痪期)。

1. 前驱期(侵袭期) 在兴奋状态出现前,多数患者有低热、头痛、周身不适、倦怠、食欲缺乏、恶心、腹痛腹泻等症状,同时伴有或随后出现焦虑、抑郁、幻觉、失眠、注意力不集中、恐慌不安,对声、光、风、痛等刺激比较敏感,并有喉头紧缩感。具有诊断意义的早期症状是在愈合的伤口及其神经支配区有痒、痛、麻及蚁走等异样感觉,发生于 50%~80% 的病例。患者可表现有受伤处出现烧灼或针刺样疼痛、麻木感、冷感或蚁行感,或在伤口的瘢痕处发痒(此乃病毒繁殖时刺激神经元所致),可波及整个躯体甚至全身发痒,由此可引起剧烈的搔抓使多处皮肤受伤,这些症状高度提示狂犬病的可能。本期持续 2~4 天。

2. 兴奋期(激动期) 患者逐渐进入高度兴奋状态,突出表现为恐怖不安、恐水怕风、发作性咽喉肌痉挛、呼吸困难、排尿排便困难、高热、多汗、流涎等。恐水为本病所特有,当饮水、见水、闻及流水声或仅仅提及饮水时,均可引起反射性咽喉肌痉挛,患者极度的痛苦和恐惧,患者虽渴而不敢饮,饮后也无法下咽,从而引起脱水。80% 的患者有此典型表现。有些患者感觉咽喉部疼痛和阻塞,促使用双手拉扯自己的咽喉部。畏风也是本病的常见症状。对外界各种刺激如轻微的风、光、声音或触摸等均可引起咽喉肌和呼吸肌痉挛,由于声带痉挛导致说话不清,甚至失音。交感神经常亢进,表现为体温和血压升高,心率增快,唾液分泌增加,大汗淋漓,瞳孔散大,对光反射迟钝等。因同时有吞咽困难和过度流涎而出现"泡沫嘴"。部分患者出现下丘脑和杏仁核功能异常,可导致性欲增强,或为嗜色狂或慕男狂,男性患者在一日内可试图多次性交或自发性射精。多数患者神志清楚,表情痛苦焦急,狂躁不安;随着兴奋状态的增长,部分患者可出现精神失常、谵妄、幻想幻视、强行挣扎,并试图逃出室外,也可能攻击或咬伤他人。病程进展迅速,大多在发作中死于呼吸、循环衰竭。本期持续 1~3 天。

3. 麻痹期(瘫痪期) 患者渐趋安静,痉挛发作停止,出现各种瘫痪,尤以肢体弛缓性瘫痪(又称软瘫)最为多见,也可表现为眼肌、颜面肌和咀嚼肌的瘫痪以及感觉减退、失音和反射消失等。本期中患者的呼吸逐渐微弱或不规则,可迅速因呼吸、循环衰竭而死亡。临终前多进入昏迷状态。本期持续 6~18 小时。

狂躁型狂犬病的整个病程平均为 4 天,一般不超过 6 天,超过 10 天者极少。

麻痹型狂犬病常见于吸血蝙蝠咬伤、受固定株病毒感染、接受角膜移植及儿童患者,约占狂犬病的 2%~20%。其病理损害以脊髓、延髓为主,因咽喉肌瘫痪不能说话,又称"哑型"狂犬病(dumb rabies)。不同的是无兴奋期表现,前驱期后出现四肢麻木,麻痹从下肢开始,逐渐发展至全身麻痹,多无吞咽困难和恐水表现,也没有痉挛发作,神志始终清楚,终因衰竭而死亡,病程 10 天左右。

三、辅助检查

1. 血象 白细胞总数轻至中度升高,脱水时可达 30×10^9/L,以中性粒细胞为主。

2. 脑脊液检查 压力正常或稍高,细胞数稍高,以淋巴细胞为主,蛋白含量增多,糖及氯化物大致正常。

3. 病原学检查

(1)抗原检查:可取患者的 CSF 或唾液直接涂片、角膜印片或咬伤部位皮肤组织或脑组织通过免疫荧光抗体法检测病毒抗原,阳性率可达 98%。此外,还可使用快速狂犬病 ELISA 检测病毒抗原。

(2)病毒分离:取患者的唾液、脑脊液、皮肤或脑组织进行细胞培养或用乳小白鼠接种法分离病毒。

(3)内基小体检查:于死后进行。取脑组织切片染色检查内基小体,阳性率 70%~80%。

(4)核酸检测:采用 RT-PCR 法检测狂犬病毒 RNA。

4. 抗体检查 存活一周以上者做血清中和试验或补体结合试验检测抗体,效价上升者有诊断意义。此外,中和抗体还是评价疫苗免疫力的指标。特异性 IgM 抗体在发病后第 8 天升高,第 14 天阳性率达 90%。

四、诊断注意事项

根据有狂犬动物咬伤或抓伤史,出现典型症状,即可作出临床诊断。确诊有赖于病原学检查。在病程早期或症状不典型的患者易被误诊,须与下述疾病鉴别。

1. 破伤风 有外伤史,潜伏期较短,主要是肌肉阵发性痉挛,且有牙关紧闭、角弓反张、苦笑面容等特点,但无狂躁、流涎、恐水、畏风等表现。

2. 脊髓灰质炎 多见于儿童,病程早期常有发热、头痛、出汗、兴奋、感觉过敏,出现肢体瘫痪后以上症状消失。脑脊液异常改变多见。

3. 其他病毒性脑炎 其他各型脑炎患者常出现高热、抽搐,但无流涎、恐水表现,且常有不同程度的意识障碍。狂犬病患者神志清楚。免疫学检查、病毒分离和临床转归等有助于鉴别。

4. 狂犬病恐怖症(rabies phobia) 癔病患者在被动物咬伤后几小时或 1~2 天出现咽喉部紧缩感、恐怖感,甚至出现恐水。这种假性恐水是一种夸张的动作,不能产生病理性反应,患者不出现发热、畏风、流涎,经暗示说服或对症治疗后可顺利恢复。

5. 狂犬病疫苗引起的神经系统并发症 接种狂犬病疫苗后(多发生在首剂疫苗后 2 周)有时可出现发热、关节酸痛、肢体麻木、运动失调和各种瘫痪等症状,在应用疫苗过程中逐渐加重。与本病的"麻痹型"有时不易区别。但前者经停止接种,用激素治疗后大多数可恢复;死亡病例则须经内基小体和免疫学试验才能鉴别。

【治疗与预防】

本病无特异性治疗,一旦发病,病死率达 100%,故强调在咬伤后及时预防性治疗以防止发病。若已发病则采取对症治疗，尽量延长患者生存时间。

一、发病时的处理

仅能作对症处理：①首先将患者隔离在安静、光线较暗的单人房间，避免各种声、光、风等刺激，精心护理。医护人员最好进行狂犬病疫苗注射，接触患者应戴口罩、手套，以防患者唾液中的病毒污染皮肤及黏膜破损处。②应用镇静剂如氯丙嗪、苯巴比妥钠、地西泮（安定）等控制患者的兴奋状态。③鼻饲或静脉输液，补充血容量，纠正水电解质及酸碱平衡失调。④采取有效措施，维持患者心肺功能。必要时可作气管切开术，并应用肌肉松弛剂和间歇正压通气等。⑤抗病毒治疗：临床曾使用干扰素、阿糖腺苷、大剂量人抗狂犬病免疫球蛋白等抗病毒治疗，但均未获成功。⑥密尔沃基疗法（Milwaukee protocol）：使用氯胺酮、米达唑仑等镇静剂深度镇静使患者较长时间处于"冬眠"状态，为患者CNS恢复创造条件。此疗法是一项风险极大的方案，效果存在争议。有学者分析发现，此疗法救活的仅是蝙蝠传播的狂犬病患者；还有学者认为虽然此疗法的患者生存时间比传统疗法长，但能够最终存活下来的却很少，要根据医疗条件、患者和家属的条件与意愿等慎重选择。

二、预防

1. 控制和管理传染源 捕杀野犬，对饲养犬进行登记并做好预防接种。发现病犬、病猫应立即击毙，死后焚毁或深埋，严禁制皮和食用。咬过人的家犬、家猫应设法捕获，隔离观察10天以明确是否患病。仍存活的动物可暂时解除隔离，尽可能检查唾液是否带毒，以明确是否为"健康"带毒犬。

2. 切断传播途径 有狂犬病发生的地区，严禁饲养狗、猫等动物。狂犬患者分泌物及被污染的环境应彻底消毒。

3. 保护易感人群

三、保护易感人群

狂犬病暴露是指被狂犬、疑似狂犬或者不能确定是否患有狂犬病的宿主动物咬伤、抓伤、舔舐黏膜或者破损皮肤处，或者开放性伤口、黏膜接触可能含有狂犬病病毒的唾液或者组织。罕见情况下，器官移植和气溶胶吸入也可作为暴露途径而感染狂犬病病毒。

1. 暴露前狂犬病疫苗预防接种 狂犬病高暴露风险者应当进行暴露前免疫，包括从事狂犬病研究的实验室人员、接触狂犬病患者的人员、兽医、山洞探险者等。接种3次，于0（注射当天）、7、21（或28）天各肌内注射1剂量（2ml）狂犬病疫苗。1年后加强1针次，以后每隔3~5年加强1针次。

2. 暴露后分级及处理原则 对狂犬病暴露者进行及时、规范的暴露后预防处置，可以有效避免狂犬病的发生。首先应对患者进行暴露分级，然后再据此采取不同的处理措施。

（1）Ⅰ级暴露：符合以下情况之一者：①接触或喂养动物；②完好的皮肤被舔；③完好的皮肤接触狂犬病动物或人狂犬病病例的分泌物或排泄物。判定为Ⅰ级暴露者，无须进行医学处置，建议清洗接触部位。

（2）Ⅱ级暴露：符合以下情况之一者：①裸露的皮肤被轻咬；②无出血的轻微抓伤或擦伤。判定为Ⅱ级暴露者，应立即处理伤口，并接种狂犬病疫苗。

（3）Ⅲ级暴露：符合以下情况之一者：①单处或多处贯穿皮肤的咬伤或抓伤（"贯穿"表示至少已伤及真皮层和血管，临床表现为肉眼可见出血或皮下组织）；②破损皮肤被舔（应注意皮肤皲裂、抓挠等各种原因导致的微小皮肤破损）；③黏膜被动物唾液污染（如被舔舐）；④暴露于蝙蝠（当人与蝙蝠之间发生接触时应考虑进行暴露后预防，除非暴露者排除咬伤、抓伤或黏膜的暴露）。判定为Ⅲ级暴露者，应立即处理伤口，使用狂犬病被动免疫制剂，接种狂犬病疫苗。确认为Ⅱ级暴露且免疫功能低下者，或者Ⅱ级暴露位于头面部且致伤动物不能确定健康者，按照Ⅲ级暴露处置。

3. 暴露后狂犬病疫苗预防接种 应及早进行暴露后预防接种。一般于0、3、7、14、28天各肌内注射1剂量（2ml）狂犬病疫苗；如严重咬伤，可全程注射10针，于当天至第6天每天针，随后于10、14、30、90天各注射1针。部分Vero细胞疫苗可应用2-1-1免疫程序：于0天在左右上臂三角肌内各注射一剂（共两剂），婴幼儿可在大腿前外侧肌肉内各注射一剂（共两剂），7、21天各注射一剂，全程免疫共注射4剂。狂犬病疫苗不分体重和年龄，每针次均接种1个剂量（2ml）。接种狂犬病疫苗应当按时完成全程免疫，当某一针次出现延迟1天或者数天注射，其后续针次接种时间按延迟后的原免疫程序间隔时间相应顺延。对一种疫苗过敏者，可更新另一种疫苗继续原有免疫程序。

疫苗接种注射部位：上臂三角肌，肌内注射。2岁以下婴幼儿可在大腿前外侧肌肉内注射，禁止臀部注射。

对下列情形之一者建议首剂狂犬病疫苗剂量加倍给予：①注射疫苗前1个月内注射过免疫球蛋白或抗血清者；②先天性或获得性免疫缺陷者；③接受免疫抑制剂（包括抗疟疾药物）治疗的患者；④老年人及患慢性病者；⑤暴露后48小时或更长时间才注射狂犬病疫苗的患者。

一般情况下，全程接种狂犬病疫苗后体内抗体水平可维持至少1年。如再次暴露发生在免疫接种过程中，则继续按照原有程序完成全程接种，不需加大剂量；全程免疫后半年内再次暴露者一般不需要再次免疫；全程免疫后半年到1年内再次暴露者，应当于0、3天各接种1针疫苗；在1~3年内再次暴露者，应当于0、3、7天各接种1针疫苗；超过3年者应当全程接种狂犬病疫苗。

4. 暴露后伤口处理 伤口处理包括伤口彻底冲洗和消毒处理。伤口处理时间越早越好，就诊时如伤口已结痂或者愈合，则不主张进行伤口处理。伤口冲洗：用20%肥皂水或0.1%苯扎溴铵（新洁尔灭）和一定压力的流动清水交替彻底冲洗，冲洗所有咬伤和抓伤处至少30分钟。然后用生理盐水（也可用清水代替）将伤口洗净，最后用无菌脱脂棉将伤口处残留液吸尽，避免在伤口处残留肥皂水或者

77

清洁剂。深部伤口应用注射器插入伤口进行液体灌输、冲洗。如因疼痛,可给局部麻醉。消毒处理:伤口彻底冲洗后用 2.5%~3% 碘酒(碘伏)或 75% 乙醇涂擦伤口。如伤口情况允许,应当尽量避免缝合或包扎。伤口轻微时,可不缝合,也可不包扎,可用透气性敷料覆盖创面。若有必要应在局部伤口处理后应用抗生素及破伤风抗毒素注射液(TAT)等。对严重受染者(如头面部或颈部受伤,多处或深部受伤),确需缝合的,在完成清创消毒后,先用抗狂犬病血清(anti rabies serum,ARS)或狂犬病免疫球蛋白(human rabies immunoglobulin,HRIG)作伤口周围的浸润注射,使抗体浸润到组织中,以中和病毒,2 小时后再行缝合和包扎;伤口深而大者放置引流条,以利于伤口污染物及分泌物的排出。伤口较深、污染严重者需应用抗生素及 TAT 等。

5. 被动免疫制剂的应用　常用的有 HRIG 和 ARS,以 HRIG 为佳,唯价格贵。HRIG 用量为 20U/kg,不需做皮肤过敏试验;ARS 用量为 40U/kg,用前需做皮肤过敏试验,即使阳性反应不能视为禁忌证,可在准备预防措施下进行脱敏注射。均应一次性足量注射。应当将被动免疫制剂全部浸润注射到伤口周围,所有伤口均应行浸润注射。当全部伤口进行浸润注射后尚有剩余被动免疫制剂时,应当将其注射到远离疫苗注射部位的肌肉。暴露部位位于头面部、上肢及胸部以上躯干时,剩余被动免疫制剂可注射在暴露部位同侧背部肌肉群(如斜方肌),狂犬病疫苗接种于对侧。暴露部位位于下肢及胸部以下躯干时,剩余被动免疫制剂可注射在暴露部位同侧大腿外侧肌群。不能把被动免疫制剂和狂犬病疫苗注射在同一部位;禁止用同一注射器注射被动免疫制剂和狂犬病疫苗。

(林锦乐　张文武)

参 考 文 献

[1] 李兰娟, 任红. 传染病学 [M]. 9 版. 北京: 人民卫生出版社, 2018: 118-121.

[2] 单凯, 李海军, 郭伟. 狂犬病的诊治及分析 [J]. 中华急诊医学杂志, 2015, 24 (11): 1279-1280.

[3] 林果为, 王吉耀, 葛均波. 实用内科学 [M]. 15 版. 北京: 人民卫生出版社, 2017: 368-372.

第78章

肾综合征出血热

肾综合征出血热（hemorrhagic fever with renal syndrome, HFRS）又称流行性出血热（epidemic hemorrhagic fever, EHF），是由汉坦病毒（Hantavirus, HV）引起的，以鼠类为主要传染源的一种自然疫源性疾病。本病的主要病理变化是全身小血管和毛细血管的广泛性损害，以发热、低血压休克、充血、出血及肾损害为主要临床特征。典型病例病程呈五期经过。本病的预后与病型轻重、治疗是否及时、得当密切相关。近年来通过早期诊断与治疗措施的改进，目前，HFRS 重症患者的死亡率已从 20 世纪 60 年代的 10%~15% 降至 5% 以下。主要死亡原因是难治性休克、脑出血和肺出血等。

【病因与发病机制】

一、病因

汉坦病毒呈圆形、卵圆形或长形，直径 70~210nm，有囊膜，囊膜上有突起。由于抗原结构的不同，汉坦病毒至少有 20 个以上血清型。血清 I 型病毒即汉坦病毒（Hantaan virus, HTNV），又称野鼠型病毒或姬鼠型病毒，主要宿主动物是姬鼠；II 型病毒即汉城病毒（Seoul virus, SEOV），又称家鼠型病毒，主要宿主动物是褐家鼠；III 型病毒即普马拉病毒（Puumala virus, PUUV），又称鼠型病毒，主要宿主动物是欧洲棕背䶄；IV 型病毒即希望山病毒（Prospect hill virus, PHV），又称田鼠病毒，主要宿主动物是美国田鼠。我国主要流行的为 I 型和 II 型病毒。不同血清型的病毒，临床表现轻重程度也不一致。如 I 型病毒常引起重型，II 型病毒常引起中型，III 型病毒引起轻型。目前认为 I 型病毒感染者重于 II 型病毒感染者，这可能与病毒的毒力有关。分子流行病学研究认为：汉坦病毒的变异速率较慢，但有时可有很微小的变化（1 个甚至几个氨基酸的变化），这都有可能引起病毒毒力而致病性的巨大变化。汉坦病毒不耐热、不耐酸，高于 37℃ 及 pH 5.0 以下易被灭活，56℃ 30 分钟或 100℃ 1 分钟可被灭活。对紫外线、乙醚、氯仿和碘酒等敏感。

有 170 多种脊椎动物能自然感染汉坦病毒，我国发现 50 余种动物携带本病毒，主要宿主动物是啮齿类动物，其他动物包括猫、猪、犬、兔和蝙蝠。本病一年四季均可发病，但有季节性流行，且流行季节有双峰（春、夏季有一小峰，秋、冬季有一流行高峰）和单峰（只有秋、冬季一个高峰）两种类型。我国以黑线姬鼠、褐家鼠为主要宿主动物和传染源，林区以大林姬鼠为主。鼠类携带病毒的排泄物，如尿、粪、唾液等污染环境后形成尘埃或气溶胶，主要通过呼吸道感染人体。此外，也可通过消化道、接触、虫媒传播。孕妇感染后，病毒可经胎盘感染胎儿。人群普遍易感，人群对汉坦病毒普遍易感，但以青壮年、农民多见，儿童发病罕见。在流行区隐性感染率可达 3.5%~33%。近年来，我国 HFRS 的总体发病率略有下降趋势，但全国监测点鼠密度/带毒率一直维持在较高水平，HFRS 暴发可能性依然存在，部分地区疫情呈上升态势。HFRS 的预防主要以开展预防接种为主，提高 HFRS 疫苗接种率，可有效控制发病，是预防 HFRS 的一项重要措施，同时需动员社会力量科学防鼠灭鼠。

肾综合征出血热的流行，取决于主要宿主动物种群数量和带病毒率情况，同时与易感人群的免疫状态和接触汉坦病毒机会也有密切关系。感染后抗体出现早，发热 1~2 天即可检测出 IgM 抗体，第 7~10 天达高峰；第 2~3 天可检测出 IgG 抗体，发病后第 14~20 天血清抗体可达高峰，持续时间较长。感染 I 型病毒后，IgG 抗体在体内可维持 30 多年，尽管 HFRS IgG 水平每 10 年衰降 25% 左右，但仍处于接种人群 2 倍以上的高位水平，衰降幅度不足以影响人体对汉坦病毒的免疫力。感染 II 型病毒后，中和抗体只可维持 2 年；I 型病毒感染者对 II 型病毒有一定的交叉免疫力，II 型病毒感染者对 I 型病毒免疫力不强。肾综合征出血热病后可获持久免疫力，一般不发生再次感染发病，但隐性感染产生的免疫力多不能持久。

20 世纪 90 年代起，一种包含 2 个血清型汉坦病毒的灭活疫苗在我国临床试用，包括汉坦型和汉城型毒株，是目前使用的主要疫苗。接种程序分为基础免疫和强化免疫，基础免疫 2 剂次（第 0、14 天），强化免疫在 6 个月后或 1 年后加强 1 剂。HFRS 双价疫苗具有良好的免疫原性，基础免疫 2 剂后即可获得很高的中和抗体（姬鼠型 100%，家鼠型 84.21%）和荧光素标记抗体（荧光抗体）(94.74%) 阳转率。完成基础免疫后可获得较高抗体水平，接种 5 年后抗体下降明显，末次接种 5~10 年下降 40%，10~20 年下降 60% 以上。有研究报道，接种 HFRS 疫苗 7~8 年后保护率下降到 90% 以下，在末次接种后 7~8 年有必要再加强 1 剂次。

二、发病机制

肾综合征出血热的发病机制迄今仍未完全阐明。研究提示汉坦病毒感染为本病发病的始动因素，直接导致病毒感染脏器的组织细胞结构和功能的损害;同时又激发机体的免疫反应,释放并激活多种细胞因子、炎性介质而产生免疫病理损害,从而导致一系列复杂的病理生理过程,产生发热、低血压休克、出血和肾衰竭等临床经过。目前认为有如下机制。

(一) 病毒直接致病作用(病毒学说)

主要依据是:①患者早期有病毒血症的相应症状如高热、寒战、乏力、全身酸痛等。②机体对不同血清型病毒的易感性不同,导致不同血清型的病毒所引起的临床症状严重程度也不同,但病情的轻重与病毒抗原差异及其毒力强弱有关。③病毒对人类呈泛嗜性感染,在心脏、肺、肝、肾、骨髓、胸腺、脾、淋巴结、血管内皮细胞、中枢神经系统、外周血单核细胞等脏器、组织中均能检测到病毒抗原并分离出病毒,且病毒抗原分布多的脏器病理损害较重,提示脏器组织病变严重程度与病毒分布的数量有关。④体外培养正常人的血管内皮细胞、肝细胞、肾小管上皮细胞及骨髓细胞,用病毒攻击后,均可出现细胞膜和细胞器损伤,表明在无免疫因素参与下,病毒具有直接引起病理损害作用。临床观察证明,肾综合征出血热的早期,患者已有微血管、肾脏的损害、血小板下降,称为原发性损伤,进一步提示病毒具有直接致病作用。为了进一步研究汉坦病毒的直接损害机制,对汉坦病毒结构蛋白的致病作用进行了深入的研究,结果提示在肾综合征出血热发病早期,汉坦病毒膜蛋白(MP)和核蛋白(NP)抗原均已出现,且其强度与病情及肾损害关系密切。通过对单核细胞的病毒结构蛋白与病情之间的动态观察,发现 MP 感染强度与尿素氮呈正相关,MP 和 NP 抗原持续性高强度感染者预后较差,反之预后较好,且认为 MP 使细胞融合与脱落而直接致病。另外研究还发现 MP 与 NP 在发病初期阳性率最高,表达较强,早期应用抗病毒药物干扰素治疗后可使 MP 的滴度迅速下降,这为汉坦病毒具有直接致病作用提供了进一步的证据,为临床早期抗病毒治疗提供了理论依据。

(二) 免疫发病机制(免疫学说)

主要依据是:①患者早期血液中特异性 IgE 和组胺均明显增高,嗜碱性粒细胞脱颗粒试验呈阳性反应,提示 I 型变态反应参与发病过程。组胺增加可引起毛细血管扩张和血管通透性增加,产生皮肤、黏膜充血及水肿等。②患者早期血清补体下降,血中存在特异性循环免疫复合物,免疫组化提示抗原为病毒抗原,血清中也可检出抗基底膜和抗心肌抗体。在镜下可观察到皮肤小血管、毛细血管、肾小球、肾小管基底膜、血小板、红细胞表面、内皮细胞内及表面等均有特异性免疫复合物沉积,并可发现补体裂解片段,表明 III 型变态反应参与发病过程,引起血管和肾损害。电镜还观察到肾组织除颗粒状 IgG 沉着外,肾小管基底膜存在线状 IgG 沉积,提示 II 型变态反应参与血小板的减少和肾小管的损害。电镜观察还发现淋巴细胞攻击肾小管上皮细胞,认为病毒可以通过细胞毒 T 细胞的介导损伤机体细胞,提示存在 IV 型变态反应。③患者非特异性细胞免疫呈抑制状态,特异性细胞免疫则明显增强,外周血 CD4/CD8 T 细胞比例下降或倒置,抑制性 T 细胞(Ts)功能低下,细胞毒 T

淋巴细胞(CTL)明显升高,提示细胞免疫也参与发病过程。应用 ^{3}H-TdR 同位素释放法研究发现:早期应用免疫抑制剂可损伤机体的免疫功能,不利于病毒的清除;而机体在清除病毒的同时,也损伤了大量的靶细胞。也有研究发现能产生病毒特异性 CD8$^+$ T 细胞的感染小鼠具有产生干扰素和 TNF-α 能力,具有细胞毒活性,因此可清除病毒。但进一步观察发现,肾综合征出血热的组织损害较早出现病变,而免疫功能紊乱较迟;且免疫复合物的沉积、消长与病理损伤不一致,病情好转或恢复时,免疫复合物仍存在,甚至是长期存在;临床研究也证实早期抗免疫治疗无效。因此,免疫发病机制也可能是本病发生、发展过程中的致病机制之一。

(三) 神经内分泌激素及细胞体液因子辅助发病机制

许多神经内分泌激素和细胞体液因子在本病的发生、发展过程中起一定的作用,患者血清中白介素(IL)、肿瘤坏死因子(TNF)、前列腺素、内皮素等明显增加,提示细胞因子、炎症介质等大量释放,参与了发病过程。其中已被证实含量增加且引起病情加重、病程延长的有血浆内皮素、肾素、血管紧张素、醛固酮、儿茶酚胺类激素(如肾上腺素、去甲肾上腺素等)、β- 内啡肽、肿瘤坏死因子、血栓素、可溶性白细胞介素 -2 受体、丙二醛及胃泌素(发热期)等,及早应用它们的特异性拮抗剂,对缓解病情有一定的作用。

【诊断】

肾综合征出血热的诊断有赖于流行病学资料、临床表现和实验室指标。

一、流行病学资料

在本病流行季节、流行地区发病,或患者于发病前两个月内曾到过疫区居住或逗留时,患者有与鼠类等宿主动物及其排泄物、分泌物等直接或间接触史,或食用过鼠类污染的食物,或有接触实验动物史。我国春夏季(5~6 月)和秋冬季(10~12 月)有流行高峰。

二、临床表现特点

潜伏期为 4~46 天,一般为 7~14 天,以 2 周多见。肾综合征出血热的临床表现错综复杂。约 10%~20% 的患者有前驱症状,表现为上呼吸道卡他症状或胃肠道功能失调。HFRS 典型临床表现是发热、渗出水肿、充血、出血和肾脏损害,多有发热期、低血压休克期、少尿期、多尿期和恢复期五期经过。轻型或早期及时治疗的患者可无低血压休克和明显出血或肾脏损害,甚至无少尿期,即所谓越期,五期经过不明显。少数患者可有发热、低血压休克和少尿三期重叠,此类患者往往病情危重,病死率高。

(一) 发热期

主要表现为发热、全身中毒症状、毛细血管损伤和肾损害。起病急骤,有畏寒、发热,体温一般在 39~40℃,热型以弛张热为多,少数呈稽留型或不规则型,热程多为 3~7 天,少数达 10 天以上。一般体温越高、热程越长,则病情越重。轻型患者热退后症状缓解,重症患者热退后反而加重。全身中毒症状表现为全身酸痛和"三痛"（头痛、腰痛、眼眶痛）。头痛为脑血管扩张充血所致，腰痛与肾周围组织充血、水肿及腹膜后水肿有关，眼眶痛是眼球周围组织水肿所致，重者可伴有眼压升高和视力模糊。多数患者可出现胃肠中毒症状，如食欲缺乏、恶心、呕吐、腹痛、腹泻。腹痛剧烈者，腹部有压痛、反跳痛，易误诊为急腹症而手术。毛细血管损害征主要表现为充血、出血和渗出水肿征，"三红"（颜面、颈部、上胸部潮红）明显，重者似酒醉貌。眼结合膜、咽部充血，并有不同程度的出血现象如软腭、咽部、腋下、前胸等部位可见点状、条索状、集簇状出血点。重症患者有鼻出血、咯血、呕血、便血、血尿、脑出血等。渗出水肿征主要表现在球结膜水肿，轻者眼球转动时球结膜有涟漪波，重者球结膜呈水泡样，甚至突出眼裂。部分患者出现眼睑、面部水肿。肾脏损伤表现为蛋白尿、血尿和尿量减少。早期尿蛋白为"+~++"，重症患者可达"+++~++++"，尿中可见膜状物，镜检可出现透明管型、颗粒管型或蜡样管型。大部分患者有肾区叩击痛。发热期一般持续 4~6 天，少数患者可超过 10 天，但是几乎无超过 2 周者，个别患者发热期可短于 3 天。发热 4~6 病日后，体温下降，但其他症状反而加重。通常临床病情轻重与此期的体温高低成正比，即体温越高，热程越长，病情越重。

（二）低血压休克期

发病第 3~7 病日（大多数在第 4~6 病日），患者出现低血压或休克，持续时间数小时至数日不等。低血压休克主要表现为：①血压下降，心率、脉搏增快。成人收缩压较基础血压下降超过 40mmHg 或低于年龄段正常值的 2 个标准差。根据血压和脉压差水平分为低血压倾向、低血压和休克，其动脉收缩压分别 ≤ 100mmHg（13.3kPa）、≤ 90mmHg（12.0kPa）和 ≤ 70mmHg（9.3kPa）；平均动脉压[MAP，MAP=（收缩压 +2× 舒张压）/3 或舒张压 +1/3 脉压差，正常值为 70~105mmHg] 分别 ≤ 70mmHg、≤ 60mmHg 和 ≤ 50mmHg。儿童休克参考标准：1~12 月龄儿童收缩压<70mmHg；1~10 岁儿童收缩压<[70mmHg+（年龄 ×2）]；>10 岁儿童收缩压<90mmHg。心率增快，脉搏细速或扪不清，浅表静脉塌陷，伴呼吸浅快。②面色与口唇苍白或发绀，肢端发凉，皮肤发花。③烦躁不安，继之可出现谵妄、嗜睡、昏睡、昏迷。④少尿或无尿。⑤中心静脉压（CVP）降低[<6mmHg（0.8kPa）]。

此期患者的渗出体征特别突出，出血倾向明显，可合并DIC。多数患者低血压休克期不超过 24 小时，少数患者血压降低或不稳定可长达 72 小时以上。休克出现越早，持续时间越长，病情越重。部分患者经充分扩容及其他方法抗休克治疗，休克不能逆转，成为难治性休克，表现为：①血压测不出或休克持续 2 小时以上；②伴有至少一个重要脏器 /系统功能衰竭，如心脏、呼吸、脑、肾、肝衰竭或凝血系统功能障碍；③休克重复发生。难治性休克预后极差，是 HFRS死亡的主要原因之一。

（三）少尿期

在低血压中、后期即可出现少尿，一般于病程第 5~7 天出现。也可从发热期直接进入少尿期。少尿或无尿为本病

急性肾衰竭最突出的表现。24 小时尿量少于 400ml 为少尿（儿童少尿标准：婴幼儿<200ml/d；学龄前<300ml/d；学龄期<400ml/d），少于 100ml 为无尿（儿童<30~50ml/d）。少数患者有明显的氮质血症，但尿量无明显减少，可称为"非少尿型肾衰"。急性肾衰竭主要表现为不同程度的尿毒症、酸中毒、水中毒和电解质平衡失调。临床可见厌食、恶心、呕吐、腹胀、口干舌燥、舌苔厚等，可出现顽固性呃逆，查体可见面部和下肢水肿，部分患者可伴肺水肿、胸腔积液和腹水。此外，检测血尿素氮和肌酐多明显升高。严重氮质血症可出现头昏、头痛、嗜睡、烦躁、谵妄，甚至抽搐、昏迷。可出现锥体束征、踝阵挛和扑翼样震颤等肾性脑病体征。

高血容量综合征在本病患者出现率较高，休克期输入液体过多的患者更易出现。临床表现为颜面部肿胀、体表静脉充盈怒张、脉搏洪大、血压增高、脉压差增大、心音亢进及血液稀释，严重者易合并心力衰竭、肺水肿及脑水肿。

本病少尿期可合并代谢性酸中毒和高血钾，但程度多较轻，低血钠较多见。严重酸中毒患者可出现嗜睡、昏迷及Kussmaul 氏呼吸或潮式呼吸，引起心缩无力和血压下降。

急进型肾衰竭或重症尿毒症患者极易出现多种并发症，如大出血（包括肾破裂出血、脑出血、肺出血、消化道出血、穿刺部位大出血等），肺水肿和急性呼吸窘迫综合征（ARDS），意识障碍等严重中枢神经系统损害，血糖升高或降低等内环境严重失调，严重感染和心力衰竭等。

（四）多尿期

少尿期末，尿量渐增即进入多尿期，一般于病程第 9~14 天出现，大多持续 1~2 周，轻症期可无休克期及少尿期。原因主要是：①由于循环血量增加，肾小球滤过功能改善，肾小管上皮细胞逐渐修复，但其再吸收功能较差；②少尿期潴留内在体内的尿素、肌酐等代谢产物的排泄，形成渗透性利尿，可出现多尿和夜尿症。此期可分为：①移行期：尿量由 500ml/24 小时增至 2 000ml/24h，但血肌酐、尿素氮仍持续上升，症状加重；②多尿早期：尿量>2 000ml/24h，氮质血症无改善，症状仍重；③多尿后期：尿量>3 000ml/24h，并逐日增加，甚至可达 10 000ml/24h 以上，尿液比重低。在少尿期向多尿期移行时，多数患者症状并未改善，最易发生各种合并症而导致死亡，但随着尿量继续增加，病情开始缓解，全身症状明显好转。随着尿液的大量排出，可导致失水和电解质紊乱，特别是低钾血症，继发细菌感染如支气管肺炎、肺炎等。本期一般持续数日至数周。

（五）恢复期

多数患者病后第 3~4 周开始恢复。尿量<2 000ml/24h（儿童 24 小时尿量恢复到 400ml/m² 以下）且血尿素氮（BUN），血肌酐（Cr）接近正常为进入恢复期的标志。此期肾脏功能渐好转，精神、食欲和体力亦逐渐恢复。恢复期通常 1~3 个月，少数重症患者恢复时间较长，但是很少超过 6 个月。恢复期患者仍感全身不适、无力、头晕、头痛、食欲缺乏、腰痛、持续多尿及夜尿增多等，检查可见轻、中度蛋白尿，低比重尿，可有高血压及轻、中度贫血。个别患者可演化为慢性肾衰竭。

78

（六）并发症

主要有严重的消化道出血、急性心力衰竭、急性呼吸窘迫综合征、自发性肾脏破裂；脑水肿、脑出血或脑疝、垂体昏迷、继发性癫痫等中枢神经系统合并症；急性坏死性小肠炎、肝炎、肝脓肿；高渗性非酮症昏迷、低血糖、三重性酸碱失衡；支气管肺炎、肺炎及其他继发感染等。

三、实验室检查

1. 血常规 早期白细胞总数正常或偏低，随着病程进展，3~4 天后多明显增高，可达（15~30）× 10^9/L，甚至高达 $50 × 10^9$/L，杆状核细胞增多，呈类白血病反应；淋巴细胞明显增加，可出现异型淋巴细胞；血小板计数在第 2 病日开始减少，低血压和少尿期降至最低，多数在（30~70）× 10^9/L，重症患者可低于 $10 × 10^9$/L。发热期末和低血压休克期患者由于血浆大量渗出和血液浓缩，红细胞计数和血红蛋白可明显上升，其升高的程度多与病情轻重和休克的程度密切相关。

2. 尿常规 早期尿中即出现蛋白，且迅速增多，偶有尿蛋白阴性者；尿中有红细胞、白细胞及管型；尿中可出现膜状物，为本病特有的表现。

3. 血生化 主要表现为血清白蛋白明显减低，低于 15g/L 多系危重型患者，预后不良。BUN、Cr 在发热末期和低血压休克期即可上升，少尿期达高峰，肾小球滤过率明显降低。低钠、低钙常见，高钾血症也可出现。可出现高血糖或低血糖。部分患者血 GPT、GOT 也有轻度升高。

4. 凝血功能 肾综合征出血热合并 DIC 主要见于低血压休克期，DIC 诊断的初筛标准为血小板计数 $<50 × 10^9$/L，凝血酶原时间比正常延长 3 秒以上，纤维蛋白原 <1.5g/L，纤维蛋白原降解产物（FDP）>20mg/L 或 D- 二聚体明显升高。鱼精蛋白副凝试验早、中期阳性（晚期多为阴性）也有诊断价值。

5. 血气检测 ①酸碱指标特点，发热期多表现为呼吸性碱中毒（呼碱）或呼碱伴代谢性碱中毒（呼碱伴代碱）。发热末期可出现代谢性酸中毒（代酸）。低血压期和少尿期常以单纯性代酸和代酸伴呼碱为主要变化。多尿期轻、中型患者的血气指标常趋向正常，但也可因大量排尿、脱水和低钾导致代碱，多呈单纯性呼碱、代碱或呼碱伴代碱。个别患者可出现三重酸碱紊乱。②氧合状况：肾综合征出血热从发热期到多尿期都存在肺泡 - 动脉氧分压差 $P_{A-a}O_2$ 增大，少尿期尤为明显。低血压休克期或其他各期合并肺水肿、肺部感染或心衰时可出现低氧血症，动脉血氧分压（P_aO_2）明显下降，此时应结合 $P_{A-a}O_2$ 的变化判断肺部换气和氧合障碍的严重程度，防范肾综合征出血热的相关并发症。

6. 血清学检测 ①早期患者特异性 IgM 抗体阳性，或双份血清（发热 4 天以内和间隔 1 周以上）特异性 IgG 抗体 4 倍以上增高，可以确诊为现症或近期感染。少数患者第 2 病日 IgM 抗体检测即可呈阳性，但大部分患者此时 IgM 仍为阴性。特异性抗体检测通常应在第 3 病日后进行，检测阴性不能排除 HFRS 诊断，检测阴性的疑诊病例可每日或隔日重复检测。随着病程进展，IgM 检出率明显增加，4~6 病日阳性率超过 90%，第 7 病日接近 100%。部分临床病例

症状不典型，但特异性 IgM 抗体阳性；也有部分病例临床表现符合 HFRS，但特异性 IgM 阴性。对于此类患者病原学检查可作为血清学检查的补充。②病毒抗原检测：应用血清免疫学检查血或尿特异性抗原阳性。③病毒核酸检测有助于早期诊断。④病毒分离：将发热期患者的血清、血细胞和尿液等接种 Vero-E6 细胞或 A549 细胞中可分离汉坦病毒。

四、影像学检查及其他检查

1. 超声检查 应用彩超观察肾脏的改变可以早期诊断 HFRS，尤其应用彩超检查以后，可观察肾内血流情况，有助于明确诊断。超声主要表现为：肾脏肿大且形态饱满，各径线均增大，实质回声明显增厚、增强。肾髓质充血和点状出血，严重出血和水肿，引起肾小管上皮细胞坏死，导致肾小管狭窄阻塞，表现为肾髓质锥体回声减低。肾包膜与肾实质易分离，严重患者可有包膜下积液。及时进行肾脏超声检查有助于发现肾破裂。如有必要也可行心脏、肺脏、胸腔积液、腹水、下腔静脉变异度等的超声检查。

2. 放射影像学检查 主要包括 X 线片和 CT 片，有助于及时发现肺部病变及并发症。可出现肺纹理增多、片状影、肺实变、胸腔积液等。条件允许情况下，尽早行胸部 CT 检查；如患者病情危重，可行床旁胸部 X 线片。头颅 CT 检查有助于诊断脑出血。

3. 心电图 HFRS 患者可发生各种心电异常，心电图异常率约为 76.3%，心电图改变以窦性心律失常（窦性心动过速、窦性心动过缓）和 ST-T 改变最常见，窦性心动过缓主要发生在少尿期和多尿早期。心电图异常发生率与患者病情严重程度、年龄和基础疾病等有关，病情越重，异常率就越高，心肌损害就越严重。

五、临床分型

本病按病情轻重可分为 4 型。

1. 轻型 体温 39℃ 以下，中毒症状轻，除有皮肤黏膜出血点之外无其他明显出血现象，肾损害轻微，尿蛋白"+~++"，无少尿和休克。

2. 中型 体温 39~40℃，中毒症状较重，球结膜水肿明显，皮肤黏膜及其他部位有明显出血现象，病程中出现过收缩压低于 90mmHg 或脉压小于 26mmHg，有明显少尿期，尿蛋白"++~+++"。

3. 重型 体温 40℃ 上下，有中毒症状和外渗症状或出现中毒性精神症状，可有皮肤瘀斑和腔道出血，有明显休克，病程中收缩压<70mmHg，或脉压<20mmHg，少尿达 5 日或无尿 2 日以内。

4. 危重型 在重型基础上出现难治性休克、重要脏器出血、严重肾损害（少尿期超过 5 天或闭尿 2 天以上或尿素氮>42.84mmol/L）或其他严重合并症如心力衰竭、肺水肿、呼吸衰竭、继发严重感染、脑水肿或脑出血甚至多脏器功能障碍综合征等。

六、诊断标准

主要依靠特征性临床症状和体征，结合实验室检查，同

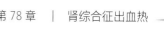

时参考流行病学史等进行诊断。

1. 流行病学资料 ①在本病流行季节、流行地区发病,或患者于发病前 1~2 个月内到过 HFRS 疫区居住或逗留;②患者有与鼠类等汉坦病毒宿主动物及其排泄物直接或间接接触史,或食用过鼠类污染的食物或被鼠类寄生虫叮咬,或有实验动物特别是鼠类接触史。

2. 临床表现 有典型发热、出血和肾损害 3 大主症和 5 期临床过程及特殊中毒症状,如"三痛"和"三红",肾脏损害表现等。早期要特别注意是否有渗出、组织水肿体征和出血点。

3. 实验室检查 包括血液浓缩、血红蛋白和红细胞增高;白细胞计数和中性粒细胞增高和血小板减少;检出明显的尿蛋白和尿膜状物等均有助于诊断。

4. 血清学和病毒核酸的检测 是确定诊断的重要依据。检测特异性 IgM 抗体阳性或双份血清 IgG 抗体滴度 4 倍以上增高,或检出汉坦病毒 RNA。

无特异性实验室诊断条件的医疗单位,可在流行病学、临床表现、常规实验室检查和病程经过 4 项中三项阳性者,也可确诊本病。

七、鉴别诊断

鉴别诊断方面应注意:①以发热为主者应与上呼吸道感染、流行性感冒、人禽流感、败血症、伤寒、钩端螺旋体病、流行性脊髓膜炎、登革热、疟疾甚至急性白血病等相鉴别;②有明显出血者应与伤寒出血、溃疡病出血、支气管扩张或肺结核咯血、肝病出血、血小板减少性紫癜等相鉴别;③有明显休克者应与休克型肺炎、感染性休克、暴发型流行性脊髓膜炎等相鉴别;④以少尿型为主者应与急性肾盂肾炎、急性肾小球肾炎、过敏性肾炎等相鉴别;⑤其他:腹痛应与急性阑尾炎、急性胆囊炎、肾脓肿等相鉴别,蛋白尿应与急性肾小球肾炎、急性肾盂肾炎等相鉴别。

【治疗】

本病治疗以综合疗法为主,早期应用抗病毒治疗,中晚期则针对病理生理进行对症治疗。抓好"三早一就"(早发现、早期休息、早治疗、就地或就近治疗),把好"四关"(休克、肾衰竭、出血、脏器损害),对减轻病情、缩短病程和改善预后具有重要意义。该病病情变化快,密切观察,及时发现病情变化并进行适当处置至关重要。药物治疗以液体疗法和对症支持治疗为主,抗病毒治疗为辅,必要时行抗菌治疗。预防和及时有效治疗并发症是减少死亡的重要手段。对重症患者,在有条件的医院应尽早转入感染病专科或综合 ICU 救治。儿童、老年人、妊娠期妇女等特殊人群应根据其特点进行个体化处理。

一、发热期的治疗

治疗原则为抗病毒、减轻外渗、改善中毒症状和预防 DIC。

1. 一般治疗 患者应严格卧床休息,给予高热量、高维生素流质、半流质饮食。呕吐不能进食者静脉补液。

2. 液体疗法 输液应以盐液为主,宜用平衡盐液、林格液、葡萄糖盐水等,静脉滴注 1 000~2 000ml/d,疗程 3~4 天。对尿量 <25ml/h、持续 8 小时者,或尿量 <1 000ml/d 者,补平衡盐时,须酌情利尿;无肾功能损伤者,可适量选用 20% 甘露醇,具有扩容、减轻组织水肿、利尿作用。

3. 抗病毒治疗 抗病毒治疗能减轻病情和缩短病程。临床常用有:①利巴韦林(病毒唑),剂量为 10~15mg/(kg·d),分 2 次溶于葡萄糖液静脉滴注,疗程 5~7 天。②α 干扰素 300 万 ~500 万 U 肌注,每天 1 次,疗程 3~5 天。

4. 肾上腺皮质激素 具有降温、抗炎、抗渗出、抗休克、解除中毒症状等作用。对高热、中毒症状重者,可选用氢化可的松 200~400mg/d,或地塞米松 5~10mg 加入液体中静脉滴注,连用 3~5 天。

5. 预防 DIC 应根据临床和实验室检查结果进行治疗。主要分为 3 期:①高凝期。主要用肝素治疗。一般普通肝素每次用量为 0.5~1.0mg/kg(62.5~125U/kg),静脉或皮下注射,6~12 小时 1 次;低分子量肝素 3 000~5 000U/d,皮下注射。两种肝素的治疗均需根据病情决定疗程,一般 1~3 日即可。可用 APTT(部分凝血活酶时间)监测,肝素治疗使其时间延长至正常值上限的 1.5~2.0 倍较为合适,>2 倍时间可暂停注射 1 次;低分子量肝素常规剂量下无须监测。亦可同时应用低分子右旋糖酐 500ml 静脉滴注,以减低血小板黏附性和抑制红细胞聚集。②消耗性凝血障碍期。此期的早期,凝血时间尚未明显延长时,可以应用肝素治疗,剂量同上。若 APTT 超过正常值的 2 倍时,不宜再应用肝素治疗。此期主要是凝血因子缺乏所致的出血,应补充新鲜血浆或鲜血、冷沉淀物、纤维蛋白原等。为防输鲜血及凝血因子后再引起血管内凝血,可加用小剂量肝素 1 次。③继发性纤溶期。可予氨甲苯酸、6- 氨基己酸或氨甲环酸治疗,氨甲苯酸 0.1~0.3g/ 次,稀释后静脉滴注,2 次 /d,6- 氨基己酸 4.0~6.0g/ 次,静脉滴注,2~4 次 /d。氨甲环酸 0.25~0.5g/ 次,稀释后静脉滴注,2~4 次 /d。肝素过量或肝素类物质增加可用硫酸鱼精蛋白注射液,1mg 硫酸鱼精蛋白可中和 100U 普通肝素,硫酸鱼精蛋白每次 50~100mg,加入 5% 葡萄糖液中缓慢推注,每日 2~4 次。

6. 对症处理 发热可予以冰敷、酒精擦浴等物理降温,或复方氨基比林、阿司匹林等,但不宜给强烈退热剂,以防大量出汗而引起休克。对烦躁不安、躁狂者可给予地西泮(安定)10mg,肌内注射或静脉滴注。呕吐者可给予甲氧氯普胺(灭吐灵)10mg 口服或肌内注射,或维生素 B_6 100~200mg 静脉滴注。

二、低血压休克期的治疗

治疗原则为积极补充血容量、纠正酸中毒、改善微循环和保护器官功能。

1. 补充血容量 宜早期、快速和适量,争取 4 小时内稳定血压。常用液体有晶体液(平衡盐液、林格液、生理盐水、葡萄糖盐水等)、胶体液(10% 低分子右旋糖酐、血浆、白蛋白)和 5%~10% 葡萄糖等。成人每日补液总量一般为 2 500~3 000ml。血容量补足指征:①患者安静、清醒,症状改善,四肢温暖;②收缩压稳定在 100mmHg 左右,脉压>30mmHg,脉搏有力,心率保持在每分钟 80~100 次;③末梢循环良好;④血红蛋白接近基础水平,血液浓缩现象消失;⑤尿量>25ml/h。

2. 纠正酸中毒 休克时常伴有代谢性酸中毒,可降低心肌收缩力和血管张力,并影响血管对儿茶酚胺的敏感性,须及时纠正酸中毒。主要用 5% 碳酸氢钠溶液,5% 碳酸氢钠溶液渗透压为血浆的 4 倍,既能纠正酸中毒亦有扩容作用。可根据 CO_2CP 分次补充或每次 60~100ml,依病情每日给 1~4 次。用量不宜过大(24 小时用量不宜超过 800ml),以防止水钠潴留加重组织水肿和心脏负担。

3. 血管活性药物的应用 若血容量基本补足,代谢性酸中毒也基本纠正,但血压仍不稳,休克得不到纠正者,应及时选用血管活性药物,以调整血管舒缩功能,改善微循环状态,疏通血管,使血流重新畅通,从而中断休克的恶性循环。血管活性药物有血管收缩剂和血管扩张剂两类,应根据休克时的微循环状态来选用。

(1)血管收缩剂:适用于血管张力降低者。肾综合征出血热者的休克以小血管扩张为主的温暖型休克多见,故一般多采用血管收缩药。常用的有多巴胺、间羟胺、去甲肾上腺素等。①去甲肾上腺素(norepinephrine):是首选药物。去甲肾上腺素能兴奋血管的 α 受体使小动脉收缩而增加血管阻力,以皮肤、黏膜血管收缩最为明显,而冠状血管则舒张;收缩小静脉使回心血量增多;兴奋 β 受体使心肌收缩力增强而增加心率。主要用于低血管阻力性休克,静脉常用剂量为 0.2~0.5μg/(kg·min)静脉滴注。②间羟胺(阿拉明,aramine):具有 α 和 β 肾上腺素能作用,兴奋 α 受体使小血管收缩而升高血压;兴奋 β 受体使心肌收缩力增强而增加心排血量和冠状动脉血流量。本药可被肾上腺素能神经末梢摄取,进入突触前膜附近囊泡,通过置换作用,促使囊泡中储存的去甲肾上腺素释放。本药不易被单胺氧化酶(MAO)破坏,故作用较持久,但连续应用可使囊泡内去甲肾上腺素耗尽,而使效应减弱或消失。其升压作用较去甲肾上腺素弱而持久,常用量为 10mg 静脉滴注。③多巴胺(dopamine):为去甲肾上腺素的前体,在剂量 2~5μg/(kg·min)时,兴奋多巴胺与 $β_2$ 受体,使肝、肾和肠系膜小血管扩张,而脑与冠状动脉则扩张;在剂量 5~10μg/(kg·min)时,β 受体兴奋,心肌收缩力增强、心排血量增加;在剂量大于 20μg/(kg·min)时,兴奋 α 受体,使大多数血管收缩。初始剂量按需要而定,强心为主时用 1μg/(kg·min);升压为主时用 5μg/(kg·min)。④多巴酚丁胺:属于正性肌力药,可通过增加心肌收缩力提高氧输送量,改善混合静脉血氧饱和度、血清乳酸水平等全身灌注指标。当心脏充盈压升高、心排血量降低提示心肌功能障碍;或尽管已取得了充足的血容量和足够的 MAP 仍出现灌注不足的征象,可应用多巴酚丁胺,用量为 2~20μg/(kg·min)静脉滴注。

(2)血管扩张剂:适用于血管张力升高者的冷休克型病例。应在补足血容量的基础上应用。该类药物可直接或通过阻滞血管 α 受体而扩张小血管,以减少心脏前负荷和充盈压,或减少心脏后负荷而提高心排血量、降低需氧量并扩

张小血管。常用的有酚妥拉明、乌拉地尔(压宁定)、阿托品、山莨菪碱(654-2)、东莨菪碱和盐酸戊乙奎醚(长托宁)等。①酚妥拉明:为 α 受体阻滞剂,但可兴奋 β 受体,可解除内源性去甲肾上腺素所致的微血管痉挛和微循环淤滞,亦可解除高浓度去甲肾上腺素等所致的肺微循环阻滞,使肺循环血液流向体循环,故可防止由去甲肾上腺素引起的肺水肿和肾脏并发症。本品作用快而持续时间短,易于掌握,常用量为 0.1~0.2mg/kg 加入 100ml 葡萄糖液中以 20~80μg/(kg·min)速度静脉滴注。为防止血压过低,可与多巴胺、间羟胺或去甲肾上腺素合用。②胆碱能受体阻滞剂:有阿托品、山莨菪碱(654-2)和东莨菪碱,能扩张细小动脉,改善微循环,主要用于感染性休克血管痉挛期。阿托品每次 0.03~0.05mg/kg,东莨菪每次 0.01~0.03mg/kg,每 10~30 分钟静脉注射 1 次,连续 10 次无效即停用。

(3)血管活性药物的联合应用:如去甲肾上腺素+酚妥拉明、间羟胺+多巴胺、去甲肾上腺素+多巴胺等,有利于疏通微循环,并增强升压效果。

4. 强心药物的应用 适用于血容量基本补足,心率在 140 次/min 以上的心功能不全而休克持续者。强心药物可增强心肌收缩力、增加心搏出量,改善微循环,促进利尿等。常用者为毛花苷 C(西地兰)0.2~0.4mg 加于葡萄糖液 40ml 稀释后缓慢静脉推注。可用地高辛注射液,根据患者病情缓解、年龄体重、肾功能情况、洋地黄用药史等综合判断首剂量 0.25~0.50mg。追加剂量:如首剂量 0.25mg,间隔 0.5~2 小时追加 0.25mg;如首剂量 0.5mg,间隔 4~6 小时按需注射 0.25~0.50mg,每日总用量不超过 1mg。维持剂量:不能口服者,0.125~0.500mg,每日 1 次。

5. 肾上腺皮质激素 对于重度休克合并有多个器官功能损害的患者,可用氢化可的松 200~400mg/d 稀释后静脉滴注或地塞米松 10~40mg/d 静脉推注,分 2~3 次使用甲泼尼龙 80~320mg,分 2 次使用。儿童地塞米松 0.2~0.4mg/kg,每日 1~2 次,甲泼尼龙 1~2mg/(kg·d)。大剂量使用要注意其对血糖的影响,防治消化道应激性溃疡。用药时可加用胃黏膜的保护剂或 H_2 受体拮抗剂以防止其胃出血,如雷尼替丁 150mg 或法莫替丁 20mg 加入 20~40ml 液体中静脉注射,每日 2 次,或质子泵抑制剂奥美拉唑(洛塞克)40mg 或埃索美拉唑(耐信)40mg 加入 20~40ml 液体中静脉注射,每日 1 次。

三、少尿期的治疗

治疗原则是"稳、促、导、透",即稳定机体内环境,促进利尿、导泻和透析治疗。患者出现少尿现象时,必须严格区别是肾前性抑或肾性少尿,确定肾性少尿后,可按急性肾衰竭处理。少尿期患者血液中血浆胶体渗透压仍处于较低水平,患者常伴有高血容量综合征和细胞脱水现象。出现神经系统症状患者,应做血液渗透压监测,以区别高渗性脑病及低渗性脑水肿。有高血容量综合征伴有低胶体渗透压患者,若输液不当易诱发肺水肿。通常给予高热量、富含维生素的半流质饮食,限制入液量,可根据患者前一日排出量决定今日摄入量。当发生少尿及无尿时,液体要严格控制,

24 小时入液量不宜超过 1 000ml,并以口服为主。

四、多尿期的治疗

治疗原则:移行期和多尿早期的治疗同少尿期,多尿后期主要是维持水和电解质平衡,防治继发感染。

五、恢复期的治疗

患者进入恢复后,需继续休息 1~3 个月;病情重者,休息时间宜更长,逐步增加体力活动量。加强营养,以高糖、高蛋白、高维生素饮食为主。可辅以中药十全大补丸、参苓白术散等调理。

六、并发症的治疗

1. 重要脏器出血 ①自发性肾破裂:自发性肾破裂多发生于重症患者少尿期,其次为多尿早期,以包膜下出血占多数。肾破裂 90% 发生在重型和危重型 HFRS,临床发生率约 0.5%,病死率达 18.6%。自发性肾破裂临床表现差异较大,表现为腰痛加剧,腰肌紧张,明显压痛,腹膜刺激征,严重者可发生出血性低血压休克。包膜未破裂,易形成包膜下血肿,出血量少,局部疼痛剧烈。一旦肾包膜破裂,疼痛虽有减轻,但出血量加大,可危及生命。B 超和 CT 可准确判断肾破裂出血部位、类型和程度。一旦确立肾破裂诊断,绝对卧床休息 2~4 周,过早下床活动会诱发再度出血。密切监测患者生命体征、血常规、尿常规变化。由于肾破裂多发生于重症或危重症患者,手术条件差,因此,尽可能选择内科保守治疗或介入止血治疗,审慎选择手术治疗。内科治疗指征:肾包膜下出血;肾包膜破裂经短期观察处理肾周血肿不再扩大;虽伴有休克,但易于纠正。可选用 2~3 种止血药物联用,待出血停止后逐渐停药。②消化道大出血:消化道大出血相对常见,主要包括胃出血和肠道出血。胃肠道出血早期,血液未经口呕吐或经肛门排出之前,患者常有进行性腹胀,常诉腹胀或恶心。常有进行性贫血,腹部隆起,叩诊鼓音,肠鸣音活跃或减弱。消化道大出血是患者死亡的常见原因之一。采取各种止血措施,如酚磺乙胺、卡巴克络、维生素 K_1 等常规应用,收缩小血管、提高血小板数量、促进凝血因子合成等;使用生长抑素或奥曲肽,质子泵抑制剂或 H_2 受体拮抗剂,如兰索拉唑、奥美拉唑、雷尼替丁等抑酸药物静脉注射;去甲肾上腺素 8mg 加入冷盐水 100ml 中口服或鼻饲,1~3 次 /d; 6- 氨基己酸或氨甲苯酸治疗继发性纤溶亢进;新鲜血浆或纤维蛋白原输注,补充凝血因子和蛋白质。伴有尿毒症时,积极进行血液透析以降低 BUN 及 Cr 等毒性物质对血小板及胃肠黏膜的影响。③颅内出血:HFRS 整个病程中都有发生颅内出血的可能,包括脑实质出血和蛛网膜下腔出血,病情凶险,预后差。判断是否发生颅内出血,主要根据患者是否出现中枢神经系统症状和体征。在病程中患者突发头痛或头痛加剧、呕吐、意识障碍、抽搐、呼吸心搏骤停等症状,脑膜刺激征阳性,需要考虑脑出血可能。考虑颅内出血均应尽可能行头颅 CT 检查。蛛网膜下腔出血腰椎穿刺为血性脑脊液。主要进行内科止血治疗和对症支持治疗。慎重评估风险后,如有必要可考虑外科治疗。

2. 抽搐 引起抽搐的常见原因为尿毒症和中枢神经系统并发症等。除针对病因治疗外,立即静脉缓慢推注地西泮(安定)10mg,肌内注射 5% 苯妥英钠 5ml。抽搐持续发作者可用异戊巴比妥(阿米妥钠)0.2g,稀释后缓慢静脉推注,可使抽搐迅速停止。异戊巴比妥(阿米妥钠)止痉作用强,但可引起血压下降和呼吸抑制,故在注射过程中应密切观察血压和呼吸变化。抽搐反复发作者可加用盐酸氯丙嗪(冬眠灵)、异丙嗪(非那根)、盐酸哌替啶各 25mg 置于葡萄糖液中静脉滴注。

3. 继发感染 尽早预防、诊断和治疗有助于控制继发感染。预防措施包括加强病室的清洁及消毒,限制陪护和探视,注意饮食卫生,加强口腔护理,加强营养和支持治疗,严格无菌操作,合理使用广谱抗菌药物和糖皮质激素等。尽早诊断措施包括观察体温、呼吸及血象,必要时及时送血、痰和尿等培养。抗菌药物的选择应按照抗菌药物使用一般原则进行,应避免使用氨基糖苷类等肾毒性药物,以免诱发或加重肾脏损害。肺部感染的治疗应根据病原学结果结合临床表现合理选用抗菌药物,根据药敏试验、PK/PD 及机体状况进行精准个性化给药。杆菌感染可选用第三、四代头孢菌素和碳青霉烯类抗生素,球菌感染可选用利奈唑胺及万古霉素等。注意排查和治疗真菌感染。

4. 心力衰竭、肺水肿和呼吸窘迫综合征 立即停止或减慢输液,取半坐卧位,保持呼吸道通畅,吸氧,必要时酒精吸氧。应用强心、利尿剂如毛花苷 C、地高辛、呋塞米、托拉塞米等;选用血管扩张剂酚妥拉明 5~10mg 加入 5% 或 10% 葡萄糖液 250ml 中缓慢静脉滴注;根据病情采用降压、导泻、透析等治疗;呼吸急促、烦躁不安者,可选用吗啡、盐酸哌替啶、苯巴比妥、地塞米松等治疗,必要时气管插管或切开行人工机械正压通气等。

(蒋龙元)

参考文献

[1] 陈灏珠, 林果为, 王吉耀. 实用内科学 [M]. 15 版. 北京: 人民卫生出版社, 2017: 348-354.

[2] 李兰娟, 任红. 传染病学 [M]. 9 版. 北京: 人民卫生出版社, 2018: 92-101.

[3] 中华预防医学会感染性疾病防控分会, 中华医学会感染病学分会. 肾综合征出血热防治专家共识 [J]. 中华传染病杂志, 2021, 39 (5): 257-265.

78

第 79 章

急性病毒性肝炎

病毒性肝炎(viral hepatitis)是指由多种肝炎病毒引起以肝脏损害为主一组全身性传染病。目前病原学明确能够引起病毒性肝炎的嗜肝病毒有甲型(HAV)、乙型(HBV)、丙型(HCV)、丁型(HDV)和戊型肝炎病毒(HEV)五种。各型病毒性肝炎临床症状相似,以乏力、食欲缺乏、恶心、呕吐和肝功能损害为主,部分患者可有发热和黄疸。五型肝炎病毒均可以引起急性病毒性肝炎(acute viral hepatitis),其中感染 HAV 不会发展为慢性疾病。过去认为 HEV 感染后只引起急性肝炎,近些年国外有报道发现在一些免疫低下人群(移植患者和长期免疫抑制治疗的患者),感染 HEV 后也可以呈现病程迁延或反复发作的倾向,并可在较长时间携带病毒。急性甲型和戊型病毒性肝炎主要经粪 - 口途径传播,有季节性,可引起暴发流行;乙型、丙型和丁型肝炎病毒主要经血途径传播,可引起急性肝炎,但易发展为慢性肝炎,少数可发展为肝硬化。甲型、乙型、丁型和戊型肝炎病毒急性感染时,极少数患者可出现急性或亚急性肝衰竭的表现,病死率高、预后较差。

病毒性肝炎在全球流行,我国是病毒性肝炎的高发区,造成严重的疾病负担。据估计,全球每年新发 HAV 感染者约有 140 万人,据 WHO 报道,全球约有 20 亿人感染过 HBV,其中约 3.5 亿人为慢性 HBV 感染者,每年新增约 150 万感染病例,全球慢性 HCV 感染者 7 100 万。每年约有 100 万人死于慢性 HBV 感染所致的肝衰竭、肝硬化、肝癌。

一、病原学

1. 甲型肝炎病毒(hepatitis A virus,HAV) HAV 是急性甲型肝炎的病原体,属微小核糖核酸病毒科(*Picornaviridae*),内含单股正链 RNA。1981 年 HAV 归类为肠道病毒 72 型,但由于其理化特性、分子生物学特征与肠道病毒属的其他成员有所不同,1993 年将其归属于微小 RNA 病毒科新的一属,即嗜肝 RNA 病毒属(*Heparnavirus*)。HAV 直径 27~32nm,无包膜,呈球形颗粒,由 32 个壳粒组成 20 面体立体对称的核衣壳,内含单股正链 RNA,基因组长约 7.5kb,编码区有一个读码框架,分为 P1~P3 三个区。P1 编码 VP1~VP4(viral protein,VP)衣壳蛋白,VP 在病毒复制过程中,能使病毒核酸附着于宿主细胞的核蛋白体上进行病毒蛋白质的生物合成;P2、P3 编码非结构蛋白。HAV 分为 7 个基因型,近期已发现 3 个基因重组型。HAV 仅有一个血清型和一个抗原体系统,与其他肝炎病毒无抗体交叉反应。IgM 抗体存在于起病后 3~6 个月,是近期感染的标志,IgG 抗体则可持续存在数年,是既往

感染的标志。在体内,HAV 主要在肝细胞浆内复制,通过胆汁从粪便排出。HAV 在细胞培养中生长缓慢,一般不引起细胞病变,经过多次传代后,病毒毒力大大减弱或消失,可以此制备 HAV 减毒活疫苗。HAV 在体外抵抗力较强,耐酸碱,室温下存活 1 周,25℃时干粪便中能存活 30 天。在贝壳类动物、海水、淡水、废水、土壤中可存活数月。在 80℃ 5 分钟或 100℃ 1 分钟、含氯离子 1mg/L 的消毒剂 30 分钟、紫外线照射 1 小时,甲醛 1:4 000 溶液,37℃ 72 小时均可灭活。能耐受乙醚等有机溶剂。

2. 乙型肝炎病毒(hepatitis B virus,HBV) HBV 属嗜肝 DNA 病毒科(*Hepadnaviridae*)正嗜肝 DNA 病毒属(*Orthohepadnaviridae*)。HBV 感染者血清经电镜检查可发现 3 种病毒颗粒:①大球形颗粒,为完整的 HBV 颗粒(又称 Dane 颗粒),直径 42nm,由包膜外壳和核心组成,包膜为 HBV 表面抗原(HBsAg),核心含有环状双股 HBV DNA 及 HBV DNAP(DNA- 多聚酶)、HBV 核心抗原(HBcAg)和 e 抗原(HBeAg)。②小球形颗粒,直径约为 22nm。③管形颗粒,直径约 22nm,长约 230nm。后二者为 HBV 复制过程中过剩的 HBsAg,不含核酸,无感染性。

近年随着分子克隆技术的应用及体外培养细胞系转染的成功,对 HBV 复制过程有了进一步的了解。HBV DNA 分为负链(长链)及正链(短链)所组成,其负链含有 4 个开放读码框架(open reading frame,ORF):①前 S/S 基因区,由 S 基因,前 S2(pre-S2)基因、前 S1(pre-S1)基因组成,分别编码 HBsAg、pre-S、pre-S1 及多聚人血清白蛋白受体 plymerized human serum albumin receptor,PHSA-R);② 前 C/C 基因区,由前 C 基因和 C 基因组成,分别编码 HBeAg 及 HBcAg;③P 基因区,编码 HBV DNAP,并具有逆转录酶活性;④X 基因区,编码 HBxAg,并具有激活 HBcAg 基因的作用。前 C 区 G1896A 点突变和基本核心启动子(BCP)的变异可产生 HBeAg 阴性变异株,P 基因变异主要见于 POL/RT 基因片段(349~692aa,即 rt1~rt344)。长期使用核苷(酸)类似物治疗可诱发 P 基因变异。S 基因变异可导致隐匿性 HBV 感染(occult HBV infection,OBI),表现为血清 HBsAg 阴性,但仍可有 HBV 低水平复制。根据 HBV 全基因序列差异 ≥8% 或 S 区基因序列差异 ≥4%,目前 HBV 分为 A~I 9 个基因型,各基因型又可分为不同基因亚型。A 型呈全球性流行,但主要分布在西欧、北欧、北美和中非;B 型和 C 型主要发现在中国和东南亚国家,D 型分布在地中海、中东和印度,E 型分布在非洲,F 型在美洲土著人和波利尼西亚群岛流行;G 型、H 型和 I 型是刚发现不久的乙型肝炎病毒基因型。发现 G 型的地区是美国亚特兰大和法国里

昂,H 型的发现地区是尼加拉瓜、墨西哥和美国,I 型发现地区是越南。我国乙型肝炎病毒基因型主要为 B 型和 C 型。HBV 的抵抗力较强,但 65℃ 10 小时、100℃ 10 分钟或高压蒸气均可灭活 HBV。含氯制剂、环氧乙烷、戊二醛、过氧乙酸和碘伏等也有较好的灭活效果。

3. 丙型肝炎病毒(hepatitis C virus,HCV) HCV 是经血行感染者的非甲非乙型肝炎(NANBH)病原体,是 1989 年经分子生物学技术发现的,归属于黄病毒科(*Flaviviridae*)的丙型肝炎病毒属(*Hepacivirus*)。HCV 病毒体呈球形,直径 36~62nm,为单股正链 RNA 病毒,在核衣壳外包绕含脂质的囊膜,囊膜上有刺突。HCV 基因组全长约 9.4kb,基因组两端为 5' 和 3' 末端非编码区,中间为 ORF,编码区依次为核心蛋白区(C)、包膜蛋白区(E)、和非结构蛋白区(NS2、NS3、NS4、NS5)。HCV 易变异,目前可分为 6 个基因型及不同亚型,按照国际通行的方法,以阿拉伯数字表示 HCV 基因型,以小写的英文字母表示基因亚型(如 1a、2b、3c 等)。基因 1 型呈全球性分布,占所有 HCV 感染的 70% 以上,我国基因 1b 型占 50% 以上。HCV 感染宿主后,经一定时期,在感染者体内形成以一个优势株为主的相关突变株病毒群,称为准种(quasispecies)。HCV 在体外培养已获得成功,黑猩猩对 HCV 易感,可作为较好的动物模型。HCV 对一般化学消毒剂敏感,100℃ 5 分钟或 60℃ 10 小时、高压蒸汽和甲醛熏蒸等均可灭活病毒。

4. 丁型肝炎病毒(hepatitis D virus,HDV) 1977 年在 HBsAg 阳性肝组织标本中发现 δ 因子,1983 年命名为丁型肝炎病毒。HDV 为一种缺陷性 RNA 病毒,呈球形,直径为 35~37nm,具有 HBsAg 的外壳。HDV 是一种缺陷病毒,其复制、表达抗原及引起肝损害需要 HBV 的辅佐。HDV 基因组为单股环状闭合负链 RNA,长 1 679bp,其二级结构具有核酶活性,能进行自身切割和链接。丁型肝炎病毒抗原(hepatitis D virus antigen,HDVAg)是 HDV 唯一的抗原成分,因此 HDV 仅有一个血清型。黑猩猩和美洲土拨鼠为易感动物。

5. 戊型肝炎病毒(hepatitis E virus,HEV) HEV 是肠道传播的非甲非乙型肝炎(ET-NANBH)的病原体,1983 年在患者粪便中观察到戊型肝炎病毒,1989 年通过分子克隆技术获得 HEV cDNA。HEV 最初曾被划分为杯状病毒科,2005 年国际病毒学分类委员会(ICTV)将其单独分类为戊型肝炎病毒属(*Hepevirus*)。HEV 为直径 27~34nm 的二十面体无包膜病毒,基因组为线性单股正链 RNA,核苷酸全长 7.2~7.6kb,含有 3 个互相重叠的开放阅读框架(ORF1、ORF2 和 ORF3)。ORF1 编码非结构蛋白,ORF2 编码病毒的结构蛋白,组成病毒衣壳,包含 HEV 的主要免疫优势抗原表位,其抗体具有保护性。ORF3 与 ORF2 部分重叠,可能编码部分衣壳蛋白。将与人类疾病相关的 HEV 分为 4 个基因型(HEV-1~4),但仅有 1 个血清型。HEV-1 和 HEV-2 只感染人,HEV-1 是发展中国家戊型肝炎暴发流行及散发流行的主要病因,HEV-2 仅在南美洲和非洲少数国家中有报道。HEV-3 和 HEV-4 既可感染人,也可感染多种动物,引起人畜共患的戊型肝炎,其中 HEV-4 主要分布于欧美和日本等发达国家,HEV-4 流行于亚洲地区包括我国。迄今在我国戊型肝炎患者中仅发现 HEV-1 和 HEV-4。HEV 不稳定,对高盐、氯化铯和氯仿敏感,在 4℃ 下保存易裂解,但 56℃ 加热 1 小时后仍有感染性。

二、发病机制

1. 急性甲型肝炎 甲型肝炎确切的发病机制尚未完全阐明。过去认为 HAV 对肝细胞有直接杀伤作用,目前普遍认为,HAV 感染后引起的肝细胞直接损伤非常轻微,肝脏损伤主要由于免疫损伤所致。HAV 感染后激活特异性 CD8+T 淋巴细胞和自然杀伤细胞,直接或分泌干扰素 -γ 导致肝细胞变性和坏死。过强的宿主免疫反应常导致肝衰竭(重型肝炎)。

2. 急性乙型肝炎 乙型肝炎的发病机制很复杂,研究资料不少,但迄今尚未完全阐明。目前认为,HBV 不直接损伤肝细胞,其肝细胞损伤是由 T 细胞毒反应所介导。人感染 HBV 后,可引起细胞免疫和体液免疫应答,并激发自身免疫反应及免疫调节功能紊乱。这些免疫反应对乙型肝炎的临床表现及转归有重要意义。HBV 进入人体后,未被单核巨噬细胞系统吞噬的病毒侵袭肝细胞,在其中复制繁殖,然后从肝细胞中逸出,并不引起肝细胞的损害,但在肝细胞膜表面上形成特异性的病毒抗原。从肝细胞逸出的病毒进入血液循环后,可刺激免疫系统(T 淋巴细胞和 B 淋巴细胞),产生致敏淋巴细胞(细胞免疫)和特异性抗体(体液免疫)。进入血液循环的病毒被具有免疫活性的 T 淋巴细胞识别,产生致敏的人体细胞毒 T 细胞(cytotoxic T cell,CTL)。致敏 CTL 与肝细胞膜表面上的病毒抗原相结合,使致敏淋巴细胞释放出各种体液因子,如淋巴毒素、细胞毒因子、趋化因子、移动抑制因子、转移因子等,结果将病毒杀灭,肝细胞亦遭受损害,引起坏死和炎症反应。如果被感染者的机体免疫功能正常,临床表现多为一般的急性肝炎,可完全清除 HBV,同时还能产生抗 -HBs。免疫反应强烈的患者可能发生急性肝衰竭(急性重症肝炎),细胞免疫功能低下者,感染 HBV 后易演变为慢性肝炎或携带者。婴幼儿期感染常导致慢性携带,而成人急性感染大部分呈自限性,但仍有 5%~10% 为慢性。

3. 急性丙型肝炎 丙型肝炎的发病机制较复杂,包括病毒因素(准种多样性、病毒基因型)、宿主因素(感染年龄,感染持续时间,性别,免疫缺陷,HBV、HIV 合并感染等)和外界因素(酒精中毒,吸烟等)的综合作用。HCV 进入人体后,引起病毒血症,目前认为 HCV 引起肝脏损害的因素包括:①HCV 直接损害;②宿主的免疫因素;③肝细胞凋亡或坏死;④自身免疫。HCV 感染的肝脏损害以及转归是病毒、宿主多方面相互作用的结果。

4. 急性丁型肝炎 丁型肝炎的发病机制还未完全阐明,目前认为 HDV 本身及其表达产物对肝细胞有直接作用,但尚缺乏确切证据。另外,HDVAg 的抗原性较强,有资料显示是特异性 CD8+T 细胞攻击的靶抗原,因此,宿主免疫反应参与了肝细胞的损伤。

5. 急性戊型肝炎 戊型肝炎的发病机制尚不明确,

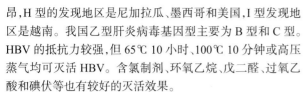

79

HEV 对肝细胞的直接致病力较弱,肝脏损伤的发生可能与机体抗 HEV 免疫应答有关。

【诊断】

一、流行病学特点

1. 甲型肝炎 ①传染源:甲型肝炎的主要传染源是急性患者和隐性感染者(亚临床感染者),在甲型肝炎自然史中,隐性感染是主要的。甲型肝炎暴发流行时,隐性感染与显性感染的比例最高为 10 : 1。甲型肝炎患者自潜伏末期至发病后 10 天传染性最大,出现黄疸后 20 天无传染性。实验资料表明甲型肝炎患者从粪便中排出 HAV 的时间不长,以潜伏期末和发病初期排出病毒浓度最高,病后第 3 周已很少在粪便中检出,故甲型肝炎患者在恢复期无传染性。②传播途径:在人与人之间主要通过粪 - 口途径传播。HAV 在粪便中存活很长时间,食入被粪便污染的食物或水源而感染。在卫生条件差的地区也可通过人与人的直接接触或摄入受污染的食物或水传播。偶尔也会通过性行为(口 - 肛)或输血途径传播。③易感人群:未受 HAV 感染者和未接种过甲肝疫苗者为易感人群。高危人群包括与甲肝患者密切接触者或性接触者、居住在卫生条件差的地方或去这些地方旅行者、灾害后居住在临时场所的难民、男男同性恋者、使用未消毒注射器静脉吸毒者、凝固因子障碍者、与灵长类动物密切接触者等。

2. 乙型肝炎 ①传染源:乙型肝炎的传染源为 HBV 感染者,包括急慢性肝炎患者和慢性病毒携带者,体内病毒复制活跃的感染者传染性较强。②传播途径:HBV 主要经血液体液、母婴和性接触传播。由于对献血员实施严格的 HBsAg 筛查,经输血或血液制品感染 HBV 已较少发生。血液体液传播方式包括使用未经严格消毒的医疗器械、注射器、侵入性诊疗操作和手术,以及静脉注射毒品等。其他如修足、文身、扎耳环孔、医务人员工作中的意外暴露、共用剃须刀和牙刷等也可传播。围产期传播是母婴传播的主要方式,多发生在分娩时接触 HBV 阳性母亲的血液和体液时传播。与 HBV 阳性者性接触,特别是有多个性伴侣者和男男同性恋者,其感染 HBV 的危险性明显增高。日常工作或生活接触,如同办公室工作、握手、拥抱、同住一宿舍、同一餐厅用餐和共用厕所等无血液暴露的接触,一般不会传染 HBV。经吸血昆虫(蚊、臭虫等)传播未被证实。③易感人群:未接种过乙型肝炎疫苗的新生儿为主要易感人群。另外,静脉吸毒者、性乱人群、长期血液透析者和经常接触血液的医务人员是 HBV 感染的高风险人群。

3. 丙型肝炎 ①传染源:为 HCV 感染者,体内病毒复制活跃的感染者传染性较强。②传播途径包括:a. 经输血和血制品传播,我国自 1993 年对献血员筛查抗 -HCV 后,该途径得到了有效控制;b. 不洁注射、文身、针刺等传播,这是目前最主要的传播方式,在某些地区,因静脉注射毒品导致 HCV 传播占 60%~90%。使用非一次性注射器和针头、未经严格消毒的牙科器械、内镜、侵袭性操作和针刺等

也是经皮肤和黏膜传播的重要途径。一些可能导致皮肤破损和血液暴露的传统医疗方法也与 HCV 传播有关;共用剃须刀、牙刷、文身和穿耳环孔等也是 HCV 潜在的经血传播方式。c. 性传播,与 HCV 感染者性交及有性乱行为者感染 HCV 的危险性较高。同时伴有其他性传播疾病者,特别是感染人类免疫缺陷病毒(HIV)者,感染 HCV 的危险性更高。d. 母婴传播,抗 -HCV 阳性母亲将 HCV 传播给新生儿的危险性为 2%,若母亲在分娩时 HCV RNA 阳性,则传播的危险性可高达 4%~7%;合并 HIV 感染时,传播的危险性增至 20%。HCV 病毒高载量可能增加传播的危险性。部分 HCV 感染者的传播途径不明。接吻、拥抱、喷嚏、咳嗽、食物、饮水、共用餐具和水杯、无皮肤破损及其他无血液暴露的接触一般不传播 HCV。③易感人群:人类对 HCV 普遍易感。静脉吸毒者、性乱人群、长期血液透析者和经常接触血液的医务人员是本病感染的高风险人群。

4. 丁型肝炎 ①传染源:HDV 的传播方式与 HBV 相同,急、慢性丁型肝炎患者和 HDV 携带者为本病传染源;②传播途径:包括经血或血制品传播、性传播和母婴传播;③易感人群:人对 HDV 普遍易感。

5. 戊型肝炎 ①传染源:包括戊型肝炎临床感染者、亚临床感染者以及感染 HEV 的动物。人是 HEV-1 和 HEV-2 的唯一自然宿主和传染源,猪是 HEV-3 和 HEV-4 的主要动物和传染源。目前已公认戊型肝炎是一种人畜共患病。②传播途径:主要是粪 - 口传播,主要通过饮用被污染的水和食物而感染,食用未烹煮的动物组织或内脏也可能导致食源性戊型肝炎。此外,输血、人畜交叉感染和母婴传播也是 HEV 传播途径。戊型肝炎的人 - 人直接传播率较低,密切接触者中的二代传播发生率不高。③易感人群:任何年龄组均可感染 HEV,但儿童、青少年以亚临床感染为主,而戊型肝炎临床病例主要见于青壮年和中老年人。人感染 HEV 后能产生一定的免疫力,持续时间尚不清楚。

二、临床表现特点

五型肝炎病毒均可引起急性肝炎表现。甲型肝炎不转为慢性;戊型肝炎在免疫抑制患者可以出现慢性感染;急性乙肝感染多见于成年,约 10% 转为慢性;急性丙型肝炎约 55%~85% 转为慢性,多数临床症状轻微,容易漏诊;急性丁型肝炎约 70% 转为慢性。

(一)急性甲型肝炎

HAV 感染潜伏期为 15~50 日,平均为 28 日。成人急性 HAV 感染通常为一种自限性疾病。约 70% 的成人感染 HAV 后会出现症状,而小于 6 岁的儿童很少出现症状。前期表现为恶心、呕吐、厌食、发热、乏力不适和腹痛。在数日至一周内出现小便色深。之后约 40%~70% 出现黄疸和瘙痒。黄疸出现时,早期的症状和体征通常会减轻,而黄疸常在 2 周内达到高峰。体征包括皮肤巩膜黄染、肝脾大,以及右上腹压痛。部分患者出现肝外表现,10%~15% 患者出现皮疹和关节痛,偶然也会出现与免疫复合物相关疾病和血管炎相关的肝外表现,如白细胞分裂性血管炎、关节炎、肾小球肾炎、冷球蛋白血症、视神经炎、横贯性脊髓炎、中

毒性表皮坏死松解症、心肌炎、血小板减少和再生障碍性贫血等。

实验室检查血清谷丙转氨酶(GPT)和谷草转氨酶(GOT)水平升高,通常>1 000IU/L,血清 GPT 水平常高于 GOT 水平。血清胆红素升高(通常 ≤ 10mg/dl)。约 85% 的患者临床表现和生化指标在 2~3 个月内完全恢复,HAV 感染不会发展为慢性疾病,甲肝患者在感染治愈后不会再次感染。

小于 1% 急性 HAV 感染可发展成急性肝衰竭,表现为重度急性肝损伤伴肝性脑病及凝血因子合成功能受损。常见于年龄 50 岁以上,以及合并乙肝或丙肝等其他肝病的患者。详见本书第 31 章“急性肝衰竭”。

(二)急性乙型肝炎

HBV 感染的潜伏期为 1~4 个月。大约有 70% 的急性 HBV 感染者表现为亚临床或无黄疸型肝炎,而 30% 则为急性黄疸型肝炎。急性黄疸型乙型肝炎前驱期可出现发热等血清病样表现,随后出现全身乏力、厌食、恶心、黄疸及右上腹不适。这些症状和黄疸通常会在 1~3 个月后消失,部分患者血清氨基转移酶水平恢复正常后,仍会长期感到疲劳。

合并其他肝炎病毒感染或有基础肝病的患者,病情可能会更严重。约 0.1%~0.5% 出现急性或亚急性肝衰竭(详见本书第 31 章“急性肝衰竭”)。

实验室检查显示 GPT 和 GOT 水平升高,两项数值通常高达 1 000~2 000IU/L,并且 GPT 高于 GOT。无黄疸型肝炎患者的血清胆红素浓度可能正常。对于恢复的患者,血清氨基转移酶水平通常在 1~4 个月内恢复正常。血清 GPT 持续升高超过 6 个月提示疾病进展为慢性肝炎。

(三)急性丙型肝炎

HCV 感染潜伏期为 2~26 周,平均 7~8 周。输血引起的丙型肝炎潜伏期较短,一般为 7~33 天,平均 19 天。大多数(约 2/3)HCV 急性感染患者没有症状。少数急性丙型肝炎患者可能出现低热、乏力、食欲缺乏、恶心、黄疸、瘙痒、尿色深、右上腹痛、关节痛、肌痛等症状和体征。

急性 HCV 感染所致急性肝衰竭非常罕见,但可能发生在合并慢性 HBV 感染的患者。

急性 HCV 感染患者的血清 GPT 和 GOT 水平通常为正常值上限的 10~20 倍,其变化范围可以很大。总胆红素水平也可能超过 3mg/dl。

(四)急性丁型肝炎

HDV 感染潜伏期为 4~20 周。急性丁型肝炎可与 HBV 感染同时发生(同时感染,co-infection),或继发于 HBV 感染中(重叠感染,super-infection),其临床表现取决于 HBV 感染状态。①同时感染:常见于输血、血制品和静脉药物依赖者,其潜伏期为 4~20 周。临床表现与急性乙肝相似,有乏力、厌食、尿黄、黄疸、肝区痛及肝大。有时见转氨酶升高为双峰型,两峰相间约 2~4 周,提示 HBV 和 HDV 相继引起肝损伤。多数患者 HDV 复制并不显著,血清中常一过性的检出 HBsAg 和抗 -HD IgM,患者肝脏的病理改变轻微,临床表现呈急性肝炎经过,病程为自限性。少数患者 HDV 复制可非常明显,患者血清和肝组织中均可检

出 HDVAg,且持续时间较长,其肝脏组织有明显的炎症改变,临床表现往往较重,但多数呈急性经过,不发展成慢性。②重叠感染:比同时感染多见,HDV 复制更明显,临床症状也较同时感染重,部分进展为急性肝衰竭,大部分表现为慢性感染急性发作,约 70% 的重叠感染最后变为慢性携带者。

(五)急性戊型肝炎

HEV 感染的潜伏期为 15~60 日,平均 6 周。大多数急性 HEV 感染者无症状或症状轻微。急性感染后出现临床表现与急性甲型肝炎相似,通常表现为黄疸伴乏力不适、厌食、恶心、呕吐、腹痛、发热和肝大。少见的特征包括腹泻、关节痛、瘙痒和荨麻疹样皮疹。此外,少数患者偶有肝外表现,包括血液系统异常(血小板减少、溶血和再生障碍性贫血),急性甲状腺炎,膜性肾小球肾炎,急性胰腺炎,神经系统异常(急性横贯性脊髓炎、急性脑膜脑炎、无菌性脑膜炎、神经痛性肌萎缩、假性脑瘤、双侧锥体束系综合征、吉兰 - 巴雷综合征、脑神经麻痹和周围神经病)等。

少数(0.5%~4%)HEV 感染者会发生急性肝衰竭。多达 60% 的急性 HEV 感染者发展为肝内胆汁淤积症(又称淤胆型肝炎),表现为长时间黄疸(持续>3 个月)、皮肤瘙痒、粪便颜色变浅、肝大、血清碱性磷酸酶和 γ- 谷氨酰转移酶增高,肝脏影像学检查肝内外胆管无扩张。淤胆型肝炎一般会在数周至数月内自行消退,不留后遗症。

在我国,HBV 重叠感染 HEV 也较多见。重叠感染后,可使原来肝脏病变加重,肝衰竭的发生率及病死率明显增高。孕妇感染 HEV 后易发展成肝衰竭,也易致早产、死胎、产后大出血,加重病情。妊娠中晚期孕妇感染 HEV,病死率可高达 20%。

实验室检查显示血清胆红素、GPT 和 GOT 明显升高,GPT 可能升到数千,生化检查的异常一般在发病后 1~6 周内可恢复。

三、辅助检查

1. 血常规 急性肝炎白细胞总数正常或稍低,淋巴细胞相对增多,偶有异常淋巴细胞出现。急性肝衰竭患者的白细胞总数及中性粒细胞均可增高,红细胞和血红蛋白可下降。

2. 尿常规 急性黄疸型肝炎时尿胆红素和尿胆原均可阳性,溶血性黄疸以尿胆原为主,梗阻性黄疸尿胆红素为主。

3. 肝功能试验 肝功能试验种类甚多,应根据具体情况选择进行。

(1)胆红素测定:急性黄疸型肝炎血清中总胆红素、直接胆红素和间接胆红素指标均可升高,以直接胆红素升高为主。胆红素含量是反映肝细胞损伤严重程度的重要指标,重型肝炎常超过 171μmol/L。肝衰竭患者血清胆红素明显升高,且呈进行性升高,每天上升 ≥ 1 倍正常值上限(ULN),可 ≥ 10 × ULN;也可出现胆红素与 GPT 和 GOT 分离现象。

(2)血清酶测定:常用者有 GPT 和 GOT。GPT 主要分布在肝细胞浆,当肝细胞损伤时 GPT 首先进入血液中,GPT

升高的水平反映肝细胞损伤程度,是目前临床上反映肝脏受损最常用指标。GOT 在心肌含量最高,在肝脏主要分布在肝细胞浆和肝细胞的线粒体中,当肝细胞损害严重时,线粒体也遭受破坏,GOT 明显升高。GPT 对肝炎诊断的特异度高于 GOT,急性肝炎时 GPT 明显升高,通常>1 000IU/dl,甚至数千以上,GPT/GOT 大于 1。急性肝衰竭时可出现 GPT 快速下降,胆红素进行性升高的"酶胆分离"现象,反应肝细胞大量坏死。γ- 谷氨酰转肽酶(γ-GT)和血清碱性磷酸酶(ALP)在急性肝炎时可轻度升高,在伴有肝内胆汁淤积时则明显升高。胆碱酯酶(ChE)由肝脏合成,肝功能明显损害时 ChE 可下降。ChE 明显下降,提示有进展为急性肝衰竭可能,往往预示预后不良。

急性甲型、乙型、戊型肝炎患者 GPT 明显升高,往往数千以上,甚至超过 10 000U/L,部分患者可随后出现胆红素升高。急性丙型肝炎 GPT 也可以明显升高,胆红素正常或轻微升高。HDV 与 HBV 同时感染引起急性丁型肝炎,有时可见 GPT 双相性升高,两峰相间 2~4 周。

(3)血清蛋白质测定:血清白蛋白主要由肝脏合成,白蛋白半衰期较长,约 21 天,在急性肝炎时,由于肝脏具有代偿功能,血清白蛋白可在正常范围或一过性轻度下降。

(4)凝血酶原时间(PT)测定:PT 主要由肝脏合成的凝血因子 I、II、V、VII、X 的水平决定,是反映肝脏合成功能的重要指标,PT 高低与肝脏损害程度成正比。临床上常用凝血酶原活动度(PTA)<40% 或国际标准化比值(INR)≥1.5 作为诊断肝衰竭重要依据,也是判断肝衰竭预后的敏感实验室指标。

(5)胆固醇测定:肝细胞损害时,肝脏合成胆固醇减少,故血浆中胆固醇下降。梗阻性黄疸时,胆固醇增加。重症肝炎患者胆固醇、胆碱酯酶均可明显下降,提示预后不良。

(6)其他:急性或亚急性肝衰竭时,血糖可以降低。胆汁酸在急性肝炎时可以升高,由于肝脏对胆汁酸和胆红素的运转系统不同,检测胆汁酸有助于鉴别胆汁淤积和高胆红素血症。

4. 病原学检测

(1)甲型肝炎:目前诊断甲型肝炎最可靠的方法是检测血清中抗 -HAV IgM。急性甲肝发病后数天即可阳性,3~6 个月转阴,是早期诊断 HAV 感染的血清学指标。抗 -HAV IgG 出现稍晚,2~3 个月达到高峰,持续多年或终身,属于保护性中和抗体。急性期和恢复期双份血清抗 -HAV IgG 滴度 4 倍增长,也是诊断甲型肝炎的依据。

(2)乙型肝炎:①HBsAg 与抗 -HBs,HBsAg 在 HBV 感染后 2~10 周出现,急性感染者通常在感染后 4~6 个月消失;抗 -HBs 见于急性感染者 HBsAg 消失后的恢复期,或接种乙型肝炎疫苗后。HBsAg 转阴而抗 -HBs 转阳,称为 HBsAg 血清学转换。HBV 感染后可出现一"窗口期",即 HBsAg 已经消失,而抗 -HBs 仍未出现,此时检测 HBsAg 和抗 -HBs 均阴性。②HBeAg 与抗 -Hbe,HBeAg 可作为 HBV 复制和传染性高的指标,出现在急性 HBV 感染早期,稍晚于 HBsAg,通常在血清 GPT 水平达到峰值后很快消失。抗 -HBe 表示 HBV 复制水平低,但有前 C 区 /BCP(基本核心启动子)突变者例外。HBeAg 转阴而抗 -HBe 转阳,称为 HBeAg 血清学转换。③HBcAg 和抗 -HBc,HBcAg 主要存在于 Dane 颗粒的核心,游离的极少,一般方法不能检测。高滴度的抗 -HBc IgM 提示 HBV 复制,多见于乙型肝炎急性期,慢性感染者疾病活动时也可以呈阳性。只要感染过 HBV,无论病毒是否被清除,抗 -HBc IgG 在血清中可长期存在。抗 -HBc IgG 阳性提示为过去感染或现在低水平感染。④HBV DNA 是病毒复制和传染性的直接指标。HBV DNA 水平反映乙肝病毒在体内复制的活跃程度,通常是抗病毒药物治疗的依据,是评估疗效最常用的指标。

(3)丙型肝炎:血清抗 -HCV(包括 IgG 和 IgM)不是保护性抗体,是感染了 HCV 的标志。HCV RNA 阳性是确诊 HCV 感染的指标。抗 -HCV 用于 HCV 感染者的初筛,发现抗 -HCV 阳性,需要通过 HCV RNA 检测确证。HCV RNA 病毒载量的高低与疾病的严重程度和疾病的进展并无绝对相关性,但可作为抗病毒疗效评估的观察指标。

(4)丁型肝炎:HDVAg 是 HDV 唯一的抗原成分,HDVAg 最早出现,阳性是诊断急性 HDV 感染的直接证据。血清抗 -HDV IgM 也可用于急性 HDV 感染的早期诊断,抗 -HDV IgG 用于识别慢性 HDV 感染。抗 HDV 不是保护性抗体。血清或肝组织中 HDV RNA 是诊断 HDV 感染最直接的依据。

(5)戊型肝炎:血清抗 -HEV IgM 在急性 HEV 感染的早期出现,大多在 3 个月内消退,因此,抗 -HEV IgM 是近期感染血清学标志。抗 -HEV IgG 的检测结果因试剂和方法的不同会有较大差异,而且单份血清抗 -HEV IgG 检测阳性难以区分急性感染和既往感染,因此除非能比较双份血清的动态变化,一般不宜作为 HEV 急性感染的诊断依据。血清和 / 或粪便中 HEV RNA 的检出是明确 HEV 感染的直接证据。

5. 影像学检查 B 超在诊断急性肝炎中无特异性,主要是鉴别肝外梗阻性黄疸和排除肝内占位、脂肪性肝病。急性肝炎 B 超表现为肝脏弥漫性肿大,肝实质呈现均匀回声点,脾脏可轻度肿大,胆囊腔可明显缩小和胆囊壁增厚,肝门或胆囊颈部淋巴结可肿大。CT 和 MRI 的应用价值同 B 超。

四、诊断标准

1. 急性甲型肝炎 参照我国 2000 年制定的《病毒性肝炎防治方案》和 2008 年中华人民共和国卫生部发布的《甲型病毒性肝炎诊断标准》(WS 298—2008),急性甲型病毒性肝炎临床诊断依据如下。

(1)流行病学资料:发病前 2~7 周内有不洁饮食或不洁饮水史,或与急性甲型肝炎患者有密切接触史,或当地出现甲型肝炎暴发或流行,或有甲肝流行区旅游史。

(2)临床症状和体征:急性起病,有畏寒、发热、乏力和食欲缺乏、恶心、呕吐或腹胀等消化道症状。肝大伴有触痛和叩痛。有巩膜、皮肤黄染并排除其他疾病所致的黄疸。

(3)实验室检查:血清谷丙转氨酶(GPT)水平明显升高,血清胆红素在大于正常上限数值一倍以上和 / 或尿胆红素阳性。

（4）病原学检测：血清抗 -HAV IgM 阳性者，或急性期、恢复期双份血清抗 -HAV IgG 效价呈 4 倍以上升高者，或粪便中检出 HAV 颗粒或 HAV RNA 者可确诊。凡急性发病，具上述肝炎症状、体征及实验室检查异常，如血清胆红素在大于正常上限数值一倍以上或尿胆红素阳性，并排除其他原因引起之黄疸，可诊断为急性黄疸型甲型肝炎。

2. 急性乙型肝炎 参照我国 2000 年制定的《病毒性肝炎防治方案》和 2008 年中华人民共和国卫生部发布的《乙型病毒性肝炎诊断标准》（WS 299—2008），急性乙型病毒性肝炎临床诊断依据如下：①有明确的就诊前 6 个月以内的流行病学史，如乙肝感染者密切接触史，尤其性接触史；或在 6 个月内曾接受输血、血液制品及用未经严格消毒的器具注射药物、免疫接种和针刺治疗等。②指近期内出现的无其他原因可解释的乏力和消化道症状，可有尿黄、眼黄和皮肤黄疸。③肝脏生化检查异常，主要是血清 GPT 和 GOT 升高，可有血清胆红素升高。④血清 HBsAg 阳性。⑤有明确的证据表明 6 个月内曾检测血清 HBsAg 阴性。⑥抗 -HBc IgM 阳性 1∶1 000 以上。⑦肝组织学符合急性病毒性肝炎改变。⑧恢复期血清 HBsAg 阴转，抗 -HBs 阳转。

符合②＋④＋⑤或③＋④＋⑤，或⑥、⑦、⑧中任何一项，可以诊断急性乙型肝炎。凡符合急性肝炎诊断条件，血清胆红素>17.1μmol/L，或尿胆红素阳性，并排除其他原因引起的黄疸，可诊断为急性黄疸型乙型肝炎。

3. 急性丙型肝炎 根据我国《丙型肝炎防治指南（2019 年版）》，急性丙肝诊断标准如下。

（1）流行病学史：有明确的就诊前 6 个月以内的流行病学史，如输血史、应用血液制品史或明确的 HCV 暴露史。

（2）临床表现特点：可有全身乏力、食欲缺乏、恶心和右季肋部疼痛等，少数伴低热，轻度肝大，部分患者可出现脾大，少数患者可出现黄疸。部分患者无明显症状，表现为隐匿性感染。

（3）实验室检查：GPT 多呈轻度和中度升高，也可在正常范围之内，有明确的 6 个月以内抗 -HCV 和 / 或 HCV RNA 检测阳性结果的检测史。HCV RNA 常在 GPT 恢复正常前低于检测下限，但也有 GPT 恢复正常而 HCV RNA 持续阳性者。

有上述（1）＋（2）＋（3）或（2）＋（3）者可诊断。

4. 急性丁型肝炎 根据 2008 年中华人民共和国卫生部发布的《丁型病毒性肝炎诊断标准》（WS 300—2008），急性丁型病毒性肝炎的诊断依据如下。

（1）流行病学史：①既往无 HBV 感染史。6 个月内接受过血及血制品、或有其他医源性感染 HBV 和 HDV 的可能性、生活中同其他 HBV 感染者有密切接触（尤其是性接触）等。符合该病史者提示急性 HBV 与 HDV 同时感染的可能性。②既往有慢性 HBV 感染史。6 个月内接受过血及血制品、或有其他医源性感染 HDV 的可能性、生活中同其他 HDV 感染者有密切接触（尤其是性接触）等。符合该病史者提示慢性 HBV 感染的基础上重叠急性 HDV 感染的可能性。

（2）临床表现特点：①乏力、食欲缺乏、恶心、呕吐、腹胀、肝区不适或隐痛、尿黄、眼黄等。急性患者可有肝大、触痛或叩痛。②HBV 与 HDV 同时感染，成年急性 HBV 和 HDV 感染大多表现为自限性肝炎经过。急性丁型肝炎的症状体征与急性乙型肝炎的症状体征重叠出现，不能区分，如急性乙型肝炎患者有血清 GPT 和总胆红素的双相升高（GPT 伴 / 不伴总胆红素的双相升高），应怀疑为 HBV 与 HDV 的同时感染。③HBV 与 HDV 慢性 HBV 感染，慢性 HBV 感染者突然出现病情活动或加重，或迅速发展为重型肝炎，应考虑重叠感染 HDV 的可能性。

（3）实验室检测：①肝功能检测血清 GPT 升高。②HDV 标志物检测血清 HDVAg 阳性、血清 HDV RNA 阳性、血清抗 -HDV 阳性、血清抗 -HDV IgM 阳性、肝组织 HDVAg 阳性、肝组织 HDV RNA 阳性。

5. 急性戊型肝炎 根据 2008 年中华人民共和国卫生部发布的《戊型病毒性肝炎诊断标准》（WS 301—2008），急性戊型病毒性肝炎的诊断依据如下。

（1）流行病学史：发病前 15~75 天内有不洁饮食（水）史，或有接触戊型肝炎患者史，或到过戊型肝炎高发区或流行区出差、旅游史。

（2）临床表现特点：无其他原因可解释的持续乏力、食欲缺乏或其他消化道症状和肝大有触痛或叩击痛。尿黄、皮肤巩膜黄染，并排除其他疾病所致的黄疸。

（3）实验室检查：血清抗 -HEV IgG 阳转或含量有 4 倍及以上升高；抗 -HEV IgM 阳性；血清和 / 或粪便 HEV RNA 阳性。血清 GPT 水平明显升高。凡符合戊型肝炎的临床表现、生化改变及病原学指标，血清总胆红素大于 17.1μmol/L 和 / 或尿胆红素阳性，可诊断急性黄疸型戊型肝炎。在病程中未出现黄疸，血清总胆红素水平未超过 17.1μmol/L，则诊断急性无黄疸型戊型肝炎。

6. 肝衰竭 各型肝衰竭诊断标准详见本书"第 31 章 急性肝衰竭"。

五、鉴别诊断

1. 其他原因引起的黄疸 ①溶血性黄疸：常有药物、感染等诱因，表现为贫血、腰疼、发热、血红蛋白尿、网织红细胞升高，黄疸大多较轻，主要以间接胆红素升高为主。大、小便中尿胆原增多。②肝外梗阻性黄疸：常见病因有胆囊炎、胆石症、胰头癌、壶腹周围癌、肝癌、胆管癌、阿米巴脓肿等。有原发病症状、体征，肝功能损害轻、黄疸以直接胆红素为主。影像学上有肝内外胆管扩张。

2. 其他原因引起的肝炎 包括应与其他非嗜肝病毒引起的肝炎、感染中毒性肝炎、药物性肝损害、酒精性肝病、自身免疫性肝病、非酒精性脂肪肝、肝豆状核变性（Wilson 病）等鉴别。①其他非嗜肝病毒引起的肝炎：巨细胞病毒（CMV）、EB 病毒（EBV）和单纯疱疹病毒（HSV）性均可引起肝炎。巨细胞病毒性肝炎多发生于婴幼儿和免疫功能低下者，血清 CMV-IgM 阳性或 / 和 CMV DNA 阳性。EB 病毒性肝炎出现发热、咽痛、皮疹、淋巴结肿大和外周血单个核细胞增多等传染性单核细胞增多症的表现，血清

79

嗜异性凝集试验阳性,EB 病毒抗体阳性,或 EBV DNA 阳性。HSV 感染也多发生于免疫功能低下者,常有原发病的表现,血清抗 -HSV IgM 阳性或 / 和 HSV DNA 阳性。②感染中毒性肝炎:细菌、立克次体、钩端螺旋体、阿米巴原虫、血吸虫等感染都可引起肝损伤,表现肝大、黄疸及肝功能异常,主要根据原发病的临床特点和实验室检查进行鉴别。③药物性肝损害:是由药物或 / 及其代谢产物引起的肝脏损害。有药物暴露史,停药后肝脏异常指标迅速恢复,再次用药又出现肝损害的临床过程,并排除其他病因或疾病所致的肝损伤,包括肝炎病毒学检测均为阴性。详见本书“第 122 章药物性肝损伤”。④酒精性肝病(alcoholic liver disease,ALD):有长期饮酒史,(一般超过 5 年折合乙醇量男性 ≥ 40g/d,女性 ≥ 20g/d,或 2 周内有大量饮酒史,折合乙醇量>80g/d),肝功能 GOT 多高于 GPT,γ-GT 水平较高,肝穿刺活检肝细胞以脂肪性变为主要特征。B 超显示肝大和脂肪肝表现。⑤自身免疫性肝病:包括自身免疫性肝炎(autoimmune hepatitis,AIH)、原发性胆汁性胆管炎(primary biliary cholangitis,PBC)和原发性硬化性胆管炎(primary sclerosing cholangitis,PSC)。AIH 症状与体征类似病毒性肝炎,但肝炎病毒学检测均为阴性,血清球蛋白明显增加,抗核抗体、抗平滑肌抗体、抗肝 / 肾微粒体抗体等自身抗体阳性,抗线粒体抗体阴性。PBC 以中年女性多见,常有肝内胆汁淤积的临床症状和生化改变,如皮肤瘙痒、黄疸,血清 γ-GT 和碱性磷酸酶(ALP)水平升高;抗线粒体抗体阳性,肝组织学有非化脓性破坏性胆管炎及小叶间胆管破坏的证据。PSC 发病者以中青年男性居多,常合并炎症性肠病,间歇性上腹疼痛、皮肤瘙痒、黄疸,血清 γ-GT 和 ALP 水平升高;可检测到多种自身免疫性抗体,如抗核抗体、抗平滑肌抗体等。胆管造影包括磁共振胆管造影(MRC)、内镜逆行胆管造影(ERC)和经皮肝穿刺胆管造影(PTC)显示有典型的多灶性胆管狭窄和节段性扩张的胆管改变,并除外继发性硬化性胆管炎,则可以诊断 PSC。⑥非酒精性脂肪肝:是一种与胰岛素抵抗和遗传易感密切相关的代谢应激性肝脏损伤。部分非酒精性脂肪肝可出现血清 GPT 和 / 或 GOT 升高,需要与病毒性肝炎鉴别。多数脂肪肝患者伴有肥胖及代谢综合征的表现,γ-GT 持续增高,肝脏影像学有弥漫性脂肪肝,肝活检组织学有大泡性脂肪变的病理特征。⑦肝豆状核变性:为体内铜代谢异常的一种遗传代谢疾病,多见青少年,除肝脏病变外,一般多有神经系统症状、肾损害,裂隙灯下角膜色素环(又称 Kayser-Fleischer 环),血清铜蓝蛋白水平降低,肝组织铜含量增加,尿铜排出量增高。

【治疗】

急性病毒性肝炎一般采取综合疗法,绝大多数肝炎患者都可恢复健康。治疗原则以适当休息、合理营养为主,适当辅以药物,避免饮酒、过度劳累和使用对肝脏有损害的药物。

(一)急性肝炎

急性肝炎多具有自限性,多数患者在 3~6 个月内能自愈。治疗原则是以休息、抗炎保肝治疗、支持治疗和对症治疗,避免饮酒及使用易在肝脏蓄积的药物,其目的是改善肝炎急性期症状,促进肝损害修复,减少并发症,降低病毒传播。

1. 一般治疗

(1)适当休息:在急性期症状明显,尤其出现黄疸时,应卧床休息。卧床休息可增加肝脏血流量,有利于肝脏修复。待症状好转、体力增加后,可逐步适当增加活动,以活动后不感觉疲劳为宜。

(2)合理饮食:在急性期时应注意充足营养,以易消化食物为主,可少量多餐。消化道症状明显,恶心、呕吐者,可以适当给予葡萄糖液静脉输注,保证必要的热量供给,应避免饮酒及服用易在肝脏蓄积的药物。

(3)对症治疗:恶心、呕吐者应给予止吐药物,如甲氧氯普胺 10mg/ 次,肌内注射。发热者给予退热药物。呕吐明显,出现脱水患者,应住院给予静脉补液等。

(4)抗炎保肝药物:目前临床上使用的抗炎保肝药物品种较多,按照作用机制大致分为:①促进肝细胞膜修复,如多烯磷脂酰胆碱;②帮助肝细胞“解毒”,如还原型谷胱甘肽;③控制肝脏炎症,如甘草甜素制剂和五味子制剂的甘利欣、复方甘草酸苷、双环醇等;④利胆退黄,如中医制剂茵栀黄、苦黄,熊去氧胆酸,腺苷蛋氨酸;⑤促肝细胞再生,如促肝细胞生长因子等。虽然理论上各种“保肝药”都有其使用指征,但临床缺乏较高级别的循证医学证据,疗效未必满意。临床应合理使用,可每次选择 1~2 种,避免滥用,以免加重肝脏负担。

2. 抗病毒治疗 急性甲肝、乙肝和戊肝大多自限,一般不采用抗病毒治疗。急性丙型肝炎容易转为慢性,早期抗病毒治疗可以防止患者进展为慢性肝炎,故主张积极抗病毒治疗。急性丁型肝炎也可选择膦甲酸进行抗病毒治疗。

(1)急性丙型肝炎的抗病毒治疗:急性丙肝患者何时开始抗 HCV 治疗,目前观点不统一。若伴有 GPT 升高,无论有无其他临床症状,可启动抗 HCV 治疗;或每 4 周复查 1 次 HCV RNA,对持续 12 周 HCV RNA 阳性患者才考虑抗病毒治疗。急性丙型肝炎患者可以给予索磷布韦 / 维帕他韦(泛基因型)、格卡瑞韦 / 哌仑他韦(泛基因型)、格拉瑞韦 / 艾尔巴韦(基因 1b 或 4 型)、来迪派韦 / 索磷布韦(基因 1、4、5、6 型)或奥比帕利联合达塞布韦(基因 1b 型)治疗 8 周。因有延迟复发的报道,应监测持续病毒性应答 12 周(SVR12)及 SVR24。

(2)急性丁型肝炎的抗病毒治疗:干扰素 -α、长效干扰素 -α 和抗 HBV 的核苷类药物在临床实践中可运用于慢性丁型肝炎的抗病毒治疗,但在急性丁型肝炎治疗中的作用未见报道。目前尚无针对急性丁型肝炎的有效抗病毒治疗药物。一项报告显示,3 例 HDV 引起的急性肝衰竭(暴发性肝炎)患者在接受膦甲酸治疗后获得了康复,另外 2 例由单纯 HBV 感染引起的急性肝衰竭患者也获得了康复。膦甲酸是某些病毒 DNA 聚合酶的抑制剂。然而,体外试验发现其对 HDV 复制有反常的刺激作用。因此,对于 HBV/

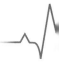

HDV 共感染引起的急性肝衰竭，膦甲酸可能是通过抑制 HBV 而发挥作用的。

(二) 肝衰竭的治疗

目前肝衰竭的尚缺乏特效药物和手段。原则上强调早期诊断、早期治疗，采取支持、对症、抗病毒等综合内科治疗措施，并积极防治各种并发症。肝衰竭患者诊断明确后，应进行病情评估和重症监护治疗。有条件者可早期进行人工肝治疗，视病情进展情况进行肝移植前准备。肝衰竭的治疗详见本书第 31 章 "急性肝衰竭"。

【预后】

急性肝炎患者的预后大多良好。甲型肝炎病死率为 0.01%。急性乙型肝炎 90% 可完全康复，10% 左右转变为慢性肝炎。急性丙型肝炎约 55%~85% 转为慢性，急性丁型肝炎重叠 HBV 感染时约 70% 转为慢性。急性戊型肝炎病死率为 1%~2%，妊娠后期合并戊型肝炎病死率 10%~20%。急性肝衰竭的预后较差，病死率可达 60%~70% 以上，幸存者也常发展为坏死后肝硬化。

(黄呈辉)

参考文献

[1] 中华医学会感染病学分会, 中华医学会肝病学分会. 慢性乙型肝炎防治指南 (2019 年版)[J]. 临床肝胆病杂志, 2019, 35 (12): 2648-2669.

[2] 中华医学会感染病学分会, 中华医学会肝病学分会. 丙型肝炎防治指南 (2019 年版)[J]. 临床肝胆病杂志, 2019, 35 (12): 2670-2686.

79

第 80 章

伤 寒

伤寒（typhoid fever）是由伤寒沙门菌引起的一种急性肠道传染病。临床特征为持续发热、表情淡漠、相对缓脉、脾大、玫瑰疹及白细胞减少等，少数病例可并发肠出血或肠穿孔等严重并发症。伤寒可发生于任何季节，但以夏秋季多见。人群普遍易感，以学龄期儿童和青年多见。病后常可获持久免疫力，再次发病者少见。

【病因与发病机制】

伤寒沙门菌系沙门菌属的 D 群，革兰氏染色阴性短杆菌，需氧或兼性厌氧。伤寒沙门菌具有脂多糖菌体抗原（"O" 抗原）及鞭毛抗原（"H" 抗原），可刺激机体产生特异性、非保护性 IgM 和 IgG 抗体。该菌还有多糖毒力抗原（Vi 抗原），Vi 抗原的抗原性较弱，当伤寒沙门菌从人体中清除，Vi 抗体也随着消失。测定患者血清中的 "O" "H" 抗体效价即肥达反应，可协助诊断；测定 Vi 抗体可用于发现带菌者。伤寒沙门菌无外毒素，菌体裂解时，可释出毒力很强的内毒素，对本病的发生发展起着重要作用。含 Vi 抗原的菌株，在体内有抗吞噬与抗溶菌作用，表示细菌毒力较强。本菌仅寄生于人类，感染者（包括患者和带菌者）是唯一的传染源。病菌随粪便排出体外，患者自潜伏期末即可排菌（称潜伏期带菌者），病程 2~4 周内传染性最大；入恢复期后仍有排菌但在 3 个月内停止者，称暂时带菌者；约 2%~5% 患者可持续排菌 3 个月以上，称为慢性带菌者，其中少数患者可终身排出细菌，是伤寒不断传播甚至流行的主要传染源。伤寒沙门菌通过粪 - 口途径传播。病菌排出体外后，通过污染的手、餐具、食物、饮料、苍蝇或蟑螂而传播。日常生活接触传播是散发流行的主要传播方式；水源被污染是本病最重要的传播途径，常可引起暴发流行；食物被污染是传播伤寒的主要途径，有时可引起食物型的暴发流行。

人体摄入伤寒沙门菌后是否发病主要取决于摄入伤寒沙门菌的数量与毒力、胃酸强度、肠道黏膜的保护力以及人体的免疫力等因素。例如，当胃酸的 pH<2 时伤寒沙门菌很快被杀灭。伤寒沙门菌摄入量达 10^5 以上才能引起发病，超过 10^7 或更多将引起伤寒的典型疾病经过。而非特异性防御机制异常，如胃内胃酸减少和原先有幽门螺杆菌感染等有利于伤寒沙门菌的定位和繁殖，此时引起发病的伤寒沙门菌数量也相应降低。未被胃酸杀灭的部分伤寒沙门菌将到达回肠下段，穿过黏膜上皮屏障，侵入回肠集合淋巴结（Peyer patches）的单核吞噬细胞内繁殖形成初发病灶；进一步侵犯肠系膜淋巴结经胸导管进入血液循环，形成原发菌血症（初期菌血症）。此阶段患者不出现症状，相当于临床上潜伏期。若机体免疫力较强，则可将病菌消灭而不发病；若机体免疫力差，则细菌随血流进入全身各脏器，如肝、脾、胆囊、骨髓及淋巴结等单核吞噬细胞内继续大量繁殖，再次进入血流，引起第二次严重菌血症，并释放强烈的内毒素，产生发热、全身不适等临床症状，出现皮肤玫瑰疹和肝脾大等体征，此时相当于病程的第 1~2 周，毒血症状逐渐加重，血培养常为阳性，骨髓中伤寒沙门菌最多，持续时间长，故培养阳性率最高。病程第 2~3 周，伤寒沙门菌继续随血流播散至全身各脏器与皮肤等处，经胆管进入肠道，随粪便排出，经肾随尿液排出，此时粪便、尿液培养可获阳性。进入胆系的伤寒沙门菌在胆囊胆汁内繁殖旺盛，约于第 2、3 周，大量病原菌随胆汁入肠，使肠壁淋巴组织广泛受染，引起局部 Arthus 反应，使原已致敏的肠壁组织发生肿胀、坏死和溃疡，临床表现达到极期。此外，伤寒沙门菌也可在其他组织引起化脓性炎症如骨髓炎、肾脓肿、胆囊炎、脑膜炎、心包炎等。随着病程的进展，人体防御能力逐渐增强，约于第 4、5 周，病菌逐渐消灭或长期隐藏体内（胆囊为主），体温逐步下降，症状渐趋消失，组织逐步修复，临床上处于恢复期。伤寒的持续性发热，除与内毒素血症有关外，伤寒沙门菌与体内抗体形成免疫复合物，活化补体引起炎症反应，炎症部位的单核巨噬细胞和中性粒细胞释放内源性致热原亦引起发热。伤寒的中毒症状可能是内毒素导致脑组织酶系统发生紊乱或影响基底神经节胆碱能神经的结果。

临床观察提示在全身单核巨噬细胞系统（包括肝、脾、骨髓、淋巴组织等）被激活的巨噬细胞对伤寒沙门菌的细胞内杀伤机制起重要作用，巨噬细胞吞噬伤寒沙门菌、红细胞、淋巴细胞及细胞碎片，称为 "伤寒细胞"（typhoid cell）；伤寒细胞聚集成团，形成小结节，称为 "伤寒小结"（typhoid nodule）或 "伤寒肉芽肿"（typhoid granuloma），这是伤寒的特征性病理改变，具有病理诊断意义。病变以肠道最为显著，尤以回肠，尤其是远端 10~12cm 及邻近回盲瓣处受累较重。肠道病变过程包括增生、坏死、溃疡形成、溃疡愈合四个阶段。肠道病变一般限于黏膜及黏膜下层，如侵蚀血管则致出血；若穿透肌层和浆膜层，便导致肠穿孔，引起腹膜炎。溃疡愈合后不留瘢痕和狭窄。肠道的病变范围与临床病情的严重程度不一定成正比，有的患者有严重中毒症状，但肠道病变轻微；而有的患者症状较轻，却可突然发生肠出血或肠穿孔；贫血和白细胞减少是单核巨噬细胞增生及其

80

作用增强的结果。

【诊断】

一、临床表现特点

本病潜伏期一般 7~14 天,波动范围 3~60 天,其长短与感染菌量有关。食物型暴发流行时可短至 48 小时,而水源性暴发时可长达 30 天。大多起病徐缓,可有乏力、食欲缺乏、全身不适、头痛、腰酸背痛等前驱症状;少数病例则有畏寒、发热,急骤发病。

(一) 典型伤寒

典型伤寒病程 4~5 周,主要临床表现可分为以下四期。

1. 初期 为病程的第一周。缓慢起病,最早出现的症状是发热,常伴有全身不适、食欲缺乏、恶心、呕吐、咽痛、咳嗽等,体温呈阶梯形上升,于 5~7 天内达 39~40℃。半数以上患者有腹痛,弥漫性或位于右下腹回肠末端处。约 1/3 患者出现腹泻,为水样或稀便,黑便少见。部分患者此时已能扪及增大的肝脏和脾脏。

2. 极期 为病程的第 2~3 周。主要特点有:①持续高热:高热持续不退,稽留在 40℃左右;少数病例则呈弛张热或不规则热型,若没有进行有效的抗菌治疗,热程可持续 2 周以上。②相对缓脉和重脉:约 1/3 患者有相对缓脉,偶见重脉。相对缓脉系副交感神经兴奋所致,即体温每升高 1℃,脉搏每分钟加快少于 15~20 次,如患者体温 40℃,而脉搏每分钟仅 90~100 次。成年人多见,并发心肌炎时,相对缓脉不明显。重脉是当触诊桡动脉时,每一脉搏感觉有两次搏动,系末梢血管受内毒素影响扩张所引起。③神经系统中毒症状:由于内毒素的致热和毒性作用,患者表现为表情淡漠、呆滞、反应迟钝、耳鸣、重听或听力下降,重者更有震颤、摸空、谵妄、精神错乱、昏迷,或出现脑膜刺激征(虚性脑膜炎的表现)。④肝脾大:近半数有肝脾大。⑤玫瑰疹:部分患者于第 7~13 病日在胸、腹、背部分批出现淡红色斑丘疹,量少,一般在 12 个以下,直径 2~4mm,加压褪色,2~4 天后消失。可分批出现,有时可变成压之不褪色的小出血点。⑥其他:病重期间,患者极度虚弱、厌食,由于低钾血症或中毒性肠麻痹而致腹胀,多数便秘,少数重症患者可有腹泻,腹痛及压痛以右下腹最显著。⑦血象:白细胞计数多 <5×10⁹/L,嗜酸性粒细胞减少或消失,贫血较常见。

3. 缓解期 为病程的第 4 周。体温呈弛张热型逐渐下降,症状逐渐减轻,病情开始改善。但患者消瘦虚弱,可出现各种并发症和合并症。

4. 恢复期 为病程的第 5 周。体温正常,症状和体征也随之消失,但全身状况的恢复约需 1 个月。少数患者可转为带菌者,大多无症状。

由于推行预防接种以及多数患者能得到及时诊断和有效的抗菌治疗,目前具有典型表现的伤寒患者已不多见。

(二) 不典型伤寒

1. 轻型 多见于儿童,或者早期应用有效抗生素治疗以及曾经接受过伤寒菌苗预防的患者。以发热为主要表现,毒血症轻,病程较短,一般 2 周左右即可治愈。近年来在散发病例中多见。由于病情轻,症状不典型,易致漏诊或误诊。

2. 顿挫型 初期病情重,但恢复快,1~2 周自愈。多见于儿童及有部分免疫力的成人。

3. 迁延型 常见于原先有慢性乙型肝炎、胆道结石、慢性血吸虫病等消化系统基础疾病的患者,初期表现与典型病例相同,但发热持续 5 周以上甚或更久,热型弛张或间歇,肝脾大较显著。病程可迁延数月之久。

4. 逍遥型 患者症状轻微,可坚持正常生活,部分患者以肠出血或肠穿孔为首发症状。

5. 暴发型 起病急,毒血症严重,病情凶险,常有过高热或体温不升、休克、中毒性脑病、中毒性肝炎、中毒性心肌炎、DIC 等并发症。若未能及时抢救,可在 1~2 周内死亡。

(三) 小儿伤寒特点

年龄越小临床表现越不典型。婴幼儿伤寒起病急,重症多,有高热、惊厥、腹胀、呕吐、腹痛、腹泻等症状,白细胞计数常无明显下降,甚至可达 20×10⁹/L 以上,并发症以支气管肺炎为多,病死率高。儿童伤寒一般病程较短,病情较轻,弛张热或不规则热和胃肠道症状如呕吐、腹泻等多见,相对缓脉及重脉不明显,玫瑰疹亦少见,肝大较脾大突出而常见,并发症少。

(四) 老年伤寒特点

体温多不高,临床表现多不典型,神经系及心血管系症状严重,易并发支气管炎与心功能不全,恢复缓慢,病死率较高。

(五) 复发与再燃

5%~10% 患者的临床症状消失后 1~3 周又出现,血培养再次阳转,称为复发。其原因是病灶内的细菌未完全消灭,当身体免疫力降低时,伤寒沙门菌再度大量繁殖,并再次侵入血流,多见于抗生素疗程过短、机体抵抗力降低的患者。少数患者可有 2 次以上复发。复发的症状一般较轻,病程较短,并发症与合并症较少。再燃是指患者进入恢复期前,体温尚未降至正常时,又重新升高,持续 5~7 天后方正常,血培养常为阳性。其原因可能与菌血症尚未被完全控制有关。有效和足量的抗菌药物治疗可减少或杜绝再燃。

(六) 并发症

在伤寒的病程中,尚可发生以下并发症。

1. 肠出血 为常见的严重并发症,发生率 2.4%~15%。多出现在病程第 2~3 周或恢复期,成人比小儿多见。常有饮食不当、活动过多、腹泻以及排便用力过度等诱因。除明确的血性大便外,患者常有血压或体温突然下降,脉搏增快、贫血等表现。

2. 肠穿孔 为最严重的并发症,发生率约 1%~4%,好发于回肠末端,多见于病程第 2~3 周。成人比小儿多见。发病诱因是饮食不当、滥用泻药、排便用力、高压灌肠、钡餐检查或肠胀气等。患者骤觉右下腹剧痛,伴有恶心、呕吐及休克症状(休克期),1~2 小时后症状可短暂缓解(平静期),不久又有高热、腹胀、腹痛、腹肌紧张与压痛等急性腹膜炎的表现(腹膜炎期)。有时与肠出血一起发生。

3. 中毒性心肌炎 发生率 3.5%~5%,多见于极期。

4. 中毒性肝炎 发生率为 10%~50%,常见于病程 1~3 周。伤寒时肝脏受累多系肝脏对伤寒沙门菌及其分解产物的一种非特异性反应,因此预后大多良好。肝脏受累表现有肝大、转氨酶升高等。发生肝衰竭少见。

5. 其他 伤寒沙门菌随血流播散,可引起各种局灶性感染,如急性胆囊炎、支气管炎、肺炎、骨髓炎、脑膜炎、心内膜炎、心包炎、脓肿、关节炎等;因伤寒引起的变态反应可导致伤寒肾炎、溶血性贫血、溶血尿毒症综合征等。

二、实验室检查

1. 常规检查 血白细胞计数大多为 $(3~5) \times 10^9/L$,伴中性粒细胞减少和嗜酸性粒细胞消失。随病情的好转嗜酸性粒细胞逐渐升高。极期嗜酸性粒细胞>2%,绝对计数>$4 \times 10^9/L$ 者可基本除外伤寒。高热时可有轻度蛋白尿。粪便隐血试验常阳性。

2. 细菌培养 ①血培养:是本病确诊的依据。第 1 周阳性率达 80%~90% 以上,以后阳性率渐低,第 3 周末降为 50% 左右,以后迅速降低。再燃和复发时可出现阳性。②骨髓培养:骨髓中单核巨噬细胞摄取病菌较多,培养阳性率较血液稍高,可达 80%~95%,且出现早,持续久,不论病程早晚均宜进行。对已用抗生素、血培养阴性者尤为适用。③粪便培养:疾病的任何阶段均可从大便中分离到病原菌。第 3~4 周可达 75% 左右。④尿培养:第 3~4 周时阳性率较高,约 25%。

3. 伤寒血清凝集试验 即肥达反应(widal reaction),常自病程第一周末出现阳性,第 3~4 周阳性率可达 90%。其效价随病程演进而递增,第 4~6 周达高峰,病愈后可持续数月之久。该试验特异度不强,机体免疫功能紊乱时可出现假阳性反应(达 10%~20%),如结核病、结缔组织病等疾病在发热病程中可出现肥达反应阳性;而发病早期应用抗生素、全身情况较差、免疫功能低下时又可出现假阴性。因此,对肥达反应结果的判断宜谨慎,肥达反应阴性不能排除本病,必须密切结合临床资料,还应强调恢复期血清抗体效价的对比。试验必须动态观察,一般 5~7 天复查 1 次,效价逐渐升高,辅助诊断意义也随之提高。

在检验报告上分别以 O、H、A、B、C 表示凝集试验中伤寒沙门菌的菌体抗原、鞭毛抗原、副伤寒沙门菌甲、乙、丙鞭毛抗原的相应特异性抗体,双份血清抗体效价递增 4 倍者可确诊,单份血清抗体效价 O≥1:80 及 H≥1:160 者亦有诊断价值。由于伤寒沙门菌、副伤寒沙门菌具有部分相同的菌体抗原,故仅有 O 抗体升高不能区分伤寒和副伤寒,须依靠 H、A、B、C 抗体加以鉴别。

4. 核酸检测方法 目前主要为聚合酶链反应(PCR)扩增伤寒基因组特异性靶序列,具有方法特异度高、灵敏度好及快速、简便等优点,有助于早期快速诊断。

三、诊断注意事项

凡持续发热 1 周以上,体温阶梯形上升后稽留、相对缓脉、特殊的中毒面容、肝脾大、玫瑰疹、白细胞减少时,即应高度考虑为本病。流行病学资料如季节、地区、卫生情况、过去病史、接触史等有助于诊断。检出致病菌是确诊的唯一依据。疾病早期以血培养为主,病程后期以骨髓、粪、尿培养为主。曾用抗菌药物治疗、血培养阴性者应作骨髓培养。对临床经过典型而血培养阴性的患者,肥达反应有诊断价值。本病在早期须与病毒感染、疟疾、钩体病、急性病毒性肝炎等疾病鉴别;在极期(第 2 周以后)需与脓毒血症、粟粒性结核、布鲁菌病、斑疹伤寒、结核性脑膜炎等鉴别。

四、诊断标准(GB 16001—1995)

1. 临床诊断标准 在伤寒流行季节和流行地区有持续性高热(40~41℃),为时 1~2 周以上,并出现特殊中毒面容,相对缓脉,皮肤玫瑰疹,肝脾大,周围血象白细胞总数低下,嗜酸性粒细胞减少或消失,骨髓象中有伤寒细胞(印戒细胞),可临床诊断为伤寒。

2. 确诊标准 临床诊断病例如有以下项目之一者即可确诊:①从血、骨髓、尿、粪便或玫瑰疹刮取物中,任一种标本分离到伤寒沙门菌。②血清特异性抗体阳性,肥达反应 "O" 抗体凝集效价 ≥1:80,"H" 抗体凝集效价 ≥1:160,如恢复期效价增高 4 倍以上则更有意义。

【治疗】

一、对症支持疗法

1. 一般治疗 ①常规消毒与隔离。临床症状消失后,每隔 5~7 天送粪便进行伤寒沙门菌培养,连续 2 次阴性才可解除隔离。②休息:发热期应卧床休息,退热后 2~3 天可在床上稍坐,退热后 1 周可逐渐过渡至正常活动量。③护理:注意观察体温、脉搏、血压、腹部体征及大便外观。维护皮肤及口腔清洁。转换卧位,以防压疮及肺炎。④饮食:发热期选用营养丰富、易消化的流质、半流质饮食,给适量维生素 B 及维生素 C,少摄入糖及牛奶,入液量约 2 000~3 000ml/d 以上,维持水、电解质平衡;恢复期渐增食量,一般于热退后 5~7 天改用少渣饮食,2 周后恢复正常饮食。过早进食多渣、坚硬和容易产气的食物有诱发肠出血和肠穿孔的危险。

2. 对症处理 ①降温措施:高热者物理降温,不宜用阿司匹林等水杨酸类退热剂,以免诱发虚脱及肠道并发症。②便秘:可用开塞露注肛;或小心用生理盐水 300~500ml 低压灌肠,无效时可改用 50% 甘油 60ml 或液体石蜡 100ml 灌肠。禁用高压灌肠和泻剂。③腹胀者忌用新斯的明类药物,可用肛管排气,松节油腹部热敷或针灸。④腹泻者酌情口服小檗碱(黄连素)0.3g,每日 3 次。忌用鸦片制剂,可用铋剂和复方颠茄片。⑤毒血症严重、合并中毒性心肌炎、休克或持续高热者,可在足量、有效抗生素配合下,加用肾上腺皮质激素,如地塞米松、氢化可的松等静脉滴注,不宜超过 3 天。可降低病死率。应注意:使用肾上腺皮质激素有可能掩盖肠穿孔的症状和体征,在观察病情变化时应予以重视。

80

二、病原治疗

应遵循的原则是：在没有伤寒药物敏感性试验的结果之前，伤寒经验治疗的首选药物推荐使用第三代喹诺酮类药物，儿童和孕妇伤寒患者宜首先应用第三代头孢菌素。治疗开始后，密切观察疗效，尽快取得伤寒药物敏感性试验的结果，以便决定是否需要调整治疗方案。

1. 第三代喹诺酮类药物 对伤寒沙门菌(包括耐氯霉素菌株)有较强的抗菌作用，体内分布广，组织渗透性强，体液及细胞内药物浓度高，可达有效抑菌和杀菌浓度，有利于彻底消灭患者吞噬细胞和胆囊内的伤寒沙门菌，减少复发和降低病后带菌率，从而达到治愈的目的；同时，本类药物还可降低肠出血、肠穿孔等严重并发症的发生率，是治疗伤寒的首选药物。但因其有可能影响骨骼发育，孕妇、儿童和哺乳期妇女慎用。目前常用的有：①氧氟沙星(ofloxacin)：0.2g，每日3次口服；或0.2g，每日2次静脉滴注，症状控制后改为口服；②环丙沙星(ciprofloxacin)：0.5g，每日2次口服；或0.2g，每日2次静脉滴注，症状控制后改为口服；③诺氟沙星(norfloxacin)：0.2~0.4g，每日3~4次口服；④左氧氟沙星(levofloxacin)：0.2~0.4g，每日2~3次口服；⑤依诺沙星(enoxacin)：0.2g，每日3次口服。疗程均为14天。

2. 第三代头孢菌素 第三代头孢菌素，因其抗菌活性强，在胆道内药物浓度高，不良反应少，治愈率达90%以上，复发率低于5%。尤其适用于孕妇、儿童、哺乳期妇女以及耐氯霉素菌株所致伤寒。常用的有：①头孢曲松(ceftriaxone)：成人1~2g，每日2次静脉滴注；儿童100mg/(kg·d)，分2次静脉滴注。②头孢噻肟(cefotaxime)：成人2g，每日2次静脉滴注；儿童100mg/(kg·d)，分2次静脉滴注。③头孢哌酮(cefoperazone)：成人2g，每日2次静脉滴注；儿童100mg/(kg·d)，分2次静脉滴注。④头孢他啶(ceftazidime)：成人2g，每日2次静脉滴注；儿童100mg/(kg·d)，分2次静脉滴注。疗程均为14天。

3. 氨苄西林(或阿莫西林) 本品毒性反应小，价格便宜，孕妇、婴幼儿、白细胞总数过低及肝肾功能损害者仍可选用。但疗程宜长，以减少复发和慢性排菌。用于敏感菌株的治疗。成人氨苄西林4~6g/d，儿童100~150mg/(kg·d)，分3~4次口服或静脉滴注；阿莫西林成人2~4g/d，分3~4次口服。疗程均为14天。

三、并发症的治疗

1. 肠出血 禁食，静卧，维持血容量，给予止血药物，酌情多次输血，一般保守治疗效果较好。大出血时考虑手术切除。

2. 肠穿孔 禁食，胃肠减压，强力抗生素的应用，积极

给予支持治疗。除非患者十分虚弱，应立即手术治疗。

3. 中毒性心肌炎 在足量、有效抗菌药物治疗的同时，加用皮质激素，并给予营养心肌、促进心肌代谢的药物治疗。

四、慢性带菌者的治疗

可选择以下治疗措施：①氟喹诺酮类药物：氧氟沙星0.2g，每日2次口服；或环丙沙星0.5g，每日2次口服；疗程均为4~6周。②阿莫西林：0.5~1.0g，每日4次口服；可联合丙磺舒0.5g，每日4次口服。疗程4~6周。③合并慢性胆囊炎、胆石症的慢性带菌者，病原治疗无效时，应作胆囊切除术，以根治带菌状态。

附：副伤寒

副伤寒(parayphoid fever)是甲、乙、丙型副伤寒沙门菌引起的一组细菌性传染病。其临床过程和处理措施与伤寒大致相同。与伤寒不同的临床特点如下。

1. **副伤寒甲和副伤寒乙** 我国成人的副伤寒以副伤寒甲为主，儿童以副伤寒乙较常见。副伤寒甲、乙患者肠道病变表浅，范围较广，可波及结肠。潜伏期较短，2~15天，一般为8~10天。起病常有腹痛、腹泻、呕吐等急性胃肠炎症状，2~3天后减轻，接着体温升高，出现伤寒样症状。体温波动大，稽留热少见，热程短，副伤寒甲大约3周，副伤寒乙大约2周。皮疹出现较早，稍大、颜色较深，量稍多可遍及全身。肠出血、肠穿孔等并发症少见，病死率较低。

2. **副伤寒丙** 可表现为脓毒血症型、伤寒型或急性胃肠炎型，以脓毒血症型多见。临床表现较复杂，起病急，寒战、体温迅速上升，热型不规则，热程1~3周。出现迁徙性化脓病灶时，病程延长，以肺部、骨骼及关节等部位的局限性化脓病灶为常见。肠出血、肠穿孔少见。局限性化脓病灶抽脓可检出丙型副伤寒沙门菌。

副伤寒甲、乙、丙的治疗与伤寒相同。当副伤寒丙出现脓肿形成时，应同时行外科手术排脓。

(陶伍元 张文武)

参考文献

[1] 张文武. 急诊内科学 [M]. 4版. 北京: 人民卫生出版社, 2017: 524-527.

[2] 李兰娟, 任红. 传染病学 [M]. 9版. 北京: 人民卫生出版社, 2018: 155-162.

80

第 81 章
细菌性痢疾

细菌性痢疾(bacillary dysentery)简称菌痢,是由志贺菌(genus shigellae,又称痢疾杆菌)引起的肠道传染病。直肠、乙状结肠的炎症与溃疡为其主要病理变化。主要临床表现为发热、腹泻、腹痛、里急后重和黏液脓血便,可伴有全身毒血症症状,严重者可有感染性休克和/或中毒性脑病。本病是我国夏秋季节常见的肠道传染病,人群普遍易感,但以学龄前儿童和青壮年为多。受凉、疲劳、营养不良、暴饮暴食或因其他疾病降低机体抵抗力,均有利于菌痢的发生和流行。病后免疫力短暂,不同菌群与血清型之间无交叉免疫力,故易反复感染。一般为急性,少数迁延成慢性。

【病因与发病机制】

志贺菌属于肠杆菌科志贺菌属。该菌为革兰氏阴性杆菌,有菌毛,无鞭毛、荚膜及芽孢,无动力,兼性厌氧,但最适宜于需氧生长。按抗原结构和生化反应,本病细菌可分为四个血清群(即痢疾志贺菌、福氏志贺菌、鲍氏志贺菌、宋氏志贺菌,又依次称为 A、B、C、D 群),共 47 个血清型或亚型(其中 A 群 15 个、B 群 13 个、C 群 18 个、D 群 1 个),各血清型之间无交叉免疫性。最常见的病原菌是 B 群福氏志贺菌,其次为 D 群宋氏志贺菌。国内流行菌仍以 B 群为主,有的地方 D 群有上升趋势。志贺菌在外界环境中生存力较强,在阴暗潮湿及冰冻情况下能生存数周,在水果、蔬菜及腌菜中能生存 10 天左右。对各种化学消毒剂等都很敏感。所有志贺菌均能产生内毒素和外毒素,内毒素是引起全身反应如发热、毒血症及休克的重要因素;外毒素又称志贺毒素(shigatoxin),有肠毒性、神经毒性和细胞毒性,分别导致相应的临床症状。福氏志贺菌感染易转为慢性;宋氏志贺菌感染引起症状轻,多呈不典型发作;A 群痢疾志贺菌的毒力最强,可引起严重症状。患者和带菌者是主要传染源,主要经粪-口途径传播。病菌随粪便排出体外后,通过手、苍蝇、食物和水,经口感染。急性菌痢早期患者排菌量大,传染性强,应及时隔离治疗和消毒粪便;病程后期排菌量虽明显减少,但治疗不当则病后带菌率高达 20%,带菌期一般为 1~4 周。不典型病例易漏诊或误诊,成为隐蔽的病菌散布者。健康带菌主要是菌痢患者的接触者,带菌期为 2~3 周。在非流行季节中接触传播为主要的传播途径,即接触被患者或带菌者污染的物体而受感染。在流行季节可有食物型和水型的暴发流行,前者系食用被手或苍蝇等所污染的食物而感染;后者系水源被粪便严重污染而引起水型传播。

志贺菌进入人体后是否发病,取决于细菌的数量、致病力和人体的抵抗力 3 个要素。其致病力则取决于对结肠黏膜上皮细胞的吸附和侵袭力,即只有对肠黏膜上皮细胞具有侵袭力的菌株才能引起菌痢。志贺菌经口入胃肠道,必须先突破胃酸的非特异性防御屏障作用和肠道的防御机制才能引起疾病。人体肠黏膜表面抗肠道致病菌的特异性抗体(主要为分泌型 IgA),对该菌有排斥作用;肠道正常菌群(如大肠埃希菌产生的大肠埃希菌素)对进入体内的外来菌有强烈的拮抗作用。过度疲劳、营养不良、饮食失常、胃酸缺乏或稀释,或有肠道原虫感染等足以降低人体全身和胃肠道局部防御功能的种种因素,有利于病原菌侵入而致病。志贺菌经口进入,穿过胃肠屏障后,侵袭和生长在结肠黏膜上皮细胞,经基底膜进入固有层,并在其中繁殖、释放毒素,引起炎症反应及炎性介质的释放和小血管循环障碍。炎性介质的释放又使志贺菌进一步侵入并加重炎症反应。结果导致肠黏膜炎症、坏死,坏死的上皮细胞脱落后可形成小而浅表的溃疡。由黏液、细胞碎屑、中性粒细胞、渗出液和血形成黏液脓血便。临床上可出现腹痛、腹泻等消化道症状以及发热等全身症状。内毒素增高肠壁通透性,更促进毒素的吸收,引起一系列毒血症症状。由于肠蠕动的失调而产生痉挛,临床上出现腹痛和腹泻,又由于直肠括约肌受刺激而有里急后重感。肠道病变一般限于结肠,且以乙状结肠和直肠为主,少数可波及下段回肠。

志贺菌释放的内毒素入血后,不但可以引起发热及毒血症等全身症状,还可直接作用于肾上腺髓质、交感神经系统和单核巨噬细胞系统释放各种血管活性物质,引起急性微循环衰竭,进而引起感染性休克、DIC 及重要脏器功能衰竭,临床表现为中毒性菌痢(休克型、脑型或混合型)。休克型主要是感染性休克,而脑型则以脑水肿或脑疝引起的昏迷、抽搐与呼吸衰竭为主要临床表现。

外毒素是由志贺菌志贺毒素基因编码的蛋白,它能不可逆性地抑制蛋白质合成,从而导致上皮细胞损伤,可引起出血性结肠炎和溶血性尿毒综合征。

【诊断】

一、临床表现特点

本病潜伏期为数小时至 7 天,多数为 1~4 天。A 群(痢疾志贺菌)感染症状较重,C 群(鲍氏志贺菌)次之,B 群(福氏志贺菌)感染介于两者之间,但容易变为慢性。临床上根据病情轻重和缓急,可分为两期7型。

(一)急性菌痢

主要症状有毒血症与肠道症状两方面,依其严重度,又可分为以下4型。

1. 普通型(典型) 起病急骤,畏寒、寒战伴高热,继以恶心、呕吐、腹痛、腹泻。大便初为稀便,迅速转为黏液脓血便,每天排便10~20次或更多,量少,有时纯为脓血或呈黏冻状。腹痛便前加重,便后暂时缓解,便意频繁,里急后重。体检左下腹压痛伴肠鸣音亢进。急性典型菌痢的自然病程为1~2周,多数可自行恢复,少数转为慢性。

2. 轻型(非典型) 全身症状轻,体温正常或稍高。腹痛不明显,腹泻每日不超过10次,大便呈糊状或水样,含少量黏液,肉眼观察无脓血,显微镜下有少数红、白细胞,里急后重不明显或缺如。病程3~6天后自愈,少数转为慢性。易被误诊为肠炎。

3. 重型 多见于老年、体弱、营养不良患者。急起发热,每日排便次数可多至30次以上,为稀水脓血便,偶尔排出片状假膜,甚至大便失禁,腹痛剧烈,里急后重感显著。毒血症症状严重,常伴脱水、酸中毒、电解质失衡、周围循环衰竭或神志模糊。少数患者可出现心、肾功能不全。

4. 中毒性菌痢 多见于2~7岁儿童,成人偶有发生。病初全身毒血症症状严重而肠道症状轻甚至缺如。起病急骤,高热40℃或以上,个别体温不升,反复惊厥、嗜睡、昏迷,迅速发生休克和呼吸衰竭,临床以严重毒血症症状、休克和/或中毒性脑病为主,而肠道症状较轻,甚至无腹痛与腹泻,常需直肠拭子或生理盐水灌肠,采集大便检查才发现黏脓便,镜下可见红、白细胞。按其临床表现可分为3型。

(1)休克型(周围循环衰竭型):较为常见,以感染性休克为主要表现。皮肤发花,唇指青紫,四肢厥冷,血压明显下降或测不出,伴不同程度意识障碍。

(2)脑型(呼吸衰竭型):以严重脑部症状为主,因脑水肿、颅内压增高可发生脑疝。主要表现为惊厥、意识障碍(昏迷)和呼吸衰竭。早期烦躁嗜睡、血压正常或轻度升高、频繁呕吐、呼吸增快,晚期昏迷、频繁惊厥、瞳孔忽大忽小、大小不等,对光反射明显迟钝或消失、呼吸深浅不匀、节律不整、呼吸暂停、双吸气、叹息样呼吸等,最后减慢至停顿死亡。

(3)混合型:兼有以上两型表现,最为严重,病死率很高(90%以上)。本型实质上包括循环系统、呼吸系统和中枢神经系统等多脏器功能损害与衰竭。

(二)慢性菌痢

菌痢反复发作或迁延不愈,病程超过2个月即为慢性菌痢。下列因素易使菌痢演变为慢性:①急性期延误治疗或治疗不当或为耐药菌株感染;②营养不良;③胃酸过低;④合并慢性疾患如胃溃疡、胆囊炎、肠道寄生虫病等;⑤福氏志贺菌感染。由于未能彻底消灭结肠黏膜中的病原菌,常有间歇性排菌。患者除有痢疾症状外,尚可有头昏、失眠、健忘等一般症状和肠功能紊乱。可分为以下3型。

1. 慢性迁延型 急性菌痢后迁延不愈,有轻重不等的

痢疾症状,大便不成形或稀便,经常或间歇带有黏液或脓血,长期间歇排菌。因久病而导致健康状况下降,乏力、贫血、营养不良或维生素缺乏症。此型最为多见。

2. 急性发作型 有慢性菌痢病史,因暴饮暴食、进生冷饮食或受凉、劳累等而诱致慢性患者呈急性发作,但症状较急性期轻。

3. 慢性隐匿型 有菌痢史,较长时间无临床症状,大便培养阳性,乙状结肠镜检查有异常变化。此型最为少见。

二、实验室检查

1. 血象 急性期白细胞计数及中性粒细胞中等度升高;慢性期患者可有轻度贫血。

2. 粪便检查 典型痢疾粪便中无粪质,量少,呈鲜红黏冻状,无臭味。镜检可见大量脓细胞及红细胞,并有巨噬细胞。

3. 病原学检查 ①细菌培养:粪便培养阳性是确诊的依据。取脓血部分及时送检和早期多次送检均有助于提高细菌培养阳性率。②特异性核酸检测:采用核酸杂交或PCR可直接检查粪便中的痢疾杆菌核酸,具有灵敏度高、特异度强、快速简便、对标本要求低等优点。

4. 其他检查 对有痢疾样大便而疑有其他结肠疾患时可进行结肠镜检查。急性菌痢肠黏膜呈弥漫性水肿、充血、细小浅表溃疡和黏液脓性分泌物;慢性期黏膜水肿和充血较轻,散在粗糙颗粒,可见溃疡、瘢痕和息肉。在肠镜直视下取溃疡部位渗出物作细菌培养,阳性率高于粪便培养。

三、诊断注意事项

在夏秋季节,患者起病急骤多伴有发热、腹痛、腹泻和脓血便及里急后重,即应考虑急性菌痢。慢性期患者的过去发作史甚为重要,大便涂片镜检和细菌培养有助于诊断的确立。乙状结肠镜检查及X线钡剂检查,对鉴别慢性菌痢和其他肠道疾患有一定价值。在菌痢流行季节,凡突然发热、惊厥而无其他症状的患儿,必须考虑到中毒性菌痢的可能,应尽早用肛拭取标本或以盐水灌肠取材作涂片镜检和细菌培养。菌痢需与多种感染性腹泻和有腹泻症状的器质性疾患鉴别。如急性菌痢需与病毒性肠炎、其他肠道细菌性感染如空肠弯曲菌肠炎、沙门菌肠炎、副溶血弧菌肠炎、大肠埃希菌感染、亲水气单胞菌肠炎、霍乱、阿米巴痢疾等,以及急性出血性坏死性肠炎、急性肠套叠等相鉴别;中毒性菌痢休克型须与其他感染性休克相鉴别,脑型主要须与乙型脑炎鉴别;慢性菌痢应与直肠癌、克罗恩病等相鉴别。

四、诊断标准

1. 疑似病例 腹泻,有脓血便或黏液便或水样便或稀便,或伴有里急后重症状,难以除外其他原因腹泻者。

2. 确诊病例

(1)急性菌痢:①急性发作之腹泻(除外其他原因腹泻),伴发热、腹痛、里急后重、脓血便或黏液便,左下腹有压痛;②粪便镜检白细胞(脓细胞)每高倍(400倍)视野15个以

81

上,可以看到少量红细胞;③粪便细菌培养志贺菌属阳性。临床诊断:具备①和②项。实验确诊:具备①和③项。

(2)中毒性菌痢:①发病急、高热、呈全身中毒为主的症状;②中枢神经系统症状,如惊厥、烦躁不安、嗜睡或昏迷,或有周围循环衰竭症状如面色苍白、四肢厥冷、脉细速、血压下降或有呼吸衰竭症状;③起病时胃肠道症状不明显,但用灌肠或肛门拭子采便检查可发现白细胞(脓细胞);④粪便细菌培养志贺菌属阳性。临床诊断:具备①、②、③项。实验确诊:具备①、②、④项。

(3)慢性菌痢:①过去有菌痢病史,多次典型或不典型腹泻 2 个月以上者;②粪便有黏液脓性或间歇发生;③粪便细菌培养志贺菌属阳性。临床诊断:疑似病例加①或②项。实验确诊:疑似病例加①或②加③项。

【治疗】

一、急性菌痢的治疗

1. 一般疗法与对症处理 卧床休息,按消化道传染病隔离,隔离期为临床症状消失、大便培养连续 2 次阴性方可解除隔离。饮食一般以流质或半流质为宜,忌食多渣多油或有刺激性的食物,少进牛乳、蔗糖、豆制品等易产气和增加腹胀的饮食。呕吐不能进食或有脱水者,可给予生理盐水或 5% 葡萄糖盐水静脉滴注,液体量视脱水程度而定,以保持水、电解质平衡。对痉挛性腹痛可给予阿托品或山莨菪碱(654-2)及腹部热敷,忌用显著抑制肠蠕动的药物,以免延长病程和排菌时间。尤其对伴有高热、毒血症或黏液脓血便患者,应避免使用,以免加重病情。能够作用和影响肠道动力的药物有莨菪碱类、哌替啶、可待因、吗啡、樟脑酊、地芬诺酯(苯乙哌啶,止泻宁)等。高热者可用退热药及物理降温。

2. 病原治疗 轻型菌痢患者在充分休息、对症处理和医学观察的条件下可不用抗菌药物;严重病例则需应用抗生素,因其既可缩短病程,又可减少带菌时间。对于菌痢抗生素的选择,应根据当地流行菌株药敏试验或患者大便培养的药敏结果选择敏感的药物,避免无针对性地滥用,在一定地区内注意轮换用药。抗生素疗程一般 3~5 天。

WHO 推荐菌痢抗菌治疗方案为:①氟喹诺酮类药物为一线用药。常用的有:环丙沙星,成人 0.5g,每日 2 次口服,或 0.4g,每 12 小时静脉滴注;诺氟沙星,成人 0.4g,每日 2 次口服;左氧氟沙星,成人 0.2g,每日 2 次口服,或 0.2g,每 12 小时静脉滴注。疗程一般 3~5 天。该类药可能会影响婴幼儿骨骺发育,故对儿童、孕妇及哺乳期妇女如非必要不宜使用,此时可选用第三代头孢菌素。②二线用药有匹美西林(pivmecillinam,成人每次 0.4g,儿童 20mg/kg,每日 4 次口服,疗程 5 天)、头孢曲松(每次 50~100mg/kg 肌内注射,每日 1 次,疗程 2~5 天)和阿奇霉素(成人每次 1~1.5g,儿童 6~20mg/kg,每日 1 次口服,疗程 1~5 天)等。可用于任何年龄组,同时对多重耐药菌株有效。给予有效抗菌治疗 48 小时内许多症状可得到改善,包括便次减少,便血、发热症状

减轻,食欲好转。48 小时以上无改善,则提示可能对此抗生素耐药。

小檗碱(黄连素)因有减少肠道分泌的作用,故在使用抗生素时可同时使用。0.1~0.3g,3 次 /d;疗程 7 天。

二、中毒性菌痢的治疗

必须采取综合性抢救措施,力争早期治疗。

1. 病原治疗 抗菌药物选择同急性菌痢,但应先采用静脉给药,可用环丙沙星、左氧氟沙星等氟喹诺酮类药物或第三代头孢菌素(头孢曲松、头孢噻肟等)。病情好转后改口服,总疗程 7~10 天。

2. 降温止惊 应综合使用物理降温、人工冬眠疗法,争取短时间内将体温降至 38.5℃以下。高热伴烦躁、惊厥者,可用氯丙嗪及异丙嗪各 1~2mg/kg 肌内注射,依病情需要每 2~6 小时 1 次,一般 3~4 次,冬眠时间不超过 12~24 小时。反复惊厥者,可静脉注射地西泮(安定)0.1~0.4mg/kg 或水合氯醛溶液灌肠(30~60mg/kg)或苯巴比妥钠肌内注射(5~8mg/kg)。

3. 抗休克 ①扩容:即扩充血容量、纠正酸中毒和维持水电解质平衡。首先输给平衡盐液,15~20ml/kg,快速静脉滴注或静脉注射。有酸中毒时可补 5% 碳酸氢钠液。首次补液后继续滴入生理盐水或葡萄糖盐水,24 小时内输液量以 50~100ml/kg 为宜,应参考病情、尿量和 CVP 调整输液量和速度。低分子右旋糖酐可疏通微循环和扩容,儿童 20ml/kg,成人 500ml 静脉滴注。②血管活性药物的应用:应用山莨菪碱(654-2)可解除微血管痉挛,改善微循环。应用指征为:面色苍白或灰白,四肢末梢发凉、惊厥、呼吸节律不齐;肌张力增强,血压升高;口唇发绀,皮肤花纹,脉压差<20mmHg 或血压下降。剂量宜从小开始,儿童每次 0.3~0.5mg/kg,成人每次 10~20mg,轻症每隔 30~60 分钟肌内注射或静脉注射 1 次;重症每隔 10~20 分钟静脉注射 1 次。待四肢转暖、面色微红、脉搏有力、血压回升及呼吸改善时逐渐减少用药次数及剂量,直至停用。一般用 3~6 次即可奏效。如无山莨菪碱,可用阿托品,儿童每次 0.03~0.05mg/kg,成人每次 1~2mg。精神兴奋患者可用东莨菪碱。如上述方法治疗后休克无好转,可用去甲肾上腺素、多巴胺与间羟胺等。③肾上腺皮质激素的应用:应早期应用。氢化可的松每日 5~10mg/kg,或地塞米松每日 0.5~1.0mg/kg 加入液体中静脉滴注。一般用药 3~5 天。④强心剂的应用:有心功能不全者,根据病情选用毛花苷 C(西地兰):用量儿童为每次 10~15μg/kg,成人 0.4mg,稀释于 10%~25% 葡萄糖液 20ml 中缓慢静脉注射。必要时可重复应用。⑤抗凝治疗:有 DIC 者采用低分子量肝素抗凝治疗。详见"第 35 章弥散性血管内凝血"。

4. 防治脑水肿及呼吸衰竭 早期应用血管活性药和人工冬眠疗法,可预防呼吸衰竭。如已出现呼吸衰竭,应立即应用山莨菪碱大剂量(儿童每次 1~2mg/kg,成人每次 40~60mg)、短间隔(每 5~10 分钟 1 次)反复静脉注射;与此同时,快速静脉推注 20% 甘露醇液,每次 1~2g/kg,4~6 小时用药 1 次,或与 50% 葡萄糖液交替应用,直至脑水肿症状消

失。除此之外,给予吸氧,吸痰,保持呼吸道通畅,应用呼吸兴奋剂等。如呼吸停止,立即气管插管或行气管切开,用人工呼吸机呼吸。

5. 其他措施 包括防治各种并发症如急性肾衰竭、消化道出血等。中药生脉散(人参、麦冬、五味子)具有升压、抗休克和改善微循环等作用;中药枳实注射液治疗感染性休克亦有明显效果,可酌情应用。另外纳洛酮在感染性休克的治疗中也有一定效果。

三、慢性菌痢的治疗

宜采取以抗菌治疗为主的综合性措施,同时治疗夹杂症和寄生虫病。纠正肠道菌群失调和肠功能紊乱。

病原治疗方面通常联用2种不同类型药物,疗程需适当延长,必要时需多个疗程治疗。也可用药物保留灌肠,选用0.3%小檗碱(黄连素)液、5%大蒜素液或2%磺胺嘧啶银悬液等灌肠液1种,100~200ml每晚1次,10~14天为1个疗程。灌肠液中加用小剂量皮质激素可提高疗效。抗菌药物使用后,肠道菌群失调引起的慢性腹泻,可予益生菌和益生元等微生态制剂。

(陶伍元 张文武)

参 考 文 献

[1] 张文武. 急诊内科学 [M]. 4版. 北京: 人民卫生出版社, 2017: 528-531.
[2] 李兰娟, 任红. 传染病学 [M]. 9版. 北京: 人民卫生出版社, 2018: 182-186.

第 82 章

霍 乱

霍乱(cholera)是由霍乱弧菌(*Vibrio cholerae*)引起的烈性肠道传染病,其发病急、传播快、波及面广、危害严重,是《国际卫生条例》规定的国际检疫传染病之一,也是《中华人民共和国传染病防治法》规定强制管理的甲类传染病之一。霍乱的病理变化主要由霍乱弧菌产生的肠毒素引起。临床表现轻重不一,典型病例病情严重,起病急骤、剧烈呕吐和腹泻、脱水、肌肉痉挛、周围循环衰竭、代谢性酸中毒和急性肾衰竭等,在医疗水平低下和治疗措施不力的情况下,常可导致患者死亡。

【病因与发病机制】

目前霍乱主要流行于非洲和东南亚,其暴发的突然性依然存在,而小流行及散发则时有发生。在我国,霍乱流行地区主要分布在广东、广西、浙江、江苏、福建等沿海一带。流行季节为夏秋季,以 7~10 月为多。

霍乱弧菌虽有两个生物型即古典生物型(classical biotype)及爱尔托生物型(EL Tor biotype),两者在形态和血清学方面几乎一样,两种弧菌感染者的临床表现和防治措施也基本相同。因此,无须分别命名为霍乱和副霍乱,已统称为霍乱。

霍乱弧菌有耐热的菌体(O)抗原和不耐热的鞭毛(H)抗原,H 抗原为霍乱弧菌属共有抗原,O 抗原有群特异性和型特异性两种抗原,是霍乱弧菌分群和分型的基础。

世界卫生组织(WHO)腹泻控制中心将霍乱弧菌分为 3 群:①O1 群霍乱弧菌:包括古典生物型霍乱弧菌和爱尔托生物型。O1 群的特异性抗原有 A、B、C 三种,其中 A 抗原为 O1 群所共有,A 抗原与其他 B 或 C 抗原结合则可分为三型,即:原型——AC(稻叶,Inaba)、异型——AB(小川,Ogawa)和中间型——ABC(彦岛,Hikojima)。②非 O1 群霍乱弧菌:本群弧菌鞭毛抗原同 O1 群,而菌体(O)抗原则不同,不被 O1 群霍乱弧菌多价血清所凝集,依抗原之异,曾经非 O1 可分为 137 个血清型。一般认为本群仅引起散发的胃肠炎性腹泻,而非霍乱。目前已发现 200 多个血清型。在 1992 年,印度及孟加拉国等地霍乱暴发流行,起病原菌被定为 O139 群霍乱弧菌,并认定为是真正的霍乱弧菌,可能为爱尔托弧菌基因突变所形成。O139 群不含 O1 群的 A、B、C 因子。③不典型 O1 群霍乱弧菌:可被多价 O1 群血清所凝集,但该群菌不产生肠毒素,因此无致病性。霍乱弧菌能产生肠毒素、神经氨酸酶、血凝素、菌体裂解后能释放出内毒素。其中霍乱肠毒素(cholera toxin,CT)在古典型、爱尔托型和 O139 群之间很难区别。

霍乱弧菌属革兰氏阴性菌,无芽孢和荚膜,菌体长 1.5~2.0μm,宽 0.3~0.4μm,弯曲呈弧形或逗点状;菌体一端有单根鞭毛,其长度为菌体的 4~5 倍。该菌运动活泼,在暗视野悬液中可见穿梭运动,可用粪便直接涂片检查。培养需氧,耐碱不耐酸,O1 和 O139 群霍乱弧菌属兼性厌氧菌,营养要求简单,在普通培养基上生长良好,培养温度以 37℃ 为适宜,钠离子可刺激生长,适合繁殖的 pH 为 6.0~9.2,最适宜 pH 为 7.2~7.4。O1 群和 O139 群霍乱弧菌繁殖速度快。

霍乱弧菌对干燥、日光、热、酸及一般消毒剂均甚敏感,但在新鲜蔬菜、牛奶和鲜肉中能生存数天。霍乱弧菌经干燥 2 小时或加热 55℃ 10 分钟即可死亡,煮沸即可死亡。

患者和带菌者是霍乱的传染源,可经水、食物、苍蝇以及日常生活接触而传播;而水源传播是最重要的途径。海洋甲壳类生物表面可长期黏附爱尔托生物型弧菌,当生食、半生食被霍乱弧菌所污染的海产品后可导致霍乱。男女老幼对本病均易感,病后可获得一定免疫力,但再感染的可能性也存在。在老疫区,儿童发病率一般较成人高;而在新感染区,则成人发病率较儿童高。营养不良、胃酸缺乏、胃大部切除等皆可成为感染的诱发因素。

正常胃酸可杀死霍乱弧菌,霍乱弧菌在正常胃酸中仅能存活 4 分钟。当因胃大部切除致胃酸低下、大量饮水或过量进食致胃酸稀释或入侵弧菌数量很多(正常人食入霍乱弧菌量超过 10^8~10^9)时,人体的非特异性免疫功能不能抵挡霍乱弧菌的入侵。未被杀灭的弧菌进入小肠,通过肠黏膜对霍乱弧菌的化学趋化吸引作用、鞭毛活动及弧菌黏蛋白溶解酶(mucinases)和黏附素(adhesins)等的作用,使霍乱弧菌黏附于肠黏膜上皮细胞表面,在碱性肠液内迅速繁殖,并产生肠毒素,但不侵入肠黏膜上皮细胞内。随着霍乱弧菌的大量繁殖,产生大量肠毒素,使机体水和电解质从肠腺大量分泌,积聚在肠腔,形成霍乱腹泻症状的重要致病物质。

霍乱弧菌的致病力包括:鞭毛运动、黏蛋白溶解酶、黏附素,霍乱肠毒素,内毒素及其他毒素。霍乱弧菌存在 9 种毒素,其中霍乱肠毒素最为重要,其他还有小带联结毒素及辅助霍乱肠毒素。①霍乱肠毒素:是霍乱弧菌在体内繁殖过程中产生的代谢产物,由一个 A 亚单位和 5 个 B 亚单位组成。两种亚单位单独存在时并无显著毒性。A 具有毒素活性，由 A1 和 A2 两个多肽组成，能激活腺苷酸环化酶（adenylate cyclase，AC）；B 亚单位为结合单位，能与肠黏膜上皮细胞膜表面的霍乱肠毒素受体（receptor of enterotoxin cholera）结合，即神经节苷脂（ganglioside，GM1）结合，神经节苷脂是细胞膜内的水溶性脂质。其化学结构包括：亲水性碳水化合物与疏水性神经节苷脂两部分。前者为亲水糖链，后者为疏水长链烷基。脂溶性长链的烃基嵌在细胞膜中，糖链则暴露于细胞表面，可与霍乱肠毒素迅速紧密而不可逆地结合在一起。霍乱肠毒素的亚单位 B 与肠黏膜上皮细胞 GM1 结合后，亚单位 A 与毒素整个分子脱离，并移行至细胞膜内侧，A1 部分被释放到细胞内。霍乱肠毒素作为第一信使，引起前列腺素（PGE）等物质的合成与释放增加，PGE 使腺苷酸环化酶活性增高，催化腺苷三磷酸（ATP）转化为腺苷环磷酸（cAMP），从而使细胞膜内腺苷环磷酸大量增加，腺苷环磷酸作为第二信使促进细胞内一系列酶反应的进行，促使细胞分泌功能增强，使细胞内水及电解质大量分泌，刺激隐窝细胞分泌氯离子和碳酸氢根离子。另外，腺苷环磷酸浓度增加还可抑制肠绒毛细胞对钠和氯的正常吸收。O139 产生与 O1 相似的肠毒素。②小带联结毒素（zonula occludens toxin，Zot）可增大黏膜上皮细胞的间隙，增加了小肠黏膜细胞的通透性，使液体渗出增加，引起腹泻。Zot 毒素基因广泛存在于 O1 群流行株与大多数 O139 群霍乱弧菌中，在少数非 O1 群霍乱弧菌中也存在。③辅助霍乱肠毒素（accessory cholera enterotox-in，Ace）作用类似于霍乱肠毒素，O1 群霍乱弧菌的 Ace 基因位于 Zot 上游。

定居因子对霍乱的致病也起了重要作用，定居因子有以下几种：①脂多糖（LPS），为霍乱弧菌细胞壁的主要成分，覆盖霍乱弧菌的浅层外表，具有弧菌 O 抗原特异性，是主要的毒力因子。②毒素协同调节菌毛（toxin eoregulated pilus A，TcpA），菌毛有 A、B 和 C 三型，O139 群则含 A、B 型和另一新型菌毛。TcpA 呈波浪状，在古典生物型、爱尔托生物型及 O139 群上均有，并具有共同的免疫原性。TcpA 菌毛具有良好的黏附定居力，对霍乱弧菌黏附上皮细胞的过程起关键作用。B 菌毛在一定程度上与细胞相关血凝素有关。③核心编码菌毛（core encoded pilus，Cep），实验证明此种菌毛基因缺失可以导致细菌在乳鼠肠道内的定居能力下降 13%~21%。④其他与定居和黏附有关的因子尚有鞭毛鞘蛋白（弧菌共有的 H 抗原，与小肠黏膜吸附有关）、血凝素与外膜蛋白（OMP）等。

由于肠黏膜分泌增强，而回吸收减少，使大量肠液聚集在肠腔内，导致水及电解质大量丧失，并形成本病特征性的剧烈水样泻。霍乱肠毒素一旦与神经节苷脂结合，则上述反应不可逆转，其作用的自然持续时间（腹泻时间）在临床上可短至数小时或长达 7~8 天。

霍乱弧菌产生的内毒素来自细胞壁，具有弧菌 O 抗原的特异性，产生的酶（如粘蛋白酶、神经氨酸酶）、代谢产物或其他毒素（如血管渗透因子、溶血素等）均对人体有一定损害作用。①神经氨酸酶是霍乱弧菌分泌的一种酶，推测其功能在于促进霍乱肠毒素与受体结合能力，从而提供细菌

菌株的毒力。②血凝素根据排列模式分为两种，一种是与细胞相连的，另一种为可溶性血凝素（SHA）。③霍乱弧菌可产生溶血素，爱尔托型产生不耐热溶血素，相对分子质量为 20 000，是单体蛋白，除有溶血活性外，尚有细胞毒、心脏毒及致死毒。霍乱患者由于剧烈的腹泻和呕吐，可导致水和电解质大量丢失，迅速形成严重脱水，出现有效血容量严重不足而出现急性循环衰竭（acute circulatory failure，ACF）的临床表现。钾、钠、钙及氯化物的丧失，可发生肌肉痉挛、低钠、低钾和低钙血症等。由于胆汁分泌减少，肠液中有大量水、电解质及黏膜，所以导致吐泻物呈米泔水样；而碳酸氢盐的大量丢失，则形成代谢性酸中毒；由于急性循环衰竭造成的肾缺血，低钾及霍乱毒素对肾脏的直接作用，可引起肾功能不全或衰竭；部分患者甚至还没来得及出现呕吐腹泻等症状即因急性循环衰竭而死亡。

【诊断】

一、临床表现特点

在霍乱流行地区和流行季节，任何有腹泻和呕吐的患者，均应疑及霍乱可能。霍乱的潜伏期短者仅数小时，长者可达 7 天，多数为 1~3 天。除少数患者有短暂（1~2 天）的前驱症状表现如头昏、疲倦、腹胀和轻度腹泻外，大多为突然起病，病情轻重不一，爱尔托生物型以轻型或无症状型为主，古典生物型与 O139 型则症状严重者占大多数。典型病例的临床过程可分为三期。

1. 泻吐期 绝大多数患者以急剧腹泻、呕吐开始。多为无痛性腹泻，少数患者可因腹直肌痉挛而引起腹痛，不伴里急后重。大便初为泥浆样或水样，尚带有粪质；迅速变成为米泔水样或无色透明水样，无粪臭，微有淡甜或鱼腥味，含大量片状黏膜，少数重症患者可有血性便，呈洗肉水样，也可呈柏油样，出血患者以爱尔托型为多。大便量多，每次可超过 1 000ml，每日 10 余次，甚至数十次。O139 型霍乱的特征是发热、腹痛较常见（达 40%~50%），而且可以并发菌血症等肠道外感染。呕吐一般在腹泻后出现，常为喷射性和连续性，呕吐物初为胃内容物，以后为清水样，严重者可为"米泔水"样，轻者可无呕吐。本期持续数小时至 1~2 天。

2. 脱水期 由于持续而频繁的腹泻和呕吐，导致大量的水和电解质丧失，患者可迅速出现严重脱水，有效血容量严重不足而出现急性循环衰竭的临床表现。患者出现烦躁不安、表情恐慌、神志淡漠、表情呆滞甚至昏迷；口渴、耳鸣、声嘶、呼吸增快、眼球下陷、面颊深凹、口唇干燥、皮肤湿冷、弹性消失、手指皱瘪、脉细速或不能触及、血压下降甚至测不出、心音微弱、舟状腹，有柔韧感等。患者可出现少尿、无尿等肾功能不全表现。由于钠、钙、钾等电解质的丧失，肌肉兴奋性改变，可引起肌肉痉挛，多见于腓肠肌和腹直肌。体表体温下降，成人肛温正常，儿童肛温多升高。此期一般为数小时至 2~3 天。

3. 恢复期 患者脱水得到及时纠正后，多数患者症状

82

消失而恢复正常,腹泻、呕吐次数减少,甚至停止。神志恢复、声嘶消失、皮肤湿润并恢复弹性,尿量增加,体温、脉搏及血压恢复正常。因脱水期过长,约1/3患者可因残余毒素吸收或继发细菌感染而出现反应性发热,极少数患者,尤其是儿童可因高热或过高热而死亡。

霍乱病程不长,轻型无并发症者,平均3~7天内恢复,个别病例腹泻可持续1周左右,并发急性肾功能不全、尿毒症者恢复期可延迟至2周以上。由于休克得不到及时纠正和低血钾,可导致急性肾衰竭,是最常见的严重并发症,也是常见的死因;其他有代谢性酸中毒、肺循环高压、急性肺水肿、低钾血症、心律失常及孕妇流产等并发症。

二、实验室检查

1. 血液 大量水和电解质的丧失导致血容量减少和血液浓缩,红细胞和血红蛋白增高,血浆比重和血细胞比容升高,白细胞可增高至$(10\sim20)\times10^9/L$或更高,中性粒细胞及大单核细胞增多。血清钾、钠、氯化物、碳酸氢盐降低,尿素氮增加,血pH下降。治疗前由于细胞内钾离子外移,血清钾可在正常范围内,当酸中毒纠正后,钾离子移入细胞内而出现低钾血症。

2. 尿液 尿量减少,比重除可因尿浓缩而增高,也可因急性肾衰竭多尿而降低,尿pH下降,可有蛋白、红白细胞及各种类型的管型。

3. 病原学检查 ①直接涂片镜检:粪便可见黏膜和少许红、白细胞;取粪便、呕吐物或早期培养物涂片作革兰氏染色镜检,可见排列呈鱼群状的革兰氏阴性稍弯曲的弧菌。②悬滴检查:将泻吐物作悬滴或暗视野显微镜检,可见运动活泼呈流星式穿梭活动的弧菌。③增菌培养:所有疑为霍乱患者的粪便,除作显微镜检外,均应作增菌培养。④分子生物学检查:应用PCR技术来快速诊断霍乱。⑤霍乱弧菌快速检测试纸条:O139霍乱弧菌快速检测试纸条是结合特异性单克隆抗体技术和免疫胶体金技术研制出的一种新方法。该项技术操作简单方便,报告结果迅速,无须任何仪器设备,可在10分钟内作出疫情初报。该法主要用于疑似霍乱患者和密切接触者,粪便标本检出阳性率高于常规的分离鉴定法。但该方法阳性预测值低(46%~67%),故不能取代常规细菌培养,只能作为一种筛检方法使用,最终的确诊仍以细菌培养结果为准。

三、临床类型

根据临床表现特点,临床上将霍乱分为以下5型。

1. 无症状型 感染后无任何症状,仅呈排菌状态,称接触或健康带菌者,排菌期一般为5~10天,个别人可迁延至数月或数年,成为慢性带菌者。

2. 轻型 患者微感不适,一般无呕吐、脱水表现,仅有腹泻症状,极少伴呕吐,大便一天少于10次,大便性状为软便、稀便或黄水样便,个别患者粪便带黏膜或血,皮肤弹性正常或略差,大多数患者能照常进食及起床活动,脉搏、血压、尿量均正常,血浆相对密度在1.026~1.030。

3. 中型 吐泻次数较多,每日达10~20次。大便呈

米泔水样,有一定程度的脱水,脱水程度相当体重儿童为5%~10%,成人为4%~8%。精神表现淡漠,有声嘶,皮肤干而缺乏弹性,眼窝下陷,有肌肉痉挛,脉搏细速,血压(收缩压)儿童<70mmHg,成人90~70mmHg。血浆相对密度为1.031~1.040,24小时尿量在500ml以下。

4. 重型 频繁吐泻,一日腹泻次数在20次以上,严重脱水,脱水程度儿童相当于体重10%以上,成人8%以上。极度烦躁甚至昏迷,皮肤弹性消失,眼窝深凹,明显发绀,严重肌肉痉挛,脉搏微弱而速,甚或触不出,血压(收缩压)儿童<50mmHg,成人<70mmHg甚至不能测出循环衰竭的表现,尿量每日<50ml或无尿,血浆相对密度>1.041。

5. 暴发型 亦称中毒型或干性霍乱,甚罕见。起病急骤,迅速进入休克状态,起病后无泻吐或泻吐较轻,无脱水或仅轻度脱水,但有严重中毒性循环衰竭。可不待患者泻吐出现,即已死于循环衰竭。

四、诊断标准

1. 疑似霍乱 具有下列项目之一者:①凡有典型临床症状,如剧烈腹泻,水样便(黄水样、清水样、米泔样或血水样),伴有呕吐,迅速出现严重脱水,循环衰竭及肌肉痉挛(特别是腓肠肌)的首发病例,在病原学检查尚未肯定前;②霍乱流行期间有明确接触史(如同餐、同住或护理者等),并发生泻吐症状,而无其他原因可查者。

疑似病例应进行隔离、消毒,作疫情报告,并每日作粪便培养,若连续2次大便培养阴性,可作否定诊断,并作疫情订正报告。

2. 确定病例 具有下列之一者,可诊断为霍乱:①凡有腹泻症状,粪便培养O1群或O139群霍乱弧菌阳性;②霍乱流行期间的疫区内,凡有霍乱典型症状,粪便培养O1群和O139群霍乱弧菌阴性,但无其他原因可查者;如有条件作双份血清凝集试验达4倍以上增高者;③在疫源检查中,首次粪便培养检出O1群或O139群霍乱弧菌前后各5天内有腹泻症状者,可诊断为轻型霍乱。

五、诊断注意事项

夏秋季节霍乱流行期间的疫区内,凡有腹泻,伴有呕吐,从粪便或吐泻物中检出O1群或O139群霍乱弧菌或血清检查对O1群或O139群霍乱弧菌的抗体有明显升高者予以诊断。

在地方性流行或霍乱正在流行的地区,凡有典型临床表现者即应按霍乱患者处理,立即予以隔离和治疗。腹泻不严重,但有密切接触史者应作高度疑似患者处理,予以隔离检疫,根据细菌培养确立或排除诊断;对无接触史的轻型腹泻患者也要密切观察,进行粪便培养。对离开疫区不满5天而有腹泻者,均应按上述条件进行诊断。非疫区具有典型临床表现的首发病例,在细菌培养尚未获得前,应按疑似病例处理,作疫情报告和消毒隔离处理。

易与霍乱相混淆的几种疾病包括病毒性腹泻、细菌性食物中毒、急性细菌性痢疾、空肠弯曲菌肠炎、急性化学中毒、药物性腹泻等,须注意鉴别。

【治疗】

治疗原则是早期、迅速、足量补充液体和电解质,抗菌及对症治疗。

1. 一般治疗 患者严格隔离,卧床休息,注意保暖,饮食以流质为主,剧烈呕吐者可暂禁食,恢复期逐渐增加饮食。解除隔离标准:①停服抗菌药物后,连续2天粪便培养(如无粪便,可用肛拭子从直肠取粪便)未检出霍乱弧菌者解除隔离;②患者经治疗症状消失后,如无大便培养条件,自发病日起,住院隔离不得少于7天;③慢性带菌者,大便培养连续7天阴性,每周培养胆汁一次,连续两次阴性者可解除隔离,但尚需进行流行病学观察。

2. 补液疗法 原则是早期、迅速、足量补充液体和电解质,并要先盐后糖、先快后慢、纠酸补钙、见尿补钾。

(1)静脉输液:适用于中、重症失水而又不能口服者。静脉输液推荐使用平衡盐溶液,或541溶液,或生理盐水。541溶液的配方为:1 000ml水内氯化钠5g、碳酸氢钠4g、氯化钾1g(内含 Na^+ 134mmol,Cl^- 99mmol,K^+ 13mmol,HCO_3^- 48mmol)。用时每1 000ml另加50%葡萄糖20ml,以防低血糖。在基层单位为方便应用,可按0.9%氯化钠550ml、1.4%碳酸氢钠300ml、10%氯化钾10ml和10%葡萄糖140ml配制。24小时静脉输液的量与速度依失水轻重而定,轻度脱水者应以口服补液为主,如有呕吐不能口服者给予静脉输液3 000~4 000ml/d,初1~2小时宜快速,5~10ml/min;中度脱水补液4 000~8 000ml/d,最初2小时内快速静脉输入2 000~3 000ml。待血压、脉搏恢复正常后,可减慢输液速度为每分钟5~10ml。重度脱水需每日补8 000~12 000ml或更多。先由静脉推注含糖541溶液1 000~2 000ml,按每分钟40~80ml甚至100ml速度进行,需20~30分钟,以后按每分钟20~30ml的速度通过两条静脉输液管快速滴注2 500~3 500ml或更多,直至休克纠正为止。一般每日补充氯化钾3~6g。如经过以上处理病情不见好转者,可用羟乙基淀粉、低分子右旋糖酐、白蛋白等,必要时酌给肾上腺皮质激素、间羟胺、多巴胺、去甲肾上腺素等。

(2)口服补液:霍乱肠毒素虽能抑制肠黏膜对 Na^+ 和 Cl^- 的吸收,但霍乱患者肠道对葡萄糖的吸收能力仍然完好,葡萄糖的吸收能带动 Na^+ 的配对吸收和 K^+、碳酸氢盐的吸收,而且葡萄糖还能增进水的吸收。同时,口服补液能防止补液量不足或过多而引起的心肺功能紊乱以及医源性低血钾的发生。因此,口服补液既适用于轻、中度的霍乱患者,又适用于经静脉补液纠正休克而情况改善的重型霍乱患者。WHO倡导在有霍乱流行的发展中国家使用口服补液盐(ORS),治疗的头6小时,成人口服液量为700ml/h,儿童每小时15~25ml/kg,腹泻严重时入液量可适当增加。以后每6小时的服入量为前一个6小时泻吐量(出液量)的1.5倍。呕吐并非口服补液的禁忌,但呕吐物量应计算在补液量中。有人主张以蔗糖代替ORS中的葡萄糖,蔗糖的含量为4%(117mmol/L),还有人主张用30g/L的米粉代替ORS中的糖,由于其渗透压低而更好。由于甘氨酸有独特的吸收途径可明显增加水和电解质的吸收,用111mmol/L的甘氨酸加入 WHO-ORS 中,可避免产生渗透性腹泻而起到增强ORS的作用。经加入甘氨酸治疗的患者粪便量、腹泻天数及口服液用量均显著减少。

3. 抗菌治疗 应用抗菌药物有可能缩短病程、减少腹泻次数和迅速从粪便中清除病原菌。但仅作为液体疗法的辅助治疗。常用的有环丙沙星(0.25~0.5g,2次/d)、复方新诺明(2片/次,2次/d)、氧氟沙星(0.4g,3次/d)和莫西沙星(0.4g,1次/d)等,以上药物任选一种,口服3天。O139群霍乱弧菌对常用抗菌药物如四环素、氨苄西林、氯霉素、红霉素、头孢唑林、环丙沙星等均敏感。

4. 抗肠毒素治疗 目前认为氯丙嗪对小肠上皮细胞的腺苷酸环化酶有抑制作用,单次口服或肌内注射1mg/kg的剂量,能使重症霍乱患者大便量迅速减少65%,患者得到镇静,主观感觉改善。小檗碱(黄连素)也有抑制肠毒素和抗菌作用,能安全有效地抑制肠液分泌,成人每次0.3g,每日3次口服;小儿50mg/(kg·d)分3次口服。

5. 对症治疗 包括纠正酸中毒与低血钾,防治休克和心力衰竭等。

霍乱患者如能得到及时正确治疗,病死率可降至1%左右,治疗不及时或不恰当时,病死率仍可达10%~30%。死亡原因早期主要由于严重脱水引起的低血容量休克及严重代谢性酸中毒,晚期多死于肾衰竭。儿童、老年人、孕妇及有并发症者预后差。

(李 娜 蒋龙元)

参 考 文 献

[1] 张文武. 急诊内科学 [M]. 4版. 北京: 人民卫生出版社, 2017: 532-535.

[2] 李兰娟, 任红. 传染病学 [M]. 9版. 北京: 人民卫生出版社, 2018: 174-181.

82

第 83 章
流行性脑脊髓膜炎

流行性脑脊髓膜炎(epidemic cerebrospinal meningitis, 简称流脑)是由脑膜炎奈瑟菌(又称脑膜炎球菌)引起的急性化脓性脑膜炎。致病菌由鼻咽部侵入血液循环,形成脓毒血症,最后局限于脑膜及脊髓膜,形成化脓性脑脊髓膜病变。临床上以突起高热、头痛、呕吐、皮肤黏膜瘀点、瘀斑、脑膜刺激征和脓性脑脊液为主要特征,严重者可出现脓毒性休克及脑实质损害,常可危及生命。部分患者暴发起病,可迅速致死。

本病呈全球分布,散发或流行,冬春季节多见,儿童易患。本病菌除引起流脑和脓毒血症外,还可引起肺炎、心包炎、泌尿生殖道炎、眼内炎、全眼炎、骨髓炎、关节炎和腹膜炎等,统称脑膜炎球菌病(meningococcal disease)。

【病因与发病机制】

脑膜炎奈瑟菌(又称脑膜炎球菌)属奈瑟菌属,革兰氏染色阴性。因该菌只能从人类转铁蛋白和乳铁蛋白获取生长必需的铁,因此仅存在于人体,人是本菌唯一的天然宿主。可自带菌者及患者的鼻咽部、皮肤瘀点、血液和脑脊液中检出。按细菌表面特异性荚膜多糖抗原的不同,本菌可分为A、B、C、D等13个血清型,其中以A、B、C三群最常见,占流行病例的90%以上。A群可导致全球性大流行,B、C群可引起地区性流行,C群毒力较强,可导致暴发型流脑。既往国内以A群为主,但近年来B、C群流行有上升趋势,并已成为某些局部流行的主要菌群。传染源主要是带菌者,次要为患者,患者从潜伏期开始至病后10天内均具有传染性。病原菌主要经咳嗽、打喷嚏借飞沫由呼吸道直接传播。因病原菌在体外生活力极弱,故通过玩具及日用品间接传播的机会极少,但密切接触如同睡、怀抱、接吻等对2岁以下婴幼儿的发病有重要意义。6个月至2岁小儿发病率最高,后随年龄增长发病率下降。学校及新兵单位如防疫措施不善易有流行。病后免疫力持久,罕见二次得病。各群间有交叉免疫,但不持久。通常为散发,一般自11月份起出现病例,至次年2~4月达高峰,5月迅速下降。冬春季由于室内活动增加、空气不流通、易有上呼吸道感染,故是流脑流行的好发季节。居住拥挤、人口流动、营养不良等因素有利于造成流脑流行。易感人群感染脑膜炎奈瑟菌后60%~70%成为带菌者;25%呈出血点型;即隐性感染与显性感染间的移行型;约7%表现为上呼吸道炎;仅1%表现为典型的化脓性脑膜炎。

脑膜炎奈瑟菌必须到达脑脊髓才能引起流脑的发病。细菌由人体鼻咽部侵入脑脊髓膜分三个步骤:细菌黏附并透过黏膜,进入血流(脓毒血症期),最终侵入脑膜(脑膜炎期)。细菌的菌毛(pili)、外膜蛋白(OMP)、荚膜及脂寡糖抗原(LOS)为主要致病因子,可侵袭呼吸道、血液、中枢神经系统。细菌通过菌毛与宿主的无纤毛上皮细胞特异性受体结合,实现对鼻咽部上皮细胞的黏附。细菌荚膜能抵抗吞噬细胞的吞噬作用。细菌释放LOS能阻止抗体与细菌结合,妨碍补体调理作用。病原菌侵入鼻咽部后,绝大多数被消灭而不发病。如免疫力较低不足以将其迅速消失,则病原菌在鼻咽部繁殖,大多数成为带菌状态,部分表现为上呼吸道炎而获得免疫力。当人体免疫力明显低下,或细菌数量多、毒力较强时,病原菌经鼻咽部黏膜入血液循环,大多数表现为有皮肤黏膜出血点的暂时性菌血症,仅极少数发展为脓毒血症,侵犯脑脊髓膜。细菌释放内毒素刺激脑血管内皮细胞、吞噬细胞、星形细胞及脑胶质细胞,分泌多种炎性介质与细胞因子,主要有肿瘤坏死因子(TNF-α)和白细胞介素(IL-1、IL-6等)。这些介质活化脑血管内皮细胞的黏附受体,使白细胞黏附于血管壁,释放蛋白溶解酶,糖原酶及氧自由基等,破坏血管内皮细胞间的连接,导致血脑屏障渗透性增高,使白细胞和血浆蛋白大量渗入脑脊液中。此外,其他物质如前列腺素、血小板活化因子(PAF)和其他白细胞介素等进一步增加血脑屏障的渗透性,形成化脓性脑脊髓膜炎。暴发型流脑休克型是因脑膜炎奈瑟菌释放的内毒素刺激单核吞噬细胞、中性粒细胞等产生上述细胞因子,导致微循环障碍和内毒素性休克,继而导致弥散性血管内凝血(DIC),迅速出现严重瘀斑、出血和休克,脑膜炎症则不明显。脑膜脑炎型则因脑循环障碍发生脑水肿、颅内高压甚至形成脑疝。部分患者未经及时恰当治疗或免疫功能低下,可形成慢性脑膜炎。幼儿可因第四脑室孔阻塞或颅底蛛网膜下腔粘连形成脑积水,或脑膜血管通透性增加及脑膜表浅静脉炎性栓塞而形成硬膜下积液。

【诊断】

一、临床表现特点

潜伏期可短至数小时,长达7天,一般为2~3天。发病类型根据病情的轻重和临床表现可分为4型,即普通型、暴发型、轻型和慢性型。

(一) 普通型

约占全部病例的 90%,按其发展过程分为四期。

1. 前驱期(上呼吸道感染期) 主要表现为上呼吸道感染症状,如低热、咽痛、鼻咽部黏膜充血和分泌物增多等。此期约持续 1~2 天。因多数患者症状不明显,此期易被忽视。

2. 脓毒血症期 患者常突发寒战、高热、头痛、呕吐、乏力、全身及关节疼痛、食欲缺乏、表情呆滞或烦躁不安等毒血症症状。幼儿则有哭闹不安、因皮肤感觉过敏而拒抱、惊厥等。全身皮肤黏膜出现瘀点或瘀斑为本期特征性表现(占 70%~90%),常见于四肢、软腭、眼结膜和臀等部位。瘀斑迅速扩张,中央因血栓形成而坏死或形成大疱,为病情严重的征象。少数患者出现口唇疱疹或脾大和关节炎。多数于 1~2 天内发展至脑膜炎期。

3. 脑膜炎期 败血症期的表现仍持续存在,因颅内高压而有剧烈头痛,频繁呕吐、常有畏光、狂躁、惊厥、意识障碍,出现颈项强直、Kernig 征和 Brudzinski 征阳性等脑膜刺激征,严重者呈角弓反张。若经合理治疗,可于 2~5 天内进入恢复期。婴幼儿因颅骨缝和囟门未闭,中枢神经系统发育不成熟,发作可不典型,除高热、拒食、吐奶、啼哭不安外,惊厥、腹泻症状较成人为多,而脑膜刺激征可缺如,常有两眼凝视、睡眠时突然尖声哭叫、囟门紧张、隆起等。但有时因频繁呕吐、失水反而出现前囟下陷,而造成诊断上的困难。

4. 恢复期 体温渐降至正常,皮疹停止发展并大部分被吸收,神经系统体征亦逐渐消失,精神食欲也随之恢复。此期约持续 1~3 周。

(二) 暴发型

本型起病急骤,病情凶险,进展迅速,如不及时抢救,常在 24 小时内危及生命。儿童多见。按其临床特点可分为三型。

1. 休克型 其临床特点是:①患者以突然寒战、高热起病,迅速出现精神极度萎靡、意识障碍并可有惊厥;②瘀点初在四肢,迅即遍布全身(12 小时内),扩大或瘀斑、融合成片,中央呈紫黑色坏死;③循环衰竭为本型突出特征,面色苍白,四肢厥冷,唇指(趾)端发绀,皮肤花纹,脉细速,血压明显下降或不能测出,少尿或无尿;④大多无脑膜刺激征,CSF 检查正常或仅有细胞数轻度增加;⑤实验室检查多有 DIC 证据;⑥血小板减少,白细胞总数在 10×10⁹/L 以下者常提示预后不良。

2. 脑膜脑炎型 多见于儿童。主要以脑实质严重损害为特征。除高热、瘀斑外,其突出表现为严重的颅内高压伴脑疝形成、呼吸衰竭。特点为:①剧烈头痛,频繁呕吐,反复或持续惊厥,面色灰或绀,烦躁不安,或嗜睡、昏迷,血压升高;②呼吸节律不整,忽快忽慢,进而发生叹息、点头样呼吸,或呼吸暂停;③瞳孔忽大忽小,或大而固定,对光反射迟钝或消失。④脑膜刺激征及锥体束征大都明显,脑脊液亦可有典型改变。

3. 混合型 兼有上述两种类型的临床表现(同时或先后出现),病情最为严重。

(三) 轻型

流行期间部分受染者仅表现皮肤黏膜出血点而无其他症状,为暂时性菌血症的表现。此型以儿童多见,绝大多数可不治自愈。流行后期部分年长儿和青少年患者可仅表现低热、鼻咽部症状、皮肤斑丘疹或细小出血点,头痛和脑膜刺激征轻微,CSF 改变不显著,无意识障碍。咽拭子培养可有脑膜炎奈瑟菌生长。

婴幼儿流脑的特点:临床表现常不典型,除高热、拒食、吐奶、烦躁和啼哭不安外,惊厥、腹泻和咳嗽较成人较为多见,而脑膜刺激征可缺如。前囟未闭者大多突出,少数患儿因频繁呕吐、出汗失水反而可出现前囟下陷。

老年人流脑的特点:①老年人免疫功能低下,对内毒素敏感性增高,故暴发型发病率高。②临床表现上呼吸道症状多见,意识障碍明显,皮肤黏膜瘀点、瘀斑发生率高。③病程长,多 10 天左右;并发症及杂症多,预后差,病死率高。④外周血象白细胞数可能不高,提示病情重,机体反应差。

(四) 慢性型

此型少见,主要为成人。病程迁延数周至数月,间歇出现寒战、发热,每次发热历时 12 小时后缓解,相隔 1~4 天再次发作。每次发作后常成批出现皮疹,亦可出现瘀点。常伴关节痛、脾大、血白细胞增多。需多次做血培养方可能获阳性结果。如延误诊断或治疗,也可发展为化脓性脑膜炎、心内膜炎或心包炎。

二、辅助检查

1. 血象 白细胞总数升高,一般在 20×10⁹/L 以上,中性粒细胞>0.8×10⁹/L,可出现中毒颗粒及空泡,严重者可有类白血病现象。暴发型出现 DIC 时血小板减少。

2. 脑脊液检查 是确诊的重要方法,应在神经影像学检查之前做。病初或休克型患者,CSF 多尚无改变,应 12~24 小时后复查。典型的脑膜炎期,压力增高可超过 200mmH₂O,外观呈浑浊米汤样或脓样,细胞数高达 1 000×10⁶/L 以上,以中性粒细胞为主。蛋白质明显增高,糖和氯化物降低。检查病原菌的标本,应争取在用抗生素之前采取标本。

3. 细菌学检查 皮肤瘀点刺出液及 CSF 沉淀涂片染色镜检可查见脑膜炎奈瑟菌并有确诊价值,其阳性率 70% 左右。血液和 CSF 培养阳性率亦较高。如得阳性结果,应进行菌株分型和药敏试验。

4. 免疫学检查 可用对流免疫电泳、乳胶凝集试验、酶联免疫吸附试验等方法检测 CSF 或血清中的脑膜炎奈瑟菌特异多糖抗原,主要用于早期诊断,阳性率在 90% 以上。

5. 核酸检测 可检测早期血清和脑脊液中 A、B、C 群细菌 DNA,CSF 的阳性率约为 92%,血清的阳性率约为 86%。本方法具有灵敏度高和特异度强及快速的特点,且不受抗生素的影响,还可对细菌进行分型。

6. 神经影像学检查 头颅 CT、MRI 等在需要排除脑肿瘤、脓肿形成、脑卒中等疾病时可酌情应用。

83

三、诊断注意事项

凡在流行季节突起高热、头痛、呕吐伴神志改变,体检发现皮肤、黏膜有瘀点、瘀斑,脑膜刺激征阳性者,临床诊断初步成立,确诊有赖于细菌学检查。免疫学及核酸检测有助于早期诊断。

国内报告的流脑误诊病例显示,流脑误诊为其他疾病前 3 位分别为上呼吸道感染、其他原因的脓毒血症、各种原因的紫癜;而其他疾病误诊为流脑的前 3 位分别为其他细菌所致的化脓性脑膜炎、结核性脑膜炎、脑脓肿。因此,对不典型病例,应与下列疾病鉴别。

1. 其他细菌所致的化脓性脑膜炎 多系散发,无明显季节性;有急性或慢性炎症病灶;起病、发展、疗效反应较缓慢;皮肤瘀点、瘀斑少见。确诊有赖于脑脊液和血液的细菌学检查。详见第 90 章第 1 节 "化脓性脑膜炎"。

2. 结核性脑膜炎 大多起病缓慢,常以低热、消瘦、乏力、盗汗等症状起病,1~2 周后始出现头痛、呕吐和脑膜刺激征;无皮肤瘀点、瘀斑;多有结核病史或与结核病密切接触史;CSF 外观清亮或呈毛玻璃样,久置后可见薄膜形成,细胞数多在 $(300\sim500) \times 10^6/L$ 以下,以淋巴细胞为主,薄膜或沉淀涂片可能检出抗酸杆菌,或用 PCR 技术检测结核杆菌的 DNA,有助于病原诊断。

3. 隐球菌性脑膜炎 常继发于霍奇金淋巴瘤、淋巴肉瘤、白血病、糖尿病等患者,尤其是长期应用抗代谢药物、激素及抗生素等情况。起病缓慢,临床表现及 CSF 改变与结核性脑膜炎相似,墨汁染色找到隐球菌则可确诊。

4. 流行性乙型脑炎 有严格的季节性,多发生于 7~9 月份,以高热、惊厥、意识障碍等脑实质损害表现为主,无皮肤瘀点。CSF 细胞数多在 $(50\sim500) \times 10^6/L$ 以内,早期以中性粒细胞为主,后期淋巴细胞增多,糖和氯化物正常。病原学检查有助鉴别。

四、诊断标准

1. 疑似病例 ①有流脑流行病学史:冬春季节发病,1 周内有流脑患者密切接触史,或当地有本病发生或流行;既往未接种过流脑菌苗。②临床表现及 CSF 检查符合化脓性脑膜炎表现。

2. 临床诊断病例 ①有流脑流行病学史。②临床表现及 CSF 检查符合化脓性脑膜炎表现,伴有皮肤黏膜瘀点、瘀斑。或虽无化脓性脑膜炎表现,但在感染中毒性休克表现的同时伴有迅速增多的皮肤黏膜瘀点、瘀斑。

3. 确诊病例 在临床诊断病例的基础上,加上细菌学或流脑特异性血清免疫学检查阳性。

【治疗】

一、一般治疗与对症支持治疗

按呼吸道传染病隔离治疗(隔离至症状消失后 3 天,一般不少于病后 7 天),卧床休息,进流质或半流质饮食,昏迷者鼻饲。对高热、呕吐、躁动、抽搐者,应予对症处理。颅内压增高者,行脱水疗法。中毒症状重者,用肾上腺皮质激素。静脉补液,维持水、电解质、酸碱平衡。

二、病原治疗

一旦高度怀疑流脑,应在 30 分钟内给予抗菌治疗。尽早、足量应用细菌敏感并能透过血脑屏障的抗菌药物。应大剂量静脉用药、联合用药,是治疗成功的关键。

1. 青霉素 已成为治疗脑膜炎奈瑟菌感染的首选药物。虽然不易透过血脑屏障,但大剂量应用仍能在 CSF 中达到治疗有效浓度。成人剂量:2 000 万 ~2 400 万 U/d,儿童 20 万 ~40 万 U/(kg·d),分 3 次(每 8 小时 1 次)加入 5% 葡萄糖液中快速静脉滴注(须应用青霉素钠盐),疗程 5~7 天。注意剂量过大可致青霉素脑病,不能误为病情加重。也可选用氨苄西林,透入 CSF 中的浓度会更高。

2. 第三代头孢菌素 对脑膜炎奈瑟菌抗菌活性强,易透过血脑屏障,且毒性低,已成为首选药物之一。头孢噻肟成人剂量 6~8g/d,儿童 0.1~0.2g/(kg·d),分 2~4 次静脉快速滴注;头孢曲松成人剂量 2~4g/d,儿童 0.1g/(kg·d),分 1~2 次静脉滴注。疗程 7 天。

3. 氯霉素 易透过血脑屏障,CSF 浓度为血浓度的 30%~50%,除对脑膜炎奈瑟菌有良好的抗菌活性外,对肺炎球菌和流感杆菌也敏感,但须警惕其对骨髓造血功能的抑制,故用于不能使用青霉素或病原菌不明者。剂量成人每日 50mg/kg,儿童每日 50~75mg/kg,分次静脉滴注或肌内注射,疗程 5~7 天。

4. 磺胺药 磺胺药曾是治疗流脑的首选药物,由于耐药菌株出现(发生率不高,10%~20%),虽仍可用于治疗流脑,但已不作为首选药物。磺胺嘧啶(SD)其 CSF 浓度为血浓度的 50%~80%。剂量成人每日 4g,儿童 0.1~0.2g/(kg·d),分 2~4 次服,首剂加倍。联用甲氧苄啶(TMP)400mg/d,分 2 次口服可以提高疗效,并减少耐药菌株的产生。病情重或呕吐不止不能口服者,可用等量的 20% 磺胺嘧啶钠肌内注射或稀释成 1%~2% 浓度静脉滴注。也可用磺胺甲噁唑(磺胺甲基异噁唑,SMZ)1.6~2.4g/d 与 TMP 0.32~0.48g/d 联合,分 2~3 次口服。5~7 天 1 疗程。疗程中应每天查尿常规,发生结晶尿或血尿时,应考虑停药。应用 SD 后 24~48 小时,脑膜刺激征等明显减轻;若 48 小时后不见改善,高热不退,考虑为耐药菌株感染,必须改药。有肝、肾疾病、休克少尿,以及对磺胺药过敏者须用其他抗生素药物。

5. 氨苄西林 对脑膜炎奈瑟菌、肺炎球菌及流感杆菌脑膜炎均有较强的抗菌活性,适用于病原未明的重症患者。剂量成人 8~12g/d,儿童 0.2g/(kg·d),分 2~3 次静脉滴注。疗程 5~7 天。

三、暴发型流脑的治疗

1. 休克型的治疗 以抗菌、抗休克为重点。抗菌治疗以青霉素 G 为首选,剂量用法同上。休克时不宜用磺胺药,以免肾脏受损。抗休克治疗措施参见 "第 21 章脓毒症与脓毒症休克"。

83

2. 脑膜脑炎型的治疗 除及时应用大剂量抗菌药物外,减轻脑水肿、防治脑疝和呼吸衰竭是治疗本型的重点,参见第 26 章"急性脑功能衰竭"、第 29 章"呼吸衰竭"。

3. 混合型 参照上述二型处理。

四、轻型和慢性型的处理

以抗菌疗法为主,可结合药物敏感试验选用或联合应用抗生素治疗。

【预防】

1. 疫苗预防 疫苗预防以 15 岁以下儿童为主要对象,新兵入伍新兵和免疫缺陷者均应注射。国内应用脑膜炎奈瑟菌 A 群流脑多糖疫苗保护率达 90% 以上,已开始接种的 A+C 群流脑多糖疫苗也有很高的保护率。

2. 药物预防 对密切接触者,除作医学观察 7 天外,可用 SMZ 进行药物预防,剂量均为每天 2g,儿童 50~100mg/kg,连用 3 天。也可用环丙沙星成人单剂 750mg;或利福平成人每次 400~600mg,儿童每次 10mg/kg,每 12 小时 1 次,共服 4 次。

由于早期诊断和及时抗菌治疗,流脑的病死率已降至 5% 以下,暴发型流脑的病死率仍在 10% 左右,婴幼儿和老年人预后较差。流脑的并发症已明显减少,少数患者可因脑及周围组织的炎症或粘连并发脑神经损害,出现脑积水、硬膜下积液或肢体运动障碍。化脓性迁徙病灶可有全眼炎、中耳炎、关节炎、肺炎、脓胸、心内膜炎、心包炎、睾丸炎及附睾炎等。

(卫 剑 张文武)

参 考 文 献

[1] 李兰娟, 任红. 传染病学 [M]. 9 版. 北京: 人民卫生出版社, 2018: 207-211.

[2] 张文武. 急诊内科学 [M]. 4 版. 北京: 人民卫生出版社, 2017: 536-538.

83

第 84 章

破 伤 风

破伤风(tetanus)是破伤风梭菌(*Clostridium tetani*)侵入人体伤口,在厌氧环境中繁殖并产生毒素所引起的急性感染性疾病,以全身肌肉强直及阵发性痉挛为临床特征。波及的肌群主要有咬肌、背棘肌、腹肌、四肢肌等。喉痉挛窒息、自主神经功能障碍、严重肺部感染及全身衰竭为常见的致死原因。由于新生儿百白破疫苗的全面施行,2012 年我国消除了新生儿破伤风,但非新生儿破伤风因其具有严重的潜在致命性,仍是我们需要直面的严重的公共卫生问题。

【病因与发病机制】

破伤风梭菌为革兰氏阳性的厌氧梭状芽孢杆菌。有繁殖体和芽孢两种形态。繁殖体周身有鞭毛,无荚膜,极易死亡;芽孢正圆形,位于菌体的顶端,比菌体大,故带芽孢的菌呈鼓槌状,其抵抗力强。该菌可产生两种毒素:溶血毒素(tetanolysin)和破伤风痉挛毒素(tetanospasmin)。溶血毒素可破坏血细胞及其他一些细胞,与致病性无太大关系。破伤风痉挛毒素即破伤风毒素,是一种毒性极强的外毒素,其毒性仅次于肉毒毒素,对小鼠的致死量为 10^{-17}mg,为破伤风梭菌致病的主要因素。破伤风毒素经甲醛处理后可脱毒为类毒素,其抗原性极强,能刺激机体产生抗毒素,有中和毒素的作用。破伤风梭菌在自然界分布极广,存在于家畜的肠道中,随粪便排出,污染土壤。某些人群的粪便内也可含菌。因此,用畜粪或人粪作肥料有利于细菌的播散。细菌在不利的环境下即形成芽孢,而长期存在于土壤、污泥和尘埃中。芽孢经各种大小创伤如深刺伤(伤口可很细小以致难于察觉)、弹伤、动物咬伤蜇伤、开放性骨折、烧伤以及厌氧环境下的感染病灶如消化道穿孔、慢性鼻窦炎等侵入人体。此外,民间喜以泥土、积尘、香灰、柴灰等敷伤口,尤易致病。近年因静脉注射海洛因而患破伤风者日益增多。各年龄均易感,由于婴儿、儿童、青壮年普遍推行预防接种,故近年来老年人的发病率相对增高。患本病后无持久免疫力,可再次感染。

破伤风的发病需要一定条件,首先必须有入侵门户,即上述破伤风侵入人体的途径,如各种创伤等;其次芽孢需在缺氧条件下发育生长,并产生外毒素,伤口中有坏死组织、杂有泥土或其他异物,或伴有需氧菌如葡萄球菌等的混合感染,即可造成适合于破伤风梭菌繁殖的有利环境。如环境不利,则芽孢可在组织内较长期潜伏(数月至数年),待另一次创伤造成缺氧条件时再繁殖而致病。病原菌只在入侵部位繁殖而不进入血液循环中,其所产生的外毒素对中枢神经系统,尤其是脑干神经和脊髓前角神经细胞有高度亲和力。破伤风痉挛毒素产生后,首先向周围扩散,侵入肌肉组织,当遇到裸露的运动神经末梢,乃与神经节苷脂

结合并沿着神经冲动相反的方向向上传递。传递速度每天为 75~250mm 不等。创伤若在四肢或躯干,毒素则经前根、前角进入脊髓节段,最终进入大脑;创伤若位于头部或颈部,毒素则可直接通过运动神经进入脑神经核。若毒素量较大,除沿神经直接传递外,还会经淋巴和血流扩散,但毒素对淋巴、血液其他组织并不发生作用,进入血液循环的毒素重新进入组织,在此过程中绝大部分毒素被破坏,只有进入肌肉组织的这部分毒素才能同运动神经末梢接触而发生作用。抵达靶位的毒素,主要作用于神经元突触前膜,与神经节苷脂结合,致使膜的结构发生变化,毒素得以进入神经细胞,最终使神经突触不能释放甘氨酸及 γ- 氨基丁酸(GABA)等抑制性传递介质,导致脊髓运动神经元和脑干的广泛脱抑制,临床上乃出现肌痉挛、肌强直等征象。毒素与中枢神经组织结合非常牢固,一经结合即非抗毒素所能中和。破伤风毒素还可直接作用于交感神经系统而使其功能亢进,临床上主要表现为血压升高、心率增快、发热、出汗等,血中儿茶酚胺含量增加,多见于危重患者。

【诊断】

一、病史

病史询问极为重要,最近有创伤,特别深刺伤、曾用柴灰和积尘敷伤口均有重要参考价值。但外伤史不是必要条件。

二、临床表现特点

本病潜伏期因伤口部位、感染情况和免疫状态而异,一般为 3~21 天,个别病例可短至 1 天内,长至半年以上。曾接受抗毒素预防者的潜伏期较长。临床主要表现为神经系统脱抑制及自主神经失调的两组症状。

1. 神经系统脱抑制 起病急缓不一,早期可有全身不适、头痛、颈痛、肩痛、肢体痛、咀嚼不便等,继而出现肌肉强直及肌肉痉挛。肌肉强直表现为张口困难和牙关紧闭,腹肌坚如木板、角弓反张等;肌肉强直在痉挛间歇期仍继续存在,此乃本病的特征之一。肌肉痉挛系阵发性,自每天数

次小发作至频繁严重发作不等,全身肌群均可受累;可自发,也可由外界刺激而引起。面肌痉挛时出现特征性的痉挛(苦笑),此时口角向上、外牵引,双眉上举,前额出现皱纹,说话不清。咽肌和胸肌痉挛导致吞咽困难、饮水呛咳、喉头阻塞、发绀等。肛门和膀胱括约肌痉挛常引起顽固性便秘和尿潴留。剧烈痉挛每伴有全身抽搐、呼吸困难,可导致窒息、心力衰竭等。由于肌肉痉挛常伴以相当剧烈的疼痛,使患者十分痛苦或惊恐,发作后大量出汗,导致体力的极大消耗。

2. 自主神经失调 表现为不稳定的高血压、心动过速、心律不齐、周围血管收缩、大汗及发热等。除重症外,患者神志始终清醒,体温正常或仅有低热。大多数病例经10天左右的积极治疗后好转,痉挛发作次数减少,肌肉强直程度减轻,张口困难一般最后消失。病程自1周至2个月不等,大多为2~4周。

在本病的病程中可发生的并发症有吸入性肺炎、各种继发性感染、肺不张、血栓栓塞现象(肺栓塞等)、心功能不全、交感神经功能亢进、脊椎压缩骨折、胃肠道出血、低凝血酶原血症、代谢性碱中毒、过高热等。

三、临床分型

本病最常见全身型破伤风,分为轻、中、重三型。

1. 轻型 潜伏期10天以上,症状于4~7天内逐渐发展,每日肌痉挛发作不超过3次,牙关紧闭及颈强直均较轻,无吞咽困难。

2. 中型 潜伏期7~10天,症状于3~6天内较快地发展,有明显牙关紧闭及吞咽困难,可有角弓反张,但无呼吸困难,有轻度发绀而无窒息。肌肉痉挛初期轻而短,继之较频繁(日在3次以上)而剧烈,一般于发病后24~48小时内才出现。

3. 重型 潜伏期短于7天,症状于3天内即发展至高峰。本型与中型的主要区别在于有呼吸困难,另外可有窒息、高热及交感神经功能亢进如多汗、肢端发冷、血压升高、心动过速、阵发性期前收缩等。肌痉挛发作频繁,每数分钟发作1次或呈持续状态,且于发病后24~48小时内即可见发生。

除上述全身性破伤风外,尚有下列特殊类型:①局限性破伤风,肌痉挛仅局限于面部咬肌或创伤部位,病情较轻,多见于接受过预防注射的患者。②头面部破伤风,由头面部受伤所致,分瘫痪型和非瘫痪型两种,前者表现为面神经、动眼神经、舌下神经等瘫痪;后者表现为牙关紧闭,伴部分面肌痉挛、咽肌痉挛等。这两型破伤风均可发展为全身型破伤风。

四、实验室检查

伤口分泌物直接涂片镜检;伤口分泌物培养或破伤风杆菌PCR检测;破伤风抗体检测等有助于诊断,但往往帮助不大。

五、诊断注意事项

本病的诊断大多无困难,外伤史(尤其是深刺伤),曾以柴灰等敷伤口、旧法接生等均有参考价值。牙关紧闭或苦笑面容、疼痛性肌肉痉挛等的出现即可诊断;厌氧培养分离出破伤风梭菌即可肯定诊断。压舌板试验有较高的灵敏度(94%)和特异度(100%),具体做法是使用压舌板轻触咽后部,发生咬肌反射性痉挛,非正常咽反射,即为阳性。

破伤风需与下列疾病鉴别:①引起张口困难的各种局部病变如扁桃体周围脓肿、咽后壁脓肿、齿及齿龈病变、颞颌关节病、腮腺炎等可引起张口困难和引起肌肉疼痛强直的局部病变如脊椎病变、风湿性肌炎、肢体软组织损伤和炎症等鉴别,此类疾病不会出现阵发性肌肉痉挛,局部有病变或炎性病灶可找到,因此区别一般无困难。②各种化脓性脑膜炎、脑炎常有颈肌强直及角弓反张,但很少有牙关紧闭,脑脊液检查、血清免疫学试验等有助于鉴别。③马钱子碱(士的宁)中毒的全身性痉挛发作与破伤风很相似,但在无痉挛期间肌肉完全松弛,这与本病明显不同;此外,服药史、牙关紧闭出现较晚均有参考价值。④其他如手足搐搦症的强直性痉挛主要发生于手足等部位,血钙常降低,缺钙试验(Chvostek及Trousseau征)呈阳性。狂犬病有被狂犬、狂猫等咬伤史,虽可有咽肌痉挛,但一般无全身肌肉痉挛现象;有恐水症状而无牙关紧闭。子痫、癫症等亦需与本病区别。

【治疗】

破伤风的治疗包括:①伤口处理;②中和毒素;③防治窒息等并发症;④减轻患者痛苦;⑤防止复发;⑥主动免疫。

一、伤口处理

伤口未愈合者需及时彻底清创,以防止破伤风梭菌在腐败的组织内繁殖。扩创宜在镇静剂、肌肉松弛剂、抗毒素、抗生素应用后1~2小时进行。术后用3%过氧化氢或1:4 000高锰酸钾溶液湿敷,伤口不宜缝合或包扎。伤口深者可在创口周围用1万~2万U抗毒素浸润后再行扩创。

二、一般治疗

病室宜保持安静和温暖,避免各种刺激如声响、阵风、强光等,最好有单独房间和专人护理。各项治疗宜在使用镇静剂、肌肉松弛剂后集中进行。防止小儿从床上坠地。

三、病因治疗

1. 破伤风人免疫球蛋白(tetanus immunoglobin,HTIG)和/或破伤风抗毒素(tetanus antitoxin,TAT) HTIG和TAT注射属被动免疫法,目的是中和游离的毒素,其对已与神经组织结合的毒素无中和作用。鉴于血中仍可能存在一些游离毒素,未愈合伤口中仍可能有破伤风梭菌繁殖及毒素形成,因此目前仍主张采用。首选HTIG,因HTIG的过敏发生率低,效价高(免疫效能10倍于TAT),半衰期长(2~4周)。剂量为3 000~6 000U,一次性肌内注射。TAT一般用量是1万~6万U,皮肤试验阴性后使用。连续应用或加大剂量并无意义,且易致过敏反应和血清病。

2. 抗感染药物 应用的主要目的在于杀灭伤口内可能存在的破伤风梭菌繁殖体,减少外毒素产生。首选甲硝唑 500mg 每 6 小时 1 次或每 8 小时 1 次,青霉素 G 为备选药物。但亦要注意混合感染可能,根据情况合用头孢类或其他相关抗感染药物。

四、对症治疗

1. 呼吸监护及处理 气道管理是治疗的关键。由于吞咽肌群的痉挛,使口腔分泌物积聚于咽部,易造成呼吸道梗阻;膈肌及呼吸肌的强直性痉挛可造成呼吸停止,必须密切观察。若有下述指征:①抽搐频繁不易控制者;②喉痉挛;③肺部感染痰液黏稠不易咳出者;④呼吸肌持续痉挛、呼吸表浅发绀较重者,均需及早作气管切开术。并给予吸痰、间歇正压给氧、注入抗菌药物、湿化等,按时作血气分析,以监护换气功能。

2. 控制肌肉痉挛 常用药物有:①地西泮,为首选药物。成人轻型患者的用量为 40~60mg/d,分 4~6 次肌内注射;中、重型患者的用量可增至 100~400mg/d(2~8mg/kg),分次静脉内缓注或滴注。以保持患者安静睡眠状态而又能叫醒为宜。要警惕呼吸抑制和乳酸性酸中毒。儿童每次量为 0.5~1.0mg/kg,每日 3~4 次。亦可用劳拉西泮和咪达唑仑(midazolam)静脉滴注。②苯巴比妥钠,成人每次为 0.1~0.2g(儿童为 3~5mg/kg),每 8~12 小时肌内注射 1 次。③氯丙嗪,有降低组织氧耗、抑制中枢神经系统、降温等作用,可减轻肌痉挛,每次成人量为 25~50mg,儿童为 0.5~1.0mg/kg,肌内注射或静脉滴注,每日 3~4 次,可与地西泮、苯巴比妥钠等配伍交替使用。④其他药物,10% 水合氯醛作用较快,痉挛严重者可临时加用,成人每次 10~20ml,儿童 0.5ml/kg 或每岁 1ml,口服或保留灌肠。肌痉挛难以控制时,也可加用异戊巴比妥钠(0.2~0.3g,静脉缓注)或硫喷妥钠,后者的成人量为 0.5~1.0g,溶于葡萄糖液 1 000ml 中静脉滴注(成人 20~25 滴 /min),对制止肌痉挛,尤其是咽肌痉挛也有一定效果。也可选用丙泊酚(propofol)。

3. 纠正交感神经兴奋 因交感神经功能亢进而致的心动过速、心律失常、血压升高、出汗等,可选用可乐定(clonidine)静脉注射:每次 3~4μg/kg 加入 5% 葡萄糖液 20~40ml 中缓慢注射,能吞咽者可予口服,每次 0.075~0.15mg,每日 3 次;也可用 β 受体阻滞剂如艾司洛尔、拉贝洛尔或普萘洛尔(心得安)静脉注射或口服。艾司洛尔开始剂量 2.5μg/(kg·min),每隔 5 分钟增加 50μg/(kg·min),直至心率减慢 15%,最大量为 300μg/(kg·min)。

4. 维持营养 由于患者难以进食,消耗又大,应注意维持营养。轻型患者可给高热量半流饮食;抽搐较频者禁食,也不宜鼻饲。待抽搐减轻后仍不能进食者可再给鼻饲,放鼻饲管前应加强镇静解痉,尤其是未做气管切开者,以免诱发喉痉挛窒息。

5. 其他治疗 肾上腺皮质激素可用于重型而伴有高热、心肌炎等患者,成人每日静脉滴注氢化可的松 200~300mg,或地塞米松 10~20mg。为防止坠积性肺炎,应勤翻身和清洁口腔。尿潴留时采用留置导尿管,腹胀者可安置肛管导气。有报道用肉毒杆菌神经毒素治疗破伤风,能有效控制痉挛发作。

6. 中医中药 常用方有五虎追风汤加减、玉真散加味、存命汤加减等。

五、主动免疫

近年来,破伤风的主动免疫日益获得重视。其是指将含破伤风类毒素疫苗(TTCV)接种于人体产生获得性免疫力的一种预防措施。起效慢,一般使用两周后才能起保护作用,但从未接受过 TTCV 免疫的患者在接种三针全程免疫后保护作用可长达 5~10 年。

【预后】

破伤风的平均病死率(包括各型及各年龄组)为 20%~30%,重症患者的病死率可高达 70%,年龄两极的病死率亦较高。未经积极抢救的新生儿破伤风病死率可达 70% 以上,病死率高低与轻、中、重型相关,原则上与起病急缓成正比,与潜伏期长短及病程长短成反比。阵发性痉挛频繁,于发病后 48 小时内即出现者;在开放性骨折、深刺伤、严重烧伤、坏疽、流产等基础上发生者;过高热,或有交感神经功能亢进、中毒性心肌炎等者,均是预后恶劣的标志。

(刘文华 张文武)

第 85 章

鼠 疫

鼠疫(plague)是鼠疫耶尔森菌借鼠蚤传播的烈性传染病，系广泛流行于野生啮齿动物间的一种自然疫源性疾病。临床表现为发热、严重毒血症症状、淋巴结肿大、肺炎、出血倾向等。鼠疫具有发病急，传播快，病死率高的特点，我国将其列为法定甲类传染病之首。既往本病病死率很高，近年来，因抗生素的及时应用，病死率降至 10% 左右。近年来人间鼠疫病例数呈现波动性变化，以腺鼠疫为主，必须提高警惕，以防漏误诊造成扩散流行。

【病因与发病机制】

一、病原学

鼠疫耶尔森菌(鼠疫杆菌)，属肠杆菌科耶尔森菌属，革兰氏阴性兼性需氧菌，两端钝圆，两极浓染，有荚膜，无芽孢，无鞭毛。最适培养温度为 28~30℃。初代分离菌落呈典型"花边"样粗糙菌落。本菌对外界抵抗力较弱，对光、热、干燥及一般消毒剂均敏感。抗原构造复杂，已证实有 19 种抗原，其中以荚膜 F_1 抗原、毒力 V/W 抗原最为重要：荚膜 F_1 抗原属糖蛋白，特异性高，抗原性强，有白细胞吞噬作用，是一种保护性抗原，相应抗体有保护作用；毒力 V/W 抗原，为菌体表面抗原，V 抗原可使机体产生保护性抗体，W 抗原为脂蛋白，不能使机体产生有保护力的抗体，V/W 抗原结合物有促使产生荚膜，抑制吞噬作用，与细菌侵袭力相关。本菌产生两种毒素：①鼠毒素或外毒素(毒性蛋白)，对小鼠和大鼠有剧烈毒性，有良好抗原性及免疫原性，用甲醛脱毒可成为类毒素，免疫马可制成抗毒素；②内毒素(脂多糖)：较其他革兰氏阴性菌内毒素毒性强，可致发热、组织器官内溶血、中毒休克、局部及全身施瓦茨曼(Shwartzman)反应。

二、发病机制

鼠疫耶尔森菌通过染菌蚤的叮咬，局部一般不留痕迹，细菌经皮肤侵入后首先在局部被中性粒细胞和单核巨噬细胞吞噬，迅速经由淋巴管淋巴流至局部淋巴结繁殖，引起鼠疫特有的急性原发性淋巴结炎(腺鼠疫)。感染的淋巴结腺体高度肿胀，充血坏死，周围组织水肿和出血。细菌可冲破局部淋巴屏障沿淋巴系统扩散，转移到一些新的淋巴结，发生次发性鼠疫淋巴结炎。鼠疫耶尔森菌及内毒素也可经淋巴循环系统进入血液循环，引起脓毒血症，出现严重中毒症状，包括严重的皮肤黏膜出血(故鼠疫曾被称为"黑死病")，然后侵入肺组织致"继发性肺鼠疫"。当人体吸入一定量的鼠疫耶尔森菌后，可引起"原发性肺鼠疫"。腺鼠疫时肺泡及支气管内有血性渗出物，这种渗出物内含有大量鼠疫耶尔森菌，随吐痰咳出成为气溶胶再可传播给他人。肺鼠疫患者肺门淋巴结也肿胀、充血及出血。鼠疫耶尔森菌通过一系列逃避天然免疫系统成分的作用而使机体感染。逃避过程与其 pCD1 质粒编码的 Ⅲ 型分泌系统 T3SS 和分泌的 6 种毒力蛋白 YopE、YopJ、YopH、YopO、YopT、YopM 密切相关：该 6 种毒力蛋白分别从破坏细胞骨架、诱导细胞凋亡、抑制细胞因子分泌、抵抗细胞吞噬和破坏肌动蛋白微丝等多个方面干扰宿主细胞的正常免疫功能，达到逃逸体内免疫反应的目的而导致持续感染。鼠疫的基本病理改变为淋巴管、血管内皮细胞损害和急性出血坏死性炎症。腺鼠疫为淋巴结的出血性炎症与凝固性坏死；肺鼠疫肺部病变以充血、水肿、出血为主。发生鼠疫脓毒血症时，全身各脏器、组织均可有充血、水肿、出血和坏死改变，多浆膜腔有血性渗出物。

【诊断】

一、流行病学

人类鼠疫的主要传染源是各种染菌的啮齿动物(旱獭、鼠类等)。鼠疫疫源地主要分布在青海、甘肃、新疆、西藏、内蒙古、宁夏等地。这些啮齿动物染菌后，身上寄生的蚤类也由于吸动物血而带菌，再由这些蚤叮咬人而使人感染发病。西北地区近年仍有人鼠疫报告，表明这些地区动物鼠疫疫源地仍处于活跃状态，这些疫源地是自然疫源地。在这些地区人类由于狩猎旱獭，特别是对自毙旱獭进行剥皮等活动，由染菌蚤跳蚤叮咬或直接接触染菌动物尸体而感染。一般先发生腺鼠疫，部分严重患者可转成肺鼠疫，则患者痰或飞沫或染菌的气溶胶可通过呼吸道传播给人。因此，在询问流行病学接触史时首先要询问在 10 天内是否到过有旱獭疫区如新疆、青海、甘肃等地区的草地，是否有剥食、狩猎旱獭的历史，是否有与疑似患者接触史，在南方则要了解家中是否有与鼠类接触史或被蚤类叮咬史。

二、临床表现特点

在询问检查诊断疑似鼠疫患者时，必须穿着全套隔离装备包括戴防护眼镜。

潜伏期:腺鼠疫 2~3 天,原发性肺鼠疫数小时至 3 天。曾经接受过预防接种者可延至 9~12 天。临床上大多数表现为腺型、肺型及两者继发的脓毒血症型。近年来轻型及隐性感染也相当常见。轻型仅表现为不规则低热,全身症状轻微,局部淋巴结轻度肿大、压痛,无出血倾向,多见于流行初、末期或预防接种者。除轻型外的其他各型,均起病急骤,畏寒发热,体温迅速达到 39~40℃,伴恶心呕吐,头痛及四肢痛,颜面潮红、结膜充血、皮肤黏膜出血等。继而可出现意识模糊、言语不清、呼吸急促、腔道出血及衰竭和血压下降等。临床上腺型、肺型和脓毒血症型各具特征性表现如下。

1. 腺鼠疫 是临床最常见的病型。除具有鼠疫一般症状外,受侵袭部位所属淋巴结肿大为其主要特征。一般在发病同时或 1、2 天内出现淋巴结肿,很少超过 7 天。淋巴结肿可发生在任何被侵部位的所属淋巴结,但腹股沟淋巴结最常累及,其他依次为腋下、颈部和颌下,一般为一侧,偶或双侧、多处同时出现。淋巴结肿大速度很快,远非其他疾病所致淋巴结肿可比拟,每日甚至每小时都有所增大。肿大的淋巴结 1~10cm。腺肿表面皮肤随着淋巴结肿胀而变红发热。淋巴结周围组织充血、出血,浆液渗出使数个淋巴结愈着并与皮下组织粘连,失去移动性,边缘不清,坚硬,剧痛。多数患者 4~5 天后淋巴结破溃而局部症状缓解。如治疗及时,在病程渡过 1 周可恢复。如治疗不及时,淋巴结迅速化脓、破溃,可迅速发展为脓毒血症型或肺型。

2. 肺鼠疫 肺鼠疫有原发性肺鼠疫及继发性肺鼠疫之分。继发性肺鼠疫是由腺鼠疫或脓毒血型鼠疫经血行传播而引起。腺鼠疫中约有 5% 可发展为肺鼠疫。原发性肺鼠疫是直接吸入肺鼠疫患者含有鼠疫耶尔森菌的空气飞沫而感染的。继发性肺鼠疫在发病前有腺鼠疫,此时表现为病势突然增剧,出现咳嗽、胸痛、呼吸困难,随之咳出稀薄泡沫样血痰,痰中含有大量鼠疫耶尔森菌。原发性肺鼠疫是鼠疫重症型的一种,不仅病死率高,而且在流行病学上危害最大。除具有严重的鼠疫全身中毒症状外,还有呼吸道感染的特有症状,潜伏期短,发病急剧,恶寒高热,体温可达 39~40℃,脉细速每分钟可达 120~130 次。呼吸急迫,每分钟 24~32 次或更多。患者颜面潮红,结膜充血。由于呼吸困难,缺氧,口唇、颜面、四肢皮肤发绀,甚至全身发绀,故有"黑死病"之称。患者初起干咳,继之咳嗽频数,咳出稀泡沫痰,痰中带血或纯血痰。胸部检查所见与危笃的临床症状不相称,有时肺部尚无明显体征患者已死亡。叩诊有局限性浊音,音界迅速扩大,听诊肺部有散在性啰音(干性、湿性或捻发音)。心脏听诊心音弱,时有收缩期杂音,心律不齐,心界扩大。X 线可见肺部有大小不同、密度不同、边缘不整的阴影,有时可见胸腔积液,但这些均不是肺鼠疫特有影像。肺鼠疫患者若不及时有效治疗多于 2~3 天内死亡。

3. 脓毒血型鼠疫 当机体抗力低而感染菌量大时,淋巴系统未能阻止病原而直接进入血行就可成为鼠疫脓毒血症。腺鼠疫未经治疗或治疗不当也能成为继发性脓毒血症。此时鼠疫在血中大量繁殖,释放毒素,使患者很快进入重症中毒状态,呈现极严重中毒症状而见不到其他型鼠疫的特有症状。患者恶寒高热、剧烈头痛、狂躁谵妄、神志昏迷、心音微弱、血压下降、呼吸急迫、皮下及黏膜出血、有出血点、有时有血尿、血便或血性呕吐物,患者颜面呈恐怖痛苦状,若不及时抢救患者可在 1~3 天内迅速死亡。

除以上三型外,还有皮肤鼠疫、脑膜炎型、扁桃体型、眼鼠疫、肠鼠疫等型,均少见。各型鼠疫的病程一般为 1 周左右。

三、实验室检查

实验室工作人员必须着全套隔离装备。

1. 细菌学检查 细菌学检查是诊断鼠疫的最重要依据。在开始用特效药前必先采取以下材料:腺鼠疫取腺肿穿刺液和血液,肺鼠疫取痰、咽喉分泌物和血液,脓毒血型取血液。鼠疫细菌诊断常用"四步检验法":①涂片,将疑似患者材料涂压在三张玻片上。一张革兰氏染色,一张美兰染色,一张吉姆萨染色。镜检是否有两端钝圆、两端浓染、革兰氏阴性、短小可疑鼠疫耶尔森菌。②培养,常用敏感选择性培养基如龙胆紫溶血琼脂,龙胆紫含量为 1/20 万~1/10 万。培育温度为 28~30℃,连续观察 5 天,是否有"花边样"典型可疑鼠疫菌落,挑出纯培养染色镜检。③噬菌体裂解,将纯培养鼠疫菌在普通琼脂平板上加一滴 10^8 以上效价的鼠疫噬菌体于划线起点中心稍下,使噬菌体垂直流下,28~30℃ 24 小时观察是否有噬菌带出现。④动物试验,豚鼠用 0.5ml,小鼠用 0.2~0.4ml 清洁材料注入腹腔皮下各 1 只,不洁材料注皮下及经皮各 1 只。接种后 1~3 天动物发病,不活泼,竖毛,不食,3~7 天死亡,解剖。9 天仍不死也解剖。取内脏分离培养检查细菌。

2. 分子生物学检测 主要有 DNA 探针和聚合酶链反应(PCR),具有快速、灵敏、特异的优点,应用较广。

3. 血清学检验 ①间接血凝法(PHA):以鼠疫耶尔森菌 F_1 抗原检测血中 F_1 抗体,感染后 5~7 天出现阳性,2~4 周达高峰,此后逐渐下降,可持续 4 年,常用于回顾性诊断和流行病学调查。②酶联免疫吸附试验(ELISA):较 PHA 更为敏感。特异度达 98%,灵敏度达 91%。③荧光抗体法(FA):用荧光标记的特异性抗血清检测可疑标本,可快速准确诊断。

四、诊断标准

1. 流行病学接触史。患者发病前 10 天内到过鼠疫动物疫区或接触过疫区内的疫源动物,动物制品或鼠疫患者,进入过鼠疫耶尔森菌实验室接触过实验用品。

2. 患者具有各型鼠疫疑似症状并排除其他疾病。

具有以上二项可判定为鼠疫疑似病例。

疑似病例分离到鼠疫耶尔森菌,分子生物学检测阳性或血清学阳性者可判定为确诊病例。

【治疗】

一、患者隔离

患者应隔离在孤立建筑物内,病区内应做到无鼠、无蚤,患者需经仔细灭蚤、淋浴后方可收入。隔离到症状消失,每 3 天进行一次血液或局部泌物培养,3 次阴性方可出院;肺鼠疫者也应每 3 天进行一次痰培养,6 次阴性始可出院。医护人员须有严密的自身防护措施。

二、抗菌治疗

早期足量应用有效抗菌药物治疗是降低病死率的关键。鼠疫的治疗仍以链霉素(SM)为首选,并强调早期、足量、总量控制的用药策略。用量根据病型不同、疫源地不同而异,肺鼠疫和脓毒血型鼠疫用药量大,腺鼠疫及其他各型鼠疫用药量较小。在应用链霉素治疗时,为了达到更好的预后,常常联合其他类型抗生素,如喹诺酮、多西环素、β- 内酰胺类或磺胺等。若因过敏等原因不能使用链霉素者,可考虑选用庆大霉素、氯霉素、四环素、多西环素、环丙沙星等。

1. 按临床分型给予不同治疗

(1)腺鼠疫:链霉素成人首次 1g,以后 0.50g~0.75g,每 4 小时或 6 小时肌内注射(2~4g/d)。治疗过程中可根据体温下降至 37.5℃以下,全身症状和局部症状好转逐渐减量。患者体温恢复正常,全身症状和局部症状消失,按常规用量继续用药 3~5 天。疗程一般为 10~20 天,链霉素使用总量一般不超过 60g。腺体局部按外科常规进行对症治疗。

(2)肺鼠疫和鼠疫脓毒血症:链霉素成人首次 2g,以后 1g,每 4 小时或 6 小时肌内注射(4~6g/d)。直到体温下降至 37.5℃以下,全身症状和呼吸道症状显著好转后逐渐减量。疗程一般为 10~20 天,链霉素使用总量一般不超过 90g。减量时要特别注意不要大幅度减量,防止病情反复。儿童参考剂量为 30mg/(kg·d),每 12 小时 1 次,并根据具体病情确定给药剂量。

(3)其他型鼠疫的治疗:可参考腺鼠疫治疗方法。

(4)皮肤鼠疫按一般外科疗法处置皮肤溃疡,必要时局部滴注链霉素或敷磺胺软膏。

(5)眼鼠疫可用金霉素、四环素、氯霉素眼药水点眼,并用生理盐水冲洗。

(6)有脑膜炎症状的患者,在特效治疗的同时,辅以氯霉素治疗,成人 50mg/(kg·d),儿童(>1 岁)50mg/(kg·d),每 6 小时 1 次,静脉滴注,疗程 10 天,但应当注意氯霉素的骨髓毒性等副作用。

2. 其他可选用药物

(1)氨基糖苷类:①庆大霉素(GM),链霉素过敏或妊娠情况下使用。用法用量为成人 3mg/(kg·d),每 8 小时 1 次,肌内注射或静脉滴注,疗程 10 天,严重感染可用至 5mg/(kg·d);

儿童 6~7.5mg/(kg·d),婴幼儿 7.5mg/(kg·d),每 8 小时 1 次,肌内注射或静脉滴注,疗程 10 天。②卡那霉素(KM),链霉素过敏或妊娠情况下使用。用法用量为成人 0.5g,每 8 小时 1 次,肌内注射或静脉滴注,疗程 10 天;儿童 15~25mg/(kg·d),每 12 小时 1 次,肌内注射或静脉滴注,疗程 10 天。静脉滴注时将一次用量用 100ml 输液稀释,滴入时间为 30~60 分钟,切勿过速。③阿米卡星(丁胺卡那霉素),链霉素过敏或妊娠情况下使用。用法用量为成人 7.5mg/(kg·次),每 12 小时 1 次(每日总量不超过 1.5g),肌内注射或静脉滴注,疗程 10 天;儿童开始 10mg/(kg·次),以后 7.5mg/(kg·次),每 12 小时 1 次,肌内注射或静脉滴注,疗程 10 天。静脉滴注时用 100~200ml 输液稀释,30~60 分钟滴入,儿童则为 1~2 小时。

(2)氟喹诺酮类:喹诺酮类药物抗菌谱广、抗菌活性强,属于浓度依赖性抗生素,目前主要用于联合用药。肺鼠疫和鼠疫败血症患者可采取氟喹诺酮类(环丙沙星、氧氟沙星、左氧氟沙星)的一种作为联合用药。环丙沙星,成人 400~600mg/d,静脉滴注,或 500mg/d,口服,每 12 小时 1 次,疗程 10 天。其他氟喹诺酮类可参照药物说明书使用。

(3)四环素类:对临床各型鼠疫患者可采取四环素作为联合用药。四环素,成人为 2g/d,每 6 小时 1 次,口服;儿童(9 岁以上)为 25~50mg/(kg·d)(2g/d),每 6 小时 1 次,口服。

3. 预防性治疗 对鼠疫患者的直接接触者、被疫区跳蚤叮咬的人、接触了染疫动物分泌物及血液者,以及鼠疫实验室工作人员操作鼠疫菌时发生意外事故的,均应当进行鼠疫预防性治疗。药物可选用四环素、多西环素(强力霉素)、磺胺、环丙沙星等。必要时可肌内注射链霉素进行预防性治疗,疗程均为 7 天。

三、局部处理

肿大淋巴结可用抗菌药物外敷,其周围组织内注入链霉素 0.5~1.0g。已软化者可切开排脓,宜在应用足量抗菌药物 24 小时以上方可进行。眼鼠疫可用四环素、氯霉素眼药水滴眼。皮肤鼠疫可用抗菌药液湿敷、冲洗或抗菌软膏外敷。

四、对症支持疗法

包括防治脏器功能障碍、DIC、休克等,参见第 21 章"脓毒症与脓毒症休克"、第 30 章"急性呼吸窘迫综合征"、第 31 章"急性肝衰竭"、第 33 章"急性肾损伤"、第 35 章"弥散性血管内凝血"。

(张文武)

第 86 章
细菌感染性腹泻

细菌感染性腹泻(bacterial diarrhea)是指由细菌引起,以腹泻为主要表现的一组常见肠道传染病,一般为急性表现,也有病程超过 14 天的为迁延性腹泻。常伴有脱水和 / 或电解质紊乱。本章节是指除霍乱、菌痢、伤寒、副伤寒以外的细菌感染性腹泻,属于《中华人民共和国传染病防治法》中规定的丙类传染病。临床表现以胃肠道症状为主,轻重不一,多为自限性,但少数可发生严重并发症,甚至导致死亡。

【病因与发病机制】

常见细菌有沙门菌属、志贺菌属、大肠埃希菌、弯曲菌、耶尔森菌、金黄色葡萄球菌、副溶血性弧菌、艰难梭菌等。传染源为患者、病原菌携带者。通过粪 - 口途径传播,人群普遍易感,没有交叉免疫。儿童、老年人、有免疫抑制或慢性疾病者为高危人群。全年均可发病,好发于夏秋季,部分细菌性腹泻如耶尔森菌肠炎好发于冬季。该病发病呈全球性,一般为散发,可暴发流行。

1. 分泌性腹泻 病原菌进入肠道后,并不侵入肠上皮细胞,仅在小肠内繁殖,黏附于肠黏膜,释放肠毒素与肠黏膜表面的受体结合,刺激肠黏膜分泌过多的水和 Na^+ 到肠腔,当分泌量超过吸收能力时可致腹泻,称为分泌性腹泻。此类细菌包括产毒性大肠埃希菌、金黄色葡萄球菌、变形杆菌、气单胞菌、不凝集弧菌、艰难梭菌等。

2. 侵袭性腹泻 细菌通过菌毛等直接侵入肠上皮细胞,生长繁殖并分泌外毒素,导致细胞蛋白合成障碍,造成细胞的功能障碍和黏膜的坏死、溃疡形成以及炎性渗出,肠内渗透压升高,从而使电解质、溶质和水的吸收发生障碍,并产生前列腺素,进而刺激分泌,增加肠的动力,引起腹泻。脓血便为其特征表现,又称之为渗出性腹泻。沙门菌属、空肠弯曲菌、耶尔森菌、侵袭性大肠埃希菌、肠出血性大肠埃希菌(EHEC)等均能引起侵袭性腹泻。耶尔森菌既能引起侵袭性腹泻,又可释放肠毒素而引起分泌性腹泻。

EHEC $O_{157}:H_7$ 能产生 VT 毒素(verotoxin),具有神经毒、细胞毒和肠毒素作用。其毒力强,很少量细菌即可使人发病,对黏膜细胞破坏力大,一旦侵入人的肠内,依靠其黏附因子——紧密黏附素依附肠壁滋生并释放 VT 毒素,引起肠上皮细胞损伤,VT 毒素可穿越肠上皮细胞进入血液循环,造成肠道、中枢神经系统及肾脏损伤。

【诊断】

一、临床表现特点

潜伏期数小时至数天、数周。多急性起病,少数起病较缓慢。临床表现轻重不一,以胃肠道症状最突出,出现食欲缺乏、恶心、呕吐、腹胀、腹痛、腹泻,可伴里急后重,腹泻次数可多至十几、二十多次,甚至不计其数,粪便呈水样便、黏液便、脓血便,分泌性腹泻一般不出现腹痛,侵袭性腹泻多出现腹痛。常伴畏寒、发热、乏力、头晕等表现,病情严重者,因大量丢失水分引起脱水、电解质紊乱,甚至休克。病程为数天至 1~2 周,常为自限性,少数可复发。超过 14 天的腹泻,称为迁延性腹泻。不同细菌所致腹泻的临床类型不同,常见类型分述如下。

1. 肠出血性大肠埃希菌感染 病前多有食用生或半生肉类、生乳等不洁饮食史。往往急性起病,轻者水样泻,典型者突起剧烈腹痛、水样便,数天后出现血性便,发生腹痛、腹泻、低热或不发热,极易被误诊为痢疾。严重者伴有剧烈腹痛、高热、血便,感染 1 周后可合并溶血性尿毒综合征、血栓性血小板减少性紫癜、脑神经障碍等,危及生命。严重者可导致死亡,病死率达 5%~10%。

2. 耶尔森菌感染 由于本菌易在低温下生长,所以在一些寒冷的国家和地区或在寒冷的季节较为常见,因此有人称其为"冰箱病"。以散发为主。婴幼儿及儿童胃肠炎症状突出,成人以肠炎为主。起病急,以发热、腹泻、腹痛为主要表现,热程多为 2~3 天,腹泻一般 1~2 天,重者达 1~2 周,粪便多水样,带黏液,可有脓血便,腹痛常见,可局限在右下腹,并且伴肌紧张和反跳痛,容易误诊为阑尾炎,尤其是幼儿患者。

3. 变形杆菌感染 变形杆菌属于条件致病菌,是医院感染的常见机会致病菌,特别是抵抗力下降后使用广谱抗生素者。在一定条件下可引起多种感染,如化脓性感染、尿路感染、胃肠炎、急性胃炎、心内膜炎、败血症等。主要表现为发热、恶心、呕吐、腹痛、腹泻,腹痛部位在上腹和脐周,腹泻轻者每日数次,重者 20~30 次。

4. 医院内腹泻 多由艰难梭菌引起,称为艰难梭菌相关性腹泻(clostridium difficile associated diarrhea,CDAD),即假膜性肠炎,其发生率近年来不断升高,是医院感染性腹泻的主要病因。与住院或门诊患者使用抗生素后引起肠道菌群紊乱、高龄或有其他基础疾病以及可能和患者的遗传背景有关。大多数表现为轻到中度水样腹泻、发热、腹胀、下腹或全腹散在痉挛性疼痛。严重者也见黏液便，血便少见，严重的并发症有脱水、低蛋白血症、电解质紊乱、肠麻痹和肠穿孔，其死亡率为 2%~5%，但老年人及衰弱患者死亡率达 10%~20%，甚至达 30%~80%，与死亡相关的唯一原因是延误诊断。

5. 旅游者腹泻 是出国旅行者中报道的最主要感染性疾病，在致病微生物中，细菌占 61%，肠毒素性大肠埃希菌是最重要的病原，其他包括肠集聚性大肠埃希菌、弥漫黏附性大肠埃希菌、志贺菌属、沙门菌属、弯曲菌属、耶尔森菌、气单胞菌及非霍乱性弧菌等。通常情况下该病起病较急（数小时至数天），约 40% 的旅游者腹泻患者症状轻微，重者出现明显腹泻症状，伴有腹部绞痛、恶心、呕吐以及发热等症状。

6. AIDS 相关性腹泻 在 AIDS 病程中 30%~80% 有腹泻表现，其中细菌性腹泻的主要病原体包括志贺菌属（福氏为主）、沙门菌属（鼠伤寒沙门菌）、空肠弯曲菌、鸟分枝杆菌、艰难梭菌、侵袭性大肠埃希菌等。腹泻常是 AIDS 的首发症状和死亡原因，患者常伴有发热、周身不适、恶心、呕吐、厌食和体重下降等症状。急性腹泻的病程一般不超过两周，慢性腹泻通常持续数周或数月。

二、实验室检查

1. 血常规 外周血白细胞总数升高或正常，中性粒细胞增多或伴核左移。

2. 粪便常规 肉眼观察粪便的外形、量、稠度及有无食物残渣、黏液、脓血等。不同细菌感染后粪便可呈稀水样便、洗肉水样便、脓血便、血便、黏液便等性状。

3. 粪便培养 是确诊依据，一般培养阳性率低，提高阳性率的方法包括：①应用抗生素之前取材；②取新鲜粪便的黏液脓血部位；③标本保温及时送检；④连续多次培养；⑤结肠镜检时取材；⑥除采用双硫与血液琼脂培养基外，应根据可疑致病菌选用相应的培养基与培养条件。

4. 免疫学检查 常用方法有乳胶凝集试验、酶联免疫吸附试验等，用于粪便中细菌及毒素、血清中特异性抗原抗体的检测。

【治疗】

1. 一般及对症治疗 腹泻时一般不禁食，可进流食或半流食，忌多渣油腻和刺激性食物，暂时停饮牛奶及其他乳制品，避免引起高渗性腹泻。腹泻频繁，伴有呕吐和高热等严重感染中毒症状者，应卧床休息、禁食，并鼓励多饮水。腹泻伴有呕吐或腹痛剧烈者，可予阿托品类药物，但慎用或禁用阿片制剂，因其能强烈抑制肠蠕动，使肠毒素易被吸收而加重中毒或诱发中毒性巨结肠。也有主张使用肠黏膜保护剂如蒙脱石散等，可吸附病原菌和毒素，并能通过与肠道黏液分子间的相互作用，增强黏液屏障，以防御病原菌的侵入。另外小檗碱（黄连素）具有良好的收敛和轻微抑菌作用，对于细菌性腹泻有一定作用。

2. 补充水和电解质 ①口服补液盐（oral rehydration salts，ORS）治疗：适用于急性腹泻轻、中度脱水及重度脱水的辅助治疗。服用剂量和次数根据患者腹泻次数和脱水程度掌握。②静脉补液疗法：重症腹泻伴脱水、电解质紊乱、酸中毒或休克者，补液推荐用乳酸林格液，最初应快速静脉补液，遵循补液的基本原则，继发酸中毒者静脉给予 5% 碳酸氢钠或 11.2% 乳酸钠，用量可根据血气分析结果先给予半量，注意补充钾、钙。当患者脱水纠正、呕吐好转后即改为口服补液。

3. 补锌 世界卫生组织建议，一发生腹泻就补锌，可以降低腹泻的病程和严重程度，以及脱水的危险。不论使用什么配方，可以采用锌糖浆或者药片。

4. 抗菌治疗 不同病原菌所使用抗菌药物不同，耶尔森菌感染的轻症患者多为自限性，不必应用抗菌药物治疗，重症或并发败血症者根据药物敏感试验选用，疗程 2~3 天，该菌一般对氨基糖苷类抗生素、氯霉素、磺胺类和氟喹诺酮类等敏感。侵袭性、致病性或产肠毒素性大肠埃希菌引起的腹泻一般可选用氟喹诺酮类或磺胺类药物口服，疗程 3~5 天。

值得重视的是肠出血性大肠埃希菌感染所致腹泻治疗中，由于抗生素可促使 O157 菌释放 VT 毒素，从而使患者并发溶血性尿毒综合征的危险性增加。因此，2002 年卫生部规定：肠出血性大肠埃希菌 O157 患者和疑似患者禁止使用抗生素，疫区内的其他一般腹泻患者应慎用抗生素。

CDAD 轻症患者停用抗菌药即可使正常菌群恢复，症状缓解，如果停用抗菌药后腹泻持续 48 小时或 72 小时以上，应当考虑选用抗菌药。重症患者，应立即予以有效抗菌药治疗。95% 以上的艰难梭菌对甲硝唑和万古霉素敏感，二者疗效相仿。

AIDS 相关性腹泻治疗应该及时早期足量应用抗菌药物，如头孢菌素及氟喹诺酮类药物。

5. 微生态疗法 由于引起细菌性腹泻的原因在于外源细菌的侵入或正常细菌的易位、比例失调等，均导致肠道正常菌群的破坏，肠道微生态的失衡，故近年来细菌感染性腹泻的治疗中推广微生态疗法，目的是恢复肠道正常菌群，重建肠道生物屏障，拮抗病原菌定植侵袭，有利于腹泻的控制。常用制剂有益生菌和益生元，益生菌如双歧杆菌、乳酸菌、粪球菌等。益生元包括乳果糖、果寡糖、菊糖等。但是注意口服活菌制剂应该与抗生素隔 2 小时左右，以免被杀灭，影响疗效。

（林锦乐 张文武）

参 考 文 献

[1] 李兰娟, 任红. 传染病学 [M]. 9 版. 北京: 人民卫生出版社, 2018: 169-173.
[2] 张文武. 急诊内科学 [M]. 4 版. 北京: 人民卫生出版社, 2017: 545-546.

第 87 章

急性血吸虫病

血吸虫病(schistosomiasis)是由血吸虫寄生于人体所致的疾病,寄生于人体的血吸虫有五种:日本血吸虫、曼氏血吸虫、埃及血吸虫、间插血吸虫、湄公血吸虫。在中国流行的是日本血吸虫病,是日本血吸虫寄生于门静脉系统所引起的疾病。患者因皮肤接触含尾蚴的疫水而感染,主要病变为虫卵沉积于肝脏、肠道等组织而引起的虫卵肉芽肿。根据病程及临床特点,该病可分为急性、慢性、晚期及异位血吸虫病四种。因感染血吸虫尾蚴而出现以急性发热、肝脾大及周围血液嗜酸性粒细胞增多等为主要表现的临床类型称为急性血吸虫病,多见于短期内大量感染的患者。

【流行病学】

日本血吸虫首先在日本山梨县发现,除我国外,菲律宾、印尼、马来西亚、泰国也有本病流行。我国台湾的日本血吸虫虫株与大陆的不同,只能在动物体内发育成熟,在人体内则不能。湖南、湖北的古尸研究表明,血吸虫病在我国存在 2 100 年以上。

根据地理环境、钉螺分布和流行病学特点,我国血吸虫病流行区可分为平原水网型、湖沼型、山区丘陵型三种类型,目前我国血吸虫病主要分布在江苏、浙江、安徽、江西、湖北、湖南、广东、广西、福建、云南、四川及上海 12 个省(自治区、市)。疫情以湖沼区最为严重,如湖北、湖南、江西等省。截至 2019 年底,全国 450 个流行县(市、区)中,301 个达到消除标准,128 个达到传播阻断标准,21 个达到传播控制标准。全国血吸虫病疫情总体保持低感染状态,但血吸虫病传播风险依然存在。《"健康中国 2030" 规划纲要》提出,2030 年全国要实现血吸虫病消除目标,实施精准防控是实现这一目标的必由路径。

1. 传染源 本病的传染源为患者和保虫宿主,视不同流行区而异。在水网地区主要传染源为患者;在湖沼地区,除患者外,耕牛和猪也是传染源;在山丘地区,野生动物如鼠类也可作为传染源。

2. 传播途径 造成传播必须具备三个条件,即带虫卵的粪便入水,钉螺的存在、滋生,以及人、畜接触疫水。钉螺感染的阳性率以秋季为高,可因生产(捕鱼、种田、割草等)或生活(游泳、洗澡、洗衣、赤足踏露水等)感染。

3. 易感人群 人群普遍易感,以男性青壮年农民和渔民感染率最高。感染后有部分免疫力,重复感染经常发生。儿童及非流行区人群如遭受大量尾蚴感染,易发生急性血吸虫病,有时集体感染发病,呈暴发流行。

【病因与发病机制】

一、发病机制

日本血吸虫雌雄异体,寄生在门静脉系统。成虫在血管内交配产卵,一条雌虫每天可产卵 1 000 个左右。大部分虫卵滞留于宿主肝及肠壁内,部分虫卵从肠壁穿破血管,随粪便排出体外。从粪便中排出的虫卵入水后在适宜温度(25~30℃)下孵出毛蚴。毛蚴侵入中间宿主钉螺体内,经过母胞蚴和子胞蚴二代发育,7~8 周后即有尾蚴不断逸出,尾蚴从螺体逸出后,随水流在水面漂浮游动,当人畜接触含尾蚴的疫水时,尾蚴在极短时间内从皮肤或黏膜侵入,然后随血液循环经肺而到达肝脏,在肝内经 30 天左右发育为成虫,又逆血流移行至肠系膜下静脉中产卵,完成其生活史。

血吸虫发育的不同阶段尾蚴、幼虫、成虫、虫卵均可引起宿主一系列免疫反应。尾蚴穿过皮肤可引起局部速发与迟发型变态反应。幼虫移行过程中,其体表抗原决定簇逐渐向宿主抗原转化,以逃避宿主的免疫攻击,因此不引起严重组织损伤或炎症。成虫表膜具有抗原性,可激发宿主产生相应抗体,发挥一定的保护作用。成虫肠道及器官的分泌物和代谢产物作为循环抗原,可与相应的抗体形成免疫复合物出现于血液或沉积于器官,引起免疫复合物病变。虫卵是引起宿主免疫反应和病理变化的主要因素。通过卵壳上微孔释放可溶性虫卵抗原,使 T 淋巴细胞致敏,释放各种淋巴因子,吸引大量巨噬细胞、单核细胞和嗜酸性粒细胞等聚集于虫卵周围,形成虫卵肉芽肿,又称虫卵结节,在日本血吸虫卵肉芽肿中可检测出高浓度可溶性虫卵抗原。虫卵周围有嗜酸性辐射样棒状物,系抗原与抗体结合的免疫复合物,称为何博礼现象(Hoeppli phenomenon)。急性血吸虫病患者血清中检出循环免疫复合物与嗜异抗体的阳性率甚高,故急性血吸虫病是体液与细胞免疫反应的混合表现,而慢性与晚期血吸虫病的免疫病程变化被认为属于迟发型变态反应,近年来认为主要与细胞因子网络紊乱有关。

血吸虫病肝纤维化形成的主要原因为宿主机体长期处于对血吸虫虫卵抗原的免疫应答状态,致肝星状细胞异常激活转化为肌纤维细胞并大量增殖,产生大量细胞外基质,超过了机体降解能力,致细胞外基质在肝内过量沉积所致。TGF-β1 主要由巨噬细胞和单核细胞产生,可能是炎症与肝纤维化间的一个重要中间细胞因子,Smad 蛋白家族是把 TGF-β1 与其受体结合产生的信号从胞质转导到胞核内的中介分子。IL-13/STAT6、共刺激分子 ICOSL/ICOS 等促进了肝纤维化的病程。

人体感染血吸虫病后可获得部分免疫力,乃一种伴随免疫。即患者门脉血管内仍有成虫寄生和产卵,但对再感染有一定免疫力,此种免疫力对体内成虫则无损。

二、病理变化

日本血吸虫主要寄生在肠系膜下静脉与直肠痔上静脉内,虫卵沉积于宿主肠壁黏膜下层,并可顺门静脉血流至肝内分支,故病变以肝与结肠最显著。偶尔成虫可异位寄生或虫卵进入全身其他器官组织而产生异位损害,以肺、脑多见。

1. 第一阶段 尾蚴钻入皮肤部位,其头腺分泌的溶组织酶和其死亡后的崩解产物可引起组织局部周围水肿,毛细血管扩张、充血,中性粒细胞和单核细胞浸润,局部发生红色丘疹,称"尾蚴性皮炎",持续 1~3 天消退。

2. 第二阶段 幼虫随血流经右心到达肺,部分可穿破肺毛细血管引起组织点状出血及白细胞浸润,严重时可发生"出血性肺炎"。

3. 第三阶段 成虫及其代谢产物仅产生局部轻微静脉内膜炎,轻度贫血,嗜酸性粒细胞增多。虫体死亡后可引起血管壁坏死和肝内门静脉分支栓塞性脉管炎,较轻微,不造成严重病理损害。

4. 第四阶段 虫卵引起典型的虫卵肉芽肿和纤维化病变,是本病主要病理损害。

结肠早期黏膜充血水肿、片状出血、浅表溃疡等,慢性患者纤维组织增生、肠壁增厚;肝脏早期充血肿胀,表面可见黄褐色粟粒样虫卵结节,晚期由于虫卵结节形成纤维组织,在肝内门静脉周围出现广泛的纤维化。因血液循环障碍导致肝细胞萎缩,表面有大小不等结节,凹凸不平。由于门静脉血管壁增厚,门静脉细支发生窦前阻塞,引起门静脉高压,致使腹壁、食管、胃底静脉曲张。脾脏早期轻度充血、水肿,质软,晚期肝硬化门脉高压,出现脾淤血、组织增生、纤维化、血栓形成,呈进行性增大,可出现巨脾,继发脾功能亢进。

【诊断】

一、临床表现特点

发生于夏秋季,以 7~9 月为常见,男性青壮年与儿童居

多,患者常有明确疫水接触史,如捕鱼、抓蟹、游泳等。潜伏者长短不一,短者 11 天,长者 97 天,一般 40 天左右,其长短与感染严重程度、时间、机体免疫反应及治疗是否及时等相关。病程一般不超过 6 个月,仅半数患者在尾蚴侵入部位出现蚤咬样红色皮损,2~3 天内自行消退。

1. 发热 急性期患者都有发热,热度高低、热型、热程及全身反应视感染轻重而异。体温多数在 38~40℃,以间歇热多见,次为弛张热,午后升高伴畏寒,午夜汗出热退,无明显毒血症状。发热期限短者 2 周,重症可达数月,多数患者热程在 1 个月左右。重症可有缓脉,可以出现消瘦、贫血、营养不良和恶病质。

2. 过敏反应 以荨麻疹较多见,其他尚有血管神经性水肿、全身淋巴结肿大等。血中嗜酸性粒细胞常显著增多。

3. 消化系统症状 半数以上患者有腹痛、腹泻,每日 2~5 次,粪便稀薄,可带血和黏液,部分患者可有便秘。危重患者可出现高度腹胀、腹水、腹壁柔韧感和压痛,甚至腹膜刺激征。

4. 肝脾大 90% 以上患者肝大伴压痛,左叶肝大显著,半数患者轻度脾大。

5. 其他 半数以上患者有咳嗽、气喘、胸痛。危重患者咳嗽较重,咳血痰,并有胸闷、气促等。呼吸系统症状多在感染后两周内出现。重症患者可出现神志淡漠、心肌受损、重度贫血、消瘦及恶病质等,亦可迅速发展为肝硬化。

轻度感染无明显症状或未经治疗症状自行消失以及急性血吸虫病经治疗未痊愈的患者,可发展为慢性血吸虫病。慢性血吸虫病大多可无症状,部分患者呈轻至中度的非特异性表现,如乏力、食欲缺乏、慢性腹泻,重者可有腹痛,伴有里急后重、黏液脓血便,颇似菌痢。腹泻常于劳累、受凉或饮食不当后出现或加重,休息后减轻或消失。患者可无明显体征或有不同程度的贫血、消瘦、营养不良、肝脾大。临床上可分为无症状(隐匿型)和有症状(普通型)两类,一般病程在半年以上,有的可达 10~20 年。

因感染血吸虫尾蚴后经过长期的慢性病理发展过程出现的以肝纤维化、门静脉高压、结肠肉芽肿及生长发育迟缓为主要表现的血吸虫病类型称为晚期血吸虫病。晚期血吸虫病主要表现为脾大、脾亢、腹水、胃底食管静脉曲张和/或破裂出血、结肠肉芽肿、侏儒症、肝性脑病等。根据临床特征,传统分为四型,即巨脾型、腹水型、侏儒型、结肠增殖型。

血吸虫异位损害可出现肺型血吸虫病、脑型血吸虫病,后者又可分为:①急性型,表现为脑膜脑炎;②慢性型,主要症状为局限性癫痫发作,可伴头痛、偏瘫等。

二、实验室及其他辅助检查

1. 血常规 患者急性期以嗜酸性粒细胞显著增多为主要特点,白细胞总数在(10~30)×10⁹/L,嗜酸性粒细胞一般占 20%~40%,最多可达 90% 以上。慢性患者嗜酸性粒细胞一般轻度增多,在 20% 以内,而极重型急性血吸虫病患者常不增多,甚至消失,晚期患者常因脾功能亢进引起红细胞、白细胞及血小板减少。

2. 粪便、尿液检查 搜集粪便、尿液行病原学检查

可见虫卵或毛蚴，即可确诊为血吸虫病，为诊断血吸虫病的直接依据。由于其灵敏度有限，而且随着防治规划的实施，对于轻度感染、晚期患者常有漏检发生。临床应用较多的检测方法有：直接涂片法、过滤集卵孵化法、改良加藤法等。

3. 肝功能实验 急性患者血清 GPT 可轻度升高，γ-球蛋白轻度升高；慢性患者肝功能大多正常；晚期患者血清白蛋白降低，并常有白/球蛋白比例倒置现象。血、尿羟脯氨酸、脯氨酸、透明质酸、胶原（I、Ⅲ、Ⅳ、7S、Ⅵ等）有助于了解肝纤维化的动态变化。

4. 血清免疫学检查 免疫学检查方法较多，而且灵敏度与特异度较高，微量采血，操作简便，但由于患者血清中抗体在治愈后持续时间很长，本方法不能区分既往感染与现症患者，并有假阳性、假阴性等缺点。采用单克隆抗体检测患者循环抗原的微量法可作为诊断和治疗评估的参考。①皮内试验（IDT）简便、快速，通常用于现场筛查可疑病例，阳性患者需做进一步检查；②环卵沉淀实验（COPT）灵敏度可达 85%~97%，假阳性反应一般在 0.5%~8.3%，可作为综合查病的方法之一；③间接血凝实验（IHA）灵敏度可达 90% 以上，可作为过筛或综合查病的方法之一；④酶联免疫吸附实验（ELISA）灵敏度在 90%~100%，假阳性反应在 0~2.3%，可做综合查病的方法之一；⑤间接免疫荧光实验灵敏度强，适合现场应用；⑥免疫层析技术，快速、简便，检测敏感性高；⑦循环抗原酶免疫法（EIA）可表明活动性感染存在，方法敏感、特异、简便、快速。

5. 直肠黏膜活检 一般用于粪检多次阴性，而临床上仍高度怀疑血吸虫病时进行。通过直肠或乙状结肠镜，自病变处取米粒大小黏膜，置光镜下压片检查有无虫卵，但一般能检获的虫卵大部分是远期变性虫卵，故不能用作治疗疗效考核。

6. 影像学诊断 X 线对血吸虫肝病诊断价值不大，仅能在晚期发生食管胃底静脉曲张时有提示诊断价值。超声可广泛应用于血吸虫病肝病的诊断、肝纤维化评估分级及疗效观察等，是血吸虫病肝病的主要影像检查方法。超声弹性成像及超声造影在肝纤维化评估方面有一定价值。CT 可检测出慢性血吸虫病肝病的肝内外多种形态的钙化，也可发现肝硬化、门静脉高压和肝内恶性肿瘤征象，有助于明确诊断和了解有无合并症。MRI 对肝内纤维组织及脂肪沉积显示较好，MRI 血管成像有助于评估门脉高压性静脉曲张的严重程度，MRI 功能成像对肝纤维化评估具有一定价值。头颅 MRI 可用于脑型血吸虫病诊断。

7. 其他 重型急性患者可有心肌损害，心电图可显示 T 波低平或倒置、QRS 低电压等；急性患者胸部 X 线片可见肺纹理增多、粟粒状或絮状阴影、胸膜炎症等表现；PCR 技术、基因芯片技术、噬菌体展示肽技术等分子生物学技术正逐步应用于血吸虫病领域。

三、诊断与鉴别诊断

主要依据：①发病前 2 周至 3 个月有血吸虫病疫水接触史；②突起以发热、肝区压痛、咳嗽及周围嗜酸性粒细胞增多为主要特征，伴腹胀、腹泻及肝脾大等；③血清学试验阳性吡喹酮试验性治疗有效；④粪检找到血吸虫虫卵或粪便孵化找到毛蚴。符合①②为疑似病例，符合①②③为临床诊断病例，符合①②④为确诊病例。

慢性血吸虫病及晚期血吸虫病依据其主要临床表现特点结合接触史、血清免疫学检查及虫卵检查确定诊断，急性血吸虫病有时可与伤寒、阿米巴肝脓肿、粟粒型肺结核、结核性腹膜炎混淆，应予以鉴别。周围血中嗜酸性粒细胞显著增多有重要的鉴别意义。

【治疗】

一、病原治疗

动物及临床试验证明吡喹酮毒性小，疗效好，给药方便，适应证广，可用于各期各型血吸虫病患者，是目前用于治疗日本血吸虫病最有效的药物。

吡喹酮破坏坏虫体内的钙离子平衡，使虫体兴奋、挛缩，虫体皮层受损，呈空泡变性，影响虫体蛋白和糖代谢等，同时暴露虫体表抗原决定簇，使宿主的免疫系统得以识别并攻击，对发育成熟的虫卵有效，含毛蚴的虫卵治疗后呈空泡样变性，对水中尾蚴杀伤作用强，体外实验发现其通过抑制肝星状细胞活化发挥抗纤维化作用。吡喹酮口服后迅速吸收，1~2 小时达血药峰值，经肝代谢，门静脉血浓度较外周血高数倍至数十倍以上，90% 在 24 小时内经尿排出。

吡喹酮成人总量一般为 120mg/kg（儿童 140mg/kg），6 日疗法，每日总剂量分 3 次服，其中 1/2 剂量在第 1、2 天服完，其余 1/2 剂量在第 3~6 天分次服完，体重超过 60kg 者仍按 60kg 计算。

慢性血吸虫病吡喹酮成人总剂量按 60mg/kg，2 日疗法，每日量分 3 次；晚期血吸虫病如患者一般情况较好，肝功能代偿，总量可按 40~60mg/kg，2 天分次服。年老体弱，有其他并发症者可按总量 60mg/kg，3 天内分次服。感染严重者可按总量 90mg/kg，6 天内分次服。

二、对症治疗

高热、中毒症状严重者给予补液，保证水和电解质平衡，加强营养及全身支持疗法。合并其他寄生虫者应先驱虫治疗，合并伤寒、痢疾、败血症、脑膜炎患者均应先抗感染，后用吡喹酮治疗。

三、控制急性发作

在血吸虫病流行区，流行季节，对有疫水接触但又不能确定是否感染血吸虫的高危人群适时进行预防性服药治疗，能有效预防血吸虫病的急性发作。蒿甲醚按 6mg/kg 顿服（接触疫水后 15 天），以后每 15 天一次，连服 4~10 次；青蒿琥酯按 6mg/kg 顿服（接触疫水后 7 天），以后每 7 天一次，连服 8~15 次；吡喹酮按 40mg/kg 顿服（接触疫水后 4~5 周）。

（黄 亮）

参 考 文 献

［1］ 李兰娟, 任红. 传染病学 [M]. 9 版. 北京: 人民卫生出版社, 2018: 283-289.

［2］ 邓维成, 杨镇, 谢慧群, 等. 日本血吸虫病的诊治——湘鄂赣专家共识 [J]. 中国血吸虫病防治杂志, 2015, 27 (5): 451-456.

［3］ 张利娟, 徐志敏, 党辉, 等. 2019 年全国血吸虫病疫情通报 [J]. 中国血吸虫病防治杂志, 2020, 32 (6): 551-558.

［4］ 李航, 鲁植艳. 血吸虫病肝病影像学表现及研究进展 [J]. 中国血吸虫病防治杂志, 2017, 29 (5): 656-659.

87

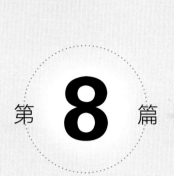

第 **8** 篇

神经系统疾病急诊

第 88 章

急性脑血管病

第 1 节　　短暂性脑缺血发作

短暂性脑缺血发作（transient ischemic attack，TIA）是由于局部脑、脊髓或视网膜缺血引起的短暂性神经功能缺损，临床症状一般不超过 1 小时，最长不超过 24 小时，且结构性影像学（CT、MRI）检查无责任病灶的证据。凡神经影像学检查有神经功能缺损对应的明确病灶者不宜称为 TIA。

基于组织学的 TIA 新定义为：由局部脑、脊髓或视网膜缺血所致的一过性神经系统功能障碍，但无急性脑梗死的证据。

传统 TIA 定义，只要临床表现在 24 小时内消失且不遗留神经系统体征，而不管是否存在责任病灶。研究证实，对于传统 TIA 患者，若神经功能缺损症状超过 1 小时，绝大多数神经影像学检查均可发现对应的脑部小梗死灶，因此，许多传统的 TIA 患者实质上是小卒中或轻型卒中。

在 2016 年发布的《高危非致残性缺血性脑血管事件诊疗指南》中，轻型卒中定义为 NIHSS 评分 ≤ 3 分或 5 分，或改良 Rankin 量表（mRS）评分 ≤ 3 分。非致残性缺血性脑血管事件（NICE）：指发病后未遗留显著残疾的缺血性脑血管事件。包括以下 3 类人群：①TIA；②轻型卒中；③症状迅速缓解，未遗留残疾的缺血性脑血管事件（定义为：发病时症状重，但就诊时症状缓解为 TIA 或轻型卒中）。高危非致残缺血性脑血管事件（HR-NICE）：存在下列情况之一者，视为 HR-NICE：①发病时间小于 24 小时的高危 TIA（ABCD2 ≥ 4 分）和轻型卒中；②急性多发性脑梗死（定义为 CT 或 MRI 显示 2 个及以上新发梗死病灶）；③颅内或颅外大动脉粥样硬化性狭窄 ≥ 50%。

在病理生理上，TIA 和轻型卒中是一个连续动态演变的过程，因此早期区分两者的意义并不重要。TIA 与轻型卒中有相似的流行病学特征，表现为早期卒中复发风险高。TIA 与轻型卒中有明确的早期强化抗栓治疗降低卒中复发风险的循证医学证据。目前急性血管再通治疗如静脉溶栓治疗和血管内机械取栓治疗，往往将 NICE 人群（NIHSS 评分 ≤ 5 分）剔除在外。中国国家卒中登记Ⅱ（CNSRⅡ）数据显示，缺血性卒中比例为 85%，其中轻型卒中比例占缺血性卒中人群 46.4%。考虑我国的经济发展水平、人群健康素质及面临的防治任务，应把 HR-NICE 作为最为重要的防治人群，也是目前脑血管病的最佳防控窗口人群。

TIA 患者发病 7 天内的卒中风险为 4%~10%，90 天卒中风险为 10%~20%。发作间隔时间缩短、发作时间延长、临床症状逐渐加重的进展性 TIA 是即将发展为脑梗死的强烈预警信号。TIA 患者也易发生心肌梗死和猝死，90 天内 TIA 复发、心肌梗死和死亡事件总的风险高达 25%。最终 TIA 部分发展为脑梗死，部分继续发作，部分自行缓解。及早确诊并积极治疗 TIA 是预防脑梗死、降低病死率和致残率的关键。

【病因与发病机制】

TIA 的发病与动脉粥样硬化、动脉狭窄（如锁骨下动脉盗血综合征）、心脏病、血液成分改变（如真性红细胞增多症）及血流动力学改变等多种病因及多种途径有关。一般认为，TIA 是一种在动脉粥样硬化基础上，由于某种原因使颅内小动脉管腔缩小，血流量降低，局部脑组织发生缺血，出现临床症状；后因脑血管自动调节及侧支循环建立等原因，短期内脑组织缺血得到纠正，24 小时内临床症状完全恢复。其发病机制主要有：①血流动力学异常学说：基本病因可能是由各种原因所致的颈内动脉系统或椎 - 基底动脉系统的动脉严重狭窄，平时靠侧支循环等代偿尚能勉强维持该局部脑组织的血供。当这种代偿因血压、心排血量、脑灌注压、血黏度、血管壁顺应性等因素的变化而突然丧失时，该处脑组织发生缺血症状。此型 TIA 的临床症状比较刻板，发作频度较高，每天或每周可有数次发作，每次发作持续时间多不超过 10 分钟。②微栓子形成学说：微栓子主要来自颅外动脉，尤其是颈内动脉起始部的动脉粥样硬化斑块，其表面常有血小板、纤维蛋白、胆固醇等沉积而形成血栓，破碎脱落而成栓子，流向远端引起动脉管腔阻塞，导致供应区脑组织缺血而发生功能障碍。但因栓子很小，又易破裂而前移至更细的动脉，甚至完全消失，脑组织的血流及功能乃又重新恢复。此外，心脏瓣膜病（如二尖瓣狭窄）、冠心病、心脏黏液瘤、二尖瓣脱垂、心肌梗死、心律失常（如心房颤动）、心内膜炎（SBE 或无菌性心内膜炎），均可形成凝血块、壁栓，或菌性、非菌性赘生物，脱落后随血流进入脑血管导致 TIA。但心源性栓子大多数造成脑栓塞而不是 TIA，故 TIA 栓子来源主要是血管源性。此型 TIA 的临床症状多变，发作频度不高，数周或数月发作一次，每次发作持续时间可达数十分钟至 2 小时。③其他因素：如锁骨下动脉盗血综合征，某些血液系统疾病，如真性红细胞增多症、血小板增多、各种原因所致的严重贫血和高凝状态等，也可参与 TIA 的发病。

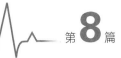

【诊断】

一、临床表现特点

TIA 好发生中老年人,男多于女。患者多伴有高血压、动脉粥样硬化、糖尿病或高脂血症等脑血管病危险因素。TIA 发病突然,局部脑或视网膜功能障碍历时短暂,不留后遗症状。常反复发作。血流动力学改变导致的 TIA,因每次发作缺血部位基本相同致临床表现相似或刻板;微栓塞导致的 TIA,因每次发作受累的血管和部位有所不同致临床表现多变。

1. 颈内动脉系统 TIA 神经功能缺损的持续时间平均为 14 分钟。临床表现与受累血管分布有关。大脑中动脉(middle cerebral artery,MCA)供血区的 TIA 可出现对侧肢体的单瘫、轻偏瘫、面瘫和舌瘫,可伴有偏身感觉障碍和对侧同向偏盲,优势半球受累时常出现失语和失用。大脑前动脉(anterior cerebral artery,ACA)供血区的 TIA 可出现人格和情感障碍、对侧下肢无力等。颈内动脉(internal carotid artery,ICA)主干供血区 TIA 主要表现为眼动脉交叉瘫——由于病变侧眼动脉缺血出现同侧单眼一过性黑矇、失明(患者表现为突然出现一个眼睛的视力模糊或完全失明,几秒钟内达到高峰,几分钟后恢复正常,为颈内动脉系统 TIA 所特有)和 / 或对侧偏瘫及感觉障碍,Horner 交叉瘫(病侧 Horner 征,对侧偏瘫);眼支供血区 TIA 表现眼前灰暗感、云雾状或视物模糊,甚至为单眼一过性黑矇、失明。

2. 椎 - 基底动脉系统 TIA 神经功能缺损的持续时间平均为 8 分钟。最常见表现是眩晕、平衡障碍、眼球运动异常和复视。可有单侧或双侧面部、口周麻木,单独出现或伴有对侧肢体瘫痪、感觉障碍,呈现典型或不典型的脑干缺血综合征。此外,还可出现下列 3 种特殊表现的临床综合征:①跌倒发作(drop attack),表现为下肢突然失去张力而跌倒,但无意识障碍,常可很快自行站起,系脑干下部网状结构缺血所致。有时见于患者转头或仰头时。②短暂性全面遗忘症(transient global amnesia,TGA),发作时出现短时间记忆丧失,患者对此有自知力,持续数分至数十分钟,发作时对时间、地点定向障碍,但谈话、书写和计算能力正常。是大脑后动脉颞支缺血累及边缘系统的颞叶海马、海马旁回和穹窿所致。③双眼视力障碍发作,双侧大脑后动脉距状支缺血导致枕叶视皮质受累,引起暂时性皮质盲。

值得注意的是,椎 - 基底动脉系统 TIA 患者很少出现孤立的眩晕、耳鸣、恶心、晕厥、头痛、尿便失禁、嗜睡或癫痫等症状,往往合并有其他脑干或大脑后动脉供血区缺血的症状与体征。

二、辅助检查

包括血常规、凝血功能、血脂、血糖、电解质、肝肾功能、ECG、超声心动图、脑 CT/MRI 扫描、无创性颅内、外血管病变检查(颈部血管超声、TCD、CTA/MRA)等,必要时行蛋白 C、蛋白 S、抗凝血酶Ⅲ等易栓状态的筛查。这些初始检查项目一般要在 48 小时内完成,最好 24 小时内完成,其中最重要的是脑 CT/MRI 扫描,因其可以排除少量脑出血及其他可能存在的脑部病变。对于有自然流产、静脉血栓和多次 TIA 发作史的年轻女性,还应初始评估抗磷脂抗体(抗磷脂抗体综合征)。

三、诊断注意事项

诊断 TIA 最重要的是病史典型而神经系统检查正常(因多数患者就诊时临床症状已消失)。中老年患者突然出现局灶性脑功能损害症状,符合颈内动脉或椎 - 基底动脉系统及其分支缺血表现,并在短时间内症状完全恢复(多不超过 1 小时),应高度怀疑为 TIA。若神经影像学检查没有发现神经功能缺损对应的病灶,临床即可诊断 TIA。

MRI 灌注成像(perfusion-weighted imaging,PWI)/MRI 弥散成像(diffusion-weighted imaging,DWI)、CT 灌注成像(CT perfusion imaging,CTP)和单光子发射计算机断层扫描(SPECT)有助于 TIA 的诊断。

TIA 主要应与急性脑梗死、癫痫、偏头痛、梅尼埃病、阿 - 斯综合征等鉴别。

1. 急性脑梗死 TIA 在神经功能缺损症状消失前需与脑梗死鉴别。脑梗死在发病早期脑 CT、普通 MRI 等神经影像学检查也可无异常。但 DWI 在发病早期可显示缺血灶,有助于早期诊断。对于神经功能缺损范围广泛且程度严重的患者,即使急性脑卒中的发病仅有数分钟,也基本不考虑 TIA 的诊断,而应诊断急性脑梗死,积极行溶栓筛查和治疗。

2. 癫痫 有意识障碍,TIA 无;系兴奋发作,表现为抽搐、感觉异常,而 TIA 为功能抑制,表现为瘫痪、感觉缺失,且脑电图有局部脑波异常。

3. 偏头痛 其先兆期易与 TIA 混淆不清,而偏瘫性偏头痛难以与 TIA 鉴别。偏头痛多见于青春期,发作时常有视觉先兆,然后偏侧头痛,伴恶心、呕吐等自主神经功能紊乱症状。其发作时间可长达数日,常有家族史,无局灶性神经症状。

4. 梅尼埃病 老年少见。除眩晕、耳鸣、眼震颤、渐进性耳聋外,无其他脑神经病损,从无运动或感觉障碍,且每次发作持续时间常超过 24 小时。而椎 - 基底动脉系统 TIA 除眩晕外,总伴有其他脑神经及脑干缺血征象,发作时伴运动或感觉障碍,以及共济失调。

5. 阿 - 斯综合征 严重心律失常如室性心动过速、心室颤动、病窦综合征等,可因阵发性全脑供血不足出现头昏、晕倒和意识丧失,但常无神经系统局灶性症状和体征,心电图、超声心动图等检查常有异常发现。

6. 癔病 癔病性黑矇、瘫痪、耳聋等有时需与 TIA 鉴别,但前者发作常有精神刺激,持续时间较久,症状多变,有明显的精神色彩。但另一方面,不要轻易将体征消失的 TIA 误诊为神经官能症。

四、TIA 短期卒中风险评估

TIA 发病后 2~7 天内为卒中的高风险期,对患者进行紧急评估与干预可以减少卒中的发生。一旦 TIA 转变为

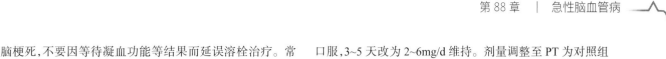
88

脑梗死,不要因等待凝血功能等结果而延误溶栓治疗。常用的 TIA 危险分层工具为 ABCD2 评分,评估项目与计分为:①年龄(A)>60 岁,1 分;②血压(B)SBP>140mmHg 或 DBP>90mmHg,1 分;③临床症状(C):单侧无力 2 分,不伴无力的言语障碍 1 分;④症状持续时间(D):>60 分钟 2 分,10~59 分钟 1 分;⑤糖尿病(D):有,1 分。

TIA 症状发作在 72 小时内并存在以下情况之一者,建议入院治疗:①ABCD2 评分>2 分;②ABCD2 评分 0~2 分,但门诊不能在 2 天之内完成 TIA 系统检查;③ABCD2 评分 0~2 分,但 DWI 已显示对应小片状缺血灶或缺血责任大血管狭窄率>50%。

TIA 发病 1 周内,具备下列指征者建议入院治疗:①进展性 TIA;②神经功能缺损症状持续时间>1 小时;③栓子可能来源于心脏(如房颤);④已知高凝状态;⑤短期卒中风险评估(如 ABCD2 评分)为高危患者。

【治疗】

一、病因治疗

病因明确者应该针对病因治疗,控制卒中危险因素,如动脉粥样硬化、高血压、心脏病、糖尿病、高脂血症和颈椎病等。

二、药物治疗

1. 抗血小板治疗 非心源性栓塞性 TIA 推荐抗血小板治疗。发病 24 小时内,具有卒中高复发风险(ABCD2 评分≥4 分)的急性非心源性 TIA 或轻型卒中(NIHSS 评分≤3 分),应尽早给予阿司匹林联合氯吡格雷治疗 21 天;发病 30 天内伴有症状性颅内动脉严重狭窄(狭窄率≥70%)的 TIA,应尽早联用阿司匹林和氯吡格雷治疗 90 天。其他 TIA 或小卒中一般单独使用:①阿司匹林,50~325mg/d;②氯吡格雷,75mg/d;③小剂量阿司匹林 25mg/d 与缓释的双嘧达莫 200mg/ 次联合应用,每日 2 次口服。

2. 抗凝治疗 心源性栓塞性 TIA 一般推荐抗凝治疗;频繁发作的 TIA 或椎 - 基底动脉系统 TIA 患者,对抗血小板治疗无效的病例可考虑抗凝治疗。关于抗凝治疗的时机通常建议在 14 天内启动抗凝治疗,对于出血风险高的患者可适当延长抗凝时机。药物主要包括肝素、低分子量肝素、华法林和新型口服抗凝药(如达比加群、利伐沙班、阿哌沙班等)。一般短期使用肝素后改为口服华法林治疗,目标为 INR 达到 2~3,用药量依 INR 结果调整。①肝素:普通肝素 100mg 加入 0.9% 氯化钠注射液 500ml 静脉滴注,20~30 滴 /min。根据部分凝血活酶时间(APTT)调整剂量,维持治疗前 APTT 值 1.5~2.5 倍(100mg/d 以内)。或用低分子量肝素 4 000~5 000IU,腹壁皮下注射,2 次 /d,7~10 天为一疗程。②华法林(warfarin):初始剂量 6~12mg/d,每晚 1 次

口服,3~5 天改为 2~6mg/d 维持。剂量调整至 PT 为对照组 1.5 倍或国际标准化比值(INR)2.0~3.0,用药 4~6 周逐渐减量停药,可用于长期治疗。消化性溃疡或严重高血压为禁忌证。对于机械瓣置换术后 / 二尖瓣重度狭窄及终末期肾病,建议用华法林抗凝治疗。伴有急性心肌梗死的缺血性卒中或 TIA 患者,影像学检查发现左心室附壁血栓形成,推荐给予至少 3 个月的华法林口服抗凝治疗。不伴有心房颤动的非风湿性二尖瓣病变或其他瓣膜病变(二尖瓣环钙化、二尖瓣脱垂等)的缺血性卒中或 TIA 患者,可以考虑给予抗血小板药物作为二级预防。对瓣膜置换术后已服用足量口服抗凝剂治疗无效的 TIA 患者也可加用小剂量阿司匹林或双嘧达莫联合治疗。

3. 降脂治疗 颈内动脉斑块、内膜增厚或颅内动脉狭窄者可使用他汀类降脂药物。常用药物有辛伐他汀,20mg 口服,每日 1 次。

4. 扩容治疗 纠正低灌注,适用于血流动力型 TIA。

5. 钙离子拮抗剂 可选择性地阻断病理状态下的钙离子通道,减少血管平滑肌的收缩,扩张脑血管。常用的药物有尼莫地平 20~40mg,每日 3 次口服;桂利嗪 25mg,每日 3 次;氟桂利嗪 5~10mg,每晚 1 次口服。

6. 其他药物 对有高纤维蛋白原血症的 TIA 患者,可选用降纤酶治疗改善血液高凝状态,如巴曲酶、安克洛和蚓激酶等。对老年 TIA 并有抗血小板禁忌证或抵抗性者,可选用活血化瘀中药制剂治疗。

三、溶栓治疗

对传统 TIA 的小卒中应考虑溶栓治疗;若 TIA 再次发作,临床有脑梗死的诊断可能,应积极进行溶栓治疗。参见本章第 2 节"脑梗死"治疗部分。

四、手术治疗

手术治疗的目的为恢复、改善脑血流量,建立侧支循环和消除微栓子来源。对颈动脉有明显动脉壁粥样硬化斑块、狭窄(>70%)或血栓形成,影响脑内供血并有 TIA 的反复发作者,可行颈动脉内膜切除术(carotid endarterectomy,CEA)、颅内外动脉吻合术或颈动脉血管成形和支架植入术(carotid angioplasty and stenting,CAS)等治疗。

(张文武)

 参 考 文 献

[1] 王拥军. 缺血性卒中的二级预防 [J]. 中华神经科杂志, 2021, 54 (2): 139-148.

[2] JOHNSTON S C, EASTON J D, FARRANT M, et al. Clopidogrel and aspirin in acute ischemic stroke and high-risk TIA [J]. N Engl J Med, 2018, 379 (3): 215-222.

第 2 节　　　　　　　脑梗死

脑梗死（cerebral infarction）又称急性缺血性脑卒中（acute ischemic stroke，AIS），是指各种原因所致脑部血液供应障碍，导致脑组织缺血、缺氧性坏死，而出现相应神经功能缺损的一类临床综合征。脑梗死是卒中最常见的类型，占 70%~80%。

【脑梗死的分型】

1. 牛津郡社区卒中研究分型（Oxfordshire community stroke project，OCSP）　该分型方法是 1991 年 Bamford 等在英国牛津郡社区实施大规模卒中调查项目时提出的分型方法。OCSP 不依赖影像学结果，在常规 CT、MRI 尚未能发现病灶时就可根据临床表现迅速分型，并提示闭塞血管和梗死灶的部位和大小，临床简单易行，对指导治疗、评估预后有价值，是常用的临床分型方法。OCSP 分型标准：①完全前循环梗死（total anterior circulation infarction，TACI）：大脑高级神经活动（意识、失语、失算、空间定向力等）障碍；同向偏盲；对侧 3 个部位（面、上肢与下肢）较严重的运动和 / 或感觉障碍。多为大脑中动脉近段主干、少数为颈内动脉虹吸段闭塞引起的大片脑梗死。②部分前循环梗死（partial anterior circulation infarction，PACI）：偏瘫、偏盲、偏身感觉障碍及高级神经活动障碍较 TACI 局限或不完全。提示是大脑中动脉远段主干、各级分支或大脑前动脉及分支闭塞引起的中、小梗死。③后循环梗死（posterior circulation infarction，POCI）：表现为椎 - 基底动脉综合征，如同侧脑神经麻痹及对侧感觉运动障碍及小脑功能障碍等。④腔隙性梗死（lacunar infarction，LACI）：表现为各种腔隙综合征，如纯运动性轻偏瘫、纯感觉性卒中、共济失调性轻偏瘫等。大多是基底核或脑桥小穿通支病变引起的小腔隙灶，梗死灶直径<1.5cm。

2. 按起病方式和病程分型　①完全型：起病 6 小时内病情达高峰；②进展性型卒中：病情逐渐进展，可持续 6 小时至数天达高峰。

3. 按发病机制分型　①动脉粥样硬化性血栓性脑梗死；②脑栓塞；③腔隙性脑梗死；④分水岭梗死。

4. 按卒中综合征分型　①大片半球综合征；②小片半球综合征；③腔隙性综合征；④脑干 / 小脑综合征。

5. 脑梗死磁共振成像分型　根据患者头颅磁共振 T_2 加权像所显示与症状相对应的最大梗死面积进行分型：①大梗死，超过 1 个脑叶 5.0cm 以上；②中梗死，小于 1 个脑叶 3.1~5.0cm；③小梗死，1.6~3.0cm；④腔隙性脑梗死，小于 1.5cm。

6. 脑梗死 CT 分型　根据病灶大小和多少分型：①大梗死，超过 1 个脑叶 5.0cm 以上；②中梗死，小于 1 个脑叶 3.1~5.0cm；③小梗死，1.6~3.0cm；④腔隙性脑梗死，小于 1.5cm；⑤多发梗死，多个中、小血管及腔隙性梗死。

7. 根据病因学分型

（1）TOAST 分型：1993 年由美国 Adams 等在类肝素药物 Org10172 治疗急性缺血性卒中多中心临床试验（Trial of Org 10172 in Acute Stroke Treatment，TOAST）时制订出 TOAST 分型是按病因进行的卒中分型。这种方法侧重于从病因学角度对缺血性卒中进行分型研究，已逐步成为一种公认的有效分型方法：①大动脉粥样硬化型卒中；②心源性脑栓塞；③小动脉闭塞型卒中（即腔隙性脑梗死）；④其他病因型卒中：包括由其他明确原因引发的脑梗死（梅毒、夹层动脉、高凝状态、血液系统疾病、SLE 等自身免疫性疾病、吸食毒品等）；⑤不明原因型卒中：包括两种或多种病因、辅助检查阴性未找到病因和辅助检查不充分等情况。约 30%的脑梗死患者病因不明。详见图 88-1A。

（2）改良 TOAST 分型：为减少原因不明型缺血性卒中在 TOAST 分型中的比例，2001 年 Hajat 等提出了改良 TOAST 分型：①颅外大动脉粥样硬化型；②颅内大动脉粥样硬化型；③高危险度心源性栓塞；④中危险度心源性栓塞；⑤小血管病变；⑥其他原因型；⑦多种可能因素型；⑧未定型。

（3）新 TOAST 分型：①动脉粥样硬化性血栓形成，以此来取代大动脉病变，不再强调狭窄程度，而强调有无动脉粥样硬化血栓形成，即有无易损斑块；②心源性脑栓塞；③小血管病变；④不明原因的卒中；⑤其他明确病因的卒中。

（4）A-S-C-O 型：充分考虑了多病因常混合存在的情况，引入循证的诊断证据级别，再把各种不同病因根据循证级别进行分级和罗列，最终每个患者都会得出一个 A-S-C-O 型，而并非是其中的某一型其他病因。A：动脉粥样硬化性疾病；S：小动脉病变；C：心源性疾病；O：其他病因。根据诊断证据级别将各个亚型分为不同等级：1 级，明确的卒中病因；2 级，与卒中因果关系不明确；3 级，与此次卒中无明显关系，但疾病存在；0 级，不存在某种疾病；9 级，未完善检查而不能分级。

（5）CISS 分型：2010 年以 TOAST 病因分型为基础，采纳韩国改良 TOAST 的某些理念，结合穿支动脉病理以及近年来大动脉粥样硬化梗死发病机制研究的进展，设计了包括病因和发病机制分型的 CISS。分为：①大动脉粥样硬化；②心源性卒中；③穿支动脉疾病；④其他病因；⑤病因不确定（多病因、无确定病因、检查欠缺）。其中大动脉粥样硬化分为主动脉弓、颅内外大动脉（载体动脉斑块堵塞穿支，动脉到动脉栓塞、低灌注 / 栓子清除下降、混合型）。

8. 中国缺血性卒中亚型（CISS）分型　中国缺血性卒中亚型（China ischemic stroke subclassification，CISS）分型详见图 88-1B。

目前在临床上 OCSP 和 TOAST 分型最常用，CISS 分型也已越来越被认可，良好的分型可以解释部分缺血性卒中病理生理机制，也可以用于评估临床症状，治疗和预后。

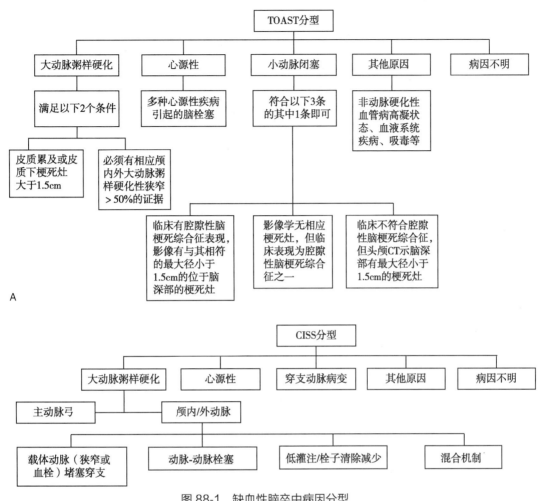

图 88-1　缺血性脑卒中病因分型

注: A. TOAST 分型; TOAST, 急性卒中治疗 Org10172 试验; B. CISS 分型; CISS, 中国缺血性卒中亚型。

【病因与发病机制】

依据局部脑组织发生缺血坏死的机制可将脑梗死分为三种主要病理生理学类型: 脑血栓形成(cerebral thrombosis)、脑栓塞(cerebral embolism)和血流动力学机制所致的脑梗死。

脑血栓形成是在各种原因引起的血管壁病变基础上, 脑动脉主干或分支动脉管腔狭窄、闭塞或血栓形成, 引起脑局部血流减少或供血中断, 使脑组织缺血、缺氧性坏死, 临床上常表现为偏瘫、失语等灶性神经功能缺失, 是急性缺血性脑卒中常见的类型, 约占60%。脑血栓形成绝大部分发生在脑动脉粥样硬化基础上, 称为动脉硬化性脑梗死(atherothrombotic brain infarction)。脑血栓形成的病死率约为10%, 致残率达50%以上。存活者中40%以上可复发, 且复发次数越多病死率和致残率越高。

脑栓塞是指固态、液态或气体栓子沿血液循环进入脑动脉系统使血供骤然阻滞所引起的脑梗死, 占15%~20%。它与脑血栓形成不同, 后者的病程呈时相性, 常缓慢起病, 在数小时内进行性发展, 且大多在睡眠中发作; 脑栓塞并非一个演进过程, 常突然发作, 一开始即为完全性卒中, 症状即刻到高峰。由于有栓子来源常反复发作, 约2/3复发于首次发病后一年之内。脑栓塞的预后与被栓塞血管大小、栓子数目及栓子性质有关。脑栓塞急性期病死率为5%~15%, 多死于严重脑水肿、脑疝、肺部感染和心力衰竭。心肌梗死所致脑栓塞预后较差, 存活的患者多遗留严重后遗症。如栓子来源不能消除, 10%~20%的脑栓塞患者可能在病后1~2周内再发, 再发病死率高。

血流动力学机制所致的脑梗死, 其供血动脉没有发生急性闭塞或严重狭窄, 是由于近端大血管严重狭窄加上血压下降, 导致局部脑组织低灌注, 从而出现的缺血坏死, 占全部急性脑梗死的10%~20%。

广义的脑梗死除上述常见类型外, 尚包括腔隙性脑梗死(lacuna infarct)、出血性脑梗死和分水岭脑梗死等(见后述)。

一、脑血栓形成

脑血栓形成最常见的病因是动脉粥样硬化和动脉炎。①动脉硬化: 是脑血栓形成基本病因, 特别是动脉粥样硬化, 常伴有高血压病, 二者互为因果, 糖尿病和高脂血症可加速动脉粥样硬化的进程; ②动脉炎: 如结缔组织病、抗磷脂抗体综合征及细菌、病毒、螺旋体感染均可导致动脉炎症,使管腔狭窄或闭塞;③其他少见原因:包括药源性(如可卡因、苯丙胺)、血液系统疾病(如红细胞增多症、血小板增多症、血栓栓塞性血小板减少性紫癜、DIC、抗凝血酶Ⅲ缺乏等)、蛋白 C 和蛋白 S 异常、脑淀粉样血管病、烟雾病等。

脑血栓形成的基本病因是脑动脉粥样硬化。其形成过程决定于下列三个因素:①动脉壁病变,基本的血管壁病变为动脉粥样硬化和在此基础上发生的血栓形成。脑动脉粥样硬化可见于颈内动脉和椎-基底动脉系统任何部位,但以动脉分叉处多见,如颈总动脉与颈内、外动脉分叉处,大脑前、中动脉起始段,颈内动脉虹吸部,椎动脉在锁骨下动脉的起始部,椎动脉进入颅内段,基底动脉起始段及其分叉处等等。主要病变是动脉内膜损伤破裂形成溃疡后,内膜下层脂肪变性和胆固醇沉积,进而纤维组织增生,动脉变硬、迂曲,管壁厚薄不匀,血小板、红细胞及纤维素等血中有形成分在内膜上黏附、聚集,形成血栓。血栓也可逐渐扩大,造成管腔闭塞。当管腔狭窄达 80%~90% 即可导致脑梗死。血栓也可向远、近端延伸,使梗死范围逐渐扩大,可解释某些临床症状从起病到高峰可达数日之久。最后,根据梗死附近的侧支循环条件而决定梗死的大小及其严重程度。高血压常是促进动脉硬化的重要因素,使动脉壁发生玻璃样变、增厚、管腔狭窄;糖尿病也常是动脉壁病变的另一重要原因。②血液成分的变化,动脉粥样硬化患者血液成分中脂蛋白、胆固醇、纤维蛋白原等含量的增加,可使血液黏稠度增高和红细胞表面电荷降低,致血流速度减慢。血液黏稠度增高(如真性红细胞增多症、脱水、高脂血症、巨球蛋白血症等)与高血凝状态(妊娠、产后、服用避孕药等)导致血流缓慢均是动脉硬化性脑梗死形成的重要因素。③灌流压的改变,适量的灌流压是维持正常稳定的脑血流所必需的条件。因此,血压的改变是影响脑局部血流量的重要因素。高血压、动脉粥样硬化患者的压力感受器失灵,其大脑自动调节功能不能代偿脑灌流压的改变。其他如心力衰竭、心律失常、心肌梗死等引起心排出量降低而造成血压急骤降低,以及各种原因引起的老年人休克,均可诱发血栓形成性脑梗死。上述三方面的因素中尤其以血管壁病变为发病的基本条件,在血管壁病变的基础上再出现血液黏稠度改变或血流动力学改变则更易促进脑梗死的形成。

中枢神经系统正常功能状态的维持有赖于充分的血液供应,不断提供足够量的氧和葡萄糖。当脑血流减少到每分钟 15~20ml/100g(脑组织)时,突触传递受阻,脑自发电和诱发电消失,脑功能出现障碍,此时的脑血流值称为功能损伤性缺血阈值("突触传递衰竭"的血流阈值)。只要增加脑血流量,脑功能仍可以恢复,损害是可以逆转的。如若脑血流继续减少到每分钟 10ml/100g(脑组织),细胞膜的离子泵受损,细胞内外离子平衡遭破坏,就会引起细胞水肿、坏死等一系列不可逆损伤,此时的脑血流值称为形态损害性缺血阈值("膜泵衰竭"的血流阈值)。局部脑缺血区可分为中心区和周边区,周边区的脑血流往往介于功能损害性和形态损害性缺血阈值之间,称为缺血性半暗带(ischemic penumbra)。缺血中心区由于供血动脉阻塞,中断血液供给,治疗药物也难以到达,如短时间内不能去除阻塞,神经细

的死亡在所难免。半影区仍可以从非阻塞动脉得到部分血液供给。神经细胞仅功能受损,但其形态结构尚完整,只要轻度增加该区血流量,超过功能损伤性缺血阈值,就有可能恢复其功能。此外,治疗药物也能随血流进入缺血性半暗带起治疗作用。这种在缺血性半暗带脑细胞发生不可逆死亡之前,存在有一段时间可供抢救缺血性脑组织,即为所谓的"治疗时间窗"(therapeutic time window,TTW)概念。研究证实,脑缺血超早期溶栓治疗时间窗一般不超过 6 小时,机械取栓治疗时间窗一般不超过 8 小时,个别患者可延长至 24 小时左右。如果血运重建的治疗方法超过其 TTW,则不能有效挽救缺血性半暗带,甚至可能因再灌注损伤和继发脑出血而加重脑损伤。再灌注损伤主要是通过引起自由基过度产生及其"瀑布式"连锁反应、神经细胞内钙超载及兴奋性氨基酸细胞毒性作用等一系列变化,导致神经细胞损伤。缺血性半暗带和治疗时间窗概念的提出,更新了急性脑梗死的临床治疗观念,抢救缺血性半暗带的关键是超早期溶栓/取栓治疗。

虽然认为缺血性半暗带存在时间为 6 小时以内,然而Baron 等研究发现,缺血性半暗带存在时间的范围并不稳定,与脑组织的缺血时间、患者的基础状况、闭塞血管的大小、有无侧支循环、脑组织对缺氧的耐受性等密切相关。如何个体化评估缺血性半暗带的存在时间,延长治疗时间窗成为当前亟须解决的一个重要问题。基于影像筛选(MRI灌注或 CT 灌注方法)进行扩大时间窗的静脉溶栓治疗值得期待。利用影像学的组织窗代替传统的时间窗来筛选能从静脉溶栓治疗中获益的患者成为了再灌注治疗领域的新热点。通过影像学的失配筛选出缺血性半暗带的患者,使得静脉溶栓时间窗极大延长,超窗卒中患者的静脉溶栓治疗有效性和安全性得到了一定程度的保障,同时也使醒后卒中或不明发病时间卒中患者接受静脉溶栓成为可能。

近年来,随着神经影像技术的应用,脑淋巴途径、脑膜淋巴管、脑脊液内流水肿机制逐渐被人们认知。2020 年,Maiken Nedergaard 和 Yuki Mori 团队报道,采用 MRI、放射性标记以及多光子成像技术观察小鼠急性卒中模型,发现在脑缺血后早期的神经元扩散去极化引起脑血管收缩,脑脊液迅速流入增宽的血管周围间隙,脑类淋巴系统稳态失衡,引起离子水平升高、液体潴积、脑组织肿胀。去极化电波在脑缺血后的几天甚至几周内持续存在,进而加剧损伤。在这个过程中,星形胶质细胞表面的水通道蛋白4(AQP4)参与调控脑脊液向脑实质内流,抑制水通道蛋白4可以减轻脑脊液内流引起的脑水肿。这一新发现颠覆了既往对脑水肿形成机制的认知,提示通过靶向这一新机制构建脑保护策略可能减轻脑水肿带来的继发性损害,从而改善患者预后。

脑梗死发生颈内动脉系统约占 80%,椎-基底动脉系统约占 20%。闭塞好发的血管依次为颈内动脉、大脑中动脉、大脑后动脉、大脑前动脉及椎-基底动脉等。闭塞血管内可见动脉粥样硬化或血管炎改变、血栓形成或栓子。局部血液供应中断引起的脑梗死多为白色梗死,大面积脑梗

88

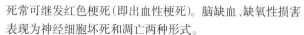

死常可继发红色梗死(即出血性梗死)。脑缺血、缺氧性损害表现为神经细胞坏死和凋亡两种形式。

脑缺血性病变的病理分期是:①超早期(1~6小时),病变脑组织变化不明显,可见部分血管内皮细胞、神经细胞及星形胶质细胞肿胀、线粒体肿胀空化;②急性期(6~24小时),缺血区脑组织苍白和轻度肿胀,神经细胞、胶质细胞及内皮细胞呈明显缺血改变;③坏死期(24~48小时),大量神经细胞消失,胶质细胞坏变,中性粒细胞、淋巴细胞及巨噬细胞浸润,脑组织明显水肿;④软化期(3天~3周),病变区脑组织液化变软;⑤恢复期(3~4周后),液化坏死脑组织被格子细胞清除,脑组织萎缩,小病灶形成胶质瘢痕,大病灶形成中风囊,此期持续数月至2年。

二、脑栓塞

脑栓塞的栓子来源可分为心源性、非心源性和来源不明性三大类。

1. 心源性 占脑栓塞的60%~75%,栓子在心内膜和瓣膜产生,脱落入脑后致病。主要见于以下几种疾病:①心房颤动(AF),是心源性脑栓塞最常见的原因,其中瓣膜病性AF占20%,非瓣膜病性AF占70%,其余10%无心脏病。②心脏瓣膜病,是指先天性发育异常或后天疾病引起的心瓣膜病变,可以影响血流动力学,累及心房或心室内膜即可导致附壁血栓的形成;③心肌梗死,面积较大或合并慢性心力衰竭,即可导致血液循环淤滞形成附壁血栓;④其他,心房黏液瘤、二尖瓣脱垂、先心病或瓣膜手术均可形成附壁血栓。

近来研究表明,心源性脑栓塞较大动脉粥样硬化型脑梗死可能更为常见,约占全部脑梗死的20%。非瓣膜性房颤是心源性脑栓塞最常见的病因,约占50%。

2. 非心源性 指源于心脏以外的栓子随血流进入脑内造成脑栓塞。常见有:①动脉粥样硬化斑块脱落性栓塞,主动脉弓或颈动脉粥样硬化斑块脱落形成栓子,沿颈内动脉或椎-基底动脉入脑;②脂肪栓塞,见于长骨骨折或手术后;③空气栓塞,主要见于静脉穿刺、潜水减压等;④癌栓塞,浸润性生长的恶性肿瘤,可以破坏血管,瘤细胞入血形成癌栓;⑤其他少见的感染性脓栓、寄生虫栓和异物栓等也可引起脑栓塞。

3. 来源不明 少数病例查不到栓子来源。

栓子循血液循环进入脑动脉系统后,73%~85%阻塞于大脑中动脉或其分支(因大脑中动脉实际上是颈内动脉的直接延伸,而颈内动脉的血流量为脑血流量的80%),左右半球受累的机会大致相等。进入大脑前动脉和椎-基底动脉系甚少。栓子阻塞脑动脉后引起神经障碍的机制有二:一是相应动脉供血区发生脑梗死,二是栓子刺激导致广泛性血管痉挛。一般认为,栓子阻塞脑动脉后固定不动者仅引起缺血性脑梗死;若阻塞后远端动脉因麻痹扩张或栓子溶解破碎并向远端移动,原阻塞区血流与血压复常,受损的血管壁就会因漏血而引起出血性脑梗死。病理范围常较动脉硬化性缺血性脑梗死要大,因此种脑栓塞的发生比动脉粥样硬化所致者来得突然,使侧支循环难以建立。继发性

心源性脑栓塞常为多发性与出血性梗死。细菌性赘生物所致的脑栓塞可引起栓塞性脑炎、脑脓肿、脑膜炎及菌性动脉瘤,后者分布于大脑中动脉末梢部,破裂后可引起蛛网膜下腔出血、脑内出血或脑室内出血。少量气体性脑栓塞多能逐渐吸收,大量气体栓塞可因脑干血管受阻而致死亡。脂肪性脑栓塞可致白质区环状出血。癌性栓塞可形成多发性小梗死,也可引起单一的大梗死。脑栓塞常合并脾、肾、肺及末梢动脉等全身性栓塞症。

脑栓塞病理改变与脑血栓形成基本相同,但由于栓塞性梗死发展较快,无时间建立侧支循环,因此栓塞性脑梗死较血栓性梗死明显,病变范围大。脑栓塞引起的脑组织坏死分为缺血性、出血性和混合性梗死,以出血性梗死最常见,占30%~50%。除脑梗死外,还可有身体其他部位如肺、脾、肾、肠系膜、四肢、皮肤和巩膜等栓塞证据。

【诊断】

一、脑血栓形成

(一)病史

动脉硬化性脑梗死多见于50~60岁以上的中老年人,以60~70岁为发病高峰。有脑动脉粥样硬化、高血压、糖尿病等疾病史或TIA病史。动脉炎性脑梗死以中青年人多见。部分患者有头晕、肢体麻木、乏力等前驱症状。起病较缓慢,常在睡眠或安静休息时发生,在若干小时内逐渐进展,多数于1~2天内达高峰。

(二)临床表现特点

除大面积脑梗死(尤在脑干梗死时)伴明显脑水肿和颅内高压外,全脑症状一般不明显,意识多清醒,血压多正常或偏高。神经系统局灶症状与体征视脑血管闭塞的部位及梗死的范围而定。闭塞好发的血管依次为颈内动脉、大脑中动脉、大脑后动脉、大脑前动脉及椎-基底动脉等。

1. 颈内动脉 颈内动脉起自颈总动脉,供应大脑半球前2/3和部分间脑。主要分支有:①眼动脉,颈内动脉在穿出海绵窦处发出眼动脉,供应眼部;②脉络膜前动脉,在视束下从颈内动脉分出,供应外侧膝状体、内囊后肢的后下部、大脑脚底的中1/3及苍白球等结构;③后交通动脉,在视束下分出,与大脑后动脉吻合,是颈内动脉系和椎-基底动脉系的吻合支;④大脑前动脉,在视神经上方从颈内动脉分出,皮质支分布于顶枕沟以前的半球内侧面、额叶底面的一部分和额、顶两叶上外侧面的上部,中央支供应尾状核、豆状核前部和内囊前肢;⑤大脑中动脉,为颈内动脉的直接延续,皮质支供应大脑半球上外侧面的大部分和岛叶,中央支(豆纹动脉)供应尾状核、豆状核、内囊膝和后肢的前部。

颈内动脉狭窄或闭塞以颈动脉窦及颈内外动脉分叉处最常见(占90%),其次为虹吸部(占80%)。其临床表现变化很大,这主要取决于前交通动脉、后交通动脉、眼动脉与软脑膜动脉等侧支循环的代偿能力。首先受累的是大脑中动脉供血区,而大脑前动脉供血区甚少出现受累症状。典型颈内动脉血栓闭塞与大脑中动脉血栓闭塞的不同点是前

者可有眼动脉与大脑前动脉受累的表现。其临床特点有：①最常见的是对侧偏瘫、偏身感觉障碍与偏盲，主侧半球受累可有失语。此乃大脑中动脉供血区受损的表现。②精神障碍—偏瘫二联征：除偏瘫外，主要表现为精神障碍，可有智力减退、定向力丧失、遗忘症、人格改变，以及失认、失算、失用，甚至痴呆。此乃大脑中动脉与前动脉供血均受损的表现。③交叉性失明—偏瘫二联征：表现为病侧单眼短暂性失明或视神经萎缩，伴对侧偏瘫。此乃眼动脉与大脑中动脉供血区均受损的表现，是颈内动脉血栓闭塞的特征之一。④交叉性霍纳—偏瘫二联征：表现为患侧不完全性霍纳征（瞳孔缩小、眼球内陷与上睑下垂），伴对侧偏瘫。此乃海绵窦段血栓形成使攀附于颈内动脉外壁上的交感神经节后纤维受损所致。⑤发作性晕厥—偏瘫二联征：表现为晕厥发作，伴偏瘫，但意识障碍一般较轻。此乃病侧大脑半球突然缺血所致。④、⑤两项也是颈内动脉血栓闭塞的特征之一。

颈部触诊可发现颈动脉搏动减弱或消失，听诊有时可闻及血管杂音。

2. 大脑中动脉 大脑中动脉是颈内动脉的直接延续，供应大脑半球血流量的 80% 左右，是血栓形成与栓塞性脑梗死最常见的发病部位。①主干闭塞：导致三偏症状，即病灶对侧偏瘫（包括中枢性面、舌瘫和肢体瘫痪）、偏身感觉障碍及偏盲（三偏），伴头、眼向病灶侧凝视，如病灶位于优势半球则可出现失语、失读、失写等。患者可出现意识障碍，大面积脑梗死继发严重脑水肿时，可导致脑疝，甚至死亡。主干闭塞相对少见，仅占大脑中动脉闭塞的 2%~5%。②皮质支闭塞：上部分支闭塞，导致病灶对侧面部、上下肢瘫痪和感觉缺失，但下肢瘫痪较上肢轻，头、眼向病灶侧凝视程度轻，伴 Broca 失语（优势半球）和体象障碍（非优势半球），通常无意识障碍。下部分支闭塞，较少单独出现，导致病灶对侧同向性上 1/4 视野缺损，伴 Wernicke 失语（优势半球），急性意识模糊状态（非优势半球），无偏瘫。③深穿支闭塞：最常见的是纹状体内囊梗死，表现为对侧中枢性均等性轻瘫、对侧偏身感觉障碍，可伴对侧同向性偏盲。优势半球病变出现皮质下失语。

3. 大脑前动脉 ①分出前交通动脉前的主干闭塞：可因对侧动脉的侧支循环代偿不出现症状，但当双侧动脉起源于同一个大脑前动脉主干时，就会造成双侧大脑半球的前、内侧梗死，导致截瘫、二便失禁、意志缺失、运动性失语和额叶人格改变等。②分出前交通动脉后的大脑前动脉远端闭塞：导致对侧的足和下肢的感觉运动障碍，而上肢和肩部的瘫痪轻，面部和手部不受累。可以出现尿失禁（旁中央小叶受损）、淡漠、反应迟钝、欣快和缄默等（额极和胼胝体受损），对侧出现强握及吸吮反射和痉挛性强直（额叶受损）。③皮质支闭塞：导致对侧中枢性下肢瘫，可伴感觉障碍（胼周和胼缘动脉闭塞）；对侧肢体短暂性共济失调、强握反射及精神症状（眶动脉及额极动脉闭塞）。④深穿支闭塞：导致对侧中枢性面舌瘫、上肢近端轻瘫。

4. 大脑后动脉 主干闭塞症状取决于侧支循环。①单侧皮质支闭塞：引起对侧同向性偏盲，上部视野较下

部视野受累常见，黄斑区视力不受累（黄斑区的视皮质代表区为大脑中、后动脉双重供应）。优势半球受累可出现失读（伴或不伴失写）、命名性失语、失认等。②双侧皮质支闭塞：可导致完全型皮质盲，有时伴有不成形的视幻觉、记忆受损（累及颞叶），不能识别熟悉面孔（面容失认症）等。③大脑后动脉起始段的脚间支闭塞：可引起中脑中央和下丘脑综合征，包括垂直性凝视麻痹、昏睡或昏迷；旁正中动脉综合征，主要表现是同侧动眼神经麻痹和对侧偏瘫，即 Weber 综合征（病变位于中脑基底部，动眼神经和皮质脊髓束受累）；同侧动眼神经麻痹和对侧共济失调、震颤，即 Claude 综合征（病变位于中脑被盖部，动眼神经和结合臂）；同侧动眼神经麻痹和对侧不自主运动和震颤，即 Benedikt 综合征（病变位于中脑被盖部，动眼神经、红核和结合臂）。④大脑后动脉深穿支闭塞：丘脑穿通动脉闭塞产生红核丘脑综合征，表现为病灶侧舞蹈样不自主运动、意向性震颤、小脑性共济失调和对侧偏身感觉障碍；丘脑膝状体动脉闭塞产生丘脑综合征（丘脑的感觉中继核团梗死），表现为对侧深感觉障碍、自发性疼痛、感觉过度、轻偏瘫、共济失调、手部痉挛和舞蹈 - 手足徐动症等。

5. 椎 - 基底动脉 椎动脉起自锁骨下动脉，两椎动脉经枕骨大孔入颅后合成基底动脉，供应大脑半球后 1/3 及部分间脑、脑干和小脑。椎动脉的主要分支有：①脊髓前、后动脉；②小脑下后动脉，为椎动脉的最大分支，供应小脑底面后部和延髓后外侧部，其行程弯曲易发生闭塞。基底动脉的主要分支有：①小脑下前动脉，从基底动脉起始段发出，供应小脑下面的前部；②迷路动脉（内听动脉），发自基底动脉或小脑下前动脉，供应内耳迷路；③脑桥动脉，为细小分支，供应脑桥基底部；④小脑上动脉，发自基底动脉末端，供应小脑上部；⑤大脑后动脉，为基底动脉的终末支，皮质支供应颞叶内侧面和底部及枕叶，中央支供应丘脑、内外侧膝状体、下丘脑和底丘脑等。椎 - 基底动脉狭窄或闭塞时，症状的严重程度取决于闭塞的部位与侧支循环的完善程度。单纯基底动脉血栓闭塞中 50%~80% 是椎动脉远端的血栓延伸到基底动脉的近端，由此引起的梗死灶主要在脑桥、中脑、丘脑及枕叶。少数起病急骤者常突然昏迷、四肢瘫痪，多数在 2~4 天内死亡，也可致猝死。更多见的情况是亚急性起病，呈台阶式发展，前驱症状为眩晕、恶心、呕吐、吞咽困难、复视、眼肌麻痹、视力障碍、构音障碍、一侧或双侧肢体运动、感觉障碍、猝倒或短暂性意识丧失，病情缓慢进展，临终前才进入昏迷。在椎 - 基底动脉系统缺血性脑卒中中以基底动脉血栓闭塞最常见。

（1）闭锁综合征（locked-in syndrome）：由基底动脉的脑桥支闭塞致双侧脑桥基底部梗死所致。患者大脑半球和脑干被盖部网状激活系统无损害，意识清醒，语言理解无障碍，出现双侧中枢性瘫痪（双侧皮质脊髓束和支配三叉神经以下的皮质脑干束受损），只能以眼球上下运动示意（动眼神经与滑车神经功能保留），眼球水平运动障碍，不能讲话，双侧面瘫，舌、咽、构音及吞咽运动均障碍，不能转颈耸肩，四肢瘫痪，可有双侧病理反射。常被误认为昏迷。

（2）脑桥腹外侧综合征（Millard-Gubler syndrome）：由小

脑下前动脉闭塞所致。表现为病灶侧眼球不能外展(展神经麻痹)及周围性面神经麻痹(面神经核损害),对侧中枢性偏瘫(锥体束受损)和对侧偏身感觉障碍(内侧丘系和脊髓丘脑束损害)。

(3)脑桥腹内侧综合征(Foville syndrome):由基底动脉的旁中央支闭塞所致。主要表现为:①病灶侧眼球不能外展(展神经麻痹)及周围性面神经麻痹(面神经核损害);②两眼向病灶对侧凝视(脑桥侧视中枢及内侧纵束损害);③对侧中枢性偏瘫(锥体束受损)。

(4)基底动脉尖综合征(top of the basilar syndrome):基底动脉尖端(末端)分出小脑上动脉和大脑后动脉,闭塞后导致眼球运动障碍及瞳孔异常、觉醒和行为障碍,可伴有记忆力丧失、对侧偏盲或皮质盲。中老年卒中,突发意识障碍并较快恢复,出现瞳孔改变、动眼神经麻痹、垂直凝视麻痹,无明显运动和感觉障碍,应想到该综合征的可能,若有皮质盲或偏盲、严重记忆障碍更支持诊断。CT 及 MRI 示双侧丘脑、枕叶、颞叶和中脑多发病灶可确诊。

(5)延髓背外侧综合征(Wallenberg syndrome):由小脑下后动脉或椎动脉供应延髓外侧的分支动脉闭塞所致。见下述。

6. 小脑下后动脉 小脑下后动脉为椎动脉颅内段最大的一支,是血栓与栓塞最好发的部位。其小脑支与脉络膜支因侧支循环丰富,对临床影响较小,仅延髓支是终动脉,临床意义最大,供应延髓背外侧部,包括延髓内神经核(如疑核、迷走神经背核、孤束核、前庭外侧核及三叉神经脊束核)、传导束(如脊髓丘脑束、三叉神经脊髓束、孤束、脊髓小脑束、绳状体及红核脊髓束)、网状结构及其中的交感神经纤维。近年发现一侧椎动脉血栓形成比单纯小脑下后动脉血栓形成更常见,二者均可引起延髓背外侧综合征(Wallenberg syndrome)。其主要表现有:①前庭功能障碍,表现为眩晕、呕吐及眼球震颤。此乃前庭核及其下降根受累所致。②吞咽迷走神经障碍,表现为吞咽困难、饮水发呛、声音嘶哑、同侧软腭麻痹及咽反射消失。此乃吞咽、迷走神经及其核如疑核、孤束核及迷走神经背核受累的结果。③同侧共济失调,表现为病变同侧平衡障碍,易向病侧倾倒。此乃病侧绳状体、脊髓小脑束受累所致。④同侧霍纳(Horner)征,表现为病侧瞳孔缩小、上睑下垂、眼球内陷、结膜充血及面部少汗。此乃网状结构中交感神经下行纤维麻痹所致。若缺血累及延髓呕吐与呼吸中枢,还可引起剧烈呕吐与顽固性呃逆。⑤交叉性感觉障碍,表现为病侧面部与对侧半身痛温觉减退。前者是病变区三叉神经脊髓束及其核受损所致;后者乃病变区上行的脊髓丘脑束受累的结果。部分患者因梗死区周围水肿累及下行的锥体束,还可出现对侧肢体轻瘫与病理征阳性。

7. 特殊类型的脑梗死 常见以下几种类型。

(1)大面积脑梗死:通常由颈内动脉主干、大脑中动脉主干闭塞或皮质支完全性卒中所致,表现为病灶对侧完全性偏瘫、偏身感觉障碍及向病灶对侧凝视麻痹。病程呈进行性加重,易出现明显的脑水肿和颅内压增高征象,甚至发生脑疝死亡。

(2)分水岭脑梗死(cerebral watershed infarction,CWSI):是由相邻血管供血区交界处或分水岭区局部缺血所致,也称边缘带(border zone)脑梗死,多因血流动力学原因所致。典型病例发生于颈内动脉严重狭窄或闭塞伴全身血压降低时;此时局部缺血脑组织的血供严重依赖于血压,小的血压波动即可导致卒中或 TIA。通常症状较轻,纠正病因后病情易控制。可分为皮质前型、皮质后型和皮质下型。

(3)出血性脑梗死:是由于脑梗死灶内的动脉自身滋养血管同时缺血,导致动脉血管壁损伤、坏死,在此基础上若血管腔内血栓溶解或其侧支循环开放等原因使已损伤血管血流得到恢复,则血液会从破损的血管壁漏出,即为出血性脑梗死(hemorrhagic infarction,HI),或称为梗死后出血。以发病后第 2 周最常见。HI 多见于心源性脑梗死和大面积血栓形成性脑梗死。早期应用抗凝、溶栓、扩容扩血管以及早期行外科手术、恢复脑灌注均可促发 HI。

(4)多发性脑梗死(multiple infarct):指两个或两个以上不同供血系统脑血管闭塞引起的梗死。当存在高黏血症和高凝状态时,患者的多个脑动脉狭窄可同时形成血栓致多发性脑梗死。一般由反复多次发生脑梗死所致。

(三)辅助检查

对初步诊断脑卒中的患者,若在溶栓治疗时间窗内,最初辅助检查的主要目的是进行溶栓指征的紧急筛查。头颅 CT 平扫是最重要的初始辅助检查,可排除脑出血和明确脑梗死诊断。

1. 脑病变检查 头颅 CT 检查是疑似脑卒中患者首选方法,区分出血性和缺血性脑卒中并不困难。需要注意的是松果体等区域的钙化以及脑干小灶出血易误诊。多数病例在发病 24 小时后脑 CT 逐渐显示低密度梗死灶,发病后 2~15 天可见均匀片状或楔形的明显低密度灶。大面积脑梗死有脑水肿和占位效应,出血性梗死呈混杂密度。病后 2~3 周为梗死吸收期,因病灶水肿消失及吞噬细胞浸润可与周围正常脑组织等密度,CT 平扫难以分辨,称为“模糊效应”(fogging effect)。CT 增强扫描有诊断意义,梗死后 5~6 天出现增强现象,1~2 周最明显,约 90% 的梗死灶显示不均匀强化。然而脑梗死发病最初 24 小时在 CT 上常不显影,脑干与小脑梗死可因骨质伪影而无法辨认。

标准 MRI(T_1 加权、T_2 加权及质子相)克服了 CT 的上述缺点,在识别急性小梗死灶及后颅窝梗死方面明显优于平扫 CT。可识别亚临床梗死灶,无电离辐射,不需碘造影剂。血管阻塞 30 分钟后 MRI 即可能显示其 T_2 缺血灶。血栓性脑梗死的演变见表 88-1。但 MRI 有费用较高、检查时间长及患者本身禁忌证(如有心脏起搏器、金属植入物或幽闭恐惧症)等局限。

多模式 MRI 包括弥散加权成像(diffusion-weighted imaging,DWI)、灌注加权成像(perfusion-weighted imaging,PWI)、水抑制成像(FLAIR)和梯度回波(GRE)、磁敏感加权成像(SWI)等。DWI 在症状出现数分钟内就可发现缺血灶并可早期确定大小、部位和时间,对早期发现小梗死灶较标准 MRI 更敏感。PWI 可显示脑血流动力学状态和脑组织缺血范围。弥散-灌注不匹配(PWI 显示低灌注区而无与

88

表 88-1 血栓性脑梗死的演变

血栓形成后的时间	病理	CT 改变	MRI 改变
0~6 小时(超急性期)	早期细胞毒性脑水肿	一般无改变,偶见灰白质分界模糊	4 小时以前即见 T_1、T_2 延长,后更长
6~24 小时(急性期)	进行性脑水肿,髓鞘脱失,脑细胞坏死,血脑屏障破坏	80% 病例 CT 异常低密度区,脑沟消失,无强化	T_1 与 T_2 值进一步延长,Gd-DTPA 对比增强,24~72 小时最明显
1~7 天(亚急性期)	中性粒细胞 / 吞噬细胞↑,占位效应第 3 天最重,可有脑疝	98% 呈低密度占位效应,可疑性强化	T_1 略缩短,但仍长于正常值
7~14 天(稳定期)	中心性坏死,周围血管新生,血脑屏障透性最大	脑回状强化,占位效应消退	T_1 与 T_2 稳定或继续延长
14 天以后(慢性期)	从完全恢复~囊性脑软化	脑回状强化持续 2~3 个月;低密度区边界清楚	完全恢复者 T_1 与 T_2 亦恢复正常;胶原化囊变者 T_1 与 T_2 更长

之相应大小的弥散异常)提示可能存在缺血性半暗带大小。梯度回波序列 /SWI 可发现 CT 不能显示的无症状性微出血。已超过静脉溶栓目前公认时间窗 4.5 小时的患者,可考虑进行 CT 灌注或 MR 灌注和弥散成像,测量梗死核心和缺血性半暗带,以选择潜在适合紧急再灌注治疗(如静脉 / 动脉溶栓及其他血管内介入方法)的患者。这些影像技术能提供更多信息,有助于更好地临床决策。但 DWI、PWI 等功能磁共振成像(functional magnetic resonance imaging,fMRI)短期内在基层医院尚难以普及。

2. 血管病变检查 颅内、外血管病变检查有助于了解脑卒中的发病机制及病因,指导选择治疗方案。常用检查包括颈动脉双功超声、经颅多普勒(TCD)、磁共振血管成像(MRA)、CT 血管成像(CTA)和数字减影血管造影(DSA)等。颈动脉双功超声对发现颅外颈部血管病变,特别是狭窄和斑块很有帮助;TCD 可检查颅内血流、微栓子及监测治疗效果,但其受操作技术水平和骨窗影响较大。CTA 和 MRA 可以发现血管狭窄、闭塞及其他血管病变,如动脉炎、烟雾病、动脉瘤和动静脉畸形等,并且可以评估侧支循环状态,为卒中的血管内治疗提供依据。但 MRA 对远端或分支显示不清。DSA 仍是当前血管病变检查的"金标准",但主要缺点是有创性和有一定风险。

3. 实验室及影像检查选择 对疑似脑卒中患者应进行常规实验室检查,以便排除类脑卒中或其他病因。

(1) 所有患者都应做的检查:①平扫脑 CT 或 MRI;②血糖、血脂、肝肾功能和电解质;③心电图和心肌缺血标记物;④全血计数,包括血小板计数;⑤凝血酶原时间(PT)、国际标准化比例(INR)和活化部分凝血活酶时间(APTT);⑥氧饱和度;⑦胸部 X 线检查。

(2) 部分患者必要时可选择的检查:①毒理学筛选;②血液酒精水平;③妊娠试验;④动脉血气分析(若怀疑缺氧);⑤腰穿(怀疑蛛网膜下腔出血而 CT 未显示或怀疑脑卒中继发于感染性疾病);⑥脑电图(怀疑痫性发作);⑦超声心动图(怀疑心脏附壁血栓、心房黏液瘤、二尖瓣脱垂和卵圆孔未闭等可疑心源性栓子来源)等。

(四)诊断注意事项

1. 诊断标准 ①急性起病;②局灶神经功能缺损(一侧面部或肢体无力或麻木,语言障碍等),少数为全面神经功

能缺损;③影像学显示有责任缺血性病灶或症状或体征持续 24 小时以上;④排除非血管性病因;⑤脑 CT/MRI 排除脑出血。

2. 诊断流程 急性缺血性脑卒中诊断流程应包括如下 5 个步骤:①第一步,是否为脑卒中? 中年以上的患者,急性起病,迅速出现局灶性脑损害的症状和体征,并能用某一动脉供血区功能损伤解释,排除非血管性病因,临床应考虑急性脑卒中。②第二步,是否为缺血性脑卒中? 进行脑 CT 或 MRI 检查排除出血性脑卒中和其他病变,帮助鉴别诊断。当影像学检查发现责任梗死灶时,即可确诊。当缺乏影像学责任病灶时,若症状与体征持续 24 小时以上,也可诊断急性脑梗死。③第三步,脑卒中严重程度? 根据神经功能缺损量表评估。④第四步,能否进行溶栓治疗? 是否进行血管内机械取栓治疗? 核对适应证和禁忌证。⑤第五步病因分型,对急性缺血性脑卒中患者进行病因分型有助于判断预后、指导治疗和选择二级预防措施。当前国际广泛使用 TOAST 病因分型,将缺血性脑卒中分为:大动脉粥样硬化型、心源性栓塞型、小动脉闭塞型、其他明确病因型和不明确原因型 5 型。

3. 大动脉粥样硬化型脑梗死的 TOAST 病因分型诊断标准 ①血管影像学检查证实有与脑梗死神经功能缺损相对应的颅内或颅外大动脉狭窄>50% 或闭塞,且血管病变符合动脉粥样硬化改变;或存在颅内或颅外大动脉狭窄>50% 或闭塞的间接证据,如 CT/MRI 等影像学显示大脑皮质、脑干、小脑或皮质下梗死灶的直径>1.5cm,临床表现主要为皮质损害体征,如失语、意识障碍、体象障碍等,或有脑干、小脑损害体征。②有一个以上动脉粥样硬化卒中危险因素(如高龄、高血压、高血脂、糖尿病、吸烟等)或系统性动脉粥样硬化(如斑块、冠心病等)证据。③排除心源性栓塞所致脑梗死。

4. 鉴别诊断 主要应与脑出血、蛛网膜下腔出血、脑栓塞、硬膜下血肿、脑肿瘤、脑脓肿、高血压脑病、脑静脉系统血栓形成(CVT)等鉴别。

(1)脑出血、蛛网膜下腔出血和脑栓塞:其鉴别诊断见表 88-2。就脑栓塞而言,找到栓子的来源是鉴别诊断的重要依据。

(2)颅内占位病变:脑肿瘤、硬膜下血肿和脑脓肿可呈

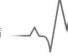

表 88-2 四种急性脑血管病的临床鉴别诊断

鉴别点	脑出血	蛛网膜下腔出血	脑血栓形成	脑栓塞
发病年龄	中、老年人多见	青、壮年人多见	老年人多见	青、壮年人多见
常见病因	脑动脉硬化、高血压	脑动脉硬化、动脉瘤、脑血管畸形	脑动脉硬化、脑动脉内膜炎	风湿性心脏病、感染性心内膜炎
TIA 史	多无	无	常有	可有
发病方式	急(分、小时)	急骤(分)	缓慢(小时、天)	急骤(秒、分)
发病时情况	情绪激动、用力时	常与活动有关	多在睡眠、安静时	常在心房纤颤、心内膜炎、AMI 等情况时
头痛、呕吐	常见	剧烈难忍	少见	少见
昏迷	常见	可有短暂昏迷	少见	少见
血压	常显著增高	正常或增高	正常或增高	正常
瘫痪	最常见	少见	常见	常见
脑膜刺激征	可有	明显	无	无
眼底改变	高血压眼底	可有眼底出血	动脉硬化	正常
颅内高压	多有、严重	多有	少见	少见
脑脊液	可为出血	可为出血	正常	正常
脑血管造影	出血部位可见周围血管移位	可见动脉瘤或血管畸形	动脉阻塞或狭窄	动脉梗阻
颅脑 CT	脑内有高密度区	蛛网膜下腔或脑室呈高密度	多低密度区	多低密度区

卒中样发病,出现偏瘫等局灶性体征,颅内压增高征象不明显时易与脑梗死混淆。应详询病史,如硬膜下血肿有许多病例外伤轻微,患者毫无介意或已遗忘,或发病是在外伤数月之后,不追问外伤史,则易误诊。CT 或 MRI 扫描有助确诊。

(3)高血压脑病:可有偏瘫、偏盲,发病突然,需与脑梗死鉴别。但其常有高血压,可达 200/120mmHg 以上,降压后神经障碍迅速恢复,眼底可见视乳头水肿、视网膜出血及渗出物。CT 或 MRI 检查可助鉴别。

(4)脑静脉系统血栓形成(CVT):见本章第 5 节"颅内静脉系统血栓形成"部分。

二、脑栓塞

(一)临床表现特点

1. 脑栓塞可发生于任何年龄,风湿性心脏病(风心病)引起的脑栓塞以青年女性多见,非瓣膜性房颤、AMI 引起的以中老年人多见。典型脑栓塞多在活动中急骤发病,无前驱症状,在数秒或数分钟内症状发展到最高峰,是所有脑血管疾病中发病最快者。多属完全性中风。大多数心源性脑栓塞患者伴有房颤、风湿性心脏病、冠心病和严重心律失常等栓子来源病史。有些心源性脑栓塞患者同时并发肾栓塞(腰痛、血尿等)、肠系膜栓塞(腹痛、便血等)和皮肤栓塞(出血点或瘀斑)等疾病表现。反常栓塞多在促进右向左分流的活动过程中发病,如用力排便、咳嗽、喷嚏、性交等。患者常有久坐、近期手术等诱发下肢 DVT 的因素,或存在脱水、口服避孕药等导致高黏血症或高凝状态的原因,也有在

发病前后并发肺栓塞(气急、发绀、胸痛、咳血和胸膜摩擦音等)。

2. 不同部位血管栓塞会造成相应的血管闭塞综合征,但可能同时出现多个血管支配区的脑损害,详见脑血栓形成部分。因大多数栓子阻塞大脑中动脉及分支,临床表现为上肢瘫痪重、下肢相对较轻,感觉和视觉功能障碍不明显。栓子移位可能最后阻塞皮质分支,表现为单纯失语或单纯偏盲等大脑皮质功能缺损症状。脑栓塞易复发和出血,病情波动大,部分病例因血管再通临床症状可迅速缓解;有时因并发出血临床症状可急剧恶化;有时因栓塞再发,稳定或一度好转的局灶性神经体征可再次加重。

3. 心源性脑栓塞高度危险栓子来源包括二尖瓣狭窄伴房颤、心房颤动、病窦综合征、4 周内心肌梗死、左心房或左心耳血栓、左心室血栓、扩张性心肌病、左心室区节段性运动功能不良、左心房黏液瘤、感染性心内膜炎。心源性脑栓塞中度危险栓子来源包括二尖瓣脱垂、二尖瓣环状钙化、二尖瓣狭窄不伴房颤、房间隔缺损、卵圆孔未闭、房扑、生物心脏瓣膜、非细菌性血栓性心内膜炎、充血性心衰、4 周 ~6 个月之内的心肌梗死等。

(二)辅助检查

CT 和 MRI 检查可显示缺血性梗死或出血性梗死改变,合并出血性梗死高度支持脑栓塞诊断。许多患者继发出血性梗死临床症状并未加重,发病 3~5 天内复查 CT 可早期发现继发梗死后出血。MRA 可发现颈动脉狭窄程度或闭塞。心电图、心脏超声等检查有助于了解心脏情况。探查心脏栓子的来源首选经胸 / 经食管超声心动图(TTE/

TEE),但心脏 MRI 优于 TTE/TEE。有卵圆孔未闭和不明原因的脑梗死时,应探查下肢 DVT 等静脉栓子来源,化验蛋白 C、蛋白 S、抗凝血酶Ⅲ等筛查高凝状态;TTE/TEE 和经颅多普勒超声发泡实验可用于探查卵圆孔未闭和右向左分流通道。如疑有主动脉弓大血管或颈部血管病变时,可作脑血管造影。

(三)诊断注意事项

根据骤然起病,数秒至数分钟达到高峰,出现偏瘫、失语等局灶性神经功能缺损,既往有栓子来源的基础疾病如心脏病、动脉粥样硬化、严重的骨折等病史,CT/MRI 检查(可确定脑栓塞部位、数目及是否伴发出血等)排除脑出血和其他病变,基本可作出临床诊断,脑梗死发病时出现意识障碍,或主要神经功能缺损症状在发病早期迅速改善,则更支持诊断。血管影像学检查证实没有与脑梗死神经功能缺损相对应的颅内或颅外大血管动脉粥样硬化性狭窄(>50%),或同时出现多个血管支配区的梗死灶,或合并身体其他脏器栓塞,则可明确诊断。如合并其他脏器栓塞更支持诊断。

脑栓塞主要应与动脉硬化性脑梗死、脑出血、蛛网膜下腔出血鉴别,见表 88-2。

三、出血性脑梗死

脑梗死后由于缺血区血管再通,在梗死区内有血液溢出,这种现象即为出血性脑梗死(hemorrhagic infarction,HI),或称为梗死后出血。以发病后第 2 周最常见。其发生主要是由于动脉阻塞后,阻塞部位以下的动脉麻痹、扩张、血压下降,使栓子走向远端或栓子破碎溶解移向远端,这时在血管壁已有缺血改变的部位因血液循环和血压恢复,血流重灌注,血液可从病变的血管漏出或穿破血管进入脑组织,形成 HI。因此,脑梗死后,凡能影响栓子消失、缺血血管的变化和血液再灌注的因素均有促进 HI 发生的作用。HI 多见于心源性脑梗死和大面积血栓形成性脑梗死。早期应用抗凝、溶栓、扩容扩血管以及早期行外科手术、恢复脑灌注均可促发 HI。HI 除脑梗死本身表现外,其发生后的症状是否恶化取决于继发出血的时间、病灶大小和出血程度,是否应用抗凝、溶栓、扩血管等治疗。以下几条有助于 HI 的诊断。

1. 有已确诊的脑梗死存在。

2. 脑梗死的临床表现有加重趋势。

3. CT 显示皮质下脑梗死区内有不规则高密度出血灶、梗死区外有斑片状出血灶或脑深部大梗死区内形成血肿。梗死区于第 2 周内出现强化现象。与原发脑出血(尤当无 HI 前 CT 对照时)的鉴别是:高密度影外形不规则、边缘不清、密度较低而不均匀,周围低密度带宽而不规则,出血常位于病灶末端或皮质,占位效应轻微或不存在,出血常不破入脑室,病灶区呈斑点状或脑回状强化影。与肿瘤出血的鉴别是:肿瘤出血常发生于肿瘤囊性变或坏死区内,密度高,常见血液平面,有时还可呈不均的高密度影,增强扫描时肿瘤组织有强化反应。MRI 显示出血后血红蛋白演变的 MRI 特征。

4. 脑脊液检查从原先正常变为血性、黄变或镜下有较多红细胞。脑脊液 / 血清内白蛋白比例超过正常。

5. 脑血管造影发现原闭塞血管再通。

HI 的治疗与一般脑梗死相同,但应立即停用抗凝药、纤溶药及抗血小板凝集药,采用中性治疗为主。

四、腔隙性脑梗死

小动脉闭塞型脑梗死又称腔隙性脑梗死(lacunar infarct)或腔隙卒中(lacunar stroke),是指大脑半球或脑干深部的小穿通动脉,在长期高血压基础上,血管壁发生病变,最终管腔闭塞,导致缺血性微梗死,缺血、坏死和液化的脑组织由吞噬细胞移走形成空腔,故称腔隙性脑梗死。主要累及脑的深部白质、基底节、丘脑和脑桥等部位,形成腔隙状梗死灶。部分病例的病灶位于脑的相对静区,无明显的神经缺损症状,放射学检查或尸检时才得以证实,故称为静息性梗死或无症状性梗死。腔隙性脑梗死约占全部脑梗死的 20%~30%。

腔隙性脑梗死的主要病因为高血压导致小动脉及微小动脉壁脂质透明变性,管腔闭塞产生腔隙性病变。舒张压增高对于多发性腔隙性脑梗死的形成更为重要。病变血管多为直径 100~200μm 的深穿支,如豆纹动脉、丘脑穿通动脉及基底动脉旁中央支,多为终末动脉,侧支循环差。高血压性小动脉硬化引起管腔狭窄时,继发血栓形成或脱落的栓子阻断血流,会导致供血区的梗死。多次发病后脑内可形成多个病灶。

腔隙性梗死灶呈不规则圆形、卵圆形或狭长形,直径在 0.2~20mm,多为 3~4mm。病灶常位于脑深部核团(壳核约 37%、丘脑 14%、尾状核 10%),脑桥(16%)和内囊后肢(10%),内囊前肢和小脑较少发生。

本病多见于中老年患者,男性多于女性,半数以上的病例有高血压病史,突然或逐渐起病,出现偏瘫或偏身感觉障碍等局灶症状。通常症状较轻、体征单一、预后较好,一般无头痛、颅高压和意识障碍表现,许多患者并不出现临床症状而由头颅影像学检查发现。

Fisher 等将腔隙性卒中归纳为 20 余种临床表现形式,但最常见的是以下五型。

1. 纯运动性轻偏瘫(pure motor hemiparesis,PMH) 病变在内囊、放射冠或脑桥基底部,主要累及锥体束。本型最常见,约占 61%,常于 2 周内恢复。其主要表现为:①仅有轻偏瘫。对侧面、上下肢同等程度的轻偏瘫,也可以面肌与上肢受累为主,偶见对侧核上性面神经麻痹。②无视野缺损、失语、失用或失认等症。③可有主观感觉异常,但无客观感觉障碍。

2. 纯感觉性卒中(pure sensory stroke,PSS) 病灶在丘脑腹后外侧核,故感觉障碍严格按正中轴分布。常于数周内恢复,分持续性与短暂性两种。主要表现为:①仅有偏身感觉障碍如对侧面部及肢体感觉障碍;或仅累及面部及肢体某部。②神经功能障碍客观检查常比主观症状为轻,自觉麻木、发热、灼热或触觉过敏。③在卒中发作之前大约 10% 可有前驱性感觉性 TIA 症状。

3. 共济失调性轻偏瘫(ataxic hemiparesis,AHP) 病变在脑桥基底部上中 1/3 交界处与内囊,或皮质下白质。主

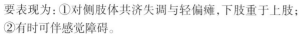

要表现为：①对侧肢体共济失调与轻偏瘫，下肢重于上肢；②有时可伴感觉障碍。

4. 构音障碍 - 手笨拙综合征（dysarthria-clumsy hand syndrome，DCHS） 脑桥基底部上中1/3交界处与内囊膝部病灶，均可引起本综合征。主要表现为：①严重构音困难、呐吃，可伴吞咽困难现象；②对侧偏身共济失调，上肢重于下肢，特点是手无力与笨拙，不能做精细动作；③无感觉障碍；④可伴对侧中枢性面瘫、舌瘫与锥体束征。

5. 感觉运动性卒中（sensorimotor stroke，SMS） 主要表现为：①对侧肢体感觉障碍及轻偏瘫均相当明显；②无意识障碍、记忆力障碍、失语、失用及失认。病灶位于丘脑腹后核及邻近内囊后肢，是丘脑膝状体动脉分支或脉络膜后动脉丘脑支闭塞所致。

腔隙状态（lacunar state）是本病反复发作引起多发性腔隙性梗死，累及双侧皮质脊髓束和皮质脑干束，出现严重精神障碍、痴呆、假性延髓麻痹、双侧锥体束征、类帕金森综合征和尿便失禁等。

CT诊断阳性率介于49%~92%，扫描以起病后10天到1个月最好。所见的腔隙多位于基底节区（尾状核、内囊、放射冠、豆状核、苍白球），为圆形，边清、质匀的低密度影，直径平均3~13mm。因腔隙性梗死的受累小动脉直径均小于500μm（一般为100~200μm），故脑血管造影不能发现闭塞的血管。脑电图一般无异常表现。然而，MRI显示腔隙性梗死灶远比CT优越，腔隙性梗死显示得早，腔隙灶数目比CT多，定位更准确，还能区别陈旧的腔隙是腔隙性梗死遗留的残腔，还是小灶性脑出血遗留的残腔。

治疗与大动脉粥样硬化型脑梗死治疗类似，溶栓治疗对此类患者同样重要。虽有研究提示严重脑白质病变和微出血及多发性腔隙性脑梗死是溶栓后脑出血的独立危险因素，但不是溶栓治疗的禁忌证。高血压是此类患者最重要的危险因素，降压治疗能有效预防卒中复发和认知功能衰退，要强调积极控制高血压。目前没有证据表明抗凝治疗有效。

本病预后一般良好，死亡率和致残率较低，但复发率较高。发病1年内，70%~80%患者临床完全恢复或基本恢复正常，而其他类型脑梗死仅50%恢复良好。发病30天内的病死率<4%，其他类型脑梗死为5%~15%。

五、分水岭脑梗死

分水岭梗死是指脑、心、肾等器官内较大的相邻血管供血区之间的边缘带一种局部缺血性损害。分水岭脑梗死（cerebral watershed infarction，CWSI）是两支主要脑动脉分布区边缘带发生的脑梗死，也称边缘带（border zone）脑梗死，占全部脑梗死的10%。严重低血压、心脏骤停等原因引起的分水岭梗死多为双侧性；若一侧脑血管原先即有动脉硬化性狭窄或闭塞性病变，当全身血压过低时其远端小动脉即发生低灌流状态，从而引起单侧分水岭梗死。分水岭梗死以幕上性最多见，主要分为三型：①前分水岭梗死：梗死发生于大脑前动脉与大脑中动脉皮质支的边缘带。其典型症状主要表现为除面部以外的轻偏瘫，尤以下肢明显，

半数伴感觉异常。病变在优势半球者会有皮质性运动性失语，表现为重复语言，暴发性短句；非优势半球受损者常伴有情绪改变或精神障碍。②后分水岭梗死位于大脑中动脉与大脑后动脉皮质支的边缘带（最常见）。其典型症状以偏盲最常见，以下象限最明显，伴黄斑回避现象。另外常见皮质性偏身感觉减退，表现为两点辨别觉及形体觉障碍。③皮质下分水岭梗死：梗死位于大脑中动脉皮质支与深穿支的边缘带。其典型症状主要表现为轻偏瘫，半数可有对侧偏身感觉减退，一般为传导束性。优势半球病灶可致不全运动性失语。幕下分水岭梗死（小脑分水岭梗死）较少见，梗死位于小脑主要动脉末端的边缘区。可引起轻度的共济失调。CT示带状略呈楔形低密度区。MRI征象与血栓形成性脑梗死相同。确诊分水岭梗死，还必须结合以下几点：①有引起全身低血压的病史；②梗死区位于大脑前、中动脉交界区，或大脑中、后动脉交界区；③分水岭梗死常为双侧性。其治疗原则同一般脑梗死，由全身低血压所致者必须针对原发性疾病加以处理，尽快纠正低血压状态。

【治疗】

一、治疗原则

AIS治疗原则：①超早期治疗，挽救缺血性半暗带（ischemic penumbra），避免或减轻原发性脑损伤，是急性脑梗死治疗的最根本目标。时间就是大脑，对有指征的患者，尽早实施再灌注治疗。②个体化治疗，根据患者年龄、缺血性卒中类型、病情严重程度和基础疾病等采取最适当的治疗。③整体化治疗，采取针对性治疗同时，进行支持疗法、对症治疗和早期康复治疗，对卒中危险因素及时采取预防性干预。

二、院前处理

院前处理的关键是迅速识别疑似脑卒中患者并尽快送到医院，目的是尽快对适合溶栓的急性脑梗死患者进行溶栓治疗或血管内取栓治疗。有关指南将卒中处理的要点总结7个"D"，便于急救医疗人员掌握记忆。即：发现（detection）、派遣（dispatch）、转运（delivery）、入急诊（door）、资料（data）、决策（decision）和药物治疗（drug）。上述每一点上的延误都可引起抢救的耽搁，因此在每一环节的处理都应熟练而准确到位。前3个"D"是由院前急救人员和目击者提供的基本生命支持（BLS）阶段。当患者、家属或现场人员认识到卒中或TIA症状时，可启动急救医疗系统（通过急救电话）。院前急救人员必须对怀疑脑卒中患者提供优先服务及优先转送。院前急救人员必须反应迅速，确定脑卒中的症状和体征，并将患者送至有条件在到达急诊后1小时内开始溶栓治疗的医院。最后3个"D"在院内进行，资料收集包括进行CT扫描（data），对有明确溶栓适应证者作出决策（decision），并进行有效的药物治疗（drug）。

1. 院前脑卒中的识别 若患者突然出现以下症状时应考虑脑卒中的可能：①一侧肢体（伴或不伴面部）无力或

麻木;②一侧面部麻木或口角歪斜;③说话不清或理解语言困难;④双眼向一侧凝视;⑤一侧或双眼视力丧失或模糊;⑥眩晕伴呕吐;⑦既往少见的严重头痛、呕吐;⑧意识障碍或抽搐。也可采用 Cincinnati 院前脑卒中评价表(表 88-3)进行评估。

表 88-3　Cincinnati 院前脑卒中评价表

查体发现下列体征(任何一项异常均有力提示发生脑卒中)

1. 面肌运动(让患者示齿或发笑)
   正常:双侧面肌运动对称完好
   异常:一侧面肌运动差

2. 上肢运动(让患者闭眼并上举上肢 10 秒)
   正常:右侧上肢运动正常
   异常:一侧上肢不动或很快下坠

3. 言语异常
   正常:患者言语正常
   异常:患者言语缓慢,用语错误或不能言语

2. 现场处理及运送　现场急救人员应尽快进行简要评估和必要的急救处理,主要包括:①处理气道、呼吸道和循环问题;②心脏观察;③建立静脉通道;④吸氧;⑤评估有无低血糖。应避免:①非低血糖患者输含糖液体;②过度降低血压;③大量静脉输液。应迅速获取简要病史,包括:①症状开始时间,若于睡眠中起病,应以最后表现正常的时间作为起病时间;②近期患病史;③既往病史;④近期服药史。

应尽快将患者送至附近有条件的医院(应包括能 24 小时进行急诊 CT 检查和具备溶栓条件)。并在到达之前通知医院内进行人员设备准备,以确保快速院内评估处理的顺利进行,并在治疗时间窗内判断是否适宜溶栓治疗。

三、院内(急诊室)评估

由于急性缺血性脑卒中的治疗时间窗窄,及时评估病情和诊断至关重要,医院应建立脑卒中诊治快速通道,尽可能优先处理和收治脑卒中患者。目前众多指南要求从急诊就诊到开始溶栓(door to drug)应争取在 60 分钟内完成,尽量缩短进院至溶栓治疗时间(door-to-needle time,DNT)。

1. 诊断和评估内容　疑似脑卒中患者到达医院后,尽快进行病史采集和体格检查,并评估:①是否为脑卒中? 注意发病形式、发病时间,排除脑外伤、中毒、癫痫后状态、脑卒中、高血压脑病、血糖异常、脑炎及躯体重要脏器功能严重障碍等引起的脑部病变。进行必要的实验室检查。②是缺血性还是出血性脑卒中? 除非特殊原因不能检查,所有疑为脑卒中患者都应尽快进行脑影像学(CT 或 MRI)检查,排除出血性脑卒中、确立缺血性脑卒中的诊断。③是否适合溶栓治疗? 发病时间是否在 3 小时、4.5 小时或 6 小时内,有无溶栓适应证。尽可能在到达急诊室后 60 分钟内完成脑 CT 等评估并作出治疗决定。

获取病史以及进行全面的内科和神经系统体格检查能迅速为急诊的鉴别诊断提供依据。有选择的诊断性检查能

为临床鉴别提供辅助依据。卒中患者通常有突发或者急性发作的局灶性神经系统症状的病史。临床医生根据缺血性卒中患者常见的神经系统异常表现(表 88-4)对卒中的诊断准确性是较高的,经常混淆的诊断包括未被发现的癫痫发作、意识模糊状态、晕厥、中毒或代谢性疾病(包括低血糖)、颅内肿瘤及硬膜下血肿等,但这些类似卒中表现的疾病通常累及全身而不仅仅只有神经系统症状,且常常能通过辅助检查(见前述)而迅速鉴别。脑成像检查(CT 或 MRI 等)对鉴别缺血性卒中和出血性卒中或其他可能类似卒中的大脑结构损害是必需的。

表 88-4　缺血性卒中患者常见的神经系统异常表现

左侧(优势)半球 - 大面积或部分皮质梗死	右侧(非优势)半球 - 大面积或部分皮质梗死
失语	左侧偏瘫
右侧偏瘫	左侧感觉减退
右侧感觉减退	左侧空间忽视
右侧空间忽视	左侧同向性偏盲
右侧同向性偏盲	左侧共轭凝视受损
右侧共轭凝视受损	**脑干**
深部(皮质下)半球或者脑干	四肢运动或感觉丧失
偏瘫(单纯运动性卒中)或感觉减退(单纯感觉性卒中)	交叉症状(同侧面部和对侧肢体)
构音困难,包括构音困难 - 笨拙手综合征	共轭凝视不良
共济失调 - 偏瘫	眼震
无认知、语言或视觉的异常	共济失调
小脑	构音困难
同侧肢体共济失调	吞咽困难
共济失调步态	

当考虑使用溶栓药物时,症状的起始时间是最关键的。起始时间定为患者被确认无症状的最后时间。因为缺血性卒中经常不伴有疼痛,多数患者没有被疾病发作所惊醒。因此,若患者在唤醒的时候有卒中症状,那么起始时间就定为患者在就寝前最后被确知无症状的时间。若患者开始时症状轻微,在随后数小时内症状加重,那么症状首先出现的时间被定为起始时间。若患者的症状完全缓解以后(TIA),接着发生第二个事件,那么新症状的出现时间被定为起始时间。

根据神经系统检查来判定卒中的严重程度是一个有力的诊断指示指标。目前广泛应用的是美国国立卫生研究院卒中量表(NIHSS)(表 88-5)。NIHSS 初评得分能提供重要的诊断信息。60%~70% 基础 NIHSS 得分<10 的缺血性卒中患者在 1 年以后仍预后良好;基础 NIHSS 得分>20 的患者仅有 4%~16% 在 1 年后仍预后良好。同时 NIHSS 得分有助于鉴别那些溶栓治疗中存在很大颅内出血风险的患

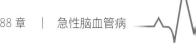

表88-5 美国国立卫生研究院卒中量表（NIHSS）

测试项目	内容	反应与得分	测试项目	内容	反应与得分
1A	意识水平	0- 觉醒	6	运动功能（下肢） a. 左侧 b. 右侧	0- 没有偏移
		1- 嗜睡			1- 5 秒之内出现偏移
		2- 昏睡 / 反应迟钝			2- 10 秒之内出现回落
		3- 昏迷 / 无反应			3- 不能抵抗重力运动
1B	定向力问题（两个）	0- 正确回答两个			4- 无任何运动
		1- 正确回答一个	7	肢体共济失调	0- 无共济失调
		2- 两个问题均不能正确回答			1- 一个肢体共济失调
1C	对指令反应（两个）	0- 正确执行两个指令			2- 两个肢体共济失调
		1- 正确执行一个指令	8	感觉	0- 无感觉减退
		2- 两个指令均不能正确执行			1- 轻度感觉减退
2	凝视	0- 正常的水平运动			2- 重度感觉减退
		1- 部分凝视麻痹	9	语言	0- 正常
		2- 完全凝视麻痹			1- 轻度失语
3	视野	0- 无视野缺损			2- 重度失语
		1- 部分偏盲			3- 缄默状态或者完全性失语
		2- 完全偏盲	10	发音清晰度	0- 正常
		3- 双侧偏盲			1- 轻度构音障碍
4	面部运动	0- 正常			2- 重度构音障碍
		1- 轻微面瘫	11	感觉缺失或疏忽症	0- 不存在
		2- 部分面瘫			1- 轻度（失去一种感觉形式）
		3- 完全的一侧麻痹			2- 重度（失去两种感觉形式）
5	运动功能（上肢） a. 左侧 b. 右侧	0- 没有偏移			
		1- 5 秒之内出现偏移			
		2- 10 秒之内出现回落			
		3- 不能抵抗重力运动			
		4- 无任何运动			

者。在重组组织型纤溶酶原激活剂（rt-PA）的NINDS试验中，那些NIHSS得分达到或超过20的患者，颅内出血率约17%，而得分<10的患者出血率仅为3%。

对于需进行溶栓治疗的缺血性卒中患者，美国国立神经病与卒中学会（NINDS）提出的患者在医院内各种检查所需的最多时间见表88-6。

2. 急诊室的处理 在评估的同时，应密切监护基本生命功能，如气道和呼吸；心脏监测和心脏病变处理；血压和体温调控。需紧急处理的情况：颅内压增高、严重血压异常、血糖异常和体温异常、癫痫等（见下述）。

四、一般处理

脑梗死患者一般应在卒中单元（stroke unit,SU）中接受治疗。SU由多科医师、护士和治疗师参与，实施治疗、护理和康复一体化的原则，以最大程度地提高治疗效果和改善

表88-6 NINDS 溶栓治疗患者脑卒中评估表

评估项目	所需时间 /min
患者到达至接诊医师检查	10
患者到达至做完 CT 检查	25
患者到达至 CT 阅片	45
患者到达至接受治疗	60
神经内科医师参与	15
神经外科医师参与	120
进入 ICU	180

预后。中、重度脑卒中，如大面积脑梗死、小脑梗死、椎基底动脉主干梗死及病情不稳定脑梗死患者均应进入 SU 治疗。Cochrane 系统评价（纳入23个试验，共4 911 例患者）已证

实卒中单元明显降低了脑卒中患者的死亡 / 残疾率。其益处可与静脉应用 rt-PA 相比。

1. 保持气道通畅及供氧 昏迷患者应将头歪向一侧,以利于口腔分泌物及呕吐物流出,并可防止舌根后坠阻塞呼吸道。应进行 SaO_2 监测,使其 ≥94%。合并低氧血症患者(SaO_2 <92% 或血气分析提示缺氧)应给予吸氧,气道功能严重障碍者应给予气道支持(气管插管或切开)及辅助呼吸。无低氧血症的患者不需要常规吸氧。

2. 心脏监测和心脏病变处理 脑梗死后 24 小时内应常规行 ECG 检查,依据病情,有条件时行持续心电监护 24 小时或以上,以期早期发现阵发性房颤或严重心律失常等心脏病变;避免或慎用增加心脏负担的药物。

3. 体温控制 发热主要源于下丘脑体温调节中枢受损、并发感染或吸收热、脱水等情况。对体温 >38℃ 的患者应予以退热措施。对中枢性发热患者,应以物理降温为主(冰帽、冰毯或乙醇擦浴),必要时予以人工冬眠治疗。如存在感染予以抗生素治疗。

4. 血压控制 约 70% 的缺血性脑卒中患者急性期血压升高,原因主要包括:疼痛、恶心呕吐、颅内压增高、意识模糊、焦虑、脑卒中后应激状态、病前存在高血压等。多数患者在脑卒中后 24 小时内血压自发降低。病情稳定而无颅内高压或其他严重并发症的患者,24 小时后血压水平基本可反映其病前水平。缺血性脑卒中后 24 小时内血压升高的患者应谨慎处理。应先处理紧张焦虑、疼痛、恶心呕吐及颅内压增高等情况。

血压持续升高,收缩压 ≥200mmHg 或舒张压 ≥110mmHg,或伴有严重心功能不全、主动脉夹层、高血压脑病、急性肾衰、急性心肌梗死等,可予谨慎降压治疗,并严密观察血压变化,必要时可静脉使用作用时间短和对脑血管影响较小的药物(如拉贝洛尔、尼卡地平等),最好应用微量输液泵,避免血压降得过低。推荐使用拉贝洛尔 10~20mg 静脉注射,时间超过 1~2 分钟,每隔 10 分钟可重复或加倍给药(最大剂量 300mg);或者尼卡地平 5mg/h 静脉输注作为初始剂量;每隔 5 分钟滴速可增加 2.5mg/h 以达到预期效果,直至最大滴速 15mg/h,目标是使血压降低 10%~15%。在卒中发病最初 24 小时内降压一般不应超过原有血压水平的 15%。过度降低血压是有害的,因其可继发缺血区域灌注减少而扩大梗死的范围。应避免舌下含服钙拮抗剂如硝苯地平,因其吸收很快,易继发突然的血压下降。其他能使血压迅速下降的药物也应避免使用。口服药物可选用卡托普利或尼卡地平。

准备溶栓治疗及桥接血管内取栓者,血压应控制在收缩压 <180mmHg 或舒张压 <100mmHg 水平;对未接受静脉溶栓而计划行动脉内治疗的患者血压管理可参照该标准。卒中后若病情稳定,血压持续 ≥140mmHg/90mmHg,无禁忌证,可于起病数天后恢复使用发病前服用的降压药物或开始启动降压治疗。

在急性缺血性卒中患者中,持续性低血压非常少见,但若存在,则必须查明原因。其原因包括主动脉瓣断裂、低血容量和继发于心肌缺血或心律失常的心排血量减少。在卒中后最初数小时内,应纠正血容量不足和使心排血量达到理想目标。治疗措施包括输注生理盐水补充血容量和纠正心律失常,如快速房颤应减慢心室率。若这些措施无效,可应用多巴胺等升压药物,以确保收缩压 ≥90mmHg。

5. 血糖控制 脑卒中急性期高血糖较常见,可以是原有糖尿病的表现或应急反应。应常规检查血糖,当血糖超过 10.0mmol/L(180mg/dl)时应立即给予胰岛素治疗,将血糖控制在 7.7~10.0mmol/L。开始使用胰岛素时应 1~2 小时监测血糖一次。脑卒中后低血糖发生率较低,但因低血糖可直接导致脑缺血损伤和水肿加重,对预后不利,故应尽快纠正低血糖。血糖低于 3.3mmol/L(60mg/dl)时给予 10%~20% 葡萄糖口服或注射治疗。

6. 饮食与营养支持 脑卒中后由于呕吐、吞咽困难可引起脱水及营养不良,可导致神经功能恢复减慢。应重视脑卒中后液体及营养状态评估,必要时给予补液和营养支持。吞咽障碍增加卒中死亡率,故在允许患者进食或饮水之前应评估吞咽能力。吞咽后湿声、口唇闭合不全、NIHSS 计分增高都是误吸入危险的独立指征,床边水吞咽试验是有用的筛查试验。正常经口进食者无须额外补充营养。若有吞咽障碍,可插入鼻胃管或鼻十二指肠管以供喂食并便于给药;持续时间长者经本人或家人同意可行经皮内镜下胃造瘘(PEG)管饲补充营养。

五、特异性治疗

特异性治疗指针对缺血损伤病理生理机制中某一特定环节进行的干预。包括改善脑血液循环(静脉溶栓、血管内治疗、抗血小板、抗凝、降纤、扩容等方法)、他汀及神经保护等。

(一)静脉溶栓治疗

溶栓治疗是目前最重要的恢复脑组织血流措施,药物包括重组组织型纤溶酶原激活剂(rt-PA,阿替普酶)、尿激酶(UK)和替奈普酶(TNK),阿替普酶和 UK 是我国目前使用的主要溶栓药。静脉溶栓是血管再通的首选方法。目前认为有效抢救缺血性半暗带组织的时间窗为 4.5 小时内或 6 小时内。静脉溶栓或血管内治疗都应尽可能减少时间延误。

TNK 是 rt-PA 后第三代静脉溶栓药物,具有半衰期长、特异性高、使用方便及不良反应少等特点。近些年 TNK 研究陆续取得重大突破,TNK 再通率显著高于 rt-PA,TNK 也成为最有可能取代 rt-PA 的用于缺血性脑卒中的静脉溶栓药物。

1. 3 小时内静脉溶栓的适应证、禁忌证、相对禁忌证

(1)适应证(共 4 项):①有缺血性脑卒中导致的神经功能缺损症状;②症状出现 <3 小时;③年龄 ≥18 岁;④患者或家属签署知情同意书。

(2)禁忌证(共 17 项):颅内出血(包括脑实质出血、脑室内出血、蛛网膜下腔出血、硬膜下 / 外血肿等);既往有颅内出血史;近 3 个月有严重头颅外伤史或卒中史;颅内肿瘤、巨大颅内动脉瘤;近期(3 个月)有颅内或椎管内手术;近 2 周内进行过大的外科手术;近 3 周内有胃肠或

泌尿系统出血；活动性内脏出血；主动脉弓夹层；近1周内有在不易压迫止血部位的动脉穿刺；血压升高（收缩压≥180mmHg，或舒张压≥100mmHg）；急性出血倾向，包括血小板计数低于$100×10^9$/L，或其他情况；24小时内接受过低分子量肝素治疗；已口服抗凝药，且INR大于1.7或PT>15秒；48小时内使用凝血酶抑制剂或Xa因子抑制剂，或各种实验室检查异常（如APTT、INR、血小板计数、ECT、TT或Xa因子活性测定等）；血糖<2.8mmol/L或>22.22mmol/L；头CT/MRI提示大面积梗死（梗死面积>1/3大脑中动脉供血区）。

（3）相对禁忌证（共13项）：下列情况需要谨慎考虑和权衡溶栓的风险与获益（即虽然存在一项或多项相对禁忌证，但并非绝对不能溶栓）：轻型非致残性卒中；症状迅速改善的卒中；惊厥发作后出现的神经功能损害（与此次卒中发生相关）；颅外段颈部动脉夹层；近3个月内有心肌梗死史；近2周内严重外伤（未伤及头颅）；孕产妇；痴呆；既往疾病遗留较重神经功能残疾；未破裂且未治疗的动静脉畸形、颅内小动脉瘤（<10mm）；少量脑内微出血（1~10个）；使用违禁药物；类卒中。

2. 3~4.5小时内静脉溶栓的适应证、禁忌证和相对禁忌证

（1）适应证（共4项）：缺血性脑卒中导致的神经功能缺损；症状持续3~4.5小时；年龄≥18岁；患者或家属签署知情同意书。

（2）禁忌证（共17项）：同3小时内静脉溶栓禁忌证（见上述）。

（3）相对禁忌证（共15项）：在3小时内静脉溶栓相对禁忌证（共13项）基础上（见上述）补充如下2项：使用抗凝药物，INR≤1.7，PT≤15秒；严重卒中（NIHSS评分>25分）。

3. 6小时内尿激酶静脉溶栓的适应证和禁忌证

（1）适应证（共6项）：有缺血性脑卒中导致的神经功能缺损症状；症状出现<6小时；年龄18~80岁；意识清楚或嗜睡；脑CT无明显早期脑梗死低密度改变；患者或家属签署知情同意书。

（2）禁忌证（共17项）：同3小时内静脉溶栓禁忌证（见上述）。

4. 用法 ①阿替普酶0.9mg/kg（最大剂量90mg）静脉滴注，其中10%在最初1分钟内静脉推注，其余持续滴注1小时。②尿激酶100万~150万IU，溶于生理盐水100~200ml，持续静脉滴注30分钟。

5. 静脉溶栓的监护及处理 ①尽可能将患者收入重症监护病房或卒中单元进行监护。②定期进行血压和神经功能评估，静脉溶栓治疗中及结束后2小时内，15分钟1次；随后6小时内30分钟1次；以后每小时1次，直至24小时。③如出现严重头痛、高血压、恶心或呕吐，或神经症状体征恶化，应立即停用溶栓药物并行脑CT检查。④如收缩压≥180mmHg或舒张压≥100mmHg，应增加血压监测次数，并给予降压药物。⑤鼻饲管、导尿管及动脉内测压管在病情许可的情况下应延迟安置。⑥溶栓24小时后，给予抗凝药、抗血小板药物前应复查颅脑CT/MRI。

6. 静脉溶栓的并发症 ①梗死灶继发性出血或身体其他部位出血；②致命性再灌注损伤和脑水肿；③溶栓后再闭塞。

《中国急性缺血性脑卒中诊治指南2018》关于静脉溶栓的推荐意见如下：①阿替普酶静脉溶栓：对AIS发病3小时内和3~4.5小时的患者，应按照适应证、禁忌证和相对禁忌证严格筛选患者，尽快给予阿替普酶静脉溶栓治疗。②UK静脉溶栓：若无条件使用rt-PA静脉溶栓，且AIS发病在6小时内，可根据适应证和禁忌证标准严格选择患者给予UK静脉溶栓。③小剂量阿替普酶静脉溶栓（0.6mg/kg）出血风险低于标准剂量（0.9mg/kg），可以减少病死率，但并不降低残疾率，可结合患者病情严重程度、出血风险等因素个体化决策。④对发病时间未明或超过静脉溶栓时间窗的AIS患者，若符合血管内取栓治疗适应证，应尽快启动血管内取栓治疗；若不能实施取栓治疗，可结合多模影像学评估是否进行静脉溶栓治疗。⑤静脉团注替奈普酶（0.4mg/kg）治疗轻型卒中的安全性及有效性与阿替普酶相似，但不优于阿替普酶。对于轻度神经功能缺损且不伴有颅内大血管闭塞的患者，可以考虑应用替奈普酶。⑥静脉溶栓治疗过程中，医师应充分准备应对紧急的不良反应，包括出血并发症和可能引起气道梗阻的血管源性水肿。⑦患者在接受静脉溶栓治疗后尚需抗血小板或抗凝治疗，应推迟到溶栓24小时后开始。若患者接受了血管内取栓治疗，应评估获益与风险后决定是否使用。

7.《欧洲卒中组织（ESO）急性缺血性卒中静脉溶栓指南2021》关于静脉溶栓的推荐意见可供临床参考。

（1）发病后4.5小时内治疗：对于持续时间<4.5小时的急性缺血性卒中（AIS）患者，建议阿替普酶静脉溶栓。

（2）在发病后4.5~9小时治疗，未做高级成像：对于AIS持续时间为4.5~9小时（发病时间明确）且除平扫CT外无其他脑成像的患者，建议不溶栓。

（3）在已知发病后4.5~9小时治疗，有高级成像：对于持续时间为4.5~9小时（发病时间明确）且CT或MRI核心/灌注失配的缺血性卒中患者，以及不适合或未计划机械取栓的患者，建议阿替普酶静脉溶栓。其中，核心/灌注失配为使用自动化处理软件评估所得，定义如下：①梗死核心体积<70ml；②严重低灌注容积/梗死核心容积>1.2；③失配体积>10ml。

（4）醒后卒中/发病时间不明：①对于醒后卒中的AIS患者，如果最近被见到正常的时间早于4.5小时以上，MRI DWI-FLAIR失配，并且不适合或未计划机械取栓，建议用阿替普酶静脉溶栓；②对于醒后卒中的AIS患者，如果从睡眠中点（midpoint of sleep，即从入睡到醒来之间的中点）开始的9小时内CT或MRI核心/灌注失配（见上条定义），并且不适合或未计划机械取栓，建议阿替普酶静脉溶栓。

（5）替奈普酶的应用问题：①无大血管闭塞，对于持续时间<4.5小时的AIS患者，建议用阿替普酶静脉溶栓，而不是替奈普酶静脉溶栓；②大血管闭塞，对于持续时间<4.5小时的AIS并且大血管闭塞的患者，如果适合机械取栓，并且在取栓前考虑静脉溶栓，建议替奈普酶0.25mg/kg静脉溶

栓,而不是阿替普酶 0.9mg/kg 静脉溶栓。

(6) 低剂量阿替普酶的应用问题:对于持续时间 <4.5 小时且符合静脉溶栓适应证的 AIS 患者,建议标准剂量的阿替普酶(0.9mg/kg)而不是低剂量的阿替普酶。

(7) 高龄、多病、脑衰弱或既往残疾:①对于持续时间 <4.5 小时的 80 岁以上 AIS 患者,建议阿替普酶静脉溶栓。②对于持续时间 <4.5 小时的 AIS 患者,如果多病(指的是陈旧性梗塞、肾功能不全、非转移性癌症)、脑衰弱(指 CT 或 MRI 上预先存在的结构征象如陈旧性梗死、脑白质疏松和脑萎缩等)或既往残疾,建议阿替普酶静脉溶栓。

(8) 轻型卒中和神经症状迅速改善的卒中:①轻型卒中(致残性),对于持续时间 <4.5 小时的急性轻型致残性缺血性卒中患者,建议阿替普酶静脉溶栓。②轻型卒中(非致残性):a. 对于持续时间 <4.5 小时的急性轻型非致残性缺血性卒中患者,建议不溶栓。b. 对于持续时间 <4.5 小时的急性轻型非致残性缺血性卒中且大血管闭塞的患者,8 名专家中有 6 名建议阿替普酶静脉溶栓。③症状迅速改善:对于持续时间 <4.5 小时的 AIS 患者,如果神经症状迅速改善(仍处于致残状态)的患者,9 名专家中有 8 名建议阿替普酶静脉溶栓。专家组一致认为,治疗决策应以就诊时临床表现为基础,不能等待症状的缓解。

(9) 严重卒中:①对于持续时间 <4.5 小时的 AIS 患者,如果临床症状严重,建议阿替普酶静脉溶栓;②对于持续时间 <4.5 小时的 AIS 患者,如果 CT 上早期缺血改变(指的是灰白质边界模糊、低密度或脑脊液腔受压)范围大,建议在精选的病例中考虑阿替普酶静脉溶栓。

影像学梗死大的严重卒中患者(例如,早期缺血改变超过大脑中动脉流域 1/3 或平扫 CT 上 ASPECTS<7),9 名专家中有 7 名建议给精选的患者阿替普酶静脉溶栓。患者的选择标准可能包括:替代性再灌注治疗(机械取栓)的适应证、高级成像的结果(尤其是核心 / 灌注失配)、症状持续时间、白质病变的范围、静脉溶栓的其他禁忌证以及既往残疾。

(10) 辅助抗血栓治疗:对于持续时间 <4.5 小时的 AIS 患者,建议在静脉溶栓后 24 小时内不使用抗血栓药物作为阿替普酶静脉溶栓的辅助治疗。

(11) 出血的潜在危险因素:①血小板计数低:a. 对于急性缺血性卒中持续时间 <4.5 小时,且已知血小板计数 <100×10⁹/L 的患者,建议不溶栓。b. 对于持续时间 <4.5 小时的急性缺血性卒中患者,在开始静脉溶栓前血小板计数未知,且没有理由期望出现异常值,建议在等待实验室检查结果时开始阿替普酶静脉溶栓。②微出血:a. 对于持续时间 <4.5 小时的 AIS 患者,如果脑微出血负荷未知或已知较低(例如 <10 个),建议阿替普酶静脉溶栓。b. 对于持续时间 <4.5 小时的 AIS 患者,如果脑微出血负荷已知较高(例如 >10 个),建议不溶栓。c. 对于持续时间 <4.5 小时的 AIS 患者,9 名专家都建议在做静脉溶栓决定之前,不要使用 MRI 系统筛查以评估脑微出血负荷。③脑动脉瘤:对于持续时间 <4.5 小时的 AIS 患者,如果有未破裂脑动脉瘤,建议阿替普酶静脉溶栓。

(12) 其他共病:①癫痫:对于持续时间 <4.5 小时的 AIS

患者,在卒中发病时有癫痫发作,并且不怀疑卒中模拟病、没发现严重头外伤,建议阿替普酶静脉溶栓。②夹层:a. 对于持续时间 <4.5 小时的 AIS 合并主动脉弓夹层的患者,建议不溶栓;b. 对于持续时间 <4.5 小时的 AIS 合并孤立性颈动脉夹层的患者,建议阿替普酶静脉溶栓。③感染性心内膜炎:对于持续时间 <4.5 小时的 AIS 患者,如果确诊或疑诊感染性心内膜炎,建议不溶栓。④心肌梗死:a. 对于持续时间 <4.5 小时的 AIS 患者,如果在最近 7 天内有亚急性(>6 小时)ST 段抬高心肌梗死,建议不溶栓;b. 对于持续时间 <4.5 小时的 AIS 患者,如果在最近 1 周至 3 个月之间有 ST 段抬高心肌梗死,9 名专家都建议在特定情况下阿替普酶静脉溶栓。要考虑的变量包括心肌梗死的大小、是否接受了心肌梗死再通治疗以及超声心动图检查结果。c. 对于持续时间 <4.5 小时的 AIS 患者,如果在最近 3 个月内有非 ST 段抬高心肌梗死,建议阿替普酶静脉溶栓。

(二)血管内介入治疗

血管内介入治疗包括动脉溶栓、桥接、机械取栓、血管成形和支架术等。

1. 动脉溶栓 是指在 DSA 的监视下,通过血管内介入技术,将溶栓药物经微导管直接注入责任血管闭塞处,以达到血管再通的目的。与静脉溶栓相比,此方法可提高血栓部位的溶栓药物浓度,增大溶栓药物与血栓的接触面,而且能实时控制给药并评价循环情况,从而在减少溶栓药物用量的同时提高血管再通率。然而其益处可能被溶栓启动时间的延迟所抵消。由于缺乏充分的证据证实动脉溶栓的获益,因此,目前一线的血管内治疗是血管内机械取栓治疗,而不是动脉溶栓。有关动脉溶栓的适应证、禁忌证及并发症与静脉溶栓基本相同。

2. 机械取栓 是指在 DSA 的监视下,通过血管内介入技术,使用特殊装置如可回收支架或血栓抽吸系统去除血栓,以达到血管再通的目的。是近年来 AIS 治疗最重要的进展,可显著改善急性大动脉闭塞导致的缺血性脑卒中患者预后。目前已成为部分 AIS 首选的介入治疗手段。目前认为:前循环大动脉闭塞发病时间在 6 小时内,后循环大动脉闭塞时间在 24 小时内可采用机械取栓,但随着该领域的飞速发展,在精准影像学指导下,时间窗正逐步延长。对 rt-PA 标准静脉溶栓治疗无效的大血管闭塞患者,在发病 6 小时内给予补救机械取栓,每治疗 3~7 个患者,就可多 1 个临床良好结局。

3. 血管成形术[急诊颈动脉内膜剥脱术(CEA)/ 颈动脉支架置入术(CAS)] CEA 或 CAS 治疗症状性颈动脉狭窄,有助于改善脑血流灌注,但临床安全性与有效性尚不明确。2018 AHA/ASA 指南不推荐常规 CEA 治疗有重度颈动脉狭窄或闭塞的 AIS 患者,对经过评估、存在缺血性半暗带(临床或脑部影像学示脑梗死核心小、缺血低灌注脑组织范围大)的患者行 CEA 的疗效尚未确定,应个体化。对非致残性卒中患者(改良 Rankin 量表评分 0~2),若有颈动脉血运重建的二级预防指征,且没有早期血运重建的禁忌证时,应在发病 48 小时 ~7 天之间行 CEA 或 CAS,而不是延迟治疗。

《中国急性缺血性脑卒中诊治指南 2018》的推荐意见如下：①若患者符合静脉溶栓和血管内取栓指征，应该先接受(阿替普酶)静脉溶栓治疗(Ⅰ级推荐)；②对存在静脉溶栓禁忌的部分患者使用机械取栓是合理的；③缩短发病到接受血管内治疗的时间，有利于显著改善预后，在治疗时间窗内应尽早实现血管再通，不应等待观察其他治疗的疗效而延误机械取栓(Ⅰ级推荐)；④对发病后不同时间窗内的患者(发病后 6 小时内可以完成股动脉穿刺者、距最后正常时间 6~16 小时及距最后正常时间 16~24 小时者)，经严格临床及影像学评估后，可行血管内机械取栓治疗；⑤发病 6 小时内由大脑中动脉闭塞导致的严重卒中且不适合静脉溶栓或未能接受血管内机械取栓的患者，经过严格选择后可在有条件的医院进行动脉溶栓(Ⅰ级推荐)；⑥对于静脉溶栓或机械取栓未能实现血管再通的大动脉闭塞患者，进行补救性动脉溶栓(发病 6 小时内)可能是合理的(Ⅱ级推荐)；⑦紧急 CAS 和血管成形术的获益尚未证实，应限于临床试验的环境下使用。

(三)抗血小板治疗

常用的抗血小板药物包括阿司匹林和氯吡格雷。①对于不符合溶栓或血管内取栓适应证且无禁忌证的缺血性脑卒中患者应在发病后尽早给予口服阿司匹林 150~300mg/d(Ⅰ级推荐)。急性期后可改为预防剂量(50~150mg/d)；②溶栓治疗者，阿司匹林等抗血小板药物应在溶栓 24 小时后开始使用(Ⅰ级推荐)；③对不能耐受阿司匹林者，可考虑选用氯吡格雷(75mg/d)等抗血小板治疗；④对于未接受静脉溶栓治疗的轻型卒中患者(NIHSS 评分 ≤ 3 分)，在发病 24 小时内应尽早启动双重抗血小板治疗(阿司匹林和氯吡格雷)并维持 21 天，有益于降低发病 90 天内的卒中复发风险，但应密切观察出血风险(Ⅰ级推荐)；⑤血管内机械取栓后 24 小时内使用抗血小板药物替罗非班的疗效与安全性待研究，可结合患者情况个体化评估后决策(是否联合静脉溶栓治疗等)(Ⅲ级推荐)；⑥临床研究未证实替格瑞洛治疗轻型卒中优于阿司匹林，不推荐其代替阿司匹林用于轻型卒中的急性期治疗；但可考虑作为有使用阿司匹林禁忌证的替代药物(Ⅲ级推荐)。

(四)抗凝治疗

一般不推荐急性期应用抗凝药物来预防卒中复发、阻止病情恶化或改善预后。但对于合并高凝状态、有形成深静脉血栓和肺栓塞风险的高危患者，可以使用预防剂量的抗凝治疗。对于大多数合并房颤的 AIS 患者，可在发病 4~14 天之间开始口服抗凝治疗，进行卒中二级预防。

抗凝药物的应用方法参见本章第 1 节"短暂性脑缺血发作"部分。

(五)降纤治疗

很多研究显示脑梗死急性期血浆纤维蛋白原和血液黏滞度增高，蛇毒酶制剂可显著降低血浆纤维蛋白原，并有轻度溶栓和抑制血栓形成的作用。因此，对不适合溶栓并经过严格筛选的脑梗死患者，特别是高纤维蛋白血症者可选用降纤治疗(Ⅱ级推荐，B 级证据)。可选择的药物包括巴曲酶(batroxobin)、降纤酶(defibrase)、安克洛酶(ancrod)和蚓

激酶等。巴曲酶首剂 10BU，以后隔日 5BU，静脉注射，共 3~4 次。用药过程中监测纤维蛋白原，防止出血的发生。

(六)扩容治疗

1. 对一般缺血性脑卒中患者，不推荐扩容(Ⅱ级推荐)。

2. 对于低血压或脑血流低灌注所致的急性脑梗死如分水岭梗死可考虑扩容治疗，但应注意可能加重脑水肿、心力衰竭等并发症。常用制剂为低分子右旋糖酐，500ml 静脉滴注，每天 1 次，10~14 天为一疗程。

(七)扩张血管治疗

对一般缺血性脑卒中患者，不推荐扩血管治疗(Ⅱ级推荐)。

(八)神经保护剂

理论上，针对急性缺血或再灌注后细胞损伤的药物(神经保护剂)可保护脑细胞，提高对缺血缺氧的耐受性。但大多数神经保护剂包括自由基清除剂、电压门控性钙通道阻滞剂、兴奋性氨基酸受体阻断剂、阿片受体阻断剂和镁制剂等，在动物实验中的疗效未能得到临床试验的肯定。因此，神经保护剂的疗效和安全性尚需开展更多高质量临床试验进一步证实(Ⅰ级推荐)。常用的有依达拉奉、胞磷胆碱、吡拉西坦等。

(九)他汀药物

他汀类药物在内皮功能、脑血流、炎症等方面发挥神经保护作用，近年研究提示脑梗死急性期短期停用他汀与病死率和致残率增高相关。推荐：①急性脑梗死病前已服用他汀药物的患者，继续使用；②在急性期应根据患者年龄、性别、卒中亚型、伴随疾病及耐受性等，确定他汀治疗的种类及强度(Ⅱ级推荐)。

(十)其他治疗药物与措施

1. 丁基苯酞 本品可阻断缺血性脑卒中所致脑损伤的多个病理环节，具有较强的抗脑缺血作用，明显缩小局部脑缺血的梗死面积，减轻脑水肿，改善脑代谢和缺血脑区的微循环和血流量，抑制神经细胞凋亡，并具有抗脑血栓形成和抗血小板聚集作用。用法：成人 0.2g 口服，每天 3 次，10 天为一疗程；静脉滴注：25mg/ 次，每天 2 次，疗程 14 天。本品应在发病后 48 小时内开始给药。

2. 人尿激肽原酶(尤瑞克林) 本品有两点突出于其他药物的作用：①在临床剂量下，选择性扩张缺血部位细小动脉，改善梗死灶内供血，对一般动脉影响不大(不扩张正常动脉，不引起缺血区盗血)；②促进损伤部位新生血管的生成。此外，尚具有改善红细胞变形能力和氧解离能力、促进组织对葡萄糖的利用、抑制血小板聚集等作用。

3. 中医中药 常用的中成药有：①川芎嗪注射液：80~120mg 加入 250~500ml 液体中静脉滴注，每天 1 次；②灯盏花素注射液：20~30ml 加入液体静脉滴注，每天 1 次；③脉络宁注射液：10~20ml 加入 250~500ml 液体中静脉滴注，每天 1 次；④血塞通注射液：200~400mg 加入液体静脉滴注，每天 1 次；⑤醒脑静注射液：5~10ml 加入 250~500ml 液体静脉滴注，每天 1 次；⑥银杏达莫注射液：240mg 加入液体静脉滴注，每天 1 次。上述中成药注射液疗程一般 10 天左右。

88

4. 其他疗法 高压氧和亚低温的疗效和安全性还需开展高质量的 RCT 证实。

六、急性期并发症及其他情况的预防与处理

1. 控制脑水肿、降低颅内压 急性脑梗死中颅内压增高并不常见。大脑中动脉主干、颈内动脉梗死者可产生急性颅内压增高，但几乎所有的脑梗死患者均有脑水肿，且以发病后 3~5 天为最明显。严重脑水肿和颅内压增高是急性重症脑梗死的常见并发症，是死亡的主要原因。处理脑水肿的目的是：①降低颅内压；②维持适当的脑灌注，避免脑缺血加重；③预防脑疝形成引起继发性脑损伤。目前认为将颅内压（ICP）控制在 20mmHg 以内，并使脑灌注压（CPP）维持在 70mmHg 以上最为理想。防治措施：①避免和处理引起颅内压增高的因素，如头颈部过度扭曲、激动、用力、发热、癫痫、呼吸不通畅、咳嗽、便秘等（Ⅰ级推荐）。②对颅内压升高、卧床的脑梗死患者抬高床头大于 30°。③使用甘露醇等脱水剂：常用的脱水剂有甘露醇、甘油、呋塞米、白蛋白等，参见"第 43 章颅高压危象"部分。④紧急手术治疗：幕上大面积脑梗死伴有严重脑水肿、占位效应和脑疝形成征象者，可行去骨瓣减压术；小脑梗死使脑干受压导致病情恶化时，可行抽吸梗死小脑组织和后颅窝减压术以挽救生命。

2. 出血转化的处理 脑梗死出血转化发生率为 8.5%~30%，其中有症状的为 1.5%~5%。心源性脑栓塞、大面积脑梗死、占位效应、早期低密度征、年龄大于 70 岁、应用抗栓药物（尤其是抗凝药物）或溶栓药物等会增加出血转化的风险。研究显示无症状性出血转化的预后与无出血转化相比差异并无统计学意义，目前对无症状性出血转化者一般抗栓治疗可以继续使用。对症状性出血转化：①停用抗栓治疗等致出血药物；与抗凝和溶栓相关的出血处理参见有关章节。②何时开始抗凝和抗血小板治疗：对需要抗栓治疗的患者，可于出血转化病情稳定后 7~10 天开始抗栓治疗；对于再发血栓风险相对较低或全身情况较差者，可用抗血小板药物代替华法林。除非合并心脏机械瓣膜，症状性出血转化后至少 4 周内应避免抗凝治疗。

3. 防治心血管并发症 心肌梗死和心律失常是急性缺血性卒中潜在的并发症。应加强监测，并给予相应的治疗。

4. 防治感染 脑卒中患者（尤其存在意识障碍者）急性期容易发生呼吸道、泌尿系统感染等，是导致病情加重的重要原因。应积极防治。

5. 防治深静脉血栓形成（DVT）和肺栓塞（PE） 高龄、静止不动、下肢瘫痪、心房颤动等是 DVT 和 PE 危险性增加的原因。防治措施：①鼓励患者尽早活动（包括肢体的被动运动）、抬高下肢；尽量避免下肢（尤其是瘫痪侧）静脉输液。②对于发生 DVT 及 PE 高风险且无禁忌证者，首选低分子量肝素，剂量一般为 4 000IU 皮下注射，每天 1 次。有抗凝禁忌者给予阿司匹林治疗。③可联合加压治疗（长筒袜或交替式压迫装置）和药物预防 DVT，不推荐常规单独使用加压治疗；但对有抗栓禁忌的缺血性脑卒中患者，推荐单独应用加压治疗预防 DVT 和 PE。④对于无抗凝和溶栓禁忌的 DVT 或 PE 患者，建议首先肝素抗凝治疗，症状无缓解的近端 DVT 或 PE 患者可予以溶栓治疗。

6. 防治癫痫 缺血性脑卒中后癫痫的早期发生率为 2%~33%，晚期发生率为 3%~67%。防治措施：①不推荐预防性应用抗癫痫药物。②孤立发作 1 次或急性期痫性发作控制后，不建议长期使用抗癫痫药物。③脑卒中后 2~3 个月再发的癫痫，建议按癫痫常规治疗。④脑卒中后癫痫持续状态，建议按癫痫持续状态治疗原则处理。

7. 防治消化道出血 高龄和重症脑卒中患者急性期容易发生应激性溃疡，建议常规应用静脉抗溃疡药（H₂-RA，或 PPI）；对已发生消化道出血患者，则按消化道出血治疗。

8. 防治水电解质平衡紊乱 脑卒中时由于神经内分泌功能紊乱、进食减少、呕吐及脱水治疗，常并发水电解质平衡紊乱，主要有低钾血症、低钠血症和高钠血症。应对脑卒中患者常规进行水电解质监测并加以纠正。纠正低钠血症和高钠血症均不宜过快，防止脑桥中央髓鞘溶解症和加重脑水肿。

9. 早期康复 卒中后在病情稳定的情况下应尽早开始坐、站、走等活动。卧床者病情允许时应注意良姿位摆放。应重视语言、运动和心理等多方面的康复训练，目的是尽量恢复日常生活自理能力。

七、脑栓塞治疗

与大动脉粥样硬化型脑梗死治疗原则基本相同，主要是改善循环，减轻脑水肿，减少梗死范围。

1. 原发病治疗 针对性治疗原发病有利于脑栓塞病情控制和防止复发。对感染性脑栓塞应使用抗生素，并禁用溶栓和抗凝治疗，防止感染扩散。对非细菌性血栓性心内膜炎，口服抗凝药（如华法林）治疗其高凝状态的疗效欠佳时，可用肝素或低分子量肝素治疗。反常栓塞在卵圆孔未闭和 DVT 并存的情况下，可考虑经导管卵圆孔封堵术治疗。对脂肪栓塞，可采用肝素、5% 碳酸氢钠及脂溶剂，有助于脂肪颗粒溶解。空气栓塞者可行高压氧治疗。有心律失常者应予以纠正等。

2. 抗凝治疗 心源性脑栓塞急性期一般不推荐抗凝治疗，对大多数房颤导致的卒中患者，可在发病 4~14 天开始口服抗凝治疗，预防卒中复发。存在出血转化的高危患者（如大面积梗死、早期影像学出血转化表现、血压控制不佳或出血倾向），抗凝一般推迟到 14 天后。无症状性脑出血转化的抗凝或抗血小板治疗一般不受影响。症状性出血转化或合并脑出血时，应权衡利弊，通常在病情稳定后数天或数周后启动抗血小板治疗，除非心脏机械瓣膜，症状性脑出血发病至少 4 周内避免抗凝治疗，但下肢 DVT 和 PE 的高危患者应在出血停止后 1~4 天开始予以预防剂量的抗凝治疗。

（张文武）

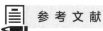
参 考 文 献

[1] 中华医学会神经病学分会, 中华医学会神经病学分会脑血管病学组. 中国急性缺血性脑卒中诊治指南 2018 [J]. 中华神经科杂志, 2018, 51 (9): 666-682.

[2] 王拥军. 缺血性卒中的二级预防 [J]. 中华神经科杂志, 2021, 54 (2): 139-148.

第3节　脑出血

脑出血(intracerebral hemorrhage, ICH)是指原发性非损伤性脑实质内出血。病因多样,其中半数以上为高血压动脉硬化性脑出血,故又称为高血压脑出血。其他原因包括颅内动脉瘤破裂、脑血管畸形破裂、脑肿瘤出血、动脉炎、血液病、抗凝治疗并发症等。脑出血是中老年常见的脑血管急症,是脑血管病中死亡率最高的临床类型,占全部脑卒中的20%~30%,急性期病死率为30%~40%,仅有约20%的患者在6个月后能够恢复生活自理能力,给社会和家庭都带来了沉重的负担。脑水肿、颅内压增高和脑疝形成是致死的主要原因。ICH预后与出血量、出血部位及有无并发症有关。脑干、丘脑和大量脑室出血预后较差。本节主要讨论高血压脑出血的诊断和治疗。

【病因与发病机制】

一、病因

ICH病例中大约60%是由高血压合并小动脉硬化所致,高血压伴发脑内小动脉病变,当血压骤升时破裂出血,又称高血压性脑出血。约30%由动脉瘤或动-静脉血管畸形破裂所致。其他病因包括脑动脉粥样硬化、血液病(如白血病、再生障碍性贫血、血小板减少性紫癜、血友病、红细胞增多症等)、脑血管淀粉样变(cerebral amyloid angiopathy, CAA)、抗凝或溶栓治疗并发症等。

二、发病机制

通过大量临床及病理观察,目前大多数学者认为,脑出血不是单一因素引起,而可能是几种综合因素所致。单纯血压升高不足以引起脑出血,脑出血多在高血压所引起的慢性动脉病变的基础上发生。

1. 微动脉瘤形成与破裂　微动脉瘤(microaneurysm)又称粟粒状动脉瘤(miliary aneurysm),它的形成与破裂导致高血压脑出血是目前公认的主要发病机制。早在1868年,Charcot-Bouchard对死于脑出血者的脑进行研究,发现高血压患者脑动脉上存在微动脉瘤,这些动脉瘤常位于小动脉的分叉处,几乎都是多发性。1967年,Cole和Yates对高血压和血压正常各100例尸检患者的脑进行了检查对比,发现高血压组有46例出现粟粒样微动脉瘤,其中脑出

血的发病率占86%,而血压正常组仅有7例出现微动脉瘤。这些微动脉瘤是高血压造成脑动脉损害的结果,它们多见于灰质结构,尤其是壳核、苍白球、丘脑、脑桥和齿状核等颅内区域,与高血压脑出血的好发部位一致。

2. 小动脉壁受损出血　高血压患者的动脉,无论是颈内动脉还是椎-基底动脉系统,动脉硬化的程度均较血压正常者常见且严重。现已证明,长期高血压对脑实质内直径为100~1 300μm的穿动脉的内膜及管壁起到损害作用,尤其是从大脑前、中动脉发出的豆纹动脉和从基底动脉发出的丘脑穿动脉受累更为严重。由于这些动脉是直接发自大动脉的终动脉,其所承受的跨壁压不像皮质小动脉那样逐渐降低。早期小动脉出现痉挛性改变,到了中、晚期,小动脉壁出现退行性改变,血浆内的脂质通过损害的内膜进入内膜下,使内膜通透性增加,血浆和脂肪等其他成分积聚在血管壁内,形成脂质透明变性(lipohyalinosis)、纤维蛋白样坏死(fibrinoid necrosis)和节段性的动脉结构破坏,最后导致管壁坏死。当血压或血流急剧变化时容易破裂出血。

3. 脑血管淀粉样变(CAA)　CAA是一种选择性发生在脑血管的病变,主要侵犯软脑膜动脉和皮质动脉,并可波及脑实质的小动脉,使受累血管的中层和外膜出现淀粉样物质沉积,导致颅内小动脉管壁发生淀粉样变性,受累的动脉失去收缩功能,在血流动力学改变时,容易发生破裂出血。此型多见于老年人,血肿多发生于枕叶、颞叶和额叶等大脑半球的周边区,而不累及基底节、小脑和脑干。常表现为多灶性、复发性脑出血,并且出血量往往较大,血肿也可通过皮质破入蛛网膜下腔或侧脑室。一般认为,脑淀粉样血管病与高血压无明显关系,但可与高血压并存,应注意鉴别。

4. 脑软化后出血　高血压引起的小动脉痉挛和动脉粥样硬化斑块脱落导致的脑动脉栓塞,可使脑组织发生缺血性软化和继发性脑血管壁坏死,致使血管周围支持力减弱发生出血。

5. 脑动脉的外膜和中层在结构上薄弱　大脑中动脉与其发生的深穿支——豆纹动脉呈直角,这种解剖结构在用力、激动等使血压骤然升高的因素作用下,该血管容易破裂出血。

三、病理生理

高血压脑出血的动脉系直接来自颅底较大的动脉,由于其管径小、行径长,经常会受到较大动脉血流的冲击,加之脑动脉的外膜和中膜结构较薄且中层纤维少,没有外弹力纤维,同时伴有小动脉变性增厚、微动脉瘤形成及小动脉壁受损等病理变化,当血压发生急剧波动时,极易破裂出血。

一般高血压性脑出血通常在30分钟内停止出血,致命性脑出血可直接导致死亡。颅脑CT动态监测发现ICH有稳定型和活动型两种:稳定型ICH的血肿保持相对稳定,其临床神经功能缺损仅在出血后30~90分钟内进展;活动型ICH患者出现不同程度的血肿增大,少数高血压性脑出血发病后3小时内血肿迅速扩大,血肿形态常不规则,密度不

均一,尤其是使用抗凝治疗及严重高血压控制不良时,其临床神经功能缺损的进展可延长至24~48小时。多发性ICH多见于CAA、血液病和脑肿瘤等患者。

脑内出血后,出血区为大量完整的红细胞,血肿呈暗红色,其周围脑组织发生水肿,毛细血管充血并可破裂形成点状出血。1~6个月后血肿溶解,胶质增生,小出血灶形成胶质瘢痕,大出血灶形成椭圆形中风囊,囊腔内有含铁血黄素等血红蛋白降解产物和黄色透明黏液。

少量脑内出血时,血液仅渗透在神经纤维之间,对脑组织的破坏较少;而大量脑出血时,可导致脑组织受压、破坏、推移、变形等直接的损害,并进一步发展成脑肿周围脑组织水肿、缺血,以及脑脊液循环障碍等继发性损害,使颅内压逐步或快速增高,形成恶性循环,严重时发生脑疝危及患者生命。幕上的半球出血,血肿向下挤压于丘脑和脑干,使之移位,并常发生小脑幕疝;如下丘脑和脑干等中线结构下移可形成中心疝,如小脑大量出血可出现枕大孔疝。

高血压性ICH受累血管依次为大脑中动脉深穿支豆纹动脉、基底动脉脑桥支、大脑后动脉丘脑支、供应小脑齿状核及深部白质的小脑上动脉分支、顶枕交界区和颞叶白质分支。非高血压性ICH出血灶多位于皮质下。

绝大多数高血压性ICH发生在基底核的壳核及内囊区,约占ICH的70%,脑叶、脑干及小脑齿状核出血各占约10%。壳核出血常侵入内囊,如出血量大也可破入侧脑室,使血液充满脑室系统和蛛网膜下腔;丘脑出血常破入第三脑室或侧脑室,向外也可损伤内囊;脑桥或小脑出血则可直接破入至蛛网膜下腔或第四脑室。

脑叶出血,或称大脑皮质下出血,占15%左右。出血可有皮质下动脉破裂引起,或由基底节区出血扩延所致。青壮年脑叶出血多因动静脉破裂引起,多发生在顶叶、颞叶、枕叶。

小脑出血,占10%左右,多源于小脑上动脉及小脑后下动脉的穿支,好发部位是小脑齿状核,很少见于蚓部。出血可通过小脑脚延伸到脑干,也可破入第四脑室。

原发性脑干出血,占10%左右,主要源于基底动脉的旁中央支。血肿多位于脑桥基底部与被盖部交界处,可向中脑方向扩展或向后破入第四脑室,极少向延髓扩展。

脑室出血分为原发性脑室出血与继发性脑室出血两种。原发性脑室出血占脑出血的2%左右,系指脑室脉络丛、脑室内和脑室壁血管,以及室管膜下1.5cm以内的脑室旁区的出血;最常见部位为侧脑室,其次是第三脑室和第四脑室;一般都合并有继发性蛛网膜下腔出血。继发性脑室出血较为多见,多为脑实质内出血破入脑室所致。

高血压脑出血的病理生理变化见图88-2。

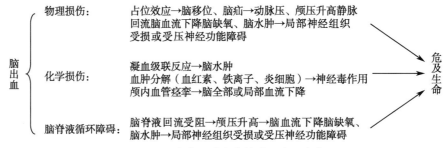

图88-2 高血压脑出血的病理生理变化

【诊断】

脑出血的诊断与评估包括:病史与体征、影像学检查、实验室检查、疾病诊断及病因分型等。病史采集重点询问患者或目击者脑卒中发生的时间、症状、当时患者的活动情况、年龄及下述情况:是否有外伤史、高血压病史、卒中病史、糖尿病史、冠心病史及吸烟饮酒史、用药史(是否服用阿司匹林、氯吡格雷、华法林等抗栓药)、有无药物滥用(如可卡因等)、是否存在凝血功能障碍或其他诱发出血的内科疾病(如肝病等)。体检首先对患者的生命体征进行评估,在完成气道、呼吸和循环功能评估后,进行一般体格检查和神经系统体检,可借助脑卒中量表评估病情严重程度、判断预后及指导治疗。常用的量表有:格拉斯哥昏迷量表(GCS)、美国国立卫生研究院卒中量表(NIHSS)、脑出血评分量表。

一、临床表现特点

脑出血多发生于50岁以上伴有高血压的患者,尤其是60~70岁更多见。但是,近年来50岁以下的患者有增加的趋势,性别差异不大,在一年四季中皆可发病,以寒冷或气温骤变时节发生较多;发病通常在情绪激动、精神紧张、剧烈活动、用力过度、咳嗽、排便等情况下,使血压升高而发病,但也可在安静无活动状态下发病;多发生于体型肥胖、脸面潮红、颈短肩宽的患者,部分病例可有家族遗传史。起病常较突然,出血前多数无前驱症状,出血后临床表现的轻重与出血的部位、出血量、出血速度及代偿能力有很大的关系,还与以下因素有关:①出血的原发动脉;②血肿扩展的方向;③脑实质破坏的程度;④有否破入脑室。持续性出血致血肿扩大是病情加重的原因之一,血肿扩大易发生在基底节和丘脑患者,血肿的形态中不规则形发生率高于圆形或规则形。一般认为血肿体积增大超过首次CT血肿体积的50%以上,或两次血肿体积相差20ml以上者为血肿扩大。表现为患者突然或逐渐意识障碍加深和血压持续升高。

(一)前驱期

一般病前无预感,少数患者在出血前数小时或数天可有头痛、头晕、短暂意识模糊、嗜睡、精神症状、一过性肢体运动不便、感觉异常或说话不清等脑部症状，也可出现视网膜出血或鼻出血等其他症状。这些症状主要与高血压有关，并非脑出血特有的前驱症状。

（二）发病期

大多数患者起病急骤，常在数分钟或数小时内病情发展到高峰，也可在数分钟内即陷入昏迷，仅少部分患者发展比较缓慢，经数天才发展至高峰，类似缺血性脑梗死。其病程中一般有下述不同表现：①头痛，常为首发症状，表现为突发剧烈头痛，先位于患侧颞部，随后遍及全头或后枕部，为血液刺激颅内疼痛敏感结构及颅内压升高所致。值得注意的是，失语患者仅能以手抚摸头部表示头痛；少量幕上脑出血和部分高龄患者仅有轻度头痛或不出现头痛。②头晕，可伴发于头痛，亦可为主要表现，多在后颅凹幕下出血时发生。③恶心呕吐，是早期症状之一，呕吐多因颅内压增高或脑干受损所致。头痛剧烈时表现更明显，但在幕下血肿时，头痛虽不剧烈，呕吐仍可非常频繁；如呕吐咖啡色物，则提示丘脑下部受损。④意识障碍，极少量出血者可无明显意识障碍，轻者意识混浊、嗜睡，重者昏迷、去脑强直、高热。也有患者在出血几天后出现意识障碍，这可能与脑水肿及再出血有关。⑤血压增高，绝大多数的病例在170~250mmHg/100~150mmHg之间，这是由于原有高血压或由于颅内压增高、脑干缺血而导致血压代偿性增高所致。⑥瞳孔改变，一般大脑半球出血量不大时，瞳孔大小正常，光反应良好，有时病侧瞳孔较对侧小。如出现脑疝，动眼神经受压，出现同侧瞳孔散大，光反应迟钝或消失，边缘不齐。如病情继续加重，对侧瞳孔也散大。如脑干脑桥出血或脑室出血进入蛛网膜下腔，瞳孔常呈针尖样缩小。⑦其他：眼底检查可见动脉硬化、视网膜出血及视乳头水肿；出血进入蛛网膜下腔而出现脑膜刺激征；血肿占位与破坏脑组织导致的偏瘫、失语及眼位的改变等。总之，较典型的脑出血首先表现为头痛、恶心、呕吐，经过数分至数小时后，出现意识障碍及局灶神经障碍体征，脉搏缓慢有力、面色潮红、大汗淋漓、大小便失禁、血压升高，甚至出现抽搐、昏迷程度加深、呈现鼾性呼吸，重者呈潮式呼吸，进而呼吸不规则或间停等，若出现脑疝则病情进一步恶化，出现脉快、体温高、血压下降、呕血等危险症状。

由于出血部位及范围不同可产生一些特殊定位性临床症状。

1. 壳核 - 内囊出血（图 88-3） 临床最常见，约占脑出血的60%。脑出血好发在壳核与豆纹动脉的外侧支易于破裂有关。因该支动脉最易破裂，又称之为出血动脉。豆纹动脉外侧支共3~6条，自大脑中动脉发出，与大脑中动脉几乎呈150°角发出，而大脑中动脉又是颈内动脉的直接延续，相距很近，故其管腔内压与颈内动脉的管腔内压相近，血流量也大，豆纹动脉分支处环状狭窄，在血压高时，该处承受压力较大，动脉硬化性改变亦较他处显著，故血压高时易于破裂。一般将壳核 - 内囊出血分为壳核外侧型（即外囊出血）和壳核内侧型（即内囊出血），壳核 - 内囊出血除具有脑出血的一般症状外，病灶对侧常出现偏瘫、偏身感觉障

碍与偏盲"三偏综合征"。临床上由于出血所累及的范围不同，"三偏"可不完全，最常见的是偏瘫、偏身感觉障碍。外侧型多无意识障碍，轻度偏瘫，预后较好；内侧型以血肿的量和发展的方向，临床上可出现不同程度的病变对侧中枢性面瘫及肢体瘫痪，感觉障碍和同向性偏盲。双眼向病灶侧凝视，呈"凝视病灶"。优势半球病变可有失语。如血肿破入脑室，或影响脑脊液循环时昏迷加深、偏瘫完全、头痛、呕吐、瞳孔不等大、中枢性高热、消化道出血，死亡率高。

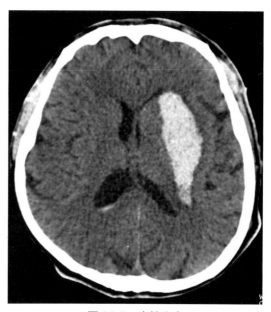

图 88-3 壳核出血

2. 丘脑出血（图 88-4） 约占脑出血的20%~25%，多见于50岁以上，有高血压动脉硬化的病史。常为丘脑膝状体动脉或丘脑穿动脉破裂出血，前者常为丘脑外侧核出血，后者常为丘脑内侧核出血。丘脑出血的血肿部位很深，位于基底节和内囊的内侧，故又称为内侧型出血。丘脑出血几乎都有眼球运动障碍，如下视麻痹、瞳孔缩小等。小量出血局限丘脑或对内囊有一定的影响，在临床上以偏身感觉障碍为主，无意识障碍或有轻微意识障碍，可有轻偏瘫、不自主运动，预后良好。丘脑出血破入脑室多数经第三脑室侧壁或侧脑室的下壁进入脑室。临床表现有明显的意识障碍，甚至昏迷，对侧肢体完全性瘫痪，颈项强直等脑膜刺激征表现。丘脑内侧或下部出血，出现双眼内收下视鼻尖，上视障碍，这是丘脑出血的典型体征。如出血少量破入脑室者，临床症状可出现缓解，大量出血破入脑室或造成梗阻性脑室扩张者使病情加重，如抢救不及时，可引起中枢性高热、四肢强直性抽搐以及脑 - 内脏综合征，甚至脑疝的表现。优势半球病变可出现各种类型的语言障碍，可为运动性或感觉性失语。有的病例缄默不语，语言错乱，句法错误，重复语言或阅读错误等；偏身感觉障碍常较运动障碍为重，深感觉障碍比浅感觉障碍为重。出血后很快出现昏迷者提示出血严重，所以丘脑出血的临床表现常呈多样性。

88

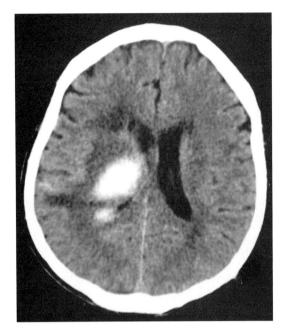

图 88-4 丘脑出血

3. 脑叶出血(图 88-5) 又称皮质下白质出血,约占脑出血的 13%~18%,是指发生在额叶、颞叶、顶叶、枕叶等部位的出血,是皮质下动脉破裂所致,原因多为脑动脉淀粉样变性所致。绝大多数呈急性起病,多先有头痛、呕吐或抽搐,甚至尿失禁等临床表现;意识障碍少而轻;偏瘫较基底节出血少见,而且较轻,有昏迷者多为大量出血压迫脑干所致。受累脑叶可出现相应的神经缺损症状,颞顶叶出血可有同向偏盲、偏瘫、失语;额叶出血可有智力障碍、尿失禁等;枕叶出血则可有一过性黑矇等。

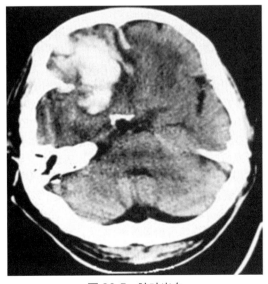

图 88-5 脑叶出血

4. 小脑出血(图 88-6) 约占 10%,好发于一侧小脑半球齿状核部位,多见于小脑上动脉的分支破裂出血,临床上可分为小脑半球和蚓部出血。多表现为突然发作的枕部头痛、眩晕、呕吐、肢体或躯干共济失调及眼球震颤等,当出

血量较大锥体束受压迫时,可出现肢体瘫痪,当血肿影响到脑干和脑脊液循环通路,出现脑干受压和急性梗阻性脑积水,表现为双瞳孔缩小、眼球分离、双侧锥体束征阳性及脑神经损害症状,部分患者出现强迫头位、颈强直等。小而局限的出血,多无意识障碍,只有 CT 检查方可确诊;重者短时间内迅速昏迷,发生小脑扁桃体疝等致突然死亡。也有部分患者呈现出进行性加重,逐渐出现昏迷和脑干受压的体征,如不能得到及时正确的治疗,多在 48 小时内死亡。

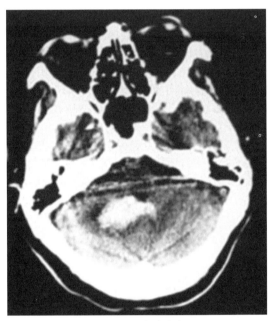

图 88-6 小脑出血

5. 原发性脑干出血(图 88-7) 90% 以上的高血压所致的原发性脑干出血发生在脑桥,少数发生在中脑。脑干出血一直被认为是发病急骤,死亡率很高,预后很差的疾病。中脑出血:侵犯一侧大脑脚则同侧眼球神经麻痹,伴对侧肢体瘫痪(Weber 综合征)。脑桥出血:症状取决于出血灶的部位和大小,常突然剧烈头痛、恶心、呕吐、头晕或眩晕、一侧或双侧肢体乏力,偏身或半侧面部麻木;大量出血常迅速出现深昏迷,瞳孔明显缩小呈针尖样,但对光反射存在;四肢瘫痪,双侧锥体束体征阳性,高热,呼吸不规则,血压不稳;头眼和前庭反射消失,部分患者并发消化道出血,病情进行性恶化,多在短时间内死亡。出血量小者,可有核间型眼球运动麻痹、外展麻痹、面神经麻痹、偏瘫、交叉性麻痹或四肢瘫、双下肢瘫等。延髓出血:一经出现即迅速死亡。

6. 脑室出血(图 88-8) 分为原发性和继发性两种。原发性脑室出血是指出血来源于脑室脉络丛,脑室内和脑室壁的血管,以及室管膜下 1.5cm 以内的脑室旁区的出血。临床表现主要是血液成分刺激引起的脑膜刺激征和脑脊液循环梗阻引起的颅内压增高症状;临床上见到的脑室出血绝大多数是继发性脑室出血。继发性脑室出血除了具有上述原发性脑室出血的临床特征外,还同时伴有原发性出血灶导致的神经功能障碍症状。因此,轻者仅有头痛、恶心、呕吐、颈强直等脑膜刺激征,无局灶性神经损害症状;重者表现为意识障碍、抽搐、肢体瘫痪、肌张力增高、瞳孔缩小或大小不定、双侧病理反射阳性等。血凝块堵塞室间孔、中脑导水管及第四脑室侧孔者，可因急性脑积水而致颅内压急剧增高，迅速发生脑疝而死亡。

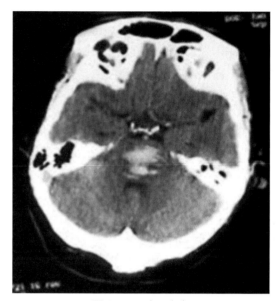

图 88-7　脑干出血

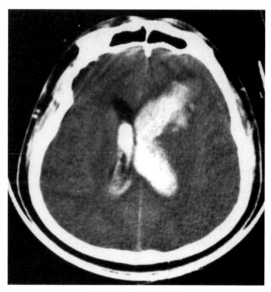

图 88-8　脑室出血

二、辅助检查

1. 颅脑CT检查　是诊断ICH的首选方法，必要时还应多次检查，观察血肿的动态变化。增强CT扫描发现造影剂外溢的"点征"（spot sign）是提示血肿扩大高风险的重要证据。脑出血依据病期不同，CT表现也不同。

（1）急性期（血肿形成期）：发病后1周内：血液溢出血管外形成血肿，其内含有大量血红蛋白、血浆白蛋白、球蛋白，因这些蛋白对X线的吸收系数高于脑质，故CT呈现高密度阴影，CT值达40~90H，最初高密度灶呈非均匀一致性，中心密度更高，新鲜出血灶边缘不清。①形态及大小：基底节区血肿多为"肾"型，内侧凹陷，外侧膨隆，因外侧裂阻力较小，故向外凸，其他部位血肿多呈尖圆形或不规则形，血肿出血量通常以多田民方程式计算，即 $\pi/6 \times$ 长（cm）$\times$ 宽（cm）$\times$ 高（cm）= 出血量（ml）。②周围水肿带：一般于出血后第二天开始出现水肿带，呈均匀低密度区，环绕于血肿周围，起初范围较小，第一周范围较大，出现率达95%以上，以后逐渐减轻，持续一个月左右消退。③占位表现：由于血肿及周围水肿，使邻近脑室受压移位，甚至完全闭塞，中线结构亦向对侧移位，这种占位效应的出现及严重程度与脑出血量及速度有关，可见于75%以上的病例。④破入脑室：大约25%的病例血肿破入脑室，使脑室密度增高，完全充满血液者形成高密度的脑室铸形；未完全充满脑室者血液多沉积于脑室后角，以同侧最明显，可见一高密度影。

（2）血肿吸收期：此期大约从2周到2个月，自第2周开始血肿周边的血红蛋白逐渐破坏，纤维蛋白溶解，使周围低密度带逐渐加宽，血肿高密度影呈向心性缩小，边缘模糊，一般于第四周变为等密度或低密度区。

增强检查：在2周至2个月期间，90%的血肿周围可出现环状强化，此环可直接反映原血肿的大小和形态，随着增强检查的时间推移，环内可出现高密度、等密度或低密度，强化环较薄，大约6mm厚，CT值为32~55H，一般认为强化环的出现是由于血肿周围含有增生的肉芽组织，血管自身调节力丧失，血液过度灌注及血脑屏障破坏等因素所致。

（3）囊腔形成期：发病2个月后血肿一般即完全吸收，周围水肿消失，不再有占位表现呈低密度囊腔，其边缘清楚，不再出现强化环，CT值近脑脊液，较小的出血灶则形成纤维瘢痕，邻近的脑室或脑沟代偿性扩大。

2. 颅脑MRI检查　对发现结构异常，明确ICH的病因很有帮助。MRI对检出脑干和小脑的出血灶和监测ICH的演进过程优于CT检查，对急性ICH诊断不如CT。MRA可发现脑血管畸形、血管瘤等病变。多模式MRI包括弥散加权成像、灌注加权成像、FLAIR和梯度回波序列（GRE）等，其有助于提供脑出血更多的信息，但不作为急诊检查手段。磁敏感加权成像（SWI）对微出血十分敏感。

脑出血后，MRI主要显示的是血肿和血肿周围组织水肿演变过程中所形成的影像，它实际上反映了出血区红细胞的溶解和血红蛋白分子的化学变化过程。在MRI图像上，血肿信号的强弱受红细胞铁离子的影响。出血后，红细胞内所含血红蛋白历经氧合血红蛋白、脱氧血红蛋白、正铁血红蛋白、含铁血红素的变化过程。血红蛋白变化过程中不同阶段的物质所含铁离子的数量和不成对电子的数量都不相同，它们在构成这些物质的分子中的分布不相同，因而所产生的顺磁性效应也不相同。

从MRI的影像上分析：脑内血肿可分为5期，即超急性期、急性期、亚急性期、慢性期、残腔期。

（1）超急性期：指脑内出血24小时以内，此时出血灶的血浆尚未吸收，血肿主要由完整红细胞内的含氧血红蛋白组成，因此，在 T_1 加权像（TR<600ms）上呈低信号、略高信

号或等信号,在质子密度加权像上呈高信号或等信号,在 T_2 加权像(TR>1 500ms)上呈高信号。

(2)急性期血肿:出血在 1 周内,出血几小时内病灶区血浆成分即开始吸收,血细胞比容逐渐升高,同时含氧血红蛋白(Hb)因缺氧而变成脱氧血红蛋白(DHb),伴周围脑组织水肿。因此,急性期血肿本身与灰质相比,在 T_1 加权像上(TR<600ms)上呈等信号或略低信号,在 T_2 加权像上(TR>1 500ms,高场强)呈低信号。其中,以 T_2 加权像最有意义,即 T_2 加权像上的低信号区相当于 CT 上的高密度影。当红细胞内的 DHb 逐渐演变成正铁血红蛋白(MHb)后,在 T_1 加权像上呈高信号,在 T_2 加权像上仍呈低信号,而且比 DHb 更低。总之,急性期血肿的典型表现是 T_2 加权像上呈短 T_2 低信号。急性血肿周围的脑水肿在发病后 24~48 小时即可在 MRI 上显示。与灰质相比,脑水肿在 T_1 加权像上呈低信号,在 T_2 加权像上呈高信号,脑水肿在 T_2 加权像上显示得最清楚,在发病数周后才会消失。

(3)亚急性血肿:出血后 1 周至 1 个月。在出血后 1 周左右,血肿周边部的脱氧血红蛋白(DHb)全已变成正铁血红蛋白(MHb),此时红细胞已溶解,也就是说,出血后第 1 周左右血肿周边部主要由游离而稀释的 MHb 组成,由于 DHb 先从血肿周边部转化为 MHb,因此,亚急性血肿早期在 T_1 加权像上血肿周边部呈明显环状高信号,血肿中心呈低信号,此乃亚急性血肿早期的 MRI 特征;在质子密度加权像上血肿周边部呈球状略高信号,血肿中心呈等或略低信号;在 T_2 加权像上血肿周边部呈明显环状高信号,血肿中心呈等或低信号。周围脑水肿依然存在。在以后的 2~3 周内,DHb 进行性地变成 MHb,从血肿周边向中心蔓延。因此,在 T_1 加权像上高信号环从周边部向中心扩展,直至充满整个血肿。在质子密度加权像及 T_2 加权像上也逐渐变成高信号。在上述演变过程中,T_2 加权像比 T_1 加权像缓慢,此时,周围脑水肿依然存在。

(4)慢性期血肿:出血 1 个月之后,此时红细胞均已溶液,慢性血肿由稀释的游离 MHb 组成,后者在所有的加权像中均为高信号,反应性巨噬细胞积聚血肿周边,消化血红蛋白产物,在细胞质内以不溶性含铁血黄素颗粒的形式沉淀下来,形成含铁血黄素环。该环在 T_1 加权像上呈等或略低信号,在质子密度加权像上呈等或略低信号,在 T_2 加权像上呈明显低信号。此时血肿周围脑水肿已消散,总之,慢性血肿的 MR 特征为:高信号血肿,外加一个低信号含铁血黄素环。

(5)血肿残腔期:见于出血 2 个月后至数年。从 2 个月后血肿出现囊变液化,当慢性血肿内的所有液体被吸收后,仅留下一个含铁血黄素衬边的残腔,即脑实质内塌陷的血肿残腔。在 T_1 加权像上呈低信号,在 T_2 加权像上呈明显低信号。总之,陈旧性血肿的 MRI 特征为低信号残腔。

MRI 诊断亚急性与慢性血肿比 CT 敏感,尤其对陈旧血肿,MRI 可清晰显示含铁血黄素衬边的低信号残腔,容易与陈旧性脑梗死鉴别。

3. 脑血管检查 脑血管检查有助于了解导致脑出血病变的血管及病因,指导选择治疗方案。常用检查包括

CT 血管成像(CTA)、磁共振血管成像(MRA)、CT 静脉成像(CTV)、磁共振静脉成像(MRV)、经颅多普勒超声和数字减影血管造影(DSA)等。

(1)CTA 和 MRA:两者是快速、无创性评价颅内、外血管的可靠方法,可用于筛查可能存在的脑血管畸形或动脉瘤,但阴性结果不能完全排除病变的存在。与 CTA 早期(动脉期)发现的"点征"相比,延迟 CTA 显示的"渗漏征"预示血肿扩大风险的灵敏度和特异度更高;多时相 CTA(包括动脉晚期、静脉早期以及延迟期)也更易检出"点征"。如果血肿部位、组织水肿程度或颅内静脉窦内异常信号提示静脉血栓形成,应该考虑行 MRV 或 CTV 检查。

(2)DSA:脑出血患者一般不需要进行 DSA 检查,除非临床上怀疑有血管畸形、血管炎或 Moyamoya 病又需外科手术或血管介入治疗时才考虑进行。DSA 能清晰显示脑血管各级分支及动脉瘤的位置、大小、形态及分布,畸形血管的供血动脉及引流静脉,了解血流动力学改变,为血管内栓塞治疗或外科手术治疗提供可靠的病因病理解剖,是当前血管病变检查的"金标准"。

4. 实验室检查 对脑出血患者应进行常规的实验室检查以了解基本状况和排除相关系统疾病。此外,应根据患者病情及医院条件,进行必要的专科检查明确病因。常规检查通常包括:①血常规、血糖、肝肾功能和电解质;②心电图和心肌缺血标志物;③凝血酶原时间、国际标准化比率(INR)和活化部分凝血活酶时间;④氧饱和度。必要时应进行特殊检查,如疑似 CAA,可行 *APOE* 基因检测。疑似毒药物滥用时应行毒药物检查。

5. 腰椎穿刺 在 CT 广泛应用后,已无须采用腰椎穿刺诊断脑出血,以免诱发脑疝形成,如需排除颅内感染和蛛网膜下腔出血,可谨慎进行。

三、疾病诊断

1. 诊断标准 ①急性起病;②局灶神经功能缺损症状(少数为全面神经功能缺损),常伴有头痛、呕吐、血压升高及不同程度意识障碍;③头颅 CT 或 MRI 显示出血灶;④排除非血管性脑部病因。

2. 病因分型 按 SMASH-U 病因分为:血管结构性损伤(structural vascular lesions)、药物(medication)、CAA、系统性疾病(systemic disease)、高血压(hypertension)和未知原因(undetermined)。SMASH-U 病因分类可行性强、接受度高,与脑出血后短期、长期生存率和致死率一致相关。

3. 诊断流程 脑出血的诊断流程应包括如下步骤:第一步,是否为脑卒中?第二步,是否为脑出血?行脑 CT 或 MRI 以明确诊断。第三步,脑出血的严重程度?可根据 GCS 或 NIHSS 等量表评估。第四步,脑出血的分型。

四、诊断注意事项

中老年患者在活动中或情绪激动时突然发病,迅速出现局灶性神经功能缺损症状以及头痛、呕吐等颅高压症状应考虑 ICH 的可能,结合头颅 CT/MRI 检查,可以迅速明确诊断。尽早对脑出血患者进行全面评估,包括病史、一

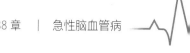

般检查、神经系统检查和有关实验室检查,特别是血常规、凝血功能和影像学检查。脑出血后数小时内常出现血肿扩大,加重神经功能损伤,应密切监测,CTA 和增强 CT 的"点征"(spot sign)有助于预测血肿扩大风险,必要时可行有关评估。鉴别诊断方面:①首先应与急性脑梗死、蛛网膜下腔出血等鉴别。②颅内肿瘤出血:颅内肿瘤,特别是原发性肿瘤,多因生长速度快而致肿瘤中心部位的缺血、坏死,易与脑出血相混。但肿瘤患者,病程较长,多在原有症状的基础上突然加重,也可为首发症状。增强的头颅 CT 和 MRI 对肿瘤出血具有诊断价值。③对发病突然、迅速昏迷且局灶体征不明显者,应注意与引起昏迷的全身性疾病如中毒(酒精中毒、镇静催眠药物中毒等)及代谢性疾病(低血糖、肝性脑病、肺性脑病等)鉴别。④对有头部外伤史者应与外伤性颅内血肿相鉴别。⑤脑出血病情分级(见表88-7)

表 88-7 脑出血病情分级

I 级	神志清或嗜睡、不同程度的失语和偏瘫
II 级	神志蒙眬或嗜睡、偏瘫、失语、瞳孔等大
III 级	昏迷、瞳孔等大或不等大、偏瘫
IV 级	昏迷、瞳孔不等大、偏瘫、单侧或双侧病理反射阳性
V 级	昏迷、单或双侧瞳孔散大、去脑强直、双侧病理反射阳性

【治疗】

脑出血的治疗包括内科治疗和外科治疗,大多数的患者均以内科治疗为主,如果病情危重或发现有继发原因,且有手术适应证者,则应该进行外科治疗。

一、院前急救处理

院前处理的关键是迅速识别疑似脑卒中患者并尽快送往医院。对突然出现脑卒中症状的患者,急救人员应进行简要评估和急救处理并尽快送往附近有救治条件的医院。

二、内科治疗

急性期内科治疗原则是制止继续出血和防止再出血,减轻和控制脑水肿,预防和治疗各种并发症,维持生命体征。

1. 一般治疗 ①一般卧床休息 2~4 周,保持安静,避免情绪激动和血压升高。②脑出血患者在发病后的最初数天病情往往不稳定,应常规予以持续生命体征监测、神经系统评估、持续心肺监护,包括袖带血压监测、心电图监测、氧饱和度监测。③保持呼吸道通畅,给氧,防止并发症:对意识不清的患者应及时清除口腔和鼻腔的分泌物或呕吐物,头偏向一侧,或侧卧位。必要时气管插管或行气管切开术。④保持水、电解质平衡及营养支持:急性期最初 24~48 小时应予禁食,并适当静脉输液,每日控制在 1 500~2 000ml。48 小时后,如果意识好转,且吞咽无障碍者可试进流质,少量

多餐,否则应下胃管鼻饲维持营养。⑤保持功能体位,防止肢体畸形。

2. 调控血压 一般认为 ICH 急性期患者血压升高是机体针对颅内压(intracranial pressure, ICP)为保证脑组织血供的一种血管自动调节反应,随着 ICP 的下降血压也会下降,因此降低血压应首先以进行脱水降颅压治疗为基础。血压仍过高,应给予降血压治疗。调控血压时应考虑患者的年龄、有无高血压史、有无颅内高压、出血原因和发病时间等因素。当 SBP>200mmHg 或 MAP>150mmHg 时,要用持续静脉降压药物积极降低血压;当 SBP>180mmHg 或 MAP>130mmHg 时,如果同时有疑似颅内压增高的证据,要考虑监测颅内压,可用间断或持续静脉降压药物来降低血压,但要保证脑灌注压>60~80mmHg。若无颅内压增高的证据,降压目标为 160/90mmHg 或 MAP 110mmHg。《中国脑出血诊治指南(2019)》推荐意见:对于收缩压 150~220mmHg 的住院患者,在没有急性降压禁忌证的情况下,数小时内降压至 130~140mmHg 是安全的,其改善患者神经功能的有效性尚待进一步验证;对于收缩压>220mmHg 的脑出血患者,在密切监测血压的情况下,持续静脉输注药物控制血压可能是合理的,收缩压目标值为 160mmHg。但在降压治疗期间应严密观察血压水平的变化,避免血压波动,每隔 5~15 分钟进行 1 次血压监测,防止因血压下降过快致脑低灌注。药物选择乌拉地尔、非诺多泮、尼卡地平、拉贝洛尔等。

对低血压的处理,要首先分析原因,区别情况加以处理。引起低血压的原因如下:①脱水过量、补液不足;②大量呕吐失水或伴有应激性溃疡导致失血;③并发严重的感染;④心力衰竭、心律失常;⑤降压药、镇静剂及血管扩张药使用过量;⑥呼吸不畅并酸中毒;⑦脑疝晚期等。在针对病因处理的同时,可静脉滴注多巴胺、间羟胺等,将血压提升并维持在 150/90mmHg 左右为宜。

脑出血恢复期应积极控制血压,尽量将血压控制在正常范围内。

3. 控制脑水肿、降低颅内压 脑出血后脑水肿约在 48 小时达高峰,维持 3~5 天后逐渐消退,可持续 2~3 周或更长。脑水肿可使 ICP 增高,并致脑疝形成,是影响 ICH 死亡率及功能恢复的主要因素。积极控制脑水肿、降低 ICP 是 ICH 急性期治疗的重要环节。颅内压升高者,应卧床、适度抬高床头、严密观察生命体征。需要脱水降颅压时,应给予甘露醇和高渗盐水静脉滴注,用量及疗程依个体化而定。同时,注意监测心、肾及电解质情况。必要时,也可用呋塞米、甘油果糖和 / 或白蛋白。对伴有意识障碍的脑积水患者可行脑室引流以缓解颅内压增高。常用脱水剂及其用法详见本书"第 43 章颅高压危象"部分。不建议用激素治疗减轻脑水肿。

4. 血糖管理 血糖值可控制在 7.8~10.0mmol/L。应加强血糖监测并相应处理:①血糖超过 10mmol/L 时可给予胰岛素治疗;②血糖低于 3.3mmol/L 时,可给予 10%~20% 葡萄糖口服或注射治疗。目标是达到正常血糖水平。

5. 止血治疗 重组 VIIa 因子(recombinant factor VIIa,

rFⅦa) 治疗脑出血的临床疗效尚不确定,且可能增加血栓栓塞的风险,不推荐常规使用。氨甲环酸有助于限制血肿体积扩大和降低早期病死率,但长期获益不确定,不推荐无选择性使用。其他止血药物如 6- 氨基己酸、巴曲酶等对高血压性脑出血的作用不大。如有凝血功能障碍,可针对性给予止血药物治疗,例如肝素治疗并发的脑出血可用鱼精蛋白中和,华法林治疗并发的脑出血用维生素 K₁拮抗。

6. 防治并发症

(1)感染:发病早期病情较轻又无感染证据者,一般不建议常规使用抗生素;合并意识障碍的老年患者易并发肺部感染,或因导尿等易合并尿路感染,可给予预防性抗生素治疗;若已经出现系统感染,则根据经验或药敏结果选用抗生素。

(2)应激性溃疡:对重症或高龄患者应预防应用 H_2RB。一旦出血按消化道出血的治疗常规进行。

(3)抗利尿激素分泌失调综合征:即稀释性低钠血症,可发生于 10%ICH 患者。因经尿排钠增多,血钠降低,从而加重脑水肿。应限制水摄入量在 800~1 000ml/d,补钠 9~12g/d。

(4)脑耗盐综合征:系因心钠素分泌过高所致的低钠血症,治疗时应输液补钠。低钠血症宜缓慢纠正,否则可导致脑桥中央髓鞘溶解症。

(5)痫性发作:有癫痫频繁发作者,可静脉注射地西泮 10~20mg,或苯妥英钠 15~20mg/kg 缓慢静脉注射以控制发作。

(6)中枢性高热:多采用物理降温,可试用多巴胺能受体激动剂如溴隐亭治疗。

(7)深静脉血栓和肺栓塞的防治:脑出血患者发生深静脉血栓形成(DVT)和肺栓塞(pulmonary embolism)的风险很高。两项全球性的临床试验显示脑出血后 DVT 和肺栓塞的 3 个月发生率分别为 1.1%~3.7% 和 1.1%~1.8%,且常于前两周内发生,并明显增加病死率。防治措施:①卧床患者应注意预防 DVT;如疑似患者可做 D- 二聚体检测及肢体多普勒超声检查。②鼓励患者尽早活动、腿抬高;尽可能避免下肢静脉输液,特别是瘫痪侧肢体。③瘫痪患者入院后即应用气压泵装置,可预防深静脉血栓及相关栓塞事件;不推荐弹力袜预防深静脉血栓。④对易发生深静脉血栓的高危患者(排除凝血功能障碍所致的脑出血患者),血肿稳定后可考虑发病后 1~4 天皮下注射小剂量低分子量肝素(4 000U 皮下注射,2 次 /d)或普通肝素(100mg/d 静脉滴注)预防 DVT,但应注意出血的风险。⑤当患者出现深静脉血栓或肺动脉栓塞症状时,可使用系统性抗凝治疗或下腔静脉滤器植入;合适治疗方案的选择取决于多重因素(出血时间、血肿稳定性、出血原因及全身情况)。

7. 病因治疗

(1)口服抗凝药(OACs)相关脑出血:脑出血是服用华法林的患者最严重的并发症,12%~14% 的脑出血患者发病时正接受 OACs 治疗。OACs 相关脑出血较自发性脑出血血肿体积更大(当 INR>3 时)、预后更差。传统上一般使用维生素 K 及新鲜冰冻血浆(FFP)来治疗华法林相关脑出血。维生素 K 使 INR 正常化需数小时,FFP 的效果受过敏、输血反应和纠正 INR 时所需容量等的限制。浓缩型凝血酶原复合物(PCC)和 rFⅦa 亦可作为备选治疗药物。一项随机临床研究比较了 PCC 与 FFP 治疗华法林相关脑出血(INR ≥ 1.4)的疗效,研究发现 PCC 可更快纠正 INR 且血肿扩大概率更小。rFⅦa 不能补充所有的维生素 K 依赖的凝血因子,不推荐常规使用 rFⅦa 以对抗华法林的作用。对新型口服抗凝药物(达比加群、阿哌沙班、利伐沙班)相关脑出血,有条件者可应用相应拮抗药物(如达比加群酯的特异性拮抗剂依达赛珠单抗)。

(2)肝素相关脑出血:对普通肝素相关性脑出血,推荐使用硫酸鱼精蛋白治疗。硫酸鱼精蛋白使活化的部分凝血酶原时间恢复正常。由于肝素在体内代谢迅速,与鱼精蛋白给药的间隔时间越长,拮抗所需用量越少。

(3)溶栓治疗相关的脑出血:目前研究证实,对缺血性脑卒中患者,采用静脉重组组织型纤溶酶原激活剂(rt-PA)溶栓治疗时,症状性脑出血的发生率为 3%~9%;采用动静脉同时溶栓时为 6%;而采用动脉尿激酶溶栓时为 10.9%。因血肿有持续增大倾向且呈多位点出血,溶栓治疗相关脑出血一般预后差。目前推荐的治疗方法包括输入血小板(6~8 个单位)和包含凝血因子Ⅷ的冷沉淀物,以快速纠正 rt-PA 造成的系统性纤溶状态。

(4)抗血小板药物相关脑出血:使用抗栓药物发生脑出血时,应立即停药。不推荐常规输注血小板治疗。

三、手术治疗

1. 脑实质出血
外科手术以其快速清除血肿、缓解颅高压、解除机械压迫的优势成为高血压脑出血治疗的重要方法。

对于大多数原发性脑出血患者,外科开颅手术治疗的有效性尚不能充分确定,不主张无选择地常规使用外科开颅手术,微创治疗是安全的、有助于降低病死率。以下临床情况,可个体化考虑选择外科开颅手术或微创手术治疗:①出现神经功能恶化或脑干受压的小脑出血者,无论有无脑室梗阻致脑积水的表现,都应尽快手术清除血肿;不推荐单纯脑室引流而不进行血肿清除。②对于脑叶出血超过 30ml 且距皮质表面 1cm 内的患者,可考虑标准开颅术清除幕上血肿或微创手术清除血肿。③发病 72 小时内、血肿体积 20~40ml、GCS ≥ 9 分的幕上高血压脑出血患者,在有条件的医院,经严格选择后可应用微创手术联合或不联合溶栓药物液化引流清除血肿。④40ml 以上重症脑出血患者由于血肿占位效应导致意识障碍恶化者,可考虑微创手术清除血肿。⑤微创治疗应尽可能清除血肿,使治疗结束时残余血肿体积 ≤ 15ml。⑥病因未明确的脑出血患者行微创手术前应行血管相关检查(CTA/MRA/DSA)排除血管病变,规避和降低再出血风险。

2. 脑室出血
由于难以保证引流管通畅,单纯脑室外引流(external ventricular drainage,EVD)可能是无效的。研究者尝试对脑室出血使用溶栓药作为 EVD 的一种辅助手段:

①采用 EVD 联合 rt-PA（用药方案为 1mg/8h、≤12.0mg，连续用药 ≤4d）治疗脑室出血，发现 EVD 联合 rt-PA 清除脑室出血安全性好，有助于降低严重脑室出血患者的病死率，神经功能改善有待进一步研究；②EVD+rt-PA 联合腰椎穿刺置管引流治疗脑室出血，研究发现 EVD+rt-PA 联合腰椎穿刺置管引流有助于更快速地清除脑室出血，后续脑室腹腔分流的风险和再出血风险均显著降低。

四、预防脑出血复发

脑出血患者的复发风险很高，年复发率约为 1%~5%。预防措施如下。

1. 对患者脑出血复发风险分层评估将影响治疗策略，脑出血复发风险应考虑以下因素：①初发脑出血部位（脑叶）；②高龄；③MRI GRE-T_2、SWI 序列显示微出血病灶部位及其数量；④正在口服抗凝药物；⑤载脂蛋白 Eϵ2 或 ϵ4 等位基因的携带者。

2. 所有脑出血患者均应控制血压，脑出血发生后应立即给予控制血压的措施。长期血压控制目标为 130/80mmHg 是合理的。

3. 生活方式的改变，包括避免每天超过 2 次的饮酒，避免吸烟和药物滥用，以及治疗阻塞性睡眠呼吸暂停等可能对预防脑出血复发有益。

4. 需要抗栓治疗时，对合并非瓣膜性心房颤动的脑叶出血患者建议避免长期服用华法林抗凝治疗以防增加出血复发风险。

5. 当具有抗栓药物的明显指征时，非脑叶出血患者可以应用抗凝药物，所有脑出血患者都可应用抗血小板单药治疗。

6. 当有明显的抗凝药物使用指征时，抗凝药物相关性脑出血重启抗凝治疗的最佳时间尚不明确。在非机械性瓣膜患者中，至少在 4 周内应避免口服抗凝药物。如果有使用指征，脑出血后数天可开始阿司匹林单药治疗，尽管其最佳使用时间尚不清楚。

7. 没有足够证据表明脑出血患者中应限制他汀类药物的使用。

（张文武 孙树杰）

参 考 文 献

［1］ 中华医学会神经病学分会, 中华医学会神经病学分会脑血管病学组. 中国脑出血诊治指南 (2019)[J]. 中华神经科杂志, 2019, 52 (12): 994-1005.

［2］ 贾建平, 陈生弟. 神经病学 [M]. 8 版. 北京: 人民卫生出版社, 2018: 210-214.

［3］ STAYKOV D, KURAMATSU J B, BARDUTZKY J, et al. Efficacy and safety of combined intraventricular fibrinolysis with lumbar drainage for prevention of permanent shunt dependency after intracerebral hemorrhage with severe ventricular involvement: A randomized trial and individual patient data meta-analysis [J]. Ann Neurol, 2017, 81 (1): 93-103.

第 4 节 蛛网膜下腔出血

蛛网膜下腔出血（subarachnoid hemorrhage，SAH）是统指颅内血管破裂后，血液流入蛛网膜下腔的一种临床综合征。临床上通常分为自发性与外伤性两类。自发性又可分为原发性和继发性两类。凡出血系由于脑底部或脑表面的病变血管破裂，血液直接流入蛛网膜下腔者，称为原发性 SAH，约占急性脑卒中的 10%；如系脑实质内出血，血液穿破脑组织而流入脑室及蛛网膜下腔者，则属继发性 SAH，其病因以高血压脑动脉粥样硬化、血管炎、血液病等多见。本文重点介绍原发性 SAH。

据统计，美国非创伤性 SAH 的发病率为 (7.2~9.0)/10 万人年，病因主要是动脉瘤，约占全部病例的 85%。20 世纪末期，世界卫生组织（WHO）一项调查 11 个国家 SAH 年发病率的研究显示，中国的发病率仅为 2.0/10 万人年，而芬兰高达 22.5/10 万人年。大多数研究表明，女性动脉瘤性蛛网膜下腔出血（aneurysmal subarachnoid hemorrhage，aSAH）的发病率高于男性，约为男性的 1.24 倍，其差异可能与激素水平相关。相关研究表明，对停经后女性而言，性激素替代治疗者 SAH 的发病率高于未使用性激素替代治疗者。SAH 的发病率还存在人种差异，黑种人和西班牙裔 SAH 的发病率高于美国白种人。SAH 的发病率还与年龄有关，aSAH 好发于 40~60 岁（平均 ≥50 岁），儿童亦可发生，发病率随年龄增大而升高。

SAH 的独立的危险因素主要有吸烟、过量饮酒和高血压。动脉瘤的危险因素可分为 3 类：动脉瘤发生的危险因素、动脉瘤增大及形态改变的危险因素、动脉瘤破裂的危险因素。这些危险因素分为可干预和不可干预两种。可干预的因素包括：吸烟、酗酒、高血压、低脂血症、治疗时不全栓塞以及女性的激素替代治疗；不可干预因素包括：性别、年龄、动脉瘤或 SAH 家族史、多发动脉瘤、脑动静脉畸形、常染色体显性多囊肾病。具有动脉瘤家族史的人，动脉瘤的发病率可高达 10.5%。吸烟是影响动脉瘤形成和增大的独立危险因素，戒烟可降低 aSAH 发生的风险，并且戒烟时间与 aSAH 风险呈负相关。无论男性还是女性，大量饮酒都会增加 aSAH 发生的风险。与老年人相比，年轻人严格控制主要危险因素的预后更佳。滥用多种药物如可卡因和苯丙醇胺可促进动脉瘤的发生和破裂。

SAH 总体预后较差，既往其病死率高达 45%，存活者亦有很高的致残率。患者发病后的神经功能状态，尤其是患者的意识水平是决定 SAH 预后的最重要因素。此外，影响预后的因素还包括出血量、脑水肿、迟发型神经功能恶化等。影响病死率的因素可分为 3 类：患者因素、动脉瘤因素、医疗机构因素。患者因素包括早期出血的严重程度、年龄、性别、就诊时间及合并症（如高血压、心房颤动、充血性心力衰竭、冠状动脉病变、肾脏疾病等）。动脉瘤因素包括大小、形态及位置。医疗机构因素包括是否开展介入治疗、

SAH 患者接诊量及首选的检查。近年来得益于神经血管成像、神经介入和神经重症监护的发展,SAH 的住院病死率已下降至 20% 以下。动脉瘤性 SAH 死亡率高,约 12% 的患者到达医院前死亡,20% 死于入院后,2/3 的患者可存活,但其中有一半患者会遗留永久性残疾,主要是认知功能障碍。未经手术治疗者约 20% 死于再出血。90% 的颅内 AVM 破裂患者可以恢复,再出血风险较小。

88

【病因与发病机制】

原发性 SAH 病因以颅内动脉瘤为最常见(约占 75%~80%),其中先天性粟粒样动脉瘤约占 75%,还可见高血压、动脉粥样硬化所致梭形动脉瘤及感染所致的真菌性动脉瘤等。其他病因包括非动脉瘤性中脑周围出血(perimesencephalic subarachnoid hemorrhage,PMSAH)、脑动静脉畸形(brain arteriovenous malformation,bAVM)、脑底异常血管网病、硬脑膜动静脉瘘、夹层动脉瘤、血管炎、颅内静脉系统血栓形成、结缔组织病、颅内肿瘤、血液病、凝血障碍性疾病及抗凝治疗并发症等,其中 bAVM 多见于青年人,90% 以上位于幕上,常见于大脑中动脉分布区。部分患者原因不明(约占 10%)。

动脉瘤好发于脑底动脉环的分叉处,80%~90% 位于脑底动脉环前部,特别是后交通动脉与颈内动脉的连接处(约占 40%)、前交通动脉与大脑前动脉的分叉处(约占 30%)、大脑中动脉在外侧裂第一个主要分支处(约占 20%)。后循环动脉瘤最常见于基底动脉尖端或椎动脉与小脑后下动脉的连接处。由于上述部位动脉内弹力层和肌层的先天性缺陷,在血液涡流的冲击下渐向外突而形成动脉瘤。多呈囊状,一般只有绿豆到黄豆大小,多为单发,约 20% 为多发(多位于两侧相同动脉,又称为"镜像动脉瘤")。动脉瘤随着年龄的增长,破裂机会增加,高峰年龄为 35~65 岁。动脉瘤的大小与破裂有关,直径 10cm 以上者极易破裂;不规则或呈多囊状,位于穹窿处的动脉瘤易破裂。炎症动脉瘤是由动脉炎或颅内炎症引起的血管壁病变。AVM 是一种先天发育异常的动静脉瘘,小的可仅数毫米;有的则随时间而长成一大堆迂曲、扩张的血管,动静脉分流量之大可使心排血量也增加。扩张、肥大的供血动脉从脑表面进入病损后,在皮质下分散为呈网状分布的薄壁血管,动脉血不经过正常的毛细血管网而直接输入引流静脉。动脉血的直接进入,使得这些管壁异常薄的血管增大、扩张,呈搏动性。AVM 可发生于脑和脊髓的任何部位,但以大脑额顶区较常见,呈楔形,基底位皮质,顶朝向脑室,大的足以覆盖整个大脑半球。由于血管畸形,管壁变薄,最后终于破裂而致 SAH 或脑内出血,常二者兼有之。脑动脉粥样硬化时,脑动脉中纤维组织替代了肌层,内弹力层变性断裂和胆固醇沉积于内膜,加上血液的冲击,渐扩张而形成动脉瘤,多呈梭形,常见于脑底部的较大动脉的主干。其他如肿瘤或转移癌直接侵蚀血管,引起血管壁病变,最终导致破裂出血。

动脉瘤出血常限于蛛网膜下腔,不造成局灶性脑损害,神经系统检查很少发现局灶体征,但大脑中动脉动脉瘤、AVM 破裂常见局灶性异常。

SAH 能引起一系列病理生理改变:①血液流入蛛网膜下腔刺激痛觉敏感结构引起头痛,颅内容积增加使颅内压(ICP)增高可加剧头痛,导致玻璃体下视网膜出血,甚至发生脑疝;②颅底或脑室内血液凝固使 CSF 回流受阻,30%~70% 的患者早期出现急性阻塞性脑积水,血红蛋白及含铁血黄素沉积于蛛网膜颗粒也可导致 CSF 回流受阻,出现交通性脑积水和脑室扩张;③蛛网膜下腔血细胞崩解释放各种炎症物质引起化学性脑膜炎,CSF 增多使 ICP 增高;④血液及分解产物直接刺激引起下丘脑功能紊乱,如发热、血糖升高、急性心肌缺血和心律失常等;⑤血液释放的血管活性物质如 5-HT、TXA_2 和组织胺等可刺激血管和脑膜,引起血管痉挛,严重者致脑梗死;⑥ICP 达到系统灌注压时脑血流急剧下降,血管瘤破裂伴发的冲击作用可能是约 50% 的患者发病时出现意识丧失的原因。

【诊断】

一、先兆和诱发因素

SAH 有 1/3 在发病前出现先兆征象或警告信号。常见者为全头痛、局限性头痛、嗜睡、眼球运动障碍、三叉神经分布区疼痛及项背部疼痛等。颈内动脉及大脑中动脉的动脉瘤在破裂之前可因血管痉挛、局部梗塞、小量出血及刺激压迫而引起对侧轻偏瘫、感觉异常及或失语;大脑前动脉瘤可引起同侧动眼神经麻痹及皮质性一过性黑矇等。多数患者有诱因如突然用力、兴奋、激动、屏气、大便、饮酒等。

二、临床表现特点

1. 头痛 80%~90% 的患者最突出的症状是剧烈的劈裂样头痛,多数患者是在意识恢复清醒后才诉头痛的。患者常描述为"一生中经历的最严重头痛",新发生头痛最有临床意义。常伴颈项与背痛,面色苍白与全身冷汗。头痛为氧合血红蛋白在脑脊液中对血管、脑膜、脑组织、神经根的刺激引起。老年人因反应迟钝、疼痛阈高及脑沟裂宽,可无头痛。头痛持续时间一般在起病 1~2 周后,才逐渐减轻或消失。动脉瘤性 SAH 的头痛可持续数日不变,2 周后逐渐减轻,如头痛再次加重,常提示动脉瘤再次出血。局部头痛常可提示破裂动脉瘤的部位。但 AVM 破裂所致 SAH 头痛常不严重。

2. 恶心、呕吐 头痛常伴恶心与呕吐。多为喷射性、反复性。系因脑膜刺激或颅内压增高引起,多于发病 6~12 小时后出现。

3. 意识障碍 48%~81% 的患者有不同程度的意识障碍,绝大多数起病时立即发生,持续数分钟至数小时,甚至数日。少数患者在 5~14 天发生意识障碍,可能系脑血管痉挛或再出血之故。年龄越大者意识障碍越多见。部分患者有头昏和眩晕表现。

4. 精神障碍 一般认为系大脑前动脉或前交通动脉瘤破裂出血引起的主要表现,如定向障碍、谵妄、幻觉、妄想，或淡漠、嗜睡，畏光怕声、拒动、木僵、痴呆等。多数在2~3 周内恢复。

5. 癫痫发作 5%~10% 的患者在发病后短时间内出现全身性或部分性癫痫发作。出血部位多在幕上，是皮质神经元急性缺血而阵发放电的表现。癫痫发作可作为 SAH 的首发症状。

6. 脑膜刺激征 是血液刺激脑膜所致。通常于起病后数小时至 6 天内出现，持续 3~4 周。以颈项强直最常见，Kernig 征、Brudzinski 征均可呈阳性。而老年、衰弱患者或小量出血者，可无明显脑膜刺激征。

7. 眼底改变 血液堵塞视神经鞘的蛛网膜下腔使视网膜静脉回流受阻，即可引起视乳头水肿，又可因毛细血管胀裂而引起视网膜下出血与玻璃体膜下出血。眼底出血有时可侵入房水而致视力严重减退或永久性视力障碍。

8. 脑神经麻痹 脑神经受累的发生率为 59%~63%，其中以动眼神经麻痹最常见。动眼神经先从大脑后动脉与小脑上动脉之间穿过，与后交通动脉相伴前行，在后床突外进入中颅窝，进出海绵窦后经眶上裂入眼眶。它在颅底行程长，靠近大血管，可在多处受到动脉瘤压迫，如在大脑后动脉下受压，在海绵窦外侧壁与眶上裂受颈内动脉瘤压迫。因此，一侧动眼神经完全性或不完全性麻痹，常表示该侧有颅内动脉瘤。另外，面神经、视、听神经、三叉与外展神经均可受累，但较少见。

9. 局限性脑损害征 偏瘫、偏身感觉障碍的原因主要是脑水肿、血液流入脑实质、血块压迫、脑血管痉挛。若有显著的偏瘫及严重的偏身感觉缺失则提示出血来自外侧裂中的大脑中动脉的动脉瘤；而双侧肢体轻瘫则提示出血部位靠近大脑前动脉与前交通动脉的连接处，出血扩展至两侧额叶。早期出现的偏瘫、偏身感觉障碍则可能由于脑水肿或出血进入脑实质而引起；而以后出现的偏瘫，常是由于脑血管痉挛所引起。偏瘫发生率为 7%~35%；锥体束征的发生率为 30%~52%；腹壁反射和膝反射减弱，可引出病理反射。少数有短暂性失语。

10. 血压升高 出现于出血当时，但 1~2 天后恢复正常，可有心律失常。体温升高一般不超过 39℃，发生率38.3%~78.4%，多于起病后 24~48 小时内，历时 1~2 周或以上，另外可有面部充血、多汗、鼻出血、失眠、便秘、腹痛和尿潴留等。这些可能是因出血侵及下丘脑或因血管痉挛使下丘脑缺血、自主神经及内脏功能障碍所致。

11. 动脉瘤的定位症状 ①颈内动脉海绵窦段动脉瘤：患者有前额和眼部疼痛、血管杂音、突眼及Ⅲ、Ⅳ、Ⅵ 和 Ⅴ₁脑神经损害所致的眼动障碍，其破裂可引起颈内动脉海绵窦瘘；②颈内动脉 - 后交通动脉瘤：患者出现动眼神经受压的表现，常提示后交通动脉瘤；③大脑中动脉瘤：患者出现偏瘫、失语和抽搐等症状，多提示动脉瘤位于大脑中动脉的第一分支处；④大脑前动脉 - 前交通动脉瘤：患者出现精神症状、单侧或双侧下肢瘫痪和意识障碍等症状，提示动脉瘤位于大脑前动脉或前交通动脉；⑤大脑后动脉瘤：患者出现同向偏盲、Weber 综合征和第 Ⅲ 脑神经麻痹的表现；⑥椎 - 基底动脉瘤：患者可出现枕部和面部疼痛、面肌痉挛、面瘫

及脑干受压等症状。

12. 血管畸形的定位症状 AVM 患者男性多见，多在10~40 岁发病，常见的症状包括痫性发作、轻偏瘫、失语或视野缺损等，具有定位意义。

13. 动脉瘤性 SAH 患者 Hunt-Hess 临床分级 0 级：未破裂动脉瘤。Ⅰ 级：无症状或轻微头痛。Ⅱ 级：中 - 重度头痛、脑膜刺激征、脑神经麻痹。Ⅲ 级：嗜睡、意识混沌、轻度局灶性神经体征。Ⅳ 级：昏迷、中或重度偏瘫、有早期去脑强直或自主神经功能紊乱。Ⅴ 级：昏迷、去大脑强直、濒死状态。

三、常见并发症

1. 脑血管痉挛 DSA 检查发现有近 2/3 的 SAH 患者发生脑血管痉挛（cerebrovascular spasm，CVS），约半数患者可以没有症状。血管痉挛常在动脉瘤破裂后 3~4 天内出现，7~10 天达到高峰，14~21 天逐渐缓解。脑大动脉痉挛的严重程度与神经功能缺损严重程度呈正相关，微小的脑血管痉挛患者不但会出现临床症状，甚至会进展为脑梗死。临床可根据以下几点来判断 CVS：①出现暂时性、波动性、局限性定位体征；②进行性意识障碍：患者由清醒转为嗜睡或昏迷，或由昏迷（早期 CVS，多在 2 天内恢复）→清醒→昏迷（再次 CVS）；③脑膜刺激征更明显；④病程中症状加重而腰穿无新鲜出血的迹象；⑤脑血管造影显示CVS 变细。DSA 是诊断 CVS 的"金标准"。经颅多普勒（TCD）诊断血管痉挛具有高灵敏度和阴性预测值，是理想的监测设备。

2. 迟发性脑缺血 迟发性脑缺血（delayed cerebral ischemia，DCI）通常被定义为一种局灶性神经功能缺损综合征，一直被认为是导致 aSAH 患者死亡和残疾的主要原因之一。DCI 的主要病因是血管痉挛，此外，微循环痉挛、微血栓、皮质扩散去极化及脑自主调节障碍等因素亦被认为与 DCI 的发生有关。DCI 可发生于近 1/3 的 SAH 患者，且好发于动脉瘤破裂后 3~14 天。TCD 对 DCI 较 DSA 具有更高的诊断灵敏度、特异度和阴性预测值，能更好地识别血管痉挛及预测 DCI。除 TCD 外，CTA、CTP 检查虽能更清晰准确地显示血管结构和低灌注区域，有助于明确 DCI 的诊断，但因需使用肾毒性对比剂、反复搬动转运患者等因素限制了其临床的应用。

3. 再出血 再出血（recurrence of hemorrhage）是 SAH 主要的急性并发症。常见于首次出血后 2 周内。用力排便、剧咳、精神紧张激动是再出血的常见诱因，而在再出血之前可多次出现头痛、躁动不安等先兆。临床特征为：在病情好转的情况下突然发生剧烈头痛、频繁呕吐、抽搐、意识障碍、瞳孔不等大，去脑强直与神经定位征，眼底出血，脑脊液有新鲜出血，CT 扫描出现新的高密度影像。20% 的动脉瘤患者病后 10~14 天可发生再出血；而 AVM 急性期再出血较少见。

4. 急性或亚急性脑积水（hydrocephalus） SAH时，由于血液进入脑室系统和蛛网膜下腔形成血凝块阻碍脑脊液循环通路，15%~20% 的患者于起病 1 周内发生急

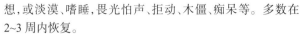

88

性脑积水(hydrocephalus)。轻者出现嗜睡、思维缓慢、短时记忆受损、上视受限、展神经麻痹、下肢腱反射亢进等体征,严重者可造成颅内高压,甚至脑疝。亚急性脑积水发生于起病数周后,表现为隐匿出现的痴呆、步态异常和尿失禁。

四、辅助检查

1. 神经影像学检查 首选 CT 检查,可检出 90% 以上的 SAH,显示大脑外侧裂池、前纵裂池、鞍上池、脑桥小脑脚池、环池和后纵裂池高密度出血征象,并可确定脑内出血或脑室出血,伴脑积水或脑梗死,对病情进行动态观察。在发病后 6 小时内,CT 诊断 SAH 的灵敏度为 100%,发病 6 小时后灵敏度为 85.7%。CT 增强可发现大多数 AVM 和大的动脉瘤。当 SAH 发病后数天 CT 检查的灵敏度降低时,MRI 可发挥较大作用。在 SAH 急性期,MRI 的灵敏度与 CT 相近,但在疾病亚急性期及慢性期,其诊断灵敏度优于 CT。对确诊 SAH 而 DSA 阴性的患者,MRI 用来检查其他引起 SAH 的原因。当颅内未发现出血原因时,应行脊柱 MRI 检查排除脊髓海绵状血管瘤或 AVM 等。CT 血管成像(CTA)和 MR 血管成像(MRA)主要用于有动脉瘤家族史或破裂先兆者的筛查,动脉瘤患者的随访,及 DSA 不能进行及时检查时的替代方法。MRA 对直径 3~15mm 动脉瘤检出率达 84%~100%。国际高水准的卒中中心 CTA 已逐步取代 DSA 成为诊断有无动脉瘤的首选方法。

2. DSA DSA 是动脉瘤和 bAVM 诊断的"金标准",是检出动脉瘤或 bAVM 的最好方法。条件具备、病情许可时应争取尽早行全脑 DSA 检查,以确定有无动脉瘤、出血原因、决定治疗方案和判断预后。有 20%~25% 的 aSAH 患者首次 DSA 阴性,1 周后复查 DSA 有 1%~2% 的上述患者可发现动脉瘤。高质量的旋转造影和三维重建 DSA (3D-DSA)对动脉瘤检出率高,同时有利于构建动脉瘤形态、显示瘤颈与邻近血管关系及指导治疗选择。对于血管内治疗术前评估、复杂动脉瘤以及 CTA 不能明确病因的 SAH 患者(典型的中脑周围性 aSAH 除外)均需要进行全脑 DSA 检查。若颅脑 CT 平扫显示弥漫性动脉瘤样出血,则需进一步完善 DSA,若首次 DSA 结果阴性,则需延期复查,有 14% 的患者可检出小动脉瘤。

首次 CTA 或 DSA 未发现动脉瘤或其他责任病灶时,可以在发病后 2~4 周复查血管影像学检查。

3. 脑脊液(CSF)检查 SAH 时,腰穿 CSF 呈均匀血性、压力增高是本病的特征,也是确诊 SAH 的主要方法。比头颅 CT 更可靠,CT 阳性者不必作腰穿可确诊,对于疑诊 SAH 但 CT 结果阴性的患者,需进一步行腰椎穿刺检查。无色透明的正常脑脊液可以帮助排除最近 2~3 周内发病的 SAH;均匀血性的脑脊液可支持 SAH 的诊断,但需注意排除穿刺过程中损伤出血的可能;脑脊液黄变是红细胞裂解生成的氧合血红蛋白及胆红素所致,脑脊液黄变提示陈旧性 SAH。需注意腰穿可诱发脑疝形成的风险,尤其是昏迷性

和伴有视乳头水肿患者,更应慎重。因脑脊液每 8 小时循环 1 次,发病 8 小时后做腰穿作为最早时间。最好在发病 12 小时后(CSF 开始黄变)进行,以便与穿刺误伤鉴别。腰穿误伤血管所致的血性 CSF,其颜色从第 1 管至第 3 管逐渐变淡。最初 CSF 红细胞与白细胞数比例与外周血相同(700:1),但几天后血液引起无菌性化学性脑膜炎导致 CSF 淋巴细胞增多,48 小时内白细胞可达数千,出血后 4~8 天 CSF 糖降低。

4. 心电图检查 SAH 后常常合并心肌损伤,异常心电(如 P 波高尖、QT 间期延长和 T 波增高等)常提示 SAH 患者合并心肌损伤。与单纯 SAH 患者相比,SAH 伴神经源性肺水肿患者发生心电图异常改变的可能性更大,心电图异常改变在某种程度上可预测 SAH 患者 24 小时内神经源性肺水肿的进展。

5. 外周血象 在发病初期因血性脑膜刺激反应,不仅可使体温升高,同时也使白细胞计数相应升高,可达(20~30)× 10^9/L,多伴有核左移。如不做腰穿,甚至误诊为脑膜炎。

6. 血液检查 应完善血糖、凝血功能、肝功能、血气分析、心肌酶谱、肌钙蛋白等检查。凝血功能和肝功能等检查有助于寻找其他出血原因。有研究提示肌钙蛋白升高、脑利钠肽升高均与 SAH 后 DCI 预后不良及死亡相关,应重视检测上述指标。

7. TCD 可作为非侵入性技术监测 SAH 后 CVS/DCI 情况。

五、病情评估和临床分级

SAH 患者目前常用的临床分级评分量表包括 Hunt-Hess 量表(表 88-8)、改良 Fisher 量表(表 88-9)、格拉斯哥昏迷量表(Glasgow Coma Scale,GCS)等。上述量表各有侧重,推荐急诊诊疗时采用至少一种以上量表对患者进行评分并记录。此外,下列量表常用于预测 SAH 患者的预后:格拉斯哥预后量表(Glasgow Outcome Scale,GOS;表 88-10)、aSAH 入院患者预后(Prognosis on Admission of Aneurysmal Subarachnoid Hemorrhage,PAASH)量表。SAH 评分有助于评估预后及采取不同的治疗手段。Hunt-Hess 量表简单方便,临床常用于选择手术时参考。在预后评估方面,PAASH 量表比 WFNS 量表的效能更好。这两种蜘蛛网膜下腔出血量表分级标准及其转归的关系见表 88-11。

表 88-8 Hunt-Hess 量表

分数 / 分	临床表现
1	无症状,或轻度头痛,轻度颈项强直
2	中等至重度头痛,颈项强直或脑神经麻痹
3	嗜睡或混乱,轻度局灶神经功能损害
4	昏迷,中等至重度偏瘫
5	深昏迷,去脑强直,濒死状态

注:对于严重的全身性疾病(例如高血压肾病、糖尿病、严重动脉硬化、慢性阻塞性肺病)或血管造影发现严重血管痉挛者,评分加 1 分。

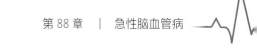

表 88-9 改良 Fisher 量表

分数 /分	CT 表现	血管痉挛风险 /%
0	未见出血或仅脑室内出血或实质内出血	3
1	仅见基底池出血	14
2	仅见周边脑池或侧裂池出血	38
3	广泛蛛网膜下腔出血伴脑实质出血	57
4	基底池和周边脑池、侧裂池较厚积血	57

表 88-10 格拉斯哥预后量表

评分 /分	标准
1	死亡
2	植物生存(仅有最小反应,如随着睡眠 / 清醒周期、眼睛能睁开)
3	重度残疾(清醒、残疾,日常生活需要照料)
4	轻度残疾(残疾但可独立生活;能在保护下工作)
5	恢复良好(恢复正常生活,尽管有轻度缺陷)

表 88-11 两种蛛网膜下腔出血量表分级标准及其转归的关系

量表	分级	标准	预后不良患者所占比例 /%	预后不良的 OR 值
WFNS	I	GCS 15 分	14.8	—
	II	GCS 13~14 分,无局灶性神经系统缺损症状及体征	29.4	2.3
	III	GCS 13~14 分,伴局灶性神经系统缺损症状及体征	52.6	6.1
	IV	GCS 7~12 分	58.3	7.7
	V	GCS 3~6 分	92.7	69.0
PAASH	I	GCS 15 分	14.8	—
	II	GCS 11~14 分	41.3	3.9
	III	GCS 8~10 分	74.4	16.0
	IV	GCS 4~7 分	84.7	30.0
	V	GCS 3 分	93.9	84.0

六、诊断注意事项

SAH 患者就诊后,应全面采集病史,了解有无 SAH 危险因素(如吸烟、酗酒等)、药物滥用史(年轻患者应予毒物筛查)、可能影响预后的相关因素如年龄、既往高血压史、就诊时间、入院时血压等,并完善体格检查。

SAH 的临床特点包括突发头痛,伴恶心、呕吐、意识障碍、癫痫、脑膜刺激征阳性及头颅 CT 提示蛛网膜下腔高密度影。若症状不典型、头颅 CT 阴性,仍疑诊 SAH,则应尽早行腰椎穿刺检查,均匀血性脑脊液亦可确诊 SAH。若 CT 扫描发现纵裂或横窦区域有高密度影,应注意与颅内静脉窦血栓形成进行鉴别。

研究表明,12% 的症状不典型 SAH 患者(神经功能缺损不明显,Hunt-Hess I~II 级)首次就诊时易被临床医生误诊,其病后 12 个月病死率增加近 4 倍。其中最常见的误诊原因是未能及时接受头颅 CT 平扫、腰椎穿刺检查。因此,若临床上怀疑 SAH 时,应及时完善头颅 CT 平扫检查,必要时结合腰椎穿刺进行诊断分析,避免误诊或漏诊。

临床上还应注意与脑膜炎、偏头痛、硬膜外血肿与硬膜下血肿、脑肿瘤、脑内出血等疾病鉴别。此外,某些老年患者,头痛、呕吐均不明显,而以突然出现的精神障碍为主要症状,应特别注意。

自发性 SAH 诊疗流程见图 88-9。

【治疗】

急性期治疗目的是防治再出血,降低颅内压,防治继发性脑血管痉挛,减少并发症,寻找出血病因,治疗原发病和预防复发。SAH 应急诊收入院诊治,并尽早查明病因,决定是否外科治疗。SAH 患者 Hunt-Hess 分级 ≤ III 级时,多早期行手术夹闭动脉瘤或者介入栓塞治疗。

一、SAH 的监测和一般处理

SAH 患者可出现呼吸、体温、血压和血糖异常、心电改变、电解质紊乱及其他影响预后的并发症,因此,对患者密切的监测和及时的治疗是必要的。

1. SAH 的监测 ①监测呼吸,保持呼吸道通畅;②监测血压,保持在收缩压<160mmHg 和平均动脉压>90mmHg;③给予心电监护,采取积极的预防措施,保护心功能;④监测电解质,注意诊治低钠血症;⑤空腹血糖需控制在 10mmol/L 以下,同时应避免低血糖;⑥发热时予对症处理;⑦连续脑电监测有助于预测 DCI 发生。

2. 一般治疗 SAH 必须绝对卧床休息 4~6 周,避免搬动和过早离床,床头抬高 15~20°,病房保持安静、舒适和暗光。避免引起血压及颅内压增高的诱因,如用力排便、咳嗽、喷嚏、情绪激动、疼痛及恐惧等,出现上述情况可针对性应用通便(可用开塞露、液状石蜡或便塞通等药物)、镇咳、

88

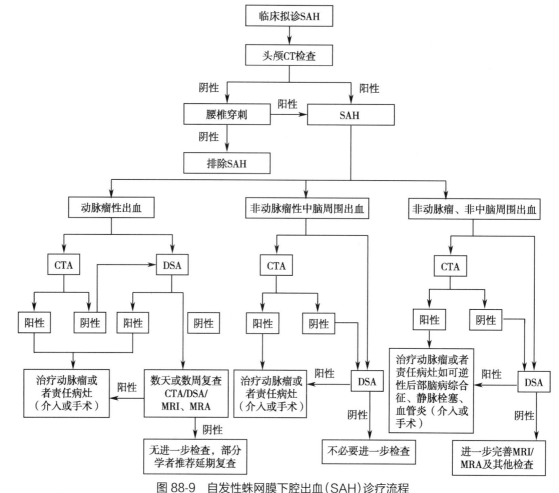

图 88-9　自发性蛛网膜下腔出血(SAH)诊疗流程

注：CTA，CT 血管造影；DSA，数字减影血管造影；MRA，磁共振血管造影。

镇静、止痛药等，以免诱发动脉瘤再破裂。阿司匹林的抗血小板聚集作用可能触发再出血，应予禁用。昏迷者应留置导尿管。应用足量的止痛、安定和镇静剂，以保持患者安静休息。有抽搐发作者应及时给予抗痉药物。去除头痛病因后，对 SBP>180mmHg 或 MAP>120mmHg 患者，可在密切监测血压条件下使用短效降压药维持血压稳定在正常或发病前水平。常用尼卡地平、拉贝洛尔和艾司洛尔等降压药，具体用法详见"第 44 章高血压急症"。由于复发出血最多出现于发病的第 2~3 周，因此在起病的头 3 周内就更应强调绝对卧床，大小便及进食也不能起床。随着头痛等症状的减轻，且大多数患者无严重的肢体瘫痪，故患者常不听从安静卧床的劝告，有些家属也不易理解，甚至医务人员也可能疏忽，结果因过早起床活动或用力排便，精神紧张或情绪激动，引起病情加重或再出血，甚至死亡。这种惨痛教训在临床上是屡见不鲜的。

3. 防治颅内压增高　适当限制入水量、防治低钠血症、过度换气等有助于降低颅内压。临床上常用 20% 甘露醇液、呋塞米和白蛋白等脱水降颅内压治疗，详见"第 43 章颅高压危象"。颅内高压征象明显并有脑疝形成趋势者，可行脑室引流。

4. 维持水、电解质平衡　一方面，尿排钠增多常引起

aSAH 患者的低钠血症，还可因渗透性利尿降低血容量而导致症状性脑血管痉挛(symptomatic cerebral vasospasm，SCV)、加重脑水肿、升高颅内压、增加癫痫发作和神经损害；另一方面，由于 aSAH 患者常需要高渗液体治疗来控制颅内压，且有研究表明高钠血症的 aSAH 患者预后比低钠血症的更差，所以应积极治疗低钠血症和高钠血症。

二、手术治疗

1. 手术时机　国际蛛网膜下腔出血动脉瘤试验(ISAT)研究发现：SAH 发病 10 天内进行治疗(栓塞或夹闭)的患者，其 DCI 发生率和临床结局均优于≥11 天开始治疗者。不管选择哪种动脉瘤治疗方式，对有条件在 5~10 天内治疗的 aSAH 患者，均不建议推迟治疗时间。另外，破裂 bAVM 再出血风险以及致残率和病死率较高，也应早期积极治疗。

2. 动脉瘤治疗方式　动脉瘤治疗的目标包括尽可能完全阻断瘤内血流、防止动脉瘤复发及减少并发症以改善预后。

(1)血管内治疗：动脉瘤血管内治疗主要包括两类：其中一类为动脉瘤栓塞术，即通过在动脉瘤内释放弹簧圈致局部血栓形成从而将动脉瘤与循环阻隔，该类治疗手段主要包括单纯弹簧圈动脉瘤栓塞术、支架辅助弹簧圈动脉瘤栓塞术、球囊辅助弹簧圈动脉瘤栓塞术等；另一类为血流导

向装置（flow diverter，FD）置入术，即通过置入覆膜或密网孔的血流导向装置，使动脉瘤的瘤体内血液淤滞，形成血栓而使动脉瘤闭塞。

（2）外科手术夹闭治疗：动脉瘤夹闭术是指通过外科手术的方式，充分暴露经影像检查明确位置的破裂动脉瘤，使用夹持装置夹闭瘤颈，从而达到阻断瘤内血流的目的。

（3）治疗方式的选择：动脉瘤夹闭或血管内治疗是预防 SAH 再出血最有效的治疗方法。应尽可能完全闭塞动脉瘤。临床医生在为具体患者制定个性化的最佳治疗方案时，需综合考虑各治疗方式的特点、患者年龄、一般情况、动脉瘤特点（位置、形态以及载瘤血管弯曲度和邻近的重要分支等）及治疗机构等因素。倾向于栓塞术的因素：年龄>70岁、不存在有占位效应的血肿、动脉瘤相关因素（后循环动脉瘤、窄颈动脉瘤、单叶形动脉瘤）；倾向于推荐夹闭术的因素：年龄较轻、合并有占位效应的血肿、动脉瘤相关因素（大脑中动脉及胼周动脉瘤、瘤颈宽、动脉瘤体直接发出血管分支、动脉瘤和血管形态不适于血管内弹簧圈栓塞术）。推荐首选栓塞治疗以改善患者长期功能预后。

3. 脑动静脉畸形的治疗方式 未破裂 bAVM 是否需要治疗仍存争议。bAVM 破裂可引起 SAH、脑室内出血、脑实质出血。破裂 bAVM 再出血致残率和致死率较高，应给予积极治疗，干预性治疗效果优于保守及内科治疗。治疗的首要目标是完全消除畸形血管团。对 bAVM 目前有 3 种主要的治疗方式，3 种方式各有特点，临床医生应当结合患者具体病情，选择合适的治疗策略。①外科切除术：外科切除术可以完全消除畸形血管、立即消除出血风险并避免复发，其缺点在于创伤大、康复时间长且可引起神经功能缺损。②立体定向放射治疗（stereotactic radiosurgery，SRS）：SRS 主要是利用立体定向技术，对颅内靶点精确定位，将单次大剂量射线集中照射于靶组织，使之产生局灶性坏死，从而达到类似手术的效果。其治疗机制是促使血管内皮细胞增殖，血管壁进行性向心性增厚，最终造成管腔闭塞。单独采用 SRS 再出血风险大。此外，对辐射引起的不良反应也应加以考虑。③血管内治疗：血管内治疗策略包括：术前栓塞、完全性栓塞、SRS 治疗前栓塞、靶向栓塞和姑息性栓塞。

三、预防再出血的药物和其他治疗

1. 针对病因治疗是预防再出血的根本措施。
2. 卧床休息有助于减少再出血。
3. 调控血压。防止血压过高导致再出血，同时注意维持脑灌注压。
4. 预防再出血的药物治疗。SAH 不同于脑内出血，出血部位没有脑组织的压迫止血作用，可适当应用止血药物如 6- 氨基己酸、氨甲苯酸等抗纤溶药物，抗纤溶药物可抑制纤溶酶形成，推迟血块溶解和防止再出血。对于需要推迟闭塞的动脉瘤，再出血风险较大且没有禁忌证的患者，短期内（<72 小时）使用氨甲环酸或氨基己酸以降低动脉瘤的再出血是合理的。对于不明原因的 SAH、不愿意手术的患者使用氨甲环酸或氨基己酸等止血药是合理的，但要谨防深静脉血栓形成。常用的有：①6- 氨基己酸（EACA）：4~6g

加入生理盐水 100ml 中静脉滴注，15~30 分钟内滴完，再以1g/h 持续静脉滴注 12~24 小时，一日量不超过 20g。②氨甲苯酸（PAMBA）：0.1~0.2g 加入 5% 葡萄糖或生理盐水中静脉滴注，2~3 次 /d。对高龄患者，脑动脉硬化明显，或既往有过脑梗死、糖尿病或其他可致缺血性脑血管病危险因素者应慎用，或减半量使用。在用药过程中应密切观察，如有脑梗死征象应及时停药。

四、并发症及处理

1. 脑血管痉挛和迟发性脑缺血的处理 早期使用尼莫地平能有效减少 SAH 引发的不良结局，改善患者预后。尼莫地平口服 40~60mg/ 次，4~6 次 /d，连用 21 天；或用尼莫地平，按 0.5~1.0mg/h 的速度持续静脉滴注（通常用微泵控制滴速），7~14 天为一疗程。应在破裂动脉瘤的早期管理阶段即开始防治 CVS/DCI，维持体液平衡和正常循环血容量，避免低血容量，以预防迟发性脑缺血。在出现迟发性脑缺血时，推荐升高血压治疗。不建议容量扩张和球囊血管成形术来预防 CVS 的发生。症状性 CVS 的可行治疗方法是脑血管成形术和 / 或选择性动脉内血管扩张器治疗。

2. 脑积水的治疗 SAH 急性期合并症状性脑积水应进行脑脊液分流术治疗。对 SAH 合并慢性症状性脑积水患者，应行永久的脑脊液分流术。

3. 癫痫的防治 对有明确癫痫发作的患者必须给予药物治疗，但不主张预防性使用抗癫痫药物。不推荐对患者长期用抗惊厥药，但若患者有以下危险因素，如癫痫发作史、脑实质血肿、脑梗死或大脑中动脉瘤，可考虑应用。

4. 放脑脊液疗法 用于 SAH 后脑室积血扩张或形成铸型出现急性脑积水、经内科保守治疗症状加剧、伴有意识障碍，或老年患者伴有严重心、肺、肾等器官功能障碍而不能耐受开颅手术者。每次释放脑脊液 10~20ml，每周 2 次，可以促进血液吸收，缓解头痛，减少 CVS。但应警惕脑疝、颅内感染和再出血的危险，应严格掌握适应证。腰穿放液时应注意：①颅内压很高时，确需腰穿，可在穿刺前先进行20% 甘露醇 250ml 静脉注射，放液量应更少（≤5ml）。对颅压很高有脑疝危险者不能作腰穿。②操作要轻柔，勿使患者过度弯曲身体，动作快捷，争取极短时间内完成。③放 CSF 速度宜慢，小心缓慢取出针芯或不完全取出，让脑脊液缓慢滴出，防止放液过多及过快导致脑疝。腰穿时切忌测量压力，以免诱发脑疝。亦可用生理盐水置换脑脊液，即先放出 CSF 5~10ml，然后注 5~10ml 生理盐水。认为可避免红细胞分解产物长期在 CSF 中引起脑积水，防止分解产物所致的 CVS。

（张文武）

参 考 文 献

中华医学会神经病学分会, 中华医学会神经病学分会脑血管病学组. 中国蛛网膜下腔出血诊治指南 (2019)[J]. 中华神经科杂志, 2019, 52 (12): 1006-1021.

第5节 颅内静脉系统血栓形成

颅内静脉系统血栓形成(cerebral venous thrombosis, CVT)是指由于多种病因引起的脑静脉窦或脑静脉血栓形成,以静脉血液回流受阻、常伴有脑脊液循环障碍、颅内高压为特征的特殊类型脑血管病,仅占急性脑血管病的0.5%~1%。但随着对本病的认识加深和诊断技术的提高,本病并不少见,尤其在口服避孕药和围产期女性中更应值得重视。其共同的常见临床表现包括高颅压症状、卒中症状以及脑病样症状。若不警惕,易致漏诊、误诊、误治。

【病因与发病机制】

CVT 与脑动脉闭塞性疾病不同,发病年龄通常较小,一般无高血压、糖尿病、心脏病或高脂血症等脑血管病传统危险因素,但约85%以上的 CVT 患者存在一种或多种导致血液高凝状态的危险因素,如:各种遗传性或继发性血栓形成倾向(Ⅴ 因子 Leiden 突变、凝血酶 G20210A 突变、蛋白 C、蛋白 S 或抗凝血酶Ⅲ缺陷等)、妊娠、产后(包括人工流产后)或口服避孕药物、肥胖、各种其他相关药物(如激素替代治疗、肿瘤化学治疗药物、止血药等)、各种急慢性感染、血液系统疾病、自身免疫性疾病、颅内外肿瘤或颅脑外伤等,部分患者原因不明。极少数与硬膜穿刺和外伤有关。

血栓性静脉窦闭塞使静脉回流受阻,静脉压升高,导致脑组织淤血、肿胀,引起脑细胞变性、坏死;脑脊液吸收降低,引起颅内压增高,脑皮质及皮质下出现点片状出血灶,部分患者发生出血性梗死,加重脑水肿和颅内压增高。感染引起者以海绵窦和横窦急性血栓形成多见,重者可发生脑膜炎和/或脑脓肿;非感染者以上矢状窦多见。

【诊断】

一、临床表现特点

CVT 的症状和体征主要取决于静脉(窦)血栓形成的部位、性质、范围、进展速度以及继发性脑损害的程度等因素,临床表现各异,并无特异性。主要由两方面因素决定:静脉系统引流障碍引起的高颅压症状、静脉缺血/梗死或出血所致的局灶性脑损害。1/3 至 1/2 的患者亚急性起病,数天内症状进展;约 1/3 急性起病,慢性起病稍少。其共同的常见临床表现包括高颅压症状、卒中症状以及脑病样症状。脑病样症状虽少见,但最为严重,临床表现有癫痫、精神异常、意识混乱,甚至昏迷等。因此,临床上对急性或反复发作的头痛、视物模糊、视乳头水肿、一侧肢体的无力和感觉障碍、失语、偏盲、痫性发作、孤立性颅内压增高综合征,以及不同程度的意识障碍或认知障碍者,均应考虑 CVT 的可能,并行进一步检查。不同部位 CVT 特点如下。

1. **上矢状窦血栓形成(superior sagittal sinus thrombosis)** 上矢状窦是非感染性静脉窦血栓形成最常见的部位。最常见于脱水和衰弱的婴儿,也见于创伤、肿瘤、口服避孕药、妊娠、血液病和免疫系统疾病等。有时原因不明。感染性上矢状窦血栓少见。头痛、视乳头水肿等高颅压症状明显,也可见癫痫发作、双侧运动障碍,尤其是皮质静脉也受累时。累及上矢状窦后 1/3 时,易出现意识障碍。体检时可发现头皮水肿和头皮静脉扩张,尤其易见于婴幼儿。有时无局灶体征,颅内高压为唯一的症状。老年患者症状轻微,仅有头痛、头晕等。

2. **海绵窦血栓形成(cavernous sinus thrombosis)** 多见于眶部、鼻窦及上面部化脓性感染或全身性感染,非感染性海绵窦血栓罕见。多从一侧急骤起病,迅速扩散至对侧,出现脓毒血症、发热等全身中毒症状,眼球疼痛和眼眶部压痛。主要表现为脑神经受损和眼静脉回流受阻征象。多有Ⅲ、Ⅳ、Ⅵ、V_1、V_2 脑神经受损,出现眼睑下垂、眼球活动受限或固定、复视、瞳孔扩大、对光反射与角膜反射消失等。眼静脉回流受阻可出现眼睑、眶周、球结膜水肿和眼球突出等。可并发脑膜炎或脑脓肿,若垂体受累发生脓肿或坏死,可致水盐代谢紊乱。若累及脑深静脉,出现昏迷则预后不良。

3. **侧窦血栓形成(lateral sinus thrombosis)** 包括横窦(transverse portion of lateral sinus)和乙状窦(sigmoid portion of lateral sinus)血栓形成,常由化脓性乳突炎或中耳炎引起。主要的表现包括:①化脓性中耳炎的感染和中毒症状。②脑神经受累症状:高颅压或局部感染扩散到局部的岩骨致第Ⅵ对脑神经麻痹,可出现复视;第Ⅸ、Ⅹ、Ⅺ脑神经可因扩张的颈静脉压迫,而出现颈静脉孔综合征(吞咽困难、饮水呛咳、声音嘶哑及同侧胸锁乳头肌和斜方肌无力)。③高颅压症状。

4. **直窦血栓形成(straight sinus thrombosis)** 单独发生少见,多与海绵窦、上矢状窦、横窦和乙状窦血栓同时发生,病情较重。可因急剧的高颅压出现昏迷、抽搐和去大脑强直。如累及大脑大静脉,会造成明显的脑静脉回流障碍,脑内可发生大量出血甚至破入脑室。

5. **单纯皮质静脉血栓形成** 主要表现为运动和感觉障碍、癫痫发作、失语等。在无心源性栓塞和动脉栓子来源情况下,如出现一侧半球的多灶出血性梗死,应考虑到皮质静脉血栓形成。

6. **大脑大静脉血栓形成(Galen vein thrombosis)** 大脑深静脉引流脑深部的白质、基底核和间脑的静脉,大脑大静脉(Galen 静脉)接受大脑深静脉回流。Galen 静脉血栓形成常见于产褥期、脱水和血液病等非感染性疾病,多因静脉窦血栓形成所致,累及间脑和基底核等脑深部结构。早期可有高颅压、精神症状,病情严重时出现昏迷、高热、癫痫发作、去大脑强直等。

二、辅助检查

1. 头颅 CT/CT 静脉成像(CTV)

(1)CT 平扫:CVT 在 CT 平扫时的直接征象包括:与

静脉窦位置一致的高密度"条索征"（cord sign），上矢状窦血栓在冠状位图像上表现为高密度"三角征"（delta sign）。单纯皮质静脉血栓形成患者，CT扫描直接征象为位于脑表面的条索状或三角形密度增高影。后颅窝静脉窦血栓形成时，可发现位于静脉窦（横窦、乙状窦或直窦）走行部位条带状高密度血栓影。间接征象包括：弥漫的脑组织肿胀（脑回肿胀、脑沟变浅和脑室受压）、静脉性梗死和脑出血。20%~30%的CVT患者头颅CT平扫无异常发现。

（2）CT增强扫描：CT增强扫描能显示静脉窦血栓时，管腔内对比剂充盈缺损。冠状位图像上，上矢状窦血栓可在CT增强呈典型的"空三角征"（empty triangle sign），即腔内血栓因不能被对比剂充盈而表现为缺损，周围的硬脑膜被对比剂强化而表现为高密度。与CT平扫图像显示的"条索征"或"三角征"比较，这些管腔充盈缺损则更进一步明确CVT。皮质静脉血栓在CT增强时呈充盈缺损或不显影，同时周围可有扩张的引流静脉。

（3）CTV：CTV具有良好的空间分辨力，且无血流相关伪影，具有较高的灵敏度和特异度，可同时显示静脉窦闭塞和窦内血栓。CT结合CTV对静脉窦血栓能作出确定诊断，可作为CVT疑似患者的重要影像学检查方法，其灵敏度可达75%~100%，特异度可达81%~100%。

2. 头颅MRI/磁共振静脉成像（MRV） 有多种成像系列可直接显示颅内静脉和静脉窦血栓和各种继发性脑实质损害，诊断CVT的灵敏度和特异度均较高，且无X线辐射，对比剂安全性好，是诊断CVT的主要影像学方法。

（1）MRI常规序列：MRI常规序列可直接显示静脉腔内血栓和CVT相关脑损害，但由于发病时间不同，血栓信号表现多样。相关脑损害包括血管源性和细胞毒性脑水肿、静脉性梗死、脑出血和蛛网膜下腔出血等。T_1增强扫描能显示CVT时管腔内对比剂充盈缺损，类似CT增强扫描的"空三角征"的直接征象，也可显示回流静脉扩张迂曲的间接征象。

（2）MRV：MRV是诊断CVT最常用的影像学手段。可发现相应的静脉窦闭塞、静脉显影不良、侧支静脉扩张、板障静脉和头皮静脉显像等征象。与时间飞跃MRV和相位对比磁共振静脉成像相比，对比增强MRV由于消除了血管内湍流，使颅内静脉和静脉窦显像更为清晰。大多数情况下，MRI/MRV可对CVT进行准确诊断，且无X线辐射，被认为是诊断和随访CVT的最佳手段。

（3）MRI新成像系列：弥散加权成像（DWI）可用于鉴别静脉性梗死和血管源性水肿，也可用于观察静脉腔内血栓。磁敏感加权成像（susceptibility weighted imaging，SWI）或T_2^*WI对急性期静脉窦和皮质静脉血栓形成的诊断灵敏度较高。T_1加权三维可变翻转角快速自旋回波（three dimensional T_1 weighted sampling perfection with application optimized contrast using different angle evolutions）可确切显示CVT患者静脉窦或皮质静脉腔内血栓，诊断亚急性期CVT的灵敏度和特异度分别达97%和99%~100%，是诊断CVT的高效手段。增强三维预磁化快速梯度回波（contrast enhanced three dimensional magnetization prepared rapid gradient echo）能清晰显示脑静脉窦和皮质静脉及其邻近脑组织，诊断急性或亚急性脑静脉窦血栓的灵敏度和特异度分别达83%和99%，还可用于鉴别CVT和非血栓性的静脉窦狭窄（如蛛网膜颗粒和静脉隔膜）。

3. DSA检查 既往把DSA检查结果作为诊断CVT的"金标准"。但由于CT和MRI及其血管成像技术的不断提高和广泛应用，现在较少依赖有创性的DSA来确诊CVT，一般在其他检查不能确定诊断或决定同时施行血管内介入治疗时，可行该项检查。

4. 其他辅助检查

（1）血常规：感染性因素导致的CVT可有外周血白细胞增多的表现。血液系统疾病相关因素的CVT可有血液相关指标的异常，如红细胞或血小板增多症等。

（2）D-二聚体：D-二聚体升高可作为CVT辅助诊断的重要指标之一，且对鉴别血栓与非血栓性局部静脉窦狭窄也有帮助。然而，以孤立性头痛为临床表现或病程较长的CVT患者，D-二聚体水平可能不增高。

（3）其他相关血液学检查：如同时发现有血栓形成倾向的易患因素，如V因子Leiden突变、凝血酶G20210A突变、蛋白C、蛋白S或抗凝血酶Ⅲ缺陷、慢性炎性病变、血液系统疾病、肾病综合征及各种自身免疫性疾病、结缔组织病、癌肿或长期口服避孕药物等，有助于CVT的诊断，但仍有约20%的CVT病因不明。

（4）腰椎穿刺脑脊液检查：CVT患者脑脊液压力大多增高，感染性因素导致的CVT可伴有不同程度的细胞数和蛋白水平增高。此外，腰椎穿刺检查可明确是否存在颅内高压。

三、诊断注意事项

CVT诊断主要根据典型的病史、高颅压症状，以及等影像特征。DSA颅内静脉血管造影可明确诊断。保持对CVT的警惕性，有助于其早期诊断，减少误诊误治。CVT需与良性高颅压、颅内感染、颅内肿瘤以及脑出血等鉴别。

【治疗】

CVT的治疗包括抗血栓治疗、症状治疗和病因治疗三个方面。

一、抗血栓治疗

1. 抗凝治疗 是CVT最重要的治疗手段，不仅能防止血栓扩展，促进血栓溶解，也不增加CVT患者颅内、外的出血风险。对于无抗凝禁忌的CVT患者，应尽早接受抗凝治疗，即使有小量颅内出血或产后1个月也可酌情使用，可明显降低病死率和改善患者的预后。早期用低分子量肝素，成人常用剂量为0.4~0.6ml，2次/d皮下注射；或使用普通肝素治疗，应使部分凝血活酶时间延长至少1倍。疗程可持续1~4周。远期治疗可口服抗凝药华法林，使INR在2.0~3.0，闭塞静脉（窦）的再通作为停止口服抗凝治疗的依据尚未明确，因此，疗程因血栓形成倾向和复发风险大小而定。对于危险因素不明或轻度遗传性血栓形成倾向的 CVT,口服抗凝治疗应持续 6~12 个月;在有反复发生静脉窦血栓、深静脉血栓和严重的高凝易栓情况下,需终身服用;而对于有可迅速控制危险因素的 CVT,如妊娠、口服激素类避孕药物,抗凝治疗可控制在 3 个月内。

新近研究证实,新型口服抗凝药达比加群的疗效和安全性与华法林类似,但比华法林使用方便,可以推荐使用。对头、面、颈部感染相关的 CVT,因为有增加颅内出血的风险,不主张抗凝治疗。对于妊娠期发生的 CVT,建议全孕期全程使用低分子量肝素抗凝治疗。

2. 血管内治疗 CVT 的血管内治疗主要包括:局部接触溶栓、球囊扩张、机械取栓和血管内支架植入等。CVT 血管内治疗的安全性和有效性尚未确定。但对经足量抗凝治疗无效且无颅内严重出血的重症患者,可在严密监护下慎重实施局部溶栓治疗。对于已有颅内出血或其他方法治疗无效的急性或亚急性 CVT 患者,在具备神经介入治疗条件的医院,经导管机械取栓或球囊扩张成形术可以作为可供选择的治疗方法。对慢性血栓导致的静脉窦狭窄和颅内高压患者,有条件的医院可严格选择病例,可考虑行狭窄部位静脉窦内支架植入术。血管内治疗后的如何抗栓治疗,目前也缺乏一致建议的方案。因此,目前对 CVT 的血管内治疗,总体持慎重态度。

3. 溶栓治疗 可应用尿激酶、rt-PA 静脉溶栓,但与脑动脉系统血栓栓塞性疾病不同,目前尚缺乏支持全身静脉溶栓治疗 CVT 的证据。

二、对症处理

主要包括高颅压处理和癫痫发作处理等。①高颅压处理:抗凝和其他血管再通治疗,对静脉回流的改善可有效降低颅内压。对明显的颅内高压者,可用脱水降颅压治疗;但应防止过度脱水导致血液浓缩等因素加重 CVT 病情。对严重颅内高压或出现早期脑疝者,应该紧急处理,必要时可行去骨瓣手术减压或脑脊液分流治疗。对伴有进展性视力下降的颅内高压者,可行视神经鞘减压术以挽救视力。②癫痫发作处理:CVT 伴有痫性发作可加重脑损害,并与死亡相关。一旦发作,应启用抗癫痫药,急性期过后可逐渐减量,一般不需要长期抗癫痫治疗。

三、病因治疗

是 CVT 的根本治疗之一。必须积极寻找引起 CVT 的可能病因,主要包括感染性和非感染性因素,但部分患者病因不明。如为感染性因素导致的 CVT,应尽早、足量使用敏感抗生素治疗。对于非感染性血栓,应在治疗原发疾病的基础上,积极纠正脱水、降低血液高凝状态、改善局部血液循环。对由于遗传缺陷所致的血栓前状态,包括凝血因子 V 基因 Leiden 突变、蛋白 C 和蛋白 S 缺陷相关的 CVT,主要采用抗凝治疗。避孕药物相关的 CVT 患者,应尽快停用此类药物。自身免疫性疾病相关的 CVT 应积极治疗自身免疫病。

CVT 总体预后良好,50% 以上的患者能够痊愈,病死率约 10%,少数可复发。预后不良的因素有高龄、伴发颅内出血、癫痫发作、昏迷、精神障碍、脑深静脉血栓形成、后颅窝病灶、原发病灶加重或出现新发病灶、中枢神经系统感染或肿瘤等。

(张文武)

参 考 文 献

[1] 曾进胜,范玉华. 颅内静脉系统血栓形成的诊断和防治 [J]. 中华神经科杂志, 2020, 53 (6): 449-453.

[2] FERRO J M, AGUIAR DE SOUSA D. Cerebral venous thrombosis: An update [J]. Curr Neurol Neurosci Rep, 2019, 19 (10): 74.

第 89 章

癫痫与癫痫持续状态

癫痫(epilepsy)是多种原因导致的大脑神经元突然高度同步化异常放电所致的临床综合征。由于异常放电神经元的位置不同及异常放电波及的范围差异，导致患者的发作形式不一，可表现为感觉、运动、意识、精神、行为、自主神经功能障碍或兼有之，但其临床表现均具有发作性、短暂性、重复性和刻板性的特点：①发作性，即症状突然发生，持续一段时间后迅速恢复，间歇期正常；②短暂性，即发作持续时间非常短，通常为数秒钟或数分钟，除癫痫持续状态外，很少超过半小时；③重复性，即第一次发作后，经过不同间隔时间会有第二次或更多次发作；④刻板性，指每次发作的临床表现几乎一致。临床上每次发作或每种发作的过程称为痫性发作(seizure)，一个患者可有一种或数种形式的痫性发作。在癫痫发作中，一组具有相似症状和体征特性所组成的特定癫痫现象称为癫痫综合征(epileptic syndromes)。

癫痫持续状态(status epilepticus，SE)或称癫痫状态，传统定义是癫痫连续发作之间意识尚未完全恢复又频繁再发，或癫痫发作持续 30 分钟以上未自行停止。目前观点认为，如果患者出现全面强直 - 阵挛性发作(generalized tonic-clonic seizure，GTCS)持续 5 分钟以上即有可能发生神经元损伤，对于 GTCS 的患者若发作持续时间超过 5 分钟就该考虑 SE 的诊断，并按其紧急处理。任何类型的癫痫均可出现 SE，其中 GTCS 最常见，危害性也最大。

癫痫持续状态是内科常见急症，若不及时抢救可因高热、循环衰竭、电解质失调或神经元兴奋毒性损伤导致永久性脑损伤，致残率和病死率均很高。

【病因与发病机制】

一、病因

癫痫不是独立的疾病，而是一组疾病或综合征，其病因复杂多样，可分为三大类：①症状性癫痫(symptomatic epilepsy)，由各种明确的中枢神经系统结构性损伤或功能异常所致，如：颅脑外伤、脑血管病、脑肿瘤、中枢神经系统感染、遗传代谢障碍性疾病、药物或毒物等。也称为继发性癫痫。②特发性癫痫(idiopathic epilepsy)，病因不明，未发现脑部有足以引起癫痫发作的结构性损伤或功能异常，常在儿童及青春期发病，称为特发性或原发性癫痫，可能与遗传因素有关。③隐源性癫痫(cryptogenic epilepsy)，临床表现提示为症状性癫痫，但目前的检查手段不能发现明确的病因。其约占全部癫痫的 60%~70%。

癫痫的获得性病因有：①产前及围产期所造成的脑损伤，母亲在妊娠早期阶段患病毒性感染(如风疹、疱疹、埃可病毒)，接受放射线照射或接触有毒物质等均可引起胎儿发育异常及癫痫发作。产伤、新生儿窒息、新生儿颅内出血等也可能是日后癫痫的病因。②颅脑外伤，脑挫裂伤、颅内血肿、颅骨骨折等发生外伤性癫痫的概率比脑震荡高。癫痫发作可发生在外伤当时或外伤后数周 ~1 年，多数在外伤后 6~12 个月，也有长达数年者。③颅内占位病变，是晚发性癫痫的常见原因。大约 1/3 的颅内肿瘤引起癫痫发作，离大脑皮质越远的部位发生癫痫的机会越小，约 1/2 的大脑半球肿瘤有癫痫发作，而脑干肿瘤有癫痫发作者仅为 0.74%~15%。

其他颅内占位病变，如脑脓肿、慢性硬膜下血肿及慢性肉芽肿病变(如结核瘤、梅毒树胶肿等)也都可引起癫痫发作。④感染，中枢神经系统的细菌、病毒及寄生虫感染均可导致局灶或全身性癫痫发作。⑤脑血管病，是 50 岁以上癫痫患者除肿瘤以外的主要病因。约 12.5%~20% 的卒中患者伴发癫痫。脑动脉硬化、脑静脉血栓形成及脑动静脉畸形等引起大脑皮质缺血、出血的任何原因，也都能引起癫痫发作。⑥代谢障碍及中毒性脑病，低血糖、低血钙、低血钠、尿毒症、间歇性卟啉病、子痫、高血糖高渗状态、突然停服长期服用的巴比妥类等镇静安眠药、戒酒、慢性铅中毒、大剂量青霉素等均可导致癫痫发作。⑦脑缺氧，心肺功能障碍及其他原因引起的严重急性脑缺氧所致的昏迷，广泛的肌阵挛是常见的表现，也可发生全身强直 - 阵挛发作。⑧其他如中枢神经系统脱髓鞘性疾病、结缔组织病、老年痴呆等均可伴发癫痫。

据统计，有 60%~80% 癫痫初发年龄在 20 岁以前，各年龄段的病因各不相同，其分布见表 89-1。

表 89-1　各年龄组癫痫的常见原因

年龄段 / 岁	常见病因
0~2	围产期损伤、先天性疾病、代谢性障碍
2~12	急性感染、原发性癫痫、围产期损伤、发热惊厥
12~18	原发性癫痫、颅脑外伤、血管畸形、围产期损伤
18~35	颅脑外伤、脑肿瘤、原发性癫痫
35~65	脑肿瘤、颅脑外伤、脑血管疾病、代谢障碍(如尿毒症、肝性脑病、低血糖和电解质紊乱等)
>65	脑血管疾病、脑肿瘤、阿尔茨海默病伴发

89

癫痫持续状态最常见的原因是不恰当地停用抗癫痫药物（antiepileptic drugs，AEDs）或因急性脑病、脑卒中、脑炎、外伤、肿瘤和药物中毒等引起。不规范 AEDs 治疗、感染、精神因素、过度疲劳、孕产和饮酒等均可诱发。

二、发病机制

1. 痫性放电的起始　神经元异常放电是癫痫发病的电生理基础。致痫灶神经元的膜电位与正常神经元不同，在每次动作电位之后出现阵发性去极化漂移（paroxysmal depolarization shift，PDS），同时产生高幅高频的棘波放电。神经元异常放电可能由于各种病因导致离子通道蛋白和神经递质或调质异常，出现离子通道结构和功能改变，引起离子异常跨膜运动所致。

2. 痫性放电的传播　异常高频放电反复通过突触联系和强直后易化作用诱发周边及远处的神经元同步放电，从而引起异常电位的连续传播。异常放电局限于大脑皮质的某一区域时，表现为部分性发作；若异常放电在局部反馈回路中长期传导，表现为部分性发作持续状态；若异常放电不仅波及同侧半球同时扩散到对侧大脑半球，表现为继发性全面性发作；若异常放电广泛投射至双侧大脑皮质并使网状脊髓束受到抑制时则表现为全身强直-阵挛性发作。

3. 痫性放电的终止　可能机制是脑内各层结构的主动抑制作用，即癫痫发作时，癫痫灶内产生巨大突触后电位，后者激活负反馈机制，使细胞膜长时间处于过度去极化状态，从而抑制异常放电扩散，同时减少癫痫灶的传入性冲动，促使发作放电的终止。

癫痫的病因错综复杂，病理改变亦呈多样化，典型改变为海马硬化（hippocampal sclerosis，HS）。HS 既可以是癫痫反复发作的结果，又可能是癫痫反复发作的病因，与癫痫治疗成败密切相关。HS 肉眼观察表现为海马萎缩、坚硬；组织学表现为双侧 HS 病变多呈现不对称性，往往发现一侧有明显的 HS 表现，而另一侧海马仅有轻度的神经元脱失。苔藓纤维出芽（mossy fiber sprouting）是 HS 患者另一重要的病理表现。此外，HS 患者还可发现齿状回结构的异常。

【诊断】

一、癫痫发作的分类

癫痫发作分类是指根据癫痫发作时的临床表现和脑电图（EEG）特征进行分类，目前应用最广泛的是国际抗癫痫联盟（ILAE）1981 年癫痫发作分类（表 89-2）。2001 年 ILAE 又提出了新的癫痫发作分类（表 89-3），其目的是希望有助于了解癫痫分类学的新观点，并不要求立即用于临床，有待于在临床的使用中不断完善和修改。

表 89-2　1981 年 ILAE 癫痫发作分类

1. 部分性发作（癫痫发作起始于局部）
　1.1 单纯部分性发作（意识不丧失）
　　运动性发作：局灶性运动性、旋转性、Jackson、姿势性、发音性
　　感觉性发作：特殊感觉（嗅觉、视觉、味觉、听觉）
　　　　　　　　躯体感觉（痛、温、触、运动、位置觉）
　　　　　　　　眩晕
　　自主神经性发作（心慌、烦渴、排尿感等）
　　精神症状性发作：言语障碍、记忆障碍、认知障碍、情感变化、错觉、结构幻觉
　1.2 复杂部分性发作（有意识障碍）
　　单纯部分性发作后出现意识障碍：单纯部分性发作后出现意识障碍、自动症
　　开始即有意识障碍：仅有意识障碍、自动症
　1.3 部分性发作继发全身发作
　　单纯部分性发作继发全面性发作
　　复杂部分性发作继发全面性发作
　　单纯部分性发作继发复杂部分性发作再继发全面性发作

2. **全身性发作（双侧大脑半球同时受累）**
　2.1 失神发作
　　典型失神发作
　　不典型失神发作
　2.2 强直性发作
　2.3 阵挛性发作
　2.4 强直-阵挛性发作
　2.5 肌阵挛发作
　2.6 失张力发作

3. **不能分类的发作（资料不全或所描写的类型不能包括者）**

表 89-3　2001 年 ILAE 癫痫发作分类

1. 自限性发作	2. 持续性癫痫发作
1.1 全面性发作	2.1 全面性癫痫持续状态
强直 - 阵挛性发作	全面性强直 - 阵挛癫痫持续状态
强直性发作	全面性强直性癫痫持续状态
阵挛性发作	全面性阵挛性癫痫持续状态
典型失神	全面性肌阵挛性癫痫持续状态
不典型失神	失神性癫痫持续状态
肌阵挛性失神	2.2 部分性癫痫持续状态
肌阵挛性发作	Kojewnikow 部分性癫痫持续状态
眼睑肌阵挛	持续性先兆
肌阵挛猝倒发作	边缘系统性癫痫持续状态
负性肌阵挛	伴有轻偏瘫的偏侧抽搐状态
失张力发作	3. 反射性癫痫
痉挛(指婴儿痉挛)	3.1 视觉刺激诱发的反射性癫痫
全面性癫痫综合征中的反射性发作	闪光刺激诱发的反射性癫痫
1.2 部分性发作	其他视觉刺激诱发的反射性癫痫
部分性感觉发作	3.2 思考诱发的反射性癫痫
部分性运动发作	3.3 音乐诱发的反射性癫痫
部分性癫痫综合征中的反射动作	3.4 进食诱发的反射性癫痫
痴笑发作	3.5 躯体感觉诱发的反射性癫痫
偏侧阵挛发作	3.6 本体感觉诱发的反射性癫痫
部分性继发全面性发作	3.7 阅读诱发的反射性癫痫
	3.8 热水刺激诱发的反射性癫痫
	3.9 惊吓诱发的反射性癫痫

二、癫痫发作的临床表现特点

(一)全面性发作

最初的症状学和脑电图提示癫痫全面性发作(generalized seizures)起源于双侧脑部,多在发作初期就有意识丧失。包括以下类型。

1. 全面强直 - 阵挛发作(generalized tonic-clonic seizure,GTCS)　意识丧失、双侧强直后出现阵挛是此型发作的主要临床特征。可由部分性发作演变而来,也可一起病即表现为全面强直 - 阵挛发作。早期出现意识丧失、跌倒,随后的发作分为三期:①强直期,表现为全身骨骼肌持续性收缩。眼肌收缩出现眼睑上牵、眼球上翻或凝视;咀嚼肌收缩出现张口,随后猛烈闭合,可咬伤舌尖;喉肌和呼吸肌强直性收缩致患者尖叫一声,呼吸停止;颈部和躯干肌肉的强直性收缩致颈和躯干先屈曲,后反张;上肢由上举后旋转为内收旋前,下肢先屈曲后猛烈伸直,持续 10~20 秒钟后进入阵挛期。②阵挛期,肌肉交替性收缩与松弛,呈一张一弛交替性抽动,阵挛频率逐渐变慢,松弛时间逐渐延长,本期可持续 30~60 秒钟或更长。在一次剧烈阵挛后,发作

停止,进入发作后期。以上两期均可发生舌咬伤,并伴呼吸停止、血压升高、心率加快、瞳孔散大、光反射消失、唾液和其他分泌物增多;Babinski 征可为阳性。③发作后期,此期尚有短暂阵挛,以面肌和咬肌为主,导致牙关紧闭,可发生舌咬伤。本期全身肌肉松弛,括约肌松弛,尿液自行流出可发生尿失禁。呼吸首先恢复,随后瞳孔、血压、心率渐至正常。肌张力松弛,意识逐渐恢复。从发作到意识恢复历时 5~15 分钟。患者醒后常感头痛、全身酸痛、嗜睡,部分患者有意识模糊,此时强行约束患者可能发生伤人和自伤。GTCS 典型 EEG 改变是,强直期开始逐渐增强的 10 次/s 棘波样节律,然后频率不断降低,波幅不断增高,阵挛期弥漫性慢波伴间歇性棘波,痉挛后期呈明显脑电抑制,发作时间愈长,抑制愈明显。

2. 强直性发作(tonic seizure)　多见于弥漫性脑损伤的儿童,睡眠中发作较多。表现为与强直 - 阵挛性发作中强直期相似的全身骨骼肌强直性收缩,常伴有明显的自主神经症状,如面色苍白等,如发作时处于站立位可剧烈摔倒。发作持续数秒至数十秒。典型发作期 EEG 为爆发性多棘波。

3. 阵挛性发作（clonic seizure） 几乎都发生在婴幼儿，特征是重复阵挛性抽动伴意识丧失，之前无强直期。双侧对称或某一肢体为主的抽动，幅度、频率和分布多变，为婴儿发作的特征，持续 1 分钟至数分钟。EEG 缺乏特异性，可见快活动、慢波及不规则棘 - 慢波等。

4. 失神发作（absence seizure） 分典型和不典型失神发作，临床表现、EEG 背景活动及发作期改变、预后等均有较大差异。①典型失神发作：儿童期起病，青春期前停止发作。特征性表现是突然短暂的(5~10 秒)意识丧失和正在进行的动作中断，双眼茫然凝视，呼之不应，可伴简单自动性动作，如擦鼻、咀嚼、吞咽等，或伴失张力如手中持物坠落或轻微阵挛，一般不会跌倒，事后对发作全无记忆，每日可发作数次至数百次。发作后立即清醒，无明显不适，可继续先前活动。醒后不能回忆。发作时 EEG 呈双侧对称 3Hz 棘 - 慢综合波。②不典型失神发作：起始和终止均较典型失神缓慢，除意识丧失外，常伴肌张力降低，偶有肌阵挛。EEG 显示较慢的(2.0~2.5Hz)不规则棘 - 慢波或尖 - 慢波，背景活动异常。多见于有弥漫性脑损害患儿，预后较差。

5. 肌阵挛发作（myoclonic seizure） 表现为快速、短暂、触电样肌肉收缩，可遍及全身，也可限于某个肌群或某个肢体，常成簇发生，声、光等刺激可诱发。可见于任何年龄，常见于预后较好的原发性癫痫患者，如婴儿良性肌阵挛性癫痫；也可见于罕见的遗传性神经变性病以及弥漫性脑损害。发作期典型 EEG 改变为多棘 - 慢波。

6. 失张力发作（atonic seizure） 是姿势性张力丧失所致。部分或全身肌肉张力突然降低导致垂颈(点头)、张口、肢体下垂(持物坠落)或躯干失张力跌倒或猝倒发作，持续数秒钟至 1 分钟，时间短者意识障碍可不明显，发作后立即清醒和站起。EEG 示多棘 - 慢波或低电位活动。

（二）部分性发作

癫痫部分性发作（partial seizures）是指源于大脑半球局部神经元异常放电，包括单纯部分性、复杂部分性、部分性继发全面性发作三类，前者为局部性发放，无意识障碍，后两者放电从局部扩展到双侧脑部，出现意识障碍。

1. 单纯部分性发作（simple partial seizure） 发作时程短，一般不超过 1 分钟，发作起始与结束均较突然，无意识障碍。可分为以下四型。

（1）部分运动性发作：表现为身体某一局部发生不自主抽动，多见于一侧眼睑、口角、手或足趾，也可波及一侧面部或肢体，病灶多在中央前回及附近。常见以下几种发作形式：①Jackson 发作，异常运动从局部开始，沿大脑皮质运动区移动，临床表现抽搐自手指 - 腕部 - 前臂 - 肘 - 肩 - 口角 - 面部逐渐发展，称为 Jackson 发作；严重部分运动性发作患者发作后可留下短暂性(0.5 小时至 36 小时内消除)肢体瘫痪，称为 Todd 麻痹。②旋转性发作，表现为双眼突然向一侧偏斜，继之头部不自主同向转动，伴有身体的扭转，但很少超过180°，部分患者过度旋转可引起跌倒，出现继发性全面性发作。③姿势性发作，表现为发作性一侧上肢外展、肘部屈曲、头向同侧扭转、眼睛注视着同侧。④发音性发作，

表现为不自主重复发作前的单音或单词，偶可有语言抑制。

（2）部分感觉性发作：躯体感觉性发作常表现为一侧肢体麻木感和针刺感，多发生在口角、舌、手指或足趾，病灶多在中央后回躯体感觉区；特殊感觉性发作可表现为视觉性(如闪光或黑矇等)、听觉性、嗅觉性和味觉性；眩晕性发作表现为坠落感、飘动感或水平 / 垂直运动感等。

（3）自主神经性发作：出现苍白、面部及全身潮红、多汗、立毛、瞳孔散大、呕吐、腹痛、肠鸣、烦渴和排尿感等。病灶多位于岛叶、丘脑及周围(边缘系统)，易扩散出现意识障碍，成为复杂部分性发作的一部分。

（4）精神性发作：可表现为各种类型的记忆障碍(如似曾相识、似不相识、强迫思维、快速回顾往事)、情感障碍(无名恐惧、忧郁、欣快、愤怒)、错觉(视物变形、变大、变小、声音变强或变弱)、复杂幻觉等。常为复杂部分性发作的先兆，也可继发全面性强直 - 阵挛发作。

2. 复杂部分性发作（complex partial seizure，CPS） 占成人癫痫发作的 50% 以上，也称为精神运动性发作，病灶多在颞叶，故又称为颞叶癫痫（temporal lobe epilepsy），也可见于额叶、嗅皮质等部位。临床表现有较大差异，主要分以下类型：①仅表现为意识障碍，一般表现为意识模糊，意识丧失少见。由于发作中可有精神性或精神感觉性成分存在，意识障碍常被掩盖，表现类似失神。成人"失神"几乎毫无例外是复杂部分性发作。②表现为意识障碍和自动症，经典的 CPS 可从先兆开始，以上腹部异常感觉最常见，也可出现情感(恐惧)、认知(似曾相识)和感觉性(嗅幻觉)症状，随后出现意识障碍、呆视和动作停止，发作通常持续 1~3 分钟。自动症（automatisms）是指在癫痫发作过程中或发作后意识模糊状态下出现的具有一定协调性和适应性的无意识活动。自动症均在意识障碍的基础上发生，伴有遗忘。自动症可表现为反复咂嘴、噘嘴、咀嚼、舔舌、牙或吞咽(口、消化道自动症)；或反复搓手、拂面，不断地穿衣、脱衣、解衣扣、摸索衣服(手足自动症)；也可表现为游走、奔跑、无目的的开门、关门、乘车上船；还可出现自言自语、叫喊、唱歌(语言自动症)或机械重复原来的动作。自动症出现的机制可能为高级抑制功能解除，原始自动行为的释放。③表现为意识障碍与运动症状，运动症状可为局灶性或不对称强直、阵挛和变异性肌张力动作，各种特殊姿势(如击剑样动作)等。

3. 部分性发作继发全面性发作 单纯部分性发作可发展为复杂部分性发作，单纯或复杂部分性发作均可泛化为全面性强直阵挛发作。

4. 痴笑发作 没有诱因的、刻板的、反复发作的痴笑，常伴有其他癫痫表现，发作期和发作间期 EEG 有痫样放电，无其他疾病能解释这种发作性痴笑。痴笑是这种发作的主要特点，也可以哭为主要表现。

三、癫痫持续状态的临床表现特点

癫痫持续状态，可根据发作起始局限累及一侧大脑半球某个部分，或是双侧大脑半球同时受累进一步分为全面性发作持续状态（generalized status epilepticus）与部分

性发作持续状态(partial status epilepticus)。目前也倾向于可根据是否存在惊厥性发作将 SE 分为惊厥性持续状态(convulsive status epilepticus,CSE)与非惊厥性持续状态(non-convulsive status epilepticus,NCSE)。

(一)全面性发作持续状态

1. 全面性强直 - 阵挛发作持续状态 是最常见、最严重的持续状态类型。是以反复发生强直 - 阵挛性抽搐为特征,二次发作间歇患者意识不恢复,处于昏迷状态。患者同时伴有心动过速、呼吸加快、血压改变、发热、酸中毒、腺体分泌增多(可致呼吸道梗塞)等全身改变。

2. 强直性发作持续状态 主要见于 Lennox-Gastaut 综合征患儿,表现不同程度意识障碍(昏迷较少),间有强直性发作或其他类型发作,如肌阵挛、非典型失神、失张力发作等。EEG 出现持续性较慢的棘 - 慢或尖 - 慢波放电。

3. 阵挛性发作持续状态 阵挛性发作持续状态时间较长时可出现意识模糊甚至昏迷。

4. 肌阵挛发作持续状态 特发性肌阵挛发作患者很少出现癫痫状态,严重器质性脑病晚期如亚急性硬化性全脑炎、家族性进行性肌阵挛癫痫等较常见。

5. 失神发作持续状态 主要表现为意识水平降低,甚至只表现反应性低下,学习成绩下降。EEG 可见持续性棘 - 慢波放电,频率较慢(<3Hz)。多由治疗不当或停药诱发。

(二)部分性发作持续状态

1. 单纯部分性发作持续状态 临床表现以反复的局部颜面或躯体持续抽搐为特征,或持续的躯体局部感觉异常为特点,发作时意识清楚,EEG 上有相应脑区局限性放电。

2. 边缘叶性癫痫持续状态 常表现为意识障碍和精神症状,又称精神运动性癫痫状态,常见于颞叶癫痫。

3. 偏侧抽搐状态伴偏侧轻瘫 多发生于幼儿,表现一侧抽搐,伴发作后一过性或永久性同侧肢体瘫痪。

四、辅助检查

1. 脑电图(EEG) 是诊断癫痫最重要的辅助检查方法。常规头皮 EEG 仅能记录到 49.5% 患者的痫性放电,重复 3 次可将阳性率提高到 52%,采用过度换气、闪光刺激等诱导方法虽可提高 EEG 阳性率,但仍有部分患者的 EEG 检查始终正常。部分正常人中偶尔也可记录到痫性放电,因此不能单纯依据 EEG 检查来确定是否为癫痫。24 小时长程脑电监测使发现痫性放电的阳性率大为提高,而视频脑电图(video-EEG)可同步监测记录患者发作情况及相应 EEG 改变,明确发作性症状与 EEG 变化间的关系。

2. 神经影像学检查 包括头颅 CT 和 MRI,可确定脑结构异常或病变。ILAE 神经影像学委员会(1997 年)制定的神经影像学检查指征是:①任何年龄、病史或 EEG 说明为部分性发作;②在 1 岁以内或成人未能分型的发作或明显的全面性发作;③神经或神经心理证明有局限性损害;④一线 AEDs 无法控制发作;⑤AEDs 不能控制发作或发作类型有变化以及可能有进行性病变者。功能影像学检查如 SPECT、PET 等能从不同的角度反映脑局部代谢变化,辅助癫痫灶的定位。

五、诊断注意事项

癫痫的诊断需遵循三步原则:首先明确发作性症状是否为癫痫发作;其次是哪种类型的癫痫或癫痫综合征;最后明确发作的病因是什么。

1. 癫痫诊断的确立 癫痫是发作障碍性疾病,但很多发作障碍性疾病并不是癫痫,如睡眠障碍性疾病中的夜游症,常需与复杂部分性癫痫发作鉴别。短暂性脑缺血发作、晕厥、基底动脉型偏头痛、眩晕及假性癫痫发作(pseudoepileptic seizures,又称癔症样发作,见表 89-4)等均为发作性疾患。应注意,10% 假性癫痫发作患者可同时存在真正的癫痫,10%~20% 癫痫患者中伴有假性发作。因此,应通过详细的病史及有关的实验室检查,与上述等疾病鉴别,确立或排除癫痫的诊断。需强调的是:诊断癫痫发作最重要的依据是患者的病史,如先兆症状、发作时状态及发作后意识模糊等,而不是依靠神经系统检查和实验室检查;患者发作后意识模糊状态高度提示癫痫发作,躯体抽动和尿失禁并不一定提示痫性发作,因为也可能发生于血管迷走性晕厥及其他原因的晕厥。

表 89-4 癫痫发作与假性癫痫发作的鉴别

项目	癫痫发作	假性癫痫发作
发作场合	任何情况下	有精神诱因及有人在场
发作特点	突然刻板发作	发作形式多样,有强烈自我表现,如闭眼、哭叫、手足抽动和过度换气等
眼位	上睑抬起、眼球上窜或向一侧偏转	眼睑紧闭、眼球乱动
面色和黏膜	发绀	苍白或发红
瞳孔	散大、对光反射消失	正常、对光反射存在
对抗被动运动	不能	可以
摔伤、舌咬伤、尿失禁	可有	无
持续时间及终止方式	约 1~2 分钟,自行停止	可长达数小时,需安慰及暗示
锥体束征	Babinski 征常(+)	Babinski 征常(-)

2. 癫痫发作类型的诊断 不同的癫痫发作类型,对药物反应不同,从治疗的角度出发,发作类型诊断是十分重要的。详细询问患者及亲属、目击者,患者发作时,是否伴有意识障碍,有无先兆,发作时的具体表现,以及既往史和家族史等,对于发作类型的诊断是至关重要的。EEG 在癫痫及癫痫发作类型的诊断中是必不可少的技术。

3. 病因诊断 对症状性癫痫要查明原因。详细的病史,常可提供病因的线索(如产伤、头部外伤、脑膜炎、脑炎、脑卒中等)。疑是脑寄生虫病患者,应进行大便寄生虫卵、绦虫节片及血液、脑脊液的囊虫补体或血凝试验。疑是颅内占位病变、先天发育异常或原因不明者,应进行头部 X 线平片、头颅 CT 及 MRI 检查。怀疑有脑血管畸形的患者,需做 MRA 或脑血管造影。不要忽视全身性疾病的因素,如低血钙、低血糖、肾衰竭等全身代谢障碍及系统性红斑狼疮等全身疾病引起的脑损害。

【治疗】

一、病因治疗

如治疗急、慢性中枢神经系统感染,纠正及治疗代谢障碍,切除颅内肿瘤等。在切除脑膜瘤后,仅仅 50% 病例癫痫发作缓解,胶质瘤缓解的百分比甚至更低,因此这样的病例,应继续药物治疗。

二、药物治疗

药物治疗是癫痫治疗的主要手段。药物治疗应达到 3 个目的:控制发作或最大限度地减少发作次数;长期治疗无明显的不良反应;使患者保持或恢复其原有的生理、心理和社会功能状态。大约 2/3 的患者,应用抗癫痫药治疗后,发作获满意控制,20%~25% 的病例发作频率及严重性明显减少或减轻。

药物治疗的一般原则如下。

1. 确定是否用药 人一生中偶发一至数次癫痫的概率高达 5%,且 39% 癫痫患者有自发性缓解倾向,故并非每个癫痫患者都需要用药。用药指征:①半年内发作两次以上者;②首次发作或间隔半年以上发作一次者,可在告知 AEDs 可能的不良反应和不经治疗的可能后果的情况下,依患者及家属的意愿用或不用 AEDs。

2. 正确选择药物 应根据癫痫发作类型、癫痫及癫痫综合征类型选择用药。2006 年 ILAE 推出针对不同发作类型癫痫的治疗指南,用药方案见表 89-5,在实际工作中需结合医生的经验及患者的反应来选择药物。

表 89-5　国际抗癫痫联盟推荐的用药方案(ILAE 治疗指南,2006)

发作类型	A 级推荐	B 级推荐	C 级推荐
成人部分性发作	卡马西平、苯妥英钠	丙戊酸钠	加巴喷丁、拉莫三嗪、奥卡西平、苯巴比妥、托吡酯、氨己烯酸
儿童部分性发作	奥卡西平	无	卡马西平、苯巴比妥、苯妥英钠、托吡酯、丙戊酸钠
老人部分性发作	加巴喷丁、拉莫三嗪	无	卡马西平
成人全面强直-阵挛发作	无	无	卡马西平、拉莫三嗪、奥卡西平、苯巴比妥、苯妥英钠、托吡酯、丙戊酸钠
儿童全面强直-阵挛发作	无	无	卡马西平、苯巴比妥、苯妥英钠、托吡酯、丙戊酸钠
儿童失神发作	无	无	乙琥胺、拉莫三嗪、丙戊酸钠
伴中央-颞部棘波的良性儿童癫痫	无	无	卡马西平、丙戊酸钠

3. 尽可能单药治疗 抗癫痫药治疗的基本原则即是尽可能单药治疗,70%~80% 的癫痫患者可以通过单药治疗控制发作。单药治疗应从小剂量开始,缓慢增量至能最大程度地控制癫痫发作而无不良反应或很轻,即为最低有效剂量;若不能有效控制癫痫发作,则满足部分控制且不出现不良反应。监测血药浓度以指导用药。常用的传统 AEDs 有苯妥英钠(phenytoin,PHT)、卡马西平(carbamazepine,CBZ)、丙戊酸(valproate,VPA)、苯巴比妥(phenobarbital,PB)、扑痫酮(primidone,PMD)、乙琥胺(ethosuximide,ESX)和氯硝西泮(clonazepam,CNZ)等;新型 AEDs 有托吡酯(topiramate,TPM)、拉莫三嗪(lamotrigine,LTG)、加巴喷丁(gabapentin,GBP)、非尔氨酯(felbamate,FBM)、噻加宾(tiagabine,TGB)、氨己烯酸(vigabatrin,VGB)、奥卡西平(oxcarbazepine,OXC)、左乙拉西坦(levetiracetam,LEV)和

普瑞巴林(pregabalin)等。

4. 药物的用法 用药方法取决于药物代谢特点、作用原理及不良反应出现规律等,差异很大。如苯妥英钠常规剂量无效时增加剂量极易中毒;丙戊酸治疗范围大,开始可用常规剂量;卡马西平因自身诱导作用使代谢逐渐加快,半衰期缩短,需逐渐加量,约一周达到常规剂量。拉莫三嗪、托吡酯应逐渐加量,约 1 个月达治疗剂量,否则易出现皮疹、CNS 不良反应等。应坚持不间断及有规律地服药,以保证血药浓度处于有效治疗范围内,根据药物的半衰期决定服药次数(表 89-6)。

5. 严密观察不良反应 AEDs 的不良反应包括特异性、剂量相关性、慢性及致畸性(表 89-7),以剂量相关性不良反应最常见,通常发生于用药初始和增量时,与血药浓度有关。多数常见的不良反应为短暂性的,缓慢减量即可明

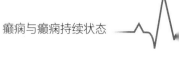

表 89-6　抗癫痫药物的药代动力学和剂量

药物	生物利用度 /%	蛋白结合率 /%	成人剂量 /（mg·d⁻¹） 起始	成人剂量 /（mg·d⁻¹） 维持	儿童剂量 mg/（kg·d⁻¹）	半衰期 /h	对肝酶的作用	治疗血浓度 /（mg·L⁻¹）
苯妥英钠	85~95	69~96	200	300~500	4~12	6~36 与浓度有关	诱导	10~20
卡马西平	75~85	66~75	200	600~1 200	10~20	8~12	诱导 自身诱导	4~12
苯巴比妥	80~90	40~60	30	60~90	2~5	37~99	诱导	15~40
扑米酮	80~100	20~30	60	750~1 500	10~25	8~15	间接诱导	5~12
丙戊酸钠	高	80~95	200	600~1 800	10~40	6~20	抑制	50~120
乙琥胺	良好	<5	500	750~1 500	10~40	30~60		40~150
加巴喷丁	<60	<5	300	900~1 800	25~40	5~8	无	
拉莫三嗪	98	55	25	100~300	5~15	14~50	无	
非尔氨酯	>80	20~25	400	1 800~3 600	15~30	15~24	抑制	
氨己烯酸	>60	<5	500	2 000~3 000		4~8	无	
托吡酯	>80	10~20	25	75~200	3~6	20~30	抑制	
左乙拉西坦	-	0	1 000	1 000~4 000	10~60	6~8	无	
唑尼沙胺	>50	50	100	200~400	4~8	50~70	无	
奥卡西平	-	40	300	600~1 200	20~30	8~25	弱诱导	
普瑞巴林	90		150	150~600		5~6.5	无	
替加宾	>90	96	4	10~15		4~13	无	

显减少。应用 AEDs 前应检查肝肾功能和血尿常规，用药后每月监测血尿常规，每季度监测肝肾功能，至少持续半年。多数 AEDs 为碱性，饭后服药可减轻胃肠道反应。应用 AEDs 可能发生急性过敏反应，所有的过敏反应均应立即停药。

6. 合理的联合治疗　合理的多药联合治疗是指"在最小程度增加不良反应的前提下，获得最大程度的发作控制"。约 20% 的患者在两种单药治疗后仍不能控制发作，应考虑合理的联合治疗。指征：①单药治疗无效的患者；②有多种类型的发作；③针对药物的不良反应，如苯妥英钠治疗部分性发作时出现失神发作，除选用广谱 AEDs 外，也可合用氯硝西泮治疗苯妥英钠引起的失神发作；④针对患者的特殊情况，如月经性癫痫患者可在月经前后加用乙酰唑胺，以提高疗效。注意事项：①不宜合用化学结构相同的药物，如苯巴比妥与扑痫酮，氯硝西泮和地西泮；②尽量避开副作用相同的药物合用，如苯妥英钠可引起肝肾损伤，丙戊酸可引起特异过敏性肝坏死；③合用药物时要注意药物的相互作用。

7. 增减药物、停药及换药原则　①增减药物：增药可适当快些，减药一定要慢，必须逐一增减，以利于确切评估疗效和毒副作用。②AEDs 控制发作后必须坚持长期服用，不宜随意减量或停药，以免诱发癫痫持续状态，除非出现严重的不良反应。③换药：若一种一线药物已达到最大可耐受剂量依然不能控制发作，可加用另一种一线或二线药物，

至发作控制或达到最大可耐受剂量后逐渐减掉原有的药物，转换为单药。换药期间应有 5~7 天的过渡期。④停药：应遵循缓慢和逐渐减量的原则。一般来说，全面强直 - 阵挛性发作、强直性发作、阵挛性发作完全控制 4~5 年后，失神发作停止半年后可考虑停药，但停药前应有缓慢减量的过程，一般不少于 1~1.5 年无发作者方可停药。

20%~30% 癫痫发作患者用各种 AEDs 正规治疗难以控制发作，如治疗 2 年以上，血药浓度在正常范围内，每月仍有 4 次以上发作且除外进行性中枢神经系统疾病或者颅内占位性病变者，称为难治性癫痫（intractable epilepsy）。

三、手术治疗

患者经过长时间正规单药治疗，或先后用两种 AEDs 达到最大耐受剂量，以及经过一次正规的联合治疗仍不见效，可考虑手术治疗。手术适应证主要是起源于一侧颞叶的难治性复杂部分性发作，如致痫灶靠近大脑皮质、可为手术所及且切除后不会产生严重的神经功能缺陷，疗效较好。常用的方法有前颞叶切除术、颞叶以外的脑皮质切除术、癫痫病灶切除术、大脑半球切除术、胼胝体切开术等。

四、癫痫持续状态的治疗

癫痫持续状态的治疗目的是：保持稳定的生命体征进行心肺功能支持；终止呈持续状态的癫痫发作，减少癫痫发作对脑部神经元的损害；寻找并尽可能根除病因与诱因；防

表 89-7　抗癫痫药物的不良反应

药物	剂量相关的不良反应	长期治疗的不良反应	特异体质不良反应	FDA 妊娠安全分级
卡马西平	头晕、视物模糊、恶心、困倦、中性粒细胞减少	低钠血症	皮疹、再生障碍性贫血、肝损害、Stevens-Johnson 综合征	D 级
氯硝西泮	镇静（成人多见）、共济失调	易激惹、攻击行为、多动	少见，偶见白细胞减少	D 级
苯巴比妥	疲劳、抑郁、嗜睡、多动、易激惹、攻击行为、记忆力下降	面部粗糙、性欲缺乏停药后戒断	皮疹、中毒性表皮溶解症、肝炎	D 级
苯妥英钠	眼球震颤、共济失调、厌食恶心、呕吐、攻击行为、巨幼红细胞性贫血	多毛、骨质疏松、小脑脑干萎缩、性欲缺乏、维生素 K 和叶酸缺乏	皮疹、周围神经病、肝毒性、Stevens-Johnson 综合征	D 级
扑痫酮	同苯巴比妥	同苯巴比妥	皮疹、血小板减少、狼疮样综合征	D 级
丙戊酸钠	震颤、厌食、恶心、呕吐	体重增加、脱发、月经失调或闭经	肝毒性、血小板减少、急性胰腺炎	D 级
加巴喷丁	嗜睡、头晕、疲劳、复视、感觉异常、健忘	较少	罕见	C 级
拉莫三嗪	复视、头晕、头痛、恶心、呕吐、困倦、共济失调、嗜睡	攻击行为、易激惹	皮疹、中毒性表皮溶解症、Stevens-Johnson 综合征、肝衰竭、再生障碍性贫血	C 级
奥卡西平	头晕、疲劳、复视、困倦、共济失调、恶心	低钠血症	皮疹	C 级
左乙拉西坦	头痛、困倦、易激惹、类流感综合征	较少	无报告	C 级
托吡酯	厌食、注意力、语言、记忆障碍、感觉异常、无汗	肾结石、体重下降	急性闭角性青光眼（罕见）	C 级

治并发症。

1. 一般治疗　①防止缺氧和损伤：将患者置于安全处，解开衣扣，让患者头转向一侧，以利唾液和呕吐物流出口外，防止误吸；保持呼吸道通畅，吸痰、吸氧；必要时气管插管或切开。抽搐时不可用力按压患者的身体，以免造成骨折。亦不要采取所谓掐"人中"的方法，因为此举不仅不能制止发作，反有可能对患者造成新的伤害。尽可能对患者进行心电、血压、呼吸、脑电的监测。②迅速进行神经系统及心肺功能检查及有关实验室检查：如血药浓度、血糖、肾功能、电解质、测定动脉血 pH、氧及二氧化碳分压，及时纠正合并的全身性改变。③呼吸稳定后，应查明原因，如断药、低血糖、中毒、感染等，以便针对病因治疗。④静脉注射 50% 葡萄糖，预防低血糖，之后以生理盐水或葡萄糖维持。⑤治疗脑水肿：常用 20% 甘露醇 125~250ml 快速静脉滴注。

2. 尽快终止癫痫状态　应选择速效、抗痫力强、安全、对心肺无抑制作用的药物。应静脉给药，难以静脉给药的患者如新生儿和儿童，可直肠内给药。

（1）地西泮：首选药物。成人 10~20mg/次，儿童 0.25~0.50mg/kg。缓慢静脉注射（成人应小于 5mg/min，儿童 2mg/min），直到发作停止。10~15 分钟后可重复给药，24 小时总量不得超过 200mg。也可在首次静脉注射后，如有效，可用地西泮 60~100mg 加入生理盐水（或 5% 葡萄糖液）500ml 中于 12 小时内缓慢静脉滴注。

（2）地西泮加苯妥英钠：首先用地西泮 10~20mg 静脉注射取得疗效后，再用苯妥英钠 0.3~0.6g 加入生理盐水 250~500ml 中静脉滴注，速度不超过 50mg/min。用药中如出现血压降低或心律不齐时需减缓静脉滴注速度或停药。

（3）苯妥英钠：部分患者也可单用苯妥英钠。成人首次剂量 500~750mg，儿童 10~15mg/kg，以生理盐水作溶剂，静脉注射速度不超过 50mg/min，以避免发生低血压、心律失常。抽搐停止后，每 6~8 小时口服或静脉注射 50~100mg 的维持量。其优点是无呼吸抑制及镇静作用，便于意识状态的观察。

（4）氯硝西泮：起效快，药效是地西泮的 5 倍，维持时间比地西泮长 1~2 倍。一般成人首次用 1~4mg、儿童 0.02~0.06mg/kg 缓慢静脉注射，20 分钟后可重复原剂量 2 次，兴奋躁动者可适当加大剂量。

（5）10% 水合氯醛：20~30ml 加等量植物油保留灌肠，8~12 小时一次。适合肝功能不全或不宜使用苯巴比妥类药物者。

（6）副醛：8~10ml（儿童 0.3ml/kg）植物油稀释后保留灌肠。可引起剧咳，有呼吸疾病者勿用。

经上述处理，发作控制后，可用苯巴比妥 0.1~0.2g 肌内注射，每日 2 次，巩固和维持疗效。同时鼻饲 AEDs，达稳态浓度后逐渐停用苯巴比妥。上述方法无效者，需按难治性 SE 处理。

3. 难治性 SE 的处理　难治性 SE 是指持续的癫痫发作，对初期的一线药物地西泮、氯硝西泮、苯巴比妥、苯妥英钠等无效，连续发作 1 小时以上者。对难治性 SE 的首要任务是迅速终止发作，可选用以下药物。

（1）异戊巴比妥钠（阿米妥钠）：是治疗难治性 SE 的标准疗法，几乎都有效。成人 0.25~0.50g/ 次溶于注射用水 10ml 静脉注射，儿童 1~4 岁 0.1g/ 次，5 岁以上 0.2g/ 次，速度不超过 0.05~0.10g/min，至控制发作为止。低血压、呼吸抑制、复苏延迟是其主要的不良反应，在使用中常需行气管插管、机械通气来保证生命体征的稳定。

（2）咪达唑仑：常用剂量为首剂静脉注射 0.15~0.20mg/kg，然后按 0.06~0.60mg/（kg·h）静脉滴注维持。新生儿可按 0.1~0.4mg/（kg·h）静脉滴注维持。因其起效快，1~5 分钟出现药理学效应，5~15 分钟出现抗癫痫作用，使用方便，对血压和呼吸的抑制作用比传统药物小，已广泛替代异戊巴比妥，有成为治疗难治性 SE 的标准疗法的趋势。

（3）丙泊酚（propofol，异丙酚）：是一种非巴比妥类的短效静脉用麻醉剂，能明显增强 GABA 能神经递质的释放，可在几秒钟内终止癫痫发作和 EEG 上的痫性放电，平均起效时间 2.6 分钟。建议剂量 1~2mg/kg 静脉注射，继以 2~10mg/（kg·h）静脉滴注维持。突然停用可致发作加重，逐渐减量则不出现癫痫发作的反跳。丙泊酚可能的不良反应包括诱导癫痫发作，但不常见，还可出现如肌强直、角弓反张、舞蹈手足徐动症等中枢神经系统的兴奋症状。儿童静脉注射推荐剂量超过 24 小时，可出现横纹肌溶解、难治性低氧血症、酸中毒、心衰等不良反应。丙泊酚可能的不良反应包括诱导癫痫发作，但不常见，还可出现如肌强直、角弓反张、舞蹈手足徐动症等中枢神经系统的兴奋症状。儿童静脉注射推荐剂量超过 24 小时，可出现横纹肌溶解、难治性低氧血症、酸中毒、心衰等不良反应。

（4）利多卡因：对苯巴比妥治疗无效的新生儿 SE 有效，终止发作的首次负荷量为 1~3mg/kg 静脉注射，速度<25~50mg/min。然后用 2~4mg/（kg·h），静脉滴注 1~3 天。在应用利多卡因时应注意其常见的不良反应，如烦躁、谵妄、精神异常、心律失常及过敏反应等。心脏传导阻滞及心动过缓者慎用。应用时应监测心脏。

（5）其他药物：可酌情选择使用：①氯胺酮（ketamine），为非巴比妥类的短效静脉麻醉剂，成人建议剂量 1~2mg/kg 静脉注射。②硫喷妥钠，超短时作用的巴比妥类药物，成人建议剂量 0.05~0.10g。

五、一般及精神心理卫生治疗

睡眠减少、饮酒及其他药物的滥用常是癫痫发作突然增多的重要原因，因此患者应保持一定的睡眠时间，节制饮酒，在医生指导下用药。要有良好的饮食习惯，避免暴饮暴食，养成大便习惯，如需要可应用缓泻剂。避免高空水上作业，以免发作时造成危险。癫痫是慢性病，绝大多数患者需长期服用抗癫痫药控制发作及适应慢性病的生活方式，要帮助癫痫患者克服自卑感，亲友及周围同志不要过分关心及过分保护，要让患者正常生活、工作及学习，鼓励患者进行适量的体育锻炼。

癫痫系慢性疾病，其预后与诸多因素有关，如病因、发病年龄、发作类型、频率、脑电图改变等，一般认为，发病年龄早、发作频繁、有精神智能缺陷、颅内有器质性疾患、脑电图异常者及一些特殊的综合征（如 Lennox-Gastaut 综合征、婴儿痉挛等）预后较差。除癫痫持续状态外，很少引起死亡，除非发作时出现意外事故。

（张文武　刘宇）

第 90 章

脑 膜 炎

90

第 1 节　　　　化脓性脑膜炎

化脓性脑膜炎（purulent meningitis，简称化脓）是化脓性细菌感染所致的脑脊膜炎症，是中枢神经系统常见的化脓性感染，好发于婴幼儿和儿童。临床上表现为起病急骤，发热、头痛、呕吐、嗜睡、惊厥、意识障碍和脑膜刺激征阳性。

【病因与发病机制】

化脓性脑膜炎最常见的致病菌为肺炎球菌、脑膜炎球菌和流感嗜血杆菌 B 型，其次为金黄色葡萄球菌、链球菌、大肠埃希菌、变形杆菌、厌氧杆菌、沙门菌、铜绿假单胞菌等。感染的来源可因心、肺以及其他脏器感染波及脑室和蛛网膜下腔系统，或由颅骨、椎骨或脑实质感染病灶直接蔓延引起，部分通过颅骨、鼻窦或乳突骨折或神经外科手术侵入蛛网膜下腔引起感染。由腰椎穿刺引起者罕见。病原菌一旦在脑膜的任何部位立足，即可迅速波及整个蛛网膜下腔。细菌释放的内毒素或细菌的细胞壁成分刺激局部炎症反应发生化脓性脑膜炎，其发病机制与脑膜炎球菌脑膜炎相似（参见"第 83 章流行性脑脊髓膜炎"部分）。

各种致病菌引起的急性化脓性脑膜炎的病理变化基本相同。早期软脑膜及大脑浅表血管充血、扩张，炎症沿蛛网膜下腔扩展，大量脓性渗出物覆盖于脑表面，常沉积于脑沟及脑基底部脑池等处，亦可见于脑室内。脓液颜色与致病菌种有关：脑膜炎球菌及金黄色葡萄球菌脓液为灰或黄色；肺炎球菌为淡绿色；流感嗜血杆菌为灰色；大肠埃希菌及变形杆菌呈灰黄色；铜绿假单胞菌为草绿色。随着炎症的扩展，浅表软脑膜和室管膜均因纤维蛋白渗出物覆盖而呈颗粒状。病程后期则因脑膜粘连引起脑脊液吸收及循环障碍，导致交通性或非交通性脑积水。儿童病例常出现硬膜下积液、积脓。偶可见静脉窦血栓形成、脑脓肿或因脑动脉内膜炎而致脑软化、梗死。

【诊断】

一、临床表现特点

1. 共同表现　各种细菌感染引起的化脓临床表现类似，主要有：①感染症状，表现为发热寒战或上呼吸道感染表现等。②脑膜刺激征，表现为颈项强直，Kernig 征和

Brudzinski 征阳性。但新生儿、老年人或昏迷者脑膜刺激征常不明显。③颅内压增高，表现为剧烈头痛、呕吐、意识障碍等。④局灶症状，表现为部分患者可出现局灶性神经功能损害的症状，如偏瘫、失语等。

2. 不同年龄的患者化脓临床特点不同　①新生儿及 3 个月以下小婴儿化脓：早期临床表现极不典型，可仅表现为拒食、吐奶、嗜睡、凝视、尖叫、惊厥（或仅有面部肌肉小抽动）、呼吸不规则、面色青灰及前囟紧张或隆起等，甚至出现脑膜刺激征或前囟隆起已属化脓晚期。体温可高可低，甚至体温不升。由于新生儿化脓常并发败血症，故可出现黄疸。在新生儿败血症中约 1/3 病例并发脑膜炎，因此一旦败血症的诊断确立，即应考虑脑膜炎的可能。②3 个月 ~2 岁的婴儿化脓：大多有发热、呕吐、烦躁、易激惹、惊厥、精神萎靡、嗜睡或昏迷。颈强直，前囟膨隆，并出现脑膜刺激征。③2 岁以上的小儿化脓：症状和体征渐趋典型。年长儿除自述头痛外，尚有背痛、关节肌肉疼痛。脑膜刺激征明显。④成年及老年患者化脓：以肺炎球菌所致化脓多见，其次尚有脑膜炎球菌脑膜炎和革兰氏阴性杆菌脑膜炎等。

3. 不同病原菌引起的化脓的临床特点　①脑膜炎球菌脑膜炎：即"流行性脑脊髓膜炎（流脑）"，参见"第 83 章流行性脑脊髓膜炎"。②肺炎球菌脑膜炎：多见于婴幼儿及老年人，常继发于肺炎、中耳炎、乳突炎、鼻窦炎、败血症或颅脑损伤的耳、鼻漏等患者。冬春季较多。炎症主要分布在大脑顶部的表面，故早期脑膜刺激征可以不明显。脑脊液为脓性，含纤维蛋白较多，常沉积于蛛网膜下腔及大脑表面，形成广泛而较厚的纤维脓性膜，导致粘连和包裹性积脓，使所用治疗药物难以渗入病灶内而致疗效不佳，以致病程迁延和反复再发。硬膜下积液或积脓、脑脓肿、脑积水、脑室梗阻等并发症也较其他化脓多见。病情重，常有意识障碍和昏迷。脑脊液涂片查见肺炎球菌的阳性率可达 80% 以上，CSF 和血培养也可获阳性结果。③流感嗜血杆菌脑膜炎：多由毒力强的 B 型流感嗜血杆菌引起，多见于 3 个月 ~3 岁小儿，高峰易感年龄是 7~12 个月，占 70%。秋冬季多见。起病时常先有呼吸道炎症，短期内出现嗜睡、易激动或突然尖叫等。偶有皮疹，脑膜刺激征常不典型。CSF 呈脓性，涂片可查见革兰氏染色阴性短小杆菌，阳性率为 80% 左右，有早期诊断价值。CSF 和血培养分离出流感嗜血杆菌可确诊。常并发硬膜下积液。④葡萄球菌脑膜炎：主要由金黄色葡萄球菌引起。各年龄均可发病，但以新生儿及较大儿童多见。多发生在夏季。常继发于皮肤化脓性感染、各种脓肿、骨髓炎、颅脑手术等，多为金黄色葡萄球菌脓毒血症的迁徙病灶之一。起病急，颈项强直较其他化脓更

为显著,常出现瘀点、瘀斑、荨麻疹、猩红热样皮疹及脓疱疹等多种皮疹。体内其他部位也可发现化脓病灶。CSF 呈脓性,蛋白含量高,涂片可查见呈簇状排列的革兰氏染色阳性球菌。CSF 或血培养出金黄色葡萄球菌可确诊。⑤大肠埃希菌脑膜炎:多见于 3 个月以内的婴儿,尤其是新生儿和早产儿。此菌主要来自母亲产道或婴儿肠道、脐部。常在出生后 1~2 周内发病,因前囟未闭,颅内高压和脑膜刺激征可不明显,也不一定有发热,常表现为拒食、嗜睡、烦躁、惊叫、凝视、惊厥和呼吸困难等,CSF 可培养出大肠埃希菌。预后较差。⑥铜绿假单胞菌脑膜炎:多见于颅脑外伤、压疮感染,或烧伤伴铜绿假单胞菌败血症时,亦可因腰椎穿刺时消毒不严而污染所致。本病进展缓慢,CSF 涂片可找到革兰氏阴性杆菌,确诊有赖于 CSF 培养出铜绿假单胞菌。⑦厌氧菌脑膜炎:较少见。常为厌氧菌与需氧菌混合感染所致脑脓肿,由于病变局限,故临床表现如发热、全身毒血症症状、脑膜刺激征等不甚明显。

化脓性脑膜炎在病程发展中可发生多种颅内并发症,如硬膜下积液,尤其多见于 1 岁以下婴儿肺炎球菌和流感嗜血杆菌感染;硬膜下脓肿常见于年轻成年人,通常伴鼻窦炎或耳源性感染,患者常有发热、癫痫发作、局限性神经体征;较少见的有脑脓肿、脑梗死、静脉窦血栓形成、脑室膜炎和脑积水。同时可出现全身性并发症如脓胸、肺脓肿、心内膜炎、化脓性关节炎、肾炎、休克和 DIC 等。10%~20% 的化脑患者可遗留程度不等的智力减退、耳聋、失明、癫痫和瘫痪等。

二、辅助检查

1. 外周血象 血白细胞计数明显增高,通常为 $(10~30) \times 10^9/L$,以中性粒细胞为主。

2. 脑脊液(CSF)检查 压力增高,外观混浊或呈脓性,细胞数增多,通常为 $(1\,000~10\,000) \times 10^6/L$,以中性粒细胞为主。蛋白升高,定量在 1g/L 以上;糖定量降低,通常低于 2.2mmol/L;氯化物降低。CSF 涂片革兰氏染色阳性率在 60% 以上,细菌培养阳性率在 80% 以上。CSF 中 pH 降低,乳酸、乳酸脱氢酶(LDH)、溶菌酶的含量以及免疫球蛋白 IgG 和 IgM 均明显增高。

3. 其他检查 每一例化脑均应做血培养。反复再发者应查明原因,可做鼻窦、颅骨或脊柱 X 线 /CT/MRI 检查以寻找病灶。头颅 CT 或 MRI 检查有助于早期发现颅内病变及其并发症。

三、诊断注意事项

根据急性起病的发热、头痛、脑膜刺激征、CSF 检查呈化脓性改变即可诊断为化脑。发病年龄、原发性疾病有助于病原菌的估计,CSF 病原学检查是确诊的依据。化脑早期或经不规则的抗生素治疗后,CSF 改变不典型,表现为细胞数增高可以不明显,分类以淋巴细胞为主,常不易与结核性脑膜炎、隐球菌性脑膜炎和病毒性脑膜炎等鉴别。应及早作 CSF 细菌培养和涂片染色检查以防误诊。

【治疗】

一、抗生素治疗

化脑的诊断一旦成立,应立即开始抗菌治疗。未确定病原菌者,三代头孢的头孢曲松或头孢噻肟常作为化脑首选用药。确定病原菌者,根据致病菌选择敏感的抗生素。抗生素疗程要长,用至症状消失、体温恢复正常并已持续 3~5 天,CSF 正常及培养阴性后方能停药。抗生素在各种化脑中的应用如下。

1. 肺炎球菌 对青霉素敏感者可用大剂量青霉素。剂量:成人,青霉素 G 2 000 万 ~2 400 万 U/d,儿童 30 万 ~60 万 U/(kg·d),分次静脉滴注,2 周为 1 个疗程。如对青霉素过敏或细菌耐药,则可选用头孢曲松(头孢三嗪,ceftriaxone;菌 必 治,rocephin)、头孢噻肟(头孢泰克松,cefotaxime)和头孢他啶(ceftadime),剂量均为每次 50mg/kg,6~8 小时 1 次,必要时联合万古霉素治疗。通常开始抗生素治疗后 24~36 小时内复查 CSF,以评估治疗效果。

2. 脑膜炎球菌 首选青霉素,耐药者选用头孢噻肟或头孢曲松,可与氨苄西林或氯霉素联用。氨苄西林成人 8~12g/d,儿童 0.3~0.4g/(kg·d),分 4~6 次肌内注射或静脉滴注;氯霉素成人 2~4g/d,儿童 100mg/(kg·d),分 2 次静脉滴注。对青霉素或 β- 内酰胺类抗生素过敏者可用氯霉素。

3. 革兰氏阴性杆菌 铜绿假单胞菌引起的脑膜炎可使用头孢他啶,其他革兰氏阴性杆菌脑膜炎可用头孢曲松、头孢噻肟和头孢他啶,疗程常为 3 周。

4. 葡萄球菌 首选耐青霉素酶的合成青霉素,如苯唑西林(苯唑青霉素,新青霉素 II,oxacillin)和氯唑西林(cloxacillin,又名邻氯青霉素,氯唑青霉素),剂量均为成人 12g/d,儿童 150~200mg/(kg·d),每 4~6 小时给药 1 次。可联用第一代头孢菌素如头孢唑林(cefazolin)和头孢噻啶(cefaloridine)。若对上述药物耐药,可用万古霉素,成人 2g/d,儿童 40mg/(kg·d),分 2 次缓慢静脉滴注。

5. 厌氧杆菌 常为需氧菌的混合感染。甲硝唑(灭滴灵,metronidazole)抗厌氧菌、包括抗脆弱类杆菌的作用强,血脑屏障穿透性高,是首选药物。剂量成人 1.5g/d,儿童 30mg/(kg·d),分 2~3 次静脉滴注。也可选用替硝唑(tinidazole),成人 1.6g/d 分 1~2 次静脉滴注。氯霉素和克林霉素(氯洁霉素)对厌氧菌均有较强抗菌作用,亦可选用。克林霉素成人剂量为 1.8~2.4g/d,儿童 30mg/(kg·d),分 2~3 次静脉滴注。

二、肾上腺皮质激素

肾上腺皮质激素可以抑制炎性细胞因子的释放,稳定血脑屏障。对病情较重且没有明显激素禁忌证的患者,可短期应用。甲泼尼龙 40~80mg/d 或地塞米松 10mg/d 静脉注射,连用 3~5 天。

90

三、对症支持疗法

包括保证足够的液体量和热量,维持水、电解质酸碱平衡、退热、抗惊厥、脱水降颅内压等措施。

(张文武)

第 2 节　结核性脑膜炎

结核性脑膜炎(tuberculous meningitis,TBM,简称结脑)是结核杆菌侵犯脑膜和脊髓膜所致的非化脓性炎症,约占全身性结核病的 6%。多见于儿童,是儿童脑膜炎中最常见的一种。TBM 病死率和致残率均高,发病特点为儿童高于成人,农村高于城市,北方高于南方。我国 TBM 中约半数患者有结核病接触史。

【病因与发病机制】

TBM 可继发于粟粒性结核及其他器官的结核病灶。结核杆菌经血行播散后在脑和脊髓的软脑膜下和室管膜下形成多个小的结核性肉芽肿,继而肉芽肿破裂并释放出结核杆菌,后者乃进入蛛网膜下腔,引起 TBM。主要病理改变为脑膜广泛性慢性炎症反应,形成结核结节,蛛网膜下腔有大量炎症和纤维蛋白性渗出,尤其在脑基底部的 Willis 动脉环、脚间池、视交叉池及环池等处,充满黄厚黏稠的渗出物,脑膜增厚、粘连,压迫颅底脑神经,会引起诸多脑神经受损,出现相应的症状与体征;阻塞脑脊液循环通路,引起脑积水(阻塞性脑积水可因渗出物阻塞导水管或孟氏孔所致,也可因脑实质水肿阻塞 CSF 的流出通道引起);脊髓及马尾周围的渗出物会压迫神经根,引起结核性脊髓神经根炎。脑膜血管因结核性动脉内膜炎及血栓形成而引起多处脑梗死及软化,颅底的大脑中动脉的前支受损最为多见,易致尾状核和内囊血管梗死,其他常见梗死部位为丘脑和脑干。炎症渗出、血管内膜炎和脑积水三者均会使脑实质受损。渗出物附近的脑组织出现软化和星形细胞、小神经胶质细胞等的炎症反应,而血管栓塞后引起邻近的脑组织片状出血和梗死。慢性脑积水可致脑白质和灰质的萎缩。

极少数情况下,感染源为邻近脊柱的非神经系统感染灶或内耳、乳突的结核感染。

【诊断】

一、结核病史

有肺、骨或泌尿生殖系结核感染史,或有结核患者密切接触史。

二、临床表现特点

多起病隐袭,慢性病程,也可急性或亚急性起病。症状轻重不一,主要表现如下。

1. 结核中毒症状　发热、盗汗、倦怠无力、食欲缺乏、消瘦、萎靡不振、睡眠不安、易激惹及精神改变等。

2. 脑膜刺激症状和颅内压增高　早期表现为发热、头痛、恶心、呕吐及脑膜刺激征(颈抵抗、Kernig 征及 Brudzinski 征阳性)。颅内压增高在早期由于脑膜、脉络丛和室管膜炎性反应,CSF 生成增多,蛛网膜颗粒吸收下降,形成交通性脑积水所致。颅内压多为轻、中度增高,通常持续 1~2 周。晚期蛛网膜、脉络丛粘连,呈完全或不完全性梗阻性脑积水,颅内压多明显增高,表现头痛、呕吐和眼底视乳头水肿。少数可出现瞳孔散大、呼吸衰竭等脑疝征象。婴幼儿可有头围增大和前囟饱满隆起。严重时出现去大脑强直发作或去大脑皮质状态。

3. 脑实质损害症状　如早期未能及时治疗,发病 4~8 周时常出现脑实质损害症状,如精神萎靡、淡漠、谵妄或妄想、意识障碍、癫痫发作等;肢体瘫痪如因结核性动脉炎所致,可呈卒中样发病,出现偏瘫、交叉瘫等;如由结核瘤或脑脊髓蛛网膜炎引起,表现为类似肿瘤的慢性瘫痪。

4. 脑神经损害症状　颅底炎性渗出物的刺激、粘连、压迫,可致脑神经损害(常见的是面神经、动眼神经、视神经和外展神经受损害),表现为视力减退、复视和面神经麻痹等。

5. 老年人结脑的特点　头痛、呕吐较轻,颅内压增高症状不明显,约半数患者 CSF 改变不典型,但在动脉硬化基础上发生结核性动脉内膜炎而引起脑梗死的较多。

三、病程分期

根据病情发展,可将其临床表现分为三期,但各期之间并无明显界限。

1. 早期(前驱期)　约为 1~2 周。早期症状为患者的性情改变,如精神淡漠、懒动、少言、易怒、好哭、睡眠不安或易疲倦,时有双目凝视、嗜睡,并有低热、食欲缺乏、消瘦、便秘等。婴幼儿发病急,可表现为急起高热,开始即出现脑膜刺激征,或以惊厥为首发症状,常致误诊或漏诊。

2. 中期(脑膜刺激期)　为 1~2 周。头痛及呕吐加剧,逐渐出现嗜睡或嗜睡与烦躁交替。可有惊厥发作。有典型的脑膜刺激征、颅内高压症和颅神经障碍等表现。

3. 晚期(昏迷期)　为 1~3 周。中期症状逐渐加重,病儿由意识蒙眬、浅昏迷而进入完全昏迷。阵挛性或强直性惊厥发作频繁,可出现角弓反张或去大脑强直。

四、临床分型

根据病变的主要部位、病理改变、临床表现和脑脊液改变可分为四型。

1. 浆液型(Ⅰ型)　浆液性渗出物局限于脑底部视交叉附近。症状轻微,脑膜刺激征及脑神经障碍不明显,没有局灶症状。脑脊液改变轻微,可能类似病毒性脑膜炎,但培养结核杆菌阳性。病程短,抗结核药疗效较好,偶可不药自愈。

2. 脑底脑膜炎型(Ⅱ型)　炎症位于脑底,纤维蛋白渗

90

出物弥散。临床上脑膜刺激征明显,合并脑神经障碍。脑脊液呈典型的结核性脑膜炎改变。为最常见的一型。

3. 脑膜脑炎型(Ⅲ型) 炎症病变由脑膜蔓延到脑实质,脑实质可有炎症、软化、坏死及出血,可有结核结节形成。临床上除有脑膜刺激征外,尚有脑炎表现如肢体瘫痪、意识障碍、惊厥等。

4. 脑脊髓型(Ⅳ型) 炎症病变不仅限于脑膜且蔓延到脊髓膜及脊髓,脊髓受损症状如截瘫、肢体活动障碍,盆腔障碍如尿潴留等。

五、辅助检查

1. 脑脊液检查 CSF 压力升高,外观清或呈毛玻璃状,但少数可稍现混浊。白细胞增多,通常不超过 $500 \times 10^6/L$,偶有 $1\,000 \times 10^6/L$ 以上者,早期以中性为主,以后则以淋巴细胞为主。蛋白质轻至中度增加,$1\sim2g/L$,亦有高达 $5.0g/L$ 以上者(颅底有梗阻时)。糖早期可正常,但以后逐渐减少,常在 $1.68mmol/L(30mg/dl)$ 以下,CSF 糖含量与血糖浓度有关,通常为血糖的 $60\%\sim70\%$。氯化物减少,常在 $102mmol/L$ $(600mg/dl)$ 以下。CSF 糖和氯化物减低,蛋白质增高是本病的典型改变。对 CSF 改变不典型者须重复化验,观察动态变化。CSF 静置 $12\sim24$ 小时后有蜘蛛网状薄膜形成。CSF 沉渣或薄膜涂片检出抗酸杆菌或采用培养方法分离出结核分枝杆菌是诊断结脑的"金标准",但二者检出的阳性率均很低。

结核性脑膜炎时,CSF 乳酸盐>30mg/dl,病毒性脑膜脑炎则<30mg/dl;CSF 免疫球蛋白测定,前者以 IgG 和 IgA 增高为主,后者仅 IgG 轻度升高。这有助于二者的鉴别诊断。

2. 胸部 X 线/CT 检查 发现原发性或继发性结核病变,可助诊断;但阴性不能否定诊断。

3. 颅脑 CT 或 MRI 检查 有助于结核性脑膜炎颅脑并发症的诊断,主要表现为脑积水,病程愈长,脑积水的发生率愈高,可达 $76\%\sim87\%$。在脑室周围可见透亮区,表示颅内压增高,脑底部较大血管的动脉炎可导致脑梗死。约 10% 病例可见结核瘤。

六、诊断注意事项

根据结核病病史或接触史,出现头痛、呕吐等症状,脑膜刺激征,CSF 淋巴细胞增多及糖含量降低等特征性改变,CSF 沉渣或薄膜涂片检出抗酸杆菌或采用培养方法分离出结核分枝杆菌等可作出诊断。

应与隐球菌脑膜炎鉴别,两者的临床过程和 CSF 改变极为相似,应尽量寻找二者感染的实验室证据。还需要与脑膜癌病相鉴别,后者系由身体其他脏器的恶性肿瘤转移到脑膜所致,通过全面检查可发现颅外的癌性病灶。极少数患者合并结核瘤,需与脑脓肿及脑肿瘤相鉴别。

【治疗】

治疗原则是早期给药、合理选药、联合用药和系统治疗。只要患者临床症状、体征及实验室检查高度提示本病,即使 CSF 抗酸涂片阴性亦应立即开始抗结核治疗,以免耽误了有利时机。

一、抗结核药物联合治疗

早期、合理治疗是改善预后的关键。在选用抗结核药物时,要考虑到药物是杀菌或抑菌药,能否透过血脑屏障以及剂量与副作用等问题,并应联合用药。异烟肼(INH)和吡嗪酰胺(PZA)是抗结核首选药物,因能迅速进入 CSF 并达到治疗浓度,利福平(RFP)、链霉素(SM)、乙胺丁醇(EMB)在脑膜炎症时也可进入脑脊液中。他们是治疗结脑最有效的联合用药方案,但儿童因 EMB 的视神经毒性作用、孕妇因 SM 对听神经的影响而尽量不选用。WHO 建议应至少选择三种药联合治疗:常用 INH、RFP 和 PZA,轻症患者治疗 3 个月后可停用 PZA,继续用 INH 和 RFP 7 个月。耐药菌株可加用第四种药如 SM 或 EMB,RFP 不耐药菌株,总疗程 9 个月;RFP 耐药菌株需连续治疗 18~24 个月。

1. 异烟肼(isonicotinyl hydrazide,isoniazid,INH;又名雷米封,rimifon) INH 可抑制结核杆菌 DNA 合成,破坏菌体内酶活性,对细胞内、外结核杆菌均有杀灭作用。其杀菌效力高,毒性低,且易透过血脑屏障,无论脑膜有无炎症,均能迅速渗透到 CSF 中,是治疗结脑的首选药物。每日剂量:成人 0.6~0.9g,儿童为 10~20mg/kg,通常清晨一次顿服,如有不良反应时可分次服用。疗程至少 1 年。病情危重者,可用 300~600mg 加入 5% 葡萄糖或生理盐水 20~40ml 缓慢静脉注射,或加入 5%~10% 葡萄糖注射液 250~500ml 中静脉滴注,每日 1 次,连用 14~30 日。一般剂量很少引起不良反应,主要副作用有中毒、过敏反应及内分泌功能紊乱。中毒反应包括末梢神经炎、中枢神经功能障碍及中毒性肝炎,一旦发生应停用 INH 及换药。治疗期间同时加用维生素 B_6 可预防周围神经病变的发生。过敏反应常表现为皮疹、发热,偶尔引起肝炎、粒细胞减少、血小板减少及贫血;过敏反应发生后应停用 INH 及换药,严重者短期给予泼尼松治疗。内分泌功能紊乱包括性欲降低、甲状腺功能障碍、库欣综合征、男性乳房女性化及女性子宫痉挛性痛经等;应予以对症治疗,必要时停用 INH 及换药。

2. 利福平(rifampicin,RFP) RFP 与细菌的 RNA 聚合酶结合,干扰 mRNA 的合成,抑制细菌的生长繁殖,导致细菌死亡。对细胞内、外结核杆菌均有杀灭作用。RFP 不能透过正常的脑膜,只部分通过炎性脑膜,是治疗结脑的常用药物。成人每日剂量为 450~600mg,儿童 10~20mg/kg,于晨空腹顿服。疗程 6~12 个月。单独应用易产生耐药性。用药后尿、泪及汗呈橘黄色但无妨碍。主要副作用有肝脏损害及过敏反应,前者多发生于用药 1/2~1 个月左右,注意尽可能不要同时用对肝脏有损害的药物,一旦发生肝损害,应停用及换药。过敏反应见于早期,减量及对症治疗,常能缓解,一般无须停用 RFP。对老年人、幼儿、嗜酒者、营养不良者慎用,妊娠 3 个月前禁用。

3. 链霉素(streptomycin,SM) 仅对吞噬细胞外

的结核杆菌有杀灭作用,为半效杀菌剂。主要通过干扰氨酰基 -tRNA 与核蛋白 30S 亚单位结合,抑制 70S 复合物的形成,抑制肽链延长、蛋白质合成,致细菌死亡。此药虽不易通过正常的血脑屏障和血脑脊液屏障,但能透过发炎的脑膜,故适用于结核性脑膜炎的急性炎症反应期。须与其他抗结核药合用。成人剂量为每日 0.75g,小儿 20~30mg/kg,肌内注射,连续 2 个月,以后改为隔日 1 次或每周 2 次。成人链霉素总剂量为 90g,达到总剂量即停药;若因副作用而无法达到总量者,可提前停药。主要副作用为第Ⅷ对脑神经损害,引起持久性耳聋及平衡失调;其次为肾损害,表现为蛋白尿、管型尿,严重者可发生氮质血症。应密切观察,一旦出现 SM 的毒性反应,应及时停药。

4. 吡嗪酰胺(pyrazinamide,PZA) 能杀灭酸性环境中(pH5.5 时杀菌作用最强)缓慢生长的吞噬细胞内的结核杆菌,对中性和碱性环境中的结核杆菌几乎无作用。PZA 渗入吞噬细胞后进入结核杆菌体内,菌体内的酰胺酶使其脱去酰胺基,转化为吡嗪酸而发挥杀菌作用。PZA 能自由通过正常和炎性脑膜,是治疗结脑的重要药物。主要与第一线药物联合(INH、RFP 等)。成人剂量为每日 1.5g,小儿 20~30mg/kg,分 3~4 次服用。疗程 2~3 个月。但本药毒性较大,主要有肝损害、关节酸痛、肿胀、强直、活动受限、血尿酸增高等。

5. 乙胺丁醇(ethambutol,EMB) 与二价锌离子络合,干扰多胺和金属离子的功能,影响戊糖代谢和 DNA、核苷酸的合成,抑制结核杆菌的生长。仅对生长繁殖状态的结核杆菌有作用,对静止状态的细菌几无影响。成人每日剂量为 0.75g,儿童 15~20mg/kg,顿服。疗程 2~3 个月。主要不良反应有视神经损害、末梢神经炎、过敏反应等。糖尿病、乙醇中毒、乳幼儿均禁用,孕妇、肾功能不全者慎用。

耐药 TBM 治疗中可根据药敏选择二线抗结核药物:喹诺酮类中的莫西沙星和左氧氟沙星是二线抗结核药物的首选;也可在阿米卡星、卡那霉素和卷曲霉素中选择一种;在疗效不佳时尚可加用非核心的二线药物如利奈唑胺、对氨基水杨酸等。

对 HIV 患者合并 TBM 时,一般建议抗结核治疗 2~8 周后再开始抗病毒治疗。

二、肾上腺皮质激素

肾上腺皮质激素能迅速减轻中毒症状、脑实质及脑膜的炎症反应与脑膜刺激症状,减轻脑水肿,降低颅内压,防止脑室诸孔道以及颅底部纤维性粘连,从而防止脑积水的发生。因此,在强力、有效的抗结核治疗同时,及早应用皮质激素,对减轻症状、改善预后有良好的效果。一般成人剂量:泼尼松 30~60mg/d,口服;不能口服者可用地塞米松 5~10mg/d 或氢化可的松 100~300mg/d 静脉滴注。待症状及脑脊液检查开始好转后,逐渐减量以至停药。总疗程为 8~12 周(早期及部分中期患者 8~10 周即可),一般不超过 3 个月,以免引起其他细菌或霉菌感染。若不能排除真菌性

脑膜炎时激素应与抗真菌药物合用。

三、药物鞘内注射

CSF 蛋白定量明显增高、有早期椎管阻塞、肝功能异常致使部分抗结核药物停用、慢性、复发或耐药的情况下,在全身药物治疗的同时可辅以药物鞘内注射。用法为:异烟肼 100mg(儿童 25~50mg)、地塞米松 5~10mg、α- 糜蛋白酶 4 000U、透明质酸酶 1 500U,注药宜缓慢,每隔 2~3 天 1 次,症状消失后每周 2 次,体征消失后 1~2 周 1 次,直至 CSF 检查正常。CSF 压力较高的患者慎用此法。

四、颅内高压症的治疗

除使用肾上腺皮质激素、脱水剂如甘露醇等外,尚可用乙酰唑胺(acetazolamidum)。本品为碳酸酐酶抑制剂,可能由于抑制脑室脉络丛中碳酸酐酶的作用,使脑脊液的生成减少,降低颅内压。每日 10~30mg/kg,分 2~3 次口服。疗程数周至数月,可按病情持续或间歇用药。

五、对症与支持疗法

卧床休息,精心护理以防止发生压疮及吸入性肺炎等并发症。给予营养丰富而又易于消化的食物,维持水电解质的平衡。必要时可小量输血或给予静脉高营养等。

六、手术治疗

在积极的抗结核治疗下,有两种并发症需加以处理:①脑积水,急性期可考虑侧脑室穿刺引流,慢性者则可行脑脊液分流;②脊髓腔部分阻塞,可酌情手术处理。

本病的预后取决于病情的严重程度、药物的敏感性以及治疗的早晚和是否彻底。临床症状体征完全消失,CSF 的细胞数、蛋白、糖和氯化物恢复正常提示预后良好。婴幼儿和老年预后差。3 岁以下患儿的病死率达 18%~55%,有神志改变如谵妄、昏迷者的病死率达 30% 以上。成人结核性脑膜炎的病死率仍在 15% 左右。治疗宜彻底,治疗 1~1.5 年者复发率为 6.6%,不足 1 年者复发率高达 25%。后遗症有蛛网膜粘连、脑积水、脑神经麻痹、肢体瘫痪、癫痫发作、智力障碍及垂体功能不足等。

(张文武)

第3节　　新型隐球菌性脑膜炎

新型隐球菌性脑膜炎(cryptococus meningitis)是新型隐球菌引起的脑膜非化脓性炎症,可表现为亚急性或慢性脑膜炎、脑膜脑炎、颅内压增高等,是中枢神经系统最常见的真菌感染。随着广谱抗生素、肾上腺皮质激素、免疫抑制剂的长期应用和医务人员对本病认识的提高,发病率有增加的趋势。本病病死率高达 30% 左右。

【病因与发病机制】

新型隐球菌广泛分布于自然界,如水果、奶类、土壤、鸽粪和其他鸟类的粪便中,为条件致病菌,当宿主的免疫力下降时致病。本菌感染虽可累及肺、皮肤、淋巴结、肠道等,但最易侵犯中枢神经系统。在原有慢性疾病的患者,尤其是长期接受大量抗生素、激素、抗癌药物或免疫抑制剂治疗,使机体抵抗力降低时更易发生本病。30%~50% 的隐球菌感染病例与淋巴肉瘤、网状细胞肉瘤、白血病、结节病、结核、糖尿病、肾脏疾病和红斑性狼疮、获得性免疫缺陷综合征等疾病伴发。隐球菌可通过各种门户侵入机体,最初常感染皮肤和黏膜,主要经上呼吸道入侵。在肺部形成原发病灶,经血行播散或从鼻腔嗅神经及淋巴管而传至脑膜;脑膜脑炎则是由脑膜感染沿血管周围鞘扩展进入脑实质引起,或由脑血管栓塞所造成。颅底、软脑膜的病变较显著,蛛网膜下腔有广泛的渗出物积聚,内含单核细胞、淋巴细胞及隐球菌等。也可形成局限性肉芽肿。隐球菌也可在血管周围间隙中增殖并在灰质内形成许多肉眼可见的囊肿,囊肿内充满隐球菌。

【诊断】

一、病史

可有慢性消耗性疾病或全身性免疫缺陷性疾病的病史,或 / 和长期应用激素和 / 或细胞毒药物史等。可有养鸽、接触鸽粪史。

二、临床表现特点

中枢神经系统的隐球菌感染可产生脑膜炎、脑膜脑炎、脑脓肿及脑或脊髓的肉芽肿,以脑膜炎最为多见。其症状和体征随病变的范围和部位而不同。起病隐袭,进展缓慢。起病前可有上呼吸道感染或肺部感染史。早期可有不规则低热或轻度间歇性头痛,以后变为持续性并日渐加重。免疫功能低下的患者可急骤起病,常以发热、头痛、恶心、呕吐为首发症状。大多数患者出现颅内压增高症状和体征。约 1/3 的患者入院时有不同程度的意识障碍,表现为谵妄、嗜睡、昏睡及昏迷等,抽搐少见。神经体征主要为颈项强直、Kernig 征及 Brudzinski 征阳性。1/3 患者有锥体束征阳性。1/3 患者有脑神经受损,以视神经受累最多,可引起视力模糊、视力减退乃至失明;其他尚可见动眼神经、外展神经、面神经及听神经受累的表现。2/3 以上患者的眼底检查有明显的视乳头水肿,少数患者有出血及渗血。大脑半球内的隐球菌脓肿或肉芽肿可引起偏瘫等局限性神经体征,或可导致脑疝等于短期内死亡。慢性病例因脑底部蛛网膜粘连,脑脊液循环受阻而致脑积水。严重病例有明显消瘦和虚弱。如不及时给予特殊治疗,病情可逐渐加重而在数月内死亡;少数病例的进展相当迅速。可于 2~3 周内死亡;或反复缓解、复发,使病程迁延多年之久。亦有自然缓解而痊愈的个例报道。

三、辅助检查

1. 脑脊液检查 CSF 压力常增高,外观清澈、透明或微混。白细胞数轻至中度增多,在 (50~500) × 10^6/L,以淋巴细胞为主。蛋白含量增高,多在 1~2g/L。糖和氯化物含量降低。CSF 离心沉淀后涂片墨汁染色检出隐球菌可确诊,但有些病例常需多次反复 CSF 检查才能发现。CSF 真菌培养亦是常用的方法。脑脊液乳胶凝集隐球菌抗原试验阳性系本病所特有,阳性率达 92%;而补体结合试验为 63%。CSF 中只有抗原而无抗体者提示病变仍在活动,当 CSF 中抗体出现而抗原的滴度降低者提示病变在好转中。

2. 影像学检查 CT 与 MRI 可帮助诊断脑积水。X线胸部检查有时可见肺部隐球菌病变。

四、诊断注意事项

根据病史,起病隐袭,脑膜刺激征,CSF 中蛋白质增高,糖和氯化物降低以及 CSF 墨汁涂片及培养找到新型隐球菌可予确诊。但在临床实际工作中与结核性脑膜炎、脑脓肿、经部分治疗的化脓性脑膜炎、颅内肿瘤以及其他真菌性脑膜炎的 CSF 改变很相似,因此在找到病原体前很难鉴别,常需反复多次检查才能最后确诊。其与结核性脑膜炎、脑肿瘤的鉴别见表 90-1。

【治疗】

一、抗真菌药物的应用

1. 两性霉素 B（amphotericin B,AmB） 是治疗中枢神经系统隐球菌病的首选药物,但因其不良反应多且严重,主张与氟胞嘧啶联合应用,以减少其用量。AmB 能与真菌细胞膜上的胆固醇结合,使膜通透性增高,菌体遂发生溶解而死亡;此外,本药尚可调节免疫功能,具强力的免疫佐剂性能,除影响体液免疫外,尚能加强细胞免疫以增强宿主对感染的抵抗力。口服不吸收,必须静脉滴注。一般从小剂量开始,首次剂量 0.05~0.1mg/kg,每日增加 2~5mg,直至每日剂量达 1mg/kg。每日量先用注射用水溶解成 AmB 5mg/ml 澄明液,然后以 5% 葡萄糖注射液（pH 不低于 5）稀释至 0.1mg/ml 或低于 0.1mg/ml 供用（不用生理盐水,以免沉淀）,避光缓慢静脉滴注 6~8 小时,每 30 分钟振摇一次以防沉淀。每日 1 次,一般需用 2~3 个月,待症状明显改善,脑脊液常规、生化正常,墨汁染色找不到隐球菌后至少 4 周,方可停用,但总量不超过 3g。注射前先给阿司匹林、氯丙嗪口服或于输液中加地塞米松 1~2mg,以减轻寒战、呕吐等反应;经常变换注射部位,以免引起静脉炎。治疗期间,每周进行一次脑脊液检查。本品毒性大,应注意贫血、低血钾、肝、肾及心肌损害。

AmB 渗透入脑膜的能力差,故脑膜炎患者宜加用鞘内注射。常用 0.05~0.10mg,以脑脊液 3~5ml 稀释,缓慢注

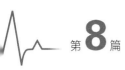

表 90-1　新型隐球菌性脑膜炎与结核性脑膜炎及脑肿瘤的鉴别

鉴别点	新型隐球菌性脑膜炎	结核性脑膜炎	脑肿瘤
病原菌	新型隐球菌	结核杆菌	无
起病	多缓慢,可呈亚急性	多呈亚急性	慢性
发热	早期不明显,以后多不规则	病程中较早出现发热	多无发热
脑神经受累	视神经病变及乳头水肿多见	视神经乳头水肿少见,外展神经受累多见,脉络膜上可见结核结节	尤以外展神经为多
脑脊液细胞数	轻、中度增加,0.2×10^9/L 以下多见	中度增多,$(0.2\text{~}0.5) \times 10^9$/L	正常或轻度增多
糖	明显减低	多数在 0.2~0.4g/L	正常
蛋白质	轻中度增加	明显增加	稍有增高,有蛋白细胞分离现象
氯化物	减低	减低	正常
涂片查菌	新型隐球菌	结核杆菌	无
荧光素钠试验	阴性或弱阳性	多为强阳性(++~+++)	阴性
隐球菌抗原检测	阳性	阴性	阴性
脑电图	弥漫性异常	弥漫性异常	多有定位性改变
头颅 CT 及 MRI	无特殊改变	无特殊改变	可有特殊改变

90

入鞘内,在注入 AmB 之前,可注入地塞米松 2~5mg,以减少副作用及防止粘连发生。如无不良反应,可缓慢增量至 0.5mg/ 次,每周 2~3 次,总量不超过 15mg。

2. 氟胞嘧啶(fluorocytosine,5-Fc) 为一种合成的抗真菌药,从胃肠道吸收快,穿透入脑脊液及其他体液和组织良好,但抗菌谱较窄,易产生抗药性,单用效果较 AmB 差。然若与 AmB 合用,不仅有协同作用,增加疗效;且可减少药量,减轻毒副反应。剂量 50~150mg/(kg·d),分 3~4 次口服或静脉注射,疗程 1~3 个月。不良反应有胃肠道症状,白细胞及血小板减少、皮疹、肝、肾功能损害。

3. 氟康唑(fluconazole) 为新型三唑类抗真菌药,能强力而特异性地抑制真菌的甾醇合成,对各种严重真菌感染疗效显著。对隐球菌性脑膜炎有特效。口服吸收良好,生物利用度达 90% 以上。口服后 0.5~1.5 小时达血药浓度高峰,血浆半衰期约 30 小时。在真菌性脑膜炎患者的脑脊液中的浓度约为血浓度的 80%。本品 80% 以原形从尿中排出。用法:口服,200~800mg/d,每日 1 次,5~10 天血药浓度可达稳态;疗程 6~12 个月或至 CSF 细菌培养阴性后 10~12 周。静脉注射,剂量同上,滴速不超过 200mg/h。一般耐受性好,最常见的不良反应系胃肠道症状。孕妇及哺乳期妇女、儿童禁用或慎用。

美国感染病学会推荐的抗真菌治疗方案是:对 HIV 阴性患者,首先联合使用 AmB [0.7~1.0mg/(kg·d)]和 5-Fc [100mg/(kg·d)]进行至少 4 周的诱导治疗,再使用氟康唑(400~800mg/d)进行 8 周的巩固治疗。治疗 2 周后进行 CSF 检查以明确 CSF 是否达到无菌,若 2 周后 CSF 培养仍为阳性则应延长诱导治疗的时间。而后可继续使用氟康唑(200mg/d)进行 6~12 个月维持治疗。对 HIV 感染者,要更为积极地抗真菌治疗,以及延长巩固或维持治疗的时间,因其极易复发。国内方案类似,不同之处在于诱导期主张为 8 周,AmB 从小剂量开始,首次 1~5mg,以后每天增加 5mg(儿童 1~2mg),直至每天 0.7~1mg/kg 体重。诱导期也可首选 AmB 脂质体联合 5-Fc 进行治疗。

二、对症支持疗法

卧床休息,加强护理。提供营养丰富易消化的饮食,保持水电解质平衡,防治合并症。脱水降颅压。酌情输血或血浆。尽可能停用抗生素、皮质激素及其他免疫抑制剂。适当使用改善脑营养代谢的药物,但维生素 B_1、维生素 B_6、维生素 B_{12}、谷氨酸、麦芽糖、味精等,会助长隐球菌繁殖,应忌用。对伴严重颅内高压症或脑积水者,可酌情选用侧脑室穿刺引流或脑脊液分流术。

隐球菌性脑膜炎未经特效治疗者基本全部死亡,经药物治疗者即时有效率为 60%~70%。20%~30% 的初步获愈者有复发。少数治愈患者有严重后遗症,包括视力丧失、脑神经瘫痪、严重运动障碍、脑积水、智能障碍等。有下列情况预后不良:①有脑积水者;②诱发因素尚未消除者,如患者有淋巴瘤或应用激素;③CSF 检查轻度异常或正常,涂片或培养阳性者;④血培养阳性;⑤治疗前血或 CSF 抗原滴定高或治疗后抗原滴度持续高、抗体缺少者。

(张文武)

第 4 节　病毒性脑膜炎

病毒性脑膜炎(viral meningitis)是一组由各种病毒感染引起的脑膜急性炎症性疾病,临床以发热、头痛和脑膜刺激征为主要表现。是临床上最常见的无菌性脑膜炎(aseptic meningitis)。为一种良性自限性疾病,多无并发症。

【病因与发病机制】

病因有：①主要为肠道病毒（柯萨奇病毒、埃可病毒与脊髓灰质炎病毒），占 85%~95%。②其次为腮腺炎病毒、单纯疱疹病毒、腺病毒（主要是 1、2、3、5、7 型）、淋巴细胞脉络丛脑膜炎病毒、单核细胞增多症和带状疱疹病毒等。由肠道病毒引起的病毒性脑膜炎，发病高峰主要在夏季和早秋；腮腺炎病毒脑膜炎一般多见于冬春季节，与腮腺炎同时流行；淋巴细胞脉络丛脑膜炎则以冬季较常见；而单纯疱疹病毒脑膜炎无明显季节性。肠道病毒主要经粪 - 口途径，少数通过呼吸道分泌物传播，大部分病毒在下消化道发生最初感染，肠黏膜细胞有与肠道病毒结合的特殊受体，病毒经肠道入血后产生病毒血症，再经血液进入中枢神经系统。大多数病毒侵入机体后经病毒血症后侵犯脑膜，常同时存在不同程度地侵犯脑实质，但亦可单独累及脑膜。病理上呈现软脑膜弥漫性淋巴细胞浸润，脑组织有围管性淋巴细胞浸润、胶质增生、神经节细胞肿胀及点状出血。脉络膜丛及脑室上皮亦有非特异性炎症改变。

【诊断】

一、临床表现特点

本病具有以下临床特点：①发病年龄以 10~40 岁多见，约半数在 15 岁以下发病。②急性或亚急性起病（一般潜伏期约 1 周），常先有类似感冒或相应病毒所致全身症状，如畏寒、发热、头痛、咽痛与躯体不适、疼痛、腹泻、皮疹、乏力等。常有感觉过敏、感觉异常、畏光、肌痛与腹痛。症状的严重程度随患者的年龄增长而加重。③脑膜刺激症状：在全身症状同时或稍后短时间内出现，呈头痛、恶心、呕吐，颈软至中度抵抗，Kernig 征和 Brudzinski 征阳性。体温很少超过 40℃。可伴有意识障碍，如淡漠、嗜睡、谵语，甚至昏迷等；较少伴发脑炎症状如颅神经障碍、偏瘫与感觉障碍等。④某些特定病毒感染的征象：如腮腺炎的腮腺肿大和睾丸炎；某些肠道病毒感染可出现皮疹，大多与发热同时出现，持续 4~10 天，柯萨奇病毒 A_5、A_9、A_{16} 和埃可病毒（ECHO）$_4$、$ECHO_6$、$ECHO_9$、$ECHO_{15}$、$ECHO_{30}$ 感染，皮肤损害典型的为斑丘疹，皮疹可局限于面部、躯干或涉及四肢，包括手掌和足底部；柯萨奇病毒 B 组感染可有流行性肌痛（胸壁痛）和心肌炎；传染性单核细胞增多症病毒感染有全身淋巴结肿大压痛、伴剧烈咽痛或见黄疸等。

二、辅助检查

辅助检查的特点有：①周围血象白细胞数正常或中度增高，红细胞沉降率（血沉）增快。②脑脊液压力正常或轻度升高，无色透明，轻度或中度淋巴细胞升高（最初数小时内可以中性粒细胞为主），通常在 (45~1 500) × 10^6/L 以下。糖与氯化物正常或稍减，蛋白正常或中度增高（多在 1.0g/L 以内），或见有细胞蛋白分离现象。细菌和真菌涂片检查阴性。③急性期 CSF 与血液的病毒分离、恢复期的血清中和抗体滴定和补体结合反应检测可有阳性发现。

三、诊断注意事项

典型病例根据发热、头痛、恶心、呕吐、肌痛、脑膜刺激征、血液和 CSF 的改变等，诊断一般并不困难；但病原学的诊断常需依赖 CSF 中分离出病毒才可确诊。应注意与下述疾病鉴别：各种邻近脑膜的化脓性感染引起的脑膜反应，细菌性、结核性、真菌性脑膜炎，钩端螺旋体病脑膜炎，癌性脑膜病，单核细胞增多症等。

【治疗】

1. 对症支持疗法 卧床休息，富维生素饮食。头痛剧烈时可给予镇痛剂，高热用物理降温或给予退热剂。临床症状严重者，可短期内用小剂量地塞米松 5~10mg/d 加入液体静脉滴注。

2. 降颅内压 有颅内压增高者，可用甘露醇、高渗葡萄糖液等行脱水疗法。

3. 抗病毒治疗 抗病毒治疗可明显缩短病程和缓解症状，目前针对肠道病毒感染临床上使用或试验性使用的药物有免疫血清球蛋白（immune serum globulin，ISG）和抗微小 RNA 病毒药物普来可那立（pleconaril）。

本病绝大多数患者为自限性疾病，轻者 3~5 天完全恢复，重者可持续 1~4 周，平均于 3 周内痊愈，一般不留后遗症。

（张文武）

第91章

脑　炎

第1节　急性单纯疱疹病毒性脑炎

急性单纯疱疹病毒性脑炎（acute herpes simplex virus encephalitis, AHSE），系由单纯疱疹病毒（herpes simplex virus, HSV）感染引起的急性中枢神经系统（CNS）病毒感染性疾病，是 CNS 最常见的病毒感染性疾病，也是散发性致命性病毒性脑炎最常见的病因。本病呈全球分布，一年四季均可发病，无明显性别差异，任何年龄均可发病。在 CNS 中，HSV 常累及大脑颞叶、额叶及边缘系统，引起脑组织出血性坏死和/或变态反应性脑损害，又称为急性坏死性脑炎或出血性脑炎。未经治疗的 AHSE 病死率高达 70% 以上。

【病因与发病机制】

HSV 是一种嗜神经 DNA 病毒，有两种血清型，即 HSV-1 和 HSV-2。患者和健康带毒者是主要传染源，主要通过密切接触与性接触传播，亦可通过飞沫传播。HSV 首先在口腔和呼吸道或生殖器引起原发感染，机体迅速产生特异性免疫力而康复，但不能彻底消除病毒，病毒以潜伏状态长期存在体内而不引起临床症状。神经节中的神经细胞是病毒潜伏的主要场所，HSV-1 主要潜伏在三叉神经节，HSV-2 潜伏在骶神经节。原发感染通常发生于儿童期或少年期，感染后多不发生临床症状，或仅表现为胃炎或上呼吸道感染。当人体受到各种非特异性刺激使机体免疫力下降，潜伏的病毒再度活化，经三叉神经或其他神经轴突进入脑内，引起单纯疱疹病毒脑炎。成人超过 2/3 的 HSV-1 脑炎是由再活化感染而引起，也有少数单纯疱疹脑炎是作为 HSV-1 原发感染的一部分，病毒沿嗅神经入脑而致脑炎。而 HSV-2 则大多数由原发感染引起。在人类约 90% 的 AHSE 由 HSV-1 引起，仅 10% 由 HSV-2 所致，且 HSV-2 所引起的 AHSE 主要发生在新生儿，是新生儿通过产道时被 HSV-2 感染所致。

本病脑部病理改变呈弥漫性，侵犯双侧大脑半球，但并不完全对称，常以颞叶、边缘系统及额叶受累最为严重，其他脑叶及脑干均可被累及。在致死病例，呈现严重的脑膜炎及脑实质广泛性破坏性改变，可见有坏死性、炎症性或出血性损害。受累神经细胞和胶质细胞核内可见嗜酸性包涵体（故称急性包涵体脑炎），是本病最有特征性的病理改变。在电子显微镜下可发现包涵体内含有病毒抗原及疱疹病毒颗粒。

【诊断】

一、临床表现特点

1. **一般特征**　本病散在发生而无季节性和地方性，可发生于任何年龄，约 2/3 的病例发生于 40 岁以上的成年人。原发感染的潜伏期为 2~21 天，平均 6 天。前驱期可有发热、乏力、头痛、肌痛、嗜睡、腹痛、腹泻等症状以及轻度行为、精神或性格改变。通常呈急性起病，约 1/4 患者有口唇单纯疱疹病史。病后体温可高达 38.4~40.0℃。病程为数日至 1~2 个月。

2. **临床常见症状**　包括头痛、呕吐、轻微的意识和人格改变、记忆丧失、轻偏瘫、偏盲、失语、共济失调、多动（震颤、舞蹈样动作、肌阵挛）、脑膜刺激征等。约 1/3 的患者出现癫痫发作。部分患者可因精神行为异常为首发或唯一症状而就诊于精神科，表现为注意力涣散、反应迟钝、言语减少、情感淡漠、表情呆滞、呆坐或卧床、行动懒散，甚至不能自理生活；或表现木僵、缄默；或有动作增多、行为奇特及冲动行为等。

3. **病情特点**　病情常在数日内快速进展，多数患者有意识障碍，表现意识模糊或谵妄，昏睡、昏迷，或去皮质状态。部分患者在发病早期迅即出现昏迷。重症患者可因广泛脑实质坏死和脑水肿引起颅内压增高，甚至脑疝形成而死亡。

二、辅助检查

1. **脑脊液（CSF）检查**　脑脊液压力正常或轻度增高，重症者可明显增高；细胞数多增加，一般在 (50~100)×10⁶/L，最多者可达 1 000×10⁶/L，淋巴细胞占优势，偶见中性为主。部分病例早期脑脊液中可出现大量红细胞，红细胞数达 (50~500)×10⁶/L 或更多，脑脊液黄变，是本病有脑实质出血、坏死的反映。蛋白质轻至中度增加，糖和氯化物大多正常。约 5%~10% 病例初期脑脊液检查可完全正常。

2. **脑电图（ECG）检查**　其典型改变示 α 节律丧失，弥漫性慢波，在额、颞叶出现高波幅周期性棘波和慢波。

3. **头颅 CT 检查**　90% 患者于病后数日 CT 扫描可见单侧或双侧颞叶、海马及边缘系统局灶性低密度区，扩展至额叶或顶叶，伴占位效应或强化，部分病例示出血性变化。有些病例早期 CT 正常，但 MRI 可显示灶性异常改变。

4. **头颅 MRI 检查**　典型表现为在颞叶内侧、额叶眶面、岛叶皮质和扣带回出现局灶性水肿，T₂ 加权像上为高信号。应注意，一周内 MRI 正常不能排除诊断。

5. 病毒学检查 是确诊本病的依据。①双份 CSF 单纯疱疹病毒抗体(IgM、IgG)滴度增加 4 倍以上；单份 CSF 上述抗体>1∶80；②血清中和抗体或补体结合抗体滴度逐渐增加到 4 倍以上或单份血清/脑脊液抗体滴度≤40；③检测 CSF 中 HSV-DNA：用 PCR 检测病毒 DNA，可早期快速诊断。

6. 脑活检 是诊断 AHSE 的"金标准"。细胞核内出现嗜酸性包涵体，电镜下可发现细胞内病毒颗粒。

三、诊断注意事项

本病临床诊断依据是：①口唇或生殖道疱疹史，或本次发病有皮肤、黏膜疱疹；②起病急，病情重，有发热、咳嗽等上呼吸道感染的前驱症状；③明显精神行为异常、癫痫发作、意识障碍和早期局灶性神经系统损害体征；④CSF 细胞数增多或出现红细胞，糖和氯化物正常；⑤EEG 示弥漫性异常，以颞、额区为主；⑥头颅 CT 或 MRI 发现颞叶局灶性出血性脑软化灶；⑦特异性抗病毒药物治疗有效间接支持诊断。

确诊尚需选择如下检查：①双份血清和 CSF 检查发现 HSV 特异性抗体有显著改变趋势；②脑组织活检或病理发现组织细胞核内出现嗜酸性包涵体，或原位杂交发现 HSV 病毒核酸；③CSF-PCR 检测发现病毒 DNA；④脑组织或 CSF 标本 HSV 分离、培养和鉴定。

临床上应注意与以下疾病鉴别：①带状疱疹病毒性脑炎：带状疱疹病毒可以长期潜伏在脊神经后根以及脑和脊髓的感觉神经节，当机体免疫力下降时，病毒被激活、复制、增殖，沿感觉神经传到相应皮肤引起皮疹，另一方面沿神经上行传播，进入 CNS 引起脑或脑膜炎。本病多见于中老年人，发生脑部症状与发疹时间不尽相同，多数在疱疹后数天或数周，也可在发疹之前，或无任何疱疹病史。临床表现为发热、头痛、呕吐、意识模糊、共济失调、精神异常及局灶性神经功能缺失征。病变程度相对较轻，预后良好。患者多有胸腰部带状疱疹的病史，头颅 CT 无出血性坏死的表现，血清及 CSF 检出该病毒抗体和病毒核酸阳性，可资鉴别。②肠道病毒性脑炎：该类病毒除引起病毒性脑膜炎外，也是病毒性脑炎的常见原因之一。多见于夏秋季，呈流行性或散发性发病。表现为发热、意识障碍、平衡失调、癫痫发作、肢体瘫痪等。一般恢复较快，在发病 2~3 周后症状即自然缓解。病程初期的胃肠道症状、CSF 中 PCR 检出该病毒核酸阳性可资鉴别。③其他疾病：还应与巨细胞病毒性脑炎、急性播散性脑脊髓炎、化脓性脑膜炎、脑脓肿、颅内占位性病变等相鉴别。

【治疗】

早期诊断和治疗是降低本病死亡率的关键。治疗主要包括抗病毒治疗，辅以免疫治疗和对症支持治疗。

一、对症支持疗法

患者常有较重的意识障碍和精神异常，必须加强护理，注意营养和水电解质平衡，及时吸痰，保持呼吸道通畅，防治肺炎和压疮，保持二便通畅。高热者降温，癫痫发作者行抗癫痫治疗等。必要时可给予复方氨基酸、脂肪乳等以增强机体抵抗力。

二、抗脑水肿、降低颅内压

通常选用甘露醇、高渗葡萄糖液、甘油果糖、呋塞米等作为脱水剂，其作用机制、应用方法及注意事项参见"第 43 章颅高压危象"。也可考虑用肾上腺皮质激素(见下述)。经上述药物治疗后，颅内压增高仍日益增重，甚至出现脑疝，应行紧急的脑室穿刺引流术和去骨瓣减压术。

三、抗病毒治疗

病毒侵入脑组织后，通常随着病程的进展，病毒量逐渐减少甚至消失，故必须早期使用抗病毒药物才有效果。常用的药物如下。

1. 阿昔洛韦(无环鸟苷，acyclovir，ACV) 为广谱核苷类抗病毒药，能抑制病毒 DNA 的合成。阿昔洛韦首先在感染病毒的细胞内，经病毒胸苷激酶作用转化为单磷酸阿昔洛韦，再经宿主细胞中激酶作用转化为三磷酸阿昔洛韦，与 DNA 合成的底物 2′-脱氧尿苷发生竞争，阻断病毒 DNA 链的合成。是治疗 AHSE 的首选抗病毒药物之一。当临床疑诊又无条件作 CSF 病毒学检查时可用阿昔洛韦进行诊断性治疗。口服吸收差，生物利用度仅 15%~30%，血浆蛋白结合率为 9%~33%，50% 可通过血脑屏障。血浆半衰期约 2.5 小时，肾功能不全时可延长至 20 小时，故肾功能不全者应减少剂量并充分饮水；同时不得并用其他肾毒性药物如氨基糖苷类抗生素、两性霉素 B 和环孢素等。用法：静脉滴注，15~30mg/(kg·d)，分 3 次静脉滴注，连用 14~21 天。若病情重可延长治疗时间或再重复治疗 1 个疗程。使用前先将本品用注射用水配成 2% 溶液，然后将每次剂量用生理盐水或 5% 葡萄糖液加至 100ml，于 1 小时内静脉滴注完。口服每次 200~400mg，每日 4~5 次，10 天为 1 个疗程。近年已发现对 ACV 耐药的 HSV 株，这类患者可试用膦甲酸钠和西多福韦治疗。

2. 更昔洛韦(ganciclovir) 本品进入细胞后由病毒的激酶诱导生成三磷酸化物，竞争性抑制病毒的 DNA 聚合酶而终止病毒 DNA 链增长。抗 HSV 的作用是 ACV 的 25~100 倍，具有更强、更广谱的抗 HSV 作用和更低的毒性。对 ACV 耐药的 HSV 株本品亦敏感。用量是 5~10mg/(kg·d) 静脉滴注，每 12 小时 1 次，疗程 14~21 天。主要副作用是肾功能损害和骨髓抑制(中性粒细胞、血小板减少)，与剂量相关，停药后可以恢复。

四、肾上腺皮质激素

有争议，但肾上腺皮质激素能控制 AHSE 炎症反应和减轻水肿，对病情危重、头颅 CT 见出血性坏死灶以及 CSF 白细胞与红细胞明显增多者可酌情使用。地塞米松 10~20mg/d 加入液体静脉滴注，连用 10~14 天；或用甲泼尼龙大剂量冲击疗法，0.8~1.0g/d，连用 3~5 天，随后改用泼尼松口服(60mg/d),以后逐渐减量。

五、抗菌治疗

合并细菌或真菌感染时应根据药敏结果选用适当的抗生素或抗真菌治疗。

六、脑细胞代谢活化剂的应用

可选用 ATP、CoA、细胞色素 C、胞磷胆碱、脑活素等,以改善脑细胞的代谢,促进脑功能的恢复。参见"第 26 章急性脑功能衰竭"治疗部分。

【预后】

本病预后取决于病情和治疗是否及时。若未经抗病毒治疗、治疗不及时或不充分,病情严重则预后不良,病死率可高达 60%~80%。若及早给予了足量的抗病毒药物治疗或病情较轻,多数患者可治愈。但约 10% 患者可遗留不同程度的瘫痪、智力下降等后遗症。

(张文武)

参 考 文 献

[1] 贾建平, 陈生弟. 神经病学 [M]. 8 版. 北京: 人民卫生出版社, 2018: 284-287.

[2] 陈新谦, 金有豫, 汤光. 陈新谦新编药物学 [M]. 18 版. 北京: 人民卫生出版社, 2018: 139-160.

第 2 节 抗 N- 甲基 -D- 天冬氨酸受体脑炎

抗 N- 甲基 -D- 天冬氨酸受体(N-methyl-D-aspartate receptor,NMDAR)脑炎属于自身免疫性脑炎(autoimmune encephalitis,AE)的一种,AE 是以急性或亚急性脑炎症状为临床表现中枢神经系统(central nervous system,CNS)自身免疫病的总称。目前认为抗 NMDAR 脑炎是由于体内免疫紊乱而产生针对 NMDAR 的自身抗体所致。抗 NMDAR 脑炎确切的发生率还不清楚,但近年报道的患者数量迅速增长,尤其在 AE 中比例逐步上升。国外大约 80% 的抗 NMDAR 脑炎患者为女性,约 40% 的患者伴有肿瘤。但国内可能男性比例更高。

【病因与发病机制】

抗 NMDAR 脑炎是近年来才被逐渐认识的 CNS 自身免疫性疾病,病因和发病机制尚未完全阐明。

一、病因(诱因)和危险因素

1. 肿瘤 畸胎瘤是抗 NMDAR 脑炎比较明确的病因。近 50% 的女性患者可发现畸胎瘤。其他与抗 NMDAR 脑炎相关的肿瘤有肺癌、乳腺癌等,但很少见。有研究发现伴发畸胎瘤抗 NMDAR 脑炎患者的畸胎瘤组织表达 NMDAR,且有明显的 B 细胞浸润,而未患脑炎的畸胎瘤患者尽管也有 NMDAR 表达,但少有 B 细胞浸润,提示外周畸胎瘤表达的 NMDAR 打破免疫耐受而导致相应自身抗体的产生。

2. 病毒性脑炎(viral encephalitis,VE) 近年来,越来越多的证据表明单纯疱疹性脑炎(herpes simplex virus encephalitis,HSE)可诱发抗 NMDAR 脑炎。这类患者往往表现为双相病程,首先为 VE,在治疗好转后数周至数月出现症状加重或新的症状。此时患者脑脊液中并未检测到病毒,对抗病毒治疗反应不佳,但可出现抗 NMDAR 抗体,且免疫抑制治疗有效。前瞻性研究表明,27% 的患者在 HSE 后出现 AE 症状,且预后较经典的抗 NMDAR 脑炎差。此外,也有其他病毒感染后出现抗 NMDAR 脑炎及其他类型 AE 的病例报道,如乙脑病毒、水痘 - 带状疱疹病毒甚至 HIV 等。VE 后出现 AE 的可能机制是病毒侵袭导致脑组织炎症和坏死,血脑屏障(blood-brain barrier,BBB)被破坏,使 CNS 免疫耐受被打破从而产生自身抗体。因此,对 VE 患者出现"复发"时,除 VE 复发外,还应考虑到继发抗 NMDAR 脑炎的可能。

3. 性别和基因等其他因素 统计发现约 80% 的抗 NMDAR 脑炎患者为女性,且西班牙裔白种人所占比例远高于非西班牙裔白种人,而存在肿瘤的抗 NMDAR 脑炎在黄种人和黑种人中更多见。也有报道发现抗 NMDAR 脑炎与 CNS 脱髓鞘疾病可同时或先后发生。这些现象提示性别、遗传可能是导致抗 NMDAR 脑炎的易患因素,但它们与抗 NMDAR 脑炎是否存在直接关系尚待进一步研究。

MHC Ⅰ -B*07：02 和 MHC Ⅱ -DRB1*16：02 是已知的与抗 NMDAR 脑炎相关的遗传基因。B*07：02 仅与成人(中位年龄 ≥23.5 岁)抗 NMDAR 脑炎弱相关;德国和韩国研究认为,DRB1*16：02 与抗 NMDAR 脑炎缺乏相关性;而对中国人群的研究表明,DRB1*16：02 是抗 NMDAR 脑炎的易感基因,且携带该基因的患者预后较差。结论差异可能是 DRB1*16：02 在不同人群中频率不同造成的。

二、发病机制

NMDAR 是 CNS 内一类重要的兴奋性氨基酸——谷氨酸的受体。NMDAR 主要表达于海马及皮质,参与学习与记忆等重要生理过程。NMDAR 在调节神经元的存活、参与突触的信号传导及可塑性的形成等方面发挥重要作用。NMDAR 的过度激活可导致兴奋性中毒的表现,可能为癫痫、痴呆、脑卒中的潜在发病机制;反之则可出现精神分裂症样症状。NMDAR 包括联接甘氨酸的 NR1 及联接谷氨酸的 NR2(A、B、C、D)亚单位。由于 NR1 在脑内的分布更为广泛,更符合抗 NMDAR 脑炎的临床损害的部位,实验研究也表明 NR1 为该疾病中自身抗体作用的亚单位。

目前认为 CNS 内出现抗 NMDAR 抗体既存在 BBB 通透性增加促使活化淋巴细胞及自身抗体进入中枢,也存在鞘内自身抗体合成。抗 NMDAR 抗体结合神经细胞膜 NMDAR 受体 NR1 的胞外段并与 NMDAR 交联、内吞转运至内体和溶酶体,这一过程导致 NMDAR 数量可逆性减少,从而干扰 NMDAR 功能发挥进而产生临床症状。此过程中,NMDAR 胞外段和 Ephrin-B2 受体的相互作用受影响,造成突触可塑性丧失。通过超分辨率显微镜及蒙特卡洛模拟,从纳米级层面证实 NMDAR 与其他蛋白相互作用的重要性。脑活检显示,炎症细胞浸润和少量神经元的丢失。多项模型研究也支持 T、B 细胞对发病机制至关重要。

【诊断】

一、临床表现特点

通常以急性或亚急性起病。约 70% 抗 NMDAR 脑炎患者起病前可存在头痛、发热等"感冒样"前驱症状。前驱期后数天至数周内出现精神行为异常,包括焦虑、失眠、恐惧、妄想、躁狂以及偏执等;有时可表现为社交退缩及刻板行为。值得注意的是,有些患者在发病早期被认为是精神疾病而收治精神科治疗。但随后可出现近事记忆障碍、癫痫发作、运动障碍(以眼、口、面部、上肢为主要累及部位)、意识水平下降及其他各种复杂的症状。上述症状均提示抗 NMDAR 脑炎的可能。

早期可出现语言不完整并快速进展,可出现从口语词汇及模仿语言的减少到完全缄默,而且这些症状不能完全归咎于皮质萎缩。由于精神症状及语言问题可能影响到记忆的评估,因此短期的记忆缺失可能被忽视。

此后患者可出现对应激的反应减少,或阶段性激动与紧张相交替。在这一阶段,通常表现为异常的行为及自主神经功能障碍。口 - 舌 - 面肌运动障碍是最突出的表现。其他可能有肢体及躯干肌肉舞蹈样徐动、手足的不自主精细运动、肌强直、角弓反张、动眼危象等同时或交替出现。

自主神经损害的主要表现为高热、心动过速、唾液分泌过多、高血压、心动过缓、低血压、小便不连续、勃起功能障碍等;有的患者还可出现中枢性低通气。中枢性低通气和自主神经功能紊乱的出现也提示抗 NMDAR 脑炎。

二、辅助检查

1. 脑脊液检查 大多数的患者脑脊液都有异常,包括脑脊液细胞增多、脑脊液蛋白正常或轻度升高,部分患者脑脊液中可见特异性寡克隆带。

2. 脑电图检查 脑电图可发现部分患者异常,如局灶或弥漫性慢波、痫样放电等。近年来认为异常 δ 刷(extreme δ brush)可作为抗 NMDAR 脑炎较特异的脑电图表现,阳性率约 30%。

3. 影像学检查 常规头颅 MR 可发现约 30% 患者颅内存在皮质或皮质下信号异常,但并非特异性的。增强 CT 或 MR 可发现部分患者病灶强化。近年来研究发现功能影像学,如正电子发射断层显像(PET)可检测颅内病灶更为敏感,有助于发现 MR 阴性患者病变。此外,盆腔等部位影像

学检查可发现患者是否存在肿瘤。

4. 自身抗体检测 患者脑脊液和 / 或血清中检测出抗 NMDAR 抗体可确诊该病。目前临床实验室一般采用基于转染细胞免疫荧光法(cell-based assay,CBA)检测自身抗体。脑脊液抗体检测的价值一般大于血清检测。如果仅有血清标本,建议血清检测抗体阳性后,需进一步将血清与大鼠脑片或原代海马神经元孵育,结果阳性方可诊断。如有条件,对怀疑 AE 的患者建议同时送检脑脊液和血清,可提高检测的灵敏度和特异度。需要注意的是,部分抗 NMDAR 脑炎患者临床表现不典型,难以根据临床症状、体征及常规辅助检查作出诊断。这种情况下自身抗体阳性对于疾病诊断具有很大意义。

5. 脑组织活检 在一些患者的脑组织活检中可见轻度血管周围淋巴细胞袖套形成以及小胶质细胞激活。

三、诊断标准

最新的抗 NMDAR 脑炎诊断标准见表 91-1。

表 91-1 抗 NMDAR 脑炎诊断标准

拟诊为抗 NMDAR 脑炎
必须同时满足以下 3 项标准可诊断:
1. 快速起病(病程<3 个月),临床表现具备下述 6 组主要症状中的至少 4 组:①异常行为(精神症状)或认知功能障碍;②语言功能障碍(连续的无法被打断的强制言语、言语减少、缄默);③癫痫发作;④运动障碍、异动症或肌强直 / 异常姿势;⑤意识水平下降;⑥自主神经功能障碍或中枢性通气不足
2. 至少有以下一项辅助检查的异常发现:①异常 EEG(局灶性或弥漫性慢波或节律失常、痫样放电或异常 δ 刷);②脑脊液细胞数增多或出现寡克隆带
3. 可排除其他可能的病因
注:如伴发畸胎瘤则只需满足 6 组主要症状中的至少 3 组即可诊断
确诊抗 NMDAR 脑炎诊断标准
必须同时满足以下 3 项标准可诊断:
1. 临床表现上出现前述 6 组症状中一组或多组
2. 抗 NMDAR(GluN1 亚基)IgG 抗体阳性
3. 合理排除其他可能病因
注:抗体检测建议以脑脊液 CBA 法抗体阳性为准,如仅有血清样本,血清 CBA 检测抗体阳性后需再做 TBA 验证检测方可认为自身抗体结果阳性,且低滴度的血清阳性(1∶10)不具有确诊意义

四、鉴别诊断

1. 病毒性脑炎 是与 AE 最重要的鉴别诊断。临床表现上,VE 往往存在高热,以及头痛、呕吐、脑膜刺激征等颅内压增高及脑膜受累表现。但抗 NMDAR 脑炎也可出现上述症状,因此单从临床表现上两者难以区别。辅助检查上,HSE 影像学检查可发多见于一侧颞叶、岛叶、额叶的信号异常、肿胀甚至出血软化的表现,严重患者可出现血性脑脊液。但对于轻症患者可无上述异常表现。治疗上,VE 一般对抗病毒治疗有效,而 AE 则抗病毒治疗无效。最可靠的鉴

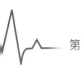

别诊断是脑脊液病毒核酸检测发现病原学证据。采集急性期和恢复期患者脑脊液检测抗病毒 IgG 抗体滴度，如前者滴度大于后者的 4 倍及以上有助于 VE 的诊断。

2. 精神病及精神类药物反应 抗 NMDAR 脑炎通常以精神行为异常起病，约 77% 患者首次就诊于精神科。故需与精神病相鉴别。很多患者都使用过抗精神病药物，而当他们出现强直、自主神经功能紊乱、肌酶升高等症状时，可能被认为是镇静药物恶性综合征，如长期大剂量使用异丙醇可出现横纹肌溶解、代谢性酸中毒、高钾血症、肾衰竭、肝大等输注综合征的表现。有很多抗 NMDAR 脑炎的患者需要输注异丙醇及氢化可的松，应注意鉴别这种综合征出现的原因。此外，某些药物可阻碍 NMDAR 的功能，如苯环己哌啶、MK801、氯胺酮等可导致同样的症状，包括精神行为异常，多巴胺能通路受损的相关表现以及自主神经功能障碍等。

3. 其他免疫相关性脑炎 除了 NMDAR，谷氨酸受体中离子型受体还包括：海人藻酸受体（kainite receptor，KAR）和 α- 氨基 -3- 羟基 -5- 甲基 -4- 异噁唑受体（α-amino-3-hydroxy-5-methyl-4-iso xazole propionate receptor，AMPAR），这些受体均与离子通道偶联，形成受体通道复合物，从而介导快信号传递。尽管 AMPAR 与 NMDAR 功能相关，在突触重塑中都起到重要作用，但抗 AMPAR（GluR1/2）相关的边缘叶脑炎与抗 NMDAR 脑炎这两种自身免疫相关疾病的临床表型是不同的，抗 AMPAR 相关的边缘叶脑炎患者中约 70% 可伴有系统肿瘤，包括肺癌、乳腺癌及恶性胸腺瘤等，而且没有运动障碍、自主神经功能异常及通气不足的表现。

此外，Rasmussen 综合征临床表现为逐渐加重的局部性运动性癫痫发作，病程中逐渐发生偏瘫和进行性认知障碍，近年认为 Rasmussen 综合征病因也与抗谷氨酸受体（AMPA 受体 GluR3）的抗体相关。由于该综合征可起病于少年及成人，也需加以鉴别。

4. 其他疾病 抗 NMDAR 脑炎还需与 CNS 脱髓鞘疾病、风湿疾病神经系统累及、胶质瘤、神经梅毒、代谢性脑病、药物中毒、脑血管病、线粒体病等鉴别。

【治疗】

抗 NMDAR 脑炎是一种可治性疾病。抗 NMDAR 脑炎的治疗需着重免疫治疗及原发肿瘤的早期诊治。大多数患者可予大剂量激素冲击治疗、丙种球蛋白及血浆置换作为一线免疫治疗。在对一线治疗不敏感的患者或未发现原发肿瘤的患者，可考虑二线的免疫治疗（利妥昔单抗、环磷酰胺及其他免疫抑制剂等），推荐的诊治流程见图 91-1。目前认为早期治疗更有效。

一、免疫药物治疗

1. 糖皮质激素 糖皮质激素治疗，短期内能促进抗 NMDAR 脑炎急性期患者神经功能恢复，延长糖皮质激素用药对预防抗 NMDAR 脑炎的神经功能障碍加重或复发

有一定作用。大剂量甲泼尼龙冲击治疗能加速病情缓解，推荐用法：甲泼尼松龙 1g×3d 静脉滴注，500mg×3d 静脉滴注，240mg×3d 静脉滴注，120mg×3d 静脉滴注，泼尼松 60mg×7d 口服，50mg×7d 口服，顺序递减，至 10~20mg 口服，根据复发的风险决定维持时间长短，目前尚无定论。须注意避免激素的副作用。

2. 血浆交换（PE） 部分重症抗 NMDAR 脑炎患者对大剂量甲基泼尼松龙冲击疗法反应差，用 PE 疗法治疗可能有效，对自身抗体阳性患者均有一定疗效，特别是早期应用。推荐用法：置换 5~7 次，每次用血浆 1~2L。

3. 静脉注射大剂量免疫球蛋白（IVIg） 对大剂量甲基泼尼松龙冲击疗法反应差的患者，可选用 IVIg 治疗。推荐用法：0.4g/（kg·d），静脉滴注，连续 5 天为 1 个疗程。

目前认为上述治疗方案均对抗 NMDAR 脑炎治疗有效，一般采取序贯使用一线治疗中的一种方案或合用两种方案，如果一线治疗无效则换用二线治疗。

4. 环磷酰胺 小样本临床试验表明，环磷酰胺对减少抗 NMDAR 脑炎复发和减缓神经功能障碍进展有一定疗效，用于其他治疗无效者。

推荐用法：600mg/2 周静脉滴注，连续 5 个月，600mg/月，静脉滴注，共用 12 个月，总剂量不超过 10~15g。需监测血常规、尿常规，白细胞减少及时减量或停用，治疗前后嘱患者多饮水。主要副作用有恶心、呕吐、感染、脱发、性腺抑制、月经不调、停经和出血性膀胱炎。预防出血性膀胱炎可同时应用美司钠（uromitexan）注射，恶心和呕吐可适当应用止吐药对抗。

5. 利妥昔单抗 利妥昔单抗是一种针对 B 细胞表面 CD20 的单克隆抗体，少量临床试验结果显示 B 细胞消减治疗对抗 NMDAR 脑炎有疗效。

推荐用法：按体表面积 375mg/m² 静脉滴注，每周 1 次，连用 4 周；或第一天 100mg 静脉滴注，第二天 500mg 静脉滴注。6~12 个月后重复应用。该方案为非适应证范围应用，应严格评估与预防风险后谨慎在有条件监测的三甲医院相关专科中使用。

注意事项：为预防静脉滴注时副反应，治疗前可用对乙酰氨基酚、泼尼松龙；利妥昔单抗静脉滴注速度要慢，并进行监测。大部分患者治疗后可维持 B 淋巴细胞消减 6 个月，可根据 CD19/CD20 阳性细胞或 CD27⁺ 记忆细胞监测 B 淋巴细胞，若 B 淋巴细胞再生可进行第 2 疗程治疗，但目前追加治疗的指标尚无定论。副作用方面，除了输注不良反应和感染等外，有病例报告用利妥昔单抗治疗肿瘤或类风湿关节炎时发生进行性多灶性白质脑病，但报道的病例大多合用了其他免疫抑制剂。

二、相关肿瘤的筛查与治疗

伴发肿瘤的排查及治疗也是 AE 诊疗的重要部分。确诊 AE 后需尽快进行有重点的肿瘤筛查，尤其是年轻女性患者。筛查手段包括 B 超、增强 CT、MRI 等。一旦发现畸胎瘤或其他可能激发抗 NMDAR 脑炎的肿瘤需尽快创造条件进行肿瘤的治疗。

91

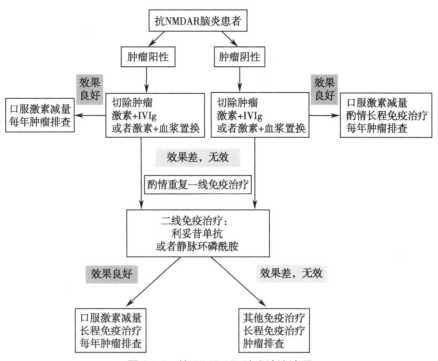

图 91-1 抗 NMDAR 脑炎诊治流程

三、感染预防与控制

对存在意识障碍的患者尤其需要注意预防和控制感染。主要是肺部感染和尿路感染，甚至可发生败血症。

四、对症支持治疗

1. 基本生命体征监测与维持 严重患者可出现意识障碍、自主神经功能紊乱而需要重症监护。同时，抗NMDAR 脑炎可累及自主神经系统，患者可出现中枢性通气不足，也可出现呼吸、血压、心率、体温的异常升高、降低或波动，因此需要严密监测患者生命体征，维持患者生命体征平稳。

2. 癫痫及运动障碍控制 一般根据发作类型选择抗癫痫药物。运动障碍可使用相应的药物治疗，但需注意避免使用美金刚、苯环己哌啶、MK801、氯胺酮等阻碍NMDAR 功能的药物。

3. 精神症状控制 在疾病初期和恢复期患者可出现相当显著的精神行为异常，可以使用抗精神药或镇静剂，但需避免使用明显影响血压、心率一类药物（如丙泊酚、右美托咪定等）。必要时使用保护性约束。

4. 其他 对长期昏迷或进食障碍患者使用鼻饲或静脉营养支持；防止压疮和深静脉血栓；口咽部护理防止误吸和自我咬伤。

五、康复训练与随访

抗 NMDAR 脑炎的治疗周期往往较长。患者出院时可仍存在近事记忆障碍、精神行为异常、癫痫等情况，需要进行康复训练及随访调整药物。同时，对于未发现肿瘤的患者需定期监测相应肿瘤的发生，可以每 6 个月随访，连续随访 2~5 年。

【预后】

约 75% 的 NMDAR 抗体患者可恢复或伴有轻度的后遗症，其他患者则遗留严重的功能障碍或死亡。自发的神经系统改善还未见报道。在 20%~25% 的患者中会出现病情反复，可间隔数月至数年，期间通常可完全恢复。在治疗中断或减量时，病情有可能加重。复发的危险因素包括男性、非合并肿瘤、治疗不彻底。

（陈向军）

📋 **参 考 文 献**

［1］ 李翔, 陈向军. 抗 N- 甲基-D- 天冬氨酸受体脑炎患者临床特点分析 [J]. 中华神经科杂志, 2012, 45 (5): 307-311.

［2］ 邓波, 陈向军. 抗 N- 甲基-D- 天冬氨酸受体脑炎的病因及发病机制研究进展 [J]. 中华急诊医学杂志, 2015, 24 (6): 690-693.

［3］ GRAUS F, TITULAER M J, BALU R, et al. A clinical approach to diagnosis of autoimmune encephalitis [J]. Lancet Neurol, 2016, 15 (4): 391-404.

［4］ MOLONEY P B. Possible N-methyl-D-aspartate receptor antibody-mediated encephalitis in the setting of HIV cerebrospinal fluid escape [J]. J Neurol, 2020, 267 (12): 1348-1352.

［5］ WAGNON I. Autoimmune encephalitis mediated by B-cell response against N-methyl-D-aspartate receptor [J]. Brain, 2020, 143 (14): 2957-2972.

第 92 章

脑囊尾蚴病

脑囊尾蚴病(cerebral cysticercosis)即脑囊虫病,是指猪绦虫幼虫(囊尾蚴,或称囊虫,cysticerci)寄生于中枢神经系统(CNS)形成包囊,导致以神经精神障碍为主要临床表现的疾病。是最常见的 CNS 寄生虫感染。在我国分布广泛,各地均有散发,但以东北、西北、华北较多,长江以南地区发病率较低。是我国北方症状性癫痫常见的病因之一,但目前呈下降趋势。人群普遍易感,但以 21~40 岁青壮年多见,男多于女,农村高于城市。

【病因与发病机制】

本病主要是由于食用未经恰当处理的含绦虫卵的食物、饮水所致。猪绦虫病患者是本病的唯一传染源。患者粪便中排出的虫卵对自体及周围人群均有传染性。其感染方式为:①自身感染,包括两种,内源性自身感染指猪绦虫病患者由于呕吐或肠道逆蠕动,使绦虫妊娠节片反流入十二指肠或胃,虫卵在胃、十二指肠被消化液作用,六钩蚴逸出而致感染;外来性自身感染指猪绦虫病患者的手指污染自己粪中的绦虫卵,再食入胃中而感染。②外源性感染(异体感染),患者自身并无猪绦虫病,因摄入染有他人粪便中猪绦虫卵的食物、蔬菜、瓜果而感染。外源性感染的发生率较自身感染为高。进入胃内的猪绦虫卵(内含六钩蚴),在十二指肠被消化液作用,六钩蚴破膜而出钻入肠壁,随后进入肠系膜小静脉及淋巴循环而被输送至全身各组织器官,虫体逐渐长大,演变为囊尾蚴,寄生于皮下、肌肉、脑组织等处。六钩蚴可通过血液循环进入脑实质,大多寄生于大脑皮质邻近运动中枢,囊尾蚴的大小、数目很不一致,一般由米粒至豌豆大小,50% 的患者仅 1~2 个囊尾蚴,但有时达数百个甚至数千个之多,大多分散各处。囊尾蚴侵入脑实质或脑膜以后引起局部反应性炎症变化,在囊尾蚴的四周,如同异物的四周一样,形成纤维结节组织性被膜。六钩蚴亦可经血液循环于脉络膜丛进入脑室系统及蛛网膜下腔。寄生室内囊尾蚴常为单个,游离或带蒂系于脑室壁,引起局部室管膜炎,产生室管膜肥厚和瘢痕性条索,致使脑室变形,脑脊液循环障碍;同时由于脉络丛受到囊尾蚴毒素的影响,脑脊液的分泌增多,发生严重的颅内压增高和脑内积水;又因囊尾蚴的飘动阻塞脑脊液循环而加重颅内压增高。囊尾蚴位于小脑延髓池、小脑脑桥角等部位时常伴有继发性增生性蛛网膜炎。囊尾蚴寄生的局部产生轻度炎症,在脑膜者有脑膜增厚、粘连,类似结核性脑膜炎;粘连重者,脑脊液循环、吸收障碍,产生交通性脑积水。弥漫性脑囊尾蚴病患者脑内含有大量囊尾蚴,可产生广泛脑组织破坏与炎症病变。周围脑组织在急性期有水肿、坏死,镜下有炎症细胞浸润;慢性期有萎缩、异物反应和机化。囊尾蚴的寿命可活到数年至数十年不等,少数长达 20 年或以上,虫体死后发生纤维化和钙化,此时对机体并非无害,它使慢性炎症继续下去,同时又成为对周围组织发生经常性机械刺激和化学刺激的根源,比起活囊尾蚴来,甚至可引起更加严重的变化。

【诊断】

一、病史

有食"米猪肉"史,或有肠绦虫病史,或粪便中发现绦虫卵或妊娠节片,且有皮下或肌肉囊尾蚴结节等全身囊尾蚴病体征病史,均有助于诊断。

二、临床表现特点

本病的临床表现极为复杂多样,从全无症状到引起猝死不等,症状因囊尾蚴所在部位、数量及生物学状态不同(发育、静止或死亡期)而不同。通常病程缓慢,自感染到出现症状,数日至 30 年不等,多在 5 年以内。按囊尾蚴在 CNS 中的位置不同,其临床症状可分为以下几型。

1. 脑实质型 占 80% 以上。囊尾蚴常位于大脑皮质表面邻近运动中枢区,临床表现以癫痫最为常见,以反复发作的各种类型癫痫为特征。约半数患者表现为单纯大发作,此外尚有失神、发作性幻视、视物变形、精神运动性兴奋及各种局限性抽搐和感觉异常。同一患者可表现为几种发作形式,且易于转换。这种发作形式的多样性及易转换性为本病特征之一。发作后有一过性肢体瘫痪、脑神经麻痹或失语、失明。大发作发生频率较低,可数月至数年 1 次。约 1/10 患者的癫痫发作可有自行缓解倾向。弥漫性脑实质受累者常引起颅内压增高或器质性精神病,甚或因脑组织破坏和皮质萎缩导致痴呆。罕见的情况是在感染初期发生急性弥漫性脑炎,引起意识障碍甚至昏迷。

2. 蛛网膜型 占脑囊尾蚴病的 10%,常与其他各型合并发生。以不伴明显脑实质病损的脑膜损害为主。脑膜的包囊破裂或死亡可引起脑膜刺激症状、交通性脑积水和脑膜炎等表现；CSF 可呈炎症改变，压力增高，细胞数为 $(10\sim100)\times10^6/L$，以淋巴细胞为主；蛋白增高，糖定量大多正常，个别患者可低于 2.2mmol/L（40mg/dl），每易误诊为结核性脑膜炎或病毒性脑膜炎。包囊在基底池内转化为葡萄状后不断扩大，引起阻塞性脑积水；脊髓蛛网膜受累出现蛛网膜炎和蛛网膜下腔完全阻塞；均表现为颅内压增高的症状与体征。

3. 脑室型 占脑囊尾蚴病的 10%。四脑室较多见，侧脑室、室间孔、三脑室、导水管依次明显减少。在第三和第四脑室内的包囊可阻塞脑脊液循环，导致阻塞性脑积水，引起颅内压增高。包囊可在脑室腔内移动，并产生一种球状活瓣（ball-valve）作用，可突然阻塞第四脑室正中孔，造成急性脑脊液循环障碍，导致脑压突然急骤增高，引起剧烈头痛、呕吐、眩晕、意识障碍和跌倒，或循环呼吸障碍而猝死，或发生小脑扁桃体疝，常因体位改变而诱发，谓之布龙征（Brun sign），或体位改变综合征。该类患者常有颈项强直、强迫头位。少数患者可在没有任何前驱症状的情况下突然死亡。

4. 脊髓型 由于囊尾蚴侵入椎管压迫脊髓，产生脊髓受压征。临床表现为截瘫、感觉障碍、大小便潴留等。此型罕见。

5. 混合型 兼有上述两型或以上表现。以脑实质型与脑室型混合为多见，会使症状更为复杂，亦有表现为幻觉、迫害妄想等精神症状者。

脑囊尾蚴病各型间可相互交叉或转化。大多数患者同时存在皮下囊尾蚴结节，结节可在脑部症状发生前或后出现，个别患者在皮下囊尾蚴结节出现后 22 年始出现癫痫发作。皮下囊尾蚴结节数目自数个至数百、数千个不等，以头部、躯干较多，四肢较少。皮下囊尾蚴结节多呈圆形或卵圆形，大小为 0.5～1.0cm。可自由移动，与皮肤组织不粘连，不痛不痒，也无炎症反应及色素沉着。结节可分批出现，亦可逐渐自动消失。

眼囊尾蚴病可发生于眼的任何部位，常为单侧感染，以玻璃体及视网膜下多见。症状轻者可有视力下降、视野改变、结膜损害、虹膜炎、角膜炎等，重者可致失明。裂隙灯或超声检查可见玻璃体内或视网膜下囊尾蚴蠕动。囊尾蚴存活时症状轻微，若虫体死亡则产生严重视网膜炎、脉络膜炎、化脓性全眼炎等，发生视网膜脱离、白内障等。

三、辅助检查

1. 粪便检查 有绦虫病者大便中可发现有绦虫节片，亦可查出绦虫卵。

2. 血和脑脊液检查 血常规检查嗜酸性粒细胞增多。CSF 检查可能正常或淋巴细胞数增多和压力升高，蛋白质含量正常或轻度升高。酶联免疫吸附试验（ELISA）血清和 CSF 囊虫抗体阳性。

3. 头颅 CT 检查 能显示囊尾蚴的位置、数量、大小、是否钙化以及脑水肿、脑积水和脑室形态。脑囊尾蚴在 CT 所见主要为集中或散在的直径 0.5～1.0cm 的圆形、椭圆形或不规则形阴影，可呈低密度、高密度或高低混杂密度影；增

强扫描头节可强化。

4. MRI 检查 囊尾蚴病灶常比 CT 更清晰，有时 CT 阴性，MRI 则能发现囊尾蚴的信号影。

5. 活组织检查 皮下囊尾蚴结节应常规行活组织检查，病理切片中见到囊腔中含有囊尾蚴头节为特征。

四、诊断注意事项

皮下囊尾蚴结节和眼囊尾蚴病临床较易诊断；脑囊尾蚴病如不伴有皮下囊尾蚴结节则诊断较为困难。在我国东北、西北、华北等地区的农村，凡具有癫痫发作、颅内压增高、精神障碍三大症状者应首先考虑脑囊尾蚴病的可能，若有皮下囊尾蚴结节并存，当为有力的佐证。免疫学检查、皮下囊尾蚴结节的囊尾蚴活检和头颅 CT、MRI 检查均有助于诊断。

孤立的脑囊尾蚴需与巨大单发的蛛网膜囊肿或脑脓肿鉴别；多发囊泡型脑囊尾蚴需与多发性脑转移瘤、多发性腔隙性脑梗死鉴别。脑囊尾蚴病引起的癫痫须与原发性癫痫以及血吸虫病、肺吸虫病等所致的癫痫相鉴别；蛛网膜型的脑囊尾蚴病需与结核性或隐球菌性脑膜炎相鉴别，详见有关章节。

【治疗】

吡喹酮和阿苯达唑是抗囊尾蚴的主要药物，适用于活动期及部分退化死亡期的囊尾蚴，皮下肌肉型囊尾蚴及脑囊尾蚴病均有较好效果。在非活动期及部分退变期的囊尾蚴无须抗虫治疗。在用药治疗脑囊尾蚴病、皮下肌肉型囊尾蚴之前需除外眼囊尾蚴病，眼囊尾蚴病以手术摘除为宜，不应采用药物治疗。患者应住院并在严密监测下行杀虫治疗。

一、药物治疗

1. 阿苯达唑（丙硫咪唑，albendazole） 是一种广谱、高效、安全的抗蠕虫药。口服后胃肠道吸收良好，并能通过血脑屏障对脑内囊尾蚴起作用。对皮下组织和肌肉、脑囊尾蚴病均有良好疗效，目前已成为治疗重症脑囊尾蚴病的首选药物。从小剂量开始，每日 15～20mg/kg，分 2 次服用，10 天为 1 个疗程。间隔 2～3 周可重复第 2 个疗程，一般可连用 2～3 个疗程。必要时可重复治疗。有颅内压增高者，可先用甘露醇及地塞米松静脉滴注，待颅压下降再开始治疗。本药毒性较强，主要是囊尾蚴被杀死后异性蛋白的毒性反应或变态反应。不良反应主要有头痛、低热，少数有视力障碍、癫痫等，个别患者可发生脑疝或过敏性休克。不良反应多发生在服药后 2～7 天，持续 2～3 天，也有少数患者在第一个疗程结束后 7～10 天才出现反应。第 2 个疗程不良反应发生率明显减少且减轻。严重肝、肾、心功能不全者慎用，孕妇及哺乳期禁用。

2. 吡喹酮（praziquantel） 是一种广谱抗蠕虫药，作用快、疗效高，口服经肠道吸收，在肝脏破坏，其代谢产物从尿中排泄，可直接杀死囊尾蚴，通过破坏头节结构使其失

去生活能力而死亡。疗效较强而迅速,疗程短,但不良反应发生率高且较严重。从小剂量开始,200mg/d,分 2 次口服,然后根据用药反应逐渐加量,但不超过 1 000mg/d,成人总剂量为 300mg/kg。囊尾蚴数量少、病情较轻者,加量可较快;囊尾蚴数量多、病情较重者,加量宜缓慢。2~3 个月后开始第 2 个疗程,共 3~4 个疗程。亦有间隔 1 个月开始一疗程的。症状重者剂量可小些,1 个疗程的时间可长些。患者必须住院治疗,因在治疗过程中,因囊尾蚴被杀死后的毒性作用,可引起脑组织的炎性反应及水肿,副反应一般在用药后第 2 天至用药后两周之间出现。可出现头痛、发热、皮疹等反应,少数患者可出现休克、癫痫发作加重、颅内压增高等现象,重者可导致死亡。一般无须中止治疗,治疗中宜辅用脱水剂、皮质激素与抗惊厥药物等。吡喹酮可制成栓剂治疗囊尾蚴病;还有注射剂,每日肌内注射 500mg 1 次,5~7 天为 1 个疗程。有精神障碍与痴呆表现的脑囊尾蚴病者,本品治疗易诱发精神异常,不宜采用。有眼囊尾蚴病者服用本品后局部炎症反应较剧,增加手术的复杂性,应列为禁忌。

二、手术治疗

脑室系统单个囊尾蚴阻塞脑脊液循环者,应手术摘除,疗效较好。对颅内压显著增高而药物治疗无效者,亦可考虑手术减压。眼内囊尾蚴病不宜用杀虫药物治疗,因为囊尾蚴死亡后引起炎症反应可加重视力障碍,故以手术摘除为主。有脑积水者可行 CSF 分流术以缓解症状。

(张文武　黄子通)

第 93 章
急性播散性脑脊髓炎

急性播散性脑脊髓炎(acute disseminated encepha-lomyelitis,ADEM),也称急性血管周围髓鞘脱失(acute perivascular myelinoclasis),或播散性血管髓鞘病(disseminated vasculomyelinopathy),是广泛累及脑和脊髓白质的急性炎症性脱髓鞘疾病,通常发生在感染后、出疹后或疫苗接种后。其病理特征为多灶性、弥散性髓鞘脱失。临床上主要表现为急起发热、头痛、呕吐、抽搐、脑膜刺激征、脑局灶体征、精神症状及意识障碍,甚至可出现昏迷及脊髓损害症状。

【病因与发病机制】

本病发生在狂犬病、乙脑、牛痘、风疹、百日咳、白喉、伤寒、脊髓前角灰白质炎等疫苗接种后者称为接种后脑脊髓炎(postvaccinale encephalomyelitis,PVE);发生在多种感染性疾病和麻疹、风疹、天花、水痘、带状疱疹、流行性感冒、猩红热、百日咳、传染性单核细胞增多症或腮腺炎后者,称为感染性或感染后脑脊髓炎(postinfectious encephalomyelitis,PIE);病前既没有接种史,也没有感染史的病例,称为特发性脑脊髓炎,一般就统称ADEM。本病的发病机制尚不明了,可能的机制是机体在病毒感染、疫苗接种或是服用某些药物后,机体免疫功能被过度激活,导致自身免疫反应,或是由于某种因素引起了隐蔽抗原的释放,从而导致机体发生针对自身髓鞘的免疫攻击。

病理表现主要是静脉周围出现炎性脱髓鞘,病变散布于大脑、脑干、小脑和脊髓的灰质和白质,以白质为主。病灶多围绕在小和中等静脉周围。脱髓鞘区可见小神经胶质细胞,血管周围有炎性细胞浸润形成血管袖套。病情暴发、凶险,病理改变显示中枢神经系统白质坏死、出血明显者,称为急性坏死性出血性脑脊髓炎(acute necrotizing hemorrhagic encephalomyelitis,ANHEM)或急性出血性白质脑炎,亦称 Weston-Hurst 综合征,认为是 ADEM 的暴发型。

【诊断】

一、临床表现特点

本病可发生在任何年龄,但以儿童与青壮年期发病为多,无季节性,多为散发,男女发病率差异不大。起病急,通常在感染后 4~30 天(以 7~14 天为多见),或疫苗接种后 2~25 天(以 10~12 天为多见)出现临床症状。常在发热缓解期,或疫苗接种反应高峰后几天,突然再度发热,并可有头昏、头痛、乏力、全身酸痛、背部僵硬等症状;若病情进展,则 1~2 天内很快出现程度不同的神经系统实质性症状,包括脑、脑干、小脑、脊髓、脑神经或/及脊神经根、神经丛、单或多神经炎的表现。病情轻重,差别颇大。临床一般可分为脑型、脊髓型和脑脊髓型。脑型者突发头痛、呕吐、嗜睡和神志不清,并有脑膜刺激征;亦可有精神症状如幻觉、妄想等;如视神经受累,还可有视力减退或丧失,其他脑神经亦可受累;大脑半球或脑干病变分别导致偏瘫或四肢瘫;有些病例可并发癫痫发作。严重病例可出现昏迷及去大脑强直,少数可出现颅内压增高、视乳头水肿等。脊髓型突发弛缓性四肢或下肢瘫痪、感觉缺乏(通常在中胸段水平以下)及膀胱麻痹。脑脊髓型因损害广泛病情常较严重。流行性感冒后或狂犬病疫苗接种后脑脊髓炎(尤其是老年患者)尚可有周围神经受累、吉兰 - 巴雷综合征样的上升性麻痹。

ANHEM 是 ADEM 暴发型。常见于青壮年,病前 1~2 周内可有上呼吸道感染史,起病急骤,病情凶险,症状体征在 2~4 天内达高峰,表现为高热、意识模糊或昏迷进行性加深、烦躁不安、痫性发作、偏瘫或四肢瘫。脑脊液压力增高,细胞数增多;脑电图弥漫慢活动。头颅 CT 见大脑、脑干和小脑白质不规则低密度区。死亡率高。

不同病因的 ADEM 的临床特点不同,见表 93-1。

二、辅助检查

1. 脑脊液检查 脑脊液压力正常或增高,细胞数轻至中度增多,以淋巴细胞为主;蛋白含量正常或轻度增加,糖和氯化物正常。ANHEM 则以多核细胞为主,红细胞常见。

2. 颅脑 CT 与 MRI 扫描 CT 平扫可见脑白质内有大小不等的片状低密度影,增强后,可见病灶周边或内部不完整的带状或环状影及多灶结节影。MRI 检查可见脑和脊髓灰白质内散在多发的 T_1 低信号、T_2 高信号病灶。

3. 脑电图检查 EEG 常见弥漫的 θ 和 δ 波,亦可见棘波和棘 - 慢复合波。

三、诊断注意事项

根据感染或疫苗接种后急性发病的脑实质弥漫性损害、脑膜受累和脊髓炎症状,脑脊液单核细胞数增多,EEG 广泛中度异常,CT 与 MRI 扫描显示脑和脊髓内多发散在病灶等可作出临床诊断。但应与以下疾病鉴别:①单纯疱疹病毒性脑炎,本病高热、抽搐常见,ADEM 相对少见;脑

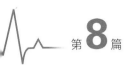

93

表 93-1　急性播散性脑脊髓炎的类型及临床特点

类型	临床特点
Ⅰ. 特发性	①病前无疫苗接种和感染史,多见于成人 ②急性发热 ③并有脑或脊髓或兼有两者的白质亚急性病变的表现,如大脑病变可有昏迷、偏瘫、失语症、偏盲及抽搐等;脊髓病变可有两下肢或四肢瘫痪及感觉、膀胱功能障碍等
Ⅱ. 感染性	
1. 麻疹性脑脊髓炎	①常在麻疹发病后 4~6 天,热度已见下降,皮疹正在消退时发病 ②中枢神经系散在性病变,出现多种症状,如大脑、基底节、脑干、小脑、脊髓、视神经等,10%~30% 的患者病情迅速恶化于数天内死亡 ③多数伴有脑膜刺激征
2. 风疹性脑脊髓炎	①风疹感染后 ②有脑膜刺激症状、急性上行性脊髓麻痹与多发性神经炎,病情急、重,昏迷、惊厥常见
3. 水痘性脑脊髓炎	①水痘发疹后 5~20 天急性发病 ②发热、头痛、呕吐、眩晕为特征,有时出现谵妄。小脑病征常较突出,约见于 50% 病人患者。可以脑膜、脑或脊髓为主。预后尚好,但后遗症较常见
4. 带状疱疹伴急性脱髓鞘性炎症	①带状疱疹后 ②伴有脑或脊髓症状
5. 腮腺炎性脑脊髓炎	①腮腺肿胀稍见减退后,再度发热,头痛加重,或伴恶心、呕吐、耳鸣与眩晕 ②随后出现精神症状、意识障碍、局灶神经征等,多在 2 周内快速好转,后遗症少
Ⅲ. 种痘后脑脊髓炎	①种痘史,常在种痘后 10~12 天发病,早者第 2 天(即发型),晚者 25 天后(迟延型)发病 ②多见学龄前儿童,急性起病,特征为头痛、呕吐、嗜睡、发热,可有抽搐、脑膜刺激征,伴有广泛的脑或脊髓的功能障碍
Ⅳ. 狂犬病疫苗接种后脑炎	①接种后 20 天前发病为早期型,50 天前后为晚期型 ②早期型:呈急性脑炎或脊髓炎症状;晚期型:逐渐头重感,意识障碍,多神经炎性精神症,视力障碍及锥体束征等
Ⅴ. 急性出血性白质脑炎	①即 ANHEM,多发生于青壮年。病前 1~2 周常有上呼吸道感染史 ②伴有重症的脑症状,血液中白细胞增多。预后差,不少病例在 2~4 天内死亡

脊液检查前者单纯疱疹病毒抗体滴度增高,病程中 2 次及 2 次以上抗体滴度呈 4 倍以上增高,且 MRI 表现大脑颞叶、额叶的异常信号,而 ADEM 则表现为弥漫性的异常信号,以白质损害为主。②多发性硬化(multiple sclerosis, MS),MS 一般无前期感染史,症状体征以局灶的神经功能损害为主,全脑症状损害不明显;ADEM 意识障碍、精神症状等全脑症状明显。此外 MS 是多相病程,即反复发作的特点,而 ADEM 是单相病程。

【治疗】

1. 肾上腺皮质激素　肾上腺皮质激素早期、足量应用是治疗 ADEM 的主要措施,作用机制是抑制炎性脱髓鞘的过程,减轻脑和脊髓的充血水肿,保护血脑屏障。可用甲泼尼龙 0.5~1.0g/d,或地塞米松 20~30mg/d,或氢化可的松 300~500mg/d 加入液体中静脉滴注冲击治疗,以后逐渐减为泼尼松口服。

2. 静脉注射免疫球蛋白(IVIg)　免疫球蛋白静脉滴注可取得较好效果。用法:成人 0.4g/(kg·d)静脉滴注。连用 3~5 天为 1 个疗程。

3. 血液净化疗法　对重型患者,有条件时可应用血浆置换疗法。

4. 对症支持疗法　包括加强护理,镇静止痉,脱水降颅内压,脑细胞代谢活化剂的应用,维持水电解质平衡,防治感染以及各种并发症等。

【预后】

本病因病情轻重及诱因不同,病死率在 5%~30%。幸存者多在 2~3 周后开始逐渐好转,绝大多数病例有相当大程度的恢复,不少患者得以痊愈。部分存活者常遗留明显的功能障碍,儿童恢复后常伴精神发育迟缓或癫痫发作等。

（张文武　黄子通）

参 考 文 献

[1] 张文武. 急诊内科手册 [M]. 3 版, 北京: 人民卫生出版社, 2021, 351-352.
[2] 贾建平, 陈生弟. 神经病学 [M]. 8 版, 北京: 人民卫生出版社, 2018, 320-322.

第 94 章

急性脊髓炎

急性脊髓炎(acute myelitis)系指各种感染后引起自身免疫反应所致的急性横贯性脊髓炎性病变,又称急性横贯性脊髓炎(acute transverse myelitis),是临床上最常见的一种脊髓炎。临床表现为病损平面以下的肢体瘫痪、传导束性感觉缺失和以膀胱、直肠功能障碍为主的自主神经功能损害。为神经科常见急症之一。一年四季均可发病,但以冬末春初或秋末冬初较为常见。

【病因与发病机制】

病因未明,包括不同的临床综合征,如感染后脊髓炎和疫苗接种后脊髓炎、脱髓鞘性脊髓炎(急性多发性硬化)、坏死性脊髓炎和副肿瘤性脊髓炎等。由于多数患者在脊髓症状出现之前1~4周有发热、上呼吸道感染、腹泻等病毒感染的症状,但其脑脊液未检出病毒抗体,脊髓和脑脊液中未分离出病毒,因此,目前多认为本病可能是病毒感染后所诱发的一种自身免疫性疾病,并非直接感染所致,为非感染性炎症性脊髓炎(myelitis of noninfectious inflammatory type)。外伤、过度疲劳、受凉等可能为其诱因。病损可涉及脊髓的任何节段,但以胸髓(T_3~T_5)最多见,其原因为该处的血液供应较差,易于受累;其次为颈髓和腰髓。病变可能仅累及脊髓的灰质、白质,亦可累及脊膜、脊神经根和脑实质。多数病例以累及软脊膜、脊髓周边的白质为主,少数以累及中央灰质为主。病损通常局限于1个节段,多灶融合或多个节段散在病灶较少见;脊髓内如有2个以上散在病灶称为播散性脊髓炎。主要病理改变为脊髓充血、水肿和神经纤维的髓鞘脱失。轻症或早期患者,主要病变仅累及血管周围,出现血管周围的炎性细胞渗出和髓鞘脱失,表现为血管周围透亮区,严重者可融合成片状或呈空洞状;病情严重或晚期患者,常可见到溶解区的星形胶质细胞增生,并随病程延长而逐步形成纤维瘢痕,脊髓萎缩。脊髓膜常有原发或继发受累,表现为血管内皮细胞肿胀,血管周围炎性细胞渗出,早期为血管通透性增加,晚期则因缺血和血管内皮变性可致血管闭塞。

【诊断】

一、临床表现特点

本病任何年龄均可发病,但以儿童和青壮年多见,尤以农村青壮年为多。散在发病。典型病例在脊髓症状出现前1~2周常有上呼吸道感染、消化道感染症状或疫苗接种史等,外伤、疲劳、受凉等为发病诱因。急性起病,起病时有低热,病变部位神经根痛,肢体麻木无力和病变节段束带感;在数小时至数日内发展到脊髓完全性横贯损害。亦有患者无任何其他症状,而突然发生瘫痪。脊髓炎的临床表现,取决于受累脊髓的节段和病变的范围,脊髓各段均可受累,以胸段最为常见(74.5%),其次为颈段(12.7%)和腰段(11.7%)。主要表现如下。

1. **运动障碍** 病变部位支配的肌肉呈现下运动神经元性瘫痪;病变部位以下支配的肢体呈现上运动神经元性瘫痪。病变早期呈现"脊髓休克(spinal shock)"状态(其原因可能为脊髓低级中枢突然失去高级中枢的抑制控制,脊髓中枢的神经元又尚未有独立功能的一种暂时的功能紊乱现象),表现为弛缓性瘫痪,肢体肌张力降低,腱反射消失,病理反射阴性,腹壁、提睾反射均消失。若累及呼吸肌则表现为呼吸困难,咳嗽无力。一般持续2~4周则进入恢复期,肌张力逐渐增高,腱反射活跃,出现病理反射,肢体肌力的恢复常始于下肢远端,然后逐步上移。脊髓休克期长短取决于脊髓损害严重程度和有无发生肺部感染、尿路感染、压疮等并发症。70%~80%的脊髓炎,3个月恢复良好。但是,脊髓损害严重而又完全的患者,在休克期后,可以出现伸性反射、肌张力增高,但不伴肌力的恢复。这些患者脊髓本身的兴奋性逐步提高,下肢任何部位(足底、大腿内侧、小腿等)的刺激均可引起肢体屈曲反射或阵挛,这种反射的出现仅提示脊髓自主功能建立,并不意味脊髓病损的恢复。脊髓损害不完全者,常呈伸性肌张力增高,两腿内收,足内旋而呈剪刀交叉,刺激足底或大腿内侧可引起肢体抽动和阵挛。脊髓完全损害者,常呈屈性肌张力增高,严重者可为两腿屈曲如虾,此时若给轻刺激如膀胱充盈、足底、大腿内侧或腹壁受压,甚至棉被的压迫均可引起强烈的肢体屈曲痉挛、出汗、竖毛,重则出现血压升高和大、小便排出等症状,称为总体反射,常提示预后不良。

2. **感觉障碍** 病损平面以下深浅感觉均消失,有些患者在感觉消失区上缘可有1~2个节段的感觉过敏带、根痛或束带样疼痛感。轻症患者感觉平面可不明显。局灶性脊髓炎者可能出现脊髓半切型感觉障碍,即病变同侧的深感觉缺失和病变对侧肢体的浅感觉障碍。在恢复期,随病情恢复感觉平面逐步下降,但感觉远比运动障碍恢复慢且差得多。

3. 自主神经功能障碍 早期表现为尿潴留,脊髓休克期膀胱容量可达 1 000ml,呈无张力性神经源性膀胱,因膀胱充盈过度,可出现充盈性尿失禁及大量残余尿。随着脊髓功能的恢复,膀胱容量缩小,尿液充盈到 300~400ml即自行排尿称为反射性神经源性膀胱,出现充溢性尿失禁。病变水平以下,皮肤干燥无汗、脱屑,指(趾)甲变脆及角化过度等。病变平面以上可有发作性出汗过度、皮肤潮红、反射性心动过缓等,称为自主神经反射异常(autonomic dysreflexia)。颈段脊髓炎者,常因颈交感神经节和颈脊髓损害出现 Horner 综合征。患者长期卧床,常因压疮、肺部或泌尿道感染而危及生命。

脊髓炎的表现还随损害节段不同而有其特殊性。颈段脊髓炎者,出现四肢瘫痪,C₄ 以上节段受累时,出现呼吸困难,需人工辅助呼吸;颈膨大脊髓炎者出现两上肢弛缓性瘫痪,而下肢为上运动神经元性瘫痪。腰段脊髓炎者,仅出现下肢瘫痪和感觉缺失而胸腹部正常。骶段脊髓炎者,出现马鞍会阴区感觉缺失,肛门反射和提睾反射消失,无明显肢体运动障碍和锥体束征。当脊髓损害由较低节段向上发展,累及较高节段,尤其是病变从下肢开始,迅速发展到完全性截瘫,并逐步上升,依次出现胸、臂、颈甚至呼吸肌肉的瘫痪和感觉缺失,出现吞咽困难、言语不能和呼吸困难者,称为急性上升性脊髓炎;病变上升至脑干出现多组颅神经病变麻痹,累及大脑出现精神异常者,称为弥漫性脑脊髓炎。当病变累及脊髓膜和神经根时,患者可出现脑膜和神经根刺激症状,体检时可有项强直、Kernig 征、直腿抬举试验阳性等,分别被称为脊膜脊髓炎、脊膜脊神经根脊髓炎。

二、辅助检查

1. 血象 急性期外周血白细胞计数轻度增高或正常。

2. 脑脊液检查 压颈试验通畅,少数病例脊髓水肿严重可有椎管不完全阻塞。脑脊液外观、压力均正常;白细胞可增高至(10~200)× 10⁶/L 之间,主要为淋巴细胞;蛋白质轻度增高,多为 0.5~2g/L,糖和氯化物含量正常。部分病例的脑脊液完全正常。

3. MRI 检查 MRI 能早期区别脊髓病变性质范围、数量,是确诊急性脊髓炎最可靠的措施,亦是早期诊断多发性硬化的可靠手段。

4. 电生理检查 ①视觉诱发电位(VEP):正常,可作为与视神经脊髓炎及多发性硬化的鉴别依据;②下肢体感诱发电位(SEP):波幅可明显降低;③运动诱发电位(MEP):异常,可作为判断疗效和预后的指标;④肌电图:可正常或呈失神经改变。

5. 脊柱 X 线检查 一般无异常改变。年龄较大者可有非特异性脊柱肥大性改变。

三、诊断注意事项

根据急性起病,病前有感染或预防接种史,迅速出现的脊髓横贯性损害的临床表现,结合脑脊液检查和 MRI 检查,诊断不难。但仍须注意与以下疾病鉴别。

1. 吉兰 - 巴雷综合征 四肢呈弛缓性瘫痪,感觉障碍多为末梢型,主观感觉麻痛比客观感觉障碍更为明显;常有脑神经障碍;大小便障碍较少见,即使出现一般也在急性期数天至 1 周内恢复;脑脊液有蛋白 - 细胞分离现象。

2. 急性硬脊膜外脓肿 多有原发感染灶,全身中毒症状明显,有剧烈的局限性腰背痛和明显的脊柱痛,迅速出现截瘫。腰穿可有蛛网膜下腔梗阻,脑脊液细胞和蛋白增高。CT 扫描或 MRI 可直接显示硬膜外脓肿及了解脓肿对脊髓的压迫状况。

3. 视神经脊髓炎 为多发性硬化的一种特殊类型。除出现脊髓横贯性病损外,在脊髓症状出现前后或同时有视力障碍,某些病例的病情可有缓解与复发,亦可出现复视、眼球震颤、共济失调等其他多灶性体征。

4. 脊髓血管病 ①缺血性:脊髓前动脉闭塞综合征容易和急性脊髓炎相混淆,病变水平相应部位出现根痛、短时间内出现截瘫、痛温觉缺失、尿便障碍,但深感觉保留;②出血性:脊髓出血少见,多由外伤或脊髓血管畸形引起,起病突然,病初伴背部剧烈疼痛,迅速出现肢体瘫痪、感觉和大小便障碍,脑脊液常含血,脊髓造影或脊髓血管造影可发现血管畸形,脊髓 CT 扫描或 MRI 可明确出血部位。

5. 亚急性坏死性脊髓炎 亚急性坏死性脊髓炎(subacute necrotic myelitis)多见于 50 岁以上男性,缓慢进行性加重的双下肢无力、腱反射亢进、锥体束阳性,常伴有肌肉萎缩,病变平面以下感觉减退。症状逐渐加重而出现完全性截瘫、尿便障碍、肌萎缩明显、肌张力减低、反射减弱或缺失。脑脊液蛋白增高,细胞数多正常。本病可能是一种脊髓的血栓性静脉炎,脊髓血管造影可明确诊断。

6. 急性脊髓压迫症 脊柱结核或转移性肿瘤,造成椎体破坏,突然塌陷而压迫脊髓,出现急性脊髓横贯性损害。脊柱影像学检查可见椎体破坏,椎间隙变窄或椎体寒性脓肿等改变。

7. 人类 T 淋巴细胞病毒 1 型(HTLV-1)相关脊髓病 是 HTLV-1 慢性感染所致的免疫异常相关的脊髓病变,以缓慢进行性截瘫为临床特征。

8. 其他 尚应与周期性瘫痪和功能性瘫痪(癔病)等相鉴别。

【治疗】

本病无特效治疗,主要针对减轻脊髓损害、防治并发症和促进功能恢复。

一、对症支持疗法

加强护理,防治各种并发症是保证功能恢复的前提。

1. 加强护理 应使患者的瘫痪肢体保持在功能位,加强按摩和被动运动锻炼。

2. 防治压疮 保持皮肤清洁干燥,在骶部、踝、肩胛等易受压部位加用气圈或厚软垫,每 2~3 小时翻身 1 次,以防止压疮。皮肤发红部位可用 10% 乙醇或温水轻揉,并涂以3.5% 安息香酊;有溃疡形成者应及时换药,应用压疮贴膜。

3. 防治呼吸道感染 经常翻身、扶坐和拍背,鼓励患者咳痰,以防止呼吸道感染。若出现呼吸肌麻痹或呼吸道分泌物阻塞时,应及时行气管切开及人工呼吸。有感染时则给相应的抗生素。

4. 尿路感染的防治 凡尿潴留者应留置导尿管并进行膀胱冲洗。除急性期(1~2周)外,切忌让保留导尿持续引流,应使膀胱保持一定容量,每4~6小时放尿1次,以防止痉挛性小膀胱的发生。当膀胱逼尿肌出现节律性收缩能解出小便时,应尽早拔除导尿管。

二、药物治疗

1. 肾上腺皮质激素 急性期可选用大剂量甲泼尼龙短程冲击疗法:0.5~1.0g/d静脉滴注,连用3~5天;或用氢化可的松200~300mg/d或地塞米松10~20mg/d加入5%~10%葡萄糖液500ml中静脉滴注,每日1次。1~2周后改口服泼尼松(强的松)1mg/(kg·d),5~7天减量1次,约4~6周逐步停用。应同时服钾盐,注意预防并发症,可同时用抗生素。

2. 静脉注射免疫球蛋白(IVIg) 急性期立即使用效果好。成人用量0.4g/(kg·d)静脉滴注,连用3~5天为1个疗程。

3. 抗生素治疗 依据病原学检查和药敏结果选用抗生素,及时治疗呼吸道和泌尿道感染,以免加重病情。

4. 抗病毒治疗 可用阿昔洛韦(每次5mg/kg静脉滴注,每8小时1次,连用7天)、更昔洛韦(每次5mg/kg静脉滴注,每12小时1次,连用14~21天)等。

5. 中医中药 急性期以清热解毒为主,方剂为板蓝根、大青叶各30g,麦冬、沙参、银花、连翘各10g煎服。

6. 其他药物 应同时应用B族维生素、辅酶A、细胞色素C、ATP等神经营养代谢药。如用维生素B_1 100mg和维生素B_{12} 500μg肌内注射,每天1次。恢复期可口服地巴唑、烟酸、尼莫地平等血管扩张药。双下肢痉挛者可服用巴氯芬5~10mg,每天2~3次。

三、其他措施

包括针灸、理疗、按摩、感应电等辅助治疗,以促进神经功能恢复。此外,对重症患者急性期可考虑试用血浆置换治疗。

【预后】

急性脊髓炎的预后取决于脊髓损害程度、病变范围及并发症情况。若无严重并发症,多于3~6个月内基本恢复,生活自理。完全性截瘫6个月后肌电图仍为失神经改变、MRI显示髓内广泛信号改变、病变范围累及脊髓节段多且弥漫者预后不良。上升性脊髓炎和高颈段脊髓炎预后差,短期内可死于呼吸循环衰竭。

(张文武)

94

第 95 章

吉兰 - 巴雷综合征

吉兰 - 巴雷综合征（Guillain-Barre syndrome，GBS）是一类免疫介导的急性炎性周围神经病。任何年龄、任何季节均可患病，发病前可有胃肠道和呼吸道感染等前驱感染史，通常急性起病，临床多表现为多发神经根及周围神经损害，经典患者常呈现为四肢迅速进展的肢体无力和末梢型感觉障碍，症状多在 2 周左右达到高峰，在一些患者中表现为面瘫、延髓麻痹和呼吸肌无力。常有脑脊液蛋白 - 细胞分离现象，静脉注射免疫球蛋白（intravenous immunoglobulin，IVIg）和血浆置换治疗有效。

GBS 发病率为(0.4~2.5)/10 万，男女患病率比为 3∶2，发病率随着年龄增加而增高。其中急性炎性脱髓鞘性多发神经根神经病（acute inflammatory demyelinating polyneuropathies，AIDP）和急性运动轴索型神经病（acute motor axonal neuropathy，AMAN）是 GBS 中最为常见的两个亚型。另外，较少见的 GBS 亚型包括急性运动感觉轴索性神经病（acute motor-sensory axonal neuropathy，AMSAN）、Miller-Fisher 综合征（MFS）、急性泛自主神经病、急性感觉神经病及少见的咽颈臂型等。AMAN 和 AMSAN 在中国和亚洲更常见，而 AIDP 在北美和欧洲更常见。冬季 GBS 的发生率高于夏季，这可能与某些传染源的前驱期有关。

多呈单时相自限性病程，许多患者在症状出现后的几个月内恢复良好，但在严重的病例中，患者可能需要数月的重症监护，并留下永久性的严重肌萎缩肌无力、感觉障碍和疼痛。此外，约 5% 的患者死于呼吸衰竭、肺炎和心律失常等并发症，使 GBS 成为一种高发病率和高死亡率的医疗急症。

【病因与发病机制】

GBS 是一种主要定位于神经根和周围神经的感染后自身免疫性疾病，最初被认为是具有某种独特发病机制的一种同源疾病，其确切原因和发病机制仍未完全了解。50%~75% 的病例发病前数周有感染史，常见呼吸道和 / 或胃肠道、皮肤感染。空肠弯曲菌（*Campylobacter jejuni*）感染是 GBS 最常见的诱因，其发生的轴突损伤和 Wallerian 变性导致了不可逆的 AMAN/AMSAN；各种病毒如巨细胞病毒、EB 病毒、水痘带状疱疹病毒、流感嗜血杆菌、流感病毒、单纯疱疹病毒、寨卡病毒和 HIV 感染等也都能触发 GBS。另外，神经系统损害已被认为是新型冠状病毒感染后的潜在并发症，新型冠状病毒感染与 GBS 之间的关系也将面临新的挑战，它引起 GBS 的病例报道越来越多。疫苗接种、手术、创伤后引发 GBS 亦屡见不鲜。

前驱感染的类型在某种程度上决定 GBS 的亚型：空肠弯曲菌感染很有可能发展为轴索型；EB 病毒的感染很有可能发展为轻型；巨细胞病毒感染很可能延迟早期恢复，并可能导致颅神经、呼吸肌损伤及严重的感觉神经损伤。

目前大家比较认可的发病机制为"前驱感染通过分子模拟机制激活免疫系统以攻击外周神经成分从而引发GBS"这一假说，即"分子模拟"假说。前驱感染诱发了免疫应答，由于病原体表面某些组分与周围神经组分相似，机体的免疫系统发生错误的识别，产生自身免疫性 T 细胞和自身抗体，机体免疫系统对周围神经组分也产生了交叉免疫反应，免疫应答可攻击外周神经的髓鞘或轴突，最终导致急性多发性神经病。

细菌表面的脂多糖（LPS）及脂寡糖（LOS）成分与广泛分布于整个周围神经的神经节苷脂和糖脂存在共同的表面抗原，感染后诱导产生的抗体对在周围神经分布的神经节苷脂和糖脂存在交叉反应，导致后续的脱髓鞘反应，此过程称为分子模拟。该过程中所诱发产生的自身特异性抗体类型目前已经证实多与 GBS 疾病类型有关。

许多合作研究表明，抗 GM1 和抗 GQ1b 抗体可与周围神经和神经肌肉连接处结合，抗 GD1a 抗体可与郎飞结节点、结旁髓磷脂和神经肌肉连接处结合，结合后，抗体激活补体级联反应，导致细胞膜攻击复合物的形成，朗飞氏结节点的钠通道簇被破坏，节点结构被破坏，以及在神经肌肉连接处的钙内流和钙依赖的神经元和胶质损伤。这种损伤可以通过补体抑制剂得到改善。总之，这些研究揭示了空肠弯曲菌触发引起 AMAN 的一种可能的致病途径。针对中国 AMAN 患者的研究显示，外周神经轴突上出现抗体和轴突崩解，AMSAN 患者也有相同的病理过程，会导致轴突完全变性，更为严重。

另外，补体活化后所形成的膜攻击复合物，是导致施万细胞受到抗体破坏的重要途径。同时，补体复合物可以阻断神经末梢部位的电压门控离子通道，是神经传导阻滞和肢体无力的重要原因。宿主因素也决定着 GBS 的易感性和神经损伤的严重程度。

针对施万细胞表面细胞膜或髓鞘上的抗原表位发生的免疫反应可导致 AIDP，其病理最早的改变往往见于郎飞结，先是活化 T 细胞，而后发生巨噬细胞介导的脱髓鞘反应，同时髓鞘和施万细胞上出现补体和免疫球蛋白沉积，细胞和体液免疫应答均参与了此过程,首先发生的是神经根水平,呈现为多灶性脱髓鞘改变。鉴于并非所有患者的抗神经节苷脂抗体都呈阳性反应,因此需要进一步研究以阐明抗神经节苷脂抗体在 GBS 中的作用是因果还是现象。尽管 GBS 的急性炎症性脱髓鞘性多发性神经病变异(AIDP)被认为是最常见的变异,但对其病理生理机制的了解却很少。

【诊断】

各亚型的 GBS,临床特点、病程、转归虽大体上相似,但不同亚型也各自具有不同的特点。患者常见有前驱感染病史,首发症状为进行性四肢远端对称性无力,也有近端无力后波及远端,肢体无力可迅速发展,数日后四肢可呈完全弛缓性瘫痪;腱反射减退或消失;感觉症状比运动症状轻,多表现为手套袜子样感觉减退,高达 66% 的患者会出现神经性疼痛:腰背、骶部疼痛、腓肠肌胀痛等;大约 50% 患者累及颅神经,常见双侧面瘫,吞咽困难。30% 的 GBS 患者因膈神经累及导致呼吸衰竭,需要插管和呼吸机辅助通气;自主神经受累在 GBS 中很常见,最常见的表现为心动过速、心动过缓、高血压和低血压、胃动力低下及尿潴留。自主神经受累是导致 GBS 患者的死亡原因之一。

病后 2~3 周脑脊液蛋白水平增高、细胞数接近正常,此现象称之为"蛋白 - 细胞分离"。病程中肌电图变化具有特征性,F 波可早期出现潜伏期延长、波形离散,周围神经尤其是运动神经,在非嵌压部位出现传导阻滞或异常波形离散对诊断神经脱髓鞘改变有重要价值。AIDP 呈多发感觉运动神经脱髓鞘改变为特征,AMAN 以运动神经轴索损害为主。

抗神经节苷脂抗体和 GBS 亚型之间的联系已被大量研究证实,但这些抗体血清阳性的患者比例通常相对较低,诊断用途有限。抗 GM1 IgG 在 GBS 患者中存在的比例较高,主要是 AMAN 或 AMSAN 患者;其他抗神经节苷脂抗体随后与特定的临床亚型 GBS 相关,包括 AMAN 抗 GD1a 抗体;抗 GQ1b 抗体、抗 GT1a 抗体和延髓麻痹占优势类型及咽颈臂型抗 GT1a 抗体有关。抗 GQ1b IgG 抗体是一种有用的 MFS 临床诊断标记。

神经磁共振成像可能显示 GBS 患者的脊神经根或颅神经增强。近年来,周围神经超声作为辅助诊断神经肌肉肌病的检测项目,也逐渐在临床开展起来,在 GBS 患者中进行的一些小型病例对照研究,发现与对照组相比,在测量周围神经的横截面积时存在显著差异。此外,在进行与临床恢复相关的神经超声检查时,可观察到这些神经的横截面积逐渐改善。

神经活检并非诊断所必须,诊断困难时可进行。典型病理可见有髓鞘神经纤维脱髓鞘及炎症细胞浸润改变。臂丛或腰骶丛神经 MRI 检测,少部分患者可以显示神经根直径变大增粗,信号异常。部分累及自主神经患者可出现心电图异常,呈窦性心动过速、T 波低平或倒置、QT 间期延长、房室传导阻滞等。严重患者需在床边行呼吸状态监测,

呼吸困难伴肺活量、血氧分压降低是判断是否需要辅助通气的主要指征。

大约 50% 的患者在 2 周左右症状最重,90% 在 4 周内病情停止进展。10% 左右的患者超过 4 周病情仍继续加重,需与慢性炎症性脱髓鞘性多发性神经病鉴别。病程 1~2 个月,大多数患者开始恢复,预后良好。肌肉萎缩严重者,需 1~2 年才恢复,可留有不同程度后遗症。

各型 GBS 临床特点和诊断如下。

一、急性炎性脱髓鞘性多发神经根神经病(AIDP)

最常见的类型,也是经典型 GBS,主要累及神经根和周围运动神经和感觉神经,呈多发节段性脱髓鞘改变。

(一)临床表现特点

1. 任何年龄、任何季节均可发病。

2. 在发病前 2~4 周内常见有上呼吸道感染和腹泻等前驱症状,包括空肠弯曲菌、巨细胞病毒、肺炎支原体、寨卡病毒、新型冠状病毒或其他病原菌感染史,发病前有疫苗接种,手术,移植病史等。

3. 急性起病、单相病程,大部分的患者病情在 2 周内达到高峰,绝大多数的患者病情在 4 周左右停止进展或已有好转。

4. 多数患者呈四肢对称性无力,少数患者发病初期肢体无力呈非对称性,数日后发展至对称;肌无力可从肢体远端向近端发展,也可相反;多数自下肢向上肢发展,逐渐加重;肌张力正常或降低,腱反射减低或消失,经常在肌力保留尚好的情况下,腱反射已明显减低或消失,病理反射阴性。累及颅神经多见,以面神经和后组颅神经受累为主,出现面部或延髓部肌肉无力,且可作为首发症状出现;少数患者出现张口受限,伸舌无力以及眼外肌麻痹。严重者出现颈部肌肉和呼吸肌无力,导致呼吸困难。部分患者同时存在四肢远端末梢型感觉障碍,呈手套袜套样改变,下肢肌肉胀痛或酸痛,神经干压痛和牵拉痛。少部分患者出现少汗、多汗、心搏节律改变、血压异常波动、尿便失禁等自主神经功能障碍。

(二)实验室检查

1. 脑脊液检查 多数患者在发病 1 周内蛋白含量正常,2~4 周内脑脊液蛋白不同程度升高白,但较少超过 1.0g/L;白细胞计数一般 $<10 \times 10^6$/L,出现蛋白 - 细胞分离,为 GBS 特征性表现;葡萄糖和氯化物通常正常。部分患者脑脊液抗神经节苷脂抗体阳性。

2. 血清学检查 部分患者血清抗神经节苷脂抗体阳性。部分患者血清可检测到抗空肠弯曲菌抗体,抗巨细胞病毒抗体等。

(三)神经电生理 / 病理检查

1. 神经电生理 检测结果必须与临床相结合进行分析。电生理改变的程度与疾病严重程度密切相关,在病程的不同阶段电生理改变特点也会不同。典型神经电生理表现如下。

(1)运动神经传导检测:至少有 2 根运动神经存在下

95

述异常中的至少 1 项：①远端潜伏期较正常值上限延长 25% 以上；②运动神经传导速度较正常值减慢 20% 以上；③F 波潜伏期较正常值延长 20% 以上和 / 或波形出现率下降等；④运动神经部分传导阻滞：周围神经近端与远端比较，复合肌肉动作电位 (compound muscle action potential, CMAP) 负相波波幅下降 20% 以上，时限增宽 <15%；⑤异常波形离散：周围神经近端与远端比较，CMAP 负相波时限增宽 15% 以上。当 CMAP 负相波波幅不足正常值下限的 20% 时，检测传导阻滞的可靠性下降。远端刺激无法引出 CMAP 波形时，难以鉴别脱髓鞘和轴索损害。

（2）感觉神经传导检测：一般正常，也可出现潜伏期延长、传导速度下降、部分波形离散及传导阻滞。

（3）针电极肌电图：在发病 1~2 周后肌电图可出现异常自发电位。随着病程时间延长可出现运动单位电位平均时限增宽、波幅增高、运动单位丢失募集相呈单纯相。单纯脱髓鞘病变未累及轴索损害，针电极肌电图通常正常。

2. 神经病理检查 神经活检因有一定的损伤，并非诊断 AIDP 所必需，主要用于鉴别诊断困难的病例。腓肠神经是感觉神经，通常选它进行取病理组织，检查可见有髓纤维节段性脱髓鞘，少量吞噬细胞浸润，小血管周围可有炎性细胞浸润。

二、急性运动轴索型神经病（AMAN）

（一）临床表现特点

最早发现于 1986 年。AMAN 在日本和中国多见，好发于年轻人，夏季发病率更高。大多数病例前驱有空肠弯曲菌感染。临床起病方式及特点与 AIDP 相似，肢体无力明显，部分患者有脑神经运动功能受累，重症者可出现呼吸肌无力。腱反射减低或消失，偶尔保留，感觉神经往往不受累，进展更快速，病情通常较重，较早出现肌萎缩，总体预后相对较差。

（二）实验室检查

脑脊液常规和生化改变同 AIDP。部分患者脑脊液或 / 和血清中均可检测出抗神经节苷脂 GM1、GD1a 抗体阳性。

（三）神经电生理 / 病理检查

AMAN 与 AIDP 主要不同之处在于选择性地累及运动神经，在神经电生理检测中，以运动神经轴索损害为主和以可逆性运动神经传导阻滞为主两种情况，具体诊断标准如下：运动神经轴索变性为主者：①运动神经传导：a. 远端刺激时 CMAP 波幅较正常值下限下降 20% 以上，严重时引不出波形；b. 至少有 3 条神经的神经传导检测不符合 AIDP 标准中脱髓鞘的电生理改变。神经传导速度无显著减慢，远端潜伏期无增加。无时间离散。c.F 波可能消失，但不会显著延长。②感觉神经检测通常正常。③针电极肌电图：发病 1~2 周后，肌肉静息时可检出大量异常自发电位，此后随病程延长可出现运动单位电位的时限增宽、波幅增高、多相波增多，大力收缩时运动单位募集减少呈单纯相或单混相。在以可逆性运动神经传导阻滞为主的类型，与轴索变性为主的 AMAN 不同之处在于，前者运动神经传导测定可见神经传导阻滞，通过有效治疗 2~4 周，随着临床症状的

好转，神经传导阻滞和远端 CMAP 波幅可有明显改善。当远端 CMAP 波幅太低或未能引出肯定波形时，判断轴索变性和可逆性运动传导阻滞需慎重，通常需要随诊复查肌电图。临床上，AMSAN 类似于 AMAN 变异型，是更严重的 AMAN 类型，其神经根、感觉和运动纤维均受累，病理改变主要为运动和感觉神经纤维的轴突病变。从而导致恢复延迟和恢复不完全。

三、急性运动感觉轴索型神经病（AMSAN）

（一）临床表现特点

1. 急性起病，平均在 6~12 天达到病程高峰，少数患者在 1~2 天内达到高峰。

2. 对称性肢体无力，多数累及颅神经，重症患者可出现呼吸衰竭。患者同时可伴有远端肢体麻木、刺痛等感觉障碍及感觉性共济失调。

3. 常有自主神经功能障碍。

（二）实验室与神经电生理检查

AMAN 和 AMSAN 的发生与抗神经节苷脂 GM1、GD1a 和 GD1b 抗体有关，这些神经节苷脂存在于周围神经轴突。空肠弯曲菌感染可诱导这些抗神经节苷脂抗体的产生。部分患者脑脊液和血清中可检测到抗神经节苷脂 GM1、GD1a 抗体阳性。脑脊液常规和生化改变同 AIDP。AMSAN 中，神经电生理检查显示运动和感觉波幅通常严重下降或无法引出波形。提示感觉运动神经轴突变性。腓肠神经活检可见轴索变性和神经纤维丢失。

四、Miller Fisher 综合征（MFS）

MFS 具有独特的临床和血清学特征。患者发病前 3 天至 6 周有上呼吸道感染或腹泻史。急性起病，与其他常见 GBS 亚型不同的是脱髓鞘首先累及颅神经。典型表现为三联征："眼肌麻痹、共济失调、腱反射消失"。多以复视起病，部分患者首发症状眼睑下垂，相继出现对称或不对称性眼外肌麻痹，少部分患者出现瞳孔散大、固定，但瞳孔对光反射可正常。部分患者以躯干或肢体共济失调为首发表现，腱反射减弱或消失，部分有其他颅神经受累，出现延髓部肌肉和面部肌肉无力、面部麻木和感觉减退。少部分患者存在肌痛、四肢麻木、膀胱功能障碍等。在 5.6%~7.1% 的 MFS 病例中，患者同时存在四肢进行性运动无力。这种情况称为 MFS/GBS 重叠综合征。在儿童的 MFS 患者中的眼肌麻痹表现和病程与成人 MFS 相似。但是前者的自主神经症状存在较高。空肠弯曲杆菌和流感嗜血杆菌是最常见的感染病原体。其他病原体包括支原体肺炎和巨细胞病毒。来自西班牙报道的感染新型冠状病毒后的 Miller Fisher 病例，平均发作时间为 2 周左右，最常见症状是口周感觉异常、共济失调、视力模糊、眼肌麻痹和反射减弱或消失。

在超过 90% 的 MFS 患者中发现了抗 GQ1b IgG。AMAN 通常与抗 GM1，GM1b，GD1a 和 GalNAc-GD1a 的血清 IgG 抗体水平升高有关。GQ1b 自身抗体针对的是颅神经Ⅲ，Ⅳ和Ⅵ上丰富的抗原决定簇，与 MFS 的特征性眼

肌麻痹密切相关。但是,该抗体并非 MFS 所特有,还在咽颈臂无力型 GBS、中枢受累为主的 Bickerstaff 脑干脑炎等疾病中检测到,Bickerstaff 脑炎是一种脑干脑炎,特征为脑病和反射亢进、眼肌麻痹和共济失调,且静脉用免疫球蛋白和血浆置换治疗有效。一些专家认为 GQ1b 抗体阳性的 MFS、咽颈臂无力型 GBS 及 Bickerstaff 脑炎是抗 GQ1b 抗体综合征的重叠性表达,故目前也有人将这一类疾病称为"抗 GQ1b 抗体综合征"。儿童抗 GQ1b 抗体的阳性率低于成年 MFS。

神经电生理检查并非诊断 MFS 的必需条件。感觉神经传导测定可正常,部分患者见感觉神经动作电位波幅下降,传导速度减慢;颅神经受累者可出现面神经 CMAP 波幅下降;瞬目反射可见 R1、R2 潜伏期延长或波形消失。运动神经传导检测和针电极肌电图一般无异常。

五、急性泛自主神经病

以自主神经受累为主,很少见。症状包括直立性低血压、晕厥、高血压和低血压交替出现、瞳孔异常、腹痛、腹泻、肠梗阻、尿潴留、阳痿、心动过缓、其他心律失常,以及发汗液、唾液减少,反射减弱或消失,可能存在感觉症状。经 IVIg 治疗部分患者有效。病程有自限性。

脑脊液可有蛋白 - 细胞分离。

神经传导检测和针电极肌电图一般正常。皮肤自主神经交感反应等自主神经检查可见异常。

六、急性感觉神经病

纯感觉型 GBS,少见。急性起病,在数天至数周内到达高峰,对称性的四肢疼痛和麻木,累及大的感觉纤维而导致严重的感觉性共济失调,反射消失。少部分可能伴有轻微运动及自主神经受累。已发现与抗 GD1b 抗体有关,病程有自限性。

脑脊液可呈蛋白 - 细胞分离。

神经电生理检测中,感觉神经传导可见传导速度减慢,感觉神经动作电位波幅明显下降或消失。运动神经传导检测及针电极肌电图可正常或轻度异常。

七、其他少见类型

还有一些罕见的 GBS 变异型,为局灶性神经系统受累,部分患者可累及中枢神经系统损害出现锥体束征阳性,临床表现不典型,诊断困难,易误诊。应注意识别。

咽颈臂无力型 GBS,临床特征为口咽、颈和肩部急性肌无力,伴有吞咽功能障碍。也可有面肌无力。下肢肌力和下肢反射通常不受累。该类型与 MFS 可能重叠,部分患者血清或脑脊液中可检测出抗 GQ1b、GT1a、抗 GD1a 的 IgG 自身抗体。目前认为该病是一种局灶型轴索型 GBS。

截瘫型 GBS 又称下肢轻瘫变异型 GBS,是病情相对较轻的 GBS 类型,特征为仅限于下肢的无力。少数患者在病程中可出现一定程度的上肢无力。然而,大部分具有该变异型的患者上肢反射也减弱或消失。

各亚型 GBS 各具特点,也有相似的临床特点、发病机制及病程转归,共性的诊断要点包括:病前有感染史;急性或亚急性起病,2~4 周内进展至疾病高峰;部分血液及脑脊液可检出神经节苷脂抗体;脑脊液蛋白细胞分离常见;肌电图早期可有 F 波或 H 反射延迟或消失,不同程度的神经传导波幅或传导速度变化;疾病具有自限性。

八、鉴别诊断

如果出现以下的临床表现:①显著、持久的不对称性肢体无力。②膀胱或直肠功能障碍为首发症状且持久恒定。③明确的感觉平面。④脑脊液中单核细胞数超过 50×10^6/L。诊断 GBS 要谨慎,须进一步鉴别其他疾病。GBS 应与下列疾病鉴别诊断。

1. 急性脊髓炎 表现为截瘫、传导束型感觉障碍平面、可出现锥体束征、大小便功能障碍。

2. 周期性瘫痪 四肢无力发作时不伴感觉障碍及颅神经损害,大多血钾降低,心电图呈低血钾改变,补钾后症状迅速缓解,可有反复发作病史。

3. 重症肌无力 常为疲劳后出现症状,休息和睡眠后可有改善,症状呈波动性。新斯的明试验阳性,重复神经电刺激提示低频动作电位递减超过 15%。血清 AChR 抗体或 Musk 抗体可呈阳性。

4. 其他需要鉴别的疾病 包括:多发性肌炎、急性横纹肌溶解症、肉毒毒素中毒、其他急性起病的周围神经病(梅毒、艾滋病病毒感染,白喉、莱姆病;卟啉病;金属、农药、药物中毒等)。MFS 需要鉴别的疾病包括:GQ1b 抗体相关的 Bickerstaff 脑干脑炎;累及脑干的病变(梗死、出血、脱髓鞘)等。急性泛自主神经病需与其他常见累及自主神经病变的疾病鉴别:糖尿病、淀粉样变性、卟啉病、遗传性自主神经病等。感觉神经病鉴别诊断:糖尿病痛性神经病、急性感觉神经元神经病、副肿瘤综合征等。

【治疗】

一、一般支持治疗

GBS 进展期需要密切监测呼吸功能和心血管功能。高达 30% 的 GBS 患者会发生神经肌肉性呼吸衰竭而需要机械通气,严重的自主神经功能紊乱发生在约 20% 的患者,也是导致死亡的主要因素之一。因此,密切监测血压、血容量状态、心率对于重症 GBS 患者的治疗是必不可少的支持治疗。

1. 心电监护 对有进行性肌无力的患者及自主神经功能障碍者,应在入院时就给予心电监护;监测血压心率呼吸变化,及时给予相应措施处理。应注意尽早防范在吸痰及气道分泌物时发生心律失常,在血浆置换时出现低血压和电解质紊乱。GBS 患者可发生严重或危及生命的心律失常,包括房室传导阻滞和心搏骤停,需要给予阿托品及心脏起搏进行干预;窦性心动过速是最常见的心律失常,通常不需要治疗;对于存在心动过缓的患者,需评估安装临时心脏起搏器的指征。对于自主神经障碍者,应尽可能避免应用有低血压副作用的药物,低血压通常可通过补液进行治疗,若补液无效则可在监测血压同时应用低剂量短效血管活性药物如去氧肾上腺素等升高血压。降压药物也需慎重,严重高血压(平均动脉压>125mmHg)患者可选用拉贝洛尔或硝普钠进行治疗。

2. 呼吸道管理 肌无力进展所致的病情恶化可迅速发生,要保持警惕性。因为有呼吸困难和延髓支配肌肉麻痹吞咽功能障碍的患者应注意保持呼吸道通畅,注意吸痰防肺部感染。发现下列因素可作为呼吸衰竭的预测指标:从发病到入院的时间短于 7 日:不能咳嗽、无法站立、不能抬肘、无法抬头。15%~30% 的严重呼吸困难患者需要机械通气支持,若有下列情况之一:①用力肺活量小于20ml/kg;②最大吸气压小于 30cmH$_2$O;③最大呼气压小于40cmH$_2$O,应尽早进行气管插管或切开,机械辅助通气。有饮水呛咳症状患者,给予鼻饲流质防误吸。

3. 营养支持 有吞咽困难和饮水呛咳者,需给予鼻饲,以保证营养,防止电解质紊乱。合并有消化道出血或自主神经功能障碍导致胃肠麻痹者,则给予肠外营养支持。

4. 其他对症处理 ①GBS因累及自主神经功能问题可出现无动力性肠梗阻和尿潴留。患者如出现尿潴留,可留置尿管以帮助排尿,新斯的明治疗对部分肠梗阻患者可能有效。②对有神经痛的患者,适当应用药物缓解疼痛。③重症卧床患者常见并发症有:肺部感染、泌尿系感染、压疮、下肢深静脉血栓形成,注意积极预防,给予相应的处理。勤更换体位,以避免压疮;深静脉血栓形成的预防,推荐给予患者低分子量肝素并让其穿弹力袜,直至患者能独立行走。④应重视 GBS 患者并发焦虑抑郁情绪的心理干预,约2/3 的患者在 GBS 病程中会出现疼痛,针对神经病理性疼痛的治疗用药包括离子通道调节制剂(卡马西平、加巴喷丁或普瑞巴林等),三环类抗抑郁药或 5- 羟色胺去甲肾上腺素(度洛西汀、文拉法辛)等,也可试用阿片类口服镇痛药或非甾体抗炎药。

二、免疫治疗

各亚型的 GBS 患者急性期推荐的一线治疗是静脉用免疫球蛋白或血浆置换治疗,早期接受治疗,加快症状恢复,改善 GBS 患者的预后,减少残疾。两者疗效相似,联用这两种治疗方法并不比单用获益,一般不推荐血浆置换和IVIg 联合应用。血浆置换和 IVIg 的选择取决多种因素综合考虑,包括患者治疗时的病程、病情严重程度、疾病进展趋势、危险因素、禁忌证以及所处医院的可实施性和患者的经济情况等根据患者具体情况,个体化选择治疗方案。少数患者第一次阶段使用血浆置换或 IVIg 治疗后,病情仍然无好转或恢复后又加重仍在,可以 IVIg 结束后 2 周再次使用 1 个疗程的 IVIg。IVIg 治疗后不建议再使用血浆置换,免将近期输入的 IgG 清除。轻症已处于恢复阶段患者可不使用免疫治疗。

1. 血浆置换 血浆置换可清除循环中的抗体、补体和可溶性生物反应调节剂,在症状发作后 7 天内开始交换最有效。在轻度 GBS 中两次血浆置换优于无血浆置换,在中度严重 GBS 中 4 次置换优于 2 次血浆置换。但是,在需要机械通气的重症 GBS 中,6 次交换并不优于 4 次。每次血浆交换量为 30~50ml/kg,在 1~2 周内进行 3~5 次。其不良反应为穿刺置管处伤口出血、并发感染,血液动力学改变,可造成血压变化、心律失常等,对存在自主障碍患者有特殊的风险。禁忌证主要包括严重感染、心律失常、心功能不全、凝血功能障碍等。

2. 静脉用人血免疫球蛋白(IVIg) 20 世纪 80 年代末国外的临床试验,对血浆置换和 IVIg 进行了比较。结果表明,IVIg 是替代血浆置换的一种实用有效的替代方案:IVIg 治疗 4 周后病情好转的比例高于血浆置换,故一致认为 IVIg 与血浆置换一样有效,而且管理起来更简单。因此,在大多数国家,GBS 治疗首选 IVIg,除非患者有使用 IVIg 的禁忌证或缺药、经济限制等。IVIg 在 GBS 患者中的确切作用机制尚不明确,但可能包括:提供抗独特型抗体、调控 Fc 受体的表达和功能、干扰补体的活化和细胞因子的产生,以及干扰 T 细胞和 B 细胞的活化等。推荐方法:400mg/(kg·d),静脉滴注,连续 3~5 天。对空肠弯曲菌造成的急性运动轴索性神经病疗效不佳。

3. 糖皮质激素 国外的多项临床试验结果均显示单独应用糖皮质激素治疗 GBS 无明确疗效,糖皮质激素和 IVIg 联合治疗与单独应用 IVIg 治疗的效果也无显著差异。因此,国外指南均不推荐应用糖皮质激素治疗 GBS,但在我国有些基层医院,患者没有条件接受 IVIg 或血浆交换治疗,仍有在应用糖皮质激素治疗,尤其是在重症患者中使用。糖皮质激素治疗 GBS 缺乏循证证据支持,对于 GBS 的疗效还有待于进一步研究。对于病情较重的患者,是否有必要给予,可根据情况个体化判断。

4. 其他免疫治疗 目前国际上正在探索特异性补体抑制剂是否能改善 GBS 的预后。日本正在临床试验的一种药物是依库丽珠单抗,这是一种抗 C5 的单克隆抗体,已被证明可以预防补体介导的损伤,是安全和可耐受的。

治疗相关波动(treatment-related fluctuations,TRF)的定义:最初的症状在使用 IVIg 或血浆交换治疗改善后,无力症状再次加重。可见于大约 10% 的 GBS 患者,通常发生在治疗开始后的前 2 个月内,可能与周围神经受主动免疫攻击的持续性相关。再用 1 个疗程的 IVIg 或血浆交换治疗,可有改善。

三、神经营养

B 族维生素:包括维生素 B$_1$、维生素 B$_{12}$(氰钴胺、甲钴胺)、维生素 B$_6$ 等。

四、康复治疗

急性期过后,残疾患者应接受多学科康复团队的治疗,早期进行正规的神经功能康复锻炼,以预防失用性肌萎缩和关节挛缩。康复应强调适宜的肢体复位、姿势和器械矫形。可能需要交流辅助设备。大约有 60% 的患者存在持续的严重乏力,可进行有氧功能训练的运动,以改善乏力症状。

95

【预后】

GBS 大多为单相自限性病程,约 87% 的患者神经功能在数周至数月内完全恢复或留下轻度神经功能障碍,预后良好。约 10% 患者虽经过规范治疗,仍残留不同程度神经功能障碍,留下疲乏、永久性的肌萎缩肌无力、感觉障碍和疼痛等后遗症,双侧足下垂较为常见,需要足踝矫形器辅助行走。GBS 的死亡率为 3%~7%,最常见的原因是呼吸衰竭、感染或自主神经功能障碍导致低血压、严重心律失常等。GBS 预后不良的预测因素包括发病年龄大于 60 岁以上,空肠弯曲菌感染,病情进展迅速、发病第一周内出现延髓无力和颈屈肌无力、呼吸衰竭及严重四肢无力。

(龚凌云 陈向军)

参 考 文 献

[1] 中华医学会神经病学分会, 中华医学会神经病学分会周围神经病协作组, 中华医学会神经病学分会肌电图与临床神经电生理学组, 等. 中国吉兰- 巴雷综合征诊治指南 2019 [J]. 中华神经科杂志, 2019, 52 (11): 877-882.

[2] GOODFELLOW J A, WILLISON H J. Guillain-Barré syndrome: A century of progress [J]. Review Nat Rev Neurol, 2016, 12 (12): 723-731.

[3] FRAGIEL M, MIRÓ Ò, LLORENS P, et al. Incidence, clinical, risk factors and outcomes of Guillain-Barré in Covid-19 [J]. Ann Neurol, 2021, 89 (3): 598-603.

[4] WIJDICKS E F, KLEINl C J. Guillain-Barré syndrome [J]. Mayo Clin Proc, 2017, 92 (3): 467-479.

95

第 96 章

周期性瘫痪

周期性瘫痪(periodic paralysis,PP)是一组以反复发作的骨骼肌弛缓性瘫痪为特征的肌病,与钾代谢异常有关。肌无力可持续数小时或数周,发作间歇期完全正常,根据发病时血清钾的改变,可分为低血钾型、高血钾型和正常血钾型三类,其中以低血钾型周期性瘫痪(hypokalemic PP,HoPP)最常见。由甲状腺功能亢进、醛固酮增多症、肾衰竭和代谢性疾病所致低钾而瘫痪者称为继发性周期性瘫痪。

【病因与发病机制】

周期性瘫痪属于离子通道病(ion channel disease)。离子通道病是由离子通道功能异常引起的一组疾病,主要侵犯神经和肌肉系统,也可累及心脏和肾脏等。周期性瘫痪是 1991 年 Ptacek 首先提出的第一个离子通道病。离子通道疾病包括中枢神经系统通道病和骨骼肌钙通道病,HoPP 属于后者。

HoPP 为常染色体显性遗传性疾病,其致病基因主要位于 1 号染色体长臂(1q31-32),该基因编码肌细胞二氢吡啶敏感的 L 型钙离子通道蛋白,是二氢吡啶复合受体的一部分,位于横管系统,通过调控肌质网钙离子的释放而影响肌肉的兴奋-收缩偶联。肌无力在饱餐后或激烈活动后的休息中最易发作,能促使钾离子传入细胞内的因素如注射胰岛素、肾上腺素或大量葡萄糖也能诱发。其发病机制可能与骨骼肌细胞膜内、外钾离子浓度的波动有关。正常情况下,钾离子浓度在肌膜内高,肌膜外低,当两侧保持正常比例时,肌膜才能维持正常的静息电位,才能为乙酰胆碱(ACh)的去极化产生正常的反应。本病患者的肌细胞膜经常处于轻度去极化状态,较不稳定,电位稍有变化即产生钠离子在膜上的通路受阻,导致电活动的传播障碍。在疾病发作期间,受累肌肉对一切电刺激均不起反应,处于瘫痪状态。

高血钾型和正常血钾型周期性瘫痪属于骨骼肌钠通道病,致病基因位于第 17 号染色体长臂(17q13),由于编码骨骼肌门控钠通道蛋白的 α-亚单位基因的点突变,导致氨基酸的改变,引起肌细胞膜钠离子通道功能异常,膜对钠的通透性增加或肌细胞内钾、钠转换能力缺陷,钠内流增加,钾离子从细胞内转移到细胞外,膜不能正常复极呈持续去极化,肌细胞膜正常兴奋性消失,产生肌无力。

【诊断】

一、低血钾型周期性瘫痪

在 1863 年由 Gavare 首先描述。1885 年 Goldflam 强调此病与遗传有关,故又称家族性遗传性周期性瘫痪。目前认为 HoPP 是常染色体显性遗传钙通道病,国外病例常有家族史,国内则多为散发病例。临床表现为发作性肌无力、血清钾降低、补钾后能迅速缓解。部分 HoPP 病例与甲状腺功能亢进有关,称为甲亢性周期性瘫痪。

1. 临床表现特点 任何年龄均可发病,但以 20~40 岁青壮年多见,随年龄增长发作次数减少。其临床特点是:①发病诱因包括饱餐(尤其过量进食碳水化合物)、酗酒、过度劳累、剧烈运动、寒冷、精神刺激、感染、创伤、焦虑和月经,以及注射胰岛素、肾上腺素、皮质激素或大量输入葡萄糖等。②发作前可有肢体酸胀、疼痛、麻木、烦渴、多汗、面色潮红、嗜睡、恶心和恐惧等前驱症状,此时努力进行活动可能使其发作顿挫。③常于凌晨或半夜熟睡醒来时突然发现肢体无力,日间清醒发病者仅少数。无力常始于下肢,一般双侧对称,但亦可为一组或一侧较重,在数小时内波及上肢、躯干,均为弛缓性瘫痪。瘫痪以肢体为主,近端重于远端,下肢重于上肢,常在数小时(1~2 小时)至 1~2 天内到达高峰。瘫痪肢体肌张力降低,腱反射减弱或消失。颈项以上脊髓肌和脑神经支配肌肉一般不受累及,膀胱直肠括约肌功能也很少累及。少数严重病例可发生呼吸肌麻痹、尿便潴留、心动过速或过缓、心律失常、血压下降等情况甚至危及生命。④发作时神志始终清醒,瘫痪肢体可有轻度肿胀,触摸时有坚实感,患肢可有疼痛和感觉异常,但客观感觉无障碍,深、浅感觉均正常。⑤发作期间,可伴有自主神经功能障碍,表现为口干、皮肤苍白、心率减慢、心律失常、血压升高或下降等,偶有膀胱及直肠功能的障碍。⑥每次发作持续数小时或 1~2 天就可自行恢复,个别病例长达 1 周。恢复颇为迅速,仅 1~2 小时,最先发作的肌群常最早恢复,开始恢复后的肢体被动运动可加速肌力改善。部分患者在肌肉恢复时伴多尿、大汗及瘫痪的肌肉酸痛和僵硬。⑦发作频率因人而异,相差悬殊,数周或数月一次,个别病例发作频繁,甚至每天都发作;也有数年发作一次或终生仅发作一次者。一般年轻时发作较频,成年后逐渐减少,50 岁以后常不再发作。少数患者在患病多年后发生主要影响肢带肌群的缓慢进行性肌病。

2. 辅助检查 ①发作时血清钾降低至 3.5mmol/L 以

下,可低至 1~2mmol/L,尿钾也减少,血钠可升高。间歇期正常。②心电图检查呈典型低血钾性改变:PR 间期和 QT 间期延长,QRS 增宽,ST 段降低,T 波低平和 U 波出现。③肌电图示运动电位时限短、波幅低,完全瘫痪时运动单位电位消失,电刺激无反应,膜静息电位低于正常。

3. 诊断注意事项 根据典型的呈周期性发作的短时期的下运动神经元瘫痪,无意识障碍和感觉障碍,即应考虑本病的诊断。急行血钾和心电图检查有助于明确诊断。应注意与以下疾病鉴别:①Guillain-Barre 综合征,本病呈四肢弛缓性瘫痪,远端重于近端,可有周围性感觉障碍和脑神经损害,脑脊液蛋白 - 细胞分离现象,肌电图神经源性损害。此外,起病不如 HoPP 急,病程至少数周而不可能在数小时或 1~2 天内恢复。②重症肌无力,亚急性起病,可累及四肢及脑神经支配肌肉,症状呈波动性,晨轻暮重,病态疲劳。疲劳试验及新斯的明试验阳性。血清钾正常,重复神经电刺激波幅递减,抗 ACh 受体抗体阳性可资鉴别。③继发性低血钾,散发病例应与可反复引起低血钾的疾病鉴别,如原发性醛固酮增多症、肾小管酸中毒、甲状腺功能亢进、失钾性肾炎、腹泻、运用利尿剂后等也可出现低钾性瘫痪,但均有原发病的其他特征可供诊断参考。④癔病性瘫痪无腱反射或肌肉电反应性的改变。⑤肌红蛋白尿也可表现为发作性的急性下运动神经元瘫痪,在几天内恢复,但伴明显的全身症状和肌肉疼痛,尿呈特殊的棕红色。⑥急性钡中毒可引起四肢瘫痪、眼睑下垂、发音及吞咽困难,在我国四川常见。⑦高血钾型、正常血钾型周期性瘫痪(见下述)。

二、高血钾型周期性瘫痪

高血钾型周期性瘫痪(hyperkalemic PP,HyPP)又称强直性周期性瘫痪、遗传性发作性无力症(adynamia episodica hereditaria),较少见。1951 年由 Tyler 首先报道,呈常染色体显性遗传。多见于北欧国家。临床特点是:①多在 10 岁前起病,男性居多,饥饿、寒冷、剧烈活动后休息、钾盐摄入等可以诱发,进食或坚持轻度的体力活动可使该次发作顿挫或推迟。②常在白天运动后休息 20~30 分钟后发病,其前驱症状与瘫痪经过与 HoPP 相似,但血清钾变化正好相反,症状出现于血清钾高于正常时。但肌无力程度与血钾水平不相平行。瘫痪程度一般较轻,严重者累及颈肌和眼外肌。多伴有肌肉的痛性痉挛。③常见有不引起自觉症状的轻度肌强直现象(如进食冷饮后发音不清,手浸于冷水中稍长时间后动作僵拙不灵,叩击舌肌时发生局部强直收缩而引起凹陷)。④发作通常为时短暂,持续 15~60 分钟,一般在 30 分钟 ~24 小时内恢复,偶有持续 1~2 天以上者。发作频率因人而异,每日至每年发作数次。30 岁以后发作逐渐中止。一些反复发作的患者可遗有永久肌无力。⑤辅助检查:发作时血清钾增高,血清酶如肌酸激酶(CK)可正常或升高,心电图呈高血钾性改变,如 T 波高尖、P 波降低甚至消失、QRS 波改变等。

根据常染色体显性遗传家族史,儿童发作性无力伴肌强直,无感觉障碍和高级神经活动异常,血钾增高,可作出诊断。应注意与低血钾型、正常血钾型周期性瘫痪和先天性副肌强直症鉴别,还应注意与继发性高血钾瘫痪鉴别,如肾衰竭、肾上腺皮质功能不全、醛固酮缺乏症和药物性高血钾等。

诊断 HyPP 有困难时,可做以下诱发试验:①钾负荷试验,即口服钾以观察可否诱发肌无力。方法是口服 4~5g 氯化钾,如为本病患者,服后 30~90 分钟内出现肌无力,数分钟至 1 小时达高峰,持续 20 分钟至 1 天。应注意在患者心、肾功能、血钾水平正常并在心电监护下进行。②运动诱发试验,让患者蹬自行车,该车加有 400~750kg 阻力,连续 30~60 分钟,停车后 30 分钟如诱发肌无力伴血钾升高可诊断本病。③冷水诱发试验,将前臂浸入 11~13℃水中,如为本病患者,20~30 分钟可以诱发肌无力,停止浸冷水 10 分钟后可恢复。

三、正常血钾型周期性瘫痪

正常血钾型周期性瘫痪(normal kalemic PP)又名钠反应性正常血钾型周期性瘫痪。为常染色体显性遗传,本型罕见。多在 10 岁以前发病,常在夜间睡后或清晨醒转时发生四肢瘫痪,或仅选择性地影响某些肌肉(如小腿肌、肩臂肌),但呼吸肌和吞咽肌极少受累。发作持续时间较长,数日至数周,多数在 10 天以上,约每 1~3 个月发作一次。运动后休息、寒冷、限制钠盐摄入或补充钾盐均可诱发,补钠后好转。发作时血、尿中钾正常,而尿钠含量增高。部分患者平日极度嗜盐。主要应与 Guillain-Barre 综合征、低血钾型与高血钾型周期性瘫痪鉴别。

【治疗】

1. 低血钾型周期性瘫痪 发作时应立即补钾,如果不伴呕吐,原则上以口服氯化钾(10g/d)为主,成人一次顿服 4~5g,以后每次 1~2g,每日 3~4 次,完全恢复后改为每次 1g,每日 3 次,维持 1~2 周。为减轻对胃肠道的刺激,可与牛奶或橘子汁混合口服。严重者须静脉补钾,可用 10% 氯化钾 30~40ml 加入 0.9% 氯化钠液或林格液 1 000ml 中静脉滴注,待症状缓解后改为口服氯化钾。上述补钾过程应有血清钾和心电图监测。严重患者出现呼吸肌麻痹时应予辅助呼吸,严重心律失常者应及时纠正。为加强补钾效果,可辅用镁剂治疗,如 25% 硫酸镁 10ml 加入上述液体中静脉滴注。不完全性瘫痪可鼓励患者自主活动以加速恢复。经常发作的病例,应避免疲劳、受冷、酗酒和饱餐大量碳水化合物等诱发因素,平时多食榨菜、芹菜、橘子等含钾蔬菜水果。也可口服氯化钾 0.5~1.0g,3 次 /d;或螺内酯 200mg,2 次 /d,可预防发病。低钠高钾、低碳水化合物饮食可能有助于减少发作。甲亢性 HoPP 患者,在对甲亢进行适当的治疗后常可中止发作或显著减轻。

2. 高血钾型周期性瘫痪 由于每次发作轻、时间短,大多无须特殊处理。病情较重者,可用 10% 葡萄糖酸钙或氯化钙 10~20ml 加入 25%~50% 葡萄糖液 40~60ml 中缓慢静脉注射,也可静脉滴注 10% 葡萄糖液 500ml 加正规胰岛素 10~20U,以促进细胞内糖原的合成和 K^+ 自细胞外液进入细胞内液;或静脉注射呋塞米 20~40mg 利尿排钾,也可

96

静脉滴注碱剂如 5% 碳酸氢钠。发作频繁者,于发作间歇期给高碳水化合物饮食,口服氢氯噻嗪 25mg,2~3 次 /d 等,可预防发作。

3. 正常血钾型周期性瘫痪 发作时可用大剂量 0.9% 氯化钠液静脉滴注使瘫痪好转。同时可给予:①钙剂:10% 葡萄糖酸钙 10ml 静脉注射,1~2 次 /d;或用钙片 0.6~1.2g/d 口服;②乙酰唑胺 0.25g,每日 2~4 次口服;③每日口服 10~15g 食盐,必要时用 0.9% 氯化钠液静脉滴注。预防发作可在间歇期给予乙酰唑胺 0.25g 每日 2 次口服,或用氟氢可的松 0.1~0.2mg/d;避免进食含钾多的食物,如肉类、香蕉、菠菜、薯类等。

(张文武)

参 考 文 献

[1] 贾建平, 陈生弟. 神经病学 [M]. 8 版. 北京: 人民卫生出版社, 2018: 420-423.

[2] 张文武. 急诊内科手册 [M]. 3 版. 北京: 人民卫生出版社, 2021: 364-367.

第 9 篇

呼吸系统疾病急诊

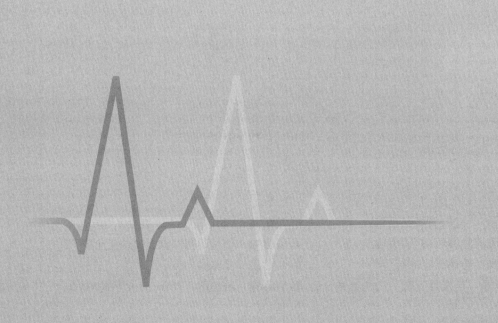

第 97 章
急性上呼吸道感染

急性上呼吸道感染（acute upper respiratory tract infection）简称上感,为外鼻孔至环状软骨下缘包括鼻腔、咽或喉部急性炎症的概称。大多数由病毒引起,少数为细菌所致。其发病不分年龄、性别、职业和地区。全年皆可发病,冬春季较多。免疫功能低下者易感。通常病情较轻、病程短、可自愈,预后良好。但少数急性病毒性心肌炎的早期或前驱期的表现与上感相似,首诊医生应警惕,以免漏诊、误诊,造成严重后果。

【病因与发病机制】

急性上感有 70%~80% 由病毒引起,包括鼻病毒、冠状病毒、腺病毒、流感和副流感病毒、呼吸道合胞病毒（respiratory syncytial virus）、埃可病毒（ECHO$_{28}$）、柯萨奇病毒（Coxsackie A$_{21}$）等。另有 20%~30% 的上感由细菌引起。细菌感染可直接感染或继发于病毒感染之后,以口腔定植菌溶血性链球菌为最常见,次为流感嗜血杆菌、肺炎球菌、葡萄球菌等,偶或为革兰氏阴性细菌。其感染主要表现为咽炎或扁桃体炎。在人体受凉、淋雨、气候突变、过度疲劳等情况下,全身或呼吸道局部防御功能降低时,则原已存在于上呼吸道的或从外界侵入的上述病毒或细菌可迅速繁殖,引起本病。老幼体弱、免疫功能低下或患有慢性呼吸道疾病者,更易诱发。

【诊断】

一、临床表现特点

根据病因不同,临床表现可有不同的类型。

1. 普通感冒（common cold） 为病毒感染引起,俗称"伤风",又称急性鼻炎或上呼吸道卡他。起病较急,主要表现为鼻部症状,如喷嚏、鼻塞、流清水样鼻涕,也可表现为咳嗽、咽干、咽痒或灼热感,甚至鼻后滴漏感。咳嗽、咽干和鼻后滴漏感与病毒诱发的炎症介质导致的上呼吸道传入神经高敏状态有关。2~3 天后鼻涕变稠。可伴咽痛、头痛、流泪、味觉减退、呼吸不畅、声嘶等。有时由于咽鼓管炎使听力减退。一般无发热及全身症状,或仅有低热、不适、轻度畏寒、头痛。检查可见鼻腔黏膜充血、水肿、有分泌物,咽部轻度充血。如无并发症,一般经 5~7 天痊愈。

2. 急性病毒性咽炎和喉炎 ①急性病毒性咽炎:多由鼻病毒、腺病毒、流感病毒、副流感病毒及肠道病毒、呼吸道合胞病毒等引起。临床特征为咽部发痒和灼热感,咽痛不明显。当吞咽疼痛时,常提示有链球菌感染。咳嗽少见。流感病毒和腺病毒感染时可有发热和乏力。体检咽部明显充血和水肿,颌下淋巴结肿大且触痛。腺病毒咽炎可伴有眼结合膜炎。②急性病毒性喉炎:多由流感病毒、副流感病毒及腺病毒等引起。临床特征为声嘶、讲话困难、咳嗽时疼痛,常有发热、咽痛或咳嗽。体检可见喉部水肿、充血,局部淋巴结轻度肿大和触痛,可闻及喉部的喘息声。

3. 急性疱疹性咽峡炎（herpangina） 常由柯萨奇病毒 A 引起,表现为明显咽痛、发热,病程约 1 周。检查可见咽充血,软腭、腭垂、咽及扁桃体表面有灰白色疱疹及浅表溃疡,周围有红晕,以后形成疱疹。多于夏季发作,多见于儿童,偶见于成人。

4. 急性咽结膜炎 主要由腺病毒、柯萨奇病毒等引起。临床表现有发热、咽痛、畏光、流泪,咽及结合膜明显充血。病程 4~6 天,常发生于夏季,游泳时传播,儿童多见。

5. 急性咽扁桃体炎 多由溶血性链球菌,次为流感嗜血杆菌、肺炎球菌、葡萄球菌等引起。起病急,明显咽痛、畏寒、发热,体温可达 39℃ 以上。检查可见咽部明显充血,扁桃体肿大、充血,表面有黄色脓性分泌物,颌下淋巴结肿大、压痛,肺部无异常体征。

二、实验室检查

1. 血象 病毒性感染时,白细胞计数多正常或偏低,淋巴细胞比例升高;细菌感染时,白细胞计数常增多,有中性粒细胞增多和核左移现象。

2. 病原学检查 因病毒类型繁多,且明确类型对治疗无明显帮助,一般无须明确病原学检查。细菌培养可判断细菌类型并做药物敏感试验以指导临床用药。

三、诊断注意事项

根据鼻咽部的症状和体征,结合周围血象和胸部 X 线检查可作出临床诊断,一般无需病因诊断。特殊情况下可行细菌培养或病毒分离,或病毒血清学检查等确定病原体。但须与初期表现为感冒样症状的其他疾病鉴别。①过敏性鼻炎:临床上很像"伤风",所不同者起病急骤、鼻腔发痒、喷嚏频繁、鼻涕呈清水样,无发热,咳嗽较少。多由过敏因素如螨虫、灰尘、动物皮毛、低温等刺激引起。如脱离过敏原,数分钟至 1~2 小时内症状即消失。检查:鼻黏膜苍白、水肿,鼻分泌物涂片可见嗜酸性粒细胞增多。②流行性感冒:常有明显的流行性。起病急,全身症状较重,高热、全身酸痛、眼结膜炎症明显,但鼻咽部症状较轻。病毒分离或血清学诊断可供鉴别。③急性气管支气管炎:见本书第98章。④急性传染病前驱期症状:如麻疹、脊髓灰质炎、脑炎、肝炎等在患病初期常有上呼吸道症状,在这些病的流行季节或流行区应密切观察,并进行必要的实验室检查,以资鉴别。

【治疗】

1. 对症治疗 病情较重或年老体弱者应卧床休息,忌烟、多饮水,室内保持空气流通。如有发热、头痛,可选用复方阿司匹林、吲哚美辛(消炎痛)、去痛片等解热镇痛药;小儿感冒忌用阿司匹林,以防综合征;有哮喘病史者忌用阿司匹林。咽痛可用各种喉片如溶菌酶片、健民咽喉片,或中药六神丸等口服;声音嘶哑,可用超声雾化治疗;鼻塞、流涕可用 1% 麻黄碱滴鼻。

2. 抗菌药物治疗 普通感冒无须用抗菌药物,除非有白细胞升高、咽部脓苔、咳黄痰和流鼻涕等细菌感染证据。常选青霉素、第一代头孢菌素、大环内酯类或氟喹诺酮类。极少需要根据病原菌选用敏感的抗菌药物。

3. 抗病毒药物治疗 由于目前有滥用造成流感病毒耐药现象,因此如无发热,免疫功能正常,发病超过 2 天一般无须应用。对于免疫缺陷患者,可早期常规使用。①利巴韦林(病毒唑):10~15mg/(kg·d)分 2 次静脉滴注;或 0.8~1.0g/d,分 3~4 次口服。孕妇和即将怀孕的妇女禁用。②奥司他韦:75mg 口服,每天 2 次,共 5 天。利巴韦林和奥司他韦有较广的抗病毒谱,对流感病毒、副流感病毒和呼吸道合胞病毒等有较强的抑制作用,可缩短病程。

4. 中医药治疗 具有清热解毒和抗病毒作用的中药亦可选用,有助于改善症状、缩短病程。可供选用的中成药有清热解毒口服液、双黄连口服液、痰热清注射液等。

(张文武 田 方)

 参 考 文 献

[1] 葛均波, 徐永健, 王辰. 内科学 [M]. 9 版. 北京: 人民卫生出版社, 2018: 14-16.
[2] 张文武. 急诊内科手册 [M]. 3 版. 北京: 人民卫生出版社, 2021: 368-370.

第 98 章
急性气管支气管炎

急性气管支气管炎（acute tracheobronchitis）是由生物、物理、化学刺激或过敏等因素引起的气管-支气管黏膜的急性炎症。多为散发，无流行倾向，年老体弱者易感。临床主要症状有咳嗽和咳痰。常发生于寒冷季节或气候突变之时。也可由急性上呼吸道感染蔓延而来。

【病因与发病机制】

病原体与上呼吸道感染类似。常见病毒为腺病毒、流感病毒、冠状病毒、鼻病毒、呼吸道合胞病毒和副流感病毒等；常见细菌为流感嗜血杆菌、肺炎链球菌、卡他莫拉菌等；近年来衣原体和支原体感染明显增加。在病毒感染的基础上继发细菌感染亦较多见。物理与化学性刺激如过冷空气、粉尘、某些刺激性气体或烟雾（如二氧化硫、二氧化氮、氨气、氯气等）的吸入等，均易引起本病。常见的吸入过敏原包括花粉、有机粉尘、真菌孢子、动物皮毛排泄物，或对细菌、蛋白质或寒冷空气过敏也可发病。寄生虫如钩虫、蛔虫等幼虫在肺脏移行时，也可以引起气管支气管炎。儿童有反复急性气管支气管炎发作者，应排除少见疾病如肺囊性纤维化或低免疫球蛋白血症的可能性。

【诊断】

一、临床表现特点

起病较急，常先有急性上呼吸道感染症状，如鼻塞、喷嚏、咽痛、声嘶等。全身症状轻微，仅有轻度畏寒、发热、头痛及全身酸痛等。咳嗽开始不重，呈刺激性，痰少。1~2天后咳嗽加剧，痰由黏液转为黏液脓性。部分病例常在晨起、晚睡体位改变时，或吸入冷空气或体力活动后，有阵发性咳嗽；有时甚至终日咳嗽。剧咳时可伴恶心呕吐或胸腹肌痛。当伴发支气管痉挛，可出现程度不等的气促，伴胸骨后发紧感。体检两肺呼吸音增粗，散在干、湿啰音。啰音的部位常不恒定，咳痰后可减少或消失。急性气管支气管炎一般呈自限性，发热和全身不适可在3~5天消退，咳嗽有时延长数周方愈。如迁延不愈，日久可演变为慢性支气管炎。有慢性阻塞性肺疾病等基础疾病者，病情较重，可有发绀、气急等症状，好转也延缓。

二、辅助检查

血白细胞计数多无明显改变。继发感染较重时，白细胞可升高。痰涂片或培养可发现致病菌。X线胸片检查大多数正常或肺纹理增粗。

三、诊断注意事项

本病主要应与流行性感冒、急性上呼吸道感染等疾病相鉴别。此外，支气管肺炎、肺结核、肺癌、肺脓肿、麻疹、百日咳等多种肺部疾病可伴有急性支气管炎的症状，应详细检查，以资鉴别。

【治疗】

1. **对症治疗** 有全身症状时应适当休息，注意保暖，多饮水。咳嗽无痰或少痰，可用喷托维林（咳必清）25mg、右美沙芬10~30mg或可待因15~30mg，每日3次口服。痰稠不易咳出时，可口服氨溴索15~30mg，或溴已新（必嗽平）8~16mg，每日3~4次；或用生理盐水超声雾化吸入。较为常用的为兼顾止咳和化痰的棕色合剂，也可选用中成药止咳化痰。出现哮鸣音时，可服用氨茶碱0.1g，特布他林（博利康尼）2.5mg，或沙丁胺醇（舒喘灵）2.4mg，每日3次。高热可用复方阿司匹林等。

2. **抗菌药物治疗** 有细菌感染证据时应及时应用。一般咳嗽10天以上，细菌、支原体、肺炎衣原体、鲍特菌等感染的概率较大。可首选新大环内酯类、青霉素类，亦可选用头孢菌素类或氟喹诺酮类等药物。美国疾病控制与预防中心推荐服用阿奇霉素（0.5g/d）5天，克拉霉素（0.5~1.0g/d，分2次口服）7天或红霉素（1~2.0g/d，分3~4次用）14天。多数患者口服给药即可，症状较重者可经肌内注射或静脉滴注给药。少数患者需要根据病原体培养结果用药。

（张文武　田方）

98

第 99 章

急性重症哮喘

支气管哮喘（bronchial asthma），简称哮喘，是一种以慢性气道炎症和气道高反应性为特征的异质性疾病。其特征包括气道慢性炎症、对多种刺激因素呈现的高反应性、多变的可逆性气流受限，以及随病程延长而导致的一系列气道结构的改变，即气道重构。临床上表现为反复发作性喘息、气急、胸闷或咳嗽等症状，严重者被迫采取坐位或呈端坐呼吸，干咳或咳大量白色泡沫痰，甚至出现发绀等。发作时常有焦虑或烦躁，大汗淋漓。常在夜间和/或清晨发作、加剧，多数患者可自行缓解或经治疗缓解。

支气管哮喘诊断标准：①反复发作喘息、气急、胸闷或咳嗽，多与接触变应原、冷空气、物理或化学性刺激、病毒性上呼吸道感染、运动等有关。②发作时在双肺可闻及以呼气相为主的哮鸣音，呼气相延长。③上述症状可经支气管舒张药治疗后缓解或自行缓解。④除外其他疾病所引起的喘息、气急、胸闷或咳嗽。⑤临床表现不典型者（如无明显喘息或体征）应有可变气流受限的客观检查3项中至少1项阳性：a. 支气管激发试验（BPT，用以测定气道反应性）阳性；b. 支气管舒张试验（BDT，用以测定气道的可逆性改变）阳性；c. 平均每日昼夜呼气峰流速（PEF，可客观反映气道阻塞的严重性）变异率>10%或周变异率>20%。符合①～④条或④、⑤条者，可以诊断为哮喘。

有些患者尤其是青少年，哮喘症状表现为在运动时出现胸闷、咳嗽和呼吸困难，称为运动性哮喘。临床上还存在没有喘息症状的不典型哮喘，患者可表现为发作性咳嗽、胸闷或其他症状。对以咳嗽为唯一症状的不典型哮喘称为咳嗽变异性哮喘（cough variant asthma，CVA）。对以胸闷为唯一症状的不典型哮喘称为胸闷变异性哮喘（chest tightness variant asthma，CTVA）。

哮喘可分为急性发作期、慢性持续期和临床缓解期。哮喘急性发作期是指喘息、气急、胸闷或咳嗽等症状突然发生或症状加重，常因接触变应原等刺激物或治疗不当所致。哮喘急性发作时其程度轻重不一，其严重程度分为轻、中、重和危重四度，见表99-1。应注意：诊断重症哮喘的关键不在于其发作持续时间的长短，而在于其严重程度。病情加重可在数小时或数天内逐渐出现，偶尔可在数分钟内即危及生命，故应对病情作出正确评估，以便给予及时有效的紧急治疗。本章主要介绍哮喘急性发作期尤其是重症哮喘发作的诊断和治疗。

慢性持续期指患者虽然无哮喘急性发作，但在相当长的时间内仍有不同频度和不同程度的喘息、咳嗽、胸闷等症状，可伴有肺通气量下降。哮喘的临床缓解期指患者无喘息、气急、胸闷、咳嗽等症状，并维持1年以上。

表 99-1　哮喘急性发作期病情严重程度分级

临床特点	轻度	中度	重度	危重度
气短	步行、上楼时	稍事活动	休息时	
体位	可平卧	喜坐位	端坐呼吸	
讲话方式	连续成句	常有中断	单字	不能讲话
精神状态	可有焦虑/尚安静	时有焦虑或烦躁	常有焦虑、烦躁	嗜睡或意识模糊
出汗	无	有	大汗淋漓	
呼吸频率	轻度增快	增快	常>30次/分	
三凹征	常无	可有	常有	胸腹矛盾运动
哮鸣音	散在，呼吸末期	响亮、弥漫	响亮、弥漫	减弱，乃至无
脉率	<100次/min	100~120次/min	>120次/min	>120次/min或脉率慢或不规则
奇脉	无，<10mmHg	有，10~25mmHg	常有，>25mmHg	无
使用 β_2 受体激动剂后 PEF 占预计值 %	>80%	60%~80%	<60%或<100L/min或作用时间<2h	
PaO_2	正常	60~80mmHg	<60mmHg	
$PaCO_2$	<40mmHg	≤45mmHg	>45mmHg	
SaO_2	>95%	91%~95%	≤90%	
pH	—	—	降低	降低

【病因与发病机制】

1. 重症哮喘发生的有关因素 主要有呼吸道感染,包括病毒、细菌、肺炎支原体和衣原体;抗原或刺激性物质持续存在或突然大量暴露;长期应用糖皮质激素过早减量或停用;长期单独使用短效 β_2 受体激动剂使 β_2 受体功能下调,加重气道炎症和高敏状态;中度哮喘发作未得到及时有效处理;精神过度紧张;缺氧和二氧化碳潴留所致酸中毒加重支气管痉挛;痰栓阻塞小气道或并发肺不张;阿司匹林或其他非甾体抗炎药的使用;并发气胸、纵隔气肿、肺不张等。

2. 重症哮喘的病理和病理生理 重症哮喘的病理和病理生理改变主要是由于广泛支气管平滑肌痉挛、支气管黏膜及黏膜下嗜酸性粒细胞性炎症、水肿和气道内黏液栓形成所致管腔狭窄,气道阻力增加,吸入气多于呼出气,肺泡过度充气,内源性呼气末正压(intrinsic positive end-expiratory pressure,intrinsic PEEP,PEEPi)增大,导致吸气功耗增大。由于气道阻塞部位和程度不一,各部肺泡潴留气量不同,肺内气体分布不均,肺泡内压不等,对肺泡周围毛细血管血流灌注产生不同影响,导致血流分布不均,通气血流比值失调。痰栓所致肺小叶不张和肺实质炎症增加肺内分流,进一步加重通气血流比值失调,导致低氧血症。动脉血氧降低,刺激颈动脉窦和主动脉体化学感受器,使呼吸频率增加,呼吸幅度加大。哮喘发作初期,通气可代偿性增加,动脉血二氧化碳分压降低;重症哮喘发作时其气道阻力进一步增加,可大于健康对照组的 10~20 倍,此时呼吸肌不仅要克服强大的气道阻力,还要克服肺弹性回缩力和胸部弹性回缩力,持续时间一长,易产生呼吸肌疲劳,使肺通气量降低,二氧化碳分压逐步上升。

此外,在重症哮喘患者,因肺泡过度充气,用力呼气时,胸腔内压更高,右心回心血量减少,在强有力的负压吸气期,回心血量增加,右心充盈,室间隔移向左室,致使舒张期左室充盈不全;同时吸气期巨大负压不利于收缩期心室排空,相当于心室后负荷增加,使吸气期收缩压下降,出现奇脉。

肺过度充气会加重吸气肌肉的负荷,降低肺的顺应性。PEEPi 也是增加呼吸肌肉负荷的一个重要因素,肺过度充气时膈肌血流减少。哮喘持续状态患者若血清肌酐和乳酸水平升高可能提示呼吸肌肉的疲劳,此时若气道阻塞不迅速解除,潮气量将进行性下降,最终将会发生呼吸衰竭。

3. 识别具有高死亡风险的哮喘患者 增加哮喘死亡风险的高危因素包括:①因哮喘急性发作需要气管插管或机械通气的病史;②在过去几年间曾有过因哮喘急性发作需住院治疗或急诊医疗措施紧急处理的情况;③近期应用口服糖皮质激素或停用糖皮质激素患者;④目前没有使用吸入糖皮质激素;⑤过量应用 β 受体激动剂患者,尤其是沙丁胺醇(舒喘灵)每月应用超过 1 瓶(200 揿)的患者;⑥有精神疾病或心理问题的病史;⑦哮喘药物治疗依从性差及哮喘诊疗依从性差;⑧具有食物过敏史的哮喘患者。

【诊断】

急性重症哮喘多是在哮喘发作数天或数周后得不到有效控制的基础上再次发生急性加重,亦有少部分患者是在哮喘发作数小时甚至数分钟后就发生。哮喘急性加重表现为患者的症状及肺功能从正常状态下转为恶化。相比以前患者的肺功能或预期值,患者呼吸流速的下降可以通过呼气峰值流速及 FEV_1 的下降进行检测。在紧急情况下,这些数据是可信任的评估哮喘严重程度的指标。症状发作的频率是一个比 PEF 更为可靠的评价指标。少许患者发生临床症状轻而肺功能下降严重的情况,这种情形尤其发生在具有致命性哮喘发病史及男性患者中。

1. 急性重症哮喘的症状 多数患者表现为端坐前弓位,呼吸短促,喘鸣,一口气不能完成一句话,常有焦虑或烦躁,大汗淋漓。

2. 急性重症哮喘的体征 ①呼吸系统:呼吸浅快(≥30 次/min),胸部由于过度充气而变得饱满,双肺可闻及满布的哮鸣音。当气道极度痉挛或患者情况衰竭而无力呼气时,哮鸣音反而减弱甚至消失,表现为所谓"沉默胸"(silent chest)。呼吸肌疲劳征象常提示哮喘严重发作。长时间气喘可导致呼吸肌疲劳而出现吸气时下胸部与上腹部吸气时矛盾性内陷、胸式呼吸与腹式呼吸交替出现和吸气三凹征。发绀在一般哮喘发作中并不常见,一旦出现多为急性重症哮喘的征象。②心血管系统:由于低氧血症、肺血管阻力增加及精神紧张可导致心动过速(≥120 次/min)。此外由于胸腔内压波动幅度随呼吸动度增加而增大,临床上可观察到奇脉。不明显的奇脉只有在听诊血压时方能发现,当听到收缩压动脉音时,应停止水银柱下降,观察并记录呼气和吸气时水银柱的波动。如收缩压在吸气期较呼气期下降 10mmHg 以上,则有诊断价值,急性重症哮喘常>25mmHg。但是当哮喘极重度发作,呼吸肌过度疲劳,患者呼吸变得浅快而不能使胸腔内压大幅度波动时,奇脉就会消失。③神经系统:患者可出现烦躁不安、嗜睡、意识模糊,甚至昏迷。④由于严重的呼吸困难而不能正常进食甚至饮水,再加上呼吸道非显性失水和汗液增加,重症哮喘患者每日摄入水量约 700ml,而排出水量约 2 700ml,从而导致不同程度的脱水,表现为皮肤弹性降低,口舌干燥,痰液黏稠不易咳出甚至形成痰栓阻塞气道。

3. 辅助检查

(1)床旁肺功能测定:峰值呼气流速(peak expiratory flow rate,PEFR),其准确性取决于用力呼气前吸气的深度和用力呼气的速度,一般连续测量 3 次,以最佳 1 次为准。在初步使用解痉剂后如测定值低于预计值的 50%,成人<100L/min 或反应持续时间<2 小时,昼夜变异率>30%,应视为严重哮喘发作。

$$PEFR\ 24h\ 变异率 = \frac{PEF\ 最高值 - PEF\ 最低值}{PEF\ 最高值} \times 100\%$$

(2)动脉血气分析:当患者对初始治疗无反应或其哮喘

99

症状进行性恶化时应及时检查血气。当 $PaO_2<60mmHg$、$PaCO_2$ 升高 $>45mmHg$ 时,提示呼吸衰竭。呼吸衰竭提示 $PaCO_2$ 将进一步升高,有可能需要气管插管。

(3)血清生化检查:患者因使用激素、β_2 受体激动剂、呼吸性碱中毒及进食减少等因素而有不同程度的低钾血症。低钾增加了心律失常的危险性,应尽早发现并纠正。

(4)X 线检查:不建议作为常规检查。但如果怀疑有并发症,如气胸、纵隔气肿、肺不张或肺炎等或心脏疾病时,应该进行胸部 X 线检查。

(5)心电图:急性重症哮喘有时很难与急性左心衰竭相鉴别,并发心律失常是导致哮喘症状不易缓解的原因之一。心电图、超声心动图有助于鉴别诊断,尤其是 50 岁以上的患者。

4. 哮喘急性发作时病情严重程度评估及处理流程 见图 99-1。

5. 鉴别诊断 哮喘主要应与下列疾病鉴别:①左心衰竭引起的呼吸困难。若一时难以鉴别,可雾化吸入 β_2 受体激动剂或静脉注射氨茶碱缓解症状后进一步检查。忌用肾上腺素或吗啡。②慢性阻塞性肺疾病(chronic obstructive pulmonary disease,COPD)。③上气道阻塞:中央型支气管肺癌、气管支气管结核、复发性多软骨炎等气道疾病或异物气管吸入,导致支气管狭窄或伴发感染时,可出现喘鸣或类似哮喘样呼吸困难。依据病史,尤其是出现吸气性呼吸困难时,结合胸部影像、支气管镜检查等,可明确诊断。④变应性支气管肺曲霉病:常以反复哮喘发作为特征,可咳出棕褐色黏稠痰块或咳出树枝状支气管管型。痰镜检或培养可查及曲霉。胸部 X 线或 CT 检查有相应改变。血清总 IgE 显著升高。

哮喘重度发作还应注意与肺栓塞、张力性气胸、过度通气综合征等相鉴别。

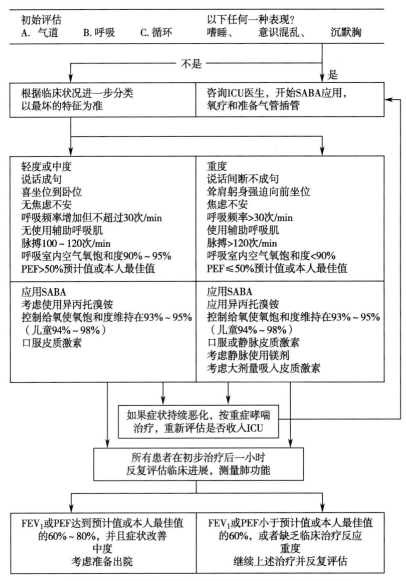

图 99-1 哮喘急性发作时病情严重程度评估及处理流程

【治疗】

哮喘急性发作的治疗取决于发作的严重程度及对治疗的反应。治疗的目的在于尽快缓解症状、解除气流受限和低氧血症,同时还需要制订长期治疗方案以预防再次急性发作。

一、紧急处理

1. 吸氧 采用鼻导管或面罩控制性吸氧,根据指脉氧调整吸入氧流量,维持血氧饱和度在 93%~95%。根据血氧饱和度控制氧流量较高流量(100%)吸入疗效更佳。

2. 短效 β₂受体激动剂(short-acting beta2 agonist, SABA) 通过压力定量气雾吸入剂(pressurized metered-dose inhaler,pMDI)和储雾罐反复给药,第一个小时每 20 分钟给药一个剂量。

3. 异丙托溴铵 为短效吸入型抗胆碱药(short-acting muscarinic antagonist,SAMA),异丙托溴铵与 SABA 联合应用,可最大程度缓解支气管痉挛和减少过量使用单一药物的副作用并降低哮喘患者的住院率。第一小时雾化吸入异丙托溴铵 0.5mg/2ml、沙丁胺醇 2.5mg/0.5ml,每 20 分钟一次。

4. 全身皮质内固醇的应用 全身皮质内固醇的应用可加速急性哮喘的改善速度。①应用指征:最初 SABA 未能实现症状持久改善,病史中在口服皮质内固醇情况下病情恶化,有需要持续应用皮质内固醇的既往史。②给药途径:口服皮质内固醇和静脉给药疗效相当,优选口服。皮质内固醇至少需要 4 个小时才能产生临床症状改善。当患者因呼吸困难而无法吞咽时或正在使用或最近刚停用口服皮质内固醇者,可采用静脉注射。③给药剂量:对于多数无激素依赖患者推荐口服泼尼松或泼尼松龙 1mg/(kg·d),最大剂量 50mg/d,疗程一般 5~7 天。静脉给药氢化可的松琥珀酸钠(按游离型氢化可的松计算)10mg/(kg·d),或甲泼尼龙(40~80mg/d),分次给予,或地塞米松 0.1~0.2mg/(kg·d)。少数患者病情控制后可序贯口服给药,疗程一般 5~7 天。有激素依赖倾向者应延长给药时间,控制哮喘症状后改为口服给药,并逐渐减少激素用量。

5. 氨茶碱和茶碱 鉴于氨茶碱和茶碱的疗效与安全性较差,以及 SABA 的有效性和相对安全性较高,因此不应将其用于哮喘急性发作的治疗,这与其严重的和潜在的致命副作用有关,特别是在已经接受缓释茶碱治疗的患者中。与单独使用 SABA 相比,在患有严重哮喘的成人中,氨茶碱的联合治疗不能改善预后。

6. 镁 静脉应用硫酸镁不作为哮喘治疗的常规治疗,但对 FEV₁<25%~30% 预计值的患者,对于初始治疗无反应,持续低氧血症,在 20 分钟内输注 2g 硫酸镁可以减少一部分患者入院率。

7. 抗生素 抗生素不推荐用于单纯哮喘急性加重。感染通常是哮喘急性加重的起因,而这种感染多半是由病毒引起,很少为细菌性,治疗重症哮喘常规使用抗生素并不能加快症状的缓解,如果确有细菌感染的依据(发热,黄脓痰,肺炎的影像学证据),使用抗生素仍有必要。

8. 纠正水、电解质紊乱和酸碱失衡 重症哮喘,尤其是哮喘持续状态的患者,由于长时间的过度通气和进食减少容易形成脱水、气道分泌物浓缩形成痰栓,导致气道阻塞是哮喘死亡的主要原因之一,所以充分水化在治疗急性重症哮喘中占有不可忽视的地位,此时如患者心脏情况许可,每天适当补充液体,有助于纠正脱水、稀释痰液和防治痰栓形成。每天静脉补液量 2 500~3 000ml。但对临床上无明显脱水的哮喘患者,则应避免过量补液,过多的补液并不能降低呼吸道分泌物的黏稠度,也不可能增强分泌物的清除,反而可造成血管内静水压的增加,降低血浆胶体渗透压,增加肺水肿的风险。尤其在哮喘急性发作的情况下,胸腔内的负压急剧增加,更易造成液体渗出的增加。重症哮喘患者由于抗利尿激素分泌增多,可出现低钾、低钠,如补液量过多可加重低钾、低钠,故大量补液时更应注意防止电解质紊乱。

重症哮喘患者由于缺氧、呼吸困难、呼吸功的增加等因素使能量消耗明显增加,往往合并代谢性酸中毒。由于严重的气道阻塞造成 CO₂ 潴留,又可伴发呼吸性酸中毒。在酸血症的情况下,细支气管和肺血管发生痉挛,使气道阻力和通气血流比例失调加剧。此外,在酸血症的情况下,许多支气管扩张剂均不能充分发挥疗效,故及时纠正酸中毒尤为重要。临床上通常把 pH 低于 7.2 作为补碱指征。但补充碳酸氢钠中和氢离子后可生成 CO₂,从而加重 CO₂ 潴留。所以,临床上以呼吸性酸中毒为主的酸血症,应以改善通气为主。如 pH 失代偿明显、且不能在短时间内迅速改善通气以排出 CO₂,则可补充少量 5% 碳酸氢钠 40~60ml,使 pH 升高到 7.2 以上,以代谢性酸中毒为主的酸血症可适当增加补碱量。

二、紧急处理后病情监测和治疗

在紧急处理后 1~2 小时,应重复 PEFR 检查,然后每天测量 3~4 次,并以表格记录。如治疗有效 PEFR 会逐渐增加,PEFR 昼夜变异率在起初会有所增大,但会随气道阻塞的改善而逐渐缩小,如 PEFR 变异率大幅度波动持续,意味着病情不稳定,需要继续严密监护和延长紧急治疗方案。动脉血气分析在紧急处理后 1~2 小时亦有必要重复以确定吸氧浓度使动脉血氧分压维持在 60mmHg 以上,氧分压恢复到正常水平的速度要比患者自觉症状和 PEFR 的恢复慢,一般需要数天甚至数周。如果患者自觉症状和客观测量的数据证实病情已有明显好转,在紧急处理后 48~72 小时,可将静脉注射激素和氨茶碱改为口服泼尼松和氨茶碱控释片,改雾化吸入 β₂ 受体激动剂为定量气雾吸入或口服。1/3~1/2 的急性重症哮喘患者可在 1~3 天内迅速恢复,但多数患者需要 1 周或更长。经紧急处理后 24 小时如症状仍无缓解趋势,应考虑转入监护室准备实施人工机械通气。

三、机械通气的应用

对于常规药物治疗症状持续不缓解的重症哮喘,机械通气是十分有效的治疗手段。无创机械通气在哮喘治疗中的地位较低,如果应用无创机械通气,应严格监测患者情况,情绪激动的患者不应使用无创机械通气,更不可使用镇静剂。若无效应及早行气管插管机械通气。尽管只有大约1% 的重症哮喘需要进行人工通气,但是未能及时实施是造成哮喘死亡的原因之一,在呼吸、心搏停止前使用其预后要比呼吸、心搏停止后好而且使用周期短。多数作者认为重症支气管哮喘患者进行机械通气治疗可以达到下述目的:①迅速纠正严重的低氧血症和高碳酸血症,以及由此产生的一系列对机体的损害;②为支气管舒张剂等药物综合治疗取得疗效赢得时间;③让疲劳的呼吸肌得到充分的休息和恢复。

1. 机械通气的适应证 ①意识进行性恶化,患者出现谵妄、昏迷,不能有效保护自身气道的通畅;②呼吸困难进行性加重,自主呼吸微弱甚至停止;③呼吸肌衰竭,导致通气不足、二氧化碳潴留,$PaCO_2 \geq 45mmHg$;④经过积极、充分、全面的药物治疗,病情无好转且仍呈进行性恶化趋势。其中,①、②条属绝对适应证,必须尽快行气管插管机械通气治疗,③、④条为相对适应证,需结合实际情况而定。临床具体应用时要灵活掌握,强调动态观察,适应证可适当放宽,估计病情发展机械通气治疗不可避免的患者,争取早插管、早拔管,减少并发症及死亡率。

2. 气管插管的时机 决定气管插管的一个重要因素是看患者的临床状态及对治疗的反应,若在强有力的解痉平喘治疗下,病情仍进行性加重,患者表现为极度疲劳、呼吸频率下降、说话困难、意识状态不佳,不能自行排痰,即使其 CO_2 不高,pH 也在可接受范围,也应立即行气管插管机械通气治疗。

3. 人工气道的方式 常用人工气道方式有经口和经鼻气管插管,支气管哮喘进行人工通气时,多可在 72 小时内撤机。现多主张采用经口气管插管,避免使用经鼻插管,哮喘患者常有鼻息肉和鼻窦疾病,使经鼻插管发生困难或插管时发生鼻腔大出血。经口插管应选用管径较大的 8mm 气管插管,以减少无效腔和阻力,方便吸痰。

4. 机械通气初始参数的设置 参见表 99-2。

出于对过高吸气峰压造成严重损害的担忧,支气管哮喘患者进行机械通气治疗时,应遵循"保证足够氧合而限制气道峰压"的原则,采取"控制性低通气(controled hypoventilation)"或"允许性高碳酸血症"(permissive hypercarbia,PHC)通气策略。在机械通气的初期,参数设置提倡使用相对较小的潮气量(8~10ml/kg),保证吸气峰压低于 40~50cmH$_2$O,较小的每分钟通气量(8~10L/min),使血碳酸控制在可接受水平。较高的吸气流速(100L/min)和较高的吸呼比[1:(2~4)]可延长呼气时间以减少功能残气量和内源性呼气末正压(positive expiratory end pressure,PEEP)。低氧血症在短时间内可通过提高吸入气氧浓度(fractional concentration of inspired oxygen,FiO_2)来实现,为迅速缓解缺氧,FiO_2 可超过 60%,甚至短时间(30 分钟以内)吸纯氧。高 FiO_2 和大通气量对过强的自主呼吸也有抑制作用,使之易于与机械通气同步。长时间持续机械通气时,为避免发

生氧中毒,FiO_2 应小于 50%。初期不主张使用 PEEP,因为 PEEP 可加重肺泡过度充气,有导致气压伤的危险。

机械通气模式应根据患者意识状态、自主呼吸频率与深度等情况而定。对于无自主呼吸患者,可采用控制通气模式。自主呼吸过分亢进,难以与机械通气同步的患者,也可先经药物抑制自主呼吸后再采用上述通气方式。对于自主呼吸节律平稳的患者应采用同步间歇指令通气(synchronized intermittent mandatory ventilation,SIMV)或压力支持通气(pressure support ventilation,PSV),机控通气频率和支持压力水平的设定应根据患者吸气肌功能情况及病情、病程来调整,应由大到小逐渐降低,直至脱离呼吸机。

表 99-2 急性重症哮喘患者机械通气初始参数

项目	参数
呼吸频率	10~15 次 /min
潮气量	8~10ml/kg
每分钟通气量	8~10L/min
PEEP	0cmH$_2$O
吸气流量	≥ 100L/min
I : E	≥ 1 : (2~4)
吸氧浓度	1.00(短时使用)
模式	SIMV

5. PEEP 的应用 危重哮喘患者肺充气过度,在呼气末期由于呼气肌收缩使胸腔内压加大,气道易陷闭,造成气体滞留,呼气末肺容量增加,肺弹性回缩力增加,在肺泡内产生正压,称为内源性呼气末正压(PEEPi)。当患者吸气时,为克服 PEEPi,需增加吸气肌做功。采用 PEEP 保持呼气末气道内正压,可扩张气道、降低吸气阻力,减少吸气肌的负荷做功,同时可避免由于进一步肺充气过度所产生的 PEEPi,改善通气血流比值。PEEP 本身并不构成通气模式,它是一种辅助功能,可应用于 PSV、SIMV 等各种通气模式中。在初期设置参数和模式使用后,患者仍有显著的呼吸困难或仍需要大于 50% 的 FiO_2 才能将 SaO_2 维持在 90% 以上时,可考虑使用 PEEP。机械通气之初可逐步增加 PEEP 直至出现明显机械性气道扩张作用,如能监测 PEEPi,PEEP 应调至低于 PEEPi 的水平。为避免过高 PEEP 对循环系统的不良影响,最大值不要超过 20cmH$_2$O。特别应当注意的是,当治疗有效、气道阻力下降后应及时降低 PEEP,以减少气压伤发生的机会。

6. 镇静剂与肌松剂的应用 重症支气管哮喘患者在进行气管插管机械通气的时候,如果出现患者躁动不安、严重人机对抗,致使通气量严重不足、缺氧加重时可考虑选用镇静剂及肌松剂以促进人机配合,减少患者呼吸做功,降低气道峰压。但如果患者神志清楚,应尽量告知患者机械通气的必要性,以取得患者自主呼吸与通气机的配合,避免使用镇静剂或肌松剂,从而可尽早脱离机械通气。

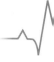

（1）镇静剂的应用：地西泮（安定）为临床常用的镇静剂之一，具有镇静、催眠和中枢性骨骼肌松弛作用，且能增强箭毒及戈拉碘铵的肌肉松弛作用，大剂量可抑制呼吸，常规用量为 10~20mg 静脉推注，4 小时可重复一次，该药在体内有蓄积作用。

（2）肌松剂的应用：如给予镇静剂后仍不能消除患者自主呼吸与通气机之间的拮抗，此时可加用肌松剂。肌松剂的主要作用是干扰神经肌肉接头处的神经冲动传导过程，致使骨骼肌松弛。推荐使用非去极化型神经肌肉阻断剂，如泮库溴铵（pancuronium），静脉注射 3~4 分钟后即可显效，持续时间为 30 分钟左右，一般初量为 0.08~0.10mg/kg，维持剂量 0.01~0.02mg/kg。维库溴铵（vecuronium）是近年来应用于临床较理想的非去极化型肌松剂，不诱发组胺释放，无积蓄作用，初量为 0.08~0.10mg/kg，1 分钟内显效，维持时间 15~30 分钟，维持剂量 0.010~0.015mg/kg，随着剂量增加，作用持续时间延长。

四、氦 - 氧混合气体吸入

氦为低质量惰性气体，其质量为空气的 0.14 倍、氧的 0.12 倍。哮喘患者气流速度增高，近端气道以涡流为主。在涡流情况下气道两端的压力消耗（ΔP）可用以下公式表示：$\Delta P = K\rho L / \pi r^2 \times V^2$，式中 L 为气道长度，r 为半径，V 为流速，K 为常数，ρ 代表气体的质量。也就是说 ΔP 与 ρ 成正比。另根据涡流系数原理，氦气较空气不易产生涡流。根据这些道理，吸入氦 - 氧混合气体比呼吸空气或吸入氧气时气道阻力要明显降低，结果减少了呼吸功氧耗量、二氧化碳产量，可防止发生呼吸肌疲劳。氦气使二氧化碳弥散较氮氧混合气的二氧化碳弥散快 4~5 倍，又可使吸入气体在肺内分布均匀，有助于改善通气血流比例失调。行此疗法时 FiO_2 在 25%~40%，流量为 12L/min，据报道多数患者面罩吸入氦 - 氧混合气体后 20 分钟就可有明显好转，与药物治疗合用，可使某些患者避免机械通气。

五、机械通气的撤离

哮喘的机械通气治疗需时较短，大部分在 72 小时之内，一般不会发生撤机困难。当患者哮鸣音明显减少、呼吸音趋于正常、神志清醒、气道阻力（某些呼吸机附有监测装置）接近正常，即可试验停机。停止机械通气 1 小时，低流量吸氧条件下（$FiO_2 < 30\%$）能维持 $PaO_2 > 65mmHg$，$PaCO_2 < 45mmHg$，患者没有出现其他不适，即可拔除人工气道。对于体弱、一般状态差或有合并症发生的患者，撤机过程可能长一些，可经过 PSV、SIMV 或 PSV 加 SIMV 的方式来过渡，并注意能量与蛋白质的补充。

（刘 忠）

 参 考 文 献

[1] 葛均波, 徐永健, 王辰. 内科学 [M]. 9 版. 北京: 人民卫生出版社, 2018: 28-35.

[2] 中华医学会呼吸病学分会哮喘学组. 支气管哮喘防治指南 (2020 版)[J]. 中华结核和呼吸杂志, 2020, 43 (12): 1023-1048.

99

第 100 章

自发性气胸

Itard 于 1803 年提出"气胸"(pneumothorax)这一术语，1826 年 Laennec 首先作了临床描述，目前气胸系指肺组织及脏层胸膜破裂，或胸壁及壁层胸膜被穿透，空气通过破损的胸膜、横膈、纵隔进入胸膜腔，形成胸膜腔积气和肺脏萎缩的状态。

气胸可分成自发性、创伤性和医源性三类。在没有创伤或人为因素的情况下，肺组织及脏层胸膜自发性破裂，空气进入胸膜腔，称为自发性气胸(spontaneous pneumothorax，SP)。SP 又可分为原发性 SP 和继发性 SP。原发性 SP 又称特发性气胸，指肺部 X 线检查无明显病变的健康者所发生的气胸，多见于 20~40 岁的青壮年，男性较多，发病率男性为 18~28/10 万，女性为 1.2~6/10 万，占内科住院患者的 1.64%。

继发性 SP 继发于肺脏各种疾病，如慢性阻塞性肺疾病，常见于 40 岁以上者。创伤性气胸是胸壁的直接或间接损伤所致，胸部的穿透性损伤常引起创伤性气胸；而闭合性胸部创伤，如胸部受压、支气管断裂、食管破裂或肋骨骨折损伤胸膜等也可导致气胸。医源性气胸系由诊断和治疗性操作所致，常见原因有经胸腔细针吸引(占 24%~36%)、锁骨下静脉穿刺(占 22%~23%)和胸腔穿刺(占 20%~31%)。机械通气也是医源性气胸的致病原因，约占所有医源性气胸的 7%。气胸易复发，且随着复发次数的增多，发作频率会增加。Gaensler 统计，第二次发作的复发概率是 50%，第三次发作的复发概率是 62%，第四次发作的复发概率是 80%。继发性 SP 的复发概率约为 50%。本章着重论述自发性气胸。

【病因与发病机制】

胸膜腔为脏层胸膜和壁层胸膜之间不含气的密闭腔隙，由于毛细血管中各种气体分压的总和仅为 960cmH$_2$O，比大气压低，导致正常胸膜腔内的压力比大气压低(负压)。正常胸膜腔内的负压随着呼吸运动而变化，吸气时胸廓扩大，负压变大(为 –13.6~–6.8cmH$_2$O)；而呼气时，负压变小(为 –6.8~–4cmH$_2$O)。胸腔内压负压在生理上有两个作用：一是保持肺脏膨胀状态，有利于气血交换；二是吸引静脉血返回心脏，有利于心脏充盈，保证了心、肺功能正常。正常时两层胸膜紧贴，腔内有少量浆液(5~15ml)起润滑作用。

胸膜腔内出现气体的常见情况：①肺组织及壁层胸膜破裂，气体从肺泡进入胸膜腔；②胸壁创伤产生壁层胸膜破裂导致外界与胸膜腔的交通；③空气通过破损的横膈、纵隔进入胸膜腔；④少见的是胸膜腔内有产气的微生物存在。

气胸时失去了胸膜腔内负压对肺的牵引作用，甚至产生胸膜腔内正压，肺无法正常膨胀，表现为容积缩小、肺活量减低、最大通气量降低的限制性通气功能障碍。由于肺容积缩小，初期血流量并未减少，通气血流比例下降，导致动静脉分流，出现低氧血症。当胸腔内压力超过 1~2cmH$_2$O 时，会失去负压吸收静脉血回心，甚至对血管和心脏产生压迫，使心腔充盈减少，心排血量降低，引起心跳加快、血压降低，甚至休克。张力性气胸可引起纵隔移位，致循环障碍，甚或死亡。

一般情况下，抬举重物等用力动作，咳嗽、喷嚏、屏气或高喊大笑等常为气胸的诱因。航空、潜水作业而无适当防护措施时，从高压环境突然进入低压环境时，也可发生气

胸。脏层胸膜破裂或胸膜粘连带撕裂时，如其中的血管破裂还可形成自发性血气胸。

1. 原发性自发性气胸(primary spontaneous pneumothorax，PSP) 多见于瘦高体型的男性青壮年，常规 X 线检查肺部无显著病变。其发病机制一般认为是多位于肺尖部位的胸膜下大疱(subpleural bleb，SB)破裂所致。对于 SB 的形成，与吸烟、身高、小气道炎症可能有关，也可能系遗传性疾病致弹性纤维先天性发育不良；或系非特异性炎症瘢痕引起肺表面微小气肿疱。Vanderscheren 根据胸腔镜下肺泡病变与胸膜粘连的情况，将 SP 在临床上分为 4 级：Ⅰ 级为特发性气胸，内镜下观察肺组织无明显异常；Ⅱ 级为气胸伴有脏层、壁层胸膜增厚；Ⅲ 级为脏层胸膜大疱和直径 <2cm 的肺大疱；Ⅳ 级为有多个直径 >2cm 的肺大疱。本分级方法对指导选择合理的治疗方法有临床实用价值。此型气胸患者的肺组织破裂瘘孔或细支气管胸膜瘘孔大多数形成闭合性 SP，较少形成开放性 SP，更少形成张力性 SP。

2. 继发性自发性气胸(secondary spontaneous pneumothorax，SSP) SSP 的发生机制是在其他肺部疾病基础上形成肺大疱或直接损伤胸膜所致。SSP 常在慢性阻塞性肺疾病或炎症后纤维病灶(如硅沉着病、肺结核、弥漫性肺间质纤维化、肺囊性纤维化等)的基础上发生。慢性有害因素反复刺激，导致终末细支气管远端的肺组织弹性减低，过度膨胀充气后肺的容量增大，并伴有肺泡壁和细支气管的破坏；在咳嗽、打喷嚏或肺内压增高时，导致肺大疱破裂引起气胸。继发性 SP 多数患者会形成开放性或张力性 SP，仅少数为闭合性，其产生机制为：①肺原有疾病导致脏层胸膜和壁层胸膜粘连，当 SP 形成后，患部脏层胸

膜因粘连于胸壁，而牵拉瘘孔部位的肺组织不向肺门部压缩，瘘孔亦被牵拉而开放，或形成活瓣；②因患病的肺组织破裂形成 SP 较难愈合；③肺内病变的支气管管腔狭窄、部分阻塞形成类似活瓣的作用。金黄色葡萄球菌、厌氧菌、革兰氏阴性杆菌引起的肺化脓性、坏死性炎症亦可溃破入胸膜腔，形成脓气胸。肺癌也可并发气胸，其机制为：①气道内癌肿结节形成活瓣，造成支气管腔不完全阻塞，远端肺泡过度膨胀，破入胸膜腔；②癌肿完全堵塞支气管，引起肺不张，邻近肺组织代偿性肺气肿，气肿疱破裂而致气胸；③肺癌远端阻塞性肺炎，脓肿形成，坏死后破入胸膜腔；④空洞型肺癌坏死破入胸膜腔；⑤周围型肺癌直接侵犯脏层胸膜，形成支气管胸膜瘘；⑥放射治疗后肿瘤坏死，或放射性肺炎致肺纤维化、瘢痕牵拉可致肺大疱形成或破裂。与月经周期有关的反复发作性气胸称为月经性气胸（catamenial pneumothorax，CP），以 30 岁以上女性多见，其发生率仅占女性自发性气胸的 0.9%；常在月经 24~72 小时内发生，90% 发生在右侧。其发生机制尚不完全清楚，可能是：①肺、胸膜或横膈的异位子宫内膜破裂所致；②月经期前列腺素 E_2 水平升高使细支气管收缩，管腔部分阻塞使远端肺泡过度充气后破裂；③经期宫颈黏液栓通过子宫颈输卵管和横膈孔进入胸膜腔。妊娠期气胸可能是孕期膈肌上移、肺泡内压增大所致。肺囊肿、肺结核空洞亦可侵犯胸膜，引起气胸。

其他引起气胸的疾病还有结节病、组织细胞增生症 X、硬皮病、嗜酸粒细胞肉芽肿、胆汁性肝硬化、类风湿性关节炎等。

【诊断】

一、临床表现特点

气胸病情的轻重与有无肺基础疾病及肺功能状态、气胸发生的缓急、胸腔内积气量（肺压缩程度）及其压力高低等因素有关。若原已存在严重肺功能减退，即使气胸量小，也可有明显的呼吸困难；青年人即使肺压缩 80% 以上，症状也可以很轻。

1. 症状 大多数起病急骤，典型症状为突发性胸痛，继之有胸闷和呼吸困难，并可有刺激性咳嗽。胸痛是胸膜牵拉、撕裂的结果，其性质为刀割或针刺样锐痛，并随深呼吸而加剧，以后逐渐转为持续性隐痛；疼痛部位位于患侧腋下、锁骨下及肩胛下，有时可向同侧肩背或上腹部放射。继胸痛后常有胸闷或呼吸困难。少数患者可有咳嗽气喘，咳嗽呈刺激性（因气体刺激胸膜所致）。少量气胸无明显症状或先有气急后逐渐平稳；大量气胸时，患者感胸闷、气短、呼吸困难，不能平卧。继发性气胸由于肺部病变广泛，肺功能减退，并发的气胸往往气急显著，伴发绀，如有肺气肿的老年人，即使肺压缩不到 10%，亦可产生明显的呼吸困难。张力性气胸患者常表现为进行性严重呼吸困难、精神高度紧张、恐惧、烦躁不安、气促、窒息感、发绀、出汗，并有脉搏细弱而快，血压下降、皮肤湿冷等休克状态，甚至出现意识不清、昏迷，甚至发生呼吸衰竭，若不及时抢救，往往导致死亡。气胸患者一般无发热，如出现伴白细胞数升高或红细胞沉降率（简称血沉）增快，常提示有肺部感染发生。

2. 体征 气胸的体征视积气量的多少及是否伴有胸腔积液而定。少量气胸时体征不明显，但左侧少量气胸有时可在左心缘处听到特殊的"咔嗒"声，与心搏节律一致，患者左侧卧位呼吸时听得更清楚，称 Hamman 征；这种声音的发生机制可能是心脏收缩时气体忽然移动，两层胸膜忽然接触及分离所造成。此体征也是诊断纵隔气肿的重要体征。气胸在 30% 以上，患侧胸部膨隆，呼吸运动减弱，叩诊呈鼓音，心或肝浊音区消失，语颤及呼吸音减弱或消失。肺气肿并发气胸患者，虽然两侧呼吸音均减弱，但气胸侧减弱较对侧更为明显。所以临床上仔细比较两侧呼吸音是很重要的，听诊比叩诊更灵敏。因此应将叩诊和听诊结合使用，并特别注意两侧对比和上下对比的细微变化。大量气胸可使心脏、气管向对侧移位，有液气胸时可闻及胸内溅水声。少量胸腔积液常是由于空气刺激胸膜产生的渗出液，但也可能是由于气胸导致胸膜粘连带撕裂引起的血气胸而产生。

如果肺泡破裂逸出的气体进入肺间质，会形成间质性肺气肿；肺间质内的气体沿血管鞘可进入纵隔，形成纵隔气肿，甚至进入胸部或腹部皮下组织，导致皮下气肿。张力性 SP 抽气或闭式引流后，亦可沿针孔或切口出现胸壁皮下气肿，或全身皮下气肿及纵隔气肿。气体积聚在纵隔间隙可压迫纵隔大血管，出现干咳、呼吸困难、呕吐及胸骨后疼痛，并向双肩或双臂放射；疼痛常因呼吸运动及吞咽动作而加剧。患者可出现发绀、颈静脉怒张、低血压、心浊音界缩小或消失、心音遥远，心尖部可听到与心跳同步的 Hamman 征。

3. 严重程度 根据临床表现可以将 SP 分为稳定型和不稳定型，符合下列所有表现者为稳定型，否则为不稳定型：呼吸频率 <24 次 /min；心率 60~120 次 /min；血压正常；呼吸室内空气时 SaO_2 >90%；能用完整句子说话。

二、辅助检查

1. X 线检查 X 线检查（包括透视、摄片）显示气胸征是确诊的依据。它可以显示肺脏萎缩的程度、肺内病变情况及有无胸膜粘连、胸腔积液和纵隔移位等。气胸的典型 X 线表现为外凸弧形的细线条形阴影，称为气胸线，线外透亮度增高，无肺纹理，线内为压缩的肺组织。大量气胸时，肺脏向肺门回缩，呈圆球形阴影，若肺内有病变或胸膜粘连时，则呈分叶状或不规则阴影。大量气胸或张力性气胸常显示纵隔和心脏向健侧移位。合并纵隔气肿者在纵隔旁和心缘旁可见透光带。少量气胸常局限于肺尖，常被骨骼掩盖，嘱患者深呼气，使萎缩的肺更为缩小，密度增高，与外带积气透光区对比更鲜明，从而显示气胸带。局限性气胸在后前位 X 线检查时易遗漏，需在 X 线透视下转动体位方能见到气胸。但 X 线检查的缺点是小量气胸的患者不敏感，对于肺大疱等疾病患者有时不易鉴别。

计算肺压缩的面积，可在后前位胸片或透视下，取肺门为中心做三条线,第一条经第一前肋下缘达外胸壁,第二条自肺门水平向外达胸壁,第三条自肺门斜行向下达肋膈角,设每条线全长为 100%,分别计算出三条线上肺萎缩的百分比,然后以下列公式计算:压缩全肺 %=(上＋中＋下)/3。

此外,还可从后前位 X 线胸片判断气胸容量:侧胸壁至肺边缘的距离为 1cm 时,气胸容量约占单侧胸腔容量的 25%,2cm 时约 50%;故侧胸壁至肺边缘的距离 ≥2cm 为大量气胸,<2cm 为小量气胸。如从肺尖气胸线至胸腔顶部估计气胸的大小,距离 ≥3cm 为大量气胸,<3cm 为小量气胸。

2. 胸部 CT 和 MRI 胸部 CT 扫描表现为胸膜腔内出现极低密度的气体影,伴有肺组织不同程度的萎缩改变。CT 对于小量气胸、局限性气胸及肺大疱与气胸的鉴别比 X 线胸片更敏感和准确。CT 还可鉴别位于纵隔旁的 SP 与纵隔气肿与肺气囊,对有广泛皮下气肿存在的患者,CT 常可发现 X 线平片阴性的 SP 存在。

胸部 MRI:气胸在 MRI 上表现为低信号,如气体量很少,肺组织压缩不明显,则呈低信号,有时可能漏诊;胸腔内有大量的气体,肺组织明显压缩,呈中等信号团块状,纵隔偏向健侧,诊断容易;如伴胸腔积液,则呈气液平,积液在 MRI 上呈较低信号;MRI 对伴发的胸腔积血非常敏感,在 MRI 加权图像上呈高信号。

3. 胸腔镜 为一创伤性的检查方法,最大益处在于可以较为容易地发现气胸的病因。其优点是:①损伤小,胸壁切口 1~2cm;②操作灵活,可达叶间裂、肺尖、肺门,几乎没有盲区;③观察仔细,可见脏层胸膜下的微小肺大疱;④可重复进行,必要时镜下取标本。因此,可使 90% 的 SP 患者明确病因;但有广泛胸膜粘连、凝血机制障碍、严重心肺功能不全、剧烈咳嗽或极度衰竭不能耐受检查者,有严重的肺动脉高压或肺静脉淤血者禁用。

4. 床旁肺部超声 正常肺组织在二维超声下可观察到胸膜滑动征,或海岸征,当气胸将两层胸膜分离,可发现胸膜滑动征消失,或者海岸征被分割为"平流层征"或"条形码征"。当探头沿着胸壁向侧方移动时,可检测到胸膜滑动征消失的交界处,即为肺点。肺点对于诊断气胸特异度接近 100%。床旁肺部超声技术以其快速、可反复、易操作、无辐射等优势在气胸诊断中的应用越来越广泛。

5. 血气分析 显示 PaO_2 降低,动脉 - 肺泡氧分压差增大。

三、临床分型

根据脏层胸膜破口的情况及其发生后对胸腔内压力的影响,将 SP 分为闭合性(单纯性)气胸、张力性(高压性)气胸和开放性(交通性)气胸三种类型,见表 100-1。胸膜腔抽气测压可用于判定气胸的类型,用 2ml 空针试压,在吸胸腔气体约 1ml 后观察时,开放性者针栓随患者呼吸在原处来回移动,张力性者针栓随呼吸外移,如气体又随呼吸回入胸腔则为闭合性。但这三种类型 SP 在病情发展过程中可以相互转换,因此,对于任何类型的 SP,均应严密观察,以及时发现病情的转变。

四、鉴别诊断

依据典型症状和体征,一般诊断并不困难,局限性少量气胸或原有肺气肿者,须借助 X 线、CT 检查等来帮助确诊。若病情十分危重无法搬动做 X 线、CT 等检查时,应当机立断在患侧胸腔体征最明显处试验性穿刺,如抽出气体,可证实气胸的诊断。主要应注意鉴别的疾病如下。

1. 急性心肌梗死 该病患者亦有急起胸痛、胸闷,甚至呼吸困难、休克等表现,但常有高血压、冠心病史,心电图、X 线、肌钙蛋白 I 及血清酶学检查等可有助于鉴别诊断。偶有左侧气胸在卧位时亦出现类似心肌梗死的心电图改变,但患者直立位的心电图正常。

2. 支气管哮喘和慢性阻塞性肺疾病(COPD) 两者均有不同程度的气急和呼吸困难,体征亦与 SP 相似,但 COPD 患者的呼吸困难是长期缓慢加重的,支气管哮喘者有多年哮喘反复发作史。当哮喘和肺气肿患者呼吸困难突然加重且有胸痛、冷汗、烦躁,支气管舒张剂、抗感染药物等治疗效果不好,且症状加剧时,应考虑并发气胸的可能。胸部 X 线、CT 检查可作出诊断。

3. 肺血栓栓塞症 患者有胸痛、呼吸困难和发绀等酷似 SP 的临床表现,但患者常有咯血和低热,并常有下肢或盆腔栓塞性静脉炎、骨折、严重心脏病、房颤病史,或发生在长期卧床的老年患者。根据患者的高危因素和 D- 二聚体、CT 肺动脉造影(computed tomographic pulmonary angiography,CTPA)检查有助于鉴别。

表 100-1 自发性气胸的分型

分型	破口特点	临床表现	胸腔压力测定
闭合性(单纯性)	破口较小,且迅速闭合,故空气进入较少	轻度胸闷或气短,无明显呼吸困难,抽气后迅速缓解	一般在 -2~-1cmH₂O,但有时为正压,在一次或数次抽气后不再上升为正压
开放性(交通性)	破口较大,不易关闭,空气自由进出	呼吸困难比较明显,抽气后相对好转,但不久又出现呼吸困难	压力在 -2~4cmH₂O,由于空气自由进出,抽气后仍不能维持负压,症状改善不明显
张力性(高压性)	破裂的肺组织和脏层胸膜形成单向活瓣,吸气时空气可进入胸膜腔,呼气时破口关闭,气体不能排出,故胸腔内压力迅速增高	出现严重呼吸困难、发绀、休克等危重症状,甚至昏迷	压力为明显的正压,因空气只能进入,不能排出,故抽气后不久压力又再升高,症状改善短暂

100

4. 肺大疱 位于肺周边的肺大疱,尤其是巨型肺大疱易被误诊为气胸。肺大疱通常起病缓慢,呼吸困难并不严重,而气胸症状多突然发生。影像学上,肺大疱气腔多呈圆形或卵圆形,疱内有细小的条纹理,为肺小叶或血管的残遗物。肺大疱向四周膨胀,将肺推向肺尖区、肋膈角或心膈角。而气胸则呈胸外侧的透光带,其中无肺纹理可见。从不同角度做胸部透视,可见肺大疱为圆形透光区,在肺大疱的边缘看不到发丝状气胸线。肺大疱内压力与大气压相仿,动态观察肺大疱容积无明显改变,而气胸形态则随时日而变小,最后消失。如误对肺大疱抽气测压,甚易引起气胸。

5. 其他 如消化性溃疡穿孔、膈疝、胸膜炎和肺癌等,有时有急起的胸痛、上腹痛和气急等,应与 SP 注意鉴别。

【治疗】

明确气胸诊断后,首先评估是否需要复苏,然后估计气胸量,并评估严重程度及判断临床分型,以便选择适当的治疗方法。SP 治疗方案的制订,应考虑症状、体征、X 线变化(肺压缩的程度、有无纵隔移位)、胸腔内压力、有无胸腔积液、气胸发生的速度及原有肺功能状态,首次发病抑或复发等因素。

治疗目的是促进患侧肺复张、消除病因及减少复发。基本治疗包括卧床休息的一般治疗、排气、防止复发的措施、手术及并发症防治等。具体措施有保守治疗、胸腔减压、经胸腔镜手术或开胸手术等。应根据气胸的类型与病因、发生频次、肺压缩程度、病情状态及有无并发症等适当选择。持续性气胸(系指 SP 经肋间切开水封瓶引流或加用持续负压吸引,仍然漏气超过 14 天者)或复发性气胸[指同侧气胸发作超过 2 次或双侧气胸发作 3 次以上(这两种气胸通称为顽固性气胸)]均提示肺内有不可逆的病理改变,应积极治疗。

影响肺复张的因素包括患者年龄、基础肺疾病、气胸类型、肺萎陷时间长短及治疗措施等。老年人肺复张时间通常较长;交通性气胸较闭合性气胸需时长;有基础肺疾病、肺萎陷时间长者肺复张时间亦长;单纯卧床休息保守治疗者肺复张时间显然较胸腔闭式引流或胸腔穿刺抽气为长。有支气管胸膜瘘、脏层胸膜增厚、支气管阻塞者,均妨碍肺复张,并易导致持续性气胸。

一、保守治疗

主要适用于稳定型小量气胸,首次发生的症状为较轻的闭合性气胸。观察 4~6 小时后复查胸部影像,如气胸进展,则考虑排气治疗。应严格卧床休息,酌情予镇静、镇痛等药物。剧烈咳嗽者口服喷托维林 25mg,每日 3 次,或可待因 30mg,每日 3 次。支气管痉挛者给予氨茶碱 0.5g 加入葡萄糖液 500ml 缓慢静脉滴注,或沙丁胺醇气雾剂吸入。保持大便通畅。高浓度吸氧治疗。由于胸腔内气体分压和肺毛细血管内气体分压存在压力差,每日内可自行吸收胸腔内气体容积的 1.25%~1.80%;经鼻导管或面罩持续高浓

度(氧流量 3L/min)吸氧可使气胸患者气体吸收率提高到 4.2%,较单纯卧床休息肺复张所需时间显著缩短。其机制是提高血中 PO_2,使氮分压(P_N)下降,从而增加胸膜腔与血液间的 P_N 差,促使胸膜腔内的氮气向血液转递(氮-氧交换),加快肺复张。保守治疗需密切监测病情改变,尤其在气胸发生后 24~48 小时。同时重视肺基础疾病的治疗。如果患者年龄偏大,并有肺基础疾病如 COPD,其胸膜破裂口愈合慢,呼吸困难等症状严重,即使气胸量较小,原则上不主张采取保守治疗。

二、排气疗法

1. 胸膜腔穿刺抽气法 适用于小量气胸、呼吸困难较轻、心肺功能尚好的闭合性气胸患者。首次发作的稳定型大量气胸患者,也可先考虑胸膜腔穿刺抽气法,如无法肺复张,则进行胸腔闭式引流。抽气可加速肺复张,迅速缓解症状。患者取坐位或仰卧位,以患侧胸部锁骨中线第 2 肋间或腋前线第 4~5 肋间处作为穿刺点,皮肤消毒后用气胸针或细导管直接穿刺入胸膜腔,随后连接于 50ml 注射器或人工气胸机抽气并测压,直到患者呼吸困难缓解为止。一般一次性抽气量不宜超过 1 000ml 或使胸膜腔压力降至"0"上下,每日或隔日抽气一次。对危及生命的张力性气胸的紧急处理,在没有条件的医疗单位或现场救治中,可用粗针头迅速刺入胸膜腔,以达到暂时减压的目的。亦可采用粗注射针,将针柄接扎上橡皮指套,指套末端剪一小口,针插进胸膜腔后,高压气体迅速自小口排出,到达负压时,指套囊即瘪塌,小口闭合,外界空气不能进入。此为临时性急救措施,此后仍应行胸腔水封瓶闭式引流。

2. 胸腔闭式引流术 适用于中大量气胸、张力性气胸、开放性气胸、严重呼吸困难、肺压缩程度较重者。穿刺点位置:患侧胸部锁骨中线第 2 肋间或腋中线 7~8 肋间处。上述部位局部消毒、麻醉后,沿肋骨上缘平行做 1.5~2.0cm 皮肤切口,用套管针穿刺进入胸膜腔,拔去针芯,通过套管将灭菌胶管插入胸膜腔。亦可在切开皮肤后,垂直钝性分离皮下组织和肌层达胸膜后,以止血钳或刀穿破胸膜,将导管直接送入胸膜腔。一般选用胸腔引流专用的硅胶管,或外科胸腔引流管。16~22F 导管适用于大多数患者,如有支气管胸膜瘘或机械通气的患者,应选择 24~28F 导管。导管固定后,另一端可连接 Heimlich 单向活瓣,或置于水封瓶的水面下 1~2cm,使胸腔内压力保持在 1~2cmH_2O 以下,插管成功则导管持续溢出气泡,呼吸困难迅速缓解,压缩的肺可在数小时至数天内复张。对肺压缩严重、时间较长的患者,插管后应夹住引流管分次引流,避免胸腔内压力骤降产生肺复张后肺水肿。水封瓶应消毒,瓶内液体可用无菌生理盐水,一般隔日更换一次消毒水封瓶。水封瓶一般放在病床边的地面上,并应避免将其提高到接近胸腔的水平。若水封瓶玻管与连接橡皮管畅通无阻,而无气泡逸出,且患侧肺呼吸音已恢复,可认为肺已复张;如经 X 线检查确认肺复张,则用止血钳夹住导管,观察 24~48 小时,复查如再无气胸的存在,则可拔管。有时虽未见气泡溢出,但患者症状缓解不明显,应考虑为导管不通畅或部分滑出胸膜腔,需及时

703

更换导管或做其他处理。局限性气胸或有胸膜粘连者,应在X线透视定位下插管;液气胸需排气排液者,需置上、下两根引流管。

单纯水封瓶闭式引流系正压排气引流,胸膜腔内须达一定正压,气体才能排出(引流玻管没水不宜太深,一般在1~2cm)。若胸膜腔内气体迅速减少,说明瘘孔确已闭合;如虽有不少气体排出,但胸膜腔内气体不见减少,则提示瘘孔并未闭合,可继续行单纯水封瓶闭式引流。若应用胸膜腔水封瓶闭式引流2~3周仍溢出气泡者则考虑行药物粘连(见下述)。注药后由于瘘孔部位产生渗出、粘连、闭合,95%以上患者均在1~2天将残留胸膜腔气体从水封瓶排出而肺全复张。对极少数肺复张较慢的患者,在确定瘘孔已闭合和气道通畅后,则可行低水平负压吸引,促使肺复张。

负压吸引水封瓶闭式引流是在水封瓶排气管中,安装一个压力调节瓶调节负压,压力调节管下端离水面8~12cm,即抽吸负压为8~12cmH_2O,最深不宜超过14cm。如有胸腔积液,可在水封瓶前加一个液体收集瓶,以便观察排液情况。如肺已完全复张,可试停负压吸引,夹住引流管让患者活动,观察48~72小时经透视或胸片证实气胸未复发后,可拔除导管,伤口以蝶形胶布拉拢,纱布覆盖。

原发性SP经导管引流后,即可使肺完全复张;继发性SP常因气胸分隔,单导管引流效果不佳,有时需在患侧胸腔插入多根导管。双侧同时发生SP者,可在双侧胸腔插管引流。

皮下气肿及纵隔气肿随胸腔内气体的排出而减压,一般会自行吸收。若纵隔气肿张力过高影响呼吸及循环,可做胸骨上窝切开排气。

三、胸膜固定术

胸膜固定术包括通过注入化学刺激物的化学性胸膜固定术(pleurodesis)、通过机械磨损的机械性胸膜固定术,或者通过壁层胸膜切除的胸膜切除术,其中最常采用的是化学性胸膜固定术。

化学性胸膜固定术是将无菌的刺激性物质注入胸膜腔,诱发化学性胸膜炎,使脏层、壁层胸膜粘连,瘘孔闭合,胸膜腔间隙消失,使空气无处积存,从而治疗和避免气胸复发。主要适用于:①持续性或复发性SP患者;②有双侧自发性气胸史者;③合并肺大疱者;④肺功能低下,不能耐受胸科手术者。常用的胸膜粘连剂有滑石粉5g(或5%悬液100ml)、四环素(或红霉素)0.5g、1‰硝酸银溶液20~30ml、1%樟脑油10ml等,由于滑石粉胸膜固定术SP复发率7%~15%,仅次于手术(0.6%~2%),故以滑石粉为首选。滑石粉5g用生理盐水60~100ml稀释后经胸导管注入胸膜腔,夹管1~2小时后引流。注入药物后,嘱患者多方向转动体位,以使注入物均匀涂布在胸膜表面。为避免药物引起的局部剧痛,可先注入适量利多卡因,让患者转动体位,充分麻醉胸膜,15~20分钟后再注入药物。若一次无效,可重复注药。观察1~3天,经X线透视或照片证实气胸已吸收后,可拔除引流管。此法成功率高,故有人主张在对SP患者行胸腔闭式引流后,肺全复张者拔管前均将滑石粉注入胸腔(转动体位后引流出),以减少或防止SP复发。

四、支气管内封堵术

支气管内封堵术采用微球囊或栓子堵塞支气管,导致远端肺不张,以达到肺大疱气漏处裂口闭合的目的。封堵时,患者一般应在肋间插管引流下进行,在置入微球囊(如硅酮球囊)后观察水封瓶气泡溢出情况,如气泡不再溢出,说明封堵位置正确,继续观察数天后可释放微球囊,如不再有气泡溢出说明气漏处已闭合。支气管内栓塞可用支气管内硅酮栓子、纤维蛋白胶、自体血等。

五、手术治疗

经内科治疗无效的气胸可为手术的适应证,主要适用于长期气胸、血气胸、双侧气胸、复发性气胸、张力性气胸引流失败者、胸膜增厚致肺膨胀不全或影像学有多发性肺大疱者。手术治疗成功率高,复发率低。

1. 电视胸腔镜外科手术(video-assisted thoracic surgery,VATS) 在胸腔镜直视下对准肺大疱或破裂口,喷注纤维蛋白胶或快速医用ZT胶,使破口黏合;直视下粘连带烙断术促使破裂口关闭;或用Nd-YAG激光或二氧化碳激光烧灼<2.0cm的肺大疱。还可行肺大疱结扎、肺段或肺叶切除,具有微创、安全等优点。

2. 开胸手术 近年来由于肺外科手术的进步,开胸处理SP已是较安全可靠的方法。外科手术可以消除肺的破口,又可从根本上处理原发病灶(如肺大疱、肺癌或结核空洞穿孔等),或通过手术以确保胸膜粘连。

手术适应证:①复发性气胸,尤其是合并胸腔感染者(如脓胸)。②肺的原发性病灶需手术治疗者,包括:a.张力性气胸闭式引流失败者;b.长期漏气所致肺不张者,或存在支气管胸膜瘘者;c.大量血气胸者;d.双侧气胸尤其是同时发生者;e.胸膜增厚,或已有纤维膜形成使肺不能膨胀者;f.自发性气胸伴有巨型肺大疱者;g.特殊性气胸,如月经性气胸等;h.青少年原发性气胸(因易复发,且可引起双侧气胸)。若患者X线胸片上见到多发性肺小疱则手术指征更强。

(徐玢 郭伟)

参 考 文 献

[1] TSCHOPP J M, BINTCLIFFE O, ASTOUL P, et al. ERS task force statement: Diagnosis and treatment of primary spontaneous pneumothorax [J]. Eur Respir J, 2015, 46 (2): 321-335.

[2] 林果为, 王吉耀, 葛均波. 实用内科学 [M]. 15版. 北京: 人民卫生出版社, 2017: 1344-1346.

[3] 葛均波, 徐永健, 王辰. 内科学 [M]. 9版. 北京: 人民卫生出版社, 2018: 119-124.

第 101 章

肺 炎

肺炎（pneumonia）是指终末气道、肺泡和肺间质的炎症,可由病原微生物、理化因素、免疫损伤、过敏及药物所致。依病因分类细菌性肺炎是最常见的肺炎。现在主张,凡未表明特定病因者,肺炎即指感染性的。感染性病原引起的肺炎常与肺部感染一词混用。严格地说肺部感染仅是一种病因分类上的表述,尚包括气道等部位的感染,不能用于疾病的诊断。

1. 肺炎依解剖分类 ①大叶性(肺泡性)肺炎:病原体先在肺泡引起炎症,经肺泡间孔(Cohn孔)向其他肺泡扩散,致使部分或整个肺段、肺叶发生炎症改变。典型者表现为肺实质炎症,通常并不累及支气管。致病菌多为肺炎链球菌。X线胸片显示肺叶或肺段的实变阴影。②小叶性(支气管性)肺炎:病原体经支气管入侵,引起细支气管、终末细支气管及肺泡的炎症。常继发于其他疾病,如支气管炎、支气管扩张、上呼吸道病毒感染及长期卧床的危重患者。其病原体有肺炎链球菌、葡萄球菌、病毒、肺炎支原体及军团菌等。支气管腔内有分泌物,故常可闻及湿啰音,无实变体征。X线显示为沿肺纹理分布的不规则斑片状阴影,边缘密度浅而模糊,无实变征象。肺下叶常受累。③间质性肺炎:以肺间质为主的炎症,可由细菌、支原体、衣原体、病毒或卡氏肺囊虫等引起。累及支气管壁及其周围组织,有肺泡壁增生及间质水肿,因病变仅在肺间质,故呼吸道症状较轻,异常体征较少。X线常表现为一侧或双侧肺下部的不规则条索状阴影,从肺门向外伸展,可呈网状,其间可有小片肺不张阴影。

2. 肺炎依病因分类 ①细菌性肺炎:可分为肺炎链球菌、金黄色葡萄球菌、甲型溶血性链球菌、肺炎克雷伯菌、流感嗜血杆菌、铜绿假单胞菌肺炎等。②非典型病原体所致肺炎:如军团菌、支原体和衣原体等。③病毒性肺炎:如冠状病毒、腺病毒、呼吸道合胞病毒、流感病毒、麻疹病毒、巨细胞病毒、单纯疱疹病毒等。④真菌性肺炎:如白念珠菌、曲霉、放线菌等。⑤其他病原体所致肺炎:如立克次体、弓形虫、原虫(如卡氏肺囊虫)、寄生虫(如肺包虫、肺血吸虫)等。⑥理化因素所致的肺炎:如放射性损伤引起的放射性肺炎、胃酸吸入引起的化学性肺炎,对吸入或内源性脂类物质产生炎症反应的类脂性肺炎等。细菌性肺炎最常见,是本章讨论的重点。

3. 肺炎根据患病环境分类 ①社区获得性肺炎(community acquired pneumonia,CAP):是指在医院外罹患的感染性肺实质(含肺泡壁,即广义上的肺间质)炎症,包括具有明确潜伏期的病原体感染在入院后于潜伏期内发病的肺炎。②医院获得性肺炎(hospital acquired pneumonia,HAP)亦称医院内肺炎(nosocomial pneumonia,NP),是指患者入院时不存在,也不处于潜伏期,而于入院48小时后在医院(包括老年护理院、康复院)内发生的肺炎。HAP还包括呼吸机相关性肺炎(ventilator associated pneumonia,VAP)和卫生保健相关性肺炎(healthcare associated pneumonia,HCAP)。2008年美国疾病控制与预防中心则对沿用20余年的医院感染定义进行了大的修订,建议使用"医疗相关感染"(health care associated infection)或缩写为HAI,不再使用nosocomial(医院内的)一词。2019年美国感染学会(IDSA)/美国胸科学会(ATS)成人社区获得性肺炎诊疗指南(以下简称2019年美国IDSA/ATS指南),停止使用HCAP定义。

由于肺炎病原学诊断仍然存在诸多困难和诊断延迟,经验性治疗成为现实的和相当有效的方法,因此,按肺炎的患病环境分类,有利于指导经验治疗。本章以CAP作为讨论重点。

【病因与发病机制】

一、病因

CAP常见病原体为肺炎支原体、肺炎链球菌,其次是流感嗜血杆菌、肺炎衣原体、肺炎克雷伯菌和呼吸道病毒(甲型、乙型流感病毒,腺病毒,呼吸合胞病毒和副流感病毒)等。HAP无感染高危因素患者常见病原体依次为肺炎链球菌、流感嗜血杆菌、金黄色葡萄球菌、大肠埃希菌、肺炎克雷伯菌、不动杆菌属等;有感染高危因素患者为金黄色葡萄球菌、铜绿假单胞菌、肠杆菌属、肺炎克雷伯菌等。耐甲氧西林金黄色葡萄球菌、铜绿假单胞菌和鲍曼不动杆菌的感染有明显增加趋势。

二、发病机制

正常的呼吸道防御机制(支气管内黏液-纤毛运载系统、肺泡巨噬细胞等细胞防御的完整性等)是使气管隆突以下的呼吸道保持无菌。是否发生肺炎决定于2个因素:病原体和宿主因素。若病原体数量多、毒力强和/或宿主呼吸道局部或全身免疫防御系统受损,即可发生肺炎。病原体可通过以下途径引起CAP:①空气吸入;②血流播散;

③邻近感染部位蔓延;④上呼吸道定植菌的误吸。HAP还可通过误吸胃肠道的定植菌(胃食管反流)和通过人工气道吸入环境中的致病菌引起。病原体直接抵达下呼吸道后滋生繁殖,引起肺泡毛细血管充血、水肿、肺泡内纤维蛋白渗出及细胞浸润。肺炎链球菌导致的大叶性肺炎典型病理可分4个阶段:①充血水肿期;②红色肝变期;③灰色肝变期;④溶解消散期。金黄色葡萄球菌感染易出现肺脓肿,早期为球形浸润阴影,液化后出现液平,内壁光滑,壁较薄,如是血源性感染,可出现多发空洞。病毒性肺炎以肺间质病变为主,表现为间质内淋巴细胞聚集,肺泡间隔增宽。重症病毒感染可出现肺实变,肺泡内充满水肿液甚至出血,大量炎症细胞聚集在肺泡内和肺间质,并发急性呼吸窘迫综合征患者可有肺透明膜形成。除了金黄色葡萄球菌、铜绿假单胞菌和肺炎克雷伯菌可引起肺组织的坏死性病变而易形成空洞外,肺炎治愈后多不遗留瘢痕,肺的结构与功能均可恢复。

【诊断】

CAP的诊治思路分为以下6个步骤:①判断诊断是否成立;②评估病情严重程度并选择治疗场所;③推测可能的病原体及耐药风险;④合理安排病原学检查,及时启动经验性抗感染治疗;⑤动态评估经验性抗感染效果;⑥治疗后随访。

一、确定肺炎诊断

首先必须把肺炎与上、下呼吸道感染区别开来。呼吸道感染虽然有咳嗽、咳痰和发热等症状,但各有其特点,上、下呼吸道感染无肺实质浸润,胸部X线检查可鉴别。其次,必须把肺炎与其他类似肺炎的疾病区别开来。

(一)肺炎临床表现特点

肺炎的临床表现变化较大,可轻可重,决定于病原体和宿主的状态。常见症状为咳嗽、咳痰,或原有呼吸道症状加重,并出现脓性痰或血痰,伴或不伴胸痛。病变范围大者可有呼吸困难、呼吸窘迫。多数患者伴有发热。老年患者的临床表现可不典型,有时仅表现为食欲减退、体力下降、精神状态异常等。早期肺部体征可无明显异常,重症患者可有呼吸频率增快、鼻翼扇动、发绀。肺实变时有典型的体征,如触诊语颤增强、叩诊浊音或实音、听诊可有管状呼吸音或湿啰音。并发胸腔积液者患侧胸部叩诊浊音,触觉语颤减弱,呼吸音减弱。外周血白细胞总数和中性粒细胞比例通常升高。但在老年、重症患者、免疫抑制等患者可不出现血白细胞总数升高,甚至有所下降。急性C反应蛋白、降钙素原和血沉可升高。X线影像学可表现为边缘模糊的片状或斑片状浸润影。

(二)肺炎的鉴别诊断

1. 肺结核 多有全身中毒症状,如午后低热、盗汗、疲乏无力、体重减轻、失眠、心悸等。X线胸片见病变多在肺尖或锁骨上、下,密度不均,消散缓慢,且可形成空洞或肺内播散。痰中可找到结核分枝杆菌。一般抗菌药物治疗

无效。

2. 肺癌 多无急性感染中毒症状,有时痰中带血丝。血白细胞计数不高,若痰中发现癌细胞可以确诊。肺癌可伴发阻塞性肺炎,经抗生素治疗后炎症消退,肿瘤阴影渐趋明显,或可见肺门淋巴结肿大,有时出现肺不张。若经过抗生素治疗后肺部炎症不易消散,或暂时消散后于同一部位再次出现肺炎,应密切随访,必要时进一步做CT、MRI、纤维支气管镜(简称纤支镜)和痰脱落细胞等检查,以免贻误诊断。

3. 急性肺脓肿 早期表现与肺炎链球菌肺炎相似。但随着病程进展,咳出大量脓臭痰为肺脓肿的特征。X线显示脓腔及气液平,易与肺炎相鉴别。

4. 肺血栓栓塞症 多有静脉血栓的危险因素,如血栓性静脉炎、心肺疾病、创伤、手术和肿瘤等病史,可发生咯血、晕厥,呼吸困难较明显,颈静脉充盈。X线胸片示区域性肺纹理减少,有时可见尖端指向肺门的楔形阴影。动脉血气分析常见低氧血症及低碳酸血症。D-二聚体、CTPA、放射性核素肺通气/灌注扫描和MRI等检查可助鉴别。

5. 非感染性肺部浸润 如肺间质纤维化、肺水肿、肺不张、肺嗜酸性粒细胞浸润症和肺血管炎等。

(三)肺炎临床诊断标准
1. CAP临床诊断标准

(1)社区发病。

(2)肺炎相关临床表现:①新近出现的咳嗽、咳痰或原有呼吸道疾病症状加重,伴或不伴脓痰、胸痛、呼吸困难及咯血;②发热;③肺实变体征和/或闻及湿啰音;④外周血白细胞>10×10⁹/L或<4×10⁹/L,伴或不伴细胞核左移。

(3)胸部影像学检查:显示新出现的斑片状浸润影、叶或段实变影、磨玻璃影或间质性改变,伴或不伴胸腔积液。

符合(1)、(3)及(2)中任何1项,并除外肺结核、肺部肿瘤、非感染性肺间质性疾病、肺水肿、肺不张、肺血栓栓塞症、肺嗜酸性粒细胞浸润症及肺血管炎后,可作出诊断。

2. HAP临床诊断依据 其临床诊断依据是X线检查出现新的或进展的肺部浸润性阴影加上下列三个临床症候中的两个或以上可以诊断为肺炎:①发热超过38℃;②血白细胞增多或减少;③脓性气道分泌物。但HAP的临床表现、实验室和影像学检查特异性低,应注意与肺不张、心力衰竭和肺水肿、基础疾病肺侵犯、药物性肺损伤、肺栓塞和急性呼吸窘迫综合征等相鉴别。早期诊断有赖于对HAP的高度警惕性,高危人群如昏迷、免疫功能低下、胸腹部手术、长期ICU住院、行人工气道和机械通气者,长期糖皮质激素和免疫抑制剂治疗者,当出现原因不明发热或热型改变;咳嗽咳痰或症状加重、痰量增加或有脓性痰;氧疗患者所需吸氧浓度增加或机械通气者所需每分钟通气量增加时,均应怀疑HAP可能,及时进行X线检查。

二、评估肺炎严重程度

(一)肺炎病情严重程度评估

CAP病情严重程度评估,对于选择适当的治疗场所、经验性抗感染药物和辅助支持治疗至关重要。常用CAP严

重程度评分系统及其特点见表 101-1,但任何评分系统都应结合患者年龄、基础疾病、社会经济状况、胃肠功能及治疗依从性等综合判断。

(二)肺炎住院治疗标准

《中国成人社区获得性肺炎诊断和治疗指南(2016 年版)》(本节简称 2016 年指南)建议使用 CURB-65 评分作为判断 CAP 患者是否需要住院治疗的标准,CURB-65 评分共 5 项指标,满足 1 项得 1 分:评分 0~1 分,原则上门诊治疗即可;2 分,建议住院或在严格随访下的院外治疗;3~5 分,应住院治疗。

(三)重症肺炎诊断标准

肺炎严重性决定于 3 个主要因素:局部炎症程度、肺部炎症的播散和全身炎症反应程度。

(1)2016 年指南的重症 CAP 诊断标准

主要标准:①需要气管插管行机械通气治疗;②脓毒症休克经积极液体复苏后仍需要血管活性药物治疗。

次要标准:①呼吸频率 ≥30 次 /min;②氧合指数 ≤250mmHg;③多肺叶浸润;④意识障碍和 / 或定向障

碍;⑤血尿素氮 ≥7.14mmol/L;⑥收缩压 <90mmHg 需要积极的液体复苏。

符合 1 项主要标准或 ≥3 项次要标准可诊断为重症 CAP,需密切观察,积极救治,有条件时应收入 ICU 治疗。

(2)2019 年美国 IDSA/ATS 指南重症肺炎诊断标准如下:

主要标准:①需要应用血管活性药物的感染性休克;②需要机械通气的呼吸衰竭。

次要标准:①呼吸频率 ≥30 次 /min;②氧合指数 ≤250mmHg;③多叶渗出性病灶;④神志不清;⑤氮质血症(血尿素氮 ≥7.14mmol/L);⑥白细胞减少(WBC<4×10^9/L);⑦血小板减少(<100×10^9/L);⑧低体温(体内温度<36℃);⑨需要快速补液纠正的低血压。

符合 1 项主要标准或者 3 项次要标准可诊断为重症 CAP。

此指南标准与 2016 年指南比较,主要标准基本一致,次要标准增加了白细胞减少、血小板减少和低体温 3 项指标。

表 101-1 常用 CAP 严重程度评分系统及其特点

评分系统	预测指标和计算方法	风险评分	推荐
CURB-65 评分	共 5 项指标,满足 1 项得 1 分: ①意识障碍;②尿素氮>7mmol/L;③呼吸频率 ≥30 次 /min;④收缩压<90mmHg 或舒张压 ≤60mmHg;⑤年龄 ≥65 岁	评估死亡风险 0~1 分:低危 2 分:中危 3~5 分:高危	简洁,灵敏度高,易于临床操作
CRB-65 评分	共 4 项指标,满足 1 项得 1 分: ①意识障碍;②呼吸频率 ≥30 次 /min;③收缩压<90mmHg 或舒张压 ≤60mmHg;④年龄 ≥65 岁	评估死亡风险 0 分:低危,门诊治疗 1~2 分:中危,建议住院或严格随访下院外治疗; ≥3 分:高危,应住院治疗	适用于不方便进行生化检测的医疗机构
PSI 评分	年龄(女性 -10 分)加所有危险因素得分总和: ①居住在养老院(+10 分) ②基础疾病:肿瘤(+30 分);肝病(+20 分);充血性心力衰竭(+10 分);脑血管疾病(+10 分);肾病(+10 分) ③体征:意识状态改变(+20 分);呼吸频率 ≥30 次 /min(+20 分);收缩压<90mmHg(+20 分);体温<35℃ 或 >40℃(+15 分);脉搏 ≥125 次 /min(+10 分) ④实验室检查:动脉血 pH<7.35(+30 分);血尿素氮 ≥11mmol/L(+20 分);血钠<130mmol/L(+20 分);血糖 ≥14mmol/L(+10 分);血细胞比容(HCT)<30%(+10 分);PaO_2<60mmHg(或指氧饱和度<90%)(+10 分) ⑤胸部影像:胸腔积液(+10 分)	评估死亡风险 低危:Ⅰ级(<50 分,无基础疾病);Ⅱ级(51~70 分);Ⅲ级(71~90 分); 中危:Ⅳ级(91~130 分) 高危:Ⅴ级(>130 分) Ⅳ级和Ⅴ级需要住院治疗	判断患者是否需要住院的敏感指标,且特异性高; 评分系统复杂
CURXO 评分	主要指标: ①动脉血 pH<7.30;②收缩压<90mmHg 次要指标: ①呼吸频率 ≥30 次 /min;②意识障碍;③血尿素氮 ≥11mmol/L;④ PaO_2<54mmHg 或氧合指数<250mmHg;⑤年龄 ≥80 岁;⑥ X 线胸片示多叶或双侧肺受累	符合 1 项主要指标或 2 项以上次要指标,为重症 CAP	用于预测急诊重症 CAP 的简单评分方法

101

续表

评分系统	预测指标和计算方法	风险评分	推荐
SMART-COP 评分	下列所有危险因素得分总和： 收缩压<90mmHg(+2 分)；X 线胸片示多肺叶受累(+1 分)；血清白蛋白<35g/L(+1 分)；呼吸频率 ≥30 次 /min(>50 岁)或>25 次 /min(≤50 岁)(+1 分)；心率≥125 次 /min(+1 分)；新发的意识障碍(+1 分)；低氧血症(+2 分)：PaO_2<70mmHg 或指氧饱和度<93% 或氧合指数<333mmHg(≤50 岁)；PaO_2<60mmHg 或指氧饱和度<90% 或氧合指数<250mmHg(>50 岁)；动脉血 pH<7.35(+2 分)	0~2 分：低危 3~4 分：中危 5~6 分：高危 7~8 分：极高危	>3 分提示有需要呼吸监护或循环支持治疗的可能性

三、病原学诊断

门诊接受治疗的轻症 CAP 患者不必常规进行病原学检查，对于门诊治疗失败、聚集性发病及住院的患者，应尽量在使用或更换使用抗感染药物前采集病原学检测标本，争取尽早目标性抗感染治疗。2019 年美国 IDSA/ATS 指南也强调只有住院的重症 CAP，特别是需要插管的患者才进行这类检查，同时如果患者有(或既往有)耐甲氧西林金黄色葡萄球菌(MRSA)或铜绿假单胞菌感染危险因素、入院前 90 天接受肠道外给药的抗菌药物治疗时也需进行这类检查。遵循临床拟诊(临床表现、影像学及常规实验室检查)，分层级进行病原学诊断，优先使用快速、特异、敏感及经济的抗原及核酸筛查技术，必要时同时进行宏基因组测试。

1. 痰标本采集、送检和实验室处理检查 痰液是最方便的无创性病原学诊断标本，但易遭到口咽部细菌的污染。因此，痰标本质量的好坏、送检及时与否、实验室质控如何，将直接影响细菌的分离率和结果的解释。①采集：需在抗生素治疗前采集标本。嘱患者先行漱口，并指导或辅助患者深咳嗽，留取脓性痰送检。无痰患者检查结核分枝杆菌或肺孢子菌可用高渗盐水雾化导痰。②送检：一般要求在 2 小时内送检，延迟送检或待处理标本应置于 4℃保存，且在 24 小时内处理。③实验室处理：挑取脓性部分涂片做瑞氏染色，镜检筛选合格标本(鳞状上皮细胞<10 个 / 低倍视野，多核白细胞>25 个 / 低倍视野，或两者比例<1 : 2.5)。用血琼脂平板和巧克力平板两种培养基接种合格标本，必要时加用选择性培养基或其他培养基。痰定量培养分离的致病菌或条件致病菌浓度 ≥10⁷CFU/ml，可认为是肺炎的致病菌；≤10⁴CFU/ml，则为污染菌；介于两者之间，建议重复痰培养；如连续分离到相同细菌，浓度在 10⁵~10⁶CFU/ml，两次以上，也可认为是致病菌。

2. 经纤支镜或人工气道吸引 受口咽部细菌污染的机会较咳痰为少，如吸引物细菌培养浓度 ≥10⁵CFU/ml 可认为是致病菌，低于此浓度则多为污染菌。

3. 防污染样本毛刷(protected specimen brush, PSB) 若所取标本培养细菌浓度 ≥10³CFU/ml，可认为是致病菌。

4. 支气管肺泡灌洗(bronchoalveolar lavage, BAL) 如灌洗液细菌浓度 ≥10⁴CFU/ml，防污染 BAL 标本细菌浓度 ≥10³CFU/ml，可认为是致病菌。

5. 经皮细针抽吸(percutaneous fine-needle aspiration, PFNA)和开胸肺活检 灵敏度与特异度均很好，但因是创伤性检查，容易引起并发症，如气胸、出血等，应慎用。临床一般用于对抗生素经验性治疗无效或其他检查不能确定者。

6. 血和胸腔积液培养 是简单易行的肺炎病原学诊断方法。肺炎患者血和痰培养分离到相同细菌，可确定为肺炎的病原菌。如仅血培养阳性，但不能用其他原因如腹腔感染、静脉导管相关性感染等解释，血培养的细菌也可认为是肺炎的病原菌。胸腔积液培养的细菌可认为是肺炎的致病菌，但需排除操作过程中皮肤细菌的污染。

【治疗】

一、CAP 患者抗感染治疗

抗感染治疗是肺炎治疗的最主要环节。细菌性肺炎的抗菌治疗包括经验性治疗和目标性治疗。前者主要根据本地区和单位的肺炎病原体流行病学资料，选择可能覆盖病原体的抗生素；后者是依据病原学的培养结果或肺组织标本培养或病理结果及药物敏感试验结果，选择体外实验敏感的抗生素。此外，还要根据患者年龄、基础疾病、临床特点、实验室及影像学检查、疾病严重程度、肝肾功能、既往用药和药物敏感性情况选择抗生素和给药途径。

(一) CAP 患者经验性抗感染治疗原则

1. 对于门诊轻症 CAP 患者，尽量使用生物利用度好的口服抗感染药物治疗。建议口服阿莫西林或阿莫西林 / 克拉维酸治疗；无基础疾病青年患者或考虑支原体、衣原体感染患者可口服多西环素或米诺环素；2019 年美国 IDSA/ATS 指南不再推荐大环内酯类作为门诊治疗患者的主要方案，基于细菌耐药情况(耐药率<25% 地区)，推荐用于门诊患者。我国肺炎链球菌及肺炎支原体对大环内酯类药物耐药率高，在耐药率较低地区大环内酯类药物可用于经验性抗感染治疗；氟喹诺酮类可用于上述药物耐药率较高地区

或药物过敏或不耐受患者的替代治疗。

2. 对于需要住院的 CAP 患者,推荐单用 β- 内酰胺类或联合多西环素、米诺环素、大环内酯类或单用氟喹诺酮类。对于需要入住 ICU 的无基础疾病而罹患重症 CAP 的青壮年患者,推荐青霉素类 / 酶抑制剂复合物、三代头孢菌素、厄他培南联合大环内酯类或单用呼吸喹诺酮类静脉治疗,而老年人或有基础疾病患者推荐联合用药。

3. 重症肺炎的治疗首先应选择广谱的强力抗菌药物,足量、联合用药。重症 CAP 常用 β- 内酰胺类联合大环内酯类或氟喹诺酮类;青霉素过敏者用氟喹诺酮类和氨曲南。HAP 可用氟喹诺酮类或氨基糖苷类联合抗假单胞菌的 β- 内酰胺类、广谱青霉素 /β- 内酰胺酶抑制剂、碳青霉烯类的任何一种,必要时可联合万古霉素、替考拉宁、利奈唑胺或替加环素。

4. 对有误吸风险的 CAP 患者应优先选择氨苄西林 / 舒巴坦、阿莫西林 / 克拉维酸、莫西沙星、碳青霉烯类等有抗厌氧菌活性的药物,或联合应用甲硝唑、克林霉素等。

5. 流感流行季节应注意流感病毒感染,常规进行流感病毒抗原或核酸检测,并应积极应用神经氨酸酶抑制剂(奥司他韦)抗病毒治疗,不必等待流感病原检查结果,即使发病时间超过 48 小时也推荐应用,并注意流感继发金黄色葡萄球菌感染,必要时联合治疗 MRSA 肺炎的药物。

6. 首剂抗感染药物争取在诊断肺炎后尽早使用。经治疗后达到临床稳定,可以认定为初始治疗有效。经初始治疗后症状明显改善者可继续原有抗感染药物治疗,对达到临床稳定且能接受口服药物治疗的患者,改用同类或抗菌谱相近、对致病菌敏感的口服制剂进行序贯治疗。抗感染治疗一般可于热退 2~3 天且主要呼吸道症状明显改善后停药,但疗程应视病情严重程度、缓解速度、并发症及不同病原体而异,不以肺部阴影吸收程度作为停用抗菌药物的指征。通常轻、中度 CAP 患者疗程 5~7 天,重症患者需要 7~10 天或更长疗程。临床稳定标准需符合下列所有 5 项指标:①体温 ≤37.8℃;②心率 ≤100 次 /min;③呼吸频率 ≤24 次 /min;④收缩压 ≥90mmHg;⑤氧饱和度 ≥90%(或者动脉氧分压 ≥60mmHg,吸空气条件下)。

7. 抗菌药物初始治疗后 72 小时应对病情进行评价。

(二) 不同人群 CAP 患者初始经验性抗感染治疗

2016 年指南中对不同人群 CAP 患者初始经验性抗感染治疗的建议如下。

1. 门诊治疗(推荐口服给药)

(1) 无基础疾病青壮年患者:常见病原体为肺炎链球菌、肺炎支原体、流感嗜血杆菌、肺炎衣原体、流感病毒、腺病毒、卡他莫拉菌。推荐方案:①氨基青霉素、青霉素类(青霉素、阿莫西林等)/ 酶抑制剂复合物(不包括有抗假单胞菌活性的青霉素类如哌拉西林、替卡西林);②一代、二代头孢菌素;③多西环素(强力霉素)或米诺环素;④氟喹诺酮类(左氧氟沙星、莫西沙星等);⑤大环内酯类(阿奇霉素、克拉霉素)。

(2) 有基础疾病患者或老年患者:常见病原体为肺炎链球菌、流感嗜血杆菌、肺炎克雷伯菌、肺炎衣原体、流感病毒、呼吸道合胞病毒(respiratory syncy-tial virus,RSV)、卡他莫拉菌。推荐方案:①青霉素类 / 酶抑制剂复合物;②二代、三代头孢菌素(口服);③氟喹诺酮类;④青霉素类 / 酶抑制剂复合物、二代头孢菌素、三代头孢菌素联合多西环素、米诺环素或大环内酯类。

2. 需入院治疗但不必收住 ICU 的患者(可选择静脉或口服给药)

(1) 无基础疾病青壮年:常见病原体为肺炎链球菌、流感嗜血杆菌、卡他莫拉菌、金黄色葡萄球菌、肺炎支原体、肺炎衣原体、流感病毒、腺病毒、其他呼吸道病毒。推荐方案:①青霉素 G、氨基青霉素、青霉素类 / 酶抑制剂复合物;②二代、三代头孢菌素、头霉素类、氧头孢烯类;③上述药物联合多西环素、米诺环素或大环内酯类;④氟喹诺酮类;⑤大环内酯类。

(2) 有基础疾病者或为老年人(≥65 岁):常见病原体为肺炎链球菌、流感嗜血杆菌、肺炎克雷伯菌、流感病毒、RSV、卡他莫拉菌、厌氧菌、军团菌。推荐方案:①青霉素类 / 酶抑制剂复合物;②三代头孢菌素或其酶抑制剂复合物、头霉素类、氧头孢烯类、厄他培南等碳青霉烯类;③上述药物单用或联合大环内酯类;④氟喹诺酮类。

3. 需入住 ICU 的重症患者(推荐静脉给药)

(1) 无基础疾病青壮年:常见病原体为肺炎链球菌、金黄色葡萄球菌、流感病毒、腺病毒、军团菌。推荐方案:①青霉素类 / 酶抑制剂复合物、三代头孢菌素、头霉素类、氧头孢烯类、厄他培南联合大环内酯类;②氟喹诺酮类。

(2) 有基础疾病者或为老年人:常见病原体为肺炎链球菌、军团菌、肺炎克雷伯菌、金黄色葡萄球菌、厌氧菌、流感病毒、RSV。推荐方案:①青霉素类 / 酶抑制剂复合物、三代头孢菌素或其酶抑制剂的复合物、厄他培南等碳青霉烯类联合大环内酯类;②青霉素类 / 酶抑制剂复合物、三代头孢菌素或其酶抑制剂复合物、厄他培南等碳青霉烯类联合氟喹诺酮类。

4. 有铜绿假单胞菌感染危险因素的 CAP,需住院或入住 ICU(推荐静脉给药) 常见病原体为铜绿假单胞菌、肺炎链球菌、军团菌、肺炎克雷伯菌、金黄色葡萄球菌、厌氧菌、流感病毒、RSV。推荐方案:①具有抗假单胞菌活性的 β- 内酰胺类抗生素(如头孢他啶、头孢吡肟、哌拉西林 / 他唑巴坦、头孢哌酮 / 舒巴坦、亚胺培南、美罗培南等);②有抗假单胞菌活性的氟喹诺酮类;③具有抗假单胞菌活性的 β- 内酰胺类联合有抗假单胞菌活性的氟喹诺酮类或氨基糖苷类;④具有抗假单胞菌活性的 β- 内酰胺类、氨基糖苷类、氟喹诺酮类三药联合。

CAP 常见致病原、常用抗感染药物和用法见表 101-2。

2019 年美国 IDSA/ATS 指南 CAP 抗感染治疗建议,主要按照患者严重程度,在耐药方面重点考虑 MRSA 或铜绿假单胞菌感染危险因素的可能性作出推荐,更简单清晰。2019 年美国 IDSA/ATS 指南 CAP 抗感染治疗推荐见表 101-3。

101

表 101-2　CAP 常见致病原、常用抗感染药物和用法

致病原	首选抗感染药物	次选抗感染药物	备注
肺炎链球菌			
青霉素 MIC < 2mg/L	青霉素 G 160 万 ~240 万 U 静脉滴注 1 次 /4~6h；氨苄西林 4~8g/d 静脉滴注分 2~4 次；氨苄西林 / 舒巴坦 1.5~3g 静脉滴注 1 次 /6h；阿莫西林 / 克拉维酸 1.2g 静脉滴注 1 次 /8~12h；头孢唑林 0.5~1g 静脉滴注 1 次 /6~8h；头孢拉定 0.5~1g 静脉滴注 1 次 /6h；头孢呋辛 0.75~1.5g 静脉滴注 1 次 /8h；拉氧头孢 1~2g 静脉滴注 1 次 /8h；头霉素类 [a]	头孢曲松；头孢噻肟；克林霉素；多西环素；氟喹诺酮类 [b]；阿奇霉素；克拉霉素	
青霉素 MIC ≥ 2mg/L	头孢噻肟 1~2g 静脉滴注 1 次 /6~8h；头孢曲松 1~2g 静脉滴注 1 次 /24h；左氧氟沙星 0.5~0.75g 静脉滴注 1 次 /d；莫西沙星 0.4g 静脉滴注 1 次 /d；吉米沙星 0.32g 口服 1 次 /d	大剂量氨苄西林(2g 静脉滴注 1 次 /6h)；万古霉素；去甲万古霉素；利奈唑胺；头孢洛林	
流感嗜血杆菌			
不产 β- 内酰胺酶	氨苄西林 4~8g/d 静脉滴注分 2~4 次；氨苄西林 / 舒巴坦 1.5~3g 静脉滴注 1 次 /6h；阿莫西林 / 克拉维酸 1.2g 静脉滴注 1 次 /8~12h；头孢呋辛 0.75~1.5g 静脉滴注 1 次 /8h；拉氧头孢 1~2g 静脉滴注 1 次 /8h；头霉素类 [a]	氟喹诺酮类 [b]；多西环素；阿奇霉素；克拉霉素；头孢曲松；头孢噻肟；TMP-SMX	
产 β- 内酰胺酶	阿莫西林 / 克拉维酸 1.2g 静脉滴注 1 次 /6~8h；氨苄西林 / 舒巴坦 1.5~3g 静脉滴注 1 次 /6h；头孢呋辛 0.75~1.5g 静脉滴注 1 次 /8h；头孢噻肟 1~2g 静脉滴注 1 次 /6~8h；头孢曲松 1~2g 静脉滴注 1 次 /24h	氟喹诺酮类 [b]；阿奇霉素；氨基糖苷类 [d]	25%~35% 菌株内酰胺酶阳性，对 TMP-SMX 及多西环素耐药性高
卡他莫拉菌	阿莫西林 / 克拉维酸 1.2g 静脉滴注 1 次 /8~12h；氨苄西林 / 舒巴坦 1.5~3g 静脉滴注 1 次 /6h；头孢呋辛 0.75~1.5g 静脉滴注 1 次 /8h；头霉素类 [a]；拉氧头孢 1~2g 静脉滴注 1 次 /8h	头孢曲松；头孢噻肟；氟喹诺酮类 [b]；阿奇霉素；克拉霉素；多西环素；米诺环素；TMP-SMX	
金黄色葡萄球菌			
甲氧西林敏感	苯唑西林 1~2g 静脉滴注 1 次 /4h；氯唑西林 2~4g/d 静脉滴注分 2~4 次；氨苄西林 4~8g/d 静脉滴注分 2~4 次；阿莫西林 / 克拉维酸 1.2g 静脉滴注 1 次 /8~12h；氨苄西林 / 舒巴坦 1.5~3g 静脉滴注 1 次 /6h；头孢唑林 0.5~1g 静脉滴注 1 次 /6~8h；头孢拉定 1~2g 静脉滴注 1 次 /6~8h；头孢呋辛 0.75~1.5g 静脉滴注 1 次 /8h；拉氧头孢 1~2g 静脉滴注 1 次 /8h；头霉素类 [a]	克林霉素；阿奇霉素；红霉素；克拉霉素；多西环素；米诺环素；头孢噻肟；头孢曲松；头孢吡肟；左氧氟沙星；吉米沙星；莫西沙星	万古霉素目标血药谷浓度为 15~20mg/L，一些作者推荐负荷量为 25~30mg/kg。两项随机研究表明利奈唑胺与万古霉素疗效相当，亚组分析显示在改善 MRSA 肺炎患者生存率方面，利奈唑胺优于万古霉素。不同时应用万古霉素及利奈唑胺，二者有拮抗作用。如果万古霉素 MIC ≥ 2mg/L，换用替代方案
甲氧西林耐药	万古霉素 1g 静脉滴注 1 次 /12h，或 0.5g 静脉滴注 1 次 /6h；利奈唑胺 600mg 静脉滴注 1 次 /12h	去甲万古霉素；替考拉宁；头孢洛林；替加环素；利福平；磷霉素；TMP-SMX(用于联合用药，不宜单用)	

续表

致病原	首选抗感染药物	次选抗感染药物	备注
铜绿假单胞菌	有抗铜绿假单胞菌作用的 β- 内酰胺类 [c] ± 环丙沙星 400mg 静脉滴注 1 次 /8~12h 或 ± 左氧氟沙星 750mg 静脉滴注 1 次 /d 或氨基糖苷类 [d]	氨基糖苷类 [d] + 环丙沙星 / 左氧氟沙星;如果多重耐药选用多黏菌素	氨基糖苷类与环孢素、万古霉素、两性霉素 B、放射造影剂合用时,肾毒性风险增加。重症患者可联合治疗,但治疗价值有争议
肺炎克雷伯菌及肠杆菌科菌不产酶	头孢呋辛 0.75~1.5g 静脉滴注 1 次 /8;头孢噻肟 1~2g 静脉滴注 1 次 /6~8h;头孢曲松 1~2g 静脉滴注 1 次 /24h;β- 内酰胺类 / 酶抑制剂 [e];头霉素类 [a]	头孢吡肟;左氧氟沙星;莫西沙星;吉米沙星;氨基糖苷类 [d]	ESBL 可使所有头孢菌素失效;β- 内酰胺类 / β- 内酰胺酶抑制剂的活性难以预测;对所有氟喹诺酮类及大部分氨基糖类也耐药。四代头孢菌素、哌拉西林 / 他唑巴坦体外有抗菌活性,但动物模型尚未完全证明有效。氟喹诺酮类可能对敏感株有效,但多数耐药。某些菌株体外对注射用二、三代头孢菌素敏感,但对头孢他啶耐药,这些菌株感染时,注射用二、三代头孢菌素治疗无效
产 ESBL 肠杆菌科菌	碳青霉烯类 [f],哌拉西林 / 他唑巴坦 4.5g 静脉滴注 1 次 /6~8h;头孢哌酮 / 舒巴坦 2~4g 静脉滴注 1 次 / 8~12h	头孢吡肟;替加环素	替加环素在体外有活性
高产 AmpC 酶肠杆菌	碳青霉烯类 [f]	头孢吡肟;替加环素	
产碳青霉烯酶肠杆菌	多黏菌素 B 15 000~25 000U/(kg·d) 静脉滴注分 2 次	替加环素;可选择相对敏感药物联合用药	
不动杆菌属	氨苄西林 / 舒巴坦 3g 静脉滴注 1 次 /6h;头孢哌酮 / 舒巴坦 2~4g 静脉滴注 1 次 /8~12h;氟喹诺酮类 [b] + 阿米卡星 15mg/kg 静脉滴注 1 次 /24h 或 + 头孢他啶 2g 静脉滴注 1 次 /8~12h;碳青霉烯类 [f]	头孢哌酮 / 舒巴坦 + 阿米卡星 / 米诺环素;多黏菌素 E;替加环素;舒巴坦 [g] + 米诺环素 / 多黏菌素 E/ 阿米卡星 / 碳青霉烯类 [f]	氨苄西林 / 舒巴坦中的舒巴坦成分有抗菌活性,可用 3g 静脉滴注 1 次 /6h,曾报道优于多黏菌素 E 我国鲍曼不动杆菌对碳青霉烯类耐药严重,一般只在 MIC ≤8μg/ml 时使用,建议联合用药
厌氧菌	青霉素类 / 酶抑制剂复合物 [e]	克林霉素;甲硝唑;多西环素;莫西沙星;碳青霉烯类 [f]	
肺炎支原体	多西环素首剂 200mg 口服后 100mg 口服 2 次 /d;米诺环素 100mg 口服 2 次 /d;左氧氟沙星 500mg 静脉滴注 / 口服 1 次 /d;莫西沙星 400mg 静脉滴注 / 口服 1 次 /d	阿奇霉素;米诺环素;吉米沙星	大环内酯类药物应用可参照当地药敏结果。克林霉素及 β- 内酰胺类药物对肺炎支原体无效
肺炎衣原体	阿奇霉素 500mg 静脉滴注 1 次 /d;克拉霉素 500mg 口服 2 次 /d;红霉素 500mg 静脉滴注 1 次 / 6h;左氧氟沙星静脉滴注 / 口服 1 次 /d;莫西沙星 400mg 静脉滴注 / 口服 1 次 /d	多西环素;米诺环素;吉米沙星	

101

续表

致病原	首选抗感染药物	次选抗感染药物	备注
军团菌	阿奇霉素 500mg 静脉滴注 / 口服 1 次 /d, 或红霉素 0.5g 静脉滴注 1 次 /6h; 左氧氟沙星 500mg 静脉滴注 / 口服 1 次 /d; 吉米沙星 0.32g 口服 1 次 /d; 莫西沙星 400mg 静脉滴注 / 口服 1 次 /d	多西环素; 克拉霉素; 米诺环素; TMP-SMX; 上述氟喹诺酮类 + 利福平或阿奇霉素	氟喹诺酮类药物联合大环内酯类药物治疗时, 应警惕发生心脏电生理异常的潜在风险
鹦鹉热衣原体	多西环素 100mg 静脉滴注 / 口服 2 次 /d; 米诺环素 100mg 口服 2 次 /d	阿奇霉素; 克拉霉素; 红霉素; 氯霉素	发热和其他症状一般可在 48~72h 内得到控制, 但抗生素至少连用 10d
伯氏考克斯体	多西环素 200mg 口服 1 次 /d; 米诺环素 100mg 口服 2 次 /d	红霉素; 氯霉素; 左氧氟沙星; 莫西沙星; 吉米沙星	Q 热
类鼻疽伯克霍尔德菌	头孢他啶 30~50mg/kg 静脉滴注 1 次 /8h, 亚胺培南 20mg/kg 静脉滴注 1 次 /8h。治疗至少 10d, 如病情好转改口服治疗	静脉药物后口服治疗: 氯霉素 10mg/kg 1 次 /6h × 8 周; 多西环素 2mg/kg 2 次 /d × 20 周; TMP-SMX 5mg(按 TMP 计算)2 次 /d × 20 周 氟喹诺酮类[b]	孕妇: 口服药物使用阿莫西林 - 克拉维酸缓释片 1 000mg/62.5mg, 2 片, 2 次 /d × 20 周。即使依从性很好, 复发率仍为 10%。头孢他啶每日最大剂量 6g。替加环素: 体外敏感, 但无临床资料。泰国地区 12%~80% 菌株对 TMP-SMX 耐药。氟喹诺酮类体外有效。多西环素 + 氯霉素 + TMP-SMX 比多西环素单用可更有效地维持疗效。美罗培南也有效
百日咳鲍特菌	阿奇霉素 0.5g 静脉滴注 1 次 /d; 红霉素 0.5g 静脉滴注 1 次 /6h	TMP-SMX; 克拉霉素	
嗜麦芽窄食单胞菌	TMP-SMX 0.48g(80mg+400mg 剂型), 口服, 2~3 片 / 次, 3 次 /d; 替卡西林 / 克拉维酸 3.2g 静脉滴注 1 次 /6~8h	头孢哌酮 / 舒巴坦; 哌拉西林 / 他唑巴坦; 头孢他啶; 莫西沙星; 替卡西林 / 克拉维酸 + 氨曲南	替卡西林 / 克拉维酸 + TMP-SMX; 替卡西林 / 克拉维酸 + 环丙沙星在体外有协同抗菌作用
奴卡菌	TMP-SMX 15mg/(kg·d)(按 TMP 计算) 口服 分 2~4 次治疗 3~4 周, 后 60mg/(kg·d) 口服分 2~4 次治疗 3~4 个月	亚胺培南 / 西司他丁 + 阿米卡星 7.5mg/kg 静脉滴注 1 次 /12h 治疗 3~4 周, 后 TMP-SMX 治疗 3~4 个月	原发肺奴卡菌病疗程 3~4 个月
放线菌	氨苄西林 2g 静脉滴注 1 次 /8h 疗程 4~6 周, 后青霉素 V 钾 2~4g/(kg·d) 口服疗程 3~6 周	哌拉西林; 阿莫西林 / 克拉维酸; 氨苄西林 / 舒巴坦; 哌拉西林 / 他唑巴坦; 多西环素; 米诺环素; 头孢曲松; 克林霉素; 氯霉素; 阿奇霉素; 红霉素; 莫西沙星; 亚胺培南; 厄他培南	可用青霉素 G 代替氨苄西林: 1 000 万 ~ 2 000 万单位 /d, 静脉滴注分 3~4 次, 疗程 4~6 周
鼠疫耶尔森菌	庆大霉素 5mg/kg 静脉滴注 1 次 /d	多西环素; 米诺环素	TMP-SMX 可预防鼠疫肺炎。氯霉素有效, 但毒性大; 头孢菌素和氟喹诺酮类在动物模型中有效

101

续表

致病原	首选抗感染药物	次选抗感染药物	备注
肺炭疽	环丙沙星 400mg 静脉滴注 1 次 /12h 或左氧氟沙星 500mg 静脉滴注 1 次 /d 或多西环素 100mg 静脉滴注 1 次 /12h+ 克林霉素 900mg 静脉滴注 1 次 /8h ± 利福平 300mg 静脉滴注 1 次 /12h 病情好转后改口服并减少剂量：环丙沙星 500mg 口服 2 次 /d；克林霉素 450mg 口服 1 次 /8h 及利福平 300mg 口服 2 次 /d。疗程 60d	青霉素 G	克林霉素可阻止毒素生成。利福平可进入脑脊液和细胞内。若分离病原对青霉素敏感，青霉素 400 万 U 静脉滴注 1 次 /4h；产结构型和诱生型 β- 内酰胺酶，则不单用青霉素或氨苄西林。不用头孢菌素或 TMP-SMX。红霉素和阿奇霉素活性处于边缘状态，克拉霉素有效，莫西沙星有效，但无临床资料
流感病毒或人感染禽流感病毒	奥司他韦 75mg 口服 2 次 /d × 5d，肥胖患者奥司他韦剂量增至 150mg 口服 2 次 /d；重症流感患者考虑大剂量 (150mg 2 次 /d) 和长疗程治疗 (如 ≥ 10d)；孕妇大剂量的安全性尚未确定 扎那米韦 2 喷 (5mg/ 喷) 2 次 /d × 5d	金刚烷胺；金刚乙胺；严重危及生命的患者可考虑静脉使用帕拉米韦 600mg 静脉滴注 1 次 /d 至少 5d	COPD 或哮喘患者，使用扎那米韦有引起支气管痉挛的潜在风险。大多数流行的病毒株对金刚烷胺和金刚乙胺耐药
腺病毒	西多福韦 1mg/kg 静脉滴注 1 次 /d × 2 周，每次输注前口服丙磺舒 2g，然后分别在输注后 2h 和 8h 各口服 1g，监测肾功能		血肌酐 > 133μmol/L、CrCl ≤ 55ml/min 或尿蛋白 ≥ 100mg/L 时严禁使用
呼吸道合胞病毒	目前无特效药物	利巴韦林 0.5~1g/d 静脉滴注 1 次 /12h (不常规推荐)	主要是补液、吸氧对症治疗
中东呼吸综合征冠状病毒	目前无特效药物	聚乙二醇干扰素 α-2a 皮下 180μg/ 周 × 2 周 + 利巴韦林首剂 2 000mg 口服，后 1 200mg 口服 1 次 /8h × 4d，后 600mg 口服 1 次 /8h × (4~6d) (利巴韦林应根据肾功能调整剂量，注意监测肾功能)	回顾性研究显示，对于重症患者可能提高 14d 生存率；但不改善 28d 生存率；可引起血红蛋白降低
曲霉	伏立康唑第 1 天 6mg/kg 静脉滴注 1 次 /12h，后 4mg/kg 静脉滴注 1 次 /12h 或 200mg 口服 1 次 /12h (体重 ≥ 40kg)，或 100mg 口服 1 次 /12h (体重 < 40kg)；两性霉素 B 脂质体 (L-AmB) 3~5mg/ (kg·d) 静脉滴注或两性霉素 B 脂质复合物 (ALBC) 5mg/(kg·d) 静脉滴注或两性霉素 B 0.75~1mg/ (kg·d) 静脉滴注 (起始剂量 1~5mg/d)	伊曲康唑；卡泊芬净；米卡芬净；泊沙康唑	伏立康唑疗效优于两性霉素 B，CrCl < 50ml/min 的患者只能口服，不能静脉给药 卡泊芬净对侵袭性肺曲霉病有效率约 50%，可作为补救治疗方法 联合治疗效果不清楚，不常规推荐，难治病例可考虑；经典联合治疗是棘球白素类联合唑类或两性霉素 B 脂质体
毛霉	两性霉素 B 脂质体 (L-AmB) 3~5mg/(kg·d) 静脉滴注或两性霉素 B 脂质复合物 (ALBC) 5mg/(kg·d) 静脉滴注或两性霉素 B 0.75~1mg/(kg·d) 静脉滴注 (起始剂量 1~5mg/d)	泊沙康唑	泊沙康唑补救方案的完全或部分有效率为 60%~80%

101

续表

致病原	首选抗感染药物	次选抗感染药物	备注
人肺孢子菌肺炎			
非急性患者,能够口服药物,PaO$_2$>70mmHg	TMP-SMX(160/800mg 剂型)2 片口服 1 次 /8h × 21d 或氨苯砜 100mg 口服 1 次 /d+ 甲氧苄啶 5mg/kg 口服 3 次 /d × 21d	克林霉素 300~450mg 口服 1 次 /6h+ 伯氨喹 15mg 基质口服 1 次 /d 治疗 21d;或阿托伐醌悬浮剂 750mg 口服 2 次 /d,进餐时服用 × 21d	危重患者,PaO$_2$<70mmHg 时可使用糖皮质激素:开始泼尼松 40mg 口服 2 次 /d × 5d,然后 40mg 口服 1 次 /d × 5d,后 20mg 口服 1 次 /d × 11d
急性患者,不能口服药物,PaO$_2$<70mmHg(干咳、进行性呼吸困难,弥漫性肺浸润病变)	在 TMP-SMX 给药前 15~30 分钟给予糖皮质激素,TMP-SMX 15mg/(kg·d) 分 3~4 次,1 次 /8h(按 TMP 成分计算剂量)或 2 片 1 次 /8h,治疗 21d	克林霉素 600mg 静脉滴注 1 次 /8h+ 伯氨喹 30mg 基质口服 1 次 /d;羟乙磺酸喷他脒 4mg/(kg·d) 静脉滴注治疗 21d	TMP-SMX 耐药肺孢子菌虽然少见,但确实存在。卡泊芬净在动物模型有活性

注:抗菌药物的选择最终应遵循药敏试验的结果及当地微生物专家意见,并根据当地数据选择合适的抗菌药物剂量;CrCl,肌酐清除率;MIC,最低抑菌浓度;MRSA,耐甲氧西林金黄色葡萄球菌;TMP-SMX,甲氧苄氨嘧啶 - 磺胺甲异噁唑。[a] 头孢西丁 1~2g 静脉滴注 1 次 /6~8h;头孢唑肟 1~2g 静脉滴注 1 次 /8~12h;头孢替坦 1~3g 静脉滴注 1 次 /12h(最大剂量 ≤6g/d);头孢米诺 1g 静脉滴注 1 次 /8h。[b] 左氧氟沙星、莫西沙星、吉米沙星不作为青霉素敏感菌株的一线治疗选择;环丙沙星主要用于革兰氏阴性菌治疗(包括流感嗜血杆菌)。[c] 替卡西林 3g 静脉滴注 1 次 /4~6h;哌拉西林 2~4g 静脉滴注 1 次 /4~6h;哌拉西林 / 他唑巴坦 4.5g 静脉滴注 1 次 /6~8h;氨曲南 1~2g 静脉滴注 1 次 /8~12h;头孢他啶 1~2g 静脉滴注 1 次 /8~12h;头孢吡肟 1~2g 静脉滴注 1 次 /8~12h;头孢哌酮 1~2g 静脉滴注 1 次 /8h;头孢哌酮 / 舒巴坦(2:1)3g 静脉滴注 1 次 /8~12h;亚胺培南 / 西司他丁(对铜绿假单胞菌)500mg(按亚胺培南计算)静脉滴注 1 次 /6~8h;美罗培南 1~2g 静脉滴注 1 次 /8h;帕尼培南 / 倍他米隆 1~2g 静脉滴注 1 次 /8~12h;比阿培南 0.3g 静脉滴注 1 次 /12h。[d] 庆大霉素 / 妥布霉素 5.1mg/(kg·d) 静脉滴注 1 次 /d;阿米卡星 15mg/kg 静脉滴注 1 次 /d;依替米星 0.2~0.3g 静脉滴注 1 次 /d;奈替米星 6.5mg/kg 静脉滴注 1 次 /d。[e] 哌拉西林 / 他唑巴坦 4.5g 静脉滴注 1 次 /6~8h;替卡西林 / 克拉维酸 3.2g 静脉滴注 1 次 /6~8h;氨苄西林 / 舒巴坦 1.5~3g 静脉滴注 1 次 /6h 或阿莫西林 / 克拉维酸 1.2g 静脉滴注 1 次 /8~12h。[f] 亚胺培南 / 西司他丁 500mg(按亚胺培南计算)静脉滴注 1 次 /6~8h;美罗培南 1~2g 静脉滴注 1 次 /8h;厄他培南 1~2g 静脉滴注 1 次 /24h;帕尼培南 / 倍他米隆 1~2g 静脉滴注 1 次 /8~12h;比阿培南 0.3g 静脉滴注 1 次 /12h。[g] 舒巴坦,4~8g/d 静脉滴注分 2~4 次。

表 101-3 2019 年美国 IDSA/ATS 指南 CAP 抗感染治疗推荐

无合并症或无 MRSA/ 铜绿假单胞菌感染危险因素的门诊 CAP
  阿莫西林
  多西环素
  大环内酯类(需当地肺炎链球菌耐药率 <25%)

有合并症门诊 CAP
  阿莫西林 / 克拉维酸或头孢菌素[1] 联合大环内酯类[2] 或多西环素
  氟喹诺酮类[3] 单用

非重症住院 CAP
  β- 内酰胺类[4] 联合大环内酯类或氟喹诺酮类(注射)
  此前有呼吸道 MRSA 分离者:加用抗 MRSA 药物[5],同时做痰或 / 和血培养或鼻腔 PCR 检查,明确是否存在 MRSA 感染
  此前有呼吸道铜绿假单胞菌分离者:加用抗铜绿假单胞菌药物[6],同时进行病原菌培养,明确诊断
  近期住院或有 MRSA 感染危险因素者:先培养或快速鼻腔 PCR 检查,有结果再抗 MRSA 治疗
  近期住院或有铜绿假单胞菌感染危险因素者:先培养,阳性结果时再加用抗铜绿假单胞菌药物

重症住院 CAP
  β- 内酰胺类联合大环内酯类或氟喹诺酮类(注射)
  此前有呼吸道 MRSA 分离者:加用抗 MRSA 药物,同时做痰或 / 和血培养或鼻腔 PCR 检查,明确是否存在 MRSA 感染
  此前有呼吸道铜绿假单胞菌分离者:加用抗铜绿假单胞菌药物,同时进行病原菌培养,明确诊断
  近期住院或有 MRSA 感染危险因素者:加用抗 MRSA 药物,同时做痰或 / 和血培养或鼻腔 PCR 检查,明确是否存在 MRSA 感染
  近期住院或有铜绿假单胞菌感染危险因素者:加用抗铜绿假单胞菌药物,同时进行病原菌培养,明确诊断

注:MRSA,耐甲氧西林金黄色葡萄球菌;CAP,社区获得性肺炎。1. 头孢菌素:头孢泊肟酯、头孢呋辛酯;2. 大环内酯类:阿奇霉素、克拉霉素(常释或缓释制剂);3. 氟喹诺酮类:左氧氟沙星、莫西沙星、吉米沙星;4.β- 内酰胺类:氨苄西林 / 舒巴坦、头孢噻肟、头孢曲松、头孢洛林;5. 抗 MRSA 药物:万古霉素、利奈唑胺;6. 抗铜绿假单胞菌药物:哌拉西林 / 他唑巴坦、头孢吡肟、头孢他啶、亚胺培南、美罗培南、氨曲南。

101

二、重症肺炎的对症支持治疗

重症肺炎治疗除了针对病原体的抗感染治疗外,维持水电解质酸碱平衡、纠正低蛋白血症、营养支持都非常有必要;同时可辅助雾化、体位引流、胸部物理治疗;对于存在低氧血症的患者应给予氧疗,维持血氧饱和度在90%以上,需呼吸支持的患者应及时进行机械通气,使患者恢复有效通气并改善氧合。

(一)氧疗和辅助呼吸

1. 鼻导管或面罩氧疗 住院CAP患者存在低氧血症时予鼻导管或面罩氧疗,维持血氧饱和度在90%以上。但对于有高碳酸血症风险的患者,在获得血气结果前,血氧饱和度宜维持在88%~92%,经鼻导管加温湿化的高流量吸氧(40~60L/min)也可尝试应用。

2. 机械通气 无创机械通气(non-invasive mechanical ventilation,NIV)包括双水平正压通气或持续正压通气,能降低急性呼吸衰竭CAP患者的气管插管率和病死率,降低多器官衰竭和感染性休克的发生率,合并COPD的CAP患者获益明显。但并发成人急性呼吸窘迫综合征(acute respiratory distress syndrome,ARDS)的CAP患者,使用NIV失败率高,且不能改善预后;重度低氧CAP患者(氧合指数<150mmHg)也不宜采用NIV。使用NIV的最初1~2小时不能改善患者的呼吸频率、氧合状态或初始高碳酸血症,均提示NIV失败,应立即改为气管插管呼吸机辅助通气。存在ARDS的CAP患者气管插管后宜采用小潮气量机械通气(6ml/kg理想体重)。

3. 体外膜氧合(extracorporeal membrane oxygenation,ECMO) 重症CAP患者如果合并ARDS且常规机械通气不能改善,可使用ECMO治疗。ECMO的适应证:①可逆性的呼吸衰竭伴有严重低氧(氧合指数<80mmHg或即使用高水平的PEEP辅助通气6小时也不能纠正低氧);②酸中毒严重失代偿(pH<7.15);③过高的平台压(如>35cmH$_2$O)。

(二)糖皮质激素的应用

非重症CAP不要常规使用激素,严重CAP及重症流感肺炎患者也不要常规使用,仅在CAP患者发生顽固性感染性休克时并在积极抗感染下可使用糖皮质激素,感染性休克控制后应及时停药,一般不超过7天。

三、肺炎治疗后的评价、处理和出院标准

大多数CAP患者在初始治疗后72小时临床症状得到改善,但影像学改善滞后于临床症状。应在初始治疗后72小时对病情进行评价,部分患者对治疗的反应相对较慢,只要临床表现无恶化,可以继续观察,不必急于更换抗感染药物。

1. 初始治疗后评价的内容 ①临床表现:包括呼吸道及全身症状、体征;②生命体征:一般情况、意识、体温、呼吸频率、心率和血压等;③一般实验室检查:包括血常规、血生化、血气分析、C反应蛋白、降钙素原等指标;④微生物学指标:可重复进行常规微生物学检查,必要时采用分子生物学和血清学等方法,积极获取病原学证据;⑤胸部影像学:临床症状明显改善的患者不推荐常规复查胸部影像,症状或体征持续存在或恶化时,应复查X线胸片或胸部CT确定肺部病灶变化。

2. 初始治疗有效的判断及处理 经治疗后达到临床稳定,可以认定为初始治疗有效。临床稳定标准需符合下列所有5项指标:①体温≤37.8℃;②心率≤100次/min;③呼吸频率≤24次/min;④收缩压≥90mmHg;⑤氧饱和度≥90%(或者动脉氧分压≥60mmHg,吸空气条件下)。初始治疗有效的处理:①经初始治疗后症状明显改善者可继续原有抗感染药物治疗;②对达到临床稳定且能接受口服药物治疗的患者,改用同类或抗菌谱相近、对致病菌敏感的口服制剂进行序贯治疗。

3. 初始治疗失败的判断及处理 初始治疗后患者症状无改善,需要更换抗感染药物,或初始治疗一度改善又恶化,病情进展,认定为初始治疗失败。临床上主要包括两种形式:①进展性肺炎,即在入院72小时内进展为急性呼吸衰竭需要机械通气支持或脓毒性休克需要血管活性药物治疗;②对治疗无反应,即经初始治疗72小时,患者不能达到临床稳定标准。初始治疗失败的原因可能有:①出现局部或全身并发症,如肺炎旁积液、脓胸、肺脓肿、ARDS、静脉炎、败血症及转移性脓肿是初始治疗失败的危险因素;②治疗方案未覆盖重要病原体(如金黄色葡萄球菌、假单胞菌),或细菌耐药(耐药肺炎链球菌或在治疗中敏感菌变为耐药菌);③特殊病原体感染(结核分枝杆菌、真菌、卡氏肺囊虫、病毒等);④非感染性疾病误诊为肺炎;⑤存在影响疗效的宿主因素(如免疫抑制)等,应进行相应处理。

4. 出院标准 患者诊断明确,经有效治疗后病情明显好转,体温正常超过24小时且满足临床稳定的其他4项指标,可以转为口服药物治疗,无需要进一步处理的并发症及精神障碍等情况时,可以考虑出院。

【几种特殊类型的肺炎】

1. 病毒性肺炎 我国免疫功能正常成人CAP检测到病毒的比例为15.0%~34.9%,常见病毒有流感病毒、副流感病毒、鼻病毒、腺病毒、人偏肺病毒、呼吸道合胞病毒、新型冠状病毒等。根据流行病学(如流行季节、疑似或诊断病例接触史、疫区旅居史等)、临床特征和病原学检测进行早期诊断、早期抗病毒(48小时内)与生命支持治疗是降低病死率的关键手段。主要呼吸道病毒性肺炎的流行病学、临床特征及治疗见表101-4。

2. 军团菌肺炎 军团菌肺炎在CAP中所占比例为5%。军团菌肺炎常发展为重症,住院的军团菌感染者近50%需入住ICU,病死率达5%~30%。易感人群包括老年、男性及吸烟者,伴有慢性心肺基础疾病、糖尿病、恶性肿瘤、免疫抑制、应用肿瘤坏死因子-α拮抗剂等。流行病学史包括接触被污染的空调或空调冷却塔及被污染的饮用水、温泉洗浴、园艺工作、管道修理、军团菌病源地旅游史等。当成人CAP患者出现伴相对缓脉的发热、急性发作性头痛、

101

表101-4 主要呼吸道病毒性肺炎的流行病学及临床特征

呼吸道病毒	流行病学特点	临床特征	影像学特征	抗病毒治疗
新型冠状病毒	人群普遍易感。传染源主要是新型冠状病毒感染的患者和无症状感染者。经呼吸道飞沫和密切接触传播,也存在经气溶胶传播的可能。潜伏期1~14天,多为3~7天	以发热、干咳、乏力为主要表现,部分以嗅觉、味觉减退或丧失等为首发症状。血白细胞总数正常或减少,可见淋巴细胞计数减少,部分患者可出现肝酶、乳酸脱氢酶、肌酶增高	早期呈现多发小斑片影及间质改变,以肺外带明显。进而发展为双肺多发磨玻璃影、浸润影,严重者可出现肺实变	无特效抗病毒药
甲型H_1N_1流感病毒、H_3N_2流感病毒	流行季节北方为11月底至次年2月底,南方另一个高峰为5—8月;流感大流行可发生在任何季节;高危因素包括老年(年龄≥65岁)、基础疾病、肥胖、免疫功能抑制、妊娠中期及妊娠晚期的孕妇等。经空气、飞沫和直接接触传播,潜伏期一般为1~7天,多为2~4天	发热、咳嗽,白细胞正常或减低,淋巴细胞减低,CRP<20mg/L,肌酸激酶/乳酸脱氢酶可有升高,部分患者进展迅速,可出现持续高热、严重呼吸困难和顽固性低氧血症	重症者双肺磨玻璃影或斑片结节状浸润影,可伴有实变	奥司他韦、扎那米韦、帕拉米韦
人感染禽流感病毒	人对禽流感病毒缺乏免疫力,与不明原因病死家禽、活禽市场或禽流感确诊患者密切接触者为高暴露人群。主要经接触病死禽及其污染的物品和环境传播,H_5N_1存在少数非持续的人间传播。潜伏期一般在7天以内	与流感病毒肺炎相似,但白细胞/淋巴细胞减低更为多见,谷丙转氨酶/乳酸脱氢酶/肌酸激酶升高更明显。H_7N_9感染患者咯血及凝血功能异常更常见	与流感病毒肺炎相似	与流感病毒肺炎相同
腺病毒	流行季节为每年2—5月;无基础疾病的青壮年多见。潜伏期3~8天。HadV-55、HadV-11、HadV-7为较常见血清型	与流感病毒肺炎相似,在免疫正常人群中更常见于青壮年	重症者以肺实变为主,可伴有磨玻璃影或斑片影,可为单侧或双侧、多叶	西多福韦(cidofovir)
呼吸道合胞病毒	是婴儿和幼儿下呼吸道感染最重要的病原体,在成人中多见于高龄、有心肺基础疾病、免疫抑制者。潜伏期4~5天	与流感病毒肺炎相似	特征性表现为结节影、树芽征伴支气管壁增厚	利巴韦林静脉或口服(不常规推荐)
中东呼吸综合征冠状病毒	人群普遍易感,需特别注意有沙特阿拉伯、阿联酋等疫区工作或旅游史;或与中东呼吸综合征确诊患者有密切接触者。潜伏期2~14天	发热伴畏寒寒战、咳嗽、气短、肌肉酸痛;腹泻、恶心呕吐、腹痛等胃肠道症状较为常见;部分患者伴有血小板减少、淋巴细胞减少;乳酸脱氢酶及肌酐升高	以双侧胸膜下和基底部肺组织受累为主的广泛磨玻璃影,可伴有实变影。亦可有胸腔积液、小叶间隔增厚等表现	利巴韦林联合干扰素

非药物引发的意识障碍或嗜睡、非药物引起的腹泻、休克、急性肝肾功能损伤、低钠血症、低磷血症、对β-内酰胺类抗菌药物无应答时,要考虑到军团菌肺炎的可能。因此,对于重症 CAP 患者,以及有军团菌感染的流行病学因素或者近两周内至流行地区旅游等情况的患者,应进行军团菌尿抗原检查和军团菌痰培养,及时排查。军团菌肺炎胸部影像相对特异性的表现是磨玻璃影中混杂着边缘相对清晰的实变影。虽然临床症状改善,影像学在短时间内仍有进展(1周内),或肺部浸润影几周甚至几个月后才完全吸收也是军团菌肺炎的影像学特点。对于免疫功能正常的轻、中度军团菌肺炎患者,可采用大环内酯类、氟喹诺酮类或多西环素单药治疗;对于重症病例、单药治疗失败、免疫功能低下的患者建议氟喹诺酮类联合利福平或大环内酯类治疗。

3. 社区获得性耐甲氧西林金黄色葡萄球菌(CA-MRSA)肺炎 目前我国 CA-MRSA 肺炎较少,仅限于儿童及青少年少量病例报道。CA-MRSA 肺炎病情严重,病死率高达 41.1%。易感人群包括与 MRSA 感染者或携带者密切接触者、流感病毒感染者、监狱服刑人员、竞技类体育运动员、近期服兵役的人员、男性有同性性行为者、经静脉吸毒的人员、蒸汽浴使用者及在感染前使用过抗菌药物的人群。CA-MRSA 肺炎病情进展迅速,其临床症状包括类流感症状、发热、咳嗽、胸痛、胃肠道症状、皮疹,严重者可出现咯血、意识模糊、ARDS、多器官功能衰竭、休克等重症肺炎表现。也可并发酸中毒、弥散性血管内凝血、深静脉血栓、气胸或脓胸、肺气囊、肺脓肿及急性坏死性肺炎。CA-MRSA 肺炎影像学特征为双侧广泛的肺实变及多发空洞。流感后或既往健康的年轻患者出现空洞、坏死性肺炎,伴胸腔积液快速增加、大咯血、中性粒细胞减少及红斑性皮疹时需疑诊 CA-MRSA 肺炎。糖肽类或利奈唑胺是 CA-MRSA 肺炎的首选药物。

101

4. 老年 CAP 目前将老年 CAP 定义为 ≥ 65 岁人群发生的肺炎。老年 CAP 的临床表现可不典型，有时仅表现为食欲减退、尿失禁、体力下降、精神状态异常等，而发热、咳嗽、白细胞 / 中性粒细胞增高等典型肺炎表现不明显，容易漏诊和误诊。呼吸急促是老年 CAP 的一个敏感指标。当老年人出现发热或上述不典型症状时，应尽早行胸部影像学检查以明确诊断。肺炎链球菌是老年 CAP 的主要病原体，但对于伴有基础疾病的老年患者（充血性心力衰竭、心脑血管疾病、慢性呼吸系统疾病、肾衰竭、糖尿病等），要考虑肠杆菌科菌感染的可能。此类患者应进一步评估产 ESBL 肠杆菌科菌的危险因素，有产 ESBL 耐药菌感染高风险的患者可经验性选择头霉素类、哌拉西林 / 他唑巴坦、头孢哌酮 / 舒巴坦、厄他培南或其他碳青霉烯类。相关危险因素包括：有产 ESBL 肠杆菌定植或感染史、前期曾使用三代头孢菌素、反复或长期住院史、留置医疗器械及肾脏替代治疗等。

5. 吸入性肺炎 吸入性肺炎是指食物、口咽分泌物、胃内容物等吸入到喉部和下呼吸道所引起的肺部感染性病变，不包括吸入无菌胃液所致的肺化学性炎症。吸入性肺炎多由隐性误吸引起，约占老年 CAP 的 71%。诊断吸入性肺炎时应注意以下几点：①有无吸入的危险因素（如脑血管病等各种原因所致的意识障碍、吞咽困难、牙周疾病或口腔卫生状况差等）；②胸部影像学显示病灶是否以上叶后段、下叶背段或后基底段为主，呈坠积样特点。吸入性肺炎多为厌氧菌、革兰氏阴性菌及金黄色葡萄球菌感染，治疗应覆盖以上病原体，并根据患者病情严重程度选择阿莫西林 / 克拉维酸、氨苄西林 / 舒巴坦、莫西沙星、碳青霉烯类等具有抗厌氧菌活性的药物，或联合应用甲硝唑、克林霉素，待痰培养及药敏试验结果回报后进行针对性目标治疗。2019 年美国 IDSA/ATS 指南则明确指出，对于吸入性肺炎不常规加用抗厌氧菌药物，除非伴发肺脓肿或脓胸。主要原因基于吸入在肺炎患者比较常见，吸入的大多是胃内容物，无需抗菌药物治疗，微生物学检查缺乏吸入导致厌氧菌感染增加的证据。

（林珮仪　张文武）

参 考 文 献

［1］ 中华医学会呼吸病学分会. 中国成人社区获得性肺炎诊断和治疗指南 (2016 年版)[J]. 中华结核和呼吸杂志, 2016, 39 (4): 1-27.

［2］ METLAY J P, WATERER G W, LONG A C. et al. Diagnosis and treatment of adults with community-acquired pneumonia: An official clinical practice guideline of American Thoracic Society and Infectious Disease Society of America [J]. Am J Respir Crit Care Med, 2019, 200 (7): e45-e67.

101

第 102 章
慢性阻塞性肺疾病急性加重

慢性阻塞性肺疾病(chronic obstructive pulmonary diseases,COPD)简称慢阻肺,是一种常见的、可预防和治疗的慢性气道疾病,其特征是持续存在的气流受限和相应的呼吸系统症状;其病理学改变主要是气道和/或肺泡异常,通常与显著暴露于有害颗粒或气体相关,遗传易感性、异常的炎症反应及肺异常发育等众多的宿主因素参与发病过程;严重的合并症可能影响疾病的表现和病死率。上述因素决定了 COPD 存在明显的异质性。肺功能检查可确定气流受限。在吸入支气管扩张剂后,第 1 秒用力呼气容积/用力肺活量(FEV_1/FVC)<70% 表明存在持续气流受限。

慢性阻塞性肺疾病急性加重(acute exacerbation of chronic obstructive pulmonary diseases,AECOPD)指呼吸症状加重,变化超过正常的每日变异率,需要调整常规药物治疗的急性发作。急性加重的风险随着气流受限严重程度的升高而增加。急性加重和并发症影响着疾病的严重程度和个体的预后,需要入院治疗的 AECOPD 患者预后不良,死亡风险增加。

【病因与发生机制】

一、病因

引起 COPD 的危险因素具有多样性的特点,可宏观概括为个体易感因素和环境因素。

(一) 个体易感因素

1. 遗传　遗传性 α1- 抗胰蛋白酶缺乏症是非吸烟者患病的重要原因,并且增加吸烟者对 COPD 的易感性。

2. 肺生长发育　任何可能影响胚胎和幼儿肺部发育的原因,如低体重儿、呼吸道感染等,也是潜在可导致 COPD 的危险因素。

3. 年龄和性别　年龄是 COPD 的危险因素,年龄越大,COPD 患病率越高。COPD 患病率在男女性别之间的差异报道不一致,但是,有文献报道女性对烟草烟雾的危害更敏感。

4. 支气管哮喘(简称哮喘)和气道高反应性　哮喘不仅可以和 COPD 同时存在,也是 COPD 的危险因素,气道高反应性也参与 COPD 的发病过程。

5. 低体重指数　低体重指数也与 COPD 的发病有关,体重指数越低,COPD 的患病率越高。吸烟和体重指数对 COPD 存在交互作用。

(二) 环境因素

1. 烟草　吸烟是世界范围内引起 COPD 最常见的危险因素。

2. 燃料烟雾　吸入烟雾和其他有毒颗粒如生物燃料的烟雾可导致肺脏炎症而引起 COPD。采用生物燃料取暖和烹饪所引起的室内污染,则是发展中国家贫穷地区女性患 COPD 的重要危险因素。

3. 空气污染　空气污染物中的颗粒物质(PM)和有害气体物质(二氧化硫、二氧化氮、臭氧和一氧化碳等)对支气管黏膜有刺激和细胞毒性作用。

4. 职业性粉尘　当职业性粉尘(二氧化硅、煤尘、棉尘和蔗尘等)的浓度过大或接触时间过久,可导致 COPD 的发生。职业环境接触的刺激性物质、有机粉尘及变应原等可导致气道反应性增高,通过这一途径参与 COPD 的发病。

5. 感染　呼吸道感染是 COPD 发病和加剧的重要因素,病毒和/或细菌感染是 AECOPD 的常见原因。

6. 社会经济地位　COPD 发病与患者的社会经济地位相关。

(三) AECOPD 的病因和诱发因素

AECOPD 可由多种因素引起,常见的是上呼吸道和气管、支气管感染。吸烟、空气污染、吸入变应原、气温变化等理化因素,以及稳定期治疗不规范或中断均可导致急性加重。误吸是部分患者反复急性加重的原因,应注意甄别。气道黏液高分泌和痰液清除障碍增加急性加重风险。急性加重可以是多种因素共同作用的结果,部分患者原因不明。

二、发病机制

COPD 的发病机制复杂,尚未完全阐明。吸入烟草烟雾等有害颗粒或气体可引起气道氧化应激、炎症反应及蛋白酶/抗蛋白酶失衡等多种途径参与 COPD 发病。多种炎症细胞参与 COPD 的气道炎症,包括巨噬细胞、中性粒细胞,以及 Tc1、Th1、Th17 和 ILC3 淋巴细胞等。激活的炎症细胞释放多种炎性介质作用于气道上皮细胞,诱导上皮细胞杯状化生和气道黏液高分泌;慢性炎症刺激气道上皮细胞释放生长因子,促进气道周围平滑肌和成纤维细胞增生,导致小气道重塑;巨噬细胞基质金属蛋白酶和中性粒细胞弹性蛋白酶等引起肺结缔组织中的弹性蛋白破坏,Tc1 淋巴细胞释放颗粒酶穿孔素损伤肺泡上皮,导致不可逆性肺损伤,引发肺气肿。此外,自身免疫调控机制、遗传危险因素及肺发育相关因素也可能在 COPD 的发生发展中起到重要作用。上述机制的共同作用导致 COPD 的形成。

三、病理生理

COPD 主要病理生理学改变包括气流受限、气体陷闭和气体交换异常。可伴有黏液高分泌、气道上皮纤毛功能障碍、全身的不良效应等。严重者可合并肺动脉高压、慢性肺源性心脏病和呼吸衰竭。COPD 患者往往同时存在多种全身合并症，并与疾病严重程度相关。

1. 气流受限及气体陷闭 进行性发展的不可逆的气流受限为 COPD 病理生理的核心特征，表现为 FEV_1/FVC 及 FEV_1 的降低，与小气道阻力增加和肺泡弹性回缩力下降相关。气流受限使呼气时气体陷闭于肺内，致肺过度充气和胸腔内压增高，导致肺泡通气量下降及心室充盈异常，进而引起劳力性呼吸困难和活动耐量的下降。过度充气在 COPD 早期即可出现，是劳力性呼吸困难的主要机制。

2. 气体交换异常 COPD 的气体交换异常存在多种机制。气流受限致肺过度充气和肺容量增加，降低吸气肌肉力量；气道阻力增加导致呼吸负荷增加；两者的共同作用可导致呼吸负荷与肌肉力量之间的失衡，通气驱动力减弱，使肺泡通气量明显下降。肺实质的广泛破坏，肺毛细血管床减少，使通气血流比例失调，气体交换进一步恶化，出现低氧血症常同时伴有高碳酸血症。这一系列的病理生理改变在 AECOPD 时会进一步紊乱，导致患者出现严重的呼吸困难。

3. 黏液高分泌和纤毛功能失调 烟草烟雾和其他有害物质刺激导致杯状细胞数量增加，黏膜下腺体增大，进而出现黏液高分泌；吸烟可使柱状上皮鳞状化生，纤毛变短而不规则，引起纤毛运动障碍。黏液高分泌和纤毛功能失调是导致慢性咳嗽咳痰的重要原因。

4. 肺动脉高压 随着 COPD 的进展，慢性缺氧导致肺小动脉缺氧性收缩，内皮细胞功能障碍及平滑肌肥大、增殖，共同参与了缺氧性肺动脉高压的发生发展，进而出现慢性肺源性心脏病和右心衰竭，提示预后不良。

【诊断】

一、病史及临床表现特点

COPD 的特征性症状是慢性和进行性加重的呼吸困难，咳嗽和咳痰。慢性咳嗽和咳痰常先于气流受限多年。①呼吸困难：是 COPD 最重要的症状，也是患者体能丧失和焦虑不安的主要原因。患者常描述为气短、气喘和呼吸费力等。早期仅在劳累时出现，之后逐渐加重，以致日常活动甚至休息时也感到气短。②慢性咳嗽：通常为首发症状，初起咳嗽呈间歇性，早晨较重，以后早晚或整晚均有咳嗽，但夜间咳嗽并不显著，少数病例咳嗽不伴有咳痰，也有少数病例虽有明显气流受限但无咳嗽症状。③咳痰：咳嗽后通常咳少量黏液性痰，部分患者在清晨较多，合并感染时痰量增多，常有脓性痰。④喘息和胸闷：不是 COPD 的特

异性症状，部分患者特别是重症患者有明显的喘息，听诊有广泛的吸气相或呼气相哮鸣音，胸部紧闷感常于劳累后发生，与呼吸费力和肋间肌收缩有关。⑤其他表现：在 COPD 的临床过程中，特别是程度较重的患者可能发生全身性症状，如体重下降、食欲减退、外周肌肉萎缩和功能障碍、精神抑郁和 / 或焦虑等，长时间的剧烈咳嗽可导致咳嗽性晕厥。⑥ COPD 后期出现低氧血症和 / 或高碳酸血症，可合并慢性肺源性心脏病和右心衰竭。

依据出现呼吸困难、慢性咳嗽或咳痰，并有 COPD 危险因素暴露史，结合肺功能检查结果，可考虑诊断 COPD；AECOPD 的主要症状是气促加重，常伴有喘息、胸闷、咳嗽加剧、痰量增加、痰液颜色和 / 或黏度改变等。此外亦可出现发热、心动过速、呼吸急促、全身不适、失眠、嗜睡、疲乏、抑郁和精神紊乱等全身症状。值得注意的是，少数患者早期无明显呼吸症状改变，而以全身表现如突发意识障碍就诊，常见于老年人等。

二、辅助检查

1. 肺功能 是判断气流受限的客观指标，对 COPD 的诊断、严重程度评价、疾病进展、预后及治疗反应等均有重要意义。肺功能检查表现为持续气流受限是确诊 COPD 的必备条件，吸入支气管舒张剂后 $FEV_1/FVC<70\%$ 即明确存在持续的气流受限。肺总量（total lung capacity，TLC）、功能残气量（functional residual capacity，FRC）和残气量（residual volume，RV）增高，肺活量（vital capacity，VC）减低，表明肺过度充气。但不建议在 AECOPD 时行该项检查，因为此类患者难以完成检查，且检查结果也不够准确。

2. 脉氧和动脉血气分析 脉氧可用于评估患者的氧饱和度及实施氧疗的必要性，对于需住院治疗的患者，动脉血气分析是评估急性加重危险程度的重要指标。动脉血气分析示 $PaO_2<60mmHg$ 和 / 或 $PaCO_2>50mmHg$，提示有呼吸衰竭。如 $PaO_2<50mmHg$，$PaCO_2>70mmHg$，$pH<7.30$ 提示病情严重，需进行严密监护或入住 ICU 行无创或有创机械通气治疗。

3. 胸部 X 线检查和心电图 胸部 X 线（后前位 + 侧位）有助于 AECOPD 与其他有类似症状的疾病相鉴别。心电图对心律失常、心肌缺血及右室肥厚的诊断有帮助。螺旋 CT、血管造影和血浆 D- 二聚体检测在诊断 AECOPD 患者发生肺栓塞时有重要作用。

4. 实验室检查 血红细胞计数及血细胞比容有助于了解有无红细胞增多症或出血。部分患者血白细胞计数增高及中性粒细胞核左移可为气道感染提供佐证，但白细胞计数无改变不能否定感染存在。血液生化检查有助于确定引起 AECOPD 的其他因素，如电解质紊乱（低钠、低钾和低氯血症等），糖尿病危象或营养不良等，也可发现合并存在的代谢性酸碱失衡。

5. 痰培养及细菌药物敏感试验 AECOPD 有脓性痰者，应给予抗生素治疗，但抗生素治疗前应进行痰培养及细菌药物敏感试验。若患者对初始抗生素治疗反应不佳时，应根据痰培养及细菌药物敏感试验结果进行调整。

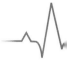

102

719

三、鉴别诊断

COPD 应与哮喘、支气管扩张症、充血性心力衰竭、肺结核和弥漫性泛细支气管炎等相鉴别,尤其要注意与哮喘进行鉴别,但 COPD 和哮喘这两种疾病可同时存在于同一患者。

AECOPD 的诊断须注意排除其他具有类似临床表现的疾病。如肺炎、充血性心力衰竭、心律失常、气胸、胸腔积液、肺血栓栓塞症等可加重患者原有症状或引起类似 AECOPD 的症状,需要仔细加以鉴别。

四、COPD 评估

COPD 评估是根据患者的临床症状、急性加重风险、肺功能异常的严重程度及合并症/并发症等情况进行综合评估,其目的在于确定疾病的严重程度,包括气流受限的严重程度、患者健康状况及未来不良事件的发生风险(如急性加重、住院或者死亡等),以最终指导治疗。

1. 症状评估 可采用改良版英国医学研究委员会呼吸困难问卷(mMRC 问卷)对呼吸困难严重程度进行评估

(表 102-1)。

2. 肺功能评估 应用气流受限的程度进行肺功能评估,即以 FEV_1 占预计值比例为分级标准。COPD 患者气流受限的肺功能分级分为 4 级(表 102-2)。

3. 急性加重风险评估 上一年发生 ≥2 次急性加重史者,或上一年因急性加重住院 ≥1 次,预示以后频繁发生急性加重的风险大。

4. COPD 的综合评估 综合评估(表 102-3)的目的是改善 COPD 的疾病管理。目前临床上采用 mMRC 分级或采用 COPD 患者自我评估测试(COPD assessment test, CAT)问卷评分作为症状评估方法,mMRC 分级 >2 级或 CAT 评分 ≥10 分表明症状较重,通常没有必要同时使用 2 种评估方法。临床上评估 AECOPD 风险也有 2 种方法:①常用的是应用气流受限分级的肺功能评估法,气流受限分级Ⅲ级或Ⅳ级表明具有高风险;②根据患者急性加重的病史进行判断,在过去 1 年中急性加重次数 ≥2 次或上一年因急性加重住院 ≥1 次,表明具有高风险。当肺功能评估得出的风险分类与急性加重史获得的结果不一致时,应以评估得到的风险最高结果为准,即就高不就低。

表 102-1 改良版英国医学研究委员会呼吸困难问卷

呼吸困难评价等级	呼吸困难严重程度
0 级	只有在剧烈活动时感到呼吸困难
1 级	在平地快步行走或步行爬小坡时出现气短
2 级	由于气短,平地行走时比同龄人慢或者需要停下来休息
3 级	在平地行走约 100m 或数分钟后需要停下来喘气
4 级	因为严重呼吸困难而不能离开家,或在穿脱衣服时出现呼吸困难

表 102-2 气流受限严重程度的肺功能分级

肺功能分级	气流受限程度	FEV_1 占预计值比例
Ⅰ 级	轻度	≥80%
Ⅱ 级	中度	50%~79%
Ⅲ 级	重度	30%~49%
Ⅳ 级	极重度	<30%

注:为吸入支气管舒张剂后的 FEV_1 值。

表 102-3 COPD 的综合评估

组别	特征		肺功能分级/级	急性加重/(次·年$^{-1}$)	呼吸困难分级/级	CAT 评分/分
	风险	症状				
A 组	低	少	Ⅰ~Ⅱ	<2	<2	<10
B 组	低	多	Ⅰ~Ⅱ	<2	≥2	≥10
C 组	高	少	Ⅲ~Ⅳ	≥2	<2	<10
D 组	高	多	Ⅲ~Ⅳ	≥2	≥2	≥10

5. COPD 合并症的评估 在对 COPD 患者进行病情严重程度的综合评估时,还应注意患者的各种全身合并症,如心血管疾病(包括外周性血管疾病)、骨骼肌功能障碍、骨质疏松症、焦虑/抑郁、睡眠呼吸暂停综合征、恶性肿瘤、代谢综合征、糖尿病、胃食管反流等慢性合并症,治疗时应予以兼顾。

五、COPD 的病程分期

COPD 的病程可分为急性加重期和稳定期。

1. 急性加重期 AECOPD 是指患者咳嗽、咳痰、呼吸困难比平时加重,或痰量增多,或咳黄痰,需要改变用药方案。根据临床征象将 AECOPD 分为 3 级(表 102-4)。神志变化是 AECOPD 病情恶化及危重的标志,须紧急抢救。此外,呼吸窘迫、辅助呼吸肌参与呼吸运动、胸腹矛盾呼吸、发绀、右心衰竭及血流动力学不稳定等均是紧急评估严重程度的独立指标。

2. 稳定期 患者的咳嗽、咳痰和气短等症状稳定或症状轻微,病情基本恢复到急性加重前的状态。

【治疗】

一、AECOPD 的处理

AECOPD 的治疗目标是最小化本次急性加重的影响,预防再次急性加重的发生。根据 AECOPD 和合并症的严重程度,可选择在门诊或住院治疗。多数急性加重患者可在门诊接受支气管舒张剂、糖皮质激素及抗菌药物等治疗;病情较重者,应住院治疗;若病情危及生命者尽快收住 ICU。急诊处理时,应首先治疗低氧血症,并尽快评估本次加重是否危及生命而决定后续治疗场所。

(一)院外治疗(居家治疗)

AECOPD 早期、病情较轻的患者可以在院外治疗,但需注意病情变化,及时决定送医院治疗的时机。院外治疗包括:①适当增加以往所用支气管舒张剂的剂量及频度,单一吸入短效 β₂ 受体激动剂或联合应用吸入短效 β₂ 受体激动剂和短效抗胆碱药。对较严重的病例可给予较大剂量雾化治疗数日,如沙丁胺醇 2 500μg、异丙托溴铵 500μg,或沙丁胺醇 1 000μg 加用异丙托溴铵 250~500μg 雾化吸入,每日 2~4 次。②症状较重及有频繁急性加重史的患者除使用支气管舒张剂外,还可考虑口服激素,泼尼松龙 30~40mg/d,连用 10~14 天,也可用激素联合短效 β₂ 受体激动剂(SABA)雾化吸入治疗。全身使用糖皮质激素对加重期治疗有益,可促进病情缓解和肺功能恢复。③COPD 症状加重,特别是有脓性痰液时应积极给予抗生素治疗。抗生素的选择应依据患者急性加重的严重程度及常见的致病菌,结合患者所在地区致病菌及耐药菌的流行情况,选择敏感的抗生素,疗程为 5~10 天。可选用阿莫西林/克拉维酸、头孢唑肟、头孢呋辛、左氧氟沙星、莫西沙星口服治疗,较重者可用第三代头孢菌素如头孢曲松(2g/d)静脉滴注。

患者院外治疗期间需密切观察病情变化,以免贻误送医院治疗的时机。

(二)住院治疗

1. AECOPD 住院治疗的指征 符合以下任意 1 条,考虑住院治疗:①出现严重的症状,如突发或加重的静息呼吸困难、呼吸频率增快、氧合下降、意识改变、嗜睡;②出现急性呼吸衰竭;③新出现体征或原有体征加重,如发绀、外周水肿;④初始治疗失败;⑤存在严重并发症,如心力衰竭、新发心律失常等;⑥重度 COPD;⑦频繁急性加重史;⑧高龄;⑨家庭或社区支持不足。

2. AECOPD 收入 ICU 的指征 符合以下任意 1 条,考虑收入 ICU:①严重呼吸困难且对初始治疗反应不佳;②意识障碍(如昏迷等);③经氧疗和无创机械通气治疗后低氧血症($PaO_2 < 40mmHg$)仍持续或进行性恶化,和/或严重/进行性加重的呼吸性酸中毒($pH < 7.25$);④需要有创机械通气;⑤血流动力学不稳定需要使用血管活性药物。

3. AECOPD 住院治疗方案

(1)氧疗:氧疗是 AECOPD 患者的基础治疗。氧疗目的是改善低氧血症,氧疗目标为血氧浓度达 88%~92%。氧疗 30 分钟后应复查动脉血气,以确认氧合满意,且未引起 CO_2 潴留及/或呼吸性酸中毒。给氧途径包括鼻导管或文丘里面罩,其中文丘里面罩更能精确地调节吸入氧浓度。

表 102-4 AECOPD 的临床分级

项目	Ⅰ级	Ⅱ级	Ⅲ级
呼吸衰竭	无	有	有
呼吸频率/(次·min⁻¹)	20~30	>30	>30
应用辅助呼吸肌群	无	有	有
意识状态改变	无	无	有
低氧血症	能通过鼻导管或文丘里面罩 28%~35% 浓度吸氧而改善	能通过文丘里面罩 28%~35% 浓度吸氧而改善	不能通过文丘里面罩吸氧而改善或需 >40% 浓度吸氧而改善
高碳酸血症	无	有,$PaCO_2$ 升高至 50~60mmHg	有,$PaCO_2 > 60mmHg$,或 $pH < 7.25$

102

经鼻高流量氧疗(high flow nasal cannula,HFNC)是一种通过高流量鼻塞持续为患者提供可以调控并以相对恒定吸氧浓度(21%~100%)、温度(31~37℃)和湿度的高流量(8~80L)吸入气体的治疗方式。与传统氧疗相比,HFNC 供氧浓度更精确,加温湿化效果更好;初步研究结果显示,高流量的气流对上气道有"冲洗效应"而减少解剖无效腔,同时可以产生一定水平的呼气末正压(平均为 3cmH₂O),对 AECOPD 患者的呼吸困难有一定的改善作用,舒适性及耐受性优于常规的无创机械通气。

(2)支气管舒张剂治疗:是 AECOPD 的一线基础治疗,优先选择单用 SABA 或联合 SAMA 吸入治疗。住院患者首选雾化吸入给药,而门诊家庭治疗可采用经储物罐吸入定量气雾剂的方法或家庭雾化治疗。茶碱类药物不推荐作为一线的支气管舒张剂,但在 β₂ 受体激动剂、抗胆碱能治疗 12~24 小时后,病情改善不佳时可考虑联合应用,但需要监测和避免不良反应。

(3)糖皮质激素治疗:在中重度 AECOPD 患者中,全身使用糖皮质激素可改善 FEV₁、氧合状态和缩短康复及住院时间,推荐剂量为甲泼尼龙 40mg/d 治疗 5 天,静脉应用与口服疗效相当。对特殊患者(合并糖尿病、高血压、消化性或应激性溃疡等)应用时需考虑到激素的不良反应,酌情减量或适时停药。长时间使用糖皮质激素可导致患者罹患肺炎及死亡的风险增加。糖皮质激素对于血嗜酸性粒细胞较低(≤ 2% 或 0.3 × 10⁹/L)的急性加重患者治疗效果可能欠佳。

与全身糖皮质激素相比,雾化吸入糖皮质激素(inhaled corticosteroids,ICS)不良反应较小,可以替代或部分替代全身糖皮质激素。文献报道雾化吸入布地奈德(4~8mg/d)与静脉应用甲泼尼龙(40mg/d)在治疗 AECOPD 中的疗效相当,可作为 AECOPD 住院患者的起始治疗。因此,推荐在非危重患者中应用雾化 ICS,建议在应用短效支气管舒张剂雾化治疗的基础上联合雾化 ICS 治疗。

(4)抗感染治疗:AECOPD 的常见致病菌包括流感嗜血杆菌、卡他莫拉菌、肺炎链球菌、铜绿假单胞菌和肠杆菌科菌;相对少见的病原体包括肺炎衣原体、肺炎支原体、军团菌、金黄色葡萄球菌等。下呼吸道细菌感染是 AECOPD 最常见的原因,占 1/3~1/2。脓性痰是判断下呼吸道细菌负荷升高最敏感的指标,相应地,咳白痰或清痰的患者为细菌性急性加重的可能性较小。对于具备抗菌药物应用指征的 AECOPD 患者,抗菌治疗可以缩短恢复时间、降低早期复发风险、减少治疗失败风险和缩短住院时间。AECOPD 抗菌治疗的临床指征为:①同时具备呼吸困难加重、痰量增加和脓性痰这 3 个主要症状(Anthonisen Ⅰ 型);②具备脓性痰和另一个主要症状(Anthonisen Ⅱ 型);③需要有创或无创机械通气治疗。初始经验性抗菌治疗见表 102-5。

需要根据病情严重程度选择抗菌药物的给药途径。病情较轻和可以接受口服药物治疗的患者,推荐口服抗菌药物作为一线治疗。静脉使用抗菌药物病情好转后,应考虑转换为口服治疗。抗菌药物治疗 2~3 天后需要评估疗效。若呼吸困难改善和脓性痰减少则提示治疗反应好,推荐抗菌疗程为 5~7 天。若初始治疗反应不佳,在调整抗感染药物治疗前,应评估:①抗菌方案是否覆盖了潜在致病原;②是否存在痰液清除障碍等影响感染控制的因素;③反复检查感染的病原学,注意耐药菌或特殊病原体感染,尤其是已经较长时间使用广谱抗菌药物和 / 或近期反复全身应用糖皮质激素治疗的患者,应注意真菌感染可能;④评估是否存在未控制的合并症和 / 或并发症。此外,需住院治疗的患者如果有流感的流行病学、临床和实验室依据,推荐使用抗流感病毒药物奥司他韦、帕拉米韦或扎那米韦等。

长期应用广谱抗生素和糖皮质激素易继发深部真菌感染,应密切观察真菌感染的临床征象并采取防治真菌感染措施。

表 102-5 AECOPD 的初始经验性抗菌治疗

病情适于门诊治疗			病情适于住院治疗	
无预后不良危险因素	有预后不良危险因素		无 PA 感染风险	有 PA 感染风险
	无 PA 感染风险	有 PA 感染风险		
无抗 PA 活性的口服内酰胺类(如阿莫西林 / 克拉维酸) 口服四环素类(如多西环素) 口服大环内酯类(如克拉霉素、阿奇霉素) 口服二代头孢菌素(如头孢呋辛、头孢克洛)或三代头孢菌素(如头孢地尼、头孢泊肟)	无抗 PA 活性的口服 β- 内酰胺类(如阿莫西林 / 克拉维酸) 口服氟喹诺酮类(如莫西沙星、左氧氟沙星、奈诺沙星)	口服氟喹诺酮类(如环丙沙星、左氧氟沙星)	无抗 PA 活性的给予 β- 内酰胺类(如阿莫西林 / 克拉维酸、氨苄西林 / 舒巴坦、头孢曲松、头孢噻肟、头孢洛林) 喹诺酮类(如左氧氟沙星、莫西沙星)	β- 内酰胺类(如头孢他啶、头孢吡肟、哌拉西林 / 他唑巴坦、头孢哌酮 / 舒巴坦) 喹诺酮类(如环丙沙星、左氧氟沙星)

注:预后不良危险因素包括年龄>65 岁、有合并症(特别是心脏病)、重度 COPD、急性加重 ≥ 2 次 / 年或 3 个月内接受过抗菌治疗;PA,铜绿假单胞菌。

（5）辅助治疗：①维持适当的体液平衡（对于使用利尿剂者尤须注意），注意营养支持等。②因 AECOPD 住院的患者，具有较高的深静脉血栓形成及肺栓塞风险，需加强针对血栓形成的预防性治疗。③积极排痰治疗，最有效的措施是保持机体有足够体液，使痰液变稀薄；其他措施有刺激咳嗽、叩击胸部、体位引流等。④及时识别并治疗伴随疾病（如冠心病、糖尿病、高血压等）及合并症（如休克、弥散性血管内凝血、上消化道出血、肾功能不全等）。

（6）无创正压通气（noninvasive positive pressure ventilation，NIPPV）：NIPPV 是目前 AECOPD 合并 Ⅱ 型呼吸衰竭患者首选的呼吸支持方式，可改善患者呼吸性酸中毒，降低 $PaCO_2$、呼吸频率、呼吸困难程度，缩短住院时间，减少病死率和气管插管率等；同时也能避免或降低有创机械通气相关的附加损害，包括气道损伤、呼吸机相关性肺炎的发生及镇痛镇静药物的副作用等。使用 NIPPV 要注意掌握合理的操作方法，提高患者依从性，避免漏气，从低压力开始逐渐增加辅助吸气压和采用有利于降低 $PaCO_2$ 的方法，从而提高 NIPPV 的效果。适应证：①中至重度呼吸困难，辅助呼吸肌参与运动及出现胸腹矛盾运动；②中至重度酸中毒（pH<7.35），和/或高碳酸血症（PCO_2>45mmHg）；③呼吸频率>25 次/min。相对禁忌证：①呼吸停止；②心血管系统功能不稳定（低血压、心律失常、心肌梗死）；③精神异常，或不能配合；④存在高误吸风险；⑤气道大量分泌物；⑥近期面部或胃食管手术；⑦颅颌面外伤；⑧固有的鼻咽部异常；⑨烧伤；⑩极度肥胖。

（7）有创机械通气：在积极的药物治疗和无创机械通气治疗后，患者的呼吸衰竭仍进行性恶化，出现危及生命的酸碱失衡和/或意识改变时，宜用有创机械通气治疗，待病情好转后，可根据情况采用无创机械通气进行序贯治疗。

有创机械通气具体应用指征：①不能耐受无创机械通气，或无创机械通气失败，或存在使用无创机械通气的禁忌证；②呼吸或心搏骤停；③呼吸暂停导致意识丧失或窒息；④意识模糊、镇静无效的精神运动性躁动；⑤严重误吸；⑥持续性气道分泌物排出困难；⑦心率<50 次/min 且反应迟钝；⑧严重的血流动力学不稳定，补液和血管活性药无效；⑨严重的室性心律失常；⑩危及生命的低氧血症，且患者不能耐受无创机械通气。

在决定终末期 COPD 患者是否使用机械通气时，还需充分考虑到病情好转的可能性、患者本人及家属的意愿，以及强化治疗条件是否许可。使用最广泛的 3 种通气模式包括同步间歇指令通气（synchronized intermittent mandatory ventilation，SIMV）、压力支持通气（pressure support ventilation，PSV）和 SIMV 与 PSV 联合模式。由于 COPD 患者广泛存在内源性呼气末正压，导致吸气功耗增加和人机不协调，因此，可常规加用适度的外源性呼气末正压，压力约为内源性呼气末正压的 80%。

（三）出院和随访

AECOPD 患者出院标准：吸入 β_2 受体激动剂频率低于 4 小时 1 次，患者可在室内行走，可正常进食和睡眠（不被呼吸困难中断），症状稳定达 12~24 小时，血气稳定达 12~24

小时，患者（家属）充分理解并配合医嘱，完成随访及居家照护事宜安排，患者、家属和医师均确定患者病情适合居家治疗和巩固疗效。

二、COPD 稳定期的处理

目标：①减轻当前症状，包括缓解症状、改善运动耐量和改善健康状况；②降低未来风险，包括防止疾病进展、防止和治疗急性加重及减少病死率。

1. 一般治疗 教育和劝导患者戒烟；避免或防止吸入粉尘、烟雾及有害气体等。

2. 药物治疗 药物治疗用于预防和控制症状，减少急性加重的频率和严重程度，提高运动耐力和生命质量。根据病情的严重程度不同，选择的治疗方法也有所不同。COPD 稳定期起始治疗药物推荐方案见表 102-6。

表 102-6 COPD 稳定期起始治疗药物推荐方案

急性加重次数	mMRC 分级 0~1 级，CAT 评分<10 分	mMRC 分级 ≥2 级，CAT 评分 ≥10 分
≥2 次中度急性加重或 ≥1 次导致住院的急性加重	C 组 LAMA	D 组 LAMA 或： LAMA+LABA* 或： ICS+LABA**
0~1 次中度急性加重（未导致住院发生）	A 组 一种支气管扩张剂	C 组 一种长效支气管扩张剂（LABA 或 LAMA）

注：* 临床症状明显；** 若嗜酸性细胞 ≥300/μl；LAMA，长效抗胆碱药；LABA，长效 β_2 受体激活剂；ICS，吸入激素。

（1）支气管舒张剂：支气管舒张剂可松弛支气管平滑肌、扩张支气管、缓解气流受限，是控制 COPD 症状的主要治疗措施。短期按需应用可缓解症状，长期规则应用可预防和减轻症状，增加运动耐力，但不能使所有患者的 FEV_1 得到改善。与口服药物相比，吸入剂的不良反应小，因此多首选吸入治疗。联合应用不同作用机制与作用时间的药物可以增强支气管舒张作用，减少不良反应。联合应用 β_2 受体激动剂、抗胆碱药和/或茶碱，可以进一步改善患者的肺功能与健康状况。① β_2 受体激动剂：主要有沙丁胺醇和特布他林等，为短效定量雾化吸入剂，数分钟内起效，15~30 分钟达到峰值，疗效持续 4~5 小时，每次剂量 100~200μg（每喷 100μg），24 小时内不超过 8~12 喷。主要用于缓解症状，按需使用。福莫特罗（formoterol）为长效定量吸入剂，作用持续 12 小时以上，较短效 β_2 受体激动剂更有效且使用方便，吸入福莫特罗后 1~3 分钟起效，常用剂量为 4.5~9.0μg，每日 2 次。茚达特罗（indacaterol）是一种新型长效 β_2 受体激动剂，该药起效快，支气管舒张作用长达 24 小时，每日 1 次吸入 150μg 或 300μg 可以明显改善肺功能和呼吸困难症状。②抗胆碱药：短效制剂有异丙托溴铵（ipratropium）气雾剂，定量吸入，起效较沙丁胺醇等短效 β_2 受体激动剂慢，但其持续时间长，30~90 分钟达最大效果，可维持 6~8 小时，使用剂量为 40~80μg（每喷 20μg），每日 3~4 次，不良反应小。噻托溴铵(tiotropium)是长效抗胆碱药,可以选择性作用于 M_1 和 M_2 受体,作用长达 24 小时以上,吸入剂量为 18μg,每日 1 次。③茶碱类药物:茶碱缓释或控释片,0.2g 口服,每 12 小时 1 次;氨茶碱 0.1g 口服,每日 3 次。

(2)激素:对高风险 COPD 患者(C 组和 D 组患者),长期吸入激素与长效 $β_2$ 受体激动剂的联合制剂可增加运动耐量、减少急性加重发作频率、提高生活质量。目前常用剂型有氟地卡松 / 沙美特罗、布地奈德 / 福莫特罗。不推荐对 COPD 患者采用长期口服激素及单一吸入激素治疗。

(3)祛痰药:常用药物有盐酸氨溴索口服 30mg,每日 3 次,N- 乙酰半胱氨酸 0.2g 口服,每日 3 次,或羧甲司坦 0.5g 口服,每日 3 次。

(4)中医治疗:某些中药具有祛痰、舒张支气管和免疫调节等作用,可用于 COPD 治疗。

3. 氧疗 长期氧疗的目的是使患者在静息状态下达到 $PaO_2 ≥ 60mmHg$ 和 / 或使 SaO_2 升至 90% 以上。COPD 稳定期患者进行长期家庭氧疗,可以提高有慢性呼吸衰竭患者的生存率,对血流动力学、血液学特征、运动能力、肺生理和精神状态都会产生有益的影响。长期家庭氧疗的应用指征:① $PaO_2 ≤ 55mmHg$ 或 $SaO_2 ≤ 88\%$,有或无高碳酸血症;② PaO_2 为 55~60mmHg 或 $SaO_2 < 89\%$,并有肺动脉高压、右心衰竭或红细胞增多症(血细胞比容 > 0.55)。长期家庭氧疗一般是经鼻导管吸入氧气,流量 1.0~2.0L/min,每日吸氧持续时间 > 15 小时。

4. 通气支持 无创机械通气已广泛用于极重度 COPD 稳定期患者。无创机械通气联合长期氧疗对某些患者,尤其是在日间有明显高碳酸血症的患者或许有一定益处。无创机械通气可以改善生存率但不能改善生命质量。COPD 合并阻塞性睡眠呼吸暂停综合征的患者,应用持续正压通气在改善生存率和住院率方面有明确益处。

5. 康复治疗 康复治疗对有进行性气流受限、严重呼吸困难而很少活动的 COPD 患者,可以改善其活动能力,提高生命质量。康复治疗包括呼吸生理治疗、肌肉训练、营养支持、精神治疗和教育等多方面措施。

(张 泓 张文武)

 参 考 文 献

[1] WANG C, XU J Y, YANG L, et al. Prevalence and risk factors of chronic obstructive pulmonary disease in China (the China Pulmonary Health [CPH] study): A national cross-sectional study [J]. Lancet, 2018, 391 (4): 1706-1717.

[2] 中华医学会呼吸病学分会慢性阻塞性肺疾病学组, 中国医师协会呼吸医师分会慢性阻塞性肺疾病工作委员会. 慢性阻塞性肺疾病诊治指南 (2021 年修订版)[J]. 中华结核和呼吸杂志, 2021, 44 (3): 170-205.

第 103 章

肺 脓 肿

肺脓肿(lung abscess)是由多种病原体所引起的肺组织化脓性病变,初始为化脓性肺炎,继而坏死、液化、脓肿形成。临床特征为高热、咳嗽和咳大量脓臭痰。胸部 X 线或 CT 显示肺实质内厚壁空洞或伴液平,如有多个直径小于 2cm 的空洞则称为坏死性肺炎。原发性肺脓肿主要见于易

误吸的无基础疾病者,继发性肺脓肿多继发于肺部新生物引起的气道堵塞或免疫抑制(如 AIDS、器官移植)患者。多发生于壮年,男多于女。病原体主要是厌氧菌和兼性厌氧菌,近年来需氧菌感染比率增高。

【病因与发病机制】

肺脓肿的病原体与感染途径密切相关。根据感染途径,肺脓肿可分为以下类型。

1. 吸入性肺脓肿 病原体经口、鼻、咽腔吸入而致病,为肺脓肿发病的最主要原因。正常情况下,吸入物(如口腔、鼻、咽部手术后的血块,齿垢或呕吐物等)经气道黏液 - 纤毛运载系统、咳嗽反射和肺巨噬细胞可迅速清除。但当有意识障碍如在全身麻醉、醉酒、药物过量、癫痫、脑中风时,或由于受寒、过度疲劳、全身免疫力与气道防御清除功能降低时,吸入的病原菌可致病。此外,还可由于扁桃体炎、鼻窦炎、齿槽脓溢或龋齿等脓性分泌物被吸入而致病。本型常为单发性,其发生与支气管解剖及体位有关。由于右总支气管较陡直,且管径较粗,吸入性分泌物易吸入右肺,故右肺发病多于左肺。在仰卧时,好发于上叶后段或下叶背段,在坐位时,好发于下叶后基底段。右侧位时,好发于右上叶前段和后段形成的腋亚段。病原体多为厌氧菌,如消化链球菌属、普雷沃菌属、拟杆菌属和梭杆菌属等,常为混合感染。还有需氧或兼性厌氧菌存在,其中最常见需氧或兼性厌氧菌为肺炎球菌、金黄色葡萄球菌(简称金葡菌)、溶血性链球菌、草绿色链球菌、铜绿假单胞菌、肺炎克雷伯菌、大肠埃希菌、军团菌、奴卡菌等。

2. 血源性肺脓肿 皮肤创伤感染、疖痈、骨髓炎、中耳炎、产后盆腔感染等所致的菌血症,菌栓经血行播散到肺,引起小血管栓塞、炎症和坏死而形成肺脓肿。静脉吸毒者如有右心细菌性心内膜炎,三尖瓣赘生物脱落阻塞肺小血管而形成肺脓肿,常为双肺外野的多发性脓肿。病原菌以金葡菌、表皮葡萄球菌及链球菌为常见。

3. 继发性肺脓肿 在肺部其他疾病基础上[如某些细菌性肺炎(金葡菌、铜绿假单胞菌和肺炎克雷伯菌等)、支气管扩张、支气管囊肿、空洞性肺结核等]产生继发感染而发病。支气管肺癌或误吸异物阻塞支气管,诱发引流支气管远端肺组织感染而形成肺脓肿。支气管异物阻塞是小儿肺脓肿的重要因素。有些肺癌本身迅速增长,以致血供不足,

发生中央性坏死伴发感染而形成脓肿。肺部邻近器官感染病变如膈下脓肿、阿米巴肝脓肿扩散蔓延穿破膈肌进入肺部,引起肺脓肿。此外,肾周围脓肿、脊柱旁脓肿、食管穿孔等,穿破至肺亦可形成脓肿。

如急性肺脓肿治疗不彻底,或支气管引流不畅,导致大量坏死组织残留脓腔,炎症迁延 3 个月以上则称为慢性肺脓肿。

【诊断】

一、临床表现特点

吸入性肺脓肿患者多有齿、口、咽喉的感染灶,或有上文所述降低呼吸道局部、全身抵抗力的诱因。起病急骤,患者畏寒、发热,体温多呈弛张热或 / 和稽留热,达 39~40℃,全身关节及肌肉酸痛,乏力,胃纳差。伴咳嗽,随感染加重,痰量则逐渐增加。从干咳转为咳黏液痰或黏液脓痰。如感染不能及时控制,于发病后 10~14 天,咳嗽加剧,脓肿溃破入支气管,突然有大量脓痰及脓肿坏死组织咳出,痰量每日可达 300~500ml。约 1/3 患者伴有不同程度的咯血,偶有中、大量咯血而突然窒息致死。伴随大量脓痰的咳出,全身中毒症状明显减轻,热度迅速下降。腐臭脓痰提示厌氧菌感染,但无臭痰液亦不能排除厌氧菌,因为如微嗜氧和厌氧链球菌感染并不产生腐臭痰。典型肺脓肿痰静置后可分三层,上层为黏液及泡沫,中层为浆液,下层为脓块及坏死组织。如炎症波及局部胸膜可引起胸痛;病变范围较大,可出现气急。肺脓肿破溃到胸膜腔,可出现突发性胸痛、气急,出现脓气胸。部分患者缓慢发病,仅有一般的呼吸道感染症状。血源性肺脓肿多先有原发病灶引起的畏寒、高热等全身脓毒血症的症状,经数日至两周才出现肺部症状,如咳嗽、咳痰等,通常痰量不多,极少咯血。慢性肺脓肿患者有慢性咳嗽、咳脓痰、反复咯血、继发感染和不规则发热等,常呈贫血、消瘦、慢性消耗病态。肺脓肿的体征与肺脓肿的大小和部位有关,病变较小或位于肺脏的深部,可无异常体征;病变较长,脓肿周围

有大量炎症,叩诊呈浊音或实音,听诊呼吸音减低,有时可闻及湿啰音;血源性肺脓肿体征常呈阴性;慢性者有杵状指(趾)。

二、辅助检查

1. 血象 白细胞计数可达 $20 \times 10^9/L$ 以上,中性粒细胞比例>0.8~0.9,核明显左移,常有中毒颗粒。慢性者血细胞无明显改变,但可有轻度贫血。

2. 病原学检查 痰液涂片革兰氏染色检查,痰、胸腔积液和血培养,有助于确定病原菌和选择有效的抗生素。尤其是胸腔积液和血培养阳性时对致病菌的诊断价值更大。由于痰液经过口腔时均被口腔中厌氧菌污染,故不需要进行痰厌氧菌培养。如需进行痰厌氧菌培养,应通过气管吸引、经皮肺穿刺吸引或经鼻支气管镜防污染毛刷采样定量培养。

3. X 线检查 肺脓肿的 X 线表现根据类型、病期、支气管的引流是否通畅及有无胸膜并发症而有所不同。吸入性肺脓肿在早期化脓性炎症阶段,其典型的 X 线征象为大片浓密模糊炎性浸润阴影,边缘不清,分布在一个或数个肺段,与细菌性肺炎相似。脓肿形成后,大片浓密炎性阴影中出现圆形透亮区及液平。在消散期,脓腔周围炎症逐渐吸收,脓腔缩小而至消失,最后残留少许纤维条索阴影。慢性肺脓肿脓腔壁增厚,内壁不规则,周围炎症略消散,但不完全,伴纤维组织显著增生,并有程度不等的肺叶收缩、胸膜增厚。纵隔向患侧移位,其他健肺发生代偿性肺气肿。血源性肺脓肿在一肺或双肺边缘部有多发的散在小片状炎症阴影或边缘较整齐的球形病灶,其中可见脓腔及液平。炎症吸收后可呈现局灶性纤维化或小气囊。并发脓胸者,患侧胸部呈大片浓密阴影;若伴发气胸则可见液平。侧位 X 线检查,可明确脓肿在肺脏中的部位及其范围大小。

4. CT 检查 CT 能更准确定位及鉴别肺脓肿和有气液平的局限性脓胸、发现体积较小的脓肿和葡萄球菌肺炎引起的肺气囊。CT 扫描对侵入胸壁的放线菌性肺脓肿最具诊断价值,波浪状肋骨破坏的征象提示放线菌性脓肿。怀疑支气管肺隔离症感染导致肺脓肿时,增强 CT 或动脉造影有助于诊断。

5. 纤支镜检查 应列为常规,可达诊断和治疗双重目的。若为支气管肿瘤,可摘取做活检,考虑外科根治手术;还可取痰液标本行病原学检查。如见到异物可摘(取)出,使引流恢复通畅。亦可借助纤支镜吸引脓液和病变部注入抗生素,促进支气管引流和脓腔的愈合,以提高疗效与缩短病程。

三、诊断注意事项

对有口腔手术、昏迷呕吐、异物吸入后,突发畏寒、高热、咳嗽和咳大量脓臭痰等病史的患者,其血白细胞总数及中性粒细胞显著增高,结合胸部 X 线表现,可作出诊断。有皮肤创伤感染、疖、痈等化脓性病灶,或静脉吸毒者患心内膜炎,出现发热不退并有咳嗽、咳痰等症状,胸部 X 线检查示有两肺多发性小脓肿时,可诊断为血源性肺脓肿。血、痰培养,包括厌氧菌培养及药敏试验,对确定病因诊断和抗菌药物的选用有重要价值。肺脓肿应注意与以下疾病相鉴别。

1. 细菌性肺炎 早期肺脓肿与细菌性肺炎在症状及 X 线表现上很相似。细菌性肺炎中肺炎链球菌肺炎最常见,常有口唇疱疹、铁锈色痰而无大量脓臭痰;X 线胸片示肺叶或肺段实变,或呈片状淡薄性病变,边缘模糊不清,但无脓腔形成。其他有化脓性倾向的葡萄球菌、肺炎克雷伯菌肺炎等,痰或血的细菌培养与分离可作出鉴别。当用抗菌药物治疗后仍高热不退、咳嗽、咳痰加剧并咳出大量脓臭痰时应考虑为肺脓肿。

2. 支气管肺癌 支气管肺癌阻塞支气管常引起远端肺化脓性感染而形成肺脓肿。但其形成肺脓肿的病程相对较长,有一个逐渐阻塞的过程,中毒症状不明显,脓痰量亦较少。阻塞性感染由于支气管引流不畅,抗菌药物疗效不佳。因此,对 40 岁以上出现同一部位反复肺部感染,且抗生素治疗效果不满意的患者,应考虑支气管肺癌引起阻塞性肺炎的可能,可送痰液找癌细胞和做纤支镜检查,以明确诊断。肺鳞癌本身亦可发生坏死液化形成癌性空洞,但无急性起病和明显中毒症状,临床多有刺激性咳嗽和咯血,胸部 X 线片示空洞常呈偏心、壁较厚、内壁凹凸不平,一般无液平,空洞周围无炎症反应,外壁呈分叶状,有脐样切迹或细小毛刺。由于癌肿经常发生转移,故常见到肺门淋巴结肿大。纤支镜和痰脱落细胞学检查可明确诊断。

3. 空洞性肺结核继发感染 发病缓慢,病程长,常伴有结核毒性症状,如午后低热、乏力、盗汗、长期咳嗽、咯血等。病灶多位于肺上部。胸部 X 线片示空洞壁较厚,其周围可见结核浸润病灶,或伴有斑点、结节状病变,空洞内一般无液平,有时伴有同侧或对侧的结核播散病灶。痰中可找到结核杆菌。但是一旦并发细菌化脓性感染时,急性感染症状和体征就会非常突出,阳性结核杆菌也可能因化脓性感染细菌的大量繁殖而难以检出,因此,没有过去典型结核病病史或临床表现的病例,极易将结核性空洞继发感染误诊为肺脓肿。如一时不能鉴别,按急性肺脓肿治疗控制急性感染后,胸片即可显示纤维空洞及周围结核病变,痰结核杆菌也可能转阳。

4. 肺囊肿继发感染 继发感染时,囊肿内可见气液平,周围炎症反应轻,无明显中毒症状和脓痰。而且随着感染的控制,炎症消散,囊肿壁薄、光洁整齐为其特征。若与感染前的 X 线片相比较,则更易鉴别。

【治疗】

肺脓肿的治疗原则是抗菌药物治疗和脓液引流。

一、抗菌药物治疗

急性吸入性肺脓肿多为厌氧菌感染,一般都对青霉素敏感,青霉素常为首选药物。仅脆弱拟杆菌对青霉素不敏感,但对林可霉素(洁霉素,lincomycin)、克林霉素(氯洁霉素,clindamycin)和甲硝唑(metronidazole)敏感。青霉素剂量 1 200 万~1 800 万 U/d 分 4~6 次静脉滴注。在有效抗生素治疗下,体温 3~10 天可下降至正常。此时可将静脉给药转换为肌内注射。若青霉素疗效不佳,可用林可霉素 1.8~3.0g/d 分次静脉滴注,或克林霉素 0.6~1.8g/d,或甲硝唑 0.4g,每天 3 次口服或静脉滴注。血源性肺脓肿多为葡萄球菌和链球菌感染,可选用耐 β- 内酰胺酶的青霉素类或头孢菌素,对 MRSA 则需用万古霉素或替考拉宁。如为阿米巴原虫感染,则用甲硝唑治疗。如为革兰氏阴性杆菌,则可选用第二、三代头孢菌素、氟喹诺酮类,可联用氨基糖苷类抗生素。如庆大霉素(16 万 ~24 万 U/d)、阿米卡星(丁胺卡那霉素,0.4~0.6g/d)、妥布霉素(160~240mg/d)等。有条件时最好参考细菌培养和药敏试验结果调整和选择抗生素。

抗生素疗程一般为 6~8 周,或直至临床症状完全消失,X 线片显示脓腔及炎性病变完全消散,仅残留条索状纤维阴影为止。

二、脓液引流

脓液引流是提高疗效的有效措施。痰黏稠不易咳出者可用祛痰药或雾化吸入生理盐水、祛痰药或支气管扩张剂等以利痰液的引流。体位引流排脓是缩短病程、加速病灶愈合、提高治愈率的重要环节,对一般情况好、发热不高的患者,使脓肿部位处于高位,在患部轻拍,每天 2~3 次,每次 10~15 分钟。但对脓液甚多且身体虚弱者体位引流应慎重,以免大量脓痰涌出,不能及时咳出而造成窒息。有明显痰液阻塞征象,可经纤支镜冲洗并吸引。贴近胸壁的巨大脓腔,可留置导管引流和冲洗。合并脓胸时应尽早胸腔抽液、引流。

三、外科手术治疗

适应证:①肺脓肿病程超过 3 个月,经内科治疗脓腔不缩小,或脓腔过大(>5cm)估计不易闭合者;②大咯血经内科治疗无效或危及生命者;③伴有支气管胸膜瘘或脓胸经抽吸、引流和冲洗疗效不佳者;④支气管阻塞疑为支气管肺癌者。

(张文武　田方)

参 考 文 献

[1] 葛均波, 徐永健, 王辰. 内科学 [M]. 9 版. 北京: 人民卫生出版社, 2018: 57-61.
[2] 林果为, 王吉耀, 葛均波. 实用内科学 [M]. 15 版. 北京: 人民卫生出版社, 2017: 1255-1258.

第104章

肺栓塞

肺栓塞(pulmonary embolism,PE)是由内源性或外源性栓子堵塞肺动脉或其分支引起肺循环和右心功能障碍的一组临床和病理生理综合征,包括肺血栓栓塞症(pulmonary thromboembolism,PTE)、脂肪栓塞综合征、羊水栓塞、空气栓塞、肿瘤栓塞等。来自静脉系统或右心的血栓堵塞肺动脉或其分支引起肺循环和呼吸功能障碍的临床和病理综合征称为PTE,临床上95%以上的PE是由PTE所致,PTE是最常见的PE类型,因此,临床上所说的PE通常指的是PTE。临床常发现PTE患者可能存在不止一种疾病状态,从而导致了临床处理的复杂性,如对于妊娠PTE患者,需要考虑到CT检查对胎儿发育的可能影响;对于肿瘤PTE患者则需要考虑抗凝治疗如何选择药物;有活动性出血、围手术期、血小板减少的PTE患者如何进行抗凝治疗;PTE合并右房血栓如何处理等。另一方面,PTE主要来源于下肢的深静脉血栓形成,PE中80%~90%的栓子来源于下肢或骨盆深静脉血栓,临床上又把PE和深静脉血栓形成(deep venous thrombosis,DVT)划归于静脉血栓栓塞症(venous thromboembolism,VTE),并认为PE和DVT具有相同的易患因素,大多数情况下二者伴随发生,为VTE的两种不同临床表现形式。PE可单发或多发,但常发生于右肺和下叶。当栓子堵塞肺动脉,如果其支配区的肺组织因血流受阻或中断而发生坏死,称之为肺梗死(pulmonary infarction,PI)。由于肺组织同时接受肺动脉、支气管动脉和肺泡内气体三重供氧,因此肺动脉阻塞时临床上较少发生肺梗死。如存在基础心肺疾病或病情严重,影响到肺组织的多重氧供,才有可能导致肺梗死。

经济舱综合征(economy class syndrome,ECS)是指由于长时间空中飞行,静坐在狭窄而活动受限的空间内,双下肢静脉回流减慢,血液淤滞,从而发生DVT和/或PTE,又称为机舱性血栓形成。长时间坐车(火车、汽车、马车等)旅行也可以引起DVT和/或PTE,故广义的ECS又称为旅行者血栓形成(traveler's thrombosis)。

"e栓塞":是指上网时间比较长而导致的下肢静脉血栓形成并栓塞的事件,与现代工作中电脑普及和相应工作习惯有关。

【病因与发病机制】

一、病因

PE的栓子99%属血栓性质,因此,导致血栓形成的危险因素均为PE的病因。这些危险因素包括自身因素(多为永久性因素)和获得性因素(多为暂时性因素)。自身因素一般指的是血液中一些抗凝物质及纤溶物质先天性缺损,如蛋白C缺乏、蛋白S缺乏、抗凝血酶Ⅲ(AT Ⅲ)缺乏,以及凝血因子V Leiden突变和凝血酶原(PTG)20210A突变等,为明确的VTE危险因素,常以反复静脉血栓形成和栓塞为主要临床表现,称为遗传性血栓形成倾向,或遗传性易栓症。若40岁以下的年轻患者无明显诱因反复发生DVT和PTE,或发病呈家族聚集倾向,应注意检测这些患者的遗传缺陷。获得性因素临床常有:高龄、长期卧床、长时间旅行、动脉疾病(含颈动脉及冠状动脉病变)、近期手术史、创伤或活动受限如卒中、肥胖、真性红细胞增多症、管状石膏固定患肢、VTE病史、急性感染、抗磷脂抗体综合征、恶性肿瘤、妊娠、口服避孕药或激素替代治疗等。随着医学科学技术的发展,心导管、有创性检查及治疗技术[如植入型心律转复除颤器(ICD)植入和中心静脉置管等]的广泛开展,也大大增加了DVT-PE的发生。此外,"瘾君子"患者因上肢静脉炎所致右心细菌感染性栓子也会引起PE,而异物PE临床上偶尔会碰到,但极为罕见。因此充分重视上述危险因素将有助于对PE的早期识别。

引起PTE的血栓可以来源于下腔静脉径路、上腔静脉径路或右心腔,其中大部分来源于下肢深静脉,尤其是从腘静脉上端到髂静脉段的下肢近端深静脉(占50%~90%)。盆腔静脉丛亦是血栓的重要来源。

二、发病机制

由于PE致肺动脉管腔阻塞,栓塞部位肺血流量减少或中断,机械性肺毛细血管前动脉高压,加之肺动脉、冠状动脉反射性痉挛,使肺毛细血管床减少,肺循环阻力增加,肺动脉压力上升,使右心负荷加重,心排血量下降。由于右心负荷加重致右心压力升高,右室扩张致室间隔左移,导致左室舒张末期容积减少和充盈减少,使主动脉与右室压力阶差缩小及左室功能下降,进而心排血量减少,体循环血压下降,冠状动脉供血减少及心肌缺血,致脑动脉及冠状动脉供血不足,患者可发生脑供血不足、脑梗死、心绞痛、急性冠脉综合征、心功能不全等。肺动脉压力升高程度与血管阻塞程度有关。由于肺血管床具备强大的储备能力,对于原无心肺异常的患者,肺血管床面积减少25%~30%时,肺动脉平均压轻度升高;肺血管床面积减少30%~40%时,肺动脉平均压可达30mmHg以上,右室平均压可升高;肺血管床面积减少 40%~50% 时,肺动脉平均压可达 40mmHg,右室充盈压升高,心排血指数下降;肺血管床面积减少 50%~70% 时,可出现持续性肺动脉高压;肺血管床面积减少达 85% 以上时,则可发生猝死。PE 时由于低氧血症及肺血管内皮功能损伤,释放内皮素、血管紧张素 Ⅱ,加之血栓中的血小板活化脱颗粒释放 5- 羟色胺、缓激肽、血栓素 A、二磷酸腺苷、血小板活化因子等大量血管活性物质,均进一步使肺动脉血管收缩,致肺动脉高压等病理生理改变。PE 后堵塞部位肺仍保持通气,但无血流,肺泡不能充分地进行气体交换,致肺泡无效腔增大,导致肺通气血流比例失调,低氧血症发生。由于右房与左房之间压差倒转,约 1/3 的患者超声可检测到经卵圆孔的右向左分流,加重低氧血症,同时也增加反常栓塞和卒中的风险。较小的和远端的栓子虽不影响血流动力学,但可使肺泡出血致咯血、胸膜炎和轻度的胸膜渗出,临床表现为"肺梗死"。

若急性 PE 后肺动脉内血栓未完全溶解,或反复发生 PTE,则可能形成慢性血栓栓塞性肺动脉高压(chronic thromboembolic pulmonary hypertension,CTEPH),继而出现慢性肺心病,右心代偿性肥厚和右心衰竭。

【诊断】

一、临床表现特点

PE 发生后临床表现多种多样,可涉及呼吸、循环及神经系统等多个系统,但是缺乏特异性。其表现主要取决于栓子的大小、数量,与肺动脉堵塞的部位、程度、范围,也取决于过去有无心肺疾病、血流动力学状态、基础心肺功能状态、患者的年龄及全身健康状况等。较小栓子可能无任何临床症状。小范围的 PE(面积小于肺循环 50% 的 PE)一般没有症状或仅有气促,活动后尤为明显。当肺循环 >50% 突然发生栓塞时,就会出现严重的呼吸功能和心功能障碍。多数患者因呼吸困难、胸痛、先兆晕厥、晕厥和 / 或咯血而疑诊为急性 PE。

1. 症状 常见症状有:①不明原因的呼吸困难及气促,尤以活动后明显,为 PE 最重要、最常见症状,发生率为 80%~90%。②胸痛:为 PE 常见的症状,发生率为 40%~70%,可分为胸膜炎性胸痛(40%~70%)及心绞痛样胸痛(4%~12%)。胸膜炎性胸痛常为较小栓子栓塞周边的肺小动脉,局部肺组织中的血管活性物质及炎性介质释放累及胸膜所致。胸痛多与呼吸有关,吸气时加重,并随炎症反应消退或胸腔积液量的增加而消失。心绞痛样疼痛为较大栓子栓塞大的肺动脉所致,是梗死面积较大致血流动力学变化,引起冠状动脉血流减少,患者发生典型心绞痛样发作,发生时间较早,往往在栓塞后迅速出现。③晕厥:发生率为 11%~20%,为大面积 PE 所致心排血量降低致脑缺血,值得重视的是临床上晕厥可为 PE 首发或唯一临床症状。出现晕厥往往提示预后不良,有晕厥症状的 PTE 死亡率高达 40%,其中部分患者可猝死。④咯血:占 10%~30%,多于梗死后 24 小时内发生,常为少量咯血,大咯血少见,多提示肺梗死发生。⑤烦躁不安、惊恐甚至濒死感:多提示梗死面积较大,与严重呼吸困难或胸痛有关。⑥咳嗽、心悸等。各病例可出现以上症状的不同组合。临床上有时出现所谓"三联征",即同时出现呼吸困难、胸痛及咯血,但仅见于 20% 的患者,常常提示肺梗死患者。急性 PE 也可完全无症状,仅在诊断其他疾病或尸检时意外发现。

2. 体征 常见体征有:①呼吸系统,呼吸频率增加(>20 次 /min)最常见;发绀;肺部有时可闻及哮鸣音和 / 或细湿啰音;合并肺不张和胸腔积液时出现相应的体征。②循环系统:心率加快(>90 次 /min),主要表现为窦性心动过速,也可发生房性心动过速、心房颤动、心房扑动或室性心律失常;多数患者血压可无明显变化,低血压和休克罕见,但一旦发生常提示中央型急性 PE 和 / 或血流动力学受损;颈静脉充盈、怒张,或搏动增强;肺动脉瓣区第二心音亢进或分裂,三尖瓣可闻及收缩期杂音。③其他:可伴发热,多为低热,提示肺梗死。

3. DVT 的症状与体征 下肢 DVT 的主要表现为患肢肿胀、周径增大、疼痛或压痛、皮肤色素沉着,行走后患肢易疲劳或肿胀加重。但半数以上的下肢 DVT 患者无自觉症状和明显体征。应测量双侧下肢的周径来评价其差别,大、小腿周径的测量点分别为髌骨上缘以上 15cm 处、髌骨下缘以下 10cm 处。双侧相差 >1cm 即考虑有临床意义。

二、辅助检查

1. 动脉血气分析 尽管血气分析的检测指标不具有特异性,但有助于对 PE 的筛选。为提高血气分析对 PE 诊断的准确率,应以患者就诊时卧位、未吸氧、首次动脉血气分析的测量值为准。由于动脉血氧分压随年龄的增长而下降,所以血氧分压的正常预计值应按照公式,$PaO_2(mmHg)=106-0.14 \times$ 年龄(岁)进行计算。70%~86% 的患者提示低氧血症及呼吸性碱中毒,93% 的患者有低碳酸血症,86%~95% 的患者肺泡 - 动脉血氧分压差 $P_{A-a}O_2$ 增加(>15mmHg)。

2. 血浆 D- 二聚体测定 为目前诊断 PE 及 DVT 的常规实验室检查方法。急性血栓形成时,凝血和纤溶系统同时激活,引起血浆 D- 二聚体水平升高,如 >500μg/L 对诊断 PE 有指导意义。D- 二聚体水平与血栓大小、堵塞范围无明显关系。由于血浆中 2%~3% 的血浆纤维蛋白原转变为纤维蛋白,经过活化和水解后产生纤维蛋白降解产物,其中包括 D- 二聚体,故正常人血浆中可检测到微量 D- 二聚体,正常时 D- 二聚体 <250μg/L。D- 二聚体测定灵敏度高而特异度差,阴性预测价值很高,水平正常多可以排除急性 PE 和 DVT。在某些病理情况下也可以出现 D- 二聚体水平升高,如肿瘤、炎症、出血、创伤、外科手术及急性心肌梗死和主动脉夹层,所以 D- 二聚体水平升高的阳性预测价值很低。本项检查的主要价值在于急诊室排除急性 PE,尤其是低度可疑的患者,而对确诊无益。中度急性 PE 可疑的患者,即使检测 D- 二聚体水平正常,仍需要进一步检查。高度急性 PE 可疑的患者,此类患者不论检测的结果如何,均不能排除急性 PE,需行超声或 CT 肺

动脉造影进行评价。

3. 心电图 心电图改变是非特异性的,常为一过性和多变性,需动态比较观察有助于诊断。窦性心动过速是最常见的心电图改变,其他包括电轴右偏,右心前导联及Ⅱ、Ⅲ、aVF 导联 T 波倒置(此时应注意与非 ST 段抬高性急性冠脉综合征进行鉴别),完全性或不完全性右束支传导阻滞等;最典型的心电图表现是 $S_1Q_ⅢT_Ⅲ$(Ⅰ导联 S 波变深,S 波>1.5mm,Ⅲ导联有 Q 波和 T 波倒置),但比较少见。房性心律失常,尤其是心房颤动也比较多见,急性 PE 的患者也可以表现为 P 波形态的异常,如肺性 P 波等。

4. 超声心动图 在提示诊断、预后评估及除外其他心血管疾病方面有重要价值。超声心动图具有快捷、方便和适合床旁检查等优点,尤其适用于急诊,可提供急性 PE 的直接和间接征象,直接征象为发现肺动脉近端或右心腔(包括右房和右室)的血栓,如同时患者临床表现符合 PTE,可明确诊断。间接征象多是右心负荷过重的表现,如右室壁局部运动幅度降低;右室和 / 或右房扩大;室间隔左移和运动异常;近端肺动脉扩张;三尖瓣反流速度增快等。既往无心肺疾病的患者发生急性 PE,右室壁一般无增厚,肺动脉收缩压很少超过 35~40mmHg。因此在临床表现的基础上,结合超声心动图的特点,有助于鉴别急、慢性 PE。

5. 胸部 X 线检查 PE 时 X 线检查可有以下征象。①肺动脉阻塞征:区域性肺血管纹理纤细、稀疏或消失,肺野透亮度增加;②肺动脉高压征及右心扩大征:右下肺动脉干增宽或伴截断征,肺动脉段膨隆及右室扩大;③肺组织继发改变:肺野局部片段阴影,尖端指向肺门的楔形阴影,肺不张或膨胀不全,肺不张侧可见膈肌抬高,有时合并胸腔积液。

6. CT 肺动脉造影 CT 肺动脉造影具有无创、快捷、图像清晰和较高的性价比等特点,同时由于可以直观判断肺动脉阻塞的程度和形态,以及累及的部位和范围,因此是目前急诊确诊 PE 的最主要确诊手段之一。CT 肺动脉造影可显示主肺动脉、左右肺动脉及其分支的血栓或栓子,不仅能够发现段以上肺动脉内的栓子,对亚段或以上的 PE 的诊断价值较高,其诊断灵敏度为 83%,特异度为 78%~100%,但对亚段以下的肺动脉内血栓的诊断灵敏度较差。PE 的直接征象为肺动脉内的低密度充盈缺损,部分或完全包围在不透光的血流之间(轨道征),或者呈完全充盈缺损,远端血管不显影。间接征象包括肺野楔形密度增高影,条带状的高密度区或盘状肺不张,中心肺动脉扩张及远端血管分支减少或消失等。同时也可以对右室的形态和室壁厚度等右室改变的征象进行分析。

7. 放射性核素肺通气灌注扫描 本项检查是二线诊断手段,在急诊的应用价值有限,通常禁用于肾功能不全患者、造影剂过敏患者或者孕妇。严重肺动脉高压,中度以上心脏内右向左分流及肺内分流者禁用此诊断方法。典型征象是与通气显像不匹配的肺段分布灌注缺损。其诊断 PE 的灵敏度为 92%,特异度为 87%,且不受肺动脉直径的影响,尤其在诊断亚段以下肺动脉血栓栓塞中具有特殊意义。

8. 肺动脉造影 是公认诊断 PE 的金指标,属有创性检查,不作为 PTE 诊断的常规检查方法。肺动脉造影可显示直径 1.5mm 的血管栓塞,其灵敏度为 98%,特异度为 95%~98%。肺动脉造影影像特点为:直接征象为血管腔内造影剂充盈缺损,伴或不伴轨道征的血流阻断;间接征象为栓塞区域血流减少及肺动脉分支充盈及排空延迟。多在患者需要介入治疗如导管抽吸栓子、直接肺动脉内溶栓时应用。

9. 磁共振肺动脉造影(magnetic resonance pulmonary angiography,MRPA) 单次屏气 20 秒内完成 MRPA 扫描,可直接显示肺动脉内栓子及 PE 所致的低灌注区。与 CT 肺动脉造影相比,MRPA 的一个重要优势在于可同时评价患者的右心功能,对于无法进行造影的碘过敏患者也适用,缺点在于不能作为独立排除急性 PE 的检查。

10. 下肢深静脉检查 对于 PE 来讲这项检查十分重要,可寻找 PE 栓子的来源。血管超声多普勒检查为首选方法,可对血管腔大小、管壁厚度及管腔内异常回声均可直接显示。除下肢静脉超声外,对可疑的患者应推荐加压静脉超声成像(compression venous ultrasonography,CUS)检查,即通过探头压迫静脉等技术诊断 DVT,静脉不能被压陷或静脉腔内无血流信号为 DVT 的特定征象。CUS 诊断近端血栓的灵敏度为 90%,特异度为 95%。

11. 遗传性易栓症相关检查 建议对以下情况患者进行遗传性易栓症筛查:①发病年龄较轻(<50 岁);②有明确的 VTE 家族史;③复发性 VTE;④少见部位(如下腔静脉,肠系膜静脉,脑、肝、肾静脉等)的 VTE;⑤无诱因 VTE;⑥女性口服避孕药或绝经后接受雌激素替代治疗的 VTE;⑦复发性不良妊娠(流产,胎儿发育停滞,死胎等);⑧口服华法林抗凝治疗中发生双香豆素性皮肤坏死;⑨新生儿暴发性紫癜。中国人最常见的遗传性易栓症是抗凝蛋白缺陷,建议筛查抗凝血酶、蛋白 C 和蛋白 S 的活性,对于活性下降者有条件应进行相关抗原水平测定以明确抗凝蛋白缺陷的类型。对于哈萨克族、维吾尔族等有高加索人种血统的少数民族除了筛查上述项目外,还应检测凝血因子 V Leiden 突变和 PTG20210A 突变。上述检测未发现缺陷的 VTE 患者,建议进一步检测血浆同型半胱氨酸(MTHFR 突变),血浆因子Ⅷ、Ⅸ、Ⅺ和纤溶蛋白缺陷等。

三、肺栓塞的诊断策略

PE 的临床表现多样,有时隐匿,缺乏特异性,胸片、心电图和常规化验及血气分析很难提供确诊的依据,而 CT 肺动脉造影、通气灌注扫描和肺动脉造影也很难在基层推广和应用。因此检出 PE 的关键是提高诊断意识,对怀疑 PE 的患者采取"三步走"策略——首先进行临床可能性评估,然后进行初始危险分层,最后逐级选择检查手段明确诊断。

1. 临床可能性评估 常用的临床评估标准有加拿大 Wells 评分和修正的 Geneva 评分,二者简单易懂,所需临床资料易获得,适合基层医院。最近,Wells 和 Geneva 评分法均进一步简化,更增加了临床实用性,有效性也得到证实(表 104-1、表 104-2)。

表 104-1　急性肺栓塞临床可能性评估的 Wells 评分标准

项目	原始版 / 分	简化版 / 分
既往 PE 或 DVT 病史	1.5	1
心率 ≥100 次 /min	1.5	1
过去 4 周内有手术史或制动史	1.5	1
咯血	1	1
肿瘤活动期	1	1
DVT 临床表现	3	1
其他鉴别诊断的可能性低于 PE	3	1

注:临床可能性根据各项得分总和推算。三分类法(简化版不推荐三分类法)中总分 0~1 分为低度可能,2~6 分为中度可能,≥7分为高度可能。二分类法中,对于原始版评分标准而言 0~4 分为可能性小、≥5 分为可能,对于简化版评分标准而言 0~1 分为可能性小、≥2 分为可能。DVT,深静脉血栓形成。

表 104-2　急性肺栓塞临床可能性评估的 Geneva 评分标准

项目	原始版 / 分	简化版 / 分
既往 PE 或 DVT 病史	3	1
心率		
75~94 次 /min	3	1
≥95 次 /min	5	2
过去 1 个月内手术史或骨折史	2	1
咯血	2	1
肿瘤活动期	2	1
单侧下肢痛	3	1
下肢深静脉触痛和单侧肿胀	4	1
年龄>65 岁	1	1

注:临床可能性根据各项得分总和推算。三分类法中,对于原始版评分标准而言,总分 0~3 分为低度可能,4~10 分为中度可能,≥11分为高度可能;对于简化版评分标准而言 0~1 分为低度可能,2~4 分为中度可能,≥5 分为高度可能。二分类法中,对于原始版评分标准而言 0~5 分为可能性小、≥16 分为可能;对于简化版评分标准而言 0~2 分为可能性小、≥3 分为可能。DVT,深静脉血栓形成。

2. 初始危险分层　应对可疑急性 PE 的严重程度进行初始危险分层以评估其早期死亡风险(住院或 30 天病死率);主要根据患者当前的临床状态,只要存在休克或持续低血压即为可疑高危急性 PE。休克或持续性低血压是指收缩压<90mmHg 和 / 或下降 ≥40mmHg,并持续 15 分钟以上,排除新发心律失常、血容量下降、脓毒血症。如无休克或持续性低血压则为可疑非高危急性 PE。

(1)血流动力学不稳定的可疑急性 PE:也就是伴休克或持续性低血压的可疑急性 PE,此类患者临床可能性评估分值通常很高,为可随时危及生命的可疑高危急性 PE 患

者。诊断首选 CT 肺动脉造影,如因患者或医院条件所限无法行 CT 肺动脉造影,则首选床旁超声心动图检查,以发现急性肺高压和右室功能障碍的证据。对于病情不稳定不能行 CT 肺动脉造影者,超声心动图证实右室功能障碍即可启动再灌注治疗,无须进一步检查,如发现右心血栓则更支持急性 PE 的诊断。诊断流程见图 104-1。

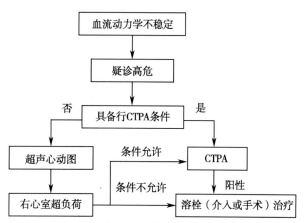

图 104-1　血流动力学不稳定的可疑急性肺栓塞患者诊断流程

(2)血流动力学稳定的可疑急性 PE:也就是不伴休克或持续性低血压的可疑急性 PE,首先进行临床可能性评估,在此基础上决定下一步诊断策略。对于临床概率为低、中或急性 PE 可能性小的患者,进行血浆 D- 二聚体检测,可减少不必要的影像学检查和辐射。临床急性 PE 可能性小的患者,如 D- 二聚体水平正常,可排除急性 PE;临床可能性为中的患者,如 D- 二聚体阴性,需进一步检查;临床可能性为高的患者,需行 CT 肺动脉造影明确诊断。诊断流程见图 104-2。

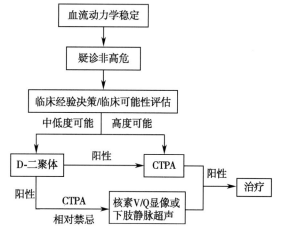

图 104-2　血流动力学稳定的可疑急性肺栓塞的诊断流程

四、鉴别诊断

由于 PE 的症状和体征均缺乏特异性,还可同时见于其他多种疾病,故人们常称 PE 为具有多种临床表现的潜在致

死性疾病,因此 PE 应与下述常见疾病进行鉴别:冠心病、急性冠脉综合征、心肌炎、肺炎、胸膜炎、主动脉夹层、支气管哮喘、肺不张、慢性阻塞性肺气肿、原发性肺动脉高压及急性呼吸窘迫综合征等。在临床实践过程中,如熟知 PE 的临床表现特点,并将 PE 作为鉴别诊断的主要考虑内容,就会大大减少 PE 的误诊率及漏诊率。

五、并发症

1. 合并恶性肿瘤 恶性肿瘤患者合并 PTE 的情况比较常见,其诊断与治疗的特殊性体现在以下几方面:①恶性肿瘤患者的 D- 二聚体水平可显著升高,若 D- 二聚体检测结果为阴性,则具有重要的排除诊断价值;②对于恶性肿瘤合并 PTE 患者的临床研究发现,与华法林相比,应用低分子量肝素抗凝能显著降低 VTE 复发风险,而其出血风险并不增加,建议予低分子量肝素抗凝治疗至少 3~6 个月;③恶性肿瘤是血栓进展的风险之一,如肿瘤始终处在未控制状态,则患者将持续存在血栓风险,应酌情延长抗凝时间。对于活动期恶性肿瘤合并 PTE 患者,在抗凝治疗 3 个月后,若出血风险不高,推荐延长抗凝时间,甚至终生抗凝。

2. 右心血栓 2.6%~18.0% 的症状性 PTE 患者可合并右心血栓,而血栓处于右心,则有脱落入肺动脉加重 PTE 的潜在风险,故合并右心血栓的 PTE 患者早期病死率显著增加。"瘾君子"患者因上肢静脉炎容易形成右心细菌感染性栓子,从而引起感染性 PE。随着超声在 PE 诊断应用的增多,越来越多的右心血栓的患者也被发现存在心肌致密化不全。临床上诊断右心血栓时,需要与黏液瘤等心脏肿瘤鉴别。虽然对于合并右心血栓的患者,其处理仍以抗凝为主,但需要注意血栓的稳固性,对于有脱落风险的血栓,建议在严密监测下采用普通肝素抗凝治疗,甚至可在有技术条件的单位进行外科手术取栓。

3. 合并妊娠 妊娠合并 PTE 时,从诊断到治疗都存在诸多的特殊关注点:①妊娠期 D- 二聚体水平可出现生理性升高,单纯 D- 二聚体升高不具有诊断价值,但阴性结果具有排除诊断的价值,因此建议行 D- 二聚体检测,若结果为阴性则可基本排除急性 PTE。②考虑到放射线暴露对胎儿及孕妇的影响,更应重视非放射手段。对于妊娠合并疑诊 PTE 的患者,建议行下肢加压静脉超声成像,一旦确诊为 DVT,即可按照 VTE 进行处理。③对于妊娠合并 PTE,应考虑抗凝药物对胎儿发育的影响,而华法林有导致胎儿发育异常的危险,不应选用。因此,妊娠期间抗凝药物首选低分子量肝素,产后切换为华法林。④溶栓治疗本身具有出血风险,鉴于出血风险和对胎儿的影响,妊娠合并 PTE 患者的溶栓治疗应极其慎重,建议其溶栓治疗仅限于危及生命的高危 PTE 患者。

【治疗】

一、急性 PE 的治疗

(一)一般性治疗

1. 绝对卧床休息 2~3 周,保持大便通畅,避免用力,以

防血栓脱落。

2. 密切监测患者的生命体征,动态监测心电图、动脉血气分析。

3. 对症治疗如胸痛、烦躁给予吗啡;缺氧予以吸氧;心力衰竭予以强心、利尿及扩血管等。

4. 对合并下肢 DVT 的患者应绝对卧床至抗凝治疗达到一定强度(保持国际标准化比值在 2.0 左右)方可,并应用抗生素控制下肢血栓性静脉炎和预防 PE 并发感染。

5. 对于符合非维生素 K 拮抗剂口服抗凝剂(non-vitamin K-dependent new oral anticoagulants,NOACs)条件的患者,建议将 NOACs 作为抗凝治疗的首选;维生素 K 拮抗剂(VKA)是 NOACs 的替代品。

6. 危险度分层 对疑诊或确诊急性 PE 的患者应进行初始危险度分层,出现休克或持续性低血压的血流动力学不稳定者为高危患者,一旦确诊,应迅速启动再灌注治疗。肺栓塞严重指数(pulmonary embolism severity index,PESI),或其简化版本(sPESI,表 104-3)主要用于区分中危和低危患者。对中危患者,需进一步评估风险。超声心动图或 CT 血管造影证实右室功能障碍,同时伴有心肌损伤生物标记物肌钙蛋白升高者为中高危,应严密监测,以早期发现血流动力学失代偿,必要时启动补救性再灌注治疗。

**表 104-3 肺栓塞严重指数(PESI)及其简化版本
(sPESI)的评分标准**

项目	原始版本 / 分	简化版本 / 分
年龄	以年龄为分数	1(若年龄>80 岁)
男性	10	—
肿瘤	30	1
慢性心力衰竭	10	1
慢性肺部疾病	10	1
脉搏 ≥ 110 次 /min	20	1
收缩压 <100mmHg	30	1
呼吸频率 >30 次 /min	20	—
体温 <36℃	20	—
精神状态改变	60	—
动脉血氧饱和度 <90%	20	1

注:原始版本评分中,总分 ≤65 分为Ⅰ级,66~85 分为Ⅱ级,86~105 分为Ⅲ级,106~125 分为Ⅳ级,>125 分为Ⅴ级。危险度分层:原始版本评分Ⅰ~Ⅱ级或简化版本评分 0 分为低危,原始版本评分Ⅲ~Ⅳ级或简化版本评分 ≥1 分为中危,原始版本评分Ⅴ级为高危;简化版本中存在慢性心力衰竭和 / 或慢性肺部疾病评分为 1 分。

(二)溶栓治疗

溶栓治疗是高危 PE 患者的一线治疗方案。对于出现休克或低血压的高危 PE 患者,只要不存在溶栓治疗绝对禁忌证,均应给予静脉溶栓治疗;而对于非高危患者,不建议常规进行溶栓治疗,只建议对中危患者选择性应用溶栓治疗;而对于低危患者,不建议行溶栓治疗。目前推荐对 PE

合并心脏骤停患者给予溶栓治疗。

溶栓治疗可迅速溶解血栓,恢复肺组织灌注,逆转右心衰竭,增加肺毛细血管血容量及降低病死率和复发率。欧美多项随机临床试验证实,溶栓治疗能够快速改善肺血流动力学指标,提高患者早期生存率。国内一项大样本回顾性研究证实,尿激酶或重组组织型纤溶酶原激活剂(rt-PA)溶栓联合抗凝治疗急性 PE,总有效率达 96.6%,显效率为42.7%,病死率为 3.4%,疗效明显优于对症治疗组和单纯抗凝治疗组。另外,国内外也有大量临床试验高度肯定了第 3代溶栓剂——重组人组织型纤溶酶原激酶衍生物(r-PA)静脉溶栓治疗急性 PE 的方法。

1. 临床常用溶栓药物及用法 我国临床上常用的溶栓药物有尿激酶和 rt-PA 及 r-PA。目前我国大多数医院采用的方案是 rt-PA 50~100mg 持续静脉滴注,无需负荷量。国内的研究表明,半量(50mg)rt-PA 溶栓治疗急性 PE 与全量相比有效性相似且更安全,尤其是体重<65kg 的患者出血事件明显减少。尿激酶治疗急性 PE 的国内推荐用法为 20 000IU/(kg·2h) 静脉滴注。r-PA 的化学名称是瑞替普酶,是目前国内临床上已经使用的第 3 代特异性溶栓药,目前大多数研究推荐 r-PA 18mg(相当 10MU)溶于生理盐水静脉推注>2 分钟,30 分钟后重复推注 18mg。也有研究推荐 r-PA 18mg 溶于 50ml 生理盐水静脉泵入 2 小时,疗效显著优于静脉推注 rt-PA 和静脉尿激酶的疗效。泰尼普酶(TNK-tPA)是临床上应用的一种较新的溶栓药物,对于富含血小板的血栓有更强的溶栓作用,同时对于纤维蛋白原有稳定作用。根据体重,在 5~10 秒内单次冲击量给药,推荐量是体重小于 60kg 的患者给予 30mg;体重 60.0~69.9kg者给予 35mg;体重 70.0~79.9kg 的患者给予 40mg;体重80.0~89.9kg 的患者给予 45mg;体重大于 90kg 的患者给予50mg。

2. 溶栓禁忌证 ①绝对禁忌证:出血性卒中;6 个月内缺血性卒中;中枢神经系统损伤或肿瘤;近 3 周内重大外伤、手术或头部损伤;1 个月内消化道出血;已知的出血高风险患者。②相对禁忌证:6 个月内短暂性脑缺血发作;应用口服抗凝药;妊娠或分娩后 1 周;不能压迫止血部位的血管穿刺;近期曾行心肺复苏;难以控制的高血压(收缩压>180mmHg);严重肝功能不全;感染性心内膜炎;活动性溃疡。对于危及生命的高危急性 PE 患者大多数禁忌证应视为相对禁忌证。

3. 溶栓时间窗 肺组织氧供丰富,有肺动静脉、支气管动静脉、肺泡内换气三重氧供,肺梗死的发生率低,即使发生也相对较轻。急性 PE 溶栓治疗的主要目的是尽早溶解血栓疏通血管,减轻血管内皮损伤,减少慢性血栓栓塞性肺动脉高压的发生。急性 PE 发病 48 小时内开始行溶栓治疗,疗效最好,对于有症状的急性 PE 患者在 6~14 天内溶栓治疗仍有一定作用。

4. 溶栓注意事项 ①溶栓前应行常规检查,血常规、血型、活化部分凝血活酶时间(activated partial thromboplastin time,APTT)、肝肾功能、动脉血气、超声心动图、胸部 X 线片、心电图等作为基线资料,用以与溶栓后资料对比来判断疗

效。②备血,并向家属交待病情,签署知情同意书。③使用尿激酶溶栓期间勿同时使用普通肝素,rt-PA 溶栓时是否停用普通肝素无特殊要求,输注过程中可继续应用。④使用rt-PA 时,可在第 1 小时内泵入 50mg,如无不良反应,则在第 2 小时内序贯泵入另外 50mg。溶栓开始后每 30 分钟做1 次心电图,复查动脉血气,严密观察生命体征。⑤溶栓治疗结束后,每 2~4 小时测定 APTT,水平低于基线值的 2 倍(或<80 秒)时,开始规范的肝素治疗。常规使用普通肝素或低分子量肝素。鉴于溶栓的出血风险,以及有时可能需立即停用并逆转肝素的抗凝效应,推荐溶栓治疗后数小时继续给予普通肝素,然后可切换成低分子量肝素或磺达肝癸钠。如患者在溶栓开始前已接受低分子量肝素或磺达肝癸钠,普通肝素输注应推迟至最近一剂低分子量肝素注射后 12 小时(每天给药 2 次),或最近一剂低分子量肝素或磺达肝癸钠注射后 24 小时(每天给药 1 次)。

5. PE 溶栓方式的选择和策略 目前急诊 PE 常用的溶栓治疗方式有三种,即静脉溶栓、导管溶栓和超声辅助导管溶栓(ultrasound-assisted thrombolysis,USAT)。急诊最常使用的是静脉溶栓,是静脉输注溶栓药物的全身溶栓治疗,这种方式简单易行,效果明确,但用药剂量大,出血风险高,对一些合并出血风险相对禁忌证的患者使用受限。导管溶栓和超声辅助导管溶栓需要特殊设备和人员的培训。目前循证医学的证据并不能证实局部溶栓优于全身溶栓,因此治疗首选还是静脉溶栓而非导管溶栓。PE 尤其是高危患者常病情凶险,急诊医师不应过分依赖 CT 肺血管造影,应充分利用便捷的床旁检查结合临床评分系统作出快速准确的判断;对于临床诊断明确的高危 PTE 患者,尤其是有明确急性肺动脉高压和右室功能受累患者,即使存在溶栓禁忌证,也应强调以降低肺动脉压和改善右室功能为急诊治疗的核心,结合临床情况对患者进行综合评价,选择以溶栓为首要治疗措施的积极治疗方案。

(三)抗凝治疗

抗凝疗法为 PE 的基本治疗方法,可有效防止血栓再度形成和复发,同时可使自身纤溶机制溶解已存在的血栓,有效阻止静脉血栓的进展,预防早期死亡和 VTE 复发。

1. 肠道外抗凝剂 对于高或中度临床可能性的患者,等待诊断结果的同时应给予肠道外抗凝剂。普通肝素、低分子量肝素或磺达肝癸钠均有即刻抗凝作用。初始抗凝治疗,低分子量肝素和磺达肝癸钠优于普通肝素,发生大出血和肝素诱导的血小板减少症(heparin-induced thrombocytopenia,HIT)的风险也低。而普通肝素具有半衰期短、抗凝效应容易监测、可迅速被鱼精蛋白中和的优点,推荐用于拟直接再灌注的患者,以及严重肾功能不全(肌酐清除率<30ml/min)或重度肥胖患者。低分子量肝素和普通肝素主要依赖抗凝血酶系统发挥作用,如有条件,建议使用前和使用中检测抗凝血酶活性,如果活性下降,需考虑更换抗凝药物。①普通肝素:首先给予负荷剂量 2 000~5 000IU或 80IU/kg 静脉注射,继之以 18IU/(kg·h)持续静脉滴注。抗凝必须充分,否则将严重影响疗效,增加血栓复发率。在初始 24 小时内需每 4~6 小时测定 APTT 1 次,并根据

APTT 调整普通肝素的剂量,使其尽快达到并维持于正常值的 1.5~2.5 倍。应用普通肝素可能会引起 HIT,在使用的第 3~5 天必须复查血小板计数。若需较长时间使用普通肝素,应在第 7~10 天和第 14 天复查血小板计数,普通肝素使用 2 周后则较少出现 HIT。若患者出现血小板计数迅速或持续降低 >50%,或血小板计数 $<100 \times 10^9/L$,应立即停用,一般停用 10 天内血小板数量开始恢复。②低分子量肝素:所有低分子量肝素均应按体重给药。一般不需要常规监测,但在妊娠期间需定期监测抗 X a 因子活性,其峰值应在最近一次注射后 4 小时测定,谷值应在下次注射前测定,每天给药 2 次的抗 X a 因子活性目标范围为 0.6~1.0IU/ml,每天给药 1 次的目标范围为 1.0~2.0IU/ml。③磺达肝癸钠:磺达肝癸钠是选择性 X a 因子抑制剂,2.5mg 皮下注射,每天 1 次,无须监测。其清除随体重减轻而降低,对体重 <50kg 的患者慎用。严重肾功能不全(肌酐清除率 <30ml/min)的患者,可造成磺达肝癸钠体内蓄积而增加出血风险,应禁用。中度肾功能不全(肌酐清除率 30~50ml/min)的患者应减量 50%。

2. 口服抗凝药 应尽早给予口服抗凝药,最好与肠道外抗凝剂同日使用。维生素 K 拮抗剂(vitamin K antagonist,VKA)一直是口服抗凝治疗的基石,其中以华法林为国内最常用。华法林为 VKA 类药物,通过抑制依赖维生素 K 凝血因子(Ⅱ、Ⅶ、Ⅸ、Ⅹ)合成发挥抗凝作用。通常初始与普通肝素、低分子量肝素或磺达肝癸钠联用。推荐初始剂量为 1~3mg,某些患者如老年、肝功能受损、慢性心力衰竭和出血高风险患者,初始剂量还可适当降低。为达到快速抗凝的目的,应与普通肝素、低分子量肝素或磺达肝癸钠重叠应用 5 天以上,当国际标准化比值(INR)达到目标范围(2.0~3.0)并持续 2 天以上时,停用普通肝素、低分子量肝素或磺达肝癸钠。近年来大规模临床试验为非维生素 K 拮抗剂口服抗凝药(non-vitamin K-dependent new oral anticoagulants,NOACs)用于急性 PE 或 VTE 急性期治疗提供了证据,包括达比加群、利伐沙班、阿哌沙班和依度沙班。达比加群是直接凝血酶抑制剂,利伐沙班、阿哌沙班和依度沙班均为直接 X a 因子抑制剂。目前这类药物在主要有效性事件(复发症状性 VTE 或致死性急性 PE)方面不劣于华法林,而主要安全性事件(大出血或临床相关的非大出血)发生率更低。但以上 4 种新型口服抗凝药均不能用于严重肾功能损害的患者。新型口服抗凝药价格昂贵,且无拮抗剂,虽然利伐沙班 2009 年就已经批准用于预防关节置换后的 DVT 形成,目前可用于治疗 DVT 预防急性 PE,因其预防和治疗剂量不同,目前仅在少数大的医学中心使用,尚需积累更多的安全性和疗效相关的数据。

3. 抗凝治疗时程 急性 PE 患者抗凝治疗的目的在于预防 VTE 复发。目前证据表明急性 PE 患者应接受至少 3 个月的抗凝治疗。抗凝治疗 6 或 12 个月与 3 个月相比,患者急性 PE 复发风险相似。长期抗凝可降低 VTE 复发风险约 90%,但同时大出血风险每年增加 1% 以上,长时程抗凝治疗应因人而异,在治疗 6 个月后,应考虑减少阿哌沙班或利伐沙班的剂量,用于延长抗凝治疗。

(1)有明确诱发危险因素的急性 PE:一些暂时性或可逆性危险因素,如手术、创伤、制动、妊娠、口服避孕药或激素替代治疗,可诱发 PE,称为有明确诱发危险因素的急性 PE。此类患者,如已去除暂时性危险因素,推荐口服抗凝治疗 3 个月。

(2)无明确诱发危险因素的急性 PE:无明确诱发危险因素的急性 PE 患者的复发风险较高,应给予口服抗凝治疗至少 3 个月。此后,可根据复发和出血风险决定抗凝治疗时程。可根据下列情况鉴别患者是否具有长期高复发风险:①既往有 1 次以上 VTE 发作;②抗磷脂抗体综合征;③有遗传性血栓形成倾向;④近端静脉残余血栓;⑤出院时超声心动图检查存在持续性右室功能障碍。此外,VKA 停用 1 个月后 D-二聚体阴性预示 VTE 不易复发。

目前,尚无评价接受抗凝治疗的 VTE 患者出血风险评分体系。基于现有证据,出血危险因素主要有:①高龄(尤其 >70 岁);②既往胃肠道出血史;③既往出血性或缺血性卒中史;④慢性肾脏疾病或肝脏疾病;⑤联用抗血小板治疗;⑥其他严重急性或慢性疾病;⑦抗凝治疗管理不善;⑧未严格监测凝血功能。

对于首次发作的无诱因急性 PE 且出血风险低者,可考虑长期抗凝治疗。对于复发的无诱因 DVT 或急性 PE 患者,建议长期抗凝治疗。血栓形成倾向分子携带者、系统性红斑狼疮患者、蛋白 C 或蛋白 S 缺陷者、纯合型凝血因子 V Leiden 突变或纯合型凝血酶原 G20210A(PTG20210A)突变者,在首次无诱因 VTE 发作后均需长期抗凝治疗。长期抗凝并不意味终生抗凝,仅指抗凝治疗时程不限于急性发作后 3 个月,对于这些患者需定期评估,根据复发和出血风险决定是否停止抗凝治疗。

(3)肿瘤合并急性 PE:活动期肿瘤是 VTE 复发的重要危险因素,最初 12 个月的复发率约 20%,肿瘤患者发生急性 PE 后应接受长期抗凝治疗。建议给予 VTE 合并肿瘤患者至少 3~6 个月的低分子量肝素治疗。6 个月后给予何种治疗方案尚不明确,建议只要肿瘤仍处于活动期,即应长期给予低分子量肝素或华法林治疗。

(4)长期抗凝治疗的药物选择:大部分患者可长期应用华法林,肿瘤患者长期应用低分子量肝素更为安全有效。新型口服抗凝剂达比加群、利伐沙班和阿哌沙班治疗 VTE 的长期抗凝效果较常规华法林治疗更安全,可替代后者用于长期抗凝治疗。标准口服抗凝治疗结束后,长期阿司匹林治疗可使无诱因 DVT 或急性 PE 患者复发风险降低 30%~35%。虽然降低复发风险的效果不及口服抗凝剂的一半,但阿司匹林相关的出血发生率很低,对不能耐受或拒绝口服抗凝药者,可考虑口服阿司匹林。

(四)肺动脉血栓摘除术

由于大块血栓所致 PE 急性期死亡率达 32%,其中发病 1 小时内死亡者达 11%,死因为猝死、休克及呼吸循环衰竭。因此对于大块血栓 PE 患者,肺动脉血栓摘除术是迅速有效改善呼吸循环功能障碍的有效方法。肺动脉血栓摘除术适应证:①急性大面积 PE;②血流动力学不稳定,尤其伴循环衰竭(右心衰竭)或休克者;③肺动脉主干、主要分支完全堵塞,且有溶栓治疗禁忌证或溶栓等内科治疗无效的患者;④训练有素的介入治疗梯队。

(五) 经皮导管介入治疗

经皮导管介入治疗主要是指导管局部溶栓,较全身溶栓的优势是可减少溶栓药物的使用剂量,从而降低出血风险,但需要专用的导管室和人员培训。经皮导管介入治疗可去除肺动脉及主要分支内的血栓,促进右室功能恢复,改善症状和存活率。考虑实施导管溶栓的患者包括全身溶栓治疗后血流动力学仍不稳定的患者、可能在全身溶栓起效前死亡者及出血风险较高者。介入方法包括猪尾导管或球囊导管行血栓碎裂、液压导管装置行血栓流变溶解、抽吸导管行血栓抽吸及血栓旋切。对无溶栓禁忌证的患者,可同时经导管溶栓或在机械捣栓基础上行药物溶栓。最新研究表明超声辅助导管溶栓较传统导管溶栓具有更短的溶栓时间和更少的出血并发症,并且得到美国食品药品监督管理局批准。

二、深静脉血栓形成的治疗

由于70%~90%的PE栓子来源于DVT的栓子脱落,其中90%以上来源于下肢深静脉及盆腔静脉血栓,故对于急性PE治疗必须同时兼顾DVT的治疗,否则PE易复发。

1. 一般性治疗 ①卧床2~3周,以防血栓脱落。②患肢抬高消肿促进血液循环。③抗感染:主要为革兰氏阳性菌,应用相应抗生素。

2. 针对血栓的特殊治疗 包括抗凝、溶栓和取栓治疗。

3. 静脉滤器 不推荐急性PE患者常规置入下腔静脉滤器。对有抗凝药物绝对禁忌证及接受足够强度抗凝治疗后仍复发的急性PE患者,可选择静脉滤器置入。观察性研究表明,静脉滤器置入可减少急性PE患者急性期病死率,但增加VTE复发风险。尚无证据支持对近端静脉有漂浮血栓的患者常规置入静脉滤器。永久性下腔静脉滤器的并发症很常见,但较少导致死亡,早期并发症包括置入部位血栓,发生率可达10%。上腔静脉滤器置入有导致严重心脏压塞的风险。晚期并发症包括约20%的DVT复发和高达40%的血栓后综合征。无论是否应用抗凝剂及抗凝时程的长短,5年后下腔静脉堵塞的发生率约22%,9年后约33%。非永久性下腔静脉滤器分为临时性和可回收性,临时性滤器必须在数天内取出,而可回收性滤器可放置较长时间。置入非永久性滤器后,一旦可安全使用抗凝剂,应尽早取出。长期留置滤器的晚期并发症发生率在10%以上,包括滤器移位、倾斜、变形,腔静脉穿孔,滤器断裂,碎片栓塞及装置本身血栓形成。

【慢性血栓栓塞性肺动脉高压】

慢性血栓栓塞性肺动脉高压(chronic thromboembolic pulmonary hypertension,CTEPH)是以呼吸困难、乏力、活动耐力减低为主要表现的一组综合征,是急性PE的远期并发症,2年内有症状的急性PE累计发生率为0.1%~9.1%。对于急性PE抗凝治疗3个月后仍合并呼吸困难、体力减退或右心衰竭的患者,均应评估是否存在CTEPH。CTEPH的诊断需满足以下条件:①肺动脉平均压≥25mmHg,肺小动脉楔压≤15mmHg;②肺灌注扫描至少一个肺段灌注缺损,肺动脉CT成像或肺动脉造影发现肺动脉闭塞。核素肺通气/灌注(V/Q)扫描是诊断CTEPH的首选影像学检查,灵敏度和特异度分别为96%~97%和90%~95%。内科多为对症治疗,无特异治疗方法,肺移植术及肺动脉血栓内膜剥脱术为主要治疗方法。

(余剑波 朱继红)

参考文献

[1] 张文武. 急诊内科学 [M]. 4 版. 北京: 人民卫生出版社, 2017: 654-662.

[2] THOMAS L O, IGNACIO N, WALTER A, et al. American Society of Hematology 2020 guidelines for management of venous thromboembolism: Treatment of deep vein thrombosis and pulmonary embolism [J]. Blood Adv, 2020, 4 (19): 4693-4738.

[3] 中华医学会呼吸病学分会肺栓塞与肺血管病学组. 肺血栓栓塞症诊治与预防指南 (2018)[J]. 中华医学杂志, 2018, 98 (14): 1060-1087.

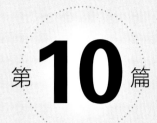

第**10**篇

心血管系统疾病急诊

第 105 章
心脏骤停与心肺复苏

一、心脏骤停

世界范围内每年超过 1 500 万人死于心血管病。据统计,美国每年有 35 万人发生心脏骤停,大概每天有 1 000 人发生死亡,而大约 70% 心脏骤停发生在院外。我国心脏骤停的发生率约为 41.84/10 万,每年发生心脏骤停的总人数为 54.4 万,发生率男性高于女性,分别为 44.6/10 万和 39.0/10 万。虽然现代心肺复苏发展时间已经超过 60 年,但院外心脏骤停患者总体生存预后仍不理想。据最新的统计数据,美国和欧洲院外心脏骤停患者神经功能完好的出院生存率均为 8% 左右,亚洲国家总体为 3%~6%。迄今为止,我国仍缺乏准确的全国范围内的院外心脏骤停患者神经功能完好的出院生存率的流行病学调查数据,最新的有关北京市报道的院外心脏骤停患者神经功能完好的出院生存率为 1.6%。欧美发达国家心肺复苏的普及率较高,第一目击者实施旁观者心肺复苏和现场使用自动体外除颤器(automated external defibrillator,AED)的比例均较高,在美国,39.2% 的心脏骤停患者接受了现场的心肺复苏,11.9% 的心脏骤停患者接受过现场 AED 的治疗,在欧洲则分别为 47.9% 和 28%。我国心肺复苏普及率较低,北京市现场心肺复苏的比例不到 20%,AED 正逐步在各大、中城市配置。

心脏骤停(cardiac arrest,CA)是指心脏机械活动(泵血功能)的突然停止,造成全身循环中断、呼吸停止和意识丧失。引起心脏骤停的常见心律失常包括心室颤动(ventricular fibrillation,VF;简称室颤)、无脉型室性心动过速(ventricular tachycardia,VT;简称室速)、心室停顿(asystole)及无脉性电活动(pulseless electrical activity,PEA),或称为电 - 机械分离(electromechanical dissociation,EMD)。心脏骤停发生后,由于脑血流的突然中断,10 秒左右患者即可出现意识丧失,经及时救治可获存活,否则将发生生物学死亡,罕见自发逆转者。心脏骤停常是心脏性猝死的直接原因。

猝死(sudden death)是指外表健康或非预期死亡的人在外因或无外因的作用下,突然或意外发生非暴力性死亡。由于对"突然"缺乏统一的规定,所以可分为以下几类。①瞬间死亡(instant death)或即刻死亡:患者在发病后数秒、数分钟内死亡;②非常突然死亡或暴死(very sudden death):

出现症状后 1 小时内死亡;③突然死亡:出现症状后 1~24 小时内死亡;④非突然死亡(non sudden death):出现症状 24 小时后死亡。导致猝死的病因很多,包括心血管疾病、呼吸系统疾病、中枢神经系统疾病、药物或毒物中毒、过敏、精神应激、水电解质和代谢紊乱、严重感染等,还有一些原因不明的猝死。心脏骤停是濒死或初期临床死亡阶段,及时有效的复苏有可能使患者的生命得以延续。而猝死是人类常见的死亡方式,是无法救治的,与心脏骤停有着本质上的区别,应该加以明确区分。

心脏性猝死(sudden cardiac death,SCD)是指急性症状发作后 1 小时内发生的以意识骤然丧失为特征的、由心脏原因引起的自然死亡。无论是否知道患者有无心脏病,死亡的时间和形式未能预料。SCD 患者大多数有心脏结构异常,包括冠心病、肥厚型心肌病、心脏瓣膜病、心肌炎、非粥样硬化型冠状动脉异常、浸润性病变和心内结构异常。一些暂时的功能因素,如心电不稳定、血小板聚集、冠状动脉痉挛、心肌缺血等可促使原先稳定的心脏结构异常变为不稳定,导致 SCD 发生。此外,自主神经系统不稳定、电解质紊乱、过度劳累、情绪激动、某些抗心律失常药物及电击或雷击等也可导致 SCD。

二、心肺复苏的定义与简史

心肺复苏(cardiopulmonary resuscitation,CPR)是心肺复苏技术的简称,是针对心搏、呼吸停止所采取的抢救措施,即用心脏按压或其他方法形成暂时的人工循环并恢复心脏自主搏动和血液循环,用人工呼吸代替自主呼吸并恢复自主呼吸,达到恢复苏醒和挽救生命的目的。1985 年第四届全美复苏会议强调心脏、呼吸骤停患者复苏的成功并非仅指心搏和呼吸的恢复,而必须达到恢复智能和工作能力,故其效果在很大程度上取决于脑和神经系统功能的恢复,从而将 CPR 的全过程称之为心肺脑复苏(cardiopulmonary cerebral resuscitation,CPCR)。随着胸泵学说和脑复苏概念的产生,复苏的辅助方法和药物治疗等都有了很多更新,将 CPCR 又推向一个新阶段,进而发展为复苏学(resuscitology)。

人类一直在探求对于心脏骤停患者的"复活"之术。有资料显示,早在公元前,就有人们使用人工呼吸治疗无呼吸的新生儿的记载。在公元 18 至 19 世纪的欧洲,人们也设计通气管,使用风箱、倒挂、滚筒等方法抢救"猝死"的患者。我国东汉时期的名医张仲景最早在《金匮要略》中对 CPR 的方法进行了最详细的记载,这也是已知的与现代 CPR 技术最接近的抢救方法。直到 1960 年,被称为"世界复苏之父"的美国 Peter Safar 教授在马里兰州的一次医学会议上，将综合采用开放气道、口对口人工呼吸和胸外按压技术对心脏骤停患者进行急救的方法介绍给大家，才诞生了现代的心肺复苏学。1962 年直流电单相波除颤技术被报道，至此人工呼吸、胸外按压加上电除颤技术成为现代 CPR 的起源和核心。随着科学研究的不断深入，人们对呼吸循环骤停的病理生理及脑复苏的重要性不断加深理解，发展了各种针对性复苏急救措施，改进了复苏疗效之后，逐步形成、发展起来一门综合的前沿学科——复苏学。复苏学是急诊医学的一个重要分支，成为多学科专家共同参与的独特学科。CPR 包括了基础生命支持(basic life support, BLS)和高级心血管生命支持(advanced cardiovascular life support, ACLS)两部分，综合了临床医学、病理生理学、生物医学工程、人工智能分析、干细胞工程、人工器官等多个专业领域，同时还涉及伦理学、社会学以及政府立法、公共政策等。我们将在后续的章节中详细介绍 BLS 和 ACLS 的具体内容，并就临床相关的伦理、法律等问题作初步的探讨。

三、心肺复苏指南

心脏骤停作为全人类共同面临的健康问题，也使 CPR 成为国际研究合作领域的典范，2000 年全球首部国际心血管急救与复苏指南也应运而生。美国心脏协会(American Heart Association, AHA)作为全球心肺复苏科学的领军机构，早在 1960 年就成立了 CPR 基金会，并于三年后成立了第一个 CPR 委员会。1966 年由该委员会主导并制定了第一部心肺复苏指南，并分别于 1974 年、1980 年、1986 年和 1992 年进行了修订。1990 年代表美国心脏协会、欧洲复苏委员会、加拿大心脏和卒中基金会、澳大利亚复苏委员会的多位科学家齐聚挪威的乌斯坦因修道院，共同商议制定全球统一的心脏骤停与复苏科学研究和报道的标准，并于次年发表了院外心脏骤停研究报道的标准共识——乌斯坦因模式(Utstein style)。在上述国际合作的基础上，国际复苏联合委员会(International Liaison Committee on Resuscitation, ILCOR)在 1993 年正式成立，并确立了采用循证医学(evidence based medicine, EBM)模式，总结复苏成果、出版专家共识的工作模式，这也成为今后各种指南制定的工作基础。2000 年在 ILCOR 专家共识的基础之上，全球首部国际化的心肺复苏指南《2000 国际心肺复苏与心血管急救指南》(International Guidelines 2000 for CPR and ECC)正式发布，这也是首部以循证医学证据作为基础编订的心肺复苏指南，成为 CPR 科学发展的又一重要的里程碑事件。此后每五年 ILCOR 都会召集全球专家重新研讨和修订最新的专家共识，而 AHA 和欧洲复苏委员会(European Resuscitation Council, ERC)则根据各自地区的实际情况分别制定自己版本的心肺复苏指南。这些指南虽然在编写结构、前沿技术的采用及地区医疗水平和政策等方面存在差异，但复苏科学部分都来源于国际专家共识，因此大同小异，各有亮点。AHA 的心肺复苏指南出版最早，也一直致力于向全球推广普及，因此内容更加考虑全球各地区医疗水平

的差异和普及教育的便捷性，因此在国内的知名度更高。但近几年 ERC 发展迅速，大规模推广其 CPR 的不同理念和技术更新，由于其特有的技术性和先进性，近年在国际上的声音也越来越大，逐步为大家所关注和熟知。最新的 AHA 心肺复苏指南于 2020 年 10 月更新发布，既延续了 2015 版指南的主体观点和理念，又在部分技术上进行更新和优化。

四、生存链

心脏骤停不是一个疾病，而是临床综合征。随着六十多年来现代 CPR 科学的发展和实践，大家越来越意识到：与交通事故伤害一样，对于心脏骤停的救治不能单纯依靠医疗来解决问题，而是需要构建系统的医疗救治体系，还需要社会立法、政府管理政策及公众科学普及与教育等多个方面的协同配合，才能彻底解决这一国际性的医疗难题。2015 年美国心脏协会(american heart association, AHA)国际心肺复苏指南明确提出了建立结构 - 过程 - 系统 - 结果(structure, process, system, and patient outcomes, SPSO)救治体系，充分反映了上述关键性的转变。救治体系的雏形来源于 1992 年心肺复苏指南中首次提出的"生存链"(chain of survival)的概念，包括早期识别求救、早期 CPR、早期电除颤及早期高级生命支持。生存链包含重要原则：①如果生存链中的任何一个环节薄弱，都将使生存率降低。②其中"早期识别求救"这一环节最为重要。如果无人发现、识别病情并立即开始求救或抢救的话，患者就不可能获救；早期 CPR 的有效性决定了是否能成功的关键；早期快速除颤是针对可除颤心律(室颤或无脉性室速)最有效的治疗手段。③整个心脏救治系统的有效性和可靠性不是仅通过评价某一环节来确定，而是对整个救治系统进行评价。神经功能完好的出院存活率是对心脏骤停患者治疗有效性评价最重要的指标。2010 年 AHA 国际心肺复苏指南继续强调，有效 BLS 是 ACLS 成功的基础，即开始尽可能少中断的高质量 CPR，数分钟内对室颤 / 无脉性室速的情况进行电除颤；同时提出成人"生存链"的第五个环节即心脏骤停后救治，强调多学科综合优化救治的重要性。从心脏骤停识别开始，经 CPR 自主循环恢复(return of spontaneous circulation, ROSC)后救治，直至存活出院。2015 年，AHA 对生存链的概念又进一步优化，提出院外心脏骤停(out of hospital cardiac arrest, OHCA)和院内心脏骤停(in-hospital cardiac arrest, IHCA)生存链的概念。OHCA 生存链延续了 2010 年的生存链五环概念，而 IHCA 则强调了在患者出现心脏骤停前应该严密监测患者的病情变化，防治并警惕院内心脏骤停的发生，以放大镜的图标表示了这一预警环节。院内无须院前急救转运系统，因而删除了代表早期有效的高级生命支持的救护车图标这一环节。2020 年，AHA 急救优化生存链的环节，在之前的五环概念基础上，进一步强调了心脏骤停抢救成功后康复治疗的重要性，在 IHCA 和 OHCA 的生存链五环基础上都加上了康复治疗这一新的生存链的第六环(图 105-1)。

105

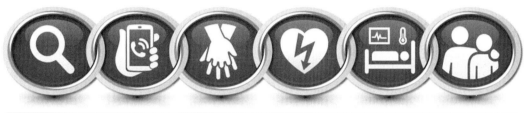

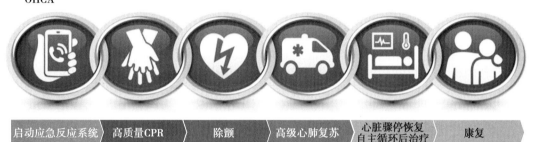

图 105-1 2020 年成人生存链示意

最新的 2020 年 AHA 心肺复苏指南提出成人 OHCA 生存链的六个核心环节如下。

1. 第一环节 启动应急反应系统。

早期发现 SCD 的征兆,如胸痛、气短等,要宣传让患者在发病前向急救医疗服务系统求救是这一环节的关键。一旦发生心脏骤停,必须快速采取行动:①及时发现患者心脏停搏,如出现"无反应、无呼吸,以及无循环指征",应快速求救紧急医疗服务(emergency medical service,EMS)系统;②快速呼叫急救医疗小组(通过电话);③急救调度员应意识到患者出现心脏停搏的可能性;④快速向 EMS 出诊小组发出指示,并指导他们快速找到患者所在地点;⑤ EMS 出诊小组快速到达指定地点;⑥ EMS 出诊小组带着必需的急救设备到达患者身旁,确认心脏停搏。

EMS 出诊小组通常由经过 BLS 和 ACLS 两种培训的急救人员组成。通常第一级人员(包括急救医疗人员和救火队员)先到达现场,第一级人员应经过早期除颤培训,这将有利于第二级人员提供更快速、有效的 ACLS。

2. 第二环节 高质量 CPR。

如果现场人员发现患者心脏骤停后应立即开始 CPR,这是最简易、最有效的方法。如能在急救人员到达前,第一击者就已进行 CPR,生存率会成倍增加。现场人员对婴儿和儿童的 CPR 更有意义。无论是专业的院前急救人员还是第一目击者,及时有效的高质量 CPR 是患者经过抢救存活的关键。

3. 第三环节 电除颤。

及早除颤在生存链各环节中是最有可能提高生存率的手段。自动体外除颤器(AED)应让尽可能多的人学会使用,对提高 OHCA 患者的生存机会非常关键。AED 是容易维修和使用的除颤器,可以自动分析患者的心律,发现需要除颤的心律,自动开始充电,然后通知急救者按下键钮行电除颤。AED 可以大大缩短开始除颤的时间。

4. 第四环节 高级心肺复苏。

处理心脏停搏中,早期高级生命支持是一个关键环节。从院前急救人员到达开始应尽可能开展高质量的 CPR,实施有效的高级生命支持并将患者快速转移至具备有效复苏能力的地方。大多数专家认为,一般由 4 人组成(2 名提供 ACLS、2 名提供 BLS)的出诊小组可对心脏病患者提供最有效的帮助。

5. 第五环节 心脏骤停恢复自主循环后治疗。

心脏骤停后救治,强调多学科综合优化救治,从心脏骤停识别开始,经心肺复苏 ROSC 后救治,直至存活出院。

6. 第六环节 康复。

新增的"康复"环节,着重强调心脏骤停患者存活后应该及早、科学地开展各种康复治疗和心理治疗,以应对长时间心脏骤停后患者出现的各种脏器功能特别是神经系统的"缺血再灌注"损伤及心脏骤停后产生的心理障碍。这些康复治疗既包括短期的治疗也包括长期的关注,还应该重视患者及其家属在经历了心脏骤停事件后的心理支持。此外,也应该为 CPR 的实施者提供必要的心理支持,帮助他们从心脏骤停事件的创伤后应激障碍中解脱并重返社会。

此前的成人 IHCA 生存链的第四环节"高级生命支持"被首位前置的"及早识别与预防"环节所替代,强调了对于IHCA,早期巡查并预防可能发生心脏骤停的状况和病因,及时综合多学科干预、处理,是降低 IHCA 发生、提高其抢救成功率的关键。其余的环节与 OHCA 保持一致。

无论生存链的概念如何不断演化、发展,时间和质量始终是生存链理念的核心与关键。尽早识别和发现心脏骤停,及时实施高质量 CPR 及电除颤这三个环节始终是决定

OHCA 和 IHCA 患者生存预后最重要的因素。儿童生存链的概念与成人类似,个别环节稍有不同,但同样强调抢救的及时性及高质量 CPR 的重要性。

五、心肺复苏的终止

CPR 的保持与终止不是单纯的医学问题,不可单纯以时间作为界定的标准,必须综合考虑心脏骤停的病因、患者的年龄、现场急救的环境与条件、社会伦理等因素,还要考虑特殊的地方法律、文化、宗教等影响因素。

目前比较明确的可以终止 CPR 的情况:①施救者的安全无法得到保障;②患者存在明确的致命伤害及不可逆死亡状态,例如断头伤、出现尸斑等;③当存在有效和预先的提示建议停止实施 CPR 时。

可以进一步明确复苏决策的情况:①在没有任何可逆病因的情况下,经过 20 分钟的高级生命支持,仍表现为持续的心室静止(心电图呈一直线);②初始心律为不可除颤心律的非目击的心脏骤停患者,正在实施的 CPR 给患者带来的弊大于利时,例如没有 ROSC、严重的慢性疾病或合并症、心脏骤停前生活质量极差等;③其他的强烈证据明确进一步 CPR 与患方的价值和意愿不相符。

其他不能单独作为复苏决策的情况:①瞳孔大小;②CPR 的时长;③呼气末二氧化碳数值;④共病状态;⑤初始乳酸浓度;⑥自杀。

对于一些特殊情况的心脏骤停患者,应该采取较长时间(>30 分钟)的 CPR 策略:①非创伤性意外所引起的猝死,如触电、溺水、中暑、低温冷冻、中毒、机械性窒息、急性心肌梗死等;②儿童猝死;③医源性意外猝死,如麻醉意外、介入手术操作、药物过敏、输液反应等;④特殊身份的人或死者家属强烈要求继续抢救者。有条件时可使用自动心肺复苏机(机械心肺复苏装置)。

我国长期以来临床判断死亡采用的是"心脏死亡"定义,即心脏停止跳动、自主呼吸消失、血压为零。这也是目前我国法律规定使用的死亡定义。死亡的另一定义是"脑死亡",是指脑干或脑干以上中枢神经系统永久性地丧失功能。其临床判断指标包括:深昏迷;瞳孔扩大、固定;脑干反射消失;脑电波无起伏;呼吸停止。虽然此时心脏可能仍有跳动,但无论采取何种医疗手段最终将发展为心脏死亡。但由于我国尚未正式出台"脑死亡法",临床上一般仍应按"心脏死亡"标准来决定终止 CPR:已进行规范的 BLS 和 ACLS 持续 30 分钟以上,同时符合下列条件之一:①仍无自主呼吸、自主心跳,心电图为直线;②虽然心电图仍有心电活动,但属于临终前心电节律(缓慢的室性蠕动波、极其缓慢的偶发的 PEA)者,而且又无可逆性原因可查;③原有严重的器质性疾病,伴有多器官功能障碍者或其他慢性疾病终末期,虽然心脏在大量药物刺激下仍有跳动,但血压无法维持、无自主呼吸,家属强烈要求放弃进一步抢救者(患方应签字要求停止抢救)。在临床实践中,与患方家属保持充分、有效的沟通,在对 CPR 的预后充分评估后,需获得患方的理解、同意,复苏团队再终止 CPR 是目前通行的做法。

任何慢性病患者在死亡时,心脏都要停搏。这应称之为"心脏停搏",而非"骤停"。如晚期癌症患者临终消耗致死,心脏停搏是必然的结果。

(余 涛 张文武)

第 2 节　心脏骤停的病因与诊断

一、心脏骤停的病因

心脏骤停的病因颇多,一般将其分为两大类,即由心脏本身的病变引起的所谓心源性心脏骤停和由其他因素及病变引起的非心源性心脏骤停。

(一) 心源性心脏骤停

心血管疾病是心脏骤停最常见且最重要的原因。其中以冠心病最为常见,尤其是急性心肌梗死(AMI)的早期。在西方国家 SCD 中至少 80% 是由冠心病及其并发症所致;其余 20% 是由其他心血管疾病所引起,如先天性冠状动脉异常、马方综合征、心肌病、心肌炎、心脏瓣膜损害(如主动脉瓣病变及二尖瓣脱垂)、原发性电生理紊乱(如窦房结病变、预激综合征、QT 间期延长综合征和 Brugada 综合征)等。

近年来,随着我国居民生活方式的改变,一些新的引起心源性猝死的原因也逐渐为大家所熟知。例如运动性猝死多与运动员本身存在先天性心血管疾病导致运动时心脏骤停有关,但据报道病毒性心肌炎与青少年运动后心脏骤停及马拉松猝死相关。"过劳死"大多数还是与出现了急性心肌梗死有关,也有不少年轻人与长期熬夜导致的交感神经兴奋诱发急性冠状动脉痉挛或恶性心律失常的发生有关。由于突然过度的精神因素影响,导致章鱼壶心肌病(又称心碎综合征或心尖球形综合征)发生,也可诱发心源性心脏骤停。这些新的原因也应该引起我们的警惕和重视。

(二) 非心源性心脏骤停

其他因素非心源性心脏骤停产生的原因包括:严重创伤、窒息、中毒、药物过量、脑卒中等致呼吸衰竭甚至呼吸停止;各种原因的休克、药物过敏反应等;手术、治疗操作和麻醉意外等;突发意外事件如雷击、触电、溺水、自缢等。

1. 缺氧　气道异物、溺水和窒息导致气道阻塞,气道烧伤和烟雾吸入致气道水肿,脑血管意外、颅脑损伤和药物过量(麻醉剂)等均可导致呼吸衰竭或呼吸停止,导致机体和心肌严重缺氧,发生心脏骤停。缺氧是临床上最常见的非心源性心脏骤停的原因,加强监护并保持患者气道通畅是减少院内心脏骤停的重要预防策略。

2. 严重电解质紊乱和酸碱平衡失调　严重的钾代谢紊乱易导致心律失常的发生而引起心脏骤停。高血钾(血清钾>6.5mmol/L)时,可抑制心肌收缩力和心脏自律性,引起心室内传导阻滞,心室自主心律或缓慢的室颤而发生心脏骤停;严重低血钾可引起多源性室性期前收缩(室性早搏)、反复发作的短阵性室性心动过速、心室扑动和颤动,这些均可致心脏骤停。血钠过低和血钙过低可加重高血钾的影响。酸中毒时细胞内钾外移，使血钾增高，也可发生心脏骤停。严重的高钙血症也可导致房室和室内传导阻滞、室性心律失常以致发生室颤；严重的高镁血症也可引起心脏骤停。低镁血症可以加重低钾血症的表现。严重的代谢性酸中毒能产生致死性心律失常，心肌收缩力降低，以及使血管对儿茶酚胺的反应性降低。代谢性酸中毒可导致高血钾引发心脏骤停。酸中毒时，氢离子增多使血管反应性下降，血管扩张、血压下降，发生休克，进一步诱发心脏骤停。

3. 低血容量 低血容量是心脏骤停（CA）的可逆病因，多由于血管内血容量减少（如出血）或严重血管扩张（如脓毒症和过敏反应）导致。过敏原激发的血管扩张及毛细血管通透性增加是严重过敏反应引起 CA 的主要原因。外出血通常显而易见，例如外伤、呕血、咯血等，然而有时出血较隐匿，例如消化道出血或主动脉夹层破裂。大手术患者可能因为术后出血而存在低血容量的风险，易出现围手术期 CA。无论什么原因引起的低血容量，复苏时首要的是尽快恢复有效循环容量（大量常温血制品或晶体液快速输注）的同时，立即针对病因治疗及控制出血。

4. 低温 意外低温（核心体温<35 ℃）也会导致 CA，由于低温对大脑和心脏具有保护作用，所以对低温患者 CPR 时间应该延长，不能轻易宣布患者临床死亡。院前条件下，除非确认患者 CA 是因为致命伤、致死疾病、长时间窒息而引起，或者胸廓无法按压，否则 CPR 不应该停止。如按压困难可以考虑使用机械复苏装置。如有指征应该及时气管插管，但要小心插管刺激引起室颤。

5. 创伤 创伤导致的心脏骤停虽然病死率较高，但一旦 ROSC，患者预后较其他原因 CA 患者要好。创伤性 CA 出现前会有一系列表现，例如心血管不稳定、低血压、外周脉搏消失及非中枢神经系统原因引起的意识状态恶化。为创伤性 CA 患者 CPR 时，除了按照标准复苏流程，同时应快速处理各种可逆病因（低血容量、心脏压塞、张力性气胸）等。

6. 张力性气胸 张力性气胸的病因包括创伤、哮喘或其他呼吸道疾病，以及有创性操作不当，或者持续正压通气等。紧急处理常使用针刺减压法，随后尽快行胸腔闭式引流。创伤性心脏骤停时如胸外按压无法有效实施也可以酌情考虑其他有效的 CPR 方法（如开胸直接心脏挤压）。

7. 心脏压塞 心脏压塞多见于穿通伤和心脏外科患者，针对不同的病情采用复苏性开胸术或心包穿刺术（超声引导下）处理。胸外按压无法有效实施也可以酌情考虑其他有效的 CPR 方法（如开胸直接心脏挤压）。

8. 肺栓塞 肺栓塞起病隐匿，可表现为突发的气促、胸痛、咳嗽、咯血或 CA 等；多有深静脉血栓、近 4 周手术或制动史、肿瘤、口服避孕药或长途飞行的病史；可有特征性的心电图表现等。出现 CA 时多表现为 PEA，CPR 时呼气末二氧化碳分压（PetCO$_2$）降低。肺栓塞引起 CA 的总体生存率不高，CPR 的同时可考虑静脉溶栓治疗。

9. 中毒 总体上来说，国内因中毒导致的 CA 发生率不高，但临床常见因中毒入院者。中毒的主要原因包括药物、家用或生产用品中毒，中毒也少见于工业事故、战争和恐怖袭击，还应警惕毒品中毒的可能。对于考虑中毒引起的 CA 患者在积极实施 CPR 同时，应该尽快按照中毒救治原则进行相关急救。

上述病因既是造成心脏骤停的直接和高危因素，也是 CPR 时自主循环恢复重要的可逆转因素。因此，及时寻找并纠正相关病因，既是 CPR 最终能够救治成功的关键，也是围心脏骤停期管理时贯穿始终的重要临床思维。

二、心脏骤停的诊断

（一）心脏骤停的临床过程

心脏骤停的临床过程可分为 4 个时期：前驱期、发病期、心脏停搏期和死亡期。不同患者各期表现有明显的差异。

1. 前驱期 许多患者在发生心脏骤停前有数天或数周，甚至数月的前驱症状，如心绞痛、气急或心悸的加重，易于疲劳，以及其他主诉。但这些症状无特异性，并非 SCD 所特有。前驱症状仅提示有发生心血管病的危险，而不能预测 SCD 的发生。部分患者可无前驱症状，瞬即发生心脏骤停。

2. 发病期 又称终末事件期。是指心血管状态出现急剧变化到心脏骤停发生前的一段时间，自瞬间至持续 1 小时不等。由于猝死的病因不同，发病期的临床表现也各异。典型的表现包括：严重胸痛，急性呼吸困难，突然心悸，持续心动过速或头晕目眩等。若心脏骤停瞬间发生，事先无预兆，则绝大部分是心源性。在猝死前数小时或数分钟内常有心电活动的改变，其中以心率加快及室性异位搏动增加最常见。因室颤猝死的患者，常先有室速。另有少部分患者以循环衰竭发病。

3. 心脏骤停期 意识完全丧失为该期的特征。如不立即抢救，一般在数分钟内进入死亡期。罕有自发逆转者。

心脏骤停的症状和体征依次出现如下：①心音消失；②脉搏扪不到，血压测不出；③意识突然丧失或伴有短阵抽搐。抽搐常为全身性，多发生于心脏停搏后 10 秒内，有时伴眼球偏斜；④呼吸断续，呈叹息样，以后即停止，多发生在心脏停搏后 20~30 秒内；⑤昏迷，多发生于心脏停搏 30 秒后；⑥瞳孔散大，多在心脏停搏后 30~60 秒出现。但此期尚未到生物学死亡。如予及时恰当的抢救，有复苏的可能。其复苏成功率取决于：①复苏开始的迟早；②心脏骤停发生的场所；③心电活动失常的类型（室颤、室速、无脉性电活动或心室停顿）；④在心脏骤停前患者的临床情况。

4. 生物学死亡期 从心脏骤停至发生生物学死亡时间的长短取决于原发病的性质，以及心脏骤停至复苏开始的时间。心脏骤停发生后，大部分患者在 4~6 分钟内开始发生不可逆脑损害，随后经数分钟过渡到生物学死亡。心脏骤停发生后立即实施 CPR 和尽早电除颤，是避免发生生物学死亡的关键。心肺复苏成功后死亡的最常见的原因是中枢神经系统的损伤。缺氧性脑损伤和继发于长期使用呼吸器的感染占死因的 60%，低心排血量占死因的 30%，而由于心律失常的复发致死者仅占 10%。

（二）心脏骤停时心电图表现

心脏骤停时，心脏虽丧失了泵血功能，但并非心电和心脏活动完全停止。根据心电图表现可分为两大类，四种类型。

1. 可除颤心律 包括无脉性室速/室颤两种类型，在心脏骤停的早期最常见，约占 80%，复苏成功率最高。

2. 非可除颤心律 包括心室静止和无脉性电活动，一般常见于心脏骤停的中晚期，早期也常见于部分严重的心脏损伤例如心室破裂等，约占 20%（近年来随着 β 受体阻滞剂和钙通道阻滞剂等药物的广泛应用，此类心律所占比例逐渐增加），复苏成功率较低。①心室静止：心室完全丧失了收缩活动，呈静止状态，心电图呈直线无心室波或仅可见心房波，多在心脏骤停 3~5 分钟时出现。复苏成功率远较室颤者低。②无脉性电活动（PEA）：即电-机械分离。心脏有持续的电活动，但无有效的机械收缩功能，常规方法不能测出血压和脉搏。心室肌可断续出现慢而极微弱的不完整的收缩，心电图上有间断出现的、宽而畸形、振幅较低的 QRS 波群，频率 <20 次/min。此型多为严重心肌损伤的后果，常为左心室泵衰竭的终期表现，也可见于低血容量、张力性气胸和心脏压塞时，或长时期心脏骤停的电击治疗后。心脏起搏点逐渐下移，自窦房结移至房室交界处、房室束，以至浦肯野纤维，最后以心室停顿告终。此型除有上述可纠正的低血容量或张力性气胸、心脏压塞外，预后颇差，复苏困难。

（三）心脏骤停诊断注意事项

心脏骤停的诊断主要依据是临床体征，除了检查评估患者的无反应性，包括意识突然丧失、自主呼吸停止、颈动脉搏动消失、肢体活动和咳嗽反射均丧失外，还应将临终呼吸作为心脏骤停的标志之一。若患者突然出现"无反应且无呼吸或不能正常呼吸（仅仅是喘息）"等征象，据此足以确立心脏骤停的诊断，而应立即进行 CPR。并且应该注意以下几点：①不要等待静听心音有无才开始抢救；②不要等待以上诊断心脏骤停的各项临床诊断依据均具备才开始抢救；③不要等待心电图证实才开始抢救；④创伤所致者更不应等待静脉或动脉输血。

（余 涛 张文武）

第 3 节   基础生命支持

基础生命支持（basic life support，BLS）是维持人生命指征的最基本方法和手段，包括对心脏骤停、心脏病发作、卒中和气道异物梗阻的识别，迅速采用胸外心脏按压维持血液循环，人工呼吸给氧和电除颤纠正心律失常。相对于生存链来说，BLS 对应于生存链前三个主要环节，是整个 CPR 的基础与核心。

一、早期识别心脏骤停并启动急救医疗服务系统

（一）心脏骤停的早期识别

及时识别心脏骤停并尽快 CPR 是抢救心脏骤停患者的关键。以往的 BLS 流程强调判断意识和呼吸、呼救、判断脉搏的严格流程，但最新的 BLS 流程建议患者一旦意识丧失（对拍打双肩和呼唤没有反应），就应该启动急救系统（院外打急救电话，院内呼叫相关科室或启动相关机制）。医务人员应该同时判断患者的呼吸和循环，时间为 5~10 秒，应避免时间过长导致抢救延误。

判断患者意识时，只要发病地点不存在危险并适合，应就地抢救。急救人员在患者身旁快速判断有无损伤和反应。可轻拍或摇动患者（图 105-2），并大声呼叫"您怎么了"。如果患者有头颈部创伤或怀疑有颈部损伤，要注意会造成脊髓损伤，对患者不适当地搬动可能造成截瘫。

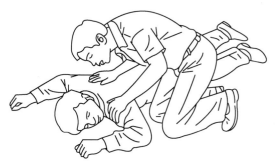

图 105-2 判断意识

患者心脏停搏后，会出现呼吸减慢、停止，甚至出现濒死叹气样呼吸（gasping）或也称为喘息，而部分心脏骤停的原因正是呼吸停止或窒息。因此一旦患者呼吸异常（停止、过缓或喘息），即可认定患者出现心脏骤停，应该立即予以 CPR。通常，我们通过直接观察胸廓的起伏来确定患者的呼吸状况；也可以通过患者鼻、口部有无气流或在光滑表面产生雾气等方法来参考判断。

对于经过培训的医务人员，建议判断呼吸的同时应该判断患者的循环征象。循环征象包括颈动脉搏动和患者任何发声、肢体活动等。

越来越多的研究发现：检查脉搏所需时间较长，而且检查本身的灵敏度与特异度均较差。急救者需要花相当长的时间检查脉搏，通常绝大多数人，包括非专业人员、医学生、医护辅助人员、医生检查颈动脉所需时间都比标准规定的 5~10 秒更长。最长达 24 秒，对室颤患者每延迟电除颤 1 分钟，死亡率可增加 7%~10%，按以往标准，只有 15% 的人能在规定时间内完成脉搏检查。如果把检查颈动脉搏动作为一种诊断手段：①特异度只有 90%，即当患者无脉搏时，仍有 10% 的概率被检查者认为有脉搏，这样，在 100 例患者中，有 10 例被误认为有脉搏而失去胸外按压或电除颤的机会，患者最终会因错失复苏的最佳机会而死亡。②灵敏度只有 55%，即当患者有脉搏时，有 45% 的患者被急救人员认为无脉搏，此时，就有可能错误地进行胸外按压和除颤。③总的准确率只有 65%，错误率为 35%。

因此，2000 年 AHA 心肺复苏指南规定对非专业急救人员，在行 CPR 前不再要求将检查颈动脉搏动作为一个必需的诊断步骤。因此，非专业急救人员无须根据脉搏检

105

查结果来确定是否需要胸外按压或电除颤,如果发现无反应、无自主呼吸即按心脏骤停处理;对于专业急救人员如检查脉搏,不能超过 10 秒,如不能确定有无脉搏,应立即进行 CPR。1 岁以上的患者,颈动脉比股动脉更易触及,方法是患者仰头后,急救人员找到甲状软骨,沿甲状软骨外侧 0.5~1cm 处,在气管与胸锁乳突肌间沟内即可触及颈动脉(图 105-3)。

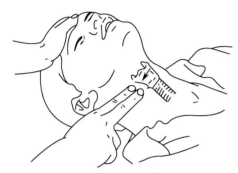

图 105-3 判断患者有无脉搏,触摸颈动脉搏动

早期识别是 BLS 的启动关键,应该强化对这一环节的专业教育和科学普及。在我国,很大一部分 CA 患者因为未能被及时识别而失去了最佳的抢救时机,因此提高广大医务人员和普通市民对心脏骤停的识别能力是提高我国 CA 患者复苏成功率重要的第一步。2020 年 AHA 心肺复苏指南也建议,非专业人员应尽快对可能的心脏骤停患者实施 CPR,因为如果患者未处于心脏骤停状态,这样做对患者造成伤害的风险也较低。

(二)启动 EMS 系统

对于第一目击者来说,如发现患者无反应、无意识及无呼吸,只有一人在现场,对成人要先拨打急救电话,启动 EMS 系统,目的是求救于专业急救人员,并快速携带除颤器到现场。如果是淹溺或其他因窒息原因所致,应立即进行五组 CPR(约 2 分钟),再去打电话。2 人以上时,一人打电话,另一人马上实施 CPR。打电话的人要保持冷静,不要慌张,准备回答下列问题:①需急救的患者所处位置(街道或路名、办公室名称、房室号);②急救患者所在地电话号码;③发生什么事件,如心脏病发作或交通事故等;④所需急救的人数;⑤患者的一般情况;⑥已经给予患者何种急救措施("正在行 CPR""正使用 AED");⑦其他任何被询问的信息,确保 EMS 急救人员无任何疑问。最好在急诊医生对现场救治提出指导后再挂断电话。

EMS 系统是贯穿院外 CA 患者抢救全程的关键,是整个生存链串联、稳固的核心。对于院外 CA 患者,高效、完善的 EMS 系统应该包括专业的调度系统、快速反应的院前急救队伍和优秀的转运、抢救体系。

近年来的研究和实践证实,专业的调度系统能够快速派遣专业的院前急救队伍,同时,通过辅助呼救者正确、及时识别 CA,鼓励并电话指导目击者实施 CPR,能够显著提升院外 CA 患者的抢救成功率。而随着互联网和移动数据技术的发展,调度系统甚至可通过信息技术能够及时派遣

事件发生地周围的 CPR 志愿者获取自动体外除颤器(AED)赶到现场进行 BLS。这些努力使得对 CA 患者的抢救能力得以显著提升。这为备受交通条件困扰的院前急救队伍赢得了重要的抢救时机。

除开交通因素,理想的 EMS 系统应该具有使得专业急救队伍能够快速到达事发地点的能力,并在现场保证高质量 BLS 的同时,具备一定的 ACLS 的能力,并能将患者快速、安全地转运回院内进一步实施 ACLS。

对于 IHCA 患者,医院或科室应该建立快速启动 CPR 团队的条件和机制,例如病房一键式启动按钮,建立院内快速反应团队(rapid response team,RRT)等。所有院内工作人员应该接受相关启动紧急流程的培训和演练。

二、实施高质量的 CPR,着重于胸外按压

现代 CPR 技术确立至今,A-B-C 一直是 CPR 的根本,A:开放气道;B:人工通气;C:循环支持(胸外按压)。早年一直沿用 ABC 的抢救顺序和流程,自 2010 年起,胸外按压被提到优先位置,BLS 的流程也更改为 C-A-B。

(一)循环支持——胸外按压

重建有效氧合的循环是 CPR 的关键。由于胸外按压本身也能提供一定的通气,因此胸外按压是 CPR 的关键和重点。

1. 胸外按压的原理和质量要求 CPR 时胸外按压部位在胸骨的下半段(双乳头连线中点)进行按压,要求按压可产生 60~80mmHg 收缩期峰压,通过增加胸腔内压或直接挤压心脏产生血液流动(前向血流),人工建立循环,通过胸外按压使血液流向肺脏,并辅以适当的呼吸,就可为脑和其他重要器官提供充足的氧气。有效的按压能够产生一定的冠脉灌注压(主动脉舒张期压力与右心房压的差值)(coronary perfusion pressure,CPP),保证心肌的灌注,使得停跳的心脏在电除颤或按压后能够重新有效搏动,恢复自主循环。

胸外按压时,在按压时相内,施加在胸骨下半段的压力挤压胸廓,使其变形,心脏受挤压加之胸腔内压力增加,使得心脏内及胸腔内血液得以泵至全身;在放松时相,胸廓回弹,心脏回复至原状,胸腔内压力减低,全身血液回流胸腔及心脏。因此按压的质量决定了人工循环的质量(人工心排血量和心肌灌注情况)。早在二十世纪七八十年代的动物实验已经证实胸外按压频率维持 100~120 次 /min 时无论按压深度如何,产生的心排血量最佳;而维持一定的频率,按压深度达到一定程度,例如达动物胸廓前后径 1/4~1/3 时,心排血量最佳。但直到最近的大规模随机对照临床研究才证实,在对人体实施胸外按压时,100~120 次 /min 的频率和 5~6cm 的深度能够让更多 CA 患者存活。此外,研究还证实胸廓回弹是否充分不仅影响回心血量,也显著影响 CPP 和脑灌注压。大量研究证实,尽量减少按压中断(限制在 10 秒内),提高胸外按压在整个 CPR 过程中的时间比例及按压分数(compression fraction,CF)才能最大限度保持 CPR 时的 CPP,提高 ROSC 的概率。

研究表明,胸外按压时,血流产生的机制包括胸泵机制

和心泵机制(直接对心脏的按压)。在 CPR 期间,CPR 的时间长短可影响血流产生的机制,短时间的 CPR,血流更多地是由直接按压心脏产生。心脏停搏时间较长或胸外按压时间较长时,心脏顺应性减低,胸泵机制则占优势。此时,胸外按压产生的心排血量明显减低。

心脏骤停期间,标准而有效的胸外按压可产生峰值达 60~80mmHg 的动脉压力,但舒张压力较低,颈动脉平均压可超过 40mmHg,胸外按压时的心排血量仅为正常心排血量的 1/3 或 1/4,而且随着 CPR 时间延长,心排血量进一步减低,只有按照标准进行按压,才能达到最理想的按压效果。

总体来说,为了保证获得最佳的复苏效果,必须实施高质量的胸外按压,即按照 2020 年 AHA 心肺复苏指南更新的要求:① CPR 时为保证组织器官的血流灌注,必须实施有效的胸外按压。②有效的胸外按压必须快速、有力。按压频率 100~120 次 /min,按压深度成人不少于 5cm,但不超过 6cm,每次按压后胸廓完全回复,按压与放松比大致相等。③尽量避免胸外按压的中断,按压分数应 ≥60%。④在建立人工气道前,成人单人 CPR 或双人 CPR,按压 / 通气比率都为 30∶2,建立高级气道(例如气管插管)以后,按压与通气可能不同步,通气频率为 10 次 /min。

2. 胸外按压技术 患者应仰卧平躺于硬质平面,术者跪在其旁。若胸外按压在床上进行,应在患者背部垫以硬板。按压部位在胸骨下半段,按压点位于双乳头连线中点。用一只手掌根部置于按压部位,另一手掌根部叠放其上,双手指紧扣进行按压。使身体稍前倾,使肩、肘、腕位于同一轴线上,与患者身体平面垂直。用上身重力按压,按压与放松时间相同。每次按压后胸廓完全回复,但放松时手掌不离开胸壁。

胸外按压时应注意:①肘关节伸直,上肢呈一直线,双肩正对双手,以保证每次按压的方向与胸骨垂直。如果按压时用力方向不垂直,有可能造成身体滚动,影响按压效果。②对正常体形的患者,按压胸壁的下陷幅度为 5cm 以上,为达到有效的按压,可根据体形大小增加或减少按压幅度,最理想的按压效果是可触及颈或股动脉搏动。但按压力量以按压幅度为准,而不仅仅依靠触及到脉搏。③每次按压后,应放松使胸廓恢复到按压前的位置,血液在此期间可回流到胸腔,放松时双手不要离开胸壁,一方面使双手位置保持固定,另一方面,减少直接对胸骨本身的冲击力,以免发生骨折。按压频率 100~120 次 /min。④按压与放松间隔比为 1∶1 时,可产生有效的脑和冠脉灌注压。⑤在连续 30 次按压周期内,保持双手位置固定,不要改变手的位置,也不要将手从胸壁上移开,每次按压后,使胸廓重新回复到原来的位置。

3. 仅胸外按压的 CPR 如果旁观者未经过 CPR 培训,则应进行单纯胸外按压的 CPR,即仅为突然倒下的成人患者进行胸外按压并强调在胸部中央用力快速按压,或者按照急救调度的指示操作。施救者应继续实施单纯胸外按压 CPR,直至 AED 到达且可供使用,或者急救人员或其他相关施救者已接管患者。所有经过培训的非专业施救者应

至少为心脏骤停患者进行胸外按压。另外,如果经过培训的非专业施救者有能力进行人工呼吸,应按照 30 次按压对应 2 次呼吸的比例进行按压和人工呼吸。

单纯胸外按压(仅按压)CPR 对于未经培训的施救者更容易实施,而且更便于调度员通过电话进行指导。另外,对于心脏病因导致的心脏骤停,单纯胸外按压 CPR 与同时进行按压及人工呼吸的 CPR 的存活率相近。

另有研究表明,成人 CPR 最初 6~12 分钟,并非一定需要正压通气。比利时的脑复苏研究小组的研究表明,CPR 期间,接受口对口通气和单行胸外按压的复苏效果无任何区别。还有研究认为,在 CPR 期间,随胸廓按压起伏时的自动通气,可维持接近正常时的每分钟通气量、血二氧化碳分压和氧分压而无须正压通气,因为胸外按压时的心排血量仅为正常时的 25%,因而,也减低了维持通气血流比例所需的通气量。

4. 咳嗽 CPR 咳嗽可使患者胸腔内压升高,使血流继续流动,以保持清醒的意识。这是启动本身自主的 CPR,这在理论上是可行的,但在临床应用上有一定限制。临床上要求严密监护患者,心脏骤停一定要在目击下发生,在患者意识丧失之前要能用力咳嗽,而且这一情况只有在心脏骤停前的 10~15 秒可行。需要强调的是这种方法本身没有循环支持的作用,只是临床中使患者保持短时清醒的暂时策略。

高质量 CPR 的实施是 CPR 抢救的关键。因此,因地制宜,采用胸外按压的质量监控和语音反馈装置提高胸外按压的质量被证实是可行的。通过有效的团队复苏和持续的质量改进,建立精益求精的服务文化有助于团队持续提高 CPR 的质量。

(二) 开放气道

如果患者无反应,急救人员应判断患者有无呼吸或是否有异常呼吸,先使患者取复苏体位(仰卧位),即先行 30 次心脏按压,再开放气道。患者无反应时,因肌张力下降,舌体和会厌可能把咽喉部阻塞(舌是造成呼吸道阻塞最常见的原因)。有自主呼吸时,吸气过程气道内呈负压,也可将舌或会厌(或两者同时)吸附到咽后壁,造成气道阻塞。如无颈部创伤,可以采用仰头抬颏法或托颌法开放气道,对于非专业人员因托颌法难以学习,故不推荐采用,专业急救人员对怀疑有颈椎脊髓损伤的患者,应避免头颈部的延伸,可使用托颌法。

开放气道方法如下。

(1)仰头抬颏法:完成仰头动作应把一只手放在患者前额,用手掌把额头用力向后推,使头部向后仰,另一只手的手指放在下颏骨处,向上抬颏,使牙关紧闭,下颏向上抬动(图 105-4),勿用力压迫下颌部软组织,以免造成气道梗阻。也不要用拇指抬下颏。气道开放后有利于患者自主呼吸,也便于 CPR 时做口对口人工呼吸。如果患者假牙松动,应取下,以防其脱落阻塞气道。

(2)托颌法:把手放置于患者头部两侧,肘部支撑在患者躺的平面上,托紧下颌角,用力向上托下颌,如患者紧闭双唇,可用拇指把口唇分开。如果需要行口对口人工呼吸,

则将下颌持续上托,用面颊贴紧患者的鼻孔。此法效果肯定,但费力,有一定技术难度。对于怀疑有头、颈部创伤患者,此法更安全,不会因颈部活动而加重损伤。

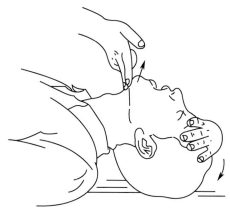

图 105-4 仰头抬颏法

(三) 人工通气

采用人工呼吸时,每次通气必须使患者的肺脏膨胀充分,可见胸廓上抬即可,切忌过度通气。但应该强调,在人工通气时应该使用个人保护装置(例如面膜、带单向阀的通气面罩、球囊面罩等)对施救者实施保护。

(1)口对口呼吸:口对口呼吸是一种快捷有效的通气方法,呼出气体中的氧气足以满足患者需求。人工呼吸时,要确保气道通畅,捏住患者的鼻孔,防止漏气,急救者用口把患者的口完全罩住,呈密封状,缓慢吹气,每次吹气应持续 1 秒以上,确保通气时可见胸廓起伏(图 105-5)。

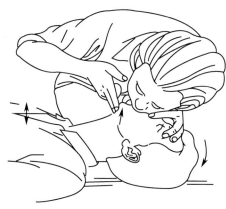

图 105-5 口对口人工呼吸

口对口呼吸常会导致患者胃胀气,并可能出现严重合并症,如胃内容物反流,导致误吸或吸入性肺炎,胃内压升高后,膈肌上抬,限制肺的运动。所以应缓慢吹气,不可过快或过于用力,减少吹气量及气道压峰值水平,有助于减低食管内压,减少胃胀气的发生。对大多数未建立人工气道的成人,推荐 500~600ml 潮气量,既可降低胃胀气危险,又可提供足够的氧合。建立人工气道者 400ml 潮气量可满足要求。

(2)口对鼻呼吸:口对鼻呼吸适于那些不能进行口对口呼吸的患者,如牙关紧闭不能开口、有口唇创伤、口对口呼

吸难以实施等。救治溺水者尤其适合口对鼻呼吸方法,只要患者头一露出水面即可行口对鼻呼吸。口对鼻呼吸时,将一只手置于患者前额后推,另一只手抬下颏,使口唇紧闭。用口封罩住患者鼻子,吹气后口离开鼻子,让呼气自动排出。必要时,间断使患者口开放,或用拇指分开口唇,这对有部分鼻腔阻塞的患者呼气非常重要。

(3)口对气管套管呼吸:气管切开的患者需人工通气时可采用口对套管呼吸,对套管主动吹气,被动呼气,易于操作。如果气管套管梗阻,且解除梗阻有困难时,要更换新套管;如放置套管出现困难,应立即从皮肤孔道处进行人工通气。气管套管的套囊可防止通气时漏气,如果发生漏气,用手或面罩把口鼻紧紧封严即可。

(4)口对通气防护装置呼吸:在工作场所,推荐使用有防护装置的通气,以防疾病相互传播。面部防护板没有呼吸阀门,患者呼出气位于患者面部的防护板之间,通气装置气流阻力要低,以免影响患者呼气。

(5)口对面罩呼吸:用透明有单向阀门的面罩,可将急救者呼气吹入患者肺内,有的面罩有氧气接口,以便口对面罩呼吸时同时供给氧气。用面罩通气时双手把面罩贴紧患者面部,这样闭合性好,通气效果非常好。口对面罩通气时有两种疗法,一种是头部法,急救人员位于患者头顶部,此法可用于呼吸骤停而非心脏骤停患者,可以看到胸廓起伏,或两名急救人员在行 CPR 时的通气位置,托下颌时多用此法。另一方法是急救人员位于患者头侧,仰头抬颏法时多用此法,在一人 CPR 时比较理想,既可通气,又可行胸外按压。

(6)球囊-面罩通气:使用球囊面罩可提供正压通气,但未建立人工气道容易导致胃膨胀,需要送气时间长,潮气量控制在可见胸廓起伏。但急救中挤压气囊难保不漏气,因此,单人复苏时易出现通气不足,双人复苏时效果较好。双人操作时,一人压紧面罩,一人挤压皮囊通气。如果气道开放不漏气,挤压 1L 成人球囊 1/2~2/3 量或 2L 成人球囊 1/3 量可获得满意的潮气量。

如果仅单人提供呼吸支持,急救者位于患者头顶。如果没有颈部损伤,可使患者头后仰或枕部填毛巾或枕头,使之处于嗅闻位,便于打开气道,一手压住面罩,一手挤压球囊,并观察通气是否充分。双人球囊面罩通气效果更好。

关于按压/通气的比例问题,迄今为止对于单人 CPR 时,仍然建议按照 30 次按压接 2 次通气(30:2)的比例实施人工通气,这能有效提高按压分数,获得较好复苏效果。而对于配合默契的复苏团队或已经置入高级气道的患者,也可保持连续按压的同时,按照每 6 秒 1 次(10 次/min)的频率给予人工通气。

三、早期电击除颤

大多数成人突发非创伤性心脏骤停的原因是室颤,电除颤是救治室颤最为有效的方法。研究证实,对于室颤患者每延迟 1 分钟除颤,抢救成功率降低 7%~10%,因此早期电除颤是 CA 患者复苏成功的关键之一。心律分析证实为室颤/无脉性室速应立即行电除颤,之后做 5 组 CPR,再检查心律,

必要时再次除颤。单相波除颤器首次电击能量选择 360J,双相波除颤器首次电击能量选择应根据除颤仪的品牌或型号推荐,一般为 150J 或 200J。对心室静止(心电图呈一直线)与 PEA 患者不可行电除颤,而应立即实施 CPR。

自动体外除颤器(AED)能够自动识别可除颤心律,适于各种类型的施救者使用。近年来欧美等国能够迅速提升院外 CA 患者的抢救成功率,与 AED 在这些国家的广泛普及密切相关,也基于此,2020 年 AHA 心肺复苏指南强烈推荐在 CA 高发的公共场所应该实施公众除颤(public access defibrillation,PAD)计划。PAD 计划是在很有可能有目击者、院外 CA 发生率相对较高的公共场所(如机场、火车站、地铁、商场、游乐场、宾馆、学校、写字楼等)设置 AED,便于第一目击者能够快速获得并实施除颤的措施。在美国、日本、新加坡等国家,以及我国香港及台湾地区已广泛实施 PAD 计划,使得越来越多的 CA 患者得到及时救治并存活出院。我国部分大中城市也开始在地铁、机场、学校、体育运动场所等公共场所配置 AED,随着培训和相关法律等的日益完善,这些 AED 也将发挥应有的作用。

如果任何施救者目睹院外心脏骤停的发生且现场有 AED,施救者应从胸外按压开始 CPR,并尽快使用 AED。在医院和其他机构使用现场的 AED 或除颤器治疗心脏骤停的医务人员应立即进行 CPR,并且尽可使用准备好的 AED/除颤器。以上建议旨在支持尽早进行 CPR 和早期除颤,特别是在发生心脏骤停时现场有 AED 或除颤器的情况下。如果院外心脏骤停的目击者是急救人员,开始 CPR 的同时使用 AED 或通过心电图检查节律并准备进行除颤。

对于院内心脏骤停,没有足够的证据支持或反对在除颤之前进行 CPR。但对于有心电监护的患者,从室颤到给予电击的时间不应超过 3 分钟,并且应在等待除颤器就绪时进行 CPR。

电除颤的作用是终止室颤而非起搏心脏,因此在完成除颤后,应该马上恢复实施胸外按压直至 2 分钟后确定 ROSC 或患者有明显的循环恢复征象(例如咳嗽、讲话、肢体明显的自主运动等)。除颤相关的具体技术可参见"第 147 章心脏电复律"。

四、气道异物梗阻的识别和处理

气道异物梗阻的识别不是生存链的环节,然而,它是 BLS 的重要组成部分。

气道异物梗阻(foreign body airway obstruction,FBAO)是一种急症,如不及时治疗,数分钟内就可导致死亡。FBAO 造成的心脏骤停并不常见,但有意识障碍或吞咽困难的老年人和儿童发生人数相对较多。FBAO 是可预防而避免发生的。

1. FBAO 的原因及预防　任何患者突然呼吸骤停都应考虑到 FBAO,尤其是年轻患者,呼吸突然停止,出现发绀,无任何原因的意识丧失。成人通常在进食时易发生,肉类食物是造成 FBAO 最常见的原因。易导致 FBAO 的诱因有:吞咽大块难咽食物、饮酒后、老年人戴义齿或吞咽困难、儿童口含小颗粒状食品或物品。注意下列事项有助于预防

FBAO:①将食物切碎,细嚼慢咽,尤其是戴义齿者;②咀嚼和吞咽食物时,避免大笑或交谈;③避免酗酒;④阻止儿童口含食物行走、跑或玩耍;⑤将易被误吸入的异物放在婴幼儿拿不到处;⑥不宜给小儿需要仔细咀嚼或质韧而滑的食物(如花生、坚果、玉米花、果冻等)。

2. FBAO 的识别　异物可造成呼吸道部分或完全阻塞,识别 FBAO 是抢救成功的关键。部分阻塞时,患者有通气,能用力咳嗽,但在咳嗽停止时,出现喘息声。此时救助者不宜干扰患者自行排除异物的努力,而应鼓励患者继续咳嗽并自主呼吸。但应守护在患者身旁,并监护患者的情况,如不能解除,即求救 EMS 系统。

FBAO 患者可能一开始就表现为通气不良;或开始通气好,但逐渐恶化,表现为乏力、无效咳嗽、吸气时高调噪音、呼吸困难加重、发绀。对待这类患者要同气道完全阻塞一样,须争分夺秒地救治。

气道完全阻塞的患者,不能讲话,不能呼吸或咳嗽,用双手抓住颈部,无法通气。对此征象必须能立即明确识别。救助者应马上询问患者是否被异物噎住,如果患者点头确认,必须立即救治。如不能迅速解除气道阻塞,患者将很快出现意识丧失,甚至死亡。如遇患者意识已丧失,猝然倒地,则应立即 CPR。

3. 解除 FBAO 的常用方法

(1)腹部冲击法(Heimlich 法):腹部冲击法可使膈肌抬高,气道压力骤然升高,促使气体从肺内排出,这种压力足以产生人为咳嗽,把异物从气管内冲击出来。适用于有意识的立位或坐位患者。救助者站在患者身后,双臂环抱患者腰部,一手握拳,握拳手的拇指侧紧抵患者腹部,位于剑突下与脐上的腹中线部位,再用另一手抓紧拳头,用力快速向内、向上使拳头冲击腹部,反复(连续 5 次)冲击直到把异物从气道内排出来。如患者意识丧失,即开始 CPR。虽腹部冲击法卓有成效,但也可产生合并症,如腹部或胸腔内脏的破裂或撕裂,1 岁以下婴儿,除非必要时,一般不随便采用此法。对已行腹部冲击法治疗的患者应仔细检查有无危及生命的合并症。

(2)自行腹部冲击法:发生 FBAO 时,患者本人可一手握拳,用拳头拇指抵住腹部剑突下与脐上腹中线部位,另一只手抓紧拳头,用力快速向上、向内使拳头冲击腹部。如果不成功,患者应快速将上腹部抵压在一硬质的物体上,如椅背、桌沿、走廊栏杆,然后用力冲击腹部,直到把气道内异物排除。

(3)胸部冲击法:当患者是妊娠终末期或过度肥胖者时,可采用胸部冲击法代替腹部冲击法。其方法是,救助者站在患者身后,把上肢放在患者腋下,将胸部环抱住。一只手握拳,拳头拇指放在胸外按压部位(双乳头连线中点),应注意避开剑突和肋骨下缘,另一只手抓住拳头,向后冲击,直至把异物排出。

(4)对意识丧失者的解除方法:在解除 FBAO 期间发生意识丧失,救助者应立即求救 EMS 系统(或让其他人去启动 EMS 系统)并开始 CPR。胸部按压有助于无反应患者解除 FBAO。对专业急救人员,如怀疑意识丧失是由 FBAO 引起的,建议采取下列方法:①在 CPR 过程中,如有第二名急救人员在场,则让其启动 EMSS。患者保持平卧。②用

舌-上颌上提法开放气道,并试用手指清除口咽部异物。③开放气道,尝试通气,如通气时患者胸部无起伏,重新摆放头部位置,再尝试通气。④如果反复尝试后仍不能进行有效通气,则应考虑 FBAO。⑤在异物清除前,如果通气仍不能使胸廓起伏,应考虑进一步的抢救措施(如 Kelly 钳,Magilla 镊,环甲膜穿刺/切开术),建立通畅的气道。⑥如 FBAO 已解除,气道开通后患者仍无呼吸,需进行第二次人工通气。再检查循环体征(检查脉搏及自主呼吸、咳嗽和运动),如无脉搏,即开始胸外按压。按压/通气比 30 : 2。

五、与 CPR 有关的其他问题

(一) CPR 中更换场所

如果事发现场不安全,如建筑失火,则应把患者转移到安全区域,然后立即开始 CPR。在实施有效的 CPR 使患者循环重新恢复之前,或其他急救人员到来前,不应图方便而把患者从拥挤或繁忙的区域向别处转移。只要有可能,就别中断 CPR。

1. 楼梯 运输患者有时需上下楼梯,最好在楼梯口进行 CPR,预先规定好转运时间,尽可能快地转至下一个地方,之后立即重新开始 CPR,CPR 中断时间尽可能短,且尽可能避免中断。

2. 担架 在将患者转至救护车或其他移动性救护设备途中,仍不要中断 CPR,如果担架较低,急救人员可跟随在担架旁边,继续实施胸外按压;如果担架或床较高,急救人员应跪在担架或床上,以达到患者胸骨的高度,便于 CPR。一般情况下,只有在专业人员气管插管时,或应用 AED 或手动除颤时,或转运途中出现问题时,才能中断 CPR,如果只有一个急救人员,为启动 EMS 系统,可停一会儿 CPR。

(二) BLS 易发生的问题和合并症

如果 CPR 措施得当,就可为患者提供生命支持。有时即使正确实施 CPR,也可能出现合并症,然而,不能因为害怕出现合并症就不最大限度地进行 CPR。

1. 人工呼吸的合并症 急救人工呼吸时,由于过度通气和通气流量过快,都易发生胃扩张,尤其是儿童更易发生胃扩张,通过维持通畅的气道,限制通气容量,调节通气容量足以使胸廓起伏即可。这样,才能最大限度降低胃扩张发生率。建议缓慢行人工呼吸,在呼气和吸气过程中,要确保气道通畅,也可进一步减轻胃扩张。单人 CPR 不易做到,而双人 CPR 可达到以上要求。明显的胃扩张可引发胃内容物反流,而且,由于胃扩张,膈肌抬高,使肺容量降低。如果急救人工通气期间发生胃膨胀,要重新检查并重新开放气道,并观察在通气时胸廓是否有起伏。避免导致气道压力升高的因素(快速呼吸、缩短吸气时间、用力通气),如果发生胃扩张,应继续缓慢通气,别试图排出胃内容物,经验表明,如果想用手按压患者上腹部解除胃扩张,常可导致胃内容物反流。如果出现胃内容物反流,将将患者安置于侧位,清除口内反流物后,再使患者平卧位,继续 CPR。

2. 胸外按压的合并症 正确的 CPR 技术可减少合并症。在成人患者,即使胸外按压动作得当,也可造成肋骨骨折,但婴儿和儿童,却很少发生肋骨骨折。除了肋骨骨折,胸外按压的其他合并症包括:肋骨从胸骨分离、气胸、血胸、肺挫伤、肝脾撕裂伤和脂肪栓子。按压过程中,手的位置要正确,用力要均匀且有力,虽然有时可避免一些合并症,但不能完全避免。

2020 年 AHA 心肺复苏指南制定的成人心脏骤停处理流程见图 105-6;成人、儿童和婴儿 BLS 的要点总结见表 105-1。

表 105-1 成人、儿童和婴儿 BLS 的要点总结

内容	成人	儿童 (1 岁至青春期)	婴儿 (不足 1 岁,除新生儿外)
识别	检查患者有无反应 无呼吸或仅仅是喘息 10s 内未扪及脉搏(仅限医务人员) (10s 内和同时检查呼吸与脉搏)		
CPR 程序	C-A-B		
按压速率	每分钟 100~120 次		
按压幅度	5~6cm	至少 1/3 前后径 大约 5cm	至少 1/3 前后径 大约 4cm
胸廓回弹	保证每次按压后胸廓回弹;不可每次按压后倚靠在患者胸上 医务人员每 2min 交换一次按压职责		
按压中断	尽可能减少胸外按压的中断 尽可能将中断控制在 10s 以内		
按压-通气比率 (置入高级气道之前)	1 或 2 名施救者 30 : 2	单人施救 30 : 2 2 名以上施救者 15 : 2	
使用高级气道通气 (医务人员)	每 6s1 次呼吸(每分钟 10 次呼吸) 大约每次呼吸 1s 时间 明显的胸廓隆起	每 2~3s1 次呼吸(每分钟 20~30 次呼吸)	
除颤	尽快连接并使用 AED。尽可能缩短电击前后的胸外按压中断;每次电击后立即从按压开始 CPR		

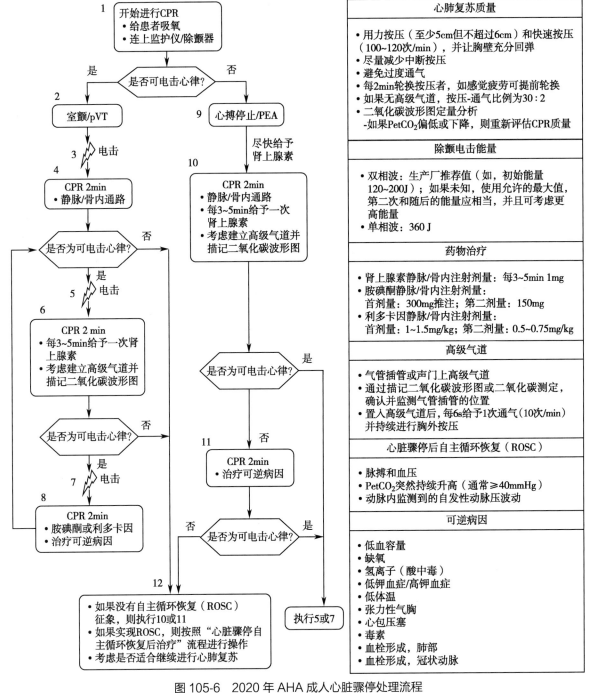

图 105-6 2020 年 AHA 成人心脏骤停处理流程

注：pVT，无脉性室性心动过速；PEA，无脉性电活动；PetCO$_2$，呼气末二氧化碳分压

（余　涛　张文武）

第 4 节 高级心血管生命支持

高级心血管生命支持(advanced cardiovascular life support,ACLS)是在 BLS 的基础上,为使自主循环恢复和/或呼吸、循环功能维持或稳定,进一步采取救治优化和辅助复苏的措施。此外,ACLS 也包括围心脏骤停期的管理,包括防止 CA 发生的各种急救处理措施及经心肺复苏 ROSC 后患者的综合救治和处理等。儿科高级生命支持(pediatric advanced life support,PALS)的相关内容请参见儿科学专著。

一、ACLS 主要原则

(一) BLS 是 ACLS 的基础和核心

无论 CPR 的科学如何发展与进步,BLS 永远是 CPR 的核心,也必然是 ACLS 的基础。任何 ACLS 措施和策略的实施都应该建立在良好的人工循环(胸外按压)和人工通气的基础之上,服务于高质量 CPR 的实施。

CPR 要求急救人员能够快速作出决定,这一点是很具有挑战性的。急救人员必须在短时间内将注意力集中在 ACLS 过程中的某些特殊方面:如开通静脉通路、进行气管插管、明确心脏节律并及时下达正确医嘱。但急救人员也必须时常注意调整 ACLS 全过程的每个步骤,使抢救过程有序进行且不影响到高质量 BLS 的实施。复苏流程图可使初级急救人员学习掌握复苏步骤中的最主要内容,如开放气道、辅助通气、CPR、电除颤、药物处理及在特定条件下有利于患者的一切处理。要达成 ACLS 的理想目标需要训练有素的复苏团队协同完成。

(二) 团队复苏的原则

无论在院前或院内,团队抢救是 CPR 最重要的组织形式。团队复苏能够显著改善 CPR 的质量,尤其是增加 CF。CPR 时的团队理念精髓是要求在充分保证按压和通气的前提下,利用各种可利用的工具和资源,通过明确的分工和紧密的团队配合,实施高质量的 CPR。团队复苏的目标就是 CPR 的质量,要根据患者、环境、病因等的不同,通过团队努力,使 CPR 质量的各项指标最佳化。但很多人错误地将团队复苏理解为运用各种手段、药物,穷尽其技术进行各种抢救的尝试(包括气管插管等),这完全背离了团队复苏的宗旨和目的,不但耽误了抢救的时间,还严重降低了 CPR 的质量。此外,抢救后的及时总结作为团队复苏的另一项重要工作,往往被忽视甚至是省略。无论抢救成功与否,及时的分析、小结有助于团队成员不断提高 CPR 的质量,提高抢救成功率。团队复苏还为 CPR 时实施质量监控提供可能,团队成员可以相互督促、提醒,改善技术质量,足够的人力使得各种最新的监测和反馈技术能够及时应用于临床,帮助团队更加客观、准确地评估实时 CPR 质量。当然,成功、有效应用团队复苏需要建立在良好的培训和组织基础之上,因此要重视急诊模拟医学教育的建设和发展。

(三) ACLS 的持续质量改进

持续质量改进(continuous quality improvement,CQI)在卫生领域广泛应用,能够显著提高医疗质量。同样,CPR 质量的提高同样需要 CQI,尤其在团队实施 ACLS 过程中。CPR 抢救结束应该及时进行小结,重点对患者的实际情况和抢救人员的 CPR 表现进行回顾分析,提出今后可以改进的环节和措施,这是快速提高团队 CPR 质量的重要手段,能够显著提高患者的出院生存率。如果能将 CPR 的抢救记录、CPR 质量的监测数据充分应用分析,再结合现有培训、临床流程设计可能存在的问题等综合考虑分析,进行系统性改进和提高,并坚持不断优化与改进,才可能真正推动 CPR 质量不断提高,完善生存链的各个环节,最终提高我国 CPR 的抢救成功率。

二、ACLS 的系统性评估

区别于 BLS 要求对 CA 进行快速识别并迅速开始 CPR,ACLS 需要抢救团队能够对患者各方面状况进行系统、准确的评估,综合各种条件和设备实施最为有效的抢救。

对于患者的评估和判断我们分别应用 BLS 评估(BLS assessment)和系统性评估(systemic assessment)。

BLS 评估:①检查患者反应性(判断意识);②启动应急反应系统/获取 AED;③检查呼吸、循环,开始 CPR;④除颤。

ACLS 要求对患者进行系统性评估,包括初步评估和进一步评估。

(一) 初步评估

初步评估包括 A、B、C、D、E 的评价,其具体内容如下。

A——气道

评估内容:气道是否通畅?是否需要置入高级气道?气道装置位置是否正确?高级气道是否固定良好并经常性检查?

对应措施:仰头抬颏法开放气道或使用口咽通气道或鼻咽通气道保持意识丧失患者的气道通畅;如果需要,建立高级气道(例如喉罩、喉管、气管食管联合导管、气管插管等);确保人工通气与 CPR 相协调;确保高级气道放置位置正确(五点听诊法或呼气末二氧化碳波形);固定好气道装置;持续监测高级气道的放置位置。

CPR 时,医务人员应该权衡高级气道管理的利弊,如球囊面罩能够维持有效通气,不建议中断按压而置入高级气道。但如果复苏团队的技术过硬,且高级气道的置入不影响正常的 CPR 过程(保持按压的连续性),则可以考虑实施。

B——呼吸

评估内容:通气和氧合是否足够?是否已监测血氧饱和度(SpO_2)和呼气末二氧化碳($etCO_2$)波形图?

对应措施:如果需要给予供氧(复苏时最好 100% 的氧气,ROSC 后的患者维持 $SpO_2 \geq 94\%$ 的最低浓度氧气);监测通气和氧合是否充分(胸廓起伏和发绀,$etCO_2$ 波形,SpO_2);避免过度通气。

C——循环

评估内容:胸外按压是否有效?心律如何?是否有指

751

征除颤或电复律？静脉通路或经骨通路是否已建立？是否ROSC？有脉搏的患者是否不稳定？是否需要药物治疗保持心律和血压？患者是否需要容量复苏？

对应措施：监测 CPR 的质量；使用监护仪或除颤仪持续监测患者心电图；实施除颤 / 复律；建立静脉通路或经骨通路通路；给予适当药物管理血压和心律；必要时给予液体；监测血糖和体温；检查患者的灌注情况。

D——神经功能

对应措施：检查患者的神经功能；快速评估患者的反应性、意识状态和瞳孔；患者是否警觉，对语音、疼痛的反应性。

E——暴露

对应措施：除去患者衣物，进行体格检查，寻找有无明显的外伤、出血、烧伤、异常记号及医疗警示首饰。

(二) 进一步评估

对患者的进一步评估包括尽快了解患者的基本病史，对患者可能存在的危险因素进行鉴别诊断。

对进行 ACLS 的患者应想办法尽快获得其基本的病史资料，包括：现病史（症状和体征）；过去史（尤其与此次发病相关病史）；过敏史；最后一次餐食的情况及此次发病相关的事件。

在获取相关病史后，应该结合患者的当前情况，着重鉴别可能存在的潜在病因与危急状况，即进行鉴别诊断，包括：5 个 "H" ——低血容量、低氧血症、酸中毒、高钾 / 低钾血症、低温；5 个 "T" ——张力性气胸、心脏压塞、中毒、肺栓塞和心肌梗死。

三、CPR 质量的监测与评估

对于 CPR 质量的监测，最简单、直接的方法就是施救者本人或团队成员通过观察，凭借训练和抢救的经验评估 CPR 的质量，再联合患者面色改变、大动脉搏动、瞳孔改变等情况综合评价 CPR 实施的质量，并通过相互提醒提供信息反馈。但这样的监测显然不够客观、准确，事实上也效果不佳。随着大家对 CPR 质量的重视，大量的质量监测技术已经成功转化为临床可用的成熟产品，而这些监测和反馈技术无论是在临床实践和培训中都被证实能够显著提高 CPR 的质量，改善患者的生存预后。

目前监测 CPR 质量的方法和技术主要包括三类：第一类是能够直接反映 CPR 效果的技术。冠脉灌注压（CPP）是最经典的指标，也是 CPR 质量评价的 "金标准"，但在临床实践中常难以获得，通常建议以舒张期的有创动脉血压作为参考和替代。呼气末二氧化碳波形图是国际复苏指南的重点推荐，能够很好地反映人工循环时的心排血量水平，还可确定高级气道的放置位置和 ROSC，最新指南还推荐其可以作为复苏预后评价的指标，是不错的监测指标，但前提是需要建立高级气道。心电图波形分析也是经典的评价指标之一，反映的是心肌灌注及电活动的状态，作为除颤时机的判断指标更为合适。脑部血氧饱和度监测提供了一种全新的无创监测 CPR 质量的方法，可以了解 CPR 过程中实时的脑灌注及脑组织供氧情况，但还需要进一步的临床验证。

第二类也是目前最常用的就是 CPR 实施技术的监测，包括按压深度、频率、胸廓回弹、CF 等指标，系统还可提供实时的语音或图文反馈提示。该类技术主要通过测量按压位置的加速度改变或者胸部阻抗等参数的改变来算算，精度和准确度也在不断提高。而且这类数据能够完整被记录，还可用作复苏后的小结和质量分析研究。第三类技术虽不是直接反映复苏质量，却能显著提高 CPR 的质量。例如心电滤波技术能够将按压干扰波形从心电监测的波形中滤除，在无须停止按压的情况下，即可判断心律失常类型，可显著提高 CF，提高除颤成功率。血氧饱和度监测易受环境温度、患者外周循环等条件影响，并不是良好的质量监测指标，但与心电图协同，却能很好地判定复苏后 ROSC。

随着科技的发展，CPR 的质量监测技术和手段会更加准确和多样，最新的技术已经让智能手机成为 CPR 质量监测的工具，常规进行质量监测必然会成为今后的发展趋势。

四、人工循环支持的方法

(一) 传统的标准胸外按压(标准心肺复苏,STD-CPR)

无论何时何地，徒手的 CPR 仍然是抢救 CA 患者的首选。只要经过培训和训练，仅凭双手我们就能建立最佳的人工循环，在最短时间内恢复机体器官组织的血供，这是任何机械装置难以达到的。但要施救人员长时间保持高质量胸外按压却是徒手按压的短板，研究证实一般医务人员保持高质量 CPR 的时间不长，受制于环境、个体差异、转运等因素，徒手 CPR 在长时间 CPR、转运和特殊环境等条件下，难以确保 CPR 的质量。我们可以通过不断的训练和团队合作不断提高胸外按压质量，并使这种高质量的按压尽可能延续较长的时间，但在特殊的场景和条件下，可以考虑采取机械按压或特殊按压的方式实施高质量 CPR。

(二) 机械胸外按压

最早应用于临床的机械按压装置采用活塞装置实现持续的按压动作来替代传统的胸外按压手法，例如萨博系列的机械按压装置即属于此种类型。虽可以模拟徒手按压的手法，但此类仪器放置或操作不当，会造成通气和 / 或按压不充分。此外，按压器加在胸部的重量会限制减压时胸部回弹和静脉回流，尤其在发生单根或多根肋骨骨折时更为明显。随后瑞典的 Lund 大学开发出另外一款采用主动式胸部按压 - 减压 CPR 的复苏装置，称为 LUCUS 复苏系统。该装置的按压方式是用一个吸盘外加一个手柄，类似疏通下水道时所用的橡皮 "撅子"。由于吸盘与胸壁之间因负压相互贴紧，因此，按压时与传统按压类似，而放松时因上提手柄而使胸壁主动上提。目前认为，此法的血流动力学机制如下：①主动减压时，使胸腔在按压松弛期的扩张和胸内容积增加更多，因此，下次按压时就能产生更大的胸腔内压和更多向前的血流。②主动性胸壁减压使胸内迅速产生一种更高，并持续时间更长的负压，从而使回心血流明显增加。③不论是按压还是主动减压，主动脉及右心房都存在压力差，这说明不论按压还是主动减压，冠脉内都有血流灌注。实验室和临床研究已证实,主动性加压减压心肺复苏(active compression decompression cardiopulmonary resuscitation,ACD-CPR)与标准 CPR 相比,可改善复苏血流动力学情况。前者临床应用的长期预后也优于标准 CPR,因此该类装置在欧美临床被广泛使用。但这两类机械按压装置本身也存在一些问题,例如 CPR 过程中按压位置的位移可造成胸骨骨折、价格昂贵、难以搬动(因体积重量的限制)及活塞脱位等,因此可能的按压部位位移风险限制了其在转运中的应用。

压力分布带式复苏装置是一类特殊设计的机械复苏装置,市场上也称为 AutoPulse 装置或 A-CPR。该装置被装在一个背板上,背板内有受微处理器控制的动力旋杆,背板上附有压力束系统,并连接在动力旋杆上,压力分布带可以随着患者胸部的大小进行调节,按压深度可通过编程设置的相应值而获得。该装置运行时,电力带动动力旋杆转动,引起压力分布带的拉紧或放松,从而产生对胸部的按压和放松。AutoPulse 装置的按压板作用于胸前壁大部分区域,胸部加压时,两条拉力带可防止胸廓向两边扩张,从而提高了按压效率。大量的动物实验和院内外临床试验均显示:与 STD-CPR 相比,A-CPR 是一种安全有效的 CPR 装置,因为它可以保证持续有效地按压胸部。A-CPR 的特殊设计使得该装置的按压位置不易移位,甚至是在转运过程之中仍能保持高质量的 CPR,使得该装置在野外救援、转运和 CT 检查中作为维持 CPR 的首选推荐。加之该装置的设计不会在急诊经皮冠状动脉介入治疗(percutaneous coronary intervention,PCI)条件下遮挡视野,因此采用 A-CPR 也是 CA 患者在实施急诊 PCI 时保持复苏的唯一可行方案。

机械装置的一个优点是始终保持一定的按压频率和按压幅度,从而消除了疲劳或其他因素引起的操作变动,延长了高质量复苏的时间,但仅限于成人使用。而且,所有机械胸外按压装置的缺点都是在安装和启动仪器时可能会中断胸外按压,使得抢救时间延误。这也就是多个大规模随机对照临床研究未能获得较理想的支持机械复苏装置试验结果的主要原因。

最新出现的一种便携式的机械复苏装置简称为 MCC,是美国 Weil 危重医学研究院开发的新一代便携式复苏装置。该装置采用的是便携式活塞结构,采用弹力带包裹胸廓的固定方式。这种设计不但解决了以往活塞式按压装置按压部位移位的问题,而且由于全包裹的固定方式使得按压过程形成对胸廓的立体加压,提高了按压效率,且最佳的按压深度和频率较传统机械按压降低,可能的并发症减少,成为院前机械复苏新的宠儿。但其临床效能还需要进一步临床研究和实践的验证。

目前,机械复苏装置在临床实践中未能表现出较标准 CPR 可更好地改善血流动力学和存活率方面的指标,仍未被心肺复苏指南常规推荐。但在进行人工胸外按压困难时(如转运途中、野外环境或者人员不足等条件时),机械复苏完全可以替代 STD-CPR。

(三)腹部提压心肺复苏

详见本章第 7 节"腹部心肺复苏"。

(四)直接心脏挤压

直接心脏按压是一种特殊的复苏方法,可能会为脑和心脏提供接近正常的血流灌注。实验研究表明,心脏骤停早期,经短期体外 CPR 无效后,直接心脏挤压可提高患者的存活率。虽相关的临床研究较少,但有证据表明,开胸心脏挤压对血流动力学会产生有利影响。但是如果时间延迟(心脏骤停 25 分钟以后),再使用本方法并不会改善抢救结果。一非随机对照试验表明,开胸直接心脏挤压可提高 ROSC。

急诊开胸心脏挤压必会导致部分患者的死亡,因此进行这一操作需要有经验的抢救队伍,并能在事后给予最佳护理。故不建议常规对心脏骤停患者行开胸抢救,尤其不能把这一方法用于对长时间复苏的最后努力。今后,有必要进行研究以评价心脏骤停救治早期开胸治疗的效果。

临床行开胸心脏挤压的指标已有了改变,以前建议的指征包括非穿透性钝性创伤所致的心脏骤停,而目前认为,与钝性腹部损伤有关的心脏骤停对有创性复苏无反应,不应作为适应证。开胸的指征是胸部穿透伤引起的心脏骤停,其他应考虑开胸复苏的情况还包括:①体温过低,肺栓塞或心脏压塞;②胸廓畸形,体外 CPR 无效;③穿透性腹部损伤,病情恶化并发生心脏骤停。由此可见,开胸心脏挤压可用于某些特殊情况,但不作为复苏后期的最后补救措施。

此外,在进行开腹手术时,如果患者出现心脏骤停,常规应用胸外按压进行 CPR,由于腹部切口敞开,胸外按压难以充分发挥"心泵"和"胸泵"作用,使临床 CPR 成功率大幅降低。使用经膈肌下抬挤 CPR 的方法,可以用手从经腹部切口自左侧膈肌将心脏直接挤压至胸壁内侧,实现对心脏的挤压,产生 CPR 的效果。具体操作方法:施救者将右手从手术切口伸入膈肌下方,将 2~5 指并拢,放置于心脏后下方膈肌贴附面处,左手掌置于胸骨中下 1/3 处固定后,双手配合以右肘关节协调带动右手 2~5 掌指有节律冲击性地向胸骨处抬挤,使膈肌上移 4~5cm,然后迅速放松使膈肌回至原位。如此交替进行,抬挤心脏频率为 100~120 次/min。经膈肌下抬挤 CPR 在规避徒手胸外按压和开胸心脏按压不足的同时,结合临床实际针对不同境遇下出现的心脏骤停,依据只有贴近心脏的挤压才能保证较好心排血量的原则,设计了开腹经膈肌下向上向前抬挤心脏的 CPR 方法。

(五)体外膜肺心肺复苏(E-CPR)

体外膜氧合(extracorporeal membrane oxygenation,ECMO),又称体外膜肺,已经是非常成熟的常规心肺重症治疗技术。通过紧急建立急诊体外循环也可作为 CA 治疗的循环辅助措施,该方法是通过股动脉和股静脉连接旁路泵而不必开胸。实验和临床研究已经证实,救治延迟的 CA 时,E-CPR 可改善血流动力学状况及存活率和神经功能预后。鉴于该项复苏技术的复杂性及昂贵的使用成本,E-CPR 不能作为一种常规复苏选择,只有在可能对患者很有利的情况下才考虑使用,例如存在可逆的病因(急性冠脉闭塞、大面积肺栓塞、顽固的室颤、深低温、心脏损伤、重度心肌炎、心肌病、充血性心力衰竭和药物中毒),或等待心脏移植。详见本书"第 155 章体外膜氧合(ECMO)在急危重症中的应用"。

(六) 其他心肺复苏技术

一些新的 CPR 辅助机械装置作为复苏时的辅助手段,不能替代基本 CPR 技术,却可与各种 CPR 方法联合使用,如腹部加压心肺复苏(interposedabdominal compression cardiopulmonary resuscitation,IAC-CPR)、ACD-CPR、气背心 CPR 和机械 CPR。必须证实这些设备可改善心脏骤停患者的 CPR 效果(血流动力学得以改善或效果相当),且不明显增加 CPR 的合并症才可建议使用。

五、围心脏骤停期管理

(一) 心脏骤停前管理

急症的心血管监护不只局限于心脏停搏的患者,必须对即将发生 SCD 和复苏后恢复的患者有足够认识和有效的治疗,如果急救人员在"停搏前阶段"能够及时处理关键病情,则可防止发生心脏停搏。

以下是一个国际 ACLS 组织基于科学临床指南和某些教学资料制定的心脏停搏前的情况:①急性冠脉综合征;②急性肺水肿、低血压、休克;③有症状的心动过缓;④稳定及不稳定的心动过速;⑤急性缺血性卒中;⑥复苏后再次出现心率、心律、心脏功能的障碍(定义为停搏前状态)。

CPR 和心血管急救(emergency cardiovascular care,ECC)指南的其他部分主要强调更特殊原因的心脏停搏,如:电解质异常、药物中毒或过量,以及吞咽毒物所致。

在 2015 年最新的 AHA 心肺复苏指南更新中提出的院内 CA 患者生存链中首个环节是"预防",这里的预防就是指心脏骤停前管理。临床救治各种急危重症患者时应及时进行 ACLS 系统性评估并密切监测患者的病情,及时发现可能导致心脏骤停的状况并及时加以纠正和干预。

(二) 复苏后综合治疗

一旦患者 ROSC,就应该立即着手实施复苏后治疗。临床资料表明,仅有不到 1/3 的经抢救自主循环恢复的 CA 患者能够最终保持神经功能完好出院,与心脏骤停的时间和 CPR 的质量一样,复苏后的治疗对于患者的预后同样至关重要。复苏后的治疗涉及重症医学、神经科学、心血管医学、康复医学等多个专业,因此建议复苏后的 CA 患者收入具有多学科诊疗能力的重症监护病房,进行复苏后的综合治疗。

1. 气道管理 CA 患者 ROSC 后,如果没有恢复自主呼吸或仍处于昏迷状态,通常建议建立高级气道,可选择气管插管、喉罩等,便于保持气道的通畅。建立高级气道后,建议常规确认高级气道位置并对气道位置进行连续的监测,同时进行必要的气道清洁和管理。

2. 呼吸氧合 复苏后的患者自主呼吸不一定能够恢复,需要呼吸机辅助呼吸,呼吸机参数应根据患者的血气分析、etCO_2 等指标,是否存在心功能不全等因素进行调节。通气的目标是维持动脉血气分析结果氧分压和二氧化碳分压正常,呼气末二氧化碳分压维持于 35~40mmHg 的正常值范围之内。通气频率一般选择为 10 次/min,一定要避免过度通气。

与 CPR 时提供足够的氧气策略不同,一旦患者 ROSC 后,吸氧浓度应该逐渐下调直至可以维持 SpO_2 ≥94% 的最小吸氧浓度。如患者存在外周循环不佳导致的血氧饱和度测量误差,应参考血气分析的结果进行吸氧浓度的调节。SpO_2 应维持于 94%~98% 的目标值。

应将患者的床头抬高 30° 左右,减少脑水肿、误吸和呼吸机相关性肺炎的发生概率。

3. 循环支持 患者 ROSC 后应该严密监测患者的生命体征和心电图等,优化患者的器官和组织灌注,首先需要保证血流动力学稳定。包括连续监护患者的血压,确保患者的收缩压不低于 90mmHg,平均动脉压不低于 65mmHg。对于血压值低于上述目标、存在休克表现的患者,应该积极通过静脉通路或经骨通路通路给予患者容量复苏,但应注意结合患者心功能情况确定补液量,也应该及时纠正酸中毒。在容量复苏效果不佳时,应该考虑选择适当的血管活性药物,维持目标血压。

复苏后应该尽快完成 12 或 18 导联心电图,明确有无急性心肌梗死可能。对高度怀疑心脏原因引起的院外 CA 或复苏后 ECG 提示急性心肌梗死(ST 段明显升高或新出现的完全性左束支传导阻滞)患者,应该及时送导管室实施急诊 PCI。基于目前 PCI 技术的安全性,常规对心脏源性 CA 患者在复苏后尽快实施急诊 PCI 是有益的。长时间复苏后患者会出现各种心律失常,医务人员应该仔细辨别心律失常产生的原因,并及时处理上述可能引发严重后果的心律失常,但不建议常规对患者进行预防性的抗心律失常治疗。

4. 鉴别诊断 复苏成功后,应该按照 ACLS 系统评估的方法尽快收集完善患者的临床资料,采血完成必要的实验室检查,有条件的还可以尽快、安全地完成相关影像学检查和评价,综合所有临床资料,尽快明确患者的诊断和心脏骤停的病因,特别注意鉴别是否存在"5H"和"5T"。

5. 目标温度管理(target temperature management,TTM) 亚低温治疗是目前已经确认的对于复苏后 CA 患者能产生保护作用的为数不多的手段之一。复苏成功后,如果患者仍处于昏迷状态(不能遵从声音指示活动),应尽快使用多种可能的方法使患者的核心体温控制在 32~36℃,并稳定维持至少 24 小时。产生和维持低温的方法有多种,例如降温毯、冰块、血管内低温设备、腹腔灌洗等,医务人员应该根据实际情况灵活选择。但不再推荐在院前条件下使用冰冻生理盐水快速输注来进行低温诱导。对患者核心温度的监测应该选择食管、膀胱或右心房等处的核心温度,肛门和体表体温易受环境因素影响,不建议作为 TTM 的监测部位。选择 32~34℃亚低温的 TTM 策略时应该特别注意,该亚低温治疗过程中会使患者产生寒战,引起水电解质紊乱、凝血功能障碍等并发症,需要有详细的实施方案和专业的团队才能进行,否则有可能产生严重的不良后果。亚低温技术具体的实施方法可以参考其他专著。

对于成人而言,TTM 的最佳时间尚无定论,但新生儿持续进行 TTM 的时间达到 72 小时也是安全的。在患者 ROSC 后 72 小时内,应该避免患者出现发热(体温超过 37.7℃)。

6. 神经功能的监测与保护 复苏后神经功能损害是心脏骤停致死、致残的重要原因,复苏后应该重视对患者神经功能的连续监测和评价,积极保护神经功能。有条件的单位应该对复苏后仍然昏迷的 CA 患者进行临床体格检查[格拉斯哥昏迷量表评分(GCS 评分)、瞳孔对光反射、角膜反射等]、电生理(脑电图和体感诱发电位等)、生物学标志物[神经元特异性烯醇化酶(NSE)]和影像学检查(颅脑 MRI 或 CT)等连续监测,定期评估神经功能。实施 TTM 的患者对其神经功能预后的评估应在 TTM 停止 72 小时后才能进行。

CPR 脑保护治疗是当前的难点,TTM 是已知证实有效的神经保护措施之一,科学家们正在对其他的治疗手段和方法进行积极的探索和研究,目前也有部分治疗良好的个案报道,因此在评价患者最终的神经功能预后时应特别慎重和周全。

7. 其他 注意在患者 ROSC 后管理中,血糖应该控制在 7.8~10mmol/L。部分 ROSC 后患者由于缺血再灌注损伤可能会出现类似多器官功能障碍综合征(multiple organ dysfunction syndrome,MODS)的表现,此时应该按照 MODS 的治疗方案对患者进行积极治疗。

(三)康复治疗

基于 2020 年 AHA 心肺复苏指南,建议在出院前为心脏骤停复苏成功的幸存者进行全面的身体和心理评价,及早确定患者所需要的个性化康复治疗措施。

要为患者组织出院后 3 个月内的随访计划,包括:筛查患者是否存在先天罹患因素;筛查患者是否存在情感障碍或疲乏状态;为患者及家属提供必要的咨询支持。

(余 涛)

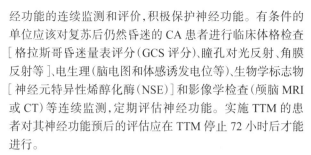

第 5 节 心肺复苏药物的应用

在 CPR 药物应用方面 1992 年版美国心脏协会(AHA)心肺复苏指南建议,减少氯化钙、碳酸氢钠、去甲肾上腺素和异丙肾上腺素的应用。AHA 心肺复苏指南 2020 年版仍延续这一观点。新近研究表明,上述药物极少有效,因为它们既能应用于心脏停搏时,也能用于心脏停搏前心律失常。因此,心脏停搏时,用药应考虑在其他方法之后,如急救人员应首先开展基本生命支持(BLS)、电除颤、适当的气道管理,而非先应用药物。开始 BLS 后,尽快建立静脉通道,同时考虑应用药物抢救。

一、心肺复苏时的给药途径

1. 外周静脉(peripheral vein,PV) 外周静脉通路仍然是最经典的急诊用药抢救和复苏时补液的给药途径。外周静脉通路常规都已建立,药物的药代动力学和急性作用均可预期,目前仍是 CPR 时首选的抢救静脉通路。一般应首选建立外周静脉(肘前或颈外静脉)通道,外周静脉给药到达中央循环时间需 1~2 分钟,而通过中心静脉给药时间则较短。但外周静脉穿刺易操作,并发症少,且不受心肺复苏术的干扰。在复苏时,行外周静脉快速给药能立即开

始,而且在 10~20 秒内快速推注 20ml 液体,可使末梢血管迅速充盈。

2. 骨髓腔输液(intraosseous infusion,IO) 对于需要紧急建立通道的心脏骤停,甚至严重休克、心脏骤停前患者,由于其外周灌注不良,可能很难迅速建立有效的静脉通道,可以考虑建立骨内通路(经骨通路)。复苏过程中,骨内置管到不塌陷骨髓静脉丛,可以快速、安全、有效地给予药物、晶体、胶体和全血(Ⅱa 类推荐)。所有年龄均适用(新生儿不常用)。通常穿刺部位是胫骨前,也可以选择股骨远端、踝部正中,或髂前上棘,较大的儿童还可以选择桡骨和尺骨远端。尽管之前的指南推荐可以使用 IO 作为静脉注射给药通路的替代,但最新的文献并未充分证实 IO 与静脉注射给药有相当的等效性,因此,首推静脉注射给药通路作为 CPR 用药途径的首选。

3. 中心静脉(CV) 在无法建立或无法成功建立经外周静脉和经骨通路时,如果急救人员有足够经验,可以尝试建立中心静脉通路,放置中心静脉导管。股静脉是最安全、最易穿刺成功的通道。对接受溶栓治疗的患者行中心静脉穿刺更可能发生并发症,这类血管无法压迫,无论是否穿刺到血管,均视为相对禁忌证,如果有明显出血和血肿就作为绝对禁忌证。对要行药物再灌注治疗的患者应尽量避免做中心静脉穿刺。

4. 气管内给药 在以上给药通路都无法建立时,在完成气管插管后,肾上腺素、利多卡因和阿托品等药物可考虑通过气管给药,其用药量应是静脉给药的 2~2.5 倍,并用 10ml 生理盐水或蒸馏水稀释。蒸馏水比生理盐水在气管内的吸收更好,但对氧分压(PO_2)的副作用影响大。在气管末端插入导管,停止胸外按压,迅速向气管喷药,经过几次快速喷药形成可吸收的药雾后,再重新行胸外按压。该方法不能确保药物能够进入血液循环产生治疗作用,因此仅在万不得已时使用。

5. 其他 因心内注射可增加发生冠脉损伤、心脏压塞和气胸的危险,同时也会延误胸外按压和肺通气开始的时间,因此,仅在开胸或其他给药方法失败或困难时才考虑应用。

二、常用的复苏药物

1. 肾上腺素 肾上腺素作为血管收缩药有 100 年历史,作为 CPR 基本用药已有 40 多年历史。主要药理作用有:增强心肌收缩力;增加冠脉及脑血流量;增加心肌自律性和使室颤易被电复律等。肾上腺素仍被认为是复苏的一线选择用药,但关于它的使用,临床上争议也最大。使用肾上腺素能够显著改善 CPR 患者的 ROSC 比例,但由于其显著的缩血管作用可能关闭组织循环,可进一步加重复苏后神经功能和心功能不全,故而其无法改善总体生存预后。目前的证据明确,对于初始心律为可除颤心律的患者不建议过早使用。而对于非可除颤心律患者(包括儿童),强调尽早使用肾上腺素。具体用法是 1mg 静脉推注,每 3~5 分钟重复一次。每次从周围静脉给药后应该使用 20ml 生理盐水冲管,以保证药物能够到达心脏。

2. 胺碘酮 胺碘酮(amiodarone)属Ⅲ类抗心律失常药物。2004年的《胺碘酮抗心律失常治疗应用指南》更加突出了胺碘酮作为治疗各种心律失常的主流地位,更适宜于严重心功能不全患者的治疗,如射血分数<40%或有充血性心力衰竭征象时,胺碘酮应作为首选的抗心律失常药物。因为在相同条件下,胺碘酮作用更强,且比其他药物致心律失常的可能性更小。

2015年AHA心肺复苏指南推荐:当实施CPR时,2次电击除颤及给予肾上腺素后,如室颤/无脉性室速仍持续时,应考虑给予抗心律失常药物,优先选用胺碘酮静脉注射,若无胺碘酮时,可使用利多卡因75mg静脉注射。

胺碘酮用法:心脏骤停患者如为室颤/无脉性室速,初始剂量为300mg溶入20~30ml 5%葡萄糖液内快速推注,3~5分钟后再推注150mg,维持剂量为1mg/min持续静脉滴注6小时。非心脏骤停患者,先静脉推注负荷量150mg(3~5mg/kg),10分钟内注入,后按1.0~1.5mg/min持续静脉滴注6小时。对反复或顽固性室颤/室速,必要时应增加剂量再快速推注150mg。一般建议每日最大剂量不超过2g。

胺碘酮的临床药物中含有负性心肌收缩力和扩血管的作用的成分,可引起低血压和心动过缓。这常与给药的量和速度有关,预防的方法就是减慢给药速度,尤其是对心功能明显障碍或心脏明显扩大者,更要注意注射速度,监测血压。

3. 利多卡因 作为无胺碘酮时的替代药物。初始剂量为1.0~1.5mg/kg静脉推注。如室颤/室速持续,可给予额外剂量0.50~0.75mg/kg,5~10分钟一次,最大剂量为3mg/kg。

4. 异丙肾上腺素 异丙肾上腺素是纯β受体激动剂,具有正性肌力作用,加速时相效应,增加心肌耗氧,加重心肌缺血和心律失常。其适应证是心动过缓,需按起搏器者,或者尖端扭转型室速(除外先天性长QT间期后,可临时使用)且滴速宜慢,不能静脉推注,指南推荐使用。

5. β受体阻滞剂 对于一些难治性多形性室速、尖端扭转型室速、快速单形性室速或心室扑动(频率大于260次/min)及难治性室颤,可试用静脉β受体阻滞剂。美托洛尔每隔5分钟,每次5mg静脉注射,直至总剂量15mg;艾司洛尔0.5mg/kg静脉注射(1分钟),继以50~300μg/min静脉滴注维持。

6. 硫酸镁 仅用于尖端扭转型室速(Ⅱb类推荐)和伴有低镁血症的室颤/室速及其他心律失常。用法:对于尖端扭转型室速,紧急情况下可用硫酸镁1~2g稀释后静脉注射,5~20分钟注射完毕;或1~2g加入50~100ml液体中静脉滴注。必须注意,硫酸镁快速给药有可能导致严重低血压和心脏骤停。

7. 儿茶酚胺类药物 本类药物不仅能较好地稳定心脏电活动,而且具有良好的正性肌力和收缩外周血管作用。其中肾上腺素为首选药,升压时初始剂量1μg/min,根据血流动力学调整,剂量范围1~10μg/min。去甲肾上腺素明显减少肾和肠系膜血流,现已较少应用,仅在严重低血压(收缩压<70mmHg)和周围血管低阻力时才考虑使用,起始剂量为0.5~1.0μg/min,逐渐调节至有效剂量。当不需要肾上

腺素的变时效应时,可考虑使用多巴胺或多巴酚丁胺。多巴胺的推荐剂量:5~20μg/(kg·min),超过10μg/(kg·min)可以导致体循环和内脏血管的收缩。多巴酚丁胺具有很强的正性肌力作用,无明显血管收缩作用,常用于严重收缩性心功能不全的治疗,剂量范围5~20μg/(kg·min)。

8. 钙剂 钙离子在心肌收缩和冲动传导中有重要的作用。但回顾性和前瞻性研究均表明,心脏骤停患者应用钙剂治疗是无效的。另外,有理论根据表明,补钙过多导致的高血钙可能对机体有害。只有高血钾、低血钙或钙通道阻滞剂中毒时,钙剂治疗有效,其他情况均不用钙剂治疗。如对高血钾触发的难治性室颤,可给予10%葡萄糖酸钙5~20ml静脉注射。

9. 碳酸氢盐 在心脏骤停和复苏后期,足量的肺泡通气是控制酸碱平衡的关键。高通气可以通过减少二氧化碳潴留,纠正呼吸性酸中毒。很少有研究表明,缓冲碱治疗可以改善预后。相反,有实验室和临床资料表明,碳酸氢盐有以下作用:①在动物实验中不能增强除颤效果或提高存活率;②能降低血管灌注压;③可能产生细胞外碱中毒的副作用,包括血红蛋白氧饱和度曲线偏移或抑制氧的释放;④能导致高渗状态和高钠血症;⑤可产生二氧化碳和反常的细胞内酸中毒;⑥可加重中心静脉酸血症;⑦可使刚应用的儿茶酚胺失活。

心脏骤停和复苏时,由于低血流造成的组织酸中毒和酸血症是一个动态发展过程。这一过程的发展取决于心脏骤停的持续时间和CPR时血流水平。目前关于在心脏骤停和复苏时酸碱失衡病理生理学的解释是,低血流条件下组织中产生的二氧化碳发生弥散障碍。所以在心脏骤停时,足量的肺泡通气和组织血流的恢复是控制酸碱平衡的基础,这就要求首先要进行胸外心脏按压,然后迅速恢复自主循环。目前实验室和临床研究尚无肯定的认识,血液pH低会影响除颤成功率、影响自主循环恢复或短期的成活率。交感神经的反应性也不会因为组织酸中毒而受影响。只有在一定的情况下,应用碳酸氢盐才有效,如患者原有代谢性酸中毒、高钾血症或三环类或苯巴比妥类药物过量。此外,对于心脏停搏时间较长的患者,应用碳酸氢盐治疗可能有益。但只有在除颤、胸外心脏按压、气管插管、机械通气和血管收缩药治疗无效时方可考虑应用该药。

应根据患者的临床状态使用碳酸氢盐。使用时,以1mmol/kg作为起始量,在持续CPR过程中每15分钟重复1/2量,最好根据血气分析结果调整补碱量,防止产生碱中毒。

10. 阿托品 阿托品(atropine)可阻断或逆转胆碱介导的心率下降和房室结传导的降低,是治疗急性症状性心动过缓的一线药物。成人临床试验表明静脉用阿托品可提高心率,改善心动过缓相关的症状和体征,应考虑作为症状性窦性心动过缓/房室结水平传导阻滞、等待经皮或经静脉起搏器治疗时的临时治疗措施。

2010年国际心肺复苏指南推荐:对将要停搏的缓慢心率,阿托品1mg静脉注射,每3~5分钟一次,总剂量不超过3mg;对心脏静止和PEA,亦可考虑加用阿托品(1mg,IV/

IO),最多用至3个剂量。对于高度房室传导阻滞(AVB),立即准备行经静脉临时起搏,准备期间可考虑给予阿托品(0.5mg,IV/IO),阿托品可重复给予直至总量达3mg,如无效给予临时起搏。准备临时起搏期间或临时起搏无效,可考虑肾上腺素(2~10μg/min)或多巴胺[2~10μg/(kg·min)]静脉滴注,积极处理原发病。

但是,2010年国际心肺复苏指南指出目前没有前瞻性对照临床研究验证阿托品用于心室停搏型或缓慢心率的PEA型心脏骤停的效果;较低水平的临床研究提供的证据显示,PEA/心室停搏期间常规使用阿托品不太可能有治疗益处。因此,不再推荐阿托品常规用于心脏静止和PEA。

(余 涛 张文武)

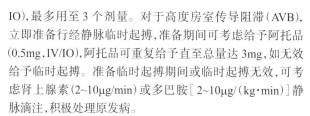

第6节　心脏骤停后综合征

心脏骤停后综合征(postcardiac arrest syndrome,PCAS)又称为复苏后综合征(post resuscitation syndrome,PRS)、复苏后多器官功能障碍综合征(post resuscitation multiple organ dysfunction syndrome,PR-MODS),是指心脏骤停(cardiac arrest,CA)自主循环恢复(ROSC)后继发的多器官功能障碍综合征。它主要是由于心脏骤停经过有效心肺复苏ROSC后,因严重的缺血、缺氧、酸中毒及各种氧自由基和炎性细胞因子的释放,很多有害物质进入细胞内,造成组织细胞损伤,出现包括脑、心、肺、肾、肝、胰腺等全身多个重要器官功能紊乱或障碍。2008年由国际复苏联合委员会(ILCOR)和美国心脏协会(AHA)等多个相关机构将CA患者ROSC后出现的病理生理状态统一命名为PCAS。PCAS是心脏骤停患者最终复苏失败和整体预后不良的重要原因,并成为影响复苏患者存活率的独立危险因素。PCAS的发生频率和强度在很大程度上取决于CA至CPR启动时间的长短、CPR的效率及基础生命支持时间的长短。CA和CPR最接近临床缺血再灌注的情形,PCAS是临床唯一能衡量全身缺血再灌注的情况——同时针对所有组织和器官的缺血再灌注的情况。该综合征的病理生理学特点表明必须采取综合的治疗措施才能实现良好的神经功能康复,护理康复已经成为CPR后神经功能康复的重要一环。

【病因与发病机制】

PCAS的病理生理学非常复杂,目前所能理解的也只是其中的一部分。CA-CPR导致全身(所有的器官组织)缺血再灌注损伤,非特异性激活全身炎症反应。在缺血期(无血流),低氧供应被代谢率降低所代偿。如果细胞代谢仍有需求或者缺血时间延长,ATP合成减少导致细胞膜去极化,肌浆网电压依赖的钙离子通道开放,线粒体膜电位降低,这些现象引起损伤细胞的胞浆内钙浓度增加。因此,无灌流阶段会出现细胞和组织的损伤。再灌注("低流量"阶段)是临时性的血流恢复(通过胸部按压而形成)的过程,氧自由

基形成的主要原因包括超氧阴离子($O_2 \cdot^-$),过氧化氢(H_2O_2)和羟基(·OH)。羟基(·OH)特别具有细胞毒性,可损害大多数细胞功能和结构,最终导致细胞死亡。细胞色素失活,改变膜转运蛋白,并引起膜脂质过氧化现象。弥散性血管内皮损伤表明这种缺血再灌注现象向全身性炎症发展,导致细胞因子[白细胞介素(IL)-1、IL-6、IL-8、TNF-α]产生、补体激活、花生四烯酸代谢物合成,内皮细胞白细胞黏附分子表达,并且趋化炎症反应起源时的多形核中性粒细胞。

活化的中性粒细胞在肺和其他器官的浸润是多器官功能障碍综合征(MODS)发展的重要动力。一些重症患者还因消化道黏膜的损伤导致细菌异位,出现肠源性细菌感染。全身炎症反应的激活与凝血的改变有关,产生继发性内皮损伤,进而导致血栓形成和毛细血管渗漏综合征。

ROSC后,经常会发生心血管功能和血流动力学的紊乱,常见有低血容量性休克、心源性休克和与全身炎症反应综合征(SIRS)相关的血管扩张性休克。多种致病因素均可导致PCAS的发生,比如无灌注、灌注损伤、缺血后代谢产物引起的酸中毒及凝血功能障碍。PCAS的4期病理变化为:①大约50%的复苏后综合征患者,其死亡多发生在发病后24小时内。这主要是因为在自主循环恢复后,心血管功能处于不稳定状态,12~24小时后才可逐渐趋向稳定。同时,由于多部位缺氧造成的微循环功能障碍,使有害的酶和自由基快速释放至脑脊液和血液中,并随代谢紊乱的进一步发展,大脑和微血管异常状态将持续存在。②1~3日后,心功能和全身情况将有所改善,但由于肠道的渗透性增加,易于发生脓毒血症。如同时多个器官均有严重的功能损害,特别是有肝脏、胰脏和肾脏的损害,则会导致多器官功能障碍综合征的发生。③最终,严重的感染经常会发生在心脏骤停数日后,此时患者常常迅速发展为多器官功能衰竭(multiple organ failure,MOF)。④患者死亡。因此,ROSC后是否会发生PCAS的4期病理变化,主要取决于组织器官的缺血程度和缺血时间。

1. 心肌顿抑与心源性休克　CPR后心功能障碍是CPR后患者早期(院外成功CPR后存活入院)死亡的主要原因。有关CPR后心功能障碍的机制还不清楚,通常被认为是心肌的一种"顿抑"状态,导致左心室的收缩性和顺应性下降。某些机制可能与此有关,包括再灌注期间的氧自由基损伤、电除颤损伤、心肌细胞凋亡等(心肌细胞凋亡与心肌梗死后的缺血再灌注损伤引起的心功能障碍有关),但CA和CPR后是否会导致心肌细胞凋亡目前还存在争议。

2. 无复流现象　缺血后微循环灌注障碍——无复流现象最早于1967年由Majno G等在家兔脑缺血实验中详细描述,1974年Kloner RA等人在犬冠状动脉结扎的实验中进一步证实了该现象。现已证实,CA后存在脑微循环灌注障碍——无复流现象,这种微循环障碍在ROSC后仍持续存在,并在ROSC后脑功能恢复的病理生理过程中发挥重要的作用。无复流现象的存在具有普遍性,除心、脑外,还可见于其他组织、器官,如肾、骨骼肌、皮肤等。无复流现象的出现是一个过程而不是发生在再灌注瞬间的即刻事件,且随再灌注时间的延长而更加显著。许多病理因素可

能与此有关,如微血管内皮细胞损伤引起内皮细胞肿胀、微血管内出现内皮细胞栓塞;毛细血管通透性增高、间质性水肿压迫微血管等,血管内纤维蛋白的形成或血小板的聚集也可能与此有关。

3. 氧摄取利用障碍与PCAS PCAS过程可描述为原发病过程→心脏骤停→心肺复苏术后→组织缺氧→潜在的氧供(DO_2)与氧耗(VO_2)失衡→组织相对低灌流→SIRS→MODS,在整个环节中DO_2尤为重要。CA后机体处于严重的应激状态,交感神经高度兴奋,肾上腺髓质分泌增多,分解代谢增强,播散性的免疫因子活化,活化的多形核白细胞呼吸爆发也增加了氧耗量,加之微循环障碍,从毛细血管到血管周围的细胞之间的距离加大,导致弥散障碍,组织摄取氧的能力降低。DO_2和VO_2之间的失衡使组织缺氧,线粒体的氧分压降低又引起氧化磷酸化功能降低,氧的利用能力降低,当线粒体内氧分压降低到一定程度($0.1~0.2mmHg$)时,氧化磷酸化停止,细胞内ATP进行性减少,出现DO_2依赖性VO_2,反映组织对氧的摄取能力已达极限,DO_2越少组织的氧分压也就越低,缺氧越严重,而DO_2依赖性VO_2的出现是复苏后多器官功能障碍综合征(PR-MODS)发生的预警。

4. 炎症反应与PCAS 目前研究认为CPR成功后机体的反应类似炎症反应过程,ROSC后3小时血液中细胞因子IL-6、IL-8、IL-10和可溶性肿瘤坏死因子受体水平迅速升高,但复苏后7天内,存活者IL-6水平明显低于死亡者。IL-6与乳酸浓度密切相关,而乳酸是组织缺氧的标志,这表明缺血再灌注损伤与炎症反应关系密切。ROSC后2天内血浆内毒素水平显著升高,这是由于肠壁缺血和再灌注损伤导致内毒素移位,但是血浆内毒素水平和病死率没有相关性。可溶性的组织细胞黏附分子、可溶性的血管细胞分子、P选择素和Y选择素在ROSC后早期升高,它们与白细胞配体结合,介导其滚动并将其锚定于内皮细胞上。同时,血小板活化因子(PAF)与细胞表面受体结合,使白细胞活化。活化的中性粒细胞释放花生四烯酸产物和蛋白水解酶,特别是弹力蛋白酶直接损伤内皮细胞,这是炎症进展的标志。ROSC后患者血浆中细胞因子调节紊乱,最后患者出现免疫麻痹,加速PCAS的进展。

5. 凝血异常与PCAS CA后及随后的CPR过程中由于缺氧、酸中毒以及缺血/再灌注损伤等因素可造成组织和血管内皮细胞损伤,损伤的组织和血管内皮细胞可释放组织因子(TF),启动凝血系统,促凝作用增强,抗凝作用降低;血管内皮细胞产生组织型纤溶酶原激活物(tPA)减少,而纤溶酶原激活物抑制物-1(PAI-1)产生增多,使纤溶活性降低,进而促进微循环内微血栓形成。在CPR过程中进行溶栓治疗,可以恢复凝血与纤溶系统的平衡,使微血管内的微血栓溶解而改善微循环,保护组织器官的功能,进而提高复苏成功率,改善复苏患者的预后。

【诊断】

PCAS是一组相对固定的临床事件,这些事件的严重程度各不相同,但大致与CA时间(从CA到启动CPR)、"无灌流"和"低灌流"的持续时间成正比。循环衰竭是导致多器官功能衰竭的主要病因,循环衰竭导致脑血流减少,进一步加重神经功能损伤。

1. ROSC后休克 ROSC后休克最初由Negovsky在1975年描述,它是混合性休克,既有心源性因素也有血管舒张性因素,其特征是严重但可逆的收缩功能障碍。左心功能不全通常在ROSC后几分钟之内就开始,并且在48~72小时内完全可逆。患者即使没有冠心病,ROSC之后也表现为收缩功能和舒张功能障碍。但是循环衰竭似乎不仅仅与心肌功能障碍有关,ROSC后休克患者通常必须使用升压药维持至第72小时,同时需要液体输注以维持足够的充盈压。这些数据表明ROSC后早期存在严重的心力衰竭,通常在48小时内会自行消退,其次广泛的炎症反应综合征导致严重的血管舒张也是导致患者循环衰竭的重要原因。

2. 神经系统衰竭 缺氧缺血性神经损伤仍然是ROSC后患者死亡的主要原因,通常在ROSC后的第3天就可以发现神经功能障碍。在过去的十年中,人们普遍认为大脑损害仅是循环中断导致的伤害而引起。临床研究证实亚低温治疗对神经损伤具有保护作用,而亚低温是在ROSC后实施的,这表明再灌注损伤也可导致神经损伤。实际上,在循环中断期间会引发神经系统损害,但在再灌注阶段则会加剧神经系统损害。

3. 其他器官衰竭 如果不进行及时特异的治疗,ROSC后休克通常会导致多器官功能衰竭和患者的早期死亡。ROSC患者中有40%~50%会发生急性肾功能和呼吸功能障碍。低氧血症(可能是肺水肿的结果,也可能是肺挫伤、肺不张或误吸的结果)、心源性休克、急性肾衰竭和肝衰竭的出现使预后恶化并延缓神经功能恢复。由于缺乏床边工具来检查消化道功能,常常低估消化道的伤害,消化道损伤可认为是循环衰竭的受害者,同时也可以认为是细菌异位、内毒素血症的主要来源,是器官衰竭的第二引擎。

4. 感染 CA后许多机制都使ROSC患者更容易出现感染并发症,气道保护能力的丧失、昏迷、肺挫伤、紧急气道和血管通路的建立、机械通气及局部缺血再灌注都会增加感染的风险。ROSC后许多临床因素的混杂使得感染难以诊断,治疗性亚低温促进细菌感染,并削弱宿主的防御能力,因而对ROSC后患者起双重作用。在ICU监护的CA患者有2/3会出现感染现象,感染的出现导致机械通气时间延长和住院时间延长,但并不增加死亡率和恶化神经功能。ROSC后还不建议预防性使用抗生素,除非是CA前已经有明确感染证据的患者。应严密观察患者临床表现,通过监测感染标志物如C反应蛋白(CRP)、降钙素原(PCT)等有助于ROSC后早期感染的诊断。

5. 诊断注意事项 CA是诊断PCAS唯一并且必备的病因。机体在心脏骤停、复苏成功24小时后同时或连续出现2个或2个以上的脏器功能不全可诊断为PCAS。PCAS是由于全身性的缺血再灌注损伤所致,但全身主要器官对缺氧的耐受性是不同的。正常体温时,心肌和肾小管细胞

105

不可逆缺氧损害时限为 30 分钟,肝细胞为 1~2 小时,肺组织耐受缺氧时间则较长。PCAS 的诊断标准可参照 MODS 的诊断标准,详见"第 37 章多器官功能障碍综合征"。

【治疗】

PCAS 的治疗主要有两大目标:初始目标是治疗休克和多器官功能衰竭,其次是优化脑保护策略。恰当的治疗可以使大多数患者在血流动力学稳定的条件下进行神经系统保护治疗。

1. 治疗目标 提供心肺功能的支持,以满足组织灌注,特别是对大脑的灌注;及时将院前心脏骤停患者转运至医院急诊科,再转运至设备完善的 ICU 病房;及时明确诊断心脏停搏可能的原因;完善治疗措施,如给予抗心律失常药物治疗恶性心律失常。

2. 治疗原则 在处理 PCAS 患者时需有整体概念,强调全身综合治疗,重要的是神经功能的恢复,应进行及时适当的集束化管理。PCAS 患者的集束化治疗已成为改善 PCAS 患者预后的关键环节之一。CA 后重症治疗时间轴与主要措施如下。

(1)CA 后 0~2 小时:①开放气道,呼吸及循环支持,开放静脉,心电监护;②鉴别病因及异常病理生理状态;③诊断方法:心电图、动脉血气分析、冠状动脉造影(如果为 ST 段抬高型心肌梗死或高度可疑心脏病因)、CT 成像、超声心动图、实验室检查,并考虑血培养;④血流动力学:平均动脉压>70mmHg,使用液体、血管活性药物、强心药物和 / 或机械循环支持器官灌注;⑤机械通气:低潮气量(6~8ml/kg,理想体重),降低吸入气氧浓度(FiO$_2$)使得血氧饱和度(SpO$_2$)维持在 94%~97%,维持适当的呼吸频率,使得动脉血二氧化碳分压(PaCO$_2$)维持在 35~45mmHg。

(2)CA 后 2~96 小时:①开始目标温度管理;②目标温度 32~36℃;③维持正常的生理及器官灌注;④如果担心出现临床或亚临床癫痫,可进行持续性脑电监护;⑤减少不必要的镇静药物使用;⑥警惕感染表现;⑦建立患者神经系统基线指标,与家属讨论预后期望;复温后 72 小时判断预后。

(3)CA 后>96 小时:①使用多种参数进行神经功能预后评估,如神经系统体格检查、体感诱发电位、血浆及脑脊液中生物标志物、脑电图、颅脑影像,以及咨询神经科医师;②再次与家属探讨预后结局及治疗目标。

3. 主要的监护内容 ①一般监护,如动脉导管、连续心电监护、中心静脉压(CVP)、中心静脉血氧饱和度(ScvO$_2$)、体温、尿量、动脉血气、血清乳酸、电解质、血常规、X 线胸片;②高级血流动力学监测,如超声心动图、心排血量(无创或有创性监测);③大脑监测,如脑电图、CT、磁共振成像(MRI)。

4. 血流动力学的早期治疗目标 ROSC 后休克的临床特征非常接近脓毒症休克,通过体外清除炎症因子的抗炎治疗可能使患者获益。研究表明,通过大容量血液滤过进行肾脏替代治疗可以降低 ROSC 后血流动力学衰竭相关的早期死亡率,这种治疗有利于控制一些患者的心力衰竭。早期的临床研究发现 ROSC 后 2 小时平均动脉压水平与患者的神经功能相关,但近期的一项研究发现 ROSC 后最初 2 小时内的平均动脉压维持在大于 100mmHg 和小于 100mmHg 的患者神经功能没有显著差异。

ROSC 后应该使用动脉导管进行血流动力学监测,尽早进行心脏超声检查,有利于评价心功能和进行血容量判定。目前较理想有效的证据认为,ROSC 后早期的治疗目标是平均动脉血压(MAP)60~90mmHg,CVP 8~12mmHg,ScvO$_2$>0.70,尿量>1ml/(kg·h),血清乳酸浓度正常或偏低,而血红蛋白浓度目标尚未确定。

5. 氧合与通气 应增加吸入气体的氧气含量来保持血氧饱和度>92%,以保持足够的氧气向周围组织的运输,避免低氧血症,但没有必要达到过高的氧分压,高压氧的使用仍然具有争议。PaCO$_2$ 的水平受机械通气的控制,患者在镇静或肌松状态下完全受机械控制通气,机械通气参数的变化会引起 PaCO$_2$ 的波动,应尽量避免低碳酸血症的出现,因为它会导致脑血流量的减少。在动物实验中,ROSC 后伴有短暂的脑过度充血,持续时间 15~30 分钟,然后出现持续的脑血流下降。即使在亚低温治疗状态下,过度通气也可以使神经功能恶化,另外过度通气也可以增加呼气末正压导致颅内压升高。相反,高碳酸血症可以导致脑血管扩张和颅内压升高。将二氧化碳分压维持在正常范围内应该是比较合理的。为此,非常有必要使用呼气末二氧化碳分压监测来评估通气的质量,特别是在降温和复温期间,因为温度的变化会显著影响 CO$_2$ 的产生。

6. 循环支持 PCAS 表现为血流动力学的不稳定状态,如心律失常、低血压、低心排血量。心律失常可通过维持电解质水平、电击转复及药物治疗等纠正。低血压的有效干预措施是静脉补液改善右心室的充盈压。研究显示,PR-MODS 患者第一个 24 小时补晶体液量达(3.5±1.6)L 时,可使 CVP 达 8~12mmHg。如补充容量仍未达到血流动力学目标,应使用血管活性药升压药。如果补足容量和已使用血管升压药后还不能恢复组织灌注,要考虑使用机械循环辅助设备如主动脉内球囊反搏术。

初始病情稳定后,ROSC 后休克通常在 48~72 小时内逆转,治疗方式和其他类型的休克治疗一样。ROSC 后心力衰竭的药物治疗和急性左心衰竭的处理一样。动物实验模型证实,多巴酚丁胺更加有利于改善 CA 后心肌功能障碍,对收缩和舒张功能的改善都有效,心室收缩力的恢复呈剂量依赖性,剂量的增加容易出现心动过速,导致心肌耗氧量的增加。ROSC 后严重的休克患者可以使用肾上腺素,但其副作用也较明显,即心肌耗氧量增加和激活细胞内的有害代谢细胞信号。可以首选多巴酚丁胺和去甲肾上腺素的联合使用。在使用血管收缩药之前应充分矫正血容量的绝对或相对不足。其他正性肌力药物(磷酸二酯酶抑制剂、左西孟旦)也用于 ROSC 后心功能障碍,但并未显示出明显的优越性。主动脉内球囊反搏(IABP)广泛用于缺血性心源性休克,它通过减少左心室后负荷来减少心脏工作,并改善组织灌注和舒张性冠状动脉灌注,目前还没有证据证明其可以用于 ROSC 后心力衰竭的治疗。体外膜氧合（ECMO）已经在 ROSC 后广泛使用，可明显提高患者的存活率，但其操作、术后护理等复杂，需要专业的团队进行管理。在这种情况下，也可以考虑微创循环支持技术，例如通过股动脉引入左心室微泵辅助的微型系统。

7. 冠状动脉造影和介入治疗　研究表明，与未发生心脏骤停的急性 ST 段抬高心肌梗死（STEMI）患者一样，有心脏骤停的 STEMI 患者也应接受相同的治疗。即进门到球囊扩张时间在 90 分钟内应适用于所有 STEMI 患者，无论是否发生过心脏骤停。研究发现复苏后清醒的 STEMI 患者的长期预后与无心脏骤停的患者相似。心脏骤停后意识没有完全恢复的患者预后差一些，但仍旧能够有很大的受益，存活下来且神经功能正常者是未行介入治疗患者的两倍。

对于复苏后心电图没有明显的 ST 段抬高的患者，Spaulding 等发现心电图没有 ST 段抬高并不能除外冠状动脉完全闭塞。换句话说，复苏后的心电图对预测冠状动脉闭塞并不敏感，因此，在院外发生心脏骤停并成功复苏的患者，强烈推荐进行冠状动脉造影，而且应当在到达医院后 90 分钟内完成。昏迷不应是除外标准。心脏骤停后早期接受有创治疗患者的远期生存率可增加 1 倍（从 30% 增加至 60%）。而且，80% 接受早期介入治疗的患者神经功能保存良好。虽然生存率加倍，但还是有 30%~50% 的患者在数天或数周内死亡，死亡原因是顽固性心源性休克或中枢神经系统损伤。

8. 目标温度管理　目标温度管理（TTM）的概念是指为了任何目标进行的诱导低温或积极的温度控制。缺血性脑损伤后最初的 24~48 小时需要精细的温度控制。复苏后患者常存在血流感染及自发性发热，因此必须积极防止体温过高。轻度低温能够降低脑代谢率、改善信号通路、降低颅内压，并减少抽搐的可能性。

（1）亚低温治疗的提出：Bernard 和欧洲亚低温治疗组的研究表明 CPR 后亚低温治疗可以改善 ROSC 后昏迷患者的神经功能和生存率，随后的研究进一步证实了亚低温治疗可以改善 OHCA 患者的神经功能和出院存活率。亚低温治疗已经被国际心肺复苏组织推荐使用，认为 ROSC 后应尽早开始实施亚低温治疗，亚低温的目标核心温度为 32~34℃，达到目标温度后应持续 12~24 小时。临床亚低温治疗包括诱导亚低温、维持亚低温和复温三个阶段，一般要求诱导亚低温要快、维持亚低温要稳定、复温要缓慢。

（2）亚低温治疗方法：目前常用的亚低温治疗的方法有体表降温法（如：冰块外敷、冰毯、冰帽、冷空气降温等），以及体内降温法（如：冰盐水血管内滴注、血管内热交换降温法）等。两类降温方法各有优缺点，体表降温具有简单、无创、易实施的优点，但核心温度下降速度缓慢。冰袋降温的速度为 0.9℃/h，冷空气为 0.3℃/h，冰帽为 0.6℃/h。研究表明用冷空气、冰块、冰毯等体表降温法达到核心目标温度的时间分别为 480、301、287 分钟。此外，体表降温法

不易控制，容易出现温度下降过低和达不到目标温度的情况。在体表降温过程中 14% 的患者达不到目标温度，70% 的患者需要加用额外的降温方法才能达到目标温度，并且降温过程中过低温的发生率较高。血管内热交换降温法是通过向大血管内置入一充满低温生理盐水的导管，导管和体外的制冷装置相连接，低温盐水在导管内循环流动，不断带走体内的热量，使血温降低。和体表降温法相比血管内降温具有降温迅速、准确的特点，能稳定维持亚低温，但达到目标温度也需 3~4 小时。静脉滴注 4℃ 盐水诱导亚低温曾被认为是很有吸引力的一种方法，因为其操作简单、费用低廉，随时可以进行，特别适合于 OHCA 患者转运途中。最近的研究表明，静脉滴注低温盐水可快速诱导低温，但并不能成功维持亚低温，仍需要加用额外的降温方法来维持亚低温。

《成人心脏骤停后综合征诊断和治疗中国急诊专家共识》（2021）推荐：CA 后 ROSC 但仍然昏迷的患者需进行 TTM。在 TTM 中可选择并维持 32~36℃ 中的某一恒定温度。在达到目标温度后温度管理需至少维持 24 小时。复温时，复温速度维持 0.25℃/h 直至正常体温，并在复温后继续控制核心体温在 37.5℃ 以下，至少持续 72 小时，避免体温反弹。不建议在院前常规快速静脉注入冰盐水来对 ROSC 的患者进行降温。

9. AHA/ILCOR 关于 PCAS 治疗的建议　心脏骤停后结合治疗性低温和早期介入治疗的患者预后最好，无神经功能损伤的生存率能达到 80%。现在我们应当抓紧时间推进能有效救治心脏骤停后综合征患者的治疗措施，而不仅仅是等待观望，希冀患者能够自行恢复神经系统的功能，目前迫切需要追求治疗质量，确实改善患者的远期生存率。建议要点：①有心脏骤停的 STEMI 患者也应保证，进门到球囊扩张时间为 90 分钟内接受介入治疗。②临床上尚不能根据复苏后的意识状态决定患者能否从早期介入中获益。③复苏后心电图对预测冠脉闭塞并不敏感，成功复苏的患者，强烈推荐进行冠状动脉造影。④心脏骤停后早期接受血运重建治疗的患者与非早期接受血运重建的患者相比，远期生存率提高 1 倍。⑤心脏骤停患者远期预后不佳，早期再灌注治疗可挽救患者生命，死亡不应归结于介入治疗。

10. 神经保护的药物治疗　ROSC 后有大量的动物实验使用药物进行神经保护，部分研究表明有些药物早期给药有一定的神经保护作用，但在临床研究中都未能证实。同样，使用镇静剂进行神经保护的研究也未能取得预期成功。因此，除亚低温治疗外，没有理由推荐 ROSC 患者常规使用药物进行神经保护。当前研究发现有几种分子在缺血再灌注现象中具有细胞保护作用。环孢菌素通过抑制线粒体通透性转变孔的开放，减轻线粒体损伤和减少神经元细胞凋亡，初步研究结果令人鼓舞。红细胞生成素具有多因素神经保护作用。这些药物都需要临床研究来进一步证实。

《成人心脏骤停后综合征诊断和治疗中国急诊专家共识》（2021）中减轻 CA 患者继发性中枢神经系统损伤

105

的措施有：①进行基础的神经检查，如脑干反射、运动功能检查。②目标温度管理（32~36℃）：血管内或体表降温方式。③避免发热。④目标平均动脉压 65~80mmHg：必要时液体复苏；必要时使用血管收缩剂和正性肌力药物。⑤动脉血氧饱和度正常（94%~99%）。⑥二氧化碳分压正常（35~45mmHg）。⑦头颅 CT 筛查脑水肿。⑧冠状动脉血运重建：ST 段抬高心肌梗死、可疑非 ST 段抬高心肌梗死。⑨如果需要可使用神经肌肉阻滞剂。

11. 代谢的控制 纠正电解质紊乱至关重要，应特别注意可能参与 CA 复发或器官功能障碍加重的电解质紊乱。所有患者都应严格控制血糖，葡萄糖和胰岛素的使用已被证明对 CA 动物模型的神经功能恢复有益。过于严格的血糖控制可能导致较高频率的低血糖的发生，从而加重脑损伤，不应该过于严格地控制血糖水平，避免血糖剧烈波动。

12. 其他治疗措施 ①高压氧治疗：缺氧性脑损伤的临床表现包括视觉感知、表达、认知和运动协调障碍。认知障碍可能发生在 42%~50% 的 CA 生存者，记忆力、注意力和执行功能损伤常见。高压氧治疗能够激活体内多种内在修复机制，这与溶解的氧含量升高及压力相关。动物实验已经证实了高压氧治疗对于脑损伤和认知功能的有益生理影响。对于 CA 后存在缺氧性脑损伤的患者，高压氧治疗能够分别提高记忆力、注意力及执行能力 12%、20%、24%。然而目前 CA 后高压氧治疗的具体实施方案并未统一。②中药：参附注射液具有显著改善心脏和循环功能的作用，可通过多靶点作用来减轻缺血再灌注损伤造成的心、脑等组织损伤以维持重要器官功能并防止 CA 后 MODS 的发生。对于 PCAS 患者，在院前复苏及复苏后治疗时参附注射液联合常规治疗可能改善患者神经功能预后结局。

（胡春林　廖晓星　张文武）

参考文献

［1］VIRANI S S, ALONS A, BEN JAMIN E J, et al. Collective-Name: American Heart Association Council on Epidemiology and Prevention Statistics Committee and Stroke Statistics Subcommittee. Heart disease and stroke statistics-2020 update: A report from the American Heart Association [J]. Circulation, 2020, 141 (9): e139-e596.

［2］TACCONE F S, PICETTI E, VINCENT J L. High quality targeted temperature management (TTM) after cardiac arrest [J]. Crit Care, 2020, 24 (1): 6.

［3］LASCARROU J B, MERDJI H, LE GOUGE A, et al. Collective Name: CRICS-TRIGGERSEP Group. Targeted temperature management for cardiac arrest with nonshockable rhythm [J]. N Engl J Med, 2019, 381 (24): 2327-2337.

［4］中华医学会急诊医学分会复苏学组，中国医药教育协会急诊专业委员会，成人心脏骤停后综合征诊断和治疗中国急诊专家共识组. 成人心脏骤停后综合征诊断和治疗中国急诊专家共识 [J]. 中华急诊医学杂志，2021，30 (7): 799-808.

第 7 节　腹部心肺复苏

腹部心肺复苏是一门新兴的临床学科，亦是急救医学中的一个临床分支。它是以人体腹部解剖与生理为主要基础，通过对心脏呼吸骤停患者腹部实施直接与间接的干预，导致胸腹腔内压力变化而产生的循环与呼吸支持效应，实现经腹途径构建心肺脑复苏并重的理论与实践体系，其目的是提高 CPR 成功率和改善患者预后。在最初的研究中，腹部心肺复苏只有简单的腹带加压复苏术。随着腹部心肺复苏的发展，对心脏呼吸骤停患者的解剖生理与病理生理改变等研究的不断深入，并对原有方法进行探讨与改进，以及新方法的不断创立，加之心脏呼吸骤停的诊断和 CPR 评价技术的不断改进，现代腹部心肺复苏学的范畴已不再局限于对胸外按压心肺复苏法进行补充，而是具有特殊复苏优势和特殊适应性的独立的心肺复苏方法。经腹部实施心肺复苏是通过外力作用于腹部而引起腹腔内压力和胸腔内压力的变化，对循环和呼吸产生影响的机制主要为"腹泵"机制、"胸泵"机制、"肺泵"机制、"心泵"机制、"血泵"机制及"膈泵"机制。这些机制综合作用最终为复苏提供更高的冠脉灌注压和脑灌注压并能更好实现肺的氧合功能，达到真正意义上的心与肺复苏并举，使复苏中循环与呼吸支持同步进行。

一、腹部心肺复苏形成的背景

1960 年胸外心脏按压和人工呼吸的提出，标志着现代 CPR 的开始，经过 50 余年的探索实践，院内 CPR 的自主循环恢复（ROSC）率虽有提高，但患者的生存率却不理想。究其原因，一是胸外按压的局限性（如胸外按压禁忌的病例），二是胸外按压的缺陷性（如胸外按压并发胸肋骨骨折），三是胸外按压的片面性（如胸外按压不能兼顾呼吸）；因此，需要人们解放思想、更新观念，紧跟现代医学的前沿技术，立足于临床 CPR 工作中的实际需求，不断开辟 CPR 新的途径，完善和发掘 CPR 适宜技术与方法，进一步提高 CPR 患者的生存率。这是我们急救医学工作者所面临的艰巨任务。

1. 标准心肺复苏的局限性 标准心肺复苏（STD-CPR）受其胸外按压禁忌证局限性的制约，而缩窄了其临床应用的范围。在实施按压时需要足够的力度（45~55kg）和幅度（>5cm），有约 1/3 被救者发生肋骨骨折，而对于合并有胸部外伤肋骨骨折的 CA 患者，胸外按压因可能加重骨折、导致骨折断端伤及肺脏与胸膜而属于禁忌；且此时胸廓复张受限，难以保证标准的按压力度和幅度，影响"心泵"和"胸泵"作用的理想发挥，继而可降低 CPR 效果。因此对于部分具有胸外按压禁忌的 CA 患者而言，单一的胸外按压方法是不能满足临床需求的。

2. 标准心肺复苏的缺陷性 STD-CPR 存在只能单一建立循环而不能兼顾呼吸的缺陷性。依国际心肺复苏指南的胸外按压与通气比例实施 CPR 时，胸外按压人工循环终止后再给予人工通气，这种按压的中断期予以通气的方式，人为地使人工通气和胸外按压被独立开来,使其在进行人工呼吸时没有人工循环支持,导致通气与血流相脱节,通气/血流比值(V/Q)异常,影响肺内气体交换,不能保证CPR时的氧合,导致复苏成功率降低。

3. 标准心肺复苏的片面性 在实际的临床CPR中,CA大致可分为原发性CA和继发性CA两类,其中继发性CA多因窒息缺氧引发(如溺水、窒息、呼吸衰竭等),心脏骤停时氧储备可能已经耗尽,故更强调呼吸支持的重要性,此时提供符合生理机制的理想人工通气模式,即在人工循环的状态下给予同步通气,以利于保证肺泡换气有效进行,确保CPR时的氧合,而单纯的STD-CPR胸外按压是不够的。当无条件建立人工气道,尤其是在经气管插管连接呼吸器通气前,尽早维持有效的肺通气极为重要。

二、腹部心肺复苏形成的基础

腹部心肺复苏作为一门独立的学科,有其广泛的人体解剖及生理学基础。

首先,健康成年人的血液量约占体重的8%,其中约80%参与血液循环,其余约20%贮存在肝、脾、肺和毛细血管等,全身循环血量的25%被分配到腹部内脏器官。肝脏血液供应非常丰富,肝脏的血容量相当于人体总血量的14%。成人肝每分钟血流量有1 500~2 000ml。脾脏是一个血库,约能贮存全身血液的20%。脾脏的大小不同,贮存量差异较大,少者几十毫升,多者上千毫升,一般来说,其容积只有150~200ml(称之为生理性储血)。但在有些病理状态下,脾脏的储血功能会明显增加,甚至可达全身血量的20%~30%以上,从而起到调节全身血量的作用(称之为病理性储血)。

其次,腹部心肺复苏学的方法均可引起膈肌的上下移动,尤其是腹部提压心肺复苏法引起的膈肌移动范围更大。膈肌的解剖与生理对腹部提压心肺复苏均具有重要意义。就膈肌的解剖而言,膈肌位于胸腔与腹腔之间,是胸腔与腹腔的分界,心包与膈肌相互愈着,在膈肌上形成膈肌心包切迹,膈肌的上下移动可直接带动心脏的波动,引起心腔内血流动力学的改变,促使心脏产生前向的血流。就膈肌的生理而言,膈肌是人体最主要的呼吸肌,膈肌收缩时,膈穹窿下降,胸腔容积扩大,胸腔内压降低;膈肌松弛时,膈穹窿上升恢复原位,胸腔容积减小,胸腔内压升高。胸腔内压的改变可产生两个方面的作用:①呼吸运动。胸腔内压降低,促使肺脏复张,肺内压降低,当大气压大于肺内压时,引起气体进入肺脏,完成吸气动作;胸腔内压增加,促使肺脏复张,肺内压增大,当肺内压大于大气压时,驱使气体由肺脏排出,完成呼气动作。②血流动力学变化。胸腔内压降低,促进静脉血液回流,尤其是下腔静脉因受到重力作用,血液较上腔静脉血液回流困难,胸腔内压力的降低更有意义。胸腔内压增大,通过胸腔内软组织传导至心脏使心腔容积缩小,心内血液被挤压排出,在心脏尚存瓣膜功能的帮助下形成前向血流。

再次,腹部心肺复苏充分利用了作为人体弹性贮器动脉的腹主动脉,主动加压腹部或者更直接地选择腹主动

的体表投影进行按压,能够使腹主动脉内的血液逆向流动,一方面增加胸主动脉内血量,提高冠脉灌注压;另一方面因左颈总动脉、无名动脉、主动脉弓呈"Y"字结构,逆向流动的血液更容易进入颈动脉进而维持脑的血液循环。

总之,腹部心肺复苏学利用人体解剖生理,通过有效方法,最终实现人工循环与人工呼吸支持并举、心肺脑复苏并重的复苏新模式。

三、腹部心肺复苏形成的途径

腹部心肺复苏以人体解剖生理,尤其是腹部解剖与生理为基础,通过腹内、腹外及胸腹途径充分利用腹部进行心肺复苏。

1. 腹外途径 腹外途径是指保持腹腔的完整性而从腹壁外部进行心肺复苏的方法,包括腹部提压心肺复苏、腹部按压心肺复苏、腹部舒缩等。该途径主要依靠外力作用于腹壁外部,通过腹部软组织对力的传导改变腹腔内压力,产生相应的血流动力学及呼吸动力学变化,以实现循环与呼吸支持,最终达到心肺脑复苏之目的。

实施复苏时,施救者将设备平放在被救者的中上腹部,提压板上方三角形的顶角置于肋缘和剑突下方,按压腹部时,膈肌上升,直接挤压心脏使其泵血,同时使腹腔内容积缩小、胸腔内压升高,通过胸泵机制使心脏收缩泵血。提拉腹部时腹腔内压力迅速降低,膈肌最大限度下移,扩大胸腔的容积,增加胸腔负压,使心脏舒张、血液回流。在腹部按压和提拉过程中,一方面通过增加腹主动脉的阻力,使冠脉灌注压增加,并可促使下腔静脉和腹腔脏器血液回流入右心房;另一方面,使膈肌上下移动,胸腔压力发生改变,膈肌下移时胸腔负压增大,利于空气进入肺部,膈肌上移时利于肺部气体排出,起到人工呼吸的效用。

2. 腹内途径 腹内途径是指直接通过腹腔内变化产生心肺复苏效应的方法,包括开腹复苏方法,如经膈肌下抬挤心肺复苏法,也包括利用腹肌舒缩作用实现复苏的方法,如咳嗽复苏法。该途径主要依靠直接进入腹腔抬挤膈肌和直接舒缩腹肌改变腹内压,实现人工循环与呼吸支持,达到复苏之目的。

开腹实施复苏是通过膈肌下抬挤心肺复苏法来实现的。其作用基础是,心脏的解剖位置前为胸骨,下抵膈肌,后靠脊柱,心包限制心脏左右移动,膈肌具有一定弹性。当操作者用2~4掌指托起膈肌上移,一方面抬挤胸骨后方的心脏,通过心泵机制达到泵血作用;另一方面膈肌上移,胸腔容积相对变小致胸腔内压升高而发挥了胸泵机制,亦提高了心脏排血。当操作者2~4掌指放下膈肌回位时,胸腔容积相对变大致胸腔内压降低,使静脉血回流至心脏,如此有节奏地经膈肌下抬挤心脏,即可代替心脏自然搏动,综合利用胸泵、心泵机制,产生前述血流实现循环支持。

咳嗽复苏,分为舒张和收缩两个时相变化。在咳嗽舒张期,由于腹肌松弛,胸腔内压力下降,膈肌下降、胸腔扩张,血液从压力较高的上腔静脉和下腔静脉进入压力较低的肺血管床。咳嗽前的深吸气能够获得最大的负压,进入右心和肺血管床的静脉血流增加。这种容量对下次咳嗽

收缩期提供了前负荷。随着胸腔内压力下降,主动脉瓣关闭,提供了冠状动脉、外周灌注和促进左心室充盈所必需的压力阶差。咳嗽舒张期的深吸气也提供了极好的肺换气。在咳嗽收缩期可以产生较胸外按压时更高的胸腔压力,动脉收缩压力也明显升高。一些研究指出,胸部按压时平均动脉收缩压为 60~75mmHg,而咳嗽引起的收缩压可达 139~140mmHg。

3. 胸腹途径 胸腹途径指的是结合胸部与腹部,利用同步或非同步的手段实施的心肺复苏方法,包括胸腹联合按压、胸腹联合提压、插入式腹主动脉反搏等胸与腹参与的心肺复苏方法。该途径主要是通过胸腹腔内压力的变化,以及腹主动脉等大血管的反搏作用而达到心肺脑复苏的目的。

胸腹联合按压实施复苏时,一人以标准形式进行胸外按压,另外一人将手叠放或平铺于在患者的腹部(一般是剑突与脐连线中点的部位)。在胸部按压的放松时相按压腹部,按压时相放松腹部,腹部与胸部按压频率比例为 1∶1,腹部按压力度至少为 100mmHg。于胸外按压时相放松腹部可降低外周血管阻力,促进心脏泵血功能;于胸外按压放松时相按压腹部可驱使腹部血液回流入心,增加回心血量。如此反复,实现人工循环支持直到恢复自主循环。胸腹联合提压利用 Lifesticker 装置实施,于腹部和胸部各放一个吸盘,通过横杆手柄相连,复苏时上下交替提压胸、腹部。即在原有胸腹联合按压的基础上,加入提拉,增加胸腹腔内压力的变化,以产生更满意的循环支持。

插入式腹主动脉按压是由王立祥等新近提出的经腹实施心肺复苏新途径。实施复苏时,一人进行胸外按压,另一人双手交叠于腹主动脉的体表投影处,顺腹主动脉走行于胸外按压放松期按压腹主动脉,再于胸外按压期放松腹主动脉,腹部与胸部按压频率比例为 1∶1,频率为 100 次/min。于胸外按压放松期按压腹主动脉可起到腹主动脉反搏的作用,使胸外按压输出流向腹主动脉的血液反流充分用于心脑灌注,于胸外按压期放松腹主动脉,可降低外周血管阻力,促进心脏泵血功能。研究发现,该方法切实提高了冠脉灌注压并改善了脑的微循环,对实现心肺脑复苏并重的复苏模式具有重要研究和应用价值。

四、腹部心肺复苏形成的意义

1. 经腹 CPR 的必要性 传统 CPR 中的胸外按压,心排血量仅达到正常时的 20%~30%,冠状动脉血流量为正常时的 5%~15%,不能满足 CA 患者人工循环的需要;胸外按压要求施救者要保证足够的按压力度和按压幅度,有可能使得其中约 1/3 的被救者发生肋骨骨折,不能达到标准的 CPR 质量。对于合并多发肋骨骨折、开放性胸部损伤、胸部手术、胸廓畸形等情况的心脏呼吸骤停患者,传统胸外按压是禁忌实施的。胸外按压每次产生的潮气量均为无效腔量,不具有通气功能,不能形成有效通气,尤其是按压与通气脱节,通气/血流比值(V/Q)异常,影响肺内气体交换,不能保证 CPR 时的氧合,上述如此种种,从某种意义上说传统的胸外按压的"胸"路受阻,另辟蹊径寻求经腹 CPR 的"腹"路已成为一种趋势。

2. 经腹 CPR 的可行性 腹部是人体的重要组成部分,参与了人体的呼吸与循环等基本生命活动,腹腔内的血流占人体总血流量的 1/4,膈肌又为肺部呼吸的主要动力器官,正是基于腹部循环与呼吸的生理基础,结合 CPR 个体化临床实践,王立祥等提出了腹部提压、经膈肌下抬挤、插入式腹主动脉按压等系列 CPR 方法。比如腹部提压 CPR 方法,提拉腹部时胸腔压力迅速降低,膈肌最大限度下移,扩大胸腔的容积,增加了胸腔的负压,充分发挥了"胸泵"机制,促进了血液回流。按压腹部可使膈肌上升,抬挤心脏,发挥"心泵"作用,增加胸腔内压,提高心排血量,并能促使腹部器官中的血液流入心脏。另外,膈肌上下移动,使得胸腔内压力发生变化,膈肌下移时胸腔负压增大,利于空气进入肺部,膈肌上移时利于肺部气体排出,发挥了"肺泵"作用,实现了吸气与呼气,达到了体外人工呼吸目的。

3. 经腹 CPR 的融合性 经腹实施 CPR,是对传统 CPR 方法的继承与发展,融合了相应的现代医学及工程技术,从某种意义上说是多学科交叉融合的产物。比如,插入式腹主动脉按压是在实施标准 CPR 的同时,于胸外按压的放松期按压腹主动脉,增加心脑循环血流,就是主动脉反搏技术与传统复苏方法的有机结合。腹部提压 CPR 法是借助于自行设计的腹部提压装置来实施的,其利用负压技术形成的负压装置,保证了与腹部皮肤的紧密连接,确保了腹部提拉与按压的顺利进行。另外,经腹实施 CPR 亦是"腹地"与空间的紧密结合,其中经膈肌下抬挤 CPR 方法可谓是因人而异、因地制宜的具体体现,在上腹部手术(如肝、胆、胰、脾手术)的特定医疗环境下,利用腹部原有切口,直接经膈肌下挤压心脏代替胸外心脏按压,同时规避了开胸心脏按压术的弊端。

4. 经腹 CPR 的前瞻性 随着时间的推移、技术的进步,尤其是实验研究的深入及临床应用的展开,开辟经腹 CPR 新途径具有广阔的前景。经腹实施 CPR 另辟"腹路",起"腹"心动,让胸外按压禁忌成为"过去",其起腹呼吸的体外腹式呼吸亦满足了 CA 患者呼吸支持之需求,实现了心与肺复苏并举的科学理念。现行的按压与通气不能同步进行,即胸外按压时只有循环而无通气,而后予以人工通气时又无人工循环维系,导致通气血流比例失调,肺内换气不能有效地进行;而经腹实施 CPR 通过腹部提压实现了不间断人工循环状态下给予通气,使肺泡换气功能有效进行,确保 CPR 时的氧合,这将为 CPR 提供新的模式和注入新的活力。

五、腹部心肺复苏的应用范例

心脏骤停因其突发性、致命性而成为人类共同面临的"死敌",全世界都在为其倾注大量的人力财力。《2016 中国心肺复苏专家共识》凸显的中国 CPR 生存环,即心脏骤停前期预防、预识、预警的"三预"方针,心脏骤停中期标准化、多元化、个体化的"三化"方法,心脏骤停后期复生、超生、延生的"三生"方略,无疑是以王立祥教授为代表的 CPR 学者对 CPR 本质规律认识而提供的中国智慧方案。

如何贯彻 CPR 生存环理念,在围心脏骤停期因地制宜、因人而异、因病而为地开展 CPR 工作具有重要的指导意义。实施传统标准心肺复苏(STD-CPR)时受到胸外按压禁忌证的限制,同时,在实施 STD-CPR 过程中 30%~80% 的患者并发肋骨或胸骨骨折、骨软骨交界分离,甚至导致肺、胸膜及心脏损伤,这些限制了对心脏骤停患者高质量 STD-CPR 的实施,影响了心脏骤停患者的 CPR 成功率。如此种种,腹部心肺复苏中的腹部提压心肺复苏(active abdominal compression-decompression cardiopulmonary resuscitation,AACD-CPR)应运而生。

(一) AACD-CPR 临床操作适应证、禁忌证

依据《腹部提压心肺复苏专家共识》,AACD-CPR 是通过对心脏骤停患者提拉与按压腹部改变腹内压力使膈肌上下移动,进而改变胸腔压力发挥"腹泵"和"胸泵"等多泵效应,达到建立人工循环与呼吸的目的。

1. AACD-CPR 的适应证 ①开放性胸外伤或心脏贯通伤、胸部挤压伤伴心脏骤停且无开胸手术条件;②胸部重度烧伤及严重剥脱性皮炎伴心脏骤停;③大面积胸壁不稳定(连枷胸)、胸壁肿瘤、胸廓畸形伴心脏骤停;④大量胸腔积液及严重胸膜病变伴心脏骤停;⑤张力性及交通性气胸、严重肺大疱和重度肺实变伴心脏骤停;⑥复杂先天性心脏病、严重心包积液、心脏压塞及某些人工瓣膜置换术者(胸外按压加压于置换瓣环可导致心脏创伤);⑦主动脉缩窄、主动脉夹层、主动脉瘤破裂继发心脏骤停;⑧纵隔感染或纵隔肿瘤伴心脏骤停;⑨食管破裂、气管破裂伴心脏骤停;⑩胸椎、胸廓畸形,颈椎、胸椎损伤伴心脏骤停;⑪STD-CPR 过程中出现胸肋骨骨折。

2. AACD-CPR 禁忌证 包括:腹部外伤、腹主动脉瘤、膈肌破裂、腹腔器官出血、腹腔巨大肿物。AACD-CPR 所使用的腹部提压心肺复苏仪针对成人患者设计,不适用于婴幼儿、儿童及体重 <40kg 或 >150kg 的患者等。

相关数据显示,80% 以上的心脏骤停发生于院外,面对院外我们无法掌控的复杂环境及患者各不相同的病理生理特点,把握 AACD-CPR 的要点和精髓,因地制宜、因人而异、因病而为地运用标准化、多元化、个体化方法是复苏成功的关键。

(二) AACD-CPR 临床操作的方法

AACD-CPR 技术是采用腹部提压心肺复苏仪(CPR-LW1000)吸附于心脏骤停患者中上腹部,以 100 次 /min 的频率连续交替对腹部实施向上提拉(拉力 10~30kg)和向下按压(压力 40~50kg),形成同步建立人工循环和通气的 CPR 方法。经过多年临床摸索与实践,总结出 AACD-CPR 标准化、多元化、个体化临床操作方法(图 105-7)。

1. AACD-CPR 标准化操作方法(图 105-8) ①施救者跪在患者一侧(身体中线垂直于患者肚脐与剑突中点连线),双手抓紧仪器手柄;②启动仪器,将仪器置于患者的中上腹部自动吸附;③吸附完毕后,根据指示以 100 次 /min 的速率进行腹部提压;④上提力度 10~30kg,下压力度 40~50kg;⑤提压过程中肘关节不可弯曲;⑥提压时,面板要与患者平行,使用过程中避免前后左右晃动,应垂直进行提压;⑦操作完毕后,施救者双手指按压吸附处皮肤,移除仪器操作完毕。AACD-CPR 标准化操作方法适用于有适度空间的医疗场所等。

2. AACD-CPR 多元化操作方法 多元化是在标准化的基本框架下的丰富和延伸,适用于空间受限(如直升飞机、灾难废墟等狭窄空间)、呼吸支持、联合胸外按压等场景,AACD-CPR 标准化方法无法施行时,多元化操作方法应势而出。AACD-CPR 系统化操作方法主要有头腹位操作方法、肢腹位操作方法、胸腹联合操作方法、与球囊面罩配合操作方法等。

(1)AACD-CPR 头腹位操作方法(图 105-9):①施救者双腿岔开跪跨在患者的头部上方;②用仪器吸附患者腹部与底板紧密连接;③右手抓握仪器面板与手柄右上角,左手抓握仪器面板与手柄左下角;④重心前倾,两臂伸直并与面板垂直进行提拉;⑤其余操作同 AACD-CPR 标准化实施方法。

(2)AACD-CPR 肢腹位操作方法(图 105-10):①施救者双腿岔开跪骑在患者的髋关节处;②用仪器吸附患者腹部与底板紧密连接;③右手抓握仪器面板与手柄右上角,左手抓握仪器面板与手柄左下角;④重心前倾,两臂伸直,提压时与面板垂直;⑤其余操作同 AACD-CPR 标准化实施方法。

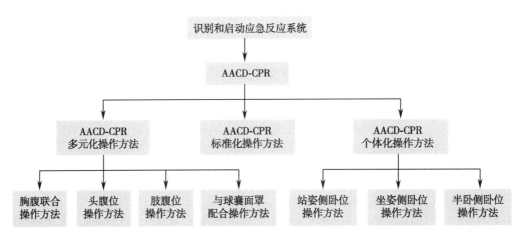

图 105-7 《2016 中国心肺复苏专家共识》之腹部提压心肺复苏(AACD-CPR)操作系统分类

105

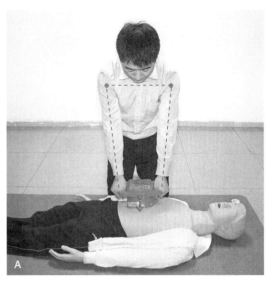

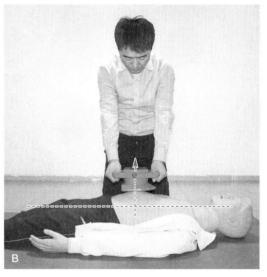

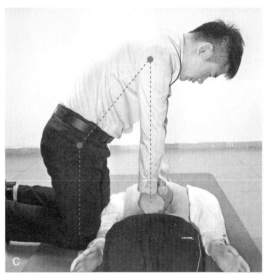

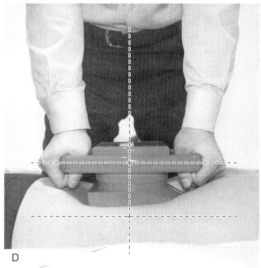

图 105-8 AACD-CPR 标准化操作方法

注：A. 施救者跪在患者一侧（身体中线垂直于患者肚脐与剑突中点连线），双手抓紧腹部提压心肺复苏仪手柄，将仪器置于患者的中上腹部自动吸附；B. 根据指示以 100 次 /min 的速率进行腹部提压，提拉力度 10~30kg；C. 腹部提压时的按压力度 40~50kg，提压过程中肘关节不可弯曲；D. 提压时，面板要与患者平行，垂直提压。

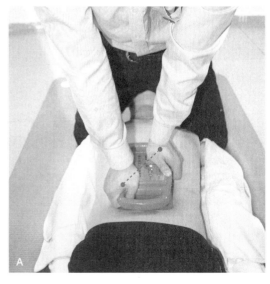

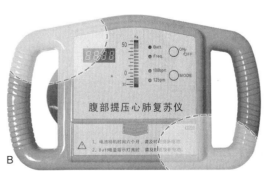

105

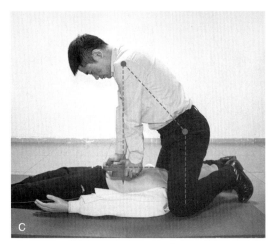
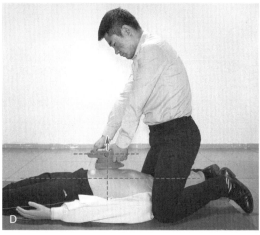

图 105-9　AACD-CPR 头腹位操作方法

注：A. 施救者双腿岔开跪跨在患者的头部上方，用腹部提压心肺复苏仪吸附患者腹部与底板紧密连接，右手抓握仪器面板与手柄右上角，左手抓握仪器面板与手柄左下角；B. 腹部提压心肺复苏仪；C、D. 施救者重心前倾，两臂伸直并与面板垂直进行提压，实施 AACD-CPR 标准化操作方法。

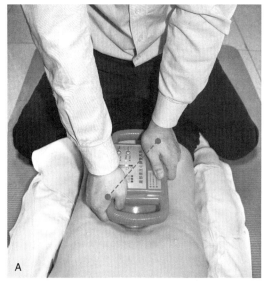
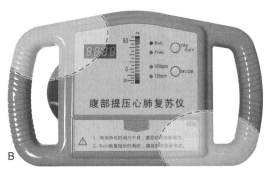
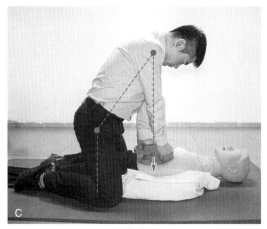
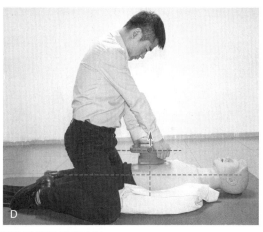

图 105-10　AACD-CPR 肢腹位操作方法

注：A. 施救者双腿岔开跪骑在患者的髋关节处，用腹部提压心肺复苏仪吸附患者腹部与底板紧密连接，右手抓握仪器面板与手柄右上角，左手抓握仪器面板与手柄左下角；B. 腹部提压心肺复苏仪；C、D. 施救者重心前倾，两臂伸直，提压时与面板垂直，实施 AACD-CPR 标准化操作方法。

105

（3）AACD-CPR 胸腹联合操作方法（图 105-11）：①两名施救者相对位于患者两侧；②其中一名施救者以 STD-CPR 方法进行胸外按压，具体为：用左手掌根紧贴患者胸骨中 1/3 处，两手重叠，左手五指翘起，双臂伸直，用上身力量连续用力按压 30 次，按压频率为 100 次 /min，按压深度为胸骨下陷 5~6cm，按压后保证胸廓完全回弹；③另一名施救者将腹部提压心肺复苏仪置于患者腹部，实施 AACD-CPR 标准化操作方法；④在胸部按压胸廓回弹时同步按压腹部，按压胸部时同步上提腹部，腹部与胸部按压频率比为 1∶1。

（4）AACD-CPR 与球囊面罩配合操作方法（图 105-12）：①两名施救者分别跪于患者身侧及头侧；②跪于患者身侧的施救者实施 AACD-CPR 标准化操作方法；③另一名跪于患者头侧的施救者用球囊面罩进行配合；④腹部提压 30 次，给予 2 次球囊给气，每次通气大于 1 秒，球囊给气时上提腹部，球囊舒张时下压腹部。

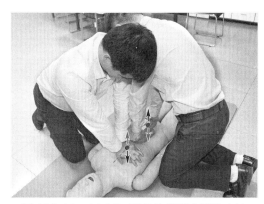

图 105-11　AACD-CPR 胸腹联合操作方法

注：两名施救者相对位于患者两侧，一名施救者进行标准的胸外按压，另一名施救者将腹部提压心肺复苏仪置于患者腹部，实施 AACD-CPR 标准化操作方法，在胸部按压胸廓回弹时同步按压腹部，按压胸部时同步上提腹部，腹部与胸部按压频率比为 1∶1。

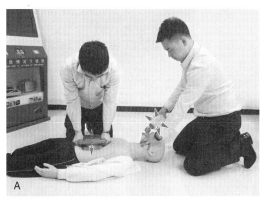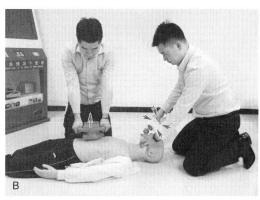

图 105-12　AACD-CPR 与球囊面罩配合操作方法

注：两名施救者分别跪于患者身侧及头侧，跪于患者身侧的施救者实施 AACD-CPR 标准化操作方法；另一名跪于患者头侧的施救者用球囊面罩进行配合；腹部提压 30 次，给予 2 次球囊给气，每次通气大于 1 秒。A. 球囊舒张时下压腹部，B. 球囊给气时上提腹部。

3. AACD-CPR 个体化操作方法　个体化强调关注每个个体的需求，本节主要探讨的是针对每位患者的实际，为其提供适情而定的个体化操作方法。AACD-CPR 个体化操作方法适用于空间受限（如直升飞机、灾难废墟等狭窄空间）、患者无法平卧、战场复杂环境等情景，主要有站姿侧卧位操作方法、坐姿侧卧位操作方法、半卧侧卧位操作方法等，具体如下。

（1）AACD-CPR 站姿侧卧位操作方法（图 105-13）：①患者呈侧卧位，后背以硬物支撑；②施救者呈弓步站立，两臂自然伸直与患者平面垂直；③其余操作同 AACD-CPR 标准化实施方法。

（2）AACD-CPR 坐姿侧卧位操作方法（图 105-14）：①患者呈侧卧位，后背以硬物支撑；②施救者于椅子上自然坐直，两臂自然伸直与患者平面垂直；③其余操作同 AACD-CPR 标准化实施方法。

（3）AACD-CPR 半卧侧卧位操作方法（图 105-15）：①患者呈侧卧位，后背以硬物支撑；②施救者半卧于患者正面，两臂自然伸直与患者平面垂直；③其余操作同 AACD-CPR 标准化实施方法。

（三）AACD-CPR 临床操作的要义

通过运用 AACD-CPR 的标准化、多元化、个体化临床操作方法，为高质量 CPR 奠定了基础，实现临床四大效应：一是开放气道的海姆立克（Heimlich）效应。AACD-CPR 按压腹部时腹腔内压力上升致膈肌上移，迅速产生较高的呼出流速以排出气道和肺内潴留的异物，帮助患者畅通上下呼吸道。二是人工呼吸的通气效应。AACD-CPR 的呼吸模式在于提拉与按压腹部促使膈肌上下移动，通过改变腹腔、胸腔内压力，促使肺部完成吸气与呼气动作，充分提供氧合。三是人工循环的增强效应。AACD-CPR 为患者建立人工循环时，提拉与按压腹部可驱使动静脉血液回流增加，尤其是增加腹主动脉压的同时，提高了冠脉灌注压，增加了心排血量，建立更有效的人工循环。

105

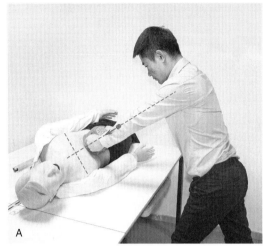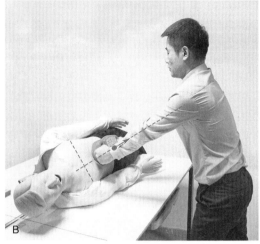

图 105-13　AACD-CPR 个体化站姿侧卧位操作方法

注：患者呈侧卧位，后背以硬物支撑；施救者呈弓步站立，两臂自然伸直与患者平面垂直，
实施 AACD-CPR 标准化操作方法。A. 沿轴线方向下压腹部；B. 沿轴线方向上提腹部。

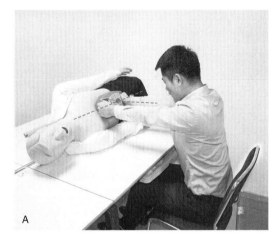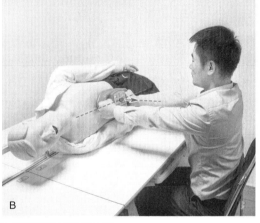

图 105-14　AACD-CPR 坐姿侧卧位操作方法

注：患者呈侧卧位，后背以硬物支撑；施救者于椅子上自然坐直，两臂自然伸直与患者平面垂直，
实施 AACD-CPR 标准化操作方法。A. 沿轴线方向下压腹部；B. 沿轴线方向上提腹部。

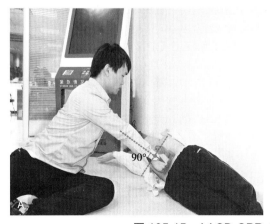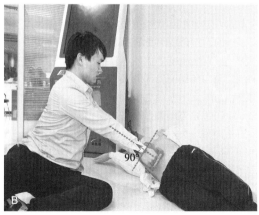

图 105-15　AACD-CPR 个体化半卧侧卧位操作方法

注：患者呈侧卧位，后背以硬物支撑；施救者半卧于患者正面，两臂自然伸直与患者平面垂直，
实施 AACD-CPR 标准化操作方法。A. 沿轴线方向下压腹部；B. 沿轴线方向上提腹部。

四是争分夺秒的时间效应。采用 AACD-CPR 为患者进行复苏时,对上身的穿刺、气管插管等其他相关操作影响较小,充分提供血容量并提高了协同配合效率,同时为患者实施体外电除颤时,不需要停止按压,不影响腹部提压操作,为复苏赢得了宝贵时间。当心脏骤停患者无胸外按压禁忌证时可协同运用 AACD-CPR 与 STD-CPR 技术。AACD-CPR 可以对 STD-CPR 的抢救环节进行协同加强,提高 CPR 的效率和效果。当心脏骤停患者存在胸外按压禁忌证时,可运用 AACD-CPR 方法开放气道、协助呼吸、建立循环、放置电极贴片除颤而无须停止按压,均能在与“死神”抗争、与时间赛跑上发挥作用。初级生命支持心肺复苏流程图见图 105-16。

105

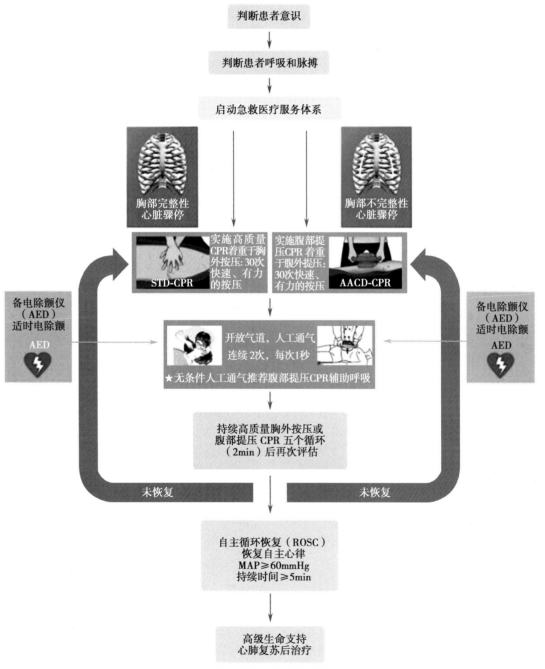

图 105-16 初级生命支持心肺复苏流程

(王立祥 刘亚华)

参考文献

[1] 中国腹部提压心肺复苏协作组. 腹部提压心肺复苏专家共识[J]. 中华急诊医学杂志, 2013, 22 (9): 957-959.

[2] 王立祥. 腹部心肺复苏学 [M]. 北京: 人民军医出版社, 2014: 3-122.

[3] 王立祥, 宋维, 张思森. 胸部按压 CPR 与腹部提压 CPR [J]. 中华危重病急救医学, 2017, 29 (12): 1057-1061.

[4] 王立祥. 立体心肺复苏立体健康立体数字"三立一体"理念[J]. 中华危重病急救医学, 2019, 31 (1): 5-7.

[5] 中国研究型医院学会心肺复苏学专业委员会. 新型冠状病毒肺炎相关心搏骤停患者心肺复苏专家共识 [J]. 解放军医学杂志, 2020, 45 (4): 345-359.

[6] 季之欣, 刘亚华, 王立祥. 腹部是心脏的第二个"家"[J]. 中华危重病急救医学, 2019, 31 (4): 390-392.

第 8 节 特殊情况下的心肺复苏要点

某些特殊情况如淹溺、低温、电击和雷击、创伤、妊娠等发生的心搏、呼吸骤停有其自身的特点, CPR 应做适当调整。本节重点介绍创伤、妊娠、低温伴心脏骤停的 CPR 要点, 淹溺、电击伴心脏骤停的 CPR 等分别见本书相应章节。

一、创伤

创伤是全球范围内死亡的主要原因。在世界范围内, 道路交通损伤是导致 18~29 岁个体死亡的主要原因; 而在美国, 创伤是年轻成人死亡的主要原因, 占男女所有死亡人数的 10%。每年有 4 500 多万人因创伤发生中至重度失能。

创伤中最常见的死亡原因为出血、多器官功能障碍综合征及心脏骤停, 而导致并发症的最常见的可预防原因为意外拔管、手术技术方面的失败、损伤漏诊以及血管内导管相关并发症。创伤致心脏骤停的常见原因有: 气道阻塞、严重开放性气胸和支气管损伤或胸腹联合伤等导致缺氧; 心脏、主动脉或肺动脉等重要脏器损伤; 严重头部创伤影响生命中枢; 张力性气胸或心脏压塞导致心排血量急剧下降; 大量血液丢失导致低血容量和氧输送障碍; 低温环境下的损伤, 继发全身严重低温。

时间就是生命, 必须强调严重创伤后 1 小时内死亡风险升高且需要快速干预。院前抢救的重点是安全解救, 妥善固定, 迅捷转送。

紧急医疗服务 (EMS) 应尽早通知收治医院, 创伤患者正在转运途中。这样做能给收治医院提供创伤患者的相关信息和准备时间, 其对于严重创伤患者的治疗至关重要。EMS 提供的信息应包括: ①患者年龄和性别; ②损伤机制; ③生命体征 (一些临床医生要求了解最低血压值和最快脉搏值); ④已经明显的损伤。

尽早通知可使急诊科工作人员预先执行以下操作:

①通知其他人员 (如急诊科、创伤外科、产科、骨科、放射科人员和口译服务人员); ②确保资源可用 [如超声、CT 和手术室 (operating room, OR)]; ③准备预期操作 (如气管插管、胸腔引流管); ④准备输血。

处理严重创伤者时, 需要清晰、简单、组织有序的方法。初步评估是根据最直接危及生命的创伤来安排的, 按照下文描述的顺序进行。在资源有限的情况下, 初步评估可简化优先顺序, 在进行到下一个诊治步骤前, 应立即处理所发现的任何问题。初步评估包括以下步骤: ① A- 气道评估和保护 (必要时保持颈椎稳定); ② B- 呼吸和通气评估 (保持充足的氧合); ③ C- 循环评估 (控制出血和保持足够的终末器官灌注); ④ D- 伤残评估 (进行基本的神经系统评估); ⑤ E- 暴露、环境控制 (脱掉患者的衣服, 寻找所有可能存在损伤的部位, 同时防止低体温)。

创伤性心脏骤停 (traumatic cardiac arrest, TCA) 的患者, 应立即 CPR, 并一边持续 CPR, 一边尽快转运至能做决定性处置的医院; 救护车上应备有 AED, 并掌握时机电除颤; 开放气道, 适时气管插管和静脉输液, 但以不延误转运为前提; 在 CPR 的同时, 应对最紧急的伤情做必要的初步处理, 如体表大出血的临时止血; 对于开放性气胸应设法暂时封闭胸部创口; 对于张力性气胸应用粗针头在第 2 肋间锁骨中线穿刺; 尽早诊断和处理创伤导致心脏骤停的原因 (如低氧、高钾血症、低温、张力性气胸、心脏压塞等)。另外, 应尽可能预防低体温, 且其一旦出现就应立即治疗。低体温会促进凝血病和多器官功能障碍综合征的发生。

TCA-CPR 时注意事项: ① TCA 在进行复苏的同时应专注于对可逆病因的快速处理。② TCA 处理的时间紧迫性较强, 复苏成功与否取决于行之有效的生存链, 包括进行有针对性的院前及专业的创伤中心救治。③ TCA (低血容量性休克、梗阻性休克、神经源性休克) 与因为内科原因导致的心脏骤停不同, 这体现在 TCA 的救治流程中 (图 105-17)。④使用床旁超声识别导致心脏骤停的潜在病因, 同时指导进行目标化的复苏干预措施。⑤在 TCA 中, 治疗可逆病因应优先于胸外按压。胸外按压的同时一定不能延迟可逆病因的处理。⑥使用外部压迫、止血纱布、止血带及骨盆带等手段控制出血。⑦ "不要对空的心脏进行按压"。⑧复苏性剖胸术在 TCA 及创伤性围心脏骤停期均可以发挥作用。

欧洲复苏委员会关于特殊情况下心脏骤停的管理指南 (2021 年版) 中创伤性心脏骤停处理流程见图 105-17。

二、妊娠

妊娠期心脏骤停最常见原因是出血、心血管疾病 (包括心肌梗死、主动脉夹层、心肌炎等)、羊水栓塞、脓毒症、吸入性肺炎、肺栓塞及子痫; 重要的医源性原因是注射镁引起的高镁血症、麻醉并发症及气管插管失败等, 此外, 外伤如被杀、自杀、交通事故、电击伤也是导致孕妇心脏骤停的常见原因。成功的孕期复苏可达到母婴最好的结局。早期识别和干预、有效的胸外按压和气道管理对提高母亲和胎儿的预后非常关键, 并可根据胎龄考虑剖宫产。

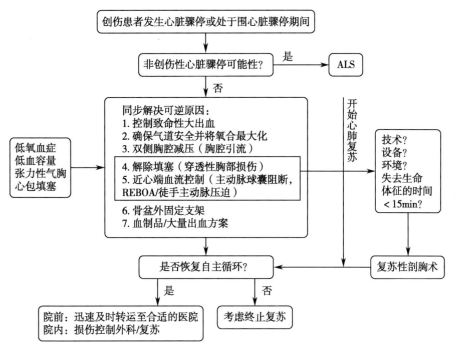

图 105-17 创伤性心脏骤停处理流程
注：REBOA，创伤急救血管内球囊阻断；ALS，高级生命支持。

1. 病理生理 妊娠期间孕妇血液学发生明显改变，在心脏骤停时需考虑这些因素。妊娠 12 周时，孕妇的血容量增加高达 15%，妊娠晚期时则高达 50%。这种血容量增加会引起血液稀释，随之引起血细胞比容的降低，这种现象被称为妊娠期生理性贫血。这最终导致胶体渗透压降低，从而导致血管内容量减少。严重贫血可使向组织输送的氧气进一步减少，从而使心脏骤停更加复杂化。

早在妊娠 6 周就可以看到心血管系统的改变，表现为全身血管阻力降低，最终导致血压降低。孕妇心率每分钟增加 20%~30% 或 15~20 次，心排血量每分钟增加 30%~50% 或 1.8L，子宫的血流量在妊娠晚期大约占母体心排血量的 17%。随着子宫增大，导致腔静脉压迫（ACC），导致心脏前负荷降低，进而导致低血压和心动过缓。这些影响在仰卧位时加重。孕妇由于高代谢、过度通气、残气量减少、氧耗增加而容易缺氧。此外，孕妇体内激素水平的改变，使胃食管括约肌松弛，增加了胃食管反流的发生率。这些潜在的因素会干扰产妇复苏的效果，ACC 需要在心脏骤停复苏期间解决。

AHA 建议，在整个复苏过程中及剖宫产期间，都要进行人工子宫左侧移位（left uterine displacement，LUD），直至婴儿分娩后。在过去，ACC 是通过将患者置于倾斜位置来解决的，目前指南已不再推荐这种方式。大量研究表明，母体倾斜会降低胸部按压的效果，从而影响复苏效果。

因此，对于危重症孕妇预防心脏骤停的措施主要有左侧卧位，吸入纯氧，给予建立静脉通路并静脉输液，积极处理可能引起孕妇心脏骤停的可逆因素。

2. CPR 要点 妊娠期心脏骤停的处理与未怀孕的成年人相比存在明显差别，复苏小组成员更多。如果胎儿有潜在的存活可能，复苏小组成员应该包括成人复苏、产科、麻醉科和新生儿科相关人员。由于在四个不同的科室之间协调医疗服务可能具有挑战性，因此每个团队都应该有一个指定的领导者，在团队之间进行持续沟通。

紧急剖宫产和新生儿复苏所需设备应容易获取。最关键的工具是一个带有 10 号刀片的手术刀。建议用于新生儿复苏和稳定的最简易设备应该包括一个暖箱、新生儿气道支持、通过脐静脉的通道及肾上腺素等药物。

CPR 期间患者体位：体位已作为改进 CPR 质量和达到按压力量及心排血量的重要策略提出。单胎妊娠大约在 20 周胎龄时会压迫主动脉、腔静脉。妊娠子宫可压迫下腔静脉，阻碍静脉回流，减少心脏的每搏输出量与心排血量。尽管在人体模型研究中，左侧斜位胸外按压是可行的，但其较仰卧位 CPR 质量下降（胸外按压力量减少）。低血压患者，手法 LUD 可有效缓解主动脉、腔静脉压力。根据收集的证据总结，2015 年 AHA 心肺复苏指南对妊娠期心脏骤停的 CPR 期间缓解主动脉、腔静脉压力提出如下推荐更新建议（BLS 修正）：妊娠期心脏骤停首先提供高质量 CPR，缓解主动脉、腔静脉压力；如果宫底平脐或在脐上水平，胸外按压期间手法 LUD 对缓解主动脉、腔静脉压力是有益的。

CPR 要点：在心脏骤停时，应动员包含成人复苏、产科和新生儿科相关人员的复苏小组，急救人员应立即开始基本的生命支持工作，安置背板、开始胸部按压和气道管理。必须记录骤停时间。如果子宫处于或高于脐的水平，应连续采用手动 LUD 以减轻 ACC。完成这些任务通常需要至少 4 名人员。

胸外按压的方式与未怀孕的患者相同，按压速度为每分钟 100~120 次，深度至少为 5cm，尽量避免中断。过去，建议孕妇胸外按压手放置位置稍高一些，然而目前没有数据支持这一建议，而且 2015 年 AHA 心肺复苏指南推荐，胸外按压时手放置在胸骨下方胸部的中心位置，与未怀孕的患者一样。面罩给氧，浓度 100%，通气量至少 15L/min，按压通气比为 30:2。

如需要应尽早除颤，除颤能量不需要更改。研究表明妊娠患者跨胸阻抗没有变化。出于对胎儿安全的考虑，复苏者不应该延迟或停止除颤。在除颤的过程中，仅少量的能量被转移到胎儿身上，在怀孕的任何阶段除颤都是安全的。此外，除颤不太可能引起胎儿监护仪的电弧光，也不应因移除监护仪延迟除颤。

由于妊娠期间呼吸系统的生理变化，孕妇的氧气储备有限，需要早期注意气道管理。由于气道管理更具有挑战性，应让最有经验的插管者，使用内径为 6.0~7.0mm 的较小的气管导管进行气管插管，以增加插管成功的可能性。同时建议避免长时间插管尝试，尝试喉镜检查不超过两次。如果不可能进行面罩通气和尝试气管插管失败，下一步应建立一个紧急侵入性气道。

妊娠期心脏骤停的药物治疗与非妊娠期患者没有什么不同。药物不需要改变剂量，也不应因考虑可能造成胎儿畸形而停止用药。如果提示需使用溶栓剂治疗栓塞，可以按照 ACLS 指南进行。

在积极的 CPR 过程中，AHA 指南不建议对胎儿进行评估，所有的胎儿监护仪都应该从患者身上移除。CPR 的目的是恢复孕妇的自主循环。评估胎儿心率在这个时候是没有帮助的，并且会干扰母体复苏的效果。

心脏骤停的紧急剖宫产分娩：摘除子宫可缓解主动脉、腔静脉压力，并可改善复苏效果。在妊娠中后期，不管胎儿是否存活，应将剖宫产作为母亲复苏的一部分。根据收集的证据总结，2015 年 AHA 心肺复苏指南对妊娠期心脏骤停的紧急剖宫产分娩提出推荐更新建议（ALS 修正）：①由于不能经常达到立即 ROSC，妊娠中后期妇女一旦确认心脏骤停，应立即呼叫本单位分娩专业团队系统，准备与培训是对这种罕见与复杂事件成功抢救的关键，要建立能及时呼叫处理本情况的团队，并培训标准化抢救流程，以便顺利地投入复苏急救。②心脏骤停期间，如孕妇宫底平脐或以上，常用复苏方法加 LUD 不能达到 ROSC，继续复苏的同时，准备摘除子宫是合理的。此时，如孕妇有不能存活的严重创伤或长时间无脉搏，复苏是无效的，应积极行紧急剖宫产。③心脏骤停或复苏（无目击者）后 4 分钟，如无 ROSC，应考虑紧急剖宫产。作出妊娠期心脏骤停者紧急剖宫产的临床决策受下列因素的影响：孕妇心脏骤停时间、医师水平与团队培训程度、患者因素（如骤停病因和胎龄）及医院条件等。

2020 年 AHA 妊娠期间心脏骤停处理流程见图 105-18。

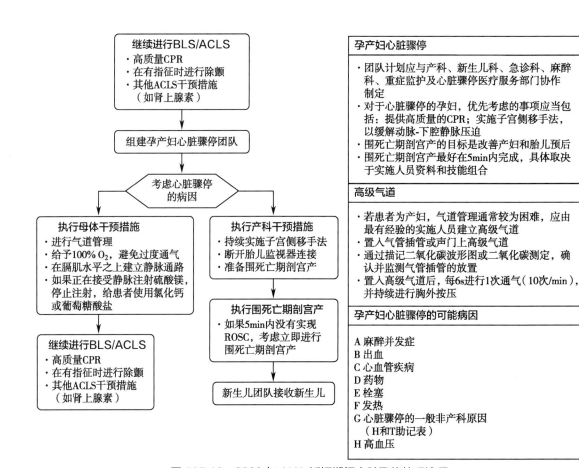

图 105-18　2020 年 AHA 妊娠期间心脏骤停处理流程

三、低温

低温暴露及意外性低体温所致死亡在全世界均有发生,也可产生显著的治疗问题。虽然低体温通常出现在世界上冬季严寒地区,但也可见于气候温和地区,低体温可发生于夏季和住院患者。即使采用现代支持疗法,中度或重度意外性低体温患者的院内死亡率也接近 40%。

低体温定义为核心温度<35℃。可以按照严重程度进一步分级。①轻度低体温:核心温度为 32~35℃,临床表现包括意识模糊、心动过速及寒战增加。②中度低体温:28~32℃;临床表现包括嗜睡、心动过缓和心律失常、瞳孔反射减弱或消失,以及寒战减少或消失。③重度低体温:<28℃;临床表现包括昏迷、低血压、心律失常、肺水肿及强直。

院前医务人员应测量无应答患者的核心温度,首选使用食管探头测量食管下 1/3 段的温度。如果无法测量温度,院前医务人员应观察临床征象,以估计低体温的严重程度。由于患者对低体温的应答有很大个体差异,任何临床分级系统只能大概估计严重程度。

处理显著低体温患者时,应牢记低体温心脏对移动非常敏感。草率处理患者可能诱发心律失常,包括室颤。体格检查或进行重要操作时,应动作轻柔。

低体温的处理包括:气道、呼吸及循环的评估与支持;防止进一步热损失;根据低体温的程度开始复温;治疗并发症。

对于呼吸窘迫或不能保护气道的患者,实施气管插管。对于神志改变或咳嗽反射减弱患者,早期插管有助于清除由寒冷诱导的气道过多分泌物。若有必要,使用标准药物进行快速诱导插管;阿托品不适合作为减少气道分泌物过多的预处理药物。

在现场或急诊科,即使有心电监护,无灌注节律的心电图的误诊也很危险。若患者发生血管收缩性心动过缓,则可能很难触及外周脉搏。最好检查中心脉搏满 1 分钟,若有条件,使用连续波多普勒检查。另外,也可选择有针对性的床旁超声心动图进行检查。

对于心脏骤停的意外性低体温患者,应开始 CPR,包括胸外按压。胸外按压的禁忌证包括:经确认患者放弃复苏(do not resuscitate,DNR)、明显的致死性损伤、冻结胸壁无法按压,以及存在任何生命体征。应始终假定,只要有生命体征就有一定的灌注。瞳孔固定和散大不是启用 CPR 的禁忌。尸僵表现不是死亡的可靠征象。下颌僵硬可能类似于尸僵。

因为低体温具有神经保护作用,所以尽管复苏时间延长,仍有充分证据表明低体温且心脏骤停患者可完全恢复。因此,一般而言,仅在下列情况中不采用复苏:无法存活的损伤或有致死性疾病,因身体冻僵而不能行胸外按压,或者口鼻被冰雪堵塞。复苏应持续进行(有时可达数小时)至患者核心温度达到 32~35℃。

欧洲复苏委员会关于特殊情况下心脏骤停的管理指南(2021 年版)中低温伴心脏骤停的 CPR 要点:①检查生命体征的时间不要超过 1 分钟。②院前保温、分检、快速转运至医院并进行复苏是关键的干预措施。③对即将发生心脏骤停危险因素的低体温患者(即核心温度<30℃、室性心律失常、收缩压<90mmHg)和心脏骤停者最好直接转运至体外生命支持(extracorporeal life support,ECLS)中心进行复温。④低体温心脏骤停患者在转运过程中应持续 CPR。⑤胸外按压和通气频率应保持与常温患者的 CPR 一致。⑥如果三次除颤后依然存在室颤,应延缓下一次除颤,直到核心体温>30℃。⑦如果核心体温<30℃,停用肾上腺素;如果核心体温>30℃,肾上腺素给药间隔时间应增加到 6~10 分钟。⑧如果需要长时间转运或转运地势导致人工 CPR 困难,推荐使用机械 CPR 装置。⑨对于体温<28℃的心脏骤停患者,如果途中 CPR 太危险或不可行,则可延缓 CPR;当不能实施连续 CPR 时,可进行间歇性 CPR。⑩对于低体温心脏骤停的患者,应使用 ECLS 进行复温,最好是通过 ECMO,而不是体外循环(CPB);如果不能在几小时内(如 6 小时)送至 ECLS 中心,则应启动非 ECLS 复温。

雪崩救援伴心脏骤停的 CPR 要点:①心脏骤停后应首先给予五次通气,因为此时缺氧是最有可能导致心脏骤停的原因;②如果掩埋时间<60 分钟,则可实施标准 ALS;③对于掩埋时间>60 分钟且没有气道梗阻或其他导致无法生存的损伤的受害者,应提供全面的复苏措施,包括 ECLS 复温;④对掩埋时间>60 分钟且存在气道梗阻表现的受害者进行 CPR 是徒劳的;⑤医院内对复温成功与否的预测应基于 HOPE 评分,传统使用血清钾和核心体温阈值(分别是 7.0mmol/L 和 30℃)并不可靠。

有关低体温的复温方法详见本书"第 140 章冻伤"。

(李 毅 张文武)

| 第 9 节 | 超声在心肺复苏中的应用 |

心脏骤停的病因复杂,死亡的主要原因是急性心肌梗死、结构性心脏,以及大血管病、心肌病、心律失常、药物过量、非心源性疾病(包括神经系统、呼吸系统、消化系统疾病等)。超过 90% 的心源性猝死发生在院外。

心脏骤停的病理生理本质是左心室向主动脉射血量的急剧下降,全身供血供氧停止,需要紧急 CPR 和针对可逆性病因及早治疗。由于导致心脏骤停病因的多样化,决定了抢救策略必须精准化。急诊和重症医生实施的以问题为导向的床旁超声(point-of-care ultrasound,POCUS)已经在国内外得到较广泛的应用,由于其快速、便捷、无创、可重复并能提供丰富的可视化信息,在急危重症患者的快速评估和处理中显示出巨大的价值。近年来 POCUS 在 CPR 中的应用价值逐渐得到认可,主要用于辨别心脏机械活动、CPR 过程的可视化质控、快速筛查心脏骤停病因、复苏后器官功能监测四个方面,为打开"心脏骤停"这个黑匣子提供了

"看得见的听诊器"。

一、超声在心肺复苏中的评估方法

CPR 中的超声评估,首要原则是不能干扰 CPR 的实施。利用复苏过程每按压 2 分钟暂停 10 秒检查脉搏的间隙进行经胸超声心动图(transthoracic echocardiography, TTE)检查,一般首先选择心脏剑突下切面(获取图像最快捷清晰,并且可以不中断胸外按压),若此切面不能得到适当图像,则可选择胸骨旁长轴或心尖四腔切面。经食管超声心动图(trans-esophageal echocardiography,TEE)紧贴心脏表面成像,可在心脏按压甚至除颤的时候同时进行,James 等于 2018 年发表了 TEE 应用于 CPR 的指南,提出三个切面(经食管中段四腔心切面、经食管中段左心室长轴切面、经胃左心室短轴切面)的检查方案。

TTE 和 TEE 各有优势(表 105-2),可依据实际情况选择,或联合使用。超声评估内容包括:心脏运动、左心室收缩功能、右心室扩大、心脏压塞等。

表 105-2　TTE 和 TEE 用于心肺复苏的优劣比较

优劣	TTE	TEE
优势	用于病因筛查方便易行	成像清晰,操作者依赖性小
		减少断流时间
		实时评估按压质量
		筛查大血管疾病
劣势	成像易受干扰	设备贵,不是常规开展
	不能实时评估按压质量	

二、超声在心肺复苏中的应用

1. 辨别心脏机械活动　①确认心脏停止搏动:临床上目前常通过触诊大动脉搏动来判断是否存在心脏骤停,但准确度较低,22%~45% 的医护人员不能在 10 秒内准确评估大动脉搏动存在或者消失,影响 CPR 的及时启动和及时终止。POCUS 可以直接观察心脏运动情况,有助于准确判断心脏骤停和自主循环恢复(ROSC)。②识别心室颤动(简称室颤):CPR 过程中,尽早识别室颤并进行电除颤是提高复苏成功率的关键,室颤除颤每延迟一分钟,生存概率降低 10%。心电监护或心电图可能受到环境、电流干扰,不利于识别心室细颤,POCUS 可作为床旁有效的监测手段准确识别室颤,既避免除颤延迟,也避免对非室颤患者进行电除颤而影响复苏效果。③鉴别真性、假性无脉电活动:无脉性电活动(PEA)指的是存在心电活动,但无有效的机械活动,临床表现为心电图上可见心电活动,但无法触及大动脉搏动,患者意识丧失。POCUS 可以直接观察心肌有无可见运动(不包括心脏室内的血液运动或孤立的瓣膜运动),存在心脏机械活动是为假性 PEA,反之则为真性 PEA。假性 PEA 通常与机械梗阻相关,如右心室流入或流出物阻塞,包括心脏压塞、张力性气胸、机械性过度膨胀、肺栓塞,或急性心肌梗死室壁破裂;真性 PEA 常常与钠通道阻滞剂毒性、严重高钾血症或急性心肌梗死等造成的严重心泵衰竭有关。POCUS 可以帮助进一步鉴别发病原因。假性 PEA 的病因通常可逆,如果及早识别和纠正,预后会优于真正电 - 机械分离的 PEA。

2. CPR 过程的可视化质控　及时、高质量的 CPR 是影响 CPR 成功率的关键。高质量 CPR 是指通过胸外心脏按压有效提升左心室经主动脉泵入到体循环的血流,使机体重要脏器能获得维持生命的基本灌注。AHA 心肺复苏指南对 CPR 的按压部位、按压频率、按压深度、充分回弹、通气频率和通气量等作出了标准化要求,但在临床实施过程中,受制于施救者和患者两方面的因素,CPR 的实施效果会存在明显差异。要确保高质量的人工循环产生,就需要进行 CPR 的床旁质控。经食管超声心动图可以在整个复苏期间留在食管中,不会干扰复苏操作,可作为连续评估 CPR 效果的可视化工具。

(1)按压部位和深度的质控:各种指南推荐的按压部位是两乳头连线中点,而研究发现,健康志愿者中两乳头连线下方对应心室的仅占 20%,超过半数是主动脉根部和左心室流出道,当最大受压区域为后者时,则会阻碍主动脉前向血流,可能导致无效 CPR 和不良的临床结局。在有心血管基础疾病的患者中,心室位置的个体化差异更大。对于不同体型的患者,同样的按压深度产生的按压效果也会不同,过浅的按压仅能挤压更靠近胸骨的右心室而对左心室的挤压效果有限,使得 CPR 中(尤其是早期)驱动前向血流的动力不足。TEE 可以明确最大受压区域的确切位置,通过 M 超测量右心室游离壁向室间隔的位移距离来精准评估按压深度,指导医护人员调整按压位置和按压力度,为 CPR 的个体化实施提供帮助。

(2)充分回弹的质控:在 TEE 食管中段四腔心切面,通过 M 超测量右心室游离壁离开室间隔的位移距离、右心室游离壁回到按压前位置的时间和速度来精准评估回弹程度,指导医护人员调整按压频率和姿势以保证充分回弹。

(3)评估左心室流出道、质控 CPR 效果:TEE 可以通过测量左心室流出道直径和二尖瓣前叶的位置来判断 CPR 效果。长时间缺血会导致二尖瓣运动障碍,前叶可能被推向室间隔而导致左心室流出道梗阻,主动脉前向血流受阻。这往往提示无效 CPR 和预后不良。

3. 快速筛查心脏骤停的可逆性病因　POCUS 用于 CPR 的一个重要作用是快速筛查潜在的可逆性病因,如心脏压塞、严重低容量血症、大面积肺栓塞、近端主动脉夹层、室间隔或游离壁破裂、急性严重瓣膜功能障碍和张力性气胸。2015 年 AHA 心肺复苏指南提出,在尽早除颤、及时高效心脏按压的前提下,快速识别和处理可逆性病因是改善复苏效果的关键。在 CPR 中实施目标导向性超声评估,Breitkreutz 等 将 其 总 结 为 FEER(focus echocardiographic evaluation in resuscitation)方案,后改良为 FEEL(focused echocardiographic evaluation in life support)方案。可迅速筛查严重低血容量、心脏压塞、严重左心衰竭、大面积肺栓塞等心脏骤停的病因,从而及时指导针对病因的精准治疗,提高复苏成功率。

（1）严重低血容量：5.6% 的心脏骤停是由严重低血容量导致，常表现为 PEA。POCUS 可在剑突下和胸骨旁长轴切面看到窄小甚至塌陷的左心室和右心室；左心室可能处于高动力状态，收缩末期左心室体积明显缩小，可见左心室乳头肌"亲吻征"。此时应立即开始液体复苏，同时 POCUS 进一步评估胸腔、腹腔、盆腔有无活动性出血，一旦考虑为失血性休克导致的心脏骤停，应启动多学科团队积极手术止血。

（2）严重左心衰竭：急性心肌梗死所导致的急性左心衰竭是心源性心脏骤停最常见的原因，少部分是心肌疾病、中毒等所引起的左心衰竭。超声下主要特征为左心室收缩力减弱甚至心肌运动消失，急性心肌梗死的超声表现还包括室壁运动节段性减弱、游离壁破裂或乳头肌断裂等并发症。考虑到一些心脏骤停患者可能有冠心病病史，因此仅凭室壁运动节段性异常并不能确定心脏骤停的原因即为急性心肌梗死，需结合病史和其他检查进行综合判断。严重左心衰竭致心脏骤停的患者，如符合条件可启动 ECMO 辅助的 CPR，在 ECMO 支持下进行急诊冠状动脉造影，明确诊断的急性心肌梗死患者应尽早开通血管。

（3）大面积肺栓塞：肺动脉栓塞导致的心脏骤停多为大面积肺栓塞（PE），占心脏骤停人数的 5% 以上，其中 63% 表现为假性 PEA。肺动脉栓塞导致右心室后负荷急剧增高，引起右心运动障碍和右心室明显扩张，血液不能经肺循环输送到左心，从而使经主动脉输送到体循环的血量骤然下降，引发心脏骤停。及时溶栓治疗是影响 PE 患者预后的关键因素，因此快速诊断就显得至关重要。TEE 可以在不干扰 CPR 的情况下直接观察肺动脉主干有无栓子，阳性结果可直接诊断 PE，但这种情况少见。CPR 中诊断 PE 主要是通过肺动脉压增高、右心受累的间接征象：①右心室扩大（右心：左心 ≥1）；②室间隔矛盾运动（D 字征），即右心室内压力超过左心室内压力时，使本应凸向右心室的室间隔凸向左心室。有些还可以在右心室发现血栓，这是 PE 确诊的直接证据，也提示预后较差。有研究报道，CPR 中发现的右心室扩大，一部分在 ROSC 后恢复正常，提示 CPR 中缺血缺氧也可以导致肺循环阻力增加而引起右心室扩大。不能单纯依靠右心室扩大来诊断 PE，需结合病史体征和其他辅助检查综合判断。

（4）心脏压塞：心脏压塞是假性 PEA 的常见可逆性病因。由于心包腔内压力过高影响左右心室充盈，静脉血液不能回流到右心室，左心室低灌注，心排血量下降，最终导致心脏骤停。POCUS 有助于明确是否存在心包积液，提示心脏压塞的超声征象包括：心脏"钟摆征"、右心室舒张塌陷、右心房收缩塌陷、下腔静脉宽大固定。当考虑心脏压塞时，应立即行心包穿刺引流减压。POCUS 引导下心包穿刺可以提高成功率，降低并发症。

（5）主动脉夹层：尸检结果报道，主动脉夹层并非心脏骤停的主要病因，仅占 2.6%。在 CPR 中 TTE 评估方案和 TEE 检查的三个推荐切面也不能充分筛查主动脉病变。但在考虑启动 ECMO 治疗前或者发现胸腹腔活动性出血时，有必要使用 TEE 快速筛查主动脉病变。在 TEE 食管中段主动脉瓣长/短轴、食管上段主动脉弓长/短轴切面很容易识别主动脉夹层，典型超声征象是血管内"膜片"，诊断灵敏度达到 97%~100%，特异度 100%。发现主动脉夹层破裂时，往往已失去了手术机会，是终止复苏的指征。

心脏骤停 ROSC 后原发病因未改善，以及缺血再灌注损伤继发的多器官功能衰竭是复苏后患者的主要死因。CPR 中的 POCUS 病因筛查受到时间和特定场景的限制，可能遗漏诊断，因此 ROSC 后的再次全面评估非常必要，有利于及时发现和处理原发病。以体循环（又称大循环）稳定为前提、器官灌注为导向的多器官功能支持与维护，是避免次生伤害的核心。POCUS 可实现对大循环和器官血流的动态监测，有助于精准滴定治疗目标，及时优化治疗方案，提高患者生存率。

综上，POCUS 有助于精准评估心脏活动，及时启动及终止 CPR；有助于快速缩小心脏骤停病因诊断范围，为后续治疗启动提供决策依据；连续 TEE 监测可对 CPR 进行全程可视化质控，有利于高质量 CPR 的实施。同时也要认识到，POCUS（主要是经胸 POCUS）对高质量 CPR 的实施可能具有一定的干扰性，需在实践过程中严格把控时间、提高操作熟练程度。有研究表明，通过 POCUS 的可视化评估，超过 96% 的心脏按压得到优化，30% 的患者及时发现可逆性病因并启动针对性治疗，12% 的患者发现室颤而及时给予了电除颤。虽然目前尚无大样本数据表明 POCUS 用于 CPR 能改善临床结局，值得肯定的是，POCUS 实现了心脏骤停的可视化，提高了诊断的精准性，从而促进了治疗的精准化。

（吕立文）

 参 考 文 献

［1］ BREITKREUTZ R, PRICE S, STEIGER V H, et al. Focused echocardiographic evaluation in life support and peri-resuscitation of emergency patients: A prospective trial [J]. Resuscitation, 2010, 81 (11): 1527-1533.

［2］ FAIR J, MALLIN M, MALLEMAT H, et al. Transesophageal echocardiography: Guidelines for point-of-care applications in cardiac arrest resuscitation [J]. Ann Emerg Med, 2018, 71 (2): 201-207.

［3］ CATENA E, COLOMBO R, VOLONTE A, et al. Transesophageal echocardiography in patients with cardiac arrest: From high-quality chest compression to effective resuscitation [J]. J Echocardiogr, 2021, 19 (1): 28-36.

第 106 章

心律失常

第 1 节　期前收缩

期前收缩(premature beats)亦称早搏,是指异位起搏点发出的过早冲动引起的心脏搏动,为最常见的心律失常;可发生在窦性或异位性心律的基础上;可偶发或频发,可以不规则或规则地在每一个或每数个正常搏动后发生,形成二联律或联律性期前收缩。按起源部位期前收缩可分为窦性、房性、房室交界区性和室性四种;其中以室性期前收缩最常见,其次是房性,房室交界区性较少见;窦性期前收缩罕见。期前收缩常发生于冠心病、风湿性心脏病、高血压性脏病、心肌病等;亦可见于正常人,或见于奎尼丁、普鲁卡因胺、洋地黄或锑剂中毒,血钾过低,心脏手术或心导管检查时对心脏的机械刺激等。

【病因与发病机制】

一、病因

引起期前收缩的原因众多,它不但可以见于正常人,也常见于各种疾病的患者。通常将期前收缩的常见原因分为神经功能性和器质性两大类。

1. 神经功能性原因　在大量饮酒、吸烟、饮浓茶或咖啡、恶心呕吐、精神紧张、过度疲劳、长期失眠、压迫眼球或按压颈动脉窦等因素的作用下,均可使自主神经功能失去平衡,此时无论是迷走神经还是交感神经的兴奋性占优势,均可破坏心肌快、慢反应纤维兴奋性的平衡,使心肌的兴奋性、自律性和传导性发生改变而引起期前收缩。

2. 器质性原因　冠心病、肺心病、高原病及心脏瓣膜病、甲状腺功能亢进(简称甲亢)性心脏病等病理状态时,可因心肌组织缺血缺氧而发生期前收缩;心肌炎、心肌病等患者可因心肌组织的病理改变而易于发生期前收缩;某些药物如洋地黄、奎尼丁、普鲁卡因胺、酒石酸锑钾等应用过量或中毒时可发生期前收缩;电解质紊乱特别是血钾浓度过低或血钠浓度过高时,可增加心肌快反应纤维的自律性,易于发生期前收缩。其他原因如心脏或胸部手术、麻醉心导管检查、慢性咽炎时也可引发期前收缩。

二、发生机制

期前收缩的发病机制涉及折返激动、异位起搏点的自律性增高、并行收缩与触发活动、机械反馈学说等。无论是哪种期前收缩,其发生机制都有着共同点,目前认为主要是由于激动起源和激动传导失常所致。

1. 激动起源失常　临床所见期前收缩的绝大多数情况是窦房结自律性正常,而由于异位起搏点的自律性异常增高或其周围存在传入阻滞所造成。此时异位激动可抢先于窦房结电激动发放之前而发出激动控制心脏,形成期前收缩。

2. 激动传导失常　在某些因素的作用下,激动在心脏内的传导发生异常改变,这是形成折返激动的主要条件,但其最基本的变化是兴奋的缓慢传导和单向阻滞,而兴奋的折返可发生在心脏的任何部位。在某些病理情况下,受损的心肌纤维只能让兴奋冲动沿一个方向传导,而来自相反方向的冲动则不能通过,这就形成了单向阻滞。由于激动逆传的速度较顺向传导时要缓慢,故激动经过单向阻滞区逆传至正常心肌时该处已度过不应期而进入应激期,此时便可使之再次兴奋而形成兴奋折返,如此反复循环而形成期前收缩等心律失常。

在期前收缩的发生机制中,突然偶发者多是由于异位节律点的兴奋性异常增高或因其周围存在传入阻滞所致,而与窦性心搏有固定联律关系的期前收缩则多由折返激动造成。

【诊断】

一、临床表现特点

期前收缩可无症状,亦可有心悸或心搏暂停感。频发的期前收缩可致乏力、头晕等症状(因心排血量减少所致),原有心脏病者可因此而诱发或加重心绞痛或心力衰竭。听诊可发现心律不规则,期前收缩后有较长的代偿间歇。期前收缩的第一心音多增强,第二心音多减弱或消失。期前收缩呈二联律或三联律时,可听到每两或三次心搏后有长间歇;期前收缩插入两次正规心搏间,可表现为 3 次心搏连续。脉搏触诊可发现间歇脉搏缺如。

二、心电图特点

(一)房性期前收缩

房性期前收缩(atrial premature beats)激动起源于窦房结以外心房的任何部位。其 ECG 特点如下。

1. 具有提前出现的 P′ 波,此 P′ 波与窦性 P 波不同。①提前 P′ 波的形态多与窦性 P 波有别,但当房性异位激动点距窦房结较近时,P′ 波的形态可与窦性 P 波相似,但必须是提前出现的;②房性激动若起源于左心房或心房下部,P′波可为逆行性,应注意与房室交界区性期前收缩进行鉴别;③心房异位激动发生较早,P′波可隐匿于前一次心动周期的T波甚至ST段中并使之变形,但P′波电位较小时则可能表现不明显,应予注意。

2. P′-R间期>0.12秒。因异位房性激动多按正常传导途径下传,所以P′-R间期多>0.12秒而<0.20秒,但若该激动发生较早,正遇房室交界区的绝对不应期则不能下传至心室,故P′波后面无QRS波,称为房性期前收缩未下传,而该激动下传时恰遇房室交界区的相对不应期则可缓慢下传至心室,使P′-R间期>0.20秒。

3. QRS波形态与窦性激动下传者相同(伴有室内差异性传导者例外)。如果房性异位激动发生得适时,下传过程均适逢各部位的应激期则QRS波形态与正常者完全相同,但激动下传至心室时正遇心室肌的绝对不应期则不能引起心室激动,故无QRS波产生,如遇心室肌相对不应期,可使QRS波形态发生变异,称为心室内差异性传导。QRS波形态的改变程度取决于差异性传导的程度,严重者可使之变得宽大畸形,与室性期前收缩相似,应当注意进行鉴别。

4. 房性期前收缩激动常侵入窦房结,使后者提前除极,窦房结自发除极再按原周期重新开始,形成不完全性代偿间歇,偶见房性期前收缩后有完全性代偿间歇。

5. 激动起源点和联律特征:房性期前收缩可为偶发性,也可为频发性,可起源于同一激动点,也可为多源性,亦可呈二联律、三联律甚至四联律,少数在心室率较缓慢时可呈间位性,但此时可使期前收缩后的窦性激动下传缓慢,发生P-R间期延长或QRS波变形,甚至使该窦性激动不能下传至心室。

(二)房室交界区性期前收缩

房室交界区性期前收缩(premature atrioventricular junctional beats)激动起源于房室交界区,可前向传导激动心室和逆向传导激动心房。ECG特点如下。

1. 在一般情况下,发生在房室交界区的异位激动多沿正常途径下传至心室,提前出现的QRS波其形态与窦性心律者相同或相似。但当异位激动发生过早时,也可因室内差异性传导而使QRS波形态发生改变,甚至宽大畸形,此时应注意与室性期前收缩鉴别。

2. 提前出现的P′波为逆行性,可位于QRS波之前、之中或之后,如果P′波位于QRS波之前,其P′-R<0.12秒,若位于QRS波之后,则R-P′<0.20秒;但若房室交界区性期前收缩兼有逆向或前向传导阻滞时,P′-R或R-P′时间延长。

3. 房室交界区性期前收缩逆向和前向同时出现完全性传导阻滞时,心电图上无P′-QRS-T波群而表现为一长间歇,称为传出阻滞型交界区性期前收缩。该次期前收缩可发生隐匿性传导,使其后的窦性搏动P-R间期延长或P波不能下传。

4. 期前收缩激动侵入窦房结者形成不完全性代偿间歇,不干扰窦房结自发除极者则形成完全性代偿间期。

(三)室性期前收缩

室性期前收缩(ventricular premature beats)是由希氏束分叉以下的异位起搏点提前激动产生的期前收缩。其特点如下。

1. 提前出现、宽大畸形的QRS波,其时限大多>0.12秒,其前后无相关的P波,T波与QRS波主波方向相反,ST段随T波方向而移位;起源于束支近端处的室性期前收缩,其QRS波群可不增宽。

2. 室性期前收缩与其前面的窦性搏动之间期(称为配对间期)恒定。

3. 室性期前收缩很少能逆传心房,提前激动窦房结,故窦房结冲动发放未受干扰,室性期前收缩后出现完全性代偿间歇,即包含室性期前收缩在内的两个下传的窦性搏动之间期,等于两个窦性R-R间期之和,故室性期前收缩后大多有完全性代偿间歇。

4. 室性期前收缩的类型。室性期前收缩可孤立或规律出现。二联律是指每个窦性搏动后跟随一个室性期前收缩;三联律是每两个正常搏动后出现一个室性期前收缩;如此类推。连续发生两个室性期前收缩称成对室性期前收缩,连续三个或以上室性期前收缩称室性心动过速。同一导联内,室性期前收缩形态相同者,为单形性室性期前收缩;形态不同者称多形或多源性室性期前收缩。如果室性期前收缩刚好插入两个窦性搏动之间,不产生室性期前收缩后停顿,称为间位性室性期前收缩(插入性期前收缩),通常在窦性心律缓慢和期前收缩发生过早时出现;若室性期前收缩的配对间期不恒定,且室性期前收缩彼此间的间距相等或有恒定的整倍数关系,为平行收缩型室性期前收缩,常出现室性融合波。若室性期前收缩的激动逆传到心房,在室性期前收缩QRS波群之后出现一个逆行P′波,此P′波又再次传入心室产生QRS波,形成QRS-P′-QRS的组合,称为心室回头心搏。若室性期前收缩发生在前一次心搏的T波上,称为RonT型室性期前收缩(图106-1),既往认为此型室性期前收缩落在心室易损期,易诱发室速或室颤;发生在舒张晚期重叠在P波上的室性期前收缩,称为RonP型室性期前收缩。

5. 室性并行心律(ventricular parasystole)。心室的异位起搏点独立地规律发放冲动,并能防止窦房结冲动入侵。其心电图表现为:①配对间期不恒定,与室性期前收缩的配对间期恒定不同;②长的两个异位搏动间期,是最短的两个异位搏动间期的整倍数;③当主导心律的冲动下传与心室异位起搏点的冲动几乎同时抵达心室,可产生室性融合波,其形态介乎以上两种QRS波群形态之间。

室性期前收缩(又称室性早搏)预后不良的危险因素:①合并结构性心脏病或心脏离子通道病;②短联律间期室性期前收缩(RonT);③非流出道起源室性期前收缩;④室性期前收缩QRS波时限过宽;⑤室性期前收缩>2 000次/24h;⑥复杂室性期前收缩/非持续性室速;⑦插入性室性期前收缩;⑧多形性室性期前收缩;⑨运动时室性期前收缩增多。对于频发室性期前收缩(>500次/24h)患者,应转诊并由心血管病专家进一步评估,以排除任何潜在的结构性心脏病,如缺血性心脏病或心脏离子通道病。

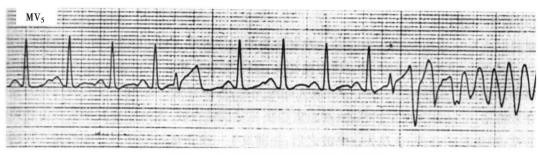

图 106-1 RonT 现象及多形性室性心动过速

注：监护导联第 5、10 个 QRS 波群为室性期前收缩，配对间期仅 0.24 秒，落在前一窦性搏动的 T 波上（RonT 现象）。第 2 个室性期前收缩引发多形性室速，QRS 波群宽大畸形，形态不一致，频率达 375 次 /min。

【治疗】

一、治疗原则

应参考有无器质性心脏病，是否影响心排血量及发展成为严重心律失常的可能性而决定治疗原则。一般说来，偶发的功能性期前收缩若无明显临床症状可不进行治疗，但如遇到以下情况时则应考虑进行适当的治疗：①有明显临床症状的多发性、联律性或多源性期前收缩；②洋地黄等药物中毒所致的期前收缩；③伴有低钾血症或 QT 间期延长，室性期前收缩的 QRS 波落在前一心动周期 T 波顶峰者；④伴有严重器质性心脏病者。

二、治疗措施

期前收缩的治疗包括一般治疗和药物治疗。

1. 一般治疗 ①消除诱因或进行原发疾病治疗；②适当休息并保持生活规律和稳定的情绪，避免过度精神紧张；③适当使用调整自主神经功能的药物如谷维素等，由紧张过度、情绪激动或运动诱发的期前收缩可试用镇静剂或 β 受体阻滞剂；④由高原病引起的期前收缩在进行氧疗或转入平原地区后多可恢复；⑤对于临床症状明显的单源性的频发室性期前收缩可通过射频消融术标测到异位兴奋灶消融，达到根治的目的。

2. 药物治疗

（1）房性期前收缩：可根据病情选用药物。① β 受体阻滞剂：此类药物可作为房性期前收缩治疗的首选药，通常用普萘洛尔（心得安）10~20mg/ 次，每日 3 次口服；亦可用美托洛尔（倍他乐克）100mg/d，分 2 次口服。心功能不全、心动过缓、心源性休克、支气管哮喘时忌用。②钙通道阻滞剂：心房为快反应组织，在有病变的情况下将变为慢反应组织，此时可选择维拉帕米（异搏定）40~80mg/ 次，每日 3 次口服。心源性休克、房室传导阻滞者禁用。③奎尼丁：每次200~400mg，每日 3 次口服，洋地黄中毒引起者禁用。另外，由于该药对心肌有抑制作用，并可引起传导阻滞，故一般不作为首选药物。④洋地黄：对于非洋地黄中毒引起的房性

期前收缩可根据情况使用。⑤钾盐：对于低钾血症或洋地黄中毒引起的房性期前收缩有效，其用法与用量可根据临床情况而定。

（2）房室交界区性期前收缩：① β 受体阻滞剂，为治疗房室交界区性期前收缩的首选药物，可用美托洛尔或阿替洛尔 12.5~25mg，每日 2~3 次口服；②普罗帕酮，100~200mg，每日 3 次口服，但伴有器质性心脏病患者应慎用或禁用；③维拉帕米，40~80mg，每日 3 次口服。

（3）室性期前收缩：应遵循一定原则来选用药物。①无器质性心脏病者：室性期前收缩不会增加此类患者发生心脏性死亡的危险性，若无明显症状，不必使用抗心律失常药物治疗；若室性期前收缩频发引起明显症状，影响工作及生活者，治疗以消除症状为目的。对患者做好耐心解释，减轻患者焦虑与不安，避免诱发因素。药物可选用 β 受体阻滞剂（如美托洛尔 12.5~25.0mg，每日 2~3 次口服）、美西律（0.15~0.20g，3~4 次 /d 口服）、普罗帕酮（0.1~0.2g，3 次 /d 口服）、莫雷西嗪（0.2~0.3g，3 次 /d 口服）等。二尖瓣脱垂患者发生的室性期前收缩，首选 β 受体阻滞剂。②急性心肌缺血：若急性心肌梗死发生窦性心动过速与室性期前收缩，早期应用 β 受体阻滞剂（如美托洛尔）可能减少室颤的危险。③急性肺水肿或严重心力衰竭并发室性期前收缩：治疗应针对改善血流动力学障碍，同时注意有无洋地黄中毒或电解质紊乱（低钾、低镁）。有成对或成串室性期前收缩者，可选用胺碘酮或利多卡因静脉注射。④慢性心脏病变：心肌梗死后或心肌病患者常伴有室性期前收缩，应避免应用 I 类抗心律失常药物。β 受体阻滞剂对室性期前收缩的疗效不显著，但能降低心肌梗死后猝死发生率、再梗死率和总病死率。⑤钾盐：对于低钾血症、洋地黄中毒所致的室性期前收缩疗效较好，也可与其他药物合用治疗其他原因所致的室性期前收缩。⑥中医中药：参松养心胶囊与稳心颗粒可以减少室性期前收缩，缓解临床症状。对于心力衰竭合并室性期前收缩的患者，还可不同程度地改善心功能；对窦性心动过缓合并室性期前收缩的患者，还能提高窦性心动过缓患者的心率。

室性期前收缩诊治流程见图 106-2。

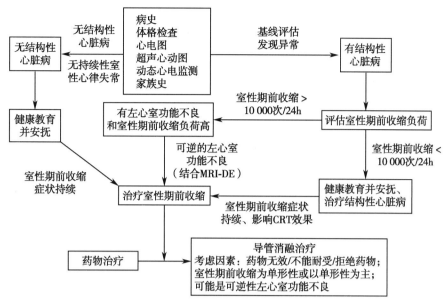

图 106-2 室性期前收缩(又称室性早搏)诊治流程
注：CRT,心脏再同步治疗；MRI-DE,延迟增强磁共振成像。

（窦清理 张文武）

参 考 文 献

［1］ 中华医学会, 中华医学会杂志社, 中华医学会全科医学分会, 等.早搏基层诊疗指南 (2019 年)[J].中华全科医师杂志, 2020, 19 (07): 561-566.

［2］ 中华医学会心电生理和起搏分会, 中国医师协会心律学专业委员会. 2020 室性心律失常中国专家共识 (2016 共识升级版) [J]. 中华心律失常学杂志, 2020, 24 (3): 188-258.

第 2 节　室上性心动过速

室上性心动过速(supraventricular tachycardia,SVT)简称室上速,2019 年欧洲心脏病学会(ESC)SVT 患者管理指南将其定义为：机制上源自希氏束或希氏束以上组织的心动过速(静息状态下心房率>100 次 /min)。传统上,SVT 用于描述除了室速和心房颤动(简称房颤)之外的各种类型心动过速。故本章节不包括室速和房颤,它们将在其他章节单独阐述。SVT 的传统分类见表 106-1。

按心电图表现,SVT 可分为窄 QRS 波 SVT 和宽 QRS 波 SVT。窄 QRS 波 SVT 是指 QRS 波持续时间 ≤120 毫秒的 SVT；宽 QRS 波 SVT 是指 QRS 波持续时间>120 毫秒的 SVT。宽 QRS 波心动过速也可能是室速,可通过心电图寻找房室分离的证据,若有房室分离,可被确定为室速。被确定为室速的患者,或未能明确心律失常分型者,均应按室速处理。

表 106-1 SVT 的传统分类

1. 房性心动过速
　(1)窦性心动过速
　　①生理性窦性心动过速
　　②不适当窦性心动过速(又称为特发性心动过速)
　　③窦房结折返性心动过速
　(2)局灶性房性心动过速
　(3)多源性房性心动过速(又称为紊乱性心动过速)
　(4)大折返性房性心动过速(macro-re-entrant atrial tachycardia, MRAT)
　　①三尖瓣峡部依赖性 MRAT
　　　典型心房扑动.逆时针(普通)或顺时针(相反)
　　　其他三尖瓣峡部依赖性 MRAT
　　②非三尖瓣峡部依赖性 MRAT
　　　右心房 MRAT
　　　左心房 MRAT
　(5)房颤

2. **房室交界区性心动过速**
　(1)房室结折返性心动过速(atrioventricular nodal re-entrant tachycardia, AVRT)
　　①典型的
　　②不典型的
　(2)非折返交界性心动过速
　　①交界性异位(junctional ectopic tachycardia, JET)或局灶性交界性心动过速
　　②其他非折返性变异

3. **房室折返性心动过速**(atrioventricular re-entrant tachycardia, AVRT)
　　①顺向型(包括永久性交界性往复式心动过速)
　　②逆向型(经房室结逆行传导,或罕见情况下经另一条旁路逆行传导)

【流行病学】

国内 SVT 流行病学资料有限。在美国的一般人群中，SVT 患病率为 2.25‰，发病率为每年 35/10 万。女性患 SVT 的风险是男性的两倍，年龄≥65 岁老人发展为 SVT 的风险是年轻人的 5 倍以上。与心血管疾病患者相比，孤立性阵发性 SVT 患者的年龄较小，SVT 发作时的频率更快，症状出现的时间更早，并且更有可能首先在急诊室就诊。在一项队列研究中，2000—2008 年共纳入 1 967 911 例儿童，有 2 021 名儿童（男性占 51.6%，总发病率为 1.03‰）患有 SVT（其中预激综合征占 16.2%）；到 15 岁时，每位患者每年发生猝死的风险为 0.01%。

在进行导管消融的患者中，房室结折返性心动过速（AVNRT）患者的数量继房颤之后占第二位，再其次是心房扑动和房室折返性心动过速（AVRT）。房室结折返性心动过速患者中女性较男性多见（比率为 70∶30），而房室折返性心动过速患者中男性较女性多见（55∶45）。最近发现，SVT 还与月经周期有关；另外，患有 SVT 的女性在妊娠期间 SVT 发作也会更频繁。

预激是冲动经附加通道（旁路）下传，提早兴奋心室的一部分或全部，引起部分心室肌提前激动，合并 SVT 发作者称为预激综合征。在一般人群中，预激综合征的发病率是 0.15%~0.25%，而在预激综合征患者的近亲中发病率增加至 0.55%。然而，并非所有预激综合征患者都会发生 SVT，间歇性预激也并不罕见。与非预激人群相比，预激人群通常更为年轻，主要为男性，且合并症更少。

房室折返性心动过速患者比例随年龄增长而降低，而房室结折返性心动过速和房性心动过速患者比例则随年龄增长而增加。心房扑动的流行病学尚不确定，因为心房扑动和房颤可共存。在美国，每年心房扑动的总发病率为 88/10 万。年龄校正后，男性心房扑动的发病率（125/10 万）为女性（59/10 万）的 2.1 倍，并且随年龄呈指数增长。心房扑动患者更多见于吸烟者，拥有更长的 P-R 间期，并且多有心肌梗死和心力衰竭病史。

【电生理机制】

SVT 可起源于单个心肌细胞的异常脉冲，或实际上更多地起源于紧密连接的一簇心肌细胞。心脏非起搏细胞也可通过类似于起搏细胞（窦房结和房室结）的生理性自律性机制产生 SVT，被称为"异常的或增强的自律性"。异常脉冲启动的另一种形式涉及膜电位振荡，称为早期或延迟的"后除极"。在这种情况下引起的 SVT 被称为"触发活动"。由增强的自律性和触发性活动引起的 SVT 被定义为"非折返性"SVT。当已激动的心肌区域恢复兴奋性后由传来的兴奋再激动时，也会出现 SVT，由此引起的 SVT 被定义为"折返性"SVT。这是由兴奋波前的异常传导和/或组织不应期引起的，其机制是基于心肌组织的合胞性，因此与局灶性脉冲启动机制完全不同。

【诊断】

一、临床表现特点

SVT 常突然起始和终止，其诱因多为情绪激动、体位突然改变、猛然用力或饱餐，有时并无明显诱因。SVT 可导致心悸、疲劳、头晕、胸部不适、呼吸困难和意识改变。

发作时症状与心动过速所致血流动力学功能障碍程度密切相关，而后者又受年龄、有无器质性心脏病基础、基础心功能状态、心动过速频率及重要器官基础血供等因素影响。在无器质性心脏病的年轻患者，通常频率<200 次/min，且持续时间较短，大多仅有突然心悸感，有时伴恐惧、不安和多尿；对有器质性心脏病基础的患者，通常频率>200 次/min，且持续时间较久，可引起心脑等器官供血不足，导致血压下降、头晕、黑矇、心绞痛、心力衰竭等。脉搏细弱，听诊可闻快速、规则而匀整的心律，颈静脉搏动与心率一致。

有规律的、突发突止的阵发性心悸通常是由房室折返性心动过速或房室结折返性心动过速引起；刺激迷走神经可以终止心动过速，则提示该折返有房室结参与。由于心房收缩适逢房室瓣关闭，导致心房压力增高，心房钠尿肽分泌增多，可引起多尿。少数患者发生晕厥，常出现在 SVT 的起始后或心动过速突然终止时，出现较长的心脏停搏间歇。晕厥也可提示伴有心脏结构的异常，如主动脉瓣狭窄、肥厚型心肌病或有脑血管疾病。持续数周、数月的 SVT 并伴有快速心室率者可引起心动过速介导的心肌病。在特定情况下（例如患有预激综合征合并房颤）也可能导致心源性猝死。

二、心电图特征及机制

(一) 房性心动过速

1. 窦性心动过速　它被定义为窦性心率>100 次/min。在心电图上，P 波在 I、II 和 aVF 导联呈正向，在 V_1 导联呈双向/负向。

（1）生理性窦性心动过速：12 导联心电图表现为正常窦性心律的典型 P 波形态，窦性心率>100 次/min。

（2）不适当的窦性心动过速：又称为特发性窦性心动过速，是指在休息或轻微活动时，与身体、情绪、病理学或药理学应激水平不相称的快速窦性节律（>100 次/min）。心动过速常是持续性的，多见于年轻女性，但预后良好。其发病机制可能是自主神经功能异常、神经激素失调和内在窦房结过度活跃。24 小时动态心电图监测：24 小时平均心率>90 次/min，活动时心率≥100 次/min 但超过了该活动量应该对应的心率。一般不需要借助电生理检查，除非怀疑窦房结折返性心动过速。

（3）窦房结折返性心动过速：它是由累及窦房结的折返环路引起的，其特征是心动过速阵发性发作。这种罕见的心律失常可能与阵发性心悸、头晕和头昏有关。心电图特征为：①由连续 3 个以上节律规整的窦性 P 波组成，频率

100~150 次 /min,常呈短阵发作。②P 波在 QRS 波前,R-P′间期>P′-R 间期,P-R 间期长短与 SVT 的频率相关。③心动过速的 P 波形态和电轴与窦性心律时一致,P-P 间期规则或略不规则。④可因房性期前收缩或窦性节律加速而诱发;可为房性期前收缩所终止,可伴散发窦性期前收缩。发作终止前 P-P 间期逐渐延长或长短交替性改变,发作后间歇呈等周期代偿。心电图和动态心电图疑诊窦房结折返性心动过速者可通过电生理检查确诊。

2. 局灶性房性心动过速 它被定义为 ≥100 次 /min 的规律心房节律,从一个离散的起源点开始,以离心的方式向两个心房扩布,经常表现为中断和再发的周期性动态发作。心室率随房室结传导情况而变化。其症状包括心悸、呼吸短促、胸痛,但很少出现晕厥或晕厥前兆。局灶激动点多位于肺静脉口(或距肺静脉口部 1cm 范围内)。

心动过速期间在 12 导联心电图上识别 P 波至关重要。P 波是隐藏在 QRS 波,还是在 T 波中,取决于房室传导和心率。P 波的特点是单形的并具有稳定的周期时间,这有助于除外规律的房颤。具有等电位线的不连续 P 波可提示为局灶性房性心动过速。然而,通过体表心电图不易区分局灶性或大折返性房性心动过速。等电位线的存在并不能除外大折返机制,特别是对于有瘢痕的心房组织(瘢痕来自结构性心脏病或既往消融 / 手术)。

局灶性心动过速可以起源于两个心房的任何部位,但正常心率下的特定好发部位是界嵴、三尖瓣环和二尖瓣环,以及连接心房的胸部静脉。I 导联和 aVL 导联 P 波负向提示左心房起源。当心律失常起源或出口位于右心房侧壁时,V₁ 导联 P 波负向,而右心房间隔和左心房起源则 P 波双相或正向。下壁导联 P 波负向提示底部起源,P 波正向提示高位起源。

3. 多源性房性心动过速 又称为紊乱性心动过速,多与潜在的疾病有关,包括肺部疾病、肺动脉高压、冠状动脉疾病和瓣膜性心脏病,以及低镁血症和应用茶碱治疗等。在 1 岁以下的健康婴儿中也可见到,且没有潜在心脏病的患者预后良好。心电图显示快速(心房率>100 次 /min)、P 波不规则(至少有 3 种不同的 P 波形态)的心律。心电图单个导联上很难区分多源性房性心动过速和房颤,因此需要 12 导联心电图来确诊;但与房颤不同,可见 P 波之间存在明显的等电位周期;P-P、P-R 和 R-R 间期是多变的。

4. 大折返性房性心动过速(MRAT)

(1)三尖瓣峡部依赖性 MRAT:①典型心房扑动:典型心房扑动即最常见的下腔静脉 - 三尖瓣峡部依赖性心房扑动,以围绕三尖瓣环的大折返环路下部的三尖瓣峡部作为关键峡部。激动从右心房游离壁向下,通过三尖瓣峡部,并从右心房间隔向上;左心房的激动是被动的。折返环路的上部可以在上腔静脉的前面或后面。从心尖看,这种激动也被称为逆时针的。当折返环路以相反的方向(即顺时针的)激动时,会产生不同的心电图表现,称为反向典型心房扑动。在逆时针心房扑动中,折返环路在心房以 250~330 次 /min 的频率有规律地激动,下壁导联为负向锯齿波,V₁ 导联为正向波。顺时针心房扑动,下壁导联的

心电图扑动波看起来是正向并且是宽的,在 V₁ 导联通常呈双峰负向。典型心房扑动具有很强的可复发的解剖结构依赖性。然而,当心房激动改变时,如当进行涉及心房组织的心脏手术、广泛的射频消融术后或为晚期心房疾病者,其心电图形态可发生显著的改变。抗心律失常药物也可改变典型的心电图形态。在临床上典型心房扑动还与房颤有关,且可在同一患者中出现:房颤可触发心房扑动,在典型扑动消融后,房颤可频繁发生。典型心房扑动也可在使用 I C 类药物(如普罗帕酮)或用胺碘酮治疗房颤患者中发生,此时心房扑动频率较低(低至<200 次 /min),促进 1:1 的房室传导。②其他三尖瓣峡部依赖性 MRAT:三尖瓣峡部依赖性 MRAT 还可能具有其他非典型的机制和心电图表现。下部环路折返是指围绕下腔静脉折返而不是绕三尖瓣环折返的环路,可以是顺时针的或逆时针的。当逆时针折返时,它可能被认为是典型逆时针心房扑动的一种变异,其入上腔静脉后壁的转折点向下移动,导致相似的心电图表现。围绕下腔静脉和三尖瓣环也可能出现"8 字双环折返",并且类似典型顺时针心房扑动。其他折返环路还包括部分三尖瓣峡部或仅仅局限于三尖瓣峡部内,其本质上是依赖三尖瓣峡部,且具有和典型心房扑动相似的心电图表现。

(2)非三尖瓣峡部依赖性 MRAT:非三尖瓣峡部依赖的 MRAT,也称为不典型心房扑动。其心电图提示心房扑动波不是典型的折返环路。①右心房 MRAT:复杂先天性心脏病手术中的心房缝合和修补及心房损伤,形成多个解剖屏障和保护性峡部,由此引起复杂的 MRAT,常发生在右心房游离壁的瘢痕周围。右心房 MRAT 也可能发生在没有心脏手术史的情况下,这多是由于右心房游离壁持续存在"电传导静默区",可能是由纤维化所致。不典型心房扑动也可能起自右心房的上部环路折返并通过界嵴的缝隙传导。②左心房 MRAT:左心房 MRAT 的环路通常是由异常组织的电传导静默区、心脏手术或心房肌纤维变性 / 纤维化造成的,常见的解剖屏障包括肺静脉口和二尖瓣环。由于房颤消融的广泛开展,尤其线性消融或广泛均质化消融,经常产生能形成折返环路的损伤灶。非典型的左心房 MRAT 环路也可发生在无心脏手术的左心房,常与左心疾病有关。

(二)房室交界区性心动过速

1. 房室结折返性心动过速(AVNRT) AVNRT 意味着房室结区域的折返,但确切的传导径路仍未明确,多认为由房室结自身和结周心房肌构成的功能相互独立的快径路和慢径路组成。AVNRT 多是窄 QRS 波心动过速(即 QRS<120 毫秒);如存在差异性传导(束支传导阻滞)或既往存在传导缺陷,则为宽 QRS 波心动过速。

(1)典型 AVNRT:也称为慢 - 快型 AVNRT,成年人最常见,约占 AVNRT 的 90%,为慢径路前传,快径路逆传。心电图特征(图 106-3):①常由房性期前收缩或交界区性期前收缩诱发,诱发的室上性期前收缩 P-R 间期较正常窦律时显著延长;由室性期前收缩诱发者,R-P′ 间期短,P′-R 间期长。②心室率多为 160~240 次 /min,R-R 间期匀齐,QRS 波群形

态正常,少数伴差异性传导。③逆行 P′ 波多隐藏于 QRS 波群中,少数病例 P′ 波在 Ⅱ、Ⅲ、aVF 导联 QRS 终末部分("假性 S 波");V₁ 导联为假性 r′ 波(图 106-3)。④ R-P′>P′-R,R-P′<1/2 R-R,R-P′ 间期<0.08 秒。⑤刺激迷走神经可终止心动过速。

(2) 不典型 AVNRT: 也称为快 - 慢型 AVNRT,或罕见型 AVNRT。在所有 AVNRT 患者中约占 6%,并且在一些患者中与典型 AVNRT 共存。在运动员中,非典型 AVNRT 的发病率较高。其特点是快径路前传、慢径路逆传,即慢径路不应期反而比快径路更长。心房逆传激动顺序与典型的 AVNRT 不同,心房最早激动处常在冠状静脉窦口。发作持续时间较长,多见于儿童。多为病理性或由药物所致。心电图特征:①心动过速的发作无 P-R 间期延长,不需要期前收缩诱发,只需心率稍增即可诱发,且为持续性,心率 100~150 次 /min,节律绝对规则。②逆行 P′ 波于 Ⅱ、Ⅲ、aVF 导联倒置。③逆行 P′ 波位于 QRS 波前,R-P′ 间期>P′-R 间期,R-P′>1/2R-R。④ QRS 波群为宽大畸形或时限正常。⑤刺激迷走神经可终止 SVT。

2. 非折返交界性心动过速

(1) 交界性异位性心动过速(JET): 或称为局灶性交界性心动过速,是一种罕见的心律失常,由房室结或近端希氏束的异常自律性引起。儿童 JET 可能被视为先天性心律失常,或者更常见于婴儿心脏直视手术后的早期。先天性 JET 具有相当高的发病率和死亡率。在具有正常结构心脏的成年患者中也可以看到 JET,并且过去曾被认为与非纤维蛋白溶解的急性心肌梗死相关。JET 心电图特征:房室分离;室率快于房率;窄 QRS 波。少见情况下其节律不规则,类似于心房颤动。

(2) 其他非折返变异:非阵发性交界性心动过速在过去经常被诊断为逐渐发作和终止的交界性心律,其节律为 70~130 次 /min,并且被认为是洋地黄诱导的延迟后去极化和房室结中触发活动的典型例子。心动过速发作期间的 R-P 间期是可变的。可发生于心肌缺血、低钾血症、慢性阻塞性肺疾病和心肌炎患者。非折返性交界性心动过速也可同时由多条径路传导(通常称为双重激动病理征或双房室结性心动过速)引起,是房室结性心动过速的罕见机制,并且与反复逆行隐匿性传导或"耦连"现象有关。这些心律失常表现为心室停搏,且其后的房室关系一致,经常被误诊为心房颤动。

(三) 房室折返性心动过速(AVRT)

1. 顺向型 AVRT 顺向型 AVRT 占全部 AVRT 的 90%,占全部持续性 SVT 的 20%~30%。折返激动通过房室结 - 希氏束浦肯野纤维系统从心房传导至心室,组成折返环的前传支,激动经旁路从心室传至心房,作为折返环路的逆传支。心电图特征:①心率 150~240 次 /min,大多 ≥200 次 /min,突发突止;② R-P 间期恒定,高达整个周期的 1/2;③窄 QRS 波;④功能性束支传导阻滞通常与旁路同侧,尤其是在年轻患者(年龄<40 岁)中;⑤ ST 段压低。

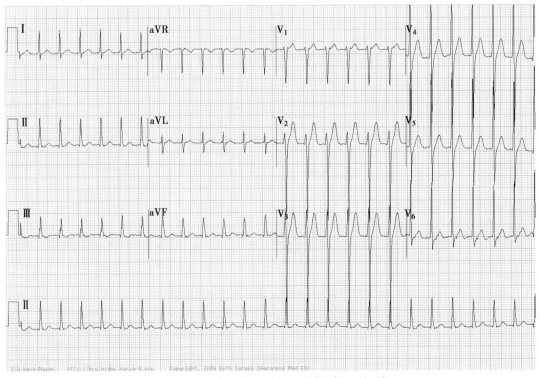

图 106-3　房室结折返性心动过速(慢 - 快型)
注:频率 150 次 /min,V₆ 导联 ST 段起始部可见逆行 P 波,Ⅱ、Ⅲ、aVF 导联可见假性 S 波,aVR 可见假性 r 波。

2. 逆向型 AVRT 逆向型 AVRT 占典型预激综合征的 3%~8%。折返激动通过旁路由心房前传进入心室；同时，逆向传导通过房室结或其他旁路，其通常位于对侧位置，以确保折返径路的距离更长，确保折返环路的各个部分的不应期均恢复。在 30%~60% 的自发性逆向型 AVRT 患者中，可以检测到多旁路（显性或隐匿性）存在，其在 AVRT 过程中或可作为逆传途径。逆向型 AVRT 心电图特征：①心率为 150~250 次 /min，多为 200 次 /min 左右，绝对整齐；②逆行 P′波出现在 QRS 波后，位于 R-R 间期的前半部分；③宽 QRS 波（完全预激）；④适时的电刺激可诱发及终止发作；⑤使用兴奋迷走神经的方法（如颈动脉按压）可终止心动过速。

【治疗】

治疗首先寻找病因，针对病因治疗，纠正重要诱发因素如低血钾、缺氧、感染等，停用诱发或可疑诱发的药物。

一、未确诊情况下的急诊处理

（一）规则的心动过速

1. 窄 QRS 波 SVT

（1）对血流动力学不稳定者：首选即刻同步直流电复律。

（2）对血流动力学稳定者：首选迷走神经刺激，如果无效则选用静脉注射腺苷，再无效则静脉注射钙通道阻滞剂（维拉帕米或地尔硫䓬）或 β 受体阻滞剂（艾司洛尔）；当药物治疗不能转复或控制心动过速时则建议同步直流电复律。

据报道，正确实施迷走神经刺激终止 SVT 的有效率为 19%~54%。刺激迷走神经可导致乙酰胆碱的释放，以减慢通过房室结的电脉冲并减慢心率。常用方法：①咽反射，以压舌板刺激咽部，诱发恶心呕吐。② Valsalva 动作（传统方法为深吸气后闭住口鼻用力作呼气动作；改良的 Valsalva 法使转复成功率显著提高，患者半卧位，用力吹 10ml 注射器以移动活塞，颈部处于伸展位，头转离施加压力的一侧，按摩单侧颈动脉窦，时间在 5 秒内，按摩后仰卧位并将腿被动抬高，但对于先前短暂性脑缺血发作或卒中的患者以及颈动脉有杂音的患者，应避免采用）或 Müller 动作（深呼气后闭住口鼻再用力做吸气动作）。③压迫眼球法：患者平卧位，闭目下视，用拇指在一侧眶下适度压迫眼球上部，以刺激球后副交感神经末梢，持续时间约 10 秒；先压右眼，后压左眼（不能两眼同时压迫），如此操作 2~3 次，无效者停止压迫；青光眼、高度近视或已有视网膜病变者禁用，老年人不宜用。④颈动脉窦按摩法：患者取仰卧位，在下颌骨角下相当于甲状软骨上缘的水平，摸到颈动脉分叉处的搏动，用手指将颈动脉向颈椎横突方向加压并按摩，先右后左，每次约10 秒，切忌同时两侧按摩；有颈动脉血管杂音或病变或颈动脉窦过敏、脑供血不足者及老年人禁用。⑤冷水面部浸浴（潜水反射）：患者深吸气后屏气，将面部浸入 2~10℃冷盆内 20~40 秒，心动过速可在 5~35 秒内转复；本法可致全身血管张力升高，急性心肌梗死、高血压者应避免使用。冷水面部浸浴、压迫眼球和按摩颈动脉窦现已少用。刺激迷

走神经方法仅在发作早期使用效果较好。

药物处理首选快速推注腺苷（6~18mg 静脉推注），但已知窦房结疾病患者应慎用腺苷。也可用钙通道阻滞剂（维拉帕米 / 地尔硫䓬）和 β 受体阻滞剂（如艾司洛尔和美托洛尔）。静脉注射维拉帕米［0.075~0.150mg/kg（平均 5~10mg）超过 2 分钟］或静脉注射地尔硫䓬［0.25mg/kg（平均 20mg）超过 2 分钟］已被证明在 64%~98% 的患者中可以终止 SVT，但与低血压风险相关。对于血流动力学不稳定、左心室射血分数（LVEF）降低（<40%）、怀疑室速或预激性心房颤动的患者应避免应用。β 受体阻滞剂（静脉注射），如短效艾司洛尔［0.5mg/kg 静脉推注，或 0.05~0.30mg/（kg·min）输注］或美托洛尔（2.5~15.0mg 静脉推注）在降低心率方面比终止心动过速更有效。β 受体阻滞剂禁止用于失代偿性心力衰竭患者。同时使用静脉钙通道阻滞剂和 β 受体阻滞剂时需要小心，因为可能会有增强低血压和心动过缓的作用。依他帕米，一种短效 L 型钙通道阻滞剂，在鼻内给药后作用迅速，从 SVT 到窦性心律的转化率为 65%~95%。

2. 宽 QRS 波 SVT ①血流动力学不稳定患者：任何宽 QRS 波 SVT 都可发生血流动力学不稳定，建议同步心脏电复律。②血流动力学稳定患者：SVT 伴差异性传导，可采用与窄 QRS 波 SVT 相同的治疗方式，给予迷走神经刺激或药物（腺苷和其他房室结阻断剂，如 β 受体阻断剂或钙通道阻滞剂），但应注意这些药物可导致严重的血流动力学恶化；腺苷禁用于预激性心动过速。也可静脉注射普鲁卡因胺或胺碘酮终止病因不明的宽 QRS 波 SVT。如果心律失常的机制尚不完全清楚，则应按室速处理。

（二）不规则 SVT

不规则的窄 QRS 波 SVT、不规则的宽 QRS 波 SVT（也可能是心房颤动）、不规则的预激性心动过速，若血流动力学不稳定，则应同步心脏电复律。若血流动力学稳定，则可使用 β 受体阻滞剂或钙通道阻滞剂控制心室率，一旦血栓预防到位，可进行药物复律或同步电复律。

二、明确诊断的室上性心动过速的治疗

（一）房性心动过速

1. 窦性心动过速

（1）生理性窦性心动过速：其决定因素是生理性的（劳累、压力或妊娠），也可能继发于其他疾病或药物作用。明确并消除病因是其主要治疗方法。

（2）不适当的窦性心动过速：其治疗目的是减轻症状，但也可不需要治疗。以前多建议口服 β 受体阻滞剂（美托洛尔及比索洛尔等）和非二氢吡啶钙通道阻滞剂（维拉帕米及地尔硫䓬），但可能引起低血压和疲乏等副作用。

伊伐布雷定（5mg/ 次，2 次 /d）作为一种窦房结起搏细胞的"起搏器电流"选择性抑制剂，能够直接减慢心率，已被证实对不适当的窦性心动过速的治疗是安全有效的。在情况允许时，伊伐布雷定最好与 β 受体阻滞剂联合使用，因为联合使用可能比单用一种药物更有益。然而，在妊娠或哺乳期禁用；由于伊伐布雷定是肝脏中细胞色素 P450（CYP）3A4 的底物，在使用 CYP44A 抑制剂（酮康唑、维拉

帕米、地尔硫䓬、克拉霉素和葡萄柚汁)或诱导剂(利福平和卡马西平)时,也应禁用或慎用。另外,导管消融不作为一项常规治疗。

(3)窦房结折返性心动过速:导管消融有效且安全。静脉注射维拉帕米和胺碘酮可能有效,但β受体阻滞剂往往无效。

2. 局灶性房性心动过速 β受体阻滞剂、钙通道阻滞剂、腺苷和胺碘酮均可终止局灶性房性心动过速或降低心室率。如药物无效,可进行直流电复律,但自律性增强所致的局灶性房性心动过速转律后可复发,因而反复直流电复律不太适合。导管消融术是治疗复发的局灶性房性心动过速的首选方法。区分大折返性和局灶性房性心动过速对于制定消融策略至关重要。局灶性房性心动过速及局部/微折返性房性心动过速显示为在心房内传导呈离心激动模式。局灶性房性心动过速的定位和消融取决于心房最早激动部位的确定。在肺静脉相关房性心动过速中,可以进行局部消融,但最好是将靶肺静脉及其他肺静脉电隔离。据报道,导管消融术的成功率为75%~100%。

慢性治疗可用β受体阻滞剂、钙通道阻滞剂、ⅠC类抗心律失常药物、伊伐布雷定联合β受体阻滞剂和胺碘酮,但要注意药物长期使用的副作用。

3. 多源性房性心动过速(又称紊乱性心动过速) 引起多源性房性心动过速的病因治疗是关键。抗心律失常药物通常对纠正多源性房性心动过速无效,但可在窦房结水平降低心室率,如维拉帕米和β受体阻滞剂,但美托洛尔要优于维拉帕米。静脉注射镁剂也可能对患者有效。

4. 大折返性房性心动过速(MRAT)

(1)三尖瓣峡部依赖性 MRAT

1)典型心房扑动:导管消融术是消除典型心房扑动并维持窦性心律最有效的治疗方法。低能量心脏电复律常在血流动力学不稳定或药物治疗措施失败后使用,但因其疗效高,也可作为治疗首选。与心房颤动相比,心房扑动的电复律更有效,所需能量也更小。症状明显的有快速心室率患者应首选控制心室率,但常疗效差。临床上可选用胺碘酮、多菲利德和伊布利特等Ⅲ类抗心律失常药物(ⅠA和ⅠC类药物无效)或联合应用房室结阻滞药物(地高辛,β受体阻滞剂艾司洛尔、美托洛尔,以及钙通道阻滞剂地尔硫䓬、维拉帕米)。当消融不可行或因患者偏好时,上述抗心律失常药物也可用于维持窦性心律。心房扑动的血栓栓塞风险虽然低于心房颤动,但推荐和心房颤动一样进行抗凝治疗。

2)其他三尖瓣峡部依赖性 MRAT:治疗原则同典型心房扑动。

(2)非三尖瓣峡部依赖性 MRAT

1)右心房 MRAT:射频消融是最有效的治疗方法。然而,抗心律失常药物通常无效。

2)左心房 MRAT:射频消融是其最有效的治疗方法。围绕二尖瓣环折返的心房扑动,有时与左心房顶部的电静默区组合,可用与绕三尖瓣环折返心房扑动相似的方式进行消融;围绕肺静脉的折返环路也经常被识别和消融。然而,射频消融治疗时间应推迟至初次治疗后3个月或以上,

因为有些左心房 MRAT 可能是暂时性的,此时可采用抗心律失常药物控制心率。

(二)房室交界区性心律失常

1. 房室结折返性心动过速(AVNRT) AVNRT 的急诊处理原则见图 106-4。

迷走神经刺激和腺苷(6~18mg,静脉注射)均可终止 AVNRT,但成功率低;如无效可静脉注射维拉帕米或地尔硫䓬,或静脉注射 β 受体阻滞剂(艾司洛尔或美托洛尔),老年人和已知窦结或房室结传导异常的患者需要谨慎;再无效则直接同步直流电复律。当血流动力学不稳(如低血压)时,可直接同步直流电复律。单次口服氟卡尼(3mg/kg)也可能有效,但效率较低。鼻内使用依他帕胺也有可能起效。

导管消融是目前有症状患者的首选治疗方法,因为它可以显著改善患者生活质量并降低成本。慢径路改良在典型和非典型 AVNRT 中均有效。通常采用联合解剖和标测的方法,从右侧或者左侧间隔,在 Koch 三角的下部进行消融,成功率可达97%,复发率为1.3%~4%,房室传导阻滞的风险<1%。通过针对房室结下方延伸,并避开中间隔和冠状窦顶部,完成典型和非典型 AVNRT 手术,几乎没有房室传导阻滞的风险。成人先天性心脏病患者的成功率较低(82%),心脏传导阻滞的风险较高(14%)。高龄不是慢径路导管消融的禁忌证。

偶尔发作的 AVNRT 患者,若症状轻微且短暂,可以随访,无须消融或长期药物治疗。慢性抗心律失常药物的使用会降低 AVNRT 的发作频率和持续时间,但鉴于导管消融对于有症状患者的治疗成功率极高且风险极小,长期抗心律失常药物治疗的价值似乎非常有限。

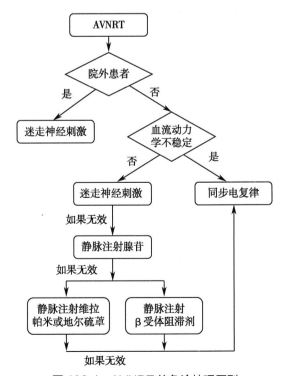

图 106-4 AVNRT 的急诊处理原则

2. 非折返交界性心动过速 ①交界性异位（JET）或局灶性交界性心动过速：胺碘酮（静脉注射）是术后 JET 及预防心内直视手术后儿童早期 JET 的首选药物，其他常用药物包括普萘洛尔、维拉帕米、普鲁卡因胺、氟卡尼。在患有先天性 JET 儿童中，单用胺碘酮或联合普罗帕酮，或胺碘酮联合伊伐布雷定可能有效。对于慢性治疗，可尝试普萘洛尔，或在无缺血性或结构性心脏病的情况下使用氟卡尼和普罗帕酮。可采用导管消融，但其成功率较低且房室传导阻滞风险较高（5%~10%）；冷冻消融更安全。②其他非折返性变异：这些极为罕见的心动过速可能导致心动过速性心肌病，并且慢径路导管消融对其有效。

（三）房室折返性心动过速（AVRT）

1. 血流动力学不稳患者 推荐同步直流电复律。

2. 血流动力学稳定患者 ①采用迷走神经刺激方法终止 AVRT，建议最好是仰卧位和腿部抬高；②在顺向型 AVRT 中，如迷走神经刺激无效，建议使用腺苷（6~18mg，静脉注射）；③在顺向型 AVRT 中，如迷走神经刺激或腺苷无效，应考虑静脉注射钙通道阻滞剂（维拉帕米、地尔硫䓬）或 β 受体阻滞剂（艾司洛尔、美托洛尔）；④在逆向型 AVRT 中，如迷走神经刺激或腺苷无效，应考虑静脉注射伊布利特、普鲁卡因胺、氟卡奈德，或同步直流电复律；⑤在逆向型 AVRT 中，难治性病例可静脉注射胺碘酮；⑥顺向型或逆向型 AVRT 患者，当药物治疗不能转律或不能控制心室率时，均可同步直流电复律。

另外，要注意腺苷应谨慎用于 AVRT，因其有导致快速心房颤动的潜在可能。心房颤动伴快速心室率也可能诱发室颤，因此应随时进行电复律。在出现预激性心房颤动的患者中，通常需要紧急心脏复律，使用电复律的阈值较低。任何房室结调节剂（腺苷、维拉帕米、地尔硫䓬、β 受体阻滞剂或地高辛）都应避免在预激状态下使用，因为它们可能会增加室颤的风险。伊布利特可以转复预激性心房颤动或延迟旁路传导。在预激性心房颤动中，静脉注射胺碘酮可能不像之前认为的那么安全，因为已有报道指出胺碘酮可致旁路传导增强和室颤，因此不应该被考虑，而普鲁卡因胺在这种情况下似乎更安全。

（龚 平）

参考文献

[1] 张文武. 急诊内科学 [M]. 4 版. 北京: 人民卫生出版社, 2017: 1236-1250.

[2] PAGE R L, JOGLAR J A, CALDWELL M A, et al. 2015 ACC/AHA/HRS guideline for the management of adult patients with supraventricular tachycardia: Executive summary: A report of the American College of Cardiology/American Heart Association task force on clinical practice guidelines and the Heart Rhythm Society [J]. Circulation, 2016, 133 (14): e471-505.

[3] BRUGADA J, KATRITSIS D G, ARBELO E, et al. ESC Scientific Document Group. 2019 ESC guidelines for the management of patients with supraventricular tachycardia the task force for

the management of patients with supraventricular tachycardia of the European Society of Cardiology (ESC)[J]. Eur Heart J, 2020, 41 (5): 655-720.

第3节 心房扑动

心房扑动（atrial flutter，AFL；简称房扑）是一种快速而规则的房性异位心律，是介于房性心动过速（简称房速）和心房颤动（简称房颤）之间的相对常见的快速房性心律失常，它引起快而协调的心房收缩，以不同程度的房室传导比例传入心室。多为阵发性，约 56% 的房扑患者发展为房颤。

【病因与发病机制】

房扑几乎均发生于器质性心脏病患者，主要见于二尖瓣及三尖瓣病变、慢性肺源性心脏病和其他引起心房扩大的疾病，尤其是右心房扩大的疾病。手术后和先天性心脏病患者也可发生房扑。其病因与房颤基本相似（详见本章第 4 节"心房颤动"）。

房扑主要分为三型：典型房扑（typical atrial flutter）、反向典型房扑（reverse typical atrial flutter）和不典型房扑（atypical atrial flutter）。房扑本质上是一个大的折返环，而典型房扑是围绕三尖瓣环的逆钟向折返：从三尖瓣峡部出口开始，先沿三尖瓣环的间隔部自下而上传到达右心房顶部及界嵴，接着沿右心房前侧壁自上而下地传导，到达三尖瓣环的游离侧壁并进入峡部入口，最后通过峡部的缓慢传导到达峡部出口，并开始下一个周期。若激动方向在上述部位相反则形成顺钟向的房扑，称为反向典型房扑。两者治疗方式相同。若折返激动围绕非三尖瓣环部位，如腔静脉入口、卵圆窝、冠状静脉窦口、肺静脉入口及二尖瓣等部位形成的房扑则称为非典型房扑，发病机制尚不明了，可能为与左心房扑动或左心房大的折返有关。

右心房低压，具有较慢传导，导致心肌重塑，现在认为这是房扑节律背后的主要病理现象。然而，大多数情况下，结构和电异常（类似房颤）是房扑波背后的主因。但与房颤患者相比的主要不同是，房扑患者心房界嵴的厚度及其阻断横向传导的能力增加。有些学者还认为左心房扩张是近期发生房扑的最有力的预测因素之一。

【诊断】

一、临床表现特点

（一）症状

患者临床症状轻重，取决于心室率的快慢及原有心脏病的严重程度，可表现为心慌、胸闷、心绞痛、心力衰竭，甚至休克、昏厥等。

（二）体征

心室率 140~160 次 /min，一般心室律规则，但当房室传导比例的固定性关系发生变化时，脉搏可变为不规则，与房颤相似，可出现脉搏短绌。按摩颈动脉窦或压迫眼球可使心室率减慢或突然减半；解除压迫后又回复到原有心率水平。仔细听诊心脏有时可听到心房收缩音；观察颈静脉可能看到心房收缩引起的频繁静脉搏动，超过心搏率。还应注意有无肺部体征、心力衰竭体征等。

二、心电图特征

（一）典型房扑及反向典型房扑

心电图特征有（图 106-5）：①P 波消失，代之以形态相同、快速而规则的"锯齿状"房扑波（F 波），F 波频率大多在 250~350 次 /min，多呈三角形，波峰尖角或圆钝，其间无等电位线，少数患者 F 波频率较慢时可在 F 波之间出现等电位线；其中典型房扑在 II、III、aVF 和 V₆ 导联呈负向，V₁ 导联呈正向，而反向典型房扑则相反。②房扑伴房室 2∶1 下传心室是最常见形式，心室率规则，为 150 次 /min 左右，F 波易与 QRS 波群或 T 波重叠，体表心电图难以辨认 F 波，易误诊为室上速（SVT），必要时压迫颈动脉窦，加重房室传导阻滞使室率减慢，F 波显现。当房扑伴房室 3∶1、4∶1 下传心室时，常规体表心电图不易做出正确诊断。食管导联心电图易于辨认体表心电图不易辨别的 F 波，对识别与 QRS 波或 T 波重叠的 P 波具有优势。出现 >5∶1 或 6∶1 房室传导又能排除药物影响时，需考虑合并房室传导阻滞。若为 1∶1 传导常提示隐匿性房室传导阻滞，此时可致极快的心室率。还可有 5∶1、6∶1 或 3∶2、4∶3、5∶4 等不同传导比例。若传导比例恒定，则心室律规则，反之则显著不齐。③通常 QRS 波群形态和时限与窦性心律时相同，当伴有束支传导阻滞、心室内差异性传导或旁道传导（预激综合征）

时 QRS 波群宽大畸形。④F-R 间期通常较窦律 PR 间期长，F-R 间期一般固定，若 4∶1 或 6∶1 传导时则可延长，若伴二度房室传导阻滞或交界区性心动过速时，F-R 间期可不规则。⑤R-R 间期多相等，但传导比例不恒定，则 R-R 间期不等，若隐匿性传导合并三度房室传导阻滞，可见短长心室周期交替出现。

（二）非典型房扑

P 波消失，代之 F 波，频率 >340 次 /min，P 波形态不符合典型房扑，形态各异；F 波间无等电位线，振幅达 0.3~0.6mV；同一患者，不同类型房扑可交替出现。

（三）房扑合并其他心律失常

房扑有时可与房颤交替出现，还可合并其他心律失常：伴二度和三度房室传导阻滞、交界区性或室性逸搏、束支及分支传导阻滞、时相性差异性传导、束支内蝉联现象、非阵发性交界区性心动过速、室性期前收缩、室速等。

（四）房扑还可有以下特殊类型

1. 隐匿性房扑 电活动极少见，包括隐匿性窦性心律、隐匿性房扑及隐匿性左心房心律。是由于心房肌纤维化严重导致心房活动电位明显降低，使常规心电图上不易记录到 F 波，或被貌似极纤细的房颤波掩盖。最常见于风湿性心脏病。患者通常在做食管心电图或腔内心电图时方能发现。此外高血钾也是其原因之一。

2. 心房分离时的孤立性房扑 分别表现为 F 波和 P 波两组图形。

3. 房扑伴二度房室传导阻滞 ①伴文氏型（二度 I 型）传导阻滞：心电图表现为下传的 F-R 间期逐渐延长，继以漏搏。下传的 QRS 波之间的 R-R 间期表现为"渐短突长"或"渐短渐长突长"或"渐长突长"的规律，并周而复始；②伴二度 II 型传导阻滞：F 与 R 呈 3∶1 或 3∶1 以上的固定房室比例，且下传的 F-R 间期是固定的。

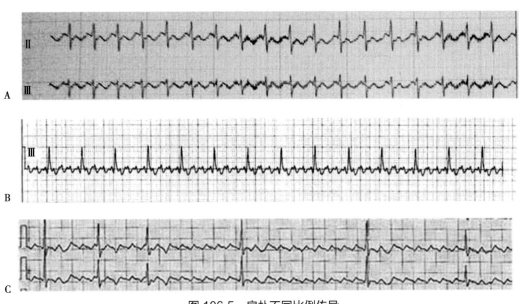

图 106-5 房扑不同比例传导

注：A. 房扑伴 2∶1 传导；B. 4∶1 传导；C. 不成比传导。

4. 房扑伴完全性房室传导阻滞 心电图表现为 F 波与 QRS 波群无固定关系,QRS 波规则地出现,心室率多在 60 次 /min 以下,为逸搏心律。

5. 尖端扭转型房扑 F 波围绕基线上下扭转,类似尖端扭转型室速。除少数出现在 II 导联外,绝大多数出现在 V_1 导联。机制不清。

6. 不纯性房扑 心电图见以 F 波为主的房扑夹杂着少数 f 波。

7. 房扑与房颤交替出现 连续描记心电图可发现一段 F 波与一段 f 波持续交替出现,相互转化,最终以一种类型为主。

8. 存在等电位线的房扑 在 F 波振幅较小或 F 波时限较窄的情况下,容易在 F 波之间出现等电位基线。一般在 II、III、aVF、V_1 导联上 F 波之间的等电位基线显示得最清楚。

9. 频率较慢的房扑 常见于 I 类和 III 类抗心律失常药物治疗后,F 波频率可慢至 160~200 次 /min,这时的 F 波振幅可达 0.3mV 左右。

三、诊断注意事项

当心电图出现快速、绝对规则的锯齿状 F 波,心房率 250~400 次 /min,不论心室节律是否匀齐,即可诊为房扑。但当房扑的房室传导比例为 2:1 或 1:1 时,应与阵发性 SVT、窦性心动过速等相鉴别,见表 106-2。房扑 2:1 下传伴完全性左束支传导阻滞时尚应与室速相鉴别,见表 106-3。

106

表 106-2 2:1 下传房扑与窦性心动过速、阵发性 SVT 的鉴别

鉴别点	房扑	窦性心动过速	阵发性 SVT
发生与终止	可突然发作,不易自行终止	逐渐	突发突止
心室率	多为 140~160 次 /min,多为心房率的 1/2 或 1/4	常 <160 次 /min,与心房率相同	多为 160~240 次 /min,多与心房率相同
心律	可呈间歇性不规则或心室率突然减半	多有轻度不齐	节律规则
年龄	多为年长者	不定	多为年轻
伴有的心脏病	常有	不定	不定
压迫颈动脉窦	心率可暂时减慢,而心律不规则,或突然减半	心率可暂时减慢,但逐渐又可恢复至原来水平	部分患者可停止
颈静脉搏动	频率与心室率不一致	频率与心室率一致	频率与心室率一致
心电图	可见到锯齿状 F 波,F 波之间无等电位线,有时 F 波不易辨认	有 P 波,与窦性心律时的 P 波一致	有 P' 波,形态异常,有等电线,发作停止时可能发现预激综合征

表 106-3 2:1 房扑伴完全性左束支传导阻滞与室速的鉴别

鉴别点	2:1 房扑伴完全性左束支传导阻滞	室速
临床表现	有心悸感,血流动力学多稳定	多有血压下降,甚至休克
F 波	必有	罕有
F 波与室波频率之比	固定 2:1	不一定为 2:1
F-R 间期	固定	不固定
心室率	125~200 次 /min	150 次 /min 左右
R-R 间隔	相等	可不相等
QRS 波时限	多为 0.12~0.14s	多 ≥ 0.14s
QRS-T 波形	呈左束支传导阻滞图形	视心室起搏点位置而定
畸形 QRS 持续时间	较长	较短
His 束电图	V 波前有 H 波,H-V 间期正常	V 波前无 H 波

【治疗】

除了对极短阵发作的房扑且无器质性心脏病依据的患者可以观察外,房扑患者均应转复为窦性心律,预防复发或单纯控制心率以缓解临床症状。房扑的总体治疗原则和措施与房颤相同。

一、控制心律、心率

(一)非药物疗法

1. 同步直流电复律 是治疗房扑最简单有效的治疗,成功率达 90%~100%,房扑电复律所需的能量可小于房颤。同步直流电复律可从双相波 50J 开始。房扑发作时有心绞痛、晕厥或其他血流动力学不稳定表现者,宜首选同步直流电复律;对持续性房扑药物无效者,亦宜用电复律。某些药物(如普罗帕酮)在转复房扑时,可造成传导加速而使心室率突然加快,患者出现严重症状,应考虑立即行同步直流电复律。

2. 心房超速刺激与短阵猝发刺激 可终止大多数典型房扑,即将电极导管插至食管的心房水平,以超过房扑频率刺激心房,终止折返机制引起的心动过速。如电复律无效,或已应用大剂量洋地黄不适宜电复律者,可考虑,但应排除以下禁忌证:①食管疾病如食管癌、严重食管静脉曲张等;②持续性房颤;③有严重心脏扩大、重度心功能不全;④心电图有心肌缺血改变、近期未控制的不稳定型心绞痛或心肌梗死;⑤急性心肌炎、心内膜炎、心包炎以及梗阻性肥厚型心肌病等;⑥严重电解质紊乱、心电图 QT 间期明显延长,高度房室传导阻滞,频发多源性室性期前收缩,尖端扭转型室速;⑦严重高血压患者等。但上述③~⑥因紧急治疗需要终止心动过速或需鉴别心动过速类型时不在此限,应根据条件权衡。病态窦房结综合征患者在房扑被终止后可出现窦性静止或窦房传导阻滞,应及时起搏心房,以免发生意外。

3. 射频消融 房扑的药物疗效有限,而射频消融可根治房扑,成功率高,手术并发症也相对较少,已有指南推荐其为房扑的首选方案。

(二)药物治疗

对血流动力学状态稳定的患者,应首先以降低心室率为治疗目标,但是一般很难达到,因此复律对房扑治疗很重要。根据患者情况,可选择药物治疗,具体如下。

1. 洋地黄制剂 房扑伴心力衰竭的患者,首选该类药物。可用毛花苷 C 0.4~0.6mg 稀释后缓慢静脉注射,必要时于 2 小时后再给 0.2~0.4mg,使心室率控制在 100 次/min 以下后改为口服地高辛维持。大多先转为房颤,在继续用或停用洋地黄过程中,可能恢复窦性心律;少数从房扑转为窦性心律。用药前应先询问患者既往洋地黄制剂应用史,

预防洋地黄中毒。

2. 伊布利特(ibutilide) 若无器质性心脏病,不伴有低血压或充血性心力衰竭症状,血电解质和 QTc 间期正常,可以考虑使用,成人体重 ≥60kg 者用 1mg 溶于 5% 葡萄糖液 50ml 内静脉缓慢注。如需要,10 分钟后可重复一次,最大累积剂量 2mg。成人 <60kg 者,以 0.01mg/kg 剂量按上法应用。

3. β 受体阻滞剂 美托洛尔、艾司洛尔、普萘洛尔等药物可延长房室交界区不应期和减慢房室传导,减慢心室率。

4. 非二氢吡啶类钙通道阻滞剂 首选维拉帕米,用法:5~10mg 稀释后缓慢静脉注射,不推荐口服。偶可直接复律,或经房颤转为窦性心律。亦可应用地尔硫䓬。

5. IA(如奎尼丁)或 IC(如普罗帕酮)类抗心律失常药物 能转复房扑并预防复发,但由于奎尼丁减慢心房率和对抗迷走神经作用,反而会使心室率加快,因此应事先以洋地黄、非二氢吡啶类钙通道阻滞剂或 β 受体阻滞剂减慢心室率。合并冠心病、心力衰竭等患者,不宜应用,易导致严重室性心律失常。

6. 胺碘酮 合并冠心病、心力衰竭的房扑患者可选择。用法:0.2g 每日 3 次,口服 1 周;后减为 0.2g 每日 2 次,口服 1 周;再减为 0.2g 每日 1 次口服;维持量 0.2g/d,5~7d/周,对预防房扑复发有效。但要注意可能导致房室传导阻滞。

7. 索他洛尔 亦可用于房扑预防,但不宜用于心肌缺血或左心室功能不全的患者。用法:每天 80~320mg 口服。

值得注意的是,如房扑持续发作,I 类与 Ⅲ 类药物均不应持续应用,治疗目标旨在减慢心室率,保持血流动力学稳定。对于房扑伴 1:1 房室传导,多为旁道快速前向传导。可选用延缓旁道传导的奎尼丁、普罗帕酮、普鲁卡因胺、胺碘酮等,禁用延缓房室结传导而旁道传导增加从而加快心室率的洋地黄和维拉帕米等。

二、抗凝治疗

已有研究表明,房扑与血栓栓塞事件也有明显相关性,因此也强调抗凝治疗,原则与房颤相同,具体参见本章第 4 节"心房颤动"部分,包括急诊抗凝及口服用药。

三、病因治疗

病因未控制,房扑难以消除,心室率也难以控制,故应积极治疗病因。

四、心房扑动急诊治疗流程

房扑患者急诊处理时,若心室率快,第一步应该是控制心室率,但这可能很难实现。房室结阻断药,包括胺碘酮(主要用于心力衰竭或危重患者)可能有帮助,但复律可能是必要的。具体急诊治疗流程见图 106-6。

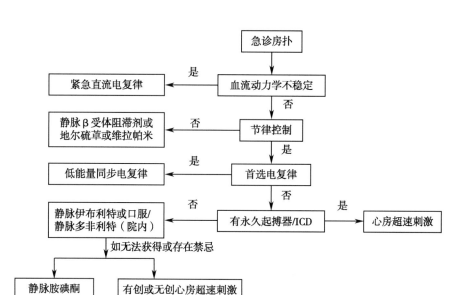

图 106-6　房扑急诊治疗流程

注：ICD，植入型心律转复除颤器；抗凝治疗方案参照房颤的抗凝。

（费爱华）

参 考 文 献

［1］HINDRICKS G, POTPARA T, DAGRES N, et al. 2020 ESC guidelines for the diagnosis and management of atrial fibrillation developed in collaboration with the European Association of Cardio-Thoracic Surgery (EACTS): The task force for the diagnosis and management of atrial fibrillation of the European Society of Cardiology (ESC) developed with the special contribution of the European Heart Rhythm Association (EHRA) of the ESC [J]. Eur Heart J, 2021, 42 (5): 373-498.

［2］BRUGADA J, KATRITSIS D G, ARBELO E, et al. ESC Scientific Document Group. 2019 ESC guidelines for the management of patients with supraventricular tachycardia: The task force for the management of patients with supraventricular tachycardia of the European Society of Cardiology (ESC)[J]. Eur Heart J, 2020, 41 (5): 655-720.

［3］SHAH S R, LUU S W, CALESTINO M, et al. Management of atrial fibrillation-flutter: Uptodate guideline paper on the current evidence [J]. J Community Hosp Intern Med Perspect, 2018, 8 (5): 269-275.

［4］郭继鸿. 心房扑动 F 波的分期 [J]. 临床心电学杂志, 2017, 26 (4): 299-311.

第 4 节　心房颤动

心房颤动（atrial fibrillation, AF；简称房颤）是指心房丧失了正常的、规则的、协调的、有效的收缩功能而代之以350~600 次 /min 的不规则颤动，是最常见的室上性快速性心律失常，并且发病率随着年龄增长而上升。WHO 将其定义为："心房律紊乱的无规则的电活动，心房波不明显，基线由一系列形态、间期和幅度不规则变化的波形组成；未出现高度或完全性房室传导阻滞时，心室律不恒定且完全无规律"。绝大多数见于器质性心脏病的患者，其中以风湿性心瓣膜病、冠心病和高血压心脏病最为常见。其在人群中的总发生率为 0.4%~1.0%，60 岁以下患者房颤发生率约为1%，75~84 岁发生率为 12%，而 1/3 的房颤患者年龄超过 80岁。合并房颤的患者，发展为心力衰竭的风险增加 3 倍，痴呆及死亡风险增加 2 倍，如无适当抗凝，脑卒中风险增加 5倍，并且随着年龄增加而风险上升。房颤的致残率、致死率高，极大增加医疗负担。

【病因与发病机制】

一、病因

（一）心血管疾病

所有能对心房肌产生影响，导致包括心房扩张、心房肌增生、缺血、纤维化、炎症浸润和渗出等改变的心脏病都可导致房颤，常见的如下。

1. 风湿性心瓣膜病　二尖瓣疾病伴发房颤最常见，包括二尖瓣狭窄和二尖瓣反流，患者房颤发生率分别为 40%和 75%。房颤发生与患者年龄、病史长短、左心房增大、P波异常、P-R 间期延长和房性期前收缩有关。联合瓣膜病房颤发生率很高，而单纯主动脉瓣膜疾病和其他瓣膜疾病伴发房颤的概率很低。

2. 冠心病　当出现心肌梗死、心肌硬化，合并充血性心力衰竭时，房颤的发生率大为增加。急性心肌梗死并发房颤的发生率约 11%，其中高龄、高血压病、LVEF 降低、未行急诊 PCI 术、糖尿病及出院后无法耐受 β 受体阻滞剂治疗者,更易出现房颤。

3. 高血压心脏病 高血压病可致心肌肥厚,从而导致心电生理异常,心肌缺血及心肌纤维化,最终心室顺应性减退,心房压升高及左心房增大,加重心肌缺血,从而诱发房性电生理紊乱而导致房颤。

4. 心肌病 几乎所有不同类型的心肌病均可发生房颤,发生率为 15%~25%。

5. 心肌炎 心肌炎可出现各种类型心律失常,少数患者出现房颤,心肌的炎症浸润、心肌缺血、心功能下降等均可作为诱发房颤的原因。

6. 先天性心脏病 各种先天性心脏病中,以房间隔缺损的房颤发生率最高,约为 20%。随着年龄增长,房颤发生率有逐步升高趋势,60 岁以上者,高达 52%。

7. 缩窄性心包炎 一般患者房颤的发生率约为 35%,高龄患者可高达 70%。其他心包疾病,如心包积液也可伴发房颤。

8. 病态窦房结综合征 包括窦性心动过缓、窦性停搏和慢 - 快综合征。约 50% 的病态窦房结综合征患者有房颤。

9. 预激综合征 10%~30% 的预激综合征患者会发生房颤。其机制可能为心房内压力和容积升高,心房不应期缩短,房内传导时间延长等。

10. 心脏手术 各种心脏手术后房颤的发生率都很高,在冠脉搭桥后房颤发生率可高达 25%;二尖瓣狭窄患者在行瓣膜分离术后,房颤的发生率达 24%~47%;在瓣膜置换术后约 32% 患者发生房颤;心脏移植术后为 24%。心脏手术后的房颤患者多为高龄患者、术前曾有阵发性房颤发作或存在一定程度的二尖瓣关闭不全的患者。

11. 其他心血管疾病 包括感染性心内膜炎、二尖瓣脱垂、二尖瓣环钙化、心脏肿瘤等。

(二)非心血管因素
①年龄:随着年龄增加,房颤发生率也上升;②代谢性疾病:如甲亢、甲减、低血糖、肥胖等;③电解质紊乱:如低钾血症,低镁血症等;④呼吸系统疾病:如肺心病、肺栓塞、阻塞性睡眠呼吸暂停综合征等;⑤风湿性疾病:如风湿热、系统性红斑狼疮、强直性脊柱炎等,若累及心肌及传导系统,可产生房颤;⑥不良生活习惯:如饮酒、抽烟;⑦低温和拟交感类药物等。

(三)其他因素
①特发性房颤:也称孤立性房颤,占 15%,指没有器质性心脏病,也没有其他常见促发房颤的原因,是一种排除性诊断。一般认为此种房颤是良性的、功能性的、不合并器质性心脏病。②家族性房颤:约占 5%。最早房颤的基因定位于染色体 10q22-q24,但陆续发现其他基因位点,表明家族性房颤可能是多基因疾病;③自主神经性房颤:交感神经或副交感神经活动异常,都可产生致心律失常作用,许多患者房颤发作都是出现在副交感神经和交感神经张力增强的时候。

二、发病机制

心房结构异常和 / 或电活动异常,导致异常冲动的产生及传播,最终形成房颤。而具体机制很复杂,主要有以下几点。

(一)心房结构异常
不同原因所致的心房增大、心房肌萎缩、纤维化、胶原纤维重分布等,有利于房颤的维持。心房肌局部肾素 - 血管紧张素 - 醛固酮系统激活,可促进间质纤维化、心肌功能及结构改变、电重构(主要包括心房有效不应期和动作电位时限缩短、动作电位传导速度减慢、不应期离散度增加等电生理特征的改变),这些是心律失常的基础。

(二)电生理异常
1. 触发机制 肺静脉异常电活动触发 / 驱动房颤是近年来公认的房颤重要发生机制,是该领域具有里程碑意义的重大突破,此奠定了肺静脉前庭电隔离治疗房颤的理论基础。

2. 维持机制 房颤得以维持的机制目前尚未完全阐明,主要有以下几种理论假说:①异质性的传导和不应期造成多个独立的折返小波;② ≥ 1 个的快速发放冲动灶,可能与心脏神经节丛的活性相关;③ ≥ 1 个的房颤转子,或者螺旋波折返。不同快速发放冲动灶或转子引发的电活动会因不应期不同而使心房收缩不规则,即房颤。

(三)自主神经介导的房颤
迷走神经刺激主要通过释放乙酰胆碱,激活乙酰胆碱敏感性钾电流,缩短心房肌动作电位和不应期,增大离散度,利于折返的形成;交感神经刺激主要通过增加细胞内钙浓度,增加自律性和触发活动。支配心脏的自主神经元聚集分布于心外膜的脂肪垫和 Marshall 韧带内形成神经节丛(ganglionated plexuses,GP),包含了交感神经和迷走神经,组成了内在心脏自主神经系统。

(四)遗传学基础
房颤具有一定的遗传性,具有家族性房颤史者,若一级亲属确诊房颤,则本人罹患房颤的风险增加约 40%。一些与离子通道、转录因子相关的基因突变或多态性位点,其与房颤的相关性尚待进一步证实。

三、病理生理变化

心房收缩为静息时左心室每搏量(又称每搏输出量)提供大约 20% 支持,房颤时这种支持消失,同时由于心室律不规则,心动周期的明显不同导致每搏输出量不同,且心室率快,心动周期短则心室压力、充盈量、心排血量均降低,产生的低血压和心率过快又使冠脉血流量减低。心房有效收缩丧失、房室瓣关闭不全形成一定程度回流、血栓栓塞等均使全身血流动力学恶化。

房颤可产生严重的临床后果:①促使血栓栓塞和休克,加重或诱发心绞痛或心力衰竭;②血流动力学不良,使心排血量降低 15%~40%;③降低左心室收缩功能,可致心动过速性心肌病,造成总死亡率及心脏病相关死亡率升高。

【诊断】

一、临床表现特点

1. 症状 临床表现各异，与病因、心室率、基础情况有关。轻者可无症状，或仅有心悸、乏力、胸闷；重者可致气促、急性肺水肿、心绞痛、心源性休克甚至昏厥，尤其预激综合征合并房颤或原有严重心脏病的患者。阵发性房颤者自觉症状常较明显。同时，房颤伴心房内附壁血栓者，可引起栓塞症状，如卒中症状等。

2. 体征 主要是心律完全不规则，心音强弱不等，排血量少的心搏不能引起桡动脉搏动，因而产生脉搏短绌（脉搏次数少于心搏次数），心率愈快则脉搏短绌愈明显。心室率多为快速，120~180 次 /min。当心室率<90 次 /min 或>150 次 /min 时，节律不规则可不明显。同时还应注意提示病因的体征，如心脏杂音、水肿、双肺哮鸣音、突眼等。

一旦房颤患者的心室律变得规则，应考虑以下的可能性：①恢复窦性心律；②转变为房性心动过速；③转变为房扑（固定的房室传导比例）；④发生房室交界区性心动过速或室速。还应注意，如心室律变为慢而规则（30~60 次 /min），提示可能出现完全性房室传导阻滞。房颤患者并发房室交界区性心动过速或室速或完全性房室传导阻滞，最常见原因为洋地黄中毒。心电图检查有助于确诊。

3. 病史 房颤患者除了症状及体征外，还应详细询问病史，如发作频率、家庭史、危险因素筛选等。

二、心电图特点

心电图记录对于诊断房颤是必需的。房颤的诊断需要标准的 12 导联心电图记录或 ≥30 秒的单导联心电图描记。房颤心电图（图 106-7）的主要特点：①无明显重复的 P 波，代之以房颤波（f 波），频率 350~600 次 /min，形态、间距及振幅均绝对不规则，通常在 Ⅱ、Ⅲ、aVF 或 V_{3R}、V_1、V_2 导联上较明显。②R-R 间期绝对不规则，未接受药物治疗、房室传导正常者，心室率通常在 100~160 次 /min；但若并发完全性房室传导阻滞或非阵发性交界区性心动过速时，R-R 可规则，此时诊断依靠 f 波的存在。③QRS 波群呈室上性，时限正常。但若合并预激综合征、室内差异性传导和束支传导阻滞时，QRS 波增宽、畸形，若心室率很快，极易误诊为

室速，此时食管导联心电图有助于鉴别诊断。④长的 R-R 间期之后出现的提早心搏伴心室差异性传导（常为右束支传导阻滞型），此即为 Ashman 现象，差异性传导连续发生时称为蝉联现象。

房颤合并其他心律失常时的心电图特点：①合并单源性室性期前收缩，表现为联律间期较固定，联律间期<0.8 秒，QRS 波时限>0.12 秒，形态与既往室性期前收缩相同，起始向量多与窦性不同；常在心室率缓慢时出现。②合并多形性室性期前收缩，表现为室性期前收缩呈两种以上形态。③合并多源性室性期前收缩，表现为室性期前收缩呈两种以上形态，联律间期不等。④合并单形性室速，表现为心室率约 160 次 /min；QRS 时限>0.12 秒；波形呈一种形态，与单个或成对室性期前收缩形态相同；R-R 间期基本一致。⑤合并多源性室速，表现为 QRS 呈两种以上形态，QRS 时限>0.12 秒，波形与多源性室性期前收缩相同；多见于洋地黄或奎尼丁过量、电解质紊乱等。⑥合并房室脱节，表现为房颤患者若出现交界区性或室性逸搏心律，常提示合并二度或三度房室传导阻滞；如出现加速的交界区性或室性逸搏、阵发性交界区性心动过速、室速等，则形成干扰性房室脱节。

三、经食管超声心动图（TEE）

TEE 是评估房颤患者左心房血栓最灵敏和特异的方法，可以指导复律或导管消融手术时机。TEE 也能评估与左心房血栓形成的风险因素，如左心耳血液流速降低、主动脉粥样硬化等。

四、房颤的分型

根据 2020 年 ESC 房颤指南，将房颤分为表 106-4 所示的 5 型。

一些特殊类型房颤虽然指南建议废除，但在临床中经常被提及，现简要说明如下。

孤立性房颤（lone AF）：原指无器质性心脏病（高血压、糖尿病、心肌病等）的年轻房颤患者。但房颤的危险因素众多，该定义过于宽泛，目前已不建议使用。

非瓣膜病房颤（non-valvular AF）：指无风湿性二尖瓣狭窄、机械 / 生物瓣膜置换、二尖瓣修复等情况下发生的房颤。

沉默性房颤（silent AF）：又称无症状性房颤（asymptomatic AF），是指没有临床症状的房颤。

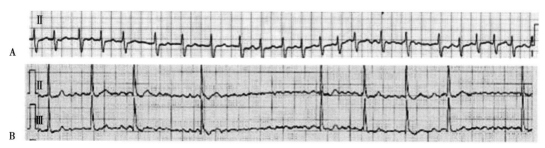

图 106-7 房颤心电图

注：P 波消失，为 f 波，心室律绝对不规则。A. 心室率>100 次 /min；B. 心室率<100 次 /min。

表 106-4 房颤分型

分型	定义
首诊房颤 (first diagnosed AF)	首次检测到的房颤,不论其是否首次发作、有无症状、是何种类型、持续多长时间、有无并发症等
阵发性房颤 (paroxysmal AF)	指 7d 内能自行终止或经干预可终止的房颤 可能会再发,间隔时间不等
持续性房颤 (persistent AF)	指房颤持续时间>7d
长程持续性房颤 (long-standing persistent AF)	指房颤持续时间>12 个月,患者有复律愿望
永久性房颤 (permanent AF)	指患者和医师不再尝试复律或维持窦性心律 这是一种患者和医师的治疗态度,而不是指房颤的病理结构 可随着症状、治疗手段更新、患者及医师治疗倾向而改变分类

另一种分类方法主要依据房颤的病理生理机制分为:器质性心脏病后房颤(AF secondary to structural heart disease)、局灶性房颤(focal AF)、多基因房颤(polygenic AF)、外科术后房颤(postoperative AF)、瓣膜病房颤(valvular AF)、运动员房颤(AF in athletes)、单基因房颤(monogenic AF)。虽没得到广泛应用,但对临床决策可能具有一定的指导价值。

五、诊断注意事项

根据心电图上 P 波消失,代之以 f 波、心律绝对不规则等特征,即可诊断房颤。但应注意与以下几种情况鉴别。

1. 房颤伴室内差异性传导时须与房颤伴发的室性期前收缩鉴别(表 106-5)。

2. 房颤伴蝉联现象与室速的鉴别(表 106-6)。

3. 迷走型与交感型自主神经性房颤的鉴别(表 106-7)。

表 106-5 房颤合并室内差异性传导与室性期前收缩的鉴别

鉴别点	房颤合并室内差异性传导	房颤合并室性期前收缩
心室率	较快	较慢
配对间期	不固定	固定
配对前间期	延长,有长 - 短周期	不一定延长
代偿间期	不长	往往较长
V₁ 导联 QRS 波	呈完全性右束支传导阻滞型,呈 RSR′ 型,偶尔可呈左束支传导阻滞图形	非完全性右束支传导阻滞型,如呈右束支传导阻滞图形,在 V₁ 导联呈单相或双相波(R、qR、RS 型等)
QRS 波形	与窦性心律时的室性期前收缩不同	多相同
QRS 起始向量	与正常 QRS 波相同	与正常 QRS 波不同
QRS 波群形态	因室内差异性传导程度不同,多变	波形态固定,或为两种以上的固定形态
畸形 QRS 波特点	前一个心动周期愈长,"配对间期" 愈短,QRS 波畸形愈显著	波形一致,与长、短周期无关
两个或以上的畸形 QRS 波连续出现	常见	少见
提早出现畸形的 QRS 波	无	可有
临床意义	洋地黄不足	洋地黄过量等

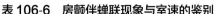

表 106-6　房颤伴蝉联现象与室速的鉴别

鉴别点	房颤伴蝉联现象	室速
病因	洋地黄不足,心室率快	洋地黄过量等
心律	绝对不规则,极快时基本规则	绝对或基本规则,R-R 间期相差仅在 0.02~0.04s
心室率	多>160 次/min	多在 100~160 次/min
QRS 时限	0.12~0.14s	多>0.14s,若>0.16s 则可确定
联律间期	无	有,固定
代偿间期	无	有
室性融合波	无	有
V₁~V₆ 导联呈 R 或 QS 型	少见	较多见
治疗	适当增加洋地黄量	若血流动力学不稳定,电复律;停用洋地黄,予苯妥英钠、利多卡因、氯化钾等

表 106-7　迷走型与交感型自主神经性房颤的鉴别

鉴别点	迷走型	交感型
性别	男性多见,男女比例为 4:1	男女比例约 1:1
年龄	首次发作多在 30~50 岁	不定
器质性心脏病	无	常有
发作时间	夜间为主	白天,尤其早晨
诱因	饮酒、进食(尤其晚餐)	情绪波动或运动
伴随症状	无	常伴有多尿、尿频
发作前心电图	心率减慢,HRV 高频成分增加,可见房性期前收缩	加速,HRV 低频成分增加
合并心律失常	多混合存在房扑	混合存在房性心动过速
诱发手段	机械性或药物刺激兴奋迷走神经	交感神经兴奋剂(如异丙肾上腺素等)或快速起搏
治疗药物	Ⅰa、Ⅰc 类药物及胺碘酮,效果差,禁用 β 受体阻滞剂、地高辛	β 受体阻滞剂、地高辛、Ⅰa、Ⅰc 类药物及胺碘酮均有效
心房起搏	治疗有效	治疗无效

注:HRV,心率变异性。

【治疗】

应该在所有房颤患者中考虑房颤的心脏结构特征,包括评估卒中风险、症状状态、房颤负荷和基质评估,以优化不同医疗水平下房颤患者的评估方法,告知患者治疗决策并促进房颤患者的最优管理。建议患者改变生活方式,严格控制危险因素,避免触发房颤发作。

房颤的治疗目的是消除或减轻症状,提高运动耐量和生活质量,预防血栓栓塞和心力衰竭并发症,降低房颤的致残率和死亡率。治疗目标是减少血栓栓塞事件和控制症状,而前者越来越受到重视。

急性房颤的治疗目的:①评价血栓栓塞的风险并确定是否给予抗凝治疗;②维持血流动力学稳定;③减轻房颤所致的症状。预防血栓栓塞是房颤急性发作期治疗的首要措施。

一、预防血栓栓塞事件

(一)风险评估

房颤最常见、最严重的并发症是附壁血栓脱落造成重要器官的栓塞表现,特别是脑栓塞,它是导致房颤患者死亡的主要原因,预防血栓栓塞是房颤治疗中非常重要的一部分,而目前主要措施是抗凝治疗。但是不同患者的抗凝治疗方案不同,根据 ESC 房颤指南推荐的 CHA₂DS₂-VASc 评分(表 106-8、表 106-9)确定是否需要抗凝和选用药物。

抗凝治疗的确减少了栓塞事件尤其是卒中事件的发生,但同时也增加了出血风险,有时甚至造成致死性出血。因此对于抗凝可能引起的出血风险也受到广泛关注,对于出血风险的评估,2020 年 ESC 房颤指南仍推荐使用 HAS-BLED 评分(表 106-10),主要包括高血压、异常的肝肾功能、卒中史、出血、不稳定的国际标准化比值(international normalized ratio,INR)、高龄、药物(抗血小板药物、非甾体抗炎药等)或酗酒等,有上述因素的患者容易发生出血并发症。HAS-BLED 评分 ≥ 3 分,提示患者有高出血风险,应考虑尽早且频繁地进行临床检查和随访,密切监测 INR、凝血功能,减少药物剂量,甚至更换药物。在抗凝过程中,应严密监测出血的风险。一旦发生出血,应视情况确定是否继续抗凝治疗。但是要注意,在没有绝对禁忌证的情况下,出血风险评估的结果不应直接用于指导口服抗凝药(OAC)在卒中预防中的使用。

表 106-8 CHA$_2$DS$_2$-VASc 评分

房颤栓塞的危险因素	英文全称	评分
充血性心力衰竭 / 左心室功能不全	congestive heart failure	1
高血压	hypertension	1
年龄 ≥ 75 岁	age	2
糖尿病	diabetes mellitus	1
卒中 /TIA/ 血栓栓塞	stroke	2
血管疾病 *	vascular disease	1
年龄 65~74 岁	age	1
女性	sex category	1
最高总分		9

注:* 血管疾病包括心肌梗死、复杂的主动脉斑块、外周动脉疾病(含既往的血管再通、外周动脉疾病截肢、造影证实的外周动脉疾病等)。

表 106-9 CHA$_2$DS$_2$-VASc 评分与抗凝药物的选择

CHA$_2$DS$_2$-VASc 评分	药物选择
<1 分	阿司匹林 81~325mg
=1 分	华法林,新型口服抗凝药
≥2 分	华法林,新型口服抗凝药

表 106-10 HAS-BLED 评分

临床情况	英文全称	评分
高血压	hypertension	1
肝肾功能不全	abnormal renal and liver function	各 1
卒中	stroke	1
出血	bleeding	1
异常 INR 值	labile INR	1
年龄 ≥ 65 岁	elderly	1
药物或饮酒	drugs or alcohol	各 1

2020 年 ESC 房颤指南指出房颤的临床分型(初发、阵发性、持续性、长程持续性和永久性房颤)不应用于指导血栓预防的适应证,同时推荐定期对患者的卒中、出血风险进行重新评估,告知治疗决策的变化,并解决潜在的可改变的出血危险因素;而对于起始低卒中风险的房颤患者,应考虑在指标评估后 4~6 个月重新评估卒中风险。

(二)抗血栓药物治疗

包括抗凝治疗和抗血小板治疗。许多研究表明,对于中高危的房颤患者来说,抗血小板治疗没有获益或获益较少,且有出血风险(虽然很小但可确定),因此,抗血小板治疗在房颤治疗中的地位下降。

1. 抗凝药物

(1)华法林:维生素 K 拮抗剂,从 20 世纪 60 年代即用于房颤患者的卒中预防。华法林抗凝的 INR 目标值为 2.0~3.0,华法林初始剂量 2.5~3mg/d,2~4 天起效,5~7 天达高峰。华法林治疗开始后,每天监测 INR,直到连续 2 天 INR 在目标范围内,然后监测 2~3 次 / 周,共 1~2 周,稳定后减少至 1 次 / 月。中国人多数适合剂量为 2.5mg/d,部分需大量或显著较小剂量,华法林基因检测分型有助于指导用药剂量以尽快达标。对于 HAS-BLED 评分 ≥ 3 分的出血高风险的中国患者,有学者和研究认为华法林抗凝 INR 目标值为 1.6~2.5。许多研究均表明华法林能降低房颤患者的栓塞事件,但由于治疗窗窄、增加出血风险、需要监测、与多种药物及食物相互作用等原因,华法林在我国尤其在老年患者中的使用情况并不理想。

(2)新型口服抗凝药(new target-specific oral anticoagulants,NOAC):目前主要包括达比加群、利伐沙班和阿哌沙班。2021 年欧洲心脏病学会房颤指南推荐,既往脑卒中、TIA 或 CHA$_2$DS$_2$-VASc 评分 ≥ 1 分的非瓣膜性房颤患者均可应用 NOAC。但指南也指出,机械瓣及血流动力学障碍的二尖瓣狭窄患者,不推荐使用。这类药物不需要监测 INR 或部分凝血活酶时间(APTT),极大提高了患者的依从性。且与华法林相比,NOAC 与药物及食物间作用较少,颅内出血风险也低。荟萃分析发现,NOAC 与华法林相比,在亚洲和非亚洲人群中均可明显减少全因死亡率,在亚洲与非亚洲人群中也均可明显减少卒中和非中枢性血栓栓塞,但在亚洲人群中减少卒中和非中枢性血栓栓塞的作用更明显。NOAC 与华法林相比对缺血性卒中、心肌梗死的影响在亚洲和非亚洲人群中相似。在安全性方面,NOAC 与华法林相比,减少大出血的作用,亚洲人群比非亚洲人群更明显;减少出血性卒中的作用,亚洲人群比非亚洲人群也更明显。

2. 抗血小板药物 常用方案为阿司匹林单用,或氯吡格雷与阿司匹林联合用药。但如前所述,目前研究表明,无论哪种方案其临床获益均小,且出血风险无明显降低,不推荐其用于中、高危患者的抗栓治疗。

抗血栓药物治疗的选择,取决于很多因素,比如患者的危险分层、出血风险、依从性、经济情况等,因此,选择药物要个体化,并且与患者充分沟通,选择对患者最佳的治疗方案。

3. 紧急复律前用药 需紧急复律时,也应根据情况抗凝,推荐肝素或低分子量肝素,或 X a 因子 / 凝血酶抑制剂,具体用法详见后述"直流电复律、药物复律"部分。

（三）抗血栓非药物治疗

包括经皮左心耳封堵或是心脏手术时进行左心耳封堵或切除。因为房颤患者主要在左心耳形成附壁血栓,若能封堵或切除左心耳,则能降低临床血栓事件。对于不能耐受抗凝治疗的患者,经皮左心耳封堵也是一个选择,或者有其他心脏手术适应证时进行左心耳封堵或切除。但因为左心耳的解剖复杂,致使封堵或切除不完全、手术相关并发症等,并不将手术抗血栓治疗作为推荐。

二、控制心律治疗

虽然研究表明,控制心律治疗不能改善患者预后,复律治疗可以改善患者症状,尤其对于年轻、初发、合并急性疾病等患者。根据不同情况,可以选择直流电复律、药物复律、药物维持心律或者射频消融手术治疗等。

（一）直流电复律、药物复律

1. 适应证 ①房颤病史不超过1年,心脏无显著扩大,且心力衰竭已纠正者(房颤病程较长,心脏扩大者,复律成功率下降,复律后也难维持);②基础病因去除后仍有房颤者,如甲亢控制者,二尖瓣手术后等;③超声心动图检测心房内无血栓,左心房内径<45mm者;④房颤伴心力衰竭、心绞痛,或心室率增快,药物难以控制者;⑤有栓塞病史者(复律治疗有预防血栓再次形成的意义,但复律要在栓塞3个月后进行,且术前要抗凝);⑥房颤伴肥厚型心肌病者。

2. 禁忌证 ①房颤持续>1年;②基础病因心脏明显扩大或有明显心力衰竭者;③合并严重二尖瓣关闭不全且左心房巨大者;④病因未去除者;⑤非药物影响,心室率缓慢者;⑥合并病态窦房结综合征的阵发性或持续性房颤(慢-快综合征);⑦洋地黄中毒者。

3. 治疗方案

(1)预防血栓治疗:不论直流电复律还是药物复律,均应在复律前抗凝(表106-11),房颤复律后,抗凝持续时间长短取决于患者血栓形成的风险大小。需指出的是:复律有引起血栓栓塞的危险,且药物复律与电复律发生血栓栓塞或脑卒中的危险性相同,两种复律方法的抗凝治疗相同。2020年ESC房颤指南推荐:对于房颤持续时间超过24小时的患者,即使复律成功转复窦性心律后,应继续抗凝治疗至少4周。超过4周后是否长期口服抗凝药取决于患者的卒中危险因素。在房颤持续时间≤24小时且卒中风险极低的患者中(CHA₂DS₂-VASc评分:男性0分,女性1分)可以不进行4周抗凝治疗。

若患者已口服华法林,且INR为2~3,可继续华法林治疗。若患者未使用口服抗凝药,应在急性期用普通肝素或低分子量肝素抗凝。普通肝素应用方法:70U/kg静脉注射,之后以15U/(kg·h)开始输注,以后根据APTT调整肝素用量,将APTT延长至用药前的1.5~2.0倍。或应用固定剂量的方法,即普通肝素5 000U静脉注射,继之1 000U/h静脉滴注。低分子量肝素如依诺肝素钠、那曲肝素钙等的应用方法及剂量可根据不同制剂和患者体重,参见本书"第104章肺栓塞"的治疗部分。

表106-11 复律前抗凝方案选择

临床情况	抗凝方案
房颤持续≥48h,或时间不详,血流动力学稳定	复律前华法林至少3周,复律后4周(也可选择NOAC);或复律前行经食管超声检查,若证实左心房无血栓,可复律,之后抗凝4周
房颤<48h,卒中高危	复律前或之后立即静脉应用肝素或低分子量肝素,或Ⅹa因子/凝血酶抑制剂,复律后长期抗凝治疗
需紧急复律	复律前或之后立即静脉应用肝素或低分子量肝素,或Ⅹa因子/凝血酶抑制剂,之后抗凝持续至少4周

(2)直流电复律:应采用同步方式。起始电量100J(双相波)或150J(单相波)。一次复律无效,应紧接进行再次复律(最多3次)。再次复律应增加电量,最大可用到双相波200J,单相波300J。同步直流电复律是安全有效的方法,几乎适用于所有首次发作的房颤患者,成功率达80%~95%,电复律前服用胺碘酮或普罗帕酮,可提高电复律成功率,几乎达到100%。电复律成功后仍需药物来维持窦性心律,通常选择胺碘酮。

(3)药物复律:在充分衡量血栓栓塞风险后,房颤的药物复律仅适用于血流动力学稳定的房颤患者。复律的主要目的是改善患者的症状。药物复律前必须评估患者有无器质性心脏病,据此来确定复律的药物选择,选择药物时将用药安全性置于首位。对于患有病态窦房结综合征、房室传导阻滞或QTc间期延长(>500毫秒)的患者,除非已充分考虑心律失常和心动过缓的风险,否则不应尝试药物复律。阵发性房颤药物复律效果较好,部分患者可自行复律,但持续性房颤患者药物复律的成功率大大减少。药物复律应在医院内进行,应注意观察并处理所使用的药物可能出现的不良反应。需对复律后的患者进行一段时间的观察并确定稳定后才可离院。药物选择主要有以下几种(表106-12):①对于新发房颤、无器质性心脏病者,推荐普罗帕酮1.5~2mg/kg稀释后静脉推注>10分钟,若无效可在15分钟后重复,最大量280mg。不良反应包括室内传导障碍加重、QRS波增宽、负性肌力作用,诱发或使原有心力衰竭加重,造成低心排血量状态。因此,心肌缺血、心功能不全和室内传导障碍者相对禁用或慎用。②新发房颤患者,若无器质性心脏病,不伴有低血压或充血性心力衰竭症状,血电解质和QTc间期正常,可以考虑使用伊布利特:成人体重≥60kg者用1mg溶于5%葡萄糖液50ml内静脉缓慢推注。如需要,10分钟后重复一次,最大累积剂量2mg。成人<60kg者,以0.01mg/kg按上法应用。房颤终止则立即停用。肝肾功能不全者无须调整剂量,用药应监测QTc变化,开始给药至给药后4小时需持续心电图监护,防止发生药物促心律失常(如尖端扭转型室速)。③没有明显器质性心脏病的新发房颤患者,还可考虑单次口服大剂量的普罗帕酮(450~600mg),这种策略应在医疗监护的条件下并能确保安全的情况下进行。④有器质性心脏病的新发房颤患者,推荐静脉应用胺碘酮(5mg/kg,静脉输注1小时,

继之 50mg/h 静脉泵入)。可以持续使用复律,一般静脉用药 24~48 小时。若短时间内未能转复,拟择期复律,可考虑加用口服胺碘酮(200mg/ 次,每日 3 次),直至累积剂量已达 10g。⑤屈奈达隆:结构和特征与胺碘酮相似,与胺碘酮相比,屈奈达隆不含碘,安全性增加,亲脂性降低,半衰期显著缩短至约 24 小时,用量 400mg,2 次 /d。但屈奈达隆复律效果较胺碘酮差。⑥氟卡尼:200~300mg 口服,可能的副作用有低血压、快速传导的房扑等。⑦维纳卡兰:经静脉途径应用于复律,起效快,初始剂量 3mg/kg 大于 10 分钟,初始剂量后 10~15 分钟可 2mg/kg 继续应用。但国内尚未上市,可能导致低血压、QT 间期延长、QRS 波增宽,非持续性室速。维纳卡兰不可用于以下患者:低血压(收缩压<100mmHg),近期发生急性冠脉综合征(1 个月内),NYHA Ⅲ、Ⅳ 级心力衰竭,长 QT 间期,严重主动脉狭窄。⑧不推荐使用洋地黄类药物、维拉帕米、索他洛尔、美托洛尔用于房颤患者的转复。

表 106-12 房颤复律药物选择

药物	给药途径	初始剂量	后续给药	复律成功率及复律时间	注意事项
氟卡尼 [#]	口服 [&] IV	200~300mg 2mg/kg 大于 10min	无	59%~78%(3h 为 51%, 8h 为 72%)	①不可用于心肌缺血患者和 / 或心脏结构明显异常者;②可能导致低血压,房扑 1∶1 传导(见于 3.5%~5.0% 患者);③氟卡尼可能导致 QRS 波增宽;④不可用于房扑的药物复律
普罗帕酮 [#]	口服 [&] IV	450~600mg 1.5~2mg/kg 大于 10min	无	口服:3h 为 45%~55%, 8h 为 69%~78%。IV:6h 为 43%~89%	
维纳卡兰 [*]	IV	3mg/kg 大于 10min	2mg/kg 大于 10min (初始剂量后 10~15min)	<1h(50%10min 内复律)	①不可用于以下患者:低血压(收缩压<100mmHg),近期 ACS(1 个月内),NYHA Ⅲ、Ⅳ 级心力衰竭,长 QT 间期,严重主动脉狭窄 ②可能导致低血压、QT 间期延长、QRS 波增宽,非持续性室速
胺碘酮 [#]	IV	5~7mg/kg 1~2h	50mg/h(24h 总量不超过 1.2g)	44%(8~12h,也可能数日)	①可能导致静脉炎(使用大静脉、避免静脉应用超过 24h,最好使用输液泵) ②可能导低血压、心动过缓 / 房室传导阻滞、QT 间期延长 ③只有其他药物无法使用时,才能用于甲亢患者(有甲状腺毒症风险)
伊布利特	IV	1mg 大于 10min (若体重<60kg,则 0.01mg/kg)	1mg 大于 10min(初始剂量后 10~15min)	31%~51%(房颤) 63%~73%(房扑) (大约 1h)	①房扑复律有效 ②不能用于以下患者:长 QT 间期、LVH、低 LVEF ③应在冠心病监护病房中使用,因为可能导致 QT 间期延长、多形性室速(尖端扭转型) ④至少心电监护 4h 以便发现心律失常征兆

注:IV,静脉注射;ACS,急性冠脉综合征;LVEF,左心室射血分数;LVH,左心室肥厚;NYHA,New York Heart Association,纽约心脏病协会; [#] 最常用于房颤复律; [&] 门诊患者自行服用,可作为口袋药的治疗方案; [*] 国内尚未上市。

(二)维持窦性心律预防复发的药物治疗

在多数情况下,房颤的复发不是某个单一因素所致,房颤复律成功后,需要选择抗心律失常药物减少发作频率及持续时间,改善临床症状。但在治疗之前,应进行病因治疗,常见的因素有冠心病、瓣膜性心脏病、高血压和心力衰竭、甲亢等,纠正病因后房颤有时可以逆转。治疗开始前还应充分考虑抗心律失常药物使用的风险,选择药物首先考虑的是安全性,而不是效果。

1. 胺碘酮 2020 年 ESC 房颤指南推荐将胺碘酮用于所有房颤患者以长期控制心律,对于合并心力衰竭、冠心病、明显心室肥厚的高血压心脏病的患者可以首选胺碘酮。但合并窦房结功能不佳、房室传导阻滞、肺基础疾病、长 QT 间期的患者禁用或慎用。长期使用胺碘酮时,剂量可以 100mg/d 维持。胺碘酮主要副作用是心率缓慢、明显 QT 间期延长,但较少发生尖端扭转型室速,同时还可能影响甲状腺、肝功能、肺纤维化等。若考虑到心外毒性,应优先选择其他药物。

2. 器质性心脏疾病的房颤患者 可选择氟卡尼、普罗帕酮。氟卡尼可增加既往心肌梗死患者的死亡率,因此应避免应用于心肌缺血的患者。高血压心脏病的房颤患者,如无冠心病或无明显心室肥厚(左心室壁厚度≤1.4cm)可选用氟卡尼、普罗帕酮和索他洛尔,此时胺碘酮可作为二线用药。氟卡尼、普罗帕酮均有负性肌力作用,因此不能用于左心室功能不全的患者。以下患者也应慎用:窦房结功能不佳、房室传导阻滞、房扑、冠心病、Brugada综合征、肝脏基础疾病等。

3. 不合并心力衰竭的房颤患者 可以考虑屈奈达隆。它是胺碘酮的类似物,但不含碘。因此屈奈达隆不良事件的发生率比胺碘酮低,但相对的疗效也不如胺碘酮。屈奈达隆会增加心力衰竭患者的死亡率,副作用还有减慢心率、增加QT间期,可能引起尖端扭转型室速等。

4. 其他房颤患者药物的选择 ①对于迷走神经介导的房颤,有抗胆碱作用的长效丙吡胺是一个较好的选择,氟卡尼和胺碘酮可分别作为第二和第三选择,但不宜用普罗帕酮,因后者有内在β受体阻滞活性,可能加重迷走神经介导的房颤。②对于交感神经介导的房颤,首选β受体阻滞剂治疗,索他洛尔和胺碘酮可作为替代治疗。对于孤立性房颤患者,可先试用β受体阻滞剂,但氟卡尼、普罗帕酮和索他洛尔更有效,胺碘酮和多非利特可作为替代治疗。除非胺碘酮无效,一般禁用奎尼丁、普鲁卡因胺和丙吡胺。③对于左心室功能正常或有缺血性心脏病的患者,在密切监测QT间期、血钾、肌酐清除率和其他心律失常危险因素的情况下,可以考虑使用索他洛尔长期控制节律。

(三)维持窦性心律预防复发的非药物治疗

1. 射频消融 房颤患者是否进行导管消融,推荐综合考虑房颤手术风险、术后复发风险,并与患者充分讨论后再进行决定。难治性房颤或不能耐受抗心律失常药物的房颤患者,若症状明显,可以选择射频消融治疗。术前应仔细评估房颤分型、其他治疗的可能、心脏基础疾病、患者倾向等。在症状反复发作的阵发性房颤患者中,临床医生在权衡药物和导管消融治疗利弊后,在抗心律失常药治疗前进行导管消融是一个合理的初始心律控制策略。有证据支持在经验丰富的中心,对于年轻、无结构性心脏病的阵发性房颤者其效果最好。但对于长程持续性、老年或合并心力衰竭的患者,射频消融的安全性及疗效尚不明确。对于有卒中危险因素,在消融前未口服抗凝药的房颤患者,推荐先行抗凝治疗,并最好在消融前至少3周启动抗凝治疗,或在消融前行TEE检查排除左心房血栓。

2. 心脏起搏器 合并病态窦房结综合征时,或有时抗心律失常药物会进一步降低窦房结功能,房颤患者会出现心率缓慢,此时可以考虑植入心脏起搏器。而与右心室起搏相比,心房起搏或双腔起搏能明显降低术后房颤的发生率。

3. 迷路手术 因其他适应证进行心脏手术的患者,评估效益比后,可以考虑同时进行迷路手术治疗。或者其他方法不能控制、症状非常明显的房颤患者也可以考虑单纯的迷路手术治疗。

三、控制心室率治疗

房颤患者控制心室率治疗很重要,能够缓解患者症状,并降低患者发展为心动过速性心肌病的可能。房颤患者的最佳心室率控制目标值尚不明确。RACE Ⅱ研究发现,房颤患者中,宽松心室率控制(静息心率<110次/min)和严格心室率控制(静息心率<80次/min)的主要复合终点(心血管病死亡、心力衰竭住院、脑卒中、栓塞、出血、恶性心律失常事件)无显著性差异。因此,严格心室率控制未必能使房颤患者获益,但这一试验结果是否可外推到所有房颤患者值得商榷。房颤患者接受心室率控制治疗时,除参考循证医学证据外,需根据患者的症状及合并症、心功能状态等情况个体化地决定心室率控制目标。

(一)药物治疗

应根据患者自觉症状程度、血流动力学情况、是否合并心力衰竭、房颤病因等综合因素选择药物。若需要紧急控制心室率,则选择静脉药物或者电复律,若血流动力学稳定,无须紧急控制心室率,则推荐口服药物治疗。具体药物如下。

1. β受体阻滞剂 最常用的药物包括艾司洛尔、普萘洛尔、美托洛尔等。用法:艾司洛尔0.25~0.50mg/kg静脉注射(>1分钟),继以50μg/(kg·min)静脉滴注维持;或普萘洛尔1mg于5分钟内静脉注射,必要时每5分钟可重复,最大剂量可达5mg,维持剂量为每4小时1~3mg;或美托洛尔5mg,5分钟内静脉注射,必要时5分钟可重复,最大剂量10~15mg。口服方法是25~100mg每天2次。与地高辛联合治疗,能更快控制心室率,但要注意防止心率过慢。

2. 非二氢吡啶类钙通道阻滞剂 包括地尔硫䓬、维拉帕米。用法:地尔硫䓬常采用"15法则",即2分钟静脉注射15mg,必要时15分钟后重复1次,继以15mg/h静脉滴注维持,调整输液速度,使心室率达到满意的控制;或维拉帕米,用法是每10分钟静脉注射5~10mg,必要时30~60分钟后重复1次。应注意这两种钙通道阻滞剂均有一定的负性肌力作用,可导致低血压,维拉帕米更明显,因此左心室收缩功能不全、失代偿心力衰竭的患者不宜使用。同时,合并预激综合征或可能有旁路的房颤患者也不推荐使用,因为会提高心室率造成低血压或室速。

3. 地高辛 是伴有心力衰竭、肺水肿的快速房颤首选药物,但必须首先排除预激综合征并发的房颤,并询问患者近期内洋地黄类药物应用情况。用法:0.2~0.4mg静脉注射,必要时2~6小时可重复使用。若近期内曾口服洋地黄制剂者,可在密切观察下给地高辛0.2mg。口服剂量为0.125~0.250mg,每天1次。

(二)房室结消融

药物控制心室率不佳、症状明显的房颤患者可以考虑房室结消融并植入永久起搏器,可以改善症状,提高生活质量。其中心动过速性心肌病的患者获益最大,而老年患者并不推荐,因为可能产生起搏器依赖。术后患者无需药物控制心室率。

106

四、病因治疗

如前所述，房颤治疗开始前，应先评估可能病因，如病因未控制，房颤难以消除，心室率也难以控制，故应积极治疗病因。包括甲亢、肺部感染、低氧血症、心脏瓣膜疾病、心力衰竭等。

五、房颤急诊诊疗流程

急性房颤发作是指房颤首次发作、阵发性房颤发作期，以及持续性或永久性房颤发生快速心室率和/症状加重，常由于心室率过快和不规则，出现症状突然明显加重，包括心悸、气短、乏力、头晕、活动耐量下降、尿量增加；更严重的包括静息状态呼吸困难、胸痛、间歇性晕厥等。急性房颤发作的常见病因包括高血压、肥胖、瓣膜性心脏病、各种原因引起的心力衰竭、急性心肌梗死、心肌病、先天性心脏病、甲亢、睡眠呼吸暂停、慢性阻塞性肺疾病等。急性房颤发作可与某些急性、暂时性的诱因有关，如过量饮酒、毒素、外科手术后、心功能不全、急性心肌缺血、急性心包炎、急性心肌炎、肺部感染、急性肺动脉栓塞和电击等。

对急性房颤患者，首先要评估房颤伴随的风险：①询问病史，如房颤发作开始的时间及持续时间、评估卒中风险、诱发因素（如劳累、睡眠、咖啡因、饮酒）等。②注意生命体征，如心率、血压、呼吸频率和氧饱和度、神志等。③辅助检查，如心电图（确诊房颤、评估有无左心室肥大、病理性 Q 波、δ 波等情况）、心脏超声检查（初次房颤发生时，心脏超声为常规检查，评估有无瓣膜性心脏病、心房和心室大小、室

壁厚度和运动幅度、心脏功能、肺动脉压及心包疾病），必要时 CT 检查（评价有无急性脑卒中），以及实验室检查（血清电解质、肝肾功能、凝血功能、肌钙蛋白、甲状腺功能等）。

房颤的急诊处理需要考虑诸多因素，包括准确的诊断、患者生命体征是否稳定、有无可纠正的病因、心律调控（复律或心室率控制）、是否需要抗凝治疗，以及患者相关教育及后续随访。处理急性房颤时，根据处理策略不同分为血流动力学不稳定性和血流动力学稳定性两大类，具体流程可参照图 106-8。

1. 血流动力学不稳定性房颤处理 血流动力学不稳定性房颤的定义：①收缩压<90mmHg，并有低灌注的表现（神志不安、躁动、迟钝；皮肤湿冷；尿量<20ml/h）；②肺水肿；③心肌缺血（持续性胸痛和/或有急性缺血的心电图表现）。转复窦性心律是恢复血流动力学稳定的首要任务，如无禁忌，推荐同步直流电复律作为一线治疗（详见上述"二、控制心律治疗"中的"直流电复律"相关内容）。但要注意排除其他引起血流动力学不稳定原因，如感染（脓毒症）、肺栓塞、消化道出血等。对血流动力学不稳定的高卒中风险房颤患者，在电复律前应给予治疗量的普通肝素或低分子量肝素。需要紧急电复律，来不及抗凝治疗，复律后应立即给予普通肝素或低分子量肝素或新型口服抗凝剂进行抗凝。所有电复律后的房颤患者，电复律后需要继续口服抗凝剂治疗 4 周，然后根据 CHA_2DS_2-VASc 风险评估再决定是否长期抗凝治疗。持续性房颤或电复律未成功者，可以给予转复房颤药物后再进行电转复。具体药物治疗详见上述"二、控制心律治疗"中的"药物复律"。

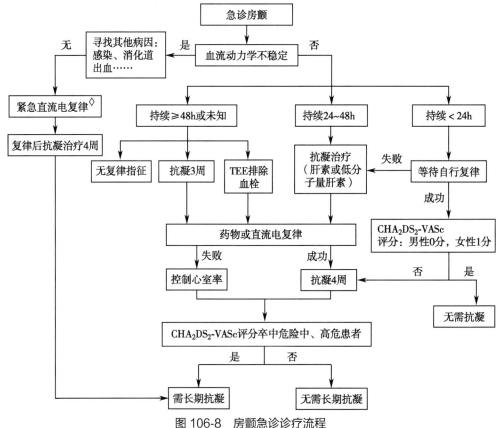

图 106-8 房颤急诊诊疗流程
注：◇：电复律前或之后立即予肝素或低分子量肝素抗凝

2. 血流动力学稳定性房颤处理 血流动力学稳定性急性房颤治疗策略：首先评价血栓栓塞的风险，决定开始抗凝的时间，以及是否需要长期抗凝治疗；其次根据心室率、症状和有无器质性心脏病，决定是否需要控制心室率；最后，决定是否复律、复律的时间、复律的方式，以及复律后预防房颤复发，详见上述"一、预防血栓栓塞事件""二、控制心律治疗""三、控制心室率治疗"。

六、特殊房颤治疗

1. 预激综合征伴房颤 若心室率显著增快引起血压降低，甚至晕厥，或伴有心力衰竭、肺水肿时应紧急处理，首选同步直流电复律，无条件时只有胺碘酮可以选择。相对稳定患者可选用胺碘酮、普罗帕酮、普鲁卡因胺或依布利特等抗心律失常药物，使旁路传导减慢从而降低心室率，恢复窦性心律。控制心室率避免使用 β 受体阻滞剂、非二氢吡啶钙通道阻滞剂、洋地黄和腺苷等药物，因这些药物阻断房室结的传导，房颤通过旁路下传使心室率反而增快。对这类患者推荐射频消融治疗。

2. 合并急性冠脉综合征（ACS） 考虑为 ACS 的新发房颤患者，若血流动力学不稳定、持续缺血、胸痛明显、心室率控制不佳，推荐直流电复律。相对稳定患者，若无禁忌证，推荐静脉应用 β 受体阻滞剂，若合并心力衰竭则可以静脉注射地高辛或胺碘酮，控制心室率并改善心功能。而 $CHA_2DS_2\text{-}VASc$ 评分 ≥ 2 分的患者，推荐华法林抗凝或新型口服抗凝药（NOAC）。单纯经皮冠状动脉介入治疗（PCI）术后患者，如果支架血栓形成风险较低，或衡量出血风险大于血栓栓塞风险时，推荐早期停用阿司匹林（1 周内）并持续使用 1 种 NOAC+1 种 P_2Y_{12} 抑制剂（优选氯吡格雷）的双联治疗达到 12 个月。

3. 合并急性或慢性肺部疾病 应纠正低氧血症和酸中毒，慢性阻塞性肺疾病患者首选非氢吡啶类钙通道阻滞剂控制心室率。若因房颤造成血流动力学不稳定则需紧急电复律。

4. 合并甲亢 若无禁忌，首选 β 受体阻滞剂控制心室率，否则选用非二氢吡啶类钙通道阻滞剂。

5. 合并急性非心脏疾病 如高血压急症、术后、瓣膜炎症、肺栓塞等，多数情况下随着疾病的好转，房颤可自行终止。急性期首选 β 受体阻滞剂控制心室率。抗凝治疗的作用尚不明确，可能与疾病状态、患者危险分层及房颤持续时间相关。

6. 合并心力衰竭 若为代偿期，可选用 β 受体阻滞剂或非二氢吡啶类钙通道阻滞剂。地高辛在左心功能下降的患者中可改善平静时心室率，也可与 β 受体阻滞剂或非二氢吡啶类钙通道阻滞剂联合用药。胺碘酮为二线用药。若药物控制心室率不理想，可选择房室结消融。急诊控制心室率时，若无预激综合征，可静脉注射 β 受体阻滞剂，但注意预防心力衰竭加重、血压下降、心室率过慢等；也可静脉注射地高辛。若均效果不佳，可以静脉注射胺碘酮。

7. 肥厚型心肌病 这类患者也应根据 $CHA_2DS_2\text{-}VASc$ 评分决定抗凝方案，而抗心律失常药物可以选择胺碘酮或丙吡胺联合 β 受体阻滞剂或非二氢吡啶类钙通道阻滞剂。若药物治疗不佳或不能耐受，则可以考虑射频消融。

8. 心脏术后 对于心脏术后的房颤，首选 β 受体阻滞剂，若有禁忌，则选择非二氢吡啶类钙通道阻滞剂。术前使用胺碘酮可能减少房颤发生率，且可预防高危患者的术后房颤。与非手术患者一样，这类也应给予抗凝治疗。

9. 老年患者 随着年龄增长，房颤发生率上升，且卒中风险上升。老年患者药物清除能力下降，易造成药物蓄积，同时老年房颤患者症状较轻，因此建议控制心室率治疗。可以选择 β 受体阻滞剂或非二氢吡啶类钙通道阻滞剂，地高辛可作为二线用药。但是这类患者要加强监控，防止心率过慢、血压过低及药物毒副作用。

（费爱华）

参 考 文 献

[1] CALKINS H, HINDRICKS G, CAPPATO R, et al. 2017 HRS/EHRA/ECAS/APHRS/SOLAECE expert consensus statement on catheter and surgical ablation of atrial fibrillation [J]. Europace, 2018, 20 (1): e1-e160.

[2] HINDRICKS G, POTPARA T, DAGRES N, et al. 2020 ESC guidelines for the diagnosis and management of atrial fibrillation developed in collaboration with the European Association of Cardio-Thoracic Surgery (EACTS): The task force for the diagnosis and management of atrial fibrillation of the European Society of Cardiology (ESC) Developed with the special contribution of the European Heart Rhythm Association (EHRA) of the ESC [J]. Eur Heart J, 2021, 42 (5): 373-498.

[3] SHAH S R, LUU S W, CALESTINO M, et al. Management of atrial fibrillation-flutter: Uptodate guideline paper on the current evidence [J]. J Community Hosp Intern Med Perspect, 2018, 8 (5): 269-275.

[4] 黄从新, 张澍, 黄德嘉, 等. 心房颤动: 目前的认识和治疗的建议-2018 [J]. 中国心脏起搏与心电生理杂志, 2018, 32 (04): 6-59.

第 5 节　　　　室性心动过速

室性心动过速（ventricular tachycardia，VT），简称室速，为起源于希氏束分叉以下的束支、浦肯野纤维、心室肌的快速性心律失常。目前国内大多采用 Wellens 等的定义：频率>100 次 /min，连续 3 个或 3 个以上的室性期前收缩所组成的心律，如为程序心脏电刺激所诱发的室速，则必须是持续 6 个或 6 个以上的快速心室搏动（频率>100 次 /min）。由于发作时心脏基础病变、心功能状态、频率及持续时间等的迥异，使其临床和预后有很大差别。室速虽非临床最常见的心律失常，但常导致严重血流动力学障碍，甚至因蜕变为室颤而引起猝死，需及时正确地诊断和治疗。

106

【病因与发病机制】

室速常发生于各种器质性心脏病患者,最常见为冠心病,其次是心肌病、心力衰竭、二尖瓣脱垂、瓣膜性心脏病等,其他病因包括心脏神经及内分泌调节紊乱、电解质紊乱、药物干扰或破坏心脏电活动,以及由于基因表达异常、改变心肌排列或离子通道特征等的遗传性心脏病,如肥厚型心肌病、长 QT 间期综合征(LQTS)、Brugada 综合征等。室速偶可发生在无器质性心脏病者。

目前认为室速的发生机制主要为折返,少数为自律性增高或触发活动所致。

1. 折返 折返的形成必须具备两条功能或解剖上相互分离的传导径路、部分传导途径的单向阻滞和另一部分传导缓慢这三个条件。心室内的折返可为大折返(macro-reentry)——具有明确解剖学途径的折返(束支折返等),以及微折返(micro-reentry)——发生于小块心肌甚至于细胞水平的折返,后者为心室内折返最常见形式。

室速时的折返主要发生于正常心肌细胞和异常的具有传导性的心肌组织间,折返性室速的频率冲动在折返环内,传导速度和环长有关,而单向阻滞和慢传导均发生于异常组织中,可自发或因心率改变而产生。心肌的缺血、低血钾及代谢障碍等引起的心室肌细胞膜电位改变、动作电位时间、不应期、兴奋传导性的非均质性,使心肌电活动不稳而易诱发室速。

折返机制诱发的室速具有以下特点:①可为程序刺激所诱发;②可为程序刺激及超速起搏所终止;③心房刺激罕有诱发;④诱发室速的期前收缩联律间期与期前收缩距室速第一个 QRS 波间期成反比关系;⑤诱发室速周期长度与程序刺激周期长度、期前刺激数目及期前联律间期无关;⑥存在"拖带"(entrainment)现象;⑦心室晚电位可阳性;⑧维拉帕米药效不确切。

2. 自律性增高 心肌缺血缺氧、心肌牵张均使心室异位起搏点 4 相舒张期除极坡度提高,而导致心室肌异常自律性或自律性增高;血儿茶酚胺浓度增高、细胞外液低钾及洋地黄作用,可使希 - 浦氏系统自律性增高。此类室速的电生理特点为:①运动、静脉滴注异丙肾上腺素可诱发其发作;②程序刺激既不能诱发也不能终止其发作;③无"拖带"现象;④期前刺激周期与回响周期无关;⑤心室晚电位阴性;⑥维拉帕米治疗无效。

3. 触发活动 触发活动诱发的室速约占 5%,常由前一次除极活动的早期后除极或延迟后除极所诱发。现较明确的与触发活动有关的室速包括多形性室速、洋地黄中毒所致室速及维拉帕米敏感性室速;再灌注诱发的室速仅见于动物实验中。电生理特点:①可为程序刺激诱发或终止;②与起搏频率有关;③常不表现为"拖带"现象;④诱发室速的期前收缩联律间期与回响周期呈正相关;⑤心室晚电位阳性;⑥维拉帕米常可终止或预防其发作。

【诊断】

一、临床表现特点

室速多由体位改变、情绪激动、突然用力或饱餐所诱发,亦可无明显诱因。室速的临床症状轻重视发作时心室率、持续时间、基础心脏病变和心功能状况不同而异。非持续性室速(发作时间短于 30 秒,能自行终止)的患者通常无症状。持续性室速(发作时间超过 30 秒,需药物或电复律始能终止)常伴有明显血流动力学障碍与心肌缺血,临床症状常见的有心悸、气促、心绞痛、低血压、少尿和晕厥,严重者表现为心力衰竭和阿 - 斯综合征发作。听诊心律可轻度不规则,第一、二心音分裂,收缩期血压可随心搏变化。如发生完全性室房分离,第一心音强度经常变化,颈静脉间歇出现巨大 a 波。当心室搏动逆传并持续夺获心房,心房与心室几乎同时发生收缩,颈静脉呈现规律而巨大的 a 波。

二、心电图特征

心电图是诊断室速的基石。室速的心电图特征:①3 个或以上的室性期前收缩连续出现。②心室率通常为 100~250 次 /min,心律规则,亦可略不规则。③ QRS 波群形态畸形,时限增宽(0.12~0.18 秒),约 2/3 的病例其 QRS ≥ 0.14 秒;约 2/3 的室速其 QRS 呈右束支传导阻滞图形(V₁ 呈 rsR'、qR 或单相 R 波),1/3 呈左束支传导阻滞图形(V₁ 以负向波为主,V₆ 以正向波为主)。少数病例其 QRS 形态均不符合左、右束支传导阻滞图形。ST-T 波方向与 QRS 波群主波方向相反。④房室关系:半数室速发作时,呈现完全性房室分离(图 106-9);另一半可见室房(VA)传导,其中大部为 1:1 VA 传导,其余为 2:1 或隐匿性 VA 传导。⑤额面电轴:室速发作时,约 2/3 的病例电轴左偏(-90°~-30°),其余电轴右偏或正常(两者各占一半)。⑥心室夺获和室性融合波:室速发作时少数室上性冲动可下传心室,产生心室夺获,表现为在 P 波之后,提前发生一次正常的 QRS 波群。室性融合波的 QRS 波群形态介于窦性与异位心室搏动之间,其意义为部分夺获心室。⑦发作和终止:一般而言,室速发作突然。室速的第一个搏动通常是提前的,其形态与随后的 QRS 波相似,也可略有不同。如无治疗,持续性室速或自行终止,或蜕变为室颤。自行终止前,往往有几个搏动或几秒室速的频率和形态发生改变,蜕变为室颤前,常有室速频率的加快。⑧刺激颈动脉窦无反应。

三、室速的分类

鉴于室速的病因、临床表现与心电图特点及治疗等方面存在有明显的差异,其临床分类方法颇多,如下。

(一) 按室速发病机制的不同

①折返性室速:室速由心室内快速折返形成所致。折返是室速最常见的发生机制。②自律性室速:室速由室内异位起搏点自律性增高所致,见于加速性室性自主心律。

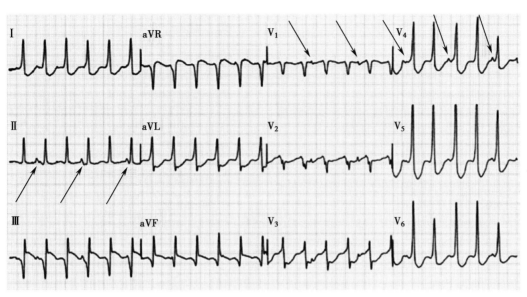

图 106-9 室速

注：图示房室分离，P波（箭头）与 QRS 波群无关。

③触发活动性室速：室速由心肌早期后除极和延迟后除极所致，主要见于由长 QT 间期综合征引起的尖端扭转型室速、洋地黄中毒引起的室速。

（二）根据室速发作持续时间的长短

①持续性室速（sustained VT）：室性搏动频率>100次/min，时间持续 30 秒以上，不能自行终止；或虽持续时间<30 秒，但已出现血流动力学紊乱而需立即电复律者。还有少见的持续性室速，发作持续时间长，抗心律失常药物及电复律不能有效终止者，称为无休止性室速。②非持续性室速（non-sustained VT，NSVT）：室性搏动频率>100次/min，持续时间<30 秒，且血流动力学稳定，能够自行终止。典型的 NSVT 一般由 3~10 个室性心律组成，心室率多在 100~200 次/min。也有人将持续反复发作、能够自行终止的 NSVT 称作反复性单形性室速。

（三）根据有无器质性心脏病

①器质性心脏病性室速：各种器质性心脏病导致的室速，常见于冠心病、心肌病、心力衰竭、右心室发育不良性室速等。②特发性室速：发生在形态和结构正常的心脏的室速。根据发生部位，可分为左心室特发性室速和右心室特发性室速。

（四）根据室速发作时血流动力学的改变和预后分类

1. 良性室速 室速发作时未造成明显血流动力学障碍，发生心源性猝死的危险性很低。主要见于非器质性心脏病患者。

2. 潜在恶性室速 非持续性但反复发作的室速，不常导致血流动力学障碍，但可能引起心源性猝死，患者大多有器质性心脏病的客观证据。

3. 恶性室速 反复发作持续性室速，造成明显血流动力学障碍，表现为黑矇、晕厥、心功能不全、心绞痛发作甚至猝死。常发生在心脏扩大、LVEF<30% 的患者。常见类型有多形性室速、尖端扭转型室速、束支折返性室速等。

（五）根据室速发作形式的不同

1. 阵发性室速 室速突然发生和终止，节律可整齐也可不整齐，心室率 160~250 次/min，QRS 波形可为单形性、双向性和多形性。

2. 非阵发性室速 又称加速性室性自主心律、室性自搏性心动过速。其起始往往缓慢而非突然，是由于心室异位节律点的兴奋性高于窦房结所致。心室率通常为 60~110 次/min（偶有快达 140 次/min者），与窦性心律的频率接近，差异常在 5~10 次/min。常呈短阵发作，多以 3~20 个心动为一阵，与窦性心律交替出现，常见心室夺获及室性融合波。当窦性频率增快时，室性自主心律便被替代，反之，又出现室性自主心律。常见病因是急性下壁心肌梗死、急性心肌炎、高血钾、洋地黄中毒等，也可见于无器质性心脏病的患者。临床过程相对良好，常自动消失，罕见转为室颤，且不影响心功能。治疗以针对原发病为主，如必要，可首选阿托品以消除窦性心律不齐并加快窦性心律。利多卡因和普鲁卡因胺亦有效，但不常规应用，电复律无效。

（六）根据室速发作时 QRS 波群形态

1. 单形性室速（monomorphic VT） 是指室速发作时，QRS 波群形态在 ECG 同一导联上单一而稳定。

单形性室速持续时间 ≥30 秒，或持续时间虽<30 秒但室速发作时伴随血流动力学障碍需早期进行干预治疗，则称为持续性单形性室速（sustained monomorphic VT，SMVT）。SMVT 大多发生于结构性心脏病患者，但也可见于目前的诊断技术尚不能发现的心脏病患者，称为特发性室速（IVT）。

2. 多形性室速（polymorphic VT） 是指室速发作时，QRS 波形可以清楚识别但连续发生变化（提示心室激动顺序不断改变），通常在 ECG 同一导联上出现三种或三种以上形态。由于室速频率快，可进展为室颤，必须积极治疗。本组室速包括多种电生理机制，按室速发作前基础 QT

间期长度可分为以下两类。

(1)伴发于 QT 间期延长的多形性室速：即尖端扭转型室速。参见本章第 6 节之"尖端扭转型室速"部分。

(2)伴发于 QT 间期正常的多形性室速：又依室性期前收缩联律间距是否缩短分为以下两种。

1)联律间距"不短"的多形性室速：多见于冠心病，室速发作可伴或不伴发于急性心肌梗死。发病机制多数与折返活动有关。临床特征：①室速呈多形性，基础心律时 QT、T 或 U 波正常；发作间歇期并非缓慢型心律；②起搏对预防和治疗无效；③交感神经刺激（如应用异丙肾上腺素）可使病情恶化；④治疗药物与持续性单形性室速相同（包括 Ⅰ、Ⅱ、Ⅲ类抗心律失常药物）；⑤必要时给予植入型心律转复除颤器（implantable cardioverter defibrillator,ICD）治疗；⑥对于冠心病合并的室速，心脏血运重建术或抗心肌缺血药物有助预防发作。

2)伴发于极短联律间距的多形性室速：发病机制与触发活动（早期后除极）有关。临床表现为心悸、眩晕、晕厥，反复发作可致死亡。主要特征：①反复发作多形性室速，但并无器质性心脏病证据；②不论单一或诱发室速的室性期前收缩均显示有极短联律间距（通常 280~300 毫秒），常发生在 ST 段终末或 T 波起始部；③基本心律中 T 或 U 波形态及 QT 间期均正常；④交感神经兴奋药物无效且可能加重发作；⑤Ⅰ、Ⅱ、Ⅲ类抗心律失常药通常无效；⑥静脉或口服维拉帕米对终止及预防发作十分有效。

3. 双向性室速（bidirectional VT） 是指室速发作时，在 ECG 的同一导联上 QRS 波群呈现两种形态并交替出现，表现为肢体导联 QRS 波群主波方向交替发生正负相反的改变，或胸前导联 QRS 波群呈现左、右束支传导阻滞图形并交替变化。双向性室速主要见于严重的器质性心脏病（如扩张型心肌病、冠心病等）或洋地黄中毒、儿茶酚胺敏感性室速。

(七) 按室速持续时间和形态的不同组合

①单形性持续性室速；②单形性非持续性室速；③多形性持续性室速；④多形性非持续性室速。

四、电生理学检查

希氏束电图上 H 与 V 分离，与 A-H 间期常有固定关系；A-H 频率慢于 V 波频率，即可诊为室速。

室速的电生理检查适用于反复发作的室速、存在心源性猝死或因室速反复晕厥的患者，以及部分无症状而持续室速的患者，检查有助于室速的确诊并判断其性质，阐明发病机制，标测其起源部位和传导途径，寻找某些高危患者等。

五、诊断注意事项

根据室速突发突止的临床特点及典型的心电图特点，可作出室速的诊断。但临床上常因以下原因使其误诊：①误以为室速肯定伴血流动力学障碍；②仅靠单一导联的心电图图形诊断；③只靠房室分离诊断；④误以为室速为一不规律的心律失常；⑤忽略了 QRS 波形对室速的诊断价值。

室速虽然是宽 QRS 波心动过速的最常见原因，但后者亦见于室上性心动过速（SVT）伴差异性传导，或在原有束支传导基础上发生的 SVT，或经旁道前向传导的房室折返型心动过速。支持室速诊断的 ECG 表现有：①心室融合波；②心室夺获；③室房分离；④全部心前区导联 QRS 波群主波方向呈同向性，即全部向上或向下；⑤发作时 QRS 波形态与原有束支传导阻滞的 QRS 波形态不一致；⑥ aVR 导联呈高 R 波或 qR 型。有利于 SVT 的表现包括：①心动过速反复发作而无器质性心脏病基础；②兴奋迷走神经的手法或药物使心动过速终止；③发作开始均可见提早的 P 波（室上性期前收缩）；④发作时 ECG 示 P 与 QRS 间有固定关系，且心室活动依赖心房活动下传（如伴二度 Ⅰ 型房室传导阻滞）；⑤发作时 QRS 形态在 V_1 为 rsR′ 型（三相）而 V_6 为 qRS 或 Rs 型，QRS 起始向量与窦性心律时一致。此外，心动过速在未用药物治疗前，QRS 时限超过 0.20 秒，宽窄不一，心律明显不规则，心室率超过 200 次 /min，应怀疑为预激综合征合并房颤。

室速与预激综合征合并房颤、心室扑动（简称室扑）的鉴别分别见表 106-13 和表 106-14。

表 106-13　室速与预激综合征伴房颤的鉴别要点

鉴别点	室速	预激综合征伴房颤
病史	大多有基础性心脏病史	多有心动过速史
心率	一般 <200 次 /min（多形性室速例外）	180~360 次 /min,常 >200 次 /min
窦性 P 波	有时可见，与 QRS 波群间无固定时间关系	消失
f 波	无	有,尤其在 V_1 的长 R-R 间期中
δ 波	无	存在
QRS 波形态	规则或略不规则	多变
QRS 波节律	基本上规则	极不规则
R-R 间期	互差 ≤0.03s	互差常 >0.10s
房室分离	有	无
发作前后的心电图	可见与室速同一波形的室性期前收缩	可见预激图形

表 106-14 室扑与室速的鉴别诊断

鉴别点	室速	室扑
发生率	相对较多	最少
对循环功能的影响	心排血量减少,血压下降,少数出现阿-斯综合征	大多有阿-斯综合征发作
心室率	150~250 次 /min,可低至 100 次 /min	150~300 次 /min,多在 200~250 次 /min,也可低于 150 次 /min
心室节律	基本规则	规则
心室波形的一致性	单源性一致,多源性不一致	一致
心室波时限	一般较宽	最宽
心室波幅	可大,可小	最大
心室波形	能分辨出 QRS 和 T 波	不能分辨 QRS-T 波群,呈正弦样曲线
基线	仍可见到	消失
发作时可显示的窦性 P 波	可有	被掩盖
持续时间	最长	最短,很快转为室颤
预后	差	恶劣
治疗	药物为主,必要时电击	即刻电击,心脏按压,人工呼吸

非持续性室速的评估见表 106-15。

无结构性心脏病患者 NSVT 的评价与治疗策略见表 106-16,结构性心脏病患者 NSVT 的评价与治疗策略见表 106-17。

【治疗】

室速治疗一般遵循的原则是:有器质性心脏病或有明确诱因应首先予以针对性治疗;无器质性心脏病患者发生非持续性短暂室速,如无症状或血流动力学影响,处理原则与室性期前收缩相同;持续性室速发作,无论有无器质性心脏病,应给予治疗。

一、终止室速发作

1. 药物治疗 血流动力学稳定的患者,一般先用药物治疗,常用药物、作用特点、适应证、用药剂量与方法、注意事项等详见表 106-18。

表 106-15 非持续性室速的评估

项目	具体评估内容
一般性评估	(1)病史:心血管病史(高血压、已知的心脏疾病;晕厥或近似晕厥;持续性心悸)
	(2)家族史:心脏性猝死、遗传性心律失常综合征、冠心病、心肌病
	(3)用药史:使用延长 QT 间期的药物、钾通道阻滞剂、药物的相互作用
	(4)体格检查:① 12 导联心电图:异常 Q 波、ST-T 缺血性改变、QRS 波增宽伴碎裂电位波、QT 间期延长或缩短,V_1~V_3 导联 ST 段抬高、早复极改变、Epsilon 波、T 波倒置;②超声心动图:心室腔内径增大或缩小、室壁厚度及运动、收缩和舒张功能、心脏瓣膜情况、有无先天性异常、肺动脉压力
	(5)实验室检查:电解质、肝肾功能
进一步评价	(1)运动试验:疑似冠心病、运动相关的症状、临界 QT 间期
	(2)冠状动脉造影:怀疑冠心病或冠状动脉异常
	(3)心脏 MRI:ARVC、HCM、心脏结节病、先天性异常
	(4)电生理检查:未诊断的持续性心悸、怀疑房室传导阻滞、冠心病伴 NSVT、轻度左心室功能受损

注:MRI,磁共振成像;ARVC,致心律失常性右心室心肌病;HCM,肥厚型心肌病;NSVT,非持续性室速。

表 106-16　无结构性心脏病患者 NSVT 的评价与治疗策略

NSVT	心电图	SCD 风险	诊断方法与评价	诊断与鉴别诊断	治疗方法	治疗建议
典型 RVOT-NSVT	LBBB，V_3、V_4 导联移行	SCD 罕见	心电图 动态心电图	鉴别 ARVC	有症状时 β 受体阻滞剂、维拉帕米，Ic 类药物	导管消融
典型 LVOT-NSVT	导联移行 <V_3	SCD 罕见	心电图 动态心电图	鉴别 RVOT-NSVT	有症状时 β 受体阻滞剂、维拉帕米，Ic 类药物	导管消融
特发性折返性左心室室速	RBBB，电轴左偏	SCD 罕见	电生理检查	鉴别 IHD、DCM	有症状时维拉帕米	导管消融
其他局灶性室速	多形性或单形性	SCD 不常见	运动试验或儿茶酚胺刺激试验	鉴别 IHD、DCM	β 受体阻滞剂	导管消融
运动诱发的 NSVT	多形性	NSVT 反复诱发时风险增加	评价有无 IHD 和 DCM	鉴别 CPVT	治疗原发病	β 受体阻滞剂氟卡尼
运动员 NSVT	多形性	增加运动时室速消失则风险较小	评价潜在的 HCM 或 IHD	鉴别 HCM-NSVT	无须治疗者可继续训练	无
多形性室速	多形性	SCD 风险高	需评价有无冠心病及遗传性心律失常综合征（如 CPVT）	寻找浦肯野纤维触发灶	治疗基础疾病	血运重建、ICD、β 受体阻滞剂、导管消融
TdP	长 QT 间期，TdP	SCD 风险高	评价有无药物诱因、LQTS、电解质紊乱	鉴别有无药物诱发原因和电解质异常	停用相关药物，纠正电解质紊乱	ICD、β 受体阻滞剂

注：NSVT，非持续性室速；SCD，心脏性猝死；RVOT，右心室流出道；LBBB，左束支传导阻滞；ARVC，致心律失常性右心室心肌病；LVOT，左心室流出道；RBBB，右束支传导阻滞；IHD，缺血性心肌病；DCM，扩张型心肌病；CPVT，儿茶酚胺敏感性多形性室速；HCM，肥厚型心肌病；TdP，尖端扭转型室速；LQTS，长 QT 间期综合征；ICD，植入型心律转复除颤器。

表 106-17　结构性心脏病患者 NSVT 的评价与治疗策略

NSVT	SCD 风险	是否需要心律失常专家评价	诊断方法与评价	进一步评价	治疗方法	治疗建议
ACS 48h 内	不增加 SCD 风险	否	冠心病相关检查	心电监测	β 受体阻滞剂	血运重建
ACS 超过 48h	SCD 风险增加	是	中度心功能受损者行电生理检查	反复发作者继续评价	β 受体阻滞剂	ICD
陈旧性心肌梗死，LVEF 31%~40%	SCD 风险增加	是	电生理检查		诱发持续性室速/室颤者植入 ICD	ICD，参照相关指南
陈旧性心肌梗死，LVEF ≤ 30%（慢性心力衰竭）	SCD 风险增加	是	无须诱发心律失常		植入 ICD	抗心律失常药物，导管消融
慢性冠心病伴晕厥，LVEF < 40%	SCD 风险增加	是	电生理检查相关心肌缺血试验	心电监测	电生理检查诱发持续性室速/室颤者植入 ICD	抗心律失常药物，导管消融
DCM	SCD 风险不确定	是	不确定	电生理检查	不确定	ICD，参照相关指南

NSVT	SCD 风险	是否需要心律失常专家评价	诊断方法与评价	进一步评价	治疗方法	治疗建议
HCM	SCD 风险增加	是	超声心动图, MRI	MRI-DE	β 受体阻滞剂合并其他危险因素植入 ICD	
LQTS	SCD 风险增加	是	基因筛查		β 受体阻滞剂	ICD
SQTS	SCD 风险增加	是	激发试验			ICD
Brugada 综合征	SCD 风险增加	是	激发试验	基因筛查	晕厥或心脏骤停者植入 ICD	奎尼丁
早复极综合征	SCD 风险增加	是				ICD

注: NSVT, 非持续性室速; ACS, 急性冠脉综合征; ICD, 植入型心律转复除颤器; LVEF, 左心室射血分数; MRI-DE, 延迟增强磁共振成像; DCM, 扩张型心肌病; HCM, 肥厚型心肌病; LQTS, 长 QT 间期综合征; SQTS, 短 QT 间期综合征; SCD, 心脏性猝死。

表 106-18 室性心律失常急诊处理静脉药物一览表

药物分类	药物	作用特点	适应证	用药方法及剂量	注意事项	不良反应
Ⅰb 类	利多卡因	钠通道阻滞剂作用	血流动力学稳定的室速; 室颤 / 无脉性室速	负荷量 1~1.5mg/kg, 间隔 5~10min 可重复。但最大不超过 3mg/kg。负荷量后继以 1~4mg/min 静脉滴注维持	心力衰竭、肝或肾功能障碍时应减少用量。连续应用 24~48h 后半衰期延长, 应减少维持量	意识改变: 肌肉抽动、眩晕; 低血压; 舌麻木
Ⅰc 类	普罗帕酮	钠通道阻滞剂	特发性室速	1~2mg/kg, 10min 静脉注射。10~15min 可重复, 总量不超过 210mg	中重度结构性心脏病, 心功能不良、心肌缺血相对禁忌	室内传导障碍加重; 诱发或加重心力衰竭
Ⅱ类	美托洛尔艾司洛尔	β 受体阻滞剂降低循环儿茶酚胺作用	多形性室速、反复发作单形性室速	美托洛尔: 首剂 5mg, 5min 静脉注射。间隔 5~15mg 可重复, 总量不超过 10~15mg (0.2mg/kg) 艾司洛尔: 负荷量 0.5mg/kg, 1min 静脉注射, 间隔 4min, 可重复, 静脉维持剂量 50~300μg/(kg·min)	避免用于支气管哮喘、阻塞性肺部疾病、失代偿性心力衰竭、低血压、预激综合征伴房颤 / 房扑	低血压; 心动过缓; 诱发或加重心力衰竭
Ⅲ类	胺碘酮	多离子通道阻滞剂(钠通道、钙通道、钾通道阻滞、非竞争性 α 和 β 受体阻滞作用)	1. 血流动力学稳定的单形性室速, 不伴 QT 间期延长的多形性室速 2. CPR	负荷量 150mg, 10min 静脉滴注, 间隔 10~15min 可重复, 1mg/min 静脉滴注, 24h 最大量不超过 2.2g 300mg 稀释后快速静脉滴注, 可再追加胺碘酮 150mg	不能用于 QT 间期延长的尖端扭转型室速	低血压; 尖端扭转型室速; 静脉炎; 肝功能损害
Ⅲ类	索他洛尔	快速激活延迟整流钾通道的抑制剂, 非竞争性 β 受体阻滞	室速、室颤、室性期前收缩	静脉起始每次 75mg, 每日 1~2 次, 最大每次 150mg, 每日 1~2 次, 每次至少 5h 静脉滴注	QT 间期 >450ms, 失代偿心力衰竭, 支气管哮喘发作期, 肾衰竭患者禁用	心动过缓; 尖端扭转型室速
Ⅲ类	尼非卡兰	选择性阻滞快速激活整流钾通道	其他药物无效或不能使用情况下的危及生命的室速、室颤	负荷量 0.3~0.5mg/kg, 5min 静脉注射。0.4~0.8mg/(kg·h)静脉滴注, 重复单次静脉注射时应间隔 2h	监测 QT 间期	QT 间期延长导致尖端扭转型室速

续表

药物分类	药物	作用特点	适应证	用药方法及剂量	注意事项	不良反应
Ⅳ类	维拉帕米	非二氢吡啶类钙通道阻滞剂	特发性室速、极短联律的多形性室速	2.5~5.0mg,2min 静 脉 注射,15~30min 后可重复,累积剂量可用至 20~30mg	不能用于收缩功能不良性心力衰竭	低血压;诱发或加重心力衰竭
Ⅳ类	地尔硫䓬	非二氢吡啶类钙通道阻滞剂	室上性心动过速	0.25mg/kg,2min 静 脉 注 射,10~15min 后可追加 0.35mg/kg 静脉注射。1~5μg/(kg·min)静脉输注	慎用于心动过缓、Ⅰ度房室传导阻滞患者、低血压患者	严重低血压或心源性休克患者。Ⅱ和Ⅲ度房室传导阻滞或病态窦房结综合征
其他类	硫酸镁	细胞钠钾转运的辅助因子	伴有 QT 间期延长的多形性室速	1~2g,15~20min 静脉注射。0.5~1.0g/h 静脉输注	注意血镁水平	中枢神经系统毒性,呼吸抑制

2. 电学治疗　紧急情况下,可用同步直流电复律、食管调搏、超速起搏抑制终止其发作。心脏直流电复律指征:①有血流动力学明显障碍如低血压、心力衰竭伴心源性休克,首选直流电复律;②药物治疗未能迅速终止者;③血流动力学稳定的室速也可选用电复律。同步直流电复律可迅速、可靠而安全地终止持续性室速发作,是终止伴严重血流动力学障碍或药物治疗无效的持续性室速的主要手段,即时成功率达 98% 左右。但电复律不能预防发作,不适用于能自动终止但反复发作的非持续性室速。初次复律的电能量可用 100~200J,以期一次电击复律成功。转复成功后尚需根据病情决定是否静脉应用抗心律失常药物,以预防复发。

二、预防复发

1. 病因与诱因治疗　应努力寻找和治疗诱发及使室速持续的可逆性病变,例如缺血、低血压及低血钾等。治疗充血性心力衰竭有助于减少室速发作。窦性心动过缓或房室传导阻滞时,心室率过于缓慢时易导致 QT 间期延长的尖端扭转型室速,可给予异丙肾上腺素或应用人工心脏起搏,减少或预防复发。

2. 药物预防　目前除了 β 受体阻滞剂外,尚未能证实其他抗心律失常药物能降低 SCD 的发生率。但药物可减少和预防室速的反复发作。β 受体阻滞剂、胺碘酮可用于有器质性心脏病患者的室速预防复发。维拉帕米、β 受体阻滞剂、普罗帕酮可用于特发性室速的预防。

3. 射频消融术　对于无器质性心脏病的特发性单源性室速,导管射频消融为首选。对于缺血性心脏病导致的单形性室速,射频消融也可作为一线选择。

4. 植入型心律转复除颤器(ICD)　有以下任一情况应考虑安装 ICD:①非可逆性原因引起的室颤或血流动力学不稳定的持续性室速导致的心搏骤停;②伴有器质性心脏病的自发性持续性室速,无论血流动力学稳定或者不稳定;③不明原因的晕厥,心脏电生理检查能够诱发出临床相关的具有明显血流动力学障碍的持续性室速或者室颤;④或伴有显著左心室功能障碍的非缺血性扩张型心

肌病,或伴有严重器质性心脏病;⑤心室功能正常或接近正常的持续性室速;⑥陈旧性心肌梗死伴非持续性室速,LVEF ≤ 40%,电生理检查可诱发室颤或者持续性室速。

正确选择室速的各种治疗措施有赖于:①区别对待室速发作时症状严重与无症状的患者;②区别对待预后良好与预后差或猝死高危的患者;③熟悉各种治疗措施的疗效、风险及成本。必须结合不同类型室速给个体患者带来的风险,对比不同治疗措施的疗效、风险和成本,然后作出恰当的选择。室速急性发作期,主要依赖药物或电复律治疗。长期治疗需要根据危险分层采取导管消融或 ICD 治疗。除了 β 受体阻滞剂之外抗心律失常药物虽能减少心律失常发作次数,但均未能证实可降低猝死风险及总死亡率。猝死风险性高者宜尽早安装埋藏式自动复律除颤起搏器或接受消融治疗。特发性室速的预防,应建议射频消融治疗。如疗效不佳,应考虑 ICD 治疗。

非持续性室速诊治流程见图 106-10;持续性单形性室速急诊处理流程见图 106-11;多形性室速处理流程见图 106-12。

三、室性心动过速 / 心室颤动风暴治疗要点

室速 / 室颤风暴是指 24 小时内自发的室速 / 室颤 ≥ 2 次,并需紧急治疗的临床症候群。治疗要点如下。

1. 纠正诱因、加强病因治疗。

2. 室速风暴发作时若血流动力学不稳定,尽快电复律。

3. 应用抗心律失常药物。①首选胺碘酮。快速胺碘酮负荷,可终止和预防心律失常发作。但需注意,胺碘酮充分发挥抗心律失常作用需要数小时甚至数天。②抗心律失常药的基础上联合使用 β 受体阻滞剂(美托洛尔、艾司洛尔)。③胺碘酮无效或不适用时可考虑利多卡因。④抗心律失常药物联合治疗,如胺碘酮联合利多卡因。在心律失常控制后,首先减利多卡因,胺碘酮可逐渐过渡到口服治疗。

4. 对持续单形性室速、频率<180 次 /min 且血流动力学相对稳定者,可置入心室临时起搏电极,在发作时进行快速刺激终止室速。

106

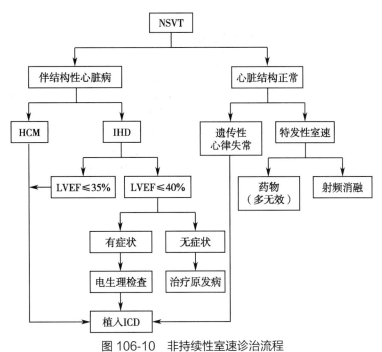

图 106-10 非持续性室速诊治流程

注：NSVT，非持续性室速；HCM，肥厚型心肌病；IHD，缺血性心脏病；
LVEF，左心室射血分数；ICD，植入型心律转复除颤器。

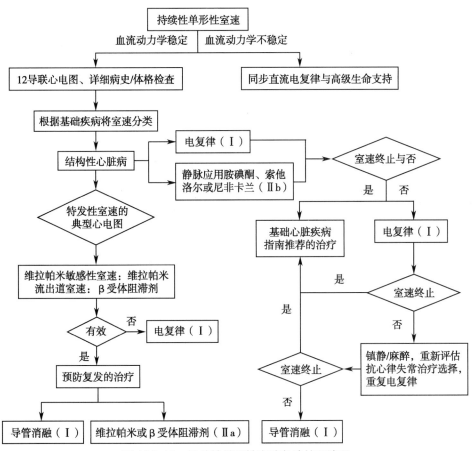

图 106-11 持续性单形性室速急诊处理流程

807

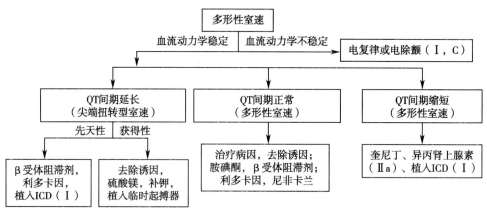

图 106-12 多形性室速处理流程
注:ICD,植入型心律转复除颤器。

5. 应给予镇静、抗焦虑等药物,必要时行冬眠疗法。

6. 必要时予以循环辅助支持,如主动脉内球囊反搏、体外膜氧合器循环辅助支持。

7. 若患者已安装 ICD,应调整 ICD 的参数,以便能更好地识别和终止心律失常发作。必要时评价射频消融的可能性。

室速/室颤风暴的处理流程见图 106-13。

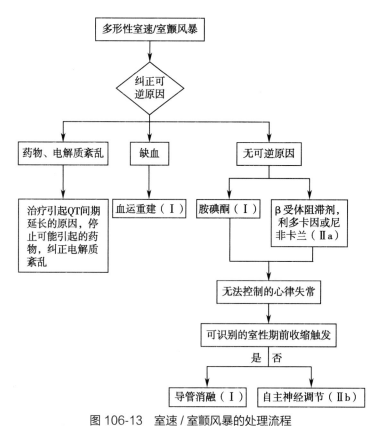

图 106-13 室速/室颤风暴的处理流程

(杨艳敏 张文武)

参考文献

[1] 张文武. 急诊内科学 [M]. 4 版. 北京: 人民卫生出版社, 2017: 710-715.

[2] 中华医学会心电生理和起搏分会, 中国医师协会心律学专业委员会. 2020 室性心律失常中国专家共识 (2016 共识升级版) [J]. 中华心律失常学杂志, 2020, 24 (3): 188-258.

第 6 节 几种特殊类型的室性心动过速

尖端扭转型室性心动过速

尖端扭转型室性心动过速(torsades de pointes, TdP), 简称尖端扭转型室速或扭转型室速, 是一种特殊类型的快速性室性心律失常, 通常发生在原发或继发性 QT 间期延长的基础上, 其心电图特征、临床表现、发病机制、病因及治疗均与一般的室速或室颤不同。早年由于对这类室速的概念模糊不清, 常被误认为是室颤, 故称之为"短暂性室颤""心室扑动颤动"等。直至 1966 年才由法国电生理学家 Dessertenne 对其做了系统描述, 并命名为扭转型室速。但是, 近年来随着心电监护及记录方法的提高, 发现具有扭转形态的室速并非均一同质的临床实体。有些室速, 其QRS 波呈典型扭转形态但基本心律中 QT 间期正常, 其发病机制、治疗等也与 QT 间期延长者有很大差异, 为了区别这二种扭转形态的室速, 目前仅把伴 QT 间期延长者称为扭转型室速, 而 QT 间期正常者称为多形性室速。TdP 临床上常表现为反复发作的阿 - 斯综合征, 严重者发生 SCD。心电图显示 QT 间期延长(校正的 QT 间期女性>480 毫秒, 男性>470 毫秒; 不论女性或男性, QTc>500 毫秒都属于明显的异常)。

【病因与发病机制】

一、病因

伴 QT 间期延长的扭转型室速常谓之为长 QT 间期综合征(long QT syndrome, LQTS)或 QT 间期延长综合征。根据病因、起病方式及治疗的不同, Jackman(1985 年)等将其分为间歇依赖型(获得性)和肾上腺素能依赖型(先天性)及中间型(表 106-19), 间歇依赖性多见。

1. 间歇依赖型(获得性)LQTS 病因包括: ①药物引起, 如抗心律失常药物(奎尼丁、丙吡胺、普鲁卡因胺、氟卡尼、胺碘酮、索他洛尔、依布利特、多非利特等)、精神科治疗药物(如三环或四环类抗抑郁药、吩噻嗪类等)、血管扩张剂[如普尼拉明(心可定)、利多氟嗪(lidoflazine)]、某些抗寄生

虫药[如羟萘苄芬宁(灭虫宁)、氯喹、酒石酸锑钾等], 以及红霉素、有机磷杀虫药等; ②电解质紊乱如低钾、低镁或低钙; ③营养不良、饥饿或长期液体蛋白饮食; ④严重的窦性心动过缓或病态窦房结综合征, 完全性或高度房室传导阻滞等。其临床特征为 TdP 几乎总发生在心搏暂停或心率突然减慢之后。

表 106-19 长 QT 间期综合征(LQTS)的分类

Ⅰ. 间歇依赖型 LQTS
　A. 药物引起的 LQTS
　　1. 抗心律失常药物
　　2. 吩噻嗪
　　3. 三环和四环类抗抑郁药
　　4. 静脉注射红霉素
　　5. 有机磷杀虫剂
　B. 电解质异常
　　1. 低血钾
　　2. 低血镁
　C. 营养状态改变
　　1. 液体蛋白饮食
　　2. 饥饿(神经性食欲缺乏)
　D. 严重的心动过缓
　　1. 完全性房室传导阻滞
　　2. 窦房结功能不全
　E. 特发性间歇依赖 LQTS

Ⅱ. 肾上腺素能依赖型 LQTS
　A. 典型性("特发性 LQTS")
　　1. Jervell 和 Lang-Nielsen 综合征
　　　先天性神经性耳聋
　　　常染色体隐性遗传
　　2. Romano-Ward 综合征
　　　正常听力
　　　常染色体显性遗传
　　3. 散发性
　　　正常听力
　　　非家族性
　B. 可能非典型性
　　1. 二尖瓣脱垂
　　2. 影响自主神经的手术
　　　左颈根切除
　　　颈动脉内膜切除手术
　　　经腹部迷走神经干切除术
　　3. 婴幼儿猝死综合征(SIDS)
　C. 不典型性
　　1. 休息时 T 和 U 波正常, 可有家族史
　　2. 发病晚, 无家族史
　　3. 颅内病变(尤其是蛛网膜下腔出血)

Ⅲ. 中间型 LQTS

2. 肾上腺素能依赖型(先天性)LQTS 主要根据有无先天性耳聋及遗传性分为: ① Jervell 和 Lang-Nielsen (JLN)综合征,有先天性神经性耳聋,常染色体隐性遗传。到目前为止,JLN 综合征已发现有 2 种亚型,即 JLN1 和 JLN2,其致病基因分别为 KCNQ1 和 KCNE1,分别使心肌细胞离子流 I_{ks} 和 I_{kr} 减弱,使复极时间延长;② Romano-Ward 综合征(RWS):无耳聋,常染色体显性遗传。到目前为止,已发现 12 个致病基因,1 200 余个突变位点。这 15 个致病基因分别为: LQT1(KCNQ1)、LQT2(HERG)、LQT3(SCN5A)、LQT4(ANK2)、LQT5(KCNE1)、LQT6(KCNE2)、LQT7(KCNJ2)、LQT8(CaV1.2)、LQT9(Cav3)、LQT10(SCN4B)、LQT11(AKAP)、LQT12(SNTA1)、LQT13(KCNJ5)、LQT14(CALM1)和 LQT15(CALM2)。其中 LQT13 系由我国首先发现。临床上,以前 3 种最为常见,占先天性 LQTS 的 90%~95%,而我国的资料则显示,LQT2 又是最常见的亚型。上述三型中,KCNQ1(LQT1)和 HERG(LQT2)均通过负显性(dominant negative)机制或功能丧失机制发挥作用,而 SCN5A(LQT3)突变使通道功能亢进(gain of function)机制起作用,主要是钠通道失活延迟。③散发型:无耳聋,无家族史。此型共同特点与高水平的儿茶酚胺有关,多在剧烈运动、疼痛、惊恐或其他应激状态下发作,临床表现为反复晕厥,也可以阿 - 斯综合征开始,乃至 SCD。此型还包括某些二尖瓣脱垂、脑血管意外等所发生的 TdP。

3. 中间型 LQTS 有些患者 TdP 发作既可由儿茶酚胺类诱发,也与长间歇有关。部分患者的 TdP 发作时 U 波明显,但其前无长间歇,与运动及情绪无关。

二、LQTS 并发 TdP 的机制

目前对 LQTS 时 TdP 的发生机制有了较深认识。上述基因突变导致离子通道功能障碍,使复极时间和动作电位时间延长,心室跨内、中、外 3 层肌细胞复极离散度及心室壁不同部位复极离散度均显著增加,产生后除极及触发活动,同时也是形成折返的基础。临床及实验研究结果显示:LQT2、LQT3 发生 TdP 的机制是早期后除极及触发活动,而 TdP 的维持则可能是由反复的早期后除极及触发活动和折返共同参与的。实验研究显示,LQT1 模型只有在 β 肾上腺素刺激下才发生 TdP。目前认为,LQTS 时 TdP 的发生机制可能是后除极及触发活动;而 TdP 的维持则需反复的触发活动和 / 或折返激动。

【诊断】

一、临床表现特点

扭转型室速常表现为反复而短暂的发作,由于发作时心室率极快,心排血量锐减,常引起眩晕或晕厥;发作时间较长可引起抽搐及一系列脑缺氧表现,晕厥时间与心动过速发作时间相一致;而一般室速频率通常较慢,因此较易耐受,有时也可伴有晕厥,但与前者不同,晕厥常发生在心动过速的开始,以后尽管心动过速依然存在,晕厥可消失。扭转型室速如未能及时得到控制,可不断反复发作,最后转为室颤而死亡。

二、间歇依赖型 LQTS

TdP 发生于显著的心动过缓、期前收缩及房颤的长 R-R 间期和阵发性心动过速终止的长间歇后,故名间歇依赖型 LQTS。可能发生间歇依赖型 LQTS 的 TdP 的高危因素为: 有 TdP 发作史,器质性心脏病心动过缓,应用可延长 QT 间期的药物,低钾或低镁血症等。

1. TdP 发作前的心电图 基础心律可为正常窦性心律,也可为缓慢性心律失常,如窦性心动过缓、交界区心律、高度或完全性房室传导阻滞等,有时也可为房颤或其他异位心律。这些基础心律的心电图特征:均有明显的 QT 或 QU 间期延长(QT 间期 ≥ 0.6 秒为将发生 TdP 的高危指标,但约 1/5TdP 发作前的 QT 间期 < 0.5 秒,而胺碘酮服用者 QT 间期 > 0.6 秒时发作 TdP 者 < 1%);同时伴有 T 波增宽、平坦、高大或深倒置,U 波也可呈宽大、多形等改变;室速常由一伴较长联律间期的室性期前收缩所诱发,其联律间期(距)常在 0.5~0.7 秒,室性期前收缩可频繁发生,呈 RonT 现象。约 95% 的患者,发作前最后一个室上性心搏有长 R-R 间期(长周期),促发 TdP 的室性期前收缩落在前一室上性或窦性搏动延长的 T 波上(短周期),形成了特殊的"短 - 长 - 短"室速模式。

2. TdP 发作时的心电图 TdP 发作时的心电图呈现一系列形态增宽的心室波群,其频率在 200~250 次 /min,平均约为 220 次 /min,节律不甚规则,心室波群的极性及振幅呈时相性变化,每隔 5~20 个心动周期,QRS 波的尖端即逐渐或突然倒转其方向,形成了围绕基线 QRS 波上下扭转的形态(图 106-14)。上述室速波形的扭转形态不一定在所有导联中均能见到,因此,最好能采用多导联同步描记以显示此种现象。每次心动过速发作时间为数秒至数十秒。TdP 有反复发作和自行终止的特点,亦可蜕变为室颤。

三、肾上腺素能依赖型 LQTS

为特发性或家族性 LQTS。虽非多见,却具有非冠状动脉性与遗传有关的以交感神经为中介的猝死倾向,为一家族遗传性疾病,可分为 3 类(见表 106-19)。多发于儿童。此型共同特点与高水平的儿茶酚胺有关,多在剧烈运动、疼痛、惊恐、情绪激动或其他应激状态下发作,少部分患者可在安静或睡眠状态下发生心律失常。临床表现为反复晕厥,也可以阿 - 斯综合征开始,乃至 SCD。

TdP 发作前心电图为 QT 间期进行性延长,T 波在发作前数秒至数分钟呈周期性改变,U 波振幅逐渐增大,达"阈值"后触发 TdP(图 106-15),发作时心电图与间歇依赖型 LQTS 相似。

遗传性 LQTS 的评分标准(2011 年修订)见表 106-20。

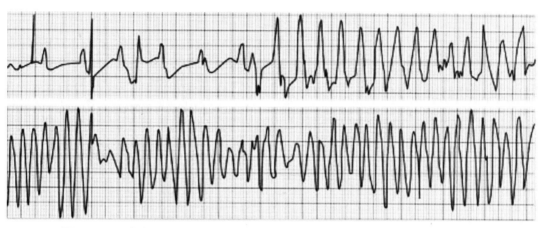

图 106-14　患者女性,49 岁,三度房室传导阻滞,QTc 为 0.67 秒,发生典型的 TdP

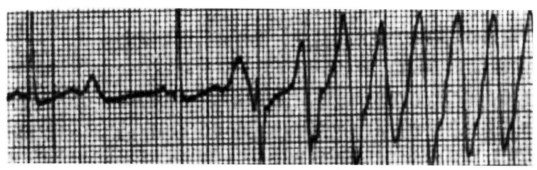

图 106-15　肾上腺素能依赖型 LQTS 的扭转型室速

注:第一和第二心搏的 T 波交替改变,一晚发期前收缩落于 Tu 波降支诱发 TdP。

表 106-20　遗传性 LQTS 的 Schwartz 评分标准(2011 年修订)

项目	记分	
心电图改变		
A. QTc/ms		
≥480	3	记分范围为 0~9
460~470	2	≤1 分,LQTS 可能性小
>450	1	1.5~3 分,LQTS 可能性中度
B. 尖端扭转型室速	2	≥3.5 分,LQTS 可能性极大
C. T 波电交替	1	
D. T 波切迹(≥3 个导联)	1	
E. 心率缓慢(静息心率<正常 2 个百分位数)	0.5	
临床表现		
A. 晕厥		
紧张时	2	
非紧张时	1	
B. 先天性耳聋	0.5	
家族史		
A. 有明确的 LQTS 家族史	1	
B. 直系亲属中年龄 ≤30 岁有难以解释的心性猝死	0.5	

注:心电图改变不是由药物或其他疾病引起;除外继发性尖端扭转型室速。

非典型 LQTS 患者常无家族史,多发于老年,临床表现较轻,休息时 U 波正常或接近正常,U 波可于运动和精神紧张时增大,发生室速、晕厥甚至猝死。运动试验或 Ⅰa 类抗心律失常药物亦可诱发。二尖瓣脱垂表现为肾上腺素能依赖性 LQTS,发作前常无间歇。蛛网膜下腔出血和颅内出血的 TdP 起始长间歇可有可无,常表现为 QT 明显延长,T 波高大增宽及明显 U 波。

四、中间型 TdP

患者的心搏长间歇或肾上腺素能兴奋均可致 TdP 发生,部分患者心电图有明显 U 波;重体力负荷或情绪激动、无长间歇亦可发生 TdP。

五、诊断注意事项

TdP 与心室的复极延迟和不均一有关,其中 QT 间期延长是导致 TdP 的主要原因之一,因此将 QT 间期延长并伴有反复发生的 TdP 称为长 QT 间期综合征(LQTS)。据此,发作间期心电图示 QT 间期延长是诊断 TdP 的必备条件。典型 TdP 的诊断并不困难,但应重视以下心电图特征。

1. TdP 发作的心电图预警参数 某些心电图改变可以作为预警信号提示 TdP 的发生。应注意这些典型的心电图预警表现往往呈动态变化。同一患者不同时间的心电图变化不同,尤其是 T-U 波的畸形,往往随着心动周期的变化而变化,需要动态监测才能发现。① QTc 间期延长:在先天性 LQTS 患者中,QTc 每增加 10 毫秒使 TdP 的发生危险呈 5%~7% 的指数性的增加。QTc>500 毫秒者 TdP 的发生危险增加 2~3 倍。药物诱发 QTc>500 毫秒时,TdP 的危险也同样增加。② T-U 波畸形和间歇依赖现象:T-U 波形态异常通常包括 T 波低平、双向、U 波加大并与 T 波融合、T 波降支逐渐下降并时限延长,使 T 波的末端难以辨认。T 波波峰至 T 波终末(Tp-Te)时程代表着整个心脏最早和最迟复极完毕的时间间期。Tp-Te 延长是心肌复极离散度增加的表现,容易发生 TdP。在 TdP 开始前可出现典型的短 - 长 - 短 R-R 间期(间歇依赖现象),即长间歇后心搏的 QT 间期明显延长,T-U 波形态也明显异常。这应当认为是发生 TdP 的强预警信号。③ T 波电交替:除了 QT 间期延长和 T-U 波形态异常,TdP 发生的另外一个少见但不良的前兆心电图表现是宏观 T 波电交替。

2. TdP 发作时的心电图须与一般室速或室颤相鉴别 一般室速表现为一系列形态几乎恒定的宽大 QRS 波群,ST 段与 T 波可以辨认,发作往往不会自行终止;一般室速也可有 RonT 室性期前收缩诱发,但室性期前收缩联律间期较短。室颤时无法识别波群及 ST 段与 T 波,发作持续即死亡。此外,尚需与具有"尖端扭转"形态但 QT 间期正常的多形性室速鉴别,详见本章第 5 节"室性心动过速"部分。

【治疗】

TdP 是恶性快速性室性心律失常类型之一,如能及时、

正确治疗,发作可以得到控制,如能进一步消除或治疗病因,可使之痊愈。不同类型的 TdP,由于病因学基础不同,在治疗上有一定区别,现分述如下。

一、间歇依赖型 LOTS 的治疗

1. 纠正或解除病因与诱因 对已经发生 TdP 的患者,首要措施是寻找并停用一切可引起 QT 间期延长的药物或纠正相关因素。包括停用诱发 QT 间期延长的药物、纠正电解质紊乱、治疗明显的心动过缓等。

2. 提高基础心率 凡使心率提高的方法均可使心室复极离散度缩小。可用心房或心室调搏(使心室率 ≥ 70~90 次 /min),或用异丙肾上腺素静脉滴注或阿托品注射(使心室率>70~90 次 /min)。

(1)经静脉起搏或调搏治疗:临时起搏适用于并发心动过缓或有长间歇者。常需 70~90 次 /min 或更快频率起搏,以缩短 QT 间期,抑制 TdP 的发作。临时起搏可能需要数日,待纠正其他致 QT 间期延长的因素后,可逐渐减慢起搏频率,直至停用。在房室传导正常的患者,以心房调搏最好,可最大程度地减少心室复极差异,缩短 QT 间期。起搏 / 调搏目的是提高基本心率,不是用超速起搏治疗室速本身。

(2)异丙肾上腺素:可缩短 QT 间期及提高基础心率,心室复极差异减少。符合以下条件时方可使用本药:① TdP 确切是由获得性 LQTS 引起的;②有相应的心动过缓;③ TdP 是间歇依赖性的;④心脏起搏不能立即实施。可用静脉滴注方法,调节其剂量使心室率维持在 70~90 次 /min。此法简单易行,但必须严密观察,随时调节频率。有心肌缺血及高血压的患者为相对禁忌证。阿托品有类似作用,但疗效差,也不宜持续应用。

3. 静脉补镁 硫酸镁是终止 TdP 发作的首选药物。Mg^{2+} 通过阻断 Ca^{2+} 内流,降低 LQTS 患者早期后除极的振幅至阈值下,从而抑制触发性心律失常发生,是短期内抑制 TdP 再发的有效药物,也是治疗获得性和特发性 LQTS 扭转型室速的首选药物。出现 TdP 的患者,无论是否存在低镁,均应静脉应用镁剂。用法:硫酸镁 1~2g 溶于 10~20ml 溶液中于 5~20 分钟内静脉注射,若 TdP 发作仍持续,必要时可再重复静脉注射硫酸镁 1~2g。继以硫酸镁 2g 加入 100~250ml 液体中以 0.5~1g/h 静脉滴注。缓慢静脉注射用于发作频繁且不易自行转复者,静脉输注用于发作不严重者,直至 TdP 减少和 QT 间期缩短至 500 毫秒以内。应注意:大剂量或肾功能不全时,随着血镁浓度的升高,会出现低血压、昏睡、以致心搏骤停。镁可使原已存在的房室传导阻滞或低血压恶化。膝反射消失是镁中毒的信号。补镁的同时必须补充足够的钾。

4. 补钾 钾离子与复极过程密切有关,低钾可使细胞膜对钾的通透性降低,使复极延迟。应积极静脉及口服补钾,将血钾维持在 4.5~5.0 mmol/L。通常用氯化钾静脉滴注方式给予,钾盐总量需根据缺钾程度而定。

5. 部分获得性 QT 间期延长合并 TdP 的患者可能存在潜在遗传基因异常,上述治疗措施无效时,临时起搏基础上

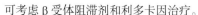

可考虑 β 受体阻滞剂和利多卡因治疗。

6. 其他措施 ①禁用 Ⅰa、Ⅰc 和Ⅲ类抗心律失常药,可试用Ⅰb类,如利多卡因静脉注射,但其对 TdP 的有效率只有 50%。②扭转型室速持续发作时,应按心脏骤停原则治疗,包括胸外按压、人工呼吸等,有室颤倾向者,可用低能量电复律。由于电击本身可使心肌钾丢失,使发作加重,故应积极预防其发作,避免反复电击。③对顽固发作且用药矛盾的严重心动过缓、严重传导障碍者,宜安装永久调搏器。

二、肾上腺素能依赖型 LQTS

1. 减少或避免诱发因素,如剧烈体力活动、声响刺激、精神刺激或情绪激动等。禁用延长心室复极和儿茶酚胺类药物,纠正电解质紊乱。先天性 QT 间期延长所致的 TdP 有自限性,一般可自行终止。不能自行终止者,应给予电复律治疗。TdP 发作时静脉注射硫酸镁的用量与方法见上述。

2. β 受体阻滞剂为防治肾上腺素能依赖性 LQTS 的最主要药物,急性期即可开始应用。普萘洛尔作为非选择性长效 β 受体阻滞剂,在预防性治疗时作为首选用药,剂量可用 2mg/(kg·d),必要时增加剂量。应用至患者可耐受的最大剂量(静息心率维持 50~60 次/min)。β 受体阻滞剂可引起心率减慢,从而使 QT 间期延长,但 QTc 可能缩短。经持续足量 β 受体阻滞剂治疗后,可使特发性 LQTS 有症状而未治疗者的死亡率由 78% 降至 6% 左右。

获得性和先天性 LQTS 具有相似的病理生理学基础,它们都是钾外流的阻滞所致。对获得性 LQTS 患者,异丙肾上腺素可提高心率,预防 TdP 的复发;而对先天性 LQTS 患者,允许长期服用 β 受体阻滞剂,治疗上如此矛盾,令人费解。一个可能的解释是,异丙肾上腺素可使外向钾电流和内向钙电流都增加,在正常或 I_{kr} 被阻滞(快速激活延迟整流钾电流,多数获得性 LQTS 都是该电流受阻)的情况下,外向钾电流的增加占优势,所以导致的最终结果是净外向电流的增加和复极缩短。另外,当 I_{ks} 被阻滞(缓慢激活延迟整流钾电流受阻,为遗传性 LQTS 的主要形式)时,肾上腺素能激动引起很小的外向钾电流增加和相对大的内向钙电流增加,结果异丙肾上腺素会延长复极、促发早期后除极。

3. 经 β 受体阻滞剂治疗仍有晕厥发作,需进行左侧颈胸交感神经节切除术(left cervicothoracic sympathectomy,LCTS),通过切除交感神经,减少儿茶酚胺的分泌,降低儿茶酚胺在心肌细胞的作用。某些患者手术后仍需用 β 受体阻滞剂治疗,但剂量可减少。治疗效果以长期随访不再有晕厥发作来衡量,而 QT 间期可能并不明显缩短。

4. 对经上述治疗仍有晕厥发作者,可试用以下药物:维拉帕米可能通过影响后除极化而发挥作用,但长期口服的效果尚不清楚;扑米酮对预防发作可能有效;苯妥英钠、洋地黄,它们可缩短 QT 间期,但不一定能防止晕厥发作。有关先天性和/或获得性 LQTS 的治疗选择见表 106-21。

表 106-21 先天性和/或获得性 LQTS 的治疗选择

项目	药物治疗	非药物治疗
先天性 LQTS	硫酸镁	心脏永久起搏
	β 受体阻滞剂	交感神经节切除术
	美西律(慢心律)[a]	ICD
获得性 LQTS	硫酸镁	去除诱因
	异丙肾上腺素	心脏临时起搏
	阿托品	
	利多卡因	
	苯妥英钠	
	碳酸氢钠[b]	

注:[a] 针对 *SCN5A* 基因突变诱导的 TdP;[b] 针对奎尼丁引起的 TdP。

5. 其他。①Ⅰa 类药物对二尖瓣脱垂并 TdP 可能有效;普萘洛尔或阻滞左侧星状神经节药物可抑制蛛网膜下腔出血和颅内出血的 TdP。②持续发作药物治疗无效时可行电复律。③有条件时可植入 ICD。

三、中间型的治疗

如发作兼有上述两型特征时,可应用 β 受体阻滞剂而不用异丙肾上腺素;可安装永久性起搏器但疗效尚不肯定。

LQTS 患者临床管理流程见图 106-16。

特发性室性心动过速

特发性室性心动过速(idiopathic ventricular tachycardia),为无器质性心脏病的单形性室速,亦称"良性室速",约占室速总病例数 10%。1922 年由 Gallara 首次描述,当时称之为"礼炮样室速",心脏及解剖功能正常,统称为特发性室速。其中某些患者对维拉帕米治疗有效,称为维拉帕米敏感性室速;若运动或儿茶酚胺诱发称为运动诱发或儿茶酚胺敏感性室速;如源于左心室心尖下部或前上方称为特发性左心室室速(idiopathic left ventricular tachycardia);源于右心室流出道室间隔者称为右心室室速(right ventricular tachycardia)。

【病因与发病机制】

特发性室速发生于无任何病理改变的心脏(亦称为原发性电疾患,primary electrical disease),或实质为一类亚临床型、各种检测方法均难以发现的器质性心脏病,如小灶性心肌炎、局限性心肌纤维化、原发性扩张型或肥厚型心肌病、二尖瓣脱垂、隐匿型冠心病、小右心室室壁瘤或轻度右心室发育不全、"运动员心脏"等。

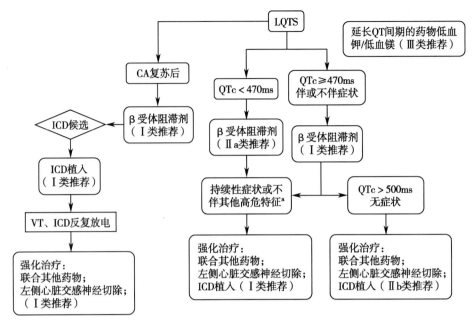

图 106-16　LQTS 患者临床管理流程

注：LQTS，长 QT 间期综合征；CA，心脏骤停；VT，室速；ICD，植入型心律转复除颤器。[a] LQTS 高危特征包括：
QTc>500ms、基因型明确的 LQT2 和 LQT3、LQT2 女性、年龄<40 岁、首次症状发作<10 岁、存在心脏骤停或反复晕厥。

现多将发病机制归于：①折返机制，发作时 QRS 波群呈 RBBB 伴电轴左偏者，折返环位于左后分支浦肯野纤维网内；RBBB 伴电轴右偏者，源于左心室心尖前上方；LBBB 伴电轴正常或右偏者，源于右心室流出道间隔。常无"温醒"（warm up）现象，程控刺激可诱发或终止。②触发活动，某些维拉帕米敏感性室速的病理机制与此有关。③原发性电激动障碍，为心肌细胞代谢或生化功能原发性缺陷。

【诊断】

本型室速的共同临床特点是：多为中青年患者，室速反复发作。患者可能完全无或只有轻度心悸、胸闷，但晕厥、心搏骤停少见；很少发展为器质性心脏病；心脏物理检查、心电图、运动负荷试验、超声心动图、核素心血管造影及心导管检查等均属正常。

临床表现方面可分为以下两型。

1. 反复的单形性室速（RMVT） 亦称"右心室室速"，约占本型的 70%，多源于右心室流出道，也可见于其他部位，为介于单纯室性期前收缩与持续性室速间的一个类型，机制与延迟后除极引起触发活动有关。非发作期单发室性期前收缩或成对室性期前收缩，短阵室速波形与右心室室速发作时波形相同。QRS 波宽 0.13~0.14 秒，持续 5~20 个心搏，心室率 110~160 次 /min，可自行终止。最常见为 LBBB 伴电轴右偏或正常，Ⅱ、Ⅲ、V$_6$ 导联 QRS 波形向上，额面电轴向下；亦可为 RBBB 伴电轴右或左偏；可由运动或静脉滴注异丙肾上腺素诱发，但不易为程序刺激诱发。

维拉帕米不但可控制室速急性发作而且能预防其复发。

2. 持续性室速 占特发性室速的 30%，亦称"特发性左心室室速"或"分支阻滞型室速"，机制与 cAMP 介导的触发活动或折返有关。无室性期前收缩或室性期前收缩二联律发生，发作时间可长达数日，不易转为窦性心律。常见 RBBB 型伴电轴左偏，V$_1$ 导联呈 RBBB，Ⅱ、Ⅲ、aVF 为左前分支阻滞，偶为 RBBB 型伴电轴右偏；QRS 波群正常或稍增宽，不易为异丙肾上腺素诱发，多为程控期前收缩诱发或终止。静脉注射维拉帕米可终止发作而口服维持则可预防此型室速发作(亦称维拉帕米敏感性室速)，β 受体阻滞剂虽可减慢室率但少有终止或预防效果。

【治疗】

大多数特发性室速血流动力学稳定，但持续发作时间过长或有血流动力学改变者宜电转复。对起源于右心室流出道的特发性室速可选用维拉帕米、普罗帕酮、β 受体阻滞剂或利多卡因；对左心室特发性室速，首选维拉帕米，也可使用普罗帕酮。终止后建议患者行射频消融治疗。维拉帕米口服用于预防发作。

不间断室性心动过速

不间断室速是特殊类型的持续性室速。多数为持续单形性室速，室率 120~160 次 /min，血流动力学相对稳定，可维持数天或十余天不等，电复律也不能终止，一般药物治疗无效,其间可穿插出现 1~2 个窦性心搏,但窦性心律不能持久。可见于特发性室速,也见于结构性心脏病如心肌梗死后室速,也可由抗心律失常药物促心律失常作用引起。不间断室速较难终止。不宜选用多种或过大剂量抗心律失常药,使病情复杂化。应用Ⅰc类药物或维拉帕米等药物时,一旦出现负性变力性作用,更不易处理。只要血流动力学稳定,胺碘酮和 β 受体阻滞剂联合治疗较安全,胺碘酮可静脉与口服同时应用,逐日累加剂量,到接近负荷量时(7~10g),多数能终止室速发作。在胺碘酮负荷过程中可再试用电复律。也可试用消融治疗。

QT 间期正常的多形性室性心动过速

QT 间期正常的多形性室速较 QT 间期延长的多形性室速多见,常见于器质性心脏病。合并缺血、心力衰竭、低氧血症及其他诱发因素的患者出现短阵多形性室速,常是出现严重心律失常的征兆。

治疗要点:①应积极纠正病因和诱因,如对急性冠脉综合征患者纠正缺血,有利于控制室性心律失常。②偶尔出现的短阵多形性室速,没有严重血流动力学障碍,可观察或口服 β 受体阻滞剂治疗,一般无需静脉抗心律失常药物。③纠正病因和诱因的同时,若室速发作频繁,可应用 β 受体阻滞剂,静脉使用胺碘酮或利多卡因。

伴短联律间期的多形性室性心动过速

伴短联律间期的多形性室速少见,通常无器质性心脏病,有反复发作晕厥和猝死家族史,可自行缓解。无论单一或诱发多形性室速的室性期前收缩均有极短联律间期(280~300 毫秒)。发作室速时心率可达 250 次/min,可蜕变为室颤。

治疗要点:血流动力学稳定者首选静脉应用维拉帕米终止发作。维拉帕米无效者,可选用静脉胺碘酮。血流动力学不稳定或蜕变为室颤者即刻电复律。口服维拉帕米或普罗帕酮、β 受体阻滞剂预防复发。建议置入 ICD。

(刘江萍 王立军 张文武)

📝 参 考 文 献

[1] 张文武. 急诊内科学 [M]. 4 版. 北京: 人民卫生出版社, 2017: 715-720.

[2] 徐碧荷, 张萍. 儿茶酚胺敏感性多形性室性心动过速的遗传学机制及治疗研究进展 [J]. 中华心血管病杂志, 2020, 48 (8): 710-714.

[3] 中华医学会心电生理和起搏分会, 中国医师协会心律学专业委员会. 2020 室性心律失常中国专家共识 (2016 共识升级版) [J]. 中华心律失常学杂志, 2020, 24 (3): 188-258.

| 第 7 节 | 预激综合征伴快速性心律失常 |

预激综合征 (pre-excitation syndrome) 是指患者除了正常的房室传导通路外,还有先天的附加房室传导通道 (旁路),引起心电图异常伴心动过速倾向的临床综合征。诊断主要靠心电图。预激综合征在西方国家的发病率为 0.10%~0.48%,而在国内为 0.44%~0.68%。预激综合征可见于任何年龄,男性多见 (占 60%~70%),且患者大多无器质性心脏病,其本身并不产生血流动力学障碍和临床症状,多在心电图常规检查中偶然发现,或因并发心动过速就诊。有 40%~80% 的人易并发各种心律失常,其中以 SVT 最为常见,其次为房颤及房扑,偶有室颤。预激综合征并发快速性心律失常为心血管病急症,在诊断与治疗上均有其特殊性,及时正确诊断和处理具有极其重要的临床意义。

【病因与发病机制】

一、病因

分子遗传学研究表明,预激综合征包括家族性和散发性,以散发性为主,家族性预激综合征为一种常染色体显性遗传病。

患者大多无器质性心脏病,少数有先天性或后天性心脏病。在先天性心脏病的患者中尤以 Ebstein 畸形最常见,其发生预激综合征的概率为 5%~25%,且均是右心房室旁路。室间隔缺损和大血管转位者伴有预激综合征的概率也比自然概率高。二尖瓣脱垂患者伴有预激综合征者较多,且多为左侧房室旁路,有家族性倾向。

二、解剖生理学基础

预激综合征的基本解剖-生理学基础是心房和心室之间存在单条或多条异常的传导组织——附加旁路 (accessory pathway, AP),其电生理学特点为具有传导性。通常 AP 的传导为双向性,即可前向传导 (从心房传至心室) 和逆向传导 (从心室传至心房)。由于 AP 缺乏房室交界区的生理"延搁"作用,故其传导速度快,心房冲动部分经 AP 快速下传,提前到达 AP 的心室端,激动邻近心肌,从而造成心室提前激动和改变心室肌正常兴奋顺序,其结果是心电图上 QRS 波群畸形,起始部分有预激波 (δ 波);心房冲动的其余部分可沿正常房室传导途径下传,与 AP 引起的心室激动合并形成心室融合波。心室融合波的形成由正常房室传导通道与 AP 的不应期长短决定:正常通路不应期长,或冲动大部分沿 AP 传导,则 QRS 畸形明显;AP 不应期长,则心室融合波接近正常。

(一)附加旁路

已知的 AP 有下列几种,同一患者可有多条 AP。

1. 房室旁路(Kent束) Kent束是经房室环直接连接心房和心室的AP,大多位于左、右两侧房室沟或间隔旁。由其引起的预激为典型预激综合征。本型最常见。其心电图特征为:① PR间期<0.12秒,大多为0.1秒,P波正常;② QRS时限≥0.11秒;③ QRS波群起始部粗钝,与其余部分形成顿挫,即所谓预激波或δ波(delta波);④ PJ间期正常;⑤继发性ST-T波改变。此心电图改变尚可分为A、B两型。A型预激:预激波和QRS波群在V₁导联均向上,提示左心室或右心室后底部心肌预激;B型预激:V₁导联的预激波和QRS波群的主波则均向下,提示右心室前侧壁心肌预激。

2. 房希旁路(James束) James束是后结间束绕过房室结的上、中部而终止于结下部或直达希氏束,造成房室之间的传导短路。终止于房室结下部者,称为James束不完全型;终止于希氏束者,称为James束完全型。此型预激称为变异型预激综合征,或LGL(Lown-Ganong-Levine)综合征。本型少见。其心电图特征为:① PR间期<0.12秒;② QRS波群时间正常;③无预激波。故又称短PR、正常QRS综合征。

3. 结室(或结束)旁路和束室旁路(Mahaim束) 前者连接房室结与心室或右束支,后者连接希氏束与心室。其心电图特征为:① PR间期正常(≥0.12秒);② QRS波群起始部有δ波,但δ波小;③ QRS波群时间≥0.11秒,但增宽轻微。

4. 房束旁路(Mahaim束) 连接心房与远端右束支或右心室心尖部。其心电图特征为:① PR间期正常;② QRS波形态正常;③无预激波。

(二)几种特殊类型的预激综合征

根据房室旁路前传的有效不应期、传导速度及其房室结传导特性的不同,临床上预激综合征可有多种表现形式,如完全性、隐匿性、潜在性、间歇性、获得性、手风琴效应及多旁路预激等。

1. 完全性预激 发生机制与典型预激综合征相似,只是心房激动全部经AP下传心室。心电图特点:① PR间期缩短;② QRS间期增宽>0.14秒(甚至>0.20秒),δ波可不明显,但QRS波群起始和终末部均模糊、钝挫;③ PJ间期延长;④伴有显著ST-T改变。

2. 隐匿性预激(concealed pre-excitation) AP若存在单向阻滞,激动只能逆向传导,临床上虽有折返性心律失常,但常规心电图不能显现。原因:① AP存在前向性阻滞;② AP正向传导不应期长;③心室肌电位高于心房肌。如激动经AP传入心房时正值心房易损期可导致房颤。其特点有:①有频发或顽固性SVT史;②窦性心律加快时,即使无房性期前收缩,也可自动诱发反复心律或SVT;③心动过速时,Ⅱ、Ⅲ、aVF导联QRS波之后可见P'波,且R-P'<P-R;④心动过速伴旁道同侧功能性束支传导阻滞(BBB)时,心率减慢;⑤房室折返性心动过速可伴有房扑或房颤;⑥用维拉帕米治疗时,在心动过速终止前可见较为固定的长-短周期交替出现。

3. 潜在性预激 指AP有前传能力但患者平时体表心电图无明显预激表现,只有在食管调搏或电生理检查心房程序刺激或使用兴奋迷走神经方法或钙通道阻滞剂阻断正常房室传导时,方可显示明显的预激心电图表现,称为潜在性预激。其原因可能与下列因素有关:①房室结传导加速,心房激动经房室结-希氏束径路传导与经AP前向传导几乎同时到达心室;②经AP前向传导时间长(AP传导速度慢)或从窦房结到达AP的距离远,则心室预激成分极小;③两条AP位于相对位置上,产生相反的δ向量,使心电图上δ波互相抵消。

4. 间歇性预激 为典型预激与不典型预激的不连续性交替,约47%的显性预激存在间歇性改变,其机制与普通预激基本相同,只是间歇性预激的AP在一定条件下才有传导作用。原因:①运动试验可让半数预激综合征患者心电图正常化;②迷走神经张力高对房室结的传导有抑制作用,可使δ波增大;③ AP位于左侧;④ AP前传不应期长,易使预激程度减少或无预激表现;⑤房内传导时间愈长,预激程度愈少;⑥起搏点位置;⑦旁道内隐匿传导;⑧多旁道的影响。每次正常激动后出现一次预激现象,称为交替性预激,易被误诊为室性期前收缩二联律。

5. 获得性预激 发生在风湿热、急性心肌梗死、冠心病或高血压等疾病之后称为后天获得性预激综合征。其机制可能是正常房室结因疾病使传导性降低甚至遭到破坏,因而心房激动的一部分或全部通过AP下传心室。实际上异常通道原来就存在,AP多数有逆向传导功能。

6. 手风琴效应(预激程度不等的预激综合征) 在每次窦性激动中,心房激动经房室正道和AP下传比例逐渐变化。心电图表现为PR间期长短不等,δ波的明显程度亦不等;对应于PR间期从短到长,δ波从明显到不明显乃至消失。这种周期性变化如同手风琴的伸缩,称为"手风琴效应"。

7. 多旁路预激 通常预激综合征患者只有一条AP,心电图检查为同一表现。少数患者存在两条或多条AP,平时激动沿速度快、不应期短的AP下传,仅显示单旁道预激图形;当心率发生明显变化时,其余AP也可显示活性,出现另一预激旁道的表现,则同一患者A型、B型预激交替出现。

三、预激综合征合并室上性心动过速

阵发性SVT是预激综合征并发的最常见快速性心律失常。根据其折返环路可分为下列类型。

(一)顺向型房室折返性心动过速

顺向型房室折返性心动过速(orthodromic atrilventricular reentrant tachycardia,OAVRT),在有症状性预激综合征患者中发生率约84%。在大多数情况下,AP的前向性有效不应期(AERPAP)比正常房室通道长,而AP的逆行性有效不应期却比正常房室通道短,故房性冲动总是沿正常房室传导系统前向传导,沿AP逆行传导,形成由心房→房室结(AVN)→希-浦系统(HPS)→心室→AP→心房的大折返环路。倘若冲动在此折返环路中继续传导下去,则形成OAVRT。

OAVRT 的发生机制有多种,可由心房、心室或交界性期前收缩引起,但以室性期前收缩最多见。由于房室结存在单向阻滞特性,室性期前收缩在房室结内逆行传导受阻,室性期前收缩冲动沿 AP 逆传激动心房,然后,再进入房室结、希-浦系统(HPS)前向传导激动心室,形成大折返性心动过速。某些预激综合征患者,房性期前收缩亦可诱发 OAVRT,但必须具备:① AP 前向不应期比正常通道长;②房性期前收缩必须足够早。这样期前收缩冲动不能经 AP 下传,只循正常房室通道前向传导激动心室,产生正常 QRS 波,倘若此时 AP 不应期已过,则冲动沿 AP 逆传至心房,并再进入房室结、希-浦系统,建立大折返性心动过速。有时,当窦性心律或心房率增快时亦可诱发OAVRT:由于自主神经张力的波动,致使 AP 和房室通道的传导速度发生分离而产生折返;同时,在窦性心律加速时,隐性 AP 的逆行有效不应期随心动周期缩短而缩短,更易逆行传导激动心房,并再次进入房室传导系统,建立大折返性心动过速,多见于左侧房室 AP 的患者。不论哪种形式诱发的 OAVRT,倘若折返环路任何部位发生阻滞,则心动过速必终止,但多伴随房室传导阻滞而终止,在心电图上表现为心动过速最后 1 个 QRS 波后有逆行 P′ 波但无QRS 波。

此型 SVT 的电生理特征有:① V-A<A-V,呈明显偏心性逆传;左心室游离壁旁路 A 波最先见于冠状窦近端;右心房 A 波明显领先为右侧旁路;中间隔旁路逆传时希氏束最先激动。②心房或心室刺激可诱发或终止心动过速。③心室刺激时不发生递减传导。④心室起搏逆传入心房,可致 A-A 间距缩短。⑤旁路同侧功能束支传导阻滞时,V-A 间期延长>20 毫秒。

(二)逆向型房室折返性心动过速

逆向型房室折返性心动过速(anti-dromic atrioventricular reentrant tachycardia,AAVRT),少见。反复性心动过速通过AP 前向传导,由正常房室传导系统逆向传导形成大折返性心动过速,谓之 AAVRT。产生此种折返常需具备以下 3 个条件:① AP 的前向有效不应期比房室结的短,AP 的逆向传导不应期比房室结的长;②正常房室传导系统有稳定的室房传导能力;③整个折返时间超过折返环路中任何部位的最长不应期。心动过速时的折返方向为心房→ AP →心室→ HPS-AVN →心房(或心房→ AP →心室→ AP →心房,系多 AP 折返)。

其电生理特征有:①呈逆向激动心房顺序,冲动从房室结逆传,对称地传导至右和左心房,典型 AAVRT 希氏束总是先除极,尔后继续逆传激动心房,故 H 波总在 A 波之前。②房室传导时间缩短。③房性期前收缩或室性期前收缩逆传入心房可终止心动过速;室性期前收缩不改变心房逆行激动顺序,但改变逆传的 A-A 间距。④心房和心室波呈 1:1传导。

少数患者同时存在两条或两条以上旁路(AP),可同时有多个前向或逆向传导;或 AP 与房室结双通道共存;或房室结内折返,AP 为无关者;或房室结内慢径路与 AP 构成折返环,快径路为无关者等。

四、预激综合征合并心房颤动/心房扑动

1. 预激综合征合并房颤 预激综合征并发房颤的发生率为 11.5%~39%,显性多于隐匿性,多旁路多于单旁路。房颤多为阵发性,且反复发作,但也有持续发作者,具有一定危险性,容易导致室颤而发生猝死。成功消融 AP 后房颤发生率较前下降 91% 以上,说明 AP 在介导房颤发生中可能起重要作用。其机制可能与下列因素有关:① AP 顺传,心室预激可使心室收缩提前→心室与心房收缩不协调和频繁的房室折返性心动过速(AVRT)发作→心房内压力升高→心房易损性增大;心房有效不应期缩短、传导减缓,增加了心房的电不稳定性。这可能是显性旁道比隐匿性旁道更易发生房颤的原因。② AP 逆传,逆传激动若遇心房易损期或与心房内窦性(或房性)激动发生波峰碰撞(可产生波峰碎裂和扭转,易产生传导阻滞和折返),均可引起房颤。AP 传导在房颤的发生中起触发作用,但房颤持续的机制(折返)与 AP 无关,但由于 AP 与正道相比具有全或无的传导和有效不应期随频率加快而缩短的特点,故 AP 是房颤顺传心室引起极快心室反应的传导径路。如果房颤发作时的 R-R 间期<250 毫秒则引起极快的心室率,导致血流动力学严重障碍,蜕变为室扑或室颤而发生猝死。

2. 预激综合征合并房扑 预激综合征并发房扑较少见,其发生率约为 4.0%。其发生机制与房颤相似。房扑一旦发生,心房激动沿异常途径下传到心室,故 QRS 波群宽大畸形,心房激动也可沿正常途径下传,则产生正常的 QRS波群。

五、多旁路参与的折返性心动过速

5%~15% 的预激综合征患者存在多支 AP,以左后间隔与右侧游离壁 AP 并存最为常见。在逆向型心动过速患者中,因房颤致室颤和 Ebstein 畸形的患者,多 AP 发生率特别高。有以下特点和电生理检查提示或确认存在多 AP:①有晕厥发作史者。②正常窦性心律、应用抗心律失常药(如普鲁卡因胺等)、左心房或右心房起搏时、房颤时,前传 δ 波的改变(预激形式的改变)。③逆传心房激动多径路(SVT 或心室起搏时多种逆向心房激动):逆传 P 波和/或 V-A 间期改变;AP 同侧束支传导阻滞时,所有部位的心房激动均未出现延缓。④顺向型心动过速发生符合预激的室性融合波。⑤由间隔 AP 前传,或预激心动过速周长<顺向型心动过速周长的预激心动过速。⑥不典型预激。⑦前传预激的位置和顺向型折返性心动过速时逆传心房激动最早位置不符合。⑧心电图上有以下特点:约半数的多 AP 患者在 V_1 导联呈现 qRs 或 qrS;或 δ 波向量与 QRS 电轴不在同一区域内(非一致性图形,discordant pattern);心动过速时交替性出现两种逆向型的 AVRT;出现逆向型的 AVRT 的 δ 波向量与顺向型AVRT 时逆传 P 波向量;出现不同频率的心动过速等。

六、持续性房室交界性折返性心动过速

持续性房室交界性折返性心动过速(permanent junctional reciprocating tachycardia,PJRT),为好发生于房室交界区或

右心室右间隔旁路的所谓快 - 慢型折返性心动过速。此旁道纤维纤细,走行迂曲,传导速度慢,故窦性心律时无前向传导功能,无预激波。当希氏束阻断后,AP 才表现为前向传导而显示预激波。其电生理学的结构基础为传导速度缓慢、具递减传导特性的隐匿性 AP。常见于正常心律及窦房结功能正常的预激综合征患者,当发生的快速心动过速终止时,常出现严重的窦性心动过缓、窦房传导阻滞、窦性停搏等缓慢性心律失常,引起急性脑缺血发作,临床出现晕厥、阿 - 斯综合征甚至猝死。

临床电生理特征:①心动过速时室房传导时间长,靶点 V-A 间期>100 毫秒。②冠状窦口及附近为心动过速逆传最先激动部位。③心动过速时于希氏束不应期刺激心室,可提前激动心房。④心室 S_1S_1 刺激期周长<300 毫秒,呈递减性传导或文氏现象。⑤旁道仅具室房传导能力。⑥可由心房或心室刺激诱发或终止,伴有心室刺激拖带现象。

七、预激综合征合并心室颤动

预激综合征合并室颤者,在欧美发生率为 0.01%~0.30%,其中约 81% 有房颤史,引发室颤的主要原因与 AP 有效不应期过短有关。当发生房颤(或房扑)及快速 SVT(心室率>200 次/min)时,快速的心房激动可通过不应期短的 AP 下传心室,引起极快的心室率,甚至恶化为室颤、猝死。

【诊断】

预激综合征实际上是心电图诊断,离开心电图检查该病的诊断是无法确立的。

一、预激综合征

1. 典型预激综合征 ①PR 间期缩短(成人<0.12 秒,儿童<0.10 秒)。②QRS 波增宽(成人 ≥0.12 秒,儿童>0.09 秒)。③QRS 波群起始部有 δ 波,导致 QRS 波起始部模糊、顿挫或切迹,此为预激的特征性心电图改变。④δ 波常与 P 波融合,从而使 PR 段消失。⑤P-J 间期正常(<0.26 秒)。⑥继发性 ST-T 改变:在主波向上的导联 ST 段上移,T 波直立;在主波向下的导联 ST 段下移,T 波倒置。

2. 变异型预激综合征

(1)LGL 型预激:①PR 间期 ≤0.11 秒;②QRS 波群时间正常;③没有 δ 波。

(2)Mahaim 型预激:①PR 间期 ≥0.12 秒;②QRS 波群起始部有 δ 波,但 δ 波小;③QRS 波群时间 ≥0.12 秒,但增宽轻微。

二、预激综合征并室上性心动过速

1. OAVRT 特点:①呈反复发作性,频率 180~260 次/min,常在 200 次/min 以上,节律规整,QRS 波群形态正常(伴束支传导阻滞或室内差异性传导时 QRS 波群可增宽)。②可由房性期前收缩或室性期前收缩诱发或终止。③诱发心动过速,心搏常无 PR 延长;逆传 P′ 波位于 QRS 波群后(常在 ST-T 或 T 波上),R-P′<P′-R,说明室房传导比

房室传导要快,但在食管导联 R-P′ 间期>70 毫秒(80~130 毫秒),且房室传导为 1:1,否则心动过速即终止。④心动过速发作时常伴有 QRS 波电交替和/或心动周期长短交替,同阵 R-R 间期差值>30 毫秒;心率愈快,交替现象愈明显。此种窄 QRS 波心动过速伴 QRS 波电交替对判断 OAVRT 具有高度特异性。推测 OAVRT 的电交替发生率较高的原因可能是,传导系统存在解剖或功能上的差异,由于这些差异,在 OAVRT 的快速心室率时冲动传导发生交替性功能性传导延迟,而发生电交替。⑤心动过速时,或出现一过性功能性束支传导阻滞(BBB)。旁道同侧束支功能阻滞时,R-R 间距或 R-P′ 间期比原来延长 35 毫秒以上,而旁道对侧束支功能性阻滞时,则 R-R 间距无变化。⑥对血流动力学的影响与心室率的快慢有关。少数 OAVRT 可呈不典型表现。

2. AAVRT 特点:①心室率常>200 次/min,δ 波明显,且同于窦性心律时的 δ 波,QRS 波群宽大畸形呈宽 QRS 波心动过速,不经电生理检查难与室速鉴别。②逆传 P 波位于 QRS 波群之后较远处(R-P′>1/2 R-R,R-P′>P′-R,P′-R 间期<0.12 秒),房室传导为 1:1,否则心动过速即终止。③常为房性期前收缩或室性期前收缩诱发,但难以为之终止。④对血流动力学的影响类同于室速。

三、预激综合征合并心房颤动/心房扑动

预激综合征合并房扑者极少见,且常为本征阵发性 SVT 过渡到房颤而呈短暂性出现;当然,持续性房扑(数天,甚至更长时间)临床也并非罕见。当房扑波从 AP 1:1 下传时,心电图表现酷似室速,但无等电位线,II 导联扑动波较清楚,记录食管导联可显示扑动波,可资鉴别。

预激综合征并发房颤者较多见,尤其本征引起的反复发作性或难治性 SVT,以及随年龄增长而出现的窦房结功能减退,则更易并发房颤。虽可发生于任何年龄阶段,但中老年人相对较多。预激综合征合并房颤/房扑时,因心房率过快致快速心室反应,引起严重的血流动力学改变,心室率愈快,血流动力学改变愈明显。房颤/房扑一旦发生,快速的心房激动可经 AP 和 AVN-HPS 下传心室,其心室率的快慢及激动顺序取决于 AP 和 AVN-HPS 的前传功能状态,其大致又可分为三种类型。

1. AVN-HPS 前传优势型 常见于隐匿性、潜在性和间歇性预激综合征。心房激动仅能或主要经 AVN-HPS 下传心室,QRS 波群形态以室上性为主,心室率常超过 140 次/min(AVN-HPS 功能正常),但很少超过 200 次/min(除非伴有 AVN 加速性传导)。对血流动力学影响相对较轻。由于心动过速引起的神经体液改变,致使儿茶酚胺增加,后者可强化 AP 传导功能,因此部分潜在性和间歇性预激综合征发生房颤后,可以恶化为非 AVN-HPS 前传优势型。

2. AP 前传优势型 该型患者 AP 前传能力强或因误用了 AVN 阻滞剂(洋地黄类、β 受体阻滞剂、钙通道阻滞剂)使 AVN-HPS 前传封闭,激动仅能或主要经 AP 下传心室。心室率极快(>200 次/min),QRS 波群呈完全预激形,极少数呈部分预激或室上形,血流动力学改变较明显,易恶化为室颤而危及生命(图 106-17)。

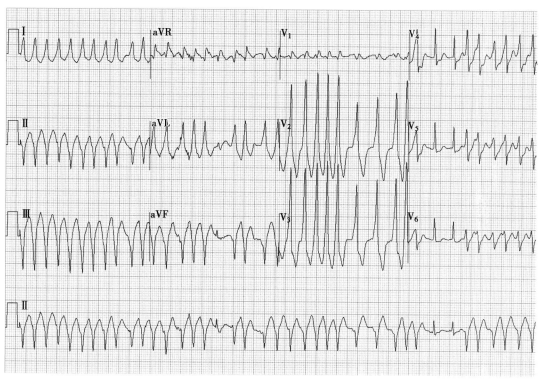

图 106-17 预激综合征合并房颤

3. 中间型 心房激动经 AP 和 AVN-HPS "均等" 下传,QRS 波群 "交替" 出现室上形、部分预激形和完全预激形。其心室率的快慢及对血流动力学的影响均介于上述两者之间。同样可因神经体液改变或误用 AVN 阻滞剂后使其病情恶化。

预激综合征伴房颤的重要意义在于 AP 前向不应期短时,其极为快速的心室反应可导致室颤。预激综合征并发室颤主要见于多条 AP、反复性心动过速发作频繁及快速性房颤者,尤其以房颤时的最短预激性 R-R 间期 ≤250 毫秒者危险性最大。房颤时心室率决定于 AP 前传不应期的长短,不应期愈短心室率愈快;快速下传的激动易落在心室易损期内触发室颤;使用缩短 AP 不应期的药物(如洋地黄、维拉帕米)可使房颤恶化为室颤;说明房颤时的快速房性激动落在心室易损期是突然发生室颤的重要生理基础。此外,室颤的发生,还可能与长时间房颤发作引起低血压和继发的心肌缺血缺氧而降低致颤阈,以及在心室易损期发生室性期前收缩(RonT)等因素有关。既往认为预激综合征是一种良性疾病,但近年来已证实预激综合征患者可以猝死,总发生率 0~4%,绝大多数与房颤诱发室颤有关。因此,凡是预激综合征合并房颤者必须严肃对待,以防猝死。预激综合征合并房颤易误诊为室速(VT),应予以鉴别(表106-22)。

表 106-22 预激综合征伴房颤与室速的鉴别要点

鉴别点	预激综合征伴房颤	室速
一般情况	除心悸、胸闷外一般情况良好	血流动力学改变明显,一般情况差
心脏病	多数无	常有
心率	180~360 次/min,常>200 次/min	140~180 次/min
f 波	有,尤在 V₁ 导联的长 R-R 间期中	无
δ 波	有	无
QRS 波	形态多变,QRS 波之前无 P 波,QRS 波时限 ≥0.14s	形态固定,与原先的室性期前收缩形态相似,在正常 QRS 波之前有窦性 P 波(心室夺获),QRS 波时限 0.11~0.14s
R-R 间期	极不规则	较规则
房室分离	无	有

四、持续性房室交界性折返性心动过速（PJRT）

此类心动过速的特点有：①儿童及年轻人多见，发作时常觉心悸、胸闷，但晕厥少见。②多无明显器质性心脏病，但可因心动过速反复发作而致心功能不全。③心动过速持续时间较长，反复发作，药物疗效不佳。④心电图特征：a. 反复发作的窄 QRS 波群的心动过速，频率 130~220 次 / min，与窦性心律交替出现。b. 常由房性或室性期前收缩、窦性周期（P-R）临界性缩短而诱发。c. 发作时 P′ 波在 Ⅱ、Ⅲ、aVF、V_2~V_6 导联呈负向，aVR 导联正向。d. 心动过速开始无 P′-R 间期延长，R-P′/P′-R>1 或 R-P′>1/2R-R。e. 发作间期心电图正常。

【治疗】

由于旁道的存在，预激综合征患者即使平时没有临床症状，但仍具有发生心律失常的潜在风险，包括 SCD；因此，选择合理方式对无症状预激综合征患者进行危险程度评估是最重要的环节。在决定下一步诊治方案之前，2015年美国心脏协会 / 美国心脏病学会 / 心律协会（AHA/ACC/HRS）室上性心动过速管理指南推荐可使用欧洲复苏委员会（ERC）系统回顾报告提供的 4 个 PICOTS 问题来帮助决策。如果患者运动后预激波突然消失或心电监护表现为间歇性预激，那么此类患者发生严重心律失常事件风险较低。2019 年欧洲心脏病学会（ESC）室上性心动过速管理指南强调无症状预激患者的危险分层。

一、药物治疗原则

药物依其对 AP 和 AVN 的作用，可分为以下三类。

1. 主要作用于 AVN 的药物 美托洛尔、ATP、洋地黄、维拉帕米等。通过延长 AVN 不应期，终止折返性心动过速，对治疗 OAVRT 是安全有效的。但对非束支传导阻滞所致的宽 QRS 波心动过速（即 AAVRT）和 AP 下传为主的房颤 / 房扑，美托洛尔、ATP 常无效或可使病情加重而不用；洋地黄缩短 AP 有效不应期可致病情恶化，应禁用；虽然电生理研究示维拉帕米对 AP 不应期影响不一，但临床观察证实维拉帕米静脉注射后可使 AAVRT 恶化为房颤 / 房扑或使房颤 / 房扑转化为室颤，甚至使 QRS 波群正常的 AVRT 直接转为室颤，故禁用。维拉帕米促发室颤的机制是：①缩短 AP 前向传导有效不应期，加速 AP 的前向传导；②周围血管扩张和负性肌力作用引起低血压和心排血量减少，导致冠脉灌注不足和心肌缺血。

2. 主要作用于 AP 的药物 常用的有奎尼丁、普鲁卡因胺、伊布利特等。其共同特征是延长 AP 有效不应期，主要用于冲动经 AP 下传的快速性心律失常如 AAVRT、房颤 / 房扑。奎尼丁尚有缩短 AVN 有效不应期的作用，可用于伴病态窦房结综合征者。

3. 作用于 AVN 和 AP 的药物 常用的有胺碘酮和 Ⅰc 类药物如普罗帕酮、氟卡尼等。药物选择依不同类型心动过速而异。①OAVRT：宜选用延长 AVN 不应期的药物，如胺碘酮、普罗帕酮、维拉帕米、普萘洛尔、ATP 等；②AAVRT：宜选用延长 AP 不应期的药物，如胺碘酮、普罗帕酮、普鲁卡因胺、利多卡因、奎尼丁等；③预激综合征伴房颤 / 房扑：这是一种潜在危及患者生命的心律失常类型。既往有多例应用胺碘酮后出现心室率加快诱发室颤的病例报道。相关研究显示胺碘酮虽为 Ⅲ 类抗心律失常药物，但兼具 Ⅰ、Ⅱ、Ⅳ 类抗心律失常药物的电生理作用，静脉注射胺碘酮后首先阻滞钙离子通道，兼具少量 β 肾上腺素受体阻滞作用，可减慢房室传导，加速旁路前传。不推荐预激综合征合并房颤急性期使用胺碘酮终止心动过速的急性发作（Ⅲ 类推荐，B 级证据）。

二、电治疗

1. 直流电复律 是紧急处理预激综合征伴任何类型的快速性心律失常最有效的措施。若伴有血流动力学明显障碍（如低血压休克、心绞痛、心力衰竭等）应首选直流电复律；对药物疗效不佳或缺乏有效药物时，亦用电复律治疗。一般用 100~150J 即可。

2. 经食管心房调搏（TEAP） 是一种无创的临床电生理诊断和治疗技术，除了可以揭示潜在预激和隐匿预激的旁路传导特性，用于射频消融术前常规筛选及术后检验效果外，也可以用于终止 AVRT，以超速刺激最有效。

3. 射频消融 射频消融是治疗预激综合征伴 SVT 的一种创伤小、痛苦少、操作简便、安全性高和成功率高的新根治方法。据统计，手术成功率可达 99%，手术死亡率在 1/1 000 左右，是目前国内外最受欢迎、广泛推广的一种根治术。并发症少，有室性心律失常、冠状窦破裂、心脏压塞等并发症。

三、手术

外科开胸切割旁路手术，随着射频消融的广泛开展，目前已较少应用。

四、顺向型房室折返性心动过速（OAVRT）的治疗

旁路在心脏电信号的传导通路中可以扮演前传或者逆传的角色，不同的传导方式参与了不同类型的 SVT；其中，某些前传通道可以增加患者发生 SCD 的风险。OAVRT 是最常见的一种旁路参与的 SVT。在 ARVT 中，信号通过房室结和浦肯野纤维下传心室，再通过旁道逆传回到心房，形成一个闭合的环路，从而维持心动过速的发作。2015年 AHA/ACC/HRS 室上性心动过速管理指南中特别指出，房颤患者如果存在显性前传旁道，10 年内发生 SCD 风险可达 0.15%~0.24%，甚至 AVRT 可能以 SCD 为首发症状而被诊断；症状性心动过速病史、多旁道、最小 RR 间期小于 250 毫秒等可能增加房颤患者的 SCD 风险。在顺向型 AVRT 的急诊处理中，刺激迷走神经、静脉应用腺苷以及直流电复律仍然是主要的治疗方法；但是，此时地高辛、β 受体阻滞剂、维拉帕米、地尔硫䓬等的应用需格外谨慎。对于 OAVRT 的急诊处理流程见图 106-18。

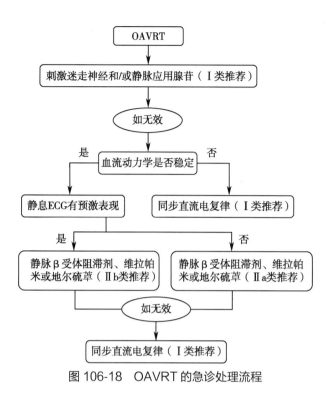

图 106-18　OAVRT 的急诊处理流程

五、无症状预激综合征

大部分无症状预激综合征患者可保持稳定状态,但是其中 20% 的患者会发生心动过速。发生心动过速的患者中,80% 为 AVRT,20%~30% 伴发房颤导致快速心室率,甚至引发室颤。2019ESC 室上性心动过速管理指南推荐对从事高危行业及竞技运动的无症状预激综合征患者,行电生理检查以进行危险分层。有指征的患者可以行导管消融治疗。无症状预激综合征患者的风险不仅来源于心动过速本身,也与窦性心律下心房激动通过旁道传递至心室导致心室收缩顺序改变有关,进而影响心室收缩功能障碍导致患者心室扩大、心力衰竭。导管消融可改善左心室功能状态,因旁路导致左心室功能不全的无症状预激综合征患者可以行导管消融治疗。

对于不满足上述条件的低危无症状预激综合征患者,在充分沟通并发症风险后,如果患者同意,可考虑在有经验的中心进行导管消融治疗。

(翟光耀)

第 8 节　宽 QRS 波心动过速

宽 QRS 波心动过速(wide QRS complex tachycardia,WCT)是指 QRS 波时限 ≥0.12 秒、频率 ≥100 次 /min、规则或不规则的心动过速。是常见的心脏急症。其包括了数种发病机制与治疗原则均不相同的心动过速,易发生误诊、误治,并常导致严重后果。尽管已有许多临床与心电图(ECG)的鉴别标准,但在临床急诊工作中,对 WCT 的误诊率仍相当高。误诊的常见原因:①对 ECG 的鉴别标准不够熟悉或观察 ECG 不够仔细。② ECG 标准本身存在的局限性,即各项心电图标准中的大多数,是以统计学结果为依据,故任何单一的 ECG 标准均有局限性,即特异度差、灵敏度低,因此,运用不当可致误诊。③临床医师认识上的偏差,如以血流动力学状况为鉴别标准,认为室速时血流动力学不稳定,而室上速(SVT)时血流动力学稳定。WCT 的诊断、鉴别诊断及迅速作出正确的治疗决策以避免医疗纠纷,对临床医生尤其是急诊科、心内科医生构成严峻挑战。

【病因与发病机制】

WCT 的病因包括冠心病、心肌病(包括心肌离子通道病)、心肌炎等器质性心脏病,以及特发性室颤、室速等非器质性心脏病,还包括诱发因素如电解质紊乱、药物等。

WCT 的发生原因:①心动过速起源于心室即室速,占 WCT 的 80%;② SVT(包括房性快速性心律失常)伴室内差异性传导,占 15%~20%;③ SVT 伴原已存在的束支传导阻滞,较少见;④ SVT 经旁路前传,包括预激并房颤及 AVRT,占 WCT 的 1%~5%;⑤其他,如起搏器介导的心动过速(PMT)、药物或电解质紊乱导致的希 - 浦系统传导减慢等。

【诊断】

虽然 WCT 的最后确诊有赖于心内电生理检查,但在多数情况下,通过认真收集患者的临床资料,记录心动过速发作时的 12 导联 ECG 和食管导联心电图,仔细比较心动过速发作前后 ECG,对大多数 WCT 可以作出较为正确的诊断。

一、病史与临床特征

1. 由于 80% 左右的 WCT 为室速,故遇到 WCT 患者,应首先考虑室速,没有充分的根据,不应随意诊断为 SVT 合并室内传导异常。

2. 如为无心脏病史而心动过速反复发作的年轻患者,则多为 SVT 伴差异性传导,或与预激综合征有关的室上性心律失常。病史中有冠心病心肌梗死史者,发生心动过速时,诊断为室速的阳性预测值为 98%;有器质性心脏病者,阳性预测值为 95%。用药史很重要,抗心律失常药和三环类抗抑郁药可减慢室内传导,在窦性心动过速、快速房颤、房扑时,易产生差异性传导,表现为 WCT。少数无心脏病证据的室速患者,QRS 波时限也可以不增宽。血流动力学状况、年龄和频率,在室速与 SVT 之间重叠性很明显,故鉴别意义不太大。虽然 LVEF 在室速组明显低于 SVT 组,但该项参数对急诊病例的鉴别并无帮助。

3. 症状。WCT 的症状可以很轻,亦可很重,表现为晕厥或先兆晕厥、心绞痛、休克等。症状的轻重与心律快慢、心脏基础疾病、心功能有关,而与是否室速或 SVT 无关。

4. 体检若能发现房室(A-V)分离的体征如颈静脉出

106

现大炮样 A 波,第一心音强弱不等,以及收缩压每搏相差 10mmHg 以上,支持诊断室速。如迷走神经刺激后(如颈动脉窦按压)心动过速终止,则基本上可排除室速。

5. 利多卡因对室速通常有效而对 SVT 几无作用;维拉帕米对 SVT 疗效较肯定,但对室速通常疗效较差甚至恶化(少数触发机制室速例外)。

二、心电图特征

1. 房室分离 心动过速时体表 ECG 有 A-V 分离或间歇性 V-A 传导者,强烈提示为室速。大约 50% 的室速患者有此征象,但其中仅 1/2 能从体表 ECG 上识别,其余仅表现为不同程度的 V-A 传导(1:1、2:1 或逆向文氏传导)。当体表 ECG 不能辨别 A-V 分离时,记录食管 ECG 或静脉注射腺苷对揭示 A-V 分离或不同程度 V-A 传导阻滞有帮助。

2. 心室夺获或室性融合波 心动过速频率较慢时,通常于心动过速发作开始记录到少数心室夺获搏动或室性融合波,而且夺获搏动的 QRS 波正常或接近正常(图 106-19)。此为提示室速的重要线索,但该现象仅见于 5%~10% 的病例,故其实用价值不大。

3. QRS 波时限 以 QRS 波时限作为一项鉴别标准时,必须与 QRS 波形态和既往 ECG 结合考虑。一般说来,SVT 伴 RBBB 图形时,QRS 波时限 <0.14 秒,而伴 LBBB 图形时,QRS 波时限 <0.16 秒;相反,当 WCT 为 RBBB 图形时,其 QRS 波时限 >0.14 秒,而 LBBB 图形者,QRS 波时限 >0.16 秒,提示为室速的可能性很大。少数起搏点位于束支水平的室速,QRS 波时限 <0.14 秒,但 QRS 波形态为 RBBB 图形伴电轴左或右偏。

4. QRS 波的形态

(1)QRS 电轴:当窦性心律时不存在室内传导阻滞,发生心动过速时电轴极度左偏(<-90°~±180°),支持室速,此时,不论其 QRS 波的形态如何。但当 QRS 波呈 LBBB 伴电轴右偏者则仅见于室速,差异性传导呈 LBBB 时其电轴正常或左偏。

(2)胸导联 QRS 波呈同向性:V$_1$~V$_6$ 导联 QRS 主波一致性向下为负向同向性,V$_1$~V$_6$ 导联 QRS 主波一致性向上为正向同向性,两者均可认为是室速。正向同向性必须除外 A 型预激综合征伴发的逆传型 AVRT。

(3)心前导联 V$_1$ 的 QRS 波:呈 rS 或 RS,起始向上波增宽,是支持激动位于心肌组织内缓慢传导的征象,有别于激动经正常传导系统传导时 QRS 波起始部陡直向上。

(4)RBBB 图形:心动过速呈 RBBB 图形者,其 V$_1$ 和 V$_6$ 导联 QRS 波的形态,有助于鉴别心动过速的起源。V$_1$ 导联 QRS 波呈单相(R 波)或双相波(qR,QR 或 RS)者,几乎均见于室速。无论是室速还是 SVT,在 V$_1$ 导联均可出现三相 QRS 波,但是典型 rSR' 图形(即 R'>r)都见于 SVT 伴差异性传导,而呈 RSr'(即 R>r')多见于室速。V$_6$ 导联出现典型 RBBB 图形,即小 q、大 R 及宽 S 波者,高度支持为 SVT 伴差异性传导,如初始 q 波缺乏且 R/S<1 或呈 Qr 和 QR 者,则主要见于室速。

(5)LBBB 图形:当 V$_1$ 或 V$_2$ 导联起始 r 波>30 毫秒;V$_1$ 导联 S 波顿挫或切迹和 / 或 QRS 波起点距 S 波最低点时限>70 毫秒者,常见于室速,若同时伴有电轴左偏,则诊断室速的阳性预测值为 95%;V$_6$ 导联呈 qR 或 QR 型则有利于室速,而单相 R 波有利于 SVT。

(6)窦性心律时 ECG 存在束支或室内传导阻滞:发生心动过速后,QRS 波形态与窦性心律的 QRS 波图形相同者为 SVT;反之,与窦性心律的 QRS 波图形截然不同者多为室速。

5. SVT 伴室内差异性传导的独特 ECG 改变

(1)房颤合并室内差异性传导:常呈间歇性,很少呈持续性。这是因为室内差异性传导有一定的临界 R-R 间期长度,房颤时 R-R 间期长短不一,当 R-R 间期<临界长度时就会出现室内差异性传导,而当 R-R 间期>临界长度时室内传导转为正常。房颤合并室内差异性传导也常出现长 - 短周期心搏,即所谓 Ashman 现象。房颤合并差异性传导者绝大多数呈 RBBB 型,V$_1$ 导联出现 rsR' 型,起始向量与正常的窦性心搏一致。

(2)房扑合并室内差异性传导:可以呈持续性,也可呈交替性,后者较易识别。房扑合并 2:1 房室传导时,心室率 150 次 /min 左右,很少发生室内差异性传导。房扑经某些药物(如奎尼丁、普鲁卡因胺)治疗后,心房率减慢,房室传导可转变为 1:1,或在某些情况下如交感神经张力过度增高时,房室传导比例也可能为 1:1。当房扑合并 1:1 房室传导时可出现持续性室内差异性传导,QRS 波宽大畸形,心室率 200 次 /min 左右,F 波多被掩盖,与室速不易鉴别。按压颈动脉窦常可揭示心律失常的真相。房扑合并洋地黄治疗后,可出现 4:1 房室传导与 2:1 传导交替出现,出现于短心动周期(2:1 房室传导)的心搏可呈室内差异性传导,而出现于长心动周期(4:1 房室传导)的心搏室内传导转为正常,有时可被误诊为室性期前收缩二联律。

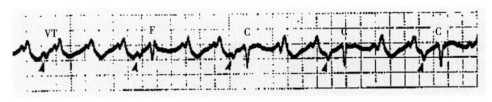

图 106-19 室速(可见室性融合波、心室夺获)
注:VT,室速;F,融合波;C,心室夺获;箭头所指是和 QRS 波群无关系的 P 波。

（3）房性心动过速伴室内差异性传导：房性心动过速伴有 2:1 房室传导时很少发生室内差异性传导，当房室传导为 1:1 时则可能发生室内差异性传导，但比较少见。合并有房室传导阻滞的房性心动过速，经奎尼丁等药物治疗后，房室传导可变为 1:1，且可出现室内差异性传导，此时很容易被误诊为室速。房性心动过速的 P 波多为直立型，但也可为逆传型，当心率过快时，P 波常埋没于 ST-T 内而不易辨认。按压颈动脉窦可引起房室传导阻滞，暴露被隐藏的 P 波。

（4）AVNRT 与 AVRT 合并室内差异性传导：AVRT 合并室内差异性传导远比 AVNRT 和房性心动过速多见，这可能是由于旁路传导速度较快，当激动由旁路逆传、折返前传至心室时，一侧束支可能处于不应期，因而发生室内差异性传导。有学者认为 LBBB 型室内差异性传导几乎毫无例外地见于 AVRT。当旁路与频率依赖性束支传导阻滞同侧时（例如左侧旁路合并 LBBB 型室内差异性传导，右侧旁路合并 RBBB 型室内差异性传导），激动必须绕行对侧束、室间隔，才能抵达旁路的心室附着处，折返环路延长，V-A 间期与 R-R 间期延长，心率随之减慢。

6. 预激综合征合并房颤（图 106-20） 预激综合征合并房颤时，心房激动可沿房室交界区或旁路前传至心室，也可同时沿上述的两条途径前传至心室，形成"室性融合波"。当心房激动沿房室交界区前传至心室时，QRS 波群形态、时间正常，与一般的房颤无法鉴别；当心房激动沿旁路前传时，QRS 波宽大畸形，如并发于 A 型预激综合征，胸前导联均出现正向的宽 QRS 波，酷似室速。有时在同一份心电图上可见到三种波形：正常 QRS 波（房室交界区前传）、宽 QRS 波（旁路前传）与程度不同的"室性融合波"（同时沿旁路与房室交界区前传）。预激综合征合并房颤的 ECG 改变

有其特点，仔细观察不难与室速相鉴别：① R-R 间期极不规律，互差常 >0.10 秒；②宽 QRS 波起始部分可见到预激波；③心室率 >180~200 次 /min，甚至 >240 次 /min；④宽 QRS 波与正常 QRS 波在同一份心电图内出现时，正常 QRS 波往往延迟出现（房室结传导速度慢），而不是提早出现（室速的心室夺获多提早出现）。

7. 宽 QRS 波心动过速的心电图鉴别诊断流程 为应对 WCT 鉴别诊断带来的严峻挑战，寻求一种简单而可靠的方法，人们做出了不懈努力。1991 年，Brugada 等根据发作心动过速时宽 QRS 波的形态，提出了鉴别 WCT 起源部位的步骤，共分为四步：①所有胸导联均无 RS 型 QRS 波，诊断室速的特异度为 100%；②若某一个胸导联出现 RS 型 QRS 波者，而最大 R 至 S 间期（从 R 波起点至 S 波最低点的间距）>100 毫秒者可确定为室速；③如能确定存在房室分离，室速即可诊断；④如果 V₁ 和 V₆ 导联的 QRS 波能满足诊断室速的形态标准（表 106-23），即可诊断室速。作者本人以此标准判断室速和 SVT，其符合率分别为 98.7% 和 96.5%。Brugada 等提出的 WCT 四步鉴别法如图 106-21 所示。其他作者的后续研究表明，Brugada 四步法鉴别室速的灵敏度为 79%~92%，特异度为 43%~70%。临床经验证明 Brugada 宽 QRS 波心动过速诊断标准，对鉴别不同心室激动时序所致的宽 QRS 波有高度的灵敏度和特异度，但也有缺陷，即不能鉴别旁路前传或室速。在后续研究中，该研究组又补充以下三步，合称七步法：① V₄~V₆ QRS 以负向波为主；② V₂~V₆ 中有一个以上的导联呈 QR 型；③房室分离，P 波多于 QRS 波。以上均阴性则诊断为预激综合征伴旁路前传型 SVT。本法对旁路前传型 SVT 鉴别的灵敏度为 75%，特异度为 100%。

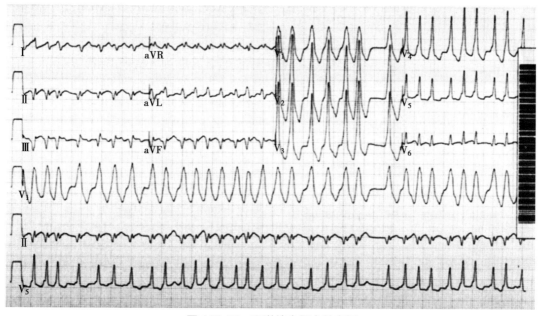

图 106-20 预激综合征合并房颤

注：除 QRS 增宽外，QRS 形态多变，可与预激伴原已存在的束支传导阻滞鉴别；
因 R-R 间期越短，QRS 越窄，系传导加速所致，可排除 SVT 伴差异性传导。

表 106-23　宽 QRS 波心动过速心电图鉴别标准

鉴别点	室速	室上速
心室夺获搏动或室性融合波	(+)	(−)
房室分离	(+)	(−)
QRS 波时限:		
RBBB 图形	>0.14s	<0.14s
LBBB 图形	>0.16s	<0.16s
QRS 电轴 /LBBB 图形	90°~ ±180°/90°~ ±180°	正常
QRS 波形态:		
心前导联同向性	同向性	不定
QRS 波起始向上延迟	(+)	(−)
RBBB 图形——V_1 导联:三相型(r<R′)	(−)	(+)
三相型(R>r′)	(+)	(−)
单相 R 波	(+)	(−)
双相 qR 波	(+)	(−)
V_6 导联:R<S 型	(+)	(−)
LBBB 图形——V_1 或 V_2 导联:r 波>30ms	(+)	(−)
S 波顿挫或切迹	(+)	(−)
S 波时限(从 R 波起点到 S 波最低点)>70ms	(+)	(−)
V_6 导联:qR 或 QR 型	(+)	(−)
单相 R 波	(−)	(+)

注:RBBB,右束支传导阻滞;LBBB,左束支传导阻滞;(+),有;(−),无。

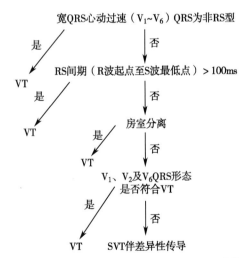

图 106-21　宽 QRS 波心动过速 Brugada 四步鉴别法

2007 年,Vereckei 等提出简化的 WCT 新四步鉴别诊断流程,但仍显复杂,临床医师不易掌握;2008 年,Vereckei 等又提出了进一步简化的 aVR 导联四步流程对 WCT 进行鉴别。具体步骤如下:第一步判断 aVR 导联 QRS 波起始是否为 R 波,如果是则诊断室速,否则为 SVT;第二步观察 aVR 导联 QRS 波起始 r 或 q 波,宽度>40 毫秒则诊断室速,否则为 SVT;第三步以 aVR 导联负向 QRS 波为主导的

负向起始波降支上出现切迹诊断室速,否则为 SVT;第四步测量心室初始激动速度(V_i)与终末激动速度(V_t)之比,通过测量体表心电图的电压来计算(QRS 波起始后移 40 毫秒处测得电压绝对值为 V_i,QRS 波终点前移 40 毫秒处测得电压绝对值为 V_t),$V_i/V_t \leq 1$ 诊断为室速,否则为 SVT。该流程亦存在缺陷,即当 aVR 导联的起始为 R 波时,无法将室速与经旁路前传的 SVT 区分开来。临床实践表明,以上两种方法对诊断 WCT 为室速或为 SVT 的灵敏度、特异度相当。

2010 年,Pava 等提出 II 导联 QRS 波起始至第 1 峰(RWPT)达峰(正向或负向)时间的一步法,似乎更为简单。将截断值定位 50 毫秒,若 ≥ 50 毫秒为室速,否则为 SVT,作者报告该"一步法"对诊断室速的特异度、灵敏度分别为 98%、93%,但后续研究证实其灵敏度、特异度仅分别为 60%、83%。

2016 年,Jastrzebski 等首创室速积分法(ventricular tachycardia score),主要基于以下考虑:就 ECG 形态特征而言,难以区分室速与 SVT,所以在 WCT 时,难免将 SVT 误诊为室速;依据 ECG 单项特征而诊断为室速,其特异度达到 100%,这样的标准尚未诞生,所以不能仅仅依靠单一指标,换言之,目前尚无只出现在室速而绝对不会出现在 SVT 的 ECG 特征;具备室速特征性表现越多,越倾向于室速的诊断，当达到一定计分时，就越接近于确诊。Jastrzebski等博采众长，将众多流程中证实准确率高、特异性强、广为熟知、易记易用的ECG指标纳入。这些指标包括：① V₁导联初始R波，即V₁导联的QRS起始以R波为特征，包括R型、RS型和RSr型（R≥S），但需除外R波升支或顶端有挫折（挫折最低点在R波一半之下，该特征是室上速rsR′的变型）。② V₁或V₂导联起始r波>40毫秒。③ V₁导联S波有挫折。④ aVR导联起始R波。⑤ Ⅱ导联RWPT≥50毫秒。⑥ V₁~V₆无RS型。⑦房室分离。第①~⑥项各计1分，第⑦项计2分，计分范围0~8分。因房室分离对室速的诊断具有很高的特异度，故计分最高，又因其并非室速所特有（Jastrzebski等在近1 000例验证病例中，发现有4例SVT出现房室分离），故未将其设为3分。Jastrzebski等对587例患者的768份WCT心电图进行验证，结果显示：室速积分≥4分者均为室速，无SVT；0分者，提示为SVT；1分，为灰色地带（既可能是室速，也可能是SVT）；2分时，可诊断为室速，但准确度仅为81.4%。因此，Jastrzebski等建议将WCT鉴别诊断的截断值设为3分，计分≥3分；当室速积分为0~2分时，建议结合电生理、临床资料及前后心电图来确定诊断。若力求较高的室速总体诊断率，则可取≥1分为截断值。值得注意的是，7%的室速其ECG无室速的特异性表现，表明ECG所能提供的信息有限。

2020年，我国学者陈琼提出肢体导联诊断法（LLA），具体如下：满足以下三项中的任一项即可判断为室速，反之为SVT。① aVR导联QRS为单项R波；② Ⅰ、Ⅱ、Ⅲ导联QRS主波均为负向；③对应肢体导联QRS波呈反向（OQL）：即当下壁导联的QRS波主波正向且其余肢体导联（Ⅰ、aVR、aVL）的QRS波主波负向时，为室速，反之亦为室速。LLA法诊断室速的准确度为88.1%。

不同的流程各有特点，各有优势和价值，也存在一定比例的假阳性及假阴性，最终未能出现一个流程"一统江湖"的局面；流程多、方法多，恰巧说明未找到满意的方法。

理想的鉴别诊断流程应具备以下条件：①简单易记；②可用于所有的WCT；③灵敏度、特异度均达100%，不会产生模棱两可的判定结果。应当承认，尽管目前报道的鉴别诊断标准众多，但灵敏度、特异度均达100%的诊断标准至今尚未面世。除各流程自身的缺陷外，由于临床医师对它们的记忆、理解及判读均可能产生错误，故经常导致误诊，尤其是当室速发作而无器质性心脏病或器质性心脏病伴SVT时。

随着人工智能（artificial intelligence，AI）的飞速发展，以及包括可穿戴设备在内的诸多辅助技术的广泛应用，心血管病诊疗进入高度智能化时代已为期不远。AI算法的显著优势是可以从海量的数据库中直接学习，而无需特殊的人为编程。通过深度学习，AI对心律失常的诊断、监测更加及时、精确。

三、电生理检查

临床心脏电生理检查在鉴别WCT的起源部位时是最可靠的方法。①希氏束电图（HBE）表现为A、H和V波呈固定关系，H-V间期略长于窦律时H-V间期，为室上速；若心动过速发作时A-H有固定关系，而A-H与V波间无固定关系，且A-H频率慢于V波频率，为室速。②若H-V间期短于窦律时的H-V间期或V波前无H波，则心动过速的QRS波除完全或部分起源于心室外，还可能由于Mahaim纤维前向传导而引起H-V间期缩短或H波与V波的重合。在Kent束参与前向传导的SVT，也可以看不到H波或在V波前无固定的H波，但此时逆传的V-A存在固定关系。③V波前有H波且H-V间期期与窦性心律时相等，为心室夺获；H-V间期<窦性心律时的H-V间期，为心室融合波。④ WCT心房起搏夺获心室后变窄，则为室速；快速起搏心房时功能性束支传导阻滞，如与发作时波形相同，则为SVT合并室内差异性传导。⑤食管内导联与心房内导联心电图可明确地显示心房波形、心房活动的频率、房室传导与室房传导的关系、R-P间期的长度等，对鉴别室速与室上速、房扑、AVRT与AVNRT等均有很大价值。

【治疗原则】

对WCT患者，应仔细分析心电图改变，结合病史、体检与颈动脉窦按压，作出明确诊断（明确起源部位），再给予适宜处理。对于一时难以鉴别起源部位的WCT，可采用以下"中性"治疗方案。

1. 血流动力学明显障碍者 当WCT伴有明显的血流动力学障碍（如心室率极快、心力衰竭加重、低血压、休克、心绞痛），甚至阿-斯综合征时，若能排除洋地黄中毒，应立即首选直流电复律，首次电击能量不应超过200J，必要时可重复进行。对长时间用药不能纠正的WCT，不论是否确定其起源部位，也应行同步直流电复律。

2. 血流动力学状态较稳定者 对难以鉴别的且血流动力学稳定的WCT，可首先按室速处理，或者选择对室上性及室性心律失常均有效，同时又不缩短房室旁路前传时间及有效不应期的药物如胺碘酮、普罗帕酮（心律平）、普鲁卡因胺及阿普林定等，其对室上速、室速及预激综合征合并房颤均有效，以静脉制剂为宜。用药过程中应监测心电图与血压的改变，并准备好除颤起搏器，以防药物诱发室颤或心脏停搏。必须指出的是，对诊断不明的WCT，应禁用洋地黄、维拉帕米或腺苷类。这三种药物对室速均不适宜，尤其是静脉注射维拉帕米可使室速患者血压明显降低，甚至诱发室颤。对于确定或高度怀疑对维拉帕米有"特效"的室速如特发性室速（无器质性心脏病，心电图示QRS时限≤0.12秒，多呈RBBB+电轴左偏）、QT间期正常和期前收缩联律间期极短的多形性室速等，可选用维拉帕米。洋地黄与维拉帕米使旁路不应期缩短，致使旁路前传的房颤与旁路前传型心动过速的心室率异常增速，如落入心室易损期可诱发室颤。腺苷类药物对房性心动过速也不适宜，可引起一过性房室传导阻滞。

血流动力学稳定的宽QRS波心动过速的急诊处理程序见图106-22。

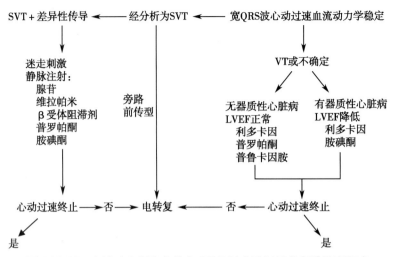

图 106-22　血流动力学稳定的宽 QRS 波心动过速的急诊处理程序

注：SVT，室上速；VT，室速；LVEF，左心室射血分数。

（苏盛元　王立军）

参考文献

［1］ VERECKEI A. Current algorithms for the diagnosis of wide QRS complex tachycardias [J]. Curr Cardiol Rev, 2014, 10 (3): 262-276.

［2］ JASTRZEBSKI M, SASAKI K, KUKLA P, et al. The ventricular tachycardia score: A novel approach to electrocardiographic diagnosis of ventricular tachycardia [J]. Europace, 2016, 18 (4): 578-584.

［3］ JASTRZEBSKI M, KUKLA P, CZARNECKA D. Ventricular tachycardia score-a novel method for wide QRS complex tachycardia differentiation-explained. J Electrocardiol, 2017, 50 (5): 704-709.

［4］ CHEN Q, XU J, GIANNI C, et al. Simple electrocardiographic criteria for rapid identification of wide QRS complex tachycardia: The new limb lead algorithm [J]. Heart Rhythm, 2020, 17 (3): 431-438.

［5］ TRAYANOVA N A, POPESCU D M, SHADE J K. Machine learning in arrhythmia and electrophysiology [J]. Circ Res, 2021, 128 (4): 544-566.

第 9 节　心室扑动和心室颤动

心室扑动（ventricular flutter，简称室扑）和心室颤动（ventricular fibrillation，VF；简称室颤）是心室肌快而微弱但无效收缩或不协调的运动，不能形成有效心搏，两者对血流动力学影响均等同于心室停搏。室扑一般为室颤先兆，很快即转为室颤；室颤则是心脏性猝死（SCD）常见的恶性心律失常。原发性室颤为无循环衰竭基础上的室颤，常为一过性和反复发作，及时的药物干预及电复律可逆转。在各种严重心脏病的终末期发生的室扑和室颤，为继发性室扑和室颤，预后极差。

【病因与发病机制】

一、病因

各种器质性心脏病及许多心外因素均可致室扑或室颤，以冠心病尤其是急性心肌梗死最为多见，其他如原发性心肌病、急性暴发性心肌炎、风湿性心脏病、高血压心脏病等。原发性室颤则好发于急性心肌梗死、心肌梗死再灌注治疗后、原发性心肌病、病态窦房结综合征、心肌炎、触电、低温、麻醉、低血钾、高血钾、酸碱平衡失调、嗜铬细胞瘤和拟肾上腺素药物过量、奎尼丁、普鲁卡因胺、锑剂和洋地黄等药物中毒、QT 间期延长综合征、Brugada 综合征、预激综合征合并房颤时旁道不应期<270 毫秒、二尖瓣脱垂综合征等。医源性因素包括经食管心房调搏检查诱发室扑蜕变为室颤、心血管冠脉介入或心包穿刺误伤心肌、手术与麻醉、一些可诱发 QT 间期延长的药物等。

二、发病机制

室颤的发病机制可分为触发机制和维持机制两方面。

1. 触发机制　室颤可以被发生于心脏易损期的期前收缩诱发，即"RonT"现象。然而，室颤也可在没有"RonT"的情况下发生，故有理论认为当一个行进的波阵面碰到解剖障碍时可碎裂产生多个子波，后者可以单独存在并作为高频率的兴奋起源点触发室颤。目前多数学者认为心室肌结构的不均一是形成自律性增高和折返的基础，而多个研究都提示起源于浦肯野系统的触发活动在室颤发生起始阶段的重要作用。

（1）浦肯野细胞的早期后除极：浦肯野细胞的早期后除极（early afterdepolarizations，EAD）引起的触发活动与室性心律失常有关，EAD 在动作电位 2 相和 3 相振荡的基础上发生。细胞电生理研究表明浦肯野细胞和心室肌细胞电生理性质存在显著的差异,表现在浦肯野细胞的膜阻抗远比心室肌细胞高,动作电位时程(APD)也比心室肌细胞长。浦肯野细胞固有的膜阻抗较高的性质使得很小的内向净电流的增加就可以促进EAD的形成,所以EAD的形成和传导在浦肯野纤维中显得比较容易。正常情况下,在浦肯野-心室肌交界处(PMJ)由于两者膜阻抗的差异,较小的耦联电流引起浦肯野细胞膜电位的变化大于对心室肌膜电位的影响,所以在相互作用中心室肌膜电位"控制"了浦肯野膜电位。尽管固有的静息电位、平台期电位和APD与心室肌细胞不同,细胞间的耦联作用使浦肯野细胞的这些性质与耦联的心室肌细胞接近,所以耦联的浦肯野细胞APD会明显短于远离PMJ的浦肯野细胞。APD的缩短不利于EAD的发生。病理条件下,浦肯野细胞本身的自律性增强,或者失去交界区电耦联的约束,或者产生损伤电流通过PMJ加剧浦肯野细胞膜电位的振荡,都可以导致浦肯野细胞EAD的产生而触发室性心律失常。心肌缺血缺氧条件下(如急性心肌梗死),大量心室肌细胞的坏死使浦肯野纤维和心室肌的膜阻抗比例失调,而失去对耦联浦肯野细胞EAD的抑制作用,加之梗死区存活的浦肯野细胞最大除极速率下降和APD明显延长,导致交界区动作电位的3相EAD,除极到达阈值以后触发心室激动。浦肯野系统在电解质紊乱、交感激活、某些药物作用及心肌缺血等多种状态下,可通过自律性增高、触发活动、浦肯野纤维与心室肌之间折返等机制产生并维持心律失常。

(2)PMJ的折返激动:PMJ的折返激动也可能是恶性室性心律失常和室颤的触发因素,浦肯野-心室肌传导和心室肌-浦肯野传导的不对称是折返产生的基质。在左右心室,束支下传的激动都只能够通过乳头肌基底部的PMJ传递到心室肌,并且高的阻抗比值导致传导延迟,而从心室肌逆传的激动则可以在PMJ以外的广泛区域发生,传导速度也快于前者。PMJ的传导延迟可以被奎尼丁、高钙及超速起搏加重,折返活性也会增加而诱发心律失常。

2. 维持机制 有关室颤的维持机制存在较大的争议。争议的焦点在于如何解释室颤发生过程中的持续的波裂(wavebreak)现象:新形成的波裂,究竟是导致室颤维持的原因(多重子波学说),还是仅仅作为源自高速运转的局灶起源(a rapid firing focal source)的激动不能保持1:1外传的外在表现(局灶起源学说)。

(1)多重子波学说:该学说认为,通过波裂连续不断产生的多重子波随机折返导致室颤的发生。波裂的发生,是不应期分布的不均一和解剖学上的异质性使得兴奋波呈现不均一传导的结果。不应期分布的不均一来自于动作电位时程在心室不同部位和心室壁不同层面的离散,这种原本就存在的异质性可以被各种疾病所放大。心外膜走行的冠状动脉、乳头肌、跨壁纤维走向的改变部位,以及心肌病中的纤维化部位等,都可以成为兴奋波破裂的位点。近来发现,电学恢复(electrical restitution)中的动态因素即APD和激动传导速度(conduction velocity,CV)的恢复特性,也在波裂形成中发挥重要作用。该学说强调动态因素和固有异质性之间的协同作用是波裂发生和室颤维持的基本原因。

(2)局灶起源学说:该学说认为单一的快速兴奋灶起源(折返或自律性增高)是室颤的基本驱动力。Jalife等提出室颤中的激动频率最高的区域(25~30Hz)是由于一个高速运转的折返自卷波即"旋转子"持续活动所致,颤动的传出阻滞发生于旋转子外围的组织,两者一起构成心室肌表面不连续的主导频率控制区。室颤中出现的多重子波是起源于这一局灶位点的激动由于周围组织的"传出阻滞"(fibrillatory conduction block)而不能保证1:1外传的外在表现。该理论的临床意义在于,可以对局灶起源部位施行消融来治疗这种恶性室性心律失常。

3. 室颤的电生理分期与分型 Wiggers等提出室颤的发生过程可以分为4个独立的阶段:第一阶段[快速收缩期(tachy systolic)],持续时间为数秒,特点是单个螺旋波或"8"字折返,落入这个时期的期前收缩可以终止折返而预防室颤的发生;第二阶段[痉挛性失调期(convulsive incoordination)],持续15~40秒,特点为多发子波和折返激动共存;第三阶段[震颤性失调期(tremulous incoordination)],持续2~3分钟,室颤的激动频率开始下降,内膜和外膜心肌之间开始出现兴奋性的梯度分布,可能是因为内膜心室肌和浦肯野纤维比其他部位心肌更能够耐受缺血;第四阶段(终末期),是弛缓的颤动、心脏的机械收缩消失。

Wiggers和Chen同时还将室颤分为两种:①快速室颤(即Ⅰ型室颤)的主导频率较高,标测特点为游走的子波和持续时间很短的折返波,其前提是复极动力学和细胞兴奋性正常(APD恢复曲线陡峭,CV恢复曲线平坦),符合多重子波学说的特点;②缓慢室颤(即Ⅱ型室颤)的主导频率较低,很少表现为不同波的碰撞,标测多表现为从固定区域起源的单一波阵面在心外膜的播散,其前提是复极异常和兴奋性下降(APD恢复曲线平坦,CV恢复曲线陡峭),符合局灶起源学说的特点。Ⅰ型室颤和Ⅱ型室颤实际上代表了室颤的不同阶段,Ⅰ型室颤为起始阶段(Ⅰ、Ⅱ期)的室颤,通常在APD恢复曲线陡峭而细胞兴奋性正常的情况下发生;随心肌缺血程度的加重,先是复极功能异常,接着心肌细胞兴奋性下降,此时的室颤为Ⅱ型室颤(Ⅲ、Ⅳ期)。两型室颤中间的过渡阶段,表现为复极异常但兴奋性尚属正常,可以出现暂时的室颤发作。

【诊断】

一、临床表现特点

典型表现为阿-斯(Adams-Stokes)综合征:患者突然抽搐,神志丧失,叹气样呼吸,随后呼吸停止;此时如查体,则心音、血压、脉搏均消失,瞳孔逐渐散大。如发作为间歇性,则在间歇期可听诊到不规则心搏(常为多源性室性期前收缩)或快速心搏(室速),心音较弱。部分患者阿-斯综合征表现不明显即已猝死。

二、心电图特点

1. 室扑 室扑在心电图上表现为连续出现的畸形QRS波群,呈正弦波曲线,QRS波群、ST段和T波混在

106

一起无从辨识,也无法明确为负向波或为正向波。频率150~300 次 /min(通常在 200 次 /min 以上)。有时难以与室速鉴别。室扑常为暂时性,大多数转为室颤,是室颤的前奏;但也可转为室速,极少数恢复窦性心律。室扑与室速的区别在于后者 QRS 与 T 波能分开,波间有等电位线,且 QRS 时限不如室扑时宽;其与室颤的区别在于后者波形及节律完全不规则,且电压较小。

2. 室颤 P 波及 QRS、T 波均消失,代之以形状不同、大小各异、极其不匀齐的波群,频率极快,250~500 次 /min,在开始时振幅尚较大,以后逐渐变小,最后消失。

室扑和室颤的心电图表现见图 106-23。

三、临床分型

根据临床循环功能、有无器质性心脏病、心电图颤动波的振幅及频率等,可以对室颤进行进一步的分型,有助于治疗和预后的判断。

1. 根据室颤波振幅分型 ①粗颤型:室颤波振幅≥0.5mV,多见于心肌收缩功能较好的患者,心肌蠕动幅度相对粗大有力,张力较好,对电击除颤反应好,抢救成功率高。②细颤型:室颤波振幅<0.5mV,多见于心肌收缩功能较差的情况。此时心肌的蠕动纤细无力,张力差,对电击除颤反应差,预后不良。

2. 根据室颤波频率分型 ①快速型:室颤波频率>100 次 /min,预后相对好,除颤成功率高。②缓慢型:室颤波频率<100 次 /min,预后差,多为濒死表现,常继以全心停搏。

3. 根据室颤前心功能分型 ①原发性室颤:又称非循环衰竭性室颤。室颤前无低血压、心力衰竭或呼吸衰竭,循环功能相对良好,室颤的发生与心肌梗死等急性病变有关。除颤成功率约为 80%,此型预后相对较好。②继发性室颤:又称循环衰竭性室颤。室颤前常有低血压、心力衰竭或呼吸衰竭,常同时存在药物、电解质紊乱等综合因素,电除颤成功率低(≤20%),预后恶劣。③特发性室颤:室颤发生前后均未发现器质性心脏病,室颤常突然发生,多数来不及复苏而猝死,部分自然终止而幸存。室颤幸存者常有复发倾向,属于单纯的心电疾病。④无力型室颤:又称临终前室颤。垂危患者临终前心电图约有 50% 可出现室颤,其特点为室颤波频率慢,振幅低,属于濒死心电图的一种。

【治疗】

一、紧急抢救

当可以立即取得 AED 或除颤仪时,尽快电除颤。若不能立即取得除颤设备时,则立即开始 CPR。电复律以150~200J(双向波除颤器)或 300~360J(单向波除颤器)进行电除颤。在实施一次电除颤后,马上继续 CPR,待完成按压 - 通气 5 个 30:2 的周期(如患者为儿童或婴幼儿,有 2 名以上施救者则按压 - 通气比为 15:2)以后,再检查患者的循环征象,评估除颤效果(表 106-24),标志为自主循环和窦性心律是否恢复;可以通过监测呼气末二氧化碳(etCO$_2$)监测 CPR 是否成功;最新开发的心电监护仪可以同时反馈CPR 的质量,及时发现自主循环恢复。

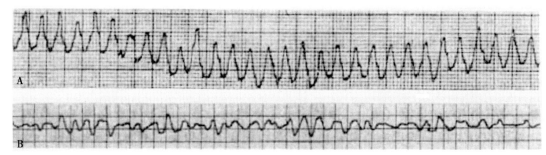

图 106-23 室扑和室颤心电图

注:A. 室扑;B. 室颤。

表 106-24 室颤 / 无脉性室速的急诊处理推荐意见

	推荐意见	推荐级别	证据级别
1	尽早进行规范的 CPR	I	A
2	室颤或室速终止后,应进行复苏后处理,并处理 CA 的病因及诱因	I	A
3	尽早电复律。立即予以最大能量(双相波 200J,单相波 360J)非同步直流电复律。电复律后立即重新恢复 CPR,直至 5 个周期的按压与通气(30:2)后再判断循环是否恢复,确定是否需要再次电复律	I	A
4	血流动力学不稳定的室性心律失常应行直流电转复。若转复无效,或在最大能量电击后复发,可静脉应用胺碘酮后再次电复律	I	A
5	实行至少 1 次电复律和 2 分钟 CPR 后室颤 / 无脉性室速仍持续时,可静脉应用肾上腺素(每 3~5min,1mg),之后再次电复律	IIb	A
6	心肌缺血导致的多形性室速,推荐静脉 β 受体阻滞剂	IIa	B
7	近期心肌梗死患者,若在直流电复律和抗心律失常药物治疗基础上室速 / 室颤仍反复发作(电风暴)者,推荐静脉注射 β 受体阻滞剂	IIa	B

续表

	推荐意见	推荐级别	证据级别
8	室颤/无脉性室速时,对 CPR、电复律和肾上腺素治疗无效时,可静脉应用利多卡因,之后再次电复律	Ⅱb	B
9	与 TdP 无关的难治性室颤患者,静脉用镁剂无益	Ⅲ	A
10	CA 行 CPR 时,大剂量(每次>1mg)的肾上腺素不比标准剂量有益	Ⅲ	A

注:CPR,心肺复苏;CA,心脏骤停;TdP,尖端扭转型室速。

如室颤波甚细,可在除颤前静脉注射肾上腺素 1mg,使颤动波变粗,有利于提升除颤成功率。除颤未成功,或除颤后室颤又反复发作者可应用胺碘酮 300mg 静脉注射;如室颤导致心脏骤停,恢复自主循环后,可以考虑立即开始或继续给予利多卡因。因室颤导致心脏骤停而入院,可以考虑尽早开始或继续口服或静脉注射 β 受体阻滞剂;但需要注意 β 受体阻滞剂的禁忌证。

若无除颤器可用,应立即行胸外心脏按压,人工呼吸;同时可试用上述药物除颤或准备电除颤。详见本书"第105章心脏骤停与心肺复苏"部分。

二、病因处理

急性冠脉综合征引起的室颤,有条件的医院可以行紧急冠状动脉造影,必要时行冠脉血运重建。QT 间期延长所致者需要补钾补镁,并给予异丙肾上腺素等以缩短 QT 间期,必要时予以临时起搏。由严重缺钾引起的室颤反复发作,应迅速补充钾离子,维持血钾在 4.0~4.5mmol/L,一般给予 1.5g 氯化钾溶于 0.9% 氯化钠注射液 500ml 内维持静脉滴注;并同时给予口服氯化钾溶液。锑剂中毒引起反复室颤者,可反复用阿托品 1~2mg 静脉注射或肌内注射;同时也应补钾,二巯丁二酸钠是对抗锑剂中毒的首选解毒药物,首次剂量 2g 缓慢静脉注射,以后每小时 1g,共 4~5 次;纠正电解质紊乱。由奎尼丁或普鲁卡因胺毒性反应引起的室颤则不宜用利多卡因,需用电复律。如为扩张型心肌病所致者,在常规药物治疗的基础上,仔细评估适应证后可置入 CRT-D;如为特发性室颤者,需在仔细评估的基础上,选择 β 受体阻滞剂、胺碘酮等药物预防,并需要考虑是否有射频消融的指征。

三、心脏复苏后处理

包括维持呼吸、循环稳定、防治脑水肿及脏器功能不全等。

四、其他治疗措施

植入型心律转复除颤器(ICD)可以识别室颤、自动电复律,还可以起搏,与药物联用是预防猝死的重要手段。

多形性室速/室颤诊治流程见图 106-24。

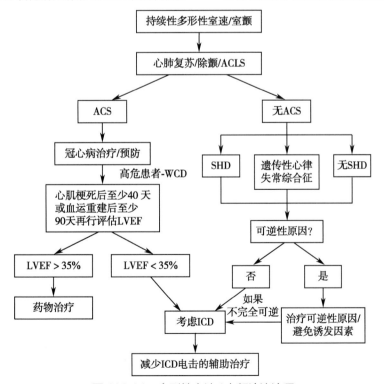

图 106-24　多形性室速/室颤诊治流程

注:ACLS,高级心血管生命支持;ACS,急性冠脉综合征;WCD,穿戴式心律转复除颤器;SHD,结构性心脏病;LVEF,左心室射血分数;ICD,植入型心律转复除颤器。

(丁邦晗　张文武)

106

参 考 文 献

中华医学会心电生理和起搏分会, 中国医师协会心律学专业委员会. 2020 室性心律失常中国专家共识 (2016 共识升级版)[J]. 中华心律失常学杂志, 2020, 24 (3): 188-258.

第 10 节　　房室传导阻滞

房室传导阻滞 (atrioventricular block, AVB) 是指心房的冲动向心室传递的过程当中, 由于生理性或病理性原因而出现异常。房室传导阻滞可发生在房室交界的房室结区, 也可以发生在下位的希氏束及以下的束支, 是最常见的心脏传导阻滞之一。

AVB 的分类: ①按照病程可分为急性和慢性 AVB, 慢性 AVB 还可以分为间断发作型与持续发作型。②按照阻滞部位可分为房室束分支以上 AVB 与房室束分支以下 AVB。③按阻滞程度可分为不完全性与完全性 AVB。④传统根据阻滞程度的不同, 可分为一度、二度和三度 AVB。一度: 全部激动均能由心房传至心室, 但传导时间延迟, 阻滞部分多在房室结以上; 二度: 部分激动不能传至心室, 又分为 Ⅰ 型 (莫氏 Ⅰ 型或称为文氏阻滞) 和 Ⅱ 型 (莫氏 Ⅱ 型); 三度: 激动均不能下传到心室。从临床角度看, 按阻滞程度和阻滞部位分类不但有利于评估阻滞的病因、病变范围和发展规律, 还能指导治疗。

二度以上 AVB, 由于心室搏动脱漏可有心动过缓及心悸、胸闷症状, 高度或完全性 AVB 时严重心动过缓可致心源性晕厥, 为急诊常见类型。

【病因与发病机制】

一、病因

导致 AVB 的常见病因: ①急性心肌缺血或坏死性病变, 如急性心肌梗死, 冠状动脉痉挛, 急性风湿性、细菌性和病毒性心肌炎。②传导系统功能性改变, 如电解质紊乱 (高钾血症最常见)、药物中毒 (洋地黄、奎尼丁、普鲁卡因胺、维拉帕米等), 少数正常人或运动员可发生莫氏 Ⅰ 型 AVB, PR 间期 0.22~0.24 秒而无心脏病证据, 与迷走神经张力增高有关, 常发生于夜间。③传导系统或心肌的退行性改变, Lev 病 (心脏纤维支架的钙化与硬化) 与 Lenegre 病 (传导系统本身的原发性硬化变性疾病) 可能是成人孤立性慢性心脏传导阻滞最常见的原因。④先天性心血管病, 如原发或继发孔型房间隔缺损、室间隔缺损、完全性大血管异位伴单心室、肺动脉发育不良等。⑤导管消融术后、心脏外科手术 (瓣膜修复术或置换术)、钝性心脏损伤。

由希氏束分叉以上阻滞的 AVB 病情较轻, 而希氏束分叉以下由双束支或三支阻滞引起的 AVB, 多半为心肌弥漫性病变同时有双支或三支广泛损害, 病情较重。如广泛心肌梗死、心肌炎、心肌病等。

二、发病机制

一度和二度 Ⅰ 型 AVB, 阻滞部位多为房室结, 病理改变多不明显或为暂时性房室结缺血、缺氧、水肿、轻度炎症, 药物过量如洋地黄、β 受体阻滞剂、钙通道阻滞剂可致, 训练有素的运动员等使迷走神经过度紧张可致。

二度 Ⅱ 型 AVB 和双侧或三支阻滞, 病理组织改变常广泛而严重, 包括传导系统的炎症或局限性纤维化, 广泛前壁心肌梗死累及希氏束, 左右束支分叉处或双侧束支坏死及束支广泛纤维性变。成人传导系统变性多由于 Lev 病或 Lenegre 病所致, 前者为心脏纤维支架的钙化和硬化, 常累及主动脉瓣、二尖瓣、中央纤维体和室间隔顶部; 后者为传导系统本身的原发性硬化变性, 不累及心肌和心脏纤维支架。此外, 先天性完全性 AVB, 可见房室结或希氏束的传导组织完全中断或缺如。

不同病因引起的 AVB 可有不同的阻滞部位、阻滞程度和发展规律 (表 106-25)。

表 106-25　AVB 的病因、病理变化、阻滞部位、阻滞程度和发展规律

病因	病理改变	阻滞部位	阻滞程度	发展规律
心肌炎	局灶性炎症	房室结	一度或二度 Ⅰ 型	大多恢复, 少数持续呈慢性阻滞
	弥漫性炎症	希 - 浦系统	二度 Ⅱ 型或三度	部分死亡, 大多恢复, 少数呈慢性房室或束支传导阻滞
急性心肌梗死				
下壁	局灶性坏死或退行性变	房室结	一度→二度 Ⅰ 型→三度, 逐渐演变	大多 1 周内逐渐恢复
前壁	广泛坏死	希 - 浦系统	二度 Ⅱ 型或三度	部分死亡, 阻滞程度常突变, 伴阿 - 斯综合征发作; 存活者阻滞大多消失, 少数呈慢性

续表

病因	病理改变	阻滞部位	阻滞程度	发展规律
原因不明的希-浦系统纤维化	广泛纤维变	希-浦系统	一度、二度Ⅱ型或三度	起始单支传导阻滞,房室传导正常。以后双支传导阻滞,房室传导正常。最后三支阻滞→间断发作 AVB →持续三度,病程进展缓慢,间断发作阶段可达 10 年以上
慢性冠心病心肌病	广泛退行性变	房室结或希-浦系统	一度或三度	大多持续呈慢性阻滞
心脏外科手术损伤	损伤或水肿	房室结或希-浦系统	大多三度	部分恢复,少数持续呈慢性,少数死亡
先天性畸形	部分缺如或纤维变	大多在房室结,少数在希-浦系统	大多三度	慢性三度,室率 50~60 次/min,症状少,预后好,少数频发阿-斯综合征
高血钾	传导系统功能性改变	房室结或希-浦系统	一度或二度	可恢复
药物作用(洋地黄)	传导系统功能性改变	房室结	一度、二度Ⅰ型或三度	可恢复
其他:缺氧、迷走神经功能亢进		房室结	一度或二度Ⅰ型	可恢复

【诊断】

一、临床表现特点

一度 AVB 通常无症状,听诊时因 PR 间期延长,第一心音强度减弱。二度 AVB 可引起心搏脱漏,可有心悸症状,也可无症状;听诊时二度Ⅰ型第一心音强度逐渐减弱并有心搏脱漏;二度Ⅱ型亦有间歇性心搏脱漏,但第一心音强度恒定。三度 AVB 的症状取决于心室率的快慢与伴随病变,属先天性者其心室率较快,休息时可无症状,仅于活动时感心悸、气喘;其他原因引起者心室率较慢,患者自觉心率缓慢、心搏强而有力;心室率过慢时则有心悸、气喘、胸闷、头晕、乏力等,重者可出现阿-斯综合征或心力衰竭;体检心率缓慢规则,多在 30~40 次/min(先天性者可达 50~60 次/min),运动后并不相应地增快,心尖第一心音响度强弱不等,有所谓"大炮音"(在房室同时收缩时,第一心音特别响亮),颈静脉有强弱不等搏动(因房室同时收缩造成强的搏动),且其频率较心室率显著增快。脉搏强,脉压大,血压高低不等波动大。

二、心电图特点

(一)一度房室传导阻滞

一度 AVB(first degree A-V block),所有心房激动均能下传至心室,仅表现为 P-R 间期延长,成人>0.20 秒,儿童>0.16~0.18 秒,P-R 间期一般为 0.21~0.40 秒。可见于正常人迷走神经兴奋时,持续性 PR 间期延长,多为病理状态,可见于心肌炎(特别是急性风湿性心肌炎)、心肌梗死、服用洋地黄或 β 受体阻滞剂。

心电图表现:①每个 P 波之后都跟随出现一个 QRS 波群。②一度 AVB 还可分为三型。Ⅰ型为 P-R 间期逐渐延

长后又逐渐减轻,并周而复始;Ⅱ型为 P-R 间期延长固定不变,在正常范围心率时,P-R 间期≥0.21 秒;Ⅲ型为 P-R 间期延长无一定规律。但 P 波均能下传心室。③ P-R 间期明显延长时,P 波可隐伏在前一个心搏的 T 波内,引起 T 波增高、畸形或切迹,或延长超过 PP 间距,而形成一个 P 波越过另一个 P 波传导,后者多见于快速性房性异位心律,按摩颈动脉窦后可使 P 波与 T 波分开。显著窦性心律不齐伴一度 AVB 时,P-R 间期可随其前的 R-P 间期的长或短而相应地缩短或延长。

希氏束电图特征:①心房内阻滞,P-A 间期>60 毫秒,而 A-H、H 和 H-V 间期均正常;②房室结内阻滞,A-H 延长>140 毫秒,P-A 和 H-V 间期正常;③希氏束内阻滞,H-H'间期延长>20 毫秒;④束支传导阻滞,H-V 间期延长>60 毫秒。

(二)二度房室传导阻滞

二度 AVB(second degree A-V block),即不完全性 AVB,是指部分心房激动不能下传至心室。心电图表现为若干个窦性 P 波后未继以 QRS 波群,且排除干扰现象,即可称为二度 AVB。二度 AVB 患者自觉症状与心室率的快慢有关:当阻滞所致心室漏搏只偶尔出现时,患者可无自觉症状,或仅感心悸;如心室漏搏频繁而致心室率甚慢时,则可有乏力、头晕、心慌等症状,甚至发生阿-斯综合征;体检发现心音和脉搏脱漏。二度 AVB 按阻滞的程度分为莫氏Ⅰ型(Mobitz Ⅰ型)和莫氏Ⅱ型(Mobitz Ⅱ型)。

1. 莫氏Ⅰ型(Mobitz Ⅰ型)AVB 又称文氏阻滞,心房激动传导时间逐渐延长,最后落入房室交界区的有效不应期而受到阻滞;之后,房室交界组织经过休息恢复了传导能力,又开始新的周期。莫氏Ⅰ型可能为生理性,如见于运动员心脏、快速性房性心律失常,但多为病理性,如风湿性心肌炎、下壁心肌梗死、洋地黄类药物过量等;是最常见的二度 AVB 类型。多数情况下阻滞位于房室结,QRS 波群正

常,极少数可位于希氏束下部,QRS 波群呈束支传导阻滞图形。预后相对较好,以药物治疗为主,多不需植入永久性心脏起搏器。

心电图特点:①P-R 间期进行性延长,直至一个 P 波受阻不能下传心室。②相邻 R-R 间期进行性缩短,直至一个 P 波不能下传心室。③QRS 波群时间、形态多正常。④包含受阻 P 波在内的 R-R 间期小于正常窦性 P-P 间期的 2 倍。⑤非典型文氏现象:PR 间期的增量逐渐增大;P-R 间期逐搏延长后 QRS 漏搏,文氏周期第一个 R-R 间期<最后一个 R-R 间期;P-P 间期最短时 P-R 间期增量最大等。⑥变异型文氏现象:P-R 间期增量不一;有 ≥2 个相等的 PR 间期或 R-R 间期;每次文氏周期的最后一个 R-R 不是最短者;QRS 漏搏引起的长 R-R 间期大于两个短 R-R 间期之和等。最常见的房室传导比例为 3:2 和 5:4。

希氏束电图特征:80% 的阻滞部位在希氏束近端,A-H 间期进行性延长,直至完全阻滞,H-V 间期正常。若希氏束本身或远端阻滞,则 H-H′ 或 H-V 间期逐渐延长而至完全阻滞。

2. 莫氏 Ⅱ 型(Mobitz Ⅱ 型)AVB 本型可与二度 Ⅰ 型 AVB 交替转换,为房室传导呈比例的中断,多为病理性,常见于广泛不可逆的器质性心脏病(如前壁心肌梗死、心肌病和传导系统退行性变等)与高血钾,房室传导系统的病理性绝对不应期延长,延长的绝对不应期间歇超过一个心房的心动周期,使下一个 P 波受阻,QRS 波群漏搏一次。相对不应期不延长表现为 PR 间期正常。病变部位在传导系统远侧,房室结及房室结以下传导阻滞分别为 38% 和 62%,可演变成完全性 AVB,常需植入永久性心脏起搏器。

心电图特点:①QRS 波群呈周期性脱漏,房室传导比例可为 2:1、3:1、3:2、4:3、5:4 等。很少为 6:5、7:6 等。②P-R 间期固定,可正常或延长,QRS 波群脱漏搏动前后的

P-R 间期固定不变。③下传 QRS 波群多呈束支传导阻滞型。二度 Ⅱ 型 AVB 中,房室呈 3:1 或 3:1 以上比例的,称为高度 AVB;若绝大多数 P 波后无 QRS 波群,心室基本由房室交界处或心室自主心律控制的,称为近乎完全性 AVB。

希氏束电图特征:①多为希氏束远端阻滞,A-H 间期正常,H-V 间期延长;未下传心搏的 H 波后无 V 波。②少数希氏束近端阻滞者 A-H 延长,下传的 H-V 间期正常;未下传 A 波后无 H 波和 V 波。

二度 Ⅰ 型和 Ⅱ 型 AVB 的鉴别见表 106-26。

3. 二度 AVB 诊断中的若干问题

(1)任何室上性心律失常均可合并二度 AVB。窦性心律不齐合并二度 Ⅰ 型 AVB 可使文氏现象不典型;房扑的心房率常因二度 AVB,多呈 2:1 下传而使心室率在 150 次/min 左右;阵发性房性心动过速可伴程度不等的二度 AVB 而使心室率不齐。

(2)交替性文氏周期(alternating Wenckebach period):指在 2:1 房室传导时,下传心搏的 P-R 间期逐渐延长,最后脱漏,以连续 2~3 个 P 波连续下传受阻而结束一个文氏周期。其可发生于房结区、结区及结 - 希区中存在两个功能与水平不同的阻滞区。若结区为文氏传导,房结区或结 - 希区为 2:1 传导,称为 A 型交替性文氏传导;若结区为 3:2 文氏传导和结 - 希区为 2:1 传导,则为 B 型交替性文氏传导。可见于急性下壁心肌梗死、传导系统原发性病变、房扑、伴AVB 的房性心动过速等。

(3)连续 2 个或数个 P 波未下传心室,房室传导比例为 3:1 或 4:1,伴逸搏与逸搏心律、夺获心搏,称为高度 AVB(high grade A-V block)。二度 AVB 合并隐匿性传导为原因之一,可发生在窦性心律、房性异位心律或交界性心律的基础上,为二度 AVB 中较严重的一种,常是发生完全性 AVB 的前奏,临床意义等同于完全性 AVB。

表 106-26 二度 Ⅰ 型与二度 Ⅱ 型 AVB 的鉴别

鉴别点	二度 Ⅰ 型 AVB	二度 Ⅱ 型 AVB
病因	急性心肌炎、洋地黄中毒、急性下壁心肌梗死、迷走神经亢进等	急性前壁心肌梗死、Lev 病、Lenegre 病、心肌病等
传导系统病变特点	多为功能性,有时为组织水肿或炎症,多可恢复	多为广泛不可逆病变,常见不明原因的纤维性变,双侧束支解剖上的传导阻滞
阻滞部位	多位于房室结	多位于希氏束以下
电生理机制	主要为相对不应期延长和递减传导	主要是绝对不应期延长,无或很少有相对不应期改变
病程	常为急性	常为慢性
晕厥	少见	多见
房室传导	常为文氏现象,P-R/R-P 成反比,少有 2:1 或 3:1 传导	无文氏现象,PR 关系固定,表现为严重传导阻滞
QRS 波群	多正常	可增宽,≥0.12s
应用阿托品	阻滞程度减轻或恢复正常房室传导	无变化或加重
颈动脉窦压迫	阻滞程度增加	阻滞程度减轻或不变
病情转归	很少或暂时发生高度或完全性 AVB,神经系统症状少见,一般不需要安装永久起搏器	常发展为持续性高度或完全性 AVB,神经系统症状多见,常需要安装永久起搏器

（4）部分二度 AVB 与二度 Ⅰ 型或 Ⅱ 型 AVB 均不甚相同时，称 Ⅲ 型 AVB，心电图特征：① PR 间期波动与迷走神经改变有关；②生理部分阻滞型心室漏搏下传 PR 间期长短不一。

（5）心率加快至一定限度时即出现 PR 间期正常和心室漏搏，心房率减慢时阻滞消失者，为 3 相二度 Ⅱ 型 AVB。心率减慢后即出现二度 Ⅱ 型 AVB，心房率正常则阻滞消失，为 4 相二度 Ⅱ 型 AVB。

（6）持续 2∶1 传导的 AVB 是二度 AVB 的一种特殊类型，因它既可是二度 Ⅰ 型也可是二度 Ⅱ 型，即每 2 个 P 波之后脱落 1 个 QRS 波。两型 AVB 的临床意义和预后大不相同，故应加以鉴别，见表 106-27，如同时见有束支传导阻滞或有 3∶2 房室传导，则常为二度 Ⅱ 型（希氏束下阻滞）；如 QRS 波正常，则常提示为二度 Ⅰ 型（房室结阻滞）。

（三）三度或完全性房室传导阻滞

三度 AVB，又称完全性 AVB（complete A-V block），其特点为所有的心房激动均不能下传至心室，心房由窦房结或心房异位起搏点控制，心室由交界区或心室异位起搏点控制。完全性 AVB 反映传导系统严重病变。发生机制与房室传导系统绝对不应期延长、心脏手术并发的房室传导系统连续中断、先天性完全性 AVB、射频消融损伤房室结等有关。三度 AVB 中，属先天性者其心室率较快，休息时可无症状，仅于活动时感心悸、气喘；其他原因引起者心室率较慢，患者自觉心率缓慢、心搏强而有力；心室率过慢时则有心悸、气喘、胸闷、头晕、乏力等，重者可出现阿 - 斯综合征或心力衰竭；体检心率缓慢规则，多在 30~40 次 /min（先天性者可达 50~60 次 /min），运动后并不相应地增快，心尖第一心音响度强弱不等，有所谓 "大炮音"（在房室同时收缩时，第一心音特别响亮），颈静脉有强弱不等搏动（因房室同时收缩造成强的搏动），且其频率较心室率显著增快。脉搏强，脉压大，血压高低不等波动大。

心电图特点：①全部 P 波不能下传，P 波与 QRS 群无固定关系，呈完全性房室分离。两者有各自的频率，前者多在 60~100 次 /min，后者多在 30~50 次 /min。②心室由低位起搏点激动控制，QRS 波群形态与频率依赖于异位起搏点的位置：心室起搏点发生在房室束分支以下，为心室自主心律，QRS 波群增宽畸形，时限 >0.12 秒，心室率多甚慢仅 30~40 次 /min；心室起搏点发生在房室束分支以上或之内为房室交界处性心律，QRS 波群形态与时限均正常，心室率不太慢，在 50 次 /min 左右。双侧束支或三束支传导阻滞所引起的三度 AVB，其 QRS 波群可时而呈右束支传导阻滞型，时而呈左束支传导阻滞型，有时可在心电图上出现短暂的心室停顿而致 R-R 间期不等，或一系列的 P 波后无 QRS 波群。③心室时相性窦性心律不齐。④必须排除干扰因素，心室率越慢，干扰因素的可能性就越小，一般说，心室率 <40 次 /min，干扰因素可能性很小，而当心室率 >50 次 /min，难以排除干扰因素。⑤有时 2 个或 2 个以上室性起搏点竞相控制心室，QRS 波群可由一种形态转变成为另一种形态，频率也不相同，中间还可出现过渡型，即两种室性起搏点的激动形成的室性融合波。

希氏束电图特征：①希氏束近端完全阻滞——A-H 阻滞，A 波后无 H 波，V 波前有 H 波，H-V 固定，A 波与 V 波无固定关系。②希氏束内阻滞——A 波后有 H 波，A-H 固定且正常，A 波与 V 波无关，H-H′ 中断，每个 V 波前有 H′ 波，V 波正常。③希氏束远端阻滞——H-V 阻滞，A 波后有 H 波，A-H 间期固定，但 H 波不能下传，其后无 V 波。

三度 AVB 不同阻滞部位的特征比较见表 106-28。

三、AVB 的定位

1. 希氏束电图（HBE）对 AVB 的定位　见表 106-29。

2. 心电图对 AVB 的定位　大多数 AVB 病例可根据常规心电图对希氏束分支以上部位的阻滞或分支以下部位的阻滞作出判断，见表 106-30。

3. 阿托品试验对 AVB 的定位

（1）一度 AVB：如阻滞在房室结水平，则静脉注射阿托品 1~2mg 可使阻滞消失；如阻滞在希氏束水平，则静脉注射阿托品（或心房调搏）心率加快后保留一度 AVB，或形成二度 AVB 加束支传导阻滞。

（2）二度 AVB：如阻滞在房室结水平，则静脉注射阿托品 1~2mg，文氏现象可消失；如阻滞在希氏束水平，则静脉注射阿托品后可使 AVB 加重，有发展为三度 AVB 之可能；少数表现为文氏现象，但阿托品不易消除之。

表 106-27　二度 Ⅰ 型与二度 Ⅱ 型 2∶1AVB 的鉴别

鉴别点	二度 Ⅰ 型 2∶1 AVB	二度 Ⅱ 型 2∶1AVB
阻滞部位	多位于房室结	多位于希氏束以下
QRS 波群	多正常	多呈束支传导阻滞
应用阿托品	阻滞程度改善	无变化或加重
颈动脉窦压迫	阻滞程度增加	阻滞程度减轻或不变
变为 3∶2 或 4∶3 AVB 时	PR 间期逐渐延长	PR 间期固定
夺获心搏 PR 间期	与其前心搏 RP 间期成反比	与其前心搏 RP 间期无关系
下传心搏 PR 间期	可能延长	多呈正常

表 106-28 三度 AVB 不同阻滞部位的特征比较

比较点	房室结	希氏束	束支系统
临床	病情长期较稳定,症状不重	不定	晕厥或阿 - 斯综合征
病程	幼年即可出现 AVB	不定	由单一束支传导阻滞成三束支传导阻滞
心室率	>45 次 /min,阿托品可加快心率	略慢,对阿托品无显著反应	<40 次 /min,对阿托品无反应
QRS 波	几乎为室上性	几乎为室上性	几乎均 ≥ 0.12s
低位起搏点	结 - 希区和希氏束中	多见于希氏束分叉处	束支系统中
逸搏节律	较稳定,规则	时可不稳定和不规则	时可不稳定和不规则
压迫颈动脉窦	阻滞程度加剧	阻滞程度不变或降低	阻滞程度不变或降低
希氏束电图	A 波后无 H 波,V 波前有 H 波,A 波与 H 波无固定关系	A-H 固定正常,A 波与 V 波无关,H-H' 中断	A 波后有 H 波,A-H 间期固定,H 波其后无 V 波

表 106-29 希氏束电图对 AVB 的定位

阻滞部位	一度 AVB	二度 AVB	三度 AVB
房室结阻滞	A-H 延长	漏搏时 A 波后无 H 波	A 波后无 H 波,而 V 波前有 H 波
希氏束分支以下阻滞	H-V 延长	漏搏时 A 波后有 H 波	A 波后有 H 波,而 V 波前无 H 波
希氏束内阻滞	H 波增宽或分裂,或 H-V 延长而 QRS 波正常	H 波分裂,漏搏时 A 波后有 H 波而 QRS 波正常	A 波后有 H 波,V 波前有 H' 波或无 H' 而 QRS 波正常

表 106-30 心电图对 AVB 的分型与定位

QRS 宽度	AVB 阻滞分型	阻滞部位
≤ 0.11s	二度 I 型(常见)	绝大多数在房室结区,少数在希氏束内,个别在希氏束以下
	二度 II 型(罕见)	
	三度	多数在结区,少数在希氏束内
≥ 0.12s	二度 I 型(少见)	结区伴束支传导阻滞或在希氏束以下
	二度 II 型(常见)	绝大多数在希氏束以下
	三度	希氏束以下,或结区伴束支传导阻滞

注:二度 II 型结区阻滞常与交界处隐匿性冲动形成或折返有关。

(3)三度 AVB:如阻滞在房室结水平,则静脉注射阿托品 1~2mg 可部分恢复房室传导,此种房室结水平阻滞多见于心肌炎、急性下壁梗死及洋地黄过量等。如阻滞在希氏束水平,则静脉注射阿托品无效。但静脉注射 20 分钟内,如逸搏频率明显增加(>9 次 /min)常提示为希氏束近端阻滞;如逸搏频率不变或增快 5 次 /min 以下者,提示为希氏束远端阻滞。如逸搏 QRS 波宽,则用药后频率明显增快者,提示希氏束近端阻滞合并束支传导阻滞;而用药后逸搏频率不变或仅微增加者,提示希氏束远端阻滞合并束支传导阻滞。

【治疗】

AVB 尤其是二度 AVB 以上者的治疗原则是治疗原发病,提高心室率,给予起搏器治疗。

一、病因治疗

应针对不同的病因进行治疗。如用抗生素治疗急性感染,阿托品解除迷走神经张力增高,停用导致 AVB 的药物,纠正电解质紊乱等。各种急性心肌炎、心脏直视手术损伤或急性下壁心肌梗死等引起的 AVB,可用氢化可的松 200~300mg 或地塞米松 10~20mg,加入 5% 葡萄糖液 500ml 中静脉滴注,取得疗效后改用泼尼松(强的松)10~20mg 口服,每日 3 次;待传导阻滞程度减轻或消失后,逐渐减量,最后停药。

二、提高心室率

一度与二度 I 型 AVB,心室率 ≥ 50 次 /min,无明显症状者,一般无须特殊处理。二度Ⅱ型和三度AVB从未发生过阿-斯综合征者,可酌情选用下列药物或措施提高心室率,促进传导,以防阿-斯综合征发作,尤其是心室率<50次/min、有明显症状者。

1. 阿托品 可解除迷走神经对心脏的抑制作用,使心率加快,一般情况下不增加心肌的耗氧量。适用于希氏束分支以上的阻滞。可用阿托品0.3~0.6mg口服,或0.5~1.0mg静脉或肌内注射,4~6小时一次。但应注意,阿托品虽能加速房室传导纠正文氏现象,但它加快心房率,可使二度Ⅱ型AVB加重,尤其QRS波宽大畸形者不宜应用。山莨菪碱等药物也可以作为选择。

2. 异丙肾上腺素 可用10mg舌下含服,每4~6小时1次,必要时需用0.5~1.0mg加入5%葡萄糖液500ml中持续静脉滴注,控制滴速使心室率维持在60~70次/min;过量不仅可明显增快心房率而使AVB加重,而且还能导致严重室性异位心律。应用于急性心肌梗死时应十分慎重。

3. 麻黄碱 对α及β受体均有兴奋作用,升压作用弱而持久,并有加快心率作用。适用于二度或三度AVB症状较轻者。可用麻黄碱25mg,每6~8小时1次口服。亦可用沙丁胺醇2.4~4.8mg口服,每日3次。

4. 碱性药物(5%碳酸氢钠或克分子乳酸钠) 有改善心肌细胞应激性,促进传导系统心肌细胞对拟交感神经药物反应的作用,尤适用于高血钾或伴酸中毒时。

三、起搏器治疗

二度Ⅱ型AVB有明显缺血症状或经上述药物治疗病情不好转者,或三度AVB有晕厥及阿-斯综合征发作者应植入起搏器。若估计为暂时性严重AVB,可先植入临时起搏器,积极治疗原发病,观察变化。若由慢性双侧束支或三束支传导阻滞引起三度AVB,心室率25~40次/min,QRS波宽大畸形,节律点不稳定,应考虑植入永久性起搏器。

(商德亚 张科)

第11节 病态窦房结综合征

窦房结在正常情况下是人体心脏的主要起搏点,为右心房和上腔静脉连接处的一个心外膜下结构,反映了右心房某致密区域几乎同步去极化并产生动作电位的起搏细胞的整体性活动。

窦房结功能障碍(sinus node dysfunction,SND),也称病态窦房结综合征(sinus sick syndrome,SSS),是指窦房结产生的心率无法满足人体的生理需求。诊断SSS的最初线索通常来自病史和常规心电图检查,不过症状和心电图表现往往不明确且缺乏特异性。初步诊断性评估应包括寻找窦房结抑制的可治疗病因,如药物(β受体阻滞剂、钙通道阻滞剂、地高辛等)和代谢性疾病(如甲状腺功能减退)。对SSS采用对症治疗,通常需植入永久性起搏器。

SSS的特征为窦房结功能紊乱,常继发于窦房结及其

周围心房肌的衰老。1967年首次采用了"窦房结功能障碍"术语,用于描述部分患者在心脏电复律后窦房结活动恢复迟缓。许多心电活动异常可导致SSS,包括:窦性心动过缓、窦性暂停(<2秒)、窦性停搏(≥2秒)、窦房结传出阻滞、心率变化不能满足活动期间的生理需求(心脏变时性功能不全)。SSS也可伴有作为慢-快综合征一部分的SVT(房颤、房扑和房性心动过速)。

鉴于SSS的性质和其多样的表现(包括非特异性症状和心电图表现),SSS的流行病学难以研究。不过有症状的SSS患者通常年龄较大(即60~80岁)且往往有共存疾病。SSS的发病率大约为每年0.8/1000人,男女患病率大致相当。SSS的发生与一些因素相关(如BMI较高、高血压、既往心血管事件),年龄增加是SSS最显著的危险因素。SSS也见于儿童和较年轻的成人,但相对少见。

【病因与发病机制】

心电自律性、传导或两者皆发生障碍时会导致窦房结功能障碍。局部心脏病变、累及心脏的全身性疾病和药物/毒物均可造成窦房结功能异常,从而导致SSS。自律性异常(或称为窦性停搏)是指窦房结冲动的发生出现障碍。传导异常(或称为窦房结延迟或阻滞)是指冲动传播出现障碍。此类患者的窦房结冲动产生正常,但向邻近心房组织的传导存在异常。包括纤维化、动脉粥样硬化和炎症性/浸润性心肌病变在内的不同机制,可使自律性和传导性均出现异常。

1. 窦房结纤维化 SSS最常见的病因是窦房结组织被纤维组织所取代,可能还伴有传导系统其他部分(包括房室结)的变性和纤维化。病变还可能累及窦房结与心房组织的过渡性交界区域,还可能存在神经节变性。

2. 药物和毒物 部分药物和毒物可抑制窦房结功能,从而造成符合SSS的症状和心电图改变。可改变心肌传导并有可能造成SSS的最常用处方药包括:β受体阻滞剂;非二氢吡啶类钙通道阻滞剂;地高辛;抗心律失常药;用于治疗阿尔茨海默病的乙酰胆碱酯酶抑制剂(如多奈哌齐和卡巴拉汀);其他可抑制窦房结功能的药物,包括拟副交感神经药、抗交感神经药(如甲基多巴、可乐定)、西咪替丁、锂剂和伊伐布雷定。此外,木藜芦毒素(由某些植物产生如杜鹃花属,并可在某些品种的蜂蜜中发现)中毒可导致窦房结功能抑制。

3. 儿童和家族性疾病 SSS在儿童中罕见,但如果发生,则通常见于先天性或获得性心脏病患儿,尤其在心脏矫正手术后。家族性SSS罕见,部分家族性病例是由心脏钠通道基因*SCN5A*和*HCN4*(认为其促成窦房结起搏电流)基因突变导致的。

4. 其他少见病因 ①浸润性疾病,如淀粉样变性、结节病、硬皮病、血色病和肿瘤(较罕见)的浸润性病灶可累及窦房结。②炎性疾病,如风湿热、心包炎、白喉、Chagas病和其他疾病均可能抑制窦房结功能。③窦房结动脉疾病,55%~60%的窦房结由右冠状动脉的分支供血,其余

106

40%~45% 则由左冠状动脉回旋支供血。动脉粥样硬化、炎症病变甚至栓子均可能导致窦房结动脉狭窄。④创伤,手术过程中的心脏创伤可能会直接影响窦房结或影响其血供。⑤其他可诱发 SSS 的因素,如甲状腺功能减退、低体温、缺氧和肌营养不良。

5. 某些感染(如钩端螺旋体病、旋毛虫病、伤寒沙门菌)亦与相对的窦性心动过缓有关,但尚未见其引起永久性 SSS 的报道。

【诊断】

一、临床表现特点

SSS 是通过心电图异常(如心动过缓、窦性停搏)伴随临床症状和体征来定义。值得注意的是单心电图异常,特别是窦性心动过缓,不一定为 SSS。例如适应大量训练的运动员在静息时迷走神经张力往往明显增强,其心率远低于 60 次 /min 却无症状。

大部分 SSS 患者表现为以下一种或多种非特异性症状:乏力、头晕目眩、心悸、晕厥前兆、晕厥、劳力性呼吸困难或胸部不适。症状通常呈间歇性,发作频率和严重程度逐渐加重,但部分患者可能在初诊时就表现为严重而持久的症状。偶尔 SSS 可能无症状,通过常规心电图或动态心电图监测被发现。

有症状的 SSS 患者主要是老年人,常有合并症。SSS 患者常因头晕目眩、晕厥前兆、晕厥症状来就诊,有心动过缓 - 心动过速交替的患者会有心悸和 / 或心率过快引起的其他症状。合并心脏病变的患者可能有劳力性呼吸困难加重或胸部不适加重,这与心率较慢及其导致的心排血量下降有关。由于症状的性质多变、无特异性且往往为一过性,有时很难明确症状与心律的对应关系。

在进行除心电图外的检查前,应全面评估患者有无潜在可逆性病因,包括药物(如 β 受体阻滞剂、钙通道阻滞剂、地高辛、抗心律失常药)、心肌缺血、全身性疾病(如甲状腺功能减退症)和自主神经功能失调。

二、常规心电图特点

如果有提示 SSS 的症状,一般根据体表心电图诊断 SSS。心电图表现包括:①反复出现病态心动过缓且通常严重(<50 次 /min)。②窦性停搏和窦房结传出阻滞,可伴有相应的房性和交界性逸搏心律,但通常不伴,逸搏失败可能导致晕厥等症状。③超过 50% 的病例存在心动过缓与房性快速性心律失常交替的现象,房颤最常见,但也可出现阵发性 SVT(由房性心动过速引起)和房扑。④房性心律失常似乎会缓慢进展,这可能是由于窦房结和心房的进行性病理改变。

三、动态心电图监测和事件记录

鉴于 SSS 可表现为间歇或持久的窦房结功能异常,动态心电图监测比短暂的片刻取样能提供更多有关窦房结功能的信息。可记录最快心率、最慢心率,可了解长间歇的性质(窦性静止、窦房传导阻滞)、次数和程度,可确定症状与心律失常之间的相关性,可发现伴随心律失常的类型和严重性。因此,动态心电图监测可提高对 SSS 的检出率。也可结合症状区别良性窦性心动过缓或病态窦房结综合征。如长跑运动员的心率在清醒时可慢至 34 次 /min,睡眠中为 31 次 /min,然而均无症状。

经常采用动态事件监测仪监测 2~4 周,以求捕捉到症状发作时的心电图。极少数症状频发的患者可能在佩戴动态 Holter 监测仪 24~48 小时就成功诊断,而症状不频繁的患者可能需要使用植入式心脏监护仪监测长达数月至数年。诊断设备采用植入式心脏监护仪,提高了临床评估的诊断率。SSS 患者的评估难点仍在于症状无特异性(晕厥除外)和心电图线索缺乏一致性。启动 SSS 治疗需要将症状与心电图表现关联起来。植入式心脏监护仪格外适用于这一目的,而且在众多诊断工具中变得更常用、更早用。

24 小时 Holter 监测仪动态心电图监测可为 50%~70% 的疑似 SSS 患者提供重要线索。然而,24 小时连续监测的灵敏度和特异度相对较低,因为症状的性质多变且监测时间短。心脏事件监测仪是一般佩戴 2~4 周的动态心电图监测仪,它比 24 小时连续监测的诊断效果更好。

四、药物激发试验

阿托品(1 或 2mg)和异丙肾上腺素(2~3μg/min)可能有助于诊断,因为这两种药物在正常情况下都可以增加窦性心率。若窦性心率增加不足 25%,或心率低于 90 次 /min,则提示异常反应。由于大多数情况下可根据全面的病史评估及体格检查,通过动态监测建立症状与心律之间的关联,从而诊断 SSS,所以很少需要上述药物进行试验。

五、侵入性电生理检查

侵入性电生理检查对诱发缓慢性心律失常的灵敏度有限,而且现在用于长期监测的诊断工具已广泛普及,因此侵入性电生理检查仅偶尔用于评估 SSS。但是,电生理检查可用于疑似 SSS 但也存在持续性快速性心律失常发作的患者,以求找出有可能通过消融术治愈的心动过速(如房性心动过速)。

诱发缓慢性心律失常的电生理检查的主要内容包括评估窦房结恢复时间、窦房传导时间和窦房结、心房肌组织的不应期。

六、诊断方法与流程

SSS 的诊断尚无统一标准,最初提示 SSS 诊断的线索大多是从病史中获得。然而,SSS 的症状是非特异性的,心电图表现可能没有诊断意义。因此,诊断 SSS 的关键是建立症状与症状发作时心电的关联。如果可以把典型心电图表现(例如一次或多次窦性心动过缓、窦性停搏、窦房结传出阻滞或心动过缓 - 房性心动过速交替)与症状关联起来,行常规心电图和 / 或动态心电图监测可以确诊 SSS。但部分患者可能需其他诊断性检查,而且只有在找出并纠正了可能的可逆性病因之后才能诊断 SSS。

106

SSS 的诊断可以按如下步骤进行(图 106-25)。

1. 全面的病史采集和体格检查、静息 12 导联心电图、回顾既往病历和心电图记录、行运动负荷试验。运动负荷试验可帮助查出窦房功能异常、排除心肌缺血,对最终需要植入永久起搏器的患者,还能帮助指导起搏器程控(如频率反应性)。根据运动后心率增加低于正常水平(即心脏变时性功能不全),可以帮助发现窦房结功能异常的患者,植入起搏器可能对其有益。虽然"低于正常"的定义不一,但大多数临床医生对心脏变时性功能不全的诊断标准是,运动试验时心率未能达到最大预计心率的至少 80%。然而此种标准的灵敏度和特异度不确定,得出的结果可能无法再现。

2. 应仔细回顾寻找潜在可逆的病因和用药,以排除可以纠正的明显 SSS 病因。如果有症状的心动过缓疑似是药物所致,如 β 受体阻滞剂、钙通道阻滞剂、地高辛、抗心律失常药和乙酰胆碱酯酶抑制剂,则应停药并继续监测心电图。如果停药后(即 3~5 个半衰期后)症状和心电图异常仍存在,即可诊断为 SSS。同样,如果有症状的心动过缓疑似是心肌缺血、甲状腺功能减退或其他情况所致,则应针对这些疾病给予治疗,同时继续监测心电图。

3. 如果在病史评估、体格检查和初始 12 导联心电图检查后不能确诊 SSS,则应行动态心电图监测,用连续监测仪(Holter)监测 1~14 日和 / 或用事件监测仪监测长达 2~4 周,找出有症状的心律失常发作和观察长时间监测期间的平均心率。

4. 对于疑似 SSS 但动态心电图监测后不能确诊的患者,其他检查可能包括:用植入式心脏监护仪(有时也称植入式心电记录器)进行长时程动态心电图监测;电生理检查对检测 SSS 证据的灵敏度非常低,因此其作用有限。对于有症状、疑似 SSS 但心电图无法确诊的患者,可考虑行电生理检查。

【治疗】

SSS 的治疗旨在改善症状,可能包括头晕目眩、晕厥前兆、晕厥,少数情况下还会出现劳力性呼吸困难或心绞痛恶化。此外,心动过速 - 心动过缓综合征患者可能表现为心悸和心率过快相关的其他症状。虽然有一些患者会出现晕厥,但患者更常自诉症状是逐渐进展的,并常认为这些是自然衰老的表现。控制症状性 SSS 的特定治疗通常是植入心脏起搏器。而药物干预对症状性和 / 或血流动力学不稳定窦房结功能障碍的作用有限。不可逆性窦房结功能障碍的根治性治疗需要植入永久性起搏器。

SSS 可能同时存在"外源性"因素与固有的"内源性"因素。最常见的外源性因素是药物。如果一组 SSS 患者的高血压、冠状动脉疾病和房颤的患病率较高,则其药物方案更可能包括:β 肾上腺素能阻滞剂、非二氢吡啶类钙通道阻滞剂和抗心律失常药,这些药物都可能加剧任何潜在的窦房结功能障碍。

一、初始治疗

症状性 SSS 患者的初始治疗方案取决于心室率相关体征和症状(如头晕目眩、晕厥前兆、晕厥、劳力性呼吸困难或心绞痛恶化)的存在与否及严重程度。不稳定患者需要立即接受药物治疗,且大多还应接受临时起搏以提高心率和心排血量。一旦血流动力学稳定,就应对所有可逆病因进行评估和治疗,然后对无明确可逆病因的患者植入永久性起搏器。

症状性 SSS 的评估和治疗应包括对患者医疗方案的回顾,找出可能加剧 SSS 的药物(外源性因素)至关重要。如有可能,停用或调整相关药物剂量可能有助于避免植入永久性起搏器。

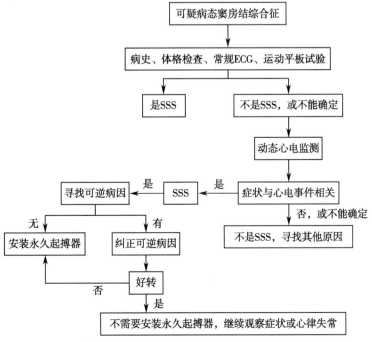

图 106-25 病态窦房结综合征诊断流程

为保证恰当治疗显性 SSS 患者,应尝试确定症状与心动过缓,甚至是与伴发的心动过速之间的关系。一些患者有提示心律失常的发作性症状,但发作时心律相对正常。由于症状性心律失常是间歇性出现,建立这种关联往往需要动态监测或事件记录器记录。决定是否植入起搏器时,不考虑睡眠期间的心动过缓和心搏暂停。

(一)血流动力学不稳定患者

SSS 患者很少出现长时间的血流动力学不稳定;但对处于这一状态的患者应采取高级心脏生命支持方案,使用阿托品、多巴胺或肾上腺素及临时心脏起搏(经皮或能立即建立静脉通路时的经静脉起搏)尽快治疗。

SSS 患者最主要的临床症状是由 SSS 导致的心动过缓及随后的心排血量降低,特别是血流动力学不稳定。血流动力学不稳定的体征和症状包括:低血压、神志改变、休克征象、持续存在的缺血性胸痛,以及急性肺水肿等,对这些患者应采用 ACLS 的症状性心动过缓治疗方案。

1. 症状性心动过缓的一线治疗是阿托品,但移植的(去神经支配)心脏除外。如已建立静脉通路则应及时给予阿托品,但阿托品治疗不应延误经皮起搏或变时性药物治疗。阿托品的初始用法为 0.5mg,静脉给予。每 3~5 分钟重复 1 剂,最大总剂量 3mg。

2. 如果患者仍不稳定,应进行临时心脏起搏,但该患者人群很少有该需求。临时心脏起搏的时间应尽可能短,在可逆病因治疗后应停止,如果未能识别可逆病因则植入永久性起搏器。

3. 如果没有建立中心静脉通路,经皮起搏能最快速地提供临时心脏起搏。经皮起搏会引起患者不适,并且疗效根据脉冲传导到心肌的情况可能有所不同;因此,经皮起搏应视为能提供临时经静脉起搏前的暂时性措施。

4. 对于出现低血压的 SSS 患者,阿托品治疗后我们会静脉给予多巴胺、肾上腺素或异丙肾上腺素来提高心率和血压:如果选择多巴胺,以 2μg/(kg·min)的剂量开始,然后按需逐渐增至 20μg/(kg·min);如果选择肾上腺素,以 2μg/min 的剂量开始,然后按需逐渐增至 10μg/min;如果选择异丙肾上腺素,以 2μg/min 的剂量开始,然后按需逐渐增至 10μg/min。

一旦血流动力学稳定,进一步治疗方法与最初稳定者相同。

(二)血流动力学稳定患者

血流动力学稳定的 SSS 患者不需要尽快使用阿托品或临时心脏起搏。但许多患者可反复出现长时间的心搏暂停或心动过缓周期,因此,应持续监测并放置好经皮起搏电极,以应对临床恶化。

在对稳定患者监测的同时,评估和治疗的重点应为寻找导致窦房结功能抑制的可逆性原因,如药物(如 β 受体阻滞剂、钙通道阻滞剂和地高辛)、缺血和自主神经功能紊乱。

药物诱发的症状性心动过缓并不少见。对于因某些适应证(即高血压)而使用 β 受体阻滞剂或钙通道阻滞剂的患者,可选择其他疗效相当但不减慢心率的药物。然而,为了充分控制房性或室性快速性心律失常或冠状动脉疾病相关的心绞痛,可能需要 β 受体阻滞剂或钙通道阻滞剂。如临床上可行,疑似药物诱导的 SSS 患者应在停用相关药物的同时进行观察。这类患者在停用药物后,症状通常会有改善或缓解。对于药物诱导的心动过缓患者,风险 / 获益比不支持继续使用该药物时,则适合植入起搏器。

二、长期治疗

症状性 SSS 患者的长期治疗方案取决于症状和传导异常的程度,以及复发或进展而导致后续问题(如晕厥、心搏骤停等)的可能性。

(一)无症状性患者

有心动过缓但无相关症状的患者不需要植入永久性起搏器,而是需要间断检查随访,并延迟心脏起搏器的植入。专业学会的指南通常不推荐对无症状性心动过缓或心搏暂停的患者植入起搏器。

(二)症状性患者

对于症状性 SSS 及证实存在症状性心动过缓的患者,需要植入心脏起搏器,而不是单纯内科治疗或观察。几乎所有患者在植入起搏器后晕厥和头晕目眩的症状会消失,但生存情况似乎未得到改善。

1. **临时起搏** 由于临时起搏导线会引起并发症,这种疗法应仅用于内科治疗无效的患者,且使用时间应尽可能最短。使用体外的心脏起搏器可使患者活动更方便,并且植入永久性心脏起搏器之前的间隔时间延长,并发症也会减少。

2. **永久性起搏** 患者起搏器类型的选择及恰当程控取决于有无房室传导异常、有无房性心律失常,是否期望维持房室同步,以及是否需要频率适应功能。

需要在心房内起搏,采用单腔心房起搏(AAI 起搏模式)或双腔起搏(DDD 起搏模式)。房室传导正常,以及预期出现房室传导受损的概率极小时,可使用 AAI。

尽管起搏器使用最少的电极导线具有优势,但由于担心将来出现房室传导疾病的进展,DDD 起搏模式比 AAI 起搏模式应用更广泛。对症状性 SSS 患者采用 DDD 起搏模式,同时延长房室间期以尽量减少心室起搏。

预期患者需要频繁起搏时,首选生理性起搏。生理性起搏指通过维持房室同步达到最接近正常心脏活动的起搏模式,即 AAI 起搏模式或 DDD 起搏模式,这是与心室起搏(VVI 起搏模式)系统相对而言。研究显示,促进自身房室传导和尽量减少右心室起搏可降低发生房颤、心力衰竭、住院和起搏器综合征的风险。

鉴于 SSS 患者往往有心脏变时性功能不全,应考虑程控为频率应答。这可使起搏器的较低频率随患者身体活动相应增加。

(1)适应证:有症状的 SSS 是起搏治疗的绝对适应证。虽无症状,但心率极度缓慢、停搏时间过长、药物应用受限者,也应列入适应证范围(表 106-31)。

表 106-31 SSS 永久起搏适应证

临床依据	有症状者	无症状者
持续性心动过缓	<40 次 /min	<30~35 次 /min
窦性停搏	>2 秒	>3 秒
慢 - 快综合征	+	+
房颤	心室率慢	心室率<35 次 /min
房颤伴频发长间歇	>2.5s	>5.0s
晕厥或晕厥前兆	+	-
抗心力衰竭和抗心律失常药物应用受限	+	+

(2)起搏方式的选择如下。

1)心室抑制型按需起搏(VVI 起搏模式):①优点,心室起搏效果可靠,方法简便,脱位率低,降低心动过缓对生命的威胁,减轻临床症状。②缺点,失去了心房作为辅助泵的功能,使心排血量减少 20% 左右。SSS 比房室传导阻滞者更容易发生室房逆转,从而导致起搏综合征。

2)心房按需型起搏(AAI 起搏模式):使心房适时收缩,心房舒张压下降,有利于腔静脉血液回流;加速心室充盈,促使房室瓣关闭;心室充盈压上升,进而使心室肌纤维拉长,增加前负荷,有利于心室的收缩和排血。因此,AAI 起搏模式需满足下列要求:①房室传导功能正常,心房起搏频率 130 次 /min 能保持 1:1 传导,希氏束电图 H-V 间期正常,无 H 波分裂。②不合并持久或频发的快速房性心律失常。③心房感知、应激良好,A 波振幅>2.0mV,斜率 0.6V/s,起搏阈值电压<1.5V。④心房电极固定可靠,不易脱位。

优点:①既能维持合适的心率,又能保持房室顺序收缩和心室同步激动,有良好的血流动力学效应。在起搏频率相同的条件下,与 VVI 起搏模式相比,其心排血量增加 25%,左心室舒张末期容积增加 30%,射血分数增加 10%。②可避免 VVI 起搏模式所致的起搏综合征和 DDD 起搏模式所介导的心动过速。③手术简便。④远期随访表明,房颤、栓塞、心力衰竭、房室传导阻滞等并发症的发生率低。

缺点:①心房电极脱位率高于 VVI 起搏模式。②感知和起搏故障发生率高于 VVI 起搏模式。③少数患者因并发房颤、房室传导阻滞而失效。④个别患者可发生交叉感知、AAI(R)起搏综合征。

3)双腔起搏:起搏和感知涉及两个心腔——心房和心室,既可弥补窦房结功能不全,又可保障房室传导功能,是治疗 SSS 尤其是双结病变理想的方法。

优点:①房室顺序收缩,有良好的血流动力学效应。②可有效地防止房性心律失常。③对有房室传导阻滞者,可采取房室顺序起搏。④若日后发生房颤,可程控为 VVI 起搏模式。

缺点:①手术较为复杂。②可发生起搏器介导性心动过速。

3. 药物治疗 目前没有针对症状性 SSS 患者推荐的药物治疗;但停用可能加剧 SSS 的药物通常能获益。许多 SSS 患者的窦房结对药物没有反应或反应迟钝,仅能作为暂时性的应激处理,为起搏治疗争取时间,常用的药物如下。

(1)阿托品:主要为抗胆碱作用,消除迷走神经对窦房结的抑制,使心率增加,对窦房结起搏细胞本身自律性并无作用。其增加心率幅度有限,特别是较长时间应用后,口干、视力模糊、影响排汗等副作用明显而心率的增加不甚明显,也不适用于前列腺肥大患者,其临床应用仅限于紧急状态下作为过渡性治疗。

(2)异丙肾上腺素:是非选择性 β 肾上腺素受体激动剂,主要作用于心肌 β$_1$ 受体,使心率增加,对窦房结细胞本身自律性并无作用,增加心率次数有限,或仅使心室交界区或心室节奏点自律性增强。不宜长期使用,多用于临时性处理,或作为安置起搏器前的过渡性治疗。

(3)沙丁胺醇(舒喘灵):心脏中存在 β$_1$、β$_2$ 受体,其中 β$_1$ 受体占 3/4,主要的生理功能是使心肌收缩力增强、心率增加。在心力衰竭状态下,β$_1$ 受体减少,β$_2$ 受体相对增多。后者发挥重要的代偿作用,而且与蛋白的耦联效率高于 β$_1$ 受体。沙丁胺醇是 β$_2$ 受体激动剂,对 β$_2$ 受体的作用是 β$_1$ 受体的 250 倍。口服 2.4mg,4 次 /d。治疗后头昏、黑矇等临床症状可减轻,SNRT 明显缩短,平均心率明显增加,长 R-R 间期较服药前减少。临床观察表明,沙丁胺醇对 SSS 患者电生理参数的改变比阿托品好,作用时间长,无类似阿托品的副作用,是治疗症状性 SSS 较好的药物。但因其仍有长间歇,且长期应用亦有弊端,故不能取代起搏治疗。

(4)氨茶碱:1985 年,Watt 认为 SSS 可能与腺苷受体敏感性增高或腺苷分解缓慢有关。尤其在心肌缺血缺氧时,心脏腺苷释放明显增加,引起窦性心动过缓、窦房传导阻滞、窦性静止。茶碱是腺苷受体拮抗剂,可使临床症状缓解、心率增快、窦房传导阻滞消失、SNRT 缩短,提示茶碱是通过拮抗腺苷受体而改善窦房结功能的。

对于 SSS 进行药物治疗常较困难,因为:①治疗快速性心律失常的药物如洋地黄、奎尼丁、普鲁卡因胺及 β 受体阻滞剂等常可诱发缓慢的心律失常;反之,治疗缓慢性心律失常的药物如异丙肾上腺素或麻黄素等,常可诱发快速性心律失常,包括快速室性心律失常。②治疗缓慢性心律失常的药物如异丙肾上腺素及阿托品等,常缺乏长期治疗作用。③各种抗心律失常药物常有明显和不能耐受的副作用。故在药物治疗中要把握时机及控制剂量。

4. 抗凝治疗 需要起搏器治疗的 SSS 患者房颤发生率高。植入起搏器之前已知的房颤病史及植入起搏器后的随访持续时间是发生房颤的 2 个最重要决定因素。SSS 患者可能发生血栓栓塞,特别是心动过速 - 心动过缓综合征合并房颤的患者。50% 以上的 SSS 病例存在心动过速 - 心动过缓综合征(房性快速性心律失常和心动过缓交替出现),房颤是最常见的快速性心律失常。血栓栓塞最有可能与伴随的房颤相关。因此,对于已证实有房颤发作的心动过速 - 心动过缓 SSS 患者,应讨论潜在利弊后再决定是否进行抗凝治疗。

植入起搏器的患者可能不太容易觉察到房颤的发生,

特别是当房室传导异常阻止了快速心室反应时。对于未经识别的房颤相关的血栓栓塞风险,应通过常规起搏器询问来密切观察起搏器植入患者是否发生房颤。现代的起搏器能检测并记录短暂的房颤发作,这可能具有临床意义。然而,房性快速性心律失常持续多长时间则要求考虑进行全身性抗凝治疗,这仍然是存在争议及正在研究的问题,尚无明确指南。除非有禁忌证,否则应该对房颤患者进行风险分层来决定是否需要抗凝治疗。SSS 患者多为老年人,其对华法林的敏感性增加,发生出血并发症的风险增加。因此,需要密切监测。目前也有一些其他新型抗凝药物,对于需要抗凝治疗的特定患者,可考虑使用此类药物。

5. 导管消融术 症状性窦房结功能障碍合并阵发性房颤的患者可有显著的转复后间歇,这需要植入心脏起搏器。植入心脏起搏器后可使用抗心律失常药物和 / 或使用更高剂量的心率控制药物进行积极心率控制,且不伴转复为窦性心律后的心搏暂停风险增加。在某些患者中,可采用导管消融消除房颤,从而无须植入起搏器。在消融作用完全实现之前,房颤可能会持续 3~6 个月,或者消融的最终结果仅能部分消除房颤,导致患者容易发生转复后心搏暂停 / 缓慢性心律失常。偶尔患者可能仅因严重的窦性心动过缓而出现症状,没有房颤和其他快速性心律失常的证据。尽管其作为无须植入心脏起搏器就能改善症状的方法值得注意,但需要进行长期随访的进一步研究来复现这些数据,以便确定获益是否持续存在或是逐渐衰减。

(李湘民)

第 12 节 Brugada 综合征

在 1992 年的 AHA 年会上,Brugada 兄弟报道了 8 例以晕厥和 / 或猝死伴心电图右胸导联 ST 段抬高的病例。因其与以往所认知的心脏疾病不同,于 1996 年被命名为 Brugada 综合征(Brugada syndrome,BrS)。BrS 以特殊的心电图表现、高心脏猝死率而心脏结构正常为特征,临床表现为反复黑矇和 / 或晕厥、室速和 / 或室颤,其临床结局大多为心脏猝死,且多发于夜间睡眠时。近年来,J 波综合征(J-wave syndrome,JWS)取得显著进展,有人认为 BrS 是 JWS 的亚型之一。

作为一种新发现的疾病,BrS 近 20 余年来日益受到重视,有关的病例报告呈指数增长,临床及实验室研究(细胞、基因、离子通道)取得了重大进展。现已基本清楚,BrS 是由于编码心肌离子通道基因突变引起功能异常所致。2006 年 4 月,AHA 对心肌病重新定义、分类,将 LQTS 和 BrS 等定义为心肌离子通道病,归入心肌病范畴。

流行病学资料表明,BrS 发病率 5/ 万 ~20/ 万,东南亚国家发病率似乎更高。该病主要累及男性青壮年,国外的资料显示,男性患病率为女性的 8~10 倍,平均猝死年龄大约 40 岁,是 50 岁以下男性自然死亡的最常见原因。BrS 猝死占所有猝死的 4%~12%,占无器质性心脏病猝死者的

20%,其中 20%~30% 有猝死家族史。因大多数患者的首发症状是猝死,根本来不及防范和救治。据不完全统计,BrS 在我国健康汉族人群的发生率 0.075%~1.82%。因其发病率高、猝死率高,已成为当前全球高度关注的热点之一。

【病因与发病机制】

BrS 呈常染色体显性遗传。虽然 BrS 中 65% 无法用基因突变解释,但随着生物技术的进步,近年来发现的 BrS 致病基因越来越多。根据其基因型,BrS 可被命名为 BrS1~BrS16。此外,至少有 8 种新发现的致病基因尚未命名或归入上述某一亚型。BrS 主要涉及钠、钾、钙离子通道异常。研究显示,这些基因引起的 BrS 临床表型与下述 2 种机制有关:内向钠离子流或钙离子流的减少,或者外向钾离子流的增加。

心肌钠离子通道的 SCN5A 基因(编码 Nav1.5 的 α 亚基)是发现的第一个致病基因,国人 BrS 患者主要与 SCN5A 有关,还有 Brugada 波和短 QT 综合征并存,且与 SCN5A 突变相关的报道。

目前已发现与 BrS I 型表型相关的突变就有 300 余种,约占所有 BrS 的 30%,占所发现的异常基因的 75%。由于 SCN5A 突变,导致钠通道功能下降,使复极 2 相的 I_{Na} 减少。由于 I_{Na} 的减少,破坏了 2 相平台期离子流 I_{to}-I_{Na}-I_{Ca} 间的平衡,结果是 I_{to} 的外向电流比内向电流(I_{Na}-I_{Ca})占优势,引起动作电位平台期的丧失,从而导致心外膜下细胞动作电位的时程明显缩短 40%~70%。这种表现集中在心外膜丰富的部位,而心内膜与之不同,因而形成了 J 波及 ST 段的下斜型抬高,最终形成了 Brugada 波。由于右心室心外膜 I_{to} 电流比左心室心外膜的 I_{to} 电流更具优势。因此,Brugada 波主要表现在 V_1~V_3 的右胸导联。因 I_{to}、I_{Na}、I_{Ca} 离子流受多种因素影响,故 Brugada 波具有易变性、隐匿性等特征。由于右心室心外膜过早复极,动作电位变化的不均一性引起复极离散度加大,在复极平台期消失和平台期存在的心肌之间存在明显的电位差。动作电位从平台存在的部位向平台消失的部位传导,引起局部的再兴奋,从而导致 2 相折返。2 相折返可引起非常早的期前收缩,并可诱发多形性室速和 / 或室颤。

【诊断】

一、临床表现特点

BrS 显著特征:①心电图 V_1~V_3 导联 ST 段抬高、多变,多形性室速和 / 或室颤;②晕厥反复发作、夜间濒死样呼吸、心悸及 SCD;③心脏无明显器质性异常。其临床谱很宽,可以从静息基因携带者(只携带突变基因,但无临床症状,在基础和药物激发条件下心电图仍然正常)至 SCD,且心电图呈动态变化,同一患者在不同时期可有不同的心电图表现,表现为从正常至典型的 BrS 心电图。对 BrS 心脏猝死幸存者,无一例外地应给予植入型心律转复除颤器(ICD)治疗,但无症状者占绝大多数,为 59%~72%。

106

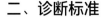

二、诊断标准

根据 2005 年欧洲心脏病学会(ESC)第 2 次专家共识报告,BrS 的诊断要点如下。

1. >1 个右胸导联(V_1~V_3)出现 1 型 Brugada 波(下斜型段抬高 ≥2mm,T 波负向),排除其他引起此心电图异常的情况(应用钠通道阻断剂除外),且伴以下情况之一:①记录到室颤、多形性室速;②电生理检查可诱发室速/室颤;③晕厥或夜间发作极度呼吸困难;④ SCD 的家族史(<45 岁);⑤家系成员中有下斜型心电图改变;可诊断为 BrS。若仅有以上心电图特征,则称为"特发性 Brugada 样心电图改变"。

2. 基础情况下,>1 个右胸导联(V_1~V_3)出现 2 型(马鞍型 ST 段抬高,起始部分抬高 ≥2mm,下凹部分抬高 ≥1mm,T 波正向或双向)或 3 型(马鞍型或下斜型段抬高<1mm)改变,应用钠通道阻滞剂后转变为 1 型,并存在一个或更多的上述临床表现时,亦可诊断为 BrS。BrS 为隐匿性心电图时,可以首先应用钠通道阻滞剂进行激发试验。

2012 年,Brugada 等又发表了"Brugada 波目前心电图诊断标准的专家共识",新标准将 Brugada 波心电图分为两型,1型为传统 1 型,即穹窿型;新 2 型称马鞍型,包括传统的 2、3型心电图表现。传统的 2、3 型心电图的"马鞍型"在形态上差异小,对危险分层、临床预后无明显差异,故将其合并。

2015 年 J 波综合征专家上海共识提出 BrS 诊断评分标准,详见表 106-32。

三、诊断注意事项

1. 要熟练掌握 Brugada 波的分型及各型的特征 尽管国际上已公布了多次有关 BrS 的专家共识报告,但现今对 BrS 的诊断仍相当混乱,不少医生错误地认为,只要心电图存在 Brugada 波就可诊断为 BrS。因此,不仅要熟练掌握 BrS 的诊断标准,还要掌握 Brugada 波的分型及各型的特征。Brugada 心电图的 1、2、3 型改变见图 106-26。

2. 要熟练掌握 Brugada 波的鉴别诊断 引起右胸导联与 BrS 心电图表现相似的疾病或临床情况有 20 余种,从理论上讲,都应进行鉴别诊断,但其中最重要的是与右束支传导阻滞、早期复极综合征和致心律失常性右心室心肌病的鉴别。①与右束支传导阻滞心电图鉴别:Brugada 波中的 J 波可伪似 r' 波,表现为"类右束支传导阻滞"。鉴别时,当 V_1~V_3 导联有 r' 波,ST 段和 T 波改变,而在 V_5~V_6 导联无相应的宽而顿挫的 S 波时,则可能为 Brugada 波,相反则为右束支传导阻滞。②与早期复极综合征鉴别:由于两者有很多相似之处,都常发生在"健康青年人",心电图表现都有 J 波及 ST 段的抬高,故两者的鉴别十分重要。BrS 的心电图改变主要在 V_1~V_3 导联,J 点不明显,而 J 波明显,J 波与 ST 分界不明显,ST 呈下斜型抬高(Brugada 1 型);早期复极综合征的心电图改变主要在 V_3~V_6 导联,J 点明显并有顿挫,J 波与 ST 段的分界明显,ST 段呈凹面上抬。③与致心律失常性右心室心肌病(ARVC)鉴别:BrS 与 ARVC

表 106-32 Brugada 综合征的评分诊断标准

评分项	分值
Ⅰ.ECG(12 导联/Holter)	
①自发性 Brugada 心电图 1 型改变(导联位置正常或高 1~2 个肋间)	3.5
②发热诱发的 Brugada 心电图 1 型改变(导联位置正常或高 1~2 个肋间)	3
③药物诱发的 Brugada 心电图 2 型或 3 型改变	2
Ⅱ.病史	
①曾记录到多形性室速/室颤或曾发生过不明原因的心搏骤停	3
②夜间濒死呼吸	2
③疑似心律失常性晕厥	2
④不明原因的晕厥	1
⑤30 岁以下,不明原因的房扑/房颤	0.5
Ⅲ.家族史	
①1 级或 2 级亲属中有确诊为 BrS 者	2
②1 级或 2 级亲属中有疑似 SCD 者(发热、夜间睡眠或药物激发)	1
③45 岁以下的 1 级或 2 级亲属中,有不明原因 SCD 者,尸检心脏正常	0.5
Ⅳ.基因筛查	
存在 BrS 的可疑致病基因	0.5

注:ECG,心电图;Holter,动态心电图;SCD:心脏猝死。其中 Ⅰ 项为必备项,Ⅰ、Ⅱ、Ⅲ 项中仅就其中 1 项计分,就高不就低。判定标准:≥3.5 分,可确诊或高度疑诊为 BrS;2~3 分,具有一定可能性;<2,不考虑 BrS。

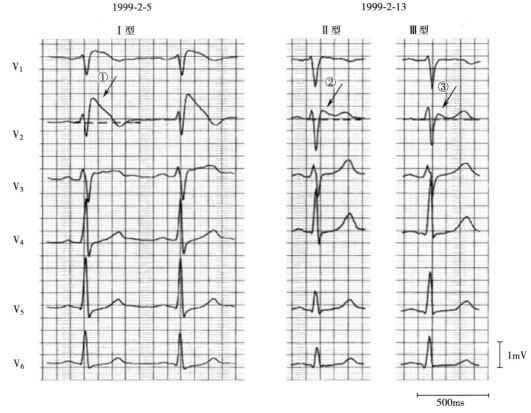

图 106-26 1 例 BrS 患者在不同时间所出现的典型的 3 种 Brugada 心电图
注:箭头①J 波下斜行;箭头②J 波马鞍形;箭头③J 波低马鞍形抬高。

都常发生在年轻患者,都可能有致命性室性心律失常,心电图改变都集中在右胸导联,均有类右束支传导阻滞的改变,因而两者需要鉴别。ARVC 在超声心动图或磁共振扫描时可见右心室扩张或室壁瘤,静脉注射钠通道阻滞剂不能诱发心电图 ST 段抬高。

【治疗】

Brugada 综合征一经确诊,就应积极治疗。

1. 非药物治疗 BrS 的非药物治疗包括植入型心律转复除颤器(ICD)、射频消融和永久起搏治疗。① ICD 治疗:ICD 是唯一证实对本病有效的方法。其对猝死幸存者、晕厥、先兆猝死等发作的患者,无须再行电生理检查,都应植入 ICD 进行二级预防。一组 BrS 经 ICD 治疗长期随访的结果表明,近 30% 的患者至少被 ICD 治疗过一次,在 5年随访期中的累积有效率分别为 18%、24%、32%、36% 和38%。②射频消融术治疗:近几年,有人报告通过射频消融术能将局部可能触发室速或室颤的室性期前收缩去除,以防治室速、室颤的发生,但目前积累的病例尚少,尚无随机对照研究证实其治疗效果。③永久起搏治疗:鉴于 BrS 患者的猝死和晕厥常发生在夜间心率较慢时,心电图也能证实晕厥发作时患者常同时有心动过缓,对这部分患者可考虑通过心脏起搏器的治疗消除患者的缓慢心率,进而防治慢频率依赖性的室速或室颤,但该法的疗效尚未进行大规模临床试验,尚无肯定的结论。

2. 药物治疗 药物治疗存在 3 种情况。①禁忌应用的药物:Ⅰ 类抗心律失常药物能够抑制钠离子内流,使 I_{to} 电流相对增加,因此对 BrS 患者禁用,包括普鲁卡因胺、氟卡尼、普罗帕酮、丙吡胺等;②治疗无效的药物:包括胺碘酮和 β 受体阻滞剂;③治疗有效的药物:I_{to} 电流的过强是 BrS 患者发病的根本机制。目前唯一能显著阻断 I_{to} 电流的药物则是奎尼丁。奎尼丁兼有钠通道阻滞和 I_{to} 阻滞作用。实验结果表明,奎尼丁可使心外膜动作电位的 1 相、2相恢复,并使升高的 ST 段恢复正常,进而预防 2 相折返及多形性室速、室颤的发生。奎尼丁应用时应当给予大剂量(1 200~1 500mg/d)。除奎尼丁外,还可应用异丙肾上腺素,其可增强经 L 型钙通道的钙内流(I_{Ca}),使患者抬高的 ST 段恢复正常。另一个可以增强 I_{Ca} 的药物是西洛他唑(一种磷酸二酯酶抑制剂)。上述药物治疗的循证医学资料目前尚少,其确切的疗效还待确定。

【预防】

除积极采取上述处理预防猝死外,还应:①改变生活方式,避免过劳及过量饮酒;发热时及时使用退热药物。②避免使用可能诱发右胸导联 ST 段抬高或使 ST 段抬高恶化的药物。

BrS 患者临床管理流程见图 106-27。

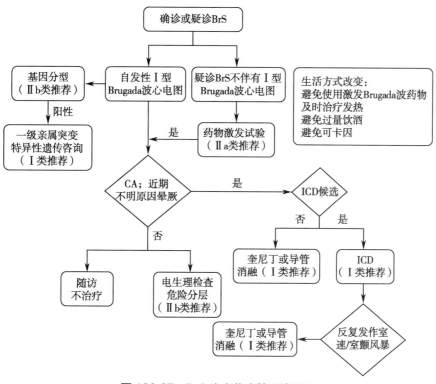

图 106-27 BrS 患者临床管理流程图

注：BrS，Brugada 综合征；ICD，植入型心律转复除颤器；CA，心脏骤停。BrS 高危特征包括：
心律失常事件(持续性室速、室颤)相关的晕厥或猝死,恰当 ICD 放电。

(苏盛元 王立军 张文武)

参 考 文 献

［1］ REFAAT M M, HOTAIT M, SCHEINMAN M. Brugada syndrome [J]. Card Electrophysiol Clin, 2016, 8 (1): 239-245.

［2］ 吴林, 彭军, 李槟汛. Brugada 综合征: 传统认识与更新 [J]. 临床心电学杂志, 2020, 29 (3): 161-170.

［3］ COPPOLA G, CORRADO E, CURNIS A, et al. Update on Brugada syndrome 2019 [J]. Curr Probl Cardiol, 2021, 46 (3): 1004-1054.

［4］ 中华医学会心电生理和起搏分会, 中国医师协会心律学专业委员会. 2020 室性心律失常中国专家共识 (2016 共识升级版) [J]. 中华心律失常学杂志, 2020, 24 (3): 188-258.

第 107 章

感染性心内膜炎

感染性心内膜炎（infective endocarditis，IE）是指发生在心脏内膜表面的微生物感染，可伴赘生物形成。感染常见于心脏瓣膜，也可发生在间隔缺损处、腱索或心壁内膜。菌血症是 IE 发生的必要条件，器质性心脏病患者为 IE 的高危人群。

按照感染部位及是否存在心内异物可将 IE 分为四类：①自身瓣膜 IE（native valve endocarditis，NVE）；②人工瓣膜 IE（prosthetic valve endocarditis，PVE）；③右心 IE；④器械相关性 IE（包括发生在起搏器或除颤器导线上的 IE，可伴或不伴瓣膜受累）。IE 也可根据感染来源分为：①社区获得性 IE；②医疗相关性 IE（院内感染和非院内感染）；③静脉药物依赖（又称药瘾）者 IE。

近年来，随着我国人口的老龄化，老年退行性心脏瓣膜病患者增加，人工心脏瓣膜置换术及各种血管内检查操作增加，IE 呈显著增长趋势。研究显示，IE 的年发病率为 1.7/10 万~6.2/10 万，死亡率则在 16%~25%。超声心动图和血培养是诊断 IE 必不可少的手段。有效的抗感染治疗是 IE 最重要的治疗方法，约半数以上的患者需要外科手术处理。

【病因与发病机制】

一、病因

1. IE 的易感因素　大多数 IE 患者存在感染相关因素（表 107-1），常见的有心脏瓣膜病、先天性心脏病、心脏手术、各种创伤性诊疗技术，以及静脉药物滥用（吸毒）、拔牙及口腔手术等。以上均为致病微生物进入血液，侵入心内膜创造了条件。

表 107-1　感染性心内膜炎的易感因素

分类	内容
心脏瓣膜病	风湿性心瓣膜病、老年退行性心脏瓣膜病、瓣膜畸形等
先天性心脏病	室间隔缺损、动脉导管未闭、法洛四联症、主动脉缩窄等
心脏手术	人工心脏瓣膜置换、起搏器或除颤器植入、射频消融手术等
创伤性诊疗操作	血液透析、动脉造影及支架植入、血流动力学检测等
其他	静脉药物滥用（吸毒）、拔牙及口腔手术、长期静脉输液、应用免疫抑制剂、全身抵抗力下降及高龄

2. 病原菌　近年来 IE 的病原体发生了很大的变化。目前研究显示葡萄球菌、草绿色链球菌及肠球菌引起的 IE 占到了 80% 以上。院内感染所致的 IE 与社区获得性 IE 的致病菌明显不同，后者以链球菌为主，而前者以金黄色葡萄球菌和肠球菌为主。革兰氏阴性杆菌及真菌也是 IE 重要的病原体，且易导致大的赘生物形成，致死率极高。

二、发病机制

IE 的发生是一个复杂过程，主要包括：①心内血流异常等因素可导致心内膜内皮损伤，血小板和纤维蛋白聚集在损伤处形成无菌性赘生物。②当病原微生物经血流黏附于病损处时，形成感染性赘生物。③病原微生物在赘生物内滋养繁殖，不易被机体吞噬细胞所吞噬，也不易被抗生素所杀灭，并可向血流中释放病原菌和毒素，产生菌血症和毒血症。④细菌繁殖产生抗体，可引起免疫介导的疾病如小血管炎、局灶型或系统性肾小球肾炎、关节炎、心包炎等。⑤当感染性赘生物破坏瓣膜结构致瓣叶穿孔，腱索及乳头肌断裂，可发生心功能不全。⑥当感染向邻近组织蔓延，可产生瓣环脓肿。主动脉瓣根部脓肿压迫冠状动脉可导致心绞痛或心肌梗死。二尖瓣瓣环脓肿近端可蔓延至左心房壁、房间隔或左心室，甚至更远。⑦当感染性赘生物发生破碎并脱落，可导致机体栓塞和/或脓肿发生。

【诊断】

一、临床表现特点

1. 病史　约 3/4 的 IE 患者有基础心脏病。首先为心脏瓣膜病，尤其是二尖瓣和主动脉瓣；其次为先天性心血管病，如动脉导管未闭、主动脉瓣畸形、室间隔缺损、主动脉缩窄、马方综合征并主动脉瓣关闭不全和法洛四联症。约 1/3 IE 发生于无器质性心脏病者。患者发病前近期可有手术、创伤、不洁静脉注射、拔牙、内镜检查、心导管检查等诱因。

2. 发热　大多数 IE 患者有发热，可伴疲乏、无力、肌肉酸痛等不适。对于老年人、心肾功能不全及消耗性疾病 IE 患者，可无发热或仅有低热。

107

3. **心脏表现** ①大多数 IE 患者存在心脏杂音,受损瓣膜以主动脉瓣为主,其次为二尖瓣。IE 发病初期仅 1/3 的患者可闻及心脏杂音,多数于疾病中期或后期才可闻及心脏杂音。病程中出现新杂音或杂音性质发生变化是 IE 的特征性表现之一。②心力衰竭:IE 最常见的并发症,主要由瓣膜关闭不全所致,主动脉瓣受损者最常发生,其次为二尖瓣和三尖瓣;瓣膜穿孔或腱索断裂导致急性瓣膜关闭不全时可诱发急性左心衰竭。③心肌脓肿:部分 IE 患者由于瓣周围脓肿扩散影响心脏传导组织时,可发生不同程度的房室传导阻滞和室内传导阻滞。心肌脓肿偶可穿破导致化脓性心包炎。④少许 IE 患者由于主动脉瓣感染可致冠状动脉栓塞而发生急性心肌梗死。

4. **心外表现**

(1)脾大:多由于病原微生物和循环免疫复合物对免疫系统长期刺激导致,也可因赘生物脱落使脾栓塞导致。近些年来脾大发生率下降,仅 15%~35% 的 IE 患者发生脾大,一般为轻~中度肿大。

(2)周围体征:原因可能是微血管炎或微栓塞。主要包括:①瘀点,以锁骨以上皮肤、口腔黏膜和睑结膜常见;②指和趾甲下线状出血;③ Roth 斑,为视网膜的卵圆形出血斑,其中心呈白色;④ Osler 结节,为指和趾垫出现的豌豆大的红或紫色痛性结节;⑤ Janeway 损害,为手掌和足底处直径 1~4mm 无痛性出血红斑。近些年 IE 外周表现出现率也显著减少,仅占 5%~10%。

(3)动脉栓塞:脑、心脏、脾、肾、肠系膜和四肢为临床所见的体循环动脉栓塞部位,而 65% 累及神经系统。在有左向右分流的先天性心血管病或右心内膜炎时,肺循环栓塞常见。

由于近年来 IE 临床表现不典型,因此,凡遇到下列情况时应高度怀疑 IE 的可能,应及时进行血培养和超声心动图检查,以明确诊断,见表 107-2。

表 107-2 临床上应高度怀疑 IE 的可能情况

1. 器质性心脏病患者不明原因发热 1 周以上
2. 突然出现的主动脉瓣和 / 或二尖瓣关闭不全的杂音
3. 心脏手术后不明原因持续发热 1 周以上
4. 不明原因的体动脉或肺动脉栓塞
5. 原有心脏杂音短期内发生变化或出现新杂音
6. 不明原因心力衰竭或进行性心功能减退

二、辅助检查

1. **血、尿常规检查** ①白细胞计数升高,伴分类左移。②贫血。由于细菌毒素对骨髓造血系统抑制及对红细胞破坏,多数患者呈正常细胞正色素性贫血,为轻~中度贫血,并随疾病好转而恢复。③细胞沉降率(简称血沉)不同程度升高。但 IE 伴心力衰竭、肾衰竭时血沉可正常。④蛋白尿或镜下血尿,如有红细胞管型及大量蛋白尿提示弥漫性肾小球肾炎,此时常伴肾功能损害。

2. **血培养** 在未用抗生素治疗的患者血培养阳性率

可高达 95% 以上。对于未经治疗的亚急性患者,于入院第一天在 3 小时内每隔 1 小时取不同部位静脉血做血培养 3 次,如第二天未见病原微生物生长,应重复采血 3 次后行抗生素治疗。急性患者应在入院后 3 小时内,每隔 1 小时 1 次共取 3 个血标本后开始治疗。已用过抗生素但属非急性起病者,病情允许情况下暂停抗生素治疗 2~7 天后再取血做血培养。IE 菌血症为持续性,无须在体温升高时采血。每次取静脉血 10~20ml 做需氧菌和厌氧菌培养,至少培养 3 周。2 周内用过抗生素,或采血、培养技术不当,常降低血培养阳性率。

另外,当病原体为苛养微生物等非典型病原体也可出现血培养阴性,需及时调整检测方法,进行血清学检查、免疫组化染色及聚合酶链反应(PCR)检测等。

3. **超声心动图** 超声心动图可判断有无基础心脏病变,并直接显示赘生物特征,可判断瓣膜及瓣膜附属装置受损情况,明确有无 IE 其他并发症如瓣周脓肿、瘘管、心包积液等。另外还可了解血流动力学变化,如心功能状态、心腔大小、心腔内压力变化等。经食管超声心动图(TEE)检查诊断 IE 的灵敏度和特异度明显优于经胸超声心动图(TTE)检查,且特别有助于检出脓肿和准确测量赘生物的大小。因此,怀疑 IE 的患者都应选择作 TEE 检查,包括 TTE 结果已经呈阳性的患者。

三、诊断标准(基于 Duke 的 ESC 2015 年修订标准)

凡临床符合下列 2 项主要标准,或 1 项主要标准加 3 项次要标准,或 5 项次要标准,为确诊病例;满足 1 项主要标准加 1 项次要标准,或 3 项次要标准,为疑诊病例。详见表 107-3。

对于疑诊为 IE 的患者,可使用该标准做临床的初步评估,但是 IE 患者临床表现复杂多样,表现各异,仅仅应用这些标准是不够的。临床医生应该对每一个患者作出适当和明智的决策,而不仅仅依靠 Duke 标准和新的科学声明。

【治疗】

一、对症支持治疗

对症支持治疗包括:休息,给予高热量、易于消化的饮食,补充维生素,控制体温,及时纠正水、电解质酸碱平衡紊乱等,维持患者生命体征稳定。

二、抗感染治疗

抗感染为 IE 最重要的治疗措施,用药原则是:①早期应用,在连续送 3~5 次血培养后即可开始治疗;②联合应用杀菌剂,大剂量和长疗程。疗程一般 4~6 周。PVE 需 6~8 周或更长;③静脉用药为主,保持高而稳定的血药浓度;④病原菌不明者,经验用药;病原菌明确者,宜参照药敏结果用药。

表 107-3 感染性心内膜炎诊断标准(基于 Duke 的 ESC 2015 年修订标准)

一、主要标准

1. 血培养阳性

① 2 次血培养均为一致的典型 IE 致病微生物：草绿色链球菌、牛链球菌、HACEK 组细菌、金黄色葡萄球菌；无原发灶的获得性肠球菌

②血培养持续阳性，均为同一致病微生物：至少 2 次血培养阳性，且间隔 12 小时以上；4 次阳性培养中 3 次为同一致病微生物(第 1 次与最后 1 次血培养至少间隔 1 小时)

③ Q 热病原体 1 次血培养阳性或其 IgG 抗体滴度 > 1 : 800

2. IE 的影像学阳性标准

① IE 的超声心动图阳性标准：赘生物、脓肿、假性动脉瘤、心脏内瘘、瓣膜穿孔或动脉瘤、新发生的瓣膜部分破裂

②通过 ^{18}F-FDG PET/CT(仅在假体植入 > 3 个月时)或放射标记的白细胞 SPECT/CT 检测出的人工瓣膜植入部位周围组织的异常活性

③由心脏 CT 确认的瓣周病灶

二、次要标准

1. 具有 IE 的易感因素

2. 体温 > 38℃

3. 血管现象(包括无症状的影像学发现)：主要动脉栓塞、感染性肺梗死、细菌性动脉瘤、颅内出血、结膜出血以及 Janeway 损害

4. 自身免疫现象：肾小球肾炎、Osler 结节、Roth 斑及类风湿因子阳性

5. 细菌学证据：血培养阳性，但不符合上述主要标准，或有与 IE 一致的活动性细菌感染的血清学证据

注：HACEK 是指嗜血杆菌属(H)、放线菌属(A)、人心杆菌属(C)、埃肯菌属(E)和金氏杆菌属(K)。

(一)经验用药

经验用药适用于病原体确定之前或无法确定时。根据感染严重程度、受累心脏瓣膜类型、有无少见或耐药菌感染因素等，分为 PVE、NVE 方案，方案应覆盖 IE 最常见的病原体。以下是 2014 年由中华医学会心血管病学分会等发布的《成人感染性心内膜炎预防、诊断和治疗专家共识》所推荐的经验治疗方案，见表 107-4。

(二)病原菌已明确者的治疗

1. 葡萄球菌心内膜炎 根据是否为甲氧西林耐药株而确定治疗方案。获知药敏前宜选用窄谱耐酶青霉素，如苯唑西林或氯唑西林等联合氨基糖苷类。病原菌属甲氧西林敏感的葡萄球菌(MSS)，首选苯唑西林(2g/ 次静脉滴注，每 4 小时 1 次)，初始治疗不需要常规联合庆大霉素。青霉素类抗生素过敏者可选用头孢唑林(2g/ 次静脉滴注，每 8 小时 1 次)。β- 内酰胺类过敏者可选用万古霉素联合利福平。耐甲氧西林葡萄球菌(MRS)所致的心内膜炎宜选用万古霉素联合利福平。万古霉素治疗无效、不能耐受或耐药葡萄球菌感染者，选用达托霉素(6mg/kg，每 24 小时静脉滴注 1 次)。

2. 链球菌心内膜炎 敏感株所致者首选青霉素，1 200 万 ~1 600 万 U/d。相对敏感株所致 IE，需增加青霉素剂量，2 400 万 U/d，或头孢曲松联合庆大霉素。耐药菌株所

致 IE 按肠球菌心内膜炎方案治疗，给予万古霉素或替考拉宁(每次 10mg/kg 静脉滴注，每 12 小时 1 次连用 3 次；继以 10mg/kg 静脉滴注，每日 1 次)联合庆大霉素。

3. 肠球菌心内膜炎 青霉素或阿莫西林联合氨基糖苷类抗生素。有青霉素类过敏史或高度耐药者，可选用万古霉素或替考拉宁联合庆大霉素。

4. 需氧革兰氏阴性杆菌心内膜炎 应选用哌拉西林联合庆大霉素或妥布霉素，或头孢他定联合氨基糖苷类。革兰氏阴性杆菌对抗菌药的敏感性在菌株间差异很大，宜根据药敏结果选择用药。

5. HACEK 组细菌心内膜炎 HACEK 是指嗜血杆菌属(H)、放线菌属(A)、人心杆菌属(C)、埃肯菌属(E)和金氏杆菌属(K)。此组细菌近年来出现对 β- 内酰胺酶耐药株，宜选用头孢曲松或头孢噻肟等三代头孢菌素治疗。对头孢菌素过敏的患者可选用喹诺酮类。

6. Q 热(query fever) Q 热是由贝纳柯克斯体(Coxiella burnetii)感染所致的一种人兽共患的自然疫源性疾病，又称 Q 热柯克斯体。以急性发热、头痛、肌痛、间质性肺炎等为主要表现，少数呈慢性经过，IE 是慢性 Q 热最主要的临床表现形式。患者多存在细胞免疫缺陷或基础心脏瓣膜损害及人工瓣膜等。Q 热心内膜炎血培养常为阴性，可有瓣膜赘生物形成。建议选用多西环素(100mg 口服，2 次 /d)联合氯喹(200mg 口服，3 次 /d)至少应用 18 个月，能够有效杀菌并预防复发，有人推荐治疗 ≥3 年。或多西环素(100mg 口服，2 次 /d)和环丙沙星(200mg 口服，2 次 /d)口服至少 3 年。治疗期间检测贝纳柯克斯体抗体滴度，每 6 个月 1 次，治疗停止后每 3 个月 1 次，至少 2 年。治愈标准：贝纳柯克斯体的 1 相 IgG 抗体滴度 <1 : 800 和 1 相 IgM 与 IgA 抗体滴度 <1 : 50，提示治愈。

7. 巴尔通体心内膜炎(Bartonella endocarditis) 巴尔通体是一种兼性细胞内 G- 短小杆菌，是引起血培养阴性 IE 的另一种常见病原体。而 IE 是慢性巴尔通体感染的一种常见表现。最常见的巴尔通体心内膜炎是由五日热巴尔通体引起，其次是汉塞巴尔通体。前者可引起战壕热和 IE，通过体虱传播，感染的高危因素包括缺乏家庭关怀、免疫力低下、吸毒、嗜酒等；后者较少引起 IE。治疗建议：联合庆大霉素和一种 β- 内酰胺类抗生素(阿莫西林或头孢曲松)均静脉滴注治疗至少 4 周，通常 6 周以上。若青霉素过敏，则联合庆大霉素和多西环素治疗(100mg 口服，2 次 /d)。注意监测庆大霉素浓度。

8. 真菌性心内膜炎 相对少见(1%~6%)，以念珠菌属、曲霉属多见，其他真菌包括组织胞浆菌、隐球菌、芽生菌等。真菌性心内膜炎的诊断相当困难，如临床疑为 IE，但连续血培养阴性，应考虑真菌性心内膜炎可能。念珠菌心内膜炎患者血培养阳性率可高达 83%~95%，其他如隐球菌、红酵母等酵母菌血培养阳性率也较高。真菌性心内膜炎相对疗程长，预后差，易复发。

念珠菌心内膜炎初始治疗选用棘白霉素类药物(卡泊芬净 70mg 或米卡芬净 50~100mg，均缓慢静脉注射约 1 小时，1 次 /d)，剂量适当增加可获得更好疗效，或选用两性霉素 B 脂质体(3~5mg/kg 缓慢静脉滴注，每天 1 次)，或两性霉

表 107-4 不明确病原微生物感染选择抗生素原则

病种及抗生素	剂量（根据肾功能调整）及给药途径	备注
一、NVE,轻症患者		
阿莫西林	12g/d,分 6 次静脉滴注	如患者病情稳定,等待培养结果
或氨苄西林	12g/d,分 4 次静脉滴注	氨苄西林对肠球菌属、HACEK 抗菌活性优于青霉素
或青霉素	1 200 万~1 800 万 U/d,分 4 到 6 次静脉滴注	青霉素过敏可用头孢曲松
联合庆大霉素	1mg/kg 实际体重静脉滴注	获知培养结果前庆大霉素作用尚有争论
二、NVE,严重脓毒症(无肠杆菌科细菌、铜绿假单胞菌属感染危险因素)		
万古霉素	15~20mg/kg,每天 2 到 3 次静脉滴注	需覆盖葡萄球菌属(包括甲氧西林耐药菌株),如万古霉素过敏,改用达托霉素 6mg/kg,每天两次静脉滴注
联合庆大霉素	1mg/kg 理想体重,每天 2 次静脉滴注	如担心肾毒性和急性肾损伤可改庆大霉素为环丙沙星
三、NVE,严重脓毒症(并有多重耐药肠杆菌科细菌、铜绿假单胞菌属感染危险因素)		
万古霉素	15~20mg/kg,每天 2 到 3 次静脉滴注	需覆盖葡萄球菌属(包括甲氧西林耐药菌株)、链球菌属、肠球菌属、HACEK、肠杆菌科细菌和铜绿假单胞菌
联合美罗培南	1g,每天 3 次静脉滴注	
四、PVE,等待血培养结果或血培养阴性		
万古霉素	1g,每天 2 次静脉滴注	
联合庆大霉素	1mg/kg 理想体重,每天 2 次静脉滴注	对严重肾损伤的患者使用小剂量利福平
联合利福平	300~600mg,每天 2 次口服或静脉滴注	

素 B 去氧胆酸盐,还可联合氟胞嘧啶(4~6g/d,分 4 次口服),提高疗效。初始治疗疗程应 6~10 周,待病情稳定、血培养阴性后,敏感菌株给予氟康唑每天 400~800mg(6~12mg/kg)降阶梯治疗,并建议尽早行瓣膜置换术,术后治疗至少 6 周,有瓣周脓肿或其他并发症者,疗程更长。

曲霉菌心内膜炎初始治疗首选伏立康唑。伏立康唑负荷剂量:第 1 天静脉注射每次 6mg/kg,12 小时 1 次;维持剂量:第 2 天起静脉注射每次 4mg/kg,每日 2 次;疗程 4 周以上。治疗中需监测血药浓度,保证达到足够血药浓度;不能耐受或伏立康唑耐药者,可选用两性霉素 B 脂质体。病情稳定后应长期口服伏立康唑(100~200mg,每 12 小时 1 次)维持治疗,疗程至少 2 年以上。瓣膜置换术对于曲霉菌心内膜炎的成功治疗至关重要。

三、外科治疗

约半数 IE 患者需要接受手术治疗。对具有手术适应证者,不必等感染完全控制或待完成足够抗生素治疗疗程才决定手术治疗,否则可使感染发展蔓延,增加其死亡率。IE 患者早期手术的三大适应证是心力衰竭、感染不能控制、预防栓塞事件。早期手术按其实施的时间可分为急诊(24 小时内)、亚急诊(几天内)和择期手术(抗生素治疗 1~2 周后)。左心自体瓣膜 IE 的手术指征和时机见表 107-5。

IE 手术应尽可能清除心脏感染和坏死组织,关闭瘘道、空腔,引流脓肿和修复受损组织,避免心力衰竭进行性恶化,避免不可逆性结构破坏,预防栓塞事件。

IE 的手术病死率在 5%~15%。抗生素治疗 1 周以内行手术治疗的患者,院内病死率为 15%,再发感染的发生率为 12%,术后瓣膜功能障碍发生率为 7%。病变仅局限于瓣膜

结构、术中可完整清除感染组织的患者,手术病死率与常规瓣膜手术接近。二尖瓣成形术死亡率低至 2.3%,术后远期再感染率仅为 1.8%,明显优于二尖瓣置换。导致死亡的原因主要是多器官功能衰竭、心力衰竭、难治性败血症、凝血障碍和卒中。

表 107-5 左心自体瓣膜 IE 的手术指征和时机

手术指征	分类	手术时机
心力衰竭	1. 瓣膜急性反流或梗阻,引起顽固性肺水肿或心源性休克	急诊
	2. 瘘管形成瘘入心腔或心包,引起顽固性肺水肿或休克	急诊
	3. 瓣膜急性反流或梗阻,持续心力衰竭或超声心动图有血流动力学异常征象	急诊
	4. 瓣膜重度反流但无心力衰竭	择期
感染不能控制	1. 局部感染不能控制(脓肿、假性室壁瘤、瘘管形成、赘生物不断增大)	亚急诊
	2. 持续发热和血培养阳性 > 7~10 天	亚急诊
	3. 真菌或耐药微生物引起的感染	亚急诊 / 择期
预防栓塞	1. 经适当抗生素治疗赘生物仍增大,发生 1 次或多次栓塞事件	亚急诊
	2. 大赘生物 > 10mm,并有其他征象提示会出现并发症(心力衰竭、持续感染、脓肿)	亚急诊
	3. 孤立的极大赘生物(> 15mm)	亚急诊

四、特殊类型 IE 的治疗

1. PVE 的治疗 PVE 是发生在部分人工心脏瓣膜或再造成形的自体瓣膜上的一种心内微生物感染性疾病。我国临床研究资料显示,PVE 在确诊 IE 患者中占 2%~4%,近年达 13.9%。

早期 PVE 致病菌约 1/2 为葡萄球菌,其次为革兰氏阴性杆菌和真菌。感染常累及缝线环和瓣环连接处,形成瓣周脓肿,导致缝线开裂、假性动脉瘤和瘘管等。晚期 PVE 以链球菌最常见,其中以草绿色链球菌为主,其次为葡萄球菌,其他有革兰氏阴性杆菌和真菌。感染常位于人工瓣膜的瓣叶,形成赘生物,导致瓣尖破裂和穿孔。PVE 临床表现多不典型,赘生物检出率低。预后不良,病死率较高。本病治疗难度大,应在自体瓣膜心内膜炎用药基础上加氨基糖苷类药物,将疗程延长为 6~8 周。有手术指征者尽早手术治疗。

2. 右心 IE 的治疗 右心 IE 占 IE 总数的 5%~10%,多见于静脉药物滥用者。主要致病菌为金黄色葡萄球菌,其他包括铜绿假单胞菌、革兰氏阴性杆菌、真菌和肠球菌。急性发病者多见,常伴有迁徙性感染灶。临床表现为持续发热、菌血症及多发性肺菌栓。右心 IE 一般避免手术,手术适应证为:①严重三尖瓣反流致右心衰竭,利尿剂效果不佳;②病原菌难以根除(如真菌)或足够抗生素治疗 7 天仍存在菌血症;③三尖瓣赘生物>20mm 致反复肺栓塞,无论是否合并右心衰竭。

3. 心脏置入电子装置 IE 心脏置入电子装置 IE 主要感染原因:①装置置入过程中致病菌直接污染引起;②致病菌沿电极导管逆行感染;③其他感染病灶的血行传播累及心内膜和电极头端所致。以金黄色葡萄球菌和凝固酶阴性葡萄球菌多见,亦可见革兰氏阴性菌、多重耐药菌和真菌感染。除抗生素治疗外应尽可能移除整个装置。

4. 妊娠合并 IE 妊娠期 IE 的发病率约为 0.006%;在伴心脏瓣膜病或者先天性心脏病的孕妇中,发病率为 0.5%。患病孕妇及其胎儿的病死率均较高,分别为 33% 及 29%。最常见并发症为瓣膜关闭不全导致的心功能不全,其次为动脉栓塞。妊娠患者 IE 的治疗原则与非妊娠患者相同,但须考虑抗生素对胎儿的影响:除根据病原学检查的病原学药敏结果选择抗生素外,须考虑药物对胎儿的毒性。在药物治疗无法控制病情后才建议对妊娠患者进行外科瓣膜手术及终止妊娠。最佳手术时机是孕 13 周至 28 周之间;而对于孕 26 周以上的妊娠患者,拟进行体外循环下的瓣膜手术,建议在剖宫产后再施行外科手术。

【预后】

IE 院内死亡率在 9.6%~26%。影响预后的主要因素:患者的临床基础状态、是否存在并发症,以及感染的微生物种类。患者出院后的转归与是否出现晚期并发症有关,主要并发症包括感染再发、心力衰竭、需外科换瓣手术及死亡。

1. 感染再发 再发的概率为 2.7%~22.5%,分为复发和再感染。"复发"是指导致 IE 的病原体和上次 IE 相同,而"再感染"是指 IE 的病原体和上次感染的病原体不同。再发患者在检测到病原体和上次 IE 相同时,常难确定是上次 IE 的复发还是病原体的再感染,菌株分型技术有助于区分。当两次感染病原体无法确定或分型技术不可行时,可以根据第 2 次发病时间来作区分,一般而言,复发间隔时间要短于再感染,初次感染后 6 个月内再发的多为复发,6 个月后再发的多为再感染,建议 IE 菌株保存至少 1 年。如复发是由疗程不足或抗生素选择不佳所致,应根据致病菌和药敏试验选择抗生素,并需额外延长抗感染时间 4~6 周。再感染多见于静脉吸毒者(尤在初次感染后 1 年内)、PVE、持续血液透析患者及有 IE 多个危险因素者。再感染患者死亡率较高,常需要心脏瓣膜置换术。

2. 心力衰竭及需要外科换瓣手术 在感染得到控制的患者,如果因心脏瓣膜破坏导致心力衰竭进行性加重,手术指征和传统瓣膜病相同。

3. 长期死亡率 出院后长期死亡率的主要决定因素包括年龄、合并症和心力衰竭,尤其是未手术的患者,以上因素对死亡率的影响甚于感染本身。晚期死亡患者中仅 6.5% 是由于感染再发。

4. 随访 应教育患者,了解 IE 的相关症状和体征。如出现发热、寒战及其他感染征象时,要考虑到 IE 复发可能,需及时就诊。定期随访,尤其在第 1 年随访期内。一般建议抗感染结束后第 1、3、6、12 个月进行临床评估、血液检查(白细胞计数、C 反应蛋白)及经胸超声心动图检查。

【预防】

预防措施主要针对菌血症和基础心脏病两个环节。菌血症是 IE 发生的必要条件,器质性心脏病患者为 IE 高危易感人群。

1. 预防和减少菌血症发生 一般措施是强调口腔、牙齿和皮肤的卫生,防止皮肤黏膜损伤后的继发性感染。尽可能避免有创医疗检查和操作,如必须进行,要严格遵循无菌操作规范。

2. 预防性应用抗生素 对高危人群如各种心脏瓣膜病、先天性心脏病、梗阻性肥厚型心肌病,以及风湿免疫性疾病而长期服用糖皮质激素治疗者,以及注射毒品的吸毒者,在做有创医疗检查和操作时需预防性应用抗生素。

3. 适用的人群和手术 ①有人工瓣膜或由人工材料进行瓣膜修复的患者;②曾患过 IE 的患者;③发绀型先天性心脏病未经手术修补者或虽经手术修补但仍有残余缺损、分流或瘘管、先天性心脏病经人工修补或人工材料修补 6 个月以内者,以及经外科手术和介入方法植入材料或器械后仍有残余缺损者。

4. 适用的检查和操作 口腔科操作菌血症的发生率为 10%~100%,故操作前 30 分钟需预防性应用抗生素:

①无青霉素过敏者,阿莫西林或氨苄西林胶囊 2.0g 口服或静脉滴注,儿童 50mg/kg;②青霉素过敏者,克林霉素 600mg 口服或静脉滴注,儿童 20mg/kg。其他操作时的抗生素应用参考国家卫生健康委员会相关规定。呼吸道的气管镜、喉镜、经鼻内镜;消化系统的胃镜、经食管心脏超声心动图检查、结肠镜;泌尿生殖系统的膀胱镜、阴道镜等检查,目前没有相关证据表明可引起 IE,不推荐预防性使用抗生素。

(谢学猛　杨光田)

参 考 文 献

[1] NAKATANI S, OHARA T, ASHIHARA K, et al. JCS 2017 Guideline on prevention and treatment of infective endocarditis [J]. Circ J, 2019, 83 (8): 1767-1809.

[2] 中华医学会心血管病学分会, 中华心血管病杂志编辑委员会. 成人感染性心内膜炎预防、诊断和治疗专家共识 [J]. 中华心血管病杂志, 2014, 42: 806-816.

107

第 108 章
急性心包炎

急性心包炎(acute pericarditis)是心包膜的脏层和壁层的急性炎症,可以同时合并心肌炎和心内膜炎,也可以作为唯一的心脏疾病出现。由于其病程大多为自限性(占70%~90%)或被原发疾病的症状所掩盖,故临床上能作出急性心包炎(0.07%~0.1%)诊断者远较尸检发现者(2%~6%)低。新近资料显示,急性心包炎占所有心血管住院患者的0.2%,占因胸痛而急诊就诊患者的5%。男女之比为3:1。急性心包炎常是某种疾病表现的一部分或并发症。因此,在诊断心包炎时,必须尽可能明确其病因,以进行针对性的治疗。

【病因与发病机制】

引起心包炎的病因很多(表108-1),临床上以非特异性、结核性、肿瘤性、尿毒症性、化脓性、伴心肌梗死性与风湿性等较为多见。国外以非特异性心包炎(推测为病毒感染所致)为主,占80%~90%,余10%~20%为心脏损伤后综合征、结缔组织病或肿瘤所致;国内则以结核性心包炎居多,其次为非特异性心包炎,但近来有资料表明肿瘤性心包炎有明显上升趋势。

表 108-1　急性心包炎的病因

1. 急性非特异性
2. 感染性　细菌、病毒、真菌、寄生虫、立克次体
3. 伴有全身疾病
①结缔组织病变:系统性红斑狼疮、风湿热、类风湿关节炎
②过敏:血清病、心肌损伤后综合征(心肌梗死后综合征、心包切开后综合征——包括二尖瓣分离术后综合征、创伤后综合征)
③邻近器官病变:心肌梗死、胸膜炎、主动脉夹层血肿、肺栓塞
④代谢疾病:尿毒症、痛风、艾迪生病危象
⑤其他:胰腺炎、地中海贫血、肠源性脂肪代谢障碍(Whipple病)、非淋病性关节炎、结膜、尿道炎综合征(Reiter综合征)
4. 物理因素　损伤性、放射性
5. 化学因素(药物)　肼屈嗪、普鲁卡因胺、苯妥英钠、异烟肼等
6. 肿瘤　原发性、继发性

根据病理变化,急性心包炎可分为纤维蛋白性(干性)和渗出性(湿性)两种,前者可发展成为后者。渗液可为浆液纤维蛋白性、浆液血性、出血性或化脓性。炎症开始时,壁层和脏层心包出现纤维蛋白、白细胞和内皮细胞组成的渗出物,以后渗出物中的液体增加,则成为浆液纤维蛋白性渗液,量可达2~3L,外观呈草黄色,清晰,或由于含有较多的白细胞及内皮细胞而混浊;如含有较多的红细胞即为浆液血性。渗液多在2~3周内吸收。结核性心包炎常产生大量的浆液纤维蛋白性或浆液血性渗出液,渗液存在时间可长达数月,偶呈局限性积聚。化脓性心包炎的渗液含大量中性粒细胞,呈稠厚的脓液。胆固醇性心包炎渗液中含有大量的胆固醇,呈金黄色。乳糜性心包炎的渗液则呈牛奶样。结核性或新生物引起的出血性心包炎渗液中含有大量的红细胞,应与创伤或使用抗凝剂所致含纯血的血性心包积液相鉴别。炎性病变常累及心包下的心肌,也可扩展到纵隔、横膈和胸膜。心包炎愈合后可残存局部细小斑块、普遍心包增厚,或遗留不同程度的粘连。急性纤维素性心包炎的炎症渗出物常可完全溶解而吸收,或较长期存在,亦可机化,为结缔组织所代替形成瘢痕,甚至引起心包钙化,最终发展成缩窄性心包炎。

急性纤维蛋白性心包炎不影响血流动力学,而心包渗液则是引起一系列病理生理改变的主要原因。正常心包液为15~30ml。心包渗液使心包腔内的压力上升,当达到一定程度时就压迫心脏,使心房、心室充盈障碍,心排血量降低,此时机体的代偿机制是通过升高静脉压以增加心室的充盈;增强心肌收缩力以提高射血分数;加快心率使心排血量增加;升高周围小动脉阻力以维持动脉血压,如此保持相对正常的静息时心排血量,如心包渗液继续增加,心包腔内压力进一步增高,心脏舒张期充盈显著受限,心排血量下降至临界水平以下时,代偿机制衰竭,引起心排血量显著下降而致休克,此即为心脏压塞(又称心包填塞)。此时体静脉压力亦明显升高。以上血流动力学变化的发生和程度的轻重,取决于心包渗液量、渗液性质、渗液积聚速度、心包顺应性和心肌功能。渗液量明显增多固然可使心包腔内压力急剧升高,但即使渗液量少(200ml以内),而积聚速度却极快或渗液黏稠度高,以及心包膜有增厚等情况时,心包腔内压力也可以明显上升,引起心排血量降低和体静脉压力升高等心脏受压现象。

【诊断】

一、临床表现特点

临床表现因病因不同而异,轻者无症状或轻微,易被原发病的症状所掩盖。感染性者多有发热、出汗、乏力、食欲减退等全身症状。化脓性者起病急骤,常有寒战、高热、大

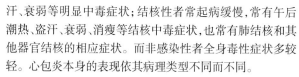

汗、衰弱等明显中毒症状;结核性者常起病缓慢,常有午后潮热、盗汗、衰弱、消瘦等结核中毒症状,也常有肺结核和其他器官结核的相应症状。而非感染性者全身毒性症状多较轻。心包炎本身的表现依其病理类型不同而不同。

(一)纤维蛋白性心包炎

1. 胸痛 胸骨后、心前区疼痛为急性心包炎的特征,常见于炎症变化的纤维蛋白渗出期。疼痛可放射到颈部、左肩、左臂,甚至上腹部,与呼吸运动相关,常因咳嗽、深呼吸、变换体位、吞咽、卧位尤其当抬腿或左侧卧位时加剧,坐位或前倾位时减轻。痛的性质可自轻度不适到剧烈锐痛或沉重的闷痛。右侧斜方肌的疼痛系心包炎的特有症状,但不常见。病毒性或急性非特异性心包炎疼痛多较严重,有时难以忍受;反之,尿毒症、系统性红斑狼疮、结核性心包炎的胸痛较轻。患者常出现干咳,随着心包积液增多而出现呼吸困难,严重时可出现端坐呼吸,多数患者在胸痛前后出现全身症状如发热、畏寒、食欲减退和全身乏力,以化脓性心包炎最为严重。

2. 心包摩擦音 是因炎症而变得粗糙的壁层与脏层心包在心脏活动时因相互摩擦产生的声音。呈抓刮样粗糙的高频声音,往往盖过心音且有较心音更贴近耳朵的感觉。位于前胸,以胸骨左缘(第3、4肋间)与胸骨下无胸膜与肺组织遮盖的部位最为显著。于前俯坐位时易听到。典型的摩擦音可听到与心房收缩、心室收缩和心室舒张相一致的三个成分;大多为与心室收缩和舒张有关的两个成分,呈来回样。在此音开始出现阶段和消失之前,可能仅在心室收缩期听到。心包摩擦音可以很快消失,常仅存在数小时、数天。当渗液出现两层心包完全分开时,心包摩擦音消失,如两层心包有部分粘连,虽有大量心包积液,有时仍可闻及摩擦音,可能是由于积液聚于心脏后下方之故。杂音性质多变,可在每次检查时都发生变化。

(二)渗出性心包炎

其临床表现主要是心脏及邻近脏器受挤压的结果。急剧发生的心脏压塞表现为静脉压上升,动脉压下降,心率加快和心排血量减少而引起的休克等表现。渗液积聚较慢时,则可出现亚急性或慢性心脏压塞,临床表现有类似右心衰竭的症状。渗液压迫气管、肺、食管和喉返神经则分别引起气促、咳嗽、吞咽困难、声音嘶哑等。呃逆、上腹胀痛和恶心亦颇常见。患者常呈急性病容、面色苍白、出汗、烦躁不安、呼吸浅速、发绀,常自动采取前俯坐位,使心包渗液向下及向前移位,以减轻压迫症状。颈静脉怒张,偶有Kussmaul征(系右心房不能接纳吸气时增加的静脉回心血量,引起吸气时颈静脉膨胀的现象)。心脏体征有心尖搏动减弱、消失或位于心浊音界左缘的内侧。心浊音界向两侧扩大,相对浊音区消失,患者由坐位转变为卧位时第二、三肋间的心浊音界增宽。胸骨下半部出现实音(Dressler征)。渗液多时,在胸骨右缘第3~6肋间出现实音,称Rotch征。Traube鼓音区变为实音(Auerubruger征)。心音弱而遥远,心率快。少数患者在胸骨左缘第3~4肋间可闻及舒张早期额外音(心包叩击音),此音位于第二心音后0.06~0.12秒,声音较响,呈拍击样,是由于心室舒张时受到心包积液的限制,血

液突然终止,形成漩涡和冲击心室壁产生震动所致。

正常人在吸气时动脉血压可有轻度下降,但降幅不超过10mmHg,因此脉搏无明显改变。心包渗液致心脏压塞时,吸气时脉搏强度可明显减弱或消失,此即奇脉(paradoxical pulse),并不少见。若扪诊不够明确,可用测血压的方法来观察:通常在血压计气袖内充气到收缩压以下5~10mmHg处,再进行听诊,可以听到吸气时的脉搏声比呼气时减弱或消失,或吸气时收缩血压较呼气时下降超过10mmHg才有诊断价值。奇脉也可见于梗阻性呼吸道疾病、心源性休克、限制型心肌病和大量腹水等。其产生机制可能是:①吸气时胸腔负压使肺血管容量明显增加,血液潴留于肺血管内,而心脏因受渗液包围的限制使右心室的充盈不能显著增加,右心室的排血量不足以补偿肺血容量的增加,使肺静脉回流减少甚至逆转,于是左心室充盈减少;②受液体包围的心脏容积固定,吸气时右心室血液充盈增加,体积增大,室间隔向后移位,左心室容积减少,因而充盈减少;③吸气时横膈下降牵扯紧张的心包,使心包腔内压力更加增高,左心室充盈进一步减少,三者相结合使左心室排血量锐减,动脉血压显著下降>10mmHg,出现奇脉。

大量心包渗液时,心脏向后移位,压迫左侧肺部,可引起左肺下叶不张。左肩胛角下常有浊音区,语颤增强,并可听到支气管呼吸音(Ewart征)。

二、辅助检查

1. X线检查 当心包渗液量超过250ml时,可出现心影增大,右侧心膈角变锐,心缘的正常轮廓消失,呈水滴状或烧瓶状,心影随体位改变而移动。透视见心脏搏动减弱或消失。X线摄片显示增大的心影伴以清晰的肺野(有助于与心力衰竭鉴别),或短期内几次X线片出现心影迅速扩大,常为诊断心包渗液的早期和可靠的线索。应当注意,当心包渗液量<200ml时,普通X线检查难以发现。

2. 生化标志物检测 35%~50%的患者血清肌钙蛋白升高,升高幅度与ST段抬高幅度相关,虽为心内膜下心肌受损所致,但与预后无相关。肌钙蛋白一般于2周内恢复正常,如持续升高≥2周,常提示合并心肌炎。其他如C反应蛋白、血沉、抗核抗体对明确病因价值有限。

3. 心电图 可有如下改变。

(1)ST段移位:因炎症累及和心包渗液压迫心外膜下心肌,产生损伤和缺血。

(2)T波改变:由于心外膜下心肌纤维复极延迟。

(3)急性心包炎的心电图典型演变:可分四期。①ST段呈弓背向下抬高,T波高尖。一般急性心包炎为弥漫性病变,所以出现于除aVR和V_1外所有导联,持续2天~2周,见于80%的患者。②几天后ST段回到基线,T波减低、变平。③T波呈对称型倒置并达最大深度,无对应导联相反的改变(除aVR和V_1直立外)。可持续数周、数月或长期存在。④T波恢复直立,一般在3个月内。病变较轻或局限时可有不典型的演变,出现部分导联的ST段、T波的改变和仅有ST段或T波改变。

(4)QRS波低电压:可能是心包渗液的电短路作用

所致。

（5）电交替：P、QRS、T 波全部电交替为大量心包渗液的特征性心电图改变。心脏收缩时有呈螺旋形摆动的倾向，正常时心包对它有限制作用。当大量心包渗液时，心脏似悬浮于液体中，摆动幅度明显增大，如心脏以心率一半的频率做"逆钟向转 - 然后回复"的反复规律性运动时，引起心脏电轴的交替改变。

（6）V_6 导联：ST 段抬高幅度（mm）与 T 波振幅（mm）之比 > 0.24，几乎见于所有的心包炎患者，是诊断心包炎的可靠指标。

4. 超声心动图　是一种最简便、安全、灵敏和正确的无创性诊断心包积液的检查方法。在心包回声和心肌回声之间发现一无回声的液性暗区，可确诊。①少量积液时，暗区常局限在房室沟及左心室后壁之后（仰卧位）；②中等量积液，无回声区扩大至心尖及右心室前壁之前的心包腔，右心室前壁搏动增强；③大量积液，心脏周围无回声区增宽，心脏活动呈前后摆动，室壁搏动受限。

5. 心脏磁共振成像（CMR）　为诊断急性心包炎最敏感、最具价值的方法。CMR 不仅可以明确心包渗液量及心包厚度，还可以延迟增强（LGE）方法显示心包炎症、渗出的范围。存在 LGE，提示局部血管通透性增加、血管新生及纤维组织增生，其灵敏度可达 94%~100%。这对指导急性心包炎的处理有益。存在 LGE，为复发性心包炎的可能大，治疗强度应加强，治疗的时间亦应延长。

6. 心包穿刺　可用以诊断、鉴别积液的性质，确定其病因。抽液后再注入空气（100~150ml）进行 X 线摄片，可了解心包的厚度、心包面是否规则（肿瘤可引起局限性隆起）、心脏大小和形态等。心包积液中，单核细胞显著升高支

持恶性肿瘤或甲状腺功能减退的诊断；中性粒细胞升高可见于类风湿性疾病或细菌感染者；如腺苷脱氨酶（ADA）活性升高（>30U/L），对诊断结核性心包炎的灵敏度为 93%，特异度为 97%；病毒或结核基因的聚合酶链反应（PCR）对明确相应的病因有较高的敏感度和特异度。

7. 其他检查　必要时可行放射性核素心脏扫描、心包镜检查、心包活检及与原发病有关的检查。

三、诊断注意事项

在心前区听到心包摩擦音，则心包炎的诊断即可确立。在可能并发心包炎的疾病过程中，如出现胸痛、呼吸困难、心动过速和原因不明的体循环静脉淤血或心影扩大，应考虑心包炎伴有渗液的可能，辅以超声心动图等检查可确诊。临床上，急性非特异性心包炎有剧烈胸痛时，应与急性心肌梗死和主动脉夹层动脉瘤相鉴别。心包渗液应与引起心脏扩大的心肌病和心肌炎等疾病鉴别。如急性心包炎的疼痛主要在腹部，可能会误诊为急腹症，详细的病史询问和体格检查可以避免误诊。

欧洲心脏病学会（ESC）提出如下诊断标准：①典型的心包炎性胸痛；②心包摩擦音；③心电图：多导联 ST 段弓背向下的抬高和 / 或 PR 段下移；④新出现或加重的心包积液。附加支持证据包括发热、炎症标志物（C 反应蛋白等）升高及影像学（CT 或 MRI）心包炎症的表现。具备上述 4 项中的 2 项以上即可作出诊断。

不同病因的心包炎临床表现有所不同，治疗亦不同，因此，急性心包炎诊断确立后，尚需进一步明确其病因，为治疗提供方向。四种常见的急性心包炎的鉴别诊断见表 108-2。

表 108-2　四种常见心包炎的鉴别

鉴别点	风湿性心包炎	结核性心包炎	化脓性心包炎	非特异性心包炎
病史	起病前 1~2 周常有上呼吸道感染，伴其他风湿病的表现，为全心炎的一部分	常伴有原发性结核病灶，或与其他浆膜腔结核同时存在	常有原发的感染病灶，伴明显的毒血症表现	起病前 1~2 周常有上呼吸道感染，起病多急骤，可复发
发热	多数为不规则的轻度或中度发热	低热或常不显著	高热	持续发热，为稽留热或弛张热
胸痛	常有	常无	常有	常极为剧烈
心包摩擦音	常有	少有	常有	明显，出现早
心脏杂音	常伴有显著杂音	无	无	无
抗链球菌溶血素"O"滴定度	常增高	正常	正常或增高	正常或增高
白细胞计数	中度增高	正常或轻度增高	明显增高	正常或增高
血培养	阴性	阴性	可阳性	阴性
心包渗液：				
量	较少	常大量	较多	较少 ~ 中等量
性质	多为草黄色	多为血性	脓性	草黄色或血性
细胞分类	中性粒细胞占多数	淋巴细胞较多	中性粒细胞占多数	淋巴细胞占多数
细菌	无	有时找到结核杆菌	能找到化脓性细菌	无
心包腔空气注入术	心脏增大	心脏不大	心脏不大	心脏常增大
治疗	抗风湿病药物	抗结核药	抗生素	肾上腺皮质激素

【治疗】

急性心包炎的治疗包括对原发疾病的病因治疗、解除心脏压塞和对症治疗。

1. 对症和支持疗法 患者应卧床休息，有气急、呼吸困难者吸氧，取半卧位，进流质或半流质饮食。胸痛时给予镇痛剂，必要时可用可待因、哌替啶或吗啡。

2. 解除心脏压塞 最有效措施是立即进行心包穿刺抽液。具体方法详见本书第 150 章第 7 节"心包腔穿刺术"。对反复心脏压塞或心包积血、心包积液者，可用带有套管的穿刺针，从胸骨剑突下进入心包腔内，然后换以多孔、软、易弯曲的不透 X 线导管，进行持续引流，还可经导管注入所需药物，可免去部分患者心包切开术。心包切开适用于穿刺失败、脓性积液、渗液反复出现或不能定位者，如外伤性心包积血、化脓性心包炎等。

3. 病因治疗

(1)急性非特异性心包炎：目前尚无特殊治疗，重点是减轻炎症反应，解除疼痛。非甾体抗炎药(NSAIDs)为首选，其缓解疼痛的有效率为 85%~90%。可选择阿司匹林(2~4g/d)或吲哚美辛(75~200mg/d)或布洛芬(600~2 400mg/d)分次口服，不同的 NSAIDs 效果相似，但现多用布洛芬，因其副作用较小。近期有心肌梗死史者首选阿司匹林，因其他 NSAIDs 使瘢痕形成减慢；冠心病患者应避免使用吲哚美辛，因其可使冠脉血流减少。NSAIDs 疗程不超过 2 周，一般与质子泵抑制剂(PPI)合用，以减少胃肠道的不良反应。

现主张 NSAIDs 应与秋水仙碱合用，以减少复发。随机对照研究 COPE(Colchicine For Acute Pericarditis)及 ICAP(Investigation on Colchicine for Acute Pericarditis)均发现两者联合较单用阿司匹林复发率低，72 小时内疼痛缓解率高。为减少秋水仙碱的不良反应，不给予负荷量。对体重<70kg 者，以秋水仙碱 0.5mg，每日 1 次；体重>70kg 者，以秋水仙碱 0.5mg，每日 2 次，疗程 3 个月。尽量不使用糖皮质激素，除非症状严重、常规治疗无效或反复发作者，一般以泼尼松 60~90mg/d 开始，一周后逐渐减量。

复发性心包炎严重影响生活质量，一直为治疗的难点、热点，尤其是对秋水仙碱反应不佳者。以基因重组 IL-1 受体阻断剂阿那白滞素(anakinra)治疗复发性心包炎的随机对照研究 IRAP(International Registry of Anakinra for Pericarditis)显示，阿那白滞素使其复发降低 6 倍，急诊就诊率降低 11 倍，住院降低 7 倍，糖皮质激素使用率由 82% 降至 27%。以 IL-1α 和 IL-1β 细胞因子诱捕剂 rilonacept 治疗复发性心包炎的 3 期临床研究 RHAPSODY(Rilonacept Inhibition of Interleukin-1 Alpha and Beta for Recurrent Pericarditis: a Pivotal Symptomatology and Outcomes Study)显示，RHAPSODY 可使复发性心包炎发作快速消退，并显著降低复发风险。

(2)结核性心包炎：应尽早行抗结核治疗，并给予足够的剂量、连续和全程抗结核化疗，总疗程 1~2 年，但也有主张不超过 9 个月者。对于有严重结核毒性症状、心包大量积液者，在积极抗结核治疗的同时，可应用糖皮质激素，以减轻中毒症状，促进渗出液吸收并减少粘连。在随机照研究 IMPI(Investigation of the Management of Pericarditis)中，在第 1~6 月，每天分别以泼尼松 120、90、60、30、15 和 5mg 口服，可使心包缩窄的发生率减少 46%，而并未增加艾滋病(AIDS)患者的病死率。为预防心包缩窄，有指征者可行心包穿刺置管引流，并可注入尿激酶 20 万单位，夹闭引流管 1 小时后回抽之，安全有效。

(3)化脓性心包炎：在选用足量对致病菌有效的抗生素的同时，应积极行心包穿刺抽脓或经皮穿刺置管引流并向心包腔内注入抗生素，若疗效不显著，即应及早考虑心包切开引流，以防止发展为缩窄性心包炎。感染控制后，应再继续使用抗生素 2 周，以防复发。

(4)风湿性心包炎：常是风湿性全心炎的一部分，其治疗方法与急性风湿热相同。

(5)尿毒症性心包炎：当血液透析已不足以控制尿毒症性心包炎进展时，应进一步采取强有力的措施，尤其在严重感染及大量心包积液致血流动力学发生障碍时，应及时处理。有人用单纯心包穿刺加曲安西龙(triamcinolone)灌注治疗获得满意效果。对于心包腔内灌注曲安西龙无效的患者，心包切除术治疗尿毒症性心包炎成功率高达 90% 以上，复发率极低。

(6)恶性肿瘤性心包炎：由于恶性心包积液易于复发，积液增长速度快，故可行心包腔内导管引流，并可经导管注入抗肿瘤药物以行心包腔内局部化疗。有人经导管注入四环素以控制积液生长速度，获满意疗效，但机制尚不清。另可行心包开窗术、部分切除术及完全心包切除术，以利长期引流。

急性心包炎的预后主要取决于病因，如并发于急性心肌梗死、恶性肿瘤或系统性红斑狼疮等，则预后严重。如为结核性或化脓性心包炎等，经及时有效治疗，可望获得痊愈。部分患者可遗留心肌损害和发展成缩窄性心包炎。

【预后】

急性心包炎大多预后良好。心脏压塞多见于肿瘤、结核或化脓性心包炎，余者少见。根据原发病不同，进展为限制性心包炎的概率不同，其中细菌(结核或其他化脓菌)性心包炎 20%~30% 将进展为限制性心包炎，自身免疫性疾病介导者为 2%~5%，急性非特异性心包炎者<1%。现一般将急性心包炎起病 4~6 周后症状再发定义为复发性心包炎，未用秋水仙碱者复发率为 15%~30%，应用糖皮质激素可使复发率升高。T>38℃、亚急性起病、心包大量积液和 / 或心脏压塞，以及对 NSAIDs 反应差提示预后欠佳。

(王立军)

参考文献

［1］ LEWINTER M M. Acute pericarditis [J]. N Engl J Med, 2014, 371 (25): 2410-2416.

［2］ ADLER Y, CHARRON P, IMAZIO M, et al. 2015 ESC Guidelines for the diagnosis and management of pericardial diseases: The task force for the diagnosis and management of pericardial diseases of the European Society of Cardiology (ESC) endorsed by: The Euro-

pean Association for Cardio-Thoracic Surgery (EACTS)[J]. Eur Heart J, 2015, 36 (42): 2921-2964.

［3］ IMAZIO M, ANDREIS A, DE FERRARI G M, et al. Anakinra for corticosteroid-dependent and colchicine-resistant pericarditis: The IRAP (International Registry of Anakinra for Pericarditis) study [J]. Eur J Prev Cardiol, 2020, 27 (9): 956-964.

［4］ KLEINl A L, IMAZIO M, CREMER P, et al. Phase 3 trial of interleukin-1 trap rilonacept in recurrent pericarditis [J]. N Engl J Med, 2021, 384 (1): 31-41.

108

第 109 章

急性病毒性心肌炎

顾名思义,心肌炎(myocarditis)是指发生在心肌的炎症,但如此理解,仍难免有失偏颇。回顾心肌炎的研究史,有助于加深对心肌炎的认识。1837 年,德国生理学家 Sobernheim JF 首创"心肌炎"一词,以表达"心肌的炎症"之意。1900 年,Fiedler A 报道 1 例急性心力衰竭而冠脉、心脏瓣膜及心包均正常患者的心肌病理资料,将其命名为"急性间质性心肌炎"。Schmorl 复习其病理切片,发现心肌组织有大量淋巴细胞、巨细胞浸润。由于概念不清,此后多年,一直将高血压导致的心肌肥厚、心肌缺血等混同于心肌炎,以致心肌炎被过度诊断。1905 年,Saltykow 将心肌炎定义为"心肌的非缺血性、炎症性病变",体现出人们对心肌炎认识的深入。当前,心肌炎可定义为心肌局限性或弥漫性的急性或慢性炎症病变,可分为感染性和非感染性两大类。前者由细菌、病毒、螺旋体、立克次体、真菌、原虫、蠕虫等感染所致;后者包括过敏或变态反应性心肌炎如风湿病,以及理化因素或药物所致的心肌炎等。在各种心肌炎中,以感染性心肌炎比较多见。引起感染性心肌炎的病原微生物多种多样,其中又以病毒性心肌炎为最常见,故本章重点介绍急性病毒性心肌炎。

急性病毒性心肌炎(acute viral myocarditis)是指嗜心性病毒感染引起的、以心肌及其间质非特异性炎症为主,伴有心肌细胞变性、溶解或坏死病变的心肌炎症,病变可累及心脏起搏和传导系统,亦可累及心包膜。近年来,发病率似有逐年上升趋势,成为危害人们健康的常见病和多发病。国外尸检资料表明,在青年人猝死者中,心肌炎的检出率为 8.6%~12%。在泰国,儿童患心肌疾病的发生率为 1.2%,其中心肌炎占27.3%。新近国内尸检资料表明,中国心脏性猝死尸检注册研究通过对 531 例尸检的病理学分析,发现冠心病是首位的致死原因(52.9%),其次为心肌炎(14.7%),再次分别为肥厚型心肌病(4.7%)、扩张型心肌病(2.4%)、瓣膜性心脏病(2.3%)、主动脉根部夹层破裂(2.1%)、致心律失常性右心室心肌病(2.1%)等。一项有关猝死病因的尸检研究表明,在 3 770 例猝死的病例中,1 656 例为心脏性猝死,其中冠心病占 41.6%,心肌炎占11.8%,在 35 岁以下心脏猝死者中心肌炎占 20.9%。国内外资料均表明,作为心脏性猝死的病因,心肌炎所占比重相似。

因本病无特异性临床表现,且临床谱极宽泛,故就其诊断而言,对临床医师长久以来构成严峻挑战。加深对本病的认识对避免误诊、漏诊有重要意义。

【病因与发病机制】

各种病毒均可引起心肌炎,但临床上主要为柯萨奇病毒(Coxsackie virus)B 组 1~5 型和 A 组 1、4、9、16 和 23 型病毒,其次是埃可病毒和腺病毒,还有脊髓灰质炎病毒、流感病毒、风疹病毒、单纯疱疹病毒、脑心肌炎病毒、肝炎病毒、人类免疫缺陷病毒、虫媒病毒、合胞病毒等 30 余种。国内七省市调查表明,儿童以柯萨奇病毒为主,占 43.6%,腺病毒占 21.2%,埃可病毒占 10.9%,其他病毒共占 14.3%。自 2019 年底以来,新型冠状病毒所致的心肌炎亦备受关注。

病毒性心肌炎的发病机制目前尚未完全阐明。目前认为,病毒性心肌炎主要由病毒的直接作用和细胞、体液免疫介导的损伤所致。

1. 病毒的直接作用 病毒侵蚀心肌细胞及其他组织细胞并在细胞内复制,引起心肌变性、坏死和功能失常;细胞裂解释放出的病毒既感染其他心肌细胞及组织,又同时释放出细胞因子造成损害。Kuhl 等的研究表明,2/3 的特发性扩张型心肌病患者,心内膜心肌活检组织存在病毒学证据,其中

1/4 存在 2 种以上的病毒基因。艾滋病患者或人类免疫缺陷病毒(HIV)感染者易并发心肌炎。HIV 感染者一旦出现左心室功能异常,心内膜活检(EMB)证实 50% 以上合并心肌炎;尸检资料亦表明,HIV 感染患心肌炎者达 67%。

2. 免疫损伤 由于病毒侵蚀组织损伤而释放的细胞因子,一方面导致炎症水肿,另一方面趋化炎症细胞包括单核巨噬细胞、淋巴细胞和中性粒细胞在间质中浸润,引起细胞毒性反应、抗原抗体反应,以及炎症因子对心肌造成损伤。机体对病毒产生细胞免疫反应和体液免疫反应,浸润的炎症细胞和组织细胞瀑布式释放出的大量细胞因子和炎症介质,如 IL-1、IL-6、内皮黏附分子、肿瘤坏死因子等,可导致心肌及全身器官组织损伤;细胞因子激活白细胞和血小板形成复合物,造成血栓、血管内凝血和促进白细胞移行至组织。

总之,除了病毒的直接损伤以外,细胞免疫和体液免疫都参与了心肌炎的发生发展,而细胞毒性作用是心肌炎发生发展的主要机制。

在病毒性心肌炎发病过程中,某些诱因如细菌感染、营养不良、剧烈运动、过度疲劳、妊娠和缺氧等,都可能使机体抵抗力下降而易致病毒感染而发病。

【诊断】

一、临床表现特点

病情轻重取决于病变部位、范围及程度,差异甚大。轻者可无症状,重者可致急性心力衰竭、严重心律失常,甚至猝死。老幼均可发病,但以年轻人较易发病。男多于女。

1. 病毒感染表现 10%~80% 的病例在发病前 1~3 周有上呼吸道或肠道感染的病史。表现为发热、咽痛、全身酸痛、乏力、易出汗、腹痛腹泻等症状。部分病例上述症状轻微,常被忽略。少数患者心脏症状与病毒感染症状同时出现。

2. 心脏受累表现 患者有心悸、胸闷、心前区隐痛等症状。临床上诊断的心肌炎中,90% 左右以心律失常为主诉或首见症状,其中少数患者可由此而发生昏厥或阿 - 斯综合征。极少数患者起病后发展迅速,出现心力衰竭或心源性休克。体检可见:①心律失常,极常见,各种心律失常均可出现,以房性与室性期前收缩最常见,约 50% 的患者期前收缩为心肌炎的唯一体征;其次为房室传导阻滞(AVB)。②心脏扩大,轻症不明显,重症者心浊音界扩大,心脏扩大显著反映心肌炎广泛而严重。③心率改变,持续性心动过速或过缓,心动过速与体温多不成比例。④心音改变,心尖区第一心音减弱,重症者可出现奔马律;并发心包炎者可闻及心包摩擦音。⑤杂音,心尖区可能有收缩期吹风样杂音或舒张期杂音,前者为发热、贫血、心腔扩大所致,后者系因左心室扩大造成的相对性二尖瓣狭窄所致。杂音响度均不超过 3 级。病情好转后即消失。

根据临床症状、疾病病程及转归,病毒性心肌炎可以分为以下几型。

(1) 亚临床型心肌炎:病毒感染后多无明确的自觉症状,或仅有轻度不适感,患者常常不到医院就诊。心电图检查可发现 ST-T 改变或房性期前收缩、室性期前收缩、一度 AVB 等,而 X 线、超声心动图等各项辅助检查正常。数周或数月后,这些非特异性心电图改变自行消失。

(2) 轻症自限型心肌炎:病毒感染后 1~3 周可有轻度心前区不适、心悸、胸闷,心电图可有不明原因的心动过速或出现 ST-T 改变、各种期前收缩、不同程度的传导阻滞,心肌损伤标志物如肌钙蛋白呈一过性升高,其他辅助检查也无异常。经休息和适当治疗可于 1~2 个月逐渐恢复正常。

(3) 隐匿进展型心肌炎:病毒感染后的心肌损害和心电图异常往往为一过性,数年后逐渐出现心脏扩大、LVEF 下降甚至心力衰竭,最终表现为扩张型心肌病。

(4) 慢性迁延性心肌炎:有明确的病毒性心肌炎史,未得到适当治疗,病情迁延反复,呈慢性过程。部分患者病情进行性发展,心脏扩大,心力衰竭加重,数年后死亡。

(5) 急性重症心肌炎:病毒感染后 1~2 周内出现胸痛、气短、心悸等症状,以及心动过速、房性和室性奔马律、心力衰竭、心脏扩大等体征,甚至出现心源性休克。心电图可表现为 T 波深倒置、房性或室性心动过速、高度 AVB。此型患者病情凶险,可在数日或数周内死于心力衰竭或严重心律失常。部分患者发病与急性冠脉综合征极其相似。

(6) 猝死型心肌炎:该型临床少见,在儿童及青少年中发生率相对较高。患者可无明显前驱症状,在正常活动或活动量增加时突然发生心脏骤停,经尸检证实为急性病毒性心肌炎。其死亡原因推测可能与病毒侵害心脏传导系统或心肌大面积急性坏死造成的严重房室传导阻滞或室颤有关。

二、辅助检查

1. 血常规及生化检查 可有血沉增快和白细胞计数增高,两者的出现率分别为 60% 和 25%。个别可有抗链球菌溶血素 O 增高,系与溶血性链球菌合并感染所致。C 反应蛋白可呈阳性。急性期或心肌炎活动期血清肌酸激酶(CK)及其同工酶(CK-MB)、天冬氨酸氨基转移酶(AST)、乳酸脱氢酶(LDH)及其同工酶(LDH_1)可升高,但其灵敏度、特异度均较差,现认为对心肌炎的诊断作用不大。血清心肌肌钙蛋白 T(cTnT)、心肌肌钙蛋白 I(cTnI)亦可明显升高,两者对心肌损伤的诊断具有较高的特异度和灵敏度,有助于损伤范围和预后的判断。

2. 免疫学检查 应用间接放射免疫分析、酶联免疫吸附试验等技术,检测血清中柯萨奇病毒 IgM 抗体,可用于早期诊断。以捕获法固相酶联免疫吸附试验检测柯萨奇病毒 IgM 抗体,具有速度快、灵敏度高的特点。亦可用类似方法检测血中抗心肌抗体。

3. 病原学诊断 近年来,采用分子生物学检测技术检测病毒基因,以证实心肌炎患者存在的病毒感染。一般检测柯萨奇病毒为主的肠道病毒。常用的检测方法有原位杂交(in situ hybridization)法和反转录 - 聚合酶链式反应(reverse transcription polymerase chain reaction,RT-PCR)等,检测标本多为心肌活检组织标本。

4. 心电图检查 对心肌炎诊断的灵敏度高,但特异度低,往往呈一过性。最常见的心电图变化是 ST 段改变和 T 波异常,但也常出现房性心律失常,特别是室性心律失常(如室性期前收缩)。可见 AVB,以一度 AVB 多见,也可见二度和三度 AVB。有时伴有室内传导阻滞,多表明病变广泛。多数 AVB 为暂时性,经 1~3 周后消失,但少数病例可长期存在,需要安装永久起搏器。偶尔可见异常 Q 波。某些病例酷似心肌梗死心电图。此外,心室肥大、QT 间期延长、低电压等改变也可出现。

5. X 线检查 心脏可正常大小,也可有不同程度的扩大,心脏搏动减弱。严重病例可有肺淤血或肺水肿征象。

6. 超声心动图检查 常见的超声心动图表现有室壁厚度增加、心脏普遍性增大、室壁运动普遍性减弱、心脏收缩功能和 / 或舒张功能减弱。若为局灶性心肌炎,可表现为区域性室壁运动异常,此时应注意与缺血性心脏病鉴别。新的影像技术如组织多普勒和应变率成像,已应用于心肌炎的诊断中,并将逐步体现其价值。

7. 核素心肌显像 包括使用铊(^{201}TI)、锝(^{99}Tc)、镓

(^{67}Ga)等放射性同位素所做的非特异性心肌显像,以及使用同位素碘(^{123}I、^{131}I)、铟(^{111}In)标记的单克隆抗肌凝蛋白重链抗体所做的特异性心肌显像,后者可检出心肌特征性的炎性和坏死改变。核素心肌显像无创伤,易被患者接受,是一种可靠的筛选心肌炎的方法。

8. 磁共振成像 心脏磁共振(CMR)因具有无辐射、无创伤的优点,已成为无创性诊断、评估心肌炎最重要的检查方法。CMR 不仅能评估心脏形态和功能异常,而且能定位、定量、定性分析心肌炎组织病理学的一些特征。心肌炎主要的组织病理学过程包括急性期心肌细胞和细胞间质水肿,毛细血管渗漏、充血和慢性期(亚急性)细胞坏死、纤维化。CMR 独特价值在于能够对此变化过程进行跟踪成像。已应用的 MR 成像序列主要有 3 种:① T_2WI 评估心肌水肿;② T_1WI 钆剂强化前后对比,早期强化比(early gadolinium enhancement ratio,EGEr)评估心肌充血;③延迟强化(late gadolinium enhancement,LGE)监测心肌坏死、纤维化。2009 年,CMR 诊断心肌炎国际专家组提出心肌炎诊断标准即路易斯湖诊断标准(Lake Louise Criteria)。根据该标准,CMR 符合以下 3 条中的 2 条即可诊断为心肌炎:① T_2WI 中,心肌信号强度局限性或整体性增强;② T_1 加权显像早期钆灌注增强中,心肌与骨骼肌整体增强比例增加;③ T_1WI 延迟钆灌注增强中,至少有一处局灶性非缺血性病变。如果出现下述情况,应在 1~2 周后复查:①上述 3 项标准均阴性,但新近出现症状并且临床证据强烈支持诊断心肌炎;②仅符合其中 1 项标准。左心室功能不全或心包积液作为额外证据支持心肌炎的诊断。鉴于近年来基于 CMR 新的定量技术在急性心肌炎诊断的广泛应用,专家组于 2018 年对该标准进行更新。将原标准中的 EGEr 一项删除,修订为 2 条标准,增加了 CMR 新的定量技术(T_1 mapping 和 T_2 mapping),提高了诊断效能。基于 T_2(T_2WI 或 T_2 mapping)的心肌水肿和 T_1(LGE、T_1 mapping 及 ECV)的心肌损伤两个标准为阳性,则可诊断为急性心肌炎。对于急性心肌炎,更新的路易斯湖标准诊断的准确率为 83%,灵敏度、特异度分别为 80%、87%,对于慢性心肌炎其诊断的准确率为 63%~99%,灵敏度和特异度分别为 63%~75% 和 60%~98%。有研究发现新型冠状病毒感染者治愈后,CMR 检出异常者仍占 58%~78%,存在心肌活动性炎症者占 60%。随着技术的进步,新的磁共振成像技术必将不断涌现,为本病的诊断提供有力的工具。

9. 心内膜心肌活检和组织学诊断 心内膜心肌活检(endomyocardial biopsy,EMB)是心肌炎诊断的可靠方法,可用于提供病理学依据,又可做免疫组织化学和病原学检测,被视为诊断心肌炎的"金标准"。不推荐在急性期做心肌活组织检查,因为急性期患者病情危重,并且病理诊断对于临床诊断和治疗的指导作用有限。不过,心肌活检目前仍是确诊的客观标准,所以在病情允许时及好转后做活检将能帮助发现病原和研究发病机制。

三、诊断注意事项

病毒性心肌炎的临床诊断尤其是早期诊断并不容易,其诊断的确立必须建立在有心肌炎的证据和病毒感染的证据基础上。胸闷、心悸常可提示心脏受累,心脏扩大、心律失常或心力衰竭为心脏明显受损的表现,心电图 ST-T 改变与异位心律或传导障碍反映心肌病变的存在。病毒感染的证据是:①有前驱上呼吸道或肠道感染的症状及病史;②有病毒分离的阳性结果或血清中和抗体滴度升高 4 倍以上。同时,要排除引起心肌损害的其他病变:如风湿性心肌炎、中毒性心肌炎、结缔组织和代谢性疾病所致的心肌损害,以及原发扩张型心肌病等。

1. 风湿性心肌炎 其特点有:①有溶血性链球菌感染的症状与证据(咽培养阳性,ASO 升高);②伴有风湿热的其他表现,如游走性关节痛、皮下小结、环形红斑等;③多为全心炎,如有瓣膜损害可有相应的杂音;④抗风湿治疗有效。

2. 原发扩张型心肌病 其特点有:①无前驱病毒感染病史;②起病慢,病程长;③无病毒感染的实验室证据;④心电图改变为多变、易变,且伴有房室扩大;⑤超声心动图有房室扩大;⑥心肌活组织检查以心肌变性、坏死为主,心肌间质炎症不明显。

必须指出的是,无论患冠心病与否,其罹患病毒性心肌炎的概率均等。因此,当临床强烈提示心肌炎时,不能因冠脉狭窄>50% 而排除心肌炎的诊断。

新近,Sinagra 等提出,当患者满足上述疑诊标准后,应进行危险分层,即低危、中危和高危,个体化地进行检查和处理。低危者表现为胸痛、室上性心律失常、心功能正常,心电图和超声心动图(UCG)异常在 1~4 周内完全恢复,远期预后良好。高危者表现为心力衰竭和/或致命性心律失常,预后差。中危则介于两者之间,表现为反复发作的非持续性室速、持续存在的局限性室壁运动障碍和/或心电图异常,以及 CMR 显示的延迟增强。此类患者无论在诊断时还是随访时,都应特别重视,因为迄今为止,我们对其中绝大多数患者的预后尚不清楚。在临床实际工作中,与心肌炎有关的医疗纠纷多由此类引起。

【治疗】

病毒性心肌炎的治疗目标是提高治愈率、减少心肌炎后遗症、降低扩张型心肌病的发生率。目前对病毒性心肌炎尚无特效疗法,大多数治疗是经验性的。主要是根据病情采取综合治疗措施,包括以下几个方面。

一、一般治疗

1. 休息 急性期应尽早卧床休息,这是非常重要的措施,可以减轻心脏的负荷。有严重心律失常、心力衰竭的患者,应休息 3 个月以上(卧床休息 1 个月),6 个月内不参加体力劳动。无心脏形态功能改变者,应休息半个月,3 个月内不参加重体力活动。对于是运动员的患者,应在 6 个月的恢复期内禁止各项运动,直到心脏大小和功能恢复正常。

2. 饮食 进食易消化和富含维生素和蛋白质的食物。

3. 吸氧

二、抗病毒治疗

理论上,病毒感染是引发病毒性心肌炎病理过程的始动因素,抗病毒治疗抑制病毒复制,应该对疾病转归有所裨益,并且还有证据表明对于 H_1N_1 感染所致的病毒性心肌炎患者,早期使用抗病毒治疗较晚期使用,降低病死率和改善预后方面的效果更好。值得注意的是,病毒侵犯、复制及其引发的心肌直接损伤均发生于疾病早期,故所有病毒性心肌炎患者均应尽早给予抗病毒治疗。奥司他韦、帕拉米韦等药物可抑制流感病毒的神经氨酸酶,从而抑制新合成病毒颗粒从感染细胞中释放以及病毒在人体内复制播散,对 A 型和 B 型流感病毒有作用。磷酸奥司他韦胶囊,推荐在需要时使用(75mg 口服,2 次 /d)。帕拉米韦为静脉给药的神经氨酸酶抑制剂,推荐 300~600mg 静脉滴注,1 次 /d,连续使用 3~5 天。

鸟苷酸类似物可干扰病毒 DNA 合成,常用的阿昔洛韦对 EB 病毒等 DNA 病毒有效,而更昔洛韦(0.5~0.6g/d 静脉滴注)则对巨细胞病毒有效。

由于大部分患者并未检测病毒种类,可考虑联合使用上述两类抗病毒药物。另外,可以试用干扰素,特别是肠道病毒感染的患者。

三、抗菌治疗

因为细菌感染往往是诱发病毒感染的条件因子,而病毒感染又常继发细菌感染,所以在治疗初期多主张常规应用抗生素如青霉素防治细菌感染。

四、促进心肌营养和代谢

1. 维生素 C　大剂量维生素 C(5~15g/d)静脉滴注,具有抗病毒、促进心肌代谢、加速心肌修复的有益作用。连用 2~4 周。

2. 极化液(GIK)疗法　氯化钾 1~1.5g、普通胰岛素 8~12U 加入 10% 葡萄糖液 500ml 内静脉滴注,每天 1 次,10~14 天为一疗程。可加用 25% 硫酸镁 5~10ml 静脉滴注,或用门冬氨酸钾镁替代氯化钾,组成“强化极化液”,疗效可能更佳。

3. 其他药物　有能量合剂、维生素 B 族、细胞色素 C、辅酶 Q_{10}、肌苷、黄芪、丹参等,均可选用。

五、免疫调节治疗

病毒性心肌炎时,心肌损伤的病理生理机制包括病毒介导的直接损伤和免疫介导的间接损伤两方面。针对免疫反应介导的病理生理环节采用相应的免疫治疗,理论上有阻断发病环节、减轻炎症、缓解临床症状、挽救濒死心肌、改善患者预后的作用。目前虽然没有大规模多中心的临床研究结果,但已有的成果和临床实践提示其有效性及安全性良好,推荐使用。

1. 糖皮质激素　建议开始时每天 200mg 甲泼尼龙静脉滴注,连续 3~5 天后依情况减量。糖皮质激素具有抑制免疫反应、抗炎、抗休克、抗多器官损伤等作用,可消除变态反应,抑制炎性水肿,减轻毒素和炎症因子对心肌的不良影响。理论上,糖皮质激素应在病毒性心肌炎的第 2 阶段即免疫损伤阶段使用,而应避免在第 1 阶段即病毒复制和病毒损伤阶段使用,原因是糖皮质激素可能导致病毒复制增加。但对于重症尤其是暴发性心肌炎,第 1 阶段短而第 2 阶段的免疫损伤发生早且严重,故对于重症患者,推荐早期、足量使用。可以选用地塞米松 10~20mg 静脉推注后,立即给予甲泼尼龙静脉滴注使其尽快发挥作用。

2. 静脉注射免疫球蛋白(IVIg)　免疫球蛋白具有抗病毒和抗炎的双重作用,一方面通过提供被动免疫帮助机体清除病毒,另一方面通过调节抗原提呈细胞及 T 辅助细胞功能,抑制细胞免疫过度活化,降低细胞毒性 T 细胞对心肌细胞的攻击,并减少细胞因子产生,从而减轻心肌细胞损伤,改善左心室功能,减少恶性心律失常发生和死亡。心肌炎和急性心肌病干预研究显示,免疫球蛋白未能改善 LVEF、降低病死率。但对儿童患者,经静脉给予大剂量免疫球蛋白可使左心室功能更快得到改善,以及提高存活率。建议对重症尤其是暴发性心肌炎,每天 20~40g 免疫球蛋白,使用 2 天,此后每天 10~20g 免疫球蛋白,持续应用 5~7 天。

六、对症治疗

心力衰竭时可按常规使用利尿剂、血管扩张剂、血管紧张素转换酶抑制剂等,而洋地黄的用量要偏小,可酌情选用快速型制剂如去乙酰毛花苷。对顽固性心力衰竭患者可选用多巴酚丁胺、米力农等非洋地黄类正性肌力药物。心律失常时根据情况选择抗心律失常药物。对于室性期前收缩、房颤等快速性心律失常可选用 β 受体阻滞剂、胺碘酮等。持续性室速、室扑、室颤时,首选直流电复律或除颤。对于高度房室传导阻滞,尤其是有脑供血不足甚或有阿 - 斯综合征发作者,应及时安装临时起搏器。

七、免疫吸附治疗

病毒性心肌炎以自身免疫为主时,血液中存在多种抗心肌抗体,如抗 β 受体抗体、抗线粒体抗体、抗肌凝蛋白抗体等,这些抗体会加重心肌损害。免疫吸附治疗可选择性去除患者血液中的炎症因子、抗心肌抗体等,对急性重症心肌炎可能有益。

八、机械辅助治疗

暴发性心肌炎可在极短时间内出现泵衰竭,对药物反应差,病死率高,如早期进行机械辅助循环可帮助这部分患者度过危重阶段,促进心功能的恢复,甚至可避免心脏移植。目前常用的机械辅助装置主要包括主动脉内球囊反搏(intra-aortic balloon pump,IABP)、体外膜氧合器及心室辅助装置(ventricular assist device,VAD)等。体外膜氧合(ECMO)常采用静脉 - 动脉模式(简称 V-A ECMO)。ECMO 具有经皮穿刺置管操作简单、血流充足的优点,可以快速纠正低灌注和全身缺氧,防止多器官功能障碍综合征的发生,从而改善预后。随着设备和操作技术的进步,经

ECMO 治疗暴发性心肌炎并心源性休克患者的总存活率已达 55%~78%。

左心室辅助装置亦可改善心力衰竭患者的预后。急性暴发性心肌炎因病情紧急，且部分患者心功能可在 2 周内恢复，故首选操作相对简单的 ECMO，如病情需要，可再行 VAD。机械支持装置价格昂贵，且易发生感染和栓塞等并发症，也易出现机械故障。因此，欧洲心脏病学会将机械辅助治疗急性心力衰竭定为 Ⅱa 类建议，B 级证据。

九、植入型心律转复除颤器（ICD）

目前有关以 ICD 治疗急性病毒性心肌炎的研究较少。一般认为，如确需植入 ICD，也要推迟几个月，因急性病毒性心肌炎患者病情可自动缓解。

【预防和预后】

生活起居规律、增强体质、防止受凉感冒、防止过度劳累，应该可以降低病毒性心肌炎的发病率。

因病情不同，急性病毒性心肌炎的预后差异很大。国外发现，在数周至数月内，大多数由天花疫苗接种引起的心肌炎，临床表现和实验室检查很快缓解，小部分患者病情不缓解，其中 50% 发生慢性心力衰竭，25% 需心脏移植或死亡，余 25% 病情改善。心肌炎治疗试验发现，经活检证实的心肌炎患者中，1 年病死率为 20%，4.3 年时病死率为 56%。临床研究发现，晕厥、束支传导阻滞、LVEF＜40% 为预后不良的指标。

病毒性心肌炎病程各阶段的时间划分比较困难。一般认为，病程在 3 个月以内定为急性期，病程 3 个月至 1 年为恢复期，1 年以上为慢性期。患者在急性期可因严重心律失常、心力衰竭和心源性休克而死亡。部分患者经过数周至数月后病情可趋稳定，但可留有一定程度的心脏扩大、心功能减退、伴或不伴心律失常或心电图异常等，经久不愈，形成慢性心肌炎，临床上很难与扩张型心肌病鉴别。部分患者病情进行性发展，因心腔扩大和心力衰竭而致死。也有少数患者心腔扩大，而无心力衰竭的临床表现，持续数月至数年后，未经治疗，心功能改善并保持稳定。其中一部分患者可能再度病情恶化，预后不佳。成人病毒性心肌炎的临床表现，大多较新生儿和儿童病毒性心肌炎为轻，急性期死亡率低，大部分病例预后良好。

（王立军）

参 考 文 献

［1］ VANESSA M F, JEANETTE S, GODTFRED H, et al. Cardiovascular magnetic resonance in non-ischemic myocardial inflammation: Expert recommendations [J]. J Am Coll Cardiol, 2018, 72 (24): 3158-3176.

［2］ KOCIOL R D, COOPER L T, FANG J C, et al. American Heart Association Heart Failure and Transplantation Committee of the Council on Clinical Cardiology. Recognition and initial management of fulminant myocarditis: A scientific statement from the American Heart Association [J]. Circulation, 2020, 141 (6): e69-e92.

［3］ AKHMEROV A, MARBÁN E. COVID-19 and the heart [J]. Circ Res, 2020, 126 (10): 1443-1455.

［4］ 中华医学会心血管病学分会精准医学学组, 中华心血管病杂志编辑委员会, 成人暴发性心肌炎工作组. 成人暴发性心肌炎诊断与治疗中国专家共识[J]. 中华心血管病杂志, 2017, 45 (9): 742-752.

109

第 110 章

心 肌 病

人们对心肌病（cardiomyopathy）的认识经历了复杂的过程。Lower R 在 1669 年描述的临床现象"当心脏实质发生炎症、脓肿或创伤时，血液循环便难以维持"可视为人们对心肌病最早期的认识。1901 年，Josserand E 和 Galvardin L 引入术语"原发性心肌疾病"以描述"病因不明的心肌疾病"。1957 年，Brigden W 将其明确定义为"非冠脉性心肌病"，并提出心肌病的病因可能包括遗传因素、炎症、心肌肥厚及坏死，自此，"心肌病"这一术语得到广泛使用。2006 年，AHA 将心肌病定义为"心肌病是一组由一系列病因（遗传因素多见）引起的，以心肌机械和 / 或心电异常为表现的心肌异质性疾病，可伴心肌不适当肥厚或心腔扩张，心肌病可局限于心脏，亦可为全身性疾病的一部分，常导致进行性心力衰竭或心血管死亡"。与世界卫生组织（WHO）定义相比，AHA 定义不仅包括了心肌的机械功能障碍，还包括了原发性心电功能疾病即心肌离子通道病（ion channelopathies）如遗传性长 QT 间期综合征、Brugada 综合征（BrS）等，将心肌病的内涵延伸至分子水平。心肌离子通道病的

定义为编码心肌离子通道亚单位的基因发生突变 / 表达及膜定位异常或体内出现针对通道的病理性内源性物质时，使通道的功能出现不同程度的削弱或增强，从而导致机体整体生理功能的紊乱，可分为先天性和获得性。因其病因基础在细胞膜的分子水平，常规病理检查包括心内膜活检无异常发现。在心肌病的分类方面，1961 年，Goodwin JF 根据心脏的结构、功能，将心肌病分为充血性心肌病即后来的扩张型心肌病、肥厚型心肌病、缩窄性心肌病即后来的限制型疾病。1982 年，Frank R 增加了致心律失常性心肌病这一新的分类。2013 年，Arbustini E 参考肿瘤的 TNM 分类法，提出心肌病的 MOGE（S）分类，并被国际心脏联合会（World Heart Federation）采纳。其中，M 表示心肌病的表型，O 表示受累的器官，G 表示遗传方式，E 表示心肌病的病因（如已知突变的基因），S 则表示心肌病发展所处的阶段。

本章仅就常见的扩张型心肌病和肥厚型心肌病作简要介绍。

第 1 节　　　　扩张型心肌病

扩张型心肌病（dilated cardiomyopathy，DCM）以左心室或双心室扩张并伴收缩功能受损为特征。可以是特发性、家族性 / 遗传性、病毒性和 / 或免疫性、酒精性 / 中毒性，或虽伴有已知的心血管疾病但其心肌功能失调程度不能用异常负荷状况或心肌缺血程度来解释。组织学检查无特异性。常表现为进行性心力衰竭、心律失常、血栓栓塞、猝死，且可发生于任何阶段。以中年男性多见，男：女约为 2.5∶1，年发病率为 6/10 万 ~10/10 万。

【病因与发病机制】

大多数患者病因不明。DCM 可能代表着由各种迄今尚未确定的因素所导致心肌损害的一种共同表现。尽管病因尚未阐明，但主要的可能机制包括家族遗传性、病毒感染，以及免疫异常。另外，心肌能量代谢紊乱、交感 - 肾上腺素能系统，以及肾素 - 血管紧张素系统功能紊乱等可能都与 DCM 的发生发展有关。

1. 病毒感染。病毒感染在 DCM 的发生机制中占有较重要地位，业已发现病毒性心肌炎可以演变为 DCM。约

1/5 患者在 DCM 发生之前患过严重的流感综合征，并在部分患者心肌活检标本中检测到病毒颗粒，同时发现该组患者柯萨奇病毒抗体滴度明显高于健康人。在动物实验中，以肠道病毒感染小鼠引起的病毒性心肌炎伴有持久的免疫功能异常，最后发展形成 DCM。急性病毒性心肌炎患者经长期随访，有 6%~48% 可转变为 DCM。不少临床诊断 DCM 患者，心内膜心肌活检发现心肌炎的证据。由病毒性心肌炎发展为 DCM 的过程是一个心肌重塑的过程，涉及多种细胞膜蛋白、胞质钙超载和核蛋白的调节失控。有作者认为，在病毒性心肌炎向 DCM 发展的过程中，微循环痉挛发挥了重要作用，内皮细胞感染或免疫损伤导致微血管功能异常，反复的微循环痉挛引起心肌骨架蛋白的溶解，心肌细胞减少，最终导致心力衰竭。病毒性心肌炎向 DCM 发展的确切机制尚未阐明。也有学者认为，DCM 和病毒性心肌炎是同一病理过程中的不同阶段。

2. 免疫异常。在 DCM 患者中已发现体液免疫和细胞免疫功能异常。自身抗体介导的免疫反应在分子水平引起心肌细胞功能紊乱，可能是 DCM 发生、发展的重要机制。DCM 患者体内可以检出多种自身抗体。目前，能在患者血清中检测到与 DCM 相关的自身抗体有抗肌凝蛋白抗体、抗线粒体腺苷载体（ATP/ADP 载体）抗体、抗 M_7 抗原抗体、抗 α- 酮戊二酸脱氢酶支链复合物抗体、抗 β 受体（β-AR）抗体、抗 M_2 受体（M_2R）抗体等，抗内皮细胞抗体、抗核抗体和

抗心肌纤维抗体也与 DCM 有关。细胞免疫紊乱可能也参与 DCM 的发病过程。有研究显示,DCM 患者存在细胞毒性 T 细胞、抑制性 T 淋巴细胞和自然杀伤细胞等各种 T 细胞功能异常。

3. 遗传因素。流行病学调查发现 DCM 有家族聚集性,但比肥厚型心肌病少见。Abelmann 等根据多个家族性 DCM 的研究认为 DCM 遗传方式有以下三种:①常染色体显性遗传,其特点是有近 50% 的外显率,家族中可能有一半成员患 DCM,男女患病率相似;②常染色体隐性遗传,特点是家族成员中很少或没有人患 DCM,发病可能与环境因素如病毒感染关系密切;③ X- 染色体伴性遗传,特点是家族中女性成员携带 DCM 相关基因,但不发病,患病者均为男性。目前应用分子遗传学技术发现,DCM 发病与基因异常密切相关。应用免疫组化技术检测 DCM 患者的心肌组织,发现有胎儿型肌凝蛋白重链的重新表达,提示胎儿型肌凝蛋白的重新表达与 DCM 发病有关。心肌病动物模型中某些原癌基因如 *c-myc* 表达增加,可能与心肌病发病有关。线粒体 DNA(mtDNA)是人体内唯一的核外 DNA,编码呼吸链的 13 种酶的亚单位。DCM 时 mtDNA 异常,心肌内 ATP 酶含量及活性下降,导致能量代谢障碍,从而引发心功能不全。

以与疾病关联的特定人类白细胞抗原(HLA)型别作为遗传易感性标志,可反映特定个体对疾病的易感状态。近年来,HLA 多态性被认为是 DCM 发生发展的独立危险因素。已有报道 DCM 患者 HLA-B27、HLA-A2、HLA-DR4、HLA-DQ4、HLA-DQW4、HLA-DQ8 表达增加,而 HLA-DRW6 表达明显减低。

4. 心肌能量代谢紊乱。能量代谢是维持心肌细胞结构完整和功能正常的重要支柱。心肌细胞在病理状态下线粒体内 Ca^{2+} 超载及氧自由基产生过多,导致线粒体损伤,从而损害氧化磷酸化过程,使 ATP 生成障碍。近来报道,心肌病心肌线粒体 DNA 缺失和突变,其编译相应氧化还原酶的结构和功能异常,导致心肌能量代谢紊乱。

5. 交感 - 肾上腺素能系统、肾素 - 血管紧张素系统及其受体、受体后信号通路的改变可能也参与 DCM 的发病过程。

【诊断】

一、临床表现特点

本病起病缓慢,多在临床症状明显时方就诊。最突出的症状是左心衰竭症状,如胸闷、气促,甚至端坐呼吸。疲乏、无力也很常见。右心衰竭属晚期表现,可能提示更差的预后。部分患者有胸痛症状,可能提示合并有缺血性心脏病,也可能与 DCM 时冠状微血管扩张储备能力降低有关。胸痛也可继发于肺栓塞。

体格检查可有心尖搏动外移、心脏浊音界扩大、心音低钝。第二心音往往呈正常分裂,但当存在左束支传导阻滞时,第二心音也可呈逆分裂。若有肺动脉高压,则第二心音

的肺动脉成分增强。收缩期前奔马律(S_4)几乎普遍存在,且往往在明显的充血性心力衰竭之前就已出现。心脏功能一旦失代偿,则通常都会存在室性奔马律(S_3)。如同时伴有心动过速,则可闻及重叠性奔马律。收缩期杂音常见,多为二尖瓣反流引起,也可见于三尖瓣反流。收缩压通常正常或偏低,脉压小。左心衰竭严重时可出现交替脉。右心衰竭时可见颈静脉怒张、肝脏充血性增大并有搏动、下肢水肿,严重时可出现腹水。来自左心房、左心室的血栓脱落所造成的体循环栓塞,以及由下肢静脉系统来源的血栓所造成的肺栓塞,可出现相应的症状与体征。约有 10% 患者心力衰竭时血压升高,心力衰竭控制后血压可正常。

二、辅助检查

1. **超声心动图(UCG)** UCG 可提供形态学和血流动力学信息,对 DCM 的诊断和鉴别具有重要价值,可排除心包疾病、瓣膜病、先天性心脏病和肺源性心脏病(简称肺心病)等。DCM 超声心动图的典型特征可以概括为"一大、一小、一薄、一弱"——心脏扩大、二尖瓣开放幅度小、心室壁变薄、心室壁运动普遍减弱。心脏扩大可以表现为全心扩大,尤以左心室、左心房扩大最为常见,并伴心室收缩功能普遍减弱,收缩或舒张期心室容量增加,室壁厚度可正常、增厚或变薄,但其增厚率降低,二、三尖瓣可因心室显著扩大、瓣环扩张和乳头肌移位而发生相对性关闭不全伴反流。另外也可见心腔内附壁血栓,多发生于左心室心尖部。UCG 还可以测定 LVEF、左心室内径缩短率、左心室舒张功能,以及肺动脉高压等。收缩期末室壁厚度、LVEF 与预后有关,室壁越薄、LVEF 越低,预后越差。UCG 也有助于 DCM 与缺血性心肌病的鉴别诊断。年龄>50 岁,室壁局限性变薄及节段性运动异常,并伴有主动脉瓣区退行性病变,有利于缺血性心肌病的诊断;而年龄较轻,心脏普遍增大,伴多瓣膜反流、右心增大、室壁运动弥漫性减弱则有利于 DCM 诊断。DCM 左心室呈"球形"改变,心尖部心肌不变薄,收缩期可见内缩运动,室壁运动弥漫性减低,二尖瓣与室间隔之间的间距明显增大;而缺血性心肌病则左心室呈"圆拱门形"改变,心尖圆钝变薄且搏动明显减弱,室壁节段性运动减弱及主动脉内径增宽为其特征表现。

2. **放射性核素显像** 主要包括心血池动态显影和心肌血流灌注显像。DCM 放射性核素心血池显影主要特征为:心腔明显扩大,尤以左心室腔扩大显著;心腔容量增加,心腔扩大呈舒张状态,形成球形或椭圆形;室壁运动普遍减弱,整体射血分数及各节段局部射血分数均下降,心室相角程增大;DCM 放射性核素心肌血流灌注显像则可见多节段性花斑状改变或节段性减低。

3. **心电图** DCM 的心电图表现以多样性、复杂性而又缺乏特异性为特征。可有左心室、右心室或双侧心室肥大,也可有左心房、右心房或双侧心房肥大,可有 QRS 低电压、ST 段压低及 T 波低平或倒置,少数病例有病理性 Q 波。DCM 患者出现病理性 Q 波提示病情较重,病死率明显高于无病理性 Q 波者。可见各种心律失常,以室性心律失常、房颤、房室传导阻滞及束支传导阻滞多见。动态心电图监测

110

可发现 90% 的患者有复杂性心律失常,如多源性室性期前收缩、成对室性期前收缩或短阵室速。

4. X 线检查 病程早期可无变化,随着病情的发展,显示不同程度的心影扩大,心胸比例大于 0.5,心脏搏动减弱,肺淤血征。也可见胸腔积液、心包积液。

5. CT 检查 可见左心室、室间隔和游离壁均变薄,左心室腔明显扩张,致使室间隔凸向右心室流出道而表现出右心室梗阻,即 Bernheim 综合征。少数情况以左心房或右心室增大为主。有时也可见到心脏内有充盈缺损的附壁血栓;也可测出心肌重量和左心室容量增加;亦可见到胸腔积液、心包积液及肺栓塞的表现。

6. 磁共振成像(MRI)检查 MRI 可对心肌病患者的心脏结构提供可靠的、可重复的定量信息。DCM 患者行 MRI 检查可见左、右心室扩大,左心室壁厚度通常正常且均匀一致,左心室重量增加。MRI 对心室容量、心室壁厚度及重量的定量检查准确,重复性好,可用于治疗效果的评价。

7. 心导管和心血管造影检查 只对经过选择的 DCM 患者(如主诉有胸痛并怀疑有缺血性心脏病可能的患者)行心导管检查,常可显示左心室舒张末压、左心房压及肺动脉楔压增高。中等程度的肺动脉高压常见。重症病例可出现右心室扩张、右心衰竭,心导管检查可见右心室舒张末压、右心房压及中心静脉压升高。左心室造影可证实左心室腔扩大,伴有室壁运动弥漫性减弱,射血分数降低,收缩末期容积增大。有时可见左心室腔内附壁血栓,表现为左心室腔内充盈缺损。二尖瓣反流也可见到。冠状动脉造影常呈现正常血管影像,但是冠状动脉扩张能力可以受损,这可能与某些病例左心室充盈压显著升高有关。对于心电图显示有病理性 Q 波的患者,或在非侵入性检查中发现局限性或节段性室壁运动异常的患者,冠状动脉造影有助于区分病理性 Q 波,以及鉴别局限性或节段性室壁运动异常究竟是由心肌梗死所致,还是继发于 DCM 的广泛局灶性心肌纤维化。

8. 心内膜心肌活检(EMB) 可见心肌细胞肥大、变性、间质纤维化等。目前认为,由于 DCM 的心肌组织病理改变缺乏特异性,EMB 对 DCM 的诊断价值有限。但 EMB 仍具有组织形态学诊断价值,有助于与特异性(继发性)心肌病和急性或慢性心肌炎鉴别。

9. 免疫学检查 以 ELISA 法检测 DCM 患者血清中抗心肌抗体,如抗心肌线粒体 ADP/ATP 载体抗体、抗肌球蛋白抗体、抗 β_1 受体抗体、抗 M_2 胆碱受体抗体对 DCM 的诊断具有较高的特异度和灵敏度。抗 ADP/ATP 载体抗体灵敏度 52%~95%、特异度 95%~100%,抗肌球蛋白重链抗体灵敏度 44.4%、特异度 96.4%,抗 β 肾上腺素受体抗体灵敏度 30%~64%、特异度 88%,抗 M_2 胆碱受体抗体灵敏度 38.8%、特异度 92.5%。检测 T 淋巴细胞亚群和细胞因子,如 IL-1、IL-2、IL-6、INF-γ、TNF,可了解患者的免疫调节功能。Th/Ts 比值上升,提示易患自身免疫疾病。检测淋巴细胞 HLA 表型,可了解患者的免疫基因和遗传易感性。

另外,DCM 病程中血清 cTnT 或 cTnI、CK-MB 增高常提示预后不良。

三、诊断注意事项

特发性(原发性)DCM 是一种原因不明的心肌病,其主要特征是心脏扩大和心肌收缩功能减低。起病隐匿,早期可表现为心室扩大,可有心律失常,静态时射血分数正常,运动后射血分数降低,然后逐渐发展为充血性心力衰竭。

中青年人出现心力衰竭、心律失常或心脏扩大者应考虑有心肌病的可能,通过病史、体检和有关的辅助检查等方法,若无风湿性、高血压性、先天性、冠状动脉性、肺源性心脏病或心包疾病证据,应考虑为心肌病。诊断时须仔细与下列心脏病进行鉴别。

1. 风湿性心脏病 心肌病亦可有二尖瓣或三尖瓣区收缩期杂音,但一般不伴舒张期杂音,且在心力衰竭时较响,心力衰竭控制后减轻或消失,风湿性心脏病则与此相反。心肌病时常有多心腔同时扩大,不像风湿性心脏病以左心房、左心室或右心室为主。超声心动图检查有助于区别。

2. 心包积液 心肌病时心尖搏动向左下方移位,与心浊音界的左外缘相符;心包积液时心尖搏动常不明显或处于心浊音界左外缘之内侧。二尖瓣或三尖瓣区收缩期杂音,心电图上心室肥大、异常 Q 波、各种复杂的心律失常,均提示心肌病。超声心动图有助于鉴别。

3. 高血压心脏病 心肌病可有暂时性高血压,但舒张压多不超过 110mmHg,且出现于急性心力衰竭时,心力衰竭好转后血压下降。眼底、尿常规、肾功能正常。

4. 冠心病 中年以上患者,有高血压、高血脂或糖尿病等易患因素,室壁活动呈节段性异常者有助于冠心病的诊断。冠状动脉造影可确诊。

5. 先天性心脏病 多数具有明显的体征,心导管检查和超声心动图检查可明确诊断。

6. 特异性心肌病 全身性疾病如系统性红斑狼疮、硬皮病、血色病、淀粉样变性、糖原贮积症、神经肌肉疾病等都有其原发病的表现,可资区别。

【治疗】

目前对 DCM 尚缺乏有效而特异的治疗手段,因而临床上对其治疗的主要目标即在于改善症状、预防并发症和阻止或延缓病情进展、提高生存率,包括抗心力衰竭、抗心律失常及预防血栓栓塞的抗凝治疗等并发症的治疗。对积极的内科治疗无效者,可考虑非药物治疗。

一、一般治疗

适当休息可减轻心脏负荷,改善重要脏器的供血,有利于水肿消退和心功能改善。休息的方式和时间应视病情而定。重度心力衰竭患者应完全卧床休息,心功能改善后应及早开始活动,以不加重症状为前提逐渐增加活动量。患者的饮食以高蛋白、富含维生素并且容易消化的食物为主。水肿的患者应适当限制钠盐的摄入。适当控制体重也可以减轻心脏的负荷,戒烟酒、防治呼吸道感染均是重要的基础治疗措施。

二、控制心力衰竭

心力衰竭是 DCM 的主要临床表现。近年来,慢性充血性心力衰竭治疗的主要进展就体现在对 DCM 患者心力衰竭的治疗。有关血管紧张素转换酶抑制剂(ACEI)、β 受体阻滞剂、血管紧张素 Ⅱ 受体拮抗剂(ARB)、醛固酮拮抗剂、利尿剂和洋地黄等在慢性充血性心力衰竭治疗中的作用机制、用药剂量与方法、注意事项等,详见本书第 28 章第 3 节"慢性心力衰竭的治疗"。

三、钙通道阻滞剂

由于缺乏支持钙通道阻滞剂有效性的证据,这类药物不宜用于心力衰竭的治疗。有部分研究提示,地尔硫草能够改善 DCM 患者的心功能和运动耐力,可能适合于 DCM 的早期干预治疗。然而,有关钙通道阻滞剂用于治疗 DCM 的问题仍属探索的范畴。

四、抗心律失常治疗

在采用抗心律失常治疗之前,首先应加强对心力衰竭的治疗,消除引起心律失常的一些诱因,如缺氧、心肌缺血、水电解质酸碱平衡紊乱(尤其是低血钾、低血镁)、交感神经和肾素 - 血管紧张素 - 醛固酮系统的激活等。DCM 心律失常的治疗应认真权衡利弊,大部分抗心律失常药物并不能提高患者的生存率,相反有致心律失常的危险,并有负性肌力作用。因此在选用抗心律失常药物时,应充分注意药物对生存率的影响,不宜把心律失常的抑制作为治疗的最终目标。

Ⅱ 类抗心律失常药物如 β 受体阻滞剂、Ⅲ 类抗心律失常药物如胺碘酮可降低心律失常死亡率,可以选用于各种快速性心律失常,如房性心动过速、房颤、频发室性期前收缩,以及室速。而 Ⅰ 类抗心律失常药物可增加死亡率,尽量避免使用。尽管对于短阵室速患者可以短期静脉应用 Ⅰ 类抗心律失常药物中的利多卡因,但仍以选用胺碘酮为佳。对于顽固性室速患者,应选用胺碘酮或采用射频消融治疗。新型 Ⅲ 类抗心律失常药物如伊布利特、多非利特的疗效并不优于胺碘酮。室性心律失常引起明显血流动力学障碍时,需即时予以电复律。发作持续性室速、室颤引起晕厥或心脏骤停的患者需要考虑安装 ICD。DCM 患者同时有左心室功能降低和频繁发作的非持续性室速的患者,猝死风险增大。对于具有室速或室颤的左心室功能受损患者,植入 ICD 可能是可取的。在一项大规模的前瞻性研究中,左心室功能降低和频繁发作非持续性室速者占研究人群的 10%,植入 ICD 者的生存率高于经验性胺碘酮治疗者。

五、抗凝治疗

DCM 伴心力衰竭时,心室内血流淤滞,易发生周围动脉栓塞及肺栓塞。尽管抗凝剂对 DCM 伴心力衰竭者的实际效果尚缺乏临床对照试验的证实,但对这类患者仍推荐

使用抗凝剂。对于 DCM 合并房颤,或以前有缺血性卒中的患者,如无特殊的抗凝剂使用禁忌证,即使从临床或超声心动图上均未发现血栓形成的直接证据,也应进行抗凝治疗。一般选用华法林 1~3mg,每日 1 次,使凝血酶原时间延长 1~1.5 倍,国际标准化比值(INR)在 2.0~3.0。

六、改善心肌代谢

有的 DCM 发病与心肌能量代谢障碍有关,DCM 发生后也存在一定程度的心肌能量代谢紊乱。适当应用改善心肌能量代谢的药物,可能有助于 DCM 病情的稳定和改善。根据临床情况可以选用辅酶 Q_{10}、辅酶 A、三磷酸腺苷(ATP)、肌苷、维生素 C、极化液、1,6- 二磷酸果糖(FDP)、磷酸肌酸、曲美他嗪等。

七、肾上腺皮质激素

肾上腺皮质激素不宜常规应用。有人认为,心肌活检或核素心肌扫描证实心肌有炎性渗出改变者,应用肾上腺皮质激素可使炎性病灶减轻或消退,有利于改善心功能;合并急性左心衰者,短时间使用大剂量肾上腺皮质激素,有利于控制心力衰竭。

八、免疫调节治疗及中医药治疗

近年来,国内外有学者应用免疫调节剂,如干扰素,治疗 DCM 取得了良好效果,可使患者血清肠道病毒 RNA、抗 β 受体抗体、抗 M_2 胆碱受体抗体明显下降,提高 LVEF,改善心功能,降低顽固室性心律失常和反复心力衰竭的发生率。然而其确切疗效尚有待更多临床试验的验证。

黄芪、牛磺酸、生脉制剂具有抗病毒、调节机体免疫、改善心脏功能的作用。我国完成的一项多中心中西医结合治疗 DCM 的临床研究显示,采用中西医结合治疗(黄芪、生脉、牛磺酸、泛癸利酮及强心、利尿、扩血管等)能够提高患者的 LVEF,改善心功能。中西医结合治疗 DCM 不失为一种可取的药物治疗手段。

九、其他治疗措施

包括心室再同步化治疗、外科治疗(心脏移植、动力性心肌成形术、部分左心室切除术、心室辅助系统和人工心脏)、心肌干细胞移植等,参见本书第 28 章第 3 节"慢性心力衰竭的治疗"。

DCM 的病程长短各异,一旦发生充血性心力衰竭则预后不良。死亡原因多为心力衰竭、严重心律失常和血栓栓塞,不少患者猝死。以往认为症状出现后 5 年生存率在 40% 左右,近年来,随着治疗手段的进步,存活率有明显提高。预后不良的因素有:①年龄 >55 岁;②心胸比例 >0.55;③明显心力衰竭,心脏指数 <2.5L/(min·m²),左心室舒张末压 >20mmHg,LVEF<0.30,肺动脉楔压(PCWP)>20mmHg;④心脏重量 / 容积比减少;⑤血浆肾上腺素、心房钠尿肽、肾素水平增高,心肌活检示有明显的组织学异常;⑥左心室内传导阻滞、复杂性室性心律失常。

第2节 肥厚型心肌病

肥厚型心肌病（hypertrophic cardiomyopathy，HCM）以左心室和 / 或右心室肥厚为特征，常为不对称肥厚并累及室间隔，是以左心室血液充盈受阻、舒张期顺应性下降为基本特征的心肌病。根据左心室流出道有无梗阻又可分为梗阻性和非梗阻性 HCM。梗阻性者主动脉瓣下部室间隔肥厚明显，过去称为特发性肥厚型主动脉瓣下狭窄（idiopathic hypertrophic subaortic stenosis，IHSS）。本病为青年猝死的常见原因，后期可出现心力衰竭。HCM 发病率约为 0.2%（1/500），发病年龄可从出生当天至 90 岁，但以 10~35 岁多见。成人年死亡率为 2%~3%，儿童（<14 岁）患者青春期后年死亡率为 2%~4%。发病男性多于女性，男女比约为 2∶1，80% 有左心室舒张功能障碍。

【病因与发病机制】

本病常有明显的家族史（约占 1/3），目前被认为是常染色体显性遗传疾病。现已发现 12 个致病基因、1 440 余种突变。其中 10 个编码心肌肌原纤维蛋白，2 个分别编码 AMP 激活的蛋白激酶（AMPK）和细胞骨架 LIM 蛋白。多为点突变，导致蛋白质中关键氨基酸被替换。公认的与肌节有关的基因突变 7 个，它们是：β 肌球蛋白重链（β-MHC）、肌钙蛋白心肌肌钙蛋白 T（cTnT）、α- 原肌凝蛋白（α-TM）、肌球蛋白结合蛋白 -C（MyBP-C）、必须性肌球蛋白轻链（ELC）、调节性肌球蛋白轻链（RLC）和 cTnI，由这些基因突变引起的 HCM 占所有 HCM 病例的 70%。尽管二代测序技术已广泛应用，明确 HCM 患者致病基因者尚不足 50%。

基因突变改变了相关蛋白结构与功能的关系，但基因缺陷如何导致 HCM 的心肌肥厚目前尚不十分明确。目前有两种学说即"毒性肽"学说和"无效等位基因"学说给予解释。虽均有实验支持，但均为理论模型。"毒性肽"学说认为突变的肌节蛋白使肌小节结构与功能异常及生化缺陷，使心肌难以承受正常"负荷"，启动机体的代偿机制，而引起心肌肥厚，心肌细胞排列紊乱，间质纤维化和壁内冠状动脉狭窄、闭塞。代偿机制主要是一些细胞因子和激素的增加或上调：如胰岛素样生长因子（IGF-1）、转移生长因子（TGF-β）、内皮素 -1（ET-1）、血管紧张素 Ⅱ、儿茶酚胺等，心肌细胞内的 Ca^{2+} 水平明显升高。激活了原癌基因（如 c-fos、c-myc、c-jun）的表达，蛋白合成增加，引起心肌肥厚、间质纤维化。将突变的肌节蛋白掺入肌纤维中，可导致其功能下降。"无效等位基因"学说认为：突变的基因不能表达，或即使表达，其蛋白质结构不稳定，造成肌节蛋白的有效数量不足，代偿性引起心肌肥厚，将小鼠的肌球蛋白重链（MYHC）等位基因敲除，可导致肌节结构异常和心肌细胞功能的下降。

HCM 主要的病理生理改变如下。

根据血流动力学，可将 HCM 分为梗阻性和非梗阻性；

根据梗阻的部位，可将前者分为左心室流出道（LVOT）梗阻和左心室中部梗阻；根据梗阻的状态，可分为显性梗阻和隐匿性梗阻，前者表示在静息状态即存在梗阻，激发因素使之加重，后者表示在激发条件下方出现梗阻。存在梗阻者为梗阻性肥厚型心肌病（HOCM）。HCM 多为非梗阻性者，约 75% 的患者静息状态下测不到流出道压差。根据目前 ACC/ESC 达成的共识，梗阻的判定标准为跨流出道压差 ≥ 30mmHg。

1. 左心室流出道（LVOT）梗阻 非对称性肥厚的室间隔收缩期凸入左心室流出道，同时由于流体力学的"射流效应"（venturi effect），使 LVOT 血流加速，二尖瓣前叶在心室收缩期前向移动（systolic anterior motion，SAM），从而导致 LVOT 狭窄，使左心室腔与左心室流出道间在收缩期出现压差，此为 HOCM 最具特征性的改变。室间隔肥厚者易出现明显的 LVOT 梗阻，而心尖肥厚型则不易形成狭窄。老年患者由于二尖瓣环和后叶出现退行性钙化，可使 SAM 更加明显，从而加重梗阻。与主动脉瓣狭窄不同，LVOT 梗阻是动态的，即随左心室负荷状态或心肌收缩力改变而改变。激发因素如运动、Valsalva 动作和某些药物如强心药、扩血管药、异丙肾上腺素可使梗阻加重。目前认为，发生 LVOT 梗阻的机制如下：① Venturi 效应；②舒张期 LVOT 容积变小，二尖瓣在心室内位置前移及瓣叶面积与长度相对增大；③室间隔肥厚；④左心室腔形状、容量及乳头肌、二尖瓣结构异常。LVOT 梗阻所致的左心室收缩压、室壁张力及需氧量增加，产生心肌缺血和心律失常，降低心肌顺应性。梗阻可分为静息状态下梗阻和隐匿性梗阻。

2. 左心室收缩和舒张功能障碍 HCM 患者心肌顺应性明显减低，使舒张功能受损，晚期出现收缩功能障碍。舒张功能障碍表现为左心房排空减慢及左心室早期舒张减慢和对左心房收缩的依赖性增加，患者常有左心房压升高和肺淤血等症状。舒张功能障碍的机制可能包括：①局部心肌排列紊乱及在舒缩过程中的不同步性；②肌原纤维分子水平上与钙调节异常有关的心肌松弛减慢，电机械活动异常，心肌缺血及部分心肌纤维化；③有人认为舒张期的流入梗阻是舒张功能异常的主要原因。舒张压升高和舒张期充盈阻力增加，造成舒张期容量减少与肺静脉淤血，患者常有运动时疲劳和晕厥。

3. 微血管病变和心肌缺血 心肌缺血和心绞痛是肥厚型心肌病的重要特征，但病理检查可无冠状动脉粥样硬化。肥厚型心肌病患者节段性室壁运动异常和心肌瘢痕的出现，提示心室区域性收缩功能障碍的病因是血管性的。心肌缺血可能的机制：①支配心肌纤维化区域的心肌壁内小冠状动脉中层和内膜增厚，小动脉狭窄或闭塞；②冠状动脉毛细血管密度降低，冠脉储备功能受损，心内膜下心肌缺血的易感性升高；③运动和心动过速时，左心室舒张压升高及舒张功能损害的进一步加重，可使心内膜下心肌冠脉灌注明显降低；④心肌缺氧和葡萄糖无氧酵解能力下降；⑤左心室等容收缩期不同步收缩导致心肌耗氧量增加；⑥冠状动脉痉挛；⑦心肌桥压迫冠脉或小冠状动脉。

大体解剖：肉眼可见心脏体积增大，重量增加，主要为心室肥厚,以左心室为主,心腔不扩张,容量正常或减少。绝大多数为非对称性肥厚,其中以非对称性室间隔肥厚最为多见,室间隔高度肥厚向左心室腔内突出,收缩时引起 LVOT 梗阻者,称为"梗阻性肥厚型心肌病"(HOCM)。在乳头肌水平以下心肌肥厚为心尖肥厚型心肌病(apical hypertrophy,APH),日本虽多有报道,但国人亦不少见。如肥厚主要发生在乳头肌水平,则形成心室中部梗阻。心室中部梗阻常伴有心尖部心肌梗死及室壁瘤形成。75% 的尸检标本可见在与二尖瓣前叶对应的室间隔内膜下有特异的纤维斑块,可能为与二尖瓣接触撞击而成。

【诊断】

一、临床表现特点

本病起病多隐匿,约 1/3 有家族史。虽可在儿童至高龄的任何年龄段内发病,但症状大多开始于 30 岁以前。男女同样罹患。其临床表现差别较大,患者可以完全无症状,只是根据心脏杂音、异常心电图或超声心动图作出诊断。即使心肌有明显的肥厚亦可以无任何症状而以猝死作为首发表现(HCM 是引起运动员猝死的首位病因)。HCM 的典型临床表现是活动后气短(80%)、心绞痛(60%)、前兆晕厥或晕厥(30%)。房颤发病率为 22.5%,年发病率为 3.1%。房颤致脑栓塞和外周动脉栓塞的发生率为 27.1%,年发生率为 3.8%。晚期出现心脏扩大、室壁变薄、LVOT 压差降低、收缩力下降等,类似于 DCM。

体格检查时可见心浊音界向左扩大,心尖搏动向左下移位,有抬举性冲动,或有心尖双搏动(心房向顺应性降低的心室排血时,产生的搏动在心尖搏动之前被触及)。胸骨左缘下段心尖内侧可听到收缩中、晚期喷射性杂音,向心尖而不向心底传播,可伴有收缩期震颤,见于有心室流出道梗阻的患者。凡增加心肌收缩力或减轻心脏负荷的措施如给洋地黄类药物、异丙肾上腺素(2μg/min)、硝酸甘油、做 Valsalva 动作(瓦尔萨尔瓦动作)、体力劳动后或期前收缩后均可使杂音增强;凡减弱心肌收缩力或增加心脏负荷的措施,如使用血管收缩药、β 受体阻滞剂、下蹲、紧握拳时均可使杂音减弱。约半数患者可同时听到二尖瓣关闭不全的杂音。第二心音可呈反常分裂,是由于左心室喷血受阻、主动脉瓣延迟关闭所致。第三心音常见于伴有二尖瓣关闭不全的患者。

二、辅助检查

1. 心电图 心电图主要改变有两类:一类为心肌肥厚改变,有异常 Q 波、高振幅 R 波、ST-T 异常,部分心尖肥厚型者由于冠状动脉异常而有巨大的倒置的 T 波(常以 V$_3$、V$_4$ 导联为中心)。异常 Q 波是本病特征性改变,也称中隔 Q 波。其特点为:① Ⅰ、aVL、V$_5$、V$_6$ 导联上有深而不宽的 Q 波,反映不对称性室间隔肥厚,不应误认为心肌梗死。有时在 Ⅱ、Ⅲ、aVF、V$_1$、V$_2$ 导联上也可有 Q 波,其发生可能为左心室肥厚后心内膜下与室壁内心肌中冲动不规则和延迟传导

所致。左心房波形异常,可能见于 1/4 患者。② Q 波不伴心肌梗死的 ST-T 演变及酶学改变。

另一类为各种心律失常,其中以室内传导阻滞和期前收缩多见,部分患者合并预激综合征。

2. 超声心动图(UCG) 对本病具有确诊意义。可显示室间隔的非对称性肥厚,厚度大于 15mm,舒张期室间隔的厚度与左心室后壁之比大于或等于 1.3∶1,室间隔运动低下。左心室长轴切面可见室间隔呈纺锤形或瘤样增厚,增厚的室间隔心肌回声增加,并呈毛玻璃样或粗细不均斑点状回声。梗阻者还可见室间隔流出道部分向左心室内突出、二尖瓣前叶在收缩期前向移动。由于肥厚型心肌病患者左心室顺应性减退,左心室充盈受限,因而向后漂浮二尖瓣的力量减低,M 型超声心动图表现为二尖瓣前叶 E-F 斜率明显减慢。多普勒超声心动图示等容舒张时间延长,舒张早期血流峰值速度(E)减低,舒张晚期血流峰值速度(A)增大,E/A 比值<1。运用多普勒法可以了解杂音的起源和计算梗阻前后的压力差。

3. 心导管检查 可发现各种血流动力学异常,包括左心室舒张末压和肺动脉楔压增高。有梗阻者在左心室腔与流出道间有收缩期压力差>30mmHg,Brockenbrough 现象阳性(即在有完全代偿间歇的室性期前收缩时,期前收缩后的心搏增强,心室内压上升但同时由于收缩力增强梗阻亦加重,所以主动脉内压反而降低)。此现象为梗阻心肌病的特异表现,而在主动脉瓣狭窄病例则主动脉压与左心室心内压成正比上升。心室造影显示左心室腔变形如呈香蕉状、舌状或纺锤状(心尖部肥厚时)。冠状动脉造影多无异常。

4. 放射性核素检查 能反映心室壁、心室腔的解剖改变和心功能的改变,且不受肥胖、肺气肿及操作者经验等因素影响,对于本病为无创、较为精确的一项检查方法。对肥厚型心肌病患者在行核素心室造影检查时,可见到左心室腔变小、变形,放射性浓度降低,围绕左心血池可见一圈放射性空白区,为肥厚的心肌壁影。因本病多为不对称性室间隔肥厚,故可见增厚的室间隔突出心腔,二尖瓣前移,流出道狭窄,放射性减低。患者的左心室收缩功能呈高动力状态,且在收缩早期改变更为明显,LVEF、左心室前 1/3 射血分数(1/3EF)及高峰充盈时间正常或增高,但病变心肌顺应性降低致使射血时间延长。随着病情进展,少数患者可出现左心室收缩功能受损的表现,由高动力型转变为低动力型,LVEF 及峰充盈率下降。在心肌灌注显像时可见到心肌不对称性增厚,尤以室间隔增厚明显。

5. 磁共振成像(MRI) MRI 对本病可从形态、功能、组织特性和代谢方面进行诊断。MRI 对本病所见为室间隔和/或室壁肌局限性或普遍性肥厚、僵硬,室腔变形、缩小和/或流出道狭窄。MRI 可取代左心室造影,对超声心动图不能测得的肥厚处,如心尖肥厚型心肌病患者有特殊诊断价值。但安装起搏器、假肢、人工关节、钢针的患者不能进行该项检查,故该项检查的应用有一定的局限性。

三、诊断注意事项

根据本病的主要症状——呼吸困难、心绞痛及晕厥,体

格检查时所见体征可作出临床诊断,心电图可作为初步筛选检查,可疑者再做超声心动图检查。如还不能确诊,可做核素、磁共振成像检查以明确诊断,并区分出类型。对可疑患者应仔细询问家族病史,包括有无同类患者及猝死者等。对确诊者,也应对其直系血缘家族进行有关检查,可以发现一些患者就诊时,医生有时从确诊的家族资料中使来诊者得到诊断。所以总的来讲,在尚无基因分析条件时,综合病史及临床检查,大多数患者均可得到临床诊断。

本病需与因左心室收缩或舒张期负荷过重引起的左心室肥厚疾病及其导致心绞痛及晕厥的疾病进行鉴别,还应注意非对称性室间隔肥厚是诊断肥厚型心肌病的重要条件之一,但其并不具有特异性,在主动脉瓣狭窄、高血压心脏病、心肌梗死,以及引起右心负荷增加的先天性心脏病中也可出现。

诊断 HCM 时,应注意以下事项。

1. 轻型 HCM 需与运动员心脏进行鉴别 年轻运动员中未预料的猝死,其最常见的原因为肥厚型心肌病。心血管系统适应了有规则的大运动量训练,由此而形成的"运动员心脏"和肥厚型心肌病迥然不同。将这两种状况区别开来至关重要。

有症状及有肥厚型心肌病家族史和 / 或有过早猝死家族史者,应高度怀疑肥厚型心肌病。一般而言,运动员的训练仅会导致心肌重量的轻度增加,且只有少于 2% 的顶尖运

动员,其室壁厚度才会大于 13mm,高强度训练的运动员左心室壁厚度>16mm(男性)或>13mm(女性)方可作出肥厚型心肌病的诊断。

其他有利于诊断肥厚型心肌病的超声心动图指标有:左心室腔直径较小(运动员心脏倾向于左心室舒张末直径增加)、左心房增大,以及有 LVOT 压力阶差。多普勒超声心动图有舒张功能受损的证据,亦要高度怀疑肥厚型心肌病。

运动员心脏常见的心电图表现为,电压达到左心室肥厚的标准、窦性心动过缓,以及窦性心律失常。而肥厚型心肌病患者可出现 Q 波、ST 段压低和 / 或 T 波深倒置,如出现后者应高度怀疑肥厚型心肌病,而不应考虑运动员心脏。

运动员训练的类型亦可能与诊断相关,因为在一些特殊的运动项目如赛艇、自行车运动等,心室肥厚最明显。等张运动似不会引起心室肥厚反应。在极少情况下,需要停止训练 3~6 个月,以鉴别究竟是肥厚型心肌病,亦或"运动员心脏"。

2. 梗阻性肥厚型心肌病与主动脉瓣狭窄的鉴别 两者主动脉瓣区都有杂音,心电图都有左心室肥厚或伴劳损性改变,X 线胸片也有相似处,两者病因及治疗方法不同,应予鉴别(表 110-1)。若有困难可做心室造影、核素检查或磁共振成像检查可以明确诊断。

3. 与高血压心脏病的鉴别 高血压心脏病是常见病,

表 110-1 梗阻性肥厚型心肌病与主动脉瓣狭窄的鉴别

鉴别点	梗阻性肥厚型心肌病	主动脉瓣狭窄
病变部位	在主动脉瓣下	在主动脉瓣
家族史	常有	无
双重心尖搏动	常有	少有
心音及附加音	常有收缩期前奔马律,少有单一性第二心音,而第二心音逆分裂常见,罕有出现收缩期喷射音	少有收缩期前奔马律,常有单一性第二心音,第二心音逆分裂少见,瓣膜无钙化及严重狭窄时常有收缩期喷射音
收缩期震颤	少见	常有
收缩期杂音	杂音最响处较低,在胸骨左缘第三、四肋间或心尖部,不向颈部传导,心尖部常有二尖瓣关闭不全的收缩期杂音	杂音在胸骨右缘第二肋间及左缘第二、三肋间最响,向颈部及心尖部放射,杂音开始较早,持续时间较长
合并主动脉瓣关闭不全性舒张期杂音	罕有	常有
颈动脉波	上升快,下降也快,重搏波切迹正常呈尖顶圆锥形	收缩期主波延迟出现,有震颤波,有时呈高平原形,下降缓慢,波形细小
显著颈动脉 a 波	常有	少有
室性期前收缩对脉搏的影响	室性期前收缩后第一脉搏变小	室性期前收缩后第一脉搏变大,杂音变响
影响心脏容量的措施	立位、Valsalva 动作用力期,使回心血量减少杂音变响突然蹲踞,Valsalva 动作松弛期,平卧抬双腿,回心血量增多杂音变轻	杂音变轻杂音变响
心电图	左心肥大,常见异常 Q 波,有时有预激综合征	可有左心室肥大
超声心动图	室间隔非对称性肥厚,有二尖瓣前叶收缩期前向移动	左心室对称性肥厚为主
X 线平片	主动脉不扩张,主动脉瓣多无钙化	主动脉有扩张,主动脉瓣易有钙化
心导管检查	左心室与流出道间有压差	左心室与主动脉间有压力阶差

有长期高血压病史,除心脏外亦合并有其他脏器受损的表现。高血压患者多达50%可有左心室肥厚。左心室肥厚的发生由多种因素决定,包括高血压的程度、性别和种族。一般而言,肥厚型心肌病患者较高血压患者心室肥厚要严重得多,如最大室壁厚度超过2cm,就应考虑为肥厚型心肌病。高血压患者中向心性肥厚较常见,而肥厚型心肌病患者则多见非对称性室间隔肥厚,但这两者中任一种肥厚类型的特异性均不高。换言之,无论向心性肥厚还是非对称性室间隔肥厚,实际上均可见于高血压心脏病或肥厚型心肌病患者,不能作为鉴别诊断的主要依据。梗阻性肥厚型心肌病与高血压性左心室肥厚的鉴别参照表110-2。若诊断仍有困难时则可做进一步检查。

表110-2 梗阻性肥厚型心肌病与高血压性左心室肥厚的鉴别

鉴别点	高血压性左心室肥厚	梗阻性肥厚型心肌病
年龄	中年以上多	中青年多
高血压史	有	无
家族性肥厚型心肌病史及猝死史	无	有
肥厚类型	多为左心室对称性	多为不对称性
左心室腔	正常或轻度缩小	缩小,呈新月形
二尖瓣收缩期前向运动	很少见	多见
左心室收缩功能	正常,早期偏高晚期正常	高动力性
左心室舒张功能	减退	明显减退

1985年Topol报道了一组老年高血压患者,具有严重左心室向心性肥厚、左心室腔径缩小、收缩功能指数增加、舒张功能受损等特点,其临床症状、超声表现非常类似于一般的高血压性心肌肥厚和原发性肥厚型心肌病,并首次将其命名为老年高血压性肥厚型心肌病(hypertensive hypertrophic cardiomyopathy in elderly,HHCME)。老年高血压性肥厚型心肌病的发病机制至今不清,多数学者认为是多种因素(如神经、体液因素)综合作用的结果。其主要特征为:①老年女性多见;②有长期高血压病史;③临床有胸闷、劳力性呼吸困难、心绞痛、心功能不全,洋地黄及硝酸酯类疗效不佳,β受体阻滞剂及钙通道阻滞剂有一定效果;④左心室收缩功能正常,舒张功能明显受损,极少发生流出道梗阻;⑤超声心动图显示重度心肌肥厚>1.4cm,多为对称性,左心室腔径缩小,呈管形。Karam于1989年提出此病可能是一种潜在的心肌病,出现高血压后使心肌肥厚迅速加重。因此,对老年期高血压患者,左心室显著肥厚、舒张功能明显减低,应考虑为老年高血压性肥厚型心肌病。其与高血压性左心室肥厚的鉴别参照表110-3。

表110-3 高血压性左心室肥厚与老年高血压性肥厚型心肌病的鉴别

鉴别点	高血压性左心室肥厚	老年高血压性肥厚型心肌病
年龄	中年以上	老年多见,>60岁
性别	男性多见	女性多见
高血压史	有	有
家族史	有	无
心室肥厚	早期可不对称,多为轻度肥厚	对称,异常肥厚
左心室腔	正常或轻度缩小,晚期扩张	缩小呈管形
收缩功能	正常,早期可偏高,晚期正常	增强
舒张功能	减退	明显减退

4. 与冠状动脉粥样硬化性心脏病的鉴别 心绞痛是肥厚型心肌病的主要临床症状之一,又因心电图有异常Q波、ST-T改变易误诊为冠心病心绞痛或心肌梗死,年轻患者有心绞痛,如伴有杂音,短时间内心电图无动态变化,含服硝酸甘油后症状不减轻甚至加重,应考虑为肥厚型心肌病,做相关检查不难确诊。肥厚型心肌病出现上述异常心电图改变,短时间心电图也无动态变化,其Q波窄而深呈柳叶样,异常Q波的分布较离散,无心肌酶谱及肌钙蛋白升高,均与心肌梗死不同,出现Q波的导联T波多直立(Q波与T波方向不一致)。另外,有些肥厚型心肌病患者,可以合并冠状动脉粥样硬化性心脏病。

5. 与先天性心脏病鉴别 年轻患者胸骨左缘的收缩期杂音及震颤,可误诊为室间隔缺损,但室间隔缺损的杂音为全收缩期,可向心尖及胸骨右缘传导,心电图或正常,或表现为左心室和/或右心室肥大,无病理性Q波,脉搏无变化,增加血管阻力时杂音增强,降低周围血管阻力时杂音减弱,多普勒超声心动图可见到分流。

6. 老年肥厚型心肌病应与其他老年常见心脏病鉴别 本病的症状和体征类似老年人的其他常见心脏病,如杂音,易被误诊为瓣膜病,特别是主动脉瓣狭窄(Krasnow指出老年肥厚型心肌病主动脉可不缩小而是扩张)、二尖瓣反流、联合瓣膜病、二尖瓣环钙化、乳头肌功能不全、二尖瓣脱垂等。如伴有心绞痛、异常Q波及高血压则易误诊为冠心病、高血压病。如有神经系统症状则易误诊为脑血管病或心脏传导阻滞。在行超声心动图检查前很少疑及肥厚型心肌病。Krasnow报道的15例年龄大于60岁的患者中,只有5例在未做特异性检查前疑及本病。年龄是老年组对本病误诊的主要原因。

【治疗】

本病的治疗原则为弛缓心肌,防止心动过速及维持正常窦性心律,减轻LVOT狭窄和抗室性心律失常。肥厚型心肌病的治疗包括药物治疗和非药物治疗。药物治疗可改善左心室舒张期充盈进而减少心肌缺血。因此,药物治疗是缓解梗阻性肥厚型心肌病患者症状的主要方法,也是非梗阻性肥厚型心肌病的唯一治疗措施。非药物治疗方法包括手术治疗(肥厚间隔部分切除术和 / 或二尖瓣替换术、心脏移植)和介入治疗(双腔起搏器治疗、置入式心脏除颤器及经皮腔内肥厚间隔心肌化学消融术),只有在高危的梗阻性肥厚型心肌病患者对药物治疗无效时,根据其病情选择适宜的非药物治疗措施。

一、一般处理

由于病因不明,预防较困难。为预防发病,应避免劳累、激动、突然用力。凡增强心肌收缩力的药物如洋地黄类、β 受体兴奋药如异丙肾上腺素等,以及减轻心脏前负荷的药物如硝酸甘油等使 LVOT 梗阻加重,尽量不用。如有二尖瓣关闭不全,应预防发生感染性心内膜炎。

二、药物治疗

1. β 受体阻滞剂　已经被广泛用于梗阻性及非梗阻性有症状的肥厚型心肌病患者,目前为一线选择。在有症状的患者中,通常首选 β 受体阻滞剂,其初始有效率为 60%~80%。现有的研究结果表明,β 受体阻滞剂对静息时的 LVOT 压差并无影响,但可通过增加左心室舒张末期容积来增加 LVOT 面积和室间隔与二尖瓣前叶之间的距离,从而使运动时升高的 LVOT 压差明显降低。β 受体阻滞剂宜从小剂量开始,依据心室率及 LVOT 压差下降水平,逐渐增至最大耐受量,心室率一般应控制在 55~65 次 /min、LVOT 压差应控制在 ≤ 20mmHg。普萘洛尔应用最早,开始每次 10mg,每天 3~4 次,逐步增大剂量,以求改善症状而心率、血压不致过低,最大剂量可达 200mg/d。β 受体阻滞剂对症状缓解及运动耐量的改善主要是通过减慢心率而延长舒张期,增加被动心室充盈,改善心室舒张功能。通过减弱心肌收缩而减少心肌耗氧,并降低运动过程中的流出道压差。β 受体阻滞剂长期使用的耐受性较好,导致停药的主要症状包括乏力及偶发的直立性低血压。

当应激状态使 LVOT 梗阻急剧加重,出现肺水肿伴低血压时,可考虑 β 受体阻滞剂静脉注射并与血管收缩药合用。

2. 钙通道阻滞剂　主要是非二氢吡啶类钙通道阻滞剂,其主要作用为降低心肌耗氧量,抑制心肌收缩,减慢心率,扩张冠状动脉、解除冠状动脉痉挛,增加冠状动脉血流量,从而增加心肌供氧,扩张周围血管降低心脏后负荷。

维拉帕米的用量应根据个体反应而定,一般从小量开始逐渐增加至有效剂量。国外用量可达 240~720mg/d,国内用量应适当减少,用药中尤其是较大剂量时应注意观察血压、心率及心功能的变化,但应注意出现严重的副作用有时与剂量并非呈正相关。此外,部分患者尤其是在静息状态下即有明显梗阻者,应用钙通道阻滞剂后可使血流动力学情况恶化,这可能是由于药物的血管扩张作用导致血压下降,引起心室流出道压力阶差和左心室舒张末压增加而使血流动力状态恶化所致。故 LVOT 压力阶差大的梗阻患者、静脉压明显升高者、病态窦房结综合征及有房室传导阻滞者(事先植入心脏起搏器者除外)、低血压及左心室舒张末压较高者均列为禁忌证。除维拉帕米外,地尔硫䓬也已被应用于本病的治疗,其通过增加左心室舒张早期充盈速度改善舒张功能。在与维拉帕米的双盲对照研究中发现,两者均能改善肥厚型心肌病患者的症状及左心室舒张功能,但维拉帕米在改善运动耐量方面似乎更为有效,故亦为一线选择。当 β 受体阻滞剂或维拉帕米不耐受或禁忌时,可考虑改为地尔硫䓬。

3. 丙吡胺(disopyramide,双异丙吡胺)　此药除抗心律失常作用外有较强的负性肌力作用,可抑制心肌收缩力,减慢射血速率,消除或减少二尖瓣叶及瓣下结构的收缩期前移,减少 LVOT 压力阶差,减少二尖瓣反流,从而改善血流动力学状态,但对舒张功能影响小,被广泛用于治疗肥厚型心肌病伴显著 LVOT 梗阻的患者,疗效较好。但在有的患者中不能长期维持治疗效果。该药的抗胆碱作用所产生的不良反应,如口干、尿潴留、青光眼等亦使其应用受到限制,尤其是老年人。现不主张单用,而应与 β 受体阻滞剂合用。

4. 胺碘酮　由于以上药物对控制严重心律失常及减少室上性心律失常发作的效果均较差,而胺碘酮对此均有疗效,因而被用于肥厚型心肌病的治疗。此药也可改善梗阻型或非梗阻型患者的临床症状及运动耐量,可能是因其减慢心率或负性肌力作用改善舒张功能所致。长期使用该药可引起甲亢和肺组织纤维化,并有致心律失常作用,故该药仅在肥厚型心肌病患者使用 β 受体阻滞剂或钙通道阻滞剂失效或不能耐受,以及频发室上性和室性心律失常时才可以应用。用量为 200~600mg/d。

5. 利尿剂　对 LVOT 梗阻有症状者,可谨慎地应用小剂量袢利尿剂或噻嗪类利尿剂,以改善劳力性呼吸困难等症状。

6. 抗凝治疗　由于并发房颤后脑栓塞的发生率高,所以不论阵发性、持续性还是永久性房颤,除积极复律外均应积极抗凝治疗。可选择维生素 K 拮抗剂(华法林),将 INR 控制在 2~3,对不愿口服华法林者,可联合使用阿司匹林和氯吡格雷,亦可口服新型抗凝剂如凝血酶抑制剂(达比加群酯)或 Xa 抑制剂(利伐沙班、阿哌沙班)。长期抗栓治疗(无论是华法林、阿司匹林 + 氯吡格雷还是新型抗凝剂)均应评估出血的风险,可采用 HAS-BLED 评分 [高血压、肝 / 肾功能异常、卒中、出血史或易感性、不稳定的 INR、老年患者(>65 岁)和精神药物 / 酒精滥用],HAS-BLED 评分 ≥3 分为高危,应规律复诊,严密观察以防止出血事件的发生。

三、非药物治疗

1. 外科治疗　对在静息状态下有明显的左心室流出道压差(LVOTG)(≥50mmHg)并伴严重心力衰竭症状、药物治疗无效的患者应予以手术治疗,目的是使 LVOT 增宽,消除二尖瓣收缩期前向移动(SAM)及室间隔与二尖瓣的接触,进而消除 LVOT 梗阻和二尖瓣反流,达到治疗目的。有效率在 90% 以上,围手术期死亡率在有经验的医学中心(如 Mayo 医院)不超过 0.8%,大多医院维持在 3%~4%。

70%~80%的患者可长期获益。

2. 经皮室间隔心肌消融术(percutaneous transluminal septial myocardial ablation,PTSMA) PTSMA术是近年来正在发展中的新技术,主要通过在冠状动脉左前降支的第一间隔支内缓慢匀速地注入96%~99%的无水酒精0.5~3.0ml,使其产生化学性闭塞,导致前间隔基底段心肌梗死,遂使该处心肌变薄,以达到减少或消除LVOT压力阶差、改善左心室肥厚及减轻症状的目的。PTSMA的主要适应证为伴有室间隔厚度≥18mm,主动脉瓣下梗阻,静息时LVOT压力阶差≥50mmHg,或静息时仅30~50mmHg、应激时≥70mmHg的严重症状性梗阻性肥厚型心肌病患者且药物治疗无效或不能耐受者,或对外科手术有高度危险的患者。仅轻度症状的梗阻性肥厚型心肌病,以及合并严重二尖瓣病变、冠状动脉三支病变或左束支传导阻滞者均为非适应证,年幼、高龄者亦须慎重考虑。对室间隔肥厚严重(>30mm)或广泛瘢痕(CMR所见)者效果不佳,而室间隔厚度≤16mm时,易发生室间隔缺损。主要并发症为房室传导阻滞(AVB),需永久起搏者为10%~15%,原有左束支传导阻滞或一度AVB者更易发生。

因至今尚无手术切除室间隔与化学消融术的随机对照研究,在两法之间如何作出最佳选择,目前争议极大。2015ESC指南建议本法需在经验丰富、多学科团队协作的中心进行。

3. 永久性双腔起搏器治疗 从理论上讲,DDD方式起搏使心尖、部分心底部(流出道)心肌收缩程序逆转,并保持房室同步,有可能使收缩期二尖瓣水平的LVOT增宽,从而减轻流出道梗阻。当部分或应激状态下LVOT压力阶差≥50mmHg、药物治疗无效且仍维持窦性心律、有手术或化学消融禁忌证者可以考虑行双腔起搏器治疗,在此基础上继续优化药物治疗。

4. 植入型心律转复除颤器(ICD)的应用 猝死可发生于任何年龄,但多见于青年,猝死前常常没有症状。根据观察资料,对于确定高危的HCM患者,ICD是目前最恰当的治疗方法。第一个以ICD作为HCM心脏猝死一级和二级预防的试验表明,ICD可改善患者预后。

【预后】

病程发展缓慢,预后不定。可以稳定多年不变,但一旦出现症状则可以逐步恶化。猝死与心力衰竭为主要的死亡原因。猝死多见于儿童及年轻人,其出现与体力活动有关,与有无症状或有否梗阻有关。心室壁肥厚程度高、有猝死家族史、有持续性室速者为猝死的危险因子。猝死的可能机制包括快速室性心律失常、窦房结病变与心传导障碍、心肌缺血、舒张功能障碍和低血压,前两者最为重要。房颤的发生可以促进心力衰竭。少数患者有感染性心内膜炎或栓塞等并发症。

(王立军)

 参 考 文 献

[1] BRAUNWALD E. Cardiomyopathies: An overview [J]. Circ Res, 2017, 121 (7): 711-721.

[2] 中华医学会心血管病学分会, 中国心肌炎心肌病协作组. 中国扩张型心肌病诊断和治疗指南 [J]. 临床心血管病杂志, 2018, 34 (5): 421-434.

[3] SCHULTHEISS H P, FAIRWEATHER D, CAFORIO A L P, et al. Dilated cardiomyopathy [J]. Nat Rev Dis Primers, 2019, 5 (1): 32.

110

第 111 章
稳定型心绞痛

冠状动脉粥样硬化性心脏病(coronary atherosclerotic heart disease)指冠状动脉粥样硬化使血管腔狭窄或阻塞,和/或因冠状动脉功能性改变(痉挛)导致心肌缺血缺氧或坏死而引起的心脏病,统称冠状动脉性心脏病(coronary heart disease),简称冠心病,亦称缺血性心脏病(ischemic heart disease)。

根据心肌缺血的发生机制、发展速度和预后的不同,分为慢性冠脉综合征(chronic coronary syndrome)或慢性心肌缺血综合征(chronic ischemic syndrome)和急性冠脉综合征(acute coronary syndrome,ACS)两大类。近年来,认为冠心病是动脉粥样硬化斑块和冠脉循环功能改变的动态过程,可通过生活方式调整、药物治疗和血运重建治疗延缓病程进展。慢性冠脉缺血综合征包括稳定型心绞痛、隐匿型冠心病和缺血性心肌病,常见的临床情况为:①存在稳定型心绞痛和/或呼吸困难症状的可疑冠心病患者;②新发心力衰竭或左心室功能障碍的可疑冠心病患者;③发生急性冠脉综合征后 1 年内无症状或仍有稳定型心绞痛症状,或近期行血运重建的患者;④初诊或血运重建治疗 1 年以上的无症状或有症状的患者;⑤怀疑血管痉挛或微血管病变的心绞痛患者;⑥筛查发现冠心病的无症状患者。急性冠脉综合征包括不稳定型心绞痛(unstable angina,UA)、非 ST 段抬高心肌梗死(non-ST-segment elevation myocardial infarction,NSTEMI)和 ST 段抬高心肌梗死(ST-segment elevation myocardial infarction,STEMI)。

【心绞痛分类】

心绞痛(angina pectoris)是由胸部不适或疼痛症状组成的临床综合征,通常与冠状动脉异常导致的一过性心肌缺血有关,由于心肌对氧的需求增加超过冠状动脉供血能力或由于冠状动脉供血不足所致,也可两者并存。国际心脏病学会及世界卫生组织将心绞痛分为劳力性心绞痛、自发性心绞痛和混合性心绞痛。

一、劳力性心绞痛

特点是疼痛由体力活动或其他增加心肌耗氧量的情况诱发,为心肌需氧量增加超过病变冠状动脉供血能力时发生的心绞痛。进一步分为以下类型。

1. **初发劳力性心绞痛(initial onset angina pectoris)** 既往无心绞痛病史,在 1 个月内新出现的劳力性心绞痛。此心绞痛病情常不稳定,有加重倾向,如不及时治疗,易发生心肌梗死及猝死。多为冠脉病变急剧进展、破溃、出血,血小板聚集或部分血栓形成导致冠脉管腔不完全闭塞。

2. **稳定劳力性心绞痛(stable angina pectoris)** 简称稳定型心绞痛,亦称普通型心绞痛,是最常见的心绞痛。心绞痛在 2 个月以上,发作的诱因、疼痛的严重程度、发作频率、疼痛持续时间、硝酸甘油服用量稳定不变者。可为单支或多支严重冠脉病变,病变常较稳定或已形成充分侧支循环。

3. **恶化劳力性心绞痛(crescendo angina pectoris)** 原为稳定劳力性心绞痛,近期内心绞痛发作次数较前增加、持续时间延长、疼痛程度加重、硝酸甘油用量增加,心绞痛阈值显著下降,轻度活动甚至休息状态下也可出现心绞痛,但心电图及血心肌酶检查不支持急性心肌梗死。多在原有病变的基础上发生病变进展,使原有病变更重或伴有冠脉痉挛。

二、自发性心绞痛

由于冠状动脉痉挛引起冠状动脉动力性狭窄、冠脉供血减少导致心肌缺血,心绞痛发作与心肌需氧量的增加无明显关系。与劳力性心绞痛相比疼痛持续时间较长、程度较重、发作时心电图可呈 ST 段压低或 T 波变化。部分患者在静息时发生心绞痛症状,可伴有缺血性 ST 段改变;静息时心绞痛发作伴有短暂性 ST 段抬高称为 Prinzmetal 心绞痛,多与冠状动脉痉挛有关。

三、混合性心绞痛

劳力或休息时均可发生心绞痛,患者多在冠脉固定病变的基础上有冠脉痉挛因素参与。

习惯上将心绞痛分为稳定型、不稳定型及变异型心绞痛,根据不同的冠脉病理特点、发病机制,判定预后并决定进一步治疗原则,具有重要的临床指导意义。

【病因与发病机制】

一、病因

通常,一支或以上的主要冠状动脉病变或冠状动脉微血管病变均可引起心绞痛发作。冠状动脉粥样硬化是引起心绞痛的最常见原因,部分心绞痛与冠状动脉粥样硬化

111

病变无关,如血管内皮功能异常、冠状动脉痉挛、先天性冠脉异常、主动脉瓣狭窄、二尖瓣狭窄伴有严重右心室高压、肺动脉高压、肥厚型心肌病或控制不良的高血压患者可发生心绞痛。主动脉瓣反流、二尖瓣脱垂、扩张型心肌病、梅毒性心脏病患者也可偶发心绞痛。此外,严重贫血、心动过速、甲亢及发热时也可发生心绞痛。

二、发病机制

当冠状动脉的供血和供氧与心肌的需氧失衡,冠状动脉血流量不能满足心肌代谢的需要,即产生心绞痛。心肌缺氧时,代谢产物的过多积聚刺激心脏内的自主神经末梢引起疼痛或不适。疼痛刺激经胸交感神经节和相应脊髓段背角细胞由丘脑的脊髓丘脑束传至大脑皮质产生疼痛的感觉。

冠状动脉粥样硬化斑块引起固定狭窄或斑块破裂时局部血管痉挛、血栓形成均可使冠脉血流减少。如冠状动脉小血管代偿性扩张或有充分的侧支循环形成,能保证充分的血液供应则不发生心绞痛。通常,心肌缺血后 30 秒产生心绞痛症状,一支主要冠状动脉病变大于直径的 50% 或超过冠脉横断面积的 70%、左主干病变超过直径的 50% 时可出现劳力性心绞痛;如存在良好的侧支循环,病变更严重时才会发生心绞痛。

部分患者具有心肌缺血症状,而冠状动脉造影未发现狭窄程度 ≥50% 的阻塞性冠状动脉狭窄,被称为缺血伴非阻塞性冠状动脉疾病(ischemia with non-obstructive coronary arteries, INOCA),根据机制可分为血管痉挛性心绞痛和冠状动脉微血管功能障碍引起的微血管性心绞痛。

血管痉挛性心绞痛是指由血管舒缩异常引起短暂性心外膜冠状动脉阻塞导致的心肌缺血,与血管内皮功能紊乱、血管平滑肌反应性增高及自主神经功能障碍等因素有关。通常由吸烟、药物、血压急剧升高、寒冷、情绪紧张或过度换气等诱发,过敏反应也可导致冠状动脉痉挛。

微血管性心绞痛是由冠状动脉微血管功能障碍引起心肌缺血。冠状动脉微血管功能障碍又称 X 综合征,由于血管内皮功能失调、炎症、血小板活化、自主神经调节功能失调等因素,导致冠状动脉微血管功能改变和 / 或结构异常,使冠状动脉阻力增加,心肌灌注减少,心肌需氧量增加时冠状动脉血流储备却降低,造成心肌缺血。

1. 心肌耗氧量增加引起心绞痛 尽管患者存在冠状动脉病变,但在安静状态下冠脉血流仍能维持心肌对氧的需求,不产生心肌缺血症状。当劳力、心脏负荷增加或存在其他使心肌耗氧量增加的因素时,冠状动脉储备能力难以满足心肌对氧的需求则发生心绞痛。心率、心肌收缩力及心肌收缩时的室壁张力均可影响心肌耗氧量,其中心率是最重要的影响因素。

2. 心肌供氧减少引起心绞痛 由于一过性冠状动脉痉挛引起冠状动脉狭窄或堵塞,冠状动脉供血减少引起心绞痛发作,常在静息状态发生,多发生在有粥样硬化斑块的部位,也可发生于正常冠状动脉;在冠状动脉病变处,暂时性血小板聚集、一过性血栓形成等,以及释放的 TXA_2、内皮素诱发血管痉挛,使冠状动脉的血流量减少;有粥样硬化斑块的部位血管内皮功能异常,扩血管物质减少,造成冠状动脉平滑肌张力高,血管扩张功能障碍;突发循环血流下降(如休克、严重心律失常)使冠状动脉血流量减少,心肌供氧减少,也可产生心绞痛。

3. 心肌耗氧量增加和心肌供氧减少共同引起心绞痛 在冠状动脉固定病变的基础上发生冠状动脉痉挛或存在微血管病变,患者心绞痛的发作与心肌耗氧量增加和供氧量减少均有关。

【诊断】

一、临床表现特点

对胸痛患者应根据症状区分是否为典型心绞痛、不典型心绞痛和非心脏性胸痛。应重视对胸痛症状的询问,典型症状对冠心病的诊断至关重要。

(一)典型症状

1. 诱因 常因体力活动、寒冷刺激、精神紧张、情绪激动、饱餐诱发。

2. 部位及范围 常位于胸骨后,部分为胸骨左缘,可波及心前区,并向左肩、左臂内侧及无名指、小指放射,也可累及颈、后背、喉部、下颌、上腹,范围约拳头或巴掌大小。

3. 性质 为钝痛或不适感,呈压迫、紧缩、憋闷、窒息、堵塞、沉重或烧灼感。很少表现为尖锐痛。

4. 持续时间 发作由轻渐重,10~20 秒可达高峰,全过程数分钟,重者可达 10~15 分钟,很少超过 30 分钟。

5. 缓解方式 含服硝酸甘油 1~5 分钟或停止诱发症状的活动数分钟内可缓解。部分患者行走时发生的心绞痛不需要停止活动,继续行走或减慢速度症状也可缓解,称走过心绞痛(walk-through angina)。

(二)非典型症状

部分患者尤其是老年人的心肌缺血症状不典型,可无胸部不适症状,而表现为恶心、呕吐、上腹不适、出汗、乏力,或仅有颈、肩、下颌、牙齿、上肢不适。应重视与劳力密切相关、休息或含硝酸甘油缓解的呼吸困难、乏力等症状,称为心绞痛等同症状(angina equivalent symptom)。

缺血伴非阻塞性冠状动脉疾病的患者症状多样,特别是女性患者的症状多不典型,常被误诊为非心源性疾病,被低估和治疗不足。

稳定型心绞痛发作的性质在 1~3 个月内无改变,即发作频率大致相同,诱发发作的劳力和情绪激动程度相同,发作部位、程度和时间,以及缓解时间无改变。

(三)体征

可无体征,部分患者症状发作时可有出汗、血压升高、心率增快、期前收缩、肺部湿啰音,甚至出现一过性 S_3、S_4、S_2 逆分裂,二尖瓣收缩期杂音等。

二、辅助检查

(一)实验室检查

实验室检查用于评估心肌缺血的病因、心血管危险因

111

素和临床预后,包括血常规、血脂、血糖、血尿酸、肾功能等,临床疑似甲状腺疾病者应检测甲状腺功能,胸痛症状明显或怀疑不稳定者应查肌钙蛋白和心肌酶,疑似心力衰竭者检测 BNP 或 NT-proBNP。

(二) 心电图

1. 静息心电图 心肌缺血导致心肌细胞除极及电流改变,20 秒后可发生心电图变化。心绞痛发作时约半数患者的心电图正常,部分患者出现 ST 段水平或下斜型下移 ≥0.1mV 或 ST 段抬高 ≥0.1mV,其他的变化包括 T 波改变、异常 Q 波、束支传导阻滞、各种房室传导阻滞及各种心律失常。心电图的动态变化对心绞痛的诊断价值较大。部分患者静息心电图即存在 ST 段、T 波改变,静息时即存在心电图异常比心电图正常者更具风险。部分患者原有 T 波倒置,心绞痛发作时 T 波变为直立(伪改善),这种现象可能是严重缺血引起室壁运动障碍所致,应引起重视。ST 段下移及 T 波改变提示心内膜下心肌缺血,ST 段抬高提示存在透壁性心肌缺血。左前分支阻滞、右束支传导阻滞、左束支传导阻滞的存在提示冠状动脉多支病变,但缺乏特异性。

2. 运动心电图 运动心电图检查的目的在于筛选症状不典型或静息状态心电图正常的患者有无心肌缺血,或对患者进行危险度分层,以决定进一步治疗方法。应根据运动时的症状、运动耐量、血流动力学变化及心电图改变综合判断结果,最具诊断价值的是,运动中或运动后即刻出现 ST 段压低或抬高(持续至 QRS 后 60~80 毫秒)≥0.1mV。ST 段下降越多,持续时间越长,出现 ST 段下降的导联数越多,提示缺血程度越重或范围越广泛。除心电图改变外,运动中血压不增加,或开始时上升,运动过程中又下降超过 10mmHg,是重度冠状动脉病变、心功能异常的表现,提示预后较差。若运动当时出现典型心绞痛,同时 ST 段水平或下斜型下移 1mm 以上,运动心电图诊断冠状动脉疾病的预测价值为 90%,超过 2mm 基本可以确诊。对缺乏运动时典型心绞痛发作的患者,运动时出现 ST 段水平或下斜型下移 1mm 以上,检测出有意义冠状动脉狭窄的预测价值为 70%,如 ST 段水平或下斜型下移 2mm 以上,预测价值增至 90%。

运动心电图的高危指征:①出现 ≥2.0mm 的 ST 段压低;②在低运动负荷时(Bruce Ⅰ级)出现 ≥1.0mm 的 ST 段压低;③运动后 ST 段压低的恢复时间超过 5 分钟;④运动负荷功量低于 4 METs(MET:代谢当量);⑤异常的血压反应,如运动时血压降低;⑥运动时出现室速。

与冠状动脉造影相比,运动心电图的灵敏度为 50%~72%,特异度为 69%~90%,预测准确度为 68%~75%。劳力性心绞痛患者的灵敏度较高,而自发性心绞痛患者的阳性率较低。灵敏度与冠脉病变的位置、严重程度、支数相关,三支病变、左主干病变、前降支近端严重病变的阳性率可达 80%~90%,右冠脉、回旋支病变易出现假阴性,存在侧支循环时也可呈阴性结果。部分患者可出现假阳性结果。

3. 动态心电图(Holter) 40% 的冠心病患者在日常生活中存在一过性心肌缺血,此时多无症状。12 导联动态心电图有助于持续监测心肌缺血发作的频度、持续时间,并有助于发现无症状心肌缺血、检出心肌缺血相关的各种心律失常。Holter 对判断急性冠脉综合征、稳定型心绞痛患者的预后有重要价值。

(三) 放射性核素运动心肌灌注显像

1. 心肌灌注显像(^{201}Tl、^{99m}Tc-MIBI 或 ^{99m}Tc-P53) 部分患者静息时无心肌缺血,心肌影像可无异常表现,当患者运动时心脏做功增加,已有病变的冠状动脉不能有效地增加灌注区的血流量,产生心肌缺血,使心肌灌注影像上该区域出现放射性减低、缺损区。运动负荷时心肌灌注影像出现局限性放射性减低、缺损区,静息影像减低缺损区消失或接近消失,称可逆性灌注缺损,为心肌缺血的特征性表现。负荷心肌灌注显像诊断冠心病的灵敏度为 71%~98%,特异度为 43%~92%,优于心电图负荷试验。此外,检测单支血管病变运动心肌灌注显像比运动心电图更敏感。正电子发射体层成像(PET)根据摄取葡萄糖(^{18}F-FDG)与否识别冬眠心肌和顿抑心肌,评估心肌是否存活,准确率可达 80%~85%。

2. 运动核素心肌显像 可观察运动前后射血分数(EF)、心室舒张功能和室壁运动的变化,对心肌缺血有较高的诊断价值。正常人运动时 EF 增加、反映左心室舒张功能的高峰充盈率(PFR)升高。心肌缺血时运动后 EF 值上升不足 5% 甚至下降,PFR 上升程度明显低于正常,局部室壁运动异常及功能降低。负荷后出现局部室壁运动障碍则可提高对心肌缺血诊断的特异性。可根据室壁运动异常出现的部位,推断病变所累及的冠状动脉。

核素心肌显像的高危指征:①多处灌注缺损(完全缺损及可逆缺损)超过一支血管的供血区;②出现大面积和严重灌注缺损;③运动诱发的左心室功能障碍导致肺部 ^{201}Tl 摄取增多;④运动后出现一过性左心室扩大;⑤门控单光子断层扫描发现左心室功能异常。

(四) 超声心动图

有助于提高冠心病检出率并除外其他心脏病,心肌缺血时可出现节段性室壁运动障碍、左心室顺应性降低及左心室舒张末压升高或 LVEF 下降。运动负荷超声心动图监测冠心病的准确性与运动核素心肌灌注显像相似,优于运动心电图,对冠脉病变直径超过 50% 患者的灵敏度 71%~94%,特异度 41%~100%,诊断准确率 69%~92%。

运动负荷超声心动图的高危指征:①多处可逆的室壁运动异常;②严重和广泛的心脏异常及可逆的心室扩张;③静息状态、使用小剂量多巴酚丁胺[10mg/(kg·min)]或心率 <120 次/min 即出现左心室收缩功能异常。

(五) 药物负荷试验

对不能接受运动负荷试验患者,如年老体弱、活动受限、患有关节炎、肺部疾病、周围血管疾病等,可行药物负荷试验。常用腺苷(adenosine)、双嘧达莫(dipyridamole)和多巴酚丁胺(dobutamine)等药物。

双嘧达莫通过抑制内源性腺苷的降解升高腺苷在组织和血液中的浓度,利用腺苷扩张冠状动脉的作用,增加冠状动脉血流;外源性腺苷则直接作用于冠状动脉使血管扩张,和双嘧达莫相比,作用更直接;双嘧达莫、腺苷通过扩张非

111

缺血区的阻力血管,使血流从缺血区分流至非缺血区,产生冠脉窃流而诱发心肌缺血。

多巴酚丁胺主要作用于 β_1 受体使心率加快,心肌收缩力增强,心肌耗氧量增加,达到与运动试验相似的血流动力学改变。

药物负荷试验可根据用药前后心电图变化,或与放射性核素、超声心动图结合观察室壁运动情况。判断标准:同运动试验,运动核素心肌显像、超声心动图出现可逆的节段性室壁运动障碍。

(六)冠脉 CT(EBCT)

是无创冠脉成像技术,对判断冠脉病变的部位、严重程度及识别钙化病变有其独特价值,是识别冠状动脉病变的筛查手段。目前,对存在冠脉严重钙化病变的患者难以准确判断病变的程度,对冠脉支架置入术后的患者,支架内再狭窄程度的判断受到限制。如冠脉 CT 显示冠状动脉存在临界病变,其是否引起心肌缺血或心绞痛症状,可结合其他无创功能检查结果评价。

(七)心脏磁共振成像(MRI)

对人体辐射小,作为无创检查探测心肌缺血、观察室壁运动都有其特殊意义,目前经注射显影剂后观察心肌灌注影像,以及冠状动脉血管成像技术均取得重大进展,未来有可能成为冠状动脉疾病的重要检查手段。

(八)冠状动脉造影

为冠心病诊断最可靠的方法,可准确了解冠状动脉病变部位、狭窄程度、病变形态及侧支循环情况。冠状动脉造影为冠心病的临床诊断、治疗方法的选择、预后判定提供了可靠依据。高危患者应尽早行冠状动脉造影检查,对可疑心肌缺血所致的胸痛、不能进行相关无创检查或有特殊需要时可直接行冠状动脉造影。一些肥胖、慢性阻塞性肺部疾病、心力衰竭患者运动困难且难以获得理想无创影像时,冠状动脉造影也提供准确的诊断。药物治疗后仍存在加拿大心血管协会心绞痛分级(CCS)Ⅲ、Ⅳ级的稳定型心绞痛、无创检查提示存在高危征象、发生过猝死或严重室性心律失常的心绞痛、合并心力衰竭的心绞痛,以及临床提示存在严重冠状动脉病变的患者,均应行冠状动脉造影检查。左心室功能异常(EF <45%)、CCS Ⅰ或Ⅱ级、无创检查提示心肌缺血的中危患者,以及无创检查难以作出结论的患者也可行冠状动脉造影检查。冠状动脉内超声、冠状动脉内光学相干断层显像(OCT)、冠状动脉血流储备分数(FFR)和定量冠状动脉血流分数(QFR)等有助于确定冠心病诊疗方案。

对于冠状动脉造影显示的狭窄病变,可经冠状动脉内注射硝酸甘油,排除冠状动脉痉挛。对部分临界病变(50%~70%)的治疗策略应结合临床特点、病变形态及稳定性综合考虑,必要时需在冠状动脉内超声(IVUS)或冠状动脉内光学相干断层显像指导下决定是否需进行介入治疗。一般认为冠状动脉病变超过管腔直径的 50% 或横断面积的 70% 可发生心肌缺血,引起心绞痛症状。对超过 70% 的冠状动脉病变可考虑进行血管重建治疗。

对于持续存在心绞痛症状而冠状动脉造影正常或中度狭窄,可测量冠状动脉血流储备分数,此外可考虑行麦角新碱或乙酰胆碱诱发试验,以明确是否存在冠状动脉微血管病变或冠状动脉痉挛。

三、诊断注意事项

心绞痛的诊断主要通过详细询问病史,了解疼痛特点、伴随症状,并认真进行体检,结合必要辅助检查来进行,有典型的心绞痛症状,结合患者危险因素如年龄、男性、糖尿病等,即可考虑心绞痛的诊断。如症状不典型,进一步根据运动心电图、超声心动图、负荷核素心肌显像等明确。诊断冠心病需除外非冠状动脉疾病引起的心绞痛。

不符合心肌缺血疼痛特征的胸痛:①胸膜性疼痛如尖锐或刀割样疼痛,随呼吸或咳嗽加重。②疼痛范围呈点状或指尖大小,尤其位于左心室心尖部的胸痛。③由姿势或触摸胸壁或上臂诱发的疼痛。④持续数天、数小时,无急性心肌梗死证据的胸痛;或极短暂持续几秒的胸痛。⑤中腹或下腹原发或孤立性疼痛,或放射至下肢的疼痛。

常见的需与稳定型心绞痛鉴别的疾病如下。

1. 不稳定型心绞痛和急性心肌梗死 疼痛部位、性质与心绞痛相似,程度更剧烈,根据病史可鉴别不稳定型心绞痛。心肌梗死的表现更严重,持续半小时以上或数小时,含服硝酸甘油疼痛不能缓解,常有心电图动态演变及心肌酶改变。

2. 主动脉夹层 典型者疼痛剧烈,常为撕裂样,迅速达到高峰且多放射至背部、腹部、腰部和下肢。可产生动脉压迫症状,两侧上肢的血压和脉搏常不一致。进一步检查有助于确诊。

3. 重度肺动脉高压 可发生与心绞痛相似的劳力性疼痛,可能与活动时右心室缺血有关。常伴有呼吸困难、头晕甚至晕厥。检查可发现胸廓畸形、P_2 亢进、ECG 右心室肥厚等,UCG 可测定肺动脉压力。

4. 肺动脉栓塞 急性的肺动脉栓塞常可引起胸痛、呼吸困难等表现。可有右心室增大、P_2 亢进、分裂和右心衰竭体征。心电图可出现电轴右倾、肺性 P 波、右心室扩大及典型的心电图 $Q_{III}T_{III}S_I$。D-二聚体升高、肺通气灌注显像及肺血管 CT 有助于明确诊断。

5. 心包炎 疼痛位于胸骨部或胸骨旁、心前区,可延及颈部、肩部,多为持续性胸痛。疼痛与体位、呼吸有关,可因咳嗽、深呼吸、平卧位而加重。如听诊发现心包摩擦音,诊断可确立。临床及实验室检查有助于鉴别。

6. 食管疾病 如反流性食管炎、食管裂孔疝及食管痉挛。胃酸反流引起食管炎症、痉挛,表现为胸骨后堵塞、烧灼、压迫感,并可向背部、上肢及下颌放射而疑似心绞痛。常于进食尤其冷饮时或饭后发作,疼痛性质可呈收缩性或锐痛,发作时可有吞咽困难,与劳力无关,持续数分钟或几小时,服用硝酸甘油有效,抗酸药使之缓解。胃镜、胃肠造影,食管功能检查如激发试验、食管压力监测、24 小时 pH 值监测等可明确诊断。

7. 胸壁疾病 如肋软骨炎、肋间神经痛、带状疱疹均可引起左心前区痛,多可找到痛点,疼痛可与体位、呼吸有关。

8. 胸膜疾病 如胸膜炎也可引起胸痛,疼痛特点与心绞痛不同,为锐痛或刀割样疼痛,体位改变、胸壁运动如咳嗽、呼吸可使疼痛加重。

9. 颈胸部骨关节疾病 如颈椎病、肩周炎,可引起胸痛、左上肢疼,颈部运动或上肢运动可诱发。X 线片可见骨质增生、椎间盘脱出,部分可找到痛点。

10. 胆道疾病 如胆绞痛,一般位于右上腹,有时疼痛位于上腹部、心前区,可放射到右肩胛下区,或沿肋缘放射到背部。疼痛常较剧烈,右上腹可有压痛,可伴有巩膜黄染、发热、白细胞增高,腹部 B 超常可明确诊断。

11. 心脏神经症 患者胸痛为常见症状,性质可为锐痛如针刺样、撕裂样、触电样,常位于左前胸,疼痛呈点、线状分布,常伴局部皮肤过敏,历时数秒或间断反复发生,胸部不适有时也可表现为前胸部发闷、持续数小时或整天不适。疼痛与运动无关或在劳力后发作,阴雨天易发作,喜长出气,在人多处更感难受,觉空气不够用而开窗通气、过度呼吸,含硝酸甘油无效或 10 分钟以上"见效"。心电图可有非特异性 ST-T 改变,如 J 点下降,T 波低平倒置。运动试验可出现假阳性,普萘洛尔可改善部分患者心电图或使运动试验正常。

四、稳定型心绞痛分级及危险评估

(一)稳定型心绞痛分级

国际上采用 1972 年加拿大心血管协会(CCS)根据劳力性心绞痛发作时的劳力量分级。

Ⅰ级:一般日常活动不引起心绞痛发作,费力大、速度快、时间长的体力活动可引起发作。

Ⅱ级:日常体力活动受限制,在饭后、冷风、情绪波动时更明显。

Ⅲ级:日常体力活动显著受限,以一般速度平地步行一个街区,或上一层楼即可引起心绞痛发作。

Ⅳ级:轻微活动可引起心绞痛,甚至休息时也有发作。

(二)稳定型心绞痛危险评估

心绞痛分级Ⅲ或Ⅳ级、高龄、有心肌梗死史、高血压、糖尿病、外周血管病变、静息心电图有 ST 段下移、心脏扩大、LVEF<45%、心功能不全者为高危组,无上述危险因素的为低危组。高危患者的年死亡率超过 3%。

稳定型心绞痛的预后常与多种因素有关,左心室功能是长期存活最重要的预测因子,LVEF 是最常用的评价心功能的指标,如 LVEF<35% 提示预后不良。冠状动脉病变的范围、严重程度及支数常与预后有关。如临床症状不稳定常提示存在复杂病变,存在近期发生冠状动脉斑块破裂的可能,由此导致死亡或非致命性心肌梗死。此外,高龄、男性、心肌梗死病史、吸烟及合并其他疾病如高血压、糖尿病、高脂血症、外周血管疾病、蛋白尿等也影响患者预后。

【治疗】

一、一般治疗

1. 向患者解释病情,解除思想负担,使患者配合治疗。

2. 控制冠心病的危险因素如高血压、血脂异常、糖尿病、痛风、肥胖;劝告吸烟者戒烟并避免被动吸烟,建议采用 5A 法帮助戒烟(5A:询问、劝告、评估、帮助及安排);限制患者饮酒,饮酒量应在中等量以下。

3. 避免过度劳累及精神紧张,培养健康的生活方式,养成良好的饮食习惯,保持生活规律,保证充分休息,根据病情安排适当的体力活动及工作。

4. 治疗可诱发心绞痛或并存的其他系统疾病,如胆囊疾病、消化性溃疡、颈椎病、食管炎、甲亢等。

二、药物治疗

药物治疗目标:预防心肌梗死和死亡,改善预后;减少心肌缺血发作、缓解症状和改善生活质量。改善预后药物包括抗血小板药物、调脂治疗、血管紧张素转换酶抑制剂或血管紧张素受体拮抗剂等。抗心绞痛药物包括 β 受体阻滞剂、钙通道阻滞剂、硝酸酯类药物等。

(一)抗血小板药物

1. 阿司匹林 通过抑制花生四烯酸、减少血栓素 A_2 的合成发挥其抗血小板活化和聚集的作用,还降低 CRP 水平并改善内皮功能,通过抗炎作用减少心血管事件的发生。如无禁忌证,急性或慢性心肌缺血的患者均应常规服用阿司匹林。长期使用的推荐剂量 75~100mg/d。

2. P_2Y_{12} 受体拮抗剂 通过阻断血小板的 P_2Y_{12} 受体,抑制 ADP 介导的血小板激活和血小板聚集,防止血栓形成。①氯吡格雷:为前体药物,在肝脏通过细胞色素 P450 酶代谢为活性代谢物,不可逆抑制 P_2Y_{12} 受体。用于 PCI 术后或急性冠脉综合征双联抗血小板治疗或稳定冠心病服用阿司匹林有禁忌的患者。②替格瑞洛:可逆抑制 P_2Y_{12} 受体,起效更快,作用更强。推荐剂量 90mg/ 次或 60mg/ 次,1 日 2 次。

稳定型心绞痛患者行 PCI 术后联用阿司匹林和 P_2Y_{12} 受体拮抗剂,双联抗血小板治疗的疗程取决于患者血栓和出血风险。PCI 患者双联抗血小板治疗至少 6 个月;出血高风险患者疗程可缩短至 3 个月。血栓风险高、出血风险低的患者,若能耐受双联抗血小板治疗可延长疗程。胃肠道出血高风险患者应同时使用质子泵抑制剂。

(二)调脂治疗

他汀类药物是冠心病治疗的基本药物,能够降低冠心病死亡率和心血管事件发生率,可以改善内皮细胞功能,抑制炎症、稳定斑块、延缓动脉粥样硬化病变的进展。推荐冠心病患者使用他汀类药物,根据血脂基线水平确定起始剂量,根据调脂疗效和耐受情况调整剂量,使 LDL-C 降至<1.8mmol/L,如 LDL-C 基线值已在目标值内,将 LDL-C 从基线降低≥30%。超高危患者 LDL-C 目标值<1.4mmol/L 以下且较基线降低≥50%。若治疗后 LDL-C 不达标,应调整他汀类药物种类或增加剂量进一步降低 LDL-C。若使用最大耐受剂量他汀类药物 LDL-C 仍不达标,可与依折麦布联用。对于使用最大耐受剂量他汀类药物和依折麦布后 LDL-C 仍未达标,可与 PCSK9 抑制剂联合使用。对高甘油三酯血症、低 HDL-C 冠心病患者可给予贝特类或鱼油

制剂。

（三）血管紧张素转换酶抑制剂（ACEI）及血管紧张素Ⅱ受体拮抗剂（ARB）

ACEI是冠心病治疗的基本药物，特别是伴高血压、糖尿病、LVEF≤40%或慢性肾病的患者。多个大规模临床试验的结果已证实ACEI有效降低冠心病合并/不合并心力衰竭、有/无心肌梗死史患者的死亡率及心脏事件、改善高/中危患者的预后。ACEI改善内皮功能，增加冠状动脉血流，改善心肌氧供需平衡并抑制交感神经活性，减少心室肥厚、血管增厚，抑制动脉粥样硬化斑块进展，防止斑块破裂及血栓形成，减少心肌梗死发生及心绞痛发作。

常用的ACEI类药物包括培哚普利4~8mg、1次/d，雷米普利2.5~10mg、1次/d，贝那普利2.5~20mg、2次/d，福辛普利10~40mg、1次/d等。对ACEI药物的选择应考虑其半衰期、代谢特点以及排泄途径，达到有效治疗剂量。不能耐受ACEI的患者可考虑换用ARB，如缬沙坦、坎地沙坦等。

（四）抗心绞痛药物

综合评估患者的心率、血压和左心室功能，同时根据合并疾病情况、耐受性、依从性等，选择一种或多种抗心绞痛药物。首选β受体阻滞剂、钙通道阻滞剂或两种药物联合使用，目标心率55~60次/min，其次为硝酸酯类药物，心绞痛症状不能控制、药物不耐受或有禁忌，可选择尼可地尔、伊伐布雷定、雷诺嗪、曲美他嗪。

对于微血管性心绞痛患者，可使用β受体阻滞剂、钙通道阻滞剂、尼可地尔、雷诺嗪，ACEI、ARB类药物也能改善微血管性心绞痛的症状和预后。血管痉挛性心绞痛的患者建议使用长效钙通道阻滞剂、硝酸酯类药物或尼可地尔。

1. β受体阻滞剂 通过减慢心率和房室传导、降低血压、减弱心肌收缩力、降低室壁张力减少心肌耗氧量，减少运动时"心率×血压（HR×BP）"两者乘积，增加舒张期灌注时间，从而使心绞痛发作次数减少、硝酸甘油用量减少、活动耐力增加。对运动诱发的心绞痛，改善运动耐量、减少有症状和无症状的心肌缺血发作均有明显疗效。大量证据表明β受体阻滞剂减少心肌梗死患者的死亡率和再发心肌梗死，预防高血压患者的卒中和心力衰竭。此外，可减少心律失常的发生。在一定范围内，β受体阻滞剂的疗效呈剂量依赖性，对每一患者的剂量必须个体化，宜从小剂量开始、逐渐增量至靶剂量，使心率保持在55~60次/min，严重心绞痛时可将心率控制在50次/min左右。老年人用药剂量较中年人小，心脏明显扩大、心功能差者对药物耐受性差。β受体阻滞剂与维拉帕米或地尔硫䓬合用时，密切观察心功能和心率情况，警惕有无严重心动过缓、传导阻滞、心力衰竭恶化。副作用是疲劳、抑郁、心动过缓、传导阻滞、支气管痉挛、外周血管收缩等。

（1）美托洛尔（metoprolol，倍他乐克）：为心脏选择性的脂溶性β₁受体阻滞剂，对劳力性心绞痛的疗效明确，为临床常用治疗劳力性心绞痛的药物。半衰期3~7小时，肝内代谢、肾脏排泄，约5%以原形从肾脏排泄。常用剂量50~200mg/d，分两次口服。美托洛尔缓释片，半衰期长达20

小时，每日1次口服，50~200mg/d。

（2）比索洛尔（bisoprolol）：为高度β₁选择性、长作用的β受体阻滞剂，半衰期7~15小时，口服吸收好，生物利用度达80%，50%从肝脏排泄，其他以原形从肾脏排泄。剂量：2.5~20mg/d，一般患者5mg/d，每日1次口服。

（3）卡维地洛（caverdilol）：具有β及α受体阻滞作用，脂溶性，肝内代谢，半衰期6~10小时，剂量范围3.125~50mg，每日2次。

（4）阿替洛尔（atenolol，氨酰心安）：为心脏选择性的水溶性β₁受体阻滞剂。半衰期6~9小时，主要从肾脏排泄，个体剂量差别较小。可用于治疗劳力性心绞痛，疗效肯定。常用剂量25~100mg/d，每日口服1次或2次。

2. 钙通道阻滞剂 通过抑制钙离子进入心肌及平滑肌细胞，抑制钙依赖性电机械耦联过程，对心脏有直接负性肌力作用，并可松弛血管平滑肌，通过抑制心肌收缩、扩张冠状动脉及外周动脉缓解冠状动脉痉挛、降低动脉压、减轻心脏负荷，使心肌耗氧量降低、氧供增加。可使患者心绞痛发作次数减少、运动耐力增加、硝酸酯类用量减少。钙通道阻滞剂分为二氢吡啶类，如氨氯地平、非洛地平、贝尼地平、硝苯地平；非二氢吡啶类，如地尔硫䓬、维拉帕米。对于血管痉挛性心绞痛、合并哮喘、慢性阻塞性肺疾病、外周血管疾病的患者，钙通道阻滞剂有独特优势。

（1）地尔硫䓬（diltiazem）：可有效扩张冠状动脉及外周动脉，改善侧支循环，扩血管作用比硝苯地平弱，心脏抑制作用比维拉帕米弱，具有轻度负性肌力、负性频率作用，可有效降低心肌耗氧量，控制劳力性及自发性心绞痛。常用剂量：90~360mg/d，口服，每日3~4次。缓释制剂可每日1次。

（2）维拉帕米（verapamil）：可扩张全身及冠状动脉，具有负性肌力、负性频率、负性传导作用，降低心肌耗氧量的同时可能诱发心力衰竭。禁用于严重房室传导阻滞、病态窦房结综合征、心力衰竭患者。常用剂量：240~320mg/d，每日3~4次。缓释制剂可每日1~2次。

（3）长效二氢吡啶类钙通道阻滞剂：如氨氯地平、非洛地平、贝尼地平，降低高血压患者的死亡率及心脏事件，可使冠心病患者心绞痛症状减少、减少冠状动脉造影及搭桥手术。氨氯地平（amlodipine），半衰期长达35~50小时，可用于治疗合并高血压的劳力性心绞痛。氨氯地平、非洛地平、贝尼地平可用于房室传导阻滞、病态窦房结综合征患者。硝苯地平及缓释剂型可反射性引起交感神经兴奋，使心率加快，心肌耗氧增加，常与β受体阻滞剂合用，主要用于缓解冠状动脉痉挛导致的心绞痛。禁用于重度主动脉瓣狭窄、梗阻性肥厚型心肌病、心力衰竭患者。副作用有头痛和水肿。

3. 硝酸酯类 通过扩张静脉、减少回心血量而降低心脏的前负荷，大剂量时通过扩张动脉，降低周围血管阻力而降低后负荷；直接扩张冠状动脉，增加侧支循环而增加心肌灌注，可有效减轻或缓解心绞痛症状，改善生活质量，但缺乏长期服用降低死亡率、改善预后的循证医学证据。

（1）硝酸甘油：舌下含服硝酸甘油起效迅速（30秒~5分

钟),常在心绞痛发作时用。一般可分次含服 0.5~1.0mg,最多可 0.5mg 连续含服 3 次,每次间隔 5 分钟。硝酸甘油也可预防性应用,在可引起心绞痛而不能避免的活动前如骑车、上楼、排便等,可事先含服硝酸甘油,预防心绞痛发作。

(2)硝酸异山梨酯(isosorbide dinitrate,消心痛):舌下含服 1~3 分钟起效,口服 15~20 分钟起效,1 小时达高峰,作用时间可达 4~6 小时,较硝酸甘油长,对重度发作患者可每 4~6 小时服用 1 次,每次 10~40mg,剂量应个体化。对一般患者,为避免硝酸酯耐药性,可白天应用,晚上不用或发作频繁的时间段使用。

(3)单硝酸异山梨酯(isosorbide mononitrate):无首过效应,生物利用度高,作用时间长达 8 小时,可减少服药次数。40~120mg/d,每 8~12 小时口服 1 次。控释剂型如依姆多、长效异乐定作用可维持 12 小时以上并较少发生耐药,可每日 1 次口服。

(4)硝酸甘油膜(nitroderm TTS):贴在皮肤上,每剂含硝酸甘油 25~50mg,通过其释放膜缓慢释放硝酸甘油,经皮肤吸收,无肝脏首过效应,作用可持续 24 小时。近年因硝酸甘油耐药率高已较少使用。

长时间大剂量使用硝酸酯类药物易导致耐药,不同硝酸酯类有交叉耐药现象,应尽量使用小剂量、间断使用或夜间停止用药,以避免耐药性发生。

4. 其他 ①伊伐布雷定:窦房结抑制剂,通过阻断窦房结 I_f 通道,减慢心率而抗心绞痛,用量 2.5~7.5mg/次,每日口服 2 次。②尼可地尔:兼有 ATP 依赖的钾通道开放作用及硝酸酯样作用,扩张冠状动脉,解除冠状动脉痉挛,增加冠状动脉血流量,对血压影响小。可有效缓解冠状动脉微血管性心绞痛。用法 2.5~5mg/次,每日口服 3 次。③雷诺嗪:心肌细胞晚期钠电流选择性抑制剂,用法 500~1 000mg/d,每日 2 次口服,副作用为头晕、恶心、便秘、增加 QTc 等。④曲美他嗪:通过抑制脂肪酸氧化,增加葡萄糖代谢而增加高能磷酸键的合成,用法 60mg/d,每日 3 次口服,禁用于帕金森病和震颤、肌肉僵硬、行走障碍、不安腿综合征等运动障碍性疾病和肾功能不全患者。

三、血运重建治疗

血运重建治疗包括经皮冠状动脉介入治疗(PCI)和冠状动脉旁路移植术(CABG,又称冠状动脉搭桥术),目标是改善心绞痛症状和/或改善预后。PCI 由于临床疗效显著、创伤小而得到迅速发展,目前主要包括经皮球囊冠状动脉成形术、冠状动脉支架植入术、冠状动脉斑块旋磨术等。CABG 采用患者自身大隐静脉及乳内动脉等血管,国内外手术成功率达 95% 以上,但手术损伤较大,对患者整体状况要求较高。

COURAGE 研究显示,对于稳定型心绞痛患者,PCI 与优化药物治疗比较,PCI 缓解心绞痛症状优于药物治疗,但远期死亡、心肌梗死及其他心血管事件方面无明显差异,提示强化药物治疗和控制危险因素是稳定型心绞痛治疗的基本策略。目前指南推荐,对于稳定型心绞痛患者应强调药物治疗和治疗性生活方式干预,对强化药物治疗下仍有缺

血症状、存在较大范围心肌缺血证据或与缺血相关的左心室功能降低时,可选择血运重建治疗;根据病变特点、个体特点及手术风险和耐受性,平衡获益和风险,选择 PCI 或 CABG。对于 PCI 高风险或再狭窄率高的病变如左主干病变、多支血管复杂病变、糖尿病合并多支血管病变、反复支架内再狭窄,或同时需行室壁瘤修补或换瓣手术的患者,应首选 CABG。

四、心血管危险因素综合管理

1. 血压 冠心病合并高血压患者,建议将血压控制为收缩压 120~130mmHg,老年患者收缩压为 130~140mmHg。近期有心肌梗死的高血压患者,使用 β 受体阻滞剂和 ACEI 或 ARB 类药物。有症状的心绞痛患者,使用 β 受体阻滞剂和/或钙通道阻滞剂类药物。

2. 血糖 应重视冠心病患者的血糖管理,建议糖尿病患者糖化血红蛋白控制在 7%。近年来的证据表明,钠-葡萄糖共转运蛋白 2(SGLT2)抑制剂和胰高血糖素样肽-1(GLP-1)受体激动剂具有降糖外的心血管获益,国内外指南推荐冠心病合并糖尿病患者优先选择上述降糖药物。SGLT2 抑制剂——列净类药物,包括卡格列净、达格列净、恩格列净和坎格列净,GLP-1 受体激动剂包括利拉鲁肽和司美鲁肽。

3. 血脂 冠心病患者坚持服用他汀类药物,必要时联合使用依折麦布、PCSK9 抑制剂,同时接受控制饮食和改善生活方式的干预,使长期血脂达标以预防心血管事件再发,LDL-C 控制在 1.8mmol/L 以下,超高危患者控制在 1.4mmol/L 以下。服用他汀类药物过程中,注意有无纳差、上腹不适、肌痛、乏力等表现,监测血脂、肝功能和肌酸激酶。

4. 尿酸 冠心病合并高尿酸血症者,如血尿酸水平 ≥480μmol/L 则起始降尿酸治疗,控制血尿酸水平 <360μmol/L;合并痛风者,血尿酸水平 ≥420μmol/L 则起始降尿酸治疗,控制血尿酸水平 <300μmol/L。根据 24 小时肾脏尿酸排泄总量和肾脏尿酸排泄率选择降尿酸药物。首选别嘌醇,用药前进行 HLA-B*580 的基因检测。高尿酸血症或痛风合并冠心病的患者慎用非布司他。

(冯雪茹 刘梅林)

参 考 文 献

[1] KNUUTI J, WIJNS W, SARASTE A, et al. 2019 ESC guidelines for the diagnosis and management of chronic coronary syndromes [J]. Eur Heart J, 2020, 41 (3): 407-477.

[2] LUSCHER T F. Chronic coronary syndromes: Expanding the spectrum and natural history of ischaemic heart disease [J]. Eur Heart J, 2020, 41 (3): 333-336.

[3] KUNADIAN V, CHIEFFO A, CAMICI P G, et al. An EAPCI expert consensus document on ischaemia with non-obstructive coronary arteries in collaboration with European Society of Cardiology Working Group on Coronary Pathophysiology & Microcirculation

Endorsed by Coronary Vasomotor Disorders International Study Group [J]. Eur Heart J, 2020, 41 (37): 3504-3520.

［4］中华医学会心血管病学分会介入心脏病学组, 中华医学会心血管病学分会动脉粥样硬化与冠心病学组, 中国医师协会心血管内科医师分会血栓防治专业委员会, 等. 稳定性冠心病诊断与治疗指南 [J]. 中华心血管病杂志, 2018, 46 (9): 680-694.

［5］ARNOLD S V, BHATT D L, BARSNESS G W, et al. Clinical management of stable coronary artery disease in patients with type 2 diabetes mellitus: A scientific statement from the American Heart Association [J]. Circulation, 2020, 141 (19): e779-e806.

［6］VALGIMIGLI M, BUENO H, BYRNE R A, et al. 2017 ESC focused update on dual antiplatelet therapy in coronary artery disease developed in collaboration with EACTS: The task force for dual antiplatelet therapy in coronary artery disease of the European Society of Cardiology (ESC) and of the European Association for Cardio-Thoracic Surgery (EACTS)[J]. Eur Heart J, 2018, 39 (3): 213-260.

［7］中华医学会心血管病学分会, 动脉粥样硬化与冠心病学组, 中华心血管病杂志编辑委员会. 超高危动脉粥样硬化性心血管疾病患者血脂管理中国专家共识 [J]. 中华心血管病杂志, 2020, 48 (4): 280-286.

111

第112章

急性冠脉综合征

第1节　不稳定型心绞痛和非ST段抬高心肌梗死

急性冠脉综合征(acute coronary syndrome,ACS)是一组以急性心肌缺血为共同特征的临床综合征,包括不稳定型心绞痛(unstable angina,UA)、非ST段抬高心肌梗死(non-ST-segment elevation myocardial infarction,NSTEMI)和ST段抬高心肌梗死(ST-segment elevation myocardial infarction,STEMI)。ACS有共同的病理生理学机制,根据心肌缺血程度和进展速度,临床上出现不稳定型心绞痛、非ST段抬高心肌梗死或ST段抬高心肌梗死等不同的表现,其危险程度和预后不同。

不稳定型心绞痛包括初发劳力性心绞痛、恶化劳力性心绞痛、自发性心绞痛和混合性心绞痛。非ST段抬高心肌梗死与不稳定型心绞痛的临床表现相似但更严重,即心肌缺血严重到导致足够量的心肌损害,以至于能检测到心肌损害的标志物肌钙蛋白(TnI、TnT)或肌酸激酶同工酶(CK-MB)水平升高。目前多将不稳定型心绞痛和非ST段抬高心肌梗死的诊断和治疗归到一起研究和讨论,统称为非ST段抬高急性冠脉综合征(NSTE-ACS)。

【病因与发病机制】

NSTE-ACS的病理生理机制主要为冠脉严重狭窄和/或易损斑块破裂或糜烂所致的急性血栓形成,伴或不伴血管收缩、微血管栓塞,引起冠脉血流减低和心肌缺血。

1. 粥样硬化斑块破裂或糜烂所致的急性血栓形成　是最常见的发病原因。易损斑块的形态学特点为纤维帽较薄、脂核大、富含炎症细胞和组织因子。斑块破裂的主要机制包括:①单核巨噬细胞或肥大细胞分泌的蛋白酶(例如胶原酶、凝胶酶、基质溶解酶等)消化纤维帽;②斑块内T淋巴细胞通过合成γ-干扰素,抑制平滑肌细胞分泌间质胶原,使斑块变薄;③动脉壁压力、斑块位置和大小、血流对斑块表面的冲击;④冠脉内压力升高、血管痉挛、心动过速时心室过度收缩和扩张所产生的剪切力,以及斑块滋养血管破裂,诱发与正常管壁交界处的斑块破裂。

冠脉内粥样硬化斑块破裂或糜烂,诱发血小板聚集形成血栓,使冠脉发生不完全性或完全性闭塞导致NSTE-ACS。

2. 血管收缩　冠状动脉局部强烈收缩、痉挛所致冠脉狭窄或存在不完全阻塞性血栓加重冠状动脉阻塞,使心肌缺血发生NSTE-ACS。血管收缩反应过度,常发生在冠脉粥样硬化的斑块部位。内皮细胞功能障碍促进血管释放收缩物质(例如内皮素-1)或抑制血管释放舒张因子(例如前列环素、内皮衍生的舒张因子)。富含血小板的血栓可释放血清素、TXA_2等缩血管物质,引起局部及远端血管、微血管收缩。

3. 冠脉严重狭窄　冠脉以斑块严重狭窄为主,但是没有痉挛或血栓,见于冠脉斑块增大导致狭窄进展的冠心病患者,或冠脉介入术后支架内再狭窄的患者。

4. 全身疾病加重继发NSTE-ACS　在冠脉粥样硬化性狭窄的基础上,由于全身疾病影响冠脉氧供求平衡,导致心绞痛恶化加重或出现心肌梗死。常见于:①心肌需氧增加:如发热、心动过速、甲亢等;②冠脉血流减少:如低血压、休克;③心肌氧释放减少:如贫血、低氧血症。

【诊断】

一、临床表现特点

主要为心绞痛症状变化,表现为发作更频繁、程度更严重、时间延长或休息时也发作。包括:静息时心绞痛发作20分钟以上;初发性心绞痛(1个月内新发心绞痛)表现为自发性心绞痛或劳力性心绞痛(CCS Ⅱ或Ⅲ级);原来的稳定型心绞痛最近1个月内症状加重,且具有至少CCS Ⅲ级心绞痛的特点(恶化性心绞痛);心肌梗死后1个月内发作心绞痛。有些患者可以没有胸痛,仅表现为颌、耳、颈、臂或上胸部疼痛不适,如果这些症状与情绪激动或劳力关系明确,而且含服硝酸甘油后迅速缓解,则可以诊断为心绞痛。但少数不稳定型心绞痛患者无胸部不适。孤立性或不能解释的新发或恶化的劳力性呼吸困难,可能为心绞痛伴心功能不全的症状,尤其常见于老年人。其他的相关表现或伴随表现还有恶心、呕吐、出汗和不能解释的疲乏症状。

二、体格检查

体检一般无特异性体征。心肌缺血发作时可发现反常的左心室心尖搏动,听诊可闻及第3心音、第4心音或二尖瓣反流的杂音。当心绞痛发作时间较长,或心肌缺血较严重时,可发现心功能不全的表现,如肺部啰音或伴低血压。有时在心绞痛发作时也可出现心律失常和心脏传导阻滞。

体检对胸痛患者的确诊至关重要,注意有无非心源性胸痛,尤其是不及时准确诊断即可能严重危及生命的疾病。例如胸痛、背痛、主动脉瓣关闭不全的杂音,提示主动脉夹层;心包摩擦音提示急性心包炎;奇脉提示心脏压塞;气胸表现为气管移位、急性呼吸困难、胸膜疼痛和呼吸音改变。

三、辅助检查

1. 心电图(ECG) ST-T 波动态变化是 NSTE-ACS 最有诊断价值的心电图表现,即伴随症状而出现的短暂的 ST 偏移伴或不伴 T 波倒置,随着胸痛的缓解而常完全或部分恢复。症状缓解后,ST 段抬高或降低或 T 波倒置不能完全恢复,是预后不良的标志。部分患者发作时倒置 T 波呈"伪正常化",发作后恢复至原倒置状态。NSTEMI 的心电图 ST 段压低和 T 波倒置比不稳定型心绞痛更加明显和持久,可有一系列演变过程(例如 T 波倒置逐渐加深,再逐渐变浅,部分还出现异常 Q 波),但两者鉴别主要是 NSTEMI 伴有心肌损伤标志物升高。约 25%NSTEMI 可演变为 Q 波心肌梗死,其余 75% 则为非 Q 波心肌梗死。

ST 段和 T 波异常还有其他的病因,例如心肌病、心包炎、心肌炎、早期复极综合征、预激综合征、束支传导阻滞、心室肥厚等也可引起 ST 段、T 波改变,三环抗抑郁药等也可引起 T 波明显倒置。

动态心电图:可根据一过性 ST 段改变检测出无痛性心肌缺血,有助于检出心肌缺血,也可用于药物治疗后疗效的评估,并能了解心律失常的情况及与心肌缺血的关系。

2. 心肌损伤标志物 心肌损伤标志物是鉴别不稳定型心绞痛和非 ST 段抬高心肌梗死的主要标准。疑似急性冠脉综合征的患者均需检测心肌损伤标志物,首选高敏肌钙蛋白(hs-cTn),较标准 cTn 检测能更早发现急性心肌梗死,症状发作 1 小时即可升高,在就诊时和 3 小时后检测进行快速诊断。心肌肌钙蛋白(cTn)较 CK 和 CK-MB 更灵敏、更特异,cTn 升高表明心肌损害,水平高低与心肌损害的程度有关。当 cTn 峰值超过正常对照值的 99 百分位,可诊为非 ST 段抬高心肌梗死。cTn 是否升高是 NSTE-ACS 危险分层的重要依据,有助于评估短期和长期预后,就诊时 hs-cTn 越高,死亡风险越高。

cTn 升高也可见于主动脉夹层、急性肺栓塞、非冠状动脉性心肌损伤如严重心力衰竭、心肌炎、严重心动过速或过缓、肾功能不全、甲状腺功能减退等,应注意鉴别。

3. 冠状动脉造影 如积极药物治疗症状控制不佳或高危患者,应尽早行冠状动脉造影明确病变情况及指导治疗。在长期稳定型心绞痛的基础上出现的不稳定型心绞痛,常为多支冠脉病变,而新发的静息心绞痛可能为单支冠脉病变。冠状动脉造影结果正常的原因可能是冠脉痉挛、冠脉内血栓自发性溶解、微循环灌注障碍等原因引起,或冠状动脉造影病变漏诊,必要时结合冠状动脉内超声、光学相干断层显像技术明确病变情况。

4. 冠脉 CT 可无创诊断冠状动脉病变。CTA 能够清晰显示冠脉主干及其分支狭窄、钙化、开口起源异常及桥血管病变情况。另外,CTA 也可作为冠脉支架术后随访手段。

5. 其他 其他非创伤性检查包括运动平板、运动同位素心肌灌注扫描、药物负荷试验、超声心动图等,也有助于诊断。通过非创伤性检查可以明确缺血面积、缺血相关血管,为血运重建治疗提供依据,指导下一步治疗并评价预后。但急性期应避免做任何形式的负荷试验,宜放在病情稳定后进行。

四、危险分层

根据患者的症状、血流动力学状态、心电图表现和心肌损伤标志物进行危险分层,评估近期发生非致死性心肌梗死或死亡的危险,识别高危患者,决定治疗策略、判断预后。

1. 高危患者 ①病史:48 小时内心肌缺血症状,并逐渐加重;②心绞痛特点:为休息时心绞痛发作,且持续时间超过 20 分钟;③体检:肺水肿,S3,新出现的二尖瓣反流杂音,低血压,心动过缓、过速;④年龄:>75 岁;⑤心电图:休息心绞痛发作时 ST 改变 ≥0.05mV,新出现的束支传导阻滞、持续性室速;⑥心肌损伤标志物:明显升高(cTnT 或 cTnI>0.1ng/ml)。

具备上述条件一项以上,应先收入重症监护室诊治。

2. 中危患者 ①病史:既往有心肌梗死病史,外周动脉或脑血管病史,或 CABG、服用阿司匹林史。②心绞痛特点:冠状动脉疾病所致的休息时心绞痛发作>20 分钟,但最近 48 小时无发作。或心绞痛<20 分钟,休息或含硝酸甘油心绞痛可以缓解。③年龄:>70 岁。④心电图:T 波倒置>0.2mV、病理性 Q 波。⑤心肌损伤标志物:轻度升高(cTnT>0.01ng/ml 但<0.1ng/ml)。

具备上述条件一项以上,30 天死亡率 1.2%,应先给予心电监护并复查心肌酶。

3. 低危患者 ①2 周前的初发或加重的 CCS Ⅰ~Ⅱ级劳力性心绞痛,无休息时心绞痛;②心绞痛发作时心电图正常或无变化;③心肌标志物 TNT、TNI 正常(至少是 2 次结果)。

用于评估预后的缺血风险模型,临床上常用的是 GRACE 风险评分和 TIMI 风险评分。GRACE 风险评分纳入年龄、静息时心率、收缩压、Killip 分级、血清肌酐、心电图 ST 段变化、cTn 升高和入院时心搏骤停,用于评估住院、6 个月、1 年和 3 年的病死率。TIMI 风险评分包括年龄 ≥65 岁、≥3 个冠心病危险因素(高血压、糖尿病、冠心病家族史、高脂血症、吸烟)、明确冠心病(冠状动脉狭窄 ≥50%)、过去 7 天内服用阿司匹林、严重心绞痛(24 小时内发作 ≥2 次)、ST 段变化 ≥0.5mm 和心肌损伤标志物升高。TIMI 风险评分使用简便,而 GRACE 风险评分对预后评估更准确。

五、诊断注意事项

NSTE-ACS 的诊断主要依靠患者的临床表现,结合相关的阳性辅助检查尤其是心电图的变化,结合危险因素,可以作出明确的诊断。与 NSTE-ACS 症状相似的临床疾病有急性 ST 段抬高心肌梗死、急性主动脉夹层、急性心包炎、肺栓塞、食管裂孔疝等,可通过详细询问病史、发作时 ST-T 的变化、是否具有冠心病危险因素以及相应的辅助检查进行

112

鉴别,必要时可行冠状动脉造影检查进行诊断鉴别。值得注意的是,急性 ST 段抬高心肌梗死与不稳定型心绞痛、非 ST 段抬高心肌梗死可能为疾病进展的不同阶段。

【治疗】

NSTE-ACS 应及早发现、及早诊断和及早治疗,根据危险分层采取适当的药物治疗和冠脉血运重建策略。治疗目标是稳定斑块,防止冠脉血栓形成发展,缓解缺血症状,降低并发症和病死率。

一、监护和一般治疗

需住院观察治疗,卧床休息,给予吸氧、心电监护,观察心电图、心肌酶和心肌损伤标志物变化。保持环境安静,解除患者紧张、恐惧情绪,必要时应用镇静药物。保持大便通畅,避免用力排便。部分患者的缺血发作与某些能增加心肌耗氧量的诱因有关,如高血压、感染、发热、甲亢、贫血、心力衰竭、心律失常(快速房颤、缓慢性心律失常)等,应控制这些相关因素。

二、药物治疗

1. 抗栓治疗 鉴于血栓在 NSTE-ACS 发病机制中的关键作用,抗血小板和抗凝药物应早期应用。对于 NSTE-ACS 患者不推荐使用静脉溶栓治疗。

(1)阿司匹林:降低 NSTE-ACS 患者发生急性心肌梗死或死亡的危险,改善短期和长期预后。尽快给予负荷量 150~300mg,维持量 75~100mg/d,长期给药。对阿司匹林过敏、不能耐受的患者,给予负荷剂量(300~600mg)的氯吡格雷治疗,继以每日维持剂量(75mg/d)治疗。对胃肠道出血史、溃疡病或存在多个消化道出血危险因素患者(例如幽门螺杆菌感染、>65 岁、同时使用抗凝剂或类固醇激素),应使用质子泵抑制剂和胃黏膜保护剂,降低胃肠道出血风险。

(2)P_2Y_{12} 受体拮抗剂:包括氯吡格雷、替格瑞洛、普拉格雷等,拮抗血小板上 P_2Y_{12} 受体,抑制 ADP 介导的血小板激活和血小板聚集,防止血小板血栓形成。除非有极高出血风险等禁忌证,应在阿司匹林的基础上尽早应用 P_2Y_{12} 受体拮抗剂,负荷剂量后维持治疗 12 个月。替格瑞洛(负荷剂量 180mg 后以 90mg 每日 2 次口服维持)、氯吡格雷(负荷剂量 300~600mg 后以 75mg 每日 1 次口服维持)或普拉格雷(负荷剂量 60mg,口服,维持剂量 10mg/d,年龄 ≥75 岁或体重<60kg 的患者维持剂量减为 5mg/d)。

ACS 或植入支架的患者,双联抗血小板药物治疗至少 12 个月。可根据缺血或出血风险评估缩短或延长双联抗血小板药物治疗时间,或改为其他 P_2Y_{12} 受体拮抗剂。出血风险高的患者可在支架术后 3~6 个月停用 P_2Y_{12} 受体拮抗剂,继续低剂量阿司匹林口服。

(3)GP Ⅱb/Ⅲa 受体拮抗剂:GP Ⅱb/Ⅲa 受体拮抗与血小板表面的 GP Ⅱb/Ⅲa 受体结合,阻断血小板聚集形成血小板血栓的最后共同通道,迅速抑制血小板聚集,降低急性和亚急性血栓的发生率。包括阿昔单抗、依替巴肽、替罗

非班,均为静脉制剂。目前不推荐常规使用,主要作为补救措施用于冠脉无复流或血栓负荷重时,冠脉解剖不明确的患者不推荐用。

(4)抗凝药物:包括普通肝素、低分子量肝素(LMWH)、比伐芦定和磺达肝癸钠。①普通肝素:行 PCI 的患者首选普通肝素,静脉推注 70~100IU/kg,合用 GP Ⅱb/Ⅲa 受体拮抗剂时 50~70IU/kg;使活化凝血时间(ACT)为 250~350 秒,合用 GP Ⅱb/Ⅲa 受体拮抗剂时为 200~250 秒。②低分子量肝素:出血并发症和肝素诱导血小板减少症发生率均低于普通肝素。a. 依诺肝素(enoxaparin,克赛):推荐首先选用,1mg/kg 皮下注射,每 12 小时一次;PCI 术前和术中剂量 0.5mg/kg 静脉推注;b. 那屈肝素(nadroparin,速碧林):0.3~0.6ml,皮下注射,每 12 小时一次;c. 达肝素(dalteparin,法安明):120IU/kg,最大剂量 10 000IU,皮下注射,每 12 小时一次。推荐 PCI 术前使用依诺肝素的患者可继续应用依诺肝素,不推荐低分子量肝素和普通肝素交叉使用。③比伐芦定:为直接凝血酶抑制剂,可作为围手术期普通肝素的替代选择,用量 0.75mg/kg 静脉注射,术后 4 小时内维持剂量为 1.75mg/(kg·h)。④磺达肝癸钠:Ⅹa 因子抑制剂,与低分子量肝素疗效相当,出血并发症更少,2.5mg/d,皮下注射。使用磺达肝癸钠的患者行 PCI 时,术中给予普通肝素以避免导管血栓发生。

2. 抗心肌缺血药物

(1)硝酸酯类:可作为缓解心肌缺血的有效药物。发作时可含服硝酸甘油 0.5~1.5mg,对发作频繁的患者应用静脉途径给药,多数患者症状可显著减轻或得到控制。硝酸甘油通常自 10μg/min 开始,在严密监测血压的条件下,每 5~10 分钟增量 10μg/min,如血压下降且低于 120mmHg 应终止增量。可根据患者心绞痛的发作规律,每日给药 12 小时,停用 12 小时,以免产生耐药现象。硝酸酯类药物的使用应以不影响可改善患者预后药物如 ACEI、β 受体阻滞剂为前提。血压低于 90/60mmHg 或较基础收缩压下降大于 30mmHg,心率高于 100 次/min、低于 60 次/min 时慎用。对 ACEI、β 受体阻滞剂疗效不佳的心绞痛患者合用长效硝酸酯类药物。

(2)β 受体阻滞剂:可使多数患者症状明显减轻,减少急性心肌梗死、猝死的发生。应用 β 受体阻滞剂治疗不稳定型心绞痛,掌握适当剂量及给药时间是取得满意疗效的保证。可根据休息时的心率和血压调整剂量,使心率保持在 60 次/min 左右、血压在正常范围。必要时,静息心率维持在 50~60 次/min。应根据心绞痛发作的时间调整给药时间,如原已应用 β 受体阻滞剂,发病后可根据病情适当增加剂量。β 受体阻滞剂过度抑制心肌收缩力也可诱发心力衰竭,慎用于急性心功能不全患者。

(3)钙通道阻滞剂:可减少心绞痛发作、提高患者生活质量,是否改善冠心病患者预后需临床试验进一步评估。在应用 β 受体阻滞剂和硝酸酯类药物后患者仍然存在心绞痛症状,可加用长效二氢吡啶类钙通道阻滞剂。应尽量选用长效、负性肌力小的钙通道阻滞剂。常用药物:①地尔硫䓬,口服 90~360mg/d,静脉滴注 2~8μg/(kg·min)。注意观

察心率和血压变化。②氨氯地平，5~10mg/d，口服。③非洛地平，5~10mg/d，口服。④贝尼地平，4~8mg/d，口服。

（4）尼可地尔：可开放 ATP 依赖的钾通道并兼有硝酸酯样作用，扩张冠状动脉，解除冠脉痉挛，增加冠脉血流量，改善微循环，对血压影响小。用法 2.5~5mg/ 次，1 日 3 次。

3. 调脂治疗 他汀类药物可改善近期、远期预后，降低死亡率及冠脉事件率。如无禁忌，无论基线 LDL-C 水平如何，应尽早使用他汀类药物治疗，并长期维持。使 LDL-C 降至 <1.8mmol/L，超高危患者 <1.4mmol/L 且较基线降低 ≥50%。如使用最大耐受剂量他汀类药物 LDL-C 仍不达标，可与依折麦布联用。使用最大耐受剂量他汀类药物和依折麦布后 LDL-C 仍未达标患者，可与 PCSK9 抑制剂联合使用。

4. ACEI/ARB 通过阻断肾素 - 血管紧张素系统（RAS）发挥心血管保护作用。大规模临床试验结果表明 ACEI（如培哚普利、雷米普利）可降低冠心病患者死亡率及事件率，改善近期、远期预后，推荐作为治疗 NSTE-ACS 的基本药物，如无禁忌证应尽早加用，特别是 LVEF ≤ 40% 或心力衰竭、高血压、糖尿病或稳定的慢性肾脏病患者。ARB 可作为 ACEI 的替代药物，尤其是当 ACEI 不耐受时。醛固酮受体拮抗剂推荐用于无严重肾功能异常或高钾血症的心肌梗死后患者，LVEF ≤ 40%、糖尿病或心力衰竭的患者。

三、血运重建（PCI 或 CABG）

对于血流动力学不稳定或心源性休克，药物治疗无效的反复发作或持续性胸痛，危及生命的心律失常或心脏停搏，心肌梗死机械性并发症，急性心力衰竭，反复心电图 ST-T 动态改变，尤其是伴有间歇性 ST 段抬高，建议进行紧急冠状动脉造影，根据病变情况决定血运重建方式。对于肌钙蛋白升高诊断的非 ST 段抬高心肌梗死，心电图 ST 段或 T 波动态演变（有或无症状），或 GRACE 评分 >140 分，建议 24 小时内进行早期冠状动脉造影，根据病情决定血运重建方式。对于单支血管病变、临床不稳定患者，首选 PCI。多支血管病变，根据病变严重程度、临床状况、合并疾病，以及心脏团队情况选择血运重建方式。对糖尿病合并复杂多支血管病变、多支血管病变合并左心室功能降低患者首选 CABG。药物治疗有效的低危患者，可待病情稳定后行影像学等无创检查，评价冠脉病变严重程度，必要时择期行冠状动脉造影，决定进一步治疗方案。

（刘梅林 冯雪茹）

📝 **参 考 文 献**

[1] COLLET J P, THIELE H, BARBATO E, et al. 2020 ESC guide-lines for the management of acute coronary syndromes in patients presenting without persistent ST-segment elevation [J]. Eur Heart J, 2020, 41 (1): 1-79.

[2] 中华医学会心血管病学分会, 中华心血管病杂志编辑委员会. 非 ST 段抬高型急性冠状动脉综合征诊断和治疗指南 (2016)[J]. 中华心血管病杂志, 2017, 45 (5): 359-376.

[3] VALGIMIGLI M, BUENO H, BYRNE R A. 2017 ESC focused update on dual antiplatelet therapy in coronary artery disease developed in collaboration with EACTS: The task force for dual antiplatelet therapy in coronary artery disease of the European Society of Cardiology (ESC) and of the European Association for Cardio-Thoracic Surgery (EACTS)[J]. Eur Heart J, 2018, 39 (3): 213-260.

[4] 中国医师协会心血管内科医师分会血栓防治专业委员会, 中华医学会心血管病学分会冠心病与动脉粥样硬化学组, 中华心血管病杂志编辑委员会. 急性冠状动脉综合征非血运重建患者抗血小板治疗中国专家共识 (2018)[J]. 中华心血管病杂志, 2019, 47 (6): 430-442.

[5] 中华医学会心血管病学分会, 动脉粥样硬化与冠心病学组, 中华心血管病杂志编辑委员会. 超高危动脉粥样硬化性心血管疾病患者血脂管理中国专家共识 [J]. 中华心血管病杂志, 2020, 48 (4): 280-286.

[6] NEUMANN F J, SOUSA-UVA M, AHLSSON A, et al. 2018 ESC/EACTS Guidelines on myocardial revascularization [J]. Eur Heart J, 2019, 40 (2): 87-165.

第 2 节　急性 ST 段抬高心肌梗死

根据第 4 版"全球心肌梗死定义"标准，心肌梗死（myocardial infarction, MI）是指急性心肌损伤 [血清心肌钙蛋白（cTn）增高和 / 或回落，且至少 1 次高于正常值上限（参考值上限值的 99 百分位值）]，同时有急性心肌缺血的临床证据，包括：①急性心肌缺血症状；②新的缺血性心电图改变；③新发病理性 Q 波；④新的存活心肌丢失或室壁节段运动异常的影像学证据；⑤冠状动脉造影或腔内影像学检查或尸检证实冠状动脉血栓。

通常将心肌梗死分为 5 型。①1 型：由冠状动脉粥样硬化斑块急性破裂或侵蚀，血小板激活，继发冠状动脉血栓性阻塞，引起心肌缺血、损伤或坏死。须具备心肌损伤和至少一项心肌缺血的临床证据。②2 型：与冠状动脉粥样硬化斑块急性破裂或侵蚀、血栓形成无关，为心肌供氧和需氧之间失平衡所致。③3 型：指心脏性死亡伴心肌缺血症状和新发生缺血性心电图改变或室颤，但死亡发生于获得生物标志物的血样本或在明确心脏生物标志物增高之前，尸检证实为心肌梗死。④4 型：包括经皮冠状动脉介入治疗（PCI）相关心肌梗死（4a 型）、冠状动脉内支架或支撑物血栓形成相关心肌梗死（4b 型）及再狭窄相关心肌梗死（4c 型）。⑤5 型：为冠状动脉旁路移植术（CABG）相关的心肌梗死。

临床上将心肌梗死分为 ST 段抬高心肌梗死（STEMI）和非 ST 段抬高心肌梗死（NSTEMI）两类，在病理及治疗上均有所不同。STEMI 是指急性心肌缺血性坏死，大多是在冠状动脉病变的基础上，发生冠状动脉血供急剧减少或中断，使相应的心肌严重而持久的急性缺血所致。临床表现有：持久的胸骨后剧烈疼痛、发热、白细胞计数和血清心肌损伤标志物增高，以及特征性心电图演变；可发生心律失常、心力衰竭或休克。心肌梗死的原因常是在冠状动脉粥样硬化病变的基础上继发血栓形成所致；其他非动脉粥样硬化的原因，如冠状动脉栓塞、主动脉夹层累及冠状动脉开口、冠状动脉炎、冠状动脉先天性畸形等，所导致的心肌梗死在此不作介绍。

【病因与发病机制】

STEMI 的病理生理学基础即在冠状动脉粥样硬化的基础上，粥样硬化斑块松动、裂纹或破裂，使斑块内高度致血栓形成的物质暴露于血流中，引起血小板在受损表面黏附、活化、聚集，形成血栓，导致病变血管完全性闭塞，血供完全停止，引起所供区域心室壁心肌透壁性坏死，临床上表现为典型的 STEMI。

病理学上，心肌梗死可分为透壁性和非透壁性（或心内膜下）。前者坏死累及心室壁全层，多由冠状动脉持续闭塞所致；后者坏死仅累及心内膜下或心室壁内，未达心外膜，多是冠状动脉短暂闭塞而持续开通的结果。不规则片状非透壁性心肌梗死，多见于 STEMI 在未形成透壁性心肌梗死前早期再灌注（溶栓或 PCI 治疗）成功的患者。

STEMI 发生后数小时所做的冠状动脉造影显示，90% 以上的心肌梗死相关动脉发生完全闭塞。少数急性心肌梗死（acute myocardial infarction, AMI）患者冠状动脉正常，可能为血管腔内血栓的自溶、血小板一过性聚集造成闭塞或严重的持续性冠状动脉痉挛的发作使冠状动脉血流减少所致。左冠状动脉前降支闭塞最多见，可引起左心室前壁、心尖部、下侧壁、前间隔和前内乳头肌梗死；左冠状动脉回旋支闭塞可引起左心室高侧壁、膈面及左心房梗死，并可累及房室结；右冠状动脉闭塞可引起左心室膈面（下壁）、后间隔及右心室梗死，并可累及窦房结和房室结。右心室及左、右心房梗死较少见。左冠状动脉主干闭塞则引起左心室广泛梗死。

心肌梗死时冠状动脉内血栓既有白血栓（富含血小板），又有红血栓（富含纤维蛋白和红细胞）。STEMI 的闭塞性血栓是白、红血栓的混合物，从堵塞处向近端延伸部分为红血栓。

心肌梗死发生后，左心室腔大小、形态和厚度发生变化，总称为心室重构（ventricular remodeling）。重构过程反过来影响左心室功能和患者的预后。重构是左心室扩张和非梗死心肌肥厚等因素的综合结果，使心室变形（球形变）。除了梗死范围以外，另外两个影响左心室扩张的重要因素是左心室负荷状态和梗死相关动脉的通畅程度。左心室压力升高有导致室壁张力增加和梗死扩张的危险，而通畅的梗死区相关动脉可加快瘢痕形成，增加梗死区组织的修复，减少梗死的扩展和心室扩张的危险。

少数 STEMI 患者行冠状动脉造影未见明显阻塞，被称为冠状动脉非阻塞性心肌梗死（myocardial infarction with non-obstructive coronary arteries, MINOCA），原因包括血管

腔内血栓的自溶、血小板一过性聚集造成闭塞、严重的冠状动脉痉挛发作、自发性冠状动脉夹层、Takotsubo 心肌病（应激性心肌病），以及其他类型的 2 型 AMI（包括贫血、心动过速、呼吸衰竭、低血压、休克、伴或不伴左心室肥厚的重度高血压、严重主动脉瓣疾病、心力衰竭、心肌病以及药物毒素损伤等），此部分患者治疗策略与阻塞性冠状动脉疾病不同，应尽早发现并依不同病因予以个体化治疗。不在本节讨论之列。

【诊断】

一、临床表现特点

按临床过程和心电图的表现，本病可分为急性期、演变期和慢性期三期，但临床症状主要出现在急性期，部分患者还有一些先兆表现。

（一）诱发因素

本病在春、冬季发病较多，与气候寒冷、气温变化大有关，常在安静或睡眠时发病，以清晨 6 时至午间 12 时发病最多。剧烈运动、过重的体力劳动、创伤、情绪激动、精神紧张或饱餐、急性失血、休克、发热、心动过速等引起的心肌耗氧增加、血供减少都可能是心肌梗死的诱因。在变异型心绞痛患者中，反复发作的冠状动脉痉挛也可发展为心肌梗死。

（二）先兆

半数以上患者在发病前数日有乏力，胸部不适，活动时心悸、气急、烦躁、心绞痛等前驱症状，其中以新发生心绞痛，或原有心绞痛加重为最突出。同时心电图示 ST 段一过性明显抬高（变异型心绞痛）或压低，T 波倒置或增高（"假性正常化"），应警惕近期内发生心肌梗死的可能。发现先兆，及时积极治疗，有可能使部分患者避免发生心肌梗死。

（三）症状

症状随梗死的大小、部位、发展速度和原来心脏的功能情况等而轻重不同。

1. 疼痛 是最先出现的症状，疼痛部位和性质与心绞痛相同，但常发生于安静或睡眠时，疼痛程度较重，范围较广，持续时间可长达数小时或数天，休息或含用硝酸甘油片多不能缓解，患者常烦躁不安、出汗、恐惧，有濒死感。部分患者疼痛的性质及部位不典型，如位于上腹部，常被误认为胃溃疡穿孔或急性胰腺炎等急腹症；位于下颌或颈部，常被误认为牙病或骨关节病。部分患者无疼痛，多为糖尿病患者或老年人，一开始即表现为休克或急性心力衰竭；少数患者在整个病程中都无疼痛或其他症状，而事后才发现患过心肌梗死。

2. 全身症状 主要是发热，伴有心动过速、白细胞增高和血沉增快等，由坏死物质吸收所引起。一般在疼痛发生后 24~48 小时出现，程度与梗死范围常呈正相关，体温一般在 38℃ 上下，很少超过 39℃，持续 1 周左右。

3. 胃肠道症状 约 1/3 有疼痛的患者，在发病早期伴有恶心、呕吐和上腹胀痛，与迷走神经受坏死心肌刺激和心

排血量降低组织灌注不足等有关;肠胀气也不少见;重症者可发生呃逆(以下壁心肌梗死多见)。

4. 心律失常 见于 75%~95% 的患者,多发生于起病后 1~2 周内,尤以 24 小时内最多见。急性期心律失常通常呈基础病变严重的表现,如持续心肌缺血、泵衰竭或电解质紊乱、自主神经功能紊乱、低氧血症或酸碱平衡失调。各种心律失常中以室性心律失常为最多,危及生命的室速和室颤发生率高达 20%。冠状动脉再灌注后可能出现加速性室性自主心律和室速,多数历时短暂,自行消失。室上性心律失常则较少,阵发性房颤比房扑和 SVT 更多见,多发生在心力衰竭患者中。窦性心动过速的发生率为 30%~40%,发病初期出现的窦性心动过速多为暂时性,持续性窦性心动过速是梗死面积大、心排血量降低或左心功能不全的反映。各种程度的房室传导阻滞和束支传导阻滞也较多,严重者发生完全性房室传导阻滞。发生完全性左束支传导阻滞时心肌梗死的心电图表现可被掩盖。前壁心肌梗死易发生室性心律失常。下壁心肌梗死易发生房室传导阻滞,其阻滞部位多在房室束以上处,预后较好。前壁心肌梗死又发生房室传导阻滞时,通常与广泛心肌坏死有关,其阻滞部位在房室束以下处,且常伴有休克或心力衰竭,预后较差。

5. 低血压和休克 疼痛期血压下降常见,可持续数周后再上升,但未必是休克。如疼痛缓解而收缩压低于 80mmHg,患者烦躁不安、面色苍白、皮肤湿冷、脉细而快、大汗淋漓、尿量减少(<20ml/h)、神志迟钝甚至昏厥者,则为休克的表现。休克多在起病后数小时~1 周内发生,见于 20% 的患者,主要是心源性,为心肌广泛(40% 以上)坏死、心排血量急剧下降所致,神经反射引起的周围血管扩张为次要的因素,但需注意除外其他原因导致的低血压,如低血容量、药物导致的低血压、心律失常、心脏压塞、机械并发症或右心室梗死。

6. 心力衰竭 主要是急性左心衰竭,可在起病最初数日内发生或在疼痛、休克好转阶段出现,为梗死后心脏舒缩力显著减弱或不协调所致,发生率为 20%~48%。患者出现呼吸困难、咳嗽、发绀、烦躁等,严重者可发生肺水肿或进而发生右心衰竭的表现,出现颈静脉怒张、肝大和水肿等。右心室心肌梗死者,一开始即可出现右心衰竭的表现。

发生于 AMI 时的心力衰竭称为泵衰竭,根据临床上有无心力衰竭及其程度,常按 Killip 分级法分级,Ⅰ级为左心衰竭代偿阶段,无心力衰竭征象,肺部无啰音,但肺动脉楔压可升高;Ⅱ级为轻至中度左心衰竭,肺啰音的范围小于肺野的 50%,可出现第三心音奔马律、持续性窦性心动过速、有肺瘀血的 X 线表现;Ⅲ级为重度心力衰竭,急性肺水肿,肺啰音的范围大于两肺野的 50%。Ⅳ级为心源性休克,血压<90mmHg,少尿,皮肤湿冷、发绀、呼吸加速、脉搏快。

AMI 时,重度左心室衰竭或肺水肿与心源性休克同样是左心室排血功能障碍所引起。在血流动力学上,肺水肿是以左心室舒张末期压及左心房压与肺动脉楔压的增高为主,而休克则是心排血量和动脉压的降低更为突出,心排血指数(又称心指数)比左心室衰竭时更低。因此,心源性休克较左心室衰竭更严重。此两者可以不同程度合并存在,

是泵衰竭的最严重阶段。

(四)体征

AMI 时心脏体征可在正常范围内,体征异常者大多数无特征性,心脏可有轻至中度增大;心率增快或减慢;心尖区第一心音减弱,可出现第三或第四心音奔马律。10%~20% 患者在发病后 2~3 天出现心包摩擦音,多在 1~2 天内消失,少数持续 1 周以上。发生二尖瓣乳头肌功能失调者,心尖区可出现粗糙的收缩期杂音;发生心室间隔穿孔者,胸骨左下缘出现响亮的收缩期杂音,常伴震颤。右心室梗死较重者可出现颈静脉怒张,深吸气时更为明显。除发病极早期可出现一过性血压增高外,之后部分患者因伴有右心室梗死、容量不足和心源性休克而出现一过性或持续低血压。

(五)血流动力学分型

AMI 时心脏的泵血功能并不能通过一般的心电图、胸片等检查而完全反映出来,及时进行血流动力学监测,能为早期诊断和及时治疗提供很重要依据。Forrester 等根据血流动力学指标肺动脉楔压(PCWP)和心指数(CI)评估有无肺淤血和周围灌注不足的表现,从而将 AMI 分为 4 个血流动力学亚型。

Ⅰ型:既无肺淤血又无周围组织灌注不足,心功能处于代偿状态。CI>2.2L/(min·m^2),PCWP ≤ 18mmHg(2.4kPa),病死率约为 3%。

Ⅱ型:有肺淤血,无周围组织灌注不足,为常见临床类型。CI>2.2L/(min·m^2),PCWP>18mmHg(2.4kPa),病死率约为 9%。

Ⅲ型:有周围组织灌注不足,无肺淤血,多见于右心室梗死或血容量不足者。CI ≤ 2.2L/(min·m^2),PCWP ≤ 18mmHg(2.4kPa),病死率约为 23%。

Ⅳ型:兼有周围组织灌注不足与肺淤血,为最严重类型。CI ≤ 2.2L/(min·m^2),PCWP>18mmHg(2.4kPa),病死率约为 51%。

由于 AMI 时影响心脏泵血功能的因素较多,因此 Forrester 分型基本反映了血流动力学变化的状况,不能包括所有泵功能改变的特点。

AMI 血流动力学紊乱的临床表现主要包括:低血压状态、肺淤血、急性左心衰竭、心源性休克等状况。

(六)并发症

心肌梗死的并发症可分为机械性、缺血性、栓塞性和炎症性。

1. 机械性并发症 机械性并发症包括心室游离壁破裂、室间隔穿孔、乳头肌或腱索断裂等,多发生在 STEMI 早期,需及时发现和紧急处理。STEMI 患者如有突发低血压、反复发作胸痛、新出现的提示二尖瓣反流或室间隔穿孔的心脏杂音、肺淤血或颈静脉充盈等情况,应尽快行超声心动图评估以明确诊断。详见"治疗"部分"八、机械性并发症的识别与处理"。

2. 缺血性并发症

(1)梗死延展(extension):指同一梗死相关冠状动脉供血部位的心肌梗死范围的扩大,可表现为心内膜下心肌梗

死转变为透壁性心肌梗死或心肌梗死范围扩大到邻近心肌，多有梗死后心绞痛和缺血范围的扩大。梗死延展多发生在 AMI 后的 2~3 周内，多数原梗死区相应导联的心电图有新的梗死性改变且 CK 或肌钙蛋白升高时间延长。

（2）再梗死：首次心肌梗死后 28 天内再次发生的心肌梗死称为再梗死（reinfarction），28 天后则称为复发性心肌梗死（recurrent myocardial infarction）。再梗死既可发生在原来梗死的部位，也可发生在任何其他心肌部位。如果再梗死发生在 AMI 后 4 周内，则其心肌坏死区一定受另一支有病变的冠状动脉所支配。通常再梗死发生在与原梗死区不同的部位，诊断多无困难；若再梗死发生在与原梗死区相同的部位，常无明显的或特征性的心电图改变，可使诊断发生困难，此时迅速上升且又迅速下降的酶学指标如 CK-MB 比肌钙蛋白更有价值。CK-MB 恢复正常后又升高或超过原先水平的 50% 对再梗死具有重要的诊断价值。

3. 栓塞性并发症 心肌梗死并发血栓栓塞主要是指心室附壁血栓或下肢静脉血栓破碎脱落所致的体循环栓塞或肺动脉栓塞。左心室附壁血栓形成在 AMI 患者中较多见，尤其在急性大面积前壁心肌梗死累及心尖部时，其发生率可高达 60% 左右，而体循环栓塞并不常见，国外一般发生率在 10% 左右，我国一般在 2% 以下。

4. 炎症性并发症

（1）早期心包炎：发生于心肌梗死后 1~4 天内，发生率约为 10%。早期心包炎的发生系梗死区区域心肌表面心包并发纤维素性炎症所致。STEMI 后心包炎的诊断标准与急性心包炎相同，患者可表现为胸膜性胸痛、心包摩擦音及心电图改变，包括新发的广泛 ST 段抬高或急性期 PR 段压低，心包积液常见。为减少心包炎复发及缓解症状，对心肌梗死后心包炎的患者可给予抗炎治疗。优先选用大剂量的阿司匹林，且可考虑合用秋水仙碱。不推荐使用糖皮质激素。STEMI 后心包炎极少出现大量心包积液及心脏压塞，绝大多数情况下无须行心包穿刺引流。

（2）后期心包炎（心肌梗死后综合征或 Dressler 综合征）：发病率为 1%~3%，于心肌梗死后数周至数月内出现，并可反复发生。其发病机制迄今尚不明确，推测为自身免疫反应所致；而 Dressler 认为它是一种过敏反应，是机体对心肌坏死物质所形成的自身抗原的过敏反应。临床上可表现为突然起病、发热、胸膜性胸痛、白细胞计数升高和血沉增快，心包或胸膜摩擦音可持续 2 周以上，超声心动图常可发现心包积液，少数患者可伴有少量胸腔积液或肺部浸润。严重病例必须用 NSAIDs 或皮质类固醇短程冲击治疗，但应用不宜超过数天，因其可能干扰 STEMI 后心室肌的早期愈合。

二、辅助检查

（一）心电图检查

心电图（ECG）对 AMI 的诊断、定位、定范围、估计病情演变和预后都有帮助。对疑似 STEMI 的胸痛患者，应在首次医疗接触（first medical contact，FMC）后 10 分钟内记录 12 导联 ECG（下壁和 / 或正后壁心肌梗死时需加做

V_{3R}~V_{5R} 和 V_7~V_9 导联）。首次 ECG 不能明确诊断时，需在 15~30 分钟后复查。与既往 ECG 进行比较有助于诊断。建议尽早开始心电监测，以发现恶性心律失常。

1. 特征性改变 STEMI 者其 ECG 表现特点为：①宽而深的 Q 波（病理性 Q 波），在面向透壁性心肌坏死区的导联上出现；②ST 段抬高呈弓背向上型，在面向坏死区周围心肌损伤区的导联上出现；③T 波倒置，往往宽而深，两支对称。ST 段抬高在面向损伤区周围心肌缺血区的导联上出现。在背向心肌梗死区的导联上则出现相反的改变，即 R 波增高，ST 段压低和 T 波直立并增高。

NSTEMI 者 ECG 有两种类型：①无病理性 Q 波，有普遍性 ST 段压低 ≥0.1mV，但 aVR 导联（有时还有 V_1 导联）ST 段抬高，或有对称性 T 波倒置为心内膜下心肌梗死所致。②无病理性 Q 波，也无 ST 段变化，仅有 T 波倒置改变。

2. 动态性改变 STEMI 者其 ECG 表现特点为：①起病数小时内，可尚无异常，或出现异常高大、两肢不对称的 T 波，为超急性期改变。②数小时后，ST 段明显抬高，弓背向上，与直立的 T 波连接，形成单向曲线，数小时到 2 天内出现病理性 Q 波，同时 R 波减低，为急性期改变。Q 波在 3~4 天内稳定不变，以后 70%~80% 永久存在。③在早期如不进行治疗干预，ST 段抬高持续数日至 2 周，逐渐回到基础水平，T 波则变为平坦或倒置，为亚急性期改变。④数周至数月以后，T 波呈 V 形倒置，两肢对称，波谷尖锐，为慢性期改变。T 波倒置可永久存在，也可在数月到数年内逐渐恢复，合并束支传导阻滞尤其左束支传导阻滞时，或在原来部位再次发生 AMI 时，ECG 表现多不典型，不一定能反映 AMI 表现。

NSTEMI 者 ECG：上述的类型①先是 ST 段普遍压低（除 aVR、有时 V_1 导联外），继而 T 波倒置加深呈对称性。ST 段和 T 波的改变持续数日或数周后恢复。类型② T 波改变在 1~6 个月内恢复。

ECG 对 STEMI 的诊断标准：①至少两个相邻导联 J 点后新出现 ST 段弓背向上抬高 [V_2、V_3 导联 ≥0.25mV（<40 岁男性）、≥0.2mV（ ≥ 40 岁男性）或 ≥0.15mV（女性），其他相邻胸导或肢体导联 ≥0.1mV] 伴或不伴病理性 Q 波、R 波减低；②新出现的完全左束支传导阻滞；③超急性期 T 波改变。当原有左束支传导阻滞患者发生心肌梗死时，ECG 诊断困难，需结合临床情况仔细判断。

单次 ECG 对 NSTE-ACS 诊断价值有限，宜连续、动态记录。

3. 定位和定范围 STEMI 的定位和范围可根据出现特征性改变的导联数来判断（表 112-1）。

4. 若干不常见或易漏诊部位的 ECG 表现

（1）正后壁梗死：冠状动脉解剖上正后壁血供来源与下壁相同，均来自右冠状动脉或后降支动脉，因此，正后壁梗死与下壁梗死常并存。若出现 V_1、V_2 导联 R 波时限和电压的变化，如时限达 0.04 秒，R 波增高，R/S>1，均有助于正后壁梗死的诊断，应加做 V_7~V_9 导联，动态观察其 Q 波及 ST-T 波的演变。

表 112-1 心肌梗死的定位诊断

导联部位	I	II	III	aVR	aVL	aVF	V₁	V₂	V₃	V₄	V₅	V₆	V₇	V₈	V₉	V₃R	V₄R	V₅R
前间隔							+	+	+									
局限前壁		−	−			−			+	+	+							
广泛前壁		−	−			−	+	+	+	+	+							
前侧壁		−	−			−					+	+	+					
高侧壁	+				+													
正后壁							−	−					+	+	+			
下壁	−	+	+			+												
右心室																+	+	+

注:"+"为梗死部位正面改变 "−"为梗死部位反面改变。

(2)右心室梗死:由于右心室受左右两侧冠状动脉灌注,右心室做功较少,心肌内压力较低,侧支循环发育较好,因此右心室梗死的发生率较低。ECG 上 V₃R、V₄R、V₅R 除了有 Q 波外,可见 ST 段抬高,继后出现 ST-T 呈 AMI 演变。

(3)下壁梗死合并左前分支阻滞(LAH):以下表现均提示下壁梗死合并 LAH:①Ⅱ、Ⅲ、aVF 呈 rS 型,起始 r 波细小,小于 0.1mV,且Ⅲr>aVFr>Ⅱr 或Ⅱ导联呈 QS 型;②Ⅱ、Ⅲ、aVF 呈 rS 型,r 波有切迹、粗钝,呈 qrs、rsr′s′型(尤其Ⅱ导联);③aVR 有终末正向波。

(4)下壁梗死合并左后分支阻滞(LPH):LPH 时,起始向量向左向上,在Ⅱ、Ⅲ、aVF 形成宽的 Q 波,终末向量向下,形成迟晚的 R 波。

(5)乳头肌梗死:ECG 特征常被左心室透壁性梗死所掩盖。单纯乳头肌梗死或其他部位梗死轻微时,其特征性改变为 J 点显著下移伴内膜下梗死的 ST-T 改变。

(6)心肌梗死伴预激综合征:预激综合征可产生酷似心肌梗死的图形,并常掩盖心肌梗死波形,使诊断困难,出现下列情况心肌梗死合并预激综合征的诊断应予考虑:①以 R 波为主的导联出现 ST 段抬高;②以 S 波为主的导联出现深尖的 T 波;③深吸气、立位或使用阿托品、奎尼丁等药物以消除预激的波形,从而可显示心肌梗死的波形。

(7)心房梗死:大多合并左心室梗死,单独累及者极少,并以右心房梗死居多。下列 ECG 表现提示有心房梗死:①具有典型临床及 ECG 的心肌梗死表现;②P 波有明显的动态变化和/或 PR 段呈有意义的变化;③部分患者有房性或其他心律失常。

(8)STEMI 合并右束支传导阻滞(RBBB):RBBB 时,主要影响 QRS 波终末向量,初始向量不变,故合并心肌梗死时,除后壁心肌梗死外,通常诊断并不困难。RBBB 一般不影响梗死 Q 波的形成,相反,室间隔心肌梗死可使 RBBB 在 V₁ 的 r 波消失而呈 qR 型。

(9)STEMI 合并左束支传导阻滞(LBBB):LBBB 时,心室激动主要由三个向量构成,依次为右心室间隔、左心室间隔和游离左心室壁向量。该三向量均由右向左,使 V₅、V₆、I、aVL 导联 Q 波消失,并呈 R 波钝挫。同时伴有继发性 ST-T 变化,从而使心肌梗死的图形改变不典型,使诊断困

难。在心肌梗死急性期,系列 ECG 的动态演变有助于提高诊断的正确率。

需强调的是:症状和 ECG 能够明确诊断 STEMI 的患者不需要等待心肌损伤标志物和/或影像学检查结果,应尽早给予再灌注及其他相关治疗。

(二)心脏标志物测定

1. 心肌损伤标志物测定 心肌坏死时,心肌内含有的一些蛋白质类物质会从心肌组织内释放出来,并出现在外周循环血液中,因此可作为心肌损伤的判定指标。这些物质主要包括肌钙蛋白和肌红蛋白。

肌钙蛋白(troponin,Tn)是肌肉组织收缩的调节蛋白,心肌肌钙蛋白(cTn)与骨骼肌中的 Tn 在分子结构和免疫学上是不同的,因此它是心肌所独有,是诊断心肌坏死最特异和灵敏的首选标志物。cTn 共有 cTnT、cTnI、cTnC 三个亚单位。

cTnT 在健康人血清中的浓度一般小于 0.03ng/ml,通常 AMI 后 3~4 小时开始升高,2~5 天达到峰值,持续 10~14 天;肌钙蛋白超过正常上限,结合心肌缺血证据即可诊断 AMI。因此,cTnT 对早期和晚期 AMI,以及不稳定型心绞痛患者的灶性心肌坏死均具有很高的诊断价值。高敏感方法检测的 cTn 称为高敏心肌肌钙蛋白(hs-cTn)。有条件者,首选 hs-cTn 检测,如果结果未见增高(阴性),应间隔 1~3 小时再次采血检测,并与首次结果比较,若增高超过 20%,应考虑急性心肌损伤的诊断;若初始两次检测结果仍不能明确诊断而临床提示 ACS 可能,则在 3~12 小时后重复检查。cTnI 也是一种对心肌损伤和坏死确实具有高度特异性的血清学指标,在 AMI 后 4~6 小时或更早即可升高,24 小时后达到峰值,约 1 周后降至正常。

肌红蛋白在 AMI 发病后 2~3 小时内即已升高,12 小时内多达峰值,24~48 小时内恢复正常,由于其出现时间较 cTn 和 CK-MB 均早,故有助于早期诊断,但特异性较差。肌红蛋白既存在于心肌中,同时也存在于骨骼肌中,使肌红蛋白诊断 AMI 的价值受到其增高持续时间短(<24 小时)和缺乏心脏特异性的限制,如慢性肾功能不全、骨骼肌损伤时,肌红蛋白水平均会增高,因此胸痛发作 4~8 小时内只有肌红蛋白增高而 ECG 不具有诊断性时,不能诊断为 AMI,

112

需要有心脏特异的标志物如 cTnT、cTnI 和 CK-MB 的支持。但由于其灵敏度高,所以症状发作后 4~8 小时测定肌红蛋白阴性结果有助于排除 AMI。

2. 血清酶学检查 CK-MB 判断心肌坏死的临床特异度和灵敏度较高,在起病后 4 小时内增高,16~24 小时达高峰,3~4 天恢复正常。AMI 时其测值超过正常上限并有动态变化。由于首次 STEMI 后肌钙蛋白将持续升高一段时间(7~14 天),CK-MB 适于诊断再发心肌梗死。连续测定 CK-MB 还可判定溶栓治疗后梗死相关动脉开通,此时 CK-MB 峰值前移(14 小时以内)。由于 CK 广泛分布于骨骼肌,缺乏特异性,因此不再推荐用于诊断 AMI。天冬氨酸氨基转移酶、乳酸脱氢酶和乳酸脱氢酶同工酶对诊断 AMI 特异性差,也不再推荐用于诊断 AMI。

3. 其他检查 组织坏死和炎症反应的非特异性指标:AMI 发病 1 周内白细胞可增至 $(10~20) \times 10^9/L$,中性粒细胞多在 75%~90%,嗜酸性粒细胞减少或消失。血沉增快,可持续 1~3 周,能较准确地反映坏死组织被吸收的过程。血清游离脂肪酸、C 反应蛋白在 AMI 后均增高。血清游离脂肪酸显著增高者易发生严重室性心律失常。此外,AMI 时,由于应激反应,血糖可升高,糖耐量可暂降低,2~3 周后恢复正常。STEMI 患者在发病 24~48 小时内血胆固醇保持或接近基线水平,但以后会急剧下降。因此所有 STEMI 患者应在发病 24~48 小时内测定血脂谱,超过 24~48 小时者,要在 AMI 发病 8 周后才能获得更准确的血脂结果。AMI 早期测定脑利尿钠肽(BNP)对评价左心室重构、心功能状态和预后具有一定临床价值。

(三) 超声心动图

超声心动图检查有助于对急性胸痛患者的鉴别诊断和危险分层。在评价有胸痛而无特征性 ECG 变化时,超声心动图有助于除外主动脉夹层。对心肌梗死患者,床旁超声心动图对发现机械性并发症很有价值,如评估心脏整体和局部功能、乳头肌功能不全、室壁瘤和室间隔穿孔等。多巴酚丁胺负荷超声心动图检查还可用于评价心肌存活性。

(四) 选择性冠状动脉造影

需施行各种介入性治疗时,可先行选择性冠状动脉造影,明确病变情况,制订治疗方案。

三、诊断注意事项

依据典型的临床表现、特征性的 ECG 改变、血清心肌坏死标志物水平动态改变,STEMI 的确诊一般并不困难。无症状的患者,诊断较困难。凡年老患者突然发生休克、严重心律失常、心力衰竭、上腹胀痛或呕吐等表现而原因未明者,或原有高血压而血压突然降低且无原因可寻者,都应想到 AMI 的可能。此外,有较重而持续较久的胸闷或胸痛者,即使 ECG 无特征性改变,也应考虑本病的可能,都宜先按 AMI 处理,并在短期内反复进行 ECG 观察和 cTn 或 CK-MB 等测定,以确定诊断。当存在左束支传导阻滞图形时,心肌梗死的 ECG 诊断较困难,此时,与 QRS 波同向的 ST 段抬高和至少 2 个胸导联 ST 段抬高>5mm,强烈提示心肌梗死。一般来说,有疑似症状并新出现的左束支传导

阻滞应按 STEMI 来治疗,此时 cTn 和 CK-MB 测定的诊断价值更大。

STEMI 应与主动脉夹层、急性心包炎、急性肺动脉栓塞、气胸和消化道疾病(如反流性食管炎)等引起的胸痛相鉴别。向背部放射的严重撕裂样疼痛伴有呼吸困难或晕厥的患者,无论 ECG 是否为典型的 STEMI 表现,均应警惕主动脉夹层,必须在排除主动脉夹层尤其是 A 型夹层后方可启动抗栓治疗。急性心包炎表现为发热、胸膜刺激性疼痛,向肩部放射,前倾坐位时减轻,部分患者可闻及心包摩擦音,ECG 表现为 PR 段压低、ST 段呈弓背向下型抬高,无对应导联镜像性改变。肺栓塞常表现为呼吸困难、血压降低和低氧血症。气胸可以表现为急性呼吸困难、胸痛和患侧呼吸音减弱。消化性溃疡可有胸部或上腹部疼痛,有时向后背放射,可伴晕厥、呕血或黑便。急性胆囊炎可有类似 STEMI 症状,但有右上腹触痛。这些疾病均不出现 STEMI 的 ECG 特征和演变规律。

此外,AMI 还需与冠状动脉痉挛(CAS)性心绞痛(变异型心绞痛)相鉴别。后者为一过性的 ECG 上 ST 段抬高,不伴有心肌坏死标志物的升高。

四、危险分层

危险分层是一个连续的过程。有以下临床情况应判断为高危 STEMI。①高龄:尤其是老年女性;②有严重的基础疾病:如糖尿病、心功能不全、肾功能不全、脑血管病、既往心肌梗死或房颤等;③重要脏器出血病史:脑出血或消化道出血等;④大面积心肌梗死:广泛前壁心肌梗死、下壁合并右心室和 / 或正后壁心肌梗死、反复再发心肌梗死;⑤合并严重并发症:恶性心律失常(室速或室颤)、急性心力衰竭、心源性休克和机械并发症等;⑥院外心脏骤停。

【治疗】

对 STEMI,强调及早发现、及早住院,并加强住院前的就地处理。治疗原则是尽快恢复心肌的血液灌注(到达医院后 30 分钟内开始溶栓或 90 分钟内开始介入治疗)以挽救濒死的心肌,防止梗死面积的扩大,缩小心肌缺血范围,保护和维持心脏功能,及时处理严重心律失常、泵衰竭和各种并发症,防止猝死,使患者不但能度过急性期,且康复后还能保持尽可能多的有功能的心肌。

一、院前及院内急救

早期、快速并完全地开通梗死相关动脉(infarct related artery, IRA)是改善 STEMI 患者预后的关键。应尽量缩短心肌缺血总时间,包括患者自身延误、院前系统延误和院内救治延误。

1. 减少患者自身延误,缩短自发病至首次医疗接触(FMC)的时间 应通过健康教育和媒体宣传,使公众了解 STEMI 的早期症状。教育患者在发生疑似心肌梗死症状(胸痛)后尽早呼叫"120"急救中心,及时就医,避免因自行用药或长时间多次评估症状而延误治疗。缩短发病至

112

FMC 的时间、在医疗保护下到达医院可明显改善 STEMI 患者的预后。

2. 减少院前系统和院内救治延误，缩短自 FMC 至导丝通过 IRA 的时间 建立区域协同救治网络和规范化胸痛中心是缩短 FMC 至导丝通过 IRA 时间的有效手段。有条件时应尽可能在 FMC 后 10 分钟内完成首份 ECG，提前经远程无线系统或微信等，将 ECG 传送到相关医院，并在 10 分钟内确诊。应在公众中普及心肌再灌注治疗知识，以减少签署手术知情同意书时的延误。

3. 生命体征监测及复苏 所有 STEMI 患者应立即监测心电、血压和血氧饱和度，观察生命体征，及时发现恶性心律失常。应尽量使用兼备除颤功能的心电监测仪。所有医疗和辅助医疗人员，都应该进行除颤等设备的使用培训。心脏骤停常出现在 STEMI 发病后很早阶段，多发生在院外。院外心脏骤停复苏成功的 STEMI 患者（包括未确诊，但高度怀疑进行性心肌缺血者），均应尽早通过院前急救系统转运到心导管室全天候开放的胸痛中心医院接受治疗。

4. 缓解疼痛、呼吸困难和焦虑 疼痛会引起交感神经系统激活，并会导致血管收缩和心脏负荷增加。STEMI 伴剧烈胸痛患者可考虑静脉给予阿片类药物缓解疼痛（如静脉注射吗啡 3mg，必要时间隔 5 分钟重复 1 次，总量不宜超过 15mg）。但吗啡起效慢，可引起低血压和呼吸抑制，并降低 P_2Y_{12} 受体拮抗剂（如氯吡格雷和替格瑞洛）的抗血小板作用，实际应用中需注意此问题。STEMI 患者常常处于焦虑状态，严重焦虑者可考虑给予中效镇静剂（如苯二氮䓬类）。

5. 吸氧 高氧状态会导致或加重未合并低氧血症的 STEMI 患者的心肌损伤。动脉血氧饱和度（SaO_2）>90% 的患者不推荐常规吸氧。当患者合并低氧血症，且 SaO_2<90% 或 PaO_2<60mmHg 时应吸氧。

二、再灌注治疗

（一）再灌注策略选择

1. 经救护车收治且入院前已确诊为 STEMI 的患者，若 120 分钟内能转运至 PCI 中心并完成直接 PCI 治疗（FMC 至导丝通过 IRA 时间<120 分钟），则应首选直接 PCI 治疗，相关 PCI 中心应在患者到达医院前尽快启动心导管室，并尽可能绕过急诊室直接将患者送入心导管室行直接 PCI；若 120 分钟内不能转运至 PCI 中心完成再灌注治疗，最好于入院前在救护车上开始溶栓治疗，院前溶栓后具备条件时应直接转运至具有直接 PCI 能力的医院，根据溶栓结果进行后续处理。

2. 若患者就诊于无直接 PCI 条件的医院，如能在 FMC 后 120 分钟内转至 PCI 中心并完成再灌注治疗，则应将患者转运至可行 PCI 的医院实施直接 PCI，且患者应在就诊后 30 分钟内转出。若 FMC 至导丝通过 IRA 时间>120 分钟则应在 FMC 后 30 分钟内开始溶栓。

3. 患者自行就诊于可行直接 PCI 的医院，应在 FMC 后 90 分钟内完成直接 PCI 治疗。

4. 再灌注治疗时间窗内，发病<3 小时的 STEMI，直接

PCI 与溶栓同效；发病 3~12 小时，直接 PCI 优于溶栓治疗，优选直接 PCI。

5. 接受溶栓治疗的患者应在溶栓后 60~90 分钟内评估溶栓有效性，溶栓失败的患者应立即行紧急补救 PCI；溶栓成功的患者应在溶栓后 2~24 小时内常规行直接 PCI 策略（急诊冠状动脉造影后，根据病变特点决定是否干预 IRA）。

（二）经皮冠状动脉介入治疗（PCI）

能够开展急诊 PCI 的心导管室每年 PCI 需 ≥100 例，主要操作者需具备介入治疗资质且每年独立完成 PCI≥50 例。对首诊可开展直接 PCI 的医院应全天候开放导管室，并要求直接 PCI 患者 FMC 至导丝通过 IRA 时间 ≤90 分钟。

1. 直接 PCI 适应证

(1) 直接 PCI：①发病 12 小时内的 STEMI 患者；②院外心脏骤停复苏成功的 STEMI 患者；③存在提示心肌梗死的进行性心肌缺血症状，但无 ST 段抬高，出现以下一种情况患者（血流动力学不稳定或心源性休克；反复或进行性胸痛，保守治疗无效；致命性心律失常或心脏骤停；机械并发症；急性心力衰竭；ST 段或 T 波反复动态改变，尤其是间断性 ST 段抬高）；④ STEMI 发病超过 12 小时，但有临床和/或 ECG 进行性缺血证据；⑤伴持续性心肌缺血症状、血流动力学不稳定或致命性心律失常。

(2) 急诊或早期冠状动脉造影：①院外不明原因心脏骤停心肺复苏成功、但未确诊为 STEMI 的患者，如高度怀疑有进行性心肌缺血，宜行急诊冠状动脉造影；②胸痛为自发性或含服硝酸甘油后完全缓解，抬高的 ST 段恢复正常，尽管无症状再发或 ST 段再度抬高，建议早期（<24 小时）行冠状动脉造影。

(3) 溶栓后 PCI：见再灌注治疗策略选择。

2. 直接 PCI 的禁忌证 发病超过 48 小时，无心肌缺血表现、血流动力学和心电稳定的患者不推荐对 IRA 行直接 PCI。

3. 直接 PCI 的抗栓治疗 STEMI 的主要原因是冠状动脉斑块破裂或侵蚀诱发血栓性阻塞。因此，抗栓治疗（包括抗血小板和抗凝）十分必要。阿司匹林联合 1 种 P_2Y_{12} 受体拮抗剂的双联抗血小板治疗（dual antiplatelet therapy，DAPT）是抗栓治疗的基础。

(1) 围手术期抗血小板治疗：①阿司匹林，通过抑制血小板环氧化酶使血栓素 A_2 合成减少，达到抗血小板聚集的作用。无禁忌证的 STEMI 患者均应立即嚼服肠溶阿司匹林 150~300mg 负荷剂量，继以 75~100mg/d 长期维持。② P_2Y_{12} 受体拮抗剂，可干扰二磷酸腺苷介导的血小板活化。氯吡格雷为前体药物，需肝脏细胞色素 P450 酶代谢形成活性代谢物，与 P_2Y_{12} 受体不可逆结合。替格瑞洛是一种直接作用、可逆结合的 P_2Y_{12} 受体拮抗剂，抑制血小板效用更强、起效更快，且疗效不受基因多态性的影响。我国大规模注册研究显示，与氯吡格雷相比，替格瑞洛显著降低低出血风险患者的缺血事件。除非存在禁忌证如高出血风险，在直接 PCI 前（或最迟在 PCI 时）推荐使用替格瑞洛（180mg 负荷剂量口服，90mg，2 次/d）。在替格瑞洛

无法获得或有禁忌证时可选用氯吡格雷［600mg 负荷剂量口服（年龄>75 岁负荷量 300mg），75mg，1 次/d］。围手术期再发急性缺血事件的患者，应将氯吡格雷替换为替格瑞洛（180mg 负荷剂量口服，90mg，2 次/d）。③血小板糖蛋白（GP）Ⅱb/Ⅲa 受体拮抗剂，如替罗非班（tirofiban）、依替巴肽（eptifibatide）等作为静脉及冠状动脉用药，其药效相对稳定，作用于血小板聚集的终末环节，是强效抗血小板药物之一。在有效的 DAPT 及抗凝治疗情况下，不推荐 STEMI 患者造影前常规应用 GP Ⅱb/Ⅲa 受体拮抗剂。高危患者或冠状动脉造影提示血栓负荷重、未给予适当负荷量 P₂Y₁₂ 受体拮抗剂的患者，可静脉使用替罗非班或依替巴肽。直接 PCI 时，冠状动脉内注射替罗非班有助于减少慢血流或无复流，改善心肌微循环灌注。

（2）围手术期抗凝治疗：接受 PCI 治疗的 STEMI 患者，术中均应给予肠外抗凝药物。应权衡有效性、缺血和出血风险，选择性使用普通肝素、依诺肝素或比伐芦定。①优先推荐普通肝素静脉推注（70~100U/kg），维持活化凝血时间（ACT）250~300 秒。如联合使用 GP Ⅱb/Ⅲa 受体拮抗剂时，静脉推注普通肝素（50~70U/kg），维持 ACT 200~250 秒。或静脉推注比伐芦定 0.75mg/kg，继而 1.75mg/（kg·h）静脉滴注，监测 ACT 300~350 秒，若术中 ACT 高于 350 秒时应停止或减量，并于 5~10 分钟后再次测定 ACT，待 ACT 恢复至安全范围时继续使用；如 ACT<225 秒，追加 0.3mg/kg 静脉推注，并考虑静脉滴注维持至 PCI 后 3~4 小时，以避免急性支架内血栓事件发生。对于女性和经桡动脉入路行 PCI 的患者，比伐芦定较普通肝素降低 30 天不良临床事件风险。②出血高风险的 STEMI 患者，单独使用比伐芦定，优于联合使用普通肝素和 GP Ⅱb/Ⅲa 受体拮抗剂。使用肝素期间应监测血小板计数，对于肝素诱导的血小板减少症患者，推荐比伐芦定作为直接 PCI 期间的抗凝药物。③对已使用适当剂量依诺肝素而需 PCI 的患者，若最后一次皮下注射在 8 小时内，PCI 前可不追加剂量；若最后一次皮下注射在 8~12 小时之间，应考虑使用依诺肝素 0.3mg/kg 静脉推注。

（3）接受口服抗凝药治疗患者的围手术期抗栓治疗：接受口服抗凝药物治疗的患者发生 STEMI 时，建议行直接 PCI。术中推荐肠外抗凝治疗，应避免使用 GP Ⅱb/Ⅲa 受体拮抗剂。STEMI 缺血高危患者，术后抗栓方案取决于血栓栓塞风险（采用 CHA₂DS₂-VASc 评分）和出血风险（采用 HAS-BLED 或 ABC 评分）。如缺血风险明显大于出血风险，围手术期推荐三联抗栓治疗（口服抗凝药＋阿司匹林＋P₂Y₁₂ 受体拮抗剂）。

4. 接受口服抗凝药治疗的患者 接受口服抗凝药治疗的患者发生 STEMI 且无禁忌证时建议 PCI 治疗，因出血风险高不宜进行溶栓治疗。

5. 老年患者 老年患者心肌梗死的症状往往不典型，容易误诊或治疗延误。高龄 STEMI 患者出血风险和心肌梗死并发症、肾功能不全等伴随疾病发生率高，抗栓药物治疗耐受性差，易出现治疗相关的出血和其他并发症。再灌注治疗不存在年龄限制，尤其是直接 PCI。尽可能使用桡动

脉入路。采用合适抗栓治疗策略降低出血风险。

（三）溶栓治疗

溶栓治疗快速、简便，在不具备 PCI 条件的医院或因各种原因使 FMC 至 PCI 时间明显延迟时，对有适应证的 STEMI 患者，静脉内溶栓仍是较好的选择。决定是否溶栓治疗时应综合分析预期风险/效益比、发病至就诊时间、就诊时临床及血流动力学特征、合并症、出血风险、禁忌证和预期 PCI 延误时间。

1. 溶栓适应证 ①急性胸痛发病未超过 12 小时，预期 FMC 至导丝通过 IRA 时间>120 分钟，无溶栓禁忌证；②发病 12~24 小时仍有进行性缺血性胸痛和 ECG 至少相邻 2 个或 2 个以上导联 ST 段抬高>0.1mV，或血流动力学不稳定的患者，若无直接 PCI 条件且无溶栓禁忌证，应考虑溶栓治疗。

随着 STEMI 发病时间的延长，溶栓治疗的临床获益会降低。患者就诊越晚（尤其是发病 3 小时后），越应考虑转运行直接 PCI（而不是溶栓治疗）。

2. 溶栓禁忌证

（1）绝对禁忌证：①既往任何时间发生过颅内出血或未知原因卒中；②近 6 个月发生过缺血性卒中；③中枢神经系统损伤、肿瘤或动静脉畸形；④近 1 个月内有严重创伤/手术/头部损伤、胃肠道出血；⑤已知原因的出血性疾病（不包括月经来潮）；⑥明确、高度怀疑或不能排除主动脉夹层；⑦24 小时内接受非可压迫性穿刺术（如肝脏活检、腰椎穿刺）。

（2）相对禁忌证：①6 个月内有短暂性脑缺血发作；②口服抗凝药治疗中；③妊娠或产后 1 周；④严重未控制的高血压（收缩压>180mmHg 和/或舒张压>110mmHg）；⑤晚期肝脏疾病；⑥感染性心内膜炎；⑦活动性消化性溃疡；⑧长时间或有创性复苏。

3. 院前溶栓 院前溶栓的效果优于入院后溶栓。对 STEMI 发病 3 小时内的患者，溶栓治疗的即刻疗效与直接 PCI 基本相似；有条件时可在救护车上开始溶栓治疗。院前溶栓治疗须具备以下全部 4 个条件：①急性胸痛持续 30 分钟以上，但未超过 12 小时；②ECG 相邻 2 个或 2 个以上导联 ST 段抬高，在肢体导联 ≥0.1mV、胸导联 ≥0.2mV 或新出现的 LBBB 或 RBBB；③年龄 ≤75 周岁；④不能在 120 分钟内完成急诊 PCI。

4. 溶栓药物 目前临床应用的主要溶栓药物包括非特异性纤溶酶原激活剂和特异性纤溶酶原激活剂两大类。建议优先采用特异性纤溶酶原激活剂。重组组织型纤溶酶原激活剂阿替普酶（alteplase）是目前常用的溶栓剂，可选择性激活纤溶酶原，对全身纤溶活性影响较小，无抗原性。但其半衰期短，为防止 IRA 再阻塞需联合应用肝素（24~48 小时）。其他特异性纤溶酶原激活剂有尿激酶原、瑞替普酶（reteplase）和重组人 TNK 组织型纤溶酶原激活剂（TNK-tPA）等。非特异性纤溶酶原激活剂，如尿激酶，可直接将循环血液中的纤溶酶原转变为有活性的纤溶酶，无抗原性和过敏反应。由于非特异性纤溶酶原激活剂溶栓再通率低、使用不方便，不推荐院前溶栓使用。常用溶栓药物的特征和用法见表 112-2 及表 112-3。

表 112-2 常用溶栓药物特征的比较

项目	阿替普酶	瑞替普酶	RhTNK-tPA	尿激酶	尿激酶原
剂量	90min 内不超过 100mg(根据体重)	1000 万 U × 2 次,每次 > 2min	16mg(5~10s)	150 万 U(30min)	50mg(30min)
负荷剂量	需	弹丸式静脉推注	弹丸式静脉推注	无需	需
抗原性及过敏反应	无	无	无	无	无
全身纤维蛋白原消耗	轻度	中度	极小	明显	极少
90 分钟血管开通率 /%	73~84	84	85	53	78.5
TIMI 3 级血流 /%	54	60	63	28	60.8

注:RhTNK-tPA,重组 TNK 组织型纤溶酶原激活剂;TIMI,心肌梗死溶栓试验。

表 112-3 常用溶栓药物的用法

药物	用法及用量	特点
尿激酶	150 万 U 溶于 100ml 生理盐水,30 分钟内静脉滴注	不具有纤维蛋白选择性,再通率低
重组人尿激酶原	5mg/ 支,一次用 50mg,先将 20mg(4 支)用 10ml 生理盐水溶解后,3min 静脉推注完毕,其余 30mg(6 支)溶于 90ml 生理盐水,于 30min 内静脉滴注完毕	再通率高,脑出血发生率低
阿替普酶	50mg/ 支,用生理盐水稀释后静脉注射 15mg 负荷剂量,后续 30min 内以 0.75mg/kg 静脉滴注(最多 50mg),随后 60min 内以 0.5mg/kg 静脉滴注(最多 35mg)	再通率高,脑出血发生率低
瑞替普酶	2 次静脉注射,每次 1 000 万 U 负荷剂量,间隔 30min	2 次静脉注射,使用较方便
RhTNK-tPA	16mg/ 支,用注射用水 3ml 稀释后 5~10 秒内静脉推注	再通率高,一次静脉注射,使用方便

注:RhTNK-tPA,重组 TNK 组织型纤溶酶原激活剂。

5. 溶栓再通的判断指标

(1)临床评估:溶栓开始后 60~90 分钟内应密切监测临床症状、心电图 ST 段变化及心律失常。临床评估溶栓成功的指标包括 60~90 分钟内:①抬高的 ST 段回落 ≥ 50%;②胸痛症状缓解或消失;③出现再灌注性心律失常,如加速性室性自主心律、室速甚至室颤、房室传导阻滞、束支传导阻滞突然改善或消失,或下壁心肌梗死患者出现一过性窦性心动过缓、窦房传导阻滞,伴或不伴低血压;④心肌坏死标志物峰值提前,如 cTn 峰值提前至发病后 12 小时内,CK-MB 峰值提前至 14 小时内。

典型的溶栓治疗成功标准是抬高的 ST 段回落 ≥ 50% 的基础上,伴有胸痛症状明显缓解和 / 或出现再灌注性心律失常。

(2)冠状动脉造影标准:冠状动脉造影所示血流情况通常采用心肌梗死溶栓试验(thrombolysis in myocardial infarction,TIMI)分级:根据 TIMI 分级达到 2、3 级者表明血管再通,但 2 级者通而不畅,TIMI3 级为完全性再通,溶栓失败则梗死相关血管持续闭塞(TIMI 0~1 级)。

6. 溶栓患者的抗栓治疗

纤维蛋白特异性纤溶酶原激活剂的作用机制是,将纤维蛋白降解为纤维蛋白片段而溶解血栓,并不降解循环中的纤维蛋白原。STEMI 早期体内凝血系统活性很高,凝血及纤溶系统处于动态平衡之中,在溶栓药物溶解的同时或之后仍然不断有新的血栓形成。因此,溶栓治疗期间及之后必须联合使用抗凝和抗血小板治疗,以抑制新的血栓形成,防止 IRA 再闭塞。

(1)抗血小板治疗:STEMI 静脉溶栓患者,如年龄 ≤ 75 岁,在阿司匹林基础上给予氯吡格雷 300mg 负荷量,维持量 75mg,1 次 /d。如年龄 >75 岁,则使用氯吡格雷 75mg,维持量 75mg,1 次 /d。溶栓后 PCI 患者,溶栓 48 小时后的 DAPT 方案与直接 PCI 相同。

(2)抗凝治疗:推荐静脉溶栓治疗的 STEMI 患者应至少接受 48 小时抗凝治疗,或至少接受血运重建治疗,或住院期间使用,最长不超过 8 天。可根据病情选用普通肝素、依诺肝素或磺达肝癸钠。①普通肝素:推荐静脉弹丸式注射(60U/kg,最大剂量 4 000U),随后 12U/kg 静脉滴注(最大剂量 1 000U/h),持续 24~48 小时。维持 APTT 为正常水平的 1.5~2.0 倍(50~70 秒)。②依诺肝素:年龄 <75 岁的患者,弹丸式静脉推注 30mg,15 分钟后皮下注射 1mg/kg,继以皮下注射 1 次 /12h(前 2 次每次最大剂量不超过 100mg),用药至血运重建治疗或出院前(不超过 8 天);年龄 ≥ 75 岁的患者,不进行弹丸式静脉注射,首次皮下注射剂量为 0.75mg/kg(前 2 次每次最大剂量 75mg),其后仅需每 12 小时皮下注射。如估算的肾小球滤过率(estimated glomerular filtration rate,eGFR)< 30ml/(min·1.73m²),则不论年龄,每 24 小时皮下注射 1mg/kg。③磺达肝癸钠:使用链激酶的患者,推荐静脉弹丸式推注磺达肝癸钠 2.5mg,之后 2.5mg/d,皮下注射,使用时间不超过 8 天。如 eGFR<30ml/(min·1.73m²),则不用磺达肝癸钠。④溶栓患者行 PCI 时可继续静脉应用普通肝素,根据 ACT 结果及是否使用 GP Ⅱb/ Ⅲa 受体拮抗剂调整剂量。

112

不建议院前溶栓治疗患者常规使用磺达肝癸钠和比伐芦定进行抗凝治疗,应优选普通肝素或依诺肝素作为院前溶栓治疗的辅助抗凝药物。

7. 出血并发症及其处理 溶栓治疗的主要风险是出血,尤其是颅内出血(发生率 0.9%~1.0%)。高龄、低体重、女性、既往脑血管疾病史、入院时血压高是颅内出血的主要危险因素。怀疑颅内出血时应立即停止溶栓和抗栓治疗,进行急诊 CT 或磁共振成像检查,测出凝血相关指标并检测血型及交叉配血,维持生命体征,启动降低颅内压等急救措施。4 小时内使用过普通肝素的患者,推荐用鱼精蛋白中和(1mg 鱼精蛋白中和 100U 普通肝素);出血时间异常可酌情输注血小板。

(四)冠状动脉旁路移植术(CABG)

对于 IRA 明确但解剖结构不适合行 PCI 且存在大面积受损心肌、严重心力衰竭或心源性休克风险的 STEMI 患者,应考虑急诊 CABG。存在心肌梗死相关机械并发症的患者需要进行血运重建时,建议行外科修补术的同时行 CABG。

三、一般治疗

STEMI 患者无论是否接受再灌注治疗,均建议收住冠心病监护病房(coronary care unit,CCU)进行持续的病情监护、治疗和专科护理,尽早启动心脏康复。

STEMI 患者发病后至少 24 小时内都需要进行心电监测,重点关注心律失常和 ST 段改变。有中至高度心律失常风险的患者,如血流动力学不稳定、LVEF<40%、再灌注心律失常、多支血管重度狭窄或 PCI 术中出现并发症,应适当延长心电监测时间。所有 STEMI 患者均应早期行超声心动图检查以评估左心室功能。

病情稳定或血运重建后症状控制,应鼓励早期活动。下肢做被动运动可防止静脉血栓形成。活动量的增加应循序渐进。应尽量对患者进行必要的解释和鼓励,使其能积极配合治疗而又解除焦虑和紧张,可以应用小剂量的镇静剂和抗焦虑药物(常用苯二氮䓬类),使患者得到充分休息和减轻心脏负担。保持大便通畅,如便秘可给予缓泻剂。有明确低氧血症(氧饱和度低于 90%)或存在左心室功能衰竭时才需补充氧气。在最初 2~3 天饮食应以容易消化的流质、半流质为主,宜少量多餐,钠盐和液体的摄入量应根据汗量、尿量、呕吐量及有无心力衰竭而作适当调节。

四、药物治疗

(一)抗栓治疗

抗栓治疗可预防冠状动脉内进一步血栓形成、促进内源性纤溶活性溶解血栓和减少冠状动脉狭窄程度,从而可减少事件进展的风险和预防冠状动脉完全阻塞的进程。所有 STEMI 患者均应接受抗栓治疗,并根据再灌注策略选用抗血小板治疗方案。

STEMI 患者 DAPT 的持续时间取决于患者存在的出血风险[建议采用 PRECISE-DAPT(预测支架置入 DATP 患者出血并发症)评分]和缺血风险(采用 DAPT 评分)。

PRECISE-DAPT 评分<25 分且 DAPT 评分 ≥2 分,阿司匹林联合替格瑞洛或氯吡格雷 DAPT 至少持续 12 个月,也可考虑延长至 24~30 个月;PRECISE-DAPT 评分 ≥25 分,阿司匹林联合替格瑞洛或氯吡格雷 DAPT 持续 6 个月是可以接受的。服用氯吡格雷期间发生急性心肌梗死的患者应替换为替格瑞洛(负荷剂量 180mg,此后 90mg,2 次 /d)。

(二)β 受体阻滞剂

β 受体阻滞剂有利于缩小心肌梗死面积,减少复发性心肌缺血、再梗死、室颤及其他恶性心律失常,对降低急性期病死率有肯定的疗效。无禁忌证的 STEMI 患者应在发病后 24 小时内开始口服 β 受体阻滞剂。建议口服美托洛尔,从低剂量开始,逐渐加量。若患者耐受良好,2~3 天后换用相应剂量的长效缓释制剂。急性期一般不静脉应用,除非患者有剧烈的缺血性胸痛或伴血压显著升高且其他处理未能缓解时。静脉用药多选择美托洛尔,静脉推注每次 5mg,共 3 次,如果心率低于 60 次 /min 或收缩压低于 100mmHg,则停止给药,静脉注射总量为 15mg。末次静脉给药后应以口服制剂维持。

以下情况需暂缓或减量使用 β 受体阻滞剂:①心力衰竭或低心排血量;②心源性休克高危患者(年龄>70 岁、收缩压<120mmHg、窦性心率>110 次 /min);③其他相对禁忌证:P-R 间期>0.24 秒、二度或三度房室传导阻滞、活动性哮喘或反应性气道疾病。

STEMI 发病早期有 β 受体阻滞剂使用禁忌证的患者,应在 24 小时后重新评价并尽早使用;STEMI 合并持续性房颤、房扑并出现心绞痛,但血流动力学稳定时,可使用 β 受体阻滞剂;STEMI 合并顽固性多形性室速,同时伴交感电风暴者可选择静脉使用 β 受体阻滞剂治疗。

(三)血管紧张素转换酶抑制剂(ACEI)/血管紧张素 Ⅱ 受体拮抗剂(ARB)

ACEI/ARB 通过影响心肌重塑、减轻心室过度扩张而减少心力衰竭的发生,降低死亡率。在 STEMI 最初 24 小时内,对有心力衰竭证据、左心室收缩功能不全、糖尿病、前壁心肌梗死,但无低血压(收缩压<90mmHg)或明确禁忌证者,应尽早口服 ACEI;对非前壁心肌梗死、低危(LVEF 正常、心血管危险因素控制良好、已接受血运重建治疗)、无低血压的患者应用 ACEI 也可能获益。发病 24 小时后,如无禁忌证,所有 STEMI 患者均应给予 ACEI 长期治疗。如患者不能耐受 ACEI,可考虑给予 ARB。

ACEI/ARB 禁忌证包括:STEMI 急性期动脉收缩压<90mmHg、严重肾功能不全[血肌酐水平>265μmol/L(2.99mg/dl)]、双侧肾动脉狭窄、移植肾或孤立肾伴肾功能不全、对 ACEI/ARB 过敏、血管神经性水肿或导致严重咳嗽者及妊娠期/哺乳期女性等。

(四)醛固酮受体拮抗剂

STEMI 后已接受 ACEI 和 / 或 β 受体阻滞剂治疗,但仍存在左心室收缩功能不全(LVEF ≤40%)、心力衰竭或糖尿病,且无明显肾功能不全[血肌酐男性 ≤221μmol/L(2.5mg/dl),女性 ≤177μmol/L(2.0mg/dl)、血钾 ≤5.0mmol/L]的患者,应给予醛固酮受体拮抗剂治疗。

(五) 硝酸酯类药物

尚无临床随机对照试验显示,在 STEMI 患者中应用硝酸酯类药物能改善患者长期预后。STEMI 急性期持续剧烈胸痛、高血压和心力衰竭的患者,如无低血压、右心室梗死或在发病 48 小时内使用过 5 型磷酸二酯酶抑制剂,可考虑静脉使用硝酸酯类药物。硝酸甘油为短效硝酸酯类,对有持续性胸部不适、高血压、急性左心衰竭的患者,在最初 24~48 小时的治疗中,静脉内应用有利于控制心肌缺血发作。先给予舌下含服 0.3~0.6mg,继以静脉滴注,开始 5~10μg/min,每 5~10 分钟增加 5~10μg,直至症状缓解或平均动脉压降低 10% 但收缩压不低于 90mmHg。目前推荐静脉应用硝酸甘油的患者症状消失 24 小时后,就改用口服制剂。药物耐受现象可能在持续静脉应用硝酸甘油 24~48 小时内出现。有下壁 STEMI、可疑右心室梗死或明显低血压的患者(收缩压 <90mmHg),尤其合并明显心动过缓或心动过速时,硝酸酯类药物能降低心室充盈压,引起血压降低和反射性心动过速,应慎用或不用。无并发症的心肌梗死低危患者不必常规给予硝酸酯类药物。

(六) 钙通道阻滞剂(CCB)

目前尚无证据提示在 STEMI 急性期使用二氢吡啶类钙通道阻滞剂能改善预后。对无左心室收缩功能不全或房室传导阻滞的患者,为缓解心肌缺血、控制房颤或房扑的快速心室率,如果 β 受体阻滞剂无效或禁忌使用,则可应用非二氢吡啶类钙通道阻滞剂。STEMI 后合并难以控制的心绞痛时,在使用 β 受体阻滞剂的基础上可应用地尔硫䓬。

(七) 他汀类药物

所有无禁忌证的 STEMI 患者,入院后均应尽早开始高强度他汀类药物治疗,且无须考虑胆固醇水平。目前推荐的高强度的他汀类药物主要包括阿托伐他汀 20~80mg/d 或瑞舒伐他汀 10~20mg/d,剂量因人而异,要考虑患者的体重、肝功能、肾功能等情况。甘油三酯显著升高者可加用贝特类药物。

五、抗心律失常治疗

1. 室性心律失常 室性心律失常是 STEMI 最为常见的心律失常,导致血流动力学障碍的室速及室颤发生率为 6%~8%。STEMI 急性期预防性使用抗心律失常药物对患者有害。再灌注治疗中及 STEMI 发病 24 小时内发生的室性心律失常是否需要进行干预治疗取决于持续时间和对血流动力学的影响,无症状且不影响血流动力学的室性心律失常不需要使用抗心律失常药物。STEMI 发病 48 小时后非缺血诱发的持续性室速或室颤则为明显的预后不良指标,需评价是否有植入 ICD 的指征。反复发作室速和/或室颤的 STEMI 患者推荐早期行完全血运重建以解除潜在的心肌缺血。合并多形性室速或室颤的 STEMI 患者如无禁忌证应静脉使用 β 受体阻滞剂治疗;反复出现多形性室速者推荐静脉使用胺碘酮;多次电复律后血流动力学仍不稳定伴反复室速的患者也应考虑静脉使用胺碘酮,如果 β 受体阻滞剂、胺碘酮及超速抑制治疗无效或无法获得,可使

用利多卡因治疗。应注意纠正电解质紊乱(尤其是低钾血症与低镁血症)。经完全血运重建及优化药物治疗后仍反复发作室速、室颤或电风暴的 STEMI 患者,可考虑在植入 ICD 后行射频消融治疗。

2. 室上性心律失常 房颤是 STEMI 患者最常见的室上性心律失常,发生率为 6%~21%,可诱发或加重心力衰竭,但不需要预防性使用抗心律失常药物。STEMI 急性期房颤的心室率控制比心律控制更为有效,如无心力衰竭或低血压时可静脉使用 β 受体阻滞剂控制心室率;当存在急性心力衰竭但不伴有低血压时可静脉给予胺碘酮控制心室率;同时存在急性心力衰竭和低血压时可考虑静脉使用洋地黄类药物控制心室率。地高辛不用于房颤的心律控制。伴房颤的 STEMI 患者如药物治疗不能控制快心室率或存在持续的心肌缺血、严重的血流动力学障碍或心力衰竭时,应立即行电复律;静脉胺碘酮有助于增加电复律的成功率,降低房颤再发风险。

STEMI 急性期新发房颤的患者,应根据 CHA_2DS_2-VASc 评分决定是否长期口服抗凝药物。

3. 窦性心动过缓和房室传导阻滞 窦性心动过缓多见于下壁心肌梗死患者,通常可自行恢复且不影响预后。宜对患者进行严密监护,但一般不需要特殊处理。STEMI 患者发生房室传导阻滞则需进行风险评估,完全房室传导阻滞和二度 II 型的房室传导阻滞有指征进行治疗干预。前壁心肌梗死患者出现高度房室传导阻滞,大多由广泛的心肌坏死所致,阻滞部位一般在希氏束以下,难以自行缓解且死亡率明显升高。伴有血流动力学不稳定的窦性心动过缓或无稳定逸搏心律的高度房室传导阻滞的 STEMI 患者,有指征使用正性传导药物(如肾上腺素、阿托品、血管加压素),药物治疗无效时应安装临时起搏器。非高度房室传导阻滞或血流动力学稳定的缓慢性心律失常患者,不需要常规预防性临时起搏治疗。

4. 心脏停搏 立即做胸外心脏按压和人工呼吸,注射肾上腺素、异丙肾上腺素、乳酸钠和阿托品等,并施行其他心肺复苏处理。

六、心源性休克治疗

需除外其他原因导致的低血压,如心功能不全、右心室梗死、低血容量、心律失常、心脏压塞、机械并发症、瓣膜功能失调或药物因素等。

应通过经胸超声心动图紧急评估患者的心室和瓣膜结构与功能,排除机械并发症,伴有心源性休克的 STEMI 患者,如合并机械并发症应尽早处理。急诊血运重建治疗(直接 PCI 或紧急 CABG)可改善合并心源性休克的 STEMI 患者的远期预后。为维持血流动力学稳定,可使用正性肌力药物及血管扩张剂,血管活性药物优先推荐去甲肾上腺素。主动脉内球囊反搏(IABP)不能改善 STEMI 患者的预后,不推荐常规使用。但对于因机械并发症导致血流动力学不稳定的 STEMI 合并心源性休克的患者,IABP 可作为辅助治疗手段;心源性休克难以纠正的患者也可考虑短期使用机械循环辅助装置,包括体外膜氧合器(又称体外膜肺)、左

112

心室辅助装置、心室辅助系统或体外循环。但与 IABP 相比，心室辅助系统不能改善 STEMI 合并心源性休克患者的 30 天预后。具体治疗措施详见本书"第 22 章心源性休克"。

七、心力衰竭治疗

STEMI 合并心力衰竭患者应持续监测心律、心率、血压和尿量。肺水肿且 $SaO_2 < 90\%$ 的患者推荐吸氧，维持 $SaO_2 \geq 95\%$；患者出现导致低氧血症、高碳酸血症或者酸中毒的呼吸衰竭且无法耐受无创通气支持时，建议有创通气治疗；呼吸窘迫（呼吸频率 > 25 次 /min 且 $SaO_2 < 90\%$）的患者在不伴低血压时可考虑使用无创通气支持；肺水肿伴呼吸困难的 STEMI 患者，可以考虑使用阿片类药物缓解呼吸困难及焦虑症状，同时需监测呼吸状态。严重心力衰竭伴有难以纠正的低血压的 STEMI 患者可以考虑使用正性肌力药物。伴有难治性心力衰竭且对利尿剂反应不佳的 STEMI 患者，可行超滤或血液净化治疗。存在持续性心肌缺血的患者，应早期行冠状动脉血运重建治疗。

血流动力学稳定，LVEF ≤ 40% 或心力衰竭的 STEMI 患者推荐尽早使用 ACEI/ARB，以降低死亡率及再住院率；病情稳定后推荐使用 β 受体阻滞剂，以降低死亡率、再发心肌梗死，以及因心力衰竭住院的发生率；LVEF ≤ 40% 或心力衰竭，但不伴严重肾衰竭及高钾血症的 STEMI 患者推荐使用醛固酮受体拮抗剂，以降低心血管疾病死亡及住院风险。

收缩压 > 90mmHg 的 STEMI 合并心力衰竭患者，应给予硝酸酯类药物以缓解症状及减轻肺淤血；心力衰竭伴收缩压升高的 STEMI 患者，可考虑使用硝酸酯类药物或硝普钠控制血压及缓解症状；推荐伴有容量负荷过重症状 / 体征的 STEMI 合并心力衰竭患者，使用利尿剂。

经优化药物治疗 3 个月以上或心肌梗死发作 ≥ 6 周后仍有心力衰竭症状（心功能 Ⅱ～Ⅲ级）且 LVEF ≤ 35%、预期寿命 1 年以上的 STEMI 患者，推荐植入 ICD 以降低猝死风险。

八、机械性并发症的识别与处理

1. 心室游离壁破裂 心室游离壁破裂多见于心肌梗死发病后 24 小时内及 1 周左右，发生率在 1% 以下，病死率高达 90% 以上。早期心脏破裂好发于前壁心肌梗死，表现为循环"崩溃"，患者常在数分钟内死亡。老年、未及时有效的再灌注治疗以及延迟溶栓治疗是 STEMI 患者游离壁破裂最主要的危险因素。游离壁破裂发生时，患者多表现为突发的意识丧失、休克，电机械分离和急性心脏压塞。怀疑游离壁破裂时需立即行床旁超声心动图进行确认，并紧急行心包穿刺术进行引流以解除心脏压塞。部分游离壁破裂患者可能表现为迟发或亚急性过程，血流动力学恶化伴一过性或持续性低血压，同时存在典型的心脏压塞体征。游离壁破裂内科治疗的目标是稳定患者的血流动力学状况，为尽快手术作准备。必要时可行机械循环支持。

2. 室间隔穿孔 室间隔穿孔最早可以在 STEMI 发病后 24 小时内出现，前壁与后外侧壁的心肌梗死均可能发生，表现为临床情况突然恶化，出现心力衰竭或心源性休克，胸骨左缘第 3~4 肋间新发粗糙的收缩期杂音（90%），约 50% 伴收缩期震颤；伴心源性休克的患者心脏杂音和震颤可不明显。超声心动图检查可明确诊断并评估严重程度。

血管扩张剂联合 IABP 辅助循环有助于改善症状。外科手术可能为 STEMI 合并室间隔穿孔伴心源性休克的患者提供生存的机会，但最佳手术时机仍无定论。血流动力学不稳定者宜及早（1 周内）手术，在室间隔修补术的同时行 CABG。但心肌梗死早期坏死心肌与正常心肌边界不清楚，早期手术病死率高；血流动力学稳定患者宜推迟 3~4 周后手术，但等待手术的过程中死亡风险高。经皮导管室间隔缺损封堵术可降低病死率，提高远期生存率，但总体病死率仍然较高。

3. 乳头肌或腱索断裂 乳头肌或腱索断裂导致的急性二尖瓣反流可出现在 STEMI 发病后的 2~7 天。表现为突发的急性左心衰竭、血流动力学不稳定、肺水肿甚至心源性休克，可有二尖瓣区新出现收缩期杂音或原有杂音加重，需要及时行超声心动图检查寻找原因并确诊。紧急处理以降低左心室后负荷为主，包括利尿、血管扩张剂，以及 IABP，必要时可使用正性肌力药物。宜尽早外科手术治疗，根据断裂程度决定手术方式。乳头肌或腱索断裂需要与急性缺血性乳头肌功能不全相鉴别。

九、右心室心肌梗死的处理

右心室心肌梗死大多与下壁心肌梗死同时发生，但也可单独出现。右胸前导联（尤其是 V_{4R} 导联）ST 段抬高 ≥ 0.1mV 高度提示右心室梗死，所有下壁 STEMI 的患者均应记录包括右胸前导联和正后壁导联在内的 18 导联心电图。超声心动图检查可能有助于诊断。

治疗措施与左心室 MI 略有不同，右心室心肌梗死多伴有下壁心肌梗死，伴休克或低血压而无左心衰竭的表现，其血流动力学检查常显示中心静脉压、右心房和右心室充盈压增高，而肺动脉楔压、左心室充盈压正常甚至下降。治疗原则是应尽早施行再灌注治疗，维持有效的右心室前负荷，避免使用利尿剂和血管扩张剂（如硝酸酯类、ACEI/ARB 和阿片类）。经积极静脉扩容治疗，并最好进行血流动力学监测，肺动脉楔压（又称肺毛细血管楔压）如达 15mmHg，即应停止补液。若补液 1 000~2 000ml 血压仍不回升，应静脉滴注正性肌力药（如多巴酚丁胺或多巴胺）。合并高度房室传导阻滞时，可予以临时起搏。

十、康复和出院后治疗

基于运动的心脏康复可降低 STEMI 患者的全因死亡率和再梗死风险，有助于更好地控制危险因素、提高运动耐量和生活质量。如患者病情允许，应在 STEMI 住院期间尽早开始康复治疗。建议患者住院期间进行运动负荷试验，客观评估运动能力，以指导日常生活或制订运动康复计划。出院后最初 3~6 周体力活动应逐渐增加。鼓励患者恢复中等量的体力活动（步行、体操、太极拳等）。如 STEMI 后 6 周仍能保持较好的心功能,则绝大多数患者都能恢复其所有正常的活动。与生活方式、年龄和心脏状况相适应的、有规律的运动计划,可降低缺血事件发生的风险,增强整体健康状况。对患者的生活方式提出建议、进一步控制危险因素,可改善患者的预后。

【二级预防】

为改善 STEMI 患者的长期预后,除了在急性期应积极治疗外,还应加强二级预防。冠心病的二级预防,可减少动脉粥样硬化的危险因素,延缓和逆转冠状动脉病变的进展,防止斑块不稳定等所致的急性冠脉事件,从而大大降低心血管疾病致残率、病死率。

一、非药物干预

STEMI 患者应终身戒烟;合理膳食,控制总热量和减少饱和脂肪酸、反式脂肪酸,以及胆固醇摄入(<200mg/d)。对超重和肥胖的 STEMI 患者,建议通过控制饮食与增加运动降低体重,在 6~12 个月内使体重指数降低 5%~10%,并逐渐控制于 25kg/m² 以下。还应注意识别患者的精神心理问题并给予相应治疗。

单纯血运重建并不能预防 STEMI 合并严重左心室功能不全患者心脏事件的发生。ICD 可以显著降低此类患者心脏性猝死的发生率及总死亡率。出院前 LVEF<40% 的患者,建议在完成血运重建和最佳药物治疗后 6~12 周,再次评估心脏功能和猝死风险。对最佳药物治疗无效且预期寿命 1 年以上的症状性心力衰竭(NYHA 心功能 Ⅱ~Ⅲ级)及 LVEF≤35% 的患者,建议植入 ICD。STEMI 后 40 天,虽经最佳药物治疗仍存在轻度心力衰竭症状且 LVEF≤30% 和预期寿命 1 年以上者,也有必要植入 ICD。有明确的左心室功能不全或血流动力学不稳定的持续性室速或非急性期内发生室颤存活的患者,作为二级预防措施,植入 ICD 也可显著获益。

二、药物治疗

1. 若无禁忌证,所有 STEMI 患者出院后,均应长期服用阿司匹林、ACEI 和 β 受体阻滞剂。STEMI 患者 DAPT 方案详见前述。在阿司匹林基础上,无禁忌证患者替格瑞洛维持剂量 90mg,2 次 /d,口服,至少 1 年。替格瑞洛禁忌或无法获得时,应给予氯吡格雷,维持剂量 75mg/d,口服,至少 1 年。对于高缺血风险的 STEMI 患者,如果可耐受 DAPT 且无出血并发症,可考虑延长替格瑞洛至心肌梗死后 3 年,剂量为 60mg,2 次 /d,口服。

2. β 受体阻滞剂和 ACEI 可改善心肌梗死患者生存率,建议给予最大耐受剂量长期治疗。不能耐受 ACEI 的患者可改用 ARB 类药物。无明显肾功能损害和高血钾的 STEMI 患者,经有效剂量的 ACEI 与 β 受体阻滞剂治疗后,如 LVEF 仍<40% 者,可应用醛固酮受体拮抗剂治疗,但需密切观察相关不良反应(特别是高钾血症)。

3. 血压管理。STEMI 患者出院后应进行有效的血压管理,目标血压为<130/80mmHg,(收缩压不低于110mmHg),年龄>80 岁的患者目标血压为<150/90mmHg。

4. 调脂治疗。STEMI 患者出院后应持续强化调脂治疗,低密度脂蛋白胆固醇(LDL-C)治疗目标值<1.8mmol/L。对既往有心肌梗死史、缺血性卒中史、合并症状性外周动脉疾病的 STEMI 患者,或 STEMI 合并多个危险因素(如年龄≥65 岁、杂合子家族性高胆固醇血症、既往 CABG 或 PCI 手术史、糖尿病、高血压、吸烟及慢性肾脏病 3~4 期等)的患者,可考虑将 LDL-C 治疗目标值设定为 1.4mmol/L。治疗首选他汀类药物。若强化他汀治疗后 LDL-C 仍不能达标或不耐受大剂量他汀类药物,可联合应用胆固醇吸收抑制剂依折麦布(口服 10mg/d),必要时加用前蛋白转化酶枯草溶菌素 9 抑制剂。

5. 血糖管理。STEMI 患者病情稳定后均应进行空腹血糖检测,必要时行口服葡萄糖耐量试验。合并糖尿病的 STEMI 患者应在积极控制饮食和改善生活方式的同时,给予降糖药物治疗。若患者一般状况较好、糖尿病病史较短、年龄较轻,可将糖化血红蛋白(HbA1c)控制在 7% 以下。过于严格的血糖控制可能增加低血糖发生率和影响患者预后;相对宽松的 HbA1c 目标值(如<8.0%),更适合于有严重低血糖史、预期寿命较短、有显著微血管或大血管并发症,或有严重合并症、糖尿病病程长、口服降糖药或胰岛素治疗后血糖难以控制的患者。部分胰高血糖素样肽 -1 受体激动剂可减少冠心病合并 2 型糖尿病患者的远期主要不良心血管事件,SGLT2 抑制剂达格列净在降低主要不良心血管事件的同时,还可降低患者的心血管死亡、心力衰竭住院风险及再梗死风险,应在二甲双胍治疗基础上优先联合应用。合并糖尿病的 STEMI 患者应强化其他冠心病危险因素的控制。

(李 清 陈灏珠 张文武)

📖 参 考 文 献

[1] 中华医学会心血管病分会, 中华心血管病杂志编辑委员会. 急性 ST 段抬高型心肌梗死诊断和治疗指南 (2019)[J]. 中华心血管病杂志, 2019, 47 (10): 766-783.

[2] 中国医师协会急诊医师分会, 国家卫健委能力建设与继续教育中心急诊学专家委员会, 中国医疗保健国际交流促进会急诊急救分会. 急性冠脉综合征急诊快速诊治指南 (2019)[J]. 中华急诊医学杂志, 2019, 28 (4): 421-428.

[3] IBANEZ B, JAMES S, AGEWALL S, et al. 2017 ESC guidelines for the management of acute myocardial infarction in patients presenting with ST-segment elevation: The task force for the management of acute myocardial infarction in patients presenting with ST-segment elevation of the European Societyof Cardiology (ESC)[J]. Eur Heart J, 2018, 39 (2): 119-177.

112

第 113 章
主动脉夹层

主动脉夹层(aortic dissection, AD)是指各种内因和 / 或外力作用造成主动脉内膜破裂,血液通过内膜破口渗入主动脉壁的中层,并沿动脉纵轴剥离导致主动脉壁形成夹层血肿,出现真假双腔的一种心血管表现。主动脉夹层局部可呈瘤样扩张,又称主动脉夹层动脉瘤(aortic dissection aneurysm)。急性 AD 的临床特点为急性起病,突发剧烈胸背疼痛、休克和主动脉各分支血管受累,供应脏器的缺血、压迫症状等。AD 的患病率在我国尚缺乏详细流行病学数据,欧美国家每年约为 4.3/10 万,发病高峰大多是 50~70 岁的男性,在此年龄段患病率男性是女性的 2~3 倍,而在低于 40 岁发病者中,男女患病比例相当。随着我国人口老龄化趋势的加速,以及临床医生对 AD 的认识不断提高,诊断流程不断规范,AD 在我国的患病率逐渐呈上升趋势。急性 AD 往往病情凶险,早期死亡率约为每小时 1%,60%~90% 患者死于发病后 1 周内。70% 左右的 AD 患者在急性期死于心脏压塞、主动脉破裂出血、心律失常等,因此早期诊断和治疗十分必要。

【病因与发病机制】

正常的主动脉血管壁结构分为 3 层,由内而外分别是内皮细胞覆盖的血管内膜,富含平滑肌、弹性纤维、胶原纤维的血管中膜,以及由胶原、血管滋养血管、淋巴组成的血管外膜。AD 患者血管内膜裂口发生的机制,主要是动脉中膜的结构缺陷和主动脉血流动力学异常,两者缺一不可。高血压、动脉粥样硬化、马方(Marfan)综合征和埃勒斯 - 当洛斯(Ehlers-Danlos)综合征、大动脉炎、外伤、梅毒、妊娠等均为发生 AD 的危险因素,其中,高血压是 AD 最常见的危险因素,70%~90% 的 AD 患者有高血压表现,约 1/3 患者有主动脉粥样硬化。上述危险因素可以导致主动脉中膜的弹性纤维断裂,中膜变性、坏死,破坏了原来强有力的胶原纤维和平滑肌细胞,使血管壁结构变得薄弱,血管内膜被血流的剪切力反复冲击撕开裂口,最终形成夹层。内膜裂口好发于近心端升主动脉和胸主动脉近端,内膜一旦被撕裂,加之血流不断冲击,夹层可沿血管纵轴蔓延,病变可累及主动脉的各个分支血管如无名动脉、颈总动脉、锁骨下动脉、肾动脉、肠系膜动脉等,产生对应脏器供血不足的表现;严重患者可发生血肿处血管外膜破裂,使大量血液流入心包腔、纵隔、胸腔、腹膜后等间隙,使病情更复杂,危及生命。

【分型】

临床上,根据 AD 病变部位及累及范围等解剖与病理特征,有两种经典的分型方法(表 113-1)。① DeBakey 分型:DeBakey 根据内膜撕裂部位的不同将 AD 分为 3 型。DeBakey Ⅰ 型:内膜裂口起源于升主动脉或弓部,累及弓部和降主动脉可达髂动脉,其中包括破口位于左弓而内膜逆行剥离至升主动脉者,此型最常见,约 70%;DeBakey Ⅱ 型:内膜撕裂口起源于升主动脉或弓部,并局限于升主动脉和弓部;DeBakey Ⅲ 型:内膜撕裂口起源于胸降主动脉,此型又根据夹层是否累及膈下腹主动脉分为Ⅲa 和Ⅲb。② Stanford 分型:根据手术需要将 AD 分为 A、B 两型。Stanford A 型:指累及升主动脉的类型,包括 DeBekay Ⅰ、Ⅱ 型及破口位于左弓而逆行剥离至升主动脉者,此型约占 2/3;Stanford B 型:不累及升主动脉的类型,指内膜撕裂位于主动脉弓峡部而向胸主动脉以下蔓延者(图 113-1),此型约占 1/3。DeBakey 和 Stanford 分型法临床最为常用。此外,根据解剖特征的更为简单的描述性分类如下:近端夹层,包括 DeBekay Ⅰ、Ⅱ 型或 Stanford A 型;远端夹层,包括 DeBekay Ⅲ 型或 Stanford B 型。

AD 的自然病史取决于是否累及升主动脉。累及升主动脉者,自然病程仅 8% 超过 1 个月;而仅累及降主动脉者,超过 1 个月自然病程的可达 75%。近端夹层危险性更大,外科手术治疗效果较好;远端夹层危险性相对较小,内科治疗或介入治疗即可获得较好效果,多不主张手术治疗。

表 113-1　主动脉夹层的经典分型

1. DeBakey 分型	
(1) DeBakey Ⅰ 型	起源于升主动脉,至少波及主动脉弓,远端通常超出主动脉弓
(2) DeBakey Ⅱ 型	起源于升主动脉,并局限于升主动脉内
(3) DeBakey Ⅲ 型	起源于降主动脉,远端向下发展,逆行扩展至主动脉弓或升主动脉者罕见
2. Stanford 分型	
(1) Stanford A 型	所有累及升主动脉的夹层
(2) Stanford B 型	未累及升主动脉的所有夹层

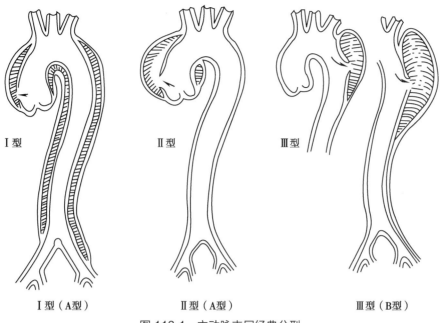

Ⅰ型　　　　　Ⅱ型　　　　　Ⅲ型

Ⅰ型（A型）　　　　　Ⅱ型（A型）　　　　　Ⅲ型（B型）

图 113-1　主动脉夹层经典分型

【诊断】

AD 的诊断主要依据临床症状、体征以及实验室和影像学检查。发病时间 ≤ 14 天为急性期，发病时间 15~90 天为亚急性期，发病时间 > 90 天为慢性期。

一、临床表现特点

根据夹层累及部位、范围和程度的不同以及基础疾病的影响，该病的临床表现多种多样(图 113-2)，其高危的临床表现主要包括：①高风险基础疾病，如已知主动脉瓣疾病或胸主动脉瘤，曾行主动脉操作(包括外科手术)；②高风险疼痛，如胸背或腹部突发剧烈撕裂样疼痛；③高风险体征，如脉搏不对称或无脉、双上肢收缩压差 > 20mmHg、局灶性神经病变体征(伴疼痛)、新出现主动脉瓣反流杂音、低血压或休克表现。

1. 疼痛　AD 最常见的症状是疼痛，见于约 85% 患者，典型特征为突然发生撕裂样疼痛，起始即剧烈难以忍受，并伴有烦躁不安、出汗、焦虑、恐惧和濒死感，镇痛药物难以缓解。疼痛部位可位于胸、背、腹，当夹层分离沿主动脉扩展时，可发生转移性疼痛，约见于 20% 患者。初始疼痛部位对判断 AD 的部位或许是有帮助的，因为局部症状能大体上反映受累的病变血管，如疼痛在前颈、喉、颌、面、胸部，则 90% 以上累及升主动脉；若疼痛在肩胛之间，则 90% 以上累及降主动脉；吞咽困难、吞咽疼痛提示病变累及胸主动脉，而腹部或下肢的疼痛、跛行则强烈提示夹层累及腹主动脉；如病变累及腹主动脉及其分支血管，患者可出现腹痛尤其上腹痛，常同时伴有恶心、呕吐，甚至类似急腹症表现。若血液浸润血管外膜渗入腹膜腔，还可表现为腹部压痛、反跳痛等腹膜刺激症状。

值得注意的是，部分病例因夹层远端内膜破裂，使夹层中的血液重新回到主动脉管腔而疼痛可得以暂时缓解，但若疼痛消失后再次出现，应警惕 AD 又继续扩展并有向外膜破裂的危险。此外，少数患者无明显疼痛症状，其原因可能在于：①发病早期便出现晕厥或神志严重改变而掩盖了疼痛；②发病早期以主动脉关闭不全、心力衰竭、脉搏减弱为首发症状；③发病即发生猝死。因此，在诊断上要充分认识该病症状的多样性和不典型情况。

2. 血压异常　大部分 AD 患者具有高血压病史。血压异常是 AD 最常见的体征，双上肢血压测量差别可达 20mmHg 以上。约 1/3 的严重患者可出现心动过速、面色苍白、大汗淋漓、皮肤湿冷、脉搏细速等休克症状，血压正常或偏低，若疑似 AD 患者表现为持续低血压状态，应警惕心脏压塞的可能。

3. 夹层累及近心端的症状

(1)AD 病变位于近心端，累及主动脉瓣，可导致主动脉瓣关闭不全、主动脉瓣反流，是近端 AD 的重要特征。严重的主动脉瓣反流可导致急性心力衰竭(AHF)，出现活动后呼吸困难、肺部湿啰音、哮鸣音等临床表现。近端 AD 致主动脉瓣反流的主要机制：第一，夹层可使主动脉根部扩张，瓣环扩大；第二，在非对称夹层中，来自夹层血肿的压力会将瓣叶压得比其他叶片的对合线低，结果使瓣膜关闭不全；第三，瓣叶的环状支撑或叶片本身会被撕裂，造成叶片连枷；第四，广泛的或环状内膜撕裂的情况下，无支撑的内膜片会脱垂到左心室流出道，产生主动脉瓣反流。此时，心脏杂音具有乐音样特点，沿胸骨右缘比胸骨左缘听诊得更清楚。当主动脉瓣反流出现在远端 AD 的患者时，它通常先于夹层分离发生，可能与先前存在的主动脉中层囊性退行性变致主动脉根部扩张有关。

(2)近心端 AD 还可阻塞冠状动脉窦口或累及左、右冠状动脉血管，引起心绞痛、牵涉痛等急性心肌缺血症状，甚至发生心肌梗死，危及生命。由于夹层分离对右冠状动脉的影响大于左冠状动脉，临床上多见急性下壁心肌梗死。

113

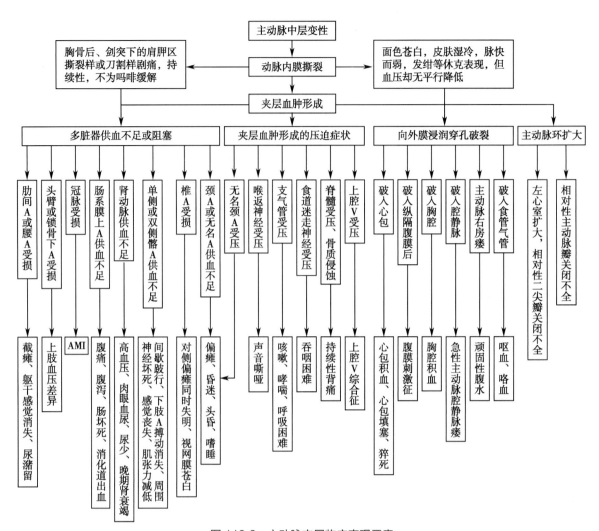

图 113-2　主动脉夹层临床表现示意
注：A,动脉；V,静脉；AMI,急性心肌梗死。

需要注意,继发心肌梗死时的胸痛症状与原发的急性 AD 的胸背疼痛症状容易混淆不清,使临床情况变得复杂化,尤其是心电图、心肌标志物具有心肌梗死的证据时,更有可能忽略原发的 AD 病变,这样的误诊/漏诊可因为抗凝、溶栓治疗而对 AD 造成灾难性的后果,须仔细鉴别。

4. 夹层累及远心端分支血管的症状　AD 病变向远心端扩展,当累及主动脉远端的分支血管时,可引起相应组织器官的灌注不足及血肿压迫症状。AD 累及右侧头臂动脉、左侧颈总动脉和左锁骨下动脉,可以出现晕厥、偏瘫、上肢动脉搏动减弱等症状,容易误诊为原发的脑血管疾病。本症的动脉搏动减弱一般是非对称性的,在疾病的发展过程中可能是变化的,动态观察四肢动脉搏动及血压变化不仅对提示 AD 的诊断有益,同时对鉴别、除外大动脉炎等相关病症有重要帮助。部分患者在 AD 累及部位可闻及血管性杂音。AD 累及腹腔干,可引起胃缺血改变,肝脾缺血、梗死,查体可见腹部压痛、反跳痛、肌紧张等腹膜刺激征;AD 累及肠系膜上、下动脉,可造成肠壁缺血、溃疡甚至肠坏死,出现恶心、呕吐、腹痛、腹泻等症状;AD 累及肾动脉,可导致肾脏血流量急剧减少,引起腰痛、血尿,甚至急性肾衰竭;

AD 可累及脊髓前、后动脉(由椎动脉发出,而椎动脉由锁骨下动脉发出)、肋间后动脉(由胸主动脉直接发出,共 9 对)、腰动脉(由腹主动脉直接发出,共 4 对),引起脊髓节段性缺血,出现截瘫症状;AD 累及髂总动脉可导致股动脉血流减少,出现下肢缺血、疼痛跛行,甚至肢体坏死。

5. 血管外膜渗漏症状　近端 AD 的血肿可以经血管外膜渗漏到心包腔及假腔的外层直接破裂入心包造成心包积血、心脏压塞;AD 也可破入胸腔,造成胸腔积血,多见于左侧,可出现胸痛、咳嗽、呼吸困难,甚至出血性休克。AD 可浸润血管外膜,破入腹腔,引起腹痛、腹腔出血、休克表现。AD 可破入呼吸道或食管引起大量咯血或呕血。

6. 压迫症状　AD 若压迫气管可引起呼吸困难,压迫食管迷走神经可出现吞咽困难、吞咽疼痛,压迫喉返神经引起声音嘶哑,压迫颈交感神经节可出现霍纳综合征,压迫上腔静脉可出现上腔静脉综合征,压迫肺动脉可出现肺动脉高压等相应的临床表现。

二、辅助检查

1. 实验室检查　多数患者血、尿常规正常,若累及肾动脉,可出现尿红细胞增多或肉眼血尿。部分患者发病急性期可出现白细胞升高、中性粒细胞增加,如血液从主动脉大量漏出,可表现为贫血。由于假腔内的血液溶血,血清乳酸脱氢酶(LDH)浓度可升高。

D- 二聚体(D-dimer)对于急性 AD 的筛查有十分重要的意义。AD 时血管损伤释放组织因子,假腔血栓可激活内源凝血级联瀑布反应,同时也必然激活与凝血系统相平衡的纤维蛋白溶解系统,交联纤维蛋白的降解产物 D- 二聚体与血栓性疾病相伴行。虽然 D- 二聚体升高并不仅发生在 AD 患者中,其诊断的特异性有限;但是,若是急性胸痛患者的 D- 二聚体<500ng/ml,对于除外 AD 有很高的敏感性和阴性预测价值,D- 二聚体<500ng/ml,排除 AD 达93%~98%。

此外,平滑肌肌凝蛋白重链单克隆抗体的免疫分析也是一个诊断 AD 的新方法,在发病 12 小时内,其诊断灵敏度和特异度分别为 90% 和 97%,更为重要的是,此方法能准确鉴别心肌梗死和 AD,但临床应用并不广泛。

其他如凝血酶 - 抗凝血酶复合体、IL-6、IL-10 等在 AD 的诊断地位并不明确。

2. 影像学检查

(1)心电图: AD 的心电图表现是非特异性的,1/3 的心电图变化与左心室肥大一致,但基于以下两点理由,获取心电图在临床诊断上是重要的: ① AD 分流患者出现非特异性胸痛,心电图无缺血性 ST-T 变化,会成为除外心肌缺血的理由,并提示其他胸痛综合征;②近端 AD,当夹层分离内膜片累及冠状动脉时,心电图可提示合并急性心肌梗死。

(2)胸部 X 线片:胸部 X 线片后前位和侧位显示胸部动脉增宽,占病例的 80%~90%,局限性的膨出往往出现于病变起始部位。部分患者在胸主动脉夹层走行区域可见钙化斑点或片状钙化阴影,并在透视下显示扩张性搏动。胸部 X 线检查正常并不能排除 AD。

(3)超声心动图:①经胸超声心动图(TTE)能显示主动脉宽度、分离的内膜、真假两腔以及附壁血栓,对 AD 的诊断准确性较 CT、磁共振成像略低。确诊患者可表现为主动脉扩张(如舒张末期主动脉根部直径>42mm)、主动脉壁增厚及代表内膜撕裂片起伏的片状回声,以及附壁血栓。对累及升主动脉的夹层血肿其灵敏度高达 78%~100%,但对累及降主动脉的夹层,灵敏度只有 36%~55%。该检查操作快捷,整个过程都能在床旁完成,是目前临床上开展较多的无创性检查,尤其对于诊断孕期 AD 可能是最为有效、安全的检查方法。②经食管超声心动图(TEE)可以观察夹层内膜撕裂的位置、假腔内血栓及血流、心包内是否存在积液等,并可见真假腔间波动的内膜片。对于胸主动脉夹层及近段腹主动脉夹层分离的诊断,TEE 的灵敏度可以高达78%~98%,特异度为 63%~96%,可靠性优于 TTE,但对腹主动脉及其分支夹层的灵敏度则大为降低,仅为 40% 左右。TEE 作为一种侵入性操作,对急性 AD 患者具有一定的操作风险,非全麻状态下不建议常规实施。

(4)计算机断层扫描(CT):CT 检查能显示血管夹层的部位、大小及范围。若 CT 发现主动脉管径明显增大,主动

脉内膜钙化点向腔内移位,撕脱的内膜片呈线样的低密度影,主动脉可见真、假两腔特征等,应高度怀疑 AD 的诊断。近年应用超高速 CT 和螺旋 CT,结合碘造影,进行二维、三维重建,应用颇为广泛。可以显示夹层血肿与周围组织的毗邻,清晰识别头臂干血管情况,用于诊断胸主动脉夹层,特别是对于降主动脉夹层逆行撕裂累及左侧锁骨下动脉的患者。其对降主动脉夹层的诊断灵敏度为 83%~94%,特异度为 87%~100%,而对于升主动脉夹层的灵敏度小于 80%。CT 检查一般可在 10 分钟内完成,其主要缺点是射线辐射和造影剂毒性、不利于撕裂口的位置及动脉分支血管情况的判断,对主动脉是否存在反流也不能作出判定。

(5)磁共振成像(MRI): MRI 对于诊断 AD 具有较高的准确性,有利于主动脉疾病的动态显示,特别是主动脉内膜撕裂口及其假腔的观察,是目前显影主动脉以鉴别慢性 AD 撕裂的最好的无创性方法,对于造影剂过敏、肾衰竭、甲亢或其他 CT 检查禁忌的患者,MRI 可作为首选的替代诊断手段。由于 MRI 显影所需时间较长,MRI 检查室内不易监护,对急诊危重患者应详细评估风险后选用。

(6)主动脉造影:主动脉造影可以显示动脉夹层分离的真假腔、内膜破口,以及主动脉分支受累范围和主动脉瓣关闭不全,诊断准确率在 95% 以上,曾经是诊断 AD 的"金标准",但对于内膜片、内膜破口及主动脉双腔的显示并不优于增强 CT,且属侵入性操作,方法较为复杂,对于急性期危重患者检查存在较大的风险,加之过量的造影剂存在肾毒性,因此近年在临床应用上有所下降,已被非创伤性检查方法如螺旋 CT、MRI 等逐渐取代。

(7)血管内超声(intravascular ultrasonograph):是指经股动脉,在 X 线引导下将特制超声探头送入血管达升主动脉进行超声诊断的一种方法。其血管横径探测,对真假腔的辨别,夹层撕裂漂浮物探测,血管壁内血肿探测均优于 TTE 和 TEE。此外,尚可引导主动脉内支架的放置及对其放置是否合适作出判断。由于导管介入可能产生的并发症,以及受技术本身条件的限制等原因,该检查在急性 AD 诊断中的作用与地位还待确定。

3. 诊断技术的选择应用 基于上述 TEE、CT、MRI 或主动脉造影技术在诊断 AD 方面各自的优缺点,采用何种检查,必须考虑能否获取下列的诊断信息:第一,必须确定或排除 AD;第二,明确夹层累及部位,是累及升主动脉(即 A 型夹层)还是只限于降主动脉或主动脉弓(即 B 型夹层);第三,如果可能,尽量发现夹层的一些解剖特征包括夹层的范围、入口和出口、假腔内血栓、夹层累及的分支血管、是否存在主动脉瓣关闭不全及其严重程度、有无心包积液等。

一般情况下,如果 TEE、CT、MRI 和主动脉造影技术同时具备,可根据患者的临床表现首先考虑 CT 血管成像(CTA)检查,因其准确、安全、快速、方便;如 CTA 发现了 A 型主动脉夹层,可立即将患者转运至手术室,在手术室进行TEE 检查,以全面评价主动脉解剖和主动脉瓣膜功能。当怀疑主动脉瓣病变或是不稳定的疑似 AD 病例,TEE 可作为首选检查。虽然 MRI 对几乎所有类型的 AD 诊断的灵敏度和特异度都很高,但其检查耗时长、不能实时监护,故不

适用于血流动力学不稳定的急诊患者。各种影像学技术诊断价值的比较见表 113-2。

表 113-2 主动脉夹层影像学诊断价值的比较

优势 / 劣势	TTE	TEE	CT	MRI	血管造影
使用方便度	+++	++	+++	++	+
诊断可靠性	+	+++	+++	+++	++
床旁 / 介入治疗	++	++	–	–	++
连续检查	++	+	++	+++	–
主动脉壁可视度	+	+++	+++	+++	–
花费	–	–	––	––––	––
X 线辐射	无	无	–––	–	––
肾毒性	无	无	–––	–	––

注：+~+++：代表该项目的优点逐渐增加；–~––––：代表该项目的缺点逐渐增加。

三、诊断注意事项

早年由于对 AD 的认识不足，相应的检查手段不多，因而诊出率不高。只有约 62% 的患者被初诊确诊，其余 38% 首先被拟诊为心肌缺血、充血性心力衰竭、肺栓塞等，在其后确诊为 AD 的 38% 的病例中，近 1/3 是在其他临床问题的诊断过程中偶尔发现并得以修正的。出现漏诊的原因，主要是对 AD 症状的多样性和复杂性缺乏足够的认识，只要是根据临床特点考虑到本病的可能，选择合适的检查手段，确诊一般并不难！

考虑诊断时，应注意与 AD 相关的一些危险因素、症状、体征，以及病情的发展变化，如突发剧烈撕裂样疼痛、与血压下降不平行的休克表象、周围动脉搏动减弱或两侧不对称、血管杂音、突然出现主动脉瓣关闭不全的体征、不能解释原因的急腹症、神经症状等同时伴有血管闭塞现象，这些均提示本症的可能，结合辅助检查可明确诊断。与 AD 分离相关的最典型体征，如脉搏短缺、主动脉反流杂音、神经系统表现，更多的是近端 AD，而不是远端夹层分离的特点。

本症还需和急性心肌梗死、急性肺栓塞、其他原因所致的主动脉瓣关闭不全等病症相鉴别。通过胸痛的临床特点、心电图与心肌损伤标志物如心肌钙蛋白 T 或 I 等连续、动态检测有助于急性心肌梗死的鉴别诊断；血气分析与肺动脉 CTA 等辅助检查有助于急性肺栓塞的诊断；超声心动图可辅助了解其他原因所致的主动脉瓣关闭不全、主动脉增宽、并同时发现可能的 AD。

【治疗】

对于疑似或确诊 AD 的患者，均应立即进行心电图、血压监护，绝对卧床休息，保持呼吸道通畅。在严密监测下采取有效干预措施如降血压或纠正休克，使生命指征包括血压、心率及心律等稳定，并监测中心静脉压及尿量，根据需要可测量肺毛细血管楔压和心排血量。病情一旦稳定，要不失时机做进一步检查，确诊病变的类型与范围。随后的治疗决策应按以下原则：①急性期（发病 2 周内）患者，无论是否采取介入或手术治疗均应首先给予强化的内科药物治疗。②升主动脉夹层特别是波及主动脉瓣或心包内有渗液者，宜急诊外科手术。③降主动脉夹层急性期病情进展迅速，病变局部血管直径 ≥50mm 或有血管并发症者，应争取介入治疗置入支架（动脉腔内隔绝术）。夹层范围不大无特殊血管并发症时，可试行内科药物保守治疗，若 1 周不缓解或发生特殊并发症 [如血压控制不佳、疼痛顽固、夹层扩展或破裂（心包、胸腔积液），侵及冠状动脉的先兆（缺血症状及心电图改变）、急性主动脉瓣关闭不全、心脏压塞，出现神经系统损害或证明有膈下主动脉分支血管受累情况]，应立即行介入或手术治疗。

一、内科药物治疗

所有患者都应接受药物治疗，主要是镇痛和降压，以降低动脉压和减慢左心室收缩速率（dp/dt），控制内膜剥离。血压下降和疼痛缓解是 AD 分离停止和治疗有效的重要指征。

1. 镇痛 疼痛本身可以加重高血压和心动过速，恶化病情。一般对剧痛者可静脉使用较大剂量的吗啡（≥5mg）或哌替啶（≥100mg），但应注意两药的降低血压和抑制呼吸等副作用。

2. 控制血压及左心室收缩速率 通常联合应用硝普钠和 β 受体阻滞剂。硝普钠对紧急降低动脉血压十分有效，但单纯使用可使心率增快，并可能增加左心室收缩速率（dp/dt），而同时使用 β 受体阻滞剂则可对抗硝普钠的这种不良作用。

硝普钠用法：连续静脉滴注，开始每分钟 20μg，逐步增加剂量以控制血压，通常每分钟 200~300μg，血压控制的目标是将血压降到能维持足够的脑、心和肾的血流灌注的最低血压水平，一般收缩压控制在 100~120mmHg，平均动脉压 60~70mmHg 水平，并尽力保持血压的稳定，待血压稳定后可改口服药维持，但一般不应用血管紧张素转换酶抑制剂，因其咳嗽副作用可能加重病情。也可用尼卡地平，详见本书"第 44 章高血压急症"。

不论患者是否有收缩期高血压，都应首先静脉应用 β 受体阻滞剂来降低左心室收缩速率（dp/dt）。①普萘洛尔（心得安）：是第一代 β 受体阻滞剂，已被广泛用于 AD 的治疗。用法：先静脉注射 0.5mg，随之以每 3~5 分钟 1~2mg，直至脉搏减慢到 60~70 次 /min 或 30~60 分钟内总剂量 0.15mg/kg，以后每 2~4 小时重复静脉注射相同剂量以维持 β 受体阻滞的作用。②拉贝洛尔：同时具有 α 受体和 β 受体阻滞作用，可以同时有效降低 dp/dt 和动脉压，对 AD 的治疗特别有效。首剂 2 分钟静脉注射 10mg，然后每 10~15 分钟追加 20~60mg（直至总剂量达 300mg）到心率和血压控制为止。静脉持续滴注拉贝洛尔，从 2mg/kg 起直至

5~20mg/kg,可以达到维持量。③超短效 β 受体阻滞剂艾司洛尔(esmolol):对动脉血压不稳的患者,特别是要进行手术的患者十分有用,因为如果需要,可以随时停用。一般静脉滴注速度 50~200μg/(kg·min)。

当存在使用 β 受体阻滞剂的禁忌证时,可考虑使用钙通道阻滞剂地尔硫䓬和维拉帕米,因两者都同时具有血管扩张和负性肌力作用。

当分离的内膜片损害一侧或双侧肾动脉,导致肾素大量释放,从而引起顽固性高血压时,此种情况下最有效的降压药物可能是静脉内注射依那普利,通常首先每 4~6 小时予 0.625~1.250mg,然后根据需要加大剂量,最大量每 6 小时 5mg。

关于妊娠期 AD 的治疗:由于硝普钠的胎儿毒性,一般只用于产后或孕期对其他药物无效的患者,除此而外,可选用肼屈嗪替代。为避免 AD 孕妇阴道分娩中的血压升高,建议在硬膜外麻醉下行剖宫产。

急性 AD 是忌用抗凝和溶栓治疗的。溶栓治疗可促使 AD 患者的主动脉破裂出血;抗凝治疗不利于夹层假腔内血栓形成,而假腔血栓形成对阻止血肿继续扩大、防治主动脉破裂具有重要意义。

3. 纠正休克 若患者处于休克状态,血压明显降低,提示可能存在心脏压塞或主动脉破裂。治疗需快速扩容,并仔细排除假性低血压(是由于测量了夹层累及的肢体动脉血压引起的)的可能性。若迫切需要用升压药时,首选去甲肾上腺素,而不用多巴胺,因多巴胺可增加左心室收缩速率。

4. 心脏压塞的处理 急性近端 AD 常可伴有心脏压塞,这是此类患者死亡的最常见原因之一。当患者出现心脏压塞而病情相对稳定时,心包穿刺的危险性可能超过获益,应尽快送手术室直接修补主动脉并进行术中心包引流。然而当患者表现为电 - 机械分离或显著低血压时,行心包穿刺以抢救生命是合理的,但谨慎的做法是只抽出少量心包液体,使血压回升至能保证组织器官血液供给的最低水平即可。

二、外科手术治疗

外科手术的主要目的是,尽可能彻底切除撕裂的内膜、纠正主动脉瓣关闭不全及保护冠状动脉开口。对 DeBakey Ⅰ、Ⅱ 型 AD 的治疗多主张急诊或择期开胸手术治疗,手术治疗的效果明显优于单纯药物治疗。目前普遍认同的手术指征是:①急性近端夹层时首选外科手术。如合并主动脉瓣关闭不全时,多采取复合手术方式,切除、修复内膜的同时行人工瓣膜置换。②急性远端夹层合并下列复杂情况:

夹层累及重要脏器;破裂或即将破裂;逆行撕裂至升主动脉;马方综合征合并夹层。

对于 DeBakey Ⅲ 型 AD 的治疗,采用降主动脉人工血管移植术,有相应器官受累时,应考虑血运重建,如肋间动脉、肾动脉或肠系膜上动脉重建术。对于破口局限者,可采用破口修复降主动脉成形术。

相对于外科手术,以下情况则考虑行单纯的内科药物治疗:①无并发症的远端 AD 首选内科药物治疗;②稳定的孤立性主动脉弓夹层;③稳定的慢性 AD 首选药物治疗(无并发症的夹层,起病 2 周或 2 周以上)。

三、血管内介入治疗

近年来,由于无创诊断技术的提高,对 DeBakey Ⅲ 型 AD 剥离的内膜可准确定位,血管内介入治疗逐渐成为更具研究前景的高危 AD 的治疗方法之一。常用的经皮血管内覆膜支架技术已广泛用于降主动脉夹层的治疗,放置支架的主要目的是封闭夹层的原发破口,扩张真腔,改善脏器血供,促进假腔血栓化和主动脉重塑。一般认为,只要夹层距离左锁骨下动脉超过 2cm,夹层本身无过度迂曲,介入通路通畅,假腔较小,就可以考虑采用覆膜支架介入治疗。这种方法可以减轻手术、麻醉、体外循环等对患者的创伤和应激,近期效果良好。

需要注意的是,AD 患者其病情复杂多样,目前最佳治疗方案依然存在多种争议,具体治疗方案应根据患者的实际病情和医疗机构的技术水平综合考虑,选择最安全和最适合的治疗策略。

四、治疗基础疾病,控制危险因素

高血压、动脉粥样硬化、糖尿病等是 AD 的主要基础疾病,有效地治疗高血压和动脉粥样硬化、控制血糖、戒烟,对于防控本病有积极意义。

(李 刚 张国强)

参 考 文 献

[1] 中国医师协会心血管外科分会大血管外科专业委员会. 主动脉夹层诊断与治疗规范中国专家共识 [J]. 中华胸心血管外科杂志, 2017, 33 (11): 641-654.

[2] EVANGELISTA A, ISSELBACHER E M, BOSSONE E, et al. Insights from the international registry of acute aortic dissection: A 20-year experience of collaborative clinical research [J]. Circulation, 2018, 137 (17): 1846-1860.

113

第 114 章
急性主动脉综合征

急性主动脉综合征(acute aortic syndrome,AAS)是指各种先天或后天因素导致主动脉受累且临床表现相似的一系列急性疾病,这些临床表现都通过同一条通路影响血管内膜及中膜,一般认为 AAS 包含了主动脉血管壁内血肿(intramural haematoma,IMH)、穿透性主动脉粥样硬化性溃疡(penetrating atherosclerotic ulcer,PAU)和主动脉夹层(AD)。AAS 成因复杂、起病急、症状多变、容易被漏诊和误诊,病情进展可导致主动脉破裂,死亡率高。其中 AD 在自然人群中的发病率约为每年 6/10 万,男性多于女性,占 AAS 的 60%~80%,IMH 发病率占 AAS 的 10%~25%,好发于降主动脉,其次是升主动脉和主动脉弓,PAU 仅占 AAS 的 2%~7%,绝大多数病变位于降主动脉,较少发生在升主动脉和主动脉弓。IMH 和 PAU 可以单独存在,也可以向 AD 转化。

【病因和发病机制】

正常成人的主动脉壁组织分为 3 层,分别是内皮细胞覆盖的内膜,富含平滑肌、纤维组织的中膜,以及由胶原、血管滋养血管、淋巴管组成的外膜。一般情况下,主动脉管壁具有较强的抗压能力,引起 AAS 的主要机制是中膜结构缺陷,导致中膜的老化变性和囊性坏死、弹性纤维断裂,使血流自主动脉管腔进入中膜,另一种机制是滋养血管破裂导致血流进入中膜。而高血压、动脉粥样硬化、马方(Marfan)综合征、大动脉炎、外伤或梅毒、妊娠等都能使主动脉壁发生结构或功能缺陷,成为主动脉疾病的病因。

【AAS 的诊断】

AAS 的诊断需要结合危险因素、症状、辅助检查综合考虑。

一、危险因素

AD 的危险因素包括:①主动脉壁压力增高,如高血压,尤其是中、重度高血压和继发性高血压、吸食毒品、遭受外伤或车祸引起突发扭转或减速导致的损伤;②主动脉中膜异常,包括遗传性疾病如马方综合征、家族性胸主动脉瘤、大动脉炎和巨细胞性动脉炎等;③妊娠、多囊肾等。

PAU 的危险因素包括:高龄、吸烟、男性、高血压、冠心病、慢性阻塞性肺疾病、腹主动脉瘤等。

IMH 进展预测因子包括:顽固性高血压、经积极治疗后仍有胸痛症状、主动脉内径 ≥50mm,主动脉壁厚度>11mm 等。

二、症状特点

1. 疼痛 突发剧烈的疼痛为 AAS 发病时最常见的症状,约发生于 85% 的患者,典型的疼痛从开始发病即十分剧烈,难以忍受,呈撕裂或刀割样,并伴有烦躁不安、出汗、焦虑、恐惧和濒死感,且为持续性,镇痛药物难以缓解。如 AD 分离沿主动脉扩展时,可发生转移性疼痛。AD 患者可出现面色苍白、大汗淋漓、四肢皮肤湿冷、脉搏细速等休克表象,但血压常不低。IMH 和 PAU 的疼痛常常不及 AD 严重,且多局限在病变部位。疼痛最初的位置对于病变的位置有参考价值,如疼痛在前颈、喉、颌、面、胸部,则 90% 以上累及升主动脉;若疼痛在肩胛之间,则 90% 以上累及降主动脉;吞咽困难、吞咽疼痛提示病变累及胸主动脉,而腹部或下肢的疼痛、跛行则强烈提示夹层累及腹主动脉甚至髂动脉;如病变累及腹主动脉及其大的分支,患者可出现腹痛,尤其上腹痛,甚至类似急腹症表现,常同时伴有恶心、呕吐等,若血液渗入腹膜腔,还可表现为腹肌紧张、压痛、反跳痛等腹膜刺激症状。一般而言,AD 患者的疼痛程度往往较严重,而壁间血肿或者穿透性溃疡患者相对较轻,但是需要注意,上述两种病理状况可以发生转化,当 IMH 和 PAU 进展为 AD 时,疼痛程度往往加剧,随着假腔扩展,疼痛部位也可能发生转移。

2. 其他系统症状 当夹层分离累及主动脉各分支血管时,可引起相应器官灌注不足表现,以及夹层血肿压迫周围组织所出现的相应压迫症状,甚至夹层血肿侵犯外膜所表现的相应征象。如近端 AD 分离、主动脉根部扩张,可累及主动脉瓣膜,引起主动脉瓣关闭不全、主动脉瓣反流杂音。严重主动脉瓣反流还可引起心力衰竭,出现严重呼吸困难、心率增快,以及肺部湿啰音和哮鸣音。近端 AD 分离还会累及冠状动脉开口,引起心肌梗死。由于夹层分离对右冠状动脉的影响大于左冠状动脉,临床上多见下壁梗死。2/3 患者的外周动脉搏动减弱或完全消失,动脉搏动短缺一般是非对称性的,在疾病的发展过程中可能是变化着的,动态观察四肢动脉搏动及血压变化不仅对提示 AD 的诊断有益,同时对鉴别、除外大动脉炎等相关病症有重要帮助。部分患者在 AD 累及部位可闻及血管性杂音。血肿压迫喉返神经,可以引起声音嘶哑,压迫食管迷走神经,可以引起吞

114

咽困难。病变如果向外膜侵犯,破入心包时可迅速发生心包积血、填塞,导致猝死,破入胸腔可以引起胸腔积血,左侧多见,破入纵隔和腹膜后,可以引起腹膜刺激征,破入食管,可以出现呕血。

三、辅助检查

1. 实验室检查 D- 二聚体(D-dimer,DD)胶乳凝集法(阴性<0.5mg/L)对 AD 的灵敏度高达 100%,而特异度仅为 67%。C- 反应蛋白(CRP)在 AD 发病后可以升高,尤其在伴有低氧血症、胸腔积液的患者中升高更为明显,CRP 可作为危险程度评估的参考指标。主动脉内壁损伤可导致生物标志物释放入血,平滑肌肌球蛋白重链(smooth muscle myosin heavy chain,smMHC)、基质金属蛋白酶 -8(matrix metalloproteinase-8,MMP-8)、腱糖蛋白 C(tenascin-C,TN-C)均可提供诊断线索,但目前尚在实验阶段,未进入临床实践。

2. 影像学检查 目前临床上常用的筛查手段有经胸超声心动图(TTE)、经食管超声心动图(TEE)、CT 和 MRI 等手段,每个影像学检查各有优缺点,对于具体的患者,如何选择应用,详见"第 113 章主动脉夹层"。

需要特别注意的是,AD 患者,影像学需要注意的要点包括:是否存在内膜片;根据主动脉解剖学结构评估疾病程度;鉴别真假管腔;观察侵入性撕裂伤位置;鉴别病变是顺行性还是逆行性;鉴别主动脉瓣关闭不全的程度及机制;是否累及侧支循环;是否有灌注不良;是否存在器官缺血;是否有心包积液及其程度;是否有胸腔积液;是否存在主动脉周围出血;观察有无纵隔出血征象。

主动脉壁内血肿患者,影像学需要注意的要点包括:定位主动脉壁增厚位置,并判断其程度;是否伴动脉粥样硬化病变;是否存在内膜撕裂小型病变。

主动脉穿透性溃疡患者,影像学需要注意的要点包括:病变位置、长度及深度;是否存在主动脉壁内血肿;是否累及主动脉周围组织并造成出血;剩余主动脉血管壁厚度。

【治疗】

AAS 的治疗目标是防止 AD 进展和发生致死性并发症。若病变累及升主动脉(A 型病变),可考虑外科开胸手术。若累及降主动脉(B 型病变),但存在复杂性表现(如夹层迅速扩展、疼痛难以控制、主要器官或肢体灌注不良等),一般主张腔内治疗或开胸手术治疗。如无上述复杂性表现,原则上先予以药物治疗为主,定期复查。患者如果存在基础疾病,如高血压、糖尿病、高脂血症等,须同时进行治疗。原则上 AAS 患者应该卧床休息、戒烟。

1. 药物治疗 药物治疗适合 AAS 的各种类型病变。药物治疗的主要目的是缓解疼痛、降低血压和左心室心肌收缩力,减缓血流对主动脉壁的剪切力,血压控制的目标是收缩压到正常低限值(100~120mmHg)和控制心率(<60 次 /min)。镇痛药物常选用静脉吗啡或哌替啶,但应注意两药的降低血压和抑制呼吸等副作用。降压药物通常选用硝普钠和 β 受体阻滞剂,普萘洛尔、拉贝洛尔、艾司洛尔均是常用药物,当存在使用 β 受体阻滞剂的禁忌证,钙通道阻滞剂地尔硫䓬和维拉帕米也可以考虑使用,都具有血管扩张和负性肌力作用。

2. 外科治疗和血管内治疗的选择 AD 的治疗详见"第 113 章主动脉夹层"。对于累及升主动脉和主动脉弓部的 A 型 IMH,一般推荐外科手术治疗,B 型 IMH,推荐在密切监测的基础上,以药物治疗为主,如果属于简单 B 型 IMH,可进行多次影像学复查,当患者出现复杂 B 型 IMH 的征象,应考虑主动脉腔内治疗或者外科手术治疗。对于 PAU 的患者,除了基本止痛、降血压药物治疗,A 型 PAU,推荐使用手术治疗,简单 B 型 PAU,须密切观察,可多次影像学复查,当患者出现复杂 B 型 PAU,应考虑主动脉腔内治疗或考虑手术治疗。

(李 刚 张国强)

114

第 **11** 篇

消化系统疾病急诊

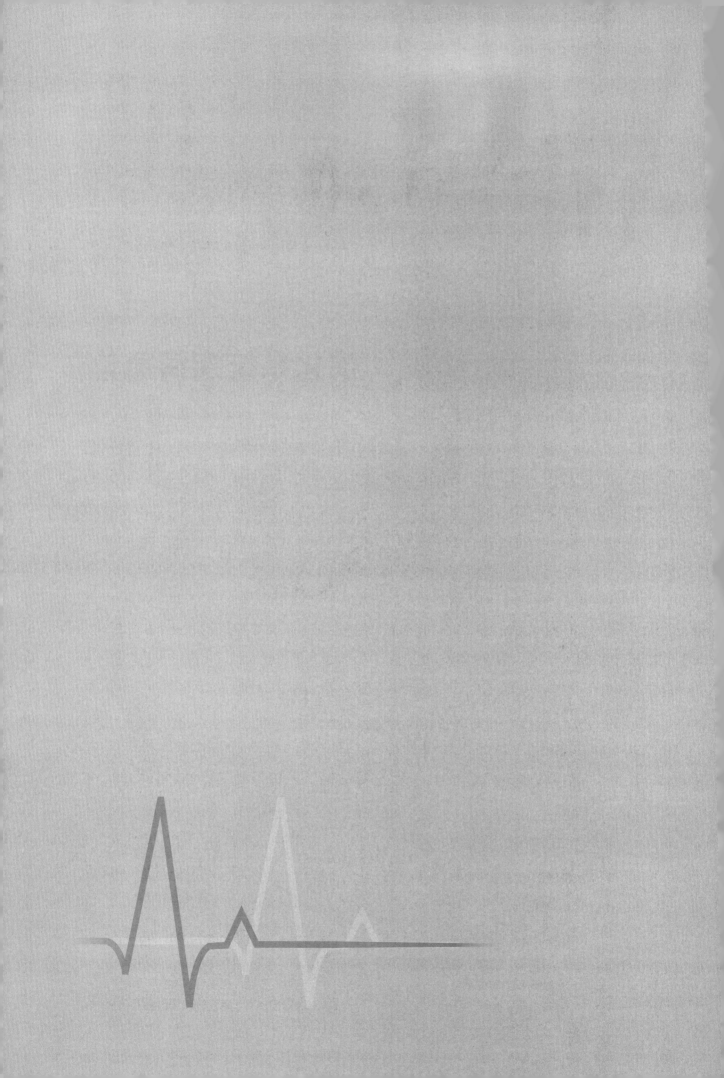

第 115 章

急性胃炎

胃炎(gastritis)是指各种病因引起的胃黏膜炎症,是胃黏膜对各种损伤的反应过程,包括上皮损伤、黏膜炎症反应和上皮再生。仅有上皮损伤和上皮再生过程,而无黏膜炎症反应,则称为胃病(gastropathy)。胃炎是最常见的消化道疾病之一,临床上通常分为急性胃炎、慢性胃炎和特殊类型胃炎三类。

急性胃炎(acute gastritis)是由各种病因引起的胃黏膜急性炎症,临床上常急性起病,有明显上腹部症状,恶心、呕吐、腹痛、嗳气等;内镜检查可见胃黏膜充血、水肿、出血、糜烂(可伴有浅表溃疡)等一过性病变;病理组织学特征为胃黏膜固有层见到以中性粒细胞为主的炎症细胞浸润。它可以不仅局限于胃,同时伴随食管炎症者称食管胃炎,伴随肠道炎症者称胃肠炎。根据其病因不同,临床上一般可分为以下几种类型:①急性糜烂出血性胃炎(acute erosive-hemorrhagic gastritis):又称急性胃黏膜病变(acute gastric mucosal lesions,AGML),其特点是胃黏膜急性多发性糜烂和出血,或伴有浅表性溃疡,诱因有严重感染、颅脑损伤、严重烧伤、休克等。②急性腐蚀性胃炎(acute corrosive gastritis):系由于吞服强酸、强碱或其他腐蚀剂所造成的胃黏膜损伤,主要的病理变化为黏膜充血、水肿和黏液增多,严重者可发生糜烂、溃疡、坏死,甚至穿孔。③急性单纯性胃炎(acute simple gastritis):又称急性非特异性胃炎、急性浅表性胃炎,是由各种化学因素(如药物、酒精、浓茶、咖啡和香料等)、物理因素(如进食过冷过热、粗糙食物等)、微生物感染或细菌毒素等外源性刺激因子,以及精神神经功能障碍、应激、变态反应等内源性刺激因子,引起的胃黏膜急性炎症。这种类型最常见,本章以其为代表。

【病因与发病机制】

急性胃炎的病因颇多,大致可分为内源性和外源性两类。有害物质通过血流或通过神经体液调节障碍引起胃黏膜急性炎症者,称内源性病因;通过口腔进入胃内引起胃黏膜急性炎症者,称外源性病因。

常见的内源性病因有病毒和细菌感染性疾病,如白喉、猩红热、肺炎、伤寒、肝炎、流行性感冒(流感)等。其他严重的全身性疾病,如尿毒症、肝硬化、慢性肺源性心脏病(慢性肺心病)呼吸衰竭,以及精神神经功能障碍、应激状态或各种因素所致的机体变态反应均属内源性病因范畴。外源性病因有化学性(药物)因素、物理性(温度的和机械的)因素、微生物感染或细菌毒素。化学刺激可来自烟草(烟草中含有尼古丁等物质)、烈酒、浓茶、咖啡、香料和调味品,内服药物如水杨酸盐类和吲哚美辛等解热镇痛药、磺胺、肾上腺皮质激素、呋喃唑酮(痢特灵)、呋喃妥因、某些抗生素、抗肿瘤药物、洋地黄、氯化钾、氨茶碱、铁剂等均可刺激胃黏膜;物理刺激如过烫、过冷、过于粗糙的食物;进食被细菌或其毒素污染的食物,可引起急性胃肠炎,致病细菌以幽门螺杆菌、沙门菌属及副溶血弧菌(嗜盐菌)为常见,毒素以金黄色葡萄球菌毒素为常见,而以肉毒杆菌毒素所引起的病情最为严重。病毒感染常为流感病毒、肠道病毒等。

急性胃炎的发病机制主要是致病因子损伤了胃黏膜防御机制。后者包括黏膜屏障、黏液 HCO_3^- 屏障、上皮快速修复功能、黏膜血流、前列腺素,以及某些调节肽(表皮生长因子、生长抑素等)。各成分相互联系,可防御各种外来、内在的损害因子的损伤。而胃炎的发生首先是由于各种过强的损害因子直接或间接削弱胃黏膜防御机制的某一种或几种成分,胃腔中的 H^+ 反弥散到胃壁,引起血管充血、出血、黏膜水肿等炎症反应,并使胃黏膜受到胃酸、胃蛋白酶的消化而出现糜烂、出血。非甾体抗炎药(NSAIDs)抑制环氧合酶(COX-1)活性,抑制前列腺素合成,进而胃黏膜修复功能降低。应激性损伤表现有皮质-腺垂体-肾上腺皮质轴活动亢进。

急性胃炎在病因祛除后,可望在短时间内恢复正常,如病因长期持续存在,可能转为慢性胃炎。

【诊断】

一、病史

有进食化学药品、某些药物、酒类、饮食不当、暴饮暴食或进食有细菌污染之食物等病史。

二、临床表现特点

急性胃炎的临床表现常因病因不同而异:由于酗酒、刺激性食物和药物引起者,多有上腹部不适、疼痛、食欲不振、恶心、呕吐等,一般不很严重。食物中毒所致的急性胃肠炎的症状轻重不一,一般在食后数小时至 24 小时内发病,大多有中上腹部不适、疼痛,甚至剧烈腹绞痛、食欲不振、恶心、呕吐等,伴有急性水样腹泻,严重者可有发热、失水、酸中毒、休克等中毒症状。体检可有中上腹部及脐周轻压痛,肠鸣音亢进。一般病程短暂,1~2 天后即好转自愈。由解热镇痛药如阿司匹林、吲哚美辛、肾上腺皮质激素和应激状态等引起的急性胃炎常以上消化道出血为主要表现。患者多有呕血与黑便,出血也呈间歇发作,大量出血者可发生休克。半数以上患者有上腹部不适、疼痛、食欲不振、头昏、软弱等症状。病因去除后,短期内可以痊愈。

实验室检查,部分患者外周血象白细胞数增多。内镜检查见胃黏膜充血、水肿、片状渗出,并有点状、片状出血。X 线钡剂检查则显示胃黏膜水肿、局部激惹。

三、诊断注意事项

以上腹痛为主要症状的急性胃炎应与消化性溃疡、急性胰腺炎、急性胆囊炎和急性阑尾炎等急腹症相鉴别。急性心肌梗死患者可因神经反射表现为上腹痛和呕吐,酷似急性胃炎,故对可疑者应及时作心电图检查。

【治疗】

一、一般治疗

去除病因,卧床休息,停止一切对胃有刺激性的饮食或药物,进清淡流质饮食,必要时禁食 1~2 餐。

二、对症治疗

上腹痛较剧烈者肌内注射阿托品(每次 0.5mg)或山莨菪碱(每次 10mg);或口服颠茄片(8mg,3 次 /d)。伴有呕吐者,可口服甲氧氯普胺(灭吐灵)(10mg,3 次 /d)或多潘立酮(吗丁啉)(10mg,3 次 / 天)或莫沙必利(5mg,3 次 /d)。亦可针刺足三里和内关,有止痛或止吐效果。伴有腹泻者,可口服双八面体蒙脱石(思密达)(3g,3 次 /d),或复方地芬诺酯(复方苯乙哌啶片)(1~2 片,2~4 次 /d)等止泻药物。并发上消化道出血时应予静脉输液,应用 H_2 受体拮抗剂(如雷尼替丁、法莫替丁)或质子泵抑制剂(PPIs)(如艾司奥美拉唑)等药物(详见第 14 章第 1 节"上消化道出血")。

三、抗生素的应用

由细菌感染引起者,可口服诺氟沙星(norfloxacin,氟哌酸)(0.2g,3 次 /d),或黄连素(0.3g,3 次 /d)等药物,伴腹泻的严重病例可加用庆大霉素或妥布霉素 8 万 U 肌内注射,2 次 /d;或 20 万 ~24 万 U/d 加入液体中静脉滴注。

幽门螺杆菌(Hp)相关胃炎推荐用含有铋剂的四联方案,即 1 种 PPIs(艾司奥美拉唑、奥美拉唑、兰索拉唑等)+2 种抗生素(克拉霉素、阿莫西林、甲硝唑、喹诺酮类抗生素等)+1 种铋剂(枸橼酸铋钾、果胶铋等),疗程 10~14 天。

四、维持水电解质平衡

因呕吐、腹泻导致失水及电解质失衡,可静脉补液,用生理盐水或平衡盐液与 5% 葡萄糖液按 2:1 或 3:1 的比例配合静脉滴注。排尿后适当补钾。酸中毒者可滴注 5% 碳酸氢钠。

(张文武)

参 考 文 献

张文武. 急诊内科手册 [M]. 3 版. 北京: 人民卫生出版社, 2021:548-549.

115

第 116 章

消化性溃疡

消化性溃疡（peptic ulcer, PU）是指在各种致病因子的作用下，黏膜发生炎性反应与坏死、脱落、形成溃疡，溃疡的黏膜坏死缺损穿透黏膜肌层，严重者可达固有肌层或更深。病变好发于胃和十二指肠，也可发生在食管下段、小肠、胃肠吻合口，以及异位的胃黏膜，如位于肠道的 Meckel 憩室。胃溃疡（gastric ulcer, GU）和十二指肠溃疡（duodenal ulcer, DU）是最常见的 PU，而 DU 又多于 GU，DU 与 GU 发生率之比约为 3 : 1。溃疡的黏膜缺损超过黏膜肌层，不同于糜烂。溃疡深达浆膜层与周围组织粘连，或穿入邻近组织形成包裹性穿孔者称穿透性溃疡。本病是一种全球性常见病，多见于男性，可发生于任何年龄阶段，估计约有 10% 的人其一生中患过本病。发病年龄 DU 平均为 30 岁，GU 平均为 40 岁。临床主要表现为慢性、周期性发作的节律性上腹疼痛，可并发出血、穿孔或幽门梗阻。幽门螺杆菌（Helicobacter pylori, Hp）感染和使用非甾体抗炎药（non-steroidal anti-inflammatory drug, NSAIDs）是引起 PU 发病的两个独立因素。

【病因与发病机制】

PU 的病因与发病机制尚未完全阐明。1910 年 Schwartz 首先提出"无酸，无溃疡"的概念，这是 PU 病因认识的起点。1983 年 Marshall 和 Warren 从人体胃黏膜活检标本中找到 Hp，随后众多研究认为 Hp 与 PU 有密切关系。胃肠黏膜防御作用的削弱，以及药物、神经精神等因素与 PU 发病也有密切关系。目前认为，PU 的发生是一种或多种有害因素对黏膜破坏，超过黏膜抵御损伤和自身修复的能力所引起的综合结果，而 Hp 和 NSAIDs 是损害胃肠黏膜屏障，从而导致 PU 发病的最常见病因。

1. 幽门螺杆菌 PU 患者 Hp 感染率高，DU 患者中的检出率高达 95%~100%，GU 为 80%~90%。前瞻性调查显示 Hp 感染者溃疡发生率为 13%~23%，显著高于不伴 Hp 感染者。根除 Hp 可有效促进溃疡愈合，缩短溃疡愈合时间和减少溃疡复发。至于何以在感染 Hp 的人群中仅有小部分人发生 PU，一般认为这是 Hp、宿主和环境因素三者相互作用的不同结果。

Hp 感染导致 PU 发病的确切机制尚未阐明。Hp 感染导致 DU 发病主要有 Hp- 促胃液素 - 胃酸学说和十二指肠胃上皮化生学说，该两种学说认为，胆酸对 Hp 生长具有强烈的抑制作用，正常情况下 Hp 无法在十二指肠生存，十二指肠球部酸负荷增加是 DU 发病的重要环节，因为酸可使结合胆酸沉淀，从而有利于 Hp 在十二指肠球部生长。Hp 只能在胃上皮组织定植，因此在十二指肠球部存活的 Hp 只有当十二指肠球部发生胃上皮化生才能定植下来，而十二指肠球部的胃上皮化生是十二指肠对酸负荷的一种代偿反应。而十二指肠球部酸负荷增加的原因，一方面与 Hp 感染引起慢性胃窦炎有关，Hp 感染直接或间接作用于胃窦 D、G 细胞，削弱了胃酸分泌的负反馈调节，从而导致餐后促胃液素 - 胃酸分泌增加；另一方面，吸烟、应激和遗传等因素均与胃酸分泌增加有关。定植在十二指肠球部的 Hp 引起十二指肠炎症，炎症又削弱了十二指肠黏膜的防御和修复功能，在胃酸和胃蛋白酶的侵蚀下最终导致 DU 发生。同时，十二指肠炎症又导致十二指肠黏膜分泌碳酸氢盐减少，间接增加十二指肠的酸负荷，进一步促进 DU 的发展。Hp 感染导致 GU 发病，一般认为是 Hp 感染引起的胃黏膜炎症削弱了胃黏膜的屏障功能，GU 好发于非泌酸区与泌酸区交界处的非泌酸区侧，反映了胃酸对屏障受损的胃黏膜的侵蚀作用。

2. 非甾体抗炎药 研究表明，在长期服用 NSAIDs 患者中 10%~25% 可发现胃或十二指肠溃疡，有 1%~4% 患者发生出血、穿孔等溃疡并发症。NSAIDs 通过削弱黏膜的防御和修复功能而导致 PU 发病，损害作用包括局部作用和系统作用两方面：①系统作用是主要致溃疡机制，主要是通过抑制环氧合酶（COX）而起作用。COX 是花生四烯酸合成前列腺素的关键限速酶，COX 有两种异构体，即结构型 COX-1 和诱生型 COX-2。COX-1 在组织细胞中恒量表达，催化生理性前列腺素合成而参与机体生理功能调节，如胃肠黏膜生理性前列腺素 E 通过增加黏液和碳酸氢盐分泌、促进黏膜血流增加、细胞保护等作用，在维持黏膜防御和修复功能中起重要作用。COX-2 主要在病理情况下由炎症刺激诱导产生，促进炎症部位前列腺素的合成。阿司匹林、吲哚美辛等特异性差的 NSAIDs，在抑制 COX-2 而减轻炎症反应的同时，也抑制了 COX-1，导致胃肠黏膜生理性前列腺素 E 合成不足，削弱了黏膜的防御和修复功能而导致 PU。②局部作用：尤其弱酸脂溶性药物，在胃酸环境中溶解成非离子状态，药物易通过黏膜进入细胞内，使上皮细胞膜细胞通透性增加，增加氢离子反弥散，破坏黏液 - 碳酸氢盐屏障稳定性，干扰上皮细胞的修复与重建。NSAIDs 引起的溃疡以 GU 较 DU 多见。

3. 胃酸和胃蛋白酶 PU 的最终形成是由于胃酸 / 胃蛋白酶对黏膜自身消化所致。胃酸在溃疡形成过程中起决定性作用,是溃疡形成的直接原因。但胃酸的这一损害作用一般只有在正常黏膜防御和修复功能遭受破坏时才能发生。

4. 其他因素 包括:①遗传易感性:部分 PU 患者有该病的家族史,提示可能的遗传易感性。②胃排空障碍:十二指肠 - 胃反流致胃黏膜损伤;胃排空延迟及食糜停留过久可持续刺激胃窦 G 细胞,使其不断分泌促胃液素。③不良生活方式如饮烈酒、吸烟,应激因素等。

应激、吸烟、长期精神紧张、进食无规律等是 PU 发生的常见诱因。在发病机制上 GU 以黏膜屏障功能降低为主要机制,DU 以高胃酸分泌起主导作用。

典型的 GU 多见于胃角附近及胃窦小弯侧,约 1% 的 GU 发生癌变。DU 多发生在球部,以紧邻幽门的前壁及后壁多见,DU 可因反复发生溃疡而变形,瘢痕收缩而形成狭窄或假性憩室等。

【诊断】

一、临床表现特点

上腹痛是 PU 的主要症状,性质多为灼痛,亦可为钝痛、胀痛、剧痛或饥饿样不适感。多位于中上腹,可偏左或偏右。一般为轻至中度持续性痛。典型的 PU 有如下临床特点:①慢性过程,病史可达数年至数十年;②反复或周期性发作,发作与自发缓解相交替,发作期可为数周或数月,缓解期亦长短不一,短者数周、长者数年;发作常有季节性,多在秋冬或冬春之交发病;③部分患者有与进餐相关的节律性上腹痛,餐后痛多见于 GU,饥饿痛或夜间痛、进餐缓解多见于 DU。④腹痛可被抑酸或抗酸剂缓解。

部分患者无上述典型表现的疼痛,而仅表现为无规律性的上腹隐痛或不适。部分患者可无症状或症状较轻以致不为患者所注意,而以出血、穿孔等并发症为首发症状,可见于任何年龄,以长期服用 NSAIDs 患者及老年人多见。

溃疡活动时剑突下、上腹部或右上腹部可有局限性轻压痛,缓解期无明显体征。

二、辅助检查

1. 内镜检查 是 PU 诊断的首选方法和金标准。其目的有:确定有无病变、部位及分期;鉴别良、恶性溃疡;评价治疗效果;对合并出血者予以止血治疗;对合并狭窄梗阻患者给予扩张或支架治疗等。内镜下将溃疡分为三期:活动期(A 期):圆形或椭圆形,覆厚黄或白色苔,边缘光滑,充血水肿,呈红晕环绕;愈合期(H 期):溃疡变浅缩小,表面薄白苔,周围充血水肿消退后可出现皱襞集中;瘢痕期(S 期):溃疡被红色上皮覆盖,渐变为白色上皮,纠集的皱襞消失。

2. 幽门螺杆菌检测 幽门螺杆菌检测应列为消化性溃疡诊断的常规检查项目,因为有无幽门螺杆菌感染决定治疗方案的选择。

3. CT 检查 对于穿透性溃疡或穿孔,CT 很有价值,可以发现穿孔周围组织炎症、包块、积液,对于游离气体的

显示甚至优于立位胸片;对幽门梗阻也有鉴别诊断意义。

4. X 线钡餐检查 适用于对胃镜检查有禁忌或不愿接受胃镜检查者。溃疡的 X 线征象有直接和间接两种:龛影是直接征象,对溃疡有确诊价值;局部压痛、十二指肠球部激惹和球部畸形、胃大弯侧痉挛性切迹均为间接征象,仅提示可能有溃疡。

5. 其他实验室检查 包括血常规、大便常规等。

三、特殊类型的消化性溃疡

1. 复合溃疡 指胃和十二指肠同时发生的溃疡。DU 常先于 GU 出现。幽门梗阻发生率较高。复合溃疡中的 GU 较单独的 GU 癌变率低。

2. 幽门管溃疡 幽门管溃疡与 DU 相似,胃酸分泌较高。幽门管溃疡上腹痛的节律性不明显,对药物治疗反应较差,呕吐多见,较易发生幽门梗阻、出血和穿孔等并发症。

3. 球后溃疡 DU 大多发生在十二指肠球部。发生在十二指肠降段、水平段的溃疡称球后溃疡,多发生在十二指肠降段的初始部及乳头附近,溃疡多在后内侧壁,可穿透入胰腺。具 DU 的临床特点,但午夜痛及背部放射痛多见,对药物治疗反应较差,较易并发出血。严重的炎症反应可导致胆总管引流障碍,出现梗阻性黄疸或致急性胰腺炎。

4. 巨大溃疡 指直径大于 2cm 的溃疡。对药物治疗反应较差,愈合时间慢,易发生慢性穿透或穿孔。常见于有 NSAIDs 服用史及老年患者。

5. 无症状性溃疡 约 15% 的 PU 患者可无症状,而以出血穿孔等并发症为首发症状。可见于任何年龄,以老年人较多见。NSAIDs 引起的溃疡近半数无症状。

6. 老年人消化性溃疡 胃溃疡多见。临床表现多不典型,疼痛多无规律,较易出现体重减轻和贫血。GU 多位于胃体上部甚至胃底部,溃疡常较大,易误诊为胃癌。因 NSAIDs 在老年人中广泛应用,老年人 PU 有增加的趋势。

7. 食管溃疡 食管溃疡常发生于食管下段,多为单发。主要症状是胸骨下段后方或高位上腹部疼痛,常在进食或饮水后出现,卧位时加重。多发于伴有反流性食管炎和滑动性食管裂孔疝的患者,也可发生于食管胃吻合术或食管空肠吻合术后。

8. 难治性溃疡 难治性溃疡是指经正规抗溃疡治疗而溃疡仍未愈合者。因素可能有:①病因尚未去除,如仍有 Hp 感染,继续服用 NSAIDs 等致溃疡药物等;②穿透性溃疡、有幽门梗阻等并发症;③特殊病因,如克罗恩病、胃泌素瘤;④某些疾病或药物影响抗溃疡药物吸收或效价降低;⑤误诊,如胃或十二指肠恶性肿瘤;⑥不良诱因存在,包括吸烟、酗酒及精神应激等。

9. Dieulafoy 溃疡 多发生于距贲门 6cm 以内的胃底贲门部。仅限于黏膜肌层的浅小溃疡,但黏膜下有易破裂出血的管径较粗的小动脉,即恒径动脉。恒径动脉是一种发育异常的血管,易形成迂曲或瘤样扩张,一旦黏膜受损,血管容易受损而引起大出血。

10. Meckel 憩室溃疡 是常见的先天性回肠末段肠壁上的憩室,憩室内常含有异位组织,最多见是胃黏膜,其

次是胰腺组织，十二指肠和空肠黏膜。异位胃黏膜组织分泌胃酸引起憩室和周围黏膜产生溃疡。儿童多见，常表现为大量出血或穿孔。死亡者多为老年人，因延误诊断所致。

11. 应激性溃疡 指在严重烧伤、颅脑外伤、严重外伤、脑肿瘤、大手术、严重的急性或慢性内科疾病等应激的情况下，在胃或十二指肠、食管产生的急性黏膜糜烂和溃疡。其中，由严重烧伤引起的应激性溃疡又称为 Curling 溃疡；由颅脑外伤、脑肿瘤或颅脑大手术引起的应激性溃疡又称为 Cushing 溃疡。主要表现是大出血，且较难控制。内镜检查时溃疡多发生于高位胃体，呈多发性浅表性不规则的溃疡，直径多在 0.5~1.0cm，周围水肿不明显，溃疡愈合后一般不留瘢痕。

四、消化性溃疡并发症

1. 上消化道出血 是本病最常见并发症，发生率约 20%~25%，也是上消化道出血的最常见原因。DU 多于 GU。10%~15% 的患者以出血为 PU 的首见症状。详见"第 14 章消化道出血"部分。

2. 穿孔 当溃疡穿透胃、十二指肠壁时，发生穿孔。1/3~1/2 的穿孔与服用 NSAIDs 有关，多数为老年人。临床上穿透、穿孔有 3 种情况：①溃破入腹腔引起弥漫性腹膜炎：溃疡穿透浆膜层达游离腹腔导致急性穿孔，穿孔部位多为十二指肠前壁或胃前壁。临床上突然出现剧烈腹痛。腹痛常起始于右上腹或中上腹，持续而较快蔓延至全腹。也可放射至肩部（大多为右侧）。因腹痛剧烈而卧床，两腿卷曲而不愿移动。体检腹肌强直，有压痛和反跳痛。腹部 X 线透视膈下有游离气体。后壁穿孔或穿孔较小者只引起局限性腹膜炎时，称亚急性穿孔。②穿透于周围实质性脏器如肝、胰、脾等（穿透性溃疡）：十二指肠后壁和胃后壁溃疡穿透至浆膜层，易与邻近器官、组织粘连，穿孔时胃肠内容物不流入腹腔而在局部形成包裹性积液，则称为穿透性溃疡或溃疡慢性穿孔。可有肠粘连或肠梗阻征象，抗酸治疗效果差。③穿破入空腔器官形成瘘管：如 DU 可穿破胆总管形成胆瘘，GU 可穿破入十二指肠或横结肠形成肠瘘，可通过内镜、CT 或钡餐等检查发现。

3. 幽门梗阻 大多由十二指肠和幽门管溃疡所致。溃疡周围组织的炎性充血、水肿可引起幽门反射性痉挛，此类幽门梗阻内科治疗有效，称为功能性或内科性幽门梗阻。反之，由于溃疡愈合，瘢痕组织收缩或与周围组织粘连而阻塞幽门通道所者，则属持久性，需经外科手术治疗，称为器质性或外科性幽门梗阻。梗阻引起胃潴留，呕吐更是幽门梗阻的主要症状。空腹时上腹部饱胀和逆蠕动的胃型，以及上腹部振水音，是幽门梗阻的特征性体征。

4. 癌变 GU 癌变率在 1% 左右，DU 则否。长期 GU 病史，年龄 45 岁以上，溃疡顽固不愈者应提高警惕。对可疑癌变者，在胃镜下取多点活检做病理检查；在积极治疗后复查胃镜，直到溃疡完全愈合；必要时定期随访复查。

五、诊断注意事项

PU 应注意与下列疾病鉴别。

1. 胃癌 胃镜发现 GU 时，应注意与癌性溃疡鉴别，应常规在溃疡边缘取活检。对有 GU 的中老年患者，当溃疡迁延不愈时，应多点活检，并在正规治疗 6~8 周后复查胃镜，直到溃疡完全愈合。

2. 胃泌素瘤（卓 - 艾综合征） 胃泌素瘤是一种胃肠胰神经内分泌肿瘤，约 80% 位于"胃泌素瘤"三角区内，即胆囊与胆总管汇合点、十二指肠第 2 部分与第 3 部分交界处、胰腺颈部与体部交界处组成的三角区内，其他少见的部位包括胃、肝脏、骨骼、心脏、卵巢和淋巴结等。肿瘤通常较小，生长缓慢，多为恶性，但最终都将发展为恶性。肿瘤病理性地分泌大量促胃液素，刺激胃酸过度分泌，致严重而顽固的溃疡，多数溃疡位于十二指肠球部和胃窦小弯侧，其余分布于食管下段、十二指肠球后及空肠等非典型部位。临床以高胃酸分泌、血促胃液素水平升高，多发、顽固及不典型部位消化性溃疡，多伴有腹泻和明显消瘦为特征，易并发出血、穿孔。因此，当溃疡为多发或位于不典型部位、对正规抗溃疡药物疗效差、病理检查已除外胃癌时，应考虑到本病。胃液分析、血清促胃液素检测等有助于胃泌素瘤定性诊断，而超声检查（包括超声内镜）、CT、MRI、选择性 DSA 等有助于定位诊断。因此类肿瘤具有大量生长抑素受体表达，采用长效生长抑素类似物如奥曲肽微球治疗，可有效缓解症状，使溃疡愈合，且能抑制肿瘤生长。应尽可能手术切除肿瘤。

3. 其他疾病 如慢性胃炎、功能性消化不良、慢性胆囊炎、克罗恩病等。

【治疗】

PU 治疗目标为：去除病因，控制症状，促进溃疡愈合、防止复发和避免并发症。

一、一般治疗

生活要有规律，避免过度劳累和精神紧张。停服不必要的 NSAIDs，如确有必要服用 NSAIDs，可同时加用抑酸和保护胃黏膜药物。注意饮食规律，避免刺激性食物，但无需少量多餐，每日正餐即可。戒烟、酒。

二、药物治疗

自 20 世纪 70 年代以来，PU 药物治疗经历了 H_2 受体拮抗剂（H_2RA）、质子泵抑制剂（PPIs）和根除 Hp 三次里程碑式的进展，使 PU 愈合率达到 95% 左右，相应的外科手术已大幅度减少。

1. 抑制胃酸分泌药物 ①H_2 受体拮抗剂（H_2RA）：是治疗 PU 的主要药物之一，疗效好、用药方便、价格适中，长期使用不良反应少。治疗 GU 和 DU 的 6 周愈合率分别为 80%~95% 和 90%~95%。常用药物及其治疗剂量为法莫替丁（famotidine）20mg，每日 2 次；尼扎替丁（nizatidine）150mg，每日 2 次；雷尼替丁（ranitidine）150mg，每日 2 次。维持剂量为：法莫替丁 20mg，尼扎替丁 150mg，雷尼替丁 150mg，均为每晚 1 次。②质子泵抑制剂（PPIs）：作用于壁细胞胃酸分泌终末步骤中的关键酶 H-K-ATP 酶,使其不可逆失活,因此抑酸作用比 H_2RA 更强且作用持久,是治疗 PU 的首选药物。PPIs 多在 2~3 天内控制症状,溃疡愈合率略高于 H_2RA,对一些难治性 PU 的疗效优于 H_2RA。治疗 GU 和 DU 的 4 周愈合率分别为 80%~96% 和 90%~100%。PPIs 还可增强抗 Hp 抗生素的杀菌作用。常用药物及其治疗剂量为艾司奥美拉唑(esomeprazole)40mg,每日 1 次;兰索拉唑(lansoprazole)30mg,每日 1 次;奥美拉唑(omeprazole)20mg,每日 2 次;泮托拉唑(pantoprazole)40mg,每日 1 次;雷贝拉唑(rabeprazole)20mg,每日 1 次。维持剂量为:艾司奥美拉唑 20mg,兰索拉唑 30mg,奥美拉唑 20mg,泮托拉唑 20mg,雷贝拉唑 10mg,均为每晚 1 次。

2. 根除幽门螺杆菌治疗 凡有 Hp 感染的 PU,无论初发或复发、活动或静止、有无合并症,均应予以根除 Hp 治疗。根除 Hp 可显著降低溃疡的复发率。已证明在体内具有杀灭 Hp 作用的抗生素有克拉霉素、阿莫西林、甲硝唑(或替硝唑)、四环素、呋喃唑酮(痢特灵)、某些喹诺酮类如左氧氟沙星等。PPIs 及铋剂(枸橼酸铋钾、果胶铋等)体内能抑制 Hp,与上述抗生素有协同杀菌作用。目前尚无单一药物可有效根除 Hp,必须联合用药。上述抗生素在酸性环境下,不能正常发挥其抗菌作用,需要联合 PPIs 抑制胃酸后,才能使其发挥作用。目前倡导的联合方案为含有铋剂的四联方案,即 1 种 PPIs 十 2 种抗生素(克拉霉素 1 000mg/d、阿莫西林 2 000mg/d 或甲硝唑 800mg/d,均分 2 次口服)和 1 种铋剂(如枸橼酸铋钾 480mg/d),疗程 10~14 天。

根除 Hp 治疗结束后的抗溃疡治疗:在根除 Hp 疗程结束后,继续给予一个常规疗程的抗溃疡治疗(如 DU 患者予 PPIs 常规剂量,总疗程 2~4 周;或 H_2RA 常规剂量,疗程 4~6 周。GU 患者 PPIs 常规剂量,总疗程 4~6 周;或 H_2RA 常规剂量,疗程 6~8 周)是最理想的。但对无并发症且根除治疗结束时症状已得到完全缓解者,也可停药以节省药物费用。

根除 Hp 治疗结束后复查:治疗后应常规复查 Hp 是否被根除。复查应在根除 Hp 治疗结束至少 4 周后进行,且在检查前停用 PPIs 或铋剂 2 周,否则会出现假阴性。对未排除胃恶性溃疡或有并发症的消化性溃疡应常规进行胃镜复查。

3. 保护胃黏膜药物 ①铋剂:本类药物分子量较大,在酸性溶液中呈胶体状,与溃疡基底面的蛋白形成蛋白 - 铋复合物,覆于溃疡表面,阻断胃酸、胃蛋白酶对黏膜的自身消化。铋剂还可通过包裹 Hp 菌体,干扰 Hp 代谢,发挥杀菌作用。因肾为铋的主要排泄器官,肾衰竭时禁用。常用枸橼酸铋钾(胶体次枸橼酸铋,120mg,4 次 /d)。铋剂已不作为 PU 的单独治疗药物,推荐为根除 Hp 的四联药物治疗方案的主要组成之一。②弱碱性抗酸剂:常用铝碳酸镁、磷酸铝、硫糖铝(1.0g,4 次 /d)、氢氧化铝凝胶等。此类药物很难治愈溃疡,已不作为治疗 PU 的主要或单独药物。这些药物中和胃酸,短暂缓解疼痛症状。由于其能促进前列腺素

合成,增加黏膜血流量,刺激胃十二指肠黏膜分泌黏液及碳酸氢盐,目前更多把其视为黏膜保护剂。

三、治疗 PU 的疗程

抑酸药物的疗程通常为 4~6 周,部分患者需要 8 周。根除 Hp 所需要的 1~2 周疗程可重叠在 4~8 周的抑酸药物疗程内,也可在抑酸疗程结束后进行。

四、维持治疗

PU 愈合后,大多数患者可以停药。但对反复溃疡复发、Hp 阴性及已去除其他危险因素的患者可给予较长时间服用维持剂量的 H_2RA(法莫替丁 20mg,或尼扎替丁 150mg,或雷尼替丁 150mg,均为每晚 1 次)或 PPIs(艾司奥美拉唑 20mg,或兰索拉唑 30mg,或奥美拉唑 20mg,或泮托拉唑 20mg,或雷贝拉唑 10mg,均为每日 1 次),疗程因人而异,短者 3~6 个月,长者 1~2 年或更长。

五、防治并发症

1. 上消化道出血 消化性溃疡出血的治疗原则与具体措施与非静脉曲张性上消化道出血相同,详见本书第 14 章第 1 节"上消化道出血"部分,但消除活动性溃疡是防止胃、十二指肠溃疡出血的根本措施,故应同时加强抗溃疡病治疗。

2. 急性穿孔 禁食并放置胃管抽吸胃内容物,防止腹腔继发感染。饱食后发生穿孔,常伴有弥漫性腹膜炎,需在 6~12 小时内施行急诊手术。慢性穿孔进展较缓慢,穿孔毗邻脏器,可引起粘连和瘘管形成,必须外科手术。

3. 幽门梗阻 功能性或器质性幽门梗阻的初期,其治疗方法基本相同,包括:①静脉输液,纠正水电解质代谢紊乱和代谢性碱中毒;②放置胃管,以解除胃潴留;③口服或静脉注射 H_2RA 或 PPIs;④不全性梗阻可应用促进胃动力药,减少胃潴留。对 PU 合并幽门变形或狭窄引起梗阻,可首选内镜下可变气囊扩张术。

六、外科手术治疗

主要限于少数有并发症者,包括:①大出血经内科治疗无效;②急性穿孔;③瘢痕性幽门梗阻;④胃溃疡癌变;⑤严格内科治疗无效的顽固性溃疡。

(张文武)

参 考 文 献

[1] 葛均波, 徐永健, 王辰. 内科学 [M]. 9 版. 北京: 人民卫生出版社, 2018: 358-363.

[2] 中华消化杂志编委会. 消化性溃疡病诊断与治疗规范 (2016, 西安)[J]. 中华消化杂志, 2016, 36 (8): 508-513.

第117章

急性胆囊炎

急性胆囊炎（acute cholecystitis）系由于胆囊管梗阻、化学性刺激和细菌感染引起的胆囊急性炎症性病变，约95%以上的患者有胆囊结石，称结石性胆囊炎（calculous cholecystitis）；5%的患者无胆囊结石，称非结石性胆囊炎（acalculous cholecystitis）。其临床表现可有发热、右上腹疼痛和压痛、恶心、呕吐、轻度黄疸和血白细胞增多等。是仅次于急性阑尾炎的常见急腹症。多见于中年以上女性，男女之比约为1:2。

【病因与发病机制】

急性胆囊炎的主要病因是梗阻、感染及缺血。90%的梗阻是由于胆结石嵌顿所致。此外尚有蛔虫、梨形鞭毛虫、华支睾吸虫、黏稠炎性渗出物所致梗阻及胆囊管扭转畸形、胆囊管外肿大淋巴结及肿瘤的压迫等原因所致胆囊管梗阻或胆囊出口梗阻。胆囊小结石使胆囊管嵌顿，较大结石可阻塞在胆囊颈部或胆囊壶腹部，使胆囊腔内压力渐次增高，造成严重的胆绞痛。胆囊结石阻塞胆囊颈、管部常发生于进食油腻食物后，当含脂高的食糜通过十二指肠时，十二指肠及上段空肠壁内的细胞分泌胆囊收缩素，可使胆囊发生强有力的收缩，将结石推向颈管部。此外，当患者平卧或向左侧卧位时，胆囊颈管部处于最低位置，结石可滚落到颈部，随着胆囊黏膜分泌黏液，腔内压力增高，将结石嵌入颈管部造成胆绞痛发作。这可理解急性胆囊炎常可由脂餐诱发，或在夜间睡眠时发作。当嵌顿结石复位后，胆绞痛可突然缓解；体位的改变，或呕吐时腹内压的改变，有时可促使嵌顿结石复位。如结石持续嵌顿，随着胆囊黏膜对胆汁中水分的吸收，胆汁中有形成分浓度增高，尤其是胆汁酸盐浓度的增加，造成对胆囊壁强烈的化学刺激，使胆囊黏膜水肿和黏液分泌增加，并因胆囊排出障碍而使胆囊膨胀，囊腔内压力增高，囊壁的血管和淋巴管受压而致缺血和水肿加重；胆囊上皮细胞也因炎症损伤而释放出磷酯酶，使胆汁中的卵磷脂变成有毒性的溶血卵磷脂，从而又加重了黏膜上皮的损害，使黏膜屏障遭受破坏。胆囊炎早期以化学性炎症为主，随着病变的发展，胆囊壁缺血和黏膜损伤，胆汁淤滞，可造成继发细菌感染。致病菌多从胆道逆行进入胆囊，或循血循环或淋巴途径进入胆囊，在胆汁流出不畅时造成感染。主要是革兰氏阴性杆菌，以大肠埃希菌最为常见，其次有克雷伯菌、粪肠球菌、铜绿假单胞菌等。常合并厌氧菌感染。

急性胆囊炎也可在胆囊内没有结石的情况下发生，称为非结石性胆囊炎。可由胆道感染使细菌逆行侵入胆囊发生，常见于胆道蛔虫症。此外，伤寒杆菌、布鲁杆菌及梨形鞭毛虫使胆囊胆汁感染，也可引起急性胆囊炎，但较少见。

胆囊排空发生障碍时，在胆汁淤滞基础上，身体其他部位的感染灶，通过血运播散到胆囊，也可引起急性胆囊炎，此种情况常见于严重创伤和大手术后。某些神经与精神因素的影响：如迷走神经切断术后、疼痛、恐惧、焦虑等，也可使胆囊排空障碍，而导致胆汁淤积，囊壁受到化学性刺激引起胆囊炎。

【诊断】

一、临床表现特点

1. 症状 常见的症状有：①腹痛：2/3以上患者腹痛发生于右上腹，也有发生于中上腹者。如系结石或寄生虫嵌顿胆囊管引起的急性梗阻性胆囊炎，疼痛一般是突然发作，通常剧烈可呈绞痛样，多于饱餐尤其是进食高脂肪食物后发生，也可在夜间或深夜突然发作。如短期内梗阻不能解除，则绞痛可呈刀割样，可随体位改变或呼吸运动而加剧。疼痛可放射至右肩部、右肩胛下部。当引起梗阻的结石一旦松动或滑脱，则疼痛可立即缓解或消失。急性非梗阻性胆囊炎早期，右上腹疼痛一般常不剧烈，并多局限于胆囊区，随着病情的发展，当胆囊化脓或坏疽时则疼痛剧烈，可有尖锐刺痛感，疼痛范围扩大，提示炎症加重，且有胆囊周围炎，甚至腹膜炎的可能。老年人因对疼痛敏感性降低，有时可无剧烈腹痛，甚至无腹痛症状。②恶心、呕吐：60%~70%的患者可有反射性恶心、呕吐，呕吐物量不多，可含胆汁，呕吐后疼痛无明显减轻。胆囊管或胆总管因结石或蛔虫梗阻者呕吐更频繁。严重的呕吐可造成脱水及电解质紊乱。③寒战、发热：热度与炎症范围和严重程度有关。发病初期常为化学性刺激引起的炎症，因而不发热或有低热，随着细菌在淤滞胆汁中繁殖，造成细菌性感染，炎症逐渐加重，体温随之升高。当发生化脓性或坏疽性炎症时，可出现高热。

2. 体征 患者多呈急性病容，严重呕吐者可有失水和虚脱征象。约20%的患者有轻度黄疸，多系胆囊炎症、肿大胆囊、结石或十二指肠乳头水肿阻碍胆汁排出所致。严重黄疸是胆总管结石性梗阻的重要征象。严重病例可出现周围循环衰竭征象。腹部检查可见右上腹部稍膨胀,腹式呼吸受限,右肋下胆囊区有腹肌紧张、压痛、反跳痛、墨菲(Murphy)征阳性。有 1/4~1/3 的患者在右上腹可扪及肿大的胆囊和炎性包块(胆囊炎症累及网膜和附近肠管而形成的包块)。若胆囊化脓或坏疽而致局限性腹膜炎时,则肌紧张、压痛及反跳痛更显著,呈腹肌强直表现;当腹痛、压痛、反跳痛及腹肌强直扩延至腹部其他区域或全腹时,则提示胆囊穿孔,或有急性腹膜炎、重症急性胰腺炎等并发症存在。少数患者有腹部胀气,严重者可出现肠麻痹。

急性胆囊炎经过积极治疗,或嵌顿于胆囊管中的结石发生松动,患者的症状一般于 12~24 小时后可得到改善和缓解,经 3~7 天后症状消退。如有胆囊积脓,则症状持续数周。如急性胆囊炎反复迁延发作,则可转为慢性胆囊炎。

急性非结石性胆囊炎通常在严重创伤、烧伤、腹部非胆道手术如腹主动脉瘤手术、脓毒症等危重患者中发生。其病理变化与急性结石性胆囊炎相似,但病情发展更迅速。致病因素主要是胆汁淤滞和缺血,导致细菌的繁殖且供血减少,更易出现胆囊坏疽、穿孔。本病多见于男性、老年患者。临床表现与急性胆囊炎相似,腹痛症状常因患者伴有其他严重疾病而被掩盖。因此,临床上对危重的、严重创伤及长期应用肠外营养支持的患者,出现右上腹痛并伴有发热时应警惕本病的发生。若右上腹压痛及腹膜刺激征,或触及肿大的胆囊、Murphy 征阳性时,应及时做进一步检查以明确诊断。

二、辅助检查

1. 白细胞计数及分类　一般均增高。白细胞总数和病变的严重程度及有无并发症有关,如白细胞计数 $>20 \times 10^9/L$,且有显著核左移,应考虑并发胆囊穿孔或坏死的可能。

2. 细菌学检查　应在未使用抗生素前,先做血培养和药物敏感试验。在超声引导下细针穿刺胆囊中胆汁,作细菌培养和药物敏感试验,是最有价值的确定病菌的方法。

3. B 超检查　可测定胆囊和胆道大小、囊壁厚度、结石、积气和胆囊周围积液等征象,对急性胆囊炎的诊断准确率为 85%~95%。

4. CT 和 MRI 检查　对诊断胆囊肿大、囊壁增厚、胆管梗阻、周围淋巴结肿大和胆囊周围积液等征象有一定帮助,尤其对并发穿孔和囊壁内脓肿形成价值最大。

5. 胆道造影　对黄疸不严重、肝功能无严重损害者,可施行静脉胆道造影检查:静脉注射 30% 胆影葡胺 20ml,如胆管及胆囊均显影,则可排除急性胆囊炎;胆管显影而经 4 小时后胆囊仍不显影时,可诊断急性胆囊炎;若胆管、胆囊均不显影,多数为急性胆囊炎。

6. 放射性核素扫描　对于症状不典型的患者,^{99m}Tc-EHIDA 检查诊断急性胆囊炎的灵敏度为 97%,特异度为 87%,由于胆囊管的梗阻,胆囊不显影;如胆囊显影,95% 的患者可排除急性胆囊炎。

三、严重程度评价

急性胆囊炎的严重程度不同,予以的治疗方案亦不同,且预后也不同。2018 版东京指南根据患者的病情严重程度将急性胆囊炎分为轻、中、重度 3 级,具体如下。

1. 轻度急性胆囊炎　胆囊炎症较轻,未达到中、重度评估标准。

2. 中度急性胆囊炎　患者伴有以下情况之一时,应考虑病情较重:① WBC 升高,计数 $>18 \times 10^9/L$;②可触及右上腹肿块;③病程超过 3 天;④已出现明显局部炎症,如坏疽性胆囊炎、胆囊周围脓肿、肝脓肿、胆源性腹膜炎或胆囊穿孔。

3. 重度急性胆囊炎　患者出现以下任何一个器官或系统功能障碍时,则提示病情危重:①心血管系统:需要使用多巴胺(5μg/kg 以上)或者去甲肾上腺素维持血压;②神经系统:出现意识障碍,表现为嗜睡、昏睡或昏迷;③呼吸系统:$PaO_2/FiO_2 < 300mmHg(1mmHg=0.133kPa)$;④肾功能:少尿、肌酐 $>2mg/dl$;⑤凝血功能:$INR>1.5$;⑥血液系统:血小板低于 $100 \times 10^9/L$。

四、诊断注意事项

右上腹急性疼痛伴发热、恶心、呕吐,体检右上腹有肌卫和压痛,Murphy 征阳性,白细胞计数增高,B 超检查有胆囊壁水肿,放射性核素扫描阳性,即可诊断为本病,如过去有胆绞痛病史,则诊断更可肯定。应注意与以下几种疾病鉴别。

1. 急性胰腺炎　急性胰腺炎患者常有饮酒、暴食、腹部外伤等诱因,疼痛为持续刀割样。压痛、肌紧张、反跳痛都集中表现在中上腹部偏左部位。血、尿淀粉酶增高。胆囊结石排入胆总管并在壶腹部嵌顿时,可诱发急性胰腺炎,谓之胆源性胰腺炎。此时患者主要临床表现为急性胰腺炎,可伴发或无急性胆囊炎。B 超检查和 CT 扫描对急性胰腺炎的诊断均有价值。

2. 溃疡病穿孔　既往病史中常有溃疡病的临床表现,如反酸、胃部不适、规律性疼痛及季节性发病的特点;而胆囊结石常表现为餐后饱胀、嗳气及脂餐诱发胆绞痛时的"胃痛"症状。两者的"胃痛"表现各有特点。溃疡病急性穿孔时腹痛为突发性上腹部剧烈胀痛,并迅速扩散至全腹,出现气腹、板状腹、移动性浊音阳性等体征;而急性胆囊炎体征多局限在右上腹部,很少发生弥漫性腹膜炎,因而急性胆囊炎发作时患者辗转不安,不断变动体位,而溃疡病穿孔时患者因疼痛而保持平卧,并拒绝改变体位。两者依据临床特点和辅助检查不难鉴别。

3. 冠心病(心绞痛和急性心肌梗死)　胆囊结石患者心血管病的发病率较高。急性胆囊炎发作时可在原来心血管病的基础上,出现暂时性心电图改变,易误诊为心绞痛或心肌梗死。而急性心肌梗死患者可有上腹部疼痛的表现;或当出现急性心衰时,肝脏急性淤血肿胀,引起 Glisson 鞘的被动牵拉,导致上腹部出现疼痛、压痛、肌紧张等症状和体征,在既往有胆囊结石病史或胆绞痛病史的患者,易误诊为急性胆囊炎而行急诊手术。因此,对此类患者应常规行心电图检查。

4. 急性病毒性肝炎　急性重症黄疸性肝炎可有右上腹压痛和肌卫、发热、白细胞计数增高,诊断时应注意鉴别。

5. 其他　尚应注意鉴别的疾病有高位阑尾炎、右下肺炎或胸膜炎、右侧带状疱疹等。青年女性患者应与淋球菌性肝周围炎（Fitz-Hugh-Curitis 综合征）相鉴别，这是由于生殖器官的淋病双球菌感染扩散至右上腹，引起肝周围炎，可有发热、右上腹部疼痛，易误诊为急性胆囊炎。如妇科检查发现附件有压痛，宫颈涂片可见淋病双球菌可资鉴别；如鉴别有困难则可行腹腔镜检查，在本病可见肝包膜表面有特殊的琴弦状粘连带。膈面胸膜炎也可有胆囊区触痛，这也是 Bornholm 病（流行性胸膜痛）的特征。

【治疗】

一、非手术治疗

1. 一般处理 卧床休息，轻者可给予清淡流质饮食或暂禁食，严重病例禁食饮，并下胃管进行持续胃肠减压，避免食物及胃酸流经十二指肠时，刺激胆囊收缩素的分泌。应静脉补充营养、水及电解质。

2. 解痉止痛 药物：可选用阿托品 0.5mg 或山莨菪碱 10mg 肌内注射，或硝酸甘油 0.3~0.6mg 舌下含化；疼痛剧烈者可加用哌替啶 50~100mg 肌内注射。

3. 利胆药物 口服 50% 硫酸镁 5~10ml，3 次 /d；去氢胆酸片 0.25g 或胆酸片 0.2g，3 次 /d；消炎利胆片或利胆片亦可服用。

4. 抗生素 运用抗生素是为了预防菌血症和化脓性并发症，应选择在血和胆汁中浓度较高的抗生素。通常选用氨苄西林、克林霉素、氨基糖苷类，以及第二、三代头孢菌素和喹诺酮类抗生素。因常伴有厌氧菌感染宜加用甲硝唑（灭滴灵）或替硝唑。

5. 中医药治疗 用大柴胡汤加减，方剂组成：柴胡 9g、黄芩 15g、姜半夏 9g、木香 9g、广郁金 12g、生大黄（后下）9g，热重加板蓝根 30g、黄柏 9g，有黄疸者加茵陈蒿 15g，待呕吐稍减后煎汤服用。

二、手术治疗

行胆囊切除术是急性胆囊炎的根本治疗，目前认为腹腔镜胆囊切除术优于开腹胆囊切除术，需要结合查尔森合并症指数、ASA 分级、FOSF（favorable organ system failure）等指标评估手术风险。如患者能耐受手术，拥有技术熟练的腹腔镜医师时，可选择腹腔镜胆囊切除术，对于重度急性胆囊炎患者，要谨慎评估手术风险；如无法耐受手术，应早期或紧急行胆囊引流。急诊手术指征：①发病在 48~72 小时内者；②经非手术治疗无效或病情恶化者；③有胆囊穿孔、弥漫性腹膜炎、并发急性化脓性胆管炎、急性重症胰腺炎等并发症者。手术方法有胆囊切除术、部分胆囊切除术、胆囊造口术、超声导引下经皮经肝胆囊穿刺引流术（percutaneous transhepatic gallbladder drainage，PTGD）、内镜逆行胰胆管造影引导下内镜经乳头胆囊引流（ETGBD）等。

约 30% 的患者于诊断明确，经补充水、电解质和抗生素治疗后 24~48 小时内行胆囊切除术；约 30% 的患者因一时不能确诊，则需做进一步检查；约 30% 的患者因伴有严重心、肺或其他疾病只能先行综合性内科保守治疗；约 10% 的患者在住院观察期间发生急性胆囊炎的并发症（胆囊积脓、气肿性胆囊炎、胆囊穿孔等）而行紧急胆囊造瘘术，以引流脓液及去除结石，一般经 6~8 周，病情稳定后再择期切除胆囊。肝硬化患者比正常人群更容易发生胆囊结石。失代偿肝硬化合并胆囊结石患者多伴有门静脉高压和凝血功能障碍，行胆囊切除术治疗风险很高。

（张 炜 曹丽萍 聂时南）

参 考 文 献

［1］ YORAM K, FEDERICO C. 世界急诊外科学会临床实践指南 [M]. 聂时南，赵晓东，杨志洲，译. 3 版. 长沙：中南大学出版社，2020：1-42.

［2］ YOKOE M, HATA J, TAKADA T, et al. Tokyo Guidelines 2018: Diagnostic criteria and severity grading of acute cholecystitis [J]. J Hepatobiliary Pancreat Sci. 2018, 25 (1): 41-54.

［3］ KOHJI O, KENJI S, TADAHIRO T, et al. Tokyo Guidelines 2018: Flowchart for the management of acute cholecystitis [J]. J Hepatobiliary Pancreat Sci. 2018, 25 (1): 55-72.

第 118 章

急性胆管炎

急性胆管炎(acute cholangitis, AC)是由于胆管梗阻及细菌感染所造成的炎症。常因胆管结石、肿瘤、蛔虫、狭窄或胰腺炎继发胆管梗阻和感染所致。临床上常伴有右上腹痛、寒战、发热、黄疸。急性重度胆管炎(acute severe cholangitis, ASCT)可并发休克、脓毒症、内毒素血症及多器官功能衰竭,死亡率高达 10%~30%。

【病因与发病机制】

一、病因

包括以下两个因素:①梗阻因素:约 90% 以上为胆总管和十二指肠乳头部梗阻所致,以肝内外胆管结石、肿瘤、蛔虫,以及硬化型胆管炎远端瘢痕、胰腺炎、壶腹周围癌、乳头部病变致胆管狭窄为常见。②感染因素:社区获得性与院内获得性急性胆管炎的致病菌不同,前者的致病菌多为肠道需氧菌,如大肠埃希菌、克雷伯菌属、肠球菌。后者的致病菌则为各种耐药菌,如甲氧西林耐药的金黄色葡萄球菌、万古霉素耐药的肠球菌,以及铜绿假单胞菌。

二、发病机制

本病的发病机制是胆管内细菌感染及胆管内压力增高(梗阻),细菌和毒素通过胆管—静脉、胆管—淋巴反流进入血,从而引起脓毒症、内毒素血症和多器官功能衰竭。

1962 年 Jacobson 提出胆管—静脉反流学说,认为胆管梗阻与感染同时存在时,引起胆管内压升高,达到一定程度时破坏胆—血屏障,导致细菌和毒素能通过胆管—静脉反流进入血,产生败血症和休克。此即胆源性内毒素血症的形成和发展过程。此外,还存在肠源性内毒素血症。由于胆管梗阻时胆汁不能正常地进入肠道,肠道内因缺乏胆盐而发生菌群失调,产生内毒素的革兰氏阴性菌迅速繁殖,大量的内毒素生成并经门静脉与淋巴(胸导管)进入外周血循环,此即肠源性内毒素血症的形成与发展过程。

【诊断】

一、病史

患者多有胆系疾病史,其中以胆石症多见,往往反复发作。有些胆管结石患者无明显症状而是经 B 超或 CT 等检查发现。

二、临床表现特点

1. 患者发病急骤,病情进展快,最典型的表现是夏科(Charcot)三联征,即 92% 左右的患者有剑突下或右上腹部绞痛、高热及黄疸。夏科三联征特异性高、敏感性低,多数人血压低或偏低,病情进一步发展时尚可出现休克及精神症状(烦躁不安、神志淡漠、意识障碍、昏迷等)则合称为雷诺尔德(Reynold)五联征,其出现率 20%。

2. 查体,右上腹部或剑突下局限性压痛明显,伴发胆囊炎时则有胆囊肿大及压痛,有时出现右上腹肌紧张、肝大及触痛,Murpby 征阳性率 30%~40%。

值得注意的是有时脓毒症表现突出,因而掩盖了黄疸及腹痛症状,致使延误诊治。特别是某些老年患者,不但无高热而且体温降低,临床表现不典型,腹部压痛、肌紧张不明显,有高血压基础时血压可偏高或正常,虽然胆管梗阻发展很快、很重,但脓毒症致死时,血清胆红素仍未达到很高水平。

急性胆管炎的并发症常见有脓毒症休克、肝脓肿、多器官功能障碍等。

三、辅助检查

1. 实验室检查 白细胞计数明显升高,常达(15~40)×10⁹/L,中性粒细胞明显增多,血小板计数及其聚集率降低,则提示预后严重。可出现酸中毒、低血钾、低血钠、低血氯和低血钙,少部分可有低血镁,血培养细菌阳性率约 85%,胆汁培养阳性率可达 70%。血清胆红素升高至 34.2~85.5μmol/L(2~5mg/dl),且以结合胆红素为主。此外,血中碱性磷酸酶、5′核苷酸酶及转氨酶、C 反应蛋白水平亦升高。

2. B 型超声 简单易行,有诊断价值,对胆总管结石的诊断准确性在 64% 左右。可显示肝内外胆管扩张及由胆石形成的光团。

3. CT 扫描 可显示肝内、外胆管扩张并对含钙多的结石诊断率达 88%。

4. 内镜逆行胰胆管造影术(endoscopic retrograde cholangiopancreatography, ERCP)和经皮肝穿刺胆管造影术(percutaneous transhepatic cholangiography, PTC) 对诊断胆总管结石的准确率高达

118

90% 以上,可在 B 型超声检查不能确定胆管结石时进行,ERCP 因其同时可行治疗,目前作为首选检查。

5. 磁共振胆胰管成像(magnetic resonance cholangiopancreatography,MRCP) 无创伤,能准确显示胆总管梗阻部位,可诊断出 90% 以上的胆总管结石。

6. 超声内镜检查术(endoscopic ultrasonography,EUS) 可显示肝外胆管扩张,对于较小的胆管结石有较高的检出率。

四、诊断标准

"急性胆管炎东京指南"(2018,东京,TG18)中关于急性胆管炎的诊断标准(表 118-1),沿用了 2013 年的东京指南(2013,东京,TG13),该诊断标准定义清晰。

表 118-1 TG18 急性胆管炎诊断标准

A:炎症指标	A-1 发热和 / 或寒战
	A-2 实验室检查:炎症反应证据
B:胆汁淤积表现	B-1 黄疸
	B-2 实验室检查:肝功能异常
C:影像学	C-1 胆管扩张
	C-2 病因学依据(狭窄,结石,支架等)
疑似诊断:	一项 A,加 B 或 C 中一项
确诊:	A,B,C 各一项
注:	A-2 包括白细胞数,C-反应蛋白(CRP)水平,以及其他炎症变化
	B-2 包括碱性磷酸酶(ALP)、丙氨酸转氨酶(ALT)、天冬氨酸转氨酶(AST)、γ-谷氨酰转移酶(GGT)
阈值	A-1 发热 >38℃
	A-2 炎症反应
	WBC<4×10⁹/L,或者>10×10⁹/L
	CRP≥1
	B-1 黄疸 总胆红素 >2mg/dl
	B-2 肝功能异常 ALP(IU)>1.5 倍正常上限
	GGT(IU)>1.5 倍正常上限
	AST(IU)>1.5 倍正常上限
	ALT(IU)>1.5 倍正常上限

五、严重程度判断

TG18 指南中,将急性胆管炎分为轻、中、重三度(表 118-2),分类依据为临床表现及实验室检查,并进行了量化,使三者之间区别明显。

表 118-2 急性胆管炎的严重程度判断(TG18)

重度(Grade Ⅲ)急性胆管炎
急性胆管炎伴有以下任何一项器官 / 系统功能障碍:
1. 心血管系统:低血压,需要用 >5μg/(kg·min)的多巴胺或任何剂量的去甲肾上腺素进行维持血压
2. 神经系统:神志异常
3. 呼吸系统:PaO₂/FiO₂<300
4. 肾功能:少尿,血肌酐 >2.0mg/dl
5. 肝功能:PT-INR>1.5
6. 血液系统:血小板 <100×10⁹/L

续表

中度急性胆管炎(Grade Ⅱ)
急性胆管炎伴有以下任何两项就可诊断为中度:
1. 白细胞计数异常(>12×10⁹/L,<4×10⁹/L)
2. 高热 ≥39℃
3. 年龄 ≥75 岁
4. 高胆红素血症 ≥5mg/dl
5. 低蛋白血症(<0.7 倍正常值下限)

轻度急性胆管炎(Grade Ⅰ)
不符合中度及重度的急性胆管炎即为轻度

【治疗】

一、治疗原则

本病的治疗原则是去除胆管梗阻,控制胆道感染和纠正并发症。

正常情况下,胆管内压力低于 20cmH₂O,而胆管梗阻患者胆管内压力可高达 80~90cmH₂O,大大超过了胆汁分泌压力 30~40cmH₂O。因此,急性重度胆管炎(ASCT)的治疗,首先是采取各种迅速、有效的措施,进行胆管减压引流,以解除胆管—静脉、胆管—淋巴反流,阻止或少败血症,内毒素血症的发生。

社区获得性 AC 时感染主要为革兰氏阴性的肠道需氧菌和厌氧菌,常以杆菌为主,因此,应选用主要针对革兰氏阴性杆菌的抗生素。医源性 AC 致病菌则为各种耐药菌,如甲氧西林耐药的金黄色葡萄球菌、万古霉素耐药的肠球菌,以及铜绿假单胞菌。

本病患者常早期发生休克,水电解质和酸碱失衡,应针对具体病情及时予以纠正。

TG18 关于 AC 的治疗简介见表 118-3,供参考。

表 118-3 急性胆管炎的治疗(TG18)

1. 当怀疑急性胆管炎时,应每隔 6~12 小时,根据 TG18 指南进行诊断评估

2. 行腹部超声、腹部平片检查,随后可行腹部 CT、MRI、MRCP 及 HIDA 扫描

3. 诊断 24h 及 24~48h 应反复根据评估标准进行疾病严重程度评估

4. 一旦确诊,即进行初始治疗,补充液体,纠正电解质,静脉应用止痛剂及足量抗生素

5. 轻度 AC,如果 24h 内初始治疗无效,应立即行胆道引流

6. 中度 AC,在初始治疗的同时,即行胆道引流。如果因条件或技术原因无法进行早期引流,应将患者转运至上级医院

7. 重度 AC,在初始治疗及支持治疗的同时,应行急诊胆道引流。如果因条件或技术原因无法行急诊引流,应将患者转运至上级医院

8. 重度 AC,应立即进行支持疗法(机械通气、维持血压及抗感染治疗等)

9. 中度和重度患者应行胆汁和 / 或血液培养

10. 当疾病得到控制后,应通过内镜、经皮或手术方法进行病因治疗;伴有胆囊结石的,应在 AC 控制后行胆囊切除术

118

二、治疗方法

无论是中度或重度急性胆管炎,在早期诊断的基础上早期引流、治疗原发病及抗感染,这也是治疗急性胆管炎的治疗原则。

急性胆管炎的治疗,应有全面的救治方案。病初即应考虑补液、扩容、抗休克,纠正水、电解质和酸碱失衡以及静脉滴注广谱抗生素,应用阿托品、654-2、硫酸镁等,使 Oddi 氏括约肌松弛、减轻胆总管下端痉挛梗阻,补充维生素 C、K,改善肝肾功能、保肝利尿、及时进行营养支持、提高免疫力。整个病程宜严密监护,及早发现和防治休克及多器官功能衰竭等并发症,避免病情发展为不可逆性。

(一) 解除胆管梗阻和降低胆管内压

胆道引流减压是本病治疗的关键。本病的根本性问题是胆管梗阻合并感染,使胆管内压增高,进而通过胆—静脉、胆—淋巴反流产生败血症。在完全性胆管梗阻情况下,抗菌药物不能进入胆管,故应尽快对梗阻胆管进行减压引流。

1. ERCP 首选方法。与外科手术引流及经皮胆管引流相比,ERCP 具有创伤性小、安全性高、并发症少等多方面优势,甚至可在床边进行。ERCP 通过入鼻胆管引流或支架置入解除胆道梗阻。

(1) 内镜鼻胆管引流(endoscopic nasobiliary drainage, ENBD):在内镜下经十二指肠乳头或经切开的乳头置管入胆总管引流,是近年来迅速发展起来的一种治疗方法。由于 ENBD 无须麻醉和开腹手术,操作时间短,对患者耐受力的要求低,且对患者生理干扰小,具有早期、微创的特点,能迅速有效地解除胆管梗阻,患者渡过急性期后,还可通过导管行胆道造影,以对胆管内病变的部位和范围作出较为准确的判断。对不能耐受手术打击的患者可能是提高疗效、降低病死率的有效途径。急诊内镜引流死亡率为 4.7%~7.6%,明显低于急诊外科死亡率 16.5%~40%。

对于轻度或中度急性胆管炎伴胆管结石且无抗凝治疗或凝血功能异常的患者,可考虑在单次胆管引流治疗的同时进行内镜下十二指肠乳头括约肌切开术(EST)清除结石。对凝血功能严重障碍的患者,可先置管作鼻胆管引流,不做乳头切开,待病情稳定后再做乳头切开取石,取石方法多用囊状导管或网篮,大的结石在取出前需先碎石。

内镜鼻胆管引流或乳头切开后鼻胆管引流目前已成为本病的重要疗法。此法成功率达 97%,较为安全,能迅速有效地减压,减少或防止败血症发生。有人认为传统的经 "T" 形胆道引流,虽是降压引流的有效方法,但因胆汁大量、长时间的体外丢失,肠道因缺胆盐而发生菌群失调,可发生肠源性内毒素血症,而内镜下鼻胆管引流则兼有内外引流的双重作用,一方面可减除胆管内高压,另一方面有部分胆汁可经导管周围流入肠腔,从而有利于维持肠内菌群平衡,减少内毒素血症的发生。一般认为本法兼有控制胆源性和肠源性内毒素血症作用,很可能是提高疗效的一个有效途径。

(2) 内镜下胆管内支架引流:胆道恶性肿瘤所致急性胆管炎患者,可在内镜下放置胆管内支架进行引流,常能解除

梗阻,缓解症状,可达到与鼻胆管引流一样的效果,同时由于为内引流,不易引起胆盐丢失,也不易引起电解质紊乱,该法缺点是支架易堵塞及移位。

2. 经皮经肝胆管外引流(percutaneous transhepatic cholangial drainage,PTCD) 为迅速有效降低胆管内压的非手术疗法,多应用于 ERCP 引流失败后,或梗阻部位位于肝门部以上,或既往外科手术影响了局部解剖,ERCP 难以完成的。本法常在 X 线、B 超或 CT 引导下进行,简单易行,如引流通畅,疗效不亚于手术引流,但属创伤性操作,有一定并发症,如出血、胆汁性腹膜炎等。

3. 外科手术置 "T" 形管外引流 是传统的疗法,随着 ERCP 或经皮胆管引流的发展,外科急诊手术置管已很少使用。

(二) 控制感染

急性胆管炎时感染菌多系革兰氏阴性肠道细菌,以杆菌为主。需氧菌包括大肠埃希菌、变形杆菌及铜绿假单胞菌等,培养阳性率 66.7%、球菌阳性率 6.2%;厌氧菌培养阳性率为 27%,其中球菌与杆菌各占半数。需氧菌与厌氧菌混合感染占 50% 以上,特别是在病程后期,因此治疗上应予兼顾。

1. 中华医学会 2011 年版 "急性胆道系统感染的诊断和治疗指南" 中,对于急性胆管炎时抗生素的选择及应用给出了详细的建议,有较强的指导意义,内容简介如下。

轻度急性胆管炎多为单一肠道致病菌所致,抗生素治疗应使用单一药物。首选第一代或二代头孢菌素(如头孢替安等)或氟喹诺酮类药物(如莫西沙星等)。由于目前肠道细菌普遍产生 β- 内酰胺酶,对青霉素类和头孢唑啉耐药,推荐使用 β- 内酰胺类 /β- 内酰胺酶抑制剂复合制剂,如哌拉西林 / 他唑巴坦、头孢哌酮 / 舒巴坦、氨苄西林 / 舒巴坦等。抗菌药物治疗 2~3 天后可停药。

中度、重度急性胆管炎常为多重耐药菌感染,首选含 β- 内酰胺酶抑制剂的复合制剂、第三代和四代头孢菌素、单环类药物(表 118-4)。如果首选药物无效,可改用碳青霉烯类药物,如美罗培南 1.0~3.0g/d、亚胺培南 / 西司他汀 1.5~3.0g/d。如果怀疑铜绿假单胞菌感染,推荐使用头孢哌酮 / 舒巴坦、哌拉西林 / 他唑巴坦。中度、重度急性胆管炎抗菌治疗应至少持续 5~7 天,之后根据症状、体征以及体温、白细胞、C 反应蛋白来确定停药时间。

表 118-4　中重度急性胆管炎首选抗菌药物

抗菌药物种类	抗菌药物名称及用量
含 β- 内酰胺酶抑制剂的复合制剂	头孢哌酮 / 舒巴坦 2.0~8.0g/d(1:1) 或 3.0~12.0g/d(2:1),氨苄西林 / 舒巴坦 6.0~12.0g/d 哌拉西林 / 他唑巴坦 13.5~18.0g/d
第三代、四代头孢菌素*	头孢哌酮 2.0~4.0g/d 头孢曲松 1.0~2.0g/d 头孢他啶 4.0~6.0g/d 头孢吡肟 2.0~6.0g/d
单环类药物	氨曲南 2.0~8.0g/d

注:* 怀疑厌氧菌感染时,需合用甲硝唑 1.0~2.0g/d。

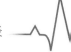

2. TG18 将急性胆管炎分为社区获得性和医源性胆道感染，并将社区获得性胆道感染根据严重程度分级，对抗菌药物的使用提出了建议，见表 118-5。

（三）并发症的防治

积极防治脓毒症休克和多器官功能衰竭，是急性胆管炎治疗成功的重要环节，治疗要点包括：①早期液体复苏，包括

表 118-5　急性胆道感染抗菌药物使用推荐

药物	社区获得性胆道感染			医源性胆道感染
	轻度（Grade Ⅰ）	中度（Grade Ⅱ）	重度（Grade Ⅲ）	
青霉素	如果 >20% 耐药率，不推荐氨苄西林 / 舒巴坦	哌拉西林 / 他唑巴坦	哌拉西林 / 他唑巴坦	哌拉西林 / 他唑巴坦
头孢菌素	头孢唑林 头孢替安 头孢呋辛 头孢曲松 头孢噻肟 + 甲硝唑 头孢美唑 头孢西丁 头孢哌酮 / 舒巴坦	头孢曲松 头孢噻肟 头孢吡肟 头孢唑兰 头孢他啶 + 甲硝唑 头孢哌酮 / 舒巴坦	头孢吡肟 头孢他啶 头孢唑兰 ± 甲硝唑	头孢吡肟 头孢他啶 头孢唑兰 ± 甲硝唑
碳青霉烯	厄他培南	厄他培南	亚胺培南 / 西司他汀、美罗培南、厄他培南	亚胺培南 / 西司他汀、美罗培南、厄他培南
单环类	—	—	氨曲南 ± 甲硝唑	氨曲南 ± 甲硝唑
喹诺酮	环丙沙星、左氧氟沙星、帕珠沙星 ± 甲硝唑 莫西沙星	环丙沙星、左氧氟沙星、帕珠沙星 ± 甲硝唑 莫西沙星	—	—

补液，纠正水、电解质和酸碱失衡；②控制感染，早期使用抗生素；③心肺监护，强心利尿，机械通气等；④血管活性药物及血制品；⑤早期发现 DIC，及时合理地应用肝素；⑥短期应用糖皮质激素对休克及内毒素血症有一定作用，有利于防治全身炎症反应综合征（SIRS），但必须注意预防消化系统应激性溃疡和大出血等并发症，使用原则是大剂量、短疗程；⑦营养支持治疗。此外，在合并肝硬化的患者出现全身炎症反应综合征时，应用糖皮质激素不但不能减轻中毒症状，反而有可能加重肝功能损害及诱发消化道出血。

（李成敏　张朋彬　徐采朴）

参 考 文 献

［1］张文武. 急诊内科学 [M]. 4 版. 北京: 人民卫生出版社, 2017: 812-815.

［2］MIURA F, OKAMOTO K, TAKADA T, et al. Tokyo Guidelines 2018: Initial management of acute biliary infection and flowchart for acute cholangitis [J]. J Hepatobiliary Pancreat Sci. 2018, 25 (1): 31-40.

［3］KIRIYAMA S, KOZAKA K, TAKADA T, et al. Tokyo Guidelines 2018: Diagnostic criteria and severity grading of acute cholangitis (withvideos)[J]. J Hepatobiliary Pancreat Sci, 2018, 25 (1): 17-30.

［4］SHUNTARO M, TAKAO I, TODD H, et al. Indications and techniques of biliary drainage for acute cholangitis in updated Tokyo Guidelines 2018 [J]. J Hepatobiliary Pancreat Sci, 2017, 24 (6): 537-549.

［5］GOMI H, SOLOMKINO J S, SCHLOSSBERG D, et al. Tokyo Guidelines 2018: Antimicrobial therapy for acute cholangitis and cholecystitis [J]. J Hepatobiliary Pancreat Sci, 2018, 25 (1): 3-16.

118

第 119 章

急性出血性坏死性肠炎

急性出血性坏死性肠炎（acute hemorrhagic necrotizing enteritis，AHNE），又称坏死性肠炎（necrotizing enteritis），是以小肠的广泛出血、坏死为特征的肠道急性蜂窝织炎，病变主要累及空肠和回肠，偶尔也可侵犯十二指肠和结肠，甚至累及全消化道。临床上以腹痛、腹泻、便血、腹胀、呕吐和发热为主要表现，严重者可出现休克、肠麻痹等中毒症状和肠穿孔、急性肾损伤（AKI）等并发症，此病早期极易误诊且进展迅速，是一种危及生命的暴发性疾病。本病的发病与产生 β 毒素的 Welchii 杆菌（C 型产气荚膜杆菌）感染有关。任何年龄均可发病，但以学龄前儿童和青少年多见，男性多于女性，农村多于城市。四季均可发病，但高发于夏秋季节。

【病因与发病机制】

近年来认为本病的发病与产生 β 毒素的 Welchii 杆菌（C 型产气荚膜杆菌）感染有关。β 毒素属于蛋白质外毒素，它能干扰肠黏膜表面绒毛的正常摆动功能，从而影响肠道的廓清作用，致使病原体黏附于肠黏膜而致病；β 毒素可致肠道组织坏死，产生坏疽性肠炎。营养不良和饮食不当是本病的诱因。正常情况下胰蛋白酶有破坏 β 毒素的作用；在蛋白酶活性缺乏或降低的情况下，如长期低蛋白膳食（使消化酶合成减少），当进食受 C 型产气荚膜杆菌污染或变质的食物时，不能完全有效分解破坏 β 毒素而致病；或进食大量的甘薯、大豆等含有耐热性胰蛋白酶抑制因子的食物（使胰蛋白酶的活性和浓度降低），可使寄生肠内的 Welchii 杆菌滋生并产生大量 β 毒素而致病。饮食习惯突然改变，从多吃蔬菜转变为多吃肉食，使肠内生态学环境发生改变，有利于 Welchii 杆菌的繁殖而致病。变态反应亦参与本病的发病。易感因素包括肠道感染、肠道缺血、肠屏障功能受损、ARDS、先心病合并心力衰竭、脓毒症、休克等。由于肠壁对细菌及细菌内、外毒素或病毒等过于敏感，引发肠出血、坏死、白细胞浸润、小血管纤维样变性及坏死。本病病变以空肠和回肠最为多见且严重，有时可累及结肠、十二指肠及胃。病变常呈节段性分布，严重者融合成片。始于黏膜下层的病变，向黏膜层发展，黏膜肿胀增厚、粗糙，呈鲜红色或暗褐色，上有片状坏死和散在溃疡，黏膜下层水肿，此时患者以腹泻为主；黏膜广泛坏死脱落则大量便血；病变向浆肌层发展为主时，出现肠蠕动障碍，临床上可表现为肠梗阻；大片肠壁浆肌层或全层坏死时，肠内细菌与毒素外渗，肠壁也可穿孔，产生严重的腹膜炎和中毒性休克。

【诊断】

一、病史

起病急，发病前多有不洁饮食或暴饮暴食史。受冷、劳累、肠道蛔虫感染及营养不良为诱因。

二、临床表现特点

1. 腹痛 既是首发症状又是主要症状。病初常表现为逐渐加剧的脐周或左中上腹阵发性绞痛，其后逐渐转为全腹或右下腹持续性痛并有阵发性加剧。一般在 1~3 天后加重，重者可产生腹膜刺激症状。常伴有恶心呕吐，呕吐常为黄水，严重者呈咖啡样或血水样。腹痛在便血控制后 3~5 天仍可每天发作数次，可为最后消失的症状。

2. 腹泻与便血 腹痛发生后即可有腹泻，每日数次至十数次不等。粪便初为糊状而带粪质，其后渐为黄水样，继之即呈血水状或呈赤豆汤和果酱样，甚至可呈鲜血状或暗红色血块，粪质少而具难闻的腥臭味。无里急后重。出血量多少不定，轻者可仅粪便潜血阳性无便血；严重者一天出血量可达数百毫升。腹泻和便血时间短者仅 1~2 天，长者可达 1 个月余，且可呈间歇发作，或反复多次发作。严重病例后期因中毒症状严重，发生麻痹性肠梗阻时便次减少，甚至停止，但肛门指检多能发现血便为本病的特征之一。

3. 全身中毒症状 起病后不久即出现发热，一般在 38~39℃，少数可达 40℃以上，持续 4~7 天后渐退，偶有长达 2~3 周者。中毒症状严重者可出现抽搐、昏迷等神经系统功能抑制表现；也可出现贫血、四肢厥冷、皮肤暗紫花纹、血压下降、休克等有效循环不足及外周灌注不足表现。

4. 腹部体征 胃肠道症状虽重，但腹部体征却相对较少且不典型。腹部饱满,有时可见肠型。触诊腹软或有轻度压痛,但也可有明显压痛、腹肌紧张和反跳痛,提示急性腹膜炎。移动性浊音可阳性,也可抽出血性腹水。肠鸣音早期亢进,有肠梗阻时可闻及气过水声或金属音。腹膜炎明显时,肠鸣音减弱或消失。

三、辅助检查

1. 血象 白细胞增多,一般为$(12\sim20)\times10^9/L$,以中性粒细胞增多为主。嗜酸性粒细胞及血小板常减少。

2. 粪便检查 粪便呈血性,或潜血试验强阳性,镜检可见大量红细胞、白细胞及脱落的上皮细胞。粪便培养部分病例可有 Welchii 杆菌、大肠埃希菌等生长。

3. 尿常规 可有蛋白、红细胞、白细胞及管型。

4. X 线检查 腹部 X 线透视或平片可见中腹或上腹部肠管充气、扩张,黏膜皱襞模糊、粗糙,肠壁水肿增厚,肠间隙增宽。立位片中有大小不等的液平面。肠穿孔者可有气腹。在急性期不宜作胃肠钡餐或钡灌肠检查,以免发生肠穿孔。

5. 结肠镜检查 结肠镜检查可见全结肠腔内有大量新鲜血液,但未见出血病灶,并可见回盲瓣口有血液涌出。

四、临床分型

本病由于病变部位不同,损伤程度不一,以及机体反应性的差异,临床表现亦不一致。依其最突出的表现,可将本病分为以下几种类型。

1. 急性胃肠炎型 当病变仅累及黏膜和黏膜下层时,临床表现以腹泻为主,伴有恶心、呕吐,便血不明显。腹部 X 线平片示小肠充气、扩张,肠曲间隙增宽。

2. 肠出血型 病变黏膜广泛坏死脱落时,则以便血为主,量多少不等,呈血水样或暗红色,有明显贫血或急性大出血体征。

3. 肠梗阻型 病变以浆肌层为主时,因肠管肌层严重受损而浸润肿胀,肠管变僵直,丧失蠕动能力,临床表现为肠梗阻,如腹痛、腹胀、频繁呕吐,肠鸣音亢进或减弱、消失。可有肠型,腹部 X 线检查见多个液平面。

4. 腹膜炎型 随着浆肌层病变加重,肠内细菌毒素外渗或局部出现全层坏死,则发展成腹膜炎。表现为腹部压痛、反跳痛、腹肌紧张,肠鸣音消失。

5. 中毒休克型 全身中毒症状为主,高热、谵妄、血压下降乃至休克,多器官功能障碍综合征(MODS)。

五、诊断注意事项

本病的诊断主要依据临床表现:有不洁饮食、暴饮暴食史,突然腹痛、腹泻、便血和呕吐,伴有中度发热,或突然腹痛后出现休克症状或出现麻痹性肠梗阻,应考虑本病的可能,特别是呈腥臭味的洗肉水样便而无明显里急后重者。由于本病的病情变化迅速且复杂,临床分型也较多,故需与之鉴别的疾病也较多。主要有以下疾病。

1. 中毒性菌痢 起病更急,开始即出现高热、惊厥、神志模糊、面色苍白,重者血压下降、休克,数小时后出现脓血便。急性出血性坏死性肠炎常以腹痛、腹泻为主,1~3 天内出现红豆汤样或果酱样血便,少量黏液,无里急后重。病程、粪便性质和病原学检查可资鉴别。

2. 绞窄性肠梗阻 腹痛、呕吐、便血、休克等症状与急性出血性坏死性肠炎相似。但绞窄性肠梗阻腹痛突出而剧烈,腹胀、呕吐更重,无排便排气,血便出现晚且量少。急性出血性坏死性肠炎早期出现肠梗阻是由于病变侵及肠壁浆肌层,引起节段性运动功能障碍,多为不全性肠梗阻;后期发生的肠梗阻则由于肠管的僵硬、狭窄、粘连、坏死等原因引起,多为完全性梗阻,而且此前常先有腹泻、便血。

3. 急性克罗恩病 与本病鉴别较困难,但急性克罗恩病多转为慢性,经常复发,而急性出血性坏死性肠炎却极少复发。

4. 腹型过敏性紫癜 以腹痛、便血起病,与本病相似,但无腹泻和发热,中毒症状不重,待皮肤出现紫癜后诊断更明确。

5. 肠系膜动脉栓塞 本病典型表现为持续、与体位变化无明显相关性的剧烈腹痛。而腹泻、呕吐等症状一般较少,常有房颤等动脉系统易形成血栓的病史。

此外,本病尚应与急性阑尾炎、肠套叠、阿米巴痢疾、细菌性食物中毒等鉴别。在临床急诊工作中,造成本病误诊的原因主要有二:一是对本病的临床特点认识不够,未能掌握其规律及其与各种疾病鉴别的要点;二是由于有时症状不典型,尤其有时相当一部分患者无腹泻或血便,对这类病例往往通过肛门指诊才获得确诊。

【治疗】

本病治疗以非手术疗法为主,加强全身支持疗法,纠正水、电解质失衡,解除中毒症状,积极防治中毒性休克和其他并发症。必要时才予以手术治疗。

一、非手术疗法

1. 休息和禁食 患者在发热、腹痛、腹胀、呕吐及便血期间应卧床休息与禁食,腹胀者应早做胃肠减压。禁食是一项重要治疗措施,轻者 7~8 天,重者 14~21 天,疑诊时即应禁食,确诊后更应禁食。待腹胀消失和腹痛减轻,腹部体征基本消失,无便血或大便隐血转阴,临床一般情况明显好转,方可给予易消化、无刺激性流质饮食,逐渐过渡到半流质、软食乃至正常饮食。过早恢复正常饮食可使症状再发,过晚恢复正常饮食又可影响营养状态,延迟康复。

2. 支持疗法 在禁食期间应予静脉输入高营养液,如 10%~25% 葡萄糖液、复方氨基酸液、水解蛋白,以及维生素 B、C 及钙剂。儿童补液量每日 80~100ml/kg,成人每日 2 000~3 000ml。贫血或便血严重者输鲜血、血浆或代血浆。治疗期间少量多次输血,对改善全身症状、缩短病程十分有利。本病因呕吐、腹泻和禁食,常有电解质紊乱、酸碱失衡等内环境紊乱,应维持电解质于正常范围,对于轻度酸碱失衡,可继续观察,对于严重酸碱失衡,应予积极治疗;对于低血钾和酸中毒,若每日尿量不少于 1 000ml 而又有低血钾者,每日补充氯化钾量不少于 3~5g;少数严重低钾(血清钾<2.0mmol/L)患者,每日补氯化钾可达 8~12g。有酸中毒时,可给予适量 5% 碳酸氢钠液。对重症患者及严重贫血、营养不良者,可施以全胃肠外营养(TPN)。

3. 防治中毒性休克 迅速补充有效循环血容量是治疗休克的关键。除补充晶体溶液外,应适当输血浆、新鲜全血或人体血清白蛋白等胶体液。酌情应用血管活性药物以保持正常的血压,如多巴胺、间羟胺、去甲肾上腺素等。

4. 肾上腺皮质激素的应用 皮质激素可减轻中毒症状,抑制变态反应,改善和提高机体应激能力,但有加重出血和促发肠穿孔的危险,所以,应用前应充分评估获益与风险。在高热、中毒休克时可以使用,原则是短期、大量、静脉给药。儿童每日用氢化可的松 4~8mg/kg,或地塞米松 1~2.5mg;成人每日用氢化可的松 200~300mg,或地塞米松 5~20mg。一般用 3~5 天即停药。

5. 抗生素的应用 由于本病与细菌感染有关,选用适当的抗生素控制肠道内细菌感染,有利于减轻肠道损害。常用的抗生素有第三代头孢菌素和喹诺酮类药物等,抗厌氧菌感染宜用甲硝唑或替硝唑。一般选两种联合应用。给药途径以静脉滴注为宜,疗程至少 1 周以上。

6. 抗毒血清 采用 Welchii 杆菌抗毒血清 42 000~85 000U 静脉滴注,有较好疗效,但临床上未广泛使用。

7. 其他药物治疗 ①微生态制剂调节肠道菌群,可选用双歧杆菌活菌(丽珠肠乐)1 亿活菌口服。②吸附肠道内毒素可用液体石蜡油 20ml/d 或蒙脱石散(思密达,6~9g/d)口服或胃管内注入。③补充胰蛋白酶可水解 β 毒素,减少其吸收,并可清除肠道坏死组织。常用胰蛋白酶 0.6~0.9g 口服,每日 3 次,对重症者可肌内注射 1 000~2 000U,每日

1~2 次。④驱虫治疗:疑为或诊断为肠蛔虫感染者,在出血停止、全身情况改善后应施以驱虫治疗,可用左旋咪唑 150mg 口服,每日 2 次,连用 2 天。

8. 对症处理 高热时物理降温,或加用解热药;吸氧;腹痛较剧者可用阿托品、罗通定(rotundine,颅通定)肌内注射,必要时用哌替啶 50~100mg 肌内注射。严重腹胀和频繁呕吐者,可用甲氧氯普胺缓解呕吐症状及行胃肠减压。消化道出血者的治疗详见"第 14 章消化道出血"。

二、手术疗法

临床上遇到下列情况应考虑手术治疗:①诊断不明,不能排除其他急需手术治疗的急腹症者;②有明显腹膜炎表现,疑有肠坏死、肠穿孔者;③腹腔诊断性穿刺证明有脓性或血性液体者;④腹胀严重,胃肠减压无效,有肠穿孔危险者;⑤肠出血严重,经反复输血及其他保守疗法无效而有休克趋势者。手术方法:①肠管尚无坏死或穿孔者,可予普鲁卡因肠系膜封闭,以改善病变肠段的血循环;②病变严重而局限者可做肠段切除并吻合;③肠坏死或肠穿孔者,可做肠段切除、穿孔修补及腹腔引流术。

(宁晓鹏 张文武)

参 考 文 献

[1] 张文武. 急诊内科手册 [M]. 3 版. 北京: 人民卫生出版社, 2021: 558-561.

[2] 张文武. 急诊内科学 [M]. 4 版. 北京: 人民卫生出版社, 2017: 816-818.

第 120 章

急性胰腺炎

急性胰腺炎（acute pancreatitis, AP）是指多种病因引起的胰酶激活、导致胰腺组织自身消化所致的胰腺水肿、出血及坏死等炎症性损伤。临床以急性上腹痛及血淀粉酶或脂肪酶升高为特点。大多数患者的病程呈自限性，20%~30% 的患者临床经过凶险。总体病死率约为 5%。

根据国际胰腺病协会 2012 年修订的亚特兰大分类标准（the Revised Atlanta Classification, RAC），将 AP 分为轻症 AP、中度重症 AP 和重症 AP 三类：①轻症 AP（mild AP, MAP）：具备 AP 的临床表现和生物化学改变，不伴有器官功能衰竭及局部或全身并发症，通常在 1~2 周内恢复，不需反复的胰腺影像学检查，病死率极低。②中度重症 AP（moderately severe AP, MSAP）：具备 AP 的临床表现和生物化学改变，伴有一过性的器官功能衰竭（48 小时内可自行恢复），或伴有局部或全身并发症而不存在持续性的器官功能衰竭（48 小时内不能自行恢复）。对于有重症倾向的 AP 患者，要定期监测各项生命体征并持续评估。病死率<5%。③重症 AP（severe AP, SAP）：具备 AP 的临床表现和生物化学改变，必须伴有持续（≥48 小时）的器官功能衰竭，病死率 36%~50%。

【病因与发病机制】

一、病因

引起急性胰腺炎的病因甚多，常见病因为胆石症（包括胆道微结石）、高甘油三酯血症、乙醇。国内以胆石症与胆道疾病为主，占 50% 以上，称胆源性胰腺炎；西方国家主要与酗酒有关，约占 60%。

1. 胆石症与胆道疾病　胆石症、胆道感染或胆道蛔虫等均可引起 AP，其中胆石症（包括胆道微结石）最常见。由于在解剖上大约 70%~80% 的胰管与胆总管汇合成共同通道开口于十二指肠壶腹部，一旦结石嵌顿在壶腹部，将会导致胰腺炎与上行胆管炎，即"共同通道学说"。其他机制尚有：①梗阻：由于上述的各种原因导致壶腹部狭窄和 / 或 Oddi 括约肌痉挛，胆道内压力超过胰管内压力（正常胰管内压高于胆管内压），造成胆汁逆流入胰管，引起 AP；② Oddi 括约肌功能不全：胆石等移行中损伤胆总管、壶腹部或胆道炎症引起暂时性 Oddi 括约肌松弛，使富含肠激酶的十二指肠液反流入胰管，损伤胰管；③胆道炎症时细菌毒素、游离胆酸、非结合胆红素、溶血磷脂酰胆碱等，也可能通过胆胰间淋巴管交通支扩散到胰腺，激活胰酶，引起 AP。胆道微结石容易导致 AP，因其在胆道系统内的流动性，增加了临床诊断的困难。

2. 高甘油三酯血症　高甘油三酯血症 AP（hypertriglyceridemic pancreatitis, HTGP）日渐增多，且呈年轻化、重症化的态势。当甘油三酯 ≥11.30mmol/L，临床极易发生 AP；而当甘油三酯<5.65mmol/L 时，发生 AP 的危险性减少。高甘油三酯血症可能因脂球微栓影响胰腺微循环及胰酶分解甘油三酯致毒性脂肪酸损伤细胞，而引发或加重 AP。Ⅰ型高脂蛋白血症多见于小儿或非肥胖、非糖尿病青年，因严重高甘油三酯血症而反复发生 AP，此为原发性高甘油三酯血症 AP。肥胖患者发生 AP 后，因严重应激、炎症反应，血甘油三酯水平迅速升高，外周血样本可呈明显脂血状态，常作为继发的病因加重、加速 AP 的发展。

3. 乙醇　大量饮酒引起 AP 的机制：①乙醇通过刺激胃酸分泌，使促胰液素（又称胰泌素）和缩胆囊素（CCK）分泌，促使胰腺外分泌增加；②刺激 Oddi 括约肌痉挛和十二指肠乳头水肿，胰液排出受阻，使胰管内压增加；③长期酒癖者常有胰液内蛋白含量增高，易沉淀而形成蛋白栓，致胰液排出不畅。暴饮暴食使短时间内大量食糜进入十二指肠，引起乳头水肿和 Oddi 括约肌痉挛，同时刺激大量胰液和胰汁分泌，由于胰液和胰汁排泄不畅，引起 AP。

4. 胰管阻塞　胰管结石或蛔虫、胰管狭窄、肿瘤（壶腹周围癌、胰腺癌）等均可引起胰管阻塞，当胰液分泌旺盛时胰管内压增高，使胰管小分支和胰腺泡破裂，胰液与消化酶渗入间质，引起 AP。胰腺分裂是一种胰腺导管的先天发育异常，即主、副胰管在发育过程中未能融合，大部分胰液经狭小的副乳头引流，容易发生引流不畅导致胰管内高压。

5. 手术与创伤　腹腔手术特别是胰腺或胃手术、腹部钝挫伤等可直接或间接损伤胰腺组织与胰腺的血液供应引起胰腺炎。内镜逆行胰胆管造影术（endoscopic retrograde cholangiopancreatography, ERCP）检查后，少数可因重复注射造影剂或注射压力过高，发生胰腺炎。近年来，ERCP 后、小肠镜操作术后、腹部手术后等医源性因素诱发的 AP 的发病率呈上升趋势，其中 ERCP 术后胰腺炎（post-ERCP pancreatitis, PEP）发生率约 4%~8%，部分 PEP 会进展为 SAP。ERCP 是 AP 最常见的医源性病因。PEP 的高危人群包括女性、年轻人、壶腹乳头括约肌功能不良（sphincter of Oddi dysfunction, SOD）、既往有 AP 发作史等人群。对高危人群需采取积极措施预防 PEP，已明确有效的预防措施包括术前或术后即时应用非甾体抗炎药（NSAIDs）肛栓（消炎痛栓)、术前大剂量生长抑素静脉滴注、胰管支架置入等。

6. 内分泌与代谢障碍 任何引起高钙血症的原因如甲状旁腺肿瘤、维生素 D 过多等,均可引起胰管钙化、管内结石导致胰液引流不畅,甚至胰管破裂,高血钙还可刺激胰液分泌增加和促进胰蛋白酶原激活。

7. 感染及全身炎症反应 AP 继发于急性感染性疾病者(如急性流行性腮腺炎、甲型流感、传染性单核细胞增多症等)多数较轻,随感染痊愈而自行消退。在全身炎症反应时,作为受损的靶器官之一,胰腺也可有急性炎性损伤。

8. 药物 某些药物如噻嗪类利尿药、硫唑嘌呤、糖皮质激素、四环素、磺胺类等可直接损伤胰腺组织,可使胰液分泌或黏稠度增加,引起 AP。多发生在服药最初 2 个月。

9. 过度进食 进食后分泌的胰液不能经胰管流出道顺利排至十二指肠,胰管内压升高,即可引发 AP。进食荤食常是 AP 发病的诱因,应仔细寻找潜在的病因。随着生活水平的改善,目前由单纯过度进食作为病因的 AP 已显著减少。

10. 其他 少见原因有十二指肠球后穿透性溃疡、SOD、血管炎、先天性(胰腺分裂、环形胰腺、十二指肠乳头旁憩室等)、肿瘤性(壶腹周围癌、胰腺癌)、自身免疫性(系统性红斑狼疮、干燥综合征)、α1- 抗胰蛋白酶缺乏症等。但仍有 5%~25% 的 AP 经临床与影像、生物化学等检查病因不明,称之为特发性胰腺炎(idiopathic pancreatitis)。

二、发病机制

AP 的发病机制尚未完全阐明,已有共识的是上述各种病因,虽然致病途径不同,但有共同的发病过程,即胰腺自身消化的理论。正常胰腺分泌的消化酶有两种形式:一种是有生物活性的酶如淀粉酶、脂肪酶和核糖核酸酶等;另一种是以前体或酶原形式存在的无活性酶,如胰蛋白酶原、糜蛋白酶原、前磷脂酶、前弹性蛋白酶、激肽释放酶原和前羟肽酶等。在正常情况下,合成的胰酶绝大部分是无活性的酶原,酶原颗粒与细胞质是隔离的,胰腺腺泡的胰管内含有蛋白酶抑制物质,灭活少量的有生物活性或提前激活的酶。这是胰腺避免自身消化的生理性防御屏障。正常情况下,当胰液进入十二指肠后,在肠激酶作用下,首先激活胰蛋白酶原,形成胰蛋白酶,在胰蛋白酶作用下,使各种胰消化酶原被激活为有生物活性的消化酶,对食物进行消化。与自身消化理论相关的机制:①各种病因导致其胰泡内酶原激活,发生胰腺自身消化的连锁反应;②胰腺导管内通透性增加,使活性胰酶渗入胰腺组织,加重胰腺炎症。两者在 AP 发病中可能为序贯作用。一旦各种消化酶原激活后,其中起主要作用的活化酶有磷脂酶 A_2、激肽释放酶或胰舒血管素、弹性蛋白酶和脂肪酶。磷脂酶 A_2 在小量胆酸参与下分解细胞膜的磷脂,产生溶血磷脂酰胆碱和溶血脑磷脂,其细胞毒作用引起胰实质凝固性坏死、脂肪组织坏死及溶血。激肽释放酶可使激肽酶原变为缓激肽和胰激肽,使血管扩张和通透性增加,引起水肿和休克。弹性蛋白酶可溶解血管弹性纤维引起出血和血栓形成。脂肪酶参与胰腺及周围脂肪坏死和液化作用。上述消化酶共同作用,造成胰腺与邻近组织的病变,细胞的损伤和坏死又促使消化酶释出,形成恶性循环。近年的研究揭示,急性胰腺炎时,胰腺组织的损伤过程中产生一系列炎性介质,如氧自由基、血小板活性因子、前列腺素、白细胞三烯等起着重要介导作用,这些炎性介质和血管活性物质如一氧化氮(NO)、血栓素(TXA_2)等还导致胰腺血液循环障碍,又可通过血液循环和淋巴管途径,输送到全身,引起多脏器损害,成为 AP 的多种并发症和致死原因。

【诊断】

一、病因与诱因

见上述。在确诊 AP 基础上,应尽可能明确其病因,并努力去除病因,以防复发。AP 病因调查包括:①详细询问病史:包括家族史、既往病史、乙醇摄入史、药物服用史等。计算 BMI。②基本检查:包括体格检查,血清淀粉酶、血清脂肪酶、肝功能、血脂、血糖及血钙测定,腹部超声检查。③进一步检查:病毒、自身免疫标志物、肿瘤标志物(CEA,CA199)测定,增强 CT 扫描、ERCP 或磁共振胰胆管成像、超声内镜检查、壶腹乳头括约肌测压(必要时)、胰腺外分泌功能检测等。

二、临床表现特点

1. 腹痛 为本病的主要表现和首发症状,突然起病,程度轻重不一,多为钝痛或锐痛,呈持续性,可伴有阵发性腹痛加剧,不能为一般胃肠解痉药缓解,进食可加剧。典型的腹痛位于上腹或左上腹,可放射至背部、胸部和左侧腹部,取弯腰抱膝位可减轻疼痛。但腹痛的程度和部位与病情严重度缺乏相关性。MAP 腹痛 3~5 天即缓解。SAP 病情发展快,腹部剧痛延续较长,可引起全腹痛。极少数年老体弱患者可无或轻微腹痛,而仅表现为明显腹胀。AP 腹痛的机制主要是:①胰腺的急性水肿,炎症刺激和牵引其包膜上的神经末梢;②胰腺的炎性渗出液和胰液外溢刺激毗邻的腹膜和腹膜后组织,产生局限性腹膜炎;③胰腺炎症累及肠道,导致肠胀气和肠麻痹;④胰管阻塞或伴胆囊炎、胆石症引起疼痛。

2. 恶心、呕吐及腹胀 多在起病后出现,有时颇频繁,吐出食物和胆汁,呕吐后腹痛并不减轻。伴腹胀。极少数年老体弱患者可无或轻微腹痛,而仅表现为明显腹胀。

3. 发热 发热常源于全身炎性反应综合征(SIRS),多数患者有中度以上发热,持续 3~5 天。持续发热 1 周以上不退或逐日升高,应怀疑有继发感染,如胰腺脓肿或胆道感染等。

4. 黄疸 AP 时下列原因可引起黄疸,且不同原因的黄疸持续时间不同:①胆石症、胆道感染引起胆总管梗阻;②肿大的胰头压迫胆总管;③合并胰腺脓肿或胰腺假囊肿压迫胆总管;④合并肝脏损害等情况。

5. 低血压或休克 SAP 常发生。患者烦躁不安、皮肤苍白、湿冷等；有极少数休克可突然发生，甚至发生猝死。

6. 体征 MAP 患者腹部体征较轻，往往与主诉腹痛程度不十分相符，可有腹胀和肠鸣音减少，无肌紧张和反跳痛。SAP 患者上腹或全腹压痛明显，并有腹肌紧张，反跳痛。肠鸣音减弱或消失，可出现移动性浊音。伴麻痹性肠梗阻且有明显腹胀。腹水多呈血性。少数患者有皮肤瘀斑（因胰酶、坏死组织及出血沿腹膜间隙与肌层渗入腹壁下，致两侧胁腹部皮肤呈暗灰蓝色，称 Grey-Turner 征；可致脐周围皮肤青紫，称 Cullen 征）。少数患者因脾静脉栓塞出现门静脉高压、脾大。罕见横结肠坏死。腹部因液体积聚或假性囊肿形成可触及肿块。其他可有相应并发症所具有的体征。

7. 胰腺局部并发症 如下。

(1) 急性胰周液体积聚（acute peripancreatic fluld collection, APFC）：发生于病程早期，表现为胰腺内、胰周或胰腺远隔间隙液体积聚。信号均匀，缺乏完整包膜，可单发或多发。约半数患者在病程中自行吸收。

(2) 胰瘘（pancreatic fistula）：胰腺炎症致胰管破裂，胰液从胰管漏出，即为胰瘘。胰内瘘是难以吸收的胰腺假性囊肿及胰性胸腹腔积液的原因。胰外瘘是指胰液经腹腔引流管或切口流出体表。

(3) 胰腺假性囊肿（pancreatic pseudocyst, PPC）及胰性胸、腹腔积液：含有胰内瘘的渗出液积聚难以吸收，病程 1 个月左右，纤维组织增生形成囊壁，包裹而形成胰腺假性囊肿。PPC 有完整非上皮性包膜包裹的液体积聚，内含胰腺分泌物、肉芽组织、纤维组织等，形态多样，大小不一，多发生于 AP 起病 4 周后。与真性囊肿的区别在于，由肉芽或纤维组织构成的囊壁缺乏上皮，囊内无菌生长，含有胰酶。大量胰腺炎性渗出伴胰内瘘可致胰性胸、腹腔积液。

(4) 胰腺坏死（pancreatic necrosis）：单纯胰腺实质坏死、胰周脂肪坏死及胰腺实质伴胰周脂肪坏死发生的概率分别为 5%、20% 和 75%。早期急性坏死物积聚（acute necrotic collection, ANC）：发生于病程早期，表现为液体内容物，包含混合的液体和坏死组织，坏死物包括胰腺实质或胰周组织的坏死。通常边界不清。MRI 或超声检查有助于与 APFC 鉴别。1 个月左右，随着病变周围网膜包裹、纤维组织增生，这些实性及液性坏死物被包裹、局限，称为包裹性坏死（walled-off necrosis, WON）：通常发生在起病 4 周以后，由坏死组织及加强的壁构成，是一种成熟的、包含胰腺和 / 或胰周坏死组织、具有界限分明炎性包膜的囊实性结构。

(5) 感染性胰腺坏死（infected pancreatic necrosis, IPN）：通常继发于 PPC 或 WON，内含脓液及坏死组织，CT 上的典型表现为"气泡征"，也包括无"气泡征"的感染。细针穿刺物细菌或真菌培养阳性。

(6) 左侧门静脉高压（left-side portal hypertension, LSPH）：严重胰腺坏死、大量渗出、假性囊肿压迫和炎症迁延不愈，导致脾静脉血栓形成，继而脾大、胃底静脉曲张。LSPH 可在 SAP 早期发生，随胰腺、胰周炎症消退而呈一过性。当胰腺、胰周炎症迁延，伴有假性囊肿、脓肿等并发症时，LSPH 将难以逆转。患者因胃底静脉曲张破裂而发生大出血。

胰腺假性囊肿 <5cm 时，6 周内约 50% 可自行吸收；囊肿大时，可有明显腹胀及上、中消化道梗阻等表现。从 ANC 到 WON 可以是无菌的，也可能是感染性的。胰腺实质坏死 >30% 时，感染概率增加。胰腺感染通常发生在 AP 发生 2 周后，少部分胰腺坏死患者可在起病后 1 周即发生感染，表现为：①体温 >38.5℃，WBC 计数 >16×10⁹/L；②腹膜刺激征范围超过腹部两个象限；若腹膜后间隙有感染，可表现为腰部明显压痛，甚至出现腰部丰满、红肿或凹陷性水肿；③ CT 发现 ANC 或 WON 内有气泡征；④胰腺脓肿（pancreatic abscess：胰周积液、胰腺假性囊肿或胰腺坏死感染，发展为脓肿）患者因病程长，除发热、腹痛外，常有消瘦及营养不良表现。高度怀疑胰腺感染而临床证据不足时，可在 CT、超声引导下行胰腺或胰周穿刺，抽取物涂片查细菌或培养。

8. 全身并发症 主要包括全身炎性反应综合征（systemic inflammatory response syndrome, SIRS）、器官功能障碍 / 衰竭、脓毒症、腹腔内高压（intra-abdominal hypertension, IAH）或腹腔间隔室综合征（abdominal compartment syndrome, ACS）、胰性脑病（pancreatic encephalopathy, PE）、毛细血管渗漏综合征（capillary leak syndrome, CLS）等。

(1) SIRS：是 AP 最常见的全身并发症，多发生于 MSAP 和 SAP。AP 时符合以下临床表现中的 2 项及以上，可以诊断为 SIRS：①心率 >90 次 /min；②体温 <36℃ 或 >38℃；③ WBC 计数 <4×10⁹/L 或 >12×10⁹/L；④呼吸频率 >20 次 /min 或二氧化碳分压（partial pressure of carbon dioxide, PCO₂）<32mmHg。SIRS 持续存在将会增加 AP 发生器官功能衰竭的风险。

(2) 器官功能衰竭（organ failure, OF）：AP 相关器官衰竭主要为呼吸、循环和肾衰竭，是 AP 最严重的全身并发症，也是 SAP 致死的主要原因。呼吸衰竭主要包括急性呼吸窘迫综合征（ARDS），循环衰竭主要包括心动过速、低血压或休克，肾衰竭主要包括少尿、无尿和血清肌酐升高。

(3) 脓毒症：SAP 患者若合并脓毒症，病死率升高，为 50%~80%。主要以革兰氏阴性杆菌感染为主，也可有真菌感染。

(4) IAH 和腹腔间隔室综合征：是 AP 的严重全身并发症，容易导致 MODS，需密切监测。在 SAP 中，严重的肠道屏障功能障碍和高内毒素水平可引起 IAH 和 ACS，促炎反应引起了积液、腹水及后腹膜水肿，也可因过度的补液治疗导致 IAH。SAP 时 IAH 和 ACS 的发生率分别约为 40% 和 10%。IAH 已作为判定 SAP 预后的重要指标之一。膀胱压（urinary bladder pressure, UBP）测定是判断腹腔内压力（intra-abdominal pressure, IAP）的间接指标。IAP 持续或反复 >12mmHg 或 16cmH₂O 定义为 IAH。IAH 分为四级：Ⅰ级：IAP12~15mmHg；Ⅱ级：IAP16~20mmHg；Ⅲ级：IAP21~25mmHg；Ⅳ级：IAP>25mmHg。当出现持续性 UBP>20mmHg（27cmH₂O），并伴有新发的器官功能不全或衰竭时，可以诊断腹腔间隔室综合征。

(5)胰性脑病：是 AP 的严重并发症之一,发生率为 5.9%~11.9%。可表现为耳鸣、复视、谵妄、语言障碍及肢体僵硬、昏迷等,多发生于 AP 早期,常为一过性,可完全恢复,也可留有精神异常。其发生与 PLA_2 损害脑细胞,引起脑灰白质广泛脱髓鞘改变有关。

(6)毛细血管渗漏综合征(CLS):是 SAP 合并 SIRS/MODS 进程中的重要阶段。一旦发生 CLS,血管内大分子物质外漏,使得组织间隙胶体渗透压升高,一方面迅速出现低蛋白血症,另一方面血管内水和电解质随之迅速进入间质,导致间质水肿。在大量的液体复苏过程中,迅速出现低蛋白血症、进行性全身水肿和低容量性低血压等表现,是 CLS 的典型表现。CLS 相关的临床表现还可出现体液潴留、体重增加、血液浓缩和间质水肿。受 CLS 影响最显著的器官为肺、脑和肠道,常可发生间质性肺水肿、脑水肿、肠功能障碍和腹腔间隔室综合征。CLS 也可发生在全身感染期和残余感染期。

9. 急性胰腺炎的病程分期 AP 的病程可分为早期和后期,两个阶段相互重叠,分别对应 AP 病程中的两个死亡高峰。早期指发病至发病后 2 周,其特点为出现 SIRS 及器官功能障碍。虽然 AP 早期阶段可出现局部并发症,但此时的局部并发症不是疾病严重程度的主要决定因素。后期指发病 2 周后,其特点为有可能持续存在的 SIRS、器官功能障碍和局部并发症。在病程的后期,持续存在的 SIRS 和器官功能障碍是病情严重程度的重要决定因素。此外,局部并发症,特别是感染性并发症亦会影响患者预后。

三、辅助检查

1. 淀粉酶测定 强调血清淀粉酶测定的临床意义,尿淀粉酶变化仅作参考。血清淀粉酶在起病后 6~12 小时开始升高,48 小时开始下降,持续 3~5 天。血清淀粉酶超过正常值 3 倍可确诊为本病。尿淀粉酶在起病后 12~14 小时开始升高,下降缓慢,持续 1~2 周恢复正常。血清淀粉酶活性高低与病情不呈相关性。患者是否开放饮食或病情程度的判断不能单纯依赖于血清淀粉酶是否降至正常,应综合判断。血清淀粉酶持续增高要注意病情反复、并发假性囊肿或脓肿、疑有结石或肿瘤、肾功能不全、巨淀粉酶血症等。要注意鉴别其他急腹症(如消化性溃疡穿孔、胆石症、胆囊炎、肠梗阻等)引起的血清淀粉酶增高,但一般不超过正常值 2 倍。由于唾液腺也可产生淀粉酶,当患者无急腹症而有血淀粉酶升高时,应考虑其来源于唾液腺。

2. 血清脂肪酶活性测定 常在起病后 24~72 小时开始升高,持续 7~10 天。血清脂肪酶活性测定具有重要临床意义,尤其当血清淀粉酶活性已经下降至正常,或其他原因引起血清淀粉酶活性增高,血清脂肪酶活性测定有互补作用,其灵敏度和特异度均略优于血清淀粉酶。同样,血清脂肪酶活性与疾病严重度不呈正相关。部分患者此两种酶可不升高。

3. 血清标志物 ①C 反应蛋白(CRP):CRP 是组织损伤和炎症的非特异性标志物,有助于评估与监测 AP 的严重性。发病 72 小时后 CRP>150mg/L 提示胰腺组织坏死。

②动态测定血清白细胞介素 -6 水平增高提示预后不良。③降钙素原是目前检测胰腺感染灵敏的标志物。

4. 生化检查 ①暂时性血糖升高常见,可能与胰岛素释放减少和胰高血糖素释放增加有关。持久的空腹血糖>10mmol/L 反映胰腺坏死,提示预后不良。②暂时性低钙血症(<2mmol/L)常见于 SAP,低血钙程度与临床严重程度平行,若血钙<1.5mmol/L 提示预后不良。③血尿素氮(BUN)>20mg/dl(7.14mmol/L)是死亡的独立预测因子。

5. 影像学检查 在发病初期 24~48 小时行腹部超声检查,是 AP 的常规初筛影像学检查,可以初步判断胰腺组织形态学变化,同时有助于判断有无胆道疾病,但受 AP 时胃肠道积气的影响,对 AP 不能作出准确判断。推荐 CT 扫描作为诊断 AP 的标准影像学方法,首次增强 CT 评估的最佳时间为发病后 72~96 小时,可有效区分液体积聚和坏死的范围。在 SAP 的病程中,应强调密切随访 CT 检查,建议按病情需要,平均每周 1 次。此外,MRI 也可以辅助诊断 AP,MRI 有助于判断胰腺坏死的状态(无菌性和感染性)。对于病因不明的患者,应考虑使用磁共振胰胆管造影(MRCP)或超声内镜检查隐匿性胆总管结石。对于 AP 症状不典型患者、危重患者、怀疑合并感染患者、临床状态明显恶化的 SAP 患者[如血红蛋白或血细胞比容(HCT)突然下降(假性动脉瘤破裂)、低血压、心动过速、呼吸急促],4 周以上的胰腺或胰周积液患者出现胃肠道梗阻症状,应行腹腔、盆腔增强 CT 和腹部 MRI+MRCP 检查。

ERCP 和 EUS 对 AP 的诊治均有重要作用。EUS 主要用于诊断,尤其对于鉴别诊断恶性肿瘤和癌前病变(如壶腹部腺瘤、微小结石等)有重要意义。EUS 可在 ERCP 术前早期识别胆总管结石及避免不必要的介入操作;导管内超声检查(intraductal ultrasonography,IDUS)可发现胆道造影和 MRCP 遗漏的胆管小结石或泥沙样结石。

胸、腹部 X 线平片检查对发现有无胸腔积液、肠梗阻等有帮助。

四、疾病严重程度的判定

1. Ranson 标准(1974 年提出,共 11 条) 标准:入院时:年龄>55 岁;血糖>11.2mmol/L;白细胞>$16×10^9$/L;丙氨酸转氨酶(ALT)>250U/L;乳酸脱氢酶(LDH)>350U/L。入院后 48 小时内:HCT 下降>10%;血钙<2.0mmol/L;碱缺失>4mmol;BUN 上升>1.79mmol/L;估计失液量>6 升;PaO_2<60mmHg。每项计 1 分。

2. APACHE- Ⅱ(急性生理学和慢性健康指标评估) 计分≥8 分者,预后不良。APACHE- Ⅱ计分方法详见"第 158 章危重症严重程度评估方法"。

3. AP 严重程度床边指数(bedside index for severity in AP,BISAP) BISAP 评分系统可用于住院 48 小时内的任何时候,其对预后评估的准确性似与 Ranson 标准相似。5 个指标为:①BUN>8.93mmol/L;②精神障碍;③存在 SIRS;④胸腔积液;⑤年龄>60 岁。每项计 1 分。BISAP 评分≥3 分为 SAP。BISAP 评分最突出优点是简便易行,且能够预测严重程度、死亡和器官衰竭。仅由易获取的 5 项指标构成,且不需要额外计算,BISAP 将精神异常简化为只要出现定向力下降或其他精神行为异常即为阳性。其次,可以在病程中多次进行 BISAP 评分,动态监测病情变化。

4. 改良 CT 严重指数(modified CT severity index,MCTSI) 胰腺炎性反应分级为:正常胰腺(0 分),胰腺和 / 或胰周炎性改变(2 分),单发或多个积液区或胰周脂肪坏死(4 分);胰腺坏死分级为,无胰腺坏死(0 分),坏死范围 ≤30%(2 分),坏死范围 >30%(4 分);胰腺外并发症,包括胸腔积液、腹水、血管或胃肠道受累等(2 分)。评分 ≥4 分可诊断为 MSAP 或 SAP。

五、AP 的诊断体系

(一)AP 的诊断标准

临床上符合以下 3 项特征中的 2 项,即可诊断为 AP。①与 AP 符合的腹痛(急性、突发、持续、剧烈的上腹部疼痛,常向背部放射);②血清淀粉酶和 / 或脂肪酶活性至少 >3 倍正常上限值;③增强 CT 或 MRI 呈 AP 典型影像学改变(胰腺水肿或胰周渗出积液)。

HTGP 是一种与血清甘油三酯水平显著升高密切相关的胰腺炎。它的诊断标准除满足 AP 的临床特征外,血甘油三酯水平还应 >11.3mmol/L;若血甘油三酯在 5.65~11.3mmol/L,但血清呈乳糜状者,在排除其他胰腺炎常见病因后,亦可诊断。

与非 HTGP 相比,HTGP 患者具有临床症状重、易复发、假性低钠血症、假性胰酶(血、尿淀粉酶)正常、预后差的特点。由于血脂容积效应,HTGP 会引起假性低钠血症,使血钠测定值比实际值低 10mmol/L。TG 水平 >5.65mmol/L 可导致血淀粉酶水平假性正常。此时与淀粉酶相比,血清脂肪酶具有更高的特异度和灵敏度,诊断价值更高。

(二)AP 的分级诊断

2012 年国际胰腺病协会(International Association of Pancreatology)发布了《亚特兰大分类标准(修订版)》(简称"三分法"),同年又提出基于决定因素的 AP 严重程度分类方法(简称"四分法"),用于评估疾病的严重程度。

1. 2012 年修订的亚特兰大分类标准(the Revised Atlanta Classification,RAC)(三分法) 是临床上常用的 AP 分级诊断方法。该分类方法按有无器官衰竭和并发症将病情严重度分为 3 级:①轻症急性胰腺炎(MAP):MAP 为符合 AP 诊断标准,满足以下情况之一,无脏器衰竭、无局部或全身并发症,Ranson 评分 <3 分,APACHE Ⅱ 评分 <8 分,BISAP 评分 <3 分,MCTSI 评分 <4 分。②中度重症急性胰腺炎(MSAP):MSAP 为符合 AP 诊断标准,急性期满足下列情况之一,Ranson 评分 ≥3 分,APACHE Ⅱ 评分 ≥8 分,BISAP 评分 ≥3 分,MCTSI 评分 ≥4 分,可有一过性(<48 小时)的器官功能障碍。恢复期出现需要干预的假性囊肿、胰瘘或胰周脓肿等。③重症急性胰腺炎(SAP):SAP 为符合 AP 诊断标准,伴有持续性(>48 小时)器官功能障碍(单器官或多器官),改良 Marshall 评分 ≥2 分(表 120-1)。如后期合并感染则病死率极高。

表 120-1 判断 SAP 伴有器官功能衰竭的改良 Marshall 评分系统

项目	评分				
	0	1	2	3	4
呼吸(PaO₂/FiO₂)	>400	301~400	201~300	101~200	<101
循环(收缩压 /mmHg)	>90	<90,补液后可纠正	<90,补液不能纠正	<90,pH<7.3	<90,pH<7.2
肾脏[肌酐 /(μmol·L⁻¹)]	<134	134~169	170~310	311~439	>439

注:PaO₂,动脉血氧分压;FiO₂,吸入氧浓度,按照空气(21%)、纯氧 2L/min(25%)、纯氧 4L/min(30%)、纯氧 6~8L/min(40%)、纯氧 9~10L/min(50%)换算;1mmHg=0.133kPa。

2. 基于决定因素的急性胰腺炎严重程度分类(determinant-based classification of acute pancreatitis severity,DBC)(四分法) DBC 基于器官功能障碍和感染两项预后因素进行分类,将 AP 病情严重度分为 4 级:①轻型 AP(mild AP):无器官功能障碍和胰腺 / 胰周坏死;②中型 AP(moderate AP):短暂(<48 小时)器官功能障碍和 / 或无菌性胰腺(周围)坏死;③重型 AP(severe AP):持续性器官功能障碍或感染性胰腺(周围)坏死;④危重型 AP(critical AP):持续性器官功能障碍合并感染性胰腺坏死。DBC 中,器官功能障碍依据序贯器官功能衰竭评分系统进行诊断。

目前研究结果表明,RAC 和 DBC 在预测急性胰腺炎患者的病死率、ICU 入住率及 ICU 住院时间等方面无明显差异。DBC 需明确是否存在胰腺和 / 或胰周感染,不适用

于病程早期。重症胰腺炎患者伴有持续器官功能障碍和胰腺(胰周)坏死感染,虽不常见,但病死率高,临床需给予高度重视。本章节中的 SAP 指 RAC 中的 SAP。

(三)AP 的完整诊断

临床上完整的 AP 诊断应包括疾病(AP)诊断、病因诊断(胆源性、酒精性、高甘油三酯血症性 AP 等)、分级诊断、并发症诊断,例如 AP(胆源性、重度、ARDS)。

六、诊断注意事项

通过详细询问病史,仔细观察全身及腹部体征变化,配合必要的辅助检查,一般能及时作出确切的判断。对不典型病例应与急性胃炎、胆囊炎、胆石症、胃肠穿孔、肠系膜动脉栓塞、肠梗阻、异位妊娠等其他急性腹痛,乃至心肺等疾病引起的腹痛相鉴别。确诊为 AP 还需进一步判断其病情

严重程度,其中关键是在发病 48~72 小时内密切监测病情和实验室检查的变化,综合评判。临床上应注意一部分 AP 患者有从 MAP 转化为 SAP 的可能,因此,必须对病情作动态观察。除 Ranson 评分、APACHE Ⅱ 评分等外,其他有价值的判别指标如体重指数(BMI)>28kg/m²、胸膜渗出,尤其是双侧胸腔积液、血细胞比容(HCT)升高>44%、72 小时后 CRP>150mg/L 并持续增高等,均为临床上有价值的严重度评估指标。

【治疗】

一、治疗原则

AP 治疗的主要目标:①寻找并去除病因;②控制炎症;③防治器官功能障碍 / 衰竭。

MAP 的治疗以禁食、抑酸、抑酶及补液治疗为主,补液只要补充每日的生理需要量即可,一般不需要进行肠内营养。对于 MSAP 及 SAP 要借助多学科诊疗(MDT)理念与模式,采取器官功能维护、应用抑制胰腺外分泌和胰酶的抑制剂、早期肠内营养、合理使用抗菌药物、处理局部及全身并发症、镇痛等措施。如诊断为胆源性 AP,宜尽可能在本次住院期间完成内镜治疗或在康复后择期行胆囊切除术,避免以后复发。胰腺局部并发症可通过内镜或外科手术治疗。

二、动态观测与评估(监护)

AP 从炎症反应到器官功能障碍 / 衰竭,可经历时间不等的发展过程,病情变化大,应予动态观察与评估。重点监测血管内容量状态至关重要,因血管内容量不足是 SAP 最突出的病理生理变化,并严重影响生命体征和器官功能。观察内容包括血、尿、凝血常规测定,粪便隐血、肾功能、肝功能测定,血糖、血钙测定,心电监护,血压监测,血气分析,血清电解质测定,PiCCO 等。动态观察腹部体征、肠鸣音改变及排便情况。记录 24 小时尿量及出入量变化。上述指标可根据患者具体病情做相应选择,根据 APACHE Ⅱ 评分、Ranson 评分、BISAP 评分等指标判断 AP 的严重程度及预后。高龄、肥胖、妊娠等患者是 SAP 的高危人群。SAP 患者应入 EICU/ICU 治疗。

三、防治脏器功能障碍 / 衰竭(器官支持)

AP 的严重程度主要取决于器官功能衰竭的出现及持续时间(是否超过 48 小时),因此,积极维护脏器功能贯穿于 AP 整个诊疗中。主要措施如下。

1. 液体复苏 AP 初始治疗应以充分的液体复苏为基石,旨在迅速纠正组织缺氧,也是维持血容量及水、电解质平衡的重要措施。起病后若有循环功能障碍,12~24 小时内是液体复苏的黄金时间,对于改善组织氧合和微循环灌注具有关键性作用,不仅有助于保护胰腺的灌注,而且可以改善肾脏和心脏等脏器微循环,早期液体复苏伴有较低的胰腺坏死率、较小的 MODS 发生率和病死率。SAP 时胰腺

周围及腹膜后大量渗出,早期可合并 SIRS,毛细血管渗漏增加,体液从血管渗出至腹腔及腹膜后,是造成有效血容量丢失和血液浓缩的主要原因。因此,SAP 发病后一经诊断应立即进行液体复苏,在 12~24 小时内血流动力学得到改善时,额外的液体补充又会加重患者死亡,应采用“控制性液体复苏”策略。复苏主要分为快速扩容和调整体内液体分布两个阶段。①快速扩容:对于 AP 早期休克或伴有脱水的患者,入院 24 小时内液体速度为 5~10ml/(kg·h)(成人 300~500ml/h),其中最初的 30~45 分钟可按 20ml/kg 的液体量输注。对无脱水的患者应密切监测,并给予适当的输液。补液量包括基础需要量和流入组织间隙的液体量。大多 SAP 患者第一天需要静脉输液 3 000~8 000ml,其中头 6 小时内应补需要量的 1/3~1/2;对到达医院已有休克的患者需补充 3 600~9 600ml/24h(60~160ml/kg),头 6 小时内应补 1 200~4 800ml;如已行 CT 检查,输液量也可根据胰周渗出状况估算,炎性渗出达肾前间隙者,第一天约需输液 4 000ml,达结肠系膜根部约需 6 000ml,达腹膜后间隙者约需 8 000ml。补液时晶体早期用生理盐水和乳酸林格平衡液,胶体液包括白蛋白、血浆等,不建议使用羟乙基淀粉(HES)等人工胶体溶液。同时纠正血钾水平。MSAP 患者在无大量失血情况下,补液量宜控制在 3 500~4 000ml/d。缺氧致组织中乳酸堆积,代谢性酸中毒较常见,应积极补充碳酸氢钠。SAP 患者胰腺大量渗液,蛋白丢失,应注意补充白蛋白,才能有效维持脏器功能。在早期 12~24 小时内给予足量的液体复苏获益最大,超过此时间窗后获益减少。补液过程中每隔 4~6 小时要重新评估患者所需补液量。②调控液体的体内分布:目的是排除第三间隙潴留的液体,同时治疗由于快速扩容时液体外渗导致的并发症。补液量原则上要小于前一日的总出量。输注胶体后可给予小剂量呋塞米治疗。液体复苏临床观察指标有心率、呼吸、血压、血气分析和 pH、血肌酐、BUN、HCT、混合静脉血氧饱和度(oxygen saturation of mixed venose blood,SvO₂)。积极液体复苏的目标之一是应能迅速恢复血流动力学参数,消除氧债,使心率<90 次 /min、MAP>65mmHg、尿量>50ml/h、SvO₂>65%,并使动脉血乳酸恢复至正常范围;目标之二是迅速解除血液浓缩(反映血容量丢失的状态),使血细胞比容(HCT)恢复(35%~44%)。文献报道,HCT ≥44% 或入院 24 小时内不能下降是胰腺组织发生坏死的独立高危因素,HCT 在入院 24 小时内明显降低可显著改善预后。

2. 呼吸功能 轻症 AP 患者可予以鼻导管、面罩给氧,使动脉血氧饱和度(SaO₂)>95%。当出现 ARDS 时,应予以正压机械通气,并根据尿量、血压、动脉血 pH 等参数调整补液量,总液量宜<2 000ml,可适当用利尿剂。可大剂量、短程应用糖皮质激素,有条件时行气管镜下肺泡灌洗术。

3. 连续性肾脏替代治疗(CRRT) SAP/CAP 早期使用,有助于清除部分炎症介质,有利于患者肺、肾、脑等重要器官功能改善和恢复,避免疾病进一步恶化。CRRT 的指征是伴急性肾衰竭,或尿量 ≤0.5ml/(kg·h);早期伴 2 个或 2 个以上器官功能障碍;SIRS 伴心动过速、呼吸急促,经一般处理效果不明显;伴严重水电解质紊乱;伴胰性脑病等。

高脂血症性 AP 或 SAP 继发高脂血症均应尽快将血清甘油三酯(TG)降至安全范围(TG<5.65mmol/L)。可用血浆置换或血脂分离技术,也可采用 CRRT,在治疗过程中多次更换血滤器,利用血滤器的吸附作用清除 TG。

4. 肠功能维护 胃肠减压有助于减轻腹胀。导泻可减少肠腔内细菌过生长,促进肠蠕动,有助于维护肠黏膜屏障。可用芒硝(硫酸钠)40g+ 开水 600ml 分次饮入;大便排出后,可给予乳果糖,保持大便每 1~2 日 1 次。导泻及口服抗生素有助于减轻肠腔内细菌、毒素在肠屏障功能受损时的细菌移位及减轻肠道炎症反应。口服抗生素可选用左氧氟沙星 0.5g 每日 1 次,联用甲硝唑每次 0.2g,每日 3 次,疗程 4 天。

5. 其他脏器功能的支持 出现肝功能异常时可予保肝药物,弥散性血管内凝血时可使用肝素,上消化道出血可使用质子泵抑制剂。

四、减少胰液分泌

1. 禁食 病初 48 小时内禁食,有助于缓解腹胀和腹痛。对有严重腹胀、麻痹性肠梗阻者应采取胃肠减压等相关措施。食物是胰液分泌的天然刺激物,起病后短期禁食,降低胰液分泌,减少胰酶对胰腺的自身消化。但 AP 时腺泡细胞处于广泛凋亡甚至是坏死状态,胰腺外分泌功能严重受损,通过禁食抑制胰液分泌对胰腺炎的治疗效果有限。美国胃肠病学会(AGA)推荐:在能够耐受的情况下早期经口进食(通常在 24 小时内),而非嘱患者禁食;如果不能耐受经口饮食,应在入院后 72 小时内尽早开始肠内营养(enteral nutrition,EN)治疗,以防止肠衰竭和感染性并发症,尽量避免全肠外营养。在患者腹痛减轻或消失、腹胀减轻或消失、肠道动力恢复或部分恢复时可以考虑开放饮食,MAP 患者在可耐受的情况下应尽早开放饮食。开始以糖类为主,如米汤或冲服藕粉等,逐步过渡到低脂饮食,避免饱餐和油腻食品。不以血清淀粉酶活性高低作为开放饮食的必要条件。

2. H_2 受体拮抗剂或质子泵抑制剂(PPIs) 可通过抑制胃酸分泌而间接抑制胰腺分泌,还可以预防应激性溃疡的发生。可选用法莫替丁 20~40mg,或 PPIs 如奥美拉唑 40~80mg 加入液体中静脉滴注,或静脉注射,1~2 次 /d。

3. 生长抑素及类似物 具有多种内分泌活性:抑制胃酸分泌;抑制胰腺的外分泌,使胰液量、消化酶分泌减少;抑制生长激素、胰高血糖素、胆囊收缩素等多种激素的释放;降低门静脉压和脾血流等。在 AP 早期应用,能迅速控制病情、缓解临床症状、减少并发症、缩短住院时间、提高治愈率。奥曲肽 0.1mg 皮下注射,6~8 小时 1 次;或奥曲肽 25~50μg/h 持续静脉滴注;或生长抑素首剂 250μg 缓慢静脉注射后按每小时 250μg 的剂量持续静脉滴注。疗程均 3~7 天。这不仅有助于预防 SAP 发生,也可部分缓解 SAP。

4. 蛋白酶抑制剂应用 蛋白酶抑制剂(乌司他丁、加贝酯、抑肽酶)能够广泛抑制与 AP 发展有关胰蛋白酶、弹性蛋白酶、磷脂酶 A 等的释放和活性,还可稳定溶酶体膜,改善胰腺微循环,减少 AP 并发症,主张早期足量应用。①乌司他丁(ulinastatin):10 万 U 加入补液 500ml 内静脉滴注,1~2 小时内滴完,1~3 次 /d。②加贝酯(FOY,gabexate):仅供静脉滴注。每次 100mg 加入 250ml 补液内,治疗开始头 3 天每 8 小时 1 次,症状减轻后改为每日 1 次,疗程 7~10 天。滴速为 1mg/(kg·h),不宜>2.5mg/(kg·h)。需注意有对多种药物过敏者、孕妇及儿童禁用,给药中,一旦发生过敏现象应及时停药并对症治疗。③抑肽酶(aprotinin):每日用量 10 万 ~20 万 U,分 2 次溶入葡萄糖液静脉滴注,疗程 1~2 周。

需要指出的是:有关蛋白酶抑制剂及胰酶抑制剂,如生长素及其类似物在急性胰腺炎中的治疗价值尚缺乏高质量的临床证据。

五、控制炎症

1. 液体复苏 成功的液体复苏是早期控制 AP 引起全身炎症反应的关键措施之一。

2. 早期肠内营养(EN) 肠道是全身炎症反应的策源地,早期 EN 有助于控制全身炎症反应。早期 EN 旨在改善胃肠黏膜屏障,减轻炎症反应,防治细菌移位及胰腺感染。一般 AP 起病后获得及时、有效治疗,MAP 及部分 MSAP 患者可在病后 48~72 小时开始经口 EN。如患者腹胀症状明显,难以实施 EN 时,可在呕吐缓解、肠道通畅时再恢复经口 EN。

3. 生长抑素 是机体重要的抗炎多肽。AP 时循环及肠黏膜生长抑素水平显著降低,胰腺及全身炎症反应可因此加重。外源性补充生长抑素或其类似物不仅可抑制胰液的分泌,更重要的是有助于控制胰腺及全身炎症反应。

六、镇痛治疗

多数患者在应用生长抑素及其类似物后,腹痛可得到明显缓解。疼痛剧烈时考虑镇痛治疗。在严密观察病情下,可肌内注射盐酸哌替啶 25~100mg。不推荐应用吗啡或胆碱能受体拮抗剂,如阿托品、654-2 等,因前者会收缩 Oddi(奥狄)括约肌,后者则会诱发或加重肠麻痹。常规药物疼痛控制欠佳时也可考虑应用麻醉类镇静药,如右旋美托咪啶、芬太尼、咪达唑仑等。目前推荐对急性胰腺炎患者按照围手术期急性疼痛方式(全身给药与局部给药联合,患者自控镇痛与多模式镇痛联合)进行镇痛治疗。

七、去除病因治疗

1. 急诊内镜治疗去除病因 对伴有胆总管结石嵌顿梗阻且有急性胆管炎的急性胆源性胰腺炎(acute biliary pancreatitis,ABP),推荐在入院 24 小时内施行 ERCP 术;明确胆总管结石嵌顿但无明确胆管炎的患者,推荐在入院 72 小时内施行 ERCP 术。推荐在有 ERCP 条件的单位,对于怀疑或确诊 ABP,如有下列 4 项中任 1 项,即为行 ERCP 指征:①临床表现为腹痛、发热、黄疸、感染等胆管炎症状;②持续性胆道梗阻(结合胆红素>5mg/dl);③病情进展表现,如疼痛加剧,白细胞计数增高,生命体征恶化;④腹部超声及 CT 显示胆总管或胰管有结石嵌顿。尽早行内镜下十二指肠乳头括约肌切开术(EST)、取石术、放置鼻胆管引流等,既有助于降低胰管内高压,又可迅速控制胰腺炎症及感染。此种微创对因治疗,疗效肯定,创伤小,可迅速缓解症状,改善预后、缩短病程、节省费用,避免 AP 复发。但对不伴胆总管结石嵌顿或急性胆管炎的 ABP 不建议急诊行 ERCP 术。

2. 择期内镜、腹腔镜或手术去除病因 对于伴有胆囊结石的轻症 ABP 者,应在当次住院期间行腹腔镜胆囊切除术以防止胆源性胰腺炎复发;对于伴有胰周积液的重症 ABP,应推迟胆囊切除术直至炎症缓解,胰周液体积聚消退,或者推迟 6 周后再行手术。在 AP 早期阶段,除因严重的 ACS,均不建议外科手术治疗。胆总管结石、胰腺分裂、胰管先天性狭窄、胆囊结石、壶腹周围癌、胰腺癌等多在 AP 恢复后择期手术,尽可能选用微创方式。

八、预防和抗感染

AP 本是化学性炎症,但在病程中极易感染,其感染源多来自肠道。预防胰腺感染可采取:①导泻及口服抗生素(见上述);②尽早恢复肠内营养(见上述);③当胰腺坏死>30% 时,胰腺感染风险增大,可预防性静脉用亚胺培南或美罗培南 7~10 天,有助于减少坏死胰腺继发感染。

胰腺感染的致病菌主要为革兰氏阴性菌和厌氧菌等肠道常驻菌。疑诊或确定胰腺感染时,应选择抗菌谱为针对革兰氏阴性菌和厌氧菌为主、脂溶性强、有效通过血胰屏障的药物。抗生素的应用应遵循"降阶梯"策略,推荐方案:碳青霉烯类;青霉素 +β- 内酰胺酶抑制剂;第三代头孢菌素 + 抗厌氧菌;喹诺酮 + 抗厌氧菌。疗程为 7~14 天,特殊情况下可延长应用时间。要注意真菌感染的诊断,临床上无法用细菌感染来解释发热等表现时,应考虑到真菌感染的可能,可经验性应用抗真菌药,同时进行血液或体液真菌培养。

九、营养支持

在胃肠功能耐受的情况下,应尽早开展经口或肠内营养;对于不能经口进食的急性胰腺炎患者,肠内营养效果优于肠外营养(parenteral nutrition,PN)。肠内营养的时机视病情的严重程度和胃肠道功能的恢复情况来定,只要患者胃肠动力能够耐受,应及早(入院 72 小时内)实施肠内营养。肠内营养的途径以鼻空肠管为主,在可以耐受、无胃流出道梗阻的情况下可采用鼻胃管营养或经口进食。但应注意经鼻胃管营养有误吸的风险,需注意监测有无胃潴留。输注能量密度为 4.187J/ml 的要素营养物质,如能量不足,可辅以肠外营养,并观察患者的反应,如能耐受,则逐渐加大剂量。应注意补充谷氨酰胺制剂。对于高脂血症患者,应减少脂肪类物质的补充。进行肠内营养时,应注意患者的腹痛、肠麻痹、腹部压痛等胰腺炎症状和体征是否加重,并定期复查电解质、血脂、血糖、总胆红素、血清白蛋白水平、血常规及肾功能等,以评价机体代谢状况,调整肠内营养的剂量。可先采用短肽类制剂,再逐渐过渡到整蛋白类制剂,要根据患者血脂、血糖的情况进行肠内营养剂型的选择。

近期研究认为,患者对鼻胃管和鼻空肠管的耐受性,以及操作后并发症发生率和病死率无显著差异。荟萃分析结果显示,鼻胃管有较好的安全性和可行性。相较于鼻空肠管,鼻胃管的放置更便捷,但当患者存在胃排空延迟或幽门梗阻时,应使用鼻空肠管。

SAP/CAP 患者肠内营养支持方法,应根据患者腹腔内压力(IAP)和肠功能情况遵循"个体化"原则:① IAP<15mmHg,早期 EN 通过鼻空肠或鼻胃管开始,作为首选方法。持续监测 EN 期间 IAP 及患者临床情况。② IAP>15mmHg 的患者,通过鼻空肠管,速率从 20ml/h 开始,并根据耐受性增加速率。当 IAP 值在 EN 下进一步增加时,应暂时降低或中止 EN。③ IAP>20mmHg 或有腹腔间隔室综合征或有肠功能衰竭的患者,应停止 EN 并开始 PN。

十、并发症的处理

1. 局部并发症的处理 大多数 APFC 和 ANC 可在发病后数周内自行消失,无须干预,仅在合并感染时才有穿刺引流的指征。无菌的假性囊肿及 WON 大多数可自行吸收,少数直径>6cm 且有压迫现象等临床表现,或持续观察见直径增大,出现感染症状时可予微创引流治疗。在引流之前需针对性选择增强 CT、MRI、MRCP、EUS 等排除囊性肿瘤、假性动脉瘤、肠憩室及非炎症性的液体积聚等情况。胰腺坏死伴感染是坏死组织消除术治疗的指征,推荐进阶式微创引流或清除术(step-up approach),即首先选择 CT 引导下经皮穿刺置管引流术(PCD)或超声内镜经胃、十二指肠穿刺支架引流术(ETD),然后在 PCD 基础上选择经皮内镜坏死组织清除术(PEN),在 ETD 基础上行内镜直视下坏死组织清除术(DEN)和以外科腹腔镜为基础的视频辅助腹腔镜下清创术(VARD)等多种方式,可减轻胰周液体积聚及压力。经皮穿刺置管引流术应避免损伤重要结构如肠管、血管等,并且选择距离引流病灶最短路径。当引流量<10ml/24h,复查 CT 确定腔隙减少、消失、无胰瘘时可拔管。

2. 全身并发症的处理 发生 SIRS 时应早期应用乌司他丁或糖皮质激素。CRRT 能很好地清除血液中的炎性介质,同时调节体液、电解质平衡,因而推荐早期用于 AP 并发的 SIRS,并有逐渐取代腹腔灌洗治疗的趋势。菌血症或脓毒症者应根据药物敏感试验结果调整抗生素,要由广谱抗生素过渡至使用窄谱抗生素,要足量、足疗程使用。IAP ≥ 12mmHg 持续或复发时,应及时控制腹腔压力,包括限制输液,适度镇痛镇静,胃肠减压,引流腹水,改善胃肠道动力、导泻(生大黄、甘油、芒硝、硫酸镁、乳果糖)等促进肠道蠕动,中药外敷减轻肠道水肿,新斯的明足三里穴位注射促进麻痹性肠梗阻患者的肠蠕动;若考虑液体超负荷,可限制液体摄入,利尿或进行血液超滤,改善腹壁顺应性及循环管理。伴严重器官功能衰竭且保守治疗无效时,可考虑手术减压。

十一、中医中药

单味中药(如生大黄、芒硝)、复方制剂(如清胰汤、柴芍承气汤等)被临床实践证明有效。中药制剂通过降低血管通透性、抑制巨噬细胞和中性粒细胞活化、清除内毒素达到治疗功效。

1. 中药膏剂外敷 中药外敷具有活血化瘀、消炎止痛的作用。选择六合丹、活血止痛膏剂、芒硝，根据积液、囊肿或包裹性坏死在腹腔的位置、外敷在相应腹部，6~8h/次，1次/d。

2. 通腑泻下 根据"六腑以通为用、以降为顺"的特点，对 SAP 应尽早运用通腑泻下疗法。①大黄：大黄不仅具有泻下的作用，还能清除肠内有毒物质及气体，从而解除肠麻痹。同时具有退热、抗感染、利胆、抑制胰酶活性作用。用法：大黄 15g、芒硝 9g、元参 10g、甘草 6g 水煎服，日服1~2 剂；大黄煎剂 (30g)，口服或保留灌肠；大黄片 (或粉剂)，每次 1.5g 口服；新清宁片 3.0g 口服。②穴位注射：双侧足三里注射新斯的明每侧各 0.5mg，1 次 /12h，疗程 3 天。新斯的明禁用于合并癫痫、心绞痛、室性心动过速、机械性肠梗阻、尿路梗死、支气管哮喘等患者。③针刺治疗：足三里、三阴交、阳陵泉、合谷、内关、支沟，结合电针治疗等。④中药内服治疗：采用清热化湿、解毒活血、通里攻下的治疗方法。以"大承气汤""清胰汤"为代表的通里攻下法，可促进胃肠道运动功能恢复。

十二、HTGP 的治疗

HTGP 的治疗原则是常规的 AP 治疗，以及积极控制高甘油三酯血症，而快速降脂治疗是 HTGP 治疗的关键所在，其治疗目标是使血甘油三酯水平迅速下降至 5.65mmol/L 以下。发病 72 小时内禁止输入任何脂肪乳剂。当患者症状减轻，血 TG ≤ 5.65mmol/L 而单纯静脉输注高糖补充能量难以控制血糖时，可考虑输入直接经门静脉代谢的短、中链脂肪乳。

对于重症 HTGP 患者，应使用血液净化（PE/CVVH）来迅速降低血淀粉酶和血甘油三酯的水平，去除炎症介质，从而避免胰腺的进一步损伤，改善各器官的功能，缩短住院时间。

最近的研究认为，持续静脉输注肝素和胰岛素可以产生和 PE 等效的快速降低严重高甘油三酯血症的作用。胰岛素可以激活脂蛋白酶，促进甘油三酯和乳糜微粒分解，从而减轻胰腺的炎症反应；肝素可以增加脂肪酶含量，从而加速脂肪水解，降低血脂水平。另外，肝素也可以在一定程度上改善胰腺微循环，有助于胰腺炎的恢复。入院 24 小时内开始急性降 TG 策略，以 10~15U/（kg·h）的速率静脉输注普通肝素（UFH）（12 500U/2ml），随后调整至保持 APTT 在46~70 秒的输注速度；胰岛素（400U/10ml）以 0.1U/（kg·h）的速率持续静脉输注，同时给予 5% 的葡萄糖溶液预防低血糖。APTT 和血糖每 4 小时测定一次。在 HTGP 确诊之后，应在患者能耐受的情况下尽早实施规范化降脂药物治疗方案。非诺贝特、二甲苯氧庚酸、烟酸等是常用的降脂药物，以贝特类药物作为首选。

十三、外科手术治疗

外科手术干预的指征：腹腔间隔室综合征、急性持续性出血血管介入治疗不成功、肠缺血或急性坏死性胆囊炎、肠瘘导致胰周积液等。

（张文武　周玉淑）

📝 **参 考 文 献**

[1] 中华医学会消化病学分会胰腺疾病学组，中华胰腺病杂志编辑委员会，中华消化杂志编辑委员会. 中国急性胰腺炎诊治指南 (2019, 沈阳)[J]. 中华消化杂志, 2019, 39 (11): 721-730.

[2] 中华医学会急诊分会. 急性胰腺炎急诊诊断及治疗专家共识 [J]. 中华急诊医学杂志, 2021, 30 (2): 161-172.

[3] 中华医学会外科学分会胰腺外科学组. 中国急性胰腺炎诊治指南 (2021)[J]. 中华外科杂志, 2021, 59 (7): 578-587.

[4] CROCKETT S D, WANI S, GARDNER T B, et al. American Gastroenterological Association Institute Clinical Guidelines Committee. American Gastroenterological Association Institute Guideline on initial management of acute pancreatitis [J]. Gastroenterology, 2018, 154 (4): 1096-1101.

第 121 章

肝硬化急症

第 1 节　肝硬化并上消化道出血

上消化道出血(hemorrhage of upper digestive tract)是肝硬化门静脉高压症最常见的并发症,其特征是起病突然,其中最凶险的食管胃静脉曲张出血量大且易反复,内科治疗常难以控制,病情发展迅速,即使在目前药物、内镜治疗技术取得了长足的进步,其死亡率仍达到20%。即使抢救成功,亦会有部分患者诱发肝细胞损害,导致慢加急性肝衰竭(acute-on-chronic liver failure,ACLF),进而发生肝肾综合征、肝性脑病等严重并发症。

【病因与发病机制】

肝硬化患者发生上消化道出血并不全是由食管 - 胃底静脉曲张破裂所致,可能是多种因素共同作用的结果。其常见的病因如下。

1. 食管 - 胃底静脉曲张破裂出血(esophageal and gastric variceal bleeding,EGVB) EGVB 是肝硬化最常见且最凶险的并发症。食管 - 胃底静脉曲张是门静脉高压症的特征性表现,门静脉高压症食管 - 胃底静脉曲张破裂出血的机制有:①"糜烂"学说(erosion theory):该学说认为曲张静脉出血是由于黏膜炎症影响曲张静脉的牢固性,在吞咽粗糙、刺激性食物或胃管反流时,直接损伤薄的、脆弱的静脉壁所致。②"爆裂"学说(explosion theory):认为导致出血的主要因素是曲张静脉内过高的流体静压,导致静脉曲张的因素同样也会导致静脉破裂。目前认为,决定静脉是否破裂的因素不是压力本身,而是曲张静脉壁的张力,出血仅发生于静脉壁张力过高时。按 Laplace 定律,静脉壁张力与其他因素的关系可以下式表示:张力 = $(P_1-P_2) \times r/W$。式中,P_1 表示曲张静脉内压力,P_2 代表食管腔内压力,r 为曲张静脉半径,W 为静脉壁厚度。该式显示:曲张静脉愈粗,其内压力愈高,加之于静脉壁上张力也愈大。粗的(Ⅳ度)、壁薄的(内镜下蓝色基调、红色征阳性)静脉曲张,即使静脉内压不太高,也易破裂。总之,导致静脉破裂出血的因素是相互关联的,首先,门静脉高压促发侧支循环形成和食管 - 胃底静脉曲张,持续门静脉高压合并血量增加,导致曲张静脉不断扩张增粗,静脉壁也逐渐变薄,从而使静脉壁张力提高到"高危"水平,此时,任何能进一步导致曲张静脉内压升高,静脉管径进一步变大的因素,如

恶心、呕吐或体位不当促使腹内压突然升高,均可使曲张静脉破裂出血。食管 - 胃底静脉曲张破裂出血是肝硬化最常见的致死性并发症,约有 50% 的肝硬化患者存在食管 - 胃底静脉曲张,每年静脉曲张破裂出血的发生率为 5%~15%。胃食管静脉曲张与肝病的严重程度有关,Child-Pugh A 级仅 40% 有食管 - 胃底静脉曲张,而 Child-Pugh C 级 85% 存在食管 - 胃底静脉曲张。无静脉曲张的肝硬化患者每年静脉曲张的发生率为 8%,小静脉曲张的患者每年有 8% 发展成为大静脉曲张。

2. 门静脉高压性胃病(portal hypertensive gastropathy,PHG) 肝硬化时胃黏膜可见淤血、水肿和糜烂,呈马赛克或蛇皮样改变,称为门静脉高压性胃病(PHG),是引起肝硬化患者非曲张静脉破裂出血的主要原因,其发生率与门静脉高压的严重程度相关,据报道 PHG 出血占门静脉高压性上消化道出血的 10%~60%。目前认为肝硬化门静脉高压合并 PHG 的发病机制主要涉及以下几方面:①门静脉高压时合并低氧血症,导致胃黏膜血管扩张和毛细血管网开放,加重胃黏膜充血;②胃黏膜血流量减少,营养物质丢失和代谢障碍,胃内 H^+ 逆弥散增加,胃黏膜易发生糜烂出血;③肝硬化门静脉高压时胃肠道水肿、缺血、缺氧,通透性增加,有利于内毒素吸收,且肝脏对内毒素的清除能力减退,引起内毒素血症,可引起胃黏膜血管扩张充血和出血;④肝功能减退时,肝脏合成凝血因子减少,凝血机能障碍,加重胃黏膜糜烂出血;⑤门静脉高压时胃黏膜内毛细血管扩张、扭曲,形成动静脉短路及动脉瘤,易破裂出血。PHG 病变主要累及胃底和近端胃体,与静脉曲张破裂出血相比,此类患者出血量一般较小,部分患者以黑便为首发症状,出血前患者可有上腹部疼痛或灼热感,有的可查询到服用有关药物史。

3. 肝源性溃疡(hepatic ulcer,HU) 肝硬化患者溃疡的发病率可明显增高,门静脉高压是其发病的确切危险因子,其发生与门静脉高压致使胃黏膜保护机制下降,促酸分泌物质如组胺、5- 羟色胺、促胃液素等在肝脏的灭活下降,及内毒素血症有关。HU 的发生率是普通胃、十二指肠溃疡的 2~7 倍,HU 患者的疼痛症状多不明显,常被肝病本身的消化道症状所掩盖,许多患者是在并发出血后行急诊胃镜检查时才发现有溃疡存在。

4. 其他 食管 - 胃底静脉曲张破裂、门静脉高压性胃病、肝源性溃疡是引起肝硬化患者上消化道出血最常见的三个原因,其他少见的原因还有:异位静脉曲张、胃窦毛细血管扩张症及肝性胃肠功能衰竭等,其原因均与门静脉压力有关。

此外,因肝脏合成凝血因子减少或脾功能亢进时血小板减少,和毛细血管脆性增加所导致的凝血机制异常,直接或间接参与消化道出血的发生,同时也进一步增加止血治疗的困难。

【诊断】

一、临床表现特点

1. 肝功能减退和门静脉高压的症状、体征 患者多有慢性肝病的基础,有消瘦乏力、食欲减退、上腹部饱胀不适、恶心呕吐、腹泻甚至黄疸等肝功能减退的症状;有腹水、脾大、腹壁与脐周静脉曲张、痔核形成等门静脉高压、侧支循环建立与开放的表现。

2. 消化道出血的表现 呕血与黑便,是上消化道出血的特征性表现。出血量大或出血速度较快时会出现呕新鲜血或血块,粪便可呈暗红色甚至鲜红色。

3. 失血性周围循环衰竭和贫血 急性大量失血由于循环血量迅速减少而导致周围循环衰竭,一般表现为头昏、乏力、心悸,严重时出现晕厥甚至休克状态。急性大量出血后均有失血性贫血,一般在出血后 3~4 小时出现,多为正细胞正色素性贫血。

4. 并发症 肝硬化上消化道出血的患者极易出现水电解质平衡紊乱、自发性腹膜炎、肝性脑病及肝肾综合征等严重的并发症。

二、实验室检查和其他检查

1. 血常规 有轻重不等的贫血表现,脾功能亢进时还可伴有白细胞和血小板计数的减少。

2. 肝功能试验 多有肝功能异常的表现,转氨酶可有不同程度的升高,一般以 ALT 升高较为显著,肝细胞严重坏死时可有天冬氨酸转氨酶(AST)的明显升高;血清总蛋白正常、降低或增高,但白蛋白降低,球蛋白增高,白/球比例倒置;血清胆红素水平有不同程度的升高;胆固醇酯低于正常;凝血酶原时间(PT)有不同程度的延长,经注射维生素 K 亦不能纠正;细胞外基质增加,血清Ⅲ型前胶原肽(PⅢP)、透明质酸、层粘连蛋白等浓度常增高。

3. 病原学检查 病因为病毒性肝炎者,乙型、丙型或乙型加丁型肝炎病毒标记呈阳性反应。

4. 影像学检查 食管静脉曲张时行食管钡剂检查可显示虫蚀样或蚯蚓状充盈缺损,胃底静脉曲张时可见菊花样充盈缺损。CT 和 MRI 检查可显示肝左、右叶比例失调,右叶萎缩,左叶增大,肝表面不规则,脾大,腹水等征象。超声显像亦可显示肝大小、外形改变和脾大,门静脉高压者门静脉主干内径>13mm,脾静脉内径>8mm,应用多普勒检查尚能检测门静脉的血流速度、方向和血流量。

5. 内镜检查 是诊断的金标准,能在直视下明确出血的原因,12~24 小时之内进行。患者应在建立静脉通道,充分扩张血容量,有备血及相应止血治疗措施下及早进行内镜检查,明确出血的原因和部位。肝硬化并上消化道出血

患者常见的内镜下表现如下。

(1) 食管静脉曲张(esophageal variceal,EV):内镜下 EV 的定义,即食管内注气扩张,消除正常黏膜皱襞后,可见有向腔内突出的静脉为曲张静脉。2000 年 3 月中华消化内镜学会参照日本门静脉高压研究会标准制定了我国食管-胃底静脉曲张内镜诊断标准,是目前我国应用较为广泛的内镜下 EV 诊断标准。该诊断标准主要根据食管静脉曲张内镜下形态(F)、曲张静脉部位(L)、基本色调(C)、红色征(RC)及有无伴发食管炎进行描述和判断。①食管静脉曲张内镜下形态(F):EV 消失为 F_0,EV 呈直线形或略有迂曲描述为 F_1,EV 呈蛇形迂曲隆起为 F_2,EV 呈串珠状、结节状或瘤状为 F_3。②曲张静脉的部位(L):以其与门齿的距离分为食管上段(LS,距离门齿 15~25cm),食管中段(LM,距离门齿 25~32cm)和食管下段(LI,距离门齿 32~40cm)。③曲张静脉的基本色调:分为白色和蓝色,数条静脉可能不一致,以最粗的色调为代表。白色曲张静脉(CW)与正常黏膜色泽一致,蓝色曲张静脉(CB)呈现与周围黏膜明显不同的蓝色,与 CW 相比多有紧满感。④红色征(RC):可表现为红斑、红色条纹或血泡样改变。无红色征为 RC(-),有红色征为 RC(+)。⑤是否伴发食管炎:主要指糜烂,有糜烂为 E+,无者为 E。按照 EV 的形态和出血的危险程度,中华消化内镜学会建议将 EV 分为轻、中、重 3 级(表 121-1)。

表 121-1 食管静脉曲张分级标准

分级	形态(F)	红色征(RC)
轻度(G_1)	直线形或略有迂曲(F_1)	无
中度(G_2)	直线形或略有迂曲(F_1)	有
	蛇形或迂曲隆起(F_2)	无
重度(G_3)	蛇形或迂曲隆起(F_2)	有
	串珠状、结节状或瘤状(F_3)	无或有

2007 年美国肝病研究学会实践指南建议尽可能简化曲张静脉的分级,可简单根据曲张静脉的大小分为两类,以直径 5mm 为分界线,>5mm 为大曲张静脉,<5mm 为小曲张静脉。

(2) 胃底静脉曲张(gastric variceal,GV):5%~33% 门静脉高压患者存在胃底静脉曲张,其发生率低于食管静脉曲张。胃底静脉曲张根据直径分为大、中、小三种,分别为>10mm,5~10mm 和<5mm。胃静脉曲张常根据与食管静脉曲张关系和曲张静脉在胃的部位进行分类。胃底食管静脉曲张(GOV)是由食管静脉曲张发展而成,分为两个类型:最常见的是 GOV1 型,即曲张静脉沿胃小弯延伸,是食管曲张静脉的延续而来;GOV2 型从胃底沿胃大弯呈更长和更大的盘曲延伸。无食管静脉曲张的单纯胃静脉曲张(IGV)也被分为两型:1 型(IGV1)见于胃底部,且形态更扭曲和复杂;2 型(IGV2)见于胃体、胃窦或幽门附近。IGV1 型胃底部静脉曲张患者需排除脾静脉血栓的存在。

既往,我国、日本及欧美国家发布了不同的 GOV 分型分级标准。新的指南推荐我国的分型方法——LDRf 分

型。LDRf 是具体描述静脉曲张在消化管道内所在位置（location，L）、直径（diameter，D）与危险因素（risk factor，Rf）的分型记录方法，统一表示方法为：LXx D0.3~5 Rf0，1，2。

LXx：第一个"X"为脏器英文名称的首字母，即食管 e（esophageal），胃 g（gastric），十二指肠 d（duodenum），空肠 j（jejunum），回肠 i（ileum），直肠 r（rectum）等，第二个"x"是曲张静脉位于该器官的哪一段，以食管为例，上段 s（superior），中段 m（middle），下段 i（inferior），分别记作 Les、Lem、Lei。孤立胃静脉曲张记做 Lg，Lgf 表示曲张静脉位于胃底，Lgb 表示曲张静脉位于胃体；Lga 表示曲张静脉位于胃窦；若食管静脉曲张延伸至胃底则记做 Le，g；若曲张静脉为多段，使用相应部位代号联合表示，如为食管下段与胃底均存在静脉曲张，但未相同，记录为 Lei，Lgf。

D0.3~5：表示所观察到曲张静脉最大直径，按 D+ 直径数字方法表示，数字节点以内镜下治疗方式选择为依据：D0.3，D1.0，D1.5，D2.0，D3.0 等。Rf0，1，2：危险因素表示观察到的曲张静脉出血的风险指数。静脉曲张破裂出血的相关危险因素有：RC，RC 阳性（包括鞭痕征、血疱征等）提示曲张静脉易于出血的征象；肝静脉压力梯度（hepatic venous pressure gradient，HVPG），用于判断 GOV 的发生及其预后；糜烂，提示曲张静脉表层黏膜受损，是近期出血的征象，需要及时内镜下治疗；血栓，无论红色或白色血栓都是即将出血的征象，需及时内镜下治疗；活动性出血，内镜下可以看到曲张静脉正在喷血或是渗血；以上因素均无，但镜下可见新鲜血液并能排除非静脉曲张出血因素。依照是否有近期出血征象，以及是否有急诊内镜下治疗的指征分为 3 个梯度，Rf0：无以上 5 个危险因素，无近期出血指征；Rf1：RC 阳性或 HVPG>12mmHg，有近期出血的征象，需要择期进行内镜下治疗；Rf2：可见糜烂、血栓、活动性出血，需要及时进行内镜下治疗。

（3）门静脉高压性胃病（PHG）：内镜下表现为各种形态的充血性红斑（尤其是蛇皮征、马赛克征、樱桃红斑）和糜烂，伴或不伴有出血。Papazian 等描述 PHG 的"特征性胃镜图像"为一种主要位于胃近端，有淡黄色网格镶嵌的多发性小红斑，类似于马赛克，故称之为"马赛克征"。

（4）其他：常见的内镜表现还包括消化性溃疡、胃窦毛细血管扩张症等。

6. 超声内镜检查术（EUS） 食管静脉曲张的超声内镜声像图表现为黏膜或黏膜下层的无回声结构，沿食管走行呈管状分布，可显示胃镜不能发现的食管周围和胃周围侧支静脉扩张现象。

对于食管静脉曲张患者，内镜是首选的检查方法，由于 EUS 检查时间较长，有引起静脉破裂出血的危险，一般不列为常规检查。其检查的适应证应予控制，主要在以下几个方面：①辅助诊断及分级；②观察食管周围侧支静脉曲张情况，侧支静脉扩张预示有出血危险性；③曲张静脉硬化治疗或套扎术后的追踪观察和疗效判断。

7. 门静脉高压的评估 由于肝静脉压力梯度（HVPG）与门静脉压之间有良好的相关性，故 HVPG 常用于门静脉压的评估及治疗疗效的判断。将测压导管经股静脉、肘静

脉或颈静脉送入肝静脉开口处测得游离肝静脉压（FHVP），进一步将导管向肝静脉深处送入，至导管嵌入肝静脉测得肝静脉嵌塞压（WHVP）。WHVP−FHVP=HVPG。其变化值随时间推移对食管 - 胃底静脉曲张的进展、破裂出血风险及死亡均有预测价值。

三、诊断注意事项

患者有肝病病史，在肝功能减退和门静脉高压的基础上，出现呕血、黑便或便血的消化道出血表现，肝硬化并上消化道出血的诊断一般不难明确。

食管 - 胃底静脉曲张破裂出血也是失代偿期肝硬化的严重表现，因此，此类患者常同时有严重肝病的表现。如腹水、脾大、腹壁与脐周静脉曲张，痔核形成等门静脉高压、侧支循环建立与开放的表现；以及消瘦、食欲不振、出血倾向、贫血、蜘蛛痣与肝掌等肝硬化的表现。同时，对肝脏储备功能的评估不但有助预后评估，且对治疗方案的选择具有重要意义，临床常用 Child-Pugh 分级来评估（表 121-2），总分：A 级 ≤6 分，B 级 7~9 分，C 级 ≥10 分。注意：对原发性胆汁性肝硬化（primary biliary cirrhosis，PBC）患者评分时，总胆红素（SB）水平相应提高。

表 121-2　肝硬化患者 Child-Pugh 分级标准

临床 / 生化指标	分数		
	1	2	3
肝性脑病分级 / 级	无	1~2	3~4
腹水	无	轻度	中重度
总胆红素 [SB/（μmol·L^{-1}）]	<34	34~51	>51
白蛋白 /（g·L^{-1}）	>35	28~35	<28
凝血酶原时间延长 /s	1~3	4~6	>6

注：在 PBC 患者评分时对 SB 的标准提高，SB<68，1 分；68~170，2 分；>170，3 分。

诊断关键在于出血病因的明确。食管 - 胃底曲张静脉破裂、门静脉高压性胃病、肝源性溃疡是引起肝硬化患者上消化道出血三个最常见的原因，其他少见的原因还有：异位静脉曲张、胃窦毛细血管扩张症及肝性胃肠功能衰竭等。在诊断过程中，要重视病史和体征在病因诊断中的作用，一般在肝功能代偿相对良好的患者，发生急性大出血，不伴应激因素存在时，多数为静脉曲张破裂出血；患者肝功能减退明显，而出血量相对较少，或同时有应激因素（感染、肝肾综合征）存在时，应考虑非静脉曲张破裂出血（门静脉高压性胃病、肝源性溃疡、肝性胃肠功能衰竭等）。

内镜检查是病因诊断的关键，能直接发现病变的性质、部位及程度，应尽早在出血后 12~24 小时之内进行，并备好止血的药物和器械，对于出血量大的患者应先迅速纠正循环衰竭，待血红蛋白上升至 70g/L 后再进行内镜检查，危重患者内镜检查时应进行血氧饱和度和心电、血压的监护。

肝硬化门静脉高压食管胃静脉曲张出血的防治指南

（2015，北京）关于 EGVB 继续出血或再出血的评估：①提示食管 - 胃底静脉曲张破裂出血未控制的征象：药物或内镜治疗 2 小时后出现呕吐新鲜血液或鼻胃管引流出超过 100ml 新鲜血液；发生失血性休克；未输血情况下，任意 24 小时期间血红蛋白下降 30g/L（血细胞比容降低约 9%）。②提示 EGVB 再出血的征象。出现以下表现之一者为再出血：出血控制后再次有活动性出血的表现（呕血或便血；收缩压降低 20mmHg 以上或心率增加＞20 次/min；在没有输血的情况下，Hb 下降 30g/L 以上）。早期再出血：出血控制后 72 小时~6 周内出现活动性出血。迟发性再出血：出血控制 6 周后出现活动性出血。

【治疗】

治疗原则是迅速补充血容量，纠正失血性休克，降低门静脉高压和及时止血，防治肝性脑病等并发症。

一、一般处理及重症监护

1. 休息 绝对卧床休息、保持安静、保持呼吸道通畅，基于站立位比平卧位时肝血流量会减少 20%~30%，而肝硬化患者比正常人肝血流量要减少 20%~40%，因此确保肝脏血流量充足，保持静卧是改善肝循环状态最有效的治疗方法。烦躁不安时可注射小剂量地西泮（安定）、东莨菪碱，禁用吗啡、水合氯醛及速效巴比妥类药物。

2. 吸氧 可改善失血引起的肝脏及大脑的缺氧状态，对预防肝性脑病有利。

3. 积极补充血容量 谨慎快速扩充血容量，维持血流动力学稳定和血红蛋白达 80g/L。即恢复所有丢失的血液和门静脉压力水平。但门静脉压力高于基线水平会引起再出血及病死率增加。应避免输入过多含钠溶液，以免增加静脉曲张破裂出血，加重或诱发腹水及血管外液体积聚。

4. 禁食、灌肠 宜在出血停止后 24~48 小时才能进食流质。为预防肝性脑病，暂禁蛋白质食物，给予口服乳果糖 30~100ml/d，使肠道 pH 降低，抑制氨的吸收；也可清洁灌肠后（忌用碱性溶液）用食醋 30~50ml 加水 100~200ml 保留灌肠，以排除肠内积血和酸化肠道。

5. 严密观察病情 包括：①观察神志、血压、脉搏、呼吸，肢体是否温暖，皮肤与甲床色泽情况；②记录出血量与尿量；③定期复查 RBC、Hb、HCT 和 BUN 等；④应注意：测定中心静脉压或肺动脉楔压虽然有助于判断患者的心血管状态，但对肝硬化门静脉高压患者，由于外周血管阻力障碍，内脏血管床内血潴留增加，以致测出中心静脉压或肺动脉楔压往往较低，其结果不能反映患者真正的血容量状态。

二、药物治疗

在活动性 EGVB 时，应首选药物治疗或药物联合内镜下治疗。目前认为有效的止血药物主要有生长抑素及其类似物和血管加压素及其类似物。

（一）生长抑素及其类似物

生长抑素及其类似物能选择性地直接作用于内脏血管平滑肌，使内脏循环血流量降低，从而减少门静脉及其侧支循环血流量，降低门静脉压。该类药物止血效果肯定，因不伴全身血流动力学改变，故短期使用几乎没有严重不良反应，已成为治疗 EGVB 最常用药物。常用的品种如下。

1. 14 肽天然生长抑素（somatostatin，又名思他宁） 用法为首剂 250μg 静脉缓慢注射，继以 250μg/h 持续静脉滴注，维持 3~5 天；如仍有出血，可增加剂量至 500μg/h 维持。本品半衰期极短，注射后 2 分钟作用消失，应注意滴注过程中不能中断，若中断超过 5 分钟，应重新注射首剂。

2. 奥曲肽[octreotide，又名善得定（sandostatin）] 是 8 肽的生长抑素类似物，半衰期较天然生长抑素长 30 倍，常用量为首剂 50~100μg 静脉缓慢注射，继以 25~50μg/h 持续静脉滴注，首次控制出血成功率为 85%~90%，无明显不良反应，持续应用 3~5 天或更长时间。

3. 伐普肽（vapreotide） 是新近人工合成的生长抑素类似物，用法为起始剂量 50μg 静脉缓慢注射，继以 50μg/h 持续静脉滴注，首次止血成功率 80%~90%，副作用少。

（二）血管加压素及其类似物

血管加压素及其类似物也是治疗食管静脉曲张破裂出血的常用药物，通过收缩全身及肠系膜动脉、肝动脉等内脏血管，减少门静脉血流量，降低曲张静脉压力，达到止血的目的。

1. 垂体后叶素 含血管加压素（vasopressin，VP）和催产素（oxytocin）。VP 能直接收缩内脏血管床的小动脉和毛细血管前括约肌，增加毛细血管前、后阻力之比值，使内脏循环血容量减少，从而减少门静脉血流量；能收缩肝动脉以减少其流量；使肝窦内压暂时性下降而致门静脉压降低；能明显降低门左静脉和食管曲张静脉的血流灌注，直接减低曲张静脉壁的张力和压力。VP 大部分在肝、肾破坏，故应维持用药。此外，本药尚有升高血压、增强肠蠕动、排出积血、减轻氮质血症与吸收热的作用，可作为休克治疗的辅助药物。

垂体后叶素虽能减少门静脉血流量、门体侧支循环血流量和曲张静脉压力，止血有效率 60%~80%，但病死率未获降低，且不良反应较多（如腹痛、血压升高、心律失常、心绞痛，严重者可致心肌梗死）。联用硝酸甘油可减少不良反应的发生，但仍高于特利加压素、生长抑素及其类似物，因而目前临床应用渐少，尤其是冠心病、高血压、孕妇、肾功能不全者禁用。

2. 三甘氨酰赖氨酸加压素（又名特利加压素，terlipressin） 是血管加压素的合成类似物，可持久有效地降低 HVPG、减少门静脉血流量，且对全身血流动力学影响较小。止血效果肯定，不良反应少。其止血效果优于血管加压素，与生长抑素、血管加压素联用硝酸甘油、气囊压迫和内镜治疗相当。特利加压素的推荐起始剂量为每 4 小时静脉注射 2mg，出血停止后可改为每日 2 次，每次 1mg，一般维持 5 天，以预防早期再出血。

（三）血管扩张剂

血管扩张剂能使门静脉分支和肝内血管扩张，致门静脉压下降；同时由于动脉压下降，反射性引起内脏动脉收缩，使门静脉血流量减少，从而明显降低门静脉压。目前主要与缩血管药物合用或用于止血后预防再出血，不主张在大出血时单独应用血管扩张剂。

1. 硝酸甘油（nitroglycerin，NTG） 为快作用的硝酸酯类制剂。常在静脉滴注 VP 后或同时应用。其剂量为每 15~30 分钟舌下含 0.4~0.6mg，或静脉滴注 10~40μg/min。NTG 与 VP 合用可以避免或减轻 VP 的全身性血管收缩所致副作用。

2. 酚妥拉明（phentolamine） 为 α 肾上腺素能受体阻滞剂。在静脉滴注垂体后叶素 0.2~0.4U/min 的同时，静脉滴注本品 0.1~0.3μg/min，出血控制后减量维持，止血 12 小时后停药。

（四）抑酸药物

制酸剂可有效提高胃内 pH，既可促进血小板聚集和纤维蛋白凝块的形成又可避免血凝块过早溶解，有利于止血和预防再出血，是目前非门静脉高压性出血的基本药物，但在食管胃静脉曲张出血中的治疗作用尚待进一步证实。临床上常用的制酸剂主要包括 H_2 受体拮抗剂（H_2RA）和质子泵抑制剂（PPIs）两大类。其应用参见本书"第 14 章消化道出血"。

（五）抗生素的应用

活动性出血时常存在胃黏膜和食管黏膜炎性水肿，预防性使用抗生素有助于止血，并可减少早期再出血及预防感染。荟萃分析表明，抗生素可通过减少再出血及感染提高存活率。因此，使用抗生素预防和 / 或治疗细菌感染，是治疗 EGVB 的一个不可缺少的部分，应及时给予，持续 5~7 天。静脉途径或口服给药效果无差别，常开始时静脉用药，随后予以口服维持。首选三代头孢类抗生素，对头孢类抗生素过敏者可选用喹诺酮类抗生素。内镜检查前 8 小时预防性应用抗生素能降低患者菌血症和自发性细菌性腹膜炎的发生。

（六）止血药物

确切作用尚未证实，不能作为一线药物使用，对有凝血功能障碍者，可静脉注射维生素 K_1；为防止继发性纤溶，可使用氨甲苯酸等抗纤溶药物；云南白药等中药也有一定的疗效。此外，还可使用局部止血药，如口服凝血酶等。应避免滥用止血药。

（七）输血或血制品

肝硬化患者由于肝功能不良和脾功能亢进，多合并有血小板减少和 / 或凝血机制障碍。对于合并消化道出血的患者，可根据个体情况选择输注新鲜血、血小板或新鲜冰冻血浆，可纠正患者贫血，补充血小板和凝血因子有助于止血，并可以改善患者一般情况。

三、内镜治疗

内镜治疗的目的是控制急性食管静脉曲张出血，并尽可能使静脉曲张消失或减轻以防止其再出血。一般经药物治疗（必要时加气囊压迫）后大出血基本控制，患者基本情况稳定，在进行急诊内镜检查（出血后 12~24 小时内）同时可进行治疗。方法有内镜下硬化剂注射治疗（endoscopic injection sclerotherapy，EIS）、内镜下曲张静脉套扎治疗（endoscopic variceal ligation，EVL）和内镜下组织黏合剂注射治疗，均是治疗 EGVB 的一线疗法，各医院可根据具体情况选用。

1. 内镜下硬化剂注射治疗（EIS） EV 硬化治疗的适应证有：①急性 EV 破裂出血；②既往有 EV 破裂出血史行

预防性注射；③外科手术后 EV 再发者；④内科药物治疗失败，又不适于手术治疗者。重度黄疸、休克、肝性脑病患者不适于此项治疗。

硬化剂治疗的机制在于：硬化剂注射入静脉后首先破坏血管内皮，引起白细胞浸润，形成血栓性静脉炎，同时出现成纤维细胞增生，1 周左右发生局部组织坏死，重者形成溃疡，于 10~14 天出现肉芽组织，3~4 周发生纤维化，血管闭塞。

常用的硬化剂有 5% 鱼肝油酸钠（sodium morrhuate）、5% 油酸氨基乙醇（ethanolamineoleate）、1% 乙氧硬化醇（aethoxysklerol）、1.5% 十四烷基磺酸钠（sodium tetradecylsulfate）及纯酒精（absolute alcohol）等。操作方法有单纯注射法、内镜附加气囊注射法和内镜附加外套管注射法。注射方法有静脉内注射和静脉旁加黏膜下注射。

第一次硬化治疗后可行第二次、第三次硬化治疗，直至曲张静脉消失或基本消失，每次硬化序贯治疗间隔时间 1~2 周左右，疗程结束后 1 个月复查胃镜，以后每 3~6 个月复查一次胃镜，曲张静脉再生或复发出血时需要追加治疗。

EIS 急性止血的成功率为 81%~98%，曲张静脉的根除率为 80%~93%，出血的复发率在 19%~50%。不同的 Child-Pugh 分级患者疗效不同，EIS 对 Child-Pugh 分级 A、B 级食管静脉曲张患者有确切疗效，对 Child-Pugh 分级 C 级患者疗效相对较差。EIS 的并发症主要有胸骨后疼痛、短暂发热、注射部位出血、食管溃疡及狭窄、纵隔感染、胸腔积液、异位栓塞等。

2. 内镜下曲张静脉套扎治疗（EVL） EVL 出现于 20 世纪 80 年代，其原理就是将套扎的皮圈拉开后直接放在与内镜前端紧密连接的透明帽上，利用负压将曲张静脉直接吸引至透明帽内，而后将皮圈退出，将皮圈直接扎于曲张静脉上，从而达到结扎曲张静脉的目的。利用该方法将曲张静脉分段进行套扎，就可使曲张静脉血流中断，形成血栓，达到治疗静脉曲张的目的。

EVL 主要适应于存在食管曲张静脉出血，LDRf 分型 D1.0~D2.0 的曲张静脉适用，当曲张静脉直径超过 2.0cm，EVL 治疗近期再发大出血风险增加。一般一次套扎 5~12 处，在进行 EVL 治疗时要求一次将能见到的所有曲张静脉全部结扎完毕，以免遗漏未结扎的静脉压力增高导出血。一般间隔 2 周，进行下一次序贯治疗。EVL 的主要并发症为吞咽困难、胸骨后疼痛，多在 1~3 天内缓解，严重的并发症为早期结扎环脱落导致致命性的大出血。

3. 胃底曲张静脉的治疗 十年前，胃静脉曲张作为上消化道出血的原因并不显得重要，因为不论食管或胃静脉曲张出血均采用门体分流术治疗。近十年来，由于 EIS、EVL 的成功应用，较少采用门体分流，胃静脉曲张发生率和出血率才被人们重视。

对急诊的胃底静脉曲张出血的治疗可首选组织黏合剂（组织胶）治疗，为手术创造条件。组织胶注入血管内接触到血液时会在 1/20 秒内发生聚合反应，形成固体，堵塞球形扩张的曲张静脉，从而迅速闭塞曲张静脉，起到止血的作用。常用的组织胶有氰丙烯酸盐及 TH 胶。主要并发症有排胶引起的近期再发出血，肺动脉和门静脉栓塞，但发生率较低。

4. 联合治疗 EVS 联合 EIS 治疗近年来文献报告甚

多,临床上常采用套扎 + 硬化序贯之治疗,一般在两次套扎治疗后再对残留的小曲张静脉行硬化治疗。

四、气囊压迫止血

将三腔双囊管或四腔双囊管插入上消化道内,将胃气囊和 / 或食管气囊充气以压迫曲张静脉达到止血目的,是一种行之有效的急救方法,其疗效确切,对控制急性出血成功率高。但患者痛苦大、并发症多(如吸入性肺炎、窒息、食管炎、食管黏膜坏死、心律失常等),气囊放气后再出血率高。目前已不推荐气囊压迫作为首选止血措施,其应用宜限于药物不能控制出血时作为暂时止血用,以赢得时间去准备其他更有效的治疗措施。进行气囊压迫止血时,应根据病情 8~24 小时放气 1 次,拔管时机应在血止后 24 小时,一般先放气观察 24 小时若仍无出血即可拔管。此外,在三腔二囊管压迫止血时,特别要注意保护好呼吸道。用法参见本书"第 151 章三腔二囊管压迫止血术"。

五、放射介入治疗

放射介入治疗如经颈静脉肝内门体分流术(transjugular intrahepatic portosystemic stent shunt, TIPS)可有效地控制出血,适用于对药物和内镜治疗难以控制的曲张静脉出血和等待肝移植的患者。特别是随着 TIPS 覆膜及专用支架的出现,支架通畅率显著提升,造福更多的患者。

1. 胃冠状静脉栓塞术 是治疗门静脉高压食管 - 胃底静脉曲张出血的有效方法,但该疗法不能降低门静脉压力甚至使门静脉压力升高,在预防远期再出血方面疗效不满意,因此常联合其他的方法如部分脾静脉栓塞术或 TIPS 等方法同时进行。临床应用时应严格掌握适应证:用于临床保守治疗或内镜下治疗无效的食管 - 胃底静脉曲张破裂出血,治疗主要在出血期进行。凝血功能障碍、明显出血倾向、严重心肺等脏器功能不全为禁忌。本方法在操作时直接门静脉造影,显示胃冠状静脉或胃短静脉及增粗扭曲的食管静脉丛,借助导管导丝进入胃冠状静脉及胃短静脉进行栓塞治疗,先用无水乙醇 10~30ml 分次推注,再用高压消毒过的明胶海绵长条进行栓塞,最后用钢圈栓塞其主干。然后将导管置入脾静脉重复造影,见曲张静脉完全阻断则治疗满意。胃冠状静脉栓塞术既能使曲张血管形成血栓,又能使其主干血流完全阻断,急性出血的止血率可达100%。联合部分脾静脉栓塞术或 TIPS 可明显降低远期再出血率,与内镜下治疗相比优势在于对贲门胃底曲张静脉破裂出血也有效。但随着 TIPS 技术的应用,单纯胃冠状静脉栓塞术已逐渐退出临床。

2. 经颈静脉肝内门体分流术(TIPS) 是在门腔静脉分流术的基础上产生和发展起来的一种介入治疗方法。此法经颈内静脉插入穿刺导管,通过肝右静脉,在肝实质内穿刺门静脉的左支或右支,以建立起门静脉 - 肝静脉通道,进而用球囊扩张通道,放入可扩张性血管支架,保持分流道通畅。

TIPS 在 20 世纪 80 年代成功应用于临床。早期由于使用的是裸支架,支架堵塞率高。为了降低支架的堵塞率,增加支架的直径(采用 10mm 直径支架),使分流道血流成倍

增加,但导致肝性脑病发病率较高,因此 TIPS 多作为肝移植术前的过渡治疗。覆膜支架的应用提高了分流道的通畅率和患者的生存率,更小直径(8mm 或 6mm)支架的应用降低了肝性脑病的发病率,TIPS 的临床使用逐渐增加。目前,其适应证主要为食管 - 胃静脉曲张急性出血、静脉曲张再出血、顽固性腹水,以及门静脉血栓等。

García-Pagán JC 等将急性静脉曲张出血的高危患者定义为,Child-Pugh B 级有活动性出血或 Child-Pugh C 级(评分 10~13 分)的患者,发现早期 TIPS(72 小时内接受 TIPS治疗)的高危患者的再出血风险较标准治疗(内镜套扎 + 血管活性药物 + 预防性抗生素使用)组低、生存率更高。一项包含 9 项随机对照试验的荟萃分析提示,与内镜治疗相比,早期 TIPS 治疗显著降低患者的再出血率,提高患者生存率,不增加肝性脑病的发生率。当前,TIPS 的主要适应人群包括 Child-Pugh B 级有活动性出血或 Child-Pugh C 级(评分10~13 分)的患者。对于 Chlid-Pugh B 级无活动性出血的患者,目前尚无明确证据提示 TIPS 与内镜治疗相比,存在生存优势。当然,也有其他的危险因素评分标准,如终末期肝病模型(model for end-stage liver disease, MELD)评分 ≥ 19分或者肝静脉压力梯度(hepatic venous pressure gradient, HPVG)≥ 20mmHg,达标患者是早期 TIPS 的合适人群。

食管静脉曲张出血是肝硬化患者发生慢加急性肝衰竭的常见诱发因素,最近的多中心随机对照研究表明,慢加急性肝衰竭的发生是食管静脉曲张出血患者死亡的强烈预测因素,早期 TIPS 治疗能显著降低该类患者的死亡率。当然,在推荐早期 TIPS 作为急性静脉曲张出血的一线治疗之前,还需再进一步行多中心、大规模的临床研究进行验证。

TIPS 的适应证:存在高风险、治疗失败的患者,如 Child-Pugh B 级有活动性出血或 Child-Pugh C 级(评分10~13 分)的患者;食管胃静脉曲张大出血常规药物及内镜治疗效果欠佳者;终末期肝病等待肝移植期间出血等。

救治急性 GOV 破裂大出血时,TIPS 无绝对的禁忌证。但在下列情况下应持谨慎态度,在征得患方充分理解和知情的基础上方可实施。包括:重要器官(心、肺、肾等)功能严重障碍者;难以纠正的凝血功能异常;未能控制的全身炎症反应综合征,尤其存在胆系感染者;肺动脉高压存在右心衰竭者;反复发作的肝性脑病;多囊肝或多发肝囊肿(容易导致囊内出血);肝癌合并重度静脉曲张;门静脉海绵样变。当然,通过专家的努力,门静脉海绵样变的 TIPS 成功率约35%,使其成为相对禁忌证。

六、手术治疗

外科分流手术只能应用于全身状态较好的患者。急性静脉曲张出血的患者多处于病情危急、基础情况较差、凝血功能处于低平衡状态,往往不能耐受外科手术带来的创伤和出血,因此逐渐被 TIPS 取代,也无证据支持其作为 TIPS失败的补救治疗。

七、防治并发症

主要包括吸入性肺炎、肝性脑病、感染、低氧血症和电

121

解质紊乱等。

【预防】

一、初次出血的预防

初次出血患者的病死率高达 50%,因此对于可能发生 EGVB 的人群,应积极采取措施预防出血。

1. 高危人群的筛查和识别 曲张静脉出血的危险性和预后,与肝病的严重程度和曲张静脉大小关系密切。肝病严重程度以肝功能 Child-Pugh 分级来评定。曲张静脉大小则以内镜检查来评估,推荐以下人群应施行内镜检查,以评估曲张静脉大小:① Child-Pugh A 级,伴有门静脉高压征象,尤其是血小板计数 $< 14 \times 10^9/L$ 的肝硬化患者;②门静脉直径 $> 13mm$ 的肝硬化患者;③ Child-Pugh 分级 B 或 C 级的肝硬化患者;④胆红素 $> 20\mu mol/L$ 的原发性胆汁性肝硬化和原发性硬化性胆管炎等淤胆性疾病。对于初次内镜检查未发现食管胃静脉曲张者,应 2~3 年复查内镜;对于发现细小曲张静脉者,应每 1~2 年复查内镜;对于酗酒、严重肝功能损害和曲张静脉表面有红色征者,曲张静脉增长速度很快,应每年复查内镜。以下患者应常规予以预防干预:①肝功能 Child-Pugh 分级 B 级或 C 级,且曲张静脉呈 II 度者;②曲张静脉呈 III 度者。预防措施以药物为主,也可根据患者具体情况和医疗条件采取内镜治疗和外科手术。

2. 药物治疗 非选择性 β 受体阻滞剂(普萘洛尔和纳多洛尔),可收缩内脏血管和减少心排血量,降低门静脉压力梯度、减少奇静脉血流及曲张静脉压力,是预防曲张静脉出血首选的措施,可有效地预防和延缓曲张静脉初次出血和 EGVB 的病死率。早期应用普萘洛尔可延缓食管细小曲张静脉的增长速度。普萘洛尔起始剂量 10mg,每日 2 次,口服,渐增至最大耐受剂量;纳多洛尔起始剂量 20mg,每日 1 次,口服,渐增至最大耐受剂量,应长期使用。也可应用长效普萘洛尔制剂以提高患者依从性。服用普萘洛尔过程中不宜骤然停药,有诱发出血的危险。应答达标的标准:HVPG 下降至 12mmHg 以下或较基线水平下降 $> 20\%$。若不能检测 HVPG,则应使静息心率下降到基础心率的 75% 或静息心率达 50~60 次/min。禁忌证:窦性心动过缓、支气管哮喘、慢性阻塞性肺疾病、心力衰竭、低血压、房室传导阻滞、胰岛素依赖性糖尿病、外周血管病变、肝功能 Child-Pugh 分级 C 级、急性出血期。单硝酸异山梨酯与非选择性 β 受体阻滞剂联合应用,可协同降低门静脉压力,可以试用,但尚缺乏循证医学证据支持。目前不提倡单用单硝酸异山梨酯预防 EGVB。

二、再出血的预防

首次出血后存活的患者如不给予预防措施,2/3 的患者可能在 2 个月内再次出血。因此,所有发生曲张静脉出血的患者,在控制曲张静脉活动性出血后,即应采取积极的预防措施,包括药物治疗、内镜治疗、放射介入治疗和外科手术等。

1. 内镜治疗 EVL 和 EIS 可显著地降低 EGVB 患者的再出血率和病死率,是预防曲张静脉再出血的有效方法。一般根据患者肝功能状况选择,肝功能良好者以 EIS 更为多用,肝功能不佳者,则建议选择 EVL。提倡在内镜治疗后,短期内应用质子泵抑制剂,以预防溃疡形成和促进溃疡愈合。

2. 药物治疗 药物治疗的主要目标是将反映门静脉压力的肝静脉压力梯度降至 12mmHg 以下或降低 20% 以上,以预防再次出血。非选择性 β 受体阻滞剂(普萘洛尔)具有降低再出血率和提高存活率的效应,合用单硝酸异山梨酯将进一步降低再出血率。

3. 放射介入治疗和外科手术 Child-Pugh A 或 B 级肝硬化患者可以采用手术治疗,Child-Pugh C 级肝硬化患者则考虑肝移植。暂无手术条件者,可先行 TIPS。

EGVB 的诊治流程见图 121-1。

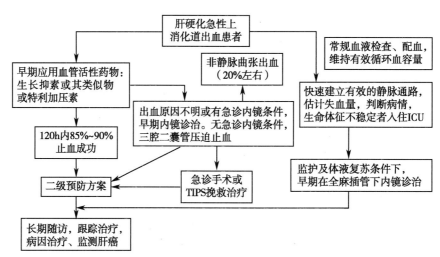

图 121-1 EGVB 的诊治流程

(陈立平 赵秋)

参考文献

[1] 中华医学会消化病学分会, 中华医学会肝病学分会, 中华医学会内镜学分会. 肝硬化门静脉高压食管胃静脉曲张出血的防治指南 (2015, 北京)[J]. 中华内科杂志, 2016: 55 (1): 57-72.

[2] 中华医师协会介入医师分会. 中国门静脉高压经颈静脉肝内门体静脉分流术临床实践指南 [J]. 中华肝脏病杂志, 2018, 27 (8): 582-593.

第 2 节　肝硬化并自发性细菌性腹膜炎

自发性细菌性腹膜炎 (spontaneous bacterial peritonitis, SBP) 是指在腹腔及邻近组织无感染源 (如腹腔脓肿、急性胰腺炎、胆囊炎、肠穿孔等) 情况下发生的腹水感染, 常见于肝硬化患者。有关该病的最早病例报告见于 1907 年, 但美国学者 Conn 于 1964 年最先使用 "自发性腹膜炎" 这一术语。据统计在肝硬化患者 SBP 的发生率高达 10%~30%。肝硬化患者并发 SBP 后, 初发者的住院死亡率高达 10%~50%, 70% 的恢复患者 1 年内会再发 SBP。

【病因与发病机制】

一、病原学

SBP 感染多来自肠道细菌, 绝大多数为单一细菌感染, 混合感染少见。革兰氏阴性与革兰氏阳性细菌的比例分别为 70%~80% 与 20%~30%, 肠源性革兰氏阴性菌感染最为常见, 其中又以大肠埃希菌为主, 其次为肺炎克雷伯菌、阴沟肠杆菌等。革兰氏阳性菌感染则以肺炎链球菌最为常见, 此外还包括肠球菌、其他链球菌, 以及金黄色葡萄球菌等。但金黄色葡萄球菌感染一般少见, 常与接受腹膜 - 颈静脉分流术或腹水回输等操作有关。相对而言, 腹水还保持了较高的抗厌氧菌活性, 因此厌氧菌的感染率相对于低, 约占总感染病例的 10% 以下。

近年来随着广谱抗生素的广泛应用, SBP 的细菌学及其耐药性发生了一定的变迁, 表现为产生超广谱 β- 内酰胺酶 (ESBL) 的大肠埃希菌的感染数量有逐渐增多的趋势, 约占 33%, 真菌感染性 SBP 较前增多。最近有研究显示, 在 SBP 抗生素药敏试验中, 无耐药者只占 22.5%, 至少对一种抗生素耐药的细菌 (单药耐药) 为 77.5%, 对三类以上抗生素耐药者 (多重耐药) 为 32.5%。

二、感染途径

肝硬化腹水患者并发 SBP 的感染途径 (即细菌来源) 有：①血源性感染：SBP 患者在血液和腹水同时分离出同种致病菌者可达 50%, 而部分患者腹水培养尚处于阴性时, 血培养已有细菌生长。此外, 呼吸道、泌尿道感染时, 部分可合并 SBP, 且同时培养出相同致病菌, 也支持 SBP 的血源性感染。②经肠壁直接感染：即透壁假说也逐渐被认同, 肠道细菌经肠壁直接感染腹水是常见途径。③胸腔内感染：可通过横膈淋巴管道到达腹腔, 较为少见。④外源性感染：腹腔穿刺抽取腹水或反复排放腹水, 腹部巨大脐疝伴糜烂渗出及动、静脉插管术等, 有可能致 SBP。

三、发病机制

在肝硬化失代偿期患者中, 高龄、腹水低蛋白 (<10g/L)、高血清胆红素水平 (>51.3μmol/L)、消化道出血等均为 SBP 易患因素。SBP 的发生机制并未完全明了, 目前认为可能涉及以下方面。

1. 肠道细菌易位　细菌易位, 即具有繁殖活性的细菌由肠腔内原居住处迁移至肠系膜淋巴结和其他肠道部位, 被认为是导致 SBP 的主要机制之一。正常人除回肠有少量细菌生长外, 在此以上部位均无细菌生长, 而肝硬化患者存在肠道内菌群上移, 在小肠上部、空肠、回肠皆可有大肠埃希菌繁殖。肝硬化门静脉高压引起的肠壁淤血水肿, 以及腹泻、肠道黏膜感染等均使肠黏膜防御功能下降和肠壁通透性升高, 肠腔内细菌可直接穿过肠壁进入腹腔而感染。此外, 上消化道出血时给患者使用垂体后叶素, 可使肝硬化患者在内脏淤血水肿的基础上, 因内脏动脉收缩致血流降低, 出现组织缺氧和酸中毒, 使业已减弱的肠黏膜屏障进一步遭到破坏, 以致肠内细菌进入血液或直接穿过肠壁进入腹腔。对肠腔内、肠系膜淋巴结, 以及腹水中的细菌进行分子生物学鉴定, 发现细菌的 DNA 指纹符合率高。因此, 肠道细菌过度繁殖并从肠道易位到腹腔, 是造成 SBP 的一种既简单又最具可能性的解释。

2. 侧支循环开放　肝脏对清除血循环的细菌起着重要作用, 这主要是因肝内丰富的单核巨噬细胞系统。肝硬化门静脉高压患者, 由于肝内外功能上和解剖上的分流, 使得经胃肠道进入血循环的细菌, 能绕过肝脏的单核巨噬细胞, 进入体循环并长期存在, 已证明肝硬化患者可使 80% 的门静脉血通过肝内、外门体分流直接进入体循环。

3. 机体防御功能低下　①肝内单核巨噬细胞系统, 特别是 Kupffer 细胞功能低下, 使得本来能被 Kupffer 细胞清除的肠道菌直接进入体循环, 进而引起腹腔内感染。②免疫系统功能低下。长期慢性肝病, 有营养不良, 机体抵抗力下降, 加上脾功能亢进, 因而干扰削弱免疫功能。肝硬化患者机体内白细胞趋化功能低下, 细胞介导的免疫功能受损, 血浆补体水平降低, 纤维连接蛋白降低, 调理作用低下, 多核白细胞及单核细胞功能也有一定程度降低, 所有这些都构成了细菌逃避血液清除的条件。③腹水蛋白含量低下。肝硬化合并严重感染时, 大多数细菌属抗血清性 (serum resistant), 必须由吞噬细胞杀灭。吞噬过程要求细菌表面被 IgG 和 / 或 C3 包裹; 补体固定于细菌表面是调理化的最关键步骤。腹水总蛋白、C3、C4 浓度与其调理活性密切相关; 补体缺乏时易发生细菌感染。大量研究表明, 当腹水中总蛋白、总补体、C3、C4 浓度低于一定阈值时, 其调理活性明显降低, 不能杀灭细菌, 此类患者易发生 SBP。当腹水总蛋白 <10.0g/L 时, 几无调理活性, 发生 SBP 的可能性较腹水

总蛋白>10.0g/L 的患者大 10 倍。目前认为腹水蛋白浓度是预测 SBP 的特异性标志。腹水对细菌的调理作用与腹水蛋白含量成正比,调理性蛋白被稀释到一定阈值以下时,腹水就失去了清理细菌的能力。

4. 诊疗性技术操作 如胃镜、结肠镜、乙状结肠镜及注射硬化剂疗法、腹腔穿刺及频繁的穿刺检查等,常发生自发性菌血症,但目前并未证实这些技术操作与 SBP 的发生有直接关系。但选择性动脉造影,尤其是结合动脉滴注血管加压素为 SBP 较肯定的诱因。

【诊断】

一、诱因

部分肝硬化患者发生 SBP 前,可能存在一些诱发和加重因素,如上述的各种诊疗性技术操作、并发上消化道出血、静脉滴注血管加压素、肺部或尿路感染及大量应用糖皮质激素等;腹泻也是本病的重要诱因。

二、临床表现特点

主要的临床表现有肝硬化和腹膜炎两部分。患者多在原有肝功能减退和门静脉高压症的基础上出现以下症状和体征。

1. 发热 多为低热或不规则热,其次为弛张热或稽留热;但部分患者因全身情况差,体温可正常甚至低于正常。

2. 腹痛与腹部压痛 多为脐周疼痛,也有部分患者表现为上腹部疼痛,疼痛性质一般呈阵发性或持续性隐痛伴有阵发性加剧。常伴全腹压痛,肠鸣音减弱或消失;部分患者右下腹明显压痛、反跳痛而酷似阑尾炎。患者因存在腹水致使腹肌紧张不明显。

3. 其他 患者原有的腹水、黄疸等肝硬化表现常有不同程度的加重,14%~70% 患者发生低血压,重者可发生休克、肾衰竭;33%~69% 的患者发生肝性脑病;常有恶心呕吐,部分患者表现为顽固性呃逆。

值得注意的是存在许多不典型病例:部分患者起病慢,1/5 的患者无发热或仅有不规则低热;1/3 的患者仅表现为发热,伴恶心、呕吐、腹泻及寒战,而缺乏明确腹膜炎体征,很易漏诊。

三、临床分型

根据主要表现的不同,可将肝硬化合并 SBP 分为以下临床类型。

1. 急腹症型(普通型) 急性起病,突然腹痛,继而发热或先有不规则热而后腹痛。检查全腹有压痛,腹壁轻度紧张,有反跳痛。腹水常规检查,符合急性炎症性改变。应与胃肠穿孔和急性阑尾炎鉴别。

2. 腹水骤增型 以腹水迅速增多为特征,尿少,腹围每日可增加 1~3cm。但缺乏典型腹膜炎体征,腹痛较轻,或仅感腹胀加重,腹膜刺激征不明显,无发热或低热。

3. 休克型 常有剧烈腹痛或急性发热后不久,数小时至 14 天内迅速出现循环衰竭。休克发生后体温不升,一般情况重笃,唇指发绀,休克不易纠正。腹部检查可发生压痛,诊断有赖于腹水检查。

4. 肝性脑病型 常无发热、腹痛等主诉,表现为早期出现神经精神症状,迅速进入昏迷。黄疸很深,肝功能严重损害。若仔细检查腹部,仍可能发现疼痛表情,此种病例不做腹水常规检查,容易漏诊。

5. 隐匿型(无症状型) 属感染较轻、原本体质和肝功能均较良好的患者。不能明确叙述发病日期,除可有轻微腹胀或偶尔低热外,平素尚可自由走动。仔细检查腹部,深触诊时方可发现有轻度压痛,若不做腹水检查,极易漏诊。

四、实验室检查

1. 血常规 由于多数患者有脾功能亢进,血白细胞计数不一定增高,但多有中性粒细胞比例增高和核左移。

2. 病原学检查 ①血培养:约 50% SBP 患者血培养可检出与腹水培养相同的细菌,有 1/3 腹水培养阴性的患者,血培养可呈阳性。②腹水培养:腹水培养阳性对于 SBP 有确诊意义并可指导治疗,但 SBP 患者的腹水中并不一定均能分离出细菌,相当比例的 SBP 患者其腹水培养为阴性,阳性率不足 60%。为提高腹水细菌培养的阳性率,目前建议,在抽取腹水后应立即将腹水接种至血培养瓶中,所接种的腹水量至少为 10ml。

3. 诊断性腹腔穿刺检查 是诊断 SBP 的常规和必要检查。①腹水常规检查:由于肝硬化漏出性腹水和感染的相互影响,SBP 患者的腹水性质常介于漏出液与渗出液之间。腹水外观黄浊、可呈脓性或血性;比重多在 1.010 以上,但很少超过 1.018;黏蛋白定性(Rivalta 氏)试验多为阳性,蛋白定量多在 9~18g/L,腹水蛋白浓度<15g/L 的患者发生 SBP 的风险性增加,预防性应用抗菌药物则会使腹水蛋白浓度<15g/L 的患者发生 SBP 的概率降低。②腹水细胞学检查:由于仅部分 SBP 患者腹水细菌培养为阳性,且腹水培养需要数天才出结果,故腹水多形核细胞(PMN)计数是临床上诊断 SBP 重要而常用的指标。腹水 WBC 计数>0.5×10^9/L,PMN 计数>0.25×10^9/L 为诊断标准,已为我国学者所接受。Conn 等曾提出以腹水 WBC 计数>0.3×10^9/L,PMN 计数>0.25×10^9/L 为诊断 SBP 的标准,但此值稍低,因而特异性可能降低。③其他指标:尚有腹水乳酸脱氢酶(LDH)、腹水 pH 与血 - 腹水 pH 梯度、腹水乳酸盐、血 - 腹水乳酸盐梯度、腹水腺苷脱氨酶(ADA)等。但因这些指标的灵敏度较低或检查过于复杂等原因,临床上应用较少。

4. 腹水培养及血培养注意事项 腹水培养应在床边进行,接种至血培养瓶中,其对 SBP 的诊断不是必需的,但有利于指导抗生素治疗。由于血行感染亦可导致 SBP,所有怀疑 SBP 的患者在开始抗生素治疗前均应行血培养。

5. 其他 近年来,一些新的技术应用于 SBP 的诊断,其中最为简便的是将尿液分析的试纸用于腹水分析,此试纸通过检测标本中白细胞酯酶而间接反映标本中白细胞数量,可在床边操作,在 1~2 分钟内即有结果。有研究用 Nephur-Test 试纸检测 245 份腹水标本,发现此方法对 SBP

诊断的灵敏度、特异度、阳性预测值和阴性预测值分别为88.2%、99%、93.8% 和 99.1%。此外，还有国外研究发现，SBP 患者腹水中的前炎症细胞因子，如肿瘤坏死因子-α、白细胞介素 -6 和一氧化氮浓度均有不同程度的升高，可作为 SBP 诊断的辅助依据。

五、诊断注意事项

在原有肝硬化腹水病史基础上，出现典型发热及腹膜炎症状体征者，临床上较易诊断。但临床上约 1/3 的患者临床表现不典型，诊断较为困难。为了早期明确诊断并及时治疗，许多学者提出肝硬化腹水患者如出现以下情况：①不明原因发热或不同程度腹痛；②肝硬化腹水在短期内迅速增加、用利尿剂无效的顽固性腹水；③短期内出现黄疸或原有黄疸迅速加深；④顽固性腹胀；⑤无诱因肝性脑病、突然出现的休克、上消化道出血、肾功能异常等，即使患者无典型腹膜炎表现，亦应高度怀疑 SBP，须尽早作腹水检查，并多次穿刺以提高诊断的阳性率。

目前普遍采用的 SBP 的诊断标准为：①有肝硬化病史，具有腹腔内感染的症状和体征；②腹水培养阳性；③腹水中 PMN 计数 $>0.25 \times 10^9$/L；④排除继发性感染。对于肝硬化伴腹水患者，无论有无腹膜感染的症状或体征，均应行诊断性腹腔穿刺检查，作腹水常规和细菌培养，以提高 SBP 的早期诊断率。腹水 PMN 计数 $>0.25 \times 10^9$/L 为主要诊断标准，腹水培养阳性不是诊断 SBP 的必需条件。

诊断 SBP 时，尚应注意与以下情况鉴别：①与外科急腹症（继发性腹膜炎）鉴别；②与其他感染性疾病所致持续发热鉴别；③与结核性腹膜炎鉴别。肝硬化并结核性腹膜炎的特点是，起病缓慢，一般情况较好，腹痛轻微而无反跳痛，腹壁柔韧或有揉面感，可触及包块，腹水白细胞增高，以淋巴细胞为主，常有原发结核灶存在；对抗结核治疗效果良好，腹水培养或动物接种结核菌试验阳性，另外，腹水腺苷脱氨酶（ADA）增高更明显。

【治疗】

在过去的二十年里，SBP 的预后有了很大改善。在 1980 年以前，SBP 的治愈率为 25%~50%，患者的生存率低于 20%。近年来，随着 SBP 早期诊断率的提高和有效抗菌药物的应用，住院 SBP 患者的治愈率和生存率分别提高至 70%~90% 和 50%~70%。

一、抗生素治疗

早期、正确、合理应用抗生素是治疗的关键，对提高 SBP 患者存活率具有重要意义。目前的共识是当腹水 PMN 计数 $>0.25 \times 10^9$/L，应接受抗生素经验性治疗；当腹水 PMN 计数 $<0.25 \times 10^9$/L，同时伴有全身炎症或感染的征象时，也应给予经验性抗生素治疗；若腹水培养阳性，依据药敏试验结果选取最佳抗生素治疗。

抗菌治疗应遵循早期、足量、联合、广谱、避免肝肾毒性的原则。临床上常用的抗生素如下。

1. 头孢菌素类 第三代头孢菌素的抗菌谱广，肾毒性小，治疗剂量与中毒剂量之间的距离大，且能迅速进入腹水，在腹腔内达到杀菌浓度，故将其作为治疗 SBP 的一线用药。首选头孢噻肟（cefotaxime），2.0g，静脉注射，每 8 小时一次。本品尚有一个优点，即对从 SBP 患者腹水中分离到的最常见厌氧菌——脆弱杆菌有效。其他头孢菌素类如头孢他啶（ceftazidime，头孢噻甲羧肟，复达欣）、头孢曲松（ceftriaxone，头孢三嗪，菌必治）、头孢哌酮（cefoperazone，头孢氧哌唑）等也可选用，此类药物常用剂量为每次 2.0g，每 8 小时一次，多为静脉用药。β- 内酰胺酶抑制剂与头孢菌素合用可减少耐药，增加疗效。

2. 青霉素类 ①青霉素 G：对革兰氏阳性和阴性球菌有杀菌作用，对革兰氏阳性杆菌如白喉杆菌、破伤风杆菌也有作用。若致病菌对本品敏感则绝大多数 β- 内酰胺类，包括新发现的品种在内，均难以与其抗菌活性相匹敌。常用大剂量（800 万 ~1 200 万 U/d）静脉滴注，1 天量宜分 2~4 次给予。但由于目前细菌谱和耐药性的变迁，耐药菌特别是产 ESBL 阳性菌感染比例增加，目前已较少单独应用。②氨苄西林：广谱，对肝肾无损害，曾作为治疗肝病合并感染的首选药物。常用量为 6~10g/d。但由于肠杆菌类细菌对本品耐药者较多，故其应用范围渐趋减少；同时，本品皮疹发生率较高，常因此而停药。③新型合成青霉素：包括替卡西林（ticarcillin，羧噻吩青霉素）、哌拉西林（piperacilin，氧哌嗪青霉素）、美洛西林（mezlocillin，磺唑氧苄青霉素）等，其抗菌谱比氨苄西林（氨苄青霉素）更广，对铜绿假单胞菌、大肠埃希菌、吲哚阳性变形杆菌有显著抗菌效果，还能抑制厌氧菌生长。与氨基糖苷类有协同作用；对肝、肾、骨髓无明显毒性，其他不良反应亦少。哌拉西林的用法为 2~6g/d，分 4 次肌内注射；或 12~16g/d，分 2~4 次静脉滴注。

近年来研究结果显示，广谱青霉素类与 β- 内酰胺酶抑制剂组成的复合制剂，如阿莫西林与克拉维酸组成的制剂或氨苄西林 / 舒巴坦具有较好的临床效果。

3. 喹诺酮类药物 喹诺酮类抗生素抗菌谱广，耐受性好，目前在 SBP 治疗中也作为常用药物。氟喹诺酮类药物：包括诺氟沙星（norfloxaxin，氟哌酸）、氧氟沙星（ofloxacin，氟嗪酸）、环丙沙星（ciprofloxacin，环丙氟哌酸）等，毒性相对较小，均能迅速进入腹水，达到杀菌浓度。抗菌谱较广，对革兰氏阳性和阴性细菌都有效。

Rimola 等认为对于一般情况较好的非医院获得性 SBP 患者，如无肾功能损害、肝性脑病等并发症，喹诺酮类药物临床效果较好。国内研究也证实，在单纯性 SBP（指无休克、肠梗阻、消化道出血、肝性脑病及肾功能不全等并发症）患者中单用口服氧氟沙星（400mg 每日 2 次）与静脉注射头孢噻肟（每次 2g，每日 4 次）的疗效相仿。

4. 新型氨基糖苷类抗生素 氨基糖苷类药物因其肾毒性，对肝硬化患者尤为显著，应尽量在治疗 SBP 时避免应用，如确实治疗需要，宜选用肾毒性相对较小和新一代氨基糖苷类，在用药过程中密切注意肾功能，疗程不宜过长。新型氨基糖苷类药物有：①阿米卡星（amikacin，丁胺卡那霉素）：成人 0.4g/d，儿童 5~8mg/(kg·d)，分 2 次肌内注射，或

121

加入葡萄糖液中静滴。②妥布霉素：与青霉素类、头孢菌素类联合应用，常有协同作用，其肾毒性相对较弱。成人常用16万~20万 U/d 分次加入葡萄糖液中静脉滴注。

5. 抗厌氧菌药物　由于厌氧菌感染发生率低，在初期用药时通常不联合应用抗厌氧菌药物，如临床证实或高度怀疑厌氧菌或混合感染，可选用甲硝唑或替硝唑等药物。

抗菌治疗的疗程过去认为不应少于 2 周，近年来，也有不少学者建议可将抗菌治疗的疗程缩短至 5~10 天。一般以患者的临床症状、体征及腹水 PMN 计数、细菌培养作为疗效考核指标，判断抗生素有效的指标是：①全身和局部感染症状、体征消失；②腹水 PMN 计数<0.25×10^9/L；③腹水培养转阴。建议在抗菌治疗 2 天后复查腹水 PMN 计数，并与治疗前的检测结果作比较，以评价疗效，尽早发现治疗失败者，以便及时更换抗菌药物。若 PMN 计数没有下降至治疗前的 25%，有可能对治疗没有应答，此时应高度怀疑耐药菌引起的感染，需根据体外药敏试验或经验基础或再次腹穿结果，调整抗生素治疗。由于肠杆菌科细菌目前仍是 SBP 的主要致病菌，而产 ESBL 的肠杆菌科细菌所占比例有逐渐增多的趋势，因此，当第三代头孢菌素的治疗效果不佳时，应考虑产 ESBL 细菌感染，需改换为碳青霉烯类抗菌药物治疗。对于经上述治疗疗效仍然不佳的 SBP 患者，还应考虑高度耐药的粪肠球菌或表皮葡萄球菌感染，可选用多肽类抗菌药物治疗，但在治疗过程中应注意监测患者的肾功能（尤其是接受万古霉素或去甲万古霉素治疗者）；亦可选用替考拉宁，其副作用相对较小。少数患者腹水 PMN 计数降低较慢，应反复作腹水培养，根据腹水培养结果及时调整抗生素种类和剂量，同时也需除外有无继发性腹膜炎的可能。

二、腹水的处理

肝硬化腹水患者发生 SBP 后增加了腹水治疗的难度。当然，腹水的治疗首要还是在治疗感染上。感染控制后，患者对利尿剂的腹水消退效果明显改善。

1. 限制水、钠盐摄入　应给予低盐饮食，限制钠的摄入（≤ 2.0g/d）。肝硬化腹水患者通常不限制水的摄入，仅对严重低钠血症患者（血清钠<125mmol/L），一般每日水的总入量限制在 1 000~1 500ml。

2. 利尿剂的应用　通过利尿可以增高腹水中的蛋白浓度，从而增加腹水中的免疫调理素活性，有利于感染的控制。宜根据患者具体情况来决定是否使用利尿剂，一般来说在严格限钠和水、饮食后 4 天，患者体重减轻小于 1kg，需考虑使用利尿剂，利尿剂使用的类型、剂量宜个体化。

利尿剂的治疗主要是用于减少肾脏对钠的重吸收，临床上常用的有两类，一类作用于髓袢，以呋塞米（速尿）为代表，是强有力的排钠、排钾利尿剂，单独使用时应注意补钾；另一类作用于远端肾小管，以螺内酯（安体舒通）为代表，为排钠保钾的利尿剂。通常先使用一种利尿剂，必要时以联合应用。通常呋塞米与螺内酯的比值为 40∶100 时对电解质的影响最小，两者最大剂量可达 160mg 和 400mg。当然，欧洲推荐首先使用螺内酯，达最大剂量 400mg 时效果欠佳，再加用呋塞米。

3. 腹腔引流　可以减轻腹膜炎症和减少毒素的吸收。此治疗方法继发感染的可能性较大，并可导致蛋白质、电解质等的过量丢失，故新近的治疗指南未再推荐。

三、对症支持疗法

1. 一般支持治疗　应卧床休息，给予高热量富含维生素且易于消化食物为宜。重症者有恶心、呕吐、进食甚少时，可静脉给予高渗葡萄糖液和氨基酸，以补充机体必需的热能；输液中可加维生素 B、维生素 C、肌苷、胰岛素、能量合剂、氯化钾等。当有脾功能亢进、贫血、白细胞降低时，宜反复输少量新鲜血液。并注意纠正水、电解质与酸碱失衡，防治 DIC、肝肾综合征、肝性脑病等。

2. 输注白蛋白　大剂量输注白蛋白可提高血清白蛋白浓度，改善有效血容量，降低肾素浓度，可明显预防肝肾综合征的发生，降低死亡率。目前研究发现大剂量白蛋白与抗生素联用治疗 SBP 的疗效显著优于单用抗生素治疗。白蛋白的初始剂量为 1.5g/kg 的较大剂量，随后可减为 1.0g/kg。

【预防】

预防性口服应用肠道不吸收的抗生素如诺氟沙星、庆大霉素及新霉素等能降低感染的发病率。诺氟沙星不易为肠道所吸收，对革兰氏阴性菌有高度活性，在抑制肠道细菌的同时，可显著增加患者腹水和血清中补体 C3 的浓度，增加杀菌能力，且不良反应较少，目前列为首选。但是，随着诺氟沙星的预防性使用，临床上耐甲氧西林金黄色葡萄球菌 / 肠球菌和耐氟喹诺酮的 SBP 增加，不仅降低了既往抗生素的疗效，也要重新评估预防性抗生素的变化。近年的研究表明，利福昔明能有效预防高危肝硬化腹水的患者发生 SBP。

预防性抗生素使用的首要问题是筛选出高危患者。有以下几类：①并发上消化道出血的患者。此类患者不论有无腹水，在出血的最初几天都有严重的细菌感染的危险性，包括 SBP。②既往多次发生 SBP 者。这类患者 1 年内再次发生 SBP 的概率为 40%~70%。③腹水蛋白<1g/dl。这类患者随访 3 年发生 SBP 的风险（24%）显著高于腹水蛋白>1g/dl 者（4%）。此外，血清胆红素>4mg/dl 或凝血酶原活动度 ≤45% 者 SBP 风险也显著增加。另外，有报道一些遗传因素——如 TLR2（Toll-like receptor 2）、NOD2（nucleotide-binding oligomerization domain containing 2），以及质子泵抑制剂的使用可增加肝硬化腹水患者 SBP 的风险，尚需要进一步的研究支持。因为 SBP 治愈患者的远期生存率低，建议行肝移植。

（陈立平　赵　秋）

第 3 节　　　　　**肝肾综合征**

肝肾综合征（hepatorenal syndrome，HRS）是严重肝病尤其是肝硬化腹水患者病程后期出现的以进行性少尿或无尿、氮质血症、稀释性低钠血症及低尿钠等为主要表现的功能性肾衰竭综合征。病理特点是肾脏血管强烈收缩导致的肾小球滤过率（GFR）下降，而其他内脏小血管明显扩张，致使全身血管阻力和动脉压下降。临床以少尿或无尿、氮质血症和稀释性低钠血症与低尿钠为特点。HRS 的特征是肾脏形态学未发生改变，但功能性肾衰竭持续存在和发展也可导致肾实质性损害。HRS 是失代偿期肝硬化、腹水及急慢性肝衰竭患者发生的一种严重并发症，该病发展迅速，预后极差，死亡率极高。

值得注意的是，许多全身性累及多脏器的疾病同时有肝肾损害，如败血症、休克、结缔组织病、药物中毒等所谓的"假性肝肾综合征"（psudohepatorenal syndrome）均不属于HRS 的范畴。HRS 发病率尚未明确，35%~40% 终末期肝病合并腹水的患者最终可能发生 HRS。在一项肝硬化合并腹水患者的大样本随访研究中，1 年和 5 年 HRS 的发生率分别为 18% 和 39%。

【病因与发病机制】

肝肾综合征的发病机制至今仍未彻底阐明。肾内血流动力学改变致肾灌注不足是引起肝肾综合征的基本因素。包括系统动脉循环的改变、门静脉压升高、血管活性物质平衡的失调。近年，有人提出 HRS 发病机制的二次打击学说，认为窦性门静脉高压和肝功能失代偿作为"第一次打击"，引起全身外周血管扩张，有效循环血容量减少，在此基础上，任何加重血流动力学异常的诱因（如上消化道出血、过度利尿、SBP、大量抽取腹水等），即"第二次打击"，可促进HRS 的形成。总的看来，全身血流动力学变化、血管活性物质平衡失调、内毒素血症因素均可能与肝肾综合征有关。

一、血流动力学改变

许多学者注意到肝硬化门静脉高压患者，普遍存在着高心排血量、高动脉血流灌注、低内脏血管床阻力的内脏高动力循环状态。其中，内脏高动力循环对门静脉高压的维持起重要作用。研究证明，这种高动力循环状态的形成是由于动脉扩张所致。Bomzn 等认为肝硬化时体内一些扩血管物质如内源性一氧化氮（NO）、前列腺素（PGI₂）、高血糖素、腺苷、胆酸、γ-氨基丁酸、血小板启动因子等除了可直接舒张血管外，还可使血管对肝硬化门静脉高压时机体中增多的缩血管物质敏感性下降，导致周围动脉扩张。外周血管扩张致有效血容量减少，通过血管壁压力感受器刺激交感神经及肾-血管紧张素-醛固酮系统（RAAS），引起肾动脉收缩、痉挛，肾血流量进一步减少，肾皮质灌注不足，肾小球滤过率（GFR）及尿量减少，水、钠潴留，严重者出现 HRS。临床上肝硬化患者对血容量不足的因素如消化道出血、大量放腹水、强烈利尿等特别敏感的事实，支持这一解释。

二、血管活性物质平衡失调

据研究，肝衰竭时体内多种血管活性物质的浓度或活性发生变化。其中突出表现为血管收缩性物质与舒血管物质平衡失调。

1. **肾素-血管紧张素-醛固酮系统（RAAS）** 多数肝硬化失代偿患者血浆肾素活性、血管紧张素 Ⅱ、去甲肾上腺素水平增高。HRS 患者更明显，且其升高程度与 GFR、尿量呈负相关。肾素、血管紧张素 Ⅱ 等升高的原因是肝脏灭活作用减弱或肾脏分泌增多，也可能继发于低血容量、肾血流不足。

2. **前列腺素及血栓素 A₂ 不平衡** 肾脏内源性花生四烯酸代谢产物中前列腺素（PGE₂、PGI₂）具有扩张肾血管作用，而血栓素 A₂（thromboxane A₂，TXA₂）具有收缩血管作用。肝硬化腹水不伴肾衰竭患者尿中 PGE₂、PGI₂、PGFα 明显增多，表明肾脏合成增加；还可能是一种代偿机制以拮抗肾素-血管紧张素和 TXA₂ 的缩血管作用。HRS 患者尿中 PGE₂、PGI₂ 明显减少，提示肾脏内源性 PG 产物不平衡是HRS 发病环节之一。临床上对肝硬化失代偿期患者使用非甾体抗炎药，如吲哚美辛（消炎痛）等，由于其具有抑制肾内前列腺素合成酶的作用，可诱发本病，应予警惕。

3. **心房钠尿肽（ANP）** ANP 是由心房细胞分泌的一种活性肽，它作用于肾脏并具有强利钠、利尿作用。大多数研究证实 HRS 患者血浆 ANP 水平明显高于正常。故考虑 HRS 患者对 ANP 的反应性降低，其可能原因为：①有效血容量减少，而 ANP 的利尿利钠作用有赖于充足的循环血量；②高浓度的肾素、血管紧张素、儿茶酚胺等物质的拮抗作用；③肾内 ANP 受体敏感性降低。

4. **精氨酸血管加压素（AVP）** 亦称为抗利尿激素，它的分泌受循环血量、渗透压、动脉血压等因素的调节，可促进肾脏对水钠的重吸收，使尿量减少。有研究表明 HRS 患者 AVP 升高。

5. **内皮素（ET）** 内皮素是由血管内皮细胞产生的具有较强缩血管作用的活性肽。多数研究表明 ET 水平明显高于正常，且与肾衰竭程度呈正相关。

由于肾内多种血管物质增加，而某些局部血管舒张物质相对减少，因而肾组织内（尤其肾皮质内）血管阻力显著增加，造成肾组织尤其皮质灌注不足。Epstein 等对 HRS 患者进行选择性肾动脉造影显示：肾小叶间及近侧弓形动脉呈明显串珠状、迂曲，肾皮质血管不充盈，肾皮质影像不显示，而在患者死后再次作肾血管造影，肾内血管及分支充盈、分布均正常。上述异常现象消失，这有力证明肾血管痉挛收缩、肾血流量减少、肾皮质灌注不足是肾衰竭的病理基础。

三、内毒素血症

肠道菌群本身或肝硬化并发的其他感染均可产生大量的内毒素。肝肾综合征时内毒素血症发生率很高（41%~84%，平均 65%），而且内毒素血症的程度与肾衰竭程度呈明显相关。内毒素的生物活性十分复杂，可致发热反应、血压下降、局部过敏、血小板消耗和下降、补体启动、刺激血管活性物质的合成及释放等多种作用。因而可直接或间接引起肾内血流动力学变化。Guarner 等研究发现，肝硬化者中 NO 代谢产物 NO₂/NO₃ 明显升高，且与血中内毒

121

素含量呈正相关。口服肠道非吸收抗生素,可使内毒素及 NO_2/NO_3 水平下降,这证实肝硬化时存在内毒素浓度显著增加,肾内血管阻力增加,因而肾皮质显著缺血,GFR 下降,引起急性肾衰竭。

【诊断】

一、临床表现特点

1. 少尿或无尿 进行性和严重少尿是发生肝肾综合征的标志,尿量<400ml/d 或<100ml/d。

2. 腹水、黄疸 一般都有腹水,但程度不同,大多为难治性腹水。黄疸程度波动很大,从胆红素轻度升高到显著和进行性黄疸。多数患者发生肾衰竭时黄疸加深;也有严重病例于肾衰竭时黄疸反而减轻。

3. 低血压、昏迷 部分病例中观察到发生肝肾综合征时,血压比以前下降。而有肝肾综合征时肝硬化患者 50% 以上同时合并肝昏迷。

二、实验室检查

1. 尿常规 一般呈酸性,常含少量蛋白、透明及颗粒管型,镜下有少量红、白细胞,尿比重大于 1.020。

2. 尿钠 一般尿钠低于 10mmol/L,包括无尿病例在内,通常 4~10mmol/L,甚至低于 1mmol/L。

3. 血钠、钾 血钠浓度在早期可以正常。但病情进一步发展,尽管机体总钠量并不减低,但血钠浓度一般降低,属于稀释性低钠血症,尿渗透压/血浆渗透压>1,大多数患者血钾偏低,早期出现低血钾,晚期为高血钾,可造成致死性心律失常,但不常见。

4. 血肌酐、尿素氮 呈进行性升高,肌酐>133μmol/L。

5. 肾小球滤过率和肾血流量 肾小球滤过率和肾血流量下降,滤过分数 GFR/RPF 稍低或正常。肝硬化合并肾衰竭时,肾血流量下降,较急性肾小管坏死而无肝硬化患者降低程度更显著。

三、诊断标准与分型

1. 诊断标准 诊断肝肾综合征前需注意排除其他原因引起的肾衰竭,因而 HRS 是一种排他性诊断。

国际腹水俱乐部于 1996 年制定了 HRS 的诊断标准,分别于 2005 年、2015 年进行了修订。2015 年最新的 HRS 的诊断标准:①肝硬化合并腹水;②无休克;③血肌酐(Scr)升高大于基线水平 50% 以上,>1.5mg/dl(133μmol/L);④至少停用 2 天利尿剂(如使用利尿剂)并且使用人血白蛋白 1g/(kg·d),直到最大 100g/d 扩容后肾功能无持续性改善(Scr<133μmol/L);⑤近期无肾毒性药物使用史(NSAIDs、氨基糖苷类抗菌药物、造影剂等);⑥无肾实质疾病。

尿量在肝硬化合并腹水的 HRS 的诊断意义存在争议,原因是肝硬化腹水患者常合并尿少及严重钠潴留却维持相对正常的 GFR,有些患者可能由于使用利尿剂而造成尿量增加。2015 年 ICA 提出动态监测 Scr 更能准确反映 HRS 患者 AKI 的过程,即 48 小时内 Scr 急性升高并超过基线水平的 50%,并最终 ≥1.5mg/dl(133μmol/L)。并对 AKI 进行分期,1 期:Scr 升高 ≥0.3mg/dl(26.5μmol/L),或 Scr 升高至 1.5~2.0 倍基线值;2 期:或 Scr 升高 ≥ 2.5mg/dl(226μmol/L),或 Scr 升高>2.0~3.0 倍基线值;3 期:Scr 升高至>3.0 倍基线值,或 Scr 升高 ≥4.0mg/dl(353.6μmol/L)并且急性升高 ≥0.3mg/dl(26.5μmol/L),或开始连续性血液滤过。

2. 临床分型

Ⅰ型 HRS:以快速进展的肾功能减退为特征,在两周内血清肌酐水平升高至最初的两倍(高于 221μmol/L),或 24 小时肌酐清除率下降 50%(低于 20ml/min)。Ⅰ型 HRS 病情进展速度快,预后差,发病后平均存活期少于 2 周。

Ⅱ型 HRS:表现为进展缓慢稳定的中度肾衰竭,循环功能紊乱,难治性腹水为其突出表现。此型患者血肌酐值在 133~221μmol/L,或肌酐清除率少于 40%,多为自发性起病,亦可由自发性腹膜炎等诱发。其存活期较Ⅰ型 HRS 长,但较无氮质血症的肝硬化腹水者生存期短。

四、鉴别诊断

1. 肾前性氮质血症 多有由于失水、失血等导致循环血容量不足病史,并伴有明显血压降低,少尿或无尿及氮质血症,尿钠在 10mmol/L 以下,与 HRS 极相似,扩容治疗后可迅速纠正,发病前无急性肾功能损害。

2. 急性肾小管坏死 严重肝病,特别是胆汁淤积症患者,易并发肾小管坏死,临床表现与 HRS 颇相似。其鉴别点见表 121-3。

3. 全身性疾病 如败血症、钩端螺旋体病、结缔组织病及多囊肝和多囊肾等可同时累及肝肾,有时亦不易鉴别。

表 121-3 肝肾综合征和急性肾小管坏死的鉴别要点

鉴别要点	肝肾综合征	急性肾小管坏死
诱因	多数自发出现,少数有消化道出血、过度利尿、放腹水、感染等	休克、药物中毒、创伤等
病程	发病慢(数日或数周)	发病快(数小时或数日)
低血压	出现较晚	出现早
肝性脑病	常有	多无
少尿	出现较迟	多出现较早
尿钠	<20mmol/L	>40mmol/L
FENa*	<1	>2
尿渗透压	常>血浆渗透压	常<血浆渗透压
双肾大小	正常	正常或增大
肾脏病理	正常或轻度损害	广泛肾小管坏死

注:FENa,滤过钠排泄分数;*FENa=UNa·Scr·(SNa)⁻¹·(Ucr)⁻¹,其中 UNa 为尿钠,SNa 为血清钠,Scr 为血清肌酐,Ucr 为尿肌酐。

注:FENa,滤过钠排泄分数;$^{*}FENa=UNa \cdot Scr \cdot (SNa)^{-1} \cdot (Ucr)^{-1}$,其中 UNa 为尿钠,SNa 为血清钠,Scr 为血清肌酐,Ucr 为尿肌酐。

【治疗】

肝衰竭患者一旦出现肝肾综合征,多在 1~2 周内肾功能急剧恶化。患者常死于消化道出血、感染、肝昏迷或多器官功能衰竭,而很少死于肾衰竭,其临床自发缓解率仅为 0~15%,治疗极其困难。因此在治疗肝病、改善肝功能的同时,应在肾功能损害期即采取措施,改善肾血流量,避免任何原因的有效循环血量的减少,以及任何有损肾功能的因素。病程中一旦出现少尿或无尿,应立即按肝肾综合征采取积极的治疗措施。

一、一般措施

卧床休息,给予高热量易消化饮食,密切监测血压、尿量、保持液体平衡。监测肝肾功能及临床评估伴随的肝硬化并发症状况。避免过量摄入液体,防止液体超负荷和稀释性低钠血症发生。

二、消除诱因

有肾毒作用的庆大霉素、卡那霉素等药物,以及抑制肾内前列腺素合成的非甾体抗炎药,如水杨酸类、吲哚美辛等,均可使肾功能进一步恶化,应避免使用。没有针对任何可改变血流量的因素(如过度利尿、呕吐、腹泻、消化道出血、大量腹腔穿刺放液)给予相应的扩容治疗,均可导致有效循环血量的急剧减少而诱发 HRS,对这些因素均应及时发现并予以纠正。

三、药物治疗

根据 HRS 发生的病理生理特征,药物治疗的机制是通过收缩明显扩张的内脏血管床和升高动脉压,改善循环功能,应用血管收缩药物。此类药物主要通过收缩已显著扩张的内脏血管床,改善高动力循环,增加外周动脉压力,从而增加肾血流量和 GFR。目前主要有血管加压素及其类似物(特利加压素)、α-肾上腺素能受体激动剂(米多君和去甲肾上腺素)和生长抑素类似物(奥曲肽)等。

1. 特利加压素联合人血白蛋白 特利加压素联合人血白蛋白荟萃分析显示,特利加压素能改善 Ⅰ 型 HRS 患者的肾功能,疗效约为 40%~50%,但针对 Ⅱ 型 HRS 的研究较少,少数非随机对照研究显示特利加压素治疗 Ⅱ 型 HRS 患者亦可改善肾功能。国外研究表明,特利加压素联合人血白蛋白(第 1 天 1g/kg,随后 20~40g/d)效果明显优于单用特利加压素或人血白蛋白,国内研究也有类似结果,但人血白蛋白的用量为 10~20g/d。特利加压素的起始剂量为每 4~6 小时 1mg,如经过 3 天治疗,Scr 较基线水平未下降至少 25%,特利加压素可逐渐加量,最大剂量可增加至每 4~6 小时 2mg,维持治疗直至 Scr 下降<133μmol/L,(治疗应答定义为:Scr 缓慢而进行性下降至<133μmol/L,并且动脉压、尿量和血钠浓度增加)。中位应答时间是 14 天,患者基线 Scr 越低,治疗所需时间越短,应答率越高。应答者停药后一般复发较少见,若复发,可再使用特利加压素。

预测因素:Ⅰ 型 HRS 患者基线血清胆红素<10mg/dl 和治疗 3 天后平均动脉压上升 ≥5mmHg 是两个独立的缩血管药物治疗应答预测因素。

2. 生长抑素类似物、米多君(甲氧氨福林)联合人血白蛋白 生长抑素类似物联合米多君及人血白蛋白治疗 Ⅰ 型 HRS 可作为特利加压素的替代方法。米多君口服起始剂量每 8 小时 2.5~7.5mg,生长抑素类似物每 8 小时 100μg 皮下注射,如肾功能无改善,剂量分别增加至每 8 小时 12.5mg 和每 8 小时 200μg。

3. 去甲肾上腺素联合人血白蛋白 去甲肾上腺素联合人血白蛋白(去甲肾上腺素 0.5~3mg/h,人血白蛋白 10~20g/d,疗程 7~14 天)对 Ⅰ 型或 Ⅱ 型 HRS 与特利加压素有类似的结果,但该荟萃分析纳入的仅为几项非随机对照研究。国内的小样本非随机试验也显示去甲肾上腺素同样有效。

4. 利尿剂与托伐普坦 临床研究证实,普通利尿剂并不能增加 HRS 患者的尿量,且有可能加重肾功能损害。原因是 HRS 患者外周动脉扩张,有效循环血量降低,压力感受器反射使心率加快收缩加强,血液在内脏快速通过,形成高动力循环。此时,常规利尿剂治疗可激活神经-内分泌反射,刺激抗利尿激素的不适当释放,引起循环内游离水分大量潴留,导致渗透压进一步降低。托伐普坦可选择性结合非肽类血管加压素受体,抑制抗利尿激素作用而不刺激交感神经或醛固酮系统,排水不排钠。可明显增加患者的尿量且可纠正低钠血症,而不影响肾脏功能,不增加肝性脑病、食管静脉曲张破裂出血及 HRS 的发生率。

5. 扩血管药物 外周血管扩张是肝硬化 HRS 的主要发病机制,目前对肝硬化 HRS 已不再推荐使用扩血管药物。

四、经颈静脉肝内门体分流术(TIPS)

TIPS 可改善 Ⅰ 型 HRS 患者的肾功能。但肝硬化腹水患者如果出现 Ⅰ 型 HRS 一般病情较重,多数有 TIPS 治疗的禁忌证。理论上,TIPS 能有效控制腹水,减轻门静脉压力,因此对 Ⅱ 型 HRS 患者应该有较好疗效。TIPS 可作为肝移植前的过渡手段。

五、肾脏替代治疗

研究表明,肾脏替代治疗如血液透析、连续性静脉血液滤过并不能改善预后,对部分 Ⅰ 型 HRS 患者可能改善肾功能。因此,肾脏替代治疗,仅用于 HRS 并发严重高钾血症、代谢性酸中毒、容量超负荷时的抢救治疗。分子吸附再循环系统只对部分 Ⅰ 型 HRS 患者治疗有效,约 40% 患者的肾功能可得到明显改善。

六、肝移植

肝移植是 Ⅰ 型和 Ⅱ 型 HRS 的首选治疗方法。移植术后 Ⅰ 型 HRS 生存率约为 65%,与无 HRS 的肝硬化患者比较,生存率较低主要是由于肾衰竭导致。移植后应用特利加压素和/或肾脏替代治疗可提高生存率。Ⅰ 型 HRS 患者短期内病死率高,应该优先列入肝移植计划。

七、中西医药联合治疗

应用丹参或川芎嗪注射液等配合血管活性药物或利尿剂治疗 HRS，有一定疗效，但需要更多的基础及临床研究进一步证实。

总之，对 HRS 的治疗应按分型进行。对 Ⅰ 型 HRS 患者的治疗措施包括应用血管收缩剂及肝移植。Ⅱ 型 HRS 患者，其危险性较低，且大部分患者的腹水可通过药物治疗与 TIPS 术得以纠正，最后选择肝移植。

（梁俊荣　苗继延）

第 4 节　　肝肺综合征

肝肺综合征（hepatopulmonary syndrome，HPS）是指肝功能不全引起的肺血管扩张、气体交换障碍导致低氧血症及一系列病理生理变化和临床症状的肝病终末期严重并发症。

HPS 的概念最早用以描述肝硬化肺部并发症所致的氧合功能受损，近年关于慢性肝病、门静脉高压症与肺血管畸形间相关性的观点逐渐被接受。HPS 以肺血管扩张为其主要特点，导致动脉血氧合功能下降，临床上主要表现为呼吸困难和发绀。慢性肝病、肺血管扩张和肺泡 - 动脉血氧分压差（$A-aDO_2$）上升为 HPS 三大主征。

【病因与发病机制】

HPS 多见于肝硬化患者，包括肝炎后肝硬化、酒精性肝硬化、胆汁型肝硬化及其他各种肝硬化。50% 等待肝移植的 HPS 患者存在肺血管扩张。慢性乙型肝炎患者肺部血管改变较常见，约 15%~20% 伴有肺部血管扩张。肝硬化伴 HPS 者的死亡率明显高于无 HPS 者，这可能是低氧血症加重肝脏损害的结果。研究认为，HPS 的产生和发展是多种因素作用的结果，HPS 时肝功能受损，各种血管活性物质在肝脏的灭活减少或生成增加，使肺内扩血管与缩血管物质比例失调，肺血管对其敏感性改变，从而导致肺血管扩张。另外，门静脉高压使肠通透性障碍，发生细菌易位及内毒素血症，进而导致一氧化氮（NO）、内皮素 -1（ET-1）、一氧化碳（CO）、肿瘤坏死因子 -α（TNF-α）等扩血管因子产生。

1. 分流的产生

（1）肺外分流：主要有两条途径：①门静脉 - 肺静脉分流：血液通过门静脉，由食管静脉丛、纵隔静脉到达肺静脉，从而使肺静脉血液由氧合血变成混合血，造成心排血量增大，此为肝硬化患者氧合功能下降的重要原因；②胸膜交通支：肝硬化患者胸膜表面多存在扩张的动静脉吻合交通支，其数量甚至比肺内扩张的毛细血管还要多，并可延伸至肺血管床远端，成为肺血液绕行的主要途径，部分尸检可见肝硬化伴低氧血症者胸膜或胸膜下血管呈蜘蛛痣样改变。

（2）肺内分流：可见于以下情况：①肠源性血管活性物质不能被肝脏及时灭活，从而导致扩血管物质如胰高糖素、血管活性肠肽、前列腺素、血管紧张素 Ⅱ、5- 羟色胺等囤积，肺血管内皮对肠源性血管活性物质敏感性也可能增加；②非肠源性血管活性物质如心房钠尿肽、P 物质、TNF、血小板活化因子等增加；③缩血管物质减少或被抑制。在这些因素共同作用下，毛细血管前交通支开放，肺内动、静脉右向左分流形成。

2. NO 与 HPS　目前 NO 是 HPS 发病机制中研究最多的血管扩张因子，其主要通过激活可溶性鸟苷酸环化酶（sGC），使环磷酸鸟苷（cGMP）浓度升高，导致血管扩张。HPS 时肝脏生成 NO 增多，而 NO 在肝硬化高动力循环状态中起关键作用。研究显示，HPS 患者呼气时 NO 浓度较正常人明显升高，但在肝移植术后多能得以纠正，应用亚甲基蓝（sGC 抑制剂）或左旋硝基精氨酸甲酯（L-NAME，NO 及其酶抑制剂）后低氧血症也可短暂纠正。

NO 的合成依赖 NO 合成酶家族（NOS），肺内存在诱导型（iNOS）和内皮型（eNOS）两种 NOS。前者由炎症细胞因子和内毒素诱导产生，存在于平滑肌细胞、单核细胞和巨噬细胞等；后者存在于内皮细胞中。研究表明，肝硬化时 eNOS 过表达和过刺激或 iNOS 诱导增强，均可导致全身 NO 产生增多。HPS 肺组织及肺血管多为 eNOS 活性增强，而 iNOS 活性无明显变化，故门静脉高压时肺内主要由 eNOS 作用产生 NO。同时，eNOS 所致低氧血症、过度通气、$A-aDO_2$ 增加、对去氧肾上腺素（新福林）反应降低等，都可被 NOS 抑制剂所抑制。HPS 肺内 eNOS 活性增强与 ET-1 血浆水平升高、肺内 eNOS 合成增多有关。另外，肝功能受损时肠源性内毒素增加，刺激某些细胞因子如 TNF-α、IL-1、IL-6、IFN-α 等分泌增多，均可诱导 iNOS 表达，且内毒素与细胞因子间的协同作用可导致 NO 合成增多。

3. ET-1　ET-1 是一种由血管内皮细胞产生的血管收缩因子，以旁分泌和自分泌形式发挥作用，通过相应的 G 蛋白耦联受体与许多血管活性物质相互作用，其主要亚型有 ETA 和 ETB 受体。ET-1 的血管活性作用包括血管收缩和血管舒张，存在于血管平滑肌细胞上的 ETA 受体介导血管收缩，而存在于血管内皮细胞上的 ETB 受体激活后通过增加 eNOS 活性使内皮细胞释放 NO 从而导致血管扩张。血浆 ET-1 浓度直接影响血管收缩与扩张，低浓度时血管收缩，高浓度时血管扩张。肝硬化时肝脏灭活功能减退，肝内 ET-1 浓度增加，侧支循环开放使门静脉血直接流入体循环，进而使体循环 ET-1 浓度升高。通常情况，ET-1 由血管内皮细胞产生后先与血管平滑肌细胞内 ETA 受体相结合，产生缩血管作用，而在肺内，ET-1 与 ETB 受体结合成为体内清除 ET-1 的主要方式。肝脏受损时，ET-1 进入肺循环先与血管内皮细胞表面的 ETB 受体结合。肝前性门静脉高压症，不管是胆管性还是非胆管性，高动力循环状态和血管阻力增加均可引起肺内 ETB 受体表达增加，从而使肺对 ET-1 的增加更敏感。肺循环 ET-1 的增加激活 eNOS，产生过多 NO，从而导致 HPS。

4. CO 与血红素加氧酶 -1（HO-1）　CO 作为一种重要的第二信使，也在肺血管扩张中起重要作用。内源性 CO

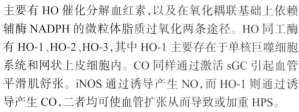

主要有 HO 催化分解血红素,以及在氧化耦联基础上依赖辅酶 NADPH 的微粒体脂质过氧化两条途径。HO 同工酶有 HO-1、HO-2、HO-3,其中 HO-1 主要存在于单核巨噬细胞系统和网状上皮细胞内。CO 同样通过激活 sGC 引起血管平滑肌舒张。iNOS 通过诱导产生 NO,而 HO-1 则通过诱导产生 CO,二者均可使血管扩张从而导致或加重 HPS。

5. 巨噬细胞与 TNF-α 肺血管内巨噬细胞(PIM)包括肺泡巨噬细胞、肺间质巨噬细胞、肺支气管壁巨噬细胞及胸膜腔巨噬细胞。正常情况下尚未发现肺组织内 PIM 存在,但肝硬化患者及实验动物模型中发现 PIM。肝脏功能下降,肺成为清除细菌和毒素的主要场所,单核细胞黏附、聚集于肺血管内,分化成为 PIM,吞噬功能增强,从而清除血液中的肠道菌群和内毒素。目前研究表明,TNF-α 诱导巨噬细胞聚集从而引发 HPS 仅适用于胆汁型肝硬化。

6. 雌激素 肝硬化时雌激素灭活减少,生成增多,体内雌激素水平升高,周围毛细血管扩张。Yol 等研究发现,内源性及外源性雌激素均可引起肺内血管扩张,动脉血氧分压随血清雌激素的增高而减小,同时血 NO 水平也升高;抗雌激素治疗可降低雌激素和 NO 水平,减轻肺血管扩张和低氧血症。然而,雌激素对 HPS 时肺血管扩张和低氧血症形成的直接作用机制尚不清楚,可能与增加肺内 NOS 水平有关。

7. 降钙素基因相关肽(CGRP) CGRP 是一种强大的血管扩张因子,肺内血管壁、各级支气管壁上的神经内分泌细胞及神经上皮样小体均可分泌 CGRP,其通过与受体结合发挥扩血管作用。肝硬化患者 CGRP 含量明显升高。相关研究显示,HPS 时血浆 CGRP 含量显著高于肝硬化患者,且与 ET-1 水平呈正相关,与动脉血氧分压(PaO$_2$)呈负相关,提示 CGRP 可能协同 ET-1 的扩血管作用,参与 HPS 肺血管扩张和低氧血症。

【诊断】

1. 临床表现特点 HPS 临床特征性表现为呼吸困难、直立型低氧血症、发绀三大症状。几乎所有 HPS 患者均有呼吸困难,尤其是劳累性呼吸困难,90% 的患者有发绀症状。肺血管扩张常在有皮下蜘蛛痣的肝病患者中发现,其更易发生低氧血症,故皮下蜘蛛痣被认为是 HPS 肝外侵犯的标志之一。患者过度通气导致呼吸性碱中毒,可出现头痛、头晕、手足发麻等症状。有的患者出现杵状指等肺性骨关节病。对于肝病和门静脉高压所致 HPS,发绀、杵状指和肺部蜘蛛样血管瘤较具特异性。

2. 辅助检查

(1)动脉血气分析:HPS 时肺泡分压下降,肺内弥散功能下降,导致血氧分压下降(PaO$_2$<80mmHg)和血氧饱和度下降(SaO$_2$<90%)。直立位时,PaO$_2$ 下降>10mmHg,A-aDO$_2$ 上升 15~20mmHg。呼吸室内空气和 100% 氧气时变化有所不同,A-aDO$_2$ 较 PaO$_2$ 更敏感,可作为 HPS 的主要诊断依据。

(2)增强经胸超声心动图造影(CE-TTE):CE-TTE

是 HPS 的首选筛查方法,也是肺内血管扩张检测的金标准。肺毛细血管的正常直径<8μm。生理盐水产生的直径>10μm 的微泡,一般无法通过肺毛细血管床。因此,在右心微泡显影 3 个或以上心动周期后,左心可见微泡显影,提示肺内血管异常扩张。心内分流(如卵圆孔未闭合或房间隔缺损)右心房微泡显影 1~ 2 个心动周期内即可在左心房显影。经食管超声心动图可根据气泡到达左心房的途径(通过房间隔或肺静脉),区分心内分流与肺内分流。

(3)^{99m}TC-MAA 肺灌注扫描:正常情况下,^{99m}TC-MAA 颗粒直径为 20~50μm,不能通过肺泡毛细血管。当肺血管扩张时,其可通过肺循环到达脑和肾脏。然而,肺灌注扫描不能区分心内分流与肺动静脉分流,对于成人轻、中度 HPS 检测的灵敏度低于 CE-TTE。但是,MAA 肺灌注扫描对于检测儿童轻度肺内血管扩张的灵敏度可能高于 CE-TTE。对于合并其他肺部疾病(慢性阻塞性肺疾病、特发性肺纤维化或肝性胸水)的 HPS 患者,^{99m}TC-MAA 肺灌注后的脑摄取异常(吸收>6%),有助于鉴别肺内血管扩张与非血管性肺实质病变引起的低氧血症。因此,MAA 扫描可用于合并心肺疾病的 HPS 相关低氧血症的检查。

(4)HPS 肺血管造影:分为两型:Ⅰ 型为弥漫性前毛细血管扩张,呈弥散分布的蜘蛛样、海绵状或污渍样影像,吸 100% 氧气可使 PaO$_2$ 升高,多见于 HPS 初期和中期;Ⅱ 型为断续的局部动脉畸形或交通支,呈孤立的蚓蚓状或团块状影像,吸 100% 氧气对 PaO$_2$ 无影响,多见于 HPS 晚期。肺血管造影不能显示小的周围动静脉畸形,可能造成假阴性,故不作为筛查首选。

(5)胸部 CT 检查:HPS 患者胸部 CT 示肺远端血管扩张,有大量异常的末梢分支,甚至波及胸膜血管,可提示 HPS 存在,但无特异性。胸部 CT 可排除其他造成低氧血症的原因,如肺气肿、肺纤维化等。

3. 诊断标准 HPS 诊断标准为:①低氧血症:PaO$_2$< 80mmHg 或 A-aDO$_2$ ≥15mmHg;如患者年龄>64 岁,则以 PaO$_2$ ≤70mmHg 或 A-aDO$_2$ ≥20mmHg 为标准;②肺血管扩张:CE-TTE 阳性或锝(^{99m}Tc)聚和白蛋白肺灌注扫描显示脑灌注 ≥6%,提示存在肺内分流。③肝病:慢性肝病、门静脉高压症伴或不伴有肝硬化,排除原发性心肺疾病。

【治疗】

1. 原位肝移植(OLT) OLT 仍被视为 HPS 严重低氧血症唯一有效的治疗方式。HPS 合并进行性低氧血症(PaO$_2$<60mmHg)可作为肝移植的适应证。报道显示,肝移植可明显提高 HPS 患者的生存率,降低死亡率,明显改善患者氧分压、氧饱和度和肺血管阻力。据报道,HPS 患者 OTL 术后 5 年生存率为 76%,这与非 HPS 的 OTL 患者相比无明显差异。近年发现,OLT 后患者肺内分流和杵状指可得到改善,甚至可能完全逆转肺内分流。HPS 患者能否接受肝移植,关键在于麻醉过程中能否进行安全氧合。有人认为,吸入纯氧有反应,肝功能稳定,动脉氧合功能近期无下降的患者应首选肝移植。合并肺纤维化的患者为肝移植手

术禁忌证。

2. 经颈内静脉肝内门体分流术（TIPS） 门静脉高压症被认为是导致内生型 NO 增多的主要原因，进而导致 HPS，控制门静脉高压可改善 HPS 症状。对等待 OLT 的患者，TIPS 可降低围手术期死亡率，提高手术安全性。报道证实，TIPS 可降低门静脉高压，改善 HPS 患者氧合作用，PaO_2 和 $A\text{-}aDO_2$ 均可明显改善，患者呼吸困难症状明显好转。但也有报道 TIPS 对 HPS 患者气体交换障碍不起改善或恶化的作用。对于自发性下腔静脉 - 门静脉分流或 Abernethy 畸形的患者，置入下腔静脉支架或结扎先天性门体分流血管可有效治疗 HPS。

3. 肺血管栓塞术 如 HPS 患者肺血管造影表现为弥漫性肺血管扩张，则肺血管栓塞术不易使之完全闭塞，疗效较差。对于 II 型表现为断续的局部动脉畸形或较大动静脉交通支者，栓塞术较易获得成功，尤其是对严重缺氧和吸纯氧反应较差的患者和肝移植术后缺氧未见明显改善者疗效更佳。"圈状弹簧"栓塞术用来减轻或根治肺内分流取得良好效果。

4. NO 合成抑制剂 NO 合成抑制剂主要以抑制肺内 NO 水平升高为主。但因 HPS 的发病机制目前仍尚未阐明，各种药物的临床疗效也不能肯定。CBDL 小鼠实验发现，亚甲蓝可抑制 NO 的合成。临床试验中，服用亚甲蓝的 HPS 患者 PaO_2 从用药前的 50mmHg 升高至用药后的 70mmHg。

5. 氧疗（高压氧舱、机械通气） 氧疗适用于轻型、早期 HPS 患者，可增加肺泡内氧浓度和压力，有助于氧弥散。HPS 后期患者使用呼吸机加压给氧疗效较差，如造成气胸反而会加重其低氧合状态。

6. 其他药物治疗 HPS 的药物治疗研究进展缓慢，应用大蒜素、普萘洛尔（心得安）、雌激素、吲哚美辛（消炎痛）、阿司匹林及其他环氧化酶抑制剂治疗 HPS，都有小宗病例报道显示有效，但仍缺乏大规模临床试验证实。另有报道，1-(5- 氧化己基)3-7- 二甲基黄嘌呤（乙酮可可碱）可抑制 TNF-α 和巨噬细胞对 NO 的作用，从而防止高动力循环状态和 HPS 的产生。

结合指南认为，OLT 仍被视为 HPS 严重低氧血症唯一有效的治疗方式。除了氧治疗（休息、运动及睡眠），尚无治疗 HPS 的药物被证明有效或获得美国食品药品监督管理局批准。（TIPS）对于成人 HPS 的疗效尚不明确。少数情况下，弹簧圈栓塞术可改善个别 HPS 患者的氧合情况。建议使用脉搏血氧仪进行连续血氧监测。随着技术的发展也期待更好的基础研究在 HPS 方面有所突破。

（梁俊荣　苗继延）

第 122 章

药物性肝损伤

药物性肝损伤(drug-induced liver injury, DILI)是指由各类处方或非处方的化学药物、生物制剂、传统中药(TCM)、天然药(NM)、保健品(HP)、膳食补充剂(DS)及其代谢产物乃至辅料等所诱发的肝损伤。DILI 是最常见和最严重的药物不良反应之一,重者可致急性肝衰竭甚至死亡。迄今仍缺乏简便、客观、特异的诊断指标和特效治疗手段。

在发达国家,DILI 发病率估计介于(1~20)/100 000 或更低。我国 2019 年由 308 家医疗中心发表的回顾性研究报告显示我国普通人群 DILI 的年发病率为 23.8/100 000,高于西方国家。

肝损伤药物种类繁多,损伤严重程度千差万别,美国于 2012 年发布的药物性肝损伤(LiverTox)网站和我国于 2014 年发布的 HepaTox 网站,记录的常见药物的肝损伤信息,为临床医生慎重处方具有潜在肝毒性的药物及评估其风险和收益提供了重要依据。

【病因和发病机制】

已知全球有 1 100 多种上市药物具有潜在肝毒性,常见的包括非甾体抗炎药(NSAIDs)、抗感染药物(含抗结核药物)、抗肿瘤药物、中枢神经系统用药、心血管系统用药、代谢性疾病用药、激素类药物、某些生物制剂和 TCM-NM-HP-DS 等。不同药物可导致相同类型肝损伤,同一种药物也可导致不同类型的肝损伤。在欧美发达国家,NSAIDs、抗感染药物、草药和膳食补充剂(dietary supplement, DS)是导致 DILI 的常见原因。其中对乙酰氨基酚是引起急性肝衰竭最主要的原因。TCM-NM-HP-DS 或 DS 作为 DILI 的病因在全球越来越受到重视。国内报道较多的与肝损伤相关的 TCM-NM-HP-DS 有何首乌、土三七,以及治疗骨质疏松、关节炎、白癜风、银屑病、湿疹、痤疮等疾病的某些复方制剂等,而妊娠期 DILI 常见的药物有:抗高血压药物(如甲基多巴和肼屈嗪)、抗甲状腺功能亢进症药物(如丙硫氧嘧啶)、抗菌药物(尤其是四环素)和抗逆转录病毒药物等。

一、DILI 的危险因素

1. 宿主因素 包括遗传学因素和非遗传学因素。遗传学因素主要是指药物代谢酶、药物转运蛋白和人类白细胞抗原系统等的基因多态性与 DILI 相关。不同种族的患者对 DILI 的易感性可能存在差异。非遗传学因素包括年龄、性别、妊娠、基础疾病等,老年人胆汁淤积型发病率较高,肝细胞 DILI 进展为急性肝衰竭,女性和年轻患者更常需要移植。

2. 药物因素 药物的化学性质、剂量、疗程,以及药物相互作用常可影响 DILI 的潜伏期、临床表型、病程和结局。

3. 环境因素 过量饮酒可能增加度洛西汀、对乙酰氨基酚、甲氨蝶呤及异烟肼等引起 DILI 的风险。吸烟对 DILI 易感性的影响尚不清楚。

二、DILI 发病机制

DILI 发病机制复杂,往往是多种机制先后或共同作用的结果,迄今尚未充分阐明。通常可概括为药物的直接肝毒性和特异质性肝毒性作用。此外,肝脏对药物毒性的耐受、适应与易感性不同,导致其对同一药物产生不同反应。

药物的直接肝毒性是指摄入体内的药物和 / 或其代谢产物对肝脏产生的直接损伤,往往呈剂量依赖性,通常可预测,也称固有型 DILI,而药物的直接肝毒性也可进一步引起其他免疫和炎症反应的肝损伤机制。

特异质性肝毒性的发生机制复杂:①药物代谢异常机制:药物在肝脏需经肝药酶特别是细胞色素 P450(CYP450)酶系的代谢,CYP450 酶系对药物的代谢有双重性,当解毒被抑制或增强药物毒性被诱导时都可引起肝脏损伤。药物经 CYP450 酶系代谢后,与还原型谷胱甘肽、葡糖醛酸等蛋白或氨基酸结合,进一步促进其排泄,当还原型谷胱甘肽、葡糖醛酸等不足时会产生肝毒性。②遗传因素在药物性肝损伤中的作用:基因差异可使个体间肝药酶的活性表现出明显的差异,最终表现为药物代谢的多态性。CYP450 酶系是由众多 P450 酶组成的代谢酶系统,该系统中的不同酶由不同的基因编码。若某一种 P450 酶基因发生突变,则可使其表达的酶蛋白活性异常,对药物的代谢能力下降,如异烟肼慢代谢型者出现肝损伤的概率就明显高于快代谢型者。当编码谷胱甘肽合成酶的基因发生变异时,谷胱甘肽合成减少,进而可使药物或其代谢产物在体内蓄积。③药物介导免疫损伤机制:在少数特异性个体中,药物及其代谢物可能作为半抗原与肝内的特异性蛋白结合形成抗原,或在 CYP450 的作用下生成 CYP450- 药物复合物,使 CYP450 酶的活性丧失,或激活针对 CYP450 的免疫反应,通过细胞毒作用损伤肝细胞和胆管上皮细胞。此外,CYP450- 药物复合物还可被抗原提呈细胞上主要组织相容性复合体 - Ⅱ(MHC- Ⅱ)类分子所识别并与 T

细胞受体（TCR）、CD4 分子相互作用激活 T 细胞，从而激活一系列免疫反应，损伤肝细胞和胆管上皮细胞。

【诊断】

一、临床分型和表现特点

（一）临床分型

1. 固有型和特异质型 是基于发病机制的分型。固有型 DILI 具有可预测性，与药物剂量密切相关，潜伏期短，个体差异不显著，固有型 DILI 已相对少见。特异质型（IDILI）具有不可预测性，临床上较为常见，个体差异显著，与药物剂量常无相关性，临床表现多样化，多种药物可引起。

IDILI 又可分为免疫特异质性 DILI 和遗传特异质性 DILI。免疫特异质性 DILI 有两种表现，一种是超敏性，通常起病较快（用药后 1~6 周），临床表现为发热、皮疹、嗜酸性粒细胞增多等，再次用药可快速导致肝损伤；另一种是药物诱发的自身免疫性损伤，发生缓慢，体内可能出现多种自身抗体，多无发热、皮疹、嗜酸性粒细胞增多等表现。遗传特异质性 DILI 通常无免疫反应特征，起病缓慢（最晚可达 1 年左右），再次用药未必快速导致肝损伤。

2. 急性 DILI 和慢性 DILI 是基于病程的分型 急性 DILI 指 DILI 发生 6 个月内，肝功能恢复正常，无明显影像学和组织学肝功能损伤证据。慢性 DILI 是指药物性肝损伤发生 6 个月后，血清 ALT、AST、ALP 及总胆红素（TBil）仍持续异常，或存在门静脉高压或慢性肝损伤的影像学和组织学证据。在临床上，急性 DILI 占绝大多数，其中 6%~20% 可发展为慢性，胆汁淤积型 DILI 相对易于进展为慢性。

3. 肝细胞损伤型、胆汁淤积型、混合型和肝血管损伤型 ①肝细胞损伤：约占 DILI 的 90%，ALT ≥ 3 × ULN，且 R ≥ 5，临床表现类似急性病毒性肝炎，常于停药 1~2 个月恢复正常，少数并发肝衰竭者死亡率高达 90%，组织学以肝细胞坏死及汇管区淋巴细胞和嗜酸性粒细胞浸润为特征。②胆汁淤积型：ALP ≥ 2 × ULN，且 R ≤ 2，临床表现为黄疸和瘙痒，组织学以毛细胆管型胆汁淤积为特征。③混合型：ALT ≥ 3 × ULN，ALP ≥ 2 × ULN，且 2<R<5，常有黄疸，组织学改变以毛细胆管胆汁淤积伴肝细胞坏死和汇管区炎症细胞浸润为特征。若 ALT 和 ALP 达不到上述标准，则称为"肝脏生化学检查异常"。ULN 指正常值上限，R=（ALT 实测值 /ALT ULN）/（ALP 实测值 /ALP ULN）。在病程中的不同时机计算 R 值，有助于更准确地判断 DILI 的临床类型及其演变。④肝血管损伤型 DILI 相对少见，发病机制尚不清楚，临床类型包括肝窦阻塞综合征 / 肝小静脉闭塞病、紫癜性肝病、巴德 - 基亚里综合征（Budd-Chiari syndrome）、可引起特发性门静脉高压症的肝汇管区硬化和门静脉栓塞、肝脏结节性再生性增生等。某些药物具有标志性的损伤类型，例如，对乙酰氨基酚、异烟肼、双氯芬酸导致肝细胞损伤，雄激素、卡托普利、红霉素、氯唑西林导致胆汁淤积性损伤，而其他药物如苯妥英、磺胺类药物和依那普利可引起混合损伤，然而许多药物可导致多种类型的肝损伤。

（二）临床表现特点

急性 DILI 的临床表现通常无特异性。潜伏期差异很大，可短至 1 至数日、长达数月。多数患者可无明显症状，仅有血清 ALT、AST 及碱性磷酸酶（ALP）、γ- 谷氨酰转移酶（GGT）等肝脏生化指标不同程度的升高。部分患者可有乏力、食欲减退、厌油、肝区胀痛及上腹不适等消化道症状。淤胆明显者可有全身皮肤黄染、大便颜色变浅和瘙痒等。少数患者可有发热、皮疹、嗜酸性粒细胞增多甚至关节酸痛等过敏表现，还可能伴有其他肝外器官损伤的表现。病情严重者可出现急性肝衰竭或亚急性肝衰竭。慢性 DILI 在临床上可表现为慢性肝炎、肝纤维化、代偿性和失代偿性肝硬化、自身免疫性肝炎样 DILI、慢性肝内胆汁淤积和胆管消失综合征等。

二、辅助检查

1. 实验室检查 血清 ALT、AST、ALP 和 TBil 等的改变，是目前用于 DILI 诊断、分型及严重程度的主要实验室指标。鉴于在疾病进展过程中血清化学成分可能会随时间变化，应在临床表现开始时进行第一次可用的血液检测。当无 ALT 数据且没有并发可导致 AST 升高的肌肉疾病时，ALT 可被 AST 替代。AST/ALP 和 ALT/ALP 在确定肝损伤类型方面的总体一致率为 76%，在肝细胞损伤型的一致率为 96%。由于可靠性低，γ- 谷氨酰转移酶（GGT）不能用作碱性磷酸酶的替代品。此外，实验室评估应包括血清白蛋白和 INR，以评估肝损伤的严重程度。INR>1.5 表明肝衰竭即将发生。肝细胞 DILI 和无胆汁淤积证据的黄疸（AST 或 ALT>3 × ULN，ALP<2 × ULN）与急性肝衰竭（ALF）有关，导致 10% 以上患者死亡或需要移植。仅肝酶升高的程度可能不能反映肝损害的严重程度。此外，应对所有疑似诊断为 DILI 的患者进行病毒性肝炎抗体及自身免疫性肝炎抗体水平的检测。

2. 影像学检查 急性 DILI 患者，肝脏超声多无明显改变或仅有轻度增大。药物性 ALF 患者可出现肝脏体积缩小。少数慢性 DILI 患者可有肝硬化、脾大和门静脉内径扩大等影像学表现，肝内外胆道通常无明显扩张。影像学对肝窦阻塞综合征 / 肝小静脉闭塞病的诊断有较大价值，CT 平扫见肝大，增强的门静脉期可见地图状改变（肝脏密度不均匀，呈斑片状）、肝静脉显示不清、腹水等。

3. 新的生物标志物 近年报道的多种新的与 DILI 相关的血清学、生化学和组织学生物标志物，特异性差，临床应用价值尚需广泛验证。目前发现吡咯 - 蛋白加合物是诊断土三七引起肝窦阻塞综合征 / 肝小静脉闭塞病的重要生物标志物，对乙酰氨基酚有毒代谢产物 N- 乙酰基 - 对 - 苯醌亚胺和对乙酰氨基酚 - 蛋白加合物是诊断对乙酰氨基酚肝损伤的特异性生物标志物。

4. 病理组织学检查 经临床和实验室检查仍不能确诊 DILI 或需进行鉴别诊断时，行肝活检病理组织学检查有助于进一步明确诊断和评估病损程度。

三、诊断注意事项

（一）DILI 诊断的基本条件

DILI 诊断的基本条件包括：①有药物暴露史；②排除

其他原因或疾病所致的肝功能损伤；③可能有危险因素和药物说明书含有肝毒性信息；④肝脏损伤在相应的潜伏期，通常 1~4 周；⑤停药后，肝功能指标有所改善；⑥偶尔再次给药，迅速激发肝损伤。其中①②是诊断 DILI 的必要条件，③～⑥是非必要条件。

（二）RUCAM 因果关系评估量表

DILI 诊断是排除性诊断，全面、细致地追溯可疑用药史和除外其他肝损伤的病因对诊断至关重要。首先要确认存在肝损伤，其次排除其他肝病，再通过因果关系评估来确定肝损伤与可疑药物的相关程度。CIOMS 在 1989 年首次推出，1993 年修改完善的 RUCAM 量表是当前设计最合理、要素最全面、操作最方便、诊断准确率相对较高的 DILI 诊断工具，得到欧美国家的一致推荐。RUCAM 量表根据评分结果将药物与肝损伤的因果相关性分为 5 级。极可能（highly probable）：>8 分；很可能（probable）：6~8 分；可能（possible）：3~5 分；不太可能（unlikely）：1~2 分；可排除（excluded）：≤0 分。RUCAM 因果关系评估量表见表 122-1。

表 122-1 RUCAM 因果关系评估量表

RUCAM 因果关系评估量表				
药物：	初始 ALT：	初始 ALP：	R 值 = [ALT/ULN] ÷ [ALP/ULN]	
	肝损伤类型：肝细胞型（R≥5.0），胆汁淤积型（R≤2.0），混合型（2.0<R<5.0）			
	肝细胞型		胆汁淤积或混合型	评价
1. 用药至发病时间				
	初次用药	再次用药	初次用药	再次用药	计分
从用药开始				
提示	5~90d	1~15d	5~90d	1~90d	+2
可疑	<5d 或 >90d	> 15d	<5d 或 >90d	>90d	+1
从停药开始				
可疑	≤ 15d	≤ 15d	≤ 30d	≤ 30d	+1
若肝损伤反应出现在开始服药前，或停药后 >15d（肝细胞损伤型）或 >30d（胆汁淤积型），则应考虑肝损伤与药物无关，不应继续进行 RUCAM 评分				
2. 病程	ALT 峰值与正常上限之间的差值		ALP 或 TBil 峰值与正常上限之间的差值	计分
停药后				
高度提示	8d 内降低 ≥50%		不适用	+3
提示	30d 内降低 ≥50%		180d 内下降 ≥50%	+2
可疑	不适用		180d 内下降 <50%	+1
无结论	没有相关资料或在 30 天后下降 ≥50%		不变、上升或没有资料	0
与药物作用相反	30d 后下降 <50% 或再升高		不适用	−2
如果药物仍在使用				
无结论	所有情况		所有情况	0
3. 危险因子	乙醇		乙醇或妊娠	计分
饮酒或妊娠	有		有	+1
	无		无	0
年龄	年龄 ≥55 岁		年龄 ≥55 岁	+1
	年龄 <55 岁		年龄 <55 岁	0
4. 伴随用药				计分
无伴随用药，或无资料，或伴随用药至发病时间不相合				0
伴随用药至发病时间相符合				−1
伴随用药已知有肝毒性，且至发病时间提示或相合				−2
伴随用药的肝损伤证据明确（再刺激反应呈阳性，或与肝损伤明确相关并有典型的警示标志）				−3
5. 除外其他原因				计分

122

续表

• 第 I 组 (6 种病因)	• 排除组 I 和组 II 中的所有病因	+2
◦ 急性甲型肝炎 (抗 -HAV-IgM+) 或	• 排除组 I 中的所有病因	+1
◦ HBV 感染 (HBsAg 和 / 或抗 -HBc-IgM+) 或	• 排除组 I 中的 5 或 4 种病因	0
◦ HCV 感染 (抗 -HCV+ 和 / 或 HCV RNA+,伴有相应的临床病史)	• 排除组 I 中的少于 4 种病因	−2
◦ 胆道梗阻 (影像检查证实)	• 非药物性因素高度可能	−3
◦ 酒精中毒 (有过量饮酒史且 AST/ALT ≥ 2)		
◦ 近期有低血压、休克或肝脏缺血史 (发作 2 周以内)		
• 第 II 组 (2 类病因)		
◦ 合并自身免疫性肝炎、脓毒症、慢性乙型或丙型肝炎、原发性胆汁性胆管炎 (PBC) 或原发性硬化性胆管炎 (PSC) 等基础疾病,或		
◦ 临床特征及血清学和病毒学检测提示急性 CMV、EBV 或 HSV 感染		

6. 药物既往肝损伤的报告		计分
产品说明中有肝毒性报告		+2
有文献报道但产品说明中无相关信息		+1
尚无肝毒性报道		0

7. 再用药反应			计分
阳性	再次单用该药后 ALT 升高 2 倍	再次单用该药后 ALP (或 TBil) 升高 2 倍	+3
可疑	再次联用该药和曾同时应用的其他药物后,ALT 升高 2 倍	再次联用该药和曾同时应用的其他药物后,ALP (或 TBil) 升高 2 倍	+1
阴性	再次单用该药后 ALT 升高,但低于 ULN	再次单用该药后 ALP (或 TBil) 升高,但低于 ULN	−2
未做或不可判断	其他情况	其他情况	0

注:ALP,碱性磷酸酶;ALT,丙氨酸转氨酶;CMV,巨细胞病毒;EBV,EB 病毒;HSV,单纯疱疹病毒;TBil,总胆红素;ULN,正常值上限。总分意义判定:>8,极可能;6~8,很可能;3~5,可能;1~2,不太可能;≤0,可排除。

(三) 诊断流程

药物性肝损伤诊断流程见图 122-1。

(四) 严重程度分级

0 级 (无肝损伤):患者对暴露药物可耐受,无肝毒性反应。

1 级 (轻度肝损伤):血清 ALT 和 / 或 ALP 呈可恢复性升高,TBil<2.5 × ULN (2.5mg/dl 或 42.75μmol/L),且 INR<1.5。多数患者可适应。可有或无乏力、虚弱、恶心、厌食、右上腹痛、黄疸、瘙痒、皮疹或体质量减轻等症状。

2 级 (中度肝损伤):血清 ALT 和 / 或 ALP 升高,TBil ≥ 2.5 × ULN,或虽无 TBil 升高但 INR ≥ 1.5。上述症状可有加重。

3 级 (重度肝损伤):血清 ALT 和 / 或 ALP 升高,TBil ≥ 5 × ULN (5mg/dl 或 85.5μmol/L),伴或不伴 INR ≥ 1.5。患者症状进一步加重,需要住院治疗,或住院时间延长。

4 级 (急性肝衰竭):血清 ALT 和 / 或 ALP 水平升高,TBil ≥ 10 × ULN (10mg/dl 或 171μmol/L) 或每日上升 ≥ 1.0mg/dl (17.1μmol/L),INR ≥ 2.0 或 PTA<40%,可同时出现腹水、肝性脑病,或与 DILI 相关的其他器官功能衰竭。

5 级 (致命):因 DILI 死亡,或需接受肝移植才能存活。

(五) 规范诊断格式

完整的 DILI 诊断应包括诊断命名、临床类型、病程、RUCAM 评分结果、严重程度分级。例:药物性肝损伤,肝细胞损伤型,急性,RUCAM 9 分 (极可能),严重程度 3 级。

四、鉴别诊断

1. 鉴别诊断要点 DILI 临床表型复杂,几乎涵盖目前已知的所有急性、亚急性、慢性肝损伤表型。需通过细致的病史询问,结合症状、体征和病程特点、病原学检查、生化学异常模式、影像学乃至病理组织学检查等,与各型病毒性肝炎 (特别是散发性戊型肝炎)、非酒精性脂肪性肝病、酒精性肝病、自身免疫性肝炎、原发性胆汁性胆管炎、肝豆状核变性、α1 抗胰蛋白酶缺乏症、血色病等各类肝胆疾病相鉴别。

2. 特殊 DILI 的鉴别诊断 对于应用化学治疗药物或免疫抑制药物且合并乙型肝炎病毒 (HBV) 或丙型肝炎病毒 (HCV) 阳性的患者,若出现肝功能异常或肝损伤加重,应注意鉴别是 HBV 或 HCV 再激活,还是化学治疗或免疫抑制药物所致的肝损伤。

3. 与自身免疫性肝炎 (AIH) 等的鉴别 少数 DILI 患者因临床表现与经典自身免疫性肝炎相似,可出现相关自身抗体阳性,临床较难与经典自身免疫性肝炎鉴别。下列三种情况需特别注意:①在 AIH 基础上出现 DILI;②药物诱导的自身免疫性肝炎 (DIAIH);③自身免疫性肝炎样的 DILI (AL-DILI)。AL-DILI 最多见,是指肝损伤同时伴有血清免疫球蛋白显著升高,抗核抗体、抗平滑肌抗体、抗肝肾微粒体抗体 -1 阳性,偶见抗线粒体抗体阳性;往往呈慢性病程,表现为自身免疫性肝炎样症状,但急性发作也可致

122

肝衰竭,对糖皮质激素应答良好且停药后不易复发,支持自身免疫性肝炎样的 DILI 的诊断。肝组织学同样也为鉴别 AL-DILI 和经典 AIH 的主要手段之一。典型 AIH 的组织病理学特征包括,界面性肝炎、浆细胞浸润、肝细胞玫瑰花样改变和淋巴细胞淤积,而 AL-DILI 可见汇管区中性粒细胞和嗜酸性粒细胞浸润,以及肝细胞胆汁淤积。对初次发病、用药史明确、自身免疫特征明显而不能确诊者,在停用可疑药物后,可考虑糖皮质激素治疗,病情缓解后逐渐减量直至停药;随访过程中如无复发迹象则支持 DILI 诊断,若未再次用药而病情复发则多可诊断为 AIH。

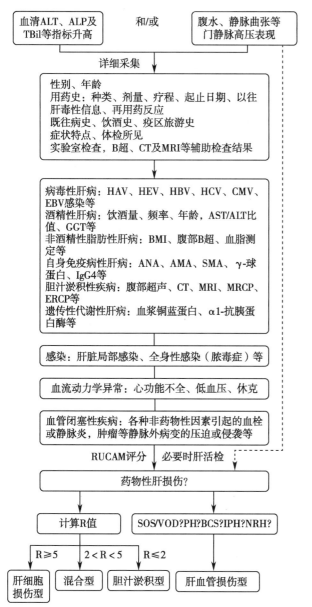

图 122-1 药物性肝损伤诊断流程

注:BCS,巴德 - 基亚里综合征;IPH,特发性门静脉高压症;NRH,结节性再生性增生;PH,紫癜性肝病;SOS/VOD,肝窦阻塞综合征 / 肝小静脉闭塞病。*R=(ALT 实测值 /ULN)/(ALP 实测值 /ULN)。

【治疗】

DILI 的基本治疗原则:及时停用可疑肝损伤药物,尽量避免再次使用可疑或同类药物;充分权衡停药引起原发病进展和继续用药导致肝损伤加重的风险;根据临床类型选用适当的药物治疗;重症患者必要时可考虑紧急肝移植。

一、停药

及时停用可疑的肝损伤药物是最为重要的治疗措施,对固有型 DILI 可停药或减少剂量。由于机体对药物肝毒性的适应性在人群中比较普遍,ALT 和 AST 的暂时性波动很常见,真正进展为严重 DILI 和急性肝衰竭的情况相对少见,为避免贸然停药可能导致原发疾病加重的风险,FDA 药物临床试验中的停药标准可供参考(出现下列情况之一):①血清 ALT 或 AST>8×ULN;② ALT 或 AST>5×ULN,持续 2 周;③ ALT 或 AST>3×ULN,且 TBil>2×ULN 或 INR>1.5;④ ALT 或 AST>3×ULN,伴疲劳及消化道症状等逐渐加重,或嗜酸性粒细胞增多(>5%)。

二、药物治疗

1. N- 乙酰半胱氨酸。成人药物性急性肝衰竭和亚急性肝衰竭早期,尽早选用 N- 乙酰半胱氨酸,可清除多种自由基,越早应用效果越好。成人一般用法:50~150mg/(kg·d),总疗程不低于 3 天。治疗过程中应严格控制给药速度,以防不良反应。因在儿童非对乙酰氨基酚引起的急性肝衰竭随机对照治疗研究中结果不一致,故不建议 N- 乙酰半胱氨酸用于儿童非对乙酰氨基酚所致药物性急性肝衰竭的治疗,尤其是 0~2 岁的患儿。

2. 糖皮质激素。对 DILI 的疗效尚缺乏随机对照研究,应严格掌握治疗适应证,宜用于超敏或自身免疫征象明显,且停用肝损伤药物后生化指标改善不明显甚或继续恶化的患者,并应充分权衡治疗收益和可能的风险。

3. 随机对照研究中异甘草酸镁可较好地降低 DILI 患者的 ALT 水平,可用于治疗 ALT 明显升高的急性肝细胞型或混合型 DILI。轻至中度肝细胞损伤型和混合型 DILI,炎症较重者可试用双环醇和甘草酸制剂;炎症较轻者可试用水飞蓟素。胆汁淤积型 DILI 可选用熊去氧胆酸或腺苷蛋氨酸。血浆置换可能是 DILI ALF 的一种选择,特别是当肝移植不可行或不可及时施行时。

4. 特殊类型。考来烯胺(消胆胺)已被用于治疗致命的来氟米特或特立氟胺诱导的 DILI,考来烯胺通过干扰来氟米特及其代谢物的肠肝循环,从而加速其消除,8g/次,3 次 /d,连续服用 11 天。左旋肉碱是丙戊酸钠诱导的肝毒性的解毒剂和 / 或丙戊酸钠诱导的高氨血症伴脑病的解毒剂,左旋肉碱以 100mg/kg 静脉注射超过 30 分钟(总量少于 6g),然后每 4 小时注射 15mg/kg,直到临床症状改善。

三、肝移植

出现肝性脑病和严重凝血功能障碍的急性/亚急性肝衰竭,以及失代偿性肝硬化,可考虑肝移植。

【预后】

急性 DILI 患者大多预后良好。慢性 DILI 的预后总体上好于组织学类型相似的非药物性慢性肝损伤。胆汁淤积型 DILI 一般在停药 3 个月~3 年恢复;少数患者病情迁延,最终可出现严重的胆管消失及胆汁淤积性肝硬化,预后不良。药物性急性/亚急性肝衰竭病死率高。Hy's 法则对判断 DILI 预后有重要参考价值。其核心内容是:若一种药物在Ⅲ期临床试验中有患者出现血清 ALT 或 AST>3×ULN 和 TBil>2×ULN 的肝细胞性黄疸,则约 10% 可发展为急性肝衰竭,应高度重视相关药物的肝毒性问题。

(胡德亮 张劲松)

参考文献

[1] 中华医学会肝病学分会药物性肝病学组.药物性肝损伤诊治指南 [J].肝脏,2015,20 (10):750-767.

[2] 中华医学会.药物性肝损伤基层诊疗指南 (2019 年)[J].中华全科医师杂志,2020,19 (10):868-875.

[3] SHEN T, LIU Y, SHANG J, et al. Incidence and etiology of drug-induced liver injury in Mainland China [J]. Gastroenterology. 2019, 156 (8): 2230-2241.

[4] European Association for the Study of the Liver. EASL clinical practice guidelines: Drug-induced liver injury [J]. J Hepatol, 2019, 70 (6): 1222-1261.

122

第 123 章
急性肠系膜缺血

急性肠系膜缺血(acute mesenteric ischemia)是由于急性肠系膜动脉、静脉阻塞或循环压力降低,不能满足肠管代谢需求,进而引起肠管缺血、坏死等一系列病理生理改变的疾病。如未及时治疗,该病将迅速进展并危及生命。急性肠系膜缺血是临床上少见但极为凶险的一类疾病。主诉与查体不符的剧烈腹痛是其早期的典型临床表现。除此而外,还可出现腹痛、发热,以及血便等症状。该病总体发病率较低,占全部急诊入院患者的 0.09%~0.2%。虽然医疗条件与技术不断更新与发展,但对该病仍存在诊断困难并缺乏有效的治疗手段,其病死率可高达 50%~80%。快速诊断和干预对于降低死亡率至关重要。尽可能地纠正根本病因、改善肠系膜灌注,以及切除坏死的肠管,并最大程度地提高患者的生存质量是治疗的根本目标。

【病因与发病机制】

造成肠系膜循环缺血的原因有很多,通常所讨论的急性肠系膜缺血多为血管内因素所致,这其中不包括孤立性肠缺血,以及粘连性肠梗阻、疝等外部压迫性因素造成的局灶性肠缺血、慢性肠系膜缺血(chronic mesenteric ischemia, CMI),缺血性结肠炎亦不属于此列。

急性肠系膜缺血有闭塞性和非闭塞性(acute nonocclusive mesenteric ischemia, NOMI)两种类型,闭塞性肠系膜缺血又可进一步细分为肠系膜动脉栓塞(acute mesenteric artery embolism, EAMI),肠系膜动脉血栓形成(acute mesenteric arterial thrombosis, TAMI)及肠系膜静脉血栓形成(mesenteric venous thrombosis, VAMI)。

一、肠系膜循环系统的解剖与生理特点

小肠的主要供血血管为肠系膜上动脉(superior mesenteric artery, SMA),此外还有部分发自腹腔动脉系统的分支血管,如胰十二指肠上、下动脉以及肠系膜下动脉。肠内血液通过门静脉回流,且内脏血液循环总量与进食状态相关:安静状态下约占心排血量的 25%,而餐后则可增加至 35% 左右。肠系膜血液约 70% 供应黏膜及黏膜下层,虽然一般条件下氧气摄取量相对较低,但肠道可以通过舒张血管进行氧利用率的自我调节,因此,小肠血供减少 50% 以上才会出现缺血表现。在肠系膜血流减少 75% 的情况下,小肠能够进行自我代偿达 12 小时,但如果肠系膜血管完全栓塞,那么肠道在 6 小时之内即可出现不可逆损伤。

二、急性肠系膜动脉栓塞(EAMI)

大约 50% 的急性肠系膜缺血患者是由急性肠系膜动脉栓塞所引起的(其中 65% 为肠系膜上动脉栓塞)。肠系膜动脉栓塞的栓子多起源于左心房,常与心律失常(如心房颤动)相关,也可由心内膜炎引起的心脏瓣膜功能障碍、菌栓脱落导致。肠系膜上动脉(SMA)起始部 3~10cm 处血管走形较为狭窄,栓子易于附着于此。

此外,20% 以上肠系膜上动脉栓塞的栓子可来源于其他内脏动脉丛,如脾动脉或肾动脉。若这些器官在 CT 血管造影(CTA)表现上发生变化常提示栓子的正确来源,此时应注意与心源性栓子进行鉴别。

三、急性肠系膜动脉血栓形成(TAMI)

因肠系膜上动脉血栓形成导致急性肠系膜缺血的患者约占 25%,主要病因为动脉粥样硬化性疾病和血脂异常,也可由血管炎、肠系膜血管内膜剥离或动脉瘤引起。血栓形成通常发生在内脏动脉的起始段,由于粥样硬化斑块的逐渐进展,肠系膜血管狭窄变形,导致动脉供血不足、组织继发缺氧,从而引起肠道平滑肌痉挛,出现肠绞痛等表现。此外,SMA 严重狭窄长期存在亦可导致侧支血管床的产生,此种变化与慢性肠系膜缺血(CMI)类似。

四、肠系膜静脉血栓形成(VAMI)

肠系膜静脉血栓形成占急性肠系膜缺血的 10% 以下,大多数患者都有可识别的危险因素。高达 50% 的患者有深静脉血栓形成或肺栓塞病史。血栓的形成可归结于 Virchow 三联征,即血流缓慢、血液高凝和血管内膜损伤。其中,最重要的是血液高凝状态,包括遗传性疾病(如因子 V Leidon、凝血酶原突变,蛋白 S、蛋白 C 缺乏症,抗凝血酶缺乏症和抗磷脂综合征等),纤溶系统关闭(失活)[如使用抗组织纤溶酶原激活剂(tPA)],恶性肿瘤和口服避孕药等。此外,门静脉高压、胰腺炎、炎症性肠病、创伤及腹部手术也是 VAMI 形成的重要因素。在这些情况下,继发于 VAMI 的肠道水肿和血管阻力增加可导致动脉血流减少,进而引起肠道缺血。

五、急性非闭塞性肠系膜缺血(NOMI)

急性非闭塞性肠系膜缺血发生在 20% 的急性肠系膜

缺血患者中,通常是由于内脏血流量降低所引起的 SMA 收缩所致。回结肠动脉受累可引起近端结肠缺血改变。NOMI 的患者通常有严重的并发症,大多数是脓毒症引起的心力衰竭。此外,低血容量状态和使用血管收缩剂可能会促进 NOMI 的发生。

六、急性肠系膜缺血危险因素

1. 急性肠系膜缺血常见危险因素 见表 123-1。

表 123-1 急性肠系膜缺血的常见危险因素

	TAMI	EAMI	VAMI	NOMI
危险因素	心房颤动 近期心肌梗死血栓 二尖瓣疾病 左室动脉瘤 心内膜炎 栓塞性疾病史	弥漫性动脉粥样硬化性疾病 餐后疼痛 体重减轻 高血压 糖尿抗磷脂综合征 雌激素异常增高病	静脉血栓栓塞引起的门静脉高压病史 口服避孕药 雌激素的使用 易栓症 胰腺炎 镰状细胞病 血液高凝 右心衰 恶性肿瘤	心力衰竭 低灌注状态 多器官功能衰竭 升压药 洋地黄 肠内营养

2. 介入性操作(有创性治疗)对急性肠系膜缺血的影响 任何介入性(特别是涉及血管的)操作都将促进急性肠系膜缺血的发生。

急性肠系膜缺血与部分手术相关,并可能是任意腹部手术的并发症。例如 VAMI 是公认的腹腔镜结直肠手术的并发症,肠系膜血管操作和腹腔内压力的升高在其病理生理过程中产生了部分作用。炎症性肠病、溃疡性结肠炎、术前使用类固醇治疗,手术时间长于 220 分钟,回结肠吻合,全直肠切除术或术后并发脓毒症等均与血栓形成相关。

急性肠系膜缺血也可出现在结肠镜检查之后。诱发因素可能包括结缔组织病、高龄、心血管疾病和免疫抑制等。禁食及肠道准备导致血容量减少,使用镇静药物使血管张力降低,以及结肠镜检查所产生的机械效应,三者共同作用引起血液低流速状态,从而导致急性肠系膜缺血发生。

对冠脉、颅内血管进行造影检查或介入操作时可引起动脉粥样硬化斑块脱落,亦有可能发生 EAMI。

急性肠系膜缺血是冠脉旁路移植术(搭桥术)(1%)或瓣膜置换后(0.2%~0.4%)的罕见并发症,其多见于老年且合并脱水的患者中。因患者的动脉系统已出现广泛的粥样硬化改变,代偿能力下降,死亡率可高达 70%~100%。

【诊断】

急性肠系膜缺血的诊断困难,特别是在临床干预最有益的早期阶段。大多数患者都合并有急性肠系膜缺血的相关风险性疾病,如缺血性心脏病、心房颤动、高血压、糖尿病或肾功能不全等,高度的疑诊是早期诊断的关键。

一、临床表现特点

腹痛(占 70%~95%)是急性肠系膜缺血的主要临床症状,主诉与查体不符的剧烈腹痛是急性肠系膜缺血早期的经典表现,其中肠系膜上动脉栓塞者多见,常伴有恶心呕吐、腹泻及血便等症状。大约 1/3 的患者会同时出现腹痛、发热和血便(或便潜血阳性)三联征。部分患者腹痛相对缓和,若同时伴有体重减轻及餐后腹痛的表现,则多提示肠系膜上动脉血栓形成。处于血液高凝状态的患者出现腹痛伴恶心、呕吐等需要考虑肠系膜静脉血栓可能。

非闭塞性肠系膜缺血患者常因病情危重(或持续伴有镇静药物作用)而无显性临床表现。此类患者若出现不明原因的腹胀、营养不耐受或胃肠道出血,提示可能存在肠缺血。部分患者或许仅表现为原有病情出现非预期性恶化,包括新出现的器官衰竭、血管活性药物的使用增加等。弥漫性腹膜炎体征在早期不具有普遍性,而一旦出现腹膜炎,则往往预示着肠坏死的发生。

二、急性肠系膜缺血的实验室检查

目前没有能够确诊急性肠系膜缺血的特异性生物标志物,但实验室检查仍有助于证实临床疑诊。

1. 白细胞计数 超过 90% 的患者白细胞计数异常升高,多数 $>15 \times 10^9$/L。

2. 血乳酸 大多数患者血乳酸水平升高(>2mmol/L),且与腹痛症状并存。持续存在的高乳酸血症常与不可逆性肠道缺血相关。但是,血乳酸正常并不能排除急性肠系膜缺血。

3. D- 二聚体 D- 二聚体是肠道缺血的独立危险因素。它可以通过纤溶反应来提示血凝块形成,以及内源性降解的实时进展。但因缺乏足够的特异性和敏感性,它尚不能作为诊断或排除的依据。

4. 其他 可能对急性肠系膜缺血的诊断有所帮助的常规实验室检查,包括高水平的淀粉酶、碱性磷酸酶,以及代谢性酸中毒等。

理想的血清标志物对急性肠系膜缺血具有高度特异性及敏感性,因此黏膜衍生物作为早期标志物最佳,其中最具发展潜力的诊断标志物是来自小肠黏膜的肠脂肪酸结合蛋白(I-FABP)、血清 α- 谷胱甘肽 -S- 转移酶(α-GST)和钴 -白蛋白结合测定(CABA)等,但尚需进一步研究来确定其临床价值。

三、急性肠系膜缺血的影像学表现

超声、X 线、CT 等影像学检查因特异性差及操作要求高等因素,对急性肠系膜缺血诊断价值有限。动脉血管造影曾是急性肠系膜缺血的最佳诊断方法,但其操作复杂且为有创性检查,还可能造成患者失去最佳的手术时机,现已较少应用。CT 血管造影(CTA)现已成为诊断急性肠系膜缺血的首选影像学检查。对于高度疑诊患者,即使存在一定程度的肾功能不全仍建议尽早行 CTA 检查。

急性肠系膜缺血典型影像学表现为肠系膜血管走向

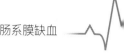

突然中断,如可见孤立的圆形充盈缺损(栓子部位),提示肠系膜上动脉栓塞。随病情进展,CTA 可见肠道不可逆的缺血表现(包括肠道扩张、肠壁增厚、内脏增强影像减弱甚至消失、肠壁及门静脉积气等)和腹腔内游离气体。NOMI 患者 CTA 可见肠道缺血及肠系膜血管周围游离气体。VAMI 患者 CTA 静脉相可直接显示肠系膜上静脉充盈缺损,提示局部血栓形成,还包括肠壁增厚、积气、脾大和腹水等相关表现。

四、鉴别诊断

1. 胆囊炎和胆石症 常有胆绞痛病史,疼痛位于右上腹,常放射到右肩部,墨菲(Murphy)征阳性,血及尿淀粉酶轻度升高。B 超、CT、MRI 或 X 线胆道造影可鉴别。

2. 消化性溃疡急性穿孔 有典型的溃疡病史,腹痛突然加剧,腹肌紧张,肝浊音界消失,X 线透视下见膈下有游离气体等。

溃疡性结肠炎 腹泻,多伴脓血便。内镜检查溃疡浅,充血,出血明显,可有假息肉,病变分布连续,绝大多数直肠受累。

4. 急性胰腺炎 急性上腹痛、恶心、呕吐、发热,血清和尿淀粉酶显著升高,CT 检查有助鉴别。

【治疗】

快速诊断和早期有效的干预对于降低死亡率至关重要,治疗的根本目的在于尽可能地纠正根本病因、改善肠系膜灌注,以及切除坏死的肠管,并最大程度地提高患者的生存质量。

一、一般性治疗

在确诊急性肠系膜缺血之后,应给予患者吸氧并对相应的临床表现进行评估,密切观察患者的尿量、精神状态、外周灌注等情况,早期实施有创(如中心静脉压、膀胱内压等)监测,并对电解质水平(特别是钾离子水平)和酸碱状态进行评估和调整,同时应持续监测乳酸水平作为疗效的评估指标。

1. 液体复苏 对于所有急性肠系膜缺血患者,无论是否存在休克症状,均应立即开始液体复苏,使组织脏器恢复足够的灌注。在疾病早期,由于毛细血管渗漏较多,患者的液体需求量很高,补液量甚至可以达到 100ml/kg 以优化肠道灌注。但为了避免过度补液和腹腔间隔室综合征的发生,应注意根据患者动态监测的水平进行实时调整。液体复苏宜以晶体液为主。羟乙基淀粉可能会增加死亡率,应避免使用。另外,血管加压药物能在一定程度上改善心脏功能,但同时会减少内脏灌注。因此,在充分的液体复苏之前不宜使用血管加压药物,如病情需要,应选择多巴酚丁胺、低剂量多巴胺、米力农等对肠系膜血流影响较小的药物。

2. 抗凝治疗 所有急性肠系膜缺血的患者,在无禁忌证条件下,均应立即开始抗凝治疗以减少血管内血栓的发生和蔓延。通常使用低分子量肝素或普通肝素进行,首剂为 80U/kg 静脉注射(总量 ≤ 5 000U),而后以 18U/(kg·h)速度维持,使活化部分凝血活酶时间(activated partial thromboplastin time,APTT)维持在正常值 2 倍以上。抗凝治疗伴随在整个治疗过程中,部分患者需终生服用抗凝药物。

3. 解除肠系膜血管痉挛 在液体复苏及抗凝治疗后建议应用血管扩张剂减轻肠系膜血管痉挛,进一步优化肠道灌注并增加组织氧供。常用的非选择性血管舒张药物,包括罂粟碱及前列腺素 E_1(PGE$_1$)。罂粟碱有效改善组织灌注并增加肠道存活率,但一般需要通过血管造影进行局部动脉内注射(通常剂量为 30~60mg/h),这在一定程度上限制了它的应用。PGE$_1$ 可通过静脉给药,首剂 20μg,继之以 60~80μg/24h 持续泵入,有研究显示应用 PGE$_1$ 的患者生存率明显提高。此外,有文献报道,以 1μg/(kg·min)的速度静脉滴注胰高血糖素,根据患者血糖变化及耐受情况逐渐增加至最高 10μg/kg 可能有助于减轻肠系膜血管痉挛,但由于总体数据较少,目前尚不足以成为常规治疗手段。

4. 抗生素 急性肠系膜缺血患者由于肠道缺血,早期即可出现黏膜屏障完整性的破坏,从而导致肠道内细菌的移位,早期应用广谱抗生素可能会减少由于细菌移位所带来的临床不良后果。

二、EAMI 与 TAMI 的治疗

1. 介入治疗 血管内介入治疗包括置入血管支架辅助血管成形或经皮腔内取栓、局部置管溶栓等。对急性肠系膜缺血患者早期进行血管内介入,后续联合药物治疗可争取良好的预后。

研究显示,对于不需要进行紧急开腹手术干预的患者,早期通过介入性血管治疗进行血运重建的成功率约为 87%。另一项研究则指出,约 67% 的患者通过介入治疗成功避免了开腹手术,而即使在剩余的约 1/3 的患者中,因肠管坏死而接受后续开腹手术,其肠道切除的平均长度亦明显缩短。因此,病情允许情况下应早期进行血管内介入治疗。

同时应注意的是,接受介入手术的患者往往需要进行后续的抗凝治疗。建议使用低分子量肝素皮下注射(0.1ml/10kg,2 次/d,连续 5 日给药),腹痛缓解后即可根据病情更换为华法林。另外,介入手术中使用支架治疗的患者同时应进行抗血小板治疗,包括口服氯吡格雷(75mg/d,疗程 3 个月)及阿司匹林(100mg/d,疗程至少 12 个月)。

2. 外科剖腹探查 腹膜炎的出现常提示肠道血管不可逆性的栓塞或肠管坏死,需要立即进行手术治疗。急性肠系膜缺血手术干预的目标包括:重新建立缺血部位血供、切除所有无功能性肠道、保存所有功能性肠道。剖腹手术中可针对病因进行血供重建,其中栓子切除术、直接或间接补片血管成形术是 EAMI 的最佳治疗手段,而 TAMI 可能需要进行搭桥手术。肠道活力是影响急性肠系膜缺血患者结局的最重要因素,迅速进行剖腹探查可直接评估肠道活力。进行液体复苏后取腹部正中位入腹探查,准确识别肠

道有无功能,对所有明确坏死的区域进行切除,保存所有功能性肠道。在不确定的情况下,术中超声或动脉造影可提供帮助。治疗团队应在综合考虑患者病情及现有医疗条件下,酌情选择恰当的治疗方案。

3. 损伤控制性手术(damage control surgery, DCS) 损伤控制性手术技术是急性肠系膜缺血患者的重要术式选择之一,老年患者亦可取得良好的效果。应根据液体复苏后患者的持续生理表现,尽早实施 DCS 以改善患者的死亡率。DCS 的目的在于重建肠系膜血运并切除明确坏死的肠管,对于无法确定活性的肠管则往往进行保留(无论是否造瘘)。DCS 术后通常不使用传统手段关腹,而是使用负压吸引装置暂时闭合腹腔。这些患者常伴随死亡三联征(酸中毒、低体温及凝血功能异常),术后往往需要转入重症监护病房(ICU)中进行持续复苏,包括动态监测乳酸清除率和中心静脉氧饱和度作为控制心排血量的指标,使用血液黏弹力技术(如血栓弹力图)来评估凝血功能以指导血液制品的使用等。待生理状态稳定后(48 小时内)再次入腹行计划性的二次探查,对首次切除的肠管末端做出进一步处理,包括吻合、造瘘或是进行额外的切除,并逐层关腹。

值得一提的是,国内外对 DCS 术中初次处理的手法不尽相同。国内在初次手术中多将末端肠管进行双腔造瘘并逐层关腹,在 ICU 中进行复苏后评估造瘘口活性以决定下一步治疗措施,若患者病情逐渐平稳且造瘘口活性良好,二次探查将取消而转为择期还瘘。而国外在初次探查手术中,多将切除肠道的末端进行旷置(并不进行吻合或造瘘),以抗菌薄膜包裹覆盖后还纳腹腔内,以负压吸引装置闭合腹腔,待 ICU 复苏后 48 小时内再次入腹,进行计划性二次

手术探查。

4. 多学科综合救治(multi-disciplinary treatment, MDT)与杂交手术 随着介入技术的发展,以及其在治疗效果上表现出的优越性,越来越多的研究者倾向使用介入治疗作为急性肠系膜缺血的一线救治手段。但由于急性肠系膜缺血患者往往病情危重且进展迅速,进行介入手术前常无法准确判断是否已经存在肠道坏死。另外,即使术中取得了技术上的成功,仍有术后血管痉挛或血管内再栓塞的可能,术后患者需要入住 ICU 进行持续液体复苏,同时密切观察病情变化。部分患者在介入手术后(通常是 24 小时或更短的时间内),病情再度恶化而需要进行二次剖腹手术以切除坏死组织。为充分运用现有技术手段,实现对急性肠系膜缺血患者最大程度的有效救治,有学者提出,在术前不明确是否存在肠坏死情况下,应快速组织 MDT,并于杂交手术室中使用腹腔镜技术进行微创探查。若明确有肠道坏死应中转开腹。否则,可先行介入治疗并进行术中观察,若随着肠系膜血运恢复、肠壁颜色恢复、肠管再次出现刺激收缩反应且存在自主蠕动,则可转回 ICU 进行相应治疗,反之则行剖腹手术对无活性的肠道进行切除。理论上而言该模式对患者损伤小而收益大,但由于腔镜条件下节段性缺血容易漏诊,且各个医疗单位的技术条件不一致,故仍未进行大规模的临床推广。

急性肠系膜缺血简易诊治流程见图 123-1。

三、VAMI 与 NOMI 的救治

1. VAMI 由于肠系膜静脉系统存在丰富的侧支循环,若 VAMI 患者不存在危及生命的肠道坏死,一般无需手

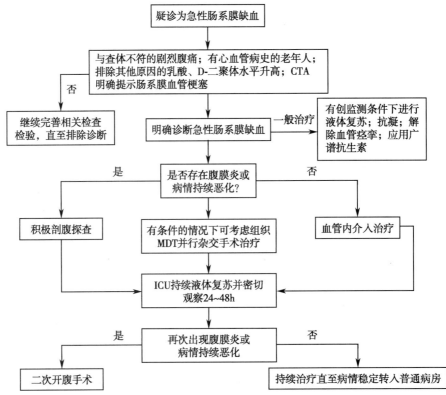

图 123-1 急性肠系膜缺血诊治流程

术治疗,仅以溶栓或抗凝治疗为主。

抗凝治疗是 VAMI 的一线治疗。使用低分子量肝素或普通肝素进行初步抗凝并维持 APTT 至目标值后(见前文"一、一般性治疗"中的"抗凝治疗"),血栓形成的复发率可从 26% 降低到 14%,死亡率则自 59% 降低到 22%。在此之后,视病情变化逐步调整为口服抗凝药,如华法林或利伐沙班等,并至少用药 6 个月以上,部分患者甚至需要终生服药。

对于 VAMI 而言,溶栓治疗在临床结果上并未显示出优势,但溶栓治疗带来的血管再通,可能会减少慢性血栓形成所引起的其他近期或远期并发症,因此有研究者提倡可直接进行溶栓治疗。目前由于总体数据有限且常相互矛盾,因此无法对其使用做出明确建议。相反,溶栓治疗的禁忌证已经明确,包括绝对禁忌证(中枢神经系统肿瘤、近期出血性脑卒中、消化道出血和未被控制的高血压)和相对禁忌证(妊娠,既往消化道出血病史及近期大手术史)。

值得注意的是,若患者症状持续不缓解或出现腹膜炎表现,仍应考虑进行介入或开腹手术治疗。

2. NOMI 对于 NOMI 患者,治疗重点在于尽可能纠正根本病因,去除引起肠系膜血管收缩的因素,改善肠系膜灌注。液体复苏、提高心排血量、改善肠道血管痉挛、全身抗凝以及减少血管加压素的使用是主要处理措施。最常见的药物仍是 PGE_1 或罂粟碱,有研究显示罂粟碱可将 NOMI 的死亡率从 70% 降至 50%~55%。如患者出现弥漫性腹膜炎表现或整体状态恶化的情况,可能需要进行介入治疗开通血管或剖腹探查以切除坏死的肠道,DCS 可作为术式选择之一。然而,通常情况下,这些患者都处于危重状态,其死亡率高达 50%~85%。

【预后】

急性肠系膜缺血预后不良。在过去的 20 年里,随着医疗条件的改善,临床检验及影像技术、介入技术及外科手术技术的飞速发展,急性肠系膜缺血的病死率已大幅度下降,但仍高达 50%~80%。

早期诊断和及时有效的干预可改善预后。诸多研究显示,发病 12 小时内对急性肠系膜缺血进行干预,其存活率相比病程超过 24 小时者明显升高:12 小时内为 100%,12~24 小时为 54%,超过 24 小时则降低至 18%。

急性肠系膜缺血患者腹痛与疾病的进展有关,腹膜刺激征则与肠道坏死或更差的预后相关。年龄(特别是 75 岁以上者)、血友病、急性肝功能不全、尿素氮升高、脓毒症和代谢性酸中毒可作为急性肠系膜缺血死亡率的独立风险因素。迄今为止,已有多种临床评分系统被提出用于急性肠系膜缺血的预后评估,但均未进行大规模验证而未被推广。

因急性肠系膜缺血入院的患者中,1 年生存率仅为 26%,其中 84% 的患者一年后会出现显著并发症,如频繁腹泻、腹胀或肠梗阻等。此外,因 EAMI 入院又存活的患者,其平均生存期也只有 52 个月。因此,治疗团队在确诊小肠(伴或不伴有结肠)血液循环系统大部分梗塞的情况下,需要考虑短肠综合征与极其严重的相关后果,特别是在不耐受长期肠外营养的老年患者中(急性肠系膜缺血所致短肠综合征患者中 13%~31% 需要长期胃肠外营养),术前术后(甚至术中)与患者和患者家属进行充分的沟通至关重要,以便达成一个双方都能接受的合理计划。

综上所述,突发与查体不符的剧烈腹痛,存在不明原因的酸中毒和 D- 二聚体升高,尤其是合并有心血管疾病(尤其是心房颤动)的老年患者,临床应高度疑诊急性肠系膜缺血,而高度疑诊是早期诊断的关键,应用影像学技术(CTA)可帮助建立诊断。在明确急性肠系膜缺血之后,应立即进行液体复苏、全身抗凝、解除肠系膜血管痉挛、抗生素等治疗,同时尽快组织 MDT(包括急诊医师、放射医师、介入医师、麻醉科医师和外科医师等),准确评估肠道活力并决定手术方式,在此过程中使用损伤控制技术和持续的重症监护至关重要。急性肠系膜缺血预后不良,对存在短肠综合征高风险患者尤其需要充分的沟通,以确定合理的治疗方案。

(金红旭 戴 晶)

参 考 文 献

中国医师协会急诊医师分会,解放军急救医学专业委员会,中华医学会急诊医学分会,等.2020 年中国急性肠系膜缺血诊断与治疗专家共识[J].中华急诊医学杂志,2020,29(10):1273-1281.

123

第 12 篇

血液系统疾病急诊

第 124 章

急性出血性疾病

第 1 节　原发免疫性血小板减少症

原发免疫性血小板减少症（immune thrombocytopenia，ITP），既往称为特发性血小板减少性紫癜（idiopathic thrombocytopenic purpura，ITP），2007 年由 ITP 国际工作组更名为原发免疫性血小板减少症。是一种复杂的多种机制共同参与的获得性自身免疫性出血疾病，约占出血性疾病总数的 1/3。ITP 的发病率为 2~10/10 万人，可发生于任何年龄阶段，男女发病率相近，育龄期女性发病率高于同年龄段男性。ITP 的发病率随年龄增长而增加，60 岁以上老年人是该病的高发人群。

【病因与发病机制】

ITP 是由于患者对自身血小板抗原免疫耐受性丢失，导致体液免疫和细胞免疫异常活化，共同介导血小板破坏加速及巨核细胞产生血小板不足，出现血小板减少。

发病机制包括：①体液免疫和细胞免疫介导的血小板过度破坏。ITP 患者，约 50%~70% 存在抗血小板自身抗体（血小板膜 GP 特异性自身抗体），其片段与血小板膜糖蛋白结合后，易被单核 - 巨噬细胞破坏。主要在脾脏。脾脏切除后，肝和骨髓成为主要场所。除血小板自身抗体介导的血小板破坏，ITP 患者的细胞毒性 T 淋巴细胞可直接溶解血小板。②体液免疫和细胞免疫介导的巨核细胞数量和质量异常，血小板生成相对不足。ITP 患者 $CD4^+/CD8^+$ T 细胞亚群失调，$CD8^+$ 杀伤 T 细胞升高，通过抑制巨核细胞凋亡，使血小板生成障碍。ITP 患者 Th2 细胞活化，刺激 B 淋巴细胞增殖，产生血小板膜 GP 特异性自身抗体，可损伤巨核细胞或抑制巨核细胞释放血小板，使血小板生成不足。

【诊断】

一、临床表现特点

ITP 患者临床表现个体差异较大，按照病程长短及临床特点，将 ITP 分为急性型和慢性型。

1. 急性型　主要见于儿童，起病急骤。多数患者发病前 1~3 周有上呼吸道等感染史，特别是病毒感染史。部分患者有畏寒、发热。最常见的临床表现为皮肤瘀点、紫癜、黏膜出血，如鼻衄、齿龈出血、口腔黏膜出血、月经过多等；当血小板 $<20 \times 10^9/L$ 时，可出现内脏出血，如消化道出血、泌尿道出血、咯血及颅内出血等。颅内出血（含蛛网膜下腔出血）表现为剧烈头痛、意识障碍、瘫痪、抽搐等，是致死的主要原因。

2. 慢性型　主要见于成人，起病隐匿。多在常规查血时偶然发现。出血倾向较轻且局限，但易反复发生。可表现为皮肤、黏膜出血，如瘀点、紫癜、瘀斑及外伤后止血不易等，鼻衄、齿龈出血很常见。部分患者可以月经过多为唯一的临床症状，长期月经过多可导致失血性贫血。严重内脏出血较少见。患者病情可因感染等而骤然加重，出现广泛、严重的皮肤黏膜及内脏出血。

乏力也是 ITP 的临床症状之一。此外，ITP 不仅是一种出血性疾病，也是一种血栓前状态，具有明显的血栓形成倾向。

二、辅助检查

1. 血小板计数（platelet count，PLT）　主要表现在血小板除数量减少，可伴有血小板功能障碍，以血小板聚集功能减低常见。多次及定期的血小板检查，可发现血小板减少的程度及变化情况。当血小板数低于 $50 \times 10^9/L$ 时，易表现出血症状；低于 $30 \times 10^9/L$ 时出血常较重；低于 $10 \times 10^9/L$ 时，自发性出血严重，甚至可出现大量内脏出血及脑出血而危及生命。

2. 骨髓检查　骨髓细胞形态学特点为巨核细胞增多或正常，伴成熟障碍，表现为巨核细胞体积变小，胞浆内颗粒减少，幼稚巨核细胞增加；有血小板形成的巨核细胞显著减少；红系及粒、单核系均正常。骨髓检查有助于排除其他引起血小板减少的血液病如再生障碍性贫血、白血病等。

3. 免疫球蛋白定量　应常规检测血清 IgG、IgA、IgM 水平。低水平的免疫球蛋白常提示常见变异型免疫缺陷病（common variable immunodeficiency，CVID）或选择性 IgA 缺陷症。应用免疫抑制剂治疗的 ITP 易与 CVID 混淆。

4. 人类免疫缺陷病毒（HIV）和丙型肝炎病毒（hepatitis C virus，HCV）检测　对疑诊为 ITP 的成人患者均应进行 HIV 和 HCV 检查，因其引起的血小板减少在临床上很难与 ITP 鉴别。

5. 血小板生成素（thermoplastic polyolefin，TPO）检测　TPO 正常或轻度升高。不作为诊断 ITP 的

常规检测方法,用以鉴别 ITP 与再生障碍性贫血或 MDS（TPO 明显升高）。

6. 血小板自身抗体检测 抗血小板自身抗体（platelet-associated immunoglobulin，PAIg）阳性，血小板相关补体（PAC₃）阳性。不作为诊断 ITP 的常规检测方法，包括单克隆抗体俘获血小板抗原（monoclonal antibody-specific immobilization of platelet antigens，MAIPA）法和流式微球法，可用以鉴别免疫性与非免疫性血小板减少，但无法鉴别原发性 ITP 与继发性 ITP。

7. 血小板寿命测定 采用核素法（^{51}Cr 或 ^{111}In 标记血小板）检查血小板寿命，ITP 患者明显缩短。

三、ITP 的诊断标准

1. 诊断要点 ITP 的诊断仍基于临床排除法，须除外其他原因所致的血小板减少。除详细询问病史及细致体格检查外，其余诊断要点如下。

（1）至少 2 次血常规检查示血小板计数减少，外周血涂片镜检血细胞形态无异常。

（2）通常脾脏不增大。

（3）骨髓检查：巨核细胞数增多或正常，伴成熟障碍。

（4）须排除其他继发性血小板减少症：自身免疫性疾病、甲状腺疾病、淋巴系统增殖性疾病、骨髓增生异常综合征（myelodysplastic syndrome，MDS）、再生障碍性贫血（aplastic anemia，AA）、各种恶性血液病、肿瘤浸润、慢性肝病、脾功能亢进、CVID、感染、疫苗接种等所致的血小板减少；血小板消耗性减少；药物诱导的血小板减少；同种免疫性血小板减少；妊娠期血小板减少；假性血小板减少及先天性血小板减少等。

（5）特殊实验室检查：①血小板糖蛋白特异性自身抗体：对抗体介导的免疫性血小板减少症有较高的特异性，可鉴别免疫性与非免疫性血小板减少，但不能区分原发与继发免疫性血小板减少。②血小板生成素（TPO）水平测定：有助于 ITP（TPO 水平正常）和骨髓衰竭性疾病（TPO 水平升高）的鉴别诊断。

对疑诊 ITP 患者推荐的基本评估和特殊实验室检查详见表 124-1。

2. 出血程度分级 应用出血评分系统量化 ITP 患者出血情况及风险评估。该系统分为年龄和出血症状两个部分（表 124-2）。ITP 患者的出血评分 = 年龄评分 + 出血症状评分（所有出血症状中最高的分值）。

表 124-1 成人原发免疫性血小板减少症诊断推荐的实验室检查项目及临床意义

检查项目	临床意义
基本评估	
外周血细胞计数、网织红细胞计数	网织红细胞计数有助于合并贫血患者的鉴别诊断
外周血涂片	依据血细胞形态及数目可鉴别多种原因所致血小板减少症
HBV、HCV、HIV 血清学检测	鉴别病毒感染所致血小板减少症
血清 IgG、IgA、IgM 水平测定（应用 IVIg 治疗前）	鉴别普通变异型免疫缺陷病（CVID）
骨髓检查（细胞形态学、活检、染色体、流式细胞术）	①鉴别 AA、MDS、各种恶性血液病、肿瘤骨髓浸润等所致血小板减少；②用于常规治疗无效患者及脾切除前疾病重新评估。
抗核抗体谱	鉴别继发免疫性血小板减少症
抗磷脂抗体	鉴别抗磷脂抗体综合征
甲状腺功能及抗甲状腺抗体	鉴别甲状腺功能异常相关血小板减少
凝血系列	除外 DIC 等凝血障碍性疾病，指导临床治疗
特殊实验室检查	
血小板糖蛋白特异性自身抗体	①鉴别非免疫性血小板减少；②常规治疗无效患者及脾切除前疾病重新评估；③指导 IVIg 治疗
血清 TPO 水平测定	①鉴别不典型 AA、低增生 MDS；②用于常规治疗无效患者及脾切除前疾病重新评估
幽门螺杆菌测定	适用于幽门螺杆菌高发地区或有明显消化系统症状的患者
直接抗人球蛋白试验	适用于贫血伴网织红细胞增高患者除外 Evans 综合征
细小病毒、EB 病毒、巨细胞病毒核酸定量	适用于常规治疗无效患者疾病重新评估

注：HBV，乙型肝炎病毒；HCV，丙型肝炎病毒；HIV，人类免疫缺陷病毒；IVIg，静脉注射免疫球蛋白；DIC，弥散性血管内凝血；TPO，血小板生成素；AA，再生障碍性贫血；MDS，骨髓增生异常综合征。

表 124-2 成人原发免疫性血小板减少症出血评分系统

分值	年龄 / 岁		皮下出血 (瘀点 / 瘀斑 / 血肿)		黏膜出血 (鼻腔 / 齿龈 / 口腔血疱 / 结膜)			深部器官出血			
	≥65	≥75	头面部	其他部位	偶发、可自止	多发、难止	伴贫血	内脏(肺、胃肠道、泌尿生殖系统)			中枢神经系统
								无贫血	伴贫血	危及生命	
1	√			√							
2		√	√		√						
3						√		√			
5							√		√		
8										√	√

3. 按疾病发生的时间及其治疗情况,ITP 分为新诊断的 ITP、持续性 ITP 和慢性 ITP 三期 ①新诊断的 ITP:确诊后 3 个月以内的 ITP 患者。②持续性 ITP:确诊后 3~12 个月血小板持续减少的 ITP 患者。包括没有自发缓解的患者和停止治疗后不能维持完全缓解的患者。③慢性 ITP:血小板持续减少超过 12 个月的患者。

此外,还要关注重症 ITP(PLT<10×10⁹/L,伴活动性出血,或出血评分 ≥ 5 分)与难治性 ITP(对一线治疗药物、二线治疗中的促血小板生成药物及利妥昔单抗治疗均无效,或脾切除无效 / 术后复发,进行诊断再评估仍确诊为 ITP 的患者),这两种特殊情况。

【治疗】

一、治疗原则

遵循个体化原则,从阻止血小板过度破坏和促进血小板生成这两方面入手,鼓励患者参与治疗决策,在治疗不良反应最小化基础上、提升血小板计数至安全水平,减少出血事件,关注患者健康相关生活质量(health-related quality of life,HRQOL)。

1. 对于 PLT>30×10⁹/L,无出血表现且不从事增加出血风险工作、无出血风险因素的 ITP 患者,可予观察随访。若患者有活动性出血症状(出血症状评分 ≥ 2 分),不论血小板减少程度如何,都应给予治疗。

2. 增加出血风险因素:①高龄和长 ITP 病史;②血小板功能缺陷;③凝血障碍;④高血压;⑤外伤或手术;⑥感染;⑦抗血小板、抗凝或非甾体药物治疗。

3. ITP 患者部分临床常规操作或手术及接受药物治疗时血小板计数参考值(表 124-3)。

二、紧急治疗

ITP 患者发生危及生命的出血(如颅内出血)或需要急诊手术时,应迅速提升血小板计数至安全水平。可静脉注射免疫球蛋白(intravenous immunoglobulin,IVIg)1g/

kg×1~2 天、静脉甲泼尼龙 1 000mg/d×3d 和重组人血小板生成素(rhTPO)每日 300U/kg 皮下注射治疗。上述措施可单用或联合应用,并及时予以血小板输注。其他紧急治疗措施包括,长春碱类药物、急症脾切除、抗纤溶药物、控制高血压、口服避孕药物控制月经过多、停用抗血小板药物等。

表 124-3 ITP 患者部分临床常规操作或手术及接受药物治疗时血小板计数参考值

临床常规操作或手术及接受药物治疗	血小板计数参考值
龈上洁治术及深度清洁	≥(20~30)×10⁹/L
拔牙或补牙	≥(30~50)×10⁹/L
小手术	≥50×10⁹/L
大手术	≥80×10⁹/L
神经外科大手术	≥100×10⁹/L
单一抗血小板或抗凝治疗	≥(30~50)×10⁹/L
抗血小板联合抗凝治疗	≥(50~70)×10⁹/L

三、一线治疗

1. 糖皮质激素 ①大剂量地塞米松(high-dose,HD-DXM):40mg/d×4d,口服或静脉给药,无效或复发患者可重复 1 个周期。治疗过程中注意监测血压、血糖水平,注意预防感染及消化道溃疡。②泼尼松:每日 1mg/kg(最大剂量 80mg/d,分次或顿服),起效后应尽快减量,6~8 周内停用,减停后不能维持疗效的患者考虑二线治疗。如需维持治疗,泼尼松的安全剂量不宜超过 5mg/d。2 周内泼尼松治疗无效的患者应尽快停药。HD-DXM 治疗 7 天内反应率明显高于泼尼松,但两者持续反应率、严重出血的改善无明显差异。

糖皮质激素依赖:指需要 5mg/d 以上泼尼松或频繁间断应用糖皮质激素维持 PLT ≥ 30×10⁹/L 或避免出血。

以下患者慎用：高龄、糖尿病、高血压、青光眼、HBV-DNA 复制水平较高的患者。应用 HD-DXM 的同时建议给予抗病毒药物，以预防疱疹病毒、乙型肝炎病毒（HBV）等再激活。长期应用糖皮质激素可发生高血压、高血糖、急性胃黏膜病变等不良反应；部分患者可出现骨质疏松、股骨头坏死，应及时进行检查并给予二膦酸盐预防治疗。注意糖皮质激素对精神健康的影响，定期评估患者治疗期间 HRQOL（抑郁、疲劳、精神状态等）。

2. 静脉注射免疫球蛋白（IVIg） 主要用于：①紧急治疗；②糖皮质激素不耐受或者禁忌证的患者；③妊娠或分娩前。推荐 400mg/（kg·d）×5d 或 1g/（kg·d）×1~2d。有条件者可行血小板糖蛋白特异性自身抗体检测，有助于判断 IVIg 的疗效。IVIg 慎用于 IgA 缺乏和肾功能不全的患者。

四、二线治疗

1. 促血小板生成药物 包括重组人血小板生成素（recombinant human thrombopoietin，rhTPO）、艾曲波帕（eltrombopag）和罗米司亭（romiplostim）等。此类药物于 1~2 周起效，有效率可达 60% 以上，停药后疗效一般不能维持，需要进行个体化的维持治疗。①重组人血小板生成素（rhTPO）：300U/（kg·d）×14d，皮下注射给药，有效患者行个体化维持。治疗 14 天仍未起效的患者应停药。②艾曲波帕：25mg/d 空腹顿服，治疗 2 周无效者加量至 50mg/d（最大剂量 75mg/d），进行个体化药物调整，维持血小板计数 ≥ $50 × 10^9$/L。最大剂量应用 2~4 周无效者停药。

对于 1 种促血小板生成药物无效或不耐受患者，更换其他促血小板生成药物或采用序贯疗法可能使患者获益。

2. 抗 CD20 单克隆抗体 利妥昔单抗（rituximab）有效率 50% 左右，长期反应率为 20%~25%。有 2 种常用给药方案：①标准剂量方案：375mg/m² 静脉滴注，每周 1 次，共 4 次，通常在首次用药后 4~8 周内起效。②小剂量方案：100mg 静脉滴注，每周 1 次，共 4 次，或 375mg/m² 静脉滴注 1 次，起效时间略长。利妥昔单抗原则上禁用于活动性乙型肝炎患者。

3. rhTPO 联合利妥昔单抗 推荐 rhTPO 300U/（kg·d）×14d；利妥昔单抗 100mg 静脉滴注，每周 1 次，共 4 次。对糖皮质激素无效或复发患者总有效率为 79.2%，中位起效时间为 7 天，6 个月持续反应率为 67.2%。

4. 脾切除术 适用于糖皮质激素正规治疗无效、泼尼松安全剂量不能维持疗效及存在糖皮质激素应用禁忌证的患者。脾切除应在 ITP 确诊 12~24 个月后进行，术中留意有无副脾，如发现则应一并切除。

术前须对 ITP 的诊断进行重新评估，建议行单克隆抗体俘获血小板抗原（MAIPA）技术和 TPO 水平检测。推荐对术后血小板计数上升过高、过快者进行血栓风险评估，对中高危患者给予血栓预防治疗。

有条件的患者脾切除 2 周前可行疫苗接种（肺炎双球菌、脑膜炎奈瑟菌、流感嗜血杆菌）。

五、三线治疗

1. 全反式维甲酸（all-trans retinoic acid，ATRA）联合达那唑 ATRA 20mg/d（分 2 次口服），达那唑 400mg/d（分 2 次口服），二者联合应用 16 周。糖皮质激素无效或复发患者的 1 年持续有效率约 62%，中位起效时间为 5 周，患者耐受性良好。

2. 地西他滨 3.5mg/（m²·d）×3d 静脉滴注，间隔 3 周后再次给药，共 3~6 个周期，治疗 3 个周期无效患者应停用。总有效率约为 50%，6 个月持续反应率约为 40%，不良反应轻微。

3. 其他 一、二线治疗无效（包括不适合或不接受脾切除的患者），仍需治疗以维持安全的血小板水平的患者，宜选择个体化治疗方案。可选择环磷酰胺、联合化疗、吗替麦考酚酯及干细胞移植、血浆置换等治疗。而硫唑嘌呤、环孢素 A、达那唑、长春碱类等药物因缺乏足够的循证医学证据，可根据医师经验及患者状况进行个体化选择。

六、疗效判断

1. 完全反应（complete response，CR） 治疗后血小板计数 ≥ $100 × 10^9$/L 且无出血表现。

2. 反应（response，R） 治疗后血小板计数 ≥ $30 × 10^9$/L，比基础血小板计数增加至少 2 倍，且无出血表现。

3. 无效（no response，NR） 治疗后血小板计数 < $30 × 10^9$/L，或血小板计数增加不到基础值的 2 倍，或出现出血症状。

4. 复发 治疗有效后，血小板计数降至 $30 × 10^9$/L 以下，或降至不到基础值的 2 倍，或出现出血症状。

5. 持续反应（durable response，DR） 患者疗效维持至开始治疗后 6 个月及以上。

6. 早期反应 治疗开始 1 周达到有效标准。

7. 初步反应 治疗开始 1 月达有效标准。

8. 缓解 治疗开始后 12 个月时血小板计数 ≥ $100 × 10^9$/L。

在定义 CR 或 R 时，应至少检测 2 次血小板计数，间隔至少 7 天。定义复发时至少检测 2 次，其间至少间隔 1 天。

成人原发免疫性血小板减少症诊治流程见图 124-1。

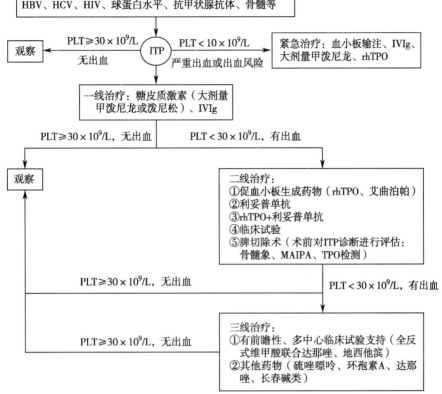

图 124-1　成人原发免疫性血小板减少症(ITP)诊治流程

注：HBV,乙型肝炎病毒；HCV,丙型肝炎病毒；HIV,人类免疫缺陷病毒；IVIg,静脉注射免疫球蛋白；TPO,血小板生成素；rhTPO,重组人血小板生成素；MAIPA,单克隆抗体俘获血小板抗原。

(邹佳桐　曹　钰)

参考文献

中华医学会血液学分会止血与血栓学组. 成人原发免疫性血小板减少症诊断与治疗中国指南 (2020)[J]. 中华血液学杂志, 2020,41 (8): 617-623.

第 2 节　继发性血小板减少性紫癜

继发性血小板减少性紫癜是由药物、毒素、感染导致或继发于其他疾病引起血小板减少，表现为皮肤黏膜出血症及血小板减少的疾病。患者发病前有服药、感染、输血史等，并可伴有原发病相关表现。

根据起病缓急可分为急性型和慢性型。按病因与发病机制可将继发性血小板减少性紫癜分为血小板生成不足与破坏增多两大类。

【病因与发病机制】

一、血小板生成不足

1. 遗传性血小板减少症（hereditary thrombocytopenia,HT） 是一组临床表现差异较大的遗传性疾病,临床表现为不同程度的血小板减少,也可同时存在红细胞、白细胞的异常,有些合并骨骼等畸形。包括类型：①巨大血小板综合征(Bernard-Soulier syndrome)；②湿疹 - 感染 - 血小板减少综合征(Wiscott-Aldrich syndrome)；③非肌性肌球蛋白重链 9(MYH9)相关性疾病(MYH9-RD)：为一组常染色体显性遗传性疾病,由 *MYH9* 基因突变所致,包括 4 种综合征：May-Hegglin 异常、Fechtner 综合征(Fechtner syndrome,FS)、Sebastian 血小板综合征(Sebastian platelet syndrome,SPS)和 Epstein 综合征。其共同表现为血小板减少和巨大血小板。由于病因不同还可表现为白细胞包涵体、神经性耳聋、间质性肾炎和先天性白内障等异常。④血小板生存异常症(Murphy-Oski-Gardner syndrome);⑤Alport 综合征(为常染色体显性遗传,患者有血小板减少、巨大血小板、神经性耳聋及肾炎)等。

2. 药源性血小板减少症(drug-induced thrombocytopenia,DITP) 是由于某些药物长期大剂量使用致使周围血液中血小板计数减少而导致的出血性疾病,病死率较高;临床特点是皮肤瘀斑,黏膜出血,骨髓中巨核细胞改变。常见于环磷酰胺、白消安、甲氨蝶呤、利福平、奎宁、奎尼丁、阿昔单抗等药物。根据发病机制分为:①骨髓抑制性血小板减少症,如抗肿瘤药、苯妥英钠、雌激素、吩噻嗪等。②免疫性血小板减少症,某些药物具有抗原性,进入人体后,人体可产生药物依赖性抗体,作用于血小板致其破坏,如肝素、磺胺、干扰素、替罗非班和依替巴肽等。

3. 感染相关的血小板减少症 是由于病毒、细菌、立克次体、支原体、真菌及其他病原体等通过其内、外毒素可直接破坏血小板,或通过还可能抑制巨核细胞使血小板生成减少。最新研究发现病原体感染导致的血小板凋亡,也是血小板减少的重要因素;其中病原体对血小板的直接破坏和使巨核细胞直接受损,导致血小板生存时间缩短和巨核细胞产生血小板减少及血小板消耗增多是其发生的主要原因。各种类型的病原感染患者均会出现血小板急剧降低的病症,其中较为常见的为革兰氏阴性菌感染,重度感染患者血小板进行性下降会引起凝血功能障碍,出血发生率增加,住院时间延长,病死率上升,当血小板低于 $20 \times 10^9/L$,需紧急处理。根据临床指南可输注血小板进行治疗,也可通过输注重组人血小板生成素、重组人白细胞介素等治疗方法提升血小板。

4. 维生素 B_{12}、叶酸缺乏 常见于妊娠期、巨幼红细胞性贫血、溶血性贫血和重症患者。在妊娠中、晚期,由于胎儿的生长发育,使叶酸的需要量增加,孕妇可出现叶酸缺乏。溶血性贫血时,由于骨髓造血系统旺盛,叶酸需求增加,常可出现叶酸缺乏。现已明确,叶酸也是制造血小板所必需的物质,叶酸缺乏常引起血小板减少。细胞合成脱氧核糖核酸(deoxyribonucleic acid,DNA)过程中,维生素 B_{12} 和叶酸是重要辅酶,危重患者由于摄入不足,消耗增加,可出现维生素 B_{12} 和叶酸含量的相对不足,导致血小板生成减少、巨幼细胞性贫血和高同型半胱氨酸血症。重症监护室的患者骨髓活检多见叶酸与维生素 B_{12} 缺乏样改变。维生素 B_{12} 缺乏的患者常常伴随出现神经系统症状,叶酸缺乏可见恶性贫血和精神异常。血常规结果显示三系减少,骨髓穿刺结果呈现骨髓增殖活跃特点,及时补充维生素 B_{12} 和叶酸可缓解上述症状。

5. 先天性再生障碍性贫血 临床上可表现有身体畸形(如拇指畸形),在早期并不一定有全血细胞减少,早期可仅表现为生长发育迟缓,确诊时间也并非全部在儿童期,同时可存在内脏畸形(如先天性心脏病、肾脏畸形等)。见于以下疾病:范可尼贫血(Fanconi anemia,FA)、先天性角化不良症(Dyskeratosis congenita,DC)、Estren-Dameshek 综合征、Fanconi-Zinsser 综 合 征、Halt-Oran 综 合 征、Shwachman-Diamond-Syndrome(SDS)、先天性纯红再生障碍性贫血(Diamond-Blackfan anemia,DBA)及先天性巨核细胞增生不良性血小板减少症(congenital amegakaryocytic thrombocytopenia,CAMT)、重症先天性粒细胞缺乏症(severe congenital neutropenia,SCN)等。

6. 获得性再生障碍性贫血 该疾病可导致全血细胞下降,除外先天性再生障碍性贫血者为获得性再生障碍性贫血,但无骨髓异常细胞浸润或纤维化,并能排除放射线或化疗导致的骨髓抑制。我国儿童再生障碍性贫血中 90% 以上为获得性再生障碍性贫血。目前,物理放射线所致骨髓衰竭已经排除于再生障碍性贫血的范围之外,绝大多数获得性再生障碍性贫血原因不明。获得性再生障碍性贫血的"免疫介导"致病机制是在多种未知原因的作用下,诱发体内 T 细胞分化与功能异常,导致 Th1 细胞功能亢进,同时产生高水平的 γ- 干扰素和肿瘤坏死因子,导致骨髓干细胞免疫损伤和造血衰竭。

7. 继发性再生障碍性贫血 见于放射线、化学药物所致再生障碍性贫血,血小板减少的恢复可能在红细胞与白细胞恢复后 3 至 9 个月才出现,偶尔血小板减少长期不恢复。

8. 阵发性睡眠性血红蛋白尿(paroxysmal nocturnal hemoglobinuria,PNH) 是一种获得性溶血性贫血,是由位于 X 染色体上的 *PIG-A* 基因突变导致的获得性造血干细胞克隆性疾病,其病理缺陷是糖基磷脂酰肌醇(glycosylphosphatidylinositol,GPI)合成异常而致由 GPI 锚连在血细胞膜上的一组锚连蛋白(CD55、CD59 等)缺失,导致造血功能衰竭,使全血细胞减少;临床主要表现为血管内溶血、骨髓衰竭、血栓并发风险、显著血红蛋白尿等。

9. 血小板减少症伴桡骨缺失综合征(thrombocytopenia with absent radius syndrome,TAR 综 合征) 是常染色体隐性遗传性疾病,临床表现伴有血小板数量减少、双侧桡骨缺损外,还存在其他骨骼异常,包括尺骨缺损、肱骨和足部骨骼异常。1/3 患者存在先天性心脏病,多为法洛四联症和房间隔缺损。患者染色体 1q21 有一小片段缺失,但该片段的单一缺失并不致病。血小板严重减少,骨髓中仅偶见巨核细胞。

10. 获得性纯巨核细胞再生障碍性血小板减少性紫癜(acquired pure amegakaryocytic thrombocytopenic purpura,AATP) 临床表现为血小板明显减少同时伴有巨核细胞数目降低,白细胞和血红蛋白常未见明显异常,该病多与巨核细胞增生障碍、干细胞内在缺陷及免疫调节异常相关。由于未知原因导致自身免疫性抗体的产生,抗体作用于巨核细胞使巨核细胞数减少。

11. 酒精性血小板减少症 慢性酒精中毒患者常有血小板减少,可不伴有维生素缺乏、贫血及脾大。血小板数可低至 $10 \times 10^9/L$。巨核细胞数可正常或减少。酒精通过抑制巨核细胞而引起血小板生成减少,也可引起周围血中的血小板破坏过多。

12. 缺铁性贫血 虽然缺铁时常有血小板增多,但严重缺铁性贫血患者可有轻至中度血小板减少,也有重度血小板减少(<$9 \times 10^9/L$)的报道,给铁剂后血小板上升。故铁

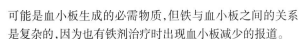

可能是血小板生成的必需物质,但铁与血小板之间的关系是复杂的,因为也有铁剂治疗时出现血小板减少的报道。

13. 高压性血小板减少 潜水员在高水压下潜水后,血小板可减少至原始血小板数的 75%,且持续 3 天。

14. 其他 下列疾患可有血小板生成减少:恶性贫血、X 射线损伤、骨髓转移癌、白血病、淋巴瘤、尿毒症、骨髓纤维化、其他广泛性骨髓异常性疾患。

二、血小板破坏或丢失增多

(一)非免疫性破坏增多

1. 血栓性血小板减少性紫癜(thrombotic thrombocytopenic purpura,TTP) 是一种少见的血栓性微血管病,起病急骤,以微血管病性溶血性贫血(microangiopathic hemolytic anemia,MAHA)、血小板减少为主要特征,可出现神经系统症状、发热、肾功能异常。实验室检查异常包括血涂片上可见破碎红细胞,比例>1%,血浆中 ADAMTS13 活性下降至 10% 以下和出现自身抗体。未及时治疗的患者病死率可达 90%,临床上易误诊。在疾病的发展过程中,微血管损伤和血小板聚集,对内皮细胞造成损伤。vWF 裂解蛋白酶缺乏或受到抑制时,致使超大 vWF 多聚物(ultralarge multimers of von Willebrand factor,UL-vWF)不能被裂解成正常长度的多聚体。

2. 肝素诱导的血小板减少症(heparin induced thrombocytoPenia,HIT) 是在应用肝素类药物过程中出现的、由抗体介导的肝素不良反应,直接引起可逆性血小板聚集,聚集的血小板滞留于血管内,引起一过性血小板减少,发生率平均约 2%,多在应用肝素后 2~15 天内发生。可引发静、动脉血栓形成,常有多发性血栓栓塞及出血。严重者甚至导致死亡。其机制在于血小板释放的血小板第 4 因子(PF4)与肝素分子结合形成 PF4- 肝素复合物(PF4-H)后发生构象改变,可刺激免疫细胞产生应答,释放抗 PF4-H 抗体,与 PF4-H 结合形成大分子复合物。当其血浆浓度显著增高时,引起血小板持续活化形成微血栓,并释放血小板微粒。

HIT 分为 I 型和 II 型,I 型为良性过程,使用肝素后的 2 天左右出现,血小板计数轻度降低,不会导致血栓或出血事件,多可自行恢复,不需要停药和特殊处理;HIT II 型为免疫相关性,其主要特征是血小板计数显著降低、可伴有严重血栓栓塞风险,其中血栓形成及栓塞并发症是导致 HIT 患者死亡和病残的主要原因。

3. 先兆子痫及子痫 原因未明,为妊娠高血压综合征合并 DIC。由高凝状态开始,继而出现低凝状态及出血,血小板减少,PT 延长,3P 试验阳性。半数先兆子痫患者有血小板减少而常无 DIC 证据。

4. 弥散性血管内凝血(disseminated intravascular coagulation,DIC) 各种原因引起的 DIC,都导致血小板被消耗而减少。当慢性 DIC 的病因不明显时,偶然可能被误诊为 ITP。

5. 甲状腺功能亢进症 因甲状腺素刺激网状内皮系统使其阻留功能增加,血小板破坏增多。

6. Kasabach-Merritt 综合征 巨大海绵窦状血管瘤导致血小板减少。虽然多数病例均在婴儿期发现,但血小板减少可到儿童甚至成人后才变得明显。血小板在血管瘤内破坏显然是血小板减少的原因。

7. 其他非免疫性血小板消耗或破坏增多 见于血液被稀释、体外循环、缺氧状态(如发绀性先天性心脏病、急性呼吸窘迫综合征、慢性阻塞性肺疾病等)、烧伤、脂肪栓塞、肾小球性肾炎、主动脉瓣病变、腹膜与静脉的分流术、肺动脉导管(导管处的静脉血栓形成而消耗了血小板)、低温、出血、蛇咬伤、脾功能亢进、感染(病毒、细菌或原虫直接破坏血小板)、药物直接破坏血小板,(如瑞斯托霉素、Hematin "血质"、鱼精蛋白、博来霉素等)、婴儿巨大血管瘤(大量血小板在血管瘤内被破坏)等。

(二)免疫性破坏增多

1. 系统性红斑狼疮(SLE) 循环血液内可有抗血小板抗体存在,破坏血小板。约 1/3 的 SLE 患者有血小板减少。其中狼疮抗凝物为一种免疫球蛋白,能作用于血小板的磷脂,引起血小板破坏。

2. 新生儿同种免疫性血小板减少症(neonatal alloimmune thrombocytopenia,NAIT) NAIT 是由于同种免疫性因素导致胎儿血小板减少的一种疾病,新生儿严重血小板减少(血小板计数<50×10⁹/L),临床表现为发病急伴全身广泛出血,皮肤可出现瘀点和瘀斑,实验室检查结果提示血小板抗体阳性、血小板显著减少,常导致胎儿和新生儿出现严重血小板减少症及颅内出血。

3. 伊文思综合征(Evans's syndrome) 是自身免疫性溶血性贫血(AIHA),是一种由免疫系统对抗自身红细胞或血小板,导致红细胞及血小板的破坏过多,并能引起紫癜等出血性倾向的一种病症。本病的特点是自身抗体的存在,而造成溶血性贫血及血小板减少性紫癜。

4. 药物及化学物所致免疫性血小板减少症 奎宁、奎尼丁、许多抗生素(如青霉素、头孢菌素、林可霉素、链霉素、万古霉素、利福平等)、磺胺类、甲基多巴、肝素、金盐、许多镇痛剂(如阿司匹林、吲哚美辛、保泰松等)、杀虫剂、昆虫咬伤、干扰素、异烟肼、利多卡因、吗啡、雷尼替丁、硝酸甘油等引起患者体内产生"药物依赖性血小板抗体",此种抗体在有相应药物存在时破坏血小板。

5. 输血后的血小板减少症 由于输入血液中含有同种异体抗血小板抗体,破坏受血者的血小板,可在输血后立即出现血小板减少。或由于输入血中的血小板抗原刺激受血者产生抗血小板抗体,使血小板大量破坏,常在输血后 5~8 天内出现血小板减少及严重出血。

6. 肿瘤所致的自身免疫性血小板减少症

7. 周期性血小板减少性紫癜 由于血小板自身抗体的周期性产生所致。

8. 人类免疫缺陷病毒相关性免疫性血小板减少性紫癜(HIV-related immune thrombocytopenic purpura) 在 HIV 感染者或 AIDS 患者,其血浆中的抗 HIV 抗体可作用于血小板膜的 GPIIb/IIIa,引起血小板减少、有人称"HIV 相关 ITP"。

【诊断】

继发性血小板减少性紫癜的诊断,应依据其病史、临床表现及实验室检查,确定其引起血小板减少的原因或原始疾患。当病因或原始疾患较明显时,诊断并不困难,但有时病因或原始疾患较隐匿,应注意查找,全面细致考虑,以免误诊。下面列出部分疾病的诊断要点。

1. 叶酸缺乏所致妊娠期血小板减少症 常在妊娠中、晚期出现血小板减少,血清叶酸定量测定减少,口服叶酸片治疗有效。

2. 阵发性睡眠性血红蛋白尿 可有全血细胞减少,溶血,酸化血清溶血试验(Ham 试验)阳性。CD55、CD59 测定阳性。

3. 肝素相关性血小板减少症 ①肝素耐受性增加;②肝素使用过程中血小板进行性下降,可伴有多发性血栓栓塞;③体外肝素诱导血小板聚集试验阳性。若为阴性,可做高、低浓度肝素的 5-HT 释放试验,可获得阳性;④停用肝素后血小板恢复正常;⑤血小板功能分析试验和 HIT 抗体检测。

4. Evans 综合征 有自身免疫性溶血性贫血伴自身免疫性血小板减少症。抗人球蛋白试验(Coombs 试验)阳性。

5. 药物所致免疫性血小板减少症 有应用药物史,患者血清内可查出"药物依赖性血小板抗体"。

6. 输血后的血小板减少症 有输血史。测定患者血小板血型,如果为 PIAI 抗原阴性,则输血后患者易产生抗血小板抗体,因正常人约有 98% 血小板血型为 PIAI 阳性。

7. 获得性免疫缺陷病毒相关性免疫性血小板减少性紫癜 血小板减少可为轻度或极重度。巨核细胞数正常或增多。血小板自身抗体(PAIg)增多,且常较 ITP 增多更明显。抗血小板抗体的间接试验常阳性。测定患者血清中 HIV 抗体为阳性。艾滋病的接触史,常不易从病史中获得,凡原因不明的血小板减少症,如有检查条件,最好进行抗 HIV 抗体检查(包括抗 HIV-1 型及 3 型抗体)。

【治疗】

继发性血小板减少性紫癜的治疗,应除去病因及积极治疗原发疾病。下面列出部分疾病的治疗方法。

1. 血小板生存异常症 脾功能亢进导致血小板减低者切脾治疗有效;Kasabach-Merritt 综合征则采用血管瘤切除术,不宜手术者可采用放射疗法,可使血小板恢复正常。

2. 血栓性血小板减少性紫癜 急性 TTP 患者不建议输注血小板,因其可加重病情。血浆置换是 TTP 的基础治疗,一旦高度怀疑 TTP,应及早进行血浆置换。血浆置换不仅可以补充 TTP 患者体内所缺乏的 ADAMTS13,同时也能清除体内抗 ADAMTS13 的自身抗体、超大 vWF(UL-vWF)多聚物、促炎性因子、毒素和一些未知的血管内皮细胞损伤因子。

糖皮质激素具有稳定血小板和内皮细胞膜,抑制 ADAMTS13 抗体产生的作用,常用的糖皮质激素是甲泼尼龙,标准剂量 1mg/(kg·d)。

环孢素 A 可促进 ADAMTS13 的分泌和提高其活性,有效预防特发性 TTP 的复发。抗 CD20 单抗——利妥昔单抗,用于治疗难治性 TTP 患者。对于血浆置换治疗无效或免疫介导复发的 TTP 患者,指南推荐应用利妥昔单抗,甚至可与血浆置换、糖皮质激素共同联合作为危重患者的一线治疗。

对症治疗 TTP 患者多数伴有轻至中度贫血,当血红蛋白<70g/L 或贫血临床症状明显时,可给予输注去白细胞悬浮红细胞改善贫血症状。

3. 肝素相关性血小板减少症 HIT 患者应停用肝素,并接受非肝素类抗凝药物治疗,特别是存在继发血栓风险的患者,HIT 治疗分为初始治疗阶段和维持治疗阶段。初始抗凝治疗药物主要是胃肠外给药的比伐芦定、阿加曲班和磺达肝癸钠,维持治疗多以华法林替代,孕妇可使用磺达肝癸钠。

急性或亚急性 HIT 患者需行紧急心脏手术时,推荐使用比伐芦定。非 PCI 患者不建议静脉注射负荷量,初始维持剂量 0.15mg/(kg·h),维持目标活化部分凝血活酶时间(APTT)水平于基线的 1.5~2.5 倍或活化凝血时间(ACT)>300 秒。需行 PCI 治疗的 HIT 或 HITY 患者,建议首先静脉推注负荷剂量比伐芦定 0.75mg/kg,然后以 1.75mg/(kg·h),静脉滴注至 PCI 后 3~4 小时;应用比伐芦定 5 分钟后监测 ACT,维持 ACT>300 秒。之后如需继续应用,减量至 0.2mg/(kg·h)静脉滴注 20 小时。

4. 先兆子痫及子痫 孕期应密切监测血小板的变化,若血小板>50×10⁹/L,不必治疗;若血小板维持在(30~50)×10⁹/L,无出血症状者不必治疗;若血小板<30×10⁹/L,应用糖皮质激素、丙种球蛋白、输注血小板。

5. 新生儿同种免疫性血小板减少症 采用肾上腺皮质激素、输注血小板、大剂量丙种球蛋白输注,必要时换血治疗。

6. 输血后紫癜 可采用血浆置换或换血疗法,使患者血浆中抗体下降,血小板数在 1~4 天内回升。宜采用 PIAI 阴性的新鲜血液进行换血。另外,肾上腺皮质激素及大剂量丙种球蛋白输注也可试用。

7. 人类免疫缺陷病毒相关性免疫性血小板减少性紫癜 血小板计数可偶然出现自发性恢复正常。有人曾强调对艾滋病患者给予皮质激素是有危险性的,但常规剂量的皮质激素对有些患者是可耐受的。多数患者对大剂量丙种球蛋白输注有暂时疗效。用长春新碱治疗 Kaposi 肉瘤后,血小板数也增多。

8. PNH PNH 的传统治疗主要是控制临床症状,预防血栓发生,采用环孢素 A、肝素抗凝、糖皮质激素、抗胸腺免疫球蛋白(ATG)、化疗和骨髓移植等药物或方法。重组人源型抗补体蛋白 C5 单克隆抗体(eculizumab)是首个批准用于靶向治疗 PNH 的补体抑制剂,特异性地结合到人末端补体蛋白 C5 阻断炎症因子的释放,并可改善炎症和促凝血并发症。依库丽单抗(ravulizumab)目前是第一款也是唯一一款长效型补体抑制剂,它通过抑制终末补体级联反应中的 C5 蛋白从而防止溶血的发生,2018 年获得美国 FDA 的批准用于治疗 PNH。

9. 获得性纯巨核细胞再生障碍性血小板减少性紫癜(AATP) AATP 是以巨核细胞早期前体细胞内在缺陷为基础的免疫介导性疾病,细胞、体液免疫均参与其中,临床上对于应用激素或丙种球蛋白治疗无效,建议采用环孢素 A、雄激素或联合 ATG,环孢素 A 可能于数周或数月后起效,对于无效者应警惕向其他血液系统疾病转化。对于有合适供者的严重难治性 AATP,造血干细胞移植有可能使其获得根本性缓解。

(牛振东 曹钰)

参考文献

[1] 全军重症医学专业委员会. 中国成人重症患者血小板减少诊疗专家共识 (2020)[J]. 解放军医学杂志, 2020, 45 (5): 457-474.

[2] BA T, LEVY J H, WADA H, et al. Differential diagnoses for sepsis-induced disseminated intravascular coagulation: Communication from the SSC of the ISTH [J]. J Thromb Haemost, 2019, 17 (2): 415-419.

[3] 中国血栓性疾病防治指南专家委员会. 中国血栓性疾病防治指南 [J]. 中华医学杂志, 2018, 98 (36): 2861-2888.

[4] 中国医师协会心血管内科医师分会血栓防治专业委员会. 肝素诱导的血小板减少症中国专家共识 (2017)[J]. 中华医学杂志, 2018, 98 (6): 408-417.

第 3 节 血小板功能障碍性疾病

血小板有黏附、聚集、释放及参与凝血过程 4 种主要功能,当某一功能不足时,称为血小板功能障碍性疾病。某些血小板功能障碍性疾病,也可同时伴有血小板数量的减少或增多。

【病因与发病机制】

按病因与发病机制可将血小板功能障碍性疾病分类如下。

一、遗传性或先天性血小板功能障碍性疾病

根据血小板体积大小分三类。

1. 小血小板(MPV<7fl) 有湿疹 - 感染 - 血小板减少综合征(Wiskott-Aldrich 综合征)和 X- 连锁血小板减少症。前者为伴性隐性遗传病,男性患病。有湿疹、血小板减少、小型血小板及感染。由于细胞及体液的免疫功能缺陷而引起感染。常在早年死于颅内出血、感染或淋巴瘤。

2. 正常血小板(MPV 7fl~11fl) 血小板无力症(thrombasthenia,又称 Glanzmann's 病):为常染色体隐性遗传,它为血小板膜糖蛋白(GP)Ⅱb/Ⅲa 减少或质的异常。血小板贮存池病(storage pool disease):为常染色体显性遗传,包括致密颗粒缺乏、灰色血小板综合征及致密体与 a 颗粒复合缺乏。血小板活化缺陷症:环氧合酶、血栓素合成酶缺乏,如阿司匹林样缺陷(aspirin-like disorder,轻型血小板病),这类患者的血小板对花生四烯酸的聚集消失,故有花生四烯酸代谢相关的异常。已发现有缺乏环氧合酶者,或缺乏 TXA_2 合成酶者,或对 TXA_2 缺乏反应者。血小板磷脂缺乏症:PF_3 缺乏,即因子 Va、Xa 的结合部位缺乏。此外,还有家族性血小板疾病 / 急性髓性白血病,先天性无巨核细胞性血小板减少征,无巨核细胞性血小板减少伴桡骨 - 尺骨骨性联接,血小板减少症伴桡骨缺失综合征,常染色体显性血小板减少症等。

3. 大血小板(MPV>11fl) Bernard-Soulier 综合征,为常染色体隐性遗传。Velocardiofacial/DiGeorge 综合征、2B 型血管性血友病(von willebrand disease type 2b)、良性地中海大血小板性血小板减少症、红细胞增生不良性贫血伴血小板减少症、X- 连锁血小板减少伴地中海贫血、Paris-Trousseau-Jacobsen 综合征、MYH-9 相关疾病(May-Hegglin 异常、Sebastian 血小板综合征、Fechtner 综合征、Epstein 综合征)、灰色血小板综合征、Montreal 血小板综合征、大血小板性血小板减少伴血小板型糖蛋白 A 表达。

二、获得性血小板功能障碍性疾病

获得性血小板功能障碍非常多见,常见的如下。

1. 血液病 慢性骨髓增殖性疾病;急性白血病(血小板常有体积增大,微管与颗粒减少,促凝活性降低。可能由于血小板膜上的受体减少,使其对肾上腺素、ADP、胶原与凝血酶诱导的聚集缺陷。血小板释放功能也可减低);骨髓增生异常综合征;球蛋白异常血症(多发性骨髓瘤异常的球蛋白增多,吸附在血小板上,引起血小板功能异常。巨球蛋白血症可能由于异常的球蛋白被吸附在血小板上,引起血小板功能异常);获得性 VWD;获得性贮存池病等。

2. 肝病 肝细胞受损后,除有凝血因子减少、肝素类物质增多及纤溶活性增高外,血小板对 ADP 与凝血酶的聚集与释放反应降低。

3. 尿毒症 患者可有出血时间延长伴血小板功能障碍,常见于严重的尿毒症患者。多种可能的机制已经得到证实。有趣的是血细胞比容直接影响尿毒症患者的出血时间。该病患者血小板黏附、聚集及血小板因子 3 的功能异常,可能由于患者血浆中存有过多的有害的代谢产物所致。透析治疗后血小板功能可恢复正常。

4. 药物或其他化学物质所致血小板功能障碍 已知能引起血小板功能障碍的药物等有:阿司匹林、吲哚美辛、保泰松、双嘧达莫、布洛芬、右旋糖酐、盐酸异丙嗪、氯苯那敏、利多卡因、可卡因、肝素、纤维蛋白原降解产物、米帕林

124

（阿的平）、琥珀酸钠氢化可的松、咪唑、非诺洛芬（苯氧苯丙酸）、萘普生（甲氧萘丙酸）、磺吡酮（苯磺唑酮）、PGI_2、PGD_1、PGE_1、茶碱、华法林、氯贝丁酯（安妥明）、维生素 E、青霉素及其衍生物、抗组胺药物、抗血清素药物、呋塞米、丙咪嗪、氯丙嗪、愈创甘油醚（此药含于咳嗽糖浆内）、硝基普鲁士酸盐及乙醇等。上述药物除阿司匹林外，在临床上较少引起出血。

5. 血库储存缺陷 因血液储存条件及时间引起血小板功能障碍。

6. 食物所致血小板功能障碍 常见如下。

（1）在四川成都市发现一种出血病，食用黑木耳后出现鼻衄及紫斑。因黑木耳中含有某种物质，能抑制血小板，使血小板对 ADP 及肾上腺素的聚集及释放减低，停吃黑木耳 2 天后，血小板聚集功能可恢复正常。

（2）其他食物：许多食物食用后能抑制血小板聚集，包括不饱和脂肪（如植物油、海洋动物油等，能影响前列腺素合成，使抑制性前列腺素增加）、大蒜（影响血小板的理化特性）、洋葱（使 TXA_2 合成减少）、酒（使 TXA_2 合成减少）、咖啡（使 cAMP 增多）及姜（机制未明）等。

7. 其他 血小板功能障碍也可见于恶性贫血、先天性心脏病、各种感染性疾病、恶性肿瘤、血管内溶血、DIC、手术、休克、体外循环、维生素 C 缺乏病、SLE、I 型糖原贮积症、淀粉样变等。

【诊断】

自幼发病的，应考虑遗传性可能。获得性血小板功能障碍性疾病常有其原发病病史、临床症状及实验室检查结果可作诊断根据。有时忽略其病史及临床表现，常可漏诊或误诊。对有出血症状的患者，如有用药史、食用某种食物史（如黑木耳、酒等）、X 线接触史、传染病史及手术史等时，应考虑是否为这些因素所致的血小板功能障碍。部分疾病的诊断标准如下。

一、血小板无力症

全国第五届血栓止血学术会议提出的标准如下。

1. 临床表现 ①常染色体隐性遗传；②自幼有出血症状：表现为中度或重度皮肤黏膜出血（女性可有月经过多），外伤后出血不止。

2. 实验室检查 ①血小板数正常，血片上血小板散在分布，不聚集成堆；②出血时间延长；③血块收缩不良或正常；④血小板聚集试验，加 ADP、肾上腺素、胶原、凝血酶、花生四烯酸均不聚集，加瑞斯托霉素的聚集正常或减低；⑤血小板膜 GP Ⅱb/ Ⅲa 减少或有质的异常。

二、巨大血小板综合征

全国首届血栓止血学术会议提出的标准如下。

1. 临床表现 ①轻至中度皮肤、黏膜出血；②常染色体隐性遗传；③肝脾不大。

2. 实验室检查 ①血小板减少伴有巨大血小板；②出

血时间延长；③血小板聚集试验：Ris 的聚集消失、其他诱聚剂的聚集基本正常；④血小板玻珠滞留试验可减低；⑤血块收缩正常；⑥ vWF 正常；⑦血小板膜缺乏 GP Ⅰb；⑧排除继发性巨血小板症。

【治疗】

一、遗传性或先天性血小板功能障碍性疾病

目前还无根治的方法，仅能对症治疗或设法预防及减少出血。

1. 预防出血 避免外伤尽量避免不必要的手术，禁用抑制血小板的药物（如阿司匹林等），禁吃黑木耳等食物。

2. 对症治疗 表浅部位出血，可采用局部压迫止血法。鼻出血可用冷冻治疗或局部填塞压迫止血。月经过多或阴道出血可采用口服避孕药或肌内注射丙酸睾酮。

3. 刺激骨髓血小板生成

4. 切脾治疗 对湿疹 - 感染 - 血小板减少综合征及血小板生存异常（脾脏破坏）有效。

5. 输注冷沉淀剂 对贮存池疾病及 Hermansky-Pudlak 综合征有控制出血的效果，其机制未明。

6. 输注血小板悬液 对严重出血者应输注血小板悬液。每 8~10U 手工血小板能使患者的血小板数提高 $10 \times 10^9/L$。在严重出血或手术前应将患者血小板数提高到 $50 \times 10^9/L$ 以上，以后每日输注 1 次，维持数日（手术后应维持至伤口愈合）。

二、继发性血小板功能障碍性疾病

1. 除去病因 停用可疑药物。疑为 X 线所致者，应停止 X 线接触。积极治疗原发疾病。

2. 预防出血及对症治疗 方法与遗传性或先天性血小板功能障碍性疾病者相同。必要时可输注血小板悬液。手术前后应禁吃黑木耳，以预防伤口出血。

（王 婷 张 钰 邵宗鸿）

第 **4** 节　血栓性血小板减少性紫癜

血栓性血小板减少性紫癜（thrombotic thrombocytopenic purpura，TTP）是一组较少见的弥散性微血管血栓 - 出血综合征。临床以血小板减少性紫癜、微血管性溶血性贫血、神经精神症状、肾脏损害和发热，典型五联征表现为特征。TTP 的主要发病机制涉及，血管性血友病因子（vWF）裂解金 属 蛋 白 酶 ADAMTS13（a disintegrin and metalloprotease with thrombospondin-1-like domains）活性缺乏、血管内皮细胞 vWF 异常释放、血小板异常活化等方面。ADAMTS13 功

124

能缺乏最常见于抗 ADAMTS13 自身抗体所致,也可见于 *ADAMTS13* 基因的双等位基因突变的先天性形式遗传疾病。典型病理改变为小血管中广泛血栓形成,致使小血管阻塞,引起相应供血组织、器官缺血性改变。其与溶血尿毒症综合征(hemolytic uremic syndrome,HUS)同属血栓性微血管病(TMA)范畴。

1924 年 Moschcowitz 描述了第一例 TTP 类似疾病,后逐渐有病例报道。本病发病率约为 4.5/100 万,近年来发病率有上升趋势。TTP 多发生于女性,男女比例约为 1∶2,发病年龄多在 30~40 岁之间,黑种人及肥胖人群高发。

【病因与发病机制】

ADAMTS13 是一种重要的酶,在肝星状细胞中合成,其唯一已知的功能是调节 vWF 多聚体。根据导致 ADAMTS13 缺乏的机制将 TTP 进一步分为两类:根据 ADAMTS13 活性缺乏的原因,TTP 分为先天性 TTP 和获得性 TTP 两种。先天性 TTP 主要为 *ADAMTS13* 基因突变导致的 ADAMTS13 绝对缺乏,在感染、应激或妊娠等情况下诱发。获得性 TTP 占大多数,其中大部分由自身抗体介导,又称为免疫性 TTP,多数学者认为抗体的产生与基因易感性和环境共同作用导致机体免疫紊乱有关。

TTP 患者全身广泛形成微血管性血栓,这种血栓主要由血小板聚集而成,还包含大量 von Willebrand 因子(vWF)抗原和极少量(或不含有)纤维蛋白。血浆中大多数 vWF 多聚体来源于内皮细胞。vWF 结合于血小板糖蛋白 Ⅰ b/Ⅸ/Ⅴ 上 Ⅰ bα 成分诱导血小板聚集,且 vWF 分子越大其 Ⅰ bα 结合位点越容易暴露,促进血小板黏附和聚集作用越强。正常情况下,vWF 多聚体分子被 ADAMTS13 切割,阻止异常增大的 vWF 进入血液循环。但在 TTP 患者循环血中发现很多大分子 vWF,可能由于 vWF 编码基因突变或其他原因,导致 ADAMTS13 的裂解位点(位于 vWF 单体亚单位 842-843 酪氨酸和蛋氨酸之间的肽键)消失,异常增大的 vWF 进入血液循环,导致 TTP 发生。

先天性(遗传性)TTP 患者是由位于染色体 9q34 上编码 ADAMTS13 等位基因产生突变所致,临床可见到纯合子或双杂合子,患者血浆中通常存在异常增大的 vWF 多聚体。有研究在超过 150 例患者中发现了约 200 种致病突变,这些突变跨越了整个 *ADAMTS13* 基因。错义突变最常见(59%),其次为无义突变(13%)、缺失(13%)、剪接位点突变(9%)和插入(6%)。患者血浆中的 ADAMTS13 活性通常为零或测不出。大多数严重家族性 ADAMTS13 缺乏患者在婴幼儿时期就会发作 TTP;而另一部分患者,TTP 发病年龄较大,或在第一次妊娠时诱发,也有少部分基因携带者终生不发作,其原因可能是 ADAMTS13 在体内的生理活性较体外检出活性高。

获得性(免疫介导性)TTP 患者多病因不清,在 TTP 急性发作时和复发时血浆中的 ADAMTS13 活性可低于 10%,疾病恢复后,ADAMTS13 活性可恢复正常。40%~80% 患者血浆中出现抑制该酶活性的 IgG 抗体,IgG4 亚型最常

见,其次是 IgG1,也有少量抗体为 IgA 和 IgM 型,且各种抗体滴度越高预后越差,器官受累越严重。在 TTP 急性发作期间,约 75% 的病例可检测到游离抗 ADAMTS13 的 IgG。不同抗体作用的位点各异,有的直接作用于 ADAMTS13 序列的 N 末端,有的作用于 C 末端,有报道作用于 C 末端的抗体导致 TTP 血小板减少更为严重。

获得性 TTP 的主要继发因素包括:妊娠、自身免疫性疾病、恶性肿瘤、胰腺炎、器官移植、某些药物、重症感染等。

【诊断】

一、临床表现特点

1. 出血 以皮肤、黏膜为主,严重者可有内脏或颅内出血。

2. 微血管病性溶血性贫血 多为轻中度贫血,可伴黄疸,反复发作者可有脾大。

3. 神经精神症状 表现为意识紊乱、头痛、失语、惊厥、视力障碍、谵妄、偏瘫以及局灶性感觉或运动障碍等,以发作性、多变性为特点。

4. 肾脏损害 可出现蛋白尿、血尿、管型尿,血尿素氮及肌酐升高。严重者可发生急性肾衰竭。

5. 发热

事实上,急性 TTP 的临床特征可能异常多样化,来自全球各种登记研究的大型队列研究表明,只有不到 10% 的急性 TTP 患者表现为"五联征"。此外,心脏受累也比较常见,在接受有效治疗之前,患者极易发生心搏骤停而死亡,血清 TnI 是常用的检测指标。如未能给予及时有效的治疗,多器官功能衰竭接踵而至。消化系统症状可能由于胃肠道缺氧所致,同时患者还会出现乏力、衰弱等全身症状。半数以上患者出现出血。少数患者出现呼吸困难、胸痛、咳嗽等症状。

家族性 TTP 较少见,一般幼年发病,通常每 3 周发作一次(称为慢性复发性 TTP)。部分患者,家族倾向在很长时间并不明显。获得性 TTP 多发生于成人,通常为单次急性发作,11%~36% 患者此后不定期发作。TTP 可以发生于少部分应用 ticlopidine(一种血小板腺苷二磷酸受体抑制剂)及其结构类似物 clopidogrel 治疗的动脉栓塞患者,通常在治疗开始后数周内出现。在应用丝裂霉素、奎尼丁、骨髓或器官移植,全身照射或联合化疗的部分患者中,可能出现肾脏或广泛血栓,导致 TTP。本病偶可发生于妊娠(尤其是妊娠后期)或围产期,以及造血干细胞移植患者。

二、实验室检查

1. 血常规检查 不同程度贫血,外周血涂片可见异形红细胞及碎片(>1%),网织红细胞计数大多增高;血小板计数显著降低,半数以上患者 $PLT < 20 \times 10^9/L$。

2. 血液生化检查 血清游离血红蛋白和间接胆红素升高,血清结合珠蛋白下降,血清乳酸脱氢酶明显升高,尿

胆原阳性。血尿素氮及肌酐不同程度升高。肌钙蛋白 T 水平升高见于心肌受损者。

3. 凝血检查 APTT、PT 及纤维蛋白原检测多正常，偶有纤维蛋白降解产物轻度升高。

4. 血浆 ADAMTS13 活性及 ADAMTS13 抑制物检查 检测 ADAMTS13 活性是对疑似 TMA 患者进行的首项检测。需要严重的 ADAMTS13 缺乏（定义为活性水平 <10%）来确诊 TTP。尽管已经开发了多种测定方法，但基于 FRETS-vWF73 的测定法最常用于临床，并被认为是 ADAMTS13 活性的推荐方法。当证实 ADAMTS13 活性严重不足时，下一步的研究是确定是否存在 ADAMTS13 的自身抗体，用于鉴别获得性（免疫介导性）TTP 和先天性 TTP，具有重要的治疗意义。在缓解期持续存在严重 ADAMTS13 缺乏且未检测到抑制性自身抗体的患者中，应进行 *ADAMTS13* 基因分析以确诊先天性 TTP。

5. Coombs 试验阴性

三、诊断要点

目前，TTP 的诊断需具备以下各点。

1. 具备 TTP 临床表现。如微血管病性溶血性贫血、血小板减少、神经精神症状"三联征"，或具备"五联征"。临床上需仔细分析病情，力争早期发现与治疗。

2. 典型的血细胞计数变化和血生化改变。贫血、血小板计数显著降低，尤其是外周血涂片中红细胞碎片明显增高；血清游离血红蛋白增高，血清乳酸脱氢酶明显升高。凝血功能检查基本正常。

3. 血浆 ADAMTS13 活性显著降低，在获得性 TTP 患者中常检出 ADAMTS13 抑制物。部分患者此项检查正常。

4. 排除溶血尿毒症综合征（HUS）、弥散性血管内凝血（DIC）、HELLP 综合征、Evans 综合征、子痫等疾病。

四、诊断注意事项

典型 TTP 具有五联征：神经精神异常、肾衰竭和发热、血小板减少、微血管病性溶血性贫血。约有 66% 患者在初诊时出现神经系统症状，包括昏迷、癫痫，或仅出现轻微头痛等。部分患者在治疗过程中出现精神症状，仅 19% 患者自始至终无神经精神系统症状。肾功能不全发生率约为 9%，其中 45% 表现为血清肌酐水平增高。TTP 急性发病时，常伴有发热，且异常增大的 vWF 多聚体介导广泛的血小板聚集，导致血小板减少，通常低于 $20 \times 10^9/L$。然而，实际工作中，具备血小板减少、红细胞碎片和 LDH 升高"三联征"即可诊断 TTP。这些异常的严重程度反映了血小板在微血管中聚集的范围。红细胞破碎（红细胞碎片或盔状细胞）可能是血流通过血小板聚集阻塞微血管所致，这直接导致了 TTP。血清 LDH 的升高主要来源于缺血导致的坏死组织及溶解的红细胞。

【治疗】

包括病因治疗和对症治疗，由于部分 TTP 为获得性

TTP，因此治疗病因至关重要，如妊娠相关 TTP 适时终止妊娠，感染相关 TTP 应用抗生素，肿瘤相关 TTP 给予化疗等。只有有效驱除诱因才能达到标本兼治的治疗效果。但无论对于何种 TTP，在最初的 72 小时内都有生命危险，需紧急救治。治疗原则：在诊断明确或高度怀疑本病时，不论轻型或重型都应尽快开始积极治疗。首选血浆置换治疗，其次可选用新鲜（冰冻）血浆输注和药物治疗。对高度疑似和确诊病例，输注血小板应十分谨慎，仅在出现危及生命的严重出血时才考虑使用。

1. 血浆置换 血浆置换是 TTP 最为有效的治疗方法，治疗有效率达 81%~96%，有效减少了永久性器官损害，TTP 总死亡率由 85%~90% 降至 10%~20%。由于 TTP 病情极为凶险，延迟治疗可导致早期死亡，及时启动血浆置换可预防早期死亡。因此在临床工作中一旦拟诊 TTP 就应迅速进行血浆置换，以免延误病情，导致患者死亡。

血浆置换是提供足够水平的 ADAMTS13，同时去除患者血浆中异常增大的 vWF 多聚体、ADAMTS13 抗体。有研究中心推荐使用 1.5 倍循环量（或 40~60ml/kg）的血浆连续置换 3 天，以后每天以 1 倍循环量的血浆置换直至疾病得以控制（症状缓解、PLT 及 LDH 恢复正常），后逐渐延长置换间期，3 天、7 天，半个月甚至 1 个月 1 次方可停用。对于个别难治性 TTP，血浆置换可增加至每天 2 次，每次置换一个循环血量的血浆，后逐渐减少置换次数。有人提出血小板正常 2 天后可停止血浆置换，采用泼尼松维持治疗，剂量为每日 1mg/kg。

对无条件进行血浆置换的临床机构，或由于患者自身病情不能耐受血浆置换时，可以给予输注新鲜血浆，20~40ml/（kg·d）。事实上输注新鲜冰冻血浆、24 小时内新鲜血浆及去除冷沉淀的血浆疗效相当，均能补充金属蛋白酶 ADAMTS13，治疗有效率为 31%~46%，远低于进行血浆置换。因此 TTP 患者尽量进行血浆置换，如不能立即进行血浆置换，可将输注血浆作为有效的支持治疗，为血浆置换赢得时间。

血浆置换疗效判定：通常神经系统症状好转是治疗有效的最早期表现，随后 LDH 下降，血小板数量恢复，贫血纠正，肾功能恢复通常较慢。

2. 免疫抑制治疗 部分获得性（免疫介导性）TTP 存在高滴度针对 ADAMTS13 的自身抗体，单用血浆置换仅能作为"保命"治疗，维持疗效还需联合免疫抑制治疗。以下药物均作为血浆置换协同药物，需与血浆置换同时应用。

（1）糖皮质激素：临床工作中发现大部分 TTP 患者是由抗体介导的 ADAMTS13 减少所致，因此使用糖皮质激素抑制抗体作用。泼尼松常用剂量为每天 1mg/kg，该剂量也可用作后期维持治疗。病情较重者可给予甲泼尼龙 125mg/次，每日 2~4 次。如症状仍无明显好转，或短期好转后再次加重，可将激素剂量增加至甲泼尼龙每天 1 000mg，连用 3 天，再减量。部分学者认为由于肿瘤、感染等因素引发的 TTP 与抗体产生无明显相关性，该部分患者应慎用激素。

（2）利妥昔单抗（抗 CD20 抗体）：该药也是针对抗体介导的 TTP，它能特异性抑制 B 淋巴细胞产生抗 ADAMTS13

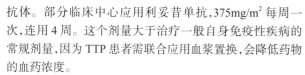

抗体。部分临床中心应用利妥昔单抗,375mg/m² 每周一次,连用 4 周。这个剂量大于治疗一般自身免疫性疾病的常规剂量,因为 TTP 患者需联合应用血浆置换,会降低药物的血药浓度。

利妥昔单抗应用于血浆置换联合激素治疗无效的患者,有效率达 50%。有研究显示利妥昔单抗应用越早患者受益越多,它能够有效恢复 ADAMTS13 活性,缩短治疗时间,维持血浆置换的疗效,减少 1 年内复发率,但该药并不能阻止远期复发。有学者推荐利妥昔单抗作为难治复发 TTP 的一线用药。

对于乙肝病毒感染的 TTP 患者慎用利妥昔单抗,且应用拉米夫定 100mg/d 抗病毒直到利妥昔单抗治疗后 6 个月。

(3)硼替佐米:该药可有效降低 TTP 患者激活的 B 淋巴细胞和浆细胞,还可有效减少 ADAMTS13 抗体的产生,提高 ADAMTS 活性。该药多用于难治复发的 TTP 患者。

(4)其他免疫抑制治疗:如上述治疗无效可加用其他免疫抑制治疗,如环孢素 A、环磷酰胺、长春新碱等,最后可选择脾切除治疗。

3. 替代治疗 主要应用于家族性 TTP 患者,多为儿童。输注新鲜冰冻血浆,输注去冷冻沉淀血浆或者经有机溶剂和洗涤剂处理后的血浆,均能起治疗和预防作用。一般金属蛋白酶在血浆中的半衰期为 2 天,结合到内皮细胞表面后,半衰期可能延长至 3 周。输注血浆 10~15ml/kg 每 2~3 周一次,可将 ADAMTS13 活性增至 5%~10%,防止疾病复发。

重组 ADAMTS13 替代治疗,能够补充有活性的 ADAMTS13,恢复对 vWF 的降解作用,该药已进入临床前期使用阶段。

4. 其他治疗 ①成分血输注,特别是血小板输注一直备受争议,认为其是引发 TTP 的罪魁祸首,可以加重微血管血栓,应尽量避免血小板输注。但也有学者认为如出现严重的血小板减少或贫血,特别是有威胁生命的出血或颅内出血时,成分血输注不是绝对禁忌。②对抗血小板聚集药(如阿司匹林、潘生丁等)的应用观点也不一致,因其可导致血小板减少患者出血,因此多数学者持慎用的态度。③叶酸:在溶血发作期,应给予叶酸 5mg/d。④新药治疗:N- 乙酰半胱氨酸(N-acetyl cysteine,NAC),该药可通过破坏 vWF 多聚体内二硫键将其迅速降解,动物模型治疗有效,也有救治难治性 TTP 的报道。vWF 抑制剂(nanobody ALX-0681)能抑制 vWF 诱发的血小板聚集,阻止微血管血栓形成,从而有效治疗 TTP,现仍在临床试验阶段。⑤此外,仅 5% 的正常血浆 ADAMTS13 浓度就能阻止或减少部分 TTP 发作,基因治疗可能使反复发作的遗传性 TTP 患者长期缓解。⑥卡普赛珠单抗(caplacizumab)是首个获批专门治疗 TTP 的一种纳米抗体药物,靶向 vWF 的 A1 结构域,抑制 vWF 与血小板 GPⅠb 受体的结合,从而减低 vWF 介导的血小板黏附和消耗,改善 TTP 症状。作为一种新型药物,将 caplacizumab 纳入临床治疗标准的一个局限性是其费用较高。

总体讲,非遗传因素引起的 ADAMTS13 缺乏相关性 TTP 血浆置换效果好,有效率达 89%~100%,死亡率 8%~19%;而非 ADAMTS13 缺乏相关性 TTP(如感染、恶性肿瘤等继发的 TTP)血浆置换效果差,有效率仅为 54%~82%,死亡率高(18%~56%),但复发率低(8%)。重度 ADAMTS13 缺乏 TTP 患者临床症状较重,复发率高(36%~43%),1 年内最易复发。一般复发后的 TTP 没有初发凶险,临床症状和实验室指标均较轻,血浆置换达到缓解的次数也明显减少。孕期妇女是 TTP 发生的危险人群,且以往发生过 TTP 的妇女妊娠可诱发 TTP,因此不支持有 TTP 病史的妇女妊娠。TTP 之前被认为仅是一种急性病,但 TTP 生存者的长期随访显示:除复发风险外,还存在许多潜在的慢性并发症和致残风险。部分 TTP 患者可发展为自身免疫性疾病,如系统性红斑狼疮等。

(张　钰　王　婷　邵宗鸿)

参 考 文 献

[1] SUKUMAR S, LAMMLE B, CATALAND S R. Thrombotic thrombocytopenic purpura: Pathophysiology, diagnosis, and management [J]. J Clin Med. 2021, 10 (3): 536.

[2] ZHENG X L, VESELY S K, CATALAND S R, et al. ISTH guidelines for the diagnosis of thrombotic thrombocytopenic purpura [J]. J Thromb Haemost. 2020, 18 (10): 2486-2495.

[3] ZHENG X L, VESELY S K, CATALAND S R, et al. ISTH guidelines for treatment of thrombotic thrombocytopenic purpura [J]. J Thromb Haemost. 2020, 18 (10): 2496-2502.

第 5 节　过敏性紫癜

过敏性紫癜(allergic purpura)又称许兰 - 亨诺(Schonlen-Henoch)综合征,为一种常见的血管变态反应性疾病,因机体对某些致敏物质产生变态反应,导致毛细血管脆性及通透性增加,血液外渗,产生紫癜、黏膜及某些器官出血。可同时伴发血管神经性水肿、荨麻疹等其他过敏表现。本病多见于青少年,春,秋季发病较多。病程一般在 2 周左右,多数预后良好,少数肾型患者预后较差,可转为慢性肾炎或肾病综合征。

【病因与发病机制】

一、病因

由于机体对某些过敏物质发生变态反应而引起毛细血管壁的通透性和脆性增高。致敏因素很多,往往很难确定,与本病发生密切相关的如下。

1. 感染 ①细菌:主要为乙型溶血性链球菌,以呼吸道感染最多见。②病毒:多见于发疹性病毒感染,如麻疹、水痘、风疹等。③其他感染:如寄生虫感染等。

2. 食物 是人体对异性蛋白过敏所致,如鱼、虾、蟹、蛋、鸡、牛奶等。

3. 药物 ①抗生素类:青霉素类及头孢菌素类抗生素等。②解热镇痛药:如水杨酸类、吲哚美辛及奎宁类等。③其他药物:如磺胺类、阿托品、异烟肼及噻嗪类利尿药等。

4. 其他 如寒冷刺激、外伤、花粉、尘埃、疫苗接种、虫咬、更年期甚至精神因素都能诱发本病。

二、发病机制

本病是免疫因素介导的一种全身血管炎症。免疫反应损害小血管,发生广泛的毛细血管炎,甚至坏死性小动脉炎,造成血管壁的通透性和脆性增高,导致皮下组织、黏膜及内脏器官出血及水肿。①蛋白质及其他大分子致敏原作为抗原刺激人体产生抗体(主要为 IgG),抗体与抗原结合成抗原抗体复合物,沉积于血管内膜,激活补体,导致中性粒细胞游走、趋化及一系列炎症介质的释放,引起血管炎症反应。该炎症反应除见于皮肤、黏膜小动脉及毛细血管外,尚可累及肠道、肾及关节腔等部位小血管。②小分子致敏原作为半抗原与人体内某些蛋白质结合构成抗原,刺激人体产生抗体,该抗体吸附于血管及其周围的肥大细胞,当上述半抗原再次进入人体内时,即与肥大细胞上的抗体产生免疫反应,致肥大细胞释放一系列炎症介质,引起血管炎症反应。

【诊断】

一、前驱症状

多数患者起病前 1~3 周有全身不适、低热、乏力及上呼吸道感染等前驱症状,儿童患者更为常见。随之出现典型临床表现。

二、临床表现特点

1. 单纯型(紫癜型) 为最常见的类型。主要表现为皮肤紫癜,局限于四肢,尤其是下肢及臀部,躯干较少累及。紫癜常成批反复发生,对称分布,可同时伴发皮肤水肿、荨麻疹。紫癜常大小不一,皮损可单发,也可成簇甚至融合;皮损初始为荨麻疹,开始消退时,逐渐变成粉红色,继而红色,最后呈棕红色的斑丘疹样疱疹;也可表现出瘀点样损害。皮损一般于 7~14 日内消退,历经 2~3 周后可出现一批新的皮疹。

2. 关节型(Schonlein 型) 除皮肤紫癜外,因关节部位血管受累出现关节肿胀、疼痛、压痛及功能障碍等表现。好发于膝、腕、肘、踝等大关节,呈游走性、反复性发作,经数日而愈,不遗留关节畸形。紫癜合并有关节病变表现者通常称为“关节型过敏性紫癜”(即 Schonlein purpura)。

3. 腹型(Henoch 型) 除皮肤紫癜外,因消化道黏膜及腹膜脏层毛细血管受累而产生一系列消化道症状及体征,如恶心、呕吐、腹泻及黏液便、便血等。其中腹痛最为常见,常为阵发性绞痛,腹痛部位以脐周或下腹部为主。发作

时可因腹肌紧张及明显压痛、肠鸣音亢进而误诊为外科急腹症。在幼儿可因肠壁水肿、蠕动增强等而致肠套叠。腹部症状、体征多与皮肤紫癜同时出现,偶可发生于紫癜之前。紫癜合并胃肠道症状并较突出者称为“腹型过敏性紫癜”(即 Henoch purpura)。

4. 肾型 过敏性紫癜肾炎的病情最为严重,发生率 12%~40%。在皮肤紫癜的基础上,因肾小球毛细血管袢炎症反应而出现血尿、蛋白尿及管型尿,偶见水肿、高血压及短暂性肾衰竭,如氮质血症和少尿。肾损害多发生于紫癜出现后 1 周,多在 3~4 周内恢复,少数病例因反复发作而演变为慢性肾炎或肾病综合征。

5. 混合型 皮肤紫癜合并上述两种以上临床表现。

6. 其他 少数患者可因病变累及眼部、脑及脑膜血管而出现视神经萎缩、虹膜炎、视网膜出血和水肿,以及中枢神经系统相关症状体征。

三、实验室检查

1. 血常规检查 一般而言,患者红细胞计数及血红蛋白浓度正常,胃肠道出血严重者可有贫血表现,白细胞计数正常或轻度增高,嗜酸性粒细胞通常增高。血小板计数正常,但在疾病急性期,血小板计数可有一过性轻度增高。血沉通常增快;1/3 的病例有抗链球菌溶血素 O(抗 O)滴度增高。

2. 尿检查 可有血尿或蛋白尿;当存在肾功能不全时,血尿素氮和肌酐浓度可增高。

3. 出、凝血机制检查 30%~50% 的病例毛细血管脆性试验阳性;出血时间、凝血时间及血块退缩时间均正常;血小板黏附、聚集功能正常;血浆凝血因子活性正常。

四、诊断注意事项

诊断过敏性紫癜的重点在于医师提高警惕。一般而言,根据紫癜的分布特点及可能伴随的关节或胃肠道、肾脏受累的症状,结合实验室检查,过敏性紫癜的诊断不难作出。鉴别诊断方面需与药疹及血小板减少性紫癜进行鉴别;药疹具有用药史,停药后皮疹消退为其特点;血小板减少性紫癜应该有血小板计数减少,出血时间延长等实验室特点;腹型过敏性紫癜需与某些类型的急腹症鉴别;肾型紫癜需与急性肾小球肾炎、狼疮性肾炎作出鉴别。

【治疗】

1. 去除致敏因素 如控制感染;避免和慎食易致过敏的药物(如磺胺类、解热镇痛类药物)和食物(如鱼、虾、蛋奶类);避免蚊虫叮咬、寒冷、精神紧张等因素。

2. 抗过敏治疗 可选用异丙嗪(非那根)25mg/ 次,2~3 次 /d,口服;或氯苯那敏 4mg/ 次,2~3 次 /d,口服;西咪替丁 0.1~0.2g/ 次,2~3 次 /d,口服;赛庚啶 2~4mg 口服,每晚 1 次;苯噻啶,0.5mg/ 次,口服,每日 2 次;也可选用 10% 葡萄糖酸钙 10ml 加 25% 葡萄糖液 20~40ml,静脉注射,每日 1~2 次。维生素 C 以大剂量(5~10g/d)静脉注射疗效较

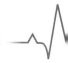

好,持续用药 5~7 天。

3. 糖皮质激素 主要用于关节肿痛、严重腹痛合并消化道出血及有急进性肾炎或肾病综合征等严重肾脏病变的患者。常用泼尼松 1~2mg/(kg·d),顿服或分次口服。重症者可用甲泼尼龙 5~10mg/(kg·d),或地塞米松 10~15mg/d 静脉滴注,症状减轻后改口服。糖皮质激素疗程一般不超过 30 天,肾型者可酌情延长。

4. 对症治疗 腹痛较重者可用山莨菪碱或阿托品口服或肌内注射;关节痛可酌情用止痛药;伴呕血、便血者,可用奥美拉唑等治疗。

5. 其他 如上述治疗效果不佳或近期内反复发作者,可酌情使用:①免疫抑制剂:如硫唑嘌呤、环孢素 A、环磷酰胺等;②抗凝治疗:适用于肾型患者。初以肝素 100~200U/(kg·d)静脉滴注或低分子量肝素皮下注射,4 周后改用华法林 4~15mg/d,2 周后改用维持量 2~5mg/d,2~3 个月;③中医中药:适用于慢性反复发作或肾型患者。以凉血解毒治则为主,代表方剂为犀角地黄汤加减:水牛角 30g,生地 30g,丹皮 9g,玄黄 12g,银花 30g,丹参 9g,阿胶 9g 等加减;风热可加防风,夹湿加陈皮、半夏等。

(张文武 张广森)

124

第 125 章

白细胞减少和粒细胞缺乏症

外周血白细胞绝对值低于 4.0×10^9/L 者称为白细胞减少（leukopenia）。中性粒细胞是白细胞的主要成分，中性粒细胞减少（neutropenia）常导致白细胞减少。外周血中性粒细胞绝对计数在成人低于 2.0×10^9/L，在儿童 $\geqslant 10$ 岁低于 1.8×10^9/L 或 <10 岁低于 1.5×10^9/L 时，称为中性粒细

胞减少；如果中性粒细胞严重减少，患者外周血中性粒细胞绝对计数（ANC）低于 0.5×10^9/L 或预计 48 小时后低于 0.5×10^9/L 时，称为粒细胞缺乏症（agranulocytosis，简称粒缺）；严重中性粒细胞缺乏：ANC<0.1×10^9/L。

【病因与发病机制】

根据中性粒细胞的细胞动力学，中性粒细胞的生成在骨髓中可分为干细胞池（多能造血干细胞→粒系定向组细胞）、分裂池（原始粒细胞→中幼粒细胞）和贮存池（晚幼粒细胞→分叶核粒细胞）。成熟的中性粒细胞多贮存于骨髓，其数量约为血液中的 8~10 倍，可随时释放至外周血。中性粒细胞至血液后，其中的一部分附着于小血管壁，称为边缘池；另一部分随血液循环称为循环池，两池中的中性粒细胞可不停地相互交换。运动、肾上腺素及糖皮质激素能促使边缘池的中性粒细胞进入循环池。中性粒细胞在外周血的半存期很短，为 6~7 小时，然后进入组织或炎症部位。中性粒细胞减少的病因很多，其发病机制也很复杂，但按上述细胞动力学原理，大致可将其病因及发病机制归纳为：中性粒细胞生成缺陷，血液或组织中性粒细胞破坏或消耗过多，中性粒细胞分布异常三类。

一、中性粒细胞生成缺陷

可分为生成减少和成熟障碍。

1. 生成减少

（1）细胞毒类药物及辐射：这类药物大部分为抗癌药。包括烷化剂、抗代谢药、蒽环类抗生素、长春属类生物碱、拓扑异构酶抑制剂等（表 125-1）。它们是引起中性粒细胞减少最常见的原因。其主要机制是直接损伤造血干/祖细胞及分裂期的早期细胞，或抑制这些细胞的分裂和增生。其作用呈剂量依赖性。由于红细胞系和巨核细胞系的早期细胞分裂和增生同时受到抑制，因此常导致全血细胞减少。由于血液中的中性粒细胞比其他细胞的半存期短，更新快，因此骨髓抑制时，粒细胞减少最先出现，一般在用药后 1~2 周出现，而红细胞寿命最长，贫血最后发生。

（2）偶尔引起粒细胞减少的药物：此类药物包括止痛剂、镇静剂、抗生素、抗甲状腺药、抗惊厥或抗癫痫病药、抗心律失常药、抗高血压药、抗组胺药、抗疟药等（见表 125-1）。它们只在某些敏感患者引起粒细胞减少或缺乏。其发病机制尚未

清楚，大致分为两种。一种是某些患者曾接触过该药物，当再次接触后数小时内突然发生粒细胞减少或缺乏（如氨基比林、保泰松、磺胺、硫氧嘧啶、奎尼丁、左旋咪唑等），发病机制可能与免疫介导有关，与剂量无关。另一种是接触药物数星期后，缓慢发生粒细胞减少（如吩噻嗪、甲巯咪唑、磺胺、硫氧嘧啶、氯霉素等），与剂量及用药时间有关，其发病机制可能为药物干扰增生期细胞的蛋白合成和 DNA 复制，常影响造血干细胞及各系祖细胞，导致全血细胞减少。

表 125-1　可导致白细胞减少的常用药物

类别	药物
细胞毒类药	烷化剂、抗代谢药、蒽环类抗生素、长春属类生物碱、拓扑异构酶抑制剂等
解热镇痛药	阿司匹林、氨基比林、安乃近、保泰松、吲哚美辛、布洛芬等
抗生素	氯霉素、磺胺类、甲硝唑、青霉素及其他 β 内酰胺类抗生素等
抗结核药	异烟肼、对氨基水杨酸、吡嗪酰胺、氨硫脲、利福平、乙胺丁醇等
抗疟药	米帕林、氯喹、奎宁、乙胺嘧啶等
抗病毒药	更昔洛韦等
抗甲状腺药	甲硫氧嘧啶、丙硫氧嘧啶、甲巯咪唑等
降血糖药	甲苯磺丁脲、氯磺丙脲等
抗惊厥/癫痫药	苯妥英钠、苯巴比妥、卡马西平等
抗组胺药	苯海拉明、氯苯那敏、西咪替丁等
降压药	利血平、肼屈嗪、甲基多巴、卡托普利等
抗心律失常药	普鲁卡因胺、奎尼丁、普萘洛尔、阿普林定等
免疫调节药	硫唑嘌呤、左旋咪唑、吗替麦考酚酯（MMF）等
抗精神病药	氯丙嗪、三环类抗抑郁药等
利尿药	乙酰唑胺、氢氯噻嗪等
其他	青霉胺、甲氧氯普胺等

（3）免疫介导：各种自身免疫性疾病和偶尔引起粒细胞减少药物，由于产生的自身抗体或/和 T 细胞介导，可能损伤中性粒细胞分化的各阶段，使其生成减少；也可能使中性

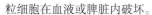

粒细胞在血液或脾脏内破坏。

(4)感染:有些细菌、病毒、立克次体及原虫感染可引起粒细胞减少,多数是一过性的,其发病机制可能与中性粒细胞分布异常及破坏增多有关;有些如肝炎、艾滋病及细小病毒感染可引起中性粒细胞生成障碍;另有报道血行播散性结核通过 T 细胞介导使中性粒细胞生成受抑制。因此,其发病机制常是综合性的。

(5)骨髓浸润:骨髓造血组织被白血病、骨髓瘤及转移癌细胞浸润,或大量成纤维细胞增生,影响正常造血干细胞增生,其结果不仅使中性粒细胞减少,也常伴贫血及血小板减少。

(6)重型先天性遗传性粒细胞减少症(SCN):是骨髓造血功能衰竭的异质性遗传性疾病,通常在婴幼儿期被诊断,以慢性中性粒细胞重度减少为特点。现已公认 *HAX1* 和 *ELANE* 基因突变为 SCN 的重要发病因素。大多数患者需要终生接受粒细胞集落刺激因子治疗。

2. 成熟障碍 维生素 B_{12} 或叶酸缺乏、急性粒细胞白血病、骨髓增生异常综合征及某些先天性遗传性中性粒细胞减少等,骨髓分裂池细胞正常或增多,但由于粒细胞分化成熟障碍而在骨髓内死亡,导致贮存池成熟的中性粒细胞减少,因此也称无效增生。

二、中性粒细胞在血液或组织中破坏或消耗过多

1. 免疫性因素 中性粒细胞被抗体或抗原抗体复合物包裹在血液或脾等组织中被破坏,见于各种自身免疫性疾病(如系统性红斑狼疮、类风湿关节炎、Felty 综合征)、某些非细胞毒类药物、某些感染(如慢性肝炎)及同种免疫性新生儿中性粒细胞减少。

2. 非免疫性因素 在严重细菌感染或败血症时,中性粒细胞在血液或炎症部位消耗增多;各种原因引起的脾大所致的脾功能亢进,中性粒细胞在脾内破坏增多。

三、中性粒细胞分布异常

中性粒细胞转移至边缘池导致循环池的粒细胞相对减少,但中性粒细胞总数并不减少,故多称为假性粒细胞减少,见于先天性或体质性假性粒细胞减少症。此外,获得性者如严重细菌感染、营养不良、疟疾等,常同时伴有中性粒细胞生成减少或破坏增多,故粒细胞总数也可减少。粒细胞滞留于循环池其他部位,如血液透析开始后 2~15 分钟滞留于肺血管内,导致外周血粒细胞暂时性减少;脾功能亢进时,滞留于脾内并常伴有破坏增多。

【诊断】

一、病史

1. 注意询问细胞减少发生快慢、频率、持续时间、减少程度和有无周期性 如果突然发生,最大可能是药物、放射线或感染所致。如呈周期性者,应考虑周期性中性粒细胞

减少。如粒细胞长期减少,而红细胞及血小板始终正常,无药物或毒物接触史,无反复感染史、无相关疾病依据,则要进一步检查家族性或先天性中性粒细胞减少及假性粒细胞减少。

2. 注意有无致病因素 特别是药物、毒物及放射线接触史。

3. 注意有无相关疾病史 如急、慢性感染(包括肝炎、艾滋病)、类风湿关节炎、Felty 综合征、系统性红斑狼疮及其他结缔组织病等。

4. 家族史 注意家族成员有无相似患者。

二、临床表现特点

(一)一般表现特点

本病的临床表现,随其白细胞或中性粒细胞减少的原因、程度和时间长短而异。根据中性粒细胞减少的程度可分为轻度 $\geq 1.0 \times 10^9/L$、中度 $(0.5~1.0) \times 10^9/L$ 和重度 $< 0.5 \times 10^9/L$,重度减少者即为粒细胞缺乏症。一般轻度减少的患者临床上不出现特殊症状,多表现为原发病症状。中度和重度减少者易发生感染和出现疲乏、无力、头晕、食欲减退等非特异性症状。

(二)中性粒细胞缺乏伴发热

1. 定义与特点 中性粒细胞缺乏伴发热定义为口腔温度单次测定 $\geq 38.3\,℃$(腋温 $\geq 38.0\,℃$)或口腔温度 $\geq 38.0\,℃$(腋温 $\geq 37.7\,℃$)持续超过 1 小时。粒细胞缺乏期间应避免测定直肠温度,以防止定植于肠道的微生物侵入。中性粒细胞缺乏伴发热的患者是一组特殊的疾病人群,80% 以上的造血系统恶性肿瘤患者和 10%~50% 的实体肿瘤患者在 ≥ 1 个疗程化疗后会发生与中性粒细胞缺乏有关的发热。血液肿瘤患者,粒细胞缺乏伴发热常有较高的死亡率,其中血流感染的相关死亡率达 7.1%~42%。粒细胞缺乏伴发热患者的临床表现常不典型,感染部位不明显或难以发现,病原菌培养阳性率低。

2. 流行病学特征 中国血液病粒细胞缺乏伴发热患者的流行病学调查显示:①中心静脉置管(CVC)、消化道黏膜炎、既往 90 天内暴露于广谱抗菌药物和粒细胞缺乏 >7 天是粒细胞缺乏伴发热的危险因素。②在粒细胞缺乏伴发热患者中,能够明确感染部位者占 54.7%,最常见的感染部位是肺,其后依次为上呼吸道、肛周、血流感染等。③能够明确感染微生物的比例为 13.0%,致病菌以革兰氏阴性菌为主,占全部细菌总数的 54.0%。④感染的常见革兰氏阴性菌包括大肠埃希菌、肺炎克雷伯菌、铜绿假单胞菌、嗜麦芽窄食单胞菌、鲍曼不动杆菌;常见革兰氏阳性菌包括肠球菌、链球菌属、金黄色葡萄球菌、凝固酶阴性葡萄球菌。⑤不同感染部位的致病菌谱有明显差异,如血流感染以大肠埃希菌、肺炎克雷伯菌、表皮葡萄球菌、铜绿假单胞菌和白色念珠菌为主,肺感染则以铜绿假单胞菌、嗜麦芽窄食单胞菌、黄曲霉和鲍曼不动杆菌为主。⑥粒细胞缺乏伴发热患者,超过半数的耐药菌从血流感染中检出,而呼吸道感染的耐药菌检出率较低。近 5 年血流感染患者,产超广谱 β- 内酰胺酶(ESBL)大肠埃希菌(产 ESBL-EC)、产 ESBL 肺炎克雷

125

伯菌（产 ESBL-KP）、耐碳青霉烯肺炎克雷伯菌（CRKP）、耐碳青霉烯铜绿假单胞菌（CRPA）、耐碳青霉烯鲍曼不动杆菌（CRAB）感染的发生率分别为 39.1%~68.3%、7.3%~41.2%、0.5%~11.4%、0~3.0%、5.7%~7.8%。与欧美国家相比，我国整体人群碳青霉烯类耐药的肠杆菌科细菌（CRE）感染的发生率相对高、且逐年增加，是粒细胞缺乏伴发热目前面临的挑战。

3. 危险度分层 危险度分层是粒细胞缺乏伴发热患者治疗开始前必要的工作，对于后续经验性选择抗菌药物至关重要。高危和低危的定义参照美国感染病学会（IDSA）指南标准（表 125-2）。高危患者应首选住院接受经验性静脉抗菌药物治疗，不符合低危标准的患者在临床上均应参照高危患者指南进行治疗。

表 125-2 中性粒细胞缺乏伴发热患者的危险度分层

危险度	定义
高危	符合以下任意一项 1. 预计严重中性粒细胞缺乏（<0.1×10⁹/L）持续>7d 2. 有以下任何一种临床并发症（包括但不限于）：①血流动力学不稳定；②口腔或胃肠道黏膜炎，吞咽困难；③胃肠道症状（腹痛、恶心、呕吐、腹泻）；④新发的神经系统病变或精神症状；⑤血管内导管感染，尤其是导管腔道感染；⑥新发的肺部浸润或低氧血症或有潜在的慢性肺部疾病 3. 肝功能不全（转氨酶水平>5倍正常上限值）或肾功能不全（肌酐清除率<30ml/min） 4. 合并免疫功能缺陷病 5. 接受分子靶向药物或免疫调节药物治疗
低危	预计中性粒细胞缺乏时间≤7d，无活动性合并症，肝肾功能正常或损害较轻并且稳定

三、体检

有无淋巴结、肝脾大、胸骨压痛及相关疾病的阳性体征和感染病灶。

四、实验室检查

1. 血常规 观察粒细胞减少的程度及是否伴有其他各系细胞减少和异常细胞。如为轻度减少，须重复检查，避免技术误差。对怀疑周期性中性粒细胞减少症者，应每周检查血常规 2~3 次，连续 6 周。

2. 骨髓象 对全血细胞减少者应同时进行骨髓涂片和活检，观察骨髓增生的程度、粒红比、分裂池和贮存池细胞百分率，有助于了解粒细胞减少的发病机制，为病因诊断提供线索。如果患者无贫血，红细胞系增生正常，当粒红比、分裂池和贮存池细胞百分率均减少时，表明粒细胞生成减少，可结合病史及其他检查去寻找病因。如果分裂池细胞百分率增高，粒红比及贮存池细胞百分率减低，表明是粒细胞成熟障碍或其生存期缩短。白血病、转移瘤等可见异常细胞浸润。中毒、药物和严重感染等所致的中性粒细胞缺乏症，可见粒细胞核固缩，胞浆内中毒性颗粒、空泡增多。

再生障碍性贫血者骨髓增生受抑，三系减少。

【治疗】

一、病因治疗

对可疑的药物或其他致病因素，应立即停止接触。继发性粒细胞减少者应积极治疗原发病。急性白血病、自身免疫性疾病、感染等经过治疗，病情缓解或控制后，中性粒细胞可恢复正常。脾功能亢进或 Felty 综合征所致的粒细胞减少脾切除治疗有效。

二、防治感染

粒细胞缺乏患者的感染发生率极高，可达 91.82%，粒细胞计数越低，患者感染发生的风险就越高。粒细胞计数<0.1×10⁹/L 时，患者发生感染的比例最高。粒细胞缺乏患者极易发生院内感染，感染致病菌种类包括细菌、病毒、真菌、寄生虫等，与粒细胞缺乏持续时间相关。粒细胞缺乏患者的感染死亡率显著高于非粒细胞缺乏患者（46.48% vs 8.27%）。当粒细胞缺乏患者出现发热症状时，应选择适当抗菌药物早期开始经验性治疗。但在开始经验性抗菌药物治疗前，还应参考第 4 届欧洲白血病感染会议（ECIL）《欧洲细菌耐药时代中性粒细胞减少症患者发热经验治疗指南》（简称 ECIL-4 经验治疗指南）进行耐药评估（表 125-3）。

表 125-3 中性粒细胞缺乏伴发热患者耐药细菌感染的危险因素

1. 患者先前有耐药病原体定值或感染，尤其是：①产超广谱β-内酰胺酶（ESBL）或产碳青霉烯酶的肠杆菌；②耐药非发酵菌：铜绿假单胞菌、鲍曼不动杆菌、嗜麦芽窄食单胞菌；③耐甲氧西林金黄色葡萄球菌（MRSA），尤其是万古霉素最低抑菌浓度（MIC）≥2mg/L；④耐万古霉素肠球菌
2. 先前接触过广谱抗菌药物（尤其是第三头孢菌素类、喹诺酮类）
3. 重症疾病（晚期肿瘤、脓毒血症、肺炎）
4. 院内感染
5. 长期和/或反复住院
6. 使用导尿管
7. 老年患者
8. 留置重症监护病房

1. 初始经验性抗菌药物治疗 在感染危险度和耐药评估后应当立即经验性使用抗菌药物，旨在降低细菌感染所致的严重并发症和病死率，其原则是覆盖可引起严重并发症或威胁生命的最常见和毒力较强的病原菌，直至获得准确的病原学培养结果。因此，有效的经验性抗菌药物治疗需要综合评估患者（危险度分层、感染部位、脏器功能、耐药危险因素）、细菌（当地及本单位/科室的流行病学和耐药监测数据），以及抗菌药物本身（广谱、药物代谢动力学/药物效应动力学、不良反应等）等多方面因素，选择具有杀菌活性、抗假单胞菌活性且安全性良好的广谱抗菌药物，并需注意与治疗原发病药物（如造血系统肿瘤的化疗药物、免疫

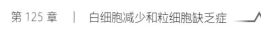

抑制剂等)之间是否存在不良反应的叠加。

对于低危患者,其初始治疗可以在门诊或住院接受口服或静脉注射经验性抗菌药物治疗。推荐联合口服环丙沙星、阿莫西林 - 克拉维酸、左氧氟沙星或莫西沙星。在门诊接受治疗的低危患者,如病情加重最好能在 1 小时内到达医院。不能耐受口服抗菌药物治疗或不能保证在病情变化时及时到达医院的患者应住院治疗。反复发热或出现新的感染征象而必须再次住院的患者,按静脉广谱抗菌药物经验性用药常规进行治疗。

高危患者必须立即住院治疗。根据危险度分层、耐药危险因素、当地病原菌和耐药流行病学数据及疾病的复杂性(表 125-4)对患者进行个体化评估。对病情较轻的患者采取升阶梯策略,通过经验性使用头孢菌素类等广谱抗菌药物,来降低因抗菌药物过度使用造成的细菌耐药率增高;对病情较为危重的患者采取降阶梯策略,以改善预后(表 125-5)。

表 125-4　复杂临床感染的危险因素

1. 休克、血流动力学不稳定、低血压、感觉丧失
2. 局灶性感染(肺炎、肠炎、中心静脉导管相关感染)
3. 住院
4. 长期和严重营养不良
5. 并发症(出血、脱水、器官衰竭、慢性病)
6. 高龄(60 岁以上)

表 125-5　中性粒细胞缺乏伴发热患者升阶梯和降阶梯治疗策略的适应证和经验性抗菌药物选择的建议

治疗策略	适应证	抗菌药物选择
升阶梯策略	无复杂表现 不确定有无耐药菌定植 此前无耐药菌感染 耐药菌感染不是本中心中性粒细胞缺乏伴发热的常见原因	抗假单胞菌头孢菌素(头孢吡肟、头孢他啶) β- 内酰胺酶抑制剂复合制剂(哌拉西林 / 他唑巴坦、头孢哌酮 / 舒巴坦) 替卡西林 / 克拉维酸 哌拉西林 + 庆大霉素
降阶梯策略	临床表现复杂 存在耐药菌定植 有耐药菌感染病史 耐药菌感染是本中心中性粒细胞缺乏伴发热的常见原因	抗假单胞菌 β- 内酰胺类联合氨基糖苷类或喹诺酮类;重症患者选择 β- 内酰胺类中的碳青霉烯类(亚胺培南 - 西司他汀、美罗培南、帕尼培南 / 倍他米隆) β- 内酰胺类 ± 利福平 糖肽类、利奈唑胺等覆盖革兰氏阳性耐药菌的药物(如果存在革兰氏阳性耐药菌风险)

高危患者静脉应用的抗菌药物必须是能覆盖铜绿假单胞菌和其他严重革兰氏阴性菌的广谱抗菌药物。鉴于耐药菌比例日益增加,在初始选择药物时还应基于体外药敏试验、已知特定病原体的最敏感药物、药物代谢动力学 / 药物效应动力学资料。既往有产超广谱 β- 内酰胺酶(ESBL)菌

定植或感染史者,可选择碳青霉烯类;既往有产碳青霉烯酶菌(CRE)或耐药非发酵菌定植或感染史者,建议选择 β- 内酰胺酶抑制剂复合制剂联合磷霉素、替加环素等。

在以下特定情形,初始经验性用药应选择联合用药方案,即覆盖铜绿假单胞菌和其他严重革兰氏阴性菌的广谱抗菌药物,同时联合抗革兰氏阳性菌药物:①血流动力学不稳定或有其他严重血流感染证据;②X 线影像学确诊的肺炎;③在最终鉴定结果及药敏试验结果报告前,血培养为革兰氏阳性菌;④临床疑有导管相关严重感染(例如经导管输液时出现寒颤及导管穿刺部位蜂窝织炎、导管血培养阳性结果出现时间早于同时外周血标本);⑤任何部位的皮肤或软组织感染;⑥耐甲氧西林金黄色葡萄球菌、耐万古霉素肠球菌或耐青霉素肺炎链球菌定植;⑦预防性应用氟喹诺酮类药物或经验性应用头孢他啶时出现严重黏膜炎。

2. 抗菌药物的调整　在接受经验性抗菌药物治疗后,应根据危险分层、确诊的病原菌和患者对初始治疗的反应等综合判断,决定后续如何调整抗菌治疗。正在接受经验性口服或静脉治疗的低危门诊患者,如果其发热和临床症状在 48 小时内无好转,应住院重新评估并开始静脉应用广谱抗菌药物治疗。对于明确病原菌的患者,可根据药敏结果采用窄谱抗生素治疗;检出细菌如为耐药菌,可参照表 125-6 选择药物。对于未能明确病原菌的患者,可参照图 125-1 调整后续流程。在抗菌药物治疗无效时,应考虑真菌和其他病原菌感染的可能性,尽早开始抗真菌或抗其他病原菌治疗。

表 125-6　多药耐药菌感染的药物选择

耐药菌	治疗药物
耐碳青霉烯类抗生素肠杆菌	替加环素 [a],氨基糖苷类抗生素 [a],磷霉素 [a]
耐 β- 内酰胺类抗生素铜绿假单胞菌	磷霉素 [a]
耐 β- 内酰胺类抗生素不动杆菌	替加环素 [a]
嗜麦芽窄食单胞菌	复方新诺明,氟喹诺酮类抗生素,替卡西林 / 克拉维酸;重症或中性粒细胞减少者考虑联合用药
糖肽类抗生素不敏感革兰氏阳性菌(耐万古霉素类肠球菌、屎肠球菌、金黄色葡萄球菌)	利奈唑胺,达托霉素,替加环素

注:[a] 首选联合用药,可考虑加用利福平。

3. 抗菌药物治疗的疗程　适当的抗菌药物治疗应持续用于整个中性粒细胞缺乏期,直至 $ANC > 0.5 \times 10^9/L$,不同的感染部位疗程或停药标准见表 125-7。适当的疗程已结束、感染的所有症状和体征消失但仍然存在中性粒细胞缺乏的患者,可以采用预防性用药方案治疗直至血细胞恢复。

125

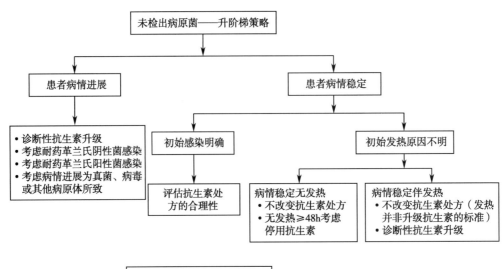

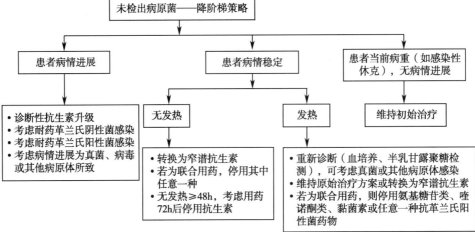

图 125-1　经验性抗菌药物治疗 2~4 天后的治疗方案调整策略

表 125-7　中性粒细胞缺乏患者不同类型感染的抗菌疗程或停药标准

感染类型	疗程
肺感染	10~21d
腹部复杂感染	感染证据完全消失，ANC ≥ 0.5 × 10⁹/L
深部组织感染、心内膜炎、化脓性血栓性静脉炎或接受适当抗菌药物治疗并拔除导管后仍有持续性血流感染 > 72h	> 4 周或病灶愈合、症状消失
金黄色葡萄球菌、铜绿假单胞菌或分枝杆菌所致导管相关性血流感染	首次血培养阴性后至少 14d
耐甲氧西林金黄色葡萄球菌血流感染（以糖肽类药物、达托霉素等治疗）	至少 14d，合并迁徙性病灶者适当延长
耐甲氧西林凝固酶阴性的葡萄球菌或肠球菌引起的血流感染	体温正常后持续治疗 5~7d
无法解释的发热患者	治疗持续至血细胞有明显恢复迹象，一般在 ANC ≥ 0.5 × 10⁹/L 时停药

注：有临床或微生物学感染证据患者的疗程取决于特定的微生物和感染部位；ANC，中性粒细胞绝对计数。

4. 抗菌药物预防用药的指征　对于高危患者，推荐预防性用药，可选择氟喹诺酮类药物、磺胺甲噁唑 / 甲氧苄氨嘧啶，不建议预防性应用第三代头孢菌素。最佳的开始给药时间和给药持续时间尚无定论，推荐从中性粒细胞缺乏开始应用至 ANC > 0.5 × 10⁹/L 或出现明显的血细胞恢复证据。对于低危患者，不推荐预防性应用抗菌药物。不推荐常规使用抗菌药物预防导管相关血流感染。在插管前或应用 CVC 时，不推荐常规鼻腔给药或全身应用抗菌药物预防细菌定植或血流感染。不推荐对自体造血干细胞移植（autologous hematopoietic stem cell transplantation，auto-HSCT）患者预防性用药。对于异基因造血干细胞移植（allogeneic hematopoietic stem cell transplantation，allo-HSCT）患者，建议预防性用药以防止感染发生。

三、升粒细胞药物

造血生长因子，如重组人粒细胞 - 巨噬细胞集落刺激因子（rhGM-CSF）、重组人粒细胞集落刺激因子（rhG-CSF）治疗粒细胞缺乏症患者疗效明确，可使中性粒细胞迅速增多，并增强吞噬、杀菌及趋化功能。常用剂量为 2~5μg/（kg·d），连续静脉滴注或分 2 次皮下注射。用药后中性粒细胞上升所需时间、增多数量与化疗等因素损伤干细胞的

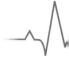

程度、骨髓造血恢复情况及个体差异等有关。常见的不良反应有发热、肌肉骨骼酸痛、皮疹等。一般用到粒细胞升至 $1.0 \times 10^9/L$ 左右即可停药。

四、免疫抑制剂

自身免疫性粒细胞减少和通过免疫介导机制所致的粒细胞缺乏症,可用糖皮质激素等免疫抑制剂治疗。其他原因引起的中性粒细胞减少,则不宜采用。

五、粒细胞输注

粒细胞半存期短、更新快,故粒细胞输注对慢性粒细胞减少治疗无意义。粒细胞输注的副作用很多,有时甚至很严重,故必须严格掌握适应证。目前主张只用于各种粒细胞缺乏合并严重感染,抗生素不能控制,且用 rhGM-CSF 或 rhG-CSF 未能提升至 $0.5 \times 10^9/L$ 时。

六、异基因骨髓移植

只适用于重型再生障碍性贫血、获得性或先天性粒细胞缺乏合并严重免疫缺陷者。

(涂传清　张文武)

📋 参 考 文 献

中华医学会血液学分会,中国医师协会血液科医师分会. 中国中性粒细胞缺乏伴发热患者抗菌药物临床应用指南 (2020)[J]. 中华血液杂志, 2020, 41 (12): 969-978.

125

第 126 章
急性白血病

白血病(leukemia)是一组起源于造血干祖细胞的恶性克隆性疾病,受累细胞(白血病细胞)出现增殖失控、分化障碍、凋亡受阻,大量蓄积于骨髓和其他造血组织,从而抑制骨髓正常造血功能并浸润肝、脾、淋巴结等组织器官。表现为贫血、出血、感染和浸润等征象。白血病的临床表现主要包括两类,一类是正常造血抑制导致的骨髓衰竭相关的临床表现,如贫血、白细胞减少导致的感染,另一类是白血病细胞浸润组织器官引起的临床表现,如肝脾大、绿色瘤等。

白血病的诊断主要是依赖骨髓涂片计数原始细胞比例。白血病的分型主要依赖细胞形态学、细胞化学、以流式细胞术为基础的免疫学、细胞遗传学和分子生物学。

根据白血病细胞的分化程度和自然病程,将白血病分为急性和慢性两大类。急性白血病(acute leukemia,AL)细胞的分化停滞于早期阶段,多为原始细胞和早期幼稚细胞,病情发展迅速,自然病程仅数月。慢性白血病(chronic leukemia,CL)细胞的分化停滞于晚期阶段,多为成熟细胞或较成熟细胞,病情相对缓慢,自然病程可达数年。

根据主要受累的细胞系列可将急性白血病分为急性髓系白血病(acute myelogenous leukemia,AML)和急性淋巴细胞白血病(acute lymphocytic leukemia,ALL)。慢性白血病则分为慢性髓系白血病(chronic myelogenous leukemia,CML)、慢性淋巴细胞白血病(chronic lymphocytic leukemia,CLL)及少见类型的白血病。本章主要讨论急性白血病。

白血病的诊断分型主要有两大标准,一个是1976年的FAB标准,以原始细胞≥30%作为急性白血病诊断标准,将AML分成M_0至M_7 8个亚型,ALL分为L_1、L_2、L_3 3个亚型,该标准已逐渐成为历史,被另一个WHO标准取代。WHO(2016)标准是以原始细胞≥20%作为急性白血病诊断标准,将AML和ALL的细胞形态学(morphology,M)-免疫学(immunology,I)-细胞遗传学(cytogenetics,C)-分子生物学(molecular biology,M)特征纳入,形成MICM分型。具体分类如下:

急性髓系白血病和相关肿瘤
    伴重现性遗传学异常急性骨髓系白血病
        AML 伴 t(8;21)(q22;q22.1);*RUNX1*:*RUNX1T1*
        AML 伴 inv(16)(p13.1q22)或 t(16;16)(p13.1;q22);*CBFB*:*MYH11*
        急性早幼粒细胞白血病(APL)伴 *PML*:*RARA*
        AML 伴 t(9;11)(p21.3;q23.3);*MLLT3*:*KMT2A*
        AML 伴 t(6;9)(p23;q34.1);*DEK*:*NUP214*

        AML 伴 inv(3)(q21.3q26.2)或 t(3;3)(q21.3;q26.2);*MECOM*:*GATA2*
        AML(原始巨核细胞)伴 t(1;22)(p13.3;q13.3);*RBM15*:*MKL1*
        AML 伴 *BCR*:*ABL1*
        AML 伴突变的 *NPM1*
        AML 伴 *CEBPA* 等位基因突变
        AML 伴 *RUNX1* 突变
    伴骨髓增生异常相关改变急性髓系白血病
    治疗相关髓系肿瘤
    急性髓系白血病,非特定型
        AML 微分化型
        AML 不成熟型
        AML 成熟型
        急性粒单细胞白血病
        急性原始单核细胞/单核细胞白血病
        纯红白血病
        急性巨核细胞白血病
        急性嗜碱性粒细胞白血病
        急性全髓白血病伴骨髓纤维化
    髓系肉瘤
    唐氏综合征相关髓系增殖
        暂时异常的髓系造血
        唐氏综合征相关髓系白血病
系列未明急性白血病
    急性未分化型白血病
    混合表型急性白血病伴 t(9;22)(q34.1;q11.2);*BCR*:*ABL1*
    混合表型急性白血病伴 t(v;11q23.3);*MLL* 重排
    混合表型急性白血病,B/髓系,非特定型
    混合表型急性白血病,T/髓系,非特定型
B 原始淋巴细胞白血病/淋巴瘤
    B 原始淋巴细胞白血病/淋巴瘤,非特定型
    B 原始淋巴细胞白血病/淋巴瘤伴重现性遗传学异常
        B 原始淋巴细胞白血病/淋巴瘤伴 t(9;22)(q34.1;q11.2);*BCR*:*ABL1*
        B 原始淋巴细胞白血病/淋巴瘤伴 t(v;11q23.3);*KMT2A* 重排
        B 原始淋巴细胞白血病/淋巴瘤伴 t(12;21)(p13.2;q22.1);*ETV6*:*RUNX1*
        B 原始淋巴细胞白血病/淋巴瘤伴超二倍体

B 原始淋巴细胞白血病 / 淋巴瘤伴低二倍体

B 原始淋巴细胞白血病 / 淋巴瘤伴 t(5;14) (q31.1;q32.3);*IL3*:*IGH*

B 原始淋巴细胞白血病 / 淋巴瘤伴 t(1;19) (q23;p13.3);*TCF3*:*PBX1*

B 原始淋巴细胞白血病 / 淋巴瘤,*BCR*:*ABL1* 样

B 原始淋巴细胞白血病 / 淋巴瘤伴 iAMP21

T 原始淋巴细胞病 / 淋巴瘤

早期前体 T 细胞淋巴细胞白血病

自然杀伤(NK)细胞 - 淋巴母细胞白血病

【病因与发病机制】

人类白血病的病因和发病机制尚未完全清楚,可能与下列因素有关:①生物因素,如病毒感染和免疫功能异常。②物理因素,包括 X 射线、γ 射线等电离辐射。③化学因素,多年接触苯及含有苯的有机溶剂与白血病发生有关。乙双吗啉、烷化剂和拓扑异构酶Ⅱ抑制剂有致白血病的作用。④遗传因素,白血病患者中有白血病家族史者占 8.1%,而对照组仅 0.5%,某些染色体畸变、断裂或 DNA 修复有缺陷的遗传性疾病常伴较高的白血病发病率,Down 综合征、Bloom 综合征等。白血病的发病机制可能是多步骤的,目前认为至少有两类分子事件共同参与发病,即所谓的"二次打击"学说。其一是各种原因所致的造血细胞内一些基因发生突变(如 *ras*,*myc* 等基因突变),激活某种信号通路,导致克隆性异常造血细胞生成,此类细胞获得增殖和 / 或生存优势,并伴有凋亡受阻;其二是一些遗传学改变(如 *PML*:*RARA* 等融合基因)可能会涉及某些转录因子导致造血细胞分化受阻。

【诊断】

一、临床表现

各类急性白血病的共同临床表现大多与正常造血细胞生成受抑和白血病细胞增殖浸润有关。正常造血细胞生成受抑可引起贫血、感染、发热和出血;白血病细胞增殖浸润可导致肝大、脾大、淋巴结肿大及其他器官病变。症状的缓急主要取决于白血病细胞在体内的增长速率和积蓄程度。

1. **贫血** 约 2/3 AL 在确诊时伴中度贫血。贫血可以是早期表现,且随病程迅速加重,与出血的程度不成比例,表现为苍白、乏力、活动后心悸、气促等。少数病程短可无贫血。

2. **发热** 约半数以上患者以发热起病,当体温 >38.5℃ 时常由感染引起。感染是 AL 最常见的死亡原因之一。AL 发生感染的常见原因:①中性粒细胞数量减少和功能缺陷;②免疫缺陷;③皮肤黏膜屏障破坏;④院内感染。感染以咽峡炎、口腔炎最多见,肺部感染、肛周炎和肛周脓肿也很常见。皮肤黏膜感染很少化脓,但易形成蜂窝

织炎。胃肠道感染常是脓毒血症的主要来源。泌尿系感染时尿路刺激症状不明显。在发病早期,感染常由革兰氏阳性球菌如粪链球菌、金黄色葡萄球菌或表皮葡萄球菌所引起,但长期反复抗生素治疗后体内菌群发生变化,加上肠道黏膜溃疡和肠壁白血病细胞浸润,此时革兰氏阴性杆菌感染较多见。由于广谱抗生素的临床应用及化疗所造成的免疫功能抑制,真菌感染有所增加,常见的有白色念珠菌、曲霉菌、隐球菌等。此外,也可发生原虫及病毒性感染。

3. **出血** 出血是 AL 的常见症状之一,程度可轻、可重。约 40%~70% 患者起病时伴出血倾向,以皮肤、牙龈、口腔和鼻腔黏膜出血最多见,视网膜出血和耳内出血亦较常见,并导致相应的功能障碍。颅内出血、呼吸道和消化道大出血常是致命性的。通常出血表现为自发性,也可表现为小的创伤后出血不止。出血的原因包括:①血小板数量的显著减少;②凝血异常;③大量白血病细胞在血管中淤滞及浸润;④感染。

4. **肝、脾大和淋巴结肿大** 淋巴结肿大以急性淋巴细胞白血病较多见。纵隔淋巴结肿大常见于急性 T 淋巴细胞白血病。肝、脾大多为轻到中度。

5. **骨骼和关节表现** 常有胸骨下段局部压痛和骨关节疼痛。发生骨髓坏死时,可引起骨骼剧痛。

6. **粒细胞肉瘤** 2%~14% AML 患者出现粒细胞肉瘤,或称为绿色瘤(chloroma),常累及骨膜,以眼眶部位最常见,可引起眼球突出、复视或失明。

7. **口腔和皮肤表现** 常见于急性单核细胞白血病,是由于白血病细胞浸润出现牙龈增生、肿胀,皮肤出现局限性或弥漫性紫色突起硬结或斑块。

8. **中枢神经系统白血病(central nervous system leukemia,CNSL)** ALL 发生的 CNSL 比 AML 常见,AML 中以 AML 伴 t(8;21)、AML 伴 inv(16)、急性粒单细胞白血病和急性单核细胞白血病多见。临床上轻者表现为头痛、头晕,重者有呕吐、颈强直,甚至昏迷、抽搐。可能存在视乳头水肿、视网膜出血、脑神经麻痹,常侵及软脑膜,脑实质损伤少见。

9. **其他** 白血病浸润还可累及睾丸、肺、胸膜、肾、消化道、心脏、脑、子宫、卵巢、乳腺、腮腺和眼部等组织和器官。

二、辅助检查

1. **血象** 血常规可见贫血、血小板减少,白细胞数目可高可低。血涂片可见数目不等的原始和幼稚细胞。

2. **骨髓象** 骨髓增生多明显活跃或极度活跃,也可以增生减低。少数甚至骨髓"干抽",主要见于白血病细胞显著增高,或合并骨髓纤维化的患者,需要骨髓活检明确诊断。分类中最主要的特征是被累及的细胞系列有原始和幼稚(早幼)细胞大量增生,而正常造血细胞如幼红细胞和巨核细胞则明显受抑。Auer 小体是 AML 的特征。WHO 诊断标准是原始细胞比例 ≥20%,并提出原始细胞 <20% 但伴有 t(15;17)、t(8;21) 或 inv(16)/t(16;16) 者应诊断为 AML。

3. **细胞化学染色** 细胞化学染色在 AL 分型诊断中有重要意义。① ALL 的细胞化学染色特征:过氧化物酶(POX)、苏丹黑 B(SB)和氯化醋酸 AS-D 萘酚酯酶(AS-

D-CE)均阴性。② AML 的化学染色特征:POX 和 SB 染色在分化差的原始粒细胞呈阴性反应,分化好的呈阳性反应,其强弱程度不一;AS-D-CE 染色呈特异性阳性反应;非特异性酯酶(NSE)可呈阳性反应,但不被 NaF 抑制或抑制率小于 50%;中性粒细胞碱性磷酸酶(NAP)明显减少或消失。③ 急性单细胞白血病化学染色特征:POX 和 SB 染色时原幼单核细胞呈阴性或弱阳性反应;AS-D-CE 呈阴性反应,偶见弱阳性反应;NSE 呈阳性或强阳性反应,可被 NaF 抑制,抑制率大于 50%,NAP 积分增高。④ 纯红白血病的幼红细胞 PAS 染色呈阳性反应,且多为颗粒或块状分布。

4. 免疫表型 应用单克隆抗体(McAb)进行白血病免疫分型过程中,CD10、CD19、CD22 对 B 系特异性较好,CD3、CD4、CD8 对 T 系特异性较好,但表达率较低,髓系 McAb 阳性表达率依次为 CD33>CD13>CD14>CD15。10%~20% 的成人和 5%~10% 的儿童 ALL 有髓系抗原的表达(CD13 和 CD33),称为表达髓系抗原的 ALL(My$^+$ALL);约 20%~30% 的 AML 表达淋系抗原,常见 TdT、CD7、CD2 和 CD19,称为表达淋系抗原的 AML(LY$^+$ALL)。诊断急性双系列(或双表型)白血病,WHO 髓系肿瘤分类提出应根据欧洲白血病免疫分型研究组(EGIL)提出的积分系统(表 126-1)计算积分,髓系积分>2 分,淋系积分>2 分才能确立。

表 126-1 欧洲白血病免疫分类积分系统(EGIL)

积分	B 淋巴细胞系	T 淋巴细胞系	髓系
2	cCD79a clgM	c/mCD3 抗 TCR	MPO
1	cCD22 CD19 CD20 CD10	CD2 CD5 CD8 CD10	CD117 CD13 CD33
0.5	TdT CD24	TdT CD7 CD1a	CD65 CD14 CD15 CD64

5. 细胞遗传学和分子生物学 骨髓细胞遗传学检查是急性白血病 MICM 分类诊断的重要项目之一。约 66% 的 ALL 有特异性染色体变化,在有染色体畸变的 AML 中约 60% 有特异性染色体变化。AML 特异性染色体变化有:①约 30% 的 M$_2$ 型有 t(8;21)(q22;q22);②90% 以上的 M$_3$(APL)有 t(15;17)(q22;q21);③ t/del(11)(q23)呈异质性,最常见的易位是 t(9;11),其他还有 t(11;9)(q23;p13)、t(10;11)(p11~p15;q23)和 t(11;17)(q23;q21~25),约 50% 为单核 M$_{5a}$,但也可见于 T 细胞 ALL;④ inv/del(16)(q22)多见于急粒单白血病 M$_4$Eo;⑤ t(9;22)(q34;q11),在 AML 中少见,主要为 M$_1$;⑥ t(6;9)(p21~22;q34)多见于 M$_2$ 或 M$_4$,约 20% 有 MDS 病史;⑦ inv3(q21;q26)可见于 M$_1$、M$_2$、M$_4$、M$_7$ 和 MDS 转化的 AML;⑧ t(8;16)

(p11;p13)多伴有噬红细胞现象,易见于 M$_{5b}$;⑨ t/del(12)(p11~13)可见于 M$_2$ 和 M$_4$;⑩ +4 多见于 M$_4$ 或 M$_2$。成人 ALL 有 15%~20% 有 Ph 染色体;t(4;11)最常见于新生儿 ALL;t(8;14)可见于 ALL L$_3$ 型;t(1;19)见于前 B 细胞 ALL;约 20%ALL 有染色体数量增加,可达 50~60 条,这种超二倍体白血病化疗效果好。分子生物学异常与急性白血病发生、发展及预后密切相关,因此,分子水平异常的检测已经常规应用于急性白血病的诊断分类、预后判断、疗效评估和复发监测。表 126-2 和表 126-3 分别为最常用于 AML 和 ALL 诊断分型的融合基因。

表 126-2 AML 常见的融合基因与染色体异常及白血病 FAB 类型的关系

染色体异常	融合基因	常见的 FAB 亚型
t(8;21)(q22;q22)	*RUNX1:RUNX1T1*	M$_2$
t(15;17)(q22;q21)	*PML:RARA*	M$_3$
Inv(16)(p13;q22)	*CBFβ:MYH11*	M$_4$Eo
t(9;11)(p22;q23)	*MLLT3:MLL*	M$_5$
Inv(3)或 t(3;3)(q21;q26)	*RPN1:EVI1*	M$_1$、M$_2$、M$_4$、M$_7$
t(6;9)(p23;q34)	*DEK:NUP214*	M$_2$、M$_4$
t(6;11)(p27;q23)	*MLL:AF6*	M$_4$、M$_5$

表 126-3 ALL 常见的融合基因与染色体异常及白血病类型的关系

染色体异常	融合基因	WHO 类型
t(9;22)(q24;q11.2) t(4;11)(q21;q23) t(12;21)(p13;q22) t(1;19)(q23;p13.3)	*BCR:ABL1* *AFF1:MLL* *ETV6:RUNX1* *TCF3:PBX1*	前体 B-ALL
t(5;14)q35;q32) t(10;14)(q24;q11) t(1;14)(p32;q11) t(7;7)或 inv7(p15;q34)	*TLX3:BCL11B* *TLX1:TRA/TRD* *TAL1:TRD* *HOXA:TRB*	前体 T-ALL
t(8;14)(q24;q32) t(2;8)(p12;q24) t(8;22)(q24;q11)	*MYC:IgH* *MYC:Igκ* *MYC:Igλ*	Burkitt 白血病

三、诊断标准

AML 的诊断标准参照 WHO(2016)造血和淋巴组织肿瘤分类标准,诊断 AML 的外周血或骨髓原始细胞比例下限为 20%。当患者被证实有克隆性重现性细胞遗传学异常 t(8;21)(q22;q22)、inv(16)(p13q22)或 t(16;16)(p13;q22),以及 t(15;17)(q22;q12)时,即使原始细胞<20%,也应诊断为 AML。ALL 诊断分型采用 WHO(2016)造血和淋巴组织肿瘤分类标准,最低标准应进行细胞形态学、免疫表型检查,外周血或骨髓中原始/幼稚淋巴细胞比例≥20% 可以诊断 ALL。

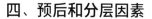

四、预后和分层因素

AML 不良预后因素包括年龄 ≥60 岁,有 MDS 或骨髓增生性疾病史,治疗相关性 / 继发性 AML,高白细胞计数(WBC ≥100×10⁹/L),合并 CNSL,伴有预后差的染色体核型或分子遗传学标志,诱导化疗 2 个疗程未达完全缓解(CR)。成人急性淋巴细胞白血病(ALL),不良预后因素包括年龄、高白细胞计数(B-ALL WBC ≥30×10⁹/L;T-ALL WBC ≥100×10⁹/L),免疫表型(B-ALL CD10⁻;T-ALL CD1a⁻)、伴有预后差的染色体核型或分子遗传学标志、泼尼松反应差等,诱导治疗达 CR 晚,CR 后微小残留病灶(MRD)持续阳性等。

【治疗】

根据患者的 MICM 分型结果及临床特点进行预后危险分层,按照患者意愿、经济能力,选择最佳的治疗方案。建议患者留置深静脉导管。适合行异基因造血干细胞移植者应抽血做 HLA 配型。

一、支持治疗

1. 高白细胞血症的处理 AML 患者外周血白细胞数增高(>100×10⁹/L)时,可产生白细胞瘀滞,表现为呼吸困难、低氧血症、反应迟钝、言语不清、颅内出血等。除 APL 外,可采用白细胞分离术清除过高的白细胞,同时给予化疗药物(羟基脲或阿糖胞苷)和水化,并预防高尿酸血症及电解质紊乱,给予血制品积极纠正凝血异常。ALL 患者外周血白细胞 ≥50×10⁹/L,或者肝脾大、淋巴结肿大明显,或有发生肿瘤溶解特征时,应给予糖皮质激素(泼尼松或地塞米松)、环磷酰胺 3~5 天预治疗。

2. 防治感染 白血病患者常伴有粒细胞减少,应注意口腔、鼻腔、肛周护理。化疗后粒细胞缺乏将持续较长时间,可住层流病房。化疗后可使用粒细胞集落刺激因子促进粒细胞恢复。发热应进行细菌培养和药敏试验,并及时给予经验性抗生素治疗。

3. 成分输血 严重贫血可吸氧、输注浓缩红细胞。血小板过低时,可输注单采血小板悬液,维持血小板计数 ≥10×10⁹/L。合并发热感染是维持血小板 ≥20×10⁹/L。

4. 防治高尿酸血症肾病 白血病细胞大量破坏,特别是化疗时,血清和尿中尿酸浓度增高,积累在肾小管,引起阻塞而发生高尿酸血症肾病。应适量输液、饮水、碱化尿液,口服别嘌醇 100mg,每日 3 次,抑制尿酸形成。

5. 出凝血障碍的纠正 患者因血小板减少合并感染,可引起凝血功能紊乱,严重者可并发 DIC,尤其是 APL,应严密监测出凝血时间,适当补充凝血因子。

二、化学治疗

应先确定白血病类型,再根据患者的年龄选择适当方案。急性白血病化疗可分成诱导缓解和缓解后继续治疗两大阶段:①诱导缓解:所谓缓解,即指白血病细胞减少到一定程度,正常造血功能得以恢复,患者症状消失,一般检查方法血片中不能找到白血病细胞。②缓解后继续治疗:急性白血病患者经治疗获得完全缓解后,体内仍残留一定数量的白血病细胞,称为微小残留病灶(MRD),必须继续应用抗白血病药物,以消灭尽可能多的残留白血病细胞,从而达到长期生存乃至彻底治愈的目标。

(一) AML(非 APL)的治疗

1. 诱导缓解治疗 所有 AML 患者,可以参加临床研究的情况下,均建议首选参加临床研究。在没有临床研究的情况下,可以参照下述建议进行治疗。

(1)年龄<60 岁的 AML 患者:常规的诱导缓解方案包括标准剂量阿糖胞苷(Ara-C)100~200mg/(m²·d)×7d 联合去甲氧柔红霉素(IDA)12mg/(m²·d)×3d 或柔红霉素(DNR)60~90mg/(m²·d)×3d。IDA 和 DNR 的用量可以根据患者的情况,按照下述化疗药物推荐剂量范围进行调整。中大剂量 Ara-C(1.0g~2.0g/m²,每 12 小时 1 次,第 1、3、5d 或第 1~5d)联合蒽环类药物方案。含中剂量 Ara-C 的 HAD 方案:高三尖杉酯碱(HHT)2mg/(m²·d)×7d,DNR40mg/(m²·d)×3d,Ara-C 前 4d 为 100mg/(m²·d),第 5、6、7 天为 1.0g~1.5g/m²,每 12 小时 1 次。其他的诱导方案还可选择 HAA [HA+ 阿克拉霉素(Acla)]、HAD(HA+DNR)方案等。HA 为 HHT(或三尖杉酯碱)联合标准剂量 Ara-C 的方案。

(2)年龄 ≥60 岁的 AML 患者:如果适合接受强烈化疗(根据年龄、PS 评分及合并基础疾病判断),治疗前应尽量获得遗传学检测结果,根据患者的预后可以分为两种情况。①没有不良预后因素(预后不良遗传学异常;前期血液病病史;治疗相关 AML):a. 标准剂量化疗:标准剂量 Ara-C [100mg/(m²·d)×7d] 联合 IDA [8~12mg/(m²·d)×3d] 或 DNR [40~60mg/(m²·d)×3d] 或米托蒽醌[MIT 6~8mg/(m²·d)×3d]1~2 个疗程。b. 低强度化疗方案,地西他滨 [20mg/(m²·d),5~10d];小剂量化疗 ±G-CSF(如小剂量 Ara-C 为基础的 CAG、CHG、CMG 等方案);地西他滨联合小剂量化疗等。②具有不良预后因素:a. 低强度化疗方案;b. 标准剂量化疗。不适合标准剂量化疗的患者,选择支持治疗或低强度化疗。近年来随着新药的研发,AML 的诱导治疗也有一些新的进展,如在 3+7 方案的基础上联用其他新的药物,如米哚妥林或靶向 CD33 的免疫毒素 Go 单抗。柔红霉素和阿糖胞苷的脂质体混合物 CPX351 也有很好的应用前景。BCL-2 抑制剂维奈拉单药或联合去甲基化药物地西他滨、阿扎胞苷等治疗老年不能耐受标准剂量化疗的 AML 也取得了一定的效果。

2. 缓解后治疗 ①高危组:首选异基因造血干细胞移植(allo-HSCT);②低危组:首选大剂量 Ara-C 为主的巩固化疗(Ara-C 3.0g/m²,每 12 小时 1 次,共 6 个剂量,3~4 个疗程)。也可以使用中剂量阿糖胞苷或标准剂量阿糖胞苷的方案进行巩固治疗。③中危组:造血干细胞移植和化疗均可采用。自体造血干细胞移植适用于部分中低危组患者。④初诊时白血病细胞高,伴髓外病变,M₄/M₅,存在 t(8;21) 或 inv(16),或有颅内出血者,应在完全缓解后做脑脊液检查并鞘内预防性应用甲氨蝶呤、阿糖胞苷及地塞米松。通过多色流式细胞术、定量 PCR 等技术监测患者体内 MRD 水平是预警白血病复发的重要方法。巩固治疗后 MRD 持续高水平或先下降后上升,往往提示复发高风险,对这些患者应考虑造血干细胞移植治疗。

(二) 急性早幼粒细胞白血病(acute promyelocytic leukemia,APL)的治疗

APL 根据诊断时白细胞计数和血小板计数进行预后分组:①低危组:白细胞 ≤10×10⁹/L 且血小板>40×10⁹/L;②中危组:白细胞 ≤10×10⁹/L 且血小板 ≤40×10⁹/L;③高危组:白细胞>10×10⁹/L。APL 是一种有较高早期死亡率的内科急诊。一旦根据细胞学标准(形态学、细胞化学反应、流式细胞术结果)疑诊 APL,有必要立即开始诱导治疗,而不要等待明确的细胞遗传学结果证实。

1. 中低危组

(1)可采用全反式维甲酸(ATRA)联合砷剂治疗方案。诱导治疗:ATRA25mg/(m²·d)联合三氧化二砷 0.16mg/(kg·d)或复方黄黛片 60mg/(kg·d),直到完全缓解。巩固治疗:ATRA25mg/(m²·d)×2 周,间歇 2 周,为 1 个疗程,共 7 个疗程;三氧化二砷 0.16mg/(kg·d)或复方黄黛片 60mg/(kg·d)×4 周,间歇 4 周,为 1 个疗程,共 4 个疗程。总计约 7 个月。维持治疗可用,也可以不用。

(2)ATRA+砷剂+化疗的治疗方案。诱导治疗:ATRA25mg/(m²·d)联合三氧化二砷 0.16mg/(kg·d)或复方黄黛片 60mg/(kg·d),直到完全缓解。巩固治疗,2~3 个疗程。可选方案:HA 方案[HHT 2mg/(m²·d),第 1~7d;Ara-C100mg/(m²·d),第 1~5d];MA 方案[MIT 6~8mg/(m²·d),第 1~3d,Ara-C100mg/(m²·d),第 1~5d];DA 方案[DNR40mg/(m²·d),第 1~3d,Ara-C100mg/(m²·d),第 1~5d];IA 方案[IDA8mg/(m²·d),第 1~3d,Ara-C100mg/(m²·d),第 1~5d]。分子生物学转阴后可开始维持治疗,每 3 个月为 1 个周期。第 1 个月,ATRA25mg/(m²·d)×2 周,间歇 2 周;第 2~3 月,三氧化二砷 0.16mg/(kg·d)或复方黄黛片 60mg/(kg·d)×2 周,间歇 2 周。完成 8 个周期,维持 2 年。

2. 高危组

ATRA+砷剂+化疗诱导治疗继之巩固、维持治疗。诱导治疗:ATRA25mg/(m²·d)联合三氧化二砷 0.16mg/(kg·d)或复方黄黛片 60mg/(kg·d),直到完全缓解;DNR45mg/(m²·d)或 IDA8mg/(m²·d),第 1~3d。巩固治疗(3 个疗程):可选方案与上述低中危组化疗巩固方案(HA、MA、DA 或 IA)一致。分子生物学转阴后进入维持治疗。维持治疗:每 3 个月为 1 个周期,第 1 个月 ATRA25mg/(m²·d)×2 周,间歇 2 周;第 2~3 月:三氧化二砷 0.16mg/(kg·d)或复方黄黛片 60mg/(kg·d)×2 周,间歇 2 周。完成 8 个周期,维持治疗期总计约 2 年。

(三) ALL 的治疗

1. Ph 阴性 ALL(Ph⁻ALL)的治疗

(1)诱导治疗:常应用长春新碱(VCR)或长春地辛、蒽环/蒽醌类药物(如 DNR、IDA、多柔比星、MIT)等、糖皮质激素(泼尼松、地塞米松等)为基础的方案(VDP)诱导治疗。推荐采用 VDP 联合环磷酰胺(CTX)和左旋门冬酰胺

酶(L-Asp)组成的 VDCLP 方案,鼓励开展临床研究。诱导治疗中蒽环/蒽醌类药物可以连续应用(连续 2~3d,第 1、3 周或仅第 1 周用药);也可以每周用药 1 次。参考剂量:DNR30~60mg/(m²·d)、连用 2~3d,IDA8~12mg/(m²·d)、连用 2~3d,MIT6~10mg/(m²·d)、连用 2~3d。单次应用 CTX 剂量超过 1g 可给予美司钠解救。诱导治疗第 14d 复查骨髓,根据骨髓情况调整第 3 周的治疗。诱导治疗第(28±7)d 判断疗效,未达 CR 的患者进入挽救治疗。

(2)CR 后的巩固强化治疗:达到 CR 后应尽快进入缓解后(巩固强化)治疗:缓解后强烈的巩固治疗可提高疗效(尤其是高危组患者),最常用的方案包括 6~8 个疗程的治疗:含大剂量 MTX、Ara-C、L-Asp 的方案 2~4 个疗程,再诱导方案 1~2 个疗程。在整个治疗过程中应强调非骨髓抑制性药物(糖皮质激素、VCR、L-Asp 等)的应用。①一般应含有 HD-MTX 方案:MTX 1~3g/m²(T-ALL 可以用到 5g/m²)。应用 HD-MTX 时应争取进行血清 MTX 浓度监测,注意亚叶酸钙(甲酰四氢叶酸钙)的解救,解救至血清 MTX 浓度 0.1μmol/L(至少应低于 0.25μmol/L)方可停止解救。②可选择 Ara-C(标准剂量或大剂量)为基础的方案。③可继续应用含 L-Asp 的方案。④缓解后 6 个月左右参考诱导治疗方案再予诱导强化 1 次。有合适供体的患者(尤其是高危组患者、微小残留病灶监测持续阳性或>10⁻⁴ 的标危组患者)建议行 Allo-HSCT 治疗。无合适供体的高危组患者(尤其是微小残留病灶持续阴性者)、标危组患者可以考虑在充分的巩固强化治疗后进行 auto-HSCT。auto-HSCT 后的患者应继续给予维持治疗。无移植条件的患者、持续属于低危组的患者可继续巩固强化治疗。

(3)维持治疗:维持治疗的基本方案:6-巯基嘌呤(6-MP)60~100mg/(m²·d),MTX 15~30mg/m² 每周 1 次。取得 CR 后总的治疗周期至少为 2 年。

2. Ph 阳性 ALL(Ph⁺ALL)的治疗

(1)非老年(<55 岁)Ph⁺ALL 的治疗:①诱导治疗和一般 Ph⁻ALL 相同,予 VDP 方案,鼓励进行临床研究。一旦融合基因或染色体核型/荧光原位杂交证实为 Ph/BCR-ABL 阳性 ALL 则进入 Ph⁺ALL 治疗序列,可以不再应用 L-Asp。自第 8 天或第 15 天开始加用伊马替尼等酪氨酸激酶抑制剂,伊马替尼用药剂量 400~600mg/d,持续应用。若粒细胞缺乏(ANC<0.2×10⁹/L)持续时间超过 1 周、出现感染发热等并发症,则暂停伊马替尼。有造血干细胞移植条件者,行 HLA 配型,寻找供体。WBC ≥1×10⁹/L、PLT ≥50×10⁹/L 者可进行鞘内注射。②缓解后治疗原则上参考 Ph⁻ALL,但可以不再使用 L-Asp。伊马替尼应尽量持续应用至维持治疗结束。无条件应用伊马替尼的患者按 Ph⁻ALL 的治疗方案进行。有供体的患者可以在一定的巩固强化治疗后,尽早行 allo-HSCT;伊马替尼持续口服至 allo-HSCT。allo-HSCT 后应定期监测 BCR:A987BL 融合基因表达,伊马替尼至少应用至 2 次融合基因检测结果为阴性。无供体、无条件或其他原因不能行 allo-HSCT 治疗者,继续接受巩固强化化疗和伊马替尼的联合治疗。分子学阴性的患者可选择 auto-HSCT。auto-HSCT 后的患者可继续予伊马替

尼维持治疗。CNSL 的预防治疗参考 Ph⁻ALL 患者。③有条件者采用伊马替尼维持治疗至 CR 后 2 年，可以联合 VCR、糖皮质激素。不能坚持伊马替尼治疗者，给予干扰素 300 万 U、隔日 1 次维持治疗，可以联合 VCR、糖皮质激素，缓解后至少治疗 2 年。维持治疗期间每 3~6 个月复查 1 次，包括血常规、骨髓象、染色体核型和 / 或融合基因（$BCR：ABL$）。

（2）老年（≥55 岁）Ph⁺ALL 的治疗：可以在确诊后采用伊马替尼 +VDP 为基础的治疗。伊马替尼连续应用，VDP 方案间断应用；整个治疗周期至缓解后至少 2 年。

（四）CNSL 的预防与治疗

CNSL 是急性白血病（尤其是 ALL）复发的主要根源之一，严重影响白血病的疗效。

1. CNSL 诊断标准 目前 CNSL 尚无统一诊断标准。1985 年在罗马讨论 ALL 预后危险因素时提出，脑脊液白细胞计数 ≥0.005×10⁹/L、离心标本证明细胞为原始细胞者，即可诊断 CNSL。

2. CNSL 的预防 任何类型的成人 ALL 均应强调 CNSL 的早期预防。预防措施包括鞘内化疗、放射治疗、大剂量全身化疗，以及多种措施联合应用。鞘内化疗：诱导治疗过程中没有中枢神经系统症状者可以在外周血已没有原始细胞、WBC ≥1×10⁹/L、PLT ≥50×10⁹/L 时行腰椎穿刺、鞘内注射。鞘内注射主要药物包括地塞米松、Ara-C、MTX。用法为 MTX（10~15mg）+Ara-C（30~50mg）+ 地塞米松三联或两联用药。巩固强化治疗中也应进行积极进行 CNSL 的预防，主要是鞘内注射（一般应达 6 次以上、高危组患者可达 12 次以上），鞘内注射频率一般不超过每周 1 次。

预防性头颅放疗：18 岁以上的高危组患者或 35 岁以上的患者可进行预防性头颅放疗，照射部位为单纯头颅，总剂量 1 800~2 000cGy，分次完成。放疗一般在缓解后的巩固化疗期进行。

3. CNSL 的治疗 已确诊 CNSL 的患者，尤其是症状和体征较明显者，建议先行腰椎穿刺、鞘内注射。MTX（10~15mg）+Ara-C（30~50mg）+ 地塞米松三联或两联用药每周 2 次，脑脊液正常后改为每周 1 次、共 4~6 周。也可以在鞘内注射化疗药物至脑脊液白细胞数正常、症状体征好转后再行放疗（头颅 + 脊髓），头颅放疗剂量 2 000~2 400cGy，脊髓放疗剂量 1 800~2 000cGy，分次完成。进行过预防性头颅放疗的患者原则上不进行二次放疗。

（涂传清　黎建云）

参 考 文 献

[1] ARBER D A, ORAZI A, HASSERJIAN R, et al. The 2016 revision to the World Health Organization classification of myeloid neoplasms and acute leukemia [J]. Blood, 2016, 127 (20): 2391-2405.

[2] 中华医学会血液学分会白细胞淋巴瘤学组. 成人急性髓系白血病（非急性早幼粒细胞白血病）中国诊疗指南（2017 年版）[J]. 中华血液学杂志, 2017, 38 (3): 177-182.

[3] POLLYEA D A, BIXBY D, PERL A, et al. NCCN guidelines insights: Acute myeloid leukemia, version 2. 2021 [J]. J Natl Compr Canc Netw, 2021, 19 (1): 16-27.

126

第**13**篇

泌尿系统疾病急诊

第127章
急性肾小球肾炎

急性肾小球肾炎（acute glomerulonephritis，AGN）简称急性肾炎，是以急性肾炎综合征为主要临床表现的一组疾病。其特点为急性起病，患者出现血尿、蛋白尿、水肿、高血压和短暂肾功能损害等。多见于链球菌感染后，故在临床上多称为链球菌感染后肾小球肾炎（post streptococcal glomerulonephritis）。少数急性肾炎患者并非由链球菌感染引起，而由其他细菌、病毒、原虫等感染引起，故本病又称急性感染后肾小球肾炎。任何年龄均可发病，但以学龄儿童多见，约占90%。5~14岁的少年儿童最容易患急性肾炎，男孩患病的机会是女孩的2倍。成人及老年人较少见。冬春季是咽炎、扁桃体炎的好发季节，因此急性肾炎往往发生在这两个季节。

【病因与发病机制】

一、病因

链球菌感染是最常见的病因，但并非所有链球菌感染都能引起肾炎，只有致肾炎菌株甲族乙型溶血性链球菌致肾炎菌株（乙型溶血性链球菌）（常见为A组12型和49型等）才能引起本病。常见于上呼吸道感染（多为扁桃体炎）、猩红热、皮肤感染（多为脓疱疮）等链球菌感染后。非链球菌的其他细菌（如葡萄球菌、肺炎球菌、伤寒杆菌等）、病毒（各型肝炎病毒、麻疹等）、寄生虫（如疟原虫、血吸虫等）和梅毒螺旋体等感染也可患本病。

二、发病机制

本病主要是由感染所诱发的免疫反应引起，链球菌的致病抗原以前认为是胞壁上的M蛋白，而目前认为胞质成分［内链素（endostreptosin）］或分泌蛋白（外毒素B及其酶原前体）可能是主要致病抗原，导致免疫反应后可通过循环免疫复合物沉积于肾小球致病，或种植于肾小球的抗原与循环中的特异性抗体相结合形成原位免疫复合物而致病。自身免疫反应也可能参与了发病机制。肾小球内的免疫复合物激活补体，导致肾小球内皮及系膜细胞增生，并可吸引中性粒细胞及单核细胞浸润，导致肾脏病变。

【诊断】

一、临床表现特点

AGN起病较急，通常于前驱感染（如上呼吸道感染、猩红热、皮肤感染等）后1~3周发病。病情轻重不一，轻者呈亚临床型（仅有尿常规及血清C3异常）；典型者呈急性肾炎综合征表现，重症者可发生急性肾损伤（acute kidney injury，AKI）。大多预后良好，常可在数月内临床自愈，但部分患者也可遗留慢性肾脏病。典型表现有：①尿异常。几乎均有肾小球源性血尿，约30%患者可有肉眼血尿，常为首发症状和就诊原因。可伴有轻、中度蛋白尿，少数患者（＜20%）可呈肾病综合征范围的大量蛋白尿。尿沉渣除红细胞外，早期尚可见白细胞和上皮细胞稍增多，可有红细胞管型等。②水肿。80%以上患者出现水肿，轻者为晨起眼睑水肿，严重时波及全身，多为不可凹性水肿，指压无凹痕，但若患者蛋白尿严重，也可出现低蛋白水肿，即为可凹性水肿。③高血压。约80%患者出现一过性轻、中度高血压，利尿后血压可逐渐恢复正常。少数患者可出现严重高血压，甚至高血压脑病。④肾功能异常。大部分患者起病时尿量减少（常在400~700ml/d），少数甚至少尿（＜400ml/d）。肾功能可一过性受损，表现为血肌酐（Scr）轻度升高。多于1~2周后尿量渐增，肾功能于利尿后数日可逐渐恢复正常。仅少数患者可表现为AKI，易与急进性肾炎混淆。⑤急性心力衰竭。老年患者发生率较高（可达40%），儿童患者少见（＜5%），但在儿童患者中急性左心衰竭可成为AGN的首发症状，如不及时识别，可迅速致死。⑥其他表现。儿童患者常有疲乏、厌食、恶心、呕吐、头痛、腰部钝痛等全身非特异性症状，若感染未控制，患者可表现发热。成人全身症状相对较少。

二、实验室检查

1. 免疫学检查 起病初期血中总补体及C3都明显降低，8周内渐恢复正常，对诊断本病意义很大。如血清补体持续降低，可作为病情仍在进展的指标。50%~80%患者抗"O"增高，表明近期曾有链球菌感染，但滴度高低与肾炎的严重程度及预后无关。部分患者起病早期循环免疫复合物（CIC）及血清冷球蛋白可呈阳性。

2. 肾活检 肾活检的指征为：①少尿1周以上或进行性尿量减少伴肾功能恶化者；②病程超过2个月而无好转趋势者；③急性肾炎综合征伴肾病综合征者。

三、诊断注意事项

于链球菌感染后1~3周发生血尿、蛋白尿、水肿和高血压,甚至少尿及氮质血症等急性肾炎综合征表现,伴血清 C3 下降,病情于 8 周内逐渐减轻到完全恢复正常者,即可临床诊断为急性肾炎。如血清抗"O"滴度在 1∶400 以上,咽拭子培养或皮肤脓液培养找到乙型溶血性链球菌,有助于判断链球菌感染后肾炎。症状不典型时需多次查尿常规,根据尿的典型改变及补体下降也可作出诊断,但如果病情的发展不像急性肾炎那样经过休息治疗逐渐好转,血清补体 C3 持续下降超过 8 周,则应考虑有其他类型肾小球肾炎的可能性,必须做肾穿刺明确诊断。

本病尚应与下列疾病鉴别。

1. 发热性蛋白尿 在某些急性感染发热期间(如扁桃体炎、丹毒、肺炎、骨髓炎等),部分患者往往出现蛋白尿及管型尿,有时出现镜下血尿,易与不典型急性肾炎相混淆,此可能与肾血流量增加、肾小球通透性增加及肾小管上皮细胞浊肿有关。急性感染期蛋白尿时出现的尿的改变发生于感染、高热的极期,不伴高血压及水肿等肾脏疾病的临床表现,热退后尿异常迅速消失。

2. 全身系统性疾病引起的急性肾炎综合征 见于系统性红斑狼疮、过敏性紫癜、结节性多动脉炎或其他弥漫性血管炎等。其中部分患者肾脏受损方面的临床表现与急性肾炎相似,但具有其他系统病变的临床表现及特殊检查所见。

3. 急进性肾炎 少数病例临床起病和典型急性肾炎相似,但病情急剧恶化,出现进行性肾衰竭。凡病程 1 个月以上,肾功能不好转,反而恶化者,应考虑本病,需及时肾穿刺活检以利早期诊断和治疗。

4. 慢性肾炎急性发作 既往病史不明确的慢性肾炎患者,若有急性发作时,易与急性肾炎相混淆。除认真询问既往史外,潜伏期短于 3~5 日、较显著的贫血、血浆蛋白浓度降低、肾功能持续性减退、长期高血压引起心脏和眼底改变、肾脏影像学检查(超声、CT 等)发现双肾已缩小,均有利于慢性肾炎的诊断。

【治疗】

本病治疗以休息和对症治疗为主。急性期卧床休息,静待肉眼血尿消失、水肿消退及血压恢复正常。AGN 为自限性疾病,不宜用糖皮质激素和细胞毒药物。

1. 一般治疗 急性期应卧床休息,直至肉眼血尿消失、水肿消退及血压恢复正常后逐步增加活动量。一般需要卧床休息 2 周;其后继续限制活动 1~2 个月,3 个月内避免体力劳动,学生则需要休学。急性期应予低盐(<3g/d) 饮食。肾功能正常者不需要限制蛋白质入量,但肾功能不全时可考虑限制蛋白质摄入,并以优质动物蛋白(牛奶、鸡蛋、瘦肉等)为主。明显少尿者应控制液体入量。

2. 治疗感染灶 病初常规注射青霉素 10~14 日(过敏者可用大环内酯类抗生素)的必要性现有争议,因急性肾炎发作时感染灶多数已得到控制,如无现症感染证据,不需要使用抗生素。反复发作的慢性扁桃体炎,待病情稳定后(尿蛋白少于 +,尿沉渣红细胞少于 10 个 /HP)可考虑做扁桃体摘除,术前、术后 2 周需注射青霉素以防止因细菌活跃而导致肾炎复发。

3. 对症治疗 包括利尿消肿、降血压,预防心脑合并症的发生。①利尿消肿是对症治疗的重点措施。轻、中度水肿者,卧床休息、限制钠盐及水的摄入即可。高度水肿应使用利尿剂。常用噻嗪类利尿剂如氢氯噻嗪,剂量 1~2mg/(kg·次),1~2 次 /d,口服;无效时用袢利尿剂如呋塞米(速尿)。②降压:经休息、控制水盐、利尿等措施而血压仍高者,应给予降压药。首选血管紧张素转换酶抑制剂(ACEI)或血管紧张素 II 受体拮抗剂(ARB)类降压药,如卡托普利 12.5~25mg/ 次口服,3 次 /d;氯沙坦 25~50mg/d 口服。

4. 透析治疗 少数发生急性肾衰竭者有透析指征时应及时予以透析治疗以帮助患者渡过急性期。

5. 中医药治疗

【预后】

急性肾炎是一个自限性疾病,一般预后良好,只要及时去除病因,辅以适当的治疗,在儿童 85%~90%、在成人 60%~75% 可完全恢复。老年人患急性肾炎的机会不多,但其预后在急性肾炎患者中最差。多数病例尿常规改变在 3~6 个月内恢复,少数患者急性期后临床表现消失,肾功能良好,但尿液中红细胞和少量蛋白可迁延 1~2 年才逐渐消失。少数病例病程迁延或转为慢性肾炎,个别病例急性期可发生严重合并症而死亡。

(黄庆元 张文武)

127

第 128 章

急进性肾小球肾炎

急进性肾小球肾炎(rapidly progressive glomerulonephritis, RPGN),简称急进性肾炎,是以急性肾炎综合征、肾功能急剧恶化、多在早期出现少尿性 AKI 为临床特征,病理特征为新月体性肾小球肾炎的一组疾病。

【病因与发病机制】

一、病因

本病有多种病因,一般将有明确病因的称为继发性急进性肾炎,病因不明者称为原发性(或特发性)急进性肾炎。按病因及发病机制的不同,可将原发性急进性肾炎分为三型(表 128-1)。本组疾病大部分病因是继发性的。原发性急进性肾炎只占少部分。现只重点讨论原发性急进性肾炎。

表 128-1　急进性肾炎的病因及发病机制分类

原发性:Ⅰ型抗肾小球基底膜型,不伴肺出血(特发性新月体性肾小球肾炎Ⅰ型)
Ⅱ型免疫复合物型(特发性新月体性肾小球肾炎Ⅱ型)
Ⅲ型 ANCA 相关型(特发性新月体性肾小球肾炎Ⅲ型)

继发性:
继发于其他原发性肾小球疾病
膜增生性肾小球肾炎　　　膜性肾病
链球菌感染后肾炎　　　　IgA 肾病
继发于感染性疾病
感染性心内膜炎后肾炎
败血症及其他感染后肾炎
继发于其他系统性疾病
系统性红斑狼疮
肺出血肾炎综合征(Goodpasture syndrome)
过敏性紫癜性肾炎
弥漫性血管炎后肾炎(韦格纳肉芽肿,过敏性脉管炎等)
冷球蛋白血症肾炎(原发性、混合性)
继发于药物
别嘌醇　　　利血平
青霉胺　　　肼苯达嗪等

1996 年 Glassok 等将免疫荧光病理、血清抗肾抗体和血清抗中性粒细胞胞质抗体(antineutrophil cytoplasmic antibody, ANCA)联合应用于新月体肾炎的分类,将原发性 RPGN 分为五型:Ⅰ型,抗肾小球基底膜抗体阳性;Ⅱ型,免疫复合物阳性;Ⅲ型,ANCA 阳性;Ⅳ型,抗肾小球基底膜抗体和 ANCA 均阳性;Ⅴ型,寡免疫复合物型,即各种免疫复合物均阴性或很少阳性,抗肾小球基底膜抗体和 ANCA 亦均阴性。

然而,目前国外权威肾脏病专著仍按上述分为Ⅰ、Ⅱ、Ⅲ型(表 128-1)。必须指出Ⅱ型急进性肾炎中有一部分 ANCA 阳性,提示为原发性血管炎造成的新月体性肾小球肾炎。

二、发病机制

Ⅰ型急进性肾炎的患者血清中可测得抗肾小球基底膜抗体,免疫荧光镜检查在肾小球基底膜上可见线条状均匀一致的 IgG 沉积,故认为是抗肾小球基底膜抗体介导的病变,又称抗肾抗体型肾炎或原发性急进性肾炎Ⅰ型。此型肾功能损害发展快而重,少尿或无尿的发生率高,预后最差,约占原发性急进性肾炎的 20%。此型患者如伴有肺出血,则称为肺出血肾炎综合征(Goodpasture syndrome),属继发性急进性肾炎。

Ⅱ型急进性肾炎患者的血清免疫复合物阳性,而血清抗肾小球基底膜抗体阴性。免疫荧光检查在肾小球基底膜及系膜区有 IgG 及 C3 呈不连续的颗粒状沉积,故认为是免疫复合物介导的疾病,又称为原发性急进性肾炎Ⅱ型。本型占原发性急进性肾炎 30%~50%,预后严重,但较Ⅰ型好。

Ⅲ型急进性肾炎患者血清抗肾小球基底膜抗体及免疫复合物均阴性,免疫荧光检查亦无任何沉积物,而血清 ANCA 阳性,故认为它实际上是以肾脏为主要表现的"小血管炎",因近年来发现Ⅲ型患者血清 ANCA 有 80% 以上阳性,而Ⅰ型及Ⅱ型 ANCA 则很少阳性,故Ⅲ型原发性新月体性肾小球肾炎又称为 ANCA 相关性原发性新月体性肾小球肾炎。现已证实 50%~80% 的该型患者为原发性小血管炎肾损害,肾脏可为首发甚至唯一受累器官或与其他系统损害并存。此型约占原发性急进性肾炎的 40%,预后较Ⅰ、Ⅱ型好。

以上分型方法,对了解疾病的发病机制,制订治疗方案和判断预后都具有重要意义。

【诊断】

一、病史与诱因

急进性肾炎患者约半数以上有上呼吸道感染的前驱病

史,其中少数为典型的链球菌感染,其他多为病毒感染。接触某些有机化学溶剂、碳氢化合物如汽油等,与Ⅰ型急进性肾炎发病有较密切的关系。丙硫氧嘧啶(PTU)和肼屈嗪等可引起Ⅲ型急进性肾炎。急进性肾炎的诱因包括吸烟、吸毒、接触碳氢化合物等。

二、临床表现特点

除Ⅰ型好发于青、中年外,Ⅱ型及Ⅲ型均以中、老年患者为主。起病较急,病情进展迅速。以急性肾炎综合征(起病急、血尿、蛋白尿、尿少、水肿、高血压),多在早期出现少尿或无尿,进行性肾功能恶化并发展成尿毒症,为其临床特征。水、钠潴留严重者可发生肺水肿、心包炎、酸中毒、高血钾及其他电解质紊乱,甚至心律失常、脑水肿等严重并发症。患者常伴有中度贫血。恶心、呕吐是常见的消化道症状。Ⅱ型患者约半数可伴肾病综合征。Ⅲ型患者常有不明原因的发热、乏力、关节痛或咯血等系统性血管炎的表现。

三、辅助检查

1. 尿液检查 尿蛋白通常阳性,但含量不一,从微量到肾病综合征范围的大量尿蛋白,多为非选择性蛋白尿,变形的多形性红细胞、红细胞管型和白细胞是尿沉渣中常见的有形成分。

2. 肾功能测定 发病数日或数周后即可发现肾小球滤过率呈进行性下降,内生肌酐清除率下降,血肌酐及尿素氮明显增加,尿比重低且固定。

3. 免疫学检查 免疫学检查异常主要有抗肾小球基底膜(glomerular basement membrane,GBM)抗体阳性(Ⅰ型)、ANCA阳性(Ⅲ型)。Ⅱ型患者的血液循环免疫复合物及冷球蛋白可呈阳性,并伴有血清C3降低。

4. 影像学检查 超声等影像学检查常显示双肾明显增大,有助于区别慢性肾功能不全。

5. 肾活检 本病确诊需靠肾活检,肾活检光镜检查示>50%肾小球有新月体病变诊断可成立。

四、诊断注意事项

凡急性肾炎综合征伴肾功能急剧恶化,无论是否已达到少尿性急性肾衰竭,应疑及本病并及时进行肾活检。若病理证实为新月体性肾小球肾炎,根据临床和实验室检查能除外系统性疾病,诊断可成立。

原发性急进性肾炎需与以下疾病鉴别。

1. 引起少尿性急性肾衰竭的非肾小球病 ①急性肾小管坏死:常有明显的肾缺血(如休克、脱水)或肾毒性药物或肾小管堵塞(如血管内溶血)等诱因,临床上以肾小管损害为主(尿钠增加、低比重尿及低渗透压尿),一般无急性肾炎综合征表现;②急性过敏性间质性肾炎:常有明确的用药史及部分患者有药物过敏反应(低热、皮疹等)、血和尿嗜酸性粒细胞增加等,必要时依靠肾活检确诊;③梗阻性肾病:患者常突发或急骤出现无尿,但无急性肾炎综合征表现,B超等影像学检查可证实尿路梗阻的存在。

2. 肺出血肾炎综合征 本病多见于青年人,临床特点

是咯血、呼吸困难、血尿及蛋白尿,有时可出现水肿及高血压,迅速出现肾衰竭,部分患者在发病前有汽油接触史。多数患者在6个月内死于大咯血所致的窒息或尿毒症。胸部X线片可见散在性斑片状或粟粒状阴影。肺及肾组织活检免疫荧光检查均可证实基底膜上有线条状沉积物。

3. 继发于全身性疾病的急进性肾炎 如系统性红斑狼疮、过敏性紫癜、结节性多动脉炎、韦格纳肉芽肿、进行性系统性硬化症等均可引起继发性急进性肾炎,出现少尿、无尿及肾衰竭,如以肾脏起病者,全身症状可不明显或被掩盖,易被误诊。鉴别主要在于提高对原发病的认识,注意全身症状,及早进行有关化验检查以明确诊断。

4. 慢性肾炎急性发作 慢性肾炎由于某些诱因导致肾功能迅速恶化,由于既往病史不明确,直至感染、劳累、水电解质代谢平衡紊乱等诱因导致肾功能迅速恶化,有时很难与急进性肾炎区别。肾脏影像学检查(超声、CT等)发现双肾已缩小,有利于慢性肾炎的诊断。指甲肌酐数值有助于了解3个月前血肌酐水平。此类患者在诱因纠正后肾功能有部分恢复。

【治疗】

包括针对急性免疫介导性炎症病变的强化治疗及针对肾脏病变后果(如水钠潴留、高血压、尿毒症及感染等)的对症治疗两方面。强调在早期作出病因诊断和免疫病理分型的基础上尽早进行强化治疗。

一、强化疗法

1. 血浆置换疗法 主要适用于Ⅰ型和Ⅲ型。对于肺出血肾炎综合征和原发性小血管炎所致Ⅲ型急进性肾炎伴有威胁生命的肺出血作用较为肯定、迅速,应首选。通常每日或隔日1次,以后可延至每周3次,每次置换血浆50ml/kg或2~4L,直到血清抗体(如抗GBM抗体、ANCA)或免疫复合物转阴、病情显著改善为止,一般需置换10次左右。血浆置换前后必须配合应用糖皮质激素和细胞毒药物,因为致病的蛋白质(如补体、抗体、凝血因子等)被血浆清除后,机体将代偿性增加其合成,故必须用药物抑制。一般常用泼尼松1mg/(kg·d)(2~3个月后渐减)和环磷酰胺2~3mg/(kg·d)口服,或静脉滴注每个月0.6~0.8g,1个月1次,累积量≤8.0g。

2. 甲泼尼龙冲击联合环磷酰胺治疗 主要适用于Ⅱ、Ⅲ型,对Ⅰ型疗效欠佳。具体用法是甲泼尼龙0.5~1g/次或10~15mg/(kg·次)加入5%葡萄糖液中缓慢静脉滴注,每日或隔日1次,3次为1疗程。必要时间隔3~5日后重复1疗程,一般不超过3个疗程。冲击期间或冲击结束立即辅以泼尼松和环磷酰胺常规口服治疗,方法同上述。甲泼尼龙"冲击"治疗可能出现水钠潴留、诱发感染等副作用,当急进性肾炎已出现少尿、无尿、用呋塞米无效时,应配合透析进行脱水,有感染存在时必须先控制感染。

二、替代治疗

凡AKI已达透析指征者应及时透析。对强化治疗无

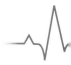

效的晚期病例或肾功能已无法逆转者,则有赖于长期维持透析。肾移植应在病情静止半年(Ⅰ型、Ⅲ型患者血中抗GBM抗体、ANCA需转阴)后进行。

三、对症治疗

对水钠潴留、高血压及感染等需采取相应的治疗措施,参见本书"第129章肾病综合征"治疗部分。

【预后】

患者若能得到及时明确诊断和早期强化治疗,预后可得到显著改善。早期强化治疗可使部分患者得到缓解,避免或脱离透析,甚至少数患者肾功能得到完全恢复。若诊断不及时,早期未接受强化治疗,患者多于数周至半年内进展至不可逆肾衰竭。影响预后的主要因素有:①疾病的类型。Ⅰ型最差,Ⅱ型次之,Ⅲ型预后较Ⅰ、Ⅱ型好。②临床表现与强化治疗是否及时。有前驱感染者疗效较好。病程短,在出现少尿、无尿以前或在肌酐清除率降至10ml/min以前开始强化治疗疗效较好。③病理指征。组织学已显示出慢性病者(如纤维性新月体、肾小球硬化、间质纤维化及肾小球萎缩)疗效差,但疗效与新月体多少及新月体大小无肯定关系。

(黄庆元 张文武)

128

第 129 章
肾病综合征

肾病综合征(nephrotic syndrome,NS)是以大量蛋白尿(>3.5g/d)、低白蛋白血症(血浆白蛋白<30g/L)、水肿和高脂血症为典型表现的临床综合征,其中大量蛋白尿和低蛋白血症为诊断必需。NS 是由多种病因和多种病理类型引起的肾小球疾病中的一组临床综合征,其中约 75% 为原发性肾小球疾病引起,约 25% 由继发性肾小球疾病引起。

【病因与发病机制】

一、病因与临床特征

NS 可分为原发性及继发性两大类,可由多种不同病理类型的肾小球病引起。引起原发性 NS 的肾小球病主要病理类型如下。

1. 微小病变性肾小球病 微小病变性肾小球病(minimal change glomerulopathy),又称肾小球微小病变(minimal change disease,MCD),约占儿童原发性 NS 的 90%、成人原发性 NS 的 10%,男性多见。典型的临床表现为 NS,仅 15% 左右患者伴有镜下血尿,一般无持续性高血压及肾功能减退。30%~40% 病例可能在发病后数月内自行缓解,90% 的患者对激素治疗敏感,治疗 2 周左右开始利尿,尿蛋白可在数周内迅速减少至阴性,血清白蛋白逐渐恢复正常水平,最终可达临床完全缓解。但本病复发率高达 60%。若反复发作或长期大量蛋白尿未得到控制,本病可能转变为系膜增生性肾小球肾炎,进而转变为局灶性节段性肾小球硬化。

2. 系膜增生性肾小球肾炎 免疫病理检查可将本组疾病分为 IgA 肾病及非 IgA 系膜增生性肾小球肾炎。系膜增生性肾小球肾炎(mesangial proliferative glomerulonephritis)在原发性 NS 中约占 30%,好发于青少年,男性多见。约 50% 患者有前驱感染,可于上呼吸道感染后急性起病,甚至表现为急性肾炎综合征。部分为隐匿起病。本病中非 IgA 系膜增生性肾小球肾炎者约 50% 表现为 NS,约 70% 伴有血尿,而 IgA 肾病者几乎均有血尿,约 15% 出现 NS。

3. 系膜毛细血管性肾小球肾炎 系膜毛细血管性肾小球肾炎(mesangiocapillary glomerulonephritis),又称为膜增生性肾小球肾炎(membranous proliferative glomerulonephritis,MPGN),占原发性 NS 的 10%~20%,好发于青壮年。1/4~1/3 患者常在上呼吸道感染后,表现为急性肾炎综合征。50%~60% 患者表现为 NS,几乎所有患者均伴有血尿,其中少数为发作性肉眼血尿;其余少数患者表现为无症状血尿和蛋白尿。肾功能损害、高血压及贫血出现早,病情多持续

进展。50%~70% 病例的血清 C3 持续降低,对提示本病有重要意义。药物治疗疗效较差,发病 10 年后约有 50% 的病例进展至慢性肾衰竭。

4. 膜性肾病 膜性肾病(membranous nephropathy,MN)是成人 NS 最常见类型,约占原发性 NS 的 20%,好发于中老年人,男性多见。以隐匿性蛋白尿和水肿为主要表现,约 80% 表现为 NS,约 30% 伴有镜下血尿,一般无肉眼血尿。20%~35% 患者的临床表现可自行缓解。常在发病 5~10 年后逐渐出现肾功能损害。60%~70% 患者经早期激素和细胞毒药物治疗后可临床缓解。本病极易发生血栓栓塞并发症,肾静脉血栓发生率可高达 40%~50%。因此,本病患者如有突发性腰痛或胁腹痛,伴血尿、蛋白尿加重,肾功能损害,应怀疑肾静脉血栓形成。若有突发胸痛、呼吸困难,应怀疑肺栓塞。

5. 局灶节段性肾小球硬化 局灶节段性肾小球硬化(focal segmental glomerulosclerosis,FSGS)占原发性 NS 的 5%~10%,好发于青少年男性。多为隐匿起病。大量蛋白尿及 NS 为其主要临床特点。约 3/4 患者伴有血尿,部分可见肉眼血尿。约 50% 患者有高血压,约 30% 有肾功能减退。约 50% 患者对激素治疗有效,但需要较长时间诱导治疗。

继发性 NS 的常见病因有过敏性紫癜肾炎(儿童多见)、系统性红斑狼疮肾炎(青少年多见)、糖尿病肾病(中老年人多见)、乙型肝炎病毒相关性肾炎、肾淀粉样变性、骨髓瘤性肾病等。

二、病理生理

1. 大量蛋白尿 指每日从尿液中丢失蛋白质多达 3.5g/1.73m^2,儿童为 50mg/kg。大量蛋白尿的产生是由于肾小球滤过膜通透性异常所致。在正常生理情况下肾小球滤过膜具有分子屏障及电荷屏障作用,当这些屏障作用受损时,致使原尿中蛋白含量增多,当其增多明显超过近曲小管回吸收量时,形成大量蛋白尿。在此基础上凡增加肾小球内压力及导致高灌注、高滤过的因素(如高血压、高蛋白饮食或大量输注血浆蛋白)均可加重尿蛋白的排出。

2. 低白蛋白血症 NS 时大量白蛋白从尿中丢失,促进白蛋白肝脏代偿性合成增加,同时,由于近端肾小管摄取滤过蛋白增多,也使肾小管分解蛋白增加。当肝脏白蛋白

合成增加不足以克服丢失和分解时,则出现低白蛋白血症。此外,NS 患者因胃肠道黏膜水肿导致饮食减退、蛋白质摄入不足,吸收不良或丢失,也是加重低白蛋白血症的原因。

除血浆白蛋白减少外,血浆的某些免疫球蛋白(如 IgG)和补体、抗凝及纤溶因子、金属结合蛋白及内分泌激素结合蛋白也可减少,患者易产生感染、高凝、微量元素缺乏、内分泌紊乱及免疫功能低下等并发症。

3. 水肿 NS 时低白蛋白血症、血浆胶体渗透压下降,使水分从血管腔内进入组织间隙,是造成 NS 水肿的基本原因。此外,部分患者因有效血容量减少,刺激肾素 - 血管紧张素 - 醛固酮活性增加和抗利尿激素分泌增加等,可进一步加重水钠潴留、加重水肿。但近年的研究发现部分患者血容量正常或增加,血浆肾素水平正常或下降,提示某些原发于肾内水钠潴留因素在 NS 水肿发生机制中起一定作用。

肾病性水肿组织间隙蛋白含量低,水肿多从下肢部位开始,与体位有关,严重者常见头枕部凹陷性水肿、全身水肿、胸腔积液和腹水,甚至心包积液等。

4. 高脂血症 高胆固醇和 / 或高甘油三酯血症、血清中低密度脂蛋白(LDL)、极低密度脂蛋白(VLDL)和脂蛋白(a)浓度增加。其发生机制与肝脏合成脂蛋白增加及脂蛋白分解减弱有关,后者可能是高脂血症更为重要的原因。

【诊断】

NS 诊断包括以下三个方面。

1. 确诊 NS NS 诊断标准是:①尿蛋白>3.5g/d;②血浆白蛋白<30g/L;③水肿;④血脂升高。其中①②两项为诊断所必需。

2. 确认病因 必须首先除外继发性的病因,才能诊断为原发性 NS,最好能进行肾活检,作出病理诊断。原发性 NS 常见病理类型与临床特征见上述。

3. 判定有无并发症 ①感染:是 NS 的常见并发症。常见感染部位顺序为呼吸道、泌尿道和皮肤。感染仍是导致 NS 复发和疗效不佳的主要原因之一。②血栓、栓塞并发症:以肾静脉血栓最为常见(发生率 10%~50%,其中 75%病例因慢性血栓形成,临床并无症状),肺血管、下肢静脉、下腔静脉、冠状血管血栓和脑血管血栓也不少见。③急性肾损伤:以微小病变性肾小球病居多。④蛋白质及脂肪代谢紊乱。

需要进行鉴别诊断的继发性 NS 病因主要包括过敏性紫癜肾炎、系统性红斑狼疮肾炎、乙型肝炎病毒相关性肾炎、糖尿病肾病、肾淀粉样变性和骨髓瘤性肾病等。

【治疗】

一、一般治疗

凡有严重水肿、低蛋白血症者需卧床休息。水肿消失、一般情况好转后,可起床活动。给予正常量 0.8~1.0g/(kg·d)的优质蛋白(富含必需氨基酸的动物蛋白)饮食。由于高蛋白饮食增加肾小球高滤过,可加重蛋白尿并促进肾脏病变进展,故目前一般不再主张应用。水肿时应低盐(<3g/d)饮食。为减轻高脂血症,应少进富含饱和脂肪酸(动物油脂)的饮食,而多吃富含多聚不饱和脂肪酸(如植物油、鱼油)及富含可溶性纤维(如燕麦、米糠及豆类)的饮食。

二、对症治疗

1. 利尿消肿 对 NS 患者利尿治疗的原则是不宜过快过猛,以免造成血容量不足、加重血液高黏倾向,诱发血栓、栓塞并发症。①噻嗪类利尿剂:常用氢氯噻嗪 25mg,每日 3 次口服。长期服用应防止低钾、低钠血症。②潴钾利尿剂:适用于低钾血症的患者。可与噻嗪类利尿剂合用。常用氨苯蝶啶 50mg,每日 3 次,或醛固酮拮抗剂螺内酯 20mg,每日 3 次。③袢利尿剂:常用呋塞米(速尿)20~120mg/d,或布美他尼(丁尿胺)1~5mg/d,分次口服或静脉注射。在渗透性利尿剂应用后随即给药效果更好。④渗透性利尿剂:常用不含钠的右旋糖酐 40(低分子右旋糖酐)或淀粉代血浆(706 代血浆)250~500ml 静脉滴注,隔日 1 次。随后加用袢利尿剂可增强利尿效果。但对少尿(尿量<400ml/d)患者应慎用此类药物,因其易与肾小管分泌的 Tamm-Horsfall 蛋白和肾小球滤过的白蛋白一起形成管型,阻塞肾小管,并由于其高渗作用导致肾小管上皮细胞变性、坏死,诱发"渗透性肾病",导致急性肾衰竭。⑤提高血浆胶体渗透压:血浆或白蛋白等静脉输注均可提高血浆胶体渗透压,促进组织中水分回吸收并利尿,如继用呋塞米 60~120mg 加于葡萄糖溶液中缓慢静脉滴注,有时能获得良好的利尿效果。但不适当输注大量白蛋白,轻者可延迟疾病缓解,重者可损害肾功能。故仅对严重低蛋白血症、高度水肿而又少尿(尿量<400ml/d)的 NS 患者,在必需利尿的情况下方考虑使用。

2. 减少尿蛋白 减少尿蛋白可有效延缓肾功能的恶化。常用 ACEI 如贝那普利 10~20mg/ 次,每日 1 次;或 ARB 如氯沙坦 50~100mg/ 次,每日 1 次。用 ACEI 或 ARB 降尿蛋白时,所用剂量一般应比常规降压剂量大,才能获得良好疗效。

三、主要治疗——抑制免疫与炎症反应

1. 糖皮质激素(简称激素) 通过抑制免疫炎症反应,抑制醛固酮和抗利尿激素分泌,影响肾小球基底膜通透性等综合作用而发挥其利尿、消除尿蛋白的疗效。使用原则和方案一般为:①起始足量。常用药物为泼尼松 1mg/(kg·d)口服 8 周,必要时可延长至 12 周。②缓慢减药。足量治疗后每 2~3 周减原用量的 10%,当减至 20mg/d 左右时症状易反复,应更加缓慢减量。③长期维持。最后以最小有效剂量(10mg/d)再维持半年左右。激素可采用全日量顿服或在维持用药期间两日量隔日一次顿服,以减轻激素的副作用。水肿严重、有肝功能损害或泼尼松疗效不佳时,可更换为甲泼尼龙(等剂量)口服或静脉滴注。根据患者对激素的治疗反应,可将其分为"激素敏感型"(用药 8~12 周内 NS 缓解)、"激素依赖型"(激素减药到一定程度即复发)

和"激素抵抗型"(激素治疗无效)三类,其各自的进一步治疗有所区别。应加强监测激素长期使用的副作用,并及时处理。

2. 细胞毒药物 这类药物可用于"激素依赖型"或"激素抵抗型"的患者,协同激素治疗。若无激素禁忌,一般不作为首选或单独治疗用药。①环磷酰胺:最常用。2mg/(kg·d)分 1~2 次口服;或 200mg 隔日静脉注射。累积量达 6~8g 后停药。主要副作用为骨髓抑制及中毒性肝损害,并可出现性腺抑制、脱发、胃肠道反应及出血性膀胱炎。②苯丁酸氮芥:2mg,每日 3 次口服,共服用 3 个月。

3. 环孢素(cyclosporin A,CsA) 作为二线药物用于治疗激素和细胞毒药物无效的难治性 NS。常用量为 3~5mg/(kg·d),分 2 次口服。2~3 个月后缓慢减量,疗程至少一年。副作用有肝肾毒性、高血压、高尿酸血症、多毛及牙龈增生等。停药后易复发,使其广泛运用受限。他克莫司(tacrolimus,FK506)同 CsA 一样属钙调神经蛋白抑制剂,但肾毒性副作用小于 CsA。成人起始剂量为 0.05mg/(kg·d),疗程半年至一年。

4. 吗替麦考酚酯(mycophenolate mofetil,MMF) 作为二线用药,对部分难治性 NS 有效。常用量为 1.5~2g/d,分 2 次口服,共用 3~6 个月,减量维持半年。

5. 利妥昔单抗 利妥昔单抗是一种嵌合的抗 CD20 单克隆抗体,能抑制 CD20 介导的 B 淋巴细胞增殖和分化。近年来利妥昔单抗作为一种新型治疗药物,逐渐被应用于难治性 NS 的治疗,并取得良好的成效。目前利妥昔单抗治疗原发性 NS 的方案主要有以下几种:①375mg/m²,每周 1 次,连用 4 周(4 剂疗法);②治疗的第 1 日与第 15 日分别予利妥昔单抗 1g 输注(2 剂疗法);③按 375mg/m² 或 500mg 输注 1 次(单剂疗法)或间隔 2 周后再给予 1 剂;④利妥昔单抗(375mg/m²)1 剂,1 周后监测外周血 CD20⁺ B 淋巴细胞,如果>5 个/mm³ 时,再予 1 剂治疗,直至 B 淋巴细胞耗竭(B 淋巴细胞滴定治疗)。荟萃分析结果显示:利妥昔单抗治疗难治性 NS 患者的缓解率高于对照组,能减轻激素依赖,且能够有效提高患者血清白蛋白水平,但对于尿蛋白、血肌酐、肾小球滤过率无明显改善作用。

四、个体化治疗方案

1. 微小病变性肾小球病 常对激素治疗敏感,初治者可单用激素治疗。因感染、劳累而短期复发,去除诱因后仍不缓解者可再使用激素,疗效差或反复发作者应使用细胞毒药物,力争达到完全缓解并减少复发,近年来发现的利妥昔单抗被认为对于激素效果不好的患者,能部分明显降低复发率。

2. 膜性肾病 ①单用激素无效,必须激素联合烷化剂(常用环磷酰胺、苯丁酸氮芥)。效果不佳的患者可使用小剂量环孢素,一般用药应在半年以上;也可与激素联合应用。②早期膜性肾病疗效相对较好;若肾功能严重恶化,血肌酐>354μmol/L 或肾活检示严重间质纤维化则不应给予上述治疗。③激素联合烷化剂治疗的对象主要为有病变进展高危因素的患者,如严重、持续性 NS,肾功能恶化和肾小管

间质较重的可逆性病变等,应给予治疗。反之,则提议可先密切观察 6 个月,控制血压和用 ACEI 和 / 或 ARB 降尿蛋白,病情无好转再接受激素联合烷化剂治疗。另外,膜性肾病易发生血栓、栓塞并发症,应予以积极防治。

3. 局灶性节段性肾小球硬化 循证医学表明部分患者(30%~50%)激素有效,但显效较慢,建议足量激素治疗[1mg/(kg·d)]应延长至 3~4 个月;上述足量激素用至 6 个月后无效,才能称之为激素抵抗。激素效果不佳者可试用环孢素。

4. 系膜毛细血管性肾小球肾炎 本病疗效差,长期足量激素治疗可延缓部分儿童患者的肾功能恶化。对于成年患者,目前没有激素和细胞毒药物治疗有效的证据。临床研究仅发现口服 6~12 个月的阿司匹林(325mg/d)和 / 或双嘧达莫(50~100mg,每日 3 次)可以减少尿蛋白,但对延缓肾功能恶化无作用。

五、中医药治疗

单纯中医、中药治疗 NS 疗效较缓慢,一般主张与激素及细胞毒药物联合应用。旨在辨证施治、拮抗激素及细胞毒药物的副作用。雷公藤多苷具有抑制免疫、抑制肾小球系膜细胞增生的作用,并能改善肾小球滤过膜通透性。10~20mg,每日 3 次口服。主要副作用为性腺抑制、肝功能损害及外周血白细胞减少等,及时停药后可恢复。

六、防治并发症

NS 的并发症是影响患者长期预后的重要因素,须积极防治。

1. 感染 不主张用抗生素预防感染。一旦发现感染,应及时选用对致病菌敏感强效且无肾毒性的抗生素积极治疗,有明确感染灶者应尽快去除。

2. 血栓及栓塞并发症 当血浆白蛋白<20g/L 时,提示存在高凝状态,即应开始预防性抗凝治疗。可用普通肝素或低分子量肝素,或口服华法林。对已发生血栓、栓塞者应尽早用尿激酶或阿替普酶(rt-PA)溶栓治疗。具体用法参见有关章节。

3. 急性肾衰竭 参见本书"第 33 章急性肾损伤"。

4. 防治蛋白质与脂肪代谢紊乱 ACEI 及 ARB 类药物均可减少尿蛋白;中药黄芪(30~60g/d 煎服)可促进肝脏白蛋白合成,并可能兼有减轻高脂血症的作用;降脂药物可用洛伐他汀等他汀类药物。NS 缓解后高脂血症可自然缓解,则无须再继续药物治疗。

(邓柳霞 张文武)

参 考 文 献

[1] 葛均波, 徐永健, 王辰. 内科学 [M]. 9 版. 北京: 人民卫生出版社, 2018: 470-476.

[2] 张文武. 急诊内科学 [M]. 4 版. 北京: 人民卫生出版社, 2017: 884-886.

第130章

急性间质性肾炎

急性间质性肾炎（acute interstitial nephritis，AIN）又称急性肾小管间质性肾炎（acute tubulointerstitial nephritis，ATIN），是由多种病因引起、急骤发病、以肾间质水肿和炎症细胞浸润为主要病理表现、肾小球及肾血管多无受累或病变较轻，以肾小管功能障碍，可伴或不伴肾小球滤过功能下降为主要临床特点的一组临床病理综合征。依病因可分为药物过敏性 AIN、感染相关性 AIN 及病因不明的特发性 AIN。本章主要讨论药物过敏性 AIN。

【病因与发病机制】

迄今为止药物仍是 AIN 最主要的病因，其次是感染，尤其在儿童中。能引起 AIN 的药物很多，以抗生素、磺胺、非甾体抗炎药（NSAIDs）和抗惊厥药最常见。药物（半抗原）与机体组织蛋白（载体）结合，诱发机体超敏反应（包括细胞及体液免疫反应），导致肾小管-间质炎症。某些头孢菌素类抗生素可抑制肾小管上皮细胞内线粒体功能，造成细胞"呼吸窘迫"。因 NSAIDs 引起 AIN 者，还能同时导致微小病变性肾小球病。

【诊断】

1. **近期用药史**　能引起 AIN 的药物很多，以抗生素、磺胺、NSAID 和抗惊厥药最常见。
2. **全身过敏表现**　常见药疹、药物热及外周血嗜酸性粒细胞增多，还可有关节痛或淋巴结肿大。由 NSAIDs 引起者全身过敏表现常不明显。
3. **尿异常**　常出现无菌性白细胞尿、血尿及蛋白尿。蛋白尿多为轻度，但由 NSAIDs 引起微小病变性肾小球病时却可出现大量蛋白尿（>3.5g/d），乃至肾病综合征。
4. **肾功能损害**　常出现急性肾衰竭，肾小管功能损害出现肾性糖尿、低比重及低渗透压尿。

有上述表现中前两条，再加上后两条中任何一条，即可临床诊断本病。非典型病例（尤其由 NSAIDs 致病者）常无第二条，必须依靠肾穿刺活检确诊。

【治疗】

1. **停用致敏药物**　多数轻症患者即可自行缓解。合理应用抗生素治疗感染性 AIN。
2. **免疫抑制治疗**　对于非感染性 AIN，口服泼尼松 30~40mg/d，肾功能多在用药后 1~2 周内改善，建议使用 4~6 周后再缓慢减量。
3. **血液净化治疗**　急性肾衰竭患者应及时行血液净化治疗。

（张文武）

130

第131章
溶血尿毒症综合征

溶血尿毒症综合征(hemolytic uremic syndrome,HUS)是一种以微血管病性溶血性贫血、血小板减少和肾功能损害为主要表现的临床综合征,与血栓性血小板减少性紫癜(thrombotic thrombocytopenic purpura,TTP)一样,均属于血栓性微血管病(thrombotic microangiopathy,TMA)。HUS在各地域、各年龄段均可发病,儿童较成人多见,是儿童急性肾衰竭的主要原因。HUS的分类如下:①大多数HUS由大肠埃希菌感染产生的志贺菌素引起,占所有病例的70%~90%,为典型HUS,又名产志贺毒素大肠埃希菌感染相关性HUS(STEC-HUS);②由基因突变或获得性补体旁路途径调控异常导致的TMA,称为非典型溶血尿毒症综合征(atypical haemolytic uraemic syndrome,aHUS);③继发于疾病或药物的继发性HUS。自1955年Gasser首次报道本病以来,我国HUS的总发病率为0.57/10万,病死率高,治疗费用昂贵,早期的识别与治疗可有效降低病死率。

【病因与发病机制】

一、病因

1. 感染因素 感染是诱发HUS的首要因素,大肠埃希菌、志贺菌、肺炎链球菌、铜绿假单胞菌、伤寒杆菌等细菌,以及柯萨奇病毒、埃可病毒、人类免疫缺陷病毒(HIV)等感染均可诱发HUS。

2. 遗传因素 部分HUS患者有家族性遗传,包括常染色体隐性和显性遗传病例,家族性HUS预后不良,病死率高。

3. 医源因素 包括免疫抑制剂如环孢素及他克莫司,化疗药物如丝裂霉素、长春新碱、阿糖胞苷、柔红霉素等,口服避孕药物、奎宁、放射线照射等均可能诱发HUS。

4. 疾病因素 自身免疫病、肿瘤、妊娠、器官骨髓移植等患者可出现HUS。

5. 特发因素 部分病例病因不明,病变可能复发,有些病例可有补体缺乏。

二、发病机制

HUS患者的共同特征均是在微血管中存在内皮细胞病变。STEC-HUS多由志贺毒素的细胞毒作用引起内皮细胞损伤,而aHUS可由补体系统过度激活引起。

1. STEC-HUS ①入侵人体的大肠埃希菌可分泌志贺毒素(Shiga toxin,Stx),Stx可分为两种表型:Stx1和Stx2,两者具有相同的酶学和结构特征,但在免疫学上是不同的。志贺毒素由两个非共价结合的模块部分组成:A部分(StxA)和无毒的五聚体结合B部分(StxB)。A亚单位具有生物活性,而B亚单位可以和细胞表面特异的糖脂受体Gb3结合,Stx1和Gb3结合后又很快分离,而Stx2和细胞上Gb3结合时间长,Stx2可引发STEC-HUS。B亚单位与细胞表面的受体结合后,A亚单位随之分离出来并进入细胞内,通过高尔基体和内质网直接抑制细胞内蛋白质合成,引起内皮细胞凋亡。②内毒素和一些细胞因子(TNF-α、IL-1等)、炎症因子(IL-8、MCP-1)可促进STX的细胞毒作用,具体表现为上述因子和内毒素能激活中性粒细胞并促进中性粒细胞对血管内皮细胞的黏附作用,导致内皮细胞损伤,使其分泌的前列环素(PGI₂)减少。PGI有扩张血管和抑制血小板聚集的作用,当PGI与促进血小板凝聚的血栓素花生四烯酸(TXA₂)平衡失调,机体会出现血小板凝聚加强,凝血功能亢进。

内皮细胞的损伤、凋亡及内源性抗原的暴露可激活血小板黏附及凝聚,并使红细胞发生机械性变形进而出现溶解。而Gb3受体在人肾皮质、髓质和肾小管上皮上均有表达,尤以肾小球内皮细胞表面的Gb3受体数目为多,这也是STEC-HUS患者易出现肾功能损害的原因。

2. aHUS 机体出现先天性补体调控缺陷和获得性补体调控缺陷是aHUS发病的主要原因。前者存在补体调控因子或补体基因突变,包括调控补体H因子(complement factor H,CFH)、补体因子重组蛋白(recombinant complement factor,CFI)或膜辅助蛋白(membrane cofactor protein,MCP)、B因子、C3杂合子基因、血栓调节蛋白的基因突变,或者产生对H因子相关蛋白的自身抗体,以上因子突变或异常导致补体旁路途径的过度激活或降解异常,导致肾血管内皮损伤,血小板黏附聚集,组织因子及凝血酶活化。后者抗H因子抗体阳性,该抗体阻断了H因子C端识别结构区,从而抑制H因子对补体替代途径的调控而致病。

3. 继发性HUS 感染(常见于肺炎链球菌和流感病毒)、移植(器官或骨髓)、自身免疫病、肿瘤、妊娠,以及使用某些细胞毒性药物者可能出现HUS,具体发病机制尚不明确,部分病例亦可见补体系统激活。

在正常人体中,补体系统存在着激活及调节的动态平衡。膜调节因子CD35、CD46、CD55和CD59及血浆调节因子 H 和 I 对补体水平的调节有着重要作用。而上述因子的突变及感染、医源性因素(抑制、某些药物)、妊娠、恶性肿瘤则可能造成激活或调节的失衡,一旦平衡被打破,体内补体系统的"瀑布样反应"随之开始,血管内皮细胞、红细胞、血小板的细胞膜表面过多的补体激活导致 C5a 释放和膜攻击复合物(MAC)形成,这导致内皮组织因子(TF)活性增强、血小板活化聚集、红细胞溶解和血浆中一氧化氮(NO)减少,机体上则表现为溶血性贫血、血小板减少和肾功能损害。

【诊断】

一、临床表现特点

1. 一般症状 患者可有乏力、恶心、呕吐、纳差等非特异性表现,STEC-HUS 伴有腹泻或者血性腹泻,aHUS 患者在前驱期可有上呼吸道感染症状,肺炎链球菌相关 HUS 可伴肺部、胸膜感染症状。

2. 血液系统 ①溶血性贫血:表现为面色苍白,皮肤巩膜黄染,肝大,血尿或者酱油色尿,腰背部酸痛。②血小板减少:牙龈出血、皮肤黏膜的出血点或瘀斑,部分患者可有黑便。

3. 泌尿系统 90% 以上的患者会出现急性肾衰竭,表现为少尿、无尿、氮质血症,少数伴有高血压,STCE-HUS 常出现一过性高血压,随肾功能好转可恢复。

4. 神经系统 1/4~1/3 患者可有神经系统症状,包括易激惹、失眠、行为异常、共济失调、震颤或眩晕、局灶或全身性癫痫发作、偏瘫、张力性体位、木僵和昏迷等。这些症状可能与中枢感染、低钠血症、低钙血症、尿毒症脑病及恶性高血压有关。部分患者尸检可发现有脑水肿及微血栓形成。

5. 循环及呼吸系统 如急性心肌炎、心源性休克,往往与微血栓形成有关,肺炎链球菌相关性 HUS 可见急性呼吸窘迫综合征。

二、辅助检查

1. 实验室检查 ①溶血性贫血:红细胞计数降低,外周血涂片显示破碎和畸形红细胞增多,可见有核红细胞,网织红细胞计数升高。血浆游离血红蛋白升高,尿血红蛋白测定阳性。骨髓检查提示红系造血增多,幼稚红细胞增多。血清游离胆红素升高,乳酸脱氢酶升高。尿胆原升高,尿胆红素阴性,尿 Rous 试验阳性。②血小板减少:血常规可见血小板计数降低,骨髓检查提示幼稚血小板增加,血小板功能检查可见血小板聚集功能下降,血小板内 β 血小板球蛋白、血小板因子 4 及血清素水平下降。③急性肾损伤:血尿素氮及肌酐异常增高,电解质异常或代谢性酸中毒。尿常规可出现程度不一的蛋白尿、血尿、管型尿,严重者可有肉眼血尿。

2. 肾脏超声 常显示双肾体积增大,符合急性肾损伤表现。

3. 肾脏活检病理 不具特异性,可表现为广泛的肾血管(肾动脉及毛细血管)内皮细胞肿胀、剥脱,内皮下间隙增宽,肾小球内有毛细血管襻坏死,毛细血管襻外周襻分层或呈双轨征;慢性期血管内膜增厚,血管可出现洋葱皮样改变,严重者可致管腔狭窄或完全闭锁,出现肾皮质坏死。肾小管及间质可表现为肾小管上皮细胞肿胀、间质水肿及单核细胞浸润。

三、诊断注意事项

1. 诊断 临床上具备急性微血管性溶血性贫血、血小板减少和急性肾损害三联征,有胃肠道感染的前驱病史或有共存疾病史时需高度怀疑本病。

aHUS 患者中可见抗 H 因子抗体滴度升高或出现相关基因突变。

肾活检可帮助确诊及估计预后,但急性期有血小板减少和出血倾向,故不宜行此项检查。

2. 鉴别诊断 ①急性肾损害需注意与中毒性或缺血性急性肾小管坏死相鉴别,后者可有肾毒性药物、食物应用史或肾脏灌注不良病因。②HUS 伴有发热和中枢神经系统症状者需要与血栓性血小板减少性紫癜(TTP)相鉴别。TTP 多见于成人,起病隐匿,极少有前驱症状,神经系统损害的发生率及严重程度均高于 HUS,实验室检查 TTP 患者可有不正常的 vWF 多聚体及 vWF 裂解蛋白酶(ADAMTS13)缺乏,HUS 患者血浆中很少有 ADAMTS13下降。

3. 非典型溶血尿毒症综合征(aHUS)相关术语定义 ①TMA:是一组临床综合病征,主要特征为微血管性溶血性贫血、消耗性血小板减少及微循环血栓导致的器官受损,包括 TTP、STEC-HUS、aHUS 和继发性 TMA。②TTP:系由于血管性血友病因子裂解蛋白酶 ADAMTS13 的活性缺乏,血浆中 vWF 多聚体增多,血小板黏附聚集形成血栓导致的 TMA。③继发性 TMA:继发于药物、感染、自身免疫病、代谢病、移植后、急性胰腺炎和恶性肿瘤等疾病的TMA。

aHUS 诊断流程见图 131-1。

【治疗】

一、密切监测患者生命体征及各项检验指标

必须监测血红蛋白、红细胞比容、血小板计数,同时还需监测溶血相关指标如乳酸脱氢酶、结合珠蛋白,大小便常规检查。

二、支持治疗

支持治疗是溶血尿毒症综合征治疗的基础,并且在导致任何形式的溶血尿毒症综合征发生后均可有效降低死亡率。

1. 早期液体复苏 以维持循环稳定及电解质平衡。

131

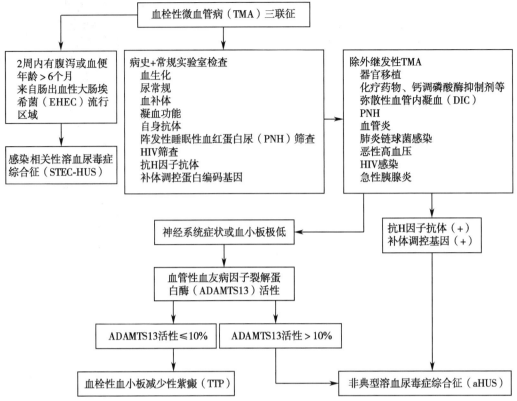

图 131-1　非典型溶血尿毒症综合征（aHUS）诊断流程

补充维生素及能量等的供应。

2. 输血　必要时可输洗涤红细胞和洗涤血小板。

3. 积极控制高血压　除高血容量因素外，还可能存在高肾素因素，除常规降压治疗外，对顽固性高血压可使用硝普钠、β 受体阻滞剂和 ACEI，但使用 ACEI 时部分患者可发生高钾血症，此时可改用 ARB。惊厥患者可静脉使用地西泮或苯妥英钠，除非癫痫或脑梗死反复发作，一般不主张长期使用抗惊厥药物。

三、肾脏替代治疗

凡无尿超过 1 天、血尿素氮及肌酐迅速升高、严重代谢性酸中毒、血钾>6mmol/L、水钠潴留保守治疗无效者均应尽早开始肾脏替代治疗。血液净化方式如血浆置换、连续性肾脏替代治疗（continuous renal replacement therapy，CRRT）、连续动静脉血液滤过（continuous arterio-venous hemofiltration，CAVH）、血液透析、血液灌流等，不仅可以有效治疗上述并发症，还可清除炎症介质，如 TNF、IL-1 等。透析治疗首选腹膜透析，能避免全身肝素化使出血加重，对血流动力学、心血管系统影响小，特别适用于小儿及婴幼儿。

1. 血浆置换（plasma exchange，PE）　PE 可以去除致病的自身抗体和过度活化补体成分，并补充补体调控因子，能控制急性期病情进展，对 aHUS 有确切疗效。国际指南推荐 PE 是治疗 aHUS 的一线疗法。一旦诊断 aHUS，应尽早在 24 小时内进行 PE。每次 PE 置换液剂量为 1.5 倍血浆容量，即 60~75ml/kg。血浆替代治疗应为全血浆成分，

即捐献者提供的新鲜冰冻血浆。建议每天置换 1 次，连续 5 天；之后每周 5 次，连续 2 周；继之每周 3 次，连续 2 周。争取达到血清学缓解，至少 2 周血小板>150×10⁹/L，溶血停止（即外周血涂片无破碎红细胞、乳酸脱氢酶水平正常），再考虑停止 PE 治疗。

2. 血浆输注（plasma infusion，PI）　由于技术问题或大量血浆短缺导致 PE 不能实施时，采用新鲜冰冻血浆输注亦能改善急性期症状和指标。输注时应严密监测患者的生命体征，尤其是血压、呼吸和出入量。

与 PE 等量置换不同，短期内输注大量血浆会加重容量负荷，导致肺水肿甚至呼吸衰竭，建议每次按 10ml/kg 输注，单次最大量婴儿<100ml、幼儿<200ml、年长儿<400ml。输注血浆后给予利尿剂减轻容量负荷，防止肺水肿的发生。

若肺炎链球菌患者乳胶凝集试验阳性，应尽量避免输血浆或者未洗涤红细胞或血小板，因为正常人体血浆中含有 TF 抗体，输注会加剧 TF 抗原抗体结合，从而加重病情。

四、药物治疗

1. 激素及免疫抑制剂　针对抗 H 因子抗体阳性的 aHUS 患者，应用糖皮质激素和免疫抑制剂配合 PE 会有更稳定的疗效。急性期一般选择口服激素治疗，恢复期根据病情逐渐调整剂量。免疫抑制剂可以选用环磷酰胺或吗替麦考酚酯。

2. 依库珠单抗（eculizumab）　全名重组人抗补体 C5 单克隆抗体，能竞争性阻断 C5 裂解为 C5a 和 C5b，抑制补体终末阶段的活化，减轻炎症反应和内皮损伤。临

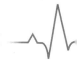

床试验证实依库珠单抗能有效抑制补体介导的 aHUS，改善 aHUS 患者的肾功能和生活质量，且不良反应少。推荐成人依库珠单抗用法及剂量：静脉滴注，900mg/次，1 次/周，连用 4 周后，第 5 周 1 200mg/次，1 次/周，第 6 周开始 1 200mg/次，隔周 1 次。需要注意：①DKGE 介导的 aHUS 与补体系统无直接关系，使用依库珠单抗治疗可能无效。②依库珠单抗完全抑制补体途径后，脑膜炎链球菌感染机会可能增加，可在使用该药 2 周前接种脑膜炎球菌疫苗或在使用时给予相应的预防性抗生素治疗。

3. 抗生素 目前有关 HUS 患者是否使用抗生素仍有争议，STEC-HUS 患者或细菌感染导致的继发性 HUS 患者若存在血便、菌血症、脓毒症休克，可早期使用敏感的并避免肾毒性的抗生素治疗，如头孢曲松、阿奇霉素。但需注意不可以使用氟喹诺酮类抗生素（特别是环丙沙星），因为它可以增强志贺毒素基因细胞毒作用。

4. 抗凝及抗血小板凝集药物 有报道用肝素及双嘧达莫、阿司匹林等治疗，可使血浆中纤维蛋白降解产物降至正常，血小板计数恢复正常，肾病变减轻，对反复发病者仍有一定疗效。目前多数人认为就诊时患者已过早期高凝状态，肝素还拮抗 PGI_2 的合成，用后有出血危险，多不主张应用肝素治疗。

5. 依前列醇 用于 HUS 早期，未出现少尿或无尿时，病程晚期因血管病变严重难以获效。可抑制血小板聚集，较大剂量还可以使已凝聚的血小板凝块解聚，可减少血小板的促凝作用。用量：静脉滴注，5ng/（kg·min），使用时须密切监测患者的出凝血状态，国内尚未使用本药。

6. 大剂量维生素 E 维生素 E 可清除氧自由基，抑制脂质过氧化反应，可对抗活性氧化代谢产物的损伤，抑制血小板聚集，用量较大，为 1 000mg/（m²·d）。

五、肾切除与肾移植

上述诸多治疗方法失败后，尤其是已开始慢性肾衰竭的患者，可考虑肾切除与肾移植。但肾移植后 HUS 仍可能复发。

溶血尿毒症综合征病因繁杂，发病机制尚未完全明确，临床表现多样，个体治疗差异大，急性期死亡率高，需急诊医师早期识别，早期治疗。

非典型溶血尿毒症综合征（aHUS）诊断流程见图 131-1。

（陈辉 曹钰）

参 考 文 献

［1］刘小荣，沈颖，樊剑锋. 中国儿童非典型溶血尿毒综合征诊治规范专家共识 [J]. 中国实用儿科杂志, 2017, 32 (6): 401-404.

［2］JOKIRANTA T S. HUS and atypical HUS [J]. Blood, 2017, 129 (21): 2847-2856.

［3］BAGGA A, KHANDELWAL P, MISHRA K, et al. Hemolytic uremic syndrome in a developing country: Consensus guidelines [J]. Pediatric Nephrology, 2019, 34 (8): 1465-1482.

第132章
急性尿路感染

尿路感染(urinary tract infection,UTI),简称尿感,是指各种病原微生物在尿路(包括肾脏、肾盂、输尿管、膀胱、尿道及前列腺)中生长、繁殖而引起的尿路感染性疾病。多见于育龄期妇女、老年人、免疫力低下及尿路畸形者。尿路感染是最常见的感染性疾病,发病率为 1%~2%,特别是女性,约 1/3 的女性在 65 岁前至少有过一次泌尿系统感染。

引起尿路感染的病原体主要为细菌,也可为真菌、病毒、支原体和寄生虫等。因此,根据引起尿路感染的病原体种类可分为细菌性尿路感染、真菌性尿路感染及病毒性尿路感染等,本节主要叙述由细菌感染所引起的尿路感染。

根据感染部位可分为上尿路感染和下尿路感染。上尿路感染主要指肾盂肾炎(pyelonephritis)、肾脓肿及肾周脓肿;下尿路感染主要指膀胱炎、尿道炎及前列腺炎。急性肾盂肾炎(acute pyelonephritis,APN)是指致病菌侵犯肾盂及肾实质,引起急性间质性肾炎及肾小管细胞坏死。当存在尿路结构或功能异常时,反复的尿路感染常可导致肾脏萎缩及肾小盏变形,发展为慢性肾盂肾炎(chronic pyelonephritis,CPN)。肾脓肿及肾周脓肿是严重的急性泌尿系统感染,常发生于:①尿路梗阻;②免疫缺陷;③糖尿病;④败血症,尤其是金黄色葡萄球菌败血症。膀胱炎(cystitis)是感染局限于膀胱的浅表黏膜。

根据临床有无症状可分为有症状尿路感染和无症状尿路感染等。还可分为复杂性尿路感染和非复杂性尿路感染,这对于尿路感染的诊断和治疗十分重要,因为两者的治疗和预后有明显的不同。复杂性尿路感染是在下列情况下出现的尿路感染:①存在尿路结构异常(如梗阻、多囊肾、结石及保留尿管等);②存在尿路功能异常(如脊髓损伤、糖尿病或多发性硬化引起的神经性膀胱);③肾实质性损害;④系统性疾病导致患者免疫力低下(如糖尿病、艾滋病等)。而非复杂性尿路感染则无上述情况。

根据发作频次,尿路感染分为初发性或孤立发作性和反复发作性,反复发作性尿路感染指一年发作至少 3 次以上或 6 个月发作 2 次以上。反复发作分为复发(relapse)或再感染(reinfection),复发指病原体一致,多发生于停药 2 周内;再感染指病原体不同,多发生在停药 2 周以后。

菌尿(bacteriuria)指尿中有细菌生长。真性菌尿(significant bacteriuria)指清洁中段尿培养菌落计数 $\geqslant 10^5$/ml,表明为尿路感染而不是采集标本时造成的污染。急性尿道综合征(acute urethral syndrome)指有尿频、尿急、尿痛但无真性菌尿。急性尿道综合征中有 70% 为尿路感染,常伴有脓尿,一般为沙眼衣原体(多见于育龄期女性)、真菌、结核菌等感染,也可能是尿路周围邻近组织的感染;其余 30% 无明确的致病微生物,常不伴有脓尿,可能与局部刺激有关。

急性尿路感染可以是复杂性尿路感染,也可以是非复杂性尿路感染;可以是初发感染,也可以是反复感染。某些慢性尿路感染在其病程的某一阶段也可以急性发作。急性尿路感染病原体以细菌为最常见,是本章讨论的重点。

【病因与发病机制】

一、致病菌

尿路感染最常见的致病菌是革兰氏阴性杆菌,其中以大肠埃希菌最常见,约占全部尿路感染的 85%,其次为克雷伯菌、变形杆菌、柠檬酸杆菌属等。近 5%~15% 的尿路感染由革兰氏阳性菌引起,主要为肠球菌和凝固酶阴性的葡萄球菌。大肠埃希菌最常见于无症状性菌尿、非复杂性尿路感染和初发性尿路感染。医院内感染、复杂性或复发性尿路感染、尿路器械检查后发生的尿路感染,则多为肠球菌、变形杆菌、克雷伯菌和铜绿假单胞菌所致。其中变形杆菌常见于伴有尿路结石者,铜绿假单胞菌多见于尿路器械检查后,金黄色葡萄球菌则常见于血源性尿路感染。真菌感染(主要为念珠菌属)多发生于留置尿管、糖尿病、使用广谱抗生素或免疫抑制剂的患者。多种病原体混合感染仅见于长期放置导尿管、尿道异物(结石或肿瘤)、尿潴留伴反复器械检查,以及尿道阴道(肠道)瘘等患者。近年来由于抗生素和免疫抑制剂的广泛应用,革兰氏阳性菌和真菌性尿路感染增多,耐药甚至耐多药现象呈增加趋势。

二、发病机制

1. 感染途径　在生理情况下,尿道口附近可有少量细菌生长,尿道的远端可有少量的链球菌、乳酸菌、葡萄球菌和白喉杆菌(diphthetoide)等,而泌尿系统的其他部分则应是无菌的。感染途径有:①上行感染,95% 以上的尿路感染是上行感染(逆行感染),即寄生于肠道的致病菌首先附着于阴道、尿道口周围和远端尿道的黏膜,并沿尿道逆行至膀胱、输尿管、肾盂,并可通过肾乳头的 Belini 管上行至集合管系统。肾脏的髓质是易感部位,因为这里的渗透压高,血供少,影响了抗体及吞噬细胞的活力。某些因素如性生活、尿路梗阻、医源性操作、生殖器感染等可导致上行感染的发生。②血行感染,指致病菌通过血运到达肾脏和尿路其他部位引起的感染。少见,不足 2%。多发生于患有慢性疾病或接受免疫抑制剂治疗的患者。常见的病原菌有金黄色葡萄球菌、沙门菌属、假单胞菌属和白念珠菌属等。③直接感染,泌尿系统周围器官、组织发生感染时,病原菌偶可直接侵入到泌尿系统导致感染。④淋巴道感染,盆腔和下腹部的器官感染时,病原菌可从淋巴道感染泌尿系统,但罕见。

2. 机体的防御功能 人体对尿路感染有一定的防御能力。机体的防御机制包括:①排尿的冲刷作用(washout);②尿道和膀胱黏膜的抗菌能力;③尿液中高浓度尿素、高渗透压和低 pH 等;④前列腺分泌物中含有的抗菌成分;⑤感染出现后,白细胞很快进入膀胱上皮组织和尿液中,起清除细菌的作用;⑥输尿管膀胱连接处的活瓣,具有防止尿液、细菌进入输尿管的功能;⑦女性阴道的乳酸杆菌群对限制致病病原体的繁殖有重要作用。

3. 易感因素 ①尿路梗阻:如结石、前列腺增生、狭窄、肿瘤等均可导致尿液积聚,细菌不易被冲洗清除,而在局部大量繁殖引起感染。②膀胱输尿管反流:输尿管壁内段及膀胱开口处的黏膜形成阻止尿液从膀胱输尿管口反流至输尿管的屏障,当其功能或结构异常时可使尿液从膀胱逆流到输尿管,甚至肾盂,导致细菌在局部定植,发生感染。③机体免疫力低下:如长期使用免疫抑制剂、糖尿病、长期卧床、严重的慢性病等。④神经源性膀胱:支配膀胱的神经功能障碍,如脊髓损伤、糖尿病、多发性硬化等疾病,因长时间的尿液潴留和 / 或应用导尿管引流尿液导致感染。⑤妊娠:2%~8% 的妊娠妇女可发生尿路感染,与孕期输尿管蠕动减弱、暂时性膀胱输尿管活瓣关闭不全及妊娠后期子宫增大致尿液引流不畅有关。⑥性别和性生活:女性尿道较短(约 4cm)而宽,距离肛门较近,开口于阴唇下方是女性易发生尿路感染的重要因素,性生活时可将尿道口周围的细菌挤压于膀胱引起尿路感染;包茎、包皮过长是男性尿路感染的诱因。⑦医源性因素:导尿或留置导尿管、膀胱镜或输尿管镜检查、逆行性尿路造影等可致尿路黏膜损伤,将细菌带入尿路,致尿路感染。据报道,即使严格消毒,单次导尿后尿路感染发生率仍达 1%~2%,留置导尿管 1 天感染率约 50%,超过 3 天者感染率可达 90% 以上。⑧泌尿系统结构异常:如肾发育不良、肾盂及输尿管畸形、移植肾、多囊肾等。⑨遗传因素。

4. 细菌的致病力 以大肠埃希菌属为例,并不是所有种类的大肠埃希菌属均可以引起尿路感染,可以引起正常结构与功能的泌尿系统发生尿路感染的尿路致病大肠埃希菌的种类是有限的。但是,当存在尿路梗阻、反流、异物时,非致尿路致病性大肠埃希菌也可以引起尿路感染。人们发现从有症状的尿路感染的患者尿中培养出的大肠埃希菌比从无症状性菌尿的患者尿中培养的大肠埃希菌有较多的 K(荚膜)抗原和 P(菌毛)抗原,有更强的黏附力。因此,不同的致病菌的毒力是不同的。变异杆菌、克雷伯菌因其有尿素酶,可以将尿素分解为氨,增加了尿液的碱性,因而不易被清除。

【诊断】

一、临床表现特点

典型的急性下尿路感染的症状为尿频、尿急、尿痛及排尿不适,可有耻骨上方疼痛或压痛,部分患者出现排尿困难。尿镜检可以发现白细胞增多,血尿可以是镜下血尿,也可以是肉眼血尿。一般无发热及肾区疼痛。

典型的急性上尿路感染(主要为急性肾盂肾炎)的症状为寒战、高热、腰痛,可以伴尿频、尿急、尿痛及排尿不适等下尿路感染的症状。肾区叩击痛明显,血白细胞计数增高,有血尿及脓尿,尿中可以发现白细胞管型。急性肾盂肾炎起病急,除上述表现外,常有恶心、呕吐,部分患者可有夜尿增多。在复杂性急性肾盂肾炎时常可发生脓毒症,如糖尿病患者可以出现急性肾乳头坏死,脱落的肾乳头阻塞输尿管,常导致严重脓毒症。

但是临床中遇到的许多患者症状不典型,很难区分上、下尿路感染。急性肾盂肾炎可以没有发热及肾区疼痛,而下尿路感染可以没有尿频、尿痛及排尿不适等尿路刺激症状。在有下尿路刺激症状并有真性菌尿的患者中只有 50%~70% 感染局限于膀胱,其余 30%~50% 存在隐匿性的上尿路感染。因此在急诊工作中对于单纯表现为下尿路感染的患者也应警惕隐匿性上尿路感染的存在。有时,尿路感染不表现出任何尿路感染的症状,只有乏力、发热、全身不适等症状,易误诊和漏诊。

二、辅助检查

1. 尿常规检查 白细胞增多,常伴有红细胞;如发现白细胞管型,有助于肾盂肾炎的诊断。尿蛋白常为阴性或微量。

2. 尿细菌学检查 尿路感染诊断的确立,主要依靠尿细菌学检查。①尿沉渣镜检细菌:清洁中段尿的没有染色的沉渣用高倍镜找细菌,检出率达 80%~90%,可初步确定是杆菌或球菌、革兰氏阴性还是革兰氏阳性细菌,对及时选择有效抗生素有重要参考价值。②尿细菌定量培养:可采用清洁中段尿、导尿及膀胱穿刺尿做细菌培养,其中膀胱穿刺尿培养结果最可靠。中段尿细菌定量培养菌落计数 $\geq 10^5$/ml,如临床上无尿路感染症状,则要求做两次中段尿培养,细菌数均 $\geq 10^5$/ml,且为同一菌种,称为真性菌尿,可确诊尿路感染;10^4~10^5/ml 为可疑阳性,需复查;如<10^4/ml,可能为污染。耻骨上膀胱穿刺采集标本培养有菌落生长,即为真性菌尿。

3. 血常规检查 急性肾盂肾炎时血白细胞常升高,中性粒细胞增多,核左移。

4. 超声检查 可以发现尿路的结构异常,如梗阻、肾盂积水、多囊肾等,应作为儿童和成人尿路感染的常规检查。

5. 影像学检查 X 线尿路检查包括尿路平片、静脉肾盂造影(IVP)、逆行性尿路造影、排尿时的膀胱输尿管造影等,

132

其目的是了解尿路情况,及时发现有无尿路结石、梗阻、反流、畸形等导致尿路感染反复发作的因素。尿路感染急性期不宜做 IVP。对于反复发作的尿路感染或急性尿路感染治疗 7~10 天无效的女性应行 IVP。男性患者无论首发还是复发,在排除前列腺炎和前列腺肥大之后均应行尿路 X 线检查以排除尿路解剖和功能上的异常。对于较复杂的病例可以考虑进一步做核素显像、CT 或 MRI 检查。

三、诊断注意事项

1. 尿路感染的诊断 有尿路感染的症状与体征,如尿路刺激征(尿频、尿痛、尿急),耻骨上方疼痛和压痛,发热,腰部疼痛或叩击痛等,尿细菌培养菌落数均 ≥10^5/ml,即可诊断尿路感染。对于留置导尿管的患者出现典型的尿路感染症状、体征,且无其他原因可以解释,尿标本细菌培养菌落计数 ≥10^3/ml 时,应考虑导管相关性尿路感染的诊断。

2. 尿路感染的定位诊断

(1)根据临床表现特点定位:上尿路感染(肾盂肾炎)常有发热、寒战,甚至出现毒血症症状,伴明显腰痛,输尿管点和/或肋脊点压痛、肾区叩击痛等。而下尿路感染(膀胱炎),常以膀胱刺激征为突出表现,一般少有发热、腰痛等。

(2)根据实验室检查定位:①膀胱冲洗后尿培养阳性;②尿沉渣镜检有白细胞管型,并排除间质性肾炎、狼疮肾炎等疾病;③尿 N-乙酰-β-D-氨基葡萄糖苷酶(NAG)升高、β_2 微球蛋白(β_2-MG)升高;④尿渗透压降低。出现上述情况提示上尿路感染。

【治疗】

一、一般治疗

急性期休息,多饮水,勤排尿。膀胱刺激征和血尿明显者,可口服碳酸氢钠片 1g,每日 3 次,以碱化尿液、缓解症状、抑制细菌生长、避免形成血凝块,对应用磺胺类药物者还可增强药物的抗菌活性并避免结晶形成。尿路感染反复发作者应积极寻找病因,及时祛除诱因。

二、抗感染治疗

抗感染治疗的用药原则是:①选用致病菌敏感的抗生素。在无药敏结果时,应选用对革兰氏阴性杆菌有效的抗菌药物,尤其是首发尿路感染。治疗 3 天症状无改善,应按药敏结果调整用药。②抗生素在尿和肾内的浓度要高。③选用肾毒性小、副作用少的抗生素。④应根据尿路感染的部位和类型分别给予不同的治疗。⑤单一药物治疗失败、严重感染、混合感染、耐药菌株出现时应联合用药。

1. 急性膀胱炎 对女性非复杂性膀胱炎,复方磺胺甲噁唑(SMZ-TMP,复方新诺明,2 片,2 次/d,疗程 3 天),呋喃妥因(每 8 小时 1 次,疗程 5~7 天),磷霉素(3g 单剂)被推荐为一线用药。其他药物,如喹诺酮类(如氧氟沙星 0.2g,2 次/d,或环丙沙星 0.25g,2 次/d)、半合成青霉素类(如阿莫西林 0.5g,3 次/d)或头孢类(如头孢呋辛 0.25g,2 次/d)

可选用,疗程一般 3~7 天。约 90% 尿路感染可治愈。用药前可不做尿细菌培养,但为了明确细菌尿是否被清除,应嘱患者于疗程结束后 1 周复查尿细菌定量培养,如结果阴性表示急性细菌性膀胱炎已治愈,如仍为真性菌尿,应继续给予 2 周抗生素治疗。对于孕妇、老年患者、糖尿病患者、男性患者、机体免疫力低下和其他复杂性尿路感染,均不宜用单剂量及短程疗法,应采用较长疗程。

2. 急性肾盂肾炎 首次发生的急性肾盂肾炎的致病菌 80% 为大肠埃希菌,在留取尿细菌检查标本后应立即开始治疗,首选对革兰氏阴性杆菌有效的抗生素。72 小时显效者无须换药,否则应按药敏结果更换抗生素。

(1)病情较轻者:可在门诊口服药物治疗,疗程 10~14 天。常用药物有喹诺酮类、半合成青霉素类、头孢菌素类等(见上述)。治疗 14 天后,通常 90% 可治愈。如尿菌仍阳性,应参考药敏试验选用有效抗生素继续治疗 4~6 周。

(2)严重感染全身中毒症状明显者:需住院治疗,静脉用药。常用药物有:氨苄西林 1.0~2.0g,每 4 小时 1 次;头孢噻肟钠 2.0g,每 8 小时 1 次;头孢曲松钠 1.0~2.0g,每 12 小时 1 次;左氧氟沙星 0.2g,每 12 小时 1 次。必要时联合用药。经过上述治疗若好转,可于热退后继续用药 3 天再改为口服抗生素,完成 2 周(14 天)疗程。治疗 72 小时无好转,应按药敏结果更换抗生素,疗程不少于 2 周。经此治疗仍有持续发热者,应注意肾盂肾炎并发症如肾盂积脓、肾周脓肿、感染中毒症等。

慢性肾盂肾炎治疗的关键是积极寻找并去除易感因素,其急性发作时治疗同急性肾盂肾炎。

3. 再发性(反复发作性)尿路感染 包括再感染和复发。①再感染:治疗方法与首次发作相同。对半年内发生 2 次以上者,可用长疗程低剂量抑菌疗法,即在每晚临睡前排尿后服用小剂量抗生素 1 次,如 SMZ-TMP 1~2 片或氧氟沙星 0.2g 或呋喃妥因 50~100mg,每 7~10 天更换药物 1 次,连用半年。②复发:复发且为肾盂肾炎者,尤其是复杂性肾盂肾炎,在去除诱因(如结石、梗阻、尿路异常等)的基础上,应按药敏结果选用有效的强力杀菌剂,疗程不少于 6 周。反复发作者,给予长程低剂量抑菌疗法。

4. 孕期的急性尿路感染 宜选用毒性较小的抗菌药物,如阿莫西林、呋喃妥因或头孢菌素类等。孕期的急性膀胱炎,可用阿莫西林 0.25g,每 8 小时 1 次;或头孢拉定 0.25g,每 6 小时 1 次,共口服 3~7 天。治疗后要复查以确证治愈。以后每个月做尿细菌培养,直至分娩。孕期的急性肾盂肾炎应静脉应用半合成广谱青霉素或第三代头孢菌素,疗程 2 周。孕期反复发生尿路感染者,可用呋喃妥因做长疗程低剂量抑菌疗法。

5. 男性急性尿路感染 年龄<50 岁的男性很少发生尿路感染,但有尿路结构或功能异常者、同性恋、艾滋病患者(CD4⁺T 淋巴细胞<0.2×10^9/L 时)则尿路感染较为常见。50 岁以后,由于前列腺增生,易发生尿路感染。男性尿路感染不适合 3 天疗法,一般采用喹诺酮类或 SMZ-TMP 治疗 2 周(14 天)。对于常规治疗后反复感染的病例,应高度警惕前列腺炎。对于急性前列腺炎多先静脉使用抗生素,1~2 周

症状缓解后,可改为口服治疗 4~6 周,部分病例则须治疗 12 周以上。慢性细菌性前列腺炎常须口服治疗 6 周以上。治疗后仍有不少患者会再发,再发者给予上述同样的治疗;常再发者可用长疗程低剂量抑菌疗法。

6. 复杂性尿路感染 除了抗生素治疗外,关键在于外科手术解除梗阻,或去除异物。治疗前一定要做尿细菌培养和药敏试验。在结果出来前使用广谱抗生素静脉滴注,待培养结果出来后依药敏结果调整抗生素,急性期过后改为口服治疗 2 周,若同时行手术治疗疗程则延长至 4~6 周。对于反复发作的尿路感染可考虑长期口服小剂量抗生素预防性治疗。

7. 无症状性菌尿 是否治疗目前有争议,一般认为不需要治疗,但有下述情况者应予治疗:①妊娠期无症状性菌尿;②学龄前儿童;③曾出现有症状感染者;④肾移植、尿路梗阻及其他尿路有复杂情况者。依药敏结果选择有效抗生素,主张短疗程用药,如治疗后复发,可选长疗程低剂量抑菌疗法。

(张文武 郑法雷)

 参 考 文 献

[1] 葛均波, 徐永健, 王辰. 内科学 [M]. 9 版. 北京: 人民卫生出版社, 2018: 491-496.

[2] 张文武. 急诊内科手册 [M]. 3 版. 北京: 人民卫生出版社, 2021: 648-652.

132

风湿性疾病急诊

第133章
风 湿 热

风湿热（rheumatic fever，RF）是一种咽喉部 A 组乙型溶血性链球菌（group A streptococcus，GAS）感染后反复发作的全身结缔组织炎症，主要累及关节、心脏、皮肤和皮下组织，偶可累及中枢神经系统、血管、浆膜及肺、肾等内脏。临床上以关节炎和心脏炎为主要表现，可伴有发热、皮疹、皮下结节、舞蹈病等。呈自限性，急性发作时通常以关节炎较为明显，反复发作后常遗留心脏损害，形成风湿性心脏病（rheumatic heart disease，RHD）。本病多发于冬春阴雨季节，寒冷和潮湿是重要的诱因。可见于任何年龄，最常见为 5~15 岁的儿童和青少年。约 70% 的急性风湿热患者可在 2~3 个月内恢复。急性期心脏受累者如不及时合理治疗，可发生心脏瓣膜病。

【病因与发病机制】

GAS 咽喉部感染是诱发风湿热的病因。一般认为与该菌的特殊组成结构有关。其荚膜成分与人体滑膜及关节液中的透明质酸存在共同的抗原，细胞壁和细胞膜的蛋白成分也与人的心脏、肾、神经组织等的蛋白组成类似，能够产生交叉反应诱发免疫损伤。此外，某些病毒如柯萨奇病毒 B4 感染也可能参与风湿热发病，但目前还须进一步研究证实。链球菌引起风湿热的机制目前尚不完全明了。研究证实，风湿热患者与单纯链球菌性咽炎相比，存在较高的自身抗体及免疫复合物，患者受损组织中大量淋巴细胞和吞噬细胞浸润，提示风湿热的组织损伤与体液和细胞免疫介导的免疫损伤有关。此外，风湿热和其他自身免疫病一样，存在遗传易感性，多种基因可能与风湿热发病密切相关。研究提示，D8/17 抗原是识别风湿热高危人群的标志基因。

【诊断】

一、临床表现特点

1. **前驱症状**　在典型表现出现前 1~6 周，多数患者有咽喉炎或扁桃体炎等上呼吸道 GAS 感染表现，如发热、咽痛、颌下淋巴结肿大、咳嗽等。脉率加快，常与体温不成比例，伴大量出汗。

2. **典型表现**　以下表现可单独或合并出现。皮肤和皮下组织表现不常见，通常只发生在已有关节炎、舞蹈病或心脏炎的患者中。①关节炎：最常见，呈游走性、多发性关节炎。以膝、踝、肘、腕、肩等大关节受累为主，局部可有红、肿、灼热、疼痛和压痛。发作后无变形遗留，但常反复发作，可继气候变冷或阴雨而出现或加重。水杨酸制剂对缓解关节症状疗效颇佳。②心脏炎：患者常有运动后心悸、气短、心前区不适。窦性心动过速（入睡后心率仍>100 次/min）常是心脏炎的早期表现。二尖瓣炎时可有心尖区高调、收缩期吹风样杂音或短促低调舒张中期杂音（Carey coombs 杂音）。主动脉瓣炎时在心底部可听到舒张中期柔和吹风样杂音。心包炎多为轻度。心脏炎严重时可出现充血性心力衰竭。轻症患者可仅有无任何其他原因可解释的进行性心悸、气促加重（心功能减退的表现）。③环形红斑：发生率 6%~25%。皮疹为淡红色环形红斑，中央苍白，时隐时现，骤起，数小时或 1~2 天消退，分布在四肢近端和躯干。常在 GAS 感染后较晚期出现。④皮下结节：发生率 2%~16%。为稍硬、无痛性小结节，位于关节伸侧的皮下组织，尤其是肘、膝、腕、枕或胸腰椎棘突处，与皮肤无粘连，表面皮肤无红肿等炎症改变。常与心脏炎同时出现，是风湿活动的表现之一。⑤舞蹈病：发生率 3%~30%。常发生于 4~7 岁儿童。为一种无目的、不自主的躯干或肢体动作，面部可表现为挤眉眨眼、摇头转颈、努嘴伸舌。肢体表现为伸直和屈曲、内收和外展、旋前和旋后等无节律的交替动作。激动兴奋时加重，睡眠时消失。

二、辅助检查

1. **链球菌感染指标**　咽拭子培养阳性率在 20%~25%；抗链球菌溶血素"O"（ASO）滴度超过 1:400 为阳性，阳性率在 75% 左右；抗 DNA 酶 -B 阳性率在 80% 以上。上述检查仅能证实患者在近期内有 GAS 感染，不能提示体内是否存在 GAS 感染诱发自身免疫反应。

2. **急性炎症反应指标**　急性期 80% 的患者红细胞沉降率（ESR）增快和 C 反应蛋白（CRP）升高。

3. **免疫学检查**　非特异性免疫指标（如 IgM、IgG、CIC 和补体 C3）增高占 50%~60%。抗 A 组链球菌菌壁多糖抗体（ASP）阳性率在 70%~80%；外周血淋巴细胞促凝血活性试验（PCA）阳性率在 80% 以上；抗心肌抗体（AHRA）阳性。

4. **心电图及影像学检查**　对风湿性心脏炎有较大意义。风湿性心脏炎有窦性心动过速、P-R 间期延长和各种心律失常等改变；超声心动图可发现早期轻症心脏炎和亚临床型心脏炎，对轻度心包积液较敏感。

三、诊断标准

1. 美国心脏协会(american heart association, AHA)1992 年修订的 Jones 诊断标准 主要依靠临床表现,辅以实验室检查。如有 2 项主要表现,或 1 项主要表现加 2 项次要表现,并有前驱的链球菌感染证据,可诊断为风湿热。

(1)主要表现:①心脏炎;②多关节炎;③舞蹈病;④环形红斑;⑤皮下结节。

(2)次要表现:①关节痛;②发热;③急性炎症反应指标(ESR、CRP)升高;④心电图示 P-R 间期延长。注意:如关节炎已列为主要表现,则关节痛不能作为 1 项次要表现;如心脏炎已列为主要表现,则心电图不能作为 1 项次要表现。

(3)有前驱的链球菌感染证据:①咽拭子培养或快速链球菌抗原试验阳性;②链球菌抗体效价升高。

2. 2002—2003 年 WHO 对风湿热和风湿性心脏病诊断标准(基于改良的 Jones 标准)

(1)首次风湿热发作:2 项主要表现或 1 项主要表现及 2 项次要表现加上前驱的 A 组链球菌感染证据。

(2)复发性风湿热不患有风湿性心脏病:2 项主要表现或 1 项主要表现及 2 项次要表现加上前驱的 A 组链球菌感染证据。

(3)已确诊的风湿性心脏病患者风湿热复发:2 项次要表现加上前驱的 A 组链球菌感染证据。

(4)风湿性舞蹈病、隐匿性风湿性心脏炎:不需要其他主要表现或 A 组链球菌感染证据。

(5)慢性风湿性心瓣膜病(患者首次以二尖瓣狭窄、二尖瓣双病变或主动脉瓣病变为临床表现):即可诊断风湿性心脏病而不需要任何标准。

【治疗】

治疗原则:①去除病因,消灭链球菌感染灶;②抗风湿治疗,迅速控制临床症状;③治疗并发症和合并症,改善预后;④实施个体化处理原则。

1. 一般治疗 注意保暖防潮。有心脏受累者应卧床休息至少 4 周。急性关节炎者早期亦应卧床,至 ESR、体温正常后开始活动。病程中宜进食易消化和富有营养的饮食。

2. 抗生素的应用 目的是消除咽部链球菌感染,避免风湿热反复发作。首选青霉素:常用普鲁卡因青霉素 40 万~80 万 U 肌内注射,每日 1 次,连用 10~14 天;或长效青霉素(苄唑西林)120 万 U 肌内注射 1 次。如青霉素过敏,可改用头孢菌素类或大环内酯类抗生素、阿奇霉素等,如口服红霉素 0.5g,每日 4 次,共 10 天。对于再发风湿热或感染的预防用药:可采用苄星青霉素 60 万 U(体重在 27kg 以下)或 120 万 U(体重在 27kg 以上)肌内注射,每月 1 次。

3. 抗风湿治疗 常用的药物有水杨酸制剂和糖皮质激素两类。对无心脏炎的患者不必使用糖皮质激素。

(1)水杨酸制剂:是治疗急性风湿热最常用药物,对急性关节炎疗效确切。常用阿司匹林,开始剂量成人 3~4g/d,小儿 80~100mg/(kg·d),分 3~4 次口服。症状控制后剂量减半,维持 6~12 周。亦可应用其他非甾体抗炎药,如萘普生(0.375~0.750g/d)、吲哚美辛(50~100mg/d)、双氯芬酸(100~150mg/d)等。

(2)糖皮质激素:心脏炎患者须用激素治疗。常用泼尼松,开始剂量成人 30~40mg/d,小儿 1.0~1.5mg/(kg·d),分 3~4 次口服。病情缓解后减量至 10~15mg/d 维持治疗。疗程至少 12 周。为防止停用激素时出现反跳现象,可于停用激素前 2 周或更早时间加用阿司匹林,待激素停用 2~3 周后再停用阿司匹林。对病情严重,如有心包炎、心脏炎并急性心力衰竭者可静脉应用地塞米松 5~10mg/d 或氢化可的松 200mg/d,至病情稳定后,改口服激素治疗。

舞蹈病患者,首选丙戊酸钠(400~1 200mg/d,分 2~3 次口服),若无效或为严重舞蹈病如瘫痪者,应用卡马西平(300~600mg/d,分 2~3 次口服)治疗。亦可用氟哌啶醇(8~12mg/d,分 2~3 次口服)。

4. 治疗并发症和合并症

（张文武）

📋 **参 考 文 献**

[1] 葛均波, 徐永健, 王辰. 内科学 [M]. 9 版. 北京: 人民卫生出版社, 2018: 805-806.
[2] 张文武. 急诊内科手册 [M]. 3 版. 北京: 人民卫生出版社, 2021: 690-692.

133

第 134 章
系统性红斑狼疮及狼疮危象

系统性红斑狼疮（systemic lupus erythematosus, SLE）是一种累及全身多系统多器官的自身免疫病，其临床表现多种多样，血清内可出现多种自身抗体。本病病程以病情缓解和急性发作交替为特点，有内脏（肾、中枢神经）损害者预后较差。女性多见，尤其是 20~40 岁的育龄女性。因涉及各个学科及专业，极易漏诊和误诊，应予以重视。

狼疮危象（lupus crisis）是指 SLE 病程中出现急性的危及生命的重症 SLE，包括急进性狼疮肾炎、严重的中枢神经系统损害、严重的溶血性贫血、血小板减少性紫癜、粒细胞缺乏症、严重心脏损害、严重狼疮性肺炎、严重狼疮性肝炎和严重的血管炎等。

【病因与发病机制】

一、病因

病因尚未完全阐明，可能是遗传、环境、免疫及内分泌等多方面、复杂因素共同作用的结果，其主要特征是机体出现各种免疫反应异常。

1. 遗传 单卵双生疾病发病的一致率 25%~50%，而双卵双生发病的一致率约 5%，患者一级亲属的患病率明显高于其他人，这些现象表明该病可能与遗传因素有关。家系调查还发现，SLE 可以与其他自身免疫病如自身免疫性溶血性贫血、甲状腺炎等同时存在。目前已鉴定出 50 多个基因或基因组位点与 SLE 相关，这些基因影响 SLE 发病的中间环节，如免疫调节、蛋白降解、肽跨膜转运、免疫反应、补体激活等。研究发现 SLE 患者与 HLA-DR2、DR3，补体 C1q、C2、C4，以及部分非 HLA 基因编码的 MBP、TNF-α、IL-6、TCR、FcγR 等相关，其中补体 C1q、C1r、C1s、C4 和 C2 等基因突变被认为是发生 SLE 的重要原因。这些均表明遗传因素在易患人群中具有极其重要的作用。

2. 环境因素 感染、药物、紫外线、毒物、饮食等因素与 SLE 的发病有一定的关联。许多研究表明 SLE 与病毒感染有关，在儿童和成人 SLE 患者中 EB 病毒抗体检出率明显高于正常人。吸烟也是 SLE 发生的风险因素。药物诱发的狼疮已是众所周知，其中以肼屈嗪、普鲁卡因胺所致的药物性狼疮最多，其他如异烟肼、磺胺衍生物、β 受体阻滞剂等也有报道，但药物性狼疮不同于特发性 SLE，一般认为无抗双链 DNA 抗体阳性，临床上以发热、关节炎和浆膜炎表现多见，肾脏受累少见且轻微，预后较好。紫外线是唯一明确的能加重 SLE 的因素，尤其是紫外线 B（ultraviolet B, UVB）波谱，其原因与 DNA 在 UV 作用下发生免疫修饰使免疫原性增强，从而刺激自身抗体应答，诱发并加重 SLE 有关。除上所述，其他如使用染发剂、接触化学污染、食用苜蓿芽和含有黄花碱的食物、维生素 D 缺乏、情绪心理等因素也可能是 SLE 发生的潜在诱因。

3. 免疫因素 SLE 患者最主要的免疫功能紊乱是产生自身抗体，这些自身抗体与抗原结合后形成免疫复合物沉积于特定的部位，引起相应组织器官的损害。如抗核抗体（ANA）可以出现在 95% SLE 患者体内；抗双链 DNA 和抗 Sm 抗体被认为是 SLE 的特异性抗体，而且，研究发现抗双链 DNA 抗体与狼疮肾炎形成密切相关。自身抗体的产生说明 B 淋巴细胞处于高度活跃的状态，同时，SLE 患者的 T 淋巴细胞也出现异常，有研究发现 SLE 患者血中活化 T 淋巴细胞分泌 IL-2 受体增加，而具有辅助抗体产生作用的 CD4⁺ 和 CD8⁺T 淋巴细胞数量也很高。由单核巨噬细胞或多种细胞产生的诸多细胞因子在 SLE 中也起作用，如 TNF-α、IFN-γ、IL-2、IL-6、IL-10、GM-CSF 等等，形成细胞因子网络，作用于 T、B 淋巴细胞，参与 SLE 的发病过程。

4. 内分泌因素 SLE 常见于育龄期女性，文献报道也常见于克兰费尔特综合征（Klinefelter syndrome）的男性患者。在雌性新西兰（New Zealand）小鼠中容易诱导出狼疮样病变的动物模型，发病早、病情重，卵巢切除术或用雄性激素治疗可使病情减轻。SLE 患者中，病情活动者妊娠时多有病情加重，这与雌激素水平升高有关，而女性患者应用避孕药物也有病情加重的现象。有报道称雌二醇代谢后的某些成分可增加雌激素的效应，女性患者往往这一代谢过程出现延长。雌激素和催乳素可促进自身免疫反应，增加 B 淋巴细胞活化因子，并调节淋巴细胞和树突状细胞活化，雌激素与催乳素增高与 SLE 发生相关。

二、发病机制

SLE 多种病变与细胞因子释放、补体激活、抗体介导的免疫反应有关。先天性和适应性免疫系统均在 SLE 的发病机制中起重要作用。先天性免疫系统的激活取决于 Toll 样受体（TLR）。细胞外 DNA 和 RNA 可激活细胞膜结合的 TLR2、TLR4、TLR6，从而激活下游干扰素调节家族、NF-κB 和 MAP- 激酶，激活 TLR7、TLR9，可导致 α 干扰素和自身抗体（如抗 Ro、La、Sm 和 RNP 抗体）的产生。这些高亲和

134

1013

力的自身抗体和广泛存在于细胞内外、细胞表面的自身抗原结合形成免疫复合物,引起组织损伤。T、B 淋巴细胞在 SLE 的发病机制中起着重要作用。凋亡和受损的细胞作为抗原通过抗原提呈细胞被呈递给 T 淋巴细胞,刺激其产生多种细胞因子。这些细胞因子介导自身反应性 B 淋巴细胞的活化,这些自身反应性 B 淋巴细胞不能被机体清除,且产生多种自身抗体。这些自身抗体通过免疫复合物沉积、补体和中性粒细胞活化导致细胞凋亡和细胞因子产生而引起器官损害。免疫功能紊乱使免疫系统调节缺陷,不能清除凋亡细胞和免疫复合物,导致致病性抗体及免疫复合物大量堆积,促进了 SLE 的发展。以狼疮肾炎为例,由血液循环转运而来的免疫复合物和 / 或原位生成的免疫复合物沉积于肾小球基底膜,补体系统激活,产生趋化因子,趋化炎症细胞,导致肾脏组织学上的改变,加之免疫复合物在不同部位沉积,最终产生了不同的病理学类型的狼疮肾炎。

【诊断】

一、临床表现特点

多缓慢或亚急性起病,初仅累及 1~2 个系统,逐渐出现多系统损害,亦有起病即为重症患者。临床表现多样,常呈复发缓解交替。

1. 全身表现 全身表现为发热、疲乏和消瘦。疲乏几乎出现于每一个 SLE 患者,与发病及病情活动平行。发热无固定热型,往往对糖皮质激素治疗反应良好。SLE 发热须注意与感染相鉴别,尤其是使用糖皮质激素及免疫抑制剂的患者。

2. 皮肤表现 蝶形红斑为本病最常见皮肤表现,为分布于面颊部、常突出皮面、伴瘙痒或疼痛的红斑,日晒后加重。其他急性病变包括全身广泛性红斑,大疱样损害。亚急性皮肤狼疮表现为非固定性皮肤损害,常反复发作,愈后不留瘢痕。皮疹常出现于阳光容易照射到的部位,可类似银屑病或扁平苔藓的丘疹鳞屑改变,也可表现为环形红斑样病变。多数患者有光敏感,日光照射后皮肤及全身病变加重。盘状红斑可单独出现,也可是 SLE 的一个表现,瘢痕化、中央萎缩常见。脱发可为弥漫性或片状,因 SLE 活动引起者常可随疾病控制而长出新发,盘状红斑瘢痕化导致的脱发多为永久性。黏膜损害多表现为口腔溃疡、阴道溃疡及鼻中隔侵蚀。皮肤或肢端血管炎可表现为紫癜、甲周或指端点片状出血、溃疡和坏疽等。

3. 肾脏表现 几乎所有的 SLE 患者均存在肾脏病理异常,而表现为狼疮肾炎约占 50%,病理表现为多种肾实质、肾间质及血管病变。眼睑和下肢水肿常见,尿液检查可出现蛋白尿、管型尿、血尿或白细胞尿,大量蛋白尿可表现为肾病综合征,患者也可出现急骤进展肾小球肾炎、急性肾衰竭、高钾血症等疾病状态,高血压、血肌酐增高往往提示预后不佳。

4. 消化系统表现 厌食、恶心、呕吐、吞咽困难等是 SLE 的常见消化系统症状。口腔溃疡常见,食管炎、食管溃疡见于 3%~5% 的 SLE 患者。接受非甾体抗炎药和 / 或糖皮质激素治疗的患者消化性溃疡发生风险增加。SLE 患者可出现急腹症,活动期 SLE 急腹症可由肠系膜血管炎、缺血性肠病、肠溃疡穿孔、胰腺炎、假性肠梗阻、腹膜炎等病变所致,死亡率高。非活动期患者急腹症发生原因与无 SLE 患者类似。肠系膜血管炎为 SLE 最严重的并发症之一,可进展为缺血性肠病,最终可导致肠梗阻、肠溃疡穿孔或坏死性腹膜炎,临床表现多变,易误诊、漏诊,须特别重视。此外,蛋白丢失性肠病也是其少见的临床表现之一。

5. 呼吸系统表现 约 35% 的患者有胸腔积液,多为中小量、双侧性。除因浆膜炎所致外,部分是由于低蛋白血症引起的漏出液。狼疮性肺炎表现为发热、干咳、气促,肺 X 线片可见片状浸润阴影,多见于双下肺,有时与肺部继发感染很难鉴别。SLE 所引起的肺间质性病变主要是急性和亚急性期的斑片状、磨玻璃样改变和慢性期的纤维化,表现为活动后气促、干咳、低氧血症。约 2% 患者合并弥漫性肺泡出血(diffuse alveolar hemorrhage,DAH),主要表现为咳嗽、咯血、低氧血症、呼吸困难,胸部 X 线片显示弥漫肺浸润,血红蛋白下降及血细胞比容减低常是较特征性表现。在肺泡灌洗液或肺活检标本的肺泡腔中发现大量充满含铁血黄素的巨噬细胞,或者肺泡灌洗液呈血性,而无脓液或其他病原学证据,这对于 DAH 的诊断具有重要意义。

6. 关节肌肉表现 关节痛、关节炎常见。关节症状可以出现于各个关节,以手指小关节、腕关节、膝关节最为多见,症状呈慢性、持续性,关节肿胀多不明显,部分 SLE 患者还可以出现类似于类风湿结节样的皮下结节。临床可见尺侧偏斜、半脱位、挛缩等关节畸形,尤其是手指小关节更为常见,但往往为非侵蚀性关节炎,称为 Jaccoud 关节病,又称雅库关节病,少部分患者也可发生侵蚀性病变。SLE 患者中肌痛、肌无力表现也不少见,并可出现肌酶异常。随着糖皮质激素或抗疟药的应用,部分患者可能出现药物相关的继发性炎症肌病。另外,纤维肌痛症也是 SLE 患者肌痛的一个原因。

7. 心脏表现 SLE 累及心血管系统可表现为心包炎、心包积液、心肌炎、冠状动脉病变、心瓣膜异常等。以心包炎最为常见,大量心包积液可引起心脏压塞,缩窄性心包炎及化脓性心包炎罕见。疣状心内膜炎是 SLE 患者的特征性瓣膜异常,瓣膜增厚、反流、狭窄常见。SLE 是发生动脉粥样硬化的独立危险因素,合并发生冠心病、心肌梗死的危险度显著升高。约 2% 患者存在肺动脉高压,其危险因素包括长病程、心包积液、胸膜炎、抗 RNP 抗体阳性间质性肺疾病等,是 SLE 预后不良的临床表现之一。

8. 血液系统表现 活动性 SLE 中红细胞、白细胞和血小板减少常见,其中 10% 属于 Coombs 试验阳性的溶血性贫血。血小板减少可为免疫介导的血小板破坏引起,亦可见于血栓性血小板减少性紫癜(TTP),表现为微血管病性溶血性贫血、血小板减少性紫癜、中枢神经系统症状、发热、肾损害,或脾大时血小板破坏增多。约 20% 患者有无痛性轻或中度淋巴结肿大,以颈部和腋下为多见。约 15% 患者有脾大。

9. 神经系统表现 SLE 可累及中枢及外周神经系统，表现为神经及精神症状，统称为神经精神狼疮（neuropsychiatric SLE，NP-SLE）。其临床表现复杂多样，美国风湿病学会将之分为中枢神经系统表现（无菌性脑膜炎、脑血管病、脱髓鞘综合征、头痛、运动失调、脊髓病、癫痫发作、急性精神错乱状态、焦虑症、认知障碍、情感障碍、精神病）和周围神经系统表现（吉兰 - 巴雷综合征、自主神经功能紊乱、单神经病变、重症肌无力、颅神经病、神经丛病、多发性神经病），共 19 种综合征。引起 NP-SLE 的病理基础为脑局部血管炎的微血栓，来自心瓣膜赘生物脱落的小栓子，或有针对神经细胞的自身抗体，或并存抗磷脂综合征（antiphospholipid syndrome，APS）等。NP-SLE 危险因素包括：①SLE 总体病情活动，尤其与癫痫发作及严重认知功能障碍有关；②既往 NP-SLE 事件；③持续性中高滴度抗心磷脂抗体或 β2 糖蛋白抗体 IgG/IgM 或狼疮抗凝物，尤其与脑血管病、痫性发作、中重度认知障碍、脊髓病变及运动障碍有关。

10. 眼睛 表现为结膜炎、葡萄膜炎、眼底改变、视神经病变等。眼底改变如出血、视乳头水肿、视网膜渗出等。

11. 抗磷脂综合征 可出现在 SLE 活动期，其临床表现为动脉和 / 或静脉血栓形成，女性有习惯性自发性流产，血小板减少，血清抗磷脂抗体或狼疮抗凝物阳性。

12. 干燥综合征 约 30% 的 SLE 合并继发性干燥综合征，存在唾液腺和泪腺功能不全。

二、辅助检查

1. 一般检查 血、尿常规的异常代表血液系统和肾受损。肝功能、肾功能检查提示有无肝脏和肾脏受累，以及低蛋白血症、有无溶血等。活动期患者 ESR 常显著升高（>50mm/h），CRP 正常或升高。

2. 自身抗体 ①抗核抗体谱：出现在 SLE 的有抗核抗体（ANA）、抗双链 DNA（ds-DNA）抗体、抗 ENA（可提取核抗原）抗体。抗 ENA 抗体谱包括抗 Sm 抗体、抗 RNP 抗体、抗 SSA（Ro）抗体、抗 SSB（La）抗体和抗 rRNP 抗体等，其中 ds-DNA 抗体、抗 Sm 抗体、抗核糖体 P 蛋白抗体对 SLE 的诊断具有较高的特异度。②抗磷脂抗体：包括抗心磷脂抗体、狼疮抗凝物、IgG/IgM 型抗 β2 糖蛋白 1 抗体等针对自身不同磷脂成分的自身抗体。③抗组织细胞抗体：抗红细胞膜抗体、抗血小板抗体和抗神经元抗体等。④Coombs 试验阳性。⑤抗 ADAMTS13 抗体及 ADAMTS13 活性：TTP 患者抗 ADAMTS13 抗体常为阳性，ADAMTS13 活性低于 10%。

3. 补体 C3、C4、CH50 补体水平降低，常为疾病活动性的指标。需要注意有先天性补体缺陷者，其补体水平降低不能反映疾病活动。

4. 肾活检病理 对于有进行性血肌酐水平升高（没有合并败血症、低血容量、药物因素等继发性因素），或者 24 小时尿蛋白定量大于 1.0g，或者 24 小时尿蛋白定量超过 0.5g 合并血尿（红细胞每高倍视野 ≥ 5 个）或细胞管型的 SLE 患者推荐进行肾活检。

近年来，随着对肾脏病理认识的不断提高，在狼疮肾炎 6 种基本病理类型的基础上，指南又新增加了狼疮足细胞病和血栓性微血管病两种病理类型。足细胞病以电镜下见到足细胞足突广泛融合（典型 ≥ 70%）而确诊。狼疮血栓性微血管病临床表现为微血管病性溶血性贫血、血小板减少和肾损害，确诊则依赖肾脏病理：①急性病变。血管，肾间质小动脉内皮细胞增生、内膜黏液样水肿、血栓形成、管腔狭窄或闭锁，血管壁可无免疫沉积物。肾小球，血管袢内皮细胞增生肿胀、微血栓形成、袢内可见破碎红细胞；电镜检查见内皮下疏松、增宽，内见无定形物质，内皮下无电子致密物。②慢性病变。血管：间质小动脉内膜纤维性增生，内皮呈"葱皮样"改变，管腔狭窄或闭锁。肾小球：呈球形或节段硬化，毛细血管袢基膜增厚，呈"双轨"征。

5. 影像学检查 包括胸部 X 线片或胸部 CT、头颅 CT、MRI、超声心动图、内脏器官超声或 CT 等，有助于早期发现器官损害。

三、诊断注意事项

（一）诊断线索

SLE 的诊断率与医师对该病的认知程度和警惕性有关。ANA 应作为关节炎、肾炎、长期发热、顽固性皮肤过敏、雷诺现象、胸膜炎、各种血细胞减少、脱发、口腔溃疡等症状的常规筛选试验，在诊断慢性肾炎之前应排除狼疮肾炎。对于有两个系统以上症状者，如关节痛 + 口腔溃疡、关节痛 + 蛋白尿、关节痛 + 脱发、关节痛 + 胸膜炎、皮疹 + 蛋白尿、胸膜炎 + 蛋白尿等，应警惕 SLE。临床上若遇见单科疾病而难以解释整个病情全貌、或疑本科疾病但又不符合常规时也应注意有无 SLE 可能。

（二）分类诊断标准

应当把握两个主线，即多系统多器官损害及自身免疫学异常。可以参考 2012 年国际狼疮协作组修订的分类标准，其分为临床标准和免疫学标准，具体如下。

1. 临床标准 ①急性或亚急性皮肤狼疮；②慢性皮肤狼疮；③口腔或鼻腔溃疡；④非瘢痕性脱发；⑤炎性滑膜炎（内科医师观察到至少 2 个关节肿胀或伴有晨僵的关节压痛）；⑥浆膜炎；⑦肾脏损害：24 小时尿蛋白定量（或尿蛋白 / 肌酐比值提示）>0.5g，或尿中出现红细胞管型；⑧神经系统损害：癫痫、精神症状、多发性单神经炎、脊髓炎、外周或脑神经病变、脑炎（急性认知功能障碍）；⑨溶血性贫血；⑩白细胞减少（至少 1 次 <4.0 × 10⁹/L）或淋巴细胞减少（至少 1 次 <1.0 × 10⁹/L），或血小板减少（至少 1 次 <100.0 × 10⁹/L）。

2. 免疫学标准 ①ANA 滴度超过实验室参考范围；②抗 ds-DNA 抗体超过实验室参考范围（ELISA 法要求超过实验室参考范围上限 2 倍）；③抗 Sm 抗体阳性；④抗磷脂抗体、狼疮抗凝物、梅毒血清学假阳性、抗心磷脂抗体至少 2 倍于正常值或中高滴度、抗 β2-GP1 抗体阳性；⑤低补体，包括低 C3、低 C4、低 CH50；⑥无溶血性贫血者直接 Coombs 试验阳性。

确诊条件：①病理证实狼疮肾炎 +ANA 或抗 ds-DNA

134

抗体阳性;②符合 4 条标准,至少包括 1 条临床标准和 1 条免疫学标准。该标准产生于 716 例 SLE 患者和非 SLE 患者,对于该群体其灵敏度达到 94%,特异度达到 92%。

2017 年欧洲抗风湿病联盟(EULAR)和美国风湿病学会(ACR)共同推出新的分类标准,对于每条标准,均需要排除感染、恶性肿瘤、药物等原因,至少符合 1 条临床标准,在每个方面,只取最高权重标准得分计入总分,总分 ≥ 10 分可以分类诊断 SLE,具体内容见表 134-1。

表 134-1　2017 年 EULAR/ACR SLE 分类标准

纳入前提标准	ANA 阳性史(Hep2 免疫荧光法 ≥ 1∶80)	
临床表现及标准	**定义**	**权重**
全身表现:		
发热	无其他原因可解释的发热 > 38.3℃	2
血液系统损害:		
白细胞减少	$< 4 \times 10^9/L$	3
血小板减少	$< 100 \times 10^9/L$	4
免疫性溶血	存在溶血证据,如网织红细胞升高、血红蛋白下降、间接胆红素升高、LDH 升高及 Coombs 试验阳性	4
神经系统病变:		
谵妄	特征:①意识改变或唤醒水平改变,伴注意力下降;和②症状发展时间在数小时至 2 天内;和③一天内症状波动;和④二选一:(a)认知能力的急性/亚急性变化(如记忆损害或定向障碍);(b)行为、情绪的改变或影响(如烦躁、睡眠/觉醒周期颠倒)	2
精神症状	特征:①无洞察力的妄想或幻觉;②没有谵妄	3
癫痫	癫痫大发作或部分/局灶癫痫发作	5
皮肤黏膜病变:		
非瘢痕性脱发	医师观察或通过照片证实	2
口腔溃疡	医师观察或通过照片证实	2
亚急性皮肤狼疮或盘状狼疮	医师观察或通过照片证实的亚急性皮肤狼疮:环状或丘疹鳞状(银屑病样)皮疹,常分布在曝光部位 医师观察或通过照片证实的盘状红斑狼疮:紫罗兰色红斑性皮肤病变,继发萎缩性瘢痕,色素沉着,常有滤泡性角化过度/堵塞(头皮),导致瘢痕性脱发 如果进行皮肤活检,必须有典型的改变。亚急性皮肤狼疮:由血管周围淋巴细胞浸润组成的界面空泡性皮炎,常伴皮肤黏蛋白沉积。盘状狼疮:由血管周围和/或皮肤附属器周围淋巴细胞浸润组成的界面空泡性皮炎。头皮处可以看到毛囊角栓。长期病变部位可能会发现黏蛋白沉积和基底膜增厚	4
急性皮肤狼疮	医师观察或通过照片证实的颧骨皮疹或泛发性斑丘疹 如果进行皮肤活检,必须出现典型改变(急性皮肤狼疮:由血管周围淋巴细胞浸润组成的界面空泡性皮炎,通常伴有皮肤黏蛋白沉积。在病程早期可能出现血管周围中性粒细胞浸润	6
浆膜炎:		
胸腔或心包积液	影像学证据,如超声、X 线、CT、MRI	5
急性心包炎	至少存在以下两项:①心包胸痛(锐痛,吸气时加重,前倾位减轻);②心包摩擦音;③心电图广泛 ST 段抬高或 PR 段压低;④影像学新发或加重的心包积液	6
肌肉骨骼病变:		
关节受累	①滑膜炎,包括两个或更多的关节肿胀或积液;或②2 个或更多的关节压痛和至少 30 分钟晨僵	6
肾脏病变:		
蛋白尿 > 0.5g/24h	24 小时尿蛋白定量 > 0.5g 或点式尿蛋白/肌酐比值 > 500mg/g	4
肾穿刺活检病理符合 LN	Ⅱ 型系膜增生性 LN,或 V 型膜性 LN	8
	Ⅲ 型局灶性 LN,或 Ⅳ 型弥漫增生性 LN	10

134

续表

免疫学标准		
抗磷脂抗体:	抗心磷脂抗体(IgA/IgG/IgM)中高滴度(>40APL,GPL 或 MPL,或大于 99 百分位数)或抗 β2-GP1(IgA/IgG/IgM)抗体阳性或狼疮抗凝物阳性	2
补体:	低 C3 或低 C4	3
	低 C3 和低 C4	4
狼疮特异抗体:	抗 ds-DNA 抗体阳性或抗 Sm 抗体阳性	6

注:LN,狼疮肾炎;APL、GPL 和 MPL 分别指的是抗心磷脂抗体的 IgA、IgG 和 IgM 三种免疫球蛋白。

(三) 其他应注意的问题

1. 有神经精神表现的 SLE 患者首先要明确该症状是 SLE 本身表现抑或是并发症、治疗药物,甚至并发神经精神疾病所致。脑脊液检查的主要目的是排除中枢神经系统感染。抗核小体抗体、抗磷脂抗体与神经精神症状关系密切。CT 对急性颅内出血诊断临床价值高,在显示脑水肿、脑白质脱髓鞘、缺血性脑卒中、血管瘤等方面,MRI 较 CT 灵敏度高。

2. 肾活检对狼疮肾炎的诊断、病理分期具有重要意义,对治疗方案选择具有指导意义,故对新发狼疮肾炎病例,主张常规进行肾穿刺活检。对治疗效果不佳及复发的患者,重复肾活检有助于了解患者病情恶化的原因,判断预后。对肾体积缩小、已经进展至终末期肾衰竭的 SLE 患者肾活检临床价值不大。

3. SLE 患者胸膜炎、胸腔积液并非一定要进行胸腔穿刺术,考虑存在感染或其他原因时为穿刺指征。出现咳嗽、胸闷、呼吸困难等表现,要及时进行血常规、ESR、CRP、痰液病原学培养及胸部 X 线片、CT 检查,必要时行支气管镜检查及动脉血气分析。狼疮性肺炎、肺出血、肺纤维化、卡氏肺孢菌感染等均可表现为肺间质病变,影像学有诸多相似之处,一定要结合患者各项临床表现特点,综合分析,细心作出鉴别诊断。

4. 每例急腹症患者都应尽快完善血液学及生化检查(包括抗心磷脂抗体),应尽早完善腹部超声、CT 或磁共振等无创性检查。超声检查可发现增厚的肠壁,CT 或磁共振可识别腹腔内脓肿、肿大的淋巴结、浆膜炎、呈"靶形征"增厚的肠壁、肠系膜血管"梳齿"样改变伴肠袢水肿及扩张、胰腺假性囊肿及肿大的肝、脾。腹部 X 线检查、腹腔穿刺术对诊断也能提供一定帮助。

5. SLE 患者出现心悸、气促、水肿等表现要警惕心脏病变,应随时注意电解质、心肌酶学及心电图异常。并非每例心包积液均须心包穿刺,大量积液引起心脏压塞、怀疑化脓性心包炎及其他不明原因心包积液者为穿刺指征。超声检查可显示 SLE 患者心包积液量及心包结构,SLE 合并心肌炎时超声检查可显示心室扩大、射血分数下降、室壁活动异常等。食管超声检查检测心脏瓣膜病变具有较高灵敏度,同位素心肌灌注显像和冠状动脉造影有助于了解 SLE 冠状动脉粥样硬化及血管炎的严重程度。

【治疗】

SLE 治疗原则是早期、个体化治疗,最大程度地延缓疾

病进展,降低器官损害,改善预后。SLE 治疗的短期目标为控制疾病活动、改善临床症状,达到临床缓解或可能达到的最低疾病活动度;长期目标为预防和减少复发的发生,减少药物不良反应的发生,预防和控制疾病所致的器官损害,实现病情长期持续缓解,降低病死率,提高患者的生活质量。

一、一般治疗

①患者教育是本病治疗的一个重要方面。②病情活动时注意休息,稳定后定期复查。妊娠、产褥期及手术患者应密切追随,以防复发或加重。③及早发现和治疗感染。④避免使用可能诱发 SLE 的药物,如避孕药等。⑤避免强阳光暴晒和紫外线照射。⑥女性 SLE 患者妊娠问题:无中枢神经系统、肾脏或其他脏器严重损害,病情处于缓解期达半年以上者,停用可能致畸的药物至足够安全的时间,可考虑妊娠。非缓解期的 SLE 患者容易出现流产、早产和死胎,故应避孕。

二、糖皮质激素

为治疗 SLE 的主要药物。对轻中度病例,可先试用泼尼松 0.5~1.0mg/(kg·d),晨起顿服,病情稳定后 2 周或疗程 8 周内,开始以每 1~2 周减 10% 的速度缓慢减量,减至 <0.5mg/(kg·d)后,减量速度依病情适当调慢;维持量以 7.5mg/d 以内为宜。对有狼疮危象表现者先给予甲泼尼龙冲击疗法(0.5~1.0g/d 静脉注射,连续 3 天),之后以口服大剂量泼尼松(>30mg/d)维持,待病情控制以后逐渐减量。

三、免疫抑制剂

活动程度较严重的 SLE,应同时给予大剂量激素和免疫抑制剂。加用免疫抑制剂有利于更好地控制 SLE 活动,减少 SLE 活动,以及降低激素的需要量。狼疮肾炎用激素联合环磷酰胺治疗,会显著降低肾衰竭的发生。常用的有环磷酰胺、硫唑嘌呤、环孢素、吗替麦考酚酯等。具体使用应因病情而异。

1. 环磷酰胺 环磷酰胺(CTX)冲击疗法,每次剂量 0.5~1.0g/m²,加入生理盐水 250ml 中静脉滴注,时间要>1 小时。除危重患者每 2 周冲击 1 次外,通常每 4 周冲击 1 次。冲击 6 次后,如病情明显好转,则改为每 3 个月冲击 1 次,至活动静止后至少 1 年,可停止冲击。冲击疗法比口服疗效好。CTX 口服剂量为 1~2mg/(kg·d),分 2 次服。

2. 硫唑嘌呤 适用于中等度严重病例,脏器功能恶化

134

缓慢者。常用量 1~2mg/(kg·d)。常见副作用有胃肠道不适、肝损害和骨髓抑制,用药期间应监测血常规。

3. 环孢素 每日 5mg/kg,分 2 次口服,持续 3 个月。以后每个月减少 1mg/kg,至 3mg/kg 作维持治疗。主要副作用为肾、肝毒性,用药期间应予监测,并监测血药浓度。

4. 吗替麦考酚酯 其活性代谢物为吗替麦考酚酯。常用量 1~2g/d,分 2 次口服。

5. 抗疟药 对皮疹、关节痛及轻度患者有效。羟氯喹 200~400mg/d,分 2 次口服。高风险的患者(伴有肝肾疾病,同时使用他莫昔芬,有视网膜或黄斑疾病史,高龄等)建议基线和每年进行 1 次眼科检查,低风险的患者建议服药第 5 年起每年进行 1 次眼科检查。

四、大剂量静脉注射免疫球蛋白(IVIg)

适用于某些病情严重和 / 或并发全身性严重感染者,一般每天 0.4g/kg 静脉滴注,连续 3~5 天为 1 疗程。

五、合并系统损害的对症处理

1. 轻度 皮损或关节痛为主,选用抗疟药,可辅以非甾体抗炎药。控制不佳时可考虑使用小剂量激素(泼尼松 ≤10mg/d 或等效剂量的其他激素)。

2. 病情中度活动 有发热、皮损、关节痛或浆膜炎,或出现轻度蛋白尿,宜用泼尼松,剂量 0.5~1.0mg/(kg·d)。中等剂量激素难以快速控制者,在适当增加激素剂量的基础上,可联合使用免疫抑制剂,以减少激素的累积使用量。

3. 狼疮肾炎 狼疮肾炎(lupus nephritis,LN)依临床症状和病理分型选择治疗方案:①Ⅰ型狼疮肾炎患者,建议根据肾外表现来选择治疗,采用激素加羟氯喹的治疗方案。②Ⅱ型狼疮肾炎患者,建议使用激素和 / 或免疫抑制剂治疗。③Ⅲ型、Ⅳ型和非单纯Ⅴ型(Ⅴ+Ⅲ或Ⅴ+Ⅳ型)狼疮肾炎患者,诱导缓解期建议使用激素联合 CTX 或吗替麦考酚酯治疗,维持期建议使用吗替麦考酚酯或硫唑嘌呤治疗。④单纯Ⅴ型狼疮肾炎,有肾性蛋白尿者建议使用中等剂量激素联合吗替麦考酚酯或钙调蛋白酶抑制剂或硫唑嘌呤治疗,并建议使用 ACEI/ARB 严格控制血压。

4. 神经精神狼疮 首选甲泼尼龙冲击治疗,效果不佳时给予 CTX 冲击治疗。也可选用鞘内注射地塞米松 10mg 及甲氨蝶呤 10mg,每周 1 次。有抽搐者同时给抗癫痫药、降颅内压等对症治疗。

5. 溶血性贫血和 / 或血小板减少 泼尼松 1mg/(kg·d),效果不佳可予甲泼尼龙冲击或加用 IVIg,应用免疫抑制剂。

6. 抗磷脂综合征 予以抗血小板药及华法林口服,华法林无法耐受时可使用利伐沙班等直接口服抗凝药。孕期则皮下注射低分子量肝素和口服小剂量阿司匹林,服用羟氯喹有助于减少血栓形成;对于严重血小板减少的患者给予大剂量或冲击量甲泼尼龙,可静脉注射免疫球蛋白;在维持治疗中可选择性应用硫唑嘌呤或吗替麦考酚酯;对于难治性患者可考虑抗 CD20 抗体治疗。

7. 血栓性微血管病 除传统大剂量甲泼尼龙静脉冲击和免疫抑制治疗外,应联合血浆置换或双重血浆置换

(DFPP)治疗。如果肾功能进行性减退或严重肾功能不全,需肾脏替代治疗。治疗效果不佳可应用抗 C5 抗体[依库珠单抗(eculizumab)]。血清抗磷脂抗体(anti-phospholipid antibody,aPL)阳性,或伴有 APS 者,应使用抗凝剂和羟氯喹。

8. 血栓性血小板减少性紫癜 一旦明确应立即启动血浆置换,第 1~3 天采用 1.5 倍血浆容量进行置换,每日监测血小板计数,随后降至 1 倍血浆容量,维持至血小板升至 150×10^9/L 两天后可减停。同时给予激素冲击治疗,效果不佳给予利妥昔单抗或抗 vWF 因子抗体[卡普珠单抗(caplacizumab)]。

9. 肠系膜血管炎 禁食水,必要时胃肠减压,同时 1~2mg/(kg·d)糖皮质激素治疗,效果不佳及时给予甲泼尼龙冲击治疗,并加用免疫抑制剂,可对症给予胃肠黏膜保护剂、生长抑素、肠外营养、补液、防治电解质代谢紊乱及抗感染等药物。

10. 缓解期 应使用不良反应最少的药物和用最小有效剂量,以达到抑制疾病复发的目的,每日晨服泼尼松低于 7.5mg。

六、血浆置换

作为短期的辅助治疗,可以迅速清除体内可溶性免疫复合物、抗基底膜抗体和其他免疫活性物质,为重症患者的治疗争取时间,不宜长期应用。临床用于治疗血栓性血小板减少性紫癜、肺出血及常规治疗不能控制的重症患者。

七、造血干细胞移植

对于反复发作、难治性 SLE 可以采用异体自体干细胞移植治疗,其原理是利用大剂量免疫抑制剂摧毁自身免疫系统,并进行免疫重建,远期确切疗效还有待进一步研究。

八、生物制剂

临床试验表明,利妥昔单抗(抗 CD20 抗体)对难治性病例有效,ACR 和 EULAR 将其列为对常规免疫抑制剂治疗无效的 LN 治疗选择。此外,贝利尤单抗(抗 BLyS 单克隆抗体)的研究结果显示了其对轻中型 SLE 的疗效,并改善远期预后。

九、其他几种特殊表现及处理

(一)呼吸系统

1. 急性狼疮性肺炎 发生率不高,但临床表现较重,发展快,死亡率高,见于病情活动期。表现为发热、咳嗽、少痰或无痰、呼吸困难、低氧血症。可有气促、咯血或胸痛。体检可发现双肺底细湿啰音,严重者可有中枢性发绀。影像学检查可见单侧或双侧较弥漫的肺部浸润影,肺底为著。血 WBC 多正常,抗感染无效。须注意与急性肺部感染鉴别;后者常发生在应用激素及免疫抑制剂治疗过程中,患者常有高热、进行性呼吸困难、短期内发展为"白肺",起病前多有前驱受凉感冒病史。

处理:①呼吸支持治疗。多数患者需要氧疗,严重低

氧血症需机械通气。②糖皮质激素。常需大剂量糖皮质激素，必要时给予甲泼尼龙冲击治疗。③免疫抑制剂。对糖皮质激素反应差者可应用免疫抑制剂如硫唑嘌呤、CTX。

2. 急性肺泡出血 少见，但死亡率极高，多同时存在其他系统损害、高低度抗 ds-DNA 抗体及低补体血症。临床表现与急性狼疮肺炎类似，常突然出现发热、呼吸困难、咳嗽、痰中带血，少数情况下出现咯血。可于数小时到数天内出现气促、低氧血症、心动过速、急性呼吸窘迫。血红蛋白及红细胞比容突然下降常有提示作用。影像学多为双肺弥漫性浸润渗出影。由于咯血并非每个患者均出现，故肺出血常被贻误。若患者出现血细胞比容及血红蛋白迅速下降、弥漫性肺部浸润，应当警惕肺出血。支气管肺泡灌洗液多为血性。需注意与急性左心衰竭、肺部感染、非心源性肺水肿相互鉴别。

处理：首选大剂量糖皮质激素，必要时给予甲泼尼龙冲击治疗。免疫抑制剂可根据情况选用。上述治疗无效者可行血浆置换。其他措施包括氧疗、机械通气等对症支持治疗。

3. 肺萎陷综合征 肺萎陷综合征(shrinking lung syndrome)为 SLE 罕见并发症，表现为不明原因呼吸困难，常无全身性炎症表现。胸部 X 线显示肺容积减少、患侧膈肌抬高、活动度差、基底肺不张，但无膈肌矛盾运动，常无肺间质及肺血管病变。肺功能检查提示限制性通气功能障碍。发病机制可能与膈肌无力、胸膜炎症有关。一般认为本病进展缓慢，预后良好，但亦有导致呼吸衰竭需要机械通气的报道。

处理：首选糖皮质激素，常用泼尼松 30~60mg/d。可合用 β- 肾上腺素受体激动剂及茶碱。难治性病例可选用免疫抑制剂如甲氨蝶呤、CTX 等。

(二) 恶性抗磷脂综合征

恶性抗磷脂综合征(catastrophic anti-phospholipid syndrome, CAPS)指抗磷脂综合征短期内出现多器官衰竭的疾病形式。临床特点包括：短期内出现多器官损害；多部位小血管阻塞证据，可出现肺栓塞；高低度抗磷脂抗体；60% 病例发病前有前驱事件(主要是感染，其他包括创伤、停用抗凝药物、妊娠、合并肿瘤等)。CAPS 临床表现取决于 2 个因素：血栓事件所及器官和血栓程度，全身炎症反应综合征(SIRS)的临床表现。

CAPS 与经典 APS 相比具有以下特点：①可有不寻常的器官累及，如卵巢、子宫、睾丸梗死；②肺部并发症发生率高，如急性呼吸窘迫综合征(ARDS)及弥漫性肺泡出血；③腹痛常见，与腹腔内血栓导致肠、胆囊、胰腺、肾上腺、脾脏血管栓塞有关；④可因 SIRS 导致意识丧失；⑤1/5 患者可出现 DIC；⑥严重的血小板减少可致出血(尤其颅内出血)；⑦妊娠者溶血肝功能异常血小板减少综合征(简称 HELLP 综合征)发生率高；⑧预后差，死亡率高达 48%。

腹腔内血栓事件最常见，肾脏、肾上腺、脾脏、肠道、肠系膜及胰腺血管最常受侵，患者常主诉腹痛或腹部不适。肺部并发症其次，与 ARDS 或肺栓塞有关，尚可出现肺出血、微血栓、肺水肿等，常主诉呼吸困难。皮肤表现有网状

青斑、紫癜、皮肤坏死。中枢表现常见为：梗死、脑病、癫痫、中枢静脉梗阻。心脏事件发生率为 53%，瓣膜病最为常见(主要是二尖瓣及主动脉瓣)，少数亦可出现心肌梗死。其他器官受累包括：睾丸 / 卵巢梗死、前列腺坏死、无结石性胆囊炎、骨髓梗死、食管破裂、巨大消化道溃疡、结肠溃疡、血栓性胰腺炎、肾上腺梗死等。

实验室检查：60% 有血小板减少，1/3 可有溶血，但碎裂红细胞较少，1/5 有弥散性血管内凝血(disseminated intravascular coagulation, DIC)。IgG 型抗磷脂抗体常见，IgM 型抗磷脂抗体则相对较少。

CAPS 分类诊断标准：①3 个或以上的器官、系统血栓事件；②临床表现常于 1 周内相继出现；③组织病理学表明至少 1 个器官或组织存在小血管阻塞；④抗磷脂抗体阳性。符合以上 4 条为肯定 CAPS。很可能为 CAPS 的诊断标准：①符合上述分类诊断标准中 4 条，但仅 2 个器官或系统受累；②符合上述分类诊断标准中 4 条但由于严重血栓事件患者死亡且 6 周之前未曾查过抗磷脂抗体；③符合上述分类诊断标准中 "①②④" 条；④符合上述分类诊断标准中 "①③④" 条。

处理方法：对于恶性抗磷脂综合征的患者，应予以大剂量激素、静脉注射免疫球蛋白、肝素和血浆置换的联合治疗，同时对触发因素如感染、坏疽、恶性肿瘤等也应予以治疗。①抗凝治疗，首选静脉应用肝素(1 500U/h)联用 7~10 天，之后改为华法林，使国际标准化比值(INR)维持在 2~3。糖皮质激素用于控制 SLE 病情活动，多用泼尼松 1~2mg/(kg·d)，尤其适用于合并 ARDS 及急性肺泡出血患者。②静注人免疫球蛋白，用量为 0.4g/(kg·d)，连用 4~5 天，对严重血小板减少患者尤为有效，与血浆置换联用可提高疗效。③可选择免疫抑制剂如 CTX，理论上能够预防血浆置换后抗磷脂抗体反跳。治疗反应不佳的严重血小板减少可试用利妥昔单抗。

(三) 巨噬细胞活化综合征

巨噬细胞活化综合征(macrophage activation syndrome, MAS)是与自身免疫疾病相关的噬血细胞综合征的特殊类型。常突然急性起病，进展迅速，若不能及时诊治，死亡率极高。临床表现为高热、肝脾淋巴结大、外周血细胞减少、肝功能异常、凝血障碍、高甘油三酯血症、高铁蛋白血症。此外，血液及脑脊液中 NK 细胞活性下降和可溶性 CD25 (sCD25，是 IL-2 可溶性受体)水平升高。组织病理学可见大量淋巴细胞、成熟巨噬细胞和组织细胞浸润脾脏、淋巴结、骨髓、肝脏及脑脊液。有时早期患者骨髓检查可能正常，故反复骨髓检查有利于诊断。SLE 发生 MAS 常与高度活动的病情或继发感染有关。因此应当注意鉴别 SLE 合并 MAS 的诱因。目前尚未有 SLE 合并 MAS 统一诊断标准。当出现原发病不好解释的多系统受累的危急情况时应当想到 MAS 的可能；当患者出现持续性发热、不明原因的全血细胞减少及凝血异常、高甘油三酯血症、迅速出现的肝脾淋巴结大应当警惕 MAS。

处理方法：SLE 合并 MAS 治疗原则为积极治疗原发病，控制炎症瀑布。①病因治疗：鉴别 SLE 病情活动导致

134

MAS 抑或感染诱发 MAS 非常重要。若是 SLE 病情活动未控制，则应用大剂量糖皮质激素，甚至静脉冲击治疗；若为感染诱发，则积极控制潜在的感染。②免疫抑制剂：可应用 CTX、环孢素、长春新碱等，亦可应用依托泊苷（VP-16）。③免疫球蛋白：对于难以鉴别感染或原发病活动的患者可应用，免疫球蛋白联合糖皮质激素和环孢素可诱导缓解。④生物制剂：IL-6 拮抗剂有助于阻断细胞因子大量释放所致的炎症瀑布。⑤其他：对治疗反应差的难治性病例可考虑造血干细胞移植。

（四）妊娠相关问题

妊娠使 SLE 病情活动风险增加 2~3 倍，大多数活动度轻微增加，只有 15%~30% 活动度高。妊娠期常见的病情活动表现是皮肤病变、关节炎、血液系统损害及狼疮肾炎。妊娠期病情活动的预测因子有：孕前 6 个月内病情活动、孕前 1 年内有多次复发活动、停用羟氯喹。

1. 鉴别先兆子痫和 SLE 复发活动 两者均可出现蛋白尿、高血压、下肢水肿及多系统损害，但两者处理却截然不同：前者须立即终止妊娠，后者则须增强免疫抑制力度。表 134-2 中各项指标有助于两者鉴别。但应当注意，SLE 尤其是狼疮肾炎复发活动可与先兆子痫同时存在。

表 134-2　先兆子痫和 SLE 复发活动的鉴别

鉴别点	先兆子痫	SLE 病情活动
危险因子		
首次妊娠	风险增加	无影响
既往先兆子痫史	风险增加	无影响
多胎妊娠	风险增加	无影响
狼疮肾炎史	风险增加	风险增加
妊娠时间	孕 20 周后，多孕 30 周后	任何时间
实验室指标		
活动性尿沉渣	常阴性	阳性
Coombs 试验	常阴性	可能阳性
血小板抗体	常阴性	可能阳性
补体	常正常	可能降低
抗 ds-DNA 抗体	常阴性	可能阳性
血尿酸	>5.5mg/dl	无变化
尿钙	低	正常
sFlt-1	升高	未知
PlGF	低	未知
体格检查		
高血压	有	可能有
皮肤病变（血管炎性皮疹、盘状或亚急性红斑、口腔溃疡、脱发）	无	有
关节炎	无	有
浆膜炎	无	有

注：sFlt-1，可溶性 FMS 样酪氨酸激酶 -1（soluble FMS-like tyrosine kinase-1）；PlGF，胎盘生长因子（placental growth factor）。

2. 妊娠期血压控制 合并高血压的 SLE 患者妊娠前必须停用 ACEI 和 ARB，因其可导致胎儿心脏和脑发育异常。但这将导致尿蛋白量增加、血压难以控制。但幸运的是妊娠早期和中期血压有下降趋势。若是患者一直服用噻嗪类利尿剂，则不必停用。应避免应用袢利尿剂，因其可导致胎盘血流量不足。非孕 SLE 患者降压目标为 120/80mmHg，但妊娠期 SLE 降压目标为 140/90mmHg，以免导致胎盘血流量下降。降压药可选用拉贝洛尔。

3. SLE 妊娠期病情活动的控制 ①无病情活动者不需要特殊处理，28 周前每 4 周随访 1 次，以后每 2 周随访 1 次。②轻度活动者仅需低剂量泼尼松维持（≤20mg/d）。③中度活动者需较大剂量糖皮质激素维持，甚至冲击剂量。其他选择包括静注人免疫球蛋白冲击，对控制血液系统病变及狼疮肾炎有效；对于蛋白尿 >3g/24h，或蛋白肌酐比 >300mg/μmol 及血白蛋白 <30g/L 者常规进行预防血栓治疗。④对于病情难以控制，短期内又不能期待生产者应考虑终止妊娠。

4. 合并抗磷脂综合征 SLE 妊娠患者的治疗 抗磷脂抗体与不良妊娠转归关系密切，因此应该根据患者的既往妊娠情况来进行治疗。对于抗磷脂抗体持续中、高滴度阳性，没有血栓与不良妊娠史的患者，应在妊娠前即口服小剂量阿司匹林，推荐剂量为 75mg/d，一直服用至妊娠结束后 6~8 周；对于既往有血栓史的患者，妊娠前应服用华法林，调整剂量至 INR 2~3。一旦确认妊娠，即停止使用华法林，改为治疗剂量低分子量肝素；对于有 1 次或以上死胎、2 次以上妊娠前 12 周内出现胎儿丢失，1 次或以上因胎盘功能异常造成早产但没有血栓史的患者，在妊娠前即应服用小剂量阿司匹林（75mg/d），在明确妊娠后开始注射预防剂量低分子量肝素，直至分娩后 6 周。手术前 1 天停止注射肝素，手术前 1 周停用阿司匹林。

5. 新生儿狼疮综合征 新生儿狼疮综合征（neonatal lupus syndrome）是一种被动传输的自身免疫病，其发生与母体内的抗 SSA/Ro 和 / 或抗 SSB/La 抗体有关，可累及多个器官，包括心脏、皮肤、肝脏和血液。

（1）先天性房室传导阻滞（CAVB）：出生前、出生时或出生后 0~27 天内诊断的房室传导阻滞（AVB）。抗 SSA/Ro 和 / 或抗 SSB/La 抗体阳性的母亲其胎儿发生 CAVB 的风险为 2%，而生产过 CAVB 婴儿的母亲再次妊娠发生同样情况的风险则增加至 15%。CAVB 常发生于妊娠的 16~24 周，若不能及时发现和治疗，将逐渐由一度 AVB 发展为不可逆的三度 AVB。因此建议所有患有结缔组织病的女性妊娠前应当筛查抗 SSA/Ro 和抗 SSB/La 抗体，若阳性则应视为高危患者，建议妊娠 16~24 周每 2 周检查 1 次胎儿心脏彩超，妊娠 24 周后每 3~4 周检查 1 次胎儿心脏彩超，以期早期发现 P-R 间期延长。如果发现胎儿心脏异常或传导功能异常，建议每 1~2 周进行 1 次胎儿心脏超声检查，直至胎儿出生。有学者认为胎儿心电图（FKCG）比胎儿彩超更加灵敏，能够早期发现一度 AVB。推荐抗 SSA 或抗 SSB 抗体阳性的孕妇在孕期服用羟氯喹可预防 CAVB。

处理：一旦发现 CAVB，应当立即开始治疗。①对于一度、二度 AVB 及二度、三度交替的 AVB，建议母亲口服地塞米松 4mg/d 或倍他米松 4mg/d，直至分娩，并建议在 37 周终止妊娠。②对于病程 <2 周的三度 AVB，建议母亲口服地塞米松 4mg/d，共 6 周。若转变为二度 AVB 或改善更好，则继续服用直至分娩，然后逐渐减量至停用。若无好转，则应逐渐停用。③对于病程 >2 周的三度 AVB，不应再积极治疗，而应每周检查胎儿心脏彩超。④AVB 同时合并心肌炎、充血性心力衰竭或水肿时，应口服地塞米松 4mg/d 直至病情改善，可试用免疫球蛋白。

（2）其他表现：包括狼疮样皮损、一过性血液系统改变等，常产后 6~8 周随抗体逐渐清除而慢慢消失。皮损可局部外用非氟化糖皮质激素。

（五）SLE 与应激

SLE 患者长期服用糖皮质激素将导致下丘脑 - 垂体 - 肾上腺轴（HPA）抑制，当遇到应激时不能够分泌足够的促肾上腺皮质激素（ACTH）和皮质醇，因此在应激状态下需要外源性补充糖皮质激素，即应激剂量（stress dose）糖皮质激素，以提高患者应激能力。此时需要回答 2 个问题：①患者的糖皮质激素剂量和服用时间是否已经引起 HPA 抑制；②若 HPA 被抑制，应当补充多少剂量糖皮质激素。

HPA 是否被抑制与年龄、性别、用药时间、累积剂量并非绝对相关，且不同个体之间变异较大。目前已知每日晨服泼尼松 <5mg 持续任何时间、隔日晨起口服短效糖皮质激素任何剂量持续任何时间、任何剂量糖皮质激素服用时间不超过 3 周都不会引起 HPA 的明显抑制。但是若服用每日剂量超过 20mg 泼尼松或同等剂量的糖皮质激素超过 3 周的患者、已经有明显 Cushing 面容的患者很可能有 HPA 的抑制。糖皮质激素停用后 HPA 的抑制将持续多长时间目前尚无定论，既往研究提示糖皮质激素停用后 1 年仍可检测到 HPA 的抑制。

围手术期需要持续服用激素的患者，原则上不停药，改为等效剂量的静脉制剂麻醉诱导后补给，或根据内分泌科会诊意见酌情处理。

（六）SLE 与感染

SLE 患者感染高危因素包括：先天性低补体血症、SLE 病情活动、服用大剂量糖皮质激素、同时应用免疫抑制剂、技术操作（如：血浆置换者同时应用 CTX 感染风险明显增加，接受腹膜透析的 SLE 患者腹膜炎、导管相关感染风险增加）。感染是 SLE 患者死亡的最主要原因。

SLE 患者感染的常见部位为：呼吸道（包括肺部）、泌尿道、肠道、中枢神经系统、血液、皮肤等。病原体有细菌、病毒、真菌及寄生虫，其中细菌感染最为常见，占 SLE 患者所有感染的 90%。革兰氏阳性球菌常见金黄色葡萄球菌（引起皮肤、骨和关节感染，少见情况可引起败血症、肺炎、导管相关感染）、肺炎球菌（引起肺炎，甚至败血症、颅内感染）。革兰氏阴性杆菌常为大肠埃希菌、克雷伯菌、假单胞菌等，常引起泌尿道、下呼吸道感染，甚至败血症。

活动期 SLE 尚可出现沙门菌感染，包括猪霍乱沙门菌、肠炎沙门菌、鼠伤寒沙门菌等。沙门菌感染在 SLE 患者中有较高的病死率，常发生于 SLE 活动期及正在接受糖皮质激素、免疫抑制剂治疗的患者。可表现为菌血症、胃肠炎、关节炎、肺炎、泌尿道感染、软组织脓肿、骨髓炎、脑膜炎等肠外病变，中毒症状不明显，15%~20% 的患者可不发热，典型的伤寒症状少见。治疗不彻底常可复发。

其他机会性细菌感染有诺卡菌病、分枝杆菌感染（主要是结核分枝杆菌）。诺卡菌感染临床特点为脏器单发或多发脓肿形成，常见于肺、脑、皮下等部位。诺卡菌肺部感染常表现为大叶性肺炎、肺脓肿，常形成空洞，磺胺是其特效药，持续应用不少于 6 个月，此外部分头孢类、氨基糖苷类、碳青霉烯类、喹诺酮类药物可以作为联合或二线用药。SLE 患者易发生结核分枝杆菌感染，肺外结核及血行播散型肺结核常见，病死率高；除疾病本身外，使用糖皮质激素、疫区居住史、既往结核病史或结核菌素试验（PDD 试验）阳性均为结核感染的危险因素（硬结直径在 0.5cm 以上者即可认为阳性）。

病毒感染最常见为带状疱疹病毒，常发生于既往有狼疮肾炎、溶血性贫血、血小板减少及应用 CTX 的 SLE 患者，多为局部感染，但也有全身播散合并细菌感染的情况，多见于应用大剂量糖皮质激素（泼尼松 ≥60mg/d）或免疫抑制的 SLE 患者。巨细胞病毒亦较常见，发生于应用大剂量糖皮质激素、CTX 或血浆置换的 SLE 患者，常引起致命的肺炎和脑炎。

真菌感染最常见为曲霉菌、卡氏肺孢菌及念珠菌感染。前两者常导致严重的肺部感染，后者病变范围广泛，卡氏肺孢子虫肺炎几乎总发生于正接受免疫抑制剂治疗的患者，往往发病急，胸闷、呼吸困难症状明显，胸部 X 线片或肺部 CT 检查可发现肺部间质性肺纤维化改变。留置插管及应用广谱抗生素者应注意念珠菌感染，可导致口腔及食管黏膜、泌尿生殖道感染，但播散性念珠菌病较少见，一旦发生常致命。新型隐球菌性脑膜炎常隐匿发病，神经系统表现无特征性，易被误诊为神经精神性狼疮（neuropsychiatric systemic lupus erythematosus，NPSLE）

处理要点如下。

（1）鉴别是感染还是 SLE 病情活动：SLE 合并感染最常见的表现是发热。每一例 SLE 患者出现发热必须注意感染的可能，尤其是正在接受糖皮质激素和免疫抑制剂治疗者。合并呼吸道、泌尿生殖道、肠道感染者常有相应症状和体征，不难鉴别。但有时临床鉴别两者相当困难，以下可作参考：①原本病情稳定者突然发热，多考虑合并感染。②发热伴有寒战多为感染。③ESR 和 CRP 明显升高者多提示感染。SLE 合并感染性发热时，足量糖皮质激素亦不能使体温维持在正常水平。详细询问病史、体格检查是正确诊断的前提。对于鉴别困难而又高度怀疑合并感染者常须全面寻找感染灶，尤其注意常易忽视的部位（如皮肤、腹腔、盆腔、腹膜后、肛周、颅内等），积极、反复进行体液及排泄物（包括血液、骨髓、痰液、尿液、粪便）等的培养，行 CT、MRI 等影像学检查。T 细胞斑点试验是目前筛查隐匿性结核感染的有力工具，但其阴性并不能排除结核感染。

（2）一旦明确 SLE 合并感染，应当立即进行抗感染治疗，停用所有免疫抑制剂。长期应用糖皮质激素者此时不

134

能停用,以免降低机体应激能力,而应根据患者病情考虑酌情减量、维持原剂量或是适当加量。对于合并感染且病情活动者或病情活动与感染不易鉴别者,丙种球蛋白冲击治疗不失为一举两得的良策。

(张寅丽　刘升云)

参考文献

[1] FANOURIAKIS A, KOSTOPOULOU M, CHEEMA K, et al. 2019 Update of the Joint European League Against Rheumatism and European Renal Association-European Dialysis and Transplant Association (EULAR/ERA-EDTA) recommendations for the management of lupus nephritis [J]. Ann Rheum Dis, 2020, 79 (6): 713-723.

[2] 中国系统性红斑狼疮研究协作组专家组. 糖皮质激素在系统性红斑狼疮患者中的应用专家共识 [J]. 中华内科杂志, 2014, 53 (6): 502-504.

[3] 中国系统性红斑狼疮研究协作组. 2020 中国系统性红斑狼疮诊疗指南 [J]. 中华内科杂志, 2020, 59 (3): 172-185.

[4] 中国狼疮肾炎诊断和治疗指南编写组. 中国狼疮肾炎诊断和治疗指南 [J]. 中华医学杂志, 2019, 99 (44): 3341-3455.

[5] 中国系统性红斑狼疮研究协作组. 中国系统性红斑狼疮患者围产期管理建议 [J]. 中华医学杂志, 2015, 95 (14): 1056-1060.

[6] ARINGER M, COSTENBADER K, DAIKH D, et al. 2019 European League Against Rheumatism/American College of Rheumatology classification criteria for systemic lupus erythematosus [J]. Ann Rheum Dis, 2019, 78 (9): 1151-1159.

[7] TEKTONIDOU M G, ANDREOLI L, LIMPER M, et al. EULAR recommendations for the management of antiphospholipid syndrome in adults [J]. Ann Rheum Dis, 2019, 78 (10): 1296-1304.

134

第 135 章

结节性多动脉炎

　　结节性多动脉炎（polyarteritis nodosa，PAN）最早由维也纳大学的病理学家 Karl Rokitansky 在 1852 年提出，描述了一位 23 岁的年轻男性患者，伴有发热、腹泻、皮肤的结节性皮疹，自那个时候起，PAN 的定义被逐渐修订，并随着时间的推移发生了巨大的变化。目前能够被大家所接受认可的定义是 2012 年在 CHCC（Chapel Hill Consensus Conference）会议上有关系统性血管炎的命名。会议上将 PAN 描述为坏死性动脉炎，与抗中性粒细胞胞质抗体（ANCA）无关，这种小动脉不包括细动脉、毛细血管及小静脉并且与肾小球血管无关。是一种坏死性血管炎，影响中型血管，主要表现为体重减轻、发热、周围神经病变、肾脏、肌肉骨骼、胃肠道、皮肤受累、高血压和 / 或心力衰竭，周围神经病变是最常见和最早的症状之一，影响 50%~75% 的患者。中枢神经系统受累仅影响 2%~10% 的患者，通常治疗依赖于皮质类固醇和抗生素及免疫抑制剂（主要是环磷酰胺）联合使用。与乙型肝炎病毒相关的 PAN，血浆置换和抗病毒药物应结合使用。

【病因与发病机制】

一、病因

　　结节性多动脉炎的发病原因尚未十分明确，一般认为与下列因素有关。

　　1. 免疫复合物　自 1905 年 Pirquet 等观察到给人体注射马白喉抗毒素后引起皮疹、关节炎、动脉炎和肾炎以来，科学家相继发现免疫复合物对结节性多动脉炎的影响。近年 Dixon 等将牛血白蛋白静脉注入家兔，引起动脉炎，故推测异种血清引起的免疫复合物是引发本病的可能病因。

　　2. 药物　1942 年 Rich 报道了磺胺类药物引起结节性多动脉炎病例。此后，药物诱发本病的问题引起人们的广泛关注。现已肯定了某些药物是该病发病的原发病因，如青霉素、氯霉素、四环素、磺胺类、硫脲嘧啶等，麻醉剂和兴奋剂亦可诱发本病。

　　3. 感染　细菌和病毒感染是结节性多动脉炎的重要发病原因，其中病毒可能是重要的致病因素，30%~50% 的结节性多动脉炎患者和乙型肝炎病毒（HBV）持续感染密切相关，并从本病的病变部位证实了有乙型肝炎病毒表面抗原。其他的病毒有人类免疫缺陷病毒（HIV）、巨细胞病毒、甲型肝炎病毒（HAV）、丙型肝炎病毒（HCV）、I 型人类 T 淋巴细胞白血病病毒、副黏病毒等。所以，认为结节性多动脉炎可能是病毒作为抗原的免疫复合物病。某些细菌特别是溶血性链球菌引起的变态反应可以导致多动脉炎或引起多动脉炎类似的病变。真菌、寄生虫同样也可引起相似的结节性多动脉炎表现。

二、发病机制

　　与结节性多动脉炎的病因一样，其发病机制也不十分明确。1925 年 Gruber 最先提出变态反应学说，之后有人强调高血压在发病中的作用，认为血管炎尤其是坏死性血管炎的发生与血流动态有密切关系，而遗传学研究发现，本病有先天性 C2 缺乏和 α1- 抗胰蛋白酶缺乏。

　　病毒感染可以导致内皮细胞功能的变化，使内皮细胞表达 IgG 的 Fc 受体、C3b 受体并和主要组织相容性复合体 II 类分子（MHC II）结合进一步产生 IL-1，导致血管内皮细胞的损伤和功能的紊乱。损伤的内皮细胞可释放血小板活化因子（PAF）、IL-1、血管内皮生长因子（VEGF）、肿瘤坏死因子（TNF），由于细胞因子的相互作用，使得正常的内皮细胞破坏，成为凝血过程的启动环节，使内皮细胞对中性粒细胞、单核细胞、淋巴细胞黏附性增强，受损的内皮细胞进一步释放多种细胞因子，产生炎症，形成免疫反应灶。干扰素和 TNF 能诱导内皮细胞表达 MHC I 类分子，而 T 淋巴细胞可以识别内皮细胞表达的 MHC I 类分子，继而杀伤内皮细胞，加重内皮细胞的损伤。

　　药物、疫苗、细菌感染、病毒感染引起的变态反应，形成可溶性循环免疫复合物沉着于血管壁，造成血管壁通透性增强，补体被激活，免疫活性细胞浸润，导致血管炎性病变或发生坏死，是结节性多动脉炎的重要发病机制之一。

三、病理学特点

　　结节性多动脉炎的特征性病理改变，主要是中小肌性动脉的全层坏死性血管炎，病变呈现局灶性、节段性，好发于动脉的分叉部位和血管进入脏器之处。病变常常从中动脉壁中层开始，再扩展到内膜和外膜，常可破坏内弹力层。结节性多动脉炎病变可累及任何脏器的动脉，该病容易形成动脉瘤，尤其肠系膜血管。但较少累及肺和脾动脉。病理上分为初期（变性期）、急性炎症期、好转期（肉芽肿形成期或慢性期）和治愈期（瘢痕期）4 期改变，各期病变可同时存在。肾脏、肝脏、心脏及胃肠道受累最常见。目前常用的活检部位是腓肠神经，当睾丸出现疼痛和包块时，活检更具有价值。

【诊断】

一、临床表现特点

结节性多动脉炎的受累表现可以分为局限型和系统型。

1. 系统型 由于病变分布不规则，临床上可以出现不同区域血管的坏死及炎症，从而出现多种临床表现（表135-1）。由于定义的变迁，临床自然病程比较模糊，未接受治疗的系统型结节性多动脉炎，严重者可致命。典型表现有皮肤的受累和外周神经的损害最为突出。

表 135-1 系统型结节性多动脉炎的临床表现

受累脏器	临床表现及发生率
非特异全身症状及肌肉骨骼	体重减轻 60%~70%，发热，肌痛，肌无力和广泛分布的关节痛
皮肤[小腿、外踝、趾(指)较为常见]	50%~70% 红斑、皮下结节、丘疹、紫癜、荨麻疹，溃疡梗死网状青斑 30%
神经系统 外周神经病变	50%~70% 单或多神经病：神经支配的肌肉会出现无力或萎缩，足或手下垂
脑部受累、脊髓受累	46%~48% 脑干病变，脑神经麻痹，精神紊乱
泌尿生殖系统	高血压，氮质血症，肾功能不全，自发性肾包膜下及肾周出血。蛋白尿 83%，血尿 59.6%，管型尿 44.4%；肾脏活检中，显示有组织学变化占 45.5%。睾丸痛 30%，前列腺炎 20%
消化系统	进食后加重的腹痛 40%，肠梗死，胆囊炎，间质性肝炎、肝硬化。HBV 相关的结节性多动脉炎预后差，反复发作急腹症的预后差
循环系统	心脏的发生率为 65% 左右：主要是冠状动脉炎引起的缺血、梗死或充血性心力衰竭、心包炎、心肌肥厚，心律失常等。与高血压或冠状动脉瘤形成有关，是本病患者死亡的主要原因之一
呼吸系统	肺部病变发生率 18%~25%，肺炎、肺纤维化、咳嗽、胸痛、气喘、哮鸣音和咯血，可发生肺水肿、肺炎、支气管炎及肺动脉高压
眼部	视网膜动脉阻塞，视网膜出血，渗出性视网膜脱离

2. 局限型 以局限于皮肤者多见，主要累及真皮、皮下小动脉，发生坏死性炎症，临床以皮下结节、网状青斑和肌痛为主要症状，亦可累及肌肉和周围神经。皮肤型多动脉炎累及皮下组织的小动脉，通常不损害内脏动脉，呈慢性局限性的过程，病程长，预后好。

二、辅助检查

结节性多动脉炎的实验室检查不具有特异性。

1. 一般检查 血液学检查可提示：贫血，白细胞增多，血小板增多；尿常规检查提示：镜下血尿、蛋白尿、管型尿等变化，ESR 增快，CRP 升高，血清白蛋白减少，肝肾功能异常等。

2. 免疫学检测 部分患者可以出现总补体水平及补体 C3、C4 下降，部分患者可以出现类风湿因子阳性及低滴度的 ANA、冷球蛋白。当 HBV、HCV 和其他慢性病毒（如 HIV）感染的血清学检测阳性时，有助于诊断病毒相关的结节性多动脉炎，随后应进行治疗后病原体复制追踪检测。ANCA 检测呈阴性，当病理提示坏死性血管炎，应更警惕其他系统性血管炎诊断。

3. 影像学检查 包括普通胸腹部 X 线检查及内脏动脉造影。动脉血管造影是确诊结节性多动脉炎的重要手段之一。动脉瘤最常发生在肾、肝动脉，也见于肠系膜、脑、脾、肺、肋间、膈下、胃上和十二指肠动脉。中小动脉囊性或纺锤形的微小动脉瘤，节段性动脉狭窄和动脉变细（剪枝样中断），肠系膜动脉造影可以作为结节性多动脉炎患者严重腹痛时所选择的检查。

4. 活检 活检获得病理学证据是结节性多动脉炎重要的诊断依据之一。活检要遵循以下原则：取材方便的部位（皮肤、肌肉、睾丸、神经）；肌电图显示有神经受累时，活检的神经应在神经横截面有足够的小动脉。国外常用的活检部位为腓肠神经；如果其他部位不能提供诊断所需的材料，对肾炎者做肾脏活检，对严重肝功能异常者做肝脏活检是可取的。

5. 其他辅助检查 心电图和超声心动图可评估心脏是否受累，腹部 B 超有助于发现肝胆胰肾受累的情况，内镜可以检查胃肠受累的情况，肌电图检查可以发现神经及肌肉的受累，出现中枢神经系统症状时，还应进行头颅 CT 及 MRI 的检查。

三、诊断注意事项

结节性多动脉炎为全身性疾病，具备典型的临床表现诊断并不困难。然而早期临床表现多样，缺乏特异性，不易诊断，而治疗是否及时直接影响预后。当有迅速发展的高血压伴有不明原因发热、腹痛、肾衰竭时，或当疑似肾炎或心脏病患者伴有嗜酸性粒细胞增多或不能解释的症状和关节痛、肌肉压痛与肌无力、皮下结节、皮肤紫癜、腹部或四肢疼痛，或迅速发展的高血压时，可拟诊结节性多动脉炎。特别是当其他发热、多脏器损伤的原因已被排除时，临床与实验室检查结果通常可提示诊断。全身性疾病伴两侧对称或不对称地累及主要神经干（如桡神经、腓神经、坐骨神经）的周围神经炎（通常为多发性，即多发性单神经炎）提示为结节性多动脉炎，原来健康的中年男性发生上述临床表现者亦提示结节性多动脉炎。

由于目前缺乏结节性多动脉炎的统一诊断标准，同时也缺少结节性多动脉炎的特异性实验室指标。判断病情活动度和器官受累程度的常用实验室指标包括急性时相反应蛋白、ESR、CRP、肝肾功能、肌酐清除率、肌酶谱,以及 HBV、HCV 的感染状态。

目前沿用的为 1990 年美国风湿病学会关于结节性多动脉炎的分类标准(表 135-2)。在 10 项中有 3 项阳性者即可诊断为结节性多动脉炎。但在诊断时应排除其他结缔组织病并发的血管炎。这个分类标准的灵敏度和特异度分别为 82% 和 87%。

表 135-2　1990 年美国风湿病学会关于结节性多动脉炎的分类标准

标准	标准说明
1. 体重下降 ≥ 4kg	病初就有体重下降,除外节食及其他原因
2. 网状青斑,四肢或躯干呈斑点及网状斑	
3. 睾丸疼痛或触痛	除外由于感染、外伤或其他原因所致的睾丸疼痛或压痛
4. 肌痛、无力或下肢疼痛	弥漫性肌痛(除外肩胛带或骨盆带)或肌无力或下肢肌肉压痛
5. 单神经病或多神经病	
6. 舒张压 ≥ 90mmHg	
7. 肌酐、尿素氮水平升高	血肌酐 ≥ 132.7μmol/L,尿素氮水平升高 ≥ 14.3mmol/L,除外脱水和梗阻
8. HBV	血清中可以检测到 HBsAg 或 HBsAb
9. 血管造影异常	包括内脏血管动脉瘤或阻塞,除外动脉硬化、肌纤维发育不良或其他非炎症性原因
10. 中小动脉活检	病理示动脉壁内有粒细胞和/或单核细胞浸润

由于本病累及范围较广,临床表现特异性差,故必须与多种疾病鉴别。

其他原发和继发的血管炎病:各种系统性血管炎的临床表现既有特征性,又有部分重叠,故应从发病年龄、伴随疾病、血管类型、分布和病理特点等几方面加以鉴别:如变应性肉芽肿性血管炎、韦格纳肉芽肿、过敏性紫癜、巨细胞动脉炎、大动脉炎及继发于类风湿关节炎、系统性红斑狼疮、干燥综合征等弥漫性风湿病的血管炎。无论如何,重要的是作为一名内科医师要想到结节性多动脉炎的可能。

【治疗】

1. 一般治疗　系统性受累的结节性多动脉炎患者几乎在确定诊断时都面临重要脏器受累的危险,诸如,急性肾功能异常、肾出血、肾周出血、肝衰竭、心力衰竭等,积极治疗紧迫且十分重要。治疗措施的制订主要依据病变范围及病变发展速度而定。一般治疗包括发作期注意休息、积极寻找致病原因(包括某些药物),并避免与之接触;去除感染灶,积极治疗,积极评价肾功能,并计算肌酐清除率;当肌酐清除率 >60 时,药物的使用是安全的;肌酐清除率 30~60 时,要谨慎使用药物。

2. 糖皮质激素治疗　糖皮质激素治疗是结节性多动脉炎的首选和重要的药物,及早使用可以明显改善预后。对于病情较轻、系统损害不严重者可以先单独使用,泼尼松剂量可以为 1mg/(kg·d),根据患者的个体差异及对病情的整体判断,进行恰当的激素减量。对于病情严重的患者可以使用甲泼尼龙冲击治疗,1g/d 连续 3 天作为激素起始的治疗量。

糖皮质激素的治疗是结节性多动脉炎治疗的根基,使用激素时应随时注意激素的副作用如感染、低血钾、水钠潴留、高血压、糖尿病、骨质疏松等。尽管目前的研究尚未比较单用激素及联合另一种药物通常是细胞毒类药物的免疫抑制剂的治疗差异,但临床上如果重要脏器受到威胁,控制病情所需要的激素剂量过大,通常在激素的基础上加用另一种药物。

3. 免疫抑制剂　①环磷酰胺:通常是在治疗结节性多动脉炎时细胞毒类药物的首选,环磷酰胺每天 2~3mg/kg(多数患者符合这个标准),口服或静脉用药,把剂量调整至维持白细胞在 (3.0~3.5)×10⁹/L,完全缓解后要继续治疗并逐渐减量,大多数风湿科医师一旦使用该药,通常会间断性连续使用 1~2 年。该使用方法目前认为毒性相对较小,且疗效可能与持续小剂量口服相当。治疗过程中要注意药物的副作用,如:骨髓抑制、出血性膀胱炎等。②其他免疫抑制剂:甲氨蝶呤、硫唑嘌呤、苯丁酸氮芥、环孢素、秋水仙碱等。

4. 抗病毒治疗　近年来的观察发现,抗病毒药物拉米夫定(lamivudine,100mg/d)对于 HBV 相关的结节性多动脉炎已有明确效果,同时包括最初的激素(泼尼松)治疗[1mg/(kg·d)]。使用干扰素治疗乙型肝炎和丙型肝炎相关的血管炎患者,结果也令人鼓舞。

5. 其他治疗及对症治疗　尽管使用激素及免疫抑制剂使结节性多动脉炎的预后明显改善,但仍然有部分患者无法控制严重的器官损害,近年来一些新的治疗手段已经应用于临床,并取得一定的疗效,如静脉注射免疫球蛋白、单克隆抗体、血浆置换。

对症治疗措施包括抗高血压,维持水、电解质代谢平衡,注意肾脏损害,控制心力衰竭(洋地黄化)和输血。结节性多动脉炎血管内膜的炎症及糖皮质激素的使用可以增加潜在的血管收缩能力及血小板的聚集,故应使用抗凝药物和血管扩张药物如阿司匹林等。出现肠道溃疡及穿孔时需要求助外科治疗。

【预后】

结节性多动脉炎的预后及治疗策略的评估:在应用激

135

素和免疫抑制剂治疗之前,结节性多动脉炎几乎是致死性的疾病,5 年生存率约 10%,激素治疗使其 5 年生存率上升至 50% 左右,激素和免疫抑制剂(环磷酰胺)使 5 年生存率超过 80%。法国血管炎研究组(French Vasculitis Study Group,FVSG)采用疾病活动性五因素得分(five factor score,FFS)评估结节性多动脉炎:①蛋白尿>1g/24h;②肾功能不全;③心脏损害;④消化系统受累;⑤中枢神经系统受累。以上 5 项满足 1 项计 1 分。FFS=0,其 5 年死亡率为 12%;FFS=1,其 5 年死亡率为 26%;FFS=2,其 5 年死亡率为 46%。该评估方法的原则是:重要脏器受累的数目及程度决定了系统性血管炎的预后。

(赵绵松)

第 136 章
特发性炎症性肌病

特发性炎症性肌病（idiopathic inflammatory myositis，IIM）是一组病因未明的骨骼肌非化脓性炎症性疾病，其主要特点为肢体对称性近端肌无力。根据临床表现、血清学、病理学特点可将其分为不同亚型：①多发性肌炎（polymyositis，PM）；②皮肌炎（dermatomyositis，DM）；③抗合成酶综合征（anti-synthetase syndrome，ASS）；④免疫介导坏死性肌病（immune mediated necrotizing myopathy，IMNM）；⑤包涵体肌炎（inclusion body myositis，IBM）。此外，还有一些特殊亚型，如肿瘤相关性肌炎、无肌病性皮肌炎、幼年型皮肌炎等。我国 PM/DM 临床上并不少见，但发病率尚不清。男女发病率比为 1:2，可发生在任何年龄，呈双峰型，第一高峰在儿童期（10~15 岁），第二高峰在 45~60 岁。PM/DM 临床表现多样，本章重点讨论 PM 和 DM 的急症表现及处理。

【病因与发病机制】

一、病因

病因尚不清楚，其发生可能与遗传、免疫、感染、药物和应激等多种因素有关。

1. 遗传　家系研究和候选基因方法提示该类疾病有遗传因素的参与。已证明 *HLA* 基因、*TCR* 基因、细胞因子及细胞因子受体基因、Fc 受体基因等与该类疾病相关，例如 *HLA-B8* 增加幼年皮肌炎（juvenile dermatomyositis，JDM）患病风险，*HLA-DRB1* 是 DM 患者产生抗 MDA5 抗体的风险基因位点。

2. 免疫　本病常伴其他自身免疫病如桥本甲状腺炎、Graves 病、1 型糖尿病、重症肌无力等。体液免疫异常如血清中可以检测出抗 Jo-1 抗体、抗 Ro/La 抗体；皮肤、肌肉的血管内膜有免疫球蛋白、补体沉积等。不少病例伴有多克隆高球蛋白病。细胞免疫方面的证据，包括可检测到外周单核细胞对 T 淋巴细胞、肌肉组织增殖反应的改变；肌细胞周围以活化的 CD8$^+$ T 淋巴细胞为主的大量单核细胞的浸润等。此外还可检测到患者 I 型干扰素通路异常活化，血清中大量炎症细胞因子如 IL-2R、IL-6、IL-18、TNF-α 等水平升高。

3. 感染　有证据提示炎症性肌病的发生与感染（如寄生虫、病毒、细菌、真菌等）有关。弓形体和螺旋体感染后，患者可以出现 PM/DM 的临床表现；一些逆转录病毒如 HIV、人类嗜 T 细胞病毒 -1（HTLV-1）与肌炎的发生具有相关性；已有多国学者报道，在新型冠状病毒感染患者血清中检测到了抗 MDA5 抗体阳性。感染对炎症性肌病的作用，尚待进一步研究证实。

4. 药物、肿瘤等其他因素　临床中发现某些药物可以引起肌炎的症状，如氯喹、秋水仙碱、乙醇、西咪替丁、青霉胺、可卡因及某些降脂药尤以他汀类为著。研究提示，IIM

合并恶性肿瘤风险升高，不同研究报道恶性肿瘤发生率差异很大（3%~40%）；DM 合并肿瘤的风险较高，约占 14%，常见合并乳腺癌、肺癌、胃癌、宫颈癌、甲状腺癌等。荟萃分析提示年龄>45 岁，ESR>35mm/h，皮肤血管炎，抗 TIF1-γ 抗体阳性等是肌炎合并肿瘤的风险因素。紫外线照射强度与 DM 及抗 Mi-2 抗体阳性有密切关系。

二、发病机制

目前认为本病是免疫机制和非免疫机制共同介导的自身免疫病。细胞免疫和体液免疫异常在不同类型炎症性肌病中表现不同。细胞免疫在 PM 的发病机制中占主要地位，肌纤维细胞在某些刺激下（如病毒、细菌感染）表达 MHC I 类抗原，当与抗原结合后，可以促使 T 淋巴细胞活化增殖，发生免疫反应导致肌纤维破坏。DM 的肌肉损伤常继发于小血管病变，该病变可能与膜攻击复合物在血管壁的沉着造成血管内皮细胞损伤有关。同时，PM/DM 外周血中和肌组织中发现高水平的免疫球蛋白，以及肌炎特异性抗体，部分肌炎特异性抗体滴度随病情而变化，提示自身抗体在 IIM 病程中可能起到一定的作用，但其确切作用目前尚不清楚。非免疫机制主要包括内质网应激和缺氧，与骨骼肌损伤和功能障碍有关。

【诊断】

一、临床表现特点

1. 全身表现　可有发热、晨僵、疲乏、厌食、消瘦、全身不适等非特异性症状。

2. 肌肉　本病累及横纹肌，以对称性肢体近端肌无力为其临床特点，常常发病隐匿，个别患者急性起病。早期可有肌肉肿胀、压痛，随病情进展，几乎所有患者均出现不同程度的肌无力，晚期以肌萎缩为主。四肢肌和肢带肌受累较为突出，如上肢不能上举，不能梳头、穿衣；抬腿困难，坐

136

下或下蹲后起立困难等。约 1/2 患者出现颈部肌无力，躯干肌肉受累致平卧起床困难，眼肌、面部受累罕见。颈深肌群的受累使食管不能协调运动，出现吞咽困难、进食呛咳，重症者导致反复吸入性肺炎、肺脓肿。胸腔肌和膈肌受累出现呼吸表浅、呼吸困难，可引起 II 型呼吸衰竭。少数亦可出现横纹肌溶解症。

3. 皮肤损害 典型 DM 皮肤表现为：①Gottron 疹，出现在关节伸面皮肤的紫红色斑丘疹，掌指关节、指间关节、肘关节部位多见，可伴有溃疡，为 DM 的特征性皮疹。与 Gottron 疹分布相同的斑疹称为 Gottron 征。②向阳性皮疹，表现为眶周的红色或紫红色斑，常伴水肿，也是 DM 的特征性皮疹。③"V 领"征及"披肩"征，指颈部、胸前 V 形区、后背上部呈现毛细血管扩张样红斑，可伴有皮肤萎缩、色素脱失或沉着等，为 DM 非典型的皮肤损害，其他皮疹还包括甲周红斑、"技工手"、皮下钙化等。

4. 关节 1/4 患者出现关节痛，多发生于疾病的早期，常对称性累及手、腕、足、踝等关节，多非侵蚀性、晨僵多见，对糖皮质激素治疗反应好。

5. 肺部 约 45% 患者合并间质性肺炎，表现为胸闷、干咳或咳痰，重者可有呼吸困难，血气分析提示低氧血症或呼吸衰竭，常见的影像学或病理学类型为非特异性间质性肺炎（NSIP）、机化性肺炎（OP），少数患者出现普通型间质性肺炎（UIP）、弥漫性肺泡损伤（DAD）等。肺部其他病变类型还可见肺动脉高压、胸腔积液、气胸、纵隔气肿等。此外，部分患者可合并肺部感染或肿瘤。

6. 消化系统 15%~50% 的患者有食管功能异常，最常见症状为吞咽困难，是舌、咽、食管横纹肌无力所致，造成反流性食管炎。严重胃麻痹罕见，胃肠道炎症还可引起腹痛、便秘和腹泻。胃肠道血管炎可致肠出血甚至肠穿孔，表现为腹痛、血便等症状。

7. 心脏 文献报道 9%~72% 患者在病程中可累及心脏，多数无临床症状。常见心脏表现有心律失常、传导阻滞、心包炎、心肌炎、心肌梗死、心力衰竭，也可表现为心脏瓣膜病、冠状动脉炎等，部分患者可在激素及免疫抑制剂治疗后好转，而心脏受累是常见死因之一。

二、肌炎亚型临床特点

1. DM 有典型 DM 皮损，伴或不伴肌肉病变，常合并肺、心等多系统受累，血清中存在多种肌炎特异性抗体，如抗 Mi-2 抗体、抗 TIF1-γ 抗体、抗 NXP2 抗体、抗 MDA5 抗体和抗 SAE1 抗体。其中抗 MDA5 型 DM 病情进展较快，其临床特点为肌肉病变轻微或者无，而皮疹如手肘关节部位 Gottron 疹明显，常伴破溃或溃疡，部分患者间质性肺疾病严重，病情初期即可进展为急进型间质性肺疾病，如不及时有效治疗易发生呼吸衰竭、纵隔气肿，合并严重感染等，预后差，死亡率高。

2. IMNM 急性或亚急性起病的对称性近端肌无力，可伴肌痛，严重者影响手足远端肌力，消化道受累可出现吞咽困难，饮水呛咳，部分患者心肌病变表现为心肌炎、心律失常等，血清中肌酸激酶升高数十倍，可检出抗人抗信号

识别颗粒（signal recognition particle，SRP）抗体或 3- 羟基 3- 甲基戊二酰辅酶 A 还原酶（3-hydroxy-3-methylglutaryl-coenzyme A reductase，HMGCR）抗体，肌电图显示肌源性损害，肌肉病理可见大量肌细胞坏死、少或无炎症细胞浸润。

3. 抗合成酶综合征 多发生于中年女性，重要特点为血清中可检出抗合成酶抗体，如抗 Jo-1 抗体、抗 PL-7 抗体、抗 PL-12 抗体、抗 EJ 抗体和抗 OJ 抗体等。临床特点为低热、肌炎、间质性肺病、雷诺现象、"技工手"和关节炎。有些患者以雷诺现象或肺部病变为突出或首发表现，而其他表现可缺如。少数患者间质性肺疾病进展迅速，可表现为快速进展型间质性肺疾病此类型预后差。

4. 包涵体肌炎 多发生于 50 岁以上男性，起病隐匿，进展缓慢，肢体远端肌无力突出，手指屈肌、腕屈肌无力比伸肌无力明显。从起病到诊断需数月至数年，多数患者没有肌肉外表现，可出现吞咽困难，血清肌酸激酶（CK）轻中度升高，通常低于正常上限的 10 倍，肌肉活检在肌细胞内可见特征性包涵体，激素及免疫抑制剂治疗效果不佳。

5. 肿瘤相关性肌炎 肌炎患者恶性肿瘤的发生率增加，国内研究显示约 15% DM 患者合并肿瘤，而 80% 肿瘤发生在肌炎诊断前后 3 年之内，种类多样，与抗 TIF1-γ 抗体关系最为密切，其次是抗 NXP2、抗 SAE1 抗体等，其预后差于恶性肿瘤与肌炎不相关者。老年起病、皮肤血管炎是合并肿瘤的高危因素，间质性肺病、关节炎、雷诺现象可能为肿瘤发生的保护性因素。

6. 无肌病性 DM 指有些患者皮肤病变具有典型 DM 的特点，而没有明显的肌肉受累症状，其中部分患者合并严重肺间质病变。肌肉 MR 或病理检查显示轻微或无肌病性改变。血清中可检测到抗 MDA5 抗体、抗 TIF1-γ 抗体等，CK 正常。

三、辅助检查

1. 一般检查 部分患者出现 ESR 增快，CRP、血清铁蛋白升高，有些会出现白细胞轻度增高和贫血。部分肌炎患者可有血肌红蛋白、尿肌红蛋白升高，急性广泛的肌肉破坏甚至可以出现肌红蛋白尿。对于出现间质性肺疾病合并血氧饱和度下降的患者，血气分析可及时发现低氧血症或呼吸衰竭。合并间质性肺疾病的患者血清 KL-6 升高，在一定程度上可反映间质性肺疾病的病情变化。患者血清铁蛋白明显升高、淋巴细胞下降预示病情重、预后较差。

2. 肌酶谱检查 血清肌酶谱检查是本病最常用的实验室检查方法，其中 CK 的改变对肌炎诊断及其活动性判断最为敏感和特异，是肌肉炎症损伤的标志酶。但多种组织（如心肌、肝、脑等）损伤时都会有 CK 释放入血，可用 CK 同工酶来区别，如 CK-MM 多在肌炎时升高，CK-MB 心肌受累时升高明显。合并 CK-MB 明显升高的患者，行肌钙蛋白化验可及时发现有无心肌损伤。需要注意的是疾病晚期出现肌萎缩的患者，CK 可以无明显升高，包涵体肌炎患者 CK 也可正常或轻度偏高。碳酸酐酶Ⅲ是唯一存在于骨骼肌中的同工酶，它对 PM 及其他骨骼肌病变疾病的诊断较有特异性。血清醛缩酶（ALD）升高也可以协助诊断，但特

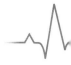

异性不及 CK。谷草转氨酶（GOT）、谷丙转氨酶（GPT）及乳酸脱氢酶（LDH）等因在多种组织中存在，只有在排除肝脏、心肌等损伤后方可提示骨骼肌病变，只作为诊断参考依据。

3. 自身抗体 肌炎患者可以出现多种自身抗体，主要有肌炎特异性抗体和肌炎相关抗体。肌炎诊断中特异的自身抗体包括：①抗合成酶抗体，包括抗 JO-1、抗 PL-7、抗 PL-12、抗 OJ 和抗 EJ 等抗体，以抗 JO-1 抗体阳性率最高，临床应用最多，特别是在有肺间质病变者。②抗 SRP 抗体、抗 HMGCR 抗体见于少部分起病急、肌炎重、心脏受累且治疗反应差的患者。③抗 Mi-2 抗体主要出现在有 V 字征、披肩征的 DM 患者中，其他已知抗体还有抗 TIF1-γ、抗 NXP2、抗 MDA5 和抗 SAE1 抗体。肌炎相关抗体主要包括抗 PM-SCL 抗体、抗 ku 抗体、Ro52 抗体、抗 SSA 抗体等。

4. 影像学检查 影像学技术是用于协助肌炎诊断的无创性手段。MRI 应用最多，在肌肉炎症部位显示 T_2 加权相或短 TI 反转恢复（short TI inversion recovrey, STIR）序列上高信号，提示炎性渗出性改变，可以发现肌肉软组织早期、细微的病变，并可半定量分析病变程度、对治疗进行随访观察，在慢性病程阶段可发现肌肉组织萎缩和脂肪替代，还可早期诊断骨梗死。X 线片可帮助发现皮下等软组织部位钙化影。胸部高分辨率 CT 可早期发现肺间质改变、肺部炎症浸润、胸腔积液等。PET-CT 有助于发现恶性肿瘤、间质性肺疾病。

5. 组织活检 肌肉活检是确诊炎症性肌病的金标准，活检部位多取自股四头肌或肱二头肌，选择中度无力的肌肉或 MRI 提示异常的部位进行取材，但仍有 10%~25% 患者表现为非特异性炎症改变。病理改变包括：肌细胞肿胀、空泡样变，并有不同程度的再生；肌纤维变性、坏死、横纹消失；肌束间纤维化，成纤维细胞增生，伴有炎症细胞浸润或钙化灶形成；肌间隙小血管周围炎症细胞浸润，血管内膜增厚；等等。DM 皮肤病理表现有基底细胞空泡变性，基底膜、棘层增厚，并有黏多糖沉积及炎症细胞浸润等非特异的改变。包涵体肌炎肌活检有特征性改变，即在受累肌细胞胞质或胞核内出现嗜酸性的包涵体。

6. 肌电图 肌电图（electromyogram, EMG）检查可作为肌炎诊断和确定活动性的指标之一，多数为肌源性改变，少数也可以是神经源性损伤或两者兼有。EMG 异常改变包括：自发性肌纤颤形成，出现锯齿形电位；运动电位时相缩短，多相波电位增加；平均电压波幅下降。恢复期纤颤电位消失和运动单位平均时限恢复正常可以作为判断治疗的客观指标。

7. 其他检查 肺功能有助于评价肺部限制性通气功能和弥散功能下降的程度。纤维支气管镜下肺泡灌洗可以对间质性肺疾病是否合并感染进行鉴别，镜下肺活检可明确间质性肺疾病类型、是否合并感染等。

四、诊断标准

目前尚无统一的分类诊断标准，既往应用较多的是 1975 年 Bohan/Peter 诊断标准。①对称性、进行性的近端肌无力，伴或不伴呼吸道、食管肌肉的损害；②肌活检异常：肌细胞或肌纤维有不同程度变性、坏死、再生等改变，伴或不伴筋膜周围的肌萎缩和炎症反应；③血清肌酶升高：如肌酸激酶及其同工酶、醛缩酶、ALT、AST、LDH；④肌电图提示肌源性损害：表现为时限短、波幅低多相运动电位，纤颤波，插入性激惹和异常的高频放电；⑤皮肤损害：眼睑呈淡紫色、眶周水肿；掌指关节及近端指间关节背面鳞屑性红色皮疹（Gottron 征）；颈前、上胸部、颈后、背上部出现的红斑性皮疹。凡具有①②③④者可确诊为 PM，具备①~④项中的三项可能为 PM，只具备二项为疑诊 PM。具备第⑤条，再加上三项或者四项可确诊为 DM。第⑤条，加上二项可能为 DM。第⑤条，加上一项为可疑 DM。

随着近年来对 IIM 认识的不断深入，学者们提出了多种肌炎亚型的分类标准。

1. 抗合成酶综合征 2010 年 Connors GR 等学者提出其分类标准。①必备标准：抗合成酶抗体阳性；②加上如下一项或多项标准：肌炎，间质性肺疾病临床或放射学确认或患者自述的关节炎，无法解释的持续发热，雷诺现象，"技工手"。

2. IMNM 2003 年欧洲神经肌肉疾病中心（ENMC）和美国肌病研究协作组首次提出分类标准。①符合皮疹外的其他表现：成年起病，亚急性病程，对称性近端肌无力；②CK 升高；③符合肌电图、肌肉 MRI、肌炎特异性抗体标准中一项；④肌肉病理应除外其他肌病：内分泌或代谢性、药物中毒、神经肌病、酒精性、家族性、遗传性肌病。2016 年 ENMC 更新了 IMNM 肌肉病理标准：肌束内散在分布的坏死肌纤维，可见坏死、吞噬、肌细胞再生等各阶段，呈"吞噬细胞为主的炎症"或者"少炎症"，MHC Ⅰ类分子在坏死或再生的肌细胞膜上表达，肌细胞膜上 MAC 补丁样沉积，可能伴肌内膜的纤维化和毛细血管扩张。同时进一步明确了此类型肌病的分型：①抗 HMGCR 肌病。CK 升高，近端肌无力，抗 HMGCR 抗体阳性。②抗 SRP 肌病。CK 升高，近端肌无力，抗 SRP 抗体阳性。③抗体阴性 IMNM。CK 升高，近端肌无力，肌炎特异性抗体阴性，肌肉活检特征符合 IMNM。

3. 无肌病性 DM 2002 年 Sontheimer 分类标准：有典型 DM 皮肤病变或 DM 样皮肤病变，但无肌病表现，时间超过 6 个月。

4. DM 2018 年 ENMC 提出其分类标准。

（1）如果满足临床和皮肤活检特征，则诊断 DM。①临床诊查至少符合 Gottron 征、Gottron 疹、向阳疹（heliotrope）皮疹之中两项；②皮肤活检发现符合无肌病性皮肌炎（amyopathic dermatomyositis, ADM）皮肤活检标准的真表皮交界面皮炎。

（2）如果满足如下临床特征（临床诊查至少符合 Gottron 征、Gottron 疹、heliotrope 皮疹之中一项），以及 DM 肌肉特征性表现或者 DM 特征性抗体，则诊断 DM。

注：①DM 肌肉特征。a. 近端肌无力；b. 肌酶升高；c. 提示 DM 的肌肉活检特征：淋巴细胞浸润（常见血管周围），束周病理表现[分布于束周为主的肌纤维 COX 淡染和 / 或神经细胞黏附分子（neural cell adhesion molecule,

NCAM)染色阳性〕; d. 确定的 DM 肌肉活检特征: 束周萎缩和 / 或束周黏病毒抗性蛋白 A(myxovirus resistance protein 1,MxA)过表达而束周坏死纤维少见或缺如。如果患者满足"a 和 b,a 和 c,b 和 c,d"这四组中任一组则符合 DM 肌肉特征。②DM 特异性抗体,包括抗 TIF1 抗体、抗 NXP2 抗体、抗 Mi-2 抗体、抗 MDA5 抗体、抗 SAE 抗体。③诊断 DM 必须具备皮疹特征存在抗合成酶抗体者分类诊断为抗合成酶抗体综合征; 即使出现 DM 样皮疹,抗 HMGCR 抗体和抗 SRP 抗体阳性者分类诊断为 IMNM; 掌指关节、指间关节伸面溃疡等同于 Gottron 疹。

【治疗】

一、一般治疗

综合治疗包括药物、心理、物理治疗等。急性期注意休息,加强护理,肢体做适当被动运动,以防肌肉挛缩,并给予高蛋白、高热量饮食,伴有严重吞咽困难者,应以流质饮食为主,必要时可鼻饲,防止出现吸入性肺炎。恢复期需加强肌肉锻炼,可配合物理治疗以防治肌肉萎缩。DM 患者还应注意避免日晒。

二、药物治疗

1. 糖皮质激素 治疗 PM 和 DM 的首选药。根据病情的严重程度,泼尼松成人起始剂量为 0.5~2.0mg/(kg·d)。病情控制后 5~10mg 维持治疗数月或数年,总疗程不少于 2 年。出现严重脏器受累者或进行性加重的肌无力,若无明显禁忌,可采用甲泼尼龙每天 1g 静脉注射,连续 3 天,序贯口服泼尼松 1mg/(kg·d)维持 4~8 周,根据病情好转情况每 2 周递减 10%。治疗中应警惕"类固醇肌病",其表现与多肌炎类似,易与肌炎加重混淆,鉴别方法为监测治疗中 CK 是否增加、激素减量症状是否好转,以及肌电图改变,有无肌肉萎缩。

2. 免疫抑制剂 泼尼松正规治疗 4~6 个月病情无改善或加重者,以及糖皮质激素副作用明显或不能耐受者,应联合应用免疫抑制剂。常用的有甲氨蝶呤、环磷酰胺、环孢素、他克莫司、吗替麦考酚酯、硫唑嘌呤。甲氨蝶呤: 每周 7.5~15mg,对于皮疹、肌肉受累有效。环磷酰胺: 每日 1~2mg/kg 口服,或 0.85 g/1.7m²,每月 1 次静脉注射,活动期可静脉冲击治疗,对间质性肺病有效,副作用常见性腺抑制、骨髓抑制及肝损害,出血性膀胱炎、恶性病变少见。环孢素: 每日 2.0~3.5mg/kg,对间质性肺疾病有效,副作用有多毛、血压升高、高血钾、肾损害等,随剂量减少而降低,疗效也随之下降,用药期间建议监测环孢素血药浓度。他克莫司: 每日 2~4mg,对间质性肺疾病有效,副作用常见肝肾功能损害、高血钾等,建议监测血药浓度。硫唑嘌呤: 常应用于维持治疗阶段,每日 1~2mg/kg,不良反应发生率较低,主要有骨髓抑制、肝酶升高等。

3. 抗疟药 用于控制 DM 的皮肤病变及减少皮质激素用量。氯喹推荐剂量 250mg/d,羟氯喹 200~400mg/d,4~6

个月后减半量维持,每天 1 次给药。注意用药期间行眼科检查。

4. 静脉注射免疫球蛋白(IVIg) 0.4g/(kg·d),连续 3~5 天静脉注射,根据需要可每月 1 次,对于难治性肌肉受累、严重间质性肺疾病等有一定疗效。

5. 生物制剂 临床研究表明 CD20 单抗对间质性肺疾病有效,对于难治性间质性肺疾病患者可作为二线治疗方案。

三、PM 和 DM 各个系统危重急症处理

(一)呼吸系统急症

1. 间质性肺疾病(interstitial lung disease,ILD) 按病程进展速度可分为三种基本类型。①快速进展型(RP-ILD): 呼吸困难快速进展,ILD 症状出现 3 个月内出现呼吸衰竭,需要机械通气支持治疗。②亚急性进展型: 肺部 ILD 症状进行性发展,但速度不及 RP-ILD。③无症状型: 没有肺部症状和体征,胸部 X 线片或肺功能检查提示肺部病变存在。

(1)快速进展型间质性肺疾病: 常见于抗 MDA5 抗体或抗合成酶抗体阳性患者。表现为发热、咳嗽、呼吸困难,查体可闻及肺部 Velcro 啰音,血清铁蛋白、ESR、CRP、KL-6 明显升高,血气分析提示低氧血症或呼吸衰竭,影像学或病理学类型表现为 OP 或 OP 合并 NSIP 或 DAD,严重患者可合并气胸或纵隔气肿,肺功能检查往往有通气和弥散功能障碍。起始治疗给予大剂量糖皮质激素 1~2mg/(kg·d),对于部分危重患者,在防控感染前提下可给予激素冲击治疗,但对于抗 MDA5 型 DM 患者应谨慎激素冲击。早期即应开始应用免疫抑制剂,可选用环磷酰胺、他克莫司、环孢素等单用或联合治疗方案,IVIg 可发挥协同治疗作用并预防后续出现的肺部感染。近年来生物制剂或小分子靶向药物在 ILD 中的疗效也得以证实,如抗 CD20 单抗、托法替布、托珠单抗等,发挥抑制异常免疫或强大的抗炎作用,可根据病情在传统免疫抑制剂基础上联用。需要注意的是,感染常与 ILD 关系密切,可互为因果,造成恶性循环,是 ILD 急性加重、死亡的重要诱因之一; 所以,在治疗过程中还应着眼于细菌、病毒、真菌感染的有力防控。此外,必要的呼吸支持、营养支持、心理支持对于改善预后具有重要意义。

(2)亚急性进展型间质性肺疾病: 为最常见的间质性肺疾病进展类型。患者可有发热、咳嗽、胸闷气短等表现,查体可闻及肺部 Velcro 啰音,血清铁蛋白、ESR、CRP、KL-6 可有升高,血气分析提示低氧血症,常见影像学或病理类型为 NSIP 或合并 OP,肺功能检查提示弥散功能障碍或合并通气功能障碍。起始治疗常给予大剂量激素,早期应用免疫抑制剂治疗,根据患者病情可以联合生物制剂或者小分子靶向药物如托法替布,也可选用 IVIg。治疗中同样要防控感染,加强支持治疗。抗纤维化治疗如吡非尼酮、尼达尼布在远期改善肺功能用力肺活量(forced vital capacity,FVC)方面有一定作用。

2. 吸入性肺炎 可见于颈深肌群受累者,由于食管蠕动障碍,引起吞咽困难、进食呛咳、胃食管反流,继而引起吸入性肺炎、肺脓肿,甚至可能发生呼吸衰竭或急性呼吸窘迫

综合征（ARDS）。

严重程度与胃液中盐酸浓度、吸入量，以及在肺内的分布情况有关。吸入胃酸的 pH ≤ 2.5 时，吸入量 25ml 即能引起严重的肺组织损伤。动物实验中证实，吸入 pH<1.5 的液体 3ml/kg 时可致死。吸入液的分布范围越广泛，损害越严重。

处理：紧急情况下，应立即给予高浓度氧吸入，应用纤维支气管镜（简称纤支镜）或气管插管将异物吸出，出现急性呼吸窘迫综合征时，加用呼气末正压通气辅助治疗。应用白蛋白或低分子右旋糖酐等纠正血容量不足。为避免左心室负担过重和胶体液渗入肺间质，可使用利尿剂。对于糖皮质激素，有学者认为在吸入 12 小时内大剂量使用，有利于肺部炎症的吸收，但亦有持反对意见者。注意防控继发性感染。

3. 呼吸肌无力　胸腔肌和膈肌受累时，出现呼吸表浅、呼吸困难，重症者可引起急性呼吸衰竭（Ⅱ型）。

处理：大剂量糖皮质激素为首选，一般成人剂量 1~2mg/(kg·d)，儿童 1.5~2.5mg/(kg·d)，病情严重也可给予甲泼尼龙冲击治疗，及早给予免疫抑制剂如环磷酰胺应用，对于合并感染者除控制感染外可行 IVIg 治疗，同时予低浓度氧疗及纠正酸碱失衡等。对于病情危重，症状持续不缓解，机体出现严重的通气功能障碍时，应呼吸机辅助呼吸，等待呼吸肌功能的恢复。

4. 肺动脉高压　较为罕见，表现为进行性加重的呼吸困难，并可出现肺源性心脏病（简称肺心病）的临床表现。病理基础为肺小动脉壁增厚和管腔狭窄。胸部 X 线检查示肺动脉段扩张，不伴肺纤维化时肺野清晰。心动超声为发现肺动脉高压简便有效的检查方法。伴肺动脉高压的肌炎患者预后差。

处理：根据情况给予吸氧、抗凝、利尿、强心、预防感染、心肺功能锻炼等基础治疗，对于急性肺血管扩张试验阳性者可应用硝苯地平或其他钙通道阻滞剂，效果不佳或试验阴性者，在有效控制肌炎病情的同时，酌情给予前列环素类似物，磷酸二酯酶抑制剂如西地那非，内皮素受体拮抗剂如波生坦、安立生坦等。

（二）消化系统急症

1. 严重食管功能障碍　食管上段横纹肌受累引起吞咽困难，饮水发生呛咳，液体经鼻孔流出；食管下段受累引起反酸、食管炎、咽下困难。严重食管受累者，完全不能经口进食或经胃管肠道营养，引起严重营养不良，吸入性肺炎、肺脓肿及呼吸衰竭等。食管受累被认为是 PM 和 DM 患者死亡的一个重要因素，常常提示预后不良。

处理：首选大剂量激素，因不能经口进食，可静脉给予甲泼尼龙。也可应用 IVIg，尤其适用于激素抵抗患者。可以尽早插胃管或行经皮内镜胃造瘘术进行肠道喂养。免疫抑制剂尽早使用，可选环磷酰胺、硫唑嘌呤、环孢素等，剂量如前述。

2. 胃肠道血管炎及穿孔　胃肠道血管炎多发生在儿童 DM 中，成人 DM 亦可见，表现为腹痛、血便等。并发穿孔则腹痛加重，出现腹膜炎表现；CT 等影像学检查可发现

腹腔内游离气体、坏死、腹膜后脓肿等。穿孔部位可发生于食管、胃、十二指肠、结肠及盲肠，病理活检可见动脉、静脉内膜增厚，纤维蛋白血栓所致的血管闭塞，淋巴细胞浸润破坏各种管径的静脉等表现。

处理：重点在于诊断，当幼年 DM 患者出现腹部不适、疼痛、血便时，需警惕胃肠道血管炎或并发溃疡、穿孔的可能。当血管炎未合并溃疡、穿孔时，糖皮质激素为首选，儿童 1.5~2.5mg/(kg·d)。一旦穿孔，则须立即外科手术，清除坏死组织，修补穿孔。

（三）心血管系统急症

1. 心肌炎　尸体解剖发现 30% 炎症性肌病患者存在心肌炎，心肌内有炎症细胞浸润，间质水肿和变性，局灶性坏死，心室肥厚，可出现心律失常、充血性心力衰竭，亦可出现心包炎。可出现心电图异常、心肌酶学升高及多普勒超声检查异常。肌钙蛋白 I 具较高的心肌特异性，近年来出现的心血管磁共振成像为一有价值的检查手段。

2. 充血性心力衰竭　多发生于炎症性肌病活动性病变患者，也偶见于横纹肌炎症不明显者、免疫抑制剂治疗期间甚至缓解期的患者。临床表现同其他疾病引起的充血性心力衰竭。

处理：急性期注意卧床休息，加强营养。针对心力衰竭应用血管扩张剂、利尿剂，慎用洋地黄类药物，并积极处理各种心律失常。出现严重的房室传导阻滞应安装临时起搏器。轻症患者可口服泼尼松 40~60mg/d，严重者给予甲泼尼龙 1g/d，共 3 天，早期联用免疫抑制剂，如环磷酰胺等有助于改善预后。

（四）急性横纹肌溶解综合征

横纹肌溶解综合征临床表现为肌肉剧痛、压痛和肢体肿胀。血清 CK 水平可显著升高，大量肌肉坏死可引起低钙血症、高尿酸血症、高钾血症和肌红蛋白尿。急性肾小管坏死所致肾衰竭为横纹肌溶解症最严重的并发症，也可发生急性尿酸性肾病。

处理：主要是支持治疗。肌红蛋白尿时可应用利尿剂，以预防肾衰竭，存在尿酸性肾病时要碱化尿液，扩容，注意电解质紊乱的防治。出现急性肾衰竭时给予基础治疗如保持水电解质平衡、营养支持、控制高血压、血液净化等。

（五）肾脏急症

肾脏病变很少见，极少数暴发性起病者，多由于横纹肌溶解，表现为急性肾小管坏死或急性尿酸性肾病，可导致急性肾衰竭。

处理：同上述对横纹肌溶解综合征的治疗。

（张寅丽　刘升云）

参 考 文 献

[1] MAMMEN A L, ALLENBACH Y, STENZEL W, et al. ENMC 239th Workshop Study Group. 239th ENMC International Workshop: Classification of dermatomyositis, Amsterdam, the Nether-

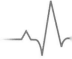

136

lands, 14-16 December 2018 [J]. Neuromuscul Disord, 2020, 30 (1): 70-92.

[2] LUNDBERG I E, TJARNLUND A, BOTTAI M, et al. 2017 European League Against Rheumatism/American College of rheumatology classification criteria for adult and juvenile idio-pathic inflammatory myopathies and their major subgroups [J]. Ann Rheum Dis, 2017, 76 (12): 1955-1964.

[3] CHEN Z, WANG X, YE S. Tofacitinib in amyopathic dermato-myositis-associated interstitial lung disease [J]. N Engl J Med, 2019, 381 (3): 291-293.

第 137 章
系统性硬化症

系统性硬化症(systemic sclerosis,SSc)曾称硬皮病(scleroderma)、进行性系统性硬化,是皮肤内脏小血管增生、管腔阻塞而造成皮肤广泛纤维化和内脏功能不全的弥漫性结缔组织病。除皮肤、滑膜、指(趾)动脉病变外,消化道、肺、心脏和肾等内脏器官也可受累。此病在世界范围内呈散发性,与季节、地理和社会经济状况无关。发病年龄多在 30~55 岁,女性高于男性,男女之比为 1:(7~12),常见于生育中、后期年龄组的女性,20 岁以下患 SSc 者很少见。近年来此病发病率有上升的趋势,为 0.019%~0.025%。

【病因与发病机制】

一、病因

SSc 的病因仍不明确,可能在遗传、环境因素(病毒感染、化学物质如硅等)、女性激素、细胞及体液免疫异常等因素作用下,成纤维细胞合成并分泌胶原增加,导致皮肤和内脏的纤维化。

化学物质或病毒感染是影响疾病易感性的环境因素。常暴露于二氧化硅的人群患此病相对危险性增高。有报道表明,暴露于有机溶剂、生物源性氨基酸和尿素甲醛可引起系统性硬化症也有报道吸烟、饮酒和饲养宠物可增加患 SSc 的危险性。病毒与 SSc 自身抗原的同源性提示病毒对疾病的易感性有潜在的作用。猫科肉瘤病毒和巨细胞病毒的 DNA 拓扑异构酶与 P30GAG 蛋白有同源性。SSc 较特异的 PM-Scl 抗原区与 SV-40T 抗原及人免疫缺陷病毒 tat 蛋白有同源性。Ⅱ型单纯病毒的 CP4 蛋白与 U1RNP(可能为 SSc 的早期抗原)共有一段氨基酸片段;Ⅰ型单纯疱疹病毒编码的病毒外壳蛋白及 EB 病毒的核抗原 1 与原纤维蛋白有同源性。

遗传对 SSc 的发病没有很强的关联。SSc 与 HLA-DQA2、CAA 无效等位基因、T 淋巴细胞抗原受体基因的等位基因 C72 有较弱的相关性,在 SSc 中,P450 酶活性降低。与类风湿关节炎(rheumatoid arthritis,RA)及系统性红斑狼疮(systemic lupus erythematosus,SLE)不同,同一家族中患 SSc 的人很少超过一个,也很少有患病的一级血缘关系。单卵及双卵双生同胞的发病率相同。

二、发病机制

SSc 的发病机制尚不清楚,可能是由于免疫系统功能失调,激活,分泌多种自身抗体、细胞因子等引起血管内皮细胞损伤和活化,进而刺激成纤维细胞合成胶原的功能异常,导致血管壁和组织的纤维化。小血管内皮细胞之间、成纤维细胞和免疫系统的相互作用造成了 SSc 的发病。

三、病理

广泛的小血管病变和纤维化的发生是 SSc 区别于其他结缔组织病的主要特点,皮肤和内脏都可出现并引起器官功能障碍的临床症状。血管病变和纤维化是由自身免疫反应所引起。就指(趾)雷诺现象的病理改变而言,表现为指(趾)动脉显著的内膜胶原和基质增殖,中膜改变不明显,约 40% 有外膜纤维化,75% 以上造成动脉管腔严重狭窄。小血管病变首先是小动脉、微动脉和毛细血管增生和闭塞过程。这种病变始于内皮层的活化和损伤。细胞支架结构内纤维丝非特异性崩溃,继而造成细胞质的空泡形成及细胞膜的水肿,失去细胞间紧密的连接,内皮层脱落到血管腔内,最终结果是内皮层细胞的消失。小血管内膜基质层疏松纤维中平滑肌样肌内膜细胞增生,血管腔狭窄不断进展。而内皮细胞损伤引起血小板活化和血栓形成后又加重了这种狭窄。血小板活化后能释放介质,如血小板衍生生长因子(PDGF)、血栓素 A_2,继而诱导血管收缩并刺激内皮细胞和成纤维细胞的生长,使基质膜增厚和修复,真皮内血管周围水肿、蛋白质物质渗出、血管内和血管周围纤维蛋白沉积,所有这些改变都会减少营养物质通过血管的运送。

SSc 中的纤维化是由于成纤维细胞活化导致胶原、纤维连接素和氨基葡萄糖的沉积增加所造成的。皮下结缔组织和真皮下纤维化都非常明显。Ⅰ、Ⅲ、Ⅴ 和 Ⅵ 型胶原的 mRNA 及蛋白的合成均增加。其他支持成纤维细胞活化的证据是成纤维细胞表面的 HLA-DR 分子和细胞间黏附因子(ICAM)-1 表达增加。在 SSc 患者中,临床表现正常的皮肤也可见到成纤维细胞的活化,但前胶原酶 ImRNA 的表达增加并不出现纤维化。纤维化可能表明了 SSc 患者成纤维细胞活化的最终结果。

【诊断】

一、临床表现特点

SSc 起病隐匿,雷诺现象常为本病的首发症状,90% 以上先于皮肤病变数月至数年(大部分 5 年内)。

1. 雷诺现象(Raynaud phenomenon) 是指患者在受凉或紧张的刺激后,肢端细动脉痉挛,使手指(足趾)皮肤突然出现苍白,相继出现皮肤变紫、变红,伴局部发冷感觉异常和疼痛等短暂的临床现象。普通人群中 4%~15% 的人有雷诺现象,但大多数均较轻,而且没有血管结构损伤和组织局部缺血。SSc 患者中 90% 以上有雷诺现象,随之可造成手指组织纤维化、指(趾)硬化及溃疡、偶发的局部缺血,这些与指(趾)缩短均有关。SSc 也可以有系统性雷诺现象的发生,它是一种泛发性的血管痉挛,包括侵犯肾、肺、心脏血管循环末端动脉的血管病。

2. 皮肤病变 为本病标记性特点,呈对称性。一般先见于手指及面部,然后向躯干蔓延。典型皮肤病变一般经过 3 个时期。①肿胀期:在疾病的早期,皮肤显示轻度红肿,部分患者有红斑、瘙痒。手和手指、前臂出现双侧对称性无痛性水肿,手指肿胀发紫,状如腊肠。水肿持续几周或几个月后渐渐进入硬化期。②硬化期:皮肤逐渐变厚、发硬,手指像被皮革裹住,双手不能握紧拳头。皮肤病变可以逐渐向手臂、颈部、上胸部、腹部及背部蔓延,两条腿很少受累。面部皮肤受损造成正常面纹消失,使面容刻板,鼻尖变小,鼻翼萎缩变软,嘴唇变薄、内收,口周有皱褶,张口度变小,称"面具脸",为本病特征性表现之一。③萎缩期:经 5~10 年后进入萎缩期。皮肤萎缩变薄,纤维化的组织紧贴于皮下组织,不易用手捏起。屈曲挛缩的部位可出现骨性溃疡,如接近指(趾)关节处。萎缩后期,有些部位的皮肤渐渐软化,可恢复为正常皮肤,特别是躯干和四肢近端的皮肤。

3. 肌肉与骨骼 非特异性的肌肉、骨骼症状如关节痛和肌痛是 SSc 最早的表现。有时也会有症状明显的关节炎,但关节处的疼痛和僵硬感总是较客观上的炎症指征严重。许多 SSc 患者的肌肉萎缩是由失用引起的,这是由于皮肤、关节和肌腱受累引起关节活动受限的结果。

4. 肺病变 早期无症状。最早出现的症状是劳累后气短(运动性呼吸困难),咳嗽为晚期症状。最常见的肺部病变为肺间质纤维化。肺的受累可以成为患者致死的原因。SSc 患者的胸痛往往是由于肌肉炎症、反流性食管炎、胸膜炎或心包炎所致。虽然大多数患者都有肺间质纤维化和血管内膜纤维化两种病理过程,但严重的肺纤维化易于出现在弥漫性 SSc 中,尤其是抗 Scl-70 抗体阳性的患者中,而抗心磷脂抗体(ACA)阳性的患者发生率低。单独的肺动脉高压经常出现在 CREST 综合征中,此种情况常显示弥散功能显著降低,低于正常的 50%,这些患者往往有肺小动脉的广泛硬化。

SSc 的肺部病变是多种多样的,大多数患者早期为轻度肺功能障碍,然后保持一段时间的稳定甚至有所改善。大约 1/3 的患者持续 4~5 年后肺功能进一步衰退,最后趋向明显低下。肺部少见的病变包括继发于反流性食管炎的吸入性肺炎、源于肌无力的呼吸衰竭、肺出血、气胸,合并肺癌的危险性也增高。

5. 胃肠道病变 约 70% 患者出现消化道异常。患者可以出现口裂缩小、黏膜干燥、牙周疾病引起咀嚼困难、牙齿脱落和营养不良。而反酸、烧心、胸骨后烧灼感是 SSc 中最常见的症状。反流性食管炎持续不愈可导致出血、溃疡、狭窄和 Barrett 食管,后者容易转变为食管癌。并发反流性食管炎的原因是与食管黏膜下和肌层过多的胶原纤维沉积,以及纤维化而致食管蠕动功能障碍、食管下段括约肌压力降低、胃排空能力下降等因素有关。

6. 心脏病变 包括心包、心肌、心传导系统病变,发生率各约为 15%,多见于晚期患者,与心肌纤维化有关。最常见为缓慢发展的无症状心包积液,发生率为 30%~40%。心肌受损表现为呼吸困难、端坐呼吸、心悸、心前区痛等。还可有不同程度的传导阻滞和心律失常等。

7. 肾脏病变 SSc 常伴有肾脏受累(15%~20%),提示预后不良。系统性硬化症性肾危象(renal crisis)是弥漫性 SSc 的一个主要死亡原因。肾病性高血压和 / 或急进性肾衰竭比较常见。80% 的肾危象发生于病初 4~5 年内,常常发生于血压高于 150/90mmHg 的弥漫性 SSc 患者,无预兆即可发生恶性高血压,并有高血压脑病。实验室检查可发现血肌酐升高及蛋白尿或显微镜下血尿。年龄大的男性患者血肌酐大于 3mg/dl 为预后差的因素。肾危象相对危险因素还包括新出现不明原因的贫血、抗 RNA 多聚酶抗体阳性。肾危象的主要受损部位在弓形动脉、小叶间动脉及小动脉。

8. 其他表现 50% 的 SSc 患者常有抑郁的表现。性功能减退也比较常见,器质性神经血管性疾病常可造成男性患者的阳痿。大多数患者合并由干燥综合征、腕管综合征引起的神经病变。继发于甲状腺纤维化或自身免疫性甲状腺炎(桥本甲状腺炎)所引起的甲状腺功能减退也是 SSc 常遇到的临床问题。SSc 也并发肝脏疾病及原发性胆汁性肝硬化,尤其容易发生在女性 CREST 综合征患者。

二、辅助检查

1. 实验室检查 血红蛋白可减低,蛋白尿提示肾损伤。ESR 增快,血清球蛋白增高,类风湿因子可呈低滴度阳性。约 90% 的 SSc 患者 ANA 阳性,多为斑点型或核仁型,抗着丝点抗体多为阳性。SSc 自身抗体临床评估:①抗着丝点(anti-centromere)抗体:局限性皮肤 SSc(lcSSc);较少严重,通常不进展为间质性肺疾病;PAH 相对高发(10%~14% 长期生存)。②抗拓扑异构酶 I(antipoisomerase I)(Scl70):弥漫或局限型皮肤 SSc;进行性间质性肺疾病。③抗 RNA 聚合酶 Ⅲ(antiRNA polymerase Ⅲ):弥漫型皮肤 SSc(dc SSc);系统性硬化症性肾危象高风险。

2. 影像学检查 ①双手 X 线可有不规则的骨侵蚀,关节间隙变窄,少数 SSc 患者有末节指骨吸收,常伴有软组织萎缩和皮下钙质沉着,偶尔有中节指骨的完全溶解。②食管钡餐检查早期即可发现食管下端 1/2 或 2/3 轻度扩张,蠕动减弱。钡餐在食管内滞留时间延长,严重者蠕动完全消失,扩张严重。③胸部 X 线检查早期示下肺纹理增厚,典型者下 2/3 肺野有大量线形和 / 或细小结节或线形 - 结节样网状阴影,严重时呈"蜂窝肺"。

三、临床分型

根据皮肤受累情况,可分为:①弥漫型,特点为对称性广泛性皮肤纤维化,除累及肢体远端和近端、面部和颈部外,尚累及胸部和腹部皮肤。多伴有内脏病变如肺、心脏、胃肠道或肾累及。本型病情进展快,预后差。②局限型,特点为皮肤病变局限于手指、前臂远端,可有颜面和颈部受累。内脏病变出现较晚。CREST 综合征指手指软组织钙化(calcinosis)、雷诺现象、食管运动功能障碍(esophageal dysmotility)、硬指(sclerodactyly)及毛细血管扩张(telangiectasis),为本病的一种特殊类型,预后相对较好。③重叠型,特点为弥漫型或局限型 SSc 伴有另一种或一种以上的其他结缔组织病。

四、诊断标准

根据雷诺现象、皮肤表现、内脏受累及特异性 ANA 等,SSc 诊断一般不难。1980 年 ACR 制定的 SSc 分类诊断标准如下。

1. 主要指标 近端硬皮病:即指(趾)端至掌(跖)指(趾)关节近端皮肤对称性增厚,发紧和硬化。这类变化可累及整个肢体、面部、颈及躯干(胸和腹部)。

2. 次要指标 ①手指硬皮病:以上皮肤病变仅限于手指;②指尖凹陷性瘢痕或指腹组织消失;③双侧肺间质纤维化:胸部 X 线片显示双侧肺基底部网状的线形或结节状阴影,可呈"蜂窝肺"外观。

符合主要指标或两项以上(含两项)次要指标者,可诊断为 SSc。

2013 年 ACR/EULAR SSc 分类标准进行了修订,更新的分类标准涵盖了 SSc 早、中、晚期临床特点;涵盖血管(雷诺现象)、免疫异常(自身抗体)及器官损害(肺动脉高压及纤维化)临床表现;具有更高灵敏度和特异度,见表137-1。

五、鉴别诊断

1. 弥漫性 SSc 与肢端硬皮病(包括 CREST 综合征)的鉴别 前者近端皮肤增厚,后者皮肤病变限于手指。雷诺现象出现后,前者很快发病,后者缓慢发展。前者有明显的内脏疾病,后者晚期出现内脏损伤。前者 ANA 阳性,ACA 一般阴性,后者 ACA 大多阳性。前者预后差,10 年存活率 40%~60%;后者预后较好,10 年存活率 ≥70%。

2. 混合性结缔组织病 有雷诺现象、手指肿胀及食管运动功能减低,肺、心脏、肾等多系统损害,但本病为手指腊肠样肿胀,无指端溃疡及末节指(趾)骨吸收现象,无弥漫性皮肤硬化,抗 RNP 抗体呈高滴度阳性,抗着丝点抗体及抗 Scl-70 抗体阴性。

3. 类风湿关节炎 为对称性小关节肿胀、疼痛,晨僵时间长,可有关节畸形,无皮肤硬化,风湿热呈高滴度阳性,关节 X 线片可见侵蚀样改变。

4. 硬肿病 起病突然,弥漫性皮肤发硬,但手足不受累,无雷诺现象,可自行缓解,抗 Scl-70 抗体及 ANA 阴性。

5. 嗜酸细胞性筋膜炎 有四肢远端皮肤硬化,并可向四肢近端及躯干扩展,但无雷诺现象及内脏受累,受累组织及外周血嗜酸性粒细胞明显增高,ANA 阴性。

【治疗】

SSc 的治疗一直是一个棘手的问题,因为其病谱广,临床表现和严重程度及病程各异,评价治疗手段对疾病的影响较困难,最近将病变量化后才找到客观的评价方法,这些指标包括测量"皮肤的厚度""肺功能""心脏收缩功能"和"肾功能"。

表 137-1 ACR/EULAR SSc 分类标准

条目	亚条目	权重 / 得分
双手手指皮肤增厚并延伸至掌指关节(足以诊断的标准)	—	9
手指皮肤硬化(仅计最高分)	手指肿胀	2
	指硬皮病(远指关节延伸至掌指关节,接近指关节)	4
指端损伤	指尖溃疡	2
	指尖凹陷性瘢痕	3
毛细血管扩张	—	2
甲襞微血管异常	—	2
肺动脉高压和 / 或间质性肺病	肺动脉高压	2
	间质性肺病	2
雷诺现象	—	3
SSc 相关自身抗体 [抗着丝点抗体、抗拓扑异构酶 I(亦称抗 Scl-70)、抗 RNA 聚合酶Ⅲ,最高得 3 分]	抗着丝点抗体 抗拓扑异构酶 I 抗 RNA 聚合酶Ⅲ	3

注:≥9 分的患者为明确的 SSc。

一、治疗原则

早期诊断、早期治疗,有利于防止疾病进展,原则是扩血管、抗纤维化、免疫抑制与免疫调节,但无特效药物。

二、改善病情的药物

许多药物已用于治疗 SSc,但没有任何一种药确保有效。

1. 抗纤维化药物 主要有青霉胺、干扰素 γ、松弛素、秋水仙碱、他汀类药物等。青霉胺是治疗 SSc 的主要药物,它能抑制新胶原成熟,并能激活胶原酶,使已形成的胶原纤维降解。早期使用可能减轻硬皮、减少肾受累和肺间质纤维化。开始 0.25g/d,以后慢慢增加至 0.75~1.25g/d,至少服 6 个月,病情稳定后减量维持,至少 10 年。

2. 改善微循环的药物 在 SSc 的发病机制中,血管异常非常重要,但改变血小板功能的阿司匹林、双嘧达莫收效甚微。

伊洛前列素是一种人工合成的稳定的前列腺素类似物,除了具有前列腺素扩张血管和抑制血小板聚集的功能外,还有抗氧化的作用,是一种治疗雷诺现象和指端溃疡的新药。内皮素受体拮抗剂如波生坦是高亲和的内皮素双受体拮抗剂,可用于治疗肺动脉高压。钙通道阻滞剂尼群地平是有效的血管扩张剂,血管紧张素转换酶抑制剂(ACEI)如卡托普利、依那普利可有效控制高血压及早期肾功能不全。此外,磷酸二酯酶抑制剂(如昔多芬)、抗凝剂、纤溶药、5- 羟色胺受体拮抗剂等血管活性药物对 SSc 患者的血管功能有不同程度的改善。

3. 糖皮质激素 虽然糖皮质激素不能控制疾病的进展,但对关节炎、肌炎、心包炎、心肌损害、间质性肺疾病炎症期均有一定疗效。联合免疫抑制剂治疗,可提高疗效,减少糖皮质激素的用量。泼尼松 30~40mg/d,1 个月后减量,以 10~15mg/d 维持。

4. 免疫抑制剂 SSc 的早期,患者有较明显的细胞和体液免疫异常,免疫抑制剂治疗该病应该是有效的,但各种免疫抑制剂的副作用均较大,各种药物的确切疗效都有待设计良好的对照试验来证实。①甲氨蝶呤:治疗 SSc 的疗效不确切,有一项研究显示甲氨蝶呤(15mg/ 周)使用 6 个月后患者主观感觉病情改善,但与未使用患者的结果差异无统计学意义。所以甲氨蝶呤的作用仍未被证实。②环磷酰胺:对 SSc 有良好疗效。近年来有许多研究证实环磷酰胺对 SSc 患者的肺泡炎、肺纤维化和雷诺现象及皮肤病变等有效。③其他免疫抑制剂:有研究显示苯丁酸氮芥的疗效与安慰剂相似,有人认为长期低剂量的环孢素[5mg/(kg·d)]治疗 SSc 的疗效和耐受性都较好。对硫唑嘌呤和氟尿嘧啶的研究未得出有效结论。

5. 其他疗法 ①维 A 酸类药物具有调节细胞分化、抑制细胞增殖及免疫调节等作用。②自体造血干细胞移植是治疗顽固性自身免疫病的新方法,已有很多研究报道自体造血干细胞移植能够改善皮肤硬化和维持器官功能的稳定。③近年来,光疗法和光化学疗法治疗硬皮病取得了一定的疗效,包括 UVA、UVA 1 和 PUVA。UVA 具有抗炎和免疫抑制作用,并且在体外 UVA 可以通过减少胶原蛋白的合成和增加胶原酶的表达而发挥抗纤维化的作用。④伊马替尼可抑制 PDGF 诱导的成纤维细胞增殖,并克服了有些患者对糖皮质激素和免疫抑制剂不耐受的局限性。

三、对症治疗

食管运动障碍常引起反酸、烧心、胸骨后灼痛,将床头抬高 4~8 寸(1 寸≈3.33cm)可能使症状减轻。少量多餐并进食较细软的食物,尽量避免夜间进食,可常用抗酸药或质子泵抑制剂,能减轻或消除胃食管反流症状;钙通道阻滞剂能降低食管括约肌的压力。如有吞咽困难,可用多潘立酮等增加胃肠动力的药物。西沙必利 5~10mg,每日 3 次口服,能增加胃张力,有利于胃排空。

肺间质纤维化早期可用糖皮质激素抑制局部免疫反应,也可同时静脉或口服环磷酰胺,连续 2 年,可能有助于改善肺功能和间质性肺疾病。采用口服内皮素拮抗剂和抗转移生长因子 β1(TGFβ1)治疗 SSc 所致的肺动脉高压已有一定疗效。

肾危象是 SSc 最可怕的内脏合并症,最常见的后果是肾衰竭,关键是没有一种有效药物可控制恶性高血压。ACEI(如用卡托普利 12.5~25.0mg,每 8 小时 1 次,口服)能逆转严重的高血压、肾性贫血并控制高血压。使用 ACEI 的患者 1 年存活率为 80%,5 年存活率为 60%。血液透析和肾脏透析疗法的改进也给肾危象带来了希望,肾脏移植使得生存率提高。

戒烟、避免受凉、注意全身保暖及生物反馈性锻炼对预防雷诺现象有效。

局部皮肤护理应避免过多洗澡从而避免皮肤干燥,并使用含羊毛脂的保湿乳剂。瘙痒目前无有效办法。钙化点无法阻止,钙沉积也不易溶解,可试用丙磺舒、华法林等。炎症反应常与羟磷灰石钙结晶沉积有关。短期秋水仙碱治疗有效。

对于常见的关节和腱鞘受累可选用非甾体抗炎药,但疗效较其他结缔组织病差。

【预后】

SSc 的自然病程变化很大,很多患者的手指呈进行性硬化,屈曲挛缩而致残,几乎所有患者最终均有内脏受累。发病初期已有肾脏、心和肺受累表现者,提示预后不佳。首次确诊后 10 年生存率为 65%,弥漫性 SSc 早期死亡和致残更为常见,肺动脉高压和肠吸收不良为局限性 SSc 患者常见的死亡原因。预后较差的因素有弥漫性的皮肤受累、年龄较大、腱鞘受损、肺弥散功能预测值小于 40% 或严重的肾病。

(丁从珠 孙凌云)

第 **15** 篇

物理损害所致急诊

第138章

中 暑

中暑（heat illness）是在暑热季节，高温、高湿和无风的环境条件下，人体表现以体温调节中枢功能障碍、汗腺功能衰竭和水电解质丧失过多为特征的疾病。重症中暑依其主要发病机制和临床表现不同常分为三型：①热痉挛（heat cramp）；②热衰竭（heat exhaustion）；③热（日）射病（heat stroke，sun stroke）。该三型可顺序发展，也可交叉重叠。热（日）射病是一种致死性疾病，病死率可达20%~70%。

【病因与发病机制】

下丘脑是人体体温调节中枢，下丘脑视前叶和后叶接收皮肤和血液温度变化，通过下丘脑体温调节中枢调节维持人体体温。适宜环境下，人体的中心体温是37℃。无论环境温度的变化，人体下丘脑体温调节中枢通过神经、体液因素调节产热和散热过程，使其保持动态平衡。通常机体通过蒸发、辐射、传导和对流进行散热。

中暑是体温升高不受控制，超出自身散热能力，而下丘脑体温调定中枢的体温调定点常无改变。对高温环境的适应能力不足是致病的主要原因。在大气温度升高（>32℃）、湿度较大（>60%）和无风的环境中，长时间工作或强体力劳动，又无足够的防暑降温措施时，缺乏对高温环境适应者极易发生中暑。此外，在室温较高和通风不良的环境中，年老体弱、肥胖者也易发生中暑。通常，高温高湿（气温高和湿度大）环境较干热（气温高和辐射强）环境更易发生中暑。老年、体弱、疲劳、肥胖、饮酒、饥饿、失水、失盐，以及穿着紧身、不透风的衣裤等均可诱发中暑。一些疾病如发热、甲亢、糖尿病、心血管疾病、广泛皮肤损害、先天性汗腺缺乏症和应用阿托品或其他抗胆碱药而影响汗腺分泌等因素，在暑热季节也常为中暑的诱因。

中暑损伤主要是由于体温过高（>42℃）对细胞直接损伤，不同温度下，细胞发生适应、损伤或死亡等相应变化，引起酶变性、线粒体功能障碍、细胞膜稳定性丧失和有氧代谢途径中断，导致多器官功能障碍或衰竭。另外，高温环境和运动使血液更多分布于四肢末端皮肤，胃肠道和其他内脏器官血流减少致缺血、内毒素反应和氧化应激。脑部血流减少使新陈代谢和凝血异常，致中枢神经系统功能失调。

热痉挛的发病机制是高温环境中，人的散热方式主要依赖出汗。一般认为一个工作日最高生理限度出汗量为6L，但在高温环境中劳动者的出汗量可达10L以上。汗液中含氯化钠0.3%~0.5%。因此大量出汗使水和钠盐丢失过多，肌肉痉挛，并引起疼痛。

热衰竭的发病机制主要是由于人体对热环境不适应引起周围血管扩张、循环血量不足、发生虚脱；热衰竭亦可伴有过多的出汗、失水和失盐。

热射病的主要发病机制是由于人体在外界环境热原作用下，体内热量不能通过正常的生理性散热以达到热平衡，致使体内热蓄积，引起体温升高。初起，可通过下丘脑体温调节中枢加快心排血量和呼吸频率，以及通过皮肤血管扩张、出汗等提高散热效应。而后，体内热量进一步蓄积，超过体温调节中枢调节能力，引起心功能减退，心排血量减少，中心静脉压升高，汗腺功能衰竭，使体内热量大量蓄积，体温骤增。热射病的发病机制复杂，可导致蛋白变性、内毒素释放和体温调节失衡，致系统性炎症反应综合征，进一步引起多器官功能衰竭和死亡。

【诊断】

一、临床表现特点

根据我国《职业性中暑诊断标准》，可将中暑分为先兆中暑、轻症中暑和重症中暑三级，其临床特点如下。

（一）先兆中暑

在高温环境下工作一定时间后，出现头昏、头痛、多汗、口渴、全身疲乏、心悸、注意力不集中、动作不协调等症状。体温正常或略有升高。如及时将患者转移到阴凉通风处安静休息，补充水、盐，短时间内即可恢复。

（二）轻症中暑

除上述症状加重外，体温升高至38℃以上，出现面色潮红、大量出汗、皮肤灼热等表现；或出现面色苍白、四肢皮肤湿冷、血压下降、脉搏增快等虚脱表现。如进行及时有效的处理，常常于数小时内恢复。

（三）重症中暑

包括热痉挛、热衰竭和热射病三型。

1. 热痉挛 常发生在高温环境下强体力劳动后。由于出汗过多，口渴，大量饮水而盐分补充不足以致血中氯化钠浓度显著下降，而引起四肢阵发性强直性痉挛，最常见于双下肢腓肠肌，常伴有肌肉疼痛、腹绞痛和呃逆。体温大多正常。实验室检查有血钠和氯化物降低，尿肌酸增高。可为热射病的早期表现。

138

2. 热衰竭 常发生于老年人、儿童、慢性疾病患者及一时未能适应高温环境者。严重热应激时,由于体液和体钠丢失过多引起循环血容量不足,患者先有头痛、头晕、恶心,继而有口渴、胸闷、面色苍白、冷汗淋漓、脉搏细弱或缓慢、血压偏低。可有晕厥,并有手、足抽搐。体温可轻度升高。重者出现周围循环衰竭。实验室检查有血细胞比容升高、高钠血症、轻度氮质血症和肝功能异常。热衰竭可以是热痉挛和热射病的中介过程,如不治疗可发展成为热射病。

3. 热射病 是一种致命性急症,典型表现为高热(>41℃)和意识障碍。根据发病时患者所处的状态和发病机制,临床上分为两种类型:劳力性和非劳力性(或典型性)热射病,前者主要是在高温环境下内源性产热过多;后者主要是在高温环境下体温调节功能障碍引起散热减少。

(1)劳力性热射病(exertional heatstroke):多在高温、高湿和无风天气进行重体力劳动或剧烈体育运动时发病。患者多为平素健康的年轻人,在高温环境下从事重体力劳动或剧烈运动数小时后发病,约 50% 患者大量出汗,心率可达 160~180 次/min,脉压增大。可发生横纹肌溶解、急性肾衰竭、肝衰竭、DIC 或多器官功能障碍综合征,病死率较高。

(2)非劳力性热射病(nonexertional heatstroke):高温环境下,多见于居住在拥挤和通风不良环境中的年幼或老年体衰人群。其他高危人群包括精神分裂症、帕金森病、慢性酒精中毒及偏瘫或截瘫、服用利尿药的患者。表现为皮肤干热和发红,84%~100% 病例无汗,直肠温度常>41℃,最高可达 46.5℃。病初表现为行为异常或癫痫发作,继而出现谵妄、昏迷,严重者出现低血压、休克、心律失常及心力衰竭、肺水肿和脑水肿等。

实验室检查有血白细胞升高,出现尿蛋白和管型,血尿素氮(BUN)、AST、ALT、LDH、CK 增高,血 pH 降低,血 Na^+ 升高,血 K^+ 降低。心电图检查有心律失常和心肌损害的表现。

二、诊断注意事项

在高温高湿环境中劳动和生活时出现体温升高、肌肉痉挛和/或晕厥,并排除其他疾病后方可诊断。此外,必须与其他疾病鉴别。如热射病必须与脑型疟疾、脑炎、脑膜炎、有机磷农药中毒、中毒性肺炎、菌痢等鉴别;热衰竭应与消化道出血或异位妊娠、低血糖等鉴别;热痉挛伴腹痛应与各种急腹症鉴别。

【治疗】

1. 先兆中暑与轻症中暑 应立即撤离高温环境,脱去过多的衣物,在阴凉处安静休息并补充清凉含盐饮料,即可恢复。疑有循环衰竭倾向时,可酌情静脉滴注葡萄糖盐水。体温升高者及时行物理降温。

2. 热痉挛与热衰竭 患者应迅速转移到阴凉通风处休息或静卧。口服凉盐水、清凉含盐饮料。静脉补充生理盐水、葡萄糖液和氯化钾。一般患者经治疗后 30 分钟到数小时内即可恢复。

3. 热射病 须紧急抢救,降温速度决定预后。应在 30 分钟内使直肠温度降至 39℃ 以内。

(1)体外降温:将患者转移到通风良好的低温环境,脱去衣服,按摩四肢皮肤,使皮肤血管扩张以加速血液循环,促进散热。对劳力性热射病最有效的降温方式是将患者浸在凉水(8~14℃)或冰水(2~5℃)中,每分钟可使体温分别降低 0.16~0.26℃ 和 0.12~0.35℃。在空调房中的患者降温速度为每分钟 0.03~0.06℃。体外降温时应监测中轴体温。为降低心律失常和低体温的风险,使患者体温降至 38.3℃ 为佳。其他降温措施如湿毛巾、冰袋、电风扇等,常不作为热射病的首选。而对院外患者,以易获得的方法为先。如果院外能快速获得冰水或冷水进行浸浴降温,则先降温再转运,在转运途中可用凉湿毛巾降温。对非劳力性热射病患者可用蒸发和对流冷却降温,可以用 15℃ 冷水反复擦拭皮肤或同时应用电风扇或空调,或在头部、腋窝、腹股沟处放置冰袋,并用电扇吹风,加速散热。

(2)体内降温:静脉输注冷生理盐水(4℃)比常温生理盐水能减少热射病患者住院时间,降低器官损伤程度,加快肝功能恢复。体外降温无效者,用冰盐水进行胃或直肠灌洗,也可用 20℃ 或 9℃ 无菌生理盐水进行血液透析或腹膜透析,或将自体血液体外冷却后回输体内降温。

(3)药物降温:退热药和肌松药对热射病患者无效。

(4)对症治疗:保持患者呼吸道通畅,并给予吸氧;烦躁不安或抽搐者,可用地西泮 10mg 或苯巴比妥钠 0.1~0.2g/次肌内注射;纠正水、电解质代谢紊乱与酸碱平衡失调;应用等张液补充血容量,并通过监测尿量评估有效血容量;存在横纹肌溶解或肌红蛋白尿的患者必须确保足够的水合以减轻肾损伤;避免应用能引起肝损伤的退热药和镇静剂。必要时可缓慢静脉注射(2~5 分钟)代谢迅速的镇静药劳拉西泮 1~2mg。应用肾上腺皮质激素对高温引起的机体应激和组织反应,以及防治脑水肿、肺水肿均有一定效果;应用 B 族维生素和维生素 C,以及脑细胞代谢活化剂;防治心、肾、呼吸功能不全,防治感染等。

【预后】

中暑患者的预后与高温环境的停留时间密切相关。多数患者在降温或补充水分后几小时即能恢复。对于热射病患者,即使进行有效治疗,死亡风险仍高达 30%。严重中暑患者可引起多器官损伤,尤以脑和肝为著,预后不良。

(寿松涛 柴艳芬)

参考文献

[1] 葛均波, 徐永健, 王辰. 内科学 [M]. 9 版. 北京: 人民卫生出版社, 2018: 917-920.

[2] GAUER R, MEYERS B K. Heat-related illnesses [J]. Am Fam Physician, 2019, 99 (8): 482-489.

第 139 章
晕 动 病

乘车、船或飞机时,因摇摆、颠簸、旋转或加速等刺激,主要使前庭功能紊乱而致的一系列自主神经功能失调症状,称晕动病(motion sickness)。由于运输工具不同,可分别称为晕车病、晕船病、晕机病(航空晕动病)和宇宙晕动病等。

【病因与发病机制】

晕动病的发病机制主要与影响前庭功能有关。前庭器内耳膜迷路的椭圆囊和球囊的囊斑是感受上下、前后和左右的直线运动,三个半规管毛细胞感受旋转运动。当囊斑或毛细胞受到一定量的不正常运动刺激而引起神经冲动,依次由前庭神经传至前庭神经核,再传至小脑和下丘脑,从而引起一系列以眩晕为主要症状的临床表现。前庭受刺激后影响网状结构,引起血压下降和呕吐。前庭神经核通过内侧纵束纤维至眼肌运动核引起眼球震颤。小脑和下丘脑受神经冲动后引起全身肌肉张力改变。晕动病与视觉可能有一定关系,如当人们凝视快速运动或旋转的物体时也同样可引起本病。小脑受刺激亦可能为本病的发病因素。此外,高温、高湿、通风不良、噪声、特殊气味、情绪紧张、睡眠不足、过度疲劳、饥饿或过饱、身体虚弱、女性经期、妊娠、内耳疾病等均易诱发本病。本病的个体易感性变化较大,2~12 岁易感性较高。

【诊断】

本病常在乘车、船、飞机和其他运行数分钟至数小时后发生。初时感觉上腹不适,继有恶心、面色苍白、乏力、心跳加速、出冷汗,旋即有眩晕、精神抑郁、唾液分泌增多和呕吐。可有血压下降、呼吸深而慢、眼球震颤。严重呕吐引起失水和电解质紊乱。症状一般在停止运行或减速后数十分钟和数小时内消失或减轻,一般不超过 3 天。亦有持续数天后才逐渐恢复,并伴有精神萎靡、四肢无力、纳差。重复运行或加速运动后,症状可再度出现,但经多次发病后,症状反可减轻甚至不发生。

本病应与内耳眩晕病、前庭神经炎、椎基底动脉供血不足等疾病相鉴别。

【治疗】

1. 一般处理 发病时患者宜闭目仰卧,松解领扣、腰带,指压或针刺内关、合谷等穴位有一定效果。坐位时头部紧靠在固定椅背或物体上,避免较大幅度的摇摆。环境要安静,通风良好。有剧烈呕吐、脱水和低血压者,应静脉补充液体和电解质。

2. 药物治疗 主要应用抗组胺类和抗胆碱类药物治疗,可单独应用或联合用药。常用药物如下。

(1)氢溴酸东莨菪碱(scopolamine hydrobromide):0.3~0.6mg 口服,每日 3 次。青光眼患者忌用。

(2)茶苯海明(dimenhydrinate):为苯海拉明和 8- 绿茶碱的复合物。25~50mg 口服,每日 3 次。副作用有嗜睡、皮疹等。

(3)倍他司汀:4~8mg 口服,每日 3 次。

(4)美克洛嗪(meclozine):为哌嗪类抗组胺药,作用持续 12~24 小时。25mg 口服,每日 1~3 次。副作用有嗜睡、视力模糊、口干、乏力等。

(5)布克力嗪(buclizine):为哌嗪类抗组胺药。25mg 口服,每日 3 次,副作用有嗜睡、眩晕等。

(6)异丙嗪(promethazine):为吩噻嗪类抗组胺药。口服每次 12.5~25mg,每日 2~3 次;肌内注射每次 25~50mg。副作用为困倦、嗜睡、口干等。

(7)苯海拉明(diphenhydramine):为乙醇胺类抗组胺药。口服每次 25mg,每日 3~4 次;肌内注射每次 20mg,每日 1~2 次。副作用有头晕、头痛、嗜睡、口干、恶心、乏力等。

(8)甲氧氯普胺(metoclopramide):5~10mg 口服,每日 3 次;肌内注射每次 10~20mg。

(9)其他药物:如氯丙嗪、地西泮、苯巴比妥等亦可酌情使用。

3. 其他措施 太阳穴、人中部位涂抹风油精、清凉油等,也有一定的治疗、预防作用。

易患本病者,应积极寻找诱发原因,并加以避免。起程前避免饱餐、饮酒和过度疲劳。在旅行途中应闭目静坐,不要观看旅途两旁晃动物体,避免阅读。在旅行前 0.5~1.0 小时先服用上述药物一次剂量,可减轻症状或避免发病。

(张文武)

第 140 章
冻 伤

冻伤(frostbite)是机体遭受低温侵袭所引起的局部或全身性损伤,是寒冷季节或从事低温作业人员的常见急症,其中重度冻伤因病程长、治疗复杂、致残率高,给患者身心带来极大危害。因此冻伤的预防、早期诊断及治疗至关重要。

冻伤可分为非冻结性冻伤和冻结性冻伤两大类。非冻结性冻伤是人体接触10℃以下、冰点以上的低温潮湿环境造成的损伤,包括冻疮、浸渍手(足)等。冻结性冻伤是由冰点(-3.6~-2.5℃)以下低温所造成,包括局部性冻伤和全身性冻伤。全身性冻伤又称"冻僵"(frozen rigor,frozen stiff),是寒冷环境引起体温过低所致的以神经系统和心血管系统损伤为主的严重的全身性疾病。

【病因与发病机制】

正常人体体温是在体温调节中枢的作用下,通过产热和散热的动态调节,使体温保持在相对恒定的水平。任何因素,特别是外界气温的影响,使机体产热不足以代偿散热,超过机体调节极限时,则会发生冻伤。

冻伤的发病机制比较复杂,一般认为是低温与潮湿共同作用使血管长时间处于痉挛状态,从而导致微血管损伤,引起水肿和血栓形成,造成组织损伤甚至坏死。冻伤可简单归纳为四个阶段,即预冻期、冻融期、血液瘀滞期和晚期缺血期,这四个阶段并非完全独立,可互相重叠发生。

1. 预冻期 当人体处于寒冷环境时,机体首先通过神经-内分泌调节使产热增加、散热减少;表现为肌肉紧张度增加、寒战甚至抽搐,内脏代谢也明显增强,皮肤血管收缩,血流减少;若持续受冷,皮肤血管反而扩张,血流增加,皮温暂时回升;血管扩张,势必会增加散热,导致机体产热与散热平衡的进一步倾斜,体温进一步下降,血管更加持久地收缩,组织缺血缺氧更为严重,表现为感觉过敏或感觉异常,但无痛感。

2. 冻融期 此期冰晶在细胞内(快速冻伤时)或细胞外(缓慢冻伤时)形成,一方面冰晶的机械作用会破坏细胞膜,另一方面组织间液形成冰晶后处于高渗状态,导致细胞内脱水,酶活性降低,引起蛋白质和脂质代谢紊乱。解冻过程可能引起缺血再灌注损伤和炎症反应,表浅的皮肤冻结,复温后呈一般的炎症反应,多能完全康复。深层冻结组织复温后,不仅电解质紊乱与代谢障碍依然存在,而且微循环的改变会导致新的损伤,主要是由于复温后微血管扩张、血液瘀滞及血管壁损伤,导致毛细血管通透性增加、渗出增多,此时会有明显水肿和水疱,甚至形成弥散性血栓,导致组织坏死增多。表现为肢体由苍白变蓝,但仍是冰冷和麻木的,可以伴有轻度肿胀和外周脉搏搏动消失。

3. 血液瘀滞期 血管在收缩和扩张之间波动,血液可能从血管中渗出或在血管内凝结。表现为肢体发热、发红、皮肤干燥、疼痛、不同程度感觉异常,严重者可出现皮肤水疱。

4. 晚期缺血期 由包括血栓素、前列腺素、缓激肽和组胺介导的炎症反应、微动脉和微静脉的间歇性血管收缩、再灌注损伤及大血管内血栓的形成等一系列活动引起的进行性组织缺血和坏死。表现为对冷敏感性增高、多汗、进行性感觉异常和疼痛,严重者表现为屈曲痉挛、爪形手、肌肉萎缩和溃疡。

冻僵是指处在寒冷环境中机体中心体温(core body temperature,CBT)<35℃并伴有神经系统和心血管系统损伤为主要表现的全身性疾病,通常在暴露寒冷环境后6小时内发病。绝大多数冻僵发生在严寒季节。在寒冷地带野外活动时间过长、风雪中迷途、陷入积雪等均可能引起冻僵。冻僵的严重程度与暴露寒冷环境的温度、湿度、风速、暴露时间长短、身体暴露部位情况和机体营养状态等有关。①轻度冻僵:寒冷刺激交感神经,引起皮肤血管收缩,皮肤血流和散热减少,基础代谢增加。同时,寒冷时肌张力增加,寒战又可消耗体内热能,加速寒冷伤害。②中度冻僵:此时体温调节机制衰竭,寒战停止,代谢明显减慢,引起多器官功能障碍或衰竭。③重度冻僵:内分泌和自主神经系统热储备机制丧失,基础代谢率下降50%,室颤阈下降,呼吸明显变慢;体温低于24℃时,全身血管阻力降低,血压测不出,神志丧失,瞳孔散大,处于濒死状态。

【诊断】

一、全身性冻伤(冻僵)

1. 轻度冻僵 CBT 32~35℃。患者表现为疲乏、健忘、多尿、肌肉震颤、心跳和呼吸加快、血压增高。

2. 中度冻僵 CBT 28~32℃。患者表情淡漠、精神错乱、语言障碍、行为异常、运动失调或昏睡。心电图(ECG)示心房扑动或颤动、室性期前收缩和出现特征性的J波。体温在30℃时,寒战停止,神志丧失、瞳孔扩大和心动过缓。

ECG 示 P-R 间期、QRS 波和 Q-T 间期延长。

3. 重度冻僵 CBT<28℃。患者出现少尿、瞳孔光反应消失、呼吸减慢和心室颤动(简称室颤);体温降至 24℃时,出现僵死样面容;体温 ≤24℃ 时,皮肤苍白或青紫,心搏和呼吸停止,瞳孔散大固定,四肢肌肉和关节僵硬,ECG 示等电位线。

4. CBT 测定 可证实诊断。可采用两个部位:①直肠测温,应将温度计探极插入 15cm 深处测定;②食管测温,将温度计探极插入喉下 24cm 深处测定。

二、局部性冻伤

局部冻伤后皮肤苍白发凉、麻木、知觉丧失,不易区分其深度。其突出表现是在复温解冻后,根据损害程度临床分为四度。

Ⅰ度冻伤:损伤表皮层。有轻微刺痛、瘙痒感或灼热感,受冻皮肤早期苍白,复温后局部呈红色或微紫红色,充血、水肿,无水疱。

Ⅱ度冻伤:损伤达真皮层。有剧烈跳痛或刺痛,复温融化后皮肤呈红色或暗红色,水肿明显,触之灼热,有较大水疱,水疱内充满橙黄或粉红色透明浆液,疱底鲜红。

Ⅲ度冻伤:损伤深达皮下组织。出现感觉迟钝,复温融化后创面由苍白变成紫红或青紫色,皮温较低,水肿明显,有散在的厚壁血性水疱,疱底暗红,有血性渗出。

Ⅳ度冻伤:损伤深达皮肤全层、皮下、肌肉及骨骼等组织。出现感觉丧失,肢体疼痛,复温融化后皮肤呈紫蓝色或青灰色,皮温低,局部水肿,可有厚壁血性小水疱,疱液咖啡色,疱底污秽,严重时无水疱。

在冻伤早期很难判断组织损伤的深度和范围,可借助各种影像学检查来判断可能存活的组织,推荐使用血管造影、骨扫描或 MRI。

【治疗】

对于冻伤的处理必须采取综合治疗措施,应最大限度地保留有活力的组织或肢体。

一、急救措施

立即脱离寒冷环境,保暖复温。解除寒冷潮湿或紧缩性的衣物,如靴、手套、袜子等;若衣物冻结不宜解脱,应待迅速复温后处理。全身冻伤患者,应根据病情给予抗休克或复苏治疗。

迅速复温是急救的关键,温水快速复温比自然缓慢复温效果更好,只要条件允许,现场温水复温是冻伤治疗的第一步。

依据患者情况选择适宜的复温技术与速度,通常复温速度为 0.3~2℃/h。常用的复温技术如下。

1. 被动复温(passive rewarming) 即通过机体产热自动复温。适用于轻度冻僵患者。将患者置入温暖环境中(15~30℃),应用较厚毛毯或被褥裹好身体,逐渐自行复温,复温速度为 0.3~2℃/h。

2. 主动复温(active rewarming) 即通过外源性热传递给患者。适用于:①CBT<32℃;②心血管功能不稳定;③高龄;④伴有中枢神经功能障碍;⑤内分泌功能低下;⑥疑有继发性低体温时。

(1)主动体外复温:直接通过体表升温的方法,用于既往体健的急性低体温者。应用电热毯、热水袋或 40~42℃ 温水浴升温等,复温速度为 1~2℃/h。应将复温热源置于胸部,避免四肢单独加温,否则大量冷血回流,致 CBT 下降,损害脏器功能。更积极有效的方法是用 40~42℃ 的恒温热水,浸泡患者伤肢或全身,使受冻局部在 20 分钟内或全身在 30 分钟内复温。复温以肢体红润、循环恢复良好、皮温达到 36℃ 左右为妥。如果患肢出现严重水肿,在复温的同时可向水中加入消毒液,如聚维酮碘、氯己定等,以有效降低蜂窝织炎的发生率。浸泡时间不宜过长,水温不宜高。若无温水,可将伤肢置于救护者怀中复温。以冰雪擦拭冻伤部位不仅延误复温,而且会加重组织损伤。

(2)主动体内复温:可以给患者食用热饮料、高热量的流质或半流质食物,应用 40~45℃ 灌洗液进行胃、直肠灌洗升温,或者静脉输注加热(40~42℃)液体或吸入加热(40~45℃)湿化氧气复温,复温速度为 0.5~1℃/h。或采用血液或腹膜透析,从体外用温暖(37℃)的透析液加温。也可经体外循环快速复温,复温速度为 10℃/h。

二、其他治疗措施

1. 补液 冻伤可导致血液瘀滞,适当补液可避免血容量过低,有助于冻伤组织功能恢复。如果患者可以吞咽而不呕吐,可以口服补液盐;如果患者出现恶心、呕吐或精神状态改变,应予静脉输注加热的生理盐水。

2. 低分子右旋糖酐 静脉注射低分子右旋糖酐可以通过防止红细胞聚集和微血栓的形成来降低血液黏滞度。如果不考虑对患者进行其他全身性治疗,如溶栓治疗,则应予低分子右旋糖酐,500~1 000ml/d 静脉滴注,连用 7~14 天。

3. 溶栓治疗 溶栓的目的是溶解和清除微血管血栓形成,对于可能有严重并发症的深冻伤患者,血管重建术和解冻 24 小时内使用组织型纤溶酶原激活物(tPA)可以挽救部分或全部有危险的组织。推荐在监护条件下,冻伤 24 小时内使用 tPA,常规剂量为 3mg(浓度为 0.1mg/ml 的溶液 30ml)推注,然后 1mg/ml 的溶液 10ml/h 输注,与此同时给予肝素 500U/h。

4. 血管扩张剂 伊洛前列素是一种有效的血管扩张剂,可以抑制血小板聚集,下调淋巴细胞与内皮细胞的黏附力。对于伤后 72 小时内Ⅲ、Ⅳ度冻伤患者禁忌使用 tPA 或输注 tPA 有危险时,应考虑仅静脉使用伊洛前列素。给药方法:将伊洛前列素用生理盐水或葡萄糖溶液溶解后通过控制速度或输液泵静脉用药,第 1~3 天,初始速度为 0.5ng/(kg·min),然后每 30 分钟增加 0.5ng/(kg·min),最大速度为 2ng/(kg·min),每天 6 小时。如果出现不良反应,如恶心、头痛、潮红,减慢速度直至可以耐受不良反应或生命体征平稳为止,之后每天直接以最佳速度或最大速度为 2ng/

(kg·min)开始,每天 6 小时,持续治疗时间最多为 8 天;其他血管扩张剂还包括硝酸甘油、硝苯地平等,已被用作冻伤的主要和辅助治疗药物。

5. 布洛芬 布洛芬是一种特异性血栓素抑制剂,能够有效减轻冻伤造成的组织损伤,已被纳入冻伤的规范化治疗方案,推荐 12mg/kg,每天 2 次,最大剂量为 2 400mg/d,每天 4 次。

6. 破伤风抗毒素 Ⅲ度以上冻伤给予破伤风抗毒素 1 500~3 000U 肌内注射。

7. 抗生素 冻伤本身并不易于感染,不推荐常规使用抗生素,对于有严重外伤、其他潜在性感染源、蜂窝织炎或脓毒症时可使用抗生素。

8. 加强营养支持 给予高热量、高蛋白、富含多种维生素饮食。

9. 水疗 解冻后每天进行 1~2 次水疗,水温为 37~39℃。

10. 吸氧 解冻组织的恢复情况取决于解冻后组织的氧合程度。相关研究显示,皮肤温度随着吸氧浓度分数的降低而降低,高氧会引起四肢血管收缩。对于非缺氧患者不提倡吸氧;若患者处于低氧状态(脉搏血氧饱和度<88%)或在高海拔地区(海拔>4 000m),可通过鼻导管或面罩给氧。目前,高压氧疗及交感神经切除术对冻伤患者的疗效缺乏足够的临床数据,还需进一步研究验证。

三、局部性冻伤的治疗

复温后冻伤的皮肤应小心清洁、保持干燥,抬高病变部位以减轻水肿。Ⅰ度冻伤保持创面干燥清洁,数日可自愈。Ⅱ度冻伤复温后,创面干燥清洁者可用软干纱布包扎,避免擦破皮肤、防止压迫,在包扎前可将芦荟膏涂于局部。冻伤部位的水疱处理不当容易继发感染,应选择性地引流水疱,透明水疱使用针头抽吸排干,出血性水疱应保持其完整性;创面感染时,先用浸有抗菌药的湿纱布外敷,再用冻伤膏,采用包扎或半暴露疗法。Ⅲ、Ⅳ度冻伤多用暴露法治疗,保持创面清洁。对分界明确的坏死组织予以切除,视创面情

况可植皮。对清创、抗生素治疗无效,且并发湿性坏疽,或有脓毒症者,则需尽快截肢,否则应将手术推迟到确定界限出现之时。除上述须尽早外科干预的情况外,等待患肢自然断离也是一个不错的选择。复温过程中肢体可出现肌筋膜综合征,严重时可能需行肌筋膜切开术。

四、全身性冻伤的治疗

除上述复温的急救措施外,尚应注意:①复苏过程中首先要维持呼吸道通畅,吸氧,必要时给予辅助呼吸。②体温低时极易出现室颤或心搏骤停,应行心电监护,注意纠正异常心律,必要时采取除颤复苏措施。③胃管内热灌洗或温液灌肠有助复温。④防治休克,复温的同时补充血容量,必要时适当选用血管活性药物。静脉输注的葡萄糖盐液应加温至 38℃;有酸中毒时给予 5% 碳酸氢钠纠正。⑤有肾功能不全、脑水肿时,可使用利尿剂并采取相应的治疗措施。⑥保护血管,防治血栓,改善循环。⑦心跳呼吸停止者,积极心肺复苏及相应药物治疗。若患者年龄小于 75 岁,经积极有效的心肺复苏超过 10 分钟,没有恢复有效自主循环或间断短时间恢复循环而期间又反复出现心搏骤停者,可实施体外心肺复苏(extracorporeal cardiopulmonary resuscitation,ECPR)。

(李彩霞)

参 考 文 献

[1] 张文武. 急诊内科学 [M]. 4 版. 北京: 人民卫生出版社, 2017: 925-928.

[2] 陈孝平, 汪建平, 赵继宗. 外科学 [M]. 9 版. 北京: 人民卫生出版社, 2018: 141-143.

[3] MCINTOSH S E, FREER L, GRISSON C K, et al. Wilderness Medical Society practice guidelines for the prevention and treatment of frostbite: 2019 Update [J]. Wilderness Environ Med, 2019, 30 (4S): 19-32.

第 141 章

淹 溺

淹溺(drowning)又称溺水,是指人淹没于水或其他液体中,水与污泥、杂草等物堵塞呼吸道和肺泡,或因咽喉、气管发生反射性痉挛,引起窒息和缺氧,肺泡失去通气、换气功能,使机体处于危急状态。由此导致呼吸、心跳停止而致死亡称溺死(drowning death)。约 90% 淹溺者发生于淡水,其中 50% 发生在游泳池。在我国,淹溺是伤害死亡的第 3 位原因,0~14 岁年龄组为第 1 位死因,溺水者多发生于青少年及 4 岁以下的儿童。淹溺最重要、最有害的后果是缺氧,所以,必须尽快恢复通气、氧合和灌注,这就要求目击者尽快行心肺复苏(cardiopulmonary resuscitation,CPR),尽快启动急救医疗救助系统。

【病因与发病机制】

淹溺多发生于不会游泳或不慎落水及投水自杀者。意外事故中以洪水灾害、翻船发生淹溺日益多见。此外,水上运动、潜水、工程意外等,也是发生淹溺的原因之一。

当人淹没于水中,本能地屏气,引起潜水反射(呼吸暂停、心动过缓和外周血管剧烈收缩),避免水进入呼吸道,保证心脏和大脑血液供应。由于缺氧不能坚持屏气,被迫进行深呼吸,使大量水分、泥、杂草等进入呼吸道和肺泡,堵塞气管,引起窒息,使肺失去通气、换气功能,加剧缺氧,导致严重的低氧血症、CO_2 潴留和酸中毒。溺水损伤的靶器官为肺脏,除了头部或脊髓外伤所致的中枢神经系统损害外,其他脏器的损害多继发于低氧血症和缺氧造成的酸中毒。吸入肺里的液体会造成迷走神经介导的肺血管收缩和张力过高,液体很快通过肺泡毛细血管膜进入微循环;肺泡表面活性物质受到破坏,导致肺泡不稳定、肺不张和伴有通气血流比例失调的肺顺应性降低;吸入液体引起气管痉挛也能导致低氧血症。低氧性神经元损伤会引起神经源性肺水肿。部分溺水者由于吸入呕吐物、泥沙和污物会导致支气管阻塞、支气管痉挛、肺炎、脓肿形成和破坏肺泡毛细血管膜的炎性损害,有时喉痉挛会导致阻塞后肺水肿。

在淹溺所致的窒息缺氧的发生过程中,有 10%~20% 的溺水患者是由于水分刺激产生喉痉挛,以致无法进行气体交换和呼吸运动,导致窒息缺氧,此即干性淹溺(dry drowning)。病理解剖可见肺内没有水或仅有少量水。另有 80%~90% 的溺水患者被淹溺后,由于缺氧、喉痉挛消失,从而使大量水进入呼吸道和肺泡,阻滞气体交换,导致严重低氧血症和高碳酸血症,进而引起代谢性酸中毒,循环抑制而加速死亡,此即湿性淹溺(wet drowning)。病理解剖时可见肺内大量液体和异物。

淹溺所致肺损伤和脑缺氧严重程度与吸水量、淹溺时间有关,与吸入淡水或海水性质无关。尽管淡水(较血浆或其他体液渗透压低)和海水(含钠量为血浆的 3 倍以上)渗透梯度不同,但是溺水吸入两者后产生的肺损伤的程度相似,均可引起肺顺应性降低、肺水肿、肺内分流、低氧血症和混合性酸中毒。因此目前已不主张区分是海水或淡水淹溺,尽管两者在理论上或实验条件下有所不同,但在临床上并无区别。尸检发现,大多数淹溺者吸入水量<4ml/kg。大多数淹溺者猝死原因是严重心律失常。冰水淹溺迅速致死的原因常为心动过缓或心脏停搏。溺水者突然接触冷水刺激迷走神经导致 Q-T 间期延长及儿茶酚胺大量释放,发生室颤或心脏停搏。

污水池、阴沟下水道、粪坑、腌菜池、沼泽地等是常见的硫化氢发生源。硫化氢系窒息性气体,因其比重(1.19)大于空气,易浓集于污池表面,故当淹溺入粪水或污水中,除淹溺损害外,尚有硫化氢等化学物的刺激和中毒所致的病理损害。

【诊断】

一、病史

有淹溺史及目击事故者。

二、临床表现特点

1. 轻度淹溺 落水片刻,患者可吸入或吞入少量的液体,有反射性呼吸暂停,神志清楚,血压升高,心率加快。肤色正常或稍苍白。

2. 中度淹溺 溺水 1~2min,人体因不能耐受缺氧而吸入大量水分,患者有剧烈呛咳呕吐。部分患者因呕吐物被重新吸入或发生反射性喉痉挛而加重窒息和缺氧。患者出现神志模糊或烦躁不安,呼吸不规则或表浅,血压下降,心跳减慢,反射减弱。约有 75% 溺水者发生肺水肿。

3. 重度淹溺 溺水 3~4min,被救后已处于昏迷状态,由于窒息患者面色青紫或苍白、肿胀、眼球凸出、四肢厥冷,测不到血压,口腔、鼻腔和气管充满血性泡沫,可有抽搐。呼吸、心跳微弱或停止。胃内积水致胃扩张者,可见上腹部膨隆。此外,淹溺患者常合并有脑外伤、脊髓损伤(跳水时)

和空气栓塞(深水潜水时),从而出现相应的临床体征。

三、实验室检查

血气分析显示低氧血症、高碳酸血症和呼吸性酸中毒,可合并代谢性酸中毒。心电图检查常见有窦性心动过速、非特异性 ST 段和 T 波改变,出现室性心律失常或完全性心脏传导阻滞时,提示病情严重。肺部 X 线有肺不张或肺水肿表现。疑有颈椎损伤时,应行颈椎 X 线或 CT 检查。

【治疗】

淹溺主要的病理生理变化是溺水导致的长时间低氧血症,所致缺氧的时间和程度是决定预后的重要因素,也是救治的中心。尽管溺水时间过长、复苏时间过长的患者存活少见,但长时间浸没于极冷冰水中的溺水患者偶尔可得到神经系统功能恢复的成功复苏。因此,除非有明显医学死亡证据(如腐烂、尸斑、尸僵),急救人员应现场开始早期复苏,在持续心肺复苏下转送到医疗机构。

一、淹溺的现场与院前急救

1. 水中急救 ①自救:不会游泳者,采取仰面体位,头顶向后,口鼻露出水面,保持冷静,设法呼吸,等待他救。会游泳者,当腓肠肌痉挛时,将痉挛下肢的大脚趾用力往上方拉,使大脚趾跷起,持续用力,直至剧痛消失,痉挛也就停止;若手腕肌肉痉挛,自己将手指上下屈伸,并采取仰卧位,用两足划游。②他救:救护者应从其背后接近,用一只手从背后抱住淹溺者头颈,另一只手抓住淹溺者手臂,游向岸边。救护时应防止被淹溺者紧紧抱住。

2. 地面急救 上岸后应立刻评估溺水者的意识、呼吸和脉搏等生命体征,若无呼吸、心跳,立即 CPR;若已出现尸斑、腐烂、尸僵等明显的死亡征象,则应放弃抢救。①畅通呼吸道:立即清除淹溺者口、鼻中的杂草、污泥,保持呼吸道通畅。目前已不推荐既往民间使用的控水方法(将患者腹部置于抢救者屈膝的大腿上,头部向下,按压背部迫使呼吸道和胃内的水排出;或者将淹溺者面朝下扛在抢救者肩上,上下抖动而排水)。②立即心肺复苏:对呼吸、心跳停止者应迅速进行心肺复苏,有条件时尽早心脏电击除颤。参见"第 105 章心脏骤停与心肺脑复苏"部分。③面罩供氧:立即用面罩给予 100% 纯氧,有条件时使用持续正压通气(CPAP),必要时气管插管,机械通气。④其他措施:建立静脉通道,保暖。迅速将患者转运到医院(图 141-1),疑有颈部外伤时应给予颈托固定。

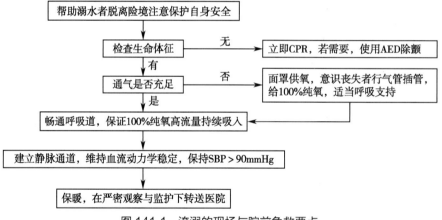

图 141-1 淹溺的现场与院前急救要点
注:CPR,心肺复苏;AED,自动体外除颤器;SBP,收缩压。

二、淹溺的院内急诊处理

即使现场评估无任何异常,所有患者都应该转运到医院进一步观察、评估和处理。院内早期处理的重点是迅速复苏和防治呼吸衰竭;重视相关外伤的早期发现和恰当处理;保持供氧。具体措施主要包括以下方面。

1. 继续心肺复苏。入院初重点在心肺监护,通过气管插管、高浓度供氧及辅助呼吸等一系列措施来维持适当的动脉血气和酸碱平衡。应用间歇正压通气(intermittent positive pressure ventilation,IPPV)(FiO₂>0.6)后,仍不能提高 PaO₂,可用持续气道正压通气(continuous positive airway pressure,CPAP)或呼气末正压通气(positive end-expiratory pressure ventilation,PEEP)。通过开放气道,扩张肺泡,增加功能残气量,改善肺顺应性及通气血流比例。合适的 PEEP(对心排血量无明显影响)通常先从 5cmH₂O 开始,逐步增加到 10~15cmH₂O。

2. 防治颅内高压和脑水肿,保护脑组织。①昏迷或心搏、呼吸停止者,一般均有颅内高压。颅内压持续增高,可致脑血流量减少,加重受损脑组织的缺血性损伤。可使用 20% 甘露醇 125~250ml 快速静脉滴注或呋塞米静脉注射、白蛋白静脉滴注,不仅有脱水防治脑水肿的作用,而且也有预防治疗淹溺中常出现的肺水肿的作用。②有意识障碍者,可予以促进脑组织代谢、保护脑细胞的药物,如辅酶 A、细胞色素 C、三磷酸腺苷、纳洛酮、纤维蛋白降解产物(FDP)等;并保持血糖在 11.1mmol/L 以下。③脑低温治疗:自 1985 年 Williams 等报道低温治疗心搏骤停的脑缺氧有效

141

后,国内外临床及实验均证实低温可减轻缺血后脑损害。

3. 维持水和电解质平衡。淡水淹溺时适当限制液体摄入,可积极补 2%~3% 氯化钠溶液;海水淹溺时不宜过分限制液体补充,可予补充 5% 葡萄糖液。静脉滴注碳酸氢钠以纠正代谢性酸中毒,溶血明显时宜适量输血以增加血液携氧能力。

4. 及时纠正血容量异常。淡水淹溺者,如血压基本稳定时,应早进行利尿脱水,减轻心脏容量负荷,防止肺水肿和脑水肿。血压不能维持又急需脱水者,可输 2%~3% 氯化钠溶液 500ml 或全血、浓缩红细胞悬液、浓缩血浆或白蛋白等纠正血液稀释和防止红细胞溶解。淡水淹溺所致的溶血一般不需要特殊治疗,严重溶血时可采用换血疗法,每次静脉换血量不超过总量的 5%~20%,以免发生低血压。

5. 镇静止惊。当患者出现阵发性抽搐时,不仅增加耗氧量,更重要的是由于强直 - 抽搐性发作可影响复苏过程中呼吸功能的恢复,加重中枢神经系统的缺氧损害。此时可静注地西泮并肌内注射苯巴比妥钠等。

6. 糖皮质激素应用。临床常用氢化可的松、地塞米松和泼尼松龙,通常在发病 24~48 小时内用大剂量皮质激素。氢化可的松首次静脉滴注 200~300mg,24 小时用量可达 1g 以上,地塞米松首次用量可静脉滴注 30~40mg,随后每 6 小时静脉滴注 10~20mg,甲泼尼龙为 30mg/kg 静脉滴注,用药不宜超过 72 小时。

7. 抗感染治疗。淹溺时气管内吸入大量污物,加之机体抵抗力下降,发生感染的可能性很大,因此应及早选用抗生素防治肺部感染。一般首选较强的广谱抗生素。

8. 对于在浅水中游泳或跳水姿势不当的淹溺者,应注意有无颈椎损伤和颅脑损伤、闭合性腹腔内脏器损伤及骨折的可能,并进行相关体格检查和 X 线、B 超和 CT 等辅助检查。必要时请相关专科会诊,以免漏诊。

9. 其他并发症处理。及时防治肺部感染,体温过低者及时采用体外或体内复温措施,合并颅外伤及四肢伤者亦应及时处理,尤其要提高对出现 ARDS、AKI、DIC 等并发症的警惕性,参见有关章节。

(赵晓东　张文武)

第 142 章

电 击 伤

当一定电流或电能量(静电)通过人体所引起的损伤、组织烧伤或功能障碍,甚至死亡,称电击伤(electrical injuries),俗称触电。工业用电、家庭用电、雷电和生物电都可引起电击伤。由电源直接接触体表而发生的电击最常见,在高电压或超高电压的电场下,虽未直接接触电源,也会因电流经过空气时产生电弧,人只要靠近高压线就可能受到损害。电流通过心、脑、延髓、脊髓等重要组织和脏器时常为致命性电击伤。低压电流可使心跳停止(或发生室颤),继之呼吸停止。高压电流由于对中枢神经系统强烈刺激,先使呼吸停止,再随之心跳停止。因此提高人们对电性能的认识,加强电站及供电系统的管理,严格遵守操作规程,是杜绝电击伤的必要前提;对触电者立即进行正确、有效的救治,是拯救患者生命,减少伤残的重要保证。

【病因与发病机制】

一、病因

电击伤的病因是电,可以是电流也可以是静电的电能量。其原因包括:①生活中直接或间接接触漏电或工作中违反用电操作规程触电;②高温高湿场所,本来不漏电的电器绝缘性能降低后而发生漏电,如:身体受潮或出汗后电阻降低,本来不会触电的情况在此时因电流容易通过而发生触电;③旷野树下躲避雷雨,在雷雨的超高压电场中,电流或静电电荷经过空气或其他介质后电击人体;④抢救触电者时,营救者用手直接触拉等而导致电击伤;⑤意外情况,如风暴、地震、火灾等使电线断裂,带电的电线落在人体上,或由于某种原因误碰电源而致触电。⑥有些动物有发电器官,如电鳗,放电时能引起剧痛,有时会使人晕厥,能造成淹溺事故。

常见的触电方式有三种。①单相触电:人体接触一根负载电线(火线),电流通过人体,并通过肢体与地面直接接触,大地成为回路,形成电流环形通路。②双相触电:人体不同部位同时接触同一线路上的两根有负载的电线,其一是火线,另一是零线(回路),电流从火线通过人体传导,由零线回流,形成环路。③跨步压触电:当一根电线落在地上,则以此电线落地点为圆心,在 20m 之内的地上有许多同心圆,这些不同直径的圆周内的电压各不相同,离电线落地点越近的圆周电压越高,越远则越低,这种电压称跨步电压。当人走入此电场感应区域,前脚跨出着地,后脚尚未离地,这时两脚分别接触在两个不同电位差的带电点上,存在电位差,即会使电流自前脚流入,经躯干再自后脚回流大地,形成环形通路。因其发生与跨步有关,故称为跨步压触电。此型触电,离电流落地点越近,电压越高,危险越大;跨步幅度越大,电位差越大,危险亦越大。

二、发病机制

电击损伤包括电流对细胞的直接损伤和电阻产热引起的组织和器官损伤,其对人体损伤程度与电流强度、电流种类(直流电、交流电)、电压高低、触电时间长短、人体电阻、电流途径等有关。

1. 电流强度 是人体触电后致命因素。不同的电流量对人体产生不同的症状,一般 2mA 以下的少量电流,手指接触时仅产生麻刺感觉;当电流量增至 10~20mA 时,手指肌肉产生持续的收缩,不能自主松开电源,导致电流通过心脏时间较长,可致心肌细胞去极化,心肌收缩,并可引起剧痛和呼吸困难;如电流进一步增强至 50~80mA,则可引起呼吸肌麻痹和室颤;90~100mA,50~60 周率的交流电即可引起呼吸肌麻痹,持续 3s 心跳即停止而致死;220~250mA 的直流电通过胸腔即可致死。2A 以上,在电流通过的路径上产生神经抑制作用。

2. 电压高低 电压越高,电能越大,致伤的机会也越大。低电压强电流造成局部烧伤。一般认为,电器设备的电压在 250V(伏)以上的称高压设备,36~250V 的称低压设备,<36V 的称特低压设备。12V 以下是绝对安全电压,36V 以下是安全电压;220V 电流可造成室颤而致死;1 000V 以上电流可使呼吸中枢麻痹,呼吸停止,继而心跳停止而致死;220~1 000V 的致死原因则两者兼有。高电压还可使脑组织点状出血、水肿软化等。

3. 电阻 人体可以看作一个由各种电阻不同的组织组成的导体,外面是一层导电能力很差的皮肤,皮肤里面有导电能力很强的体液。电流量 = 电压 / 电阻,在潮湿条件下,电阻降低,接触 12V 电流也有危险,20~40V 电流作用于心脏也可致死。另外,电流接触人体后,在体内的线路不是按着直线进行,而是选择电阻小的组织前进,路线短则电阻小,如两指之间或嘴。血管、淋巴管是人体最好的导电体,肌腱、肌肉、神经次之,脂肪、皮肤更次之,骨骼的电阻最大,手掌、足跟及无发头皮等致密组织电阻亦最大。同样强度的电流由足跟进入,在局部皮肤可能造成一个不大的黄斑,流过肌肉、肌腱等组织,则造成局部重度电灼伤或碳化。通过人体的电流强度主要取决于人体的皮肤电阻与电源电流。冬季及皮肤干燥时,皮肤电阻可达到 3 万 ~100 万 Ω(欧姆);潮湿的皮肤可降至 1 000~5 000 Ω;皮肤裂开或破损时,电阻可降至 300~500 Ω。即在同样的电流电击下,后者较前者所通过的电流可大至数百至上千倍。

4. 电流作用的时间 时间越长,损伤越严重。当屈肌猛烈抽搐时,造成抓住导体紧紧不放的反应,可能延长接触时间。相反,如果肌抽搐作用在伸肌上,触电人失去知觉或被人看见断电了,则会远远弹开导体。高压电流通过人体时间 <0.1s,不致引起死亡;超过 1s,可能导致死亡。

5. 电流通过人体的径路 凡电流通过心、脑等重要脏器往往有生命危险。穿胸电流(如手→手通路)较肢体电流(手→足,足→足)通路更易致死,主要原因为电流直接影响或冠脉痉挛,导致心肌损伤。

6. 电流种类 直流电、交流电、冲击电流和静电电荷对人体都有伤害作用。但人体对交流电的耐力要比直流电差得多,其中以低频(15~150Hz)的危险性为大。低频中又以 50~60Hz 的交流电危险性更大。低频交流电频率的改变,使其很容易作用于心电周期,引发室颤,类似于 R-on-T 现象。若频率超过 2 000Hz 则危险性反而减少,如高频治疗机频率高达 10 万 Hz,对人体毫无危害。

冲击电流和静电电荷对人体都能造成损害。雷电和静电都能产生冲击电流。静电为有限的电荷,往往在摩擦或电容器充电后发生。闪电为一种静电放电,其中电能量在 0.5s 的时间内,以 100 亿 V 的静电压放电,峰值电流可达 200 000mA,这样高的电压电流的放电,可击毙在电路中的任何物体。由于所产生的高热和机械暴力,使击中者碳化,组织撕裂,并立即死亡,其死亡原因除严重的并发症外,一般认为系电击休克,室颤和呼吸肌麻痹所致。

【诊断】

一、病史

有明确的触电或被雷、电击伤史。

二、临床表现特点

1. 全身表现 轻度电击者仅出现痛性肌肉收缩、惊恐、头晕、心悸、面色苍白、口唇发绀、四肢乏力等。中度电击者表现为惊恐,面色苍白,表情呆愣,触电肢体麻木感,部分患者甚至昏倒,暂时意识丧失,但瞳孔、血压无明显变化,患者呼吸浅而速,可出现偶发或频发期前收缩,心动过速。重度电击者立即出现意识丧失,呼吸、心搏骤停。电击后常出现严重室性心律失常、肺水肿、胃肠道出血、凝血功能障碍、急性肾损伤等。应特别注意伤者有多重损伤的可能性,包括强制性肌肉损伤、内脏器官损伤和体内外烧伤。此外,由于肢体的急剧抽搐动作可引起骨折。

受电击的肌肉与肾脏组织发生细胞溶解坏死后可产生大量肌球蛋白尿(myoglobulinuria)和肌红蛋白尿(myoglobinuria),溶血后血红蛋白尿(hemoglobinuria)可损伤肾小管,以及脱水和血容量不足等多种原因可共同促使患者发生急性肾损伤。

2. 局部表现(电热灼伤) 一般低电压电流的烧伤面小,直径一般为 0.5~2.0cm,呈圆形、椭圆形或蚕豆状,边缘规则整齐,与健康皮肤分界清楚,一般呈无痛,焦黄色、褐色或灰色干燥伤面,偶可见水疱形成。此类烧伤多见于电流进出口处,如手、臂或脚。

高压电流烧伤,面积较大,损伤的深度甚至深达肌肉和骨骼。轻者仅表现为皮肤干燥烧焦的创面,面积较大,损伤较深,可达真皮层或皮下组织;较重者可有大片焦痂,组织坏死,以后脱落,感染和渗出,伤口愈合较为缓慢,形成慢性皮肤溃疡。少数患者体表皮肤烧伤并不严重,甚至无明显皮肤改变,但电流更多地通过血管、淋巴管、肌肉、神经等,造成沿着其行走方向的灼伤,受伤当时可能表现不明显,早期常难以从外表确定损伤范围和程度,24~48h 后周围组织开始发红、肿胀,出现炎症反应;随病程进展,由于肌肉、神经或血管的凝固或断裂,可在 1 周或数周后逐渐表现为坏死、感染、出血等,甚至发生败血症,后果严重。部分患者发生前臂腔隙综合征(compartment syndrome)。腹部电热灼伤可导致胆囊坏死、肠穿孔、胰腺炎、肠麻痹、肝脏损害、肾损伤等。电击创面的最突出特点为皮肤的创面很小,而皮肤下的深度组织损伤却很广泛。临床上对深部组织电灼的程度估计不足是诊断普遍存在的问题。

3. 并发症及后遗症 电击伤后 24~48h 常出现并发症及后遗症,如心肌损伤、严重心律失常和心功能障碍;吸入性肺炎或肺水肿;消化道出血或穿孔、麻痹性肠梗阻;DIC或溶血;球蛋白尿或肌红蛋白尿和急性肾损伤;骨折、肩关节脱位或无菌性骨坏死;部分电击伤者有单或双侧鼓膜破裂、听力丧失;烧伤处继发感染。电击伤后数天到数月可出现上升或横断性脊髓炎、多发性神经炎或瘫痪等;角膜烧伤、视网膜脱离、单侧或双侧白内障和视力障碍。孕妇电击伤后常发生流产、死胎或宫内发育迟缓。

4. 闪电损伤 闪电损伤是遭受短暂的、非常强大的电流冲击引起的损伤。暴露的时间非常短暂,损伤常常局限在皮肤外层。闪电可以引起心脏和大脑的短路,使受害者立即死亡。双下肢常有暂时性瘫痪、呈蓝色、麻木(闪电性瘫痪)。皮肤可能有羽毛状或分支状的较小烧伤,由成簇的小点组成,像香烟头的烧伤或汗水蒸发后留下的条纹。皮肤血管收缩呈网状图案,为闪电损伤特征。

三、诊断注意事项

根据患者触电史和现场情况,即可作出诊断。应了解有无从高处坠落或被电击抛开的情节,注意颈髓损伤、骨折和内脏损伤的可能性。监测血 LDH、CK-MB、淀粉酶、尿肌红蛋白、肝肾功能等,可辅助判断组织器官损伤程度。有些严重电击患者当时症状虽不重,1h 后却可突然恶化。也有电击后呈极微弱的心跳和呼吸的"假死状态"(即人体主要生理功能如心跳、呼吸等,处于极微弱情况下的一种状态,外表看来似乎已经死亡),假死并非由室颤引起,主要由于延髓受抑制或呼吸肌痉挛所致。要认真鉴别,不可轻易放弃对触电者的抢救。此外,对触电的孕妇,必须对母体胚胎进行检查,如胎儿超声检查。对电击伤患者还必须进行眼科检查、鼓膜和内耳检查。

【治疗】

一、脱离电源

应争分夺秒,首要任务是迅速切断电源。按当时的具体环境和条件采用最快、最安全的办法切断电源或使患者脱离电源,一般有下述几种方法。

1. 关闭电闸 若电闸就在附近,立即关闭电闸是最简单、安全而有效的行动。并尽可能把保险盒打开,总电闸扳开,并派人守护总电闸,以防止忙乱中第三者重新合上电闸,导致其他人触电。这是一种十分重要而简便易行的安全措施。

2. 斩断电线 若在野外或远离电闸的地方,尤其是下雨时,不便接近触电者或挑开电源线者用之;或高压输电线断落,可能附近电场效应而会产生跨步电压者,应于20m 以外斩断输电线(注意:斩断端的电线又可能触地形成新的中心,形成跨步电压,导致救护者触电)。所用的利器因地制宜选用,如绝缘钳子、干燥锄头、铲子、有干燥木柄的刀、斧等。

3. 挑开电线 对于高处垂落电源线触电,电闸不在附近,可用干燥木棒、竹竿或塑料棍等绝缘物挑开电源线。并注意挑开的电源线要放置好,避免他人触电。

4. 拉开触电者 如上述方法都不易用上,可用干木棒将触电者拨离触电处。如触电者趴在漏电的机器上,可用塑料绳、干绳子或衣服拧成带子,套在患者身上,将其拉出。

在使触电者离开电源的整个过程中,应注意以下几点:①必须严格保持自己与触电者的绝缘,包括不直接接触触电者,选用的器材必须有可靠的绝缘性能。若对所用器材绝缘性能无把握,则要在操作时,脚下垫放干燥的木板、厚塑料块等绝缘物品,使自己与大地绝缘。②在下雨天气野外抢救触电者时,一切原先有绝缘性能的器材都因淋湿而失去绝缘性能,因此更须注意。③野外高压电线触电,注意跨步电压的可能性并予以防止,最好是选择20m 以外进行切断电源;确实需要进出危险地带,须保持单脚着地的跨跳步进出,绝对不容许双脚同时着地。

二、现场立即进行心肺复苏

对呼吸微弱或不规则,甚至停止,但心搏尚在者,应立即口对口人工呼吸和 / 或胸外按压,并应同时准备行气管插管正压呼吸。对心搏骤停者应立即行胸外按压。因为电击后存在"假死"状态,人工呼吸、胸外心脏按压必须坚持不懈进行,直至患者清醒或出现尸僵、尸斑为止。不可轻易放

弃,可由几个人轮流操作。

对室颤者应用直流电除颤。关于是否用肾上腺素的问题,既往认为肾上腺素可使心肌代谢和耗氧量增加,使细胞外钾离子向心肌细胞内移动,故心肌应激性增高,引起室颤,故将该药列为禁忌使用。但研究发现,在已有室颤的情况下使用,可使细颤动波转为粗大,如再行电除颤,往往可恢复窦性心律;此外,肾上腺素又能兴奋窦房结,使心肌应激能力增强,也是电除颤后恢复窦性心律有利的一面。因此,肾上腺素是可以应用的,而且应作为首选复苏药物之一。另外,也可应用胺碘酮静脉注射治疗纠正室性心律失常及预防室颤再次发作;对于反复发作的室颤、心室电风暴,可应用艾司洛尔静脉注射治疗。

三、对症支持治疗

主要是维持呼吸、血压稳定,积极防治脑水肿、急性肾衰竭等并发症,早期使用降温疗法,纠正水、电解质代谢紊乱及酸碱平衡失调,防治继发感染。这些措施不单是在呼吸、心跳恢复后使用,而应在复苏开始时使用,并贯穿于抢救全过程。消毒纱布的包扎和有效的镇静止痛也很重要。搬动伤者时谨遵主干原则:头—颈—躯干,谨防加重脊髓外伤。送往医院后,须多学科进行会诊,根据临床检查选择住院科室。

四、进一步治疗

1. 常规注射破伤风抗毒素。

2. 烧伤患者伤面周围皮肤用碘酒、酒精处理后,加盖消毒敷料包扎,减少污染。严重者须在烧伤科住院治疗,注意水、电解质代谢紊乱及酸碱平衡失调的纠正,分期进行预防或治疗肾功能不全的血液透析和预防控制感染并发症。

3. 补液治疗。高压电击伤时,由于肌肉的大量损伤,大量肌红蛋白释出,患者伤后的尿呈葡萄酒色或酱油色,为了及时将游离的肌红蛋白及血红蛋白排出体外以减轻对肾脏的刺激损伤,预防急性肾衰竭,应输入较大量液体以保证患者尿量在每小时 50ml 以上,对每小时尿量、周围循环情况及中心静脉压进行监测。对电击患者,特别是有过心搏骤停或心电图异常的患者,输入量应适当控制,以防止输液过多,加重心脏负担。

4. 已坏死肢体采用暴露疗法,伤后 3~5 天坏死分界线清楚后,进行坏死组织清创术,并注意创口继发性出血,并给予相应处理。

5. 择期行植皮治疗。

6. 高压电击伤时,由于深部组织损伤,大量液体渗出,筋膜下水肿明显,压力增加。增高的组织间压力将使循环受到障碍并造成更多的、继发性肌肉坏死。因之,应尽早施行焦痂及深筋膜切开术以减低肌间隙压力,改善循环,或挽救部分受压但并未坏死的肌肉。

7. 对于严重损伤而不能保留的肢体,须行截肢,以免坏死物质吸收而引起急性肾损伤。

8. 如有骨折、颅脑外伤等,则在复苏的基础上同时进行

积极处理。

9. 选用有效抗生素防治继发感染,特别要注意厌氧菌感染的防治。

五、其他

电击伤后引起机体严重缺氧者较多见,一般氧疗不能奏效者可用高压氧治疗,以提高氧含量,增加氧分压和血氧的弥散,有效纠正缺氧。对神志清楚,伴有乏力、心慌、全身软弱的患者,一般卧床休息数天后即能恢复,必要时对症支持治疗。并应注意深部烧伤及可能的远期并发症。另外,

进行早期的心理干预也很重要。

(窦清理　张文武)

参 考 文 献

［1］张文武. 急诊内科学 [M]. 4 版. 北京: 人民卫生出版社, 2017: 932-934.

［2］葛均波, 徐永健, 王辰. 内科学 [M]. 9 版. 北京: 人民卫生出版社, 2018: 930-932.

142

第143章

急性高原病

高原病（disease of high altitude）是发生于高原低氧环境的一种特发疾病，主要是指某些不适应气候的人在短时间内上升至一定高度而引起的脑肺综合征。急性高原病（acute mountain sickness，AMS）是人群从平原快速进入海拔3 000m以上地区所出现的一系列非特异性临床综合征，也可发生于海拔3 000m以下地区。轻者出现头痛、头晕、恶心、呕吐、疲乏、失眠等各种不适症状，重者发生威胁生命的高原肺水肿（high altitude pulmonary edema，HAPE）乃至高原脑水肿（high altitude cerebral edema，HACE）。急性高原病分为轻型和重型，其中轻型是急性轻症高原病，重型有高原肺水肿和高原脑水肿。

【病因与发病机制】

急性高原病的发病率与进入高原的速度、海拔高度、居住时间、体质及机体对高原的氧的易感性有关。另外上呼吸道感染及过度疲劳也可明显提高急性高原病的发病率。多数学者认为，本病的发生老年人低于青年人，女性低于男性；急性高原病的发生率与男性的身体质量指数［身体质量指数（BMI）＝体重（kg）/身高^2（m^2）］呈正相关，与女性的体重指数无关，说明肥胖男性易感性大。

急性高原病发病机制尚不十分清楚，低压性低氧是本病的始动因素。目前研究认为与以下几个方面有关。

1. 高原肺水肿的发病相关因素

（1）缺氧：缺氧引起一氧化氮（NO）、一氧化氮合酶（nitric oxide synthase，NOS）下调和肺动脉壁结构变化。血管内皮的功能是通过产生血管收缩因子和扩张因子调控血管张力。血管内皮产生的NO，通过激活平滑肌细胞的鸟苷酸环化酶使血管扩张，增加不同器官的血流量。从L-精氨酸合成NO的酶即NOS，不仅存在于血管内皮细胞，也见于中枢神经系统和巨噬细胞。人的NOS基因有神经元型、内皮型及诱导型三种。研究表明，与常态氧状态相比，低氧条件使内皮细胞NO产生明显减少，原因是缺氧状态下抑制NOS mRNA的表达，使NOS mRNA降低40%~60%。高原缺氧产生肺动脉高压，进而形成高原肺水肿，是肺动脉扩张因子NO合成/释放减少所致。缺氧环境不但引起NO及NOS代谢异常，而且引起血管结构重建，壁增厚、弹力降低。

（2）肺动脉高压：肺动脉高压致肺毛细血管渗漏。高原缺氧引起肺动脉收缩和肺动脉高压，心导管研究亦显示，高原肺水肿患者肺动脉收缩压可达144mmHg，而健康者正常范围是60~80mmHg，且敏感个体有很强的缺氧肺血管收缩反应，肺动脉高压常发生在高原肺水肿形成之前。研究分析表明，气管肺泡液为含有多种细胞、大分子量蛋白等物质的高通透性水肿液。病程中后期肺泡液含有多种炎性标志物，亦有血凝和血小板激活的表现。当肺动脉高压传递到一些毛细血管时，形成毛细血管高壁压，引起毛细血管和肺泡超微结构的改变。急性高原病患者有严重的微循环障碍，内皮上有白细胞滚动、聚集或移出，毛细血管通透性明显增加，这种通透性变化尚与血管内皮生长因子（vascular endothelial growth factor，VEGF）有关。VEGF是很强的致毛细血管壁渗漏性介质，主要分布在人肺泡上皮中（比血浆浓度高500倍）。当人在高原缺氧环境下，肺泡上皮的VEGF表达明显增加，肺泡上皮受到破坏，肺泡液中VEGF进入肺血管，与其受体结合后，提高肺毛细血管通透性，加重高通透性水肿的病理过程。临床高原肺水肿患者血浆和支气管肺泡灌洗液中VEGF含量明显增高，支持上述论述。除VEGF外，多种自由基亦参与高原肺水肿的血管损伤。

（3）炎症的发生：在高原肺水肿和高原脑水肿的中、后期，常有炎症介质和细胞因子的释放和激活。Bailey等在研究急性高原病患者的膜通透性、神经损伤和过氧化时发现，急性高原病患者的IL-6、CRP显著增高。国内研究亦表明，高原肺水肿患者外周血白细胞和中性粒细胞明显升高，血中TNF-α、IL-6、内皮素1、CRP及IgG、IgA、IgM含量都明显增加；患者的肺泡液中含有大量蛋白、红细胞、白细胞、CRP、免疫球蛋白及补体；表明急性高原病及高原肺水肿、高原脑水肿存在着炎症反应，即炎症损伤在高原肺水肿、高原脑水肿发展中起重要作用。在初始炎症反应未能及时控制的情况下，高原缺氧亦可引起胃肠功能异常，甚至发生胃炎、胃肠溃疡等损伤。使肠黏膜分泌IgG减少，肠黏膜上皮细胞凋亡增加，黏膜完整性屏障作用被破坏，经使肠内细菌和肠毒素入血，进一步激活炎症通路，造成炎症失控，甚至发生全身多器官功能衰竭。

（4）体液免疫介入高原肺水肿：肺循环的血管高通透性与缺氧所致体液免疫反应有关。机体进入高原受缺氧的影响，发生细胞变性及其他代谢或产生破坏性产物，致产生多种自身抗体，并激活补体。C3与C5在C4激活下裂解为C3a与C5a，继而激活肥大细胞释放组胺——使血管通透性增加，血浆及部分血浆成分渗透到组织间隙发生水肿。此过程与III型超敏反应发生机制相同。所以认为高原肺水肿

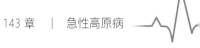

可能是 III 型超敏反应的发生所致。这种结果,也为高原肺水肿的治疗提供一个新思路。

2. 高原脑水肿的发病因素 高原脑水肿的病理生理虽然也有许多研究,但不如高原肺水肿研究那么深入。多数研究认为其发病过程为:缺氧→低氧血症→脑血流量增加→毛细血管压增高→血脑屏障通透性增加→脑水肿→颅内压增高→高原脑水肿。在脑脊液 / 脑容积比例较大者,脑脊液缓冲作用较大,不易发生高原脑水肿,只有两者比例较小者才易发生高原脑水肿。其次是血液和脑脊液中 CO_2 的调节。CO_2 扩张脑血管,使血流量增加,CO_2 减少则使脑血流量减少。高原缺氧常引起呼吸加快 / 过度通气,造成 $PaCO_2$ 下降,当降至 2.67kPa(即 20mmHg)时,脑血流量降为正常的一半。已知脑脊液和脑细胞外液中 H^+ 浓度可调节脑动脉紧张度。当脑脊液的 $PaCO_2$ 下降,甚至发生碱中毒时,H^+ 减少,脑血流量减少,因而加重脑缺氧所致的脑损害,加之缺氧使脑细胞膜上 Na^+-K^+-ATP 酶活性受抑制,膜上 Cl^- 转运载体受损,使细胞内 Na^+、Cl^-、H_2O 增多,形成或加重脑水肿。最后,缺氧引起组胺、花生四烯酸、缓激肽等多种介质释放,VEGF 生成、释放增加,脑毛细血管通透性增加,尤其 VEGF 增多使血脑屏障发生渗漏,这在实验动物和高原脑水肿患者中均获证实,是形成高原脑水肿的重要因素。

【诊断】

一、急性轻症高原病

急性轻症高原病传统上称为急性高原反应(acute high altitude reaction),是指短时间内人体由平原进入高原或由一个高度进入更高高度时,机体在短时间内因低氧而发生的一系列临床综合征。通常在高原停留 24~48h 后症状缓解,数天后症状消失。少数可发展为高原肺水肿、高原脑水肿。

1. 临床表现特点 急性高原反应常见症状是头痛、头昏、恶心、呕吐、气短、胸闷、眼花、睡眠障碍、食欲减退、腹胀、腹泻、便秘、口唇发绀、手足发麻。

2. 诊断 急性轻症高原病症状分度及评分见表 143-1,急性高原反应分度及诊断见表 143-2。

表 143-1 急性轻症高原病症状分度及评分

症状	分度	评分
头痛		
1. 头痛不明显,无痛苦表情,不影响日常活动	±	1
2. 头痛较轻,有痛苦表情,服一般止痛药后明显好转,不影响日常活动	+	2
3. 头痛较重,有痛苦表情,服一般止痛药后有所缓解,影响日常活动	++	4
4. 头痛较重,不能忍受,卧床不起,服一般止痛药无效	+++	7
呕吐		
1. 每日呕吐(1~2)次,呕吐物以食物为主,服一般止吐药后明显好转,不影响日常活动	+	2
2. 每日呕吐(3~4)次,最后呕吐物为胃液,服一般止吐药有所缓解,影响日常活动	++	4
3. 每日呕吐 5 次以上,卧床不起,服一般止吐药无效	+++	7
其他症状		
头昏、恶心、心慌、胸闷、气短、眼花、失眠、嗜睡、食欲减退、腹胀、腹泻、便秘、口唇发绀、手足发麻	+++	各计 1 分

表 143-2 急性高原反应分度及诊断

分度	标准
基本无反应	总计分 1~4 分
轻度反应	头痛(+),或呕吐(+),或总计分 5~10 分
中度反应	头痛(++),或呕吐(++),或总计分 11~15 分
重度反应	头痛(+++)或呕吐(+++),或总计分 16 以上

二、高原肺水肿

高原肺水肿发病急、病情重,属于急性重症高原病,如抢救不及时病死率较高。上呼吸道感染也易诱发本病。国内报道发病的海拔高度多在 3 000~6 000m(海拔越高发病率越高),发病率为 0.47%。

1. 临床表现特点 进入高原后突然发病。发病初期,多数患者有急性高原反应的表现,如头痛、头昏、恶心、呕吐、胸闷、气短等,继而出现咳嗽、心慌、呼吸困难,咳大量白色、橘黄色或粉红色泡沫痰,双肺布满湿啰音;最具特征者是咳出粉红色泡沫痰。重症患者出现烦躁不安、神志模糊以致昏迷时常合并有脑水肿。高原肺水肿突出体征为肺部湿啰音,以双肺占绝大多数,少数仅局限在一侧肺。口唇、甲床发绀。部分患者在心尖区或肺动脉瓣区有 II ~ III 级吹风样收缩期杂音,肺动脉瓣第二音亢进和 / 或分裂。少数患者可出现右心衰竭体循环淤血表现;颈静脉怒张、肝大伴有压痛、面及下肢水肿,也可出现期前收缩及奔马律。极少数患者可有轻度黄疸、腹部压痛及腹水征。

本病早期出现急性高原反应时即应高度警惕,出现神经精神症状提示可能并发高原脑水肿,起病时多不发热,少数可有低热,如体温渐升,常提示合并感染。

2. 辅助检查 ①血常规:合并感染者白细胞及中性

粒细胞增高,血细胞比容多增多,血小板计数降低。②尿常规:部分患者可出现蛋白尿。③血气分析:表现为不同程度的 PaO_2 降低及 $PaCO_2$ 降低,pH 多偏碱。④X 线检查:多为双肺片状、斑点状或云絮状阴影,沿肺门向外扩散,以双肺下野最为明显,右侧常较左侧为重。偶仅见一侧肺野或仅呈肺纹理增粗。⑤心电图:表现为窦性心动过速,电轴右偏,右心室高电压等右心负荷过重表现,并可出现 ST-T 改变及 Q-T 间期延长。

3. 临床诊断标准 ①近期抵达高原(一般在海拔 3 000m 以上),出现静息时呼吸困难、咳嗽、咳白色和粉红色泡沫样痰。②中央性发绀、肺部湿啰音。③胸部 X 线是诊断的主要依据,可见以肺门为中心向单侧或两侧肺野呈点片状或云絮状阴影,常呈弥散性、不规则性分布,亦可融合成大片状阴影。心影多正常,但亦可见肺动脉高压及右心增大征象。④经临床心电图等检查排除心肌梗死、心力衰竭等其他心肺疾病,并排除肺炎。⑤经卧床休息、吸氧等治疗和向低海拔转运,症状常迅速好转,X 线征象可于短期内消失。

三、高原脑水肿

高原脑水肿,又称为高山昏迷、高山脑病或脑型急性高山病等,是由于急性缺氧引起的中枢神经系统功能障碍。临床表现为严重的头痛、恶心、呕吐、意识障碍、共济失调等。本病发病急骤,进展迅速,常危及生命。

1. 临床表现特点 临床过程分为三期。①昏迷前期:最初表现为头痛、头昏、发绀、气促和呼吸困难,大部分患者可有表情淡漠、意识朦胧、反应迟钝和嗜睡状态,可伴有语无伦次,定向力、判断力、计算力下降或丧失,共济失调,步态蹒跚等,甚至出现幻觉和欣快感。部分患者表现为情绪激动,抑郁或烦躁不安,并可有心悸、胸闷。②昏迷期:出现不同程度的昏迷,大小便失禁,四肢无力、肌张力及生理反射改变,并可出现病理反射。颅内压严重升高者可出现角弓反张等去大脑强直表现,如发生脑疝后则可出现瞳孔改变,对光反射减弱或消失,生命体征改变,表现为血压不稳、呼吸不规则、心率变化等。③恢复期:意识状况逐渐好转,昏迷程度由深变浅或意识恢复,但意识恢复后仍可表现有反应迟钝、沉默寡言、嗜睡、记忆力减退、心悸、胸闷等,一般经休息和适当的治疗在短期内可恢复,恢复期平均 14 天左右。少数患者可遗留有头昏、乏力、记忆力差等症状。

2. 辅助检查 ①血象:多在正常范围内,并发感染后可表现为白细胞增高。②血生化:血电解质及尿素氮、肌酐一般在正常范围内。③脑脊液:脑脊液压力有不同程度的增高,部分脑脊液中可有红细胞。④脑电图:主要表现为枕区 α 波减少或消失,代之 δ 波为主的慢波占优势,并呈弥漫性分布。一般 α 波的数值与意识障碍的程度成反比。⑤眼底检查:大部分患者有视网膜静脉淤血,近半数患者可见视网膜出血或合并视乳头水肿。⑥头颅 CT 和 MRI 检查:表现为不同程度的脑水肿征象,脑实质密度增高,脑室容量缩小。

3. 临床诊断标准 ①近期抵达高原后发病,在海拔 3 000m 以上。②神经精神症状:剧烈头痛、呕吐、表情淡漠、精神忧郁或欣快多语、烦躁不安、步态蹒跚、共济失调(Romberg 征阳性)。随之神志恍惚、意识朦胧、嗜睡、昏睡以致昏迷,也可直接发生昏迷。可出现肢体功能障碍、脑膜刺激征和 / 或锥体束征阳性。③眼底:可出现视乳头水肿和 / 或视网膜出血、渗出。④脑脊液:压力增高,细胞及蛋白无变化,偶有血性脑脊液。⑤排除急性脑血管病、急性药物或一氧化碳中毒、癫痫、脑膜炎、脑炎。⑥经吸氧、脱水剂、皮质激素等治疗,以及向低海拔转运等措施,症状有缓解。

四、高原肺水肿合并高原脑水肿

在高原低氧环境下,同时发生高原肺水肿和高原脑水肿即为混合性高原病。病情严重,治疗时应兼顾脑水肿及肺水肿,病死率较高。多发生于低海拔地区进入高海拔地区(特别是 4 000m 以上)1 周以内。常在一般高原反应的症状基础上,出现剧烈头痛、恶心、频繁呕吐、烦躁不安、意识障碍等神经系统症状,查体可发现高颅压征象,并可出现脑脊液压力及性质改变。同时伴有严重的发绀、进行性呼吸困难加重,咳粉红色泡沫痰,双肺广泛水泡音,胸部 X 线见片状阴影。

脑水肿和肺水肿的表现可同时出现,亦可在脑水肿或肺水肿发生后相继出现,可以一种表现更为突出。

【治疗】

一、急性轻症高原病的治疗

多数急性轻症高原病可不需要治疗,经过 24~48 小时即可缓解或自愈。症状较重者酌情给予对症治疗,如休息;口服镇静剂如地西泮(每次 2.5~5.0mg)等;头痛者口服阿司匹林(每次 0.3~0.6g)、对乙酰氨基酚(每次 0.3~0.6g)、布洛芬(每次 0.2~0.4g)等;恶心、呕吐者肌内注射甲氧氯普胺(灭吐灵,每次 10~20mg)、丙氯拉嗪(甲哌氯丙嗪,每次 5~10mg)等。严重病例口服地塞米松(4mg,每 6 小时 1 次),或联用地塞米松(4mg,每 12 小时 1 次)和乙酰唑胺(0.5g,午后顿服)。急性轻症高原病一般不主张吸氧,对症状较重休息后不能缓解者,可间断低流量吸氧。

易地治疗:症状不缓解甚至恶化者,应尽快将患者转送到海拔较低的地区,即使海拔高度下降 300m,症状也会明显改善。

对重症患者须严密观察、及时处理,谨防发展为高原肺水肿和 / 或高原脑水肿。

二、高原肺水肿的治疗

1. 绝对卧床休息 一旦出现高原肺水肿表现,立即卧床休息,以减少机体氧耗,取半卧位。

2. 氧疗 强调早期、大流量(6~8L/min)、加压给氧,面罩吸氧较鼻导管吸氧效果好,应持续吸氧,重者可使用机械通气,采用 IPPV 或 CPAP,并给予呼气末正压 5~10cmH$_2$O,有条件者可使用高压氧舱治疗。

3. 易地治疗 氧疗无效时,应及时将患者转送到海拔较低的地区,大多数病例到海拔 3 000m 以下地区 2 天后即可恢复。

4. 氨茶碱 氨茶碱为治疗的首选药物,也是综合治疗的基础。轻者口服(每次 0.1~0.2g),重者可使用氨茶碱 0.25g 加入 5%~50% 葡萄糖液 20~40ml 静脉注射,4~6 小时可重复 1 次。

5. α 受体阻滞剂 α 受体阻滞剂具有扩张外周血管及肺血管减轻心脏前后负荷的作用,常用酚妥拉明 5~10mg 稀释于葡萄糖液体中静脉滴注。

6. 硝普钠 治疗肺水肿有良好效果,毒性小,作用快而强。剂量从 15μg/min 开始,根据效果和血压调整,每 3~5 分钟增加速率 1 次,最后达到 20~120μg/min(平均 40μg/min)。

7. 胆碱能受体阻滞剂 能对抗儿茶酚胺引起的血管痉挛,解除支气管平滑肌痉挛,改善微循环,抑制分泌,兴奋呼吸中枢,抑制大脑皮质,调节自主神经功能,有利于肺水肿吸收,可明显缩短症状及体征恢复正常的时间。常用山莨菪碱(654-2),每次 10~40mg 静脉滴注,必要时可用 40~100mg 或更大剂量重复给药。

8. 钙通道阻滞剂 主要通过抑制血管平滑肌细胞膜 Ca^{2+} 内流,使肺及体循环扩张,减轻心脏后负荷,心肌耗氧量减少,心排血量增加,改善心功能和减轻肺水肿。常用硝苯地平,一般首剂舌下含服 20mg,以后每 8 小时口服 10mg 直至康复。

9. 减少肺血容量 ①利尿剂:常规应用快速利尿剂如呋塞米 40~80mg 或依他尼酸 50~100mg 静脉注射,对血容量不足一般不宜使用。②20% 甘露醇:可促进渗出液回收肺循环,再经肾脏排出,有一定效果。对心功能不全者慎用。③吗啡:常用 10~15mg 缓慢静脉或皮下注射,必要时 30min 后可重复。对病情十分严重、烦躁、咳大量血性泡沫痰者效果明显,嗜睡、昏迷、呼吸不规则、心率较快者不宜应用。

10. 糖皮质激素的应用 本类药物有稳定毛细血管内皮细胞和肺泡上皮细胞功能,纠正缺氧引起的血管通透性增加;促进肺泡表面活性物质的产生;保护血小板,有利于抗凝血;减少抗利尿激素的分泌。用法:地塞米松 20~30mg 或氢化可的松 300~500mg/d,加入葡萄糖液内静脉滴注或静脉注射,一般连用 2~3d。

11. 抗生素的应用 早期应用抗生素预防呼吸道感染。

12. 强心剂的应用 一般认为有心力衰竭表现时可用快速洋地黄制剂。若快速利尿剂奏效,则不需要洋地黄治疗。

13. 其他治疗 对给氧治疗无效患者分次静脉滴注纳洛酮(总量 1.6mg)可获得满意疗效。有呼吸衰竭者可使用呼吸兴奋剂。给予能量合剂和保证充分的营养供给,可改善细胞呼吸和代谢。保护缺氧的组织,有利于病情恢复。另外,近年来国内外大量研究表明内皮舒张因子即一氧化氮(NO),急性肺水肿患者吸入低浓度 NO 后,能有效降低肺动脉压,一般吸入浓度为 20~40ppb(1ppb=10^{-9})。

三、高原脑水肿的治疗

治疗基本与高原肺水肿相同,早期识别是成功治疗的关键。易地治疗海拔至少下降 600m 以上。

1. 改善缺氧 首先应绝对卧床休息,降低耗氧量。早期应绝对高浓度、高流量吸氧,对呼吸衰竭及呼吸道分泌物过多的患者应早期行气管切开以保证呼吸道通畅,必要时可行呼吸机辅助呼吸。高压氧治疗适用于重症脑水肿患者。

2. 降低颅内压 给予脱水剂及利尿剂,常用 20% 甘露醇 250ml 快速静脉滴注,每 4~6 小时 1 次,同时给予呋塞米 20~40mg 静脉注射。脱水、利尿治疗时应注意维持循环稳定及水、电解质代谢平衡。

3. 肾上腺皮质激素的应用 可降低脑血管的通透性,稳定细胞内溶酶体膜,减轻细胞毒性反应,早期使用对脑水肿有显著疗效。常用地塞米松 5~10mg,重症患者可应用 20~40mg。

4. 保护脑细胞 ①头部降温:体温与氧的利用之间有着平行关系,当体温 30℃时氧耗减少 1/2,23℃时氧耗降低约为正常的 1/6。所以,选择性头部降温(冰帽)可降低脑组织代谢,保护脑组织,避免由于缺氧造成不良后果。②可选用低温冬眠、高压氧及各种护脑剂如巴比妥、钙通道阻滞剂等治疗。③静脉滴注 ATP、辅酶 A,并可应用胞磷胆碱等。

5. 控制和消除全身不利因素 ①避免颅压升高因素:保持安静,防止躁动,床头抬高,不压腹及肝、颈,保持呼吸通畅。②维持体液和酸碱平衡:一般边补边脱,最初数日可取负平衡;轻症者少补少脱,有休克宜快补快脱或快补慢脱,有脑病、肺水肿、心功能不全或呼吸衰竭者可慢补快脱。及时纠正酸碱平衡失调。③控制血压,维持心肺功能及全身营养状态。

6. 预防感染 早期给予广谱抗生素预防感染。

四、高原肺水肿合并高原脑水肿的治疗

对急性混合性高原病的治疗,应兼顾肺水肿及脑水肿的治疗,鉴于该病病情严重,病死率高,应在积极治疗的同时尽可能转运到低海拔医疗条件较好的医院治疗。

五、急性高原病的预防

进入高山前应对心理和体质进行适应性锻炼,如有条件者最好在低压舱内进行间断性低氧刺激与习服锻炼,以使机体对于由平原转到高原缺氧环境能有某种程度的生理调整。目前认为除了对低氧特别易感者外,阶梯式上山是预防急性高原病最稳妥、最安全的方法。建议,初入高山者如须进 4 000m 以上高原时,一般应在 2 500~3 000m 处停留 2~3 天,然后每天上升的速度不宜超过 600~900m。到达高原后,头两天避免饮酒和服用镇静催眠药,不要有重体力活动,但轻度活动可促使习服。避免寒冷,注意保暖,主张多用高碳水化合物饮食。上山前使用乙酰唑胺、地塞米松、刺五加、复方党参、舒必利等药物,对预防和减轻急性高原病的症状可能有效。

(张 斌)

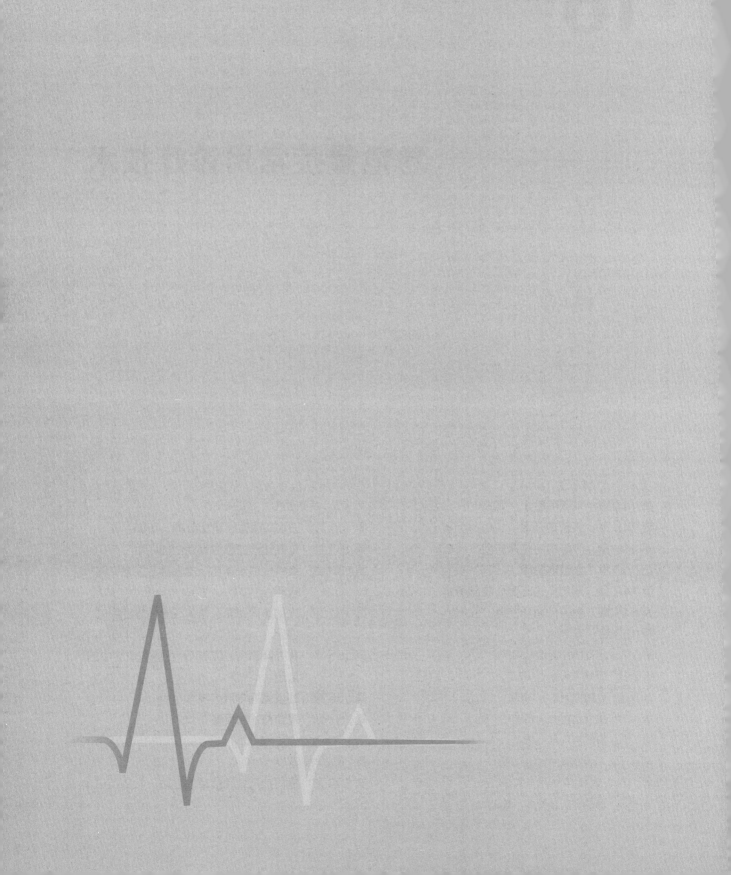

第 144 章

气管插管术

将导管插入气管内建立人工气道的方法称为气管插管术。它是急危重症患者抢救及治疗的基本操作之一。其作用包括：①保持呼吸道通畅；②便于呼吸道管理或进行机械通气；③减少无效腔和降低呼吸道阻力，从而增加有效气体交换量；④便于清除气道分泌物或脓血；⑤防止呕吐或反流致误吸、窒息；⑥便于气道内用药（吸入或滴入）；⑦特殊类型的气管导管如支气管导管（双腔导管），可分隔两侧肺而起到单肺通气、便于手术操作及防止患侧肺污染健侧肺的作用。因此，它在急危重症患者的抢救与治疗中有极其重要的作用。

一、适应证

1. 实施机械通气 需要接受有创机械通气的患者，首先应建立人工气道，提供与呼吸机连接的管路。主要用于呼吸心搏骤停、呼吸衰竭、麻醉等。

2. 上呼吸道梗阻 意识障碍、肥胖患者、口鼻咽及喉部软组织损伤、异物等均可引起上呼吸道梗阻。

3. 气道保护性机制受损 生理性的吞咽、咳嗽反射可以保护呼吸道，如意识改变或支配这些反射的脑神经（迷走神经为主）受损或麻醉时，气道保护性机制受损，易发生反流、误吸乃至窒息。

4. 气道分泌物潴留 气道自洁能力下降时，分泌物潴留易致肺部感染及肺不张。此时，建立人工气道，清除分泌物是控制肺部感染的重要措施。

二、禁忌证

紧急抢救时，经口气管插管无绝对禁忌证，但当患者存在上呼吸道烧伤、喉头水肿及颈椎损伤时，应慎重操作或选择其他建立人工气道的方法。其中，喉头水肿患者若出现呼吸困难，说明狭窄已达临界状态，一次插管不成功即可因操作导致水肿进一步加重而氧供出现悬崖式下跌，故应尽可能选用气管切开等方式解决气道问题，若别无选择，也应选用可保持患者基本通气要求的小号导管。颈椎损伤患者原则上采用电子支气管镜插管以避免二次损伤。

三、操作要点

（一）经口明视插管

经口腔明视插管于临床急救中最为常用，在此重点讲述。

1. 准备工作。①喉镜：成人用弯镜片，小儿用直镜片。②导管：经口插管，男性一般用内径（ID）7.5~8 号气管导管，女性 7~7.5 号；经鼻插管则较经口小 0.5 号；早产儿 2~2.5 号，足月儿 2.5~3 号，6.5 岁以下小儿按年龄 /3+3.5，6.5 岁以上按年龄 /4+4.5 估算型号；向套囊内注入气体检测是否漏气，前端润滑。③管芯：前端勿超出斜口。④牙垫：紧急时可用注射器代替。⑤简易呼吸球囊连接氧气、吸引设备，必要时准备呼吸机、插管钳。

2. 麻醉问题。为顺利地进行气管插管，常需麻醉（吸入、静脉或表面麻醉），使咀嚼肌松弛，咽喉反射迟钝或消失。但用于急救时，应视患者病情而定：①凡咀嚼肌松弛、咽喉反射迟钝或消失的患者如深昏迷、心肺复苏时，均可直接行气管内插管；②咀嚼肌松弛适当，但喉镜下见咽喉反射较活跃者，可对咽喉、声带和气管黏膜表面麻醉；③躁动又能较安全接受麻醉药的患者，可静脉推注镇静药、静脉麻醉药、肌松药，待肌肉完全松弛后插管，应同时做人工通气；④凡估计气管插管有困难（如体胖、颈短、喉结过高、气管移位等），插管时可能发生反流误吸窒息（如胃胀满、呕吐频繁、消化道梗阻、上消化道大出血等）、口咽喉部损伤并出血、气道不全梗阻（如痰多、咯血、咽后壁肿胀等）或严重呼吸循环抑制的患者，可在经环甲膜穿刺或经口施行咽喉喷雾表面麻醉后清醒插管。

3. 患者仰卧，头后仰，颈上抬，使口、咽、喉三轴线接近一直线。头下垫薄枕使头部略微前倾的"嗅花位"有利于暴露声门。

4. 用右手拇指推开患者下唇和下颌，示指（即食指）抵住上门齿，必要时使用开口器。左手持喉镜沿右侧口角进入口腔，压住舌背，将舌体推向左侧，镜片得以移至口腔中部，显露悬雍垂（为暴露声门的第 1 标志）。喉镜顺弧度前进，顶端抵达舌根，即可见到会厌（为暴露声门的第 2 标志）。

5. 成人弯型镜片前端应抵达会厌谷，向上提起镜片即显露声门，而不需要直接挑起会厌；婴幼儿直型镜片前端应放在会厌喉面后壁，即插管体位的会厌下方，须挑起会厌才能显露声门。暴露不佳时可略微进退调整镜片前位置及轻微上挑，上提时一般沿镜柄轴线，亦可略向竖直方向，轻微上挑时注意以手腕为支撑点，严禁以上门齿作支撑点。助手轻按甲状软骨并调整按压方向有助于暴露声门。

6. 直视下插入气管导管。右手持气管导管，沿喉镜片压舌板凹槽送入声门裂 1cm（心肺复苏时，建议仅于此时停止按压）后，拔出管芯再前进。把气管导管送至距声门 4~6cm（儿童 2~3cm）。一般情况下，男性患者插入深度为距上门齿 22~24cm，女性为 20~22cm。小儿为（年龄 /2+12）cm。确认插管深度后，成人套囊充气 5~10ml。

7. 确定导管位置。①出气法：快速轻压患者胸骨，耳听及脸颊感受管口有无气流呼出。此法最为实用，所受干扰因素最少。②进气法：球囊通气，观察双侧胸廓是否均匀抬起，同时听诊两肺有无对称的呼吸音，而上腹部无气过水声，以确定导管已在气管内。然后放置牙垫，拔出喉镜。注意：①进入食管亦可因胃部积气外溢而致导管壁出现水雾；②重症哮喘达镇静肺、大面积实变、大量积液等患者球囊通气可无呼吸音且胸廓起伏微弱而影响判断，若插管时目视导管进入声门可不受干扰；③肺及胸壁传导良好的患者，即使进入食管也可听到"呼吸音"，此时应结合胃部是否有明显大于"呼吸音"的气过水声、逐渐隆起及血氧饱和度变化综合判断；④危重患者，插管后血氧饱和度上升可作为位置正确的依据，反证意义不大；⑤呼吸机波形符合设置模式、进出潮气量差值小且稳定，或患者呛咳时呼吸机出现高压考虑位置正确；⑥按压胃部观察导管是否有气流溢出，注意区分是否由口腔溢出；⑦插管后双侧呼吸音不对称除考虑导管过深外，可结合叩诊及气管是否居中判断是否由其他原因引起；⑧呼气末二氧化碳水平正常或升高确定导管于气管内，明显降低接近于 0 考虑于食管内或心跳停止；⑨胸部 X 线片有助于调整导管深度，以前端距隆突 2~3cm 为宜。

8. 固定导管。用两条胶布十字交叉，将导管固定于患者面颊部；第一条胶布应把导管与牙垫分开缠绕一圈后，再将两者捆绑在一起。

（二）其他类型插管

1. 经鼻盲探插管 准备：鼻咽腔 1% 利多卡因表面麻醉，麻黄素滴鼻收缩黏膜血管使鼻腔通畅，鼻腔及导管滴涂润滑剂。操作：右手持导管先沿鼻孔方向插入，导管斜口正对着鼻中隔，可减少对鼻甲的损伤。导管插入鼻孔后，即与鼻纵线垂直沿鼻底经总鼻道出鼻后孔，从导管衔接管口即可听到呼吸声，左手托起患者头部调整头位，右手持导管并倾听导管口吸气声，最响亮时迅速进行探插。如清醒探插常出现呛咳，证明插管成功。盲探插管受阻时的纠正方法：①误入梨状窝时，如盲探插管受阻，管口呼吸声中断，在颈侧近喉结处可见隆起。应退管 2~3cm，向反方向旋转45°~90°，再向中线探插，同时用左手压甲状软骨使声门接近插管径路。②误入会厌谷时，在颈部可见甲状软骨上方隆起，常为头位过度后伸，导管前端置于会厌谷，应稍退导管，使头位抬高前屈，再沿最大气流声探插导管。③导管误入食管时，导管探插阻力消失而管口呼吸声也中断。多为头前屈过度，导管误入食管所致，应稍退导管，将头后伸，使导管向前转向插入气管。④导管误入咽后间隙，多为导管抵鼻后孔遇阻力时施行暴力探插所致。应将导管逐渐后退，听到气流声后，将导管旋转 90°，重新行探插，多能离开"盲道"抵咽喉腔。如盲探插管困难，又允许经口置入喉镜，则可明视下用气管插管钳把出鼻后孔的鼻导管夹住送入声门内，更为确切。

2. 电子支气管镜引导插管法 尤其适用于插管困难病例施行清醒插管。本法无须将患者的头颈摆成特殊位置，又可避免插管的麻醉或用药可能发生的意外，故更能安全地用于呼吸困难处于强迫体位或呼吸循环处于严重抑制状态患者的气管插管。建议采用经鼻插管，除非存在双

侧鼻道狭窄、颅底骨折等问题，因经口插管一旦出现咬管，即使隔着导管也会严重损坏电子支气管镜。插管时先润滑鼻道、导管内外及电子支气管镜，气管导管套入电子支气管镜，由鼻腔到鼻咽部到声门一路以视野中"最大黑洞"前行即可，到达会厌后方时先不触碰会厌，调整角度近距离对准声门，于患者吸气时快速插入，再引导气管导管进入气管，深度以电子支气管镜抵住隆突后退 3cm 可见导管尖端为宜。该法插管较可靠，但耗时长，出血、痰多时耗时尤长，心肺复苏等紧急情况下不宜采用。

气道水肿明显及大量痰液、出血患者应用电子支气管镜插管并非易事，插管过程中镜头易被痰、血遮盖而视野不清，反复退出清洗而耽误抢救时间，此时可直接将导管经鼻插入 14~16cm 并按经鼻盲探插管法调整位置再行电子支气管镜插管。因气道水肿、痉挛而插入后无法分辨气管与食管的患者并不少见，此时气管环可水肿至完全看不见，气道也可完全痉挛至前后壁紧贴，快速辨别方法为电子支气管镜一直前行，途中窥见支气管分叉即为气管，电子支气管镜完全深入而管路仍不变窄即为食管。

3. 其他方法 大致为以上三种方法的改动与结合。纤维光导喉镜引导插管法操作结合支气管镜与经口法特点。可视喉镜法为普通喉镜前端加一摄像头并将图像传导至镜柄上方视频，操作过程与经口法无异，与塑形管芯配合，可大幅度提高初学者成功率。另有顺行、逆行引导气管插管法，随着电子支气管镜的广泛应用，且引导丝在导管插入过程中存在被插入盲道而起不到引导作用的情况，现已少用。支气管插管（双腔导管）在急救中少用。

四、注意事项

1. 插管操作不应超过 30~40s 如一次操作不成功，应立即面罩给氧。待血氧饱和度上升后再操作。

2. 气管导管套囊的管理 注入导管套囊内的气量以辅助或控制呼吸时不漏气和囊内压不超过 20~30mmHg 为宜，一般注气 5~10ml。高容低压套囊不需要定期放气与充气。

3. 防止意外拔管 ①正确、牢靠固定气管插管，每日口腔护理时更换固定胶布或固定带；②检查气管插管深度，过浅易脱出；③烦躁或意识不清予以约束以防止拔管；④呼吸机管路固定时保留一定的活动范围，以防患者翻身或头部活动时导管被牵拉而脱出。

4. 吸痰是气管插管后保持呼吸道通畅的主要措施 要求包括：①有效；②尽可能避免交叉感染；③尽可能避免气管黏膜损伤；④不因吸痰而引起或加重缺氧；⑤认真预防因吸痰而致的心搏骤停。吸痰时，吸痰管所处部位有无痰液正在吸出、是否贴壁等是可以用手感受到的，声音也有所不同。无痰时匀速外退，退至有痰部停住吸引至干净继续外退。吸引过程中感觉贴壁时（顿住、无痰音及气音），立即放开吸痰管外侧的通气口，稍外退后再行吸引。先吸导管内，再吸口鼻腔。为避免缺氧，应注意：①每次吸痰前后，应给予高浓度氧气；②视患者自主呼吸强弱，一次吸痰时间原则上不超过 10~15s，具体视血氧饱和度及生命体征

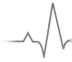

变化、PEEP 依赖性而定;③除有特殊需要,吸痰管不要太粗,负压不要太大;④不能边送入吸痰管边吸引,以免吸痰管口贴壁引起气道损伤。

5. 气管切开时机 气管切开可减少解剖无效腔,部分恢复声带功能,改善气道分泌物廓清,增加患者的舒适感,有可能允许患者经口进食。对于数周内拔管无望者,宜早行气管切开,切开时机最好 1 周左右,也有学者建议 2~3 周。对于小儿、年轻女性及须反复插管(如 COPD)者,指征较为严格。

6. 防止并发症 ①缺氧:每次操作时间不超过30~40s,监测血氧饱和度,一旦低于 90%,应停止插管,保证氧供。②损伤:有口腔、舌、咽喉部的黏膜擦伤、出血,牙齿脱落和喉头水肿等;动作应规范,严禁以上门齿为支点上撬。③误吸:插管时可引起呕吐和胃内容物误吸;必要时在插管前放置胃管胃肠减压。④插管位置不当:导管远端开口嵌顿于隆突、气管侧壁或支气管,多见于导管插入过深或位置不当等;应立即调整气管插管位置。⑤痰栓或异物阻塞管道:应进行有效的人工气道护理,如充分湿化、保温、气道抽吸等。⑥气道出血:可因吸痰操作不当引起。

(黄贤文 张文武)

第145章

气管切开术

气管切开术(tracheotomy)是切开颈段气管前壁并插入气管套管,使患者可以经过新建立的通道进行呼吸的一种手术。

一、适应证

1. 需要长时间接受机械通气的患者。

2. 喉阻塞。如喉部炎症、肿瘤、外伤、异物等原因引起的喉阻塞,呼吸困难明显而病因不能消除者。

3. 下呼吸道分泌物阻塞。严重颅脑外伤、胸部外伤、肺部感染、各种原因所致的昏迷、颅脑病变、神经麻痹、呼吸道烧伤或胸部大手术后等,咳嗽反射受抑制或消失,致下呼吸道分泌物潴留者。气管切开不仅有利于清除分泌物,减少气道阻力,增加气体交换效率,还可将药物直接送入下呼吸道,提高治疗效果;在呼吸停止时,也更方便施行控制通气。

4. 预防性气管切开术。作为口腔、咽、喉或颈部大手术的辅助手术。

5. 极度呼吸困难、无条件行气管插管和无时间、不允许行正规气管切开术时,可行紧急气管切开术。

二、禁忌证

无绝对禁忌证,明显出血倾向时慎用。COPD 反复合并呼吸衰竭者应权衡利弊,从严掌握切开指征。

三、操作要点

(一) 传统气管切开法

1. 体位 一般取仰卧位,肩部垫高,头后仰正中位,使颈段气管保持在颈中线上并与皮肤接近,便于手术时暴露气管。若后仰使呼吸困难加重,则可使头部稍平,或待切开皮肤分离筋膜后再逐渐将头后仰。如呼吸困难严重不能平卧时,可采用半坐位或坐位,但暴露气管比平卧时困难。

2. 消毒与麻醉 常规消毒(范围自下颌骨下缘至上胸部)、铺巾,以 1% 普鲁卡因溶液或 1%~2% 利多卡因溶液做颈部前方皮肤与皮下组织浸润麻醉。病情十分危急时,可不消毒麻醉而立即行紧急气管切开。

3. 切口选择 ①横切口:在环状软骨下约 2cm 处沿皮肤横纹横行切开长 2~3cm 的皮肤、皮下组织。②纵切口:术者站于患者右侧,以左手拇指和中指固定环状软骨,示指抵住甲状软骨切迹,以环状软骨下约 2cm 为中点,沿颈正中线切开皮肤与皮下组织(切口长度约 3cm),暴露两侧颈前带状肌交界的白线。纵切口所需手术时间稍短,但遗留瘢痕明显。现今常规气管切开术中,纵切口已逐渐被横切口取

代。但对病情严重、颈部粗短或肿胀的患者,宜采用纵切口并使切口加长,以便操作及缩短手术时间。

4. 分离气管前组织 用血管钳沿中线分离组织,将胸骨舌骨肌及胸骨甲状肌向两侧分开。分离时,可能遇到怒张的颈前静脉,必要时可切断、结扎。如覆盖于气管前壁的甲状腺峡部过宽,在其下缘稍行分离后,用拉钩将峡部向上牵引,需要时可将峡部切断、缝扎,以便暴露气管。在分离过程中,始终保持头正中位,切口双侧拉钩的力量应均匀,并常以手指触摸环状软骨及气管,以便手术始终沿气管前中线进行。注意不要损伤可能暴露的血管,并禁忌向气管两侧及下方深部分离,以免损伤颈侧大血管和胸膜顶而致大出血和气胸。

5. 确认气管 分离甲状腺后,可透过气管前筋膜隐约看到气管环,并可用手指摸到环形的软骨结构。确认有困难时,可用注射器穿刺,视有无气体抽出,以免在紧急时把颈部大血管误认为气管。在确认气管已显露后,尽可能不分离气管前筋膜,否则,切开气管后,空气可进入该筋膜下,并下溢致纵隔气肿。

6. 切开气管 确定气管后,于第 3~4 软骨环处,用尖刀于气管前壁正中自下向上挑开两个气管环。尖刀切勿插入过深,以免刺伤气管后壁和食管前壁,引起气管食管瘘。切口不可偏斜,否则插入气管套管后容易将气管软骨环压迫塌陷;切开部位过高易损伤环状软骨而导致术后瘢痕性狭窄。如气管套管需留置时间较长,为避免软骨环长期受压坏死或发生软骨膜炎,可将气管前壁切成一圆形瘘孔。

7. 插入气管套管 切开气管后,用弯血管钳或气管切口扩张器插入切口,向两侧撑开。再将带有管芯的套管外管顺弧形方向插入气管,并迅速拔出管芯,放入内管。若有分泌物自管口咳出,证实套管确已插入气管;如无分泌物咳出,可用少许纱布纤维置于管口,视其是否随呼吸飘动;也可插入无菌吸痰管试探是否顺畅,或接球囊通气观察胸廓起伏及听诊呼吸音等方法。

8. 创口处理 套管插入后,仔细检查创口并充分止血。如皮肤切口过长,可缝合 1~2 针,一般不缝下端,因下端缝合过紧,气管套管和气管前壁切口的下部间隙可有空气溢出至皮下组织而致皮下气肿。将套管两侧缚带系于颈侧部固定,注意松紧要适度,不要打活结,以防套管脱出而突然窒息。可用止血带套于缚带外以减轻皮肤损伤。最后在套管底板下垫切口纱。

有时在行气管切开术前,可先插入气管插管,以便有充裕的时间施行手术。也可插入纤支镜借助光源寻找气管。

9. 紧急气管切开术 适用于病情危急、需立即解除

呼吸困难者。方法是以左手拇指和中指固定喉部,在正中线自环状软骨下缘向下,一次纵行切开皮肤、皮下组织、颈阔肌,直至气管前壁,在第 2~3 气管软骨环处向下切开 2 个软骨环,立即用血管钳撑开气管切口,或用刀柄插入气管切口后再转向撑开,随后迅速插入气管套管,呼吸道阻塞解除后,按常规方法处理套管和切口。

(二) 经皮扩张气管切开法

1. 体位、消毒麻醉、切口选择同传统切开法。但麻醉进针至 2cm 左右开始回抽,回抽出气体后快速注射所剩麻药至气管内以减轻切开过程呛咳程度,同时记住进针深度。对于原有气管插管者,此步极易刺破套囊导致漏气,故切开前应充分吸痰并后退导管套囊至声门下。

2. 切开皮肤,建议不切开皮下组织,宽度 2.0~2.5cm 即可。于切口正中用尖刀垂直刺入 0.5cm 以利于后续穿刺及扩张。

3. 穿刺钢丝引导套管。按麻醉过程预计深度估算进针深度,于切口中点垂直进针,钢针斜面朝向下肢,接近目标深度时回抽,无气体则采用"突发突止"的爆发式进针法,到达目标深度后回抽出气体,固定钢针,引导套管略微继续深入,退出钢针。

本人用纤支镜观察可见,在穿刺钢针及后续步骤的扩张器时,若缓慢进针,气管前后壁可被挤压至近乎紧贴,反而容易损伤气管后壁。若到达预定深度仍无法回抽出气体,确认患者头、气管、进针正中位及进针方向,然后每次继续前进 2~3mm 即回抽。带气管导管者,钢针穿刺到导管有不同于人体组织的"韧"感。

4. 沿钢丝引导套管置入引导钢丝,钢丝弯头向下,退出钢丝引导套管。

5. 扩张。套入预扩张器后由穿刺路径扩张,挤压有突破感证明穿破气管环,退出预扩张器后可有少量气体逸出。若达目标深度仍无突破感,考虑预扩张器偏离原路径进入盲道,应退钢丝 3~4cm 看是否扭曲并依扭曲方向判断偏离方向以便调整,并理直钢丝,避免钢丝对扩张器边缘造成磨损。预扩张后有引导管的气切包置入引导管,没有者直接行扩张器扩张,步骤同预扩张。经预扩张之后,正式扩张气管环时也有突破感,同样注意按原来路径。有引导管的气切包用扩张器扩张后直接进入下一步,没有者接着用专用扩张钳套入钢丝至接近气管深度,扩张气管以浅组织,退出后夹钳再次套入,挤压突破气管环后再次扩张。此时可有大量气体溢出。部分气切包不需要应用扩张钳。

6. 将事先充分放气并润滑的套管套入钢丝后沿扩张路径置入,退出管芯后有气体呼出即为插管成功,连管芯带钢丝一起退出。套囊充气、缚带固定套管。一般不需要缝合。

经皮扩张气管切开术需专门的气管切开包、扩张钳,但出血少,除非严重凝血功能障碍,否则即使应用抗血小板药物治疗的患者也可行此手术。

四、注意事项

1. 应注意气管切开的正确部位 在气管两侧、胸锁乳突肌的深部,有颈内静脉和颈总动脉等重要血管。在环状

软骨水平,上述血管距中线位置较远,向下逐渐移向中线,于胸骨上窝处与气管靠近。气管切开术应在以胸骨上窝为顶、胸锁乳突肌前缘为边的安全三角区内沿中线进行,不得高于第二气管环或低于第五气管环。

2. 选择合适的气管套管 术前选好合适的气管套管是十分重要的。气管套管多用合金制成,分外管、内管和管芯三个部分,应注意这三个部分的长短、粗细是否一致,管芯插入外管和内管插入外管时,是否相互吻合无间隙而又灵活。套管的长短与管径的大小,要与患者年龄相适应。一般成人女性用 5 号(内径 9.0mm、长度 75mm)、男性用 6 号(内径 10mm、长度 80mm)气管套管。在合理的范围内,应选用较粗的套管,优点如下:①减少呼吸阻力;②便于吸痰;③套管较易居于气管中央而不易偏向一侧;④气囊内注入少量气体即可在较低压力下使气管密闭。应用塑料套管则型号可用男性 8 号,女性 7.5 号,并建议采用配备声门下吸引管的套管。

3. 保证气管套管通畅 是术后护理的关键。应随时按需吸痰。内管一般 12 小时清洗和煮沸消毒 1 次。如分泌物过多,应根据情况增加次数(4~6 小时 1 次),但每次取出内管时间不宜过长,以防外管分泌物结成干痂堵塞,最好有同号的两个内管交替使用。外管 10 天后每周更换 1 次。外管脱出,或临时、定期换管时,应注意:①换管全部用具及给氧急救药品、器械,都应事先准备好。②换管给高浓度氧吸入。③首先吸净咽腔内分泌物。④摆好患者体位,头颈位置要摆正,头后仰。⑤术后 1 周内,气管软组织尚未形成窦道;若套管脱出或必需换时,重新插入可能有困难,要在良好照明下,细心地将原伤口扩开,认清方向,借助于气管切开扩张器,找出气管内腔,而后送入。也可吸痰后剪断吸痰管保留足够长度于套管内,拔除旧套管时不拔出吸痰管,为插入新套管起引导作用。

4. 维持下呼吸道通畅 室内应保持适宜的温度(22℃)和湿度(相对湿度 90% 以上),以免分泌物干稠结痂堵塞套管和减少下呼吸道感染的机会。以前用湿纱布覆盖管口或滴入 1% 碳酸氢钠溶液等方式防止气管黏膜炎症及分泌物过于黏稠,现可用机器湿化给氧解决。

5. 防止套管阻塞或脱出 气管切开后患者再次发生呼吸困难,应考虑以下三种原因,及时处理。①套管内管阻塞:迅速拔出套管内管,呼吸即可改善,说明内管阻塞,清洁后再放入;②套管外管阻塞:拔出内管后仍无呼吸改善,滴入无菌液体,并吸出管内渗出分泌物后呼吸困难即可缓解。③套管脱出:脱管的原因多见于套管缚带太松,或是气囊漏气,或为活结易解开;套管太短或颈部粗肿;皮下气肿及剧烈咳嗽、挣扎等。如脱管,应立刻重新插入。应经常检查套管是否在气管内。

6. 防止伤口感染 每日至少更换消毒剪口纱布和进行伤口消毒 1 次,并酌情应用抗生素。

7. 拔管 气道阻塞或引起呼吸困难的病因去除后,可以准备拔管。先可试行塞管,用软木塞或胶布先半堵,后全堵塞套管各 12~24 小时(堵管 24~48 小时),使患者经喉呼吸,患者在活动与睡眠时呼吸皆平稳,则可拔管,拔管时作

好抢救准备。确保上呼吸道无梗阻者，可半堵管数小时后拔管并床边观察。拔出套管后，用蝶形胶布将创缘拉拢，数日内即可愈合；如不愈合，再考虑缝合。拔管后 1~2 天仍应准备好气管切开器械与气管套管。拔管困难的原因，除因呼吸困难的原发病未愈外，还可能为气管软骨塌陷、气管切口部肉芽组织向气管内增生、环状软骨损伤或发生软骨膜炎而致瘢痕狭窄，也可因带管时间长，拔管时患者过于紧张与恐惧而发生喉痉挛等。须针对不同情况予以相应处理。对于是否需要全堵来判断适合拔管与否，各家有不同看法。

8. 术后并发症的防治 ①皮下气肿：最常见。多因手术时气管周围组织分离过多、气管切口过长或切口下端皮肤缝合过紧等所致。切开气管或插入套管时发生剧烈咳嗽，易促使气肿形成。吸气时气体经切口进入颈部软组织中，沿肌肉、筋膜、神经、血管壁间隙扩散而达皮下。轻者仅限于颈部切口附近，重者蔓延至颌面部，胸、背、腹部等。皮下气肿一般在 24 小时内停止发展，可在 1 周左右自行吸收。严重者应立即拆除伤口缝线，以利气体逸出。范围太大者应注意有无气胸或纵隔气肿。②气胸与纵隔气肿：呼吸极度困难时，胸腔负压很大而肺内气压很小，气管切开后，大量空气骤然进入肺泡；加上剧烈咳嗽，肺内气压突然剧增，可使肺泡破裂而成气胸。手术时损伤胸膜顶也是直接造成气胸的原因。过多分离气管前筋膜，气体可由此进入纵隔致纵隔气肿。少量可自行吸收，严重者可行胸腔穿刺排气或引流；纵隔气肿可由气管前向纵隔插入钝针头或塑料管排气。③出血：分为原发性和继发性出血。前者较常见，多因损伤颈前动脉、静脉、甲状腺等，术中止血不彻底或血管结扎线头脱落所致。术后少量出血时，可在套管周围填入无菌纱条，压迫止血。若出血多，立即打开伤口，结扎出血点。继发性出血较少见，其原因为气管切口过低，套管下端过分向前弯曲磨损无名动脉、静脉，引起大出血。遇有大出血时，应立即换入带气囊的套管或麻醉插管，气囊充气，以在保持呼吸道通畅的同时采取积极的抢救措施。④拔管困难：其原因见前述。应行喉镜、气管镜检查、喉侧位 X 线片检查等，了解气管套管位置是否正常、气道局部有无感染，查明原因后加以治疗。⑤气管切开段再狭窄：拔管后气管切开段结缔组织增生，瘢痕挛缩，可导致气管切开段再狭窄。⑥其他：可能有伤口与下呼吸道感染、气管食管瘘、气管狭窄、气管扩张和软化等。

（黄贤文　张文武）

第 146 章

呼吸机的临床应用

一、呼吸机基本工作原理

现代呼吸机多为正压通气机，即呼吸机在吸气相利用正压将气体送入肺部；呼气相呼吸机释放压力，肺泡压高于大气压，胸廓回弹，气体从肺部排出。严格来说，呼吸机只负责吸气，呼气是由胸廓回弹被动完成的。

1. 吸气的开始　呼吸机从呼气相进入吸气相，这一过程称为触发（trigger），触发可由呼吸机或患者完成。由呼吸机完成（时间触发）则为控制通气，若由患者触发（自主触发）则为辅助或支持通气。现代呼吸机即使在控制模式下，多数均具有自主触发设置。患者的吸气努力造成气道内的压力下降或气体流速变化，当达到呼吸机的预设值时则产生自主触发。根据预设的压力或流速，分为压力触发和流速触发。

2. 吸气的进行　一旦触发，呼吸机将按设定的模式和参数进行送气。一般容量控制模式为恒定流速（方波），经过一定的吸气时间，达到预设的潮气量则停止送气。潮气量 = 吸气流速 × 吸气时间。因此，在设定潮气量和吸气流速后，就确定了实际的吸气时间。一些呼吸机容量控制模式流速可调整为减速波形。压力控制或支持模式下，呼吸机则提供预设的压力（恒定压力），利用呼吸机和肺泡之间的压力差将气体送入肺部，流速为减速波形，实际潮气量与压力差及吸气时间成正比，与气道阻力等成反比。

3. 吸气向呼气的切换

（1）时间切换：压力控制模式直接设置吸气时间，到时间后呼吸机直接关闭送气阀，打开呼气阀，切换为呼气。多数容量控制模式通过直接或间接设置吸气时间，虽为容量控制，仍为时间切换。

（2）流速切换：压力支持通气（pressure support ventilation，PSV）为典型的流速切换。PSV 模式下吸气流速为减速波形，当吸气流速降低到峰流速的一定百分比时，呼吸机切换为呼气。这个"百分比"就是呼气触发灵敏度，部分呼吸机不可调，部分可调。一般情况下多采用峰流量的 5%~25%，作为流量切换的指标。

（3）压力切换：预先设置一定的气道压力值，一旦管路内压力达到该值，即切换为呼气。几乎所有模式下均有压力切换，是一种保护性的切换方式。如气道高压报警设置，一旦监测的气道压力值达到报警线，即切换为呼气，以保证患者安全，而不管是不是达到了预设的吸气时间或潮气量。

（4）容量切换：呼吸机送气量达到预设值就切换为呼气，少数通气模式为容量切换。

4. 呼气的完成　呼吸机切换为呼气后，吸气阀关闭，呼气阀打开，借助胸廓和肺的弹性回缩力，以及肺泡内压力高于大气压，气体由肺内排出，排出的气体量为呼出潮气量。该过程为被动过程，不需要患者的刻意呼气动作及呼吸机的帮助，呼气时间与呼出潮气量、气道阻力及呼吸系统顺应性等有关。呼气末气道压力达到预设的呼气末正压（positive end-expiratory pressure，PEEP），若 PEEP 设置为零则呼气末气道压力一般为零。

二、机械通气目的和禁忌证

1. 机械通气的目的　①维持适当的通气量，使肺泡通气量满足机体要求。如慢性阻塞性肺疾病（COPD）、各种原因所致的中枢性呼吸衰竭、神经肌肉肌病导致的呼吸衰竭等。②改善气体交换功能，维持有效的气体交换。如 ARDS、肺水肿等。③减少呼吸肌的做功，如各种原因引起的严重的呼吸窘迫。④预防性机械通气，用于休克、严重创伤、气道梗阻及破伤风等情况下的呼吸衰竭预防性治疗和气道保护。

2. 机械通气禁忌证　严格地说，机械通气无绝对的禁忌证。但对于一些特殊情况，应采取一些必要的处理才能使机械通气效果更佳，并避免给患者带来不利。①大咯血或严重误吸引起的窒息性呼吸衰竭，应尽量吸出血液或误吸物后再通气。②伴有肺大疱的呼吸衰竭，应注意呼吸机参数的设置，以防大疱破裂。③张力性气胸，应及时充分引流。④支气管胸膜瘘，此时适合应用高频振荡通气。

三、机械通气基本通气方式和模式

1. 控制通气（controlled ventilation，C）　呼吸机通过一定的机制，按照设定的指令为患者通气，完全替代患者的自主呼吸。触发方式一般为时间触发，即按设定的时间间隔启动送气。吸气向呼气切换也完全由机器决定，一般是时间切换。按照控制的方式分为容量控制通气和压力控制通气。

（1）容量控制通气（volume-control ventilation，VC）：在有的呼吸机上亦称为间歇正压通气（intermittent positive pressure ventilation，IPPV）、持续指令通气（continuous mandatory ventilation，CMV）等。指每次通气时呼吸机都会按照预先设定的潮气量送气。比如，预设潮气量（VT）为 500ml，呼吸机就会将 500ml 作为送气的目标。设定的潮气量是通过一定的吸气流速（Flow）和吸气时间（Ti）来完成输送的。即 VT = Flow × Ti。有的呼吸机可以直接设定 Flow，而有的呼吸机则是通过设置 VT 和 Ti 来间接设置 Flow。而有些呼吸机不可直接设置 Ti，而是通过设置呼吸频率（f）和吸呼比（I/

E)来间接设置Ti。

容量控制通气时流速波形一般是方波(恒定流速,图146-1),但有的呼吸机可以设为减速波。容量控制通气(VC)模式下有一个特有的参数为吸气暂停时间,为设置的Ti和呼吸机实际送气的Ti的差值。有些呼吸机可以直接设置吸气暂停时间,而有些呼吸机是通过VT、Flow和设置的Ti来间接设置吸气暂停时间。吸气暂停时间可以使气体在肺部分布更加均匀,促进肺泡中氧向血液弥散,减少无效腔通气,起到改善氧合的作用。一般吸气暂停时间设置不超过0.5s,对于正常的肺亦可以不设置吸气暂停时间(设为0)。

(2)压力控制通气(pressure-control ventilation,PC):每次通气时呼吸机都会按照预先设定的吸气压力送气。比如,预设吸气压力为20cmH₂O,呼吸机被触发后会提供很高的初始气流,在很短的时间内使气道内压力达到20cmH₂O,并维持这一压力至吸气时间结束。这种模式下,我们需要设置吸气压力水平、Ti[或吸呼比(I/E)]、f等参数。随着吸气的进行,气体进入肺部,肺泡压力逐渐升高,呼吸机与肺泡的压力差也逐渐降低,因此PC时吸气流速是减速波形(图146-2)。与VC不同的是,PC的吸气流速无须设置,与设置压力、患者吸气努力程度及肺部情况等有关,是可变的,因此一定程度上可以改善人机协调性。压力控制或支持模式下,一个特殊的参数是压力上升时间或称斜率(slope),即从基线气道压力上升到设置的控制压力水平所需的时间。不同的呼吸机设置方式不同,多数患者默认设置(50%或绝对值)即可。但对于吸气驱动过强的患者,吸气上升时间应短。总体来说,根据呼吸机波形有利于合理设置吸气上升时间。

PC特点总结:①气道压力可控,可避免气压伤;②时间切换;③潮气量不恒定,有发生通气不足的风险;④递减、可变的吸气流速,符合生理,利于改善人机协调;⑤改善气体交换,可代偿一定程度的漏气。

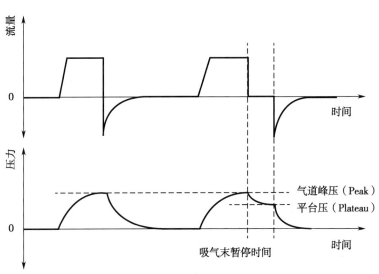

图146-1 容量控制通气示意

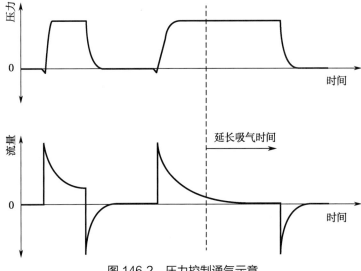

图146-2 压力控制通气示意

2. 辅助通气（assisted ventilation, A） 由患者吸气触发而启动送气过程，但整个送气的过程仍是按照设定的指令进行，完全由呼吸机控制。吸气向呼气切换也完全由机器决定，也是时间切换。与控制通气唯一不同的是辅助通气的触发是由患者完成的，属于同步触发。

A 和 C 的通气过程都是由呼吸机按设定的"指令"来"强制"执行，两者同属于指令通气（mandatory breath，或称为强制通气）。这些"指令"就是我们设置的一些参数。A 和 C 的唯一区别在于由谁触发了呼吸机。目前多数呼吸机在控制通气时允许患者进行触发，就是所谓的 A/C 模式。

A/C 模式的实现规则一般是这样的：先设置好呼吸频率（次/min, f）和其他基本参数（定容或定压），呼吸机启动后立即检测患者有没有自主呼吸（即等待患者同步触发），如果在第 1 个呼吸周期（即 60/f）内检测到患者有自主呼吸（即患者同步触发了呼吸机），则启动一次 A；如果在第 1 个呼吸周期内没有检测到患者的自主呼吸（没有同步触发），则呼吸机会在第 1 个呼吸周期结束时启动一次 C。不管是启动了 A 还是启动了 C，之后的呼吸周期将以这次通气为起点按照设定的 f 重新计算，呼吸机进入下一周期检测自主呼吸（图146-3）。

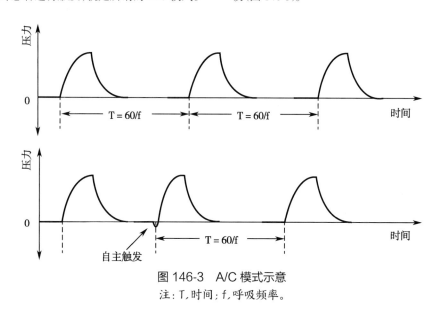

图 146-3 A/C 模式示意
注：T，时间；f，呼吸频率。

容量控制下辅助/控制模式（V-A/C）的特点总结：①潮气量恒定，不管是 A 还是 C，每次呼吸的特征相同；②自主呼吸快易导致过度通气；③自主吸气较强时，恒定流速不能满足患者吸气需求，易产生人机不同步；④常需要镇静以保证同步；⑤气道压力不恒定，顺应性降低有气压伤危险，须妥善设置报警、密切监测。

3. 支持通气（supported ventilation, S） 由患者吸气触发启动送气过程，在送气过程中呼吸机提供支持，如临床常用的压力支持通气（PSV），一般是流量切换。PSV 应用的前提是患者具备一定强度的自主呼吸。如果患者由于病情恶化，无力触发呼吸机或者自主呼吸频率过低时，呼吸机是不会启动送气的。为了避免这一情形的发生，呼吸机都有后备通气（back-up）机制，也叫窒息通气（apnea）。

患者触发后呼吸机提供高速气流，使气道压力很快达到预置的压力支持（PS）水平以克服吸气阻力和扩张肺脏，并在吸气过程中维持此压力。随着吸气的继续，肺泡逐渐被吸入气充盈，吸气流速逐渐下降，但气道压力基本维持在预设水平（图146-4）。需要设置的参数有两个：压力支持水平和压力上升时间。常用的 PS 水平为 5~20cmH$_2$O，低水平的 PS（5~12cmH$_2$O）主要用于克服气管插管和管路的阻力。选用 PS 的高低取决于患者的通气需要、自主呼吸能力、气道阻力和肺顺应性。PS 过大容易导致通气过度，吸气时间延长，呼气时间不足，而导致无效触发增多。而 PS

过小则会导致患者潮气量下降，呼吸频率上升，呼吸做功增加。当患者很少动用辅助呼吸肌，呼吸频率<25 次/min，一般认为 PS 的水平是恰当的。

与其他模式不同，PSV 吸气向呼气切换是流速切换，大多数呼吸机在吸气流速降低到峰值流速的 20%~25% 时或实际流速下降到某一低值（如 5L/min）时，呼吸机停止送气并允许患者呼气。与其相关的指标是呼气触发灵敏度（expiratory trigger sensitivity, ETS），多数呼吸机的 ETS 可以设定，若不可设定，一般默认 25%。ETS 设置数值越高，吸气时间越短，呼气越早。

PSV 特点总结：①一种压力型的通气模式，流速切换。②完全由患者触发，用于有一定强度的自主呼吸能力的患者。③PSV 人机协调性比较好。低水平的 PS 可以有效克服人工气道和呼吸机管路产生的阻力，常用于辅助撤机。④PSV 最大的不足就是潮气量不稳定，对自主呼吸能力较差或呼吸节律不稳定者，易发生触发失败和通气不足，应持续监测潮气量。为保证患者的安全，应设置适当的后备通气。

4. 自主通气（spontaneous ventilation, Spont） 患者吸气触发启动送气过程，整个送气的过程完全由患者控制，吸气向呼气切换也完全由患者控制。如持续气道正压通气（continuous positive airway pressure, CPAP）就是一种在一定正压水平下的自主呼吸。CPAP 是指患者在自主呼吸时（不

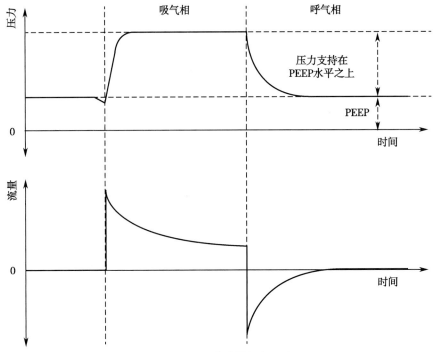

图 146-4　压力支持通气示意

管是吸气相还是呼气相)气道内始终维持一定的正压水平(高于大气压),目的是增加功能残气量,使萎陷的肺泡开放,减少分流,改善氧合(图 146-5)。CPAP 模式的主要优点是吸气时恒定的持续正压气流>吸气气流,使吸气省力,呼吸做功减少;此外,呼吸机与患者连接的方式较为灵活,有创与无创通气的连接方式均可。CPAP 模式完全靠患者自主呼吸。因此,应用 CPAP 的患者必须具有正常的呼吸驱动。CPAP 水平应根据病情和治疗的需要,一般在 $0 \sim 15 cmH_2O$ 选择。

多数呼吸机 CPAP 模式和 PSV 模式合并成一个通气选项,CPAP 时把 PEEP 设置到需要的正压水平,PS 设为 0。一旦 PS 设为正值,模式即从 CPAP 变成了 PSV。CPAP 的特点:CPAP 能增加肺容积、促进塌陷的肺泡复张、改善氧合,也能抵消内源性 PEEP,常用于评价患者撤机和拔管之前患者的自主呼吸能力。CPAP 也能降低左心前后负荷,

临床更多的是无创通气应用于左心功能不全患者。但是CPAP 压力水平过高时,可引起肺过度充气。

5. 同步间歇指令通气(synchronized intermittent mandatory ventilation,SIMV)　SIMV 理论上来讲并不是一个独立模式,是 A/C 与自主呼吸的混合呼吸模式。SIMV 模式间断地(或者表述为"间歇地")给予指令通气(A 或 C),以保证患者有一个最低的通气支持,指令通气能与患者的自主呼吸用力同步。在两次指令通气的间歇期,允许患者自由呼吸,使得患者的呼吸肌得到锻炼和维持。SIMV 是临床应用较为广泛的模式,从患者完全无自主呼吸到脱机过程都可以使用。

触发窗是 SIMV 最具特色的地方。由于这个触发窗的存在,一定程度上减少了两种不同呼吸形态(指令通气方式和自主通气方式)并存时给患者带来的困扰,改善了人机协调性。设定呼吸机的通气频率 f,则每个 SIMV 周期 = 60s/f,

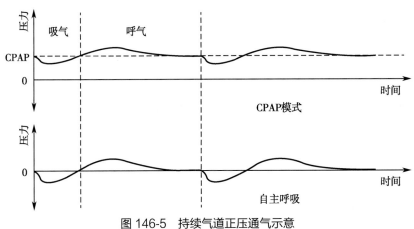

图 146-5　持续气道正压通气示意

呼吸机会将每个 SIMV 周期按一定比例分成两部分,前半部分为触发窗,后半部分为自主呼吸窗。在触发窗内,呼吸机会不断探测患者有没有自主呼吸,如果探测不到患者的自主吸气努力,就会在触发窗结束时启动一次控制通气 C;如果在触发窗内呼吸机探测到患者有自主吸气努力,就会启动一次辅助通气 A。如果患者自主呼吸的频率比较快,在一个触发窗内有多次触发,呼吸机仅在第一次触发时给予指令通气 A,触发窗内的再次触发就属于自主呼吸或仅给予一定的支持(PSV),也就是触发窗内呼吸机一旦被触发,就意味着触发窗的终结,之后的时间全部划归至自主呼吸窗。在自主呼吸窗口内,允许患者自由地呼吸,如果设定了 PS,则自主呼吸窗口内的每次通气都是由患者同步触发的,都是 PSV;如果没有设置 PS 而只有 PEEP,那么自主呼吸窗内的通气就是 CPAP;如果在自主呼吸窗口内患者没有自主吸气努力(或没有自主呼吸),则此窗口内是没有通气的(图 146-6)。但触发窗不同呼吸机设计不一样,有的呼吸机把呼吸周期的前 60% 作为触发窗;有的呼吸机把触发窗设置在指令呼吸周期之前,并限制时间最长不超过 5s。具体触发窗的设计需要查看呼吸机的说明书。

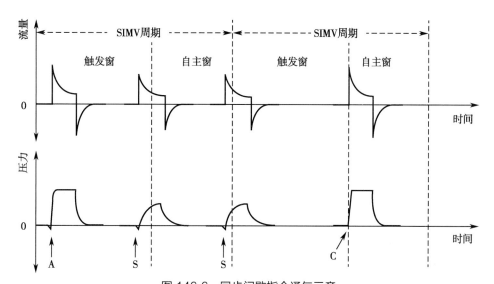

图 146-6 同步间歇指令通气示意

注:A,辅助通气模式;C,控制通气模式;S,自主通气模式。

因此,SIMV 的参数设置面板中包含两部分内容:指令通气的参数和自主呼吸的参数。指令通气的参数设置与 A/C 模式是一样的,可以定容,也可以定压;自主通气参数与 PSV/CPAP 是一样的。因此,SIMV 模式也分为定容型 SIMV 和定压型 SIMV。不管呼吸机有没有特别标注,SIMV 模式都是 SIMV+PSV/CPAP 的联合。

SIMV 特点总结:①将指令通气与自主呼吸很好地结合和协调,不仅能保证有效通气量,还能充分锻炼自主呼吸。②应用范围广泛,从完全无自主呼吸到接近完全自主呼吸,从上机到脱机。③自主呼吸过强可能导致过度通气,容控 SIMV 时可能产生人机不协调。

6. 压力调节容量控制(pressure regulated volume control,PRVC) PRVC 是受压力和容量双重调节和控制的通气模式,是一种闭环通气模式,最终目标是既能保证容量,又能尽量避免过高的压力,克服了定容模式下容量保证但压力容易过高和定压模式下压力被控制了容量却不能保证等缺点。在有的呼吸机上也显示为 autoflow 或 VC+。PRVC 本质上是 PC 模式,一次吸气周期内压力恒定,流速波形是减速波,吸气向呼气为时间切换。压力水平不需要设置,由呼吸机根据潮气量及肺部情况来调整。PRVC 以容量为目标,不同呼吸周期内,压力在变化,而吸气时间在不同呼吸周期是相同的(图 146-7)。PRVC 最大的特点是保证潮气量的同时,又具有 PC 的优点,如人机协调性好、减速波形符合生理、吸气流速可变等,临床有使用逐渐增多的趋势。

四、呼吸机参数设置和调节

1. 呼吸频率(f) A/C 模式设置的 f 为最低指令通气频率,也就是实际通气频率一定 ≥ 设置 f。SIMV 设置的 f 则为指令通气频率,若自主呼吸较快,高于设置的 f 则为自主通气频率。应用 SIMV 时所设定的频率与所需通气支持的程度有关,可逐渐减少频率过渡到撤机。一般成人 f 在 10~20 次 /min。PSV 仅需设置后备通气频率。

2. 潮气量(VT) 成人一般为 6~10ml/kg,此处体重为理想体重。对于 ARDS 患者应实施小潮气量通气 ≤6ml/kg,以限制平台压、防止肺泡的过度膨胀引起呼吸机相关性肺损伤。目前小潮气量通气已成为趋势,即使不存在 ARDS,也不建议使用大潮气量。临床上 VT 少有超过 600ml 的情况。对有肺大疱、可疑气胸、血容量减少尚未纠正、血压下降等,初始可将 VT 设置在较低水平,为预防通气不足,可适当提高呼吸频率。

3. 吸气时间(Ti)及吸 / 呼比(I/E) 一般预设的 Ti 为 0.8~1.2s。以换气功能障碍为主的患者如 ARDS,吸气时间可稍长以改善氧合;阻塞性通气功能障碍为主的患者如

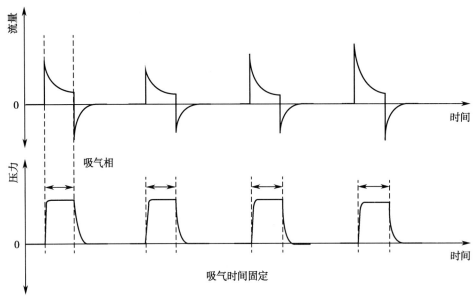

图 146-7 压力调节容量控制通气示意

COPD,呼气时间宜适当延长,以减少肺内气体陷闭,减少内源性 PEEP 的产生。需要注意的是常有推荐 I/E 设置为 1:(2~3),这个推荐值应该是最终监测值,而不是设置值。因为患者实际通气 f 可能会明显高于设置 f,这种情况下 I/E 可能会接近 1:1,甚至形成反比通气。因此建议临床更多关注 Ti 的绝对值和呼气是否充分完成,而不是 I/E。

4. 吸气流速 容量目标通气通常可设置吸气流速。一般选择的吸气流速成人为 40~100L/min,平均为 60L/min。注意若设置过低,或患者吸气努力过强,可能会出现吸气饥饿,此时应加大吸气流速或切换成压力控制模式。

5. 触发灵敏度 大多数呼吸机触发灵敏度均是针对吸气相,有压力与流量(flow)触发,压力触发以 cmH_2O 为单位,流量触发以 L/min 为单位。通常压力触发设置在 -2~ -1cmH_2O 水平,流量触发设置在 1~3L/min。因流量触发更灵敏,目前多数呼吸机使用流量触发。

6. PEEP 是所有通气模式均需设置的参数。恰当水平的 PEEP 可以增加肺泡功能残气量、防止肺泡塌陷、改善氧合,还可以抵消内源性 PEEP,降低由此引起的呼吸做功增加。过高的 PEEP 会导致肺过度通气,产生呼吸机相关性肺损伤,也会对循环产生不良影响。多数情况下只需设置 5~8cmH_2O 的 PEEP 以防止肺泡塌陷,维持正常的功能残气量。但在 ARDS 等情况下,常需要较高的 PEEP 以改善氧合。

7. 吸入气氧浓度(FiO₂) 接受呼吸机治疗初期,为迅速纠正低氧血症,可将 FiO₂ 设置为 100%,但应控制在 30 分钟内;随低氧血症纠正,FiO₂ 逐渐降至 40%~60%,并维持 SaO₂>90%,PaO₂>60mmHg。若 FiO₂>50% 时 SaO₂<90%,则应考虑同时优化 PEEP 设置。

五、呼吸机报警参数设置和调节

1. 压力报警 压力报警是最重要的报警之一,分为气道压力过高报警和气道压力过低报警两种情况。分析压力报警的原因时应按照"患者→参数→机器"的顺序依次排查。当气道压力升高,超过压力报警上限水平时,高压就会报警;同样,当气道压力降低,低于所设置的低压水平时,低压报警装置也会被启用。高压报警是一种保护措施,一旦报警呼吸机即终止吸气转为呼气,以防止气压伤。因此,气道高压报警意味着通气量无法保证,需要立即处理,否则长时间的报警将带来严重的后果。

气道高压报警患者方面常见的原因有:患者因烦躁等原因与呼吸机对抗,人机不协调;患者呛咳;气道分泌物过多阻塞气道;气道痉挛如重症哮喘;胃肠胀气。管路方面的原因包括气管插管位置过深误入单侧支气管;气管插管开口紧贴气管壁;气管插管打折;气管插管或气管切开套管被痰痂、血痂阻塞;气管切开套管脱出被肌层阻塞;呼吸机管道积水、打折、受压、扭曲等。参数设置方面的因素有:高限报警设置过低,如哮喘患者气道阻力很高,应用容量控制通气模式时,若不调高压力报警限值,将很难保证通气量;PEEP 设置过高,如进行肺复张时应适当提高压力报警限值;呼吸机方式参数设置不当,如潮气量设置过高、流速过大等。呼吸机故障因素主要是传感器失灵,相对少见。

造成气道压力过低报警的最常见原因是漏气。应首先寻找漏气部位,如气管插管套囊漏气、患者管道回路漏气、支气管胸膜瘘等。当 VC 模式下,设置吸气流速不足,而患者吸气力量较强时,也会出现低压报警。

2. 潮气量或每分钟通气量报警 压力型通气模式(PCV、PSV 或 CPAP)患者的潮气量是不稳定的,设置合适的潮气量或每分钟通气量报警尤其重要。任何原因使呼吸机送气量升高或降低超出设置的潮气量限值时即可触发潮气量报警。若潮气量正常,但呼吸频率过低或过高,则会触发每分钟通气量报警。

潮气量过低报警常见于压力通气模式时压力设置过低或患者肺部情况恶化导致潮气量下降。在 VC 时,通气系统内漏气是低潮气量报警常见原因,如各连接管道松动、湿化罐密闭不严、脱管、气管插管或气管切开套囊充气不足或漏气导致气道密闭不严等。

潮气量过高报警常见于压力通气模式下,如压力水平设置过高、患者自主呼吸增强或通气系统内漏气等情况。由于现在很多呼吸机的容量控制模式附加了 auto flow 或按需流量支持功能,在容量控制模式下患者吸气能力较强时也可能会发生潮气量过高的情况。

呼吸机参数设置不当时也会发生潮气量报警,如患者无不适征象,应重新进行报警限值的设置。

3. 呼吸频率报警 以呼吸频率过高报警最常见,分析原因时也是从三个方面分析:患者→参数→机器。多数情况下,自主呼吸频率加快是对体内某种应激状况的一种代偿性反应,如低氧、酸中毒、高热、疼痛、烦躁或其他刺激因素。如果出现这类报警,不要急于调节呼吸机参数或者改变模式,而应该尽快寻找相应的原因,给予针对性处理。

应注意患者自主吸气用力情况。如果患者自主吸气能力比较弱,而呼吸频率较快时,提示呼吸机提供的支持力度不够,应该加大支持水平,如上调 PS 或改为控制通气模式等。如果患者自主吸气能力很强,同时呼吸频率很快时,通过上调 PS 或加大通气支持力度来降低呼吸频率的效果可能并不理想,应寻找其背后的因素。若是原发病导致自主呼吸过强,可能通过调节呼吸机并不能达到预期目的,此时为减少耗氧、减少肺损伤,可能需要镇静剂甚至肌松药来控制自主呼吸,例如重度 ARDS。

六、机械通气相关监测

机械通气时,除了常规的生命体征、血气分析、胸部影像学等监测外,临床常用到呼吸力学的监测。以平台压、顺应性、气道阻力及 PEEPi 监测等最常用,这些监测可以帮助临床医师判断肺部情况、评估治疗效果及分析气道高压报警原因等。要熟练运用这些监测,首先必须充分理解气体运动方程(图 146-8)。运动方程式为:总气道压力 = 气道阻力 × 气体流速 + 潮气量 / 总顺应性 + PEEP。

1. 气道峰压(peak pressure,PIP) 气道峰压是整个呼吸周期中气道的最高压力,在吸气末测得。气道峰压是用于克服胸肺黏滞阻力和弹性阻力的总压力。根据气体运动方程,PIP=R × Flow+VT/C+PEEP。PIP 与吸气流速(Flow)、潮气量(VT)、气道阻力(R)、肺顺应性(C)和呼气末正压(PEEP)有关。

2. 吸气平台压(plateau pressure,Pplat) Pplat 是吸气后屏气时的压力,如屏气时间足够长(占呼吸周期的 10% 或以上),吸气平台压可反映吸气末的肺泡压。一般认为,监测吸气平台压比气道峰压更能反映气压伤的危险性,因为气道峰压主要作用于气道,而吸气平台压才真正反映肺泡内的压力。吸气平台压用公式表示为:Pplat = 潮气量(VT)/ 肺顺应性(C)+ PEEP。可见 Pplat 与流量和气道阻力无关,仅与潮气量和 PEEP 呈正相关,与顺应性呈负相关。需要注意的是,Pplat 需要在容量控制通气下使用吸气屏气进行测量,需患者无自主呼吸。

3. 内源性 PEEP(intrinsic PEEP,PEEPi) PEEPi 是指在没有呼吸机预设 PEEP 的情况下,肺泡压力在呼气末保持正压,也称为自动呼气末正压(auto-PEEP)。不管什么原因,只要在呼气末肺泡内的气体没有被充分呼出,即肺泡没有恢复到正常功能残气位时,就会形成 PEEPi。与 PEEPi 相对,我们把机器上预设的 PEEP 称为外源性 PEEP(entrinsic PEEP)。通常所说的 PEEP 即指外源性 PEEP。PEEPi 常见于气体限闭如 COPD、哮喘等,亦可见于呼气时间不足及用力呼气等情况。PEEPi 的存在可以增加吸气触发的难度,增加呼吸做功,导致肺动态过度充气(dynamic pulmonary hyperinflation,DPH),严重时可以导致循环衰竭。

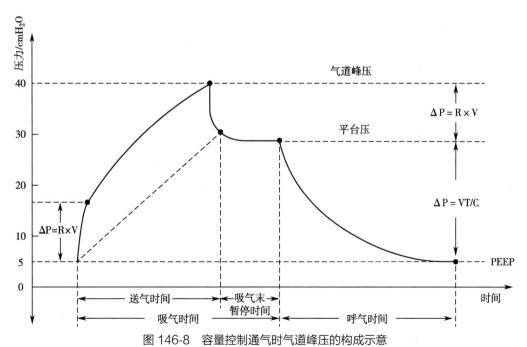

图 146-8 容量控制通气时气道峰压的构成示意

注:ΔP,压力变化;R,气道阻力;V,潮气量;C,肺顺应性;PEEP,呼气末正压。

PEEPi 可以通过呼气屏气来进行测量。

4. 气道阻力 气道阻力描述的是气体在气道中受到的阻塞程度,定义为气道内单位流量所产生的压力差。吸气时,推动气流的压力差实际上是跨气道压 = 气道开口压 – 肺泡内压。在恒定流量的定容通气,气道开口压是施加在气道内的总压力,即气道峰压(PIP);当吸气结束时,气体在肺内分布达到平衡时的肺泡内压可用平台压(Pplat)表示。因此推动气流的压力差 ΔP=PIP−Pplat,吸气阻力(Ri)可表示为 Ri=(PIP−Pplat)/ 吸气末流速,气管插管机械通气的患者吸气阻力为 $5\sim15cmH_2O/(L\cdot S)$。

5. 肺顺应性 肺顺应性是指每单位压力变化导致肺容量(使肺扩张)的变化,用公式表示为:顺应性 C=$\Delta V/\Delta P$(ΔV 代表容积改变、ΔP 代表压力改变)。静态顺应性(static compliance,Cs)也就是没有气流存在时的顺应性,Cs=ΔV/(Pplat−PEEP)。Cs 的正常值为 $50\sim100ml/cmH_2O$。顺应性降低意味着肺脏"变硬",单位压力引起的肺容积变化减小,呼吸功增加。低顺应性相关的呼吸生理改变主要是限制性通气功能障碍,功能残气量降低,低肺容积和低每分钟通气量、呼吸频率代偿性加快等,多导致顽固性低氧血症。

七、三种疾病的机械通气

1. 急性呼吸窘迫综合征(ARDS) ARDS 是各种原因导致肺毛细血管内皮细胞和肺泡上皮细胞损伤,引起弥漫性肺间质及肺泡水肿,从而出现以呼吸窘迫及进行性低氧血症为特征的临床综合征。大量肺泡塌陷导致的肺容积、顺应性下降,通气血流比例失调,以及肺血管通透性升高,血管外肺水增加是 ARDS 主要病理生理特点。而 ARDS 肺病变具有显著的不均一性,以重力依赖部位肺泡塌陷为主。

ARDS 时应遵循肺保护性通气策略,即应用小潮气量($\leqslant6\sim7ml/kg$)通气,同时避免平台压过高($\leqslant30cmH_2O$)和驱动压过高($\leqslant15cmH_2O$)而引起肺损伤,必要时可以牺牲部分通气量而允许 CO_2 逐渐增高以达到肺保护的目的,即"允许性高碳酸血症"策略。低氧是 ARDS 最主要的表现,因此 PEEP 在 ARDS 中具有重要作用,一般 ARDS 程度越重,PEEP 越高。肺复张也是临床经常应用来纠正低氧的方法,肺复张后需要滴定理想的 PEEP 来维持肺泡复张。对于重度 ARDS,早期深镇静肌松控制自主呼吸及俯卧位通气是较为推荐的处理方法,有时能起到良好的疗效。重度 ARDS 对上述治疗效果不佳时,ECMO 治疗是最后的挽救性治疗方法。

2. 慢性阻塞性肺病(COPD) COPD 是一组以气流受限为特征的慢性气道炎症性疾病,气流受限不完全可逆,呈进行性发展。需要机械通气治疗的多为急性加重期的患者。COPD 主要呼吸力学特点是气道阻力增加,尤其是小气道阻力升高,缓解气道阻塞是治疗的根本。同时由于肺弹性回缩力下降,肺顺应性是升高的,呼气时间明显延长。急性加重期上述呼吸力学异常进一步加重,PEEPi 的存在加剧了氧耗量和呼吸负荷,超过呼吸肌自身的代偿能力使其不能维持有效的肺泡通气,从而造成缺氧及 CO_2 潴留。

在 COPD 急性加重期(acute exacerbation of COPD,AECOPD)的早期,若患者神志清楚,咳痰能力尚可,痰液引流问题并不十分突出,呼吸肌疲劳可能是导致呼吸衰竭的主要原因,此时予以尝试无创正压机械通气。若痰液引流障碍或有效通气不能保障时,应果断进行气管插管,改用有创机械通气。有创通气指征如下。

主要标准(以下任何一项):呼吸停止;意识丧失;因躁动需要使用镇静剂;血流动力学不稳定(SBP<70 或>180mmHg);心率<50 次 /min,失去警觉性(心率<50 次 /min 伴意识丧失);呼吸费力。次要标准(以下 4 项中 2 项及以上):呼吸频率>35 次 /min;酸中毒加重或 pH<7.25;吸氧情况下 PaO_2<40mmHg 或 PaO_2/FiO_2<200mmHg;意识水平下降。

有创机械通气基本的策略是:通气早期,主要让患者休息(呼吸肌休息),24~48 小时以后应进行撤机的评价和为撤机创造条件。COPD 患者在机械通气时,应以较小的潮气量、较慢的呼吸频率和较高的峰流量为目标,以 pH 作为滴定目标,而不是以 $PaCO_2$(允许性高碳酸血症)为目标。通气过程中应把握两个方面:①延长呼气时间促进呼气,措施包括限制潮气量和呼吸频率、增加吸气流速、缩短吸气末暂停时间等;②设置合适水平的外源性 PEEP 以对抗 PEEPi。尤其应关注 PEEPi 的问题,通过参数调节尽量降低 PEEPi 水平,并给予合适水平的外源性 PEEP(75%~80% 的 PEEPi)以减少 PEEPi 对呼吸功的影响。

3. 重症哮喘 支气管哮喘(简称哮喘)是由多种细胞和细胞组分参与的气道慢性炎症性疾病,慢性炎症导致气道反应性增加,通常出现广泛多变的可逆气流受限。哮喘的慢性炎症以大气道炎症为主,主要炎症细胞是嗜酸性粒细胞,气道阻力增加主要发生在大气道。由于慢性炎症反应而导致的气道重塑,哮喘患者气道平滑肌增生程度较 COPD 增强。平滑肌的增生是气道高反应发生的决定因素,哮喘急性加重时气道阻力比 COPD 增加更明显。由于气道阻力的明显增加,呼气受限,过度充气成为重症哮喘的重要特征。

重症哮喘患者最显著的呼吸力学特征是高气道阻力和高 PEEPi,而顺应性增加不明显,呼吸常数是延长的。当哮喘患者出现意识障碍、呼吸肌疲劳及 $PaCO_2\geqslant45mmHg$ 时,应及时考虑机械通气,可先考虑无创通气,若无效果应及时有创机械通气。同属阻塞性通气功能障碍,哮喘患者的基本的通气策略与 COPD 是相似的:限制潮气量,延长呼气时间,减少 PEEPi。所不同的是上机时机、允许性高碳酸血症和 PEEP 的应用。在哮喘急性发作时一般不主张运用 PEEP。然而,当哮喘合并肺炎和其他肺损伤,导致严重低氧血症,FiO_2 达到 100% 而严重低氧血症仍不能缓解时,可尝试适当的 PEEP,原因是外源性的 PEEP 能让那些没有 PEEPi 的肺单位被扩张并保持稳定。

八、呼吸机撤离

呼吸机治疗的时间随病情而异,少时可仅数小时、数天,长则数周,甚至数月或数年。合理掌握脱机时机和指征,能有效缩短呼吸机应用时间,降低和减少各种呼吸机相关性并发症。

1. 脱机指征 衡量患者能否成功脱机前,应分析和考虑以下几点。

(1)导致机械通气的原发病或诱因是否已经解除或正在解除之中:如果是肺炎引起,应考虑肺炎是否被控制或正在控制之中;如果是心力衰竭引起,应考虑心力衰竭是否被控制或正在控制之中;如果是外伤性肺挫伤引起,应考虑肺挫伤是否已修复;如果是神经肌肉疾病引起,应考虑神经肌肉疾病是否已经好转等。

(2)通气和氧合能力良好:考核通气和氧合能力的主要标准是呼吸机条件已降低至较低水平,如 $FiO_2<40\%$,SIMV 指令通气频率降低至 8 次 /min,PEEP<5cmH$_2$O,患者仍能保持相对正常的呼吸(呼吸频率<20~24 次 /min)和氧合($SaO_2>95\%$、$PaO_2>60$mmHg)状态。

(3)完整的气道保护能力:主动咳嗽和排痰能力是排出呼吸道分泌物,保持呼吸道通畅的主要保障,是成功拔管的重要保障。需要关注:①呼吸肌力量,其受很多因素影响,如营养状况、体力、肢体活动状况等,营养状况差、体力弱、肢体活动受限的患者呼吸肌力量弱,脱机拔管后,排痰能力下降,即使短时间内可能脱机成功,一旦排痰不畅,感染反复或加重,还可能出现呼吸衰竭。判断呼吸肌力量可以通过观察手的握力、腿的蹬力、咳嗽反射的强度等综合判断。②意识状况,是主动咳嗽和排痰、维持气道通畅的重要因素;有意识障碍的患者,即使没有呼吸衰竭,也有建立人工气道的指征。因为对不能主动咳嗽和排痰的患者,只能通过被动吸引来排出呼吸道分泌物,保持呼吸道通畅。对有意识障碍的患者,条件成熟时可以考虑脱机,但解除人工气道要慎重。以免由于痰液引流不通畅而造成感染加重或发生窒息等。

2. 呼吸机撤离指标 分三种类型,如反映通气、氧合、呼吸用力等方面。

(1)通气功能:能反映通气功能的指标很多,如肺活量(VC)、潮气量(VT)、第 1 秒用力呼气容积(FEV$_1$)、最大吸气压等。一般脱机要求肺活量(VC)>10~15ml/kg;VT>5~8ml/kg;FEV$_1$>10ml/kg;最大吸气压>-20cmH$_2$O;分钟通气量<10L;每分钟最大自主通气量>2× 每分钟通气量 ≥20L。但临床实际应用中这些指标并不多,更多的是结合 VT、每分钟通气量、血气分析等指标,逐步降低呼吸机条件来观察患者的反应。

(2)氧合功能指标(动脉血气分析):①$FiO_2<40\%$ 时,$PaO_2>60$mmHg;②FiO_2 100% 时,$PaO_2>300$mmHg;D$_{A-a}O_2$(肺泡氧分压与动脉血氧分压之差)>300~350mmHg;③QS/QT(肺血分流率)<15%,$SaO_2>85\%$;④VD/VT(生理无效腔比值)<0.55~0.6。

(3)浅快呼吸指数(f/VT)和吸气初始 0.1 秒时口腔闭合压(P0.1):前者以 ≤105 为预计撤机成功,后者以 ≤4~6cmH$_2$O 为可能预计撤机成功。

3. 撤离呼吸机方法 呼吸机撤离的难易取决于原先肺功能状况与是否有肺部并发症。撤离容易的患者可以直接脱机,即先逐步降低呼吸机条件(PEEP、PSV 水平及

FiO_2),观察氧合和通气情况。脱离呼吸机后,生命体征稳定,通气和氧合水平符合标准,可以拔除人工气道。撤离困难的患者可以分次或间断撤离:先采用一定通气模式作为撤除呼吸机的过渡措施,如应用 SIMV 或 PSV。SIMV 时逐渐降低呼吸频率,当至 5 次 /min 时,如能较好地维持通气和氧合,意味脱机成功率较高。应用 PSV 时,逐渐降低 PSV 压力,降至一定水平或完全撤除后,仍能维持较好呼吸时,可以试行脱机。间断脱机是将脱机的时间分开,每次脱机数小时每日数次,即每日分次脱机。然后视病情逐渐增加每日脱机的次数或延长每次脱机的时间;最后改成逐日或白天脱机、夜间上机等,直至完全停用。对病情复杂的患者,即使暂时脱机成功,也应慎重拔除人工气道。再次使用呼吸机治疗的难易程度,主要取决于人工气道的重新建立。拔除人工气道后,重新建立人工气道费时、费力,还会增加痛苦;严重时会给生命带来威胁。因此,对病情发展难以预料的患者,应适当延长人工气道拔除前观察的时间。

拔管后气道护理是脱机成败的关键。加强气道护理能促进呼吸道分泌物排出,保持气道通畅,预防肺部感染。主要方法有超声雾化吸入、捶 / 拍背振荡、刺激咽喉部产生咳嗽与排痰、抗生素及祛痰药等。

4. 脱机困难的原因和处理

(1)撤机困难的原因:主要可能为原发病因未能解除、心功能不全、呼吸肌疲劳和衰弱、心理障碍等。

(2)脱机困难的处理:尽早、尽快控制和去除原发病因;采用特殊呼吸模式与功能,尽早锻炼呼吸肌力量,预防呼吸肌疲劳与衰竭;加强营养支持治疗,增加呼吸肌力量;树立信心,克服心理障碍;原有慢性呼吸功能不全,尽早做腹式呼吸,增强和改善呼吸功能。脱机困难的患者需要相当长时间的观察、摸索和调试。大部分患者最终可能获得成功;部分患者需要长期呼吸机治疗。

九、呼吸机治疗常见并发症

1. 气压伤(气胸、皮下和 / 或纵隔气肿) 气胸和皮下、纵隔气肿是较常见临床类型。多为闭合性,胸内压高低取决于破裂口类型;处理方法是排气减压及调整呼吸机参数。避免所有可能诱发气胸的因素,如避免潮气量过大、平台压和驱动压过高、抑制过强的自主呼吸等。皮下和纵隔的气体可来源于肺组织,也可来源于呼吸道呼出的气体,如气管切开引起的皮下和纵隔气肿。

2. 呼吸系统并发症 如过度通气、通气不足和呼吸机相关性肺炎(ventilator-associated pneumonia,VAP)。前两者主要依靠呼吸机参数调节和设置来预防,后者是临床呼吸机治疗过程中十分棘手的难题。VAP 会给患者带来显著不良影响,病原学特征为多重耐药菌有显著增加趋势,完善的医院感染防控措施、合理应用抗生素及缩短机械通气时间是预防 VAP 的主要措施。

3. 循环系统并发症 正压通气对循环系统有一定的影响,特别是呼吸机条件比较高时,如 ARDS 设置比较高的PEEP,或患者的循环系统功能不全时。机械通气增加胸腔压力及跨肺压,一般来说可以减少右心静脉回流,减少左心

前后负荷,当患者容量不足时易发生低血压。此外,当呼吸机设置不当或患者肺部病变导致 PEEPi 增加,肺过度通气,易发生循环衰竭。因此,机械通气时不仅须关注通气和氧合指标,还应密切关注呼吸力学和循环状态。

4. 胃肠道并发症 主要是胃肠道充气,尤其当应用面罩连接呼吸机、气管插管误入食管、并发气管食管瘘等时,更容易发生;预防的方法是及时安放胃管和应用胃肠减压。

(谈定玉 刘树元)

第 147 章

心脏电复律

心脏电复律（cardioversion）是将一定强度的脉冲电流通过心肌，使全部或大部分心肌在瞬间同时除极，然后心脏自律性最高的起搏点（通常是窦房结）重新主导心脏节律，从而终止异位心律，使之恢复窦性心律的一种方法。心脏电复律是药物与人工心脏起搏以外的治疗异位快速型心律失常的另一种有效方法，其具有作用快、疗效高、比较安全与简便的特点，但它不能防止心律失常的复发。该方法最早用于消除室颤（ventricle fibrillation，VF），故称为电除颤（electric defibrillation）。后来该技术进一步用于纠正心房颤动（简称房颤）、心房扑动（简称房扑）、阵发性室上性心动过速（简称室上速）和室性心动过速（简称室速）等，故称为电复律。又通称心脏电休克（electric countershock）。

一、心脏电复律机制

利用电能终止异位快速型心律失常的基础是：①最常见的引起异位快速型心律失常的机制是环行或折返现象所致，低能量脉冲电流或恰为足量的电流通过心脏，能使折返环路中的一部分心肌除极，而不再接受从折返环传递过来的冲动，从而中断这一折返途径而终止心动过速；②其次是因异位兴奋灶的自律性增高（包括触发活动）所致的心律失常，在短时间内给心肌通以高能量脉冲电流，可使心肌各部（不论是处于应激或不应激期）在瞬间同时除极，暂时地使各处异位兴奋灶失去自律性能，此时心脏起搏传导系统中具有最高自律性的窦房结，可以恢复其主导功能再行控制整个心动和心律。

电刺激的直接作用，在使所有心肌细胞除极的同时，也使心脏自主神经系统兴奋。电复律后短暂出现各种类型的期前收缩是由于交感神经兴奋、心肌有局部肾上腺素能介质释放所致。电复律后出现心动过缓，则提示副交感神经被激惹。

心脏电复律过程中所用的高压电流仅能在极短时间内起作用，复律能否成功取决于下列三种因素：①所用电击能量的大小。过小的电击能量不足以使心肌整体除极或参与折返环路心肌除极，不能消除异位兴奋灶或中断折返环路等机制。②心肌异位起搏点兴奋性的高低。如心肌异位起搏点的兴奋性过高，则即使心肌整体除极后，心搏仍有可能再为异位起搏点所控制。③窦房结起搏功能状况。如窦房结起搏功能低下，则心肌整体除极后，窦房结将仍无控制心搏的能力。

二、心脏电复律器

心脏电复律器（cardioverter）就是进行心脏电复律时所用的装置，亦称心脏电除颤器（defibrillator）。它由电极、蓄电和放电、同步触发、心电示波仪、电源供应等几部分组成。直流电复律器是将几千伏的高电压存储在 16~32μF 的大电容中，然后将电容所存储的电能，在极短时间（约几毫秒）内，直接（体内复律，电极接触心肌）或间接（体外复律，电极接触胸壁）地向心脏放电，从而达到复律或除颤的目的。这种高能脉冲电流波形既往多采用顶端呈椭圆的单相衰减正弦波（monophonic damped sinusoidal waveform，MDSW）。

根据电除颤器发放脉冲是否与 R 波同步，又分为同步电复律（synchronized cardioversion）与非同步电除颤（nonsynchronized cardioversion）：①同步电复律是指除颤器放电时电流与心电图上的 R 波同步，即电流刺激落在心室肌的绝对不应期，从而避免在心室的易损期放电导致室速（VT）或室颤（VF）。同步电复律主要用于除 VF 以外的快速型心律失常。使用同步电复律前一定要核查仪器上的"同步"功能，使其处于开启状态。②非同步电除颤是指电除颤器在心动周期的任何时间都可放电。主要用于室颤。室颤时已无心动周期，心电图上也无 QRS-T 波，无从避开心室易损期，应即刻于任何时间放电。

三、电复律的适应证及禁忌证

适应证：各种严重的甚至危及生命的恶性心律失常，以及各种持续时间较长的快速型心律失常。心律失常的急诊处理原则主要是识别和纠正血流动力学障碍。血流动力学状态不稳定包括进行性低血压、休克、急性心力衰竭、进行性缺血性胸痛、晕厥、意识障碍等。在血流动力学不稳定时不应苛求完美的诊断流程，而应追求抢救治疗的效率。严重血流动力学障碍者，需立即电复律。同时应在电复律后积极寻找心律失常的病因及诱因，并积极消除病因及诱因。

1. 同步电复律适应证

（1）室速：室速可分为非持续性室速（non-sustained ventricular tachycardia，NSVT）及持续性室速。持续性室速又分为持续性单形性室速（sustained monomorphic ventricular tachycardia，SMVT）及持续性多形性室速。①非持续性室速（NSVT）：指连续 3 个及 3 个以上的室性心律、频率>100 次 /min、持续时间<30s、且血流动力学稳定、能够自行终止。大多数情况下，NSVT 发生短暂，无临床症状，在表面健康人群中 NSVT 不增加猝死的风险，在老年人中也是如此。②持续性单形性室速（SMVT）：持续时间 ≥30s，或持续时间虽<30s，但室速发作时伴随血流动力学障碍需早期进行干预治疗，则称为持续性单形性室速（SMVT）。③持续性多形性室速：QRS 波形态可以清楚

147

识别,但连续发生变化(提示心室激动顺序不断改变)、频率>100 次/min 的室性心律失常。多形性室速或室颤的电生理机制主要为折返。

无论上述哪一种室速,一旦引起血流动力学障碍均应当立即行电复律。电复律所需能量一般 100~200J,即时成功率可达 90%~97%。

(2)房颤:有症状的持续性或长程持续性房颤患者应考虑复律(电复律或药物复律)。电复律是最可靠的房颤复律方法,对急性血流动力学不稳定或症状严重的患者应紧急采取电复律,恢复血流动力学功能。胺碘酮、氟卡尼、伊布利特预处理可以增加电复律的成功率并预防房颤复发。除血流动力学不稳定的患者,符合下列条件者可考虑电复律:①房颤病史<1 年者,既往窦性心律不低于 60 次/min 者;②房颤后心力衰竭或心绞痛恶化和不易控制者;③房颤伴心室率较快,且药物控制不佳者;④原发病(如甲状腺功能亢进)已经得到控制,房颤仍持续存在者;⑤风湿性心脏病瓣膜置换或修复后 3~6 个月或以上,先天性心脏病修补术后 2~3 个月或以上仍有房颤者;⑥预激综合征伴发的心室率快的房颤应首选电复律。电复律所需能量一般为 100~200J。

(3)房扑:慢性房扑的药物治疗效果较差,而同步电复律所需能量较低,仅需 50~100J,即时转复成功率高达98%~100%,可作为首选的治疗方法。伴有心室率快、血流动力学障碍的患者(如房扑 1:1 传导时)更应立即行电复律。

(4)室上速:在 2019 年欧洲心脏病学会(European Society of Cardiology,ESC)室上速患者管理指南中推荐血流动力学不稳定患者建议同步直流电复律。在血流动力学稳定的患者进行迷走神经刺激、合适的仰卧位腿抬高、使用腺苷(6~18mg 静脉推注)、使用维拉帕米或地尔硫革静脉注射、β受体阻滞剂(静脉注射艾司洛尔或美托洛尔)等药物治疗后仍不能转复或控制心动过速时,建议同步直流电复律。复律能量一般为 100~150J,成功率仅 75%~85%。

(5)其他:异位性心动过速性质属室上性(如室上速伴心室差异性传导)抑或室性尚未明确,以致选用药物有困难;预激综合征并快速型心律失常,临床上应用药物有困难,均可考虑同步电复律治疗。对反复短阵发作(几秒)的各类异位快速心律失常不宜电复律治疗,因发作能自行停止,而电复律并不能防止其复发。

2. 同步电复律禁忌证

(1)下列情况绝对禁用电复律:①洋地黄中毒引起的心律失常;②室上性心律失常伴高度或完全性房室传导阻滞,即使转为窦性心律也不能改善血流动力学状态;③阵发性心动过速反复频繁发作者(不宜多次反复电复律);④病态窦房结综合征伴发的快-慢综合征;⑤近期有动脉栓塞或经超声心动图检查心房内存在血栓而未接受抗凝治疗者。

(2)下列房颤患者对电复律有相对禁忌证:①病情危急且不稳定,例如严重心功能不全或风湿活动,严重电解质紊乱和酸碱失衡;②房颤发生前心室率显著缓慢,疑诊病态窦房结综合征者,或心室率可用药物控制,尤其是老年患者;③洋地黄中毒引起的房颤;④不能耐受预防复发的药物,

如胺碘酮、普罗帕酮等。但仍应全面评估患者的情况,权衡利弊。

3. 同步电复律操作要点 电复律前需取得患者知情同意。为了对可能发生的并发症做及时处理,电复律前除了准备心电监护和记录、全身麻醉药物等外,尚应准备心肺复苏的药品、设备,如抗心律失常药、升压药、心脏起搏器、氧气、抽吸器、气管插管和人工呼吸器等设备。复律前多次检查复律器的同步性能。患者应禁食数小时,并在复律前排空小便,卸去假牙,建立静脉输液通道。操作要点如下:

(1)体位:患者宜仰卧于硬木板床上,不与周围金属物接触,将所有与患者连接的仪器接地,开启复律器电源。

(2)心电监护:除常规描记心电图外,选择 R 波较高的导联进行示波观察。置电复律器"工作选择"为 R 波同步类型,再次检查与患者 R 波同步的准确性。

(3)麻醉:用地西泮(安定)20~40mg 以 5mg/min 速度静脉注射,边注射边令患者数数,当其中断数数处于朦胧状态、睫毛反射消失、痛觉消失即可进行电复律。目前,地西泮已逐渐被丙泊酚(负荷量 1~3mg/kg)及咪达唑仑(负荷量 0.03~0.30mg/kg)所替代。麻醉前后应给患者吸氧。

(4)安置电极:①胸前左右法。一个电极置于右锁骨下方、胸骨右缘第 2 肋间处,电极板中心在右锁骨中线;另一电极置于左乳头下方心尖处,电极板中心在左腋前线上,两电极板相距应在 10cm 以上。此法最常用。②胸部前后法。一个电极置于前胸部胸骨左缘第 4 肋间,电极板中心在左锁骨中线;另一电极置于背部左肩胛下区,电极板中心在左肩胛中线处。将两电极板涂以导电糊或包以浸过生理盐水的纱布,置于上述位置。

(5)充电:按充电按钮,充电到预定的复律能量(房扑 50~100J,房颤 100~200J,阵发性室上速 100~150J,室速 100~200J)。

(6)复律:按"放电"按钮,进行电复律。此时患者的胸部肌肉和上肢将抽动一下。随即观察心电图变化,了解复律成功与否,主要是密切观察放电后 10 余秒的心电图情况,此时即使出现 1~2 次室性心动,亦应认为该次电复律是有效的。此后心律失常的再现,正是说明窦性心律不稳定或异位兴奋灶兴奋性极高。如未转复,可增加复律能量,间隔 2~3 分钟再次进行电击。用地西泮麻醉的患者,如需再次放电,常给原剂量的 1/2~2/3 再次麻醉。如反复电击3 次或能量达到 300J 以上仍未转复为窦性,应停止电复律治疗。

(7)密切观察:转复窦性心律后,应密切观察患者呼吸、血压、心率与心律变化,直至患者清醒后 30 分钟,卧床休息1 天。

4. 非同步电除颤

(1)适应证:室颤是非同步电除颤的绝对适应证。当发生室颤后,患者已失去知觉,电击时无须任何麻醉剂,应在积极行心肺复苏时即刻进行非同步除颤。选用的电功率宜大如 300~360J(单相波除颤仪)或 150~200J(双相波除颤仪),以期一次除颤成功。若室颤波幅小,可注射肾上腺素,以增大颤动波,使再次除颤有希望成功。如诱发室颤的因素仍存在(电解质代谢与酸碱平衡失调、缺氧、心肌梗死、休

克等)须同时积极处理,以防室颤再发。有时快速的室速或预激综合征合并快速房颤均有宽大的 QRS 和 T 波,除颤仪在同步工作方式下无法识别 QRS 波,而不放电。此时,也可用非同步电除颤,以免延误病情。

(2)电除颤操作要点:①首先通过心电(图)监护确认存在室颤。②打开除颤器电源开关,并检查选择按钮应置于"非同步"位置(一般为除颤器开机后的定式),将能量选择键调至所需的除颤能量水平。③电极板涂上导电糊或包以数层浸过盐水的纱布;将电极板上缘分别置于胸骨右缘第 2 肋间及左腋中线第 4 肋间,两个电极板至少相隔 10cm。④按下"充电"按钮,将除颤器充电到所需水平,并关闭氧气。⑤环顾患者四周,确定操作者和周围人员与患者无直接或间接接触。⑥对电极板施加一定的压力(3~5kg),以保证有较低的阻抗,利于除颤成功。⑦再次观察心电图波形确认有复律指征,双手拇指同时按压放电按钮,当观察到除颤器放电后再放开按钮。⑧放电后立即观察患者的心电图,观察除颤是否成功并决定是否需要再次电除颤;若首次电除颤未能成功,则宜立即继续心肺复苏 2 分钟后再次除颤,所用能量同首次或稍高于首次。⑨除颤完毕,关闭除颤器电源,将电极板擦干净,收存备用。

四、电复律的并发症及其防治

电复律较安全,且疗效迅速。其并发症一般不多,也较轻,发生严重并发症者多为病例选择、操作不慎或电复律前处理不当所致。常见的并发症如下。

1. 皮肤灼伤 几乎所有患者在电复律后电极接触部位均有皮肤灼伤,可见局部红斑,尤其是操作时按压不紧、导电糊不足时尤为明显。通常无须特殊处理。

2. 心律失常 多数在复律后即刻出现,主要有各种期前收缩和逸搏,分别为电刺激和窦房结暂时受抑制所致,无须特殊处理。如室性期前收缩频发呈二联律或短阵室速,可静脉滴注利多卡因或胺碘酮治疗。室颤极少出现,可因心脏本身病变程度、低血钾、洋地黄中毒、酸中毒、对奎尼丁过度敏感等多种因素所致,应立即予以非同步电除颤治疗。房颤电击后转为房扑,可能是复律能量小,仅使环行节律减慢而未能使其终止;亦有房扑电击后转为房颤者,可能是电击恰在心房的易损期所致;凡遇上述情况,应先观察片刻,若仍不转复,可加大能量再次电击。

3. 心肌损害 临床表现为局部性 ST 段暂时抬高,血清 AST、LDH、CK 轻度升高,低热,血压暂时性轻度下降等。心肌损害的程度与复律能量、电极面积及两电极安置的距离有关。因此,应避免使用不必要的高能量,宜用适当大的电极,并避免两电极距离过近。

4. 栓塞 栓塞的发生率为 1.2%~5.0%,多发生于房颤持续时间较长、左心房显著增大的患者,尤以术前未接受抗凝治疗者为多。多发生于电复律后 24~48 小时内。过去有栓塞史者术前术后给予抗凝治疗可起预防作用。

5. 急性肺水肿 多发生在二尖瓣和 / 或主动脉瓣病变伴房颤电复律后 1~3 小时内,发生率约 3%,可能系经电击后虽恢复了窦性心律,但左心房、室功能不全所致。按急性左心衰竭处理。极少数可能是肺栓塞引起,按肺栓塞处理。

五、自动体外除颤器(AED)的操作方法

AED 的使用已成为基础生命支持(basic life support, BLS)的重要组成部分。AED 仪器面板上有 3 个颜色按钮。①绿色:开关(on/off);②黄色:分析(analysis);③红色:电击(shock)。操作时尚有声音和文字提示。操作步骤:①开机,按绿色开关按钮。②连接。将一次性使用的除颤电极贴在患者胸廓的前 - 侧位,即前电极安放在右上胸锁骨下胸骨右缘,侧电极则安放在躯干的左下胸乳头左侧,电极的中心点恰在左腋中线上。并将电极与 AED 连接,仪器迅速提示正在分析,并示分析结果。③放电除颤。如 AED 语音提示建议电击除颤,要求相关人员离开患者身体,按压红色电击按钮,即电击除颤。对持续室颤 / 室速患者,可做 1 次电击(双向波者电击能量为 150~200J)。抢救者在除颤后,不应立即检查脉搏,而应先再次做心肺复苏。自胸外按压开始,在 5 个轮回(约 2 分钟)心肺复苏后再检查脉搏。如无脉搏,继续心肺复苏 2 分钟,再次除颤。

(邵 菲 石 现)

参 考 文 献

[1] SHEN W, SHELDON R, BENDITT D, et al. 2017 ACC/AHA/HRS Guideline for the evaluation and management of patients with syncope: A report of the American College of Cardiology/American Heart Association Task Force on Clinical Practice Guidelines and the Heart Rhythm Society [J]. JACC, 2017, 70 (5): e39-e110.

[2] 中华医学会心电生理和起搏分会, 中国医师协会心律学专业委员会. 2020 室性心律失常中国专家共识解读 [J]. 中华心律失常学杂志, 2020, 24 (4): 348-350.

[3] BRUGADA J, KATRITSIS D, ARBELO E, et al. 2019 ESC Guidelines for the management of patients with supraventricular tachycardia The Task Force for the management of patients with supraventricular tachycardia of the European Society of Cardiology (ESC)[J]. Eur Heart J, 2020, 41 (5): 655-720.

147

第 148 章
紧急床边临时心脏起搏术

紧急床边临时心脏起搏术是指在患者病情危急、不宜（能）搬动（转运）的情况下，不借助 X 线透视的指引而于抢救地点行紧急临时心脏起搏，以抢救生命的技术。主要用于各种原因所致的心动过缓的急诊救治。

一、人工心脏起搏技术的基本原理

人工心脏起搏技术是通过脉冲发生器（常见为植入人体的人工永久起搏器的主机，也可是专用于临时心脏起搏的体外设备）发放一个短时限（0.5~1.5ms）、低强度（10V 以内）的电脉冲，经电极导线 / 导管传递至心肌，刺激并使心肌产生兴奋、传导和收缩，完成一次有效的心脏除极（图 148-1 A）。若心肌已无兴奋、传导和收缩功能，则电脉冲将归为无效（图 148-1B、图 148-1C）。

二、紧急床边临时心脏起搏的指征

1. 缓慢型心律失常 ①高度或完全房室传导阻滞且逸搏节律过缓；②介入操作过程中或急性心肌梗死、药物中毒、严重感染等危急情况下出现危及生命的缓慢型心律失常。

2. 合并快速型心律失常的严重心动过缓 ①慢 - 快综合征应用抗心律失常药物困难者（如窦性停搏和房颤反复交替出现）；②长 Q-T 间期合并多形室速者；③顽固性室速应用多种或较大剂量药物治疗无效者。

3. 心肺复苏的抢救 各种原因导致的心搏骤停、心室静止和心肌电 - 机械分离，无论是否伴有意识障碍和阿 - 斯综合征发作。

三、紧急床边临时心脏起搏的方法

由于紧急床边临时心脏起搏术需要在短时间内迅速地起搏心脏，故要求相关技术具备简单、易迅速完成、疗效确切、创伤小且并发症少等特点。经皮穿刺心肌起搏为早年的临时心脏起搏技术，既不能保证长时间稳定、有效起搏，又有诸多严重并发症，在临床工作中逐渐被淘汰。目前，常用的方法有四种，以下逐一简要介绍。

（一）经静脉心内膜起搏

经静脉心内膜起搏是紧急床旁临时心脏起搏的主要方法，所用电极导管有气囊漂浮电极导管（俗称"漂浮电极"，图 148-2A）和心脏标测与起搏电极导管（俗称"硬电极"，图 148-2B）两种。图 148-2C 是临时心脏起搏器的脉冲发生器。

1981 年，Lang 借助气囊漂浮的特性，不依靠 X 线透视即将气囊飘浮导管电极导管顺利送入右心室（后被俗称"盲插"），加之该项技术具有操作时间短、脱位率和心律失常发生率低的优点，紧急床旁心脏起搏的设想得以实现。该技术要求患者血液循环尚存，否则，气囊不能"漂浮"，以致无法将起搏电极送入右心室。

自 1958 年 Furman 等报告经静脉心内膜起搏技术以来，该技术被广泛应用于介入心脏病学的各个领域；但由于其需要借助 X 线透视的指引，故难以常规用来做紧急床旁临时心脏起搏。不过，有经验的医师可以依靠手感和手法在无 X 线指引的情况下将"硬电极"快速"盲插"入右心室，故在紧急情况下，可以借此实现起搏心脏的目的。由

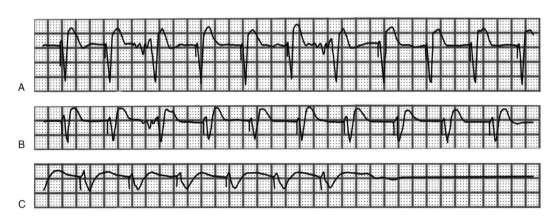

图 148-1　心肺复苏后的患者在植入心脏起搏电极后心电图的变化

注：A 为植入起搏器时，可见起搏图形尚可。从 A 经 B 至 C，随着时间的延长，QRS 波形逐渐增宽、振幅逐渐减低，发生电 - 机械分离，电脉冲无效，最终发生心脏停搏。

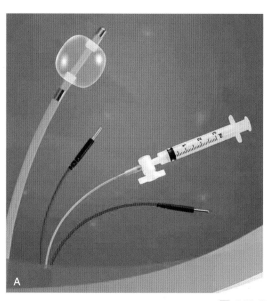
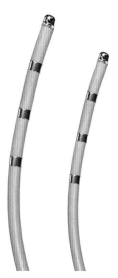
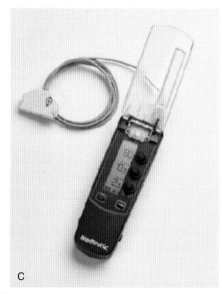

图 148-2　球囊漂浮导管起搏系统

注:A.从上至下依次为球囊漂浮导管、阴极电极导线、注射器和阳极电极导线。在漂浮导管送入股动脉鞘之前,将红色和蓝色电极导线分别与起搏器正负极相连。在漂浮导管出动脉鞘后,通过注射器向球囊内充气,球囊在血流的作用下漂浮入右心房。B.硬电极。C.临时起搏器的脉冲发生器。

此,该方法被用于血液循环停止的患者在紧急情况下的床旁临时心脏起搏,并与气囊漂浮电极导管相互补充,共同作为经静脉心内膜起搏的方法。

1. 仪器设备　①体外临时心脏起搏器;②气囊漂浮电极导管或 6F 心脏标测与起搏电极导管;③6F 动脉穿刺鞘;④心电图机;⑤心电监护仪。

2. 操作步骤

(1)入路选择:传统的入路主要有 5 个,即左、右锁骨下静脉、右侧颈内静脉和左、右侧股静脉;其中,左锁骨下静脉为首选,其次为右侧颈内静脉。此外,腋静脉穿刺技术不断普及,其方法是直接用手指触及胸三角的内侧尖及内界,而后选择内侧尖沿胸三角内界下移 2~3cm 为穿刺点,针尖指向内侧尖方向穿刺进针;由于其血(气)胸的理论发生率为零,现被更多的医师用作首选穿刺入路。

(2)导管深度的判定:正常身高的患者,自左锁骨下静脉、右侧颈内静脉和右侧股静脉穿刺点到三尖瓣口的距离分别约为 30cm、20cm 和 40cm。

(3)气囊漂浮电极导管的具体操作过程:①连接好心电监护仪和肢体导联心电图。应用 Seldinger 穿刺技术在局麻下穿刺,根据血液颜色、血管压力确定进入静脉系统后送入 6F 动脉穿刺鞘。②无菌状态下取出漂浮电极导管,应用注射器将约 1.0ml 的气体注入气囊中,观察气囊是否完好,随后将气囊抽瘪,正确连接导管正负极与临时起搏器,打开临时起搏器,设定其参数:起搏电压>5V,感知敏感 2.0mV,起搏频率高于自主心率 10~20 次/min。③在“带电”状态下经动脉鞘送入气囊漂浮电极导管,导管穿过鞘管后由助手向气囊充气 1.0ml,继续向前送入导管,直到心电图出现室性期前收缩或心室起搏,即表明电极导管尖端到达了三尖瓣环水平,结合导管送入深度,此时,让助手将气囊放气

并迅速前送电极导管 10cm,完成操作。

(4)“硬电极”的操作过程:首选左侧锁骨下静脉,次选右侧颈内静脉。根据前述方法判定导管到达三尖瓣环水平后,稍加顺时针旋转前送 10cm,完成操作。

(5)起搏位置判断:若 Ⅱ 导联 QRS 波为主波向下的起搏图形,即表明电极导管位于右心室心尖部,此处为最佳起搏部位;若 Ⅱ 导联 QRS 波为主波向上的起搏图形,则表明电极导管位于右心室流出道(图 148-3),此处起搏可能不甚稳定,若想调整至右心室心尖部,只需将电极导管撤回三尖瓣环水平,重复上述操作并验证即可。需要强调的是,在床旁紧急抢救患者时,迅速有效起搏是要务,调整导管位置的工作可待病情稳定后再进行。

(6)起搏参数测定:理想的心室起搏位置要求其起搏阈值<1V、R 波振幅>5.0mV、阻抗介于 300~1 000Ω。依然需要强调的是,紧急床边临时心脏起搏术主要用于病情急重的患者,若起搏参数不甚理想,只要能有效起搏,可于患者病情稳定后再行电极导管位置的调整。

(7)固定:危重患者可保留动脉鞘管,连同起搏电极导管可一起固定于皮肤上,如患者条件允许,为减少感染机会,尽可能在保持导管稳定的情况下,把动脉鞘管退至体外,对电极导管进行固定。

3. 评价　此方法简单易行,且能稳定、有效起搏。

4. 并发症　最常见的并发症是起搏电极导管移位,造成起搏功能障碍,需要重新调整电极导管位置,其他并发症主要与穿刺相关,如:误穿相关动脉、动静脉瘘、皮下血肿、血(气)胸、气栓等。恶性心律失常和心肌穿孔(使用“硬电极”时)则为少见但后果严重的并发症,需做好相应准备。值得强调的是,对于急性下壁心肌梗死累及右心室的患者,即便有 X 线透视指导,也不建议用“硬电极”进行右心室起

148

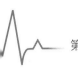

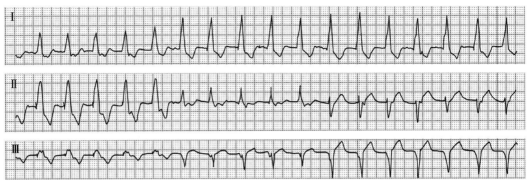

图 148-3　临时心脏起搏电极从右心室流出道逐渐进入右心室心尖部的Ⅱ导联心电图变化

注：起搏电极位于右心室流出道时（左侧），Ⅱ导联主波向上，随后Ⅱ导联振幅逐渐减低（中间），到达右心室心尖部（右侧）后Ⅱ导联主波向下。由于临时起搏电极均为电极导管，不存在植入左心室的可能，因而在起搏电极植入的过程中，只需根据Ⅱ导联极性判断电极导管的位置即可。

搏，尤其是在右心室心尖部或下壁起搏，即在抢救急性下壁心肌梗死时，尽量不要使用"硬电极""盲插"。

（二）经食管起搏

由于食管紧贴心脏，临床可以通过食管电极来起搏心脏，但是所需起搏的脉冲幅度较心腔内起搏为高。

1. 设备要求　体外临时心脏起搏器、普通食管电极或食管球囊电极、心电图机、心电监护仪。

2. 操作步骤　经由鼻腔或口腔插入电极导管，到达 30~40cm 时，记录心电图以判断食管电极的位置，根据需要，选择心房或心室作为起搏点；连接电极与起搏器，观察起搏心电图，测试起搏阈值、阻抗和 R 波高度等参数后，固定电极。

3. 评价　该法无创伤，电极容易放置，且能达到迅速起搏的目的。但也存在以下不足：①需要清醒患者的配合；②起搏稳定度不及心内膜起搏，故不作为常规推荐。

（三）经胸心脏起搏

经胸心脏起搏系统类似于 AED 系统，方法是将 2 个电极贴片放置在胸壁皮肤上，右侧电极板放在患者右锁骨下方，左电极板放在与左乳头齐平的左胸下外侧部，采用较大的输出脉冲幅度起搏心脏。

1. 设备要求　起搏除颤仪、皮肤电极、心电监护仪。

2. 操作步骤　①将起搏器阳极放置于右锁骨下方，阴极放置于心前区；②连接带示波显示的起搏除颤仪和心电监护设备；③电极与起搏除颤仪连接，并接好地线；④设置临时起搏器参数；⑤开始起搏时设置电压为10V，逐渐增加至能起搏心脏（即起搏阈值），然后再增加输出电压10%，以确保安全可靠的恒定起搏。

3. 评价　该法简单易行，是最迅速的起搏方式，但患者不易耐受。须在抢救成功、病情稳定后，过渡为更为安全有效的起搏方式。

（四）开胸心外膜或心肌起搏

在开胸手术或开胸心脏按压时，可采用本法。

1. 设备要求　体外临时心脏起搏器、心外膜电极或钢丝钩状电极、心电监护仪。

2. 操作步骤　直接将钢丝电极插入心肌，或将心外膜电极缝合固定于心外膜，然后连接电极与起搏器，观察起搏心电图，测试参数后，固定电极。

3. 评价　该法属特定情况下的紧急床边心脏起搏技术。

四、心室起搏相关技术参数及有效起搏的判断

起搏阈值是指能够在心脏的不应期外持续有效地使心肌除极的最低电压或电流。在临床上，心脏起搏的阈值通常用电压（V）或脉宽（ms）来表示。通常将输出电压设置为起搏阈值的 2~3 倍，保证至少 2:1 安全界限。对于临时起搏来说，一般心室起搏阈值（脉宽 0.5ms）<1.0V，起搏电压常设定在 5V。

R 波振幅指采用体表标测法，自 QRS 起始部上缘垂直地测量到 R（R'）波顶点，负向波（Q、S、QS）自 QRS 起始部下缘垂直地测量到波的底端。高度和称为 R 波振幅。感知是指电极在所放置的心腔内探查到自主心肌除极波的能力，心脏产生电活动的大小决定了起搏系统感知灵敏度的设定数值。最低能被感知到的信号被称为灵敏度。如将感知灵敏度设置得较高，则只有更强的信号才能被确定为心脏的自身电活动；而如果将感知灵敏度设置较低，则幅度较低的信号就能被感知为心脏自身电活动。一般来说，将感知灵敏度值设置在所得阈值的一半（或更小），可提供至少 2:1 的安全界限。通常推荐的心房 P 波感知阈值>2.0mV，心室 R 波感知阈值>5.0mV。通常可将心房感知灵敏度设置在 0.5~1.0mV，心室感知灵敏度设置在 2.0mV。

在起搏器电路中，阻抗指电极导线植入后所测定的系统电阻。通常植入手术中测试的系统阻抗在 500~1 000Ω。

心脏是否有效起搏，是判断起搏成功与否的重要标志。至于患者是否存活，则与基础病变有关，不能单纯根据患者是否存活说明心脏起搏的有效与否。心室有效起搏在心电图上表现为脉冲刺激信号及其带起来的 QRS-T 波群（见图 148-1）。

五、紧急床边临时心脏起搏的选择

紧急床边临时心脏起搏有多种方法,目前被广泛采用的是经静脉心内膜起搏法,尤其是应用球囊漂浮导管电极起搏,该法起搏效果稳定,且维持时间较长,适用于几乎所有血液循环尚存的需要紧急床边临时起搏的患者。对于血液循环停止的患者可选择"硬电极""盲插"技术或经胸心脏起搏技术。对于实施开胸心外按压者,则可选用心外膜起搏。

(张路遥　秦历杰)

148

第 149 章
血流动力学监测

血流动力学监测是对危重患者进行救治时的非常重要的心功能监测手段,临床上分为有创和无创两类,以间断或持续的方式进行床旁监测。其目的是:①通过右心房压力(RAP)、肺动脉压(PAP)、肺毛细血管楔压(PCWP)、动脉压(AP)与心排血量(CO)等测定结果,了解低心排血量、低血压、休克及心室充盈压改变的原因与程度。②诊断急性心肌梗死并发室间隔穿孔,急性二尖瓣功能不全,右心室心肌梗死与心脏压塞等。③监测补液、扩血管药、正性肌力药与升压药疗效,指导治疗。

一、血流动力学监测的适应证

①有助于确诊某些危重情况,如急性心肌梗死并发室间隔缺损或二尖瓣关闭不全,鉴别心源性与非心源性肺水肿,急性下壁心肌梗死伴右心室心肌梗死,肺动脉栓塞,难以用心电图确诊的心肌缺血(如合并左束支阻滞)。②病情复杂且不稳定,而其他检查(临床症状、X 线片或容量负荷试验)难以提供可靠资料时,包括复杂心脏情况如急性心肌梗死并发低血压,显著血流动力学不稳定(需要正性肌力药、血管活性药或机械辅助治疗)及心功能不全,不稳定型心绞痛应用硝酸甘油或其他血管活性药静脉滴注治疗,循环血量或心血管状态不明确而又不宜进行利尿或容量负荷治疗,以及伴低血压的右心室心肌梗死患者。③心脏病患者合并其他内科情况,如胃肠道大出血、脓毒血症、呼吸衰竭、肾衰竭、胰腺炎、血液透析等。④心脏病患者合并外科情况,尤其是有反复发作或新近发作的心肌缺血,或心室功能不全、心律失常,或液体与电解质失衡可能时,如心脏手术(多个心瓣置换、合并严重肺部疾病、冠脉旁路手术、室壁瘤切除等)、大血管手术(主动脉夹层、胸或腹主动脉瘤切除)、前列腺切除、严重烧伤、多发伤。⑤心脏病患者合并产科高危情况(妊娠毒血症或胎盘早期剥离等)。⑥评价新药对心血管系统的作用,保证用药安全。

二、有创血流动力学监测的基本设备

1. Swan-Ganz 导管 即气囊漂浮导管(balloon flotation catheter)。早期的气囊漂浮导管有 3 个内腔,简称三腔管。导管顶端和距顶端 20~30cm 处开孔,近顶端处还有通气囊的开孔,3 处开孔经相互隔离的管腔分别开口于导管尾端。在距导管顶端 4cm 处安装热敏电阻,由导线经另一隔离的管腔与尾端接头相通的气囊漂浮导管,称为四腔漂浮导管。在距四腔漂浮导管顶端 25cm 与 26cm 处各安装 1 个环状电极,或在 17cm 与 18cm 处再各装 1 个环状电极,分别由导线经隔离的管腔通向尾端的气囊漂浮导管,称为多功能

气囊漂浮导管。3 种漂浮导管的共同特点为当导管经静脉进入心腔后,充气的气囊有导向作用,使导管顺血流方向漂浮,在较短时间内自动地由右心房经右心室进入肺动脉,并嵌顿在肺动脉较小分支内,提供床旁监测右心房、右心室、肺动脉和肺动脉楔压等指标的可能。充气的气囊将导管的顶端包围,从而显著减轻或避免了导管顶端碰撞右心室壁引起的室性心律失常。四腔漂浮导管的热敏电极提供了用温度稀释法监测每搏输出量与心排血指数的可能。多功能漂浮导管在上述基础上外加 2 对电极,经适当滤波后可分别监测右心房与右心室腔内心电图,因而应用同一导管不仅能监测心腔内压力和心排血指数,还能同时监测心率和心律。必要时还可应用该组电极进行右心房、右心室或房室顺序心脏起搏,治疗缓慢或快速型心律失常。

2. 中心静脉导管 有单腔、双腔和三腔之分。

3. 动脉导管

4. 压力换能器 一端与监测仪相连,另一端通过三通开关与漂浮导管第一管腔相连。通常安放的位置与患者的右心房在同一水平高度。

5. 床旁监测仪 分别与压力换能器和心电图输入导联线相连。能显示和记录压力曲线和读数,显示和记录心电图信号。

6. 三通开关及延长管 一端接漂浮导管第一管腔,一端接肝素液(50mg 肝素加入 500ml 等渗液体中),一端与压力换能器连接。非测压时肝素液和第一管腔相通,持续滴入肝素液以防管腔内凝血;测压时则使第一管腔与压力换能器相通。

7. 其他 备用抢救设备和药品,心排血量计算器等。

三、动脉压监测

有创动脉血压(invasive blood pressure,IBP)监测是临床上最常用的直接测压方法,也是监测动脉压最为精确的一种技术。

(一)适应证和禁忌证

适应证:①体外循环下的心脏手术,大血管手术;②血流动力学不稳定(如无创测压有困难),即使压力低于 30~40mmHg 仍可准确测量;③需频繁采集动脉血标本。

禁忌证:①Allen 试验阳性者禁止行同侧桡动脉穿刺;②局部有皮肤感染;③存在凝血功能障碍。

(二)操作步骤与注意事项

常用的穿刺部位有桡动脉、尺动脉、足背动脉、肱动脉、股动脉、腋动脉。首选桡动脉,因为容易置管,相应并发症少,但患者在置管前必须进行 Allen 试验。具体方法:患者

需置管侧手臂抬高于心脏水平，握拳，操作者用拇指按在前臂尺动脉上，另一拇指按在桡动脉上，同时加压5秒，患者放低手臂松开拳头，操作者松开压迫的尺动脉，如掌部、手指在15s内恢复红色，为Allen试验阴性；如不能在15s内恢复红色，说明主要依靠桡动脉灌注，为Allen试验阳性。

1. 动脉压测量。应先确定压力零点水平，即将压力换能器固定在患者右心房中部水平线，选择第4肋间隙腋中线水平作为零点水平。

2. 压力换能器与装有生理盐水或肝素盐水的加压袋相连接，以3ml/s的速度连续冲洗管道，避免导管尖端凝血块形成。

3. 零点校正。方法：①关闭通向动脉导管的三通，打开冲洗装置，使管道充满液体；②打开压力换能器排气孔；③按压一次监测仪上的零点校正开关，使监测仪上的压力曲线及读数均回到零位；④零点校正完成，关闭排气孔。

4. 打开与血管相连的三通开关，监测仪上即显示压力曲线和读数。

5. 影响动脉压监测准确性的因素。①动脉导管固定不当或堵塞，表现为动脉波形变化，收缩压下降，波形变平坦，应充分可靠地固定导管。②管道内的气泡会降低压力传递的敏感性，降低数值，应排空管道内的气泡。③管道应有一定的硬度，应用尽可能少的三通开关和尽可能短的延长管以保证压力波形正确传递，提高测定值的精确性。

6. 动脉压监测的临床意义。动脉压受心排血量、循环血容量、外周血管阻力、血管壁弹性和血液黏滞度等因素的影响，反映循环功能的一个侧面。动脉压分为收缩压（systolic blood pressure，SBP）和舒张压（diastolic blood pressure，DBP）。收缩压主要由心肌收缩力和心排血量决定，其作用是克服各脏器的临界关闭压；舒张压主要由外周血管阻力决定，其作用是维持冠状动脉灌注压。平均动脉压（mean arterial pressure，MAP）在评估重要器官灌注压时最常用。脉压是收缩压和舒张压之差，反映每搏输出量及外周血管阻力，低于30mmHg的脉压常见于低血容量、心动过速、主动脉狭窄、缩窄性心包炎、胸腔积液和腹水，脉压增大可能是主动脉反流、甲状腺毒症、动脉导管未闭、动静脉瘘等。

四、中心静脉压监测

中心静脉压（central venous pressure，CVP）是位于胸腔内上、下腔静脉或右心房内的压力，它是评估血容量、右心前负荷及右心功能的重要指标，临床抢救危重患者中被广泛应用。

（一）适应证和禁忌证

主要适应证：①休克（主要是失血性和感染性休克）；②心功能不全或心力衰竭；③需要大量输血和输液。

对有严重凝血功能障碍的患者是相对禁忌证，血气胸患者避免行颈内或锁骨下静脉穿刺。

（二）操作步骤与注意事项

通过颈内静脉、锁骨下静脉、颈外静脉、头静脉、腋静脉、股静脉可以提供中心静脉通路。如果穿刺时用超声显像引导，更可以明确中心静脉解剖位置和血流情况，提高置管的准确性，减少并发症。

1. **中心静脉压测量方法** 一般有两种：①换能器测压，通过装满液体的管道将血管腔与压力换能器相连接而测得，在监测仪上显示出静脉压力曲线和读数。②水压力计测压，因中心静脉压是低压系统，可用水压力计直接测压，应用中心静脉测量标尺，垂直固定于架子上，其零点位置定于第4肋间隙腋中线，测压管道通过三通开关与中心静脉导管相连。

2. **影响中心静脉压测量的因素** ①导管位置：中心静脉压导管置入的最佳位置应该是上腔静脉与右心房连接处的血管内，但大部分导管是置于上腔静脉内。②零点：以右心房中部水平线为准，体表投射位为第4肋间隙腋中线水平，患者体位改变时要及时调整。③气道内正压：胸腔压是经心包和腔静脉壁传递的，自主呼吸时，吸气降低中心静脉压，呼气升高中心静脉压，而在机械通气时正好相反。中心静脉压升高的程度取决于肺的顺应性和血容量，最好在呼吸周期的同一时期测量和比较，一般在呼气末期。应用呼气末正压（PEEP）时，正压会传递到右心房，引起静脉回流的减少和中心静脉压的升高，建议测中心静脉压时在病情允许的情况下，短暂关闭PEEP。④导管的扭曲、受压、血管堵塞均会影响测得的值。

3. **中心静脉压监测的临床意义** ①CVP降低的同时，血压升高，心脏功能增强；血压降低，血容量减少或静脉回流阻力增加。②CVP升高的同时，血压升高，血容量增多或静脉回流阻力下降；血压降低，心脏功能减弱。

五、应用气囊漂浮导管监测

（一）适应证和禁忌证

肺动脉压监测对急性心肌梗死伴有如下情况者可能获益：①不易通过补液纠正的低血压；②充血性心力衰竭存在时的低血压；③血流动力学损害严重，需静脉使用缩血管剂或扩血管剂或主动脉内气囊反搏术；④机械损害或可疑机械损害，如心脏压塞、严重二尖瓣关闭不全、室间隔穿孔。

禁忌证同中心静脉压监测。

（二）操作步骤与注意事项

1. 检查漂浮导管。①检查气囊的完整性：向气囊内注入1.0~1.5ml气体，判断气囊是否充气、有无偏心等，然后置入无菌生理盐水中观察其完整性。②检查导管是否通畅：可用肝素等渗液体冲洗管腔，然后关闭三通开关，保证空气绝对不能进入管腔。

2. 确定导管插入方法。有静脉切开法和静脉穿刺法两种，后者较为简单，易为患者接受。不同部位插管比较见表149-1。

3. 确定导管进入的部位。导管顶端插至右心房所需要送入导管的长度与导管插入不同部位的浅表静脉有关（表149-2）。

4. 当导管顶端进入右心房后，将气囊充气，立即将开关关闭，使气体保持在气囊内。应注意注入气体总量不能超过气囊的容量，以防止气囊破裂。将导管末端连接测压器，

149

表 149-1　不同部位插管比较

静脉	优点	缺点
肘前静脉	较安全,插管时患者不必仰卧	多要切开,进入胸腔静脉困难,易致创口感染、静脉炎、静脉痉挛
颈内静脉(右侧)	解剖位置恒定,通向心脏径途短而直	误刺颈总动脉、气胸
锁骨下静脉(左侧)	同上	同上
股静脉	穿刺较易,且较安全	通向心脏途径较长

表 149-2　漂浮导管插入途径及至右心房的距离

插入途径	至右心房距离
右侧颈内 V→锁骨下 V→下腔 V→右心房→右心室→肺 A	约 25cm
肘贵要 V→肱 V→锁骨下 V→上腔 V→右心房→右心室→肺 A	左侧约 50cm 右侧约 40cm
股 V→髂外 V→髂总 V→下腔 V→右心房→右心室→肺 A	35~45cm
颈外 V→锁骨下 V→上腔 V→右心房→右心室→肺 A	约 25cm
锁骨下 V→上腔 V→右心房→右心室→肺 A	约 25cm

注:A,动脉;V,静脉。

以观察压力的变化,若监测仪所示的压力波形随呼吸运动而明显移动,则证实已达右心房。此时静脉注射利多卡因 1mg/kg,3 分钟后再送导管漂浮入右心室,可明显减少导管通过时室性心律失常的发生率。气囊充气后在血液中漂浮前进,一般在 1 分钟内即可以从右心房经右心室进入肺动脉,最后到达肺动脉分支楔嵌的位置。

5. 当漂浮导管插入右心房时,监测仪显示右心房压力曲线,此时总压力波幅(正常)约 4.0mmHg;进入右心室时,显示右心室压力曲线,收缩压较右心房增高;入肺动脉时,出现肺动脉压力曲线,舒张压较右心室增高而收缩压不变;导管漂浮前进至充气的气囊堵塞肺动脉分支时,可见压力波幅仅 2.0mmHg,为具有 3 个波峰的压力波,即肺毛细血管楔压(PCWP),相当于导管顶端与肺毛细血管、肺静脉和左心房间形成的静态血柱的压力,此时,肺动脉压力曲线消失,将气囊放气后,肺动脉压力曲线再度出现,说明导管位置正确。如气囊充气量<1ml 已能记录到 PCWP,则提示气囊进入肺小动脉太深了;如充气量>1.5ml 才显示 PCWP 则提示气囊进入肺小动脉的深度不够。

6. 应用热稀释法测定心排血量。应用四腔气囊漂浮导管连接心排血量监测仪,可间断监测心排血量及心脏指数。事先准备冰冻无菌的 5% 葡萄糖液 1 瓶,插入心排血量监测仪的温度测定探头,与监测仪连接。再将已送达肺动脉的气囊漂浮导管尾端的热敏电阻接头与监测仪连接,监测仪的电脑装置即能连续显示注射液的温度和患者的血液温度。启动监测仪,用无菌注射器抽取冰葡萄糖液 5ml,立即用最快速度自导管尾端右心房孔开口推入(小于 4s)。冰注射液随血液进入右心室,与血液充分混合,凉的血液于心室收缩时进入肺动脉,该处热敏电阻得的系列血液温度改变,由心排血量监测仪绘制成温度 - 时间曲线,监测仪同时显示心排血量和 / 或心脏指数。2 分钟后可重复测定,取 3

次测定值的均值作为心排血量和 / 或心脏指数。

7. 在某些大心脏(如右心扩大)、急性心排血量降低、三尖瓣病变和肺动脉高压等患者中,有时插入导管较困难。此时嘱患者深吸气,作瓦尔萨尔瓦动作(Valsalva maneuver),用 5~10ml 冰盐水冲洗导管或在导管内插入细引导钢丝,使导管变硬,均有助于插入至肺动脉。

8. 导管保留时间依病情而定,一般 1~4 天。在导管保留期间,导管心房孔与肺动脉孔要用含肝素的液体缓慢持续静脉滴注,以防导管内凝血。每次测定肺动脉楔压后必须立即放气,以防肺血管受损或肺梗死。在导管保留期间可酌情使用抗生素以预防感染。

(三) 并发症及其防治

1. 气囊破裂　①原因:多见于肺动脉高压患者或导管重复多次使用及气囊充气过多的情况。当充气后不能再复原就应怀疑气囊破裂,可注射 1ml 盐水,不能回抽或回抽有血就可以证实,应立即拔出导管。②预防:插管前仔细检查导管,应注意充气量不超过 1.5ml,充气速度不宜过快。

2. 心律失常　系导管前端接触到心内膜所致,多见室性期前收缩。因此,插入导管前可预防性地注入利多卡因;在插管过程中出现心律失常时,应改变导管位置,必要时给予抗心律失常药物。

3. 穿刺部位或全身感染及静脉炎　①原因:消毒不严,无菌操作技术欠佳。②预防:严格消毒,注意无菌操作,定期更换敷料。置管时间尽量缩短,一旦发生感染,应予以拔管,并应用抗生素治疗。

4. 导管扭曲打结　系导管软或插入过长所致。当过多的导管进入但仍未达预定的导管位置时应高度怀疑此种可能。插管前应注意选择导管,应避免导管插入过长。发生扭曲时,应退出或调换导管;疑似打结应将导管轻送轻抽使之松开。

5. 气胸 在锁骨下静脉插管时,较易因误伤胸膜而致气胸。注意进针部位与针尖方向可预防发生气胸。

6. 穿刺部位渗血、出血、血肿形成

7. 血栓形成 ①置管时间过长,如用 18G 导管置管 1~3 天血栓发生率 25%,20G 导管置管 1~3 天血栓发生率为 10%,使用 22G 导管置管能进一步减少血栓发生率。②置管过程容易损伤血管内膜,阻碍导管周围的血流而形成血栓。③导管质量:使用聚四氟乙烯导管比用聚乙烯导管发生血栓的可能性小得多。④不同部位动脉穿刺血栓发生率,桡动脉 17%,肱动脉 44%,足背动脉发生率较低。

8. 肺栓塞 ①原因:栓子多来自导管顶端的血凝块及冲洗时管道内的气栓等。漂浮导管在肺动脉中多次移动,气囊过度扩张等均可促使血栓形成并引起栓塞。②预防:气囊应间断缓慢充气,充气量宜少,置管时间尽量缩短。对时间超过 48 小时者,可预防性应用抗凝剂。

(四) 监测的指标

直接测定的指标包括周围动脉压、右心房压(RAP)、右心室压(RVP)、肺动脉压(PAP)、肺毛细血管楔嵌压(PCWP)和心排血量(CO)。按公式可根据上述参数计算出平均动脉压(MAP)、心室每搏做功指数及周围循环阻力、肺循环阻力等指标(表 149-3)。此外,重复测定同一患者 PCWP 连续增高时的心排血量,可绘制以 PCWP 为横坐标、心排血量为纵坐标的心肌做功曲线,反映在后负荷不变条件下心肌的内在收缩功能。

表 149-3 血流动力学计算公式与正常值

监测指标	计算公式	正常值
平均动脉压(MAP)	1/3(收缩压 − 舒张压)+ 舒张压	70~105mmHg
平均肺动脉压(MPAP)	1/3(肺动脉收缩压 − 舒张压)+ 肺动脉舒张压	9~16mmHg
心脏指数(CI)	心排血量(CO)/ 体表面积(m²)	
	心排血量(L/min)× 1 000/ 心率(HR)	2.6~4.0L/(min·m²)
每搏输出量(SV)	CI ×(MAP−PCWP)/HR × 13.6	
	CI ×(MPAP−CVP)/HR × 13.6	70~130ml
左心室每搏做功指数(LVSWI)	80 ×(MPAP−PCWP)/CO	30~60g·m/m²
右心室每搏做功指数(RVSWI)	80 ×(MAP−RAP)/CO	(6.2 ± 3.5)g·m/m²
肺循环阻力(PVR)		150~250dyn·s/cm⁵
体循环阻力(SVR)		130~1 800dyn·s/cm⁵

1. 右心房压(RAP) 正常值为 1~7mmHg,其中收缩压 3~7mmHg,舒张压 0~2mmHg。RAP 升高见于右心衰竭、三尖瓣狭窄或关闭不全,以及任何可影响心室舒张期充盈的情况如缩窄性心包炎、心肌病、肺动脉高压、阵发性心动过速等。

2. 右心室压(RVP) 正常值:收缩压 20~30mmHg,舒张末压<5mmHg。其增高的原因有:①任何原因引起的肺动脉高压;②肺动脉狭窄;③右心室衰竭;④缩窄性心包炎;⑤右心室梗死。

3. 肺动脉压(PAP)和肺毛细血管楔压(PCWP) PAP 正常值为 15~30/5~14mmHg,其升高见于左心衰竭、二尖瓣病变、慢性肺部疾病、肺动脉高压等。PCWP 正常值为 5~12mmHg,当>18mmHg 时为肯定升高,>25~30mmHg 则有肺水肿的可能;当<8mmHg 时常有左心室充盈不足。根据心肌做功曲线,当 PCWP 在 15~18mmHg 时,左心室做功最佳。PCWP 在一定程度上反映了肺静脉压,由于肺动脉与左心房之间无瓣膜,且正常血管床的阻力低,故也能间接反映左心房压。在心室舒张末期,二尖瓣开放,肺静脉、左心房与左心室呈共同腔室,此时 PCWP 与左心室舒张末压近似,故 PCWP 可作为反映左心室舒张末期压(LVEDP)的指标,在二尖瓣功能正常时是了解左心室功能的确切指标。肺动脉舒张压与 PCWP 密切相关,在无严重肺部病变

的患者,肺动脉舒张压略高于 PCWP,较稳定地高出后者 1~4mmHg,因而常以连续肺动脉舒张压监测取代 PCWP 连续监测,以避免 PCWP 监测时充气的气囊长久楔嵌引起肺动脉分支管壁损伤甚至穿破,以及肺梗死等并发症。

六、脉波指示剂连续心排血量监测

脉波指示剂连续心排血量(pulse indicator continous cardiac output, PiCCO)监测是将肺热稀释法与动脉脉搏波形分析技术结合起来测定连续心排血量的一项微创血流动力学监测技术。只需配置中心静脉及动脉导管,无须放置肺动脉导管。尤其是利用热稀释法能够连续测定胸腔内血容量(intrathoracic blood volume, ITBV)及血管外肺水(extravascular lung water, EVLW)这两个容量监测指标,可以更准确、及时地反映体内液体的变化。

(一) 适应证

适应证有:①血流动力学不稳定状态;②休克;③脓毒血症;④肺损伤;⑤多器官功能衰竭等。

(二) 操作步骤与注意事项

1. 局麻下经右股动脉置入带温度传感器的 PiCCO 动脉导管,经右侧颈内静脉或锁骨下静脉置入中心静脉导管,动静脉导管与 PiCCO plus 监测仪相接。确定第 4 肋间隙腋中线水平后经与中心静脉导管相连的水温探头固定仓

149

10 秒恒速注入 10ml 生理盐水 (2~5℃)，经过上腔静脉→右心房→右心室→肺动脉→血管外肺水→肺静脉→左心房→左心室→升主动脉→腹主动脉→股动脉→ PiCCO 导管接收端，换能器校零。计算机将整个热稀释过程画出热稀释曲线，并自动对该曲线波形进行分析，得出基本参数，然后结合 PiCCO 导管测得的股动脉压力波形，得出每搏心排血量、心脏指数、动脉压、血管外肺水、肺水指数。

2. 换能器校零 置管后分别对股动脉换能器和中心静脉换能器校零。每 8 小时 1 次。方法：将换能器平第 4 肋间隙腋中线，与大气相通，按监测仪校零键，直至数值归零，再转动三通开关使换能器与各导管相通，校零完成后可连续监测动脉压和中心静脉压。

3. 定标 每 8 小时 1 次。定标前中心静脉停止输液 30 秒以上，经中心静脉内快速 (<8 秒) 注射生理盐水 10~15ml，动脉导管尖端的热敏电阻测量温度下降的变化曲线，通过分析热稀释曲线计算得出 CO。重复上述操作 3 次取平均值，得出定标值。应避免频繁测定，增加心脏负荷。

4. 参数 ①连续监测的参数：每搏心排血量 (PCCO) 及指数 (PCCI)、动脉压 (AP)、心率 (HR)、每搏输出量 (SV) 及指数 (SVI)、每搏输出量变化 (SVV)、外周血管阻力 (SVR) 及指数 (SVRI)。②利用热稀释法测定的参数：心排血量 (CO) 及指数 (CI)、胸腔内血容量 (ITBV) 及指数 (ITBI)、全心舒张末期容量 (GEDV) 及指数 (GEDI)、血管外肺水 (EVLW) 及指数 (ELWI)、心功能指数 (CFI)、全心射血分数 (GEF)、肺血管通透性指数 (PVPI)。

5. 临床意义 ①心排血量 (CO)：反映心脏的输出功能，是组织供氧的保证。CO 下降表示血容量不足或心功能不全，CO 增高提示焦虑、运动、感染性休克等。②胸腔内血容量 (ITBV)：是由左右心腔舒张末期容量和肺血容量组成，与心腔充盈量密切相关，它不受机械通气的影响。包括四个腔室舒张末期容量的总和，即 ITBV= 全心舒张末期容量 (GEDV)+ 肺血容量 (PBV)。参考值为 850~1 000ml/m³。数值过高提示血容量过多，数值过低提示血容量不足。③血管外肺水 (EVLW)：包括细胞内液、间质液和肺泡内液，后两种过多造成肺水肿。可用于危重患者肺水肿的监测。参考值为 3.0~7.0ml/kg，增加提示有肺水肿的可能，可在床旁定量判断肺水肿的程度，对 ARDS 患者有特殊意义。

七、无创血流动力学监测

无创血流动力学的监测，因其安全、简便、无痛苦的特点在临床上得到了广泛应用，包括心率 (heart rate, HR)、无创血压 (non-invasive blood pressure, NIBP)、脉搏血氧饱和度 (SpO₂)、心排血量 (CO) 等监测指标。在诸多监测参数中，CO 的监测是最重要的参数之一。常用的无创监测 CO 的方法有：心阻抗血流图和超声心动图监测。

心阻抗血流图 (impedance cardiogram, ICG)：通过每一心动周期胸部电阻抗的变化，监测心血管功能。其基本原理是：人体组织是一个导电性能良好的导电体，尤其是充满导电离子的血液系统。当直流电通过胸部组织时，人体产生电阻。人体的胸腔长度是恒定的，血流的电阻率为 135~150Ω/cm，每次心脏搏动时，主动脉的内径相应改变，而主动脉内血流是胸部主要的导电介质，主动脉内径扩张导致胸部电阻 R 的变化。根据欧姆定律：电流 = 电压 / 电阻 ($I=V/R$)，可以测得电阻 R 的变化。可见，在导体长度不变的情况下，容积变化与阻抗 R 的变化密切相关。心阻抗血流图利用这一原理，采用高频 (70Hz)、恒定、低强度 (2.5mA) 交流电通过胸部，探测胸部阻抗的变化，了解胸腔内血流情况。

目前临床上常用的心排血量监测仪有多种型号，诸如 NCCOM2 (noninvasive continuous cardiac output monitor)、NCCOM3、NCCOM3-R7、cardiodynamic 监测仪等。监测仪在与患者相接时，局部皮肤要用酒精清洁干净，在颈根部和剑突水平放置 4 对 8 个电极时，相邻 2 个电极要相距 5cm。电极必须用银 - 氯化银电极，这样可以得到较小的阻抗值，减少干扰。通过心排血量监测仪，可以测得多项血流动力学参数，如：心率 (HR)、每搏输出量 (SV)、心排血量 (CO)、射血速率指数 (EVI)，反映心脏的收缩性；心室射血时间 (VET)，其表示机械收缩间期；胸腔体液指数 (TFI)，其反映肺泡间质和血管内液体分布；心脏指数 (CI)，反映全身血流和组织灌注状态；每搏输出量指数 (SI)，反映心泵功能；舒张末期指数 (EDI)，反映前负荷；心收缩指数 (IC)，反映心室充盈和收缩性；加速度指数 (ACI)，反映不依赖前后负荷变化的心肌收缩功能；体循环血管阻力指数 (SVRI)，反映前后负荷变化；左心室每搏做功指数 (LCWI)，反映左心室克服后负荷每搏做功能力；射血分数 (EF)，反映左心室容量排空的效应。

超声心动图监测 (ultrasonic cardiogram echocardiogram monitor, UCG)：利用高频超声波 (2.5~10MHz) 反射的原理，由超声探头发射出的超声波束在人体各个层面传播时，不同的组织界面会有不同的声阻抗，在不同的组织界面上发出强度不等的反射波，通过压电效应将反射波检获，经过电脑处理在屏幕上显示心脏和周围结构的影像。M 型超声心动图是一维图像，是界面超声心动图；2D 超声心动图是二维图像，是切面超声心动图。重症监护室 (ICU) 中最常用的经食管超声心动图 (transesophageal echocardiography, TEE)，结合了二维图像和彩色多普勒技术，能够观察心脏结构和运动，了解心脏瓣膜功能及有无赘生物、心室收缩性和舒张期松弛情况和心包情况。能定量测算心脏运动的速度、方向及血液流速，再根据公式计算出心排血量，因此，能够精确地进行连续心排血量监测。

(胡祖鹏 夏志洁)

第 150 章
穿 刺 术

| 第 1 节 | 深静脉穿刺术 |

深静脉穿刺术常用的穿刺部位有颈内静脉、锁骨下静脉及股静脉。采用 Seldinger 技术,即经导丝引导导管置入技术。近年来彩超引导下的深静脉穿刺术得到越来越广泛的应用,其优点为操作简易,定位准确,尤其是对困难中心静脉置管,可减少徒手穿刺操作中深度与角度的把握困难,很大程度上降低了损伤,增加了操作的成功率和有创操作的安全性。

一、适应证与禁忌证

1. 适应证 ①须开放静脉通路,但无法穿刺外周静脉;②须快速补液、扩容或给予血管活性药物;③须输注有刺激性、腐蚀性或高渗性药液;④须行血流动力学监测;⑤特殊用途如心导管检查、安装起搏器、血液净化等。

2. 禁忌证 ①凝血功能障碍、出血倾向;②穿刺部位感染;③上腔静脉系统血栓形成。但这些并非绝对禁忌证,只是相对禁忌证。

二、操作步骤

(一)颈内静脉穿刺术

1. 血管解剖 乙状窦穿颅底颈内静脉孔后成为颈内静脉的上段,伴随颈内动脉下降,起初在该动脉之背侧,后达其外侧,向下与颈总动脉(偏内)、迷走神经(偏后)共同位于颈动脉鞘内,颈内静脉在胸锁关节后方与锁骨下静脉汇合成头臂静脉。

2. 体位 患者去枕仰卧位,头低 15°~30°,使静脉充盈以防止空气栓塞,头后仰并转向穿刺点的对侧,肩背垫高。

3. 确定穿刺点及穿刺路径 因右颈内静脉与无名静脉、上腔静脉几乎成一直线,且血管较左侧为粗,较易穿刺成功;右侧胸膜顶低于左侧;右侧无胸导管,一般均取右侧。根据穿刺点与胸锁乳突肌的关系可分为前路、中路、后路法,常采用中路法。①中路法:胸锁乳突肌的胸骨头、锁骨头及锁骨组成的三角形称胸锁乳突肌三角,在其顶端处(距锁骨上缘 2~3 横指)进针,针体与皮肤(冠状面)角度呈 30°,针尖指向同侧乳头方向,针体与胸锁乳突肌锁骨头内侧缘平行,通常在针尖进入皮肤 2~3mm 后可回抽出暗红色静脉血。②前路法:在胸锁乳突肌前缘中点(距中线约 3cm),术者左手示指、中指向内推开颈总动脉后进针,针体与皮肤角度呈 30°~50°,针尖指向锁骨中、内 1/3 交界处或同侧乳头,

亦可在甲状软骨上缘水平颈总动脉搏动处外侧 0.5~1.0cm 处进针,针体与皮肤角度呈 30°~40°,针尖指向胸锁乳突肌三角,与颈内静脉走行一致方向穿刺。但此点易误伤颈总动脉。③后路法:在胸锁乳突肌外缘中、下 1/3 交界处进针,针体水平位,在胸锁乳突肌深部向颈静脉切迹方向穿刺。针尖勿向内侧过深刺入,以防损伤颈总动脉。

4. 皮肤消毒 术者穿无菌手术衣,戴无菌手套,显露颈静脉切迹、锁骨、胸锁乳突肌及下颌骨下缘,常规皮肤消毒、铺巾。

5. 局麻与试穿 确认穿刺点,局部浸润麻醉后用局麻针按上述相应进针方向及角度试穿,进针过程中持续轻回抽注射器至见暗红色回血后记住进针方向、角度及深度后拔针。

6. 穿刺与置管 ①静脉穿刺:在选定的穿刺点,沿穿刺方向进针,进针过程中略带负压缓缓进针见回血后,固定穿刺针,防止针尖移动。②置入导丝:将导丝从注射器尾部送入血管内之后退出穿刺针及注射器。③置入扩张器:置入扩张器时应撑紧穿刺部位的皮肤,沿导丝将扩张器旋转进入皮肤、皮下组织,退出扩张器,检查导丝深度。④置入导管:将导管沿导丝置入静脉,置入导管时,导管进入血管后调整导管深度(成人置管深度一般 13~15cm 为宜),将导丝拉出。⑤冲洗导管:导管内回抽血证实导管在血管内,立即用含有肝素的生理盐水冲洗各管腔以防止血栓形成,拧上肝素帽。

7. 缝合固定 将静脉导管与皮肤固定、缝合,无菌敷料覆盖。

(二)锁骨下静脉穿刺术

1. 血管解剖 锁骨下静脉是腋静脉的延续,长 3~4cm,直径 1~2cm,由第 1 肋外缘行至胸锁关节,在此与颈内静脉汇合成头臂静脉,锁骨下静脉的前上方为锁骨及锁骨下肌,后上方为锁骨下动脉,动静脉之间由前斜角肌隔开,后内方为胸膜顶,下方为第 1 肋骨上表面。

2. 体位 患者去枕仰卧位,肩后垫高,头低 15°~30°,使静脉充盈,减少空气栓塞发生的机会,头转向穿刺点对侧。

3. 皮肤消毒 术者穿无菌手术衣,戴无菌手套、铺无菌单,常规皮肤消毒、铺巾。

4. 确认穿刺点及穿刺路径 一般选取右锁骨下静脉,以防止损伤胸导管。可经锁骨下及锁骨上两种途径穿刺,一般采用锁骨下途径。①锁骨下途径:取锁骨中点或锁骨中、外 1/3 交界处,锁骨下方约 1cm 为穿刺点;②锁骨上途径:取胸锁乳突肌锁骨头外侧缘,锁骨上方约 1cm 处为穿刺点。

5. 消毒与麻醉 术者穿无菌手术衣、戴无菌手套、铺

无菌单,常规皮肤消毒、铺巾、局部浸润麻醉。

6. 穿刺 ①锁骨下途径:右手持针,按照选定的穿刺点进针,针体与胸壁皮肤夹角<15°,左手示指放在胸骨上窝处确定进针方向,穿刺针进入皮肤后略带负压,针尖指向胸骨上窝方向,针体紧贴锁骨后进针,边进针边回抽,一般进针深度3~4cm可回抽出暗红色静脉血。②锁骨上途径:按照选定的穿刺点进针,针身与矢状面及锁骨各呈45°角,在冠状面呈水平或向前略偏呈15°角,朝胸锁关节方向进针,边进针边回抽,一般进针2~3cm即可进入锁骨下静脉。

7. 置管 置管步骤同颈内静脉置管步骤。

(三)股静脉穿刺术

1. 血管解剖 股静脉为髂外静脉的延续,股静脉上段位于股三角内,上界为腹股沟韧带,内侧界为长收肌内侧缘,外侧界为缝匠肌的内侧缘。股三角的血管、神经排列关系分别为:股动脉居中,外侧为神经、内侧为股静脉。

2. 体位 患者下肢轻度外旋、外展、膝盖稍弯曲。

3. 确认穿刺点 腹股沟韧带中点下方2~3cm,股动脉搏动处的内侧0.5~1.0cm。

4. 消毒及局麻 备皮、术者穿无菌手术衣、戴无菌手套、铺无菌单,常规皮肤消毒铺巾、局部浸润麻醉。

5. 穿刺 左食、中指触及股动脉,在其内侧0.5~1.0cm处进针,穿刺针与皮肤角度呈30°~45°,针尖指向肚脐方向,穿刺针进入皮肤后略带负压,边进针边回抽,一般进针2~3cm可回抽出暗红色静脉血。

6. 置管 置管步骤同颈内静脉置管步骤。

三、注意事项

1. 在抗凝治疗或有凝血功能障碍者,因锁骨下血管出血后压迫止血困难,此时行锁骨下静脉穿刺应视为禁忌。

2. 颈内静脉穿刺进针深度一般为2~4cm,以不超过锁骨为度。

3. 锁骨下静脉穿刺过程中应保持针尖紧贴锁骨后缘以避免损失锁骨下动脉及肺尖等。

4. 股静脉穿刺不可盲目向腹部方向无限制进针,以免穿刺针穿入腹腔。

5. 注意判断动静脉。①穿刺过程中须注意回血的颜色,一般情况下静脉血为暗红色,动脉为鲜红色。②观察连接穿刺针的注射器内有无搏动性血流,如有搏动性血流考虑误入动脉;如不能正确判定,可通过连接换能器观察压力及波形,判断是否为动脉。③可通过同时抽取动脉血标本比较血氧分压和血氧饱和度来判断。④误穿动脉须退针压迫5~10分钟,若系导管损伤动脉应予加压包扎。

6. 引导导丝的弯曲方向需和预计的导管走向一致,并保证引导导丝置入过程顺利,动作须轻柔。

7. 置入导管时必须先将导丝自导管的尾端拉出,以防导丝随导管一起被送入血管内。

四、并发症及处理

1. 感染 常见原因:穿刺过程中无菌操作不严格;术后护理不当,导管留置过久。可根据具体原因做相应处理。

2. 心律失常 多因导丝置入过深,因此在颈内静脉及锁骨下静脉穿刺过程中须常规行心电监护,一旦发生须回撤导丝,停止操作。

3. 出血与血肿 对于有凝血功能障碍者尽量先纠正凝血功能障碍,如需紧急放置导管尽量减少反复穿刺;如有血管损伤应及时压迫,时间要充分。

4. 气胸 颈内静脉及锁骨下静脉穿刺时有穿破胸膜和肺尖的可能,主要原因是穿刺时进针的深度与角度。锁骨下途径时针体应紧贴锁骨方向进针。颈内静脉穿刺进针过深易穿破肺尖。少量气胸不需要特殊处理可自行吸收,如穿刺破口较大,加上正压通气时须行胸腔穿刺引流术。

5. 血胸 锁骨下途径穿刺时针体与皮肤进针角度过大易误伤锁骨下动脉,应立即退针并从胸骨上压迫止血,严重致血胸者须开胸缝合止血。颈内静脉穿刺损伤动脉者应及时退针局部压迫5~10分钟。

6. 空气栓塞 穿刺时未使患者处于头低位,穿刺成功后,一旦撤离注射器后静脉与大气相通,由于心脏的舒张作用,空气易进入血管致气栓。因此穿刺时须取头低位,穿刺成功后保持肺在吸气状态下置导丝,这样可减小胸腔负压,预防空气栓塞的发生。

7. 心脏压塞 导管太硬且置导丝太深易穿破心房壁致心脏压塞,需心脏直视手术切开心包。因此不能使用劣质导丝及导管,置管不宜过深。

8. 神经及淋巴管损伤 严格执行操作规则,减少反复操作。

9. 血栓形成与栓塞 大多由导管留置时间过长或导管扭曲所致,应减少导管留置时间,用合适浓度的肝素盐水封管。

(陶伍元)

第 2 节　　腰椎穿刺术

腰椎穿刺术(lumbar puncture)主要用于诊断脑膜炎、脑炎、脑血管病变和脑瘤等神经系统疾病,以及治疗性鞘内注射药物等。

一、适应证

适应证:①中枢神经系统疾病,取脑脊液做常规、生化、细菌学与细胞学等检查,测颅内压,以明确诊断、鉴别诊断和随访疗效;②鞘内注入药物达到治疗疾病的目的;③可疑椎管内病变,进行脑脊液动力学检查,以明确脊髓腔有无阻塞与阻塞程度。

二、禁忌证

禁忌证:①穿刺部位及附近皮肤、软组织或脊椎有感染性疾病者;②颅内压明显增高,有明显视乳头水肿或有脑疝先兆者;③患者处于休克、衰竭或濒危状态者;④颅后凹有占位性病变者;⑤严重凝血功能障碍者;⑥脊髓压迫症的患者,如高位脊髓病变者。

三、操作方法

1. 体位。嘱患者侧卧于硬板床上,脊柱靠近床沿,背部与床面垂直,头向前胸部屈曲,双手抱膝使其紧贴腹部;或由助手在术者对面用一手挽住患者头部,另一手挽住双下肢腘窝处并用力抱紧,使脊柱尽量后突以增宽脊椎间隙,便于穿刺进针。

2. 确定穿刺点。穿刺部位在腰椎棘突以下,通常以髂后上棘的连线与后正中线的交合处为穿刺点,此处相当于第3~4腰椎棘突间隙(约为第3腰椎间隙)。有时也可在上一或下一腰椎间隙进行。

3. 麻醉。围绕穿刺点周围10cm进行皮肤常规消毒,术者戴无菌手套,铺无菌巾及洞巾,用2%利多卡因溶液2~3ml自皮下到椎间韧带做局部麻醉。先做一皮丘,然后依次麻醉皮下、软组织,在推注麻醉药时必须回抽,在回抽无血的情况下推注麻醉药。

4. 术者以左手拇指指尖紧按穿刺棘突间隙的一端以固定皮肤,右手持用无菌纱布包绕的穿刺针,自局麻点取垂直脊柱背面稍向头位倾斜的方向进行穿刺。当穿刺针穿过黄韧带和硬脊膜进入蛛网膜下腔时,有突然阻力消失感,然后缓慢抽出针芯(以防脑脊液迅速流出,造成脑疝),即可见脑脊液外滴。一般成人进针深度为4~6cm,儿童则为2~4cm。

5. 在放液前先接上测压管测量压力。测压时,患者完全放松,头稍伸直,双下肢改为半屈或稍伸直,呼吸平稳,当时可见测压管中脑脊液平面,随呼吸上下波动。正常测卧位脑脊液的压力为70~180mmH$_2$O或40~50滴/min。测完脑压后,缓慢放出所需要的脑脊液(一般为2~5ml)送检。若需做培养时,应用无菌操作法留标本。

6. 术毕,将针芯插入,并一起拔出穿刺针,用拇指紧压穿刺处1~2分钟,局部覆盖消毒纱布,并用胶布固定。嘱患者去枕平卧4~6小时或俯卧2~4时,以免引起术后头痛。

四、注意事项

1. 严格掌握腰椎穿刺禁忌证。凡疑有颅内压升高者必须做眼底检查,如有明显视乳头水肿或有脑疝先兆者,禁忌穿刺;如确属诊断与治疗必需时,可先用脱水剂降低颅内压,再用细针穿刺,缓慢放出脑脊液至适量(一般放数滴至1ml)。凡患者处于休克、衰竭或濒危状态及局部皮肤有炎症、颅后窝的占位性病变或伴有脑干症状者均禁忌穿刺。

2. 穿刺针进入棘间隙后,如有阻力不可强行再进,应将针尖退至皮下,调整方向或位置后再进针。穿刺动作要轻巧,用力适当;若用力过猛,将难以体会针尖进入蛛网膜下腔后阻力突然消失之感。

3. 当针尖刺到马尾的神经根时,患者感到下肢有电击样疼痛。遇此,无须处理,因马尾的神经根游离于脑脊液中,针尖碰后即滑脱,不会引起马尾损伤。

4. 若要了解蛛网膜下腔有无阻塞,可做动力学试验——奎肯施泰特试验(Queckenstedt test)。即在测定初压后,由助手先压迫患者一侧之颈静脉约10秒,再压另一侧,

最后同时按压双侧颈静脉。正常时压迫颈静脉后,脑脊液压力立即迅速升高一倍左右,解除压力后10~20秒,又降至原来水平,称为动力学试验阴性(该侧),表示蛛网膜下腔通畅。若压迫颈静脉后,不能使脑脊液压力升高,则为动力学试验阳性,表示蛛网膜下腔完全阻塞。若压迫后压力缓慢上升,放松后又缓慢下降,则该侧动力学试验也为阳性,表示该侧有不完全性阻塞(如横窦内血栓形成或小脑窝内肿瘤等)。对脑部病变尤其伴有颅内压明显增高或脑出血者应禁做此试验。若疑椎管内下胸段与腰段蛛网膜下腔有梗阻,可做压腹试验,即助手以拳用力压迫上腹部,如无梗阻可使压力升高为初压的2倍,停压后下降迅速,梗阻时压力不上升。

5. 若须鞘内给药时,应先放出等量脑脊液,然后再等量置换性药液注入。

6. 穿刺术中,若患者出现呼吸、脉搏、面色异常等症状时,应立即停止操作,并做相应处理。

7. 如颅内压明显增高者,术后即须给予20%甘露醇等脱水剂降低颅压,以防脑疝发生。

8. 如脑脊液压力低于70mmH$_2$O为低颅内压,测定初压后即应停止操作,更不应收集脑脊液标本,并按颅内低压症处理。

9. 穿刺失败的常见原因。①患者体位不当,棘间隙暴露不充分,或穿刺针斜面方向错位;②患者是先天性棘间隙狭窄;③操作者进针方向偏斜,穿刺针刺入椎体骨质内;④老年患者嵴间韧带钙化,或其他原因引起的韧带增生肥厚,使穿刺失败;⑤脊椎畸形、过度肥胖者;⑥患者脑脊液压力过低者。

（傅 萱　张文武）

第3节　骨髓穿刺术

骨髓穿刺术(bone marrow puncture)是采集骨髓液的一种常用诊断技术。

一、适应证

适应证:①各类血液病的诊断;②严重感染或某些传染病须行骨髓细菌培养;③查找某些寄生虫,如疟原虫、黑热病病原体等;④恶性肿瘤疑有骨髓转移者。

二、禁忌证

禁忌证:①血友病患者;②有出血倾向者慎用。

三、操作方法

1. 确定穿刺部位与体位 ①髂前上棘穿刺点:患者仰卧,穿刺点位于髂前上棘后1~2cm,此部位骨面较平,易于固定,操作方便,无危险性,为最常用的穿刺点,但骨质较硬,髓液较少。②髂后上棘穿刺点:患者侧卧(幼儿俯卧,腹下放一枕头),上面的腿向胸部弯曲,下面的腿伸直,髂后上

棘突出于臀部之上,相当于第五腰椎水平,旁开 3cm 左右处。③胸骨穿刺点:患者取仰卧位,肩下置一枕头,使胸部抬升,取胸骨中线,相当于第二肋间水平,胸骨体上端为穿刺点。胸骨较薄(约 1cm),胸骨后为心房和大血管,严防穿通胸骨发生意外。但由于胸骨骨髓液含量丰富,当其他部位穿刺失败时,仍须做胸骨穿刺。④腰椎棘突穿刺点:患者取坐位,双手伏在椅背上,上身前屈;体弱者可侧卧位,两膝向胸部弯曲,以两臂抱之,取第三、四腰椎棘突为穿刺点。有时棘突尖端小而硬,穿刺不易成功,可在距棘突约 1.5cm 处从侧方穿刺棘突体。

2. 麻醉 常规皮肤消毒,铺无菌洞巾,术者戴手套,以 1%~2% 利多卡因溶液 2~3ml 局部浸润麻醉直至骨膜,按摩注射处。

3. 固定穿刺针长度 将骨髓穿刺针的固定器固定在距针尖 1.0~1.5cm 处(胸骨穿刺约 1cm,髂骨穿刺约 1.5cm)。

4. 穿刺 术者用左手拇指和示指固定穿刺部位,右手持针向骨面垂直刺入(若为胸骨穿刺则应与骨面呈 30°~40° 角),当穿刺针针尖接触骨质后,沿穿刺针的针体长轴左右旋转穿刺针,并向前推进,缓缓刺入骨质。当突然感到穿刺阻力消失,且穿刺针已能固定在骨内时,表示已进入骨髓腔。若穿刺针不固定,则应再钻入少许达到能够固定为止。

5. 抽取骨髓液 拔出针芯,接上干燥的 10ml 或 20ml 注射器,用适当的力量抽吸骨髓液。若针头确在骨髓腔内,当抽吸时患者感到一种尖锐的疼痛,随即便有少量红色骨髓液进入注射器中。骨髓液吸取量以 0.1~0.2ml 为宜(不超过 0.2ml 即注射器针栓部可见到骨髓液);若做骨髓液细菌培养须在留取骨髓液计数和涂片标本后,再抽取 1~2ml。如未能吸出骨髓液,则可能是针腔被皮肤或皮下组织块堵塞或干抽(dry tap),此时应重新插上针芯,稍加旋转或再钻入少许或退出少许,拔出针芯,如见针芯带有血迹时,再行抽吸即可取得骨髓液。

6. 加压固定 抽毕,重新插上针芯,左手取无菌纱布置于穿刺处,右手将穿刺针一起拔出,随即将纱布盖于针孔上并按压 1~2 分钟,再用胶布将纱布加压固定。

四、注意事项

1. 术前应做出凝血时间及血小板计数检查,有出血倾向患者操作时应特别注意,血友病患者绝对禁忌。

2. 穿刺针与注射器必须干燥,以免发生溶血;穿刺时用力不宜过猛,尤其做胸骨穿刺时;针头进入骨质后不可摇摆,以免断针;抽吸液量如为做细胞形态学检查则不宜过多,过多会导致骨髓液稀释,影响增生度的判断、细胞计数及分类的结果;如做细菌培养可抽取 1~2ml;抽取后应立即涂片,否则会很快发生凝固,使涂片失败。

3. 抽不出骨髓液时,如非技术问题,则为"干抽",该情况多见于骨髓纤维化、恶性组织细胞病、恶性肿瘤骨髓转移、多发性骨髓瘤及血细胞成分异常增生如白血病原始幼稚细胞高度增生时,此时须更换部位穿刺或做骨髓活检。

4. 穿刺过程中,若感到骨质坚硬,难以进入骨髓腔时,

不可强行进针,以免断针。应考虑为大理石骨病的可能,行骨骼 X 线检查,可明确诊断。

5. 老年人骨质疏松,应注意不要用力过猛;小儿不合作,除严格选择穿刺部位外,必要时穿刺前给镇静剂。

6. 操作前应向患者讲明骨髓穿刺目的、穿刺过程,消除患者恐惧心理,积极配合操作。

(傅 萱 张文武)

第 4 节　　腹腔穿刺术

腹腔穿刺术(abdominocentesis)是指对有腹水的患者,为了诊断和治疗疾病进行腹腔穿刺,抽取积液进行检验的操作过程。

一、适应证

适应证:①检查腹水的性质,以明确诊断;②大量腹水引起呼吸困难或腹部胀痛时,适当放腹水以减轻症状;③腹腔内给药以达到治疗目的。

二、操作方法

1. 穿刺前嘱患者排空尿液,以免穿刺时损伤膀胱。

2. 依积液多少和病情,可取坐位、半坐位,左侧卧位或仰卧位。放液时必须使患者体位舒适,并于腹上部扎一宽平带或多头带。

3. 选择适宜的穿刺点。①脐与左髂前上棘连线的中外 1/3 的相交点,此处不易损伤腹壁下动脉。②侧卧位穿刺点在脐的水平线与腋前线或腋中线交叉处,此部位较安全,常用于诊断性穿刺。③脐与耻骨联合连线的中点上方 1cm,稍偏左或偏右 1.0~1.5cm 处,此穿刺点处无重要器官且易愈合。少量或包裹性腹水,常须 B 超指导下定位穿刺。

4. 穿刺处常规消毒,戴手套及盖洞巾,自皮肤至壁层腹膜做局部麻醉。术者用左手固定穿刺部皮肤,右手持针经麻醉处垂直刺入腹腔,待感到针锋抵抗感突然消失时,表示针头已穿过壁层腹膜即可抽取腹水,并将抽出液放入消毒试管中以备送检。做诊断性穿刺时,可直接用无菌的 20ml 或 50ml 注射器和 7 号针头进行穿刺。取得标本后迅速拔针,覆盖无菌纱布,胶布固定。

5. 须放腹水时,用一粗针头(8 号或 9 号针头),针尾连一长胶管及水瓶,针头上穿过两块无菌纱布,缓慢刺入腹腔,腹水经胶管流入水封瓶中,将套入针头的纱布及针头用胶布固定于腹壁上。胶管上可再夹上输液夹子,以调整放液速度。腹水不断流出后,将腹上部的宽布带或多头带逐步收紧,以防腹内压骤降而发生休克。放液完毕,覆盖纱布,胶布固定,用多头带包扎腹部。

三、注意事项

1. 肝性脑病前期禁忌放液,粘连性结核性腹膜炎、卵巢肿瘤、棘球蚴病(又称包虫病)、动脉瘤、晚期妊娠、严重出血

倾向(血小板计数 $<50 \times 10^9/L$)等为本检查禁忌证。

2. 术中应随时询问患者有无头晕、恶心、心悸等症状，并密切观察患者呼吸、脉搏及面色改变等。如以上症状明显时应立即停止穿刺，使患者卧床休息，必要时可注射高渗葡萄糖。

3. 放腹水时如遇流出不畅，针头应稍移动或变换体位。放液不可过快、过多，初次放液不可超过 3 000ml，但肝硬化患者在补充输注大量白蛋白的基础上，一般放腹水 1 000ml 补充白蛋白 6~8g，也可以大量放液，可于 1~2 小时内排 4 000~6 000ml，甚至放尽。血性腹水不宜放液。放液前后均应测量腹围及复查腹部体征等，以便观察病情变化。

4. 大量腹水者，为防止腹腔穿刺后腹水渗漏，在穿刺时注意勿使皮肤至壁层腹膜位于同一条直线上。方法是当针尖通过皮肤到达皮下后，稍向周围移动一下穿刺针尖，然后再向腹腔刺入，以使拔针后皮肤针眼与腹肌针眼错开，防止腹水外溢。如穿刺孔处有腹水溢出时，可用蝶形胶布或火棉胶粘贴。

（林锦乐 张文武）

第5节 肝脏穿刺术

常用的肝脏穿刺术包括肝脏穿刺活体组织检查术［简称肝活检(liver biopsy)］和肝穿刺抽脓术(liver abscess puncture)。

一、肝脏穿刺活体组织检查术

1. 适应证 ①原因不明的肝脏肿大；②原因不明的黄疸；③原因不明的肝功能异常；④肝脏实质性占位的鉴别；⑤代谢性肝病如脂肪肝、淀粉样变性、血色病等疾病的诊断；⑥原因不明的发热怀疑为恶性组织细胞病者。

2. 禁忌证 ①患者不能合作；②有严重出血症状或出血倾向；③高度怀疑肝包虫病或囊腺癌；④疑似肝血管瘤或其他血管疾病者；⑤医疗单位不具备输血条件。此外，大量腹水、右胸腔急性感染、右膈下急性感染为相对禁忌证。

3. 操作方法

(1) 术前准备：术前应测定出血时间、凝血时间、凝血酶原时间和血小板计数。若凝血酶原时间延长，则应肌内注射维生素 K_1 10mg，每日 1~2 次；口服钙片 1.0g，每日 3 次，连用 3 天后复查，若已正常则可施术。穿刺前应测血压、脉搏和进行胸部透视，观察有无肺气肿、胸膜增厚，注意血压波动和避免损伤肺组织；测定血型以备必要时输血。若患者紧张或恐惧，应作好解释，术前可给予小剂量镇静剂。

(2) 体位：取仰卧位，身体右侧靠近床沿，右手屈肘置于枕后；或在 B 超引导下取特殊体位。

(3) 穿刺部位：通常选用右侧腋前线第 8、9 肋间，腋中线第 9、10 肋间肝实音区处穿刺；疑诊肝癌者，宜选较突出的结节处再用 B 超定位下穿刺。

(4) 诊断性肝脏穿刺常采用快速肝穿法。以抽吸式活检针为例，方法为：①穿刺点常规皮肤消毒，术者戴无菌手套后铺巾，用 1%~2% 利多卡因 2~4ml 由穿刺点的肋骨上缘的皮肤至肝包膜进行局部浸润麻醉。②备好肝脏快速穿刺套针(针长 7.0cm，针径 1.2mm 或 1.6mm)，套针内装有长 2~3cm 钢丝针芯活塞，空气与水皆可通过，但能阻止吸进针内之肝组织进入注射器。以橡皮管将穿刺针连接于 10ml 注射器上，吸入无菌生理盐水 3~5ml。③术者先用皮肤穿刺锥在穿刺点皮肤上刺孔，然后在刺孔处将穿刺针沿肋骨上缘与胸壁垂直方向刺入 0.5~1.0cm。然后将注射器内生理盐水推出 0.5~1.0ml，使穿刺针内可能存留的皮肤及皮下组织冲出，以免针头堵塞。④在穿入肝脏前，将注射器抽成 5~6ml 空气负压，嘱患者先吸气，然后在深呼气末屏息呼吸(此动作可让患者术前练习数次，以免配合失误)，此时，术者双手持针按 B 超所定方向和深度将穿刺针迅速刺入肝脏并立即拔出，深度一般不超过 6cm。拔针后立即以无菌干纱布按压创面 5~10 分钟，再以胶布固定，并以多头腹带扎紧，压上小沙袋(1kg 左右)。

也可用无负压切割针，目前常用弹射式组织"活检枪"(biopsy gun)，进针速度极快，17m/s，最大限度避免被切割组织损伤，不仅用于肝，亦适用于肺、肾等部位活检。

有条件时可行超声引导细针(chiba)穿刺细胞学检查：在无菌穿刺探头引导下将引导针沿探头引导槽刺入皮肤后，将穿刺针从引导针内刺入，在荧光屏上监视进入肿块内或预定刺入点，拔出针芯，接注射器并保持负压状态下使针尖在病灶内小幅度前后移动 3~4 次，解除负压后拔针。

(5) 推动注射器用生理盐水从针内冲出肝组织条于弯盘中，用针尖挑出肝组织置入 4% 甲醛小瓶中固定送病理检查。

4. 注意事项

(1) 对严重贫血与全身衰竭者应在初步改善患者一般情况后，再考虑行肝穿刺术。

(2) 一定要在患者屏息的情况下进行穿刺或拔针，以免呼吸时肝脏移动而被穿刺针划裂，致大出血。有时麻穿刺过深刺入肝内亦可发生这一严重的并发症，故局麻进针深度应视患者胖瘦而定，切忌过深。

(3) 针入肝后不得改变穿刺方向，仅可前后移动，改变深度，但最深不得超过 8cm，因成人胸廓任何点距下腔静脉均约为 10cm。

(4) 术后应卧床休息 24 小时。术后 4 小时内每隔 15~30 分钟测呼吸、脉搏、血压 1 次；若无变化，以后改为 1~2 小时测量 1 次，共 8 小时。若发现患者脉搏细弱而快、血压下降、出冷汗、烦躁不安、面色苍白等内出血征象时，应予积极抢救。该并发症多在术后最初的数小时发生，故术后观察甚为重要。

(5) 穿刺后如局部疼痛，应仔细检查引起的原因，若为一般组织创伤性疼痛，可给止痛剂口服；如出现右肩部剧痛并有气促，则多为膈肌损伤所致，可口服可待因或注射哌替啶，且应严密观察。

(6) 术中误伤胆囊、结肠与肾脏等脏器，出现腹膜炎或血尿及胸腔感染，甚至气胸等。此类并发症较为少见，且出现的时间多较晚,故术后亦应注意有无腹痛、胸痛、呼吸困难及血尿等,并及时给予相应的处理。

二、肝脏穿刺抽脓术

1. 操作方法

(1) 术前准备:与肝脏穿刺活体组织检查术相同。如疑为阿米巴性肝脓肿,应先用抗阿米巴药物(甲硝唑等)治疗2~4天后再行穿刺,其目的在于减轻肝脏充血及肿胀,以免穿刺出血;如怀疑细菌性肝脓肿,先应用抗生素使病灶局限再行穿刺,以防病灶播散。

(2) 穿刺部位:一般与肝脏穿刺活体组织检查术相同,但应寻找一个局限性水肿区或压痛最明显处作为穿刺点(一般认为该处是肝脓肿最靠近胸壁的地方),有条件时应在B超定位下进行穿刺,不但病变定位准确,而且避免损伤邻近器官,并可指示穿刺方向与深度。

(3) 肝脏穿刺抽脓:①常规消毒局部皮肤,铺无菌洞巾,局部麻醉要深达肝包膜。②先将连接穿刺针的橡皮管用血管钳夹住,然后将穿刺针刺入皮肤,嘱患者先呼吸,并在呼气末屏息,此时将针头刺入肝脏并继续缓慢推进,进入脓腔可感到阻力突然降低,此时患者可恢复正常呼吸。③将50ml注射器连接橡皮管上,松开血管钳进行抽吸,抽满后将橡皮管夹住,拔下注射器排尽脓液后再与橡皮管相连接进行抽吸,如此反复进行,直至脓液抽尽为止。抽脓过程中,可让针随呼吸摆动,不需要用血管钳固定穿刺针头,以免损伤肝组织。④若脓液太稠,抽吸不畅,可用温无菌生理盐水冲洗后抽吸。反复抽吸黏稠的脓液可致针筒与筒栓黏着,抽吸或排脓时费力,应用生理盐水冲洗或换注射器。如吸出脓液量与估计不符,可能系有小或较大的多发性脓肿;穿刺针斜面未完全在脓腔内,在抽吸或排脓时将针尖退出或穿过脓腔;穿刺针在脓腔之顶部,抽吸少许脓液后针尖与脓液液面脱离而吸不出脓腔中及底部之脓液等。此时应调整穿刺针之深度与方向,但变更针的方向时,应先将针于患者屏息呼吸时退至皮下,然后才能变更方向,并于患者再次屏息呼吸时进行穿刺。⑤拔针后用无菌纱布按压片刻,胶布固定,外压沙袋,并以多头带将下胸部扎紧。术后嘱患者静卧24小时。⑥如脓腔较大须反复穿刺抽脓者,可经套管针穿刺后插入引流管,置管于脓腔内持续引流脓液。

2. 注意事项 与肝脏穿刺活体组织检查术相同。

(林锦乐 张文武)

第 6 节 胸膜腔穿刺术

一、适应证

胸膜腔穿刺术(thoracentesis)常用于检查胸腔积液的性质、抽液抽气减轻肺脏压迫、脓胸抽脓治疗或通过穿刺胸膜腔内给药。

二、禁忌证

胸膜腔穿刺术无绝对禁忌证,但有下列情况时须慎重:①靠近纵隔、心脏和大血管处的局限性积液、积脓;②有严重肺气肿和广泛肺大疱者;③心、肝、脾明显肿大者;④凝血机制障碍者;⑤胸部广泛烧伤或感染。

三、操作方法

1. 体位。①胸腔积液:嘱患者面向椅背坐于椅上,两前臂置于椅背上,前额伏于前臂上。如病重不能起床者,要取仰卧或半卧位,将前臂置于枕部,行侧胸腔穿刺。②气胸:患者靠坐于床或椅,双臂上抬,双手抱于枕部。

2. 穿刺点定位。①气胸:锁骨中线第2肋间。②胸腔积液:如有B超定位,应以B超定位为准;如无B超定位,穿刺应在胸部叩诊实音最明显的部位进行。一般常选肩胛线或腋后线第7~8肋间,也可选腋中线第6~7肋间或腋前线第5肋间为穿刺点;包裹性积液可结合X线或超声波检查决定穿刺点。穿刺点可用蘸甲紫的棉签在皮肤上作标记。

3. 穿刺部位常规消毒,戴无菌手套,铺洞巾。用1%~2%利多卡因溶液2~3ml,沿穿刺点肋间的肋骨上缘进针,边进针边注入麻醉药逐层浸润麻醉,直至胸膜,并刺入胸腔,回抽见气体或胸腔积液,退出针头,记录针头刺入深度。

4. 将附有胶皮管的穿刺针由穿刺点刺入皮肤(胶皮管应用止血钳夹住),针尖缓慢进入胸膜腔时有阻力突然消失感。接上注射器,松开血管钳,抽吸胸腔内积液或气体。注射器抽满后,夹紧胶皮管,取下注射器,将液体或气体排出,并计量和/或送检。如此反复。

若用带三通活栓的穿刺针,则术者以左手示指与中指固定穿刺部位的皮肤,右手将穿刺针的三通活栓转到与胸腔关闭处,再将穿刺针在麻醉处缓缓刺入,当针锋抵抗感突然消失时,转动三通活栓使其与胸腔相通,进行抽液或抽气。助手用止血钳协助固定穿刺针,以防刺入过深损伤肺组织。注射器抽满后,转动三通活栓使其与外界相通,排出液体或气体。

5. 抽液/抽气完毕,需胸内注药者可注入适量药物,然后拔出穿刺针,局部消毒,无菌纱布覆盖,用胶布固定后嘱患者静卧。

四、注意事项

1. 操作前应向患者说明穿刺的目的,以消除其顾虑;对精神过于紧张者,可于术前0.5小时肌内注射地西泮10mg或口服可待因0.03g以镇静止痛。

2. 麻醉必须深达胸膜,嘱患者不要移动体位,避免咳嗽或做深呼吸。进针不宜过深或过浅、过高或过低。应避免在第9肋间隙以下穿刺,以免穿透膈肌损伤腹腔脏器。

3. 一次抽液不可过多、过快。诊断性穿刺抽液50~100ml即可;减压抽液,一般首次不超过600ml,以后每次不超过1 000ml;如为脓胸,应一次尽量抽尽。做胸腔积液细胞学检查时,则至少需100ml液体并立即送检,以免细胞自溶。

4. 操作中应不断观察患者的反应,如有头晕、面色苍白、出汗、心悸、胸部压迫感或剧痛、昏厥等胸膜过敏反应,或出现连续性咳嗽、咳泡沫痰等现象时,应立即停止抽液,让患者平卧,观察心肺、血压情况。大部分患者卧床后即可缓解,少数须皮下注射 0.1% 肾上腺素 0.3~0.5ml 或进行其他对症处理。

5. 疑有支气管胸膜瘘时,可注入亚甲蓝或甲紫 2ml,观察术后患者是否咳出紫色痰液。

6. 恶性胸腔积液,可在胸腔内注入抗肿瘤药或硬化剂诱发化学性胸膜炎,促使脏层与壁层胸膜粘连,闭合胸腔。

(卫 剑 张文武)

第7节 心包腔穿刺术

心包腔穿刺术(pericardocentesis),是为了判定心包积液的性质和病因、缓解心脏压塞症状、引流排脓或腔内给药等,而常用的一项临床操作。

一、适应证与禁忌证

1. 适应证 ①抽液检查,以确定积液性质及病原;②大量积液有压塞症状时,放液治疗;③化脓性心包炎穿刺排脓;④心包腔内注射药物。

2. 禁忌证 ①出血性疾病;②心包积液少于 50~100ml;③烦躁不安,不能合作者慎行。

二、操作方法

1. 穿刺部位的选择 超声心动图是心包积液最简便精确的诊断方法,应选择舒张期心包积液液平 ≥1cm 为穿刺部位。有条件时应常规于穿刺前采用心脏超声定位,决定穿刺点、进针方向和进针距离。常用穿刺点有三。①左胸前穿刺点(心尖部穿刺点):根据横膈位置的高低,一般在左侧第 5 或第 6 肋间心绝对浊音界内侧 1~2cm 处,由肋骨上缘进针,针尖方向向内、向后、稍向上并指向脊柱方向,缓慢刺入心包腔内。②剑突下穿刺点:位于剑突下与左肋缘交角区,穿刺针从剑突下、前正中线左侧刺入,针头与腹壁保持角度 30°~40°,向上、向后并稍向左沿胸骨后壁推进,避免损伤肝脏。左侧有胸膜增厚、左侧胸腔积液或心包积脓时选择此穿刺点较合适。③右胸前穿刺点:位于右胸第 4 肋间心绝对浊音界内侧 1cm 处,穿刺针向内、向后指向脊柱推进,此点仅适用于心包积液以右侧较多、心脏向右扩大者。

2. 体位 患者取坐位或半坐卧位,位置要舒适,因在穿刺过程中,不能移动身体。术者应再一次检查心界。

3. 穿刺步骤 ①以穿刺点为中心,常规皮肤消毒、铺巾,术者及助手戴口罩、帽子,穿无菌手术衣,戴无菌手套,准备穿刺物品;②自皮肤穿刺点至心包壁层以 2% 利多卡因局部麻醉;③术者左手固定穿刺部位局部皮肤,右手持 7~9 号穿刺套管针,保持负压状态,依据上述穿刺点

和穿刺方向,负压刺入皮肤,待针锋抵抗感突然消失(进针 3~5cm),提示穿刺针已穿过心包壁层,如同时感到心脏搏动应稍退针,以免刺伤心脏或冠状动脉;④留置心包导管,当套管针负压进入心包腔内,有心包液进入注射器内,即停止进针,将导丝自穿刺针针芯内送入到心包腔内约 15cm,退出穿刺针,沿导丝用扩张鞘扩张穿刺部位软组织及心包壁层,退出扩张鞘,置入双腔中心静脉导管 12~15cm,撤除导丝,缝线固定导管,接引流袋。缓慢引流,记录引流的液体量,并留取样本送检。

三、注意事项

1. 严格掌握适应证与禁忌证,必须在有心电监护、开通静脉输液通道下进行穿刺;尽可能在超声引导下进行心包腔穿刺更为准确、安全。

2. 术前应向患者做好解释,消除顾虑。术前谈话内容包括手术的必要性和危险性,主要危险是损伤冠状动脉,发生心脏穿孔、气胸、感染、心律失常和休克等,应将这些危险及其可能性有多大向患者或家属交待清楚,争取患者或家属同意并在谈话记录上签字后方可进行穿刺。嘱患者在穿刺过程中切勿咳嗽或深呼吸。精神紧张者,可术前半小时服用地西泮 10mg 或可待因 0.03g。麻醉要完善,避免紧张、疼痛引起神经源性休克。

3. 肝左叶增大或者开胸手术后剑突下放置引流管者,不宜选择剑突下穿刺点。

4. 抽放液量首次不超过 100~200ml,多次抽液可增到 300~500ml,放液速度要慢,避免回心血量突然大量增加导致急性左心衰竭、肺水肿。但在化脓性心包炎时,应每次尽量抽尽脓液,穿刺时避免污染胸腔,穿刺抽脓后应注意胸腔感染的发生。

5. 如操作过程中患者出现面色苍白、气促、出汗、心慌等情况,立即终止手术,并做相应处理。如抽出血性液体,应暂停抽液,检查进针方向与深度,将抽得的血性液体放入干试管中,血液不久即凝固,表示很可能来自心脏,立即终止手术;如放置 10 分钟以上不凝固,患者又无凝血机制障碍,表示血液来自心包腔,并视病情需要,继续或终止抽液。

6. 拔出穿刺针或引流管时,应夹闭引流管,避免心包与大气直接相通,以防空气进入心包腔内。

7. 留置导管时间不宜超过 30 天,留置期间每 1~2 天均要求用肝素盐水冲洗导管,防止导管堵塞。拔出引流管后,盖消毒纱布,压迫数分钟,用胶布固定。

(胡 睿 张文武)

第8节 动脉穿刺置管术

一、适应证与禁忌证

1. 适应证 ①严重休克需急救的患者,经静脉快速输血、输液后情况未见改善,须经动脉提高冠状动脉灌注量及

150

增加有效血容量;②麻醉或手术期及危重患者持续监测动脉血压;③施行特殊检查或治疗,如动脉血气分析、动脉血管造影、动脉血管介入术、心脏微创手术、肿瘤介入术等。

2. 禁忌证 ①凝血功能障碍、出血倾向;②穿刺部位感染、脉管炎;③动脉近端梗阻;④Allen 试验阳性患者。

二、操作方法

1. 常用动脉及血管解剖 ①桡动脉(radial artery)先行经肱桡肌和旋前圆肌之间,继而在肱桡肌腱与桡侧腕屈肌腱之间下行,绕桡骨茎突至手背,可在桡骨茎突的内上方触摸到其脉搏。②肱动脉(brachial artery)与正中神经伴行沿肱二头肌的内侧至肘窝,在上臂内侧下 1/3、肱二头肌肌腱内侧可扪及搏动。③颈内动脉(internal carotid artery)在颈部无分支,自颈总动脉发出后,垂直上行至颅底,经颈动脉管入颅腔,在颈三角内可扪及搏动。④锁骨下动脉(subclavian artery)在左、右侧的起点不同,左锁骨下动脉起自主动脉弓,右锁骨下动脉起自头臂干,两者均经胸锁关节的后方斜向外行至颈根部,呈弓状经胸膜顶的前方,穿斜角肌间隙至第一肋外侧缘续为腋动脉,其体表投影在锁骨中点处。⑤股动脉(femoral artery)是髂外动脉的直接延续,在股三角内下行,穿过收肌管后出收肌腱裂孔至腘窝,在腹股沟韧带中点的稍下方,可扪及搏动。⑥足背动脉(dorsal artery of foot)是胫前动脉的直接延续,在足背、内外踝关节连线的中点可扪及搏动。

2. 穿刺步骤 ①充分暴露穿刺部位,确定动脉走向,扪及搏动最明显处,尽量在超声引导下进行;②常规皮肤消毒、铺巾,术者戴口罩、帽子,穿无菌手术衣,戴无菌手套,准备所需物品;③2% 利多卡因局部麻醉;④术者以左手示指及中指固定欲穿刺的动脉,右手持穿刺针,与皮肤呈 30°~60° 负压状态刺入动脉,穿刺成功后,右手固定针头,保持针头方向及深度;⑤置管同深静脉穿刺置管术;⑥缝合固定。

三、注意事项

1. 严格掌握适应证与禁忌证。

2. 穿刺点应选择动脉搏动最明显处,消毒面积较静脉穿刺大。

3. 行血气分析时,空针内绝不能进入空气。

4. 操作完毕或动脉穿刺拔管时,局部必须压迫 5~30 分钟,直至无出血为止,施行特殊操作穿刺则须制动 6~12 小时。

(胡 睿)

第 9 节 膀胱穿刺术

一、适应证与禁忌证

1. 适应证 ①急性尿潴留,导尿未成功或无导尿条件者;②须穿刺置管建立膀胱引流者;③须经穿刺取膀胱尿液做检验及细菌培养者。

2. 禁忌证 ①膀胱未充盈;②有下腹部手术史,腹膜反折与耻骨粘连固定者。

二、操作方法

1. 体位与定位 患者仰卧位,可不剃毛,在耻骨联合上 2 横指中线处即耻骨联合上方 2cm 处为穿刺点。

2. 操作步骤 ①以穿刺点为中心,常规皮肤消毒、铺巾,术者穿无菌手术衣,戴无菌手套、口罩、帽子,准备穿刺物品;②穿刺点予 2% 利多卡因溶液行局部浸润麻醉;③用 9 号或 12 号套管针沿穿刺点向下、向后刺入皮肤,与腹壁呈 45° 倾斜,刺入 3~4cm 时拔除针芯,用 50ml 注射器试行吸尿,如无尿,在维持空针抽吸的情况下,将穿刺针缓缓送入 1~2cm,或在床边超声引导下调整穿刺针方向和进针深度;④留置引流管,连接引流袋,缝合固定。

三、注意事项

1. 严格掌握膀胱穿刺术适应证与禁忌证。

2. 每次导尿不得超过 1 000ml,避免膀胱内压骤降,导致出血或休克的发生。

3. 外伤性膀胱损伤或出血性膀胱炎,若膀胱内充满凝血块严重妨碍尿液引流时,应放弃穿刺,改行耻骨上膀胱造口术。

(胡 睿)

第 151 章
三腔二囊管压迫止血术

一、适应证

门静脉高压引起食管静脉、胃底静脉曲张破裂大出血者。

二、操作方法

1. 插管前准备 ①先检查三腔二囊管之气囊有无漏气，充气后膨胀是否均匀，注入气量与注气后气囊内压力的关系等，并分别标记出三个腔的通道。一般胃囊注气量约300ml，食管气囊注气量100~200ml，要求胃囊压力保持在50mmHg左右，食管气囊保持在30~40mmHg，可用血压计（去掉袖囊及打气球）直接测囊内压。注气后气囊膨胀均匀，弹性良好，在水中检验无漏气。然后再将气放掉备用。②向患者说明插管的重要性，解除思想顾虑，取得合作。

2. 步骤 ①用注射器将胃囊及食管囊内气体抽尽，再用液体石蜡涂抹三腔管及患者鼻腔，使其滑润。②经鼻腔或口腔（一般经鼻腔）将三腔二囊管缓缓插入，插入10~15cm到达咽喉部时嘱患者同时做吞咽动作，使三腔管顺利进入食管，直至管插入65cm标记处，并抽到胃内容物，表示管端已达胃幽门部。③向胃气囊内注气200~300ml，使其膨胀，接上血压计，测定囊内压力约为50mmHg，用血管钳夹住胃气囊管的末端以防漏气。再将三腔二囊管向外轻轻牵拉，使充气的胃气囊压在胃底部，牵拉至有中等阻力感为止。用宽胶布将三腔二囊管固定于患者的面部，或用绷带或绳子系紧三腔管，通过滑轮或输液架，下坠0.5kg重物（一般用500ml的输液瓶中盛水200~300ml），持续牵引。在靠近鼻孔处的三腔管上缠绕胶布作为标记以观察三腔管有无被拉出（胃气囊破裂或漏气时会被拉出）。抬高床脚使患者头低脚高，以维持持续牵引固定位置。若胃气囊充气压迫胃底部后仍不能止血，则再向食管气囊内注入空气100~200ml，接上血压计，测其囊内压力为30~40mmHg，并用血管钳夹住该管末端。最后用注射器吸出全部胃内容物。

三、注意事项

1. 做好三腔二囊管的检查工作。术者应熟悉三腔二囊管的构造，使用前应检查三腔二囊管上各段长度标记是否清晰（管的近端45cm、60cm、65cm处有标记，标明管端至贲门、胃、幽门的距离，借以判断气囊所在部位），三个腔通道的标记是否正确和易于辨认，各管腔是否通畅，气囊是否漏气，膨胀是否均匀。精确测量各囊最大的注气量。

2. 必须先向胃气囊注气后再根据需要向食管气囊注气，以免向外牵拉时整个滑出去阻塞呼吸道而致意外，放气顺序正好相反。

3. 胃气囊充气不够，提拉不紧，是导致压迫止血失败的常见原因。如胃气囊充气少而又提拉过猛，可致其进入食管下段，挤压心脏，引起胸骨下不适和频发的期前收缩；有时提拉不慎，胃气囊甚至可以被拉上阻塞喉部，引起窒息。食管气囊压力不可过高，以免产生胸骨后疼痛或压迫性溃疡。应每2~3小时检查气囊压力1次，胃气囊可不测，用手牵拉三腔二囊管有无阻力便知。

4. 应定时从胃管中抽吸，以判断出血部位，观察出血是否停止；亦可注入含去甲肾上腺素的冰盐水、孟氏液、凝血酶粉等止血药物。

5. 初次放置三腔二囊管的时间可持续6~12小时，持续压迫时间最长不超过24小时。气囊压迫期间，应至少每4~6小时从胃管试抽，如抽出的液体无血或出血量逐渐减少，则说明压迫止血有效，可每4~6小时放气1次，用注射器抽空，并记录抽出气量，一般抽气前让患者吞服液体石蜡15ml，润滑食管黏膜，防止囊壁与黏膜粘住。先放食管气囊后再放胃气囊，同时将管向胃内入少许，使食管、胃底黏膜解除压迫。压力解除后10~15分钟，抽吸胃内容物有无血液便可知有无继续出血。一般间歇15~30分钟后再充气压迫。出血停止24小时后，如仍无出血，方可拔管；如有再出血要继续压迫止血或改行手术止血治疗。

6. 拔管前患者服用液体石蜡15~30ml，然后抽空胃气囊和食管气囊，缓慢拔出三腔二囊管，切忌用力过猛，以免撕脱黏膜。拔管后须禁食24~48小时，如仍无出血，可逐步由流质过渡到半流质饮食和软食。

7. 三腔二囊管压迫时间太长可发生胃底或食管黏膜糜烂坏死，使用不当可导致：①气囊脱出阻塞呼吸道引起窒息；②已曲张的静脉腐蚀破裂；③胃气囊进入食管导致食管破裂；④反流、呕吐引起吸入性肺炎；⑤气囊漏气使止血失败。为了加强三腔二囊管压迫止血的疗效，可同时局部应用止血药，常用云南白药2~4g，配成20~30ml混悬液，当胃气囊充气后，让患者一次吞服，当药已进入食管下段及胃时，向上拉紧三腔二囊管并固定牵拉之，随即可将食管气囊充气。

8. 目前虽然不推荐三腔二囊管压迫作为首选止血措施，但是，三腔二囊管压迫止血可作为药物或内镜治疗失败或无条件进行内镜/经颈静脉肝内门腔静脉分流术（transjugular intrahepatic portosystemic shun，TIPS）治疗的挽救治疗方法（三腔二囊管压迫应在药物或内镜治疗失败后即使用，在血流动力学稳定后行TIPS或再次内镜下治疗）。

151

使用三腔二囊管压迫可使 80%~90% 出血病例得到控制，但再出血率高达 50% 以上，并且患者痛苦大，并发症多，如吸入性肺炎、气管阻塞等。一般在药物或内镜治疗失败 24 小时内实施三腔二囊管压迫止血，作为挽救生命的措施，三腔二囊管压迫止血无绝对禁忌证。患者深度昏迷、不能配合操作或患方拒绝签署知情同意书者，不能进行三腔二囊管压迫止血。最近，有研究认为，对于静脉曲张大出血患者，先实施三腔二囊管压迫止血，24 小时内进行内镜下密集结扎治疗是安全有效的。

（张文武）

151

第 152 章
镇痛镇静在急危重症中的应用

一、危重症患者的临床特征及镇痛镇静治疗的需求

危重症患者临床上多见于严重创伤或经历严重应激反应；严重感染；严重代谢紊乱；各种原因导致的一个或以上重要器官严重功能障碍或衰竭；各种病因所致全身血流动力学不稳定；免疫功能缺陷或低下；高龄等患者。其临床特征包括：病情危重而威胁生命；病情变化快；病情复杂，多种病理生理的异常集于一身；需要进行生命支持技术。基于以上特征，危重症患者被收至 ICU 集中救治。因 ICU 工作及环境因素如嘈杂声、振动、异味、光污染等，从而导致患者昼夜节律消失及处于强烈的应激状态中，种种因素导致患者易出现焦虑、疼痛和谵妄。有研究显示，躁动可明显增加意外脱管（一种医疗意外）的发生率，同时能增加感染发生率及各种严重并发症的发生。因此，对于危重症患者的镇静镇痛治疗非常有必要。但因危重症患者疾病本身的复杂性，镇痛镇静治疗中保持其治疗的平衡性非常重要，既要避免镇静不足，同时也要避免镇静过度。镇静不足可能导致以下病症的发生，如：疼痛、焦虑、人机对抗、氧耗增加、高血压、心动过速、低氧血症、高碳酸血症、意外拔管及通气/血流不匹配；而过度镇静则可能导致昏迷、呼吸抑制、低血压、心动过缓、免疫抑制、肾功能不全、深静脉血栓形成及抑制胃肠蠕动等发生。

二、危重症患者镇痛镇静治疗的发展

危重症患者镇痛镇静治疗的概念，其特指应用药物手段以消除患者疼痛，减轻患者焦虑和躁动，催眠并诱导顺行性遗忘的治疗。其意义在于通过镇痛镇静的治疗手段使得重症患者处于"休眠"状态，降低代谢和氧需氧耗，以适应受到损害的灌注与氧供水平，从而减轻病理因素所造成的损伤，为器官功能的恢复赢得时间并创造条件。其发展演变经历了从 20 世纪 70 年代的多数患者只能忍受疼痛、焦虑、谵妄和睡眠障碍，到 90 年代逐渐开始为患者减轻痛苦与恐惧感，再到 2000 年适度、规范化镇痛镇静（实施程序化监测和滴定式镇静方法，用于改善疼痛控制，避免过度镇静）及 2000 年后倡导器官功能保护的过程。在危重症医学临床实践中，危重症患者对镇痛镇静的需求无处不在。2018 年《中国成人 ICU 镇痛和镇静治疗指南》已提出镇痛镇静治疗是 ICU 治疗的重要组成部分。为使危重症患者达到适当的镇痛镇静效果，镇痛镇静治疗既是一项技术，更是一门艺术。其目标是为患者减轻疼痛，消除病痛记忆；消除焦虑，促进睡眠，增加患者对有创操作（气管插管、机械通气等）的耐受；减少氧耗与内脏缺血，抑制不良的自主神经和血流动力学反应，保护脏器功能，减少意外事件发生，为多种临床救治措施奠定基础。

三、危重症患者镇痛镇静治疗的原则

1. 尽早 指尽可能早地控制疼痛，消除疼痛记忆。

2. 有效 剂量充分，确保有效，尽量维持轻度镇静。

3. 协同 根据患者需求，采用不同作用机制的镇痛镇静药物联合使用，或交替使用，减少毒副作用。

4. 策略 应用镇静剂量前，应首先控制疼痛，纠正生理学异常如低氧血症、低血压和低糖等。

5. 全程监测 采用"无检测，勿镇静"原则确保患者安全。

6. 动态调整 以适量药物达到最佳治疗效果。

7. 综合治疗 重视药物以外的治疗策略。此外，要注意镇痛镇静药物使用的相对禁忌证，包括诊断未明的急性腹痛、COPD、肝功能严重障碍、重症肌无力及临床各种低血容量状态等。

四、危重症患者镇痛镇静治疗的药物选择

1. 镇痛药 ICU 患者非神经性疼痛，建议首选阿片类药物作为镇痛药物。2018 年《中国成人 ICU 镇痛镇和静治疗指南》认为阿片类药物为强效中枢镇痛剂之一，依然是 ICU 患者疼痛管理中的基本药物。ICU 常用的阿片类药物包括吗啡、芬太尼、瑞芬太尼、舒芬太尼、氢吗啡酮、美沙酮、布托啡诺等。芬太尼因反复多次给药易于蓄积，不宜作为长期镇痛治疗药物。瑞芬太尼起效快，维持时间短。有研究表明瑞芬太尼能够缩短机械通气时间。舒芬太尼镇痛效果明确、起效快、蓄积小、对呼吸抑制作用小，近年来在 ICU 重症患者中的应用也逐渐增多。阿片类药物的不良反应主要是呼吸抑制、血压下降和胃肠蠕动减弱，在老年人尤其明显。

2. 镇静药 苯二氮䓬类和丙泊酚仍然作为目前镇静治疗的基本药物。右美托咪定通过拮抗中枢及外周肾上腺素的作用，兼具轻度镇静和镇痛效果，与其他镇痛、镇静药物具有协同作用，可以减少机械通气时间和 ICU 住院时间。

目前 ICU 临床上常用的镇静药物有苯二氮䓬类、丙泊酚和右美托咪定。苯二氮䓬类是 ICU 患者重要的镇静药物之一，特别适用于焦虑、癫痫发作及酒精戒断治疗；且苯二氮䓬类药物在深度镇静、遗忘或联合其他镇痛镇静药使用以降低彼此不良反应方面仍具有很重要的作用。但近年来的研究表明苯二氮䓬类药物容易蓄积、代谢较慢，增加镇静

152

深度,从而进一步延长机械通气时间及住院时间。而相对于苯二氮䓬类药物,非苯二氮䓬类药物显示可降低谵妄的发生率。

丙泊酚也是 ICU 常用的镇静药物之一,其特点是起效快,作用时间短,撤药后能快速清醒,且镇静深度呈剂量依赖性,丙泊酚亦可产生遗忘作用和抗惊厥作用;尚有减少脑血流、降低颅内压、脑氧代谢率的作用,主要用于颅脑损伤患者的镇静。

右美托咪定是选择性 α_2 肾上腺素受体激动剂,通过抑制蓝斑核去甲肾上腺素释放和竞争性结合 α_2 肾上腺素受体,起到减轻交感兴奋风暴、抗焦虑和轻度的镇痛镇静作用,没有抗惊厥作用。由于不作用于中脑网状上行激动系统和 γ- 氨基丁酸(GABA)受体,使用右美托咪定镇静的患者更容易唤醒,呼吸抑制较少。另外,右美托咪定兼具镇痛作用,可减少阿片类药物的需求。

常用镇痛镇静药物的药理学与用法见表 152-1。

表 152-1　常用镇痛镇静药物的药理学与用法

药物	起效时间	半衰期	主要代谢途径	用法
吗啡	15min	1.7~3.0h	肝脏、肾脏	皮下注射,5~10mg 静脉注射,5~10mg
哌替啶	10min	3~4h	肝脏、肾脏	肌内注射,50~100mg 静脉注射,1mg/kg
芬太尼	1min	3.7h	肝脏	负荷剂量,0.001~0.002mg/kg 维持剂量,0.001~0.002mg/kg
舒芬太尼	3min	2.5h	肝脏	麻醉诱导,0.1~2.0μg/kg 维持剂量,0.1~1.0μg/(kg·h)
瑞芬太尼	1min	6min	非特异性酯酶、肾脏	麻醉诱导,0.5~1.0μg/kg 维持剂量,0.1~1.0μg/(kg·h)
地西泮	2~5min	20h	肝脏	单次剂量,0.02~0.10mg/kg 维持剂量,0.03~0.10mg/(kg·h)
劳拉西泮	5~20min	15~20h	肝脏	单次剂量,0.02~0.06mg/kg 维持剂量,0.01~0.10mg/(kg·h)
咪达唑仑	1~2min	1.5~2.5h	肾脏	负荷剂量,0.03~0.30mg/kg 维持剂量,0.04~0.20mg/(kg·h)
丙泊酚	30~40s	4~6min	肝脏	负荷剂量,1~3mg/kg 维持剂量,0.5~4.0mg/(kg·h)
右美托咪定	10~15min	2h	肝脏	负荷剂量,1μg/kg 维持剂量,0.2~7.0μg/(kg·h)

五、危重症患者中神经肌肉阻滞剂应用指征与时机

神经肌肉阻滞剂主要应用于某些特定的危重疾病,如:重度急性呼吸窘迫综合征、哮喘持续状态、癫痫持续状态、严重惊厥及破伤风等肌肉强烈痉挛患者。指南提出所有神经肌肉阻滞剂必须在充分镇痛镇静治疗的基础上加以应用。鉴于神经肌肉阻滞剂容易导致患者神经肌肉偶联损伤、肌无力、痰液引流障碍及肺不张等不良反应,临床上应用神经肌肉阻滞剂仍需谨慎。

六、危重症患者镇痛镇静策略

危重症患者的镇痛镇静治疗应遵循危重症患者总的原则,即应用镇静剂前先控制疼痛,纠正生理学异常(如低氧血症、低血压和低血糖等)。当以控制躁动为主要目的时,应定时监测镇静程度,宜维持较浅的镇静深度。根据 2018 年《中国成人 ICU 镇痛和镇静治疗指南》、2018 年《美国 ICU 成人疼痛、躁动 / 镇静、谵妄、制动及睡眠中断管理指南》及 Vincent 提出的患者为中心的舒适化浅镇静策略(early comfort using analgesia, minimal sedatives and maximal humane care, eCASH)概念(eCASH 推荐最小化舒适化镇痛镇静策略,即早期舒适化使用镇痛、最小化镇痛、最大化人文关怀,其理念为"患者为本、舒适为先"),分以下几种实施方案。

1. 早期目标导向镇静(early goal-directed sedation, EGDS)　2013 年 Shehabi 首次提出 EGDS 策略。它以镇痛为基础,早期应用镇静药物进行干预治疗,在一段时间内维持浅镇静的模式,无须每天中断镇静,同时避免和减少使用苯二氮䓬类药物。指南建议 ICU 患者根据器官功能状态个体化选择镇静深度,实施目标指导的镇静策略。研究显示目标指导镇静可以缩短住院时间但对机械通气时间、住院病死率和 ICU 病死率无影响。镇静的深浅程度应该根据病情变化和患者器官储备功能程度而调节变化。对于器官功能相对稳定或恢复期的患者,应给予浅镇静,以减少机械

通气时间和住 ICU 时间。但对处于应激急性期或器官功能不稳定的患者,宜给予较深镇静以保护器官功能,这些情况主要包括:①机械通气人机严重不协调者;②严重急性呼吸窘迫综合征(ARDS)早期短疗程神经肌肉阻滞剂、俯卧位通气、肺复张等治疗时作为基础;③严重颅脑损伤有颅高压者;④癫痫持续状态;⑤外科需严格制动者;⑥任何需要应用神经肌肉阻滞剂治疗的情况,都必须以充分的深度镇痛镇静为基础。

2. 每日镇静中断(daily sedation interruption,DSI) 研究表明 DSI 最小化镇痛镇静可缩短机械通气时间、ICU 住院时间和改善预后等益处。然而,最小化镇静并不适用于神经科 ICU 患者,尤其是在急性期,DSI 的益处必须与突然停止镇痛镇静时大脑血流动力学进一步恶化的风险相权衡。Oddo 等建议有风险(脑水肿的临床和影像学表现)、颅内高压、接受目标体温管理或难治性癫痫持续状态患者应避免 DSI,不应突然停止,而是逐步停止。对于无需深镇静的患者,更需要强调的是随时调整镇静深度,进行个体化管理,以优化镇痛和减少镇静剂量。

3. 程序化镇静镇痛(procedural sedation and analgesia,PSA) 作为一种实施浅镇静的策略,PSA 是以镇痛为基础、有镇静计划和目标、并根据镇静深度评分调节镇静剂量的系统镇静,包括镇痛镇静方案设计、镇痛镇静监测与评估、每天唤醒和镇痛镇静的撤离 4 个环节。研究发现颅内压监护下 PSA 能更有效控制平均颅内压、预防坠积性肺炎和及时发现再出血,有利于改善预后,缩短住院时间,以及临床路径的实施。但是 PSA 策略的实施与医护配比、护理强度及护理水平等密切相关。

七、危重症患者镇痛镇静程度评估

建立危重症患者定时意识评估常规,其中包括意识评估量表(GCS)、瞳孔观察和神经系统体检,建立神经系统影像学检查的标准、神经重症患者疼痛评估常规和镇静深度监测。

1. 疼痛强度评估 建议对于能自主表达的患者选择常用数字评分法(numeric rating scales,NRS),即"十分法"疼痛量表,疼痛良好的评价目标值<4 分;对于不能表达但具有躯体运动功能、行为可以观察的患者推荐使用重症监护疼痛观察量表(critical care pain observation toll,CPOT)或行为疼痛量表(behavioral pain scale,BPS),其目标值分别为 BPS<5 分和 CPOT<3 分。

2. 镇静、躁动评估 目前临床常用的主观镇静评分系统有 Ramsay 镇静深度评分(表 152-2)、Richmond 躁动 - 镇静评分(Richmond agitation-sedation scale,RASS)(表 152-3)、镇静 - 躁动评分(sedation-agitation scale,SAS)(表 152-4)。建议镇静深度目标值:浅镇静时,RASS −2~+1 分,SAS 3~4 分;深镇静时,RASS −4~−3 分,SAS 2 分;合并应用神经肌肉阻滞剂时 RASS −5 分,SAS 1 分。对于使用神经肌肉阻滞剂时,建议应用脑电双频指数(BIS)持续监测意识状态较临床主观评估更能改善机械通气患者的临床结局。

表 152-2 Ramsay 镇静深度评分

分值	状态	临床症状
1	清醒	焦虑或易激惹,或不安,或两者都有
2	清醒	能合作,定位感好,平静
3	清醒	只对指令应答
4	睡眠	对眉间轻叩或大的听觉刺激反应较轻快
5	睡眠	对眉间轻叩或大的听觉刺激反应迟钝
6	睡眠	对眉间轻叩或大的听觉刺激无反应

表 152-3 Richmond 躁动 - 镇静评分

评分	命名	描述
+4	攻击性	明显的攻击性或暴力行为,对医护人员有直接危险
+3	非常躁动	拔、拽各种插管或对医护人员有过激行为
+2	躁动	频繁的无目的动作或人机对抗
+1	不安	焦虑或紧张但动作无攻击性或表现为精力过剩
0	清醒平静	清醒自然状态
−1	嗜睡	不完全警觉,但对呼吸有超过 10 秒持续清醒,能凝视
−2	轻度镇静	对呼唤有短暂(少于 10 秒)清醒伴眨眼
−3	中度镇静	对呼唤有一些活动,但无眨眼
−4	深度镇静	对呼吸无反应但对躯体刺激有一些活动
−5	不易觉醒	对刺激或躯体刺激无反应

表 152-4 镇静 - 躁动评分(SAS)

分值	状态	临床症状
1	不能唤醒	对伤害性刺激无反应或有轻微反应,无法交流或对指令应答
2	非常镇静	对身体的刺激能唤醒,但无法交流或对指令回答,能自发移动
3	镇静	能被呼喊或轻摇唤醒,但随后又入睡,能对简单指令应答
4	安静合作	安静、易醒、能对指令应答
5	激惹	紧张、中度激惹、试图坐起,口头提醒能使其平静
6	非常激惹	尽管经常口头提醒仍不能平静,咬气管导管,需要固定患者肢体
7	危险激惹	患者试图拔出气管导管或输液管,攀越床栏,攻击医护人员。不停翻滚试图攀越床栏

3. 谵妄评估 谵妄是危重症患者预后不佳的危险因素,研究显示谵妄可显著增加危重症患者的病死率,指南推

152

荐对于 RASS 评分 ≥ −2 分、且具有相关危险因素的危重症患者应常规进行谵妄评估,具有早期预警早期防治的作用。且认为 ICU 意识模糊评估法(confusion assessment method for the ICU,CAM-ICU)或重症监护筛查量表(intensive care delirium screening checklist,ICDSC)具有较高的灵敏度和特异度。

八、危重症患者镇痛镇静的并发症

镇静、镇痛治疗可能带来 ICU 获得性肌无力、循环和呼吸功能抑制、深静脉血栓、阿片类镇痛药物可抑制肠道蠕动导致便秘和腹胀等不良反应。通过积极处理原发病、早期进行康复训练、保证营养充足、积极护理及必要的对症支持治疗,以减少上述并发症的发生。

随着重症监测技术日益迅速发展,镇痛镇静治疗受到越来越多的重视,已成为危重症患者整体系统治疗中的重要部分。目前对危重症镇痛镇静治疗强调"适度、个体化"的概念,而如何恰当地进行患者疼痛躁动程度评估、优化镇痛镇静药物选择、有效判断镇痛镇静深度等问题是值得重视和探讨的话题。

(陶伍元)

参 考 文 献

[1] 中华医学会重症医学分会. 中国成人 ICU 镇痛和镇静治疗指南 [J]. 中华危重病急救医学, 2018, 30 (6): 497-514.

[2] DEVLIN J W, SKROBIK Y, GELINAS C, et al. Executive summary: Clinical practice guidelines for the prevention and management of pain, agitation/sedation, delirium, immobility, and sleep disruption in adult patients in the ICU [J]. Crit Care Med, 2018, 46 (9): 1532-1548.

第153章
连续性血液净化技术在急危重症中的应用

血液净化（blood purification）技术指各种持续或间断清除体内过多水分、溶质方法的总称，该技术是在肾脏替代治疗技术的基础上逐步发展而来。其目的是清除体内过多的水分及代谢废物、毒物，纠正水、电解质代谢紊乱，促进肾功能恢复及清除各种细胞因子、炎症介质。可应用于急危重肾脏疾病，如严重高钾血症、水中毒、严重代谢性酸中毒、危重尿毒症等，还可应用于非肾脏相关疾病，包括急性肺水肿、急性心力衰竭、药物毒物中毒、严重乳酸酸中毒、横纹肌溶解综合征、肝性脑病、重症肌无力、急性溶血、多器官功能障碍综合征（MODS）、急性呼吸窘迫综合征（ARDS）、急性重症胰腺炎等。血液净化技术主要包括肾脏替代治疗（renal replacement therapy，RRT）、血液灌流（hemoperfusion，HP）、免疫吸附、内毒素吸附和血浆置换（plasma exchange，PE）等。肾脏替代治疗（RRT）是利用血液净化技术清除溶质，以替代受损肾功能及对脏器功能起保护支持作用的治疗方法，基本模式包括血液透析（hemodialysis，HD）、血液滤过（hemofiltration，HF）和血液透析滤过（hemodiafiltration，HDF）三种模式。每一种血液净化方式都各有特点，且各适用于不同疾病或不同疾病状态。其中 RRT 在 ICU 中应用最为广泛。

血液透析净化技术从 20 世纪 40 年代开始，临床上主要针对尿毒症患者的治疗。随着人们对急性肾衰竭（acute renal failure，ARF）的病理生理和发病机制的研究及血液净化技术的不断革新，ARF 的预后已有所改观。近十几年来，危重症医学越来越受到重视，危重症患者病情复杂，预后凶险，人们越来越多地认识到机体受到严重的病理损害后，可出现全身失控的炎症反应，由此产生过量的炎症介质和细胞因子，它们可造成组织细胞损伤，最终导致脏器功能损害。这些患者因其病情重，常需呼吸机支持治疗而难以搬动；同时，存在内环境紊乱、血流动力学不稳定等问题，希望能在床旁进行血液净化治疗，传统血液净化技术已不能满足这一要求，这就需要有高效、稳定且操作简便的床旁血液净化技术。

连续性血液净化（continuous blood purification，CBP）技术，又称为连续性肾脏替代治疗（continuous renal replacement therapy，CRRT）技术，与呼吸支持技术、循环支持技术并称"ICU 三宝"，是血液净化领域新成就之一，是指所有连续、缓慢清除体内水分和溶质的一组治疗方式的总称，它通过不断完善的滤过、吸附和超滤等技术，清除外来毒物、药物和体内产生的各种生物致病因子。连续性血液净化不仅成为治疗重症 ARF 的主要方法，也被广泛应用于非肾病领域，如肝衰竭、严重高脂血症、化学性中毒、严重脓毒症、严重创伤、烧伤、重症胰腺炎、多脏器功能障碍及药物治疗无

效的重症肌无力、吉兰-巴雷综合征、多发性骨髓瘤、系统性红斑狼疮等，已成为各种急危重症患者的重要疗法之一。自 1995 年国际连续性肾脏替代治疗（CRRT）会议在美国举行以来，CRRT 已经从最初治疗重症 ARF 扩展至对各种常见危重症患者的救治，CRRT 这一名词已不能完全概括此项技术的实际临床价值，而连续性血液净化（CBP）较符合临床实际内容。目前其临床应用范围已远远超过了肾脏替代治疗范畴，扩展至非肾脏病治疗领域，在急危重疾病的救治中发挥了非常重要的作用。

自 1977 年连续性动脉-静脉血液滤过（continuous arterio-venous hemofiltration，CAVH）应用于临床以来，由于其克服了传统的间歇性血液透析所存在的"非生理性"治疗的缺陷，而在临床上迅速推广应用。1982 年美国 FDA 批准 CAVH 可应用于 ICU 以治疗 ARF，经过 30 多年的实践，CAVH 技术已衍生一系列治疗方式，如连续性静脉-静脉血液滤过（continuous veno-venous hemofiltration，CVVH）、连续性动-静脉血液透析滤过（continuous arterio-venous hemodiafiltration，CAVHDF）、连续性静脉-静脉血液透析滤过（continuous veno-venous hemodiafiltration，CVVHDF）、连续性动-静脉血液透析（continuous arterio-venous hemodialysis，CAVHD）、连续性静脉-静脉血液透析（continuous veno-venous hemo-dialysis，CVVHD）及缓慢连续性超滤（slow continuous ultrafiltration，SCUF），还产生了很多衍生模式，如延长低效每日透析（sustained low-efficiency daily dialysis，SLEDD）、高通量血液透析、高容量血液滤过等，形成了一系列的连续性血液净化治疗系统。

一、血液净化治疗的原理

（一）血液透析

血液透析是根据半透膜平衡的原理，将患者血液通过半透膜与含一定成分的透析液相接触，两侧可透过半透膜的分子（如水、电解质和中小分子物质）跨膜移动，达到动态平衡，从而使血液中的代谢产物，如尿素、肌酐、胍类中分子物质和过多的电解质，通过半透膜弥散到透析液中，透析液中的物质如碳酸氢根和醋酸盐等也可以弥散到血液中，从而清除体内有害物质，补充体内所需物质的治疗过程。其溶质运转的方式是弥散，即溶质从高浓度处向低浓度处运动，溶质运动的动力来自其本身无规则的热运动，也就是布朗运动。影响弥散运动的因素包括溶液浓度梯度、溶质分子量和半透膜的阻力。

（二）血液滤过

血液滤过是模仿正常肾小球，使用高通量透析器和置

换液,利用对流原理清除毒素的一种治疗模式。在血液净化过程中在体外血液循环管路中持续补充一定量的置换液,与血液充分混合,在血液滤过器中进行超滤,溶质在跨膜压作用下,随着血浆水分以对流方式清除。由于大、中分子的布朗运动幅度较弱,不易经弥散原理清除,对流模式成为清除大、中分子的主要模式。

与血液透析相比,血液滤过对大、中分子毒素的清除效果优于血液透析,但其对小分子毒素的清除则较差;另外,血液滤过能迅速清除水分,且对患者的血流动力学影响较小。缺点是大量滤过液的滤出可导致氨基酸、蛋白质、生长激素或其他低分子激素的丢失。

(三) 血液透析滤过

血液透析对小分子毒素的清除效果较好,而血液滤过则对大、中分子毒素的清除效果较好。血液透析滤过是血液透析和血液滤过的联合,兼有两者的优点,解决了血液透析和血液滤过各自的缺陷,即清除溶质时是弥散和对流同时进行,小分子毒素通过弥散而清除,而中、大分子毒素则通过对流来清除。

血液透析滤过的应用对象是需要血液滤过而又不好增加透析次数的患者及在血液透析中易发生低血压和不能耐受超滤的患者。

(四) 血浆置换

血液透析和血液滤过的血液净化作用,其作用只限于相对分子质量<5 000Da 的溶质,且难以清除与蛋白结合的物质。血浆置换技术是利用血浆分离装置和技术,分离出血浆,将细胞成分及预备的正常血浆一道回输体内。血浆置换治疗疾病的主要机制在于清除体内的致病因子,包括内源性致病因子和外源性致病因子,而这些致病因子存在于血浆中,以大分子的形式存在或和血液蛋白结合,既不能有效地用药物抑制和排出,也不能使用血液透析加以清除。血浆置换通过分离、去除血浆,也就去除了存在于血浆中的致病因子,同时还可以补充患者所缺乏的一些血浆因子,达到治疗的目的。可有效清除患者血液中的免疫球蛋白和免疫复合物,主要应用于各种免疫性疾病、血液系统恶性肿瘤、器官移植后排斥、与蛋白结合率高的药物中毒。

(五) 血液灌流

血液灌流是一种吸附型的解毒装置,将患者的血液引入体外并经过血液灌注器,通过具有广谱解毒效应的吸附剂,清除体内有害的代谢产物或外源性毒物,达到血液净化的一种治疗方法,也称血液吸附。吸附剂有活性炭和树脂。不同的吸附剂对每种毒素的亲和力不同,其吸附的范围也不同。血液经过吸附材料时,由于材料带有不同基团、材料内有特殊孔道、材料固有抗原或抗体,使得血液中很多物质被吸附,如药物、毒素或自身抗体等。临床已证实,血液灌流在清除大分子毒素和蛋白结合毒素方面的能力最强。其适应证包括:急性药物和毒物中毒;肝脏疾病(高胆红素血症及肝性脑病);炎症疾病(急性重症胰腺炎、脓毒症、内毒素血症);风湿免疫性疾病(系统性红斑狼疮);血液病(特发性血小板减少性紫癜)等。

(六) 连续性血液净化

传统血液净化时间短、危急症患者内环境变化剧烈且血流动力学不稳,因而连续性血液净化治疗在此类患者中应用广泛。随着血液抗凝技术的发展,连续性血液净化治疗时间得到延长,实现缓慢持续地清除体内的毒素和水分。连续性血液净化治疗系统包括了一系列的治疗方式,如连续性动-静脉血液滤过(CAVH)、连续性静脉-静脉血液滤过(CVVH)、连续性静脉-静脉血液透析(CVVHD)等。

连续性动-静脉血液滤过(CAVH)是模拟正常肾小球滤过功能,利用人体动静脉之间压力差,驱动血液通过一个小型高效能、低阻力的滤器,血浆中的水分被不断滤出,以对流的原理清除体内的毒素及水分,同时补充一部分置换液。血滤器由许多中空纤维管组成,其通透性能和膜孔隙大小可比拟为肾小球的基底膜,这种膜可以有效地通过水分和血浆内中小分子物质,功能虽不如正常人体肾小球那样完美,但在紧急抢救情况下可以起到调节生理平衡的作用。CAVH 的原理与血液滤过(hemofiltration,HF)相似,在模仿肾小球的功能上比血液透析(hemodialysis,HD)前进了一步,又由于它是连续滤过,故比血液滤过更接近于人肾小球滤过功能,同时大大简化了治疗设备。它对中分子物质清除效率高,对小分子物质(如肌酐、尿素氮)清除不如透析。连续性静脉-静脉血液滤过(CVVH)的清除溶质原理与 CAVH 相同,避免了动脉穿刺的危险,需用血泵辅助。

连续性动-静脉血液透析滤过(CAVHDF)及连续性静脉-静脉血液透析滤过(CVVHDF)是在 CAVH 及 CVVH 的基础上弥补 CAVH 及 CVVH 对氮质清除不足的缺点,其原理是对流及弥散结合的治疗方式。在血滤器滤腔中加入置换液或透析液,兼顾 CAVH 及 CVVH 的对流转运(清除中分子物质为主)和透析的扩散转运(清除小分子物质为主),透析作用将影响滤出效果。

连续性动-静脉血液透析(CAVHD)及连续性静脉-静脉血液透析(CVVHD)主要是以单纯弥散及少量对流原理清除溶质。方法类似于 CAVHDF,唯一区别是将高通量滤器改为低通量的透析器,不需要输入置换液,透析液与血流方向相反输入透析器腔。它能更多地清除小分子物质,与 CAVH 比较每小时平衡液量减少。

缓慢连续性超滤(SCUF)也是 CAVH 的一种类型,缓慢的超滤,以对流的方式清除溶质,但主要是脱水,不需要补充置换液,也不用透析液。

(七) Hybrid 血液净化技术

由于重症疾病的复杂性和多因性,单纯使用一种血液净化方式或技术,有时达不到治疗效果,随着血液净化技术的不断发展,出现了将两种或两种以上血液净化技术同时或先后用于同一个患者身上的治疗方法,即 Hybrid 血液净化技术。这种将不同原理、不同方式的血液净化技术组合或结合起来的技术统称 Hybrid 血液净化技术。

狭义上,Hybrid 血液净化技术是指延长低效每日透析(sustained low efficiency daily dialysis,SLEDD),这一介于 CRRT 与间歇性血液透析(IHD)之间的肾脏替代治疗方式。广义上 Hybrid 血液净化技术包括所有不同原理、不同

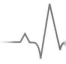

方式的血液净化技术组合。常用的 Hybrid 血液净化方式包括 SLEDD、连续血液透析滤过（CHDF）、血液灌流（HP）+CRRT、联合血浆滤过吸附（CPFA）、非生物型人工肝如分子吸附再循环系统、成分血浆分离吸附、血浆置换 +CRRT、CRRT+ 胆红素吸附等。这些 Hybrid 血液净化技术的组成技术有的是在同一治疗操作中同步进行，有的则是先后序贯进行。

二、连续性血液净化治疗的特点和临床适应证

1. 连续性血液净化治疗的特点 连续性血液净化除了具有血液透析的肾替代作用外，尚具有以下优点：①因其能连续、缓慢、等渗地清除水分和溶质，故血流动力学稳定性好；②除血肌酐、尿素氮、电解质等小分子溶质外，连续性血液净化尚能清除许多导致危重病发生和发展的炎症介质和毒性物质等中、大分子溶质；③在危重症高分解代谢和多脏器功能障碍的状态下，有利于保持代谢水平与酸碱、电解质的持续稳定；④连续性血液净化能满足大量液体摄入的需要，同时控制了代谢产物的水平和血磷，有利于肠外营养的实施。

2. 连续性血液净化的临床适应证 ①复杂性急性肾功能不全；②伴有或不伴有急性肾功能不全的多器官功能障碍综合征；③感染性休克；④急性重症胰腺炎；⑤挤压综合征；⑥ARDS；⑦严重水、电解质代谢紊乱及酸碱失衡；⑧药物和毒物中毒；⑨肝功能不全；⑩降温、复温，尤其是热射病。

三、连续性血液净化治疗在非肾脏病患者中的应用

近年来，连续性血液净化（CBP）技术日趋成熟，在复杂性急性肾衰竭（ARF）中的应用已形成共识，而其临床应用范围已远远超过了肾脏替代治疗领域，扩展至非肾脏病领域，成为各种危重病救治中多器官支持疗法手段之一。

1. 严重脓毒症与MODS 脓毒症主要是由内皮细胞、血小板、白细胞、凝血系统及多种炎症介质共同参与及相互作用导致的全身性、系统性炎症反应。其可进展为严重脓毒症、脓毒症休克甚至最终发展为 MODS。MODS 是指患者在受到严重感染、休克、创伤、大面积烧伤、大手术等打击后，同时或序贯出现两个或两个以上的系统或器官功能障碍，不能维持内环境稳定的临床综合征。MODS 的发病机制尚未完全阐明，随着研究的深入，免疫学发病机制成为当前探讨的热点。炎症失控假说能较为确切、合理地解释这一机制，即 MODS 是由于机体受到创伤和感染等刺激而产生的炎症反应过于强烈，即所谓"瀑布效应"，机体损伤自身细胞的结果。连续性血液净化除了能够有效控制患者的液体平衡、氮质血症和电解质酸碱平衡之外，还可稳定机体内环境，降低细胞因子、补体激活产物及蛋白酶等的峰值浓度，清除代谢废物（如花生四烯酸代谢产物等）而重建免疫平衡。连续性血液净化可改善各脏器功能，在连续性血液净化过程中，患者心血管功能能够维持比较稳定的状态，

治疗后的平均动脉压、心脏指数、心排血量和 PaO_2/PiO_2 均上升；平均肺动脉压降低，动脉氧分压改善。高容量血液滤过（HVHF）可显著减少全身性感染伴 MODS 患者的血管活性药物用量，血液滤过后循环中心肌抑制因子降低，心肌功能得到改善；连续性血液净化还有助于清除肺间质中过多的水分，并可提高动脉血氧分压，减少二氧化碳潴留，改善肺功能；血液滤过可降低血浆促炎细胞因子的浓度，减轻肺部局部炎症反应，降低肺毛细血管内皮细胞及肺泡上皮细胞的通透性，缓解肺水肿，改善心肺功能。

2. 重症急性胰腺炎 急性胰腺炎的发病机制是胰蛋白酶的活化，消化自身胰腺组织，以及胰蛋白酶进入血管床，作用于各种不同的细胞，释放出大量血管活性物质及炎症因子，如 5- 羟色胺、组胺、激肽酶、肿瘤坏死因子、IL-6 等，导致胰腺组织坏死、炎症反应、血管弥漫性损伤、血管张力改变，引起心血管、肝和肾脏功能不全。组织坏死和腹腔内感染所产生的毒素，以及刺激机体引发的炎症介质及细胞因子的产生，是出血坏死性胰腺炎导致严重并发症的关键。因此我们也可以将急性重症胰腺炎理解为高细胞因子血症介导的病理生理过程，及时有效地清除炎症介质对于缓解急性重症胰腺炎患者的症状及预后的改善至关重要。

另外，采用腹腔灌洗和连续性血液净化以打断病程的发展，对提高救治成功率有实际意义。胰腺炎时腹腔内含有胰酶渗出液常称之为毒性腹水（toxic ascites），是导致全身炎症反应的一个重要因素。有研究表明：采用连续性血液净化联合腹腔引流灌洗不但可改善全身炎症反应，也可以有效减轻重症胰腺炎的腹腔压力、腹腔内炎症反应、腹腔感染及胰腺局部并发症，更早更有效地控制病程中腹腔高压及腹腔间隔室综合征。

3. 连续性血液净化治疗在其他非肾脏病患者中的应用

（1）ARDS：ARDS 是由多种因素引起机体过度炎症反应的结果，各种炎症细胞因子在其发生发展过程中起关键性作用。ARDS 的治疗如仅依靠机械通气、抗感染、营养支持及激素等传统手段，无法有效清除炎症因子及控制全身炎症反应，治疗效果有限。而连续性血液净化具有强大的对流、吸附作用，能够连续、有效地清除炎症介质、稳定内环境、控制容量平衡、保持脏器功能等多项优势，在治疗脓毒症急性肾损伤合并 ARDS 中显示出独特的优势。清除炎症介质，改善 ARDS 的预后，血液滤过可以改善肺气体交换参数，与血管外肺水大量清除有关，血管外肺水的清除是连续性血液净化治疗 ARDS 有效的另一个机制。因此对 ARDS 合并急性肾功能不全患者在严密监测血流动力学情况下使用连续性血液净化治疗，以改善 ARDS 患者临床症状及预后。然而，连续性血液净化对炎症因子的清除是非选择性的，随着治疗时间的延长，需要注意其副作用。

（2）药物或毒物中毒：药物或毒物能否被清除与毒物在体内的表观分布容积（apparent volume of distribution，V_d）有关，V_d 越大毒物在血液中分布越少，而分布于细胞外液、脂肪及其他组织的越多。一旦进入到这些组织，其再分布至血液需要较长的时间，将不能及时清除。药物、毒物的清

除也与血浆蛋白结合率有关,连续性血液净化超滤液中含有血浆中所有的药物,其含量取决于血浆药物浓度及与蛋白结合的程度,一般来说,只有游离的药物才能被滤出。药物或毒物中毒时,当常规内科治疗不能缓解毒性作用或伴严重肝肾损害威胁生命时,应不失时机地选择连续性血液净化治疗。血液滤过效果优于常规血液透析和腹膜透析,在理论上血液滤过对药物和毒物的清除率与超滤率呈正相关,与蛋白结合率呈负相关。如果药物的蛋白结合率低,应选择血液滤过治疗。如果药物的蛋白结合率高,或者药物本身的分子量大,可选择血液灌流、血浆置换等治疗。

(3)挤压综合征与横纹肌溶解综合征:挤压综合征有外伤或自体挤压史,临床表现为脱水状态、血压降低、酱油色尿。实验室检查有肌红蛋白血症和肌红蛋白尿,血清肌酸激酶(CK)、转氨酶、尿素氮和肌酐增高。临床上,挤压综合征患者由于坏死肢体发生再灌注损伤,细胞内 K⁺ 释放到全身血液循环中,产生高钾血症,可能诱发心搏骤停。同时,由于肌肉损伤、横纹肌溶解,释放大量肌红蛋白,肌红蛋白分子质量大约为 17 659u(17 800Da),因此血液滤过和血浆置换比其他血液净化方式更能有效地排除肌红蛋白,故可以防治挤压导致的肾衰竭。挤压综合征属高分解代谢,血液净化治疗时应该早期、充分透析,加强营养,纠正体液平衡紊乱,碱化尿液也是非常重要的。需要注意的是,挤压综合征引起出凝血功能障碍,而连续性血液净化中抗凝剂的使用中须密切监测患者的凝血功能。如患者出现低血容量性休克,必要时连续性血液净化治疗过程中需要持续缓慢地补液。另外,挤压综合征的患者蛋白质和热量的需求须得到准确评估,连续性血液净化治疗时须联合使用肠内外营养。

横纹肌溶解综合征是指各种原因引起的横纹肌(骨骼肌)细胞受损、溶解,从而使细胞膜的完整性发生改变,肌细胞内容物(钾、磷酸盐、肌红蛋白、肌酸激酶和尿酸)释放入细胞外液及血液循环,并可致死的一组临床综合征。该综合征可出现局部及全身症状,可能发生早期或晚期并发症。引起横纹肌溶解综合征的原因有很多,一般分为创伤类和非创伤类:创伤类包括暴力损伤、重物挤压、电击、冻伤、淹溺、过度运动及癫痫持续状态等;非创伤类常见的主要为药物、毒物、感染等,也有内分泌疾病、遗传性疾病和免疫性疾病等原因。如果肌肉破坏严重,尿中出现大量肌球蛋白,进而导致肾脏功能损伤,甚至导致急性肾衰竭。横纹肌溶解综合征引起的急性肾损伤,死亡率高达 32%。横纹肌溶解综合征的治疗主要应保护肾功能,进行血液净化是有效治疗方法;连续性血液净化通过超滤、灌流和吸附等技术,能稳定、持续地控制水盐代谢,血流动力学稳定,并清除体内毒素和炎症因子,保证营养供应,为危重症患者提供了赖以生存的体内环境。

(4)急性肝衰竭、肝性脑病:急性肝衰竭时,患者体内存在多种脂溶性毒素、水溶性毒素及蛋白结合性毒素,由于传统的内科治疗不能改善肝衰竭患者的预后,而肝移植术也存在供体短缺及伦理方面的问题,人工肝支持系统(artificial liver support system,ALSS)应运而生。ALSS 分为非生物型人工肝、生物型人工肝及混合型人工肝。ALSS

治疗的机制是基于肝细胞的强大再生能力,通过一个体外的机械、理化和生物装置,清除各种有害物质,补充必需物质,改善内环境,暂时替代衰竭肝脏的部分功能,为肝细胞再生、肝功能的恢复创造条件或改善症状,成为肝移植的桥梁。肝性脑病的发病机制尚未完全阐明,一般认为与血中氨、假性神经介质、血中芳香族氨基酸等含量增高或支链氨基酸与芳香族氨基酸比例失调有关。连续性血液净化可以清除氨、假性神经传递介质(如羟苯乙醇胺)、游离脂肪酸、酚、硫醇、芳香族氨基酸(苯丙氨酸、酪氨酸、组氨酸),并可以提高支链氨基酸与芳香族氨基酸的比值,增加脑脊液中环腺苷酸(cAMP)的含量,改善脑内能量代谢使肝性脑病患者恢复清醒。

(5)急性失代偿性心力衰竭与心肾综合征:机体容量负荷过重是急性失代偿性心力衰竭发生发展的主要原因之一。当其伴有肾功能受损时,可描述为心肾综合征。袢利尿剂在急性心力衰竭的临床治疗中得到广泛的应用,而应用袢利尿剂后导致的不良预后或患者被再次收住入院治疗的风险增加引起人们在利尿剂治疗急性心力衰竭中的深思并探索新的替代疗法。如使用袢利尿剂会导致肾素及醛固酮分泌增加;其中,肾素增加的程度与患者的死亡率呈正相关。近年来,连续性血液净化在急性左心衰竭治疗中的作用逐渐被人们所认识。除了可以减轻心力衰竭患者的容量负荷,同时可以清除部分有害的神经内分泌因子。有研究发现,采用 CRRT 的患者血浆去甲肾上腺素、肾素、醛固酮的水平在治疗第 2 天即开始下降,而使用呋塞米治疗则恰好相反;此外,采用 CRRT 的患者的峰值摄氧量、运动耐量均得到明显改善。但连续性血液净化治疗的副作用发生率要高于药物治疗。总之对药物治疗无效的急性左心衰竭患者,连续性血液净化不失为一种有效的治疗方法。

(6)重症烧伤:重症烧伤时,患者体内的炎症因子水平明显增高,引起炎症反应失控。连续性血液净化可以综合弥散、对流和吸附的作用,降低血液中炎症因子的浓度,减轻和抑制全身炎症反应,避免 MODS 的发生。对于并发感染的患者,连续性血液净化可以增加微循环血液灌注,纠正水、电解质代谢紊乱和酸碱失衡,改善细胞代谢,利于组织修复。但是目前对于重症烧伤患者连续性血液净化介入的时机尚有争议。部分研究认为,在重症烧伤的早期即出现炎症细胞因子增高,早期进行连续性血液净化可避免炎症瀑布,减轻组织细胞损伤。亦有研究认为,因连续性血液净化技术本身的风险,治疗时机不宜过早。

总的说来,目前连续性血液净化对复杂性急性肾衰竭(ARF)和不能耐受间歇性血液透析的重症慢性肾衰竭(CRF)的疗效和安全性优于间歇性血液透析(IHD);对严重脓毒血症及多脏器功能障碍综合征、急性呼吸窘迫综合征(ARDS)、急性重症胰腺炎(SAP)、重度顽固性左心衰竭、部分严重中毒和一些自身免疫病等非肾性急危重症的治疗,有较好的临床疗效。

四、连续性血液净化治疗的临床应用

1. 血管通路的建立 建立血管通路是连续性血液净

化的前提。血管通路的建立,有两种方式:①直接血管穿刺,它建立比较容易,但留置时间短,治疗过程中容易滑脱,血流量不易保证,护理较困难;②在中心静脉留置单针双腔管,中心静脉置管常用的部位是颈内静脉、锁骨下静脉、股静脉。利用单针双腔管建立血管通路,是最常见的选择。中心静脉置管的并发症有血气胸、心律失常、误穿动脉、局部出血后血肿、中心静脉穿孔等。单针双腔管的内部结构是两个腔呈并列排或呈同心圆状排列,导管尖端和侧面都有小孔,小孔与小孔之间间隔一定距离,这可以减少再循环,提高血液净化的效率。一般情况下,再循环率在 10% 以下,当血流量超过 200ml/min 时,再循环率会超过 10%。股静脉置管的再循环率较高,这可能与解剖结构和局部血流动力学有关。单针双腔管的留置时间较长,股静脉置管可在 1 周以上,锁骨下静脉和颈内静脉置管可达数周。置管的并发症包括血栓形成、血管狭窄、导管功能障碍和导管相关性感染等。颈内静脉:右侧颈内静脉插管的再循环发生率最低,颈内静脉插管栓塞及后期狭窄的发生率低。锁骨下静脉:导管相关感染发生率较低,但管腔狭窄、血栓形成风险较其他部位高,压迫止血法效果差,出血并发症较多,所以应该尽量避免锁骨下静脉作为成人连续性血液净化血管通路。股静脉:优点是穿刺方便、技术要求低,压迫止血效果好,血肿发生率低,但发生导管相关感染概率较大。

2. 治疗参数的设置和调整 以连续性血液滤过为例:①置换液输入途径,置换液的输入途径有前置换和后置换两种。置换液在滤器之前输入为前置换,在滤器之后输入为后置换。前置换的溶质清除效率低,置换液用量大,但血液在经过滤器时,呈稀释状态,血流阻力小,发生凝血的机会小,滤器的使用寿命也相对较长。后置换的溶质清除效率高,置换液用量小,而血液在经过滤器时,已被浓缩,血液黏滞度高,容易发生凝血,抗凝剂用量相对大些,滤器的使用寿命也短些。在选择置换液输入途径时,首先要考虑患者的具体情况,如凝血功能,其次是操作人员的熟练程度,对于尚未十分熟悉操作的工作人员,选择前置换会减少治疗的难度。②血流量,是指从体内引血进入滤器的速度。血流量对血流动力学的影响大,应根据患者的情况和治疗的需要进行调节。对血流动力学不稳定的患者,血流量可在 100ml/min 以下;对血流动力学良好的患者,可以将血流量设置在 200ml/min 左右。血流量在一定程度上决定着置换量的大小,过小的血流量不可能有较大的置换量。③置换量,即置换液进入体内的速度,是连续性血液滤过的治疗剂量。它决定溶质的清除速度,决定治疗效果。设定这一参数需要考虑的是血流量和治疗的需要。用后置换时,每小时 2L 的置换量,其清除溶质的能力相当于肾小球滤过率为 33ml/min 时的肾功能。一般情况下所设置的置换量为:后置换时,每小时 2L。对于一个无尿的急性肾功能不全的患者,采用这个剂量,其血肌酐的水平可以维持在 130μmol/L 左右。④超滤量,是指清除体内液体的速度。维持危重患者的液体平衡,是抢救成败的关键性因素之一。急性肾功能不全的患者通常是少尿和无尿,其体内液体的清除要靠血液净化。确定每天的超滤量,需要考虑以下三个因素:

一是患者当前的液体平衡情况,是水潴留还是脱水,量有多大;二是当天治疗需要的液体量,包括营养所需的液体量;三是预计患者当天排尿的数量。综合这三个因素,就可以确定当天的超滤量。确定超滤量后,还需要在机器上设定超滤速度。一般将当天要超滤的数量除以治疗时间,就得出超滤的速度。通常情况下,在治疗开始阶段,如患者情况允许,超滤的速度不妨快些,这样在出现治疗不顺利、治疗时间小于预定时间的情况下,超滤量能得到保证。

3. 置换液的配制 置换液是输入体内以替代从患者血液中被滤出来的液体。因此,首先必须保证置换液无菌且不含致热原。其次,置换液的成分应和正常人血液的 pH、渗透压、电解质浓度相近。再者,应根据患者的具体需要作相应的调整。置换液的配方有许多种,但最终置换液中的成分应该都是相同的。为配制方便,可以在 Port 配方的基础上,进行一些改动,得出新的配方,其配制和调整都较为便利,不容易出错(表 153-1)。在这个标准配方中,液体的总量是 4L,市场上有用于置换液配制的 3L 装的生理盐水供应,因此,配制较为方便。另外,将钙液另路输入,避免和碳酸氢盐混合,产生沉淀。

表 153-1 CVVH 置换液配制处方

成分	总量 4 000ml	成分	浓度 / (mmol·L⁻¹)
生理盐水	2 800ml	钠	142.8
5% 葡萄糖	500ml	糖	34.8
注射用水	450ml	氯	116
5% 碳酸氢钠	235ml	HCO₃⁻	35
10% 氯化钾	12ml	钾	4.03
25% 硫酸镁	3ml	镁	1.57
10% 葡萄糖酸钙每小时 10ml 另管静脉滴入		钙	2.28

4. 抗凝剂的应用

(1)连续性血液净化抗凝的目标:连续性血液净化治疗需要应用抗凝剂,以保证滤器的有效性。但危重患者常合并有较严重的出凝血功能障碍,尤其是大手术后患者及有活动性出血的患者,抗凝剂的应用有很大风险。目前虽有多种抗凝剂及抗凝方案,抗凝方案均应个体化。抗凝方案应尽量减轻血滤器的膜和血路对凝血系统的激活作用,同时可长时间维持血滤器和血路的有效性;尽量减少全身出血的发生率,将抗凝作用局限在体外循环的血滤器和血路内。因此,理想的抗凝剂应具有下列特点:用量小,维持体外循环有效时间长;不影响或改善血滤器膜的生物相容性;抗血栓作用强而抗凝作用弱;药物作用时间短,且抗凝作用主要局限在滤器内;监测方法简单、方便,最适合床旁进行;过量时有拮抗剂;长期使用无严重副作用。

(2)抗凝方法:①全身肝素抗凝法。肝素抗凝是抗凝方案中最早应用的抗凝方法,首次剂量予 15~30U/kg;维持量为 5~15U/kg 或 500U/h,大部分患者可获得满意的抗凝效果。上述用量不随血流量变化而更改，会增加滤器凝血的危险。优点是方便，易于监测，过量时可用鱼精蛋白迅速中和；缺点是出血的发生率高，药代动力学多变，血小板减少等。主要用于高凝状态、无明显出血倾向的患者。②局部肝素化法。滤器动脉端输入肝素速度为 600~800U/h，静脉端输入鱼精蛋白的速度为 5~8mg/h，保持滤器中部分凝血酶原时间（APTT）在 130s 左右，其对全身的抗凝作用较轻微。治疗中需要监测凝血酶原时间（PT）及 APTT，分别从肝素后动脉端，鱼精蛋白后静脉端及肝素前动脉端抽血检验。鱼精蛋白需要量随个体和治疗时间的变化而变化，每 100U 肝素需要鱼精蛋白 0.6~2.0mg 中和，须用中和试验调整剂量。③低分子量肝素法。低分子量肝素是一类新型抗凝药物，主要通过与抗凝血酶Ⅲ的结合力增强而迅速灭活凝血因子Ⅹa，抗Ⅹa 因子的作用强于抗Ⅱa。它具有较强的抗血栓作用，而抗凝血作用较弱，且有出血危险性小、生物利用度高及使用方便等优点，是一种较理想的抗凝剂。特别适合于危重患者及有出血危险的患者。一般情况下，其抗Ⅹa 活性控制在 0.4~0.5U/ml 内较为安全。因低分子量肝素的抗Ⅱa 活性相对较低，应用时一般不引起 APTT 延长，因而不需要检测 APTT，其调整剂量用抗Ⅹa 因子水平来决定，而与 APTT 无关联。低分子量肝素的缺点是用鱼精蛋白不能充分中和，监测手段较困难。低分子量肝素主要用于出血倾向较明显的患者。④无肝素抗凝法。对高危患者及合并有凝血机制障碍的患者可采用无肝素抗凝法行连续性血液净化。无肝素连续性血液净化最好采用生物相容性好的滤器。首先用含肝素 5 000U/L 的等渗盐水预充滤器和体外循环通路，浸泡 10~15 分钟，连续性血液净化前用等渗盐水冲洗滤器及血路。血流量保持在 200~300ml/min，可每 15~30 分钟用 100~200ml 等渗盐水冲洗滤器，同时关闭血液通路，适当增加去除额外冲洗液。前稀释补充置换液，连续性血液净化中应避免在血液管路中输血，以免增加凝血的危险。⑤局部枸橼酸盐抗凝法。因为凝血级联反应的几个步骤需要依赖钙离子，因此减少钙离子可以预防凝血的发生。枸橼酸通过螯合体外循环中的钙离子形成枸橼酸钙，降低血清钙离子浓度，从而阻断凝血的过程。本法在常规透析中已显示出很多优越性，但该技术的顺利进行需以强大的弥散作用清除枸橼酸钙作为基础，在滤器的静脉端或从外周静脉输入氯化钙以补充血液中的钙离子，将抗凝效应限制在体外。同时应选用不含碱基和钙离子、低钠浓度的透析液和置换液。一般采用动脉端输注枸橼酸钠溶液，速度为 40~60mmo/L，滤器后补充钙剂，将氯化钙自静脉端输入，要求滤器后钙离子保持在 0.25~0.35mmol/L。体内钙离子须控制在 1.0~1.2mmo/L，以减少体内出血的风险。其优点是作为局部抗凝技术，对全身凝血系统影响很小，可用于大手术后或有活动性出血及血小板减少的患者。缺点是代谢性碱中毒的发生率较高，有肝功能障碍的患者可能使肝损害加重，须监测血游离钙、血气等。由于须通过弥散清除枸橼酸钙，该技术仅适用于 CAVHD、CVVHD、CAVHDF 及 CVVHDF。⑥联合使用。两种抗凝剂联合使用可在一定程度上减少药物用量，并减少不良反应发生。有研究观察比较局部枸橼酸抗凝、低分子量肝素、局部枸橼酸抗凝联合小剂量低分子量肝素三种方法应用于连续性血液净化的疗效，联合应用抗凝剂较单独应用可延长滤器的使用寿命且不良反应发生率较低。

5. 治疗过程中的监测 ①血流动力学监测：在治疗开始的阶段，要特别注意监测患者的血流动力学。从体内引血出来，对血流动力学会产生较大的影响，对于危重患者更是如此。如患者血压偏低，最初的血流量不妨小些，待血压稳定后再逐步增加血流量。在进入持续治疗的状态后，净化治疗对血流动力学影响变小，血压、心率会相对稳定。此时如出现血压、心率的变化，要考虑是病情本身的变化所致。②电解质、酸碱平衡监测：连续性血液净化治疗时间长，治疗剂量大，容易发生电解质代谢紊乱、酸碱平衡失调，须密切监测，并根据监测结果调节置换液的配方。一般在治疗初期发生紊乱的概率大些，要特别注意。③凝血功能监测：应用抗凝剂是连续性血液净化所必需，使用剂量的大小应遵循个体化原则。剂量太大会导致出血，太小则引起滤器的堵塞。因此，必须监测凝血功能，并据此来调节剂量。另外，通过监测滤器的跨膜压，来调节抗凝剂的用量。如跨膜压在短时间内快速升高，提示滤器内有凝血，需要加大抗凝剂的用量。

总之，连续性血液净化在急危重症治疗中已展示了良好的治疗效果，已经成为危重症患者多器官功能支持治疗的一个基本治疗手段，应用连续性血液净化治疗急危重症与机械通气和营养支持同样重要，临床医师应更加关注重患者疾病整个过程的动态变化，力求早期诊治才能降低病死率。连续性血液净化在急危重症领域应用仍有一些待解决的问题和缺点，如工作量明显增多；患者需要制动而带来一定的并发症，包括血栓形成、皮肤损害等；费用高，从目前的收费情况来看，连续性血液净化一天的收费是一次传统血液净化收费的 4~6 倍。连续性血液净化是近十几年来发展的新技术，与传统的血液净化相比，它有诸多的优点，但也有一些局限性，不能完全替代传统的血液净化。要充分考虑其特点，根据患者的具体情况加以选择，找到适合患者的个体化治疗方案。

（何志捷 李伟超）

主动脉内球囊反搏（intra-aortic ballon pump，IABP）术于 1968 年首次应用于临床，通过反搏原理对衰竭的左心提供辅助，来提高主动脉舒张压，从而增加冠状动脉供血和改善心肌功能。IABP 目前已经广泛应用于临床，是抢救危重症心脏病患者的重要治疗手段。

一、概述

IABP 是将一个带有球囊的导管通过股动脉穿刺方法置入降主动脉与肾动脉之间，由主动脉球囊反搏泵驱动和控制，通过"反搏"的原理与心脏的心动周期同步运行，在心脏舒张期主动脉瓣关闭同时气囊迅速充盈向主动脉两侧驱血，使主动脉根部舒张压增高，冠脉血流灌注和氧气供应改善，心肌供氧增加；在心脏收缩期，气囊内压力迅速下降，心脏后负荷降低，心排血量增加，心肌耗氧量减少。

通过控制台可以在每 1 个心动周期内气囊充放气 1 次（1∶1 模式），也可以每 2 个心动周期内气囊充放气 1 次（1∶2 模式），每 3 个心动周期内气囊充放气 1 次（1∶3 模式）。控制台可以根据进入气囊的气体量的多少来调整气囊的大小。

二、IABP 装置的基本构造

1. 主动脉球囊导管　主动脉球囊导管近端位于左锁骨下动脉末梢 1~2cm 处，远端位于肾动脉。球囊导管充气时不应完全堵塞主动脉腔，理想状况下，充气后球囊应占据主动脉腔的 85%~90%，球囊容积大于心脏每搏输出量的 50%，完全堵塞主动脉腔可能导致主动脉管壁损伤及红细胞和血小板受损，如果球囊体积过小，反搏会无效，一般根据患者的身高选择球囊容积，具体可参照表 154-1。

表 154-1　根据患者身高确定导管类型

患者 身高 /cm	球囊 容积 /ml	球囊 长度 /mm	球囊 直径 /mm
>183	50	269	16.3
163~183	40~50	263	15.0
152~163	34~40	219	14.7
<152	25~30	174	14.7

2. 驱动控制系统　驱动控制系统通过气导管和中心压力管连接球囊导管，IABP 通过中心腔压力管检测主动脉根部压力，通过体表心电图获取患者信息，控制球囊的充气和放气时相。球囊内的气体为氦气，具有密度小、最小的层流和很快的扩张性，是一种理想的气体。

三、IABP 的工作原理

在心脏舒张期开始，主动脉瓣关闭的瞬间，球囊被迅速充气，在胸降主动脉占有了一定的体积，将原来占据该体积的血液顺、逆着动脉走行方向向终末端器官排开，主动脉根部压力骤然升高，冠状动脉灌注压增高，有利于促进缺血区的侧支循环形成，脑及其他脏器供血也增加，从而达到了增加心肌供氧的目的。

在心脏收缩期开始，主动脉瓣开放的瞬间，球囊被迅速放气，原来其所占据的体积被周围血液迅速回流填充，心脏后负荷降低，心排血量增加，心肌耗氧量减少。

调整合适的充放气时机非常重要，充气过早主动脉瓣尚未关闭，阻碍心室排空，加重心脏负担，充气过晚，减少舒张压升高时间；放气过早，同充气过晚；放气过晚，增加心脏射血阻力。总之，IABP 的血流动力学效应是改善冠脉供血、降低心脏后负荷和室壁张力、中等程度增加心排血量、维持血压等，改善心功能主要是降低心肌耗氧量。

IABP 需要可靠的信号来触发球囊充盈，在大多数情况下，可通过心电图的 R 波来作为触发信号，植入起搏器者可选择起搏信号触发，当心电图无法获得（如心搏骤停时）或信号不佳时，可应用动脉压力波形触发。

四、穿刺方法及设备操作

1. 穿刺方法

（1）物品准备：消毒物品碘酒、酒精、无菌手套、麻醉药、无菌洞巾及无菌单、备皮刀、IABP 导管、压力传导组、肝素生理盐水、输血加压袋。

（2）穿刺过程：穿刺股动脉，置入导丝，将穿刺点皮肤切开 2mm，用前置扩张器扩张，将鞘及后置扩张器经导丝置入，取出提前肝素化的导管，冲洗中央腔，置入导管。床旁估测穿刺点至胸骨角的距离，大约在左锁骨下动脉 2cm 处，可在 X 线透视下定位。后中央腔与压力导管连接，套上保护套，连接氦气管，缝合固定穿刺鞘或止血鞘，缝合固定氦气管之 Y 型端，固定导管。

2. 设备操作　①连接交流电，打开电源开关；②打开氦气瓶阀门，确定氦气剩余量；③建立机器与患者的心电图连接；④建立机器与患者的压力连接；⑤氦气连接管连接机器和 IAB 管，确认机器已自动识别球囊规格；⑥确认操作模式为自动操作模式；⑦按压泵启动开关，机器启动进入自动操作模式；⑧若患者烦躁，心率过快，可将辅助比例降为 1∶2；⑨患者有动脉硬化或者年龄超过 70 岁时，可将球囊充气量减少 3ml。

五、适应证

1. 各种原因引起的泵衰竭 ①急性心肌梗死并发心源性休克；②围手术期发生的心肌梗死；③体外循环后低心排血量综合征；④心脏挫伤；⑤病毒性心肌炎；⑥中毒性休克。

2. 急性心肌梗死后并发症 ①室间隔穿孔；②二尖瓣反流；③乳头肌断裂；④大室壁瘤。

3. 内科治疗无效的不稳定型心绞痛

4. 缺血导致的顽固性室性心律失常

5. 适应证的扩展 ①左主干病变介入治疗中的保护；②高危患者或介入治疗失败患者的支持；③冠状动脉搭桥、瓣膜置换等心外科手术的围手术期支持；④终末期心脏病患者行心脏移植或置入人工心脏前后的循环支持；⑤高危心脏病患者施行重大非心脏手术的支持。

六、禁忌证

1. 绝对禁忌证 ①中度以上的主动脉瓣关闭不全；②主动脉夹层、动脉瘤、主动脉窦瘤破裂；③严重的主动脉 - 髂动脉病变；④心室停搏和室颤。

2. 相对禁忌证 ①严重的凝血功能障碍；②终末期心脏病；③严重周围动脉硬化；④心脏病或其他疾病的终末期；⑤腹主动脉瘤；⑥出血或不可逆性的脑损害；⑦过度肥胖或腹股沟有瘢痕的不适合无鞘穿刺。

七、触发及时相转换

1. IABP 的触发 IABP 的触发需要一个可以监测预报，并且可以再现和可确认患者的心电活动和 / 或动脉压力即时情况的监测反馈控制系统。通过反馈系统监测心动周期中所有相关成分变化的信号触发启动 IABP；触发启动点在主机显示屏上一个时间点上标明指示球囊充气或排气。基本的触发方式有以下几种。

（1）心电图触发方式：心电图触发主动脉的球囊反搏时，主机必须能够探测到特别小的电压显示的 QRS 波。心电图信号反馈到一个微程序处理器，微程序处理器识别 R 波并且将信号与操作者设定的时相进行整合调节，系统将控制信号传递到气体力传动系统在与这些数据一致的情况下驱动球囊充气和排气。

（2）起搏状态触发方式：当患者正在应用起搏器进行心室起搏或房室顺序起搏时，可选择利用起搏信号触发的模式。在这种情况下，心室起搏的高尖信号波为触发识别的信号。因此在这种模式运作时既要兼顾 IABP 达到最大收益，同时又要让起搏器继续起搏，以防在无内在的自身起搏电活动时失去心跳辅助装置。

（3）压力触发方式：在显示器上一个动脉波形的正斜率可以作为触发启动的信号标志，称为压力触发。通常需要一个最小 15mmHg 的斜率。因为不规律的心律可以导致动脉压力波形形态发生变化，所以应当采用心电图触发模式。如果当心电图信号不清楚同时心脏节律还是十分一致时，则采用压力触发方式。

（4）外部强制触发方式：在患者应用可信的心电图或者应用动脉压力波形指导启动 IABP 装置的同时，其主机还另外设有一个非同步的 IABP 模式，其触发模式为一个外部启动信号。采用这种方式一般是在心肺复苏时，心脏的电活动和搏动不足以启动 IABP 泵，此时主机强制触发反搏可以产生冠状动脉血流灌注。为了防止相反的作用，主机监测患者自身内在的心电图变化并且在探测到 R 波时排气。一旦心肺复苏出现可靠的心电活动，可以将主机触发模式转换回到心电图模式触发。

2. 时相转换 理想的反搏结果为舒张期主动脉内压力增加，冠脉灌注增加；收缩期峰压降低。这个过程中，气囊排气，主动脉压力降低，心脏后负荷降低，心脏射血阻力降低，心肌耗氧量降低。这种在 IABP 诱导下主动脉压力下降有效降低了左心室的后负荷，最终减少心肌对氧的需求。

操作者一定要能够确定舒张期的开始。在动脉压力波形上表示收缩末期的标志是动脉波形上的重脉切迹，它代表主动脉瓣关闭，球囊充气最好在此点。其次操作者一定要能够确定收缩期的开始。动脉压力波形向上快速升高表示主动脉瓣开放、心室射血，球囊排气最好发生在此之前。时相适当可以产生所期望的舒张期压力增量和降低收缩期压力。

（1）手控时相：IABP 主机时相调控也许可以从两种模式来进行，即手控模式和自动控制模式。手控模式允许在识别触发标记和球囊充气之间进行调整。应用这种模式操作者通过精细调节延迟间隔使得充气与舒张期同步的同时检查充气点是否重叠在主动脉压力波形上。排气的调节最根本取决于充气时间的长短。事实上，在初始时应用手控方法确定时相以后，在充气点上进一步调节，将同步地与排气垫在同一方向上一致移动。其实在任何单一的时相上进行调节一定要对包括的所有时相参数进行再评估。

（2）自动控制时相：为了能达到恰当的时相和简化临床应用，自动控制时相可以允许在心率和心律变化中自动校正时相。其允许这样自动调节的内部规则系统有明显的优势，既可以应用 R-R 间期来估测心率的变化，也可以采用对收缩间期和舒张间期进行判断。

（3）正确调节充、放气时机：如何调整反搏时相？理想的充气时机应在心脏舒张期，放气时机在等容收缩期、主动脉瓣开放前瞬间。根据动脉压力波形（1∶2 辅助）调整反搏时相，使气囊在心脏舒张期相当于动脉重波切迹处充气，在心脏收缩前放气。调整好反搏时相非常重要，是获得最佳辅助效果的关键。充气过早主动脉瓣尚未关闭，阻碍心室排空，加重心脏负担；充气过晚，减少舒张压升高时间；放气过早，同充气过晚；放气过晚，增加心脏射血阻力。

八、IABP 应用的血流动力学指征

1. 心脏指数 $<2L/(min \cdot m^2)$。

2. 平均动脉压 $<60mmHg$。

3. 左心房压或肺毛细血管楔压 $>20mmHg$。

4. 成人尿量 $<20ml/h$，四肢凉、发绀、末梢循环差。

九、IABP 撤除的指征

1. 血流动力学稳定。心脏指数 >2.5L/(min·m²)，动脉收缩压 >100mmHg；平均动脉压 >80mmHg；肺毛细血管楔压 <20mmHg。

2. 神志清楚，末梢循环良好，尿量 >1ml/(kg·h)。

3. 心电图无心律失常及心肌缺血的表现。

4. 循环已改善，对血管活性药物的依赖性较小，多巴胺用量 <5μg/(kg·min)。

撤机应逐渐进行，由 1:1（气囊充气次数：心率）改为 1:2 或 1:3，在撤除球囊导管前，气囊必须继续工作，应避免 1:3 运行时间大于 8 小时或停搏超过 30 分钟，以防止气囊上血栓形成。

十、IABP 的并发症

1. 动脉血管合并症 主要包括主动脉瘤的扩大或破裂、股动脉或髂动脉破裂或者穿通；其他的血管合并症包括腹股沟出血；偶见淋巴管渗液或淋巴管引流不畅，有时导致局部脓肿形成；晚期发生假性动脉瘤罕见；动脉穿透性损伤发生率 <1%，绝大多数患者死于这个合并症；主动脉内膜剥脱（主动脉夹层形成）约占置管患者的 1%。

2. 血栓形成、栓塞 反搏时可能会形成血栓，血栓形成的表现及治疗应根据损伤脏器来决定，整个 IABP 期间应严格抗凝以防止血栓的形成。

3. 肢体缺血 在反搏过程中或反搏后出现肢体缺血的原因可能在于血栓形成、动脉的撕裂或夹层、鞘管或球囊导管对血流的堵塞。如果撤除球囊导管后仍有严重肢体缺血存在，应考虑外科手术治疗。

4. 动脉夹层、穿通 发生在插入球囊导管时，可表现为背痛或腹痛、血容量的减少或血流动力学的不稳定。

5. 穿刺部位的出血或血肿 原因为球囊插入时对动脉的损伤、穿刺部位导管过度拉动、抗凝过度。出血时可以通过压迫穿刺部位来止血，但要保证有良好的远端血流，如果出血不能止住应考虑外科手术。

6. 感染 随着经皮穿刺置管的广泛应用，感染的发生率已明显降低，约为 1.3%。长期使用 IABP 治疗的患者感染发生率明显增高，多因伤口出血未及时处理或无菌操作不当造成，严格遵守无菌操作原则是最有效的预防措施。

7. 球囊穿孔 接触尖锐的器械或者球囊外膜不正常的折叠造成球囊易于损坏，如果发生穿孔，必须立即停止反搏，取出球囊导管，改变患者为垂头仰卧位，如患者仍需 IABP 辅助，重新插入新的球囊导管。

8. 血小板减少 可能是由于球囊的机械损伤或肝素诱导导致血小板减少，应动态监测血小板计数，必要时给予输血小板治疗，病情允许，应尽早拔出。

9. 截瘫 动脉硬化斑块可能是造成截瘫的原因，由于严重的心血管疾病患者常存在非常严重的主动脉硬化，所以预防和避免截瘫是非常困难的。

10. 导管错位 导管错位不仅可造成动脉血管分离性损伤，同时也是除了主动脉内膜剥脱和脱落的硬化斑块外导致远端缺血的原因。

IABP 使用时间一般不超过 2 周，心功能无明显改善或血流动力学有恶化趋势时，应立即改用其他更有效的心脏辅助装置。

十一、IABP 的监测

1. 血流动力学状态的监测 根据病情需要，每隔 15~60 分钟评估和记录一次患者的血流动力学状态，以评价 IABP 的作用。观察和记录的数据包括：生命体征、中心静脉压、肺动脉压、肺毛细血管楔压、动脉压、心排血量、混合静脉血氧饱和度、体温、出入水量和其他实验室检查。每隔 4 小时袖带测压与 IABP 的测压结果进行比较。

2. 肾功能监测 在 IABP 支持治疗开始后，应看到肾功能改善的迹象，这是因为心排血量改善的结果。当然采用 IABP 支持治疗也可能造成肾功能损害，例如肾脏血栓栓塞、主动脉内球囊导管进入肾动脉或者肾动脉阻塞。因此在每日的监护中应当包括尿常规、有关的肾功能测试。当尿潜血或血尿素氮和肌酐升高，活动性出血或者贫血时均应当警惕。

3. 血管合并症的监测 详见并发症。

十二、注意事项

1. 使用前注意充电，检查氦气量。

2. 穿刺请使用配套的专用鞘，按照标准流程操作。①穿刺针角度不要超过 45°。②置入导丝时避免频繁回抽。③导管不要打折。④导管取出前请先抽真空，并将止血鞘撕去。⑤导管置入前可先用盐水湿润球囊表面。⑥导管置入过程中，全程丝牵引，将球囊导管送入动脉鞘管时，务必于接近鞘管处抓住球囊导管向前推进，以避免扭曲球囊导管。⑦插入球囊导管时不要用力过猛，否则可能造成动脉撕裂、夹层或球囊损坏。如果从体外管内可看到血液，意味着球囊损坏，应马上取出球囊导管。⑧导管到位后，中央腔接三通压力延长管，回抽后注入肝素盐水。

3. 置管优先选择导管室操作，紧急状态下也可床旁操作，操作前请先测量。

4. 加压输液袋保持压力 300mmHg，每小时冲洗 1 次中央腔，保持管道通畅。

5. IABP 工作过程中使用肝素抗凝，并监测患者凝血状况。

6. 定时观察穿刺部位，防止出血和感染，检查下肢和左上肢供血情况，注意尿量变化。

7. 注意观察导管位置，必要时拍胸部 X 线片确定导管尖端位置，避免导管移位。

8. 如果出现球囊充气受限，可能是由于部分球囊或其尖端位于斑块处、进入内膜下、进入锁骨下动脉，或主动脉弓或球囊对于患者来说型号过大。一旦发现球囊充盈受限，或者是不恰当的折叠和中央腔扭曲，应立刻重新调整球囊位置。

9. 如果动脉压力监测显示有阻塞，先回抽 3ml 血后再冲管，如果回抽时阻力过大要考虑到管腔已堵死，必须停止使用中心管进行血压监测,用帽封住中心管口。

10. IABP 工作过程中需要使用静脉肝素或皮下注射低分子量肝素抗凝,即便如此,反搏停止也不能超过 30 分钟,否则会在球囊表面形成血栓。

十三、护理要点

1. 评估及观察要点 ①生命体征:重点观察患者的心律、心率、血压及波形,有异常及时报告处理;②反搏有效指征如皮肤、面色转红润、肢体全身皮肤转暖、血压回升、正性肌力用量减少等;③尿量变化,有无少尿、无尿等;④伤口的观察;⑤病情及主要症状:如胸闷、胸痛、休克等;⑥辅助检查:心电图、彩超、凝血功能、血常规等;⑦IABP 运转情况:如反搏时间、触发方式、反搏比例、气囊充气量、反搏时相等;⑧观察有无并发症:如肢体缺血、出血、感染、血栓形成、动脉损伤等;⑨IABP 导管位置正确与否,有无扭曲、堵塞等;⑩足背动脉搏动情况的监测。

2. 术前护理 ①向患者讲解手术的必要性、过程及术中配合与并发症;②为患者建立静脉通道,手术侧备皮;③连接 IABP 的压力装置、心电装置、检查反搏球囊是否漏气。

3. 术中护理 ①一旦鞘管置入,立即送入球囊导管。②护士要准备好球囊导管的两个系统,准备好压力换能传感器,连接压力套装并校正零点,选择适当的触发方式及比例。准备心电监测装置,为患者连接好体表心电图。

4. 术后护理 ①体位的护理:绝对卧床,取平卧位或半卧位小于 45°,翻身幅度不宜过大,下肢与躯体成一直线;穿刺侧下肢伸直,关节处可用约束带固定,防止穿刺部位出血;防压疮,使用气垫床。②氧气:根据病情调节氧流量。③饮食与饮水:加强营养,给予高蛋白、高维生素、易消化食物,清淡饮食,勿用力排大便,必要时使用缓泻剂。④环境:保持环境安静、舒适、整洁,空气流通,限制探视。⑤球囊反搏导管的管理:球囊导管妥善固定,防止导管移位、打折、脱落。⑥伤口的护理:更换鞘管插管处的敷料严格无菌操作,若有渗血、血肿、皮肤发红,立即通知医师。⑦心理护理:给予患者精神上的安慰和鼓励,消除患者紧张、忧虑、恐惧的心理。⑧抗凝的护理:每小时用配有肝素的液体冲洗中心腔 1 次,冲洗时间大于 15 秒。

(孙同文)

第 155 章
体外膜氧合（ECMO）在急危重症中的应用

体外膜氧合（extracorporeal membrane oxygenation，ECMO）是一种长时间机械性心肺功能支持技术，是体外循环的一种模式。ECMO 系统是一套通过驱动泵将血液引出体外，经氧合器进行气体交换，排出血液中的二氧化碳并摄入氧气，再将血液回输体内的装置。若回输血液直接进入动脉，称为静脉 - 动脉体外膜氧合（veno-arterial ECMO，VA-ECMO），可用于心、肺功能的替代。若回输血液直接进入静脉，称为静脉 - 静脉体外膜氧合（veno-venous ECMO，VV-ECMO），可用于肺功能的替代。ECMO 目前已成为危重症患者进行心、肺功能支持的重要手段。

一、ECMO 的病理生理机制

ECMO 的心肺功能替代是以氧输送为理论基础的。正常人体的血氧含量（ml/dl）= 血红蛋白结合氧 + 物理溶解氧 = 血红蛋白（g/L）÷10（dl/L）× 氧饱和度（%）×1.34+ 氧分压（mmHg）×0.003 14。由于物理溶解氧部分系数过小，即使在正常大气压下吸入纯氧（760mmHg）还不到 2.4，所以临床估算常常忽略不计。估算正常人体氧输送（ml/min）= 血氧含量（ml/dl）×10（dl/L）× 心排血量（L/min）≈血红蛋白（g/L）× 血氧饱和度（%）×1.34× 心排血量（L/min）。在使用 ECMO 支持的期间，在氧合器正常工作情况下，ECMO 输出的血氧饱和度为 100%，因此 ECMO 的氧输送≈血红蛋白（g/L）×1.34× 血泵流量（L/min）。机体静息状态下氧消耗量与体重成正比，估算系数分别为成人 3ml/（kg·min）、儿童 4ml/（kg·min）、婴儿 5ml/（kg·min）。氧输送需要满足机体氧消耗的需求才能维持机体正常。正常生理情况下氧输送：氧消耗 =5：1，有一定的储备基础。由于需要建立血液与组织之间的氧分压差以促使氧气弥散到组织细胞的线粒体内，机体最低氧输送与氧消耗的比值为 2：1。通常 ECMO 支持下氧输送与氧消耗比值要保持在 3：1 以上。

二、ECMO 主要部件

ECMO 的主要部件包括控制器、离心泵、空氧混合器、氧合器、物理升降温仪（又称变温水箱）和管路。控制器是临床操控的核心，主要用来控制离心泵的转速，并监测由此产生的血流速度。部分型号控制器配备了管路压力监测探头和管路内血氧饱和度监测探头。离心泵是动力装置，以高速旋转产生离心力的方式产生驱动力，从管路引血端指向管路回输端，驱动血液的流动。当离心泵内有较多气体时，叶轮中心气体被抛时不能在该处形成足够大的真空度，则泵前的血液便不能被吸上，此时血液停止流动，这一现象称为"气缚"。如果离心泵内产生过大的负压，会使溶解在

血液中的气体析出形成气泡，即"空泡效应"。如果离心泵远端受阻，泵内压力增高，当出口端阻力与驱动力相等时，血液将在泵内旋转，离心泵不会自行停止旋转。空氧混合器接受来自高压空气源和高压氧气源的空气和氧气，按设置要求进行混合，再输送至氧合器中。氧合器，又称膜肺，包含了交织在一起的血流通路、气流管路和水循环管路，是进行血液气体交换和温度调节的装置。气体交换作用是将引出的静脉血经半透膜与空氧混合器送入的气体进行弥散交换，摄入氧气，排出二氧化碳，转化为动脉血。温度调节作用是循环水管路接受来自变温水箱的循环水，通过非半透膜的管路与血液发生温度交换，以调节血液的温度。变温水箱通过控制输送的循环水的温度，进而调节血液的温度，实现患者体温的调节。管路用于连接各部分，其安装在离心泵的部分称为泵头。整套血液回路没有单向阀或防逆流装置，所以血液的实际流动方向和大小取决于引血端血压与回输端血压之差、离心泵产生的驱动压、管路阻力。

三、临床指征

随着 ECMO 装置制作工艺的进步和对疾病认识的深入，目前 ECMO 在临床的应用日益广泛，一些绝对禁忌证转变为相对禁忌证，适应范围逐渐扩大。通常表述禁忌证时，不能建立血管通路不作为 ECMO 治疗的禁忌证之一，但是实际临床工作中，这一点需要仔细评估。由于 VV-ECMO 和 VA-ECMO 存在对循环支持的差异，两者的适用指征将分别讲述。需要强调的是，ECMO 只是一种支持手段，并没有治疗原发病的能力，在 ECMO 支持期间，需要积极寻找病因，治疗原发病。

1. VV-ECMO VV-ECMO 仅可以进行肺功能支持，临床应用于各种严重呼吸衰竭。患者选择原则为病情严重、死亡风险高，原发疾病可逆，没有禁忌。临床情景可分为顽固性低氧、顽固性高碳酸血症、不宜常规机械通气支持。顽固性低氧目前临床没有统一的标准，以下标准可作参考。体外生命支持（extracorporeal life support，ECLS）技术针对顽固性低氧上机标准为：在吸氧浓度>90% 的情况下氧分压 / 吸氧浓度<80；另特别说明对于在吸氧浓度>90% 的情况下氧分压 / 吸氧浓度<150 的患者，可作为需要进行 VV-ECMO 治疗的潜在对象。2018 年《新英格兰医学杂志》发表的针对急性呼吸窘迫综合征的体外膜氧合（extracorporeal membrane oxygenation for severe acute respiratory distress syndrome，EOLIA）研究中顽固性低氧上机标准描述为：在吸氧浓度>80% 的情况下氧分压 / 吸氧浓度<80，持续 6 小时以上；在吸氧浓度>80% 的情况下氧分

压/吸氧浓度<50,持续 3 小时以上。顽固性高碳酸血症临床也没有公认的判断标准,EOLIA 研究中顽固性高碳酸血症上机标准描述为:在呼吸频率 35 次/min,呼吸机设置平台压<32cmH₂O 的情况下,动脉血气 pH<7.25 持续 6 小时以上。对于大多数呼吸衰竭患者,常规给予机械通气支持。随之带来的是呼吸机相关性肺损伤。在保护性肺通气(6ml/kg 理想体重)原则下出现不可耐受的高碳酸血症、严重低氧血症或者出现呼吸机相关性肺损伤不能继续进行机械通气支持,可考虑 VV-ECMO 治疗。对于联合 VV-ECMO 的超保护性肺通气(3ml/kg 理想体重),目前研究并未证实能有效降低 ARDS 患者的死亡率,其临床意义仍不明确。需要肺移植的患者,作为一类特殊人群,在等待期也可以使用 VV-ECMO 进行过渡。

主要禁忌证为全身出血风险高或近期/进行性进展的颅内出血,合并终末期肿瘤,重度中枢神经系统损伤,免疫抑制,高龄,在高支持力度条件下长时间机械通气。由于材料技术的进步,目前无抗凝 ECMO 在某些新型管路下也可运行较长的时间,因此不能抗凝作为治疗禁忌证这一点正在不断弱化。终末期肿瘤、严重中枢神经系统损伤均为目前临床不可治愈的疾病,患者进行 VV-ECMO 治疗获益较低,是否进行 VV-ECMO 治疗须考虑患者具体情况,一般不建议 VV-ECMO 治疗。免疫抑制患者出现严重呼吸衰竭,提示病情危重,其原发病通常难以控制,对此类患者进行 VV-ECMO 支持治疗正在探索阶段,目前通常也作为 VV-ECMO 治疗的相对禁忌证。高龄的严重呼吸衰竭患者一般预后较差,但具体年龄界定目前没有统一标准,也须考虑患者的个体情况。目前公认长时间高水平机械通气支持对肺部有不可逆的严重损伤,因此目前将此作为治疗的禁忌证,但是具体支持参数及时间并没有公认的标准。EOLIA 研究中采用平台压>32cmH₂O 作为高支持力度的判断标准。目前较多采用 7 天作为长时间的界定点。因此,上述的禁忌证均为相对禁忌证,须考虑患者个体情况来综合判断。为避免高强度正压通气带来的肺损伤,对于有上机指征的患者,早期进行 ECMO 治疗是关键。

2. VA-ECMO VA-ECMO 临床主要用于顽固性心源性休克患者和需体外心肺复苏(extracorporeal cardiopulmonary resuscitation,ECPR)者。顽固性心源性休克临床表现为经积极药物治疗难以纠正的低血压(收缩压<90mmHg),低心排血量[心脏指数<2.0L/(min·m²)]和终末器官灌注不足表现。主要病因为急性心肌梗死、急性暴发性心肌炎、慢性心肌病的急性失代偿,导致血流动力学不稳定的恶性心律失常等。急性心肌梗死患者是最常见的非手术因素导致的顽固性心源性休克的病因。6%~10% 的 ST 段抬高型急性心肌梗死患者可出现顽固性心源性休克,其死亡率在 40%~80%,对于此类患者,尽可能早地进行 VA-ECMO 支持治疗可以改善患者预后,建议出现症状 60 分钟内上机,可在直接经皮冠脉介入治疗之前优先进行。急性暴发性心肌炎是另一类常见的内科性顽固性心源性休克的病因。由于大多数病程为良性自限性,在出现顽固性心源性休克后进行 VA-ECMO 支持治疗 7~10 天即可康复。但也

有少数患者心肌损伤严重,难以短时间脱机。对于慢性心肌病患者,在急性失代偿阶段可以使用 VA-ECMO 进行支持,有效改善气体交换和终末器官的灌注情况。导致血流动力学不稳定的恶性心律失常采用 VA-ECMO 支持,可以在发作期间保持血流动力学稳定,有时间去除导致心律失常的诱因。另有散在的非心脏疾病导致顽固性心源性休克,经 VA-ECMO 治疗好转的报道,例如嗜铬细胞瘤、甲状腺危象、糖尿病酮症。对于心脏手术的患者,VA-ECMO 可以有效进行循环支持以渡过术后低心排血量阶段。低龄、高血肌酐、发生过心肌梗死的冠心病,再次手术,近期经历手术,临床状态不稳定,冠脉没有完全再通的急诊手术均为术后需要 VA-ECMO 支持的高危因素。急性肺栓塞是临床容易漏诊的疾病,总体病死率为 15%。大面积肺栓塞(收缩压<90mmHg 或收缩压下降>40mmHg,至少持续 15 分钟或需要血管活性药物)患者血流动力学不稳定时,可以考虑使用 VA-ECMO 进行支持以维持氧输送。

ECPR 是采用 VA-ECMO 对心搏骤停患者进行人工心肺功能替代的治疗手段。相对于传统心肺复苏,ECPR 可以不依赖患者出现自主循环恢复而实现稳定有效的氧输送,维持脏器功能的正常。因此目前公认 VA-ECMO 适用于顽固性心搏骤停。对于潜在患者的筛选,目前认为:出现心搏骤停时有目击者并进行了心肺复苏,经专业团队高级生命支持至少 5 分钟以上,通常为 10 分钟,没有出现持续的自主循环可考虑进行 ECPR。但是何时启动 ECPR 最为合适仍未确定。启动时机从开始复苏 10 分钟到 30 分钟均有报道。目前认为高质量心肺复苏 15 分钟内启动 ECPR 较为合理。而无目击者倒地的心搏骤停患者一般不考虑 ECPR。对于高龄患者是否进行 ECPR,需要考虑患者个体因素,年龄不是绝对禁忌证。

四、ECMO 上机操作

ECMO 上机包括管路预充、血管通路的建立和对接。上机预充是指将管路、泵头、氧合器串联在一起,并使用 0.9% 氯化钠溶液、林格液或者含有肝素的上述液体充满回路内部,彻底排出气体的过程。体型较小的儿童和婴儿为避免血液过度稀释,在回路排气后需要使用红细胞悬液或者全血进行预充。选择在大血管处建立血管通路,以保证足够的流量。成人 VV-ECMO 通常经股静脉和颈内静脉建立血管通路;成人 VA-ECMO 通常经股静脉或者颈内静脉引血,经股动脉、锁骨下动脉回输。可采用超声引导的经皮穿刺或者切开直视下置管。需要根据穿刺血管大小选择合适的导管规格。心外科手术患者术中,体型较小的儿童、婴儿可选择开胸经腔静脉或心房引血,经胸主动脉回输。回路预充和置管完成后,用阻断钳夹住回路管路,避免液体流动,再将回路与血管置管对接。启动控制器,通常将离心泵调至 1 500r/min 时,再松开阻断钳,并进一步提升转速,体外循环开始。开始后打开变温水箱,调节温度。

五、参数设置与调整

在 ECMO 运行期间,需要设置与调整的主要参数包

155

括：离心泵转速、氧浓度、冲刷气流速度、水温。设置离心泵的转速是为了达到目标血流量，而目标血流量取决于患者对氧输送的需求。初始设定可根据患者体重估算基础氧耗量，再根据氧输送与氧消耗比值关系计算需要的氧输送量，最后根据血红蛋白估算 ECMO 血流速。由于患者自身心肺可能仍有一定的功能，以及患者基础代谢率的变化，上述计算值设置以后，需要根据患者血压、血气分析、血乳酸等结果进行调整。不论 VA-ECMO 还是 VV-ECMO，过低的血流速均不能满足机体的氧输送需求，而且容易造成管路，尤其是氧合器内凝血。注意不同型号的氧合器最低血流要求不同。过高的血流速需要足够的血管充盈和较大的离心力，一方面对患者自身静脉回流血量要求过高，另一方面过大的离心力容易造成红细胞破坏；而且氧合器也有最大流速限制，当血流速超过最大流速时，氧输送不再增加。在 VV-ECMO 支持下，患者指脉氧通常要达到 85% 以上；在 VA-ECMO 支持下，患者指脉氧通常要达到 90% 以上。对于 VV-ECMO，由于引血端与回输端大多数情况下均置管在腔静脉内，两端距离较近，流速过高可能会出现回输端的血液大量被引血端吸走，形成无效的再循环，患者并无获益。对于 VA-ECMO，过高的血流速会增加左心室后负荷，造成主动脉瓣开瓣困难，不利于左心功能恢复。氧浓度主要用于调整回输血液的氧分压，由于血液中溶解的氧气很少，氧分压只需达到实现氧饱和度 100% 或接近 100% 的水平即可，没有必要追求过高氧分压。冲刷气流速度主要针对血液中二氧化碳分压的情况，初始设置可与血流速1:1，后期滴定通常情况下将二氧化碳分压控制在正常范围(35~45mmHg)即可。变温水箱用来控制患者体温，通常维持正常体温即可。对于 ECPR 后需要目标体温管理的患者，可使用变温水箱来调控患者体温。

六、抗凝及监测

虽然随着技术的进步，目前可以进行无抗凝的 ECMO 治疗，但是大多数 ECMO 治疗仍然需要抗凝，以减少凝血因子和血细胞的损耗，延长 ECMO 系统使用寿命。肝素是目前最常用的抗凝剂。通常在患者置入第一根血管置管时静脉注射肝素 50U/kg，随后根据床旁操作的活化凝血时间(ACT)数值调整。通常无出血风险患者 ACT 控制在正常值的 1.5 倍左右。由于肝素个体反应差异较大，在治疗早期阶段要频繁监测患者 ACT。当肝素明显过量时可考虑使用鱼精蛋白进行拮抗。其他可选的监测指标包括部分活化凝血酶原时间(APTT)、血栓弹力图，但这些指标不能床旁立即完成，可能延误抗凝药物的调整。相比较而言，APTT 反映血浆凝血状态，而 ACT 反映全血凝血状态，后者更符合临床需求。血栓弹力图则反映全身凝血纤溶状态，受影响因素不仅仅是肝素。在不能使用肝素的情况下，可以考虑使用抗凝血酶进行抗凝，其监测指标与肝素相同。不推荐使用低分子量肝素及枸橼酸对 ECMO 进行抗凝。血栓形成及出血是抗凝治疗的两个极端，均是临床需要避免的事件。通常使用单一指标评估抗凝效果，但凝血纤溶系统是一个复杂的系统，在评估患者是否会出现血栓形成或出血

事件时，还需要考虑除抗凝监测指标之外的其他参数，如：血小板数值、纤维蛋白原指标、凝血因子等。

七、并发症

ECMO 运行期间可能发生多种并发症，大体上可分为两大类，机器相关并发症和患者相关并发症。机器相关并发症主要是由于机器故障或者操作不当引起的患者生理指标异常，应当尽量避免。患者相关并发症，是指治疗过程中非机器因素导致的不良事件。主要涉及以下几方面。

1. 血栓形成 在治疗期间，血液流经非生物的管路表面，激发了凝血系统，易在管路流速低或表面积大的地方形成血栓。管路内的血栓会导致管路内径变小，系统阻力增加；氧合器内的血栓除了会造成氧合器内阻力增加，还会造成氧合效率下降。若血栓脱落，VV-ECMO 会导致肺栓塞，VA-ECMO 会导致肢端栓塞或脑、肾等脏器栓塞，均为严重临床不良事件。

2. 出血 出血主要与抗凝药物使用有关，其他因素包括体外循环中对凝血因子及血小板的消耗。主要表现为置管部位渗血，通常经皮穿刺部位渗血量少于开胸置管部位，个别严重患者可有脑出血，严重影响患者预后生存质量。去除外科因素，尽量合理使用抗凝剂，纠正凝血相关指标异常，可控制或避免出血的发生。

3. 血管并发症 在穿刺置管操作过程中，由于操作不熟练或者动作暴力，可导致血管损伤。主要损伤为血肿形成，严重的不可压迫部位血肿，如腹膜后血肿可能会有严重失血，一旦破裂有生命危险。穿刺失误可能造成动静脉瘘。切开置管过程中，血管分离不当可能造成置管时血管离断。

4. 感染 ECMO 患者运行期间大量血液在体外循环，激活炎症因子，影响免疫功能平衡。患者存在血管置入物，体位活动受限，多数患者还留置气管插管、尿管及其他管路；相对非 ECMO 患者更易发生感染。除原发疾病外，常见感染灶为血源性感染、尿路感染和呼吸道感染。体外循环装置的存在，使得血源性感染较难控制。

5. VA-ECMO 特有的并发症 除了上述并发症，VA-ECMO 有 2 个特有的并发症。

(1)肢体缺血：对于需要动脉置管的 VA-ECMO 患者，若置入动脉导管管径较粗，或者患者原先存在动脉狭窄问题，置管后远端肢体会出现血供不足，导致肢体缺血坏死。可以通过对比双侧皮温、皮肤颜色、监测经皮氧饱和度判断置管侧肢体是否出现肢体缺血。对于有肢体缺血高危因素或者已经出现肢体缺血的患者，应及时经穿刺远端动脉置管，对肢体进行人工灌注。

(2)阴阳综合征：又称南北综合征，是指全身氧供不均衡的情况。当患者肺功能极差、心脏存在一定射血功能时，经左心射出的血液含氧量较低，不能满足机体需求。而 ECMO 经股动脉回输的血液通常氧合良好。当 ECMO 回输的血液经股动脉直接进入主动脉，则与心脏射血相对而行。两股血流在主动脉内相抵，并各自灌注一定区域。对于脑细胞而言，若灌注低氧饱和度的血液，会导致脑损伤。为避免脑部氧输送不足，通过监测由头臂干供血的右上肢

的动脉氧饱和度或者动脉血气,可以了解主动脉弓处头臂干的血供情况。若此处氧饱和度良好,则其左侧的左颈总动脉理论上将会获得更多 ECMO 来源的氧合良好的血液,从而保证脑部氧输送。若监测血气分析或右上肢动脉氧饱和度提示氧饱和度低,则脑部有缺氧风险。但是供血血管位于主动脉起始部的冠状动脉,难以判断其供血的氧饱和度情况。针对阴阳综合征,可以通过在腔静脉再建立一血管通路,向其输注 ECMO 氧合血,提升腔静脉血的氧饱和度,以提升心脏射血的氧饱和度来改善。

八、撤机

在原发疾病控制,患者病情相对好转后,可以考虑撤除 ECMO。VV-ECMO 和 VA-ECMO 撤机方式将分别讲述。

1. VV-ECMO 撤机 撤机时可保持离心泵转速不变,逐渐降低空氧混合气的流量,观察患者呼吸运动,查血气分析监测氧分压和二氧化碳分压。若空氧混合气流量降至 0 时,患者无呼吸窘迫表现,监测血气分析结果良好。则可以撤除 ECMO。

2. VA-ECMO 撤机 撤机时可采用逐步降低 ECMO 离心泵转速的方式,降低 ECMO 血流速,观察患者血压、血乳酸等指标。对于成年患者,当血流速 <2L/min 时,观察时间不宜过久,避免流速过低导致回路内血栓形成。还可采用"泵空逆流法"进行评估:将 ECMO 离心泵转速逐渐下降,当离心泵驱动力略小于动静脉压差时,回路内血液在动脉血压驱使下由回输端向引血端流动,此时控制器显示流速为负值。控制流速在 −0.5L/min 左右,适当增加心脏前负荷,若患者可耐受,说明患者撤离 ECMO 后出现心力衰竭,循环不稳定的可能性较小。

九、相关治疗

1. 营养支持 ECMO 所治疗的患者,通常病情危重,由于炎症反应和急性疾病引起的蛋白质分解代谢增加,营养需求较高。早期阶段由于材料问题,氧合器内可能吸附大分子肠外营养剂,例如脂肪乳制剂,导致氧合器堵塞。一度 ECMO 患者不予输注脂肪乳剂类药物。目前,新型氧合器解决了这一问题,且研究显示对短时间常规使用的肠外营养制剂成分没有吸附作用。可以正常给予营养处方。

2. 抗感染治疗 对于非感染的 ECMO 患者是否需要使用抗菌药物预防感染,目前没有明确的结论,有待进一步研究。建议临床中注意区分针对性抗菌药物使用和预防性抗菌药物使用的原则。

ECMO 是重要的心肺支持技术,是非生物性人体脏器功能支持的重大进步。近些年来迅速普及,逐渐成为危重症患者的救治手段之一。但由于其应用在非手术后危重症患者尤其成年患者的时间比较短,目前仍有大量困惑没有得到解答,有待进一步的探索研究。

(孙 峰 张 刚 陈旭锋)

第156章
高压氧医学治疗技术

一、高压氧的基本原理

在高压（超过一个大气压）的环境下，呼吸纯氧或高浓度氧以治疗疾病的方法，即高压氧治疗。它是一种特殊的氧治疗方法，具备常压环境下一般氧疗所远不能起到的治疗作用。在治疗机制、治疗方法和治疗效果等方面较之一般氧疗都有极大的变化。高压氧具有独特的治疗机制。

高压氧能极大增加肺泡氧分压，提高血氧张力，增加血氧含量。在通常情况下，即常压（1个大气压），血液输送氧有两种方式，一是血红蛋白结合氧（HbO_2），每克 Hb 可结合氧 1.34ml，如一般正常人 Hb 含量为 140g/L，Hb 的氧饱和度为 97%，那么 100ml 血结合氧为 18.8ml；二是血浆中的物理性溶解氧，100ml 血中约为 0.3ml，故总共为 19.1ml，其中溶解氧占量甚微。然而在氧的传递过程中，溶解氧是非常重要的。因为不论在常压或高压下氧均以溶解状态供组织利用。在高压氧下，Hb 结合氧的增加是有限的，而根据气体物理学的 Dolton 定律和 Henry 定律，血浆中的物理性溶解氧则可随氧压的增高而成正比地上升。Dolton 定律（气体分压定律）指出：当温度不变，混合气体的总压力等于各组成气体分压的和；Henry 定律（气体溶解定律）指出：在相同温度下，气体溶入液体的量与该气体的压强成正比。在空气成分中，氧约占 20.95%，因此，在常压正常生理情况下，呼吸空气时肺泡内 PaO_2 在 100mmHg 左右，若改吸纯氧，则 PaO_2 可在 650mmHg；氧可提高 6 倍以上，达 2.0 容积 %；当呼吸 3 个大气压时，PaO_2 可高达 2 140mmHg，血浆物理性溶解氧可增至 6.4 容积 %（此值已高于正常静息状态下一般动静脉氧含量差 5.6 容积 %），与常压下呼吸空气时的溶解氧 0.3 容积 % 相比，则超过其 20 余倍（表 156-1）。

相应地，高压氧下的淋巴液、组织间液、脑脊液、各类组织细胞的氧分压也都增高，例如，淋巴液氧分压提高 10 倍，约 600mmHg。

高压氧能显著地增加组织的氧储量，在常温、常压下，平均每千克组织的氧储量约为 13ml，正常时平均每千克组织的耗氧量为 3~4ml/min，按推算，循环阻断的安全时限为 3~4 分钟，在 3 个大气压下吸纯氧，平均每千克组织的氧储量增至 53ml，相当于常压条件下的 4 倍多，此时循环阻断的安全时限可延长到 8~12 分钟；若应用氧和 2% CO_2 混合气呼吸，循环阻断的安全时间将更长，达 17~26 分钟；若结合低温，如从 37℃ 降至 32℃，血中物理性溶解氧增加 10%，心肌耗氧量降低 20%，脑的耗氧量降低 35% 以上，使循环阻断的安全时限进一步延长；如 3 个大气压下吸入纯氧，降温 5℃，阻断循环的安全时限可达 27~30 分钟。

血氧分压的增加，有利于氧的弥散，压差愈大，弥散速率愈快，有效弥散半径延伸，弥散轮、弥散范围都扩大（图 156-1）。高压氧可有效地应用于治疗因组织水肿而使毛细血管与周围细胞间距扩大的病理状态，如脑水肿、肺水肿及其他间质水肿等所造成的氧弥散障碍，也可用于毛细血管损伤或血流瘀滞而造成的供氧障碍疾病，如脑梗死、小面积心肌梗死、断肢（指）再植、植皮、烧伤、冻伤、顽固性溃疡等；一般在常压下吸氧不能足够地增加氧的有效弥散距离，而应用高压氧能达到这一目的。

高压氧能有效地改善机体的缺氧状态（表 156-2），对心、脑、肝、肾等重要器官有保护作用；高压氧有直接或反射性地引起血管收缩的作用，使血管阻力增加，血流量减少，但由于血氧含量的急剧上升，总的供氧仍有显著增加，因此既改善脑缺氧，又降低颅内压，减轻脑水肿，能有效地打断缺氧 - 水肿的恶性循环。因此，高压氧对组织缺氧，尤其是对脑缺氧、脑水肿、肺水肿等的治疗具有相当的价值。

表 156-1　不同压力下动脉血液内氧气各项指标变化（理论值）

压力	呼吸气体	肺泡氧分压 /mmHg	动脉血				溶解氧	
			血氧分压 /mmHg	血氧含量 容积 /%	Hb O_2 饱和度 /%	结合氧 容积 /%	量容积 /%	倍数
1 个大气压	空气	102	100	18.5	97	18.2	0.3	0
1 个大气压	纯氧	673	650	20.8	100	18.8	2.0	6
2 个大气压	纯氧	1 433	1 400	23.0	100	18.8	4.2	13
2.5 个大气压	纯氧	1 813	1 770	24.1	100	18.8	5.3	17
3 个大气压	纯氧	2 193	2 140	25.2	100	18.8	6.4	20

注：此表按 T 37℃、Hb 140g/L，静息状态计算。

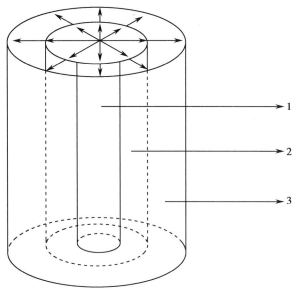

图 156-1　氧在组织中的弥散示意
注：1. 毛细血管；2. 常压吸空气的弥散半径；
3. 高压氧的弥散半径。

表 156-2　高压氧与脑组织、脑脊液氧分压、
脑血流量、颅内压的关系

项目	1 个大气压空气下	1 个大气压氧下	2 个大气压氧下	3 个大气压氧下
脑组织氧分压 / mmHg	34	90	244	452
脑脊液氧分压 / mmHg	33	83	277	480
脑血流量减少 / %	10~12	21	25	
颅内压降低 /%	15	30	40	

高压氧具有促进血管新生、创伤修复的作用。高压氧可使缺血缺氧病损区域获得有治疗意义的氧水平，达到并超过血管修复、创伤愈合所需要的临界氧张力。可以说，高压氧是血管修复的始动因素，由于修复血管床、疏通微循环，从而改善组织细胞(尤其脑细胞)的供血缺氧，使受缺血缺氧损害的神经组织重新获得丰富的氧供和其他营养要素，使脑组织的能量代谢得到改善；由此，高压氧又是促进组织细胞(尤其神经组织、脑细胞)修复的始动因素，由于脑血管床修复，组织能量代谢改善，促进了神经组织的修复，使处于"可复性缺血缺氧间生态"的神经组织，即受缺血缺氧损害而未完全变性坏死的"半暗带"区的组织有逆转的可能，得以恢复功能。研究还表明，成纤维细胞的移动距离决定于相邻毛细血管内及细胞外液的氧分压，成纤维细胞的分裂和产生胶原，要求至少氧分压为 20~30mmHg，吸常压氧不能使病变组织局部的氧分压有效地提高，而 2.0~2.5 个大气压氧下可提高创伤部位的氧分压到正常水平(30mmHg)以上乃至更高的水平。在这种高压氧合作用下，组织细胞代谢旺盛，ATP 生成增多，促进成纤维细胞的活

动和分裂，以及胶原纤维的形成。从而促进血管内皮细胞的再生和新的毛细血管生成和连接，加速侧支循环的形成，Boerema 曾观察到外伤性血运障碍的年轻患者，在高压氧治疗期间，侧支循环可在 1 周内建立。由于重建血管床，改善微循环，进一步改善了组织的缺血缺氧或低氧状态，有利于创伤组织的修复。此外，高压氧条件下，破骨细胞的活性达100%，有利于骨再生。

高压氧有抑制和杀灭细菌的作用，尤其是对厌氧菌，并能抑制和破坏厌氧菌产生的多种毒素，如 α- 外毒素，能迅速有效地解除中毒症状；对需氧菌，高压氧可抑制其生长，如在 1.3 个大气压氧下，葡萄球菌的生长能被抑制。此外，在创伤感染情况下，氧分压在 30mmHg 以下，则白细胞杀灭金黄色葡萄球菌的能力下降；应用高压氧能增强白细胞的活力和吞噬功能。因此，可以说高压氧有抗感染作用，并和某些抗生素有协同作用。

高压氧是潜水减压病和其他原因造成的气体栓塞的主要而具有针对性的疗法。气体物理学的 Boyle-Mariotle 定律指出：在温度、质量相同的情况下，气体的体积和压力成反比。由此气泡能因加压而缩小，重新溶解于血液；并由于吸入高压氧，取代和置换气栓的主要成分中性气体氮，从而达到消除气泡、置换氮体、改善缺氧、逆转组织变性的治疗目的。

高压氧是最有效的放射增敏剂，可配合放射线、化学药物、激光等治疗癌肿。

高压氧还被有效地应用于晚发放射损伤，是放射性组织坏死的主要治疗手段。

二、医用高压氧舱的种类和特点

高压氧治疗需要一个特殊的专用设备，即高压氧舱(简称氧舱)。其主体是耐压而密闭的舱体，氧舱整体系一个系统工程，其结构有操舱控制台，供、排气系统，供、排氧系统，空气调节系统，通信系统，照明系统，安全报警和监视系统，生物电测试和监护系统等。现代化氧舱是一个安全、实用、简洁、舒适、美观的医疗设备。根据其规模和使用情况一般可分以下几种类型。

1. 大型高压空气多人舱　大型高压空气多人舱根据《氧舱》(GB/T 12130—2020)规定必须符合：①内径＞2 000mm；②治疗舱可治疗人数＞14 人；③必须配备过渡舱。其形式和规模较为多样，例如：规模较大的三舱三室七门大型高压空气舱是由手术舱、治疗舱、过渡舱组成。手术舱即高压氧手术治疗室，可以从实地进行心胸外科等大型手术，但手术舱的容积、内径、长度要能满足手术的需要。手术舱和治疗舱均可用于对急危重症患者的综合抢救治疗。其具备的重症监护系统，设置成为高压氧条件 ICU 单元。过渡舱的容积较小，其用途是在高压氧治疗舱工作期间帮助舱内患者和工作人员紧急出舱，除此之外，也可用于潜水减压病的治疗。三舱之间由通道连接，可呈一列式排列，但多以直角式(L 形)布局。

2. 中型高压空气多人舱　中型高压空气多人舱根据《氧舱》(GB/T 12130—2020)必须符合：①内径 2 100~2 800mm；

②主舱治疗人数 6~13 人；③必须配备过渡舱。这类舱可供多人同时治疗，医护人员陪舱直接对危重症患者进行综合抢救治疗。其造价低于大型舱群，便于建造、购置，较为普及。

3. 单人高压氧舱 单人高压氧舱多数为纯氧舱，即利用纯氧作为介质加压，无须佩戴面罩，卧于舱内呼吸氧气治疗；少数为空气舱，利用空气加压，患者舱内佩戴面罩，呼吸纯氧以治疗。单人舱舱体为圆筒形，一舱一门，只容纳一人治疗，所以很适合用于各种创伤疾病的治疗，如断肢（指、趾）再植、烧伤、植皮、难治性溃疡、压疮、血管栓塞等，特别适用于气性坏疽等特异感染的抢救治疗，便于消毒隔离，预防交叉感染。便于治疗方案设计时个别对待，区别施治。用纯氧直接加压，与用空气加压的多人舱相比，病员反映舒适感好。其特点还有机动灵活，便于运输，价格便宜，很易普及。

单人高压氧舱除有钢材制作的外，在美、英等国已普遍采用舱体为耐压的优质有机玻璃制作，如美国的单人高压氧舱患者在舱内情况一目了然，除有心电监护外，还有辅助呼吸装置和加压输液装置，这样就较为理想地具备综合抢救治疗的性能。

婴儿高压氧舱，为透明有机玻璃舱，内径 400~500mm，长度 1 000mm，其工作压力一般在 2 个大气压（绝对压）以下，实际上就是缩小了的小型单人纯氧舱，可专用于新生儿、婴幼儿的缺血缺氧性疾病的治疗。

我国对医用高压氧舱的生产管理已进入规范化、科学化、法制化的轨道，制订了新的标准，必须经国家质量技术监督部门审定和批准，有关厂家才能生产医用高压氧舱。医疗单位应依据医院规模的大小，医疗、科研、教学等方面的需要和社会需求，从实际出发和前瞻性的考虑来配备和设置高压氧舱。

三、高压氧治疗的方法

正确地掌握和实施治疗方法是高压氧治疗取得疗效的关键。"运用之妙，存乎一心"，既要周详地制订治疗方案，又要注意认真做好每一个舱次的治疗。

一次高压氧治疗包含加压、稳压吸氧、减压三个相关阶段，必须认真掌握好治疗的全过程，在各个阶段中都要牢记高压氧治疗的注意事项，必须缜密地防止可能发生的副作用和杜绝意外事故，确保安全而有效的治疗。

1. 治疗压力的选择 高压氧舱治疗使用的压力通常分别为 1.6 个大气压、2.0 个大气压、2.5 个大气压、2.8 个大气压等。婴幼儿的高压氧治疗一般在 1.6 个大气压以下，4 岁以上儿童可使用 2.0 个大气压。在通常的治疗中常用 2.0~2.5 个大气压，急诊外科方面常用 2.5 个大气压，并往往在初始治疗的若干次中，常用这一压力范围；尤其像对心肺脑复苏、休克、严重创伤等的高压氧治疗，其治疗压力的选择，应以既能迅速产生"高氧效应"、减轻组织水肿等为出发点，又不能因过高压力环境给机体带来超负荷的影响，应用足够而又适当的压力，起初 2~3 天使用压力可为 2.5 个大气压，然后维持治疗时可用 2.0 个大气压或 2.2 个大气压，以获得或超过组织修复所需要的临界氧分压；对严重创伤，包

括并发创伤性休克等，都采用 2.5 个大气压，并以此维持治疗为佳；对失血性休克，为代偿血容量可用 2.5 个大气压、2.8 个大气压乃至 3.0 个大气压；对晚期气性坏疽则用 3.0 个大气压，以迅速有效地抑制和杀灭厌氧菌，并破坏其毒素的产生。治疗气栓症使用 3.0 个大气压，主要是依据 Bolye 定律所揭示的原理，来选择治疗压力范围。

2. 吸氧方案 采用间歇吸氧方式，按照压力 - 吸氧时限来界定。Lambertsem 报告 2.0 个大气压吸氧 2.5 小时，肺活量减少 2%，若间歇 5~10 分钟，则可延长吸氧时间，保护肺组织，可以大大提高安全度，防止肺型氧中毒；3.0 个大气压吸氧必须警惕神经型氧中毒的发生。具体吸氧方案一般有以下几种，如 2.0 个大气压 20min × 4（间歇 5min），30~40min × 2（间歇 5~10min）；2.5 个大气压 20min × 4（间歇 5min），30~40min × 2（间歇 5~10min）；3.0 个大气压 20~30min × 2（间歇 5~10min）。对急诊外科等急危重症的高压氧治疗，宜采用 2~2.5 个大气压 40min × 2 或 30min × 3（间歇 5min）的稳压吸氧方案，且减压前半段建议继续吸氧。

常用单人纯氧舱的吸氧方案：2.0 个大气压 70min，2.5 个大气压 80min。婴儿舱为 1.5 个大气压 50min（出生 < 30 天），1.6 个大气压 50min（出生 1~6 个月）。

3. 减压方案 高压氧治疗有多种减压方案，如均匀等速减压和阶梯式减压法等。但对急危重症病例均宜采用缓慢、等速、吸氧减压法，以使机体适应从高压氧环境到常压环境的平稳过渡。对脑缺氧脑水肿患者也是预防脑压"反跳"的有效措施之一。

4. 疗程安排 高压氧治疗通常都不是一两次治疗就能完成的，而是要数次、数十次，即几个疗程乃至相当长期的多个疗程治疗，以期取得最佳的疗效。通常人为地拟订 10~12 次为一个疗程。例如，对一般创伤患者，为逆转创伤局部缺氧变性、促使组织存活，或对具有特殊疗效的气性坏疽、气栓症等高压氧治疗 1 周或 1 个疗程（相当于 7~10 次），即见分晓；而对于重型颅脑损伤、脊髓损伤、长期昏迷、持续性植物状态（persistent vegetative state，PVS）及严重的神经系统后遗损害等，则须用 40~60 次（4~6 个疗程）以上乃至更长疗程的高压氧治疗。总体说来，其疗程的安排是根据疾病种类、病情变化、机体的功能状态、年龄等因人而异；对一些常见的治疗适应证可有一定的治疗模式，但不能千篇一律地机械式套用；对于急诊医学等方面急危重症的高压氧抢救治疗，必须认真掌握早期治疗、综合治疗、长疗程治疗，高气压条件下安全和合理用氧，防止副作用和并发症，以及区别施治等治疗原则，全面考虑、精心设计治疗方案，科学制订和安排疗程。

四、高压氧治疗的适应证和禁忌证

1. 适应证 在高压氧成功地应用于阻断循环心内直视手术等的同时，并确立了 CO 中毒、潜水减压病、气性坏疽等为高压氧治疗的绝对适应证，随着研究和临床实践的不断深入，高压氧治疗已涉及内、外、妇、儿、五官、皮肤等临床各科，160 余个病种。其适应范围概括地说：即各种原因所致的全身或局部缺血缺氧性疾病及其有关病损。在急危

重症医学领域,如休克、外伤性心搏呼吸骤停、颅脑损伤、脊髓损伤及其他严重创伤、挤压综合征、断肢再植、烧伤、加速创面愈合和提高植皮存活率、外科感染如厌氧菌感染等,高压氧治疗已被广泛采用。

2. 禁忌证 未经控制的内出血(尤其是颅内出血)、癌肿(配合放疗、化疗等除外)、未经处理的气胸、肺大疱、严重肺气肿、肺部感染、原因不明的高热、血压超过160/100mmHg、眼压过高、急性上呼吸道感染、急性或慢性副鼻窦炎、中耳炎、精神失常等。

在急危重症病例抢救中,除未经控制的颅内出血和未经处理的气胸外,其他均为相对禁忌,应该根据病情的需要和时机、轻重缓急等相机行事,以争取及时及早地进行高压氧综合救治为上策。

五、高压氧治疗可能发生的副作用

1. 减压病 系由于在高压下过快减压,使溶解在血液中的氮气大量逸出,形成气泡,在血管内外形成栓塞和压迫所导致的病变。妥善地制订加压治疗方案、采用阶段减压法和按规定时间的缓慢等速减压法、吸氧减压法等可以预防。一旦发生,立即应用高压氧治疗解救。

2. 氧中毒 在高压下吸氧或长时间吸高浓度都会发生氧的毒性作用。前者重点影响中枢神经系统和肺,后者则主要导致肺氧中毒。一般认为常压下的连续吸纯氧12~24小时以上,2.0个大气压连续吸纯氧4~6小时以上,3.0个大气压连续吸纯氧2小时以上,即可导致不同类型的氧中毒。氧中毒分为四个类型:神经型氧中毒、肺型氧中毒、溶血型氧中毒、眼型氧中毒。2.5个大气压以上压力超过吸氧时限即可出现神经型氧中毒,3.0个大气压连续吸氧3小时,几乎每人都将发生癫痫大发作。3.0个大气压以上超过时限吸氧因代谢迅速紊乱,来不及表现肺部损害,而以神经型氧中毒表现为主。一般神经型氧中毒只要处理恰当,不会导致永久性损害。2.0~2.5个大气压以下压力吸氧及常压下吸高浓度氧,易导致肺氧中毒,除与压力-吸氧时限有关,在已有肺部损害的患者中,如肺部感染、肺气肿、极度衰弱者中更易引起。应用高压氧抢救治疗危重病例,肺氧中毒比其他类型氧中毒多见,而神经型氧中毒可能在使用3.0个大气压治疗气性坏疽或其他需要更高压力治疗疾病(如减压病等)时发生。此外,还有溶血型氧中毒,研究发现机体在高压氧环境中,可以发生不同程度的溶血,其程度随氧压的增高和持续时间的延长而加重,但常规的高压氧治疗甚为罕见,极少引起溶血反应。眼型氧中毒,高压氧可使未成熟婴儿产生晶体后纤维组织增生、血管增生、视网膜功能障碍,因此对孕妇和6个月以内的婴儿进行高压氧治疗应当慎重。

对于氧中毒,存在着个体差异,它可通过氧敏感试验反映出来。一般认为安全的压力-吸氧时限如下:2.0个大气压2小时,2.5个大气压1.5小时,3.0个大气压1小时。在高压氧治疗中,严格控制压力-吸氧时限,并采用间歇吸氧法,氧中毒是可以预防的。此外,巴比妥类、水合氯醛、维生素C、维生素E等药物对氧中毒的发生有预防和保护作用。

3. 气压伤 机体某些空腔部位,在加、减压过程中,由于受压不平衡而引起相当的压差,可引起局部充血、水肿、疼痛,甚至损伤,如中耳气压伤、副鼻窦气压伤、肺气压伤等。

(1)中耳气压伤:或称气压损伤性中耳炎,是高压氧治疗中较易发生的副作用,有时可合并内耳气压伤。其病情表现取决于鼓室与外界的压差值:①10~30mmHg时,可致耳膜凹陷,鼓膜松弛部位及锤骨柄附近内层充血;②60mmHg时,耳疼痛感,中耳黏膜血管扩张,出现充血及渗出;③80~100mmHg,剧烈耳痛及放射痛,鼓膜广泛充血,听力减退,中耳腔有渗出液。压差90mmHg时,咽鼓管即不可能再张开,即使用捏鼻鼓气法(Valsalva咽鼓管吹张法)亦不能张开;④压差为120~200mmHg时,鼓膜穿孔、破裂、剧痛可随即消失,血性渗出液从外耳道流出或流入中耳及乳突小房,而感到耳内有一股温热感。

(2)副鼻窦气压伤:在压差0.1个大气压时,即可致剧痛。窦腔内的出血或血性分泌物在减压时可经鼻腔流出。

进舱前对新患者进行安全宣讲有助于预防中耳气压伤和副鼻窦气压伤,向患者讲清楚加压时须做吞咽、咀嚼、捏鼻子吞口水等调压动作,出现耳痛、耳堵时须立即告诉操作氧舱医护人员,同时做捏鼻鼓气动作来缓解耳朵的不舒服。中耳气压伤和副鼻窦气压伤一经发生,应及时调整加减压方案,并按对中耳炎或副鼻窦炎的治疗方法对症处理。

(3)肺气压伤:主要发生在减压过程中,是由于肺内压突然高于或低于外界压力,压差大于80mmHg导致肺组织撕裂和血管损伤,以致气泡进入血管和与肺相邻的部位,从而产生的一种紧张危险性疾病,它主要见于某些潜水事故和海滩中。高压氧治疗减压过程中,患者突然屏气或剧烈咳嗽,也有可能引起肺气压伤。有效的治疗方法是对气胸等并发症紧急处理后,立即加压治疗,配合对症治疗、积极抢救。

4. 禁闭忧虑症 严重者为幽闭恐怖。国外有学者报道这类症状发生。建议在进舱前对清醒患者进行详细的安全宣教和安慰,讲解注意事项,解除心理障碍。

六、高压氧治疗的注意事项

高压氧医学是高度重视安全的学科,在高压氧舱运行的全过程和治疗操作的每一细节,都必须强调安全第一。必须严格制定高压氧治疗的各项工作规章制度,严格遵守制度和遵守操作规程,确保治疗安全和设备安全,彻底杜绝爆燃等恶性事故。

1. 严禁火种 高压氧环境兼有高压和富氧两方面的特殊因素,必须严禁火种,严禁携带易燃、易爆等危险物品进舱,舱内的装饰材料应均为不可燃性材质制成。单人纯氧舱内严防静电火花,严格着装要求,严禁穿戴化纤、尼龙类服饰,应沐浴更衣,穿着由医院专门制作的全棉衣物;女性长发加湿,清除一切化妆品和油脂类物品。

2. 严格控制舱内氧浓度 控制多人舱内氧浓度在25%以下(国外规定不超过23.5%),严密监测并做好通风换气,可以避免在舱内发生剧烈燃烧和爆燃等恶性事故。

3. 防止损伤性事故　在舱内的一切操作都必须注意压差改变带来的影响,防止造成损伤。如输液,在加减压过程中,均会影响滴液速度,应随时予以调整,尤其在减压阶段,要警惕因输液瓶内压力高于外界压力,使输液速度过快发生气栓等危险。有时可向输液瓶内插入足够长的针头(如血浆分离针)超过液平面,保证排气,使瓶内外压力平衡;又如所有引流必须通畅,并防止反流,在减压时所有皮条或引流管均应开放,防止空腔脏器或有关部位因压力膨胀、扩张而造成损伤。气管插管的导管气囊也应开放,并及时吸出分泌物,保持呼吸道通畅等。

4. 认真做好陪舱舱内的各项监护工作　实质上高压氧舱就是高压氧这个特殊环境下更高层次的 ICU。在首次治疗或某次治疗中视情况必要时,在稳压吸氧结束、即将减压前做血气分析检测,对休克脑复苏病例可作为一项常规以明确供氧真实效果。抢救危重患者时要做好陪舱抢救治疗记录。

5. 高压氧舱必须配备急救药箱(车),便于随时急用

6. 严格执行消毒隔离制度、预防交叉感染　除做好日常性的舱体环境、呼吸器具等消毒外,在安排手术前或治疗厌氧菌感染后均必须按规定要求,彻底大扫除,严格消毒处理。

7. 做好经常性的设备维护工作　按使用年限,做好设备的年检及小修、中修(3~5 年)、大修(5~10 年),保证设备安全运行。

8. 给予医务保障　从事高压氧治疗的医务人员应是能适应高气压工作环境者,并应给予相应的保健措施和医务保障。

(窦清理　周树荣)

156

第157章
输血与输血反应

输血(blood transfusion)指给患者输注供血者的血液成分或全血,以挽救患者生命,并为其他治疗方法提供支持保证的一种重要的临床治疗手段。可用以补充血容量维持有效血液循环,恢复氧、CO_2、营养、代谢产物的运输能力,保持血液免疫、抗感染、凝血和抗凝功能,是外科手术、创伤、血液病及各种急危重症患者的重要治疗措施之一。成分输血(blood component therapy)是临床输血的主要形式,其采用物理方法将血液中有效成分分离出来,分别制成高浓度的血液成分,按照患者"缺什么补什么"的原则,输注相应的血液制剂,不仅可以充分利用全血,而且可以减少各种输血反应。

第1节　输血与成分输血

一、全血

全血,包括血液的全部成分。国内一般以200ml为1U,国际上以450ml为1U。新鲜血指当天采集或采集时间在24小时内的血液。为了抗凝与保存红细胞活性,延长保存时间,须在血液中加入保养液,常用的枸橼酸-枸橼酸钠-葡萄糖液(ACD液),在4~6℃可保存21天。保存过程中的血液成分变化如下:红细胞存活率随保存时间延长而逐渐降低(21天后仅维持70%左右),红细胞内ATP和2,3-DPG水平逐渐下降,导致血红蛋白对氧的亲和力增加,因而对组织供氧减少,氧解离曲线左移;白细胞的生存时间除淋巴细胞较长外,粒细胞在周围血液内的生存期为6~8小时,很难延长保存,1天后功能即丧失;血小板易于聚集破坏,保存12小时后大部分活性减低,24小时后活性丧失;凝血因子Ⅷ在全血内保存24小时后,活性显著下降,凝血因子Ⅴ保存3~5天后也损伤50%,纤维蛋白原、凝血酶原及其他凝血因子的活性也随保存时间延长其活性不同程度地降低;此外,保存血中的电解质,如钾、氨离子、乳酸、丙酮酸含量增高,Ca^{2+}降低,pH逐渐下降。

输入新鲜全血可增加有效循环血容量,改善心排血量,提高红细胞携氧能力,增加凝血因子,提高凝血功能,并能补充血浆蛋白,维持血液渗透压;血液中含有各种抗体,能改善机体的免疫功能。输全血的主要适应证是:①出血、创伤、手术、烧伤等致使血容量减少30%以上或临床伴有休克时;②应用于体外循环及血液透析患者,最好用新鲜血(因体外循环装置能使血小板减少50%~70%);③有全血细胞减少如再生障碍性贫血或急性白血病等。

由于输注全血容易引起患者的凝血机制障碍、枸橼酸盐中毒、高钾血症、血氨升高等,对心、肝、肾功能不全的患者不利,红细胞输注已逐步替代全血输注。

二、红细胞输注

红细胞输注(red cell transfusion)用于:①补足血容量,恢复有效的血液循环。如外伤、消化道出血等急性失血时,在积极补液的同时须输注红细胞。②纠正贫血时的缺氧状态。贫血时输血应个体化:通常无缺血危险因素,Hb水平在60~80g/L,无须预防性输注红细胞;手术患者需要输注红细胞的阈值为80g/L;老人、儿童及有心肌缺血、心肌梗死、心力衰竭、慢性肺部疾病和慢性肾病等,输血阈值为100~110g/L;对呼吸机辅助通气、ECMO治疗、ARDS、脓毒症的重症患者,推荐输注红细胞的阈值为70g/L。③出现供氧不足的生化标志物及临床体征,如血乳酸浓度升高,低pH和低中心或混合静脉血氧饱和度。常用红细胞制品如下。

1. 浓缩红细胞(concentrated red blood cells,CRC)　全血用沉淀法或离心法移去部分血浆而制得。每单位(袋)的总量为110~120ml,其中含有200ml全血中的全部红细胞,30ml左右血浆及15ml左右抗凝剂,血细胞比容(HCT)0.70~0.80。具有和全血同样的携氧能力,而容量仅为全血的1/2,同时抗凝剂、酸、钾、氨等比全血少,适用于心、肝和肾功能不全的患者,老年、儿童患者更为安全。给体重70kg患者每输入1U可增加Hb 10g/L或HCT增加0.03。保存期较短(24小时),须及时使用。适应证:①各种贫血;②心、肾、肝功能不全需要输血者;③小儿和老年人需要输血者;④妊娠后期并发贫血需要输血者;⑤急性出血或手术失血低于1 500ml的患者可在应用胶体及晶体液补足血容量的基础上输注浓缩红细胞。

2. 悬浮红细胞(suspended red blood cells)　从全血中尽量移除血浆并添加保存液悬浮后制成,每单位含200ml全血中的血细胞和约30ml的血细胞添加剂,总量约130ml,有浓缩红细胞的优点且保存期较长(35天),血液黏滞度低。适应证同浓缩红细胞。

3. 洗涤红细胞(washed red blood cells)　用生理盐水反复洗涤浓缩红细胞,除去补体、抗体和血浆。每单位含 200ml 全血中的血细胞和约 50ml 的生理盐水,总量约 120ml。本制品已去除 80% 以上的白细胞和 99% 的血浆,仅留下至少 80% 的红细胞。在洗涤中同时去除了钾、氯、乳酸、抗凝剂和微小凝块等,血小板亦随血浆被移除去,可降低输血不良反应。4℃保存 24 小时。适应证:①有免疫因素溶血性贫血,如自身免疫性溶血性贫血和阵发性睡眠性血红蛋白尿需输血者;②新生儿溶血性贫血;③输入全血或血浆后发生过敏反应或发热者;④高钾血症及肝、肾功能障碍需要输血者;⑤由于反复输血或妊娠对白细胞、血小板产生抗体需要输血者;⑥IgA 缺乏有抗 IgA 抗体者。依病情决定用量,估计成人患者每输注 3 个单位洗涤红细胞可提高 Hb 10g/L 或 HCT 增加 0.03。

4. 冰冻红细胞(frozen red blood cells) 由 200ml 全血制备,借助于冷冻保护剂(甘油)在 -80℃条件下可冰冻保存 10 年以上。不含白细胞、血小板和血浆。适应证:①对血浆蛋白有过敏反应的贫血患者;②自身免疫性溶血性贫血的患者;③因阵发性睡眠性血红蛋白尿症而需要输血的患者;④因高钾血症及肝肾功能障碍而需要输血的患者;⑤对稀有血型的人储存红细胞;⑥新生儿溶血病换血;⑦自身输血。

5. 辐照红细胞(irradiated red blood cells) 经 25~30Gy 的 γ 射线照射,以破坏有免疫活性淋巴细胞的有丝分裂能力,预防输血相关移植物抗宿主病的发生。供免疫缺陷患者、骨髓或器官移植后输血用。

6. 少白细胞的红细胞(leukocyte-reduced red blood cells) 利用过滤法或沉淀技术将浓缩红细胞中的白细胞除去 90% 以上而制得。每单位(袋)总量 120ml,其中含红细胞 60~80ml,生理盐水 50ml。在已去除的白细胞中,粒细胞和单核细胞去除最多,淋巴细胞去除最少,输血反应少,4℃保存 24 小时。适应证:①连续 2 次以上发生原因不明的发热反应或非溶血性输血反应的患者;②由于多次妊娠或反复输血已产生白细胞或血小板抗体引起输血反应的患者;③准备骨髓或器官移植者;④需要反复输血的患者,如再生障碍性贫血、白血病、恶性肿瘤等,这些患者可从第一次输血时就输注少白细胞的红细胞。

7. 年轻红细胞(young red blood cells) 是用血细胞分离机制备的成熟程度在网织红细胞与成熟红细胞之间的红细胞。本制品的最大特点是含有高度的新生红细胞,这种红细胞输入人体后存活时间比普通红细胞长,携氧能力比一般红细胞强,是需要长期输血的患者最为理想的血液制品。主要用于需长期输血的患者,如重型 β 地中海贫血、慢性严重的再生障碍性贫血,以便延长输血的间隔时间、减少输血次数、减少含铁血黄素沉着症及输血性血色病的发生。

三、血小板输注

血小板输注(platelet transfusion)包括:①治疗性血小板输注,即血小板数量减少或功能低下引起出血时输注血小板。②预防性血小板输注,即为预防出血实施的血小板输注。但预防性血小板输注并不能保证预防出血。一般认

为化疗时预防性血小板输注的指征是血小板<20×10^9/L;老年、感染或有影响血小板功能的药物存在时,指征是血小板<30×10^9/L;施行特殊的侵袭性操作,如腰穿、脏器活检、拔牙和深静脉导管置入术,血小板应维持在(20~50)×10^9/L;中枢神经系统和眼科手术,创伤性颅脑损伤或严重大出血多发伤,血小板应维持在 100×10^9/L 以上;再生障碍性贫血、骨髓增生异常综合征等慢性血小板减少不伴发热,无出血倾向,血小板在 10×10^9/L 以下时也不一定需要预防性血小板输注。但是,血小板在 5×10^9/L 以下时,无论有无出血都应及时输注血小板,以防颅内出血。血小板输注的禁忌证为血栓性血小板减少性紫癜、溶血尿毒症综合征、输血后紫癜、肝素诱导性血小板减少症。

目前临床上使用的血小板制品有单采血小板和含有较多血浆成分的浓缩血小板,以前者为主。

1. 单采血小板(apheresis platelets) 采自单个供者,1 个单位即为 1 个治疗量,含血小板数为(2.0~2.5)× 10^{11}(约为浓缩血小板 12U),白细胞和红细胞的污染率很低。其特点为纯度高、浓度高,所以能有效地减少因输注血小板而产生的同种免疫反应。单采血小板的保存以在 (22±2)℃中不断轻轻振荡为佳,保存期在 3~5 天。

2. 浓缩血小板(platelet concentrates) 1U 浓缩血小板的总量为 20~30ml,通常由 200ml 全血制得,含血小板约 2.0×10^{10} 个,还含有相当数量白细胞和极少的红细胞。在 22℃保存 24 小时。

特制的血小板制剂尚有:①少白细胞血小板(leukocyte-reduced platelets),用于预防非溶血性发热反应、人白细胞抗原(HLA)同种免疫和噬白细胞病毒(如 CMV、HTLV)的感染;②辐照血小板(irradiated platelets),用于有严重免疫损害的患者,以预防 GVHD;③洗涤血小板(washed platelets),用于对血浆蛋白过敏的患者。

四、血浆及血浆蛋白制品输注

1. 新鲜冰冻血浆(fresh frozen plasma,FFP) FFP 是采集后 6 小时内在 -30℃以下冰冻保存的新鲜血浆。FFP 可制成每袋 200ml、100ml、50ml 不同规格。除血小板外制品内含有全部凝血因子,其浓度与新鲜全血相似。一般 1 袋 200ml 的 FFP 含有血浆蛋白 60~80g/L,纤维蛋白原 2~4g/L,以及其他凝血因子,保存期为 1 年。本制品是临床上使用最多的一种血浆,安全而有效。适应证:凝血因子缺乏引起出血的患者,须补充血容量或血浆蛋白的患者,需要输血或凝血试验异常且需要实施侵入性操作的患者。PT、ATPP>1.5 倍、INR>1.5 或血栓弹力图(thromboelastography,TEG)参数示 R 值延长时,严重创伤大出血、明确存在凝血因子缺乏的创伤患者应尽早积极输注。

2. 冷沉淀(cryoprecipitate,Cryo) 每单位由 200ml 新鲜冰冻血浆制备,总量为 15~20ml。-20℃保存期为 1 年。内含有因子Ⅷ 80~100U,纤维蛋白原 250~300mg,另含有纤维结合蛋白及纤维蛋白稳定因子。适应证:①获得性(DIC、大量输血等引起)或先天性因子Ⅷ缺乏(甲型血

友病)患者;②先天性或获得性纤维蛋白原缺乏患者;③血管性血友病(von Willebrand disease)及严重创伤、肝脏疾病等。剂量与用法:①用于甲型血友病按每袋冷沉淀中含因子Ⅷ 100U 计算,轻度出血者给 10~15U/kg,中度出血者给 20~30U/kg,重度出血者给 40~50U/kg。短者用 3 天,最长可达 14 天,维持用药的剂量可减半。②血管性假血友病的剂量为每 10kg 体重输 1 袋,每天 1 次,维持 3~4 天,当手术患者发生迟发性出血时,应维持治疗 7~10 天。纤维蛋白原的正常血浆浓度为 2.0~4.0g/L,最低止血浓度为 0.5~1.0g/L,一般成人的常用剂量为每次输 8 袋,使血中纤维蛋白原水平维持在 0.5~1.0g/L 为适度。③凝血因子 ⅩⅢ 缺乏症患者有出血倾向时,可以每 10kg 体重输 1 袋冷沉淀,每 2~3 周输 1 次即达止血目的。冷沉淀融化后必须在 4 小时内输注,可以 1 袋接 1 袋由静脉推注,快速输入。冷沉淀虽然在袋上标明献血者的 ABO 血型,但通常不做血型配合试验,也不要求 ABO 同型输注;冷沉淀融化时的温度不宜超过 37℃,以免引起因子Ⅷ活性丧失。

3. 凝血因子Ⅷ浓缩剂(coagulation factor Ⅷ concentrate) 1U 相当于 1ml 新鲜血浆的Ⅷ因子含量,在体内的半衰期为 8~12 小时,用于甲型血友病患者出血的防治。因不含 vWF,不宜用于血管性假血友病患者。通常轻度出血给 10~15U/kg,中度出血给 20~30U/kg,重度出血者给 40~50U/kg。需要手术者,一般小手术的术前给 32U/kg,大手术给 50U/kg,出血维持用药 3~14 天,手术维持 7~21 天或创口愈合后停药。

4. 凝血酶原复合物(prothrombin complex concentrate,PCC) 由健康人新鲜血浆中提取精制而成,内含凝血酶原,凝血因子Ⅱ、Ⅶ、Ⅸ、Ⅹ。1 单位 PCC 相当于 1ml 新鲜血浆中所含的上述各种凝血因子量,可用于上述任何一种有关因子缺乏所致的出血性疾病。

5. 健康人血清蛋白(白蛋白,albumin) 自健康人血浆中提纯而得的一种血浆蛋白制剂,有三种规格,分别含 5%、20% 和 25% 的蛋白,其中白蛋白占 95% 以上。本品已被加热灭活肝炎病毒,无传染肝炎的危险。25g 白蛋白约相当于 500ml 血液。适应证:①脱水治疗和扩充血容量;②补充白蛋白;③用作体外循环的泵底液;④5% 白蛋白进行血浆置换治疗冷凝集素综合征。白蛋白的营养支持作用有限,不应当作营养药来使用。

6. 纤维蛋白原(fibrinogen) 主要成分为人纤维蛋白,用纤维蛋白原制剂 1g 可提高血浆中纤维蛋白原 0.25g/L,可以此作为补充剂量的大致估计。适应证:①先天性无或低纤维蛋白原症;②继发性纤维蛋白原缺乏;③DIC;④原发性纤维蛋白溶解症等。

7. 免疫球蛋白(丙种球蛋白) ①肌内注射的免疫球蛋白主要含 IgG,也含有不定量的 IgA、少量的 IgM,同时还含有较多的免疫复合物及少量的 IgG 碎片。主要用于接触某些传染病(如麻疹、病毒性肝炎)以提供被动抗体保护。②静脉注射免疫球蛋白(intravenous immunoglobulin,IVIg):是血浆免疫球蛋白纯化处理后制成的。含有 95%~98% 的 IgG 和 1%~2% 的 IgA 和 IgM。由于该制品已去除了 IgG

免疫复合物,注射后不引起补体激活而导致严重的过敏反应,故可供静脉注射,4℃保存 3 年。其有广谱抗病毒、细菌或其他病原体的 IgG 抗体,另外免疫球蛋白的独特型和独特型抗体能形成复杂的免疫网络,具有免疫替代和免疫调节双重作用。IVIg 100~200mg/(kg·d) 对先天性 γ 球蛋白缺乏症的继发感染有效。IVIg 0.4~1.0g/kg 连用 5 天,能够暂时封闭单核巨噬细胞的 Fc 受体,治疗自身免疫性血细胞减少症,如输血后紫癜、原发免疫性血小板减少症、自身免疫性溶血性贫血和免疫性中性粒细胞减少等,疗效持续时间较短。对于泼尼松治疗无效的免疫性血小板减少,在手术前输注可提供切脾的机会。

8. 特异性免疫球蛋白 是用相应的抗原免疫后从含有高效价的特异性抗体的血浆中提纯制备而成,如抗牛痘、抗风疹、抗破伤风、抗狂犬病、抗乙型肝炎和抗 Rh(D) 免疫球蛋白等。抗乙肝免疫球蛋白可预防乙型肝炎;抗 Rh(D) 免疫球蛋白用于 Rh 阴性妇女首次分娩 Rh 阳性胎儿后或流产 12 小时内,或再次妊娠 28 周时,抗 Rh(D) 免疫球蛋白能中和进入孕妇体内的胎儿红细胞 D 抗原,终止同种抗体的产生,预防新生儿溶血性贫血。

9. 其他血浆蛋白制品 抗凝血酶Ⅲ、α2 巨球蛋白、蛋白 C 制剂等已在临床应用,治疗有血栓形成或有高度血栓形成风险的患者。

第 2 节 输血反应

输血反应(transfusion reaction)是指不能用原发病解释的、在输血过程中或输血后受血者发生的不良反应或后果。输血反应按发生的时间,可分为在输血当时和输血 24 小时内发生的即发反应和在输血后几天甚至几个月发生的迟发反应。按发生的机制可分为 2 大类。①输血引起的免疫性反应:包括发热、过敏反应、溶血反应、输血相关急性肺损伤、输血后紫癜、移植物抗宿主病等;②输血引起的非免疫性反应:包括非免疫性溶血、细菌污染、输血传播疾病、循环负荷过重、出血倾向、低体温、肺微血管栓塞等。输血前使用抗过敏药和糖皮质激素不能降低免疫性输血反应的发生,不宜常规使用。

一、溶血性输血反应

输血中或输血后,输入的红细胞或受血者本身的红细胞被过量破坏,即发生输血相关性溶血反应。

(一) 急性溶血性输血反应

急性溶血性输血反应(acute hemolytic transfusion reactions, AHTRs)指在输血过程中或输血后 24 小时内发生的溶血性输血反应,是最严重的输血反应,多为血管内溶血,抗体效价高时也可合并血管外溶血。引起 AHTRs 的原因有:①供、受血者血型不合(ABO 血型或其亚型不合、Rh 血型不合);②供者红细胞本身有缺陷或输注前红细胞已经破坏,如血液保存、运输或处理不当;③受血者患溶血性疾病等。引起 AHTRs 的抗体大多为 IgM，少数为补体结合性 IgG。IgM 类抗体诱发的血管内溶血是临床上最危险的输血反应，大多于输血后立即发生。抗体和红细胞膜上血型抗原结合，激活补体，形成膜攻击复合物 C5-C9，使细胞膜上形成小孔，细胞外的水分进入细胞，使细胞溶解。轻者有发热、一过性的血红蛋白尿或轻度黄疸。有时仅观察到输血效果不佳，贫血反趋严重。溶血反应重者在输血早期即出现显著寒战、高热，随即有腰部疼痛、胸闷、呼吸急促、大汗淋漓、心率增快及血压下降、烦躁不安等休克症状，称为溶血性休克期。在全身麻醉状态下，上述症状可被遮盖，手术时可见创面持续渗血，无其他原因可解释的脉率加快、血压下降等。1/3~1/2 患者有凝血障碍。休克期后即出现血红蛋白尿及黄疸，也称休克后期，随后可有急性肾衰竭。

一旦疑有 AHTRs，应立即停止输血。治疗必须迅速，除终止输血外，抢救重点在于抗休克、维持循环功能、保护肾脏。应用大剂量糖皮质激素，碱化尿液，利尿，补充血容量和维持水、电解质代谢平衡，纠正低血压，防治肾衰竭和 DIC，必要时行透析、血浆置换或换血疗法等。

（二）迟发性溶血性输血反应

迟发性溶血性输血反应（delayed hemolytic transfusion reactions，DHTRs）一般发生于输血后 24 小时至 1 周，以血管外溶血为主。多见于稀有血型不合、首次输血后致敏产生同种抗体、再次输该供者红细胞后发生同种免疫性溶血。多由 Rh、Kidd、Duffy、Kell、Lutheran、Diego 等系统抗体引起，抗体性质多为 IgG，不需要结合补体。DHTRs 是回忆性抗体反应，机体第一次接触红细胞抗原时，初次抗体形成较迟，此时大多输入的红细胞已不存在，一般不会发生溶血；再次输血后，机体对先前致敏的抗原产生回忆反应，在几天内产生大量抗体，使供者红细胞溶解。最常见的临床表现为输血后 Hb 下降，并由此而诊断。其他表现有发热、黄疸，但比 AHTRs 轻，偶见血红蛋白尿、肾衰竭、DIC。

DHTRs 大多无须特殊治疗，但因 DHTRs 表现不典型，医师想不到该诊断而再次输入不相合的血液，则能引起 AHTRs。为预防 DHTRs，不能使用配血时有弱凝或有冷凝集发生的血制品；DHTRs 患者如需输血要用抗原阴性的红细胞或输血前用血浆置换去除同种抗体。

（三）非免疫性溶血

非免疫性溶血（non-immune hemolysis）是除去免疫因素外的许多其他因素，如物理、化学因素，都可以引起的溶血反应。这些因素包括：储存、运输不当（过冷、过热、振荡或储存时间过长）；操作不当；机械性溶血，如机械瓣膜、体外循环功能异常，用小孔径输液针头快速输血；血袋中误加非等渗溶液、不适当加温、冷冻等可能引起输入的红细胞破坏。输入大量葡萄糖 -6- 磷酸脱氢酶缺乏（G6PD）的红细胞亦可发生急性溶血。患者自身红细胞缺陷，如阵发性睡眠性血红蛋白尿症（paroxysmal nocturnal hemoglobinuria，PNH）患者的红细胞对补体非常敏感，输入不相容的血浆或白细胞时可能激活补体，导致自身红细胞破坏。发生非免疫性溶血时会出现高钾血症、血红蛋白尿及一过性肾损害，但很少出现 AHTRs 的其他表现。

二、非溶血性发热性输血反应

发热是最常见的输血反应，发生率为 0.5%~1.0%。引起发热的原因有：①血液或血制品中有致热原；②受血者多次受血后产生同种白细胞或血小板抗体；③输血后循环动力改善，可使受血者对原有病灶的毒素吸收加速，也可致发热反应。

发热反应多发生在开始输血后 1~3 小时内，如输血速度过快，可在输血过程或结束后即刻发生。初有畏寒、寒战，持续 15~30 分钟，继而体温突然增高达 38~41℃，伴头痛、出汗、烦躁、恶心呕吐及皮肤发红，血压多无改变。个别可因高热而发生抽搐，以致昏迷。症状持续 1~2 小时后逐渐缓解，体温多在 7~8 小时后恢复正常，少数可持续 12 小时以上。全身麻醉时发热反应常不明显。

一旦出现症状，应即减慢输注速度或立即停止输血。畏寒时保暖，口服或肌内注射解热镇痛药，如患者烦躁不安可肌内注射异丙嗪（非那根）25mg。若发热疑为免疫因素所致者，可静脉滴注氢化可的松 100~200mg 或静脉注射地塞米松 5mg。对有抗白细胞或血小板抗体的受血者应输无白细胞及血小板的洗涤红细胞悬液。

三、过敏性输血反应

过敏性输血反应（allergic transfusion reactions）是常见的输血不良反应之一，过敏性输血反应一般发生在输血数分钟后，也可在输血中或输血后立即发生。其发生率为 1%~3%，约占全部输血反应的 45%。过敏性输血反应大致可分为三种：类过敏反应、无并发症的过敏反应、严重过敏反应。常见原因有：①抗 IgA 抗体及受者抗体与供者血浆蛋白相互作用有关；②过敏体质；③被动获得性抗体；④低丙种球蛋白血症患者。

过敏反应大多发生在输血后期或即将结束时，一般为局限性或广泛性的皮肤瘙痒或荨麻疹，可伴有发热、头痛、淋巴结肿大、关节酸痛、嗜酸性粒细胞增多，常在数小时后消退。较重者可发生平滑肌痉挛，表现为喉头水肿、哮喘，甚至血管神经性水肿；极重者发生过敏性休克。对局部皮肤表现，不用特殊处理，如发生大片荨麻疹可给抗组胺药物，反应严重者立即停止输血，并给予异丙嗪、肾上腺皮质激素；若出现哮喘、呼吸困难，应立即肌内注射或皮下注射肾上腺素 0.5~1.0mg。有过敏反应史的受血者，应在输血前预防性使用抗组胺药，选用洗涤红细胞输注。为预防严重的过敏反应，有抗 IgA 抗体者宜用无 IgA 的血浆或洗涤红细胞。

四、输血相关性急性肺损伤

输血相关性急性肺损伤（transfusion-related acute lung injury，TRALI）指输血中或输血后 6 小时内新出现的急性肺损伤，是目前输血相关疾病发病和死亡的首要原因。通常认为由抗体介导，提出"两次打击"（two hits）模型。第一次打击是患者原有的基础疾病，如严重感染、手术、创伤或大量输血等，使中性粒细胞大量黏附到肺血管内皮上。第

157

二次打击是供者的白细胞抗体使黏附的中性粒细胞活化、释放氧化酶和蛋白酶,造成内皮损伤,引起毛细血管渗漏和急性肺损伤。TRALI 的临床表现类似急性呼吸窘迫综合征(ADRS),表现为输血后突然发生呼吸困难,泡沫痰,严重肺水肿,心慌,可伴发热。治疗以支持为主,立即停止输血,给氧,必要时行气管插管、机械通气,如果低血压持续性存在,可给予升压药物,肾上腺皮质激素可能有效,不必利尿。如能及时诊断与有效治疗,24~96 小时内临床症状和病理生理学改变都将明显改善,肺功能完全恢复。

五、输血后紫癜

输血后紫癜(post-transfusion purpura,PTP)是指输血或输血小板后 1 周出现全身紫癜和严重血小板减少。女性多见。发生机制是受者产生针对血小板特异性抗原的同种抗体,多为 HPA-1a 抗体。泼尼松疗效较差,血浆置换或大剂量 IVIg 疗效好。发生 PTP 者应尽量避免再次输血,如确实需要,应给予 HPA-1a 阴性的血小板。

六、输血相关性移植物抗宿主病

输血相关性移植物抗宿主病(transfusion-associated graft versus host disease,TA-GVHD)发生率较低。由输入的供者淋巴细胞在受者体内植活并扩增引起,需要三个条件:①供者与宿主 HLA 不相容;②供者血液中存在免疫活性细胞;③宿主免疫功能低下,不能排斥供者细胞。好发于接受近亲新鲜血者和免疫功能低下患者接受放化疗、移植过程中,免疫缺陷患者接受输血后。输血后 3~30 天出现临床症状(发热、皮疹、黄疸、腹泻及肝功能异常),死亡率达 90%。供者免疫活性淋巴细胞输入后未被宿主排斥,在受者体内植活并扩增即可引起 GVHD。治疗可选用肾上腺皮质激素、抗胸腺细胞免疫球蛋白(ALG)或其他免疫抑制剂。避免近亲输血、免疫低下人群用经 γ 射线照射(25~30Gy)的成分血可以预防 TA-GVHD 的发生。

七、细菌污染的输血反应

在采血、运输、贮血或输血过程任何一环节的灭菌不严密均可使细菌污染血液。血液多被嗜冷的革兰氏阴性杆菌污染,后者在 4℃下生长较快并产生大量内毒素。引起死亡的原因多为内毒素休克,并可导致 DIC。

机体反应的轻重随细菌种类、毒性及输入量不同而异。若为革兰氏阴性细菌(如含内毒素的产气、大肠或铜绿假单胞菌),即使输入少量,也可引起严重反应。受血者立即发生虚脱、剧烈寒战、高热、大汗和烦躁不安,继之有内毒素性休克症状,如肠痉挛性腹痛、恶心呕吐,呕血或便血。患者可有呼吸困难、四肢疼痛、皮肤潮红及眼结合膜充血。脉细弱而速,1 小时内血压急骤下降,随之可发生急性肾衰竭。后期可并发肝或肺脓肿。若为革兰氏阳性细菌如含外毒素的葡萄球菌,输入后反应不甚严重,患者有发热、头痛、畏寒、四肢酸痛、全身不适及消化不良症状,一般不出现休克征象。为明确诊断,应立即将瓶内剩血离心取底层做直接涂片染色和血培养,分别在 4℃、20℃、37℃三种条件下进行。

同时做尿或骨髓培养。

治疗上应立刻停止输血,同时行抗感染和抗休克为主的抢救。尽早使用广谱抗生素,以大剂量静脉滴注为宜。在细菌种类未明确前,以针对革兰氏阴性杆菌为主。抗休克综合措施有补充血容量、应用血管活性药物与肾上腺皮质激素等,注意水电解质平衡。

八、输血后疾病传播

供血者的某些疾病可通过输血传播给受血者,主要是病毒性肝炎、疟疾,其他的病原体与疾病有 EB 病毒、巨细胞病毒、艾滋病病毒、梅毒螺旋体及细菌、黑热病、丝虫病等。预防措施是严格筛选供血者。

九、大量输血反应

一般认为成人 24 小时内输血量超过 2 500ml,或 24 小时内给成年人输注超过 20U 红细胞,或输注血制品超过自身血容量的 1.0~1.5 倍,或 1 小时内输注血制品>50% 自身血容量,或输血速度>1.5ml/(kg·min),称为大量输血。大量输血的不良反应如下。

1. 出血倾向 大量输血后出血倾向的可能原因是:①血小板减少。由于库血的血小板存活指数降低,库存 3 小时后,血小板存活指数仅为正常的 60%,24 小时及 48 小时后,则分别降为 12% 和 2%,故大量输入无活性血小板的血液后,导致稀释性血小板减少症,并且输入的血小板功能也不正常。②凝血因子减少。库血中各种凝血因子,尤其因子Ⅴ、Ⅷ更易缺乏。③输血后有溶血反应者,大量红细胞破坏可释放促凝物质,引起 DIC 而致出血。④大量枸橼酸随输血进入体内导致 Ca^{2+} 缺乏。预防措施是每输入 600~1 000ml 贮存血,应及时补充新鲜血浆或凝血因子及浓缩血小板;每输 1 000ml 血制品应补充葡萄糖酸钙 1g,防止因枸橼酸盐同血钙螯合所引起的低钙血症。当发生出血倾向时,应针对上述因素,给予相应处理。

2. 输血后循环负荷过重 多在快速大量输血时发生,对原有心脏或肺部疾病、严重贫血、血浆蛋白过低或年老体弱者,即使少量输血也易发生左心衰竭和肺水肿。较多见的临床表现是急性肺水肿,常在输血中或输血后 1 小时内突然发生;较少见是缓慢起病的心力衰竭,伴有进行性气急及肺底部啰音,持续 12~24 小时。治疗措施为应立即停止输血,按肺水肿和充血性心力衰竭紧急处理。预防在于掌握输血适应证,控制输入速度及血量,常规输血速度是每小时 2~4ml/kg,对有心肺疾病及老幼患者应减至每小时 1ml/kg,输血量 1 次不宜超过 300ml。严重贫血者输注红细胞悬液可预防循环负荷过重。

3. 输血后心肺功能不全 由于库存抗凝血中血小板、白细胞、纤维蛋白等都倾向发生微聚集物(microaggregate)。库血 5~10 天输注后,微聚集物形成明显,可形成直径 50μm 或更大的碎屑,从而在肺部血管发生阻塞病变,表现为肺功能不全、肺栓塞及呼吸窘迫综合征等。预防方法为:库存 1 天内新鲜 ACD 血,其所含的微聚集物量相对为少,可以安全输用。采用微孔滤器过滤输血要比标准过滤器更为安全。

4. 枸橼酸中毒 通常输血时,作为血液抗凝剂的枸橼酸在体内被肝脏和肌肉代谢破坏,不致发生中毒。当大量枸橼酸随血液迅速输注后,使血浆枸橼酸浓度提高 100 倍而产生毒性反应。枸橼酸在人体血浆中的含量为 10~25mg/L,中毒量为 15g 左右,相当于 4 000~5 000ml 枸橼酸钠抗凝血。库血过冷、酸性及含钾过多可增加枸橼酸毒性。由于枸橼酸与游离钙结合,致血浆 Ca^{2+} 浓度降低。中毒症状有手足搐搦、出血倾向、血压下降、室颤、甚至停搏。预防措施是每输 600~1 000ml 枸橼酸抗凝血,应静脉注射 10% 葡萄糖酸钙或氯化钙 10ml;对已发生中毒者,应立即进行钙补充及相应措施。氯化钙注射后,几乎全部游离,而葡萄糖酸钙须经代谢分解才释放 Ca^{2+},故前者较后者可靠。

5. 高血钾 血液库存在 ACD 中,红细胞内钾离子每天流出约 1mmol/L,故库存 1 周后细胞外钾浓度可超过正常好几倍,2 周后每单位输血可达 4~7mmol/L。少尿及肾功能不全患者输给大量库存血时极易发生高血钾,应设法避免。

6. 血管微栓塞 由于血液储存一天后,被破坏的白细胞、血小板和红细胞膜开始形成微小凝集物,随着保存时间延长,微小凝集物体积增大,数量增多。输大量保存 10 天以上的血液时,有大量微小凝块循环到肺,阻塞肺毛细血管,可引起肺功能不全。若用于心脏手术做体外循环,则微小凝块可直接引起脑栓塞。因此大量输血时,可采用 5 天内的血液或采用微孔滤器(25~40μm)。

十、长期输血反应

450ml 红细胞含铁 200~250mg,输 50U 红细胞即可引起含铁血黄素沉着症。患者可因铁超负荷形成铁负荷过多,患者出现皮肤色素沉着、糖尿病、肝大和肝硬化、心脏扩大和心律失常等。所以要严格控制输血量。需长期输血者(如再生障碍性贫血、骨髓增生异常综合征等患者),应在输血早期使用去铁胺排出体内超负荷的铁。

(邓烈华 潘晓燕)

157

参 考 文 献

VLAAR A P, OCZKOWSKI S, DE BRUIN S, et al. Transfusion strategies in non-bleeding critically ill adults: A clinical practice guideline from the European Society of Intensive Care Medicine [J]. Intensive Care Med, 2020, 46 (4): 673-696.

第158章
危重症严重程度评估方法

为了科学有效地进行危重症的临床和科研工作,必须有衡量危重患者病情严重程度,并在不同国家、不同医院普遍可以接受的标准,这种标准称为危重症严重程度或预后评估系统。危重症严重程度评价是根据疾病的一些重要症状、体征和生理参数等进行加权或赋值,从而量化评价疾病严重程度。它不仅能客观评价危重患者面临死亡或严重并发症的危险,而且能帮助临床医师早期识别潜在危重症,减少急、门诊患者病情向危重症发展的概率。

近年来,危重症严重程度评价系统已广泛被国内外的急危重症专业医师所接受并采用,成为急危重症医师临床工作中的一个常用工具,特别是 ICU 患者的病情评价已逐渐趋于成熟和完善。而对于院前及急诊患者,病情评价方法却不多,特别是对于潜在危重症的病情评价方法更少。本章重点介绍国内外目前常用的几种院前及急诊潜在危重症病情评价方法。

一、院前指数

1. 背景介绍 院前指数(prehospital index,PHI)是用于入院前创伤急救检伤分类的一种方法。它是收缩压、脉搏、呼吸及意识4个参数评分之和,如患者有胸部或腹部穿透伤则需另加4分为总的评分。见表 158-1。

表 158-1　院前指数

收缩压		脉搏		呼吸		意识	
数值 /mmHg	记分	数值 /(次·min⁻¹)	记分	程度	记分	程度	记分
>100	0	51~119	0	正常	0	正常	0
86~100	1	≥120	3	费力或浅	3	模糊或烦躁	3
75~85	2						
0~74	5	≤50	5	<10 次 /min 或需插管	5	言语不能理解	5

2. 适用对象 院前指数只适用于 15 岁以上的创伤患者。

3. 临床意义 通过现场测定创伤患者的血压、脉搏、呼吸,评估意识状态及是否存在胸部或腹部穿透伤,得出总评分。PHI 为 0~3 分表明轻微创伤,PHI 为 4~20 分表明为严重创伤。它主要作用为创伤严重程度的评定、预后判断,以及创伤患者的分流处理。在现场通过对伤员创伤严重度评定,可提醒急救人员对严重创伤及早实施急救复苏和转送途中的监护治疗。同时有助于伤员运送优先权的确定和选择适当的确定性治疗单位。故特别适用于突发大批伤员的合理处置。

二、加拿大急诊治疗类选法分级

1. 背景介绍 加拿大急诊治疗类选法分级(Canadian emergency department triage and acuity scale,CTAS)是 1999 年加拿大急诊医学委员会组织编定而成的一种广泛应用于该国的院前、急诊患者"处理类选"的一种方法。2004 年进行了修订和补充。所谓"类选",就是用简单的方法将患者依据病情分为几个等级,急诊医师据此按先后顺序或不同时间要求对患者进行诊治,见表 158-2。

表 158-2　CTAS 的分级标准

分级	定义	处理原则
Ⅰ级(resuscitation)	患者面临死亡马上来临的危险或呼吸、心跳已经停止,医师必须立即接诊患者,并采取强力措施抢救患者的生命	医师必须立即接诊患者,并采取强力措施抢救患者的生命
Ⅱ级(emergency)	患者生命体征不平稳,有现实的生命危险	医师必须在 15 分钟以内接诊患者
Ⅲ级(urgent)	患者有潜在生命危险,但是生命体征平稳	医师可在半小时内接诊
Ⅳ级(semi urgent)	患者的情况与年龄相关,有潜在恶化的可能,症状在 1~2 小时后处理可得到改善	医师诊治患者的时间在 1 小时之内
Ⅴ级(non urgent)	患者可能急性发作,但情况并不紧急或是慢性发作,没有证据显示有可能恶化的倾向,这些情况可延迟处理或指派患者到其他地方就诊	医师处理患者的时间在 2 小时之内

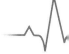

2. 适用对象 适用于所有院前、急诊患者。

3. 临床意义 建立"类选"方法的目的在于：①快速鉴别患者是否为需要紧急处理或是否存在生命受到威胁的状况；②决定急诊科的患者到最合适的区域（比如：抢救室、观察室、一般诊室、中毒处置室、清创缝合室；或绿色就诊区、黄色就诊区、红色就诊区等）就诊或接受处置；③减少急诊治疗区域患者的拥挤；④提供对患者正在进行处理的评估；⑤为患者和家属提供关于他们希望得到的处理或需要等待时间的信息；⑥提供信息帮助确定急诊不同部门（场所）的敏锐程度（对突发急救事件的反应能力和工作量）。

三、急性生理和慢性健康状况评价系统（APACHE）

（一）背景介绍

急性生理和慢性健康状况评价系统（acute physiology and chronic health evaluation，APACHE）是目前国际上应用最广泛且较权威的一种评分方法。美国学者 Knaus 等于 1981 年首先提出了 APACHE Ⅰ，开始了对危重病情客观化的评估，但参数多，数据采集复杂，不包含年龄情况，对慢性健康评估简单，临床使用不便且预测不够准确。1985 年 Knaus 等简化了 APACHE Ⅰ 中不常用或检测不便的参数，增加了年龄分值，并将慢性健康状况按不同权重量化，从而提出了 APACHE Ⅱ，并给出计算每一个患者院内死亡危险性（the risk of hospital death，R）的公式：In ［$R/(1-R)$］=

$-3.517+$APACHE Ⅱ 得分 $\times 0.146+0.603$（仅限于急诊手术后患者）+ 患者入住 ICU 的主要疾病分值。其设计合理，使用简便，是目前应用最多的评分系统，但其对患者病死率的预测往往较实际的病死率偏高，尤其在低分段时表现更明显。为了更准确地评价危重症患者的病情、预测病死率，Knaus 等在前期研究工作的基础上，又进行广泛深入的多中心研究，并于 1991 年提出了 APACHE Ⅲ。多数研究证实，APACHE Ⅲ 比 APACHE Ⅱ 对病死率的预测准确度大大提高。国内学者梁建业将 APACHE Ⅲ 同 SAPS Ⅱ、MPM Ⅱ 一起并列称为第三代危重症病情评价系统。但 APACHE Ⅲ 因提出的时间较晚，其 R 值计算所需的入住 ICU 前接受治疗的场所分值和 78 种疾病危险系数没有明确公开发表，且使用较 APACHE Ⅱ 复杂，尚未完全广泛应用。APACHE Ⅳ 是 2005 年才出现的评分软件，相关文字资料尚未有期刊文献报道。在此，重点介绍 APACHE Ⅱ、Ⅲ 评分方法。

APACHE 的应用包括两部分，一是计算分值，二是计算院内死亡危险性（R）。分值的计算通常由三部分组成，分别为反映急性疾病严重程度的急性生理学评分（acute physiology score，APS）、年龄评分和患病前的慢性健康状况评价（chronic health status，CHS）。三者总分构成 APACHE 得分，再由该得分和疾病种类、治疗场所种类等因素计算出 R 值。

1. APACHE Ⅱ 由 APS、年龄、CHS 三部分构成，可

表 158-3 APACHE Ⅱ——急性生理学评分（APS）（0~60 分）

变量	异常升高分值				0	异常降低分值			
	4	3	2	1		1	2	3	4
1 直肠温度 /℃	≥41	39~40.9		38.5~38.9	36~38.4	34~35.9	32~33.9	30~31.9	≤29.9
2 平均动脉压 /mmHg	≥160	130~159	110~129		70~109		50~69		≤49
3 心率 /（次·min⁻¹）	≥180	140~179	110~139		70~109		55~69	40~54	≤39
4 呼吸频率 /（次·min⁻¹）	≥50	35~49		25~34	12~24	10~11	6~9		≤5
5 PaO₂/mmHg（FiO₂<50%）或 P_A-aO₂/mmHg（FiO₂≥50%）	≥500	350~499	200~349		>70 <200	61~70	55~60		<55
6 动脉血 pH 或静脉血 HCO₃⁻/（mmol·L⁻¹）	≥7.7 ≥52	7.6~7.69 41~51.9		7.5~7.59 32~40.9	7.33~7.49 22~31.9		7.25~7.32 18~21.9	7.15~7.24 15~17.9	<7.15 <15
7 血钠浓度 /（mmol·L⁻¹）	≥180	160~179	155~159	150~154	130~149		120~129	111~119	≤110
8 血钾浓度 /（mmol·L⁻¹）	≥7.0	6~6.9		5.5~5.9	3.5~5.4	3~3.4	2.5~2.9		<2.5
9 血清肌酐浓度 /（μmol·L⁻¹）	≥309.4	176.8~ <309.4	132.6~ <176.8		53.04~ <132.6		<53.04		
10 血细胞比容 /%	≥60		50~59.9	46~49.9	30~45.9		20~29.9		<20
11 白细胞计数 /（×10⁹·L⁻¹）	≥40		20~39.9	15~19.9	3~14.9		1~2.9		<1
12 神经功能	等于 15 减去实际 GCS 的分值								

注：①第 4 项目计算呼吸频率时不考虑患者是否接受机械通气治疗；②第 5 项目评价氧合功能，根据 FiO₂（吸入氧浓度）选择计算方法，PaO₂ 指动脉血氧分压，P_A-aO₂ 肺泡 - 动脉血氧分压差 = ［FiO₂ ×（760-47）-PaCO₂/R-PaO₂］，PaCO₂ 指动脉血二氧化碳分压，R 指呼吸商，通常取 0.8；③第 6 项目评定血液酸碱平衡情况，以动脉血 pH 最好，如无血气分析则以静脉血 HCO₃⁻ 代替；④第 9 项目，如果存在急性肾衰竭（ARF），该项分值加倍，最高分为 8 分；⑤第 12 项目最高分为 12 分，格拉斯哥昏迷评分（GCS）参见表 2-3 如果患者使用了镇静药物，不能对神经系统功能作出判断，应以镇静前的情况作为标准，如果没有可信的镇静前的资料，则视该项正常。

以计算 R 值。APS 参见表 158-3,由常用并最能体现急性生理改变的 12 项参数构成,每项 0~4 分,均取入住 ICU 后 24 小时内(同 APACHE Ⅰ 比较缩短了检测时间,以减少治疗对评分结果的影响)的最差值(高或低值),如果既有高值又有低值,则按高分计算,不累计记分。比如心率最慢 35 次/min(4 分),最快 170 次/min(3 分),则该项目得分取前者 4 分。各项分值之和即为 APS,最低 0 分,最高 60 分;年龄分值参见表 158-4,依不同年龄阶段分别计 0、2、3、5、6 分;CHS 参见表 158-5,对慢性健康状况进行了量化,由轻到重计 0、2、5 分。三部分共同组成 APACHE Ⅱ 的总分值,其范围为 0~71 分。根据 APACHE Ⅱ 的总分值和入住 ICU 的主要疾病分值(表 158-6)可进一步计算患者院内死亡危险性(R):ln$[R/(1-R)]$=-3.517+APACHE Ⅱ 得分 ×0.146+0.603(仅限于急诊手术后患者)+患者入住 ICU 的主要疾病分值。根据某类疾病多个患者的 R 值,可得出群体死亡危险性。APACHE Ⅱ 可以动态评分,取每日内参数的最差值,评分方法同上。

2. APACHE Ⅲ 同样由 APS、年龄、CHS 三部分构成,可以计算 R 值。APS 参见表 158-7~表 158-9,同 APACHE Ⅱ 比较,其删除了血清钾浓度,增加了尿量、尿素氮、血清白蛋白、总胆红素、血糖,删除静脉血 HCO_3^- 浓度并增加动脉血二氧化碳分压与动脉血 pH 共同组成酸碱失衡评分,神经系统评分用更具体详细的方法取代原来的 GCS,每项变量的分值在 0~48 分不等,较 APACHE Ⅱ 提高,同样取入住 ICU 后 24 小时内的最差值(高值或者低值),如果既有高值又有低值,则按高分计算,不累积计分,比如心率最慢 35 次/min(8 分),最快 170 次/min(17 分),则该项目得分取后者 17 分。各项分值之和即为 APS,最低 0 分,最高 252 分;年龄分值参见表 158-10,较 APACHE Ⅱ 比较由原来的 5 档增加至 7 档,分别计 0、5、11、13、16、17、24 分;CHS 参见表 158-11,具体列出了某些疾病的分值,不再区分手术与未手术的情况,分别计 0~24 分不等。三部分共同组成 APACHE Ⅲ 的总分值,其范围为 0~299 分。同样,APACHE Ⅲ 给出计算每一个患者院内死亡危险性(R)的公式:ln$[R/(1-R)]$=患者入住 ICU 前接受治疗的场所分值 + 患者入住 ICU 的主要

疾病分值 +APACHE Ⅲ 得分 ×0.053 7,其增加的入住 ICU 前接受治疗的场所分值用以消除患者选择偏倚对结果预测的影响。患者入住 ICU 前接受治疗的场所分值参见表 158-12,患者入住 ICU 的主要疾病分值参见表 158-13,但大部分危险系数分值没有公开发表。APACHE Ⅲ 可以动态评分,取每日内参数的最差值,评分方法同上。

表 158-4 APACHE Ⅱ——年龄评分

年龄/岁	分值
≤ 44	0
45~54	2
55~64	3
65~74	5
≥ 75	6

表 158-5 APACHE Ⅱ——慢性健康状况评分(CHS)

既往健康状况	分值
无下述所指的慢性病*	0
有下述所指的慢性病,患者为择期手术后	2
有下述所指的慢性病,患者为非手术或急诊手术后	5

注:* 指住院前患者具有严重器官功能障碍或免疫功能受损病史,判定标准如下(具备一项即可)。①肝脏:肝活检证实有肝硬化及门静脉高压;有门静脉高压导致的上消化道出血史;或有肝衰竭/肝性脑病(肝性昏迷)病史;②心血管系统:纽约心脏病学会心功能分级Ⅳ级;③呼吸系统:慢性限制性、阻塞性或血管性疾病导致的严重活动受限,如不能上楼或做家务;或具有慢性低氧血症、高碳酸血症、继发性红细胞增多症、严重的肺动脉高压(>40mmHg)或呼吸机依赖病史;④肾脏:正在接受慢性透析治疗;⑤免疫功能受损:患者已经接受了可抑制抗感染能力的治疗,如免疫抑制剂、化疗、放疗、长期或近期使用大剂量类固醇,或患有足以抑制抗感染能力的疾病,如白血病、淋巴瘤、艾滋病(AIDS)等。

表 158-6 APACHE Ⅱ——患者入住 ICU 的主要疾病分值

非手术患者	分值	手术后患者	分值
因下列因素导致的呼吸功能障碍或衰竭		多发伤	−1.684
哮喘/过敏症	−2.108	因慢性心血管疾病住 ICU	−1.376
慢性阻塞性肺疾病	−0.367	外周血管手术	−1.315
非心源性肺水肿	−0.251	心脏瓣膜手术	−1.261
呼吸暂停	−0.168	颅内肿瘤手术	−1.245
误吸/中毒/毒性反应	−0.142	肾脏肿瘤手术	−1.204
肺栓塞	−0.128	肾移植术	−1.042
感染	0	颅脑外伤手术	−0.955
肿瘤	0.891	胸腔外伤手术	−0.802

续表

非手术患者	分值	手术后患者	分值
因下列因素导致的心血管功能障碍或衰竭		ICH/SDH/SAH 手术	−0.788
高血压	−1.798	椎板切除术及其他脊髓手术	−0.699
心律失常	−1.368	失血性休克	−0.682
充血性心力衰竭	−0.424	胃肠道出血	−0.617
失血性休克 / 低血容量	0.493	胃肠道肿瘤手术	−0.248
冠状动脉疾病	−0.191	手术后呼吸功能障碍	−0.140
全身性感染	0.113	胃肠道穿孔 / 梗阻	0.060
心搏骤停	0.393		
心源性休克	−0.259		
胸 / 腹主动脉瘤破裂	0.731		
创伤		因全身性感染或心搏呼吸骤停而入住 ICU 的患者，可选择非手术患者的相应分值	
多发伤	−1.228		
头部创伤	−0.517		
神经系统疾病			
癫痫	−0.584		
ICH/SDH/SAH	0.723		
其他			
药物过量	−3.353		
糖尿病酮症酸中毒	−1.507		
消化道出血	0.334		
如果入住 ICU 的主要疾病不在上述范围内，则可根据其涉及的下列主要器官系统进行选择		如术后入住 ICU 的主要原因不在上述范围内，则可根据其涉及的下列主要器官系统进行选择	
代谢 / 肾脏	−0.885	神经系统	−1.150
呼吸系统	−0.890	心血管系统	−0.797
神经系统	−0.759	呼吸系统	−0.610
心血管系统	0.470	胃肠道	−0.613
胃肠道	0.501	代谢 / 肾脏	−0.196

注：ICH，颅内出血；SDH，硬膜下出血；SAH，蛛网膜下腔出血。

表158-7 APACHEⅢ——急性生理学评分（APS）第1~14项目（0~192分）

变量	分值																					
	0	1	2	3	4	5	6	7	8	9	10	11	12	13	14	15	16	17	18	19	20	23
1 心率/(次·min⁻¹)	50~99	100~109				110~119 或 40~49	120~139		≤39					140~154				≥155				
2 平均动脉压/mmHg	80~99				100~119		70~79	60~69 或 120~129		130~139	≥140					40~59						≤39
3 体温/℃	36~39.9		35~35.9		≥40				34~34.9					33.5~33.9			33~33.4				≤32.9	
4 呼吸频率/(次·min⁻¹)	14~24						25~34	12~13	6~11	35~39		40~49							≥50			
5 PaO₂/mmHg	≥80		70~79			50~69																
或 $P_{A-a}O_2$/mmHg	<100							100~249		250~349		350~499			≥500							
6 血细胞比容/%	41~49			≤40.9 或 ≥50																		
7 白细胞计数/(×10⁹·L⁻¹)	3~19.9	20~24.9				1~2.9 或 ≥25														<1		
8 血肌酐/(μmol·L⁻¹) 有ARF时	44~132			≤43	133~171			≥172														
无ARF时	0~132										≥133											
9 尿量/(ml·d⁻¹)	2 000~3 999	≥4 000			1 500~1 999	900~1 499		600~899	400~599							≤399						
10 血尿素氮/(mmol·L⁻¹)	≤6.1		6.2~7.1					7.2~14.3				14.4~28.5	≥28.6									
11 血钠/(mmol·L⁻¹)	135~154		120~134	≤119	≥155																	
12 白蛋白/(g·L⁻¹)	25~44				≥45		20~24					≤19										
13 总胆红素/(μmol·L⁻¹)	≤34					35~51	52~85		86~135								≥136					
14 血糖/(mmol·L⁻¹)	3.4~11.1			11.2~19.3		≥19.4			≤2.1	2.2~3.3												

注：①第4项目如果患者接受机械通气，呼吸频率为6~12次/min时不得分；②第5项目评价患者的氧合功能，PaO₂指动脉血氧分压，$P_{A-a}O_2$指肺泡-动脉血氧分压，$P_{A-a}O_2$=[FiO₂×(760-47)-PaCO₂/R-PaO₂]，PaCO₂指动脉血二氧化碳分压，R指呼吸商通常取0.8；③第8项目，ARF（急性肾衰竭）以血清肌酐浓度≥133μmol/L，尿量<410ml/d而未行慢性血液透析作为判定指标。

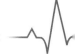

表 158-8 APACHE Ⅲ——APS 第 15 项目酸碱失衡评分（0~12 分）

pH	PaCO₂/mmHg								
	<25	25~<30	30~<35	35~<40	40~<45	45~<50	50~<55	55~<60	≥60
<7.20	12	12	12	12	12	12	4	4	4
7.20~<7.30	9	9	6	6	3	3	2	2	2
7.30~<7.35	9	9	0	0	0	0	1	1	1
7.35~<7.45	5	5	0	0	0	0	1	1	1
7.45~<7.50	5	5	2	2	2	2	1	1	1
7.50~<7.60	3	3	3	3	12	12	12	12	12
≥7.60	0	3	3	3	12	12	12	12	12

表 158-9 APACHE Ⅲ——APS 第 16 项目神经功能异常评分（0~48 分）

Ⅰ 对疼痛或语言刺激能自动睁眼时的语言及运动变化				
语言	按嘱运动	疼痛定位	肢体屈伸或去皮质强直	去大脑强直或无反应
回答正确	0	3	3*	3*
回答错乱	3	8	13*	13*
语句或发音不清	10	13	24	29*
无反应	15	15	24	29
Ⅱ 对疼痛或语言刺激不能自动睁眼时的语言及运动变化				
语言	按嘱运动	疼痛定位	肢体屈伸或去皮质强直	去大脑强直或无反应
回答正确	—	—	—	—
回答错乱	—	—	—	—
语句或发音不清	—	—	24*	29*
无反应	16	16	33	48

注：判断神经功能异常一定要结合患者实际情况，要与临床符合，尤其是标有"*"的，没有分数的表示临床基本不出现这种情况。如果患者使用了镇静药物，不能对神经系统功能作出判断，应以镇静前的情况作为标准，如果没有可信的镇静前的资料，应视该项正常。

表 158-10 APACHE Ⅲ——年龄评分

年龄 / 岁	分值
≤44	0
45~59	5
60~64	11
65~69	13
70~74	16
75~84	17
≥85	24

表 158-11 APACHE Ⅲ——慢性健康状况评分（CHS）

慢性健康状况	分值
获得性免疫缺陷综合征（AIDS）	23
肝衰竭	16
淋巴瘤	13
转移癌	11
白血病 / 多发骨髓瘤	10
免疫抑制	10
肝硬化	4

注：如果患者具有两种或以上基础疾病，则按最高分值计算，不累计得分。

表 158-12 APACHE Ⅲ——入住 ICU 前接受治疗的场所分类

非手术	手术
急诊室	急诊手术(0.075 2 分)
医院普通病房(0.274 4 分)	非急诊手术
其他医院	
其他 ICU	
再次进入同一 ICU	
手术室或复苏室	

注:不同场所应对应不同分值,但目前其分值原作者没有公布,需要者可联系原作者寻求帮助。本表中有两个场所赋予的分值由原始文献举例中获得。

表 158-13 APACHE Ⅲ—患者入住 ICU 的主要疾病分类(78 种)

非手术	手术
心脏 / 血管疾病	心脏 / 血管疾病手术
1 心源性休克	48 动脉夹层 / 破裂手术
2 心搏骤停	49 外周血管疾病(未行搭桥)手术
3 主动脉瘤	50 心脏瓣膜手术
4 充血性心力衰竭	51 选择性腹主动脉瘤修补术
5 外周血管疾病	52 外周动脉搭桥术
6 心律失常	53 颈动脉内膜切除术
7 急性心肌梗死	54 其他心血管疾病手术
8 高血压	呼吸系统疾病手术
9 其他心血管疾病	55 呼吸系统感染手术
呼吸系统疾病	56 肺肿瘤手术
10 寄生虫性肺炎	57 呼吸系统肿瘤(口腔、鼻窦、喉、气管)手术
11 吸入性肺炎(-4.557 5 分)	58 其他呼吸系统疾病手术
12 呼吸系统肿瘤(包括喉、气管)	消化系统疾病手术
13 呼吸骤停	59 消化道穿孔 / 破裂修补术
14 非心源性肺水肿	60 消化道炎症手术
15 细菌性 / 病毒性肺炎	61 消化道梗阻手术(-4.697 4 分)
16 慢性阻塞性肺疾病	62 消化道出血手术
17 肺栓塞	63 肝移植手术
18 呼吸道机械性阻塞	64 消化道肿瘤手术
19 哮喘	65 胆囊炎 / 胆管炎手术
20 其他呼吸系统疾病	66 其他消化系统疾病手术
消化系统疾病	神经系统疾病手术
21 肝衰竭	67 脑内出血手术
22 消化道穿孔 / 梗阻	68 硬膜下 / 硬膜外血肿手术
23 静脉曲张破裂出血	69 蛛网膜下腔出血手术
24 消化道炎症(溃疡性结肠炎 / 克罗恩病 / 胰腺炎等)	70 椎板切除术 / 其他脊髓手术
25 消化性溃疡 / 消化道黏膜撕裂出血	71 颅内肿瘤切除术
26 胃肠道憩室出血	72 其他神经系统疾病手术
27 其他消化系统疾病	创伤手术
神经系统疾病	73 头颅伤(伴有 / 不伴有多发伤)手术
28 脑内出血	74 多发伤(不包括头部创伤)手术
29 蛛网膜下腔出血	肾脏疾病手术
30 卒中	75 肾肿瘤手术
31 神经系统感染	76 其他肾脏疾病手术
32 神经系统肿瘤	妇科手术
33 神经肌肉疾病	77 子宫切除术
34 癫痫发作	整形外科手术
35 其他神经系统疾病	78 髋关节或四肢骨折手术
脓毒症	
36 脓毒症(泌尿道除外)	
37 尿源性脓毒症	
创伤	
38 头颅伤(伴有 / 不伴有多发伤)	
39 多发伤(不包括头部创伤)	
代谢性疾病	
40 代谢性昏迷	
41 糖尿病酮症酸中毒	
42 药物过量	
43 其他代谢性疾病	
血液系统疾病	
44 凝血功能障碍 / 中性粒细胞减少症 / 血小板减少症	
45 其他血液系统疾病	
46 肾脏疾病	
47 其他内科疾病	

注:每种疾病分类均对应各自的严重系数(分值),但原始文献作者没有公开具体系数,该表中列出的几个明确的数值来源于原始文献的举例。有学者建议 APACHE Ⅲ 的疾病系数可参照 APACHE Ⅱ,其可靠性有待考证。需要 APACHE Ⅲ 的疾病系数者可与原作者来联系。

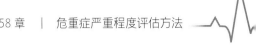

（二）适用对象

APACHE 是非特异性疾病病情严重程度评价和预测方法的代表，主要适用于综合性 ICU（成人），也可用于急诊室和普通病房，对大多数疾病均有普遍适用性。

（三）临床意义

APACHE 分值越高，提示病情越重，死亡率越高。动态分值可以反映病情演变和治疗效果。APACHE II 和 APACHE III 均给出了计算 R 值的公式，可直接得出医院内病死概率（probability of hospital mortality，PHM）。临床主要用于：①对病情严重程度的评估及 PHM 的预测。APACHE 分值与病情严重程度呈正相关，分值越高，提示病情越重，PHM 越大。②对某一类疾病严重性和预后的评估。国内外很多学者将 APACHE 应用于 COPD、MODS、急性胰腺炎、重症哮喘、急性有机磷中毒、严重急性呼吸综合征（SARS）、创伤、急性脑卒中等某一类疾病中，结果发现同样有较好的预测价值。同时 APACHE 评价系统不仅可以用于 ICU 患者，还可以用于急诊危重患者的病情评估和预后预测。③用动态评分来监测病情和评价治疗效果。动态评分所达到的病情评价效果比单一的评价可能更准确，且可检验治疗效果，指导调整治疗方案，提高并发症的预防。④在 ICU 病房护理工作和管理中的应用。

四、多器官功能障碍综合征和多器官功能衰竭评价系统

（一）背景介绍

多器官功能障碍综合征（MODS）和多器官功能衰竭（MOF）评价系统是一类评定 MODS 患者病情严重程度的客观体系。加拿大学者 Marshall 等于 1995 年提出了 MODS 评分标准，其评分与患者病死率呈正相关，对临床 MODS 的预后判断具有指导作用，且评分参数少，程序简单，使用方便，在 ICU 中的预后预测方面较其他评价系统有一定的优势，目前在临床应用广泛。但其反映心血管功能的指标——压力调整的心率（pressure-adjusted heart rate，PAHR）需要监测中心静脉压，有所不便，故 Richard 等于

2001 年对 Marshall 的 MODS 评分标准进行了改良，形成改良的 MODS 评分方法，其主要区别在于采用心率和血乳酸浓度取代 PAHR 来反映心血管功能障碍或衰竭，但临床仍以 Marshall 的 MODS 评分常用。

1. MODS 评分（1995 年 Marshall 标准） 参见表 158-14，其包含了呼吸、肾脏、肝脏、心血管、血液和神经 6 个器官系统，分别选择氧合指数（PaO_2/FiO_2）、血清肌酐、血清总胆红素、压力调整的心率（PAHR）、血小板计数、格拉斯哥昏迷评分来反映以上各系统，其中 PAHR= 心率 ×（中心静脉压 / 平均动脉压），每个项目按器官功能损害程度分别计 0~4 分（0 分代表器官功能正常，4 分代表器官功能损害最严重），总分为 0~24 分。

2. MODS 评分（1995 年庐山会议标准） 参见表 158-15，其包含了外周循环、心脏、肺脏、肾脏、肝脏、胃肠道、凝血、脑和代谢 9 个器官系统，每个系统按器官功能损害程度分别计 1~3 分（1 分代表器官功能受损，2 分代表衰竭早期，3 分代表衰竭晚期），总分为 0~27 分。如两个或以上器官系统评分都是 1 分，可评定为 MODS 若干脏器功能受损期；如两个或以上器官系统评分都是 2 分，其余部分是 1 分，可评定为 MODS 若干脏器衰竭早期伴若干脏器功能受损期；如两个或以上器官系统评分都是 3 分，其余部分是 2 分，部分是 1 分，可评定为 MODS 若干脏器衰竭期伴若干脏器衰竭早期及若干脏器功能受损期。其中器官功能受损是发生 MODS 的先兆，应予重视。

（二）适用对象

适用于所有 MODS 患者（成人）。

（三）评分意义

分值越高，代表病情越重，动态分值可以反映病情演变和治疗效果。评分同样要参看每个器官项目的单个得分，了解受损器官的项目和受损的程度。比如 Marshall 标准中以评分中每一器官系统变量的得分大于或者等于 3 作为该器官系统衰竭的标准，衰竭器官的数目越多，病死率就越高。同样总得分为 6 分，6 个器官系统各得 1 分和神经系统、呼吸系统各得 3 分，其余得 0 分的临床预后并不一样，后者衰竭器官数为 2 较前者衰竭器官数为 0 的预测病死率高。

表 158-14 MODS 评分（1995 年 Marshall 标准）（0~24 分）

器官系统	变量	分值				
		0	1	2	3	4
1. 呼吸系统	PaO_2/FiO_2/mmHg	>300	226~300	151~225	76~150	≤75
2. 肾脏	血清肌酐/($\mu mol \cdot L^{-1}$)	≤100	101~200	201~350	351~500	>500
3. 肝脏	血清总胆红素/($\mu mol \cdot L^{-1}$)	≤20	21~60	61~120	121~240	>240
4. 心血管系统	PAHR/(次·min^{-1})	≤10	10.1~15	15.1~20	20.1~30	>30
5. 血液系统	血小板计数/($\times 10^9 \cdot L^{-1}$)	>120	81~120	51~80	21~50	≤20
6. 神经系统	格拉斯哥昏迷评分（GCS）/分	15	13~14	10~12	7~9	≤6

注：①第 1 项计算动脉血氧分压与吸入氧浓度比值（PaO_2/FiO_2）时不考虑是否使用机械通气及机械通气的方式，也不考虑是否应用呼气末正压（PEEP）及 PEEP 值的大小；②第 2 项不考虑是否接受透析治疗；③第 4 项 PAHR=HR ×（RAP/MAP），PAHR 指压力调整的心率，HR 指心率，RAP 指右心房压或中心静脉压，MAP 指平均动脉压。计算 PAHR 时 HR、RAP、MAP 要取同一点指标；④第 6 项 GCS 参见表 2-3，应保守计分，对于接受镇静或肌松药的患者，除非有神志障碍的证据，否则假定其神经功能正常。

表 158-15 MODS 病情分期诊断及严重程度评分（1995 年庐山会议标准）（0~27 分）

器官系统	分值	判定标准
1 外周循环	1	无血容量不足；MAP ≈ 60mmHg；尿量 ≈ 40ml/h；低血压时间持续 4 小时以上
	2	无血容量不足；50mmHg ≤ MAP<60mmHg；20ml/h ≤ 尿量 <40ml/h；肢端湿冷或暖；无意识障碍
	3	无血容量不足；MAP<50mmHg；尿量 <20ml/h；肢端湿冷或暖；多有意识恍惚
2 心脏	1	心动过速；体温升高 1℃，心率增快 15~20 次 /min；心肌酶（CPK，AST，LDH）正常
	2	心动过速；心肌酶（CPK，AST，LDH）异常
	3	室速；室颤；二度至三度房室传导阻滞；心搏骤停
3 肺脏	1	①呼吸频率 20~25 次 /min；②吸空气下 60mmHg<PaO_2≤ 70mmHg；③ PaO_2/FiO_2>300mmHg；④ 25mmHg ≤ $P_{A\text{-}a}O_2$（FiO_2=100%）≤ 50mmHg；⑤胸部 X 线片正常。（具备五项中的三项即可确诊）
	2	①呼吸频率 >28 次 /min；②吸空气下 50mmHg<PaO_2≤ 60mmHg；③ $PaCO_2$<35mmHg；④ 200mmHg<PaO_2/FiO_2≤ 300mmHg；⑤ 100mmHg<$P_{A\text{-}a}O_2$（FiO_2=100%）<200mmHg；⑥胸部 X 线片提示肺泡无实变或实变 ≤ 1/2 肺野。（具备六项中的三项即可确诊）
	3	①呼吸窘迫，呼吸频率 >28 次 /min；②吸空气下 PaO_2 ≤ 50mmHg；③ $PaCO_2$>45mmHg；④ PaO_2/FiO_2 ≤ 200mmHg；⑤ $P_{A\text{-}a}O_2$（FiO_2=100%）>200mmHg；⑥胸部 X 线片提示肺泡实变 ≥ 1/2 肺野。（具备六项中的三项即可确诊）
4 肾脏	1	无血容量不足；尿量 ≈ 40ml/h；尿钠正常；Cr 正常
	2	无血容量不足；20ml/h ≤ 尿量 <40ml/h；利尿剂冲击后尿量可增多；尿钠 20~30mmol/L；Cr ≈ 176.8μmol/L
	3	无血容量不足；无尿或少尿（尿量 <20ml/h，持续 6 小时以上）；利尿剂冲击后尿量不增多；尿钠 >40mmol/L；Cr>176.8μmol/L。非少尿肾衰者，尿量 >600ml/24h，但 Cr>176.8μmol/L，尿比重 ≤ 1.012
5 肝脏	1	ALT>正常值的 2 倍以上；17.1μmol/L<TBIL<34.2μmol/L
	2	ALT>正常值的 2 倍以上；TBIL>34.2μmol/L
	3	肝性脑病
6 胃肠道	1	腹部胀气；肠鸣音减弱
	2	腹部高度胀气；肠鸣音接近消失
	3	麻痹性肠梗阻；应激性溃疡出血（具有 1 项即可确诊）
7 凝血功能	1	PLT<100 × 10^9/L；FIB 正常；PT 及 TT 正常
	2	PLT<100 × 10^9/L；FIB ≥ 2~4g/L；PT 及 TT 比正常值延长 ≈ 3s；优球蛋白溶解时间 >2h；全身性出血不明显
	3	PLT<50 × 10^9/L；FIB<2g/L；PT 及 TT 比正常值延长 >3s；优球蛋白溶解时间 <2h；全身性出血明显
8 脑	1	兴奋及嗜睡；语言呼唤能睁眼；能交谈；有定向障碍；能听从指令
	2	疼痛刺激能睁眼；不能交谈，语无伦次；疼痛刺激有屈伸或伸展反应
	3	对语言无反应；对疼痛刺激无反应
9 代谢	1	血糖 <3.9mmol/L 或 >5.6mmol/L；血钠 <135mmol/L 或 >145mmol/L；pH<7.35 或 >7.45
	2	血糖 <3.5mmol/L 或 >6.5mmol/L；血钠 <130mmol/L 或 >150mmol/L；pH<7.20 或 >7.50
	3	血糖 <2.5mmol/L 或 >7.5mmol/L；血钠 <125mmol/L 或 >155mmol/L；pH<7.10 或 >7.55

注：MAP，平均动脉压；CPK，肌酸肌酶；AST，天冬氨酸转氨酶；LDH，乳酸脱氢酶；PaO_2，动脉血氧分压；$PaCO_2$，动脉血二氧化碳分压；FiO_2，吸入氧浓度；$P_{A\text{-}a}O_2$，肺泡 - 动脉血氧分压差 ＝［FiO_2 ×（760–47）–$PaCO_2$/R–PaO_2］，R 指呼吸商，通常取 0.8；Cr，血清肌酐；ALT，丙氨酸转氨酶；TBIL，血清总胆红素；PLT，血小板计数；FIB，纤维蛋白原；PT，凝血酶原时间；TT，凝血酶时间。1 分代表器官功能受损，2 分代表器官衰竭早期，3 分代表器官衰竭晚期。以上标准一般持续 12 小时以上方可评分。

158

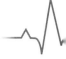

(四) 注意事项

MODS 所累及的器官或系统主要包括呼吸系统、循环系统、肾脏、肝脏、血液系统、胃肠道、神经、免疫、内分泌代谢系统 9 部分，所有 MODS/MOF 评分标准都包含了这 9 部分的若干项，再从反映每一器官功能状况的众多生理变量中，选出一个或者若干个能准确反映该器官功能状况的最佳变量来进行评分量化。这些变量需要遵循以下原则：①所选变量的平均值在存活与死亡患者之间要有明显的差异；②所选变量平均值的变化与不同病情状态下 ICU 患者的病死率密切相关，即变量分值越高，患者病死危险性（PHM）越大；③代表不同器官、系统的变量，如果分值相同，则其所预测的 ICU 患者的病死率应该相同；④所选变量能够满足有效性、反应性及可重复性的标准。

五、感染相关的器官衰竭评分系统（SOFA）

1. 背景介绍 感染相关的器官衰竭评分系统（sepsis-related organ failure assessment，SOFA）或称序贯器官衰竭估计（sequential organ failure assessment，SOFA），是一类描述 MODS 的发生、发展和评价发病率的评分系统，也可预测预后，与 MODS/MOF 评价系统互为补充。其目的就是加强对全身性感染导致的 MODS 患者病情严重程度的评价，促进人们对 MODS 自然病程的认识，了解各器官功能损害衰竭的关系。SOFA 的评分标准参见表 158-16，其包含了呼吸系统、血液系统、肝脏、心血管系统、神经系统和肾脏 6 个器官系统，每个器官系统含 1~2 个变量，按功能损害程度分别计 0~4 分，总分为 0~24 分。计算时先按各器官系统当日的最差情况各自评分，再相加得出总得分。要求进行每日动态评分。

表 158-16 SOFA 评分标准（0~24 分）

器官系统	变量	分值			
		1	2	3	4
1 呼吸系统	PaO$_2$/FiO$_2$/mmHg	<400	<300	<200（呼吸机支持）	<100（呼吸机支持）
2 血液系统	PLT/（×10^9·L^{-1}）	<150	<100	<50	<20
3 肝脏	TBIL/（μmol·L^{-1}）	20~32	33~101	102~204	>204
4 心血管系统	低血压状态	平均动脉压<70mmHg	多巴胺≤5或任何剂量的多巴酚丁胺	多巴胺>5或肾上腺素≤0.1或去甲肾上腺素≤0.1	多巴胺>15或肾上腺素>0.1或去甲肾上腺素>0.1
5 神经系统	GCS	13~14	10~12	6~9	3~5
6 肾脏	Cr/（μmol·L^{-1}）	110~170	171~299	300~440	>440
	尿量/（ml·d^{-1}）			<500	<200

注：PaO$_2$，动脉血氧分压；FiO$_2$，吸入氧浓度；PLT，血小板计数；TBIL，血清总胆红素；GCS，格拉斯哥昏迷评分；Cr，血清肌酐。第 4 项目心血管系统，使用拟肾上腺药物至少需要 1 小时［剂量单位均为 μg/（kg·min）］；第 5 项目神经系统，GCS 参见表 2-3，如患者使用镇静或肌松剂，记录使用之前的 GCS；第 6 项目肾脏评分由 Cr 和尿量两个变量决定，其评分为单个变量的最大评分，不累积计分。

2. 适用对象和范围 最初用于描述感染导致的 MODS 患者（成人）的发生、发展过程，现在扩展到评价病情和预测死亡率，适用对象也扩展到包括感染和非感染因素导致的所有 MODS 患者。

3. 评分意义 SOFA 最大的特点是描述 MODS 的演变，每日记录一次最差值，可以评估各个器官系统功能损害的演变情况（包含治疗对病情的影响），分值提高提示该脏器损害进展，一般将单器官系统得分大于或者等于 3 作为该器官系统衰竭的标准。SOFA 同样可以反映病情严重性和预测死亡率，总分值越高和器官系统衰竭数目越多，提示病情越重。动态分值可以反映病情演变和治疗效果，如患者 SOFA 评分在入院最初 48 小时内呈下降趋势，则存活的可能性较大，反之则预后不良。

六、快速 SOFA 评分（qSOFA）

1. 背景介绍 之前以全身炎症反应（SIRS）来诊断全身感染会导致特异性不足，且 SIRS 诊断全身感染的灵敏度也非 100%，因此，《第三版脓毒症与感染性休克定义的国际共识》将全身感染重新定义为"感染引起的失控的宿主反应，进而导致致命的器官功能不全的临床综合征"，并进一步明确为感染且序贯器官衰竭评分（SOFA）≥2 分，并推荐采用快速 SOFA 评分（qSOFA）≥2 分作为非 ICU 患者全身感染的筛查指标。本节主要介绍 qSOFA（表 158-17）。

2. 适用对象和范围 qSOFA 是由 Seymour 等对多个研究进行综合分析后，于 2016 年提出的一种全新的对感染患者发生脓毒症风险进行评估的评分方法。第 3 次脓毒症和感染性休克国际大会达成共识,qSOFA 预测非 ICU 患者预后的效能与 SOFA 相似,能提高疑似脓毒症的筛查率。

表 158-17 快速 SOFA 评分(qSOFA)

项目	计分
意识改变(GCS ≤ 13 分)	1
SBP ≤ 100mmHg	1
呼吸频率 ≥ 22 次 /min	1

3. 评分意义 qSOFA 比其他筛查工具简单且快速,并且不需要来自实验室分析或侵入性监测的结果,适合急诊医师应用。现有的国内外相关的临床研究表明,qSOFA 在预测患者预后方面有较好的价值,且在简便性、实用性等方面优于 SIRS 及 SOFA。国外学者 Seymour 等进行一项回顾性的队列研究,对 148 907 例怀疑感染的患者,进行 SOFA、qSOFA 和 SIRS 评分。以死亡或需要 >3 天 ICU 治疗作为预后指标,测试各评分的效度,通过受试者工作特征曲线下面积(AUROC)评估各评分系统对预后的预测价值,发现对已在 ICU 的患者遇到疑似感染时,SOFA 的院内死亡率的预测效度在统计学上高于 SIRS 和 qSOFA,支持其在脓毒症临床标准中的应用。在 ICU 以外疑似感染的患者中,qSOFA 的院内死亡率的预测有效性在统计学上大于 SOFA 和 SIRS 标准,支持使用它作为诊断标准,考虑可能的脓毒症。

七、感染严重程度评分(septic severity score,SSS)

1. 背景介绍 由于重症感染引起的多系统脏器功能衰竭越来越被临床医师所重视,一些学者提出用主要系统脏器功能受损程度来评估感染的严重程度。如 Stevens 在 1983 年提出感染严重程度积分(septic severity score,SSS)。根据 7 个主要系统脏器的生理功能状态和临床检测数据的差异程度给予 0~5 分的积分值,具体见表 158-18。总积分等于各个积分值平方的总和。

2. 适用对象 该方法主要适用于败血症,尤其是外科疾病所致败血症所引起的多系统脏器受损或衰竭,特别是仅表现为一个以上脏器衰竭且原发感染部位不明和 / 或病原菌检查阴性的潜在败血症。

3. 临床意义 研究证实脏器功能受损程度与临床转归密切相关,死亡患者的平均 SSS 是 49 分,生存者为 29 分。

八、急诊脓毒症病死率评分(MEDS)

1. 背景介绍 急诊脓毒症病死率评分(mortality in emergency department sepsis score,MEDS) 是 2003 年 Shapiro 等通过前瞻性研究 2 070 例急诊疑似感染患者筛选出与病死率相关的 9 个独立危险因素而组成的一套评分系统。MEDS 能准确可靠地对急诊脓毒症患者进行危险度分层,且其 9 个参数对于急诊医师来说容易获取,具有较强的可操作性,详见表 158-19、表 158-20。

2. 适用对象 急诊非手术的感染患者(18 岁以上)。

3. 临床意义 MEDS 是根据急诊科特点设计,参数少,分值固定,容易计算,较传统危重病评分系统应用更加方便,是可用来对脓毒症自然病程全程进行检验的急诊评分系统。同时,MEDS 对于符合全身炎症反应综合征、脓毒症及严重脓毒症的急诊患者 28 天死亡率方面都有很好的预测能力,并可预测急诊可疑感染患者 1 年的远期病死率。

表 158-18 感染严重程度评分标准

器官系统	功能失衡程度(分值)				
	1	2	3	4	5
肺脏	面罩吸氧	气管插管,但无需 PEEP	PEEP 0~10cmH₂O	PEEP >10cmH₂O,PaO₂< 50mmHg	最大 PEEP 值,但 PaO₂< 50mmHg
肾脏	肌酐 132.6~ 221μmol/L	肌酐 230~309.4μmol/L	肌酐 >318μmol/L 尿量正常	肌酐 >318μmol/L 尿量 20~50ml/h	肌酐 >318μmol/L 尿量 <20ml/h
凝血功能障碍	瘀斑,但 PT、PPT、血小板正常	PPT 45~65s,PT 12~14s	血小板(20~100)× 10⁹/L、PPT >50s、PT >14s	血小板 <2 × 10⁹/L,PT、PPT 延长	纤维蛋白降解产物、优球蛋白增加、出血
心血管系统	轻微低血压	中度低血压	须用中等量的升压药	须用大剂量的升压药	应用升压药仍有顽固性低血压
肝脏	LDH、AST 升高,胆红素正常	血胆红素 26~43μmol/L	血胆红素 44~99μmol/L	血胆红素 101~137μmol/L	血胆红素 >137μmol/L 伴昏迷前期
胃肠道	轻度肠麻痹	中度肠麻痹	重度肠麻痹	糜烂性胃炎引起的出血	肠系膜静脉血栓形成
神经系统	迟钝	定向力障碍	烦躁	低反应	昏迷

注:AST,天冬氨酸转氨酶;LDH,乳酸脱氢酶;PT,凝血酶原时间;PPT,部分凝血酶原时间。

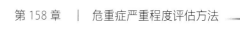

表 158-19 急诊脓毒症病死率评分(MEDS)

变量	分值
合并快速进展的晚期疾病(转移癌,或预计在 30 天内有 50% 可能死亡的疾病)	6
年龄 > 65 岁	3
中性杆状核 > 5%	3
呼吸急促或缺氧(呼吸频率 > 20 次 /min,氧饱和度 < 90%,或需吸氧 FiO₂ ≥ 40% 以维持氧饱和度)	3
脓毒症休克(液体复苏后收缩压仍小于 90mmHg)	3
血小板计数 < 150 × 10⁹/L	3
住在养老院	2
下呼吸道感染	2
意识状态有改变	2

表 158-20 急诊脓毒症死亡风险评分的危险分层及病死率

MEDS 评分	危险分层	分层病死率 /%
≤ 4 分	极低危	1.1
5~7 分	低危	4.4
8~12 分	中危	9.3
13~15 分	高危	16.1
> 15 分	极高危	39.0

九、丹佛急诊创伤脏器功能衰竭(Denver ED TOF)评分系统

1. 背景介绍 多脏器功能衰竭(MOF)是严重创伤后常见的临床问题,是导致死亡的主要原因之一。早期识别和预测创伤患者出现 MOF 风险对降低创伤后 MOF 的发生和降低死亡率具有重要意义,尤其在急诊科就开始预测这种风险,显得更重要。2014 年 Vogel 等创建了在急诊用于预测成人创伤后发展成 MOF 风险的丹佛急诊创伤脏器功能衰竭(Denver emergency department trauma organ failure,Denver ED TOF)评分系统。Denver ED TOF 评分系统由 6 个指标组成,分别为年龄、急诊气管插管、血细胞比容、急诊收缩压、尿素氮和外周血白细胞计数,总分 9 分,具体见表 158-21。

表 158-21 成人创伤后预测 MOF 的 Denver ED TOF 评分

预测指标	分值
年龄 ≥ 65 岁	1
急诊气管插管	3
血细胞比容 < 20%	2
血细胞比容 20%~ < 35%	1
急诊收缩压 < 90mmHg	1
尿素氮 ≥ 30mg/dl	1
白细胞计数 ≥ 20 × 10⁹/L	1

2. 适用对象 急诊的成人创伤患者。

3. 临床意义 早期预测创伤后出现 MOF 的工具很少,Denver ED TOF 评分系统能初步解决这个问题,通过在急诊 4 小时内的一些指标预测成人创伤患者在住院后出现 MOF 的危险高低,分值越高,出现创伤后 MOF 的风险就越高,这样对指导早期采用更加积极和严密监测等手段,以防止或减少出现 MOF 有重要意义,对优化医疗资源的利用也很有帮助,反之亦然。故 Denver ED TOF 评分系统的建立对早期预测成人创伤后患者出现 MOF 具有重要的临床意义。

十、肺部感染评分

1. 背景介绍 临床肺部感染评分(clinic pulmonary infection score,CPIS)是 Pugin 等于 1991 年最先提出的用于评价呼吸机相关性肺炎(ventilator-association pneumonia,VAP)患者病情及预后预测的评分方法,由于内容烦琐,不适用于所有 ICU,故临床应用受到限制。2003 年 Carlos 等对其进行改良,简化为包含 5 项参数、0~10 分的简化 CPIS,见表 158-22。

2. 适用对象 呼吸机相关性肺炎的患者。

3. 临床意义 CPIS ≥ 6 分为潜在高危患者,病死危险性明显大于 6 分以下者。CPIS 还可用于指导治疗措施的制订和疗效的评价。在所有 VAP 患者中,接受充分抗菌药物治疗者相对于没有接受治疗或治疗不充分者,CPIS 有明显降低,PaO₂/FiO₂ 明显升高。对那些 CPIS ≥ 6 分的患者,抗菌药物的治疗效果不及 6 分以下者明显。因此,CPIS 应作为 ICU 中 VAP 患者病情观察和评价、预后预测、治疗效果评价的一种简单易行的工具,值得推广应用。

表 158-22 简化临床肺部感染评分

参数	取值范围	分值
体温 /℃	≥ 36.5 或 ≤ 38.4	0
	≥ 38.5 和 ≤ 38.9	1
	≥ 39.0 或 ≤ 36.0	2
白细胞计数 /(× 10⁹·L⁻¹)	> 4 或 < 11	0
	< 4 或 > 11	1
气管分泌物	少	0
	中等	1
	多	2
	脓性分泌物	+1
PaO₂/FiO₂/mmHg	> 240 或出现 ARDS	0
	≤ 240 和无 ARDS	2
胸部 X 线片	没有渗出病灶	0
	斑片状或散在渗出病灶	1
	大片状渗出或局部肺不张	2

十一、CURB65 评分

1. 背景介绍 CURB65 评分即英国胸科协会改良肺

炎评分,由英国学者 Lim 等人于 2003 年在回顾性研究 3 个国家的 1 068 例 CAP 患者的基础上提出。CURB-65 评分系统主要内容包括:意识障碍、尿素氮>7mmol/L、呼吸频率 ≥30 次/min、收缩压<90mmHg 或舒张压 ≤60mmHg、年龄 ≥65 岁,每个项目 1 分,共 5 分,见表 158-23。

2. 适用对象 CAP 的危险分层及预后判断。

3. 临床意义 CURB65 评分项目少,计算方法非常简单并且易于操作,目前已成熟应用于 CAP 患者病情严重程度及预后的评估。

表 158-23 CURB65 评分表

临床指标	分值
意识障碍	1
血尿素氮>7mmol/L(19mg/L)	1
呼吸频率 ≥30 次/min	1
收缩压<90mmHg 或舒张压 ≤60mmHg	1
年龄 ≥65 岁	1

注:低危,0~1 分;中危,2 分;高危,3~5 分。

十二、急性肺栓塞 Wells 评分

1. 背景介绍 1998 年,Wells 等首先制定了一项较为复杂的预测急性肺栓塞(acute pulmonary embolism,APE)患病危险性的评分方法。由于此方法在临床上应用有诸多不便,又经修改,成为"加拿大评分法"。此法源于一组疑诊 APE 的院内和院外患者的连续性队列研究,经过建立 Logistic 回归模型进行分析后,从 40 多个可能与之相关的临床危险因素中筛选出与 APE 有密切关系的 7 个变量,分别赋予一定分值,最后计算所得总分。Wells 评分系统一直以来运用于疑似肺栓塞患者的指导诊治,由于其简单易行,实用性强,得到了国内外的一致肯定和证实。

Wells 评分包括 7 项内容,即静脉血栓史、心动过速、近期手术或制动、下肢深静脉栓塞临床表现、咯血、肿瘤和对"未发现比 APE 更具有可能性的诊断"的估计;分别赋予一定分值。通过计算患者所得总分,三分类法中(简化版不推荐三分类法),将其归为 APE 高危(>6 分)、中度可能(2~6 分)和低危(<2 分)三种情况之一。二分类法中,对于原始版评分标准而言 0~4 分为可能性小、≥5 分为可能,对于简化版评分标准而言 0~1 分为可能性小、≥2 分为可能;见表 158-24。

表 158-24 Wells 评分

变量	原始版分值	简化版分值
有下肢深静脉血栓形成的临床症状和体征	3	1
未发现比急性肺栓塞更具有可能性的诊断	3	1
心率>100 次/min	1.5	1
近期(数周内)手术或制动	1.5	1
有静脉血栓或肺栓塞史	1.5	1
咯血	1.5	1
恶性肿瘤(正在治疗、半年内治疗过或有缓解)	1.5	1

2. 适用对象 Wells 评分主要用于肺栓塞的临床可能性评估,对于怀疑肺栓塞可能的患者均可适用;Wells 评分简单易懂,所需临床资料易获得,适合基层医院。

3. 临床意义 Wells 评分是临床最常用的 APE 预测评估量表,主要用于肺栓塞的临床可能性评估。Wells 评分较其他量表更为成熟,该评分方法将医师的主观经验、APE 的危险因素、临床症状和体征相结合,通过量化评估的方法计算,Wells 评分值越高,诊断 APE 的可能性越大。而且对于门诊患者和住院患者具有同样预测价值。

十三、肺栓塞严重程度指数(PESI)

1. 背景介绍 肺栓塞相关评分系统大多是国外专业委员会根据大规模临床调查研究提出来的,其中大部分评分都是用于对疑似肺栓塞患者的临床可能性进行预测,而对确诊肺栓塞患者的预后评价研究相对较少。2005 年提出的肺栓塞严重程度指数(pulmonary embolism severity index,PESI)为确诊肺栓塞患者的预后提供了评分标准。

PESI 具体指标包括:性别、年龄、并发疾病(高血压、手术、恶性肿瘤、糖尿病、休克、肺气肿)。年龄赋分为年龄数值,性别赋分男性 10 分、女性 0 分,心率赋分为大于等于 110 次/min 赋值 20 分,肿瘤或正在接受化疗患者赋值 30 分,心力衰竭患者赋值 10 分,慢性肺疾病赋值 10 分,收缩压<100mmHg 赋值 30 分,呼吸频率>30 次/min 赋值 30 分,体温<36℃赋值 20 分,神志改变者赋值 60 分,动脉血气分析氧饱和度小于 90% 赋值 20 分。分数 ≤65 分为 PESI1 级;66~85 分为 2 级;86~105 分为 3 级;106~125 分为 4 级,>125 分为 5 级(表 158-25)。

表 158-25 肺栓塞严重程度指数

内容	得分
年龄	赋值为年龄值
性别	男性赋值 10 分,女性不赋值
心率	≥110 次/min 赋值 20 分,否则不得分
肿瘤或正在接受化疗	是,赋值 30 分
心力衰竭	是,赋值 10 分
慢性肺部疾病	是,赋值 10 分
收缩压(<100mmHg)	赋值 30 分
呼吸频率(>30 次/min)	赋值 30 分
体温(<36℃)	赋值 20 分
神志(改变者)	赋值 60 分
动脉血氧饱和度(<90%)	赋值 20 分

注:PESI 分级标准,≤65 分为 1 级、66~85 分为 2 级、86~105 分为 3 级、106~125 分为 4 级、>125 分为 5 级。

2. 适用对象 确诊肺栓塞患者。

3. 临床意义 PESI 分级能较好地判断肺栓塞患者病情危重程度,PESI 分级越高,患者预后越差。国外 Won-Ho Choi 等人研究显示,PESI 评分系统能较好地评估肺栓塞住院死亡率、30 天死亡率及总死亡率。PESI 评分系统对急性

肺栓塞患者的预后及生存时间有较好的指导作用,临床上可根据患者 PESI 评分及分级,了解患者的病情危重程度,用于进一步的救治,还可以利用评分及分级,加强医患之间的沟通,尽量减少不必要的医疗纠纷。

十四、美国西弗吉尼亚大学医学院(WVUH)深部真菌感染评分

1. 背景介绍 美国西弗吉尼亚大学医学院(WVUH)深部真菌感染评分,针对的是怀疑而无法确诊是否存在深部真菌感染的患者。目前西弗吉尼亚大学医学院在内的一些医疗机构已经开始利用计算机根据多种疾病风险评估方案(multi-disease risk assessment program,MDRA)对可疑深部真菌感染患者给予预防性用药。此方案对各种因素造成深部真菌感染的危险性进行回顾性评价,建立危险因素计分系统后,确定不同类患者的干预阈值,应用于治疗过程(表 158-26、表 158-27)。

2. 适用对象 可疑深部真菌感染患者。

3. 临床意义 对于非 ICU 患者:15 分以上即应在密切监测下经验性用药;大于 25 分则属于治疗性用药。对于 ICU 患者:其经验性用药的阈值可酌情放宽至 30 分,而在 40 分以上即为治疗性用药。该方案可较早确定患者深部真菌感染的危险性,较传统方法平均早 3~4 天,改善患者预后。

表 158-26 美国西弗吉尼亚大学医学院(WVUH)深部真菌感染评分

临床危险因素	评分	实验室危险因素	评分
使用广谱抗生素≥4 天	5	血培养阳性(<48 小时)	5
胃肠道手术	5	血中发现病原菌	5
中心静脉导管	5	血培养 2 次以上阳性/4 次	5
入住 ICU≥4 天	5	血培养 1~2 次阳性/4 次	3
抗生素 4 天后,体温>38℃	5	WBC>10×10⁹/L	3
血液系统恶性肿瘤	5	血培养多次阳性(≥2 天)	3
高血压	3	尿培养多次阳性	1
糖尿病	3	被污染的血培养阳性	1
留置导尿	3	痰中发现真菌寄植	1
应用人工呼吸机>2 天	3		
TPN	3		
粒细胞减少(<1.0×10⁹/L)	3		
多次入住 ICU	3		
实体肿瘤	3		

注:计分 5,最危险;计分 1,最少危险。TPN,全胃肠外营养。

表 158-27 西弗吉尼亚大学医学院(WVUH)所确定的三项干预阈值

医疗行为	ICU 患者	非 ICU 患者
立即治疗	≥40 分	>25 分
加强监测	30~39 分	15~25 分
维持和监护	<30 分	<15 分

十五、Sevilla 评分

1. 背景介绍 2003 年,Eggimann 等提出:念珠菌定植是发生侵袭性念珠菌感染(invasive candida infection,ICI)的先决条件,对于重症患者而言,多部位的念珠菌定植是发生 ICI 的独立危险因素。在 2005 年,一支由三国科学家组成的西班牙研究团队,建立了一种全新的评分方式即 Sevilla 评分,包括临床或宿主高危因素:ICU 入住>15 天、APACHE Ⅱ 评分>15 分、全胃肠外营养(TPN)、抗生素使用>7 天、腹部外科手术或胰腺炎、血液透析或持续性血液滤过>15 天、使用糖皮质激素>15 天、2 种以上仪器的使用、脓毒血症、念珠菌尿>10⁴CFU/ml(每项记 1 分);<3 个部位假丝酵母菌定植(记 2 分);≥3 个部位念珠菌定植(记 3 分);重症脓毒血症(记 4 分);感染性休克(记 6 分)。见表 158-28。

表 158-28 Sevilla 评分

临床或宿主高危因素	评分
ICU 入住>15 天	1
APACHE Ⅱ 评分>15 分	1
全胃肠外营养	1
抗生素使用>7 天	1
腹部外科手术或胰腺炎	1
血液透析或持续性血液滤过>15 天	1
糖皮质激素>15 天	1
2 种以上仪器的使用	1
脓毒血症	1
念珠菌尿>10⁴CFU/ml	1
感染性休克	6
重症脓毒血症	4
≥3 个部位念珠菌定植	3
<3 个部位念珠菌定植	2

2. 适用对象 可疑念珠菌感染患者。

3. 临床意义 Sevilla 评分对念珠菌定植进行危险因素分层,将危险因素归为三部分:念珠菌定植(4 分)、宿主原因(8 分)和患者临床状态(6 分)。分别对三层危险因素赋予不同的分值,当三项评分相加 ≥12 分,认为发生侵袭性念珠菌感染风险大,立即开始治疗;<8 分,风险低,应予维持和监护。

十六、Ranson 评分系统

1. 背景介绍 1974 年,Ranson 等制定了急性胰腺炎(AP)严重程度预测的第一个评分标准,被认为是 AP 病情评估的里程碑,至今仍在临床上广泛应用。1979 年,为提高对胆源性胰腺炎严重程度判断的准确性,Ranson 提出了改良 Ranson 评分标准(表 158-29)。

表 158-29 急性重症胰腺炎的 Ranson 评分标准

监测指标	临界值	
	1974 年标准	1979 年标准（胆石性）
入院时		
年龄 / 岁	>55	>70
白细胞计数 /（×10^9·L^{-1}）	>11	>18
血糖* /（mmol·L^{-1}）	>11	>12
乳酸脱氢酶 /（U·L^{-1}）	>350	>400
天冬氨酸氨基转移酶 /（U·L^{-1}）	>250	>250
发病 48 小时内		
血细胞比容下降 /%	>10	>10
血清尿素氮上升 /（mmol·L^{-1}）	>1	>0.4
血清钙 /（mmol·L^{-1}）	<2	<2
动脉氧分压 /mmHg	<60	取消
动脉血碱剩余 /（mmol·L^{-1}）	>4	>5
体液丢失量 /L	>6	>4

注：* 糖尿病患者该项取消。

2. 适用对象 急性胰腺炎，尤其是胆源性胰腺炎患者（18 岁以上）。

3. 临床意义 Ranson 评分<3，为轻症急性胰腺炎（MAP），预后良好，其死亡率为 0~3%，可以保守治疗。Ranson 评分 ≥3 为重症急性胰腺炎（SAP），死亡率为 11%~15%，需要转送到 ICU，或采取内镜或手术等治疗方式。Ranson 评分 ≥6，死亡率>50%，且多伴有坏死性胰腺炎。

十七、改良 Marshall 评分

1. 背景介绍 2012 年，亚特兰大急性胰腺炎国际共识利用改良 Marshall 评分（表 158-30）评估器官功能水平，并根据器官功能障碍及持续时间对 AP 严重程度进行分类。

2. 适用对象 急性胰腺炎患者（18 岁以上）。

3. 临床意义 2012 年亚特兰大急性胰腺炎国际共识利用改良 Marshall 评分 ≥2 分定义为器官功能衰竭，从而将 AP 分为轻症急性胰腺炎（MAP）、中重症急性胰腺炎（MSAP）和重症急性胰腺炎（SAP）。MAP 无器官功能衰竭，占 AP 患者 60%~80%，保守治疗效果好，病程多呈自限性，通常在 1~2 周内恢复，病死率极低；MSAP 在 48 小时内出现一过性的器官功能障碍，占 AP 患者 10%~30%，病死率<8%；SAP 伴有持续的器官功能衰竭（>48 小时）和 / 或胰腺局部并发症，占 AP 患者 5%~10%，临床经过凶险，治疗复杂，病死率为 36%~50%。根据改良 Marshall 评分定义的

表 158-30 改良 Marshall 评分

指标	分值				
	0	1	2	3	4
PaO$_2$/FiO$_2$/mmHg	>400	301~400	201~300	101~200	≤100
血肌酐 /（μmol·L^{-1}）	<134	134~169	170~310	31~439	>439
收缩压 /mmHg	>90	<90	<90	<90	<90
其他		输液有应答	输液无应答	pH<7.3	pH<7.2

2012 年亚特兰大急性胰腺炎病情分类受多个指南推荐，已成为众多临床研究的金标准。

十八、RIFLE 标准

1. 背景介绍 急性肾损伤（acute kidney injury，AKI）近年来发病率呈慢性升高，全球每年约 1 300 万人发生急性肾损伤（85% 患者生活在发展中国家），约 170 万人死于急性肾损伤及其并发症。2002 年急性透析质量倡议（acute dialysis quality initiative，ADQI）活动中 AKI 的概念被提出，同时提出了 AKI 的分层诊断标准，即 RIFLE 标准，包括：危险（risk）、损伤（injury）、衰竭（failure）、肾功能丧失（loss）、终末期肾病（end-stage renal disease，ESRD），五个分级。RIFLE 即这五个分级的首字母缩写（表 158-31）。

2. 适用对象 急性肾损伤患者。

3. 临床意义 AKI 概念的提出，既解决了急性肾衰竭的早期诊断问题，又为各种原因导致的肾脏急性损害提出了统一的标准，基于此基础的流行病学等研究具有可比性。RIFLE 分级诊断标准包含从肾功能标志物的轻微改变，到肾功能严重损伤需要肾脏替代治疗（renal replacement therapy，RRT）的整个范畴，有利于 AKI 的早期诊断及治疗，从而降低 AKI 病死率。RIFLE 分层标准对 AKI 的严重程度的分级，可以很好地判断不同 AKI 患者的肾损伤程度和预后。自 2004 年 RIFLE 标准发表以来，已有超过 30 余项关于 RIFLE 标准的临床研究均显示 AKI 分级与死亡相对风险性呈良好的相关性。RIFLE 分级越严重，患者病死率越高，住 ICU 时间和住院时间越长，肾脏功能的恢复就越差。

RIFLE 标准的局限性：RIFLE 分级的诊断灵敏度有待提高，对 AKI 的诊断依据血肌酐、GFR 及尿量的改变，而这些指标影响因素众多，不能真实和同步反映 AKI 的发生。6 小时和 12 小时的尿量仅适用于插尿管的患者，对于普通病房或普通人群难以获得较为准确的每小时尿量。另外，尿量还受利尿剂和尿路梗阻等因素的影响，已有研究显示尿量标准与相应的血肌酐标准没有显示良好的匹配性。而且

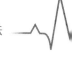

RIFLE标准是以肌酐/GFR较基础值的改变进行诊断,但临床实际中并非可以获得所有患者的肌酐/GFR基础值,凭估算的GFR基础值进行AKI的诊断分级,仅适用于发病前GFR正常或接近正常的患者,对于有慢性肾功能不全的患者,估算的GFR基础值往往会造成AKI的过度诊断。

表158-31 急性肾损伤(AKI)的RIFLE诊断标准

分级	GFR或SCr	尿量
危险	SCr≥1.5倍基线值或GFR下降≥25%	<0.5ml/(kg·h)持续时间>6h
损伤	SCr≥2倍基线值或GFR下降≥50%	<0.5ml/(kg·h)持续时间>12h
衰竭	SCr≥3倍基线值或GFR下降≥75%或SCr≥4.0mg/dl(353.6μmol/L)或SCr升高≥0.5mg/dl(44.2μmol/L)	<0.3ml/(kg·h)持续时间>24h或无尿>12h
肾功能丧失	持续肾功能完全丢失>4周	—
终末期肾病	持续肾功能完全丢失>3个月	—

注:GFR,肾小球滤过率;SCr,血清肌酐。

十九、AKIN诊断标准

1. 背景介绍 为了使RIFLE标准更加方便实用和准确,2005年9月急性肾损伤网络(AKIN)在阿姆斯特丹举行了第1次会议,在ADQI的RIFLE分级诊断标准基础上,对AKI的诊断及分级标准进行了改良,只保留RIFLE分级诊断标准前3个急性病变期,对应于RIFLE标准的危险、损伤和衰竭期。而且在分级标准上也做了微调,将血肌酐48小时内升高26.5μmol/L也归为AKI 1期。肾功能丧失和终末期肾病未纳入分期是由于其为AKI发展的结果。

AKIN共识将AKI定义(诊断标准)为:在肾功能(肾小球滤过功能)突然(48小时以内)下降,表现为血肌酐绝对值升高>26.5μmol/L或者升高>50%(达到基线值的1.5倍),或者尿量每小时<0.5ml/kg持续超过6小时。AKIN专家组将AKI分为1期、2期和3期。AKIN共识规定了诊断AKI的时间窗(48小时),强调了血肌酐的动态变化(表158-32)。

表158-32 AKIN急性肾损伤分期标准

分期	SCr标准(48h内)	尿量标准
1期	增加>0.3mg/d(26.5μmol/L),或较基础值增加至1.5~2倍	<0.5ml/(kg·h),持续时间>6h
2期	较基础值增加至2~3倍	<0.5ml/(kg·h),持续时间>12h
3期	较基础值增加>3倍,或>4.0mg/dl(354μmol/L)且急性升高>0.5mg/dl(44μmol/L),或需要RRT	<0.3ml/(kg·h)持续时间>24h或无尿>12h

2. 适用对象 急性肾损伤患者。

3. 临床意义 AKIN标准去掉了RIFLE分级诊断标准、去掉了GFR标准,强调了SCr的动态变化,为临床早期干预AKI提供了可行性。与RIFLE标准相比,AKIN标准规定,只要Scr绝对值增加26.5μmol/L就可作为AKI 1期的诊断依据,提高了诊断的灵敏度。应用AKIN标准的临床研究显示AKI分期与患者预后密切相关。

AKIN标准的局限性:根据AKIN标准,AKI的诊断时间窗为48小时,而AKI的分期时间窗为1周,这种诊断与分期的时间差异往往被临床工作者忽视或混淆。AKIN标准规定在48小时内至少2次的肌酐绝对值升高0.3mg/dl(>26.5μmol/L)即可诊断,降低了对肌酐基础值的要求,但要求至少每日或隔日进行血肌酐的检测,在临床实际工作中存在一定的难度。对于社区获得性AKI的患者,在住院前即出现血肌酐值的升高,住院后经过及时的治疗,血肌酐可逐渐下降或延缓升高的速度,AKIN标准极易对此类患者漏诊或低估AKI的严重程度。

二十、KDIGO标准

1. 背景介绍 2011年12月改善全球肾脏病预后组织(kidney disease improving global outcomes,KDIGO)工作组对RIFLE标准和AKIN标准进行了整合,制定出KDIGO AKI诊断标准。KDIGO AKI诊断标准对AKI的定义、分期、诊治制定了一系列的推荐和建议意见,是迄今最新的诊断标准。

KDIGO AKI诊断标准将AKI定义为:①血肌酐在48小时以内增加>0.3mg/d(26.5μmol/L);②或者在7天内血肌酐升高≥基线值的1.5倍;③或者尿量<0.5ml/(kg·h)持续超过6小时,符合以上三条之一均可诊断为AKI(表158-33)。

表158-33 KDIGO指南急性肾损伤严重程度分期标准

分期	血清肌酐(SCr)	尿量
1期	升高≥0.3mg/d(26.5μmol/L),或升高至基础值的1.5~1.9倍	<0.5ml/(kg·h),持续时间6~12h
2期	升高至基础值的2~2.9倍	<0.5ml/(kg·h),持续时间≥12h
3期	较基础值升高至≥3倍,或升高至>4.0mg/dl(354μmol/L)或需要RRT或年龄<18周岁的患者,eGFR下降至<35ml/(min·1.73m²)	<0.3ml/(kg·h)持续时间≥24h或无尿≥12h

注:eGFR,估算的肾小球滤过率。

2. 适用对象 急性肾损伤患者。

3. 临床意义 KDIGO指南合并了RIFLE和AKIN的优势,对AKI的定义和诊断较RIFLE/AKIN标准更加全面和细致,不仅包括了48小时内血肌酐升高≥0.3mg/d(26.5μmol/L)的患者,而且也包括了社区获得性AKI及血肌酐缓慢进行性升高的患者,并针对这类患者将诊断时间窗延长至 7 天,将肾功能受损的诊断提前,降低了早期漏诊率,利于 AKI 早期救治。同时指南指出,AKI 分期应在患者满足 AKI 诊断标准的基础上进行。对于血肌酐 >4.0mg/dl(354μmol/L)的患者,只要该患者满足 AKI 诊断标准[48 小时内肌酐升高 ≥0.3mg/d(26.5μmol/L)或升高超过基线 1.5 倍],而不再需要急性升高 ≥0.5mg/dl(44.2μmol/L)的条件,即可诊为 AKI 3 期,简化了分期标准。另外对于年龄 <18 周岁的患者,包括婴幼儿患者,由于患儿肌肉含量少、血肌酐值很少能达到超过 4.0mg/dl(354μmol/L)的水平,KDIGO 采用了儿童 RIFLE-AKI 标准(pediatric-modified RIFLE AKI criteria,pRIFLE 标准),按照 Schwartz 方程估算肌酐清除率(等于 eGFR)<35ml/(min·1.73m²)即诊为 AKI 3 期。

KDIGO 标准提供了最新的 AKI 诊断、分期标准,对有 AKI 高危因素的患者进行早期诊断,确诊后根据血清肌酐或尿量的动态变化进行 AKI 分期。AKI 的病因是复杂的,目前,KDIGO 诊断标准并不能显著区分其原因,KDIGO 标准强调在诊断和分期基础上,需要明确 AKI 的病因及危险、易感因素。因此,AKI 诊断不会转化为治疗策略,而是触发进一步的诊断检查。

AKI 是一个由实质性损伤到功能性损伤的过程,血肌酐是反映肾功能的指标,在已经有肾实质性损伤而肾小球滤过率尚处在正常水平时血肌酐可不增高,只有在 GRF 严重下降时才发生明显变化。因此,它不是诊断 AKI 的敏感指标,其滞后性是导致 AKI 诊断延误或漏诊的主要因素。

(孟新科 向 兰)

158

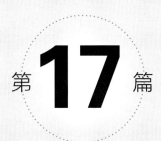

第 **17** 篇

急诊常用药物

第 159 章

呼吸兴奋药

呼吸兴奋药属于中枢兴奋药,其作用部位主要是呼吸及血管运动中枢,临床上常用于抢救各种危重疾病及中枢抑制药中毒所引起的中枢性呼吸抑制或呼吸衰竭(对呼吸肌麻痹所致的呼吸衰竭无效)。但此类药物的作用与剂量有关,如使用剂量过大可引起惊厥、中枢神经抑制及昏迷,严重者可致死,而所引起的昏迷状态不能用中枢兴奋药解救。为防止用药过量引起中毒,一般应交替使用几种药物,严格控制剂量及用药间隔时间,并应密切观察病情,一旦出现烦躁不安、反射亢进、面部、肢体肌肉抽搐应立即减量或停药或改用其他药物。保持呼吸道通畅,是救治呼吸衰竭的首要和最有效的措施,因此,在病因未解除的情况下,过量使用此类药物常得不偿失,仅能作为中枢性呼吸抑制的一种短时的辅助治疗用药。临床上常用的呼吸兴奋药如下。

一、尼可刹米

1. 药理与应用 尼可刹米(nikethamide)能直接兴奋延脑呼吸中枢,使呼吸加深加快,也可作用于颈动脉体和主动脉体的化学感受器反射性地兴奋呼吸中枢,并提高呼吸中枢对 CO_2 的敏感性。对大脑皮质、血管运动中枢和脊髓仅有较弱的兴奋作用。本药安全范围大,作用温和,但作用短暂,一次静脉注射,作用仅维持 5~10 分钟,这可能与药物进入机体后迅速分布至全身各部位有关。药物在体内代谢为烟酰胺,再被甲基化为 N- 甲基烟酰胺,经尿液排出。临床上用于中枢性呼吸及循环衰竭、麻醉药及其他中枢抑制药的中毒。对阿片类药物中毒的解救效力较戊四氮好,对吸入麻醉药中毒次之,对巴比妥类药物中毒的解救不如印防己毒素、戊四氮。本品对呼吸肌麻痹者无效。

2. 剂量与用法 常用量:皮下注射、肌内或静脉注射,每次 0.25g~0.50g。必要时 1~2 小时重复用药。极量:皮下、肌内或静脉注射,1.25g/ 次。6 个月以下婴儿,75mg/ 次;1 岁 125mg/ 次;4~7 岁 175mg/ 次。

3. 注意事项 本品不良反应少见。反复或过量应用可引起血压升高、心悸、出汗、呕吐、咳嗽、震颤及肌强直等,应及时停药以防惊厥。如出现惊厥应及时静脉注射苯二氮䓬类药或小剂量硫喷妥钠。与其他抗惊厥药合用可致惊厥。

4. 制剂 注射液:每支 0.375g(1.5ml),0.5g(2ml),0.25g(1ml)。

二、洛贝林

1. 药理与应用 洛贝林(lobeline)兴奋颈动脉窦和主动脉体化学感受器而反射性地兴奋延髓呼吸中枢,对迷走神经中枢和血管运动中枢也同时有反射性兴奋作用;对自主神经节先兴奋而后抑制。本药注射后作用迅速,安全范围大,不易致惊厥,但维持时间短(约 1 小时)。临床上常用于新生儿窒息、CO 中毒引起的窒息、吸入麻醉剂及其他中枢抑制药(如阿片、巴比妥类)的中毒及肺炎、白喉等传染病引起的呼吸衰竭。

2. 剂量与用法 ①皮下注射或肌内注射:成人 3~10mg/ 次(极 量:20mg/ 次,50mg/d);儿 童 1~3mg/ 次。②静脉注射:成人 3mg/ 次,极量 6mg/ 次,20mg/d;儿童 0.3~3mg/ 次。必要时每 30 分钟可重复一次。静脉注射须缓慢,新生儿窒息可注入脐静脉,用量为 3mg。

3. 注意事项 大剂量可兴奋迷走神经中枢而致心动过缓、传导阻滞,剂量过大则兴奋交感神经节和肾上腺髓质而致心动过速,严重者可致血压下降、惊厥和呼吸肌麻痹。

4. 制剂 注射液:每支 3mg(1ml);10mg(1ml)。

三、二甲弗林

1. 药理与应用 二甲弗林(dimefline)对呼吸中枢有较强的直接兴奋作用,其兴奋作用比洛贝林、贝美格等强。用药后可使肺通气量增加,PaO_2 提高,$PaCO_2$ 降低。具有作用快、维持时间短、疗效明显等特点。一般适用于各种原因引起的中枢性呼吸衰竭及由麻醉药、催眠药所致的呼吸抑制,以及外伤手术等引起的虚脱和休克。作用比尼可刹米强 100 倍,苏醒率可达 90%~95%。

2. 剂量与用法 ①肌内注射:8mg/ 次。②静脉注射:8mg/ 次,以葡萄糖液稀释混合后缓慢注入。重症患者可用至 16~32mg。③静脉滴注以注射用氯化钠溶液或葡萄糖溶液稀释。④口服 8~16mg/ 次,每日 2~3 次。

3. 注意事项 ①副作用有恶心、呕吐、皮肤烧灼感等,剂量过大,可引起肌肉震颤、惊厥等。②应准备短效巴比妥类(如异戊巴比妥),惊厥时急救用。③静脉注射时速度必须缓慢,并应随时注意病情。④有惊厥病史、吗啡中毒、肝肾功能不全者及孕妇禁用。

4. 制剂 注射液:每支 8mg(2ml)。片剂:每片 8mg。

四、贝美格

1. 药理与应用 贝美格(bemegride)能直接兴奋延髓呼吸中枢及血管运动中枢,使呼吸增快,血压微升。对巴比妥类及其他催眠药有对抗作用。临床多用于解除巴比妥类、格鲁米特、水合氯醛等药物的中毒。亦用于加速硫喷妥钠麻醉后的恢复。

2. 剂量与用法 因本品作用迅速,多采用静脉滴注,作用维持 10~20 分钟。常用量 0.5%10ml（50mg），用 5% 葡萄糖注射液稀释静脉滴注。亦可静脉注射，每 3~5 分钟注射 50mg，至病情改善或出现中毒症状为止。

3. 注意事项 ①静脉滴注时不可太快，以免惊厥；注射量大、速度过快可引起恶心、呕吐，反射增强、肌肉震颤及惊厥等。②本品的迟发毒性表现为情绪不安、精神错乱、幻视等。③注射时须准备短时巴比妥类药物，以便惊厥时解救。④禁用于吗啡中毒患者。

4. 制剂 注射液：每支 50mg（10ml）。

五、多沙普仑

1. 药理与应用 多沙普仑（doxapram）为一种新型呼吸兴奋剂，小剂量刺激颈动脉体化学感受器，反射性地兴奋呼吸中枢，大剂量能直接兴奋延髓呼吸中枢，本药比其他非特异性兴奋药的安全范围大（即兴奋与惊厥剂量之间的范围大）。静脉注射后立即生效，2 分钟达到最大呼吸兴奋作用，持续时间 5~12 分钟。代谢迅速，经肾排泄。用于解救麻醉药、中枢抑制药引起的中枢抑制。

2. 剂量与用法 对麻醉药或其他药物引起的中枢抑制：静脉注射或稀释（用 5% 葡萄糖注射液稀释至 1mg/ml）后静脉滴注，1.0mg/kg，每小时用量不宜超过 300mg。每日总量不超过 3 000mg。

3. 注意事项 过量用药时对心血管系统有轻度兴奋作用，可致脉搏加快，血压增高，患者肌张力增加，反射亢进，偶有喉痉挛，可发生惊厥、幻觉等不良反应。对有癫痫、惊厥、严重肺部疾病患者禁用；高颅压、重度高血压、冠心病、孕妇及 12 岁以下儿童慎用。

4. 制剂 注射液：每支 20mg（1ml）；100mg（5ml）。

六、咖啡因

1. 药理与应用 咖啡因（caffeine）对中枢兴奋作用较弱。小剂量增强大脑皮质兴奋过程，振奋精神，减少疲劳。剂量增大可兴奋延髓呼吸中枢及血管运动中枢，特别当这些中枢处于抑制状态时，作用更为显著。解救因急性感染中毒、催眠药、麻醉药、镇痛药中毒引起的呼吸、循环衰竭。

2. 剂量与用法 ①解救中枢抑制：肌内注射或皮下注射安钠咖（苯甲酸钠咖啡因）注射液。常用量：皮下或肌内注射，1~2ml/ 次，2~4ml/d；极量：皮下或肌内注射，3ml/ 次，12ml/d。②调节大脑皮质活动：口服咖溴合剂，10~15ml/ 次，3 次 /d。③口服：常用量 0.1~0.3g/ 次，0.3~1.0g/d；极量 0.4g/ 次，1.5g/d。

3. 注意事项 过量的表现为烦躁、恐惧、耳鸣、视物不清、肌颤、心率增快及期前收缩。成人致死量为 10g，有死于肝性脑病的报道。禁用于胃溃疡的患者；妊娠妇女慎用。

4. 制剂 ①片剂：每片 30mg。②安钠咖注射液：每支含无水咖啡因 0.12g 与苯甲酸钠 0.13g（1ml）；含无水咖啡因 0.24g 与苯甲酸钠 0.26g（2ml）。③咖溴合剂（巴氏合剂）：200ml 中含安钠咖 0.05~2g 及溴化钠（钾）1.0~10g。

（米玉红　张文武）

📝 参 考 文 献

陈新谦,金有豫,汤光.陈新谦新编药物学［M］.18 版.北京：人民卫生出版社,2018：187-190.

159

第 160 章

拟肾上腺素药

拟肾上腺素药是一类化学结构和药理作用与肾上腺素相似的胺类药物。因其作用与交感神经兴奋的效应相似，故也称拟交感胺(sympathomimetic amines)。它们通过与肾上腺素能受体结合而起作用。肾上腺素能受体，目前基本上分为 α- 肾上腺素能受体(α_1 和 α_2)和 β- 肾上腺素能受体(β_1 和 β_2)两类。此外，还有多巴胺能受体。α_1 受体位于突触后，在血管平滑肌上，兴奋时使血管收缩；α_2 受体位于突触前，在交感神经轴突上，对调节去甲肾上腺素的分泌起负反馈机制，兴奋时能抑制神经细胞释放额外的去甲肾上腺素。β_1 受体兴奋可引起心动过速和心肌收缩力增强；β_2 受体兴奋可使血管平滑肌(如骨骼肌的小动脉)及支气管和肠道平滑肌松弛，还可影响脂肪代谢和糖原分解。不同受体的分布和生理效应各不相同，见表 160-1。

按作用方式拟肾上腺素药可分为三类。①直接作用

表 160-1　肾上腺素能受体分布及其生理效应

效应器			受体	效应
心脏	心肌		β_1	收缩力增强
	窦房结		β_1	心率加快
	传导系统		β_1	传导加快
平滑肌	血管	冠状血管	β_2 为主	舒张为主
		皮肤黏膜血管	α_1	收缩
		骨骼肌血管	α_2 为主,α_1	舒张为主
		腹腔内脏血管	α_1 为主,β_2	收缩为主
		唾液腺血管	α_1	收缩
		肺血管	α_1,β_2	收缩.舒张
		脑血管	α_1	收缩
	支气管		β_2 为主	松弛
	胃肠壁		α_1,β_2	松弛
	膀胱逼尿肌		β	松弛
	胃肠和膀胱括约肌		α_1	收缩
	胆囊和胆道		α_1	舒张
	子宫		β_2	收缩(孕),松弛(未孕)
	眼	虹膜扩瞳肌	α_1	远视
		睫状肌	β	收缩
腺体	汗腺		α_1	手掌,足底分泌
	唾液腺		α_1	分泌少量稠液
肝脏糖代谢			α_1 为主,β_1	肝糖原分解
			β	糖原异生
骨骼肌糖代谢			β_2 为主,α_1	肌糖原分解
胰岛 β 细胞			α_1	抑制胰岛素分泌
			β_1	胰岛素分泌
脂肪代谢			β_1	脂肪分解

类：直接与肾上腺素受体结合而发挥作用，如肾上腺素、去甲肾上腺素、异丙肾上腺素等；②间接作用类：通过促进去甲肾上腺素能神经释放去甲肾上腺素而发挥作用，如酪胺（tyramine）；③兼具直接和间接作用类：如麻黄碱和间羟胺等。

比较实用的分类方法是按其对不同肾上腺素能受体的选择性而分为三大类。① α 受体激动剂（α-adrenoceptor agonists）：主要通过激动 α 肾上腺素能受体而发挥作用；② α、β 受体激动剂（α、β-adrenoceptor agonists）：对 α 和 β 受体均能激动；③ β 受体激动剂（β-adrenoceptor agonists）：主要通过激动 β 受体而发挥作用。

各种拟肾上腺素药物对肾上腺素能受体的作用方式、效能及药理作用见表 160-2 和表 160-3。

表 160-2 拟肾上腺素药基本作用的比较

	分类	对不同肾上腺素能受体作用的比较			作用方式	
		α 受体	β₁ 受体	β₂ 受体	直接作用于受体	释放递质
去甲肾上腺素	α	+++	++	±	+	
间羟胺	α	++	+	+	+	+
去氧肾上腺素	α	++	±	±	+	±
甲氧明	α	++	−	−	+	−
肾上腺素	α, β	++++	+++	+++	+	
多巴胺	α, β	+	++	±.	+	
麻黄碱	α, β	++	++	++	+	+
异丙肾上腺素	β	−	+++	+++	+	
多巴酚丁胺	β	+	++	+	+	±

注：+、++、+++、++++，"+"越多作用强度越大；−，无作用；±，作用微弱或可疑。

表 160-3 常用拟肾上腺素药物主要药理作用

药物	心排血量	心率	冠状血管	周围血管	肾血流量
肾上腺素	↑↑	↑	扩张	小量扩张，大量收缩	↓
异丙肾上腺素	↑↑	↑↑	扩张	扩张	增加不明显
去甲肾上腺素	增加	较弱	扩张	明显收缩	↓↓
去氧肾上腺素	↓	↓	收缩	明显收缩	↓↓
甲氧明	↓	↓	扩张	收缩	↓
麻黄碱	↑	↑	扩张	收缩	↓
间羟胺	增加不明显	减慢	增加	收缩	↓
多巴胺	↑↑	↑↑	扩张	小量扩张，大量收缩	小量增加，大量减少
多巴酚丁胺	↑↑	↑↑	心肌灌注增加	扩张	不明显

注：↓，作用减弱或数值下降，"↓"个数越多表示作用减弱或下降越明显；↑，作用增强或数值上升，"↑"个数越多表示作用作用增强数值上升越明显。

第 1 节　α 受体激动剂

一、去甲肾上腺素

去甲肾上腺素（noradrenaline，NA；norepinephrine，NE）系生物机体内源性儿茶酚胺，为肾上腺素能神经末梢释放的主要递质，也可在肾上腺髓质分泌少量。药用的是人工合成品，常用其重酒石酸盐。化学性质不稳定，见光易失效，在中性尤其在碱性溶液中迅速氧化变为粉红色乃至棕色而失效。在酸性溶液中较稳定，忌与碱性药物配伍。

1. 药理与应用　主要作用于 α 受体（以 α₁ 受体为主），对心脏 β₁ 受体作用明显较弱，对 β₂ 受体几无作用。与肾上腺素比较，其收缩血管与升压作用较强，并反射性地引起心率减慢；兴奋心脏，扩张支气管作用较弱。临床上主要利用它的升压作用，用于治疗急性心肌梗死、体外循环等引起的低血压休克，对血容量不足所致的休克、低血压或嗜铬细胞瘤切除术后的低血压，本品作为急救时补充血容量的辅助治疗，以使血压回升，暂时保证对重要器官（如脑、心脏）的血液供应,直到补充血容量治疗发生作用;也可用于椎管内阻滞时的低血压及心搏骤停复苏后血压维持。应用酚妥拉明以对抗其过分强烈的血管收缩作用,常能改善休克时的组织血液供应。

2. 剂量与用法 ①抗休克:情况紧急时,可用 1mg 稀释至 20ml 后缓慢静脉注射,密切注意心率和血压的变化,当血压回升后即改用静脉滴注维持。一般用 1~2mg 加入 5% 葡萄糖液或 0.9% 氯化钠注射液 100~250ml 中静脉滴注。从小剂量(4~10μg/min)开始,观察反应,用输液泵调节滴速以确立和维持血压在正常低限(通常使收缩压维持在 90~100mmHg)。嗜铬细胞瘤摘除后,遇到血压急剧下降时,可用 0.5~1.0mg 稀释后缓慢静脉注射来纠正低血压,继以静脉滴注维持血压,待循环功能稳定后,逐渐减量至停药。②治疗上消化道出血:可用 4~8mg 加入 100ml 冰盐水中,口服或由胃管灌入。

3. 制剂 注射液:每支 2mg(1ml)(以重酒石酸盐计);10mg(2ml)(以重酒石酸盐计)。

4. 注意事项 ①完全性房室传导阻滞、高血压、动脉硬化、无尿者禁用。可卡因中毒及心动过速患者禁用。②静脉滴注时间过长、浓度过高或药液漏出血管外,可引起局部缺血坏死,如发现外漏或注射部位皮肤苍白,应更换注射部位,进行热敷,并用酚妥拉明 5~10mg 加入 0.20%~0.25% 普鲁卡因或利多卡因 10~20ml,或生理盐水 20ml 内做局部浸润注射以防治组织坏死。③用药过程中需严密观察血压、心率、尿量,并注意随时调整滴速,切勿造成血压过高和血压的大起大落,以免脑血管意外和心泵衰竭。同时,长时间静脉滴注后,停药时应逐渐减量,如突然停用,可因周围血管扩张或低血容量而引起血压骤降。④氯仿、氟烷或环丙烷麻醉时,使用 NA 可诱发心律失常甚至室颤。⑤利血平、胍乙啶、可卡因及单胺氧化酶(monoamine oxidase,MAO)抑制剂可加强 NA 的升压作用;三环类抗抑郁药(如丙米嗪)可使本品升压作用剧烈增加。⑥氯丙嗪等吩噻嗪类药物引起的血压下降可用 NA 对抗,而肾上腺素则禁用。⑦不宜与偏碱性药物如氨茶碱等配伍注射,以免失效。在碱性溶液中如与谷氨酸钠、碳酸氢钠相遇,易变紫色,并降低活性。

二、间羟胺

1. 药理与应用 间羟胺(metaraminol)是效应较强的拟交感胺,化学性质稳定。主要作用于 α 受体,对 β₁ 受体作用较弱。间羟胺可被肾上腺素能神经末梢摄取、进入囊泡,通过置换作用促使囊泡中的 NA 释放,故可认为间羟胺部分通过这种促进递质的释放而间接地发挥拟肾上腺素作用。本品不易被 MAO 破坏,故作用较持久。短时间内连续使用,可因囊泡内 NA 减少,使效应逐渐减弱,产生快速耐受性。本品的作用特点是收缩血管、升压作用较 NA 弱而持久,略增强心肌收缩力,使休克患者的心排血量增加;对心率的影响不明显,有时血压升高反射地使心率减慢,很少引起心律失常,对肾脏血管的收缩作用也较弱,较少引起少尿等不良反应。无局部刺激,供皮下注射、肌内注射及静脉

注射。可增加脑及冠状动脉的血流量,肌内注射后 5 分钟内血压升高,可维持 1.5~4.0 小时。静脉滴注 1~2 分钟内即可显效。临床上可作为 NA 的代用品,用于各种休克早期或低血压状态以维持血压。

2. 剂量与用法 ①肌内注射:剂量视病情而定,一般每次 2~10mg,每 0.5~2 小时 1 次,小儿每次 0.04~0.20mg/kg。②静脉注射:紧急情况下可直接缓慢静脉注射 0.5~5.0mg,然后继以静脉滴注。③静脉滴注:以 10~100mg 加入 5% 葡萄糖液或生理盐水 500ml 中静脉滴注,每分钟 20~30 滴,用量及滴速随病情而定。

3. 制剂 注射液:每支 10mg(1ml)(按间羟胺计);50mg(5ml)(按间羟胺计)。

4. 注意事项 ①不宜与氟烷、环丙烷等提高心肌应激性的药物同时使用,以免引起心律失常。②不能与碱性药物配伍使用。③甲亢、高血压、充血性心力衰竭及糖尿病患者慎用。④连续使用既有蓄积作用,又有快速耐药性,故不宜大剂量长时间使用。⑤静脉注射时应缓慢,同时应密切监测血压,避免引起心动过速或反射性心动过缓,静脉注射和静脉滴注时,均应防止漏出血管外引起局部组织缺血性坏死。⑥MAO 抑制剂可加强本品的升压作用,凡 10 日内使用过该类药物者,不得使用本品,以免引起严重高血压。⑦降压药中甲基多巴可使间羟胺作用增强,利血平使间羟胺作用减弱,神经节阻断药如美卡拉明等提高小动脉对 α 受体的敏感性,使外周血管对间羟胺的反应增强。⑧吩噻嗪类药物阻断间羟胺的 α 受体作用而保留其 β 受体兴奋作用,使血管扩张,故纠正因使用吩噻嗪类药物作为人工冬眠疗法导致的血压过低,忌用间羟胺。

三、去氧肾上腺素

1. 药理与应用 主要兴奋 α 受体,对 β₁ 受体仅有微弱的兴奋作用,因此,有明显的血管收缩作用,与 NA 作用相似,但较弱而持久,毒副作用小。可反射性地兴奋迷走神经,使心率减慢,并有短暂的散瞳作用。对心肌无兴奋作用,一般用量不致引起心律失常。临床上用于感染中毒性及过敏性休克,麻醉时维持血压,也用于控制阵发性室上速的发作。此外,本品还能兴奋瞳孔扩大肌产生扩瞳作用,与阿托品相比,扩瞳作用较弱,维持时间短,一般不引起眼内压升高(老年人前房角狭窄者可能引起眼内压升高),用其 2%~5% 溶液滴眼,在眼底检查时可作为快速短效而不麻痹调节功能的扩瞳药。

2. 剂量与用法 ①肌内注射:每次 2~5mg,1~2 小时 1 次;极量:每次 10mg,每日 50mg。小儿:每次 0.10~0.25mg/kg。②静脉注射:每次 5~10mg,应缓慢。③静脉滴注:10~20mg 加入葡萄糖液 100ml,滴速及剂量根据血压而定。

3. 制剂 注射液:每支 10mg(1ml)。滴眼剂:为 2%~5% 溶液。

4. 注意事项 ①不良反应有恶心、呕吐、头晕、四肢疼痛、反射性心动过缓等,大剂量引起期前收缩、室速等心律失常。②甲亢、高血压、动脉硬化、糖尿病、心肌病、心动过缓患者慎用。

第 2 节 α,β受体激动剂

一、肾上腺素

肾上腺素(adrenaline,AD;又名副肾素,副肾碱)为正常机体肾上腺髓质分泌的内源性儿茶酚胺。临床应用的肾上腺素是从家畜(牛、羊)的肾上腺髓质中提取或用人工方法合成。皮下注射本品因能收缩血管,故吸收缓慢;肌内注射的吸收远较皮下注射为快;肌内注射作用持续 10~30 分钟,皮下注射作用维持 1 小时左右。肾上腺素在体内的摄取与代谢途径与去甲肾上腺素相似。

1. 药理与应用 肾上腺素是具有 α 和 β 受体双重兴奋作用的儿茶酚胺。①肾上腺素对心肌的直接作用,表现为 α 和 β 受体兴奋,增强心肌的兴奋性、收缩性,增加心肌张力和收缩力,提高心排血量,加速传导,加快心率,对心室颤动可使细颤变为粗颤,因而增加电除颤的成功率;另一方面,肾上腺素可提高胸外按压效率,由于兴奋 α 受体使外周血管收缩,增加了平均动脉压(MAP),提高冠状动脉和其他重要脏器的灌注压;由于 β₁ 受体兴奋,使冠状血管扩张,心肌供血、供氧改善。故结合正确的胸外按压和电除颤,能提高心脏复苏的成功率。其不利的一面是提高心肌代谢,使心肌耗氧量增加,加上心肌兴奋性提高,如剂量过大或静脉注射太快,可引起心律失常,出现期前收缩,甚至引起心室颤动。②肾上腺素的血管效应:由于肾上腺素能兴奋 α 和 β 受体,故对血管有双重作用,使皮肤、黏膜和内脏血管收缩,同时引起冠状血管和骨骼肌血管扩张,使体内血流发生重新分配。若 α 受体兴奋占优势,对冠状血管和心内膜下血管有直接收缩作用,但由于心肌兴奋性增高,代谢加强而其产物如腺苷等增多,迅速引起冠状血管和心内膜下血管扩张;β 受体兴奋时,直接引起冠状血管扩张,因此,对冠状动脉来说,肾上腺素总的来说是导致冠脉扩张。肾上腺素主要作用于小动脉及毛细血管前括约肌,因这些小血管壁的肾上腺素能受体密度高;而静脉和大动脉的肾上腺素能受体密度低,故作用较弱。由于体内各部位血管的肾上腺素能受体的种类和密度各不相同,所以肾上腺素对各部位血管的效应也不一致,以皮肤黏膜血管收缩为最强烈;内脏血管,尤其是肾血管,也显著收缩;对脑和肺血管收缩作用十分微弱,有时由于血压升高而被动地舒张。③血压效应:在皮下注射治疗量(0.5~1.0mg)或低浓度静脉滴注(每分钟滴入 10μg)时,由于心脏兴奋,心排血量增加,故收缩压升高;由于骨骼肌血管舒张作用对血压的影响,抵消或超过了皮肤黏膜血管收缩的影响,故舒张压不变或下降;较大剂量静脉注射时,血管收缩,尤以皮肤黏膜和肾血管收缩较强,故收缩压和舒张压均升高。④支气管效应:能激动支气管平滑肌的 β₂ 受体,发挥强大舒张作用,并能抑制肥大细胞释放过敏性物质如组胺、慢反应物质等;且能导致支气管黏膜血管收缩,降低毛细血管的通透性,消除支气管黏膜水肿,有利于保持气道通畅和改善呼吸功能。⑤代谢效应:肾

上腺素能促进糖原分解,升高血糖,尚具降低外周组织对葡萄糖摄取的作用。能激活甘油三酯酶加速脂肪分解,使血液中游离脂肪酸升高。增加心肌和全身氧耗,促进异化作用,提高基础代谢率。临床主要用于抢救心搏骤停、过敏性疾病(过敏性休克)、支气管哮喘和与局部麻醉药合用及局部止血等。

2. 制剂 注射液:每支 1mg(1ml)。

3. 注意事项 ①治疗量可出现焦虑不安、心悸、血压升高、震颤、无力、眩晕、头痛、呕吐、四肢发冷;有时可引起心律失常,严重者可由于心室颤动而致死。用量过大或皮下注射误入血管后,可引起血压突然上升而导致脑出血。②严重器质性心脏病、严重动脉硬化、心肌梗死、糖尿病、甲亢、心律失常、高血压、心源性哮喘、妊娠等禁用,但心脏复苏时例外。③肾上腺素不能直接加入碳酸氢钠溶液,因碱性液可使儿茶酚胺部分灭活。④胍乙啶、利血平、可卡因及丙米嗪类三环类抗抑郁剂可抑制肾上腺素能神经突触前膜摄取去甲肾上腺素和肾上腺素,与肾上腺素合用时可引起严重高血压。⑤氯丙嗪等吩噻嗪类药物及 α 受体阻断药等,有 α 受体阻断作用,当引起血压下降而需使用血管收缩药时,忌用肾上腺素。因肾上腺素的 α 作用被阻断而 β 作用可产生进一步的血管扩张,可导致严重休克。

二、多巴胺

1. 药理与应用 多巴胺(dopamine)具有其独特的心血管调节效应。它能兴奋 α 和 β 受体,对突触前后受体均有兴奋作用,并能兴奋多巴胺能受体。其作用的多样性与多巴胺分子构型易变、能适应多种受体结构有关。本品的作用与剂量密切相关,其作用随剂量而异,且有明显的个体差异。在 0.5~2.0μg/(kg·min)剂量时,兴奋多巴胺受体,外周血管阻力降低,血压降低,肾血流和 Na⁺ 排出增加;2~4μg/(kg·min)时,兴奋 β₁ 受体,心排血量增加;5μg/(kg·min)时,α 受体开始激活,血管收缩;至 10μg/(kg·min)时,则 α 受体兴奋作用显著,导致全部血管舒动、静脉收缩,血压升高,肾动脉也开始收缩,尿量逐渐减少;当剂量>20μg/(kg·min)时,α 受体的强烈兴奋可逆转其肾、肠系膜血管的扩张作用,而导致肾、肠系膜血管收缩,血流量减少。因此,临床上使用本药时要根据病情、血压、尿量等情况,调节其浓度和剂量。

小剂量多巴胺兴奋肾、脑、冠状动脉和肠系膜血管壁上的多巴胺能受体,使其扩张、血流增加。小剂量多巴胺可增加肾血流量,并直接作用于肾小管使其对钠的重吸收受到抑制,还能抑制醛固酮的生物合成,起排钠、利尿作用。多巴胺通过对心肌 β₁ 受体的兴奋而起正性肌力作用,但较去甲肾上腺素和异丙肾上腺素缓和。多巴胺对心率和心律的影响与剂量有关,小剂量心率不增快,大剂量则可使心率加快,甚至引起室性或室上性心动过速,但其作用较去甲肾上腺素和异丙肾上腺素为弱;血压升高,有时可反射性地引起心率减慢,且有个体差异。

临床上用于治疗各种低血压和休克,包括中毒性休克、心源性休克、出血性休克、创伤性休克等,对休克伴有肾功

160

能不全、心排血量降低、周围血管阻力增高、微循环灌注不良而已基本补足血容量的患者更为有益。此外，长时间机械呼吸和 PEEP 治疗可反射性地引起肾血管收缩，肾素分泌增加，肾皮质血流量减少，周围血管阻力增加，右心回流量减少，钠、水潴留；多巴胺通过兴奋肾内多巴胺受体能解除肾血管收缩，使肾皮质血流量明显增加，肾小球滤过率、尿量及排钠量增多，对长时间机械呼吸和 PEEP 引起的生理功能紊乱，有良好的预防和治疗作用。充血性心力衰竭用洋地黄治疗无效，或已产生中毒症状而心力衰竭未能控制者，试用多巴胺常可取得明显疗效。

2. 剂量与用法 防治休克时成人常用量：静脉滴注，开始时应用剂量为 1~5μg/（kg·min），观察反应，并不断调整滴速，以求最小有效浓度和剂量。情况紧急时，也可用 20mg 稀释到 20ml 液体中缓慢静脉注射；治疗心力衰竭时，静脉滴注开始按 0.5~2μg/（kg·min）逐渐递增，多数患者按 1.0~3.0μg/（kg·min）给予即可生效。儿童用量：防治各种原因导致的休克，按 2.0~20μg/（kg·min）静脉滴注，待血压平稳、休克症状好转后减慢滴速。

3. 制剂 注射液：每支 20mg（2ml）。

4. 注意事项 ①不良反应一般较轻，偶见恶心、呕吐，剂量过大或滴注太快可出现心动过速和心律失常等，一旦出现应减量或停药，即可消失。②多巴胺系酸性药物，不能加入碳酸氢钠和其他碱性药液中静脉滴注，否则会失去活性。③使用前应补充血容量及纠正酸中毒。④单胺氧化酶抑制剂能使神经元内去甲肾上腺素及多巴胺积聚，同时多巴胺约 75% 由单胺氧化酶代谢灭活，故单胺氧化酶抑制剂可使多巴胺的作用时间及强度增加，甚至可引起高血压危象。合用时多巴胺不能超过常用量的 1/3，且静脉滴注要缓慢。呋喃唑酮的代谢产物亦有单胺氧化酶抑制作用，治疗中毒型痢疾时，须注意。⑤嗜铬细胞瘤或心律失常未纠正者禁用。⑥多巴胺仅供静脉内应用，如漏至皮下或外溢，可引起皮肤组织坏死。一旦发生，要与去甲肾上腺素外溢同样处理。

三、麻黄碱

1. 药理与应用 麻黄碱（ephedrine，又名麻黄素）能直接作用于 α、β 受体，发挥拟肾上腺素作用；也能促使肾上腺素能神经末梢释放递质，间接地发挥拟肾上腺素作用。与肾上腺素相比麻黄碱具有下列特点：①性质稳定，口服有效；②拟肾上腺素作用弱而持久；③可通过血脑屏障进入脑脊液，故中枢兴奋作用较显著，较大剂量可兴奋大脑和皮质下中枢，引起精神兴奋、不安和失眠等；④易产生快速耐受性（tachyphylaxis），也称脱敏（desensitization），停药数小时后，可以恢复。麻黄碱兴奋心脏使心肌收缩力增强，心排血量增加，对皮肤黏膜和内脏血管呈收缩作用，但冠脉、脑血管和骨骼肌血流量增加；其升压作用缓慢而持久，松弛支气管平滑肌的作用比肾上腺素弱。临床用于支气管哮喘、过敏性反应（荨麻疹、血管神经性水肿的皮肤黏膜肿胀）、鼻黏膜肿胀、脊髓麻醉前预防血压下降。

2. 剂量与用法 口服，25mg/ 次，3 次 /d；皮下或肌内注射，15~30mg/ 次。极量：60mg/ 次，150mg/d，口服、皮下或肌内注射。

3. 制剂 片剂：每片 15mg，25mg，30mg。注射液：每支 30mg（1ml），50mg（1ml）。

4. 注意事项 ①用量过大时可引起兴奋、不安、焦虑、失眠、心悸、出汗等不良反应；②与镇静药物合用，可减少不良反应；③甲亢、高血压、动脉硬化、心绞痛等患者忌用。

第 3 节　　β 受体激动剂

一、异丙肾上腺素

1. 药理与应用 异丙肾上腺素（isoprenaline）为非选择性肾上腺素 β 受体激动剂，对 β_1 和 β_2 受体均有强大的激动作用，对 α 受体几无作用。主要作用如下：①作用于心脏 β_1 受体，加强心肌收缩力，使心率加快、传导加速，心排血量和心肌耗氧量增加。②作用于血管平滑肌 β_2 受体，使骨骼肌血管明显舒张，肾、肠系膜血管及冠状动脉亦不同程度舒张，血管总外周阻力降低。其心血管作用导致收缩压升高，舒张压下降，脉压变大。③作用于支气管平滑肌 β_2 受体，使支气管平滑肌松弛。本品解除支气管痉挛作用比肾上腺素强，但对支气管黏膜血管无收缩作用，故消除黏膜水肿的作用不及肾上腺素。④促进糖原和脂肪分解，增加组织耗氧量。临床主要用于支气管哮喘、中毒性休克及房室传导阻滞等。

2. 剂量与用法 ①治疗支气管哮喘急性发作：成人一般用 10~15mg 舌下含服，每日 3 次；极量：20mg/ 次，60mg/d。0.25% 气雾剂吸入：常用量 0.1~0.4mg/ 次，极量 0.4mg/ 次，2.4mg/d。重复使用的间隔时间不应少于 2 小时。②房室传导阻滞：二度者采用舌下含片，10mg/ 次，每 4 小时 1 次；三度者如心率<40 次 /min 时，可用 0.5~1.0mg 加入 5% 葡萄糖液 200~300ml 内静脉滴注，开始宜慢，根据心率和心律反应来确定最低有效剂量，滴速一般为 2~20μg/min。③抗休克：对血容量已补足，每搏输出量较低及 CVP 较高的感染中毒性休克最为适用。以 0.5~1.0mg 加入 5% 葡萄糖液 200ml 内静脉滴注，根据心率调整滴速，使收缩压维持在 90mmHg、脉压在 20mmHg 以上、心率 120 次 /min 以下。

3. 制剂 片剂：每片 10mg，纸片：每片 5mg。注射液：每支 1mg（2ml）。气雾剂：浓度为 0.25%，每瓶可喷吸 200 次左右，每揿约 0.175mg。复方盐酸异丙肾上腺素气雾剂（愈喘气雾剂）：每瓶含盐酸异丙肾上腺素 56mg 和愈创甘油醚 70mg，按盐酸异丙肾上腺素计算，每次喷雾吸入 0.1~0.4mg，极量 0.4mg/ 次，2.4mg/d。

4. 注意事项 ①异丙肾上腺素在碱性溶液中易迅速破坏，故不宜与碱性药配伍；口服易被胃内的酸破坏，故不宜口服。临床用舌下、吸入和静脉内给药。②不良反应有恶心、头痛、眩晕、震颤等，也可引起心动过速、室性心律失常等，严重者可致心室颤动。③尽量避免与肾上腺素同用，以免引起致死性心律失常。包括洋地黄中毒在内的各种快速型心律失常和低钾血症,禁用异丙肾上腺素。④钾盐引起血钾增高,增强本品对心肌的兴奋作用,易致心律失常,禁止合用。⑤心肌炎、心绞痛、心肌梗死、甲亢和心动过速者应禁用。

二、多巴酚丁胺

1. 药理与应用　多巴酚丁胺(dobutamine)为选择性心脏 β_1 受体激动剂,对 β_2 受体和 α 受体作用较弱,对多巴胺受体则无作用。本品增强心肌收缩力比加快心率明显是其优点,并能加快房室传导。治疗剂量能增加心肌收缩力和心排血量,而对心率影响不大,耗氧量增加亦不多。临床对心肌梗死后或心脏手术时心排血量低的休克患者有较好疗效,优于异丙肾上腺素,较为安全。用于心排血量低和心率慢的心力衰竭患者,其改善左心室功能的作用优于多巴胺。

2. 用法　静脉滴注:一般用 40~100mg 加入 5% 葡萄糖液 250ml 中,以 2.5~10μg/(kg·min) 的剂量滴入。

3. 制剂　注射液:每支 20mg(2ml),200mg(2ml)。盐酸多巴酚丁胺葡萄糖注射液:① 250ml:盐酸多巴酚丁胺 0.125g 与葡萄糖 25g;② 250ml:盐酸多巴酚丁胺 0.25g 与葡萄糖 25g;③ 250ml:盐酸多巴酚丁胺 0.5g 与葡萄糖 25g。

4. 注意事项　①本品与其他 β 受体兴奋剂一样,也可引起心动过速和室性期前收缩等心律失常;尤其当剂量超过 20μg/(kg·min) 时,更应注意观察。如出现收缩压增高 10~20mmHg 以上或心率加快 10~15 次 /min 以上,应认为过量,宜减量或暂停给药。剂量超过 20μg/(kg·min),可使心率增加 10%,超过 40μg/(kg·min) 时,可能会导致中毒。此外,本品连用 3 天后可因 β 受体下调而逐渐失效。②可能有头痛、恶心、心悸、气急等不良反应,减少剂量后即可消失。③因能促进房室传导,故快速房颤患者禁用。④梗阻性肥厚型心肌病患者禁用。

(张文武)

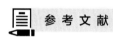
参 考 文 献

陈新谦,金有豫,汤光.陈新谦新编药物学[M].18 版.北京:人民卫生出版社,2018:421-434.

第 161 章

高血压管理与抗高血压药

高血压（hypertension）是以体循环动脉压升高、外周小动脉阻力增高同时伴有不同程度的心排血量和血容量增加为主要表现的临床综合征。高血压可分为原发性和继发性，其中原发性占 90%~95%，继发性占 5%~10%。原发性高血压又称高血压病。

高血压是较为常见的慢性病，也是心脑血管疾病最主要的危险因素，其脑卒中、心肌梗死、心力衰竭及慢性肾脏病等主要并发症，不仅致残、致死率高，而且严重消耗医疗和社会资源，给家庭和国家造成沉重负担。国内外的实践证明，高血压是可以预防和控制的疾病，降低高血压患者的血压水平，可明显减少脑卒中及心脏病事件，改善患者的生存质量，有效降低疾病负担。

为进一步加强我国高血压的人群防治工作，提高防治效果，降低高血压的心、脑、肾与血管并发症发生和死亡的总危险，在原国家卫生和计划生育委员会疾病预防控制局的支持下，高血压联盟发起，联合有关专家成立了指南修订委员会，对《中国高血压防治指南（2010 年修订版）》进行修订，颁布了《中国高血压防治指南（2018 年修订版）》。2020年国际高血压学会（International Society of Hypertension，ISH）首次独立颁布全球高血压实践指南（以下简称2020ISH 指南），旨在加强高血压管理力度，减轻高血压带来的巨大的全球负担。

第 1 节　中国高血压防治指南及 2020ISH 国际高血压实践指南的要点

《中国高血压防治指南（2018 年修订版）》参考了世界卫生组织、中华医学会指南的制定流程，对指南重要内容、证据级别及推荐类型进行了评估。在借鉴国际先进经验的基础上，结合我国高血压防治工作实践，充分应用中国证据，形成具有中国特色的高血压预防干预、诊断评估、分类分层、治疗管理指南。

2020 年新发布的 ISH 指南则具有两大亮点：一是结合经济发展状况，提出两种血压管理标准：针对高收入国家和地区的血压管理"理想标准"和针对中低收入国家和地区的血压管理"基本标准"。二是适用于所有高血压管理人员，简单明了，操作性强。该指南在高血压分级、危险分层、血压目标、治疗路径和药物治疗策略这五个方面做到了简化，更像是一部以管理血压为主轴、简明扼要、指导性很强的高血压管理手册。

一、我国人群高血压流行情况

我国人群高血压的患病率仍呈升高趋势。我国人群高血压流行有两个比较显著的特点：从南方到北方，高血压患病率递增；不同民族之间高血压患病率存在差异。我国高血压患者的知晓率、治疗率和控制率（粗率）近年来有明显提高，但总体仍处于较低的水平，分别达 51.6%、45.8% 和16.8%。高钠、低钾膳食，超重和肥胖是我国人群重要的高血压危险因素。

二、高血压与心血管病风险

血压水平与心血管病风险呈连续、独立、直接的正相关关系。收缩压（SBP）每升高 20mmHg 或舒张压（DBP）每升高 10mmHg，心脑血管疾病发生的风险倍增。脑卒中仍是目前我国高血压人群最主要的并发症，冠心病事件也有明显上升，其他并发症包括心力衰竭、左心室肥厚、房颤、终末期肾病。

三、诊断性评估

诊断性评估的内容包括以下三方面：①确立高血压诊断，确定血压水平分级；②判断高血压的原因，区分原发性和继发性高血压；③寻找其他心脑血管危险因素、靶器官损害及相关临床情况，从而作出高血压病因的鉴别诊断和评估患者的心脑血管疾病风险程度，指导诊断与治疗。

（一）病史

应全面详细了解患者病史，包括以下内容：①家族史。询问患者有无高血压、脑卒中、糖尿病、血脂异常、冠心病或肾脏病的家族史，包括一级亲属发生心脑血管疾病事件时的年龄。②病程。初次发现或诊断高血压的时间、场合、血压最高水平。如已接受降压药治疗，说明既往及目前使用的降压药物种类、剂量、疗效及有无不良反应。③症状及既往史。询问目前及既往有无脑卒中或一过性脑出血、冠心病、心力衰竭、房颤、外周血管病、糖尿病、痛风、血脂异常、性功能异常和肾脏疾病等症状及治疗情况。④继发性高血压的线索，例如肾炎史或贫血史；肌无力、低钾血症等；阵发性头痛、心悸、多汗；打鼾伴有呼吸暂停；是否长期应用升高血压的药物。⑤生活方式。盐、酒及脂肪的摄入量，吸烟状况、体力活动量、体重变化、睡眠习惯等情况。⑥心理社会因素,包括家庭情况、工作环境、文化程度及有无精神创伤史。

(二)体格检查

仔细的体格检查有助于发现继发性高血压线索和靶器官损害情况,体格检查包括:测量血压、脉率、BMI、腰围及臀围;观察有无库欣面容、神经纤维瘤性皮肤斑、甲亢性突眼征或下肢水肿;听诊颈动脉、胸主动脉、腹部动脉和股动脉有无杂音;触诊甲状腺,全面的心肺检查;检查腹部有无肾脏增大(多囊肾)或肿块,检查四肢动脉搏动和神经系统体征。

(三)辅助检查

1. 基本项目 血生化(血钾、钠、空腹血糖、血脂、尿酸和肌酐)、血常规、尿液分析(尿蛋白、尿糖和尿沉渣镜检)、心电图等。

2. 推荐项目 超声心动图、颈动脉超声、口服葡萄糖耐量试验、糖化血红蛋白、血高敏 CRP、尿白蛋白/肌酐比值、尿蛋白定量、眼底、胸部 X 线片、脉搏波传导速度(PWV)及踝臂血压指数(ABI)等。

3. 选择项目 血同型半胱氨酸,对怀疑为继发性高血压患者,根据需要可以分别选择以下检查项目:血浆肾素活性或肾素浓度、血和尿醛固酮、血和尿皮质醇、血游离甲氧基肾上腺素及甲氧基去甲肾上腺素、血或尿儿茶酚胺、肾动脉超声和造影、肾和肾上腺超声、CT 或 MRI、肾上腺静脉采血及睡眠呼吸监测等。对有合并症的高血压患者,进行相应的心功能、肾功能和认知功能等检查。

(四)遗传学分析

虽然高血压全基因组关联分析(GWAS)报道了一批与血压水平或高血压相关的基因位点,但目前临床基因诊断仅适用于假性醛固酮增多症[又称利德尔综合征(Liddle syndrome)]、糖皮质激素可治性醛固酮增多症等单基因遗传性高血压。

(五)血压测量

血压测量是评估血压水平、诊断高血压及观察降压疗效的主要手段和方法。在临床和人群防治工作中,主要采用诊室血压测量和诊室外血压测量,后者包括动态血压监测(ABPM)和家庭血压监测(HBPM)。

1. 诊室血压 由医护人员在诊室按统一规范进行测量,是目前诊断高血压、进行血压水平分级及观察降压疗效的常用方法。

使用通过国际标准方案认证的上臂式医用电子血压计,或者使用符合计量标准的水银柱血压计(将逐步被淘汰)。诊室自助血压测量(AOBP)可以减少"白大衣"效应,值得进一步研究推广。具体测量步骤如下:①要求受试者安静休息至少 5 分钟后开始测量坐位上臂血压,上臂应置于心脏水平。②推荐使用经过验证的上臂式医用电子血压计,水银柱血压计将逐步被淘汰。③使用标准规格的袖带(气囊长 22~26cm、宽 12cm),肥胖者或臂围大者(>32cm)应使用大规格气囊袖带。④首诊时应测量两上臂血压,以血压读数较高的一侧作为测量的上臂。⑤测量血压时,应

相隔 1~2 分钟重复测量,取 2 次读数的平均值记录。如果 SBP 或 DBP 的 2 次读数相差 5mmHg 以上,应再次测量,取 3 次读数的平均值记录。⑥老年人、糖尿病患者及出现直立性低血压情况者,应该加测站立位血压。站立位血压在卧位改为站立位后 1 分钟和 3 分钟时测量。⑦在测量血压的同时,应测定脉率。如使用水银柱血压计测压,需快速充气,使气囊内压力在桡动脉搏动消失后再升高 30mmHg,然后以恒定速率(2mmHg/s)缓慢放气。心率缓慢者,放气速率应更慢些。获得 DBP 读数后,快速放气至零;在放气过程中仔细听取科氏音,观察科氏音第 I 时相(第一音)和第 V 时相(消失音)水银柱凸面的垂直高度。SBP 读数取科氏音第 I 时相,DBP 读数取科氏音第 V 时相。12 岁以下儿童、妊娠妇女、严重贫血、甲亢、主动脉瓣关闭不全及科氏音不消失者,取科氏音第 IV 时相(变音)为 DBP 读数。读取血压数值时,末位数值只能是 0、2、4、6、8,不能出现 1、3、5、7、9,并注意避免末位数偏好。房颤患者测量血压时,往往有较长时间的科氏音听诊间隙,需要多次测量取均值。

2. 动态血压监测(ABPM) 使用自动血压测量仪器,测量次数多,无测量者误差,避免白大衣效应,可以测量夜间睡眠期间血压,鉴别"白大衣"高血压和检测隐蔽性高血压,诊断单纯性夜间高血压。目前临床上动态血压监测主要用于:诊断白大衣高血压、隐蔽性高血压和单纯夜间高血压;观察异常的血压节律与变异;评估降压疗效、全时间段(包括清晨、睡眠期间)的血压控制。①使用经过国际标准方案认证的动态血压监测仪,并定期校准。②通常白天每 15~20 分钟测量 1 次,晚上睡眠期间每 30 分钟测量 1 次。应确保整个 24 小时期间血压有效监测,每个小时至少有 1 个血压读数;有效血压读数应达到总监测次数的 70% 以上,计算白天血压的读数 ≥20 个,计算夜间血压的读数 ≥7 个。③动态血压监测指标:24 小时、白天(清醒活动)、夜间(睡眠)SBP 和 DBP 平均值根据动态血压监测数值计算。

3. 家庭血压监测(HBPM) HBPM 用于一般高血压患者的血压监测,以便鉴别"白大衣"高血压、隐蔽性高血压和难治性高血压,评价血压长时变异,辅助评价降压疗效,预测心血管风险及预后等。基于互联网的远程实时血压监测是血压管理的新模式。家庭血压监测需要选择合适的血压测量仪器,并对患者进行血压自我测量知识、技能和方案的指导。①使用经过国际标准方案认证的上臂式家用自动电子血压计,不推荐腕式血压计、手指血压计、水银柱血压计进行家庭血压监测。电子血压计使用期间应定期校准,每年至少 1 次。②测量方案:对初诊高血压患者或血压不稳定的高血压患者,建议每天早晨和晚上测量血压,每次测 2~3 遍,取平均值;建议连续测量家庭血压 7 天,取后 6 天血压平均值。血压控制平稳且达标者,可每周自测 1~2 天血压,早晚各 1 次;最好在早上起床后服降压药,和早餐前、排尿后,固定时间自测坐位血压。③详细记录每次测量血压的日期、时间及所有血压读数,而不是只记录平均值。应尽可能向医师提供完整的血压记录。④精神高度焦虑患者,不建议家庭自测血压。

161

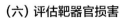

(六) 评估靶器官损害

在高血压患者中,评估是否有靶器官损害是高血压诊断评估的重要内容,特别是检出无症状性亚临床靶器官损害者。早期检出并及时治疗,亚临床靶器官损害是可以逆转的。提倡因地因人制宜,采用相对简便、费效比适当、易于推广的检查手段,开展亚临床靶器官损害的筛查和防治。

1. 心脏 左心室肥厚(LVH)是心血管事件独立的危险因素,常用的检查方法包括心电图、超声心动图。心电图简单易行,可以作为 LVH 筛查方法,常用指标有:Sokolow-Lyon 电压(SV_1+RV_5)和 Cornell 电压 - 时间乘积。超声心动图诊断 LVH 的灵敏度优于心电图,左心室质量指数(LVMI)可用于检出和诊断 LVH,LVMI 是心血管事件的强预测因子。其他评估高血压心脏损害的方法有:胸部 X 线检查、运动试验、心脏同位素显像、计算机断层扫描冠状动脉造影(CTA)、心脏磁共振成像(MRI)及磁共振血管造影(MRA)、冠状动脉造影等。

2. 肾脏 肾脏损害主要表现为血清肌酐升高、估算的肾小球滤过率(eGFR)降低,或尿白蛋白排出量增加。微量白蛋白尿已被证实是心血管事件的独立预测因素。高血压患者,尤其合并糖尿病时,应定期检查尿白蛋白排泄量,监测 24 小时尿白蛋白排泄量或尿白蛋白 / 肌酐比值。eGFR 是一项判断肾脏功能简便而敏感的指标,可采用"慢性肾脏病流行病学协作组(CKD-EPI)公式""肾脏病膳食改善试验(MDRD)公式"或者我国学者提出的 MDRD 改良公式来评估 eGFR。血清尿酸水平增高,对心血管风险可能也有一定预测价值。

3. 大血管 颈动脉内膜中层厚度(IMT)可预测心血管事件,粥样斑块的预测作用强于 IMT。大动脉僵硬度增加预测心血管风险的证据日益增多。脉搏波传导速度(PWV)增快是心血管事件和全因死亡的强预测因子。颈 - 股 PWV 是测量大动脉僵硬度的金标准。踝臂血压指数能有效筛查和诊断外周动脉疾病、预测心血管风险。

4. 眼底 视网膜病变可反映小血管病变情况,高血压伴糖尿病患者的检眼镜检查尤为重要。常规检眼镜检查的高血压眼底改变,按 Keith-Wagener 和 Barker 四级分类法,3 级或 4 级高血压眼底对判断预后有价值。近来采用的眼底检查新技术,可观察和分析视网膜小血管的重构病变。

5. 脑 头颅 MRA 或 CTA 有助于发现脑腔隙性病灶、无症状性脑血管病变(如颅内动脉狭窄、钙化和斑块病变、血管瘤)及脑白质损害,但不推荐用于靶器官损害的临床筛查。经颅多普勒超声对诊断脑血管痉挛、狭窄或闭塞有一定帮助。目前认知功能的筛查评估主要采用简易精神状态量表。

四、高血压分类与分层

(一) 按血压水平分类

目前我国采用正常血压(SBP<120mmHg 和 DBP<80mmHg)、正常高值(SBP 120~139mmHg 和 / 或 DBP 80~89mmHg)和高血压(SBP ≥140mmHg 和 / 或 DBP ≥90mmHg)进行血压水平分类。以上分类适用于 18 岁以上任

何年龄的成年人。

高血压定义:在未使用降压药物的情况下,非同日 3 次测量诊室血压,SBP ≥140mmHg 和 / 或 DBP ≥90mmHg。SBP ≥140mmHg 和 DBP<90mmHg 为单纯收缩期高血压。患者既往有高血压史,目前正在使用降压药物,血压虽然低于 140/90mmHg,仍应诊断为高血压。根据血压升高水平,将高血压分为 1 级、2 级和 3 级(表 161-1)。ABPM 的高血压诊断标准为:平均 SBP/DBP 24 小时 ≥130/80mmHg;白天 ≥135/85mmHg;夜间 ≥120/70mmHg。HBPM 的高血压诊断标准为 ≥135/85mmHg,与诊室血压的 140/90mmHg 相对应。

2020ISH 指南将高血压定义为非同日多次重复测量后,诊室 SBP ≥140mmHg 和 / 或诊室 DBP ≥90mmHg(表 161-2)。该定义适用于所有成年人(年龄>18 岁)。2020ISH 指南将正常血压界限调整为 130/85mmHg,与我国 2018 指南推荐的 120/80mmHg 相比,进一步放宽了正常血压限值。该指南采用高血压 2 级分类方法,操作性更强,有利于使治疗方法与血压水平相匹配,从而优化治疗策略。

表 161-1 血压水平分类和定义

分类	SBP/mmHg	DBP/mmHg
正常血压	<120 和	<80
正常高值	120~139 和 / 或	80~89
高血压	≥140 和 / 或	≥90
1 级高血压(轻度)	140~159 和 / 或	90~99
2 级高血压(中度)	160~179 和 / 或	100~109
3 级高血压(重度)	≥180 和 / 或	≥110
单纯收缩期高血压	≥140 和	<90

注:当 SBP 和 DBP 分属于不同级别时,以较高的分级为准。

表 161-2 基于真实血压的高血压分类

分类	SBP/mmHg	DBP/mmHg
正常血压	<130 和	<85
正常血压高值	130~139 和 / 或	85~89
1 级高血压	140~159 和 / 或	90~99
2 级高血压	≥160 和 / 或	≥100

(二) 按心血管风险分层

虽然高血压是影响心血管事件发生和预后的独立危险因素,但是并非唯一决定因素,大部分高血压患者还有血压升高以外的心血管危险因素。因此,高血压患者的诊断和治疗不能只根据血压水平,必须对患者进行心血管综合风险的评估并分层。高血压患者的心血管综合风险分层,有利于确定启动降压治疗的时机,优化降压治疗方案,确立更合适的血压控制目标和进行患者的综合管理。

2018 年指南仍采用 2005 年与 2010 年中国高血压指

南的分层原则和基本内容,将高血压患者按心血管风险水平分为低危、中危、高危和很高危 4 个层次。根据以往我国高血压防治指南实施情况和有关研究进展,对影响风险分层的内容做了部分修改(表 161-3、表 161-4),增加

130~139/85~89mmHg 范围;将心血管危险因素中高同型半胱氨酸血症的诊断标准改为 ≥15μmol/L;将房颤列入伴发的临床疾病;将糖尿病分为新诊断与已治疗但未控制两种情况,分别根据血糖(空腹与餐后)与糖化血红蛋白的水平诊断。

表 161-3　血压升高患者心血管风险水平分层

其他心血管危险因素和疾病史	血压 /mmHg			
	SBP130~139 和 / 或 DBP85~89	SBP140~159 和 / 或 DBP90~99	SBP160~179 和 / 或 DBP100~109	SBP ≥ 180 和 / 或 DBP ≥ 110
无		低危	中危	高危
1~2 个其他危险因素	低危	中危	中 / 高危	很高危
≥ 3 个其他危险因素,靶器官损害,或 CKD3 期,无并发症的糖尿病	中 / 高危	高危	高危	很高危
临床并发症,或 CKD ≥ 4 期,有并发症的糖尿病	高 / 很高危	很高危	很高危	很高危

注:CKD,慢性肾脏疾病。

表 161-4　影响高血压患者心血管预后的重要因素

心血管危险因素	靶器官损害	伴发临床疾病
• 高血压(1~3 级)	• 左心室肥厚 心电图:Sokolow-Lyon 电压 > 3.8mV 或 Cornell 乘积 > 244mV·ms 超声心动图 LVMI:男 ≥ 115g/m²,女 ≥ 95g/m²	• 脑血管病 脑出血 缺血性脑卒中 短暂性脑缺血发作
• 男性 > 55 岁;女性 > 65 岁	• 颈动脉超声 IMT ≥ 0.9mm 或动脉粥样斑块	• 心脏疾病 心肌梗死史 心绞痛 冠状动脉血运重建 慢性心力衰竭 房颤
• 吸烟或被动吸烟	• 颈 - 股动脉脉搏波速度 ≥ 12m/s (* 选择使用)	• 肾脏疾病 糖尿病肾病 肾功能受损包括 eGFR < 30ml/(min·1.73m²) 血肌酐升高:男性 ≥ 133μmol/L(1.5mg/dl);女性 ≥ 124μmol/L(1.4mg/dl) 蛋白尿(≥ 300mg/24h)
• 糖耐量受损(2 小时血糖 7.8~11.0mmol/L)和 / 或空腹血糖异常(6.1~6.9mmol/L)	• 踝 / 臂血压指数 < 0.9 (* 选择使用)	• 外周血管疾病
• 血脂异常 TC ≥ 5.2mmol/(200mg/dl) 或 LDL-C ≥ 3.4mmol/L(130mg/dl) 或 HDL-C < 1.0mmol/L(40mg/dl)	• 估算的肾小球滤过率降低 [eGFR30~59ml/(min·1.73m²)] 或血清肌酐轻度升高:男性 115~133μmol/L(1.3~1.5mg/dl);女性 107~124μmol/L(1.2~1.4mg/dl)	• 视网膜病变 出血或渗出 视乳头水肿
• 早发心血管病家族史(一级亲属发病年龄 < 50 岁)	• 微量白蛋白尿:30~300mg/24h 或白蛋白 / 肌酐比:≥ 30mg/g(3.5mg/mmol)	• 糖尿病 新诊断: 空腹血糖 ≥ 7.0mmol/L(126mg/dl) 餐后血糖 ≥ 11.1mmol/L(200mg/dl) 已治疗但未控制: 糖化血红蛋白:(HbA1c)≥ 6.5%
• 腹型肥胖(腰围:男性 ≥ 90cm,女性 ≥ 85cm)或肥胖(BMI ≥ 28kg/m²)		
• 血同型半胱氨酸血症(≥ 15μmol/L)		

注:TC,总胆固醇;LDL-C,低密度脂蛋白胆固醇;HDL-C,高密度脂蛋白胆固醇;LVMI,左心室重量指数;IMT,颈动脉内膜中层厚度;BMI,体重指数。

2020 ISH 指南基于血压水平和其他危险因素等,将高血压患者分为低危、中危和高危三类,并提出高血压患者心血管风险的简化分类(表 161-5)。

五、高血压的治疗目标与策略

(一)高血压的治疗目标

高血压治疗的根本目标是降低高血压的心脑肾与血管并发症发生和死亡的总危险。降压治疗的获益主要来自血压降低本身。在改善生活方式的基础上,应根据高血压患者的总体风险水平给予降压药物,同时干预可纠正的危险因素、靶器官损害和并存的临床疾病。在条件允许的情况下,应采用强化降压的治疗策略,以取得最大的心血管获益。

降压目标:一般高血压患者应降至<140/90mmHg;能耐受者和部分高危及以上的患者可进一步降至<130/80mmHg。虽然也有一些证据提示在一些特殊人群中更高或更低的血压目标,但这主要取决于患者对治疗的耐受性和治疗的复杂程度。

表 161-5 基于其他危险因素、HMOD、疾病史评估高血压患者心血管风险的简化分类 [a]

其他危险因素、HMOD 或疾病	正常高值 SBP 130~139mmHg DBP 85~89mmHg	1 级高血压 SBP 140~159mmHg DBP 90~99mmHg	2 级高血压 SBP ≥ 160mmHg DBP ≥ 100mmHg
无其他危险因素	低危	低危	中危 / 高危
1 或 2 个危险因素	低危	中危	高危
≥ 3 个危险因素	低危 / 中危	高危	高危
HMOD、CKD3 期、糖尿病、CVD	高危	高危	高危

注:HMOD,高血压介导的靶器官损害;SBP,收缩压;DBP,舒张压;CKD,慢性肾脏病;CVD,心血管疾病;[a] 以 1 例 60 岁男性患者为例;风险分类会因年龄和性别而异。

2020 ISH 指南提出应尽可能在 3 个月内达到降压目标。基本标准:血压下降 ≥20/10mmHg,最好应<140/90mmHg。理想标准:①年龄<65 岁,目标血压<130/80mmHg,但应>120/70mmHg;②年龄 ≥65 岁,目标血压<140/90mmHg,应根据患者个体情况设定个体化血压目标值。

(二)降压治疗策略

1. 降压治疗的目的 通过降低血压,有效预防或延迟脑卒中、心肌梗死、心力衰竭、肾功能不全等并发症的发生;有效控制高血压的疾病进程,预防高血压急症、亚急症等重症高血压的发生。

2. 降压达标的方式 除高血压急症和亚急症外,对大多数高血压患者而言,应根据病情,在 4 周内或 12 周内将血压逐渐降至目标水平。年轻、病程较短的高血压患者,降压速度可稍快;老年人、病程较长,有合并症且耐受性差的患者,降压速度则可稍慢。

3. 降压药物治疗的时机 在改善生活方式的基础上,血压仍 ≥140/90mmHg 和 / 或目标水平的患者应启动药物治疗。高危和很高危的患者,应及时启动降压药物治疗,并对并存的危险因素和合并的临床疾病进行综合治疗;中危患者,可观察数周,评估靶器官损害情况,改善生活方式,如血压仍不达标,则应开始药物治疗;低危患者,则可对患者进行 1~3 个月的观察,密切随诊,尽可能进行诊室外血压监测,评估靶器官损害情况,改善生活方式,如血压仍不达标可开始降压药物治疗。

六、生活方式干预

生活方式干预在任何时候对任何高血压患者(包括正常高值者和需要药物治疗的高血压患者)都是合理、有效的治疗,其目的是降低血压、控制其他危险因素和临床情况。生活方式干预对降低血压和心血管危险的作用肯定,所有患者都应采用,主要措施包括:①减少钠盐摄入,每人每日食盐摄入量逐步降至<6g,增加钾摄入。②合理膳食,平衡膳食。③控制体重,使 BMI<24kg/m²;腰围:男性<90cm;女性<85cm。④不吸烟,彻底戒烟,避免被动吸烟。⑤不饮或限制饮酒。⑥增加运动,中等强度;每周 4~7 次;每次持续 30~60 分钟。⑦减轻精神压力,保持心理平衡。

七、高血压的药物治疗原则

高血压药物治疗应遵循以下 5 项原则。

1. 起始剂量 一般患者采用常规剂量;老年人及高龄老年人初始治疗时通常应采用较小的有效治疗剂量。根据需要,可考虑逐渐增加至足剂量。

2. 长效降压药物 优先使用长效降压药物,以有效控制 24 小时血压,更有效预防心脑血管并发症发生。

3. 联合治疗 对血压 ≥160/100mmHg、高于目标血压 20/10mmHg 的高危患者,或单药治疗未达标的高血压患者应进行联合降压治疗,包括自由联合或单片复方制剂,对血压 ≥140/90mmHg 的患者,也可起始小剂量联合治疗。

4. 个体化治疗 根据患者合并症的不同和药物疗效及耐受性,以及患者个人意愿或长期承受能力,选择适合患者个体的降压药物。

5. 药物经济学 高血压是终身治疗,需要考虑成本 / 效益。

当前常用降压药物主要包括钙通道阻滞剂(CCB)、血管紧张素转换酶抑制剂(ACEI)、血管紧张素 Ⅱ 受体拮抗剂(ARB)、利尿剂和 β 受体阻滞剂五类,以及由上述药物组成

161

的固定配比复方制剂。2018 年指南建议常用的五大类降压药物均可作为初始治疗用药，建议根据特殊人群的类型、合并症选择针对性的药物，进行个体化治疗。应根据血压水平和心血管风险选择初始单药或联合治疗。此外，α 受体阻滞剂或其他种类降压药有时亦可应用于某些高血压人群。有关钙通道阻滞剂、ACEI、血管紧张素受体拮抗剂、利尿剂和 β 受体阻滞剂等五类降压药的运用见本章第 2~8 节的阐述；有关降压药的联合应用见本章第 9 节。

八、特殊人群高血压的处理

（一）老年高血压

2012 年我国 ≥60 岁人群高血压患病率城市为 60.6%，农村为 57.0%；高血压知晓率、治疗率和控制率分别为 53.7%、48.8% 和 16.1%。年龄 ≥65 岁，可定义为老年高血压。若 SBP ≥140mmHg，DBP<90mmHg，则为老年单纯收缩期高血压。

1. 临床特点 ①收缩压增高，脉压增大：单纯收缩期高血压占老年高血压的 60%~80%，大于 70 岁高血压人群中，可达 80%~90%。收缩压增高明显增加卒中、冠心病和终末肾病的风险。②血压波动大：高血压合并体位性血压变异和餐后低血压者增多。体位性血压变异包括直立性低血压和卧位高血压。血压波动大，影响治疗效果，可显著增加发生心血管事件的危险。③血压昼夜节律异常的发生率高：夜间低血压或夜间高血压多见，清晨高血压也增多。④白大衣高血压和假性高血压增多。⑤常与多种疾病如冠心病、心力衰竭、脑血管疾病、肾功能不全、糖尿病等并存，使治疗难度增加。

2. 改善生活方式 详见本章节生活方式干预部分。

3. 老年高血压的药物治疗

（1）药物治疗的起始血压水平：65~79 岁的普通老年人，血压 ≥150/90mmHg 时推荐开始药物治疗，≥140/90mmHg 时可考虑药物治疗；≥80 岁的老年人，SBP ≥160mmHg 时开始药物治疗。

（2）降压的目标值：老年高血压治疗的主要目标是 SBP 达标，共病和衰弱症患者应综合评估后，个体化确定血压起始治疗水平和治疗目标值。65~79 岁的老年人，首先应降至血压<150/90mmHg；如能耐受，可进一步降至血压<140/90mmHg。≥80 岁的老年人应降至血压<150/90mmHg；患者如 SBP<130mmHg 且耐受良好，可继续治疗而不必回调血压水平。双侧颈动脉狭窄程度>75% 时，中枢血流灌注压下降，降压过度可能增加脑缺血风险，降压治疗应以避免脑缺血症状为原则，宜适当放宽血压目标值。衰弱的高龄老年人降压注意监测血压，降压速度不宜过快，降压水平不宜过低。

（3）老年单纯收缩期高血压的药物治疗：DBP<60mmHg 的患者如 SBP<150mmHg，可不用药物；如 SBP 为 150~179mmHg，可用小剂量降压药；如 SBP ≥180mmHg，须用降压药，用药中应密切观察血压的变化和不良反应。

（二）儿童与青少年高血压

儿童高血压患病率为 4%~5%。原发性高血压的比例

随着年龄而升高，青春期前后发生的高血压多为原发性。30%~40% 的儿童在被诊断为高血压的时候已经出现靶器官损害的早期改变，以左心室构型改变为主。在没有干预的情况下，约 40% 的高血压儿童发展成为成年高血压患者。肥胖是儿童原发性高血压关联性最高的危险因素。儿童继发性高血压多表现为血压显著升高，肾脏疾病是继发性高血压的首位病因，占继发性高血压的 80% 左右。

1. 儿童血压测量及诊断评估

（1）血压测量：选择合适尺寸袖带对准确测量儿童血压至关重要，多数 ≥12 岁儿童可使用成人袖带。儿童与青少年应常规测量右上臂肱动脉血压。建议从 3 岁起测量血压。在 2010 年中国儿童血压参照标准的基础上，2018 年指南增加了身高对血压的影响，根据每岁组不同身高水平对应的血压 P_{50}、P_{90}、P_{95} 和 P_{99} 值判定儿童血压水平，以 SBP 和 / 或 DBP ≥P_{95} 为高血压；P_{90}~P_{95} 或 ≥120/80mmHg 为"正常高值血压"。

（2）诊断性评估：诊断性评估包括 4 个方面。①评估血压水平的真实性，进行高血压程度分级；②排除继发性高血压；③检测与评估靶器官损害及程度；④评估糖尿病等其他合并症。根据评估结果，制订相应的治疗计划。儿童高血压的诊断根据三次非同日的血压水平进行，三次 SBP 和 / 或 DBP 均 ≥P_{95} 时诊断为高血压；但是，一次的 SBP 和 / 或 DBP 达到 2 级高血压分界点时，即可诊断为高血压。然后进行高血压程度分级：①1 级高血压，（P_{95}~P_{99}）+5mmHg；②2 级高血压，≥P_{99}+5mmHg。

2. 治疗

（1）血压控制目标：针对原发性高血压儿童，应将其血压降至 P_{95} 以下；当合并肾脏疾病、糖尿病或出现靶器官损害时，应将血压降至 P_{90} 以下，以减少对靶器官的损害，降低远期心血管病发病风险。

（2）病因治疗：儿童继发性高血压应针对病因治疗。

（3）生活方式干预：高血压儿童应首先改善生活方式并贯穿始终。①肥胖儿童应控制体重，在保证身高发育同时，延缓 BMI 上升趋势，降低体脂肪含量；②增加有氧和抗阻力运动，减少静态活动时间；③调整膳食结构及品种多样化，控制总能量及脂肪供能比；控制膳食盐和含糖饮料摄入，养成健康饮食习惯；④避免持续性精神紧张状态；⑤保证足够睡眠时间等。

（4）药物治疗：高血压合并下述任一种及多种情况，或达到 2 级高血压时，启动药物治疗。①出现高血压的临床症状；②糖尿病；③继发性高血压；④靶器官的损害。生活方式干预 6 个月后血压仍未达标，在继续生活方式干预的同时可启动药物治疗。对 1 级高血压，强调积极的生活方式干预；对 2 级高血压的药物治疗应从小剂量和单一用药开始，个体化调整治疗方案和治疗时限。

（三）妊娠高血压

妊娠合并高血压的患病率占孕妇的 5%~10%，其中 70% 是于妊娠期出现的高血压，其余 30% 在妊娠前即存在高血压。妊娠高血压分为妊娠期高血压、子痫前期 / 子痫、妊娠合并慢性高血压、慢性高血压并发子痫前期。妊娠期

高血压为妊娠 20 周后发生的高血压,不伴明显蛋白尿,分娩后 12 周内血压恢复正常。妊娠合并慢性高血压是指妊娠前即存在或妊娠前 20 周出现的高血压或妊娠 20 周后出现高血压而分娩 12 周后仍持续血压升高。子痫前期定义为妊娠 20 周后的血压升高伴临床蛋白尿(尿蛋白 ≥ 300mg/d)或无蛋白尿伴有器官和系统受累,如:心、肺、肝、肾、血液系统、消化系统及神经系统等;重度子痫前期定义为血压 ≥ 160/110mmHg,伴临床蛋白尿,和 / 或出现脑功能异常、视物模糊、肺水肿、肾功能不全、血小板计数 < 100 × 10⁹/L、肝酶升高等,常合并胎盘功能异常。

1. 治疗策略 治疗的主要目的是保障母婴安全和妊娠分娩的顺利进行,减少并发症,降低病死率。推荐血压 ≥ 150/100mmHg 启动药物治疗,治疗目标为 150/100mmHg 以下。如无蛋白尿及其他靶器官损伤存在,也可考虑 ≥ 160/110mmHg 启动药物治疗。应避免将血压降至低于 130/80mmHg,以避免影响胎盘血流灌注。

2. 非药物治疗 包括适当活动、情绪放松、适当控制体重、保证充足睡眠等。

3. 妊娠合并轻度高血压的处理 对轻度高血压患者应强调非药物治疗,并积极监测血压、定期复查尿常规等相关检查。对存在靶器官损害或同时使用多种降压药物的慢性高血压患者,应根据妊娠期间血压水平进行药物治疗,原则上采用尽可能少的用药种类和剂量。对血压轻度升高伴先兆子痫者,由于其子痫的发生率仅 0.5%,不建议常规应用硫酸镁。但需要密切观察血压和尿蛋白变化,以及胎儿状况。

4. 妊娠合并重度高血压的处理 对妊娠合并重度高血压治疗的主要目的是最大程度降低母亲的患病率和病死率。在严密观察母婴状态的前提下,应明确治疗的持续时间、降压目标、药物选择和终止妊娠的指征。对重度先兆子痫,建议静脉应用硫酸镁,并确定终止妊娠的时机。当 SBP ≥ 180mmHg 或 DBP ≥ 120mmHg 时,应按照高血压急症处理。

5. 药物治疗 最常用的口服药物有拉贝洛尔、甲基多巴和硝苯地平,必要时可考虑小剂量噻嗪类利尿剂。妊娠期间禁用 ACEI 和 ARB,有妊娠计划的慢性高血压患者,也应停用上述药物。

(四) 高血压伴脑卒中

1. 病情稳定的脑卒中的血压处理 病情稳定的脑卒中患者,血压 ≥ 140/90mmHg 时应启动降压治疗,降压目标应达到 < 140/90mmHg。降压药物种类和剂量的选择及降压目标值应个体化,综合考虑药物、脑卒中特点和患者三方面因素。

2. 急性脑卒中的血压处理 ①急性缺血性卒中并准备溶栓者血压应控制在 < 180/110mmHg。缺血性卒中后 24 小时内血压升高的患者应谨慎处理,应先处理紧张焦虑、疼痛、恶心呕吐及颅内压升高等情况。血压持续升高,SBP ≥ 200mmHg 或 DBP ≥ 110mmHg,或伴有严重心功能不全、主动脉夹层、高血压脑病的患者,可予降压治疗。选用拉贝洛尔、尼卡地平等静脉药物,避免使用引起血压剧烈

下降的药物。②急性脑出血的降压治疗:应先综合评估患者的血压,分析血压升高的原因,再根据血压情况决定是否进行降压治疗。SBP > 220mmHg,应积极使用静脉降压药物降低血压;患者 SBP > 180mmHg,可使用静脉降压药物控制血压,160/90mmHg 可作为参考的降压目标值。早期积极降压是安全的,但改善预后的有效性还有待进一步验证。在降压治疗期间应严密观察血压的变化,每隔 5~15 分钟进行 1 次血压监测。

(五) 高血压伴冠心病

推荐 < 140/90mmHg 作为合并冠心病的高血压患者的降压目标,如能耐受,可降至 < 130/80mmHg,应注意 DBP 不宜降至 60mmHg 以下。稳定型心绞痛的降压药物应首选 β 受体阻滞剂或钙通道阻滞剂(CCB);恶化劳力性心绞痛患者仍以 β 受体阻滞剂、CCB 作为首选,血压控制不理想,可联合使用肾素 - 血管紧张素系统(RAS)抑制剂及利尿剂。

(六) 高血压合并心力衰竭

中国高血压防治指南(2018 年)指出中国心力衰竭患者合并高血压的比率为 54.6%。长期和持续的高血压最终导致的心力衰竭包括射血分数保留的心力衰竭(HFpEF)和射血分数降低的心力衰竭(HFrEF)。大样本的荟萃分析结果显示,SBP 每降低 10mmHg,心力衰竭发生风险显著降低 28%。对于高血压合并心力衰竭的患者,推荐的降压目标为 < 130/80mmHg。高血压合并左心室肥厚但尚未出现心力衰竭的患者,可先将血压降至 < 140/90mmHg,如患者能良好耐受,可进一步降低至 < 130/80mmHg,有利于预防发生心力衰竭。

高血压合并慢性心力衰竭的处理:①高血压合并慢性 HFrEF,首先推荐应用 ACEI(不能耐受者可使用 ARB)、β 受体阻滞剂和醛固酮受体拮抗剂。②高血压合并 HFpEF,病因大多为高血压,上述 3 种药物并不能降低此类患者的死亡率和改善预后,但用于降压治疗仍值得推荐,也是安全的。

高血压合并急性心力衰竭的处理:临床特点是血压升高,以左心衰竭为主,发展迅速,且多为 HFpEF。需在控制心力衰竭的同时积极降压,主要静脉给予袢利尿剂和血管扩张药,包括硝酸甘油、硝普钠或乌拉地尔。若病情较轻,可以在 24~48 小时内逐渐降压;病情重伴有急性肺水肿的患者在初始 1 小时内平均动脉压的降低幅度不超过治疗前水平的 25%,2~6 小时内降至 160/100~110mmHg,24~48 小时内使血压逐渐降至正常。

(七) 高血压伴肾脏疾病

高血压和肾脏病密切相关,互为病因和加重因素。各种慢性肾脏病(CKD)导致的高血压,称之为肾性高血压,主要分为肾血管性高血压和肾实质性高血压

1. CKD 患者的降压目标 无白蛋白尿者为 < 140/90mmHg,有白蛋白尿者为 < 130/80mmHg。建议 18~60 岁的 CKD 合并高血压患者在 ≥ 140/90mmHg 时启动药物降压治疗,60 岁以上的患者可适当放宽降压目标。

2. 降压药物应用原则 ACEI/ARB、CCB、α 受体阻

滞剂、β 受体阻滞剂、利尿剂都可以作为初始选择药物。ACEI/ARB 不但具有降压作用,还能降低蛋白尿、延缓肾功能的减退,改善 CKD 患者的肾脏预后。初始降压治疗应包括一种 ACEI 或 ARB,单独或联合其他降压药,但不建议两药联合应用。二氢吡啶类和非二氢吡啶类 CCB 都可以应用,其肾脏保护能力主要依赖其降压作用。GFR>30ml/$(min \cdot 1.73m^2)$(CKD 1~3 期)患者,噻嗪类利尿剂有效;GFR<30ml/$(min \cdot 1.73m^2)$(CKD 4~5 期)患者可用袢利尿剂。β 受体阻滞剂可以对抗交感神经系统的过度激活而发挥降压作用,可应用于不同时期 CKD 患者的降压治疗。

3. 终末期肾病透析患者(CKD5 期)的降压治疗 患者表现为难治性高血压,需要多种降压药联用。血液透析患者使用 RAS 抑制剂应监测血钾和肌酐水平。要避免在透析血容量骤减阶段使用降压药,以免发生严重的低血压。降压药物剂量需考虑到血流动力学变化及透析对药物的清除情况而调整。透析前或诊室测量的血压并不能很好反映透析患者的平均血压,推荐患者家庭血压测量。透析后 SBP 理想靶目标为 120~140mmHg。

(八)高血压合并糖尿病

高血压常合并糖代谢异常。我国门诊高血压患者中 24.3% 合并糖尿病。糖尿病合并高血压患者 SBP 每下降 10mmHg,糖尿病相关的任何并发症风险下降 12%,死亡风险下降 15%。

1. 降压治疗的目标 建议糖尿病患者的降压目标为 130/80mmHg,老年或伴严重冠心病患者,宜采取更宽松的降压目标值 140/90mmHg。

2. 药物的选择和应用 SBP 在 130~139mmHg 或者 DBP 在 80~89mmHg 的糖尿病患者,可以进行不超过 3 个月的非药物治疗。如血压不能达标,应采用药物治疗。血压 ≥140/90mmHg 的患者,应在非药物治疗的基础上立即开始药物治疗;伴微量白蛋白尿的患者,应该直接使用药物治疗。首先考虑使用 ACEI 或 ARB;如需要联合用药时,应以 ACEI 或 ARB 为基础,加用利尿剂或二氢吡啶类 CCB,合并心绞痛可加用 β 受体阻滞剂。糖尿病合并高尿酸血症的患者,慎用利尿剂。反复低血糖发作者,慎用 β 受体阻滞剂,以免掩盖低血糖症状。因此如需应用利尿剂和 β 受体阻滞剂时宜小剂量使用。有前列腺肥大且血压控制不佳的患者可使用 α 受体阻滞剂。血压达标通常需要 2 种或 2 种以上的药物联合治疗。

(九)代谢综合征

我国 18 岁以上人群的患病率随年龄递增,至 60~69 岁达高峰。代谢综合征诊断标准:具备以下 3 项或以上即可作出诊断。①腰围:男性 ≥90cm,女性 ≥85cm;②血压增高:血压 ≥130/85mmHg 和 / 或已确诊为高血压并治疗者;③血脂异常:空腹甘油三酯 ≥1.7mmol/L;空腹 HDL-C<1.04mmol/L,或确诊血脂异常并药物治疗者;④高血糖:空腹血糖 ≥6.1mmol/L 或糖负荷后 2 小时血糖 ≥7.8mmol/L,和 / 或已确诊为糖尿病并治疗者。在代谢综合征各组分中,我国患者以合并高血压最为常见(65.4%),其次为血脂异常(男性高脂血症 53.6%,女性低

HDL-C 血症 49.4%)。

治疗原则和方法:代谢综合征的治疗重在早期干预,综合达标,以减少心血管风险及预防心、脑、肾等靶器官损害。健康膳食和合理运动甚为重要和有效。推荐 ACEI 和 ARB 优先应用,尤适用于伴糖尿病或肥胖患者;也可应用二氢吡啶类 CCB;伴心功能不全及冠心病者,可应用噻嗪类利尿剂和 β 受体阻滞剂。

九、难治性高血压

在改善生活方式基础上应用了可耐受的足够剂量且合理的 3 种降压药物(包括一种噻嗪类利尿剂)至少治疗 4 周后,诊室和诊室外(包括家庭血压或动态血压监测)血压值仍在目标水平之上,或至少需要 4 种药物才能使血压达标时,称为难治性高血压(resistant hypertension,RH)。

1. RH 的原因筛查 确定患者是否属于 RH 常需配合采用诊室外血压测量(家庭血压测量及动态血压监测),以排除"白大衣"血压效应及假性高血压。①较常见的原因是患者治疗依从性差(未坚持服药)。②降压药物选择使用不当(药物组合不合理、使用药物剂量不足)。③应用了拮抗降压的药物,包括口服避孕药、环孢素、红细胞生成素、糖皮质激素、非甾体抗炎药、抗抑郁药,可卡因及某些中药(如甘草、麻黄)等。④其他影响因素有:不良生活方式、肥胖、容量负荷过重(利尿剂治疗不充分、高盐摄入、进展性肾功能不全);或某些并存疾病状况,如糖尿病、血脂异常、慢性疼痛及长期失眠、焦虑等。患者可能存在 1 种以上可纠正或难以纠正的原因。⑤排除上述因素后,应该警惕继发性高血压的可能性,启动继发性高血压的筛查。

2. 处理原则 ①推荐患者转至高血压专业医师处就诊。RH 的诊断应由有资质的高血压专科医师确定。②提倡进行诊室外血压测量(家庭血压及动态血压),与患者有效沟通。关注患者长期用药的依从性。③尽量消除影响因素。主要有肥胖、代谢紊乱、钠盐摄入过多等不良生活习惯等。④调整降压联合方案。首先检查多药联合方案的组成是否合理。推荐选择常规剂量的 RAS 抑制剂 +CCB+ 噻嗪类利尿剂,也可根据患者特点和耐受性考虑增加各药物的剂量,应达到全剂量。⑤效果仍不理想者可依据患者特点加用第四种降压药。可在醛固酮受体拮抗剂、β 受体阻滞剂、α 受体阻滞剂或交感神经抑制剂(可乐定)中做选择,但仍需要采用个体化治疗的原则。

十、高血压急症

详见本书"第 44 章高血压急症"部分。

十一、围手术期高血压的血压管理

围手术期高血压是指从确定手术治疗到与本手术有关的治疗基本结束期内,患者的血压(SBP、DBP 或平均压)升高幅度大于基础血压的 30%,SBP ≥140mmHg 和 / 或 DBP ≥90mmHg。围手术高血压危象指的是围手术期过程中出现短时间血压增高,并超过 180/110mmHg。既往有高血压病史,术前血压控制不理想,有继发高血压或高颅压

者,有紧张、焦虑、恐惧、睡眠等心理因素不良,尤其是 DBP 超过 110mmHg 者易发生围手术期血压波动。易发生高血压的手术类型有:颈动脉、腹部主动脉、外周血管、腹腔和胸腔手术。严重高血压容易发生在心脏、大血管(颈动脉内膜剥脱术、主动脉手术)、神经系统和头颈部手术、肾脏移植,以及大的创伤(烧伤或头部创伤)等手术中。

1. 围手术期高血压控制原则 基本原则是保证重要脏器灌注,降低心脏后负荷,维护心功能。术前服用 β 受体阻滞剂和 CCB 可以继续维持,不建议继续使用 ACEI 及 ARB。

2. 血压控制的目标 年龄<60 岁患者血压应控制在低于 140/90mmHg;年龄 ≥60 岁,如不伴糖尿病、CKD,SBP 应<150mmHg;高龄患者(>80 岁),SBP 应维持在 140~150mmHg,如伴糖尿病、CKD,血压控制目标<140/90mmHg。

3. 药物治疗 通常需要静脉降压,即刻目标是在 30~60 分钟内使 DBP 降至 110mmHg,或降低 10%~15%,但不超过 25%。如可以耐受,在随后 2~6 小时将血压降低至 160/100mmHg。主动脉夹层患者降压速度应更快,在 24~48 小时内将血压逐渐降至维持组织脏器基本灌注的最低血压水平。应选用起效迅速的药物。

第 2 节 钙通道阻滞剂

钙通道阻滞剂(calcium channel blocker,CCB),又称钙拮抗剂,降压作用主要通过选择性地阻滞 Ca^{2+} 经细胞膜上的 L 型钙通道进入血管平滑肌细胞内,减少细胞内 Ca^{2+} 浓度的药物,从而减弱 Ca^{2+} 所介导的兴奋 - 收缩偶联,降低阻力血管的收缩反应性。CCB 还能减轻血管紧张素 II 和 α_1 肾上腺素能受体的缩血管效应,减少肾小管钠重吸收。根据其作用于 L 型钙通道的 α_1 亚单位的不同结合位点,又分为 2 类:二氢吡啶类,以硝苯地平、氨氯地平为代表;非二氢吡啶类,可细分为硫氮䓬酮类、苯烷胺类,分别以地尔硫䓬、维拉帕米为代表。根据药物作用时间长短又将 CCB 类分为短效和长效。长效制剂,起效较慢,血药浓度波动小,血压控制相对平稳,且不改变血压变化的昼夜规律;可避免短效制剂所致的反射性交感神经兴奋,不良反应的发生率明显降低;作用时间长,用药次数少,长期用药的安全性好,使患者的依从性得到加强,这是长效 CCB 的突出优点。目前主张使用长效 CCB 降压。

常用 CCB 类药物主要制剂及用量见表 161-6。

表 161-6 常用的 CCB

分类	药物	用量	降压作用
二氢吡啶类	硝苯地平片	30~60mg/d,3 次/d	硝苯地平口服 30 分钟起效,消除半衰期 2~5 小时,每天需服用 3 次
	尼群地平片	20mg/d,2 次/d	口服后 30 分钟收缩压开始下降,60 分钟后舒张压开始下降,降压作用在 1~2 小时最大,持续 6 至 8 小时
	硝苯地平控释片	30~60mg/d,1 次/d	长半衰期及缓(控)释制剂能维持 24 小时的血压控制,拉西地平和乐卡地平半期不长,但由于高度脂溶性,降压作用维持时间长达 24 小时
	硝苯地平缓释片	10~20mg/d,2 次/d	
	非洛地平缓释片	2.5~10mg/d,1 次/d	
	尼卡地平缓释片	40mg/d,1 次/d	
	氨氯地平片	2.5~10mg/d,1 次/d	
	贝尼地平片	2~8mg/d,1 次/d	
	拉西地平片	2~6mg/d,1 次/d	
	乐卡地平片	10~20mg/d,1 次/d	
	尼索地平片	10~40mg/d,1 次/d	
硫氮䓬酮类	地尔硫䓬片	90~180mg/d,3 次/d	普通制剂口服后吸收迅速完全,30 分钟血药浓度达峰值,半衰期约 4 小时。缓释制剂作用能维持 24 小时
	地尔硫䓬缓释片	90~180mg/d,1 次/d	
苯烷胺类	维拉帕米片	120~240mg/d,3 次/d	普通制剂口服吸收完全,30~45 分钟血药浓度达峰值,维持 5~6 小时。缓释制剂作用能维持 24 小时
	维拉帕米缓释片	120~240mg/d,1 次/d	

1. 临床用药要点 CCB 可用于不同程度的高血压。可单药或与其他 4 类药联合应用。降压治疗最好选用长效 CCB,应避免使用短效 CCB。其中二氢吡啶类 CCB 在我国抗高血压临床试验证据较多,均证实可减少脑卒中事件发生。二氢吡啶类 CCB 适用于以下类型高血压:①老年人高血压;②单纯收缩期高血压;③合并周围血管疾病;④伴稳定型心绞痛;⑤合并糖耐量减低;⑥合并肾脏损害;⑦合并颈动脉粥样硬化;⑧合并冠状动脉粥样硬化。非二氢吡啶类 CCB 用于以下类型高血压:①合并心绞痛;②合并颈动脉粥样硬化;③合并室上速。可单药或与其他 4 类药联合

应用。

2. 禁忌证 妊娠、窦房结功能低下、传导阻滞、心力衰竭、严重主动脉狭窄者禁用硫氮䓬酮和苯烷胺类 CCB。不稳定型心绞痛、急性心肌梗死者禁用短效二氢吡啶类 CCB，伴有心力衰竭或心动过速者慎用二氢吡啶类 CCB。维拉帕米不宜与 β 受体阻断剂合用。

3. 副作用 ①二氢吡啶类：头痛、颜面潮红及心悸（心跳反射性加快）、踝部水肿、牙龈增生。②非二氢吡啶类：头痛和颜面潮红，但较二氢吡啶类少见；便秘；房室传导阻滞、心脏停搏、负性肌力作用。

第 3 节　血管紧张素转换酶抑制剂

血管紧张素转换酶抑制剂（angiotensin converting enzyme inhibitors，ACEI）竞争性地抑制血管紧张素转换酶，阻断血管紧张素 I（Ang I）转换成血管紧张素 II（Ang II），从而降低了循环中及局部组织中的 Ang II 水平，抑制 Ang II 所介导的血管收缩作用。ACEI 还减少醛固酮和升压素的释放、降低交感神经活性、减弱 Ang II 的多种作用。此外，ACEI 通过抑制激肽酶而增高缓激肽水平，后者刺激 β_2 受体，促进扩血管因子一氧化氮（NO）和有血管活性作用的前列腺素（前列环素和前列腺素 E_2）的生成。ACEI 还能阻断血管紧张素（1-7）的降解，使其水平增加，从而通过加强刺激血管紧张素（1-7）受体，进一步起到扩张血管及抗增生作用。众多临床研究表明，ACEI 可显著降低心血管病患者的病死率、致残率。ACEI 已成为治疗心血管病的基石。ACEI 可根据其与 ACE 分子表面锌原子相结合的活性基团而分成疏基类、羧基类和膦酸基类等三类。

常用 ACEI 主要制剂及用量见表 161-7。

1. 临床用药要点 ACEI 类药物可用于治疗不同程度高血压，尤其适用于轻中度高血压的治疗，对老年性高血压也有效，特别适用于肾性血管性高血压。ACEI 适用于以下类型高血压：①合并左心室肥厚；②合并左心功能不全；③合并心肌梗死；④合并非糖尿病肾病；⑤合并糖尿病、糖尿病肾病；⑥合并颈动脉粥样硬化；⑦合并蛋白尿或微量白蛋白尿。ACEI 类药物已被推荐为以下情况的首选降压药物：高血压合并糖尿病或有糖尿病家族史、糖尿病肾病、糖耐量轻微受损；高脂血症；心力衰竭；痛风或有痛风家族史；周围血管疾病；高肾素性高血压；收缩期高血压；动脉顺应性差；左心室肥厚、心肌梗死后防止左心室重构；为维持正常代谢状态及为改善患者生活质量（认知功能、性功能、运动耐力）；低钠摄入或低肾素性高血压伴低钠饮食。ACEI 一般从小剂量开始逐渐递增，直至靶剂量（临床试验中证实能提高生存率的剂量），并维持使用。可与利尿剂、钙拮抗剂联用。

2. 禁忌证 血管神经性水肿、ACEI 过敏、双侧肾动脉狭窄或单侧肾动脉狭窄伴另一侧肾切除、妊娠、高血钾、肾

功能不全（血肌酐>265μmol/L）、左心室流出道梗阻（主动脉瓣狭窄及梗阻性肥厚型心肌病）。

表 161-7　常用的 ACEI

分类	药物	剂量及标准给药方法	降压作用
疏基类	卡托普利	12.5~100mg/d，3 次/d	口服吸收迅速，15 分钟起效，1~1.5 小时产生最大降压作用，作用维持 6~8 小时
	佐芬普利	7.5~30mg/d，1~2 次/d	最大降压作用于口服后 2 小时出现，可持续 24 小时
羧基类	贝那普利	5~40mg/d，1~2 次/d	降压作用慢、持久
	西拉普利	1.25~5mg/d，1 次/d	
	依那普利	5~40mg/d，1~2 次/d	
	咪达普利	2.5~10mg/d，1 次/d	
	赖诺普利	5~40mg/d，1 次/d	
	培哚普利	4~8mg/d，1 次/d	
	喹那普利	10~40mg/d，1 次/d	
	雷米普利	2.5~10mg/d，1 次/d	
	螺普利	3~6mg/d，1 次/d	
	群多普利	1~4mg/d，1 次/d	
膦酸基类	福辛普利	10~40mg/d，1 次/d	

3. 副作用 ①干咳：最常见，发生率 5%~10%，停药 7~10 天后可消失。②低血压：常见，多数无症状。③高钾血症：较常见于慢性心力衰竭、老年、肾功能受损、糖尿病、补充钾盐或合用保钾利尿剂、肝素或非甾体抗炎药物的患者。④肾功能损害：ACEI 用药最初 2 个月可增加血尿素氮或肌酐水平，升幅<30% 为预期反应，可继续治疗；肌酐上升过高（升幅>30%~50%）为异常反应，提示肾缺血，应停药，寻找缺血病因并设法排除，待肌酐正常后再用。肾功能异常患者使用 ACEI，以选择经肝肾双通道排泄的 ACEI 为好。⑤胎儿畸形。⑥其他：血管神经性水肿、味觉减退、粒细胞减少、皮疹，均较少见。

第 4 节　血管紧张素 II 受体拮抗剂

血管紧张素 II 受体拮抗剂（angiotensin II receptor blocker，ARB）对 Ang II 的 1 型受体（AT1）有高亲和力，通过选择性阻断 Ang II 经 AT1 受体介导的各种效应降压。

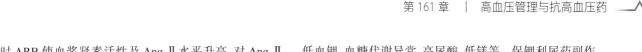

同时 ARB 使血浆肾素活性及 Ang Ⅱ 水平升高,对 Ang Ⅱ 的 2 型受体(AT2)的激动作用加强,也可能产生有利影响,如扩张血管、降低血压、抗组织增生作用等。

常用 ARB 主要制剂及用量见表 161-8。

低血钾、血糖代谢异常、高尿酸、低镁等。保钾利尿药副作用:高血钾、胃肠道症状、小腿痉挛、月经紊乱、勃起功能障碍,醛固酮拮抗剂可导致男性乳房发育等。呋塞米副作用与噻嗪类相似。

表 161-8 常用的 ARB

药物	剂量及标准给药方法	降压作用
氯沙坦	25~50mg/d,1 次 /d	降压作用慢、持久,可持续 24 小时
缬沙坦	80~160mg/d,1 次 /d	
厄贝沙坦	150~300mg/d,1 次 /d	
替米沙坦	20~80mg/d,1 次 /d	
坎地沙坦	8~32mg/d,1 次 /d	
澳美沙坦	20~40mg/d,1 次 /d	

1. 临床用药要点 与 ACEI 相同,且可用于不能耐受 ACEI 引起干咳患者的降压。可与钙拮抗剂、利尿剂联用。

2. 禁忌证 与 ACEI 相同。

3. 副作用 目前尚未发现有明显的不良反应,可有轻度头晕、恶心等,偶可到高钾血症。血管神经性水肿罕见。

第 5 节 利尿药

利尿药的降压机制有两种:一种是通过利尿来促进人体排钠,从而减少患者的血容量,使其心排血量降低,从而达到降压的目的;二是通过利尿来促进人体排钠,使患者血管平滑肌钠离子的含量降低,减弱小动脉平滑肌对加压物质的反应,从而使患者的血管扩张,达到降压的目的。根据其在肾脏作用的部位可分为:①噻嗪类利尿药,主要作用于远曲小管近端;②袢利尿药,主要作用于髓袢升支粗段髓质部和皮质部;③保钾利尿药,主要作用于近曲小管和集合管。

常用利尿药主要制剂及用量见表 161-9。

1. 临床用药要点 小剂量噻嗪类利尿药适用于:①轻中度高血压;②老年单纯收缩期高血压;③肥胖、盐摄入过多的高血压;④合并充血性心力衰竭的高血压;⑤老年高血压。袢利尿药适用于:高血压并充血性心力衰竭、肾功能不全及高血压急症时的迅速降压。保钾利尿药适用于:高血压并充血性心力衰竭;其中醛固酮拮抗剂(螺内酯、依普利酮)可用于醛固酮增多症。临床最常用的为氢氯噻嗪和吲达帕胺,降压时主张小剂量使用。可与 CCB、ACEI、ARB 联用。

2. 禁忌证 噻嗪类禁忌:低血钾、高钙血症、糖尿病、高脂血症、用药前低血容量、肾功能不全(血肌酐 >265μmol/L)、严重肝功能损害、高尿酸血症或痛风、磺胺类药物过敏。保钾利尿药禁用于高钾血症、痛风。

3. 副作用 噻嗪类利尿药副作用与剂量有关,小剂量可使副作用明显减低,常见副作用有:血容量不足、低血钠、

表 161-9 常用的利尿药

分类	药物	剂量及标准给药方法	降压作用
噻嗪类	氢氯噻嗪	12.5~25mg/d,1 次 /d	首剂峰效应在服药后 2~6 小时达到,作用可维持 12 小时,递加效应 3~4 周后达高峰
	吲达帕胺	1.25~2.5mg/d,1 次 /d	首剂峰效应在服药 24 小时后达到,递加效应 3~4 周后达高峰
	吲达帕胺缓释片	1.5mg/d,1 次 /d	
保钾利尿药	氨苯蝶啶	50~100mg/d,1~2 次 /d	
	阿米洛利	5~10mg/d,1~2 次 /d	
	螺内酯	20~40mg/d,1~2 次 /d	
	伊普利酮	50~100mg/d,1~2 次 /d	
袢利尿药	呋塞米	20~100mg/d,1~2 次 /d	作用迅速,但持续时间短
	托拉塞米	2.5~100mg/d,1 次 /d	作用迅速,可持续 24 小时

第 6 节 β 受体阻滞剂

β 受体阻滞剂主要通过以下机制降压:①阻滞中枢 β 受体,使兴奋性神经元活动降低而外周交感神经张力降低;②拮抗血管平滑肌突触前膜肾上腺素能 β 受体,阻止其促使外周交感神经末梢去甲肾上腺素及肾上腺素释放的正反馈效应;③阻滞肾小球旁器的肾上腺素 $β_1$ 受体,使肾素分泌减少,使血管紧张素水平下降;④抑制心脏 $β_1$ 受体而致心率减慢,心排血量减少。β 受体阻滞剂可分为选择性(作用于 $β_1$ 受体)、非选择性(作用于 $β_1$、$β_2$ 受体)、兼有 α 受体阻滞作用三类。

常用 β 受体阻滞剂及用量见表 161-10。

1. 临床用药要点 适用于:①各种不同程度的高血压;②合并劳力性心绞痛或心肌梗死后的高血压;③合并有心动过速的高血压;④合并有稳定型心力衰竭的高血压;⑤合并有焦虑症的高血压。可与钙拮抗剂联用。

2. 禁忌证 主要有:支气管痉挛性肺病、严重心动过缓、二度以上房室传导阻滞、病态窦房结综合征、急性心力衰竭、妊娠早期和晚期、血脂异常、糖尿病、周围血管病、运动员。

3. 副作用 主要不良反应有：心动过缓、房室传导阻滞、负性肌力作用、支气管痉挛。其他不良反应有：疲乏、性功能障碍、影响血糖血脂代谢。长时间较高剂量使用后突然停药可引起撤药综合征。

表 161-10 常用的 β 受体阻滞剂

分类	药物	剂量及标准给药方法	降压作用
选择性 β 受体阻滞剂	阿替洛尔	25~100mg/d，1 次 /d	缓慢，1~2 周内起效
	美托洛尔	25~100mg/d，1~2 次 /d	
	比索洛尔	2.5~10mg/d，1 次 /d	
兼有 α 受体阻滞作用的 β 受体阻滞剂	阿罗洛尔	10~30mg/d，2 次 /d	缓慢
	卡维地洛	20~40mg/d，2 次 /d	
	拉贝洛尔	100~200mg/d，2 次 /d	

第 7 节　α 受体阻滞剂

α 受体阻滞剂降压机制是通过选择性地阻断血管平滑肌的 α 受体，使周围血管阻力下降。可分为选择性 α 受体阻滞剂（选择性作用于 α₁ 受体）、非选择性 α 受体阻滞剂（作用于 α₁ 受体、α₂ 受体）。

常用 α 受体阻滞剂及用量见表 161-11。

表 161-11 常用 α 受体阻滞剂

分类	药物	剂量及标准给药方法	降压作用
选择性 α 受体阻滞剂	哌唑嗪	2~10mg/d，2~3 次 /d	作用产生缓慢，用药 4~8 周后作用达高峰
	多沙唑嗪	1~10mg/d，1 次 /d	
	特拉唑嗪	1~10mg/d，1~2 次 /d	
非选择性 α 受体阻滞剂	酚苄明	10~30mg/d，1~2 次 /d	作用可维持 24 小时以上
	酚妥拉明	25~30mg/d，3 次 /d	作用短暂

1. 临床用药要点 选择性 α 受体阻滞剂可用于各种程度的高血压，更适用于高血压伴血脂异常、血糖异常、前列腺肥大患者。非选择性 α 受体阻滞剂适用于嗜铬细胞瘤引起的高血压。

2. 禁忌证 不用于直立性低血压患者，慎用于老年患者、心功能不全者。

3. 副作用 直立性低血压、头昏、乏力、心动过速等。

第 8 节　直接血管扩张剂

直接血管扩张剂直接作用于小动脉平滑肌使动脉扩张而降压。

常用的为静脉应用的硝普钠。静脉滴注后起效迅速（1~2 分钟），失效亦快（停药后 1~3 分钟），在 5~15 分钟内血压即恢复至用药前水平。常规用法为：50mg 硝普钠加入 5% 葡萄糖溶液 50ml 中以 5~10μg/min 速率泵入，每 5~10 分钟调整一次，每次增加 5~10μg/min，直至达到目标血压。

1. 临床用药要点 硝普钠适用于高血压急症的紧急降压。用药不宜超过 72 小时。药物易见光分解，应用时需临时配制，每 6~8 小时更换一次药物，药物需避光输注。停药时应逐渐减量，并加用口服血管扩张剂，以免出现症状"反跳"。

2. 禁忌证 维生素 B₁₂ 缺乏者及儿童忌用；肝肾功能不全、甲状腺功能减退者、孕妇及老人慎用。

3. 副作用 用药过程中可出现恶心、呕吐、精神不安、肌肉痉挛、头痛、厌食、皮疹、出汗、发热等；长期或大剂量使用，尤其对肾衰竭患者，可能引起硫氰化物蓄积而导致甲状腺功能减退及氰化物中毒，亦可出现险峻的低血压症。

第 9 节　抗高血压药物的联合应用

联合应用降压药物已成为降压治疗的基本方法。为了达到目标血压水平，大部分高血压患者需要使用 2 种或 2 种以上降压药物。

1. 联合用药的适应证 血压 ≥ 160/100mmHg 或高于目标血压 20/10mmHg 的高危人群，往往初始治疗即需要应用 2 种降压药物。如血压超过 140/90mmHg，也可考虑初始小剂量联合降压药物治疗。如仍不能达到目标血压，可在原药基础上加量，或可能需要 3 种甚至 4 种以上降压药物。CHIEF 研究表明，初始联合治疗对国人心血管中高危的中老年高血压患者有良好的降压作用，明显提高血压控制率。

2. 联合用药的方法 两药联合时，降压作用机制应具有互补性，同时具有相加的降压作用，并可互相抵消或减轻不良反应。例如，在应用 ACEI 或 ARB 基础上加用小剂量噻嗪类利尿剂，降压效果可以达到甚至超过将原有的 ACEI 或 ARB 剂量倍增的降压幅度。同样加用二氢吡啶类 CCB 也有相似效果。

3. 联合用药方案 ① ACEI 或 ARB+ 噻嗪类利尿剂：ACEI 和 ARB 可使血钾水平略有上升，能拮抗噻嗪类利尿剂长期应用所致的低血钾等不良反应。ACEI 或 ARB+ 噻嗪类利尿剂合用有协同作用，有利于改善降压效果。②二氢吡啶类 CCB+ACEI 或 ARB：CCB 具有直接扩张动脉的作用，ACEI 或 ARB 既扩张动脉、又扩张静脉，故两药合用有协同降压作用。二氢吡啶类 CCB 常见的不良反应为踝部水肿，可被 ACEI 或 ARB 减轻或抵消。CHIEF 研究表明，小剂量长效二氢吡啶类 CCB+ARB 用于初始治疗高血压患者，可明显提高血压控制率。此外，ACEI 或 ARB 也可部分阻断 CCB 所致反射性交感神经张力增加和心率加快的不良反应。③二氢吡啶类 CCB+ 噻嗪类利尿剂：FEVER

研究证实,二氢吡啶类 CCB+ 噻嗪类利尿剂治疗,可降低高血压患者脑卒中发生的风险。④二氢吡啶类 CCB+β 受体阻滞剂:CCB 具有的扩张血管和轻度增加心率的作用,恰好抵消 β 受体阻滞剂的缩血管及减慢心率的作用。两药联合可使不良反应减轻。

我国临床主要推荐应用优化联合治疗方案:二氢吡啶类 CCB+ARB;二氢吡啶类 CCB+ACEI;ARB+ 噻嗪类利尿剂;ACEI+ 噻嗪类利尿剂;二氢吡啶类 CCB+ 噻嗪类利尿剂;二氢吡啶类 CCB+β 受体阻滞剂。

可以考虑使用的联合治疗方案:利尿剂 +β 受体阻滞剂;α 受体阻滞剂 +β 受体阻滞剂;二氢吡啶类 CCB+ 保钾利尿剂;噻嗪类利尿剂 + 保钾利尿剂。

不常规推荐的但必要时可慎用的联合治疗方案:ACEI+β 受体阻滞剂;ARB+β 受体阻滞剂;ACEI+ARB;中枢作用药 +β 受体阻滞剂。

多种药物的合用:①三药联合的方案:在上述各种两药联合方式中加上另一种降压药物便构成三药联合方案,其中二氢吡啶类 CCB+ACEI(或 ARB)+ 噻嗪类利尿剂组成的联合方案最为常用。② 4 种药联合的方案:主要适用于难治性高血压患者,可以在上述三药联合基础上加用第 4 种药物如 β 受体阻滞剂、醛固酮受体拮抗剂、氨苯蝶啶、可乐定或 α 受体阻滞剂等。

2020 ISH 指南在药物选择方面与我国指南有很多相似之处,包括分步逐渐增加药物的种类和剂量,强烈建议更多、更早地进行联合降压治疗,同样推荐了一些降压药物联合治疗方案。

基本标准:①使用任何可获得的降压药物;②若无单片复方制剂或不能负担,可以采用药物自由联合;③若无噻嗪样利尿剂(吲达帕胺),可以使用噻嗪型利尿剂(氢氯噻嗪);④若无二氢吡啶类 CCB 或患者不能耐受,可使用其他药物代替(如非二氢吡啶类 CCB)。

理想标准:对于低危的 1 级高血压、高龄(≥80 岁)或

身体虚弱患者,可单药治疗。若不符合上述单药治疗条件,可按照下列步骤选择降压治疗方案:①两种药物小剂量联合治疗(最大推荐剂量的 1/2),优选 RAAS 阻滞剂 +CCB;②两种药物全剂量联合治疗;③三药联合治疗,优选 RAAS 阻滞剂 +CCB+ 利尿剂;④三药联合 + 螺内酯或其他药物。

4. 单片复方制剂(SPC) 是常用的一组高血压联合治疗药物。通常由不同作用机制的两种或两种以上的降压药组成。与随机组方的降压联合治疗相比,其优点是使用方便,可改善治疗的依从性及疗效,是联合治疗的新趋势。应用时注意其相应组成成分的禁忌证或可能的不良反应。

我国传统的单片复方制剂:包括复方利血平(复方降压片)、复方利血平氨苯蝶啶片、珍菊降压片等,以当时常用的利血平、氢氯噻嗪、盐酸双屈嗪或可乐定为主要成分,此类复方制剂目前仍在基层较广泛使用,尤以长效的复方利血平氨苯蝶啶片为著。

新型单片复方制剂:一般由不同作用机制的两种药物组成,多数每天口服 1 次,使用方便,可改善依从性。目前我国上市的新型的单片复方制剂主要包括:ACEI+ 噻嗪类利尿剂,ARB+ 噻嗪类利尿剂;二氢吡啶类 CCB+ARB,二氢吡啶类 CCB+ACEI,二氢吡啶类 CCB+β 受体阻滞剂,噻嗪类利尿剂 + 保钾利尿剂等。

(谭小凤 张文武)

161

参 考 文 献

[1] 中国高血压防治指南修订委员会. 中国高血压防治指南 2018 年修订版 [J]. 心脑血管病防治, 2019, 19 (1): 1-44

[2] UNGER T, BORGHI C, CHARCHAR F, et al. 2020 International Society of Hypertension global hypertension practice guidelines [J]. Hypertension, 2020, 75 (6): 1334-1357.

[3] 张文武. 急诊内科学 [M]. 4 版. 北京: 人民卫生出版社, 2017: 1022-1041.

第 162 章
抗心律失常药

在正常情况下,心脏的冲动来自窦房结,依次经心房、房室结、房室束及浦肯野纤维,最后传至心室肌,引起心脏节律性收缩。在病理状态时或在药物的影响下,冲动形成失常,或传导发生障碍或两者兼有,就产生心律失常。根据心律失常发作时心室率的快慢可分为快速型心律失常和缓慢型心律失常两大类。本章着重介绍抗快速型心律失常药物。

第 1 节　抗心律失常药的基本电生理作用

此类药物的基本电生理作用是影响心肌细胞膜的离子通道,改变离子流而改变细胞的电生理特性。针对心律失常发生的机制,可将药物的基本电生理作用概括为以下几项。

1. 降低自律性　药物抑制快反应细胞 4 相 Na^+ 内流或抑制慢反应细胞 4 相 Ca^{2+} 内流就能降低自律性。药物通过促进 K^+ 外流而增大最大舒张电位,使其远离阈电位降低自律性。

2. 减少后除极与触发活动　后除极(after depolarization)是在一个动作电位(action potential,AP)中继 0 相除极后所发生的除极,其频率较快,振幅较小,呈振荡性波动,膜电位不稳定,容易引起异常冲动的发放,被称为触发活动(trigged activity)。后除极分早后除极与迟后除极两种,前者发生在完全复极之前的 2 或 3 相中,主要由 Ca^{2+} 内流增多所引起;后者发生在完全复极之后的 4 相中,由细胞内 Ca^{2+} 过多诱发 Na^+ 短暂内流所引起。因此,钙拮抗剂和钠通道抑制药对减少后除极和触发活动有效。

3. 改变膜反应性而改变传导性　膜反应性是指膜电位水平与其所激发的 0 相上升最大速率之间的关系,一般膜电位高,0 相上升速率快,振幅大,传导速度也快;反之,则传导减慢。增强膜反应性改善传导或减弱膜反应性而减慢传导都能取消折返激动,前者因改善传导而取消单向阻滞,因此停止折返激动,某些促 K^+ 外流加大最大舒张电位的药如苯妥英钠有此作用;后者因减慢传导而使单向传导阻滞发展成双向阻滞,从而停止折返激动,某些抑制 Na^+ 内流的药如奎尼丁有此作用。

4. 改变有效不应期及动作电位时间而减少折返　心肌细胞的静息膜电位,膜内负于膜外约 $-90mV$,处于极化状态。心肌细胞受刺激而兴奋时,发生除极和复极,形成动作电位,它分为 5 个时相,0 相为除极期,是 Na^+ 经快通道迅速进入细胞所致;1 相为快速复极初期,由 K^+ 短暂外流所致;2 相为缓慢复极期,由 Ca^{2+} 及少量 Na^+ 经慢通道进入细胞所致;3 相为快速复极末期,由 K^+ 外流所致。0 相至 3 相的时程合称为动作电位时间(action potential duration,APD)。在复极过程中,当膜电位恢复到 $-60\sim-50mV$ 时,细胞才对刺激发生可扩布的动作电位,从除极开始到这以前的一段时间即为有效不应期(effective refractory period,ERP),它反映快通道恢复有效开放所需的最短时间,其时间长短一般与 APD 的长短变化相应,但程度可有不同,一个 APD 中,ERP 比值大,就意味着心肌不起反应的时间延长,不易发生快速型心律失常。药物对 ERP 和 APD 可能有以下三种影响。①延长 APD 和 ERP:但延长 ERP 更为显著,奎尼丁类药物能抑制 Na^+ 通道,使其恢复重新开放的时间延长,即延长 ERP,这称绝对延长 ERP;ERP/APD 之比值较正常为大,即说明在一个 APD 中 ERP 占时增多,冲动将有更多机会落入 ERP 中,折返易被取消。②缩短 APD 和 ERP:但缩短 APD 更显著,利多卡因类药物有此作用;因缩短 APD 更明显,故 ERP/APD 比值仍较正常大,这称相对延长 ERP,同样能取消折返。③促使邻近细胞 ERP 的不均一(长短不一)趋向均一:也可防止折返的发生。一般延长 ERP 的药物,使 ERP 较长的细胞延长较少,ERP 较短者延长较多,从而使长短不一的 ERP 较为接近。反之亦然,缩短 ERP 的药物,使 ERP 短者,缩短少些;ERP 长者,缩短多些。故在不同条件下,这些药物都能发挥促使 ERP 均一的效应。

根据药物的作用机制及针对心律失常的心电生理改变和发生机制,选用药物的基本原则可参考表 162-1。

表 162-1　抗心律失常药选用的基本原则

对药物的要求	预期的疗效	选用的药物
提高窦房结的兴奋性	提高心率	迷走神经阻滞剂,类交感神经胺
降低窦房结的兴奋性	降低心率	钠通道阻滞剂、钙通道阻滞剂、β 受体阻滞剂

续表

对药物的要求	预期的疗效	选用的药物
抑制异位兴奋点的兴奋性	抑制异位兴奋点	钠通道阻滞剂、钙通道阻滞剂
减小邻近细胞间的复极速度差别	抑制局灶再兴奋	索他洛尔、溴苄胺
使单向阻滞变为双向阻滞	中断折返运动	钠通道阻滞剂、钙通道阻滞剂
解除单向传导阻滞	消除折返运动	利多卡因、苯妥英钠
降低后电位的幅度	抑制后除极作用	钙通道阻滞剂
提高室颤的阈电位	防治室颤	利多卡因、溴苄胺
降低交感神经能的作用	降低室颤发生的敏感性	β受体阻滞剂、溴苄胺
减少室上速及房颤下传至心室	延长房室结及旁道的不应期使心室率变慢	I_a 类、胺碘酮、普罗帕酮

第 2 节 抗心律失常药的分类

现今临床上常用的抗心律失常药虽不过二十几种,但已有几种分类方法。因各分类方法都存在缺陷,至今尚无一个较完善的分类方法。其中以 Williams 分类法最为常用。2018 年,我国学者与牛津、剑桥大学学者合作,在传统分类方法的基础上,结合新研究进展,提出新的分类方法。抗心律失常药新的分类保留了传统分类简便易行、易于掌握的优点,又在以下方面弥补了传统分类的不足:①囊括目前临床上和研究领域心脏电生理的药物靶点;②包括缓慢型心律失常的治疗药物;③药物的多靶点作用;④抗心律失常药物的致心律失常作用。本节就 Williams 分类法及新分类法做简要介绍。

一、Williams 分类法

Williams 分类法于 1971 年首先由 Vaugham Williams 提出,后经 Harrison 等修改,将抗心律失常药分为以下四大类。

1. Ⅰ类——钠通道阻滞剂 Ⅰ类以钠通道阻滞为主。根据药物与通道作用动力学和阻滞强度的不同,又分为三个亚类(表 162-2)。I_a 类:抑制钠通道开放,降低动作电位 0 相上升速率(V_{max}),同时抑制钾外流,延长动作电位时间,以奎尼丁(quinidine)为代表,还包括普鲁卡因胺(procainamide)、丙吡胺(disopyramide)等;I_b 类:抑制钠通道,促进钾外流,不影响复极,以利多卡因(lidocaine)为

代表,还包括美西律(mexiletine)、苯妥英钠(phenytoin)、妥卡尼(tocainide)等;I_c 类:在这三个亚类中,I_c 类药物对钠通道的阻滞作用是最强的,使快反应细胞 V_{max} 下降,传导下降,有效不应期延长,自律性下降,而对复极过程影响较小。以普罗帕酮(propafenone)为代表,还包括氟卡尼(flecainide)、恩卡尼(encainide)等。

Ⅰ类药物与钠通道的结合 / 解离动力学有很大差别,结合 / 解离时间常数 <1 秒为 I_b 类药物;≥12 秒者为 I_c 类药物;介于两者之间者为 I_a 类药物。Ⅰ类药物与开放和失活状态的通道亲和力大,因此呈使用依赖。对病态心肌、严重心功能障碍和缺血心肌特别敏感,应用要谨慎,尤其 I_c 类药物,易诱发致命性心律失常。

2. Ⅱ类——β受体阻滞剂 阻滞 $β_2$ 肾上腺素受体,降低交感神经效应,减轻由 $β_2$ 受体介导的心律失常。此类药能降低 I_{Ca-L}、起步电流(I_f),由此减慢窦律,抑制自律性,也能减慢房室结的传导。对病态窦房结综合征或房室传导障碍者作用特别明显。长期口服对病态心肌细胞的复极时间可能有所缩短,能降低缺血心肌的复极离散度,并能提高致颤阈值,由此降低冠心病的猝死率。此类药物有普萘洛尔、阿替洛尔、噻吗洛尔、美托洛尔等。

3. Ⅲ类——动作电位延长剂 为延长动作电位(APD)和有效不应期(ERP)药,对钾、钠、钙通道均有一定阻滞作用,但以对钾通道的阻滞为主。对 APD 的延长以对 2 相平台期的延长为主(I_k 阻滞),对 3 相影响较小,且本类药物可使原来 APD 较短的组织获得更多的延长,使心肌细胞间不应期的差异缩小,与奎尼丁呈明显对比。对钙、钠通道的阻滞使自律性降低。对房室结和旁道传导都有作用。

表 162-2 Ⅰ类抗心律失常药物的分类

	常用药物	抑制钠通道作用	对 APD 影响	体表心电图	治疗范围	致心律失常作用
I_a	奎尼丁、普鲁卡因胺、丙吡胺	中等	延长	QRS 增宽,QTc 延长	室上性与室性心律失常均有效	发生率高,可引起扭转型室速,单源性室速
I_b	利多卡因、苯妥英钠、美西律、阿普林定、妥卡尼、莫雷西嗪	弱	缩短或无影响	变化不明显	室性心律失常	室颤发生率低
I_c	普罗帕酮、恩卡尼、氯卡尼、氟卡尼	强	无影响	PR 延长,QRS 增宽	室性心律失常为主,室上性也有效	发生率高,可引起反复性室速

根据对钾通道及其他通道、受体作用的选择性和特点，Ⅲ类药又可分为以下几种。

（1）单纯型 I_{kr} 阻滞剂：快速延迟整流钾流（I_{kr}）是心动过缓时的主要复极电流，阻断 I_{kr} 可使 APD 和 ERP 延长，故此类药物在心率减慢时作用最大，表现为逆使用依赖（reverse use dependence），易诱发尖端扭转型室速。以索他洛尔、阿莫卡兰（almokalant）、多非利特（dofetilide）、伊布利特（ibutilide）为代表。SWORD（survival with oral d-sotalol trial）试验的结果提示单纯性阻滞 I_{kr} 的 Ⅲ类药物并不是最好的选择。

（2）单纯型 I_{ks} 阻滞剂：此类药物被认为具有正使用频率依赖性，即心率增加时，对 APD 和 ERP 延长较明显，而在心率减慢时对 APD 和 ERP 的延长减弱，致心律失常作用弱于 I_{kr} 阻滞剂，这也是该类药物的最大优点，其代表化合物有 Chromanol 293B、HMR21556 等。

（3）复合型Ⅲ类抗心律失常药：形成严重心律失常是由于多离子通道（离子流）异常，使除极/复极过程失去平衡，尤其是复极化延长和/或不均一所致，所以抗心律失常药应能双向调节心肌 APD。在治疗严重心律失常的药效学方面，复合型Ⅲ类抗心律失常药明显优于单纯型。由于复合型Ⅲ类抗心律失常药不仅阻滞 I_{kr}，亦可阻滞 I_{Na}、I_{Ca} 及 α、β 受体等，这种复合阻滞机制更加适于纠正离子通道病变。

根据其对其他离子通道、受体阻滞作用的不同，复合型Ⅲ类抗心律失常药又可分为 4 大类：①无钙通道阻滞作用类，如替地沙米（tedisamil）；②有钙通道阻滞作用类，如胺碘酮、阿齐利特（azimilide）等；③有 β 受体阻滞作用类，如索他洛尔、胺碘酮等；④有 α 受体阻滞作用类，如胺碘酮等。

决奈达隆（dronedarone）是胺碘酮的类似物，因分子结构中不含碘，故没有与碘相关的器官毒性；因分子中含甲硫基团，因而脂溶性降低，分布容积减小，故体内蓄积少，消除半衰期短（为 1~2 天），使用时无需负荷。PALLAS 研究结果提示，对年龄大于 65 岁的持续性房颤患者，与安慰剂相比，决奈达隆使卒中、心肌梗死、系统血栓栓塞或心血管死亡联合终点增加 2.3 倍，使心血管原因住院治疗或死亡增加 1.9 倍，该研究提前终止，提示决奈达隆是房颤节律控制的有效抗心律失常药物，其疗效略弱于胺碘酮。因此，欧美指南均不建议决奈达隆用于重度心力衰竭（NYHA 心功能Ⅲ/Ⅳ级）的患者。

4. Ⅳ类——钙通道阻滞剂 主要阻滞心肌细胞 I_{Ca-L}。I_{Ca-L} 介导兴奋收缩偶联，减慢窦房结、房室结的传导，并降低自律性，对早后除极和晚后除极电位及 I_{Ca-L} 参与的心律失常有治疗作用。此类药物常用的有维拉帕米、地尔硫草，可延长房室结有效不应期，有效地终止房室结折返性心动过速，减慢房颤的心室率，也能终止维拉帕米敏感的室速。负性肌力作用较强。

二、新的分类法

新的分类法以药物靶点及相应的电生理机制为依据，共分 8 大类（0~Ⅶ类），21 个亚类。新分类不仅对传统分类的Ⅰ、Ⅱ、Ⅲ和Ⅳ类进行拓展，还新增 0 类、Ⅴ类、Ⅵ类和Ⅶ类。

1. 0 类 为超极化激活的环核苷酸门控的阳离子通道（hyperpolarization-activated cyclic nucleotide-gated，HCN）阻滞剂，以伊伐雷定（ivabradine）为代表。HCN 通道分为 4 个亚型，其中在心脏中表达的亚型主要为 HCN1、HCN2、HCN4，在窦房结起搏细胞表达的主要为 HCN4。HCN 通道的启闭受电压和环磷酸腺苷（cAMP）调控，对阳离子无选择性，生理状态下的 HCN 通道允许 K^+、Na^+ 及 Ca^{2+} 通过，其中对 K^+、Na^+ 的通透性比是 1：（3~5），由此通道产生的电流是超级化缓慢激活的内向钠、外向钾的混合离子流，其净内向电流（I_h）亦称"奇异"（funny）电流（I_f）。I_f 在窦房结细胞的膜电位升高到 −55mV 时，激活 I_{CaT} 通道，引起 Ca^{2+} 内流，Ca^{2+} 的内流使跨膜电位进一步升高到 −40mV 时，激活 I_{CaL} 通道，大量的 Ca^{2+} 内流将形成一次新的 0 相除极。

伊伐雷定通过与 HCN 通道特异位点的结合，抑制起搏电流（I_f），发挥心率依赖性心率减慢作用，使心脏舒张期延长，心室充盈改善，而不伴负性肌力作用，不降低外周循环阻力。伊伐雷定作为高选择性的心率减慢药物，在众多有关心力衰竭治疗的随机对照研究中凸显其优势。

2. Ⅰ类 新分类法保留了 I_a~I_c，新增 I_d 类。I_d 类为晚钠电流抑制剂，以雷诺嗪为代表。I_b 类药物美西律兼具 I_d 类的电生理作用。I_d 类药物与 I_a~I_c 类明显不同，可选择性抑制复极期晚期钠电流（I_{Na-L}），从而缩短 APD，增加复极储备。治疗浓度下对心脏传导无影响或影响较小。I_d 类主要用于 LQTS（尤其是 LQT3）及 I_{Na-L} 增强的疾病状态，如心肌缺血和心力衰竭等合并心律失常。

3. Ⅱ类 基于对心肌离子通道及心电生理认识的加深，新分类法对Ⅱ类抗心律失常药进行大幅扩充，将传统的Ⅱ类即 β 受体阻滞剂归为Ⅱa，新增Ⅱb、Ⅱc、Ⅱd 和Ⅱe 类。Ⅱb 类：非选择性 β 肾上腺素受体激动剂，以异丙肾上腺素为代表。Ⅱc 类：毒蕈碱样 M_2 受体阻滞剂，以阿托品和莨菪碱为代表。Ⅱd 类：毒蕈碱样 M_2 受体激动剂，包括直接或间接兴奋迷走神经的药物，前者以卡巴胆碱为代表，后者以西地兰、地高辛为代表。Ⅱe 类：腺苷 A_1 受体激动剂，以腺苷为代表。

4. Ⅲ类 近 50 年来，随着对钾通道研究的不断深入，对Ⅲ类抗心律失常药的抗心律失常机制有了新认识，对其进行细分乃应有之义。新的分类法将传统的Ⅲ类抗心律失常药归类为Ⅲa 类，增加两个亚类：Ⅲb、Ⅲc 类。Ⅲb 类：代谢依赖性钾通道（I_{k-ATP}，Kir 6.2 编码）开放剂。以尼可地尔、吡那地尔为代表。Ⅲc 类：乙酰胆碱依赖性钾通道（I_{k-ACh}，GIRK 和 GIRK4 编码）抑制剂，用于治疗房颤。目前尚处研究阶段。

5. Ⅳ类 为 Ca^{2+} 调节剂，凡能影响其水平或活性的药物归为此类。此类药物分为 5 个亚类，其中Ⅳc、Ⅳd 及Ⅳe 类处于研究中，尚未用于临床。其中，Ⅳa 类为细胞膜 Ca^{2+} 通道阻滞剂，包括选择性和非选择性钙通道阻滞剂，前者以维拉帕米和地尔硫草为代表，后者以苄普地尔为代表。Ⅳb 类为肌质网钙释放通道抑制剂，以氟卡尼和普罗帕酮为代表。此类药物兼具肌质网钙释放通道抑制作用和细胞膜钠通道阻滞作用,故横跨IV_b和I_c两个亚类。某些心律失常如儿茶酚胺敏感性室速以肌质网兰尼碱(ryanodine)受体功能增强,Ca^{2+}释放增加,可以氟卡尼或普罗帕酮治疗,此时强调的是其肌质网钙释放通道抑制作用,而非细胞膜Na^+通道阻滞作用。IV_c类:为肌质网Ca^{2+}-ATP 酶激动剂。IV_d类:细胞膜钠、钙离子交换抑制剂。IV_e类:钙调蛋白激酶和磷酸化酶抑制剂。

6. V类 为机械敏感型通道阻滞剂。尚无药物用于临床。

7. VI类 为缝隙连接通道调节剂,通过改变缝隙连接蛋白的电导或表达发挥作用。尚无药物上市。

8. VII类 是指上游靶向调节剂。此分类的目的是强调心律失常的病因治疗,而非单纯针对心律失常本身。此类药物包括肾素 - 血管紧张素 - 醛固酮抑制剂(如 ACEI、ARB 和醛固酮拮抗剂)及他汀类药物。

三、抗心律失常药物的多靶点作用

人们早已认识到,大多数抗心律失常药可通过多靶点作用发挥其抗心律失常作用,其中以 III 类药物胺碘酮最为典型,上文已述及。临床医师应充分认识、合理利用其多靶点作用,使其治疗效果最大化,致心律失常作用最小化。抗心律失常药的多靶点作用见表 162-3。

表 162-3 抗心律失常药物的多靶点作用汇总

0	HCN 通道抑制剂
伊伐雷定	抑制 I_{Kr},减慢房室传导
I	电压依赖性 Na^+ 通道抑制剂
奎尼丁	抑制 I_{to}、I_{Kr}、I_{Ks}、I_{K1}、I_{K-ATP}、I_{Ca},自主神经 α 肾上腺素能和胆碱能活性
普鲁卡因胺	抑制 I_{Kr}、I_{K1}、I_{K-ATP} 和自主神经活性
利多卡因	不抑制 I_K
美西律	不抑制 I_K
普罗帕酮	抑制 I_{K11r}、I_{Kr}、I_{Ca},β 肾上腺素受体和迷走神经活动
雷诺嗪	抑制 I_{Kr}
II	自主神经抑制剂与激动剂
卡替洛尔	增加一氧化氮的生成
卡维地洛	抗氧化活性;抑制 I_{Ca-L}、α_1 肾上腺素受体
普萘洛尔	抑制 I_{Na}
美托洛尔	抑制 I_{Ca-L}
塞利洛尔	增加一氧化氮合成,部分抑制 β_2 肾上腺素能激动剂和弱 α_2 肾上腺素能活动
III	K^+ 通道抑制剂与开放剂
伊布利特	激活 I_{Na}
d/l 索他洛尔	抑制 I_{to}、I_{K1} 和 β 肾上腺素受体
氯非铵	抑制 I_{to}、I_{K1}
胺碘酮	抑制 I_{Na}、I_{Ca}、I_{to}、I_{Ks}、I_{K1}、I_{K-ACh},α 和 β 肾上腺素能活动;降低自律性
尼可地尔	硝酸酯类作用,扩张血管平滑肌
IV	Ca^{2+} 调节剂
维拉帕米	抑制钙离子内流,扩张血管平滑肌
地尔硫䓬	抑制钙离子内流,扩张血管平滑肌
苄普地尔	抑制钙离子内流,扩张血管平滑肌

162

第 3 节 常用的抗心律失常药

临床常用的抗心律失常药的适应证、不良反应,常用剂量和药代动力学特性分别见表 162-4 和表 162-5。

表 162-4 常用抗心律失常药物的适应证与不良反应

药物	适应证	不良反应
奎尼丁 (Quinidine)	房性与室性期前收缩;房扑与颤动,房室结内折返性心动过速,预激综合征;室速;预防上述心律失常复发	恶心、呕吐、腹泻、腹痛、畏食;视觉、听觉障碍、意识模糊;皮疹、发热、血小板减少、溶血性贫血;心脏方面:窦性停搏、房室传导阻滞、Q-T 间期延长与尖端扭转型室速、晕厥、低血压
普鲁卡因胺 (Procainamide)	同上	胃肠道反应较奎尼丁少见,中枢神经系统反应较利多卡因少见;发热、粒细胞减少症;药物性狼疮:长期服药者 60%~70% 出现 ANA,同时伴随症状者 20%~30%;心脏方面:中毒浓度抑制心肌收缩力,低血压、传导阻滞、Q-T 间期延长与多形性室速
丙吡胺 (Disopyramide)	同上	抗胆碱能作用:尿潴留、便秘、视力模糊、青光眼、口干;心脏方面:Q-T 间期延长、尖端扭转型室速、抑制心肌收缩力
利多卡因 (Lidocaine)	急性心肌梗死或复发性室性快速型心律失常治疗;室颤复苏后防止复发	眩晕、感觉异常、意识模糊、谵妄、昏迷;心脏方面:少数引起窦房结抑制、房室传导阻滞
美西律 (Mexiletine)	急、慢性室性快速型心律失常(特别是 Q-T 间期延长者);常用于小儿先天性心脏病与室性心律失常	恶心、呕吐、运动失调、震颤、步态障碍、皮疹;心脏方面:低血压(发生在静脉注射时)、心动过缓
莫雷西嗪 (Moricizine)	室上性期前收缩、室性期前收缩*、室速的预防	震颤、头痛、眩晕、眼球震颤;恶心、呕吐、腹泻;促心律失常
普罗帕酮 (Propafenone)	各种类型室上速;室性期前收缩,难治性、致命性室速	眩晕、味觉障碍、视力模糊;胃肠道不适;可能加重支气管痉挛;心脏方面:窦房结抑制、房室传导阻滞、加重心力衰竭;致心律失常较氟卡尼少见
β 受体阻滞剂 (β-Blockers)	甲状腺功能亢进、嗜铬细胞瘤、麻醉、运动与精神因素诱发的心律失常;房颤与房扑时减慢心室率,房室结内折返性心动过速,利用旁路的房室折返性心动过速;洋地黄中毒引起的房速、室速、室性期前收缩等;长 QT 间期综合征和二尖瓣脱垂的室性心律失常;心肌梗死后	加剧哮喘与 COPD;间歇性跛行、雷诺现象、精神抑郁;糖尿病患者可能引致低血糖、乏力;心脏方面:低血压、心动过缓、充血性心力衰竭、心绞痛患者突然撤药引起症状加重、心律失常、急性心肌梗死
胺碘酮 (Amiodarone)	各种室上性与室性快速型心律失常,包括房扑与房颤、预激综合征;肥厚型心肌病,心肌梗死后室性心律失常、复苏后预防室性心律失常复发	最严重心外毒性为肺纤维化(300mg/d 以下很少发生);转氨酶升高,偶致肝硬化;光过敏,角膜色素沉着;胃肠道反应;甲状腺功能亢进或甲状腺功能减退;心脏方面:心动过缓,致心律失常很少发生,偶尔发生尖端扭转型室速
维拉帕米 (Verapamil)	各种折返性室上速,预激综合征利用房室结作为通道的房室折返性心动过速;房扑与房颤时减慢心室率;某些特殊类型室速	偶有肝脏毒性,增加地高辛血浓度;心脏方面:已应用受体阻滞剂或血流动力学障碍者易引起低血压、心动过缓、房室传导阻滞、心搏停顿;禁用于:严重心力衰竭,二、三度房室传导阻滞,房颤经房室旁路前向传导,严重窦房结病变,室速,心源性休克及其他低血压状态
腺苷 (Adenosine)	房室结折返或利用房室结的房室折返性心动过速的首选药物;心力衰竭、严重低血压者及新生儿均适用;鉴别室上速伴有室内差异传导与室速	潮红,呼吸困难,胸部压迫感,通常持续短于 1 分钟,可有短暂的窦性停搏、室性期前收缩或短阵室速

注:*1987 年,心律失常抑制试验(cardiac arrhythmia suppression trial,CAST),选用恩卡尼、氟卡尼和莫雷西嗪,治疗心肌梗死后有左心室射血分数减低,无症状或有轻微症状的室性期前收缩患者。研究结果显示恩卡尼、氟卡尼治疗组死亡率显著高于对照组;莫雷西嗪增加早期死亡率,对长期死亡率无影响。

表 162-5 抗心律失常药物常用剂量与药代动力学特性

药物	常用剂量范围				有效血清（浆）浓度 /（μg·ml⁻¹）	清除半衰期 /h	生物利用度 /%	主要排泄途径
	静脉给药		口服					
	负荷量	维持量	负荷量	维持量				
奎尼丁		600~1 000mg	200mg q6h.	200mg q6~8h.	3~6	5~9	60~80	肝
普鲁卡因胺	6~13mg/kg 速度：0.2~0.5mg/（kg·min）	2~4mg/min	500~1 000mg	250~500mg q4~6h.	4~10	3~5	70~85	肾
丙吡胺				100~200mg q6~8h.	2~5	8~9	80~90	肾
利多卡因	1~3mg/kg，速度：20~50mg/min	1~4mg/min			1~5	1~2		肝
美西律				150~200mg q6~8h.	0.75~2	10~17	90	肝
莫雷西嗪			300mg	150~400mg q8h.	0.1	1.5~3.5	35~40	肝
普罗帕酮	1.0~1.5mg/kg		600~900mg	150~200mg q8~12h.	0.2~3	5~8	25~75	肝
普萘洛尔	2~2.5mg 每 5min 1 次，总量 ≤ 5mg			10~60mg q6~8h.	0.04~0.9	3~6	30	肾
胺碘酮	5mg/kg，20~120min 内	600~800mg/24h	600~800mg/d 8~10 天	100~400mg 每日 1 次	1~2.5	1 200	35~65	肝
索他洛尔				40~80mg q12h.，按需增 320mg/d	2.5	12	90~100	肾
维拉帕米	5mg，2~3min 内，必要时 10~15min 后重复 1 次	0.005mg/（kg·min）		80~120mg q6~8h.	0.10~0.15	3~8	10~35	肝
腺苷	6~12mg（快速注射）					<10s		

注：q6h. 每 6 小时 1 次；q6~8h. 每 6~8 小时 1 次；q4~6h. 每 4~6 小时 1 次；q8h. 每 8 小时 1 次；q8~12h. 每 8~12 小时 1 次；q12h. 每 12 小时 1 次。

162

第 4 节 抗心律失常药的临床应用

一、抗心律失常药的应用原则

理想的抗心律失常药应疗效确切、使用方便、不影响正常兴奋传导、剂量与疗效相关性明确、对其他非心血管系统无毒副作用等，但目前尚无这一"理想"药物，目前对新型抗心律失常药的基本要求是将其抗心律失常与促心律失常作用分离，如果无法分离，至少也是治疗房颤的药物专门

针对房颤，而不会诱发室性心律失常。在临床运用抗心律失常药治疗心律失常时必须遵循以下原则：①应尽量找出病因，包括基本疾病和诱发因素（如心力衰竭、休克、呼吸衰竭、感染、高血压、甲状腺功能亢进或减退、电解质代谢紊乱与酸碱平衡失调等），并予以积极的针对性处理。②根据心律失常的病因、类型、血流动力学改变、临床症状及潜在危害性的不同，针对性选用作用机制、药代动力学、给药途径、剂量、用药时间不同的抗心律失常药，才能够达到（或提高）疗效。③抗心律失常治疗的基点为终止或预防心律失常的发作，故本次心律失常发作控制后即应考虑其预防措施。

有关抗心律失常药的临床选用，可参考表 162-6。

表 162-6　抗心律失常药的临床选用

心律失常	首选	次选
窦性心动过速	β 受体阻滞剂、洋地黄	维拉帕米、阿义马林、丙吡胺
室上性期前收缩	维拉帕米、普罗帕酮、阿普林定、胺碘酮、奎尼丁、β 受体阻滞剂、普鲁卡因胺	阿义马林、丙吡胺、莫雷西嗪、苯妥英钠
房颤或房扑	复律：奎尼丁 + 普萘洛尔、胺碘酮、维拉帕米、丙吡胺、洋地黄（不伴预激综合征） 预激综合征时：胺碘酮、普鲁卡因胺、奎尼丁、I。类药物 维持：胺碘酮、维拉帕米、普罗帕酮、奎尼丁、β 受体阻滞剂、索他洛尔	
阵发性室上速	复律：维拉帕米、ATP、普罗帕酮、胺碘酮、去乙酰毛花苷、间羟胺（血压低者）。 洋地黄中毒：苯妥英钠、钾盐。预激综合征：胺碘酮、普罗帕酮、普鲁卡因胺、阿普林定 维持：胺碘酮、普罗帕酮、维拉帕米	普萘洛尔、普鲁卡因胺、新斯的明
室性期前收缩	美西律、利多卡因、胺碘酮、托卡胺、普罗帕酮、维拉帕米、索他洛尔；急性心肌梗死、低血钾：利多卡因；洋地黄中毒：苯妥英钠、钾盐；心力衰竭：洋地黄	丙吡胺、β 受体阻滞剂、莫雷西嗪、阿义马林
阵发性室速	复律：利多卡因、普罗帕酮、普鲁卡因胺、美西律、胺碘酮、托卡胺、索他洛尔，维持：上述药物口服	丙吡胺、奎尼丁、阿普林定、英卡尼、氟卡尼、氯卡尼
双向性室速	苯妥英钠、利多卡因、钾盐	
尖端扭转型室速	镁盐、利多卡因、钾盐、异丙肾上腺素、普萘洛尔	
反复性室速	胺碘酮、利多卡因、普罗帕酮、托卡胺	普鲁卡因胺、I。类药物
室扑或室颤	胺碘酮、利多卡因	

162

二、抗心律失常药的联合应用

对单一药物治疗无效或患者不能耐受药物毒副作用的顽固性心律失常，尤其是室速，可以联合应用抗心律失常药物。联用的目的是增强抗心律失常作用及 / 或减少、减轻毒副作用。一般应避免同一种类药物同时使用，但有人基于 I。类药物抗心律失常作用类似而副作用不同，甚至相反，主张 I。类可联合应用，而减少各自剂量，易于患者耐受长期应用。如奎尼丁可引起腹泻而丙吡胺引起便秘，两者联用可能互相抵消副作用。常用的联合用药方案有 I。类 + II 类；I。类 + II 类；I。类 + I。类 + II 类；I。类 + 胺碘酮；I。类 + 胺碘酮；I。类 + 胺碘酮等。

临床应用经验较多的联合用药配对是奎尼丁和美西律。在治疗顽固的反复发作的持续性室速和室颤中，联合使用奎尼丁和美西律可使单独使用两者之一无效的心律失常得到满意控制；并且奎尼丁可使 QT 延长，而美西律使 QT 缩短，二药联合运用时，奎尼丁所致的 QT 延长而出现的扭转型室速的发生率低于单独使用奎尼丁组。

在使用奎尼丁转复房颤时，为防止因奎尼丁的抗胆碱作用加快房室传导，使心室反应增快，应先用洋地黄或同时用 β 受体阻滞剂，控制心室率。但联合用药时，要注意药物相互间的代谢和血浓度的影响，如奎尼丁与洋地黄合用时，奎尼丁将洋地黄从周围组织中替代出来进入血中，并减少洋地黄排泄，使洋地黄血浓度增高，两者合用时，应减少洋地黄剂量。

三、抗心律失常药治疗室性心律失常的当前认识

用抗心律失常药治疗室性心律失常旨在减少或消除室性心律失常的症状和 / 或减少心律失常死亡率。但美国多中心心律失常抑制试验（cardiac arrhythmia suppression trial，CAST）的结果却显示：①使用 I。类药物恩卡尼和氟卡尼对症状较轻、轻至中度心功能不全的心肌梗死后患者行抗室性心律失常治疗，心律失常的死亡和猝死反较安慰剂组高 3.6 倍，总死亡率高 25 倍。②大部分死亡发生于室性心律失常被抑制时。CAST（II）的莫雷西嗪也使死亡率增加。这些抗心律失常药致心律失常作用与用药时交感神经张力增高、左心室功能进一步恶化、传导缓慢及心肌缺血加剧等有关。鉴于此，目前认为：

1. CAST 的重要性在于提示并非所有的室性心律失常均需药物治疗，对室性期前收缩即使能抑制也未必有益，故室性心律失常有良性、潜在恶性和恶性（致命性）之分，是否应用抗心律失常药及如何应用药物均应根据此危险 / 效益比而定。

（1）良性室性心律失常（无器质性心脏病、无血流动力学障碍所致症状、猝死可能性极低的室性期前收缩）：可无须治疗；有症状予以镇静剂及 β 受体阻滞剂；仍无效的用 I。类药物。

（2）潜在恶性心律失常（中或重度器质性心脏病，无血流动力学障碍的症状，左心室射血分数 ≥ 0.30，中至重度猝

死危险的频发室性期前收缩和非持续性室速）：可酌情予以β受体阻滞剂。除了无血流动力学的症状外，潜在恶性与恶性心律失常基本相同。非持续性室速虽无即刻血流动力学改变，但左心室功能不全及晚电位阳性，为潜在性恶性心律失常的最严重类型。

（3）恶性（致命性）心律失常：主要为持续性室速（单形性或尖端扭转型）和／或室颤，伴显著血流动力学改变，需立即予以药物、心电复律、起搏等治疗。

2. 虽然室性期前收缩既不能准确预报室速和室颤，亦非长期服药的适应证，但对心功能差（左心室射血分数<0.40）、复杂性室性期前收缩、心室晚电位阳性、电生理检查诱发出持续性单形性室速者，均应长期服药。

3. I_a 和 I_c 类对室性心律失常的治疗所致的负性肌力作用、严重的致心律失常作用，增加了心脏猝死和总死亡率；I_b 类的苯妥英钠、美西律、托卡胺的治疗死亡率亦较对照组有所升高。β受体阻滞剂为目前唯一被大量资料证实能减少心肌梗死后心律失常事件、心肌缺血发生率和预防猝死的一类药物，毒副作用少且几乎无致心律失常作用。Ⅲ类药物的胺碘酮和索他洛尔，近年已有多份资料显示可提高心肌梗死后室性心律失常患者的生存率。Ⅳ类的维拉帕米已证实对心肌梗死后室性心律失常或死亡率无明显影响。

4. 需强调的是由于目前尚缺乏对良性和恶性心律失常的系统研究，故不应过于简单片面地套用 CAST 的结果，室上速的治疗也不受其结果的影响。

第 5 节 抗心律失常药的致心律失常作用

抗心律失常药的致心律失常（pro-arrhythmia）作用是指用药后诱发既往未曾发生过的心律失常（provocation），或者使原有的心律失常恶化（aggravation）。所用药物的剂量或血浆药物浓度低于中毒水平，从而区别于药物中毒或过量导致的各种心律失常。确定致心律失常作用前需除外自身心律失常的恶化，以便确定停药或是加药。

抗心律失常药的致心律失常作用大致可分为三类：①真正致心律失常作用（true arrhythmogenesis）；②促进或易化心律失常作用（facilitation）；③显露致心律失常的新基础（unmasking of a new substrate）。第一类常指抗心律失常药用药中出现新的心律失常（如应用奎尼丁致尖端扭转型室速），后两类指抗心律失常药的应用后出现的或使自发的心律失常恶化，或显露隐匿基础所致新的心律失常。

一、抗心律失常药致心律失常作用的机制

抗心律失常药致心律失常作用的有关电生理机制为：①几乎所有抗心律失常药均抑制窦房结功能，并致窦房阻滞；②不同类型的 AADs 对房室结传导影响不同，可致血流动力学明显的有害改变；③ I_a 类使 Q-T 间期延长，心室肌

不应期离散度增大，复极不均一而致折返；④ I_a 类药物使室内传导缓慢，程度不均一，抑制传导的作用大于不应期延长而使原折返持续存在或产生新的折返；⑤氟卡尼、胺碘酮使心室颤阈改变；⑥奎尼丁、普鲁卡因胺、普萘洛尔、维拉帕米等静脉注射可引起起搏阈值升高使人工起搏失败，发生心动过缓及过缓依赖性心动过速；⑦氟卡尼、丙吡胺诱发慢性心力衰竭、奎尼丁致低血压等，均恶化血流动力学；⑧某些抗心律失常药可诱发触发活动；⑨抗心律失常药的负性肌力作用，为致心律失常作用提供基础。

抗心律失常药的致心律失常作用还可能与以下因素有关：特异质者；有持续性室速、室颤史者；电解质代谢紊乱（低血钾、低血镁）；药物致自主神经功能改变；血流动力学恶化；心电图 Q-T 间期延长；心内传导延长；继发的心功能抑制；器质性心脏病；药物间的相互作用与药物浓度改变；治疗起始量较大和／或快速增加剂量；药物代谢及排泄改变等。例如：肾脏疾病时，普鲁卡因胺、N-乙酰卡尼、d-索他洛尔的血浓度升高而诱发尖端扭转型室性心动过速（torsade de pointes，Tdp）；肝功能减退时，利多卡因的血浓度升高，会诱发室速或缓慢型心律失常；低血钾、低血镁使 Q-T 间期延长，易诱发 Tdp，高血钾时，传导减慢，诱发缓慢型心律失常；心肌缺血时，Ⅰ类药使死亡率增加；普萘洛尔升高利多卡因血浓度，胺碘酮升高地高辛的血浓度，易诱发缓慢型心律失常。

二、抗心律失常药致心律失常作用的分类与诊断

抗心律失常药致心律失常作用有原发性和继发性之分：原发性指与基础心律失常和器质性心脏病以外其他任何可识别的致心律失常因素无关；继发性指发生需调节因素（血药浓度过高、药物相互作用、电解质紊乱、心肌缺血等）参加。从时间上分为早期药物治疗（<30 天）和晚期药物治疗（长期服药）。

用药后 Q-T 间期延长引起扭转型室速是较特异的促心律失常现象，但以某一种心律失常的量变来判断就很困难。20 世纪 80 年代初提出过以室性期前收缩次数增加来判断，原 10 次 /h 用药后增加 10 倍，1 000 次 /h 增加 2 倍，或非持续性室速连续增多 10 倍及以上为促心律失常作用，或者室性期前收缩在用药前 1~50 次 /h、51~100 次 /h、101~300 次 /h、>300 次 /h，分别增加 10 倍、5 倍、4 倍、3 倍等为促心律失常作用。现在认识到，室性期前收缩本身有较大波动，加上受病情变化的影响，这些定量标准已不可靠。

1998 年国外部分专家认为，促心律失常不仅表现为快速型心律失常，也可有缓慢型心律失常，部位除心室外，心房、房室结及窦房结水平均可发生，据此提出一新的促心律失常作用共识，介绍如下。

（一）新出现的持续性心律失常

1. 快速型心律失常 ①扭转型室速，QT 延长；②多形室速，QT 正常；③室颤；④持续性单形室速，间歇性发作；⑤持续性单形室速，不间断性；⑥房扑，1:1 传导。

2. 心动过缓及传导障碍 ①窦房结功能低下；②房室

传导阻滞;③明显的 QRS 增宽。

（二）原有心律失常恶化

1. 室速由非持续性转变为持续性。

2. 心动过速频率加快。

药物引起 Q-T 间期延长,尤其在低血钾或心动过缓时,可发生特异的 Tdp。各种因素增加细胞内钙离子浓度,可能诱发后除极电位的触发活动,导致室速或室颤。促心律失常作用的发生明显受整体心脏状况和肝肾功能的影响。如奎尼丁引起的猝死是安慰剂的 2~3 倍,主要发生在心功能障碍患者,很少见于正常心脏。在肝衰竭时,扭转型室速也可增加。Podrid 等报道,Ⅰ 类药在 LVEF<35% 和>35% 患者中促心律失常分别为 43% 和 26%。Ⅰc 类药明显减缓室内传导,可能造成新的室内折返途径,引起不间断性室速。在心肌缺血或明显心肌肥厚、心脏扩大时,加重正常与病变心肌间不均匀的复极和传导,产生新的折返,出现单形室速或扭转型室速。所以Ⅰ类药不宜用于明显心肌缺血和心功能障碍者。Ⅲ类药中胺碘酮虽延长复极和 Q-T 间期,但急性心肌梗死或心力衰竭临床试验证实,其扭转型室速发生率仅不及 1%。索他洛尔的致心律失常作用随剂量上升,每日剂量超过 320mg,扭转型室速的发生率明显增加。Ⅰc 类药物用于控制房颤或房扑时,可以延长房内传导,减少心房频率,或者使房颤转变为房扑,反而造成更多的心房激动下传,出现 1:1 房室传导,加快心室率。

致心律失常多发生在开始用药 24~48 小时,72 小时后渐为减少。若使用易于发生促心律失常的药物,特别是有心肌功能障碍或有诱因的患者,宜于医院内开始给药。胺碘酮起效缓慢,促心律失常现象不严重,可在门诊严密观察下给药。药物血浆浓度变化范围较大,除了有中毒可能性时,测定血药浓度指导用药并不实用。应强调严格掌握抗心律失常药物的适应证。

发生促心律失常时应及时停药,测定血浆电解质浓度,包括血钾和血镁,并按具体心律失常处理。必要时可心室起搏,严重血流动力学障碍时可以电复律。Ⅰc 类药造成的不间断性室速处理较难,可给乳酸钠或碳酸氢钠,必要时可试用利多卡因。

三、抗心律失常药致心律失常作用的检测

1. 临床观察 由于致心律失常作用多见于抗心律失常药用药 1 周内,故此时应特别注意有无心律失常的加重或新的心律失常出现,体表心电图 QRS 波增宽>25% 时,有可能诱发室性心律失常;用药后 Q-T 间期延长,易发生 Tdp;典型的药源性 Tdp 发生前,T 波降低而 U 波增高,两者融合,U 波振幅增高较 Q-T 间期绝对值的延长更能促发致心律失常作用。

2. 动态心电图监测 此为诊断抗心律失常药致心律失常作用的最重要的检测方法。

3. 电生理检查 以心内生理程序刺激法不但可评价抗心律失常药的作用,亦用于其致心律失常作用的评估。

抗心律失常药物常见的致心律失常作用见表 162-7。

四、抗心律失常药致心律失常作用的处理

一旦发生,处理十分棘手。一般应采取以下措施:①首先停用有关的抗心律失常药;②无症状或症状尚能耐受且无潜在危险的致心律失常作用,只需停药观察,再酌情处理;③出现缓慢型心律失常伴有症状者,可给予阿托品、异丙肾上腺素或临时心脏起搏治疗;④尖端扭转型室速可应用硫酸镁等治疗;⑤洋地黄中毒予以相应的处理;⑥血流动力学不稳定的快速型心律失常应给予电复律治疗。但不少病例须待药物从体内排出后,方可控制发作。

表 162-7 抗心律失常药物常见的致心律失常作用

分类	代表药物	致心律失常类型	发生机制
0	HCN 通道阻滞剂		
	伊伐雷定	窦性心动过缓	抑制 I_f、降低窦房结自律性
Ⅰ	电压门控 Na^+ 通道阻滞剂		
	奎尼丁	QT 延长相关 Tdp	EAD 相关的触发活动
		房扑/房颤患者心室率增快	抑制胆碱能活动,减慢房内传导,增快房室结内传导
	丙吡胺	QT 延长相关 Tdp	EAD 相关的触发活动
	普鲁卡因胺	QT 延长相关 Tdp	EAD 相关的触发活动
		缺血性心脏疾病患者出现室速	减慢室内传导
	普罗帕酮	房扑时心室率加快	减慢房内传导,可能增快房室结内传导
		缺血性心脏病,特别陈旧性心肌梗死患者发生室速	减慢心室肌内或瘢痕周围区心肌的传导
		窦性心律减慢	抑制 I_f,降低窦房结自律性

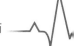

续表

分类	代表药物	致心律失常类型	发生机制
II	自主神经抑制剂和激动剂		
	β 肾上腺素受体阻滞剂	窦性心动过缓;房室传导阻滞;窦性心动过速或其他类型的心动过速	阻滞 β 受体;长期用药可导致 β 受体表达上调,减弱药物的 β 受体阻滞作用
	β 肾上腺素受体激动剂	窦性心动过速,增加触发激动	激动 β 受体
	M₂ 受体激动剂:卡巴胆碱、地高辛	窦性心动过缓,房室传导阻滞	抑制窦房结自律性、减慢房室结传导增高迷走神经张力
		室速	增加 DAD 相关的触发激动
	M₂ 受体抑制剂:阿托品	减慢室性逸搏频率、加重低位房室传导阻滞	增高窦房结自律性和房室结传导之后,希氏束等低位起搏和传导功能退化
	α₁ 受体激动剂:腺苷	窦性心动过缓、窦性停搏或房室传导阻滞	抑制窦房结自律性和房室结传导
		房性或室性期前收缩、房颤	机制不明
III	K⁺ 通道阻滞剂与开放剂		
	钾通道阻滞剂	QT 延长及 TdP	EAD- 相关的触发激动
IV	Ca²⁺ 调控相关蛋白调节剂		
	钙通道阻滞剂	窦性心动过缓、房室传导阻滞;增快预激综合征合并房颤的心室率	降低窦房结自律性和减慢房室结传导;不影响或增快旁路传导

注:HCN,超极化激活的阳离子通道;TdP,尖端扭转型室性心动过速;EAD,早后除极;DAD,迟发后除极。

五、抗心律失常药致心律失常作用的预防措施

1. 使用前应采取的措施 决定对患者是否使用抗心律失常药物之前,应当注意:①寻找导致心律失常的原因和诱因:如有无电解质代谢紊乱和酸碱失衡,尤其是低血钾、低血镁和代谢性酸中毒等;有无未满意控制的心力衰竭;有无进行性的心肌缺血;有无引起或加重心律失常的药物如洋地黄、三环类抗抑郁药和抗心律失常药本身。纠正这些因素对于治疗和预防心律失常的作用十分重要,而不应单纯着眼于轮番使用各种抗心律失常药物。②判断患者可能从抗心律失常药治疗中获得的风险/效益比。

2. 使用中的预防措施 ①如有条件,将服用奎尼丁患者短期收住院,密切监测至少 72 小时;②对于有器质性心脏病、心脏扩大和心功能不全者,对于高龄患者,使用 I_c 类药物时应从小剂量开始;进行剂量调整时,增加剂量的间隔时间应相对延长,有条件时,应监测药物的血浓度;在变更剂量时,进行动态心电图监测,以便及早发现心律失常加重;如单一使用药物有效,尽量避免联合使用抗心律失常药物;严重的室速,应做电生理检查,进行药物筛选,可发现某些抗心律失常药的致心律失常作用,因此避免使用该药。抗心律失常药常见的药物相互作用见表 162-8。

表 162-8 抗心律失常药常见的药物相互作用

心脏药物	相互作用药物	机制	后果	预防
奎尼丁	胺碘酮	延长 QT 作用协同	扭转型室速	监测 QT、血钾
	西咪替丁	抑制奎尼丁氧化代谢	提高奎尼丁浓度、出现中毒现象	监测奎尼丁浓度
	地高辛	减少地高辛清除	地高辛中毒	监测地高辛浓度
	地尔硫䓬	增加抑制窦房结	明显心动过缓	监测心率
	排钾利尿剂	低血钾、延长 QT	扭转型室速	监测 QT、血钾
	肝脏酶诱导剂(苯妥英钠、巴比妥、利福平)	增加肝脏对奎尼丁的代谢	降低奎尼丁浓度	监测奎尼丁,调整剂量
	华法林	肝脏与奎尼丁相互作用	增加出血趋势	监测凝血酶原时间
利多卡因	维拉帕米	负性肌力作用	协同低血压	避免静脉用药
	西咪替丁	降低肝代谢	提高利多卡因浓度	减少利多卡因剂量
	β 受体阻滞剂	减少肝血流	提高利多卡因浓度	减少利多卡因剂量
	美西律	肝脏酶诱导剂	增加肝代谢、降低血浆美西律浓度	增加美西律剂量

续表

心脏药物	相互作用药物	机制	后果	预防
普罗帕酮	地高辛	减少地高辛的清除	提高地高辛浓度	减少地高辛剂量
胺碘酮	延长 QT 药（奎尼丁、丙吡胺、吩噻嗪、三环类抗抑郁药、噻嗪利尿剂、索他洛尔）	复极作用相加	扭转型室速	避免合用，避免低血钾
	β 受体阻滞剂	共同抑制房室结	心动过缓、传导阻滞	慎用，必要时安装起搏器
	奎尼丁	抑制肝内代谢酶	提高奎尼丁浓度	监测奎尼丁浓度
	华法林	不详	增加对华法林的敏感	调整华法林剂量
索他洛尔	排钾利尿剂	低血钾 + 长 QT 作用	扭转型室速	防止低血钾，改用保钾利尿剂

（苏盛元　王立军　张文武）

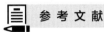

参 考 文 献

［1］蒋文平. 新型抗心律失常药物 [J]. 临床心电学杂志, 2014, 23 (4): 291-294.

［2］LEI M, WU L, TERRAR D A, et al. Modernized classification of cardiac antiarrhythmic drugs [J]. Circulation, 2018, 138 (17): 1879-1896.

［3］吴林. 抗心律失常药物的新分类法 [J]. 临床心电学杂志, 2019, 28 (6): 401-407.

162

第 163 章

利 尿 药

利尿药是一类因促进体内电解质（Na^+ 为主）和水分的排出而增加尿量的药物，通过影响肾小球的滤过、肾小管的重吸收和分泌等功能而实现其利尿作用，但主要是影响肾小管的重吸收。

正常人每日排尿（终尿）1~2L，但每日的肾小球滤过液（原尿）可达 180L 左右，原尿流经肾小管全长形成终尿时，99% 的水分被重吸收，这是由于肾小管对 Na^+ 或 Cl^- 重吸收的结果。根据肾小管对 Na^+、Cl^-、水的转运特点，将其分为近曲小管、髓袢升支髓质部位、皮质稀释段、远曲小管和集合管。利尿药的作用强度主要决定其作用部位。根据利尿药作用部位、化学结构和作用机制分为以下 4 类：①主要作用于髓袢升支髓质部的利尿药（袢利尿药）：此类药物主要作用于髓袢升支髓质部，抑制 Cl^- 的主动重吸收，随之抑制了 Na^+ 的重吸收，影响尿液浓缩过程，其利尿作用强烈，为高效能利尿药。此类药物在利尿的同时，能扩张全身动脉，降低外周血管阻力，增强肾血流量而不降低肾小球滤过率（GFR）。常用的药物有呋塞米、布美他尼、托拉塞米、阿佐塞米、吡咯他尼、汞撒利等。②主要作用于髓袢升支皮质部的利尿药（噻嗪类利尿药）：本类药物主要作用于髓袢升支的皮质部和远曲小管的前段，抑制在该处 Na^+、Cl^- 的重吸收，从而起到排钠利尿作用。利尿作用中等，为中效能利尿药。常用的有氢氯噻嗪、环戊噻嗪、苄氟噻嗪等。氯噻酮、美托拉宗、吲达帕胺在化学结构上与噻嗪类不同，但药理作用相似，也归为此类。③主要作用于远曲小管的利尿药（留钾利尿药）：氨苯蝶啶、阿米洛利，主要作用于远曲小管上皮细胞，抑制 Na^+ 的重吸收，增加 Na^+、Cl^- 排泄而发挥利尿作用，对钾则有潴留作用。螺内酯、依普利酮、坎利酸钾，为醛固酮拮抗剂，在远曲小管和集合管竞争性地对抗醛固酮的作用，抑制 Na^+-K^+ 交换，增加 Na^+、Cl^- 排泄，发挥保钾排钠的利尿作用。本类药物利尿作用弱，为低效能利尿药。④主要作用于近曲小管的利尿药（碳酸酐酶抑制剂）：乙酰唑胺、双氯非那胺、醋甲唑胺等，主要作用于近曲小管，阻止肾近曲小管和其他部位（如眼房）对碳酸氢钠的重吸收，对远曲小管无作用，故利尿作用弱，为弱利尿药。目前主要用于治疗青光眼，以降低眼压。

利尿药主要应用于治疗水肿性疾病，单用或多与降压药合用治疗高血压，也是唯一能够充分控制心力衰竭患者液体潴留的药物。在某些能经肾脏排泄的药物、毒物中毒时，本类药物能促使这些物质的排泄。

临床常用的利尿药如下。

一、呋塞米

1. 药理与应用　呋塞米（furosemide）为高效利尿药。①利尿作用：本品能增加水、钠、氯、钾、钙、镁和磷酸盐等的排泄。本品存在明显的剂量 - 效应关系，随剂量加大，利尿作用明显增强，且药物剂量范围较大。作用机制主要是抑制髓袢升支髓质部对 Na^+、Cl^- 的重吸收，同时对升支的皮质部也有作用。其结果是管腔液 Na^+、Cl^- 浓度升高，而髓质间液 Na^+、Cl^- 浓度降低，使渗透压梯度降低，肾小管浓缩功能下降，抗利尿激素的作用也减弱，导致水、Na^+、Cl^- 排泄增多。因 Na^+、重吸收减少，远端小管 Na^+ 浓度升高，促进了 Na^+-K^+ 和 Na^+-H^+ 交换增加，K^+ 和 H^+ 排出增多。此外，本品还可能抑制近端小管和远端小管对 Na^+、Cl^- 的重吸收，促进远端小管分泌 K^+。它通过抑制髓袢对 Ca^{2+}、Mg^{2+} 的重吸收而增加 Ca^{2+}、Mg^{2+} 的排泄。由于尿中 Cl^-、Na^+、K^+ 和 H^+ 排出增加，而 HCO_3^- 的排出不增加，故长期反复用药可出现低盐综合征、低氯血症性和低钾血症性碱血症。②对血流动力学的影响：本品能抑制前列腺素分解酶的活性，使前列腺素 E_2 的含量增高，因而具有扩张血管的作用。扩张肾血管，降低肾血管阻力，使肾血流量尤其是肾皮质深部血流量增加，这是其预防急性肾损伤的理论基础。与其他利尿药不同，袢类利尿药在肾小管液流量增加的同时 GFR 不下降，这与流经致密斑的 Cl^- 减少，从而减少或阻断了球 - 管平衡有关。本品扩张肺部容量静脉，降低肺毛细血管通透性，加上其利尿作用，使回心血量减少，左心室舒张末期压（LVEDP）降低，有助于急性肺水肿、急性左心衰竭的治疗。

口服后 20~30 分钟内开始利尿，1~2 小时达最高峰，持续 6~8 小时；肌内注射达峰时间 30 分钟左右，作用维持 4~6 小时；静脉注射后 2~5 分钟出现作用，0.5~1.0 小时发挥最大效应，持续 2~4 小时。临床上用于治疗心脏性水肿、肾性水肿、肝硬化腹水、功能障碍或血管障碍所引起的周围性水肿，并可促使上部尿道结石的排出。其利尿作用迅速、强大，多用于其他利尿药无效的严重病例；静脉给药可治疗急性肺水肿和脑水肿；预防急性肾损伤；高钾血症及高钙血症；稀释性低钠血症，尤其是血钠<120mmol/L 时；抗利尿激素分泌过多症（SIADH）；药物中毒时可用以加速毒物的排泄。

2. 用法　①肌内注射或静脉注射：剂量视病情需要而定，一般 20~40mg/ 次，静脉注射必须缓慢，不宜与其他药物混合注射。防治急性肾损伤时，可用 200~400mg 加入 0.9% 氯化钠注射液 100ml 内静脉滴注，滴注速度每分钟不超过 4mg。有效者可按原剂量重复应用或酌情调整剂量，一日总量不超过 1g。利尿效果差时不宜再增加剂量，以免出现肾毒性。②口服：开始时 20~40mg/d，以后根据需要可增至 80~120mg/d。分 2~3 次服用。虽然最大剂量可达 600mg/d，

163

但一般应控制在 100mg/d 内。儿童口服量开始按 1~2mg/kg，再视情况酌增。长期(7~10 天)用药后利尿作用消失，故需长期应用者，宜采取间歇疗法，给药 1~3 天，停药 2~4 天。

3. 制剂 注射液：每支 20mg(2ml)；片剂：每片 20mg。

4. 注意事项 本品毒性低，可能出现轻微恶心、腹泻、药疹、瘙痒、视力模糊等副作用，有时可发生直立性眩晕、乏力、疲倦、肌肉痉挛、口渴，少数病例有白细胞减少，个别病例出现血小板减少、多形性红斑、直立性低血压。长期和大量应用可发生低血钠、低血钾、低血氯、低血镁、高尿酸血症、血糖升高、碱血症；水肿伴循环血量减少时，大剂量过度利尿有形成血栓、循环功能不全或肾功能恶化的危险。本品还可致暂时性耳聋或听力减退，可抑制氨基糖苷类抗生素的排出，应避免同时使用。本品若与苯妥英钠合用，可降低本品的利尿效应达 50%。对本品及噻嗪类利尿药或其他磺胺类药物过敏者禁用；对低钾血症、超量服用洋地黄、肝昏迷患者禁用。晚期肝硬化患者慎用。

二、布美他尼

1. 药理与应用 布美他尼(bumetanide)为髓袢利尿药，其作用部位、作用机制、电解质丢失和作用特点均与呋塞米相似。具有高效、速效、短效和低毒的特点。其最大利尿效应与呋塞米相同，但所需剂量仅为呋塞米的 1/40。口服后 30 分钟起效，1~2 小时达高峰，作用持续 4~6 小时；静脉注射后约 5 分钟开始利尿，0.5~1 小时达高峰，作用持续 2~4 小时。对近曲小管也有明显作用，还可有扩张肾血管作用。对远曲小管无作用，抑制碳酸酐酶的作用较弱，因而其钾丢失较呋塞米轻。临床上主要作为呋塞米的代用品，对急慢性肾衰竭患者尤为适宜，因为本品除具有呋塞米增加肾血流量和肾小球滤过率的作用外，还由于本品在尿液中所需的摩尔浓度较呋塞米低得多，故肾衰竭时，本品的利尿作用的减弱程度远低于呋塞米。在某些肾衰竭患者用大剂量呋塞米无效时，布美他尼可能有效。

2. 用法 口服：每次 0.5~2mg，每日 1~3 次，最大剂量可达 10~20mg/d。肌内注射或静脉注射：起始 0.5~1mg，必要时每隔 2~3 小时重复，最大剂量 10mg/d，或依病情而定。

3. 制剂 片剂：每片 1mg；注射液：每支 0.5mg(2ml)。

4. 注意事项 ①本品副作用同呋塞米，如引起低盐综合征、低氯血症、低钾血症、高尿酸血症和高血糖等。但低钾血症的发生率较呋塞米、噻嗪类利尿药为低。长期或大量应用时应定期检查电解质。②强大的利尿作用引起低血容量而增加近曲小管对 Ca^{2+} 的重吸收，可使血钙升高，如同时补充排出的 Na^+，并使每小时尿量达到 500~1 000ml，可使每小时 80mg 的 Ca^{2+} 排出，4~8 小时后血清 Ca^{2+} 浓度下降 3%。③肾功能不全患者使用大剂量时可能发生皮肤、黏膜及肌痛，大多数持续 1~3 小时后可自行消失；如疼痛剧烈或持续较久，应停药。④少数患者可有短暂的粒细胞降低、血小板减少，偶有恶心、呕吐、男子乳房发育、皮疹等。

三、托拉塞米

1. 药理与应用 托拉塞米(torasemide)为一种较新的髓袢利尿药，其作用特点有：①10~20mg 本品与 40mg 呋塞米的排钠作用相当。其排钾作用明显弱于其他髓袢利尿药，这在治疗伴有低钾血症的心力衰竭等疾病时具有特殊重要的临床意义。髓袢利尿药的利尿强度排序大致为：布美他尼>托拉塞米>吡咯他尼>呋塞米。②扩张血管作用：由于肾脏血管扩张，肾血流阻力降低，因而肾皮质深部的血流量增加，可在一定程度上预防急性肾衰竭，保护残余肾功能。③生物半衰期较呋塞米长，通常每日只须用药一次，几乎无利尿抵抗现象。口服生物利用度(80%~90%)高于呋塞米(40%~50%)，口服与非肠道用药的疗效几乎一样。④在相当大的治疗剂量范围内，具有非常良好的量效关系，连续用药无蓄积，安全性远远高于其他髓袢利尿药。依适应证的不同，剂量调整范围可以从用于降压的 2.5mg 到用于严重肾衰竭的 200mg。⑤通过增加尿量，减少机体水钠潴留，降低心脏前负荷，还可扩张肺血容量而降低心脏前负荷，并有降低肺毛细血管通透性、抑制肺水肿形成和发展的作用。⑥对血清镁、尿酸、糖和脂质类无明显影响。口服后吸收迅速。

临床用于：①各种原因的水肿，如充血性心力衰竭、急性肺水肿、肾性水肿、肝硬化腹水、肝癌腹水、脑水肿及其他水肿等；②急、慢性心力衰竭；③高血压病；④急、慢性肾衰竭；⑤急性中毒。

2. 用法 口服或静脉注射：初始剂量每次 5~10mg，每日 1 次。依适应证不同最高可用至 100~200mg/d。

3. 制剂 片剂：每片 2.5mg，5mg，10mg，20mg；注射液：每支 10mg(1ml)，20mg(2ml)，50mg(5ml)。

4. 注意事项 ①禁用于肾衰竭无尿、肝性脑病、低血压休克、尿道梗阻所致严重排尿困难，以及对本品过敏者。②不良反应类似呋塞米。

四、氢氯噻嗪

1. 药理与应用 氢氯噻嗪(hydrochlorothiazide)为噻嗪类利尿药。主要抑制髓袢升支皮质部对 Na^+ 和 Cl^- 的再吸收，从而促进肾脏对氯化钠的排泄而产生利尿作用，为一中效利尿药。还具有微弱的抑制碳酸酐酶的作用，故尿中 HCO_3^- 丢失较轻。本品还增加 Mg^{2+} 的排泄，减少钙及尿酸的排泄，并降低肾小球的滤过率。口服后 1 小时出现作用，约 2 小时达高峰，维持 12~18 小时。本品还有降压作用，并能增强其他降压药的降压作用，临床上作为基础降压药与其他降压药合用。还有抗利尿作用，减少尿崩症患者的尿量，但疗效不及垂体后叶素，作用机制不详。本品在临床上主要用于各种水肿(心脏性水肿效果较好)、各期高血压及尿崩症。

2. 用法 ①治疗水肿：25~75mg/d，需要时可增至 100mg/d，两次分服。隔天或每周 1~2 次服用。至恢复原体重后，可减至维持量。②治疗心脏性水肿：开始时用小剂量，12.5~25mg/d，以免因盐及水分排泄过快而引起循环障碍或其他症状。③治疗肝硬化腹水：最好与螺内酯合用，以防血钾过低诱发肝性脑病。④治疗高血压：多与其他降压药合用。开始时 50~75mg/d，1 周后减为 25~50mg/d 的维持量。

3. 制剂 片剂：每片 6.25mg，10mg，25mg，50mg。

4. 注意事项 ①服用期间，应定期检查血液电解质。长期服用可致低钠血症、低氯血症和低钾血症性碱血症，宜用隔天或服药 3~4 天停药 3~4 天的间歇疗法，同时不应过分限制食盐的摄入量，多食用含钾食物或钾盐，以防血钾过低。②停药时应逐渐减量，突然停药可能引起钠、氯及水的潴留。③少数患者服药后可产生胃肠道症状，如恶心、呕吐、腹泻、气胀，以及皮肤症状如皮疹、瘙痒症、光敏性皮炎等。少数有血小板减少、粒细胞减少。部分患者发生高尿

酸血症、高血糖、高血脂和高钙血症。④肝肾功能减退者和痛风、糖尿病患者慎用。⑤对本品或其他含磺酰胺基类药物过敏者禁用；本品与磺胺类药物、呋塞米、布美他尼、碳酸酐酶抑制剂有交叉过敏反应。

噻嗪类利尿剂除氢氯噻嗪外，还有甲氯噻嗪（methyclothiazide）、泊利噻嗪（polythiazide）、环戊噻嗪（cyclopenthiazide）、苄氟噻嗪（bendroflumethiazide）、三氯噻嗪（trichlormethiazide）、氢氟噻嗪（hydroflumethiazide）、苄噻嗪（苯噻嗪，benzthiazide）等，它们的作用特点与用法参见表 163-1；其有关注意事项同氢氯噻嗪。

表163-1 其他噻嗪类利尿药

药名	制剂	作用特点	用法
甲氯噻嗪	片剂：2.5mg，5mg	2 小时起效，6 小时达高峰，持续 24 小时以上	利尿：每天 1 次，每次 2.5~10mg 降压：每天 1 次，每次 2.5~5mg
泊利噻嗪	片剂：1mg，2mg，4mg	2 小时起效，6 小时达高峰，持续 24~48 小时	利尿：每天 1 次，每次 1~4mg 降压：每次 2~4mg
环戊噻嗪	片剂：0.25mg		利尿：每天 2 次，每次 0.25mg 降压：每天 2 次，每次 0.25mg，维持每天 1 次，0.25mg/ 次
苄氟噻嗪	片剂：2.5mg，5mg，10mg	持续 18 小时以上	利尿：每晨 1 次，5~15mg/ 次 降压：每天 3 次，2.5~5mg/ 次，维持量 2.5~5mg/d
三氯噻嗪	片剂：2mg，4mg	2 小时起效，6 小时达高峰，持续 18~24 小时以上	利尿：每天 2 次，每次 2~4mg，显效后改为每天 1 次，每次 1~2mg
氢氟噻嗪	片剂：50mg	作用持续 18~24 小时	口服每天 50~200mg，1 次量不超过 100mg，1 天量不超过 200mg
苄噻嗪	片剂：25mg，50mg	2 小时起效，4~6 小时达高峰，持续 12~18 小时	利尿：开始时 50~200mg/d，维持量 50~150mg/d 降压：开始时 50~200mg/d

163

五、螺内酯

1. 药理与应用 螺内酯（spironolactone）为醛固酮拮抗剂。与醛固酮有类似的化学结构，两者在远曲小管和集合管的皮质段部位起竞争作用，是在细胞质膜的糖皮质激素受体的水平上发生直接的拮抗作用，从而干扰醛固酮对上述部位钠重吸收的促进作用，促进 Na^+ 和 Cl^- 的排出而产生利尿，因 Na^+-K^+ 交换机制受抑，钾的排出减少，故为潴钾利尿药。本品利尿作用较弱，且缓慢而持久，口服后 24 小时左右起效，2~3 天开始呈现最大利尿效果，停药后仍可持续 2~3 天。临床上用于治疗与醛固酮升高有关的顽固性水肿，故对肝硬化和肾病综合征的患者较有效。也可用于特发性水肿的治疗。单用本品时利尿作用往往较差，常与噻嗪类、髓袢利尿药合用，既可增强疗效，又可防止低血钾。目前已被推荐作为治疗心力衰竭的基本用药。

2. 用法 开始 40~120mg/d，分 3~4 次口服。用药 5 天后如疗效满意，继续用原量，否则可加用其他利尿药。

3. 制剂 片剂：每片 4mg，12mg，20mg；胶囊剂：每粒 20mg（微粒），微粒 20mg 与普通制剂 100mg 的疗效相仿。螺内酯 - 噻嗪片：每片含螺内酯 25mg、氢氯噻嗪 25mg，1 次 1 片，1~4 次 /d。

4. 注意事项 ①服后可能引起头痛、嗜睡、精神紊乱、

运动失调、皮疹及乳腺分泌过多等，并可引起低钠血症、高钾血症。②与噻嗪类利尿剂合用，可取长补短，合用后疗效增加，不良反应减轻。③肾衰竭患者及血钾偏高者忌用。

六、氨苯蝶啶

1. 药理与应用 氨苯蝶啶（triamterene）作用部位与螺内酯相同，直接抑制远曲小管和集合管皮质段对 Na^+ 的重吸收，增加 Na^+、Cl^- 排泄而利尿，对 K^+ 则有潴留作用，其潴钾排钠作用与螺内酯相似，但本品不是醛固酮拮抗剂。与其他利尿药如噻嗪类或螺内酯合用时，能显著增强各自的利尿作用和减轻不良反应。本品利尿作用较弱，但尚迅速，服后 2 小时即产生利尿作用，4~6 小时作用达高峰，药效可持续 12~16 小时。本品在肝脏内代谢，原形和代谢物主要由肾脏排泄。临床上用于治疗心力衰竭、肝硬化和慢性肾炎等引起的顽固性水肿或腹水，以及糖皮质激素治疗过程中发生的水钠潴留。常与排钾利尿药合用。亦用于对氢氯噻嗪或螺内酯无效的病例。

2. 用法 每天 2 次，每次 12.5~50mg，饭后服，最大剂量每天不宜超过 300mg。与氢氯噻嗪合用疗效更显著，两者均应减量。

3. 制剂 片剂：每片 50mg（黄色）。氨苯蝶啶 - 氢氯噻嗪片（Diazide）：每片含氨苯蝶啶 50mg，氢氯噻嗪 25mg，

每次 1 片，每天 1~4 次。

4. 注意事项 ①服后偶出现恶心、呕吐、嗜睡、轻度腹泻、软弱、口干及皮疹等；②大剂量长期使用或与螺内酯合用，可致高血钾，停药后可逐渐消失；③孕妇及育龄的已婚妇女慎用，应随时注意血象变化、肝功能或其他特异反应；④严重肝、肾功能不全者、有高血钾倾向者忌用。

七、阿米洛利

1. 药理与应用 阿米洛利（amiloride）作用部位及作用机制与氨苯蝶啶相似，在远曲小管及集合管皮质段抑制 Na^+-H^+ 和 Na^+-K^+ 交换，亦非通过拮抗醛固酮而起作用，为目前排钠潴钾利尿药中作用最强的药物。口服后 2 小时起效，6~8 小时作用达高峰，可持续 24~48 小时。本品增加 Na^+、Cl^- 的排泄和尿酸的排泄。一般不单独应用。本品能增强氢氯噻嗪和依他尼酸等利尿药的作用并减少钾的丢失。

2. 用法 开始 2.5~5mg，每天 1 次；必要时可增加剂量，但每天不宜超过 20mg。

3. 制剂 片剂：每片 2.5mg，5mg。复方盐酸阿米洛利片（Moduretic）：每片含阿米洛利 2.5mg，氢氯噻嗪 25mg，每天 1~2 次，每次 1~2 片。复方呋塞米片（FLB）：每片含阿米洛利 2.5mg，呋塞米 20mg，每天 1 次，每次 1 片。

4. 注意事项 与氨苯蝶啶相同。

八、乙酰唑胺

1. 药理与应用 乙酰唑胺（acetazolamide）为碳酸酐酶抑制剂。肾小管上皮细胞、胃黏膜、胰腺细胞、眼睫状体上皮细胞、红细胞和中枢神经细胞均有碳酸酐酶分布，当该酶活性受抑时，各种需大量及连续供应 H^+ 及 HCO_3^- 的功能均受影响。本品在近曲小管非竞争性抑制碳酸酐酶，以致碳酸在肾小管上皮细胞内离解为 H^+ 及 HCO_3^- 被抑制，伴随肾小管 H^+ 的分泌及 HCO_3^- 再吸收减少，Na^+ 的再吸收减少，携水排出而利尿，其结果尿中 HCO_3^-、Na^+、K^+、水排出均增加。细胞外液中 HCO_3^- 降低，趋向代谢酸中毒，但血中 HCO_3^- 减低时，本品抑制 HCO_3^- 再吸收的作用亦减弱，致利尿作用亦减弱，故本品利尿作用较弱。本品抑制眼内结构中的碳酸酐酶，可降低房水生成速度，还可降低由脉络丛产生脑脊液的速率，故可用于治疗青光眼和脑水肿。口服后 30 分钟产生作用，2~4 小时达作用高峰，持续 12 小时。临床上治疗心脏性水肿可提高强效利尿药效果：顽固性心力衰竭患者对强效利尿药产生抵抗时，用本药抑制近曲小管的钠、水回吸收，从而增加髓袢的负荷量，可以提高利尿效果。但对肾性及肝性水肿无效。尚可作为控制癫痫小发作的辅助药。

2. 用法 ①治疗心脏性水肿：每天 1 次，每次 0.25~0.50g，早餐后服用。②治疗青光眼和脑水肿：每天 2~3 次，每次 0.25g。青光眼急性发作时的抢救或某些恶心、呕吐不能口服的患者，可静脉或肌内注射本品。将本品 0.5g 溶入 5~10ml 灭菌注射用水静脉注射，或溶入 2.5ml 灭菌注射用水肌内注射；也可静脉注射 0.25g 和肌内注射 0.25g 交替使用。③癫痫小发作：每天 1 次，每次 0.5~1.0g。与其他药物合用时则不超过 0.25g。

3. 制剂 片剂：每片 0.25g。注射用乙酰唑胺：0.5g/支。注射液：每支 1g(2ml)，2.5g(5ml)，5g(10ml)。

4. 注意事项 ①常见不良反应有困倦、面部和四肢麻木感。严重不良反应为粒细胞缺乏症（系过敏反应），以及由于代谢性酸血症降低尿中枸橼酸盐的排出和碳酸钙沉淀所致的尿结石，故有尿结石病史者不宜应用。②可引起肾脏并发症，如肾绞痛、结石症、磺胺尿结晶、肾病综合征等。为预防其发生，除按磺胺类药物预防原则外，尚须加服钾盐、镁盐等。③应避免应用钙、碘及广谱抗生素等可增加碳酸酐酶活性的药物。④肝性脑病、肾功能及肾上腺皮质功能严重减退、代谢性酸血症及伴有低钾血症的水肿患者不宜用，亦不宜用于肺心病、心力衰竭患者。⑤本品主要用于治疗青光眼，少作利尿药应用。

（张文武）

参考文献

陈新谦，金有豫，汤光.陈新谦新编药物学 [M]. 18 版. 北京: 人民卫生出版社，2018: 671-700.

第164章
肾上腺皮质激素

肾上腺皮质激素(adrenocortical hormones)是肾上腺皮质所分泌的激素的总称,属甾体类化合物。按其生理作用可分为三类:①盐皮质激素(mineralocorticoid),由肾上腺皮质球状带分泌,以醛固酮(aldosterone)为代表,主要影响水盐代谢。②糖皮质激素(glucocorticoids,GC),由肾上腺皮质束状带合成和分泌,以氢化可的松(hydrocortisone)为代表,主要影响糖和蛋白质代谢。③性激素(sex hormones),由肾上腺皮质网状带所分泌,以脱氢异雄酮为代表,因其促进蛋白质合成作用,故也称为氮皮质激素。临床常用的皮质激素是指糖皮质激素,它具有多方面药物作用,应用十分广泛。现就糖皮质激素(以下简称"激素")的药理作用、临床应用尤其在急危重症中的运用及有关事项简介如下。

一、药理作用

(一)抗炎作用

激素具有强大的抗炎作用,能抑制感染性和非感染性(如过敏性、机械性、化学性等)炎症。在炎症早期可减轻渗出、水肿、毛细血管扩张、白细胞浸润及吞噬反应,从而改善红、肿、热、痛等症状;在后期可抑制毛细血管和纤维母细胞的增生,延缓肉芽组织生成,防止粘连及瘢痕形成,减轻后遗症。抗炎作用的机制为:①直接作用于血管或加强血管平滑肌对儿茶酚胺的敏感性,收缩血管和降低通透性,减少渗出;②可抑制炎症组织合成与释放组胺、5-羟色胺(5-HT)、激肽、前列腺素等介质;③稳定生物膜,包括细胞膜和细胞器膜,尤其是溶酶体膜,可防止因有害刺激(如细菌内毒素、低氧、酸中毒等)而释出多种溶酶体水解酶;④通过激素对血管的作用,以及减少炎症介质的形成或释放,使白细胞的趋化作用减弱,减少炎症细胞的侵入。应注意,炎症反应是机体的一种防御功能,炎症后期的反应更是组织修复的重要过程,因此,激素在抑制炎症、减轻症状的同时,也降低机体的防御功能,可致感染扩散,阻碍创口愈合。

(二)抗毒素作用

激素可提高机体对有害物质刺激的耐受性,有显著保护机体免受细菌内毒素的毒害作用。但激素不能中和内毒素,也不能保护机体免受细菌外毒素的损害。激素在感染性毒血症中的解热和改善中毒症状的作用,与它能稳定溶酶体膜有关,也因它能减少内热原的释放并降低体温调节中枢对热原的敏感性。

(三)抑制免疫和抗过敏作用

由于炎症、免疫、过敏三者关系密切,涉及共同的细胞反应和体液介质。激素对上述过程的许多环节均有抑制作用:①抑制抗原-抗体反应引起肥大细胞脱颗粒而释放组胺、5-HT等介质的产生,从而减轻一系列过敏反应症状;②激素能抑制人淋巴细胞DNA和蛋白质合成,干扰淋巴组织在抗原作用下的分裂和增殖,并能阻断致敏T淋巴细胞释放的各种淋巴因子(如白细胞趋化因子等)和抑制单核巨噬细胞系统对抗体包埋细胞的清除;③激素能使体内淋巴细胞发生重新分配,血液循环中淋巴细胞(主要是T淋巴细胞)和单核细胞总数显著减少(与骨髓释出延迟有关),故在免疫活性细胞的数量上减轻了免疫反应。

(四)抗休克作用

大剂量激素已广泛用于休克患者,尤其是脓毒症休克的治疗。其机制为:①改善血管对血管活性药物的反应性,解除血管痉挛,改善微循环;②通过稳定溶酶体膜的作用,减少心肌抑制因子(myocardio-depressant factor,MDF)的形成,从而阻断蛋白水解酶的释放及由MDF引起的心肌收缩减弱,防止心排血量降低和内脏血管收缩等循环障碍;③增强血红蛋白氧合能力,促进组织内氧的释放;并增强线粒体氧化磷酸化功能,增加cAMP含量,从而改善组织新陈代谢,对抗内毒素及体内有害代谢产物对细胞的损害。

二、适应证与禁忌证

(一)适应证

常见的适应证包括:①急、慢性肾上腺皮质功能不全(包括肾上腺危象)、脑垂体前叶功能减退及次全切除术后作替代疗法;②严重感染并发的毒血症,如中毒性菌痢、中毒性肺炎、暴发型流脑等;③自身免疫病,如风湿热、风湿性心肌炎、风湿性及类风湿关节炎、系统性红斑狼疮、结节性动脉炎、皮肌炎、自身免疫性溶血性贫血和肾病综合征等;④器官移植的急性排斥反应;⑤过敏性疾病,如荨麻疹、血清病、血管神经性水肿、过敏性鼻炎、支气管哮喘、过敏性休克等;⑥缓解急性炎症的各种症状,并可阻止某些炎症的后遗症,如组织粘连、瘢痕。可用于结核性脑膜炎、胸膜炎、心包炎、虹膜炎、角膜炎、视网膜炎、视神经炎、睾丸炎和烧伤等;⑦多种原因引起的休克:主要为脓毒症休克;⑧血液系统疾病,如白血病、恶性淋巴瘤、再生障碍性贫血、原发性血小板减少性紫癜等;⑨其他肌肉和关节劳损、严重天疱疮、剥脱性皮炎、溃疡性结肠炎等。

(二)禁忌证

常见的禁忌证包括:①对激素过敏者;②活动性消化性溃疡;③新近胃肠吻合术后;④严重骨质疏松或骨折未愈合前;⑤严重的糖尿病;⑥严重的低钾血症;⑦未能用抗感染药物控制的细菌、真菌等感染性疾病;⑧肾上腺皮质功能亢进症(患者在接受垂体或肾上腺手术治疗时及手术后例外),

以及严重高血压(系统性红斑狼疮引起狼疮危象等例外);⑨妊娠初期[14周内服用大量激素有引起胎儿发生先天性缺陷(如兔唇、腭裂及早产、流产)的危险]和产褥期,以及水痘、牛痘接种、单纯疱疹角膜炎;⑩有严重的精神病史或癫痫病史,以及青光眼或角膜溃疡。

当适应证与禁忌证同时并存时,应全面分析,权衡利弊,慎重决定。遇有危及生命的紧急情况确需用激素者,即使存在禁忌证,也可短期使用,一旦渡过危情,即应尽早停药或减量。

三、激素的剂型

口服、注射均可吸收。用于口服的剂型有氢化可的松(hydrocortisone)、可的松(cortisone)、泼尼松(prednisone)、泼尼松龙(prednisolone)、地塞米松(dexamethasone)、甲泼尼龙

(methylprednisolone)等;氢化可的松琥珀酸钠、泼尼松龙琥珀酸钠、地塞米松水剂、甲泼尼龙琥珀酸钠注射液等可供静脉注射或滴注用,可在注射后立即发生效应,适用于病情危重者。

可的松和泼尼松经口服后在肝内分别转化为氢化可的松和泼尼松龙而生效,故严重肝功能不全的患者只宜用氢化可的松或泼尼松龙;但实际上因肝功能不良而影响可的松和泼尼松转化的情况极为少见。与肝微粒体酶诱导剂如苯巴比妥、苯妥英钠等合用时需加大皮质激素的用量。

口服片剂服用后在血浆中的半衰期长短各异,但不论何种制剂口服12小时后虽在血浆中完全消失,但其与细胞内受体结合所产生的生物效应,则可持续相当时间。根据其血浆半衰期和生物效应时间的长短,可将激素分为短、中和长效三类,它们之间的比较见表164-1。

表164-1 常用肾上腺皮质激素制剂的比较

类别	药物	对受体的亲和力*	水盐代谢(比值)	糖代谢(比值)	抗炎作用(比值)	等效剂量/mg	半衰期/min	生物效应时间/h	一次口服常用量/mg
短效	氢化可的松	1.0	1.0	1.0	1.0	20	90	8~12	10~20
	可的松	0.01	0.8	0.8	0.8	25	90	8~12	12.5~25.0
中效	泼尼松	0.05	0.6	3.5	3.5	5	>200	12~36	2.5~10.0
	泼尼松龙	2.2	0.6	4.0	4.0	5	>200	12~36	2.5~10.0
	甲泼尼龙	11.9	0.5	5.0	5.0	4	>200	12~36	2.0~8.0
	曲安西龙	1.9	0	5.0	5.0	4	>200	12~36	2.0~8.0
长效	地塞米松	7.1	0	30	30	0.75	>300	36~54	0.75~1.50
	倍他米松	5.4	0	30~35	25~35	0.60	>300	36~54	0.6~1.2

注:*胎儿肺细胞。

164

促肾上腺皮质激素(adrenocorticotropic hormone,ACTH)系通过刺激肾上腺皮质分泌皮质醇等类固醇激素而发挥其药理作用。故临床用途与皮质激素基本相同。在极少数情况下用激素疗效不佳时,改用ACTH后有较好疗效。但对肾上腺皮质已萎缩、肾上腺皮质功能完全丧失的患者无效,须改用皮质激素。注射ACTH后,皮质醇分泌量取决于肾上腺皮质的反应性、药物剂型与剂量及给药途径与持续时间。为获得最大的肾上腺皮质激素分泌量效应,可选用ACTH静脉或肌内注射。临床上以静脉注射为常用,方法为ACTH 12.5~25.0U置入500ml液体中静脉滴注6~8小时。ACTH 12.5~25.0U肌内注射,每天2次;或ACTH长效制剂20~60U,每天肌内注射1次,可获相同效果。临床常用的ACTH系自家畜脑垂体前叶提取,其抗原性不同于人类ACTH,注射后可引起过敏反应,应予注意。

四、激素的使用方法

(一)替代治疗

适用于原发或继发性肾上腺皮质功能不全患者的长期治疗。通常选用氢化可的松或可的松,每天前者为20~30mg,后者为25.0~37.5mg;总量的2/3一般在早餐后

给,余1/3在下午给。发生肾上腺危象时,一般采用氢化可的松静脉滴注,开始24小时用量为300~500mg,病情好转后减量并改口服给药,病情稳定后继续维持量治疗。

(二)非替代治疗

即发挥激素的抗炎、抗过敏、抗休克和免疫抑制作用的用药方法。所用激素的剂量和疗程需根据病情的特殊性及预期的激素疗程和可能出现的危害个别拟定。对某些急危重症和变态反应性疾病等,一般采用短程疗法(几天)或中程疗法(几周或几个月);而某些激素有效的疾病,如肾病综合征、系统性红斑狼疮等则常常需长期疗法(几年至数十年)。由于激素的非替代治疗属于非特异性治疗范畴,并不针对病因,不能改变疾病本身的自然过程,故激素剂量宜调整到最小有效剂量,并采取隔天或间歇疗法,以保存患者自身下丘脑-垂体-肾上腺轴(HPA)的完整性,从而减轻对外源性激素的依赖程度。激素作为非替代治疗应用的药物与一般药物不同,利弊全在于掌握的得失。评价激素治疗价值应权衡疗效(病情得以控制的程度)及其潜在的危险。一次或数天内(如3~5天)应用大量激素,一般是较安全的;若连续用药时间超过2~3周,即使用量不很大,也会出现HPA的抑制及过量反应。在激素使用期间,若任意停药,也会出

现停药反应。激素的非替代治疗有以下几种方法。

1. 冲击疗法 即大剂量短程疗法。如用琥珀酸钠甲泼尼龙 15~30mg/kg 静脉注射,每天 1~2 次,必要时每 8~12 小时 1 次,连续 2~3 天。该疗法主要用于抢救急危重症病例,如狼疮脑病、重症药疹、重症肌无力(有呼吸机支持时)、自身免疫性边缘叶脑炎等等。该疗法的优点是剂量大,因而作用强,又保持了 HPA 的完整功能,减少激素的过量反应。

2. 短程疗法 适用于毒性症状严重、机体变态反应较强者。应用激素的目的是减轻毒性症状,减轻机体的免疫反应和炎症反应,降低器官性损害的严重程度。常用于结核性胸膜炎、结核性脑膜炎(早期)等,应用激素的疗程 4~6 周。

3. 中程疗法 适用于某些病程较长伴有多脏器损害的疾病,如急性风湿热等,应用激素的疗程 2~3 个月。

4. 长效疗程 适用于反复发作的自身免疫病,如系统性红斑狼疮、肾病综合征、血小板减少性紫癜等,应用激素的疗程半年至一年或更长时间。

5. 给药方式

(1)分次给药法:是临床上最常用的口服给药法,常每天 3 次口服。每天总量视病情而定,以泼尼松为例开始用量为:病情轻、中度,20~30mg/d;中度至重度,40~80mg/d;病情危急,100~200mg/d。激素疗程长短,主要决定于疾病本身的性质及激素治疗的目的与疗效。原则上大剂量短程疗法主要用于急危重症,一旦病情转危为安,即可停药;而中长程疗法主要用于各种亚急性或慢性疾病,如原发性血小板减少性紫癜、免疫性溶血性贫血、系统性红斑狼疮、肾病综合征等,用药时间常需几个月或持续几年或更长时间。此种超生理量的分次给药治疗,疗程超过 2~3 周,即可出现 HPA 的抑制和皮质醇增多症(又称库欣综合征)等过量反应;剂量越大,分次用药时间越长,这类副作用也越重。须密切观察病情,待病情稳定后,再改以隔天给药。分次给药时间不能超过 2~3 周。根据病情好转程度,逐渐减量并确定最低维持量。长期用药最低维持量应高于正常安静状态皮质醇的分泌量。以泼尼松为例,其维持量为隔天 15mg 左右。

(2)间歇给药法:激素对 HPA 的抑制作用与其血浓度有关,但其抗炎作用在其血浓度下降甚至消失后尚可持续相当时间,即一个剂量的激素与靶细胞受体结合后所产生的生物效应(主要是抗炎与免疫抑制作用)持续时间长于此一剂量对 HPA 的抑制,此乃是间歇给药的基础。该疗法仅适用于慢性疾病,如系统性红斑狼疮、肾病综合征等,经激素分次给药治疗,病情已获控制而仍须继续巩固治疗者。具体用药方法除多次短程静脉冲击疗法外,常用的是口服激素,每周服 3~4 天(剂量为 1 周总量),然后停药 4 天或 3 天,如此每周重复并调整剂量;或采用隔天疗法,它是目前最常用的间歇给药法。隔天早晨 8 时前 1 次服下 2 天的总量。实验证明,HPA 对早晨给予激素最不敏感(此时正值内源性 ACTH 和皮质醇分泌高峰),而对午夜前给予激素最为敏感(此时体内分泌的 ACTH 和皮质醇浓度最低)。临床观

察也证明,原接受每天分次给药的患者,改为隔天给药后,有的不仅能维持疗效,而且由于 HPA 恢复正常或接近正常,所需维持量逐渐减少,过量反应大为减轻甚至消失,且有利于停药。

(三)激素撤减方法

应用激素治疗后,若病情已获好转,或疗效不确定抑或出现严重副作用及并发症,必须减量或撤除激素。对短程冲击疗法,可立即停药,但因中、长程激素治疗后,HPA 结构与功能的恢复需时甚长,其中 ACTH 分泌细胞功能的恢复需 3~6 个月,一旦内源性 ACTH 分泌达足够水平,肾上腺皮质即可逐渐恢复其分泌功能,此过程需 9~12 个月。因此,为减少或避免撤药或减量过程中的反应,需酌情选择以下撤停激素的方法。①缓慢递减剂量:以泼尼松为例,若原来维持量为 20mg/d,可每周减少约 2.5mg;当减至 10mg/d 后,可每月减少 1.25mg;当减至每天维持量接近生理量后(约 5mg/d),则更应放慢速度,以每月减少约 0.75mg 的速度减量,直至完全停用。②从每天给药过渡到隔天给药:首先将每天分次给药法改为每晨一次服药(1 天总量不变),然后则从每晨一次顿服逐渐改为每 2 天剂量隔日晨八点一次顿服。隔天给药疗程长短和所需剂量多少取决于病情需要,当病情稳定无须继续激素治疗时,可直接完全撤停总剂量的激素,原则上不必递减剂量缓慢停药。

(四)激素在急诊常见的应用情形及方法

1. AECOPD 泼尼松 40~60mg 1 次/d,治疗持续时间为 5~7 天。疗程结束时,如果患者已明显恢复,则可直接停用糖皮质激素,而不是逐渐减量至停药。

2. 哮喘急性发作 一般使用泼尼松 40~60mg/d,连用 5~7 天。不能口服者可考虑静脉用药,危及生命的重症哮喘发作可考虑激素加量。

3. 脓毒症休克 通常静脉给予氢化可的松 200~300mg/d,分次给药(每次 50mg,1 次/6h;或每次 100mg,1 次/8h)或连续输注,疗程 5~7 天。

4. 过敏性休克 首选肾上腺素,激素作为二线选择,如果选择给予糖皮质激素,氢化可的松 200~300mg/d 或甲泼尼龙 1~2mg/(kg·d)。应在 1 天或 2 天后无须逐渐减量即停用。

5. 急性脊髓损伤 对创伤后 8 小时内的患者可考虑超大剂量甲泼尼龙治疗。负荷剂量:15 分钟内输注甲泼尼龙 30mg/kg。维持剂量:负荷剂量后 5.4mg/(kg·h)持续输注至满 24 小时。

6. 肾上腺危象 氢化可的松 100mg/d,或地塞米松 4mg/d,静脉给药,在 1~3 天内逐渐减量并改为口服维持剂量,如氢化可的松 20mg/d,分 2~3 次给药。

7. 甲状腺危象 氢化可的松 100mg,1 次/8h,静脉给药,甲状腺危象好转后迅速停药。

五、激素的不良反应及其处理

激素的不良反应实际上是激素的超生理反应,并非似一般药物所引起的副作用,其发生与给药剂量、方案、疗程长短、患者情况等因素有关。严重的不良反应和并发症可

引起死亡,细菌与真菌感染是主要的死亡原因,其次是心血管并发症、消化性溃疡出血或穿孔及胃肠吻合口穿破等。

(一) 长期大量应用引起的不良反应

1. 皮质醇增多症(库欣综合征) 因物质代谢和水盐代谢紊乱所致。停药后可自行消退,必要时采取对症治疗。为防止发生,可采用局部用药的患者,尽量避免全身用药;如支气管哮喘患者,可用激素气雾吸入法,类风湿关节炎可用关节腔内注射激素制剂等,以减少对全身的影响。

2. 诱发或加重感染 因激素抑制机体防御功能所致。长期应用常可诱发感染或使体内病灶扩散,如结核病、化脓性感染和二重感染等。感染部位多为肺、泌尿道、肛周、膈下、腹腔与注射部位等。而感染症状又常被激素的抗炎作用所掩盖,如激素引起的"类固醇"溃疡并发穿孔时,患者可无全身发热和急性腹膜炎表现。因此,除了严密观察外,对感染者必要时应事先给予作用强而有效的抗菌药物。

3. 消化系统并发症 激素能使胃酸、胃蛋白酶分泌增加,抑制胃黏液分泌,降低胃肠黏膜的抵抗力,故可诱发或加重消化性溃疡,甚至造成消化道出血或穿孔;少数患者可诱发胰腺炎或脂肪肝。治疗与一般消化性溃疡及其并发症相同。可预防性应用制酸药。

4. 心血管系统并发症 长期应用可引起高血压和动脉粥样硬化。

5. 精神失常 多见于女性。早期以欣快感为最常见,从欣快感、失眠到兴奋、轻躁狂,也有表现为抑郁、焦虑,甚至有自杀倾向者。有些患者可有欣快和抑郁交替发生。也可出现妄想、幻觉、木僵等症状。其发生常与用量有关,泼尼松量大多在80mg/d以上。激素减量或停药症状可消失。有精神病或癫痫病史者禁用或慎用。

6. 其他 ①伤口愈合不良:为促进伤口愈合,饮食中应增加蛋白质,尚可加用蛋白同化激素。②肌肉萎缩:常累及臀部屈肌和肩胛肌。③骨坏死与骨质疏松:骨坏死系无菌性,常见于股骨头和股骨颈,与长期使用大量激素引起脂肪栓塞与血管炎症引起缺血有关。骨质疏松见于长期使用激素从而引起骨质吸收加速,并抑制成骨细胞活力,引起负氮和负钙平衡,影响骨质生成。骨质吸收增加(主要原因)与骨质生成减少逐渐引起骨质疏松。多见于儿童、老人和

绝经妇女。④生长延迟:激素分解蛋白质的作用强,且能抑制生长激素的分泌,故儿童接受激素治疗可出现生长延迟。可采用隔天疗法或用不抑制生长激素分泌的ACTH。⑤低钾血症与类固醇糖尿病等。⑥对胎儿的影响:妊娠早期(14周前)接受大量激素,胎儿可发生兔唇、腭裂;妊娠中后期可致流产与早产。故妊娠早期应禁用,中、后期应尽量少用。

(二) 停药反应

1. 撤药综合征 多见于大量激素治疗后突然停药或撤药速度太快,发生率50%~90%。临床表现可有疲乏无力、情绪消沉、发热、恶心、呕吐、关节与肌肉痛(多发生于腓肠肌和股部肌肉,伴肌肉僵硬,以及肘、踝关节痛为主)。在出现上述症状或应激时需加用激素,待症状缓解后再缓慢减量。部分患者可出现戒断反应,表现为不安、情绪消沉、恐惧感及周身不适等。可予心理治疗、安慰剂或适当的安定药物与抗抑郁药物。

2. 反跳现象 因患者对激素产生了依赖性或病情尚未完全控制,突然停药或减量过快而致原发病症状复发与病情加重。常需再予激素治疗,待症状缓解后再逐渐减量、停药。

(三) 其他

临床工作中应注意:地塞米松注射偶可引起Ⅰ型变态反应;ACTH生物制品系从家畜垂体提取物中制成,也可引起过敏反应。常在注射后几小时内发生荨麻疹、血管神经性水肿、发热、全身不适、气急,甚至过敏性休克。血清病样反应多在相隔几周或数月后的第二次给药时发生。艾迪生病患者对ACTH生物制剂更易发生过敏反应,须特别注意。

(姜 辉 朱华栋)

参 考 文 献

[1] 陈新谦,金有豫,汤光.陈新谦新编药物学 [M]. 18 版.北京:人民卫生出版社, 2018: 723-733.
[2] 糖皮质激素急诊应用共识专家组.糖皮质激素急诊应用专家共识 [J]. 中华急诊医学杂志, 2020, 29 (6): 765-772.

第 165 章

抗菌药物

抗菌药物(包括抗生素及化学制剂)通常是指治疗细菌感染性疾病的特效药物,在临床救治工作中应用很多。与多数药物一样,几乎每一品种均具有一定的"毒性"(不良反应或者副作用),用得合理即为"药",用得不适当反成"毒",因此如何合理使用抗菌药物是每一位临床医师所必须熟悉与掌握的。

合理使用抗菌药物系指在明确指征下选用适宜的抗菌药物,并采用适当的剂量和疗程,以达到杀灭致病微生物和/或控制感染的目的并防止各种不良反应的发生。抗菌药物合理使用总的原则是安全、有效、经济。抗菌药物滥用通常主要指抗生素和合成抗菌药物的不合理使用。抗菌药物的不合理使用一方面增加了药品不良反应、不良事件的发生,造成过敏及肝脏、肾脏、血液系统、神经系统的损害,另外一方面使细菌对抗菌药物产生耐药性。大量耐药菌的产生使一些有效的抗菌药物不断减效甚至失效,造成感染性疾病治疗困难,治疗费用高,同时新型抗菌药物的开发研究远不及细菌耐药性产生的速度快。抗菌药物的滥用还导致药物资源的巨大浪费。我国抗菌药物不合理使用的比例超过40%,有46%的家庭在没有医师指导的情况下自行使用抗生素。为遏制抗菌药物的不合理使用,提高细菌性感染的抗菌治疗水平,保障患者用药安全及减少细菌耐药性,2004年卫生部颁布了《抗菌药物临床应用指导原则》(卫医发〔2004〕285号),对感染性疾病中最重要的细菌性感染的抗菌治疗原则、抗菌药物治疗及预防应用指征及合理给药方案的制定原则进行阐述,并列出常用抗菌药物的适应证及注意事项,以期达到提高我国感染性疾病的抗菌治疗水平,减缓细菌耐药性的发展,降低医药费用的目的。为继续推进抗菌药物临床合理应用,2009年卫生部办公厅《关于抗菌药物临床应用管理有关问题的通知》(卫办医政发〔2009〕38号)发布。2012年卫生部又颁布了《抗菌药物临床应用管理办法》。2015年8月27日《抗菌药物临床应用指导原则(2015年版)》发布,对原《抗菌药物临床应用指导原则》(卫医发〔2004〕285号)进行了修订。旨在加强医疗机构抗菌药物临床应用管理,规范抗菌药物临床应用行为,控制细菌耐药,保障医疗质量和医疗安全。急诊感染患者往往存在起病急、临床表现不典型、危重病例病情进展迅速,并且合并基础疾病较多等特点,导致急诊抗菌药物的使用比其他专科更具挑战性。近年来各类抗生素在急诊临床应用的原则不断细化,能够更好地指导急诊医师更加合理、规范地使用抗菌药物。

| 第 1 节 | 抗菌药物应用的基本原则 |

一、诊断为细菌性感染者,方有指征应用抗菌药物

根据患者的症状、体征及血、尿常规等实验室检查结果或放射、超声等影像学结果,初步判断为细菌性感染者及经病原学检查确定为细菌性感染者方有指征应用抗菌药物;由真菌、结核分枝杆菌、非结核分枝杆菌、支原体、衣原体、螺旋体、立克次体及部分原虫等病原微生物所致的感染亦有指征应用抗菌药物。缺乏细菌及上述病原微生物感染的证据,诊断不能成立者,以及病毒性感染者,均无指征应用抗菌药物。

二、尽早查明感染病原,根据病原种类及药物敏感试验结果选用抗菌药物

抗菌药物品种的选用原则上应根据病原菌种类及病原菌对抗菌药物是敏感或耐药,即药物敏感试验(简称药敏试验)的结果而定。因此有条件的医疗机构,对临床诊断为细菌性感染的患者,及时在开始抗菌治疗前,先留取相应合格标本(尤其血液等无菌部位标本),立即行病原学检测,以尽早明确病原菌和药敏试验结果;危重患者在未获知病原菌及药敏试验结果前,可根据患者的发病情况、发病场所、原发病灶、基础疾病等推断最可能的病原菌,并结合当地的细菌耐药状况先给予抗菌药物经验性治疗,获知细菌培养及药敏试验结果后,对治疗不佳的患者调整给药方案。

三、抗菌药物的经验性治疗

对于临床诊断为细菌性感染的患者,在未获知细菌培养及药敏试验结果前,或无法获取培养标本时,可根据患者的感染部位、基础疾病、发病情况、发病场所、既往抗菌药物用药史及其治疗反应等推测可能的病原体,并结合当地细菌耐药性监测数据,先给予抗菌药物经验性治疗。待获知病原学检测及药敏试验结果后,结合先前的治疗反应调整用药方案;对培养结果阴性的患者,应根据经验性治疗的效果和患者情况采取进一步诊疗措施。

165

四、按照药物的抗菌作用特点及其体内过程特点选择用药

各种抗菌药物的药效学(抗菌谱和抗菌活性)和人体药代动力学(吸收、分布、代谢和排出过程)特点不同,因此各有不同的临床适应证。临床医师应根据各种抗菌药物的上述特点,按临床适应证正确选择抗菌药物。

五、抗菌药物治疗方案制订应综合患者病情、病原菌种类及抗菌药物特点

根据病原菌、感染部位、感染严重程度和患者的生理、病理情况制订抗菌药物治疗方案,包括抗菌药物的选用品种、剂量、给药次数、给药途径、疗程及联合用药等。在制订治疗方案时应遵循以下原则。

(一) 品种选择

根据病原菌种类及药敏试验结果尽可能选择针对性强、窄谱、安全、价格适当的抗菌药物。进行经验性治疗者可根据可能的病原菌及当地耐药状况选用抗菌药物。

(二) 给药剂量

按各种抗菌药物的治疗剂量范围给药。治疗重症感染(血流感染、感染性心内膜炎等)和抗菌药物不易达到的部位的感染(如中枢神经系统感染等),抗菌药物剂量宜较大(治疗剂量范围高限);而治疗单纯性下尿路感染时,由于多数药物尿药浓度远高于血药浓度,则可应用较小剂量(治疗剂量范围低限)。

(三) 给药途径

1. 对于轻、中度感染的大多数患者,应予口服治疗,选取口服吸收良好的抗菌药物品种,不必采用静脉或肌内注射给药。

仅在下列情况下可先予以注射给药:①不能口服或不能耐受口服给药的患者(如吞咽困难者);②患者存在明显可能影响口服药物吸收的情况(如呕吐、严重腹泻、胃肠道病变或肠道吸收功能障碍等);③所选药物有合适抗菌谱,但无口服剂型;④须在感染组织或体液中迅速达到高药物浓度以达杀菌作用者(如感染性心内膜炎、化脓性脑膜炎等);⑤感染严重、病情进展迅速,须给予紧急治疗的情况(如血流感染、重症肺炎患者等);⑥患者对口服治疗的依从性差。肌内注射给药时难以使用较大剂量,其吸收也受药代动力学等众多因素影响,因此只适用于不能口服给药的轻、中度感染者,不宜用于重症感染者。

接受注射用药的感染患者经初始注射治疗病情好转并能口服时,应及早转为口服给药。

2. 抗菌药物的局部应用宜尽量避免。皮肤黏膜局部应用抗菌药物后,很少被吸收,在感染部位不能达到有效浓度,反易引起过敏反应或导致耐药菌产生,因此治疗全身性感染或脏器感染时应避免局部应用抗菌药物。抗菌药物的局部应用仅限于少数情况,例如全身给药后在感染部位难以达到治疗浓度时可加用局部给药作为辅助治疗。此情况见于治疗中枢神经系统感染时某些药物可同时鞘内注射给药,包裹性厚壁脓肿脓腔内注入抗菌药物及眼科感染的

局部用药等。某些皮肤表层及口腔、阴道等黏膜表面的感染可采用抗菌药物局部应用或外用,但应避免将主要供全身应用的品种作局部用药。局部用药宜采用刺激性小、不易吸收、不易导致耐药性和不易致过敏反应的杀菌剂,青霉素类、头孢菌素类等易产生过敏反应的药物不可局部应用。氨基糖苷类等耳毒性药不可局部滴耳。

(四) 给药次数

为保证药物在体内能最大地发挥药效,杀灭感染灶病原菌,应根据药代动力学和药效学相结合的原则给药。青霉素类、头孢菌素类和其他β内酰胺类、红霉素、克林霉素等时间依赖性抗菌药,应每日多次给药;氟喹诺酮类、氨基糖苷类等浓度依赖性抗菌药可每日给药 1 次。

(五) 疗程

抗菌药物疗程因感染不同而异,一般宜用至体温正常、症状消退 72~96 小时;特殊情况,如有局部病灶者须用药至感染灶控制或完全消散时。但是,血流感染、感染性心内膜炎、化脓性脑膜炎、伤寒、布鲁氏菌病、骨髓炎、溶血性链球菌咽炎和扁桃体炎、深部真菌病、结核病等需较长的疗程方能彻底治愈,并防止复发。

(六) 抗菌药物的联合应用要有明确指征

参见本章第 3 节相应内容。

六、按照患者的生理、病理、免疫等状态而合理用药

参见本章第 5 节相应内容。

七、强调综合性治疗措施的重要性

过分依赖抗菌药物的功效而忽视人体内在因素常是抗菌药物治疗失败的重要原因之一。因此在应用抗菌药物的同时,必须尽最大努力使人体全身状况有所改善,各种综合性措施如纠正水、电解质代谢紊乱和酸碱平衡失调,加强支持治疗、处理原发病和局部病灶等,均不可忽视。

第 2 节	抗菌药物的预防性应用

一、非手术患者抗菌药物的预防性应用

(一) 预防用药目的

预防特定病原菌所致的或特定人群可能发生的感染。

(二) 预防用药基本原则

1. 用于尚无细菌感染征象但暴露于致病菌感染的高危人群。

2. 预防用药适应证和抗菌药物选择应基于循证医学证据。

3. 应针对 1 种或 2 种最可能的细菌感染进行预防用药,不宜盲目地选用广谱抗菌药或多药联合预防多种细菌多部位感染。

165

4. 应限于针对某一段特定时间内可能发生的感染,而非任何时间可能发生的感染。

5. 应积极纠正导致感染风险增加的原发疾病或基础状况。可以治愈或纠正者,预防用药价值较大;原发疾病不能治愈或纠正者,药物预防效果有限,应权衡利弊决定是否预防用药。

6. 以下情况原则上不应预防使用抗菌药物。普通感冒、麻疹、水痘等病毒性疾病;昏迷、休克、中毒、心力衰竭、肿瘤、应用肾上腺皮质激素等患者;留置导尿管、留置深静脉导管及建立人工气道(包括气管插管或气管切口)患者。

(三)对某些细菌性感染的预防用药指征与方案

在某些细菌性感染的高危人群中,有指征者可预防性使用抗菌药物。抗菌药物在预防非手术患者某些特定感染中的应用见表165-1。此外,严重中性粒细胞缺乏（ANC ≤ 0.1×10^9/L）持续时间超过7天的高危患者和实体器官移植及造血干细胞移植的患者,艾滋病患者CD4+ T细胞计数<200/mm^3(0.2/L)者,器官移植受者预防肺孢子菌肺炎时也有预防用抗菌药物的指征,但由于涉及患者基础疾病、免疫功能状态、免疫抑制剂等药物治疗史诸多复杂因素,其预防用药指征及方案须参阅相关专题文献。

表165-1 抗菌药物在预防非手术患者某些特定感染中的应用[1]

预防感染种类	预防用药对象	抗菌药物选择
风湿热复发	①风湿性心脏病儿童患者 ②经常发生链球菌咽峡炎或风湿热的儿童及成人	苄星青霉素 青霉素 V
感染性心内膜炎	心内膜炎高危患者[2],在接受牙科或口腔操作前	阿莫西林或氨苄西林 青霉素过敏者用克林霉素
流行性脑脊髓膜炎	流行性脑脊髓膜炎流行时:①托儿所、部队、学校中的密切接触者;②患者家庭中的儿童	利福平(孕妇不用) 环丙沙星(限成人) 头孢曲松
流感嗜血杆菌性脑膜炎	①患者家庭中未经免疫接种的 ≤ 4 岁儿童 ②有发病者的幼托机构中 ≤ 2 岁未经免疫的幼儿 ③幼托机构在 60 天内发生 2 例以上患者,且入托对象未接种疫苗时,应对入托对象和全部工作人员预防用药	利福平(孕妇不用)
脾切除后/功能性无脾者菌血症	①切除后儿童	定期接种肺炎链球菌、B 型流感嗜血杆菌疫苗和四价脑膜炎奈瑟菌疫苗 5 岁以下儿童:每天阿莫西林或青霉素 V 口服,直到满 5 岁 5 岁以上儿童:每天青霉素口服,至少 1 年
	②患镰状细胞贫血和地中海贫血的儿童(属于功能性无脾)	根据年龄定期接种上述疫苗 5 岁以下儿童:每天青霉素 V 口服,直到满 5 岁 5 岁以上儿童:每天青霉素口服(有研究建议至少用药至 18 岁) 出现发热时可予阿莫西林/克拉维酸或头孢呋辛;青霉素过敏者可予磺胺甲噁唑/甲氧苄啶(SMZ/TMP)或克拉霉素
新生儿淋病奈瑟菌或衣原体眼炎	每例新生儿	四环素或红霉素眼药水滴眼
肺孢子菌肺炎	①艾滋病患者 CD4+ T 淋巴细胞计数<200/mm^3 者 ②血干细胞移植及实体器官移植受者	SMZ/TMP
百日咳	主要为与百日咳患者密切接触的幼儿和年老体弱者	红霉素
新生儿 B 组溶血性链球菌(GBS)感染	①孕妇有 GBS 菌尿症 ②妊娠 35~37 周阴道和肛拭培养筛查有 GBS 寄殖 ③孕妇有以下情况之一者:<37 周早产;羊膜早破 ≥18 小时;围产期发热,体温 38℃以上者;以往出生的新生儿有 GBS 感染史者	青霉素 G 氨苄西林 青霉素过敏但发生过敏性休克危险性小者:头孢唑林 青霉素过敏,有发生过敏性休克危险性者:克林霉素或红霉素

165

续表

预防感染种类	预防用药对象	抗菌药物选择
实验室相关感染	实验室工作者不慎暴露于布鲁氏菌	
	高危者(接触量多)	多西环素 + 利福平
	低危者(接触量少)	每周 2 次血清试验,转阳时开始用药,方案同上
	妊娠妇女	SMZ/TMP ± 利福平
	实验室工作者暴露于鼠疫耶尔森菌	多西环素或 SMZ/TMP

注:[1]疟疾、甲型流感、巨细胞病毒感染、对乙型或丙型病毒性肝炎或 HIV 患者血或其他体液组织的职业暴露等寄生虫或病毒感染时亦有预防用药指征,未包括在本表内;

[2]高危患者:进行任何损伤牙龈组织、牙周区域或口腔黏膜操作伴有以下心脏基础疾病的患者。①人工瓣膜;②既往有感染性心内膜炎病史;③心脏移植后发生的瓣膜病变;④先天性心脏病(简称先心病)合并以下情况:未纠正的发绀型先心病(包括姑息分流术),通过导管或手术途径植入异物或装置的先心病手术后的前 6 个月,先心病缺损修补术植入补片后仍有残留缺损及分流。

二、围手术期抗菌药物的预防用药

(一)外科手术预防用药的目的

预防手术部位感染,包括浅表切口感染、深部切口感染和手术所涉及的器官 / 腔隙感染,但不包括与手术无直接关系的、术后可能发生的其他部位感染。

(二)外科手术预防用药基本原则

根据手术切口类别、手术创伤程度、可能的污染细菌种类、手术持续时间、感染发生机会和后果严重程度、抗菌药物预防效果的循证医学证据、对细菌耐药性的影响和经济学评估等因素,综合考虑决定是否预防用抗菌药物。但抗菌药物的预防性应用并不能代替严格的消毒、灭菌技术和精细的无菌操作,也不能代替术中保温和血糖控制等其他预防措施。

1. 清洁手术(Ⅰ类切口) 手术野为人体无菌部位,局部无炎症、无损伤,也不涉及呼吸道、消化道、泌尿生殖道等人体与外界相通的器官。手术野无污染,通常不需要预防用抗菌药物,仅在下列情况时可考虑预防用药:①手术范围大或手术时间超过 3 小时可能导致污染机会增加;②手术涉及重要脏器,一旦发生感染将造成严重后果,如头颅手术、心脏手术、眼内手术等;③异物植入手术,如人工心瓣膜植入、永久性心脏起搏器放置、人工关节置换等;④高龄、儿童或免疫缺陷者如糖尿病、免疫功能低下(尤其是接受器官移植者)、营养不良等高危人群。

2. 清洁 - 污染手术(Ⅱ类切口) 上、下呼吸道,上、下消化道,泌尿生殖道手术,或经以上器官的手术,如经口咽部大手术、经阴道子宫切除术、经直肠前列腺手术,以及开放性骨折或创伤手术。由于手术部位存在大量人体寄殖菌群,手术时可能污染手术野引致感染,故此类手术需预防用抗菌药物。

3. 污染手术(Ⅲ类切口) 由于胃肠道、尿路、胆道体液大量溢出或新鲜开放性创伤未经扩创等已造成手术野严重污染的手术;手术涉及急性炎症但未化脓区域;无菌技术有明显缺陷如开胸、心脏按压者。此类手术须预防用抗菌药物。

4. 污秽 - 感染手术(Ⅳ类切口) 有失活组织的陈旧创伤手术;术前已存在细菌性感染或脏器穿孔的手术,如腹腔脏器穿孔腹膜炎、脓肿切除术、气性坏疽截肢术等,属抗菌药物治疗性应用,术中、术后继续,不属预防应用范畴。

(三)外科预防用抗菌药物的选择

抗菌药物的选择视预防目的而定。根据手术切口类别、可能的污染菌种类及其对抗菌药物的敏感性、药物能否在手术部位达到有效浓度等进行综合考虑。针对手术路径中可能存在的污染菌,如心血管、头颈、胸腹壁、四肢软组织手术和骨科手术等经皮肤的手术,通常选择针对金黄色葡萄球菌的抗菌药物;预防手术部位感染或全身感染,则须依据手术野污染或可能的污染菌种类选用,如结肠或直肠手术前应选用对大肠埃希菌和脆弱拟杆菌有效的抗菌药物。头孢菌素过敏者,针对革兰氏阳性菌可用万古霉素、去甲万古霉素、克林霉素;针对革兰氏阴性杆菌可用氨曲南、磷霉素或氨基糖苷类。某些手术部位感染会引起严重后果者,如心脏人工瓣膜置换术、人工关节置换术等,若术前发现有耐甲氧西林金黄色葡萄球菌(methicillin resistant Staphylococcus aureus,MRSA)定植的可能或者该机构 MRSA 发生率高,可选用万古霉素、去甲万古霉素预防感染,但应严格控制用药持续时间。不应随意选用广谱抗菌药物作为围手术期预防用药。鉴于国内大肠埃希菌对氟喹诺酮类药物耐药率高,应严格控制氟喹诺酮类药物作为外科围手术期预防用药。选用的抗菌药物必须是疗效肯定、安全、使用方便及价格相对较低的品种,以单一用药为主。常见手术预防用抗菌药物见表 165-2。

(四)给药方法

大部分为静脉滴注,仅有少数为口服给药。接受清洁手术者,在术前 0.5~1.0 小时内给药,或麻醉开始时给药,在输液完毕后开始手术,使手术切口暴露时局部组织中已达到足以杀灭手术过程中入侵切口细菌的药物浓度。万古霉素或氟喹诺酮类等由于须静脉滴注较长时间,应在手术前 1~2 小时开始给药。如果手术时间超过 3 小时或超过所用药物半衰期的 2 倍以上,或成人失血量大(>1 500ml),可手术中给予第 2 剂。抗菌药物的有效覆盖时间应包括整个手术过程,总的预防用药时间不超过 24 小时,个别情况如心脏手术可延长至 48 小时。手术时间较短(<2 小时)的清洁手术,术前用药 1 次即可。接受清洁 - 污染手术和污染手术者的手术时预防用药亦为 24 小时,污染手术必要时延长至

165

表 165-2　常见手术预防用抗菌药物[1,2]

手术名称	抗菌药物选择
颅脑手术(清洁,无植入物)	第一、二代头孢菌素[3];MRSA 感染高发医疗机构的高危患者可用(去甲)万古霉素
颅脑手术(经鼻窦、鼻腔、口咽部手术)	第一、二代头孢菌素[3];可加用甲硝唑[5],或克林霉素 + 庆大霉素
脑脊液分流术	第一、二代头孢菌素[3];MRSA 感染高发医疗机构的高危患者可用(去甲)万古霉素
脊髓手术	第一、二代头孢菌素[3]
眼科手术(如白内障、青光眼或角膜移植、泪囊手术、眼穿通伤)	局部应用妥布霉素或左氧氟沙星等
头颈部外科手术(恶性肿瘤,不经口咽部黏膜)	第一、二代头孢菌素[3]
经口咽部黏膜切口的大手术	第一、二代头孢菌素[3],可加用甲硝唑[5];或克林霉素 + 庆大霉素
颌面外科(下颌骨折切开复位或内固定,面部整形术有移植物手术,正颌手术)	第一、二代头孢菌素[3]
乳腺手术	第一、二代头孢菌素[3]
胸外科手术(食管、肺)	第一、二代头孢菌素[3]
周围血管外科手术	第一、二代头孢菌素[3],MRSA 感染高发医疗机构的高危患者可用(去甲)万古霉素
腹外疝手术	第一、二代头孢菌素[3]
胃十二指肠、小肠手术	第一、二代头孢菌素[3] ± 甲硝唑[5],或头霉素类,或头孢曲松 ± 甲硝唑
阑尾手术	第一、二代头孢菌素[3] ± 甲硝唑[5],或头霉素类,或头孢曲松 ± 甲硝唑
结、直肠手术	第一、二代头孢菌素[3] ± 甲硝唑[5],或头霉素类,或头孢曲松 ± 甲硝唑
肝胆系统手术	第一、二代头孢菌素[3] ± 甲硝唑[5],或头霉素类
心脏大血管手术	第一、二代头孢菌素[3],MRSA 感染高发医疗机构的高危患者可用(去甲)万古霉素
泌尿外科手术(进入泌尿道或经阴道的手术)	第一、二代头孢菌素[3],或氟喹诺酮类[4]
泌尿外科手术(涉及肠道的手术)	第一、二代头孢菌素[3],或氨基糖苷类 + 甲硝唑
有假体植入的泌尿系统手术	第一、二代头孢菌素[3]+ 氨基糖苷类,或万古霉素
皮瓣转移术(游离或带蒂)或植皮术	第一、二代头孢菌素[3]
关节置换成形术、截骨、骨内固定术、腔隙植骨术、脊柱手术(应用或不用植入物、内固定物)	第一、二代头孢菌素[3],MRSA 感染高发医疗机构的高危患者可用(去甲)万古霉素
外固定架植入术	第一、二代头孢菌素[3]
截肢术	第一、二代头孢菌素[3] ± 甲硝唑[5]
开放骨折内固定术	第一、二代头孢菌素[3] ± 甲硝唑[5]
腹腔镜子宫肌瘤剔除术(使用举宫器)	第一、二代头孢菌素[3] ± 甲硝唑[5],或头霉素类
羊膜早破或剖宫产术	第一、二代头孢菌素[3] ± 甲硝唑[5]
人工流产 - 刮宫术	第一、二代头孢菌素[3] ± 甲硝唑[5],或多西环素
引产术	
会阴撕裂修补术	第一、二代头孢菌素[3] ± 甲硝唑[5]

注[1] 所有清洁手术通常不需要预防用药,仅在有前述特定指征时使用。[2] 胃十二指肠手术、肝胆系统手术、结肠和直肠手术、阑尾手术、Ⅱ 或 Ⅲ 类切口的妇产科手术,如果患者对 β- 内酰胺类抗菌药物过敏,可用克林霉素 + 氨基糖苷类,或氨基糖苷类 + 甲硝唑。[3] 有循证医学证据的第一代头孢菌素主要为头孢唑林,第二代头孢菌素主要为头孢呋辛。[4] 我国大肠埃希菌对氟喹诺酮类耐药率高,预防应用需严加限制。[5] 表中"±"是指两种及以上药物联合应用,或不联合应用。

165

48 小时。过度延迟用药时间并不能进一步提高预防效果，且预防用药时间超过 48 小时，耐药菌感染机会增加。

三、侵入性诊疗操作患者的抗菌药物的预防应用

随着放射介入和内镜诊疗等微创技术的快速发展和普及，我国亟待规范诊疗操作患者的抗菌药物预防应用。根据现有的循证医学证据、国际有关指南推荐和国内专家的意见，对部分常见特殊诊疗操作的预防用药提出了建议，参见有关文献。

第 3 节　抗菌药物的联合应用

一、抗菌药物联合应用的结果

抗菌药物联合在体外或动物实验中可以获得"无关""累加""协同""拮抗"四种作用，在人体内除非有严格对照的临床试验，这些作用不易判断或鉴别。无关作用指总的作用不超过联合中作用较强者，即两药联合后未取得结果，这在体外试验中比较常见；两种抗菌药物联合的结果相当于两者作用相加的总和时称为累加作用或相加作用；这也是一种较常见的现象；若两药合用时所得的效果比两药作用相加时为好，则称为协同作用，少见；拮抗作用最少见，乃指两药合用时其结果仅较联合中作用较强者独用时为差，即作用互有抵消。

随着抗菌药物作用机制研究的进展，目前可将抗菌药物分为四大类：第一类为繁殖期杀菌剂，如青霉素类、头孢菌素类、万古霉素等；第二类为静止期杀菌剂，如氨基糖苷类、多黏菌素类(对繁殖期和静止期细菌均具杀灭作用)等；第三类为快效抑菌剂，如四环素类、氯霉素类、大环内酯类等；第四类为慢效抑菌剂，如磺胺药、TMP、环丝氨酸等。第一类与第二类合用常可获得协同作用，乃由于细菌细胞壁的完整性被破坏后，第二类药物易于进入细胞内作用于靶位所致。第三类药物可迅速阻断细菌的蛋白质合成，以致细菌处于静止状态，因此与第一类药物合用时有导致其抗菌活性减弱的可能。第三类与第二类合用常可获得累加或协同作用。第三类与第四类合用常可获得累加作用。第四类药物对第一类无重要影响，合用后能产生累加或无关作用。

二、抗菌药物联合应用的适应证

对多数单一细菌感染时，应尽量选用一种针对性的药物，单一药物的药敏结果与临床疗效的符合率 80% 左右，

两者的关系也较为肯定。临床上多数感染用一种抗菌药物即可获得控制，联合应用抗菌药物仅适用于少数情况(表 165-3)。抗菌药物联合的滥用可引起耐药菌株增加、不良反应增多、易于发生二重感染等不良后果。因此，必须严格掌握联合用药的适应证。

1. 病因未明的严重感染　尤其发生在慢性病患者、免疫缺陷者、白细胞低下粒细胞缺乏者、病情危重不宜等待时，可在采取有关标本进行细菌培养后即予抗菌药物联合应用，选用药物的抗菌谱宜广。病因未明的化脓性脑膜炎可用大剂量青霉素与氯霉素的联合，其他严重感染可用哌拉西林或头孢菌素与氨基糖苷类抗生素的联合，以后可根据细菌培养及药敏结果进行调整。

2. 单一抗菌药物不能控制的严重感染或混合感染　化脓性脑膜炎及发生于免疫缺陷者或粒细胞减少者的各种严重感染、血流感染，单一抗菌药物常不能有效地控制感染，此时宜联合应用杀菌剂。肠球菌心内膜炎联合应用氨苄西林或青霉素和庆大霉素有明确指征；草绿色链球菌心内膜炎也有联用青霉素和链霉素或庆大霉素的指征。铜绿假单胞菌血流感染多发生于严重烧伤后或白血病化疗过程中，致病菌常比较耐药，哌拉西林加氨基糖苷类抗生素(如庆大霉素、妥布霉素等)可发生协同作用，也可考虑联用头孢他啶或头孢哌酮和氨基糖苷类抗生素。严重混合细菌感染常见于肠穿孔所致的腹膜炎及胸、腹严重创伤后。肠穿孔后腹膜炎的致病菌常有多种，包括需氧菌或兼性厌氧菌如大肠埃希菌、产气杆菌、变形杆菌属、铜绿假单胞菌、肠球菌属等，和厌氧菌如脆弱拟杆菌、消化球菌、消化链球菌等，因此有联用哌拉西林，第二、三代头孢菌素，氨基糖苷类，甲硝唑，克林霉素，氯霉素等的指征。需氧菌及厌氧菌混合感染，2 种及 2 种以上复数菌感染，以及多重耐药菌或泛耐药菌感染，可以联合应用抗菌药物。

3. 长期用药有产生耐药可能者　主要见于 2 种或 3 种药治疗结核病；利福平合用其他抗生素治疗金黄色葡萄球菌(简称金葡菌)或表皮葡萄球菌感染时；可使细菌对抗结核药或利福平不致产生耐药性或延缓产生耐药性。

4. 联合用药使毒性较大药物的剂量得以减少　两性霉素 B 与氟胞嘧啶等合用以治疗深部真菌病时，可将毒性较大的两性霉素 B 剂量减少，从而减轻毒性反应和有利于疗程的顺利完成。

5. 其他　加用易于渗入某些组织如中枢神经系统、骨组织等的抗菌药物，能更好地控制感染。治疗细菌性脑膜炎时，除用较大量氨苄西林、青霉素等外，尚可加用磺胺药、氯霉素等易于渗入脑脊液中的药物。治疗金葡菌慢性骨髓炎，除应用青霉素类和头孢菌素类外，尚可加用克林霉素、夫西地酸(褐霉素)、磷霉素、氟喹诺酮类等容易进入骨组织的药物。

165

表165-3 可能有效的抗菌药物联合应用

病原微生物	抗菌药物的联合应用	备注
草绿色链球菌	青霉素 + 链霉素；青霉素 + 庆大霉素	适用于病原菌对青霉素敏感的心内膜炎
肠球菌属	氨苄西林 + 庆大霉素；青霉素 + 庆大霉素；万古霉素 + 链霉素或庆大霉素	心内膜炎或血流感染患者应用各种联合有明确指征
金黄色葡萄球菌	利福平 + 庆大霉素；利福平 + 万古霉素或头孢唑林；头孢唑林或氯唑西林 + 万古霉素；酶抑制剂 +β- 内酰胺类抗生素	适用于心内膜炎及严重血流感染
结核杆菌属	利福平 + 异烟肼；利福平 + 乙胺丁醇	按不同情况加用链霉素或 PAS
布鲁氏菌属	四环素 + 链霉素或庆大霉素；复方 SMZ-TMP+ 氨基糖苷类抗生素	布鲁氏菌病易复发，联合应用宜应用 2~3 个疗程
肺炎克雷伯菌	氨基糖苷类抗生素（妥布霉素、庆大霉素等）+ 头孢菌素类（第二、三代）药物或哌拉西林	适用于严重肺炎或血流感染患者
铜绿假单胞菌	氨基糖苷类抗生素 + 哌拉西林；头孢他啶 + 氨基糖苷类抗生素；头孢他啶 + 氟喹诺酮类；头孢哌酮 + 酶抑制剂	适用于各种严重感染
其他革兰氏阴性杆菌（主要为肠杆菌科）	氨基糖苷类抗生素 + 哌拉西林或第二、三代头孢菌素类药物；酶抑制剂 +β- 内酰胺类抗生素；美西林 +β- 内酰胺类抗生素	联合药敏试验有重要价值
各种深部真菌	两性霉素 B+ 氟胞嘧啶	两性霉素 B 的剂量酌减
卡氏肺孢菌	磺胺药 +TMP	

注：PAS，对氨基水杨酸钠。

第4节 抗菌药物的治疗性应用

抗菌药物的治疗性应用必须有明确的适应证，即需有较肯定的临床诊断，最好能有病原微生物的证实。在有条件的医院中，对严重而危及生命的一些感染如血流感染、感染性心内膜炎、脑膜炎等，应尽一切努力找到病原微生物，并在抗菌药物应用前多次送血做培养（危重病例可每隔 1 小时采血 1 次），取脑脊液做涂片和培养，然后按经验性治疗给药。分离出病原微生物后迅速检测其药敏和做血清杀菌效价测定，再根据结果调整用药。若无实验室设备，或病情危急必须立即处理时，可推测最可能的病原而进行经验性治疗。

抗菌药物依据其体外抗菌活性、药代动力学参数、不良反应发生率、临床应用效果、细菌耐药性及药物供应、价格等方面，而被评定为不同病原微生物感染和感染性疾病的首选药物和可选药物，此即所谓"经验性治疗"。常见病原微生物感染选择抗菌药物的适应证见表 165-4。而急诊感染患者往往存在起病急、临床表现不典型、危重病例病情进展迅速，并且合并基础疾病较多等特点，了解人体不同部位常见定植菌和致病菌的分布情况，对评估可能的病原菌有一定参考价值，急诊常见病原菌及不同感染部位常见病原菌的分类见表 165-5。

165

表165-4 抗菌药物的适应证

病原微生物	所致主要疾病	首选药物	可选药物
金葡菌（青霉素 G 敏感）	疖、痈、呼吸道感染、血流感染、脑膜炎、心内膜炎等	青霉素 G	大环内酯类、头孢菌素类、林可霉素类、TMP+ 磺胺药、多西环素
金葡菌（耐青霉素 G）	同上	苯唑西林、氯唑西林	头孢菌素类、庆大霉素、大环内酯类、林可霉素类、万古霉素
金葡菌（耐甲氧西林）	同上	万古霉素	利福平（合用）、氧氟沙星、环丙沙星
溶血性链球菌	蜂窝织炎、丹毒、扁桃体炎、猩红热、血流感染、产褥热、肺炎等	青霉素 G	大环内酯类、头孢菌素类、TMP+ 磺胺药
草绿色链球菌	心内膜炎	青霉素 G+ 链霉素或庆大霉素	氨苄西林 + 氨基糖苷类；头孢菌素类 + 氨基糖苷类；万古霉素 + 氨基糖苷类

病原微生物	所致主要疾病	首选药物	可选药物
肠球菌	尿路感染、血流感染、心内膜炎等	氨苄西林；青霉素 + 链霉素	万古霉素 + 氨基糖苷类
肺炎球菌	肺炎、脑膜炎等	青霉素 G	头孢菌素类、氯霉素、大环内酯类、林可霉素类
产气荚膜梭菌	气性坏疽、血流感染等	青霉素 G	头孢菌素类、四环素、红霉素、氯霉素、克林霉素
破伤风杆菌	破伤风	破伤风抗毒素 + 青霉素 G	破伤风抗毒素或球蛋白 + 四环素或红霉素
炭疽杆菌	炭疽	青霉素 G	庆大霉素、四环素、红霉素、头孢菌素类、氯霉素
白喉棒状杆菌	白喉、白喉带菌者	白喉抗毒素 + 青霉素 G	白喉抗毒素 + 红霉素或四环素、红霉素（白喉带菌者）
李斯特菌	血流感染、脑膜炎等	青霉素 G	氨苄西林、庆大霉素、四环素、红霉素、氯霉素
结核杆菌	结核病	异烟肼	利福平、乙胺丁醇、链霉素、PAS（二联或三联）
衣氏放线菌	放线菌病	青霉素 G	红霉素、氨苄西林、四环素、磺胺药
淋球菌（青霉素 G 敏感）	淋病、心内膜炎等	青霉素 G	红霉素、四环素、大观霉素、头孢菌素类、氨基糖苷类等
淋球菌（耐青霉素 G）	淋病	氧氟沙星、依诺沙星	大观霉素、头孢曲松、头孢呋辛
脑膜炎球菌	流脑、血流感染等	青霉素 G 或磺胺药	氯霉素、氨苄西林、红霉素、头孢呋辛、第三代头孢菌素类
流感杆菌	肺炎、脑膜炎等	氨苄西林	氯霉素、头孢菌素类、阿莫西林 - 棒酸合剂
百日咳杆菌	百日咳	红霉素	氯霉素、氨苄西林、氨基糖苷类
大肠埃希菌	尿路感染、胆道感染、肺炎、血流感染、脑膜炎、腹膜炎等	头孢菌素类或氟喹诺酮类	氨基糖苷类、哌拉西林、复方 SMZ-TMP
肺炎克雷伯菌	肺炎、尿路感染等	头孢菌素类（第二、三代）	氨基糖苷类、哌拉西林、氟喹诺酮类、磺胺药 +TMP
产气杆菌	尿路感染、血流感染、肺炎等	氨基糖苷类（庆大霉素等）	头孢菌素类、氟喹诺酮类
奇异变形杆菌	尿路感染、血流感染等	氨基糖苷类（庆大霉素等）	氨苄西林、羧苄西林、哌拉西林、氯霉素、尿路感染用磺胺药 +TMP、喹诺酮类、呋喃类等
铜绿假单胞菌	烧伤创面感染、尿路感染、血流感染、肺炎、脑膜炎等	妥布霉素、头孢他啶	多黏菌素类、羧苄西林、哌拉西林、呋布西林、头孢哌酮等，尿路感染用氟喹诺酮类
硝酸盐阴性杆菌	血流感染、肺炎、胆道感染、创面感染、尿路感染等	氨基糖苷类（阿米卡星、奈替米星等）	多黏菌素、头孢他啶、羧苄西林、哌拉西林、SMZ-TMP、氟喹诺酮类
沙雷菌	尿路感染、肺炎、血流感染等	庆大霉素或哌拉西林	其他氨基糖苷类、头孢哌酮、SMZ-TMP、尿路感染用喹诺酮类
普鲁威登菌	尿路感染、肺炎、血流感染等	哌拉西林	头孢呋辛、第三代头孢菌素、氟喹诺酮类、阿米卡星
伤寒杆菌	伤寒、伤寒带菌者等	氯霉素	磺胺药 +TMP、氨苄西林、阿莫西林、美西林、氟喹诺酮类
痢疾杆菌	细菌性痢疾	氟喹诺酮类	磺胺药 +TMP、小檗碱、呋喃唑酮、巴龙霉素

165

病原微生物	所致主要疾病	首选药物	可选药物
布鲁氏菌	布鲁氏菌病	四环素 + 链霉素	复方 SMZ-TMP、氯霉素 + 链霉素、四环素 + 庆大霉素或其他氨基糖苷类
鼠疫耶尔森菌	鼠疫	链霉素或庆大霉素 + 磺胺药	其他氨基糖苷类 + 磺胺药、四环素或氯霉素
土拉杆菌	兔热病	链霉素	其他氨基糖苷类、四环素、氯霉素、红霉素
霍乱弧菌	霍乱	四环素	多西环素、复方 SMZ-TMP、红霉素、氯霉素
弯曲杆菌	肠炎、血流感染	红霉素	庆大霉素、四环素、氯霉素等
军团菌	军团病	红霉素	利福平（与红霉素合用）、四环素、氟喹诺酮类
脆弱拟杆菌	血流感染、腹膜炎、脓肿等	甲硝唑或替硝唑	氯霉素、克林霉素、哌拉西林、头孢西丁、羧苄西林
梅毒螺旋体	梅毒	青霉素 G	四环素、红霉素、氯霉素（神经梅毒）
钩端螺旋体	钩端螺旋体病	青霉素 G	四环素、氯霉素
回归热螺旋体	回归热	四环素	青霉素 G
肺炎支原体	肺炎、呼吸道感染等	红霉素	四环素、氯霉素、氧氟沙星
鹦鹉热衣原体	鹦鹉热	四环素、多西环素	红霉素、氧氟沙星、环丙沙星
沙眼衣原体	沙眼	磺胺药	四环素、氯霉素
立克次体	立克次体病	四环素	氯霉素、红霉素、利福平、氟喹诺酮类
溶组织阿米巴原虫	阿米巴肠炎、肝脓肿等	甲硝唑或替硝唑	氯喹、巴龙霉素、土霉素

表 165-5 急诊常见感染部位病原学及药物选择

感染部位	可能病原体	药物选择	备选药物
急性呼吸道感染			
急性上呼吸道感染			
咽炎	A 组溶血性链球菌	青霉素 G、阿莫西林	一、二代口服头孢菌素
中耳炎、急性上颌窦炎	肺炎链球菌 流感嗜血杆菌	阿莫西林 / 克拉维酸	一、二代口服头孢菌素
急性下呼吸道感染			
急性气管 - 支气管炎（细菌性）	肺炎支原体、百日咳鲍特菌	大环内酯类、喹诺酮类	病毒感染多见，必要时使用抗生素
社区获得性肺炎			
免疫正常	肺炎链球菌、流感嗜血杆菌、肺炎支原体、衣原体等	青霉素、阿莫西林 + 大环内酯类	一、二代头孢菌素，喹诺酮类
无铜绿假单胞菌风险，无死亡高危风险[#]	肺炎链球菌、流感嗜血杆菌、军团菌、支原体	头孢曲松、头孢噻肟联合大环内酯类静脉给药	喹诺酮类静脉给药；厄他培南联合大环内酯类静脉给药
有铜绿假单胞菌风险，合并死亡高危风险[#]	上组病原体 + 铜绿假单胞菌	两种具有抗假单胞菌活性的药物联用，如 β- 内酰类药物（头孢他啶、头孢哌酮 / 舒巴坦、亚胺培南、美罗培南等）联用氨基糖苷类药物	酌情考虑覆盖 MRSA
皮肤 / 软组织感染			
蜂窝织炎	A 组溶血性链球菌	青霉素、阿莫西林	第一代头孢菌素、阿莫西林 / 克拉维酸、头孢曲松
坏死性筋膜炎	溶血性链球菌、梭菌属、混合感染	大剂量青霉素联合克林霉素	美罗培南或亚胺培南 + 万古霉素

续表

感染部位	可能病原体	药物选择	备选药物
尿路感染 急性非复杂性下尿路感染 急性非复杂性上尿路感染（肾盂肾炎） 复杂性尿路感染	大肠埃希菌 大肠埃希菌、其他肠杆菌科细菌、肠球菌属 肠杆菌科细菌、铜绿假单胞菌、肠球菌属	呋喃妥因、磷霉素氨丁三醇 氨苄西林/舒巴坦、阿莫西林/克拉维酸 必须纠正尿路感染复杂因素，根据药敏结果选用药物	头孢氨苄、头孢拉定、喹诺酮类药物[※] 第一、二、三代头孢菌素 哌拉西林或他唑巴坦、头孢哌酮或舒巴坦、厄他培南、头孢噻肟等
脑膜炎 免疫正常 免疫缺陷或年龄 > 50 岁	肺炎链球菌、脑膜炎奈瑟菌 肺炎链球菌、李斯特菌、革兰氏阴性杆菌	头孢曲松和头孢噻肟 头孢曲松或头孢噻肟联合氨苄西林	万古霉素 + 头孢曲松或头孢噻肟 美罗培南联合万古霉素
腹腔感染 原发性腹膜炎	大肠埃希菌、变形杆菌属	氨苄西林/舒巴坦，阿西林/克拉维酸，第二、三代头孢菌素	头孢哌酮/舒巴坦、哌拉西林/他唑巴坦、氨基糖苷类、碳青霉烯类

注：[#]使用血管活性药物维持血压，或者使用机械通气；[※]由于我国喹诺酮类药物对大肠埃希菌耐药率超过 50%，需要参考药敏试验结果选用；MRSA 为耐甲氧西林金黄色葡萄球菌。

第 5 节　抗菌药物在特殊情况下的应用

一、肝功能减退时抗菌药物的应用

肝病时抗菌药物的选用及其给药方案的制订可参考：①肝功能减退对该类药物的药代动力学影响；②肝病时该类药物发生毒性反应的可能性。基于此，可将肝病时抗菌药物的应用分为以下几种情况。

1. 主要经肝或有相当量药物经肝清除，肝功能减退时药物清除或代谢物形成减少，导致毒性反应发生，此类药物在肝功能减退时宜避免应用。属此类者有氯霉素、利福平、红霉素酯化物、氨苄西林酯化物、异烟肼、两性霉素 B、四环素类、磺胺药、酮康唑、咪康唑等。

2. 药物主要由肝脏清除，肝功能减退时清除明显减少，但并无明显毒性反应发生，故肝病患者仍可应用，但需谨慎，必要时减量给药。属此类情况者有红霉素（不包括红霉素酯化物）、林可霉素、克林霉素等。

3. 药物经肝、肾两途径清除，肝功能减退时血药浓度升高，如同时有肾功能损害时则血药浓度更高，严重肝病时需减量应用。属此类者有脲基青霉素类中的美洛西林、阿洛西林和哌拉西林。此外，头孢哌酮、头孢曲松、头孢噻肟、头孢噻吩等亦为经肝、肾排泄的药物，尤以前两者自肝胆系统排出为多，可排出给药量的 40% 以上，在严重肝病时，尤其肝肾功能均减退时需减量应用。

4. 药物主要由肾排泄，肝功能减退时不需要调整剂量。氨基糖苷类、青霉素、头孢唑林、头孢他啶、万古霉素、多黏菌素类、氟喹诺酮类（氧氟沙星、环丙沙星、诺氟沙星）等均

属此类情况。可按原治疗量应用。

肝功能减退时抗菌药物的应用详见表 165-6。

表 165-6　肝功能减退感染患者抗菌药物的应用

肝功能减退时的应用	抗菌药物
按原治疗量应用	青霉素、头孢唑林、头孢他啶、氨基糖苷类（庆大霉素、妥布霉素、阿米卡星等）、万古霉素、去甲万古霉素、氧氟沙星、左氧氟沙星、环丙沙星、诺氟沙星
严重肝病时减量慎用	哌拉西林、阿洛西林、美洛西林、羧苄西林、头孢噻吩、头孢噻肟、头孢曲松、头孢哌酮、红霉素、克林霉素、甲硝唑、氟罗沙星、氟胞嘧啶、伊曲康唑
肝病时减量慎用	林可霉素、培氟沙星、异烟肼[*]
肝病时避免应用	红霉素酯化物、四环素类、氯霉素、利福平、两性霉素 B、酮康唑、咪康唑、特比萘芬、磺胺药

注：[*]活动性肝病时避免应用。

二、肾功能减退时抗菌药物的应用

抗菌药物应用于肾功能减退患者时，其剂量的调整需根据以下因素：①肾功能损害程度；②抗菌药物对肾毒性的大小；③药物的体内过程，即药代动力学特点；④抗菌药物经血液透析或腹膜透析后可清除的程度。根据抗菌药物体内代谢过程和排泄途径，以及其对肾脏和其他重要脏器毒性的大小，在肾功能减退时药物的选用有以下几种情况。

1. **抗菌药物维持原量或剂量略减**　属此类者主要包括由肝脏代谢或主要自肝胆系统排泄的大环内酯类、利福

165

平、多西环素等；主要经过肝肾代谢途径的部分青霉素类和头孢菌素类药物亦属此类。肾功能轻度损害时某些青霉素类如氨苄西林、哌拉西林、苯唑西林和大部分或部分由肝胆系统排泄的头孢哌酮、头孢曲松，以及在体内代谢的头孢噻肟等均可按原治疗量应用，但在肾功能中度以上损害时则需减量使用。氯霉素和两性霉素 B 虽在肾功能减退时血半衰期仅轻度延长，但由于该药物具有明显的血液系统毒性或肾毒性，因此宜根据病情权衡利弊后再予以减量应用。

2. 剂量须适当调整者 此类药物无明显肾毒性或仅有轻度肾毒性，但由于排泄途径主要为肾脏，肾功能减退时药物可在体内明显积聚，血半衰期显著延长，因此在肾功能轻、中和重度减退时均须根据肾功能减退情况适当调整药物剂量。青霉素类和头孢菌素类的大多品种，如羧苄西林、

青霉素、头孢他啶、头孢唑肟、头孢唑林、头孢孟多等均属此种情况；氧氟沙星亦属此类。

3. 剂量必须减少者 此类药物均有明显肾毒性，且主要经肾排泄。氨基糖苷类、万古霉素、多黏菌素类等均属此类。

4. 肾功能损害时不宜应用者 包括四环素类（多西环素除外）、呋喃类、萘啶酸等。四环素、土霉素的应用可加重氮质血症；呋喃类和萘啶酸可在体内明显积聚，产生对神经系统的毒性反应。

5. 接受肾脏替代治疗患者 应根据腹膜透析、血液透析和血液滤过对药物的清除情况调整给药方案。

肾功能减退时抗菌药物的选择应用及其剂量调整分别参见表 165-7 和表 165-8。

表 165-7 肾功能减退感染患者抗菌药物的应用

肾功能减退时的应用	抗菌药物
按原治疗量应用或略减量	大环内酯类（红霉素、阿奇霉素等）、利福平、克林霉素、多西环素、氨苄西林、阿莫西林、哌拉西林、美洛西林、苯唑西林、头孢哌酮、头孢曲松、头孢噻肟、头孢哌酮 / 舒巴坦、氨苄西林 / 舒巴坦、阿莫西林 / 克拉维酸、替卡西林 / 克拉维酸、哌拉西林 / 他唑巴坦、氯霉素、两性霉素 B、异烟肼、甲硝唑、伊曲康唑口服液
可应用，治疗量须减少	青霉素、羧苄西林、阿洛西林、头孢唑林、头孢噻吩、头孢氨苄、头孢拉啶、头孢呋辛、头孢西丁、头孢他啶、头孢唑肟、头孢吡肟、氨曲南、亚胺培南 / 西司他汀、美罗培南、氧氟沙星、左氧氟沙星、加替沙星、环丙沙星、磺胺甲噁唑、甲氧苄啶、吡嗪酰胺
避免使用，确有指征应用者调整给药方案*	庆大霉素、妥布霉素、奈替米星、阿米卡星、卡那霉素、链霉素、万古霉素、去甲万古霉素、替考拉宁、氟胞嘧啶、伊曲康唑静脉注射剂
不宜选用	四环素、土霉素、呋喃妥因、特比萘芬、萘啶酸

注：*需进行血药浓度监测，或按内生肌酐清除率（或自血肌酐值计算获得）调整给药剂量或给药间期。

表 165-8 肾衰竭时抗菌药物的剂量调整

药物	血半衰期 /h		初剂量	维持量	给药间期 /h
	正常	无尿			
I.正常剂量或剂量略减者					
红霉素	1.4	5.6	7mg/kg	7mg/kg	6
利福平	2~3	2~5	600mg	600mg	24
多西环素	18.5	20.9	200mg	100mg	24
克林霉素	2.4	6	8.5mg/kg	4mg/kg	6
氨苄西林	0.5~1.0	8~20	30mg/kg	15mg/kg	12
阿莫西林	1.0	16	30mg/kg	15mg/kg	12
哌拉西林	1.3~1.5	1.2~3.1	50mg/kg IV	50mg/kg	12
美洛西林	1.1	1.6	50mg/kg IV	25mg/kg	6
苯唑西林	0.5	2.1	15mg/kg	15mg/kg	4
头孢哌酮	1.6~2.4	2.2	30mg/kg	20mg/kg	12
头孢曲松	8	12~15	15mg/kg	15mg/kg	24
头孢噻肟	1.0~1.5	2.7	30mg/kg	30mg/kg	12
氯霉素	2~3	3~4	10mg/kg	10mg/kg	6

165

续表

药物	血半衰期 /h		初剂量	维持量	给药间期 /h
	正常	无尿			
两性霉素 B	24	40	0.5mg/kg Ivgtt	0.5mg/kg Ivgtt	48
异烟肼	2.6(1~5)	4.3	5mg/kg PO(通常 300mg)	5mg/kg PO	24
乙胺丁醇	3.1~4.0	8	15mg/kg	5mg/kg	24
甲硝唑	6~14	8~15	7.5mg/kg	7.5mg/kg	6
环丙沙星	3~5	5~10	750mg	750mg	24
酮康唑	8		200mg	200~400mg	24
Ⅱ.剂量需适当调整者					
青霉素	0.5~0.6	7~10	3 万 U/kg IV	1 万 U/kg	8
羧苄西林	0.5~1.0	12.5	75mg/kg IV	28mg/kg	8
阿洛西林	1.0	5.0	45mg/kg IV	45mg/kg	12
头孢唑林	1.8	32	15mg/kg IV	4mg/kg	12
头孢噻吩	0.5	3~18	30mg/kg IV	7.5mg/kg	12
头孢氨苄	1.0	5~30	15mg/kg	2mg/kg	12
头孢拉啶	1.0	8~15	15mg/kg	7.5mg/kg	12
头孢孟多	1.0	11	25mg/kg IV	15mg/kg	12
头孢西丁	0.7~1.0	22	15mg/kg IV	15mg/kg	24
头孢呋辛	1.4~1.8	20	15mg/kg IV	15mg/kg	24
头孢他啶	1.7	16~25	30mg/kg	7.5mg/kg	24
头孢唑肟	1.7	25~36	30mg/kg	7.5mg/kg	24
拉氧头孢	2.2	19	25mg/kg	7.5mg/kg	12
氨曲南	1.7~2.0	6.0~8.7	30mg/kg	7.5mg/kg	24
亚胺培南	0.8~1.0	3.5	15mg/kg IV	7.5mg/kg	12
SMZ	9~12	27	SMZ TMP 2 片 PO	1 片	12
TMP	11.0~12.5	25	(SMZ 400mg TMP 80mg/ 片)		(监测血药浓度)
阿昔洛韦	2.0~2.5	20	6.2mg/kg	6.2mg/kg	24
Ⅲ.剂量需显著减少者					
庆大霉素	2~3	48~72	1.7mg/kg IM 或 Ivgtt	0.17mg/kg	8(避免血药浓度 >10mg/L)
妥布霉素	2~3	56~72	2.0mg/kg IM 或 Ivgtt	0.17mg/kg	8(避免血药浓度 >10mg/L)
阿米卡星	2	44~86	7.5mg/kg	0.75mg/kg	12(避免血药浓度 >30mg/L)
卡那霉素	3	30~80	7.5mg/kg	0.75mg/kg	12(避免血药浓度 >50mg/L)
链霉素	2~3	100~110	0.5g IM	0.25g	36
万古霉素	6	240	15mg/kg	1.5mg/kg	24(避免血药浓度 >50mg/L)

165

药物	血半衰期/h		初剂量	维持量	给药间期/h
	正常	无尿			
甲烷磺酸钠	2~3	10~20	1.25mg/kg Ivgtt 或 IM	0.6mg/kg	24
氟胞嘧啶	3~6	70	28.5mg/kg	15mg/kg	24
Ⅳ.不宜应用者					
四环素	8.5	57~108	替代选用其他药物		
呋喃妥因	0.5	1.0	同上		
萘啶酸	1.5	21	同上		

注：IV,静脉注射；Ivgtt,静脉滴注；PO,口服；IM,肌内注射。

三、抗菌药物在老年人中的应用

随着年龄的增长,机体组织器官的功能也发生改变,抗菌药物的体内过程包括吸收、分布、代谢和排泄等均可在老年期发生某些变化。在多数情况下,老年患者应用抗菌药物后,药物自体内清除减少,血药浓度增高;加上老年患者心血管、呼吸、中枢神经和泌尿生殖系统等原发疾病的增多,使抗菌药物疗程中易发生不良反应。因此在老年人中应用抗菌药物时应注意以下几点。

1. **尽量避免使用毒性大的抗菌药物** 如确有指征应用该类药物时须调整给药方案。此类药物一般治疗浓度范围狭窄,即治疗药物浓度与中毒浓度相差小,且个体差异亦大。氨基糖苷类抗生素和万古霉素属此类药物。此时应进行血药浓度监测,据此调整剂量,使给药方案个体化,以达到用药安全、有效的目的。

2. **老年患者可减量应用毒性低的β-内酰胺类抗生素** 青霉素类、头孢菌素类、氨曲南等虽毒性低微,但大多主要自肾排泄,老年患者的药物清除明显减少,血半衰期延长。因此,须减量应用。应按轻度肾功能减退情况减量给药,可用正常治疗量的1/2~2/3。

3. **老年人感染宜用杀菌剂** 由于免疫功能降低和组织器官功能退化,病灶内细菌的清除更有赖于抗菌药物的杀菌作用,青霉素类和头孢菌素类等β-内酰胺类抗菌药均为无禁忌者的首选药物,但仍应按患者肾功能情况调整给药剂量和间期。氨基糖苷类抗生素具有肾、耳毒性,应尽可能避免应用。万古霉素、去甲万古霉素、替考拉宁等药物应在有明确应用指征时慎用,必要时进行血药浓度监测,并据此调整剂量,使给药方案个体化,以达到用药安全、有效的目的。

四、抗菌药物在新生儿中的应用

新生儿体内酶系发育不完全,血浆蛋白结合药物的能力较弱,GFR较低(尤以β-内酰胺类和氨基糖苷类的排泄较慢),故按体重计算抗菌药物用量后,其血药(尤其是游离部分)浓度比年长儿和成人为高,血药半衰期也见延长,因此给药间期一般比成人或年长儿为长。上述情况主要适用于毒性低、主要由肾排泄的β-内酰胺类抗生素。出生30日内,新生儿的酶系、肝、肾功能不断发育而臻完善,因此宜按日龄而调整剂量或给药间期(表165-9)。此外,尚须注意以下几点。

1. 新生儿期由于肝酶系统的不足,肾排泄能力的不完备,一些毒性大的抗菌药物,如主要经肝代谢的氯霉素、磺胺药,主要自肾排泄的氨基糖苷类、万古霉素、多黏菌素类、四环素类等抗生素均应尽量避免应用。如确有指征应用氨基糖苷类、氯霉素等时,必须有血药浓度监测,并个体化给药,以保证治疗安全有效。万古霉素、多黏菌素类、四环素类、磺胺药、呋喃妥因均不宜选用(表165-10)。

2. 可影响新生儿生长发育的四环素类、喹诺酮类应避免应用,可导致胆红素脑病及溶血性贫血的磺胺类药物和呋喃类药物应避免应用(表165-10)。

3. 新生儿期由于肾功能尚不完善,主要经肾排出的青霉素类、头孢菌素类等β-内酰胺类抗生素需减量应用,以防止药物在体内蓄积导致严重中枢神经系统毒性反应的发生。

五、抗菌药物在小儿患者中的应用

小儿患者在应用抗菌药物时应注意以下几点。①氨基糖苷类抗生素:该类药物有明显耳、肾毒性,小儿患者应尽量避免应用。临床有明确应用指征且又无其他毒性低的抗菌药物可供选用时,方可选用该类药物,并在治疗过程中严密观察不良反应。有条件者应进行血药浓度监测,个体化用药。②万古霉素和去甲万古霉素:该类药也有一定肾、耳毒性,小儿患者仅在有明显指征时方可选用,并应进行血药浓度监测,个体化给药。③四环素类抗生素:不可用于8岁以下小儿。④氟喹诺酮类药物:该类药物避免用于18岁以下未成年人。

六、妊娠期抗菌药物的应用

孕妇应用抗菌药物时必须考虑到药物对母体和胎儿两方面的影响,尤其是对胎儿的影响。进入胎儿体内的抗菌

165

表 165-9　新生儿的抗菌药物剂量和用法

抗生素	给药途径	每日剂量	每日给药次数
青霉素	静脉滴注,肌内注射少用	0~7d 5 万 U/kg, >7d 7.5 万 U/kg 严重感染:0~7d 10 万~15 万 U/kg >7d 15 万~25 万 U/kg	0~7d q12h., >7d q8h. 严重感染 q6h.
普鲁卡因青霉素	肌内注射	5 万 U/kg	q.d.
苯唑西林	静脉滴注,肌内注射少用	0~14d 75mg/kg,15~30d 100mg/kg	0~14d q8h.,15~30d q6h.
氨苄西林	静脉滴注,肌内注射少用	≤7d 50mg/kg, >7d 75mg/kg 脑膜炎:≤7d 100mg/kg, >7d 200mg/kg	≤7d q12h., >7d q8h. 脑膜炎 q6h.
羧苄西林	静脉滴注	≤7d 200mg/kg, >7d 400mg/kg	≤7d q12h., >7d q6h.
头孢噻吩	静脉滴注,肌内注射少用	≤7d 40mg/kg, >7d 60mg/kg	≤7d q12h., >7d q8h.
头孢唑林	静脉滴注,肌内注射少用	40mg/kg	q12h.
头孢噻肟	静脉滴注	≤7d 100mg/kg, >7d 150mg/kg	≤7d q12h., >7d q8h.
头孢曲松	静脉滴注	100mg/kg	q12h.
红霉素	口服	≤7d 20mg/kg, >7d 30mg/kg	≤7d q12h., >7d q8h.
克林霉素	静脉滴注,肌内注射少用	≤7d 10mg/kg, >7d 20mg/kg	≤7d q12h., >7d q6h.
链霉素	肌内注射	15mg/kg	q12h.
卡那霉素	肌内注射、静脉滴注	≤7d 15~20mg/kg, >7d 22.5~30mg/kg	≤7d q12h., >7d q8h.
庆大霉素	肌内注射、静脉滴注	≤7d 3mg/kg, >7d 5mg/kg	≤7d q12h., >7d q8h.
妥布霉素	肌内注射、静脉滴注	≤7d 4mg/kg, >7d 6mg/kg	≤7d q12h., >7d q8h.
阿米卡星	肌内注射、静脉滴注	0~30d 15mg/kg	≤7d q12h., >7d q8h.
氯霉素	静脉滴注、口服	0~14d 25mg/kg,15~30d 50mg/kg	0~14d q.d.,15~30d q12h.

注:①早产儿或出生体重 ≤2kg 者,每日剂量略减,给药间期需延长。②氨基糖苷类及氯霉素先参考此表剂量及用法给药,以后需进行血药浓度监测再加以调整,无监测条件者不宜应用。q12h.,每 12 小时 1 次;q8h.,每 8 小时 1 次;q6h.,每 6 小时 1 次;q.d.,每日 1 次。

表 165-10　新生儿应用抗菌药物后可能引起的不良反应

抗菌药物	不良反应	发生机制
氯霉素	灰婴综合征	肝酶不足,氯霉素与其结合减少,肾排泄功能又差,使血游离氯霉素浓度升高
磺胺药	胆红素脑病	磺胺药替代胆红素与蛋白的结合位置
氟喹诺酮类	软骨损害(动物)	不明
四环素类	齿及骨骼发育不良,牙齿黄染	药物与钙络合沉积在牙齿和骨骼中
氨基糖苷类	耳、肾毒性	肾清除能力差,药物浓度个体差异大,易致血药浓度升高
万古霉素	耳、肾毒性	同上
磺胺药及呋喃类	溶血性贫血	新生儿红细胞中缺乏葡萄糖 -6- 磷酸脱氢酶

165

药物按其对胎儿的影响可分为以下几类。

1. 有致畸或明显毒性的药物妊娠期须禁用　属此类药物者有:①四环素类;②磺胺药;③TMP 和乙胺嘧啶,两药均可抑制叶酸代谢,并有致畸可能,妊娠期不宜应用,妊娠早期列为禁用;④氯霉素;⑤甲硝唑,对动物有致突变作用,妊娠早期禁用;⑥利福平,对小鼠有致畸作用,早期不可应用;⑦金刚烷胺、碘苷、阿糖腺苷,前者有致畸作用,后两者有致突变和致癌作用,不可应用。利巴韦林,妊娠期禁用。

2. 药物对母体和胎儿有一定毒性或影响者应避免在妊娠全过程中应用　其中某些抗菌药物如有绝对指征应用时则可充分权衡利弊后再予采用。属于此类的药物有:①氨基糖苷类等抗菌药物有条件时应进行血药浓度监测。②万古霉素。③喹诺酮类。④异烟肼,易透过血胎盘屏障,干扰维生素 B_6 的代谢,引起中枢神经系统的损害,应避免应用。有指征应用时需加用维生素 B_6。⑤氟胞嘧啶,对动物有致畸作用,人类尚未证实。⑥呋喃妥因,可致溶血反应,避免应用。

3. 妊娠期间可选用的药物 此类药物毒性低,或对胎儿无明显影响,也无致畸作用。包括:①青霉素类、头孢菌素类、其他 β- 内酰胺类;②大环内酯类,除红霉素酯化物外,红霉素、麦迪霉素等均无显著毒性,也不易透过血胎盘屏障,故可考虑应用;③林可霉素和克林霉素,未发现对胎儿有明显影响,妊娠期可应用;④磷霉素,毒性低微,可应用。

妊娠各期避免或可选用的抗菌药物见表 165-11。抗菌药物在妊娠期应用时的危险性分类见表 165-12。

表 165-11 妊娠期抗菌药物的选择

妊娠早期避免应用	妊娠后期避免应用	妊娠全过程避免应用	权衡利弊后谨慎使用	妊娠全过程可予应用
TMP	磺胺药	四环素类、氨基糖苷类	氨基糖苷类	青霉素类、头孢菌素类
甲硝唑	氯霉素	喹诺酮类、万古霉素	异烟肼	其他 β- 内酰胺类
乙胺嘧啶		红霉素酯化物、异烟肼	氟胞嘧啶	大环内酯类(除外酯化物)
利福平		磺胺药 +TMP	酮康唑	林可霉素类
金刚烷胺		呋喃妥因、碘苷		磷霉素
		阿糖腺苷		

表 165-12 抗菌药物在妊娠期应用时的危险性分类

FDA 分类	抗菌药物
A 类 . 在孕妇中研究证实无危险性	
B 类 . 动物研究中无危险性,但人类研究资料不充分,或对动物有毒性,但人类研究无危险性	青霉素类、头孢菌素类、青霉素类 +β 内酰胺酶抑制剂、氨曲南、美罗培南、厄他培南、红霉素、阿奇霉素、克林霉素、磷霉素、两性霉素 B、特比萘芬、利福布汀、乙胺丁醇、甲硝唑、呋喃妥因、吡喹酮、阿昔洛韦、扎那米韦、奈非那韦、泛昔洛韦
C 类 . 动物研究显示毒性,人体研究资料不充分,但用药时可能患者的受益大于危险性	亚胺培南 / 西司他汀、氯霉素、克拉霉素、万古霉素、多黏菌素 E、氟康唑、伊曲康唑、酮康唑、泊沙康唑、氟胞嘧啶、卡泊芬净、阿尼芬净、米卡芬净、磺胺药 /TMP、氟喹诺酮类、利奈唑胺、乙胺嘧啶、利福平、异烟肼、吡嗪酰胺、阿苯达唑、替硝唑、更昔洛韦
D 类 . 已证实对人类有危险性,但仍可能受益多	氨基糖苷类、四环素类、替加环素、伏立康唑
X 类 . 对人类致畸,危险性大于受益	奎宁、乙硫异烟胺、利巴韦林、沙利度胺

注:①妊娠期感染时用药可参考表中分类,以及用药后患者的受益程度及可能的风险,充分权衡后决定。A 类,妊娠期患者可安全使用;B 类,有明确指征时慎用;C 类,在确有应用指征时,充分权衡利弊决定是否选用;D 类,避免应用,但在确有应用指征,且患者受益大于可能的风险时严密观察下慎用;X 类,禁用。②妊娠期患者接受氨基糖苷类抗生素、万古霉素、去甲万古霉素、氯霉素、磺胺药、氟胞嘧啶时必须进行血药浓度监测,以此调整给药方案。

七、哺乳期时抗菌药物的应用

乳妇应用抗菌药物时对乳儿的影响与以下两因素有关,即药物分泌至乳汁中的量,以及乳儿可自乳汁中摄入的药量;后一因素取决于药物是否可自胃肠道吸收和吸收量的多少。抗菌药物在乳汁中的浓度见表 165-13。

表 165-13 抗菌药物在乳汁中的浓度

1. 乳汁药物浓度 ≥ 母体血清药物浓度 50% 者
磺胺药、TMP、异烟肼、红霉素、克林霉素、氯霉素、四环素、阿米卡星、庆大霉素、卡那霉素、链霉素、妥布霉素、氨苄西林、羧苄西林

2. 乳汁药物浓度 < 母体血清药物浓度 25% 者
阿洛西林、氨曲南、头孢唑林、头孢甲肟、头孢哌酮、头孢噻肟、头孢西丁、头孢曲松、头孢呋辛、美洛西林、萘定酸、呋喃妥因、甲硝唑、苯唑西林、青霉素

乳妇患者接受抗菌药物后,药物可自乳汁分泌,通常母乳中药物含量不高,不超过哺乳期患者每日用药量的 1%;然而无论乳汁中药物浓度如何(见表 165-13),均存在对乳儿潜在的影响,并可能出现不良反应,如氨基糖苷类抗生素可导致乳儿听力减退,氯霉素可致乳儿骨髓抑制,SMZ 等可致胆红素脑病、溶血性贫血,四环素类可致乳齿黄染,青霉素类可致过敏反应等。因此治疗乳妇患者时应避免选用氨基糖苷类、喹诺酮类、四环素类、氯霉素、磺胺药等。哺乳期患者应用任何抗菌药物时,均宜暂停哺乳。

八、抗菌药物在免疫缺陷者感染中的应用

正常人具有物理和化学的屏障、非特异性免疫和特异性免疫功能以防御各种病原体的入侵;任何影响和损伤这些免疫功能的因素,皆可使人易发生感染,称为免疫缺陷者感染。获得性免疫缺陷者感染,即由创伤、异物、营养不良、肿瘤、脾切除、药物和某些病原体等所致免疫缺陷而产生的

感染。免疫缺陷者最常见感染部位为口腔、肺、尿道、肛周区和皮肤软组织,大肠埃希菌、金葡菌、表皮葡萄球菌、铜绿假单胞菌、肺炎克雷伯菌、肠球菌属、硝酸盐阴性杆菌和阴沟肠杆菌等为最常见的致病菌。感染部位与致病微生物之间有密切关系:口咽和食管炎主要为白念珠菌,偶也可由金葡菌引起;肺炎大多由革兰氏阴性杆菌或者是金葡菌、表皮葡萄球菌和肠球菌属所致,较长期应用广谱抗菌药物者则曲霉菌属、念珠菌属等感染也有可能;白血病患者肛周感染的致病菌大多为铜绿假单胞菌,而皮肤软组织感染则多由金葡菌或表皮葡萄球菌所致。

免疫缺陷者感染抗菌药物应用的基本原则如下。

1. 尽早开始经验性治疗 应选用广谱、高效、低毒的抗菌药物经验疗法。在应用强有力抗菌药物情况下,患者体温不降或下降后又有上升,应考虑真菌感染,可选用酮康唑、伊曲康唑、氟康唑和氟胞嘧啶,必要时用两性霉素 B。

2. 根据病原微生物选择抗菌药物 在抗菌药物治疗开始前留取的标本获得阳性结果时,可根据病原菌的药敏结果选择更合适的药物。

3. 选用的抗菌药物应具备下列条件 ①药物为杀菌剂;②对病原体有高度活性;③在感染部位可达到有效治疗浓度;④对细胞内微生物有作用;⑤不易导致耐药菌出现;⑥毒性低;⑦可由需要途径给药。在合理选用抗菌药物基础上,采用两种药物联合治疗,从而起到协同作用。

4. 抗菌药物应用宜静脉给药、足量和连续静脉滴注 因为此类患者感染的病原微生物清除完全依靠药物,机体缺乏免疫防御能力,一旦抗菌药物在感染部位消失,细菌可立即繁殖,若能较长时间保持有效血或组织抗菌药物浓度,则有利于杀灭细菌。

5. 纠正免疫缺陷

第 6 节　抗菌药物的相互作用

药物相互作用系指两种以上药物同用时,其中某一种(或一种以上)药物的作用受到干扰或影响,使该药的疗效发生变化或产生毒性反应。抗菌药物是使用较广泛的一类药物,常与另一种抗菌药物或其他药物合用,因而每有发生相互作用的可能;有作用加强和作用减弱两种结果,临床上作用加强可表现为疗效提高(协同作用等)或毒性加大,作用减弱可表现为疗效降低(拮抗作用等)或毒性减轻。在合用多种药物时应力求避免某药的疗效降低和/或毒性加大,而力争获得疗效提高和/或毒性减轻的良好效果。

相互作用的发生机制如下。

1. 直接理化作用 该作用主要发生在体外,一部分发生在体内,其中尤以口服为多。在输液中,抗菌药物间及与其他药物间常可发生相互作用(通常称为配伍禁忌),其最后结果常使抗菌药物的活性明显减弱,此外尚可出现溶液混浊、变色、沉淀等。常用抗菌药物如青霉素类、四环素类、头孢菌素类、多黏菌素类等,均宜单独静脉注射或静脉滴注。

2. 血清蛋白质结合点的竞争与置换 主要见于磺胺药,如磺胺药与口服降糖药和抗凝剂等合用,可因置换作用而导致这些药物的游离部分浓度增高,引起了低血糖和出血。

3. 药物代谢酶的诱导(酶促)或抑制(酶抑)

4. 肾小管和胆道分泌的竞争

5. 在组织部位的相互作用

抗菌药物的相互作用详见表 165-14。

表 165-14　抗菌药物的相互作用(包括配伍禁忌)

抗菌药物	配伍药物	相互作用结果
[β- 内酰胺类抗生素]		
不耐酶青霉素或不耐酶头孢菌素	酶抑制剂、克拉维酸或舒巴坦(青霉烷砜)	防止抗生素被 β- 内酰胺酶破坏,增强抗菌作用
主要经肾小管排泄的 β- 内酰胺类	保泰松、阿司匹林、吲哚美辛、磺胺药	通过减少 β- 内酰胺类药物在肾小管的排泄,使血药浓度和脑脊液药物浓度提高
蛋白结合高的青霉素类或头孢菌素类	蛋白结合高的非甾体抗炎药	通过蛋白结合竞争可使游离抗生素浓度增高
头孢噻啶、头孢噻吩等第一代头孢菌素	氨基糖苷类、髓祥利尿剂、多肽抗生素(多黏菌素、万古霉素、卷曲霉素、杆菌肽等)	增加肾毒性
广谱青霉素	口服避孕药	通过青霉素清除能阻碍避孕药失活的肠道细菌,使避孕药失效
β- 内酰胺类(尤其是羧苄西林)	氨基糖苷类(尤其是庆大霉素、妥布霉素)	两者在同一容器内滴注或注射,前者可使后者失活;在肾功能减退、血药浓度高、半衰期长时在人体内也可发生此现象
青霉素类、头孢菌素类	红霉素、四环素、两性霉素 B、血管活性药(间羟胺、去甲肾上腺素等)、苯妥英钠、盐酸羟嗪、氯丙嗪、异丙嗪、维生素 B 族、维生素 C	β- 内酰胺类静脉输液中加入后类药物时将出现混浊

165

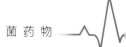

续表

抗菌药物	配伍药物	相互作用结果
青霉素	能量合剂、碳酸氢钠、氨茶碱、肝素、谷氨酸、精氨酸	在同一容器内静脉滴注有配伍禁忌(减弱抗菌药物活性或出现混浊变色)
氨苄西林	氯霉素琥珀酸钠、水解蛋白、氯化钙、葡萄糖酸钙、右旋糖酐、氢化可的松琥珀酸盐	在同一容器内联合静脉滴注有配伍禁忌
[氨基糖苷类抗生素]		
氨基糖苷类	尿碱化剂	后者可增强前者治疗尿路感染的效果
氨基糖苷类	头孢噻吩、头孢唑林、甲氧西林、万古霉素、多黏菌素类、两性霉素 B、甲氧氟烷	加重肾毒性
氨基糖苷类	万古霉素、利尿剂、高剂量阿司匹林	加重耳毒性
氨基糖苷类	挥发性麻醉剂、箭毒、高剂量镁盐	加强神经肌肉接头的阻滞作用,可出现肌肉麻痹、呼吸抑制等
氨基糖苷类	维生素 C	酸化尿中的氨基糖苷类,使之抗菌作用减弱
新霉素(口服)	洋地黄	长期口服新霉素可减少洋地黄在消化道的再吸收
[氯霉素]		
氯霉素	利福平	由于利福平对氯霉素代谢酶的诱导,而降低氯霉素在血和脑脊液中的浓度
氯霉素	磺胺药	增加对造血系统的毒性
氯霉素	磺脲降糖药(氯磺丙脲)、苯妥英钠、口服抗凝剂	通过氯霉素抑酶作用,使配伍药物的血浓度增高,半衰期延长,作用加强
氯霉素	酒	出现双硫仑样反应
氯霉素	对乙酰氨基酚	通过代谢竞争,氯霉素加重对乙酰氨基酚的毒性;氯霉素血清半衰期延长
氯霉素	烷化抗癌药	相互增加毒性;通过对活性代谢产物的抑制而降低环磷酰胺的作用
氯霉素	氨基比林、非甾体抗炎药	相互增加对造血系统的毒性
[大环内酯类]		
大环内酯类	碱性药	调整尿 pH 而加强大环内酯类抗菌活性
红霉素月桂酸酯或三乙酰竹桃霉素	利福平	增加肝毒性
大环内酯类	雌性激素、避孕药	增加肝毒性(胆汁淤积)
大环内酯类(尤其三乙酰竹桃霉素)	卡马西平	增加神经毒性
[四环素类]		
四环素类	尿酸化剂	增加抗菌作用
四环素类	含二价、三价阳离子口服药(铝、钙、镁、铋等抗酸制剂)、铁制剂、抗胆碱药	通过螯合作用或其他机制,影响四环素类吸收
多西环素、米诺环素	苯妥英钠、卡马西平、苯巴比妥	通过诱导酶作用,降低多西环素和米诺环素半衰期;与苯巴比妥合用可发生中枢神经系统抑制
四环素类	口服抗凝剂	加强抗凝作用(肠道细菌合成维生素 K 减少),引起出血
[多黏菌素类]		
多黏菌素 B、多黏菌素 E	尿酸化剂	增强抗菌活性
多黏菌素 B、多黏菌素 E	头孢噻啶、甲氧西林、氨基糖苷类	增加对肾脏毒性

165

抗菌药物	配伍药物	相互作用结果
多黏菌素 B、多黏菌素 E	箭毒等肌肉松弛剂	增强神经肌肉接头的阻滞作用,引起呼吸肌麻痹
[利福平]		
利福平	喹诺酮类	增强对肠杆菌科细菌、不动杆菌属的抗菌活性
利福平	两性霉素 B、氟胞嘧啶、酮康唑等咪唑类药物	体外及动物实验增强对深部真菌的抗菌作用
利福平	甲氧苄啶	出现体外拮抗作用
利福平	酮康唑、氯霉素、口服降糖药、肾上腺皮质激素、洋地黄、甲基多巴、奎尼丁、氯贝丁酯等	通过诱导酶作用降低配伍药物的血浓度,减弱其药理活性
利福平	口服避孕药	月经周期紊乱,避孕失败
利福平	巴比妥类	降低利福平的血浓度
利福平	环孢素	降低环孢素血浓度
利福平	丙磺舒	通过肝细胞膜受体的竞争,延长利福平血清半衰期,提高利福平血浓度,增加利福平毒性
[万古霉素]		
万古霉素	髓袢利尿剂、肾毒性或耳毒性药物	增加耳、肾毒性
[甲硝唑]		
甲硝唑	氯霉素	增加对造血系统毒性
甲硝唑	乙醇	双硫仑样反应、急性精神病、意识模糊
甲硝唑	口服抗凝剂	增强抗凝作用,引起出血
甲硝唑	苯巴比妥及其他酶诱导剂	缩短甲硝唑血清半衰期
甲硝唑	西咪替丁	延长甲硝唑血清半衰期,提高其血浓度,可增加神经毒性
[呋喃类]		
呋喃妥因	尿酸化剂	增强抗菌作用,但呋喃妥因尿排泄量减少
呋喃妥因	尿碱化剂	增加尿中排泄,但对抗菌活性不利
呋喃妥因	阿司匹林、地尔硫䓬	通过肾小管分泌竞争,减少呋喃妥因尿中排泄
呋喃妥因	喹诺酮类	常有拮抗作用(克雷伯菌属)
[喹诺酮类]		
喹诺酮类	尿碱化剂	降低某些喹诺酮类的抗菌作用和尿药浓度
依诺沙星、环丙沙星	茶碱类	提高茶碱类浓度、有癫痫发作危险
喹诺酮类	含镁、铝的抗酸剂	可能通过螯合作用,影响喹诺酮类自胃肠道吸收
[磺胺药]		
磺胺药	β- 内酰胺类	通过肾小管分泌竞争,减少 β- 内酰胺类排泄
磺胺药	碱化剂	增加尿中溶解度
磺胺药	抗酸剂	增加磺胺药在胃肠道的吸收
磺胺药	环孢素	降低环孢素血浓度
蛋白结合高的磺胺药(尤其是磺胺苯吡唑)	口服抗凝剂;口服降糖药	增加出血危险,低血糖反应增加。多通过蛋白结合竞争和抑制两种配伍药的生物转化
磺胺药	苯妥英钠	增加苯妥英钠血浓度和毒性,如眼球震颤、共济失调等

165

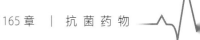

抗菌药物	配伍药物	相互作用结果
[两性霉素 B]		
两性霉素 B	洋地黄	由于两性霉素 B 所致的低血钾,增加洋地黄毒性
两性霉素 B	箭毒类药物	易出现神经肌肉接头阻滞,导致呼吸肌麻痹
两性霉素 B	糖激素	易出现低血钾症
两性霉素 B	噻嗪类利尿剂	增加低血钾作用和肾毒性
两性霉素 B	环孢素	增加肾毒性
两性霉素 B	四环素类、抗组胺药、青霉素钾或钠、维生素、盐水	可能发生沉淀,不可在同一容器内给药
[氟胞嘧啶]		
氟胞嘧啶(FC)	两性霉素 B	出现协同作用,但两性霉素 B 的肾毒性将提高;FC 的血浓度增高半衰期延长
氟胞嘧啶	酮康唑、咪康唑	体内、体外出现协同作用
氟胞嘧啶	阿糖胞苷	竞争性抑制,使 FC 失活
[咪唑类药物]		
酮康唑	胃酸化剂	可增加酮康唑在胃肠道的吸收
酮康唑(大剂量)	肾上腺皮质激素	防止肾上腺功能减退
酮康唑	抗 H_2 受体抑制剂(西咪替丁、雷尼替丁)、胃抗酸剂、抗胆碱药	配伍药物抑制酮康唑在胃肠道的吸收
酮康唑	环孢素	增加肌酸血症,增加环孢素血浓度、延长其血清半衰期
酮康唑	利福平、异烟肼	通过利福平诱导酶的作用,降低酮康唑血浓度;酮康唑减少利福平和异烟肼的吸收
酮康唑	灰黄霉素	增加肝毒性
咪康唑	口服抗凝血药	出血反应
咪康唑	苯妥英钠、卡马西平	增加神经毒性(肌肉阵挛、震颤、共济失调等)
咪康唑	口服降糖药	加强降糖作用、出现低血糖反应
[灰黄霉素]		
灰黄霉素	脂肪饮食	增加灰黄霉素在胃肠道的吸收
灰黄霉素	口服抗凝血药	疗程中灰黄霉素降低抗凝血药的作用,停药时可有出血反应
灰黄霉素	巴比妥类	减少灰黄霉素自胃肠道的吸收
灰黄霉素	口服降糖药	通过灰黄霉素诱导酶的作用,减弱降糖作用
灰黄霉素	乙醇	双硫仑样反应
[异烟肼]		
异烟肼	利福平、吡嗪酰胺	增加肝毒性反应
异烟肼	胃抗酸药	减少和延迟异烟肼在胃肠道的吸收
异烟肼	苯妥英钠	异烟肼抑制苯妥英钠的代谢性生物转化;后者血浓度增高则出现毒性反应
异烟肼	卡马西平	异烟肼的肝毒性和卡马西平的中枢神经系统抑制作用皆增加

165

续表

抗菌药物	配伍药物	相互作用结果
异烟肼	双硫仑	易出现精神反应、共济失调等
异烟肼	口服抗凝剂	有出血危险
异烟肼	中枢兴奋剂	增加抽搐
异烟肼	肾上腺皮质激素	降低异烟肼血浓度,在慢乙酰化者加速异烟肼乙酰化和肾排泄
[抗病毒药]		
阿昔洛韦	丙磺舒	增加阿昔洛韦毒性
金刚烷胺	抗胆碱药和抗帕金森病药(东莨菪碱等)	金刚烷胺可增加后者的副作用如口干、共济失调、视力模糊、发音不清、中毒性精神病等
金刚烷胺	噻嗪类利尿剂	增加金刚烷胺的毒性
阿糖腺苷	别嘌醇	增加肾毒性

第7节 抗菌药物的不良反应

一、毒性反应

药物包括抗菌药物的毒性反应是指药物引起的生理、生化等功能异常和/或组织、器官等的病理改变,其严重程度随剂量的增大和疗程延长而增加;其机制可为药物的化学刺激、人体细胞蛋白质合成或酶系功能受阻等,也可因宿主原有的遗传缺陷或病理状态而诱发。毒性反应是抗菌药物所引起的各种不良反应中最常见的一种,主要表现在肾、神经系统、肝、血液、胃肠道、给药局部等。

(一)肾脏

肾是大多数抗菌药物的主要排泄途径,药物在肾皮质内常有较高浓度积聚,因此肾毒性相当常见。肾小管上皮细胞中积聚的药物浓度远较血液中为高,可因而抑制蛋白质合成、酶系功能、离子交换等,故肾小管病变最为常见;间质性肾炎最有可能是一种免疫反应;其他造成肾损害的因素尚有肾血流灌注减少、药物结晶阻塞肾小管或尿路等。

发生肾毒性的抗菌药物主要有:①氨基糖苷类,本类药物直接损伤肾小管上皮细胞,严重时引起肾小管坏死与急性肾衰竭。庆大霉素较阿米卡星和奈替米星更易引起。②多黏菌素类,均有肾毒性,常用量即可引起。约20%在用药4天内发生蛋白尿、血尿、尿少等,约2%出现肾小管坏死。③头孢菌素类,如头孢噻啶因肾毒性强已不用,其他第一代头孢菌素如头孢噻吩和头孢唑林在用量较大时也具一定肾毒性,与其他肾毒性药物如氨基糖苷类、强利尿剂等合用时尤宜注意。④青霉素类,甲氧西林主要引起急性间质性肾炎,使用者10%~15%发病,氨苄西林偶也可引起。一般于用药7~10天后发生皮疹、发热、嗜酸性粒细胞增高、血尿等,甚至导致进行性肾功能损害。⑤两性霉素B,可致多种肾损害。⑥磺胺药,主要由于药物在肾小管内结晶析出,

引起血尿或梗阻性肾病,甚至发生少尿或急性肾衰竭。还可通过免疫反应引起急性间质性肾炎、肾小球肾炎、坏死性血管炎等。⑦万古霉素,与其他多肽类抗生素(多黏菌素类、杆菌肽等)一样,主要损及肾小管,其肾毒性发生率约为5%,与庆大霉素合用可增至30%以上。⑧其他,尚有四环素类、利福平等。

肾毒性(氨基糖苷类、两性霉素B、万古霉素等)的最早症状为蛋白尿和管型尿,继而尿中出现红细胞,并发生尿量改变(增多或减少)、pH改变(大多自酸性转为碱性)、氮质血症、肾功能减退等,其损害程度与剂量及疗程成正比(间质性肾炎除外)。一般于给药后3~6天发生,停药后5天内消失或逐渐恢复。少数患者可出现急性肾衰竭、尿毒症等。

(二)神经系统

1. 中枢神经系统 青霉素类尤其是青霉素的全身用药剂量过大和/或静脉滴注速度过快时,可对大脑皮质产生直接刺激作用,出现肌阵挛、惊厥、癫痫、昏迷等严重反应,称为"青霉素脑病"(penicillin encephalopathy)。一般于用药后24~72小时内出现,可早至仅8小时出现或迟至9天发生。异烟肼、环丝氨酸等的剂量过大可使脑内谷氨酸脱羧酶的活性减低、维生素 B_6 缺乏和 γ-氨基丁酸(GABA)的含量减少而导致癫痫。鞘内或脑室内注入青霉素类、氨基糖苷类、多黏菌素B、两性霉素B等,即使为常用量,也可引起一些脑膜刺激征如头痛、颈项轻度强直、呕吐、感觉过敏、背和下肢疼痛、尿频、发热;当注入量较大时则可发生高热、惊厥、昏迷、尿潴留、呼吸和循环衰竭,甚至导致死亡。

2. 脑神经 第8对脑神经损害或耳毒性为氨基糖苷类的主要毒性反应之一,与其他耳毒性药物如强利尿剂、水杨酸类、抗癌药(长春新碱等)、砷、汞、奎宁、万古霉素、多黏菌素类等合用时毒性反应将协同加剧,噪声、失水、缺氧、肾功能减退等均系诱发因素,老年人和婴儿尤易发生。耳毒性的发生机制与内耳淋巴液中药物浓度较高有关。氨基糖苷类中对耳蜗毒性较强者为新霉素和卡那霉素,对耳前庭损害较著者为链霉素和庆大霉素。其他抗生素如万古霉

165

素、多黏菌素类、米诺环素、紫霉素、卷曲霉素等也具一定耳毒性,红霉素、氯霉素等偶也可引起。耳蜗损害的先兆表现为耳饱满感、头晕、耳鸣等,也可并无预兆,高频听力先有减退,继以耳聋。耳前庭损害的表现为眩晕、头痛,急剧动作时可发生恶心、呕吐,伴眼球震颤,严重者可致平衡失调,步态不稳,每一动作停止后似仍在继续进行,向左右转侧有持续滚动感,前俯有倾跌感。大多为暂时性,少数可持续较长时间。

3. 神经肌肉接头处阻滞 乙酰胆碱(ACh)为神经冲动的传递介质,ACh 由神经末梢释放时需有 Ca^{2+} 的参与,氨基糖苷类等可与 Ca^{2+} 竞争结合部位,从而使 ACh 的释放受阻,导致神经肌肉接头处受到阻滞。所以,大剂量氨基糖苷类抗生素快速静脉注射或手术过程中对接受麻醉剂和 / 或肌肉松弛剂者在胸腹腔内应用较大量本类药品,可引起肌肉麻痹,临床表现为四肢软弱、周围血管性血压下降、心肌抑制症状等,严重者可因呼吸肌麻痹而危及生命。多黏菌素类也可引起同样现象;林可霉素类、四环素类等也偶可发生。

4. 周围神经 链霉素、庆大霉素、多黏菌素类、异烟肼、硝基呋喃类、乙胺丁醇等可引起周围神经炎,乃与 Ca^{2+} 缺乏、维生素 B_6 缺乏、药物直接刺激末梢神经等因素有关。链霉素、多黏菌素类、庆大霉素等注射后可引起口唇及手足麻木,严重者伴头昏、面部和头皮麻木、舌颤等,可能系药物(氨基糖苷类)与 Ca^{2+} 螯合所致。异烟肼与乙胺丁醇可因维生素 B_6 缺乏而导致周围神经炎。患者先有趾、足的感觉异常,逐渐波及上肢,进而出现肢体远端肌力减退和腱反射消失。

(三) 肝脏

能引起肝脏损害的药物主要有四环素类、红霉素酯化物、磺胺药、抗结核药物、呋喃唑酮等,其他尚有 β- 内酰胺类(青霉素类、头孢菌素类等)、两性霉素 B 等。四环素静脉注射量较大或长期口服时有可能引起急性或亚急性肝细胞脂肪变性,孕妇、长期口服避孕药者、肾肝功能减退者及血浆白蛋白低下者尤易发生,临床表现如急性病毒性肝炎。红霉素的酯化物可引起胆汁淤积性黄疸,临床表现主要有黄疸、瘙痒、上腹痛,可伴发热;恢复迅速,无后遗症。红霉素酯化物中最易引起本病者为红霉素月桂酸盐(俗称"无味红霉素"),其他如红霉素乳糖酸盐偶尔也可引起。磺胺药引起肝脏损害,可出现类似肝炎的表现,可伴有发热、关节痛、皮疹、嗜酸性粒细胞增多等,严重者可发展为急性或亚急性重型肝炎。其他抗菌药物引起的肝损害多表现为血清转氨酶升高。

(四) 血液系统

1. 贫血 氯霉素最为突出,其可引起 3 种类型贫血。①红细胞生成抑制所致的贫血:当氯霉素血浓度较高,尤其是在较长期使用时,氯霉素分子中的"硝基苯基团"或"苯环对位基团"可损害红细胞的线粒体而抑制其生成;血红素合成酶紧密结合在线粒体内膜上,线粒体受损时其活力明显降低,导致血红蛋白的合成减少。一般在用药期间发生,停药后大多恢复。②再生障碍性贫血:氯霉素是最易引

起再生障碍性贫血的抗菌药物,与剂量大小无关,发生率虽低,但病死率高于 50%。多见于 12 岁以下的女童。发生机制可能与氯霉素分子中的硝基苯基团选择性抑制骨髓干细胞、阻止 DNA 的合成,以及骨髓干细胞有遗传性缺陷有关。③葡萄糖 -6- 磷酸脱氢酶(G6PD)缺乏所致的贫血:G6PD 参与红细胞的无氧糖酵解途径,通过还原型谷胱甘肽而保持红细胞的稳定性。G6PD 缺乏时红细胞已处于不稳定状态,氯霉素可使还原型谷胱甘肽氧化,因此易于诱发溶血性贫血。

在 G6PD 缺乏时可诱发溶血性贫血的抗菌药物尚有磺胺药、呋喃类等。此外,两性霉素 B 可与红细胞膜上的固醇结合,使细胞膜的通透性发生改变而发生溶血。β- 内酰胺类如青霉素类、头孢菌素类等偶尔可因附着于红细胞膜上的抗原与相应抗体,或免疫复合物在补体的作用下非特异地吸附在红细胞膜上,发生作用而引起溶血性贫血。

2. 白细胞与血小板减少 很多抗菌药物如氯霉素、四环素类、两性霉素 B、灰黄霉素等均可引起白细胞和 / 或血小板减少,但发生率均较低,停药后很快恢复。其机制可为药物对骨髓幼稚细胞的抑制,或系一种免疫反应。

3. 凝血机制异常 β- 内酰胺类可抑制肠道内产生维生素 K 的菌群,而维生素 K 是肝细胞微粒体羧化酶必需的辅助因子,参与凝血酶原前体中谷氨酸的 γ- 羧化反应,其缺乏将使凝血酶原的合成减少和依赖维生素 K 的凝血因子 Ⅱ、Ⅶ、Ⅸ、Ⅹ 等的水平降低。此外,β- 内酰胺类尚可阻断 ADP 诱导血小板凝集的作用。因此,大剂量应用 β- 内酰胺类(主要为青霉素类和头孢菌素类)后有发生出血如鼻出血、消化道出血(包括大便隐血阳性)等的可能。

(五) 胃肠道

大多抗菌药物口服后或注射后胆汁中浓度较高者均可引起一些胃肠道的副作用如恶心、上腹不适、胀气、腹泻等。化学性刺激是胃肠道反应的主要原因,也可是肠道菌群失调的结果,或两者兼而有之。四环素类引起的胃肠道反应最为常见。

(六) 其他毒性反应

1. 对牙齿的影响 四环素类可沉积在牙齿及骨质内,可引起乳齿黄染和牙釉质发育不全。

2. 灰婴综合征 早产儿和新生儿应用较大剂量氯霉素[>100mg/(kg·d)]时,常于用药 3~4 天后出现呕吐、进行性苍白、发绀、循环衰竭、呼吸不规则,患儿可于症状出现后数小时内死亡,及时停药则有迅速恢复的可能。

3. 颅内压增高 婴幼儿多见,发生于应用四环素类后。停药后症状迅速消失。

4. 不纯制剂的发热反应 多见于应用两性霉素 B 的过程中,万古霉素静脉滴注时偶可引起。

5. 其他 尚有心脏损害等。

二、变态反应

变态反应是应用抗菌药物后的常见不良反应之一,几乎每一抗菌药物均可引起一些变态反应,最多见者为皮疹,其他尚有过敏性休克、血清病型反应、药物热、血管神经性

水肿、嗜酸性粒细胞增多症、溶血性贫血、再生障碍性贫血、接触性皮炎等。

1. 过敏性休克 由Ⅰ型变态反应引起。以青霉素最多见,各种途径如注射、口服、点眼、滴鼻、皮试、气溶吸入等均可引起,以注射者最为多见。氨基糖苷类(链霉素、庆大霉素等)也较常见;磺胺药、四环素类、林可霉素类、大环内酯类、氯霉素、利福平等也偶可发生过敏性休克。

2. 药物热 其潜伏期一般为 7~12 天,短则仅 1 天,长者达数周。热型大多为弛张热或稽留热,停药后 2~3 天内大多可以退热。药物热的特点有:①应用抗菌药物后感染得到控制,体温下降后又再上升。②原来感染所致的发热未被控制,应用抗菌药物后体温反而比未用前为高。③发热或热度增高不能用原有感染解释,而且也无继发感染的证据。患者虽有高热,但其一般情况良好。④某些患者尚伴有其他变态反应如皮疹、嗜酸性粒细胞增多等。⑤停用抗菌药物后热度迅速下降或消退。

3. 皮疹 每一抗菌药物均可引起皮疹。多于治疗开始后 10 天左右出现,在以往曾接受同一抗菌药物的患者中,则可于数小时到 2 天内迅速出现;一般持续 5~10 天后消退,停药后 1~3 天内迅速退清。各型皮疹如荨麻疹、斑丘疹、红斑、麻疹样皮疹、猩红热样皮疹、天疱疮样皮疹、湿疹样皮疹、结节样红斑、多形性红斑、紫癜、剥脱性皮炎、大疱表皮松萎缩性皮炎、渗出性红斑等均有所见,但以荨麻疹、斑丘疹、麻疹样皮疹等多见。在用药过程中,出现皮疹时以及时停药为妥,对有轻型皮疹而必须继续用药者,则宜在相应措施(肾上腺皮质激素、抗组胺药等)的采用下严密观察;若皮疹继续发展,并伴有其他变态反应及发热者应立即停药。

4. 血清病样反应 属Ⅲ型变态反应,多见于应用青霉素的患者,其症状与血清病基本相同,有发热、关节疼痛、荨麻疹、淋巴结肿大、腹痛、蛋白尿、嗜酸性粒细胞增多等。

5. 血管神经性水肿 属Ⅲ型变态反应。大多数由青霉素所引起,四环素类、氯霉素、红霉素、链霉素等也偶可引起。

6. 接触性皮炎 与链霉素、青霉素等抗菌药物经常接触的工作人员有发生接触性皮炎的可能(属Ⅳ型变态反应),一般于接触后 3~12 个月内发生。表现为皮肤瘙痒、发红、丘疹、眼睑水肿、湿疹等,停止接触后皮炎逐渐消退。

三、二重感染

二重感染也称菌群交替症,是抗菌药物应用过程中出现的新感染。在正常情况下,人体的口腔、呼吸道、肠道、生殖系统等处都有细菌寄生繁殖,这些细菌多数为条件致病菌,少数属致病菌或纯寄生菌。寄殖菌群在互相拮抗制约下维持平衡状态。当较长期应用广谱抗菌药物后,敏感菌群受到抑制而未被抑制者则乘机大量繁殖。此外,原发疾病严重、大手术、应用肾上腺皮质激素和抗代谢药物等均可损害人体的免疫功能,也为细菌入侵和继发感染创造有利条件。在肠道、呼吸道等部位未被抑制的细菌及外来细菌均可乘虚而入,导致二重感染。二重感染的致病菌主要有

革兰氏阴性杆菌、真菌、葡萄球菌属等,所引起的感染有口腔及消化道感染、肺部感染、尿路感染、血流感染等,发生率 2%~3%,一般出现于用药后 3 周内,多见于长期应用广谱抗菌药物者、婴儿、老年人、有严重原发病(如恶性肿瘤、白血病、糖尿病、肝硬化等)者及进行腹部大手术者。

第 8 节 抗菌药物临床应用管理

根据 2012 年发布的《抗菌药物临床应用管理办法》的要求,《抗菌药物临床应用指导原则(2015 年版)》在原分级管理的基础上,制定了各级医疗机构应建立抗菌药物临床应用管理体系。通过科学化、规范化、常态化的管理,促进抗菌药物合理使用,减少和遏制细菌耐药,更安全、有效、经济地治疗患者。

一、医疗机构建立抗菌药物临床应用管理体系

各级医疗机构应建立抗菌药物临床应用管理体系,制定符合本机构实际情况的抗菌药物临床合理应用的管理制度。管理制度应明确医疗机构负责人和各临床科室负责人对抗菌药物临床应用管理的责任,并将其作为医院评审、科室管理和医疗质量评估的考核指标,确保抗菌药物临床应用管理得到有效的行政支持。

(一)设立抗菌药物管理工作组

医疗机构应由医务、感染、药学、临床微生物、医院感染管理、信息、质量控制、护理等多学科专家组成抗菌药物管理工作组,多部门、多学科共同合作,各部门职责、分工明确,并明确管理工作的牵头单位。

(二)建设抗菌药物临床应用管理专业技术团队

医疗机构应建立包括感染性疾病、药学(尤其临床药学)、临床微生物、医院感染管理等相关专业人员组成的专业技术团队,为抗菌药物临床应用管理提供专业技术支持,对临床科室抗菌药物临床应用进行技术指导和咨询,为医务人员和下级医疗机构提供抗菌药物临床应用相关专业培训。不具备条件的医疗机构应与邻近医院合作,通过聘请兼职感染科医师、临床药师,共享微生物诊断平台等措施,弥补抗菌药物临床应用管理专业技术力量的不足。

(三)制定抗菌药物供应目录和处方集

医疗机构应按照《抗菌药物临床应用管理办法》的要求,严格控制抗菌药物供应目录的品种、品规数量。抗菌药物购用品种遴选应以"优化结构、确保临床合理需要"为目标,保证抗菌药物类别多元化,在同类产品中择优选择抗菌活性强、药代动力学特性好、不良反应少、性价比优、循证医学证据多和权威指南推荐的品种。同时应建立对抗菌药物供应目录定期评估、调整制度,及时清退存在安全隐患、疗效不确定、耐药严重、性价比差和频发违规使用的抗菌药物品种或品规。临时采购抗菌药物供应目录之外品种应有充

165

分理由,并按相关制度和程序备案。

(四)制定感染性疾病诊治指南

各临床科室应结合本地区、本医疗机构病原构成及细菌耐药监测数据,制定或选用适合本机构感染性疾病诊治与抗菌药物的应用指南,并定期更新,科学引导抗菌药物临床合理应用。

(五)抗菌药物临床应用监测

1. 抗菌药物临床应用基本情况调查。医疗机构应每月对院、科两级抗菌药物临床应用情况开展调查。项目包括:①住院患者抗菌药物使用率、使用强度和特殊使用级抗菌药物使用率、使用强度;②Ⅰ类切口手术抗菌药物预防使用率和品种选择,给药时机和使用疗程合理率;③门诊抗菌药物处方比例、急诊抗菌药物处方比例;④抗菌药物联合应用情况;⑤感染患者微生物标本送检率;⑥抗菌药物品种、剂型、规格、使用量、使用金额,抗菌药物占药品总费用的比例;⑦分级管理制度的执行情况;⑧其他反映抗菌药物使用情况的指标;⑨临床医师抗菌药物使用合理性评价。

2. 医疗机构应按《全国抗菌药物临床应用监测网技术方案》,定期向全国抗菌药物临床应用监测网报送本机构相关抗菌药物临床应用数据信息。

(六)信息化管理

医疗机构应当充分利用信息化管理手段,通过信息技术实施抗菌药物临床应用管理,抗菌药物临床应用的信息化管理体现在以下几方面。

1. 抗菌药物管理制度、各类临床指南、监测数据等相关信息的发布。

2. 抗菌药物合理应用与管理的网络培训与考核。

3. 实现医师抗菌药物处方权限和药师抗菌药物处方调剂资格管理。

4. 对处方者提供科学的实时更新的药品信息。

5. 通过实施电子处方系统,整合患者病史、临床微生物检查报告、肝肾功能检查结果、药物处方信息和临床诊治指南等形成电子化抗菌药物处方系统,根据条件自动过滤不合理使用的处方、医嘱;辅助药师按照《处方管理办法》进行处方、医嘱的审核,促进合理用药。

6. 加强医嘱管理,实现抗菌药物临床应用全过程控制。控制抗菌药物使用的品种、时机和疗程等,做到抗菌药物处方开具和执行的动态监测。

7. 实现院、科两级抗菌药物使用率、使用强度等指标信息化手段实时统计、分析、评估和预警。

二、抗菌药物的分级管理

按照抗菌药物的特点、临床疗效、细菌耐药性、不良反应及当地社会经济状况、药品价格等因素,将抗菌药物分为非限制使用、限制使用与特殊使用三类进行分级管理。

(一)抗菌药物分级原则

1. 非限制使用级抗菌药物 经临床长期应用证明安全、有效,对细菌耐药性影响较小,价格相对较低的抗菌药物,应是已列入《国家基本药物目录》《中国国家处方集》《国家基本医疗保险、工伤保险和生育保险药品目录(2020

年)》的抗菌药物品种。

2. 限制使用级抗菌药物 与非限制使用级抗菌药物相比较,该类药物在疗效、安全性、对细菌耐药性影响、药品价格等方面存在局限性,不宜作为非限制级药物使用。

3. 特殊使用级抗菌药物 ①具有明显或严重不良反应,不宜随意使用的抗菌药物;需要加以保护以免细菌过快产生耐药而导致严重后果的抗菌药物;②新上市不足五年的抗菌药物,其疗效或安全性任何一方面的临床资料尚较少,或并不优于现用药物;③药品价格昂贵的抗菌药物。

(二)抗菌药物分级管理目录的制定

由于不同地区社会经济状况、疾病谱、细菌耐药性的差异,各省级卫生主管部门制定抗菌药物分级管理目录时,应结合本地区实际状况,在三级医院和二级医院的抗菌药物分级管理上应有所区别。各级、各类医疗机构应结合本机构的情况,根据省级卫生主管部门制定的抗菌药物分级管理目录,制定本机构抗菌药物供应目录,并向核发其"医疗机构执业许可证"的卫生行政主管部门备案。

(三)处方权限与临床应用

临床选用抗菌药物应遵循《抗菌药物临床应用指导原则(2015年版)》和《抗菌药物临床应用管理办法》,根据感染部位、严重程度、致病菌种类及细菌耐药情况、患者病理生理特点、药物价格等因素加以综合分析考虑。

1. 预防感染、治疗轻度或局部感染应首先选用非限制使用级抗菌药物;严重感染、免疫功能低下者合并感染或病原菌只对限制使用级抗菌药物敏感时,可选用限制使用级抗菌药物;特殊使用级抗菌药物的选用应从严控制。

2. 二级以上医院应当对本机构执业医师和药师进行抗菌药物使用知识和规范化管理的培训。执业医师经考核合格后取得抗菌药物处方权,药师经考核合格后取得抗菌药物调剂资格。其他医疗机构执业医师、药师由社区的市级卫生行政部门组织相关培训、考核,经考核合格的,授予抗菌药物处方权或调剂资格。

3. 临床医师可根据诊断和患者病情开具非限制使用级抗菌药物处方。

4. 中级及以上专业技术职务任职资格的医师,经培训并考核合格后,方可授予限制使用级抗菌药物处方权。具有高级专业技术职称的医师,经培训和考核合格后,可授予特殊使用级抗菌药物处方权和特殊使用级抗菌药物会诊资格。

5. 临床使用特殊使用级抗菌药物,应当严格掌握用药指征。临床使用特殊使用级抗菌药物应当经抗菌药物管理工作组认定的会诊人员会诊同意后,由具有相应处方权医师开具处方。门诊医师不得开具特殊使用级抗菌药物处方。特殊使用级抗菌药物不得在门诊使用。

特殊使用级抗菌药物会诊人员由具有丰富抗菌药物临床应用经验的感染性疾病科、呼吸科、重症医学科、微生物检验科、药学部门等具有高级专业技术职务任职资格的医师和抗感染专业临床药师担任,资格由抗菌药物管理组负责认定。

6. 下列情况可考虑越级应用特殊使用级抗菌药物。使

165

用时间限定在 24 小时之内，其后需要补办审办手续并由具有处方权限的医师完善处方手续。

(1) 严重感染者：①血流感染、感染性休克；②中枢神经系统感染；③经心肺复苏存活的患者；④脏器穿孔者；⑤感染性心内膜炎；⑥严重的蜂窝织炎；⑦重度烧伤及其他重症感染者。

(2) 免疫状态低下患者发生感染时：①接受免疫抑制剂治疗；②接受抗癌化学疗法；③外周血 WBC 计数 $<1.0 \times 10^9$/L 或中性粒细胞 $<0.5 \times 10^9$/L；④艾滋病患者。

(3) 已有证据表明病原菌只对特殊使用级抗菌药物敏感的感染。

三、常用抗菌药物的使用分级

常用抗菌药物的使用分级见表 165-15。

表 165-15　常用抗菌药物的使用分级

分类	非限制使用级抗菌药物	限制使用级抗菌药物	特殊使用级抗菌药物
青霉素类	青霉素、氨苄西林、苯唑西林、氯唑西林、哌拉西林、阿莫西林/克拉维酸钾、氨苄西林/舒巴坦钠、阿莫西林、苄星青霉素、普鲁卡因青霉素、青霉素 V 钾	阿莫西林、双氯西林、美洛西林、阿洛西林、替卡西林、他唑西林、氨苄西林、氯唑西林、氟氯西林、哌拉西林/他唑巴坦	
头孢菌素类	头孢氨苄、头孢羟氨苄、头孢唑林、头孢拉啶、头孢克洛	头孢硫脒、头孢噻肟、头孢呋辛、头孢替安、头孢哌酮、头孢曲松、头孢他啶、头孢克肟、头孢哌酮/舒巴坦钠、头孢地嗪	头孢匹罗、头孢吡肟、头孢噻利
其他 β- 内酰胺类		氨曲南、头孢西丁、头孢美唑、拉氧头孢	
氨基糖苷类	庆大霉素、链霉素、阿米卡星	奈替米星、大观霉素、卡那霉素、妥布霉素	
氯霉素类	氯霉素		
大环内酯类	红霉素、琥乙红霉素、乙酰螺旋霉素、吉他霉素	乙酰吉他霉素、克拉霉素、阿奇霉素、罗红霉素	
四环素类	多西环素	四环素	
喹诺酮类	吡哌酸、诺氟沙星、氧氟沙星、环丙沙星、洛美沙星、左氧氟沙星	培氟沙星、司帕沙星、克林沙星	
呋喃类	呋喃妥因、呋喃唑酮		
磺胺类	SD、SMZ-TMP、磺胺脒		
抗真菌类	制霉菌素、氟康唑	咪康唑、酮康唑、氟胞嘧啶	卡泊芬净、米卡芬净、伊曲康唑、伏立康唑、两性霉素 B 含脂制剂
其他类	甲硝唑、林可霉素、利福平、异烟肼、磷霉素、吡嗪酰胺、乙胺丁醇	克林霉素、替硝唑、多黏菌素 B、对氨基水杨酸钠、利福喷汀	多黏菌素 E、(去甲)万古霉素、替考拉宁、美罗培南、帕尼培南、亚胺培南西司他汀

四、病原微生物检测

1. 加强病原微生物检测工作，提高病原学诊断水平　医师应根据临床微生物标本检测结果合理选用抗菌药物，因此需要不断提高微生物标本尤其无菌部位标本的送检率和标本合格率，重视临床微生物(科)室规范化建设，提高病原学诊断的能力、效率和准确性。促进目标治疗、减少经验性治疗，以达到更有针对性的治疗目的。符合质量管理标准的临床微生物(科)室，应具备以下条件：①检测项目涵盖细菌、真菌、病毒、非典型病原体、寄生虫等；②配备相应设备及专业技术人员；③制定临床微生物检验标本采集、细菌鉴定和药敏试验等环节的质量控制流程规范；④正确

开展病原微生物的形态学检查、分离、培养、鉴定和抗菌药物敏感性试验，采用先进技术，做好病原微生物快速检测和鉴定工作，及时报告结果并加以正确解释；⑤定期参加国家或省、市级临床检验中心组织的微生物室间质控；⑥符合生物安全管理有关规定。

2. 细菌耐药监测　医疗机构、地区和全国性的细菌耐药监测有助于掌握临床重要病原菌对抗菌药物的敏感性，为抗感染经验性治疗、耐药菌感染防控、新药开发及抗菌药物的遴选提供依据。医疗机构的临床微生物(科)室应对本医疗机构常见病原微生物(重点为细菌)的耐药性进行动态监测，在机构内定期公布监测数据并检测数据，定期报送地区和全国细菌耐药监测网。

临床微生物(科)室应按照所在机构细菌耐药情况,设定重点监测耐药菌,定期向临床科室发布耐药警示信息,并与抗菌药物管理工作组和医院感染管理科协作开展预防控制工作。抗菌药物临床应用管理工作组应根据本机构监测结果提出各类病原菌感染治疗的抗菌药物品种选择建议,优化临床抗菌药物治疗方案。

五、注重综合措施,预防医院感染

医院感染是影响抗菌药物过度使用与细菌耐药性增长恶性循环的重要因素。抗菌药物管理工作组应与医院感染管理科密切合作,制定手术部位感染、导管相关血流感染、呼吸机相关性肺炎、导尿管相关尿路感染等各类医院感染的预防制度,纠正过度依赖抗菌药物预防感染的理念和医疗行为。通过加强全院控制感染的环节管理,如手卫生管理、加强无菌操作、消毒隔离和耐药菌防控、缩短术前住院时间、控制基础疾病、纠正营养不良和低蛋白血症、控制术中患者血糖水平、重视术中患者保温等综合措施,降低医院感染的发生率,减少抗菌药物过度的预防应用。

六、培训、评估和督查

(一)加强各级人员抗菌药物临床应用和管理培训

医疗机构应强化对医师、药师等相关人员的培训,依据基于循证医学证据的感染性疾病诊治指南,严格掌握抗菌药物尤其联合应用的适应证,争取目标治疗,减少经验性治疗,确保抗菌药物应用适应证、品种选择、给药途径、剂量和疗程对患者是适宜的。

(二)评估抗菌药物使用合理性

1. 根据医疗机构实际情况及各临床科室不同专业特点,科学设定医院和科室的抗菌药物临床应用控制指标,对抗菌药物使用趋势进行分析。

2. 重视抗菌药物处方、医嘱的专项点评。抗菌药物管理工作组应组织感染、临床微生物、药学等相关专业技术人员组成点评小组,结合医院实际情况设定点评目标,重点关注特殊使用级抗菌药物、围手术期(尤其是Ⅰ类切口手术)的预防用药及重症医学科、感染科、血液科、外科、呼吸科等科室抗菌药物应用情况。

(三)反馈与干预

根据点评结果对不合理使用抗菌药物的突出问题在全院范围内进行通报,对责任人进行告知,对问题频发的责任人,按照有关法律法规和《抗菌药物临床应用管理办法》进行处罚。

1. 抗菌药物管理工作组应根据处方点评结果,研究制定针对性的临床用药质量管理等药事管理改进措施,并责成相关部门和科室予以落实。

2. 抗菌药物管理工作组应对存在问题的相关科室、个人进行重点监测以跟踪其改进情况,通过"监测—反馈—干预—追踪"模式,促进抗菌药物临床应用的持续改进,提出改进措施,并责成相关部门和科室予以落实。

(王 超 付雪莹)

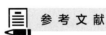

参考文献

[1] 张文武. 急诊内科学 [M]. 4 版. 北京: 人民卫生出版社, 2017: 1050-1070.

[2] 赵晓东, 吕传柱, 于学忠, 等. 急诊成人细菌性感染诊疗专家共识 [J]. 中国急救医学, 2020, 40 (11): 1029-1035.

[3] 国家卫生计生委医政医管局. 国家抗微生物治疗指南 [M]. 2 版. 北京: 人民卫生出版社, 2017: 203-333.

165

第166章

止血药

止血药(促凝血药)是能加速血液凝固或降低毛细血管通透性,使出血停止的药物。其用于治疗出血性疾病。人体的止血功能是由血管、血小板和凝血系统组成,这三种因素任何一种发生先天性或获得性缺陷即可能发生出血不易止住。但是,也有一些出血不能用这三种因素解释,如痔疮出血、食管静脉曲张出血和子宫功能性出血等。它们是由于大血管的畸形、破裂所致,如不采取局部措施仅用止血药不能有效止血。止血药是针对与止血功能有关的三种因素研发的,可有效纠正由于三种因素缺陷所造成的止血功能障碍发生的出血。因此,使用止血药时要针对出血原因用药才能奏效。临床上根据止血机制的不同,可将止血药物分为以下几类:①促进凝血系统功能的止血药,本类药物能够促进肝脏合成凝血酶原和其他凝血因子,或提高它们的活性,进而加速血液凝固,主要用于手术前后的预防出血和止血;常用的有维生素K、蛇毒凝血酶等。②凝血因子制剂,本类药物是从健康人体或动物血液中提取并经分离提纯、冻干而制成、含有各种凝血因子的制剂,主要用于凝血因子缺乏时的替代或补充治疗;常用的有人凝血因子Ⅷ、凝血因子Ⅸ、凝血酶、凝血酶原复合物、重组活化的人凝血因子Ⅶa(rhFⅦa)、纤维蛋白原等。③抑制纤维蛋白溶解系统的止血药(抗纤溶药),本类药物抑制纤溶酶原各种激活因子,使纤溶酶原不能转化为纤溶酶,或直接抑制纤维蛋白溶解而达到止血作用。仅适用于纤溶亢进性出血,但过量易致血栓;常用的有氨基己酸、氨甲苯酸、氨甲环酸、抑肽酶等。④作用于血管的止血药,本类药物直接作用于血管平滑肌,增强小动脉、小静脉和毛细血管收缩力,降低毛细血管通透性,从而产生止血效果,主要用于毛细血管出血;常用的有酚磺乙胺、卡络磺钠等。⑤促血小板生成药,此类药物通过促进血小板生成,升高血中的血小板数量。常用的有重组人血小板生成素、重组人白介素-11等。⑥其他,包括鱼精蛋白、云南白药、聚桂醇等。临床常用的止血药如下。

一、促进凝血系统功能的止血药

(一)亚硫酸氢钠甲萘醌(维生素K₃,Vitamine K₃)

1. 药理与应用 维生素K是一组具有萘醌结构的物质,有 K_1、K_2、K_3、K_4 四种,它们在肝脏微粒体酶系统中是一种重要的辅因子参与肝脏合成依赖维生素K的凝血因子Ⅱ(凝血酶原)、凝血因子Ⅶ、凝血因子Ⅸ、凝血因子Ⅹ,催化这些凝血因子的前体蛋白分子氨基末端谷氨酸残基的 γ 羧基化,形成可供 Ca^{2+} 结合点使它们具有生理活性,缺乏维生素K时肝脏仅合成无凝血活性的上述因子前体蛋白,影响凝血过程使凝血酶原时间延长而发生出血。此时给予维生素

K可达到止血作用。本品尚具镇痛作用,其镇痛作用机制可能与阿片受体和内源性阿片样物质介导有关,临床用于胆石症、胆道蛔虫引起的胆绞痛。天然的维生素 K_1、K_2 是脂溶性的,其吸收有赖于胆汁的正常分泌;维生素 K_3 是水溶性的,其吸收不依赖于胆汁,口服可直接吸收,也可肌内注射。吸收后随 β 脂蛋白转运,在肝内被利用,但常数日才能使凝血酶原恢复至正常水平。临床上维生素 K_3 用于梗阻性黄疸、胆瘘、慢性腹泻、广泛肠切除所致肠吸收功能不良患者,早产儿、新生儿低凝血酶原症,香豆素类或水杨酸类过量及其他原因所致凝血酶原过低等引起的出血;亦可用于预防长期口服广谱抗生素类药物引起的维生素K缺乏症。临床还常用维生素 K_3 解救抗凝血类杀鼠药中毒。

2. 用法 ①止血:口服,每次 2~4mg,每日 6~24mg;肌内注射,每次 4mg,2~3 次 /d;防止新生儿出血,可在产前一周给孕妇肌内注射,每日 2~4mg。②胆绞痛:肌内注射,每次 8~16mg。

3. 制剂 注射液:每支 2mg(1ml),4mg(1ml);片剂:每片 4mg。

4. 注意事项 ①可致恶心、呕吐等胃肠道反应;②较大剂量可致新生儿、早产儿溶血性贫血、高胆红素血症及黄疸。在葡萄糖 -6- 磷酸脱氢酶缺乏症患者可诱发急性溶血性贫血;③可致肝损害。肝功能不良患者可改用维生素 K_1,肝硬化或晚期肝病患者出血,使用本品无效。④禁用于对本品过敏者及妊娠晚期妇女。

(二)维生素K₁

药理学及临床应用与维生素 K_3 相同。本品为脂溶性,胆汁缺乏时口服吸收不良。注射后作用较维生素 K_3、K_4 迅速。肌内注射或静脉注射:每次 10mg,每日 1~2 次,或依病情需要而定;口服:每次 10mg,每日 3 次。静脉注射可出现面部潮红、出汗、胸闷,甚至可致血压剧降而死亡。静脉注射应缓慢(<1mg/min)。注射液:每支 10mg(1ml);片剂:每片 5mg,10mg。均应避光保存。

(三)矛头蝮蛇血凝酶(hemocoagulase bothrops atrox)

1. 药理与应用 本品为从巴西矛头蝮蛇的蛇毒中分离和纯化的蛇毒血凝酶,不含神经毒素和其他毒素。具有类凝血酶(巴西矛头蝮蛇巴曲酶,具有促凝血特性,名为血凝酶)和类凝血激酶(磷脂依赖性凝血因子Ⅹ激活物)。前者可切断纤维蛋白原 α 链 N 端的 A 纤维蛋白肽,形成一种不稳定的纤维蛋白,使血管收缩,促进凝血;后者能促进凝血酶原转变为凝血酶。同时本品可提高血小板聚集功能,使之发生不可逆的聚集。此三个方面的共同作用使本品产

生止血效应。静脉注射 5~10 分钟起效,止血效应持续 24 小时;肌内注射或皮下注射 20 分钟后起效,持续 48 小时。可用于各临床科室的出血及出血性疾病,也可用于预防出血,如手术前给药可避免或减少手术部位及术后出血。

2. 制剂和用法 注射剂(冻干粉针剂):每支 0.5 克氏单位(Klobusitzky Unit,KU);1KU;2KU。静脉、肌内或皮下注射,也可局部用药。一般止血,成人 1~2KU,儿童 0.3~0.5KU。紧急情况下,立即静脉注射 0.25~0.5KU,同时肌内注射 1KU;手术前 1 小时,肌内注射 1KU,或手术前 15 分钟,静脉注射 1KU。手术后每日肌内注射 1KU,一日总量不超过 8KU,一般用药不超过 3 天。

3. 注意事项 ①本品无明显副作用,但为安全起见,不可用于血栓患者;②DIC 导致的出血时禁用本品;③妊娠初 3 个月的孕妇慎用;④治疗新生儿出血,宜与维生素 K 合用。

(四) 蛇毒血凝酶(hemocoagulase)

本品含巴曲酶及磷脂依赖性凝血因子 X 激活物,与矛头蝮蛇血凝酶所含成分相似,静脉、肌内、皮下及腹腔给药均能被吸收,用药后 5~30 分钟产生止血作用,持续 48~72 小时。在体内能与血浆蛋白结合,逐渐形成无活性的复合物,其代谢产物由肾脏排泄,3~4 天可全部清除。注射液:每支 1 单位(1ml)。其药理、应用、注意事项参见矛头蝮蛇血凝酶。

二、凝血因子制剂

(一) 人凝血因子Ⅷ(human coagulation factor Ⅷ,又名抗甲种血友病因子)

1. 药理与应用 本品是一种大分子量的糖蛋白复合物,是由占 99% 的血管性血友病因子(vWF)和只占 1% 的因子Ⅷ促凝活性(FⅧc)两部分组成。vWF 可与血小板膜糖蛋白和内皮胶原蛋白结合,起中间桥联作用,尚有保护 FⅧc 活性,防止 FⅧc 的降解作用。FⅧc 参与内源凝血途径的凝血反应。用于纠正和预防凝血因子Ⅷ缺乏或因患获得性因子Ⅷ抑制物增多症而引起的出血。主要用于治疗甲型血友病。

2. 用法与用量 静脉滴注。一次所需因子Ⅷ单位(IU)= 体重(kg)× 需增加的因子Ⅷ活性水平(正常值的百分比)× 0.5。①轻至中度出血:一次 10~15IU/kg,1~2 次 /d,连用 1~4 天。使因子Ⅷ水平提高到正常水平的 20%~30%。②较严重的出血或小手术:首次 15~25IU/kg,需要时每隔 8~12 小时给予维持剂量 10~15IU/kg,使因子Ⅷ水平提高到正常水平的 30%~50%。③大出血:首次 40IU/kg,然后每隔 8~12 小时给予维持剂量 20~25IU/kg。④外科手术或严重外伤伴出血:40~50IU/kg 于术前 1 小时开始输注,使因子Ⅷ水平提高到正常水平的 80%~100%;随后使因子Ⅷ水平维持在正常水平的 30%~60%,10~14 天。

3. 制剂 人凝血因子Ⅷ:每瓶 50IU,100IU,200IU,250IU,300IU,400IU。

4. 注意事项 ①应单独输注,不可与其他药物合用。②大量输注本品可产生溶血反应(抗 A、抗 B 红细胞凝集

素)或超容量性心力衰竭,每日输注超过 20IU/kg 时可出现肺水肿。尚可有高凝血因子 I 血症或血栓形成。③可能出现寒战、发热、荨麻疹、恶心、眼睑水肿及呼吸困难等过敏反应,甚至过敏性休克。因此,对本品过敏者禁用。④滴注速度需个体化,一般 2~4ml/min,药液应在 1 小时内输完。⑤对乙型血友病(FⅨ缺乏)及丙型血友病(FⅪ缺乏)无效。

(二) 重组活化凝血因子Ⅶ(rhFⅦa)

重组活化的人凝血因子Ⅶ(rhFⅦa)系因子Ⅶa- 组织因子复合物,除激活因子 X 外还可激活因子Ⅸ,因子Ⅶa 在内源性途径和外源性途径的激活中都发挥关键作用。rhFⅦa 对先天性因子Ⅶ缺乏、产生抑制物的血友病 A 和 B、血小板减少等都有效。静脉注射 35~70μg/kg 每 2~3 小时 1 次,连用 2~3 次。

(三) 重组人凝血因子Ⅷ(recombinant coagulation factor Ⅷ)

本品是重组 DNA 产品,其功能特点及临床应用与从血浆中提纯的因子Ⅷ相当,给药后可升高因子Ⅷ的血浆水平。冻干粉:每瓶 250IU,500IU,1 000IU,2 000IU。

(四) 重组人凝血因子Ⅸ(recombinant coagulation factor Ⅸ)

1. 药理与应用 本品是重组 DNA 产品,可暂时性替代缺失的有效凝血所需的凝血因子Ⅸ,使 APTT 恢复正常,从而暂时性纠正乙型血友病患者的凝血缺陷。主要用于防治乙型血友病(先天性凝血因子Ⅸ缺乏症或 Christmas 病)患者的出血症状和此类患者的围手术期处理。

2. 用法与用量 静脉滴注。①轻度出血:给药剂量应使因子Ⅸ水平增加 20%~30%,1~2 次 /d,连用 1~2 天。②中度出血:给药剂量应使因子Ⅸ水平增加 25%~50%,1~2 次 /d,直至停止出血,共 2~7 天。③重度出血:给药剂量应使因子Ⅸ水平增加 50%~100%,1~2 次 /d,直至停止出血,共 7~10 天。

3. 制剂 冻干粉:每瓶 250IU,500IU,1 000IU,2 000IU。

4. 注意事项 ①使用本品可发生过敏反应,包括瘙痒、皮疹、荨麻疹、血管性水肿等,应立即停药,并进行紧急治疗;②本品有潜在发生血栓形成和 DIC 的风险,肝病患者、术后患者、有血栓栓塞或 DIC 风险的患者慎用。

(五) 凝血酶(thrombin)

1. 药理与应用 本品是从人或动物血中提取、精制而得的凝血酶无菌制剂。能直接作用于血液中的纤维蛋白原,促使转变为纤维蛋白,加速血液的凝固,达到止血目的。还有促进上皮细胞的有丝分裂而加速创伤愈合的作用。可用于通常结扎止血困难的小血管、毛细血管及实质性脏器出血的止血。临床上用于外伤、手术、口腔、耳鼻喉、泌尿、妇产科及消化道等部位的止血。本品必须直接与创面接触才能起止血作用。

2. 用法 ①局部止血:用无菌生理盐水溶解成每毫升含凝血酶 50~200U,喷雾或灌注于创面,或以明胶海绵、纱条黏附本品后贴附于创面;也可直接撒布本品于创面。②消化道止血:用生理盐水或牛奶(温度不超过 37℃)溶解本品成每毫升含 10~100U,可口服或灌注,每次用量为 500~2 000U,每 1~6 小时 1 次。根据出血部位和程度,可

166

适当增减浓度及使用次数。

3. 制剂 冻干粉剂,每瓶含本品 100U、200U、500U、1 000U、2 000U、5 000U 和 10 000U 等规格。

4. 注意事项 ①本品严禁做血管内、肌肉或皮下注射,否则可导致血栓、局部坏死,而危及生命。②若出现过敏反应,应立即停药。③使用时要避免加温、酸、碱或重金属盐类,否则可使本品活力下降而失效。

(六)凝血酶原复合物(prothrombin complex)

本品由健康人新鲜血浆分离提取,为含凝血因子 Ⅱ、Ⅶ、Ⅸ、Ⅹ 及少量其他血浆蛋白的混合制剂。因子 Ⅸ 参与内源性凝血系统,因子 Ⅶ 参与外源性凝血过程。输注本品可以提高血液中凝血因子 Ⅱ、Ⅶ、Ⅸ、Ⅹ 浓度。用于治疗先天性和获得性凝血因子 Ⅱ、Ⅶ、Ⅸ、Ⅹ 缺乏症(单独或联合缺陷),包括乙型血友病(因子 Ⅸ 缺乏症)、手术、暴发性肝衰竭、肝硬化等所致出血的防治。对甲型和丙型血友病(分别缺乏因子 Ⅷ 和因子 Ⅺ)无效。

本品须在用前新鲜配制,用带有滤网装置的输血器缓慢静脉滴注。开始时约 15 滴 /min,15 分钟后可稍加快至 40~60 滴 /min。首剂 10~20IU/kg,之后对于凝血因子 Ⅶ 缺乏者每隔 6~8 小时、凝血因子 Ⅸ 缺乏者每隔 24 小时、凝血因子 Ⅱ 和凝血因子 Ⅹ 缺乏者每隔 24~48 小时可酌情减少剂量输注,一般 2~3 天。在出血量大或大手术时可依病情增加剂量。本品不得用于静脉外的注射途径。注射剂(冻干粉):每支 100IU、200IU、300IU、1 000IU。

(七)人纤维蛋白原(human fibrinogen)

本品由健康人血浆分离、提纯、冻干制成。在凝血过程中,纤维蛋白原(凝血因子 Ⅰ)经凝血酶酶解变成纤维蛋白,在纤维蛋白稳定因子(因子 ⅩⅢ)作用下形成坚实的纤维蛋白,发挥有效的止血作用。本品主要用于各种原因(包括先天性、获得性)引起的纤维蛋白原减少或缺乏而造成的凝血功能障碍。本品专供静脉输注,应用期间应严密监测患者凝血指标和纤维蛋白原水平。少数过敏体质者会发生过敏反应。在治疗消耗性凝血病时,注意只有在肝素保护及抗凝血酶水平正常前提下,凝血因子替代疗法才有效。静脉或动脉血栓、血栓性静脉炎或无尿者应慎用或禁用。注射剂:每支 0.5g、1.0g。

(八)去氨加压素(desmopressin,又名醋酸去氨加压素)

1. 药理与应用 本品作用与人体加压素相类似,但其抗利尿作用 / 加压作用比为加压素的 1 200~3 000 倍,抗利尿作用时间也较加压素长,可达 6~24 小时,常用于治疗中枢性尿崩症及颅外伤或手术所致的暂时性尿崩症。使用本品高剂量,即按 0.3μg/kg 静脉或皮下注射,可增加血浆中促凝血因子 Ⅷ 的活性 2~4 倍,也增加血中血管性血友病抗原因子(vWF: AG),与此同时释出纤维蛋白溶酶原激活剂(t-PA),故作为止血药,主要用于:①对于轻度血友病及 Ⅰ 型血管性血友病患者,在进行小型外科手术时可预防出血或控制出血;②对于因尿毒症、肝硬化及先天的或用药诱发的血小板功能障碍而引起的出血时间过长和不明原因的出血,使用本品可使出血时间缩短或恢复正常。

2. 用法 止血:0.3~0.5μg/kg 加入生理盐水 50~100ml 中,于 15~30 分钟内静脉滴注,若效果显著,可间隔 6~12 小时重复注射 1~2 次。

3. 剂型 注射剂:4μg(1ml),15μg(1ml)。

4. 注意事项 不同个体对本品存在明显差异,重复应用会产生耐受性。不良反应有头痛、恶心、呕吐或肠道痉挛,注射部位疼痛,脸面潮红,偶有发热、皮疹或呼吸困难等变态反应。因本品具有抗利尿作用,可引起水潴留,因此用本品时必须注意体液平衡。以免发生水中毒和低钠血症。本品可引起血压轻度升高,心率加快,因而高血压和冠心病患者慎用。

三、抗纤溶药

(一)氨基己酸(aminocaproic acid,又名 6- 氨基己酸)

1. 药理与应用 能抑制纤维蛋白溶酶原的激活因子,使纤维蛋白溶酶原不能激活为纤维蛋白溶酶,从而抑制纤维蛋白的溶解,产生止血作用。高浓度时,本品对纤维蛋白溶酶还有直接抑制作用,对于纤维蛋白溶酶活性增高所致的出血症有良好疗效。口服吸收较完全,生物利用度 80%,2 小时左右血药浓度达峰值,有效血浓度为 130μg/ml。大部分以原形经尿排泄。临床上用于纤溶性出血,如脑、肺、子宫、前列腺、肾上腺、甲状腺等外伤或手术出血。术中早期用药或术前用药,可减少手术中渗血,并减少输血量。亦用于肺出血、肝硬化出血及上消化道出血。

2. 用法 静脉滴注:初用量 4~6g,以 5%~10% 葡萄糖或生理盐水 100ml 稀释,15~30 分钟内滴完,维持量为 1g/h,维持时间依病情而定,一般每日量不超过 20g,可连用 3~4 日。口服:成人每次 2g,小儿 0.1g/kg,每日 3~4 次,依病情服用 7~10 日或更久。

3. 制剂 注射液:每支 2g(10ml),4g(20ml);片剂:每片 0.5g。

4. 注意事项 ①偶有腹泻、腹部不适、结膜充血、鼻塞、皮疹、低血压、呕吐、胃灼热感及多尿等反应;②本品排泄较快,须持续给药,否则其血浆有效浓度迅速降低;③本品不能阻止小动脉出血;④本品从肾脏排泄,且能抑制尿激酶,可引起血凝块而形成尿路阻塞,故泌尿道手术后、血尿的患者慎用;⑤静脉给药过快可见低血压、心律失常,不可静脉注射给药;⑥禁用于对本品过敏者、DIC 的高凝期患者、有血栓形成倾向或有血管栓塞性疾病史者;注射用制剂禁用于早产儿。

(二)氨甲苯酸(P-aminomethybenzoic acid,PAMBA,又名止血芳酸、对羧基苄胺、抗血纤溶芳酸)

1. 药理与应用 本品作用机制与氨基己酸相同,但其作用较之强 4~5 倍。口服易吸收,生物利用度为 70%,服后 3 小时血药浓度达峰值,静脉注射后,有效血浓度可维持 3~5 小时。经肾排泄,半衰期为 60 分钟。毒性较低,不易生成血栓。适用于纤维蛋白溶解过程亢进所致出血,如肺、肝、胰、前列腺、甲状腺、肾上腺等手术时的异常出血,妇产科和产后出血及肺结核咯血或痰中带血,血尿,前列腺肥大出血,上消化道出血等,对一般慢性渗血效果较显著,但对癌症出血及创伤出血无止血作用。此外,尚可用于链激酶或尿激酶过量引起的出血。

2. 用法 静脉注射每次 0.1~0.3g,用 5% 葡萄糖或生理盐水 10~20ml 稀释后缓慢静脉注射,或加入液体中缓慢静脉滴注,一日最大用量为 0.6g;儿童每次 0.1g。口服:每次 0.25~0.50g,每日 3 次。

3. 制剂 注射液:每支 0.05g(5ml),0.1g(10ml);片剂:每片 0.125g,0.25g。

4. 注意事项 ①用量过大可促进血栓形成,对有血栓形成倾向或有血栓栓塞病史者禁用或慎用。②本品可致继发性肾盂和输尿管凝血,故血友病患者发生血尿时或肾功能不全者慎用。③不单独用于 DIC 所继发的纤溶性出血,必要时,在肝素化的基础上应用。

(三) 氨甲环酸(tranexamic acid,又名止血环酸、凝血酸)

1. 药理与应用 作用与氨甲苯酸相似,但较强。能与纤溶酶和纤溶酶原上的纤维蛋白亲和部位中的赖氨酸强烈吸附,阻止纤溶酶的形成,阻抑纤溶酶、纤溶酶原与纤维蛋白结合,从而强烈抑制纤维蛋白的分解,达到止血作用。本品尚能直接抑制纤溶酶活力,减少纤溶酶激活补体的作用,从而达到防止遗传性血管神经水肿的发生。主要用于纤溶亢进所致的外科手术出血和妇产科手术出血。因能透过血脑屏障,故还适用于中枢神经系统出血。

2. 用法 口服:每次 1.0~1.5g,2~6g/d;静脉应用:每次 0.25~0.50g,0.75~2.00g/d,静脉注射以 25% 葡萄糖液稀释,静脉滴注以 5%~10% 葡萄糖液稀释。

3. 制剂 片剂:每片 0.125g,0.25g;注射液:每支 0.1g(2ml),0.25g(5ml),0.5g(5ml),1.0g(10ml)。

4. 注意事项 可有头痛、头晕、恶心、呕吐、胸闷等反应。

四、作用于血管的止血药

(一) 酚磺乙胺(etamsylate,又名羟苯磺乙胺)

1. 药理与应用 本品能增加血液中血小板数量,增强其聚集性和黏附性,促使血小板释放凝血活性物质,缩短凝血时间,加速血块收缩。还可增强毛细血管抵抗力,降低毛细血管通透性,减少血液渗出。止血作用迅速,静脉滴注后 1 小时作用达高峰,作用维持 4~6 小时。口服也易吸收。适用于预防和治疗外科手术出血过多、血小板减少性紫癜或过敏性紫癜及其他原因引起的出血,如脑出血、肠道出血、泌尿道出血、眼底出血、齿龈出血、鼻出血等。可与其他类型止血药如氨甲苯酸、维生素 K 并用。

2. 用法 ①预防手术出血:术前 15~30 分钟静脉注射或肌内注射 0.25~0.5g,必要时 2 小时后再注射 0.25g,每日 0.5~1.5g。②治疗出血:成人口服每次 0.5~1.0g,儿童每次 10mg/kg,每日 3 次。肌内注射或静脉注射:每次 0.25~0.75g,2~3 次/d,或加入液体中静脉滴注。必要时依病情增加剂量。

3. 制剂 注射液:每支 0.25g(2ml),0.5g(5ml),1.0g

(5ml);片剂:每片 0.25g,0.5g。

4. 注意事项 本品毒副作用较小,偶见过敏反应。有报道静脉注射时曾发生过敏性休克。本品最好单独注射,不宜与其他药物或碱性药液配伍,不可与氨基己酸混合注射。

(二) 卡络磺钠(carbazochrome sodium sulfonate)

1. 药理与应用 本品为肾上腺素氧化产物肾上腺色素(adrenochrome)的缩氨脲磺酸钠盐。能增强毛细血管对损伤的抵抗力,降低毛细血管的通透性,促进受损毛细血管端回缩而止血。主要用于毛细血管通透性增加所致的出血,如特发性紫癜、视网膜出血、慢性肺出血、胃肠出血、咯血、鼻出血、血尿、痔出血、子宫出血等。对大量出血和动脉出血疗效较差。

2. 用法 口服:成人每次 10~30mg,每日 3 次;肌内注射:每次 10~20mg,每日 2 次。亦可静脉滴注:每次 60~80mg。

3. 制剂 片剂:每片 10mg;注射液:每支 20mg(2ml),20mg(5ml),60mg(10ml)。

4. 注意事项 对本品过敏者禁用。少数患者口服后出现纳差、恶心等消化道症状。个别患者注射后出现恶心、眩晕及注射部位红、痛。

五、促进血小板生成药物

(一) 重组人血小板生成素(recombinant human thrombopoietin,rhTPO/rHuTPO)

1. 药理与应用 本品是刺激巨核细胞增殖生长的内源性细胞因子,对巨核细胞生成的各阶段均有刺激作用,从而提升血小板数量。用于治疗实体瘤化疗后导致的血小板减少症,适用于血小板低于 50×10^9/L 且医师认为有必要提高血小板治疗的患者。

2. 用法和用量 应于实体瘤化疗结束后 6~24 小时开始皮下注射本品,剂量为每日 300U/kg,每日 1 次,连用 14 日。

3. 制剂 注射液:每支 7 500U(1ml),15 000U(1ml)。

4. 注意事项 ①对本品过敏者、严重心脑血管疾病者、近期发生血栓者等禁用;②对妊娠期及哺乳期妇女原则上不宜使用;③使用本品应定期检查血常规,通常隔日 1 次,血小板数量达标时应及时停药。

(二) 重组人白介素-11(recombinant human interleukin-11,rhIL-11)

1. 药理与应用 本品为促血小板生长因子,可直接刺激骨髓造血干细胞和巨核祖细胞的增殖,诱导巨核细胞的成熟分化,从而升高血小板数量,而血小板功能无明显变化。用于肿瘤放、化疗后血小板减少症的防治和其他原因引起的血小板减少症的治疗。

2. 用法和用量 应于放、化疗结束后 24~48 小时或发生血小板减少症后皮下注射本品,剂量为 25μg/kg,每日 1 次,连用 7~14 日。

3. 制剂 注射液:每支 0.75mg,1.0mg,1.5mg,2.0mg,3.0mg,5.0mg。

166

4. 注意事项 ①对本品过敏者等禁用;②器质性心脏病患者,尤其是有充血性心力衰竭和房颤、房扑病史的患者慎用;③使用本品应定期检查血常规,通常隔日 1 次,血小板数量达 $100 \times 10^9/L$ 时应及时停药;④本品有发生严重过敏反应的风险,在首次用药或多次给药后均可发生,一旦发生则应永久停用。

六、其他止血药

(一)鱼精蛋白(protamine,又名硫酸鱼精蛋白)

1. 药理与应用 本品能与肝素结合,使其失去抗凝血能力。临床上用于因注射肝素过量而引起的出血,以及自发性出血如咯血等。

2. 用法 ①抗肝素过量:静脉注射,用量与所用肝素量(最末 1 次)相当(本品 1mg 可中和肝素 100U),但一般不超过 50mg;②抗自发性出血:静脉滴注,5~8mg/(kg·d),分 2 次用(间隔 6 小时),加入 300~500ml 0.9% 氯化钠注射液中静脉滴注。连用不超过 3 日。

3. 制剂 注射液:50mg(5ml),100mg(10ml)。

4. 注意事项 ①静注鱼精蛋白有可能引起血压骤然下降、心搏徐缓、呼吸困难,或一过性潮红等不良反应;也曾有发生变态反应,形成呼吸窘迫等。因此,静脉注射速度应缓慢,10 分钟的用量不超过 50mg,同时最好备有抢救休克的药物与设备。②用量过量可引起出血,尤其是口服抗凝血药或凝血酶原低下的患者更应注意。③对鱼有过敏史的患者忌用。

(二)云南白药

为治疗内外出血及血瘀肿痛的著名中成药,配方含有多种中药成分,如三七等。可缩短凝血时间,具有止血作用。成人每次服用 0.25~0.50g,每日 4 次(2~5 岁按 1/4 剂量服用,6~12 岁按 1/2 剂量服用)。服后 1 日内禁食蚕豆、鱼类、酸冷等物。妊娠期妇女禁服。

(张文武　李家增)

📝 **参 考 文 献**

[1] 陈新谦, 金有豫, 汤光. 陈新谦新编药物学 [M]. 18 版. 北京: 人民卫生出版社, 2018: 615-625.

[2] 急性出血性凝血功能障碍诊治专家共识组. 急性出血性凝血功能障碍诊治专家共识 [J]. 中华急诊医学杂志, 2020, 29 (6): 780-787.

第 167 章

镇痛药

镇痛药(analgesic)主要作用于中枢神经系统。在镇痛剂量时可选择性地减轻或缓解疼痛，但并不影响意识、触觉、听觉等其他感觉，同时因疼痛引起的精神紧张、烦躁不安等不愉快情绪也可得到缓解，从而使疼痛易于耐受。大多数镇痛药属于阿片类生物碱，如吗啡及可待因等，也有一些是其同类人工合成品，如哌替啶、美沙酮、喷他佐辛等。本类药物的镇痛作用强大，多用于剧烈疼痛。多数镇痛药连续应用可致成瘾，故亦称成瘾性镇痛药，不宜长期应用。大多数镇痛药对呼吸中枢有抑制作用，中毒剂量时可因呼吸被抑制而死亡。本类药物多通过激动阿片受体而产生镇痛和呼吸抑制效应，其中吗啡、哌替啶、美沙酮、芬太尼等是阿片受体的完全激动剂。纳洛酮是阿片受体拮抗剂，可对抗吗啡的镇痛作用和呼吸抑制作用。

临床上常用的镇痛药包括如下。

一、吗啡

1. 药理与应用　吗啡(morphine)为阿片受体激动剂。其药理作用如下。

(1)中枢神经系统：吗啡有强力的镇痛作用，对一切疼痛均有效。成瘾性强。在镇痛的同时有明显镇静作用，能产生欣快感，可改善疼痛患者的紧张情绪。可抑制呼吸中枢，降低呼吸中枢对 CO_2 的敏感性，减慢呼吸频率，也能降低肺潮气量。对呼吸的抑制程度与使用吗啡的剂量平行，过大剂量可致呼吸衰竭而死亡。吗啡可抑制延髓的咳嗽中枢，产生镇咳作用，但因其成瘾性强而不用于临床。吗啡也能兴奋延髓催吐化学感受区，引起呕吐或恶心。此外，尚有缩瞳作用，吗啡中毒时，瞳孔极度缩小。

(2)心血管系统：可促进内源性组胺释放而使外周血管扩张、血压下降，大剂量则出现心动过缓；使脑血管扩张，颅压增高。

(3)平滑肌：吗啡可使消化道平滑肌兴奋和便意迟钝，而致便秘；并能使胆道、输尿管、支气管平滑肌张力增加。

临床应用：①镇痛，仅用于创伤、手术、烧伤等引起的剧痛；②急性心肌梗死；③心源性哮喘；④麻醉前给药。

吗啡可由胃肠道黏膜、鼻黏膜及肺等吸收，皮下及肌内注射吸收均迅速。吸收后可迅速分布于各种组织。半衰期约 1 小时，1 次给药镇痛作用持续 4~6 小时。主要在肝脏代谢，经肾排泄，可通过胎盘，少量经乳腺及胆汁排出。

2. 用法　皮下注射或口服，每次 5~10mg，1~3 次/d；静脉注射，每次 5~10mg。极量：皮下注射，每次 20mg，60mg/d；口服每次 30mg，100mg/d。

3. 制剂　注射液：每支 5mg(0.5ml)，10mg(1ml)；片剂：每片 5mg，10mg。

吗啡控释片(美施康定，路泰，美菲康)可使药物恒定释放，在达稳态时血药浓度波动小，作用时间可持续 12 小时。主要用于缓解癌症疼痛和其他各种剧烈疼痛。制剂有每片 10mg，30mg，60mg。宜从小剂量开始。

4. 注意事项　①可引起眩晕、呕吐、便秘、排尿困难等副作用。连续使用容易成瘾，需慎用。②因可经乳腺排出及分布至胎盘，可抑制新生儿及婴儿呼吸，故婴儿及哺乳妇女忌用，临产妇女禁用。③COPD、甲状腺功能不足(黏液性水肿)、颅内高压、颅脑损伤等禁用；肝功能减退者、急性左心衰竭晚期并出现呼吸衰竭时忌用。④胆绞痛、肾绞痛需与阿托品合用。⑤在疼痛原因未明确前，忌用本品，以防掩盖症状，贻误诊治。⑥急性吗啡中毒的症状有昏迷、呼吸减慢、瞳孔缩小至针尖样，进而可致呼吸肌麻痹、体温下降。可采用吸氧、人工呼吸、注射对抗药纳洛酮、烯丙吗啡或尼可刹米等。

二、哌替啶

1. 药理与应用　哌替啶(pethidine)的药理作用及机制与吗啡相似，亦为阿片受体激动剂。镇痛作用相当于吗啡的 1/10~1/8，持续时间 2~4 小时。能短时提高胃肠道括约肌及平滑肌的张力，但不致引起便秘。增加胆道、支气管平滑肌张力的作用较弱，能使总胆管括约肌痉挛。对呼吸有抑制作用。镇静、镇咳作用较弱。能增强巴比妥类的催眠作用。临床应用：①各种剧痛，如创伤、烧伤、烫伤、术后疼痛等；②心源性哮喘；③麻醉前给药；④内脏剧烈绞痛(胆绞痛、肾绞痛需与阿托品合用)；⑤与氯丙嗪、异丙嗪等合用进行人工冬眠。

2. 用法　①口服：每次 50~100mg；极量：每次 200mg，600mg/d。②皮下注射或肌内注射：每次 25~100mg，极量：每次 150mg，600mg/d。两次用药间隔不宜少于 4 小时。③静脉注射：成人以每次 0.3mg/kg 为限。

3. 制剂　片剂：每片 25mg，50mg。注射液：每支 50mg(1ml)，100mg(2ml)。

4. 注意事项　①成瘾性比吗啡轻，但连续应用亦成瘾。②副作用有头昏、头痛、出汗、口干、恶心、呕吐等；过量可致瞳孔散大、惊厥、心动过速、幻觉、血压下降、呼吸抑制、昏迷等。③不宜皮下注射，因对局部有刺激性。④儿童慎用。1 岁以内小儿一般不应静脉注射本品或行人工冬眠。⑤分娩前 2~4 小时内不用。⑥不宜与异丙嗪多次合用，否则可导致呼吸抑制，引起休克等不良反应。⑦其他注意事项及禁忌同吗啡。

三、芬太尼

1. 药理与应用 芬太尼(fentanyl)为阿片受体激动剂,属强效麻醉性镇痛药。药理作用与吗啡类似,镇痛作用较之强 80 倍。镇痛作用产生快,但持续时间较短,副作用比吗啡小。适用于各种疼痛及外科、妇科等手术后和手术过程中的镇痛;也用于防止或减轻手术后出现的谵妄;还可与麻醉药合用,作为麻醉辅助用药;与氟哌利多配伍制成"安定镇痛剂",用于大面积换药及进行小手术的镇痛。

2. 用法 ①麻醉前给药:0.05~0.10mg,于手术前 30~60 分钟肌内注射。②诱导麻醉:静脉注射 0.05~0.10mg,间隔 2~3 分钟重复注射,直至达到要求;危重患者、年幼及年老患者的用量减少至 0.025~0.050mg。③维持麻醉:当患者出现苏醒状态时,静脉注射或肌内注射 0.025~0.050mg。④一般镇痛或术后镇痛:肌内注射 0.05~0.10mg。可控制手术后疼痛、烦躁和呼吸急迫,必要时可于 1~2 小时后重复给药。⑤贴片:每 3 天用 1 贴,贴于锁骨下胸部皮肤。

3. 制剂 注射液:每支 0.1mg(2ml)。复方芬太尼注射液:每毫升含芬太尼 0.1mg,异丙嗪 25mg。贴片(多瑞吉):每小时可释放芬太尼 25μg、50μg、75μg、100μg。

4. 注意事项 ①个别病例可出现眩晕、恶心、呕吐、胆道括约肌痉挛的副作用,约 1 小时后,自行缓解。还可引起视觉模糊、发痒和欣快感,但不明显。②静脉注射时可引起胸壁肌肉强直,如一旦出现,需用肌肉松弛剂对抗。静脉注射太快时,还可出现呼吸抑制,应注意。③支气管哮喘、重症肌无力、对本品特别敏感的患者忌用,孕妇慎用。因本品有轻度的拟胆碱作用,心律失常者慎用。④有弱成瘾性,应警惕。⑤不宜与单胺氧化酶抑制剂(如苯乙肼、帕吉林等)合用。中枢抑制剂如巴比妥类、安定剂、麻醉剂,有加强本品的作用,如联合应用,本品的剂量应减少 1/4~1/3。

四、曲马多

1. 药理与应用 曲马多(tramadol)为非阿片类中枢性镇痛药,但与阿片受体有很弱的亲和力。作用于中枢感受疼痛的受体。有吗啡样镇痛和镇咳作用,但无呼吸抑制作用,无便秘,对心血管及肝肾功能无明显影响,也无欣快、幻觉、组胺释放作用。对平滑肌和横纹肌无作用,耐受性和依赖性很低。本品起效快,口服胶囊剂和注射剂的血浆浓度仅有极小的差异。体内生物半衰期约 6 小时,主要的代谢产物也有相似的半衰期。本品及其代谢产物几乎完全由肾排出。本品无致癌、致畸和致突变作用,对生殖功能也无影响。对各种急性和慢性疼痛有较好的镇痛效果,适用于中度和严重急慢性疼痛及外科手术。

2. 用法与用量 成人口服:每次量不超过 100mg,24 小时不超过 400mg,连续用药不超过 48 小时,累计用量不超过 800mg。静脉注射、肌内注射、皮下注射:1 次 50~100mg,1 日不超过 400mg。

3. 制剂 胶囊剂:每粒 50mg;注射液:每支 50mg(1ml),100mg(2ml);栓剂:每枚 100mg;滴剂:每毫升含 100mg(40 滴);缓释片:每片 100mg。

4. 注意事项 ①可有多汗、眩晕、恶心、呕吐、口干及疲倦等副作用。②安眠药、镇痛药、精神药物或乙醇中毒患者禁用;对阿片类药物过敏者慎用;孕妇及哺乳期妇女不宜用。③不能与单胺氧化酶抑制剂合用。④可影响机敏动作,故驾驶车时慎用。

五、布桂嗪

1. 药理与应用 布桂嗪(bucinnazine)的镇痛作用约为吗啡的 1/3。吸收快,口服后 10~30 分钟,注射后 10 分钟生效,为速效镇痛药。对皮肤、黏膜和运动器官的疼痛有明显抑制作用,对内脏器官的疼痛效果较差。临床上用于偏头痛、三叉神经痛、炎症性及外伤性疼痛、关节痛、痛经、癌症引起的疼痛等。

2. 用法 ①口服:成人每次 30~60mg,90~180mg/d;小儿每次 1mg/kg。疼痛剧烈时用量可酌增。②皮下或肌内注射:成人每次 50~100mg,1~2 次 /d。

3. 制剂 片剂:每片 30mg、60mg。注射液:每支 50mg(1ml),100mg(2ml)。

4. 注意事项 ①偶有恶心或头晕、困倦等,停药后即消失。②我国已将本品列为麻醉药品,连续使用本品可致耐药性和成瘾,不可滥用。

六、罗通定

1. 药理与应用 罗通定(rotundine,又名左旋四氢帕马丁)的药理作用同四氢帕马丁,但较强。其镇痛及催眠作用于服药后 15 分钟发生,2 小时后消失,故特别适用于因疼痛而不能入睡的患者。亦可用于胃及十二指肠溃疡的疼痛、月经痛、分娩后宫缩痛、紧张性失眠、痉挛性咳嗽等。

2. 用法 镇痛:口服每次 60~120mg,每日 1~4 次;肌内注射每次 60~90mg。催眠:于睡前服 30~90mg。

3. 制剂 片剂(盐酸罗通定):每片 30mg、60mg;注射液(硫酸罗通定):每支 60mg(2ml)。

4. 注意事项 用于镇痛时可出现嗜睡,此外可见眩晕、乏力及恶心等。

七、塞来昔布

1. 药理与应用 塞来昔布(celecoxib)是非甾体抗炎药。非甾体抗炎药通过抑制环氧化酶来抑制前列腺素的合成,从而具有抗炎、镇痛的效果。临床上主要应用于缓解骨关节疼痛、成人类风湿关节炎疼痛、急性疼痛、缓解强直性脊柱炎疼痛。

2. 用法 急性疼痛第 1 日首剂 400mg,必要时可再服 200mg,随后根据需要每日 2 次,每次 200mg。骨关节疼痛每日 1 次 200mg,或 100mg 每日 2 次口服。

3. 制剂 胶囊:每片 0.2g。

4. 注意事项 ①中度肝功能不全者塞来昔布的每日剂量应减少大约 50%。②禁止使用于有活动性消化道溃疡或者出血的患者,并且也禁用于重度心力衰竭的患者。

八、美沙酮

1. 药理与应用 美沙酮（methadone）为阿片受体激动剂。镇痛效力与吗啡相等或略强，止痛效果好。口服有效，服药后 5~30 分钟产生镇痛作用，维持 4~6 小时或更长。镇静作用则较轻微，但重复给药仍可引起明显的镇静作用。对呼吸中枢也有明显抑制作用。在肝脏中广泛代谢，主要由尿排泄。临床上适用于创伤性、癌症剧痛及外科手术后镇痛。也用于阿片、吗啡及海洛因成瘾者的脱毒治疗。

2. 用法 ①口服：成人 5~10mg/ 次，3 次 /d；儿童 0.7mg/（kg·d），分 4~6 次服。②肌内注射或皮下注射：每次 2.5~5.0mg，每日 10~15mg。三角肌注射血浆峰值高，作用出现快。极量：每次 10mg，每日 20mg。

3. 制剂 片剂：每片 2.5mg，7.5mg，10mg；注射液：每支 5mg（1ml），7.5mg（2ml）。

4. 注意事项 ①副作用有头痛、眩晕、恶心、出汗、嗜睡等，但较轻。成瘾性较小，但久用也能成瘾，应予警惕。少数病例用量过大时引起失明、下肢瘫痪。②对本品过敏者、呼吸功能不全者、中毒性腹泻患者、妊娠和分娩期妇女、婴幼儿禁用。③不宜静脉注射。

九、苯噻啶

1. 药理与应用 苯噻啶（pizotifen）为 5- 羟色胺对抗剂，并有很强的抗组胺和较弱的抗乙酰胆碱作用。主要用于典型和非典型性偏头痛，能减轻症状及发作次数，疗效显著，但对偏头痛急性发作无即刻缓解作用。也可试用于红斑性肢痛症、血管神经性水肿、慢性荨麻疹和房性及室性期前收缩等。

2. 用法 口服，每次 0.5~1.0mg，每日 1~3 次。为减轻嗜睡副作用，可在第 1~3 日，每晚 1 片，第 4~6 日，每日中午及晚上各 1 片，第 7 日起每日早、中、晚各 1 片。如病情基本控制，可酌情递减，每周递减 1 片到适当剂量维持。对房性和室性期前收缩患者，剂量为每日 3 次，每次 1 片。

3. 制剂 片剂：每片 0.5mg。

4. 注意事项 ①最常见副作用为嗜睡，故驾驶员、高空作业者慎用。嗜睡一般常见于开始服药的 1~2 周内，继续服药后可逐渐减轻或消失。其他副作用有头昏、口干等。②青光眼、前列腺肥大患者及孕妇忌用。

十、麦角胺

1. 药理与应用 麦角胺（ergotamine）通过对平滑肌的直接收缩作用，或激活血管壁的 5- 羟色胺受体，能使脑动脉血管的过度扩张与搏动恢复正常，从而缓解头痛。主要用于偏头痛，可使头痛减轻，但不能预防和根治。与咖啡因合用有协同作用，提高疗效，减少副作用。亦用于其他神经性头痛。

2. 用法 ①口服：每次 1mg，效果不及皮下注射。②皮下注射：每次 0.25~0.50mg，24 小时内不超过 1mg。早期给药效果好，头痛发作时用药效果差。

麦角胺咖啡因片（麦咖片）：每片含酒石酸麦角胺 1mg，咖啡因 100mg。偏头痛开始发作时，立即服 2 片，若 30 分钟后仍不缓解，可再服 1~2 片，但 24 小时内不得超过 6 片，1 周内不可超过 10 片。

3. 制剂 片剂：每片 0.5mg，1mg；注射液：每支 0.25mg（1ml），0.5mg（1ml）。

4. 注意事项 ①用量过大或皮下注射常见有恶心、呕吐、上腹部不适、腹泻、肌无力，甚至胸区痛。②孕妇、末梢血管疾病、冠心病及肝肾疾病者禁用。

（陶伍元　张文武）

第 **18** 篇

中医与急危重症诊治

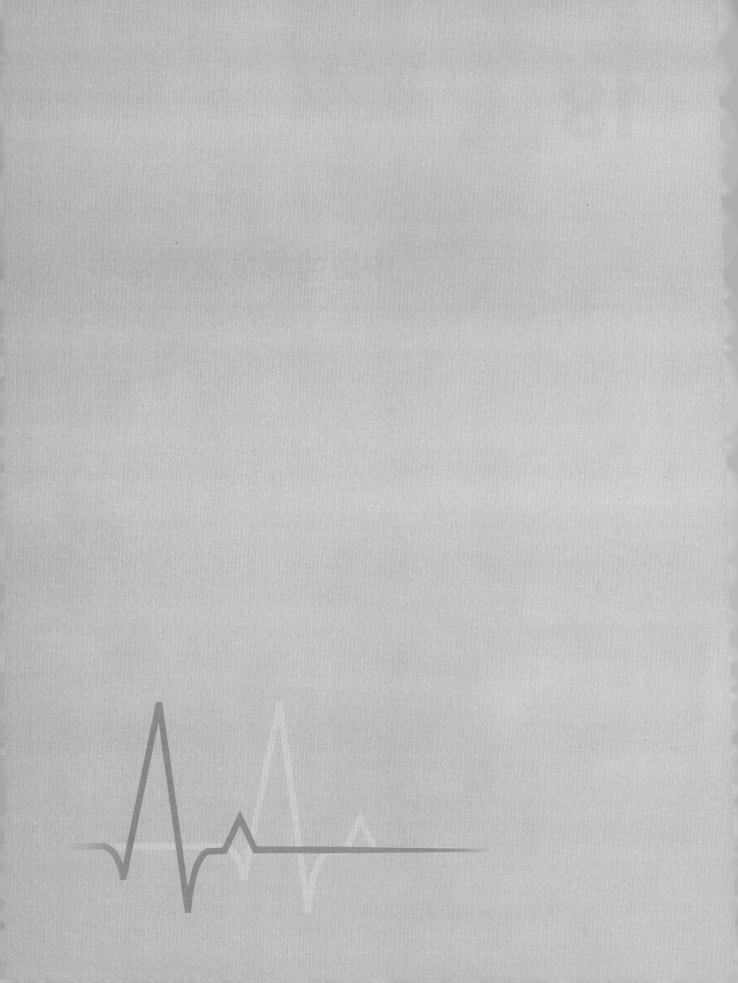

第 168 章
中医治疗急危重症的临床思维

中医治疗急危重症的历史悠久、经验丰富。古有扁鹊治虢太子尸厥,华佗创麻沸散并剖腹清肠,《内经》对临床常见的急症,从病因、病机、证候等多方面,作了深入的阐述,书中所立暴、卒、厥、死诸症,更有《热病论》《评热病论》《举痛论》《至真要大论》《灵枢》论述的针灸、经络问题,核心是急症,"病机十九条"是对急危重症临床表现的定位、定性及脏腑归属的高度概括。张仲景《伤寒论》创立六经辨证论治的纲领,有效地指导高热、便秘、暴泄、亡阴、气脱等急性危重病的治疗。特别是明清时代兴起的温病学派,将中医治疗外感热病推向一个新的阶段,对高热、惊厥、谵语、神昏、斑疹、阴脱、阳脱、气脱等危重证候,在卫气营血和三焦辨证理论指导下,采用了解表、清气、透营、凉血、解毒化斑、通络、熄风、开窍、救脱等一系列的应急的治法,至今仍为中医治疗急性危重症的常用治法。历代医家对于内、外、妇、儿、针灸等学科均有丰富的治疗经验,除上述外,如中风、咯血、便血、癃闭、胃脘痛、真心痛、骨折、创伤、毒蛇咬伤、食物中毒、子痫、死胎等,都有一套理论和急救治法可循。

中医治疗急症,有其独特的辨证体系,区别于现代医学的思维模式,也有别于慢性疾病的辨证方法。急症的特点是起病急暴,变化迅速,或慢性病积渐突变、病势危重。

第 1 节　中医临床思维

中医临床思维是中医师在整个医疗过程中,运用思维工具对患者所患病证或相关事物及现象进行一系列的调查研究,分析判断,形成决策,实施和验证,以探求其疾病本质与治疗规律的思维活动过程。依其进程分为四诊思维、辨证思维、治则思维、治疗思维和治疗思维反馈五个发展阶段。其中,四诊思维和辨证思维统属于诊断思维;治则思维、治疗思维及治疗思维反馈统属于治疗思维。具体如下。

一、四诊思维

四诊活动属于宏观认识论研究的感性认识阶段。四诊包括望、闻、问、切四种,这四种检查方法都是依靠医师的感官,接收各种症状刺激而反应至大脑。中医师将患者自诉的症状及自己获取的征象综合,就形成了感觉。然后再通过回忆书本中的有关知识、师长的传授及自己的经验,通过比较与鉴别,辨清其性质。中医师临证诊疗时四诊合参,但具体到某一病证时常以某一诊或某几诊为主。医师在四诊过程中运用的思维方式方法称为四诊思维。

四诊合参以望为主,中医师在临证诊疗时,有时以望诊为主,再结合其他三诊的情况四诊合参,然后再辨证施治,这种思维方式方法称为四诊合参以望为主。经曰:"望而知之谓之神"。中医师在临证诊疗时,有时也以问诊为主,再结合其他三诊的情况四诊合参,然后再辨证施治,此时这种思维方式方法称为四诊合参以问为主。

二、辨证思维

分析、辨别疾病的证候称为辨证,是中医学认识疾病和诊断疾病的主要方法。中医师在辨证过程中运用的思维方法称为辨证思维。中医的特色之一就是辨证施治。当获取了患者的症状之后,中医师就对感知表象进行一系列的思维加工活动,并根据其思维加工的需要,在大脑知识库中提取所需的知识,完成思维加工,达到把握疾病本质和联系的目的,并用简练的中医术语对疾病作出理性的概括。当然,中医师有时不一定用的是辨证思维,或许用辨病思维、辨症思维、病证结合思维等,但其机理大体一致。哲学认识论把整个诊治过程划分为诊断疾病的认识阶段和治疗疾病的实践阶段,并认为这两个阶段分属于"实践—认识—再实践—再认识"的认识发展中的两个环节。辨证阶段即为理性认识阶段。而中医在诊疗疾病过程中大多需要辨证后再施治疗,故辨证思维在中医师的诊疗中运用较多。常用的有以下几种。

1. 八纲辨证体系　八纲辨证是根据四诊取得的材料,进行综合分析,以探求疾病的性质、病变部位、病势的轻重、机体反应的强弱、正邪双方力量的对比等情况,归纳为阴、阳、表、里、寒、热、虚、实八类证候,是中医辨证的基本方法。具体如下。

(1)阴阳分析辨证法:阴阳学说是中国古代的一种宇宙观和方法论,具有朴素的辩证法思想。阴阳对立统一思想被中医吸收,成为中医学的指导思想和全部学术思想理论基础之一,并与中医学的理法方药融为一体,形成了中医学所特有的理论体系和方法。在中医临床思维中,阴阳分析法既是指导思想,又是辨证施治的方法。中医的阴阳分析法主要体现在以下两个方面,首先,将阴阳状况作为区分病理或者生理的标准。在生理上,《素问·生气通天论》曰:"阴平阳秘,精神乃治。"在病理上,"阴盛则阳病""阳盛则阴病"。其次,在诊断治疗中运用阴阳分析法,中医师在诊断中无不以阴阳作为总纲,遵守"善诊者,察色按脉,先别阴阳"的法则。中医师在辨证时分析阴阳属性的思维方式方法称为阴阳分析辨证方法。

(2)表里分析辨证法："表与里是人体内外部位的划分。皮毛、肌肤、浅表的经络等部位属表；骨髓、血脉、脏腑等部位属里。"疾病的病位有深有浅，其病轻浅者为表证，随着病情的发展而入里者为表证。《素问·阴阳类论篇》曰："三阳为表，二阴为里，一阴至绝。"中医师在辨证时分析表里属性的思维方式方法称为表里分析辨证方法。中医师在诊病时，通过表里分析思维方法区分病情属表或里，分别运用解表和清里治之。

(3)寒热分析辨证法："寒热者，是疾病的两种不同的性质，是机体阴阳偏盛偏衰的具体表现。"从病性区分为寒证与热证两类。中医师在辨证时分析寒热属性的思维方式方法称为寒热分析辨证方法。中医师在诊病时，通过寒热分析思维区分出寒热性质，遵从"寒者热之，热者寒之"之旨，分别运用温药和凉药治之。

(4)虚实分析辨证法：虚与实是指正邪盛衰的两个方面。《素问·通评虚实论》曰："邪气盛则实，精气夺则虚。"中医认为疾病的过程是正气与邪气相抗争的过程。在这个过程中，以正气虚为主的疾病称为虚证，以邪气盛为主的疾病称为实证。中医师在辨证时分析虚实属性的思维方法称为虚实分析辨证方法。中医师在诊病时，十分重视虚实辨证，在辨清虚实属性后，根据"盛者泻之，虚者补之"的原则进行治疗。

2. 六经辩证体系　东汉张仲景创立了著名的六经辩证思维体系，并详细在《伤寒论》中进行论述，该书将外感疾病演变过程中的各种证候群，进行综合分析，归纳其病变部位、寒热趋向、邪正盛衰，而分为三阳病(太阳、阳明、少阳)和三阴病(太阴、少阴、厥阴)六类，有效地指导了中医学的辨证施治。而六经辨证的诊断思维方法是以已知的病、脉、证、误治变证、方药为"媒介"的一种诊断方法，是通过病脉证治的综合、交互及推理而得出的结果。分述如下。

(1)辨六病：太阳、阳明、少阳、太阴、少阴、厥阴，又称六气。六气名病，有助于人们借助自然现象的基本预想为引导，来认识人体复杂的生理病理及其变化规律。如三阳主表，三阴主里。三阳之中又以太阳为表，阳明为里，少阳主半表半里。这里需要说明的是，三阳三阴的概念虽然比较抽象，但名病之后，仲景各立提纲证一条，然后再借助提纲证来认识和探索其他的病证。

(2)辨证：《伤寒论》中的"证"也都有特定的症状和病机，如太阳伤寒，原文"太阳病，或已发热，或未发热，必恶寒，体痛，呕逆，脉阴阳俱紧者，名为伤寒"以风寒束表，卫闭营郁为主要病机。所以条文中冠以"伤寒"二字，表明有表证或寒邪在表。"证"是继六病之后又一个探索疾病的工具，在临床思维中有承前启后的特别作用。

(3)辨脉：辨脉识病也占有很高的比重。有以脉为纲，如太阳主浮，阳明脉大。少阳脉弦细，少阴脉微细等，据脉而知病的全局，且脉象及其变化是正邪盛衰的反映，所以辨脉是探索疾病的主要方法。

(4)辨误治：误治体内发生的病理改变有重要的参考价值，采用误治引导人们深入理解疾病的本质，对于诊断与治疗方法的确定有十分重要的价值。辨误治是辨证论治过程中不可缺少的"中间环节"。

(5)辨药：清代周岩曾说过这样的话："读仲圣书而不先辨本草，犹航断港绝潢而望至于海也。"又说："夫辨本草者，医学之始基，实致知之止境。"他把辨药识病作为临床思维的重要基本功的说法，是很有见地的。即以"项背强几几"一症的病机为例，如果不知道葛根的"起阴气""升阳升津"作用，怎么知道这是由于经脉失养、经气不舒所致的呢？

3. 脏腑辨证体系　张元素以寒热虚实为纲创立的脏腑辨证体系，是根据脏腑的生理功能和病理特点，辨别脏腑病位及脏腑阴阳、气血、虚实、寒热等变化，从而判断病变的部位、性质、正邪盛衰情况的一种辨证方法。

这种辨证方法首先要求既定位，又定性，而且这种定位、定性必须落实到脏腑及具体的病因病机。显然，这不同于八纲辨证中概括性辨别病位表里及病性寒热虚实的要求。进行脏腑辨证后所得脏腑病机，内容确切、具体，为治疗立法、立方、用药提供确切依据。

其次，脏腑辨证以脏象学说为理论依据，各脏腑具有不同的生理功能和特点，因此，发生病变后，每个脏腑各表现自己特有的症状，而这些症状往往就是各脏腑病证的主症，脏腑辨证中，必须根据脏象学说的理论，从各脏腑的生理功能和特点，分析各脏腑的病理变化，掌握各脏腑病变的特有症状，从而判断病变归属何脏腑。

最后，脏腑辨证以整体观念为指导，以八纲辨证为纲领，综合运用病因辨证、气血津液辨证等内容，须克服思维的局限，注意脏腑、证候之间种种相关性的分析，以明确病证所属脏腑及病理变化，得出全面、正确的辨证结论。

4. 卫气营血辨证体系　清代温病学家叶天士创立了治疗温病的卫气营血辨证体系，以外感温病由浅入深或由轻而重的病理过程分为卫分、气分、营分、血分四个阶段，并分述其相应的证候特点。叶天士说："大凡看法，卫之后方言气，营之后方言血。"概括地指出温病按卫气营血由浅入深传变的一般规律。即一般来说，温邪侵袭人体，先侵犯体表，由体表的卫外功能失常，进一步导致脏腑功能失常，脏腑功能失常到一定程度就消耗血中津液而深入营分，营分证再发展就要耗血、动血，深入血分。故时刻考虑温病卫气营血证候传变的动态性，临床诊治温病时须见微知著，根据疾病运动变化规律来防止其传变。证变治亦变，以变应动。总之，面对动态变化的温病，不仅要根据当时表现分析其证候性质，更重要的还要根据其发展规律掌握动态变化，以动态思维进行随证施治。

三、治疗思维

在治疗疾病的时候必须遵循的基本原则，称为治则。它是从长期的临证实践中认识疾病发生发展的普遍规律的基础上逐步总结出来的治疗规律。在拟定治则的过程中运用的思维方法称为治则思维。

1. 治病求本法　在临证治疗疾病时，必须研究和找出疾病的本质，针对产生疾病的根本原因进行治疗，称为治病求本,中医师运用的这种思维方式方法称为治病求本方法。这是中医辨证论治的一个根本原则,也是临证治疗原则的总纲。《素问·阴阳应象大论》指出:"治病必求于本"。《景岳全书·求本论》曰:"万事皆有本,而治病之法,尤惟求本为首务。所谓本者,惟一而无两也。盖或因外感者,本于表也。或因内伤者,本于里也。或病热者,本于火也。或病冷者,本于寒也。邪有余者,本于实也。正不足者,本于虚也。但察其因何而起,起病之因,便是病本。万病之本,只此表里寒热虚实六者而已。"表里寒热虚实是诸病之本,也是治病之关键。中医师临证时首先充分收集和观察疾病的所有症状和体征,然后通过综合分析,找出疾病的根本原因,认清疾病的本质,从而确立正确的治疗方法。

2. 调整阴阳法 调整阴阳,是因为"疾病的发生,从根本上说是阴阳的相对平衡遭到破坏,因而发生了阴阳的偏盛偏衰",因此必须进行调整,这也是中医辨证论治的一个根本原则。《素问·阴阳应象大论》指出:"善诊者,察色按脉,先别阴阳。"《类经》曰:"凡治病者,在必求于本,或本于阴,或本于阳,求得其本,然后可以施治。"中医师临证调整阴阳主要是调整阴阳的偏盛与偏衰,使阴阳达到平衡,疾病即可获得痊愈,临证时运用的这种思维方式方法称为调整阴阳方法。临证时疾病的各种病理变化往往都具有阴阳失调这一病机,比如上下升降、表里出入、寒热进退、邪正虚实、营卫不和、气血不调等。故从广义上来讲,解表攻里、升清降浊、寒热温清、虚实补泻、调和营卫、调理气血等治法,均属于调整阴阳方法的范畴。

3. 标本缓急法 标本,是用以概括和说明在一定范围内,疾病的相对两个方面及其内在联系的概念。《景岳全书·求本论》云:"病有标本者,本为病之源,标为病之变。"一般来讲,"本"是疾病过程中占主导地位和起主导作用的方面,而"标"是疾病中由"本"相应产生的,或属次要地位的方面。但有时在特殊情况下,"标"也可转化为主要方面。因此中医师在临证辨证施治的时候,必然通过"标"与"本"两者的分析与归纳,分清其矛盾的主次关系,从而确定正确的治疗步骤,遵守标本并治、缓急兼顾的原则,才能正确处理临证实践。这就是"治病必求于本"的真正含义。中医师分析标本缓急时运用的思维方式方法称为标本缓急方法。

4. 扶正祛邪法 正,即正气,指人体对疾病的防御、抵抗和再生的能力。邪,即邪气,主要是指各种致病因素及其病理损害。正和邪是对立统一的两个方面,临证各种疾病的发生与发展,在一定意义上可以说是由正邪双方力量的消长而决定的。正盛则病退,邪盛则病进。因此,治疗的根本目的是改变疾病正邪双方的力量对比,使邪去而正复,疾病向有利于痊愈的方向转化。扶正,即使用扶助正气的药物或采用其他疗法,并配合恰当的营养及功能锻炼,增强体质,提高机体的抗病能力和自然修复能力,以达到祛除邪、恢复健康的目的。临证适用于正虚而邪不盛,以正虚为主要矛盾的病证。中医师临证时根据患者的具体情况,分别运用益气、养血、滋阴、助阳等补法进行治疗。祛邪,就是使用攻逐邪气的药物,或运用针灸、手术等其他疗法,祛除

病邪,以达到邪去正复的目的。临证适用于邪气盛而正气未衰,以邪实为主要矛盾的病证。中医师临证时根据患者的具体情况,分别运用发汗、攻下、消导、化瘀、涌吐、祛湿、祛风等治法进行治疗。扶正与祛邪并用,是对正气已虚而邪气盛的疾病的治则。中医师临证时根据具体病情灵活运用,或以祛邪为主,扶正为辅;或以扶正为主,祛邪为辅;或先扶正后祛邪;或先祛邪后扶正。中医师运用扶正或祛邪治疗时的思维方式方法称为扶正祛邪方法。临证运用扶正祛邪方法的时候,要认真而细致地观察与分析邪正双方消长盛衰的实际情况,根据其在矛盾斗争中所占的地位,决定扶正与祛邪的主次与先后。临证时要注意扶正不要留邪,祛邪不要伤正。

5. 正治法 正治是以寒药治热证,以热药治寒证;虚证用补法,实证用泻法。因其所用药物的药性与疾病的征象相反故又称为逆治,即《素问·至真要大论》指出的"逆者正治"。正治是一般常规的治疗方法,是针对疾病的性质和病机而治疗。在一般情况下,疾病的症状与疾病的病因、病机相一致,即寒病见寒象,热病见热象,虚病见虚象,实病见实象,中医师临证时分别采用热者寒之、寒者热之、虚者补之、实者泻之等方法治之。这种针对疾病的性质和病机而治疗的思维方式方法称为正治方法。

6. 反治法 反治又称为从治,是在疾病严重出现假象时,所用药物的药性与疾病的假象相顺,顺从疾病的假象以热治热,以寒治寒。即《素问·至真要大论》指出的"从者反治"。在特殊情况下,特别是在治疗某些复杂或严重的疾病时,由于临证所表现的症状是一种假象,与其内在的本质不相符合;或者在治疗大寒证、大热证时,患者对正治法发生格拒时,中医师所采用的治疗方法。《素问·至真要大论》曰:"热因寒用,寒因热用,塞因塞用,通因通用,必伏其所主,而先其所因。"中医师这种顺从疾病的假象而治疗的思维方式方法称为反治方法。

(方邦江)

第 2 节　现代中医急危重症学临床思维

现代中医急危重症学是中医学核心理论的升华,应该具有全新的特点和特色,既具有现代急诊医学的特点,又要具有中医学的特色。现代医学的特点则侧重于人体解剖结构的研究,认为疾病是机体组织、细胞等出现了明显的病理变化,故以寻找病因,查明病变部位为主要目标,治疗上则以对抗性和替代性等方法为主。中医学的特点是强调整体观和辨证论治,认为人体是一个复杂多变的平衡系统,疾病的发生是因为机体的调控系统失常,所以治疗上应调动人体自身的积极性,调整脏腑功能,以恢复人体阴阳平衡为目标。因此,现代中医急危重症学就是要将中西学的理论、诊断、治疗进行有机结合,扬长避短,发挥优势;而中西医结合治疗急性危重症又是今后中医急危重症学发展的必然趋

168

势,更是历史赋予我们当代中医学子继承和发扬的神圣使命。所以如何发展现代中医急危重症学,其思路和方法可从如下几点考虑。

一、中西医结合急诊辨证思维

当今对于急性危重病的治疗,西医具有相对的优势,中医运用范围欠缺。首先要明确中西医结合治疗急性危重病目的是取两者之长,争取达到最佳的疗效,提高治愈率、降低病死率,而不是攀比西医和中医在治疗中的比重各占多少。

作为当代中医学子,不仅要努力学习掌握中医有关急救的整体辨证理论,如病因、脏腑、气血、六经、卫气营血、三焦等;学习和掌握与急救有关的治则,如清热解毒、活血化瘀、益气固脱、回阳救逆、醒脑开窍、镇肝熄风、凉营止血等,而且要学习和掌握现代急救的知识和技能,必须包括:床旁动态观察病情变化的监测技术,如生命体征、血气分析、指端血氧饱和度、凝血功能、生化指标及心肺肾功能;各种应急处理技术,如气管插管、心肺复苏、张力性气胸穿刺减压、呼吸道异物的取出、喉头水肿窒息的处理、急性中毒洗胃术等;脏器替代治疗设备的使用,如呼吸机、人工肾、临时心脏起搏装置等。必须将中西医急救的知识和技能联系起来,在实践中运用,在实践中提高。具备了这样的基本条件,开展中西医结合治疗急性危重病的研究,才可以水到渠成,逐渐地展开。

二、寻找中医治疗急性危重症的突破

尽管急性危重病的病种多种多样,怎样在个性中找共性,通过临床实践,我们认识到:不论是手术科室或非手术科室的各种急性常见病,经过积极治疗,如若病情继续恶化,几乎都是殊途同归的共性结局。主要包括:脓毒症、弥散性血管内凝血、急性呼吸衰竭、急性肾衰竭、急性脑血管意外、多器官功能衰竭。其中不包括各种慢性病的晚期临终状态。纵观上述病种,根据异病同治的原则,大体可以概括在中医三证三法的范围之内,即毒热证和清热解毒法、瘀血证和活血化瘀法、急性虚证和扶正固本法。我们应用此三证三法,在现代西医急救手段的配合下,开展中西医结合治疗急性危重症的研究工作,从而取得良好的疗效。除此之外,还必须在实践中筛选有效的方药。具体可以从下面三个方面来探讨。

首先,根据中医辨证单用中药治疗。如创伤后肝脾破裂及血胸,术后患者出现了急性弥散性血管内凝血,西医治法是早期用肝素抗凝血,防止微循环内凝血,但因有活动性出血,用肝素后加重出血,故西医治疗困难。但此时经中医辨证,证见皮肤瘀斑,多部位出血,舌质紫暗,脉数涩,属于中医的瘀血证。立即根据活血化瘀法,选用血府逐瘀汤加减治疗,数日后各部位出血停止,凝血象恢复正常。

其次,在西医治疗的基础上,对其中的一个阶段单用

中药治疗。大手术、创伤、严重烧伤、严重感染的患者,在积极治疗的过程中,经常会出现危及生命的急性呼吸窘迫综合征(ARDS)。西医对此病的治疗是应用呼吸机或呼气末正压通气(PEEP),以提高患者的动脉血氧分压,维持患者的生命。但在高浓度吸氧的情况下,依然不能见效($PaO_2 < 60mmHg$)。此时根据中医辨证,多数患者证见呼吸急迫短促,大便秘结,腹部胀满,脉洪大无力,舌质绛红、苔黄燥或有芒刺,此属中医的阳明腑实证。应用中医的上清下泻法治疗,用凉膈散去芒硝重用大黄,患者通便后 PaO_2 可以迅速恢复至正常,促进了早期治愈。当出现缺血性急性肾衰竭,少尿或无尿,代谢性酸中毒,高钾血症等危及生命的急症,在一般治疗无效的情况下,应用人工肾透析的同时,给予益气活血解毒方药,如黄芪、丹参、当归、大黄,多数患者 3~4 周内肾脏功能可以恢复正常。

最后,在西药治疗的同时,根据中医辨证并用中药治疗。近年来,临床医师已经注意到,抗生素治疗革兰氏阴性菌感染,细菌被杀灭后,菌体溃解即可生成内毒素,轻度感染,体内的网状内皮系统(reticuloendothelial system,RES)可以清除生成的内毒素,不致机体的危害,重度感染,抗生素治疗使菌体溃解生成大量的内毒素,它超出了 RES 可以清除的阈值,从而对机体造成严重的危害,威胁患者的生命。使机体的生命器官细胞和亚细胞器遭受中毒性损害,导致多器官功能衰竭的发生;重症感染性多器官功能衰竭,给予清除病灶和抗生素治疗后,依然死亡,死后尸检没有感染的证据。近年的研究揭示了它的死因与内毒素血症有关。到目前为止,西医拮抗内毒素的制剂,尚未证实临床疗效。为此,我们根据中医辨证,致力于探寻有拮抗内毒素作用的中医方药。20 世纪末,中医学者经过悉心研究,联用清热解毒与活血化瘀的方药,成功研制具有抗毒解毒作用的"神农 33 号"中药针剂。抗生素与此中药针剂并用,降低了重症感染性多器官功能衰竭的病死率,而后国际上分子生物学的迅猛发展,提示内毒素对机体的危害是间接作用,内毒素激活单核巨噬细胞产生的内源性炎症介质的危害是直接作用,而"神农 33 号"只有拮抗内毒素的作用,它的药理作用已不完全。故此,根据中医理论"毒有外来者,来自六淫之邪,时疫之气;毒有内生者,来自体内水精代谢失常"及相关中医著作,对 36 组中药复方进行了筛选研究,研制成中药复方静脉用针剂"血必净"。它具有同时强效拮抗内毒素作用和抗内源性炎性介质肿瘤坏死因子 α(TNF-α)的作用。

这些成果,在急性危重症的治疗中,虽然只是狭小的几个方面,但是已显示中医在急性危重症治疗中的作用,不是可有可无,而是为了提高疗效,非用不可。上述的三个方面,并不能概括中医治疗急性危重症的全局,还需要不懈努力,开拓中医治疗的新领域。

(方邦江)

第 169 章
中医急危重症治疗方法

中医急危重症,是指外感热病或内伤杂病在发病过程中,由于邪毒过于强盛,直中机体,起势急骤,正气无力抵御邪气,或致病因素长期作用于机体猝然起病,致使脏腑气血阴阳极度失调所引起的紧急而危重的病症。包括高热、昏谵、痉厥、抽搐、出血、剧痛、暴吐、暴泻、癃闭、大便秘结等。由于急症的范围较广,涉及病种繁多,因此,认真研究急症的基本治则治法,探索治疗的基本规律,乃是急症辨证论治研究的重要内容之一。

及时而正确的治疗,是辨证论治的基本要求,也是诊治疾病的最终目的。本章论述的治疗方法,包括基本治则、常用治法两部分内容。

第 1 节	基本治则

基本治则是在中医基本理论和辨证论治精神指导下制定的,对疾病治疗的立法、选方、用药等具有普遍指导意义的治疗原则。其本身有两类:一类是概括治病的总原则或治疗一类病证的总原则;另一类是专论各不同病证的治疗原则。

一、总体治则

1. 明辨虚实缓急 "明辨虚实,权治缓急"是中医急诊治疗的总则。"邪气盛则实,精气夺则虚""盛则泻之,虚则补之",但在补虚泻实的具体应用方面,要掌握最佳的时机,所谓"权治缓急",缓急有二义:一为病证缓急,指病证的发展速度和危害性;二为治疗缓急,指治疗应有计划、有步骤地进行,就是暴病当急不能缓,表里缓急急者先,虚实缓急据病情。周学海在《读医随笔》中对虚实补泻的应用中说:"病本邪实,当汗如下,而医失其法,或用药过剂,以伤真气,病实未除,又见虚候者,此实中兼虚也。治之之法,宜泻中兼补";"其人素虚,阴衰阳盛,一旦感邪,两阳相搏遂辨为实,此虚中兼实也,治之之法,……从前之虚,不得不顾,故或缓下,或一下止服。"张景岳在《景岳全书》中指出"治病之则,当知邪正,当权重轻。凡治实者,用攻之法,凡治虚者,用补之法。"同时决定治疗先后步骤的因素是标本,一般按照"急则治其标,缓则治其本,标本俱急者,标本同治"的原则进行治疗。

2. 把握动态变化 急危重症,传变无定,起势急骤,临证时需掌握疾病发生发展,动态观察,辨证救治,不可固守一方一法,延误治疗的最佳时机。

3. 治病宜早、已病防变 "治病宜早,已病防变"是中医学治则中"治未病"的重要体现,根据病机的变化,随证救治。可以体现在如下几个方面。

(1)治病宜早:治病宜早有两层意思。一是早期治疗,轻病防重,即疾病的早期应及时治疗,防止病情发展。一般情况下,疾病的发展总是由轻到重,由比较单纯到复杂。疾病的早期,机体正气比较盛,及时地予以早期治疗,容易收到较好的疗效,能尽快地解除患者的疾苦。而随着疾病的发展,病情复杂多变,虚实互见,寒热错杂,给治疗带来许多困难,甚至产生严重的后果。正如《素问·阴阳应象大论》云:"邪风之至,疾如风雨,故善治者治皮毛,其次治肌肤,其次治筋脉,其次治六腑,其次治五脏。治五脏者,半死半生也。"《素问·八正神明论》又云:"上工救其萌芽……下工救其已成,救其已败",即不仅把早期治疗视作应该遵循的基本治疗原则,也把它作为衡量医师服务态度和业务水平的一个标准。

(2)已病防变:已病防变即预治其疾病将影响的脏腑气血等,即治疗"务在先安未受邪之地"。脏腑经络是相互联系的,疾病也是不断变化的,机体某一部位发生病变,必然要向相邻的部位或有关脏器发生传变。这种传变一般是有规律的,如《素问·玉机真藏论》指出:"五脏受气于其所生,传之于其所胜,气舍于其所生,死于其所不胜。"治未病的原则,就是要求医师根据疾病的传变规律,从全局的观点、动态的观点,对可能受到传变的脏器和可能受到影响的气血津液,采取预防性的治疗措施,阻断和防止病变的转移、扩大和传变,把病变尽可能控制在较小的范围内,以利于病变的最终治愈。如《金匮要略》"见肝之病,知肝传脾,当先实脾"的治法,即体现了这一治疗精神。

二、常用方法

1. 扶正法 扶正法是中医学重要的治则,不仅广泛用于多种慢性虚弱性疾病,对于急危重症也很重要。扶正是指采用如益气、养血、滋阴、助阳等种种有助于扶持、补益正气的治疗方法。疾病的过程,在某种意义上可以说是正气与邪气相争的过程,邪胜于正则病进,正胜于邪则病退。治疗上扶持正气有助于抗御、祛除病邪。在一般情况下,扶正适用于正虚邪不盛的病证,即"虚者补之"之意。代表方如独参汤、参附汤、生脉散等。

2. 祛邪法 祛邪法是指采用如发表、攻下、渗湿、利水、消导、化瘀等种种有助于祛除、消灭病邪的治疗方法,祛除病邪有助于保存正气和促进正气的恢复。因此,扶正祛邪的治疗原则旨在改变邪正双方力量的对比,使之有利于疾病向痊愈转化。临床上主要用于实证,即"实则泻之"之意。代表方药如承气类方、白虎汤等。

3. 扶正祛邪 扶正祛邪同时并举,适用于正虚邪实的病证,但具体应用时,也应分清以正虚为主,还是以邪实为主,以正虚较急重者,应以扶正为主,兼顾祛邪;以邪实较急重者,则以祛邪为主,兼顾扶正。若正虚邪实以正虚为主,正气过于虚弱不耐攻伐,若兼以祛邪反而更伤其正,则应先扶正后祛邪;若邪实而正不虚,或虽邪实正虚,若兼以扶正反会助邪,则应先祛邪后扶正。总之,应以"扶正不留邪,祛邪不伤正"为原则。

三、三因制宜

三因制宜,即异法方宜治则,指治疗疾病不能固守一法,对不同的个体、时间、地域等情况应采取不同的治疗方法,方为适宜。这种因人、因时、因地制宜的治疗原则,是具体问题具体分析,是治病的原则性与灵活性相结合。

1. 因人制宜 根据患者的性别、年龄、体质等不同特点,来考虑治疗用药的原则,称"因人制宜"。如不同性别,妇女区别于男性,有月经、怀孕、产后等生理特点,治疗用药必须加以考虑。年龄不同,生理功能及病变特点亦有差别,老年人血气虚少,功能减退,患病多虚证或正虚邪实,虚证宜补,而邪实须攻者亦应慎重,以免损伤正气。不同体质间有强弱、偏寒偏热之分,以及有无宿疾的不同,所以虽患同一疾病,治疗用药亦应有所区别,阳热之体慎用温补,阴寒之体慎用寒凉等。

2. 因时制宜 四时气候的变化,对人体的生理功能、病理变化均产生一定的影响,根据不同季节的时令特点,以考虑用药的原则,称"因时制宜"。如春夏季节,阳气升发,人体腠理疏松发散,治疗应避免开泄太过,耗伤气阴;而秋冬季节,阴盛阳衰,人体腠理致密,阳气敛藏于内,此时若病非大热,应慎用寒凉之品。

3. 因地制宜 根据不同地区的地理环境特点,来考虑治疗用药的原则,称"因地制宜"。如我国西北地区,地势高而寒冷少雨,故其病多燥寒,治宜辛润;东南地区,地势低而温热多雨,其病多湿热,治宜清化。地区不同,患病亦异,治法应当有别,即使患有相同病证,治疗用药亦应考虑不同地区的特点。如辛温发表药治外感风寒证,在西北严寒地区,药量可以稍重,而东南温热地区,药量就应稍轻。

(方邦江)

第 2 节 常用治法

治法是在一定治则指导下制定的针对疾病与证候的具体治疗大法及治疗方法,其中治疗大法是较高层次的,治疗方法是指具体治疗方法。

中医急危重症治疗方法,从古至今理法方药甚多。但是由于急症的特点是正邪激烈相争,机体气血极度逆乱,或正气无力与邪气抗争,导致阴阳过度失调,从而发病迅速,病情危重,因此治疗宜采取简便迅速和行之有效的各种措施及适当的缩短给药时间或改变剂型,改变给药途径,紧张而有秩序地进行治疗。这里简述常用的 12 种治疗方法。

1. 解表法 解表法亦称疏表法,有人也称为汗法,是根据《内经》因"其轻而扬之,其在皮者,汗而发之"的原则所建立的一种治法。它具有辛散轻宣、疏泄腠理,透邪外出的作用。适用于邪在肌表,正邪相争之高热等急症。因其病邪不同,证候有异,故临床可采取措施如下。

(1)辛温解表:辛温解表是治疗急症风寒束表证的一种方法。风寒束表,卫阳被遏,经隧阻滞,正邪剧争,临床可见发热恶寒,头痛,身痛,无汗而喘,肢节酸痛,舌苔薄白而润,脉浮或紧等。治宜辛温解表,宣肺散寒。代表方如麻黄汤。麻黄汤为辛温解表之峻剂,主要用于太阳伤寒表实证。

(2)辛凉解表:辛凉解表是治疗急症温病初起,邪袭肺卫证的一种治法。温热病邪,入侵肺卫,卫气被郁,邪正相争,临床可见发热,微恶风寒,无汗或少汗,口渴咽痛,咳嗽痰稠,舌苔薄黄,脉浮数等。治宜辛凉解表,宣肺清热。代表方如银翘散。

(3)疏风解表:疏风解表是治疗急症风毒表证的一种方法。风毒之邪,侵犯肌表,阻遏营卫,邪正相搏,临床可见发热微恶风寒,皮肤红肿,或疼痛游走不定,舌红苔白,脉象浮数等。治宜疏风解表。代表方如荆防败毒散。

(4)祛湿解表:祛湿解表是治疗急症湿温表证的一种方法。湿温之邪,留恋肺卫气分,或直入中焦,外发于表,气机阻滞,卫阳被遏,临床可见发热汗出不解,恶寒身重疼痛,头胀且重如裹,脘腹胀闷口干,苔白微腻,脉象濡数。治宜祛湿解表,宣畅肺卫。代表方如藿朴夏苓汤、三仁汤。

(5)祛暑解表:祛暑解表是治疗急症暑温表证的一种方法。夏日先受暑湿,复因起居不慎,乘凉饮冷而感受寒邪,以致暑湿因寒所遏,临床可见发热微恶寒,身重倦怠,头昏重痛,有汗或无汗,口渴胸闷,小便黄赤,大便不爽,脉多濡数,舌苔白腻等。治宜祛暑解表,清化湿邪。代表方如新加香薷饮。

(6)益气解表:益气解表是治疗急症气虚外感证的一种方法。气虚卫外不固,感受外邪,临床可见恶寒较重,或发热,热势不高,鼻塞流涕,头痛,汗出,倦怠乏力,气短,咳嗽咳痰无力,舌质淡苔薄白,脉浮无力。治宜益气解表。代表方如参苏饮。

注意事项:①凡剧烈吐下之后,以及淋家、疮家、亡血家等,原则上都在禁解表发汗之列。究其原因,或是津亏,或是血虚,或是阳弱,或兼热毒,或兼湿热,或种种因素兼而有之,故虽表证,仍不可单独使用辛温发汗解表之法,必须酌情兼用扶正或清热等法。此外,对于非外感风寒之发热头痛,亦不可妄用发汗解表。②解表发汗应以汗出邪去为度,不宜过量,以防汗出过多,伤阴耗阳。③解表发汗应因时因地因人制宜。暑天发热,汗之宜轻;冬令寒冷,汗之宜重;西北严寒地区,用量可以稍重,东南温热地区,药量就应稍轻;体虚者,汗之宜缓,体实者,汗之可峻。④表证兼有其他病证,解表法又当配用其他治法。

2. 清热法 清热法属于清法的范畴,具有清气生津、泻火解毒、清营凉血、清化湿热等作用,用于急症之气分热炽,火毒壅盛,热入营血,湿热阻滞等证。

(1)清热生津:清热生津是治疗急症热炽阳明伤津耗液证的一种方法。温热病邪,侵入气分或寒邪化热,内淫阳明,气热炽盛,烁伤津液,临床可见壮热不退,大汗心烦,狂渴饮冷,舌红苔燥,脉洪数等,治宜清热生津,代表方如白虎汤。白虎汤是治疗阳明经热证的代表方,本方应用于邪热亢盛的急症如流行性乙型脑炎、钩体病、流行性出血热、肺炎、中暑、热厥等,可收到很好的疗效。

(2)清热解毒:清热解毒是治疗急症热毒壅盛证的一种方法。外感热邪,毒火内炽,久蕴不解,化火成毒,热毒燔灼,犯及脏腑,临床可见大热烦躁,口燥咽干,谵语不眠,口苦而渴,甚或吐衄发斑,舌红苔黄,脉数有力等。治宜清热泻火解毒。代表方如黄连解毒汤。此法或合于清营,或合于凉血,或合于化瘀,从而组成清营解毒、凉血解毒、解毒化瘀诸法,可广泛用于高热、中暑、中毒,以及现代医学之败血症、尿毒症等急症。

(3)清营泻热:清营泻热是治疗急症营分热毒证的一种方法。温热病毒,深入营分,灼伤营阴,上扰心神,临床可见身热夜甚,心烦不寐,时有谵语,斑疹隐隐,舌质红绛等。治宜清营解毒,泻热转气。代表方如清营汤。其高热、中暑、中毒、败血症、肝性脑病、尿毒症、感染性休克等急症,辨证属热入营分者,可仿此法治疗。

(4)清热凉血:清热凉血是治疗急症热入血分证的一种方法。温热病邪,化火成毒,侵入血分,迫血妄行,搏血为瘀,瘀热扰心,临床可见灼热躁扰,甚或狂乱,谵妄、吐血、衄血、便血、溲血,斑疹密布,舌质深绛。治宜凉血解毒,清热散瘀。代表方如犀角地黄汤。其出血性疾病,感染性休克等急症,辨证属热入血分证者,可仿此法治疗。

(5)清热化湿:清热化湿是治疗急症湿热阻滞中焦的一种方法。湿热病邪,或暑热挟湿,侵犯中焦,以致湿热交蒸,阻遏气机。临床可见身热不扬,午后热甚,口渴欲饮,脘痞腹胀,汗浊溺赤,便秘或溏而不爽等。治宜清热泻火,芳香化湿。代表方如甘露消毒丹。其高热、中暑、中毒等急症,辨证属湿热蕴结者,可宗此法治疗。

(6)清热通腑:清热通腑是治疗急症火毒之邪聚于脏腑的一种方法。邪热偏盛于某一脏腑,或某一脏腑的功能偏亢而发生各种不同的里热证候。症见:如心火炽盛,见烦躁失眠、口舌糜烂、大便秘结,甚则吐衄者,用大黄泻心汤以清心火;心移热于小肠,兼见尿赤涩痛者,用导赤散泻心火兼清小肠;肝胆火旺,见面目红赤、头痛失眠、烦躁易怒、胸胁疼痛者,代表方如龙胆泻肝汤清泻肝胆。

注意事项:①注意寒热真假。使用清法,必须针对实证之证而用,勿为假象所迷惑,阴盛格阳的真寒假热证、命门火衰的虚阳上越证,均不可用清热法。②表邪未解,阳气被郁而发热者禁用;体质素虚,脏腑虚寒者禁用;因气虚而引起虚热者慎用。③由于热必伤阴,进而耗气,因此尚须注意清法与滋阴、益气等法配合应用。一般苦寒清热药多性燥,易伤阴液,不宜久用。④如热邪炽盛,服清热药,入口即吐者,可于清热剂中少佐辛温之姜汁,或凉药热服,是反佐之法。⑤由于热必伤阴,进而耗气,因此尚须注意清法与滋阴、补气法的配合使用。一般清火泻热之药,不可久用,热去之后,即配合滋阴健脾益气药,以善其后。

3. 开窍法 开窍法即开通窍闭法,具有清心化痰、芳香透络、开闭通窍、祛瘀宣达之作用,可用于急症之痰浊内闭、热入心包、湿热上蒙、痰闭心脑之证。

(1)化瘀开窍:化瘀开窍是治疗急症热瘀闭阻心脑证的一种方法。温热病毒,内陷营血,络脉闭塞,血为邪滞,热搏为瘀,瘀热上冲,阻塞心脑,临床可见面色青滞,昏愦如迷,斑点隐隐,出血暗紫,唇青舌绛,六脉沉伏等。治宜化瘀通络,清心开窍。代表方如至宝丹等。其高热,昏迷、惊厥及现代医学之感染性休克、弥散性血管内凝血形成期等,可仿本法救治。

(2)清心开窍:清心开窍是治疗急症热闭心包证的一种方法。温热病邪,内陷营分,灼液为痰,痰热阻闭,包络被蒙,则发为热闭心包之证,临床可见神昏谵语,或昏愦不语,舌謇肢厥为特征。治宜清心开窍。代表方如安宫牛黄丸、紫雪丹、至宝丹。其高热、中暑、败血症等属热闭心包者可仿此法救治。

(3)化湿开窍:化湿开窍是治疗急症湿热酿痰,蒙蔽清窍证的一种方法。湿浊热邪,内阻气分,郁蒸不解,酿生痰浊,蒙蔽心脑,临床可见神识昏蒙,似清似寐,时或谵语,身热不退,舌苔黄腻,脉濡滑数等。治宜清热化湿,涤痰开窍。代表方如菖蒲郁金汤。其湿热内闭型高热、昏厥等急症,可仿此法施治。

(4)通关开窍:通关开窍是治疗急症痰厥猝然窍闭证的一种应急治法。昏厥有气、血、痰、食诸厥之分,其属于闭证实证者,多由气机运行突然逆乱,或挟痰上壅,清窍为之壅塞所致,临床可见猝然口噤气塞,人事不省,牙关紧闭,痰涎壅盛等。治宜通关开窍,搐鼻取嚏,急救醒神。代表方如通关散、通窍散。其急症暑痧、癫痫、痫病、中风痰厥等无出血倾向而属此证者可仿本法救治。

(5)涤痰开窍:涤痰开窍是治疗急症痰迷心窍等证的一种治法。若七情所伤,气机不畅,或感受湿浊,阻塞气机,以致痰凝气结,闭阻清窍,或肝气肝风挟痰上扰,壅闭经络,阻塞心窍,临床可见神志昏蒙,举止失常,或突然昏仆,不省人事,喉中痰鸣,舌苔白腻,脉缓或滑。治宜涤痰开窍,熄风镇惊。代表方如定痫丸。其痰浊内闭之昏迷、癫痫、痰气交阻之癔病等证,皆可参考此法施治。

注意事项:①开窍法多适用于邪实神昏的闭证,但临证还应结合病情,适当选用清热、泻下、凉肝、熄风、辟秽等法。②开窍剂的剂型大多是丸、散等成药,以便急救时立即应用,亦有制成注射液者,发挥作用更快。开窍剂都含有芳香挥发药物,应吞服、鼻饲或注射,不宜加热煎服。

4. 熄风法 熄风法具有平肝熄风、抑制痉厥等作用,主要用于急症热动肝风、肝阳化风、虚风内动、风痰阻窍、风

169

中经络等证。

(1)凉肝熄风:凉肝熄风是治疗急症热极生风证的一种治法。温热病毒,侵入气血,耗灼津液,内窜肝经,引动肝风,临床可见身热炽盛,头晕胀痛,手足躁扰,甚则瘛疭,角弓反张,舌红苔燥,脉象弦数等。治宜凉肝熄风。代表方如羚角钩藤汤。其高热、抽搐、败血症、感染性休克、尿毒症等病症,辨证属热极生风者皆可仿此法治疗。

(2)凉营熄风:凉营熄风是治疗急症营热动风证的一种方法。温热病邪,内陷营分,营阴灼伤,致使营热炽盛,窜及肝经,引动肝风,临床可见全身灼热,舌绛,斑疹隐隐,四肢抽搐,甚或角弓反张,牙关紧闭,神识昏迷,脉弦而数者。治宜清营泄热,凉肝熄风。代表方如清营汤加钩藤、丹皮、羚羊角或紫雪丹等。其暑厥、暑痫、高热等急症辨证属营热动风者可仿此法治疗。

(3)滋阴熄风:滋阴熄风是治疗急症真阴亏竭、虚风内动证的一种方法。温病久羁,灼烁真阴,真阴亏竭,肝失涵养,而致虚风内动者,临床可见手足蠕动,心中澹澹大动,甚或神倦瘛疭,热深厥深,唇干齿黑,脉虚舌绛等。治宜滋阴熄风。代表方如三甲复脉汤,大定风珠等。

(4)潜阳熄风:潜阳熄风是治疗急症阳亢化风证的一种方法。精血素亏,肝肾阴伤,肝阳上亢,亢极化风,或再挟痰挟火,上扰清空,致气血逆乱并走于上,临床可见头目眩晕,目胀耳鸣,以致猝然昏仆,舌强语謇,口眼㖞斜,半身不遂之中风危证。治宜滋阴潜阳,镇肝熄风。代表方如镇肝熄风汤。其中风、瘫痪、眩晕等急症辨证属阳亢化风者可仿本法施治。

(5)搜风通络:搜风通络是治疗急症风毒、风痰中络证的一种方法。外风中络,经络挛急,临床可见口眼骤然㖞斜,吐字不清,口角流涎,或误食毒物,毒中脏腑、经络而见肌肉瘫痪,震颤抽搐,昏迷惊厥,面部苦笑露齿,双目凝视者。治宜搜风通络,熄风化痰。代表方如牵正散。凡外风中络,中毒等急症见以上证候者可仿此法治疗。

注意事项:①风证同时见有神志不清者,须与开窍法配合使用;②各种风证慎用发汗、泻下、利水峻猛及过于温燥的药物,以免耗伤阴津,加重病情。

5. 固脱法 固脱法是针对虚脱证而提出的一种急救方法,具有益气回阳、滋阴救液等作用,可用于急症亡阳昏厥、元气暴脱、真阴卒竭等危重证型。

(1)回阳救逆:回阳救逆是治疗急症亡阳昏厥症的一种方法。心肾之阳,为人体阳气之根本,假若暴吐暴泻,亡缺真阳,或脏腑失调,阴盛阳衰,皆可导致心肾阳气衰竭,临床可见大汗淋漓,肌肤发凉,手足厥冷,神昏不语,脉微欲绝等危急证候。治宜回阳救逆。代表方如四逆汤、参附龙牡汤等。现代医学之感染性休克寒厥型、脑血管意外、心力衰竭、心肌梗死等属于阳气虚脱之急症,皆可宗此法加减救治。

(2)益气固脱:益气固脱是治疗急症气脱津亡证的一种方法。《难经·八难》云:"气者,人之根本也"。人体真元之气,具有推动、温煦、固摄、气化诸重要作用,若暴病气随津脱,或久病耗亡真气,临床可见气喘、自汗肤冷、昏厥脉微

等气脱危症。治宜益气固脱。代表方如独参汤或生脉散加减。急症呕吐、休克、暴泻、出血等属气脱者,皆可仿此法救治。

(3)滋阴固脱:滋阴固脱是治疗急症阴竭津脱或亡阴之证的一种方法。人体阴液有滋养脏腑、润泽肌肤、补益脑髓、化血成气的作用。设热病伤津耗液或大汗失血、吐泻伤阴以致阴津大亏,亡阴液脱,临床可见肌肤烁热,手足躁扰,汗出热黏,小便短少,舌干红少津,脉细数而疾等。治宜滋阴固脱。代表方如增液汤,或加减复脉汤。其感染性休克、中暑、暴泻、呕吐、出血等症属阴竭液脱者,可仿此法施治。

注意事项:①本法为正气内虚,滑脱不禁的病证而设,凡热病汗出,痢疾初起,伤食泄泻,火动遗精等,均不宜应用。②本法非治本之法,故应审证求因,标本兼顾,随证加减。

6. 化瘀法 化瘀法属于八法中消的范畴,具有散瘀止痛、疏通经脉、促进血行、祛瘀生新、破血消瘕、止血归经等作用。可根据瘀血形成因素及血瘀性质,权宜通变,广泛应用于急症发病过程所出现的各类瘀血证型。

(1)理气化瘀:理气化瘀是治疗急症气滞血瘀证的一种方法。气为血之帅,血为气之母,气行则血行,气滞则血凝。凡七情所致之气机不利,气滞血阻,结血为病者,临床可见胸痹心痛、肾绞痛、胁肋脘腹胀痛、舌紫暗、脉滞涩等。治宜理气行滞,化瘀止痛。代表方如血府逐瘀汤、延胡索散、丹参饮、冠心苏合丸、丹参注射剂等,其气滞血瘀之心绞痛、心肌梗死、胃脘痛、肾绞痛、胁肋部疼痛等症,皆可仿此法施治。

(2)回阳化瘀:回阳化瘀是治疗急症之阳衰寒凝、血瘀不通证的一种方法。寒邪属阴,凝滞易伤阳气,其性收引。若机体暴感寒邪,阳气剧伤,或大吐大泻,吐衄失血,阳随阴脱,或脏腑失调,真阳日衰,临床可见心胸短气,汗出肢冷,或大汗淋漓,神昏谵妄,四肢厥冷,唇绀面晦,舌青紫,脉微涩等。治宜回阳救逆,活血化瘀。代表方如急救回阳汤,参附龙牡汤加丹参、桂枝,以及参附、生脉、丹参注射剂等。其阳虚欲脱之心绞痛、心肌梗死,阴损及阳之感染性休克,急性胃肠炎所致之虚脱等症,皆可仿此法救治。

(3)清热化瘀:清热化瘀是治疗急症属热毒炽盛,搏血为瘀证的一种方法。温热病毒,深入营血,或血热壅盛,化火成毒,热毒熏蒸,凝血为瘀,临床可见高热不退,神识昏狂,甚或谵妄,各部出血,斑疹紫黑,舌质紫绛等。治宜泻火解毒,凉血化瘀。代表方如清营汤、犀角地黄汤、清瘟败毒饮、解毒活血汤等。其感染性休克弥散性血管内凝血形成期,高热邪入营血,败血症气血两燔,以及热入血室等急症,皆可参考此法救治。

(4)滋阴化瘀:滋阴化瘀是治疗急症阴血不足、血滞为瘀证的一种方法。热病后期,阴血亏竭,血滞不行,余邪留阻,气钝血涩,络脉凝瘀,或阴血素损,相火旺盛,煎炼阴血,以致成瘀,临床可见低热不退,神识昏蒙,肢体麻痹,或心烦躁扰,夜寐难安,身热不退,舌绛紫暗,脉象细涩等。治宜益阴养血,破滞通瘀,或退热除蒸,化瘀活血。代表方如吴又可三甲散或王清任血府逐瘀汤。其病血所致之发热或高

热,阴竭血滞之窍闭等症皆可仿此法加减治疗。

(5) 益气化瘀:益气化瘀是治疗急症气虚气脱、血滞为瘀的一种方法。若剧吐暴泻,大汗失血,气随阴伤可致温运失司,鼓动无力,血滞为瘀,形成气脱之危重症,临床可见多有头晕目眩,少气无力,自汗倦怠,甚或短气喘喝,自汗淋漓,四肢厥冷,神昏肤凉,面部青灰,舌紫暗,脉微涩等。治宜益气固脱,活血化瘀。代表方如生脉散加黄芪、丹参等。其休克之气脱型、心衰之气脱证等急症,可仿此法救治。

注意事项:①气滞则血瘀,气行则血行,血得温则行,遇寒则凝,适当配伍以增强化瘀的功效。②化瘀法,对孕妇不宜应用。

7. 涌吐法 涌吐法,即吐法。是根据"其高者,因而越之"的原则立法,运用涌吐药物为主组成,具有涌吐痰涎、宿食、毒物等作用,可用于急症中风痰涎壅盛,暴食停积胃脘,痰气阻结咽喉,误食毒物尚留胃中等证。代表方如瓜蒂散、盐汤探吐方、三圣散等,以及消毒鹅羽、手指探吐法等。

注意事项:①涌吐法易伤胃气,而且胸腹腔内压发生剧烈变化,故凡有出血倾向的患者或高血压、动脉硬化、动脉瘤、肺结核等患者禁用。孕妇及老弱患者必须使用吐法时,均宜酌情慎用。②使用涌吐剂后,如呕吐不止,可服生姜汁少许,或饮冷粥、冷开水等可以止吐。如仍不止的,应用特殊止吐药;服急救稀涎散或其他矿石类药呕吐不止的,可用甘草、贯众煎汤解之。③涌吐之后,要注意调理胃气,宜食用易于消化吸收的食物。

8. 通下法 通下法,即下法。具有泻下热结、导滞通腑、攻下寒实、通瘀破癥、峻泻积水之作用,可用于内科急症热结胃腑、毒蓄肠中、血蓄下焦、水饮内结、寒实阻塞诸证。

(1) 苦寒攻下:苦寒攻下是治疗急症之实热燥结或毒物内聚证的一种治法。外感热邪,内传阳明,热燥相结,肠实不通,下阻上蒸,临床可见潮热谵语,大便秘结,腹胀硬满,舌苔黄燥或焦黑起刺,脉沉实有力等。或误食毒物,内聚肠中,随见相应中毒症状者。治宜苦寒攻下,泻热通腑。代表方如大承气汤、小承气汤、调胃承气汤或单服番泻叶等。其高热、便秘中毒等急症属此证者可仿本法施治。

(2) 温通攻下:温通攻下是治疗急症便秘属寒实内结或食物中毒属寒结的一种治法。凡因贪食寒滞之品或阳衰阴结,真阳亏损,温煦无权,阴寒内生,凝结于肠,气机痞塞,二便不通者,临床可见猝然脘腹胀满剧痛,甚则面青气喘,口噤肢厥,苔白脉沉紧等,以及误食阴寒毒物,内聚胃肠见相应中毒症状者。治宜祛寒温中,辛热峻下。代表方如三物备急丸、温脾汤等。其冷秘、中毒等急症辨证同上者似可仿此法救治。

(3) 峻下逐水:峻下逐水是治疗急症水液结聚胸腹证的一种方法。六淫外袭、肺失宣肃、饮食不节、脾湿内聚、肾气亏虚,皆可使肺脾肾功能失调,水液代谢障碍,以致胸腹积水,气机阻滞,临床可见腹部硬满,痛不可近,干呕逆气,小便短少,大便秘结,苔滑腻,脉沉弦等。治宜峻下逐水。代表方如十枣汤、大陷胸汤等。

(4) 通下驱虫:通下驱虫是治疗蛔虫扰动证的一种治法。饮食不洁,损伤脾胃,酿生湿热,致使蛔虫内生,阻滞胃

肠,上窜胆道,发为胆道蛔虫症。临床可见右上腹阵发性剧痛,有钻顶感,伴有呕吐,甚则手足厥冷为特征。治宜利胆驱蛔,攻下通腑。代表方如利胆驱蛔汤或乌梅丸。

(5) 逐痰攻下:逐痰攻下是治疗急症实热顽痰、迷乱心神等证的一种治法。恼怒愤懑,不得宣泄,郁而化火,肝胆气逆,木火乘胃,津液被熬,痰火上扰,心脑被蒙,神志逆乱,临床可见神情抑郁,出言无序,或时悲时喜苦笑无常,或狂乱骂叫,舌苔厚腻,脉弦滑等。治宜逐痰理气,泻火攻下。代表方如滚痰丸、控涎丹等。其急症如癫狂属痰气郁结、痰火上扰者,可仿此法施治。

(6) 顺气通便:顺气通便是治疗"气秘"的一种方法。忧愁思虑,情志不舒,气机不畅或久卧少动,气机郁滞而使肠失传导,糟粕内停,形成便秘。治宜顺气导滞,通腑泻实。代表方如六磨汤加减。

(7) 润下通便:润下通便是治疗急症阴血亏竭、肠燥便秘的一种方法。热病久羁机体,耗灼阴液,或大病久病之后,阴血亏耗,致使大肠失润,燥粪内结,发为便秘,临床可见便秘,腹满,唇干咽燥,舌红少津,脉象细数等。治宜滋阴养血,润肠通便。代表方如增液承气汤、麻子仁丸等。急症便秘、发热等属此证者可仿本法施治。

(8) 补益通便:补益通便是治疗急症气阴两伤、肠有燥结证的一种方法。劳倦伤脾,化源不足,或病后、产后,年老体弱,气血两亏,气虚运转无力,血不润大肠,可致虚秘之证,临床可见便秘不通,心悸短气,疲乏无力,面色少华,动则汗出为甚,舌淡苔白,脉沉细弱等。代表方如新加黄龙汤、当归补血汤等。急症便秘属此证者可仿本方施治。

注意事项:①通下法适用于里实证,误之易损伤正气。凡邪在表或邪在半表半里一般不可下;阳明病腑未实者不可下;常年津枯便秘,或素体虚弱,阳气衰弱而大便艰难者,不宜峻下法;妇女妊娠或行经期间,皆应慎用下法。②下法以邪去为度,不宜过量,以防正气受伤。如大便已通,或痰、瘀、水、积已随泻解,则减量或停用下剂。

9. 解毒法 解毒法,是针对急性中毒而设立的一种特殊治法。具有解除毒物、清洁肠腑、疏通血脉、养阴扶正等作用。可用于多种食物或药物中毒后,而见发热、口干舌燥、心烦呕吐,甚则神昏谵语、小便黄浊等症者。

注意事项:在应用解毒法时,中药汤剂应大剂频服。至于接触性中毒患者,则要清洗皮肤,以防毒物继续吸收。铅中毒,可用生蜂蜜调和适量麻油和饴糖服用。地浆水是解一切鱼、肉、菜、果及药物、毒蕈中毒的良药。乙醇中毒,食醋及雪梨、橘红、青果、广柑、甘蔗、西瓜、鲜藕等瓜果和葛花、砂仁等药,皆可解其毒。盐卤中毒,可大量饮用生豆浆以解其毒。鲜羊血是解砒霜中毒的药物。

10. 渗湿利水法 渗湿利水法具有利水化湿、通淋泄浊作用,可用于急症水湿内停、湿浊留滞之证。

(1) 清热利水:清热利水是治疗急症之湿热壅塞、小便不利证的一种方法。湿热侵袭,流注下焦,蕴结膀胱,热炽湿蒸,气化失司,可发为癃闭、淋浊等症。临床可见小便量少,热赤不爽,或尿频涩痛,淋沥不畅,以至癃闭不通,少腹急结,舌红苔黄腻,脉数实等。治宜清热利湿,通淋泄浊。

169

代表方如八正散等。其小便不利、尿毒症、尿血等急症,辨证属湿热阻滞下焦膀胱者,可仿此法治疗。

(2)解毒利湿:解毒利湿是治疗急症湿热毒邪熏蒸肝胆证的一种方法。湿热病毒侵及脾胃,壅塞中焦,蕴结肝胆,或误食毒物,阻胃酿湿,生热化毒,熏灼肝胆,以致疏泄失司,三焦不利,湿浊不行,发为肝胆湿热者,临床可见高热、身黄、心烦呕逆、便秘尿赤、胸脘痞满,甚至神昏谵语、舌苔黄腻、脉弦滑数等。治宜清热解毒,利湿开窍。代表方如茵陈蒿汤、千金犀角散加减。急黄肝性脑病、中毒等急症,辨证属湿热温毒壅盛者,可仿此法治疗。

(3)温阳利水:温阳利水是治疗急症之阳衰阴盛、小便不利或浮肿的一种方法。肾阳不足,命门火衰,膀胱气化无权,致水湿内结,临床多见小便滴沥不爽,排出无力,面色㿠白,腰膝冷软,或因脾肾阳衰,水湿泛逆,外溢肌肤,上凌于心,阻遏心阳,临床可见心悸气喘,畏寒肢冷,面色晦暗,周身浮肿等。治宜补肾温阳,利水通窍。代表方如济生肾气丸、真武汤等。其心肾阳衰之心力衰竭、命门火衰之小便不利等急症,皆可仿此法治疗。

(4)攻下逐水:攻下逐水是治疗急症之湿浊内阻、气机壅滞、尿闭证的一种方法。温热浊邪内阻,三焦气化不利,气机壅滞不通以致湿浊停聚,郁久化热,闭塞二肠,熏蒸心包,临床可见尿少尿闭,大便秘结,呕恶厌食,头痛烦躁,甚则神昏抽搐,舌红苔腻,脉实有力者。治宜攻下逐水,破气通滞。代表方如疏凿饮子。其湿浊内阻之尿毒症等急症,可仿此法施治。

(5)通阳利水:通阳利水是治疗急症膀胱蓄水证的一种方法。外感时邪,稽留太阳,循经入腑,邪水相结,或肺、脾、肾、三焦功能失调,水液代谢障碍,致膀胱气化不行,皆可发为水蓄膀胱之证,临床可见小便不利,少腹急结,或暴泻如水,小便量少等。治宜通阳化气,分利水湿。代表方如五苓散。其小便不利、暴泻等急症,辨证属水湿内聚、气化失司者,可宗此法治疗。

注意事项:渗湿利水法使邪去为度,水湿过利则易伤阴,同时注意固护患者阴液。

11. 补益法 补益法也叫补法,是根据"虚则补之"的原则而立法,用补养强壮一类药物为主而组成,具有补益机体气血亏衰,阴阳不足,以治各种虚证的作用。

虚证有气虚、血虚、气血俱虚、阴虚、阳虚、阴阳两虚之不同,因此补益法应该分为补气补血、气血两补、补阴、补阳、阴阳双补等类。而急症中补法的运用,已于固脱诸法中述及,故不再赘述。

注意事项:①凡实证而表现虚证假象者禁补。②因气为血帅,血为气母。补气补血不能截然划分,补气时佐以养血,血充有助益气;补血时佐以益气,气旺可以生血。③因阴阳互根,补阴补阳亦不应截然划分,当宗张景岳"善补阳者,必于阴中求阳;善补阴者,必于阳中求阴"之旨。④根据五脏虚损不同,应分别脏腑确定补益,因脾为后天之本,气血生化之源,肾为先天之本,藏元阴元阳,故五脏之中应重点补益脾、肾两脏。⑤养血滋阴时,注意勿壅滞脾胃;益气助阳时,注意勿化燥伤阴。

12. 针灸及外治法

(1)针灸:针刺止痛,针刺救脱,或再配以灸法,救急疗效可靠,此将临床治急证常用穴位简要介绍如下,以供备急证参考。神昏:人中、内关、涌泉穴;心律不齐:神门、内关穴;高热:少商、大椎、合谷穴,或十宣放血;抽风:内关、太冲穴;血压过高或过低:内关、曲池穴;厥逆及脱症:足三里、三阴交穴,或艾灸百会穴;尿闭:复溜、归来穴;痰多:丰隆、太渊穴。

(2)外治法:中医外治法在中医急危重症的处理中同样起到至关重要的作用,以下介绍几种常用的外治法。①鼻疗:鼻疗是指将辛散走窜药物制成粉末并作用于鼻腔部位,通过经络通行起到治疗局部或全身疾病的一种治疗方法,在急危重症中可以起到快速控制疾病、缓解病情的作用,为下一步治疗争取时间和创造条件,如治疗中风急症(内闭)、喉风等。②外敷:外敷是把芳香、走窜药物制成极细粉末,并添加相应的辅料,固定于病痛部位,以达到减轻病痛或治疗疾病目的的一种方法,具体有贴敷药膏或中药外敷、熏洗等法,治疗虚寒或伤食胃痛或泄泻等,收效速捷。③灌肠:灌肠是将一定量的药液通过肛管,经直肠灌入结肠,保留一定时间,治疗疾病的一种方法,灌肠疗法吸收快,起效迅速,生物利用度高,一方面避免了上消化道食物、胃液等对药效影响,另一方面部分避免了肝脏的灭活,是中医救治急症等疾病的有效给药途径。

除以上中医外治法,在治急方面,还有火卒法、刮痧法等。中医外治法简便易行,使用安全,容易推广,毒副作用小,患者易于接受,临证时皆可灵活选用,以收速效。

本章简述了中医诊治中医急危重症的治则和常用治法,以及解表、开窍、熄风等十二法在临床上的具体应用。除此,尚需说明的是,中医治疗急危重症,目前的确还存在着一些亟待解决的问题,诸如一些政策措施、剂型、给药途径的革新等,有待今后共同努力、研究与提高。

(方邦江)

第 1 节　　高热

发热是以体温升高，或自觉发热为主的症状。发热作为临床常见症状，其病因多种多样，外感六淫、疫毒之邪，或因情志、劳倦所伤等所致诸种疾病，尤其是各种传染病、时行病、疮疡类疾病、内脏痈热类疾病均可导致发热。不论何种原因，以体温升高（39.1℃以上）为临床主要特征者，即称高热症。本症见于外感热病之发病过程中，也可见于内伤杂病中。

一、中医病因病机

外感发热多是六淫、疫疠之邪侵袭，人体不能战胜外邪而发病。正邪相争，风、暑、燥、火等阳邪易从火化，阳气亢奋，即"阳盛则热"；而寒、湿等阴邪易郁阻阳气的运行，即"郁阳发热"。六淫风寒邪毒乘人体正气之虚，卫外之阳不固而侵袭机体。在外感高热证的各个阶段，"阳郁"的病机贯穿疾病始终，成为高热不可忽视的主要矛盾。外感发热病变，病机以阳胜为主，进一步发展则化火伤阴，亦可因壮火食气而气阴两伤，若病势由气入营入血，或疫毒直陷营血，则会发生神昏、出血等危急变证。

1. 外感六淫　外感六淫由于气候反常，或人体调摄不慎，风、寒、暑、湿、燥、火乘虚侵袭人体而发为外感热病。六淫之中，以火热暑湿致外感发热为主要病邪，六淫间可以单独致病，亦可以两种以上病邪兼夹致病，如风寒、风热、湿热、风湿热等。外感发热病因的差异性，与季节、时令、气候、地区等因素有关。

2. 感受疫毒　疫毒又称戾气、异气，为一种特殊的病邪，致病力强，具有较强的季节性和传染性。疫疠之毒，其性猛烈，一旦感受疫毒，则起病急骤，传变迅速，卫表症状短暂，较快出现高热。

二、中医诊断与鉴别诊断

1. 中医诊断要点　①卫气同病证：壮热、口渴、心烦、汗出，伴有恶寒、身痛，舌苔薄白微黄或黄白相兼。②气分实热证：高热不恶寒，口渴、汗出，腹胀满，腹痛拒按，大便秘结或腹泻黄臭稀水，面赤，心烦，谵语，抽搐等。舌红苔黄燥或灰黑起刺，脉沉数有力。③气分湿热证：身热不扬，身重胸闷，腹部胀痛，渴不欲饮，小便不畅，大便不爽，或伴腹泻，舌苔黄白而厚腻，脉濡缓。④气营两燔证：壮热、烦渴、神志昏迷、斑疹隐约可见，舌绛苔黄燥等。如斑疹较多，或有吐血、衄血、便血，抽搐。

2. 中医鉴别诊断　①内伤发热，由脏腑之阴阳气血失调所致，热势高低不一，常见低热而有间歇，其发病缓，病程长，数周、数月以至数年，多伴有内伤久病虚性证候，如形体消瘦，面色少华，短气乏力，倦怠纳差，舌质淡，脉数无力，多为虚证或虚实夹杂之证。②真热假寒证：发热，且起病急，病情进展快，热势甚高，很快进入手足厥冷的假象，但身虽大寒，而反不欲近衣；口渴而喜冷饮；胸腹灼热，按之烙手；脉滑数，按之鼓指；苔黄燥起刺，或黑而干燥。尤以发热经过、胸腹灼热及舌苔为鉴别的重点。③真寒假热证：一般（也有例外）出现于慢性病或重病的过程中，身虽热，而反欲得衣被；口虽渴，但喜热饮；脉虽数，而不鼓指，按之乏力，或微细欲绝；苔虽黑，而润滑。尤以舌苔、脉象为鉴别的重点。

三、中医治疗

清热存阴为高热的基本治疗原则。清热有解表、清气、化湿、通下、开窍、熄风、清营凉血等法。

1. 卫气同病证

症状：壮热、口渴、心烦、汗出，伴有恶寒、身痛，舌苔薄白微黄或黄白相兼。

治法：清气透表。

代表方：银翘散合白虎汤。

常用药：连翘、银花、桔梗、薄荷、竹叶、生甘草、荆芥穗、淡豆豉、牛蒡子、鲜苇根、知母、石膏、粳米。

加减：头胀痛加桑叶、菊花，咳嗽痰多加杏仁、前胡、贝母，咽喉红肿疼痛加玄参、射干。

2. 气分实热证

症状：高热不恶寒，口渴，汗出，腹胀满，腹痛拒按，大便秘结或腹泻黄臭稀水，面赤，心烦，谵语，抽搐等。舌红苔黄燥或灰黑起刺，脉沉数有力。

治法：清气泻热。

代表方：麻杏石甘汤（白虎汤）合大柴胡汤。

常用药：麻黄、杏仁、生石膏、甘草、柴胡、大黄、黄芩、芍药、半夏、生姜、枳实、大枣。

加减：咳嗽痰多加杏仁、瓜蒌，热盛阴伤加沙参、麦冬、玄参，热盛气伤加人参。

3. 气分湿热证

症状：身热不扬，身重胸闷，腹部胀痛，渴不欲饮，小便不畅，大便不爽，或伴腹泻，舌苔黄白而厚腻，脉濡缓。

治法：补气养血。

代表方：甘露消毒丹。

常用药:滑石、黄芩、茵陈、藿香、连翘、石菖蒲、白蔻仁、薄荷、木通、射干、川贝母。

加减:暑热偏盛可加白虎汤或王氏清暑益气汤,胃肠湿热可合用葛根芩连汤,便赤白脓血加赤芍、白头翁、黄连,膀胱湿热加车前子、赤苓。肝胆湿热可选龙胆泻肝汤加减或合大柴胡汤。

4. 气营两燔证

症状:壮热、烦渴、神志昏迷、斑疹隐约可见,舌绛苔黄燥等。如斑疹较多,或有吐血、衄血、便血,抽搐。

治法:清气凉血。

代表方:清瘟败毒饮。

常用药:生石膏、生地黄、水牛角、生栀子、桔梗、黄芩、知母、赤芍、玄参、连翘、竹叶、甘草、丹皮。

加减:热极动风而抽搐加羚羊角末 0.3~0.6g(冲服)、钩藤、菊花;腑实便秘加生大黄、芒硝(分冲);疹透不畅加蝉衣;吐衄血明显加白芨粉、侧柏叶、茜草;尿血加白茅根。

(方邦江)

第 2 节　呼吸困难

呼吸困难属于中医"暴喘"的范畴,包括呼吸困难,呼吸急促深快,或变慢变浅,甚则出现潮式或间歇性不规则呼吸。呼吸衰竭是喘证中的急危重症,发病急骤,病势凶险,证候复杂多变。现代医学中的急性呼吸衰竭、急性呼吸窘迫综合征、急性左心衰竭、急性肺水肿、急性肺栓塞可参考本节辨证施治。

一、中医病因病机

1. 邪气伤肺　邪气由口鼻、皮毛侵入人体,可直接阻遏于肺,使肺不得宣降;或内犯五脏,以致阴阳受损,功能障碍,累及肺脏;或内生痰湿瘀血,首先殃及肺脏,邪毒壅肺,宗气大衰,发为本病。邪气常易引动肝风,蒙蔽心窍,扰乱心神,瘀阻心脉,出现神蒙窍闭,邪陷风动,呼吸衰竭之证。

2. 创伤瘀毒　重创伤肺,瘀血留滞,阻遏肺气,宣降失职;或烧伤、疮毒,邪毒壅肺,呼吸受阻。肺与大肠相表里,热毒入里内结,腑气不通,浊气不得下泄而上熏于肺,肺气升降不利,呼吸困难,发为本病。

3. 心体受损　风湿痹阻,痰瘀心脉,阴虚阳亢,致心体受损,又复感外邪,或情志失调,或饮食失节,或劳累过度,或治疗失当,再伤脏真,心之气血阴阳进一步受损,脏腑功能严重失调,血脉通行受阻,水湿瘀血内停而发病。心气耗伤,阳虚不化,致气滞血瘀,阳虚水泛,上凌心肺,则出现心悸怔忡,咳喘倚息不得平卧,口唇、爪甲青紫,咳泡沫痰。严重者心肾阳气俱虚,阳虚欲脱,而出现烦躁,大汗淋漓,厥脱猝死等喘脱危候。

二、中医诊断与鉴别诊断

1. 中医诊断要点　①气营两燔,阳明腑实:呼吸急促,

壮热躁动或呕血黑便,或大便秘结,或腹胀,或神昏谵语。舌红或红绛或紫暗,舌苔厚腻或焦燥,脉沉实。②正虚邪盛:呼吸气促,高热渐退,汗出渐多。神疲倦怠,甚则神昏日重,四末不温。舌质逐渐开始变淡,苔腻及水滑苔渐现,出现虚脉。③痰饮凌心:呼吸急促,动则喘甚,咳吐痰涎,形寒肢冷,口干渴不欲饮,舌质暗淡有齿痕,舌苔水滑或白腻水滑,脉沉细或结代。④痰瘀壅肺:喘促,不能平卧,咳嗽痰多,胸闷痛如窒,或痰中带血,神疲乏力,心悸,汗出,面色晦暗,下肢青筋显露,足肿,舌质暗淡,苔白腻,脉沉或弦数。⑤正虚欲脱:呼吸急促,神志淡漠,声低息微,汗漏不止,四肢微冷,或突然大汗不止,或汗出如油,神情恍惚,四肢逆冷,二便失禁。

2. 中医鉴别诊断要点　①脱证:脱证患者亦常有息微气促、汗出淋漓等症状。但脱证是多种病因导致的气血阴阳受损、脏气受伤、阴阳不维系、欲脱欲离、络脉俱竭的急危病症临床以面色苍白、四肢厥逆、汗出淋漓、目合口开、二便自遗、脉微欲绝或乱、神情淡漠或烦躁,甚则不省人事为特征。呼吸衰竭过程中,可出现脱证,应及时抢救。②神昏:神昏患者亦常有喉间痰鸣、气息急促等症状。但神昏是多种原因引起的,以心脑受邪、窍络不通、神明被蒙为病理变化,以意识不清、不省人事为特征的急危重症。呼吸衰竭过程中可出现神昏变证,应及时抢救。

三、中医治疗

急性呼吸窘迫综合征的治疗主要为清热解毒,凉血化瘀,益气扶正,通腑泻下;急性左心衰竭的治疗主要为益气温阳,活血利水;急性肺血栓栓塞的治疗主要为活血化瘀,化痰平喘。

1. 气营两燔,阳明腑实

症状:呼吸急促,壮热躁动或呕血黑便,或大便秘结,或腹胀,或神昏谵语。舌红或红绛或紫暗,舌苔厚腻或较燥,脉沉实。

治法:解毒清营,凉血通腑。

代表方:犀角地黄汤合承气类方。

常用药:水牛角、生地黄、赤芍、丹皮、生大黄、枳实、芒硝。

加减:阳明腑实重用大黄;瘀血明显者可加用地鳖虫、水蛭;神昏者合用安宫牛黄丸。中成药可用血必净注射液、醒脑静注射液。

2. 正虚邪盛

症状:呼吸急促,高热渐退,汗出渐多。神疲倦怠,甚则神昏日重,四末不温。舌质逐渐开始变淡,苔腻及水滑苔渐现,出现虚脉。

治法:扶正祛邪。

代表方:生脉散合犀角地黄汤。

常用药:党参、麦冬、五味子、水牛角、金银花、赤芍、丹皮。

中药注射剂可用生脉注射液、参附注射液。

3. 痰饮凌心

症状:呼吸急促,动则喘甚,咳吐痰涎,形寒肢冷,口干

渴不欲饮,舌质暗淡有齿痕,舌苔水滑或白腻水滑,脉沉细或结代。

治法:豁痰利水,泻肺平喘。

代表方:真武汤或葶苈大枣泻肺汤。

常用药:制附片、赤芍、茯苓、炒白术、炙甘草、生姜、葶苈子、大枣。

中成药可用参附注射液静脉滴注。

4. 痰瘀壅肺

症状:喘促,不能平卧,咳嗽痰多,胸闷痛如窒,或痰中带血,神疲乏力,心悸,汗出,面色晦暗,下肢青筋显露,足肿,舌质暗淡,苔白腻,脉沉或弦数。

治法:化痰定喘,破血通脉。

代表方:定喘汤合桃核承气汤。

常用药:人参、紫菀、炒白术、杏仁、陈皮、胆南星、款冬花、制半夏、茯苓、炙麻黄、桃仁、红花、地龙、大黄、芒硝、苏木、川芎。

5. 正虚欲脱

症状:呼吸急促,神志淡漠,声低息微,汗漏不止,四肢微冷,或突然大汗不止,或汗出如油,神情恍惚,四肢逆冷,二便失禁。

治法:扶正固脱。

代表方:生脉散合参附汤。

常用药:人参、麦冬、五味子、山萸肉、制附子。

中药注射液益气养阴可以用生脉注射液,回阳固脱可用参附注射液。

(方邦江)

第3节　意识障碍

意识障碍属于中医"神昏"的范畴,是由于外感六淫或疫毒、饮食不节、五志过极、中毒、外伤、久病劳损等因,以致毒热内蕴、痰浊瘀血内阻、心阳虚衰、亡液失精、气血阴阳耗伤等导致的心脑受邪,神明被蒙,或窍络失养,神明失主,临床以神识不清,甚则昏不知人、呼之不应为主症的急危重病证。首载于宋代《许叔微医案》:"神昏,嗜睡,多困,谵语,不得眠。"金代成无己《伤寒明理论》亦有阐述"真气昏乱,神识不清,神昏不知所以然。"中医文献中还有"昏迷""昏蒙""昏冒""昏厥"和"谵昏"等名,均属神昏的范畴。神昏的深度常与疾病的严重程度有关,临床上按神昏的浅深程度分为四个层次,依次为神识恍惚、神志迷蒙、昏迷、昏愦。神识恍惚:先见情感淡漠或情绪烦躁,继而辨知事物不清,恍恍惚惚,但强呼之可应,回答问题已不够准确。神志迷蒙:为嗜睡朦胧状态,强呼之可醒,旋即昏昏入睡。昏迷:呼之不应,不省人事,二便常难以自制。昏愦:即昏迷之甚,不仅呼之不应,对各种刺激也无反应,常常伴目正睛圆、口张目合、舌卷囊缩、汗出脚冷、手撒遗尿、鼻鼾喘促或气息微弱等绝证。

一、中医病因病机

神昏在外感发热、中风、厥脱、浮肿、消渴、肺胀等疾病发展到严重阶段均可出现,是疾病危重的重要指标。神昏的病因有外感内伤之分,其病必犯心、脑而成。心主神明,脑为元神之府,清窍之所在,主精神意识和思维活动。其基本病机为外感时疫、热毒内攻,或内伤痰火,阴阳气血逆乱,导致邪气蒙扰神窍,神明失司,或元气败绝,神明散乱。本病虽病机复杂,表现多端,一般热毒、痰浊、风阳、瘀血等阻塞清窍,导致阴阳逆乱,神明蒙蔽者,为闭证属实。闭证以神昏、牙关紧闭、两手握固、面赤气粗、痰声拽锯等为特征。凡气血亏耗、阴阳衰竭、不相维系、清窍失养、神无所倚而神昏者,多为脱证属虚。脱证以神昏、四肢厥冷、汗出、目合、口开、鼾声、手撒、遗尿等为特征。但如属痰浊壅盛,内蒙清窍,又兼气血耗散,神不守舍,以致神昏者,乃为内闭外脱的虚实兼见之证。

1. 热陷心包　外感温热疫毒,热毒火盛,燔灼营血,内陷心包;或风热壅肺,邪热壅滞上焦,热毒逆传心包,扰乱神明,神失所司,遂成神昏。

2. 痰浊蒙窍　饮食不节,嗜食酒酪肥甘,损伤脾胃,脾失健运,湿邪内盛,聚而成痰,痰湿上蒙清窍;或痰郁化热,痰火上蒙,神失所用,发为神昏。

3. 风火内闭　情志不遂,肝失疏泄,木失条达之性,郁而化火,肝火动风,可致风火内闭而神昏;又有素体肝肾阴虚,肝阳偏亢,在五志过极,心火偏旺,肝阳暴亢之时,以致阴虚阳实,阳热上干,风阳攻冲而致神昏;若肝乘脾土,痰湿内盛,常风火夹痰,上犯清窍而成神昏。

4. 正气亏虚　素体羸弱,或重病久病不愈,或邪已去而正将亡,表现为阳气欲脱,或真阴欲绝的昏迷脱证;亦有因外感时邪侵犯心包,上蒙清窍而致神昏闭证,因邪气内闭日久,正气耗散,由闭证转为脱证。正气亏虚主要表现为失血过多,或高热大汗、吐下频作等所致的阴血亏虚;或气随血脱,或阴损及阳等所致的阳虚证。

二、中医诊断及鉴别诊断

1. 中医诊断要点

(1)邪毒内闭:神昏,高热,烦躁,二便闭结,舌红或绛,苔厚腻或黄或白,脉沉实有力。

(2)内闭外脱:神志昏迷,面色苍白,身热,肢厥,呼吸气粗,目闭口开,二便失禁,汗出黏冷,舌红或淡红,脉虚数无力,或微欲绝。

(3)脱证:①亡阴,神志不清,面色苍白或潮红,发热烦躁,汗多如油,手足温,舌干红少苔,脉虚细而疾。②亡阳,神志昏迷,面色㿠白,口唇暗黑,四肢厥逆,畏寒蜷卧,气促息微,冷汗如珠,尿少或遗尿,下利清谷,舌淡苔白润,脉沉微绝。

2. 中医鉴别诊断要点　①厥证:以突然昏仆、不省人事、四肢厥冷、面色苍白,但短期内可逐渐苏醒为特征。实证居多。脱证常有大汗淋漓,目合口开,二便失禁,脉微或

170

伏,不一定有昏仆,四肢厥冷。厥脱可以同时出现。②中风:发病年龄多在 40 岁以上,急性起病,以突然昏仆、半身不遂、言语不利、口舌歪斜为主要表现。③痴呆:是由髓减脑消,神机失用所导致的一种神志异常的疾病,临床以呆傻愚笨、智能低下、善忘等为主要表现。

三、中医治疗

1. 中医辨证救治　本病属内科急危症,本病之治疗,闭证以开闭通窍为主,脱证则以回阳固脱、救阴敛阳为主要法则。

(1)闭证

1)热陷心包。症状:高热神昏,烦躁谵语,面赤气粗,或有抽搐,小便黄赤。舌红绛而干,苔黄或焦黄,脉滑数。治法:清心开窍,泄热护阴。代表方:清营汤。常用药:水牛角(先煎)、生地黄、玄参、麦冬、丹参、连翘、竹叶心、黄连、甘草。加减:抽搐者加羚羊角(先煎)、钩藤、地龙;大便秘结者加大黄、芒硝、枳实、厚朴;痰热盛者加竹沥、石菖蒲、天竺黄、胆南星;烦躁甚者加紫雪丹《太平惠民和剂局方》。

2)痰热扰神。症状:发热,神昏,口渴欲饮,或烦躁不宁,狂躁妄动,咳吐黄痰,舌红,苔黄腻,脉滑数。治法:清热化痰,开窍醒神。代表方:黄连温胆汤。常用药:黄连、竹茹、半夏、生姜、枳实、陈皮、茯苓、大枣、甘草。加减:大便秘结者加大黄、芒硝、瓜蒌;夹有淤血者加桃仁、红花;热甚动血者加生地黄、玄参、赤芍。

3)风火内闭。症状:平时眩晕头痛,口苦,突然昏倒,不省人事,牙关紧闭,口噤不开,两手握固,大小便闭,肢体强痉,鼾声时作。舌苔黄而少津,脉弦滑而数。治法:辛凉开窍,清肝熄风。代表方:羚羊钩藤汤。常用药:羚羊角(锉末冲服)、龟板、石决明、钩藤、菊花、夏枯草、生地黄、白芍、黄芩、天竺黄。加减:腹胀便秘者,加大黄、枳实、芒硝;肢体抽搐者,加全蝎、地龙、僵蚕;烦躁甚者,加胆南星、栀子。

(2)脱证

1)亡阳。症状:神志昏迷,目合口开,鼻鼾息微,手撒肢厥,大汗淋漓,面色苍白,二便自遗,唇舌淡润,甚则口唇青紫,脉微欲绝。治法:回阳救逆固脱。代表方:参附汤。常用药:人参、制附子。加减:大汗淋漓者,可加生龙骨、生牡蛎;面色泛红、烦躁不安者为阴盛格阳,加童便、猪胆汁。

2)亡阴。症状:神志昏迷,面色苍白或潮红,发热烦躁,汗多如油,手足温,舌干红少苔,脉虚数。治法:救阴敛阳固脱。代表方:生脉散。常用药:人参、麦冬、五味子。加减:汗多者可加山茱萸、龙骨、牡蛎;泻利不止者可加粟壳止泻。

2. 针灸治疗　针灸可选三棱针疗法:十宣、大椎、陶道穴、刺血;体针疗法:常用穴位为手十二井穴、百会、水沟、涌泉、神阙、承浆、关元、四神聪穴。可用强刺激,多用泻法。脱证可选用生脉注射液或参麦注射液、参附注射液,若亡阴神昏,针刺着重补涌泉、关元、绝骨穴,其余诸穴平补平泻。若阴阳俱亡,则用凉泻法针刺涌泉,加灸神阙穴。若亡阳神昏,重灸神阙,温针关元,用烧山火针刺涌泉、足三里穴,其余诸穴平补平泻。

(方邦江)

第 4 节　胸痛

胸痛属于中医"真心痛"范畴,是指心脉骤然瘀塞不通而致心胸剧痛的疾病。临床表现为剧痛不止,烦躁不安,恐惧不宁,心悸怔忡,肢冷汗出,甚则唇舌爪甲青紫,神昧不清,脉微细欲绝,乃至厥脱猝死。本病记载首见于《难经·六十难》云:"其五脏气相干,名厥心痛……其痛甚,但在心,手足青者即名真心痛。其真心痛者,旦发夕死,夕发旦死"。

现代医学的急性冠脉综合征可参照本节内容进行辨证救治。急性冠脉综合征(ACS)是以冠状动脉粥样硬化斑块破裂或侵袭,继发完全或不完全闭塞性血栓形成为病理基础的一组临床综合征,包括急性 ST 段抬高心肌梗死(STEMI)、急性非 ST 段抬高心肌梗死(NSTEMI)和不稳定型心绞痛(UAP),后两者又合称为非 ST 段抬高急性冠脉综合征(NSTE-ACS)。

一、中医病因病机

本病多因年老久病,久坐少动,情志失调,饮食不节,以致心脉不利,复加大寒犯心,紧张郁怒,饱食肥甘,劳倦太过而促发。亦有无明显诱因而骤发者。

基本病机不外乎"不通则痛"和"不荣则痛",有时两者常相兼为病,相互影响。

心脉瘀塞,气血凝滞,不通则痛,属标实本虚之候。标实为气滞、血瘀、痰阻、寒凝闭阻心脉,不通则痛;本虚为气血阴阳亏虚,阳气虚衰,失于温运,阴血不足,失于濡润,心脉失养,心体受损,不荣则痛。

病初多以邪实为主,继而正伤,虚实夹杂,易见大实大虚之候;重症患者因心不运血,神明失主,正气败绝,而见阳亡阴竭危象。恢复期多以虚为主,病位在心,涉及肾、脾(胃)、肺、肝。

二、中医诊断与鉴别诊断

1. 中医诊断要点　①寒凝血瘀证:心胸剧痛,引及肩背,受寒加重,心悸气短,手足欠温,畏寒口淡,面色多青,唇舌淡紫,脉沉细或迟。②痰阻血瘀证:胸中闷痛,气短痰多,恶心欲吐,口中黏腻,头晕乏力,舌质深红,或隐青,舌体胖大,有齿痕,苔白滑或白腻,脉滑、数或涩。③气滞血瘀证:心胸闷胀刺痛,或痛如刀绞,引及肩背,痛甚则汗出,爪甲口唇青紫,舌质暗,有紫气,或见瘀点瘀斑,脉细弦或涩或结代。④阳虚气脱证:心胸闷痛,四肢厥冷,手足爪甲青紫或淡白,大汗淋漓,或喘促不宁,或怔忡不安,神情淡漠或模糊不清,舌淡紫或舌红少津,脉微细欲绝或细数不清。

2. 中医鉴别诊断要点　①厥心痛:厥心痛与真心痛均属卒心痛范畴,但前者病情相对较轻,疼痛多能在数秒至 15 分钟内缓解;真心痛疼痛持续时间较长,可达数小时或数天,休息和含用药物多不能缓解,常伴有烦躁不安、出汗、恐惧,或有濒死感。②急性腹痛:疼痛部位不典型的真心痛应

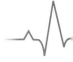

与脾心痛、胆胀等疼痛剧烈时相鉴别,这类疾病多有明显的消化道症状,疼痛部位多在胃脘部或偏右上腹,而无胸闷、心悸等表现,心电图检查多无异常发现。真心痛多有心电图异常。

三、中医治疗

1. 中医辨证救治 针对本病的主要病机,活血通络应贯穿始终,及时疏通血脉,挽救心肌;兼以祛寒、化痰、理气、补虚等治法。

(1)寒凝血瘀证:心胸剧痛,引及肩背,受寒加重,心悸气短,手足欠温,畏寒口淡,面色多青,唇舌淡紫,脉沉细或迟。

治法:温阳祛寒,活血通络。

代表方:当归四逆汤合桂枝加附子汤。

常用药:当归、桂枝、通草、细辛、白芍、干姜、炙甘草、附子、大枣。

加减:寒甚痛剧者可合乌头赤石脂丸;痛厥气闭神昏者,合用苏合香丸;血瘀重者可合失笑散、三七、水蛭等。

(2)痰阻血瘀证:胸中闷痛,气短痰多,恶心欲吐,口中黏腻,头晕乏力,舌质深红,或隐青,舌体胖大,有齿痕,苔白滑或白腻,脉滑、数或涩。

治法:豁痰理气,通络止痛。

代表方:瓜蒌薤白半夏汤合大七气汤。

常用药:全瓜蒌、薤白、法半夏、三棱、莪术、青皮、陈皮、藿香、香附。

加减:血瘀重者可合失笑散、水蛭;大便秘结者,重用瓜蒌仁,加大黄通便。

(3)气滞血瘀证:心胸闷胀刺痛,或痛如刀绞,引及肩背,痛甚则汗出,爪甲口唇青紫,舌质暗,有紫气,或见瘀点瘀斑,脉细弦或涩或结代。

治法:理气止痛,活血通络。

代表方:血府逐瘀汤合丹参饮。

常用药:桃仁、红花、熟地黄、白芍、当归、川芎、柴胡、枳壳、炙甘草、牛膝、桔梗、丹参、檀香、砂仁。

加减:疼痛明显,可合失笑散、乳香、没药以活血化瘀散结止痛;瘀血明显加三棱、莪术、三七、水蛭等;大便秘结者,可合麻子仁丸。

(4)阳虚气脱证:心胸闷痛,四肢厥冷,手足爪甲青紫或淡白,大汗淋漓,或喘促不宁,或怔忡不宁,神情淡漠或模糊不清,舌淡紫或舌红少津,脉微细欲绝或细数不清。

治法:回阳救逆,益气固脱。

代表方:四逆汤合保元汤。

常用药:附子、干姜、炙甘草、人参、黄芪、肉桂。

加减:阴竭者加生脉饮;汗出不止加山茱萸、龙骨、牡蛎、五味子。

2. 常用中成药治疗

(1)速效救心丸:活血理气止痛,每次4~6粒,含服,1日3次,重者每次10~15粒。

(2)冠心苏合丸:理气宽胸止痛,每次1~2粒,口服,1日3次,适合气滞偏重者。

(3)麝香保心丸:芳香温通,益气强心,每次1~2粒,口服,1日3次。

(4)苏冰滴丸:芳香开窍,理气止痛。每次2~4粒,含服或吞服,1日3次,可迅速缓解疼痛,适合气滞明显的患者。

(5)中药注射剂:可辨证选用丹参注射液、复方丹参注射液、川芎嗪注射液、注射用血塞通、谷红注射液等活血化瘀类药物,适当稀释后使用;也可辨证选用参麦注射液60~100ml、生脉注射液20~60ml、参附注射液60~100ml、黄芪注射液10~20ml等温阳益气养阴类药物,适当稀释后使用。

(方邦江)

第5节 休克

休克属于中医"脱证"范畴,是因邪毒侵扰、脏腑败伤、气血受损、阴阳互不维系所致的以突然汗出、目合口开、二便自遗,甚则神昏为主要表现的急危病症"脱"之名源自《灵枢·血络论》:"阴阳之气,其新相得而未合和,因而泻之,则阴阳俱脱,表里相离,故脱色而苍苍然"。本病为元气不足,营卫失和,邪毒内侵,或伤津耗液,损精亏血,脱气亡阳,以致五脏败伤,阴枯于下,阳尽于上,上引下竭,阴阳互不相抱,五络俱衰。属急危重症。

一、中医病因病机

从中医临床角度来看,本证都有正气亏虚之象,如精神萎软、气短懒言、面色㿠白、汗出肢冷、脉微欲绝等。因此本证的病理基础是虚证,加之外感六淫、内生痰瘀之邪,邪毒伤正,正气大亏,气机逆乱,致使脏腑功能为之闭塞。

1. 外感六淫 外感六淫邪气,尤其是火热暑邪,最易炽盛猖獗而耗散正气,亡竭津液而致脱证,本证多见于感染引起的分布性休克。

2. 脉络受损 外伤或脏腑病变导致的脉络受损,血溢脉外,量多不止,亡失阴血,气随血脱失精而致脱证,本证多见于外伤失血引起的容量不足性休克。

3. 大汗大下 病邪势盛,或正气不固,或过用发汗吐下,致使津液亡失,气无所载而致脱证,本证多见于各种原因脱水引起的容量不足性休克。

4. 情志刺激 大怒、大恐、惊恐、疼痛等强烈刺激亦可导致脱证。本证多见于分布性休克。

5. 元气虚损 久病耗血伤气,或房事不节、肾精亏耗,或劳力过度,心神暗伤,则正气已虚,再遇邪实则正气更虚而致脱证。本证可见于各种类型休克。

二、中医诊断与鉴别诊断

1. 中医诊断要点 ①气脱:神志淡漠,声低息微,倦怠乏力,汗漏不止,四肢微冷,舌淡,苔白润,脉微弱。②阴脱:神情恍惚,面色潮红,口干欲饮,皮肤干燥而皱,舌红而干,脉微细数。③阳脱:神志淡漠,声低息微,汗漏不止,四肢微冷、舌淡、苔白润、脉微弱。甚者突然大汗不止或汗出如油。神情恍惚,四肢逆冷,二便失禁,舌卷而颤,脉微欲绝。

2. 中医鉴别诊断要点 ①神昏:以神志不清为特征,可突然出现,更常见于慢性疾病过程中渐次出现,多见于内科杂病危重阶段,发病前可有头昏、恶心、呕吐、心慌、气急、肢麻、偏瘫、尿少、尿闭、浮肿等症状。②厥证:以突然昏仆、不省人事,四肢厥冷,面色苍白,但短期内可逐渐苏醒为特征。实证居多。脱证常有大汗淋漓、目合口开、二便失禁、脉微或伏,不一定有昏仆、四肢厥冷。厥脱可以同时出现。③中风:发病年龄多在 40 岁以上,急性起病,以突然昏仆、半身不遂、言语不利、口舌歪斜为主症。

三、中医治疗

1. 中医辨证救治 本病属内科急危症,为阴枯阳竭、阴阳不相维系之象。治疗上应益气回阳救阴,急固其本。

(1)气脱

症状:眩晕昏仆,面色苍白,呼吸微弱,汗出肢冷,舌淡,脉沉细微。

治法:益气固脱。

代表方:四味回阳饮。

常用药:人参、附子、炮姜、甘草。

加减:汗出量多者加黄芪、牡蛎、白术以固表止汗,汗出不止者加龙骨、牡蛎固摄;心悸不安者加远志、柏子仁养心安神。

(2)液脱

症状:大汗、大吐或大下后,面色苍白,精神萎靡,肢软无力,心慌动悸,舌淡,脉细数。

治法:养阴增液。

代表方:增液汤合生脉散。

常用药:麦冬、生地黄、玄参、人参、五味子。

加减:口渴者可加用五汁饮;心悸明显者可加用天门冬、白芍、酸枣仁、夜交藤、柏子仁等;泻利不止者可加粟壳止泻;呕吐明显者可加半夏、生姜;汗出不止者可加浮小麦、碧桃干、牡蛎止汗。

(3)血脱

症状:呕血、咯血、便血或外伤出血量多,突然昏厥,面色苍白,口唇失华,四肢颤抖,眼窝深陷,自汗肤冷,呼吸微弱,舌质淡,脉芤或细数微软。

治法:补气养血。

代表方:人参养荣汤。

常用药:人参、甘草、当归、白芍、熟地黄、肉桂、大枣、黄芪、白术、茯苓、五味子、远志、橘皮、生姜。

加减:出血不止者可加仙鹤草、藕节、侧柏叶止血;若呼吸微弱、冷汗不止者可加附子、干姜温阳;心悸不寐者可加远志、龙眼肉、阿胶、酸枣仁安神;口干津亏者可加麦冬、沙参、玉竹、北沙参以养胃生津。

(4)亡阴

症状:面色苍白或潮红,发热烦躁,心悸多汗其汗热如油,口渴喜饮,尿少色黄,肢厥不温,舌干红少苔,脉虚细而疾,或沉微欲绝。

治法:救阴固脱。

代表方:参麦饮。

常用药:人参、麦冬。

加减:身热颧红,手足心热甚于手足背,口干咽燥,神倦欲眠,或心中震震,舌绛少苔,脉虚细或结代等可用加减复脉汤。

(5)阳脱

症状:面色㿠白,口唇晦暗,四肢厥逆,畏寒蜷卧,气促息微,冷汗如珠,神情淡漠,精神萎靡,尿少或遗尿,下利清谷,舌淡苔白润,脉沉微绝。

治法:回阳固脱。

代表方:参附汤。

常用药:人参、附子。

加减:寒象明显者加干姜、吴茱萸温阳固摄。病程中见面色泛红、烦躁不安者为阴盛格阳,需加童便、猪胆汁以收敛阳气。

(6)阴阳俱脱

症状:神志昏迷,目呆口张,瞳仁散大,喉中痰鸣,气少息促,汗出如油,舌卷囊缩,周身俱冷,二便失禁,脉微欲绝。

治法:温阳救阴。

代表方:参附汤合生脉散。

常用药:人参、附子、麦冬、五味子。

2. 针灸治疗 益气养阴固脱,可选用生脉注射液或参麦注射液,或独参汤、生脉散煎汤鼻饲。针灸可选内关、大陵。留针 30~60 分钟,15 分钟行针 1 次;也可选主穴素髎、内关,配穴少冲、少泽、中冲、涌泉。中度刺激,持续留针,间接捻转,至神志转清,血压回升出针。益气回阳固脱,可选用参附注射液,或参附汤、四逆汤煎汤鼻饲,针灸多取百会、长强以提振阳气;人中、合谷、涌泉以醒脑开窍;内关透外关、华佗夹脊穴、膻中、间使、神门、三阴交、阴陵泉等穴,留针 10 分钟,中强刺激,以疏通经络,燮理阴阳。灸气海、关元 3~5 壮,以回阳固脱。

(方邦江)

第 6 节　脓毒症

脓毒症(sepsis)是由感染失控引起的宿主反应导致的危及生命的器官功能障碍,属于祖国医学"外感热病""脱证""血证""暴喘""神昏"和"脏竭症"等范畴。其发生主要由于身体正气不足,外邪入侵,入里化热,耗气伤阴;正气虚弱,毒邪内陷,络脉气血运行不畅,导致毒热、瘀血、痰浊内阻,瘀阻脉络,进而令各脏器受邪而损伤。脓毒症治疗的要旨是在脓毒症初期截断其病势,防止向脓毒症休克方向发展,这与《黄帝内经》提出的"治未病"理论不谋而合。我国从 20 世纪 70 年代起,就出现了以王今达教授为代表的中西医结合学者,通过大量的临床研究,提出了对严重感染应采用"细菌 - 毒素 - 炎症介质"并治的学说,总结了脓毒症治疗的"三证三法":热证用清热解毒法、瘀

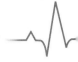

证用活血化瘀法、虚证用扶正固本法。其中热证又分热邪之轻重、病位之浅深、病势之缓急,并结合具体脏腑进行分型治疗;瘀证分病情轻重,虚证分阴虚阳虚,分别予以不同治疗。

一、中医病因病机

脓毒症的发生病因不外乎内因(正气不足)和外因(邪毒侵入)。①内因:正气虚弱,抗邪无力,正虚邪恋,邪毒阻滞,气机逆乱,脏腑功能失调。②外因:外感六淫、戾气、虫兽、金刃、毒物等侵袭机体,正邪交争,耗伤正气,邪毒阻滞,正虚邪实,气机逆乱,脏腑功能失调。

脓毒症的发生主要责之于正气虚弱,邪毒入侵,正邪相争,入里化热,热毒炽盛;耗气伤阴,正气不足,毒邪内蕴,内陷营血,络脉气血营卫运行不畅,导致瘀热、瘀血、痰浊内阻,瘀滞脉络,进而令各器官受邪而损伤,引发本病,其基本病机是正虚毒损,毒热、瘀血、痰浊瘀滞脉络,气机逆乱,脏腑功能失调,邪实未去、正气已虚;病机特点为本虚标实。

二、中医治疗

1. 中医辨证救治 脓毒症的辨证应当遵循六经辨证、卫气营血辨证,六经相传、卫气营血相传与脓毒症的发展相似,六经辨证是脓毒症辨证论治的基本辨证体系,卫气营血辨证是六经辨证的补充。但是脓毒症并不是一个病,而是一个临床综合征,它可因多种疾病而引发。为了更好地指导临床,王今达教授提出了著名的"三证三法",即把脓毒症分为热证、瘀证、虚证三大证。

(1)热证

1)邪毒袭肺。症状:发热,恶风,无汗,周身酸软,气短乏力,喘促,口渴,咽干,舌边尖红,苔薄黄,脉数有力,小便黄赤。治法:清热解毒,宣肺通络,以截断病势。方药:普济消毒饮加减(黄芩、白僵蚕、马勃、牛蒡子、板蓝根、薄荷、升麻、柴胡、连翘、玄参)。

2)热毒炽盛。症状:高热,大汗出,大渴饮冷,咽痛,头痛,喘息气粗,小便短赤,大便秘结,舌质红绛、苔黄燥,脉沉数或沉伏。治法:清热凉血,泻火解毒。方药:清瘟败毒饮合凉膈散加减(大黄、芒硝、连翘、山栀子、石膏、薄荷、黄芩、桔梗、玄参、生地黄、丹参、竹叶、甘草)。

3)阳明经热。症状:壮热面赤,烦渴引饮,汗出恶热,脉洪大有力,或滑数。治法:清热生津。方药:白虎汤加减(石膏、知母、甘草、粳米)。

4)热结肠腑。症状:脘腹痞满,腹痛拒按,腹胀如鼓,按之硬,大便不通,频转矢气,甚或潮热谵语,舌苔黄燥起刺,或焦黑燥裂,脉沉实。治法:通腑泻热,保阴存津。方药:大承气汤加减(大黄、芒硝、厚朴、枳实)。

5)热入营血。症状:气促喘憋,发绀,发热以夜晚尤甚,喘促烦躁,往往伴有意识障碍症状,口干,汗出,气短无力,斑疹隐隐,舌质红绛、苔薄,脉细数。治法:清营解毒,益气养阴。方药:清营汤合生脉散加减(水牛角、生地黄、玄参、金银花、连翘、黄连、麦门冬、丹参、竹叶、西洋参、天门冬、

沙参)。

6)热入心包。症状:高热烦躁,神昏谵语,口渴唇焦,尿赤便秘,舌红、苔黄垢腻,脉滑数。治法:清热凉血解毒,开窍醒神。方药:清营汤合安宫牛黄丸(紫雪丹或至宝丹)加减(水牛角、生地黄、玄参、金银花、连翘、黄连、麦门冬、丹参、竹叶)。

7)血热动风。症状:高热不退,烦闷躁扰,手足抽搐,发为痉厥,甚则神昏,舌质绛而干,或舌焦起刺,脉弦而细数。治法:凉肝熄风,增液舒筋。方药:羚角钩藤汤(羚羊角、霜桑叶、川贝母、生地黄、钩藤、菊花、茯神木、白芍、生甘草、淡竹茹)。

8)热盛迫血。症状:昏狂谵语,斑色紫黑,善忘如狂,胸中烦痛,自觉腹满,吐血、衄血、溲血、大便色黑易解,舌绛起刺。治法:清热解毒,凉血散瘀。方药:犀角地黄汤加减(水牛角、生地黄、芍药、丹皮)。

(2)瘀证

1)瘀毒内阻。症状:高热,或神昏,疼痛如针刺刀割,痛处固定不移,常在夜间加重,肿块,舌质紫暗或有瘀斑,脉涩或沉迟或沉弦。治法:活血化瘀。方药:血府逐瘀汤加减(桃仁、红花、当归、生地黄、川芎、赤芍、牛膝、桔梗、柴胡、枳壳、甘草)。

2)邪毒内蕴,败血损络。症状:神昏谵语,意识障碍或淡漠,胸闷喘促,心胸刺痛,咳嗽气逆,腹痛,胁肋胀痛,泄泻或黄疸,小便短赤,涩痛不畅甚或癃闭,皮肤四肢瘀紫,表浅静脉萎陷,发热或有红斑结节,肢体麻木、疼痛,活动不利,甚则瘫痪。治法:清热解毒,活血化瘀,益气养阴,通阳活络。方药:黄芪、当归、麦冬、丹参、西洋参、银花、连翘、桃仁、红花、川芎、赤芍、生地黄。

(3)虚证

1)气阴耗竭(邪盛亡阴)。症状:呼吸气促,身热骤降,烦躁不宁,颧红,汗出,口干不欲饮,舌红、少苔,脉细数无力。治法:生脉养阴,益气固脱。方药:生脉散或独参汤(生脉注射液或参脉注射液)。

2)阳气暴脱(邪盛亡阳)。症状:喘急,神昏,大汗淋漓,四肢厥冷,舌淡苔白,脉微欲绝。治法:回阳救逆。方药:参附汤(参附注射液)。

3)脏腑虚衰,阴阳俱虚。症状:脓毒症后期出现动则乏力气短,腰膝酸软,肢体畏冷,脉虚细无力。治法:补阳益阴,阴阳双补。方药:十全大补汤加减(人参、黄芪、熟地黄、当归、白芍、川芎、山药、麦冬、茯苓、白术、附子、甘草)。

2. 其他中医特色治疗

(1)灌肠:可将通腑泄热的药物制成灌肠液,经直肠灌注而产生通便退热效果。

(2)针刺疗法:清泄营分之血热,取曲泽、中冲、少冲、血海等穴。清泄气分之高热,取大椎、曲池、商阳、内庭、关冲、十宣。高热不退予三棱针大椎放血。神昏谵语者可加人中。动风抽搐者加委中、行间等穴。手法宜用泻法。亦可选用针疗仪,刺激20分钟,每日1~2次。

(方邦江)

第 7 节 多器官功能障碍综合征

多器官功能障碍综合征(multiple organ dysfunction syndrome,MODS)属于中医"急性热病重症"的范畴,是指机体受到严重感染、严重创伤、严重烧伤、休克等打击后,在相关急性致病因素所致机体原发病变的基础上,相继引发 2 个或 2 个以上器官同时或序贯出现的可逆性功能障碍的临床综合征。其恶化的结局是多器官功能衰竭。

中医学历代医书中没有相应的固定病名论述。历代文献相关症候表现散见于急性热病重症(温病、伤寒变证)、脱证等论述中,与"亡阴亡阳""闭脱并见""气血俱衰"等脏气衰败而导致的逆传危候多有相似之处。

一、中医病因病机

多器官功能障碍综合征为多种疾病的危重阶段,不同病因可有不同的发病过程,有因邪毒剧盛,由实致虚者,有暴然伤及阴阳气血而致大虚者,临床多虚实并见,导致气机逆乱,脏真受损,络脉瘀滞,而发本病,病位在脏及络。最终可因升降出入停滞,阴阳离决而死亡。

1. 外感或内生邪毒　外感热毒、暑湿、疫疠之邪,或毒邪直中,或误治内陷,发生变证,或内生邪毒,正邪交争,邪热内盛而耗气、伤津、动血,邪气严重可遏阻经脉,从而导致气机郁闭逆乱,邪盛正衰,络脉瘀滞,气虚阴伤阳损,伤及脏真而引发多器官功能障碍综合征。

2. 严重创伤、严重烧/烫/冻伤、大手术、急性药物或毒物中毒　此类原因多直接伤及气血津液阴阳,造成正气大亏,痰水瘀血内生,脏腑间丧失其本来的生克平衡,出现乘侮逆乱,耗伤脏真,阻滞经脉,引发多器官功能障碍综合征。

3. 脱证、心肺复苏后　各种原因所致正气严重亏虚,阴阳不相包涵,渐致阴阳将离的脱证,或阴阳暴然离决而气不得接续而呈临床死亡,经心肺复苏得以阴阳继相维续的,多接近孤阴、孤阳状态下的生化顿失,阴阳初得续时必有邪气滞留,气机逆乱,脏真受损,引发多器官功能障碍综合征。

4. 素体虚弱或有痼疾　先天禀赋差,或素体虚弱,或年老体衰,或素有七情内伤、饮食习惯异常,或素有沉年久病的,多有气机郁滞、积食、停饮、蓄痰、留瘀,以及气血阴阳不足,在这种本底异常情况下,在猝然重病时更容易出现气机逆乱、脏真受损、经脉阻滞,导致多器官功能障碍综合征。

二、中医诊断与鉴别诊断

1. 中医诊断要点　根据其临床表现将其分为虚实两类,病变的初期多以实证为主,表现为正邪俱盛,正邪交争明显,中晚期多表现为虚实夹杂的复杂证候,最后突出表现为正气大衰的状态,以虚证为主。

(1)毒热内盛证:高热持续不退,有汗或无汗,面红,烦躁甚则神昏,可伴喘促,腹胀大如鼓,或伴黄疸,舌质红绛,苔黄或腻或干,脉滑数洪大,沉取有力。

(2)瘀毒内阻证:高热,或神昏,烦躁,面色发绀,皮下瘀斑,或呕血,舌质紫暗或有瘀斑,脉可沉涩或弦数。

(3)气阴耗竭证:身热骤降,烦躁不安,颧红,神疲气短,喘促,呼吸不匀,汗出,口干,舌质红少苔,脉细数无力。

(4)阳气暴脱证:喘促,呼吸无力,神昏,大汗淋漓,四肢厥冷,脉微欲绝,舌淡苔白。

2. 中医鉴别诊断　本病临床上多阶段性以原发病或某一系统功能异常为突出表现,单纯中医临床观察容易遗漏诊断,需与诸多原发病或以某症状为突出表现的相关疾病相鉴别,项目繁多,且最终都要通过现代医学相关诊断标准来区别,故不再论述中医鉴别诊断要点。

三、中医治疗

多器官功能障碍综合征是全身性病理变化,临床中很难彻底分清每一个阶段,如热毒多夹瘀,也多有腑气不通,邪热可伤阴,热毒虽盛,但气阴已伤,多有兼夹,临床辨证不可拘泥于证型。

1. 毒热内盛证

症状:高热持续不退,有汗或无汗,面红,烦躁甚则神昏,可伴喘促,腹胀大如鼓,或伴黄疸,舌质红绛,苔黄或腻或干,脉滑数洪大,沉取有力。

治法:清热解毒,通腑泻火。

代表方:黄连解毒汤合大承气汤。

常用药:黄芩、黄连、黄柏、栀子、大黄、枳实、厚朴、芒硝、连翘。

加减:有黄疸的,加茵陈、藿香、龙胆草、猪苓、茯苓;伴神昏甚或惊厥的,加郁金、麝香、冰片;邪热阻滞在肺部的,加麻黄、杏仁、石膏;热盛易耗伤阴气的,可根据情况加用玄参、生地黄、太子参。

2. 瘀毒内阻证

症状:高热,呕血、鼻衄、齿衄、尿血、皮下出血,或伴神昏,烦躁,舌质紫绛或有瘀斑,脉可沉涩或沉弦数。

治法:凉血泻火,解毒化瘀。

代表方:犀角地黄汤合血府逐瘀汤。

常用药:水牛角、生地黄、赤芍、丹皮、桃仁、红花、川芎、柴胡、枳壳、桔梗、牛膝、连翘、玄参。

加减:气血两燔的,可合用黄连解毒汤。

3. 气阴耗竭证

症状:身热骤降,烦躁不安,颧红,神疲气短,喘促,呼吸不匀,汗出,口干,汗出而黏,舌质红少苔,脉细数无力。

治法:益气养阴。

代表方:生脉饮。

常用药:人参、麦冬、五味子、山萸肉。

加减:有动风之象的,加用牡蛎、龟板、鳖甲、生地黄、赤白芍、鸡子黄。

4. 阳气暴脱证

症状:上气喘促,呼吸无力,神昏,大汗淋漓,四肢厥冷,脉微欲绝,舌淡苔白。

治法:回阳固脱。

代表方:参附龙牡汤。

常用药:人参、附子、龙骨、牡蛎。

加减:可酌加炙甘草、干姜、山萸肉;另有阳气虽未暴脱,或复苏、救脱阳气得复后,或经现代医学手段治疗历时很长后,多会出现周身浮肿、少尿无尿,伴有腹大而软的情况,或可试用中满分消汤、五苓散、猪苓汤。

(方邦江)

第8节　　　　　心脏骤停

呼吸、心搏骤停属于中医"猝死"(即卒死)范畴,是指各种内外因素导致心之脏真脏器受损,阴阳之气突然离决,气机不能复返,心搏接近停止跳动或刚刚停止跳动而表现为发病疾速,忽然神志散失,寸口、人迎、阴股脉搏动消失,呼吸微弱或绝,全身青紫,瞳仁散大,四肢厥冷等一系列临床病象的危重疾病。猝死之名始见于《灵枢·五色》:"人不病而卒死,何以知之? 黄帝曰:大气入于脏腑,不病而卒死矣"。葛洪《肘后备急方·猝死论》云:"猝死……皆天地及人身自然阴阳之气,忽有承离否隔,上下不通,偏竭所致"。张仲景《金匮要略·杂病篇》记载"徐徐抱解,不得截绳,上下安被卧之,一人以脚踏其两肩,手少挽其发,常弦弦勿纵之,一人以手按揉胸上,数动之。一人摩捋臂胫屈伸之。若已僵,但渐渐强屈之,并按其腹,如此一炊顷,气从口出,呼吸,眼开,而犹引按莫置……",其描述几近现代复苏术,这是世界上最早的心肺复苏术记载。

一、中医病因病机

从中医临床角度来看,其基本病机为气机逆乱,出入闭阻,阴阳之气相互离决。病机有虚实之分,病位主要在五脏(心肝脾肺肾)。周学海《读医随笔》曰:"凡脏腑十二经之气化,皆必借肝胆之气化以鼓舞之,始能调畅而不病。凡病之气结血凝痰饮、跗肿、鼓胀、痉厥……皆肝之不能舒畅所致也"。

1. 七情内伤　七情内伤,气逆为病,以因大怒而猝死者多。若所愿不遂,肝气郁结,肝气上逆,或大怒而气血并走于上等,以致阴阳之气不相维系;此外,若其人平素身体虚弱,心虚胆怯,遇外界突然刺激,如见死尸,或闻巨响,或见鲜血喷涌等,以致气机逆乱,上壅心胸,蒙闭心窍,难以复返。

2. 瘀血阻滞　血总统于心,化生于脾,藏受于肝,宣布于肺,施泄于肾。五脏功能障碍,气机运行失常,都能导致瘀血内生。瘀血内阻,闭阻经络,瘀塞心窍,使营卫不通,加之情志刺激,阴阳气血突然离决而形成猝死。《医学入门·厥》所谓:"气逆而不下行,则血积于心胸,《内经》谓之薄厥,言阴阳相薄血奔并而成。"即为瘀血致病而言。

3. 痰邪内伏　多见于形盛气弱之人,嗜食酒酪肥甘,脾胃受伤,运化失常,以致聚湿生痰,痰阻中焦,气机不利。如遇恼怒气逆,痰随气升,清阳被阻,痰为之蒙蔽,神机失

用则可发为本病。

4. 亡血伤津　如因大汗吐下,气随液耗,或因创伤出血,或产后大量失血等,以致气随血脱,阳随阴消,神明无主,均可出现猝死。

5. 饮食劳倦　元气素虚者,如因过度饥饿,或过度疲劳,或睡眠不足,阴阳气血暗耗,以致中气不足,脑海失养;或因暴饮暴食,饮食停于胸膈,上下不通,阴阳升降闭阻,均可引起猝死。

6. 外邪侵袭　感受六淫或秽恶之邪,使气机逆乱,阴阳之气难以接续,即可发为猝死。此即《素问·缪刺论》曰:"邪客于手足少阴、太阴、足阳明之络……五络俱竭,令人身脉皆动,而形无知也,其状如尸,或曰尸厥。"六淫致死,其中以中寒、中暑比较多见。中寒者,多发于严寒之时或高寒地区;中暑者,多发于酷暑季节;中秽恶者,多发于深入矿井之内等。

7. 剧烈疼痛　疼痛伤气,并可导致气机逆乱受阻,难以复返而猝然死亡。如《素问·举痛论》曰:"寒气客于五脏,厥逆泄,阴气竭,阳气未入,故卒然痛死不知人,气复反则生矣。"临床上除寒邪疼痛致厥外,创伤、气滞、瘀血疼痛等也可引起气机闭阻而导致死亡。

二、中医诊断与鉴别诊断

1. 中医诊断要点　①气阴两脱:神萎倦怠,面色潮红,皮肤干燥而皱,无尿,舌质深红而干或淡,少苔,脉虚数或微。②元阳暴脱:神志恍惚,或昏愦不语,面色苍白,四肢厥冷,舌质淡润,脉微细欲绝或伏而难寻。③痰瘀蒙窍:昏愦少语或不语,四肢厥冷,咳痰或痰多,舌质暗或有瘀斑,苔厚腻,脉滑或脉涩。

2. 中医鉴别诊断　①尸厥病:两者均有突然意识丧失、四肢厥冷、全身青紫,瞳仁散大等表现。但尸厥病可触及人迎脉、阴股脉搏动,心音存在。②眩晕:眩晕有头晕目眩,视物旋转不定,甚则不能站立,耳鸣,但无神志异常的表现;与猝死突然昏倒,不省人事、短时间内即可死亡迥然有别。③厥证:有突然意识丧失,呼之不应,四肢厥冷,但可触及虚里和人迎脉搏动,心音存在,心电图可鉴别。

三、中医治疗

本病属内科急危症,为阴阳不相维系之象,心肺复苏术可按照西医心肺复苏指南,在中医治疗以"醒神救逆"为主。

1. 气阴两脱

证候:神萎倦怠,面色潮红,皮肤干燥而皱,无尿,舌质深红而干或淡,少苔,脉虚数或微。

治法:益气救阴。

代表方:生脉散。

常用药:人参、麦冬、五味子。

加减:本方可加山萸肉、煅牡蛎以增加药力。

中成药:参麦注射液或生脉注射液静脉输注。

2. 元阳暴脱

证候:神志恍惚,或昏愦不语,面色苍白,四肢厥冷,舌

170

1239

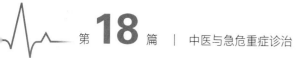

质淡润,脉微细欲绝或伏而难寻。

治法:回阳固脱。

代表方:通脉四逆汤。

常用药:附子、干姜、炙甘草。

加减:本方可加人参、黄芪、肉桂救气回阳。

中成药:参附注射液静脉输注。

3. 痰瘀蒙窍

证候:昏愦少语或不语,四肢厥冷,咳痰或痰多,舌质暗或有瘀斑,苔厚腻,脉滑或脉涩。

治法:豁痰活血,开窍醒神。

代表方:菖蒲郁金汤。

常用药:石菖蒲、广郁金、炒山栀子、连翘、菊花、滑石、竹叶、牡丹皮、牛蒡子、竹沥、姜汁、玉枢丹。若寒邪凝滞,加赤石脂、蜀椒;瘀血闭阻者,加三七、苏木。

中成药:醒脑静注射液静脉输注。

(方邦江)